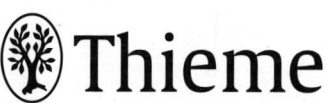

I care
Pflege

Impressum

Bibliografische Informationen
der Deutschen Nationalbibliothek

Die Deutsche Nationalbibliothek verzeichnet diese Publikation in der Deutschen Nationalbibliografie; detaillierte bibliografische Daten sind im Internet über http://dnb.d-nb.de abrufbar.

© 2015 Georg Thieme Verlag KG
Rüdigerstr. 14
D-70469 Stuttgart
Unsere Homepage: http://www.thieme.de

2. korrigierter Nachdruck
Printed in Germany

Umschlaggestaltung: Horst Moser, independent Medien-Design, München
Umschlagillustration: Seinab Danboos, Münster
hintere Umschlagseite: Helene Janzen, Stuttgart
Layout: Katharina Fesl, Mathias Frisch, Pia Hofmann;
Art-Direction: Horst Moser, independent Medien-Design, München
Zeichnungen: anchin mabel, Stuttgart/Zürich
Anatomische Aquarelle aus: Schünke M, Schulte E, Schumacher U. Prometheus. LernAtlas der Anatomie. Illustrationen von M. Voll und K. Wesker
Mind-Maps: Helene Janzen, Stuttgart
Fotografen: Paavo Blåfield, Kassel; Alexander Fischer, Baden-Baden; Werner Krüper, Steinhagen

Satz: L42 AG, Berlin
Druck: Aprinta Druck GmbH, Wemding

ISBN 978-3-13-165651-3   3 4 5 6
Auch erhältlich als E-Book:
eISBN 978-3-13-165661-2

Wichtiger Hinweis: Wie jede Wissenschaft ist die Medizin ständigen Entwicklungen unterworfen. Forschung und klinische Erfahrung erweitern unsere Erkenntnisse, insbesondere was Behandlung und medikamentöse Therapie anbelangt. Soweit in diesem Werk eine Dosierung oder eine Applikation erwähnt wird, darf der Leser zwar darauf vertrauen, dass Autoren, Herausgeber und Verlag große Sorgfalt darauf verwandt haben, dass diese Angabe **dem Wissensstand bei Fertigstellung des Werkes** entspricht.
Für Angaben über Dosierungsanweisungen und Applikationsformen kann vom Verlag jedoch keine Gewähr übernommen werden. **Jeder Benutzer ist angehalten,** durch sorgfältige Prüfung der Beipackzettel der verwendeten Präparate und gegebenenfalls nach Konsultation eines Spezialisten festzustellen, ob die dort gegebene Empfehlung für Dosierungen oder die Beachtung von Kontraindikationen gegenüber der Angabe in diesem Buch abweicht. Eine solche Prüfung ist besonders wichtig bei selten verwendeten Präparaten oder solchen, die neu auf den Markt gebracht worden sind. Jede Dosierung oder Applikation erfolgt auf eigene Gefahr des Benutzers. Autoren und Verlag appellieren an jeden Benutzer, ihm etwa auffallende Ungenauigkeiten dem Verlag mitzuteilen.

Geschützte Warennamen (Warenzeichen) werden nicht besonders kenntlich gemacht. Aus dem Fehlen eines solchen Hinweises kann also nicht geschlossen werden, dass es sich um einen freien Warennamen handele.

Das Werk, einschließlich aller seiner Teile, ist urheberrechtlich geschützt. Jede Verwertung außerhalb der engen Grenzen des Urheberrechtsgesetzes ist ohne Zustimmung des Verlags unzulässig und strafbar. Das gilt insbesondere für Vervielfältigungen, Übersetzungen, Mikroverfilmungen und die Einspeicherung und Verarbeitung in elektronischen Systemen.

Danksagung

Wir danken den Auszubildenden der Klasse 11F des Abschlussjahrgangs 2014 der Schule für Pflegeberufe des Universitätsklinikums Tübingen und ihrer Lehrerin für ihr großes Engagement bei unseren Fotoaufnahmen für dieses Buch.

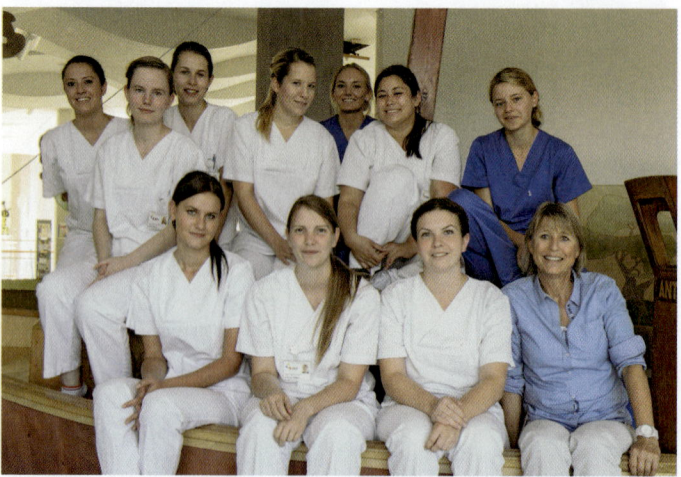

Hintere Reihe v.l.n.r.: Carolin Braun, Carolin Weber, Jana Höhenberger, Emmeline Kretschmer, Ganja Bauer, Normasharree Lison, Jacqueline Klumpen; vordere Reihe v.l.n.r.: Kathrin Gray, Rebecca Böffert, Larissa Schenk, Christine Haigis.

Weiterhin danken wir den Pflegenden des Klinikums Herford für ihr Engagement bei Fotoaufnahmen in ihrer Klinik.

Frau Jacobs, Frau Reinheckel und dem SRH Klinikum Karlsbad-Langensteinbach danken wir für die Aufnahmen zum Bobath-Konzept.

Ganz besonders möchten wir uns bei allen Patienten bedanken, die bei unseren Fotoaktionen mitgewirkt haben.

Vorwort

Willkommen, liebe Leserinnen und liebe Leser,

zunächst einmal herzlichen Glückwunsch! Sie lernen einen spannenden Beruf mit Zukunft, in dem Ihnen viele interessante Handlungsfelder offenstehen.

Pflegende arbeiten kurativ, präventiv, rehabilitativ und palliativ. Sie therapieren selbst oder wirken bei der Therapie mit, sie beraten und schulen Patienten und befähigen sie, einen aktiven Beitrag zur Erhaltung und Wiederherstellung ihrer Gesundheit zu leisten. Wenn die Grenzen der kurativen Medizin erreicht sind, helfen sie Symptome zu lindern und Lebensqualität zu erhalten. Hierzu benötigen sie vielfältige Handlungskompetenzen und Wissen aus den verschiedenen Bereichen der Pflege und der Bezugswissenschaften.

I care Pflege spiegelt die vielfältigen Aufgaben der Pflege wider und orientiert sich in Struktur und Inhalt am Alltag von Auszubildenden der Gesundheits- und Krankenpflege.

Pläne zu einer generalistischen Ausbildung werden seit einiger Zeit intensiv diskutiert, sind bei Drucklegung aber noch nicht verabschiedet. In diesem Buch haben wir aber bereits besonderen Wert darauf gelegt, wichtige Aspekte bei der Pflege von Kindern und älteren Menschen zu integrieren.

Am Anfang des Buches stehen die Grundlagen, die für angehende Pflegende von Bedeutung sind. Sie erfahren z. B. alles Wissenswerte zum Beruf Pflege und dessen Handlungsfelder, wie Pflegewissenschaft funktioniert und in die Praxis eingebunden werden kann, was professionelle Kommunikation ausmacht, wie Teamarbeit gelingt, aber auch, wie Sie für sich selbst sorgen und mit Stress umgehen können. Die praktischen Teile des Buches beginnen mit Pflegemaßnahmen, die Sie in den ersten Praxiseinsätzen benötigen, den sogenannten Pflegebasismaßnahmen. In den folgenden Kapiteln erfahren Sie dann alles zu den verschiedenen Pflegetechniken, zur Pflege in speziellen Situationen sowie zu therapeutischen Pflegeaufgaben. Die Pflege bei speziellen Erkrankungen bildet den Abschluss des praktischen Teils.

Bei der Erstellung des Buches war es uns sehr wichtig, die Kapitel in einer klaren, verständlichen Sprache zu verfassen und die Inhalte in den verschiedenen Teilen optimal miteinander zu vernetzen. Alle allgemeinen Aspekte zur Beratung und zur Patientenbeobachtung finden Sie z. B. in den Kapiteln „Informieren, Schulen, Beraten" und „Grundlagen der Patientenbeobachtung". Die speziellen Beratungsschwerpunkte und Beobachtungskriterien stellen wir Ihnen bei der jeweiligen Erkrankung vor.

Das Buch wurde von uns mit dem Anspruch gestaltet, dass Sie das für Ihre Ausbildung relevante Wissen gerne lernen. Dabei haben wir darauf geachtet, dass Sie sich jederzeit **orientieren**, das Gelesene gut **verstehen** und das Wichtige identifizieren und sich **merken** können – mehr Informationen zum didaktischen Konzept finden Sie auf der Mind-Map der hinteren Umschlagseite.

Mit der für das Buch entwickelten **App** haben Sie die wichtigen Fakten als „Wissen to go" immer dabei.

Dieses Buch möchte Sie auf Ihrem Weg zu einem schönen Beruf begleiten. Bei der Realisierung haben viele verschiedene Menschen wichtige Beträge geliefert. Wir im Verlag möchten uns ganz besonders bedanken bei unseren Autoren, überwiegend Pflegende aus der Praxis, die Experten auf ihrem Gebiet sind und wissen, worauf es im Arbeitsalltag ankommt. Weiterhin danken wir unseren Fachbeiräten, die mit großem Engagement sichergestellt haben, dass die ausbildungs- und prüfungsrelevanten Inhalte im Buch enthalten sind und last, not least sehr vielen Pflegenden in der Ausbildung, die uns immer wieder wichtige Hinweise für unsere Arbeit gegeben haben.

Wir wünschen Ihnen bei Ihrer Ausbildung sehr viel Freude und viel Erfolg!

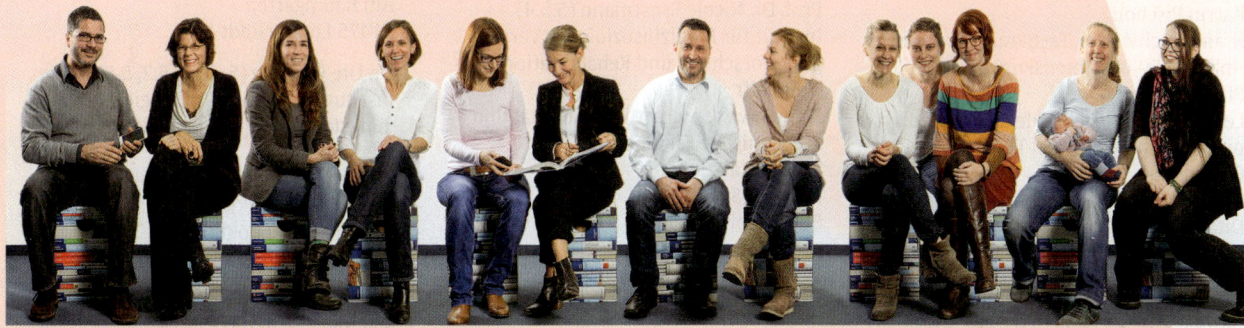

Ihr Verlagsteam

PS: Wenn Ihnen das Buch gefällt: **I care** gibt es auch für Anatomie, Physiologie und für die Krankheitslehre.

Wir sind sehr gespannt auf Ihre Reaktion und freuen uns auf den Dialog mit Ihnen, der für uns unter dem Motto steht

„wir wollen immer besser werden".

www.thieme.de/icare/feedback

scannen Sie mich und schreiben Sie uns, was Sie bewegt

Fachbeiräte

Friederike Baumgärtel
Ärztin, Erwachsenenpädagogin
Leitung der Berufsfachschule für Gesundheits- und Krankenpflege des Ev. Diakonissenkrankenhauses Leipzig

Eva Eißing
Lehrerin für Pflegeberufe, Sozial-Wissenschaftlerin BA
Lehrerin für Pflegeberufe an der Katholischen Schule für Pflegeberufe Essen gGmbH (KKS Essen)

Gabi Fleischmann
Krankenschwester, Fachkrankenschwester für Intensivpflege und Anästhesie, Weiterbildung Stationsleitung, Pflegepädagogin M.A.
Schulleitung an der Schule für Gesundheit-, Kinderkranken- und Krankenpflege der Universitätsklinik Aachen

Gunda Kramer
Krankenschwester, Fachkrankenschwester für Intensiv- und Anästhesiepflege, Lehrerin für Pflegeberufe, Weiterbildungsstudium für Lehrkräfte an Schulen des Gesundheitswesens, Universität Osnabrück
Schulleitung an der Staatlichen Berufsfachschule für Krankenpflege am Universitätsklinikum Erlangen

Jens Oestreich
Krankenpfleger, Diplom-Pflegepädagoge (FH), MA Personalentwicklung
Stellvertretende Schulleitung an der Bremer Krankenpflegeschule der freigemeinnützigen Krankenhäuser e.V.
JensOestreich Teamberatung – JOTeBe.de

Katrin Pischon
Krankenschwester, Fachkrankenschwester Anästhesie- und Intensivmedizin, Diplom-Pflegepädagogin
Lehrerin für Pflegeberufe an der Medizinischen Schule des Carl Thiem Klinikums Cottbus

Dita Schmidt
Fachkrankenschwester für Intensivpflege und Anästhesie, Magisterpädagogin
Tätig in der Aus- und Weiterbildung am CBG Christliches Bildungsinstitut für Gesundheitsberufe gGmbH Kassel

Reinald Schmidt-Richter
Krankenpfleger, Weiterbildung Lehrer für Pflegeberufe, MSc Nursing and Health (Edinburgh)
Lehrer für Pflegeberufe an der Akademie für Gesundheitsberufe Heidelberg gGmbH

Mitarbeiterverzeichnis

Jallal Al-Abtah (40)
Krankenpfleger
Stationsleitung Klinikum Essen-Mitte, Abteilung für integrative Medizin und Naturheilverfahren
Am Deimelsberg 34A
45276 Essen

Angelika Ammann (3.2.1, 5.5.3, 8.2)
Master of Public Health; Gesundheitswissenschaftlerin, Gesundheits- und Krankenpflegerin
Universität Bielefeld
Fakultät Gesundheitswissenschaften
Weiterbildendes Fernstudium | Angewandte Gesundheitswissenschaften
Universitätsstr. 25
33615 Bielefeld

Prof. Dr. Sandra Bensch (21)
Katholische Hochschule Mainz
Fachbereich Gesundheit und Pflege
Saarstraße 3
55122 Mainz

Dr. Bettina Dörr (38)
Med.-Wiss. Projekte
Pharma und Ernährung
Dipl.-Oecotrophologin
Siegenburger Str. 39
81373 München
www.dr-bettina-doerr.de

Dagmar Elbert-Maschke (27, 56)
Fachkrankenschwester für Anästhesie- und Intensivmedizin
Praxisanleiterin
Am Baumgarten 9
91475 Lonnerstadt

Prof. Dr. Nicole Ernstmann (5.5.4)
Institut für Medizinsoziologie, Versorgungsforschung und Rehabilitationswissenschaft
Humanwissenschaftliche Fakultät und Medizinische Fakultät
Universität zu Köln
Eupener Str. 129
50933 Köln

Anna Katharina Ewering (17, 18)
Fachkrankenschwester für Nephrologie und Dialyse
Staufenstr. 63
48145 Münster

Mag. Doris Fölsch (48.1–48.4)
Dipl. Philosophin, DGKS, Zertifizierte Beraterin für Ethik im Gesundheitswesen
Gaisbergweg 5b
5400 Hallein - ÖSTERREICH
www.pflegeethik.at

Yvonne Häberlein (45.3)
Lehrerin Sek.II bF Pflegewissenschaft
Erbrichterweg 5b
28357 Bremen

Sonja Hagenberger (64.2)
Gesundheits- und Krankenpflegerin
Steinhalde 26
79117 Freiburg

Bärbel Heise (44)
Fachkraft für onkologische Pflege
Universitätsmedizin Göttingen
Abt. Hämatologie/Onkologie, Stat. 0022
Robert-Koch-Str. 40
37075 Göttingen

Tobias Herbers (39, 53, 54)
Gesundheits- und Krankenpfleger; Rettungssanitäter
Am Hackland 19a
42551 Velbert

Prof. Dr. Elke Hotze (3.2.3, 5.5.7)
Fakultät Wirtschafts- und Sozialwissenschaften
Krankenschwester, Sozialarbeiterin, Professorin für Pflege- und Sozialwissenschaften
49076 Osnabrück

Jakob Jäckle (60.5)
Gesundheits- und Krankenpfleger
Rieselfeldallee 39a
79111 Freiburg

Sabine Josten (24.1.3, 24.2, 25.2, 34, 35, 45.1, 45.2, 47.3, 48.5, 50, 51)
Medizinjournalistin, Krankenschwester
Yorckstr. 1
44789 Bochum

Heiko Käding (41, 23.1, 24.1.1, 24.1.2, 24.1.4, 24.1.5, 26, 41)
Diplom Pflegepädagoge
Kanalstr. 12
91301 Forchheim
Bamberger Akademien für Gesundheits- und Pflegeberufe

Susanne Kaiser (22, 57)
Fachkrankenschwester für Anästhesie und Intensivmedizin
Fachkrankenschwester für Nephrologie und Dialyse
Am Baumgarten 7
91475 Lonnerstadt

Dr. Ute Karbach (5.5.1, 5.5.2, 5.5.5)
Institut für Medizinsoziologie, Versorgungsforschung und Rehabilitationswissenschaft
Humanwissenschaftliche Fakultät und Medizinische Fakultät
Universität zu Köln
Eupener Str. 129
50933 Köln

Stefanie Kaster (60.3, 60.4)
Krankenschwester, Weiterbildung für ZNA, Praxisanleiterin, Wundexpertin
ZNA Klinikum Harlaching
Eschenstr. 35
81547 München

Olaf Kirschnick (30)
Lehrer für Pflegeberufe und Entbindungspflege, Rettungsassistent/Lehrrettungsassistent, CNE-Pflegeexperte, Leiter des Bildungszentrums „Gesundheit und Pflege" am Krankenhaus in Tauberbischofsheim
Kurmainzring 11
97941 Tauberbischofsheim

Hossein Kouchek Zadeh (62.1)
Krankenpfleger/Praxisanleiter
Universitätsmedizin Mainz
Augenklinik
Langenbeckstr. 1
55131 Mainz

Judith Kramwinkel (5.3, 5.4, 5.5.6, 8.4, 43.1)
Krankenschwester
Psychologin – Master of Science Psychologie
Am Weidenkopf 11
64732 Bad König

Otto Langels (40)
Krankenpfleger, Heilpraktiker, Kneipp Hydrotherapeut und als Projektleiter bei den Kliniken Essen-Mitte, Abt. Naturheilkunde
Paulinenstr. 74
45131 Essen

Michaela Lengemann (60.3, 60.4)
Gesundheits- und Krankenpflegerin
ZNA Klinikum Harlaching
Pennstr. 49
81549 München

Nadine Lexa, MAS (3.2.4, 37, 46)
Krankenschwester, MAS Palliative Care, Lehrbeauftragte, Autorin, Fachjournalistin, Dozentin, Verfahrenspflegerin nach dem Werdenfelser Weg & Herausgeberin der Buchreihe „Palliative Care für Einsteiger"
Johanniterplatz 4
97070 Würzburg

Carsten Lexa, LL.M. (12)
Rechtsanwalt, Europajurist & Master of Law (London)
Theaterstraße 14
97070 Würzburg

Sandra Mantz (6, 7, 41)
Leiterin der SprachGUT ®Akademie, Sprachkompetenztrainerin für das Gesundheitswesen, Pflegefachkraft
Hansaring 8
63843 Niedernberg
www.Sandra-Mantz.de
www.SprachGUT-Akademie.de

Beatrix Meier-Tacke (8.8.1, 8.8.2, 8.5, 8.6)
BMtrainings
Kommunikation & Coaching
Taylorstr. 6a
14195 Berlin

Wolfgang Peghini (58.4, 58.5)
Fachkrankenpfleger für Anästhesie- und Intensivmedizin, Diabetesassistent DDG
Bollerstaudenstr. 2a
79111 Freiburg

Kerstin Protz (29)
Projektmanagerin Wundforschung im Comprehensive Wound Center am Uniklinikum Hamburg-Eppendorf, Pflegesachverständige, Vorstandsmitglied Wundzentrum Hamburg e.V.
Bachstr. 75
22083 Hamburg

Eva Quack (4)
M.A. Erwachsenenbildung,
Dipl.-Pflegepädagogin (FH)
An der Plantage 37e
55120 Mainz

Susanne Quill-Rais Parsi (65)
M. A./B. Sc./Heilerziehungspflegerin/Drogenberatung
Leonhardistr. 31
86916 Kaufering

Pajam Rais Parsi (11, 33, 49, 52, 61.11)
B.A./M.Sc./Koordinator zur Umsetzung des seniorenpolitischen Gesamtkonzepts/Altenpfleger/Dozent in der Altenpflege
Leonhardistr. 31
86916 Kaufering

Brigitte Sachsenmaier (20)
Krankenschwester mit WB Praxisanleitung, Lehrerin für Pflegeberufe, Pflegeexperte Stoma, Kontinenz und Wunde, Hygienebeauftragte in der Pflege, zertifizierte Pflegesachverständige
Ziegelstr. 42
73084 Salach

Sonja Schänzle (64.2)
Gesundheits- und Krankenpflegerin
Gewerbestr. 8
79285 Ebringen

Sarah Schicks-Sultanie (62.2)
Gesundheits- und Krankenpflegerin
Württembergische Schwesternschaft vom Roten Kreuz e.V.
Relenbergstraße 90
70174 Stuttgart

Yvonne Schmitz (9)
Gesundheits- und Krankenpflegerin,
BA Management im Gesundheitswesen
Projektmanagerin Hirslanden AG
Obere Schöneggstrasse 11
CH-8707 Uetikon am See

Lukas Schmülling (19.1, 25.1)
Berufspädagoge im Gesundheitswesen B.A.
Gesundheits- und Krankenpfleger
Krankenpflegeschule am
Alfried Krupp Krankenhaus
Essen Rüttenscheid
Alfried-Krupp-Str. 21
45131 Essen

Astrid Schneider (62.1)
Krankenschwester
Universitätsmedizin Mainz
Augenklinik
Langenbeckstr. 1
55131 Mainz

Dorothee Schulte (13, 14, 16, 28, 42, 43.2, 55, 59, 64.1)
Wissenschaftsjournalistin B.A., Krankenschwester
Notisweg 21
64342 Seeheim-Jugenheim

Silja Schwencke (3.1, 3.2.2, 3.3, 3.5, 3.6)
Fachärztin für Allgemeinmedizin/Abteilung Geriatrie
Sankt Josef-Hospital Xanten GmbH
In der Hees 4
46509 Xanten

Marlene Sedlmayr (15, 66)
Fachkrankenschwester für Intensiv und Innere Medizin, Praxisanleiterin, zentrale Dekubitusbeauftragte, Wundassistentin DGfW WaCert (Pflege), Sprecherin STAKOB-Pflege, Weiterbildung Medizin in den Tropen, Leitung Hochinfektionsbehandlungseinheit Städtisches Klinikum München Schwabing
Äußere Hauptstr. 5f
85579 Neubiberg

Claudia Silbermann (2.1)
Krankenschwester, Praxisanleiterin
NLP Master Coach und Master NLP DVNLP
ZAB Zentrale Akademie für Berufe im Gesundheitswesen GmbH
Hermann-Simonstr. 7
33334 Gütersloh

Claudia Spranger (10)
Dipl. Pflegepädagogin (FH), M. A. Schulmanagement
Berufsfachschule für Krankenpflege am Universitätsklinikum Erlangen
Universitätsstraße 42–44
91054 Erlangen

Christine Straßer (60.6)
Krankenschwester/Rheumatologische Fachassistentin
Klinikum der Universität München
Rheumaeinheit
Pettenkoferstr. 8a
80336 München

Jan Hinnerk Timm (29)
Fachjournalist
Bachstr. 75
22083 Hamburg

Matthias Ulbricht (23.2, 24.3)
Gesundheits- und Krankenpfleger, interdisziplinäre ITS
Aalener Str. 80
89520 Heidenheim

Katharina Wettich-Hauser (63)
Kinderkrankenschwester,
Dipl.-Pflegewirtin (FH)
Uni-Klinikum Heidelberg
Josef-Werner-Str. 14a
69151 Neckargemünd

Tina Wilhelm (31, 32)
Kinderkrankenschwester, Praxisanleiterin, B.Sc. Gesundheit & Pflege
An der Oberpforte 8a
55128 Mainz

Anne Winnefeld (59)
Gesundheits- und Krankenpflegerin,
Pflegepädagogin B. A.
Havelstr. 24
64295 Darmstadt

Elke Zimmermann (61)
Stationspflegeleitung/Praxisanleitung
Evangelisches Klinikum Niederrhein gGmbH
47169 Duisburg
Memeler Ring 94
47495 Rheinberg

Inhaltsverzeichnis

1 Ausbildung und Beruf Pflege

1 Professionelle Pflege 16
1.1 Pflege heute und morgen 16
1.2 Was ist Pflege? 17

2 Ausbildung konkret 20
2.1 Die verschiedenen Lernorte... 20
2.2 Die 3-jährigen Pflegeausbildungen. 23
2.3 Gemeinsame Ausbildung 25
2.4 Weitere Ausbildungswege.... 26

3 Beruf konkret 30
3.1 Arbeitsfelder der Pflege 30
3.2 Vier Handlungsfelder der Pflege 31
3.3 Weiterbildung und Fortbildung 36
3.4 Kompetenz und Pflegekompetenz 37
3.5 Profession, Berufs- und Pflegeverständnis......... 41
3.6 Eine kurze Geschichte der Pflege 48

4 Pflegewissenschaft 52
4.1 Wissensquellen von Pflegenden 52
4.2 Kennzeichen einer Wissenschaft 55
4.3 Aufgaben der Pflegewissenschaft 55
4.4 Pflegeforschung........... 56
4.5 Forschungsanwendung in der Praxis 64
4.6 Pflegetheorien............ 66

2 Mit Menschen arbeiten

5 Der Mensch 82
5.1 Einleitung 82
5.2 Grundlagen 82
5.3 Grundlagen der Persönlichkeits- und Entwicklungspsychologie . 86
5.4 Bedürfnisse, Motive und Emotionen 99
5.5 Der Mensch zwischen Gesundheit und Krankheit .. 103

6 Grundlagen und Anwendung professioneller Kommunikation 121
6.1 Grundlagen 121
6.2 Professionelle Beziehungs- und Kommunikationsgestaltung.. 126

7 Mit Menschen zusammenarbeiten – miteinander umgehen............ 134
7.1 Grundlagen 134
7.2 Soziale Gruppen und Teams.. 137
7.3 Aufbau einer Pflegebeziehung 141
7.4 Unternehmenskultur im Gesundheitswesen 142

8 Selbstfürsorge und Stressmanagement 145
8.1 Einleitung 145
8.2 Pflegende – körperlich enorm beansprucht 149
8.3 Pflegende – ein Leben mit sozialem Jetlag......... 154

8.4 Pflegende – psychisch herausgefordert 157
8.5 Pflegende – Burnout-gefährdet? 165
8.6 Strategien zur Stressbewältigung 166

3 Rechtliche, organisatorische und finanzielle Rahmenbedingungen in der Pflege

9	Das deutsche Sozial- und Gesundheitssystem	174
9.1	Einleitung	174
9.2	Sozialsystem	174
9.3	Gesundheitssystem	184
9.4	Organisation in der Pflege	197
9.5	Finanzierung im Gesundheitssystem	202

10	Pflegeprozess und Pflegeplanung	210
10.1	Einleitung	210
10.2	Grundlagen	210
10.3	Pflegeprozessmodell nach Fiechter und Meier	212
10.4	Pflegediagnosen	219
10.5	Pflegestandards und Assessments	222
10.6	Pflegeplanung umsetzen	224
10.7	Pflegedokumentation und Pflegeübergabe	227

11	Qualitäts- und Fehlermanagement	232
11.1	Einleitung	232
11.2	Grundlagen	232
11.3	Qualitätsmanagement	236
11.4	Patientensicherheit und Fehlermanagement	247

12	Rechtliche Grundlagen der Pflege	249
12.1	Einleitung	249
12.2	Das Grundgesetz	250
12.3	Arbeitsrecht	251
12.4	Pflegerelevante Rechtsgebiete	252
12.5	Spezielle Gesetze im Pflegebereich	260

4 Pflegebasismaßnahmen und Notfallsituationen

13	Grundlagen der Patientenbeobachtung	264
13.1	Wahrnehmen und Beobachten	264
13.2	Patientenbeobachtung	267

14	Notfallsituationen	272
14.1	Einleitung	272
14.2	Häufige Notfallsituationen auf Station	273
14.3	Kardiopulmonale Reanimation	286
14.4	Arbeiten in der Notaufnahme	290
14.5	Erste Hilfe leisten vor Ort	294

15	Hygiene	298
15.1	Grundlagen der Infektionslehre	298
15.2	Standardhygiene	304
15.3	Spezifische Maßnahmen bei bekanntem Erreger	312
15.4	Multiresistente Erreger (MRE)	316

16	Vitalparameter und Körpertemperatur beobachten und kontrollieren	320
16.1	Puls	320
16.2	Blutdruck	324
16.3	Atmung	329
16.4	Körpertemperatur	332

17	Körperpflege und Bekleidung	336
17.1	Hautpflege	336
17.2	Bei der Körperpflege unterstützen	339
17.3	Bekleidung	347

18	Lagern und Mobilisieren, Betten und guten Schlaf fördern	348
18.1	Bei der Lagerung unterstützen	348
18.2	Bei der Mobilisation unterstützen	353
18.3	Aus dem Bett mobilisieren	357
18.4	Das Patientenbett	362
18.5	Bettenmachen	363
18.6	Beziehen des Bettes mit Patient	364
18.7	Guten Schlaf fördern	364

19	Essen und Trinken anreichen, Körperlänge und -gewicht bestimmen, Flüssigkeitsbilanz erheben	369
19.1	Essen und Trinken anreichen	369
19.2	Körperlänge und -gewicht bestimmen	375
19.3	Flüssigkeitsbilanz erheben	380

20	Bei den Ausscheidungen unterstützen	382
20.1	Ausscheidungen beobachten und kontrollieren	382
20.2	Bei der Ausscheidung unterstützen	388
20.3	Übelkeit und Erbrechen beobachten und kontrollieren	395

21	Prophylaxen	400
21.1	Dekubitusprophylaxe	400
21.2	Prophylaxe der Bettlägerigkeit	410
21.3	Prophylaxe der Mangelernährung	412
21.4	Pneumonieprophylaxe	416
21.5	Thromboseprophylaxe	419
21.6	Kontrakturenprophylaxe	423
21.7	Obstipationsprophylaxe	426
21.8	Soor- und Parotitisprophylaxe	429
21.9	Deprivationsprophylaxe	432
21.10	Sturzprophylaxe	435

5 Pflegetechniken

22 Umgang mit Blasenkathetern 442
22.1 Transurethraler Blasenkatheter 442
22.2 Suprapubischer Blasenkatheter 450

23 Injektionen und Blutentnahme. 454
23.1 Injektionen. 454
23.2 Blutentnahme. 466

24 Gefäßzugänge, Infusionen und Transfusionen 472
24.1 Venöse Gefäßzugänge 472
24.2 Infusionen 484
24.3 Bluttransfusionen. 497

25 Pflege von Patienten mit Sonden und Drainagen. . 504
25.1 Einleitung 504
25.2 Pflege von Menschen mit Sonden 504
25.3 Pflege von Menschen mit Drainagen 511

26 Pflege bei Punktionen und Biopsien 519
26.1 Grundlagen 519
26.2 Allgemeine Durchführung. . . 519
26.3 Punktionen. 521
26.4 Biopsien 527

27 Darmeinläufe und Stomapflege 528
27.1 Darmeinläufe 528
27.2 Pflege von Patienten mit Enterostoma. 533
27.3 Pflege von Patienten mit Urostoma. 537
27.4 Hilfen und Selbsthilfegruppen 540

28 Pflegetechniken zur Unterstützung der Atmung . . . 542
28.1 Atemunterstützende Maßnahmen. 542
28.2 Atemwegssekret absaugen . . 553
28.3 Sauerstoff verabreichen . . . 556
28.4 Tracheostomapflege 557

29 Wundmanagement 562
29.1 Grundlagen 562
29.2 Moderne Wundtherapie. ... 568
29.3 Verbandwechsel. 579

30 Verbandtechniken. 585
30.1 Grundlagen 585
30.2 Bindenverbände. 587
30.3 Gipsverbände 591
30.4 Schlauchmullverbände. 593
30.5 Netzschlauchverbände. 597

6 Spezielle Pflegesituationen und therapeutische Pflegeaufgaben

31 Pflege bei Schwangerschaft, Geburt und Wochenbett. 602
31.1 Schwangerschaft 602
31.2 Geburt 613
31.3 Wochenbett 619

32 Das Kind im Krankenhaus 630
32.1 Einleitung 630
32.2 Rechte von Kindern im Krankenhaus. 630
32.3 Einsatzgebiet Kinderkrankenpflege 633
32.4 Besonderheiten 634
32.5 Pflegerische Beobachtung. . . 637
32.6 Kommunikation 638

33 Grundlagen der Pflege im Alter. 640
33.1 Das Alter 640
33.2 Alte Menschen im Krankenhaus. 644
33.3 Menschen mit Demenz im Krankenhaus. 646

34 Grundlagen der Pflege von Menschen mit geistiger Behinderung 654
34.1 Einführung 654
34.2 Pflegeschwerpunkte 658

35 Grundlagen der häuslichen Pflege 662
35.1 Allgemeines 662
35.2 Aufgaben 664

36 Medikamentenmanagement 671
36.1 Grundlagen 671
36.2 Medikamente anfordern und lagern 676
36.3 Medikamente richten 677
36.4 Medikamente verabreichen. . 680
36.5 Nebenwirkungen beobachten 682
36.6 Besonderheiten in Pflegeeinrichtungen 683
36.7 Besonderheiten in der häuslichen Pflege. 684
36.8 Besonderheiten bei Kindern . 685
36.9 Besonderheiten bei älteren Menschen 686

37 Schmerzmanagement ... 687
- 37.1 Einleitung ... 687
- 37.2 Grundlagen ... 687
- 37.3 Schmerzmanagement in der Pflege ... 692
- 37.4 Schmerztherapie ... 698

38 Ernährungsmanagement . 706
- 38.1 Nährstoffe ... 706
- 38.2 Energie- und Flüssigkeitsbedarf ... 715
- 38.3 Ernährung in verschiedenen Lebensphasen ... 717
- 38.4 Ernährungszustand erfassen . 719
- 38.5 Künstliche Ernährung ... 722
- 38.6 Kostformen und Diäten ... 728

39 Pflege bei Antikoagulation und Thrombolyse ... 730
- 39.1 Grundlagen ... 730
- 39.2 Blutgerinnung und Gerinnungswerte ... 730
- 39.3 Betreuung und Überwachung bei Antikoagulation ... 731
- 39.4 Betreuung und Überwachung bei Thrombolysetherapie ... 734
- 39.5 Informieren, Schulen, Beraten 734

40 Wickel und Auflagen ... 736
- 40.1 Grundlagen ... 736
- 40.2 Verschiedene Wickel und Auflagen anwenden ... 738

41 Perioperative Pflege ... 743
- 41.1 Präoperative Pflege ... 743
- 41.2 Postoperative Pflege ... 751

42 Pflege bei Fieber ... 758
- 42.1 Grundlagen ... 758
- 42.2 Pflegerische Maßnahmen ... 758

43 Pflege von chronisch kranken und multimorbiden Patienten ... 766
- 43.1 Der chronisch kranke Patient . 766
- 43.2 Der multimorbide Patient ... 771

44 Pflege von Patienten mit malignen Tumoren ... 776
- 44.1 Tumorkrank – was bedeutet das? ... 776
- 44.2 Allgemeine Besonderheiten der Pflege ... 777
- 44.3 Tumortherapie ... 778
- 44.4 Pflegebasismaßnahmen in der Onkologie ... 778
- 44.5 Tumortherapiebedingte Pflegeprobleme ... 779
- 44.6 Chemotherapie ... 789
- 44.7 Strahlentherapie ... 791
- 44.8 Schmerztherapie in der Onkologie ... 792
- 44.9 Informieren, Schulen, Beraten 793

45 Grundlagen der Intensivpflege ... 794
- 45.1 Intensivstation ... 794
- 45.2 Pflege von Brandverletzten ... 803
- 45.3 Pflege bei Transplantationen . 806

46 Pflege des sterbenden Menschen – Palliative Care ... 810
- 46.1 Einleitung ... 810
- 46.2 Sterbeprozess ... 811
- 46.3 Umgang mit Verstorbenen und deren Angehörigen ... 815
- 46.4 Trauerbegleitung ... 816
- 46.5 Palliative Care ... 817
- 46.6 Palliative Pflege ... 819

47 Kultursensible Pflege ... 825
- 47.1 Grundlagen ... 825
- 47.2 Zentrale Elemente kultursensibler Pflege ... 827
- 47.3 Religionen ... 829

48 Grundlagen einer Pflegeethik und ethische Grenzsituationen in der Pflege ... 834
- 48.1 Notwendigkeit einer Ethik in der Pflege ... 834
- 48.2 Grundlagen der Ethik ... 836
- 48.3 Ethische Normen für die Pflege ... 837
- 48.4 Ethische Reflexion und Entscheidungsfindung ... 839
- 48.5 Ethische Grenzsituationen in der Pflege ... 844

49 Informieren, Schulen, Beraten ... 850
- 49.1 Einführung ... 850
- 49.2 Informieren ... 850
- 49.3 Schulen ... 852
- 49.4 Beraten ... 853
- 49.5 Patientenedukation ... 855

50 Grundlagen der Kinästhetik ... 857
- 50.1 Einleitung ... 857
- 50.2 Ziele ... 857
- 50.3 Grundlegende Konzepte ... 859
- 50.4 Kinästhetik in der Praxis ... 862
- 50.5 Infant Handling ... 863

51 Grundlagen der Basalen Stimulation ... 864
- 51.1 Hintergrundwissen ... 864
- 51.2 Pflegemaßnahmen ... 867
- 51.3 Basale Stimulation umsetzen . 871

52 Grundlagen des Bobath-Konzepts ... 872
- 52.1 Einleitung ... 872
- 52.2 Ziele ... 872
- 52.3 Handling – Führen von Bewegungen ... 874

7 Pflege bei speziellen Erkrankungen

53 Pflege bei Erkrankungen des Herzens 884
- 53.1 Bedeutung für den Patienten . 884
- 53.2 Auffrischer Anatomie und Physiologie 885
- 53.3 Mitwirken bei der Diagnostik 886
- 53.4 Erkrankungen des Herzens .. 893
- 53.5 Übersicht über die wichtigsten Medikamente .. 906
- 53.6 Pflegebasismaßnahmen bei Herzerkrankungen..... 908
- 53.7 Beobachtungskriterien bei Herzerkrankungen..... 909
- 53.8 Informieren, Schulen, Beraten 910
- 53.9 Perioperative Pflege 911

54 Pflege bei Erkrankungen des Kreislauf- und Gefäßsystems......... 914
- 54.1 Bedeutung für den Patienten . 914
- 54.2 Auffrischer Anatomie und Physiologie........... 914
- 54.3 Mitwirken bei der Diagnostik 916
- 54.4 Erkrankungen des Kreislauf- und Gefäßsystem 919
- 54.5 Erkrankungen der Lymphgefäße 937
- 54.6 Arterielle und venöse Blutungen 940

55 Pflege bei Erkrankungen des Atemsystems 942
- 55.1 Bedeutung für den Patienten . 942
- 55.2 Auffrischer Anatomie und Physiologie........... 942
- 55.3 Mitwirken bei der Diagnostik 944
- 55.4 Nicht infektiöse Erkrankungen 949
- 55.5 Infektiöse Erkrankungen ... 960
- 55.6 Bösartige Tumoren 968
- 55.7 Erkrankungen des Lungenkreislaufs 974
- 55.8 Akutes Lungenversagen 976
- 55.9 Erkrankungen der Pleura .. 976
- 55.10 Übersicht der wichtigsten Medikamente 978
- 55.11 Postoperative Pflege bei Nasenoperationen 979
- 55.12 Perioperative Pflege bei Lungenoperationen....... 980

56 Pflege bei Erkrankungen des Verdauungssystems .. 982
- 56.1 Bedeutung für den Patienten . 982
- 56.2 Auffrischer Anatomie und Physiologie........... 982
- 56.3 Mitwirken bei der Diagnostik 984
- 56.4 Erkrankungen des Ösophagus 989
- 56.5 Erkrankungen des Magens .. 991
- 56.6 Erkrankungen des Darmes .. 996
- 56.7 Infektiöse Gastroenteritiden . 1009
- 56.8 Erkrankungen der Leber ... 1010
- 56.9 Erkrankungen von Pankreas und Galle 1019
- 56.10 Peritonitis 1026
- 56.11 Leber- und Milzverletzungen 1027
- 56.12 Übersicht über die wichtigsten Medikamente .. 1028

57 Pflege bei Erkrankungen der Niere und der ableitenden Harnwege, Störungen des Wasser-, Elektrolyt- und Säure-Basen-Haushalts 1032
- 57.1 Bedeutung für den Patienten 1032
- 57.2 Auffrischer Anatomie und Physiologie 1032
- 57.3 Mitwirken bei der Diagnostik 1034
- 57.4 Erkrankungen der Niere und des ableitenden Harnsystems 1038
- 57.5 Störungen des Wasser-, Elektrolyt- und Säure-Basen-Haushalts............ 1060
- 57.6 Übersicht über die wichtigsten Medikamente 1065

58 Pflege bei Erkrankungen des Hormonsystems, Stoffwechselstörungen und ernährungsbedingten Erkrankungen 1068
- 58.1 Bedeutung für den Patienten 1068
- 58.2 Auffrischer Anatomie und Physiologie 1068
- 58.3 Mitwirken bei der Diagnostik 1070
- 58.4 Stoffwechselstörungen: Diabetes mellitus 1071
- 58.5 Weitere Stoffwechselstörungen und ernährungsbedingte Erkrankungen 1094
- 58.6 Hormonstörungen: Erkrankungen der Hypophyse 1100
- 58.7 Hormonstörungen: Erkrankungen der Schilddrüse 1102
- 58.8 Hormonstörungen: Erkrankungen der Nebenschilddrüse 1108
- 58.9 Hormonstörungen: Erkrankungen der Nebenniere ... 1111
- 58.10 Hormonstörungen: Neuroendokrine Tumoren (NET)... 1114
- 58.11 Hormonstörungen: Diabetes insipidus 1115

59 Pflege bei Erkrankungen des Blut- und Immunsystems............ 1118
- 59.1 Bedeutung für den Patienten 1118
- 59.2 Auffrischer Anatomie und Physiologie........... 1118
- 59.3 Mitwirken bei der Diagnostik 1120
- 59.4 Erkrankungen der Erythrozyten........... 1123
- 59.5 Erkrankungen der Leukozyten 1127
- 59.6 Maligne Lymphome 1133
- 59.7 Myelodysplastisches Syndrom (MDS)........ 1134
- 59.8 Gerinnungsstörungen 1135
- 59.9 Immundefekte.......... 1139
- 59.10 Autoimmunerkrankungen .. 1144
- 59.11 Allergien 1145

60 Pflege bei Erkrankungen des Bewegungssystems . 1149
- 60.1 Bedeutung für den Patienten 1149
- 60.2 Auffrischer Anatomie und Physiologie........... 1150
- 60.3 Mitwirken bei der Diagnostik 1152
- 60.4 Traumatologische Erkrankungen 1155
- 60.5 Orthopädische Erkrankungen 1180
- 60.6 Rheumatische Erkrankungen 1200

61 Pflege bei Erkrankungen des Nervensystems 1214
- 61.1 Bedeutung für den Patienten 1214

- 61.2 Auffrischer Anatomie und Physiologie 1214
- 61.3 Mitwirken bei der Diagnostik 1216
- 61.4 Schlaganfall – Hirninfarkt und Hirnblutung 1217
- 61.5 Hydrozephalus 1234
- 61.6 Schädel-Hirn-Trauma 1236
- 61.7 Entzündlich-infektiöse Erkrankungen 1237
- 61.8 Multiple Sklerose 1239
- 61.9 Epileptische Anfälle und Epilepsie 1241
- 61.10 Basalganglienerkrankungen . 1243
- 61.11 Motorische Degenerationen . 1246
- 61.12 Demenz. 1247
- 61.13 Hirntumoren 1253
- 61.14 Querschnittsyndrom 1255
- 61.15 Bandscheibenvorfall 1257
- 61.16 Spinalkanalstenose 1260
- 61.17 Kopf- und Gesichtsschmerzen 1261
- 61.18 Erkrankungen peripherer Nerven 1263
- 61.19 Anlage- und Entwicklungsstörungen 1265
- 61.20 Neuromuskuläre Übertragungsstörungen: Myasthenia gravis 1267
- 61.21 Übersicht über die wichtigsten Medikamente 1268

62 Pflege bei Erkrankungen der Sinnesorgane 1272
- 62.1 Pflege bei Erkrankungen des Auges. 1272
- 62.2 Pflege bei Erkrankungen des Ohres. 1295

63 Pflege bei Erkrankungen der Haut 1310
- 63.1 Bedeutung für den Patienten 1310
- 63.2 Auffrischer Anatomie und Physiologie 1310
- 63.3 Mitwirken bei der Diagnostik 1312
- 63.4 Erkrankungen der Haut 1313
- 63.5 Erkrankungen der Haare. . . . 1324
- 63.6 Übersicht über die wichtigsten Medikamente 1324
- 63.7 Informieren, Schulen, Beraten – Juckreiz. 1331

64 Pflege bei Erkrankungen der Geschlechtsorgane. . 1334
- 64.1 Pflege bei Erkrankungen der weiblichen Geschlechtsorgane 1334
- 64.2 Pflege bei Erkrankungen der männlichen Geschlechtsorgane 1356
- 64.3 Sexuell übertragene Infektionskrankheiten 1372

65 Pflege bei Erkrankungen der Psyche 1374
- 65.1 Bedeutung für den Patienten 1374
- 65.2 Mitwirken bei der Diagnostik 1375
- 65.3 Mitwirken bei der Therapie . 1376
- 65.4 Psychosen aus dem schizophrenen Formenkreis . 1382
- 65.5 Affektive Störungen 1385
- 65.6 Sucht und Abhängigkeit 1389
- 65.7 Belastungs- und Anpassungsstörungen 1395
- 65.8 Angst- und Zwangsstörungen 1397
- 65.9 Dissoziative Störungen 1398
- 65.10 Persönlichkeitsstörungen . . . 1399
- 65.11 Organisch bedingte psychische Störungen 1402
- 65.12 Ausgewählte kinder- und jugendpsychiatrische Störungen 1402
- 65.13 Psychosomatische Störungen 1403
- 65.14 Übersicht über die wichtigsten Medikamente . . 1404

66 Pflege bei organübergreifenden Infektionen . 1406
- 66.1 Bedeutung für den Patienten 1406
- 66.2 Mitwirken bei der Diagnostik 1406
- 66.3 Sepsis 1409
- 66.4 Virale Infektionen. 1412
- 66.5 Organübergreifende bakterielle Infektionen. 1418
- 66.6 Organübergreifende Pilzinfektionen 1420
- 66.7 Organübergreifende parasitäre Infektionen. 1421

Quellenverzeichnis 1426

Sachverzeichnis 1433

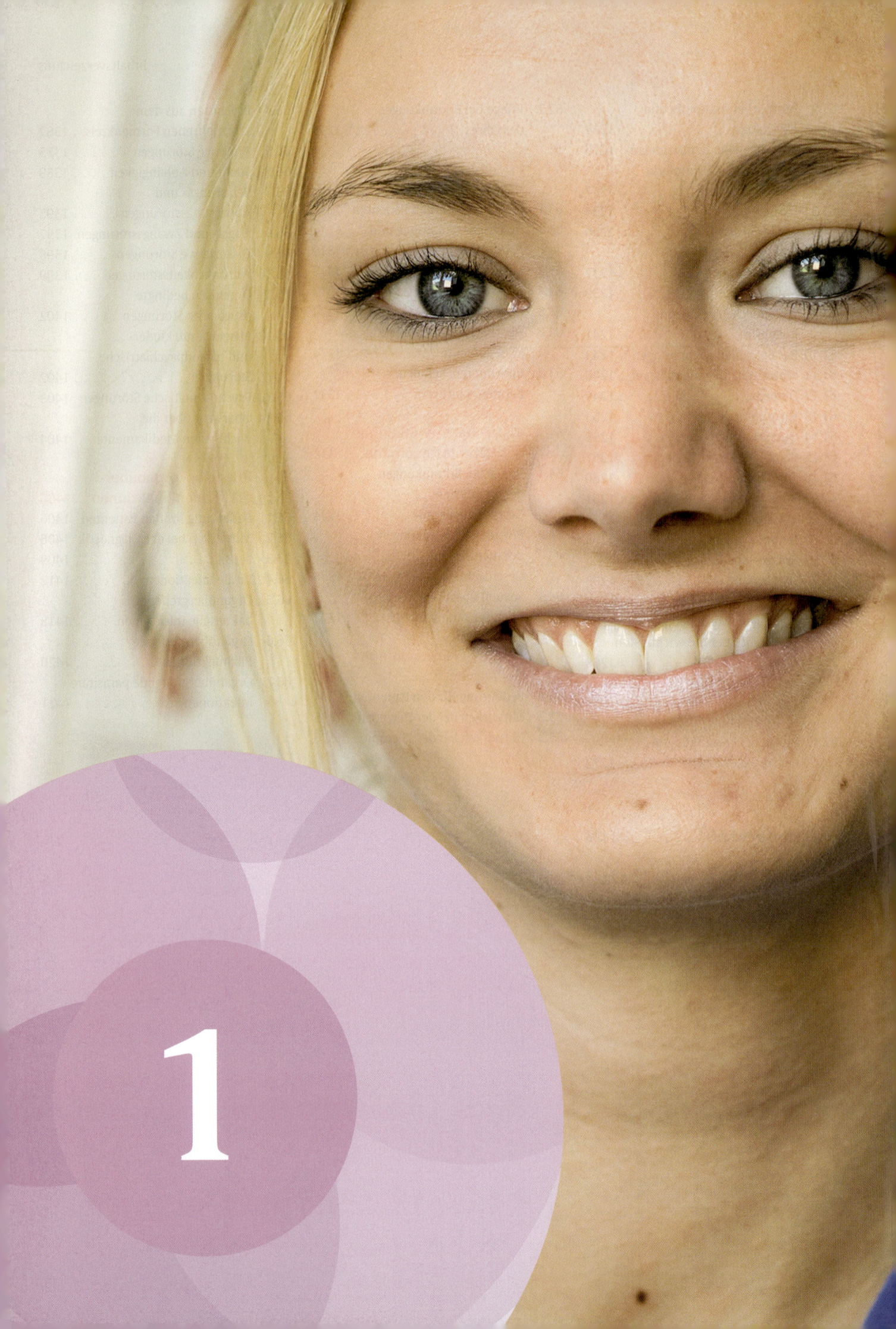

1

Ausbildung und Beruf Pflege

1	Professionelle Pflege	16
2	Ausbildung konkret	20
3	Beruf konkret	30
4	Pflegewissenschaft	52

1 Professionelle Pflege

1.1 Pflege heute und morgen

Demografischer Wandel • Dank der besseren medizinischen Versorgung leben wir länger. Gleichzeitig werden immer weniger Kinder geboren. Das führt zum sog. „demografischen Wandel": Der Anteil der älteren Menschen in der Gesellschaft wächst. Mit zunehmendem Alter steigt aber auch die Wahrscheinlichkeit von Demenz oder anderen chronischen Erkrankungen. Die Pflege dementer alter Menschen ist meist besonders zeit- und personalintensiv. Zwangsläufig bedürfen deshalb immer mehr Menschen der Pflege, wodurch auch der Bedarf an Pflegefachkräften zunimmt.

Veränderte Familienbilder • Familienbilder wandeln sich. In früheren Generationen wurde Pflege zum größten Teil von Angehörigen übernommen. Selbst im Jahr 2013 wurden rund ⅔ aller Pflegebedürftiger zu Hause betreut (Pflegestatistik des Statistischen Bundesamts). Doch die Familien werden kleiner, die Generationen leben nicht mehr so häufig beieinander. Patchworkfamilien, voll berufstätige Eltern, mehr kinderlose Menschen, mehr Einpersonenhaushalte; all diese Lebensentwürfe bedeuten meist, dass die Angehörigen nicht mehr ohne weiteres die Pflege übernehmen können.

Nachfrage und Fachkräftemangel • Laut Bundesagentur für Arbeit wird die Nachfrage nach Dienstleistungen der Pflege von 20 Milliarden Euro im Jahr 2011 auf bis zu 46 Milliarden Euro im Jahr 2030 anwachsen. Bereits zwischen 1999 und 2011 ist die Zahl der Pflegefachkräfte in Pflegeheimen um rund 52% und in ambulanten Pflegediensten um 58% gestiegen (Bundesministerium für Gesundheit, www.bmg.bund.de/pflege/pflegekraefte/pflegefachkraeftemangel.html).

Doch die Befriedigung dieser Nachfrage stockt: In der Pflege herrscht seit Jahren Fachkräftemangel. In 80% der Krankenhäusern und Sozialstationen fehlt laut einer Umfrage des Caritasverbands qualifiziertes Pflegepersonal. Und im Jahr 2025 werden wir in den Pflegeberufen rund 152 000 Beschäftigte zu wenig haben (Statistisches Bundesamt).

Dieser Engpass ist ein Schlüsselproblem der Gesellschaft der nächsten Jahre. Die naheliegende Lösung besteht darin, mehr junge Menschen für eine Ausbildung in der Pflege zu begeistern. Doch die stellen drängende Fragen, die jeden Schulabgänger interessieren, bevor er sich für einen Beruf entscheidet: Wie sind die Ausbildungsbedingungen? Wie sieht es mit den Arbeitszeiten und dem Gehalt aus? Ist der Beruf mit der Familie vereinbar? Wie ist die berufliche Perspektive? Pflege und Gesellschaft müssen Antworten auf diese Fragen finden.

Pflege in Deutschland und Europa • Die Welt rückt näher zusammen. Einwanderer bringen neue kulturelle Vorstellungen und Traditionen mit. Wenn sie pflegebedürftig werden, brauchen sie Pflegefachkräfte, die ihre kulturellen Bedürfnisse kennen, respektieren und sie dementsprechend pflegen. Ein weiteres Beispiel dieses Trends ist, dass die deutsche Ausbildung mit den Pflegeausbildungen in Europa abgeglichen werden soll. In den meisten europäischen Ländern haben Pflegende einen Hochschulabschluss. Auch die Aufteilung in Kranken-, Kinderkranken- und Altenpflege existiert so nicht mehr. Wäre das auch eine Lösung für Deutschland? Eine sog. generalistische Ausbildung wird seit Jahren diskutiert, und es gibt einige Modellversuche. Noch ist sie aber nicht bundesweit umgesetzt.

Pflege als Profession • Entscheidend für die Zukunft der Pflege wird sein, wie sich dieser Beruf und diejenigen, die in ihm arbeiten, in der Gesellschaft positionieren. Welches Ansehen wird die Pflege in Zukunft genießen? Wie wird sich die Beziehung zwischen Medizin und Pflege ändern? Die Arbeit von Ärzten wird allgemein als professionell wahrgenommen. Doch gilt das auch für die Pflege? Hier steht in der öffentlichen Wahrnehmung eher das Bild des Helfens, der liebevollen Krankenschwester oder des Krankenpflegers im Mittelpunkt. Wenn die Pflege für sich und für ihren Nachwuchs attraktiv bleiben möchte, muss sich dies ändern. Pflege muss als Profession erkennbar sein und wahrgenommen werden. So kann sie selbstbewusst Bedürfnisse einfordern, eigene Standpunkte und Erkenntnisse aus der Forschung vertreten, auf Missstände hinweisen – und zu guter Letzt mit Spaß und Stolz die eigene Arbeit verrichten.

Es gibt verschiedene Möglichkeiten, den Weg zur Professionalisierung der Pflege zu unterstützen. Wir können die Ausbildung akademisieren. Wir können Pflegekammern einführen. Und sehr gerne kann ein Zeichen der Profession auch eine bessere Bezahlung sein.

Dieses Lehrbuch • Dieses Lehrbuch wurde im Bewusstsein solcher Diskussionen geschrieben. Wir möchten Ihnen das aktuelle Pflegewissen so vermitteln, dass Sie für diese spannende Zukunft gewappnet sind. Dabei verfolgen wir einen generalistischen Ansatz. Unser Schwerpunkt liegt im Bereich der Gesundheits- und Krankenpflege. Wir erklären aber auch die Versorgung von Kindern und alten Menschen. Die Themenpalette des Lehrbuchs reicht von Krankheitslehre über Pflegewissenschaft, Recht, Sozialwissenschaften und Physiologie bis zur Selbstpflege.

Sie können dieses Lehrbuch nutzen, um sich theoretisches Grundlagenwissen anzueignen. Daneben geben Ihnen erfahrene Pflegefachkräfte Empfehlungen dafür, wie Pflegemaßnahmen getroffen werden können. So erfahren Sie, auf welche Dinge Sie in der Praxis besonders achten sollten. Im späteren Berufsleben können Sie das Lehrbuch als Nachschlagewerk nutzen.

1.2 Was ist Pflege?

Definition „Pflegen" laut Duden
1. sich sorgen um jemanden
2. zur Erhaltung eines guten Zustands mit den erforderlichen Maßnahmen behandeln

Der Begriff „Pflege" hat viele Bedeutungen in der Umgangssprache. Von der Pflege des Autos und der Datenpflege über Hautpflege und die Pflege sozialer Kontakte bis zur klassischen Krankenpflege – immer geht es darum, etwas oder jemanden in einem guten Zustand zu erhalten und sich zu kümmern. Bei der Pflege von Menschen ist der gute Zustand, den Sie erhalten wollen, die Gesundheit. Und zwar sowohl die Gesundheit anderer als auch Ihre eigene.

1.2.1 Definitionen nach ICN und WHO

Der ICN (International Council of Nurses, Weltbund der beruflich Pflegenden) ist ein internationaler Zusammenschluss von mehr als 130 Berufsverbänden der Pflege. Der ICN definiert „Pflege" in deutscher Übersetzung folgendermaßen.

Definition „Pflege" nach ICN
Pflege umfasst die eigenverantwortliche Versorgung und Betreuung – allein oder in Kooperation mit anderen Berufsangehörigen – von Menschen aller Altersgruppen, von Familien oder Lebensgemeinschaften sowie von Gruppen und sozialen Gemeinschaften, ob krank oder gesund, in allen Lebenssituationen (Settings). Pflege schließt die Förderung der Gesundheit, die Verhütung von Krankheiten und die Versorgung und Betreuung kranker, behinderter und sterbender Menschen ein. Weitere Schlüsselaufgaben der Pflege sind Wahrnehmung der Interessen und Bedürfnisse, Förderung einer sicheren Umgebung, Forschung, Mitwirkung in der Gestaltung der Gesundheitspolitik sowie im Management des Gesundheitswesens und in der Bildung.

Die Weltgesundheitsorganisation (World Health Organization, WHO) liefert eine weitere Definition der Pflege und ihrer Aufgaben.

Definition „Pflege" nach WHO
Der gesellschaftliche Auftrag der Pflege ist es, dem einzelnen Menschen, der Familie und ganzen Gruppen dabei zu helfen, ihr physisches, psychisches und soziales Potenzial zu bestimmen und zu verwirklichen, und zwar in dem für die Arbeit anspruchsvollen Kontext ihrer Lebens- und Arbeitsumwelt. Deshalb müssen die Pflegenden Funktionen aufbauen und erfüllen, welche die Gesundheit fördern, erhalten und Krankheit verhindern. Zur Pflege gehört auch die Planung und Betreuung bei Krankheit und während der Rehabilitation, und sie umfasst zudem die physischen, psychischen und sozialen Aspekte des Lebens in ihrer Auswirkung auf Gesundheit, Krankheit, Behinderung und Sterben. Pflegende gewährleisten, dass der Einzelne und die Familie, seine Freunde, die soziale Bezugsgruppe und die Gemeinschaft ggf. in alle Aspekte der Gesundheitsversorgung einbezogen werden, und unterstützen damit Selbstvertrauen und Selbstbestimmung. Pflegende arbeiten auch partnerschaftlich mit Angehörigen anderer, an der Erbringung gesundheitlicher und ähnlicher Dienstleistungen beteiligter Gruppen zusammen.

Beide Definitionen sind allgemein gehalten. Der Grund dafür ist, dass sie internationale Gültigkeit haben und sowohl in einer mitteleuropäischen Kleinstadt, in einem Dorf auf dem Land in China, in einer afrikanischen Großstadt als auch in einem Krisengebiet in Pakistan anwendbar sein müssen. Beide Definitionen betonen, dass Pflege mehr ist als reine Krankenpflege. Pflege heißt auch, Gesundheit zu fördern und Krankheit zu verhindern. Pflege hat zudem viele Gesichter und findet statt in Form von Selbstpflege, durch Angehörige (S. 41) und durch professionell Pflegende (S. 42).

I care

Ich lerne Pflege, weil ich gerne Menschen helfe und ihnen Sicherheit in einer meist sehr ungewohnten Umgebung geben möchte. Außerdem bin ich sehr an den verschiedenen Lebensläufen und -erfahrungen interessiert.

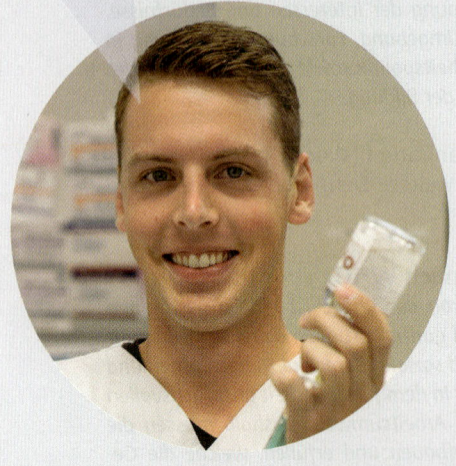

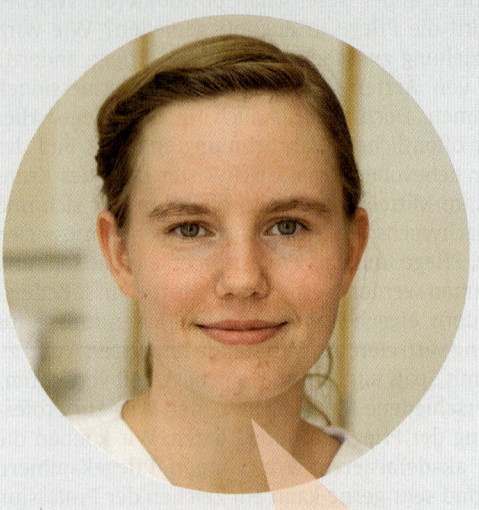

Ich lerne Pflege, weil ich durch die Pflege die Patienten in ihrer oft schwierigen Situation durch kleine Tätigkeiten unterstützen und ihnen helfen kann. Es macht mir Spaß, denn die Dankbarkeit, die man dabei oft zurückbekommt, zeigt mir, wie wichtig gute Pflege ist.

Ich lerne Pflege, weil der Beruf sehr vielseitig ist und es mir wichtig ist, etwas Sinnvolles zu tun. Außerdem lernt man dabei viele interessante Menschen kennen.

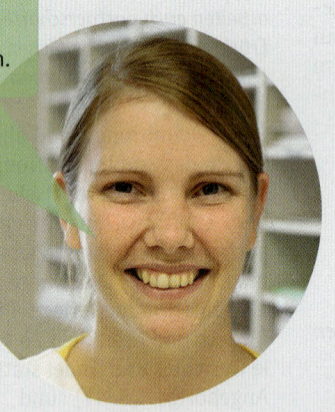

Ich lerne Pflege, weil ich gerne hilfsbedürftige Menschen bei der Genesung unterstützen möchte.

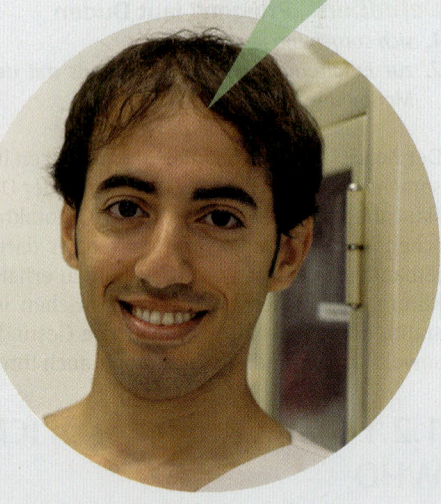

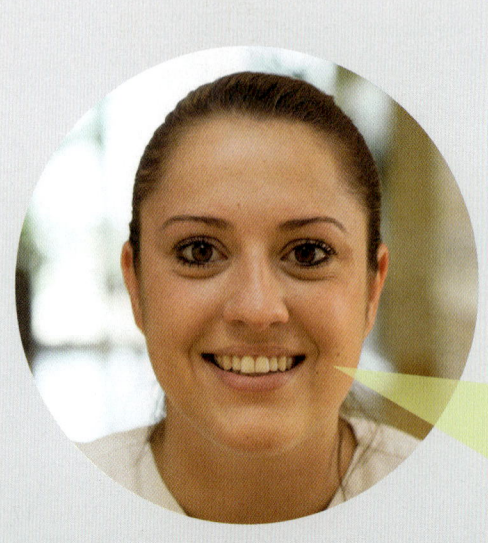

Ich lerne Pflege, weil es Spaß macht und ich mich an der Gesundheitsförderung von kranken Menschen und deren Pflege aktiv beteiligen möchte.

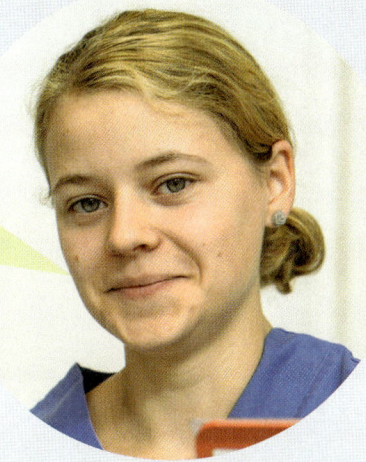

Ich lerne Pflege, weil es mir das Gefühl gibt, etwas Sinnvolles zu tun und Menschen was Gutes zu tun. Was wäre die Welt ohne uns Pflegende?

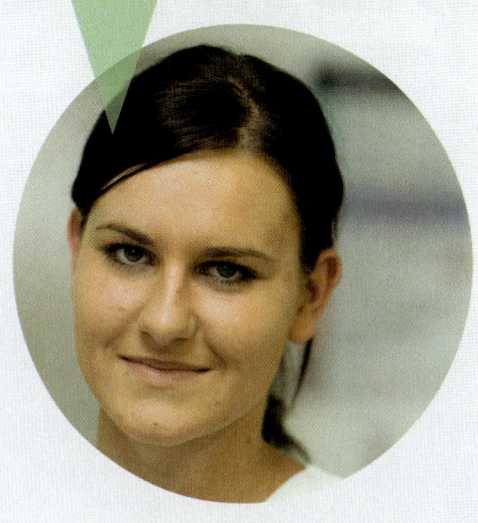

Ich lerne Pflege, weil es mir Freude bereitet, Menschen in ihrem Gesundungsprozess zu unterstützen und zu begleiten. In der Pflege werde ich immer mit neuen Situationen konfrontiert, was mich herausfordert und meinen Arbeitsalltag spannend gestaltet.

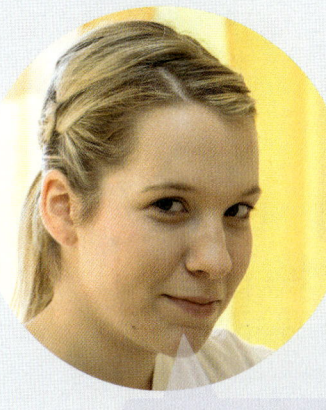

Ich lerne Pflege, weil ich gerne zusammen mit Menschen auf einer Ebene arbeite. Das macht einen großen Teil meines Pflegeverständnisses aus und ist mir wichtig im Umgang mit dem Patienten.

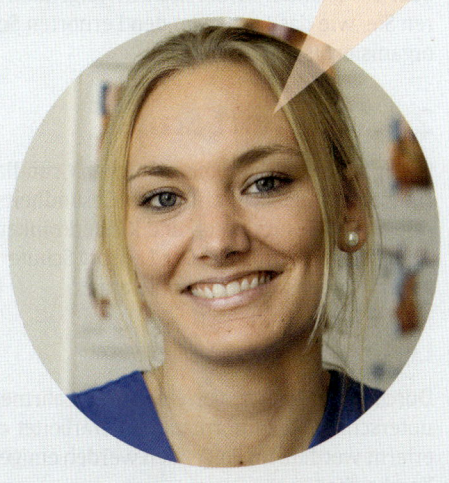

Ich lerne Pflege, weil ich heute Pflege- und Betreuungsstandards in der Klinik setzen möchte, nach denen ich selbst einmal gepflegt werden möchte, und weil Patienten während ihres Krankenhausaufenthalts auf Unterstützung und Hilfe angewiesen sind.

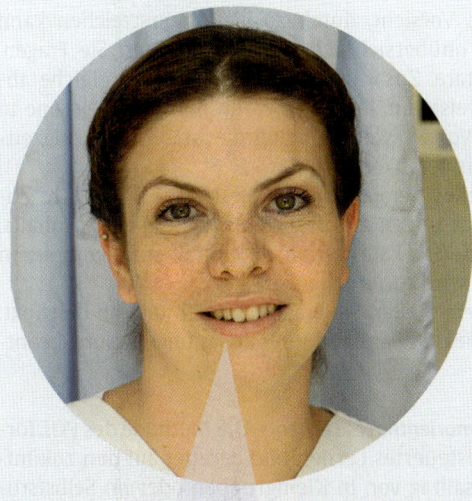

Ich lerne Pflege, weil es mir Spaß macht, Kontakt mit Menschen unterschiedlichen Alters, beiderlei Geschlechts und verschiedener Kulturen zu haben. Diese auf ihrem jeweiligen Gesundheits- bzw. Krankheitsweg zu begleiten, zu unterstützen und ihnen ihrer Situation entsprechend die bestmöglichen pflegerischen Maßnahmen zugutekommen zu lassen, ist mein Ziel.

2 Ausbildung konkret

2.1 Die verschiedenen Lernorte

Die Ausbildung findet an 2 Lernorten statt: in der Schule und in der Praxis. Manchmal gibt es auch einen 3. Lernort, die sog. Skills-Labs (▶ Abb. 2.1) oder Demonstrationsräume. In manchen Einrichtungen sind die Skills-Lab dem Lernort Schule zugeordnet. Natürlich ist auch das Zuhause ein Lernort. Hier können Sie Unterricht nachbearbeiten und sich auf den kommenden Unterricht sowie auf Kurztests, Klausuren oder das Examen vorbereiten. Im folgenden Abschnitt erfahren Sie, wie das Lernen an den Lernorten Schule und Praxis organisiert ist.

2.1.1 Lernort Schule

In der Schule werden die fachlichen Grundlagen für den Beruf einer Pflegefachkraft in der Gesundheits- und Krankenpflege, der Gesundheits- und Kinderkrankenpflege oder der Altenpflege vermittelt. Der Lernort Schule ist mehr als ein reiner Wissens- und Faktenlieferant.

Lernmethoden

Durch den Einsatz verschiedener Lehrmethoden können unterschiedliche Informationen erarbeitet oder Fähigkeiten erlernt werden. Im Folgenden werden einige Methoden kurz beschrieben.

Textarbeit • Es gibt verschiedene Lesetechniken, um wichtige Inhalte aus einem Text herauszufiltern. Eine mögliche Vorgehensweise kann aus folgenden Schritten bestehen:
1. **Überblick gewinnen**: Überfliegen Sie die Einleitung, die Zusammenfassung und die Überschriften. So gewinnt man einen ersten schnellen Eindruck des Textes.
2. **gezielt lesen und Notizen machen**: Markieren Sie Schlüsselwörter. Vorsicht, durch zu viel Unterstreichen kann der Text unübersichtlich werden. Notieren Sie Fragen, Kommentare, Zusammenfassungen oder Vergleiche abschnittsweise am Textrand. Wenn man das Gelesene in eigenen Worten wiedergibt, wird es stabiler im Langzeitgedächtnis verankert.
3. **Wesentliches herausarbeiten**: Beschränken Sie Ihre Zusammenfassungen auf das Wesentliche des Textinhalts. Eine Mind-Map kann helfen, den Inhalt eines komplexen Textes zu strukturieren.
4. **Überprüfen**: Stellen Sie Fragen, an sich und an den Text. Können Sie diese anhand Ihrer Zusammenfassung beantworten?

POL – Problemorientiertes Lernen • Die Methode des POL fördert selbstgesteuertes Lernen und bereitet auf den zukünftigen Arbeitsalltag vor. In Kleingruppen oder im Selbststudium wird eine Problemstellung bearbeitet, die meist aus einem realitätsnahen Fall oder einer Pflegesituation besteht, und die selbstständig gelöst werden soll. Dabei geht man in 7 strukturierten Schritten vor, dem sog. Siebensprung. Die Methode erleichtert den Wissenstransfer von der Theorie in die Praxis.

Skills-Lab • Auch am Lernort Schule findet praktischer Unterricht statt. Die meisten Schulen haben dafür einen eigenen Demonstrationsraum, das sog. „Skills-Lab" (Trai-

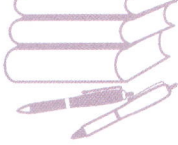

Die verschiedenen Lernorte Lernort Schule ▶ S. 20
Lernort Praxis ▶ S. 22

Die 3-jährigen Pflegeausbildungen Rahmenbedingungen ▶ S. 23
Ausbildungsinhalte ▶ S. 24
Prüfung ▶ S. 24

Gemeinsame Ausbildung Generalistische Ausbildung ▶ S. 25
Integrative Pflegeausbildung ▶ S. 26

Weitere Ausbildungswege Pflegehilfe, Pflegeassistenz ▶ S. 26
Studium ▶ S. 26

ningslabor). Das Skills-Lab ähnelt einer Station und ist mit Stations- und Patientenzimmer ausgestattet. Dort befinden sich meist mehrere Pflegebetten und Pflegeutensilien und je nach Ausstattung auch Demonstrationspuppen. Im Skills-Lab wird auf die Pflegepraxis vorbereitet, indem pflegerische Fertigkeiten (engl. skills) realitätsnah geübt werden. Der Pflegelehrer zeigt, wie eine Pflegemaßnahme korrekt durchgeführt wird. Weiterhin erhalten oder erarbeiten die Auszubildenden einen Handlungsplan, der einer Schritt-für-Schritt-Anleitung entspricht und nach dem sie gemeinsam mit einem Partner die entsprechende Pflegemaßnahme üben (▶ Abb. 2.1). Skills werden auch durch den Einsatz verschiedener Lernmaterialien (z.B. PC-Trainingsprogramme) trainiert.

Rollenspiel • Beim Rollenspiel kann die Interaktion mit Personen geübt werden, die den Auszubildenden in ihrem späteren Beruf begegnen, z.B. Kollegen, Patienten oder Ärzten. Sie trainieren Gesprächsführung, Selbst- und Fremdwahrnehmung, Empathiefähigkeit sowie den Umgang mit eigenen und fremden Gefühlen. Sie lernen aktives Zuhören und wie Sprache bewusst eingesetzt werden kann. Diese Fähigkeiten werden benötigt, um später Krisen- und Beratungsgespräche zu führen.

Recherche • Immer wieder werden Sie bei speziellen Fragestellungen Informationen nicht nur in Ihrem Pflegelehrbuch, sondern auch in aktueller Fachliteratur oder anderen Quellen nachschlagen. Häufig werden Auszubildende das Internet nutzen (▶ Abb. 2.2). Dabei ist es wichtig, die Qualität der Informationen zu beurteilen: Welche Website ist glaubwürdig? Wie erkenne ich, ob es sich um seriöse Quellen handelt? Um aus dem riesigen Informationsangebot relevantes Fachwissen herauszufiltern, benötigen Sie ein gutes Urteilsvermögen. Sie können sich z.B. folgende Fragen stellen:
- Woher kommen die Informationen? Handelt es sich um allgemein anerkannte Experten eines Fachgebiets, z.B. Pflegewissenschaftler, oder um Privatpersonen?
- Wer sind die Betreiber der Website und welche Interessen haben sie? Sind es Einrichtungen, die nach wissenschaftlichen Regeln arbeiten und Fachinformationen publizieren, z.B. Hochschulen und Fachverlage? Oder handelt es sich um Plattformen zum Meinungs- und Informationsaustausch?

Abb. 2.1 Skills-Labs.

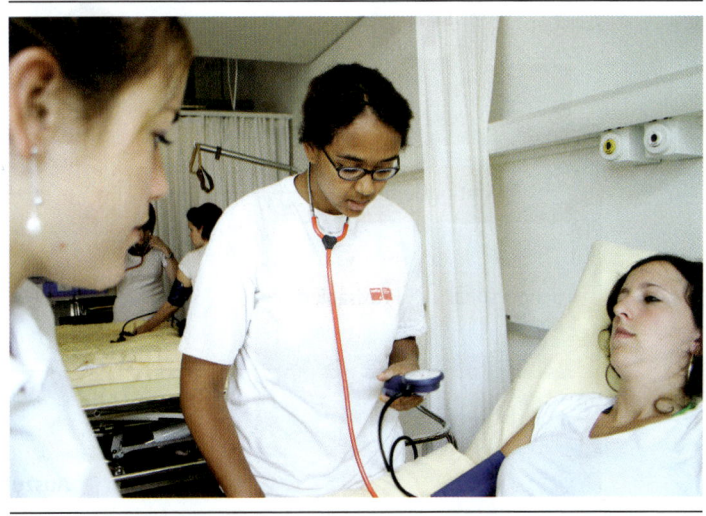

Nach einer kurzen Einführung legen die Auszubildenden im Skills-Lab selbst Hand an, kontrollieren ihre Leistungen gegenseitig und helfen einander.

Abb. 2.2 Recherche.

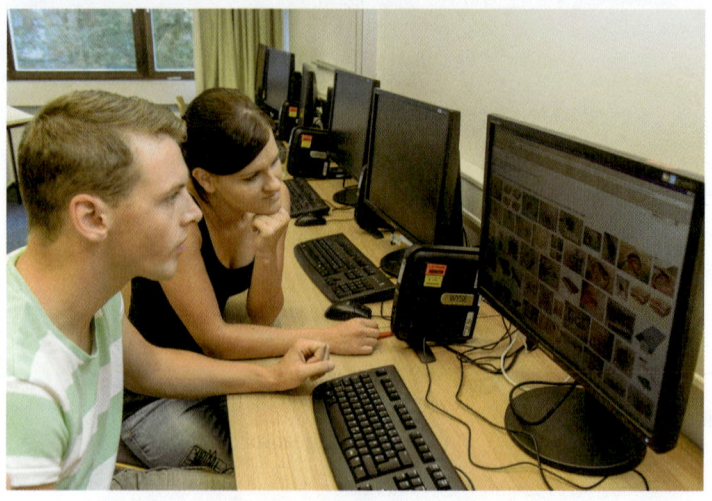

Quellen wie Wikipedia sollten immer kritisch überprüft werden. Alles in allem ist das Internet jedoch ein riesiger Wissensfundus.

Auf www.printernet.info/pflegethemen/linkdatenbank finden Sie aktuelle Informationen und gut sortierte Link-Listen über Institutionen, Fachzeitschriften und Berufsverbände sowie kostenpflichtige Fachartikel.

2.1.2 Lernort Praxis

Die praktische Ausbildung findet in stationären und ambulanten Einrichtungen statt. Auszubildende der Pflege können ihr erlerntes Wissen unter realen Bedingungen umsetzen. Dabei behilflich sind der sog. Praxisanleiter der jeweiligen Einrichtung sowie der sog. Praxisbegleiter aus der Pflegeschule, der für den Unterricht auf die Station oder an die Einrichtung kommt. Manche Einrichtungen haben einen sog. klinischen Unterricht, d.h. Unterricht in realen Praxissituationen, den der Praxisbegleiter durchführt. Da der praktische Unterricht häufig an Krankenhäusern stattfindet, wird die Klinik hier als Beispiel verwendet.

Praxisanleiter

Der Praxisanleiter kommt aus der Einrichtung, an der der praktische Unterricht stattfindet. In der Klinik ist er Mitarbeiter einer oder auch mehrerer Stationen und zuständig für die Auszubildenden, die in seinem Bereich eingesetzt werden. Der Praxisanleiter übernimmt die Gesamtkoordination der praktischen Ausbildung. Meist sind auf einer Station mehrere Auszubildende. Daher kann der Praxisanleiter Bezugspersonen zuweisen. Er ist und bleibt aber Ansprechpartner für alle Auszubildenden und die Bezugspersonen in der Klinik. Der Praxisanleiter arbeitet eng mit den Praxisbegleitern der Schule zusammen und nimmt die praktische Prüfung am Ende der Ausbildung mit ab. Für die Aufgaben der Praxisanleitung ist er i.d.R. nicht freigestellt und daher zusätzlich in den täglichen Pflegealltag eingebunden. Der Praxisanleiter hat eine 3-jährige Pflegeausbildung, 2 Jahre Berufserfahrung und eine pädagogische Weiterbildung von mind. 200 Stunden. Vor dem neuen Krankenpflegegesetz hießen die Praxisanleiter Mentoren. Diese Bezeichnung hat sich teilweise bis heute erhalten.

Punktuelle Praxisanleitung • Praxisanleiter oder die Bezugsperson führen u.a. die punktuelle Praxisanleitung durch. Dabei wird gezielt eine Pflegemaßnahme eingeübt, die sich am jeweiligen Ausbildungsstand der Auszubildenden orientiert. Im 1. Ausbildungsjahr sind dies z.B. Blutdruckmessen, Pulsmessen oder Ganzkörperwaschungen. Für eine punktuelle Praxisanleitung wird i.d.R. ein Termin vereinbart. Bei fachspezifischen Ausbildungsaufgaben auf der Station, wie Verbandwechsel oder Blutzuckermessung, kann die punktuelle Praxisanleitung jedoch auch spontan durchgeführt werden.

Praxisbegleiter

Der Praxisbegleiter ist an der Krankenpflegeschule angestellt, sein Vorgesetzter ist die Schulleitung (▶ Abb. 2.3). Er besitzt eine berufspädagogische Ausbildung von mind. 450 Stunden. Der Praxisbegleiter arbeitet mit den Praxisanleitern der Einrichtungen sowie den Kursleitern der Schule zusammen und ist daher das Bindeglied zwischen Theorie

Abb. 2.3 Lernorte Praxis und Schule.

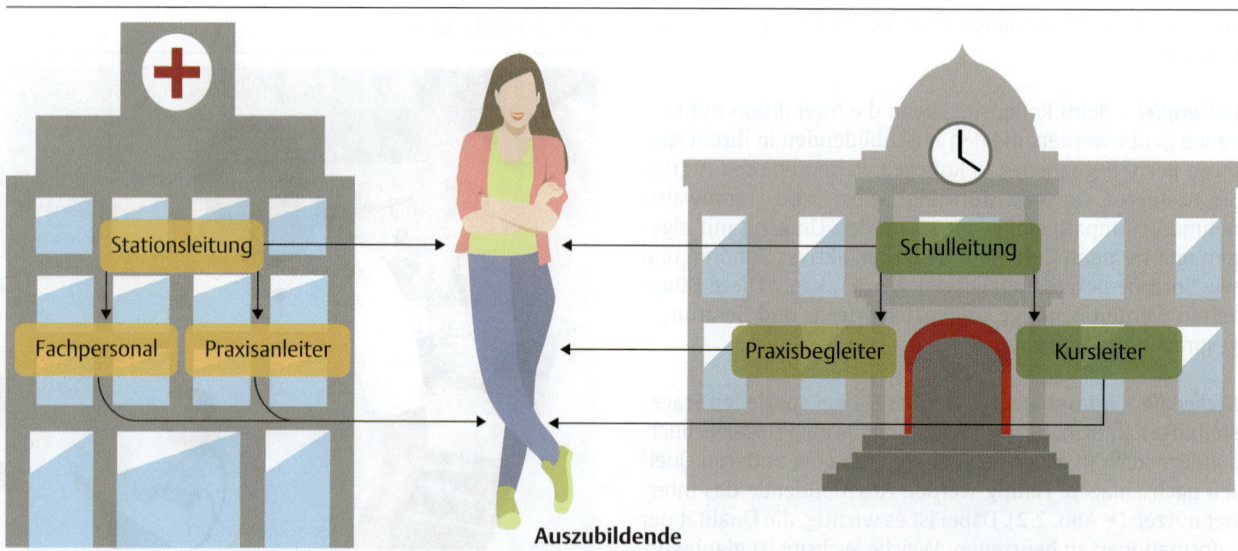

Am Lernort Schule betreuen Praxisbegleiter und Kursleiter die Auszubildenden, am Lernort Praxis Praxisanleiter und eventuell das Fachpersonal. Der Praxisbegleiter kommt für den praktischen Unterricht vom Lernort Schule an den Lernort Praxis. Die verantwortlichen Personen für die beiden Lernorte sind die Stationsleitung am Lernort Praxis und die Schulleitung am Lernort Schule.

und Praxis. Im Gegensatz zum Praxisanleiter ist der Praxisbegleiter für seine Arbeit mit den Auszubildenden freigestellt. Seine Hauptaufgabe ist die umfassende praktische Anleitung der Auszubildenden in der Praxis. Im Krankenhaus arbeiten Praxisbegleiter stationsübergreifend und je nach Größe der Ausbildungsstätte auch in verschiedenen Krankenhäusern. Ebenso wie der Praxisanleiter ist der Praxisbegleiter Ansprechpartner bei Fragen rund um die praktische Ausbildung. Noch gibt es den Praxisbegleiter nicht an jeder Krankenpflege- oder Altenpflegeschule.

Dokumentation des Ausbildungsverlaufs

Damit Auszubildende ihren Lernprozess überblicken können, dokumentieren sie in vielen Einrichtungen in der Praxis ihren Ausbildungsverlauf und ihre Leistungen. Dazu nutzen Auszubildende sog. Portfolios oder Praxisbegleitbücher. Andere Namen sind auch Lernzielkatalog, Lernbegleitbuch oder Ausbildungsnachweisheft. Im Folgenden wird der Einfachheit halber der Name Portfolio verwendet. Das Portfolio
- spiegelt den Lernerfolg wider,
- zeigt die Stärken auf,
- verdeutlicht den persönlichen Förderbedarf,
- enthält Lerninhalte der Theorie und Lernaufträge für den Praxiseinsatz,
- ist ein Mittel zur Kommunikation zwischen Schule und Einsatzort,
- dient der Leistungsbemessung und
- dient der Lernprozessbegleitung.

Auszubildende sind dafür verantwortlich, das Portfolio zu führen. Während der Einsatzzeit befindet es sich in der praktischen Einrichtung. Das Portfolio wird für Vor-, Zwischen- und Endgespräche genutzt. Diese Gespräche wiederum werden im Portfolio dokumentiert.

2.2 Die 3-jährigen Pflegeausbildungen

Wer in der Pflege arbeiten möchte, kann zwischen 3 in Bundesgesetzen geregelten Ausbildungsgängen wählen: der Altenpflege, der Gesundheits- und Krankenpflege sowie der Gesundheits- und Kinderkrankenpflege. Alle 3 Ausbildungen haben einen eigenen Abschluss und setzen unterschiedliche Schwerpunkte. Entsprechend arbeiten die Absolventen nach ihrer Ausbildung in verschiedenen Bereichen. Die jeweiligen Berufsbezeichnungen sind gesetzlich geschützt. Neben diesen 3 klassischen Ausbildungen gibt es weitere Ausbildungsmöglichkeiten in der Pflege, siehe Abschnitt „Weitere Ausbildungswege" (S. 26).

2.2.1 Rahmenbedingungen

Bundesgesetze formulieren die **Rahmenbedingungen** für Organisation, Dauer, Ablauf und Inhalte der Ausbildungen.
- **Bundesgesetz über die Berufe in der Krankenpflege** (Krankenpflegegesetz – KrPflG): Es regelt die rechtlichen Grundlagen der Ausbildung in der Gesundheits- und Krankenpflege und Gesundheits- und Kinderkrankenpflege.
- **Ausbildungs- und Prüfungsverordnung für die Berufe in der Krankenpflege** (KrPflAPrV): Es nennt die Themenbereiche, die der theoretische und praktische Unterricht umfassen soll, und regelt die Prüfung in der Gesundheits- und Krankenpflege sowie der Gesundheits- und Kinderkrankenpflege.
- **Bundesgesetz über die Berufe in der Altenpflege** (Altenpflegegesetz – AltPflG): Es definiert die rechtlichen Grundlagen der Ausbildung in der Altenpflege.
- **Ausbildungs- und Prüfungsverordnung für den Beruf der Altenpflegerin und des Altenpflegers** (Altenpflege-Ausbildungs- und Prüfungsverordnung – AltPflAPrV): Es regelt die Prüfung sowie Mindestanforderungen an die Ausbildung.

Sowohl das Altenpflege- als auch das Krankenpflegegesetz und die zugehörigen Ausbildungsverordnungen auf Bundesebene formulieren Mindestanforderungen. Die Bundesländer können von einigen Vorgaben abweichen oder detailliertere Regelungen einführen.

Ausbildungsvertrag

Der Auszubildende schließt für die Zeit seiner 3-jährigen (oder bei Teilzeit 5-jährigen) Ausbildung einen Ausbildungsvertrag mit einer ambulanten oder stationären Pflegeeinrichtung ab.

Dieser Ausbildungsvertrag muss folgende Punkte enthalten:
- **Berufsziel**, zu dem die Ausbildung führt
- **Beginn** und **Dauer** der Ausbildung
- Angaben über die **inhaltliche und zeitliche Gliederung** der praktischen Ausbildung
- **Dauer** der regelmäßigen täglichen oder wöchentlichen praktischen **Ausbildungszeit**
- Höhe der monatlichen **Ausbildungsvergütung** und ggf. zu erstattende Weiterbildungskosten
- Dauer der **Probezeit**
- Anzahl der **jährlichen Urlaubstage**
- **Voraussetzungen**, unter denen der Ausbildungsvertrag gekündigt werden kann
- Verweis auf die **Tarifverträge, Betriebs- oder Dienstvereinbarung**, die für das Ausbildungsverhältnis gelten

Ausbildungsvergütung

Laut Gesetz haben Auszubildende das **Recht auf** eine angemessene **Ausbildungsvergütung**. Die Höhe richtet sich meist nach der Anzahl der Ausbildungsjahre. Je nachdem, ob ein Ausbildungsträger tarifgebunden ist oder nicht, kann die Ausbildungsvergütung zwischen den einzelnen Trägern (S. 189) der praktischen Ausbildung sehr unterschiedlich sein. Bei öffentlichen Trägern gilt meist der **Tarifvertrag** für Auszubildende des öffentlichen Dienstes. Der Tarifvertrag von Bund und Kommunen z. B. sieht ab März 2015 im 1. Ausbildungsjahr eine Vergütung von 975,69 Euro, im 2. von 1037,07 Euro und im 3. Ausbildungsjahr von 1138,38 Euro vor. Sogenannte freigemeinnützige Träger, wie die Diakonie oder die Caritas, wenden meist die **Arbeitsvertragsrichtlinien** des Deutschen Caritasverbandes bzw. der Konföderation evangelischer Kirchen an. Private Träger zahlen die Ausbildungsvergütung entweder nach **Haustarifverträgen** oder vereinbaren die Höhe der Vergütung, wie auch das spätere Gehalt, **frei** mit ihren Mitarbeitern. Wenn die Ausbildungsvergütung die tarifliche, branchenübliche oder in den Richtlinien der Kirchen festgelegte Vergütung um mehr als 20 % unterschreitet, ist sie nach der Rechtsprechung des Bundesarbeitsgerichts nicht mehr angemessen. In diesem Fall kann eine höhere Ausbildungsvergütung verlangt werden.

Links • Tarifvertrag für Auszubildende in Pflegeberufen: http://tarif-oed.verdi.de/tarifvertraege/tv_auszubildende Arbeitsvertragsrichtlinien von Kirchen und Wohlfahrtsverbänden: http://oeffentlicher-dienst.info/wohlfahrt/

Arbeitszeiten

Kranken- und Altenpfleger arbeiten im **Schichtbetrieb** (▶ Abb. 2.4) und **Wochenenddienst**. Auszubildende haben i. d. R. dieselben Arbeitszeiten wie das Pflegepersonal, so lernen sie die unterschiedlichen Arbeitsabläufe im Frühdienst, Spätdienst und evtl. auch im Nachtdienst kennen. In Ausnahmefällen können Wochenenddienste hinzukommen. Auszubildende haben das Recht auf **Überstundenvergütung, Zulagen und Zuschläge**. Letztere gibt es für psychisch besonders belastende Aufgaben, z. B. Arbeit in einer psychiatrischen Klinik. Für Arbeitszeiten an Wochenenden oder Feiertagen stehen Auszubildenden Zuschlagszahlungen zu. Der **Urlaubsanspruch** ist im Ausbildungsvertrag geregelt.

Abb. 2.4 Schichtplan.

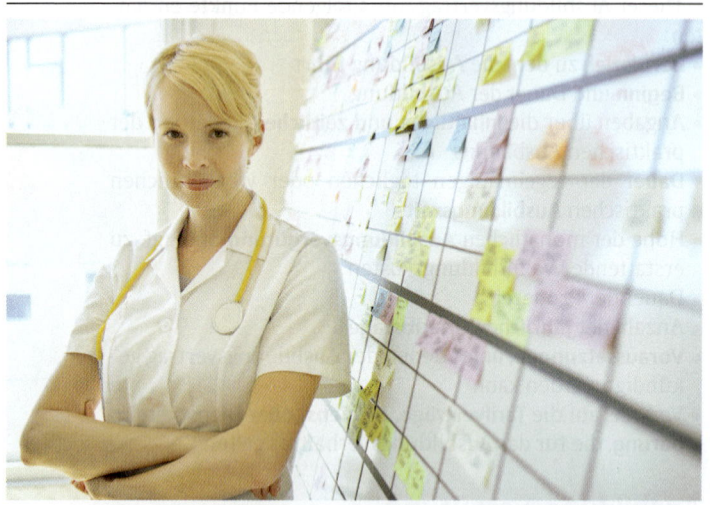

Im Schichtplan oder Dienstplan werden die Arbeitszeiten und Pausen des Personals festgehalten. Er dient sowohl zur Planung als auch zum Nachweis von Arbeitszeit und Anwesenheit. © *Jupiterimages*

2.2.2 Ausbildungsinhalte

Die Ausbildungsziele, die im Krankenpflegegesetz enthalten sind, decken verschiedene Aufgaben und Themenbereiche ab. Die konkreten Lehrpläne werden allerdings von den Bundesländern bzw. den Schulen ausformuliert. Auch die Prüfungen sind Ländersache. Daher gibt es keine bundesweit einheitlichen Lehrpläne und Prüfungen.

Gesundheits- und (Kinder-)Krankenpflege

Laut §3 des Krankenpflegegesetzes ist es das Ausbildungsziel der Krankenpflege, „**fachliche, personale, soziale und methodische Kompetenzen** zur verantwortlichen **Mitwirkung** bei der **Heilung, Erkennung und Verhütung von Krankheiten**" zu vermitteln. Pflegebedürftige sollen ihre physische und psychische Gesundheit wiedererlangen, verbessern und erhalten. Die unterschiedlichen Pflege- und Lebenssituationen sollen dabei genauso berücksichtigt werden wie die **Selbstständigkeit und Selbstbestimmung** der zu pflegenden Menschen.

Pflegende arbeiten auf 3 verschiedenen Ebenen: eigenverantwortlich, mitwirkend und in einem interdisziplinären Team. Die zugehörigen Aufgaben werden im Gesetz ausführlicher dargestellt. Die Ausbildung soll die Pflegenden dazu befähigen, die folgenden Aufgaben **eigenverantwortlich** auszuführen:

- Erhebung und Feststellung des Pflegebedarfs, Planung, Organisation, Durchführung und Dokumentation der Pflege,
- Evaluation der Pflege, Sicherung und Entwicklung der Qualität der Pflege,
- Beratung, Anleitung und Unterstützung von zu pflegenden Menschen und ihrer Bezugspersonen in der individuellen Auseinandersetzung mit Gesundheit und Krankheit,
- Einleitung lebenserhaltender Sofortmaßnahmen bis zum Eintreffen des Arztes,
- die folgenden Aufgaben **im Rahmen der Mitwirkung** auszuführen:
  – eigenständige Durchführung ärztlich veranlasster Maßnahmen,
  – Maßnahmen der medizinischen Diagnostik, Therapie oder Rehabilitation,
  – Maßnahmen in Krisen- und Katastrophensituationen,
  – **interdisziplinär** mit anderen Berufsgruppen **zusammenzuarbeiten** und dabei multidisziplinäre und berufsübergreifende Lösungen von Gesundheitsproblemen zu entwickeln.

Altenpflege

Laut §2 des Altenpflegegesetzes ist das Ausbildungsziel der Altenpflege das Vermitteln von Kenntnissen, Fähigkeiten und Fertigkeiten, die zur **selbstständigen** und **eigenverantwortlichen Pflege,** einschließlich der Beratung, Begleitung und Betreuung alter Menschen, nötig sind. Der Unterricht gliedert sich in 5 große Lernbereiche, die wiederum in Lernfelder unterteilt sind:

- **Lernbereich 1 Aufgaben und Konzepte**: Die Lernfelder umfassen u. a. theoretische Grundlagen, Pflegeplanung, Beratung und Mitwirken bei der medizinischen Diagnostik und der Therapie.
- **Lernbereich 2 Unterstützung alter Menschen bei der Lebensgestaltung**: Die Lernfelder umfassen die Lebenswelten alter Menschen, die Unterstützung bei der Wohnraumgestaltung und die Unterstützung bei der Tagesgestaltung und sonstigen Aktivitäten.
- **Lernbereich 3 Rechtliche und institutionelle Rahmenbedingungen**: Die Lernfelder umfassen institutionelle und rechtliche Rahmenbedingungen und qualitätssichernde Maßnahmen.
- **Lernbereich 4 Altenpflege als Beruf**: Die Lernfelder sind die Entwicklung eines beruflichen Selbstverständnisses, Lernen lernen, mit Krisen umgehen und die eigene Gesundheit erhalten und fördern.
- **Lernbereich 5 Weitere Fächer**: Lernbereich 5 kann verschiedene Schwerpunkte haben, z. B. Deutsch, Religion oder Ernährungslehre.

2.2.3 Prüfung

Die staatlichen Prüfungen in der Gesundheits- und (Kinder-)Krankenpflege sowie in der Altenpflege bestehen aus einem schriftlichen, einem mündlichen und einem praktischen Teil. Der schriftliche und der mündliche Teil finden in der Schule statt, der praktische Teil i. d. R. in einer der ausbildenden Pflegeeinrichtungen (z. B. Krankenhaus, Altenheim). Die Voraussetzungen für die Teilnahme an der Prüfung sind in der jeweiligen Ausbildungs- und Prüfungsverordnung festgelegt, z.B. die regelmäßige und erfolgreiche Teilnahme an den Ausbildungsveranstaltungen. Prüfer sind die Mitglieder eines Prüfungsausschusses unter dem Vorsitz eines Vertreters der zuständigen Behörde. Je nach Bundesland variiert diese, in Bayern und Berlin ist es z.B. die Schulaufsichtsbehörde, in NRW die Bezirksregierung.

Links • Ausbildungs- und Prüfungsverordnung für den Beruf der Altenpflegerin und des Altenpflegers: www.gesetze-im-internet.de/bundesrecht/altpflaprv/gesamt.pdf; Ausbildungs- und Prüfungsverordnung für die Berufe in der Krankenpflege: www.gesetze-im-internet.de/krpflaprv_2004/BJNR226300003.html

2.3 Gemeinsame Ausbildung

2.3.1 Generalistische Ausbildung

Eine Zusammenführung der 3 Pflegeausbildungen Alten-, Gesundheits- und Krankenpflege sowie der Gesundheits- und Kinderkrankenpflege wird in Deutschland seit Langem diskutiert. Seit 1994 gibt es verschiedene Modellprojekte, die eine sog. generalistische Pflegeausbildung durchführen. Die generalistische Pflegeausbildung wird teilweise auch „gemeinsame Pflegeausbildung" genannt.

Status quo

2012 legte die damalige Bundesregierung ein **Eckpunktepapier zur Vorbereitung des Entwurfs eines neuen Pflegeberufegesetzes** vor, das die generalistische Pflegeausbildung gesetzlich regeln soll. Gleichzeitig wurde die Einführung einer neuen akademischen Ausbildung geplant. Ein neues Pflegeberufegesetz soll das Altenpflegegesetz und das Krankenpflegegesetz ablösen. Einen exakten Zeitplan für die Einführung der generalistischen und der akademischen Ausbildung gibt es noch nicht, unter anderem wegen der unterschiedlichen Finanzierungen der Ausbildungen. Die generalistische Ausbildung wird kontrovers diskutiert (▶ Abb. 2.5):

Pro • Für die generalistische Ausbildung spricht:
- In allen 3 Pflegeausbildungen gibt es z.T. gleiche Inhalte.
- Der demografische Wandel und die Zunahme älterer Menschen in Krankenhäusern macht die einheitliche Ausbildung notwendig, ebenso wie die Verlagerung komplexer Pflegeleistungen in ambulante und teilstationäre Pflegeeinrichtungen durch verkürzte Liegezeiten.
- Die Differenzierung nach Altersgruppen entspricht nicht mehr dem Kenntnisstand der Pflegewissenschaften.
- Generalistisch Ausgebildete können in allen Bereichen der Pflege arbeiten.

Abb. 2.5 Generalistische Pflegeausbildung.

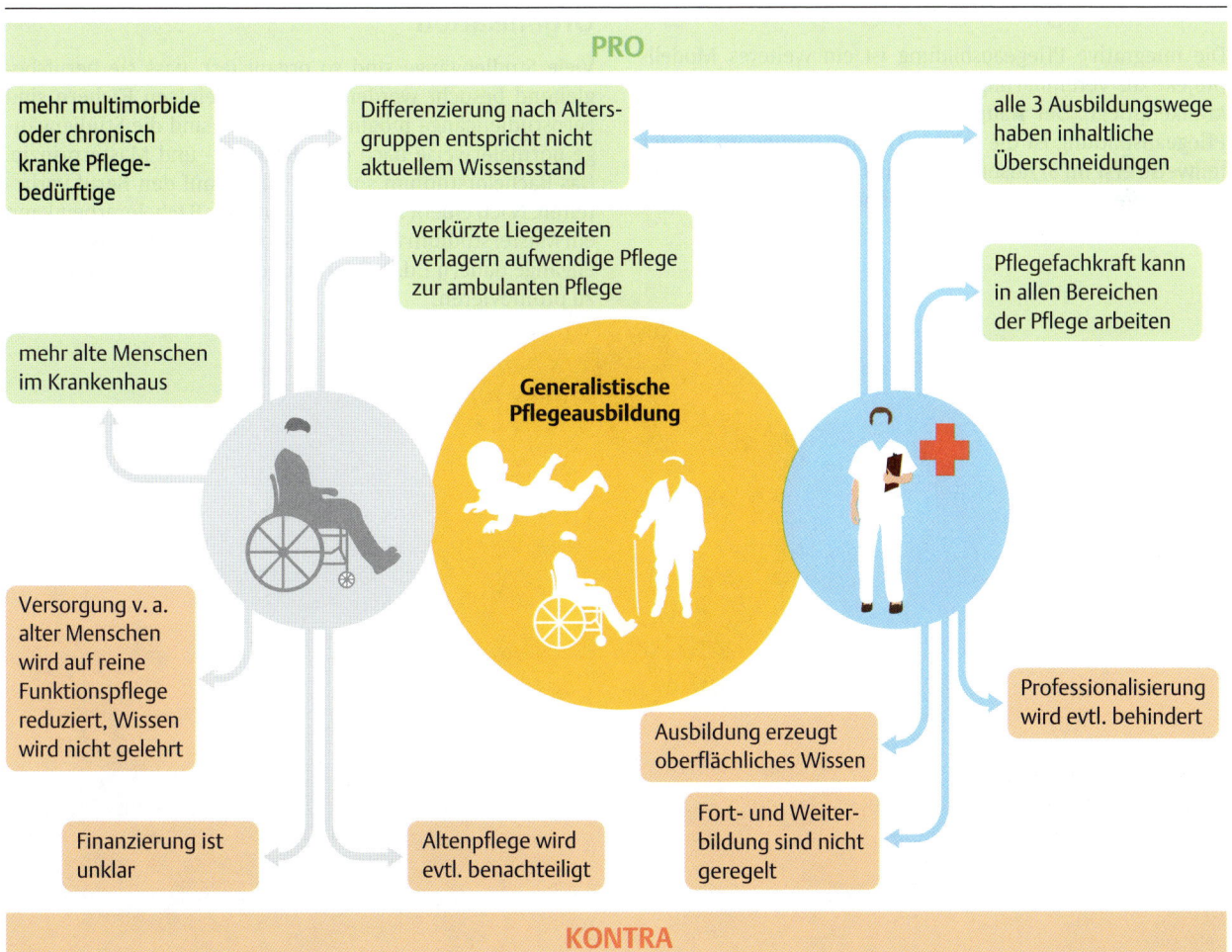

Vor- und Nachteile der generalistischen Pflegeausbildung.

Kontra • Gegen die generalistische Ausbildung spricht:
- Die Ausbildung könnte oberflächliches Wissen erzeugen, da das spezielle Wissen der einzelnen Berufe nicht mehr angeboten wird.
- Die Altenpflege könnte benachteiligt werden, da z.B. Krankenhäuser und Gesundheitsdienste als Arbeitgeber konkurrieren und die Versorgung alter Menschen durch Personalmangel ggf. auf eine Funktionspflege (S. 197) reduziert wird.
- Die Professionalisierung wird möglicherweise behindert.
- Die Finanzierung der Ausbildung ist unklar.
- Fort- und Weiterbildung ist im Anschluss zwingend notwendig, aber noch nicht gesetzlich geregelt.

Ablauf

Je nach Ausbildungseinrichtung dauert die generalistische Pflegeausbildung im Modellprojekt 3 oder 3½ Jahre und endet mit einem gemeinsamen Berufsabschluss mit (noch) unterschiedlichen Bezeichnungen. Möglich sind z.B. „Gesundheits- und Kinderkrankenpfleger mit Zusatzqualifikation generalistische Pflegeausbildung" oder „Altenpfleger mit Zusatzqualifikation Gesundheits- und Krankenpfleger" oder „Staatsexamen Gesundheits- und Krankenpfleger/-in, generalisiert". Der Unterricht ist meist ähnlich organisiert wie in den Standardausbildungen. Theoretischer und praktischer Unterricht finden an einer Schule statt, die praktische Ausbildung wird von Einrichtungen der Pflege übernommen. Die Ausbildungsinhalte für alle 3 Berufe werden zum größten Teil gemeinsam unterrichtet.

2.3.2 Integrative Pflegeausbildung

Die integrative Pflegeausbildung ist ein weiteres Modellprojekt zur Vereinbarung der Alten-, Kranken- und Kinderkrankenpflege. Der Hauptunterschied zur generalistischen Pflegeausbildung ist die spätere Differenzierung im 2. oder teilweise erst im 3. Ausbildungsjahr. In vielen Modellprojekten der integrativen Ausbildung können die Auszubildenden 2 Berufsabschlüsse machen.

2.4 Weitere Ausbildungswege

2.4.1 Pflegehilfe, Pflegeassistenz

Neben den 3 Ausbildungen zur examinierten Pflegekraft gibt es die kürzere Ausbildung zum Pflegehelfer, Altenpflegehelfer oder Krankenpflegehelfer. In einigen Bundesländern heißt dieser Abschluss seit 2007 auch Pflegeassistent. Im Gegensatz zur 3-jährigen Ausbildung fällt die Ausbildung zum Pflegehelfer in die Zuständigkeit der Bundesländer. Die Abschlussbezeichnung und die Ausbildung können sich von Bundesland zu Bundesland unterscheiden.

2.4.2 Studium

Alternativ bzw. in Ergänzung zur Ausbildung können an Pflege Interessierte an einer Fachhochschule oder Universität studieren (▶ **Abb. 2.6**). Seit dem Jahr 2000 hat die Zahl der Studiengänge in der Pflege deutlich zugenommen. Rund 50 Institutionen bieten Bachelor-, Master und Duale Studiengänge zu verschiedenen Aspekten der Pflege an.

Zulassung

Bewerber benötigen zur Zulassung normalerweise das Abitur oder die Fachhochschulreife, oft zusätzlich auch den Abschluss als Gesundheits- und Krankenpfleger. Eventuell können ein gutes Abschlusszeugnis und Berufserfahrung die Hochschulreife ersetzen, dann müssen die Bewerber i.d.R. allerdings eine Aufnahmeprüfung der Hochschule bestehen.

Organisation

Viele Studiengänge sind so organisiert, dass sie berufsbegleitend besucht werden können. In einigen Fächern sind Fernstudiengänge möglich. Aufgebaut sind die Studiengänge normalerweise nach dem Bachelor- und Masterprinzip. Das Bachelorstudium soll in 3 Jahren auf den Beruf vorbereiten. Nach einem Kolloquium und der Bachelorarbeit kann ein Masterstudium angeschlossen werden. Die Masterstudiengänge dauern i.d.R. 2 Jahre und eröffnen die Möglichkeit zu promovieren.

Weitere Ausbildungswege

Dualer Studiengang • In dualen Studiengängen ist die Ausbildung zur examinierten Pflegekraft integriert. Es gibt verschiedene Modelle. In der Regel ist das Studium in den ersten 6 Semestern in die 3-jährige Ausbildung der Altenpflege, Gesundheits- und Krankenpflege oder Gesundheits- und Kinderkrankenpflege integriert. Darauf folgen meist 3 Semester Vollzeitstudium, die mit dem Bachelor abschließen.

Bachelor • Bachelor-Studiengänge in der Pflege werden von Universitäten und Fachhochschulen angeboten und dauern i.d.R. 6 Semester, an einigen Institutionen aber auch 8 oder bis zu 11 Semester. Die Ausbildung ist meist theoretischer als ein dualer Studiengang. Einige Hochschulen bieten die Möglichkeit der beruflichen Anerkennung zum Alten-, Kranken- oder Kinderkrankenpfleger. Der Abschlussgrad ist der „Bachelor of Science".

Master • Ein Bachelorabschluss bietet die Möglichkeit, einen Master in Pflegewissenschaften anzuschließen (manchmal auch Pflege- und Gesundheitswissenschaften genannt). Schließt sich der Master direkt an das Bachelorstudium an, wird er konsekutiver Master genannt. Ein Masterstudium dauert zwischen 3–5 Semestern und ist meist ein Vollzeitstudium. Es gibt aber auch Fernstudiengänge und berufsbegleitende Masterstudiengänge. Die Inhalte eines Masterstudienganges haben einen klaren theoretischen, wissenschaftlichen Schwerpunkt. Einige Bundesländer bieten alternativ zum konsekutiven Master den Weiterbildungsmaster an. Zur Aufnahme wird kein Bachelorabschluss benötigt, sondern mehrjährige Berufserfahrung.

Links • Übersicht über verschiedene Pflegestudiengänge: http://studiengaenge.zeit.de/studienangebote/suche/pflegewissenschaft

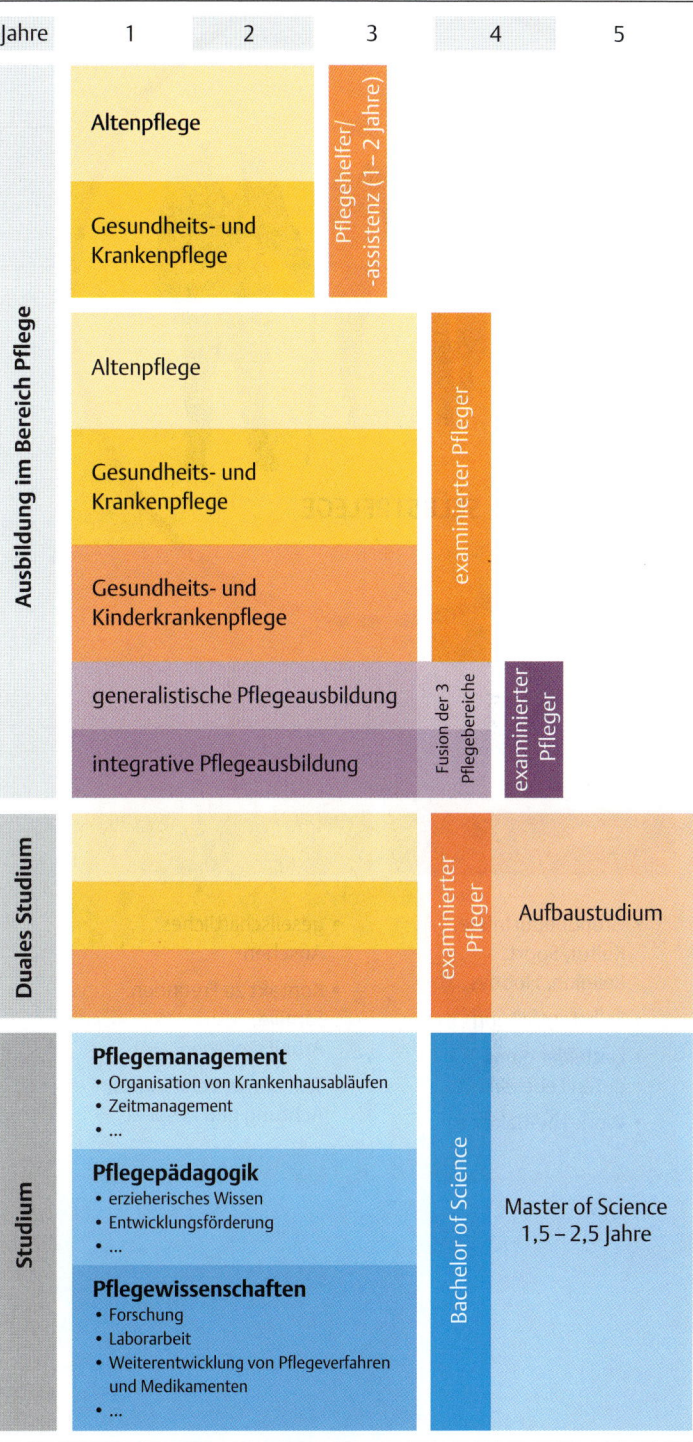

Abb. 2.6 Ausbildungs- und Studienmöglichkeiten in der Pflege.

Die Ausbildung kann auch in ein Studium integriert werden. Für eine Tätigkeit in der Wissenschaft sollten sich an den Bachelor noch ein Master und eine Promotion anschließen.

WAS IST PFLEGE?

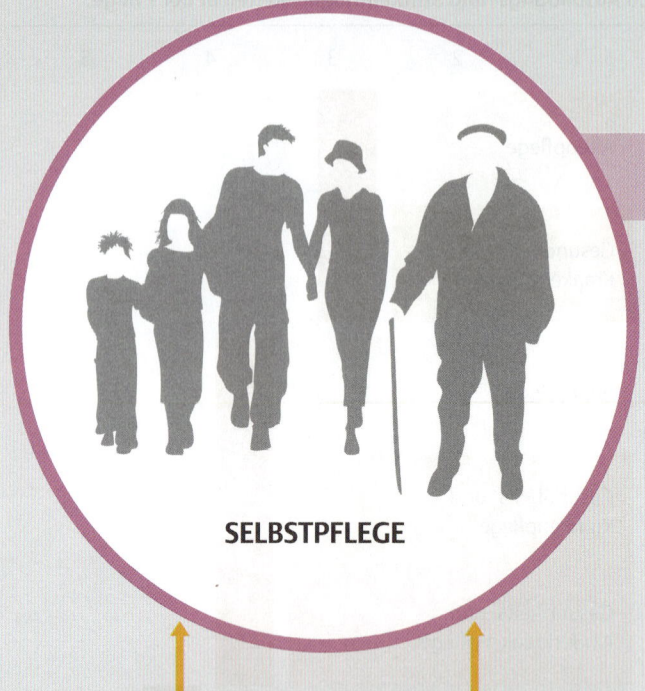

SELBSTPFLEGE

Sicherheit, Rückhalt, Ausgleich und individuelle Entwicklung

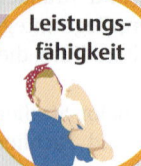

Autonomie

Leistungsfähigkeit

Reflexion

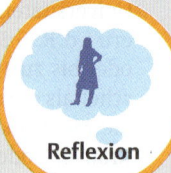

SELBST	ANDERE
• Grundbedürfnisse, Kultur, Sport, Religion, Hobbys • Selbstentfaltung • Leitbilder eines guten Lebens • Work-Life-Balance	• gesellschaftliches Ansehen • Kontakt zu Freunden, Familie, Arbeitskollegen • Teilnahme, Verständnis, Achtung und Respekt

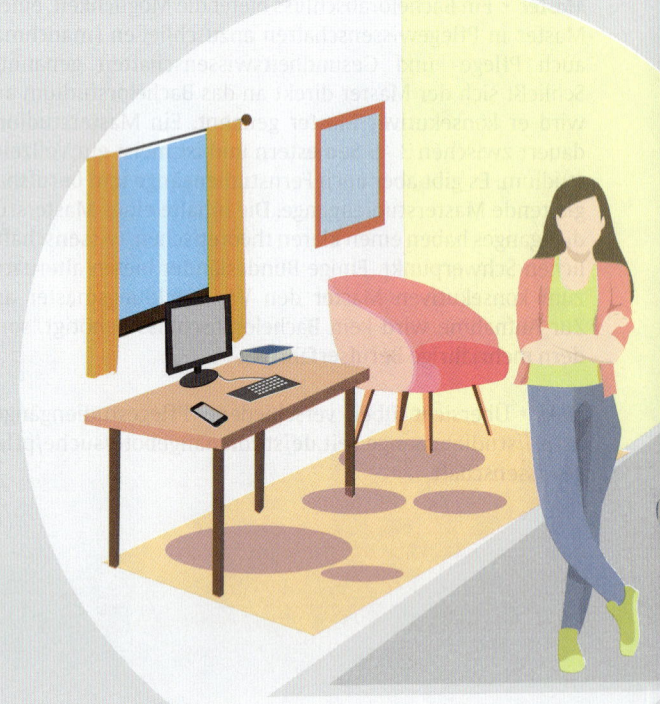

PRIVATLEBEN

SICHERHEIT UND VERSORGUNG	VORSCHRIFTEN UND GESETZE	ERHALT DES GEMEINWESENS
• Krankenversicherung • Rentenversicherung • Arbeitslosenversicherung • Unfallversicherung • Pflegeversicherung • Krankenhäuser • Altenheime • Hospize	• Krankenpflegegesetz • Altenpflegegesetz • Ausbildungs- und Prüfungsverordnungen • Sozialgesetzbuch	• Schutz der Freiheit des Einzelnen • Recht auf Bildung • Bibliotheken, Museen, Erasmus, Leonardo da Vinci-Kulturförderprogramm • Sportvereine • Umwelt- und Naturschutz

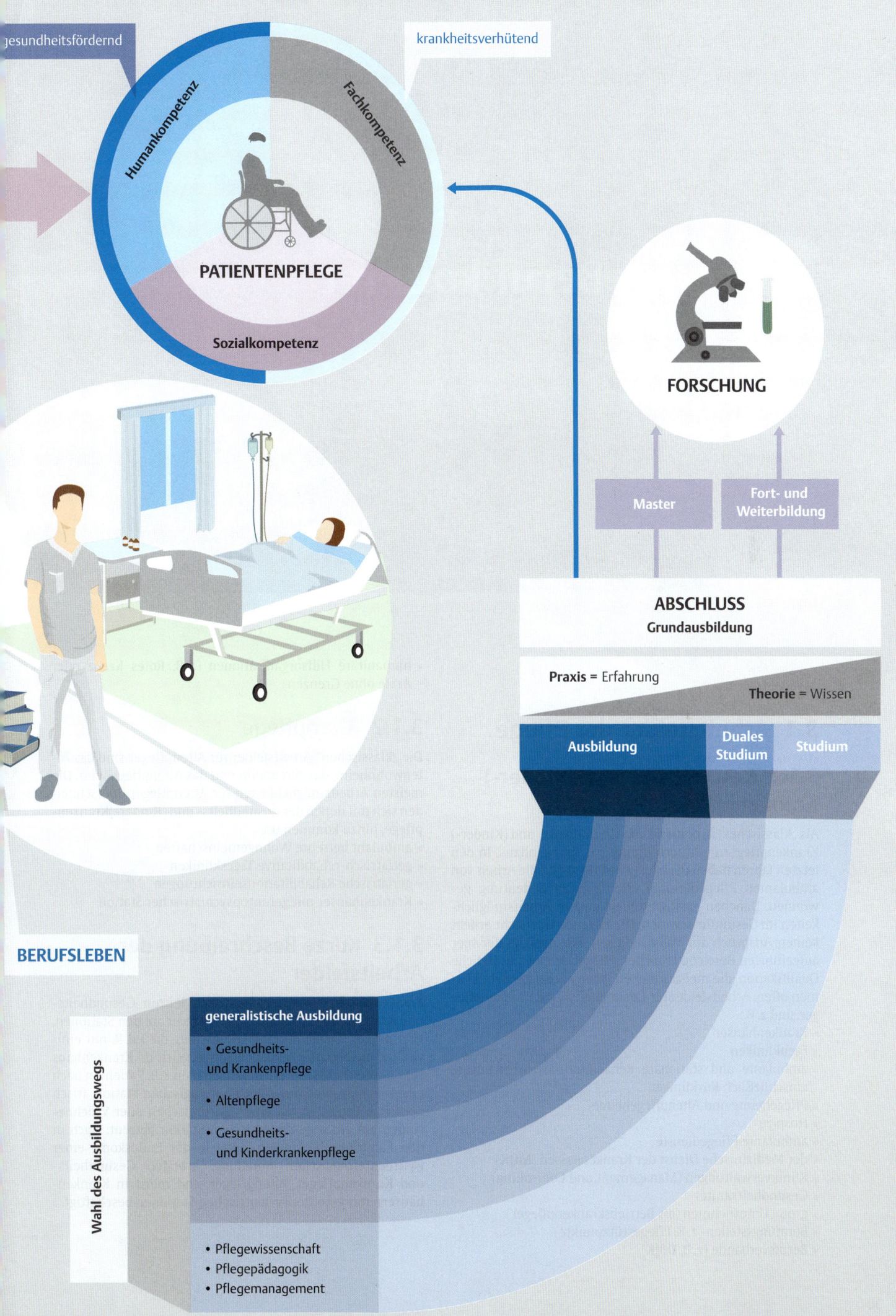

3 Beruf konkret

3.1 Arbeitsfelder der Pflege

3.1.1 Gesundheits- und (Kinder-)Krankenpflege

Als „klassisches" Arbeitsfeld von Gesundheits- und (Kinder-)Krankenpflegern gilt noch immer das Krankenhaus. In den letzten Jahren haben die häusliche Pflege und die Arbeit von ambulanten Pflegediensten allerdings an Bedeutung gewonnen. Daneben existieren viele andere Arbeitsmöglichkeiten im Gesundheitswesen. Die folgende Übersicht erhebt keinen Anspruch auf Vollständigkeit. Für manche der hier aufgeführten Bereiche brauchen Pflegende eine zusätzliche Qualifikation, die meisten stehen ihnen aber nach dem Examen offen. Arbeitsfelder für Gesundheits- und Krankenpfleger sind z. B.:
- Krankenhäuser
- Fachkliniken
- ambulante und stationäre Rehabilitationseinrichtungen, einschließlich Kurkliniken
- Pflegeheime und Altenpflegeheime
- Hospize
- ambulante Pflegedienste
- der Medizinische Dienst der Krankenkassen (MDK)
- Klinikverwaltungen (Management und Controlling)
- Gesundheitsämter
- große Unternehmen (als Betriebskrankenpfleger)
- Beratungsstellen (z. B. Pflegestützpunkte)
- Berufsverbände (z. B. DBfK)
- humanitäre Hilfsorganisationen (z. B. Rotes Kreuz oder Ärzte ohne Grenzen)

3.1.2 Altenpflege

Die „klassischen" Arbeitsfelder für Altenpfleger sind das Altenwohnheim, das Altenheim und das Altenpflegeheim. Die meisten Arbeitsmöglichkeiten für Altenpfleger überschneiden sich mit denen der Gesundheits- und (Kinder-)Krankenpflege, hinzu kommen u. a.:
- ambulant betreute Wohngemeinschaften
- geriatrisch-rehabilitative Tageskliniken
- geriatrische Rehabilitationseinrichtungen
- Krankenhäuser mit gerontopsychiatrischer Station

3.1.3 Kurze Beschreibung der Arbeitsfelder

Krankenhäuser • In Krankenhäusern leisten Gesundheits- und Krankenpfleger hauptsächlich Arbeit auf den Stationen. Hier pflegen sie akut kranke Menschen, die i. d. R. nur einige Tage bleiben. Die Aufgaben können sich im Krankenhaus sehr unterscheiden, je nachdem, ob man z. B. Patienten nach einem Schlaganfall auf einer neurologischen Station, frisch operierte Patienten auf einer chirurgischen oder Wöchnerinnen auf einer gynäkologischen Station betreut. Auch in den Funktionsabteilungen, etwa in der Endoskopie einer gastroenterologischen Abteilung, arbeiten Gesundheits- und Krankenpfleger. Altenpfleger sind meist in Krankenhäusern mit gerontopsychiatrischen Stationen beschäftigt.

Arbeitsfelder der Pflege
- Gesundheits- und (Kinder-)Krankenpflege ▶ S. 30
- Altenpflege ▶ S. 30
- Kurze Beschreibung der Arbeitsfelder ▶ S. 30

4 Handlungsfelder der Pflege
- Präventive Pflege ▶ S. 32
- Kurative Pflege ▶ S. 33
- Rehabilitative Pflege ▶ S. 34
- Palliative Pflege ▶ S. 34

Weiterbildung und Fortbildung
- Fortbildung ▶ S. 36
- Weiterbildung ▶ S. 36

Kompetenz und Pflegekompetenz
- Berufliche Handlungskompetenz ▶ S. 37
- Modelle zur Entwicklung von Pflegekompetenz ▶ S. 38

Profession, Berufs- und Pflegeverständnis
- Der Weg zur Profession ▶ S. 41
- Nichtberufliche Pflege ▶ S. 41
- Professionelle Pflege ▶ S. 42
- Voraussetzungen für Pflege als Profession ▶ S. 42
- Berufspolitisch organisierte Pflege ▶ S. 43
- Pflegekammer ▶ S. 45
- Berufsverständnis ▶ S. 46
- Pflegeverständnis ▶ S. 46

Eine kurze Geschichte der Pflege
- Pflege in der DDR ▶ S. 48
- Pflege in der BRD ▶ S. 48
- Pflege im 21. Jahrhundert ▶ S. 48

Fachkliniken • Sie sind auf bestimmte Krankheiten oder Patienten spezialisiert, z.B. psychiatrische Kliniken oder Sportkliniken.

Rehabilitationseinrichtungen • Dorthin kommen Patienten hauptsächlich im Anschluss an einen Klinikaufenthalt, z.B. nach einer herzchirurgischen Operation oder einem Schlaganfall. Hier sollen sie auf den Alltag zu Hause vorbereitet werden. Zusätzlich erhalten sie Schulungen, etwa zur Ernährung. Wenn möglich, soll die Arbeitsfähigkeit wiederhergestellt werden. Geriatrische Rehabilitationseinrichtungen sind spezialisiert auf ältere Bewohner.

Kurklinik • Der Aufenthalt in einer Kurklinik dient eher dem Vorbeugen von Erkrankungen und dazu, Risikofaktoren möglichst klein zu halten. Beispiele sind Kuren für Menschen mit starkem Übergewicht oder Mutter-/Vater-Kind-Kuren.

Pflegeheime • Hier werden Menschen betreut, die wegen einer Behinderung oder chronischer Krankheit oder aufgrund ihres Alters pflegebedürftig sind. Häufig wohnen die Menschen im Pflegeheim. Einige Einrichtungen bieten eine Tagespflege an, sodass der Patient den Abend und die Nacht zu Hause verbringen kann. Umgekehrt gibt es auch die Möglichkeit einer Nachtpflege, und nicht selten auch die einer Kurzzeitpflege, wenn z.B. pflegende Angehörige krank werden oder in den Urlaub fahren möchten.

Altenheime • Sie bieten Wohn- und Betreuungsangebote für ältere Menschen, die nicht mehr alleine leben können.

Hospize • Sie betreuen Menschen in der letzten Lebensphase. Sie unterstützen Sterbende dabei, ihre verbleibende Lebenszeit möglichst beschwerdearm und sinnerfüllt zu verbringen. Die Anzahl stationärer Hospize in Deutschland ist in den letzten 15 Jahren stark gestiegen: 1996 waren es noch 30, 2011 schon knapp 200. Daneben sind in vielen Kliniken Palliativstationen entstanden.

Ambulante Pflegedienste • Die meisten ambulanten Pflegedienste betreuen pflegebedürftige Menschen in ihrer häuslichen Umgebung. Einige haben sich spezialisiert, z.B. auf palliative Pflege oder Menschen mit Demenz.

3.2 Vier Handlungsfelder der Pflege

Unabhängig vom Einsatzort können in der Pflege 4 Handlungsfelder unterschieden werden. Die 4 Handlungsfelder beziehen sich auf 4 Ziele pflegerischen Handelns (▶ **Abb. 3.1**):

- **präventive Pflege:** Pflegerische Maßnahmen zur Vermeidung von Krankheiten und Förderung von Gesundheit.
- **kurative Pflege:** Pflegerische Maßnahmen zur Heilung von Krankheiten.
- **rehabilitative Pflege:** Pflegerische Maßnahmen zur Wiederherstellung von Gesundheit und Wiedereingliederung in das gesellschaftliche Alltagsleben.
- **palliative Pflege:** Pflegerische Maßnahmen, die auf Linderung der Symptome ausgerichtet sind.

Die 4 Bereiche pflegerischen Handelns werden in §2 des Krankenpflegegesetzes ausdrücklich gesondert erwähnt und im Folgenden näher beschrieben.

3 Aufgaben

Abb. 3.1 Schwerpunkte pflegerischen Handelns.

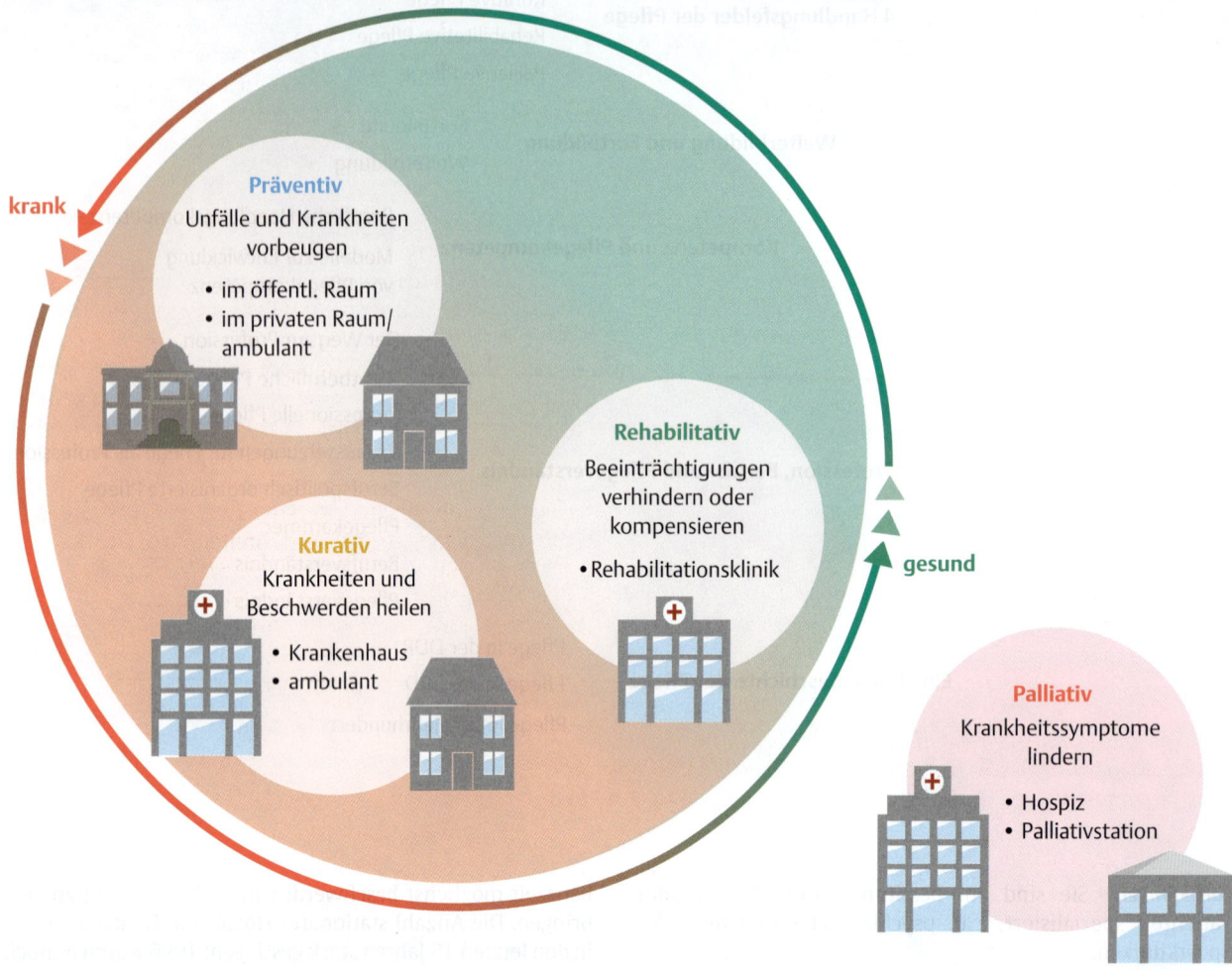

Pflege findet in unterschiedlichen Handlungsfeldern statt. Die Anwendung richtet sich auch nach dem Gesundheitszustand des Patienten.

Kein Einsatzort fordert ausschließlich nur eines der 4 genannten pflegerischen Handlungsfelder (präventiv, kurativ, palliativ und rehabilitativ).

3.2.1 Präventive Pflege

Definition **Prävention**
Das Wort kommt aus dem Lateinischen: praevenire = zuvorkommen. Prävention ist die Reduzierung und Vermeidung von Gesundheitsrisiken, um eine drohende Krankheit zu verhindern. Ziel der präventiven Pflege ist es, die Gesundheit so lange wie möglich zu erhalten. Präventive Pflege beugt Unfällen, Krankheiten und Komplikationen vor.

Definition **Gesundheitsförderung**
Gesundheitsförderung ist die Stärkung der eigenen Kräfte und Ressourcen, um gesund zu bleiben oder sich besser zu fühlen.

Der häufig in diesem Zusammenhang auftauchende Begriff **Public Health** umfasst nach der Definition der WHO alle **organisierten Maßnahmen** (ob öffentlich oder privat), die bezogen auf die **Bevölkerung im Ganzen** Krankheiten verhindern, Gesundheit fördern und das Leben verlängern. Prävention und Gesundheitsförderung sind Teilbereiche von Public Health. Mehr Informationen zu Public Health und zur Prävention finden Sie im Kap. „Der Mensch zwischen Gesundheit und Krankheit" (S. 103).

Aufgaben

Prävention und Gesundheitsförderung sind unverzichtbare Bestandteile professioneller Pflege. Präventive und gesundheitsfördernde Aufgaben sind im Pflegealltag nicht trennscharf abzugrenzen. Dies folgt aus dem Verständnis von Gesundheit und Krankheit als Kontinuum, wonach es keine klare Grenze zwischen den beiden Polen gibt. Beispiele für präventive und gesundheitsfördernde Pflege sind gesunde Lebensführung, Gesundheitsberatung, Beratung Pflegebedürftiger und ihrer Angehörigen, Diabetesberatung, Stoma- und Kontinenzberatung, Sturzprävention, Schmerzmanagement, Dekubitus-, Thrombose- und Pneumonieprophylaxe. Dazu gehören auch regelmäßige Untersuchungen (z.B. Blutdruckmessung oder Blutzuckerbestimmung) und Früherkennung gesundheitlicher Störungen bei Risikopatienten. Die Verschlimmerung einer bestehenden Erkrankung zu verhindern, geschieht z.B. durch Atemschulungen bei Asthma.

Einsatzorte

Präventive Hausbesuche • Sie richten sich an ältere Menschen in ihrem häuslichen Umfeld. Präventive Hausbesuche sollen helfen, frühzeitig eventuelle Beeinträchtigungen zu erkennen und, wenn möglich, zu verhindern oder zu verzögern. Dazu stärken Pflegende die körperlichen, sozialen und psychischen Funktionen der Patienten. Präventive Hausbesuche haben naheliegende pflegerische Ziele, wie:
- Information, Beratung und Anleitung, um Risikofaktoren zu vermeiden und Risiken zu erkennen
- individuelle Fähigkeiten und Ressourcen fördern zum Erhalt der Gesundheit
- Selbstständigkeit in der alltäglichen Lebensgestaltung erhalten
- allgemeines Wohlbefinden und Lebensqualität verbessern

Zu den langfristigen Zielen gehören u. a.:
- Pflegebedürftigkeit und Krankenhaus- oder Heimaufenthalte vermeiden oder verzögern,
- Mortalität reduzieren.

Familiengesundheitspflege • Hausbesuche durch Familiengesundheitspfleger oder Familiengesundheitshebammen sollen insbesondere sozial benachteiligten Familien, Kindern und Jugendlichen, alleinerziehenden Vätern und Müttern sowie Familien mit Migrationshintergrund den Zugang zu Gesundheitsleistungen erleichtern. Pflegefachpersonen
- beraten und begleiten in Alltags- und Gesundheitsfragen,
- geben Unterstützung bei der Bewältigung des Alltags,
- übernehmen die Versorgung bei chronischer Krankheit,
- erkennen potenzielle Gesundheitsprobleme, helfen z. B., gesunde Lebensstile zu finden,
- unterstützen bei Kontakt mit Sozial- oder Arbeitsamt und anderen Bereichen und
- binden andere Berufsgruppen ein und vernetzen diese (z. B. Hausarzt, andere Gesundheits- und Sozialberufe und Selbsthilfegruppen).

Pflegeüberleitung • Die Pflegeüberleitung kümmert sich um den Übergang zwischen der Entlassung des Patienten aus dem Krankenhaus in das häusliche Umfeld oder in eine vollstationäre Pflegeeinrichtung. Pflegeüberleitung wird manchmal auch Case Management genannt, siehe Kap. „Das deutsche Sozial- und Gesundheitssystem" (S. 174). Pflegeüberleitung kann zur präventiven Pflege gerechnet werden, da eine strukturierte Übergabe eine Verschlimmerung der Symptome verhindern und Risiken minimieren kann. Aufgaben der Pflegeüberleitung sind z. B.:
- die Beschaffung von Hilfsmitteln wie Pflegebett, Rollstuhl, Rollator, Hausbesuche mit umfassender Beratung,
- Unterstützung bei der Wohnraumanpassung (Treppen, Lift, Beleuchtung, Küche),
- Hilfestellung beim Antrag auf Pflegeeinstufung bei der Pflegekasse,
- die Kontaktaufnahme mit dem und Informationsweitergabe an den gewählten Pflegedienst oder das Pflegeheim und
- für Angehörige die fachkundige Anleitung zur Pflege (individuelle Schulungen).

Krankenhäuser • Diese sind nach wie vor primär Orte kurativer Pflege, zeigen aber auch einen nicht unerheblichen präventiven Anteil, z. B. bei Beratungsgesprächen, Schulungen oder prophylaktischen Maßnahmen.

3.2.2 Kurative Pflege

Definition **Kurativ**
Das Wort kurativ kommt aus dem Lateinischen: curare = sich kümmern, pflegen. Kurative Pflege umfasst alle pflegerischen Maßnahmen, die auf Heilung ausgerichtet sind.

Aufgaben

Kurative Pflege will Menschen möglichst vollständig von ihrer Erkrankung oder ihren Beschwerden heilen. Das Ziel ist die komplette Wiederherstellung (auf Latein die sog. „**restitutio ad integrum**") der Gesundheit – oder zumindest des Zustands, wie er vor der Erkrankung war. Auch wenn dies nicht bei allen oder evtl. nur bei wenigen Patienten möglich ist – wichtig bei der kurativen Pflege ist das angestrebte Ziel. Von kurativer Pflege spricht man u. U. auch, wenn eine Heilung nicht absehbar ist oder sogar nur eine geringe Chance auf Heilung besteht, z. B. bei Patienten auf der Intensivstation (▶ Abb. 3.2). Kurative Pflege kann in manchen Fällen auch bedeuten, das Fortschreiten einer Krankheit zu verhindern. Zum Beispiel, wenn eine 67-jährige Rentnerin mit einem schweren Schub ihrer rheumatoiden Arthritis ins Krankenhaus eingeliefert wird. Trotz ihrer chronischen Erkrankung soll die für sie höchstmögliche Lebensqualität erreicht werden.

Abb. 3.2 Intensivstation.

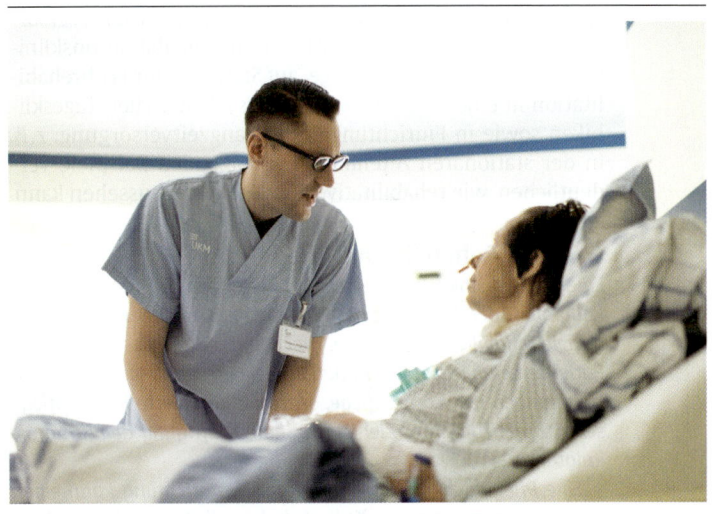

Auf der Intensivstation betreuen Pflegekräfte i. d. R. Menschen in einem sehr kritischen, nicht selten lebensbedrohlichen Gesundheitszustand, etwa kurz nach einem Herzinfarkt.

Einsatzorte

Krankenhaus • Kurative Pflege erfolgt klassischerweise im Krankenhaus, auf allen Stationen und in allen Arbeitsbereichen. Daher ist die kurative Pflege auch das Handlungsfeld, in dem Pflegekräfte und Ärzte am engsten zusammenarbeiten.

Ambulanter Bereich • Kurative Pflege findet im ambulanten Bereich statt, z. B. bei hochbetagten Patienten mit Diabetes mellitus, die sich ihr Insulin nicht selbst verabreichen können.

3.2.3 Rehabilitative Pflege

Definition **Rehabilitativ**
Das Wort „rehabilitativ" kommt aus dem Lateinischen: rehabilitare = in den früheren Stand versetzen. Rehabilitative Pflege umfasst alle Pflegemaßnahmen, die funktionelle oder soziale Beeinträchtigungen verhindern oder kompensieren, und die einen Patienten in Alltag, Beruf und Gesellschaft wiedereingliedern.

Aufgaben

Rehabilitative Pflege wirkt auf mehreren Ebenen, die über verschiedene Maßnahmen im Idealfall alle erreicht werden sollten:
- **medizinische Rehabilitation**: vollständige oder weitestmögliche Aufhebung von Gesundheitsschäden
- **soziale Rehabilitation**: möglichst umfassende Teilhabe am sozialen Leben
- **berufliche Rehabilitation**: (Wieder-)Eingliederung ins Berufsleben

Rehabilitative Pflegekonzepte sind Bestandteil der Ausbildung zum Gesundheits- und (Kinder-)Krankenpfleger sowie zum Altenpfleger. Sie werden darüber hinaus in Weiterbildungsangeboten zur Fachkraft für Rehabilitationspflege konkretisiert.

Einsatzorte

Rehabilitative Pflege wird in unterschiedlichen Versorgungsbereichen durchgeführt, z.B. in Rehabilitationskliniken, in der ambulanten Pflege, auf Stationen für Frührehabilitation in einem Krankenhaus, in psychiatrischen Tageskliniken sowie in Einrichtungen der Langzeitversorgung, z.B. in der stationären Altenhilfe. Die folgenden Beispiele verdeutlichen, wie rehabilitative Pflege konkret aussehen kann.

Beispiel **Rehabilitative Pflege**
Eine Pflegefachkraft in einer Abteilung für Frührehabilitation kann die Unterstützung eines Patienten z.B. bei der Körperpflege gezielt rehabilitativ gestalten. Nachdem sie die Ressourcen des Patienten eingeschätzt hat, beteiligt sie diesen an ausgewählten Handlungen der Körperpflege, statt die komplette Körperpflege selbst durchzuführen. Ziel ist z.B. eine Kräftigung der Armmuskulatur.
Eine Pflegefachkraft in einer Altenhilfeeinrichtung kann einen Bewohner ermuntern, sich die Schuhe selbst anzuziehen. Auch wenn dies länger dauert und nicht auf Anhieb funktioniert, es fördert neben der Feinmotorik der Hände auch das Selbstbewusstsein des Bewohners.
Eine Pflegefachkraft in einer psychiatrischen Tagesklinik kann ihren Patienten ermuntern, selbst ein Konfliktgespräch mit dem Therapeuten zu führen, anstatt die Beschwerde des Patienten stellvertretend weiterzuleiten.
Eine Pflegefachkraft in der ambulanten Pflege kann für den Pflegebedürftigen gezielt ein passendes Hilfsmittel für die Verbesserung der Mobilität innerhalb der Wohnung auswählen. Sie kann den Betroffenen im Umgang mit dem Hilfsmittel beraten und anleiten. Ein mögliches Ziel ist z.B., dass der Pflegebedürftige wieder selbstständig die Toilette aufsuchen kann.

3.2.4 Palliative Pflege

Definition **Palliativ**
Das Wort „palliativ" kommt aus dem Lateinischen: palliare = verdecken, ummanteln. Palliative Pflege oder auch Palliative Care strebt die Linderung von Krankheitssymptomen an.

Bei der palliativen Pflege soll – sinnbildlich gesprochen – ein **Mantel des Schutzes und der Fürsorge** um den Betroffenen und seine Angehörigen gelegt werden.

WHO-Definition • Palliative Pflege ist nach Definition der WHO (Weltgesundheitsorganisation) von 2002 ein Ansatz zur Verbesserung der Lebensqualität von Patienten und ihren Familien, die mit Problemen durch eine lebensbedrohliche Erkrankung konfrontiert sind. Leiden soll vorgebeugt oder gelindert werden. Dies soll geschehen durch frühzeitiges Erkennen, sorgfältige Erfassung und Behandlung von Schmerzen und anderen Problemen körperlicher, psychosozialer und spiritueller Art. Palliative Pflege
- ermöglicht Linderung von Schmerzen und anderen belastenden Symptomen,
- ist lebensbejahend und erkennt Sterben als normalen Prozess an,
- beabsichtigt weder die Beschleunigung noch Verzögerung des Todes,
- integriert psychologische und spirituelle Aspekte der Betreuung,
- bietet Unterstützung, um Patienten zu helfen, ihr Leben so aktiv wie möglich bis zum Tod zu gestalten,
- bietet Angehörigen Unterstützung während der Erkrankung des Patienten und in der Trauerzeit,
- beruht auf einem Teamansatz, um den Bedürfnissen der Patienten und ihrer Familien zu begegnen, auch durch Beratung in der Trauerzeit, falls notwendig,
- fördert Lebensqualität und kann möglicherweise auch den Verlauf der Erkrankung positiv beeinflussen,
- arbeitet multi- und interdisziplinär, um den Bedürfnissen von Patienten und Angehörigen gerecht zu werden, und
- kommt frühzeitig im Krankheitsverlauf zur Anwendung, auch in Verbindung mit anderen Therapien, die eine Lebensverlängerung zum Ziel haben, wie z.B. Chemotherapie oder Bestrahlung, und schließt Untersuchungen ein, die notwendig sind, um belastende Komplikationen besser zu verstehen und zu behandeln.

Aufgaben

Zu den Aufgaben palliativer Pflegefachkräfte gehört u.a.:
- Betreuen und Begleiten von Patienten vom Zeitpunkt der Aufnahme in die Einrichtung bis zur Beendigung der Versorgung (Entlassung, Verlegung, Versterben)
- psychische, soziale und seelsorgerische Bedürfnisse der Patienten sowie ihrer Angehörigen einzubeziehen
- genaues Beobachten zur präzisen Erfassung von Schmerzen und daraus folgende Schmerzkontrolle
- dauerhafte Präsenz
- ggf. Sterbebegleitung
- Erkennen und Unterscheiden: wann braucht der Patient was von wem
- Abwägen der diagnostischen, therapeutischen und pflegerischen Maßnahmen zwischen Nutzen und Belastung für den Patienten
- Erkennen, wann es notwendig ist, andere Berufsgruppen in die Behandlung mit einzubeziehen

Das Motto in der palliativen Pflege lautet: „**Weniger ist mehr!**" Die Lebensqualität des Patienten steht an oberster Stelle. Manche Patienten haben aufgrund schlechter Erfahrungen bei früheren Krankenhausaufenthalten Hemmungen, Wünsche zu äußern. Das Wort „Patient" leitet sich von dem lateinischen „patiens" ab, das so viel bedeutet wie „etwas ertragen oder erdulden". Mit Feingefühl und Geschick können Pflegekräfte den kranken Menschen ermutigen, seine Wünsche zu äußern. Um die herausfordernde Arbeit im Palliativbereich möglichst lange ausüben zu können, sind eine gute Selbstpflege und regelmäßige Teilnahme an Teamsupervisionen hilfreich. Ausführliche Informationen zur palliativen Pflege finden Sie im Kap. „Pflege des sterbenden Menschen" (S. 810).

Einsatzorte

Palliativstationen • Dies sind in aller Regel vom Akutbereich getrennte Stationen (▶ **Abb. 3.3**). Palliativstationen sind überwiegend mit Einzelzimmern und einem Wohnzimmer oder Gemeinschaftsraum ausgestattet. Das gesamte Erscheinungsbild einer Palliativstation ist idealerweise freundlich und wohnlich. Für das pflegerische und medizinische Personal gibt es einen speziellen Stellenschlüssel. Die Behandlung setzt sich aus palliativmedizinischen und pflegerischen Komponenten zusammen. Die Patienten werden vom Hausarzt eingewiesen oder von einer anderen stationären Einrichtung übergeleitet. In manchen Krankenhäusern gibt es nur einzelne Palliativbetten, die an eine Station angegliedert sind. Normalerweise kommen die Patienten mit bestimmten Symptomen wie Schmerzen oder Übelkeit. Nach einer guten medikamentösen Einstellung werden die Patienten wieder in ihr häusliches Umfeld entlassen. Die durchschnittliche Verweildauer auf einer Palliativstation beträgt 10 bis 14 Tage. Falls sich der Zustand eines Patienten gravierend verschlechtert, darf dieser auch bis zu seinem Tod auf einer Palliativstation bleiben.

Hospize/Kinderhospize • Stationäre Hospize (▶ **Abb. 3.4**) sind nicht Teil eines Krankenhauses, sondern meist selbstständige Einrichtungen. Ein Hospiz kann auch Teil einer Alten- und Pflegeeinrichtung sein. In den meisten Hospizen werden die Patienten als Gäste bezeichnet. Dies leitet sich von der ursprünglichen Bedeutung des Wortes Hospiz (lat. hospitium = Herberge) ab. Ein Gast darf in aller Regel in einem Hospiz bis zu seinem Tod verweilen. Hospize haben den Schwerpunkt im pflegerischen Bereich. Die Gäste werden von ihren Hausärzten betreut, die zu Hausbesuchen kommen.

Palliativmedizinische Konsiliardienste • Palliativmedizinische Konsiliardienste sind Beratungsangebote von Palliativmedizinern und Pflegekräften der palliativen Pflege (oder Palliative Care) an Krankenhäusern. Konsiliardienste sind traditionell im stationären Bereich tätig, es gibt im ambulanten Sektor aber erste Modellprojekte. Zu den Aufgaben gehört u.a. Beratung von schwerstkranken Patienten, die nicht auf einer Palliativstation aufgenommen werden (können). Die Beratung betrifft z.B. die Schmerztherapie oder psychosoziale Begleitung. Der palliativmedizinische Beratungsdienst kann von Ärzten und Pflegekräften gleichermaßen angefordert werden.

SAPV • Im ambulanten Bereich gibt es sog. SAPV-Teams (spezialisierte ambulante Palliativversorgung). Diese Teams bestehen aus Palliativmedizinern und Palliative-Care-Pflegekräften. Sie beraten und betreuen schwerstkranke Menschen und deren Angehörige zu Hause und bieten Unterstützung für ambulante Pflegedienste.

Haus- und Fachärzte • Niedergelassene Haus- und Fachärzte versorgen die ambulanten Palliativpatienten medizinisch und arbeiten im Idealfall mit den Palliativmedizinern der spezialisierten ambulanten Palliativversorgung eng zusammen.

Abb. 3.3 Palliativstation.

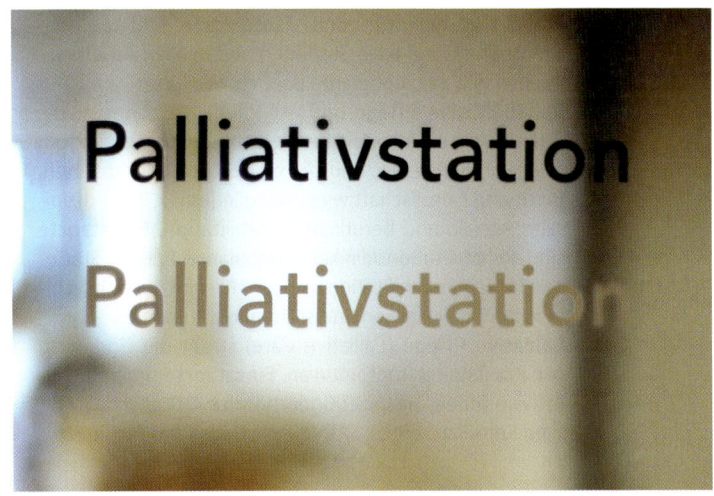

Eine Palliativstation ist keine Dauerpflegeeinrichtung, der Aufenthalt ist begrenzt.

Abb. 3.4 Hospiz.

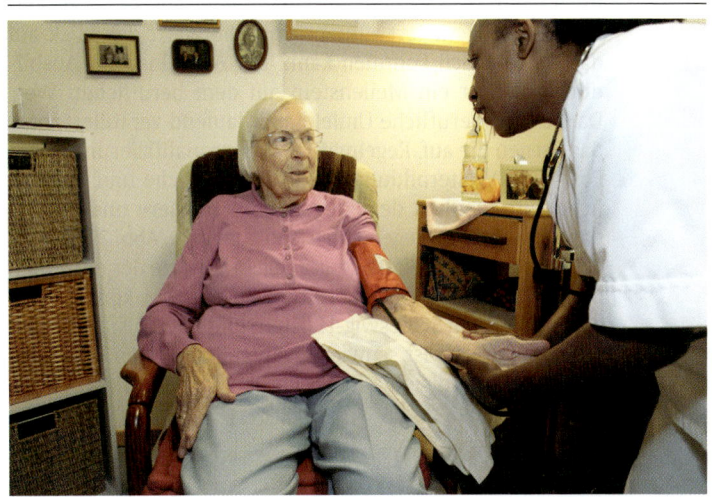

Ein Hospiz ist häufig wie eine Palliativstation wohnlich eingerichtet.

> **WISSEN TO GO**
>
> **Vier Handlungsfelder der Pflege**
>
> • **Präventive Pflege** beugt Unfällen und Krankheiten z.B. durch Informationen, Vorsorge, körperliche Bewegung, ausgewogene Ernährung, geistige Aktivität und soziale Teilhabe vor. **Einsatzorte** sind u.a. präventive Hausbesuche, Familiengesundheitspflege, Pflegeüberleitung und das Krankenhaus.

- **Kurative Pflege** umfasst Pflegemaßnahmen, die auf Heilung ausgerichtet sind. **Einsatzorte** sind u. a. das Krankenhaus auf allen Stationen und in allen Arbeitsbereichen und der ambulante Bereich.
- **Rehabilitative Pflege** umfasst Pflegemaßnahmen, die funktionelle oder soziale Beeinträchtigungen verhindern oder kompensieren, und die einen Patienten in Leben, Beruf und Gesellschaft wiedereingliedern, z. B. medizinische, soziale und berufliche Rehabilitation. **Einsatzorte** sind Rehabilitationskliniken, ambulante Pflege, Stationen für Frührehabilitation in einem Krankenhaus, psychiatrische Tageskliniken und stationäre Altenhilfe.
- **Palliative Pflege** (Palliative Care) strebt die Linderung von Krankheitssymptomen an. **Einsatzorte** sind u. a. Palliativstationen, Hospize/Kinderhospize, Palliativmedizinische Konsiliardienste, SAPV sowie Haus- und Fachärzte.

Abb. 3.5 Fort- und Weiterbildung.

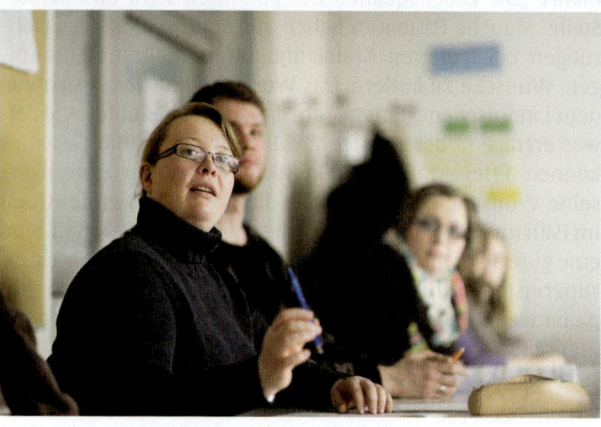

Pflegende können durch Fort- und Weiterbildungen ihr pflegerisches Wissen und Können immer wieder auf den neuesten Stand bringen.

3.3 Weiterbildung und Fortbildung

Auch wenn man sich als Auszubildender vor allem auf das Examen konzentriert – manchmal motiviert der Blick auf das, was danach kommen kann. Der Abschluss der Ausbildung ist zwar ein Meilenstein auf dem beruflichen Weg. Da sich das berufliche Umfeld aber laufend verändert, hört das Lernen nie auf. Regelmäßige Weiterqualifizierung durch Fort- und Weiterbildung kann die berufliche und persönliche Zufriedenheit der Pflegenden verbessern und kommt damit auch den Pflegebedürftigen zugute (▶ Abb. 3.5).

Die Fort- und Weiterbildung regeln Gesetze der einzelnen Bundesländer. Die Angebote und Regelungen können sich daher zwischen Schleswig-Holstein und Bayern stark unterscheiden, und es ist schwierig, einen kompletten Überblick zu bieten. Das folgende Kapitel erhebt keinen Anspruch auf Vollständigkeit.

3.3.1 Fortbildung

Die Rahmenberufsordnung des Deutschen Pflegerats besagt, dass Pflegende ihren Beruf „entsprechend dem allgemein anerkannten Stand pflegewissenschaftlicher, medizinischer und weiterer bezugswissenschaftlicher Erkenntnisse ausüben sollen." Was Pflegeschüler während ihrer Ausbildung lernen, sollen sie später immer wieder auffrischen, ergänzen und auf den neuesten Stand der Wissenschaft bringen. Dazu dienen Fortbildungen. Rechtlich vorgeschriebene Fortbildungen für Pflegende gibt es bisher nur in wenigen Bundesländern, z. B. in Bremen. Dagegen sind Krankenhäuser und andere Einrichtungen des Gesundheitswesens verpflichtet, ihren Angestellten bestimmte Fortbildungen anzubieten. Je nachdem, wo Pflegende arbeiten, können dies u. a. Vorträge oder Kurse sein zu

- Strahlenschutz,
- Brandschutz,
- Hygienemaßnahmen oder
- medizinischen Geräten, etwa zu Beatmungsmaschinen.

Manche Stationen bieten zur Fortbildung Supervision oder Fallbesprechungen an. Größere Einrichtungen haben nicht selten eine Bibliothek mit Fachbüchern und -zeitschriften, oft kombiniert mit Onlineportalen. Auf Kongressen und Symposien können Pflegende ihre Kenntnisse ebenfalls vertiefen. Bei kostenpflichtigen Veranstaltungen zahlen Auszubildende und Studierende normalerweise einen ermäßigten Preis. Dasselbe gilt im Übrigen für Fachzeitschriften. Die Registrierungsstelle „Registrierung für beruflich Pflegende" in Potsdam (www.regbp.de) vergibt **offizielle Nachweise** an Pflegekräfte, dass sie sich regelmäßig fortbilden.

3.3.2 Weiterbildung

Eine klare Grenze zwischen Fortbildung und Weiterbildung lässt sich nicht in allen Fällen ziehen. In der Regel sind Weiterbildungen eine **erneute Phase organisierten Lernens**, nachdem **eine erste Phase (Ausbildung, Studium) bereits abgeschlossen** ist. Zudem sind Weiterbildungen meist umfangreicher und häufig mit einer neuen beruflichen Aufgabe oder einem beruflichen Aufstieg verbunden. Staatlich anerkannte Weiterbildungseinrichtungen wie Pflegeeinrichtungen, Krankenhäuser oder externe Schulen, Bildungswerke und Akademien bieten Weiterbildungen an. Eine Weiterbildung kann mit einer Prüfung und einer neuen oder erweiterten Berufsbezeichnung enden.

Landesrechtlich geregelte Fachweiterbildungen • Anders als bei Fortbildungen müssen Pflegende für die umfassenden **Fachweiterbildungen** bestimmte Voraussetzungen erfüllen. Man kann diese als eine Art Spezialisierung nach der Pflegeausbildung verstehen. Die Deutsche Krankenhausgesellschaft (DKG e.V., www.dkgev.de) veröffentlicht zu den einzelnen Fachweiterbildungen Empfehlungen in Form von Musterweiterbildungen. Fachweiterbildungen bestehen z. B. in folgenden Gebieten:
- Anästhesie und Intensivpflege
- Endoskopie- und Operationsdienst
- Gerontopsychiatrie
- Klinische Geriatrie
- Nephrologie
- Onkologie
- Palliative Care
- Psychiatrie
- Rehabilitation

Voraussetzung für einen Weiterbildungslehrgang sind neben dem Examen nach der 3-jährigen Pflegeausbildung normalerweise 2 Jahre Berufserfahrung, ein Teil davon im angestrebten Fach. Die Weiterbildungen sind i. d. R.

berufsbegleitend organisiert und sollten an einer staatlich anerkannten Weiterbildungsstätte stattfinden. Häufig dauern sie 2 Jahre.

Weiterhin gibt es nicht landesrechtlich geregelte Weiterbildungen und bundesrechtlich geregelte Weiterbildungen. Ein Beispiel für eine bundeseinheitlich geregelte Weiterbildung ist die Weiterbildung zum Praxisanleiter.

WISSEN TO GO

Fort- und Weiterbildung

Fortbildungen: helfen Pflegenden, ihr Wissen zu aktualisieren. Rechtlich vorgeschriebene Fortbildungen für Pflegende gibt es nur in wenigen Bundesländern. Krankenhäuser und andere Einrichtungen müssen bestimmte Fortbildungen anbieten. Nachweise vergibt die „Registrierung für beruflich Pflegende" in Potsdam (www.regbp.de).

Weiterbildungen: sind meist umfangreicher als Fortbildungen und können mit einer Prüfung und einer neuen oder erweiterten Berufsbezeichnung enden. Pflegende müssen für sog. Fachweiterbildungen u. a. mind. 2 Jahre Berufserfahrung vorweisen.

3.4 Kompetenz und Pflegekompetenz

Der Begriff „Kompetenz" prägt die Bildungslandschaft seit einigen Jahren.

Definition Kompetenz
Der Begriff „Kompetenz" stammt aus dem Lateinischen und wird im Allgemeinen mit „Befähigung", „Vermögen, etwas zu tun" oder auch „Zuständigkeit" und „Befugnis" übersetzt.

Im Gegensatz zur reinen Wissensvermittlung steht beim Kompetenzbegriff die Anwendbarkeit von Kenntnissen und Wissen im Vordergrund. Diese Schwerpunktverschiebung hat u. a. dazu geführt, dass weniger fächerorientiert und stattdessen praxisnäher unterrichtet wird. Das Ziel von Bildung ist nicht, Wissen zu erlangen und reproduziert niederschreiben oder aufsagen zu können. Das Ziel von Bildung ist, komplexe Situationen erfassen und analysieren zu können, um dann adäquat zu handeln. In der Berufsbildung spricht man in diesem Zusammenhang auch von beruflicher Handlungskompetenz.

Im Krankenpflegegesetz ist die Rede vom Erwerb **fachlicher, personaler, sozialer und methodischer Kompetenzen**. Im Folgenden werden die verschiedenen Kompetenzen genauer erklärt.

3.4.1 Berufliche Handlungskompetenz

Berufliche Handlungskompetenzen ermöglichen den Pflegenden, Aufgaben und Herausforderungen ihres Berufes zu bewältigen. Welche Kompetenzen zur beruflichen Handlungskompetenz gehören, und wie sie hierarchisch geordnet sind, kann sich je nach Quelle unterscheiden. Im Folgenden wird die Definition der Kultusministerkonferenz (KMK) von 2011 verwendet. Berufliche Handlungskompetenz setzt sich aus 3 übergreifenden Kompetenzen zusammen (▶ Abb. 3.6):

Abb. 3.6 Handlungskompetenzmodell.

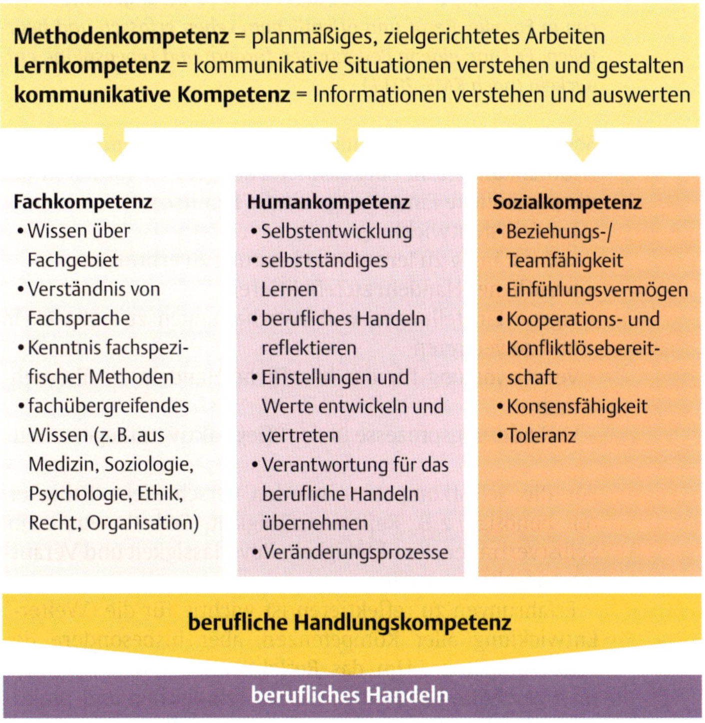

Methodenkompetenz = planmäßiges, zielgerichtetes Arbeiten
Lernkompetenz = kommunikative Situationen verstehen und gestalten
kommunikative Kompetenz = Informationen verstehen und auswerten

Fachkompetenz
- Wissen über Fachgebiet
- Verständnis von Fachsprache
- Kenntnis fachspezifischer Methoden
- fachübergreifendes Wissen (z. B. aus Medizin, Soziologie, Psychologie, Ethik, Recht, Organisation)

Humankompetenz
- Selbstentwicklung
- selbstständiges Lernen
- berufliches Handeln reflektieren
- Einstellungen und Werte entwickeln und vertreten
- Verantwortung für das berufliche Handeln übernehmen
- Veränderungsprozesse

Sozialkompetenz
- Beziehungs-/ Teamfähigkeit
- Einfühlungsvermögen
- Kooperations- und Konfliktlösebereitschaft
- Konsensfähigkeit
- Toleranz

berufliche Handlungskompetenz

berufliches Handeln

Im beruflichen Alltag sind die unterschiedlichen Kompetenzen der beruflichen Handlungskompetenz häufig nicht scharf zu trennen. Sie greifen vielmehr ineinander und überlappen sich. Bei verschiedenen Tätigkeiten können zwar unterschiedliche Kompetenzen im Vordergrund stehen. Aber nahezu jede Handlung in der pflegerischen Berufsausübung erfordert Fähigkeiten aller Kompetenzbereiche.

- Fachkompetenz
- Selbstkompetenz
- Sozialkompetenz

Jede dieser Kompetenzen beinhaltet 3 weitere Teilkompetenzen:
- Methodenkompetenz
- Lernkompetenz
- kommunikative Kompetenz

Die 3 übergreifenden Kompetenzen

Definition Fachkompetenz
Wer Fachkompetenz besitzt, kann Aufgaben und Probleme auf der Grundlage fachlichen Wissens und Könnens eigenständig lösen und das Ergebnis beurteilen (nach KMK 2011).

Für Fachkompetenz brauchen Pflegende u. a. Kenntnisse:
- Im gesamten Fachgebiet: Was ist Pflege? Was macht Pflege?
- In Fachwissen: Was beinhaltet Pflegewissen? Wo kommt es her?
- In Fachausdrücken, Fachsprache: Wie lauten die pflegespezifischen und medizinischen Fachbegriffe?
- In fachspezifischen Methoden: Wie werden die pflegespezifischen Fertigkeiten durchgeführt?
- In anderen relevanten Wissenschaftsbereichen: Medizin, Soziologie, Psychologie, Ethik, Recht, Organisation.

Fachkompetenz – vereinfacht ausgedrückt – ist das, was das spezifische Fach Pflege an Wissen und Können von den Pflegenden fordert.

3 Pflegekompetenz nach Olbrich

Definition **Selbstkompetenz**
Wer Selbstkompetenz besitzt, kann die Anforderungen und Chancen in Familie, Beruf und öffentlichem Leben erfassen und beurteilen. Er kann eigene Begabungen fördern und Lebenspläne entwickeln (nach KMK 2011).

Selbstkompetenz wird auch als **personale Kompetenz** oder „**Humankompetenz**" bezeichnet. Hier geht es vor allem um die persönliche Einstellung und die Bereitschaft,
- zur Selbstentwicklung
- selbstständig zu lernen und Leistung zu erbringen
- berufliches Handeln zu reflektieren
- eigene Einstellungen und Werthaltungen zu entwickeln und zu vertreten
- Verantwortung für das berufliche Handeln zu übernehmen
- Veränderungsprozesse in der Pflege aktiv mitzugestalten

Für die Selbstkompetenz werden verschiedene Fähigkeiten benötigt, z. B. Reflexionsfähigkeit, Selbstbewusstsein, Selbstvertrauen, Kritikfähigkeit, Zuverlässigkeit und Verantwortungsbewusstsein.

Erfahrungen zu reflektieren ist wichtig für die (Weiter-)Entwicklung aller Kompetenzen, aber insbesondere der Selbstkompetenz. Um das Reflektieren zu üben, braucht man geschulte Gegenüber, die die schulischen und praktischen Erfahrungen spiegeln. Das kann z. B. in Gesprächen mit Klassenleitung oder Praxisanleitung, Reflexionsrunden nach Praxiseinsätzen oder durch die Teilnahme an Supervisionsgruppen geschehen.

Definition **Sozialkompetenz**
Wer Sozialkompetenz besitzt, kann soziale Beziehungen leben und gestalten. Er erfasst und versteht Zuwendungen und Spannungen und kann sich mit anderen rational und verantwortungsbewusst verständigen (nach KMK 2011).

Wichtige Aspekte sozialer Kompetenz sind:
- Beziehungs-/Teamfähigkeit
- Einfühlungsvermögen
- Kooperations- und Konfliktlösebereitschaft
- Konsensfähigkeit
- Toleranz

! Merken Umgang
Es ist wichtig, Sozialkompetenz zu trainieren, da Pflege mit und an Menschen stattfindet. Es geht vor allem darum, wie Pflegende mit Patienten und Angehörigen umgehen. Auch der Umgang untereinander innerhalb des Teams und mit anderen Berufsgruppen fordert Sozialkompetenz.

Die 3 Teilkompetenzen

Jede der 3 genannten übergreifenden Kompetenzen beinhaltet die 3 folgenden Teilkompetenzen.

Definition **Methodenkompetenz**
Wer Methodenkompetenz besitzt, geht bei der Bearbeitung von Aufgaben und Problemen zielgerichtet und planmäßig vor (nach KMK 2011).

Auf die Pflege bezogen ist z. B. der Pflegeprozess (S. 210) ein zielgerichtetes Vorgehen, um die Planungs- und Handlungsabläufe der professionellen Pflege zu planen und zu dokumentieren.

Definition **Lernkompetenz**
Wer Lernkompetenz besitzt, kann Informationen selbstständig und gemeinsam mit anderen verstehen, auswerten und in gedankliche Strukturen einordnen. Er kann Lerntechniken entwickeln und anwenden (nach KMK 2011).

Definition **Kommunikative Kompetenz**
Wer kommunikative Kompetenz besitzt, kann kommunikative Situationen verstehen und gestalten (nach KMK 2011).

WISSEN TO GO

Berufliche Handlungskompetenz

Sie ermöglicht Pflegenden, Aufgaben und Herausforderungen ihres Berufs zu bewältigen. Sie setzt sich aus 3 übergreifenden Kompetenzen zusammen:
- **Fachkompetenz** beinhaltet, Aufgaben und Probleme auf der Grundlage fachlichen Wissens und Könnens eigenständig zu lösen und das Ergebnis zu beurteilen.
- **Selbstkompetenz** bedeutet, Anforderungen und Chancen in Familie, Beruf und öffentlichem Leben zu erfassen und zu beurteilen. Begabungen werden gefördert und Lebenspläne entwickelt.
- **Sozialkompetenz** heißt, soziale Beziehungen zu leben und zu gestalten, Zuwendungen und Spannungen zu erfassen und zu gestalten sowie sich mit anderen rational und verantwortungsbewusst zu verständigen.

Jede dieser Kompetenzen beinhaltet 3 weitere Teilkompetenzen:
- **Methodenkompetenz** heißt, bei der Bearbeitung von Aufgaben und Problemen zielgerichtet und planmäßig vorzugehen.
- **Lernkompetenz** bedeutet, Informationen selbstständig und gemeinsam mit anderen zu verstehen, auszuwerten und in gedankliche Strukturen einzuordnen sowie Lerntechniken zu entwickeln und anzuwenden.
- **Kommunikative Kompetenz** heißt, kommunikative Situationen zu verstehen und zu gestalten.

3.4.2 Modelle zur Entwicklung von Pflegekompetenz

Die Pflegewissenschaftlerinnen Christa Olbrich und Patricia Benner haben jeweils ein Modell speziell für Pflegekompetenz entwickelt. Darin finden sich Komponenten der beruflichen Handlungskompetenz, die für die Pflege erweitert wurden.

Pflegekompetenz nach Olbrich

Definition **Pflegekompetenz nach Olbrich**
„Pflegekompetenz umfasst nicht nur verschiedene Ebenen des beruflichen Handelns, sondern ist Ausdruck der Pflegeperson in ihrer Gesamtheit. Pflegekompetenz gestaltet sich in einem Zusammenwirken mit dem Patienten, einschließlich des Umfelds beider Personen" (nach Christa Olbrich 2010).

Laut Olbrich ist die Fähigkeit „Patienten helfen zu können" das Wichtigste für Pflegende in ihrem beruflichen Alltag. Die Hilfe für den Patienten umfasst 4 Bereiche pflegerischen Handelns. Olbrich nennt diese die 4 „Dimensionen pflegerischen Handelns" (▶ Abb. 3.7). Für jede Dimension ist eine bestimmte Kompetenz notwendig.

Kompetenz 1: Regelgeleitetes Handeln

Regelgeleitetes Handeln benötigt die **Fähigkeit, Wissen anzuwenden**. Es basiert auf pflegerischem und medizinischem Fachwissen aus Lehrbüchern und auf Können aufgrund von Standards. Pflegende wenden regelgeleitetes Handeln innerhalb von Routineabläufen an. Routine ist für Olbrich die Basis von Kompetenz. Praktische Fertigkeiten zu üben hilft, das Handwerk der Pflege zu erlernen und darin routiniert zu werden. Die Kompetenz „Regelgeleitetes Handeln" ähnelt der Fach- und der Methodenkompetenz.

Kompetenz 2: Situativ-beurteilendes Handeln

Situativ-beurteilendes Handeln benötigt die Kompetenz, **wahrzunehmen und sich vertieft einzufühlen**. Hier geht es darum, sich in die Situation des Patienten einzufühlen, um zu wissen, was er in welcher Situation braucht. Es stellen sich Fragen wie: Was bedeutet diese pflegerische Maßnahme oder ärztliche Anordnung für den Patienten und sein Umfeld? Beim situativ-beurteilenden Handeln finden sich Aspekte des Begriffs „Sozialkompetenz" wieder.

Kompetenz 3: Reflektierendes Handeln

Reflektierendes Handeln benötigt die Kompetenz, **selbstreflexiv zu sein**. Der Pflegende bezieht sich selbst als denkendes und fühlendes Individuum in die Pflegesituation mit ein. Dazu werden Sicherheit in pflegerischen Handlungen und eine stabile persönliche Identität benötigt. In der Kompetenzentwicklung geht es um die Beantwortung von Fragen wie: „Was möchte ich? Was geht in mir vor?" Das fördert die Selbstwahrnehmung in Bezug auf Gedanken und Gefühle. Die Beantwortung der Frage „Was tue ich warum und wann?" fördert die Bewertung von beruflichem Handeln und Erfahrungen. Das Lernen von Selbstreflexion in der Ausbildung erfordert die Unterstützung von Lehrern, Praxisanleitern und erfahrenen Kollegen. Reflektierendes Handeln beinhaltet Aspekte des Begriffs „Selbstkompetenz".

Kompetenz 4: Aktiv-ethisches Handeln

Aktiv-ethisches Handeln benötigt die Kompetenz, **als Person stark zu sein**. Laut Olbrich ist dies die höchste Pflegekompetenzstufe. Pflegepersonen treten in dieser Dimension stellvertretend für den Patienten ein, wenn er selbst nicht dazu in der Lage ist. Die Voraussetzung ist, dass Pflegende eine Sensibilität dafür haben, wann ein Mensch moralisch fragwürdig behandelt wird, d.h., wann seine Würde nicht oder unzureichend geachtet wird.

Für den *Pflegebedürftigen* eintreten.

Aktiv-ethisch zu handeln kann schon bedeuten, einfach „da zu sein", ein einfühlendes Gespräch zu führen, wenn eigentlich keine Zeit dafür ist, oder einem Patienten unter bestimmten Umständen zu ermöglichen, im Krankenhaus morgens auszuschlafen. Eine Parallele besteht zu den Ausführungen über Selbstkompetenz.

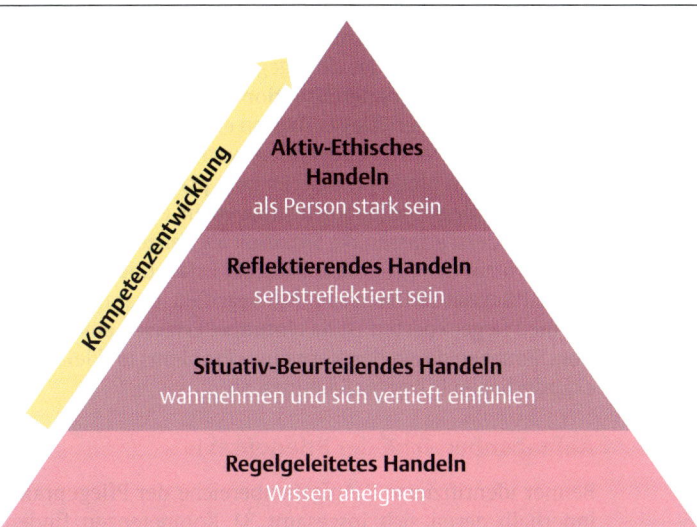

Abb. 3.7 Handlungsdimensionen nach Christa Olbrich.

Jede der 4 Dimensionen pflegerischen Handelns nach Christa Olbrich besitzt eine zugehörige Kompetenz.

Kompetenzerwerb als Prozess

Nach Olbrich sind die 4 Handlungsdimensionen **hierarchisch angeordnet**, die jeweils notwendigen Kompetenzen müssen **nacheinander entwickelt** werden. Das heißt konkret: Zunächst gilt es, Sicherheit im regelgeleiteten Handeln zu erlangen. Dies ist die Grundstufe, auf der Kompetenzen im situativ-beurteilenden Handeln und im Reflektieren erworben werden können. Daraus können wiederum empathisches und aktiv-ethisches Handeln entstehen. Der Erwerb von Kompetenzen muss als ein **Prozess** gesehen werden, der vor allem durch Erfahrungen und Reflexion von Erfahrungen beeinflusst wird. Um in diesem Prozess kompetent werden zu können, werden **Feedback** über den Wissensstand, **Anleitung** und **Korrektur** beim Erlernen der praktischen Fertigkeiten benötigt. Gefordert ist auch **Unterstützung** in der **Auseinandersetzung mit sich selbst als Mensch und der beruflichen Rolle**.

Pflegekompetenz nach Benner

Definition Pflegekompetenz nach Benner
Nach Patricia Benner erlangen Pflegende ihre Pflegekompetenz in einem Entwicklungsprozess. Dabei müssen sie 5 Kompetenzstufen vom Neuling bis zum Pflegeexperten durchlaufen.

Patricia Benner, eine amerikanische Pflegewissenschaftlerin, entwickelte ein Pflegemodell, in dem wie bei Olbrich Fach-, Sozial- und Humankompetenz von Bedeutung sind. Im Unterschied zu Olbrich spielen aber Zeit und Erfahrung eine stärkere Rolle bei der Entwicklung von Pflegekompetenz. Die 5 Kompetenzstufen, die durchlaufen werden müssen, sind (▶ Abb. 3.8):
1. **Neuling:** Auszubildender und Pflegende, die in einen neuen Pflegebereich wechseln
2. **Fortgeschrittener Anfänger:** Berufsanfänger in der Pflege
3. **Kompetent Pflegender:** ca. 2–3 Jahre Erfahrung in einem bestimmten Pflegebereich
4. **Erfahrener Pflegender:** ca. 3–5 Jahre Erfahrung in einem bestimmten Pflegebereich
5. **Pflegeexperte**

Pflegende sollen klinisches Urteilsvermögen entwickeln, das sich auf **Erfahrungen** aufbaut. Der Neuling richtet sein Handeln primär an **erlernten Regeln** aus. Der fortgeschrittene Anfänger hat dem Neuling gegenüber bereits eine Reihe von **Erfahrungen in realen Situationen** und kann wiederkehrende Aspekte einer Pflegesituation erkennen und einschätzen. Bei kompetenten Pflegenden wechselt das Handeln in der Praxis vom bloßen Reagieren zum **planvollen Vorgehen**. Erfahrene Pflegende nehmen nicht mehr einzelne Aspekte wahr, sondern **erfassen die Situation als Ganzes**. Diese Ganzheit wird auf der Grundlage früherer Erfahrungen mit ähnlichen Pflegesituationen spontan begriffen. Charakteristisch für die Pflegeexperten ist das **intuitive Erfassen einer Situation**. Sie sehen direkt den Kern eines Problems und leiten die erforderlichen Pflegemaßnahmen ab.

Aufgabenbereiche der Pflegepraxis

Benner identifizierte 7 Aufgabenbereiche der Pflegepraxis, innerhalb deren sich insgesamt 31 Kompetenzen finden. Pflegeexperten besitzen alle davon.

Bereich Helfen • Er umfasst folgende Kompetenzen:
- eine heilende Beziehung aufbauen und sich dafür einsetzen, dass Heilung geschehen kann
- dem Patienten sein Gefühl erhalten, ein Mensch zu sein
- einfach da sein
- den Patienten stärken, Eigenverantwortung zu übernehmen und an der eigenen Genesung mitzuwirken
- Schmerzen einschätzen und bekämpfen sowie effektive Maßnahmen zum Umgang mit ihnen auswählen
- über körperliche Berührung Trost spenden und Kontakt herstellen
- Angehörige emotional und durch Informationen unterstützen
- den Patienten durch emotionale Krisen und Entwicklungsprozesse führen

Bereich Beraten und Betreuen • Er umfasst folgende Kompetenzen:
- den Zeitpunkt erfassen, an dem sich ein Patient auf neue Erfahrungen einlassen kann
- dem Patienten dabei helfen, die Folgen seiner Krankheit in sein Leben zu integrieren
- den Patienten sein Krankheitsverständnis aussprechen lassen und seine Sichtweise nachvollziehen
- dem Patienten eine Deutung seines Zustands anbieten und Eingriffe erklären
- kulturell heikle Aspekte der Krankheit zugänglich und verstehbar machen

Bereich Diagnostik und Patientenüberwachung • Er umfasst folgende Kompetenzen:
- bedeutsame Veränderungen des gesundheitlichen Zustands des Patienten erkennen und dokumentieren
- Komplikationen und Verschlechterungen voraussahnen, noch ehe diagnostische Anzeichen vorliegen
- zukünftige Probleme erahnen durch vorausschauendes Denken
- wissen, welche besonderen Probleme und Erfahrungen mit den verschiedenen Krankheiten verbunden sind, und die Bedürfnisse des Patienten erahnen
- Möglichkeiten des Patienten einschätzen, gesund zu werden und auf verschiedene Behandlungsstrategien anzusprechen

Bereich Wirkungsvolles Handeln bei Notfällen • Er umfasst folgende Kompetenzen:
- kompetent handeln in lebensbedrohlichen Notfallsituationen
- Handlungsbedarf und Ressourcen in Notfallsituationen rasch aufeinander abstimmen
- kritische Zustände beim Patienten erkennen und damit umgehen, bis der Arzt kommt

Bereich Durchführen und Überwachen von Behandlungen • Er umfasst folgende Kompetenzen:
- Infusionen möglichst risiko- und komplikationslos beginnen und fortführen
- Medikamente mit Sorgfalt und geringem Risiko verabreichen, Überwachung von therapeutischen und unerwünschten Effekten wie Toxizität und Unverträglichkeiten
- mögliche Folgen von Immobilität bekämpfen, Prävention und Behandlung von Hautschädigungen, Mobilisation und Krankengymnastik zur Förderung der Beweglichkeit und Wiederherstellung, Prävention von Atemfunktionsstörungen
- eine Wundversorgung vornehmen, die schnelles Abheilen, Wohlbefinden des Patienten und gutes Abfließen von Wundsekreten ermöglicht

Bereich Überwachung und Sicherstellung der Qualität der medizinischen Versorgung • Er umfasst folgende Kompetenzen:
- Maßnahmen auf ihre medizinische und pflegerische Sicherheit überprüfen

Abb. 3.8 Pflegekompetenz nach Benner.

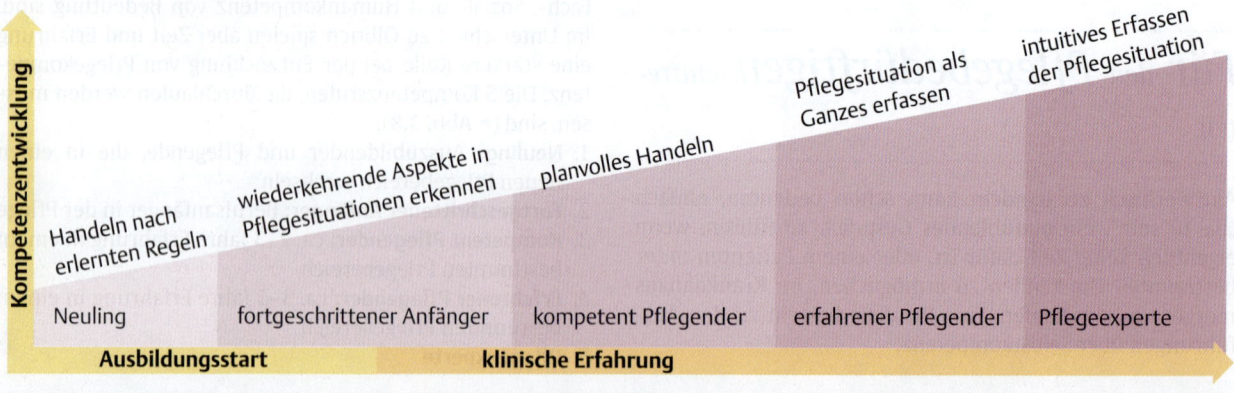

Patricia Benners Modell zur Entwicklung von Kompetenz ist in 5 Stufen unterteilt. Zeit und Erfahrung spielen darin eine große Rolle.

- beurteilen, was ohne Risiko aus dem Behandlungsplan gestrichen und was hinzugefügt werden kann, und absprechen
- Ärzte zur rechten Zeit zu den notwendigen Schritten bewegen

Bereich Organisation und Zusammenarbeit • Er umfasst folgende Kompetenzen:
- mit den vielfältigen Bedürfnissen und Wünschen der Patienten umgehen, Prioritäten setzen
- ein therapeutisches Team aufbauen und funktionsfähig erhalten, um eine optimale Therapie zu gewährleisten
- Folgen von Personalmangel und hoher Fluktuation bewältigen

WISSEN TO GO

Pflegekompetenz-Modelle

Pflegekompetenz nach Christa Olbrich
Dieses Modell umfasst 4 Dimensionen pflegerischen Handelns mit bestimmten Kompetenzen, die sich nacheinander entwickeln:
- **Kompetenz 1:** Regelgeleitetes Handeln
- **Kompetenz 2:** Situativ-beurteilendes Handeln
- **Kompetenz 3:** Reflektierendes Handeln
- **Kompetenz 4:** Aktiv-ethisches Handeln

Pflegekompetenz nach Patricia Benner
Dieses Modell umfasst 5 Kompetenzstufen, die nacheinander durchlaufen werden:
1. **Neuling:** Auszubildender und Pflegende, die in einen neuen Pflegebereich wechseln
2. **Fortgeschrittener Anfänger:** Berufsanfänger in der Pflege
3. **Kompetent Pflegender:** ca. 2–3 Jahre Erfahrung in einem bestimmten Pflegebereich
4. **Erfahrener Pflegender:** ca. 3–5 Jahre Erfahrung in einem bestimmten Pflegebereich
5. **Pflegeexperte**

Die **7 Aufgabenbereiche der Pflegepraxis** sind Helfen, Beraten und Betreuen, Diagnostik und Patientenüberwachung, wirkungsvolles Handeln bei Notfällen, Durchführen und Überwachen von Behandlungen, Überwachung und Sicherstellung der Qualität der medizinischen Versorgung sowie Organisation und Zusammenarbeit.

3.5 Profession, Berufs- und Pflegeverständnis

3.5.1 Der Weg zur Profession

Auch wenn es überrascht: Pflege als Beruf hat sich in Deutschland erst im 20. Jahrhundert etabliert. Seitdem entwickelt sie sich aber mit großen Schritten weiter und befindet sich mittlerweile auf dem Weg vom Beruf zur Profession.

Definition **Beruf**
Im Gegensatz zu dem allgemeinen Begriff Arbeit, der von Heckenschneiden, Staubsaugen, Restaurieren alter Möbel, Betreuung und Erziehung von Kindern alles umfassen kann, ist der Beruf definiert als eine dauerhaft angelegte, i. d. R. eine Ausbildung voraussetzende Arbeit, die meist gegen Bezahlung ausgeübt wird.

Für den Begriff der Profession existiert keine eindeutige und allseits gültige Definition. In fast jeder Definition finden sich aber bestimmte Voraussetzungen, die erfüllt sein müssen, damit ein Beruf als Profession anerkannt werden kann. Dazu zählen, hier verkürzt aufgeführt:
- Die Tätigkeit stützt sich auf spezifisches Wissen, oft mit wissenschaftlicher Grundlage.
- Es existiert ein kontrollierter Berufszugang, u. a. auch über akademische Ausbildungsgänge.
- Es gibt verbindliche Berufsrichtlinien (Berufskodex).
- Es gibt Berufsverbände.
- Der Berufsstand ist autonom.
- Der Beruf hat gesellschaftliche Relevanz.
- Das Einkommen kann vergleichsweise hoch sein, die Aufstiegsmöglichkeiten sind gut.

3.5.2 Nichtberufliche Pflege

Pflege fand und findet nicht nur auf beruflicher und professioneller Ebene statt, sondern auch als nichtberufliche Pflege. Nichtberufliche Pflege wird häufig auch als informelle oder Laienpflege bezeichnet. Sie wird von Menschen durchgeführt, die Pflege nicht als Beruf erlernt haben. In der Regel sind dies Angehörige oder andere Menschen, die in einer engen persönlichen Beziehung zur pflegebedürftigen Person stehen. Wie wichtig ihre Leistungen sind, zeigen ein paar Zahlen: 2008 waren in Deutschland knapp 2,3 Millionen Menschen pflegebedürftig. Davon wurden eine Million ausschließlich von Angehörigen zu Hause gepflegt (▶ Abb. 3.9). In 3 von 4 Fällen sind es Frauen, die pflegen – oft die Tochter oder die Ehefrau. Laut Statistischem Bundesamt betreuen sie ihre Angehörigen im Schnitt 8 Jahre lang und mehr als 36 Stunden wöchentlich. Der Begriff „Laienpflege" trifft deshalb nicht voll zu: Wenn es um ihren Angehörigen geht, kann man informell Pflegende oft als Spezialisten bezeichnen. Ihre Hinweise und Einschätzungen können für professionell Pflegende von großem Wert sein.

Seitdem Deutschland 1995 die Pflegeversicherung eingeführt hat, können pflegende Angehörige eine finanzielle Unterstützung erhalten. Die Situation von nichtberuflich Pflegenden ist trotzdem oft schwer. Nicht wenige leiden unter sozialer Isolation und Einsamkeit oder fühlen sich ihrer Aufgabe nicht gewachsen. Reizbarkeit, Schlafstörungen und Depressionen kommen nicht selten vor. Schätzungen gehen

Abb. 3.9 Pflege in der Familie.

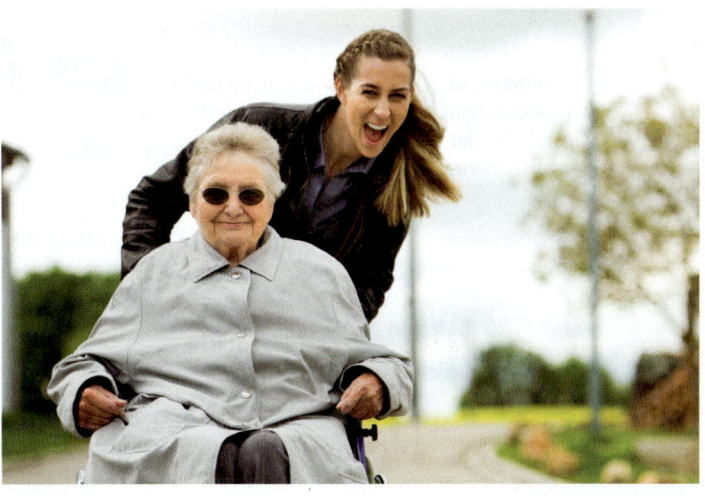

Pflege in der Familie kann anstrengend, aber auch bereichernd sein.
©Kzenon/fotolia.com

davon aus, dass etwa jeder Dritte nichtberuflich Pflegende aufgrund der Belastung körperlich oder seelisch erkrankt. Es besteht die Gefahr, dass ihre Nöte übersehen werden, da i.d.R. der Pflegebedürftige im Zentrum der Aufmerksamkeit steht. Wie man pflegende Angehörige berät, anleitet und unterstützt, wird deshalb schon in der Ausbildung zum Gesundheits- und (Kinder-)Krankenpfleger und zum Altenpfleger gelehrt. Inzwischen bieten viele ambulante Pflegedienste Schulungen für pflegende Angehörige an, die z.T. zu Hause durchgeführt werden.

3.5.3 Professionelle Pflege

Ob man berufliche oder professionelle Pflege sagt, ist in vielen Fällen Interpretationssache. Berufliche Pflege kann z.B. als Pflege gesehen werden, die nach der Berufsausbildung und gegen Bezahlung ausgeübt wird, professionelle Pflege hingegen als weitgreifender, siehe folgende Abschnitte. Hier wird der Begriff „professionelle Pflege" verwendet. Die professionelle Pflege lässt sich von der nichtberuflichen Pflege vor allem durch 4 Merkmale abgrenzen. Diese lassen sich aus der Beschreibung der Profession ableiten:

1. Eine professionelle Pflegekraft hat erfolgreich eine **pflegerische Ausbildung** abgeschlossen. Sie besitzt besonderes **Fachwissen**.
2. Professionelle Pflegekräfte erhalten für ihre Arbeit **Geld**. Dabei handelt es sich i.d.R. um ein **tarifliches Gehalt**.
3. Professionelle Pflegekräfte können sich in ihrer Arbeit auf **wissenschaftliche Grundlagen** stützen, z.B. aus der Pflegewissenschaft, aber auch aus anderen Disziplinen, z.B. der Psychologie, der Medizin oder den Sozialwissenschaften.
4. Es gibt ein **kennzeichnendes Berufsbild und einen Berufskodex**. Definitionen gibt es z.B. von verschiedenen Pflegeverbänden oder der WHO.

3.5.4 Voraussetzungen für Pflege als Profession

Noch erfüllt die Pflege nicht alle Ansprüche, um als Profession gelten zu können. Die Entwicklung in diesem Bereich geht aber mit großer Geschwindigkeit vor sich. Im Folgenden werden einige Punkte der oben genannten Aufzählung näher beleuchtet (▶ Abb. 3.10).

Wissen auf wissenschaftlicher Grundlage • Eine Profession schafft ihr eigenes Fachwissen auf wissenschaftlichen Grundlagen durch selbstgesteuerte Forschung. Die erste und bislang einzige Pflegewissenschaftliche Fakultät an einer deutschen Hochschule im Universitätsrang befindet sich an der Philosophisch-Theologischen Hochschule Vallendar. Alle anderen Abteilungen, die sich wissenschaftlich mit Themen der Pflege auseinandersetzen, sind Fakultäten anderer Fachrichtungen zugeordnet; z.B. den Wirtschaftswissenschaften, der Medizin oder der Pädagogik. Eine Profession gestaltet zudem eigenverantwortlich Fort- und Weiterbildungen.

Ausbildungsgänge • Angehörige einer Profession müssen über spezifisches Fachwissen verfügen. Je umfangreicher das Fachwissen, desto umfassender muss auch die Ausbildung gestaltet sein, und desto „höher" ist der Berufsabschluss. Je nach Angabe finden sich mittlerweile über 100 Studiengänge, die sich in irgendeiner Weise mit Pflege beschäftigen. Allgemein befindet sich die Ausbildung der Pflege in einer spannenden Umbruchphase. Die Pflegeausbildung soll z.B. mit dem generalistischen Modell (S. 25) vereinheitlicht werden und es wird eine Akademisierung der Pflegeausbildung angestrebt.

Berufskodex • Der Weltbund der Krankenschwestern und Krankenpfleger (ICN = International Council of Nurses) hat

Abb. 3.10 Pflege als Profession.

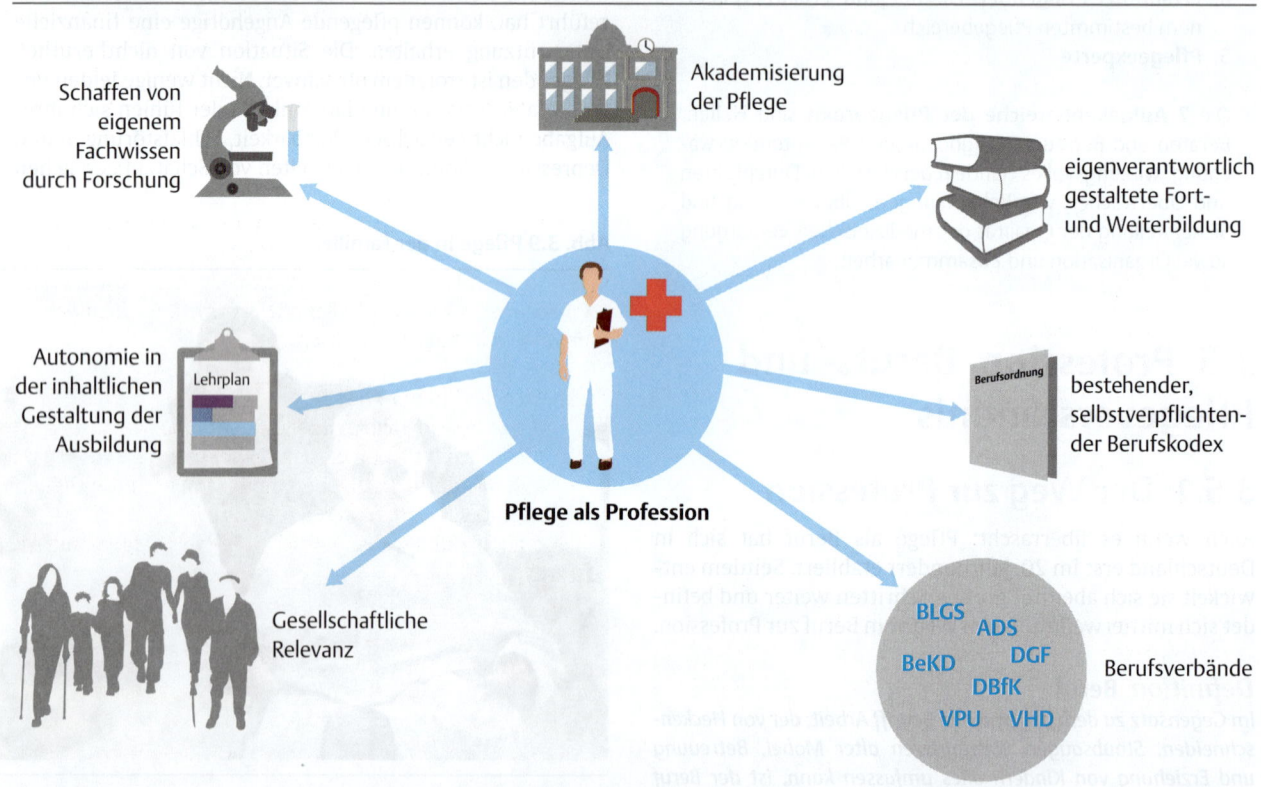

Um sich vom Beruf zur Profession zu wandeln, sollte die Pflege eine Reihe von Voraussetzungen erfüllen.

1953 einen internationalen Ethikkodex für Pflegende (Code of Ethics for Nurses) formuliert. Die Berufspflichten von Pflegenden sind in der Rahmenberufsordnung (S. 46) festgehalten. In jedem Bundesland erarbeiten Berufsverbände eine Rahmenberufsordnung, daher besitzt jedes Bundesland eine eigene. Inhaltlich orientieren sich diese an der Rahmenberufsordnung des Deutschen Pflegerats. Die Berufsverbände können bei Verstößen gegen diese Berufsordnung keine Konsequenzen veranlassen. Momentan ist die Berufsordnung deshalb hauptsächlich eine Selbstverpflichtung für beruflich Pflegende.

Berufsverbände • Die Pflege in Deutschland besitzt mehrere Berufsverbände (S. 44). Die Autonomie und der Einfluss von Berufsverbänden sind begrenzt, u. a. durch die Stellung von Berufsverbänden im Gesetz (nur bestimmte Aufgaben dürfen übernommen werden), der großen Anzahl von Berufsverbänden in der Pflege und einer geringen Mitgliederzahl von Pflegenden in den Verbänden.

Autonomie • Angehörige einer Profession können am besten einschätzen, welches Wissen sie für die Ausübung beruflicher Tätigkeiten benötigen. Daher ist die Entscheidungsfreiheit über Inhalte einer Ausbildung und eines Studiums eines der Kennzeichen einer Profession. Da die meisten Studiengänge der Pflege anderen Fächern zugeordnet sind, kann für die Pflege die eigenständige Gestaltung der pflegeeigenen Studiengänge eingeschränkt sein. Dennoch wird dank pflegewissenschaftlicher und ähnlicher Studiengänge zunehmend Wissen durch eigene Forschung generiert.

Gesellschaftliche Relevanz • Unsere Gesellschaft wird zunehmend gesundheitsbewusster, Prävention und Rehabilitation werden immer wichtiger. Die medizinische Versorgung wird besser, daraus resultiert auch eine Zunahme der Zahl älterer Menschen. Die Pflege besitzt das nötige theoretische und praktische Fachwissen, um z. B. multimorbide Menschen zu pflegen oder gesundheitliche Prävention durchzuführen.

WISSEN TO GO

Pflege als Profession

Die Voraussetzungen dafür, dass damit ein Beruf als Profession anerkannt wird, sind u. a.:
- Wissen auf wissenschaftlicher Grundlage
- kontrollierter Berufszugang, u. a. akademische Ausbildungsgänge
- verbindliche Berufsrichtlinien (Berufskodex)
- Berufsverbände
- autonomer Berufsstand
- gesellschaftliche Relevanz
- vergleichsweise hohes Einkommen und gute Aufstiegsmöglichkeiten

Nichtberufliche Pflege heißt auch informelle oder Laienpflege und wird von Menschen durchgeführt, die Pflege nicht als Beruf erlernt haben, z. B. Angehörige. **Professionelle Pflege** lässt sich durch 4 Merkmale abgrenzen: sie benötigt den Abschluss einer pflegerischen **Ausbildung**; sie hat ein (tarifliches) **Gehalt**; sie basiert auf **wissenschaftlichen Grundlagen**; sie hat ein **Berufsbild** und einen **Berufskodex**.

3.5.5 Berufspolitisch organisierte Pflege

Viele Einrichtungen übernehmen in Deutschland die berufliche Interessenvertretung, darunter Verbände, Gewerkschaften und sog. Kammern.

Definition Berufsverband
Ein Berufsverband ist ein freiwilliger Zusammenschluss von Arbeitnehmern desselben Berufs, um gemeinsam ihre Interessen zu vertreten. Insbesondere, um die Arbeitsbedingungen zu gestalten.

Berufsverbände repräsentieren die Angehörigen der Berufsgruppe in der Öffentlichkeit und setzen sich z. B. bei Ministerien, Behörden, Gerichten oder anderen Verbänden für ihre Belange ein. Auch Pflegeschüler und Studenten können einem Berufsverband beitreten. Etliche Berufsverbände geben Hilfen zur Karriereplanung und beraten in rechtlichen Fragen sowie bei Problemen im Beruf, z. B. bei Kündigungen oder Verhandlungen mit Arbeitgebern. Daneben organisieren sie eigene Fort- und Weiterbildungen sowie Kongresse und geben häufig eine Verbandszeitschrift heraus. Manche Berufsverbände bieten ihren Mitgliedern beruflichen Rechtsschutz und eine berufliche Haftpflichtversicherung an. Allgemein bietet ein Berufsverband ein Forum, in dem sich die Mitglieder untereinander austauschen können.

Definition Gewerkschaft
Gewerkschaften sind demokratische Vereinigungen von Arbeitnehmern (keine Selbstständigen), die sich freiwillig und auf Dauer zusammengeschlossen haben, um ihre gemeinsamen Arbeitnehmerinteressen zu vertreten.

Im Gegensatz zu Verbänden vertreten Gewerkschaften die Interessen von Arbeitnehmern gegenüber Arbeitgebern, insbesondere in Tarifverhandlungen. Gewerkschaften schließen z. B. Tarifverträge ab. Sie treten für höhere Löhne und bessere Arbeitsbedingungen der Belegschaft ein. Dies wird ggf. durch Streiks erkämpft. Die Arbeitnehmer, die in der Gewerkschaft organisiert sind, müssen dabei nicht aus demselben Beruf stammen. Berufsverbände können keine Tarifverträge aushandeln.

Definition Kammer
Kammern – auch berufsständische Körperschaften genannt – sind sog. Körperschaften des öffentlichen Rechts (S. 178), in denen aufgrund eines Gesetzes Angehörige bestimmter Berufe Mitglied sind (Zwangsmitgliedschaft). Kammern übernehmen die Interessenvertretung der Berufsgruppe.

Aktueller Stand in der Pflege:
- Die Pflege besitzt **zahlreiche Berufsverbände.**
- Die Pflege besitzt **keine eigene Gewerkschaft**, sondern ist mit vielen anderen Dienstleistern in der Vereinten Dienstleistungsgewerkschaft (ver.di) vertreten.
- In Deutschland gibt es – noch – **keine** Pflegekammern (S. 45).

Berufsverbände für alle Pflegeberufe

Deutscher Pflegerat

Um ein stärkeres politisches Gewicht zu erhalten, gründeten etliche der einzelnen Berufsverbände 1998 die Bundesarbeitsgemeinschaft Pflege- und Hebammenwesen in Deutschland. Diese Arbeitsgemeinschaft ist bekannt als der Deutsche Pflegerat e.V. (DPR). In den zum Deutschen Pflegerat gehörenden Verbänden sind schätzungsweise etwa 100 000 Pflegende organisiert. Insgesamt engagiert sich bisher aber nur etwa jeder zehnte Pflegende in einem der Berufsverbände.

Angehörige des DPR vertreten die Pflege in zahlreichen politischen Gremien, in denen es darum geht, die berufliche Selbstverwaltung, die Qualität der Pflege und die Pflegewissenschaften zu fördern. Der DPR ist z.B. zu Stellungnahmen im Gemeinsamen Bundesausschuss (S. 186) berechtigt. Dort entscheiden die 4 großen Spitzenorganisationen der Selbstverwaltung im deutschen Gesundheitswesen (Vertragsärzteschaft, Vertragszahnärzteschaft, gesetzliche Krankenkassen und Krankenhäuser) z.B. über neue Medikamente oder Projekte wie „Modellversuche für die Übertragung von ärztlichen Aufgaben an Pflegefachpersonen". Vertreter der Pflege haben dort aber kein Stimmrecht. Zu den Aufgaben des Pflegerats gehören auch Gespräche mit der Bundesärztekammer oder der Deutschen Krankenhausgesellschaft sowie die Teilnahme an Arbeitsgruppen der Gesundheitsministerkonferenz der Länder. Der DPR nimmt außerdem z.B. über Pressemitteilungen Stellung zu wichtigen gesundheitspolitischen Fragen. Zu den Mitgliedern des Deutschen Pflegerates zählen folgende Verbände (Stand Februar 2014):
- Arbeitsgemeinschaft christlicher Schwesternverbände und Pflegeorganisationen in Deutschland e.V. (ADS)
- AnbieterVerband qualitätsorientierter Gesundheitspflegeeinrichtungen e.V. (AVG)
- Berufsverband Kinderkrankenpflege Deutschland e.V.
- Bundesfachvereinigung Leitender Krankenpflegepersonen der Psychiatrie e.V.
- Bundesverband Lehrende Gesundheits- und Sozialberufe e.V.
- Deutsche Gesellschaft für Fachkrankenpflege und Funktionsdienste e.V.
- Bundesverband Pflegemanagement e.V.
- Deutscher Berufsverband für Pflegeberufe e.V.
- Verband der Pflegedirektorinnen und Pflegedirektoren der Universitätskliniken und Medizinischen Hochschulen Deutschlands e.V.
- Deutscher HebammenVerband e.V.
- Deutscher Pflegeverband DPV e.V.
- Verband der Schwesternschaften vom DRK e.V.
- Verband für Anthroposophische Pflege e.V.
- Vereinigung der Hygienefachkräfte der Bundesrepublik Deutschland e.V.
- Bundesverband Geriatrie e.V.

Deutscher Berufsverband für Pflegeberufe • Er ist der größte einzelne Verband. Die Krankenpflegerin Agnes Karll war die erste Vorsitzende des Vorläuferverbandes, der 1903 unter dem Namen „Berufsorganisation der Krankenpflegerinnen Deutschlands" gegründet wurde. Der Verband hat über 20 000 Mitglieder und vertritt Deutschland im Weltverband für Pflegende, dem International Council of Nurses (ICN). Der DBfK beteiligt sich an internationalen Spezialistentreffen, etwa an der European Oncology Nursing Society oder am WHO-Forum Pflege und Hebammenwesen. Zu seinem Netzwerk gehören auch viele nationale Bündnisse, z.B. die Bundesvereinigung Prävention und Gesundheitsförderung.

Berufsverbände für einzelne Berufsgruppen • Manche Verbände sprechen spezielle Berufsgruppen an, z.B.
- Bundesverband Ambulante Dienste und Stationäre Einrichtungen (bad) e.V.: www.bad-ev.de
- Deutsche Fachgesellschaft Psychiatrische Pflege: www.dfpp.de
- Berufsverband Kinderkrankenpflege Deutschland e.V.: www.bekd.de
- Deutscher Verband für Altenpflege e.V.: www.dbva.de

Religiöse Verbände • Andere Berufsverbände sind religiös geprägt, z.B.:
- Evangelischer Fach- und Berufsverband für Pflege und Gesundheit e.V.
- Katholischer Pflegeverband e.V.

Diese beiden haben sich mit 5 weiteren Organisationen und Schwesternverbänden zur Arbeitsgemeinschaft christlicher Schwesternverbände und Pflegeorganisationen in Deutschland (ADS, www.ads-pflege.de) zusammengeschlossen, die insgesamt etwa 40 000 Mitglieder zählt.

Junge Pflege • Daneben gibt es noch Verbände und Interessenvertretungen speziell für junge Pflegende oder Schüler und Studierende der Pflege, z.B.:
- Junge Pflege des DBfK: www.junge-pflege.de. Die Junge Pflege setzt sich für die Ideen und Bedürfnisse von jungen Pflegenden ein und versucht, Berufspolitik für junge Pflegende vor Ort interessanter zu machen.
- Zukunft: pflegen+ begleiten der Diakonie: www.zukunft-pflegen-und-begleiten.de und unter www.facebook.com/zukunftpflegenundbegleiten. Von Lernenden und Studierenden aus den Pflegeberufen und der Heilpädagogik. Das sog. Berliner Manifest, 9 Leitsätze mit Forderungen junger Pflegender an Politik, Verbände und Träger, ist auf einem Kongress 2012 entstanden.

WISSEN TO GO

Berufspolitisch organisierte Pflege

- Die Pflege besitzt zahlreiche Berufsverbände.
- Die Pflege besitzt keine eigene Gewerkschaft, sondern ist in der Vereinten Dienstleistungsgewerkschaft (ver.di) vertreten.
- In Deutschland gibt es keine Pflegekammern.

Berufsverbände für alle Pflegeberufe: Dies sind u.a.:
- Deutscher Pflegerat (DPR):
  - Arbeitsgemeinschaft mehrerer Verbände
  - vertritt die Pflege in zahlreichen politischen Gremien
  - nimmt Stellung im Gemeinsamen Bundesausschuss
  - steht in Kontakt mit der Bundesärztekammer, der Deutschen Krankenhausgesellschaft und Arbeitsgruppen der Gesundheitsministerkonferenz der Länder
- Deutscher Berufsverband für Pflegeberufe:
  - größter einzelner Verband
  - erste Vorsitzende war Agnes Karll

Daneben gibt es Berufsverbände für einzelne Berufsgruppen.

3.5.6 Pflegekammer

Eine Pflegekammer ist eine besondere Form der Vertretung aller beruflich Pflegenden. Als sog. Körperschaft des öffentlichen Rechts (S. 178) kann die Pflegekammer sog. hoheitliche Aufgaben übernehmen, d. h. Aufgaben, die dem Staat unterliegen und die er an die jeweilige Kammer übergibt. Dazu zählt z. B. die Aufsichtsfunktion über die Pflegenden. Jetzige Berufsverbände übernehmen keine hoheitlichen Aufgaben, da sie Körperschaften des privaten Rechts sind. Meist handelt es sich bei ihnen um eingetragene Vereine (e. V.). 2014 wurde in Rheinland-Pfalz die erste Landespflegekammer beschlossen, 2015 in Schleswig-Holstein ein Gesetz zur Errichtung einer Landespflegekammer verabschiedet.

Aufgaben

Zu den Aufgaben gehören u. a.:
- das Aufstellen einer eigenen Berufsordnung und die Überwachung ihrer Einhaltung
- Empfehlungen zur Qualitätsentwicklung und -sicherung pflegerischer Berufsausübung
- Einsatz von Gutachten und Sachverständigen
- die Formulierung eines sog. Standesrechts
- das Führen eines Berufsregisters aller Pflegefachkräfte
- die Anwendung von bundeseinheitlichen Regelungen zur Berufszulassung, z. B. Abnahme von Prüfungen und Aushändigung der Berufsurkunde, Anerkennung ausländischer Berufsabschlüsse, Erteilung der Berufserlaubnis
- Regelungen über Fort- und Weiterbildung
- disziplinarische Maßnahmen bei schweren Regelverstößen
- Bündeln der berufsständischen Interessen der Pflege, z. B. als Ansprechpartner für die Politik, durch fachliche Mitwirkung bei Gesetzgebungsverfahren oder durch Öffentlichkeitsarbeit
- Beratung für Berufsangehörige in juristischen, ethischen, fachlichen und berufspolitischen Fragen

Organisation

Berufskammern werden immer auf Länderebene durch den Landesgesetzgeber gegründet. Jedes Bundesland hätte damit eine eigene Pflegekammer. Daher können sich die Regelungen der einzelnen Pflegekammern unterscheiden, ähnlich wie beim deutschen Schulsystem. Für eine Bundespflegekammer müssten sich mehrere Landespflegekammern zusammenschließen. Diese Bundespflegekammer bliebe aber – wie die Bundesärztekammer – ohne Entscheidungsmacht. Kammern finanzieren sich aus den Beiträgen ihrer Mitglieder, diese zahlen etwa 0,2 % eines Nettomonatsgehalts. Jeder professionell Pflegende wäre automatisch Mitglied einer Pflegekammer (sog. Zwangsmitgliedschaft).

Initiativen für Pflegekammern

Pflegekammern existieren in etlichen europäischen Ländern, in Großbritannien z. B. bereits seit 1918. Initiativen für Pflegekammern in Deutschland sind z. B. in Baden-Württemberg, Bayern, Hamburg, Niedersachsen und Nordrhein-Westfalen entstanden. In Niedersachsen lehnte der Landtag Anfang 2012 die Einrichtung einer Pflegekammer ab. Am 5.1.2015 hat der Gründungsausschuss der Pflegekammer Rheinland-Pfalz seine Arbeit aufgenommen.

Pflegekammern – Pro und Contra

Das Thema „Pflegekammer" wird berufspolitisch sehr kontrovers diskutiert. Im Folgenden einige der am häufigsten genannten Argumente dafür und dagegen.

Pro Pflegekammer

Das Hauptargument der Befürworter von Pflegekammern ist, dass die Selbstverwaltung das Profil der Pflege schärft. Stellung und Einfluss der Pflege in Politik und Gesellschaft würden gestärkt. Indem der Staat berufsregulierende Funktionen, z. B. die Anerkennung des pflegerischen Berufs, an die Pflegekammer übertrage, werde die Selbstständigkeit des Berufs gefördert. In Zukunft würden die Pflegekammern und nicht mehr berufsexterne Behörden das Examen abnehmen und damit den Beruf anerkennen. Momentan sind dies je nach Bundesland unterschiedliche Behörden, z. B. Gesundheits- oder Kultusministerium oder Regierungspräsidien.

Eine Pflegekammer hätte zudem die Aufsicht über den Berufsstand. Im Gegensatz zum Berufsverband erlaubt das Gesetz der Kammer, Berufsordnungen zu erlassen und Berufspflichten festzulegen. Dazu gehört z. B. die verpflichtende Teilnahme an einer bestimmten Anzahl von Fortbildungsmaßnahmen, was wiederum hilft, die Qualität der Pflege sicherzustellen. Bei Verstößen der Mitglieder gegen die beruflichen Verhaltensregeln kann eine Pflegekammer Disziplinarverfahren einleiten. Indem eine innerberufliche Instanz Regelverstöße bestraft, wird die berufliche Selbstkontrolle gestärkt.

Der Betrieb von Kranken- und Altenpflegeschulen würde von einer Pflegekammer überwacht. Die Kammer könnte damit u. a. Lerninhalte und Qualifikation der Lehrenden kontrollieren sowie Inhalte von Fort- und Weiterbildungen. Damit würden einheitliche Standards geschaffen und die Qualität der Pflege verbessert.

Als Nebeneffekt trügen die genannten Maßnahmen auch zur Professionalisierung des Pflegeberufs bei. Die gestärkte Stellung der Pflege könnte auch dem berufspolitischen Engagement der Pflegenden einen Schub verleihen. Zu guter Letzt würden Pflegekräfte mit den Pflegekammern eine gesellschaftlich anerkannte Institution erhalten, die sich mit Fachkompetenz und Erfahrung für ihre Interessen einsetzt.

Contra Pflegekammer

Einige Verbände, wie die Dienstleistungsgewerkschaft ver.di und der Arbeitgeberverband Bundesverband privater Anbieter sozialer Dienste e. V. (bpa), stehen der Einführung von Pflegekammern skeptisch gegenüber. Kritisiert wird u. a. die als **undemokratisch empfundene Zwangsmitgliedschaft** der Pflegekräfte in der Pflegekammer. Zudem befürchten sie, dass durch zusätzliche Bürokratie **zu viel Geld und Zeit von den Pflegekräften gefordert** werde. Bereits bestehende Organisationen könnten laut Kritikern die geplanten Aufgaben einer Pflegekammer erfüllen. In Frage gestellt wird, ob durch die vorgegebene Struktur des Kammerrechts die Pflegekammern genug Schlagkraft und Durchsetzungsfähigkeit besitzen werden. Die Bundesländer regeln das Kammerrecht, was als Konsequenz 16 verschiedene Pflegekammern bedeutet. Unklarheiten gibt es bei einer eigenständigen Altersversorgung für die Kammerangehörigen, in diesem Fall die Pflegekräfte. Normalerweise bieten Kammern ihren Angehörigen eine Altersversorgung an, noch ist aber unklar, ob dies auch bei den geplanten Pflegekammern der Fall sein soll. Laut Kritikern könnten dem gesetzlichen Rentenversicherungssystem dadurch Millionenausfälle drohen. Wird keine Altersversorgung angeboten, verstoße dies evtl. gegen geltendes Verfassungsrecht.

WISSEN TO GO

Pflegekammer
- **Aufgaben**: Pflegekammern könnten u. a. folgende Aufgaben übernehmen:
  - Aufsicht über die Pflegenden
  - Aufstellen einer eigenen Berufsordnung
  - Empfehlungen zur Qualitätsentwicklung und -sicherung pflegerischer Berufsausübung
  - Einsatz von Gutachten und Sachverständigen
  - Formulierung eines sog. Standesrechts
  - Führen eines Berufsregisters aller Pflegefachkräfte
  - Anwendung von bundeseinheitlichen Regelungen zur Berufszulassung
  - Regelungen über Fort- und Weiterbildung
  - disziplinarische Maßnahmen bei schweren Regelverstößen
  - Bündeln der berufsständischen Interessen
  - Beratung für Berufsangehörige bei juristischen, ethischen, fachlichen und berufspolitischen Fragen
- **Organisation**:
  - Pflegekammern wären auf Länderebene organisiert
  - Pflegekammern hätten eine sog. Zwangsmitgliedschaft
  - Kammern finanzieren sich aus den Beiträgen ihrer Mitglieder

3.5.7 Berufsverständnis

Definition Berufsverständnis
Ein Berufsverständnis beschreibt Grundlagen, Tätigkeiten, Ziele und Pflichten der beruflichen Handlungen. Die Beschreibungen stammen von berufsspezifischen Verbänden und Organisationen. Das Berufsverständnis ist für alle Angehörige der Berufsgruppe gültig und verbindlich und soll Orientierung geben.

Verschiedene Organisationen und Verbände beeinflussen das aktuelle Berufsverständnis der Pflege. Das Berufsverständnis des Deutschen Pflegerats z.B. findet sich in seiner Rahmenberufsordnung von 2004. Hier heißt es u. a.: Professionell Pflegende
- leisten ihren berufsspezifischen Beitrag zum gesellschaftlichen Auftrag zur Gesundheitsfürsorge und Krankheitsverhütung, zur Wiederherstellung von Gesundheit, zur Unterstützung und Hilfeleistung bei chronischen Erkrankungen, Behinderungen, Gebrechlichkeit und im Sterbeprozess,
- ermitteln den Pflegebedarf, führen die Maßnahmen des Pflegeplans durch und überprüfen die Effektivität des pflegerischen Handelns,
- erhalten und unterstützen die Lebensaktivitäten und eigenständige Lebensführung des Menschen,
- kommunizieren und kooperieren mit allen am Pflege- und Betreuungsprozess Beteiligten,
- fördern durch ihr Handeln das Ansehen des Berufsstandes und durch Beteiligung an Pflegeforschungsprojekten die Pflegewissenschaft,
- stärken die berufliche Interessenvertretung, indem sie sich in einem Berufsverband organisieren, und
- arbeiten an den Lösungen der gesellschaftlichen Probleme mit, die sich auf die Pflege auswirken, und informieren die Gesellschaft über Gesundheitsfragen.

3.5.8 Pflegeverständnis

Definition Pflegeverständnis
Der Begriff „Pflegeverständnis" beschreibt, wie aus der Perspektive einzelner Personen, Institutionen oder des Gesetzgebers Pflege aufgefasst und wie sie ausgeübt werden soll.

Wesentliche Aspekte, die das Pflegeverständnis prägen, sind:
- Wie werden die Begriffe „Gesundheit" und „Krankheit" verstanden?
- Welches Menschenbild liegt zugrunde?
- Mit welcher inneren Haltung arbeitet Pflege?
- Welche Ziele verfolgt das pflegerische Handeln?
  Die verschiedenen Perspektiven sind:
- Das Pflegeverständnis des Einzelnen
- Das Pflegeverständnis von Institutionen
- Das Pflegeverständnis von Pflegewissenschaftlern und Pflegetheoretikern
- Das Pflegeverständnis im Gesetz

Das Pflegeverständnis wandelt sich mit den Jahren. Bis in die 1950er wurde Pflege eher intuitiv und unreflektiert-individuell ausgeübt, die Motivation waren Nächstenliebe und Helfen-Wollen. In den 60er und 70er Jahren vereinheitlichten sich Pflegeabläufe und Methoden, und nach 1980 setzte allmählich eine Professionalisierung ein. Die Pflegewissenschaft kam als eigene Wissenschaftsdisziplin hinzu, und es entstand ein Bewusstsein für Werte wie Eigenständigkeit, Ganzheitlichkeit und Interdisziplinarität.

! Merken Pflege- und Berufsverständnis
Während das Pflegeverständnis die Auffassung Einzelner widerspiegelt, beschreibt das Berufsverständnis Haltung, Handlungsanweisungen und Normen einer Berufsgruppe. Das Berufsverständnis soll für alle Angehörigen des Berufs allgemein gültig sein und Orientierung bei beruflichen Handlungen geben.

Das individuelle Pflegeverständnis jedes Pflegenden kann in Teilen abweichen von dem Pflegeverständnis z.B. der Institution, in der er arbeitet, oder wie es vom Gesetz formuliert wird. Die folgenden Abschnitte bieten einen Überblick, welche Arten von Pflegeverständnis es gibt (▶ Abb. 3.11).

Individuelles Pflegeverständnis

Bevor man sich mit Pflege in den Institutionen, im Gesetz und in den unterschiedlichen theoretischen Modellen auseinandersetzt und bevor man pflegerisch tätig wird, sollte man sich zunächst über die eigene Vorstellung von Pflege klar werden. Was bedeutet „Pflege" für mich? Wie sieht mein Verständnis von Pflege aus? Das individuelle Verständnis wird durch persönliche und soziale Einflüsse beeinflusst, z.B.:
- eigene Erfahrung in Familie, Freundeskreis und näherem Umfeld
- die soziale Herkunft
- den kulturellen Hintergrund und evtl. kirchliche oder religiöse Prägungen
- Erwartungshaltungen der Gesellschaft
- Erwartungen und Rollenbeschreibungen im Hinblick auf das Geschlecht („typisch weiblich, typisch männlich")

Abb. 3.11 Pflegeverständnis.

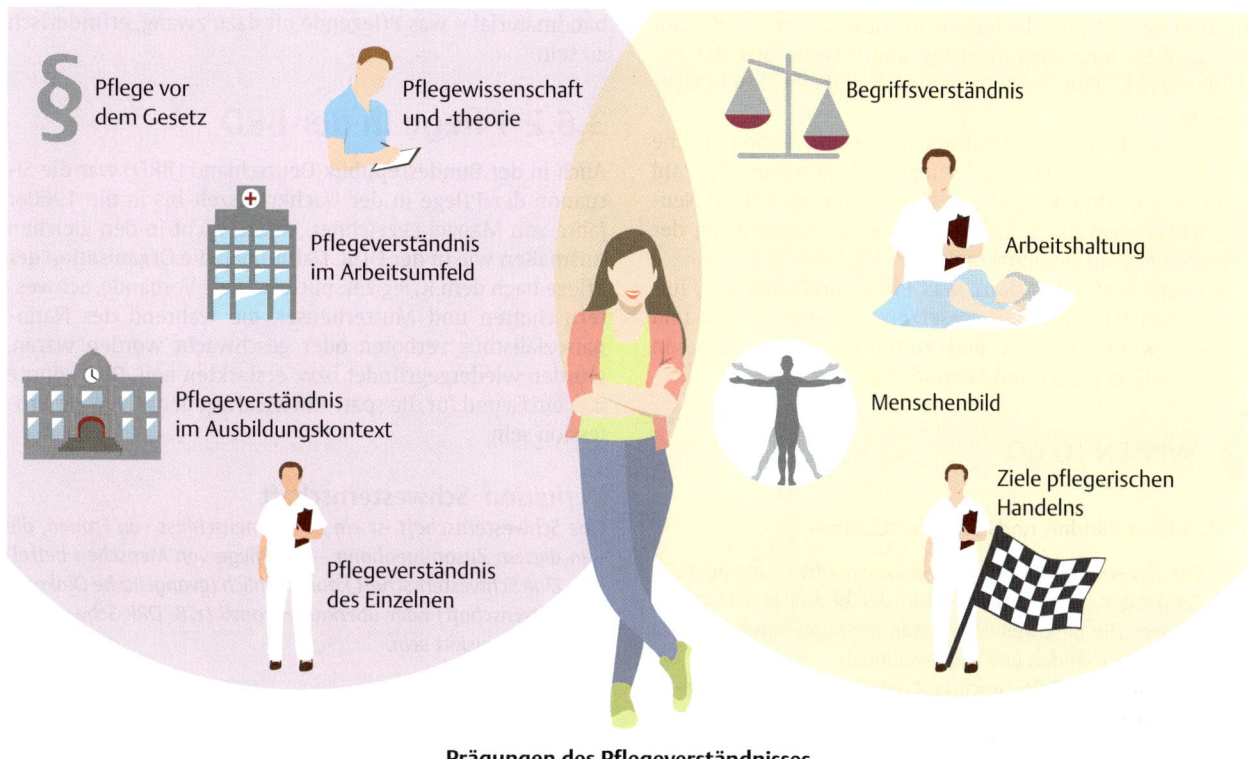

Jeder Mensch und jede Institution hat ein eigenes Pflegeverständnis. Auch Gesetze und die wissenschaftliche Seite der Pflege formulieren ihr jeweiliges Verständnis von Pflege.

- die Ausbildung und Bildungsgeschichte, die Anzahl der Fort- und Weiterbildungen
- berufliche und praktische Erfahrungen und Vorerfahrungen

Im Laufe der Ausbildung und vor allem mit den ersten beruflichen Erfahrungen im Bereich der Pflege verändert sich das individuelle Pflegeverständnis. Es wird erweitert oder auch fokussiert.

Am Anfang steht bei den meisten, die sich für die Pflege entscheiden, der Wunsch, anderen Menschen zu helfen. Um dies angemessen und langfristig tun zu können, ist es hilfreich, die eigene Motivation mit verschiedenen Theorien und Modellen abzugleichen, sie zu hinterfragen und ggf. anzupassen. Wissen bildet die Basis, von der aus Pflegende ihr Handeln weiterentwickeln können. Nur wer selber gefestigt ist, kann anderen Menschen helfen.

Pflegeverständnis in den Institutionen

Jede Institution, jede Einrichtung, in der Pflegende arbeiten, hat ein eigenes Rollen- und Pflegeverständnis, das sog. Pflegeleitbild. Dieses ist ein meist schriftlich ausgearbeiteter, für die Mitarbeiter der Einrichtung verbindlicher Organisationsrahmen. Er ist abhängig unter anderem von folgenden Faktoren:
- Art der Einrichtung und Art der Patienten (Altenheim, Rehabilitationsklinik, psychiatrische Einrichtung)
- religiöse Prägung (Einrichtung ist z.B. einer Kirche oder Glaubensgemeinschaft zugeordnet und trägt deren Wertevorstellungen mit)
- Größe der Einrichtung (ein kleines Haus auf dem Land kann andere Werte leben als ein großes Haus in einem sozial benachteiligten Viertel in einer Großstadt)
- finanzielle Ausstattung

Häufig orientieren sich Pflegeverständnis und praktische Pflege an bestimmten Pflegetheorien oder Modellen, z.B. dem Modell der fördernden Prozesspflege von Monika Krohwinkel.

Pflegeverständnis im Gesetz

Das Pflegeverständnis im Gesetz stellt einen Kompromiss dar zwischen Wünschen der Gesellschaft, was Pflege zu leisten hat, und Praktikabilität und Machbarkeit vor allem unter finanziellen Gesichtspunkten, d.h., welche Leistungen eine Gesellschaft finanzieren kann.

Auf Bundesebene findet sich das Pflegeverständnis im elften Buch des Sozialgesetzbuches (SGB) u.a. als die sog. Pflegebedürftigkeit (S. 181). Hier werden bestimmte Einschränkungen aufgezählt, die auftreten müssen, damit ein Mensch als pflegebedürftig eingestuft wird und Anrecht auf staatliche Unterstützung erhält. Weiterhin sind die 4 Handlungsfelder der Pflege (S. 31) benannt: die kurative, präventive, rehabilitative und palliative Pflege sowie bestimmte Grundsätze wie „ambulante Pflege vor stationärer Pflege" und der Vorrang von Prävention und medizinischer Rehabilitation vor Eintritt in die Pflegebedürftigkeit.

3 Pflege im 21. Jahrhundert

Seit der Einführung der Pflegeversicherung (S. 181) 1997 diskutieren Pflege und Politik mitunter heftig über die Definition der Pflegebedürftigkeit im Gesetz. Der Bund plant seit Langem eine Überarbeitung und Erweiterung des Begriffs (S. 181). Eine Neufassung des Begriffs im Gesetz steht aber noch aus.

Manchmal erfordern gesellschaftliche und demografische Veränderungen Gesetzesänderungen. Die Zunahme der Zahl der Demenzerkrankungen z. B. führte zum sog. Pflege-Neuausrichtungsgesetz (S. 182) und zu einer Ausweitung der Pflegestufen auf Demenzkranke.

Weitere Positionen dazu, was Pflege umfassen soll, finden sich in den Ausbildungsgesetzen zum Gesundheits- und (Kinder-)Krankenpfleger und zum Altenpfleger, d. h. im Krankenpflegegesetz und Altenpflegegesetz.

WISSEN TO GO

Berufsverständnis und Pflegeverständnis

- **Berufsverständnis der Pflege**: beschreibt Grundlagen, Tätigkeiten, Ziele und Pflichten der beruflichen Handlungen. Die Beschreibungen stammen von berufsspezifischen Verbänden und Organisationen.
- **Pflegeverständnis**: beschreibt, wie Pflege aus verschiedenen Perspektiven aufgefasst und wie sie ausgeübt werden soll. Die Perspektiven sind:
  – der Einzelne
  – Institutionen
  – Pflegewissenschaftler und Pflegetheoretiker
  – das Gesetz

3.6 Eine kurze Geschichte der Pflege

Erst mit dem Übergang vom 19. zum 20. Jahrhundert wird Pflege als Beruf anerkannt. Pflege galt zuvor als menschliche und „mütterliche" Pflicht.

3.6.1 Pflege in der DDR

Mit der Teilung Deutschlands nach dem 2. Weltkrieg entstand 1949 die Deutsche Demokratische Republik (DDR). Dieser Staat nahm viele Änderungen in der Organisation des Gesundheitssystems vor, er verstaatlichte, vereinheitlichte und lenkte zentral. Pflegende erhielten ihre zunächst 2-, dann 3-jährige Ausbildung an „Fachschulen für Krankenpflegepersonal", welche später umbenannt wurden in „Medizinische Fachschulen". Das dritte Fach, welches alle Lernenden obligatorisch neben Krankheitslehre und Pflege belegen mussten, war Marxismus-Leninismus.

Die Ausbilder waren meist selbst Pflegende, die sich durch ein 4-jähriges Studium zu Medizinpädagogen qualifiziert hatten. 1982 startete an der Humboldt-Universität in Berlin ein universitärer Studiengang in Krankenpflege – der erste in Deutschland.

Pflege in der DDR war gekennzeichnet durch einen hohen Ausbildungsgrad und einen hohen Stellenwert in der Gesellschaft. Demgegenüber stand die Mangelwirtschaft, die sich spätestens seit den 80er Jahren fast überall in der DDR bemerkbar machte. In manchen Kliniken mussten Stationen wegen Bauschäden schließen. Technische Geräte, z. B. Computertomografen, fehlten ebenso wie Material, z. B. Verbandmaterial – was Pflegende oft dazu zwang, erfinderisch zu sein.

3.6.2 Pflege in der BRD

Auch in der Bundesrepublik Deutschland (BRD) war die Situation der Pflege in der Nachkriegszeit bis in die 1960er Jahre von Mangel gezeichnet, jedoch nicht in den gleichen Ausmaßen wie in der DDR. Dafür blieb die Organisation der Pflege nach dem Krieg zersplittert. Viele Verbände, Schwesternschaften und Mutterhäuser, die während des Nationalsozialismus verboten oder geschwächt worden waren, wurden wiedergegründet bzw. erstarkten neu. Dies könnte u. a. ein Grund für die späte Entwicklung der Pflege zur Profession sein.

Definition **Schwesternschaft**
Eine Schwesternschaft ist ein Zusammenschluss von Frauen, die – in diesem Zusammenhang – die Pflege von Menschen betreiben. Eine Schwesternschaft kann kirchlich (evangelische Diakonie Schwesternschaft) oder überkonfessionell (z. B. DRK-Schwesternschaft) organisiert sein.

Definition **Mutterhaus**
Der Begriff „Mutterhaus" wird hauptsächlich von kirchlichen Organisationen benutzt. Es bezeichnet das Stammhaus oder Gründungshaus eines Ordens oder einer ordensähnlichen Gemeinschaft.

Bei der Verabschiedung eines neuen Pflegegesetzes 1957 gab es v. a. zwischen den katholischen Schwesternverbänden und den Berufsorganisationen Meinungsverschiedenheiten, u. a. über den Umfang der Pflegeausbildung. Die Vertreterinnen der Schwesternverbände fassten die Krankenpflege vor allem als Dienst der christlichen Nächstenliebe auf. Sie sorgten sich, dass ein zu umfangreiches Wissen zu einer „Entleerung und Entfremdung" führen könnte. Es blieb deshalb zunächst bei 2 Jahren Pflegeausbildung mit 400 Stunden theoretischem und praktischem Unterricht. Zum Vergleich: Heute sind 2100 Stunden Theorie und 2500 Stunden Praxis vorgeschrieben.

Spätestens Mitte der 60er Jahre waren das Wissen in Medizin und Pflege aber so stark angewachsen, dass es schwierig wurde, am traditionellen Bild festzuhalten. 1965 und 1985 gab es neue Krankenpflegegesetze. In den Pflegeorganisationen wurden im Vorfeld heftige Diskussionen ausgetragen. Vor allem die Fortschritte in der Medizin stellten zunehmend höhere Ansprüche an das Können der Pflegenden. Im Intensivbereich, in der Anästhesie und im Operationsbereich entwickelten sich erste Spezialisierungen.

3.6.3 Pflege im 21. Jahrhundert

Seit dem Beginn der 90er Jahre entstanden im wiedervereinigten Deutschland nach und nach etliche Pflege-Studiengänge. Vor allem an Fachhochschulen, aber auch an Universitäten konnten sich Pflegende z. B. in Management, Lehre und Wissenschaft qualifizieren.

Spezialisierungen und Wissenszuwachs verändern die Pflege – und diese Entwicklung wird weitergehen (▶ Abb. 3.12).

2004 trat eine neue, bis heute gültige Ausbildungs- und Prüfungsverordnung für die Berufe in der Krankenpflege in Kraft. Mit ihr änderten sich die Berufsbezeichnungen: Statt „Krankenschwester" und „Krankenpfleger" heißt es nun „Gesundheits- und Krankenpfleger/-in". Stärker als bisher betont die Verordnung die präventive, rehabilitative und palliative Arbeit von Gesundheits- und Krankenpflegern.

Abb. 3.12 Pflege im 21. Jahrhundert.

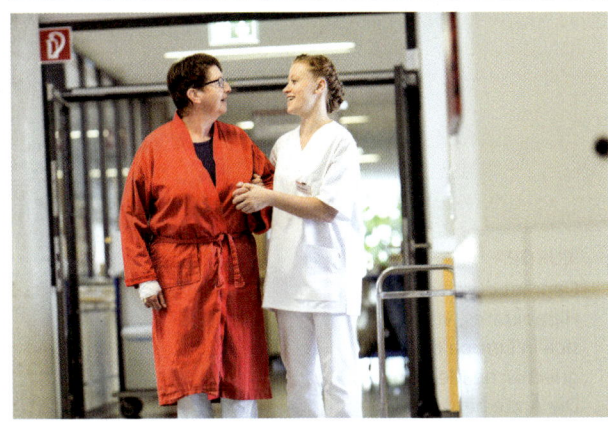

In den kommenden Jahrzehnten wird der Bedarf an Pflegekräften weiter ansteigen. Daher ist es wichtig, junge Menschen für eine Pflegeausbildung zu begeistern und die Wertschätzung professionell Pflegender zu erhöhen.

GESCHICHTE DER PFLEGE BIS 1945

AM ANFANG WAR DIE PFLEGE

INDIEN
Pflegende werden erstmals als Berufsgruppe erwähnt. Buddhistische Könige errichten Vorläufer von Krankenhäusern. In ihnen arbeiten neben Ärzten auch pflegende Personen.

CA. 500 V. CHR.

EUROPA
Geprägt durch Hippokrates, verbreitet sich in Europa die griechische Medizin. Die Ärzte betrachten die Krankenpflege als ihre eigene Aufgabe oder übertragen sie einem Schüler.

CA. 400 V. CHR.

ERSTES JH. N. CHR.
Die Urchristen sehen die Krankenpflege als selbstverständlichen Teil christlicher Nächstenliebe an.

AB 500 N. CHR.

FRÜHES MITTELALTER
Hauptsächlich Nonnen und Mönche in Klöstern sind für Krankenpflege und Heilkunde zuständig. Behandlung und Pflege besteht in dieser Zeit vor allem im Beten und Buße tun.

AB DEM 12. JAHRHUNDERT
Außerhalb der Klöster entstehen Hospitäler – Herbergen, die neben Kranken auch Findelkinder und Hilfsbedürftige aufnehmen. Geistliche und erstmals bezahlte Krankenwärter, die sog. „Lohnkrankenwärter", pflegen die Kranken.

17. JAHRHUNDERT
Katholische Pflegeorden entstehen. Vorbild ist der französische Orden der Vinzentinerinnen, der 1633 von Vinzenz von Paul gegründet wurde. Vinzentinerinnen leben nicht im Kloster, sondern in sog. Mutterhäusern und werden von ihrem Orden an die Hospitäler entsandt. Das System der Mutterhäuser übernehmen in Deutschland später auch die evangelischen Diakonissinnen und die Schwestern des Roten Kreuzes.

18. JAHRHUNDERT
In Europa entstehen die ersten Krankenhäuser mit einem 24-stündigen ärztlichen Dienst und täglich kontrollierten Therapien. Die schlecht bezahlten und kaum ausgebildeten Pflegenden sind oft überfordert.

1781
Der Heidelberger Arzt Franz May gründet in Mannheim die erste öffentliche Krankenwärterschule, die nach 3 Monaten mit einem Examen abschließt. Zuvor verfasst er das Pflegelehrbuch „Unterricht für Krankenwärter".

1800 BIS 185...

20. JAHRHUNDERT

1900 BIS 1. WELTKRIEG
Pflegende arbeiten unter harten Bedingungen. Normal ist ein Dienst von 6 Uhr morgens bis 8 oder 9 Uhr abends, mit 2 Stunden Pause für die Mahlzeiten, plus ein 36-Stunden-Nachtdienst einmal die Woche. Nicht selten geben Pflegende den Beruf „aufgearbeitet" nach ein paar Jahren wieder auf.

1903
Die „wilde Schwester" Agnes Karll fordert eine 3-jährige Ausbildung für Krankenpflegerinnen. Sie gründet die erste Berufsorganisation der Krankenpflegerinnen Deutschlands, die Vorläuferorganisation des Deutschen Berufsverbandes für Pflegeberufe (DBfK).

1906
Preußen führt „Vorschriften über die staatliche Prüfung von Krankenpflegepersonen" ein. Dies ist der Durchbruch der Pflege als gesetzlich anerkannter und geregelter Beruf. Zum 1. Mal sind eine geregelte Ausbildung und eine Prüfung Voraussetzung zur Berufszulassung.

In vielen Krankenhäusern arbeiten Pflegende immer noch ohne Ausbildung.

1836
Der Pfarrer Theodor Fliedner und seine Frau Friederike gründen die Kaiserswerther Diakonie. Unverheiratete, bürgerliche Frauen verpflichten sich für 5 Jahre als Diakonissen. Diese erhalten Unterricht in Anatomie, Arzneimittellehre und pflegerischen Tätigkeiten.

1933 BIS 1945

1940
Im „Euthanasie"-Programm holen graue Busse in ganz Deutschland Patienten aus Einrichtungen für geistig behinderte oder psychisch kranke Menschen ab, die dann in „Heil- und Pflegeanstalten" in Gaskammern ermordet werden. Pflegende bereiten die Patienten für den Transport vor, z.B. indem sie sie mit Klebestreifen kennzeichnen. Während der Fahrt „beruhigen" sie die Patienten mit Medikamenten.

0 BIS 1900

1859
Die englische Krankenschwester Florence Nightingale schreibt ein wegweisendes Buch zur Ausbildung und zum Selbstverständnis der Pflege. Geprägt wurde sie durch ihren Einsatz im Krimkrieg (1854–1856). Sie gilt als erste Pflegetheoretikerin.

1860
Florence Nightingale gründet in London die erste Schwesternschule Englands, die "Nightingale Training School for Nurses".

1863
Henry Dunant gründet in der Schweiz das Rote Kreuz und daran anschließende Krankenpflegeschulen.
Im Deutschen Reich entstehen ab 1883 die gesetzlichen Sozialversicherungen. Die Zahl der Krankenhäuser verdoppelt sich. Neben den konfessionellen und den Schwestern des Roten Kreuzes arbeiten nun viele Frauen in der Krankenhauspflege, die nicht an ein Mutterhaus gebunden sind. Diese sogenannten „wilden Schwestern" sind zunächst verschrien – Pflege gegen Bezahlung gilt manchen als minderwertig, da sie nicht den Idealen christlicher Nächstenliebe entspricht.

1860
Der Berliner Arzt Rudolf Virchow fordert eine berufsmäßige Ausbildung zur Krankenpflege.

1860
In Amerika wird der International Council of Nurses gegründet.

WEIMARER REPUBLIK
In der Weimarer Republik bessern sich die Bedingungen für Pflegende langsam.

1919/20
Die ersten Tarifverträge werden abgeschlossen.

1924
Der 10-Stunden-Tag wird eingeführt.

1926
Das letzte Heiratsverbot für freie Schwestern fällt.

Die Berufsverbände werden vereinheitlicht und unter die Führung der NS-Volkswohlfahrt gestellt. In der neu gegründeten NS-Schwesternschaft, den sogenannten braunen Schwestern, soll eine Pflege-Elite herangezogen werden.

1939
Knapp jede zehnte Pflegende gehört der NS-Schwesternschaft an. Jüdische Pflegende werden ebenso wie jüdische Ärzte aus ihrem Beruf verdrängt. Sie dürfen nur noch jüdische Patienten pflegen.

1939 BIS 1945
Während des 2. Weltkriegs sind die Arbeitsbedingungen für Pflegende oft unvorstellbar hart: Eine DRK-Schwester berichtet von 3 Jahren und 7 Monaten Einsatz in Kriegslazaretten mit nur 2 Urlaubspausen. Ihre längste Schicht dauert 72 Stunden.

4 Pflegewissenschaft

4.1 Wissensquellen von Pflegenden

Definition Wissen
Wissen ist „die Gesamtheit der Kenntnisse und Fähigkeiten, die Individuen zur Lösung von Problemen einsetzen. Wissen basiert auf Daten und Informationen, ist im Gegensatz zu diesen aber immer an eine Person gebunden" (Gabler Wirtschaftslexikon).

Was zeichnet das Wissen von Pflegenden aus? Woraus schöpft Pflege ihr Wissen, um Fragen und Probleme innerhalb des Pflegealltags lösen zu können? Die Qualität der Pflegepraxis und der Fähigkeit zur Problemlösung hängen wesentlich von der Qualität des zu Verfügung stehenden Wissens ab. Es hat sich gezeigt, dass sich Pflegende aus unterschiedlichen Wissensquellen bedienen. Es gibt unstrukturierte und strukturierte Wissensquellen.

4.1.1 Unstrukturierte Wissensquellen

Zu den unstrukturierten Wissensquellen gehören Intuition, Erfahrung, Versuch und Irrtum, Tradition und Autorität.

Intuition • Intuition ist eine Art Wissen, das scheinbar zufällig auftritt und logisch nicht erklärbar ist. Es wird auch als „Bauchgefühl" oder „leise Ahnung" bezeichnet und kann daher weder gesteuert noch beliebig abgerufen werden. Pflegeexperten können Pflegesituationen oft intuitiv schnell erfassen und wissen, ohne zu überlegen, was für den Patienten wichtig ist. Intuition lässt sich wissenschaftlich schwer erklären, sie ist etwas Individuelles und kann **nicht systematisiert oder verallgemeinert** werden. Und doch spielt sie in der Pflegepraxis und Forschung eine Rolle.

Erfahrung • Erfahrungswissen entsteht, je länger man in ein und demselben Pflegebereich tätig ist, siehe Pflegekompetenz nach Benner (S. 39). Durch wiederkehrende Pflegesituationen werden mit andauernder Zeit Zusammenhänge und Ähnlichkeiten erkennbar. Durch Erfahrung ist es möglich, subjektiv gewonnene Erkenntnisse zu verallgemeinern – klinisches Urteilvermögen bildet sich aus. Erfahrungswissen ist wichtig, es gibt Sicherheit und lässt den Blick für das Gesamtgeschehen im eigenen Pflegebereich wachsen. Jedoch ist es subjektives Erfahrungswissen und somit **nicht** für die Lösung von Pflegeproblemen (S. 215) **verallgemeinerbar** und kann daher nur begrenzt Grundlage von Pflegewissen sein.

Versuch und Irrtum • Nach Versuch und Irrtum bei der Lösung eines Pflegeproblems vorzugehen, würde bedeuten, dass die zuständige Pflegekraft eine Pflegemaßnahme anwendet, von der sie annimmt, dass diese eine bestimmte Wirkung hat. Tritt die erwünschte Wirkung nicht ein, würde sie eine weitere Pflegemaßnahme durchführen und deren Wirkung überprüfen. Dieses Vorgehen ist nicht nur sehr zeitaufwendig, sondern kann vor allem Patienten ernsthaften Schaden zufügen.

Tradition und Autorität • Erkenntnisse, die über einen langen Zeitraum von Generation zu Generation weitergeben

Wissensquellen von Pflegenden
- Unstrukturierte Wissensquellen ▶ S. 52
- Strukturierte Wissensquellen ▶ S. 53
- Pflegewissen heute ▶ S. 54

Kennzeichen einer Wissenschaft ▶ S. 55

Aufgaben der Pflegewissenschaft ▶ S. 55

Pflegeforschung
- Aufgaben der Pflegeforschung ▶ S. 56
- Das Forschungsgebiet ▶ S. 56
- Die Rolle von Pflegenden in der Pflegeforschung ▶ S. 56
- Forschungsansätze ▶ S. 58
- Forschung kritisch hinterfragen ▶ S. 60
- Der Forschungsprozess ▶ S. 60
- Umgang mit Forschungsarbeiten ▶ S. 64

Forschungsanwendung in der Praxis — Evidence-based Nursing ▶ S. 64

Pflegetheorien
- Klärung von Fachbegriffen ▶ S. 66
- Der Nutzen von Pflegetheorien ▶ S. 67
- Kriterien zum Vergleich von Pflegetheorien ▶ S. 68
- Ausgewählte Pflegetheorien und Pflegemodelle ▶ S. 69

---

werden und im Pflegealltag meist als Routinen oder starre Regeln auftauchen, nennt man traditionelles Wissen. Solche Vorgehensweisen haben sich über lange Zeit in die Pflegepraxis eingeschlichen und werden durch Autoritäten gestützt. Eine Autorität ist eine Person mit viel Erfahrung, Fachwissen oder Macht. Sie verfügt i. d. R. über viel traditionelles und erfahrungsreiches Wissen. Jedoch ist dieses Wissen nicht unfehlbar und auch nicht immer zutreffend. Traditionelles Wissen ist kritisch zu hinterfragen. Der Verweis auf eine Autorität („Das machen wir schon immer so…") reicht nicht aus, um Pflegehandlungen/-maßnahmen zu übernehmen. Geschweige denn, diese als Pflegewissen weiterzugeben.

4.1.2 Strukturierte Wissensquellen

Strukturierte Wissensquellen zeichnen sich dadurch aus, dass Wissensvermehrung auf der Grundlage festgesetzter Regeln erfolgen muss. Diese Wissensquellen sind: logisches Denken und wissenschaftliches Forschen.

Logisches Denken

Denken ist geistiges Verarbeiten und zielt allgemein auf Erkenntnisgewinn ab. Logisches Denken verfährt nach bestimmten Regeln, um zu korrekten Schlussfolgerungen zu gelangen. Dadurch können Probleme gelöst werden und es kann Grundlage für gezieltes Handeln sein. Beispiel: Ibuprofen ist ein Wirkstoff gegen Schmerzen. Ein Patient äußert Schmerzen. Dann kann man logisch schlussfolgern, dass die Schmerzen des Patienten mit Ibuprofen grundsätzlich zu lindern sind.

Definition **Logik**
Nach bestimmten Regeln verfahrendes Denken, Argumentieren und Handeln.

Logisches Schlussfolgern ist auch Grundlage von Wissenschaft und Forschung. Dabei bedienen sich Wissenschaftler zweier Denkansätze,
- des induktiven Denkens (S. 59) und
- des deduktiven Denkens (S. 58).

Beide Denkansätze sind in der Forschung vorzufinden und Bestandteil zweier unterschiedlicher Forschungsansätze (S. 58). Diese bestimmen den jeweiligen Weg, auf dem Forscher zu Erkenntnissen gelangen (▶ Abb. 4.1).

Wissenschaftliches Erforschen

Wissenschaftliches Erforschen ist eine Weiterentwicklung des logischen Denkens. Der Prozess des Wissenserwerbs basiert auf einem Regelsystem, das ein systematisches (planmäßiges, methodisches) Vorgehen verlangt, um zu wissenschaftlichen Erkenntnissen zu gelangen. Wissenschaftliches Erforschen ermöglicht es, Vermutungen, Aussagen oder logische Schlussfolgerungen systematisch zu überprüfen, zu beweisen oder zu widerlegen. Auch diese Methode ist zwar nicht unfehlbar, erreicht aber eine höhere Zuverlässigkeit als andere.

Abb. 4.1 Deduktion und Induktion.

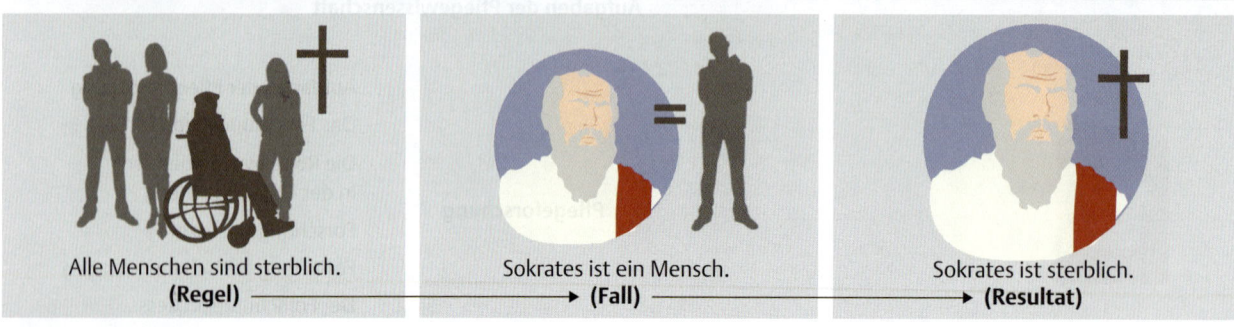

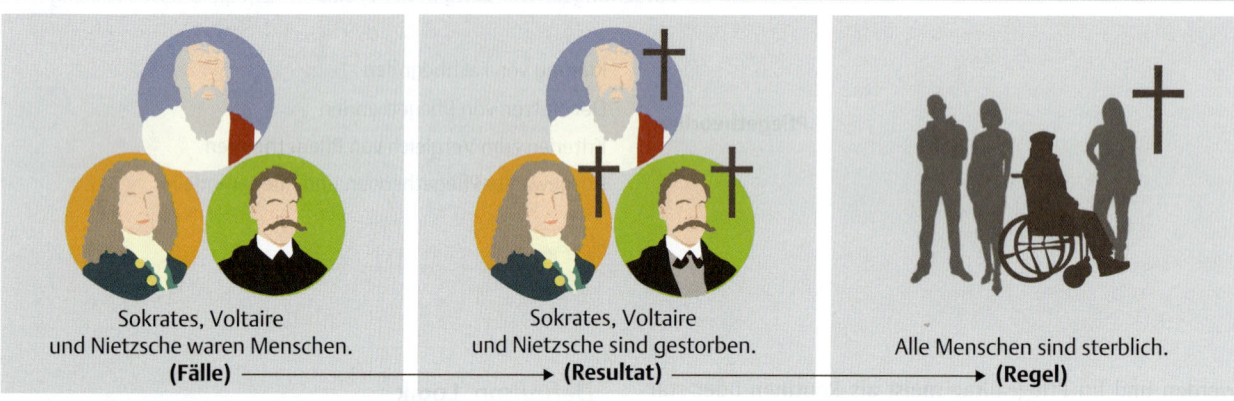

Zwei Wege zur Erkenntnis.

WISSEN TO GO

Wissensquellen

Unstrukturierte Wissensquellen: Hierzu gehören:
- **Intuition** („Bauchgefühl"): logisch nicht erklärbar, kann nicht systematisiert oder verallgemeinert werden.
- **Erfahrung:** Es können Zusammenhänge erkannt werden. Sie kann nur begrenzt Grundlage von Pflegewissen sein.
- **Versuch und Irrtum:** Pflegeprobleme durch Versuch und Irrtum zu lösen, ist zeitaufwendig und kann Patienten schaden.
- **Tradition und Autorität:** Traditionelles Wissen wird durch Autoritäten gestützt, ist aber kritisch zu hinterfragen.

Strukturierte Wissensquellen: Wissensvermehrung erfolgt auf der Grundlage von Regeln:
- **Logisches Denken:** zielt auf korrekte Schlussfolgerungen und ist Grundlage von Wissenschaft und Forschung. Es gibt 2 Denkansätze:
  – induktives Denken: Vom Einzelfall wird auf das Allgemeine geschlossen.
  – deduktives Denken: Vom Allgemeinen wird auf den Einzelfall geschlossen.
- **Wissenschaftliches Erforschen:** Es ermöglicht, Vermutungen, Aussagen oder logische Schlussfolgerungen systematisch zu überprüfen, zu beweisen oder zu widerlegen.

4.1.3 Pflegewissen heute

In der Vergangenheit basierte Pflegewissen hierzulande meist auf Tradition, Autorität, Erfahrung, Versuch und Irrtum sowie logischem Denken. Erst seit Mitte der 90er Jahre fließen Forschungsergebnisse in Praxis und Lehre mit ein. Seither gründen sich Pflegemaßnahmen zunehmend auch auf abgesicherte wissenschaftliche Erkenntnisse. Doch die Pflegewissenschaft hat viel aufzuarbeiten: Eine Reihe von Pflegehandlungen müssen noch hinterfragt, untersucht und ggf. entsprechend angepasst werden. Unstrukturierte Wissensquellen sind nicht grundsätzlich falsch oder gar unwichtig. Sie sollten aber hinsichtlich Sinn und Zweck, Anwendbarkeit und Grenzen reflektiert werden.

Beispiel **Dank Forschung weiß man heute**
Vor einigen Jahren war es üblich, wassergefüllte Handschuhe zur Druckentlastung der Fersen einzusetzen. Dies Wissen gilt heute als veraltet, denn es wurde nachgewiesen, dass der Auflagedruck im Vergleich zu anderen Hilfsmitteln wesentlich höher ist. Nach heutigem pflegewissenschaftlichem Stand sind wassergefüllte Handschuhe zur Dekubitusprophylaxe nicht mehr einzusetzen (Schröder et al. 1997).

4.2 Kennzeichen einer Wissenschaft

Eine Wissenschaft hat ihren eigenen Gegenstandsbereich, den sie erforscht. So ist z. B. die menschliche Psyche Gegenstand der Psychologie, die Gesamtheit aller Lebewesen ist Gegenstand der Biologie.

Definition Wissenschaft
Eine Wissenschaft möchte Erkenntnisse über Zusammenhänge, Gesetzmäßigkeiten, Ursachen und Abläufe von der Wirklichkeit ihres Gegenstandsbereichs gewinnen. Das Ziel einer Wissenschaft ist Erkenntnisgewinn. Erkenntnisgewinn = Wissensgewinn. Um Wissen zu generieren, nutzt eine Wissenschaft das Instrument der Forschung.

Definition Forschung
Als Forschung bezeichnet man regelgeleitete und systematische Untersuchungen, die mithilfe wissenschaftlicher Methoden bereits vorhandenes Wissen bestätigen oder widerlegen, erweitern oder verbessern oder neues Wissen entwickeln.

Durch Forschung wird **wissenschaftliches Wissen** (allgemeingültiges Wissen) generiert. Wissenschaftliches Wissen wird in Theorien und Konzepten zusammengefasst, dabei geordnet und in einen logischen Zusammenhang gebracht. Durch Forschung kommt es zur Theoriebildung. Theorien bestehen aus wissenschaftlich begründeten Aussagen und sind stets durch andere Wissenschaftler/Forscher nachprüfbar. **Nachprüfbarkeit** ist der Kern wissenschaftlichen Wissens, denn sie führt dazu, dass bestehendes Wissen angezweifelt, kritisch hinterfragt und dadurch verbessert und vermehrt werden kann. Theorien dienen auch als Ausgangspunkt für weitere Forschung.

Definition Theorie
„Eine Theorie ist eine Gesamtheit klar definierter und logisch verknüpfter Aussagen (Konzepte und Zusammenhänge von Konzepten) über einen bestimmten Teil der Wirklichkeit. Theorien dienen der wissenschaftlichen Beschreibung und/oder Erklärung und/oder Vorhersage oder dem Verstehen der Wirklichkeit und sind wissenschaftlicher Überprüfung zugänglich" (Sauter et al. 2004).

Theorien und Forschungserkenntnisse begründen den Wissensbestand einer Wissenschaft. Der Wissensbestand fließt in die Lehre ein und wird darin vermittelt. Somit kann Wissenschaft als Überbegriff verstanden werden, der von 3 Säulen getragen wird (▶ Abb. 4.2).

Abb. 4.2 Die 3 Säulen der Wissenschaft.

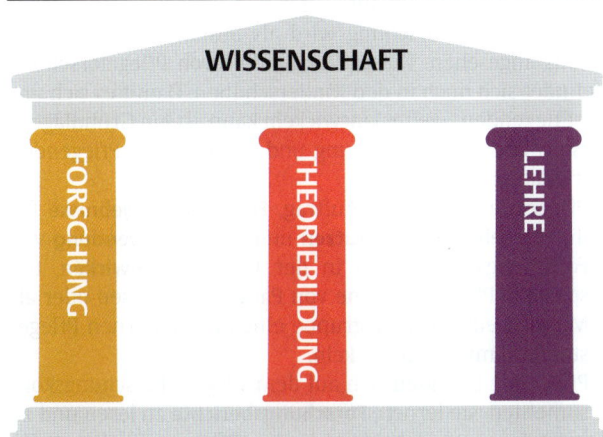

Nach: Mayer H. Pflegeforschung kennenlernen. Facultas 2011

> **WISSEN TO GO**
>
> **Kennzeichen einer Wissenschaft**
>
> Ziel einer Wissenschaft ist **Erkenntnisgewinn**. Durch Forschung erhält eine Wissenschaft Erkenntnisse über Zusammenhänge, Gesetzmäßigkeiten, Ursachen und Abläufe bezogen auf die Wirklichkeit ihres Gegenstandsbereichs.
> - **Forschung** kennzeichnet regelgeleitete und systematische Untersuchungen mit wissenschaftlichen Methoden, um **wissenschaftliches Wissens** zu gewinnen. Dieses Wissen wird in Theorien und Konzepten zusammengefasst.
> - **Theorien** sind eine Zusammenfassung klar definierter und logisch verknüpfter Aussagen, die wissenschaftlich begründ- und nachprüfbar sind. Sie beschreiben oder erklären einen Ausschnitt der Wirklichkeit oder können der Vorhersage oder dem Verstehen dienen.
> - **Lehre:** Theorien und Forschungserkenntnisse sind der Wissensbestand einer Wissenschaft und werden durch die Lehre vermittelt.

4.3 Aufgaben der Pflegewissenschaft

Pflegewissenschaft reflektiert die Pflegepraxis aus der „Vogelperspektive", um daraus wissenschaftliche Erkenntnisse zu gewinnen. Das unterscheidet sie von anderen Wissenschaften, z. B. der Philosophie. Denn im Gegensatz zur Philosophie hat Pflegewissenschaft ein Handlungsfeld – die Pflegepraxis: Pflegewissenschaft erforscht die Pflegepraxis und sie forscht auch für diese.

Die Einflüsse auf die Pflegepraxis sind vielfältig, so auch das Forschungsgebiet (S. 56) der Pflegewissenschaft. Was sind dabei ihre Aufgaben, welche Ziele verfolgt sie? Pflegewissenschaft

- nutzt das Instrument der Pflegeforschung, um Pflegewissen wissenschaftlich zu überprüfen und zu begründen,
- erforscht Phänomene (S. 58) aus der Pflegepraxis, z. B. chronische Schmerzen, Sturzgefahr, Demenz, Immobilität,
- erforscht, wie sich Krankheit, Behinderung und Pflegebedürftigkeit auf Menschen in unterschiedlichen Alltagssituationen auf die Alltagsgestaltung auswirken,
- überprüft die Wirksamkeit von pflegerischen Maßnahmen, verbessert diese und/oder entwickelt neue,
- überprüft und entwickelt Assessmentinstrumente (S. 223),
- beantwortet pflegefachliche Fragen aus der Pflegepraxis durch Pflegeforschung,
- vermittelt Theorien und Forschungserkenntnisse durch die Lehre (Berufsausbildung, Fort- und Weiterbildung),
- erschließt neue Handlungsmöglichkeiten für Pflegende,
- möchte eine einheitliche Fachsprache entwickeln, die das Erfahrungswissen der Pflegenden sichtbar macht und systematisiert,
- befasst sich mit berufspolitischen Themen, z. B. den Bedingungen der Pflegeausbildung oder den notwendigen Rahmenbedingungen, die es für eine „gute" Pflege braucht,
- trägt durch die wissenschaftliche Fundierung der Pflege zur Professionalisierung des Berufes bei und untermauert das Bestreben der Selbstständigkeit der Pflege.

4 Die Rolle von Pflegenden in der Pflegeforschung

> **WISSEN TO GO**
>
> **Aufgaben der Pflegewissenschaft**
>
> Pflegewissenschaft
> - überprüft und begründet Pflegewissen,
> - erforscht Phänomene aus der Pflegepraxis,
> - erforscht Auswirkungen von Krankheit, Behinderung und Pflegebedürftigkeit auf Betroffene,
> - überprüft Wirksamkeit von Pflegemaßnahmen, verbessert diese und/oder entwickelt neue,
> - überprüft und entwickelt Assessmentinstrumente,
> - beantwortet pflegefachliche Fragen durch Pflegeforschung,
> - vermittelt Theorien und Forschungserkenntnisse durch Lehre,
> - erschließt neue Handlungsmöglichkeiten für Pflegende,
> - möchte eine einheitliche Fachsprache entwickeln,
> - befasst sich mit berufspolitischen Themen,
> - trägt zur Professionalisierung und zur Selbstständigkeit des Pflegeberufs bei.

4.4 Pflegeforschung

Beispiel Pflegehandeln begründen
Ein Patient soll eine intramuskuläre Injektion verabreicht bekommen. Beim Anblick der Spritze fragt er ängstlich, ob die Nadel nicht zu lang sei. Die Pflegende antwortet: „Die nehmen wir hier immer!"

Wie wirkt die Antwort der Pflegenden? Ist sie fachlich? Geht sie auf die Angst des Patienten ein? Wie wirkt folgende Erklärung? „Sieht ganz schön beängstigend aus, oder? Wissen Sie, ich muss mit der Nadel Ihren Muskel erreichen, das Medikament darf nicht in das darüberliegende Unterhautfettgewebe injiziert werden, dadurch könnten Schmerzen bzw. schwere Komplikationen entstehen. Studien haben ergeben, dass sich diese grünen Kanülen dafür am besten eignen (Zayback et al. 2007). Sie können also unbesorgt sein."

4.4.1 Aufgaben der Pflegeforschung

Pflegeforschung wird benötigt, um Fachwissen zu produzieren, das die Pflegepraxis direkt oder indirekt beeinflusst. Pflegeforschung ist das Instrument der Pflegewissenschaft, um
- Pflegetheorien (S. 66) zu überprüfen, ggf. weiterzuentwickeln,
- neue Pflegetheorien zu bilden,
- Fragen aus der Praxis, z.B. die Frage nach der Wirksamkeit einer bestimmten Pflegeintervention, zu beantworten. In der Praxis der Neugeborenenpflege wurde z.B. von Pflegenden beobachtet, dass Hydrokolloidverbände bei Wundsein im Genitalbereich von Frühgeborenen erfolgreich sind. Es stellt sich nun die Frage, ob die Behandlung nach bisherigem Standard oder mit Hydrokolloid besser geeignet ist (Mahler et al. 2003).

! Merken Wissensvermehrung
Zentrales Element von Pflegeforschung ist Wissensvermehrung, dies gilt sowohl für die Grundlagenforschung als auch für angewandte Forschung.

Grundlagenforschung • Pflegeforschung produziert Fachwissen, um die Pflege theoretisch zu untermauern und zu erweitern.

Angewandte Forschung • Pflegeforschung hat zum anderen die Aufgabe, die pflegerische Praxis weiterzuentwickeln. Dazu greifen Pflegeforscher Fragen oder Probleme aus der Pflegepraxis auf, erforschen diese und liefern neue Erkenntnisse, um die Patientenversorgung besser und effektiver gestalten zu können.

4.4.2 Das Forschungsgebiet

Um die Vielfältigkeit des Forschungsgebiets Pflege aufzuzeigen und um gleichzeitig Forschungslücken und Forschungsbedarf identifizieren zu können, hat Sabine Bartholomeyczik das große Gebiet der Pflegeforschung in verschiedene Bereiche eingeteilt (▶ Tab. 4.1).

> **WISSEN TO GO**
>
> **Pflegeforschung**
> - produziert Pflegefachwissen,
> - dient der Überprüfung, Weiterentwicklung, Neubildung von Pflegetheorien = **Grundlagenforschung**
> - beantwortet Fragen aus der Praxis, um Patientenversorgung zu verbessern = **angewandte Forschung**
>
> Das Forschungsgebiet Pflege umfasst:
> - Pflegepraxis (Mikro-Ebene)
> - Pflege als Organisation und Institution (Meso-Ebene)
> - Pflegepolitik (Makro-Ebene)
> - historische Pflegeforschung

4.4.3 Die Rolle von Pflegenden in der Pflegeforschung

Pflegeforschung ist u.a. wichtig, um Maßnahmen zu entwickeln, die eine wirkungsvolle Gesundheitsversorgung gewährleisten. Denn durch Pflegeforschung tritt anstelle von Vermutungen ein auf Fakten begründetes pflegerisches Handeln. Pflegeforschung wird als Bestandteil der Pflegepraxis angesehen. Dieses Verständnis von Pflegeforschung befindet sich noch in den Kinderschuhen. Damit es sich unter Pflegenden (weiter)entwickeln kann, ist ein Grundlagenwissen über Pflegeforschung und die Rolle der Pflegenden notwendig:
- Pflegende haben den Auftrag, **Forschungsergebnisse** für ihr Pflegehandeln zu **nutzen** und an der **Anwendung** von Forschungsergebnissen in der Praxis **mitzuwirken**, um spezielle Pflegeprobleme von Patienten zu lösen oder als Mitglied einer Arbeitsgruppe einen hausinternen Pflegestandard mit zu entwickeln.
- Pflegende befinden sich auf dem Weg zu Forschungskonsumenten, sie lernen, **Forschungsberichte** zu lesen und zu **verstehen**, um daraus wirksame Pflegemaßnahmen für die Praxis ableiten zu können.

Tab. 4.1 Systematisierung der Pflegeforschung.

		Beispiele für Forschungsfragen
Mikro-Ebene (Pflegepraxis)	Praxis-Bereich	• Prophylaxe und Therapie des Dekubitus durch Auflagedruckmessungen auf verschiedenen Weichlagerungs- und Wechseldrucksystemen • die prädiktive Validität der originalen und erweiterten Norton-Skala in der Altenpflege
	Patienten-Pflegende-Bereich	• Interaktion mit Menschen mit Demenz • Beziehung zwischen Angehörigen und Pflegenden auf Intensivstationen
	Patienten-Bereich	• Wie wird man zu einer pflegenden Tochter? • Wie bewältigen chronisch kranke Menschen ihren Alltag?
Meso-Ebene (Pflege als Organisation und Institution)	klientenorientierte Organisationsformen	• Entlassungsmanagement: die Sicht der Patienten und ihrer Angehörige • Rolle von Primary Nursing in der Hauskrankenpflege
	Qualitätsmanagement	• Verbesserung der Dokumentationsqualität durch standardisierte EDV-Dokumentation am Krankenbett • Einfluss von ethischen Fallbesprechungen auf die Struktur- und Prozessqualität im Pflegeheim
	Arbeitsbedingungen in der Pflege	• Was hält Langzeitpflegende an ihrem Arbeitsplatz gesund? • Was sind Faktoren der Arbeitsbelastung in der ambulanten Pflege?
Makro-Ebene (Pflegepolitik)	gesellschaftliche Strukturen pflegerischer Versorgung	• Auswirkung der Pflegeversicherung auf die Situation pflegender Angehöriger • Rahmenbedingung für die Einführung der Family-Health-Nurse in der pflegerischen Versorgung
	Epidemiologie der Pflegebedürftigkeit	• Bedeutung von Sturzprävalenz und ihr Einfluss auf die stationäre Krankenhauseinweisung • Wie wirkt sich Hochaltrigkeit auf den zukünftigen Bedarf an Pflegepersonen in der ambulanten Pflege aus?
Historische Pflegeforschung		• Die historischen Wurzeln der Grundpflege (Mikro) • Entwicklung der Krankenpflegeschulen in Österreich (Meso) • Auswirkung der nationalsozialistischen Machtübernahme in Österreich auf die Ausbildung und Berufsausübung in der österreichischen Pflege (Makro)

nach Bartholomeyczik 2000

- Pflegende können bei verschiedenen **Forschungstätigkeiten mitwirken**. Sie informieren und beraten z. B. Patienten hinsichtlich der Teilnahme an einer Studie (wissenschaftliche Untersuchung, Forschungsarbeit), verteilen Fragebögen, führen Beobachtungen und Messungen durch, notieren die Ergebnisse und teilen ihre Erfahrungen mit (▶ Abb. 4.3).
- Manche Pflegende **entwickeln** eine **Idee** für ein Forschungsprojekt oder **beurteilen** durch ihre klinische Erfahrung die Umsetzbarkeit einer Studie in die Praxis.
- Zur eigenständigen Durchführung von Forschung ist eine umfassende wissenschaftliche Ausbildung notwendig (Studium der Pflegewissenschaft).

Beispiel Forschung in der Pflegepraxis
Eine Klinik nimmt an einer qualitativen Studie teil. Darin wird die Zusammenarbeit zwischen Pflegenden und Ärzten einer Intensivstation näher untersucht. Hierzu werden jeweils 10 Pflegende und Ärzte interviewt (Baggs et al. 1997).

Es gibt bereits Studien, bei denen Pflegende die Patienten bei Aufnahme auf Station oder im ambulanten Pflegebereich zu einer Studiendurchführung und den Teilnahmebedingungen detailliert informiert haben (z. B. Studie ANAA+KO, Quack et al. 2010), auch

Abb. 4.3 Dokumentieren.

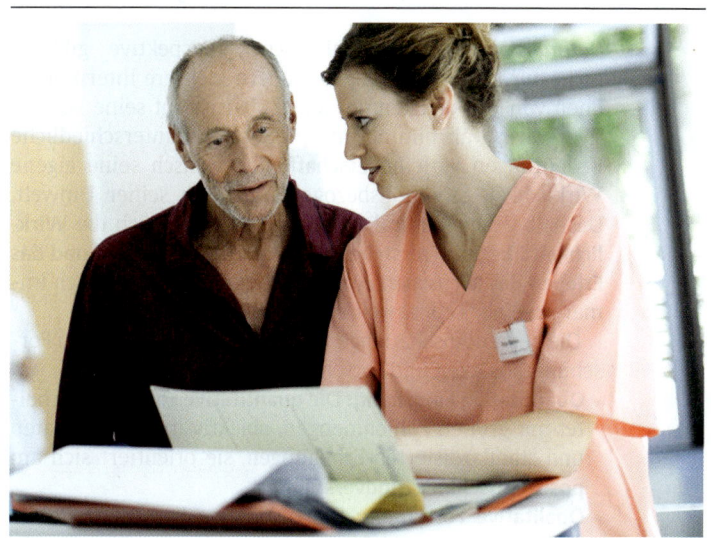

Forschung und Pflegealltag gehen Hand in Hand und entwickeln sich miteinander weiter.

ohne spezielle Weiterbildung zur Studienassistenz (sog. „Study Nurse").

Die folgenden Inhalte vermitteln Forschungsgrundlagen, die nötig sind, um Forschungsberichte zu lesen und zu verstehen.

4.4.4 Forschungsansätze

Empirische Forschung zielt auf sichere Erkenntnisse durch systematische Auswertung von Erfahrung, sie will dadurch der „Wirklichkeit" näher kommen.

Definition **Empirismus**
„Empirismus ist eine erkenntnistheoretische Denkrichtung, die davon ausgeht, dass alle Erkenntnisse über die Wirklichkeit aus Sinneserfahrungen abgeleitet werden können" (Bartholomeyczik et al. 2008).
„Empirisch" meint eine nach wissenschaftlichen Regeln erfolgte Datenerhebung durch Beobachtung, Experiment, Befragung oder Inhaltsanalyse.

Dabei geht es um das **wissenschaftstheoretische Grundverständnis** eines Forschers, d.h., was für ihn Wirklichkeit ist bzw. wie er zu Erkenntnissen über diese gelangt. Was ist wahr und wirklich? Alles, was man objektiv messen kann? Gibt es eine objektive Wahrheit? Oder ist das, was Menschen den Dingen und Ereignissen an Bedeutung und Sinn verleihen, letztlich wahr? Das hieße, Wahrheit wäre etwas Subjektives. In der empirischen Forschung haben sich 2 Anschauungen der Wirklichkeit herausgebildet, der Positivismus und der Naturalismus:

Positivismus • Aus der positivistischen Perspektive ist die Wirklichkeit unabhängig vom Menschen und somit für alle Menschen gleich. Die Wirklichkeit ist mit den Sinnen wahrnehmbar, kann objektiv gezählt und gemessen werden, d.h., sie ist objektivierbar. Demnach gäbe es eine objektive Wahrheit. Zudem geht der Positivismus davon aus, dass Ereignisse nicht zufällig geschehen, sondern immer Folgen von Ursachen sind. Dem Positivismus liegt ein naturwissenschaftliches Denken zugrunde. Positivisten erforschen Ursachen und deren Wirkung, d.h., sie wollen wissen, **wie die Wirklichkeit funktioniert**, und ihre **Gesetzmäßigkeiten erklären**.

Naturalismus • Aus naturalistischer Perspektive gibt es nicht nur eine Wirklichkeit, sondern mehrere Interpretationen von Wirklichkeit. Da jeder Mensch auf seine subjektive Weise wahrnimmt, interpretiert und unterschiedliche Bedeutungen verleiht, erschafft der Mensch seine eigene Wirklichkeit situationsbezogen innerhalb seiner Umwelt. Deshalb gehen Naturalisten davon aus, dass sich die **Wirklichkeit über das Verstehen menschlicher Erfahrung und das Erleben des Menschen erschließt.** Dabei ist der Mensch immer in seiner Lebenswelt zu betrachten.

Die beiden Anschauungen führen zu 2 verschiedenen Forschungsansätzen und Forschungsmethoden:
- **Quantitative Forschung:** Die quantitative Forschung arbeitet mit großen Zahlenmengen, objektiv messbaren Daten und standardisierten Erhebungen, sie orientiert sich am **positivistischen Grundverständnis**.
- **Qualitative Forschung:** Die qualitative Forschung untersucht anhand von kleineren Untersuchungen Phänomene aus der Sicht der Betroffenen, sie orientiert sich am **naturalistischen Grundverständnis**.

Definition **Phänomen**
Ein Phänomen wird beschrieben als „etwas, was in der Wirklichkeit existiert", oder präziser, „etwas, das man als in der Wirklichkeit existent ansieht" (Kirkevold 1997).

Beide Forschungsansätze verfolgen zur allgemeinen Wissensvermehrung spezielle Ziele:
- **Identifikation**: Qualitative Forschung konzentriert sich auf das Identifizieren von Phänomenen und wird daher als Grundlagenforschung (S. 56) bezeichnet, die der quantitativen Forschung oft vorangeht.
- **Beschreibung**: In beschreibenden Untersuchungen werden z.B. die Merkmale von Phänomenen (Was kennzeichnet ein bestimmtes Phänomen?) oder auch die Häufigkeiten von Phänomenen (Wie oft kommt ein Phänomen vor?) beschrieben. Eine Studie beschrieb z.B. die Informationsbedürfnisse von 45 Chirurgiepatienten nach ihrer Entlassung (Phänomen) (Jacobs 2000). Die Studie konnte zur Entwicklung von Entlassungsleitlinien für Chirurgiepatienten verwendet werden.
- **Erklärung**: Im Rahmen erklärender Studien werden Wechselbeziehungen entdeckt. Eine Fragestellung zu einer erklärenden Studie könnte sein: Steht der Stress eines Patienten vor einer Operation in Zusammenhang mit den Verhaltensweisen der Pflegefachkräfte? Für erklärende Studien ist qualitative Forschung nützlich. Sie können Basis für weitere Studien sein, die sich auf Vorhersage und Kontrolle konzentrieren.
- **Vorhersage und Kontrolle**: Manche Phänomene können nicht vollkommen erklärt werden. Jedoch können sie auf Basis von Forschungsergebnissen vorhergesagt und somit kontrolliert werden. Beispiel: Das Risiko einer akuten postoperativen Verwirrtheit (sog. Delir) steigt u.a. mit dem Alter der Patienten an. Daraufhin wurden über die Pflegeforschung Instrumente zur Früherkennung entwickelt (Ewers et al. 2002). Das Risiko kann dadurch kontrolliert werden. In der Pflegeforschung sind viele typischerweise quantitative Studien auf Vorhersage und Kontrolle ausgerichtet.

Quantitative Forschung

Ziel der quantitativen Forschung ist es, Daten zu gewinnen, um daraus **allgemeingültige Aussagen** treffen und Gesetzmäßigkeiten ableiten zu können. Quantitative Forschung leitet theoretische Annahmen (Hypothesen) aus einer Theorie ab, die dann empirisch, z.B. auf Praxistauglichkeit, überprüft werden. Das heißt, logische Schlussfolgerungen werden vom Allgemeinen (Theorie) auf den Einzelfall (Praxissituation, Empirie) gezogen. Dieses Vorgehen wird als **Deduktion** bezeichnet. Sie eignet sich zur Untersuchung großer Stichproben, um z.B. Sachverhalte zu quantifizieren oder statistische Zusammenhänge herzuleiten. Dabei beantwortet sie Fragen wie „Wie viele?", „Wie oft?", „Wie groß?". Quantitative Forschung **überprüft** Hypothesen, Theorien und Konzepte (▶ Abb. 4.4).

Beispiel **Quantitative Forschung**
Im Rahmen einer kontrollierten Studie in 36 Alten- und Pflegeheimen wurde untersucht, ob eine spezielle Leitlinie zu einer Vermeidung von freiheitseinschränkenden Maßnahmen führt (Meyer et al. 2012). Dazu formulierten die Wissenschaftler eine **Hypothese**: *„Der Einsatz einer speziellen Leitlinie führt zur Vermeidung von freiheitseinschränkenden Maßnahmen". Anhand quantitativer Forschung überprüften sie, ob diese Hypothese stimmt. Dazu ermittelten sie, wie viele Bewohner der Einrichtungen, die diese spezielle Leitlinie eingeführt hatten, freiheitseinschränkende Maßnahmen erhalten haben. Diese vergleichen sie mit den*

Abb. 4.4 Deduktion.

Quantitative Forschung = vom Allgemeinen zum Einzelfall (deduktiv)

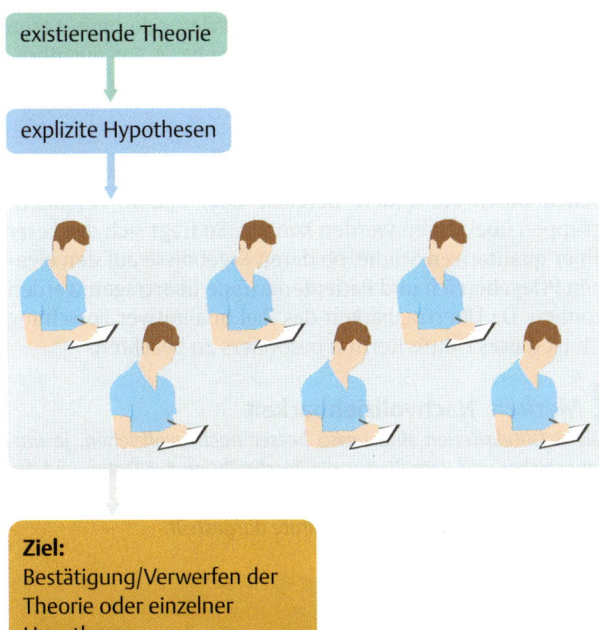

Abb. 4.5 Induktion.

Qualitative Forschung = vom Einzelfall zur Allgemeinheit (induktiv)

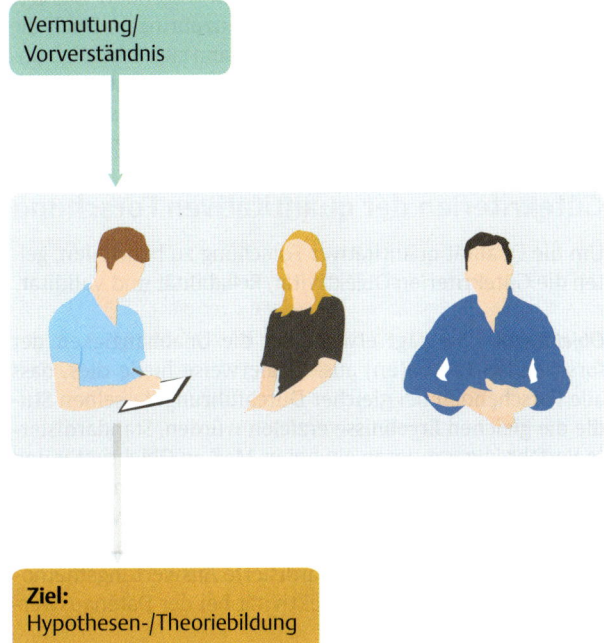

Einrichtungen ohne den Einsatz der Leitlinie. Der Einsatz dieser Leitlinie führte in 6,5 % der Fälle zu weniger freiheitseinschränkenden Maßnahmen und darüber hinaus tendenziell zu weniger Stürzen und weniger Frakturen. Allerdings gelten solche Untersuchungen nicht als Beweis, sondern nur als Bestätigung einer Annahme. In anderen Fällen widerlegen Forschungen Hypothesen.

Qualitative Forschung

Sie untersucht die subjektive Bedeutung bzw. die individuelle Sicht von Betroffenen anhand kleinerer Stichproben/Einzelfälle, sucht nach Zusammenhängen und interpretiert diese. Das Ziel qualitativer Forschung ist es, Forschungsergebnisse auf ähnliche Situationen übertragen zu können. Aus den gesammelten Daten subjektiven Empfindens und Beschreibungen des individuellen Erlebens werden Schlussfolgerungen vom Einzelfall auf die Allgemeinheit gezogen. Dieses Vorgehen wird **Induktion** genannt. Qualitative Forschung bildet Hypothesen/Theorien und in deren Folge anwendbare Konzepte (S. 66) (▶ Abb. 4.5).

Beispiel Qualitative Forschung

Ein Beispiel für qualitative Pflegeforschung ist eine Untersuchung, in der Wissen über Auffassungen und Vorstellungen älterer Menschen mit chronischen Schmerzen des Bewegungsapparats gewonnen wurde. Hier haben die Forscher ausführliche, individuelle Gespräche mit 8 älteren Frauen geführt und aus den gewonnenen Informationen z. B. Empfehlungen für notwendige Gruppenschulungsprogramme abgeleitet (Huber und Spirig 2004).

 WISSEN TO GO

Forschungsansätze

- **Quantitative Forschung:**
  - Grundlagenforschung
  - aus einer Theorie wird eine Hypothese erstellt, die mit standardisierten Verfahren überprüft wird
  - nutzt objektiv messbare Daten in großer Zahl, um allgemeingültige Aussagen und Gesetzmäßigkeiten abzuleiten
  - vom Allgemeinen wird auf den Einzelfall geschlossen = Deduktion
  - typische Fragen sind „Wie viele?", „Wie oft?", „Wie groß?"
- **Qualitative Forschung:**
  - untersucht Phänomene aus der Sicht der Betroffenen anhand kleiner Stichproben/von Einzelfällen
  - erforscht und interpretiert Zusammenhänge, um diese auf ähnliche Situationen zu übertragen
  - Schlüsse werden vom Einzelfall auf die Allgemeinheit gezogen = Induktion
  - ist hypothesen-/theorienbildend

4.4.5 Forschung kritisch hinterfragen

Wer in einem Text liest: „Forschungen haben ergeben, dass …", ist i.d.R. geneigt, der darauf folgenden Aussage ein hohes Maß an Vertrauen entgegenzubringen. Doch die Qualität von Forschungsergebnissen kann sich erheblich unterscheiden. Deshalb gibt es sowohl für die quantitative als auch qualitative Forschung Gütekriterien (Maßstäbe), die die Qualität von Forschungsergebnissen beurteilen.

Gütekriterien der quantitativen Forschung

Um die Qualität quantitativer Forschung zu beurteilen, gelten die Gütekriterien Objektivität, Reliabilität und Validität.

Objektivität • Sie sagt etwas über die Unabhängigkeit der forschenden Person(en) aus. Idealerweise hieße dies, dass alle Forschenden bei gleicher Durchführung derselben Studie die gleichen Ergebnisse erzielen würden. Standardisierte Verfahren garantieren ein hohes Maß an Objektivität und halten einen möglichen Einfluss durch die Forschenden gering. Forscher können z.B. durch ihre eigenen Erwartungen und Wünsche hinsichtlich der Forschungsergebnisse unbewusst beeinflusst sein. Standardisierte Auswertungsmethoden sorgen ebenfalls für Objektivität bei der Datenauswertung.

Beispiel Verblindung
Verblindung bedeutet, dass z.B. kein Studienteilnehmer weiß, ob er zu der Experimental- oder der Kontrollgruppe gehört. Dies verhindert bestimmte Erwartungen der Teilnehmer aufgrund vorangegangener Informationen. Werden sowohl Teilnehmende als auch Forschende verblindet, handelt es sich um Doppelblindstudien.

Reliabilität • Sie bestimmt die Zuverlässigkeit eines Messinstruments. Eine mehrmalige Messung mit demselben Instrument muss bei hoher Reliabilität zu nahezu identischen oder zumindest sehr ähnlichen Daten führen. So sollten etwa mehrmals direkt hintereinander durchgeführte Messungen des Körpergewichts eines Patienten zumindest fast identische Werte ergeben. Unterscheiden sich die Ergebnisse hingegen stark, gilt das Messinstrument als nicht ausreichend reliabel.

Validität • Ob ein Messinstrument tatsächlich die zu bestimmende Größe misst, sagt etwas über seine Validität (Gültigkeit) aus. Ein Instrument, das z.B. das Dekubitusrisiko einschätzen soll, muss auch die Faktoren (Items) beinhalten, die zu einem Dekubitusrisiko führen können, z.B. Mobilität, Reibung und Scherkräfte, Hautzustand. Ist dem nicht so, gilt das Messinstrument als nicht valide.

Gütekriterien der qualitativen Forschung

In der qualitativen Forschung gelten eigene Gütekriterien, um die Qualität einer Forschungsarbeit kritisch zu beurteilen.

Glaubwürdigkeit • Sie beurteilt z.B. die Vertrauenswürdigkeit der Forscher, ihre Unabhängigkeit und Unvoreingenommenheit. Glaubwürdigkeit bezieht sich auch auf die interviewten Personen und ihre Aussagen: Wurden die Fragen möglicherweise so gestellt, dass sie eine bestimmte Antwort praktisch schon vorgaben? War der Befragte in der Lage, die Fragen richtig zu verstehen?

Angemessenheit • Sie beurteilt, wie genau die Wirklichkeit der Personen in der Studie wiedergegeben wurde. Ist sie so ausführlich beschrieben, dass sie Pflegende beim Lesen nachvollziehen können? Können sie anhand der ausführlichen Beschreibung erkennen, wie wichtig sie für ihre Pflegepraxis ist?

Übertragbarkeit • Sie beurteilt das Maß, in dem die erhobenen Daten auf andere Bereiche oder andere Personengruppen übertragen werden können. So fragt sich der Leser einer qualitativen Studie, ob deren Ergebnisse auf den eigenen Pflegebereich und Patientengruppe übertragen werden können. Da Übertragbarkeit das Ziel qualitativer Forschung ist, ist dieses Gütekriterium besonders zu beachten.

! Merken Nachvollziehbarkeit
Die 3 Gütekriterien sind umso besser nachzuvollziehen, je umfangreicher und detaillierter die Beschreibung der Daten und der Umgebung ist, in der diese erhoben wurden. Daten werden im Text z.B. als Fallbeispiele oder Zitate dargestellt.

WISSEN TO GO

Gütekriterien quantitativer und qualitativer Forschung

Quantitative Forschung:
- **Objektivität:** Unabhängigkeit der Wissenschaftler durch standardisierte Erhebungsinstrumente und Auswertungsmethoden
- **Reliabilität:** Zuverlässigkeit eines Messinstruments
- **Validität:** Gültigkeit und Eignung eines Messinstruments

Qualitative Forschung:
- **Glaubwürdigkeit:** Vertrauenswürdigkeit, Unabhängigkeit und Unvoreingenommenheit der Forscher/interviewten Personen
- **Angemessenheit:** Genauigkeit bei der Wiedergabe der Wirklichkeit
- **Übertragbarkeit:** Maß, in dem erhobene Daten auf andere Bereiche übertragen werden können

4.4.6 Der Forschungsprozess

Den Weg von der Formulierung einer Forschungsfrage bis zu der Niederschrift und Veröffentlichung des Forschungsberichtes bezeichnet man als Forschungsprozess. Er lässt sich in verschiedene Phasen untergliedern:
- konzeptionelle Phase
- Design- und Planungsphase
- Durchführungsphase
- Auswertungsphase
- Verbreitungsphase

Konzeptionelle Phase

Die ersten Schritte, um eine interessante **Forschungsfrage** bzw. **Hypothese** zu entwickeln, sind Teil der konzeptionellen Phase. Sie beinhaltet eine gründliche Literaturrecherche, um zu erfahren, welche Erkenntnisse es bereits zum gewählten Thema gibt. Wissenschaftler beschreiben danach die **Ausgangslage** und leiten daraus das **Forschungsziel** ab.

Quantitative Forschung • In der quantitativen Forschung legen Wissenschaftler in dieser Phase einen theoretischen Bezugsrahmen fest. Darin bestimmen sie z. B., welche Forschungsfrage oder Hypothesen sie anhand eines konkreten Forschungsziels untersuchen wollen, z. B. Vermeidung von freiheitseinschränkenden Maßnahmen durch den Einsatz einer speziellen Leitlinie. Das heißt, sie definieren eine bestimmte abhängige Variable (Vermeidung freiheiteinschränkender Maßnahmen) als Folge einer unabhängigen Variablen (Einsatz einer speziellen Leitlinie).

Qualitative Forschung • Qualitativ Forschende verzichten auf eine umfangreiche Recherche und zu enge Formulierung der Forschungsfrage, da dies ihre Offenheit gegenüber den zu erforschenden Phänomenen zu stark einschränken würde. Ein Beispiel für eine qualitative Forschungsfrage könnte sein: Wie erleben Pflegepersonen die Betreuung von demenziell erkrankten Patienten im Krankenhaus?

Design- und Planungsphase

In dieser Phase werden das **Forschungsdesign** und die damit verbundenen **Methoden der Datenerhebung und Datenauswertung** festgelegt. „Forschungsdesign" ist der übergeordnete Begriff für die verschiedenen Methoden, Daten zu gewinnen (Zeitpunkt und Häufigkeit der Datengewinnung) und Daten auszuwerten, und dient den Forschenden quasi als Leitfaden. Die Wahl des Forschungsdesigns hängt von dem Forschungsansatz und der Art der Forschungsfrage oder der Hypothese(n) ab.

> **WISSEN TO GO**
>
> **Forschungsprozess: Konzeption, Design und Planung**
>
> **Konzeptionelle Phase**: Gründliche Literaturrecherche zum Thema, Ausgangslage beschreiben, Forschungsziel(e) ableiten.
> - **Quantitative Forschung**: theoretischen Bezugsrahmen festlegen, bestimmte abhängige Variable als Folge einer unabhängigen Variablen definieren
> - **Qualitative Forschung**: weniger umfangreiche Recherche, Forschungsfrage offen formulieren, um gegenüber dem zu erforschenden Phänomen unvoreingenommen zu sein
>
> **Design- und Planungsphase**: Forschungsdesigns festlegen (Methoden der Datengewinnung und Datenauswertung). Auswahl ist abhängig vom Forschungsansatz und Art der Forschungsfrage/Hypothese(n). Unterschieden werden experimentelle und nicht experimentelle Designs.

Forschungsdesigns der quantitativen Forschung

Wenn man an Forschung denkt, verbindet man dies meist mit spannenden Experimenten in einem Labor. Ein Experiment ist tatsächlich ein spezielles Forschungsdesign und kann z. B. eingesetzt werden, um zu beweisen, dass die konsequente Anwendung einer Gefährdungsskala die Anzahl der Dekubitusfälle senkt.

Experimentelles Design • Experimente können in jedem Setting (Umgebung, Rahmen) durchgeführt werden. Folgende Charakteristika muss ein experimentelles Design aufweisen:

- **Manipulation**: Die Forschenden tun etwas aktiv mit den Teilnehmenden, auch Intervention genannt.
- **Kontrolle**: Neben den Teilnehmenden, die eine Intervention erhalten (Experimentalgruppe), gibt es eine Gruppe von Teilnehmenden, die keine Intervention erhalten (Kontrollgruppe).
- **Randomisierung**: Die Teilnehmenden werden zufällig entweder der Experimentalgruppe oder der Kontrollgruppe zugeteilt.

Soll etwa die Wirkung einer Salbe untersucht werden, wird sie nur in der Experimentalgruppe verabreicht, die Kontrollgruppe erhält stattdessen ein Placebo. Wichtig ist, dass die Teilnehmenden per Zufall in beide Gruppen eingeteilt werden. Diese Zufallszuteilung sorgt dafür, dass sich verschiedene Einflussfaktoren wie Alter, Geschlecht oder Herkunft auf beide Gruppen gleichmäßig verteilen. Eine **randomisierte kontrollierte Studie** oder RCT (vom engl. „Randomized Controlled Trial") erfüllt alle Kriterien eines experimentellen Designs.

Wenn Forscher einen Vorher-nachher-Effekt messen, erheben sie zu Beginn und nach Beendigung der Intervention Daten, hier spricht man von einem „Prätest-Posttest-Design":

Beispiel Experiment

Das Forschungsziel der Studie ANAA+KO der Katholischen Hochschule Mainz nach Quack et al. war es, anhand eines quantitativen Forschungsdesigns die Wirksamkeit von multimodaler Aktivierung bei Menschen mit Demenz nachzuweisen. Die Studienteilnehmer wurden zufällig je einer Experimental- oder Kontrollgruppe zugeteilt (Randomisierung). Vor Beginn der Aktivierung (Bsp. siehe ▶ Abb. 4.6) wurden sie mittels standardisierter Verfahren (neuropsychologischer Test, Fragebogen) auf ihre alltagspraktischen und kognitiven Fähigkeiten hin getestet. Diese Ergebnisse dienten als Ausgangslage. Danach erhielten die Studienteilnehmer an 6 Tagen der Woche über insgesamt 6 Monate eine spezielle Aktivierung (Manipulation). Anschließend wiederholten die Forscher die Tests und verglichen die Ergebnisse (Vorher-nachher-Effekt-Messung). Die vergleichenden Testergebnisse zeigten, dass diese Form der regelmäßigen Aktivierung die alltagspraktischen Fähigkeiten der Studienteilnehmer stabilisieren konnte.

Abb. 4.6 (Psycho-)motorische Aktivierung bei Demenz.

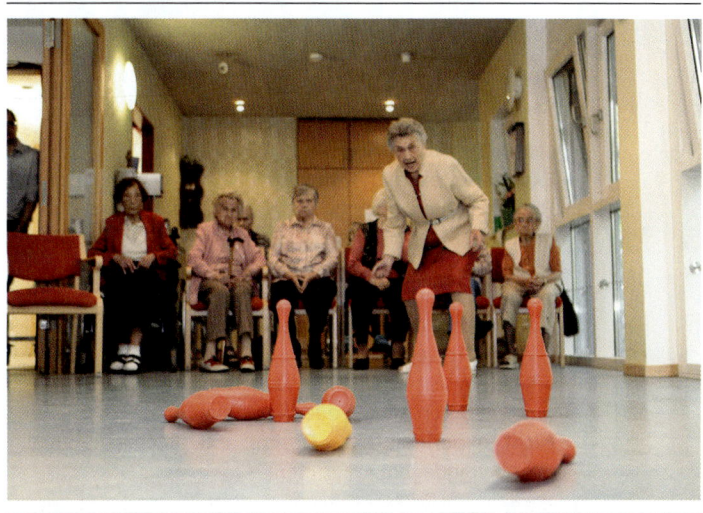

Forschungsethik

> **! Merken Experiment**
> Das Experiment gilt als sicherste Methode, um allgemeingültige Aussagen zu treffen. Experimente finden nicht immer im direkten pflegerischen Umfeld statt. Ergebnisse sind dann aber schwieriger auf die Praxis übertragbar.

Nicht experimentelles Design • Manche Forschungsfragen lassen sich nicht durch ein Experiment angehen, da z. B. eine Manipulation nicht möglich ist oder unethisch (S. 62) wäre. Wenn man z. B. die Wirksamkeit einer Lagerungsmethode zur Dekubitusprophylaxe erforschen möchte, besteht immer auch ein Risiko für die Studienteilnehmer, welches zu Beginn der Studie bedacht werden muss. Wird das Risiko größer als der Nutzen der Studie bewertet, kann in solchen Fällen auf nicht experimentelle Designs zurückgegriffen werden. Hier kommen andere Erhebungsmethoden zum Einsatz, z. B. die Befragung oder die Beobachtung.

Forschungsdesigns der qualitativen Forschung

In der qualitativen Forschung gibt das Design keine Struktur vor, sondern beschreibt, welche Richtung eingeschlagen wird. Dieser abänderbare Plan beschreibt, wie man zu den Daten gelangt, um Schlussfolgerungen ziehen zu können. Es gibt 3 zentrale Richtungen in der qualitativen Forschung.

- **Phänomenologie**: Ziel ist es, das „Wesen der Dinge" zu erforschen und zu verstehen. Folgende Fragestellung dient als Beispiel einer phänomenologischen Studie: Welche Bedeutung hat Hoffnung für Menschen in Pflegeheimen?
- **Ethnografie**: Sie beschäftigt sich mit kulturellen Gruppen oder Lebenswelten, z. B. eine Studie mit der Fragestellung: Welche Bedeutung haben Schmerzen in jüdischen, christlichen und islamischen Kulturen?
- **Grounded Theory**: Sie ist eine bedeutende Richtung in der Pflegeforschung. Sie hat das Ziel, durch systematische Auswertung von fortlaufend qualitativ erhobenen Daten eine Theorie zu entwickeln. Dieser Prozess wird erst abgeschlossen, wenn die fortlaufende Datenerhebung die gewonnenen Erkenntnisse nicht mehr verändert. Untersucht werden hauptsächlich soziale Prozesse, um herauszufinden, welche Bedeutungen Menschen mit ihrem Handeln verbinden. Ein Beispiel wäre eine Studie mit der Fragestellung: Wie bewältigen pflegende Angehörige eines demenzerkrankten Menschen die damit verbundenen Probleme?

> **WISSEN TO GO**
>
> **Forschungsdesigns**
>
> *Quantitative Forschung*
> - **Experimentelles Design**: Experimente beweisen eine Hypothese/Behauptung. Gilt als sicherste Methode, allgemeingültige Aussagen zu treffen. Merkmale sind:
>   – Manipulation (Intervention): Die Forschenden tun aktiv etwas mit den Teilnehmenden.
>   – Kontrolle: über eine Gruppe von Teilnehmenden, die keine Intervention erhalten.
>   – Randomisierung: zufällige Zuweisung der Teilnehmenden in Experimental- oder Kontrollgruppe.
> - **Nicht experimentelles Design**: z. B. Beobachtungen oder Befragungen

> *Qualitative Forschung*
> Das Design gibt keine Struktur, sondern die Richtung vor:
> - **Phänomenologie**: Erfahrungen und Erlebnisse von Menschen werden beschrieben und analysiert
> - **Ethnografie**: beschäftigt sich mit kulturellen Gruppen oder Lebenswelten
> - **Grounded Theory**: Theorie soll entwickelt werden, untersucht werden v. a. soziale Prozesse

Längsschnittstudien und Querschnittstudien

Studien, bei denen die Datenerhebungen zu einem einzigen Zeitpunkt erfolgen, werden **Querschnittstudien** genannt. Werden z. B. die Beschäftigten einer Klinik zum gleichen Zeitpunkt zu ihrer Mitarbeiterzufriedenheit befragt, erhält man eine umfangreiche Ist-Analyse.

Studien, die zu mindestens 2 unterschiedlichen Zeitpunkten Daten erheben, nennt man **Längsschnittstudien**. Werden z. B. die Beschäftigten der Klinik nach einem Jahr erneut zu ihrer Mitarbeiterzufriedenheit befragt, kann man so die Veränderungen zum Vorjahr ermitteln.

Stichprobe

> **Definition Stichprobe**
> Als Stichprobe bezeichnet man die für eine Studie ausgewählte Gruppe von Teilnehmern (Probanden).

In der **quantitativen Forschung** legen die Forschenden zunächst Ein- und Ausschlusskriterien fest, z. B. welche Merkmale die Probanden aufweisen müssen bzw. nicht haben dürfen, um an der Studie teilzunehmen. Angestrebt wird immer eine **repräsentative Stichprobe**, also eine auf die Allgemeinheit übertragbare Personengruppe.

In der **qualitativen Forschung** soll die Auswahl der Teilnehmenden nützlich und angemessen sein. Die Probanden sollen die gewünschten Informationen bestmöglich liefern können.

Forschungsethik

Forschende haben immer die Pflicht, die **Menschenwürde und die Rechte** der Teilnehmenden zu schützen. Drei Grundprinzipien gelten im Rahmen der **Forschungsethik**:
- Alle Probanden der Stichprobe müssen umfassend informiert werden und freiwillig an der Studie teilnehmen.
- Daten müssen anonymisiert werden, um einen vertraulichen Umgang zu gewährleisten.
- Alle Studienteilnehmer müssen vor psychischen und physischen Schäden geschützt werden.

Manche Studienteilnehmende gelten als besonders **vulnerabel** (verletzbar). Dazu gehören Kinder, psychisch Kranke, Schwangere oder geistig und/oder körperlich beeinträchtigte Menschen.

>
> **WISSEN TO GO**
>
> **Forschungsprozess: Studienarten, Stichprobe und Forschungsethik**
>
> - **Studienarten:**
>   - Querschnittstudien: Datenerhebungen zu 1 Zeitpunkt.
>   - Längsschnittstudien: Datenerhebungen zu mind. 2 Zeitpunkten.
> - **Stichprobe:** für die Studie ausgewählte Gruppe von Teilnehmern. In der quantitativen Forschung gibt es Ein- und Ausschlusskriterien, die Stichprobe soll repräsentativ sein. In der qualitativen Forschung soll die Auswahl nützlich und angemessen sein.
> - **Forschungsethik:** Menschenwürde und Rechte der Teilnehmenden sind zu schützen, z.B. freiwillige Teilnahme nach umfassender Information, Anonymisierung der Daten, Schutz vor psychischen und physischen Schäden.

Durchführungsphase

In dieser Phase werden die Daten erhoben. Daten sind jegliche Formen von Informationen, die zur Beantwortung der Forschungsfrage gesammelt werden. In der experimentellen Forschung geschieht dies z.B. mithilfe von physikalischen Messgeräten. In der medizinischen Forschung sind es meist physiologische Parameter (z.B. Temperatur, Blutdruck). In der Pflegewissenschaft benötigt man hingegen häufig „soziale Daten". Diese können über Befragungen oder Beobachtungen erhoben werden.

Quantitative Forschung • Wissenschaftler nutzen Beobachtungen oder standardisierte Erhebungsinstrumente, z.B. Beurteilungsskalen, Fragebögen. Mit deren Hilfe können bestimmte Merkmale in Zahlen abgebildet (quantifiziert) werden. Wobei manche Merkmale (z.B. Gewicht, Lebensalter und Blutdruckwert) relativ leicht und andere (z.B. Selbstpflegefähigkeit, Pflegeabhängigkeit oder Lebensqualität) hingegen schwerer zu messen sind. Bei Letzteren kommen z.B. Beurteilungsskalen zum Einsatz. Befragungen finden oftmals schriftlich in Form von Fragebögen statt. Auch Beobachtungen laufen standardisiert, strukturiert, wenn möglich nicht teilnehmend ab, um größtmögliche Objektivität zu gewährleisten.

Qualitative Forschung • Im Gegensatz zu der quantitativen Forschung geht sie nicht nach festgesetzten Regeln vor, sondern bleibt im gesamten Forschungsprozess offen. Diese Offenheit bietet die Chance, während des Forschungsprozesses neue Dinge zu sehen und zu erkunden. Dazu ist aber auch eine besondere Flexibilität notwendig. Deshalb arbeitet qualitative Forschung nicht mit standardisierten Instrumenten, sondern z.B. mit frei formulierten Fragen in Form von Interviews. Wobei sich Inhalte auch erst im Laufe des Gesprächs ergeben können. Beobachtungen werden meist im gewohnten Umfeld der Studienteilnehmer durchgeführt, denn Ziel ist die Beschreibung des Handlungsumfelds und die Beschreibung der Personen, die darin handeln, einschließlich der Interaktion untereinander.

Auswertungsphase

Am Ende einer Studie werden die gewonnenen Daten ausgewertet. Auch hierbei gehen quantitativ und qualitativ Forschende unterschiedlich vor.

Quantitative Forschung • Die Datenauswertung erfolgt über Berechnungen. Diese werden ebenfalls durch standardisierte Verfahren (statistische Tests) durchgeführt, z.B. kann anhand einer statistischen Auswertung prozentual errechnet werden, wie häufig eine bestimmte Frage beantwortet wurde oder wie der Durchschnittswert eines Testergebnisses ist. Mithilfe deskriptiver und analytischer Statistik werden Aussagen über Häufigkeiten, Korrelationen (Beziehung zwischen Variablen) und Wahrscheinlichkeiten getroffen.

Qualitative Forschung • Die Datenauswertung erfolgt über die Interpretation der Daten. Vor der eigentlichen Datenanalyse werden diese aufbereitet. So werden z.B. die Daten aus Interviews wortwörtlich verschriftlicht, damit sie ausführlich interpretiert werden können. Qualitative Forschung richtet sich nicht nach starren Regeln oder einer Theorie bei der Datenauswertung, sondern die gewonnenen Daten bestimmen den Prozess. Dieser erfordert Offenheit und Kreativität der Forschenden. Die eigentliche Analyse ist sehr komplex und wird an dieser Stelle ausgespart. Wichtig ist, dass die Systematik der Analyse genau eingehalten und beschrieben wird, um den Gütekriterien gerecht zu werden.

>
> **WISSEN TO GO**
>
> **Forschungsprozess: Durchführung und Auswertung**
>
> *Durchführungsphase*
> Daten werden z.B. durch Befragung oder Beobachtung erhoben, in der Pflegewissenschaft oft „soziale Daten".
> - **Quantitative Forschung:** Datenerhebung mittels standardisierter Erhebungsinstrumente; Befragungen häufig schriftlich in Form von Fragebögen; Beobachtungen sind standardisiert, strukturiert, wenn möglich verdeckt und nicht teilnehmend
> - **Qualitative Forschung:** keine standardisierten Instrumente, um offen und flexibel zu sein; Beobachtungen meist im gewohnten Umfeld der Studienteilnehmer; Ziel ist die Beschreibung des Handlungsumfelds und die Beschreibung der Personen
>
> *Auswertungsphase*
> - **Quantitative Forschung:** Auswertung über standardisierte Berechnungsverfahren; Häufigkeiten, Korrelationen und Wahrscheinlichkeiten werden mit deskriptiver und analytischer Statistik beschrieben
> - **Qualitative Forschung:** Auswertung über Interpretation der aufbereiteten Daten; Daten bestimmen den Auswertungsprozess; die Systematik der Analyse wird genau eingehalten und beschrieben, um Gütekriterien einzuhalten

Verbreitungsphase

Am Ende eines Forschungsprozesses steht der Weg in die Praxis. Forschende machen ihre Ergebnisse der „Allgemeinheit" zugänglich. **Quantitative Ergebnisse** werden häufig in Form von **Zahlen und Tabellen** dargestellt. In der **qualitativen Forschung** hat man selten Zahlen als Ergebnis, sondern **Kategorien oder Beschreibungen**. Werfen Studien weitere Fragen auf, weisen die Forschenden neben ihren Empfehlungen für die Praxis meist auf weiteren Forschungsbedarf hin.

Veröffentlichungen können mündlich in Form von Vorträgen auf Kongressen oder schriftlich in wissenschaftlichen Zeitschriften, Fachzeitschriften oder Büchern erfolgen. Die erste Zeitschrift mit Pflegeforschungs-Ergebnissen erschien

4 Grundlagen des EBN

1952 in den USA („Nursing Research"), heute gibt es mehrere. Mündliche Präsentationen erfolgen z. B. mithilfe eines Posters.

4.4.7 Umgang mit Forschungsarbeiten

Tipps zum Lesen

Der folgende Abschnitt gibt einen Leitfaden, wie sich Forschungsneulinge Forschungsarbeiten annähern können. Einen guten Einstieg bieten Fachzeitschriften, denn darin werden z. B. Originalarbeiten zusammenfassend vorgestellt. Forschungsarbeiten sind i. d. R. folgendermaßen aufgebaut: Einleitung, theoretischer Teil, Methodologie/Durchführung, Ergebnisdarstellung und Diskussion.

Oftmals beginnen Artikel in Fachzeitschriften mit einem sog. Abstract. Dieser fasst die Studie kurz zusammen, beinhaltet die wichtigsten Aussagen und gibt einen schnellen Überblick. Es ist hilfreich, sich anschließend beim Lesen der Arbeit eine Zusammenfassung zu erstellen. Das EMED-Format leitet dabei an, sich die grundlegenden Fragen zu beantworten (Mayer 2011):

- **E**inleitung: Warum haben die Autoren diese Fragestellung gewählt?
  - Wer hat die Studie erstellt?
  - Was war das Problem, das zur Studie führte?
  - Welches Studienziel wurde verfolgt?
  - Wie lauten die Forschungsfragen bzw. die Hypothesen?
- **M**ethoden: Wie wurde die Fragestellung bearbeitet?
  - Welcher Forschungsansatz wurde gewählt?
  - Welches Design?
  - Mit welchen Methoden wurden die Daten erhoben?
  - Wer wurde beforscht (Stichprobe)?
  - Wie wurden die Teilnehmer rekrutiert?
  - Mit welchen Methoden wurden die Daten ausgewertet?
- **E**rgebnisse: Was wurde gefunden?
- **D**iskussion: Was bedeuten die Ergebnisse?

Tipps zum Schärfen eines kritischen Blickes

Ein Studium der Pflegewissenschaft beinhaltet, Forschungsarbeiten wissenschaftlich auf Herz und Nieren zu prüfen. Die österreichische Pflegewissenschaftlerin Hannah Mayer empfiehlt Forschungsneulingen, zum Einstieg einen kritischen Blick einzuüben, d. h. die inhaltliche Qualität von Forschungsarbeiten zu beurteilen. An dieser Stelle sei noch mal auf die Gütekriterien (S. 60) quantitativer und qualitativer Forschung hingewiesen, die Auskunft über die wissenschaftliche Qualität einer Forschungsarbeit geben. Folgende Fragen sollen Pflegende dabei unterstützen, eine erste kritische Betrachtung vorzunehmen (Mayer 2011):

- Ist der Forschungsbericht logisch aufgebaut?
- Ist die Ausgangslage deutlich formuliert, sodass die Problemstellung erkennbar ist?
- Ist die Untersuchung sorgfältig begründet? Besteht ein Zusammenhang zwischen der Begründung und der Problemstellung?
- Sind die Ziele der Studie und die Forschungsfragen/Hypothesen klar formuliert?
- Besteht ein logischer Zusammenhang zwischen der gewählten Methode und den gestellten Fragen?
- Ist die Durchführung der Studie nachvollziehbar?
- Sind die Studienergebnisse nachvollziehbar dargestellt? Erfolgt eine Trennung zwischen Darstellung und Interpretation der Ergebnisse?
- Beantwortet der Forscher die von ihm gestellten Fragen?

4.5 Forschungsanwendung in der Praxis

Dieses Kapitel beantwortet die Frage, wie Forschungsergebnisse in die Praxis umgesetzt werden können. Forschungsanwendung bedarf der systematischen Planung und eines strategischen Vorgehens.

Definition Forschungsanwendung
Forschungsanwendung heißt, eine wissenschaftlich fundierte, durch Forschungsergebnisse gestützte Erkenntnis systematisch in die Praxis zu integrieren. Ziel ist eine Praxis, die sich an Forschung orientiert (Mayer 2011).

4.5.1 Evidence-based Nursing

Pflege als Profession ist bestrebt, die wissenschaftliche Fundierung der Pflegepraxis voranzutreiben. In diesem Zusammenhang wird von einer evidenzbasierten Pflege gesprochen.

Definition Evidence-based
„Evidence-based" (oder deutsch „evidenzbasiert") bedeutet übersetzt „wissenschaftlich begründet".

Grundlagen des EBN

„Evidenzbasiert" meint einerseits eine Pflegepraxis, deren Wissen auf Nachprüfbarkeit begründet ist. Dieses aus der Pflegeforschung stammende wissenschaftliche Wissen wird als **externe Evidenz** bezeichnet. Zum anderen bezieht sich eine wissenschaftlich begründete Pflegepraxis auf die Art und Weise, wie Pflegende Entscheidungen treffen, um individuelle pflegerische Probleme zu lösen. Denn es kann in der Pflegepraxis nicht darum gehen, neueste Erkenntnisse, Lehrbuchwissen oder Standardregeln unüberlegt anzuwenden.

Nur aus externer Evidenz ist nicht abzuleiten, was der einzelne Pflegebedürftige will, wünscht und braucht. Was seine Lebensqualität steigert, was für ihn bedeutsam ist, welche pflegerische Zielsetzung für ihn besteht, kann nur in der Kommunikation miteinander erarbeitet werden. Pflegerische Entscheidungsfindung zum Lösen individueller Pflegeprobleme ist immer auch an persönliche Erfahrungen, Überzeugungen und Wissen der Pflegeperson und des pflegebedürftigen Menschen gebunden. Dies bezeichnet man als **interne Evidenz**.

„**Evidence-based Nursing** (EBN) ist eine Pflegepraxis, die
- die pflegerischen Interessen der individuellen Pflegebedürftigen
- im Auftrag der einzelnen Pflegebedürftigen und in Zusammenarbeit mit ihnen
- auf der Basis eines durch beständige zwischenmenschliche Nachprüfung und ständig verbesserten Wissens (derzeit beste Belege)
- im pflegerischen und pflegerisch beratenden Entscheidungshandeln zu erfüllen sucht" (Behrens, Langer 2004).

In diesem Sinne bezeichnet EBN ein Konzept für die Pflegepraxis und gleichzeitig eine Methode, die interne und externe Evidenz miteinander verknüpft.

Beim Nutzen der Methode stellt sich der Anwender die Frage, ob und wie externe Evidenz in das jeweilige Arbeitsbündnis zwischen ihm und einem einzigartigen Pflegebedürftigen in der jeweiligen Einrichtung einbezogen werden kann. Dabei sind die Pflegeprobleme des Pflegebedürftigen unter Einbezug seiner Bedürfnisse, Ressourcen und Wünsche zu lösen und gemeinsam Entscheidungen über eine Pflegemaßnahme oder ein Diagnoseverfahren zu treffen. Daher wird EBN auch als Problemlösungsprozess beschrieben.

Die 6 Schritte der EBN-Methode

Die EBN-Methode umfasst 6 Schritte (▶ Abb. 4.7). Jeder einzelne Schritt verlangt sowohl spezielles Wissen als auch Fertigkeiten, beides gilt es von Grund auf zu erwerben. Zum momentanen Zeitpunkt geschieht dies überwiegend auf Hochschulebene. Es werden aber auch immer häufiger Workshops oder Fortbildungen für Pflegende angeboten. Die 6 Schritte werden hier in Kürze an einem Fallbeispiel erläutert.

Aufgabenstellung

Am Anfang wird geklärt, ob das Problem tatsächlich in den pflegerischen Bereich fällt. Pflegende sollen lernen, Probleme ihrer eigenen Profession zu erkennen und zu benennen. Zum Beispiel fällt die Frage nach der bestmöglichen pflegerischen Maßnahme bei stark riechenden chronischen Wunden in den Aufgabenbereich der Pflege und nicht der Medizin.

Formulierung einer klinischen Frage

Im nächsten Schritt wird präzise eine klinische Frage formuliert. Die Frage enthält i.d.R. die Schlüsselworte für die spätere Recherche. Hilfreich bei der Fragenformulierung ist das **PIKE-Schema**:
- **P** steht für Patient oder Personal, je nachdem für wen das Problem besteht
- **I** bedeutet die geplante Intervention bzw. pflegerische Maßnahme
- **K** steht für die Kontrolle, die jetzige Ist-Situation des Patienten
- **E** steht für das zu erwartende Ergebnis

Beispiel **PIKE in Anwendung**
Ein Patient mit einer stark riechenden, chronischen Wunde fragt den Wundexperten der Pflege in der Klinik, ob gegen den Geruch etwas getan werden kann. Das PIKE-Schema ergibt, dass sich das Problem auf einen Patienten (P) mit einer stark riechenden chronischen Wunde bezieht. Die geplante pflegerische Maßnahme (I) ist die professionelle Versorgung der chronischen Wunde im Hinblick auf die Eindämmung des Geruchs. Die chronische Wunde des Patienten riecht zum jetzigen Zeitpunkt sehr stark und verringert sein Wohlbefinden (K). Der Geruch soll als erwartetes Ergebnis reduziert werden und das Wohlbefinden des Patienten verbessert werden (E). Anhand des PIKE-Schemas kann die Forschungsfrage hier also lauten: Kann der Einsatz einer speziellen Wundauflage den Geruch von chronischen Wunden eindämmen?

Abb. 4.7 Die 6 Schritte der EBN-Methode.

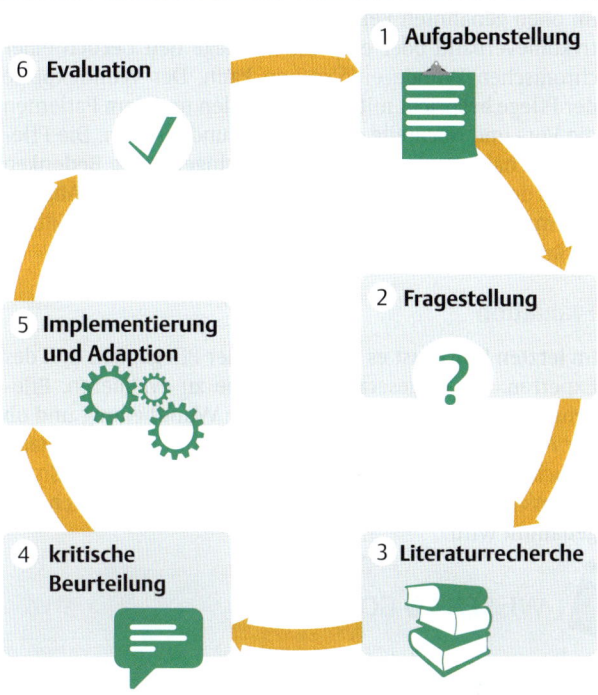

Literaturrecherche

Suchmaschinen helfen bei der Suche nach einem speziellen Pflegeproblem allerdings wenig. Relevante Studienergebnisse findet man z.B. in der kostenfreien Datenbank PubMed (www.pubmed.org) oder DIMDI (www.dimdi.de). Hierfür sind jedoch gute Englischkenntnisse notwendig, da nur wenige Studien in deutscher Sprache vorliegen. Ein wenig Übung im Umgang mit den Datenbanken ist ebenfalls notwendig. Daher übernehmen dies derzeit häufig spezielle Pflegeexperten oder akademisch ausgebildete Pflegende.

Im oben genannten Beispiel würde der Wundexperte der Pflege zahlreiche quantitative Studien zur Frage finden, welche Wundauflagen den Geruch nachweislich verringern können. Anhand der Abstracts entscheidet sich der Experte z.B. dafür, 3 Studien genau durchzulesen.

Tipp • Wer in der Klinik keinen Zugriff auf die kostenpflichtigen Datenbanken oder Fachzeitschriften (Journals) bekommt, kann sich meist über einen Gastaccount an einer Hochschule den Forschungsartikel verschaffen.

Kritische Beurteilung der Recherche

Im Sinne von EBN haben Studien, die objektiv messbare Nachweise bringen, die größte Beweiskraft. Um die Beweiskraft zu beurteilen, werden **Evidenzhierarchien** herangezogen, die Studien nach den verschiedenen Studiendesigns ordnen. An erster Stelle stehen immer randomisiert kontrollierte Experimente (RCTs). Obwohl bei EBN auf die Wichtigkeit qualitativer Forschung ebenfalls hingewiesen wird, stehen diese Studien an letzter Stelle. Da es in der Pflege aber nicht nur um Fragen der Effektivität geht, schließt EBN qualitative Forschungsergebnisse keineswegs aus.

Implementierung und Adaption

Im oben genannten Beispiel stellt sich heraus, dass ein Aktivkohleverband oder eine Silberauflage den Geruch einer chronischen Wunde eindämmen kann. Der Wundexperte der Pflege bespricht mit den Pflegenden und dem Patienten die Vor- und Nachteile der beiden Wundauflagen. Die Pflegenden haben aufgrund ihrer Erfahrungen keine Bedenken gegen den Einsatz einer speziellen Wundauflage. In Absprache mit dem Patienten entscheiden sie sich für die Silberauflage.

Evaluation

Im letzten Schritt ist es die Aufgabe der Pflegenden und des Experten, die eingesetzte Maßnahme zu evaluieren. Pflegende beurteilen z. B. hierbei u. a. die Wundheilung und ob der Aufwand den Nutzen rechtfertigt. Nur der Patient kann jedoch letztendlich entscheiden, ob die gewählte Maßnahme tatsächlich wirksam war. Im Beispiel, ob der Geruch eingedämmt wird.

WISSEN TO GO

Evidence-based Nursing (EBN)

wird auch als Problemlösungsprozess beschrieben, heißt übersetzt „wissenschaftlich begründete Pflege" und basiert auf 4 Punkten:
1. Bedürfnisse der Patienten
2. Erfahrungen des Pflegepersonals (interne Evidenz)
3. belegbares wissenschaftliches Pflegewissen (externe Evidenz)
4. Bedingungen der Umgebung

Die 6 Schritte der EBN-Methode:
1. Aufgabenstellung: Besteht ein pflegerischer Auftrag?
2. Formulierung einer präzisen klinischen Frage
3. Literaturrecherche
4. kritische Beurteilung der Recherche mittels Evidenzhierarchien (insbesondere randomisiert kontrollierte Experimente)
5. Implementierung und Adaption
6. Evaluation

Weiterführende Hinweise

Wie bereits erwähnt, gibt es Kurse und Workshops, um die EBN-Methode zu erlernen. Das German Center for Evidence-based Nursing des Universitätsklinikums Halle (Saale) richtet u. a. Basiskurse aus. Näheres unter www.ebn-zentrum.de.

Des Weiteren lohnt sich ein Blick auf die Internetplattform „Fit-Nursing Care" (www.fit-care.ch). Hier können Pflegende kostenpflichtig Zugang zu internationalen Forschungsergebnissen erhalten oder klinische Fragen stellen. Die Forschungsergebnisse sind von Pflegewissenschaftlern analysiert, in deutscher Sprache verfasst und praxisnah aufbereitet.

Zu empfehlen ist auch das „Handbuch Evidence-based Nursing. Externe Evidence für die Pflegepraxis" von Johann Behrens und Gero Langer. Dieses Buch widmet sich häufig gestellten Fragen zu alltäglichen Handlungen der Pflegepraxis.

4.6 Pflegetheorien

Lehrer fragen Auszubildende zu Beginn gerne nach den Beweggründen für ihre Wahl. Häufig antworten die Auszubildenden, dass sie gerne mit Menschen zusammenarbeiten möchten. Mit Menschen kann man in vielen Berufen zusammenarbeiten, wieso die Entscheidung für die Gesundheits- und Krankenpflege? Eine beliebte Antwort lautet: „Weil ich gerne Menschen helfe." Aber wieso eine Pflegeausbildung und nicht eine Ausbildung als Ergo- oder Physiotherapeutin? Mit ihren Antworten befinden sich Auszubildende, i. d. R. ohne es zu wissen, mitten in den Kernfragen, die sich Florence Nightingale bereits im Jahre 1859 sowie zahlreiche Pflegetheoretikerinnen ab Mitte des 20. Jh. gestellt haben:
- Was ist Pflege?
- Was macht Pflege aus?
- Wer pflegt wen?
- Wie wird gepflegt?
- Was sind Ziele der Pflege?
- Was unterscheidet den Pflegeberuf von anderen Berufen im Gesundheitssystem?

Den Pflegetheoretikerinnen der 1. Generation ging es darum, Pflege als eine Wissenschaft zu verorten und/oder Curricula für die Ausbildung zu erstellen. Die sog. Grand Theories (große Theorien) entstanden. Diese befassten sich zum ersten Mal mit Pflege auf inhaltlicher (theoretischer) Ebene.

4.6.1 Klärung von Fachbegriffen

Pflegetheorie • Sie bestehen aus definierten und miteinander logisch verknüpften Aussagen aus dem Bereich der Pflege. Sie werden genutzt, um „Beschreibungen des Fach- und Zuständigkeitsgebiets der Pflege, Hinweise oder Regeln für die Pflegepraxis sowie Hypothesen oder Fragestellungen für die Pflegeforschung" abzuleiten (Sauter et al. 2004).

Pflegemodell • Ein Modell ist eine reduzierte Darstellung der Wirklichkeit, die der Vereinfachung dient. Ein Pflegemodell „ist eine vereinfachte, schematische, symbolische oder sprachliche Darstellung der Pflege, die in abstrakter Form wesentliche Aspekte der Pflege wiedergibt" (Sauter et al. 2004). Pflegemodelle beschreiben das jeweilige Pflegeverständnis, definieren Aufgaben und Ziele der Pflege und geben eine Struktur für die individuelle Pflegeplanung vor. Sie sind die Basis für die Entwicklung von einrichtungsspezifischen Pflegekonzepten.

Konzeptuelles Modell • In der Pflegewissenschaft gibt es den Terminus „konzeptuelles Modell", auch konzeptueller Rahmen genannt. Gemeint sind damit die oben erwähnten Grand Theories, die zwar auch Pflegetheorien genannt werden, aber von einigen Pflegewissenschaftlern als konzeptuelle Modelle bezeichnet werden. Konzeptuelle Modelle gelten als komplexer und abstrakter als Pflegetheorien.

Konzept • Empirische Konzepte beschreiben direkt beobachtbare und messbare Phänomene, z. B. Körpergewicht, Schmerzen, Fieber, Blutdruck, Mobilität. Abstrakte Konzepte beschreiben Phänomene, die nicht direkt zu beobachten oder zu erfassen sind, z. B. Lebensqualität oder Wohlbefinden. Abstrakte Konzepte müssen so genau wie möglich beschrieben werden, um sie bestimmen und überprüfen zu können. Konzepte im Sinne eines kleinsten Bausteins einer Theorie oder eines Modells beinhalten Handlungsempfeh-

Abb. 4.8 Umsetzung von Pflegetheorien in die Pflegepraxis.

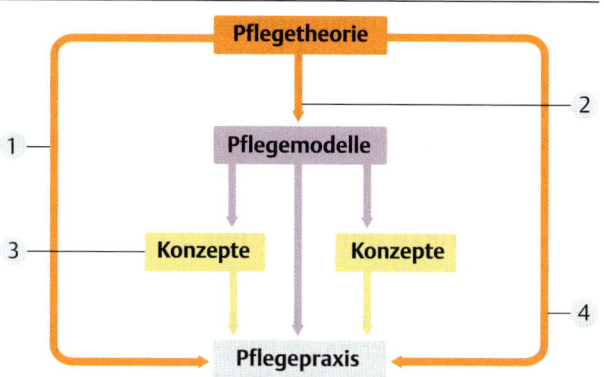

1. Theorien werden in der Praxis überprüft, bestätigt oder abgelehnt.
2. Theorien können in vereinfachter Form in Modellen abgebildet werden und damit in der Praxis Anwendung finden.
3. Konzepte enthalten reduzierte Elemente einer Theorie oder eines Modells, aus denen Handlungen für die Praxis abgeleitet werden können.
4. Jeder bewussten Handlung liegt eine theoretische Annahme zugrunde, die sich in Theorien wiederfindet.

Pflegetheorien werden mithilfe von Modellen und Konzepten in die Pflegepraxis umgesetzt. *Nach: Schewior-Popp S, Sitzmann F, Ulrich L.: Thiemes Pflege. Thieme 2012*

lungen oder -anleitungen, die sich aus einer Pflegetheorie ableiten lassen. Durch die praktische Anwendung können Pflegetheorien überprüft werden (▶ Abb. 4.8). In Pflegekonzepten werden u.a. Teilziele und Maßnahmen formuliert, mit denen diese Qualität erreicht werden soll. Das Pflegekonzept ist für die Mitarbeiter einer Einrichtung handlungsleitend und verbindlich.

4.6.2 Der Nutzen von Pflegetheorien

Pflegeeinrichtungen müssen ein Pflegekonzept aufweisen, das auf einer oder mehreren Pflegetheorie(n) basiert. Pflegende arbeiten theoriegeleitet, wenn sie sich, ihre Einrichtung, ihre Station und v.a. ihr Pflegehandeln pflegetheoretisch einordnen. Dies ermöglicht es ihnen, auf der Basis eines gemeinsamen Pflegeverständnisses Pflege zu beschreiben und zu planen. Um die passende Pflegetheorie für eine Einrichtung, Station und einen Patienten zu finden, müssen sich Pflegeteams mit unterschiedlichen Pflegetheorien auseinandersetzen und grundlegende Fragen beantworten, u.a.:

- Wie können wir gewährleisten, dass Pflege in unserer Einrichtung nicht irgendwie geschieht, sondern dass alle Pflegenden einheitlich vorgehen?
- Welchem Pflegeverständnis folgen wir in unserer Einrichtung?
- Weisen unsere Patienten/Klienten spezifische Merkmale auf?
- Wie sehen wir die zu pflegenden Menschen?

Abb. 4.9 Pflegetheorien – Einflüsse auf die Pflegepraxis.

Pflegetheorien (Grand Theories)	Beinhalten ein allgemeines und abstraktes Pflegeverständnis
Pflegemodelle	Pflegemodelle werden aus Pflegetheorien abgeleitet. Pflegemodelle machen grundsätzliche Aussagen über • den Menschen/das Menschenbild • Gesundheit und Krankheit • Pflege • Umwelt/Umgebung Pflegemodelle definieren die Aufgaben der Pflegenden Pflegemodelle verdeutlichen die Zielsetzungen der Pflege Pflegemodelle liefern Strukturvorgaben für Pflegeplanungen
Pflegeleitbilder	Sind einrichtungsspezifisch und beschreiben die grundsätzlichen und übergeordneten pflegerischen Ziele in Form von Idealen/Wertevorstellungen (z. B. Würde, Individualität, Gleichheit), an denen sich das pflegerische Handeln ausrichtet (richtungsweisend)
Pflegekonzepte	Pflegekonzepte beinhalten z. B. Aussagen zum jeweiligen Pflegemodell, Pflegesystem und zum Pflegeprozess. Sie konkretisieren die grundsätzlichen und übergeordneten pflegerischen Ziele des Pflegeleitbilds durch Beschreibung von Teilzielen und konkreten Maßnahmen zur Zielerreichung. Pflegekonzepte müssen • realistisch, • nachprüfbar und • ergebnisorientiert sein. Sie sind für alle Beteiligten verbindlich und handlungsleitend, die Umsetzung von Pflegekonzepten muss regelmäßig intern überprüft werden

4 Schlüsselkonzepte der Pflege

- Was ist unser Verständnis von Krankheit und wie verstehen wir Gesundheit?
- Welche Aufgabe haben wir Pflegenden dabei?
- Welche Ziele verfolgen wir mit unserer Pflege?
- Wie können wir überprüfen, ob unser Pflegehandeln erfolgreich war?
- Wie stellen wir sicher, dass alle im Pflegeteam das gleiche Pflegeverständnis haben und eine einheitliche Fachsprache sprechen?

Die Fragen beantworten Pflegeteams mit einer oder einer Kombination aus mehreren Pflegetheorien bzw. daraus abgeleiteten Pflegemodellen. ▶ Abb. 4.9 zeigt in vereinfachter Darstellung den Einfluss von Pflegetheorien auf die Pflegepraxis.

Auf der Ebene des täglichen pflegerischen Handelns wird durch die vorherige Auseinandersetzung mit Pflegetheorien Beliebiges zu verbindlichem und einheitlichem pflegerischem Handeln. Bei der pflegetheoretischen Auseinandersetzung handelt es sich um einen fortlaufenden Entwicklungsprozess, der idealerweise von der Pflegedirektion bis hin zur Pflegebasis gemeinsam beschritten und gestaltet werden sollte.

WISSEN TO GO

Pflegetheorien

- **Pflegetheorie:** miteinander logisch verknüpfte Aussagen aus dem Bereich der Pflege. Beschreibungen, Hinweise oder Regeln für die Pflegepraxis sowie Hypothesen oder Fragestellungen für die Pflegeforschung lassen sich ableiten.
- **Pflegemodell:** vereinfachte, schematische, symbolische oder sprachliche Darstellung der Pflege
- **Konzeptuelles Modell:** abstrakter und komplexer als Pflegetheorien
- **Konzept:**
  – empirische Konzepte beschreiben direkt beobachtbare und messbare Phänomene
  – abstrakte Konzepte beschreiben Phänomene, die nicht direkt zu beobachten oder zu messen sind
  – Konzepte gelten auch als kleinste Bausteine einer Theorie oder eines Modells
  – ein Pflegekonzept listet verbindliche Pflegemaßnahmen auf

Nutzen: Pflegetheorien sind ein theoretischer Bezugsrahmen, der ein gemeinsames Pflegeverständnis schafft. Pflegetheorien dienen als Grundlage für Pflegekonzepte einer Einrichtung. Damit wird u. a. die Pflegequalität definiert.

4.6.3 Kriterien zum Vergleich von Pflegetheorien

Wenn ein Pflegeteam auf der Suche nach einer passenden Pflegetheorie ist, kann es folgende Kriterien nutzen, um Pflegetheorien zu vergleichen, zu unterscheiden und einzuordnen.

Reichweiten von Pflegetheorien

Eine Möglichkeit der Unterscheidung ist der Abstraktionsgrad bzw. die Reichweite von Theorien. Die oberste Ebene dieser Einteilung ist die Meta-Theorie, die sozusagen die „Theorie über die Theorie" und v. a. für Pflegewissenschaftler relevant ist. Für die Pflegepraxis sind folgende Reichweiten interessant (▶ Tab. 4.2).

Schwerpunkte der Theorien großer Reichweite

Afaf I. Meleis gehört zu den Pflegetheoretikerinnen der 2. Generation, die versuchten, die Pflegetheorien der 1. Generation zu systematisieren. Wie einleitend erwähnt, gingen die Pflegetheoretikerinnen den Fragen nach, was Pflege ist, was Pflegende tun und was das Ziel von Pflege ist. Je nachdem, welche dieser Fragen beantwortet werden soll, hat eine Theorie einen entsprechenden Schwerpunkt. Die inhaltlichen Schwerpunkte wurden von Meleis nach Bedürfnistheorien, Interaktionstheorien und Ergebnistheorien geordnet.

Bedürfnistheorien • Bedürfnistheoretikerinnen widmeten sich der Beantwortung der Kernfrage: „Was tun Pflegende?" Im Mittelpunkt dieser Theorien steht die Befriedigung der Bedürfnisse des Menschen mit Pflegebedarf. Zentrale Aufgabe von Pflegenden ist es, die Bedürfnisse zu erkennen, die der Patient nicht selbstständig befriedigen kann, und somit Bedürfnisdefizite auszugleichen. Bedürfnistheoretikerinnen sind u. a. V. Henderson (1966), D. Orem (1971), N. Roper, W. Logan, A. Tierney (1983) und M. Krohwinkel (1993).

Interaktionstheorien • „Wie tun Pflegende das, was sie tun?" Hierbei stehen der Interaktionsprozess, also die Beziehung zwischen Pflegenden und dem Menschen mit Pflegebedarf, im Mittelpunkt. Theoretikerinnen dieser Gattung gehen von der Annahme aus, dass die Beziehung zum Patienten dessen Heilungsprozess maßgeblich beeinflusst. Der Pflege kommt dabei die Aufgabe zu, die Interaktion mit dem Patienten bewusst zu gestalten und sich selbst therapeutisch in diese Beziehung einzubringen. Zu den Interaktionstheoretikerinnen zählen z. B. H. Peplau (1952) und I. J. Orlando (1961).

Ergebnistheorien • Der Fokus dieser Theorien liegt auf dem Ergebnis pflegerischer Interventionen. Welches Ziel verfolgen Pflegende bei dem, was sie tun? „Warum findet Pflege statt?" Die Vertreterinnen dieser Theorien gehen u. a. davon aus, dass Patienten unzureichend an ihre aktuelle Situation angepasst sind und sich dadurch in einem Ungleichgewicht mit ihrer Umgebung befinden. Pflege hat zum Ziel, Patienten bei der Wiederherstellung des Gleichgewichts und der Stabilität zu unterstützen. Ergebnistheoretikerinnen sind u. a. M. Levine (1969), M. Rogers (1970) und Sr. C. Roy (1976).

Schlüsselkonzepte der Pflege

Die ersten amerikanischen Pflegetheoretikerinnen versuchten, den Gegenstandsbereich der Pflegewissenschaft zu erfassen. Der Gegenstandsbereich der Pflegewissenschaft ist das Handlungsfeld Pflege. Schlüsselkonzepte benennen zentrale, inhaltlich grundlegende Begriffe von Pflege. Im Laufe der Zeit haben sich 4 Schlüsselkonzepte herauskristallisiert, die den Gegenstandsbereich Pflege umfassen:

1. Person
2. Umwelt
3. Wohlbefinden
4. pflegerisches Handeln

Tab. 4.2 Reichweiten von Theorien.

Von abstrakt bis praxisnah	Eigenschaften	Beispiele aus der Pflegepraxis
Theorien großer Reichweite (Grand Theories, globale Theorien, konzeptuelle Modelle)	• global, abstrakt (theoretisch), umfangreich • spezifische Beschreibung: Was macht Pflege einzigartig? • Pflege wird wissenschaftlich fundiert beschrieben und definiert	Theorien großer Reichweite beschreiben den „Gegenstand der Pflege" und das Spezifische, durch das sich Pflege von anderen Gesundheitsberufen abhebt
Theorien mittlerer Reichweite	• betrachten einzelne Pflegesituationen und Pflegehandlungen • können in der Praxis angewendet werden, aber geben keine konkreten Anweisungen für einzelne Handlungen • empirisch, d.h. im Handlungsfeld der Pflege überprüfbar	• können z.B. ein Phänomen beschreiben • sind oft Teile aus Theorien großer Reichweite. Beispiel: Orem (S. 70) entwickelte aus ihrer „Selbstpflegedefizit-Theorie" 3 Theorien mittlerer Reichweite
Theorien geringer Reichweite (Praxis- oder Mikrotheorien)	• praxisnah, damit geringer Abstraktionsgrad • situationsbezogen, z.B. genaue Aussagen und zielorientierte Handlungsanweisungen • exemplarische Darstellung, d.h., Handlungen können abgeleitet werden	• sie dienen der direkten empirischen Überprüfung von ganz konkretem pflegerischen Handeln, z.B. der Überprüfung von Maßnahmen zur Dekubitusprophylaxe • sie spiegeln die klinische Praxis wider und beschränken sich auf ein bestimmtes Praxisgebiet

nach Rohde 2012

Die Verfasserinnen der Pflegetheorien großer Reichweite machen in ihren Ausarbeitungen direkt oder indirekt Aussagen zu den Schlüsselkonzepten. Sie beschreiben, wie diese miteinander in Beziehung stehen und sich gegenseitig beeinflussen. Die jeweilige Pflegetheoretikerin nimmt Gewichtungen vor und charakterisiert dadurch ihr Pflegeverständnis. Da sie dabei unterschiedliche Schwerpunkte setzt, können die jeweiligen Aussagen zu den Schlüsselkonzepten zur Unterscheidung globaler Theorien herangezogen werden. ▶ Tab. 4.3 stellt hierfür hilfreiche Leitfragen bereit.

WISSEN TO GO

Pflegetheorien

Schwerpunkte von Theorien großer Reichweite
- **Bedürfnistheorien:** Schwerpunkt ist die Befriedigung der Bedürfnisse des pflegebedürftigen Menschen. Vertreterinnen sind z.B. V. Henderson; D. Orem; N. Roper, W. Logan, A. Tierney; M. Krohwinkel
- **Interaktionstheorien:** Schwerpunkt ist die Beziehung zwischen Pflegenden und dem pflegebedürftigen Menschen. Vertreterinnen sind z.B. H. Peplau, I.J. Orlando
- **Ergebnistheorien:** Schwerpunkt liegt auf dem Ergebnis pflegerischer Interventionen. Vertreterinnen sind z.B. M. Levine, M. Rogers, Sr. C. Roy

Schlüsselkonzepte der Pflege
Sie umfassen den Gegenstandsbereich Pflege und stellen zentrale Begriffe von Pflege dar: Person, Umwelt, Wohlbefinden, pflegerisches Handeln. Sie werden von Pflegetheoretikerinnen genutzt, um Pflegeverständnis zu charakterisieren und Theorien zu unterscheiden.

Tab. 4.3 Leitfragen zur inhaltlichen Auseinandersetzung mit Schlüsselkonzepten.

Schlüsselkonzept	Leitfragen
Person	• Wer ist der Empfänger von Pflege? • Wie wird dieser beschrieben? • Werden Aussagen über ein zugrunde liegendes Menschenbild getroffen? Wenn ja, welche? • Werden Aussagen über die Person der Pflegenden getroffen? Wenn ja, welche?
Umwelt	• Was wird als Umwelt bezeichnet? • Hat die Umwelt Einfluss auf den Patienten/Pflegebedürftigen oder die Pflegefachkraft?
Wohlbefinden	• Welche Aussagen werden über Gesundheit und Krankheit gemacht? • Wann setzt Pflege ein?
Pflegerisches Handeln	• Wie wird Pflege definiert? • Welche Aufgaben hat Pflege? • Werden Ziele von Pflege genannt? • Wie sollen diese Ziele erreicht werden?

4.6.4 Ausgewählte Pflegetheorien und Pflegemodelle

In diesem Kapitel werden 2 Pflegetheorien/Pflegemodelle exemplarisch vorgestellt. Diese wurden ausgewählt, da sie im deutschsprachigen Raum weit verbreitet und anerkannt sind.

Selbstpflege-Defizit-Theorie nach Orem

Durch das Entwickeln eines Curriculums für die Krankenpflegeausbildung wollte Dorothea Orem dazu beitragen, dass „Krankenpflege als eigenständige Kunst und Wissenschaft von anderen Disziplinen" abgegrenzt wird. Berufliche Pflege sollte exakt umschriebene Aufgaben haben und nicht „für alles" zuständig sein. Ihr Wirken hat einen entscheidenden Einfluss auf die Entwicklung der Pflegewissenschaft genommen. Die Entwicklung und Erprobung ihrer Selbstpflege-Defizit-Theorie erfolgte von 1958 bis zur ersten Veröffentlichung 1971 unter dem Titel „Strukturkonzepte der Pflegepraxis". Entstanden ist eine sehr komplexe und abstrakte Theorie großer Reichweite, die die Aufgaben von Pflege strukturiert und eine eigene Fachsprache für die Pflege bereitstellt.

Meleis zählt Orems Theorie zu den Bedürfnistheorien, da Orem die Bedürfnisse des einzelnen Menschen und dessen Fähigkeit zur Bedürfnisbefriedigung ins Zentrum ihrer Betrachtung rückt. Pflege wird notwendig, wenn der Mensch in dieser Fähigkeit eingeschränkt ist. Orem hat entscheidend dazu beigetragen, dass Pflegende ihren Blick weg von der Krankheitsorientierung hin zur Pflegebedürftigkeit eines Menschen wenden. Die Selbstpflege-Defizit-Theorie besteht aus 3 Theorien mittlerer Reichweite:
- Theorie der Selbstpflege/Dependenzpflege
- Theorie des Selbstpflegedefizits
- Theorie des Pflegesystems

WISSEN TO GO

Selbstpflege-Defizit-Theorie nach Orem

Bedürfnisse des einzelnen Menschen und dessen Fähigkeit zur Bedürfnisbefriedigung stehen im Zentrum der Betrachtung. Der Pflegerische Blick wechselt von der Krankheitsorientierung hin zur Pflegebedürftigkeit eines Menschen. Die Theorie besteht aus 3 Theorien mittlerer Reichweite:
- Theorie der Selbstpflege/Dependenzpflege
- Theorie des Selbstpflegedefizits
- Theorie des Pflegesystems

Abb. 4.10 Menschen sind auf die Fürsorge ihrer Umgebung angewiesen.

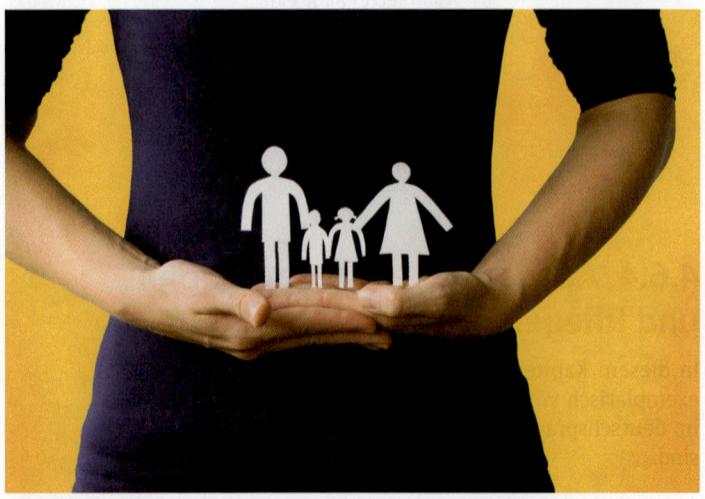

© Nelos/fotolia.com

Theorie der Selbstpflege/Dependenzpflege

Der Mensch wird von seiner Umgebung und Umwelt beeinflusst. Er ist von Beginn an auf die Fürsorge anderer Menschen angewiesen, damit seine Bedürfnisse erfüllt werden, er gesund bleibt und sich entwickeln kann (▶ Abb. 4.10). Er lernt von und durch andere Menschen, für sich selbst zu sorgen und eigenverantwortlich zu handeln. Er wird befähigt, seine Bedürfnisse selbst zu befriedigen (Selbstpflege). Er trägt zu seiner eigenen Entwicklung bei, ist eigenständig und vernünftig, denn er strebt selbst nach Gesundheit und Autonomie.

Durch Krankheit, Behinderung oder Verletzung ist der Mensch im Laufe seines Lebens immer wieder auf andere Menschen angewiesen, die ihn bei der Befriedigung seiner Bedürfnisse unterstützen und ihm zur Unabhängigkeit verhelfen (Dependenzpflege).

Die Theorie der Selbstpflege/Dependenzpflege baut Orem auf **3 Konzepten** auf, die der Definition, der Strukturierung sowie der Übertragbarkeit in die Pflegepraxis dienen: auf den Konzepten der Selbstpflege, der Selbstpflegeerfordernisse und des situativen Selbstpflegebedarfs.

Konzept der Selbstpflege • Selbstpflege ist ein erlerntes Verhalten und umfasst alle freiwilligen, bewussten und zielgerichteten Handlungen eines erwachsenen Menschen, um sein Leben, sein Wohlbefinden und seine Gesundheit zu erhalten (▶ Abb. 4.11). Das heißt, der Mensch hat einen Selbstpflegebedarf, den er nach Orem eigenverantwortlich und autonom (selbstständig und unabhängig) deckt. Wohlbefinden geht zwar oft mit Gesundheit einher, ist aber auch bei Krankheit erreichbar.

Säuglinge, Kinder, ältere, kranke oder behinderte Menschen bedürfen bei selbstpflegerischen Handlungen teilweise oder vollständig der Unterstützung. Ist ein Mensch von der Unterstützung einer verantwortlichen Person abhängig (z.B. versorgt eine Mutter ihren Säugling oder ein Sohn pflegt seine demenziell erkrankte Mutter), bezeichnet Orem dies als Dependenzpflege (Abhängigenpflege).

Konzept der Selbstpflegeerfordernisse • Der Mensch hat einen Selbstpflegebedarf, der sich aus 3 Selbstpflegeerfordernissen ergibt (▶ Tab. 4.4):
- **Allgemeine Selbstpflegeerfordernisse**: 8 allgemeine und größtenteils existenzielle Selbstpflegeerfordernisse, die den menschlichen Grundbedürfnissen entsprechen. Sie werden jedoch von sog. Bedingungsfaktoren (S. 70) wie Alter, Geschlecht, Entwicklungsstand, Gesundheitszustand, vorhandene Ressourcen usw. beeinflusst.
- **Entwicklungsbedingte Selbstpflegeerfordernisse**: Von der Zeugung bis zum Tode entwickelt sich der Mensch. In den unterschiedlichen Phasen dieses Entwicklungsprozesses ergeben sich 3 Formen entwicklungsbedingter Selbstpflegeerfordernisse.
- **Gesundheitsbedingte Selbstpflegeerfordernisse**: Durch Verletzung, Krankheit oder Behinderung entstehen gesundheitsbedingte Selbstpflegeerfordernisse, z.B. Inanspruchnahme medizinischer Unterstützung.

Konzept des situativen Selbstpflegebedarfs • Alle Maßnahmen, die im Sinne der individuellen Selbstpflege erforderlich sind, um die allgemeinen, entwicklungs- oder gesundheitsbedingten Selbstpflegeerfordernisse/-bedürfnisse zu einem bestimmten Zeitpunkt zu erfüllen, bezeichnet Orem als situativen Selbstpflegebedarf. Dieser wird durch 10 Bedingungsfaktoren beeinflusst:

Pflegetheorien

Tab. 4.4 Selbstpflegebedarf nach Orem.

allgemeine Selbstpflegeerfordernisse	entwicklungsbedingte Selbstpflegeerfordernisse	gesundheitsbedingte Selbstpflegeerfordernisse

1. Aufrechterhaltung einer ausreichenden Sauerstoffzufuhr
 	
2. Aufrechterhaltung einer ausreichenden Flüssigkeitszufuhr
 	
3. Aufrechterhaltung einer ausreichenden Zufuhr an Nahrungsmitteln
 	
4. Gewährleistung einer Versorgung in Verbindung mit Ausscheidungsprozessen und Exkrementen
 	
5. Aufrechterhaltung eines Gleichgewichts zwischen Aktivität und Ruhe (▶ Abb. 4.11)
 	
6. Aufrechterhaltung eines Gleichgewichts zwischen Alleinsein und sozialer Interaktion
 	
7. Vorbeugung von Risiken für das Leben, das menschliche Funktionieren und das menschliche Wohlbefinden
 	
8. Förderungen der menschlichen Funktionen und Entwicklungen innerhalb sozialer Gruppen in Übereinstimmung mit den menschlichen Potenzialen, bekannten menschlichen Grenzen und dem Wunsch der Menschen, normal zu sein. Normalität bezieht sich darauf, was menschlich ist, sowie darauf, was in Übereinstimmung mit den genetischen und konstitutionellen Eigenschaften und Talenten von Individuen steht.
	Ergeben sich aus 6 Stadien des Lebenszyklus:
	
	1. intrauterine Stadien des Lebens und der Prozess der Geburt
	
	2. neonatales Stadium des Lebens
	  a termingerechte oder verfrühte Geburt
	  b normales oder niedriges Geburtsgewicht
	
	3. frühes Kindesalter
	
	4. Entwicklungsstadien der Kindheit, Jugend und des Eintritts in das Erwachsenenalter
	
	5. Entwicklungsstadien des Erwachsenenalters
	
	6. Schwangerschaft als Jugendliche oder als Erwachsene
	
	3 Formen entwicklungsbedingter Selbstpflegeerfordernisse:
	
	1. Gewährleistung von Bedingungen, die die Entwicklung fördern
	
	2. Engagement in der Selbstentwicklung
	
	3. Vorbeugung oder Überwindung der Auswirkungen von Bedingungen und Lebenssituationen, die die menschliche Entwicklung negativ beeinflussen können
		1. Inanspruchnahme und Sichern einer geeigneten medizinischen Unterstützung bei Gefahr oder bestehender Erkrankung
		
		2. Bewusstsein über die Auswirkungen von pathologischen Bedingungen einschließlich der Folgen für die eigene Entwicklung
		
		3. effektive Ausführung der verordneten diagnostischen, therapeutischen und rehabilitativen Maßnahmen
		
		4. Bewusstsein über mögliche negative Folgen der medizinischen Maßnahmen
		
		5. Veränderung des Selbstbildes: Akzeptanz des Gesundheitszustandes und des damit verbundenen Bedarfs an spezifischer Gesundheitspflege
		
		6. Lernen, mit den Auswirkungen der pathologischen Bedingungen und der medizinischen Diagnostik und Therapie zu leben, und zwar in einem Lebensstil, der die persönliche Entwicklung fördert

1. Alter
2. Geschlecht
3. Entwicklungsstand
4. Gesundheitszustand
5. soziokulturelle Orientierung
6. Faktoren des Gesundheitspflegesystems (z. B. Zugang zur medizinischen Versorgung)
7. Familienstrukturen
8. Lebensstil
9. Umweltfaktoren
10. Ressourcen

WISSEN TO GO

Orem: Theorie der Selbstpflege/Dependenzpflege

Grundannahmen: Der Mensch lernt, seine Bedürfnisse selbst zu befriedigen (Selbstpflege). Durch Krankheit, Behinderung oder Verletzung ist er ggf. dabei auf andere Menschen angewiesen (Dependenzpflege).

- **Konzept der Selbstpflege:** Der Mensch lernt, sein Leben, sein Wohlbefinden und seine Gesundheit zu erhalten. Freiwillige, bewusste und zielgerichtete Handlungen decken den Selbstpflegebedarf eigenständig.
- **Konzept der Selbstpflegeerfordernisse:** umfasst 3 Selbstpflegeerfordernisse (▶ Tab. 4.4):
  - allgemeine Selbstpflegeerfordernisse: 8 allgemeine, größtenteils existenzielle Grundbedürfnisse, beeinflusst durch z. B. Alter, Geschlecht, Entwicklungsstand, Gesundheitszustand oder vorhandene Ressourcen
  - entwicklungsbedingte Selbstpflegeerfordernisse: je nach Entwicklungsphase
  - gesundheitsbedingte Selbstpflegeerfordernisse: durch Verletzung, Krankheit oder Behinderung
- **Konzept des situativen Selbstpflegebedarfs:** umfasst Maßnahmen, um die individuelle Selbstpflege zu einem bestimmten Zeitpunkt durchzuführen. Wird durch 10 Bedingungsfaktoren beeinflusst.

Abb. 4.11 In der Ruhe liegt die Kraft.

Ein Gleichgewicht zwischen Aktivität und Ruhe aufrechtzuerhalten gehört zu den allgemeinen Selbstpflegeerfordernissen. © Kai Schirmer/fotolia.com

4 Theorie der Pflegesysteme

Theorie des Selbstpflegedefizits

Orem beschreibt in der Theorie des Selbstpflegedefizits die Gründe dafür, warum Menschen der Pflege bedürfen. Diese Theorie beinhaltet **3 Konzepte**: das Konzept der Selbstpflegekompetenz, der Selbstpflegeeinschränkungen und des Selbstpflegedefizits.

Konzept der Selbstpflegekompetenz • Selbstpflegekompetenz bezeichnet die Fähigkeit, die notwendigen Handlungen durchzuführen, um den Selbstpflegebedarf abzudecken. Sie umfasst folgende Fähigkeiten:
- Selbstpflegebedarf erkennen und einschätzen
- sich für Handlungen entscheiden
- Handlungen durchführen und
- im Anschluss überprüfen

Diese Fähigkeiten entwickeln sich im Laufe des Lebens, sie werden erworben und von den bereits erwähnten Bedingungsfaktoren beeinflusst. Der Mensch ist in der Lage, zeitlebens seine Fähigkeiten zu erweitern sowie sich neue Fähigkeiten und Methoden anzueignen. Demzufolge ist Selbstpflegekompetenz individuell ausgeprägt und sowohl positiv als auch negativ beeinflussbar, z. B. können die Auswirkungen einer Krankheit einen Menschen in seiner Selbstpflegekompetenz einschränken. Dann ist er pflegebedürftig und benötigt Dependenzpflege. Dependenzpflegekompetenz ist die erlernte Fähigkeit, den Selbstpflegebedarf anderer Menschen (z. B. Angehörige) zu erkennen und zielgerichtet zu decken.

Konzept der Selbstpflegeeinschränkungen • Der Mensch ist in seiner Selbstpflegekompetenz eingeschränkt, die erforderlichen Maßnahmen zur Erfüllung seines Selbstpflegebedarfs durchzuführen. Selbstpflegeeinschränkungen haben 3 mögliche Ursachen:
- mangelndes Wissen, eine erforderliche Maßnahme auszuführen
- mangelnde Urteils- oder Entscheidungsfähigkeit
- begrenztes Vermögen, gezielte Handlungen durchzuführen

Konzept des Selbstpflegedefizits • Eine Krankheit kann einen Menschen in seiner Selbstpflege derart einschränken, dass es zu einem Ungleichgewicht zwischen Selbstpflegebedarf und Selbstpflegekompetenz kommt. Wenn seine Selbstpflegekompetenz nicht ausreicht, um seinen situativen Selbstpflegebedarf zu decken, entsteht ein Selbstpflegedefizit. Bei einem vollständigen Selbstpflegedefizit ist der Betroffene erheblich oder komplett eingeschränkt und bedarf dementsprechender pflegerischer Unterstützung. In erster Linie greift hier die Dependenzpflege durch Angehörige. Kann ein Selbstpflegedefizit dadurch nicht ausgeglichen werden, wird professionelle pflegerische Unterstützung notwendig.

WISSEN TO GO

Orem: Theorie des Selbstpflegedefizits

Orem beschreibt in 3 Konzepten die Gründe dafür, warum Menschen der Pflege bedürfen:
- **Konzept der Selbstpflegekompetenz:** die erlernte und von Bedingungsfaktoren beeinflusste Fähigkeit, den Selbstpflegebedarf abzudecken. Dependenzpflegekompetenz ist die erlernte Fähigkeit, den Selbstpflegebedarf anderer Menschen zu erkennen und zu erfüllen.
- **Konzept der Selbstpflegeeinschränkungen:** 3 mögliche Ursachen können den Menschen in seiner Selbstpflegekompetenz einschränken:
  – mangelndes Wissen
  – mangelnde Urteils- oder Entscheidungsfähigkeit
  – begrenztes Handlungsvermögen
- **Konzept des Selbstpflegedefizits:** Reicht die Selbstpflegekompetenz nicht aus, um den Selbstpflegebedarf zu decken, entsteht ein Selbstpflegedefizit. Ausgleich bietet die Dependenzpflege.

Theorie der Pflegesysteme

Orem beschreibt in dieser Theorie **3 Konzepte**: das Konzept der Pflegekompetenz, das der Pflegesysteme und das der helfenden Methoden.

Konzept der Pflegekompetenz • Pflegekompetenz ist eine professionelle Weiterentwicklung von Dependenzpflegekompetenz. Es bedarf eines speziellen pflegerischen Wissens und von Kompetenzen, die nur durch Aus- und Weiterbildung sowie Praxiserfahrung erworben werden können. Um einen pflegebedürftigen Menschen beim Ausgleich seines Selbstpflegedefizits zu unterstützen, seine Selbstpflegekompetenz zu erhalten und/oder wiederherzustellen, braucht es das Wissen und die Fähigkeiten, Pflege anhand des Pflegeprozess durchzuführen (S. 210). Dieser beginnt mit der Einschätzung des situativen (Selbst-)Pflegebedarfs, wobei es im Konkreten um die Identifizierung von Selbstpflegedefiziten geht. Folgende Fragen sind dafür hilfreich:
- Welche Einflüsse haben die 10 Bedingungsfaktoren (das Alter, Entwicklungs- und Gesundheitszustand, Familienstrukturen, der Lebensstil usw.) auf den situativen Selbstpflegebedarf?
- Welche Selbstpflegeeinschränkungen liegen vor?
- Wie groß ist das Ausmaß der Selbstpflegeeinschränkungen? Liegt ein Selbstpflegedefizit vor?
- Wie groß sind das Ausmaß und die geschätzte Dauer des Selbstpflegedefizits?

Aus diesen Fragen leiten Pflegende ab, welchen Unterstützungsbedarf Patienten haben bzw. welches Pflegesystem zum Einsatz kommt.

Konzept der Pflegesysteme • Der Schweregrad oder das Ausmaß eines Selbstpflegedefizits (teilweises oder vollständiges) bestimmt, welches Pflegesystem angewendet wird. Anhand des Pflegesystems erschließen sich der Pflegeaufwand sowie die Pflegemaßnahmen. Bei der Planung der Pflege werden die Pflegesysteme gebildet, die notwendig sind, um den Selbstpflegebedarf des Pflegebedürftigen zu erfüllen und ihn in seiner Selbstpflegekompetenz zu stärken. Orem unterscheidet 3 Pflegesysteme (▶ Abb. 4.12):
- **Vollständig kompensatorisches Pflegesystem:** Bei Patienten mit einem vollständigen Selbstpflegedefizit übernehmen professionell Pflegende alle Maßnahmen, um den situativen Selbstpflegebedarf zu erfüllen. Beispielsweise bei Patienten im Endstadium einer Erkrankung oder bei schwerstmehrfachbehinderten Menschen.
- **Teilweise kompensatorisches Pflegesystem:** Der Pflegebedürftige kann in diesem Fall sein Selbstpflegedefizit teilweise selbst ausgleichen, Pflegende kompensieren die Einschränkungen. Ein Beispiel wäre ein mundgerechtes Zubereiten der Nahrung, während der Patient selbstständig die Nahrung aufnehmen kann.

Abb. 4.12 Pflegesysteme im Überblick.

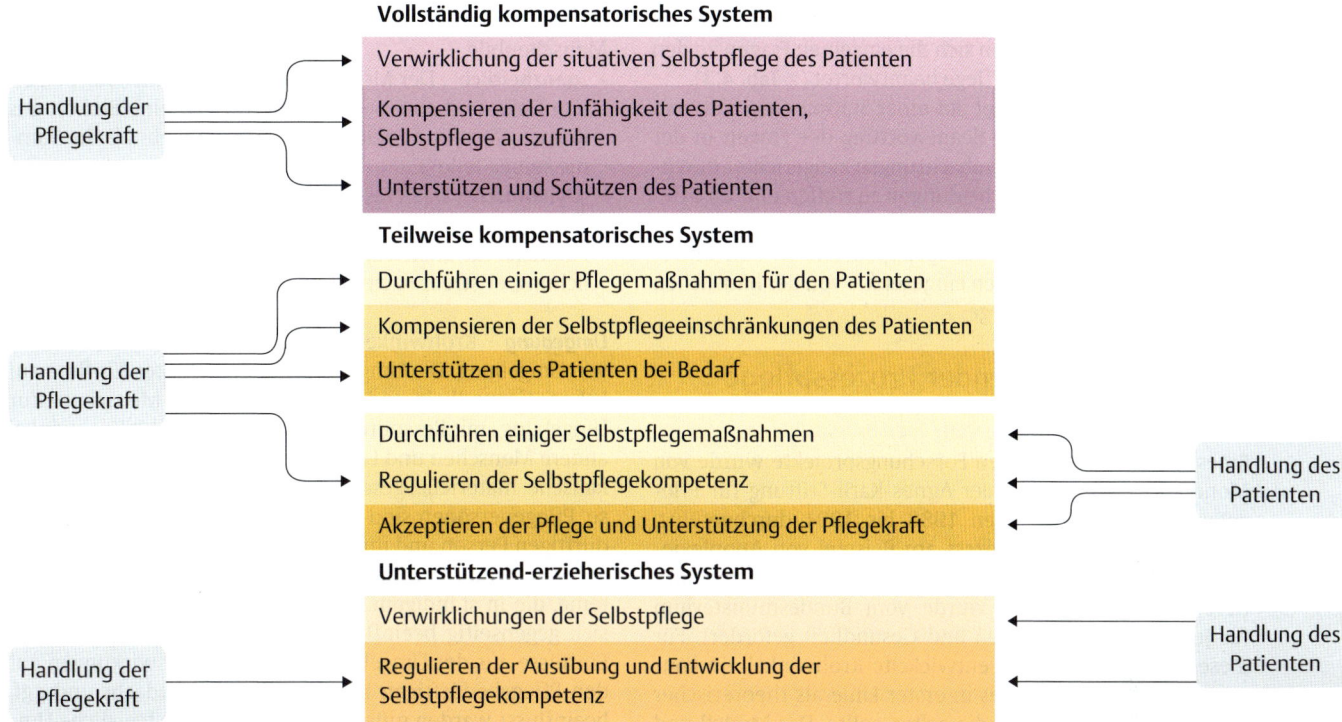

Nach: Lauber A: Verstehen und Pflegen. Grundlagen beruflicher Pflege. Thieme 2012

- **Unterstützend-erzieherisches Pflegesystem**: Ein Patient kann seinen Selbstpflegebedarf selbstständig decken, benötigt aber Anleitung, Beratung oder Schulung durch Pflegende. Ein Beispiel wäre eine Anleitung zur selbstständigen Versorgung eines Dickdarmstomas und Beratung über spezielle Hautpflege und Ernährung.

Konzept der helfenden Methoden • In allen Pflegesystemen können 5 helfende Methoden zum Einsatz kommen, die den Pflegebedürftigen wieder in die Lage versetzen, seiner Selbstpflege eigenständig nachzukommen oder mit einem Defizit bestmöglich zu leben:
1. Pflegende handeln für andere Menschen.
2. Pflegende führen andere Menschen und leiten sie an.
3. Pflegende unterstützen andere Menschen physisch und psychologisch.
4. Pflegende errichten und erhalten ein Umfeld, das die persönliche Entwicklung anderer Menschen fördert.
5. Pflegende unterrichten andere Menschen.

Definition Pflege nach Orem

„[...] Pflege ist eine praktische und didaktische Kunstfertigkeit" [...]: „Die Kunst der Pflege wird praktiziert, indem für die Person mit der Einschränkung etwas getan wird, indem man ihr hilft, selbst etwas für sich zu tun, und/oder indem man ihr hilft zu erlernen, wie sie selbst etwas für sich tun kann. Pflege wird auch praktiziert, indem man einer kompetenten Person aus der Familie des Patienten oder einem Freund des Patienten hilft zu lernen, wie man etwas für den Patienten tun kann" (Orem 1958).

 WISSEN TO GO

Orem: Theorie der Pflegesysteme

Orem beschreibt in dieser Theorie 3 Konzepte:
- **Pflegekompetenz** ist professionelle Weiterentwicklung von Dependenzpflegekompetenz. Sie basiert auf speziellem pflegerischem Wissen und Kompetenzen, die durch Aus- und Weiterbildung sowie Praxiserfahrung erworben werden, sowie der Fähigkeit zur Durchführung des Pflegeprozesses.
- **Pflegesysteme:** Anwendung wird bestimmt durch das Ausmaß eines Selbstpflegedefizits:
  - vollständig kompensatorisches Pflegesystem
  - teilweise kompensatorisches Pflegesystem
  - unterstützend-erzieherisches Pflegesystem
- **helfende Methoden:** Pflegende
  - handeln und agieren für andere
  - führen und leiten an
  - unterstützen physisch und psychologisch
  - errichten und erhalten ein für die Entwicklung förderliches Umfeld
  - unterrichten andere

Anwendung in der Praxis

Die 3 Teiltheorien beinhalten Konzepte für die Pflegepraxis und bilden zusammen ein Gesamtkonzept von Pflege. Es strukturiert das pflegerische Aufgabengebiet und gibt Methoden an die Hand, wie Pflegende ihre Aufgaben erfüllen. Das pflegerische Verständnis basiert auf der Theorie der Selbstpflege, dadurch rückt der Patient mit seinen individuellen Fähigkeiten und Beeinträchtigungen ins Zentrum pflegerischer Betrachtung. Es ist Voraussetzung für die Anwendung eines individuellen Pflegesystems. Das Gesamtkonzept bildet einen theoretischen Bezugsrahmen für professionelles pflegerisches Denken und Handeln. Dies wird ersichtlich, wenn man sich die einzelnen Fragen zu den Schlüsselkonzepten der Pflege beantwortet (▶ Tab. 4.3).

Wird das Gesamtkonzept auf einer Station eingeführt, so sind Pflegende durch die Beantwortung der Fragen in der Lage, ihre pflegerischen Beobachtungen zielgerichtet durchzuführen, daraufhin Entscheidungen zu treffen und ihr Pflegehandeln zu begründen. Die Selbstpflege-Defizit-Theorie wird bei Patienten aller Altersgruppen und in den unterschiedlichsten Umgebungen eingesetzt – von der häuslichen Pflege bis zur Intensivpflege.

Das System Fördernder Prozesspflege nach Krohwinkel

Eines der ersten deutschen Forschungsprojekte wurde von Monika Krohwinkel und der Agnes-Karll-Stiftung für Pflegeforschung in den Jahren 1988 bis 1991 durchgeführt. Die Studie „Der Pflegeprozess am Beispiel von Apoplexiekranken – Eine Studie zur Erfassung ganzheitlich-rehabilitierender Prozesspflege" wurde vom Bundesministerium für Jugend, Familie, Frauen und Gesundheit gefördert. Für dieses Forschungsprojekt entwickelte Krohwinkel ein konzeptuelles Modell, welches in erster Linie als theoretischer Bezugsrahmen für die Studie gelten sollte. Das Modell und die Erkenntnisse aus der Studie sollten aber auch in die curriculare Entwicklung zum Pflegeprozess in Aus-, Fort- und Weiterbildung von Pflegenden einfließen.

1993 veröffentlichte Krohwinkel die Ergebnisse der Studie in ihrem Buch „Der Pflegeprozess am Beispiel von Apoplexiekranken". Entstanden war ein „in der pflegerischen Praxis konkretisiertes und validiertes (auf Gültigkeit geprüftes) konzeptuelles Pflegemodell" (Krohwinkel 2008), welches von da an Einzug in Aus-, Fort- und Weiterbildung und die Pflegepraxis hielt. Im Laufe der nächsten Jahre hat Krohwinkel ihr Pflegemodell kontinuierlich weiterentwickelt, bis es letztlich in das „System Fördernder Prozesspflege" mündete. Krohwinkels Pflegemodell fußt auf den 4 Schlüsselkonzepten der Pflege. Im Folgenden werden Grundaussagen dazu vorgestellt.

Schlüsselkonzepte der Pflege

Für die Errichtung ihres Rahmenkonzepts orientierte sich Krohwinkel an den Pflegetheorien großer Reichweite von Martha Rogers (Ergebnistheorie), Dorothea Orem und Nancy Roper et al. und entwickelte daraus 4 Schlüsselkonzepte.

Mensch • Das Zentrum pflegerischen Interesses ist die pflegebedürftige Person. Zur Person zählt nicht nur der pflegebedürftige Mensch, sondern auch seine persönliche Bezugsperson, im weiteren Sinne seine Familie oder familienähnliche Bezugssysteme. Krohwinkels Grundverständnis vom Menschen basiert auf einem ganzheitlich-dynamischen Menschenbild.

- „ganzheitlich": Der Mensch hat nicht nur einen Körper, einen Geist und eine Seele, sondern er ist eine Einheit aus Körper, Geist und Seele („Das Ganze ist mehr als die Summe seiner Teile").
- „dynamisch": Das Wesen des Menschen ist nicht konstant, sondern wandel- und veränderbar. Jeder Mensch hat das Potenzial für Entwicklung, Wachstum und Selbstverwirklichung, er strebt nach Unabhängigkeit und Wohlbefinden.

Umgebung • Krohwinkel spricht nicht von Umwelt, sondern von Umgebung. Die Umgebung hat den größten Einfluss auf Leben, Gesundheit und Wohlbefinden des Menschen. Zur Umgebung (mit Ressourcen und Defiziten) zählt Krohwinkel andere Menschen und Lebewesen sowie ökologische, physikalische, materielle, gesellschaftliche und kulturelle Einflüsse. Pflegepersonen sind Teil der Umgebung einer pflegebedürftigen Person und ihrer Bezugsperson.

Person und Umgebung sind aufeinander bezogene Systeme, die in ständigem Austausch miteinander stehen und sich gegenseitig beeinflussen. Dies hat zur Folge, dass die Einflüsse aus der Umgebung bzw. deren Auswirkungen auf den Pflegebedürftigen bei der Pflege mitbedacht und ggf. beeinflusst werden müssen. So wäre z. B. die häusliche Umgebung eines Menschen an seine bestehende Behinderung anzupassen.

Gesundheit und Krankheit • Gesundheit und Krankheit sind dynamische Prozesse und keine statischen Zustände. Deshalb sollten die Fähigkeiten eines Menschen, die ihm auf seinem Weg zu mehr Wohlbefinden dienen, erkannt und gefördert werden. Entscheidend für die pflegerische Zielsetzung ist, was der betroffene Mensch selbst als Wohlbefinden definiert.

Pflege • Zu Beginn des Pflegeprozesses steht das Erkennen und Beschreiben der Bedürfnisse, Probleme und Fähigkeiten des pflegebedürftigen Menschen und deren Auswirkungen auf seine Unabhängigkeit und sein Wohlbefinden. Um die Fähigkeiten einer Person zur Bedürfnisbefriedigung näher betrachten zu können, teilt Krohwinkel diese Fähigkeiten in 3 Kategorien ein:

- **physisch-funktional** (Körper und seine Funktionen)
- **willentlich-rational** (vernunftbezogenes und zielgerichtetes Denken)
- **willentlich-emotional** (Motivation und Gefühle betreffend)

Die Fähigkeiten beeinflussen sich gegenseitig und somit den Menschen im Ganzen. Sie sind nur für Analysezwecke

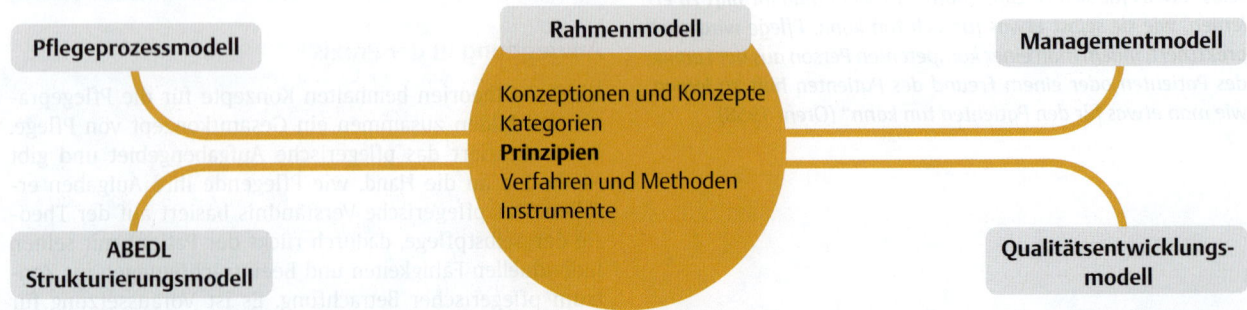

Abb. 4.13 Das System Fördernder Prozesspflege (nach Krohwinkel 2008).

getrennt voneinander zu betrachten. Pflege hat die Aufgabe, den Pflegebedürftigen, so wie er ist und geworden ist, zu respektieren. Seine Autonomie im Denken, im Wollen, im Entscheiden, im Handeln und seine Emotionalität sind von Pflegenden zu fördern und zu unterstützen.

Auf diesem Grundverständnis baut das System Fördernder Prozesspflege auf. Wie ▶ Abb. 4.13 zeigt, besteht das System aus 5 Modellen, in die jeweils Konzepte, Kategorien und Prinzipien integriert sind. Erst im Zusammenwirken aller Modelle wird theoriegeleitetes „Arbeiten nach Krohwinkel" möglich. Im Folgenden werden die einzelnen Modelle vorgestellt.

ABEDL-Strukturierungsmodell

Die 13 ABEDL (**A**ktivitäten, **B**eziehungen, **e**xistenzielle Erfahrungen **d**es **L**ebens) und ihre Unterteilung in 3 Kategorien sind eine Strukturierungshilfe, um die Fähigkeiten zu finden, die es einer Person ermöglichen, ihre Lebensaktivitäten zu realisieren (▶ Abb. 4.14). Dadurch lässt sich ihr Pflegebedarf strukturiert erheben. Die ABEDL sind nur zu Analysezwecke einzeln zu betrachten, im Leben eines Menschen beeinflussen sie sich gegenseitig. Dies führt zur Kernaussage Fördernder Prozesspflege: „Lebens- und Entwicklungsprozesse, Krankheits- und Gesundheitsprozesse, unter Umständen das Leben selbst, hängen ab von den Fähigkeiten und Ressourcen des Menschen, die es ihm ermöglichen,
- Lebens**a**ktivität zu realisieren,
- soziale **B**eziehungen und Bereiche zu sichern und zu gestalten,
- mit **e**xistenziellen Erfahrungen **d**es **L**ebens umgehen und sich dabei zu entwickeln" (Krohwinkel 2008).

> **WISSEN TO GO**
>
> **Das System Fördernder Prozesspflege nach Monika Krohwinkel**
>
> *Schlüsselkonzepte der Pflege*
> - **Mensch**: pflegebedürftige Person einschl. der Bezugsperson/Familie
> - **Umgebung**: umfasst Menschen, Lebewesen und andere Einflüsse
> - **Gesundheit und Krankheit**: sind dynamische Prozesse und keine statischen Zustände. Das Empfinden der Person ist entscheidend.
> - **Pflege**: Pflegeprozess beginnt mit dem Erkennen und Beschreiben der Bedürfnisse, Probleme und Fähigkeiten des Pflegebedürftigen und deren Auswirkungen auf Unabhängigkeit und Wohlbefinden. Zu beachten sind physisch-funktionale, willentlich-rationale und willentlich-emotionale Fähigkeiten.
>
> *ABEDL-Strukturierungsmodell*
> Bei dieser Strukturierungshilfe sind 13 Lebensaktivitäten (ABEDL = **A**ktivitäten, **B**eziehungen, **e**xistenzielle Erfahrung **d**es **L**ebens) in 3 Kategorien unterteilt. Das Modell dient der strukturierten Erfassung des Pflegebedarfs eines Menschen.

Rahmenmodell Fördernder Prozesspflege

Das Rahmenmodell umfasst das Interesse, die Ziele und Handlungsschwerpunkte Fördernder Prozesspflege. Es gibt Pflegenden den Rahmen, die Richtung und die Orientierung

Abb. 4.14 ABEDL-Strukturierungsmodell (nach Krohwinkel 2008).

Aktivitäten des Lebens realisieren können	Beziehungen sichern und gestalten können
Kommunizieren können	• im Kontakt sein und bleiben • fördernde Kontakte und Beziehungen erhalten, erlangen, wiedererlangen • mit belastenden Kontakten und Beziehungen umgehen können
Sich bewegen können	
Vitale Funktionen des Lebens aufrechterhalten können	
Sich pflegen können	
Sich kleiden können	**Mit existenziellen Erfahrungen des Lebens umgehen können**
Ausscheiden können	• fördernde Erfahrungen machen können – unabhängig sein – sich wohl befinden (Wertschätzung, Achtung, Respekt erfahren, sicher sein, vertrauen, Zuwendung erfahren, hoffen, glauben, sich freuen etc.) • mit belastenden und gefährdenden Erfahrungen umgehen können – unter Abhängigkeit leiden – sich hilflos fühlen (Geringschätzung erfahren, Angst haben, sich sorgen, sich schämen, kraftlos sein, unter Langeweile leiden, Schmerzen haben, Trennung/Verlust erfahren, Hoffnung verlieren) • Erfahrungen, die die Existenz fördern oder gefährden, unterscheiden können – z. B. kulturgebundene Erfahrungen wie Weltanschauung, Werte, Glaube, Religionsausübung • lebensgeschichtliche Erfahrungen einbeziehen können
Essen und trinken können	
Ruhen, schlafen, sich entspannen können	
Sich beschäftigen, lernen, sich entwickeln können	
Die eigene Sexualität leben können	
Für eine sichere/fördernde Umgebung sorgen können	

Nach: Köther I. Altenpflege. Thieme 2011

vor, wie der Pflegeprozess gestaltet werden muss, um fördernde Prozesspflege zu gewährleisten.

Primäres pflegerisches Interesse • Es gilt der pflegebedürftigen Person (einschließlich ihrer persönlichen Bezugsperson). Im Zentrum stehen dabei die Fähigkeiten, Bedürfnisse und Probleme der Person in Bezug auf Unabhängigkeit und Wohlbefinden in den ABEDL.
- **Fähigkeit**: Das, was eine Person kann, ist eine Fähigkeit.
- **Bedürfnis**: Das, was eine Person möchte oder benötigt, ist ein Bedürfnis.
- **Problem**: Wenn die Fähigkeit nicht ausreicht, ein Bedürfnis zu erfüllen, hat die Person ein Problem/Pflegeproblem. Ein Problem kann aktuell sein oder als potenzielles Risiko vorliegen.

Primäre Einflussfaktoren • Für das primär pflegerische Interesse gilt die Frage, welche Faktoren/Ursachen die Unabhängigkeit und das Wohlbefinden der pflegebedürftigen Person in den ABEDL beeinflussen. Probleme der Person haben unterschiedliche Ursachen oder Einflussfaktoren. Diese können in der Person selbst liegen, z.B. in einer mangelnden Fähigkeit, die durch eine Erkrankung hervorgerufen wird.

Defizit • Erfährt die Person aus ihrer Umgebung nicht die Unterstützung, die sie benötigt, um ihre Fähigkeit einsetzen zu können, liegt ein Defizit vor. Die Ursache, warum die Person ein Problem hat, liegt demnach in der Umgebung der Person begründet. Deshalb sind bei Krohwinkel Person und Umgebung im Pflegeprozess immer zusammen zu betrachten.

- **Ressourcen**: Wird eine Person durch jemanden aus ihrer Umgebung unterstützt, damit sie ihre Fähigkeit in den ABEDL einsetzen kann, nennt Krohwinkel dies Ressourcen.
- **Lebens- und Entwicklungsprozesse**: Menschen in unterschiedlichen Lebensphasen müssen unterschiedliche Entwicklungsaufgaben bewältigen. Daraus ergeben sich unterschiedliche Bedürfnisse, Fähigkeiten, Probleme, Ressourcen oder Defizite. Vor allem bei längerfristiger pflegerischer Betreuung sind die bisherigen lebensgeschichtlichen Erfahrungen der pflegebedürftigen Person mit in den Pflegeprozess einzubeziehen. Ihre bisherigen Gewohnheiten und Bewältigungsstrategien haben sie zu der Person gemacht, die sie heute ist, und beeinflussen weitere Lebens- und Entwicklungsprozesse.
- **Lebens- und Pflegesituationen**: Die Lebens- und Pflegesituation kurz vor der Übernahme durch pflegefachliche Hilfe wird betrachtet, um die Entwicklung dorthin nachvollziehen zu können. Hierbei ist der Pflegebedürftige in Wechselwirkung zu seiner Umgebung mit Ressourcen und Defiziten zu beschreiben.
- **Krankheits- und Gesundheitsprozesse**: Der Mensch bewegt sich in einem Gesundheits-Krankheits-Kontinuum. Krankheits- und Gesundheitsprozesse einschließlich diagnostischer und therapeutischer Maßnahmen nehmen Einfluss auf das Wohlbefinden und die Unabhängigkeit der pflegebedürftigen Person bei der Realisierung und Gestaltung der ABEDL.

Primäre pflegerische Zielsetzung • Fördernde Prozesspflege hat zum Ziel, den pflegebedürftigen Menschen beim Erhalten und Wiedererlangen von Unabhängigkeit und Wohlbefinden in den ABEDL zu unterstützen und zu fördern.

Primäre pflegerische Handlungen • Als übergeordnete primäre pflegerische Handlung sieht Krohwinkel ein kommunikativ-förderndes Verhalten seitens der Pflegenden. Dies ist Voraussetzung, um fördernde Beziehungen im Pflegeprozess aufzubauen, zu sichern und zu gestalten sowie Probleme zu bearbeiten. Kommunikativ-förderndes Verhalten wird durch das Einnehmen von Rogers Grundhaltungen erst möglich (S. 127). Dies bedeutet, dass Pflegende empathisch wahrnehmen und reflektieren, wie der pflegebedürftige Mensch seine Probleme, Bedürfnisse und Fähigkeiten und seinen Hilfsbedarf sieht und empfindet, sowie, dass sie deren Bedeutung für den Betroffenen mit ihm gemeinsam erfassen. Auf dieser Grundlage wird ersichtlich, welcher Pflegebedarf in den ABEDL besteht und welche pflegerischen Handlungen notwendig sind, um die pflegerische Zielsetzung zu erreichen (▶ Abb. 4.15).

Pflegeprozessmodell

Das Pflegeprozessmodell, das im „System Fördernder Prozesspflege" angewendet wird, lehnt sich an das **vierphasige Modell** der WHO (1979) an und wird als Problemlösungs- und Beziehungsprozess definiert. Der Pflegeprozess folgt einem Zyklus, einzelne Phasen können sich jedoch auch überschneiden. Bei längerfristiger pflegerischer Betreuung folgt nach jeder Auswertung ein neuer Pflegeprozesszyklus. Die 4 Phasen des Pflegeprozesses sind in (S. 77) dargestellt.

- Alle Phasen des Pflegeprozesses sind in der Fördernden Prozesspflege **personen-, beziehungs- und förderungsorientiert**. Der Pflegeprozess bezieht sich nicht nur auf das zu planende Gesamtgeschehen, sondern er ist auch Teil jeder systematischen und reflektierten pflegerischen Handlung. Der aktuelle Pflegebedarf kann vom geplanten Pflegebedarf abweichen. Allein schon deshalb, weil nicht ein Tag

Abb. 4.15 Rahmenmodell der Fördernden Prozesspflege (nach Krohwinkel 2008).

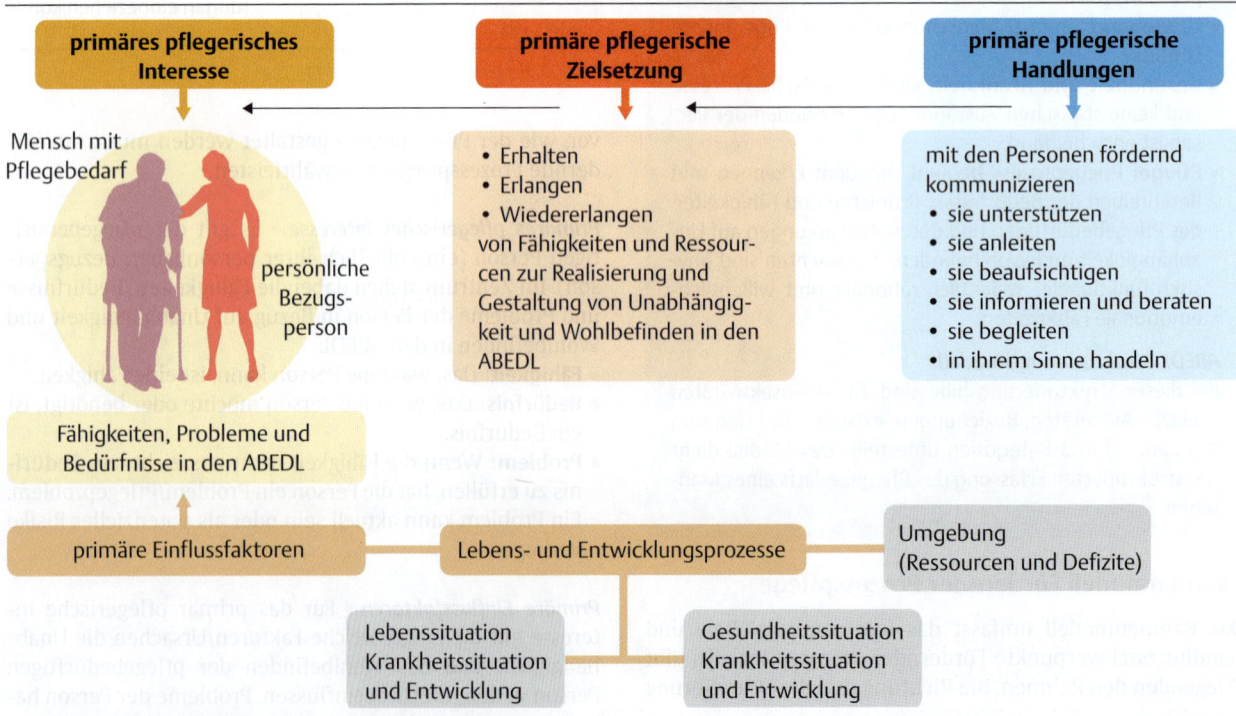

Nach: Köther I. Altenpflege. Thieme 2011

Tab. 4.5 Vierphasiges Pflegeprozessmodell nach Krohwinkel.

Prozessschritt	Erläuterung
Erhebung	Pflegeanamnese (Vorgeschichte) erfassen, Pflegebedarf erheben: Probleme, Bedürfnisse und Fähigkeiten in den ABEDL werden erhoben (erfragt und beobachtet). Pflegediagnosen werden unter Einbezug der Ursachen und Einflussfaktoren der Probleme erstellt. Eine zuverlässige Datenerhebung ist das Fundament für alle weiteren Prozessschritte.
Planung	Planung von Pflegezielen und -maßnahmen: Prioritäre, d. h. für den Pflegebedürftigen für Unabhängigkeit und Wohlbefinden bedeutende ABEDL, werden problemorientiert herausgearbeitet und Pflegeziele gemeinsam aufgestellt. Pflegemaßnahmen zur Zielerreichung werden geplant.
Durchführung	Kreative Umsetzung der geplanten Pflege: Hier benötigt die Pflegeperson Fach- und Methodenkompetenz.
Auswertung	Erfolgskontrolle und Feedback: Durchgeführte Maßnahmen werden in einer Ist-Soll-Analyse evaluiert. Der Pflegebedürftige soll möglichst in das Feedback einbezogen werden, er ist das Zentrum der Evaluation. Ein neuer Pflegeprozess startet.

wie der andere ist. Das heißt, die geplanten Maßnahmen werden in Absprache mit dem pflegebedürftigen Menschen der aktuellen Situation angepasst. Eine veränderte Vorgehensweise wird im Pflegeverlaufsbericht dokumentiert.
- Die **Pflegeprozessdokumentation** hat eine wichtige Funktion, denn nur über eine auf die ABEDL bezogene Dokumentation kann die Wirksamkeit und die Kontinuität der geplanten Pflege überprüft und aufgezeigt werden. Mehr zum Pflegeprozess finden Sie im Kap. „Pflegeprozess" (S. 210).

Kernaussagen des Managementmodells

Das Managementmodell Fördernder Prozesspflege beinhaltet die Hauptaufgaben der Pflege (▶ Abb. 4.16). Krohwinkel teilt diese in 3 Bereiche auf, in denen Pflege die Gesamtverantwortung trägt:
- **Bereich 1:** direkte Pflege
- **Bereich 2:** Pflegeprozessdokumentation
- **Bereich 3:** Pflegeprozessorganisation und -koordination
- Weitere mögliche Aufgaben ergeben sich aus der Mitwirkung Pflegender in anderen Verantwortungsbereichen.

Abb. 4.16 Das Managementmodell der Pflege (nach Krohwinkel 2008).

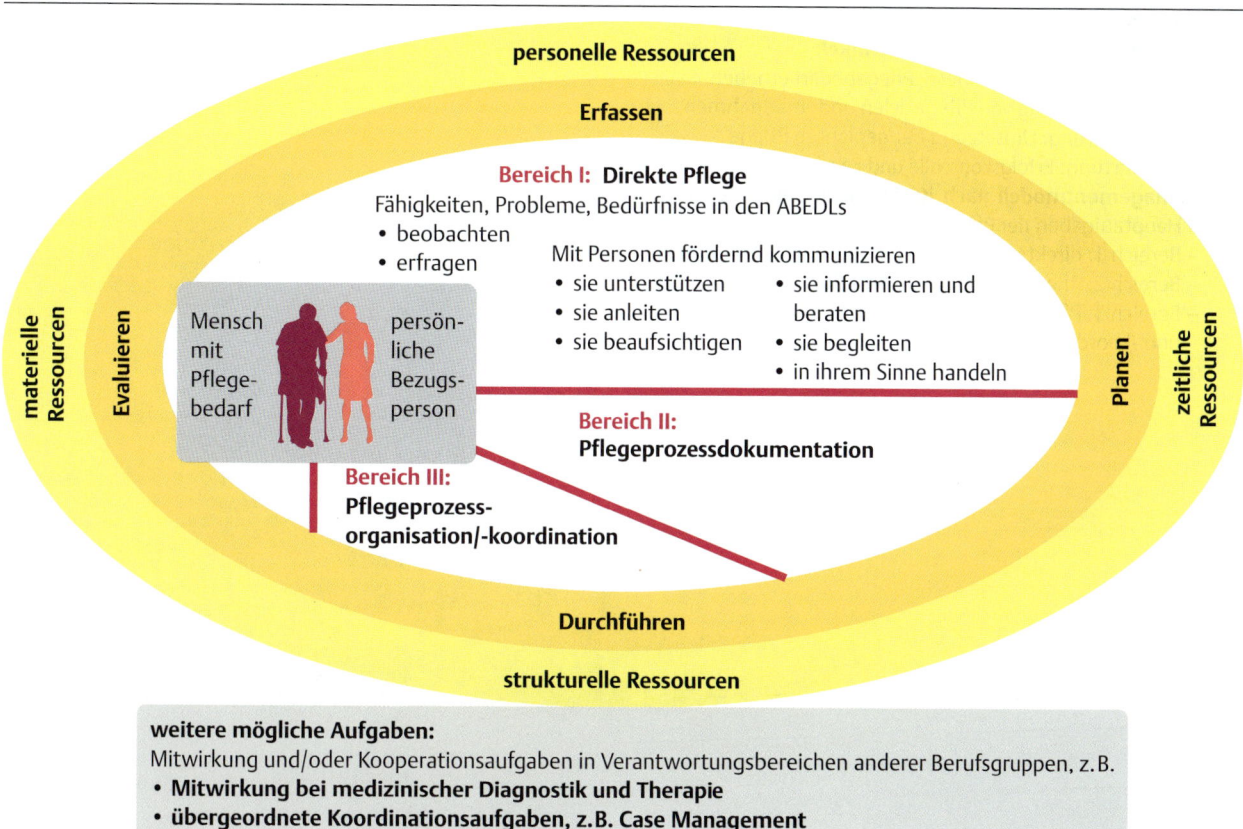

Nach: Köther I. Altenpflege. Thieme 2011

Anwendung in der Praxis

Um eine Kontinuität und Qualität in der Beziehung zum pflegebedürftigen Menschen und in der Übernahme der Hauptaufgaben von Pflege zu gewährleisten, favorisiert Krohwinkel die Pflegeorganisationsform der Bezugspflege (S. 197). Allerdings bedarf es für die Umsetzung dieser Organisationsform struktureller und organisatorischer Bedingungen, die auf Managementebene zu realisieren sind. In diesem Zusammenhang fordert Krohwinkel ein personen- und förderungsorientiertes Management. Um Qualität im Kontext Fördernder Prozesspflege zu erfassen und weiterzuentwickeln, gehört zum System Fördernder Prozesspflege auch die Implementierung des Krohwinkel'schen Qualitätsentwicklungsmodells.

WISSEN TO GO

Fördernde Prozesspflege nach Krohwinkel

Rahmenmodell
- **Primäres pflegerisches Interesse:** gilt der pflegebedürftigen Person (+ Bezugsperson). Im Zentrum stehen die Fähigkeiten, Bedürfnisse und Probleme der Person in Bezug auf Unabhängigkeit und Wohlbefinden in den ABEDL.
- **Primäre Einflussfaktoren:** Faktoren/Ursachen, die Unabhängigkeit und Wohlbefinden der pflegebedürftigen Person beeinflussen, entweder aufgrund eingeschränkter Fähigkeiten der Person oder wegen Defiziten und Ressourcen in der Umgebung.
- **Primäre pflegerische Zielsetzung**: Wohlempfinden und Unabhängigkeit des pflegebedürftigen Menschen in den ABEDL.
- **Primäre pflegerische Handlungen:** kommunikativ-förderndes Verhalten der Pflegeperson ist Grundvoraussetzung.

Pflegeprozessmodell und Managementmodell
- **Pflegeprozessmodell nach Krohwinkel:**
  – Erhebung: Pflegeanamnese, Pflegebedarf erheben
  – Planung: Planung von Pflegezielen und -maßnahmen
  – Durchführung: Umsetzung der geplanten Pflege
  – Auswertung: Erfolgskontrolle und Feedback
- **Managementmodell nach Krohwinkel:** beinhaltet die 3 Hauptaufgaben der Pflege:
  – Bereich 1: direkte Pflege
  – Bereich 2: Pflegeprozessdokumentation
  – Bereich 3: Pflegeprozessorganisation und -koordination

Anwendung in der Praxis

Die aufgezeigte Komplexität des Systems Fördernder Prozesspflege macht deutlich, dass dieses System nicht nur auf einem Pflegebereich oder einer Station eingeführt werden kann. Denn die einzelnen Modelle fließen in einem „Gesamt"-Pflegemodell zusammen, welches eine Fördernde Prozesspflege überhaupt erst ermöglicht. Durch die Einführung dieses wissenschaftlich-fundierten Pflegemodells soll sowohl individuelle Versorgungskontinuität der pflegebedürftigen Menschen gewährleistet als auch Pflegequalität erfasst und weiterentwickelt werden können. Das Pflegemodell wird vor allem in der Langzeitpflege eingesetzt, z.B. in Rehabilitationseinrichtungen, in Altenpflegeheimen, in Einrichtungen, in denen Menschen mit Behinderungen betreut werden, oder in der häuslichen Pflege. In Akutkrankenhäusern ist es seltener, aber immer häufiger vorzufinden.

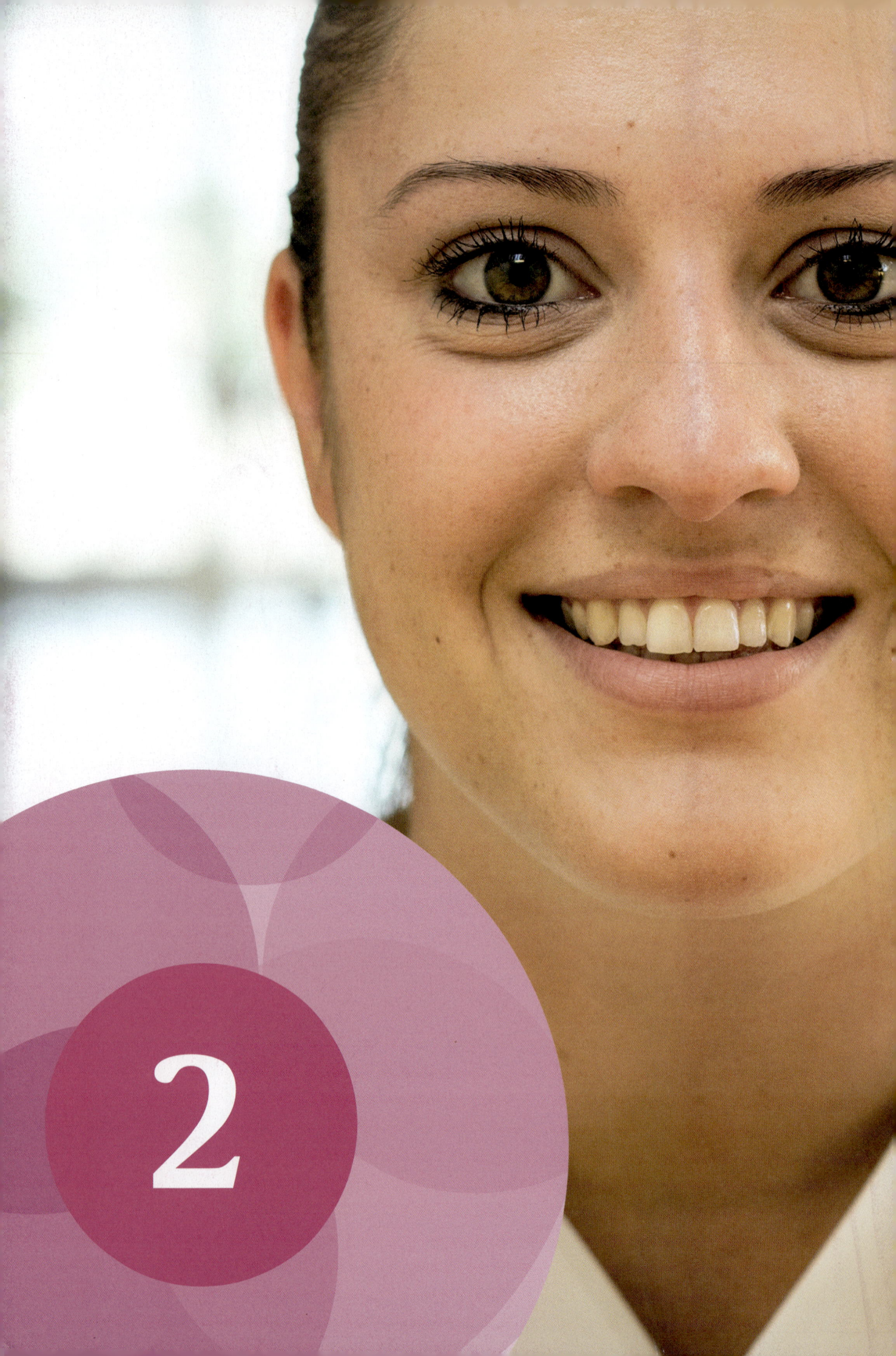

2

Mit Menschen arbeiten

5	Der Mensch	82
6	Grundlagen und Anwendung professioneller Kommunikation	121
7	Mit Menschen zusammenarbeiten – miteinander umgehen	134
8	Selbstfürsorge und Stressmanagement	145

5 Der Mensch

5.1 Einleitung

Was ist der Mensch? Wie kann man ihn begreifen? Wer eine Antwort auf diese Fragen finden möchte, kann unzählige Wege gehen. Manche versuchen, die Evolution des Homo sapiens seit seinem frühesten belegten Auftreten zu beschreiben. Andere untersuchen die Anatomie und die physiologischen Vorgänge im menschlichen Körper. Wieder andere beschäftigen sich mit der Entwicklung oder den Gedanken und Gefühlen einzelner Personen. Sie alle finden sicherlich Aspekte, die einen Teil dessen beschreiben, was das Wesen des Menschen ausmacht.

Der Mensch ist weit mehr als nur ein Haufen Zellen, die Verbände eingehen, miteinander kommunizieren und dadurch bestimmte Funktionen ausüben können. Er ist individuell verschieden und auch diese Unterschiede sind so vielfältig, dass sie sich niemals vollständig erfassen lassen (▶ Abb. 5.1). Hinzu kommt, dass die einzelnen Individuen sich wiederum zu Gruppen zusammentun, miteinander kommunizieren und dadurch Leistungen vollbringen können, zu denen ein Einzelner niemals fähig wäre. Niemandem wird es daher gelingen, Menschen in ihrer Gesamtheit zu verstehen. Dazu sind sie viel zu komplex.

Was macht den **Menschen** *aus?*

Dennoch ist es hilfreich, sich mit dem Wesen des Menschen auseinanderzusetzen. Besonders für Angehörige von Berufen, in denen der Umgang mit Menschen einen hohen Stellenwert hat. Dazu zählen z. B. Verkäufer, Bankangestellte, Fachkräfte in der Gastronomie, Ärzte, Pflegende, Lehrer, Apotheker. Bei jedem erfolgt dieser Umgang jeweils in einem besonderen Kontext. So können z. B. Erziehung und Bildung oder das Verbraucherverhalten der Menschen im Mittelpunkt stehen.

In der Gesundheitsbranche spielt vor allem das Verhalten und Erleben gesunder und kranker Menschen eine Rolle. Im Gegensatz zu vielen anderen Branchen hat dies einen stark existenziellen Charakter. Der Verlust von Unversehrtheit, Leistungsfähigkeit und Gesundheit beeinflusst aber auch andere Bereiche des Lebens. So kann er z. B. den Verlust finanzieller Sicherheit oder sozialer Integration zur Folge haben. Mit Menschen im Kontext von Gesundheit und Krankheit zu arbeiten, bedeutet daher, „Menschsein" in seiner Ganzheit und aus verschiedenen Blickwinkeln zu betrachten. Das gilt besonders für Pflegende. Denn in kaum einem anderen Beruf steht die Arbeit mit Menschen so sehr im Zentrum.

5.2 Grundlagen

5.2.1 Der Mensch aus verschiedenen Blickwinkeln

Es gibt viele Wissenschaften, die sich mit dem Menschsein befassen, allen voran die sog. „Anthropologie", die Lehre vom Menschen (griechisch „anthropos" = Mensch, „logos" = Lehre). Auch die Medizin, Psychologie, Soziologie, Ethik, Kulturwissenschaft, Philosophie, Theologie gehören dazu. Sie alle setzen dabei verschiedene Schwerpunkte. So

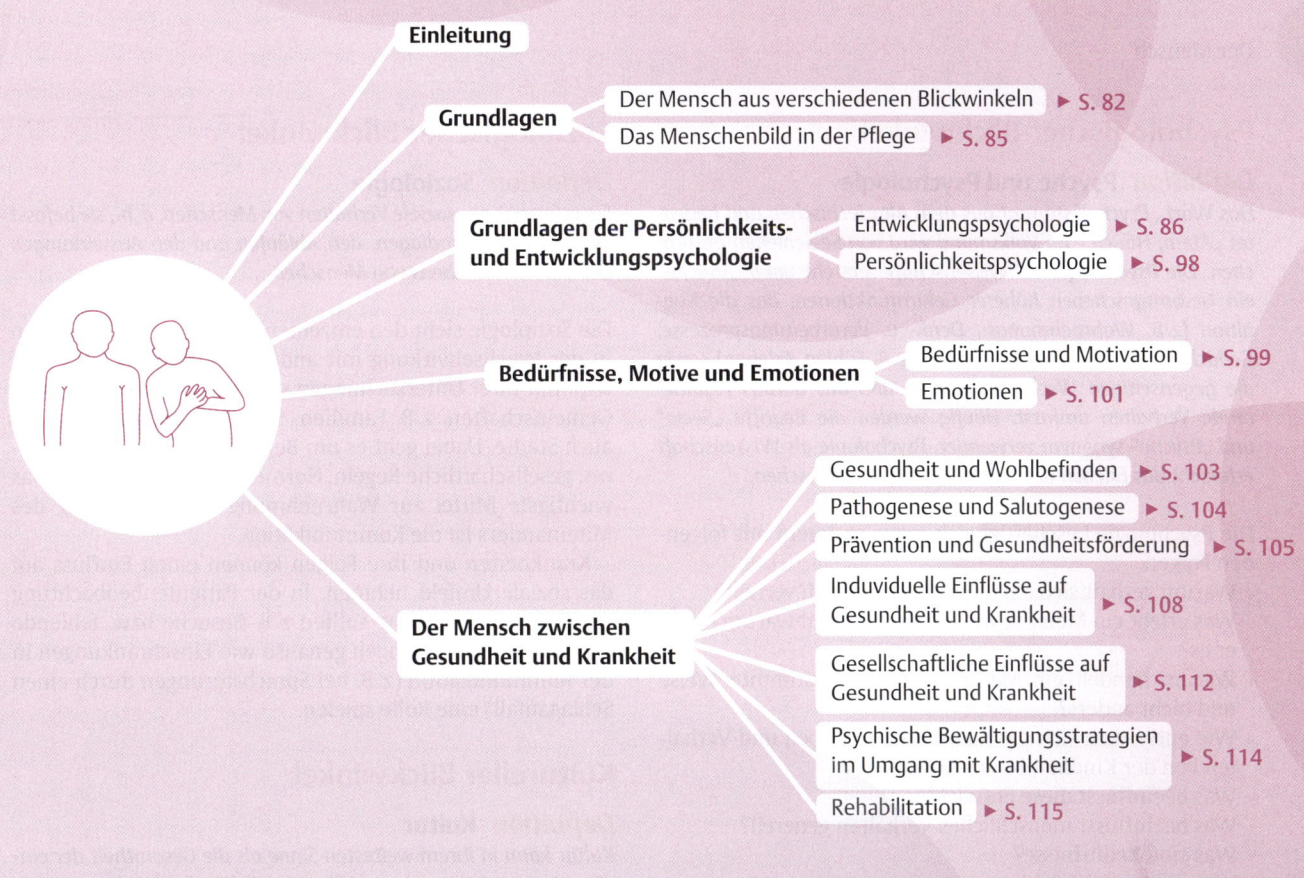

- **Einleitung**
- **Grundlagen**
  - Der Mensch aus verschiedenen Blickwinkeln ▶ S. 82
  - Das Menschenbild in der Pflege ▶ S. 85
- **Grundlagen der Persönlichkeits- und Entwicklungspsychologie**
  - Entwicklungspsychologie ▶ S. 86
  - Persönlichkeitspsychologie ▶ S. 98
- **Bedürfnisse, Motive und Emotionen**
  - Bedürfnisse und Motivation ▶ S. 99
  - Emotionen ▶ S. 101
- **Der Mensch zwischen Gesundheit und Krankheit**
  - Gesundheit und Wohlbefinden ▶ S. 103
  - Pathogenese und Salutogenese ▶ S. 104
  - Prävention und Gesundheitsförderung ▶ S. 105
  - Induviduelle Einflüsse auf Gesundheit und Krankheit ▶ S. 108
  - Gesellschaftliche Einflüsse auf Gesundheit und Krankheit ▶ S. 112
  - Psychische Bewältigungsstrategien im Umgang mit Krankheit ▶ S. 114
  - Rehabilitation ▶ S. 115

entstehen auch unterschiedlich geprägte Menschenbilder, d. h. Vorstellungen darüber, was das Wesen des Menschen ausmacht. Das zeigt sich in einem Krankenhaus besonders eindrucksvoll: Ein Arzt betrachtet seinen Patienten völlig anders, als das ein Pfarrer oder ein Psychologe tut.

In der Gesundheits- und Krankenpflege kommen Pflegende mit all diesen unterschiedlichen Menschenbildern in Berührung. Dabei bilden Pflegekräfte nicht selten eine Art Schnittstelle zwischen den einzelnen Disziplinen. Dafür ist es hilfreich, wenn sie sich aus medizinischer, psychologischer, religiöser und ethischer Sicht mit dem Befinden ihrer Patienten auseinanderzusetzen.

Naturwissenschaftlich-medizinischer Blickwinkel

Definition Medizin
Medizin ist definiert als die Wissenschaft vom gesunden und kranken Menschen. Sie umfasst die Erforschung der Ursachen und Erscheinungsformen von Krankheiten (Pathologie), ihre Erkennung (Diagnose) und Behandlung (Therapie) sowie ihre Verhütung (Prophylaxe). Die moderne Medizin basiert überwiegend auf den Erkenntnissen der Naturwissenschaften, besonders der Anatomie, Physiologie, Bakteriologie, Pharmakologie, Chemie und Physik.

Aus naturwissenschaftlicher Sicht ist der Mensch ein Lebewesen, das nach bestimmten Gesetzmäßigkeiten „funktioniert". Atome und Moleküle haben sich zu einem Organismus verbunden, in dem alle ablaufenden physikalischen, molekularbiologischen und chemischen Prozesse einer naturwissenschaftlichen Logik folgen. Sind diese Abläufe gestört, resultiert daraus im medizinisch-naturwissenschaftlichen Sinne eine Krankheit. Der Mensch funktioniert wie eine Maschine. Kommt es zu einer Störung, gibt es dafür eine Ursache, die möglicherweise behoben werden kann. Das heißt: Die „Maschine" wird repariert.

Diese Sicht des Ursache-Wirkungs-Prinzips hat ihren Ursprung in den Überlegungen des französischen Philosophen René Descartes aus dem 17. Jahrhundert. Descartes ging dabei von einer klaren Trennung zwischen Körper und Geist aus. Diese Trennung wird auch als Dualismus bezeichnet.

Abb. 5.1 Individuell.

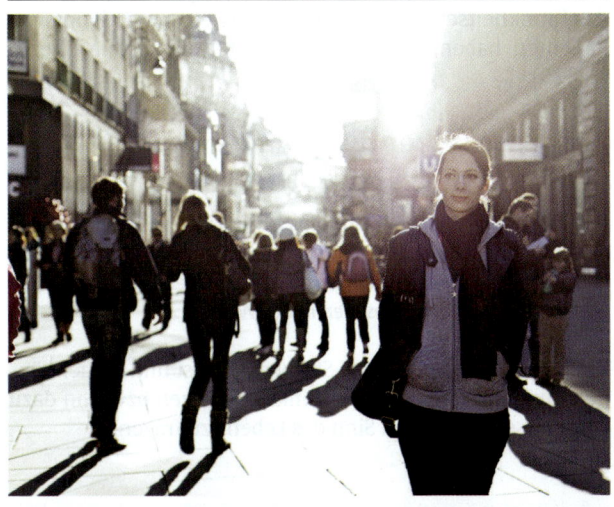

Menschen auf der Straße, die spontan nach ihrem innigsten Wunsch gefragt werden, würden sicher ganz unterschiedliche Antworten geben. So ist es mit der Individualität: Jeder Mensch hat andere Ansichten, Einstellungen, Prioritäten, Hoffnungen und Ziele. © Ing. Schieder Markus/fotolia.com

5 Der Mensch

Psychologischer Blickwinkel

Definition **Psyche und Psychologie**
Das Wort „Psyche" stammt aus dem Altgriechischen und bedeutet „Atem, Hauch". Im Volksmund wird von Seelenleben gesprochen. Die Psychologie als Wissenschaft versteht unter „Psyche" ein Gesamtgeschehen höherer Gehirnfunktionen, das die Kognition (z. B. Wahrnehmungs-, Denk- u. Verarbeitungsprozesse, Gedächtnis, Lernen) und Emotionen (z. B. Fühlen, Erleben) sowie die gegenseitigen Wechselwirkungen und das daraus resultierende Verhalten umfasst. Häufig werden die Begriffe „Seele" und „Psyche" synonym verwendet. Psychologie als Wissenschaft erforscht das Erleben und das Verhalten des Menschen.

Die Psychologie beschäftigt sich unter anderem mit folgenden Fragen:
- Warum verhält sich ein Mensch, wie er sich verhält?
- Was erlebt ein Mensch, wie erlebt er es und warum erlebt er es?
- Warum handelt ein Mensch auf eine bestimmte Weise und nicht anders?
- Wie entwickelt sich das menschliche Erleben und Verhalten von der Kindheit bis ins hohe Alter?
- Was beeinflusst diese Entwicklung?
- Was beeinflusst menschliches Verhalten generell?
- Was sind Bedürfnisse?
- Was ist Kognition?
- Was sind Emotionen?

Außerdem untersucht die Psychologie, wie das menschliche Verhalten beeinflusst und verändert werden kann. All die genannten Fragen spielen eine wichtige Rolle in der Versorgung kranker Menschen. Denn wer z. B. die Bedürfnisse oder das Verhalten eines Patienten besser versteht, kann seine Pflege entsprechend anpassen.

Außerdem kann die Psyche eines Patienten direkten Einfluss auf sein körperliches Befinden nehmen und umgekehrt. Die **Psychosomatik** setzt sich mit diesen Wechselwirkungen zwischen Körper und Seele auseinander. Sie stellt somit eine Schnittmenge von Medizin und Psychologie dar.

Abb. 5.2 Intensive Wechselwirkungen.

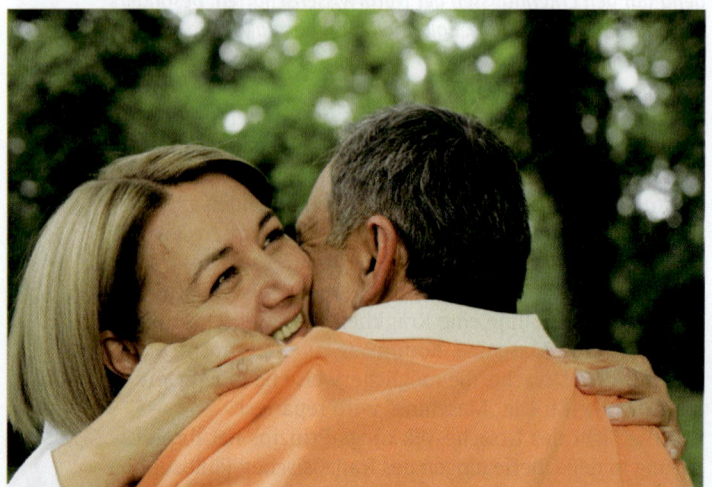

Beschreibungen für einen Lebenspartner wie „meine bessere Hälfte" zeigen, wie stark Menschen sich aneinander binden und wie viel der Kontakt mit anderen für das eigene Ich bedeuten kann. © STOCK4B

Soziologischer Blickwinkel

Definition **Soziologie**
Sie erforscht das soziale Verhalten von Menschen, d. h., sie befasst sich mit den Grundlagen, den Abläufen und den Auswirkungen des Zusammenlebens von Menschen.

Die Soziologie sieht den einzelnen, individuellen Menschen in der Wechselwirkung mit anderen (▶ Abb. 5.2). Im Mittelpunkt ihrer Untersuchungen stehen daher Gruppen bzw. Gemeinschaften, z. B. Familien, Schulklassen, Vereine oder auch Städte. Dabei geht es um Begriffe wie Rollenverständnis, gesellschaftliche Regeln, Normen und Erwartungen. Das wichtigste Mittel zur Wahrnehmung und Gestaltung des Miteinanders ist die Kommunikation.

Krankheiten und ihre Folgen können einen Einfluss auf das soziale Umfeld nehmen. In der Patientenbeobachtung und der Pflegeplanung sollten z. B. Besuche bzw. fehlende Besuche von Angehörigen genauso wie Einschränkungen in der Kommunikation (z. B. bei Sprachstörungen durch einen Schlaganfall) eine Rolle spielen.

Kultureller Blickwinkel

Definition **Kultur**
Kultur kann in ihrem weitesten Sinne als die Gesamtheit der einzigartigen geistigen, materiellen, intellektuellen und emotionalen Aspekte angesehen werden, die eine Gesellschaft oder eine soziale Gruppe kennzeichnen (UNESCO-Weltkonferenz 1982).

Kultur hat somit eine eigene besondere Identität, die weit mehr umfasst als nur Kunst, Bildung und Literatur. Im weiteren Sinn sind auch Wertesysteme, Traditionen und Glaubensrichtungen Eigenschaften einer Kultur. Somit gehören auch Philosophie, Ethik/Moral und Religion dazu.

Kultur in diesem weiteren Sinne hat einen starken Einfluss auf die Menschen. So wie eine soziale Gruppe trägt auch jeder Einzelne in seinem Inneren ein bestimmtes Muster des Denkens, Fühlens und Handelns, das vor allem in seiner frühen Entwicklung geprägt wird durch nahestehende Menschen und durch die Kultur, in der er aufwächst. Der holländische Sozialpsychologe Geert Hofstede bezeichnet diese Muster als eine Art „mentale Programmierung".

Kulturelle Hintergründe können einen großen Einfluss auf das Krankheitserleben bzw. die Krankheitsbewältigung von Patienten haben, siehe auch Kap. „Kultursensible Pflege" (S. 825).

Philosophischer Blickwinkel

Definition **Philosophie**
Das Wort Philosophie stammt aus dem Griechischen und bedeutet „Liebe zur Weisheit". Der Duden definiert Philosophie als „die Wissenschaft von der Erkenntnis des Sinnes des Lebens, der Welt und der Stellung des Menschen in der Welt".

Krankheit, Leiden, Tod und Sterben, Verlust und Trauer können den Menschen in eine Sinnkrise stürzen bzw. ihn dazu veranlassen, nach dem Sinn des Lebens zu fragen.

Moralischer Blickwinkel

Definition Titel
Moral ist die gelebte Überzeugung einer Gesellschaft, was gutes und richtiges Verhalten ist. Hier spielen moralische Werte (S. 836) wie Gerechtigkeit, Solidarität, Gleichberechtigung, Mitmenschlichkeit u. v. m. eine Rolle.

In der kulturellen Dimension ist der Mensch ein denkendes und gestaltendes Wesen, das nach bestimmten moralischen Grundsätzen handelt. Dabei unterstellt der Mensch sein Handeln einerseits seinem Gewissen und der in einer Gesellschaft geltenden Moral.

Andererseits strebt der Mensch aber auch nach ästhetischen (z. B. Kunst, Schönheit), materiellen (z. B. Reichtum, Erfolg) und religiösen Werten (z. B. Nächstenliebe). Hier gilt es innerhalb einer Gesellschaft, eine gesunde Balance zu finden. Damit das Leben in einer Gesellschaft funktioniert, erlässt der Gesetzgeber Gesetze. Je nach Kulturkreis gibt es große Unterschiede in der Bewertung von gutem und richtigem Verhalten, deshalb gelten in verschiedenen Ländern der Erde unterschiedliche Werte und auch Gesetze. Mehr zu Moral und Ethik finden Sie im Kap. „Grundlagen einer Pflegeethik" (S. 834).

Religiöser Blickwinkel

Definition Religion und Spiritualität
Als Religion bezeichnet man herkömmlicherweise den Glauben an eine übernatürliche Macht (meist in Form eines oder mehrerer Götter). „Spiritualität" ist ein Begriff, der sehr häufig in diesem Zusammenhang gebraucht wird. Er bedeutet wörtlich übersetzt „Geistigkeit". Im religiösen Sinne meint „Spiritualität" die Verbindung zu einer übernatürlichen Macht, zu dem Transzendenten, dem Jenseits. Spiritualität bedeutet in diesem Sinne, dass diese übernatürliche Macht zwar nicht mit unseren Sinnen fassbar, dennoch aber erfahrbar und spürbar ist.

Die christliche Religion mit ihrem Auftrag der Nächstenliebe hat das Pflegeverständnis in unseren Breiten lange Zeit maßgeblich geprägt. Noch immer gibt es zahlreiche christlich orientierte Pflegeverbände.

Religion kann – unabhängig von der Glaubensrichtung – insbesondere in Krisen eine Antwort auf die Frage nach dem Sinn im Leben liefern. Pflegende sollten Patienten in besonders belastenden Situationen daher einen seelsorgerischen Beistand anbieten. Sie können aber auch, wenn sie sich dazu in der Lage fühlen, selbst mit Patienten über Glaubensfragen sprechen und sie darin unterstützen, in ihrer Religion Kraft und Trost zu erfahren.

5.2.2 Das Menschenbild in der Pflege

Die Diskussionen um das Menschenbild in der Pflege sind stark von dem Begriff der sog. „Ganzheitlichkeit" geprägt.

Definition Ganzheitlichkeit
Sie ist die Wechselwirkung und das Zusammenspiel von physischen, psychischen und sozialen Anteilen des Menschen.

Aspekte des ganzheitlichen Menschenbilds finden sich in fast allen relevanten Pflegetheorien wieder (S. 69). Und doch wird Ganzheitlichkeit v. a. hinsichtlich ihrer Umsetzbarkeit kontrovers diskutiert. Pflegewissenschaftler kritisieren, dass sowohl der absolute Anspruch einer ganzheitlichen Wahrnehmung des Pflegebedürftigen als auch einer ganzheitlichen Betreuung in der Praxis nur bedingt realisierbar sind.

Abb. 5.3 Ganzheitlichkeit.

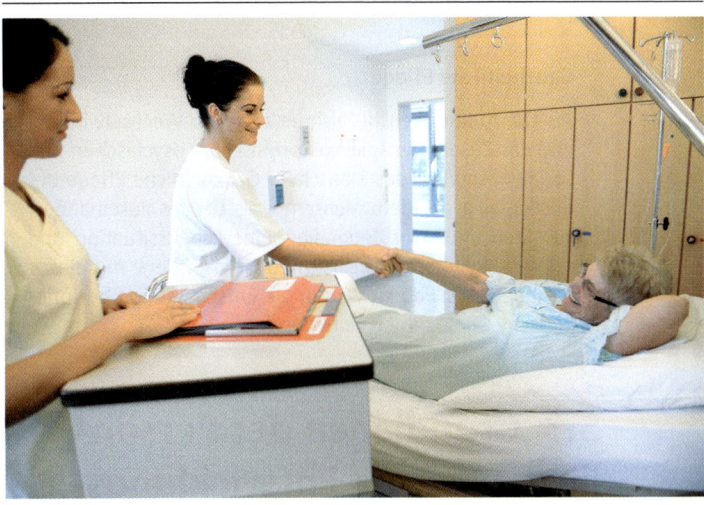

Zeit für einen Patienten haben, ihm Sicherheit vermitteln und ein vertrauter, freundlicher Ansprechpartner zu sein, ist für seine Heilung ebenso wichtig wie eine perfekte physische Versorgung.

Dennoch besteht Einigkeit darüber, dass Pflegende grundsätzlich nicht nur nach den körperlichen Auswirkungen fragen, die Krankheit, Alter oder Behinderung mit sich bringen. Sie versuchen vielmehr herauszufinden, wie Menschen ihre Krankheit erleben, wie sie mit Einschränkungen umgehen, wie ihr soziales Umfeld aussieht und welche Rolle es für den zu betreuenden Menschen spielt. Pflegende behandeln nicht in erster Linie eine Krankheit, sondern begleiten ihre Patienten und sorgen für sie (▶ Abb. 5.3). Sie unterstützen hilfe- und pflegebedürftige Menschen im Idealfall dabei, Kraft zu schöpfen, Krankheit (bzw. altersbedingte Einschränkungen oder Behinderung) zu bewältigen, würdig zu leben und ggf. würdig zu sterben. Besonders in existenziellen Krisen bedarf es einer Auseinandersetzung mit dem Menschen als Ganzes. Dabei können Informationen z. B. zu kulturellen und spirituellen Anteilen im Leben der Patienten hilfreich sein, um etwa wichtige Ressourcen zu finden (S. 216).

Die Biografie und die Lebenssituation eines Patienten in seine Pflege miteinzubeziehen, ist aber nur möglich, wenn er dies auch zulässt. Nicht jeder Patient ist bereit, über persönliche Dinge zu sprechen. Dies erfordert ein Vertrauensverhältnis, das zunächst individuell entstehen muss.

So sind **Selbstbestimmung** und **Individualität** im Zusammenhang mit ganzheitlicher Pflege 2 wichtige Begriffe, die das Menschenbild in der Pflege prägen. Damit ist gemeint: Neben den individuellen Lebensumständen beziehen Pflegende auch die Wünsche und die Selbstpflegefähigkeit des Patienten mit in ihre Planung ein.

Um dies zu erreichen, sind neben Erkenntnissen aus dem Bereich der Medizin auch solche aus den anderen Wissenschaften, die sich mit dem Menschsein beschäftigen, insbesondere der Psychologie, wichtig.

WISSEN TO GO

Ganzheitliche Pflege

Als Ganzheitlichkeit bezeichnet man die Wechselwirkung und das Zusammenspiel von physischen, psychischen und sozialen Anteilen des Menschen. Ganzheitliche Pflege bedeutet, sich mit dem Menschen als Ganzes auseinanderzusetzen und seine Biografie, seine Lebenssituation und seine Fähigkeiten zur Selbstpflege in die Pflege mit einzubeziehen. Der Patient wird in die Entscheidung über pflegerische Maßnahmen eingebunden.

5.3 Grundlagen der Persönlichkeits- und Entwicklungspsychologie

Psychologisches Wissen spielt bei der Pflege von Menschen eine bedeutsame Rolle. Schließlich ist die Psychologie die Wissenschaft vom menschlichen Erleben und Verhalten. Psychologische Kenntnisse können somit ein Schlüssel sein, um das Erleben und Verhalten von Menschen in existenziellen Situationen zu deuten und dadurch einen Zugang zu ihnen zu gewinnen.

Die **Entwicklungspsychologie** versucht grundlegende Fragen zu beantworten, z.B.: Inwieweit ist der Mensch in seinem Verhalten durch seine Veranlagung vorbestimmt oder durch seine Umwelt geprägt? Sind menschliches Erleben und Verhalten formbar? Die **Persönlichkeitspsychologie** beschäftigt sich mit den Unterschieden zwischen den Menschen. Sie fragt nach den Merkmalen, anhand derer der Mensch beschrieben und unterschieden werden kann.

5.3.1 Entwicklungspsychologie

Inhalte der Entwicklungspsychologie sind u. a. die Entstehung und die Veränderung psychischer Funktionen wie Denken, Erleben und Verhalten über die gesamte Lebensspanne hinweg (Säuglings-, Kleinkind-, Schul-, Jugend-, Erwachsenen- und Greisenalter). Dazu gehören die Kenntnis von biologischen, sozialen, emotionalen und kulturellen Faktoren, die den Entwicklungsprozess fördern oder hemmen, das Erkennen abweichender Entwicklungsverläufe und die Durchführung entsprechender Maßnahmen zur Prävention. Man unterscheidet in der Entwicklungspsychologie folgende Begriffe:
- **Intraindividuelle Entwicklung:** Hier geht man der Frage nach, wie sich Verhalten und Erleben eines bestimmten Menschen im Laufe seines Lebens verändert.
- **Interindividuelle Entwicklung:** Hier betrachtet man die Unterschiede der Entwicklung von Erleben und Verhalten mehrerer Menschen im Vergleich zueinander und sucht Antworten z. B. auf die Fragen: Gibt es unterschiedliche Entwicklungen und, wenn ja, welche und warum? Warum bleiben manche Menschen auch unter widrigen Umständen und Belastungen psychisch und körperlich gesund und andere nicht?

Grundfragen

Die zentrale Frage, die von der Entwicklungspsychologie erforscht wird, ist folgende: **Wie entwickelt sich der Mensch zu einer gesunden Persönlichkeit, die ihren Platz im Leben und in der Gesellschaft findet?** Teilfragen, mit denen sich die Entwicklungspsychologie den Antworten dieser Hauptfrage zu nähern versucht, sind:
- Wie lange **dauert** die menschliche Entwicklung? Hört sie z. B. mit dem Erwachsenenalter auf?
- Verläuft menschliche Entwicklung **kontinuierlich** oder **in Stufen**?
- Gibt es einen **typischen Entwicklungsverlauf** für alle Menschen oder ist der Verlauf höchst individuell?
- Was bestimmt Entwicklung und Persönlichkeit mehr: **Erbanlagen** oder **Umwelteinflüsse**?

Dauer der menschlichen Entwicklung

Die Entwicklung von der Geburt bis zum Erwachsensein dauert fast 2 Jahrzehnte. So lange benötigt der Mensch, um alle körperlichen, kognitiven, sozialen und emotionalen Fähigkeiten zu erwerben, die ein erwachsener Mensch in der Gesellschaft benötigt. Hört dann die Entwicklung auf? Hierzu vertreten Wissenschaftler unterschiedliche Lehrmeinungen. Nach Freuds psychosexueller Entwicklungstheorie (S. 88) endet die menschliche Entwicklung im Erwachsenenalter. Hingegen formuliert einer der bedeutendsten Freud-Nachfolger, Erikson (S. 89), in seiner Theorie Entwicklungsstufen bis ins höhere Alter.

Kontinuierliche oder diskontinuierliche Entwicklung

Auch hierzu gibt es verschiedene Lehrmeinungen (▶ Abb. 5.4). Die Vertreter der **kontinuierlichen Entwicklung** gehen davon aus, dass der Mensch im Laufe seiner Entwicklung fortlaufend bereits vorhandene Fähigkeiten weiterentwickelt und ausbaut.

Die Vertreter der **diskontinuierlichen Entwicklung** propagieren, dass sich die Entwicklung in Stufen abspielt (sprunghaft). Der Mensch bewegt sich im Laufe seiner Entwicklung auf einer Treppe. Jede Stufe bedeutet einen Schritt weiter in Richtung qualitativer Veränderung.

Anlage oder Umwelt

Zahlreiche psychologische Studien belegen, dass Entwicklung weder ausschließlich anlagebedingt ist noch ausschließlich von äußeren Faktoren abhängt. Vielmehr beeinflusst beides die Entwicklung. So sind etwa die intellektuellen Fähigkeiten eines Menschen zum Teil durch seine Erbanlagen, aber auch durch Förderung in der Kindheit und im weiteren Erwachsenenalter – und damit von seiner Umwelt – abhängig. Ein anderes Beispiel ist die Sprachentwicklung: Selbst wenn sich das Gehirn auf normale Weise entwickelt, wird ein Kind, das keine äußeren Reize erfährt, keine Sprache erlernen. Umstritten ist, ob die genetische Veranlagung oder Umweltfaktoren den größeren Einfluss haben.

Entwicklungen, die durch äußere Faktoren und Üben ablaufen, werden als **Lernen** bezeichnet. Die Psychologie spricht in diesem Zusammenhang von **sensiblen Phasen des Erlernens**. In dieser Zeit ist der Mensch besonders empfänglich, durch Umwelteinflüsse bestimmte Fähigkeiten zu entwickeln. Erfolgen die notwendigen Anreize nicht in dem dafür hoch sensiblen Zeitfenster, ist es schwierig, das nicht Erlernte zu einem späteren Zeitpunkt nachzuholen.

Grundlagen der Persönlichkeits- und Entwicklungspsychologie

Abb. 5.4 Kontinuierliche und diskontinuierliche Entwicklung.

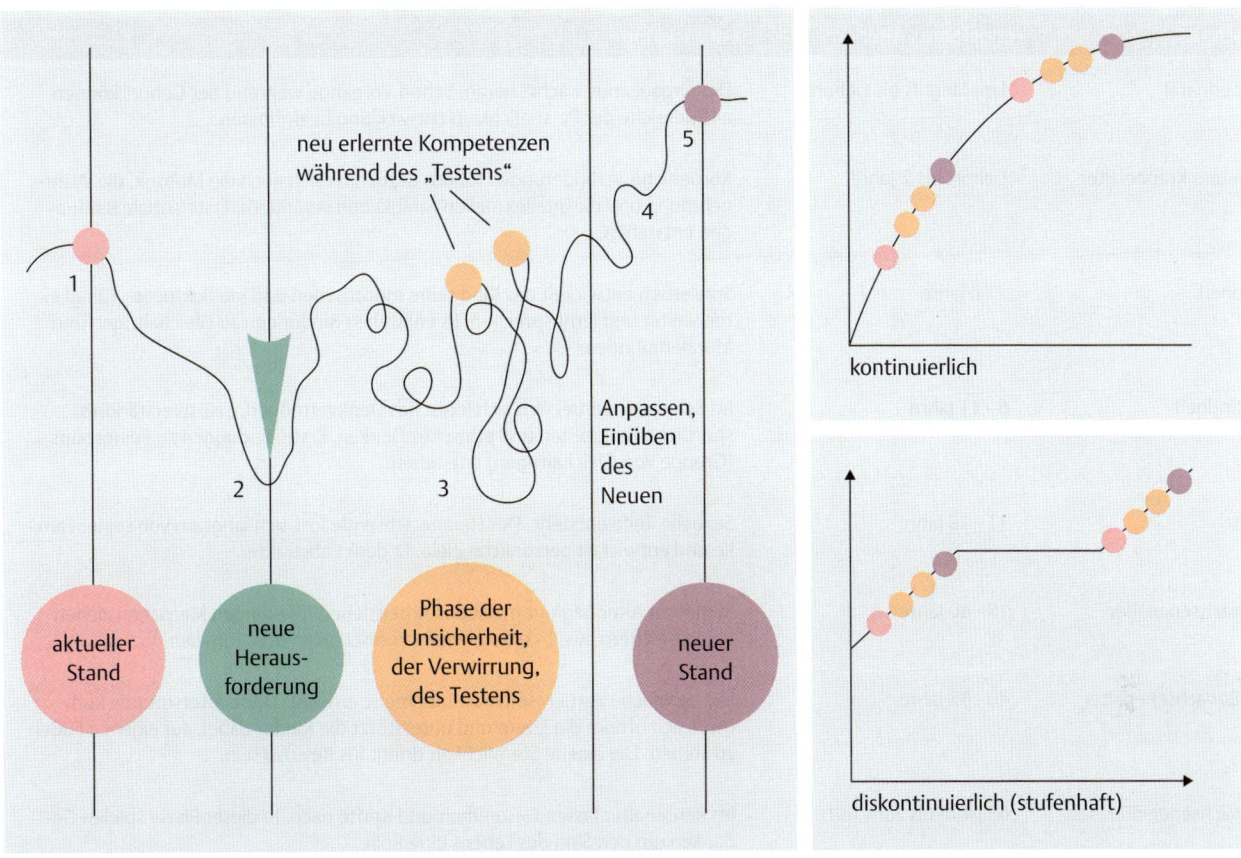

Während der Entwicklung werden neue Fähigkeiten erworben.

Weiterhin unterscheiden Psychologen die sog. **Stabilität** und **Plastizität**. Vertreter der Stabilitätstheorie propagieren, dass ein stark ausgeprägtes Merkmal zeitlebens stark ausgeprägt bleiben wird und nicht veränderbar ist. Vertreter der Plastizitätstheorie vertreten die Meinung, dass Veränderungen aufgrund von Erfahrungen in jedem Alter möglich und sogar wahrscheinlich sind.

Entwicklung über die Lebensspanne

Aktuell kristallisiert sich in der Diskussion über diese Grundsatzfragen der Entwicklungspsychologie zunehmend eine moderatere Sicht heraus. Viele Theoretiker vertreten mittlerweile die Meinung, dass der Mensch sich sowohl kontinuierlich als auch diskontinuierlich entwickelt, dass es sowohl allgemein gültige als auch individuelle Entwicklungsanteile gibt und dass Anlage und Umwelt miteinander verwoben sind und sich wechselseitig beeinflussen. Das Modell „Entwicklung über die Lebensspanne" formuliert folgende 4 Hypothesen: Der Entwicklungsprozess
- dauert lebenslang,
- vollzieht sich mehrdimensional,
- ist formbar,
- wird von mehreren Faktoren beeinflusst.

Lebenslange Dauer • Das Modell betont keine Altersstufe als besonders entwicklungsintensiv. Alle Altersstufen haben ihre eigenen Herausforderungen und Möglichkeiten, die sich bei Menschen ähneln und daher zu ähnlichen Entwicklungen führen können (▶ Tab. 5.1). Da sie sich aber auch unterscheiden und außerdem die Menschen verschiedene Anpassungsstrategien haben, verläuft jede Entwicklung individuell.

Mehrdimensionalität • Die Ebenen sind körperlich, kognitiv und sozioemotional. Die Bereiche überlappen und beeinflussen sich gegenseitig.

Formbarkeit • Der Entwicklungsprozess ist formbar, d. h., Verhalten und Erleben sind veränderbar. Damit ist die Formbarkeit (Plastizität) des menschlichen Gehirns und Verhaltens gemeint (einschließlich der Anpassungsfähigkeit des Menschen an Umweltbedingungen). Plastizität bezieht sich auf das Denken (Kognition) und Fühlen (Emotion) und ist in allen Altersstufen vorhanden. Sie nimmt im Alter zwar ab, ist aber grundsätzlich auch da noch möglich. Der Grad der Plastizität ist auch zwischen Individuen der gleichen Altersstufe unterschiedlich groß. Das Ausmaß der Plastizität hängt offenbar von der Vielfalt der Lebensumstände ab. Je vielfältiger diese Umstände, umso größer sind die Chancen, dass sich Verhalten und Erleben ändern können.

Einflussfaktoren • Der Entwicklungsprozess wird von mehreren Faktoren beeinflusst, die untereinander in Wechselwirkung stehen. Die Einflussfaktoren sind vielfältig: Biologische, soziale, emotionale, kulturelle und andere Faktoren spielen eine Rolle.

5 Der Mensch

Tab. 5.1 Die wichtigsten Phasen der menschlichen Entwicklung über die gesamte Lebensspanne.

Lebensabschnitt	ungefähres Alter	Entwicklung
pränatal/perinatal	Empfängnis bis Geburt	Der Organismus wächst heran. Schon Vorgänge während der Geburt können alle Bereiche der Persönlichkeitsentwicklung beeinflussen.
Säuglings- und Krabbelalter	Geburt bis 2 Jahre	Körperliche Veränderungen führen dazu, dass sich auch die Motorik, die Wahrnehmung und die intellektuellen Fähigkeiten verändern. Erste soziale Bindungen entstehen.
frühe Kindheit	2–6 Jahre	Spielerisch entwickelt das Kind seine motorischen und intellektuellen Fähigkeiten weiter und lernt sprechen. Es entstehen Bindungen zu Gleichaltrigen und Moralempfinden.
mittlere Kindheit	6–11 Jahre	Im Schulalter verbessern sich logisches Denkvermögen, Selbstverständnis, sportliche Fähigkeiten und ethisches Denken. Erste Bindungen zu Peergroups (Gruppe von Gleichaltrigen) entstehen.
Adoleszenz	11–18 Jahre	Sexuelle Reife entsteht. Der Heranwachsende löst sich langsam von seiner Familie und entwickelt persönliche Ziele. Er denkt abstrakter.
frühes Erwachsenenalter	18–40 Jahre	In diesem Alter beginnt meist das Arbeitsleben. Die jungen Menschen ziehen bei ihren Eltern aus. Es entstehen Partnerschaften bzw. Familien.
mittleres Erwachsenenalter	40–65 Jahre	Die berufliche Karrierespitze ist hier meist erreicht. Diese Altersgruppe kümmert sich oft um die Eltern und unterstützt die Kinder dabei, auf eigenen Füßen zu stehen. Die eigene Sterblichkeit dringt ins Bewusstsein.
spätes Erwachsenenalter	65 Jahre bis zum Tod	Im Rentenalter lassen Gesundheit und Kräfte nach. In dieser Phase spielen Gedanken um den Sinn des Lebens eine Rolle.

nach: Berg LE. Entwicklungspsychologie. Pearson 2011

WISSEN TO GO

Entwicklungspsychologie – Grundfragen und Hypothesen

Die Entwicklungspsychologie beschäftigt sich u.a. mit folgenden Fragen: Hört die menschliche Entwicklung mit dem Erwachsenenalter auf? Verläuft sie kontinuierlich oder in Stufen? Gibt es einen typischen Entwicklungsverlauf für alle Menschen? Was bestimmt Entwicklung und Persönlichkeit mehr: Erbanlagen oder Umwelteinflüsse?

Das Modell „Entwicklung über die Lebensspanne" formuliert zu diesen Grundsatzfragen folgende 4 Hypothesen. Der Entwicklungsprozess
- dauert lebenslang,
- vollzieht sich mehrdimensional,
- ist formbar und
- wird von mehreren Faktoren beeinflusst.

Psychologische Entwicklungskonzepte

Im Laufe der Jahrzehnte, in denen sich die Menschheit Gedanken über ihre eigene Entwicklung vom Erleben und Verhalten gemacht hat, gab es unterschiedliche Theorien, die stark vom Menschenbild einer Epoche geprägt waren. Die systematische wissenschaftliche Erforschung der menschlichen Entwicklung begann etwa im ausgehenden 19. und frühen 20. Jahrhundert. Die seither gesammelten Ergebnisse bilden das Fundament, auf dem die Psychologie heute aufbaut.

Psychosexuelle Entwicklung nach Freud

Der psychoanalytische Ansatz geht davon aus, dass der Mensch in einem **immer währenden Konflikt** zwischen seinen biologischen Bedürfnissen und Trieben und dem Verhalten, das die Gesellschaft von ihm erwartet, lebt. Der Wiener Arzt Sigmund Freud (1856–1939) war ein starker Verfechter dieses Ansatzes. Er war Begründer der sog. **psychosexuellen Entwicklungstheorie.** Diese Theorie stellt einen Bezug zwischen einer gesunden Persönlichkeitsentwicklung und dem Umgang mit sexuellen und aggressiven Trieben in der Kindheit her. Freud beschreibt 5 Stufen der psychosexuellen Entwicklung (▶ Tab. 5.2).

Freud geht davon aus, dass, wenn es in diesen Entwicklungsphasen zu Störungen kommt, es im Erwachsenenalter zu Persönlichkeits- und Verhaltensstörungen kommen kann.

Während all dieser Phasen entwickelt sich die Persönlichkeit des Kindes, die aus 3 Teilen besteht:
- Das „**Es**" ist die Grundlage der biologischen Bedürfnisse.
- Das „**Ich**" entwickelt sich im frühen Kindesalter, um mit den „Es"-Trieben so umgehen zu können, wie es aus Sicht der Umwelt akzeptabel erscheint. In der phallischen Phase erkennt das „Ich" zunehmend einen Vermittlungsbedarf, zwischen dem „Es" und den Anforderungen der Umwelt.
- Das „**Über-Ich**" entsteht, wenn das Kind eigene Vorstellungen und Ideen davon entwickelt, was richtig und falsch ist.

Nach Freud ist die Art der Beziehungen zwischen „Es", „Ich" und „Über-Ich" in den ersten Kindheitsjahren entscheidend für die Persönlichkeitsentwicklung.

Tab. 5.2 Die psychosexuelle Entwicklung nach Freud.

Phase	Beschreibung
orale Phase (0–1 Jahr)	Die wichtigste Erfahrung ist die Nahrungsaufnahme. Der Mund ist das wichtigste Medium, um Kontakt zur und Informationen aus der Umwelt aufzunehmen.
anale Phase (1–3 Jahre)	Das Kind bezieht Befriedigung daraus, Urin und Kot zurückzuhalten. Es erlebt darin ein Gefühl der Selbstbestimmung.
phallische Phase (3–6 Jahre)	Das Kind begehrt das gegengeschlechtliche Elternteil und konkurriert mit dem gleichgeschlechtlichen Elternteil.
Latenzphase (6–12 Jahre)	Die Triebenergie wird umgelenkt auf kulturelle Inhalte (Lesen, Schreiben usw.), das Über-Ich entwickelt sich.
genitale Phase (ab 12 Jahren)	Die genitalen Triebe treten wieder auf, bei erfolgreich durchlaufenen früheren Phasen führt dies zur Partnersuche.

WISSEN TO GO

Psychosoziale Entwicklung nach Freud

Die Persönlichkeitsentwicklung wird mit sexuellen und aggressiven Trieben in der Kindheit in Bezug gesetzt. Freud unterscheidet 5 Phasen: orale Phase, anale Phase, phallische Phase, Latenzphase und genitale Phase.

Nach Freud besteht die Persönlichkeit aus 3 Teilen: dem „Es", dem „Ich" und dem „Über-Ich". Das Verhältnis zwischen diesen 3 Teilen in den ersten Kindheitsjahren ist entscheidend für die Persönlichkeitsentwicklung. Das „Es" symbolisiert die biologischen Bedürfnisse, das „Ich" vermittelt zwischen den „Es"-Trieben und den Anforderungen der Umwelt und das „Über-Ich" entsteht, wenn das Kind eigene Vorstellungen und Ideen davon entwickelt, was richtig und falsch ist.

Psychosoziale Entwicklung nach Erikson

Der Psychiater Erik H. Erikson (1902–1994) hat das Modell der Persönlichkeitsentwicklung von Freud überarbeitet und ausgebaut (▶ Abb. 5.5). Sein Modell unterteilt sich in 8 Phasen. Erikson geht davon aus, dass der Mensch sich in jeder dieser Phasen in einem psychosozialen Konflikt befindet, also zwischen 2 Gefühlen schwankt. Wenn der Mensch die dadurch ausgelöste Krise bewältigt hat, folgt die nächste Phase. Damit eine gesunde Persönlichkeit entsteht, müssen die einzelnen Krisen erfolgreich bewältigt werden.

1. **Vertrauen versus Misstrauen** (1. Lebensjahr): Durch fürsorgliche und liebevolle Bezugspersonen entwickelt das Kind ein Urvertrauen. Erlebt es einen Mangel an Zuwendung, kann sich das durch fehlendes Vertrauen z. B. auf die spätere Bindungsfähigkeit auswirken.
2. **Autonomie versus Scham und Zweifel** (2. und 3. Lebensjahr): Das Kind entwickelt sich motorisch, entdeckt die Welt auf eigenen Füßen und wird unabhängiger. Es kann zu einem fehlenden Vertrauen in die eigenen Fähigkeiten führen, wenn das Kind zu viel kritisiert, eingeschränkt oder überfordert wird und damit seine Autonomie als nicht erfolgreich erlebt.
3. **Initiative versus Schuldgefühl** (4. und 5. Lebensjahr): Die Welt des Kindes wird größer. Es knüpft neue soziale Kontakte und stellt viele Fragen, weil es immer mehr kennenlernen und begreifen möchte. Leistungsdruck und zu viele Verbote können hier der Entwicklung eines guten Selbstbewusstseins im Weg stehen.
4. **Kompetenz versus Minderwertigkeitsgefühl** (6. Lebensjahr bis Pubertät): In der Schule entwickeln sich vor allem die kognitiven Fähigkeiten des Kindes weiter. Es vergleicht sich mit anderen und entdeckt eigene Begabungen. Fehlende Erfolgserlebnisse und zu viel Kritik können zur Folge haben, dass sich das Kind gegenüber anderen minderwertig fühlt.
5. **Identität versus Identitätsdiffusion** (13. bis 20. Lebensjahr): Diese Phase ist geprägt durch die körperliche Reifung und Kontakte zum anderen Geschlecht. Der Jugendliche sucht seine eigene Identität und behauptet sich in Gruppen. Sammelt er dabei positive Erfahrungen, entwickelt er ein gutes Vertrauen in sich selbst. Gelingt es ihm hingegen z. B. nicht, die gesellschaftlichen Erwartungen zu erfüllen, wird er Schwierigkeiten damit haben, seine Rolle in der Welt zu finden.
6. **Intimität und Solidarität versus Isolierung** (20 bis 45 Jahre): Der junge Erwachsene steht vor den Aufgaben, stabile soziale Beziehungen aufzubauen und Verantwortung zu übernehmen. Sein „Ich" verwandelt sich in mancher Hinsicht in ein „Wir". Gelingt dies alles nicht, können Einsamkeit und soziale Isolation die Folge sein.
7. **Generativität versus Selbstabkapselung** (45 bis 65 Jahre): In dieser Phase möchte der Mensch produktiv sein und seine Erfahrungen an Jüngere weitergeben. Der Schüler wird zum Lehrer. Ist er dabei nicht erfolgreich oder mangelt es ihm an Aufgaben, fehlt das Gefühl, etwas Sinnvolles zu tun. Dies kann mit einer Perspektivlosigkeit einhergehen.
8. **Integrität versus Verzweiflung** (65 Jahre bis Tod): Der ältere Mensch denkt über den Tod nach und reflektiert, ob sein Leben lebenswert gewesen ist. Ist er mit seinem Leben unzufrieden, kann dies zu einem Gefühl der Sinnlosigkeit und Angst vor dem Tod führen.

Abb. 5.5 Entwicklungsphasen nach Erikson und Freud.

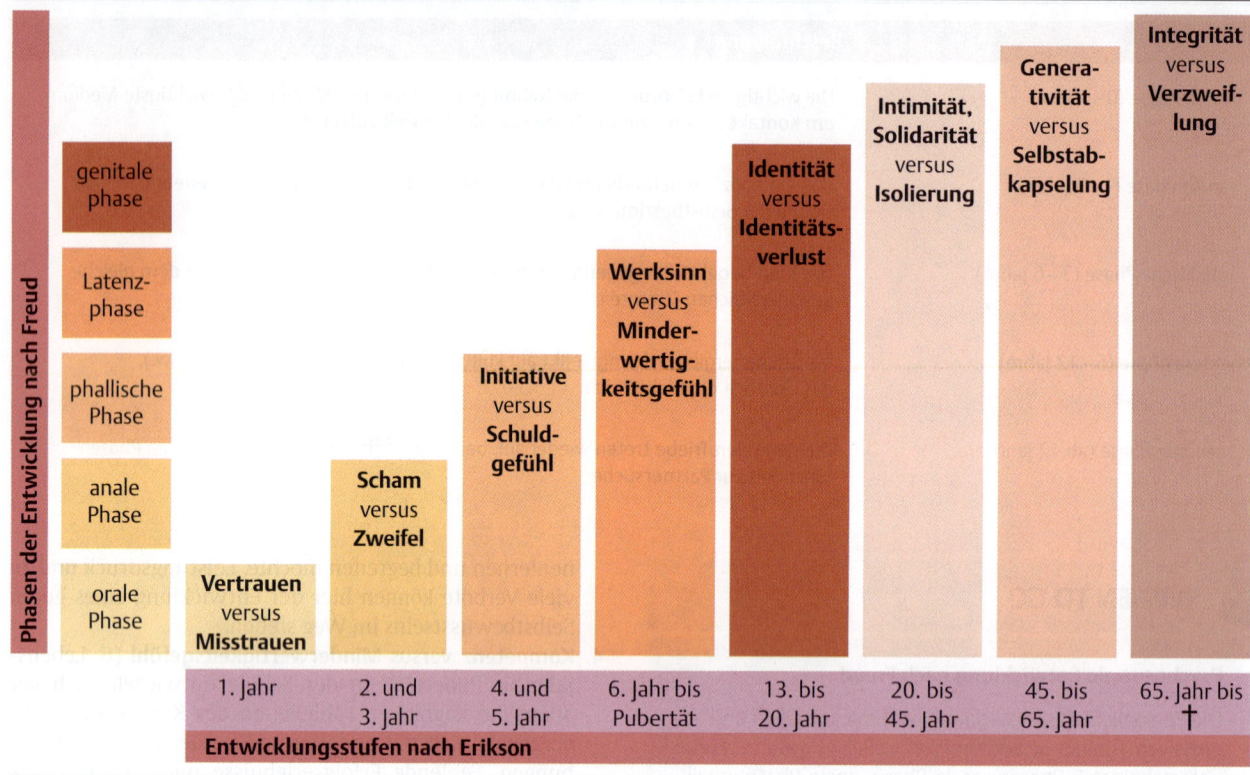

Freuds und Eriksons Modelle der Entwicklungsphasen lassen sich gegenüberstellen. Erikson hat 3 Phasen ergänzt.

WISSEN TO GO

Psychosoziale Entwicklung nach Erikson

Der Psychiater Erik H. Erikson hat das Modell von Freud überarbeitet und um 3 Phasen erweitert (▶ Abb. 5.5). Der Mensch befindet sich in jeder Phase in einem psychosozialen Konflikt zwischen 2 gegensätzlichen Gefühlen. Eine gesunde Persönlichkeit entsteht, wenn er die einzelnen dadurch entstehenden Krisen erfolgreich bewältigt.

1. **Vertrauen versus Misstrauen** (1. LJ): Durch eine feste und fürsorgliche Bezugsperson entwickelt das Kind ein Urvertrauen.
2. **Autonomie versus Scham und Zweifel** (2.–3. LJ): Das Kind entdeckt die Welt und wird selbstständiger.
3. **Initiative versus Schuldgefühl** (4–5 Jahre): Es stellt viele Fragen und möchte die Welt begreifen.
4. **Kompetenz versus Minderwertigkeitsgefühl** (6–12 Jahre): Es vergleicht sich mit anderen Kindern.
5. **Identität versus Identitätsdiffusion** (13–20 Jahre): Der Jugendliche sucht seine eigene Identität.
6. **Intimität und Solidarität versus Isolierung** (20–45 Jahre): Das „Ich" wird immer mehr zum „Wir".
7. **Generativität versus Selbstabkapselung** (45–65 Jahre): Der Schüler wird zum Lehrer.
8. **Integrität versus Verzweiflung** (65 Jahre bis zum Tod): Der ältere Mensch reflektiert sein Leben.

Verhaltenspsychologische und lerntheoretische Ansätze

Behaviorismus nach John Watson • Parallel zum psychoanalytischen Ansatz entwickelte sich Anfang des 20. Jahrhunderts eine andere Strömung, bekannt unter dem Begriff des Behaviorismus (engl. to behave = verhalten). Vorreiter dieses Ansatzes war der amerikanische Psychologe John Watson (1878–1958). Er belegte in einem Experiment mit einem 11 Monate alten Säugling, dass das von Pawlow am Tier gezeigte klassische Konditionieren auch bei Kindern möglich ist. Pawlow hatte bei einem Hund nachgewiesen, dass er auf das alleinige Geräusch einer Glocke mit Speichelfluss reagiert, wenn ihm das Geräusch zuvor oft genug in Zusammenhang mit Futtergabe angeboten wurde. Watson war aufgrund der Tatsache, dass das klassische Konditionieren auch bei Menschen funktioniert, davon überzeugt, dass die Entwicklung in allererster Linie von der Umwelt abhängt und Kinder formbar sind.

Operantes Konditionieren nach B.F. Skinner • Der amerikanische Psychologe Skinner entwickelte die Theorie des operanten Konditionierens. Er behauptet, dass erwünschte Verhaltensweisen durch positiv verstärkende Reize (z.B. Belohnung, Lob, anerkennendes Lächeln) oder negativ verstärkende Reize (z.B. Missachtung, Tadel) herbeigeführt werden können.

Lernen durch Beobachtung nach Albert Bandura • Lernen durch Beobachtung bzw. am Modell ist eine der wichtigsten Theorien des **sozialen Lernens**. Sie wurde entwickelt von dem amerikanischen Psychologen Albert Bandura. Er entdeckte die **große Bedeutung von Vorbildern** für das Erlernen bestimmter Verhaltensweisen. Das Kleinkind, das die Bewegungen zur Musik nachmacht, die ihm die Erzieherin vormacht, der Jugendliche, der das gleiche Handy besitzt wie die Mitglieder seiner Peergroup, das Kind, das in der Schule seine Jacke nicht an die Garderobe hängt, weil das zu Hause auch niemand tut. All das sind Beispiele für Lernen durch Beobachtung.

Bandura fand auch heraus, dass die Motivation, die hinter dem Nachahmen steht, durch unterschiedliche Faktoren beeinflusst werden kann. Eine selbst erlebte positive oder negative Verstärkung (Lob für das Nachmachen der Bewegungen in der Kindertagesstätte), aber auch positive oder negative Verstärkung eines anderen (Bewunderung für das Handy) können zur Nachahmung animieren.

WISSEN TO GO

Lerntheoretische Ansätze

Im 20. Jahrhundert entwickelten Psychologen folgende Theorien über das Lernen:
- **Behaviorismus**: Konditionieren (ein Verhalten durch wiederholte Reize auslösen) ist bei Menschen möglich.
- **operantes Konditionieren**: Positiv bzw. negativ verstärkende Reize können erwünschte Verhaltensweisen herbeiführen.
- **Lernen durch Beobachten**: Vorbilder haben eine große Bedeutung für das Erlernen bestimmter Verhaltensweisen.

Kognitive Entwicklungstheorie nach Jean Piaget

Mit diesem Modell rückt der Begriff der **Kognition** in den Fokus.

Definition Kognition
Sie beinhaltet alle an der Informationsverarbeitung beteiligten mentalen Prozesse wie Wahrnehmung, mentale Verarbeitung, Aufmerksamkeit, Denken, Gedächtnis, Bewusstsein u. a.

Das Modell der kognitiven Entwicklungstheorie, das der Schweizer Entwicklungspsychologe Jean Piaget (1896–1980) entwickelt hat, sieht im Menschen einen aktiven Gestalter seiner eigenen Entwicklungserfahrungen und -prozesse. Kinder bilden schon früh kognitive Schemata aus, durch die sie in Interaktion mit der Umwelt treten. Mit diesen Schemata erkunden sie die Welt. Passt das Schema nicht, so hat das Kind die Möglichkeit, durch Neuanpassung ein vergleichbares oder ein neues Schema zu entwickeln. Seine Entwicklung erfolgt dadurch, dass es sein eigenes Denken immer wieder an die Erfahrungen aus der Umwelt anpasst (**Adaptation**). Im Zentrum stehen dabei die 2 funktionalen Prozesse **Assimilation** und **Akkommodation**. Beide dienen dazu, einen Gleichgewichtszustand herzustellen (**Äquilibration**).
- **Assimilation** bedeutet: Die neue Information wird so verändert, dass sie in das aktuell bestehende Schema passt.
- **Akkommodation** bedeutet: Wenn eine Entdeckung nicht in das aktuelle Schema passt, wird ein neues Schema erstellt. Der Mensch passt sich an.

Beispiel Assimilation und Akkommodation
Hund A ist groß, bellt, ist lieb, heißt „Wauwau" und kann gestreichelt werden. Hund B sieht zwar anders aus, unterscheidet sich aber sonst nicht und kann daher auch gestreichelt werden. Er wird in das kognitive Schema integriert (Assimilation). Hund C sieht anders aus, ist klein und bissig, darf also nicht gestreichelt werden. Das kognitive Schema wird angepasst (Akkommodation): Es gibt auch Hunde, die man nicht streicheln darf.

Zu Entwicklungssprüngen kommt es nach Piaget immer dann, wenn das eigene Weltbild mit dem äußeren Weltbild nicht übereinstimmt. Denn dann ist ein Individuum gezwungen, seine Vorstellung zu verändern oder zu revidieren.

Beispiel Weltbild
Bis zu einem gewissen Alter glaubt ein Kind, dass eine Anzahl von Gegenständen zunimmt, wenn man sie übereinanderstapelt. Wenn das Kind in der Lage ist, diese Gegenstände abzuzählen, wird diese falsche Weltsicht korrigiert. Die Sichtweise, dass die Anordnung der Gegenstände ihre Anzahl bestimmt, wird aufgegeben zugunsten einer neuen Ansicht: Die Anzahl ist unabhängig von der räumlichen Anordnung.

Die Theorie Piagets wird zum sog. Konstruktivismus gezählt. „Konstruktivismus" ist ein Begriff aus dem Bereich der Lernpsychologie. Konstruktivisten gehen davon aus, dass jeder Mensch aus dem, was er wahrnimmt, seine eigene Welt konstruiert. Piaget hat für den Bereich der kognitiven Entwicklung verschiedene Phasen formuliert (▶ Abb. 5.6):
1. **Sensomotorische Entwicklung** (0–2 Jahre): Das Kind erfährt seine Umwelt mit Augen, Ohren, Händen und Füßen und verbessert dabei ständig die Abstimmung zwischen Wahrnehmung (sensorisch) und Handlung (motorisch). Die Motorik wird dadurch immer differenzierter und ermöglicht zunehmend, komplexere Handlungen durchzuführen. Mit ca. 1 Jahr entwickelt das Kind die Fähigkeit der **Objektpermanenz**. Das heißt, es lernt, dass ein Gegenstand (Objekt) auch da ist, wenn es ihn einen Moment nicht sieht. Versteckt jemand das Lieblingsspielzeug des Kindes, wird es danach suchen.
2. **Präoperationale Entwicklung** (2–7 Jahre): Der wichtigste Aspekt dieser Phase ist die sog. Zentrierung auf einen bestimmten Sachverhalt, eine Dimension. Typisches und oft zitiertes Beispiel ist der sog. Umschütt-Versuch. Das Kind ist in dieser Phase noch nicht in der Lage zu verstehen, dass die gleiche Menge Wasser in einem niedrigen, breiten Gefäß auch wirklich die gleiche ist wie in einem hohen, schmalen Gefäß. Es orientiert sich nur am Wasserspiegel, der in dem schmalen Gefäß höher ist. Das Kind schließt daraus, dass darin mehr Wasser enthalten ist. Komplexere Zusammenhänge wie Volumen sind noch nicht begreifbar.
3. **Konkret-operationale Entwicklung** (7–11 Jahre): In dieser Phase kann das Kind schon mehrere Dimensionen/Sachverhalte auseinanderhalten. Wird der Umschütt-Versuch in dieser Altersstufe durchgeführt, weiß das Kind, dass die Wassermenge in dem schmalen Gefäß die gleiche ist, wenn nichts dazugegeben wurde. Es ist in diesem Alter in der Lage, Form von Menge und Volumen zu unterscheiden. Es erkennt, dass die Menge nicht von der Form abhängig ist.
4. **Formales Denken** (ab 12 Jahre): In dieser Phase wird das Denken unabhängig von gegenständlichen Anreizen. Jugendliche können abstrakt und „theoretisch" denken und benötigen kein Anschauungsmaterial mehr.

Abb. 5.6 Kognitive Entwicklungsphasen nach Piaget.

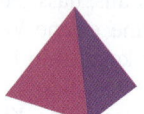

sensomotorische Entwicklung	präoperationale Entwicklung	konkret-operationale Entwicklung	formales Denken
• Verbesserung von Abstimmung zwischen Sensorik und Motorik • Erkenntnis, dass Objekte immer „permanent" sind 0–2 Jahre	• Zentrierung auf eine Dimension • komplexere Zusammenhänge sind noch nicht begreifbar (z. B. Volumen) 2–7 Jahre	Erkennen von Lage, Form, Menge und Volumen (Menge und Form sind unabhängig voneinander) 7–11 Jahre	• Möglichkeit, abstrakt und „theoretisch" zu denken • kein Anschauungsmaterial mehr nötig ab 12 Jahren

 Objektzentriertes Denken

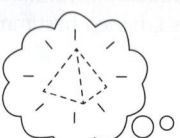 Abstraktes Denken

WISSEN TO GO

Kognitive Entwicklungstheorie nach Jean Piaget

Der Mensch gestaltet seine Entwicklung aktiv mit. Das Kind bildet schon früh ein kognitives Schema aus. Es passt dabei sein Denken immer wieder an die Erfahrungen aus der Umwelt an (Adaptation). Befindet sich beides im Einklang, spricht man von Äquilibration. Stimmen die Erfahrungen aus der Umwelt nicht mit dem eigenen Denken überein, wird die von außen kommende Information entweder so verändert, dass sie in das aktuelle Denkschema passt (Assimilation) oder das Denkschema wird angepasst (Akkommodation). Piaget hat die kindliche kognitive Entwicklung in 4 Phasen unterteilt:

- **sensomotorische Entwicklung** (0–2 Jahre): Motorik und Wahrnehmung entwickeln sich
- **präoperationale Entwicklung** (2–7 Jahre): Zentrierung auf eine Dimension
- **konkret-operationale Entwicklung** (7–11 Jahre): mehrere Dimensionen können unterschieden werden
- **formales Denken** (ab 12 Jahre): abstraktes Denken ist möglich

Entwicklungsaufgaben nach Havighurst

Robert J. Havighurst definierte das Konzept der Entwicklungsaufgaben, nach dem jedes Lebensalter an ein Individuum bestimmte Anforderungen stellt. Es lässt sich in 3 Bereiche aufteilen (▶ Tab. 5.3):

- **Biologie/Körper:** Körperliche Veränderungen (z. B. Wachstum, Pubertät, Klimakterium) fordern Veränderung im Verhalten.
- **Gesellschaft:** Gesellschaftliche Anforderungen (z. B. Bildung, Beruf) stellen das Individuum vor spezifische Entwicklungsaufgaben.
- **Person:** Persönliche Wünsche, Ziele und Werte des Individuums (z. B. Wunsch nach Familie, Berufswunsch) implizieren Entwicklung.

Die Wichtigkeit und Bedeutung der jeweiligen Bereiche sind für jeden verschieden. So lässt sich der eine stark von gesellschaftlichen Vorgaben leiten, der andere legt größeren Wert auf seine individuellen Wünsche.

WISSEN TO GO

Entwicklungsaufgaben nach Robert J. Havighurst

Nach Havighurst werden in jedem Lebensalter bestimmte Entwicklungsaufgaben an den Einzelnen gestellt, die körperlicher, gesellschaftlicher oder persönlicher Natur sein können (▶ Tab. 5.3).

Grundlagen der Persönlichkeits- und Entwicklungspsychologie

Tab. 5.3 Entwicklungsaufgaben nach Havighurst.

Phase (Alter)	Anforderungen
frühe Kindheit (0–2 Jahre)	Anhänglichkeit, Objektpermanenz (S. 91), sensomotorische Intelligenz (Zusammenspiel von Wahrnehmungseindrücken und motorischer Aktivität) und schlichte Kausalität, motorische Funktionen
Kindheit (2–4 Jahre)	Selbstkontrolle, Sprachentwicklung, Phantasie und Spiel, Verfeinerung der motorischen Funktionen
Schulübergang und frühes Schulalter (5–7 Jahre)	Geschlechtsrollenidentifikation, einfache moralische Entscheidungen treffen, konkrete Operationen, Spiel in Gruppen
mittleres Schulalter (6–12 Jahre)	soziale Kooperation, Selbstbewusstsein (fleißig, tüchtig), Erwerb von Kulturtechniken (Schreiben, Lesen usw.), Spielen und Arbeiten im Team
Adoleszenz (12–18 Jahre)	körperliche Reifung, formale Operationen, Gemeinschaft mit Gleichaltrigen, sexuelle Beziehungen
frühes Erwachsenenalter (18–30 Jahre)	Autonomie von den Eltern, Identität in der Geschlechterrolle, internalisiertes moralisches Bewusstsein, Berufswahl, Heirat, Geburt von Kindern, Arbeit/Beruf, Lebensstil finden
mittleres Erwachsenenalter (30–50 Jahre)	Heim/Haushalt führen, Kinder aufziehen, berufliche Karriere
spätes Erwachsenenalter (51 Jahre und älter)	Energien auf neue Rollen lenken, Akzeptieren des eigenen Lebens, eine Haltung zum Sterben entwickeln

nach: Oerter R, Montada L, Hrsg. Entwicklungspsychologie. Beltz 2008

Meilensteine der Entwicklung

In allen Lebensphasen gibt es bestimmte Meilensteine, die die Entwicklung besonders beeinflussen. Im Pflegealltag kann das Wissen über sie dazu beitragen, Entwicklungsstörungen bei jüngeren Patienten frühzeitig zu erkennen. Bei erwachsenen Patienten kann es helfen, deren Erleben und Verhalten besser zu verstehen. Aus Gefahren und Risikofaktoren für Entwicklung und Wohlbefinden in den einzelnen Lebensphasen lassen sich Maßnahmen zur Förderung von Gesundheit und Wohlbefinden ableiten.

Kindheit

Definition **Kindheit**
Sie reicht von der pränatalen Phase bis ca. zum 11. Lebensjahr. Man unterscheidet:
- *pränatal/perinatal: Empfängnis bis Geburt*
- *Säuglings- und Krabbelalter: Geburt bis etwa 2 Jahre*
- *frühe Kindheit: etwa 2–6 Jahre*
- *mittlere Kindheit: etwa 6–11 Jahre*

Die kindliche Entwicklung wird zunehmend durch die Gesellschaft geprägt. Diese Prägung wird Sozialisation genannt. Sie nimmt einen wichtigen Part in der Persönlichkeitsentwicklung ein.

Definition **Sozialisation**
Sie ist ein lebenslanger Lernprozess des Menschen. Sie zielt darauf ab, ihn in die Gesellschaft einzugliedern und an deren kulturelle Normen, Werte und soziale Rollen anzupassen. Durch Sozialisation soll eine bestehende Gesellschaft erhalten bleiben. Der Sozialisationsprozess wird eingeteilt in:

- *primäre Sozialisation: Erziehung und Interaktion in der Kernfamilie*
- *sekundäre Sozialisation: Erziehung durch und Interaktion mit dem weiteren Umfeld (Kindergarten, Schule, Vereine, Freunde, Peergroups usw.)*
- *tertiäre Sozialisation: Einflussnahme durch und auf den Beruf*

Kindheit: Motorische Entwicklung • Sie verläuft normalerweise wie folgt:
- 1 Monat: Kind greift leicht greifbare Objekte
- 2 Monate: Kind kann Kopf halten und heben
- 3 Monate: Kind führt gezielte Greifbewegungen durch, sitzt mit Unterstützung
- 5 Monate: Kind dreht sich vom Rücken auf die Seite, sitzt ohne Unterstützung, nutzt den Daumen beim Greifen
- 6 Monate: Kind gibt Gegenstände von einer Hand in die andere, führt andauernde Greifversuche auch nach kleinen Gegenständen aus
- 8 Monate: Kind sitzt sicher, steht mit Unterstützung (▶ Abb. 5.7)
- 10 Monate: Kind krabbelt
- 11 Monate: Kind geht mit Unterstützung
- 15 Monate: Kind geht sicher selbstständig

! **Merken Durchschnittswerte**
Die Altersangaben sind Durchschnittswerte, die in Untersuchungen ermittelt wurden. Sie dienen als Anhaltspunkte, können aber nicht als alleiniger Maßstab für eine Entwicklungsstörung gelten. Wenn in einem bestimmten Alter die entsprechende motorische Fähigkeit fehlt, ist auch die Gesamtentwicklung zu berücksichtigen. Steht das Kind auch in anderen Bereichen deutlich zurück, ist eine Entwicklungsstörung in Betracht zu ziehen.

Abb. 5.7 Motorische Entwicklung.

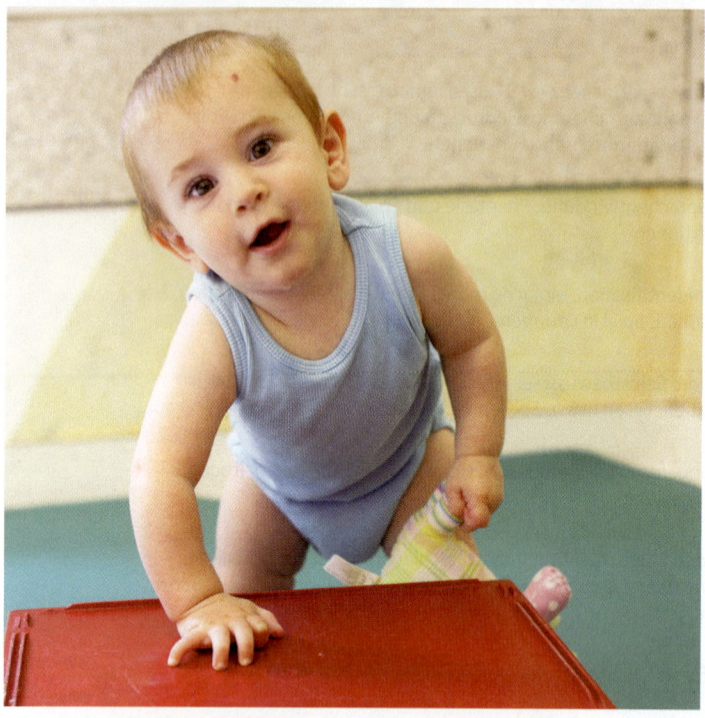

Mit etwa 8 Monaten kann ein Kind mit Unterstützung stehen.

Abb. 5.8 Lachen.

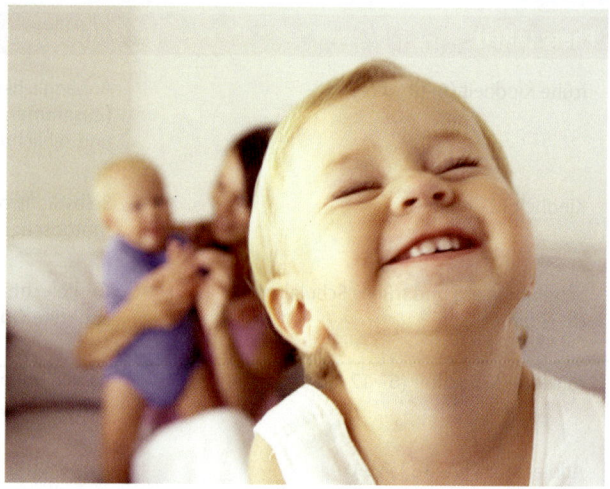

© pixland

Kindheit: Entwicklung der Sinneswahrnehmung • Die Sinne entwickeln sich normalerweise wie folgt:
- **Hören:**
  - Das Kind nimmt bereits im Mutterleib Geräusche wahr.
  - Das Neugeborene bevorzugt menschliche Stimmen nach der Geburt.
  - Wenige Tage nach der Geburt wird die Stimme der Mutter erkannt.
- **Sehen:**
  - Nahsehen (ca. 25 cm) ist unmittelbar nach der Geburt möglich.
  - Gesichter werden besonders fixiert.
  - Bewegungen werden ca. ab dem 3. Monat gesehen und auch verfolgt.
  - Mit ca. 6 Monaten ist die Sehschärfe vergleichbar der eines Erwachsenen ausgebildet.
- **Riechen** und **Schmecken** sind bereits im Mutterleib vorhanden.

Kindheit: emotionale Entwicklung • Emotionen sind beim Neugeborenen bereits in den ersten Monaten ausgebildet. Der Säugling tritt auch recht schnell in Interaktion mit seiner Umwelt. Als Zeichen der emotionalen Entwicklung gelten folgende Phänomene:
- **soziales Lächeln:** Nach ca. 6 Wochen zeigt der Säugling ein Lächeln, insbesondere als Reaktion auf Gesichter und Stimmen.
- **Lachen:** zeigt sich nach ca. 4 Monaten (▶ Abb. 5.8).
- **Fremdeln:** Das Kind zeigt mit ca. einem halben Jahr zum ersten Mal abwehrende Reaktionen gegenüber fremden Personen; eine zweite Fremdeln-Phase folgt mit ca. einem Jahr.
- **Bildung des Selbstkonzepts:** Ab ca. 18 Monaten entwickelt das Kind die selbstbezogenen Gefühle Stolz und Scham.

Aktuell geht die Wissenschaft davon aus, dass für eine normale emotionale Entwicklung des Kindes eine verlässliche enge Bindung zu einer Bezugsperson nötig ist. Diese Bezugsperson muss in der Lage sein, die Bedürfnisse des Kindes zu stillen.

Kindheit: kognitive Entwicklung • Die kognitive Entwicklungstheorie nach Jean Piaget (S. 91) gilt hierzu als eine gültige Lehrmeinung.

Kindheit: sprachliche Entwicklung • Sie vollzieht sich normalerweise wie folgt:
- **Lallstadium** (ab ca. 4. Monat): Sogar gehörlose Kinder produzieren (genetisch bedingt) silbenähnliche Laute („Lalala").
- **Einwortstadium** (ab ca. 12 Monaten): Die Kinder benutzen erste einzelne Worte (z.B. Buch, Ball, Mama).
- **Zweiwortstadium** (ab ca. 18 Monaten): Sie kombinieren Substantive mit Verben („Buch haben").
- **Telegrammstil** (ab ca. 24 Monaten): Sie verwenden kurze einfache Sätze.
- 3.–6. Lebensjahr: Die Zahl der verwendeten Wörter vermehrt sich deutlich, die Kinder können auch über nicht real vorhandene Dinge und Gefühle sprechen.

Kindheit: moralische Entwicklung • Die Psychologie betrachtet das neugeborene Kind als amoralisches Wesen. Regeln zur Unterscheidung zwischen richtigen und falschen Handlungen im Sinne eines verantwortungsvollen Miteinanders entwickelt das Kind erst im Laufe der Zeit. Ein bekanntes Modell zur moralischen Entwicklung des Menschen wurde von **Lawrence Kohlberg** (1958) erarbeitet. Nach ihm gibt es 3 Stufen:
- **Präkonventionelle Moral** (Autoritätsmoral): Eine Autoritätsperson (z.B. Mutter, Vater, Erzieherin, Lehrer) entscheidet, was richtig und falsch ist. Daran orientiert sich das Kind. Es versucht, belohnt zu werden oder einer Bestrafung zu entgehen. Im Mittelpunkt stehen die eigenen Interessen, nicht die der anderen.
- **Konventionelle Moral** (Gruppenmoral): Der Einzelne ist Teil einer Gruppe und orientiert sich an den Regeln dieser Gruppe, die notwendig sind, damit die Gemeinschaft bestehen kann.
- **Postkonventionelle Moral** (Grundsatz-/Prinzipienmoral): Das Handeln richtet sich nicht mehr alleine nach den Regeln der Gruppe. Es gelten weitreichendere ethische Werte und Grundprinzipien, z.B. Gleichberechtigung aller Menschen, unantastbare Würde aller Menschen, Umweltschutz.

Grundlagen der Persönlichkeits- und Entwicklungspsychologie

Risikofaktoren für Entwicklungsstörungen in der Kindheit

- **Risiken in der pränatalen Phase** sind v. a. Erkrankungen der Mutter, genetische Defekte, Einnahme bestimmter Medikamente, Drogen- und Alkoholkonsum der Mutter, Umweltbelastungen (z. B. Strahlung), Fehlernährung der Mutter, Unterversorgung des Kindes durch eine Plazentainsuffizienz. Auch psychische Belastungen der Mutter wie Ablehnung des Kindes oder schwierige soziale Verhältnisse (Vater steht nicht zur Verfügung und/oder lehnt das Kind ab, unsichere finanzielle Situation) können Risiken in dieser Entwicklungsphase darstellen.
- **Risiken in der perinatalen Phase** (während der Geburt) sind v. a. Komplikationen im Geburtsverlauf durch Sauerstoffunterversorgung, Geburtsverletzungen, Anpassungsstörungen des Neugeborenen an die Umgebung, Stoffwechselprobleme wie Unterzuckerung oder genetische Störungen.
- **Risiken in der postnatalen Phase** sind v. a. psychische Probleme der Eltern, eine schlechte Paarbeziehung, fehlende Unterstützung aus dem sozialen Umfeld und Unsicherheit im Umgang mit dem Neugeborenen. Die Faktoren stellen v. a. dann eine Gefahr für eine gesunde Entwicklung des Kindes dar, wenn mehrere der Faktoren gleichzeitig auftreten.
- **Risiken im weiteren Entwicklungsverlauf** der Kindheit sind u. a. emotionale Zurückweisung in der Kernfamilie, sexueller Missbrauch, Gewalt, Scheidung der Eltern (besonders wenn sie mit dauerhaften Streitigkeiten und unklaren Regelungen bzgl. der Betreuung des Kindes verbunden ist) und unkritischer und hoher Konsum medialer Angebote wie Fernsehen und Computerspiele. Kinder, die in Kriegsgebieten, Ghettos oder unter anderen desolaten Lebensbedingungen aufwachsen, sind durch die ständigen Ängste und Entbehrungen besonders gefährdet, Verhaltensprobleme zu entwickeln. Ist der ökonomische Status gering, ist die Ernährung oft ungesund und Vorsorgeangebote werden nicht so häufig in Anspruch wahrgenommen. Aber auch unter besseren Umständen können Kinder unter großen Ängsten leiden, die ihre Entwicklung ungünstig beeinflussen (etwa Schulängste, Versagensängste).

Entwicklungsstörungen – präventive Ansätze

Um Defekte, die zu kindlichen Entwicklungsstörungen führen können, möglichst frühzeitig zu erkennen, stehen hierzulande schon Schwangeren regelmäßige Arztbesuche zu. Nach der Geburt bis zum Erwachsenenalter gibt es spezielle Kindervorsorgeuntersuchungen, die ebenfalls von den Krankenkassen bezahlt werden. Dabei versuchen die Pädiater auch den psychosozialen Lebenskontext der Kinder einzuschätzen. Werden Risiken bzw. Auffälligkeiten erkannt, beraten Ärzte die Eltern bzw. verordnen z. B. logopädische oder andere therapeutische Maßnahmen. Doch im Rahmen von einzelnen Gesprächen und medizinischen Untersuchungen können lange nicht alle Fälle erkannt werden.

Heute zeigt ein erheblicher Anteil der Kinder und Jugendlichen (rund 22 %) Hinweise auf psychische Verhaltensauffälligkeiten (Ravens-Sieberer et al. 2007). Auch Schulen, Kindergärten und andere Einrichtungen versuchen daher, durch geeignete Fördermaßnahmen und Projekte Entwicklungsstörungen vorzubeugen (z. B. gesundheitsfördernde Schule; Sozialtraining in der Schule). Die Krankenkassen sollen außerdem präventive Maßnahmen z. B. zur Stressbewältigung, Bewegungsförderung und Suchtprävention unterstützen.

WISSEN TO GO

Entwicklung in der Kindheit

Die Kindheit reicht von der pränatalen Phase bis zum ca. 11. Lebensjahr. Für jedes Alter gibt es Meilensteine in der Entwicklung (pränatale, motorische, sensorische, emotionale und sprachliche Entwicklung).

Während das Kind in vielen Bereichen schon pränatal Entwicklungsschritte durchmacht, findet eine moralische Entwicklung erst später statt. Die kindliche Entwicklung wird außerdem durch die Gesellschaft geprägt. Diese Prägung nennt man Sozialisation.

Wenn in einem bestimmten Alter eine entsprechende motorische Fähigkeit fehlt, ist immer die Gesamtentwicklung zu berücksichtigen. Steht das Kind auch in anderen Bereichen deutlich zurück, ist eine Entwicklungsstörung in Betracht zu ziehen.

Risiken während der kindlichen Entwicklung
Erkrankungen, Fehlernährung, psychische Belastungen oder Drogenkonsum der Mutter, genetische Defekte, Umweltbelastungen, Plazentainsuffizienz und Komplikationen während der Geburt können bereits pränatal bzw. perinatal zu Entwicklungsstörungen führen. Im weiteren Verlauf sind u. a. emotionale Zurückweisung, sexueller Missbrauch, Gewalt, Scheidung der Eltern und unkritischer und hoher Konsum medialer Angebote als Risikofaktoren zu nennen. Kinder, die unter großen Versagensängsten leiden oder in Kriegsgebieten, Ghettos oder anderen desolaten Lebensbedingungen aufwachsen, sind durch die ständigen Ängste und Entbehrungen besonders gefährdet, Verhaltensprobleme zu entwickeln.

Jugend

Definition **Adoleszenz**
Die Zeitspanne reicht vom ca. 11.–18. Lebensjahr. Man spricht auch von der Adoleszenz. Die Pubertät ist der Teil der Adoleszenz, in dem die Geschlechtsreifung stattfindet.

Die Entwicklung in der Jugend ist geprägt durch die Lösung von der Kernfamilie, Autonomieerwerb und Identitätsfindung. Die körperliche Entwicklung stößt die Suche nach der Geschlechtsidentität (sexuelle Identität) an. Diese ist ein wesentlicher Teil der eigenen Identitätsfindung, d. h. der Suche nach Antworten auf die Fragen: Wer bin ich? Wer bin ich losgelöst von Eltern und Kernfamilie?

Jugend: körperliche Entwicklung in der Pubertät • Bei Mädchen beginnt diese Phase i. d. R. ca. 2 Jahre früher als bei Jungen. Mit ca. 11–13 Jahren findet die erste Monatsblutung (Menarche) statt. Bei Jungen kommt es zur Ausreifung lebender Samenzellen und der Fähigkeit zur Ejakulation. Begleitet werden diese Entwicklungen von der Ausbildung der sekundären Geschlechtsmerkmale, z. B. dem Wachsen der Brustdrüse, der Schambehaarung, Veränderung der Stimmbänder (Stimmbruch). Für eine gesunde Entwicklung ist es wichtig, diese Veränderungen zu akzeptieren und positiv wahrzunehmen.

Jugend: Geschlechtsidentität • Im Rahmen der körperlichen Entwicklung und der hormonellen Veränderungen kommt es zum Auftreten neuer sexueller Gefühle und Bedürfnisse. Diese neuen Erfahrungen führen i. d. R. zu Unsicherheit. Oft empfinden Jugendliche das Wissen um die Entwicklungsprozesse und die damit verbundenen Veränderungen körperlicher wie emotionaler Art selbst als unzureichend. Die Heranwachsenden beschäftigen sich verstärkt mit ihrem eigenen Körper und der eigenen Sexualität. Sie müssen in dieser Phase eine eigene Sexualmoral entwickeln.

Jugend: Identitätsfindung • Mit der Entwicklung der Geschlechtsidentität ist ein wichtiger Schritt zur eigenen Identitätsfindung getan. Die Suche nach der eigenen Identität ist v. a. gekennzeichnet durch die Frage, wie man sich anderen gegenüber abgrenzen kann. Was macht mich einzigartig und anders? Wer bin ich bzw. wer will ich sein? Auf dem Weg zur eigenen Identitätsfindung spielt die soziale Identität in Form der Zugehörigkeit zu einer sozialen Gruppe, im Idealfall zu einer sozialen Gruppe Gleichaltriger (Peergroup) eine wichtige Rolle. Die Kernfamilie bleibt i. d. R. zwar ein wichtiger Bezugsrahmen, aber insbesondere altersspezifische Probleme werden lieber mit Gleichaltrigen besprochen als mit den eigenen Eltern (▶ Abb. 5.9). Siehe dazu auch Kognitive Entwicklungstheorie nach Jean Piaget (S. 91).

Risikofaktoren für die Entwicklung in der Jugend

Die körperlichen Veränderungen und der Wunsch, mit den Anforderungen und Meinungen der entsprechenden Peergroups konform zu gehen, kann zu einer übertriebenen Beschäftigung mit dem eigenen Körper und zu einer gestörten eigenen Körperwahrnehmung führen. Insbesondere Mädchen fällt es häufig nicht leicht, die sich entwickelnden Rundungen als normal und positiv zu werten. Während der Adoleszenz besteht daher eine erhöhte **Anfälligkeit** für **Essstörungen** (Anorexia nervosa und Bulimie).

Meist fallen in die Zeit der Jugend die ersten Erfahrungen mit **Alkohol** und anderen **Drogen**. Der junge Mensch ist in diesem Entwicklungsstadium besonders anfällig für Missbrauch. Dies kann durch den Wunsch, in einer Peergroup akzeptiert zu sein, bedingt sein (Konformitätsdruck). Wenn durch den Wunsch nach Ausprobieren und Mithalten Grenzen nicht erkannt werden, kann dies gefährliche Auswirkungen haben, z. B. „Komasaufen".

Suizid ist die zweithäufigste Todesursache unter deutschen Jugendlichen. Die häufigsten Gründe für Suizidversuche bei Jugendlichen sind Konflikte mit den Eltern, dem Partner oder Liebeskummer. Häufig haben Selbstmordversuche in dieser Altersstufe appellativen Charakter („Hilf mir, ich brauche Aufmerksamkeit!").

> **WISSEN TO GO**
>
> **Entwicklung in der Jugend**
>
> Als Jugend (Adoleszenz) bezeichnet man die Zeitspanne vom 11.–18. Lebensjahr. Als Pubertät bezeichnet man den Teil, in dem die Geschlechtsreifung stattfindet.
>
> Die Entwicklung ist geprägt davon, Selbstständigkeit zu erwerben und seine eigene Identität zu finden. Dazu gehört auch die Suche nach der Geschlechtsidentität. Die hormonellen Veränderungen führen zu neuen sexuellen Gefühlen und Bedürfnissen. Jugendliche beschäftigen sich verstärkt mit ihrem eigenen Körper. Sie müssen in dieser Phase eine persönliche Sexualmoral entwickeln.
>
> Zu der Suche nach einer eigenen Identität gehört die Frage nach der Abgrenzbarkeit zu anderen. Hier spielen Peergroups eine wichtige Rolle.
>
> *Risiken während der Entwicklung*
> Jugendliche sind besonders gefährdet für einen Drogenmissbrauch und Essstörungen. Konflikte mit den Eltern, dem Partner oder Liebeskummer können bis zu einem Suizidversuch führen. Selbstmord ist die zweithäufigste Todesursache unter deutschen Jugendlichen.

Erwachsenenalter

Definition Erwachsenenalter
Das Erwachsenenalter reicht vom 18. Lebensjahr bis zum Tod. Man unterscheidet:
- *frühes Erwachsenenalter: 18 bis etwa 40 Jahre*
- *mittleres Erwachsenenalter: etwa 40–65 Jahre*
- *spätes Erwachsenenalter („Alter"): etwa 65 Jahre bis zum Tod*

Frühes Erwachsenenalter • Im frühen Erwachsenenalter bestehen i. d. R. wenige körperliche Beeinträchtigungen. Die Herausforderungen in dieser Lebensphase liegen vorwiegend im sozialen Bereich: Die Wechsel des beruflichen Umfelds (z. B. von der Schule in die Ausbildung, von der Ausbildung in die Festanstellung) bringen mit sich, dass die jungen Erwachsenen auch ihre sozialen Kontakte neu aufbauen müssen. Zeitgleich mit dem Berufseintritt gehen viele eine feste partnerschaftliche Beziehung ein und gründen eine Familie.

Indem sie neue Rollen übernehmen, gehen sie das Risiko ein, Enttäuschungen zu erleben. Mit der Verantwortung für verschiedene Lebensbereiche (Partner, Mutter/Vater, Arbeitnehmer, ggf. auch Arbeitgeber, ggf. Führungsverantwortung im Beruf) steigt der Erfolgsdruck. Wiederholtes Scheitern in Liebesbeziehungen, Schule oder Beruf und familiäre Konflikte können auch dann zu Entwicklungsstörungen führen, wenn frühere Lebensabschnitte problemlos verlaufen sind (Berk 2011).

Mittleres Erwachsenenalter • In dieser Lebensphase kommen bei vielen Menschen Sinnfragen in Bezug auf das eigene Leben auf. Umgangssprachlich wird häufig von der „Midlife-Crisis" gesprochen. Die Betreffenden fragen sich in der vermeintlichen Mitte des Lebens, ob der Weg, den sie eingeschlagen haben, wirklich der ist, den sie sich für ihr Leben erwünscht haben. Nicht selten kommt es in dieser Zeit zu vermeintlich plötzlichen und sehr radikalen Lebensveränderungen.

Abb. 5.9 Selbstfindung.

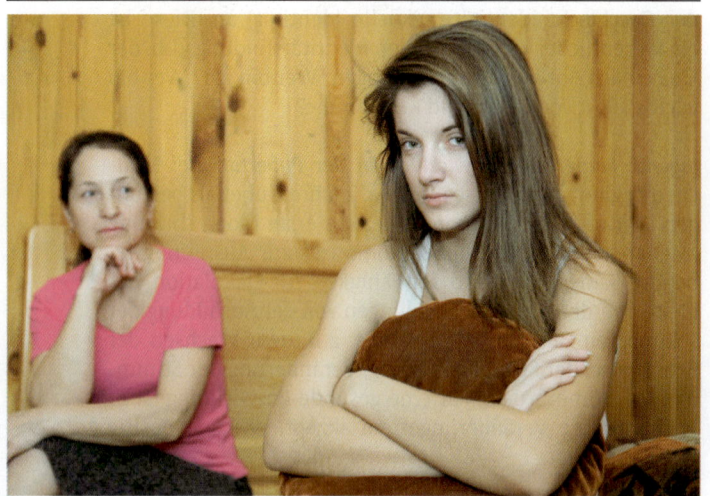

Einen eigenen Weg zu gehen heißt auch, sich abzunabeln und die eigene Freiheit zu erproben. Die Beziehung zwischen Eltern und Kindern kann in dieser Phase der „Befreiung" und Selbstfindung leiden – doch die Entwicklungen sind wichtig. © JackF/fotolia.com

Körperlich sind i.d.R. die ersten altersbedingten Veränderungen zwar erkennbar, fallen aber noch nicht allzu sehr ins Gewicht. In diese Phase fällt normalerweise das Klimakterium (Übergangsphase von der Zeit der Geschlechtsreife bis zum Erlöschen der Hormonproduktion der Geschlechtsdrüsen). Das hat bei Frauen körperliche Auswirkungen (Ausbleiben der Periodenblutung, Schweißausbrüche, Stimmungsschwankungen), die sie als belastend empfinden können. Je nach Arbeitsumfeld, Familienkonstellation und Ausbildungszeiten der Kinder kommt es für manche im mittleren Erwachsenenalter zu vielen Belastungen: Sie verfolgen noch ihre eigene berufliche Karriere, haben Kinder und evtl. auch Eltern, die ihre Hilfe benötigen. Daher spricht man bei dieser Phase auch von der „Rushhour" des Lebens (▶ Abb. 5.10).

Abb. 5.10 Rushhour – zu viel, zu schnell und wohin?

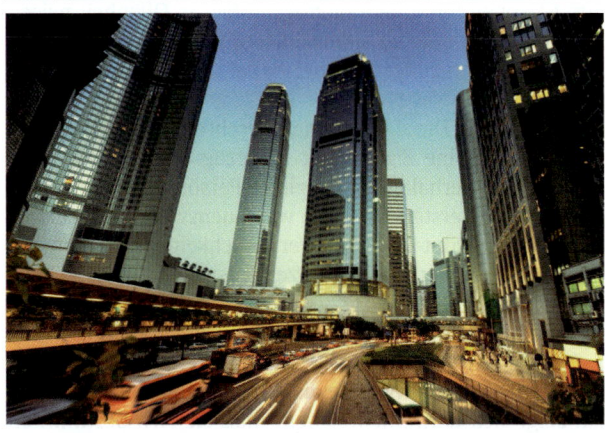

© Iakov Kalinin/fotolia.com

Spätes Erwachsenenalter • Während man früher davon ausging, dass das Alter fast ausschließlich geprägt ist von Abbau und Verlust körperlicher wie geistiger Funktionen, betrachtet man dies mittlerweile deutlich differenzierter. Wie das Modell der Lebensspanne zeigt, findet Entwicklung lebenslang statt, alle Altersstufen haben ihre eigenen Herausforderungen und Möglichkeiten, Veränderbarkeit (Plastizität) nimmt im Alter zwar ab, ist aber grundsätzlich immer noch vorhanden. Die körperlichen Veränderungen im Alter sind im Kap. „Grundlagen der Pflege im Alter" ausgeführt (S. 640).

Einschneidende Ereignisse im Alter sind sicher die Selbstständigkeit der Kinder sowie das Ausscheiden aus dem Berufsleben. Verbunden damit ist die Notwendigkeit, neue gesellschaftliche Rollen und neue sinnvolle Aufgaben zu finden.

Nicht zuletzt aufgrund der demografischen Entwicklung versucht die Wissenschaft zunehmend Erkenntnisse darüber zu gewinnen, wie psychologische Funktionen wie Intelligenz, Gedächtnis, Emotionen sich im Alter entwickeln. Daraus möchte sie Möglichkeiten ableiten, diese so lange wie möglich zu erhalten. Untersuchungen über Intelligenz haben gezeigt, dass sich bis zum 75. Lebensjahr nur geringe Veränderungen zeigen, danach ist der Abbau beschleunigt. Bei der Gedächtnisleistung kommt es offenbar darauf an, wie Informationen vermittelt werden. Bei gleichzeitigem Angebot mehrerer Informationen (z.B. Telefonieren und Empfangen einer E-Mail) ist die Gedächtnisleistung deutlich reduziert. Folgende Faktoren beeinflussen Untersuchungen zufolge die Gedächtnisleistung positiv:
- hohe Lebenszufriedenheit
- geistig herausfordernde Berufstätigkeit bis ins Alter
- Anregungen durch soziale Kontakte, öffentliche Diskussionen
- hoher sozialer Status
- guter Gesundheitszustand

Eine soziale Isolierung ist ein wichtiges Thema in der Altersforschung. Sie gilt als psychosozialer Risikofaktor, ebenso wie Altersarmut und Entwurzelung (Altern außerhalb der vertrauten Umgebung).

WISSEN TO GO

Entwicklung im Erwachsenenalter

Das Erwachsenenalter reicht vom 18. Lebensjahr bis zum Tod. **Junge Erwachsene** sind besonders im sozialen Bereich gefordert: Die Wechsel des beruflichen Umfelds erfordern neue soziale Kontakte. Zeitgleich gehen sie oft eine feste partnerschaftliche Beziehung ein, gründen eine Familie und übernehmen damit immer mehr Verantwortung.

Im **mittleren Erwachsenenalter** wird das bisherige Leben oft reflektiert. Hier verfolgen viele noch ihre eigene berufliche Karriere, haben Kinder und evtl. Eltern, die ihre Hilfe benötigen. Daher spricht man bei dieser Phase auch von der „Rushhour" des Lebens. In diese Phase fällt normalerweise auch das Klimakterium, das bei Frauen belastende körperliche Auswirkungen haben kann.

Heute geht man davon aus, dass auch **im Alter** eine weitere Entwicklung und nicht nur Abbau stattfindet. Einschneidende Ereignisse sind hier das Ausscheiden aus dem Berufsleben und die Selbstständigkeit der Kinder und damit die Notwendigkeit, neue sinnvolle Aufgaben zu finden.

Alterstheorien • Zum Bedürfnis von alten Menschen nach sozialen Kontakten und zum Umgang mit sozialen Kontakten gibt es verschiedene Alterstheorien, die diesbezüglich deutliche Unterschiede machen:
- **Disengagementtheorie:** Nach dieser Theorie verspüren alte Menschen den Wunsch, sich stärker auf sich selbst zu besinnen. Sie möchten sich bewusst von sozialen Kontakten zurückziehen.
- **Aktivitätstheorie:** Sie besagt das genaue Gegenteil. Gerade der alte Mensch wünscht sich soziale Kontakte. Wenn soziale Isolation stattfindet, ist sie kein Wunsch der alten Menschen, sondern Folge von gesellschaftlichen Verhältnissen.
- **Kontinuitätstheorie:** Sie besagt, dass sich die Bedürfnisse nach sozialer Integration oder Isolation aus den Persönlichkeitseigenschaften ergeben. Ein in jungen Jahren eher introvertierter Mensch bevorzugt im Alter den sozialen Rückzug. Der eher extrovertierte hat ein größeres Bedürfnis nach sozialen Kontakten.
- **Sozial-emotionale Selektivitätstheorie:** Sie erklärt die Abnahme sozialer Kontakte im Alter damit, dass viele zweckgebundene Kontakte wegfallen, z.B. Kontakte mit Eltern von Freunden der Kinder oder mit Arbeitskollegen. Die wenigen Kontakte, die übrig bleiben, sind aber emotional umso intensiver und bilden eine Art Auswahl (Selektion) der Kontakte mit hoher emotionaler Qualität.

5.3.2 Persönlichkeitspsychologie

Die Persönlichkeitspsychologie versucht, Unterschiede im Erleben und Verhalten zwischen Menschen zu beschreiben, zu verstehen, zu erklären, vorherzusagen und Einfluss darauf zu nehmen. Sie fragt z. B., worin die grundlegenden Unterschiede im Erleben und Verhalten von Menschen bestehen. Merkmale, die das Individuum von anderen Individuen unterscheiden, werden als Persönlichkeitsmerkmale bezeichnet.

Definition **Persönlichkeit**
Sie beschreibt die Gesamtheit aller Persönlichkeitsmerkmale/-eigenschaften. Persönlichkeitseigenschaften (Traits) sind zeitlich stabile Merkmale des Verhaltens und Erlebens eines Menschen. Sie werden gegenüber aktuellen Zuständen abgegrenzt (States).

Definition **Individuum**
Im weitesten Sinne ist ein Individuum ein menschliches, tierisches oder pflanzliches Einzelwesen. Es kann nicht mehr geteilt werden, ohne seine Eigenschaft zu verlieren. Auch wörtlich übersetzt bedeutet der Begriff „das Unteilbare". Im engeren Sinne ist ein Individuum eine einzelne menschliche Persönlichkeit.

Die Psychologie spricht von **Persönlichkeitseigenschaften** (Traits), wenn diese Merkmale relativ fest und andauernd sind. Dem gegenüber steht der Begriff „State", der einen momentanen Gefühlszustand, eine Stimmung beschreibt, die situationsgebunden ist und vergeht. Diese wird nicht als Persönlichkeitseigenschaft gesehen. Aus Stimmungen kann keine Vorhersage über das Verhalten des jeweiligen Menschen getroffen werden, aus Persönlichkeitseigenschaften durchaus.

Beispiel **State und Trait**
Ein Patient, der am Tag vor einer schweren Operation Angst verspürt, zeigt den Zustand der Angst (State), was nicht gleichbedeutend ist, dass er per se ein ängstlicher Mensch ist. Zeigt er hingegen in anderen Lebenssituationen, die für die meisten Menschen nicht angsterregend sind, ängstliche Verhaltensweisen, dann ist diese Eigenschaft fest verankert (Trait).

Die Psychologie erforscht Persönlichkeitseigenschaften sowie die Gründe dafür, dass Menschen bestimmte Eigenschaften besitzen und andere nicht, und entwickelt daraus Theorien und Modelle.

Definition **Persönlichkeitstheorien**
Persönlichkeitstheorien sind hypothetisch formulierte Gesetzmäßigkeiten darüber, welche Eigenschaften bestimmte Persönlichkeiten besitzen und wie sie sich sehr häufig verhalten.

Die Persönlichkeitsforschung erforscht u. a., mit welchen Eigenschaften eine Persönlichkeit generell beschrieben werden kann. Dabei haben sich in unterschiedlichen Bevölkerungsstichproben 5 Eigenschaften herauskristallisiert, die heute als die sog. „Big Five"-Persönlichkeitseigenschaften bezeichnet werden. Sie sind mit unterschiedlichen wissenschaftlichen Verfahren und diversen Forschungsarbeiten immer wieder belegt worden und bilden eine gute Grundlage zur Beschreibung von Persönlichkeit.

Die Big Five

Emotionale Stabilität • Diese Eigenschaft beschreibt, wie leicht eine Person sich „aus der Ruhe" bringen lässt. Psychologen sprechen auch von Neurotizismus. Emotional stabile Persönlichkeiten haben eine geringe Ausprägung von Neurotizismus. Sie gelten als vorwiegend gelassen, entspannt, ruhig und zufrieden. Umgekehrt haben emotional instabile Persönlichkeiten (auch als labil oder neurotisch bezeichnet) eine hohe Ausprägung von Neurotizismus. Sie sind schon unter geringer Belastung angespannt, unsicher, ängstlich und empfindlich.

Extraversion • Dieses Merkmal bezieht sich auf die Haltung, die eine Persönlichkeit in der Interaktion mit der Umwelt einnimmt. Extravertierte Persönlichkeiten zeigen ein großes Interesse, verhalten sich also nach außen gerichtet. Sie sind vorwiegend gesellig, aktiv und gesprächig. Introvertierte Persönlichkeiten sind eher in sich gekehrt, zurückhaltend, gehemmt und daher oft auch gerne allein.

Offenheit gegenüber Neuem • Offene Persönlichkeiten zeigen sich interessiert an neuen Erfahrungen, betätigen sich gerne kreativ, lernen gerne dazu und probieren gerne Unbekanntes aus. Personen mit einem niedrigen Maß an Offenheit neigen demgegenüber eher zu altbewährtem Verhalten und zu konservativen Einstellungen. Sie ziehen Bekanntes dem Neuen vor.

Verträglichkeit • Diese Eigenschaft beschreibt, ähnlich wie die Extraversion, eine Eigenschaft in Bezug auf das zwischenmenschliche Verhalten. Verträgliche Persönlichkeiten begegnen anderen verständnis- und vertrauensvoll, wohlwollend, hilfsbereit und mit Mitgefühl. Persönlichkeiten mit einem geringen Maß an Verträglichkeit zeigen sich eher misstrauisch und kritisch gegenüber anderen Menschen. Sie verhalten sich mehr kompetitiv (in Wettstreit tretend) als kooperativ.

Gewissenhaftigkeit • Wie gewissenhaft eine Persönlichkeit ist, zeigt sich darin, in welchem Maß sie sich bestimmten Werten verpflichtet fühlt und wie sorgfältig sie damit verbundene Ziele zu erreichen versucht. Gewissenhafte Persönlichkeiten handeln organisiert, besonnen, ordentlich, und zuverlässig. Persönlichkeiten, die wenig gewissenhaft sind, gehen eher locker, spontan, ungezwungen und kreativ vor.

! *Merken* **Individuelle Pflege**
Wenn Sie einen Patienten in seiner Persönlichkeit anerkennen und ernst nehmen, fördert das eine vertrauensvolle Beziehung. Das heißt z. B. konkret: Ein sehr gewissenhafter Mensch möchte bestimmt auch seine Körperpflege sorgfältig durchführen. Lassen Sie ihm also die Zeit, die er dazu benötigt.

WISSEN TO GO

Persönlichkeitspsychologie und die „Big Five"

„Persönlichkeit" bezeichnet die Gesamtheit aller zeitlich stabilen Merkmale des Verhaltens und Erlebens eines Individuums. Solche zeitlich stabilen Persönlichkeitseigenschaften nennt man auch Traits. Aus ihnen kann man Vorhersagen über das Verhalten eines Menschen ableiten. Das ist bei einem State (Stimmung, momentaner Gefühlszustand) nicht der Fall.

Die Persönlichkeitsforschung beschäftigt sich mit diesen Traits von Menschen. Dabei haben sich 5 Eigenschaften herauskristallisiert, die eine gute Grundlage bilden, um eine Persönlichkeit zu beschreiben. Zu den „Big Five" gehören:
- Emotionale Stabilität
- Extraversion
- Gewissenhaftigkeit
- Verträglichkeit
- Offenheit gegenüber Neuem

Persönlichkeitsstörungen

Der Übergang zwischen einer „normalen" und einer „gestörten" Persönlichkeit ist fließend. Nicht immer lässt sich beides eindeutig voneinander trennen. Die Einschätzung anhand folgender Kriterien kann dabei helfen:
- Reaktion auf und der Umgang mit Emotionen
- Leistungsfähigkeit
- Autonomie im eigenen Handeln und Verhalten
- Anpassungsfähigkeit an die jeweilige Umwelt
- Fähigkeit, Beziehungen zu anderen Menschen aufzubauen

Weitere Inhalte finden Sie im Kap. „Pflege bei Erkrankungen der Psyche" (S. 1374).

5.4 Bedürfnisse, Motive und Emotionen

Einen Menschen zu pflegen bedeutet vor allem, ihn bei jenen Tätigkeiten zu unterstützen, die seinem Wohlbefinden förderlich sind. Einen ganz wichtigen Stellenwert nehmen dabei dessen Bedürfnisse, Motive und Gefühle ein. Für eine kompetente Pflege ist es daher erforderlich, diese Aspekte der Persönlichkeit möglichst gut einzuschätzen. Wenn es gelingt, die Bedürfnisse eines Patienten mitsamt ihrer Gewichtung herauszufinden und sie, seine Emotionen und seine Motive für bestimmte Verhaltensweisen nachzuvollziehen und in die Pflege einzubeziehen, bildet dies die Basis einer individuellen, ganzheitlichen Pflege. Die Kenntnis bestimmter Modelle und anderer theoretischer Grundlagen können hierfür hilfreich sein.

5.4.1 Bedürfnisse und Motivation

Definition Motivation und Bedürfnisse
Ein Motiv ist ein antreibender Grund für ein Handeln oder Verhalten (lat. motus = Antrieb). Die daraus resultierende Handlungsbereitschaft (den Antrieb) bezeichnet man als Motivation.

Ein Bedürfnis beschreibt das zunächst nicht zielgerichtete Verlangen, einen Mangelzustand zu beseitigen bzw. einen besseren Zustand zu erreichen.

Beispiel Bedürfnis nach Zuwendung
Sie haben eine Pflegemaßnahme beendet und möchten das Zimmer verlassen. Doch der Patient redet unaufhörlich mit Ihnen. Möglicherweise hat er das Bedürfnis nach Zuwendung. Seine Motivation dafür, so viel zu reden, ist dann der aus dem Bedürfnis resultierende, gezielte Antrieb, Sie noch eine Weile aufzuhalten.

Bedürfnisse

Alle Menschen haben ständig unterschiedliche Bedürfnisse. Der Psychologe Abraham Maslow hat diese in hierarchisch höhere und niedrigere Bedürfnisse unterteilt und in einer Grafik als Pyramide dargestellt (▶ Abb. 5.11). Darin finden sich ganz unten die körperlichen Bedürfnisse wie Hunger und Durst. Darauf folgen die Bedürfnisse nach Sicherheit, nach Liebe und Zugehörigkeit, nach Wertschätzung und ganz oben die nach Selbstverwirklichung. Nach Maslow kommen die höher stehenden Bedürfnisse erst zur Geltung, wenn die darunter aufgeführten erfüllt sind.

Defizit- und Wachstumsbedürfnisse • Die physiologischen Bedürfnisse und die Sicherheitsbedürfnisse sind existenzielle Bedürfnisse, die notwendig sind, um zu überleben. Die bei-

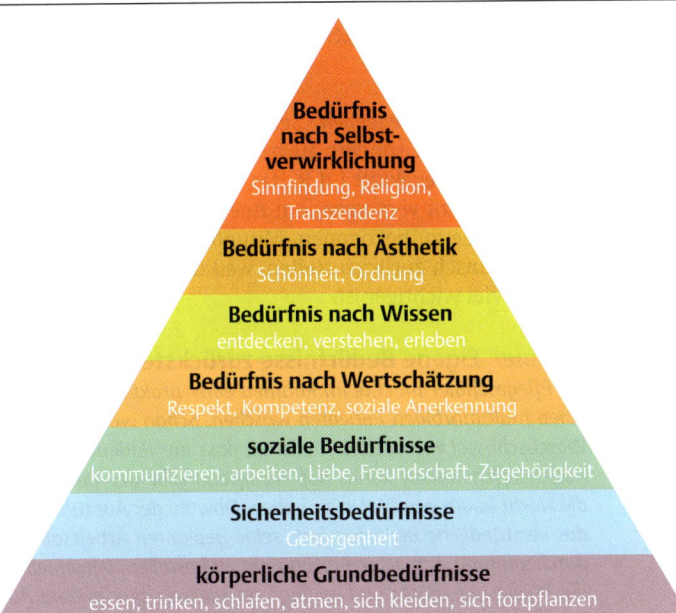

Abb. 5.11 Bedürfnispyramide nach Maslow.

Maslow gilt als der Begründer einer Psychologie, die seelische Gesundheit und menschliche Selbstverwirklichung über alles stellt. Sein ganzheitliches Konzept und die Bedürfnispyramide standen im starken Kontrast zu den gängigen psychologischen Modellen seiner Zeit.

den folgenden Stufen der Pyramide werden auch als soziale Bedürfnisse (in Bezug auf gesellschaftliches Zusammenleben) bezeichnet. Alle diese 4 Stufen haben das Ziel, einen Mangel auszugleichen, also z. B. Durst oder das Bedürfnis nach Sicherheit zu stillen. Wenn sie erfüllt sind, endet normalerweise das Verlangen. Man spricht daher auch von Defizitbedürfnissen. Die letzten 3 Stufen der Pyramide hingegen beinhalten Wachstumsbedürfnisse und damit solche, die sich nicht vollständig stillen lassen, die also keine Begrenzung haben.

Bedürfnisse sind individuell verschieden • Bedürfnisse sind immer abhängig von der individuellen Situation. So trifft diese Hierarchie unter bestimmten Umständen nicht oder nur eingeschränkt zu. Pflegende sollten daher versuchen, die Bedürfnisse für jeden Patienten persönlich einzuschätzen. Für eine Pflegeplanung ist es wichtig, herauszufinden, welche Bedürfnisse für den Einzelnen ganz unten stehen und damit am wichtigsten für ihn sind.

Beispiel Bedürfnisse erfüllen
Ein Sterbender hat den dringenden Wunsch, seinen in Amerika wohnenden Sohn ein letztes Mal zu sehen. Dieses Bedürfnis ist ihm sogar wichtiger, als z. B. seinen Hunger zu stillen. Unterstützen Sie den Patienten dabei, den Besuch seines Sohnes zu realisieren. Verabreichen Sie z. B. in Absprache mit dem Sterbenden weniger oder gar kein sedierendes Analgetikum, wenn der Sohn da ist. Sonst besteht die Gefahr, dass der Patient den Besuch nicht zufriedenstellend wahrnimmt.

Bedürfnisse der Patienten • Für die meisten gesunden Menschen in Industrieländern ist es normalerweise kein Problem, ihre existenziellen Bedürfnisse zu befriedigen. Anders stellt sich das bei kranken Menschen dar. Sie können z. B. durch eine Störung im Verdauungstrakt in ihrer Nahrungsaufnahme oder durch Schmerzen an ihrem Schlaf gehindert sein. Wer im Krankenhaus liegt, ist außerdem seines normalen sozialen Umfelds beraubt und erlebt durch seine

Erkrankung möglicherweise sogar Todesängste. Mit anderen Worten: Wer krank ist braucht Hilfe, um seine existenziellen Bedürfnisse zu befriedigen. Hier sind Pflegende in besonderer Weise gefordert.

Bedürfnisse der Pflegenden • Selbstverständlich haben nicht nur die Patienten, sondern auch die Mitarbeiter Bedürfnisse. So hat eine Pflegekraft i.d.R. das Bedürfnis, ihre Patienten professionell zu versorgen, um Anerkennung in ihrer Rolle als Pflegende zu bekommen. Mitunter ist es aber wichtig, diesen Wunsch zurückzustellen, weil dem Patienten etwas anderes viel wichtiger ist.

Beispiel Eigene Bedürfnisse zurückstellen
Ein Pflegeschüler möchte im Rahmen einer praktischen Prüfung einen multimorbiden Patienten waschen. Schon während er die Waschschüssel vorbereitet, merkt er, dass der Patient kaum die Augen offen halten kann. Auf Nachfrage gibt der Patient an, die Nacht kaum geschlafen zu haben. Obwohl der Auszubildende das verständliche Bedürfnis hat, seine geplanten Arbeitsabläufe durchzuführen, um seine Prüfung gut zu bestehen, verschiebt er die Pflege auf später und erledigt stattdessen eine andere Aufgabe. Im anschließenden Beurteilungsgespräch bewerten die Prüfer diese Entscheidung als richtig.

Kollektivbedürfnisse • Bestimmte Bedürfnisse, die eine Gruppe von Menschen gemeinsam hat, können von einer einzelnen Person nicht befriedigt werden. Man spricht von Kollektivbedürfnissen. Ein Beispiel dafür ist das Bedürfnis nach einem guten Arbeitsklima auf einer Station. Dies kann nur das Pflegeteam zusammen erreichen.

Verdeckte Bedürfnisse • Bedürfnisse, die von uns konkret wahrgenommen werden, z.B. das Verlangen nach Lob oder Nahrung, werden als bewusste oder offene Bedürfnisse bezeichnet. Latente oder verdeckte Bedürfnisse hingegen werden nur unterschwellig empfunden. Sie sind weniger bewusst und werden erst zu offenen Bedürfnissen, wenn sie durch äußere Einflüsse geweckt werden. Diese Bedürfnisse werden sehr häufig durch andere Menschen geweckt, z.B. das größere Auto des Nachbarn oder durch Werbung. Nehmen wir z.B. an, Sie haben momentan keinen Hunger. Durch Erwähnen und Beschreibung eines schmackhaften Produkts läuft Ihnen jedoch das Wasser im Munde zusammen. Dadurch entwickelt sich der Gedanke, dieses Produkt essen zu wollen. Das bisher verdeckte und nicht wahrgenommene Bedürfnis nach einem leckeren Essen hat sich zum offenen Bedürfnis gewandelt.

 WISSEN TO GO

Bedürfnisse

Ein Bedürfnis beschreibt das zunächst nicht zielgerichtete Verlangen, einen Mangelzustand zu beseitigen oder einen besseren Zustand zu erreichen.
Der Psychologe Abraham Maslow hat die Bedürfnisse des Menschen in hierarchisch höhere und niedrigere unterteilt und in einer Pyramide dargestellt. Darin finden sich ganz unten die körperlichen Bedürfnisse wie Hunger und Durst. Darauf folgen die Bedürfnisse nach Sicherheit, Liebe und Zugehörigkeit, Wertschätzung und Selbstverwirklichung. Höher stehende Bedürfnisse werden dann wirksam, wenn die darunter aufgeführten erfüllt sind. Wer krank ist, braucht mitunter sogar Hilfe, seine existenziellen Bedürfnisse zu befriedigen.

Die Bedürfnis-Hierarchie kann individuell abweichen. Für die Pflegeplanung ist es wichtig, herauszufinden, welche Bedürfnisse für den Patienten in seiner Situation am wichtigsten sind.

Motivation

Beispiel Unzufriedenheit
Herr B. wird nach einem längeren Aufenthalt in der Angiologie auf eine kardiologische Station verlegt. Dort will ihn eine Pflegende an einen EKG-Monitor anschließen. Beim Anbringen der Elektroden kratzt sie den Patienten aus Versehen mit einem Fingernagel an seinem Brustkorb. Der Mann schreit sie zornig an: „Passen Sie doch auf!" Die Schwester entschuldigt sich, doch Herr B. bleibt weiterhin aggressiv. Daraufhin fragt ihn die Pflegerin, was denn los sei und ob er mit seiner bisherigen Behandlung möglicherweise unzufrieden sei. Herr B. bejaht dies sofort und erzählt, dass er seit Wochen wahnsinnige Schmerzen habe und bisher kein wirksames Medikament dagegen erhalten habe.

Die Pflegende hat zu Recht einen Grund (Unzufriedenheit) hinter dem aggressiven Verhalten von Herrn B. vermutet. Die starken Schmerzen haben den Patienten gereizt gemacht. Seine Reaktion war ein Ventil für seinen Zorn.
Es gibt viele Situationen im Pflegealltag, in denen es sich lohnt, nach einem Motiv für ein bestimmtes Verhalten zu forschen. Im Fall von Herrn B. war es das Motiv, „Wut zu entladen" – ausgelöst durch das Bedürfnis, schmerzfrei zu sein. Indem die Pflegerin für eine wirksame Schmerztherapie sorgt, kann sie den Zorn des Patienten möglicherweise durchbrechen.

Leistungsmotivation

Neben der Suche nach dem Motiv für ein bestimmtes Verhalten haben Pflegende oft die Aufgabe, Patienten zu einem gesundheitsfördernden Verhalten zu motivieren, z.B. nach einer Operation zur einer aktiven Krankengymnastik. In diesem Fall spricht man von „Leistungsmotivation", d.h. dem Bestreben, seine Situation durch ein bestimmtes Verhalten zu verbessern.
Leistungsmotivation steckt z.B. auch hinter dem Wunsch eines Auszubildenden, im Examen eine gute Note zu bekommen. Wenn er viel lernt, steigt die Wahrscheinlichkeit, dieses Ziel zu erreichen. Sein Lernverhalten wird davon abhängen, wie wichtig ihm gute Noten sind und wie viel Anstrengung ihn das Lernen kostet. Bei einer **optimalen Leistungsmotivation** fühlt sich der Mensch weder unter- noch überfordert.
Motivation lässt sich als Produkt aus der Wahrscheinlichkeit, etwas zu erreichen, und der Wertigkeit dieses Ziels beschreiben: Je wahrscheinlicher eine Zielerreichung und je wichtiger das Ziel, umso höher ist die Motivation.

Intrinsische und extrinsische Motivation

Definition Motivation
Menschen können aus einem inneren Antrieb handeln oder von außen zu einer Handlung motiviert werden. In der Fachsprache spricht man von intrinsischer und extrinsischer Motivation.

Motivation stärken • Ist der eigene Antrieb nicht groß genug, kann möglicherweise ein äußerer Anreiz motivieren. Eltern können z.B. zu ihrem Kind sagen: „Wenn du in der Schule eine gute Note schreibst, gehen wir zusammen in den Zoo."
Je größer die intrinsische Motivation zu lernen ist, umso leichter wird gelernt und umso besser wird das Gelernte

Bedürfnisse, Motive und Emotionen

behalten. Es gilt deshalb, intrinsische Motive zu stärken und extrinsische Motivation in intrinsische umzuwandeln. Auch die Art der Aufgabe spielt eine Rolle: Aufgaben, die Spaß machen, motivieren mehr als Aufgaben, die man nicht so gerne macht.

Um im Pflegealltag bestmöglich zu motivieren, sollten Pflegetechniken angewendet werden, die sich an den Patientenressourcen orientieren. Pflegende sollten so oft wie möglich positives Feedback geben und dadurch die Eigenmotivation des Patienten verstärken (▶ Abb. 5.12). Sie sollten Empathie zeigen, dem Patienten Zeit lassen, seine Stärken würdigen und fördern und Ziele vereinbaren, die realistisch und messbar sind. Pflegende sollten einschätzen und darauf vertrauen können, dass Ziele erreichbar sind, und versuchen, dieses Vertrauen auch beim Patienten zu initiieren.

Die eigene Motivation • Finden Sie heraus, was Sie persönlich motiviert. Was motiviert Sie besonders? Geld? Anerkennung? Wenn eine Aufgabe schwierig ist? Wenn Sie mit anderen zusammenarbeiten können? Wenn Sie wissen, was Sie besonders motiviert, können Sie sich damit selbst beeinflussen. Stellen Sie sich selbst Belohnungen in Aussicht, z. B. den Kauf eines Kleidungsstücks oder den Besuch eines Fußballspiels. Setzen Sie sich eine Deadline, wenn Sie unter Zeitdruck besser arbeiten können. Achten Sie außerdem auf Ihre Einstellung. Sagen Sie sich selbst, dass Ihnen die Aufgabe Spaß macht und dass sie ganz schnell erledigt ist.

WISSEN TO GO

Motivation

Ein Motiv ist ein antreibender Grund für ein Verhalten. Im Pflegealltag kann es sinnvoll sein, nach dem Motiv für ein bestimmtes Verhalten von Patienten zu suchen (z. B. bei aggressivem Verhalten).

Die aus einem Motiv resultierende Handlungsbereitschaft bezeichnet man als Motivation. Menschen können aus einem inneren Antrieb handeln (intrinsische Motivation) oder von außen motiviert werden (extrinsische Motivation). Man spricht von Leistungsmotivation, wenn jemand seine Situation durch ein bestimmtes Verhalten verbessern möchte.

Um im Pflegealltag bestmöglich zu motivieren, sollten Pflegende positives Feedback geben, Empathie zeigen, dem Patienten Zeit lassen, seine Stärken würdigen und fördern und Ziele vereinbaren, die messbar sind.

Abb. 5.12 Positives Feedback stärkt die Motivation.

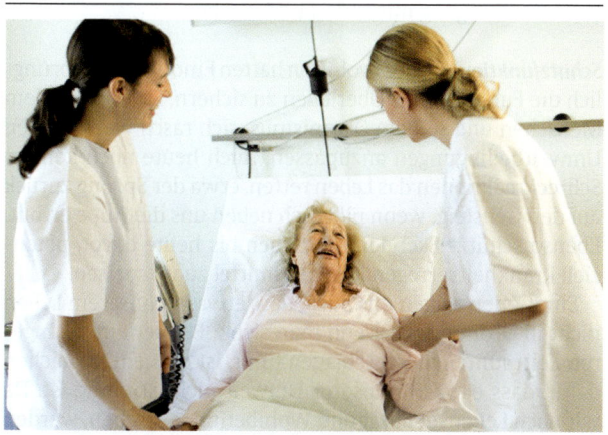

5.4.2 Emotionen

Emotionen gleich Gefühle?

Die beiden Begriffe „Emotion" und „Gefühl" werden im alltäglichen Sprachgebrauch und auch in der Fachliteratur oft gleichbedeutend verwendet. Auch der Duden bezeichnet sie als Synonym für das jeweilig andere Wort. Manche Autoren sprechen aber von einem Unterschied. Demnach bezeichnet „Gefühl" eine innere, also nach außen zunächst verborgene subjektive Empfindung. Das kann sowohl eine Sinnesempfindung als auch eine Gemütsbewegung sein. Hingegen lassen sich „Emotionen" meist von außen erkennen, weil sie eine körperliche Reaktion hervorrufen. Bestimmt haben Sie schon einmal einem Menschen, den Sie gut kennen, angesehen, dass er sich vor etwas fürchtet, z. B. wenn er einen Vortrag halten muss. Das Wort „Emotion" stammt auch von dem lateinischen Wort „emovere" für „hinausschaffen" bzw. „vertreiben" ab. Weil die Begriffe „Emotion" und „Gefühl" inhaltlich aber nur schwer voneinander zu trennen sind, verwenden wir sie im Folgenden synonym.

Ablauf von Emotionen

Emotionen beinhalten verschiedene Prozesse:
- Wahrnehmen und Bewerten (kognitive Anteile)
- Intensität (subjektives Empfinden)
- körperliche Reaktionen (physiologische Anteile)
- Ausdruck (Verhaltenskomponente)

Beispiel **Brennender Baum**
Stellen Sie sich vor, Ihr Weihnachtsbaum hat Feuer gefangen. Zu Beginn der Emotion nehmen Sie die Situation wahr und bewerten sie aufgrund Ihres Wissen und früheren Erfahrungen (Feuer kann zerstören/verletzen/wehtun/töten) als Bedrohung. Dann erst empfinden Sie das Gefühl der Angst, das dazu führt, dass Ihr Organismus Stresshormone ausschüttet, die Sie zu einer schnellen Reaktion und somit zur Bewältigung der Gefahr befähigen sollen.

Wahrnehmen und Bewerten

Dabei handelt es sich um automatische, meist unbewusst ablaufende Prozesse, die es bereits unseren steinzeitlichen Vorfahren ermöglichten, sich z. B. bei Gefahr durch Flucht in Sicherheit zu bringen. Mit anderen Worten: Emotionen sind eine Antwort darauf, wie wir die Realität sehen und bewerten. Die Bewertung erfolgt anhand unserer Erfahrungen und verinnerlichten Wertesysteme.

Emotionen entstehen über emotionale Schaltkreise im limbischen System, die eine erste unbewusste Bewertung der Situation vornehmen und ein entsprechendes Verhalten vorbereiten, bevor die Regionen des bewussten Wahrnehmens im Großhirnbereich (Kortex) dann Gefühle wie Angst, Freude, Zuneigung, Ärger, Trauer, Scham, Abneigung oder Niedergeschlagenheit wahrnehmen.

Intensität

Der Psychologe und Psychotherapeut Harlich H. Stavemann spricht von **9 Grundgefühlen**, die er unterteilt in:
- **angenehme Grundgefühle:** Freude und Zuneigung
- **neutrales Grundgefühl:** Gleichgültigkeit
- **unangenehme Grundgefühle:** Ärger, Angst, Abneigung, Niedergeschlagenheit, Scham und Trauer

Stavemann geht davon aus, dass weitere emotionale Zustandsbeschreibungen entweder Mischformen dieser Grundgefühle sind (z. B. Stolz oder Eifersucht) oder aber

Abb. 5.13 Fröhlich oder traurig.

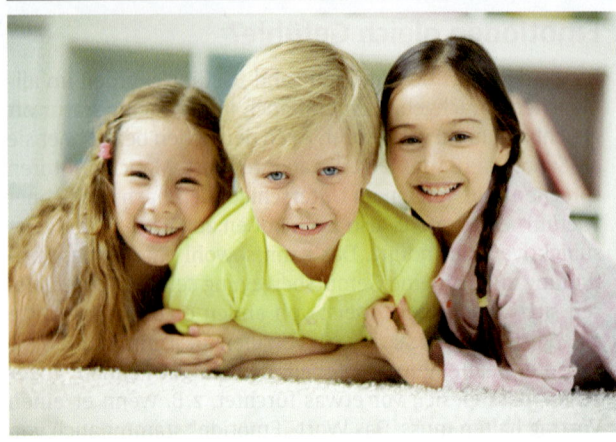 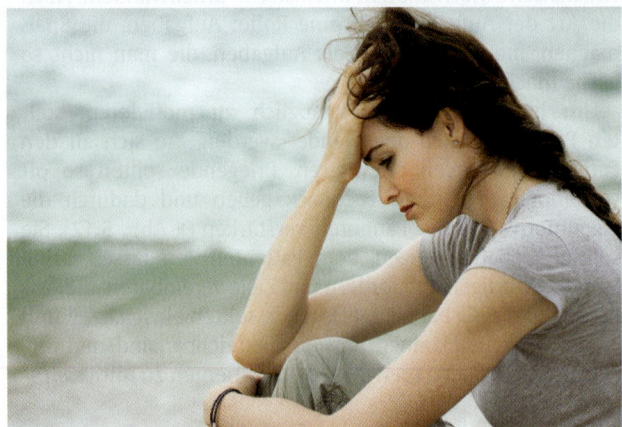

Wir erkennen die emotionale Einstellung unseres Gegenübers in Sekundenbruchteilen an Mimik und Haltung. *links: © pressmaster/fotolia.com, rechts: © Johan Larson/fotolia.com*

lediglich die **Gefühlsintensität der Grundgefühle** näher beschreiben, z. B. Liebe, Verzweiflung, Hass, Panik usw. So ist z. B. Liebe die starke Ausprägung von Zuneigung, Verzweiflung die von Niedergeschlagenheit, Hass und Ekel die von Abneigung und Panik die von Angst.

Wie intensiv ein Gefühl subjektiv empfunden wird, hängt unter anderem damit zusammen, wie stark die Erregung ist, die eine Situation, ein Mensch oder ein Objekt in uns auslöst. Je höher die Erregung, desto intensiver das subjektive Empfinden und desto intensiver die körperlichen Begleitsymptome. Wenn Erregungszustände über einen längeren Zeitraum bestehen, ohne dass es zur Entspannung kommt, entsteht psychischer (emotionaler) Stress. Deshalb ist es gerade für Menschen in helfenden Berufen wichtig, dass sie einen gesunden Umgang mit sich selbst pflegen oder diesen erlernen, da sie vermehrt emotionalen Belastungssituationen ausgesetzt sind. Mehr dazu lesen Sie im Kap. „Selbstfürsorge und Stressmanagement" (S. 145).

Emotionale Labilität bzw. Stabilität gilt als Persönlichkeitsmerkmal (S. 98). Emotional stabile Menschen haben gelernt, ihre Emotionen zu beeinflussen bzw. zu kontrollieren, und sind eher ausgeglichen. Sie sind in der Lage, angemessen auf Stress zu reagieren. Sie haben zielführende Bewältigungsstrategien erlernt und können sich rasch davon erholen.

Körperliche Reaktionen

Beispiel Prüfungsangst
Stellen Sie sich vor, Sie sind auf einer Station und Ihre praktische Examensprüfung steht direkt bevor. Sie sind nervös und können an nichts anderes denken. Ihr Herz klopft spürbar. Obwohl Ihnen nicht zu warm ist, schwitzen Sie unter den Armen und auch Ihre Hände sind feucht. Möglicherweise laufen Sie unruhig hin und her oder aber Sie fühlen sich „wie gelähmt". Als es endlich so weit ist, droht Ihre Stimme fast zu versagen. Anhand der körperlichen Veränderungen kann auch der Prüfer Ihre Emotionen deutlich wahrnehmen.

Emotionen beeinflussen unseren Körper, denn sie gehen mit Veränderungen der physiologischen Funktionen wie Herz- und Atemfrequenz, Blutdruck und Schweißproduktion einher. Sie drücken sich in körperlichen Symptomen wie Schwitzen, Erröten, Ohrensausen, Übelkeit, Harndrang, Muskelspannung, Erblassen, Zittern oder Schwindel aus.

Dieses Phänomen kennen Sie auch aus vielen Redewendungen. Aussagen wie „Ich war gelähmt vor Angst", „Ich erröte vor Scham", „Ich mache Luftsprünge vor Freude" oder „Ich bin blind vor Wut", zeigen, wie sich Emotionen körperlich äußern können.

Ausdruck

Gefühle sind starke Motive, sich auf eine bestimmte Art zu verhalten. Die Angst, bei einer Prüfung durchzufallen, führt z. B. dazu, vorher zu lernen. Wer enttäuscht von einem Menschen ist, wendet sich möglicherweise von ihm ab. Ein Patient, der große Angst vor Schmerzen hat, entscheidet sich möglicherweise gegen eine Operation, die zunächst mehr Schmerzen verursachen wird. Dies zu erkennen ist wichtig. Denn die Information, dass er ausreichend Schmerzmittel bekommen würde, könnte seine Entscheidung vermutlich beeinflussen. Umgekehrt kann das Verhalten eines Menschen Hinweise darauf geben, wie er sich fühlt. Ein Patient, der sich oft aggressiv verhält, leidet möglicherweise unter großen Ängsten oder Schmerzen, die therapeutisch zu beheben wären.

> **! Merken Emotionen erkennen**
> *Wenn Sie fähig sind, Emotionen bei Ihren Patienten zu erspüren und darauf einzugehen, trägt das wesentlich zu einer professionellen Pflege bei.*

Funktionen von Emotionen

Menschen, die Emotionen aufgrund einer Hirnschädigung nicht richtig verarbeiten können, haben vielerlei Probleme, in ihrem Alltag zurechtzukommen. Sie können sich weniger vor Gefahren schützen, ihnen fehlt oft der nötige Antrieb, z. B. eine Entscheidung zu treffen, und sie haben Schwierigkeiten im Umgang mit anderen Menschen.

Schutzfunktion • In der Evolution hatten Emotionen ursprünglich die Funktion, das Überleben zu sichern. Sie dienten dem Menschen und seinem Organismus, sich rasch wechselnden Umweltbedingungen anzupassen. Auch heute noch können Schreckreaktionen das Leben retten, etwa der Sprung zurück auf den Gehsteig, wenn plötzlich neben uns die Hupe ertönt. Ebenso schützt Ekel den Menschen bis heute davor, potenziell krankheitserregende Lebensmittel zu verspeisen.

Emotionen zeigen uns auch, dass etwas in unserem Leben nicht in Ordnung ist. Wenn man sich z. B. über einen längeren Zeitraum niedergeschlagen fühlt, ist dies ein Anzeichen dafür, dass etwas in unserer Umwelt nicht stimmig ist. Da wir nach Lebensqualität und Wohlbefinden streben, werden wir nach dem Auslöser für das Gefühl der Niedergeschlagenheit in unserem Leben suchen. Sprich: Wir bewerten eine Situation, schauen nach Möglichkeiten für eine Veränderung und versuchen, sie zu verbessern.

Motivationscharakter • Gefühle motivieren, bestimmte Handlungen durchzuführen. Eine verliebte Frau macht sich z. B. gerne stundenlang hübsch, um dem Mann ihrer Träume zu gefallen. Emotionen spielen eine wichtige Rolle dabei, Entscheidungen zu treffen und andere Menschen oder Situationen einzuschätzen.

Einfluss auf das Miteinander • Emotionen zeigen sich in Mimik, Gestik, Klang der Stimme und unserem Verhalten nach außen (▶ Abb. 5.13). Ein erheblicher Teil aller Informationen in einem Gespräch wird nonverbal vermittelt. Somit haben Emotionen für die Kommunikation und damit für das soziale Miteinander eine zentrale Funktion (▶ Abb. 5.14). Wie wichtig diese Funktion ist, zeigt sich bei Menschen mit einer autistischen Störung: Sie sind gewissermaßen unfähig, nonverbal vermittelte Emotionen zu erkennen. Weil sie den emotionalen Ausdruck anderer nicht verstehen können, neigen sie dazu, sich aus ihrer Umwelt zurückzuziehen.

> **WISSEN TO GO**
>
> **Emotionen**
>
> Die Begriffe „Emotion" und „Gefühl" werden im alltäglichen Sprachgebrauch und auch in der Fachliteratur oft gleichbedeutend verwendet. Emotionen beinhalten verschiedene Prozesse:
> - Wahrnehmen und Bewerten einer Situation, beeinflusst durch Erfahrungen
> - subjektives Empfinden von Gefühlen, z. B. Freude, Zuneigung, Gleichgültigkeit, Ärger, Angst, Abneigung, Niedergeschlagenheit, Scham und Trauer
> - physiologische Reaktionen, z. B. Herzrasen bei großer Angst
> - Ausdruck der Emotionen, z. B. ein bestimmtes Verhalten
>
> Emotionen sind wichtig, um Entscheidungen zu treffen und sich vor Gefahren zu schützen. Auch beim Umgang mit anderen Menschen spielen sie eine erhebliche Rolle.

Abb. 5.14 Überall Gesichter.

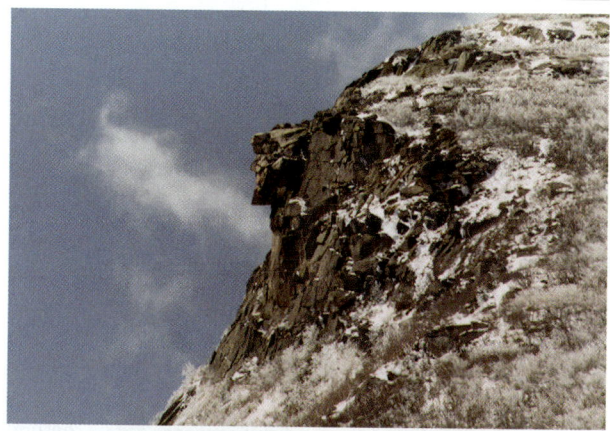

Das Herauslesen von Emotionen aus Gesicht und Haltung ist für uns Menschen (überlebens) wichtig. So erklärt es sich, dass wir auch in Unbelebtem wie dem „Old Man of the Mountain" in New Hampshire Gesichter erkennen. © *Jeffrey Joseph*

5.5 Der Mensch zwischen Gesundheit und Krankheit

„Ein gesunder Mensch ist auch nur ein Mensch, der nicht gründlich genug untersucht wurde." (Anonym)

Dieser Eindruck entsteht in Anbetracht der vielseitigen diagnostischen Möglichkeiten heute leicht. Doch wann ist ein Mensch tatsächlich gesund? Wann ist er krank? Fühlen Sie sich selbst zu 100 % gesund oder haben Sie sich schon einmal so gefühlt? Wenn ja, hätten Sie ausschließen können, dass nicht doch eine versteckte Krankheit in Ihnen schlummert, von der Sie nur noch nichts spüren? Ist Gesundheit wirklich nur die Abwesenheit von Krankheit, oder gehört nicht vielmehr ein seelisches Wohlbefinden dazu, das selbst Mediziner heute noch nicht messen können? Dieses Unterkapitel setzt sich mit diesen Fragen auseinander.

5.5.1 Gesundheit und Wohlbefinden

Wenn man Menschen zum Thema Gesundheit befragt, denken paradoxerweise viele zuerst an Krankheiten und deren ärztliche Behandlung. Gesundheit wird oft als das Fehlen von Krankheiten oder Behinderungen verstanden.

Die Weltgesundheitsorganisation (WHO) betrachtet Gesundheit aus einem anderen, positiven Blickwinkel und definiert sie umfassender. Sie bezeichnet Gesundheit als „einen Zustand vollkommenen körperlichen, geistigen und sozialen Wohlbefindens" (WHO 1948). Alle 3 Bereiche beeinflussen sich gegenseitig. So können z. B. körperliche Symptome auf eine soziale Vereinsamung zurückzuführen sein. Genauso kann ein Mensch, der aus medizinischer Sicht krank ist, sich durchaus in einem gesunden Zustand befinden, wenn er sich durch die Krankheit noch nicht beeinträchtigt fühlt.

Gesund zu sein bedeutet danach, sich rundum wohlzufühlen. Umgekehrt ist aber nicht jeder, der sich wohlfühlt, auch „gesund" im medizinischen Sinne. Denn auch Menschen mit einer diagnostizierten Erkrankung können sich „wohl"-fühlen. So muss sich z. B. eine Frau mit Down-Syndrom oder ein junger Mann mit einem Diabetes mellitus nicht unwohl und auch nicht zwingend krank fühlen. Erst wenn Aspekte der Erkrankung das körperliche oder geistige Befinden beeinträchtigen und den gewohnten Alltag behelligen, wird eine Diagnose als Krankheit erfahren. Dies kann auch bei vorübergehenden Erkrankungen der Fall sein.

Soziales Wohlbefinden • Es hängt unter anderem davon ab, ob man durch andere Menschen Unterstützung erfährt. Aber auch andere Umstände, z. B. politische, beeinflussen das soziale Wohlbefinden. So spielt es für das soziale Wohlbefinden eine große Rolle, ob man sich ohne Angst frei bewegen und seine Meinung sagen kann.

> **WISSEN TO GO**
>
> **Gesundheit und Wohlbefinden**
>
> Laut der Weltgesundheitsorganisation ist Gesundheit ein Zustand vollkommenen körperlichen, geistigen und sozialen Wohlbefindens. Nicht jeder, der sich wohlfühlt, ist auch „gesund" im medizinischen Sinne. Umgekehrt kann sich jemand, der aus medizinischer Sicht krank ist, in einem gesunden Zustand befinden.

5.5.2 Pathogenese und Salutogenese

Pathogenese

Gegenwärtig findet in unserer Gesellschaft eine langsame Veränderung der Betrachtung von Krankheit und Gesundheit statt. Unser gesellschaftliches Denken und Handeln und damit auch unser Gesundheitssystem sind bislang primär **pathogenetisch** geprägt, d.h., Denken und Handeln sind krankheits- und defizitorientiert. Im Mittelpunkt steht die Frage nach den Ursachen von Krankheiten und deren Risikofaktoren. Die Behandlung erkrankter Menschen konzentriert sich dabei auf eine möglichst rasche Diagnosestellung und eine zügige Beseitigung der Beschwerden. Der Blick der beteiligten Gesundheitsberufe ist meist allein auf den Körperteil gerichtet, der in seinem Funktionieren beeinträchtigt ist.

Dieses Konzept der Pathogenese („pathos", griech. für „Leiden", „genesis", griech. für „Entstehung") hat beträchtlich zu den medizinischen Erfolgen in der Diagnostik und Therapie vieler Erkrankungen beigetragen. Zunehmend wird jedoch kritisiert, dass nach diesem Modell nur das Beachtung findet, was krank ist oder was krank macht (Bengel 2001). Die Gesundheitswissenschaften betrachten genau das Gegenteil. Sie fragen, was gesund ist und was gesund erhält.

Definition Pathogenese
Pathogenese ist die Lehre über die Entstehung und Entwicklung von Krankheiten. Das pathogenetische Denken ist in der Gesellschaft weit verbreitet und hat zu großen Erfolgen in der Medizin geführt.

> **WISSEN TO GO**
>
> **Pathogenese und Salutogenese**
>
> Unser Gesundheitssystem ist bislang primär pathogenetisch geprägt (Pathogenese = Lehre von der Entstehung und Entwicklung von Krankheiten). Das heißt, der Blick der Gesundheitsberufe ist meist allein auf den Bereich des Körpers gerichtet, der in seinem Funktionieren beeinträchtigt ist. Die Behandlung konzentriert sich auf eine zügige Beseitigung der Beschwerden.
>
> Die Gesundheitswissenschaften fragen danach, was gesund ist und was gesund erhält (Salutogenese).

Salutogenese nach Antonovsky
Entstehung

Das Konzept der Salutogenese („salus", lat. für „Gesundheit", genesis, griech. für „Entstehung") wurde von dem Medizinsoziologen Aaron Antonovsky (1923–1994) entwickelt. Angeregt hierzu hat ihn seine Studie über die Auswirkungen der Wechseljahre bei Frauen unterschiedlicher ethnischer Herkunft. Sie zeigte, dass Frauen, welche in einem nationalsozialistischen Konzentrationslager inhaftiert waren, zwar signifikant stärker gesundheitlich belastet waren als andere Frauen, dass aber dennoch 29% dieser ehemals inhaftierten Frauen trotz ihrer traumatischen Erfahrung bei guter psychischer und physischer Gesundheit waren. Antonovsky wollte herausfinden, wie dies möglich war. Im Mittelpunkt des salutogenetischen Modells steht demnach die Frage, warum Menschen trotz krankmachender Einflüsse gesund bleiben (Antonovsky 1997).

Konzept

Gesundheits-Krankheits-Kontinuum • Nach Antonovsky ist Gesundheit (oder Krankheit) kein „Entweder-oder"-Zustand sondern ein ständiger Prozess. Im Laufe unseres Lebens bewegen wir uns zwischen den beiden Polen Gesundheit und Krankheit (Gesundheits-Krankheits-Kontinuum). Die Grundannahme ist, dass ein lebendiger Mensch weder den einen noch den anderen Pol erreicht. Wir sind also stets gesund und krank zugleich. Dabei können uns **Stressoren** in einen Spannungszustand versetzen, der unbewältigt die körperliche Gesundheit schwächt. Eine erfolgreiche Bewältigung hingegen kann gesundheitsförderlich wirken und zu einer besseren Grundeinstellung im Leben beitragen (Kohärenzgefühl) (▶ Abb. 5.15).

Kohärenzgefühl • Welche Position wir nun in diesem Gesundheits-Krankheits-Kontinuum einnehmen, hängt nach Antonovsky von unserer Grundeinstellung zur Welt und zum eigenen Leben ab. Diese Grundeinstellung nennt Antonovsky Kohärenzgefühl (sense of coherence). Bei einem ausgeprägten Kohärenzgefühl fühlt sich eine Person der Welt zugehörig. Dies befähigt sie, vorhandene Ressourcen zur Erhaltung ihrer Gesundheit zu nutzen.

Das Kohärenzgefühl ist nach Antonovsky das Ergebnis unserer Erfahrungen und Erlebnisse in der Kindheit und Jugend. Mit etwa 30 Jahren ist es ausgebildet und relativ stabil. Die Gesellschaft und die Kultur, in der wir leben, und besondere Lebensereignisse wie Kriege oder eine Scheidung (Stressoren) nehmen Einfluss auf die Art und Weise, wie wir unsere Welt wahrnehmen und beurteilen. Ein Mensch mit einem guten Kohärenzgefühl zeichnet sich laut Antonovsky durch 3 Eigenschaften aus:

Abb. 5.15 Gesundheits-Krankheits-Kontinuum.

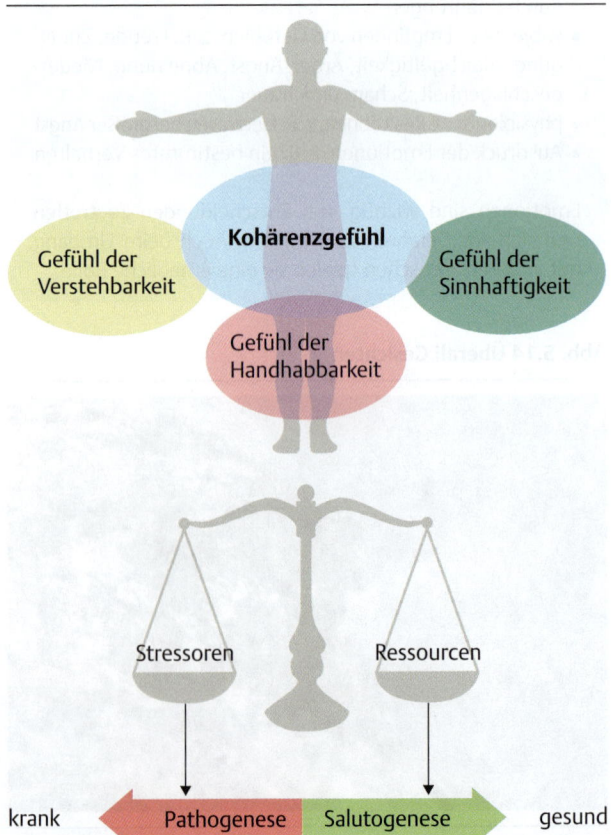

Je nachdem, wie ausgeprägt das Kohärenzgefühl eines Menschen ist, neigt sich die Waage nach der Seite der Gesundheit oder der Krankheit.

Der Mensch zwischen Gesundheit und Krankheit

- **Gefühl der Verstehbarkeit** (sense of comprehensibility): Er besitzt die Fähigkeit, unbekannte oder unerwartete Informationen zu verarbeiten.
- **Gefühl der Handhabbarkeit** (sense of manageability): Er vertraut darauf, dass Schwierigkeiten und Probleme zu bewältigen sind.
- **Gefühl der Sinnhaftigkeit** (sense of meaningfulness): Er erlebt das Leben mit seinen Herausforderungen als insgesamt sinnvoll.

Diese Eigenschaften helfen ihm z. B., an einer beängstigenden Diagnose nicht zugrunde zu gehen. Menschen mit einem guten Kohärenzgefühl werden trotz einer Bedrohung Ressourcen in ihrer Lebenswelt wahrnehmen, die sie zur Bewältigung nutzen können. Menschen mit einem geringen Kohärenzgefühl neigen demgegenüber zu einem starren Verhalten. Dieses Verhalten verhindert, dass vorhandene Ressourcen wahrgenommen und genutzt werden, und – so die Annahme des salutogenetischen Modells – begünstigt damit im negativen Sinne einen Krankheitsverlauf.

Widerstandsressourcen • Neben einer positiven Grundeinstellung zum Leben gibt es laut Antonovsky weitere Faktoren, die sich günstig auf die Fähigkeit auswirken, Spannungszustände zu bewältigen. Dazu zählen z. B. körperliche Faktoren, Intelligenz, finanzielle und soziale Rückhalte.

Bedeutung für die Pflege

Das Modell der Salutogenese von Antonovsky spielt eine wichtige Rolle im Verständnis von Gesundheit und Krankheit und ist damit auch für die Gesundheits- und Krankenpflege bedeutsam. Aufgabe der Pflege ist es, alle gesundheitsfördernden Kräfte und Ressourcen des Betroffenen gemeinsam mit ihm zu entdecken und zu aktivieren. Dabei ist es besonders wichtig, dem Betroffenen die eigene Verantwortung für sein Gesund- bzw. Kranksein angemessen zu verdeutlichen und ihm durch Aktivierung aller zur Verfügung stehenden Ressourcen zur größtmöglichen Selbstständigkeit und Unabhängigkeit zu verhelfen.

WISSEN TO GO

Salutogenese nach Antonovsky

Nach Antonovsky leben wir in einem Gesundheits-Krankheits-Kontinuum. Unsere persönliche Position in diesem Kontinuum hängt von unserer Grundeinstellung zur Welt und zum eigenen Leben ab – dem Kohärenzgefühl. Ein ausgeprägtes Kohärenzgefühl befähigt eine Person, vorhandene Ressourcen zur Erhaltung ihrer Gesundheit zu nutzen. Ein Mensch mit einem guten Kohärenzgefühl hat folgende 3 Fähigkeiten:

- Gefühl der Verstehbarkeit
- Gefühl der Handhabbarkeit
- Gefühl der Sinnhaftigkeit

Das Modell spielt im Verständnis von Gesundheit und Krankheit der Pflege eine wichtige Rolle. Die Aufgabe der Pflege besteht im Besonderen darin, alle gesundheitsfördernden Kräfte und Ressourcen des Betroffenen gemeinsam mit ihm zu entdecken und zu aktivieren.

5.5.3 Prävention und Gesundheitsförderung

Prävention und Gesundheitsförderung haben ein gemeinsames Ziel: die Gesundheit der Menschen zu erhalten bzw. zu verbessern. Beide Konzepte verfolgen dabei jedoch unterschiedliche Strategien und basieren auf unterschiedlichen Ansätzen (▶ Tab. 5.4). Prävention bedeutet, Krankheitsrisiken zurückzudrängen. Gesundheitsförderung versucht, gesundheitliche Ressourcen zu stärken. Prävention handelt somit auf Basis des pathogenetischen, Gesundheitsförderung auf Basis des salutogenetischen Wirkprinzips.

WISSEN TO GO

Prävention und Gesundheitsförderung

Prävention heißt, Krankheitsrisiken zurückzudrängen. Gesundheitsförderung versucht, gesundheitliche Ressourcen zu stärken. Prävention beruht somit auf dem pathogenetischen, Gesundheitsförderung auf dem salutogenetischen Wirkprinzip.

Prävention

In der Medizin steht „Prävention" kurz für „Krankheitsprävention". Der Begriff entwickelte sich in der Sozialmedizin des 19. Jahrhunderts im Zusammenhang mit der Diskussion um soziale Hygiene und Volksgesundheit.

Prävention kann beschrieben werden als der Versuch, durch gezieltes Eingreifen (Intervention) das Auftreten von Krankheiten oder unerwünschten Zuständen (physischer oder psychischer Art) weniger wahrscheinlich zu machen, zu verhindern oder zumindest zu verzögern (Leppin 2010). Es gibt unterschiedliche Präventionsformen, die unter folgenden Gesichtspunkten bestimmt werden:
- Zeitpunkt der Prävention
- Präventionsstrategie
- Präventionsmethode

Tab. 5.4 Strategien, Ansätze und Zielgruppen der Prävention und Gesundheitsförderung.

	Prävention	Gesundheitsförderung
Strategie	bestimmte Krankheiten vermeiden	Gesundheit und Wohlbefinden steigern und erhalten
Ansatz	pathogenetisches Wirkprinzip, setzt an den Risikofaktoren an	salutogenetisches Wirkprinzip, setzt an den Ressourcen und Schutzfaktoren an
Zielgruppe	wendet sich an gesunde Menschen mit Risikofaktoren	wendet sich an alle Menschen, ohne in Gesunde und Kranke einzuteilen

Zeitpunkt der Prävention

Primärprävention • Diese zielt auf Personen, bei denen bereits Risikofaktoren für eine Erkrankung vorliegen. Ziel der primären Prävention ist es, Risikofaktoren auszuschalten oder zu minimieren, um Krankheiten zu vermeiden. Maßnahmen in Rahmen der Primärprävention sind z. B.:
- Schutzimpfungen
- Tragen eines Fahrradhelms
- Kursangebote der Gesetzlichen Krankenversicherung zu Themen wie Stress, Bewegung oder Ernährung

Sekundärprävention • Ziel der sekundären Prävention ist es, vorhandene Erkrankungen in einem möglichst frühen Stadium zu erkennen, sodass durch eine entsprechende Therapie das Fortschreiten der Krankheit verhindert werden kann oder sogar eine vollständige Heilung möglich ist. Maßnahmen im Rahmen der Sekundärprävention sind z.B.:
- Mammografie-Screening für Frauen ab 50
- Gesundheits-Check-up (Herz-Kreislauf-Erkrankungen, Diabetes, Nierenerkrankungen) für Männer und Frauen ab 35 Jahren

Tertiärprävention • Diese setzt ein, wenn eine Krankheit bereits ausgebrochen oder ein unerwünschter Zustand eingetreten ist. Ziel der tertiären Prävention ist es, die Krankheitsfolgen in ihrer Stärke zu mildern, Folgeschäden zu vermeiden oder Rückfällen vorzubeugen. Typische Bestandteile der tertiären Prävention sind Rehabilitationsmaßnahmen, Anschlussheilbehandlungen und Rezidivprophylaxen, um ein Wiederauftreten von Krankheiten zu verhindern. Maßnahmen in Rahmen der Tertiärprävention sind z. B.:
- Ergotherapie und Physiotherapie nach einem Schlaganfall
- Sport nach einem Herzinfarkt
- gezielte aktivierende Pflege

In ▶ Tab. 5.5 sind noch einmal alle Präventionsformen zusammengefasst.

Präventionsstrategien

Präventive Strategien haben unterschiedliche Ansatzpunkte, um Veränderungen herbeizuführen.

Definition Verhaltensprävention
Verhaltensprävention beeinflusst den individuellen Gesundheitszustand oder ein individuelles Gesundheitsverhalten.

Verhaltensprävention setzt an der Einzelperson und deren Verhalten an. Sie hat das Ziel, individuelles risikobehaftetes Verhalten zu verändern oder den Einzelnen zu bestimmten präventiven Maßnahmen zu motivieren, z.B. Kondome zu benutzen, an Impfungen oder Früherkennungsmaßnahmen teilzunehmen oder nicht unter Alkoholeinfluss Auto zu fahren.

Definition Verhältnisprävention
Verhältnisprävention beeinflusst Gesundheit und Krankheit, indem sie die Lebensbedingungen/Umwelt von Personen verändert.

Verhältnisprävention versucht, auf die ökologischen, sozialökonomischen oder kulturellen Umweltbedingungen einzuwirken, um der Entstehung und Entwicklung von Krankheiten entgegenzuwirken. Ziel ist es, Gesundheitsrisiken zu kontrollieren, zu reduzieren bzw. zu beseitigen, z.B. serienmäßiger Einbau von Airbags im Auto, gesetzliches Verbot der Zigarettenwerbung in Radio und Fernsehen oder die flächendeckende Fluoridierung des Trinkwassers.

Präventionsstrategien nach Zielgruppen • Präventionsstrategien können die Gesamtbevölkerung oder spezielle Zielgruppen betreffen. Unterscheiden lassen sich universelle Präventionsstrategien, die sich flächendeckend präventiv an die Gesamtbevölkerung richten (ohne nach dem Risikostatus zu unterscheiden), von zielgruppenspezifischen Strategien, die sich an bestimmte Risikogruppen richten. Um zielgruppenspezifische Präventionsarbeit leisten zu können, wird nach bestimmten festgelegten Kriterien unterschieden: Alter, Geschlecht, soziokulturelle und soziodemografische Merkmale.

Zielgruppenspezifische Angebote können z. B. für ältere Frauen mit Migrationshintergrund, für alleinerziehende Mütter oder für die Einwohner einer bestimmten Stadt gemacht werden.

Präventionsmethoden

Bei der Auswahl der Präventionsmethode geht es darum, geeignete Mittel zu finden, um individuelles Verhalten zu verändern oder um die Inanspruchnahme von präventiv gesundheitlichen Versorgungsangeboten zu fördern. Das Ziel ist es, Strategien einzusetzen, die die Menschen erreichen und informieren. Zu nennen sind hier folgende Verfahren mit unterschiedlichen Ansätzen.

Tab. 5.5 Klassifizierung von Präventionsmaßnahmen.

Form	Zeitpunkt	Ziele	Adressaten
Primärprävention	vor Eintritt einer Krankheit	Entstehung einer Erkrankung verhindern	Personen ohne Symptomatik mit Risikofaktoren
Sekundärprävention	in Frühstadien einer Krankheit	Erkrankungen im Frühstadium vor Eintreten von Symptomen erkennen	latent kranke Personen
Tertiärprävention	nach Manifestation/ Akutbehandlung einer Krankheit	Folgeschäden vermeiden	klinisch kranke Personen mit chronischer Beeinträchtigung und/oder nach Rehabilitation

nach: Leppin A. Konzepte und Strategien der Prävention. In: Hurrelmann K et al. Lehrbuch Prävention und Gesundheitsförderung. Hans Huber 2010

Der Mensch zwischen Gesundheit und Krankheit

Psychoedukative Verfahren • Diese setzen auf die Einsicht einer Person, motivieren zur Verhaltensänderung und stärken Kompetenzen. Folgende Methoden werden eingesetzt:
- Beratung, z.B. Gesundheitsberatung, Drogen- und Suchtberatung
- Verhaltens- und Selbstmanagementtrainings, z.B. Stressbewältigung, Patientenschulung
- Information und Aufklärung, z.B. Kampagne gegen AIDS, Arzt-Patienten-Gespräche

Normativ-regulatorische Verfahren • Präventive Ziele sollen über einzuhaltende Normen erreicht werden, z.B.:
- Gesetze und Vorschriften zum Lebensmittelrecht
- Ge- und Verbote mit Sanktionsdrohungen bei Missachtung, z.B. Anschnallpflicht, Promillegrenze, Rauchverbot in Gaststätten

Ökonomische Anreiz- und Bestrafungssysteme • Diese versuchen, das Verhalten und die Verhältnisse durch ökonomische Anreize oder Bestrafungssysteme zu beeinflussen, z.B.:
- Bonusprämien der gesetzlichen Krankenkassen
- Erhöhung der Tabaksteuer

> **WISSEN TO GO**
>
> **Präventionsformen**
>
> Prävention wird unterschieden nach:
> - **Zeitpunkt der Prävention:**
>   – Primärprävention: vor Eintritt einer Krankheit
>   – Sekundärprävention: im Frühstadium einer Krankheit
>   – Tertiärprävention: nach Manifestation/Akutbehandlung einer Krankheit
> - **Präventionsstrategie:** Prävention kann auf die Umwelt (Verhältnisprävention) oder auf das individuelle Verhalten/den individuellen Zustand abzielen (Verhaltensprävention).
> - **Präventionsmethode:** psychoeduktive Verfahren (z.B. Beratung), normativ-regulatorische Verfahren (z.B. Gesetze), ökonomische Anreiz- und Bestrafungssysteme (z.B. Bonusprämien)

Gesundheitsförderung

Der Begriff „Gesundheitsförderung" (Health Promotion) ist noch relativ jung. Er wurde erstmals in den 1970er Jahren gebraucht. Prinzipien der Gesundheitsförderung wurden in den 1980er Jahren in den Industriestaaten Europas, Nordamerikas und Australiens entwickelt. Für die Entwicklung und Fortschreibung dieses Konzepts der Gesundheitsförderung waren die Konferenzen von Ottawa (1986) und Jakarta (1997) ausschlaggebend. Die Ottawa-Charta ist ein Schlüsseldokument der weiteren konzeptionellen Entwicklung und der internationalen Verbreitung von Gesundheitsförderung und definiert diese folgendermaßen.

Definition Gesundheitsförderung
„Gesundheitsförderung zielt auf einen Prozess, allen Menschen ein höheres Maß an Selbstbestimmung über ihre Gesundheit zu ermöglichen und sie dadurch zur Stärkung ihrer Gesundheit zu befähigen" (WHO 1986).

Dieser Grundsatz kann auch heute noch als Orientierung für die Praxis der Gesundheitsförderung angesehen werden. Die Ottawa-Charta geht von 5 zentralen Handlungsbereichen der Gesundheitsförderung aus:

1. Entwicklung einer gesundheitsförderlichen Gesamtpolitik
2. Schaffung von Gesundheit unterstützenden Umwelten
3. Entwicklung von Gesundheitskompetenzen und Bewältigungsstrategien im Umgang mit Gesundheit und Krankheit
4. Stärkung gesundheitsbezogener Gemeinschaftsaktionen
5. Neuorientierung der Gesundheitsdienste, die über die medizinisch-kurativen Betreuungsleistungen hinausgehen und deren Zugang verbessern

Gesundheitsförderung verfolgt einen ganzheitlichen Ansatz, d.h., Gesundheit ist als Teil der gesamten Umwelt des Menschen und damit als Teil seiner Lebensbedingungen zu sehen. Menschen sollen befähigt werden, selbstbestimmend über ihre Gesundheit zu entscheiden und Verantwortung dafür zu tragen. Dieser Ansatz wird auch **Empowerment** genannt.

Im Vergleich zur primären, sekundären und tertiären Prävention sollen in der Gesundheitsförderung **Schutzfaktoren** und **Ressourcen** gestärkt werden, die als Voraussetzung für die Gesundheitsentwicklung gelten, siehe auch Widerstandsressourcen von Antonovsky (S. 104). Zu diesen Schutzfaktoren gehören:
- soziale und wirtschaftliche Faktoren, z.B. gute Bedingungen am Arbeitsplatz
- Umweltfaktoren, z.B. saubere Luft, gute Wohnbedingungen
- verhaltensbezogene und psychische Faktoren, z.B. angemessene Bewegung, Ernährung
- Zugang zu gesundheitsrelevanten Leistungen, z.B. Bildungs- und Sozialeinrichtungen, Freizeitmöglichkeiten, Krankenversorgung

Die Verringerung gesundheitlicher Risiken wird auch als „primordiale Prävention" (Hornberg et al. 2008) bezeichnet.
▶ Abb. 5.16 verdeutlicht die gemeinsame Zielsetzung von Gesundheitsförderung und Prävention.

> **WISSEN TO GO**
>
> **Gesundheitsförderung**
>
> Im Vergleich zur Prävention sollen in der Gesundheitsförderung Schutzfaktoren und Ressourcen gestärkt werden:
> - soziale und wirtschaftliche Faktoren, z.B. gute Arbeitsbedingungen
> - Umweltfaktoren, z.B. saubere Luft, gute Wohnbedingungen
> - verhaltensbezogene und psychische Faktoren, z.B. Bewegung, Ernährung
> - Zugang zu gesundheitsrelevanten Leistungen, z.B. Bildungs- und Sozialeinrichtungen, Freizeitmöglichkeiten, Krankenversorgung

Abb. 5.16 Gesundheitsförderung und Prävention.

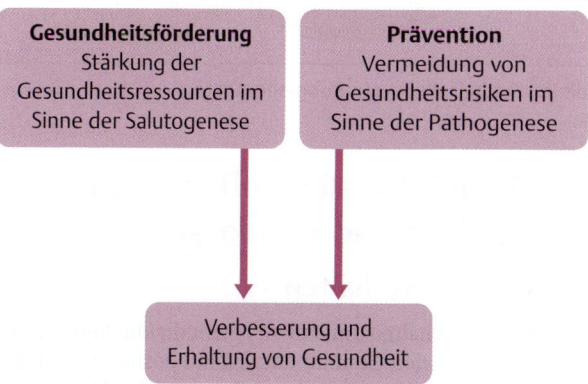

Versorgungssegmente im Gesundheitssystem in Deutschland

Ist-Zustand • Prävention und Gesundheitsförderung spielen in den meisten westlichen Ländern bislang eine nebensächliche Rolle. Dies ist der Gesamtausrichtung des gesundheitlichen Versorgungssystems geschuldet, in dem Kuration (Heilung) und Therapie insgesamt einen höheren Stellenwert haben. Dies lässt sich an der zurzeit vorherrschenden Gewichtung der einzelnen Segmente im Versorgungssystem deutlich erkennen (▶ Abb. 5.17).

Soll-Zustand • Ein Idealmodell der gesundheitlichen Versorgung sieht Gesundheitsförderung und Prävention als Bestandteil des gesamten Versorgungssystems. Dabei sind die einzelnen Versorgungsbereiche nicht voneinander getrennt, sondern greifen ineinander über. Gesundheitsförderung und Prävention bilden zwar ein selbstständiges Versorgungssegment, sind aber gleichzeitig auch Bestandteil aller weiteren Segmente (▶ Abb. 5.18).

Abb. 5.17 Aktuelle Gewichtung der Versorgungssegmente in Deutschland.

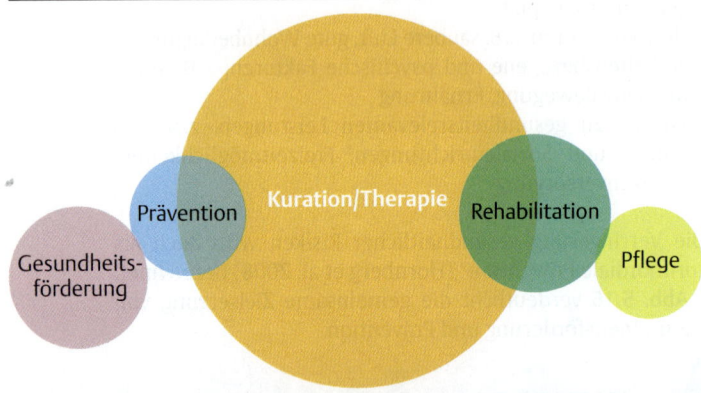

Nach: Hurrelmann K et al. Lehrbuch Prävention und Gesundheitsförderung. Hans Huber 2010

Abb. 5.18 Idealmodell eines ineinandergreifenden Gesamtversorgungssystems.

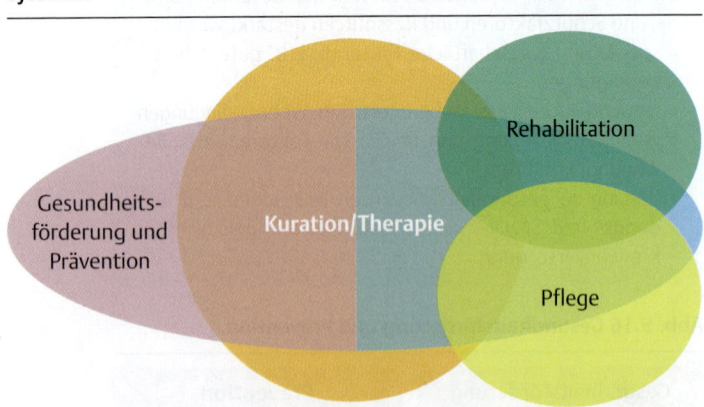

Prävention als Bestandteil aller Versorgungssegmente. *Nach: Hurrelmann K et al. Lehrbuch Prävention und Gesundheitsförderung. Hans Huber 2010*

5.5.4 Individuelle Einflüsse auf Gesundheit und Krankheit

Gesundheitsverhalten

Gesundheitsverhalten umfasst all jene individuellen Verhaltensweisen, die den Gesundheitszustand positiv oder negativ beeinflussen. Hierzu zählen z. B. sportliche Aktivitäten, Ernährung, Impfverhalten, Zahnhygiene, Rauchen und Alkoholkonsum. Um Gesundheitsverhalten zu beschreiben werden in bestimmten Bevölkerungsgruppen Statistiken erstellt, z. B. darüber, wie viele Menschen rauchen oder regelmäßig Sport betreiben.

Definition **Gesundheitsverhalten**
Es umschreibt alle menschlichen Verhaltensweisen, die der persönlichen Gesundheit dienen oder schaden können.

Doch auch das Wissen über das beste Gesundheitsverhalten überzeugt nicht jeden. Wie begegnen Sie einem Patienten in der Beratung nach einem schweren Herzinfarkt, wenn er Ihnen klar signalisiert: Ich kann nicht auf das Rauchen verzichten? Vielleicht halten Sie ihn für beratungsresistent und denken, er habe sich nicht im Griff. Doch es gibt Gründe, warum Menschen sich wider besseres Wissen gesundheitsschädlich verhalten.

Es gibt Modelle aus den Bereichen Psychologie und Soziologie, die dabei helfen können, das persönliche Gesundheitsverhalten von Menschen zu verstehen, ggf. vorherzusagen und im optimalen Fall auch zu beeinflussen. Dahinter steht folgender Gedanke: Wenn man die Ursachen des Gesundheitsverhaltens der jeweiligen Person kennt, lassen sich ggf. Ansatzpunkte entdecken, wo und womit das Verhalten des Betroffenen positiv beeinflusst werden kann.

Health-Belief-Modell

Es wird auch das Modell der gesundheitlichen Überzeugungen genannt (▶ Abb. 5.19). Es geht davon aus, dass das Gesundheitsverhalten hauptsächlich durch 2 Faktoren bestimmt wird:

- **Bedrohung:** Nimmt die betroffene Person eine Krankheit als Bedrohung wahr?
  - Der **Schweregrad der wahrgenommenen Symptome** hat dabei einen maßgeblichen Einfluss: Werden Symptome unterschätzt, werden sie nicht als Bedrohung gesehen. Bestehen bereits stark ausgeprägte Symptome, werden sie sehr viel bedrohlicher wahrgenommen. Eine ältere Person mit einer bestehenden chronischen Lungenerkrankung z. B. lässt sich eher gegen Grippe impfen als ein junger, gesunder Mensch.
  - Auch die **subjektive Verwundbarkeit** bestimmt das Ausmaß der Bedrohung. Eine Person wird sich z. B. eher von Hautkrebs bedroht fühlen, wenn ein Elternteil an Hautkrebs erkrankt ist, und sich daher konsequenter vor Sonnenbrand schützen als eine Person ohne vergleichbare Erfahrungen in der Familie.
- **Kosten-Nutzen-Abwägung:** Fällt sie positiv aus? Wenn eine Person den Eindruck hat, dass sich die Mühe einer konsequenten Diät zur Gewichtsreduktion nicht lohnt (da sich dadurch die persönliche Lebensqualität nicht wesentlich verbessert), ändert sie ihr Verhalten nicht.

Das Health-Belief-Modell nimmt darüber hinaus an, dass bestimmte **Handlungsanreize** das Gesundheitsverhalten ändern. Dies können bestimmte Eindrücke, Ereignisse oder Erfahrungen wie eine Erkrankung einer nahestehenden Person oder eine Gesundheitsaufklärungskampagne sein. Zusätzlich beeinflussen dem Modell nach **soziodemografische Faktoren** das Gesundheitsverhalten, z. B. Alter, Geschlecht oder die soziale Schichtzugehörigkeit. So ist z. B. bekannt, dass Frauen häufiger Vorsorge- oder Früherkennungsuntersuchungstermine beim Zahnarzt oder Hausarzt wahrnehmen als Männer. Ein weiteres Beispiel ist die erhöhte Wahrscheinlichkeit der Fettleibigkeit aufgrund von Bewegungsmangel und Fehlernährung in unteren sozialen Schichten vieler Industrienationen.

Abb. 5.19 Health-Belief-Modell.

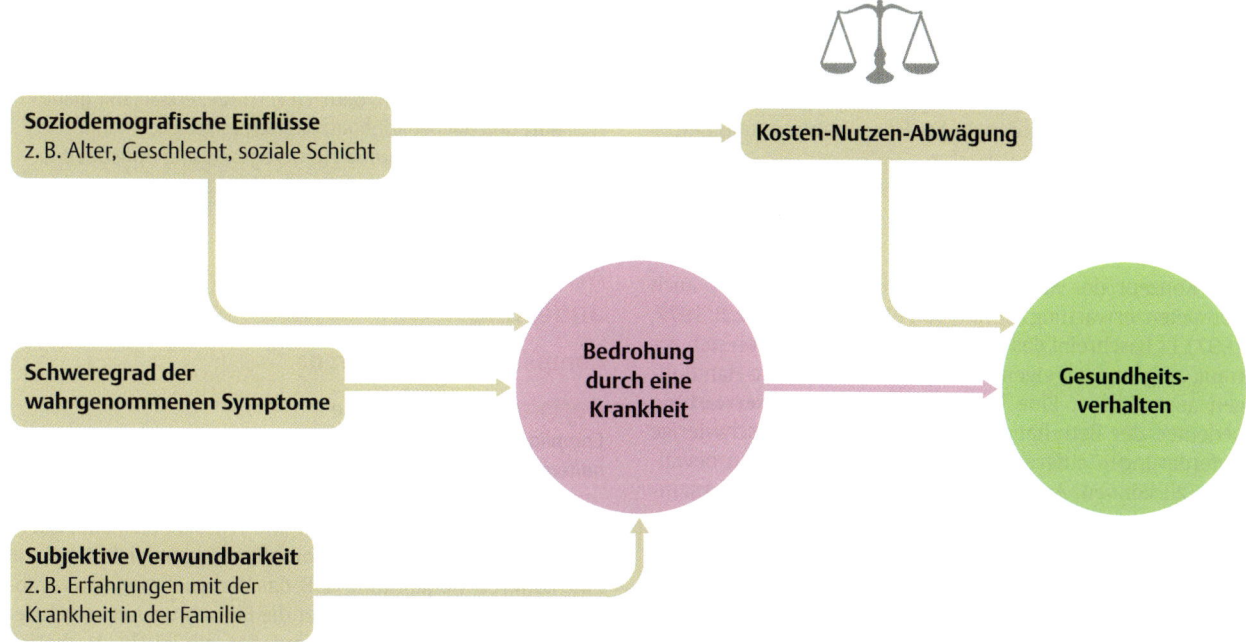

Pflegende haben die Möglichkeit, Patienten darin zu unterstützen, gesundheitliche Überzeugungen zu entwickeln. Indem sie z.B. über die mögliche Bedrohung durch eine Krankheit informieren, können sie deutlich machen, inwiefern die Vorteile möglicher Präventivmaßnahmen den dafür nötigen Aufwand überwiegen. Ein Patient, der über Langzeitfolgen durch einen Bluthochdruck aufgeklärt ist, nimmt eher ein verschriebenes Medikament dagegen ein und beugt so einem Schlaganfall vor.

WISSEN TO GO

Health-Belief-Modell

Es beschreibt gesundheitliche Überzeugungen, die einen Einfluss auf das Gesundheitsverhalten haben. Dies sind:
- **Bedrohung:** Inwieweit eine Person eine Krankheit als Bedrohung wahrnimmt, hängt von der subjektiven Verwundbarkeit und dem Schweregrad der Symptome ab
- **Kosten-Nutzen-Verhältnis:** Lohnen sich gesundheitsfördernde Maßnahmen?

Konkrete medizinische Kenntnisse zu den einzelnen gesundheitlichen Überzeugungen (z.B. Schlaganfallbedrohung durch Bluthochdruck) können helfen, Betroffene dazu zu bewegen, ihr Gesundheitsverhalten zu ändern. Wenn Betroffene gesundheitliche Überzeugungen haben, sind sie eher bereit und in der Lage, ihr Gesundheitsverhalten zu ändern.

Locus of Control

Locus of Control (wörtlich: Ort der Kontrolle) oder auch Kontrollüberzeugung ist ein ursprünglich von dem Psychologen Julian Rotter entwickeltes lernpsychologisches Konzept. Unterschieden werden:
- **internale Kontrollüberzeugungen:** Sie liegt vor, wenn eine Person davon überzeugt ist, dass sie selbst für bestimmte Folgen ihres Handelns verantwortlich ist, z.B. durch mangelnde Fähigkeiten oder bestimmte Persönlichkeitseigenschaften.
- **externale Kontrollüberzeugung:** Sie liegt vor, wenn eine Person davon überzeugt ist, dass die Folgen ihres Handeln von äußeren Faktoren wie vom Glück oder Schicksal abhängig sind, die sie nicht selbst beeinflussen kann.

Bei gesundheitsbezogenen Kontrollüberzeugungen spricht man auch vom **Health Locus of Control** (Schwarzer 1996). Sie beschreibt, inwieweit eine Person die eigene Gesundheit als selbst steuerbar wahrnimmt (interne Kontrollüberzeugung) oder eher in der Verantwortung äußerer Autoritäten wie Ärzten oder anderer Mächte wie dem Zufall sieht (externale Kontrollüberzeugung).

Förderlich für Gesundheit und ein positives Gesundheitsverhalten ist eine internale Kontrollüberzeugung. Menschen, die davon überzeugt sind, dass sie ihre eigene Gesundheit und ihr Wohlbefinden beeinflussen können, sind eher bereit, sich gesund zu verhalten, und reagieren sensibler auf Gesundheitsinformationen.

Pflegende können dem Patienten in Beratungsgesprächen den Zusammenhang zwischen dem Handeln und den gesundheitlichen Folgen erklären, um internale Kontrollüberzeugungen zu stärken. Ein Beispiel hierfür ist die Rückmeldung von Trainingsfortschritten in der körperlichen Rehabilitation. Wenn ein Patient wahrnimmt, dass der Erfolg einer Rehabilitation von seinem eigenen Handeln abhängt, kann dies sein eigenes Bemühen weiter verstärken und somit die Rehabilitationsergebnisse verbessern.

WISSEN TO GO

Health Locus of Control

Es beschreibt die gesundheitsbezogene Kontrollüberzeugung. Man unterscheidet:
- **internale Kontrollüberzeugung:** Eine Person nimmt die eigene Gesundheit als selbst steuerbar wahr.
- **externale Kontrollüberzeugung:** Die eigene Gesundheit liegt in der Verantwortung äußerer Autoritäten wie Ärzten oder äußerer Mächte wie Zufall und Schicksal.

Förderlich für die Gesundheit und für ein positives Gesundheitsverhalten ist eine internale Kontrollüberzeugung. Pflegende können in Beratungsgesprächen den Zusammenhang zwischen Handeln und gesundheitlichen Folgen erklären. Die internale Kontrollüberzeugung ist ein zentraler Punkt in der Förderung der Eigenverantwortung und Selbstständigkeit von Patienten.

Selbstwirksamkeitserwartung

Das Konzept der Selbstwirksamkeitserwartung oder auch Kompetenzerwartung stammt von Albert Bandura (z. B. 1977, 1997). Es beschreibt das Ausmaß, in dem eine Person sich zutraut, aufgrund der eigenen Fähigkeiten bestimmte Handlungen auszuführen. Eine **hohe Selbstwirksamkeitserwartung** bedeutet, der Betreffende spürt die Gewissheit, schwierige Anforderungen aufgrund der eigenen Kompetenzen bewältigen zu können. Anders ausgedrückt steht Selbstwirksamkeitserwartung für Vertrauen in sich selbst, schwierige Handlungen sowohl in Gang setzen als auch weiterverfolgen und erfolgreich zu Ende bringen zu können (Schwarzer 2002).

Personen mit einer hohen Selbstwirksamkeitserwartung schaffen es mit höherer Wahrscheinlichkeit, ein bestimmtes Gesundheitsverhalten wie eine Diät oder ein Fitnessprogramm anzufangen und durchzuhalten. Eine Person, die keine Zweifel an ihrem Willen und am Erfolg einer Maßnahme hat, kann sich besser auf ihr Verhalten konzentrieren und wird eher erfolgreich sein. Dabei ist die Selbstwirksamkeitserwartung aber nur eine Ressource von vielen und garantiert noch nicht den Erfolg (Schwarzer 2002).

Wie kann die Selbstwirksamkeitserwartung gestärkt werden? Hier sind vor allem 4 Mechanismen entscheidend:

1. **Bewältigungserfahrungen:** Die Erfahrung, etwas bewältigt zu haben, schafft Selbstvertrauen. Hilfreich ist es, kleine Ziele zu setzen, um Erfolge erzielen zu können. → kleine Erfolge der Patienten loben
2. **Lernen am Modell/stellvertretende Erfahrungen:** Sieht man die Erfolge anderer Personen, kann dies die Zuversicht stärken, es selbst auch schaffen zu können. → Patienten von anderen vergleichbaren Situationen und entsprechenden Erfolgen erzählen (ohne Namen zu nennen)
3. **Verbale Informationsvermittlung/Überzeugen durch andere:** Worte können suggerieren, dass man erfolgreich ein bestimmtes Verhalten verändern kann. Das ist besonders der Fall, wenn das Erzählte inhaltlich fundiert und für den Betreffenden nachvollziehbar ist. Der Effekt ist jedoch im Vergleich zu den anderen Mechanismen relativ gering. → durch Fachkenntnis überzeugen und/oder sich Unterstützung bei Personen holen, deren Meinung für den Patienten einen hohen Stellenwert hat.
4. **Emotionale Erregung:** Personen schließen aus ihrer emotionalen Erregung auf ihre eigene Fähigkeit. Übermäßige Aufregung könnte z. B. dazu führen, dass sie sich einer Aufgabe nicht gewachsen fühlen. → durch Gespräche versuchen, emotionale Blockaden zu erkennen und zu lösen

WISSEN TO GO

Selbstwirksamkeitserwartung

Sie ist das Vertrauen, aufgrund der eigenen Fähigkeiten eine Herausforderung meistern zu können. Je höher die Selbstwirksamkeitserwartung, desto eher werden Personen ihr Gesundheitsverhalten erfolgreich ändern. Gestärkt werden kann die Selbstwirksamkeitserwartung durch:

- **Bewältigungserfahrungen:** Ich habe etwas geschafft!
- **Lernen am Modell/stellvertretende Erfahrungen:** Ein anderer hat es geschafft, dann kann ich das auch schaffen!
- **Verbale Informationsvermittlung/Überzeugen durch andere:** Ein Mensch, dem ich vertraue, erklärt mir glaubhaft und nachvollziehbar, dass ich es schaffen kann.
- **Emotionale Erregung:** Aufgeregtheit und Angst bedeuten nicht, dass ich es nicht schaffen kann.

Modelle und Begriffe der Verhaltensänderung

Compliance und Adhärenz

Definition **Compliance**
Compliance bezeichnet die Übereinstimmung des Patientenverhaltens mit medizinischen oder pflegerischen Empfehlungen.

Compliance beschreibt also, ob und wie sehr sich ein Patient an Empfehlungen hält. Die Compliance kann sich dabei auf eine konkrete Behandlung (z. B. das Wahrnehmen von verabredeten Kontrollterminen oder die Einnahme von verschriebenen Medikamenten) oder auf das alltägliche Verhalten bzw. den Lebensstil beziehen (z. B. das Einhalten von Empfehlungen zur gesunden Ernährung oder zur Bewegung).

Definition **Adhärenz**
Adhärenz beschreibt das Einhalten des gemeinsam vereinbarten Behandlungswegs.

Adhärenz bezieht sich ebenso auf die Mitarbeit des Patienten. Im Gegensatz zur Compliance beschreibt sie jedoch das Einhalten eines **gemeinsam vereinbarten** Behandlungswegs. Die Mitsprache des Patienten wird hier betont, siehe unten „partizipative Entscheidungsfindung". Der Begriff der Adhärenz ersetzt heute immer mehr den der Compliance, da der Patient zunehmend als aktiver Partner im Behandlungsprozess angesehen wird. Die Behandlung ist keine fremdbestimmte Leistung, der Patient steht selbst hinter der Therapie und trägt die Verantwortung mit – kann sie also auch nicht einfach an den Arzt abschieben. Adhärenz ist damit die beste Voraussetzung für den Therapieerfolg.

Adhärenz ist bei chronischen Erkrankungen (z. B. Diabetes mellitus) besonders wichtig. Denn hier ist entscheidend, ob der Patient mitarbeitet und sich an die vereinbarten Empfehlungen hält, um das Risiko von Folgekrankheiten zu senken (▶ Abb. 5.20). Je komplexer die Therapiepläne und Empfehlungen, desto schwieriger wird es für Patienten, sie einzuhalten.

Abb. 5.20 Adhärenz.

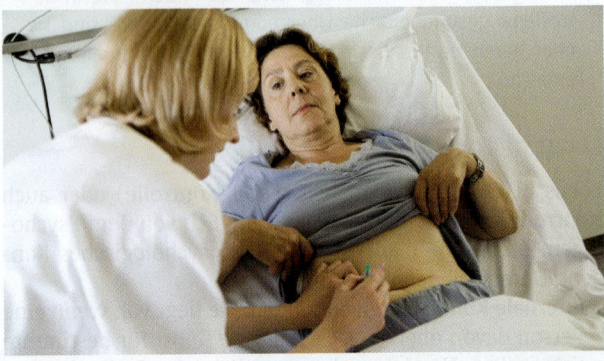

Besonders bei chronischen Erkrankungen wie Diabetes mellitus ist es sehr wichtig, dass der Patient aktiv an der Therapie mitarbeitet.

Partizipative Entscheidungsfindung

Definition Partizipative Entscheidungsfindung
Darunter versteht man eine mitwirkende oder teilhabende Entscheidungsfindung.

Immer mehr Patienten möchten umfangreich über ihre Krankheit informiert werden, die Vor- und Nachteile verschiedener Behandlungsmöglichkeiten kennen und sich gemeinsam mit ihrem Arzt bewusst für oder gegen eine Therapie entscheiden können. Bei Patienten, die aktiv in die Entscheidung eingebunden werden möchten, kann die gemeinsam (partizipativ) getroffene Entscheidung zu einer besseren Adhärenz führen (▶ Abb. 5.21). Partizipative Entscheidungsfindung kann somit das Gesundheitsverhalten der Patienten positiv beeinflussen.

Abb. 5.21 Partizipative Entscheidungsfindung.

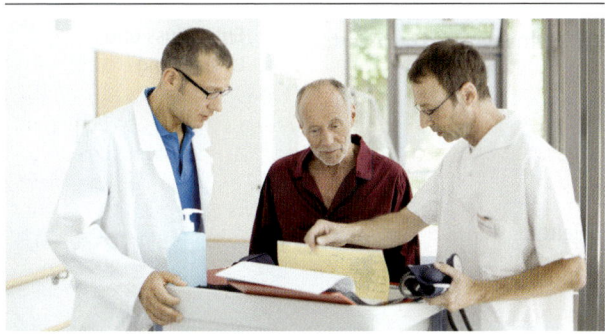

Der Patient wird aktiv in die Entscheidungen zu Therapie und Pflege eingebunden.

Partizipative Entscheidungsfindung ist übertragbar auf den Prozess der Pflegeplanung. Denn auch die Pflegeplanung sollte als gemeinsamer Prozess verstanden werden. Wenn die pflegerischen Ziele und Maßnahmen so weit wie möglich gemeinsam mit dem Patienten festgelegt werden, hat der Patient die Möglichkeit, aktiv an der Zielerreichung mitzuarbeiten. Dies kann z. B. den Bereich Mobilisation und Körperpflege betreffen. Wenn eine Patientin mit einer Halbseitenlähmung durch einen Schlaganfall die Mobilisationsziele der Pflegeplanung mitbestimmt (z. B. dass sie es innerhalb von einer Woche schafft, das Gesicht und den Oberkörper selbstständig zu waschen) wird sie aktiver auf dieses Ziel hinarbeiten, als wenn ihr solche Ziele einfach vorgegeben werden. Zu einer gemeinsam getroffenen Entscheidung gehören dabei die folgenden Voraussetzungen:
- Mindestens **2** Teilnehmer (Patient und Pflegefachkraft/Arzt) sind beteiligt.
- Der Informationsaustausch findet in **beide** Richtungen statt, siehe auch Patientenedukation (S. 855)
- Beide Teilnehmer kennen die **Wahlmöglichkeiten**.
- Beide Teilnehmer bringen ihre Entscheidungskriterien **gleichberechtigt** in den Entscheidungsprozess ein.
- Beide Partner übernehmen **Verantwortung** für die Entscheidung.

WISSEN TO GO

Compliance, Adhärenz und partizipative Entscheidungsfindung

- **Compliance:** Übereinstimmung des Patientenverhaltens mit medizinischen oder pflegerischen Empfehlungen
- **Adhärenz:** Einhalten des vom Patienten und vom Arzt bzw. der Pflegekraft gemeinsam vereinbarten Behandlungswegs

Die aktive Mitarbeit des Patienten und das Einhalten von Therapieempfehlungen sind besonders bei chronischen Krankheiten wichtig.

Partizipative Entscheidungsfindung
Der Patient wirkt an den gesundheitlichen Entscheidungsfindungen mit. Das Prinzip ist sowohl auf die Zusammenarbeit zwischen Arzt und Patient als auch auf die Zusammenarbeit zwischen Pflegenden und Patient anzuwenden. Umfassende Information und Einbezug der Patienten in Pflege- und Therapieentscheidungen können die Adhärenz verbessern, siehe auch Patientenedukation (S. 855).

Transtheoretisches Modell

Definition Transtheoretisches Modell
Es ist ein Modell zur Beschreibung verschiedener Stufen der Verhaltensänderung.

Gewohnte gesundheitsschädliche Verhaltensweisen, z. B. das Rauchen, aufzugeben, fällt vielen Menschen bekannterweise schwer. Ebenso schwierig ist es, neue gesundheitsförderliche Verhaltensweisen wie regelmäßige sportliche Aktivität zu beginnen und langfristig aufrechtzuerhalten. Viele Menschen zögern solche Entscheidungen, z. B. den Beginn einer Diät, hinaus oder fallen nach kurzer Zeit in alte Gewohnheiten zurück.

Das Transtheoretische Modell beschreibt verschiedene Stufen, die eine Person durchläuft, wenn sie ihr Gesundheitsverhalten ändert. Daraus lassen sich Rückschlüsse ziehen, welche Art von Unterstützung für einen Menschen zu einem bestimmten Zeitpunkt hilfreich sein kann. Die verschiedenen Stufen der Verhaltensänderung sind (Prochaska & Velicer, 1997) (▶ Abb. 5.22):

1. **Absichtslosigkeit:** Es besteht keine Intention, das problematische Verhalten in der nächsten Zeit zu ändern.
2. **Absichtsbildung:** Es wird erwogen, das problematische Verhalten in den nächsten 6 Monaten zu verändern.
3. **Vorbereitung:** Erste Schritte werden eingeleitet.
4. **Handlung:** Das Gesundheitsverhalten wird geändert.
5. **Aufrechterhaltung:** Das geänderte Verhalten wird seit mehr als 6 Monaten beibehalten.
6. **Stabilisierung:** Es gibt keine Rückfallgefahr mehr.

Pflegende sollten versuchen herauszufinden, auf welcher Stufe sich ein Mensch befindet. Anhand der Stufen können sie geeignete Maßnahmen ableiten, die ihn zu diesem Zeitpunkt am besten unterstützen können.

Beispiel Gewicht reduzieren
Ein übergewichtiger Patient hat sich fest vorgenommen, sein Gewicht zu reduzieren. Er befindet sich damit in Phase 2 des Transtheoretischen Modells (Absichtsbildung). In dieser Phase benötigt er Unterstützung für die Umsetzung seines Vorsatzes. Das könnten z. B. konkrete Angebote von Ernährungshilfen, Kochkursen oder für ein leichtes, gezieltes, individualisiertes und begleitetes Training im Fitnessstudio sein. Informationen über die Gefahren seines Übergewichts sind ihm zu diesem Zeitpunkt weniger hilfreich, da er die Entscheidung, sein Verhalten zu ändern, bereits getroffen hat. Diese Informationen sind dagegen hilfreich in Phase 1 (Absichtslosigkeit). Einige Zeit später hat der gleiche Patient begonnen, seinen Plan in die Tat umzusetzen (Phase 4, Handlung). Er besucht regelmäßig 1-mal pro Woche einen Kochkurs, geht 1-mal pro Woche zu einem organisierten Lauftreff und 1-mal pro Woche ins Fitnessstudio. In dieser Phase können Pflegende ihn unterstützen, indem sie ihm erste kleine Erfolge aufzeigen.

Abb. 5.22 Transtheoretisches Modell.

- **6. Stabilisierung** — keine Rückfallgefahr mehr
- **5. Aufrechterhaltung** — Das geänderte Verhalten wird seit über 6 Monaten beibehalten. — Abstinenz/Durchhaltevermögen
- **4. Handlung** — Das Gesundheitsverhalten wird geändert. — Entschluss und Umsetzung
- **3. Vorbereitung** — Erste Schritte werden eingeleitet. — Analyse
- **2. Absichtsbildung** — Es wird erwogen, das problematische Verhalten in den nächsten 6 Monaten zu verändern. — Fragestellung
- **1. Absichtslosigkeit** — Es besteht keine Intention, das problematische Verhalten in der nächsten Zeit zu ändern. — Verleugnung/Unentschlossenheit

Rückfall

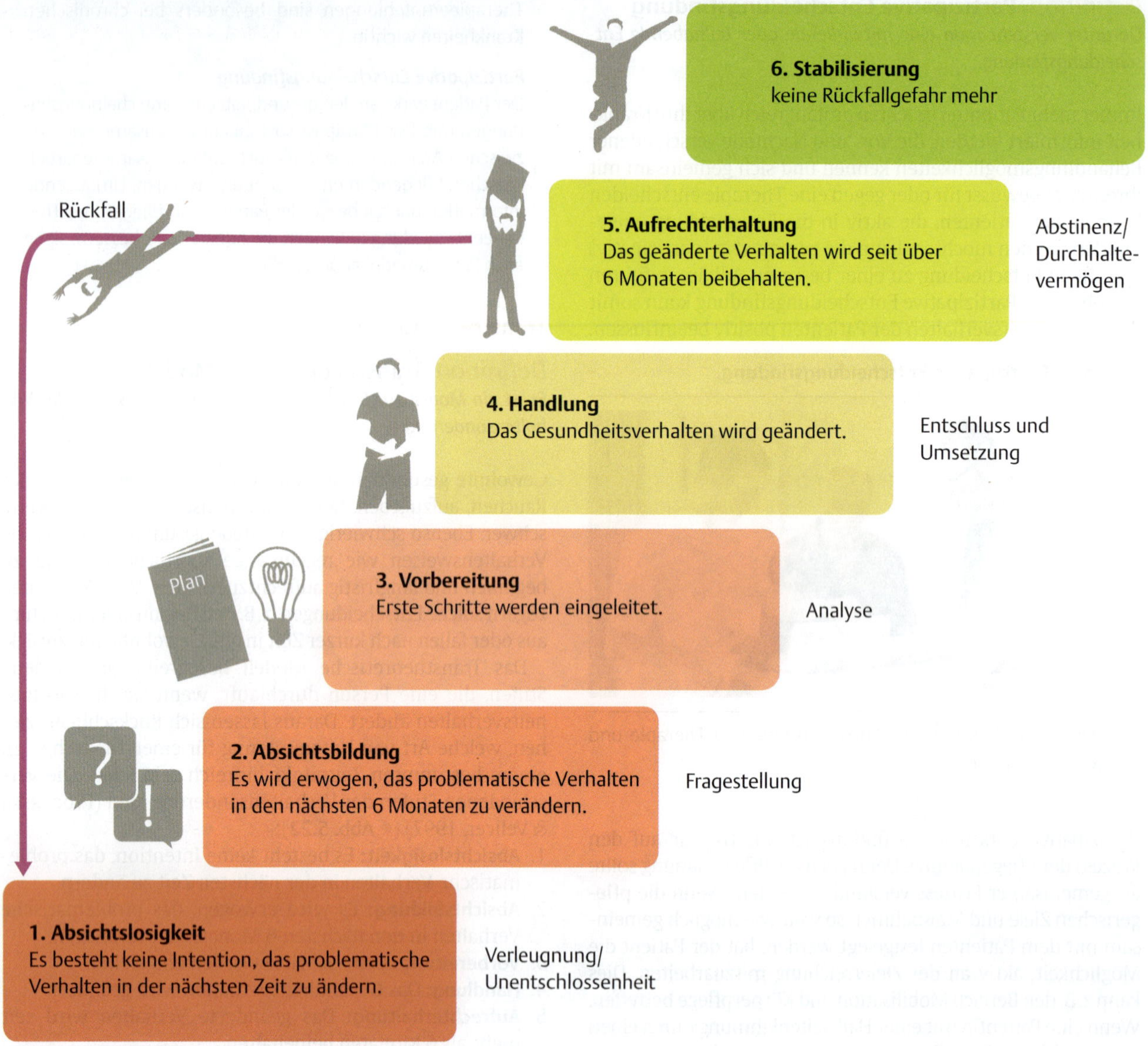

 WISSEN TO GO

Transtheoretisches Modell

Menschen durchlaufen verschiedene Stufen, wenn sie ihr Gesundheitsverhalten ändern:
1. Absichtslosigkeit
2. Absichtsbildung
3. Vorbereitung
4. Handlung
5. Aufrechterhaltung
6. Stabilisierung

Auf jeder Stufe brauchen die Menschen konkrete und spezielle Hilfestellung, die der jeweiligen Absichtsstufe entsprechen. So kann verhindert werden, dass sie in alte Gewohnheiten zurückfallen.

5.5.5 Gesellschaftliche Einflüsse auf Gesundheit und Krankheit

Individuum und Gesellschaft

Der Mensch beeinflusst nicht nur selbst sein Gesundheits-Krankheits-Kontinuum. Er ist ebenso den Einflüssen seiner Umgebung und der Gesellschaft, in der er lebt, ausgesetzt. Dabei sind die gesellschaftlichen Einflüsse vielfältig.

Individuelle soziale Situation • Sie beschreibt das persönliche Umfeld des Einzelnen. Dazu gehören u.a. die persönliche Wohnsituation, Partnerschaft, Familie, Freunde und die Zufriedenheit im Beruf. Die individuelle persönliche soziale Situation ist ein wichtiger Informationsbaustein in der Pflegeplanung. Sie kann unter Umständen eine gesundheitsförderliche Ressource sein.

Allgemeine gesellschaftliche Situation • Damit ist das Leben als Individuum mit einem bestimmten sozialen Status (Alter, Geschlecht, Bildungsgrad, soziale Herkunft, Einkommen) in der politischen und kulturellen Gesamtgesellschaft gemeint, in der der Betreffende lebt. Die Gesellschaft beeinflusst ihre Mitglieder durch äußere Rahmenbedingungen, Konventionen, Einstellungen und nicht zuletzt auch durch ihr gesellschaftsspezifisches Gesundheits- und Krankheitsverständnis. Weiterhin nimmt die Gesellschaft Einfluss durch gesundheitsfördernde und präventive Maßnahmen, die sie ihren einzelnen Mitgliedern oder Gruppierungen zukommen lässt. Das folgende Beispiel soll diese Vielschichtigkeit gesellschaftlicher Einflüsse auf Gesundheit und Krankheit veranschaulichen.

Beispiel **Erkältung**
Eine Erkältung ist in ihrem Verlauf verschiedenen Einflüssen ausgesetzt. Rein medizinisch gesehen hängt der Verlauf davon ab, wie vielen Erregern ein Mensch ausgesetzt ist, wie virulent die Erreger sind und wie das Immunsystem darauf reagiert. Doch was passiert gesellschaftlich?

*Zunächst spielt eine Rolle, ob die Gesellschaft, in der der Betreffende lebt, adäquate Präventivmaßnahmen bzw. **gesundheitsfördernde Maßnahmen** anbietet und fördert. Eine solche Maßnahme könnte z.B. die Aufklärung über „korrektes Niesen" in die Armbeuge über die Bundeszentrale für gesundheitliche Aufklärung sein (BzgA, www.bzga.de). Beeinflusst wird der Verlauf außerdem von äußeren **Lebens- und Wohnbedingungen**. Wohnt ein Mensch in einem Haus mit Garten in einem ländlichen Vorort, hat er erfahrungsgemäß eine geringere Anfälligkeit für Erkältungskrankheiten, als wenn er in einer Wohnung in einem bevölkerungsdichten Stadtteil mit hoher Luftverschmutzung lebt.*

Krankheits- und Gesundheitsvorstellungen einer Gesellschaft

Unterschiedliche Gesellschaften haben unterschiedliche Vorstellungen davon, was Gesundheit ist, was Krankheiten verursacht und wie man sich verhält, wenn man krank oder gesund ist. So fallen Schülerinnen und Schüler aus Deutschland bei dem Begriff Gesundheit die Worte Krankheit, Krankenhaus, Arzt und Arznei ein. Ihre Vorstellung von Gesundheit ist krankheitsorientiert. Philippinische Jugendliche nennen am häufigsten die Begriffe Körper, gesund und gut. Diese Worte fielen den deutschen Jugendlichen eher bei dem Begriff Lebensfreude ein.

Die Kultur in unserer Gesellschaft prägt unser Denken über Gesundheit und Krankheit. In Deutschland findet aktuell aber an vielen Stellen ein Umdenken oder zumindest eine Erweiterung des Denkens in Bezug auf Gesundheit und Krankheit statt, siehe auch Pathogenese (S. 104).

Die Gesellschaft legt auch fest, was als gesund und was als krank angesehen wird. Dies ist insbesondere dann wichtig, wenn Menschen in bestimmten Situationen finanzielle Hilfe bekommen sollen, d.h., wenn sich eine Gesellschaft solidarisch zeigt und die Allgemeinheit für einen Menschen, der Hilfe benötigt, bezahlt. Diese Situationen müssen zur Plan- und Finanzierbarkeit festgelegt werden. Hierzu 2 Beispiele:

Beispiel **Was ist krank?**
Die Alkoholabhängigkeit ist in unserer Gesellschaft seit den 1970er Jahren als Krankheit anerkannt. Mit dieser gesellschaftlichen Anerkennung wird Alkoholismus zu einer Erkrankung, die behandelbar ist und deren Therapiekosten von den Krankenkassen mitgetragen werden.

Aktuell wird in unserer Gesellschaft diskutiert, ob das Phänomen „Burnout", das Gefühl des Ausgebrannt-Seins, eine psychische Erkrankung im Sinne einer Depression ist, die psychotherapeutisch und/oder medikamentös therapiert werden sollte. Wird dieser Erschöpfungszustand als Folge einer kurzfristigen Belastung eines Individuums angesehen, hat der betroffene Mensch kein Anrecht auf die Kostenübernahme einer stationären Behandlung in einer psychosomatischen Klinik. In diesem Fall wird z.B. ein Erholungsurlaub oder eine Auszeit auf eigene Kosten als angemessen bewertet.

Lebensbedingungen und Gesundheit

Nahezu alle Menschen in unserer Gesellschaft in Deutschland sind krankenversichert und haben damit die Möglichkeit, die Leistungen unseres Gesundheitssystems in Anspruch zu nehmen. Auch die Lebenserwartung steigt dank zahlreicher gesundheitsfördernder Maßnahmen und des medizinischen Fortschritts. Trotzdem profitieren nicht alle Menschen in gleichem Maße von dieser Entwicklung. Unterschiedliche Lebensbedingungen bzw. Geschlechterzugehörigkeit führen zu unterschiedlichem Gesundheitsverhalten und zu unterschiedlich großen Risiken, krank zu werden. Folgende Beispiele aus der Wissenschaft verdeutlichen diese These (Mielck 2000; Berger und Neu 2007; Bartholomeyczik 2011):

- Es ist belegt, dass Menschen mit einer schlechteren Bildung und einem geringeren Einkommen ein erhöhtes Risiko haben, zu erkranken und kürzer zu leben. Im Vergleich zu Menschen, die in unserer Gesellschaft eine „höhere" Position einnehmen, gehen sie außerdem häufiger zu ihrem Hausarzt.
- Frauen haben in unserer Gesellschaft eine höhere Lebenserwartung und eine geringere Mortalitätsrate (Sterblichkeitsrate) als Männer. Sie nehmen häufiger Gesundheitsleistungen in Anspruch und geben in Befragungen häufiger als Männer an, dass sie sich gesundheitlich schlecht fühlen.
- Alleinerziehende Frauen leiden durchschnittlich häufiger an Bronchitis, Leber- und Nierenerkrankungen sowie psychischen Erkrankungen als andere. Bei alleinerziehenden Vätern ist dies nicht der Fall.
- Menschen türkischer Abstammung haben in Deutschland ein höheres Krankheitsrisiko als gleichaltrige Personen ohne Migrationshintergrund.

Die Chance, ein gesundes Leben zu führen, scheint demnach in unserer Gesellschaft nicht gleich verteilt zu sein. Die Position, die wir in unserer Gesellschaft einnehmen, aufgrund unseres Berufs, unseres Einkommens oder unserer Bildung, ist demnach mit günstigen oder ungünstigen Lebensbedingungen verbunden. So sind Menschen, die in unserer Gesellschaft eine „niedrige" Position einnehmen, einer stärkeren Arbeitsbelastung ausgesetzt. Darüber hinaus leben sie in schlechteren Wohnverhältnissen. Wir sprechen bei diesen Merkmalen (Beruf, Bildung, Einkommen) von einer **vertikalen sozialen Ungleichheit**. Eine **horizontale Ungleichheit** liegt vor, wenn eine Person aufgrund ihres Geschlechts, ihres Familienstands oder ihrer Nationalität über günstige oder ungünstige Lebens- und Handlungschancen verfügt.

WISSEN TO GO

Gesellschaft und Gesundheit

Gesundheit und Krankheit werden von der Gesellschaft wesentlich beeinflusst. Dabei spielen das Gesundheits- und Krankheitsverständnis einer Gesellschaft ebenso eine Rolle wie die Zugehörigkeit zu bestimmten Gruppen und die Lebensbedingungen. Eine Gesellschaft beeinflusst und legt fest, was als gesund und was als krank angesehen wird. Dies hat insbesondere dann Konsequenzen, wenn Diagnostik und Behandlung einer Erkrankung finanziell durch die Gesellschaft getragen werden sollen.

Beruf, Einkommen, Bildung, Herkunft und Geschlecht sind 5 Bereiche, die je nach Ausprägung mit unterschiedlichen Lebensbedingungen, unterschiedlichem Gesundheitsverhalten und unterschiedlichen Krankheitsrisiken verbunden sind. Insofern spielt die gesellschaftliche Stellung eine wesentliche Rolle für die Gesundheit.

> Davon abzugrenzen ist die individuelle soziale Situation des Menschen: Sie spielt in der Pflegeplanung eine wesentliche Rolle, da sie eine wichtige gesundheitsfördernde individuelle Ressource sein kann.

Public Health und Gesundheitsförderung

Public Health – in Deutschland häufig mit „Gesundheitswissenschaft" oder „Gesundheitswissenschaften" übersetzt – ist ein multidisziplinäres wissenschaftliches Fachgebiet. Wissenschaftler aus den klassischen gesundheits- und krankheitsbezogenen Disziplinen arbeiten gemeinsam mit Sozialarbeitern, Pädagogen, Politikwissenschaftlern, Journalisten und mit Berufsgruppen aus dem Bereich der Architektur zusammen. Anliegen ist, durch geeignete Maßnahmen die Gesunderhaltung der Bevölkerung zu fördern (▶ Abb. 5.22).

Dabei geht es nicht darum, unmittelbar Krankheitssymptome zu verbessern oder bestimmte Körperfunktionen zu erhalten. Vielmehr sollen über soziale und politische Interventionen die gesellschaftlichen Voraussetzungen für ein gesundes/gesünderes Leben geschaffen werden. Hierzu zählen z. B. Maßnahmen, die die Verkehrssicherheit oder die Sanitärhygiene verbessern oder für erkrankte bzw. gefährdete Personen den Zugang zu entsprechenden medizinischen Versorgungsleistungen einer Gesellschaft fördern.

Kurz gesagt: Public-Health-Forscher beschäftigen sich mit der „Theorie und Praxis von Krankheiten, Verlängerung von Leben und Gesundheitsförderung durch organisiertes gesellschaftliches Handeln" (Schwartz et al. 1999).

Betrachtet man rückblickend die Entwicklungen in den Industrie- bzw. Dienstleistungsgesellschaften, fällt der gravierende Anstieg der durchschnittlichen Lebenserwartung ihrer Bevölkerungen auf. So lag in Deutschland die durchschnittliche Lebenserwartung der männlichen Gesamtbevölkerung im Jahr 1950 bei 64 Lebensjahren, bei den Frauen waren es 68 Jahre. 2011 lag sie für Männer in Deutschland schon bei 77 Jahren, für Frauen sogar bei 83 Jahren (Statistisches Bundesamt 2011). Die steigende Lebenserwartung ist zu einem Großteil der Verbesserung der Ernährung, dem Arbeitsschutz, der Wasserhygiene und ähnlichen Public-Health-Maßnahmen zu verdanken. Nur ein kleiner Anteil ist auf eine direkte Wirkung von medizinischen Maßnahmen zurückzuführen.

Bei vielen Krankheiten, z. B. Infektionskrankheiten (Malaria, HIV), Krebserkrankungen und allgemein chronischen Erkrankungen, sind die medizinischen Heilungschancen bislang begrenzt. Ihre erfolgreiche Bekämpfung ist maßgeblich vorbeugenden Maßnahmen zu verdanken, z. B. dem Insektenschutz, der Veränderung des Sexualverhaltens und der Änderung des Lebensstils.

WISSEN TO GO

Public Health und Gesundheitsförderung

Public Health (Gesundheitswissenschaften) ist ein multidisziplinäres wissenschaftliches Fach verschiedener Fachgebiete mit dem Ziel der Gesundheitsförderung auf gesellschaftlicher Ebene.

Gesundheitsfördernde Maßnahmen wie Infektionsprophylaxe, Hygienemaßnahmen, Lebensstiländerung u. a. konnten in der Vergangenheit zahlreiche positive Ergebnisse mit einer deutlichen Lebensverlängerung verschiedener Gesellschaften und Gesellschaftsgruppen erzielen.

5.5.6 Psychische Bewältigungsstrategien im Umgang mit Krankheit

Jeder Mensch entwickelt während seines Lebens individuelle Strategien, mit belastenden Situationen umzugehen. Solche Bewältigungsstrategien fasst man unter dem Begriff **„Coping"** zusammen (engl.: „to cope with" = mit etwas zurechtkommen). Auch Krankheiten sind mit besonderen psychischen Belastungen verbunden, die den Betroffenen überfordern und Ängste auslösen können.

Unbewusste Bewältigungsstrategien/ Abwehrmechanismen

Bestimmte unbewusst ablaufende Reaktionen können Patienten vor allem zu Beginn einer Krankheit vor einer psychischen Überforderung schützen. Psychologen sprechen von Abwehrmechanismen. Dies sind u. a. folgende.

Verdrängung • Sie gilt als wichtigster Abwehrmechanismus, mit dessen Hilfe angstauslösende Gedanken, Gefühle und Erinnerungen vorübergehend aus dem Bewusstsein gedrängt werden. Dadurch muss sich der Patient nicht mehr mit der Realität und seiner Krankheit auseinandersetzen.

Vigilanz • Sie beschreibt die Tendenz eines Patienten, bedrohliche Aspekte seiner Krankheit sogar besonders intensiv wahrzunehmen und sich übertrieben mit ihnen zu befassen (lat. „vigilantia" = Wachheit"). Er versucht, die Bedrohung zu kontrollieren, indem er seine Aufmerksamkeit gezielt auf deren Ursache richtet. So konzentriert sich der Dialysepatient z. B. auf mögliche Komplikationen wie einen Shuntverschluss und verlangt bei jeder Dialyse von einer bestimmten Person punktiert zu werden, zu der er Vertrauen gefasst hat.

Abb. 5.23 Public Health.

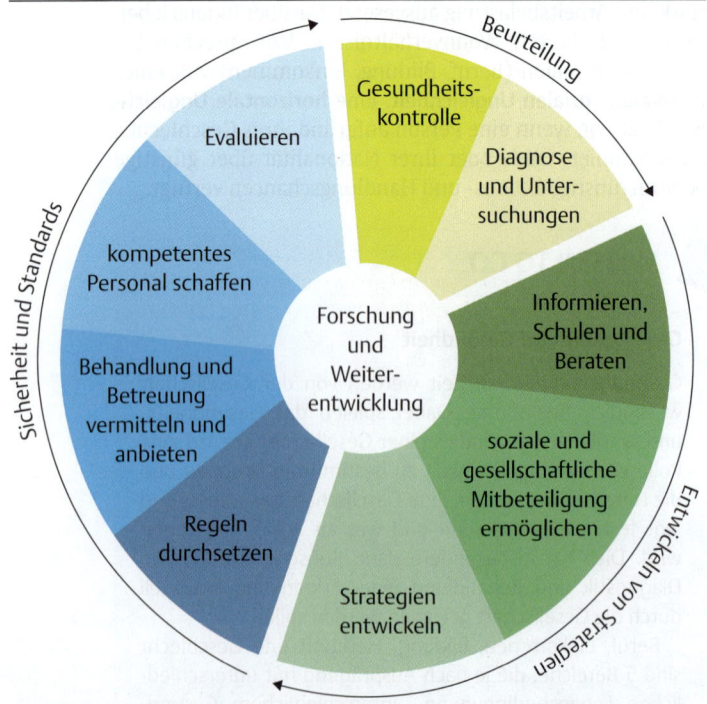

Maßnahmen von Public Health, um die Gesunderhaltung der Bevölkerung zu fördern.

Der Mensch zwischen Gesundheit und Krankheit

Regression • Hierbei greift die Psyche auf frühere Entwicklungsstufen zurück, um das seelische Gleichgewicht aufrechtzuerhalten. Das Phänomen der Regression lässt sich häufig bei Krankenhauspatienten während lange andauernder stationärer Aufenthalte beobachten. Sie wirken dann stark abhängig und in ihrer Autonomie und Selbstbestimmtheit eingeschränkt. Essen, Trinken und Verdauung spielen eine zentrale Rolle. Die Patienten verhalten sich unselbstständig, sind oft unvernünftig, treffen ungern Entscheidungen und zeigen wenig Eigeninitiative.

Bewusste Bewältigungsstrategien

Ein erster Schritt in Richtung bewusster Bewältigung ist, dass der Patient seine Krankheitssituation, deren Bedeutung und Belastung für den Alltag wahrnimmt und anerkennt. In einem nächsten Schritt kann er sich seine Ressourcen und damit seine eigenen Fähigkeiten, Rückhalte und Kraftquellen bewusst machen. Dazu gehört auch, über Erfahrungen nachzudenken und zu überlegen, welche Bewältigungsstrategien aus früheren Situationen in der aktuellen Situation hilfreich und einsetzbar sein können. Mögliche Bewältigungsstrategien bzw. Reaktionen während eines Bewältigungsprozesses sind:

- **Handlungsorientierte Reaktionen:**
  - Altruismus (für andere etwas tun, z. B. Engagement in Selbsthilfegruppen)
  - Kompensation (ablenkende Wunscherfüllung)
  - konstruktive Aktivität, Zupacken (Angriff als Verteidigung, Patient zeigt sich betont kooperativ in der Therapie)
  - konzentrierte Entspannung (gezielte Entspannung, Kraft tanken)
  - Rückzug (Isolation, Abkapselung)
  - Zuwendung (verstärktes Anlehnungsbedürfnis)
  - Wut ausleben (Aggressionen ausdrücken)
- **Kognitive Reaktionen:**
  - Dissimulieren (Herunterspielen der Krankheit)
  - Ablenken (Aufmerksamkeit von der Krankheit weg lenken)
  - Valorisieren (Selbstaufwertung, Erfolge suchen)
  - Problemanalyse (Abwägen, Entscheiden, Analysieren der Krankheit)
  - Stoizismus (Hinnehmen von allem, was die Krankheit bringt, Akzeptanz)
- **Emotionale Reaktionen:**
  - Haltung bewahren (Selbstkontrolle, Selbstbeherrschung)
  - Fatalismus (Krankheit und Folgen als unabwendbar hinnehmen, Resignation)
  - Auflehnung (Protest, mit dem Schicksal hadern)
  - Selbstbeschuldigung (Schuldzuweisungen, Fehler bei sich selbst suchen)
  - Religiosität (Halt im Glauben suchen)
  - Angst, Wut, Verzweiflung

! Merken Nicht immer
Nicht immer sind Bewältigungsstrategien, die Patienten mehr oder weniger bewusst ergreifen, auch hilfreich.

Unterstützung des Patienten

In einer Krise können unbewusste Abwehrmechanismen bzw. Bewältigungsstrategien einen Patienten kurzfristig vor einer psychischen Überforderung schützen. Langfristig sollten sie allerdings in eine bewusste Auseinandersetzung übergehen. Pflegende sollten mit den Patienten reden und ihnen zuhören. Sie sollten versuchen, herauszufinden, welche Bewältigungsstrategien der Patient anwendet und ob diese hilfreich für ihn sind. Sie sollten ihn bei der jeweiligen Strategie unterstützen und, wenn diese erfolgversprechend erscheint, mit ihm gemeinsam nach weiteren hilfreichen Strategien suchen. Wenn Pflegende das Gefühl haben, dass der Patient professionelle Hilfe braucht, sollten sie ihm eine therapeutische bzw. seelsorgerische Unterstützung anbieten.

> **WISSEN TO GO**
>
> **Bewältigungsstrategien**
>
> Bestimmte unbewusst ablaufende Reaktionen können Patienten vor allem zu Beginn einer Krankheit vor einer psychischen Überforderung schützen. Psychologen sprechen von **Abwehrmechanismen**. Dazu gehört u. a., Krankheitsfolgen aus den Gedanken zu verdrängen.
>
> Eine bewusste Bewältigung setzt voraus, dass der Patient seine Krankheitssituation, deren Bedeutung und Belastung für den Alltag wahrnimmt und anerkennt. Erst dann kann er sich seine Ressourcen und damit seine eigenen Fähigkeiten, Rückhalte und Kraftquellen bewusst machen.
>
> Mögliche Bewältigungsstrategien sind: ablenkende Wunscherfüllung, verstärktes Anlehnungsbedürfnis, Halt im Glauben suchen, Selbstaufwertung, Akzeptanz.
>
> Für Pflegende ist es wichtig, herauszufinden, welche Bewältigungsstrategie ein Patient anwendet und ob diese hilfreich für ihn erscheinen. Sie sollten den Patienten unterstützen und gemeinsam mit ihm nach weiteren hilfreichen Strategien suchen. Eventuell sollten sie eine therapeutische bzw. seelsorgerische Unterstützung anbieten.

5.5.7 Rehabilitation

Der Begriff der Rehabilitation wird überwiegend im Bereich der Sozialmedizin verwendet und bezeichnet alle Bemühungen und Maßnahmen zur Wiedereingliederung von Menschen mit Behinderungen und chronischen Erkrankungen in Alltag, Beruf und Gesellschaft. Die Weltgesundheitsorganisation (WHO) definiert Rehabilitation wie folgt.

Definition **Rehabilitation**
„Rehabilitation umfasst alle Maßnahmen, die das Ziel haben, das Einwirken jener Bedingungen, die zu Einschränkungen oder Benachteiligungen führen, abzuschwächen und die eingeschränkten, benachteiligten Personen zu befähigen, soziale Integration zu erreichen. Rehabilitation zielt nicht nur darauf ab, eingeschränkte und benachteiligte Personen zu befähigen, ihr Leben auf ihre Umwelt abzustimmen, sondern auch auf Interventionen und Vermittlung innerhalb ihrer unmittelbaren Umgebung sowie innerhalb der Gesellschaft insgesamt, um ihre soziale Integration zu erleichtern und zu fördern" (WHO 1980).

Die Grundlage für diese Definition ist das Krankheitsfolgenmodell der WHO: die „Internationale Klassifikation der Funktionsfähigkeiten, Behinderung und Gesundheit" (abgekürzt: ICF). Das Modell verdeutlicht, dass Krankheiten, die nicht vollständig geheilt werden können oder chronisch verlaufen, Konsequenzen (z. B. Behinderungen) nach sich ziehen, die einen Einfluss auf den Alltag der betroffenen Menschen haben. Deshalb stehen in der Rehabilitation nicht vornehmlich die Krankheiten und Behinderungen im Mittelpunkt, sondern auch die Lebensbereiche, die von den Krankheiten beeinflusst werden, und die Bedingungen in der Umwelt der betroffenen Menschen, die die Entstehung von Erkrankungen begünstigen.

Rehabilitationsziele

Das Hauptziel von Rehabilitation besteht darin, Menschen mit gesundheitlichen Problemen (wieder) umfassend in die Gesellschaft einzugliedern. Unfälle, chronische Erkrankungen, Entwicklungsverzögerungen oder Entwicklungsstörungen können dazu führen, dass betroffene Menschen ihre Alltagsaufgaben nicht altersentsprechend selbstständig und selbstbestimmt ausführen können. Maßnahmen der Rehabilitation sollen diese Menschen unterstützen, ihre Selbstständigkeit und Selbstbestimmung möglichst weitgehend wiederzuerlangen, damit sie in der Lage sind, am Gesellschaftsleben teilzuhaben. Dies beinhaltet sowohl Maßnahmen zur Unterstützung der betroffenen Menschen (z. B. eine Prothese bei Verlust von Gliedmaßen) als auch Maßnahmen, die die Umwelt der Betroffenen so verändern, dass eine Teilhabe ermöglicht wird (z. B. ein barrierefreier Zugang zu Behörden). Rehabilitation richtet sich an unterschiedliche Ziel- und Altersgruppen:

- Menschen mit angeborenen Behinderungen, z. B. Down-Syndrom
- Menschen mit Entwicklungsstörungen, z. B. Autismus
- Menschen mit Behinderungen nach Unfällen, z. B. Verlust von Gliedmaßen
- Menschen mit chronischen Krankheiten, z. B. Herz-Kreislauf-Erkrankungen (▶ Abb. 5.24)

WISSEN TO GO

Rehabilitation

- **Definition:** Rehabilitation beinhaltet alle Bemühungen und Maßnahmen zur Wiedereingliederung von Menschen mit Behinderungen und chronischen Erkrankungen in Alltag, Beruf und Gesellschaft. Dabei geht es um die von der Krankheit beeinflussten Lebensbereiche eines betroffenen Menschen und dessen Umwelt.
- **Ziele:** Rehabilitation richtet sich an Menschen, die durch Unfälle, chronische Erkrankungen, Entwicklungsverzögerungen oder -störungen ihre Alltagsaufgaben nicht selbstständig und selbstbestimmt ausführen können. Das Ziel besteht darin, diese Menschen (wieder) umfassend in die Gesellschaft einzugliedern und sie zu befähigen, ihre Selbstständigkeit und Selbstbestimmung möglichst weitgehend wiederzuerlangen.

Abb. 5.24 Herzsportgruppen.

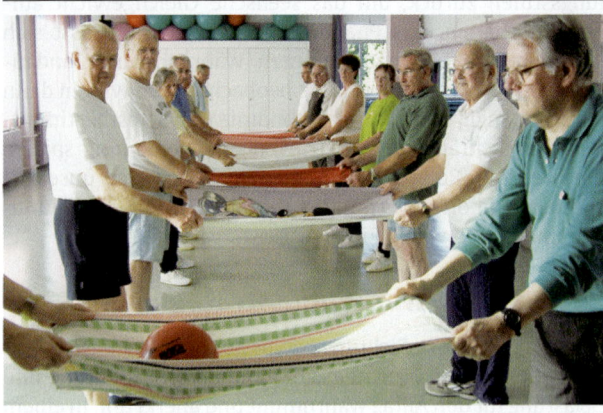

Nach einer kardiologischen Behandlung wird zur Wiederherstellung reduzierter körperlicher Fähigkeiten Herzsport verordnet. Durchgeführt wird diese Rehabilitation meistens in entsprechenden Sportvereinen oder speziellen Rehabilitationskliniken.

> *Menschen mit gesundheitlichen Problemen wieder teilhaben lassen.*

Formen von Rehabilitation

Rehabilitation findet überall dort statt, wo Maßnahmen durchgeführt werden, um Menschen mit Behinderungen oder chronischen Krankheiten zu unterstützen, wieder mehr Selbstständigkeit und Selbstbestimmung zu erreichen. Diese Maßnahmen sind sehr vielfältig und werden wie folgt unterteilt (▶ Tab. 5.6):

- **Medizinische Rehabilitation:** Die Behandlung der gesundheitlichen Schädigungen steht im Vordergrund, z. B. Einschränkungen von Körperfunktionen.
- **Beruflich-schulische Rehabilitation:** Eine angemessene Ausbildung oder Beschäftigung, eine Wiedereingliederung an einen Arbeitsplatz oder die Anpassung eines Arbeitsplatzes an eine bleibende gesundheitliche Schädigung sollen ermöglicht werden.

Tab. 5.6 Beispiele für Rehabilitationsleistungen.

Rehabilitationsform	Maßnahmen der Rehabilitation	konkrete Beispiele
medizinische Rehabilitation	• ärztliche Behandlung • pflegerische Rehabilitation • Verordnung von Hilfsmitteln • Anwendung von Heilmitteln	• Medikamente • Selbsthilfetraining • Physio-/Ergotherapie • Gehhilfen
• beruflich-schulische Rehabilitation • Leistungen zur Teilhabe am Arbeitsleben	• Hilfen zur Erhaltung oder Anpassung des Arbeitsplatzes • berufliche Weiterbildung	• technische Umgestaltung des Arbeitsplatzes • Umschulung
• soziale Rehabilitation • Leistungen zur Teilhabe am Leben in der Gemeinschaft	• heilpädagogische Förderung • Hilfe zur Teilhabe am gesellschaftlichen und kulturellen Leben • Hilfe zur Verständigung mit der Umwelt	• Sprachförderung • barrierefreie Zugänge zu Behörden, Bahngleisen, Restaurants • Reduktion der Rundfunkgebühren
sonstige, unterhaltssichernde und andere ergänzende Leistungen zur Teilhabe	• finanzielle Absicherung • Rehabilitationssport	• Krankengeld • Teilnahme an einer Herzsportgruppe

Der Mensch zwischen Gesundheit und Krankheit

- **Soziale Rehabilitation:** Sie hat zum Ziel, Menschen mit einer bleibenden gesundheitlichen Schädigung zu unterstützen, ihre Aufgaben und Rollen in der Gesellschaft wahrzunehmen und am Gesellschaftsleben teilzuhaben.

In der Praxis sind die Rehabilitationsformen nicht strikt voneinander getrennt, sondern greifen je nach Problemlage des betroffenen Menschen eng ineinander.

Beispiel Rehabilitation
Eine alleinerziehende Mutter hat einen Herzinfarkt erlitten und benötigt nun medizinische Rehabilitation, um die Funktion des Herzens zu stärken und Maßnahmen der individuellen Stressvermeidung zu erlernen. Gleichzeitig kann eine Anpassung ihres Arbeitsplatzes notwendig sein, da ihre Arbeit ihr durch schlechte Arbeitsorganisation bislang besonders viel Stress verursacht hat. In der Zeit der Rehabilitation ist die Frau zudem auch auf finanzielle Unterstützung angewiesen, um die Familie weiterhin versorgen zu können.

WISSEN TO GO

Rehabilitationsformen

Unterschieden werden:
- **medizinische Rehabilitation:** behandelt gesundheitliche Schädigungen
- **beruflich-schulische Rehabilitation:** fördert die Teilhabe am Arbeitsleben
- **soziale Rehabilitation:** fördert die Teilhabe am sozialen Leben

Die verschiedenen Rehabilitationsformen greifen je nach Situation des betroffenen Menschen ineinander.

Finanzierung der Rehabilitation

Rehabilitation ist in Deutschland gesetzlich im Sozialgesetzbuch IX *Rehabilitation und Teilhabe behinderter Menschen* geregelt. Das Gesetz stellt den Rahmen für alle Rehabilitationsmaßnahmen dar. Damit hat jeder Mensch ein gesetzlich verankertes Recht auf Rehabilitationsmaßnahmen. Die konkreten Leistungen werden aufgrund ihres umfassenden Charakters und der vielen unterschiedlichen Zielgruppen durch verschiedene Sozialleistungsträger erbracht. Die Zuständigkeit für die Finanzierung richtet sich dabei nach der Zielgruppe sowie der Zielsetzung der jeweiligen Rehabilitation (▸ Tab. 5.7).

Die Vielzahl der Kostenträger und Zuständigkeiten kann betroffene Menschen leicht überfordern. Deshalb sieht das SGB IX vor, dass der Kostenträger, bei dem ein Rehabilitationsantrag gestellt wird, prüfen muss, ob er zuständig ist oder nicht. Gegebenenfalls muss der Antrag dann unverzüglich an einen anderen Kostenträger weitergeleitet werden.

WISSEN TO GO

Finanzierung der Rehabilitation

Das Recht jedes Menschen auf Rehabilitationsmaßnahmen ist im Sozialgesetzbuch IX *Rehabilitation und Teilhabe behinderter Menschen* geregelt. Welcher der verschiedenen Sozialleistungsträger für eine Rehabilitationsleistung zuständig ist, ist in ▸ Tab. 5.7 dargestellt.

Rehabilitationseinrichtungen

Rehabilitation kann prinzipiell in allen Bereichen der Gesundheitsversorgung stattfinden. Ein frühzeitiger Beginn der Rehabilitation ist bei vielen Erkrankungen sogar eine entscheidende Voraussetzung für einen guten Genesungsverlauf. Daher sollten rehabilitative Bemühungen bei manchen Erkrankungen (z.B. beim Schlaganfall) bereits in der Akutphase der Behandlung beginnen. Während bei der Akutbehandlung die Stabilisierung der Gesundheit im Vordergrund steht und unter Umständen schnell gehandelt werden muss, geht es bei der Rehabilitation eher um langfristige Verbesserungen bzw. Anpassungen an ein Leben mit einer Erkrankung. Daher haben sich in Deutschland besondere Einrichtungen auf die Rehabilitationsbehandlung spezialisiert.

Tab. 5.7 Finanzierung der Rehabilitation.

Zielgruppe/Zielsetzung	Kostenträger/Sozialgesetzbuch	Kernbereiche
• berufstätige Menschen • „Rehabilitation vor Rente"	• gesetzliche Rentenversicherung • SGB VI	• medizinische Rehabilitation • berufliche Rehabilitation • Rente bei verminderter Erwerbsfähigkeit
• Rentner und Rentnerinnen • Mütter und Väter	• gesetzliche Krankenversicherung • SGB V	• medizinische Rehabilitation • Mutter-/Vater-Kind-Kuren
• pflegebedürftige Menschen • „Rehabilitation vor Pflege"	• gesetzliche Pflegeversicherung • SGB XI	• Leistungen zur aktivierenden Pflege bei Pflegebedürftigkeit
• Menschen nach Arbeitsunfällen	• gesetzliche Unfallversicherung • SGB VII	• medizinische/berufliche Rehabilitation • finanzielle Entschädigung
• arbeitsuchende Menschen • von Arbeitslosigkeit bedrohte Menschen	• Arbeitsförderung • Bundesagentur für Arbeit • SGB III	• berufliche Rehabilitation • Aus-, Fort- und Weiterbildung • Arbeitsvermittlung
• Kriegsopfer • Opfer von Gewaltverbrechen • schwerbehinderte Menschen	• soziale Entschädigung • Versorgungsämter • Fürsorgestellen • SGB IX	• medizinische/berufliche/soziale Rehabilitation • Nachteilsausgleiche

Die meisten Rehabilitationsverfahren werden als **stationäre Rehabilitation** in Kliniken durchgeführt. Da sich viele dieser Rehabilitationskliniken aus ehemaligen Kurkliniken entwickelt haben, liegen sie oft nicht in der Nähe der Wohnorte der Patienten, sondern in ländlichen Kurorten. Für eine umfassende Wiedereingliederung z. B. in das Arbeitsleben kann es sinnvoll sein, den Arbeitsplatz frühzeitig in die Rehabilitationsbemühungen miteinzubeziehen. Daher entwickeln sich vermehrt auch **teilstationäre und ambulante** Rehabilitationsangebote. Für Menschen, die aufgrund der Schwere ihrer Einschränkung eine stationäre oder ambulante Rehabilitation nicht durchführen können, wird eine **mobile Rehabilitation** angeboten. Es existieren jedoch bisher nur sehr wenige mobile Rehabilitationsteams in Deutschland.

Stationäre Rehabilitation • Die Rehabilitation findet in einer Rehabilitationsklinik statt. Eine stationäre Rehabilitation dauert je nach vorliegendem Krankheitsbild bzw. Indikation zwischen 3 und 6 Wochen und kann auf Antrag verlängert werden.
- Im Rahmen der **Anschlussheilbehandlung** werden die Patienten unmittelbar im Anschluss an ihren Aufenthalt im Akutkrankenhaus in eine Rehabilitationsklinik verlegt, z. B. nach einem Herzinfarkt oder einem Schlaganfall.
- Bei chronischen Erkrankungen, die bereits länger bestehen und denen kein akutes Krankheitsereignis vorausging, finden die Rehabilitationsmaßnahmen als **allgemeines Heilverfahren** statt, z. B. bei chronischen Rückenbeschwerden.

Teilstationäre/ambulante Rehabilitation • Die Rehabilitation findet entweder tagsüber in einer Rehabilitationsklinik oder in einer ambulanten Rehabilitationseinrichtung statt. Die Maßnahmen dauern 4–6 Stunden am Tag. Die Patienten können in der verbleibenden Zeit ihren Alltagsverpflichtungen nachgehen (z. B. Teilzeitarbeit, Haushalt, Kinderbetreuung) und bleiben in ihrem sozialen Umfeld. Es ist auch möglich, den Arbeitsplatz im Rahmen der beruflichen Wiedereingliederung einzubeziehen.

Mobile Rehabilitation • Die Rehabilitation findet beim Patienten zu Hause statt. Mobile Rehabilitationsteams, die aus unterschiedlichen Berufsgruppen zusammengesetzt sind, bieten dem Patienten je nach Rehabilitationsbedarf Maßnahmen zu Hause an, z. B. Physiotherapie. Daneben können rehabilitative Maßnahmen auch Bestandteil anderer Versorgungsbereiche sein, z. B. der häuslichen Pflege oder der Altenpflege. Alle Maßnahmen, die die Selbstständigkeit, Selbstbestimmung und Wiedereingliederung von behinderten oder chronisch erkrankten Menschen verbessern, können zur Rehabilitation gezählt werden.

WISSEN TO GO

Rehabilitationseinrichtungen

In Deutschland haben sich besondere Einrichtungen auf die Rehabilitationsbehandlung spezialisiert:
- **Stationäre Rehabilitation** findet in Kliniken entweder als Anschlussheilbehandlung direkt nach einem Klinikaufenthalt (z. B. nach einem Herzinfarkt) oder als allgemeines Heilverfahren statt (z. B. bei chronischen Rückenschmerzen).
- **Teilstationäre und ambulante Rehabilitationsangebote** finden tagsüber (4–6 h) in Rehabilitationskliniken statt, die verbleibende Zeit sind Betroffene in ihrem gewohnten Umfeld.
- **Mobile Rehabilitation** findet beim betroffenen Menschen zu Hause statt.

Rehabilitationsbehandlung

Viele Rehabilitationseinrichtungen haben sich auf bestimmte Krankheiten und deren Krankheitsfolgen spezialisiert, z. B.:
- Erkrankungen und Verletzungen des Bewegungssystems
- neurologische Erkrankungen
- Erkrankungen des Herz-Kreislauf-Systems
- psychosomatische Erkrankungen
- geriatrische Erkrankungen

Für die unterschiedlichen Erkrankungen liegen ausgearbeitete Rehabilitationskonzepte vor (▶ Abb. 5.25). Ein solches Behandlungskonzept wird im Folgenden am Beispiel eines Schlaganfalls verdeutlicht.

Das neurologische Phasenmodell

Phase A: Medizinische Akutbehandlung • Wird ein Patient mit einem akut erlittenen Schlaganfall in ein Krankenhaus (z. B. auf eine spezielle Abteilung für Schlaganfallpatienten = Stroke Unit) eingeliefert, stehen zunächst eine schnelle Diagnostik und Therapie im Vordergrund. Dabei geht es darum, eine weitere Schädigung des Gehirns möglichst zu verhindern und Komplikationen vorzubeugen. Gleichzeitig können mithilfe aktivierender Pflegemaßnahmen (z. B. Bewegungsförderung) die ersten rehabilitativen Maßnahmen beginnen.

Phase B: Frührehabilitation • Hat sich der Patient nach der Akutphase so weit stabilisiert, dass i. d. R. keine künstliche Beatmung und keine Intensivbehandlung mehr nötig sind, beginnt die Phase der Frührehabilitation. Diese kann sowohl in Akutkrankenhäusern als auch in speziellen Rehabilitationskliniken durchgeführt werden. Die Zielsetzung innerhalb dieser Phase besteht darin, den Patienten weiter zu stabilisieren und sein Bewusstsein zu fördern, sodass er aktiv an den Rehabilitationsmaßnahmen mitarbeiten kann. Hierzu werden unterschiedliche Therapien eingesetzt, z. B. Physiotherapie, Ergotherapie, Logopädie und aktivierend-therapeutische Pflege nach Bobath (S. 872).

Phase C: Weiterführende Rehabilitation • In Phase C geht es v. a. darum, verloren gegangene Funktionen wiederherzustellen und zu trainieren und den Patienten im Krankheitsbewältigungsprozess zu unterstützen. Die Patienten sollen zu einer möglichst aktiven Teilnahme an Rehabilitationsmaßnahmen in der Lage sein, benötigen aber in dieser Phase oft noch Hilfestellung bei den Alltagsaktivitäten, z. B. der Körperpflege. Maßnahmen der Phase C werden in aller Regel in speziellen Rehabilitationskliniken durchgeführt. Hier finden neben der ärztlichen Versorgung z. B. Therapien durch Physio- und Ergotherapie sowie Logopädie und wiederum aktivierend-therapeutische Pflege statt. An die Phase C schließt sich entweder eine Weiterbehandlung in der Rehabilitation (Anschlussheilbehandlung), in der ambulanten Nachsorge oder bei schlechten Rehabilitationsaussichten eine zustandserhaltende Dauerpflege an.

Phase D: Anschlussheilbehandlung • Die Phase D eignet sich für Patienten, bei denen sich nach dem Schlaganfall eine rasche Rückbildung der Funktionsausfälle zeigt. Die betroffenen Menschen sollen in dieser Phase bereits weitgehend selbstständig ggf. mit Hilfsmitteln an mehreren Therapien täglich teilnehmen können. Die Zielsetzung der Phase D besteht darin, den Patienten zu einer möglichst hohen Alltagsbewältigungskompetenz zu verhelfen. Dem dienen sowohl Maßnahmen zur Verbesserung der Leistungsfähigkeit in Beruf und Alltagsleben als auch weitergehende Krankheitsbewältigungshilfen. In dieser Phase liegt ein besonderer Schwerpunkt auf aktivierenden und therapeutischen Maßnahmen.

Phase E: Ambulante Nachsorge und medizinisch-berufliche Wiedereingliederung • Die Phase E tritt ein, wenn Patienten wieder weitgehend selbstständig ihren Alltag bewältigen können. Eine Hauptzielsetzung liegt hier in der beruflichen Wiedereingliederung. Anpassungen des Arbeitsplatzes an eine bleibende Behinderung, eine stufenweise Erhöhung der Arbeitszeit (stufenweise Wiedereingliederung) zur Eingewöhnung in den Arbeitsprozess oder die Erprobung von Belastungsgrenzen des betroffenen Menschen sind relevante Maßnahmen in dieser Phase. Dabei kann eine ambulante Nachsorge dauerhaft erforderlich sein, z.B. Patienten mit Hilfsmitteln zu versorgen oder Therapien weiterzuführen.

Phase F: Zustandserhaltende (aktivierende) Dauerpflege • Sollten sich auch nach den umfassenden Rehabilitationsmaßnahmen bei dem betroffenen Menschen keine oder nur wenige Funktionsverbesserungen zeigen, sodass ein weitgehend selbstständiges Alltagsleben nicht möglich ist, besteht in aller Regel eine Pflegebedürftigkeit. Die Phase F hat zum Ziel, den erreichten Funktionsstatus möglichst lange zu erhalten und einer weiter voranschreitenden Pflegebedürftigkeit vorzubeugen. Eine erneute Rehabilitationsmaßnahme ist möglich, wenn sich ein Potenzial für Funktionsverbesserungen zeigt. Für die Phase F stehen entweder auf Langzeitversorgung spezialisierte Einrichtungen zur Verfügung, oder der Pflegebedürftige wird zu Hause oder in der stationären Altenpflege betreut.

Je nach Lebenssituation des Betroffenen (Alter, Grunderkrankung) kommen zur weiteren Betreuung auch Formen von betreutem Wohnen in Wohngruppen oder betreuten Wohngemeinschaften infrage. Das Behandlungsmodell zeigt die unterschiedlichen Zielsetzungen in den jeweiligen Phasen der Erkrankung. Dementsprechend kommen in den jeweiligen Rehabilitationsphasen unterschiedliche Berufsgruppen zum Einsatz, die zusammen das Rehabilitationsteam bilden.

WISSEN TO GO

Rehabilitationsbehandlung

Sie erfolgt je nach Indikation in einer spezialisierten Einrichtung. Für die unterschiedlichen Erkrankungen liegen ausgearbeitete Rehabilitationskonzepte vor, z.B. das **neurologische Phasenmodell**:
- **Phase A: Medizinische Akutbehandlung:** Diagnostik, Therapie, um weitere Schädigungen und Komplikationen zu vermeiden. Erste rehabilitative Maßnahmen über aktivierende Pflege
- **Phase B: Frührehabilitation:** setzt ein, wenn der Patient stabil ist. Ziele sind weitere Stabilisierung, Förderung des Bewusstseins, z.B. durch Physiotherapie, Ergotherapie, Logopädie und aktivierend-therapeutische Pflege
- **Phase C: Weiterführende Rehabilitation:** Wiedererlangung und Training verloren gegangener Funktionen sowie Unterstützung im Krankheitsbewältigungsprozess
- **Phase D: Anschlussheilbehandlung:** Maßnahmen zur Wiedererlangung einer möglichst hohen Alltagsbewältigungskompetenz unter weitgehend selbstständiger Teilnahme an den Maßnahmen
- **Phase E: Ambulante Nachsorge und medizinisch-berufliche Wiedereingliederung:** z.B. Anpassung des Arbeitsplatzes, stufenweise Erhöhung der Arbeitszeit, ggf. dauerhafte ambulante Nachsorge
- **Phase F: Zustandserhaltende (aktivierende) Dauerpflege:** Erhaltung des erreichten Funktionsstatus, meist besteht eine Pflegebedürftigkeit

Abb. 5.25 Rehabilitationsphasen.

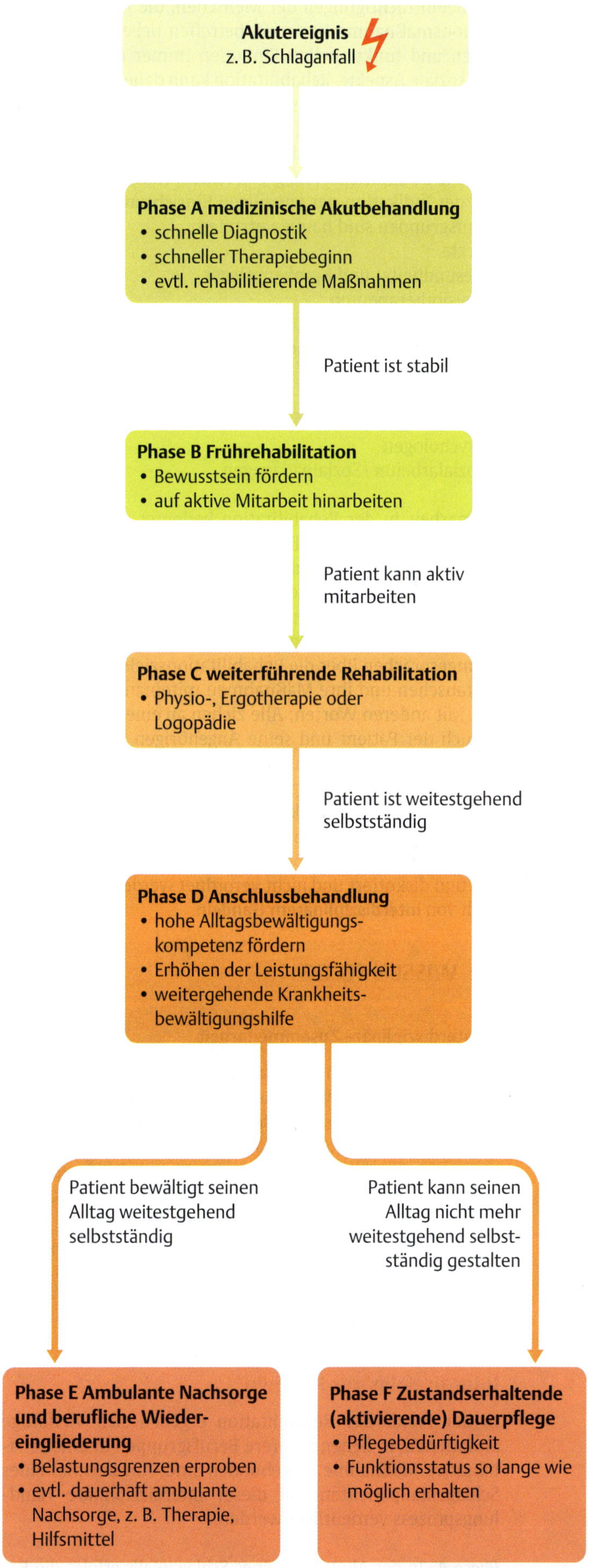

Interdisziplinäre Zusammenarbeit

Die Beeinträchtigungen der Menschen, die in eine Rehabilitationsmaßnahme kommen, betreffen neben den körperlichen und funktionellen Einbußen immer auch seelische und soziale Aspekte. Rehabilitation kann daher nicht nur von einer Gesundheitsprofession angeboten werden, sondern es bedarf unterschiedlicher professioneller Kompetenzen, um eine umfassende Behandlung des Patienten zu gewährleisten. Die Zusammensetzung von Rehabilitationsteams hängt von der Indikation der jeweiligen Einrichtung ab. Folgende Berufsgruppen sind häufig vertreten:
- Ärzte
- Gesundheits- und Krankenpfleger
- Physiotherapeuten
- Sporttherapeuten
- Masseure/med. Bademeister
- Ergotherapeuten
- Logopäden
- Ernährungsberater
- Psychologen
- Sozialarbeiter/Sozialpädagogen.

Teamarbeit in der Rehabilitation bedeutet nicht nur, dass die unterschiedlichen Berufe in der Rehabilitationseinrichtung beschäftigt sind und sich der Patient je nach Problem an einen Spezialisten wenden kann. Sondern sie setzt voraus, dass die unterschiedlichen Berufsgruppen des Rehabilitationsteams eng miteinander kooperieren, sich in Teamgesprächen über die Rehabilitationsziele des Patienten austauschen und ihre Maßnahmen miteinander koordinieren. Mit anderen Worten: Alle ziehen an einem Strang.

Auch der Patient und seine Angehörigen sollten als Teil des Rehabilitationsteams angesehen werden, denn ohne ihre aktive Mitwirkung bleibt die Rehabilitationsmaßnahme weitgehend wirkungslos. Gute Teamarbeit bedeutet, dass sich alle Teammitglieder gleichberechtigt mit ihrer Sichtweise einbringen können und Maßnahmen vorgeschlagen und diskutiert und nicht verordnet werden. Man spricht auch von **interdisziplinärem Handeln**.

> **WISSEN TO GO**
>
> **Interdisziplinäre Zusammenarbeit**
>
> Um eine umfassende Behandlung des Patienten zu gewährleisten, sind unterschiedliche Berufsgruppen an der Rehabilitation eines betroffenen Menschen beteiligt, z. B. Ärzte, Gesundheits- und Krankenpfleger, Physiotherapeuten, Sporttherapeuten, Masseure/med. Bademeister, Ergotherapeuten, Logopäden, Ernährungsberater, Psychologen und Sozialarbeiter/Sozialpädagogen.
>
> Die unterschiedlichen Berufsgruppen des Rehabilitationsteams tauschen sich in Teamgesprächen über die Rehabilitationsziele des Patienten aus und koordinieren ihre Maßnahmen miteinander.

Interdisziplinäres Handeln

In der Praxis der Rehabilitation ergeben sich vielfältige Situationen, in denen mehrere Berufsgruppen in eine rehabilitative Maßnahme eingebunden sind. Am Beispiel eines Schlaganfallpatienten soll dieser interdisziplinäre Handlungsprozess verdeutlicht werden.

Phase A • In der Akutphase eines Schlaganfalls erfolgt die Behandlung zunächst in erster Linie durch den Arzt. Seine Aufgabe besteht in der Diagnostik und der frühzeitigen Therapie z. B. durch die Verordnung von Medikamenten und die Überwachung der vitalen Funktionen wie Atmung oder Bewusstsein. In dieser frühen Phase der Erkrankung spielt auch der Pflegeberuf eine zentrale Rolle, da die Betroffenen zumeist nicht in der Lage sind, sich zu orientieren und sich selbst zu versorgen. Pflegende übernehmen in dieser Phase gemeinsam mit dem Arzt die Überwachung der vitalen Funktionen und stehen als unmittelbare Ansprechpartner zur Orientierung des Patienten und seiner Angehörigen zur Verfügung. Darüber hinaus kompensieren sie ausgefallene Körperfunktionen, indem sie z. B. die Körperpflege, die Lagerung oder das Anreichen von Nahrung übernehmen. Je nach Gesundheitszustand des Patienten werden bereits erste aktivierende Pflegestrategien, z. B. das selbstständige Waschen des Gesichts, angewendet.

Phase B • Bereits in der Phase der Frührehabilitation beginnen therapeutische Maßnahmen, z. B. eine gezielte Bewegungsförderung oder Mobilisation des Patienten. Dies wird vornehmlich durch die Berufsgruppe der Physiotherapie in enger Zusammenarbeit mit den Pflegenden geleistet. Während der Physiotherapeut durch gezielte therapeutische Verfahren Bewegungsmuster anbahnt, greifen die Pflegenden diese therapeutischen Strategien bei weiteren Pflegehandlungen auf und führen sie kontinuierlich weiter, siehe Pflege nach Bobath (S. 872). Durch den engen Kontakt, den die Pflegenden zu den Patienten haben, können sie auch darauf achten, dass diese in der frühen Phase der Rehabilitation nicht überfordert werden.

Phase C • In einem späteren Stadium kommen Ergotherapeuten mit einem gezielten Alltagstraining hinzu. Hat der Patient in Folge des Schlaganfalls eine Halbseitenlähmung, wird das Handling der Zubereitung eines Brotes mit dem Einhänderbrett geübt. In der konkreten Essenssituation vermittelt ein Logopäde dem Patienten Strategien zum Umgang mit Schluckstörungen (S. 1228). Die betreuende Pflegefachkraft beobachtet nachfolgend, ob der Patient die Strategien richtig anwenden kann. Sie bespricht mit dem Logopäden, welche Nahrungsmittel bei den Schluckstörungen dieses Patienten geeignet sind, und gibt die Hinweise an die Diätassistentin und auch an die Angehörigen des Patienten weiter, damit sie kontinuierlich beachtet werden. Der Pflegefachkraft fällt auf, dass der Patient niedergeschlagen und mutlos wirkt. Sie führt ein längeres Gespräch mit ihm und erfährt von seinen Sorgen im Hinblick auf seine Zukunft. Ein unterstützendes Gespräch mit dem Psychologen der Klinik wird vereinbart. Hat sich der Gesundheitszustand des Patienten stabilisiert, erörtert der Arzt in der Visite die berufliche Zukunft mit dem Betroffenen und seinen Angehörigen. Der Sozialdienst wird eingeschaltet und berät die Familie über Möglichkeiten der Wiedereingliederung an den Arbeitsplatz und der finanziellen Absicherung. Er hilft bei der Antragstellung und vermittelt hilfreiche Kontakte für die Phase nach der Klinikentlassung.

Es wird deutlich, dass viele Berufsgruppen mit ihren jeweiligen Schwerpunkten in den Prozess der Rehabilitation eingebunden sind. Der Arzt leitet das Rehabilitationsteam formal, da er die Gesamtverantwortung für den Behandlungsprozess in der Einrichtung trägt. Er steuert den gesamten Rehabilitationsprozess und entscheidet letztlich über die Behandlungsmaßnahmen. Auch den Pflegefachkräften kommt eine besondere Rolle im Rehabilitationsprozess zu, da sie durch den kontinuierlichen Kontakt zu den Patienten Veränderungen frühzeitig bemerken und ins Team einbringen. Sie greifen therapeutische Prinzipien in ihrer Arbeit auf und sorgen so für ein nachhaltiges Training. Oft sind sie die ersten Ansprechpartner für Patienten und Angehörige. Neben den pflegerischen Interventionen haben die Pflegefachkräfte also informierende, beratende und koordinierende Aufgaben.

6 Grundlagen und Anwendung professioneller Kommunikation

6.1 Grundlagen

„Die Sprache stellt jene Schöpferkraft im Menschen dar, mit der er seinem Denken, Fühlen und Wollen Ausdruck verleiht. Das ausgesprochene Wort dient dem Menschen zur Mitteilung an die Umwelt, um sie an seinem inneren Erleben teilhaben zu lassen. Es ruht in jedem Wort – das heute oftmals so gedankenlos gewählt wird – eine immanente Kraft, die im Sprecher und Hörer auf magische Art Vorstellungen, Empfindungen und Willensakte hervorruft" (Kahir 1996).

Wann immer Menschen zusammen sind, kommunizieren sie miteinander. Sich mitzuteilen, gehört zu den menschlichen Grundbedürfnissen. Indem wir uns mitteilen, treten wir in Beziehung zu anderen. Selbst wenn wir nichts sagen, kommunizieren wir. „Man kann nicht nicht kommunizieren", lautet eine Grundaussage des Kommunikationswissenschaftlers Paul Watzlawick. Wir verhalten uns immer auf irgendeine Weise und kommunizieren dadurch. Ob gewollt oder ungewollt, ob bewusst oder unbewusst, ob mit guter Wirkung oder mit schlechter Wirkung – immer senden wir Signale und Botschaften aus und empfangen diese auch.

Man kann **nicht** *nicht* **kommuni-** *zieren.*

Schon der Begriff „Kommunikation" gibt bereits eindeutige Hinweise: Kommunikation stammt vom lateinischen *communicare* und bedeutet „teilen, mitteilen, teilnehmen lassen, gemeinsam machen, vereinigen". Eine sachlich-nüchterne Definition lautet:

Definition Kommunikation
Kommunikation ist ein Prozess zum Austausch von Informationen zwischen einem Sender und einem Empfänger.

6.1.1 Verbale Kommunikation

Verbale Kommunikation ist ein Austausch von Informationen über das gesprochene oder das geschriebene Wort. Ihr Werkzeug ist die Sprache, derer wir uns mithilfe unseres Verstandes bedienen.

Sprache gibt dabei unter anderem Auskunft über unsere Herkunft und Bildung sowie über die Beziehung zu unserem Gesprächspartner (Empfänger): wie wir uns ausdrücken; welche Worte wir wählen; in welcher Stimmlage, welcher Geschwindigkeit, welcher Lautstärke oder welchem Tonfall wir sprechen; welche Sprache wir nutzen (z. B. Dialekt, Jargon, Fachsprache), ob wir uns verständlich oder kompliziert ausdrücken.

Diese paraverbalen Ausdrucksformen unterstützen das Gesagte und beeinflussen den Informationsaustausch. Sie geben Hinweise darauf, wie eine Information zu verstehen ist. Je nachdem, in welcher Situation wir uns befinden, mit welchem Gesprächspartner wir kommunizieren und was das Ziel des Informationsaustausches ist, variieren wir unseren verbalen und paraverbalen Ausdruck.

Beispiel Fachinformationen weitergeben
Eine Krankenpflegerin informiert während der Visite den zuständigen Arzt über den Zustand einer Patientin nach deren OP. Sie nutzt die gemeinsame Fachsprache und teilt ihm die wichtigsten Fakten ihrer Beobachtungen sowie die Vitalparameter der

- **Grundlagenwissen Kommunikation**
  - Verbale Kommunikation ▶ S. 121
  - Nonverbale Kommunikation ▶ S. 122
  - Kommunikationsmodell nach Schulz von Thun ▶ S. 124
  - Kommunikationsstörungen ▶ S. 125

- **Professionelle Beziehungs- und Kommunikationsgestaltung**
  - Innere Haltung und Beziehungsgestaltung ▶ S. 126
  - Aktives Zuhören ▶ S. 127
  - Empathie und Mitgefühl ▶ S. 128
  - Entfaltung der Gesprächskompetenz ▶ S. 130
  - Kommunikation in der Anwendung ▶ S. 132

Patientin mit. Tonfall, Stimmlage, Lautstärke und Sprechtempo sind dieser Situation angepasst. Ziel des Informationsaustausches: Der Arzt kann mithilfe der pflegerischen Beobachtungen und ermittelten Messwerte den Zustand seiner Patientin medizinisch einschätzen und dadurch den weiteren Verlauf der Behandlung bestimmen.

6.1.2 Nonverbale Kommunikation

Verbale, paraverbale und nonverbale Botschaften bilden zusammen eine Nachricht, die der Empfänger entschlüsseln muss.

Nonverbale Kommunikation ist Körpersprache. Sie ist die älteste Form der Kommunikation und geschieht meist unbewusst. Durch unsere Körpersprache unterstreichen wir z. B. den emotionalen Stellenwert eines Gesprächsinhalts oder offenbaren unser momentanes Befinden. Nonverbale Signale werden vom Gesprächspartner automatisch interpretiert. Jedoch ist Körpersprache nicht immer eindeutig: Ihre Ausgeprägtheit unterliegt z. B. kulturellen Gegebenheiten und der Mensch selbst unterliegt Wahrnehmungs- und Beurteilungsfehlern (S. 266). Deshalb kann es bei der Interpretation nonverbaler Signale zu Fehleinschätzungen kommen.

Des Weiteren kommt es vor, dass verbale und nonverbale Aussagen eines Senders nicht übereinstimmen, d. h., sein Kommunikationsverhalten **inkongruent** ist. Die Inkongruenz einer Nachricht sorgt beim Empfänger für Irritation, da er nun nicht weiß, welcher Aussage er Glauben schenken soll – der gehörten oder der gesehenen. Dies kann zu Kommunikationsstörungen führen. Im Gegensatz dazu ist eine Nachricht **kongruent**, wenn verbale und nonverbale Botschaften dasselbe ausdrücken.

Gute Pflegefachkräfte sind Meister der Wahrnehmung und Beobachtung, denn zu den grundlegenden pflegerischen Aufgaben gehört die gezielte **Patientenbeobachtung** (S. 264). Sie ist der Kern pflegerischer Arbeit, auf ihr basieren die Planung und Bewertung der pflegerischen Maßnahmen. Im Praxisalltag geht es darum, Veränderungen jeglicher Art wahrzunehmen. Diese zeigen sich zum einen an messbaren Werten wie Blutdruck, EKG, Puls- und Atemfrequenz. Gefühle und seelisches Wohlergehen sind dagegen objektiv schwer zu erfassen. Emotionen, Bedürfnisse und Sichtweisen der Patienten wirken jedoch ebenso auf den Genesungsprozess ein.

Nonverbale Ausdrucksformen vermitteln einen Großteil der Informationen in einem Gespräch. Deshalb ist es wichtig, bewusst auf die Körpersprache zu achten. Die folgenden Ausführungen liefern Grundlagen der nonverbalen Ausdrucksformen.

Mimik

Kennen Sie das Sprichwort? „Eine gute Miene zum bösen Spiel machen" (▶ Abb. 6.1). Dabei geht es um die Mimik, den Gesichtsausdruck eines Menschen. Teilweise können wir unser Mienenspiel bewusst steuern, wie das Sprichwort zeigt. Doch viele Bewegungen laufen unwillkürlich und unbewusst ab. Dabei verrät unser Gesichtsausdruck manchmal, was wir gerade denken und fühlen. Es heißt nicht umsonst: „Ein Gesicht spricht Bände." Empfinden wir z. B. Freude, Ekel, Trauer oder Angst, ist dies unserem Gesicht anzusehen, wenn wir unsere Gefühle nicht bewusst hinter einer Maske verstecken.

Mimik liefert erfahrenen Beobachtern mitunter Hinweise für etwaige Erkrankungen. So haben Menschen, die an einer

Grundlagen

Abb. 6.1 Gute Miene zum bösen Spiel machen.

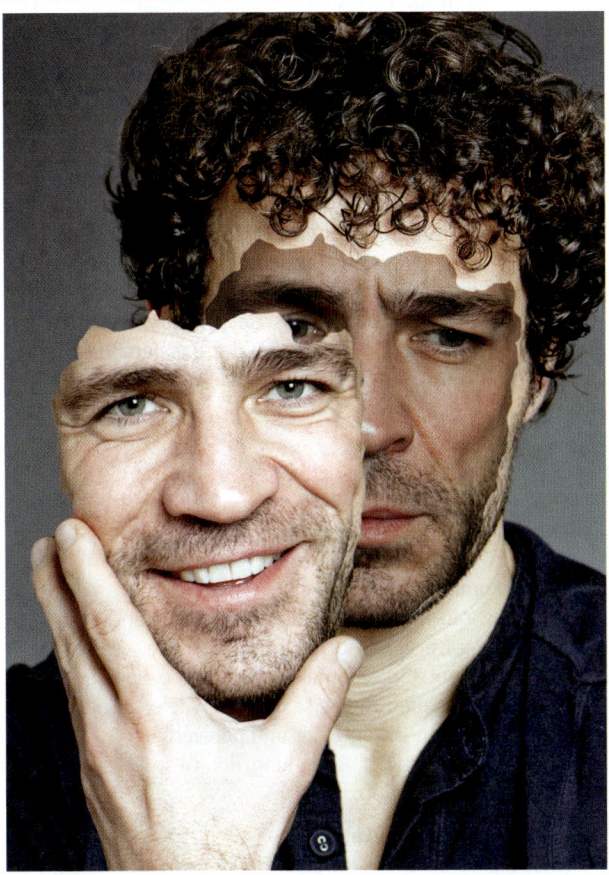

© sylvibechle/fotolia.com

Abb. 6.2 Maskengesicht eines Patienten mit Morbus Parkinson.

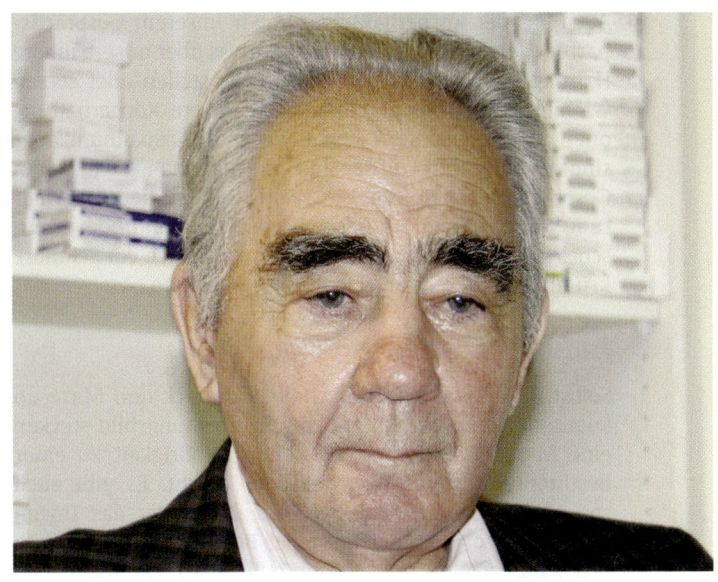

Abb. 6.3 Blick in eine andere Welt.

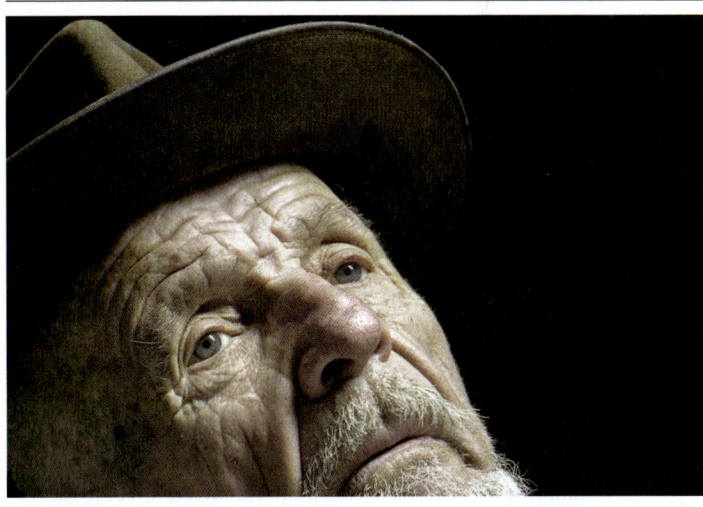

Menschen mit Demenz nehmen im Verlauf der Erkrankung immer weniger Blickkontakt auf (Situation nachgestellt). © Ivan Grlic/fotolia.com

Depression leiden, oftmals eine sehr reduzierte Mimik. Vom sogenannten „Grimassieren" spricht man, wenn die Mimik übernormal aktiv ist und sich das Gesicht unkontrolliert verzieht (z. B. bei motorischen Tics oder bei Chorea Huntington).

Bestimmte Erkrankungen erschweren die Interpretation des Gesichtsausdrucks. Es ist z. B. schwer, aus dem Gesicht eines an Morbus Parkinson erkrankten Menschen Gefühlsregungen zu lesen. Dies liegt am sogenannten Maskengesicht (▶ Abb. 6.2), eine Folge der Erkrankung, die es dem Betreffenden erschwert, seine Mimik zu verändern.

Blickkontakt

Auch durch Blickkontakt entsteht zwischenmenschliche Kommunikation. Die Art und Weise des Blickes verrät etwas über die Qualität der Beziehung der Gesprächspartner. Schaut man einem Menschen in die Augen, so kann man Einblicke in sein seelisches Befinden bekommen. Jemand, der den Blickkontakt zu einem anderen Menschen nicht aufrechterhalten kann, wirkt z. B. ängstlich und unsicher. Wir können uns aber auch durch Anstarren von jemandem bedroht fühlen. Je vertrauter sich die Gesprächspartner sind, desto intensiver ist der Blickkontakt – denken Sie an ein frisch verliebtes Paar.

Über unseren Blick nehmen wir wahr, schauen in die Welt und nehmen Kontakt mit ihr auf. In der Begleitung von Menschen, die an einer Demenz erkrankt sind, lässt sich z. B. im späteren Krankheitsverlauf oftmals beobachten, dass sie immer seltener bis gar nicht mehr Blickkontakt zu ihrem Gesprächspartner herstellen. Sie schauen zu Boden oder ihr Blick verliert sich in der Weite, als lebten sie in einer anderen Welt (▶ Abb. 6.3). Was aber nicht heißt, dass man sie darin nicht besuchen könnte. Mehr dazu lesen Sie im Kap. „Menschen mit Demenz im Krankenhaus" (S. 646).

Gestik

Gestik beschreibt die Bewegungen der Hände, Arme und Beine und Füße beim Reden. Besonders die Hände verleihen dem Gesprochenen oft Ausdruck. Gestik intensiviert die Bedeutung und unterstreicht den Inhalt eines Gesprächs. Denken Sie z. B. an einen erhobenen Zeigefinger oder das Aufstampfen mit dem Fuß. Die individuelle Ausgeprägtheit der Gestik wird von der Persönlichkeit und dem Temperament beeinflusst und unterliegt auch kulturellen Gepflogenheiten.

Grundlagen und Anwendung professioneller Kommunikation

Körperhaltung

Auch aus der Körperhaltung, die wir unserem Gesprächspartner gegenüber einnehmen, ist etwas über unsere innere Haltung ihm gegenüber zu lesen. Wie stellen oder setzen wir uns jemandem gegenüber? Ist unsere Körperhaltung offen oder geschlossen? Stehen wir unter Anspannung oder sind wir entspannt? All das sind Informationen, die in einem Gespräch mitschwingen. Des Weiteren lässt die Körperhaltung Rückschlüsse auf unser körperliches und/oder seelisches Befinden zu. Zum Beispiel kann man sich vor Schmerz krümmen oder eine Schonhaltung einnehmen.

Äußeres Erscheinungsbild

Selbst über Kleidung, Haarschnitt, Schmuck und Make-up kommunizieren wir. Im äußeren Erscheinungsbild stecken eine Menge Botschaften, z. B. die Zugehörigkeit zu einer bestimmten Gruppe oder sozialen Schicht. Es gibt auch sog. Kleidungscodes, z. B. Berufskleidung oder das Tragen von schwarzer Kleidung auf einer Beerdigung. Das äußere Erscheinungsbild kann auch ein politisches Statement sein, z. B. steht ein Punk-Outfit für Ablehnung gesellschaftlicher Normen und Konventionen. Abzeichen und Namensschilder mit Funktionszuweisungen vermitteln ebenfalls Informationen, sie geben Auskunft zur Person und Rolle innerhalb einer Einrichtung.

Räumlicher Abstand zueinander

Es ist anzunehmen, dass Sie bei einer Unterhaltung mit Ihrem Vorgesetzten einen größeren Abstand halten werden als bei einer mit Ihrer Kollegin. Ihre beste Freundin darf näher an Sie herankommen als eine flüchtige Bekannte. Je nachdem, in welcher Beziehung Menschen zueinanderstehen, lassen sie mehr Nähe zu oder bauen eine größere Distanz auf.

Zum einen hat dies mit Zuneigung zu tun. Zum anderen gibt es aber auch **Distanzzonen**, deren Einhaltung wir unbewusst sozial erlernt haben und die unser gesellschaftliches Zusammenleben regeln:

- Die **Intimdistanz** erstreckt sich auf einen Bereich bis zu 50 cm. Wir geben nur sehr vertrauten Menschen die Erlaubnis, in unseren Intimraum einzutreten. Fehlt die Erlaubnis und überschreitet jemand diese Grenze, so fühlen wir uns zumindest unangenehm berührt, evtl. gar schutzlos ausgeliefert oder bedroht.
- Die **persönliche Distanz** liegt im Bereich von ca. 0,50–1,20 m. In diesem Abstand kommunizieren wir häufig in unserem Privat- und Berufsleben.

In Pflegesituationen überschreiten Pflegende bei ihren Patienten häufig sogar die intime Distanz. Sie kommen fremden Menschen körperlich (zu) nahe. Pflegende sollten versuchen, die persönlichen und intimen Grenzen ihrer Patienten zu erspüren und diese bei pflegerischen Verrichtungen nur äußerst **achtsam** zu überschreiten. Das fängt mit dem Anklopfen an der Zimmertür an, geht in eine respektvolle Anrede über bis hin zu einem besonnenen Körperkontakt bei pflegerischen Tätigkeiten.

Körperkontakt

Körperliche Nähe und Berührungen über die Haut gehören zu den menschlichen Grundbedürfnissen. Streicheleinheiten und Umarmungen sind Botschafter der Liebe und drücken gegenseitiges Vertrauen aus. Sie vermitteln Geborgenheit, Schutz und Wärme, können erregen, Freude oder Trost ausdrücken. Sie können aber auch gegenteilig gemeint sein und/oder empfunden werden – so sprechen z. B. körperliche oder sexuelle Übergriffe die Sprache von Gewalt und Macht.

Während pflegerischer Tätigkeiten senden auch die Hände über Berührung Informationen aus, die der Berührte über die Sinneszellen der Haut (das größte Sinnesorgan) wahrnimmt. Die Reize werden an das Gehirn weitergeleitet und verarbeitet und lösen beim Empfänger Reaktionen aus. Somit ist auch der Körperkontakt eine Kommunikationsform. Über die Hände können Pflegende z. B. ausdrücken: „Bei mir sind Sie in guten Händen", „Ich gehe achtsam mit Ihnen um", „Ich weiß, was ich tue", „Ich bin gestresst."

Körperkontakt als Form eines Gesprächs wird auch gezielt therapeutisch genutzt, z. B. bei der Basalen Stimulation (S. 864) oder der Kinästhetik (S. 857).

> **WISSEN TO GO**
>
> **Kommunikation**
>
> *Verbale Kommunikation*
> Sie ist der Informationsaustausch über Laut- und Schriftsprache. Paraverbale Ausdrucksformen wie Wortwahl, Stimmlage, Lautstärke, Tonfall, Sprechtempo, Sprache und Formulierung geben Hinweise darüber, wie eine Information zu verstehen ist. Verbaler und paraverbaler Ausdruck variieren nach Art der Beziehung der Gesprächspartner und Gesprächssituation.
>
> *Nonverbale Kommunikation*
> Sie ist die Sprache des Körpers, die meist unbewusst gesendet wird. Nonverbale Informationen geben Auskunft über das Befinden, über Art und Tiefe der Beziehung zwischen Sender und Empfänger oder bekräftigen den emotionalen Stellenwert eines Gesprächsthemas. Nonverbale Ausdrucksformen sind nicht eindeutig und müssen interpretiert werden. Fehleinschätzungen können entstehen durch Wahrnehmung- und Beurteilungsfehler, kulturelle Unterschiede und Erkrankungen. Zu den nonverbalen Ausdrucksformen gehören: Mimik, Blickkontakt, Gestik, Körperhaltung, äußeres Erscheinungsbild, räumlicher Abstand zueinander und Körperkontakt.
>
> Stimmen verbale und nonverbale Botschaften nicht überein, ist eine Nachricht inkongruent. Dadurch kann es zu Kommunikationsstörungen kommen.

6.1.3 Kommunikationsmodell nach Schulz von Thun

Der deutsche Psychologe und Kommunikationswissenschaftler Friedemann Schulz von Thun (*6. August 1944 in Soltau) hat das Kommunikationsmodell der 4 Ohren, das sog. „4-Ohren-Modell", entwickelt. Das Modell dient dazu, Kommunikation darzustellen und ihre Funktionsweise zu erläutern.

Vier Seiten einer Nachricht

An einer Kommunikation sind ein Sender und ein Empfänger beteiligt. Die Kernaussage von Schulz von Thun lautet: **„Jeder Sender verschickt eine Nachricht mit 4 Seiten"** gleichzeitig an den Empfänger (▶ Abb. 6.4). Diese 4 Seiten sind:

1. **Sachseite** (Sachinformation, worüber ich informiere) – gelb
2. **Beziehungsseite** (was ich von dir halte und wie ich zu dir stehe) – orange
3. **Selbstoffenbarungsseite** (was ich von mir zu erkennen gebe) – lila
4. **Appellseite** (was ich bei dir erreichen möchte) – blau

Vier Ohren des Empfängers

Dadurch, dass die 4 Botschaften gleichzeitig gesendet werden, ist die Nachricht für den Empfänger verschlüsselt. Er muss „heraushören", welche Botschaft Kernaussage der Nachricht ist. Dafür nutzt der Empfänger seine 4 Ohren (▶ Abb. 6.5). Nur 1 Ohr hört die Sachinformation, die andern 3 Ohren versuchen, etwas über die Beziehung, die Selbstoffenbarung und den Apell zu erfahren. An dieser Stelle wird es schwierig, da diese Informationen hauptsächlich über die Körpersprache und paraverbal, z.B. über den Tonfall, gesendet werden. Das heißt, sie sind nicht immer eindeutig und müssen interpretiert werden. Das Entschlüsseln und Interpretieren von Botschaften läuft unbewusst und automatisch ab, kann jedoch trainiert werden.

Beispiel **4 Ohren einer Nachricht**
Die Pflegefachkraft Sabine und die Pflegeassistentin Anika sitzen gemeinsam am Pflegestützpunkt. Beide sind mit der Dokumentation beschäftigt. Die Rufglocke einer Patientin ist zu hören und Sabine sagt: „Es klingelt."

- *Das **Sachohr** hört auf Fakten und Sachverhalte. Wenn Anika lediglich auf der Sachebene reagieren würde, könnte sie einfach nicken oder so etwas sagen wie: „Stimmt, habe ich auch gehört."*
- *Das **Beziehungsohr** hört darauf, was der Sender vom Empfänger hält, wie er ihn sieht und die Beziehung zueinander einschätzt. Anika kann hier Signale aufnehmen, die ihre Beziehung zu Sabine deutlich machen. Mögliche gedankliche Reaktionen auf dieser Ebene sind: „Typisch, sie schickt immer die anderen" oder auch „Ich arbeite gerne mit Sabine. Sie ist so konzentriert, ich werde gleich nach dem Patienten sehen."*
- *Das **Selbstoffenbarungsohr** hört, was in dem Sender der Nachricht vor sich geht oder wie er gestimmt ist. Anika würde bei der Äußerung „Es klingelt" möglicherweise heraushören, dass Sabine überfordert ist und Hilfe braucht und/oder dankbar für Anikas gute Zusammenarbeit ist.*
- *Das **Appellohr** nimmt Wünsche, Anweisungen oder Vorschläge auf. Diese können vom Sender direkt (offen) oder auch indirekt kommuniziert werden. Auf der Appellebene könnte Anika eine Aufforderung interpretieren wie: „Ich soll mich um den Patienten kümmern."*

6.1.4 Kommunikationsstörungen

In der Regel beherrschen wir die eben beschriebenen Vorgänge ganz gut. Trotzdem kommt es vor, dass wir manchmal wie vom Donner gerührt dastehen und völlig verdutzt darüber sind, was unser Gesprächspartner verstanden hat. Wir rechtfertigen uns dann, indem wir sagen: „Das habe ich doch gar nicht so gemeint!" Umgekehrt gibt es den beliebten Vorwurf: „Du hörst nur das, was du hören willst!" Beide Aussagen bekräftigen die Annahme, dass unsere Ohren unterschiedlich stark ausgeprägt sind und wir sozusagen auf einem Ohr besonders hellhörig sind.

Es kommt zu Kommunikationsstörungen, wenn der Sender und der Empfänger unterschiedliche Seiten einer Nachricht als Kernaussage gewichten. Für Schulz von Thun

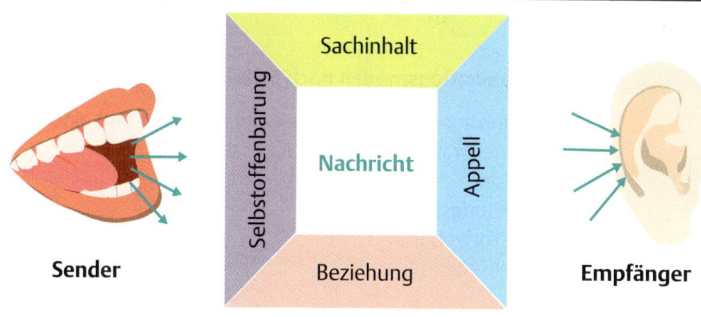

Abb. 6.4 Die 4 Seiten einer Nachricht.

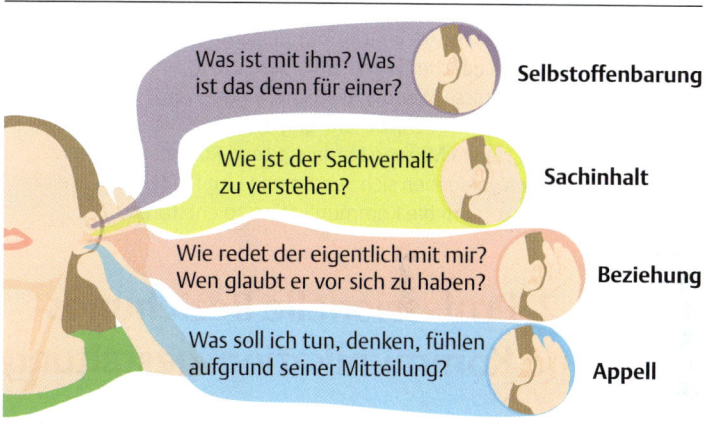

Abb. 6.5 4-Ohren-Modell.

ist entscheidend, welche Nachrichtenseite der Empfänger gewichtet. Denn bei ihm entsteht die Botschaft.

Um Missverständnissen vorzubeugen, kann der Sender nachfragen, ob und wie seine Nachricht beim Empfänger angekommen ist. Umgekehrt kann sich der Empfänger rückversichern, ob er den Sender richtig verstanden hat. Durch Rückfragen können Unklarheiten beseitigt werden. Dieser Vorgang wird **Feedback** (Rückmeldung) geben genannt.

Feedback-Regeln bei gestörter Kommunikation • Um Kommunikation zu entstören, um Missverständnisse aufzudecken und zu klären, haben sich folgende Feedback-Regeln bewährt:

- Sich gegenseitig respektieren und Achtung voreinander zeigen.
- Kritik am Verhalten üben und nicht die Person bewerten, z.B.: „Sie haben sich mir gegenüber im Ton vergriffen" anstatt „Sie sind schlecht erzogen. Hat man Ihnen keine Manieren beigebracht?"
- Ich-Botschaften senden: Von sich und seiner Wahrnehmung sprechen, seine Gefühle mitteilen.
- Über die konkrete Situation sprechen und Allgemeinplätze vermeiden, z.B. „immer", „schon wieder", „nie", „man".
- Wünsche an den Gesprächspartner formulieren.

Beispiel **Feedback**
„Carola, gestern bei der Übergabe bist du mir 2-mal ins Wort gefallen und hast mich nicht ausreden lassen. Im ersten Moment war ich ganz perplex, dann wurde ich wütend, weil ich mir vorkam, als sei meine Meinung nicht wichtig. Ich weiß, dass du das nicht so gemeint hast, ich möchte dich aber bitten, darauf zu achten, mich aussprechen zu lassen."

6 Grundlagen und Anwendung professioneller Kommunikation

> **WISSEN TO GO**
>
> **Kommunikationsmodell nach Schulz von Thun**
>
> Kommunikation findet zwischen einem Sender und einem Empfänger statt. Eine Nachricht hat 4 Seiten.
> 1. Sachseite
> 2. Beziehungsseite
> 3. Selbstoffenbarungsseite
> 4. Appellseite
>
> Diese 4 Botschaften werden gleichzeitig an den Empfänger übermittelt und müssen von ihm entschlüsselt werden. Er nimmt die Nachricht mit seinen 4 Ohren – dem Sach-, Beziehungs-, Selbstoffenbarungs- und Appellohr – auf. Gewichten Sender und Empfänger die gleiche Seite einer Nachricht, gelingt Kommunikation. Gewichten beide unterschiedliche Seiten einer Nachricht, entstehen Missverständnisse. Sender und Empfänger vergewissern sich durch Rückfragen, ob ein gegenseitiges Verständnis besteht. Liegen Missverständnisse bzw. Kommunikationsstörungen vor, geben sich Sender und Empfänger gegenseitig Feedback, um die Kommunikation zu entstören.

6.2 Professionelle Beziehungs- und Kommunikationsgestaltung

Gesundheits- und Krankenpfleger haben den Auftrag, pflege- und hilfsbedürftige Menschen in Krankheit medizinisch-pflegerisch zu versorgen und sie in Richtung Gesundheit zu führen. Was hat dieser Auftrag mit Kommunikation zu tun?

Pflege findet in Beziehung zu anderen Menschen statt. Die Art und Weise, wie Menschen miteinander kommunizieren, beeinflusst das jeweilige Wohlbefinden. Das eigene Kommunikationsverhalten kann Menschen stärken oder schwächen. ▶ Abb. 6.6 zeigt Auswirkungen von menschenstärkender und menschenschwächender Kommunikation. Lassen Sie die Worte auf sich wirken.

In den nachfolgenden Kapiteln werden die theoretischen Inhalte beschrieben, die für die Entwicklung einer professionellen Beziehungs- und Kommunikationsgestaltung im Sinne einer menschenstärkenden Kommunikation als grundlegend angesehen werden. Die Entwicklung startet im Inneren, im Bereich der inneren Haltung.

6.2.1 Innere Haltung und Beziehungsgestaltung

Die innere Haltung wird in der Beziehung zu anderen Menschen im Kommunikationsverhalten erfahrbar. In der Pflege wird oftmals vom Menschenbild gesprochen. Gemeint ist in diesem Zusammenhang die Sichtweise Pflegender auf ihre Patienten, Bewohner oder Kunden. Aus der inneren Haltung heraus werden die Beziehung, die Kommunikation und die Pflege gestaltet.

Personenzentrierter Ansatz nach Rogers

Für den US-amerikanischen Psychologen und Psychotherapeuten, Carl Ransom Rogers (*8. Januar 1902, † 4. Februar 1987), stand die zwischenmenschliche Beziehung zwischen Therapeuten/Berater und Klienten im Zentrum seines Interesses. Rogers wurde durch sein Arbeiten und Forschen zu einem Wegbereiter der humanistischen Psychologie und Begründer des **personenzentrierten Ansatzes** der Gesprächstherapie/Beratung.

Entgegen der damals vorherrschenden Lehrmeinung war Rogers überzeugt, dass jeder Mensch die Fähigkeit besitzt, sich zu verändern, in seiner Persönlichkeit zu wachsen und seine Probleme selbst zu lösen (= humanistisches Menschenbild). Der Therapeut/Berater verzichtet dabei auf eine „Expertenattitüde" („Ich weiß, was für dich richtig ist"); stattdessen ermöglicht er es dem Klienten, sich selbst mit seinen Möglichkeiten, Fähigkeiten und Ressourcen zu entdecken (Hilfe zur Selbsthilfe). Voraussetzung ist eine vertrauensvolle Beziehung zwischen Klient und Therapeut/Berater. Vertrauen entsteht in einer **Beziehung von Person zu Person**, von Mensch zu Mensch.

In der Beziehung, wie sie Rogers versteht, ist der Therapeut/Berater ein aufrichtiger und echter Begleiter, der eine sichere und wertschätzende Atmosphäre voller Wärme und Anteilnahme schafft. In diesem Raum kann sich der Klient zeigen, wie er in Wahrheit ist. Der Therapeut nimmt ihn in seinem

Abb. 6.6 Auswirkungen des Kommunikationsverhaltens.

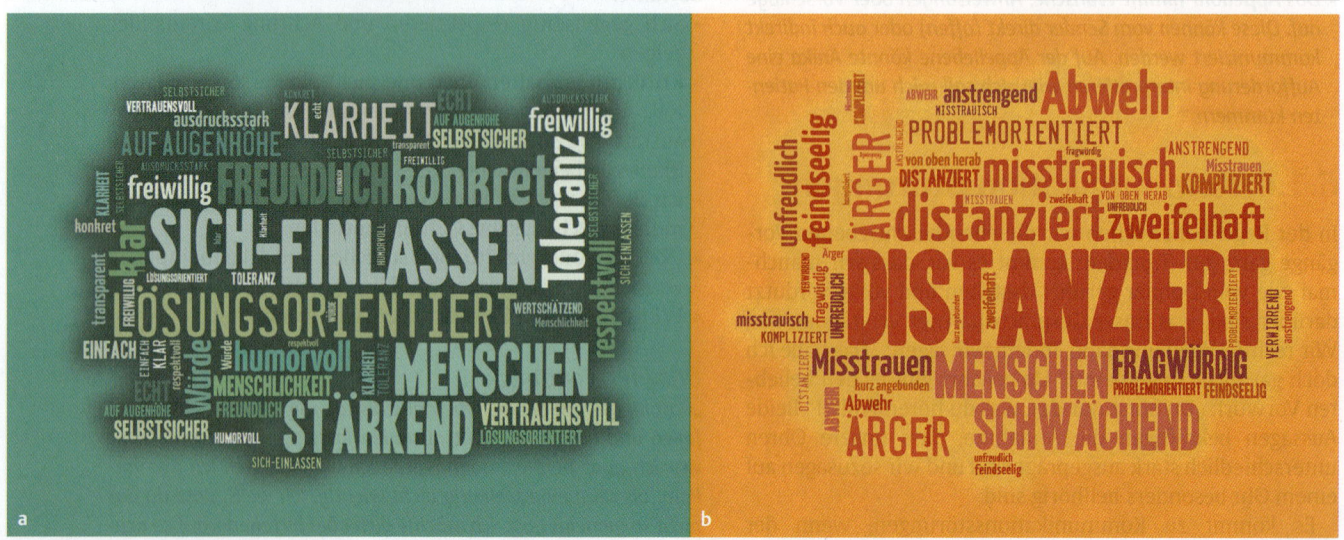

a Merkmale, die Menschen stärken.
b Merkmale, die Menschen schwächen.

Sein an. Wenn der Klient spürt, dass er bedingungsfrei akzeptiert wird, kann er sich zu sich selbst hin öffnen.

Auszubildende der Gesundheits- und Krankenpflege sollen keine Gesprächstherapeuten werden. Doch auch sie werden zu Gesundheitsberatern. Parallelen zum Gesprächstherapeuten bestehen z. B. darin:
- Pflegende unterstützen Menschen in schwierigen Lebenssituationen.
- Pflegende unterstützen Menschen bei der Bewältigung konkreter Probleme.
- Pflegende beraten und begleiten Menschen in Veränderungsprozessen.
- In der Pflege steht der Mensch im Mittelpunkt.
- Pflegende orientieren sich an den Ressourcen (z. B. Hoffnung, Sinn, Freude, Wissen, Humor, Kreativität, Menschen, Orte, Hilfsmittel) der hilfe- und pflegebedürftigen Menschen.

Im Rahmen helfender Beziehungen ist Vertrauen der hilfe- und pflegebedürftigen Menschen in ihre pflegerischen Begleiter der Schlüssel, um sich öffnen zu können. Rogers beschreibt 3 Grundhaltungen, die ein Berater in sich entfalten muss, damit sich ein Klient verstanden und angenommen fühlt sowie sich und seine eigenen Ressourcen entdecken kann.

Grundhaltungen nach Rogers

Empathie • Ich bin Gast in der Erlebniswelt des Anderen. Ich schaue und höre mich um, bin aufmerksam und diskret. Ich erkunde im Gespräch die Bedürfnisse und die Bedeutung der Emotionen meines Gegenübers. Ich bin interessierter und vertrauensvoller Begleiter für den anderen: „Ah, Herr Schmidt, das ist bestimmt wichtig für Sie."

Akzeptanz • Ich lerne, meinen Gesprächspartner zu schätzen, „wie er jetzt ist". Ich bin in meiner inneren Haltung bedingungsfrei bei ihm und lasse ihn „so sein". Im Inneren bleibe ich zugewandt, auch wenn ich anderer Meinung bin. Das Erleben und die Sichtweise des Anderen stehen im Mittelpunkt des Gesprächs. „Herr Schmidt, Sie sind ja ganz empört – wollen Sie mir davon erzählen?"

Kongruenz (Echtheit) • Ich lerne und erlaube mir im Gespräch, „ich" zu sein. Ich lege keine Maske an und verstelle mich nicht. Ich bin echt mit mir, echt in der Situation und echt mit meinem Gesprächspartner. Alte und kranke Menschen haben eine sehr feine Wahrnehmung für „Echtheit". „Oje, Herr Schmidt, da weiß ich gar nicht, was ich sagen soll."

WISSEN TO GO

Innere Haltung und Beziehungsgestaltung

Pflege findet in Beziehung zu pflege- und hilfsbedürftigen Menschen statt. Die Sicht auf Patienten ist Teil der inneren Haltung Pflegender und beeinflusst maßgeblich die Beziehungsgestaltung und das Kommunikationsverhalten. Dieses kann Menschen stärken oder schwächen. Der Psychologe Carl Rogers war der Ansicht, dass jeder Mensch die Fähigkeit besitzt, sich zu verändern, in seiner Persönlichkeit zu wachsen und seine Probleme selbst zu lösen. Der Klient selbst hat die Ressourcen und Fähigkeiten dafür in sich. In der Beziehungsgestaltung zwischen Berater und Klient wird der Berater zum aufrichtigen Begleiter auf der Selbstentdeckungsreise des Klienten. Ein Berater muss nach Rogers 3 **Grundhaltungen** entwickeln:

- Empathie (sich in den Gesprächspartner hineinversetzen)
- bedingungsfreie Akzeptanz (den Gesprächspartner in seinem Sein akzeptieren)
- Kongruenz (ich stehe zu mir und bin authentisch)

6.2.2 Aktives Zuhören

Aktives Zuhören ist eine Methode der Gesprächsführung, die auf den Grundhaltungen von Empathie, Akzeptanz und Echtheit basiert. Sie zielt darauf ab, dass sich ein hilfe- oder ratsuchender Mensch verstanden und angenommen fühlt, sich selbst bewusst und gestärkt wird.

Merkmale des aktiven Zuhörens

Ein Patient signalisiert einer Pflegenden Gesprächsbedarf. Während des Gesprächs ist die Körperhaltung der Pflegenden dem Patienten zugewandt und offen. In ihrer Art ist sie wertschätzend und nicht wertend. Das Gespräch zwischen den beiden kann man sich bildlich als einen Raum vorstellen. Die Pflegende nimmt sich darin mit ihren Meinungen, Ratschlägen und Urteilen zurück. Das heißt, sie überlässt dem Patienten diesen Raum, damit er ihn ausfüllen und seine Lösungen finden kann.

Die Pflegende wechselt die Perspektive und versetzt sich in den Patienten hinein. Sie hört ihm mit allen 4 Ohren zu. Dabei achtet sie auf die Körpersprache des Patienten, hört die wichtigen Botschaften des Patienten heraus und gibt ihm darüber Rückmeldung. Das Feedback kann Teile des Inhalts wiedergeben, dadurch erfährt der Patient, dass er inhaltlich verstanden wurde. Doch bei Gesprächen mit Patienten sind ebenso die mitschwingenden Botschaften auf der Selbstoffenbarungsebene von Interesse. Sie geben über seinen emotionalen Zustand Auskunft. Aktives Zuhören bedeutet, die Gefühle des Gesprächspartners wahrzunehmen, herauszuhören (Worin liegt die eigentliche Botschaft? Welche Gefühle, Bedürfnisse oder Absichten schwingen mit?) und dem Patienten diese „rückzumelden".

Nicht immer können Patienten ihre Gefühle in Worte fassen. Entweder, weil sie sich ihrer nicht bewusst sind oder weil es ihnen schwerfällt, sie auszusprechen. Durch ein entsprechendes Feedback erfährt der Patient, dass er emotional verstanden wird. Im Bild des Gesprächsraums gesprochen, spiegelt die Pflegende dem Patienten seine Gefühle, dadurch kann er sich sehen bzw. sich selbst begegnen.

Techniken der Gesprächsführung

- **Offene Fragen stellen:** Offene Fragen geben Raum, darauf zu antworten, z. B.: Was bereitet Ihnen Kopfzerbrechen? Worüber denken Sie nach? Was ist geschehen? Wie macht sich das bemerkbar? Geschlossene Fragen haben nur ein Ja oder Nein als Antwortmöglichkeit. Dabei kommt der Patient nicht in einen Gedanken- bzw. Redefluss.
- **Aufmerksamkeit und Verständnis signalisieren:** Über Mimik und Gestik, z. B. mit dem Kopf nicken, und mit kurzen Bestätigungen, z. B. „ja", „hmhm".
- **Paraphrasieren:** Wichtige Gefühle und Gedanken mit eigenen Worten wiederholen.
- **Verbalisieren:** Gefühle des Gegenübers spiegeln, z. B.: „Ich habe den Eindruck, Sie sind enttäuscht und traurig darüber."

- **Auf inkongruentes Verhalten aufmerksam machen:** Eigene Wahrnehmung über die Widersprüchlichkeit von verbalen und nonverbalen Aussagen des Patienten ansprechen.
- **Zusammenfassen:** Über einen längeren Zeitraum geäußerte Inhalte oder Gefühle kurz zusammenfassen.
- **Unklares klären:** Wenn etwas nicht verstanden wurde, den Patienten um Erklärung bitten oder abklären, ob man ihn richtig verstanden hat, z. B. „Ich habe Sie so verstanden..., ist das richtig?"
- **Schweigen aushalten und nutzen:** Wenn das Gespräch stockt, sollte versucht werden, das Schweigen einige Momente auszuhalten, da es der Selbstbesinnung des Patienten dienen kann.
- **Nachfragen:** zeigt dem Patienten Interesse und kann z. B. ein ins Stocken geratenes Gespräch weiterführen. Beispiele: „Nachdem Sie Ihre Tochter angerufen hatten, hat die sich nicht mehr bei Ihnen gemeldet?" „Wie ging es dann weiter?" „Wie soll ich Ihr Schweigen interpretieren?" „Ich habe den Eindruck, dass Sie sich schwer damit tun, darüber zu sprechen. Macht es das Schweigen darüber leichter oder schwerer für Sie?"

ACHTUNG
Vermeiden Sie Warum-Fragen! Dadurch kann sich der Patient in die Ecke gedrängt fühlen und meinen, sich für seine Gefühle rechtfertigen zu müssen.

WISSEN TO GO

Aktives Zuhören

ist eine Methode der Gesprächsführung, die auf den 3 Grundhaltungen von Rogers aufbaut. Hilfe- oder ratsuchende Menschen sollen sich im Gespräch verstanden und angenommen fühlen, sich selbst bewusst und gestärkt werden. Aktives Zuhören zeigt sich durch:
- zugewandte und offene Körperhaltung
- wertschätzende und nicht wertende Art
- Zurücknehmen der eigenen Meinungen, Ratschläge und Urteile
- Übernahme der Patientenperspektive
- Zuhören mit allen 4 Ohren
- Wahrnehmen wichtiger Botschaften auf inhaltlicher und Selbstoffenbarungsebene
- Rückmeldung der wahrgenommenen Gefühle, Bedürfnisse oder Absichten

Techniken der Gesprächsführung
- offene Fragen
- Aufmerksamkeit und Verständnis signalisieren
- Paraphrasieren und Verbalisieren
- auf inkongruentes Verhalten aufmerksam machen
- Zusammenfassen, Unklares klären
- Schweigen aushalten und nutzen
- Nachfragen

6.2.3 Empathie und Mitgefühl

Die Wortbedeutung von Empathie ist Einfühlungsvermögen. Menschen in helfenden Berufen wird ein hohes Maß an Einfühlungsvermögen nachgesagt und gleichzeitig als Eignungsmerkmal für einen solchen Beruf gefordert. In diesem Zusammenhang wird die besondere Bedeutung eines professionellen Nähe-/Distanzverhältnisses von Helfern zu Hilfebedürftigen thematisiert.

Einerseits wird bei Pflegenden z. B. davon ausgegangen, dass sie einer besonders empathischen Berufsgruppe angehören. Andererseits wird der Vorwurf laut, dass Pflegenden manchmal eine gesunde Distanz bzw. Abgrenzung zum Leiden ihrer Patienten fehle. Sind Pflegende in ihrem Verhalten gegenüber Patienten distanziert, gelten sie leicht als kühl und wenig einfühlend. Wie können Pflegende dem Anspruch auf ein professionelles Nähe- und Distanzverhältnis gerecht werden? Antworten darauf sind in der Empathie-Forschung der letzten Jahre zu finden, denn diese hat herausgefunden, dass es 2 unterschiedliche Formen von Empathie gibt:

Kognitive Empathie

Definition **Kognitive Empathie**
Empathie bezeichnet allgemein die Fähigkeit, sich in Gedanken, Gefühle und Sichtweisen anderer Menschen hineinzuversetzen. Kognitive Empathie ist die kognitive Fähigkeit, die eigene Perspektive vorübergehend zu verlassen und die Perspektive eines anderen Menschen zu übernehmen. Dabei wird das Leid anderer Menschen gesehen und abstrakt als schlimm eingeschätzt, jedoch ohne selbst mitzufühlen.

Aus der eigenen Perspektive herauszutreten und sich in einen anderen Menschen hineinzuversetzen, ist ein hilfreiches Mittel, um dessen (Kommunikations-)Verhalten zu verstehen oder um einen Zugang zu ihm zu finden. Pflegende fragen sich z. B., wie ein Patient seine Situation bewertet. Was empfindet er, aber spricht es nicht aus? Was motiviert ihn zu diesem oder jenem Verhalten? Was kann ihn in seinem Genesungsprozess stärken? Die Perspektive eines anderen Menschen einzunehmen und sich der Bedeutung zu öffnen, die die Dinge für ihn haben, ohne vorschnell zu bewerten, ist eine Kunst. Wo der Laie mit seinen Bewertungen stehen bleibt, sucht der Profi einen verstehenden Zugang.

Beispiel **Der eigenartige Herr Mehring**
Herr Mehring lebt seit 3 Monaten in einem Pflegeheim. Sein rechtes Bein wurde unterhalb des Knies amputiert. Er bewegt sich zwar selbstständig im Rollstuhl, aber selten außerhalb seines Zimmers. Er spricht wenig, wirkt jedoch orientiert und kann noch viele Belange des täglichen Lebens selbst meistern. Beim Toilettengang benötigt er Unterstützung, nimmt diese jedoch nur mürrisch an. Er zeigt zudem eine Eigenart, die Mitbewohner und Pflegepersonal an ihre Grenzen bringt. Er ruft immer wieder am Tag laut „Haaaaaaaaalo!". Mitbewohner und Angehörige fangen an zu munkeln, dass Herr Mehring „extra und mit Absicht" rufe, um die Menschen zu ärgern. Das Pflegepersonal bemüht sich um Toleranz. Der Arzt spricht mit dem Patienten, bekommt jedoch keine Antwort. Pflegerin Claudia betreut Herrn Mehring oft und beobachtet, dass er häufiger ruft, wenn er im Bett liegt oder lange alleine in seinem Zimmer im Rollstuhl sitzt. Sie hat den Verdacht, dass Herr Mehring Schmerzen, vielleicht auch Phantomschmerzen, hat und diese nicht äußern möchte oder kann. Claudia bespricht ihre Gedanken im Team und mit dem zuständigen Arzt. Sie beobachten nun das Rufen des Bewohners mit großer Aufmerksamkeit und tauschen die Informationen engmaschig aus. Sie erkennen häufiges Rufen in folgenden Situationen und interpretieren diese:
- *in der Nacht (langes Liegen auf einer Stelle)*
- *im Rollstuhl (langes Sitzen, weniger Durchblutung)*
- *wenn er alleine ist (mehr Aufmerksamkeit für mögliche Schmerzen)*

Weiterhin gibt Herr Mehring keine Antwort auf die Frage, warum er rufe. Vielleicht aus Scham, vielleicht hält er sich für verrückt, weil er Schmerzen hat, wo kein Bein mehr ist.

Der zuständige Arzt arbeitet eng mit dem Pflegepersonal zusammen und nimmt die Informationen auf. Er verschreibt ein entsprechendes Schmerzmedikament. Zusätzlich werden Matratze und Rollstuhlauflage für Herrn Mehring von einem Sanitätshaus angepasst. Das Rufen wird weniger und hört schließlich ganz auf. Herr Mehring spricht mehr und lässt sich motivieren, beim „Krafttraining für Senioren" mitzuwirken. Er lernt, auf einem Bein zu stehen, und braucht selbst beim Toilettengang kaum noch Hilfe.

Schulen kognitiver Empathie • Kognitive Empathie lässt sich üben. Hilfreich sind dabei z.B. folgende Punkte:
- bewusst und aktiv Perspektivwechsel vornehmen
- bewusst auf die eigene Körpersprache und die anderer achten
- Wahrnehmungs- und Beurteilungsfehler (S. 266) kennen
- Kommunikationsverhalten von sich und anderen mit dem 4-Ohren-Modell analysieren
- eigene Grundhaltungen bewusst machen und im Kommunikationsverhalten überprüfen
- Aktives Zuhören üben
- gegenseitiges Feedbackgeben üben

Zum Üben von Perspektivwechseln ein **Filmtipp**: „Schmetterling und Taucherglocke" – die Verfilmung des autobiografischen Romans von Jean-Dominique Bauby. Gedanken und Perspektiven eines Mannes mittleren Alters, der nach einem Schlaganfall unter dem Locked-in-Syndrom leidet und nur noch sein linkes Augenlid bewegen kann. Er lernt, über das Zwinkern zu kommunizieren.

Emotionale Empathie

Definition Emotionale Empathie
Diese bezeichnet ein reales Mitfühlen, das mit körperlichen Reaktionen einhergeht. Es ist ein emotionales Mitschwingen mit Schmerzen oder Leiden anderer Menschen.

Beispiel Emotionales Mitschwingen
Waren Sie schon einmal Zeuge eines Streits unter Freunden? Allein das Beobachten eines Streits kann beim Beobachter dazu führen, dass z. B. ein unangenehmer Druck in Brust oder Bauch ausgelöst wird und die Pulsfrequenz ansteigt. Ohne involviert oder Adressat von Beschimpfungen oder Beschuldigungen zu sein, löst bereits das Beobachten negative Gefühle aus.

Emotional empathisch mit jemandem zu sein, der leidet, ist eine angeborene Fähigkeit. Aus Schmerzempathie-Studien weiß man, dass durch Beobachtung anderer Personen, die gerade Schmerzen empfinden, der Beobachter selbst Schmerzen verspürt, obwohl er aktuell keine Schmerzen erleidet. Der Beobachter schwingt emotional mit. Diese neurologischen Vorgänge lassen sich mittels Magnetresonanztomografie nachweisen.

Allerdings geht das emotionale Mitschwingen mit stark negativ erlebten Gefühlen einher. Häufiges Mitfühlen und damit einhergehende negative Gefühle können hohen psychischen Stress auslösen (S. 163). Die Psychologin und Neurowissenschaftlerin Tania Singer, die maßgeblich an diesen Empathie-Studien beteiligt war, sieht Menschen in helfenden Berufen besonders Burnout-gefährdet (S. 165), da sie einem hohen Maß an menschlichem Leid ausgesetzt sind. Demnach wäre die Fähigkeit des Menschen, emotional mit anderen Menschen mitzuschwingen, das eingangs beschriebene „Zuviel" an Nähe zu Patienten.

Mitgefühlstraining

Die Lösung des Problems emotionalen Mitschwingens sehen Singer und Kollegen im Trainieren von Mitgefühl (engl. compassion). Im Gegensatz zu Empathie ist Mitgefühl ein warmes, positives Gefühl der Sorge, ähnlich wie sie eine Mutter für ihr Kind empfindet, und dem Gefühl der Liebe sehr nahe ist. Der Wunsch zu helfen steht dabei im Vordergrund.

Studienergebnisse zeigen, dass emotionale Empathie mithilfe von Mitgefühlstraining umgewandelt werden kann. Ein wesentlicher Bestandteil ist dabei das Erlernen von Mitgefühlsmeditationen. Dadurch wird nachweislich emotionale Resilienz (Widerstandsfähigkeit) gestärkt. Ein trainiertes Mitgefühl stellt eine Strategie dar, den empfundenen Schmerz beim emotionalen Mitschwingen zu überwinden und das helfende Verhalten des Mitfühlenden zu verstärken.

Mittlerweile werden Workshops zum Erlernen von Selbstmitgefühl für Angehörige psychosozialer Berufe angeboten. Informationen hierzu finden Sie z.B. unter www.selbstmitgefühl.de. 2013 haben Tania Singer und Matthias Bolz oben erwähnte und weitere Ergebnisse der Wissenschaft zum Thema Empathie und Mitgefühl sowie Programme zum Trainieren von Mitgefühl zusammengetragen und als kostenfreies E-Book mit dem Titel „Mitgefühl. In Alltag und Forschung" veröffentlicht. Weitere Informationen hierzu unter www.compassion-training.org.

> **WISSEN TO GO**
>
> **Empathie und Mitgefühl**
>
> Empathie ist die Fähigkeit, sich in andere Menschen hineinzuversetzen. **Kognitive Empathie** bezeichnet die Fähigkeit zur kognitiven Perspektivübernahme, diese ist trainierbar. **Emotionale Empathie** bezeichnet die angeborene Fähigkeit des Menschen, emotional mit Schmerzen oder Leiden anderer Menschen mitzuschwingen. Diese körperlich spürbare Erfahrung geht mit negativen Gefühlen einher und damit mit emotionalem Stress.
>
> **Mitgefühl** (Compassion) ist ein positives Gefühl der Sorge und geht mit dem Wunsch zu helfen einher. Es lässt sich trainieren und stärkt die emotionale Widerstandsfähigkeit sowie das helfende Verhalten.

Seelische Unterstützung von Patienten

Was hilft Ihnen, wenn Sie Sorgen haben und die Gedanken um etwas Unangenehmes kreisen? Wenn Sie Angst vor etwas haben und vor lauter Sorge nicht loslassen können? Was hilft Ihnen, wenn Sie sich in einer emotionalen Notlage befinden? Wodurch erfahren Sie Kraft, schöpfen Hoffnung und Zuversicht, um wieder zu erstarken?

Wie klingen folgende Antworten? Einen Menschen zu haben, der sich Ihnen und Ihren Sorgen **zuwendet**. Jemand, der **zuhört** und **versteht**. Jemand, der Ihnen hilft, in einem Gefühlschaos, wieder **klar** zu sehen. Jemand, der Sie **unterstützt** und an Ihre **Stärken** erinnert. Jemand, der Sie **ermutigt** (▶ Abb. 6.7).

6 Grundlagen und Anwendung professioneller Kommunikation

Abb. 6.7 Zuhören.

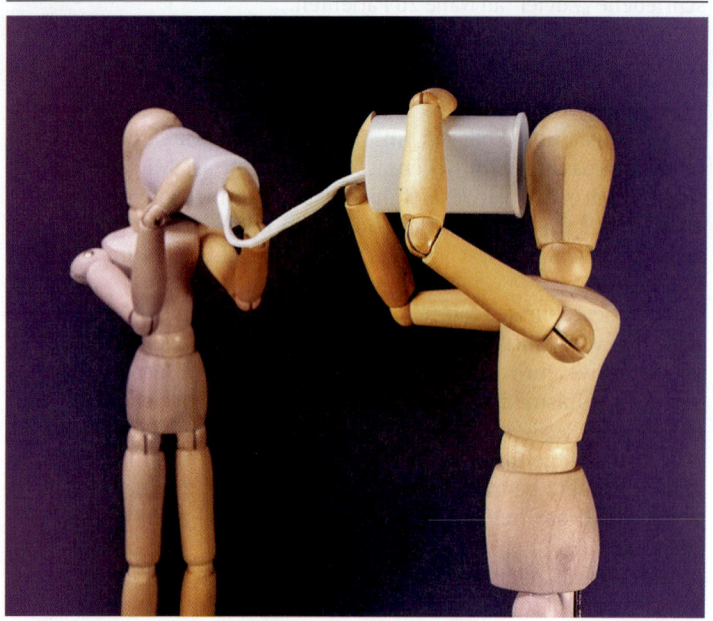

„Zuhören, das ist die Seele des Gesprächs" (Gerd B. Achenbach). © pholidito/fotolia.com

Stärkung • Was kann Patienten stärken? Glaube, Hoffnung, Liebe, Familie, Sinn, Werte und Überzeugungen, Humor, aber auch Erfahrung, Wissen und Kenntnisse, Fähigkeiten und Fertigkeiten – allgemein: Ressourcen. Jeder Mensch hat seine eigenen, wir nehmen sie nur meist bei uns selbst nicht wahr, wenn wir emotional belastet sind. Patienten dabei behilflich zu sein, sich ihre persönlichen Ressourcen in einer schwierigen Situation wieder bewusst zu machen, stärkt. Die Patienten finden wieder Kraft, um aktiv im medizinisch-pflegerischen Behandlungsprozess mitzuwirken.

Das Dilemma Pflegender

Viele Patienten erleben Angst und Unsicherheit, fühlen sich hilflos oder ausgeliefert, da Krankheit ihr Leben, ihre Selbstständigkeit oder ihr Wohlempfinden bedroht. Für gewöhnlich spüren Pflegende, wenn ein Patient emotional belastet ist – dafür sorgt ihre Fähigkeit zur Empathie.

Der Diplom-Psychologe Günter G. Bamberger sagt: wenn es bei Pflegenden beim emotionalen Mitschwingen mit dem Leid ihrer Patienten bleibt, ohne aktiv zu werden, werden Pflegende selbst emotional belastet. Stress entsteht und kann mit der Zeit in psychische Überbelastung führen. Doch Pflegende erleben sich oftmals im Zwiespalt von mangelnder Zeit und dem zu leistenden Arbeitspensum. Kommt hierzu noch Gesprächsbedarf von Patienten, kann dies ebenfalls Stress auslösen. Bei Pflegenden besteht u. a. die Sorge, in das Leid eines Patienten hineingezogen zu werden und einem Gespräch kein Ende setzen zu können.

Im Sinne der Selbstpflege und Selbstfürsorge beugen Pflegende, die sich auf einen emotionalen Gesprächsbedarf eines Patienten einlassen, der eben erwähnten emotionalen Belastung vor. Außerdem verstärkt sich der Drang des Patienten nach seelischer Unterstützung, wenn sein Gesprächsbedarf ignoriert wird. Dieser Drang kann zu einem Klammerverhalten des Patienten führen, indem er z. B. häufig klingelt. Verschleppter Gesprächsbedarf „wird meist kompliziert und zeitaufwendig" (Bamberger 2013). Ist dieses Dilemma zu lösen?

Haltung der Eingelassenheit

Pflegende können nicht auf jeden Gesprächsbedarf von jedem Patienten reagieren. Dies erwarten auch Patienten i. d. R. nicht. Außerdem lässt es der Stationsablauf oftmals nicht zu, sofort für ein Gespräch parat zu stehen. Doch was ist mit der Möglichkeit, einem Patienten für einen späteren Zeitpunkt ein Gespräch anzubieten? Auch dies bedeutet, auf einen Gesprächsbedarf zu reagieren. Der Patient erfährt in diesem Moment, dass er wahr- und ernstgenommen wird.

Doch die Frage, die sich Pflegende situativ selbst beantworten müssen, ist, ob sie sich überhaupt auf den Patienten und ein Gespräch emotionaler Nähe einlassen möchten? Bamberger bezeichnet dies als „Haltung der Eingelassenheit", die zunächst nichts anderes beinhaltet als die persönliche Entscheidung des Sich-einlassen-Wollens.

Nun liegt die Entscheidung beim Patienten, das Gesprächsangebot anzunehmen und sich auf die emotionale Nähe einzulassen oder nicht. Pflegende reagieren somit auf das emotionale Bedürfnis seitens des Patienten und handeln gleichzeitig im Sinne der Selbstfürsorge, weil sie auf sein emotionales Leiden reagieren. Darüber hinaus behalten sie die Kontrolle und Entscheidungsfreiheit über einen passenden Gesprächszeitpunkt und können sich und ihre Arbeiten dementsprechend organisieren.

Tipp: Das Ausbalancieren der Selbstpflege und der Patientenpflege ist ein Ansatz der „Wittener Werkzeuge", die Sie im Kap. „Informieren, Schulen und Beraten" (S. 850) nachlesen können. Das Zentrum für Weiterbildung der Universität Witten/Herdecke bietet eine entsprechende Fortbildung an. Weitere Informationen unter www.zentrum-weiterbildung.de/programme/pflege/wittener-werkzeuge/.

Tipps zum Umgang mit Zeit

Vor dem Gespräch sollte man sich Folgendes überlegen: Wann wäre ein passender Gesprächszeitpunkt im Stationsablauf? Wie viel Zeit steht Ihnen zur Verfügung? Lässt sich ein Gespräch mit einer pflegerischen Handlung beim Patienten kombinieren? Gerade in der Pflege von Menschen ergeben sich zahlreiche Situationen der Nähe, die wirksam genutzt werden können.

Zu Beginn eines Gesprächs ist es hilfreich, den zur Verfügung stehenden **Zeitrahmen** zu nennen. Dies eröffnet auf beiden Seiten einen sicheren Raum, um sich aufeinander einlassen zu können. Gegen Ende der Zeit, sollte man den Patienten z. B. darauf aufmerksam, dass z. B. noch 5 Minuten verbleiben oder dass man sich langsam dem Ende nähern sollte. Hilfreiche Sätze, die aus einem Gespräch wieder herausführen, sind z. B.:

- „Möchten Sie zum Schluss noch einmal sagen, was Ihnen im Gespräch besonders wichtig war?"
- „Wie geht es Ihnen jetzt am Ende unseres Gesprächs?"
- „Ist es in Ordnung, dass wir das Gespräch nun beenden?"
- „Wie wollen wir für heute verbleiben?"

6.2.4 Entfaltung der Gesprächskompetenz

Gesprächskompetenz ist ein Ziel in der Ausbildung der Gesundheits- und Krankenpflege. Kompetenz zeigt sich immer im Handeln, sie geht über Wissen hinaus. Kompetenzentwicklung vollzieht sich über das Erlernen von Wissen und der Anwendung dieses Wissens. Dafür bedarf es der Übung z. B. durch Rollenspiele in der Schule. Es gibt in der Pflege zahlreiche Gesprächsanlässe, die alle

Professionelle Beziehungs- und Kommunikationsgestaltung

Abb. 6.8 Entfaltung.

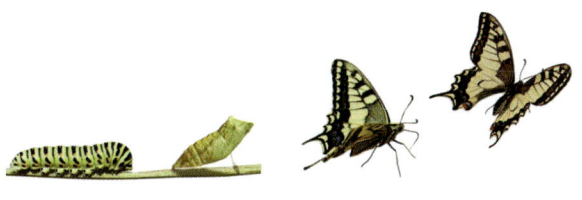

Das Potenzial des Schmetterlings trägt die Raupe bereits in sich.
© JPS/fotolia.com

unterschiedliche Ziele haben, z. B. das Aufnahmegespräch eines Patienten, das Übergabegespräch, die Pflegevisite oder Konfliktgespräche.

Kompetenzentwicklung ist ein individueller Weg, den jeder Lernende im Inneren und im Äußeren geht. Gerade zu Beginn dieses Weges gilt es daher, sich die eigenen Denk- und Sprachmuster bewusst zu machen. Pflegende sollten ihre Potenziale nutzen. Als Sinnbild dient eine kleine Raupe, in der bereits ein Schmetterling schlummert (▶ Abb. 6.8):

- Beginnen Sie zu hören, **was** Sie sagen.
- Nehmen Sie wahr, **wie** Sie etwas sagen.
- Machen Sie sich bewusst, dass jeder Mensch in **seiner Welt** lebt, wahrnimmt und wertet!
- Erkennen Sie an, dass Sie als Ansprechpartner (Fachkraft/Profi) mehr Verantwortung im Gespräch tragen als Ihr Gesprächspartner (Laie).
- Tragen Sie die Verantwortung für Ihre Sprache und Äußerungen selbst.
- Werden Sie sich Ihrer eigenen Gefühle und Empfindungen im Gespräch bewusst.
- Erkennen Sie Ihr Wachstumspotenzial!

So wie die Raupe sich verpuppt, so können Pflegende mit Bildung und bewusstem Üben mehr und mehr Gesprächskompetenz für ihren Beruf entfalten.

Zwei Flügel für die Entfaltung von Gesprächskompetenz

Der linke Flügel steht für eine professionelle innere Gesprächshaltung. Der rechte Flügel beinhaltet einen kompetenten sprachlichen Ausdruck. Zusammen wirken beide als Gesprächsfalter und unterstützen darin, die eigene Gesprächskompetenz zu reflektieren, zu trainieren und zu entfalten (▶ Abb. 6.9).

Linker Flügel – innere Haltung • Er besteht aus:
- **Menschenbild:** Wie sehe ich Menschen in ihrem Sein und ihrem Verhalten?
- **Selbstwert:** Wie selbstsicher und selbstbewusst bin ich im Gespräch?
- **Verantwortung:** Wie hoch ist meine Verantwortungsbereitschaft, wenn es im Gespräch „schwierig" wird?
- **Ja oder Nein:** Möchte ich mich einlassen?
- **Nähe oder Distanz:** Kann und möchte ich mich in die Perspektive anderer hineinversetzen?
- **Lösung oder Problem:** Tendiere ich mehr zu dem, was nicht geht, oder zu dem, was möglich ist?
- **Vertrauen oder Misstrauen:** Traue ich mir und den Menschen oder bin ich eher misstrauisch gestimmt?
- **Liebe oder Angst:** Welche Emotionen und Stimmungsbilder überwiegen in mir? Erlebe ich Stress (ich muss…) oder innere Sammlung (ich will…)?

Rechter Flügel – Sprachlicher Ausdruck • Er besteht aus:
- **Wortschatz:** Pflegen Sie einen reichen Wortschatz und wählen Sie angemessene Worte (Person und Situation).
- **Körpersprache:** Nehmen Sie Blickkontakt zum Gesprächspartner auf. Achten Sie auf seine und Ihre Körpersprache. Führen Sie Gespräche, wann immer es geht im Stehen oder Sitzen – nicht im Gehen und Laufen.
- **Sprachtempo:** Sprechen Sie in gemäßigtem Tempo und mit klarer Aussprache.
- **Sprachstruktur:** Achten Sie auf kurze und vollständige Sätze.
- **Sprachmelodie:** Sprechen Sie ruhig in angemessener Lautstärke. Senken Sie die Stimme am Satzende.
- **Eindeutigkeit:** Drücken Sie sich klar und eindeutig aus (Ich statt Wir und Sie statt Man). Sprechen Sie Menschen mit Namen an.
- **Empathie:** Zeigen Sie Ihr Interesse durch Nachfragen. Fassen Sie Gefühle in Worte. Geben Sie Feedback.
- **Kompetenz:** Gesprächskompetenz beginnt erst, wenn es „schwierig" wird. Seien Sie echt, fachlich orientiert und dem Menschen im Gespräch professionell zugewandt. Denn: Reden IST Pflegen und Sprache IST wie Medizin.

Der Gesprächsprofi hat immer beide Flügel im Blick. Innere Haltung und sprachlicher Ausdruck wirken aufeinander ein (Wechselwirkung) und stärken oder schwächen die Gesprächspartner und die Situation (Impulskraft).

! Merken Wechselwirkung und Impulskraft
Unter innerlichem Druck und Stress, wird häufig (unbewusst!) das Wort „müssen" verwendet. Wird das Wort „müssen" häufig verwendet, steigt innerer Druck und Stress (unbewusst!) an.

Abb. 6.9 Gesprächsfalter nach Sandra Mantz.

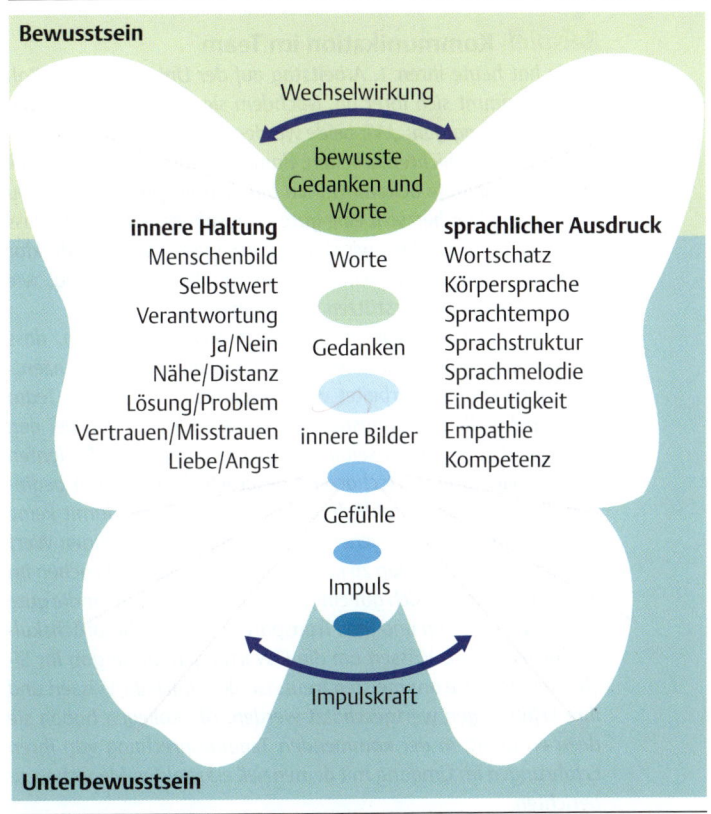

Gesprächskompetenz auf einen Blick: Bedeutung und Entfaltung.

Grundlagen und Anwendung professioneller Kommunikation

WISSEN TO GO

Entfaltung der Gesprächskompetenz

Machen Sie sich Ihre eigenen Denk- und Sprachmuster bewusst, indem Sie
- hören, **was** Sie sagen,
- wahrnehmen, **wie** Sie etwas sagen,
- sich bewusst machen, dass jeder in **seiner Welt** lebt und fühlt,
- erkennen, dass Sie als Profi im Gespräch mehr Verantwortung tragen,
- die Verantwortung für Ihre Sprache und Äußerungen selbst tragen und
- sich Ihrer Gefühle und Empfindungen im Gespräch bewusst werden.

6.2.5 Kommunikation in der Anwendung

„Alles Wissen ist leer, wenn man nichts damit tut. Und alles Tun ist leer, wenn ihm die Liebe fehlt." (Khalil Gibran)

Pflegende haben täglich unzählige Gesprächssituationen mit Kollegen, Patienten, Angehörigen, Ärzten und Lehrern usw. Jeder stellt unterschiedliche Erwartungen an die Pflegenden und ihr Kommunikationsverhalten. Form, Inhalt und Anspruch des Gesprächs wechseln mit dem Gesprächspartner und fordern eine hohe Auffassungsgabe, Flexibilität und die stete Bereitschaft, sich auf ein Gespräch einzulassen. In den folgenden Beispielen werden die wechselnden Anforderungen, die Ziele, die innere Haltung, der sprachliche Ausdruck und die sich daraus ergebende Kompetenzentwicklung aufgezeigt.

Kommunikation im Team

Beispiel Kommunikation im Team
Merle hat heute ihren 1. Arbeitstag auf der Unfallchirurgie. Kollege Jan nimmt sich ihrer an. Nachdem sie sich einander vorgestellt haben, sagt Jan: „Wir beide werden in den nächsten Wochen in den selben Schichten arbeiten, damit du einen guten Überblick in tägliche Abläufe bekommst. Ich bin dein Ansprechpartner. Du wirst sehen, hier herrscht eine gute Atmosphäre. Jeder weiß, dass es viel zu tun gibt, doch wir sind gut organisiert und es gibt klar definierte Aufgabenbereiche. Klar, es ist oft auch stressig, wie überall. Aber wir unterstützen uns gegenseitig."

In den nächsten Wochen überzeugt Merle sich davon, dass alle auf eine gute Zusammenarbeit bedacht sind und konzentriert miteinander gearbeitet wird. Allgemein herrscht im Team ein respektvoller Umgangston. Die Kollegen lassen sich bei den Dienstübergaben gegenseitig aussprechen und über Patienten wird fachlich und wertschätzend gesprochen. Außerdem beginnen die Übergaben pünktlich und es herrscht Ruhe, damit keine Informationen verloren gehen. Dass darauf im Allgemeinen Wert gelegt wird, hatte ihr Jan zu Beginn mitgeteilt. Nach 6 Wochen im neuen Team hat sie sich gut eingelebt. Geholfen haben ihr die gute Stimmung im Team und Jans Transparenz über die Gesprächskultur im Team. Das Wissen um die Erwartungen an sie gab ihr Sicherheit. Was sie am meisten freut, ist, dass auch ihr Wissen und ihre Erfahrungen wertgeschätzt werden. Die Kollegen haben sie dazu ermutigt, in der kommenden Teambesprechung von ihren Erfahrungen im Umgang mit demenziell erkrankten Menschen zu berichten.

- **Kommunikationsziele im Team:**
  - den gemeinsamen Pflegeauftrag zum Wohl der Patienten ausüben
  - ein wertschätzendes Arbeitsklima pflegen
- **Innere Haltung:**
  - Jedes Teammitglied trägt seinen Teil zu einer guten Kommunikation im Team bei.
  - Die Gesprächskultur ist fachlich orientiert, vertrauenswürdig und aktiv.
  - Jeder im Team ist wichtig und gehört dazu.
  - Interesse aneinander und gegenseitige Toleranz pflegen.
- **Sprachlicher Ausdruck:**
  - mit Namen ansprechen, grüßen, Blickkontakt aufnehmen
  - Informationen aktiv und vollständig weitergeben, ausreden lassen, Worte der Anerkennung (fachlich/persönlich) finden
  - miteinander lachen!
  - Feedback geben und einholen
- **Kompetenzentwicklung:** Eine gute Kommunikation im Team bedeutet „tägliche Arbeit"! Wichtig ist, selbst aktiv zu sein, seine eigenen und die Kompetenzen von Kollegen anzuerkennen und sich als Teil des Ganzen zu sehen.

Kritische Situationen sollten zeitnah angesprochen werden. Mit Kollegen, mit denen man persönlich nicht „so warm" wird, sollte eine solide beruflich orientierte Ebene gefunden werden, die das Ziel der Zusammenarbeit in den Vordergrund stellt.

Kommunikation mit Patienten

Beispiel Kommunikation mit Patienten
Frau Lehmann ist die Treppe heruntergestürzt und hat sich eine schwere Rippenprellung und eine komplizierte Fraktur am rechten Fuß zugezogen. Die 34-jährige Patientin ist bei ihrer Aufnahme sehr aufgeregt. Sie ist alleinerziehende Mutter eines 2-jährigen Sohnes. Ihre Gedanken kreisen: „Leon muss von der Kita abgeholt werden. Wo soll er nur hin, während ich hier bin? Ich will nicht operiert werden. Ah, diese Schmerzen ... bitte, bitte keine Spritzen!" Frau Lehmann hat eine Spritzenphobie und es ist ihr peinlich, davon zu sprechen. Sie überlegt schon, wie sie „um die Spritzen herumkommt".

Merle ist mit ihrer Kollegin Susan im Spätdienst und nimmt die Patientin auf: „Guten Tag, Frau Lehmann. Ich bin Merle Bauer und bin als Pflegefachkraft fürs Erste Ihre Ansprechpartnerin. Ich begleite Sie nach oben auf die Station und zeige Ihnen Ihr Bett. Ihr gebrochener Fuß wird voraussichtlich morgen früh operiert. Dr. Anger wird nachher noch mit Ihnen sprechen und bis dahin sind meine Kollegin Susan und ich gerne für Ihre Fragen da. Gibt es jemanden, den ich benachrichtigen soll?"

- **Kommunikationsziele mit Patienten:** Der Patient fühlt sich ernstgenommen, akzeptiert und sicher.
- **Innere Haltung:** Jeder Patient verdient Aufmerksamkeit und Respekt. Neben der fachlich/medizinischen Betreuung spielt die menschliche Ebene eine große Rolle. Jede vertrauensbildende Kommunikation trägt zur Entspannung und Heilung des Patienten bei.
- **Sprachlicher Ausdruck:**
  - mit Gruß und Namen ansprechen
  - Blickkontakt aufnehmen
  - einfache Sprache (keine Fachsprache) nutzen, Informationen in kurzen, klaren Sätzen weitergeben
  - eindeutig sprechen
- **Kompetenzentwicklung:** Jeder Patient kommt mit einer eigenen Geschichte und verdient Aufmerksamkeit. Pfle-

gende vermitteln Kompetenz und Vertrauen, wenn sie in der Kontaktaufnahme aktiv sind. Der erste Eindruck zählt. In der ersten Verunsicherung der Patienten ist der „menschliche Kontakt" zu Fachpersonal entscheidend für das Stimmungsbild des Patienten. Transparenz im Ablauf zu geben hilft, Patienten zu beruhigen. Pflegende sollten immer erklären, warum sie etwas tun und wie sie es tun.

Pflegende sollten sich immer wieder bewusst machen, dass sie von den Patienten kaum etwas wissen und „schwieriges" oder „übertriebenes" Verhalten immer einen inneren, verborgenen Grund haben kann, z. B. eine schambesetzte Spritzenphobie.

Kommunikation mit Angehörigen

Beispiel **Kommunikation mit Angehörigen**
Frau Lehmann hat die OP gut überstanden und bekommt nun Besuch von ihrer Schwester Andrea. Andrea hütet den kleinen Leon und steht ihrer Schwester sehr nahe. Sie selbst hat im Krankenhaus schlechte Erfahrungen gemacht, insbesondere mit dem Pflegepersonal. Merle teilt Medikamente aus und bringt die tägliche Heparinspritze für Frau Lehmann mit. Deren Angehörige spricht Merle an: „Ist denn diese Spritze für meine Schwester wirklich nötig? Sind Sie befugt, Medikamente zu verteilen, schließlich hört man ja viel von Aushilfskräften in der Pflege."

Merle bleibt ruhig und stellt sich mit Namen und Profession vor (Namensschild). Sie antwortet: „Sie dürfen beruhigt sein. Dr. Anger hat die Therapie mit Ihrer Schwester genau besprochen. Die Heparinspritze ist notwendig, damit sie keine Thrombose bekommt. Frau Lehmann, darf ich Ihnen die Spritze in einer halben Stunde geben?"

- **Kommunikationsziele mit Angehörigen:**
  - Angehörige respektieren
  - durch vertrauensbildende Kommunikation eine kooperative Ebene anstreben
- **Innere Haltung:** Angehörige leiden oft noch mehr als der Patient selbst und agieren dann auf emotionaler Ebene. Mit diesem Wissen ist es einfacher, ein gutes Maß an Nähe und Distanz zu pflegen und Empathie (ein „Ja") zu Angehörigen zu entwickeln.
- **Sprachlicher Ausdruck:**
  - Blickkontakt aufnehmen, grüßen und in klaren, einfachen Sätzen sprechen
  - eindeutig in der Person sprechen, „ich" und „Sie" verwenden; „wir" und „man" vermeiden
- **Kompetenzentwicklung:** Angehörige sind oft das „Sprachrohr" von Patienten. Durch eine starke emotionale Belastung wirken sie im Verhalten manchmal „schwierig". Ordnen Sie solche Situationen sachlich und auf keinen Fall persönlich ein.

Es ist hilfreich, sich im Kontakt mit Angehörigen selbstbewusst zu zeigen – nicht überheblich oder übertrieben freundlich (ironisch). Gelingt es Pflegenden, Angehörige zu gewinnen, zeigen sie sich oft als freundliche Helfer und Begleiter im Pflegealltag. Fühlen sich Angehörige abgelehnt oder ausgegrenzt, können sie „sehr viel Arbeit und Ärger" verursachen (Ablehnung erzeugt Gegendruck!).

Kommunikation mit Ärzten

Beispiel **Kommunikation mit Ärzten**
Merle begleitet heute die Visite von Dr. Anger. Er ist ein strukturierter und anspruchsvoller Arzt und legt großen Wert auf eine gute Dokumentation und Vorbereitung der Visiten. Merle teilt ihm vor dem Patientenzimmer mit, dass Frau Lehmann in der Nacht über starke Schmerzen geklagt hat. Er erkundigt sich bei der Patientin über ihren Zustand. Anschließend sagt er zu ihr: „Wir erhöhen die Dosis Ihres Schmerzmedikaments" und zu Merle: „Frau Lehmann erhält weiterhin Pantoprazol 20 mg nüchtern und wir erhöhen die Dosis Ibuprofen auf 4-mal tägl. 600 mg."

Als Merle das nächste Mal zu Frau Lehmann geht, fragt diese: „Wieso bekomme ich denn 2 Medikamente? Sind die beide gegen Schmerzen? Warum muss ich das eine nüchtern nehmen und das andere kurz danach zum Frühstück?" Merle erklärt Frau Lehmann: „Schmerzmittel wie das Ibuprofen können die Magenschleimhaut angreifen. Pantoprazol ist ein Medikament, das die Magenschleimhaut schützt. Sie nehmen es nüchtern ein, um Ihren Magen auf das Schmerzmittel vorzubereiten."

- **Kommunikationsziel:**
  - verantwortungsbewusste fachlich orientierte Informationswiedergabe
  - Klarheit im Therapieverlauf
  - Pflegende fungieren als „Brücke" zwischen Arzt und Patient
- **Innere Haltung:** Die Zeit der Visite ist für alle Beteiligten von großer Bedeutung. Die Klarheit für die Patienten steht im Vordergrund. Ein hohes Verantwortungsbewusstsein, ein grundsätzliches Vertrauen in der Zusammenarbeit und ein gesundes Selbstwertgefühl fördern einen guten Gesprächsverlauf.
- **Sprachlicher Ausdruck:**
  - Blickkontakt mit Arzt und Patient aufnehmen (nonverbal)
  - Informationen an den Arzt in kurzen und eindeutigen Sätzen weitergeben
  - konkret und eindeutig nachfragen
  - auf einen differenzierten, fachlichen Wortschatz achten (Patientenbeobachtung)
  - Füllwörter vermeiden (eigentlich, vielleicht, mal)
  - für den Patienten Fachsprache in eine einfache Sprache übersetzen
- **Kompetenzentwicklung:** wesentliche Informationen „auf den Punkt bringen"

Die Kunst ist es, in einem engen Zeitkorridor die Anliegen des Arztes, die Anliegen des Patienten und die eigenen Ressourcen in Einklang zu bringen. Wichtig sind eine fachliche Orientierung und Diskretion im Beisein Dritter.

7 Mit Menschen zusammenarbeiten – miteinander umgehen

7.1 Grundlagen

In der Pflege arbeiten heißt, mit vielen verschiedenen Menschen in Kontakt zu kommen. An ihrem Arbeitsplatz treffen Pflegekräfte auf Männer und Frauen, auf Junge und Alte, auf Kranke und Gesunde, auf Patienten, Kollegen, Ärzte, Physiotherapeuten, Angehörige, Auszubildende, Lehrer und viele andere mehr – jeder ist individuell verschieden. Mit anderen Worten: In einem Krankenhaus oder einer anderen Pflegeeinrichtung tummeln sich die unterschiedlichsten Persönlichkeiten. Was passiert, wenn sie alle miteinander in Kontakt treten? Welche Rolle nimmt der Einzelne dabei ein? Was macht eine Gruppe aus, wann spricht man von einem Team?

7.1.1 Individuen und Einflussfaktoren auf ihr Miteinander

So wie jeder Mensch individuelle körperliche Merkmale hat, so hat er auch individuelle Persönlichkeitsmerkmale, Eigenschaften, Motive, Ziele, Bedürfnisse und Werte, die sein Verhalten beeinflussen. Individualität ergibt sich aus angeborenen Persönlichkeitsmerkmalen, aber auch aus der sog. Sozialisation heraus, d.h. daraus, wie ein Mensch aufgewachsen ist, wie er in seiner Kindheit und Jugend geprägt wurde, wie und was er gelernt hat.

Im Arbeitsalltag kommen Individuen zusammen, die sich dieses spezielle Zusammenfinden primär nicht ausgesucht haben. Das ist anders als im Privatleben. Meinen Partner und meine Freunde suche ich mir in aller Regel selbst aus. Ich entscheide, ob sie zu mir passen und ob ich mit ihnen zusammen sein möchte oder nicht. Im Arbeitsleben ist das anders. Hier treffen wir mit Menschen zusammen, die wir uns oft nicht aussuchen können. Dieses Aufeinandertreffen kann bereichernd und spannend sein, da es neue Sichtweisen eröffnet. Meist ist es auch genau das, was das Zusammenarbeiten mit und für Menschen so interessant macht. Doch gute Zusammenarbeit passiert nicht einfach. Die Zusammenarbeit wird durch zahlreiche Faktoren beeinflusst, die förderlich, aber auch hinderlich sein können. Faktoren, die das Miteinander am Arbeitsplatz beeinflussen, sind z.B.:

- **individuelle Faktoren:** Persönlichkeitsmerkmale und andere Eigenschaften, Bedürfnisse, innere Haltung der Einzelnen
- **gesellschaftliche Faktoren:** Gesetze, Normen, Werte, Konventionen, Arbeitsplatzrichtlinien, Dienstanweisungen, Leitbilder und vieles mehr
- **räumliche und zeitliche Faktoren:** Art der Pausenräume, Arbeitsdichte, Pausenzeiten
- **strukturelle Faktoren:** Zahl der Mitarbeiter, Verfügbarkeit von Material, Arbeitszeiten

7.1.2 Soziale Rollen

Beispiel Soziale Rollen
Frau Weber soll operiert und zu diesem Zweck stationär aufgenommen werden. Gesundheits- und Krankenpfleger Peter begrüßt sie und führt ein Aufnahmegespräch mit ihr. Er erklärt ihr den Stationsalltag und setzt voraus, dass sich die Patientin an die üblichen Abläufe halten wird.

Das Beispiel zeigt, wie in einem Krankenhaus 2 Menschen, die sich nie zuvor gesehen haben, in Kontakt miteinander treten. Sowohl die Patientin als auch der Pfleger haben

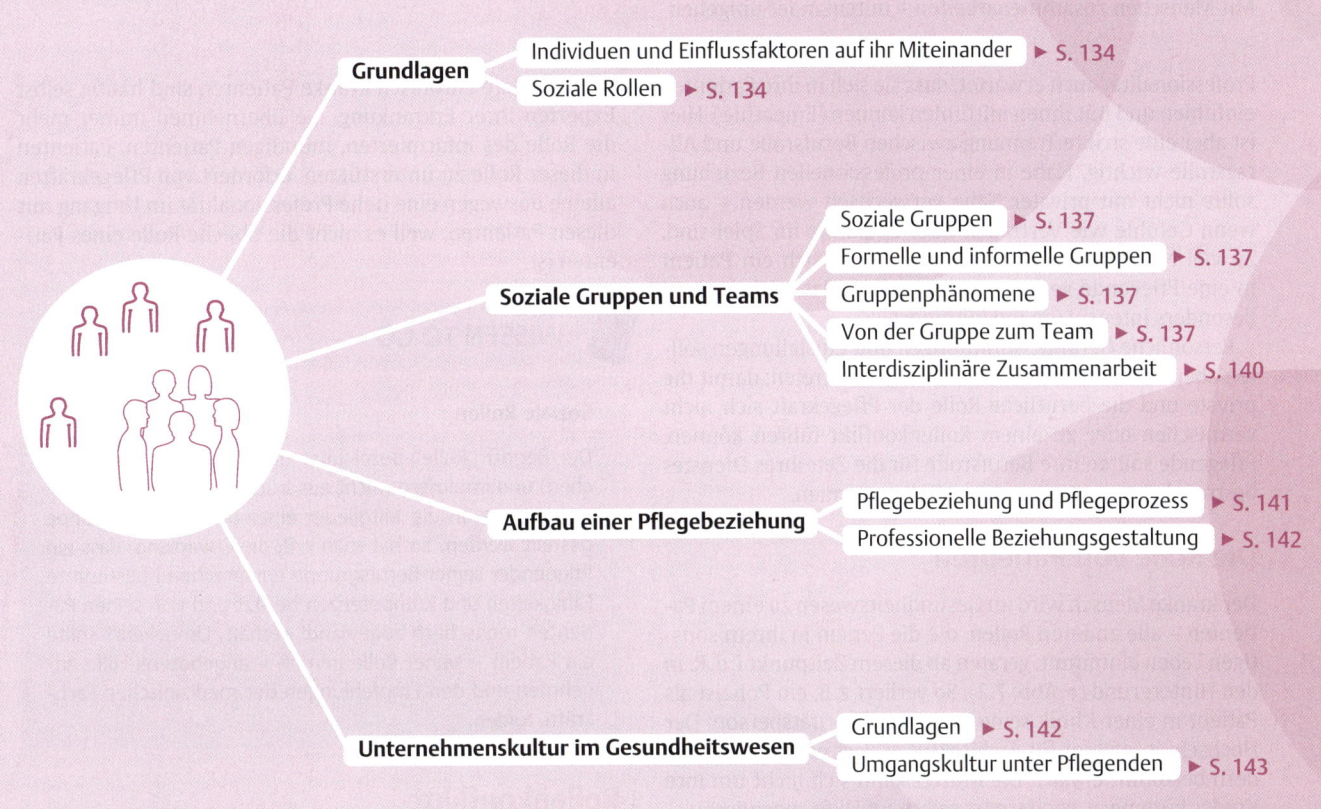

dabei von vornherein bestimmte Erwartungen an den jeweils anderen. Diese Erwartungen ergeben sich aus der Zugehörigkeit der Personen zu verschiedenen Gruppen und aus den Normen, die für diese Gruppen gelten. So geht z. B. die Patientin davon aus, dass der Pfleger seiner Berufsgruppe entsprechend bestimmte Fähigkeiten und Kompetenzen besitzt und sich ihr außerdem menschlich zugewandt verhalten wird (▶ Abb. 7.1). Umgekehrt hat aber auch der Pfleger Erwartungen an Frau Weber. In ihrer Rolle als Patientin sollte sie angebotene Hilfe annehmen und den Empfehlungen der medizinischen Fachkräfte folgen.

Explizite und implizite Erwartungen • Der Begriff „Rolle" bezeichnet die expliziten (ausdrücklichen) und impliziten (nicht ausdrücklich gesagten) Erwartungen, die an die Mitglieder einer bestimmten Gruppe gestellt werden. Gruppennormen bieten ihren Angehörigen Orientierung und Identität. Gleichzeitig wird von jedem Mitglied ein bestimmtes Rollenverhalten erwartet.

Rollen können das Leben erleichtern • Eine bestimmte Rolle einzunehmen, kann unter Umständen Handlungen vereinfachen. Das ist z. B. der Fall, wenn ein Reisender als Tourist erkannt wird und ihm dadurch in einem Land, dessen Sprache er nicht spricht, das Einkaufen in einem Geschäft auch ohne Sprachkenntnisse durch Handzeichen ermöglicht wird. Solche Rollenerwartungen funktionieren i. d. R. implizit, d. h., sie müssen nicht ausgesprochen werden.

Die Rolle von Pflegekräften

Von Angehörigen eines Berufs erwartet man implizit ein bestimmtes Verhalten: Eine Journalistin hat ein großes sprachliches Geschick und eine gute Allgemeinbildung. Ein

Abb. 7.1 Orientierungshilfen.

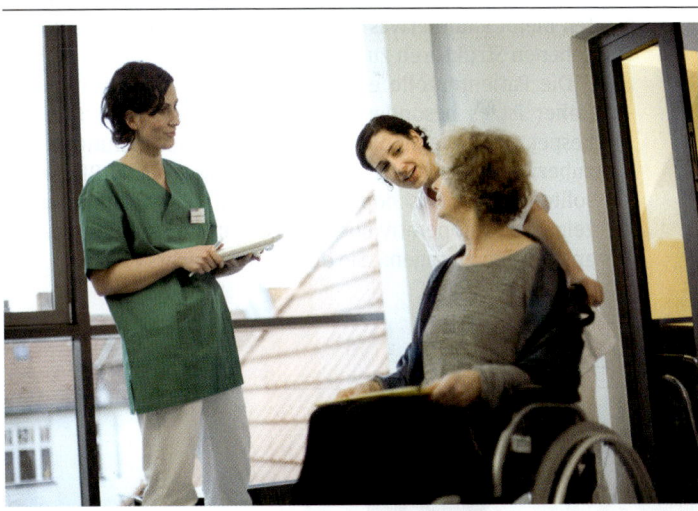

Uniformen und Dienstkleidung dienen als Orientierungshilfen. Wenn wir eine Rolle erkennen können, wissen wir, an wen wir uns z. B. mit unseren Fragen in einer bestimmten Angelegenheit wenden können.

Koch legt bei der Ernährung Wert auf gesunde und frische Zutaten und bereitet Speisen kreativ zu. Für professionelle Tätigkeiten existiert eine Vielzahl von Erwartungen.

Professionelle Beziehungen sind von den jeweiligen Erwartungen an die speziellen Berufsrollen geprägt, zu denen sich deren Mitglieder bekennen und deren Erfüllung sie gegenüber der Gesellschaft zugesagt haben.

Das ist besonders der Fall, wenn es sich dabei nicht um eine Arbeit am Objekt, sondern an einem anderen Menschen handelt. So wird von Pflegekräften neben der fachlichen

7 Mit Menschen zusammenarbeiten – miteinander umgehen

Professionalität auch erwartet, dass sie sich in ihre Patienten einfühlen und mit ihnen mitfühlen können (Empathie). Hier ist aber eine strikte Trennung zwischen Berufsrolle und Alltagsrolle wichtig. Nähe in einer professionellen Beziehung sollte nicht mit privater Nähe verwechselt werden – auch wenn Gefühle wie Vertrauen oder Empathie im Spiel sind. Zu viel Nähe kann z. B. dazu führen, dass sich ein Patient in eine Pflegende verliebt, weil er erlebt, dass sich jemand besonders intensiv um ihn kümmert.

Persönliche Gefühle, Stimmungen und Einstellungen sollten aber auch deshalb in den Hintergrund treten, damit die private und die berufliche Rolle der Pflegekraft sich nicht vermischen oder zu einem Rollenkonflikt führen können. Pflegende sollten ihre Berufsrolle für die Zeit ihres Dienstes bestmöglich von ihren anderen Rollen trennen.

Die Rolle von Patienten

Der kranke Mensch wird im Gesundheitswesen zu einem Patienten – alle anderen Rollen, die die Person in ihrem sonstigen Leben einnimmt, geraten ab diesem Zeitpunkt i. d. R. in den Hintergrund (▶ Abb. 7.2). So verliert z. B. ein Polizist als Patient in einer Klinik seine Rolle als Autoritätsperson. Der Hochschulprofessor für Architektur erklärt nicht mehr, sondern bekommt erklärt. Die Mutter kann sich nicht um ihre Kinder kümmern, sondern ist selbst auf Hilfe angewiesen.

Von Patienten wird erwartet, dass sie sich den Empfehlungen der Fachkräfte unterordnen. Der Patient, der eigentlich letztlich über alle Maßnahmen selbst entscheidet, scheint in einem Gesundheitsbetrieb in eine abhängige und machtlose Rolle zu schlüpfen. Wird er z. B. von einer Pflegekraft unfreundlich behandelt, hat er zunächst kaum eine Möglichkeit, sich dagegen zu wehren. Denn schließlich muss er sich möglicherweise weiterhin von ihr waschen lassen. Patienten bleibt kaum etwas anderes übrig, als sich an die vorgegebenen Strukturen zu halten.

Die Patientenrolle erscheint vielen als eine unmündige. Daher ist es besonders wichtig, dem Patienten stets mit Respekt zu begegnen und ihn in alle Entscheidungen einzubeziehen, soweit er dies wünscht. Das heißt: Pflegende sollten einem Frischoperierten erklären, warum es angezeigt ist, postoperativ noch einige Zeit nüchtern zu bleiben, anstatt ihm zu sagen: „Sie dürfen noch nichts essen."

Abb. 7.2 Die Rolle als Patient.

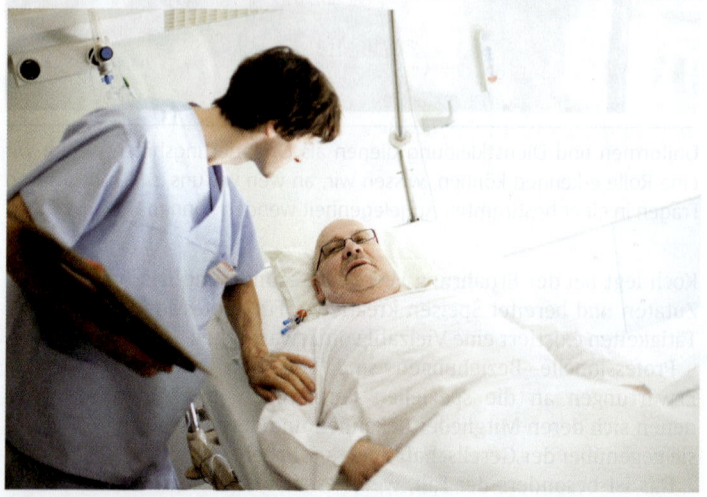

Im Krankenhaus nimmt ein kranker Mensch die Rolle des Patienten ein. Alle anderen Rollen treten zunächst in den Hintergrund.

Insbesondere chronisch kranke Patienten sind häufig selbst Experten ihrer Erkrankung. Sie übernehmen immer mehr die Rolle des informierten, mündigen Patienten. Patienten in dieser Rolle zu unterstützen, erfordert von Pflegekräften alleine deswegen eine hohe Professionalität im Umgang mit diesen Patienten, weil es nicht die übliche Rolle eines Patienten ist.

> ### WISSEN TO GO
>
> #### Soziale Rollen
>
> Der Begriff „Rolle" bezeichnet die expliziten (ausdrücklichen) und impliziten (nicht ausdrücklich gesagten) Erwartungen, die an die Mitglieder einer bestimmten Gruppe gestellt werden. So hat man z. B. die Erwartung, dass ein Pflegender seiner Berufsgruppe entsprechend bestimmte Fähigkeiten und Kompetenzen besitzt und sich seinen Patienten menschlich zugewandt verhält. Umgekehrt sollte ein Patient – seiner Rolle gemäß – angebotene Hilfe annehmen und den Empfehlungen der medizinischen Fachkräfte folgen.

Rollenkonflikte

Interrollenkonflikt • Alle Menschen erfüllen in ihrem Alltag mehrere unterschiedliche Rollen. Jede dieser Rollen ist mit bestimmten Erwartungen verbunden: Die Erwartungen eines Ehemanns an seine Frau sind andere als die des Vorgesetzten an dieselbe Frau in ihrer Rolle als Angestellte. Diese unterschiedlichen Erwartungen können miteinander konkurrieren oder gar widersprüchlich sein. Es liegt ein Interrollenkonflikt vor. Für Pflegekräfte führt mitunter der Schichtdienst zu einem solchen Rollenkonflikt. Dieser kann nämlich mit ihrer Rolle im Freundeskreis in Widerspruch geraten, wenn zu wenig Zeit für gemeinsame Abendaktivitäten bleibt.

Beispiel Interrollenkonflikt
Auf der Station sind mehrere Pflegende erkrankt und die Stationsleitung erwartet von der Pflegefachkraft Marina, dass sie am Wochenende eine zusätzliche Schicht übernimmt. Marinas Freund wird enttäuscht sein, weil er einen Großteil des Wochenendes ohne seine Freundin verbringen muss.

Intrarollenkonflikt • Werden unterschiedliche Erwartungen an dieselbe Rolle eines Rolleninhabers gerichtet, kann daraus ein Intrarollenkonflikt entstehen, z. B. wenn gleichzeitig ein Angehöriger informiert werden möchte, der Arzt erwartet, dass die Pflegende assistiert, und ein Patient beim Toilettengang unterstützt werden muss. Denn einerseits ist ihr Ziel, den Arzt bestmöglich bei medizinischen Maßnahmen zu unterstützen. Andererseits vertreten Pflegekräfte aber vor allem die Interessen ihrer Patienten. Hinzu kommen Erwartungen der Angehörigen. Mitunter widersprechen sich die Erwartungen der unterschiedlichen Personen an eine Pflegekraft.

Beispiel Rollenkonflikte
Eine multimorbide Patientin fühlt sich müde und kraftlos. Zum wiederholten Mal verweigert sie die ärztlich verordneten mobilisierenden Maßnahmen. Die zuständige Pflegekraft akzeptiert dies und lässt die Patientin, soweit es geht, in Ruhe. Daraufhin beschwert sich die Tochter der Frau. Sie verlangt, dass ihre Mutter bestmöglich gefordert wird, damit sie bald wieder fit ist. Daraufhin versucht die Pflegekraft, die Patientin noch einmal vom Nutzen der Maßnahmen zu überzeugen.

7.2 Soziale Gruppen und Teams

7.2.1 Soziale Gruppen

Räumliche Nähe und bloßes Miteinander alleine machen noch keine soziale Gruppe aus. Hier spricht man stattdessen von einem Aggregat. Zu einer „echten" sozialen Gruppe wird eine Personenkonstellation erst, wenn zwischen den Mitgliedern eine Interaktion (wechselseitige Beeinflussung) besteht.

Definition **Soziale Gruppe**
Eine soziale Gruppe besteht aus mindestens 2 Personen, die zur Erreichung gemeinsamer Ziele, Interessen und Handlungserlebnisse über einen längeren Zeitraum miteinander kommunizieren und interagieren und ein Gefühl der Zusammengehörigkeit entwickeln.

Eine Gruppe zeichnet sich durch **gemeinsame Normen** und eine **Aufgabenverteilung** aus. Dadurch ist sie fähig, bestimmte Ziele zu erreichen und eine eigene Identität zu entwickeln und aufrechtzuerhalten.

Gruppen unterscheiden sich untereinander darin, wie stark ihr Zusammenhalt ist. Man spricht auch von einer **Kohäsion**. Je größer die Kohäsion, desto größer ist das Bestreben der Mitglieder, in einer Gruppe zu verbleiben.

7.2.2 Formelle und informelle Gruppen

- **Formelle Gruppe:** Ziele, Normen und Rollen der Gruppe sind offiziell festgesetzt. Arbeitsgruppen, in denen Leitungspositionen und offizielle Zuständigkeiten klar festgelegt sind, sind typische formelle Gruppen. Auch eine Schulklasse ist eine formelle Gruppe, in der sich informelle Gruppen bilden.
- **Informelle Gruppe:** Sie werden in Bezug auf Ziele, Normen und Rollenverteilungen nicht geplant, sondern entwickeln sich spontan. Freundeskreise sind hierfür typische Beispiele.

7.2.3 Gruppenphänomene

Nachteile großer Gruppen • Die Leistungsfähigkeit einer Gruppe wächst nicht unbedingt mit der Anzahl ihrer Mitglieder. In einer großen Gruppe haben die einzelnen Mitglieder weniger „Redezeit" als in einer kleineren und sie können ihre Ideen und Anregungen in geringerem Maße einzubringen. So fühlen sich die Mitglieder möglicherweise weniger verantwortlich für die Leistungen der Gruppe. Dies kann zu Motivationsverlusten führen und die Gruppenmitglieder strengen sich weniger an. Dieser Effekt nennt sich **„social loafing"** (soziales Faulenzen). In großen Gruppen setzen sich außerdem vor allem dominante Gruppenmitglieder durch.

Vorteile großer Gruppen • Aber eine große Gruppe bietet auch Vorteile. Zum Beispiel verfügt sie über ein größeres Wissen. Indem sie Ressourcen bündelt, kann sie unter Umständen bessere Leistungen erbringen und dadurch eine höhere Zufriedenheit erreichen. Eine größere Gruppe kann Probleme von verschiedenen Blickwinkeln aus angehen (▶ Abb. 7.3). Im günstigsten Fall motivieren sich die Mitglieder gegenseitig.

Abb. 7.3 Individualität ist Trumpf.

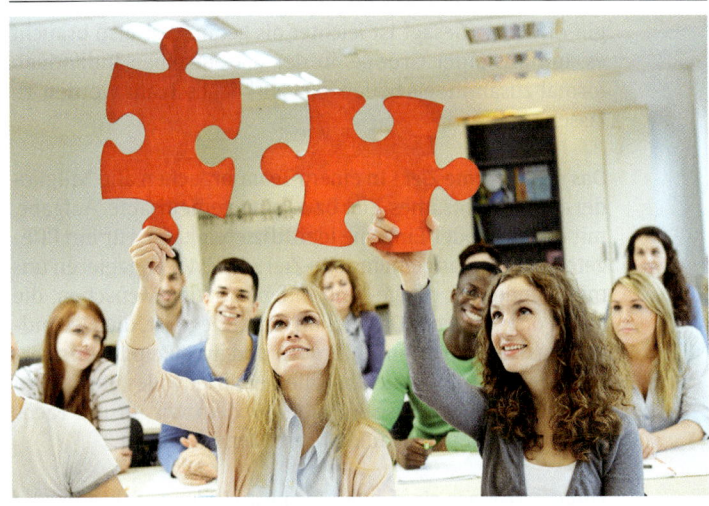

Gruppen profitieren davon, dass jedes Teammitglied seine ganz individuellen Stärken einbringen kann. So fügt sich im Prozess des gemeinsamen Arbeitens, ähnlich wie bei einem Puzzle, das Beste der Einzelnen zu einem perfekten Gesamtbild zusammen. © *Robert Kneschke/fotolia.com*

In jedem Fall gilt: Die Gruppenleistung ist nicht die Summe der Einzelleistungen. Sie kann höher oder niedriger sein. Denn innerhalb einer Gruppe finden viele Interaktionsprozesse statt, die ihre Leistung beeinflussen.

Konformationsdruck • Die Tendenz einer Gruppe, gemeinsame Verhaltensregeln und -vorschriften zu entwickeln, nennt man Konformität. Sie nachhaltig durchzusetzen, nennt man Konformitätsdruck. Dieses Phänomen wird häufig in sozialen Gruppen beschrieben. Das einzelne Gruppenmitglied hat das Gefühl, sich konform verhalten zu müssen. Gruppenmitglieder fügen sich mitunter sogar dann dem Gruppendruck, wenn sie mit den gegebenen Verhaltensregeln nicht übereinstimmen.

Groupthink • Davon spricht man, wenn die Mitglieder einer Gruppe ihre Auffassungen für unantastbar halten und keine Kritik von außen zulassen. Dies beeinträchtigt das Urteilvermögen, was zu gefährlichen Fehlentscheidungen führen kann.

7.2.4 Von der Gruppe zum Team

Viele Arbeitsgruppen bezeichnen sich gerne als Team. Doch was macht eigentlich ein Team aus? Der Begriff stammt ursprünglich aus dem Sport, hat aber in den vergangenen Jahrzehnten vermehrt Einzug in das Arbeitsleben gehalten.

Definition **Team**
Ein Team ist eine leistungsfähige Gruppe mit gemeinsamer Zielsetzung und der Verantwortung für einen geschlossenen Arbeitsprozess. Zudem weist ein Team intensive wechselseitige Beziehungen und Interaktionen sowie einen ausgeprägten Gemeinschaftssinn und einen starken Gruppenzusammenhalt auf (Vergnaud 2004).

„Sind Sie teamfähig?" – „Ja, klar!" Wer in einem Bewerbungsgespräch diese Frage gestellt bekommt, antwortet i. d. R. mit einem überzeugten Ja. Wenn das alle sagen und auch so meinen, bleibt die Frage: Wieso gibt es in so vielen Teams im Pflegealltag Unstimmigkeiten, Schwierigkeiten, Ablehnung, Machtkämpfe und wenig erfreuliche

7 Mit Menschen zusammenarbeiten – miteinander umgehen

Zusammenarbeit? Oder: Warum sind viele Arbeitsgruppen eigentlich keine Teams im oben genannten Sinne? Auch hier gilt offenbar: Gesagt ist leichter als getan. Was also braucht es, um aus einer Gruppe, in der die einzelnen Individuen formal zusammenarbeiten, ein wirkliches Team werden zu lassen?

Das gemeinsame Ziel • In einem Team brauchen alle Mitglieder ein gemeinsames Ziel bzw. eine gemeinsame Aufgabe, mit der sich jeder Einzelne identifizieren kann. Für ein Pflegeteam heißt das gemeinsame Ziel z. B.: „Wir engagieren uns miteinander für pflege- und hilfebedürftige Menschen, die krank oder alt sind. Das Ziel unserer Pflege ist, die Gesundheit unserer Patienten zu fördern und ihnen ein lebenswertes Leben oder in manchen Fällen ein friedvolles Sterben zu ermöglichen. Für diese Aufgabe bündeln wir unsere Fach- und Pflegekompetenz und unsere Menschlichkeit."

Voraussetzungen einer guten Teamentwicklung • Faktoren, die die Teambildung fördern, sind:
- Die Mitglieder sind diszipliniert, zielorientiert, gesprächsbereit, kritikfähig und verantwortungsbewusst. Sie vertrauen sich gegenseitig.
- Die Teammitglieder kennen einander und haben miteinander gemeinsame Verhaltensregeln und ein gemeinsames Ziel definiert, sie arbeiten regelmäßig miteinander und entwickeln so ein stärkendes „Wir-Gefühl".
- Kommunikation wird großgeschrieben: Jeder redet mit jedem.
- Jeder hat Interesse am Wohlbefinden des anderen. Jeder trägt immer wieder etwas für eine gute Zusammenarbeit bei. Die Mitglieder schenken einander Anerkennung und schätzen die Leistung der anderen.
- Sie sind bereit, voneinander zu lernen und ihr Wissen an die anderen weiterzugeben. Sie tolerieren, wenn einmal nicht alles perfekt läuft.
- Auch Humor findet seinen Platz, aber nicht auf Kosten eines anderen.

Kennzeichen von Teamarbeit • Dies sind:
- Es besteht ein starkes „Wir-Gefühl".
- Jeder Einzelne übernimmt Verantwortung sowohl für die eigene als auch für die Leistung der Gruppe.
- Die einzelnen Mitglieder unterstützen und ergänzen sich.
- Es wird offen gesprochen.
- Neben der Gruppenleistung sind auch Erfolge einzelner Mitglieder möglich und erwünscht.
- Alle Mitglieder engagieren sich gleichermaßen und sind hoch motiviert.
- Die Zusammenarbeit ist zielorientiert und effizient.

> **WISSEN TO GO**
>
> **Gruppen und Teams**
>
> Eine soziale Gruppe besteht aus mindestens 2 Personen, die zur Erreichung gemeinsamer Ziele, Interessen und Handlungserlebnisse über einen längeren Zeitraum miteinander kommunizieren und interagieren und ein Gefühl der Zusammengehörigkeit entwickeln.
>
> Ein Team ist eine soziale Gruppe mit einem besonders starken „Wir"-Gefühl, das sich für seine Leistungen gemeinsam verantwortlich fühlt und in dem die Mitglieder in hohem Maß miteinander in Beziehung treten.

Phasen der Teamentwicklung

Jedes Team erlebt Entwicklungs- und Reifephasen. Erkennt man, in welchem Entwicklungsstand sich ein Team befindet, besteht die Möglichkeit, steuernd einzugreifen. Mit jedem neuen Teammitglied beginnt die Teamentwicklung von vorne und sollte vom Teamleiter in die richtige Richtung gesteuert werden.

Phase 1 Orientierungsphase • Es geht vorrangig darum, sich in dem neuen oder veränderten Team zurechtzufinden: Wo bin ich hier? Mit wem bin ich hier? Wie verhalten sich die anderen? Mit wem habe ich Gemeinsamkeiten? Die Phase ist geprägt von Unsicherheit und Angespanntheit. In dieser Phase ist der Umgang meist höflich, vorsichtig und noch relativ unpersönlich.

Phase 2 Kampf- oder Konfliktphase • In dieser Phase herrschen unterschwellige Konflikte, da jedes Teammitglied seine Position im Team sucht. Dies kann zu Rangeleien untereinander führen. Machtkämpfe entstehen, wenn z. B. ein Teammitglied befürchtet, dass ein anderes ihm seine Position streitig machen möchte. Außerdem sucht das Team über den Austausch von unterschiedlichen Standpunkten nach seiner Identität. Die Teammitglieder reagieren in dieser Phase der Positions- und Identitätssuche unterschiedlich und individuell. Einige können Kampftendenzen entwickeln, indem sie sprachliche Angriffe gegen andere führen, sich gegen Führungspersonen auflehnen oder sich über andere lustig machen. Andere zeigen eher Fluchttendenzen, d. h., sie weichen Problemen aus, schieben Verantwortung ab oder machen einfach „Dienst nach Vorschrift", ganz nach dem Motto: „Nichts sehen, nichts hören, nichts sagen" (▶ Abb. 7.4).

Diese Phase macht selten Spaß, kostet Kraft und auch Mut. Aber sie ist wichtig, um ein echtes und leistungsstarkes Team zu werden. Sie gehört zum natürlichen Entwicklungsprozess, der jedoch eines sensiblen Händchens (Führungskompetenz) des Teamleiters bedarf. Bleibt ein Team zu lange in dieser Phase, entstehen innere Kündigungen und psychische Erschöpfung. Die Führungskraft braucht Standkraft und eine positive Grundhaltung zu ihrem Team. Hat ein Team diese Phase einmal gemeistert, gewinnt es enorm an Zusammenhalt, Kompetenz und Freude am täglichen Arbeiten miteinander.

Phase 3 Organisationsphase • In dieser Phase haben die Teammitglieder etwas Wesentliches miteinander gemeistert: Obwohl es schwer war, haben sich die einzelnen Mitglieder zu einem echten Team zusammengefunden und

Abb. 7.4 Die 3 Affen.

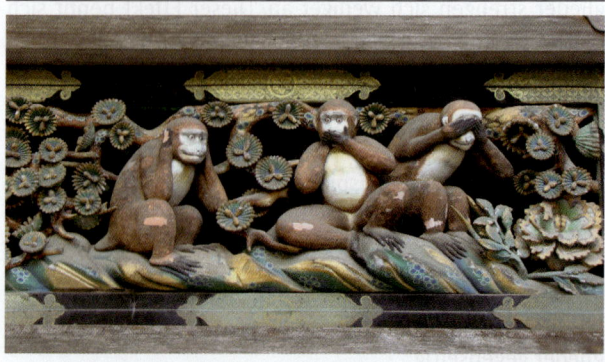

Nichts sehen, nichts hören, nichts sagen. © Delphimages/fotolia.com

gemeinsame Umgangsformen etabliert. Krisen verbinden Menschen und stärken das Vertrauen zueinander. Nun öffnen sich die Kollegen wieder füreinander und stabilisieren sich durch gegenseitiges Feedback, z.B.: „Wie wirke ich auf dich – wie wirkst du auf mich?". Da jeder seine Position innehat und gemeinsame Verhaltensregeln existieren, macht diese Form des Austauschs keine Angst mehr. Ebenso kann nun fachlich „gestritten werden". Dadurch entwickelt sich das Team weiter. Je stärker die Führungskraft in der Kampfphase zu ihren Mitarbeitern gehalten und diese geführt hat, umso größer ist nun die Akzeptanz und Loyalität der Teammitglieder zu ihrer Führungskraft („Wir sind einverstanden mit dir").

Phase 4 Integrationsphase • Diese Phase stellt eine Art Verschmelzung und Bündelung der Kräfte aller Beteiligten dar. Jetzt ist das Team als solches fähig und vor allem leistungsstark genug, um gemeinsam für das anfänglich formulierte Ziel Höchstleistungen zu erbringen. Jeder weiß um die Stärken und Schwächen des anderen. Weitere Merkmale sind: ehrliche und entwicklungsorientierte Rückmeldungen, hohe Zufriedenheit im Team, fachlich orientierter Informationsfluss, steigendes Selbstvertrauen, selbstständiges Arbeiten, Solidarität und Hilfsbereitschaft, hohe Reflexionsbereitschaft für das eigene Handeln, hohe Weiterbildungsakzeptanz. Hat ein Team alle 4 Phasen erlebt und gemeistert, entwickelt es ein sehr starkes Teambündnis.

WISSEN TO GO

Phasen der Teambildung

1. **Orientierungsphase**: Hier geht es darum, sich im Team zurechtzufinden.
2. **Kampfphase**: Es herrschen unterschwellige Konflikte. Auf der Suche nach ihrer Position zeigen manche Teammitglieder Kampftendenzen durch Spott oder Rebellion, andere flüchten in Anpassung oder Resignation.
3. **Organisationsphase**: Hier öffnen sich die Teammitglieder füreinander und stabilisieren sich durch Feedback. Das Team hat sich gefunden.
4. **Integrationsphase**: Das Team als solches ist fähig und leistungsstark genug, um gemeinsam Höchstleistungen zu erbringen.

Kritik, Konflikte und Krisen im Team

! Merken Nicht vermeiden
Es reicht nicht aus, darauf zu warten, dass der andere kommt – wenn keiner geht! Je mehr Sie vermeiden wollen und je öfter Sie schweigen, umso größer ist die Wahrscheinlichkeit nachfolgender Eskalationsstufen (von der Kritik über den Konflikt zur Krise).

Kritik

Definition Kritik
Kritik ist die Kunst der Beurteilung. Ein Gegenstand oder eine Handlung wird anhand von bestimmten Maßstäben beurteilt.

Kritikfähigkeit beinhaltet 2 Aufgaben: Kritik annehmen und konstruktiv Kritik üben können. Beides ist im Umgang miteinander wesentlich. Ziel der Kritik ist es,
- fachlich zu wachsen,
- Fehler zu minimieren,
- die Qualität der Tätigkeit zu steigern und
- eine gemeinsame Arbeitsebene zu erreichen.

Dabei können folgende Hinweise helfen:
- Kritik sollte zeitnah angesprochen werden. Je länger etwas zurückliegt, umso schwieriger wird es.
- Die Betreffenden sollten persönlich angesprochen werden.
- Es sollte diskret vorgegangen werden. Kritisiert werden sollte unter 4 Augen und nicht in Gegenwart eines Dritten.
- Kritik sollte sachlich und freundlich und in der Ichform vorgebracht werden.
- Hilfreich ist es, sich in die Lage des Gegenübers zu versetzen: Wie könnte ich selbst die Kritik annehmen? Wie kann er „sein Gesicht wahren"?

ACHTUNG
Kleinere Kritikpunkte, die nicht ausgesprochen werden, können sich zu einem handfesten Konflikt entwickeln.

Konflikt

Definition Konflikt
Von einem Konflikt spricht man, wenn entgegengesetzte Interessen, Zielsetzungen oder Wertvorstellungen von Personen oder Gruppen aufeinanderprallen.

Folgende Themen haben in der Pflege Konfliktpotenzial (▶ Abb. 7.5):
- Dienstplan
- Rollenvielfalt
- interne Kommunikation
- Kollegen – fachlich oder persönlich
- interdisziplinäres Team
- Prüforgane/Behörden
- Angehörige
- Bürokratie
- Vorgesetzte/Führung
- Bewohner/Patient
- zahlreiche und rasch wechselnde Anforderungen

Die beste Konfliktprävention ist ein freundlicher und wohlwollender Grundton im Umgang miteinander.

Beispiel Ein Konflikt bahnt sich an
Auf einer internistischen Station arbeiten viele Pflegekräfte, die nicht gerne Nachtdienst machen. A behauptet, sie könne nachts nicht arbeiten, weil sie eine chronische Magenschleimhautentzündung habe, die sich durch diese Dienste verschlechtern würde. B sagt, sie leide unter Schlafstörungen, wenn sie tagsüber schlafen müsse. C gibt an, ihr sei im Nachtdienst die Verantwortung zu groß. D, die Stationsleitung, möchte nur im Tagdienst arbeiten, um besser administrative Dinge erledigen zu können. E ist erst seit ein paar Monaten auf der Station tätig. In dieser Zeit hat sie überdurchschnittlich viele Nachtdienste leisten müssen. Bisher hat sie sich nicht getraut, etwas dagegen zu sagen. Im Dienstplan für den kommenden Monat sieht sie nun während der Frühstückspause, dass sie wieder 2-mal für jeweils 4 Nachtdienste hintereinander eingeteilt ist.

E: „Das kann doch nicht wahr sein, Ich hab schon wieder 2-mal Nachtdienst!" D: „Ja und?" E: „Ich finde, das ist eine Unverschämtheit. Du und A, B und C, ihr macht alle nicht eine einzige Nacht." D fühlt sich angegriffen und erwidert gereizt: „Du hast mir nie gesagt, dass du nicht gerne Nachtdienst machst. Ich dachte, ich tu dir einen Gefallen, wegen der Schichtzulage." E denkt: „So ein Quatsch. Du willst nur selbst keinen Nachtdienst machen", will das aber nicht sagen und schweigt stattdessen. D: „Jeder macht hier lieber Tagdienst. Wie soll ich da einen vernünftigen Dienstplan schreiben? Jeder meckert immer nur herum. Ich schreib bald gar keinen Dienstplan mehr."

7 Mit Menschen zusammenarbeiten – miteinander umgehen

Abb. 7.5 Konflikt.

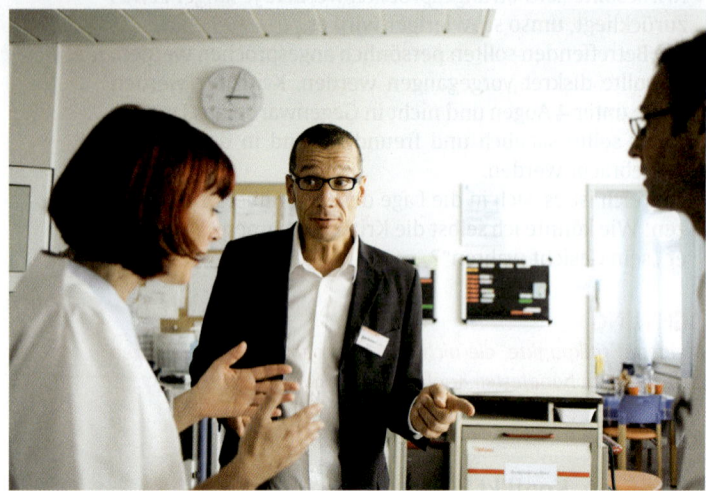

Die neue Krankenschwester E hätte besser schon früher mit ihrer Stationsleitung darüber gesprochen, dass sie selbst auch lieber weniger Nachtdienste machen würde. So hat sich der Ärger in ihr aufgestaut und sie hat unsachlich Kritik geübt, um sich Luft zu machen. Der Konflikt hat sich zugespitzt, weil die Stationsleitung D offensichtlich ebenfalls schon länger einen Konflikt mit sich herumträgt (alle meckern nur über ihre Dienstpläne).

Tipps, um Konflikte zu meistern:
- Ein Konflikt sollte gewagt werden. Nichtansprechen verschlimmert die Situation und nährt den Konflikt.
- Man sollte versuchen, sachlich zu reflektieren und nicht persönlich zu werden.
- Man sollte sich selbstkritisch hinterfragen: Was ist mein Anteil an diesem Konflikt?

Krise

Definition **Krise**
Der Begriff Krise beschreibt einen Wendepunkt in einer gefährlichen Situation.

Versteckte Konflikte können eine Krise produzieren. Die Stimmung im Team ist dann so angespannt, dass ein „Knall" nicht zu verhindern ist (Konflikteskalation). Diese Phase ist anstrengend – jedoch auch heilsam: „So geht es nicht weiter. Es muss etwas passieren". Tipps, um eine Krise zu bewältigen:
- seinen Teil der Verantwortung tragen
- eine klare Entscheidung treffen: Ich will etwas auflösen
- sich für Hilfe von außen öffnen, z. B. Teamgespräche, Supervision, Mediation
- zurückliegende Erlebnisse selbstkritisch und menschlich reflektieren
- Konfliktpartner ansprechen und ihm eine Hand reichen
- an sich und das Team glauben
- miteinander nach vorne schauen

! Merken Das Gute daran
Ein Team, das eine Krise gemeinsam meistert, bringt so schnell nichts mehr auseinander.

WISSEN TO GO

Kritik, Konflikte und Krisen

Kritikfähigkeit beinhaltet, Kritik anzunehmen und Kritik zu üben. Letzteres kann am besten geübt werden, wenn kritische Punkte zeitnah, persönlich und sachlich angesprochen werden. Viele nicht ausgesprochene Kritikpunkte entwickeln sich unmerklich zu einem handfesten Konflikt. Wird er angesprochen und haben die Konfliktpartner das gemeinsame Ziel im Blick, nähern sie sich einer „guten Lösung". Dagegen produzieren viele Kritikpunkte und viele versteckte Konflikte eine Krise. Wer Konflikte anspricht, Verantwortung übernimmt, reflektiert und sich für eine Auflösung ausspricht, kann eine Krise gemeinsam mit den anderen meistern.

7.2.5 Interdisziplinäre Zusammenarbeit

Definition **Interdisziplinarität**
Interdisziplinarität bedeutet, dass Menschen unterschiedlicher Fachgruppen die eigene Fachkompetenz, neue Ansätze und andere Meinungen miteinander verbinden, um neue Lösungsmöglichkeiten für komplexe Aufgaben zu entwickeln.

Interdisziplinäre Teams im Gesundheitswesen setzen sich aus den Mitgliedern der Berufsgruppen zusammen, die an der Therapie eines Patienten beteiligt sind, z. B. Ärzten, Pflegepersonal, Physiotherapeuten, Ergotherapeuten, Logopäden, Psychologen, Seelsorgern, Sozialarbeitern.

Ziele

Die wichtigsten Ziele interdisziplinärer Zusammenarbeit sind:
- die Bündelung von fächerübergreifendem Wissen und fächerübergreifenden Sichtweisen auf den Patienten. Keine Sichtweise geht verloren (Transparenz). Die eine Berufsgruppe profitiert von der Sichtweise der anderen.
- ein perfektes Zusammenspiel von medizinischen, therapeutischen und pflegerischen Kompetenzen zum Wohle und zur Genesung des Patienten.
- die wirtschaftliche Situation (und damit auch die Arbeitsplätze) des Unternehmens durch erfolgreiche Behandlungen, einen guten Ruf, ein gutes Arbeitsklima und eine gemeinsame Entwicklungsbereitschaft zu sichern.

Voraussetzungen

Auch für das Gelingen interdisziplinärer Zusammenarbeit bedarf es einiger Grundvoraussetzungen. Allem voran stehen das **fachliche Wissen** und die **gemeinsame Sprache**. Mitglieder des interdisziplinären Teams müssen sich untereinander verständigen können, um sich zu verstehen. Gemeinsame Fachsprache ist hierfür ein Muss. Aber auch die gegenseitige **Achtung** und **Wertschätzung**, eine angemessene Kommunikationskultur, **Toleranz** und die Bereitschaft, sich andere Argumente anzuhören und konstruktiv damit umzugehen, sind unabdingbare Voraussetzungen für eine gute interdisziplinäre Zusammenarbeit.

Zugleich müssen die **Kernkompetenzen der einzelnen Gruppen** klar sein. Die Diagnostik ist z. B. eine Kernkompetenz

Abb. 7.6 Interdisziplinäres Arbeiten.

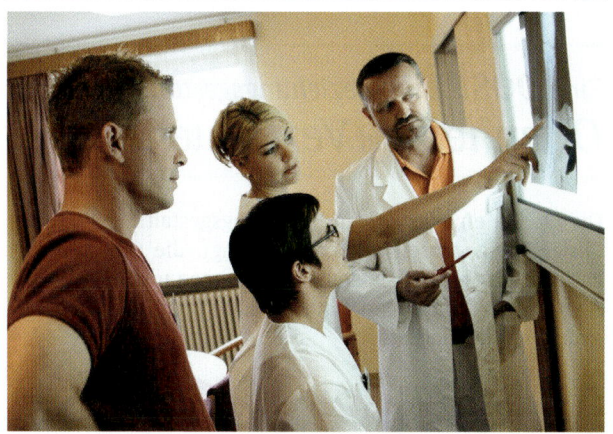

Der Patient profitiert von den unterschiedlichen fachlichen Hintergründen, dem breiten Wissensspektrum und den unterschiedlichen Blickwinkeln der Mitglieder in interdisziplinären Teams.

der Medizin. Körperpflege, Beratung, Begleitung und Prozessorganisation sind Kernkompetenzen der Pflege.

Kooperationsbereitschaft und **Kommunikationskompetenz** auf allen Seiten sind unabdingbare Voraussetzungen. Außerdem müssen **strukturelle Voraussetzungen** gegeben sein, z.B. Möglichkeiten zur zeitlichen und räumlichen Abstimmung gemeinsamer Termine (Visiten oder Fallbesprechungen) oder auch die Möglichkeit gemeinsamer Fortbildungen.

Systemische und menschliche Hürden

Hürden gibt es viele. Einmal durch das „System" selbst, aber auch aufgrund der menschlichen Natur. Verschiedene Machtbefugnisse, voneinander abweichende Erwartungen, eingefahrene hierarchische Strukturen, unterschiedliche Erfahrungswerte (Berufserfahrung), große Altersunterschiede, andere Meinungen, wenig oder keine Zeit, um sich kennenzulernen, häufiger Personalwechsel, Rivalität und Konkurrenzgedanken, fehlendes Vertrauen in kollegiale Kompetenzen sind nur einige der möglichen Hürden.

Diese Vielzahl verdeutlicht, wie hoch die Kooperationsbereitschaft der Berufsgruppen sein muss und wie hilfreich ein gutes Stimmungsbild füreinander ist, um das gemeinsame Ziel zu erreichen: das Wohl des Patienten (▶ Abb. 7.6).

WISSEN TO GO

Interdisziplinarität

Interdisziplinarität bedeutet, dass Menschen unterschiedlicher Fachgruppen die eigene Fachkompetenz miteinander verbinden, um neue Lösungsmöglichkeiten für komplexe Aufgaben zu entwickeln. Die Ziele interdisziplinärer Zusammenarbeit sind:
- fächerübergreifende Bündelung von Wissen und Sichtweisen
- Zusammenspiel aller Kompetenzen zum Wohl des Patienten
- Sicherung der wirtschaftlichen Situation des Unternehmens

Zu den Voraussetzungen für interdisziplinäre Zusammenarbeit gehören gemeinsame Fachsprache, Anerkennung von unterschiedlichen Kernkompetenzen, Kooperationsbereitschaft, Kommunikationskompetenz sowie strukturelle Voraussetzungen.

7.3 Aufbau einer Pflegebeziehung

Sobald Pflegende mit einem Patienten, Bewohner oder Kunden zum ersten Mal in Kontakt treten, beginnt die Beziehung zwischen ihnen. Diese Beziehung geschieht nicht einfach nebenbei, sie ist der Kern pflegerischen Arbeitens – denn Pflege findet immer in Beziehung zu einem anderen Menschen statt. Der pflegebedürftige Mensch ist Kunde, der Anspruch auf eine qualitativ hochwertige Ausführung der notwendigen Pflegeleistung hat.

7.3.1 Pflegebeziehung und Pflegeprozess

Pflege ist ein Prozess aus Informationen sammeln, Ressourcen und Probleme erkennen, Handlungen und Maßnahmen planen und durchführen, Wirksamkeit überprüfen. Dieser Pflegeprozess (S. 210) ist heutzutage das zentrale Element einer systematischen und qualitätssichernden pflegerischen Arbeit. Eine gute Pflegebeziehung ist Voraussetzung für eine optimale Gestaltung und Potenzialausschöpfung des Pflegeprozesses.

Zu den für einen optimalen Pflegeprozess notwendigen Informationen gehören neben Informationen über körperliche Beeinträchtigungen und Ressourcen auch solche über mögliche persönliche Ressourcen wie Hoffnung, Lebensmut und -motivation, Sinn, Freude, Humor, Kreativität, Wissen, Einsicht sowie biografische Daten. Derartige Ressourcen sind dem Patienten möglicherweise selbst nicht als Ressource bewusst. Um sie zu identifizieren, braucht es vertrauensvolle Gespräche. Ohne eine gute Beziehung sind diese Gespräche nicht möglich.

Umgekehrt stärkt eine gute Beziehung die Aufnahmebereitschaft des Patienten für Informationen von Pflegenden. Sie „liefern" das Pflegefachwissen, der Patient „liefert" Ihnen die Informationen, die Sie benötigen, um Ihr Wissen bei ihm anzuwenden. Er zeigt Ihnen, welche Form der Unterstützung auf welche Art und Weise er braucht und ob und inwieweit Ihre ausgewählten Pflegemaßnahmen erfolgreich sind.

WISSEN TO GO

Aufbau einer Pflegebeziehung

Diese Beziehung ist der Kern pflegerischen Arbeitens. In der Beziehung zum Pflegeempfänger erhalten Pflegende die Informationen von und über den Pflegebedürftigen, die sie brauchen, um den Pflegeprozess füllen zu können. Die Qualität ihrer Beziehungsaufnahme und -gestaltung ist daher die Basis, um den Problemlösungsprozess mit einem Patienten zu beschreiben und gemeinsam Lösungen zu finden.

7 Mit Menschen zusammenarbeiten – miteinander umgehen

7.3.2 Professionelle Beziehungsgestaltung

Die Hauptverantwortung für die Beziehungsgestaltung liegt bei den professionell Pflegenden. Diese Verantwortung ergibt sich aus ihrem Berufsbild und aus dem bestehenden Wissensunterschied zwischen ihnen und dem Pflegeempfänger. Er ist von dem Fachwissen und der Fachkompetenz der Pflegenden ebenso abhängig wie von der Fürsorge, Menschlichkeit und dem Wohlwollen (▶ Abb. 7.7).

Wie kann eine derartige Beziehung zum Patienten, Bewohner, Klienten aufgebaut und gestaltet werden? Beim Erstkontakt sollte man sich allen Patienten mit Namen und Funktion vorstellen. Im Laufe ihrer Berufsausbildung und -erfahrung bekommen Pflegende ein Händchen dafür, wie viel Informationen ein Patient zu welcher Zeit benötigt. Gerade zu Beginn eines Krankenhausaufenthalts ist es wichtig, Informationen über die Station, den Stationsablauf, die Stationsräumlichkeiten, das zuständige Personal usw. wohldosiert zu geben.

Die außergewöhnliche Situation von Krankheit und fremden Menschen in einer fremden Umgebung und die Ungewissheit über den weiteren Verlauf sind bereits genug Stressoren, die die Patienten zu verarbeiten haben. Weitere Reize in Form von ausgiebigen Informationen können Patienten schnell überfordern. Deshalb ist es möglich, dass Pflegende gerade zu Beginn des Aufenthalts relevante Informationen wiederholen müssen.

Transparenz, Verlässlichkeit und Diskretion sind vertrauensbildende Eigenschaften innerhalb einer Beziehung:
- **Transparenz:** Patienten sollten alle Informationen erhalten, die es ihnen ermöglichen, organisatorische Abläufe, therapeutische Entscheidungen und pflegerische Maßnahmen nachzuvollziehen. Je mehr ein Patient versteht, desto weniger unnötige Ängste muss er durchleiden.
- **Verlässlichkeit:** Gemeinsame Absprachen und zeitliche Vorgaben einzuhalten, gibt dem Patienten Sicherheit. Pflegende haben zwar nicht immer Einfluss auf einen reibungslosen zeitlichen Ablauf innerhalb des Stationsalltags oder des OP-Plans, aber sie können einen Patienten zumindest über Verzögerungen informieren, damit er weiß, woran er ist.
- **Diskretion:** Um Vertrauen aufbauen zu können, ist Diskretion ein absolutes Muss. Pflegende sehen und hören viel

und sollten den pflege- und/oder hilfebedürftigen Menschen schützen, siehe auch Schweigepflicht (S. 255).

Eine **positive** *Beziehungsgestaltung fördert* **Offenheit** *und* **Vertrauen**.

Die Effekte einer positiven Beziehungsgestaltung sind vielfältig: Die gegenseitige Achtung steigt, die Offenheit der Patienten ist höher (sie stellen z. B. Fragen und äußern ihre Ängste oder Emotionen) und sie haben ein größeres Vertrauen in die Pflegekraft.

> **WISSEN TO GO**
>
> **Professionelle Beziehungsgestaltung**
>
> Die Hauptverantwortung für die Beziehungsgestaltung liegt bei den professionell Pflegenden. Diese Verantwortung ergibt sich aus ihrem Berufsbild und dem bestehenden Ungleichgewicht zwischen ihnen und einem Pflegeempfänger: Der kranke und/oder alte Mensch ist der Bedürftige in dieser Beziehung.
>
> Um eine Beziehung aufzubauen, sollte das Gegenüber im Erstkontakt nicht mit Informationen überfrachtet werden. Vertrauensbildende Eigenschaften einer Beziehung sind:
> - **Transparenz:** Der Patient sollte Abläufe und Interventionen nachvollziehen können.
> - **Verlässlichkeit:** Gemeinsame Absprachen und zeitliche Vorgaben sollten möglichst eingehalten werden.
> - **Diskretion:** Ist ein absolutes Muss.

7.4 Unternehmenskultur im Gesundheitswesen

7.4.1 Grundlagen

Wer von einer guten Unternehmenskultur spricht, denkt möglicherweise an ein freundliches Arbeitsklima, an Weihnachtsfeiern und andere Geselligkeiten mit Kollegen und Vorgesetzten. Dies alles ist tatsächlich Bestandteil einer Unternehmenskultur, doch es stellt bildlich gesprochen nur die Spitze eines Eisbergs dar. Denn neben Riten, Feiern, Umgangsformen und anderen für jeden ersichtlichen Verhaltensweisen eines Unternehmens gehört noch viel mehr zu seiner Kultur (▶ Abb. 7.8).

Der Begriff Unternehmenskultur beschreibt das gesamte **Werte- und Normensystem** eines Unternehmens, wobei sich die Basis (der Teil des Eisbergs unter der Wasseroberfläche) aus seinen **Grundüberzeugungen** bildet, die zunächst oft unbewusst das Verhalten der Mitarbeiter bestimmen. Auf der nächsthöheren Ebene – zwischen der Basis und der Spitze des Eisbergs – folgen die von dem Unternehmen ausformulierten **Werte**, z. B. Leitbilder oder mitarbeiterorientierter Führungsanspruch.

Die Unternehmenskultur trägt maßgeblich zum Erfolg eines Unternehmens bei. Denn zum einen trägt sie zum Ansehen beim Kunden (in diesem Fall dem Patienten) und in der Öffentlichkeit bei und zum anderen hat sie einen erheblichen Einfluss darauf, ob sich die Mitarbeiter in dem Unternehmen wohlfühlen.

Abb. 7.7 Beziehungsgestaltung.

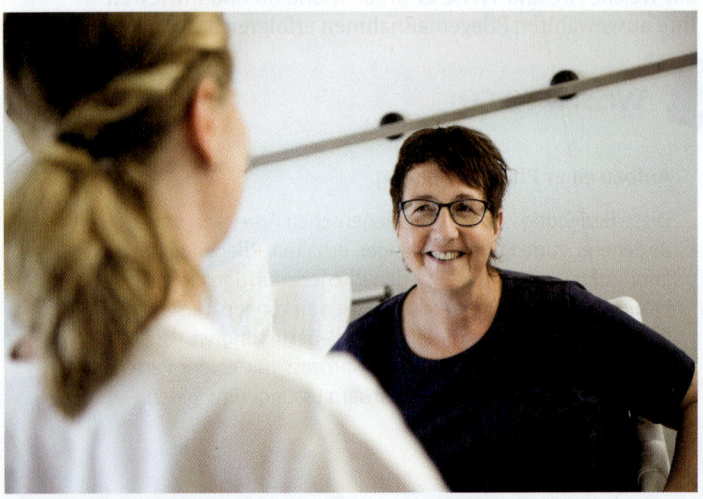

Eine positive Beziehung fördert Vertrauen und Offenheit.

7.4.2 Umgangskultur unter Pflegenden

Pflegende tragen zweifelsohne gute Absichten in sich. Der sprachliche Umgang im Pflegealltag aber ist oft rau und unfreundlich. Welche Möglichkeiten hat jeder Einzelne, um einen Beitrag zu einer guten Umgangskultur im Arbeitsalltag zu leisten?

Selbstreflexion

Ein Schlüssel zu einem gelingenden Miteinander liegt im persönlichen Anspruch, sich das eigene Denken, Bewerten und Handeln bewusster machen zu wollen (**Selbstreflexion**).

> *Definition* **Reflexion und Selbstreflexion**
> *Reflexion bedeutet bildungssprachlich: Nachdenken; Überlegung, prüfende Betrachtung. Selbstreflexion bedeutet: kritische Selbstbetrachtung, im Sinne von sich selbst und das eigene Handeln zu hinterfragen.*

Reflektieren Sie Ihre Gedanken:
- Denken Sie eher positiv oder negativ, lösungs- oder defizitorientiert?
- Was denken Sie über sich? Sind Sie streng mit sich oder erlauben Sie sich, Fehler zu machen?
- Geht es Ihnen gut in Ihrer Gedankenwelt? Welche Gefühle erleben Sie oft in Ihrer inneren Welt?

Die Inhalte Ihrer Gedanken aktivieren in Ihnen Bilder, Assoziationen und Emotionen. Ihre Gedanken nehmen Einfluss auf Ihr Wohlbefinden, auf Ihr Menschenbild und auf Ihren Umgang mit anderen Menschen oder mit herausfordernden Situationen. Hier ist der Ursprung von innerer Freiheit, Mut, Freundlichkeit und Humor. Hier ist auch der Ursprung von innerer Gefangenschaft, Trotz, Ängstlichkeit und Ungeduld.

Reflektieren Sie Ihre Sprachmuster:
- Welche Worte sagen Sie oft?
- Wie schnell sprechen Sie?
- Sprechen Sie laut oder leise?
- Haben Sie Blickkontakt zu Ihrem Gesprächspartner, wenn Sie sprechen?
- Reden Sie ohne Punkt und Komma oder kommen Sie auf den Punkt?

Mit Ihrem sprachlichen Ausdruck geben Sie viel von sich preis: Kultur, Erziehung, innere Haltung, Emotionen, Bildung, Selbstbewusstsein, Vertrauenswürdigkeit, Fachkompetenz. Reflektieren Sie Ihre Sprachmuster im Beruf. Ihre Sprache spiegelt (reflektiert) sich im Arbeitsklima und Pflegeklima wider. In Ihren Umgangsformen bringen Sie die Sprachmuster zum Ausdruck.

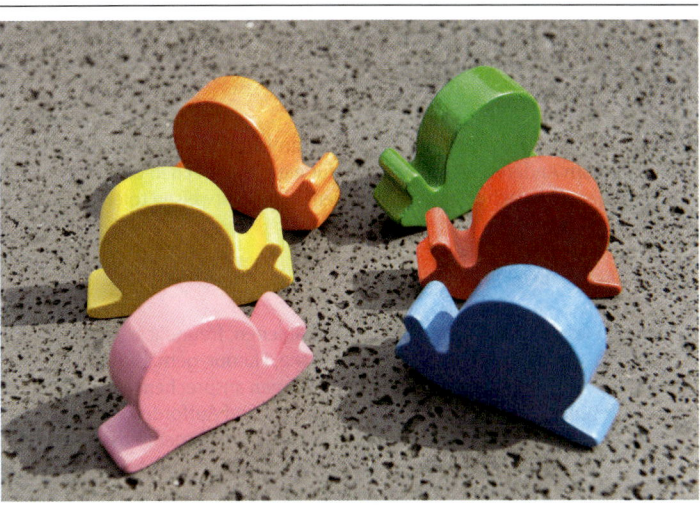

Abb. 7.8 Miteinander und aneinander arbeiten.

Eine gute Unternehmenskultur hängt stark vom Verhalten des Einzelnen ab. Regelmäßige Besprechungen im Team müssen nicht immer nur patientenbezogen sein. Offene Gesprächsrunden tragen dazu bei, Missverständnisse und Probleme zu lösen, bevor sie eskalieren.

Reflektieren Sie Ihr tägliches Tun:
- Wie schnell bewegen Sie sich?
- Wie bewusst handeln Sie?
- Arbeiten Sie konzentriert?
- Sind Sie in Gedanken schon bei der nächsten und übernächsten Aufgabe?
- Haben Sie Freude an Ihrem Tun?
- Arbeiten Sie im Team oder sind Sie ein Einzelkämpfer?

Wenn Sie üben, sich selbst bewusst wahrzunehmen, eröffnen sich Ihnen mit der Zeit gesunde und professionelle Handlungsmöglichkeiten. Selbsterkenntnis erweitert Ihr Selbstbewusstsein. Sie gewinnen Selbstsicherheit und Selbstvertrauen. Dadurch werden Sie innerlich stark und das überträgt sich nach außen. Sie zeigen Reife und Verantwortungsbewusstsein im Miteinander. Sie spiegeln Vertrauenswürde und Kompetenz einer Pflegefachkraft wider.

Innere Haltung und Sprachausdruck

Mit dem Anspruch und der Bereitschaft, sich aktiv für einen gelungenen Umgang miteinander zu engagieren, werden gute Voraussetzungen geschaffen. Eine hohe persönliche Kompetenz zeigt sich, wenn jemand erfassen kann, welche Umgangsform, welche Worte und welche innere Haltung bei welchem Menschen in entsprechender Situation angemessen sind und welche nicht (▶ Tab. 7.1).

7 Mit Menschen zusammenarbeiten – miteinander umgehen

Tab. 7.1 Kulturförderndes und kulturblockierendes Verhalten.

kulturförderndes Verhalten	kulturblockierendes Verhalten
innere Haltung	
Menschlichkeit, Diskretion, Toleranz, Achtsamkeit und Wertschätzung, Interesse am Anderen, Verantwortung für eigenes Sprechen und Handeln tragen, Schwächen akzeptieren, vielfältige Sichtweisen tolerieren, Talente anerkennen usw.	Misstrauen, Neid und Missgunst (wer ist hier besser dran?), Intoleranz, Selbstmitleid, Freiwilligkeit ausblenden, sich nicht wert fühlen, Desinteresse, Ignoranz, Ironie, Zusammenarbeit verweigern, „Besserwisser-Gehabe", Machtstreben, aus Prinzip „schlecht drauf sein" usw.
sprachlicher Ausdruck	
ausreden lassen, grüßen, informieren und anleiten, freundliches Sprechen, die Hand geben, freundliche Blicke, Humor, gemäßigte Lautstärke auf Station/Wohnbereich, mit Namen ansprechen, reicher und differenzierter Wortschatz, klare Aussagen und Aufforderungen gegenüber Kollegen, aktiv Kontakt aufnehmen, Komplimente machen, aufmerksam beobachten, sich vorstellen, loben, Kritik zeitnah ansprechen, Leistungen und Erfolge ansprechen, sich an Diskussionen beteiligen usw.	nicht grüßen, Augen verdrehen, vielsagend schweigen, mehrdeutig sprechen, stöhnen, Vereinbarungen und Regeln missachten, alleine kämpfen, beleidigt sein, zu schüchtern, Blickkontakt meiden, floskelhaftes Reden, generelles Duzen von Bewohnern, hohes Sprechtempo, Sprechen im Laufen ohne Blickkontakte, rufen über den Flur, Wortfetzen, Abkürzungen, der Mensch kommt wenig im Satz vor („Wer macht den Toilettengang?"), übereinander reden statt miteinander, übertriebene Fachsprache, Kommunikation vermeiden, sich raushalten, weghören, überhören, passiv im Gespräch sein usw.
mögliche Ergebnisqualität	
hochwertige Zusammenarbeit, starkes Berufsimage, guter Ruf des Hauses, Vertrauen in eine gute Pflege, zufriedene Patienten, Bewohner und Angehörige, würdige Sterbekultur, transparente Begleitung und Beratung, zufriedene Mitarbeiter, Führungskraft und Führungsfreude, Kreativität und Pioniergeist, Lern- und Entwicklungsbereitschaft, stark in Krisen, bewusster Umgang mit Nähe und Distanz, Selbstpflege/Psychohygiene, gesunde Mitarbeiter, langjährige Mitarbeiter, vertrauensvoller Teamgeist, Freude am Beruf, Individualität, Nachsicht, Persönlichkeit, hohe soziale Kompetenzen, hohe Frustrationstoleranz, gute Stimmung, Zusammenhalt, Stolz auf den Beruf usw.	unzufriedene Patienten, Bewohner und Angehörige, Dauernörgler (Patient und Kollegen), lückenhafte Informationen, hoher Krankenstand im Team, hohe Fluktuation, Überforderung, Erschöpfung, Tratsch und Gerüchte untereinander, Grüppchenbildung in Teams, Burnout, Pflegefehler, Konkurrenz, Unfreundlichkeit, Unkonzentriertheit, gereizter Umgangston, viele Beschwerden, Hektik, durchgehend hohes Stressempfinden, Leistungsdruck, Ablehnung bei Entwicklungsprozessen, Ausgrenzungen im Team, Einzelkämpfer, durchhalten, Frust, problemorientiert, starre Strukturen, Druck, durchschnittliche und schlechte Pflegequalität usw.

8 Selbstfürsorge und Stressmanagement

8.1 Einleitung

Wer ist heutzutage nicht gestresst? Immer mehr Menschen fühlen sich überfordert: Eine Studie der Techniker Krankenkasse von 2013 ergab, dass sich 57 % der Deutschen gestresst fühlen, jeder Fünfte steht sogar unter Dauerstress. Zwei Drittel dieser Menschen leiden unter Muskelverspannungen und Rückenschmerzen. Schlafstörungen treten bei Menschen unter Dauerdruck doppelt so häufig auf wie bei den wenig bis gar nicht Gestressten. Übelkeit und Magenbeschwerden werden von 22 % der Betroffenen angegeben. 65 % von ihnen sind erschöpft, zum Teil sogar ausgebrannt. Auch Kopfschmerzen, Nervosität, Angstzustände, eine niedergedrückte Stimmung und Schlafstörungen stellen sich umso häufiger ein, je gestresster sich ein Mensch fühlt. Beeindruckende Zahlen. Da stellen sich die Fragen, was unter Stress verstanden wird, wie er sich zeigt und was man für sich selbst tun kann, um gesund zu bleiben.

8.1.1 Was ist Stress?

Das Wort Stress kommt aus dem Englischen und ist ein Begriff aus der Physik. Stress bezeichnet dort den Zug auf ein Material oder dessen Verbiegung. Ein solcher Zug kann Materialstress verursachen und zu Materialermüdung führen. Hans Selye, ungarisch-kanadischer Mediziner und bekannt als „Vater der Stressforschung", übertrug den Begriff „Stress" 1950 auf die Medizin und Psychologie.

Definition **Stress**
Selye beschrieb Stress als eine unspezifische Reaktion des Körpers auf jede an ihn gestellte Anforderung, eine körperliche und seelische Anspannung und auch Belastung.

Stressoren

Definition **Stressoren**
Umweltreize, die auf den Menschen einwirken und mit hoher Wahrscheinlichkeit zu Stressreaktionen führen, werden als Stressoren (Anforderungen, Belastungen) bezeichnet.

Einige Beispiele für äußere Stressoren sind:
- Hitze/Kälte
- Lärm, Gestank
- Viren, Bakterien, Keime
- Arbeitsbedingungen und Arbeitsaufgaben, z. B. Arbeitsintensität, Zeitdruck, arbeitsorganisatorische Probleme, Umgebungsbelastungen
- belastende finanzielle Hintergrundsituation
- Konflikte

Es gibt aber auch innere Stressoren, z. B. Krankheit, Schmerzen oder hohe Ansprüche an sich selbst.

Ressourcen

Es gibt stressige Phasen im Leben, in denen Menschen unter Dauerbelastung stehen, z. B. bei der Examensvorbereitung oder aufgrund vorübergehender Mehrarbeit, weil plötzlich mehrere Kollegen krankheitsbedingt ausfallen. Stehen ausreichend Ressourcen zur Bewältigung zur Verfügung, sind solche Stresssituationen ohne größeren Schaden zu überstehen.

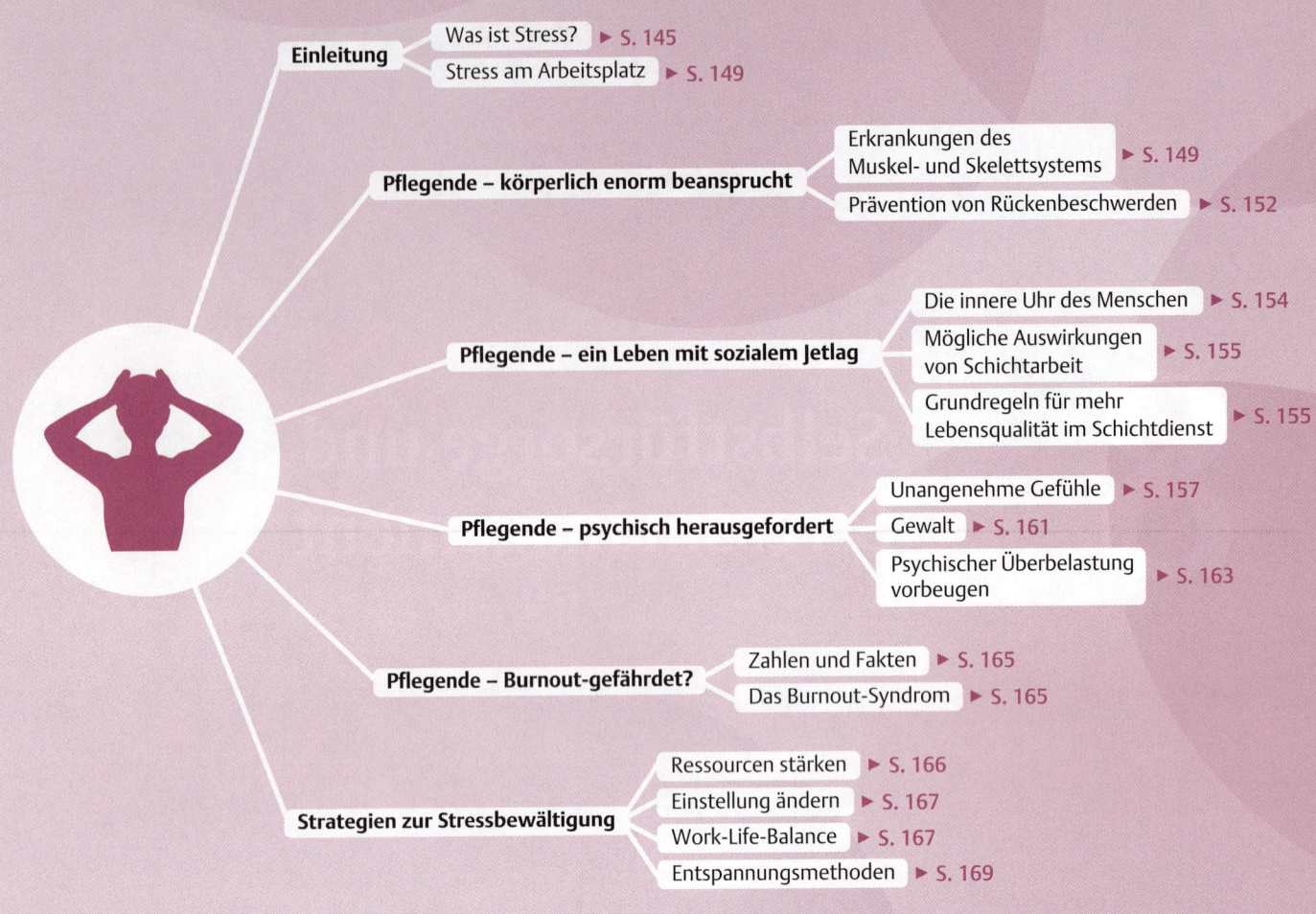

Definition Ressourcen
Ressourcen sind individuelle Möglichkeiten/Fähigkeiten, um Stressoren zu bewältigen. Es gibt physische, psychische, geistige, soziale und materielle Ressourcen.

Beispiele hierfür sind:
- **Physische Ressourcen:**
  - ausreichender und erholsamer Schlaf
  - Muskelkraft/körperliche Fitness
  - ausgewogene Ernährung
  - Möglichkeiten zum Ausgleich (z. B. Sport, Tanzen)
- **Psychische Ressourcen:**
  - Motivation
  - Selbstbewusstsein
  - Konfliktfähigkeit
  - Frustrationstoleranz
- **Geistige Ressourcen:**
  - strukturiertes Vorgehen beim Lernen
  - gutes Zeitmanagement
  - Kreativität
  - Humor
  - Glaube/Spiritualität
- **Soziale Ressourcen:**
  - Unterstützung durch die Familie oder Freunde
  - ein verlässlicher Lernpartner
- **Materielle Ressourcen:**
  - Einkommen
  - eigene Wohnung
  - Fortbewegungsmittel

Stressentstehung

Nicht jeder Stressor ist für jeden Menschen auch stressauslösend. Während der eine in einer unruhigen Arbeitsumgebung keinen klaren Gedanken fassen kann, reagiert ein anderer diesbezüglich mit Gleichgültigkeit. Das ist eine Typfrage: Hierbei geht es um genetische Veranlagung, unterschiedliche Prägungen, vor allem aber um individuelle Ressourcen.

Stress entsteht dann, wenn zwischen den Ressourcen zur Bewältigung und den einwirkenden Stressoren ein Ungleichgewicht entsteht.

Ressourcen < Stressoren = Stress

Entscheidend ist, wie der Einzelne die an ihn gestellten Anforderungen **wahrnimmt**, **interpretiert**, **bewertet** und welche **Ressourcen** ihm **zur Bewältigung** zur Verfügung stehen. Diese Prozesse laufen meist unbewusst ab.

! Merken Individualität
Die Bewertung des Stressors und die Einschätzung der eigenen Ressourcen beeinflussen die Entstehung von Stress.

Primäre und sekundäre Bewertung

Bei der **primären Bewertung** wird das gerade stattfindende Ereignis bewertet, und zwar in Bezug auf das eigene Wohlergehen. Ist das Ereignis in diesem Zusammenhang
- irrelevant,
- positiv/günstig oder
- stressend?

Bei der **sekundären Bewertung** wird das als stressend eingeschätzte Ereignis (Stressor) im Hinblick auf die zur Verfügung stehenden Ressourcen überprüft und dabei unterschieden:
- Handelt es sich um eine **Bedrohung** (erwartete Schädigung)?
- Handelt es sich bereits um eine **Schädigung** oder **Verlust**?
- Handelt es sich um eine **Herausforderung** (Schädigung möglich, aber positive Folgen werden fokussiert)?

Primäre und sekundäre Bewertungen beeinflussen sich gegenseitig.

Beispiel Klausur
Die Pflegeschülerinnen Paula und Sonja schreiben in der nächsten Stunde eine Klausur. Sie haben zusammen gelernt und sind gut vorbereitet. Paulas Puls rast, ihr Herz pocht stark, sie hat feuchte Hände und zittert. Paula hat Angst und steht unter Stress: „Sonja, haben wir auch genug gelernt? Wie war das noch mal mit…? Was mache ich, wenn ich eine schlechte Note schreibe? Ich darf mir keinen Ausrutscher leisten. Ich fühle mich ganz leer im Kopf, mir ist schlecht. Vor lauter Aufregung habe ich auch fast nicht geschlafen." Bei Sonja sieht das ganz anders aus: „Paula, mach Dich nicht fertig und stress dich nicht so. Wir haben den ganzen Stoff wiederholt. Du konntest mir jede Frage beantworten und jetzt schreibst du die Antworten eben einfach auf. Ich bin auch aufgeregt, aber das gehört irgendwie dazu und es hilft mir nachher, mich zu konzentrieren. Ich weiß, dass ich gut vorbereitet bin, und du bist das auch. Du kannst das."

Wir haben hier den gleichen Stressor, jedoch 2 unterschiedliche Bewertungen. Unbewusst hat Paula die anstehende Klausur als **Bedrohung** bewertet. Sie zweifelt an ihren Fähigkeiten, diese bewältigen zu können, und setzt sich zusätzlich unter Druck, weil sie meint, sich keinen Ausrutscher leisten zu dürfen (▶ Abb. 8.1). Sonja ist zwar auch aufgeregt, weiß diese Aufregung aber zu deuten und für sich zu nutzen. Sie vertraut auf ihre Bewältigungsfähigkeiten, dass sie ausreichend gelernt hat und gut vorbereitet ist. Für Sonja ist die Klausur daher eine **Herausforderung**.

Stressverstärker • Das eigene Denken beeinflusst das Stressempfinden. Negative Gedanken oder Glaubenssätze, Ängste sowie zu hohe Erwartungen an sich selbst oder anderen gegenüber verstärken Stress. Mögliche Beispiele sind:
- gesteigertes Verantwortungsgefühl
- Konkurrenzdenken
- Versagensängste
- Neid
- „Ja" sagen und „Nein" denken
- innere Glaubenssätze, wie
  - „Ich darf mir keinen Ausrutscher leisten, sonst…"
  - „Ich muss meine Arbeit perfekt erledigen, sonst habe ich versagt."
  - „Ein Indianer kennt keinen Schmerz."
  - „Jungs weinen nicht."

Stressreaktionen

Je größer die beigemessene Bedeutung eines Ereignisses und je geringer die Bewertung der eigenen Bewältigungsfähigkeiten ausfällt, umso höher sind die damit einhergehende Erregung und das daraus erfolgende Stressniveau.

Abb. 8.1 Wie war das noch mal?

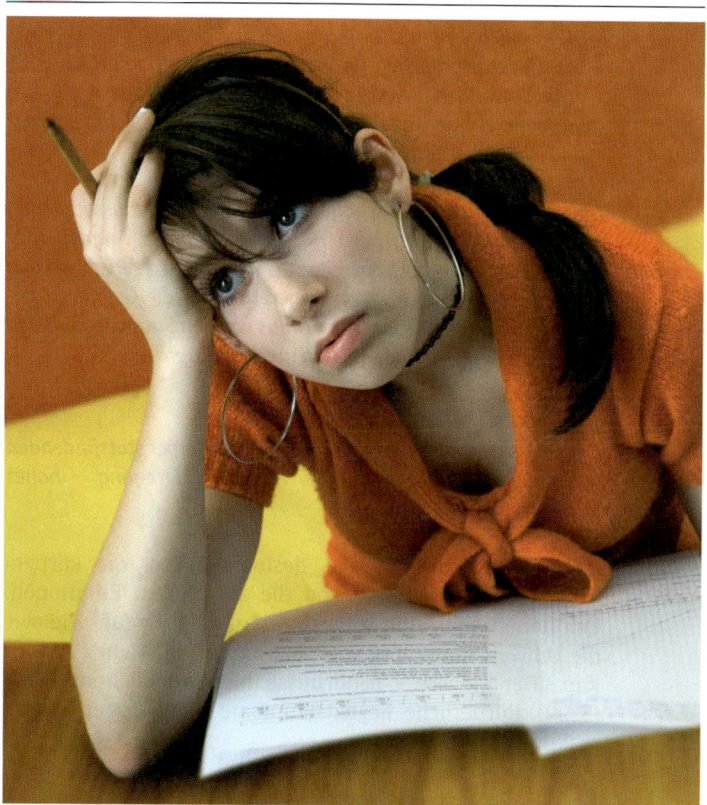

In der sekundären Bewertung kann der Stressor Prüfung als Bedrohung angesehen werden. © *FotoLyriX/fotolia.com*

Kurzfristige Stressreaktionen

Stress versetzt den Menschen in die Lage, sich schnell wechselnden Lebensumständen anzupassen. Unseren Vorfahren sicherten die körperlich ablaufenden Stressreaktionen das Überleben, z.B. bei Gefahren durch wilde Tiere. **Ziel: Schnelle Reaktion – Flucht oder Angriff – Überleben**.

Beispiel Körperliche Alarmreaktion
Sie treffen in freier Wildbahn auf einen Löwen. In Ihrem Zwischenhirn findet blitzschnell eine Bewertung statt: Handelt es sich bei diesem Reiz um eine Bedrohung? Höchstwahrscheinlich fällt Ihre Bewertung positiv aus – Gefahr! Die Zellen in Ihrem Körper werden hochgradig erregt und Ihr Körper schüttet Stresshormone wie Adrenalin, Noradrenalin, Dopamin und Kortisol sowie Neurotransmitter aus. Zahlreiche chemische Reaktionen werden ausgelöst. Ihr gesamter Organismus läuft hochtourig, um schnellstmöglich reagieren zu können:
- *Die Aufmerksamkeit fokussiert sich auf das Wesentliche in dieser Situation.*
- *Das Herz schlägt schneller, der Blutdruck steigt, damit mehr Sauerstoff und Glukose zu den Muskeln geliefert wird.*
- *Die Atmung wird schneller, um mehr Sauerstoff aufzunehmen.*
- *Verdauungsfunktion und Stoffwechsel werden vorübergehend „abgeschaltet", da sie in dieser Situation keinen überlebenswichtigen Beitrag leisten.*
- *Das Blut der Haut und der inneren Organe wird in die Schaltzentrale (Gehirn) und zu den Skelettmuskeln transportiert.*
- *Die Muskeln spannen sich an, sie sind sozusagen „sprungbereit".*
- *Die Blutgefäße verengen sich, die Blutgerinnungsfähigkeit steigt, damit der Körper bei Verletzungen nicht zu viel Blut verliert.*

- Der Körper braucht Kühlung, deshalb produziert er mehr Schweiß.
- Die Pupillen weiten sich.
- Die Muskeln brauchen für Flucht oder Angriff sofort Energie, deshalb wandelt die Leber Glykogen in Glucose um.
- Im Angesicht der Gefahr schaltet das Gehirn die Schmerzempfindlichkeit herunter.

Diese Alarmreaktionen schaffen die optimalen Voraussetzungen für die beiden bestehenden Handlungsoptionen: **Angriff oder Flucht**. Sie reagieren. Die bereitgestellten Energiereserven werden verbraucht. Sie sind hoffentlich gerettet und die Gefahr ist gebannt. Nun muss sich Ihr Organismus von den Strapazen erholen und Ihre Energiespeicher müssen aufgefüllt werden.

! **Merken** Stressniveau
Das Stressniveau ist die Ausprägung der im Körper stattfindenden Alarmreaktion. Ganz einfach: Löwe → hohe Erregung → hohes Stressniveau.

Je höher das Stressniveau, desto intensiver die körperlichen Begleitsymptome und die ausgelösten Emotionen. Emotionen sind eine subjektive Antwort darauf, wie wir die Umwelt sehen und vor allem bewerten. Mehr dazu im Kap. „Der Mensch – Bedürfnisse, Motive und Emotionen" (S. 99). Körperliche Begleitsymptome kurzfristiger Stressreaktionen sind z. B.:
- Muskelspannung
- Erblassen, Erröten, Schwitzen
- Kreislaufstörungen, Schwindel, Ohrensausen
- Herzstiche, Herzrasen
- Übelkeit, Schmetterlinge im Bauch
- Harndrang

Überleben in der modernen Welt • Heutzutage laufen im modernen Menschen die gleichen körperlichen Alarmreaktionen ab, sie sind sozusagen das genetische Erbe unserer steinzeitlichen Vorfahren. Mit Stress reagieren wir heute noch auf bedrohlich wirkende Situationen. Entscheidend ist, dass sich die Bedrohungen, zumindest in unseren Breiten, verändert haben. Aber auch der moderne Mensch versucht, sein körperliches, seelisches und soziales Überleben zu sichern – Flucht oder Angriff sind dabei nach wie vor unsere Handlungsoptionen. Sich seelisch oder sozial bedroht zu fühlen, löst Emotionen im Menschen aus, die durch die gleichen körperlichen Stressprozesse gesteuert werden. Das heißt, die Welt hat sich entwickelt und verändert, aber die körperlichen Reaktionen des Menschen sind die gleichen geblieben. Sie widersprechen sozusagen der zivilisierten Welt und den sozialen Normen.

ABER • Stress ist ein fester Bestandteil unseres Lebens und notwendig, um
- Energien zu mobilisieren,
- Leistungsfähigkeit zu steigern,
- Aufmerksamkeit zu fokussieren,
- Herausforderungen anzunehmen und
- Neues auszuprobieren.

Langfristige Stressreaktionen

Gesundheitsgefährdend wird es i. d. R. erst, wenn Erholungsphasen ausbleiben und Stress zum Lebensgefühl bzw. zum Normalzustand wird. Dies geschieht z. B. durch
- ein ständiges Überschreiten der eigenen Belastungsgrenzen,
- permanente Unterdrückung der eigenen Gefühle und Bedürfnisse,
- ein andauerndes Ungerechtigkeitsempfinden oder
- durch stressverstärkende Einstellungen.

Wenn Stress dauerhaft anhält, wird er schädlich für Körper, Geist und Seele. Das hormonelle Zusammenspiel gerät aus dem Gleichgewicht, da der Stresshormonpegel permanent erhöht ist – der Körper steht unter **Dauerstress**. Werden die Stresshormone nicht durch Aktivität abgebaut und kommen weitere Stressoren hinzu, entsteht ein Teufelskreis. Dauerstress wirkt dann, je nach Konstitution, auf die eigenen körperliche Schwachstellen, z. B. den Magen oder den Schulter-Nacken-Bereich.

Beispiel **Dauerstress**
Tinnitus ist z. B. direkt mit der Kortisolausschüttung gekoppelt. Entsteht eine Stresssituation, wird Kortisol ausgeschüttet und das Pfeifen beginnt. Bei Dauerstress bleibt der Kortisolspiegel erhöht, die Konsequenz: Dauerpfeifen!

Dieses Beispiel zeigt den Zusammenhang zwischen Stress und psychosomatischen Reaktionen. Weitere langfristige Stressreaktionen sind z. B.:
- Muskelverspannungen, Rückenschmerzen
- Erschöpfungszustände, Schlafstörungen
- Kopfschmerzen
- Erkältungskrankheiten
- Nervosität und Gereiztheit
- Bluthochdruck und Arteriosklerose
- Magenbeschwerden
- niedergeschlagene Stimmung und Depression
- gehäuftes Auftreten sowie Chronifizierung bestimmter Beschwerden

Aber auch schädliches Gesundheitsverhalten wie Rauchen, Alkohol-, Medikamenten- oder Drogenkonsum sowie der Verzicht auf Freizeitaktivitäten und soziale Kontakte können Stressfolgen sein.

WISSEN TO GO

Stress

Stress ist eine unspezifische Reaktion des Körpers auf jede an ihn gestellte Anforderung (Stressor), eine körperliche und seelische Anspannung und Belastung. Stressoren sind Umweltreize, die mit hoher Wahrscheinlichkeit zu Stressreaktionen führen.
- **Stressentstehung:** ist abhängig von der individuellen Wahrnehmung und Bewertung des Stressors sowie den eigenen Ressourcen zur Bewältigung. Stress entsteht, wenn Ressourcen < Stressoren.
- **Stressreaktionen:** hochgradige Zellerregung und Ausschüttung von Stresshormonen, Auslösung chemischer Reaktionen für schnellstmögliche Handlung von Angriff oder Flucht. Stress ist wichtig, um Energien zu mobilisieren, Leistungsfähigkeit zu steigern, Aufmerksamkeit zu fokussieren, Herausforderungen anzunehmen und Neues auszuprobieren.
- **Gesundheitsschädlicher Dauerstress:** Erholungsphasen bleiben aus, Stresshormone werden nicht abgebaut. Der Stresshormonpegel bleibt erhöht und richtet sich gegen Körper, Geist und Seele. Langfristige Stressreaktionen entstehen, z. B. Muskelverspannungen, Rückenschmerzen, Nervosität und Gereiztheit, Depression, gesundheitsschädigendes Verhalten.

8.1.2 Stress am Arbeitsplatz

Bei der eingangs erwähnten Forsa-Studie landete „Stress am Arbeitsplatz" auf Platz 1. Arbeitszeit ist Lebenszeit und den eigenen Beruf möchte man i.d.R. auf lange Sicht ausüben. Pflege ist manchmal ein „Knochenjob", der oft unter schwierigen Bedingungen stattfindet. Die Gesundheit von Pflegenden ist durch berufstypische Belastungen herausgefordert. Unter Dauerbelastung kann das krankmachen, wenn eigene Bewältigungsstrategien nicht ausreichen, um den Anforderungen zu begegnen.

Stressauslöser in der Pflege

Der Pflegealltag hält eine Vielzahl von Stressoren bereit: Zu viele Patienten für zu wenige Mitarbeiter bringen Hektik und Termindruck mit sich. Die Arbeit ist oft körperlich anstrengend und der Schichtdienst kann sich auf Dauer negativ auf die körperliche Gesundheit auswirken. Bei einer Befragung, was bei Pflegenden körperliche und/oder seelische Belastungen am Arbeitsplatz auslösen, wurden folgende Punkte genannt:
- schweres Heben und Tragen
- große Verantwortung
- ständige Aufmerksamkeit
- Termin- und Leistungsdruck
- Übernahme von zu vielen administrativen Tätigkeiten
- störende Unterbrechungen

Nicht zuletzt empfinden Pflegekräfte „anstrengende" Patienten und Angehörige, schwere Einzelschicksale von Erkrankten, aber auch die ständige Konfrontation mit Sterben und Tod, den Umgang mit Menschen, die an Demenz leiden, sowie undankbare oder gar aggressive Menschen als emotional belastend. Zusätzlich wirkte sich die Unvereinbarkeit von Familie, Pflegeberuf und Freizeit negativ auf die körperliche und seelische Gesundheit aus (Betriebliche Gesundheitsförderung „Pflege für die Pflege" Meyer 2011).

ABER • Pflegende erleben ihre Arbeit oft als sehr sinnstiftend, sie beschreiben sie als interessant und abwechslungsreich. Sie empfinden eine starke persönliche Bestätigung, haben Handlungsspielräume und täglich die Chance, etwas dazuzulernen.

Auswirkungen

Der Bundesverband der AOK hat im Jahr 2011 festgestellt, dass Beschäftigte in der Pflege krankheitsbedingt überdurchschnittlich viel ausfallen (Schröder und Herdegen 2011). Der Krankenstand aller Branchen im bundesweiten Durchschnitt liegt bei 4,8%, in der Pflegebranche bei 6,2% – über die Hälfte aller Fehltage gehen auf Langzeiterkrankungen zurück. Pflegende arbeiten ganzheitlich, d.h., sie bringen sich körperlich, psychisch und geistig in ihr Berufsleben ein. Eine Analyse des wissenschaftlichen Instituts der AOK (WIdO) ergab folgendes Ranking bei den Gründen für Arbeitsunfähigkeit in der Pflege:
1. Muskel-Skelett-Erkrankungen
2. Psychische Erkrankungen
3. Atemwegserkrankungen

Bemerkenswert ist, dass die Anzahl der psychischen Erkrankungen allein zwischen den Jahren 2008 und 2010 um ca. 10% angestiegen ist. Im Folgenden werden pflegetypische Belastungen betrachtet und mögliche Bewältigungsstrategien vorgestellt.

8.2 Pflegende – körperlich enorm beansprucht

Dass es aufgrund der Arbeitsbedingungen zu Fehlbelastungen des Muskel- und Skelettsystems kommt, ist seit Langem nachgewiesen. Bei der täglichen Arbeit wird dies allerdings nur unzureichend zu Kenntnis genommen. Entsprechend lässt die Umsetzung wirkungsvoller Maßnahmen auf sich warten. Umso wichtiger ist es, dass Pflegende wissen, wie sie auf sich achtgeben können. Neben dem Zeitdruck und der Arbeitsbelastung sind es vor allem die schwierigen Körperhaltungen, die in der Pflege zu körperlichen Belastungen, insbesondere des Muskel- und Skelettsystems, führen. In der ▶ Abb. 8.2 wird deutlich, dass die Belastung der Pflegenden deutlich höher liegt als die der Mitarbeiter in der Gesamtwirtschaft. Pflegetätigkeit ist im besonderen Maß durch schwierige Körperhaltungen, Bewegungsabläufe oder Hantieren mit schweren Lasten gekennzeichnet.

8.2.1 Erkrankungen des Muskel- und Skelettsystems

Zu den Erkrankungen des Muskel-Skelett-Systems gehört eine Vielzahl von gesundheitlichen Beeinträchtigungen, z.B. Erkrankungen der Gelenke, des Bindegewebes, der Wirbelsäule, des Rückens, des Weichteilgewebes sowie der Knochen und Knorpel. Am häufigsten treten Rückenerkrankungen auf. Beschäftigte in Pflegeberufen leiden vor allem an Erkrankungen der Lendenwirbelsäule (LWS).

Abb. 8.2 Hauptbelastungsfaktoren bei der Arbeit.

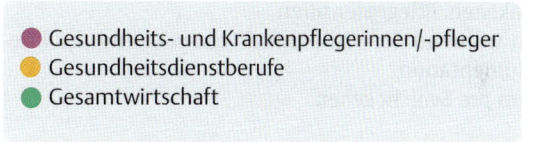

Zeitdruck und Arbeitsüberlastung

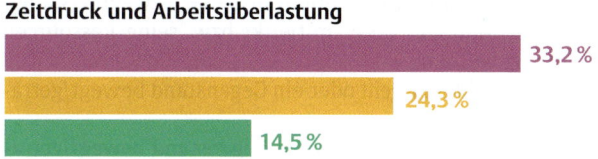

schwierige Körperhaltungen, Bewegungsabläufe oder Hantieren mit schweren Lasten

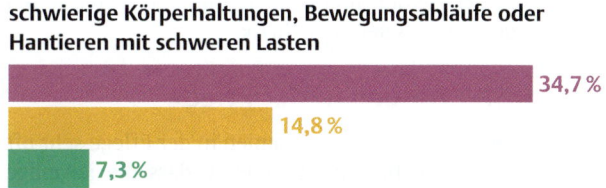

33,2% der Gesundheits- und Krankenpfleger gaben 2007 an, unter Zeitdruck und Arbeitsüberlastung zu leiden. 34,7% gaben als Hauptbelastungsfaktoren schwierige Körperhaltungen und Bewegungsabläufe oder Hantieren mit schweren Lasten an. *Quelle: Statistisches Bundesamt 2009, Mikrozensus.*

Selbstfürsorge und Stressmanagement

Die Gründe hierfür sind sehr vielschichtig und werden durch schwierige oder **statische Körperhaltung** hervorgerufen, z. B. durch häufiges Beugen, Verdrehen des Oberkörpers bei der Pflege und Betreuung von Patienten, Mobilisation von Patienten, Tragen von Infusionskisten oder Ziehen und Schieben von Pflegebetten.

Auch die **Arbeitsorganisation** sowie **technisch-bauliche Gegebenheiten** haben einen nicht zu unterschätzenden Einfluss auf die Rückenproblematik in der Pflege, genauso wie die **persönlichen Voraussetzungen** der Pflegenden, z. B. schlechter Trainingszustand oder trotz besseren Wissens nicht konsequent umgesetzte rückengerechte Arbeitsweisen. Mehr dazu im Kap. „Prävention von Rückenbeschwerden" (S. 152).

Wirbelsäulenbelastende Pflegetätigkeiten

Es folgt ein Überblick typischer Aktivitäten in der Pflege, die die Wirbelsäule belasten können, wenn sie in einer ungünstigen Körperhaltung durchgeführt werden.

Direkt patientenbezogene Tätigkeiten • Dies sind z. B.:
- Mobilisation des Patienten
- Unterstützen des Bewohners bei der Körperpflege am Waschbecken
- Aufsetzen oder Aufrichten des Patienten
- Transfer des Patienten im Pflegebett, z. B. in Richtung Kopfende oder an die Bettkante
- Tragen von Säuglingen und Kleinkindern

Patientenunabhängige Tätigkeiten • Dies können sein:
- Herrichten des Pflegebetts
- Ein- und Ausräumen von Materialien auf der Station
- Schieben von Pflegebetten zu Untersuchungen
- Heben und Tragen von Lasten, z. B. Infusionskisten, Apothekenkisten, Pflegeutensilien
- Stehen während der Visite und Sitzen während der Pflegedokumentation
- ca. 9 km pro Schicht gehen

Die Belastung des Rückens hängt zusätzlich davon ab,
- wie die Körperhaltung während der Tätigkeit am Patienten oder beim Tragen eines Gegenstands ist,
- wie schwer der Patient oder der getragene Gegenstand ist,
- wie eingeschränkt der Patient in seiner Bewegungsfähigkeit ist und/oder ob er mitwirkt bzw. seine Ressourcen genutzt werden,
- wie häufig der Patient oder ein Gegenstand bewegt/getragen werden muss,
- wie lange der Patient oder ein Gegenstand bewegt/getragen werden muss,
- ob kleine und technische Hilfsmittel in ausreichender Zahl zur Verfügung stehen,
- ob kleine und technische Hilfsmittel genutzt werden,
- ob eine Pflegekraft hilfreiche Griffe und Fertigkeiten anwendet, z. B. aus der Kinästhetik.

Zwangshaltungen in der Pflege

Schwierige Körperhaltungen kommen in der Pflege sehr oft vor. Mit Zwangshaltungen ist gemeint, dass die jeweilige Körperposition länger als 4 Sekunden mit geringer Bewegungsmöglichkeit gehalten wird (statische Haltung). Typische Zwangshaltungen sind z. B.:
- Arbeiten in Rumpfbeugung (Oberkörper nach vorn geneigt), evtl. verbunden mit Hocken und Knien
- Halten der Arme über Schulter- bzw. über Kopfniveau
- erzwungene Sitzhaltungen in vorbestimmten Positionen
- Stehen ohne größere Bewegungsmöglichkeit über längere Zeit

Untersuchungen mit einer speziellen Messtechnik bestätigen eine Vielzahl ungünstiger Körperhaltungen im Pflegealltag.

Bei fast allen patientenbezogenen Tätigkeiten müssen sich Pflegende zum Patienten hin beugen, z. B. bei der Blutdruck- oder Pulsmessung. Bereits durch das Nach-vorne-Beugen des Oberkörpers wirken Druckkräfte auf die Bandscheibe der Lendenwirbelsäule (L5/S1) ein. Das Gewicht des nach vorn gebeugten Oberkörpers wird von der Rückenmuskulatur gehalten. Die notwendige aufzubringende Gegenkraft durch die Rückenmuskulatur ist bei den meisten Pflegekräften durch mangelndes Training nicht gegeben. Je weiter der Oberkörper nach vorne gebeugt ist, desto stärker sind die Druckkräfte auf die Bandscheiben der Lendenwirbelsäule (▶ Abb. 8.3). Das Ampelschema unterteilt in 3 Bereiche:

- **Grüner Bereich** (0–20°): Die Belastung der Wirbelsäule ist annehmbar. Hier kann man von einer Neutralstellung sprechen, die kaum belastend ist. **Beispiel:** Stehen vor dem Pflegebett mit ganz leicht nach vorn gebeugtem Oberkörper oder zügiges Gehen.
- **Gelber Bereich** (20–60°): In diesem Bereich entscheiden die weiteren Bedingungen, ob die Körperhaltung noch bedingt oder nicht mehr vertretbar ist. **Beispiel:** Wenn der Oberkörper nach vorne gebeugt wird, um etwas vom Boden aufzuheben, und man sich gleichzeitig mit einer Hand am Oberschenkel abstützt, ist die Körperhaltung noch akzeptabel. Nicht akzeptabel ist es, wenn die Oberkörperhaltung länger als 4 Sekunden gehalten oder mehr als 2-mal pro Minute eingenommen wird (statische Körperhaltung).

Abb. 8.3 Ampelschema bei Rumpfbeugung nach vorn.

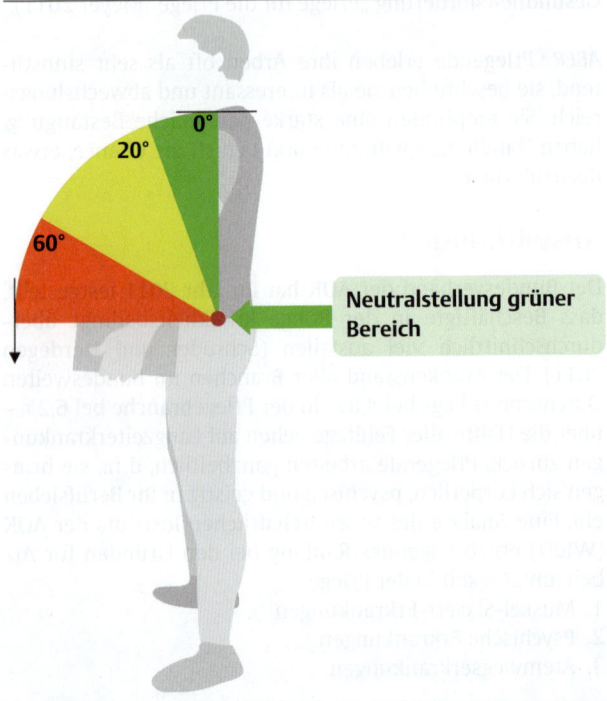

Je weiter der Oberkörper nach vorne gebeugt wird, desto größer ist die Belastung der Bandscheiben im Lendenwirbelbereich. Der Oberkörper sollte nicht bis in den roten Bereich gebeugt werden. *Nach: Freitag et al. Quantitative measurement of stressful trunk postures in nursing professions. Ann Occup Hyg. 2007*

- **Roter Bereich** (> 60°): Eine Beugung des Oberkörpers im roten Bereich ist nicht mehr akzeptabel und belastet die Wirbelsäule erheblich. **Beispiel:** Pflegebett herrichten, ohne es auf Arbeitshöhe zu bringen.

Rückenbelastungen bei der Mobilisation

Auch bei der Mobilisation des Patienten kann es zu Druckbelastungen der Bandscheiben der Lendenwirbelsäule kommen. Verdeutlicht wird dies mit ▶ Abb. 8.4, die die häufigsten Positionswechsel des Patienten und die damit verbundenen Belastungen auf die Bandscheibe der durchführenden Pflegekraft zeigt. Je nachdem, auf welche Art der Transfer durchgeführt wird, ist die Belastung der Bandscheibe unterschiedlich. Im Folgenden werden die verschiedenen Arten des Transfers „Höherlagern zum Kopfende seitwärts" (d.h., die Pflegekraft steht seitlich am Pflegebett und bewegt den Patienten mit einer Seitwärtsbewegung Richtung Kopfende) und die jeweiligen Belastungen beschrieben.

Konventionelle Arbeitsweise • Bei dieser Arbeitsweise ist das Bett nicht auf optimale Arbeitshöhe gestellt, die Pflegekraft hat keinen guten Stand vor dem Bett und arbeitet mit der „Hauruck-Methode", d.h., der Patient wird am Oberarm gepackt und mit Kraft nach oben gezogen. Bei dieser Arbeitsweise wird die Lendenwirbelsäule mit fast 700 kg belastet. Diese Arbeitsweise ist grundsätzlich falsch, wird aber trotzdem von vielen Pflegenden durchgeführt (konventionell).

Optimierte Arbeitsweise • Steht die Pflegekraft optimal vor dem Pflegebett, ist das Bett auf Arbeitshöhe und werden bei diesem Transfer geeignete Pflegekonzepte wie Kinästhetik (S. 857) oder das Bobath-Konzept (S. 872) angewendet, reduziert dies die Belastung der Bandscheibe auf etwas über 400 kg.

Einsatz kleiner Hilfsmittel • Werden gleichzeitig kleine Hilfsmittel (S. 153) eingesetzt, reduziert sich die Druckkraft auf die Bandscheibe auf 280 kg. Beim Höherlagern zum Kopfende ist eine Gleitmatte das Hilfsmittel der Wahl (Ammann 2010).

❗ Merken Druckbelastung
Für Frauen beträgt der empfohlene Höchstwert 2,5 kN (ca. 255 kg) und für Männer 2,7 kN (ca. 283 kg). Die Untersuchung verdeutlicht, dass eine konventionelle Arbeitsweise besonders ungünstig ist und bereits bei jungen Pflegekräften zu Überlastungen führen kann.

Schwergewichtige Patienten • Als schwergewichtig bezeichnet man Patienten, die über 90 kg wiegen. Beim Drehen des Patienten auf die Seite, beim Bewegen des Patienten Richtung Kopfende und beim Transfer des Patienten an die Bettkante wirken außerordentliche Belastungen auf die Wirbelsäulen Pflegender. Selbst bei einfachen Pflegetätigkeiten ist die Wirbelsäulenbelastung höher als bei normalgewichtigen Patienten.

❗ Merken Zu zweit arbeiten
Führen Sie Tätigkeiten an schwergewichtigen Patienten nicht alleine durch – nutzen Sie kleine und technische Hilfsmittel und holen Sie sich Unterstützung.

Abb. 8.4 Druckkraft auf die Bandscheibe bei Patiententransfers.

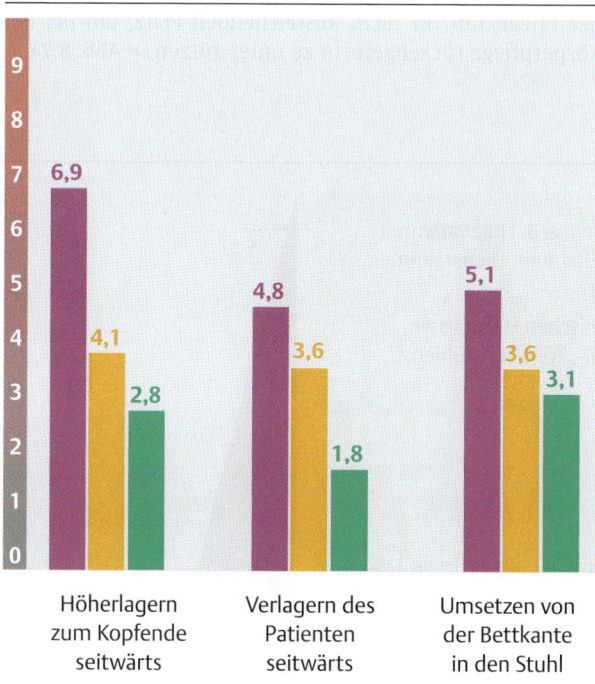

- konventionell
- optimiert
- mit kleinen Hilfsmitteln

Je nachdem, wie der Patient mobilisiert wird, ist die Druckkraft auf die Bandscheibe im Lendenwirbel- und Kreuzbeinbereich (L5–S1) unterschiedlich stark. Die Druckkraft auf die Bandscheibe ist in Kilonewton (kN) angegeben. 1 kN entspricht auf der Erde einer Gewichtskraft von 100 kg (genau 101,97 kg).

Nach: Jäger M et al.: Biomechanical Analysis of Patient-Transfer activities for the prevention of Spine Related Hazard of Healthcare workers. Institut für Arbeitsphysiologie an der Universität Dortmund (IfADo)/Berufsgenossenschaft für Gesundheitsdienst und Wohlfahrtspflege/DOLLY Group. Dortmund; 2007

WISSEN TO GO

Erkrankungen des Muskel- und Skelettsystems

Dazu zählen Erkrankungen der Gelenke, des Bindegewebes, der Wirbelsäule, des Rückens, des Weichteilgewebes sowie der Knochen und Knorpel. Pflegende leiden vor allem an Erkrankungen der LWS. Ursachen sind:
- **Wirbelsäulenbelastende Pflegetätigkeiten:**
  - **Direkt patientenbezogene Tätigkeiten** z.B. Mobilisation, Aufsetzen oder Aufrichten, Transfer im Pflegebett
  - **Patientenunabhängige Tätigkeiten** z.B. Herrichten des Pflegebetts, Ein- und Ausräumen von Materialien auf der Station, Heben und Tragen von Lasten
  - **Zusätzliche Belastung durch:** Körperhaltung während der Tätigkeiten, Gewicht des Patienten/Gegenstands, Grad der Bewegungseinschränkung des Patienten, Häufigkeit und Dauer der Tätigkeiten und Nutzung technischer Hilfsmittel
- **Zwangshaltungen in der Pflege:** statische Haltungen, bei denen die jeweilige Körperposition länger als 4 Sekunden mit geringer Bewegungsmöglichkeit gehalten wird, z.B. Arbeiten in Rumpfbeugung oder Halten der Arme über Schulter- bzw. über Kopfniveau

8.2.2 Prävention von Rückenbeschwerden

Um die Gesundheit der Pflegekräfte zu fördern und die Arbeitsfähigkeit zu verbessern, gibt es unterschiedliche Ansätze bzw. Handlungsfelder. So vielfältig wie die Ursachen müssen auch die Maßnahmen der Prävention sein. Sinnvoll ist ein umfassendes Konzept, das zunächst zum Ziel hat, Führungskräfte und Pflegende für die Problematik zu sensibilisieren.

Das ganzheitliche Konzept zur Prävention von Muskel- und Skeletterkrankungen in der Pflege und Betreuung berücksichtigt eine Vielzahl von Ursachen. Um diese zu strukturieren und situationsgerecht handeln zu können, wird innerhalb des Konzepts zwischen technisch-baulichen, organisatorischen und persönlichen Faktoren unterschieden. ▶ Abb. 8.5 zeigt die unterschiedlichen Ansätze und Handlungsfelder des Konzepts. Geeignete Maßnahmen können erst geplant werden, wenn Arbeitsumgebung (technisch-bauliche Faktoren), Arbeitsbedingungen (organisatorische Faktoren) und das Verhalten der Mitarbeiter (personen- und verhaltensbezogene Faktoren) analysiert wurden.

Technisch-bauliche Faktoren

Ein Großteil der Krankenhäuser hat noch eine alte Bausubstanz. Bei der Neuplanung und Konzeption von Arbeitsplätzen ebenso wie bei der Modernisierung der alten Bausubstanz ist es unverzichtbar, wichtige arbeitsergonomische Aspekte zu berücksichtigen oder die Fachexperten aus der Pflege, also die Praktiker vor Ort, in die Planung mit einzubeziehen. Im Folgenden werden problematische technisch-baulichen Faktoren vorgestellt.

Verkehrswege • Die Verkehrswege im Krankenhaus sind wie Nadelöhre. Stehen z. B. Pflegebetten, Pflegewagen oder Putzwagen auf den Stationsfluren, können Patienten in Pflegebetten und Rollstühlen nicht ungehindert zu anstehenden Untersuchungen über den Flur geschoben werden (▶ Abb. 8.6). Dadurch muss ständig manövriert, abgebremst und wieder angefahren werden, was zu starken Belastungen der Wirbelsäule und des Schulter-Nacken-Bereichs führt. Auch das Fahren über Türschwellen, Rampen oder über unebene Außenbereiche belastet die Wirbelsäule.

Patientenzimmer und Nasszellen • In vielen Patientenzimmern stehen noch 3 Pflegebetten. Hier ist oft kein ausreichender Platz für das Personal, um rückengerecht zu arbeiten. Die Pflegebetten können bei Bedarf nicht ohne zusätzlichen Aufwand im Raum verschoben werden. Die Mobilisation oder der Transfer im oder aus dem Bett muss dann mit kleinen Hilfsmitteln erfolgen. Meist müssen zunächst Tische und Stühle beiseitegeräumt/-getragen werden, um mit dem Pflegebett aus dem Zimmer zu gelangen. Manchmal werden Tische und Stühle sogar dauerhaft aus Patientenzimmern entfernt. Hilfreich wären Tische, die an der Wand befestigt sind und hochgeklappt werden können.

Die Waschbecken in der Nasszelle bzw. Waschecke bieten der Pflegekraft oft nicht ausreichenden Platz, um bei der Körperpflege rückengerecht zu unterstützen (▶ Abb. 8.7).

Abb. 8.5 Prävention von Muskel- und Skeletterkrankungen.

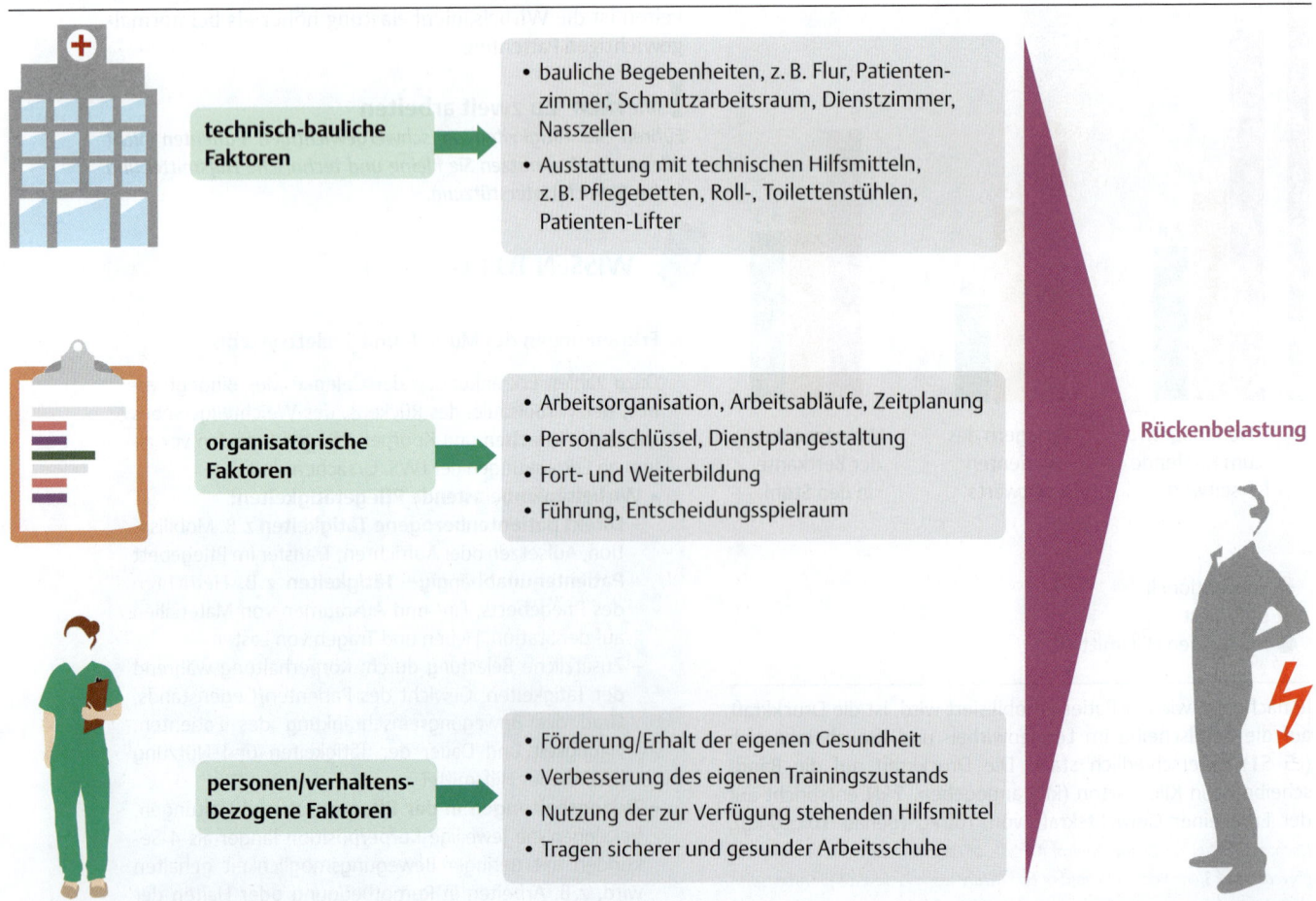

Innerhalb des Konzepts wird an 3 verschiedenen Faktoren angesetzt.

Abb. 8.6 Verkehrsweg Stationsflur.

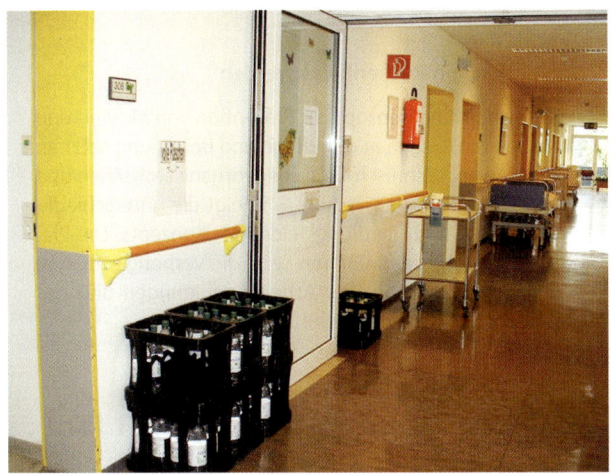

Wenn man mit einem Pflegebett ständig um Hindernisse herumfahren muss, belastet das die Wirbelsäule. Nicht genutzte technischen Hilfsmittel oder Getränkekisten sollten besser in geeigneten Nebenräumen abgestellt werden.

Abb. 8.7 Nasszelle.

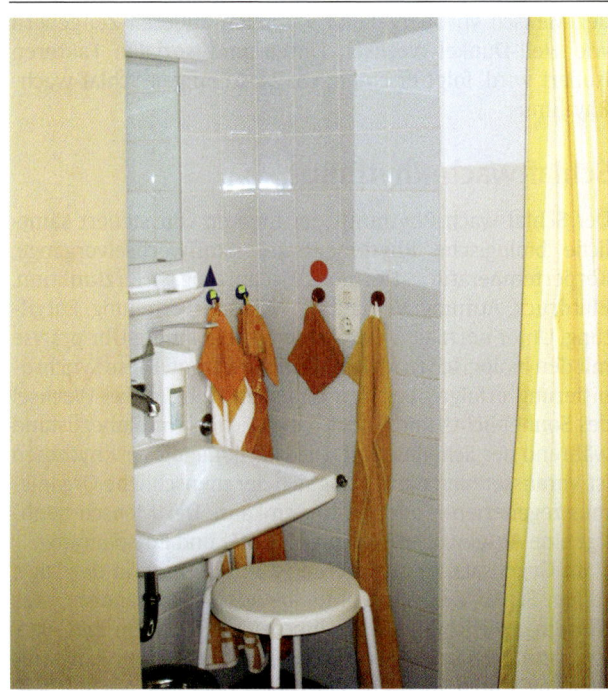

Hier hat eine Pflegekraft nur begrenzte Möglichkeiten, rückengerecht zu arbeiten, wenn sie einen Patienten bei der Körperpflege unterstützt. Die Intimpflege und das Waschen der Beine sollte vorab im Bett vorgenommen werden. Um die Arbeitsbedingungen zu verbessern, wären hier Umbaumaßnahmen erforderlich, die den Zugang zum Waschbecken von beiden Seiten ermöglichen.

Dienstzimmer • Im Dienstzimmer werden unterschiedliche Tätigkeiten vorgenommen, z. B. Medikamente stellen, Infusionen vorbereiten und Pflegemaßnahmen dokumentieren. Bei der Dokumentation kann ein ungünstiger Arbeitsplatz zu Belastungen der Wirbelsäule führen, z. B. wenn PC und Tastatur seitlich zum Stuhl stehen. Ein PC-Arbeitsplatz muss bestimmte Anforderungen erfüllen, die in der Bildschirmarbeitsplatzverordnung (BildscharbV) festgehalten sind.

Teeküche/Stationsküche • Die Stationsküchen sind standardmäßig eingerichtet. Oft sind die Ablagen/Regale für die Patiententabletts zu hoch angebracht und es kommt zu ungünstigen Körperhaltungen, z. B. weil die Arme über Kopfniveau gehalten werden müssen. Ein Regalsystem sollte nicht höher als 1,50 m sein.

Stationslager und Schmutzarbeitsräume • Diese Räume sind keine ständigen Arbeitsräume der Pflegekräfte und oft eng. Sind die Räume dann noch überfüllt, sind Pflegehilfsmittel manchmal schwer erreichbar. Pflegende müssen sich dann hochstrecken oder weit vorbeugen.

Um rückengerecht arbeiten zu können, ist es notwendig, Pflegeutensilien systematisch aufzuräumen und regelmäßig zu überprüfen, ob in den Lagerräumen möglichweise zu viele Pflegemittel lagern bzw. bestellt wurden. Ein unnötiges „Horten" ist zu vermeiden.

Technische Hilfsmittel • Zu den technischen Hilfsmitteln für den Transfer, die Mobilisation und Bewegungsförderung von Patienten gehören z. B.:
- Pflegebetten
- Rollstühle, Rollatoren, Gehhilfen
- Toilettenstühle, Pflegestühle
- mobile Lifter- oder Deckenliftersysteme

Die Anwendung von technischen Hilfsmitteln setzt eine umfassende Sachkenntnis des Anwenders voraus. Pflegende sollten wissen, bis zu wie viel Kilogramm der Toiletten- oder Rollstuhl maximal belastbar ist und welche Gefahren von dem Hilfsmittel für den Patienten ausgehen können. Daher müssen für alle neu angeschafften technischen Hilfsmittel Schulungen/Unterweisungen für die Pflegenden stattfinden – auch unter dem Aspekt der rückengerechten Arbeitsweise. Bedarfsorientierte Nachschulungen sollten regelmäßig angeboten werden.

Kleine Hilfsmittel • Sie werden ebenfalls eingesetzt, um den Patienten bei der Mobilisation zu unterstützen, z. B.:
- Gleitmatten, Drehscheiben
- Rollbretter, Antirutschmatten
- Rutschbretter/Gleitbretter
- Haltegurte, Rollstuhlauflagen

Bestand und Wartung • Technische und kleine Hilfsmittel sollten in ausreichender Anzahl auf der Station vorhanden sein und regelmäßig auf Funktionsfähigkeit überprüft werden. Defekte Hilfsmittel sollten umgehend repariert oder ausgetauscht werden.

Organisatorische Faktoren

Zur Arbeitsorganisation gehört unter anderem die Zeit- und Arbeitsplanung, die Einfluss auf die Rückenproblematik haben. Der Körper kann sich in der Wechselschicht (S. 155) – erst Spätdienst und am nächsten Tag Frühdienst – z. B. nicht erholen. Die Arbeitsplanung kann wenig Spielraum lassen, um kleine Erholungsphasen einzuplanen. Aber auch eine bestimmte Arbeitstätigkeit kann zur einseitigen körperlichen Belastung führen. Wenn eine Pflegende immer die gleiche Tätigkeit ausübt, also rein funktional und tätigkeitsorientiert arbeitet, wird sich dies ungünstig auf den Körper auswirken.

Die körperliche Belastung kann je nach Patientenklientel abweichen. Pflegende, die überwiegend ältere, in ihrer Bewegungsfähigkeit eingeschränkte Patienten versorgen, sind körperlich höheren Belastungen ausgesetzt. Auch die

8 Selbstfürsorge und Stressmanagement

sozialen Beziehungen am Arbeitsplatz können Einfluss auf Rückenerkrankungen haben, z. B. Konflikte im Team.

Sind Belastungen auf die Arbeitsorganisation zurückzuführen, ist es erforderlich, die einzelnen Arbeitsabläufe bzw. Arbeitsinhalte auf Station zu analysieren, zu optimieren und geeignete Maßnahmen einzuleiten. Gegebenenfalls müssen Pflegende Veränderungen einfordern.

Personenbezogene Faktoren

Mit den personenbezogenen Faktoren sind die Einflüsse gemeint, die die Pflegenden selbst auf ihre Gesundheit haben. Positive Faktoren sind z. B.:
- Auslösende Faktoren für Rückenbeschwerden kennen.
- Trainings- und Gesundheitszustand erhalten und fördern, insbesondere konsequentes Training der Rumpfmuskulatur.
- Arbeitgeberangebote wie Rückenschule oder Fitnesstraining nutzen.
- Konsequent Hilfsmittel einsetzen.
- Konzepte und Techniken zur rückengerechten Arbeitsweise erlernen und in der Praxis konsequent anwenden.
- Kollegen motivieren, die erlernten Konzepte zur rückengerechten Arbeitsweise umzusetzen und gemeinsam anzuwenden.
- Auf das eigene Körpergewicht achten.
- Sichere und haltgebende Arbeitsschuhe tragen.

> **! Merken Win-win-Situation**
> *Nutzen Sie die Ressourcen des Patienten. Das schont nicht nur Ihren Rücken, sondern fördert auch die Genesung des Patienten.*

Arbeitskleidung und Arbeitsschuhe • Die Arbeitskleidung sollte eine rückengerechte Arbeitsweise zulassen. Der Bewegungsablauf darf nicht durch zu enge Arbeitskleidung eingeschränkt sein. Der Fuß ist während der täglichen Arbeit vielen Verletzungsgefahren ausgesetzt, z. B. durch Umknicken, Stolpern, Ausrutschen und Herausrutschen aus dem Schuh. Um dem entgegenzuwirken, sollte der Arbeitsschuh folgende Kriterien erfüllen:
- Er sollte vorne geschlossen sein.
- Eine hinten geschlossene, feste Fersenkappe garantiert eine hohe Standsicherheit. Der hinten geschlossene Schuh gibt eine gute Fersenführung, seitlichen Halt und verhindert das Umknicken.
- Die Sohle sollte ein gutes Profil haben, das Material rutschhemmend sein.
- Die Spannweite sollte regulierbar sein, so kann der Schuh an den Fuß anpasst werden.
- Eine dämpfende Sohle reduziert zusätzlich die Wirkung von Stößen und entlastet Gelenke und Wirbelsäule.
- Ein anatomisch geformtes Fußbett entlastet das Fußgewölbe und stützt den Fuß, ebenso dämpft es Stöße ab.
- Für eine gute Körperstatik sollte der Absatz nicht höher als 1,7 cm sein.
- Das Material sollte wasserabweisend, strapazierfähig und pflegeleicht sein.

Der Arbeitsschuh sollte je nach Nutzung alle 6 Monate gewechselt werden. Ein zweites Paar zum Wechseln wäre sinnvoll, da eine Sohle mit Dämpfung fast einen ganzen Tag braucht, bis sie wieder zu ihrer alten Elastizität zurückgefunden hat.

> **WISSEN TO GO**
>
> **Prävention von Rückenbeschwerden**
>
> Das ganzheitliche Konzept zur Prävention von Muskel- und Skeletterkrankungen in der Pflege und Betreuung setzt an 3 Faktoren an: technisch-baulichen, organisatorischen und persönlichen Faktoren, ▶ Abb. 8.5 zeigt die unterschiedlichen Ansätze und Handlungsfelder des Konzepts. Die Planung geeigneter Maßnahmen setzt die vorherige Analyse der Arbeitsumgebung, der Arbeitsbedingungen und des Verhaltens der Mitarbeiter voraus.

8.3 Pflegende – ein Leben mit sozialem Jetlag

8.3.1 Die innere Uhr des Menschen

Jeder Mensch hat eine innere Uhr mit einer angeborenen Rhythmik von ungefähr 24 Stunden. Diese Uhr ist so eingestellt, dass wir am Tag wach und aktiv sind und in der Nacht entspannen, schlafen und regenerieren. Auch wenn der Mensch vorübergehend von allen äußeren Zeitgebern wie Hell-Dunkel-Wechsel, Uhren und sozialen Faktoren isoliert wird, folgt er einem ca. 24-stündigen Schlaf-wach-Rhythmus.

Schlaf-wach-Rhythmus

Der Schlaf-wach-Rhythmus der inneren Uhr steuert sämtliche biologische Rhythmen: z.B. Stoffwechselvorgänge, Körpertemperatur, Hormonausschüttung, Herzfunktion, Blutdruck, Atmung, Verdauung, Nährstoffverteilung, Entgiftung. Unter normalen Umständen ist die innere Uhr präzise mit den biologischen Rhythmen abgestimmt. Diese Synchronisierung erfolgt über den täglichen Hell-Dunkel-Wechsel des Sonnenlichts und findet hauptsächlich im Ruhezustand während des Schlafes statt. Die Harmonie dieser Rhythmen ist Voraussetzung dafür, dass sich der menschliche Organismus regenerieren oder gesunden kann. Der Mensch benötigt eine Ausgewogenheit von Aktivität und Entspannung.

Im Gegensatz zu den Tieren ist der Mensch in der Lage, seinen Schlaf-wach-Rhythmus bewusst zu verändern, was allerdings die Rhythmik der inneren Uhr aus dem Takt werfen kann. Licht zur falschen Zeit, wie bei einem Langstreckenflug durch mehrere Zeitzonen oder bei Nachtarbeit, stört die Synchronisierung der inneren Uhr. Folglich werden oben beschriebene Körpervorgänge durcheinandergebracht, was den gesamten menschlichen Organismus aus seiner natürlichen Taktung werfen kann. Es kommt zu einem physischen und psychischen Ungleichgewicht.

Chronotypen

Nicht alle Menschen ticken gleich. Wie der einzelne Mensch sich mit seiner inneren Uhr in den Hell-Dunkel-Wechsel einfügt, ist genetisch bedingt. Je nach Taktung der inneren Uhr werden Menschen in unterschiedliche Zeittypen (Chronotypen) eingeteilt.

Es gibt **Frühtypen**, sog. „Lerchen", die morgens aktiv sind und am Abend früh zu Bett gehen. Und es gibt **Spättypen**, sog. „Eulen", die bis in die Nacht hinein aufbleiben und gerne bis in den Tag hinein schlafen (▶ Abb. 8.8). Dabei geht

Abb. 8.8 Früher Vogel oder Nachteule.

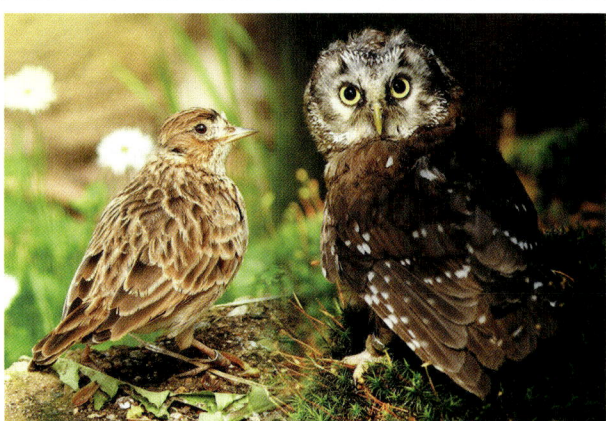

Links: © Torsten Jantsch / fotolia.com, rechts: © sduben / fotolia.com

es nicht um die Frage, ob jemand ein Kurz- oder Langschläfer ist, sondern um die individuelle Taktung, die dafür sorgt, wann Aktivität am Tag beginnt und wann die Ruhephase zur Nacht einsetzt. Daraus lässt sich leicht ableiten, dass Frühtypen eine andere Leistungskurve im Tagesverlauf haben als Spättypen, da die innere Uhr und somit die biologischen Rhythmen unterschiedlich ticken.

Der Mensch kann seinen Chronotypen nicht verändern. Die äußeren Zeitgeber, vor allem soziale Faktoren, erzwingen dies jedoch in manchen Fällen. Dies bedeutet Stress für den menschlichen Organismus. Die üblichen Tagesarbeitszeiten entsprechen eher den Frühtypen. Für 60 % der deutschen Bevölkerung beginnen die Arbeitszeiten zu früh, da deren biologische Schlafenszeit eigentlich (genetisch bedingt) noch andauern würde. Sie haben eine **natürliche Innenzeit**, müssen sich aber permanent mit einer **unnatürlichen Außenzeit** arrangieren. Dies bedeutet eine ständige Störung der inneren Uhr.

Beim sozialen **Jetlag** *weicht die Innenzeit* **chronisch** *von der Außenzeit ab.*

Die Chronobiologie spricht hier vom **sozialen Jetlag** (= zeitliche Abweichung zwischen Innen- und Außenzeit). Jetlag deshalb, weil die Folgen/Symptome ähnlich wie bei einem Flug durch mehrere Zeitzonen sind. Die innere Uhr des Langstreckenfliegers durch mehrere Zeitzonen weicht zeitlich von der jeweiligen Ortszeit ab, folglich geraten die biologischen Rhythmen durcheinander, es kommt z. B. zu Ein- und Durchschlafproblemen, Schläfrigkeit am Tag und Verdauungs- und Konzentrationsstörungen. Im Gegensatz zum Jetlag nach einem Flug durch mehrere Zeitzonen ist der soziale Jetlag allerdings **chronisch**.

8.3.2 Mögliche Auswirkungen von Schichtarbeit

Zu Beginn sei gesagt, dass das Arbeiten im 3-Schicht-System nicht zwangsläufig jeden Menschen krank macht. Aber es stellt eine erhöhte Stressbelastung für den menschlichen Organismus dar und bedroht dessen Gesundheit.

Schicht- und Nachtarbeiter leben und arbeiten in **3 verschiedenen Außenzeiten**. Der Organismus des jeweiligen Chronotyps ist gezwungen, zwischen Früh-, Spät- und Nachtdienst „hin- und herzuswitchen". Im Kap. „Organisation in der Pflege" (S. 197) finden Sie weitere Aspekte zur Schichtarbeit.

Folgen der gestörten inneren Uhr • Ist die innere Uhr durch verschiedene Außenzeiten gestört, hat das Folgen für den Organismus:

- **Aktivitäts- und Entspannungsphasen** werden ständig verschoben, die innere Uhr samt biologischen Rhythmen wird dadurch immer wieder aus dem Takt geworfen.
- Die **Synchronisierung** der inneren Uhr mit den äußeren Zeitgebern sowie die Synchronisierung der inneren Uhr als Taktgeber der biologischen Rhythmen werden gestört. Biologische Rhythmen laufen daher zum Teil unzureichend ab und es kommt zu Störungen der Körpervorgänge.
- Aufgrund der häufigen Arbeitszeitenwechsel ist auch der **Schlaf** nicht angemessen. Nicht nur die Schlafdauer ist verkürzt, sondern auch die Qualität des Schlafes ist beeinträchtigt. Die notwendige Regeneration des Körpers ist unzureichend.

Körperliche Auswirkungen • Dies sind z. B.:

- erhöhtes Risiko für Herz-Kreislauf-Erkrankungen
- Probleme mit dem Magen-Darm-Trakt
- Appetitlosigkeit, Nervosität, Unruhe
- erhöhtes Unfallrisiko durch Müdigkeit oder Erschöpfung (insbesondere zwischen 2 und 5 Uhr morgens)
- Schlafstörungen in Form von massiven Ein- und Durchschlafstörungen infolge der Wechselschichten

8.3.3 Grundregeln für mehr Lebensqualität im Schichtdienst

Bei all diesen möglichen negativen Folgen gibt es einiges, was man tun kann, um sich und seinen Körper so gut wie möglich auf die nächtliche Arbeit vorzubereiten, sie durchzustehen und wieder in einen normalen Tagesrhythmus zu kommen.

Schlaf-wach-Zeiten verschieben • Die Deutsche Gesellschaft für Schlafforschung und Schlafmedizin empfiehlt Wechselschichtarbeitern, ihre Schlaf-wach-Zeiten in den letzten Tagen der jeweiligen Schicht 1–2 Stunden nach vorne zu verschieben. Dies erleichtere dem Körper, sich an den veränderten Rhythmus der Nachtarbeit anzupassen. Allerdings ist hierbei eine Vorwärtsrotierung der Schichtfolgen von Früh-Spät-Nacht Voraussetzung. Auch an freien Tagen sollte eine konsequente Verschiebung der Schlaf-wach-Zeiten erfolgen.

Aktiv sein • Aufgrund der besonderen Stressbelastungen durch Wechselschichten ist es ratsam, so gesund wie möglich zu leben und die Freizeit aktiv zu gestalten: Sport treiben, Hobbys und soziale Kontakte pflegen. Mehr dazu lesen Sie unter Strategien zur Stressbewältigung (S. 166).

Bewusst essen • Schichtarbeitern werden eiweiß- und kohlenhydratreiche Mahlzeiten empfohlen. Außerdem sollten sie generell, zumindest während der Nachtdienstphasen, auf schwer Verdauliches und Gebratenes verzichten. Dies ist ein Balanceakt, da Müdigkeit Heißhunger auf zuckrige und fette Speisen fördert. An Tagen des Nachtdienstes sollten Schichtarbeiter 2 Hauptmahlzeiten mittags und am frühen Abend zu sich nehmen, möglichst zur gleichen Uhrzeit.

Im Nachtdienst sollten regelmäßig kleine und leicht bekömmliche Zwischenmahlzeiten gegessen werden. Der Verdauungstrakt ist zwar auf Ruhe eingestellt, aber einem

8 Selbstfürsorge und Stressmanagement

Abb. 8.9 Gestaltungsempfehlungen für die Nacht- und Schichtarbeit.

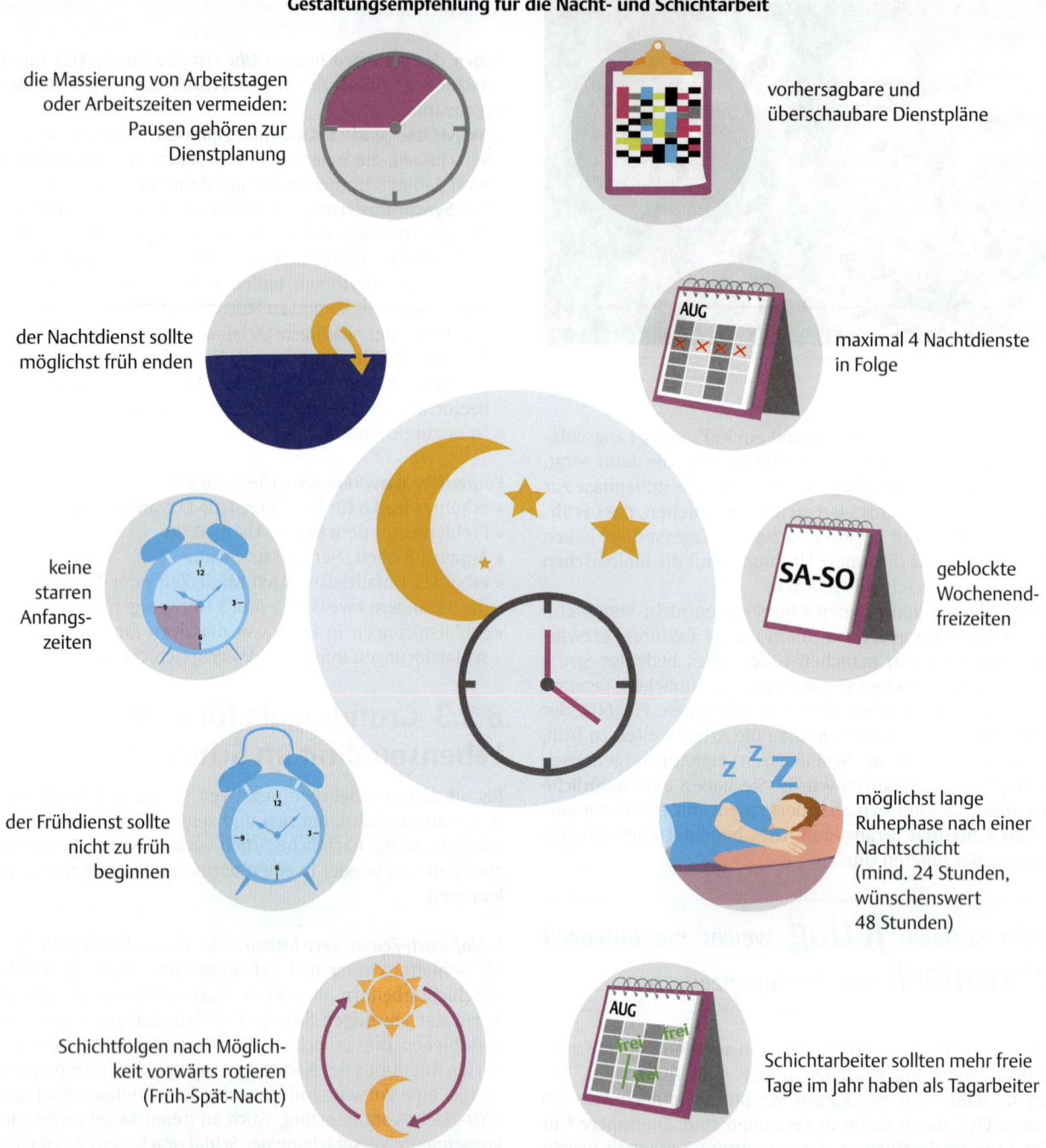

Quelle: Bundesanstalt für Arbeitsschutz und Arbeitsmedizin 2007

Absinken des Blutzuckerspiegels sollte entgegengewirkt werden. Generell sollten Menschen nicht hungrig ins Bett gehen, auf eine üppige Mahlzeit sollte jedoch verzichtet werden.

Schlafhygiene • Arbeit am PC/Notebook/Tablet oder Fernsehen sollte vor dem Schlafengehen vermieden werden. Das blaue Licht der Bildschirme stört die körpereigene Ausschüttung des Hormons Melatonin, das Müdigkeit und Schlaf einleitet. Die Schlafqualität ist höher, wenn man in einem abgedunkelten, kühlen Zimmer schläft und für ausreichende Belüftung sorgt. Außerdem fördern Schlafrituale, z. B. Zähneputzen und Umziehen nach gleichem Handlungsablauf oder progressive Muskelentspannung nach Jacobson (S. 170), die Schlafbereitschaft.

! Merken Nutzen des Bettes
Nutzen Sie Ihr Bett lediglich zum Schlafen, nicht um darin fernzusehen oder zu arbeiten.

Allgemein gilt, möglichst ausreichend zu schlafen. Die meisten Erwachsenen benötigen zwischen 7 und 8 Stunden Schlaf pro Nacht. Zwar ist Schlafen am Stück gesünder, jedoch für Menschen, die in Wechselschichten arbeiten, nicht immer umsetzbar. Um unzureichende Schlafzeiten auszugleichen, können kurze Nickerchen hilfreich sein. Denn bereits ein halbstündiger Schlaf am Tage fördert die Aufmerksamkeit, Konzentration und Leistungsfähigkeit. Dies gilt ebenso für ein Schläfchen vor dem Nachtdienst. Allerdings sollte bedacht werden, dass der Körper ca. 15–60 Minuten nach dem Aufwachen noch auf Trägheit eingestellt ist.

Um Geräusche von der Außenwelt zu übertönen, eignet sich das sog. „weiße Rauschen". Es kann z. B. durch einen Ventilator oder durch ein auf hohe Frequenzen eingestelltes Radio erzeugt werden.

Wachheit fördern • Aufgaben, die besondere Konzentration benötigen, z. B. das Richten der Medikamente, sollten eher auf den Beginn der Nachtschicht gelegt werden, da mit wachsender Müdigkeit die Leistungs- und Konzentrationsfähigkeit abnehmen. Sie können aber durch kurze Pausen gesteigert werden.

Auch wirken sich niedrigere Raumtemperaturen sowie helle Lichtverhältnisse am Arbeitsplatz positiv auf den Grad an Wachheit aus. Für die Pause in der Nacht empfehlen sich ein paar tiefe Atemzüge an der frischen Luft. Kaffee oder Schwarztee können vor und in der ersten Hälfte der Nacht zu sich genommen werden. Etwa 4 Stunden vor dem Schlafengehen sollte kein Koffein mehr aufgenommen werden, da dies zu Einschlaf- und Durchschlafstörungen führen kann. Auch während der Nacht gilt es, ausreichend zu trinken. Dafür eignen sich Kräuter- oder Früchtetee sowie Saftschorlen. Auf Cola oder sonstige zuckrige Getränke sollte verzichtet werden.

Gesundheit schützen • Nach dem Arbeitszeitgesetz stehen Nachtarbeiter unter besonderem Gesundheitsschutz, da sie besonderen Belastungen ausgesetzt sind. Als Nachtarbeiter gilt, wer an 48 Tagen im Jahr Nachtarbeit leistet. Nachtarbeiter haben per Gesetz einen Anspruch darauf, sich vor Beginn der nächtlichen Arbeit und anschließend alle 3 Jahre arbeitsmedizinisch untersuchen zu lassen. Die Kosten trägt der Arbeitgeber.

Wenn Schichtarbeiter unter Ein- oder Durchschlafstörungen oder unter weiteren oben aufgeführten Auswirkungen von Schichtarbeit leiden, kann dies auf Rhythmusstörungen der inneren Uhr zurückzuführen sein. Hier empfiehlt sich ein Gang zu einem spezialisierten Schlafmediziner. Dieser wird zunächst den Chronotypen bestimmen und aufgrund der bestehenden Problematik entsprechende Behandlungsmaßnahmen einleiten.

Gestaltungsempfehlungen • Auf der Grundlage des Arbeitszeitgesetzes hat die Bundesanstalt für Arbeitsschutz und Arbeitsmedizin unter Berücksichtigung arbeitswissenschaftlicher Erkenntnisse eine Broschüre zur Gestaltung der Arbeitszeit im Krankenhaus veröffentlicht. Unter anderem beinhaltet die Broschüre Gestaltungsempfehlungen für die Nacht- und Schichtarbeit (▶ Abb. 8.9).

Die Broschüre „Gestaltung der Arbeitszeit im Krankenhaus" finden Sie auf der Homepage der Bundesanstalt für Arbeitsschutz und Arbeitsmedizin unter folgendem Link: www.baua.de/de/Themen-von-A-Z/Pflege/Pflege.html. Weitere Informationen zu Arbeitssicherheit und Gesundheitsschutz erhalten Sie auf der Homepage der Berufsgenossenschaft für Gesundheitsdienst und Wohlfahrtspflege www.bgw-online.de.

8.4 Pflegende – psychisch herausgefordert

Der intensive Kontakt mit Menschen und die Möglichkeit, Pflegebedürftigen helfen zu können, sind für viele Pflegekräfte entscheidende Gründe, in diesem Beruf zu arbeiten. Einen verzweifelten Patienten wieder aufzurichten, ist möglicherweise anstrengend, kann aber ein positives Erlebnis der eigenen Arbeit sein. Gleichzeitig herrscht ein hohes Arbeitspensum und der Arbeitsalltag von Pflegenden ist in vielerlei Hinsicht herausfordernd. Es gibt viele Situationen, in denen Pflegende einen kühlen Kopf bewahren müssen, um Situationen objektiv einschätzen und fachgerecht sowie schnell handeln zu können. Dabei stören Gefühle, denn sie beeinflussen die Wahrnehmung und können auch zu Fehlern führen. Aber was haben Gefühle eigentlich mit Stress zu tun? Diese und weitere Fragen klärt das nachfolgende Kapitel.

8.4.1 Unangenehme Gefühle

Aufgrund körpernaher und intimer Tätigkeiten in der Pflege und aufgrund der Tatsache, dass hier Menschen aufeinandertreffen, sind unangenehme Gefühle wie Ekel, Scham oder Ärger vorprogrammiert. Im Laufe des Lebens müssen wir uns mit einer Reihe unangenehmer Gefühle auseinandersetzen. Dabei gilt es zu lernen, gesund mit sich umzugehen. Gesund meint hier:
- eigene Gefühle wahrnehmen und anerkennen,
- Gefühle benennen,
- ihre Funktion verstehen,
- lernen, das eigene Empfinden auszudrücken und
- mit unangenehmen Gefühlen umgehen zu können.

Ekel

Beispiel **Ekel**
Frau Moser, 82 Jahre (Diagnose: Demenz, Schlaganfall) ist an einem Morgen am ganzen Körper inklusive ihrer Hände mit Kot verschmiert. Das Inkontinenzmaterial liegt zerpflückt im Bett und auf dem Boden, Kissen und Decke sowie Bett und Umfeld sind ebenfalls beschmutzt. Frau Moser versucht wiederholt, mit den verkoteten Händen nach der Pflegefachkraft zu greifen.

Pflegende müssen sich in der täglichen Routinearbeit mit solchen oder ähnlichen Situationen auseinandersetzen: Sie werden mit blutigen Verletzungen, abgetrennten Körperteilen, schweren Brandverletzungen oder faulig riechenden Wunden konfrontiert. Sie versorgen harn- oder stuhlinkontinente Menschen, unterstützen Menschen, die erbrechen, und wischen Erbrochenes weg. Sie pflegen Menschen, die ein anderes Hygienebewusstsein haben als sie selbst und eine mangelnde Mundpflege, vernachlässigte Pflege im Intimbereich oder ungepflegte Fußnägel aufweisen. Solche Situationen kosten manchmal große Überwindung, da sie – bei einem mehr, bei anderen weniger – Ekel hervorrufen.

Definition **Ekel**
Ekel ist ein Übelkeit erregendes Gefühl des Widerwillens und des Abscheus.

Ekel wird i. d. R. in konkreten Situationen über unsere Sinneswahrnehmung ausgelöst. Es bedarf der unmittelbaren Nähe zu einem Ekelauslöser, d. h. der Nähe zu Stressoren, die derart unangenehm auf unsere Sinne einwirken, dass ein starkes Gefühl der Abwehr entsteht. Auf eine Ekelerregung folgt der Impuls des sofortigen Sich-Abwendens. Ein erhöhtes Stressniveau zeigt sich durch körperliche Begleitsymptome wie eine verzerrte Mimik, Übelkeit, einem schlechten Geschmack im Mund, Würgen bis hin zum Erbrechen. Was als eklig empfunden wird und in welcher Intensität, ist von Mensch zu Mensch unterschiedlich und beruht auch auf Erfahrung.

8 Selbstfürsorge und Stressmanagement

Besonders empfindlich ist der Geruchssinn, denn Gerüchen ist schwer zu entkommen. Pflegende arbeiten körpernah an und mit Menschen. Dabei gibt es eine Vielzahl ekelauslösender Gerüche, mit denen sie konfrontiert sind. Auch über den Tastsinn werden Reize wie schwabbelige und allgemein weiche körperliche Berührungen sowie schleimige Sekrete oder breiige Körperausscheidungen von manchen Menschen als eklig empfunden. Der Sehsinn wirkt nicht unmittelbar als Ekelsinn, sondern meist in Kombination mit Geruchs- oder Tastsinn bzw. erst in Verbindung mit Wissen oder Erfahrung.

Sich vor Menschen zu ekeln, kann auch in Gewalt münden. Das Hauptproblem liegt dann nicht im Ekel selbst, sondern in einer Verschiebung der Ekelempfindung. Jetzt wird nicht mehr eine spezifische Situation oder ein Merkmal eines Menschen als ekelhaft empfunden, sondern der Mensch als solcher, der diese Merkmale aufweist. In Folge dessen kann es zu Vernachlässigung und Misshandlung eines Patienten kommen.

Umgang mit Ekel

Immer wieder kommt es vor, dass sich ein Patient einkotet und pflegerisch versorgt werden muss. Für viele Pflegende ist dies gerade zu Beginn ihrer Ausbildung eine Herausforderung. Es ist ganz normal, beim Säubern des Patienten Ekel zu empfinden. Der Geruch, die Konsistenz, die Menge, der Anblick und die Tatsache, dass Anfänger keine Erfahrung damit haben, sind zahlreiche Gründe dafür. Aus Rücksicht auf den Pflegebedürftigen – schließlich befindet er sich in einer schambesetzten Situation – sollte das eigene Ekelempfinden jedoch nicht gezeigt werden. Das führt in eine **emotionale Dissonanz**: Ein Gefühl wird empfunden und gleichzeitig ist es untersagt, es auszudrücken.

Eine Ekelerregung (Gefühlserregung) ist eine vorübergehend erhöhte Stressbelastung, die verstärkt wird, wenn man versucht, dieses Gefühl zu unterdrücken. Es kann passieren, dass sich Pflegende in einer Pflegesituation ekeln und als Reaktion darauf würgen müssen. In dieser Situation sollte man sich entschuldigen, muss sich aber nicht schuldig fühlen oder schämen, denn es ist eine ganz normale körperliche Reaktion.

Kognitives Umprogrammieren • Die gute Nachricht ist, dass sich Menschen i.d.R. im Lauf der Zeit an ekelerregende Situationen gewöhnen können, da ein Umdenken stattfinden kann. Umdenken bedeutet, eine Situation, ein Ereignis oder einen Menschen bewusst neu zu bewerten. Im Falle der Konfrontation mit fremdem Stuhlgang heißt dies, dass ein Umbewerten/Umprogrammieren von „iii, wie eklig" in „ich möchte diesem Menschen helfen" stattfindet. Eine potenzielle Ekelerregung wird dadurch abflachen. Meist bleibt ein niederschwelliges Ekelgefühl bestehen, doch die Stressbelastung hat abgenommen.

Austausch mit Kollegen • Grundsätzlich sollten sich Menschen Ekelgefühle erlauben und zugestehen. Wir alle empfinden unterschiedliche Situationen verschieden stark ekelerregend. Deshalb kann der Austausch darüber im Team erleichternd sein. Denn Kollegen können sich gegenseitig besonders ekelerregende Situationen abnehmen. Außerdem erfährt man nützliche Strategien im Umgang mit belastenden Situationen.

Schutzkleidung und Duftaromen • Schutzkleidung schafft eine Grenze zwischen zu den Körperflüssigkeiten, Ausscheidungen, Wundsekreten usw. Reinigungssubstanzen oder Duftaromen können üble Gerüche neutralisieren, Duftspray oder Pflegeschaum sollte allerdings nur in Maßen angewendet werden.

Distanz • Es kann helfen, bewusst eine Distanz zwischen sich und einer belastenden Situation zu schaffen, sich einen Moment Zeit zu nehmen oder sich kurz zur Erholung zurückzuziehen. Kliniken, die ein Ekelmanagement durchführen, haben Erholungs- und Distanzierungsräume für das Pflegepersonal geschaffen. Manchmal gibt es auch die Möglichkeit, sich während der Dienstzeit zu duschen. Geruchsbelastungen anschließend an der frischen Luft auszuatmen oder bewusst „abzuschütteln", kann ebenfalls der Erholung dienen.

> **WISSEN TO GO**
>
> **Ekel**
>
> Ein Übelkeit erregendes Gefühl des Widerwillens und des Abscheus. Ekel entsteht über Sinneswahrnehmung in unmittelbarer Nähe zu einem unangenehm empfundenen Stressor. Das Stressniveau steigt und löst körperliche Begleitsymptomen bis hin zum Erbrechen aus. Auslöser und Intensität des Ekelempfindens sind individuell und beruhen auf Erfahrung.
>
> Empfehlungen für den Umgang mit Ekel: Ekel als normale körperliche Reaktion akzeptieren, sich kognitiv umprogrammieren, mit Kollegen über Bewältigungsstrategien austauschen und gegenseitig behilflich sein, Schutzkleidung und Duftaromen verwenden sowie sich bewusst von einer belastenden Situation distanzieren.

Scham

Wer kennt nicht das Gefühl, sich für etwas zu schämen?

*Es ist so **unangenehm**, man möchte sich am liebsten in Luft **auflösen**.*

Sich zu schämen, fühlt sich an, als sei ein schützender Vorhang weggerissen worden und jeder andere kann unser Intimstes sehen.

Definition **Scham**
Scham bezeichnet ein Gefühl des Bloßgestelltseins oder der Befürchtung, bloßgestellt zu werden. Dies betrifft 2 Bereiche:
1. Scham als störendes, unangenehmes Gefühl bei Verletzung der Intimsphäre. Das Schamgefühl bezieht sich in erster Linie auf Sexualität oder auf Situationen, die sexuell interpretiert werden können. Es ist nicht biologisch angelegt und dient der Aufrechterhaltung sexueller Tabuschranken.
2. Soziale Scham: Schuldgefühl bei tatsächlichem oder vermeintlichem Versagen.

Die Intimsphäre ist der persönlichste Lebensbereich eines Menschen. Wir bestimmen selbst, wen wir dort hineinlassen, vor wem wir uns entblößen. Das Entblößen setzt Intimität (Vertrautheit) voraus. Dies bezieht sich nicht nur auf unsere Sexualität, sondern auch auf den innersten Bereich der eigenen Person. Was möchte dort beschützt sein? Der Wesenskern, Selbstachtung, Unsicherheiten und Schwächen, Selbstwert...

Autonomie und Leistungsvermögen • Menschen vermeiden es i. d. R., in der Öffentlichkeit unangenehm aufzufallen. Dabei erfüllen sie persönliche und gesellschaftliche Leistungsnormen. Leistungsfähigkeit ist eine Voraussetzung dafür, um selbstständig zu sein. Darin liegt menschliches Bestreben: Autonomie – wir wollen uns selbst versorgen und für uns selbst entscheiden. Das Recht auf Selbstbestimmung ist im Grundgesetz verankert. Sie ist ein Ausdruck von Menschenwürde, diese gilt es zu wahren und zu schützen. Andererseits ist das individuelle Leistungsvermögen ein entscheidender Faktor, um gesellschaftlich anerkannt zu sein. Der Mensch zieht aus der Fähigkeit zur Selbstbestimmung, aus seiner Selbstständigkeit und seinem Leistungsvermögen einen Großteil seines Selbstwertgefühls.

Krankheit beschämt das Selbstwertgefühl • Im Angesicht von Krankheit und körperlicher Schwäche sind Leistungsfähigkeit und Autonomie oft eingeschränkt. Für viele Menschen stellt dies einen Angriff auf ihr Selbstwertgefühl dar. Sie schämen sich dafür, auf Hilfe durch Pflegende angewiesen zu sein. Besonders beschämend ist es, die eigenen Ausscheidungsfunktionen nicht mehr kontrollieren zu können. Ihr Schamgefühl möchte verhindern, sich vor anderen Menschen (z. B. Pflegenden) bloßzustellen. Dann verschweigen sie z. B. ihre Inkontinenz oder reagieren aggressiv auf pflegerische Unterstützungsangebote oder ziehen sich nach innen zurück und werden depressiv (▶ Abb. 8.10).

Abb. 8.10 Fingerspitzengefühl.

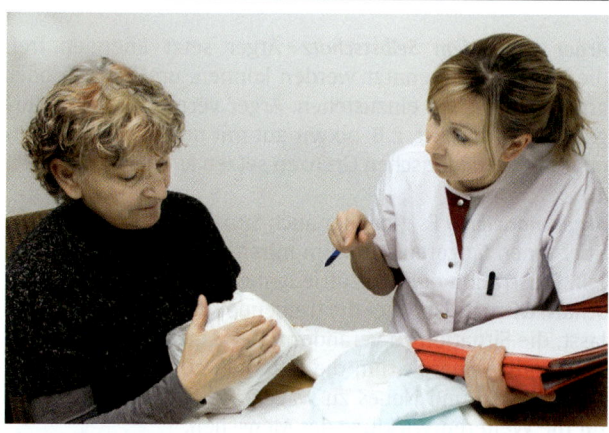

Eine Inkontinenz kann Patienten stark belasten. Pflegende sollten sich Zeit nehmen, gemeinsam mit dem Patienten nach Lösungen zu suchen. © tibanna79/fotolia.com

Scham beschützt die Würde des Menschen • „Scham als Hüterin der menschlichen Würde" (Leon Wurmser) steckt persönliche Grenzen ab und schützt unsere intimen Bereiche. Demnach hat Scham wichtige Schutzfunktionen für den Menschen und sorgt durch eine respektvolle Haltung im Umgang mit sich selbst und anderen Menschen, dass wir im Innersten unversehrt bleiben. Dieses Wissen ist Basis, um ein menschenwürdiges Pflegeverständnis zu entwickeln und letztlich einen Aspekt des pflegerischen Auftrags anvisieren zu können: Die Selbstständigkeit hilfe- und pflegebedürftiger Menschen zu achten und zu fördern und Hilfe zur Selbsthilfe zu geben.

 WISSEN TO GO

Scham

Scham ist ein Gefühl des Bloßgestelltseins. Sie entsteht als unangenehmes Gefühl bei Verletzung der Intimsphäre oder als Schuldgefühl bei tatsächlichem oder vermeintlichem Versagen.

Scham hat eine Schutzfunktion: Aus der Fähigkeit zur Selbstbestimmung und Selbstständigkeit sowie seiner Leistungsfähigkeit zieht der Mensch einen Großteil seines Selbstwertgefühls. Krankheit beschämt das Selbstwertgefühl. Scham schützt die Würde des Menschen und seine intimen Bereiche. Sie fördert eine respektvolle Haltung im Umgang miteinander. Daraus folgt ein menschenwürdiges Pflegeverständnis: Die Selbstständigkeit hilfe- und pflegebedürftiger Menschen zu achten und zu fördern und Hilfe zur Selbsthilfe zu geben.

Umgang mit Scham

Beispiel **Fehlendes Schamgefühl**
Herr Wack, 45 Jahre (Diagnose: Zustand nach Reanimation, reversibles Delir) nutzt jede Gelegenheit, um sich selbst im Intimbereich zu streicheln, bis eine Erektion entsteht. Auch im Beisein des Pflegepersonals reibt und streichelt er seinen Penis. Auf Aufforderungen, dies zu unterlassen, unterbricht er kurz und fängt nach wenigen Minuten wieder damit an. Auch während der Körperpflege hört er nicht damit auf.

Durch das Delir ist Herr Wack in seinem Schamgefühl beeinträchtigt. Gerade bei pflegenden Frauen können in solch einer Situation äußerst unangenehme Gefühle entstehen. Normalerweise ist sein Verhalten ein Tabubruch. Doch diese Situation ist nicht normal: Ein reversibles Delir kann zu enthemmten Verhalten führen. In so einem Fall sollten Pflegende einen Perspektivwechsel vornehmen und sich in die Situation des Patienten versetzen. Er ist in dieser Situation sozusagen vor sich selbst zu schützen. Seine Intimsphäre sollte geschützt werden, indem verhindert wird, dass er sich z. B. öffentlich zur Schau stellt. Schutz kann auch bedeuten, den Raum zu verlassen. Wenn er sich oder anderen Menschen keinen Schaden zufügt, ist er in einem geschützten Raum, in dem er sein sexuelles Bedürfnis ausleben kann.

Sich selbst schützen • Folgendes Verhalten kann hilfreich sein:
- Grenzen (Intimbereiche) klar und deutlich abgrenzen, wenn ein Patient sexuell verbal oder tätlich zu nahe kommt
- schambesetzte Situationen bei vertrauten Kollegen ansprechen und deren Bewältigungsstrategien erfahren
- konkrete Unterstützung von Kollegen einfordern, ggf. kann eine männliche Pflegekraft übernehmen
- einen Perspektivwechsel vornehmen

! Merken Darüber reden
Sobald Scham zur seelischen Belastung wird, ist es wichtig, sich selbst zu entlasten. Das heißt konkret: Sprechen Sie darüber mit einer Person, der Sie vertrauen.

Intimsphäre wahren • Die Intimsphäre als der ganz persönliche Lebensbereich eines Menschen wird für die Zeit eines Krankenhausaufenthalts plötzlich öffentlich. Deshalb ist von medizinischem und pflegerischem Fachpersonal darauf zu achten, wie man diesen Bereich betritt und wie man sich darin verhält. Zu den Verhaltensregeln gehören z. B.:

- Anklopfen, bevor man ein Patientenzimmer betritt.
- Berührungen am Körper des Patienten vorab ankündigen.
- Das Einverständnis des Patienten erfragen, bevor intime Pflegemaßnahmen beginnen.
- Individuelle Wünsche nach einer gleichgeschlechtlichen Pflegeperson berücksichtigen.
- In einem Mehrbettzimmer für Sichtschutz bei intimen oder schambesetzten Tätigkeiten am Patientenbett sorgen.
- Angehörige und Besucher während intimer oder schambesetzter Pflegesituationen aus dem Zimmer bitten.
- Patienten während einer Ganzkörper- oder Intimwäsche im Bett niemals entblößt liegen lassen.
- Den pflegerischen Grundsatz verinnerlichen: „So viel Hilfe wie nötig, so wenig wie möglich".
- Die Selbstpflegefähigkeiten von Patienten sowie hilfe- und pflegebedürftiger Menschen fördern.
- Offen sein für Gespräche.

WISSEN TO GO

Umgang mit Scham
- persönliche Grenzen abstecken
- schambesetzte Situationen bei Kollegen ansprechen
- Unterstützung einfordern
- Perspektivwechsel vornehmen
- eigene Fehler sachlich analysieren
- emotionale Unterstützung für den Umgang mit Schuldgefühlen einholen
- Intimsphäre von Patienten wahren

Ärger, Wut und Aggression

„Mir platzt gleich der Kragen", „eine Stinkwut im Bauch haben", „fuchsteufelswild werden", „die Wände hochgehen", „dem Ärger Luft machen", „rot sehen", „aus der Haut fahren", „'nen Föhn kriegen", „geladen sein", „auf 180 sein". Diese Redewendungen beschreiben bildhaft, was in uns vorgeht, wenn wir wütend sind. Ärger umschreibt eine ganze Gruppe von Gefühlen, die verschiedene Erregungsniveaus und Intensitäten aufweisen können: Von einem leichten Unbehagen, Unmut oder Missmut bis hin zur stärksten Form von Ärger: der Wut.

Viele Menschen bewerten Ärger als „schlechtes Gefühl". ABER: Wie andere Gefühle auch ist Ärger eine individuelle Antwort auf das Erleben und Bewerten der Umwelt. Aus Sicht der Evolutionsbiologie ist Wut die stärkste natürliche Waffe, um den eigenen Lebensraum zu erweitern oder zu verteidigen bzw. um Grenzen abzustecken (▶ Abb. 8.11). Hier besteht vom Verständnis her ein schmaler Grat zur Aggression (Angriffsverhalten). Je bedrohlicher man eine Situation für das eigene Wohlbefinden oder das anderer bewertet, desto höher sind die Erregung und das Stressniveau und desto intensiver sind die körperlichen Begleitsymptome und die emotionale Reaktion. Ärger ist eine Reaktion auf eine Bedrohung und mündet in eine Handlung von Flucht oder Angriff. Im Laufe der Menschheitsgeschichte hat sich die animalische Emotion ebenso wie das Sozialverhalten und das Empfinden der Menschen weiterentwickelt. In der Regel können wir unsere Emotionen kontrollieren, sodass wir uns nicht mit einer Keule die Köpfe einschlagen.

Wir modernen und zivilisierten Menschen werden jedoch auch verärgert oder wütend, wenn wir uns im übertragenen Sinn bedroht fühlen. Der Ärger ist dann eine emotionale Reaktion z. B. auf einen Angriff auf unser Wohlbefinden. Wir können z. B. wütend werden,
- wenn wir uns überlastet oder überfordert fühlen.
- wenn wir uns ungerecht behandelt fühlen.
- wenn wir uns unverstanden fühlen.
- wenn wir uns hilflos fühlen.
- wenn wir frustriert sind.
- wenn wir etwas erledigen sollen, das unseren Widerwillen hervorruft.
- wenn wir Druck empfinden.
- wenn jemand anderer Meinung ist als wir.

Ärger dient dem Selbstschutz • Ärger setzt Energien frei, die konstruktiv genutzt werden können, um für sich oder andere Menschen einzustehen. Ärger verrät uns auch einiges über uns selbst, z. B. ob wir gut mit uns selbst umgehen oder anderen Menschen Grenzen setzen können.

Ärger motiviert • Es gibt aber auch Situationen im Leben, die über einen längeren Zeitraum missmutig stimmen können, z. B. Frustration oder Unzufriedenheit im Job oder Partnerschaft. Oftmals ist Ärger die treibende Kraft, die dazu veranlasst, die Situation zu verändern. Der Ärger liefert dann die notwendige Energie, um die Situation zu verändern. Altes abzubrechen und Neues zu wagen, ist eine Voraussetzung für die Weiterentwicklung des Menschen.

Umgang mit Ärger

Ärger ist eine kurzfristige Stressreaktion mit einem hohen Stressniveau, das sich wieder entladen muss. Manchmal geschieht die Entladung in Form eines Wutausbruchs. Die bereitgestellte Energie muss irgendwo hin. Dann heißt es, sich kontrolliert abzureagieren, z. B. in der Pause kurz die Station zu verlassen und ein paar Minuten marschieren oder auch mal die Luft bei Kollegen herauslassen. Auch kontrolliertes Schreien z. B. im Auto oder das Bearbeiten eines Boxsacks können sehr befreiend wirken. Ist man hingegen über einen längeren Zeitraum verärgert, sollt man seine aktuelle Situation analysieren.

Wut *kontrolliert* abreagieren.

Fragen zur Situationsanalyse • Was ist der Stressor – worüber ärgert man sich eigentlich? Wie belastet ist man durch den Ärger? Kann man am Stressor selbst etwas verändern? Oder

Abb. 8.11 Bis hierher und nicht weiter!

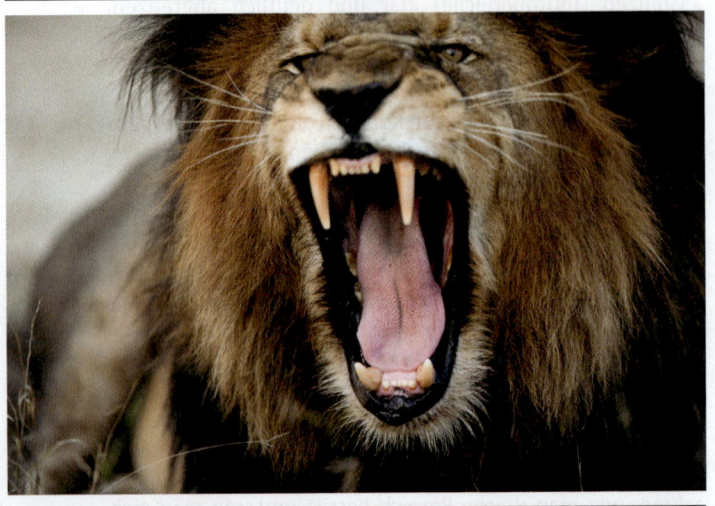

© edan/fotolia.com

ist es angebracht, an der eigenen Einstellung oder am eigenen Verhalten zu arbeiten, damit man sich besser fühlt? Die Frage ist, wie man seine Ressourcen dauerhaft stärken kann, um der Stressbelastung entgegenzuwirken.

Beispiel Umgang mit Ärger

Pfleger Peter merkt seit Wochen eine unterschwellige Gereiztheit, die er bisher nicht von sich kannte. Es ist ihm sogar einige Male passiert, dass er seine Kollegen wütend anraunzte, wenn sie ihn um Hilfe baten. Im Nachhinein ist ihm sein Verhalten peinlich und er schämt sich dafür. Nach mehreren Gesprächen mit seinem besten Freund erkennt er, dass er überfordert ist. Über viele Monate war es auf Station immer wieder zu einem erhöhten Arbeitsaufwand gekommen. Kollegen waren wegen Krankheit ausgefallen und Peter war immer wieder bereitwillig eingesprungen.

Viele Tage hintereinander arbeiten, teilweise Doppeldienste, immer wieder die Wechsel von Spät- auf Frühdienst und vielleicht mal einen Tag zwischendrin frei (Stressoren). Für Freizeitaktivitäten war er zu müde und er vernachlässigte seine Freunde (Ressourcen). Peter erkannte, dass er über seine eigene Belastungsgrenze gegangen und im Begriff war, gesundheitlich Schaden zu nehmen. Sein Ärger teilte ihm mit: „Schütze dich, gib besser auf dich acht!" Da Peter seine Arbeit liebt, hat er sich nun für einen Stressbewältigungskurs angemeldet.

Ärger oder Wut z. B. permanent zu unterdrücken, führt über lange Sicht zu gesundheitlichen Störungen. Klinische Studien haben ergeben, dass Menschen, die ihren Ärger unterdrücken, zu Bluthochdruck neigen. Aus der Psychologie weiß man, dass unterdrückter Ärger zu psychischen Störungen führen kann. Warum haben viele Menschen Probleme damit, ihren Ärger herauszulassen? Vielleicht, weil es nicht unseren sozialen Normen entspricht. Ärger und Wut haben auch etwas mit Aggression zu tun und wer möchte schon als aggressiv gelten?

WISSEN TO GO

Ärger

Ärger ist eine Reaktion auf eine Bedrohung und mündet in eine Handlung von Flucht oder Angriff. Der Mensch kann sich im übertragenen Sinne bedroht fühlen, z. B. durch Überforderung, Ungerechtigkeit, Unverständnis, andere Meinungen. Ärger dient dem Selbstschutz und motiviert, Situationen zu verändern.

Umgang mit Ärger: Wut (Stressniveau ↑ und Energie ↑) sollte kontrolliert abreagiert werden. Bei länger anhaltendem Ärger sollte die Situation analysiert werden: Stressor identifizieren, Belastung einschätzen, Stressor verändern und/oder Einstellung und Verhalten zum Stressor ändern, Bewältigungsressourcen stärken.

Aggression

Vorweg sei gesagt, dass Aggression kein Gefühl, sondern ein Verhalten ist, das durch Gefühle (Ärger, Abneigung) beeinflusst wird. Es gibt keine allgemeingültige Definition für Aggression. Aggression wird als **Angriffsverhalten** gesehen, das mit dem bewussten oder unbewussten Ziel entsteht, einen anderen Menschen zu schädigen. Aggression wird auch als eine Reaktion auf eine tatsächliche oder vermutete Bedrohung der eigenen Macht verstanden. Das Angriffsverhalten dient diesem Verständnis zufolge dazu, die eigene Macht zu steigern und die des Angreifers zu minimieren. Dabei kann es sich um einen **tätlichen Angriff** als auch um **verbale Angriffe** handeln.

Aggression dient dem Menschen zur Selbsterhaltung und auch zum Selbstschutz. Dies gilt bei tätlichen Angriffen und ebenso im übertragenen Sinne, um z. B. anderen Menschen Grenzen zu setzen. Aggression richtet sich demnach gegen andere Menschen. ABER: Aggression ist „immer auch ein Ausdruck der Fähigkeit zur Selbstbehauptung und eine wesentliche Voraussetzung für ein intaktes Selbstwertgefühl" (Stangl 2013). Hier könnte man von **konstruktiver (aufbauender) Aggression** sprechen. Aggression kann jedoch auch so weit gehen, andere Menschen zerstören oder vernichten zu wollen. Dies wäre dann **destruktive Aggression**, die Menschen auch gegen sich selbst richten können (Autoaggression).

Fragen zur Selbstreflexion • Beantworten Sie sich folgende Fragen:
- Setzen Sie anderen Menschen Grenzen?
- Wie setzen Sie Grenzen?
  - Blasen Sie zum Angriff?
  - Sind Sie verletzend?
  - Vertreten Sie Ihren Standpunkt nüchtern, emotional erregt, aber auf der Sachebene?
- Treten Sie für sich, Ihre Überzeugungen und Ihre Grenzen ein? Wenn nicht, wohin richten Sie Ihren Ärger?

Aus diesen Fragen wird ersichtlich, dass wir Menschen im Laufe des Lebens aufgefordert sind, im Umgang mit Ärger eine gesunde Balance zu finden. Einen gesunden Umgang muss jeder Mensch für sich selbst erlernen bzw. üben. Aktive Teilnahme an Rollenspielen im Unterricht sind ein gutes Übungsfeld oder der Besuch einer Fortbildung z. B. zu Gewaltfreier Kommunikation.

WISSEN TO GO

Aggression

Aggression ist kein Gefühl, sondern wird verstanden als
- ein Verhalten, das von Gefühlen beeinflusst wird.
- ein Angriffsverhalten, das bewusst/unbewusst darauf zielt, Menschen zu schädigen.
- eine Reaktion auf einen tätlichen Angriff/verbalen Angriff der eigenen Macht.
- Ausdruck der Fähigkeit zur Selbstbehauptung.
- Voraussetzung für ein intaktes Selbstwertgefühl.
- Fähigkeit zur Selbsterhaltung und Selbstschutz.

8.4.2 Gewalt

In der Theorie ist der Übergang von aggressivem Verhalten zu Gewalt fließend, denn auch hier ist die Absicht auf die Schädigung anderer Personen oder deren Besitztümer gerichtet. Auch Gewalt kann sich nicht nur in einer körperlichen, sondern auch einer psychischen Schädigung zeigen. „Die Gewalt fängt nicht da an, wenn Kranke getötet werden. Sie fängt an, wenn einer sagt: ‚Du bist krank. Du musst tun, was ich sage'" (Erich Fried).

Definition Gewalt

Gewalt ist der Einsatz physischer oder psychischer Mittel, um einer anderen Person gegen ihren Willen
- *Schaden zuzufügen,*
- *sie dem eigenen Willen zu unterwerfen (sie zu beherrschen) oder*
- *der solchermaßen ausgeübten Gewalt durch Gegen-Gewalt zu begegnen (Schubert 2011).*

8 Selbstfürsorge und Stressmanagement

„Es wird immer dann von Gewalt gesprochen, wenn eine Person zum ‚Opfer' wird, d. h. vorübergehend oder dauernd daran gehindert wird, ihrem Wunsch oder ihren Bedürfnissen entsprechend zu leben. Gewalt heißt also, dass ein ausgesprochenes oder unausgesprochenes Bedürfnis des Opfers missachtet wird" (Ruthemann).

Häufig werden im pflegerischen Alltag Handlungen vollzogen, bei denen Pflegekräften gar nicht bewusst ist, dass sie damit an hilfe- oder pflegebedürftigen Menschen Gewalt ausüben. Es folgen einige Beispiele von Gewalt gegenüber pflege- und hilfebedürftigen Personen:
- Nichtbeachtung
- Bevormundung
- abfällige Bemerkungen
- Entzug von Zuwendung
- unaufgefordertes Duzen
- sexuelle Nötigung oder Übergriffe
- Freiheitsbeschränkung und -entziehung
- Ruhigstellung durch Medikamente
- ärztliche Behandlung ohne rechtswirksame Einwilligung
- Zwangsernährung
- Vernachlässigung im pflegerischen und psychosozialen Bereich
- fälschliche Medikamenteneingabe
- wund liegen lassen
- Verweigerung von Toilettengängen

Des Weiteren wird zwischen personeller und institutioneller Gewalt unterschieden.

Personelle Gewalt

Beispiel Personelle Gewalt
Frau Lichter, 60 Jahre, seit längerer Zeit wegen einer Lungenembolie in der Klinik, musste künstlich beatmet werden und lag einige Zeit im künstlichen Koma. Sie ist nun auf dem Weg der Besserung, hat allerdings noch Bettruhe. Sie beginnt langsam, den Krankheitsverlauf aufzuarbeiten. Sie hat häufig Wünsche oder Fragen und klingelt regelmäßig. Während des Stationsalltags werden diese häufigen Rufe nach Aufmerksamkeit als stetige Belastung erlebt. Als Frau Lichter an einem Morgen zum 10. Mal klingelt, geht die diensthabende Schwester ins Zimmer, zieht den Stecker der Klingel und verlässt das Zimmer ohne weiteren Kommentar.

Definition Personelle Gewalt
Werden menschliche Grundbedürfnisse durch eine Person beeinträchtigt, spricht man von personeller Gewalt. Unterschieden wird zwischen aktiver Gewaltanwendung im Sinne der Misshandlung und passiver Gewaltanwendung im Sinne der Vernachlässigung.

Ursachen • Dies können z. B. sein:
- Unbewusstsein
- emotionale Abgestumpftheit
- psychische Überforderung durch erhöhtes Stressniveau
- Frustration
- Machtstreben
- überhöhtes Helferideal
- über Menschen bestimmen wollen, um eigene Ziele zu erreichen
- Wesensveränderungen durch Drogen- oder Medikamentenmissbrauch
- Sadismus

Institutionelle Gewalt

Bei institutioneller Gewalt handelt es sich um strukturbedingte und indirekte Gewalt, sie ist eher verdeckt und weniger fassbar. Die Rahmenbedingungen eines Krankenhauses, eines Pflegeheimes oder eines ambulanten Pflegedienstes können derart beschaffen sein, dass sie als Gewalt empfunden werden, Gewaltbereitschaft von Personen fördern und/oder, dass passive Gewalt (z. B. Vernachlässigung) bewusst in Kauf genommen wird. Gewaltfördernde Rahmenbedingungen können z. B. sein:
- eine dauerhaft unzureichende Personalbesetzung auf Stationen/Wohnbereichen
- mangelhafte Arbeitsorganisation
- fehlende Personalentwicklung aus finanziellen Gründen
- fehlende Finanzierung pflegeerleichternder Hilfsmittel
- mangelhafte Ausstattung der Räumlichkeiten
- vorgegebene Strukturierung des Tagesablaufes, die sich nicht an den Bedürfnissen der Patienten/Bewohner orientiert
- Überbelegung der Patienten-/Bewohnerzimmer

Institutionelle Gewalt verhindert oftmals patienten- und bedürfnisorientiertes Verhalten. Die Entlassung eines Patienten wird z. B. nicht immer nur nach dem Bedürfnis des Patienten und der Einschätzung des Arztes geplant, sondern auch unter Einbeziehung betriebswirtschaftlicher Gesichtspunkte. Hierfür fehlen öffentliche und staatliche Kontrollen.

> **WISSEN TO GO**
>
> **Gewalt**
>
> Gewalt ist der Einsatz physischer oder psychischer Mittel, um einer anderen Person gegen ihren Willen zu schaden, sie zu beherrschen oder ausgeübter Gewalt durch Gegen-Gewalt zu begegnen. **Personelle Gewalt** zeigt sich aktiv als Misshandlung oder passiv als Vernachlässigung, Ursachen hierfür sind z. B. Unbewusstsein, Machtstreben, hohes Helferideal, Sadismus. **Institutionelle Gewalt** ist eine strukturbedingte und indirekte Gewaltform. Rahmenbedingungen können als Gewalt empfunden werden und Gewaltbereitschaft fördern, gewaltfördernde Rahmenbedingungen sind z. B. dauerhaft zu wenig Personal, mangelnde Arbeitsorganisation, Überbelegung.

Umgang mit personeller Gewalt

ACHTUNG
Ein klares „Nein" zu Gewalt durch Pflegende. Das erfordert Mut, ist jedoch das einzige wirkungsvolle Mittel. Wenn Sie sich es zutrauen, sprechen Sie den betreffenden Kollegen an. Andernfalls schauen Sie nicht weg, sondern sprechen Sie mit Ihrem Vorgesetzten.

Des Weiteren gilt es, überhaupt ein Bewusstsein für das Thema „Gewalt in der Pflege" zu schaffen. Dafür braucht es innerhalb eines Pflegeteams eine gemeinsame Verständigung darüber, was unter Gewalt verstanden wird. Welche strukturellen Bedingen sind gewaltfördernd und inwieweit können diese verändert werden? Die anschließende Frage ist dann, wie das Pflegeteam der Ausübung von Gewalt durch Mitarbeiter oder durch Patienten vorbeugen und begegnen möchte. Solche Überlegungen und Maßnahmen haben einen größeren Erfolg, wenn sie gemeinsam erarbeitet werden. Die Ergebnisse sollten in einem Standard festgehalten, durchgeführt und überprüft werden. Für die Erarbeitung kann es hilfreich sein, sich Unterstützung von außen durch einen Supervisor (S. 164) zu holen.

Umgang mit institutioneller Gewalt

Nehmen wir das konkrete Thema „einer dauerhaft unzureichenden Personalbesetzung auf Stationen/Wohnbereichen" und fragen danach, welche Auswirkungen solch ein Zustand für Pflegende und Patienten/Bewohner haben kann. So kann es sein, dass die Mitarbeiter der jeweiligen Schicht die anfallenden Aufgaben nicht mehr bewältigen können. Diese werden in die nachfolgende Schicht verschoben und/oder Überstunden werden gemacht oder sogar angeordnet. Der dafür notwendige und zustehende Freizeitausgleich wird aufgrund des Personalmangels gestrichen, die physischen und psychischen Belastungen der Mitarbeiter nehmen bis hin zur Überlastung zu, die krankheitsbedingten Fehltage der Kollegen ebenso. Ist es unter solchen Umständen möglich, der pflegerischen Sorgfaltspflicht zu entsprechen? Sind solche Arbeitsbedingungen als normal anzusehen? Wozu sind Pflegende verpflichtet?

Pflichten des Arbeitnehmers • Arbeitnehmer sind aus arbeitsschutzrechtlichen Gründen dazu verpflichtet, ihrem Arbeitgeber „erhebliche Gefahren für Sicherheit und Gesundheit unverzüglich zu melden" (§§ 15,16 ArbSchG). Dies betrifft sowohl die eigene als auch die Sicherheit und die Gesundheit von Patienten/Bewohnern. Des Weiteren begeben sich Pflegende in den Bereich der Fahrlässigkeit, wenn sie auf die vorherrschenden überfordernden Umstände nicht aufmerksam machen und sie dadurch einen Patienten/Bewohner körperlich schädigen. Fahrlässige Körperverletzung ist eine Straftat, für die Pflegende haftungsrechtlich zur Rechenschaft gezogen werden können.

Die Überlastungsanzeige • In Situationen, in denen aufgrund der vorherrschenden Überbelastung weder die eigene Gesundheit noch eine sichere Patienten-/Bewohnerversorgung unter der Einhaltung der Qualitätsstandards gewährleistet werden können, sind Arbeitnehmer dazu verpflichtet, dies dem Arbeitgeber unverzüglich mitzuteilen. Dies geschieht in Form einer Überlastungsanzeige (▶ Abb. 8.12). Eine weitere Möglichkeit ist es, die gesamte „Arbeitslast" der betreffenden Schicht aufzulisten und diese dem Vorgesetzten zur Kenntnis vorzulegen.

Pflichten des Arbeitgebers • Arbeitgeber haben gegenüber ihren Mitarbeitern eine Fürsorgepflicht, diese ergibt sich aus § 618 BGB, § 5 des Arbeitsschutzgesetzes. § 618 BGB besagt, dass der Arbeitgeber verpflichtet ist, „Räume, Vorrichtungen oder Gerätschaften, die er zur Verrichtung der Dienste zu beschaffen hat, so einzurichten und zu unterhalten und **Dienstleistungen**, die unter seiner Anordnung oder seiner Leitung vorzunehmen sind, **so zu regeln**, dass der Verpflichtete (Arbeitnehmer) **gegen Gefahr für Leben und Gesundheit** soweit **geschützt ist**, als die Natur der Dienstleistung es gestattet". Durch Überlastungsanzeigen erhält der Arbeitgeber Kenntnis der konkreten Überlastungsmerkmale der Station/des Wohnbereichs. Er wird dadurch in seine Verantwortung genommen und kann mit entsprechenden Maßnahmen gegensteuern. Weitere Informationen und auch Hilfe können Sie bei Ihrem Berufsverband anfordern.

Abb. 8.12 Überlastungsanzeige.

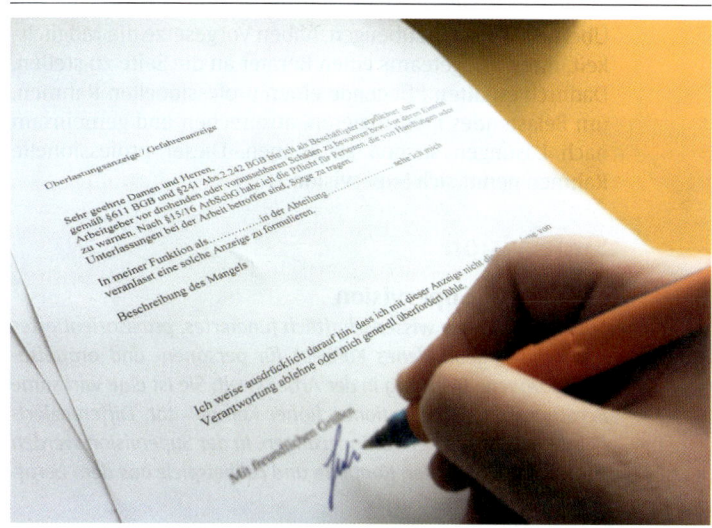

Vorlagen für ein Überlastungsanzeige-Schreiben gibt es z. B. als Onlineangebot von Ver.di oder dem DBfK Bundesverband.

> **WISSEN TO GO**
>
> **Pflichten des Arbeitnehmers und des Arbeitgebers**
>
> **Pflichten des Arbeitnehmers:** nach §§ 15,16 ArbSchG ist er verpflichtet, seinem Arbeitgeber „erhebliche Gefahren für die eigene Sicherheit und Gesundheit und die ihrer Patienten unverzüglich zu melden" (Überlastungsanzeige). Versäumt der Arbeitnehmer, auf überfordernde Umstände hinzuweisen, und kommt ein Patient körperlich zu Schaden, kann dies haftungsrechtliche Folgen für ihn haben.
>
> **Pflichten des Arbeitgebers:** nach § 618 BGB, § 5 ArbSchG hat der Arbeitgeber gegenüber seinen Mitarbeitern eine Fürsorgepflicht. Er hat „... Dienstleistungen, die unter seiner Anordnung oder seiner Leitung vorzunehmen sind, so zu regeln, dass der Arbeitnehmer gegen Gefahr für Leben und Gesundheit soweit geschützt ist, als die Natur der Dienstleistung es gestattet". Überlastungsanzeigen liefern ihm konkrete Überlastungsmerkmale und er kann mit entsprechenden Maßnahmen reagieren.

8.4.3 Psychischer Überbelastung vorbeugen

Wie aufgezeigt wurde, gibt es eine Vielzahl von Stressoren im Berufsfeld Pflege. Selbstfürsorge des Einzelnen ist eine wichtige Voraussetzung, um diese bewältigen zu können und gesund zu bleiben. Pflege ist aber auch in institutionelle und organisatorische Strukturen eingebettet. Diese Strukturen nehmen ebenfalls Einfluss auf das Wohl der darin arbeitenden Menschen, wie im Abschnitt über institutionelle Gewalt (S. 162) zu lesen ist.

Oftmals steht auch die berufsethische Zielsetzung – gerader junger Pflegender –, qualitätsvoll, menschenwürdig, patienten- und bedürfnisorientiert zu pflegen, im Widerspruch zu den Erfahrungen des Pflegealltags, ständig im Wettlauf mit der Zeit zu sein und mit knappen Ressourcen haushalten zu müssen. Die psychische Belastbarkeit der Pflegenden wird dabei täglich herausgefordert.

Damit sich Pflegende nicht in diesem Widerspruch von „Anspruch und Wirklichkeit" aufreiben und um psychischer Überbelastung vorzubeugen, haben Vorgesetze die Möglichkeit, ihren Pflegeteams einen Berater an die Seite zu stellen. Dadurch erhalten Pflegende einen professionellen Rahmen, um Belastendes identifizieren, ansprechen und gemeinsam nach Lösungen suchen zu können. Dieser professionelle Rahmen nennt sich Supervision.

Supervision

Definition Supervision
Supervision ist ein wissenschaftlich fundiertes, praxisorientiertes und ethisch gebundenes Konzept für personen- und organisationsbezogene Beratung in der Arbeitswelt. Sie ist eine wirksame Beratungsform in Situationen hoher Komplexität, Differenziertheit und dynamischer Veränderungen. In der Supervision werden Fragen, Problemfelder, Konflikte und Fallbeispiele aus dem beruflichen Alltag thematisiert.

Dabei wird die berufliche Rolle und das konkrete Handeln der Teilnehmer (Supervisanden) in Beziehung gesetzt zu den Aufgabenstellungen und Strukturen der Organisation und zu der Gestaltung der Arbeitsbeziehungen mit Kunden und Klienten. Supervision fördert die berufliche Entwicklung und das Lernen von Berufspersonen, Gruppen, Teams und Organisationen. Gelegentlich unterstützt Supervision Entscheidungsfindungsprozesse (Deutsche Gesellschaft für Supervision 2012).

Supervision in der Pflege

Supervision in der Gesundheits- und Kranken- sowie Altenpflege individualisiert Probleme und emotionale (Über-)Belastungen der Beschäftigten nicht, sondern begreift sie als allgemein sichtbare Symptome von sich beschleunigenden Arbeitsbedingungen in Krankenhäusern und Pflegeeinrichtungen. Supervision in der Pflege sieht ihre Aufgabe darin, beruflichen Stress, ökonomische und zeitliche Faktoren, letztlich die Auseinandersetzung mit sich verschärfenden Arbeitsbedingungen als Themen aufzugreifen und die Supervisanden zu rüsten, eigenverantwortlich Veränderungsprozesse gestalten zu können.

Konkret richten Supervisoren (Berater) im beruflichen Kontext der Pflege ihren Blick auf Arbeits- und Organisationsabläufe, sprechen Konflikte an und tragen zu ihrer Lösung bei. Sie unterstützen Pflegende dabei, ihre Blickwinkel zu erweitern und gemeinsam Handlungsalternativen für konkrete Herausforderungen aus dem Pflegealltag zu entwickeln.

Supervision verbessert die Kommunikation am Arbeitsplatz, sie stärkt eine wertschätzende und achtsame Kommunikation zwischen den Beteiligten und fördert die Zusammenarbeit im Pflegeteam und zwischen Leitungskräften und ihren Mitarbeitern.

Supervision leistet einen Beitrag zur Qualifizierung beruflicher Aufgaben in der Pflege, z.B. in Bezug auf Patientenorientierung, Konzeptentwicklung, Veränderung von Arbeitsstrukturen und Wahrnehmung von Führungsaufgaben.

Daher profitiert auch die gesamte Organisation von Supervision, denn gute Supervision leistet einen Beitrag zur Organisationsweiterentwicklung. Weitsichtige Vorgesetzte ermöglichen nicht nur regelmäßige Supervision für ihre Pflegeteams und budgetieren dafür die notwendigen Finanzmittel, sondern nehmen selbst Supervision und Coaching als selbstverständliche Unterstützung ihrer Leitungsaufgabe in Anspruch.

Ablauf einer Supervision

Wer würde ernsthaft bezweifeln, dass kollegialer Austausch eine wichtige Grundlage für gute Zusammenarbeit ist? Aber dies ist nicht immer einfach. Vor allem, wenn es darum geht, der Kollegin eine kritische Rückmeldung zu geben oder den Kollegen auf einen Fehler aufmerksam zu machen. Durchaus nicht leicht zu bewerkstelligen, wenn man im Stress ist und gerade nicht die richtige Tonlage parat hat. Und mit welchem Ohr nimmt das Gegenüber die Kritik auf? Am Ende fällt es noch negativ auf einen selbst zurück. Die zunehmende Arbeitsverdichtung bei schmaler Personalausstattung gibt guten Vorsätzen für ein „offenes Wort" wenig Raum.

In der Supervision gehen die Uhren anders, vor allem langsamer. In gewisser Weise befindet man sich bei der Supervision in einer Art „Stand-by-Modus". Es wird sich die Zeit genommen, gemeinsam schwierige Situationen aus dem Stationsalltag aus verschiedenen Blickwinkeln anzuschauen. Man betrachtet z.B., was in der Kommunikation schief gelaufen ist, um ein Bewusstsein für sich und den anderen zu bekommen und nicht um Fehler oder einen Schuldigen zu suchen. Supervisoren sind Kommunikationsexperten und sorgen in der Sitzung für Spielregeln, die nicht nur einen Blick auf die Fakten ermöglichen, sondern auch auf Prozesse und Emotionen. Supervisoren wissen aus ihrer Erfahrung mit Teams, dass selbst glasklare Vereinbarungen keine Chance auf Umsetzung haben, wenn zwischen den Mitarbeitenden z.B. die „Chemie" nicht stimmt.

Beispiel Teamsupervisionsrunde
Schon zu Beginn der Teamsupervision in der Eincheckrunde des Stationsteams (Fragestellung des Supervisors: Wie geht's Ihnen heute, welche Anliegen bringen Sie mit?) ist die „dicke Luft" zwischen 2 Kolleginnen für alle zum Greifen nah. Der Konflikt drückt auf die Stimmung im Team. Eine der beiden Betroffenen nimmt nach Ermutigung des Supervisors ihren Mut zusammen und schildert bewegt einige Ärgerlichkeiten der letzten Tage: Erst waren es fachliche Meinungsverschiedenheiten zur Pflege einer Patientin, die dann bis zu einem heftigen Streit im Stationszimmer eskalierten, der die Kollegen aufschreckte und hilflos zurückließ. Die Folge ist ein Spannungszustand zwischen „nicht miteinander reden wollen und nicht entspannt arbeiten können".

Der Supervisor lässt die beiden Kolleginnen innerhalb des Stuhlkreises Platz nehmen – allerdings mit vertauschten Rollen. Keine leichte, aber eine lösbare Aufgabe, sich in die Gefühlslage und die Position der anderen Kollegin hineinzuversetzen und aus ihrer Rolle heraus zu argumentieren. Schon während dieses außergewöhnlichen Dialogs verändert sich das Klima im Team („Die beiden reden ja wieder miteinander!"). Anschließend erfolgt ein Rollenwechsel – der Supervisor begleitet die beiden Protagonistinnen in ihre eigene Rolle zurück.

Nun erhalten sie den Auftrag, Arbeitsverabredungen für die kommende Woche zu treffen, ganz praktisch und lösungsorientiert. Noch hakt es etwas, aber die Gesprächsatmosphäre wird gelöster, leichter. Schließlich bittet der Berater die Teammitglieder, beiden Kolleginnen ihre Beobachtungen mitzuteilen. Die kurze Feedbackrunde und ein Kommentar des Supervisors schließen die Übung ab – ein verhärteter Konflikt hat begonnen, sich zu verflüssigen.

Kosten

Entscheidet sich der Arbeitgeber dafür, seinen Mitarbeitern Supervision zu ermöglichen, trägt der Arbeitgeber die Kosten. Dabei werden diese im Jahresbudget für innerbetriebliche Fortbildung miteingeplant.

Ungeachtet der Sparzwänge gehört regelmäßige Team- und Fallsupervision in vielen Pflegeeinrichtungen inzwischen zum Qualitätsstand für gute Arbeit. Die Kosten rechnen sich für den Arbeitgeber, wenn sich Pflegemitarbeiter entlasten können, ihre Arbeitsmotivation gepflegt und ihre Kompetenz erweitert wird. Letztlich kommt dies den Patienten zugute.

! **Merken** **Private Supervision**
Falls an Ihrem Arbeitsplatz keine Supervision infrage kommt, Sie aber Beratungsbedarf haben, können Sie die Beratungsleistung eines Supervisors auch privat in Anspruch nehmen. Die Kosten können Sie als Fortbildungsmaßnahme von der Steuer absetzen.

Supervisorensuche • Da die Bezeichnung Supervision nicht gesetzlich geschützt ist, kommt es darauf an, kompetente Berater auf verlässlichen Wegen zu finden. Wer Supervisoren oder Coaches sucht, sollte vor allem auf eine abgeschlossene zertifizierte Weiterbildung, die Mitgliedschaft in einem anerkannten Berufsverband und einschlägige fachliche Referenzen achten. Auf der Homepage der Deutschen Gesellschaft für Supervision e. V. (www.dgsv.de) können gezielt Berater gesucht werden.

WISSEN TO GO

Supervision

Supervision ist eine personen- und organisationsbezogene Beratungsform in der Arbeitswelt. Die berufliche Rolle und das konkrete Handeln der Teilnehmer werden in Beziehung zu den Aufgaben und Strukturen der Organisation und zur Gestaltung der Arbeitsbeziehungen mit Kunden gesetzt. Supervision unterstützt die Teilnehmer, ihre Blickwinkel zu erweitern und gemeinsam Handlungsalternativen für konkrete Herausforderungen aus dem Berufsalltag zu entwickeln.

8.5 Pflegende – Burnout-gefährdet?

8.5.1 Zahlen und Fakten

Im Jahr 2008 gab es in Deutschland fast zehn Millionen Krankheitstage aufgrund von Burnout-Symptomen. Das heißt: Rund 40 000 Arbeitskräfte fehlten über das ganze Jahr im Büro oder an der Werkbank, weil sie sich ausgebrannt fühlten. „Besonders beunruhigend ist dabei, dass die Zahl der Burnout-Krankschreibungen innerhalb der letzten 5 Jahre um 17 % angestiegen ist", sagt Helen Heinemann vom Hamburger Institut für Burnout-Prävention (IBP). Sie rät deshalb jedem, seinen Stress-Level im Auge zu behalten. Besonders gefährdet sind Menschen in sozialen Berufen wie Lehrer, Sozialarbeiter, Gesundheits- und Krankenpfleger und Altenpfleger. Diese Berufsgruppen helfen anderen, geben viel von sich und bekommen dafür nur wenig Anerkennung und Bestätigung zurück. In den vergangenen Jahren gab es einen Anstieg an Burnout erkrankter Pflegekräfte von 17 % auf 38 % (Zander et al. 2011).

8.5.2 Das Burnout-Syndrom

Das Burnout-Syndrom ist die Folge langanhaltender Stressbelastung des menschlichen Organismus. Der Körper ist nicht mehr in der Lage, die biochemischen Stressreaktionen zu verarbeiten. Das Burnout-Syndrom beschreibt einen chronischen Erschöpfungszustand mit einhergehendem Krankheitsgefühl, welcher länger als 6 Monate andauert (▶ Abb. 8.13).

Ursachen

Fast die Hälfte aller Beschäftigten steht unter Zeit- und Leistungsdruck. Mehr Leistung bei weniger Personaleinsatz, dadurch sind Arbeitsanfall und Arbeitsintensität hoch. Unvorhergesehene Probleme, enge Fristen und häufige Veränderungsprozesse sind weitere Ursachen. Einige Aussagen von betroffenen Pflegekräften machen deutlich, welche Gedanken und Erlebnisse als besonders psychisch belastend erlebt werden:
- Enttäuschung über die Grenzen der Medizin
- Patienten erinnern an eigene, nahestehende Angehörige
- an Kinder unheilbarer Patienten denken
- unrealistische Heilungserwartungen der Patienten
- verschlossene oder klammernde Patienten
- Betroffenheit durch weinende Patienten
- Miterleben langer Krankheitsprozesse
- Tod mehrerer Patienten
- beim Einschlafen an Patienten denken müssen
- Fragen nach dem Nutzen der eigenen Arbeit
- unzureichende Schmerzbehandlung
- kein Raum für Gespräche mit Kollegen
- Patient leidet unter meiner Therapie

Verhaltensfolgen • Das Arbeitstempo wird erhöht, auf Pausen wird verzichtet, Überstunden, Freunde, Familie und Freizeitausgleich werden vernachlässigt. Wochenenden und Urlaube reichen nicht aus, um sich zu erholen. Wenn sich Beanspruchung (Belastung) und Erholung nicht in Balance befinden, besteht die Gefahr körperlicher Erkrankungen und psychischer Ermüdung. Betroffene fühlen sich müde und erschöpft, machen mehr Fehler, brauchen mehr Kraft, um die geforderte Leistung zu bringen.

Erkennungsmerkmale

Dies können z. B. sein:
- nicht mehr abschalten können
- „leer im Kopf" sein (Denk- und Konzentrationsschwäche, verringerte Phantasie)

Abb. 8.13 Wenn einem alles über den Kopf wächst.

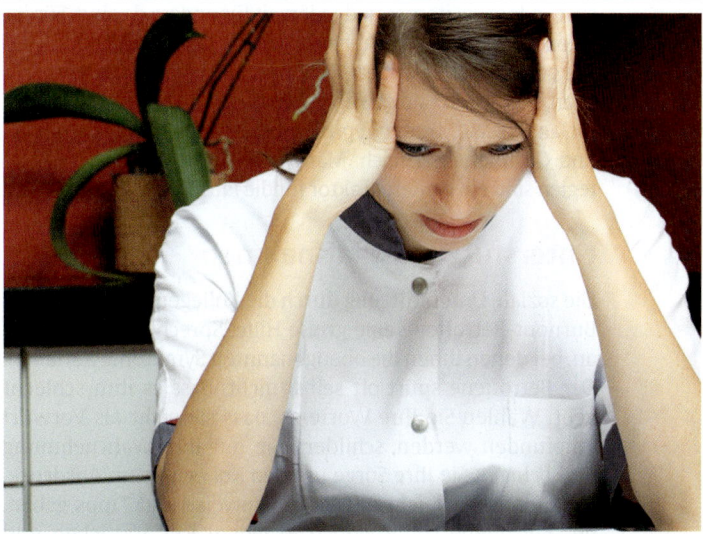

© Miriam Dörr/fotolia.com

- sich nicht mehr mit der Arbeit identifizieren können
- Lustlosigkeit und Gleichgültigkeit
- depressive Gefühle (z.B. Schuldgefühle, Selbstmitleid)
- Ärger (z.B. Ungeduld, Launenhaftigkeit)
- körperliche Beschwerden wie Rücken- oder Kopfschmerzen, Herz-Kreislauf-Störungen, Magen-Darm-Beschwerden, Schlafstörungen, Muskelschmerzen
- Rückzug von Kollegen und Freunden

Phasen

Das Burnout-Syndrom schleicht sich langsam ein. Man lädt sich eine Arbeit und Verpflichtung nach der anderen auf und hat erst allmählich das Gefühl, nicht mehr alles bewältigen zu können:

1. Arbeit wird mit viel Engagement begonnen.
2. Gefühle der Überforderung stellen sich ein.
3. Innerer Schwung lässt nach, Anstrengung überwiegt.
4. Bei hohem Pflichtgefühl entstehen Schuldgefühle.
5. Anforderungen und eigene Werte sind nicht im Einklang.
6. Erhöhte Anstrengung, die Arbeit zu schaffen.
7. Anstrengung kostet mehr psychische Kraft: innere Balance fehlt.
8. Eigene Hilflosigkeit wird bemerkt, man fühlt sich den Anforderungen nicht mehr gewachsen.
9. Manche Betroffene greifen zu Alkohol und Tabletten, um das Gefühl der Leere zu betäuben.
10. Man nimmt sich zunehmend als erschöpft wahr, Abneigung gegenüber Arbeit und Kollegen nimmt zu, es kommt zur totalen Gefühlsleere, dem Erschöpfungszustand.

Gefährdete Personen

Gefährdet sind Menschen, die sehr hohe Anforderungen an sich stellen, alles perfekt machen wollen und sich hohe Ziele setzen (idealistisch). Von außen betrachtet wirken diese Ziele übertrieben, egal ob im Beruf oder Privatleben. Sie übertragen diesen Perfektionismus auch auf ihre Umgebung und erlauben es sich nicht, Fehler zu machen. Wenn die Anerkennung der Kollegen, Freunde und der Familie ausbleibt, sind sie von sich enttäuscht, strengen sich noch mehr an und der Akku läuft zunehmend leer. Menschen mit sehr großem Ehrgeiz sind dann gefährdet, an Burnout zu erkranken, wenn sie das Gefühl haben, nicht gut genug zu sein.

Sie hetzen von einer Aufgabe zur nächsten, achten nicht auf ihre körperlichen Signale und überfordern sich ständig. Menschen mit einem ausgeprägten Helfersyndrom verschleißen sich, indem sie immer und jederzeit für andere da sind. Für ihr eigenes Selbstwertgefühl benötigen sie das Gefühl, von anderen gebraucht zu werden. Dabei gehen sie über ihre körperlichen, seelischen und geistigen Grenzen hinaus und opfern sich für andere auf. Dieser Typ Mensch arbeitet häufig im Sozial- und Gesundheitsbereich. Mangelnde Stressbewältigungsstrategien sind ein weiterer Faktor für die Entstehung von Burnout.

Unterstützungsmaßnahmen

Die soziale Unterstützung durch die Kollegen im Team ist für Burnout-Betroffene eine große Hilfe. Sprechen Sie Kollegen an, bei denen Ihnen die obengenannten Symptome auffallen. Der Betroffene spürt oft selbst nicht, dass es ihm schlecht geht. Wählen Sie Ihre Worte so, dass sie nicht als Vorwurf empfunden werden, schildern Sie nur Ihre Wahrnehmung und bringen Sie Ihre Sorge um den Kollegen zum Ausdruck. Sie können vielleicht hilfreiche Hinweise und Tipps geben, der Betroffene sollte jedoch in jedem Fall ärztlichen und therapeutischen Rat suchen.

> **WISSEN TO GO**
>
> **Burnout**
>
> Das Burnout-Syndrom ist ein chronischer Erschöpfungszustand mit Krankheitsgefühl und dauert über 6 Monate an. Zu den **Ursachen** zählen z.B. Zeit- und Leistungsdruck sowie psychisch belastende Erlebnisse. **Erkennungsmerkmale** sind z.B.: nicht mehr abschalten können, Denk- und Konzentrationsschwäche, Lustlosigkeit und Gleichgültigkeit, körperliche Beschwerden. Burnout beginnt in schleichenden **Phasen**:
>
> 1. Arbeit wird mit viel Engagement begonnen.
> 2. Gefühle der Überforderung stellen sich ein.
> 3. Innerer Schwung lässt nach, Anstrengung überwiegt.
> 4. Bei hohem Pflichtgefühl entstehen Schuldgefühle.
> 5. Anforderungen und eigene Werte sind nicht im Einklang.
> 6. Erhöhte Anstrengung, die Arbeit zu schaffen.
> 7. Anstrengung kostet mehr psychische Kraft: innere Balance fehlt.
> 8. Eigene Hilflosigkeit wird bemerkt, man fühlt sich den Anforderungen nicht mehr gewachsen.
> 9. Manche Betroffene greifen zu Alkohol und Tabletten, um das Gefühl der Leere zu betäuben.
> 10. Man nimmt sich zunehmend als erschöpft war, Abneigung gegenüber Arbeit und Kollegen nimmt zu, es kommt zur totalen Gefühlsleere, dem Erschöpfungszustand.

Im Folgenden werden Ihnen Strategien zur Stressbewältigung vorgestellt. Es handelt sich um Vorschläge, die die eigenen Ressourcen stärken und körperliche, seelische und geistige Entlastung verschaffen können.

8.6 Strategien zur Stressbewältigung

Diese Strategien helfen uns, Leistungsdruck auszuhalten und mit den vielfältigen Anforderungen in Beruf und Privatem gut umzugehen. Zu ihnen gehört ein gutes Zeitmanagement, eine gute Organisationsfähigkeit, die Fähigkeit, sich nicht alles zu Herzen zu nehmen, zwischendurch und abends abschalten zu können und das Gefühl, selbstbestimmt zu arbeiten.

Zu einer anhaltenden aktiven Stressbewältigung gehören
- die Analyse der persönlichen Stressbelastungen,
- das Kennenlernen und Ausprobieren verschiedener Stressbewältigungsmethoden,
- die Entwicklung eines persönlichen Antistressprogramms,
- die kontinuierliche Selbstkontrolle der persönlichen Zufriedenheit bzw. des Stressniveaus.

8.6.1 Ressourcen stärken

Die moderne Stresstheorie sieht den Menschen als lernendes Wesen mit vielen Ressourcen. Wir sind also keine Opfer der stressenden Situationen, sondern können diese mit unseren unterschiedlichen Stärken und Fähigkeiten ausgleichen. Überfordert fühlen wir uns erst, wenn unsere Fähigkeiten dafür nicht mehr ausreichen. Für den Umgang mit stressenden Situationen sind folgende Faktoren wichtig:

- **Seelische Kräfte:** Sich seiner Stärken immer wieder bewusst zu machen, führt zu mehr Selbstvertrauen: Was kann ich gut? Was traue ich mir zu? Was traue ich mir evtl. nicht zu? Menschen, die unsicher sind, reagieren bei Anforderungen eher ängstlich und fühlen sich schneller überfordert. Selbstbewusste Menschen nehmen Belastungen nicht gleich als krankmachenden Stress wahr.
- **Soziale Kontakte:** Im Gespräch mit anderen können wir uns entlasten, gemeinsam lassen sich Gedanken und Gefühle neu sortieren. Fragen Sie sich in stressenden Situationen: Wer kann mir helfen?
- **Wissen:** Es gibt uns die nötige Sicherheit, auch mit schwierigen Situationen besser umzugehen: Was weiß ich über die stressauslösende Situation? Wo erhalte ich noch mehr Wissen? Bin ich bereit, dazuzulernen?

8.6.2 Einstellung ändern

Um die Stressursachen langfristig zu verändern und Problemlösungen anzustreben, ist es u.a. wichtig, neue Fähigkeiten zu entwickeln. Dazu gehört vor allem eine Einstellungsänderung. Wir können stressende Situationen als belastendes Problem erleben oder als eine Herausforderung. Die Einstellung kann verändert werden, indem zunächst Verallgemeinerungen vermieden werden wie „alle", „nie", „immer", „jeder", „keiner", „sicher", „grundsätzlich" usw. Diese „Alles-oder-Nichts-Strategie" verhindert, dass wir anderen zuhören und ihre Meinungen und Anregungen annehmen. Wir vergeben dadurch die Chance, neue Erfahrungen zu machen und dazuzulernen. **Alles-oder-Nichts-Sätze** sind z.B.: „Immer muss ich während der Übergabe aufstehen, wenn ein Patient klingelt." „Keiner interessiert sich in der Gruppenarbeit für meinen Anteil am Ergebnis."

Auch **negative Glaubenssätze** blockieren und führen zu inneren Konflikten, die das eigene Leben schwer machen. Sie sind Ausdruck der eigenen Strenge gegen sich selbst und verschließen uns vor der Möglichkeit, positive Erfahrungen zu machen und eigenverantwortlich zu handeln. Negative Glaubenssätze sind z.B.:
- „Das schaffe ich nie."
- „Das hat ja sowieso keinen Zweck."
- „Ich muss besonders gut sein."
- „Es ist mir wichtig, dass mich alle mögen."
- „Ich bin nicht liebenswert."
- „Andere wollen mich nur übers Ohr hauen."

Fortbildungen • In Fort- und Weiterbildungen kann die Kommunikations- und Konfliktfähigkeit erweitert werden, z.B. durch einen Workshop in Gewaltfreier Kommunikation nach Marshall Rosenberg. Dieser Workshop macht bewusst, wie gewaltsam wir mit uns selbst und mit anderen kommunizieren. Es geht darum, sich selbst und anderen Menschen aktiv zuzuhören, mit Konflikten und eigenen Schwächen besser umzugehen und sich Gehör zu verschaffen. Es geht auch darum, sich den eigenen Wünschen und Bedürfnissen bewusst zu werden und diese zu artikulieren. Solch eine Fortbildung bildet den Grundstein für einen gesunden Umgang mit sich selbst und selbstbewusstem Auftreten gegenüber anderen Menschen.

8.6.3 Work-Life-Balance

Work-Life-Balance ist ein ausgewogenes Verhältnis von Arbeit und Privatleben. Geld und Karriere sind für viele nicht mehr oberstes Ziel ihres Berufslebens. Es wird immer wichtiger, private Interessen und das eigene Verständnis von Familienleben mit den Anforderungen der beruflichen Welt in Einklang zu bringen. Dazu gehört, dass wir uns am Arbeitsplatz wohlfühlen, Spaß an der beruflichen Aufgabe und ein gutes Verhältnis zu Vorgesetzten und Kollegen haben.

Für eine gewisse Zeit ist eine Überlastungssituation aus gesundheitlicher Sicht akzeptabel, wobei die Zeitdauer individuell variiert. Danach muss es aber wieder mehr Zeit für sich und/oder die Familie geben. Eine gesunde Balance ist wichtig. Die **Frei-Zeit** sollte wirklich genutzt und Zufriedenheitserlebnisse ohne schlechtes Gewissen genossen werden.

Zufriedenheitserlebnisse • Diese sind besonders geeignet, wenn
- sie Spaß machen ohne Anspruch auf Nützlichkeit,
- ohne große Vorbereitung und Aufwand durchzuführen sind,
- regelmäßig praktiziert werden können,
- sie mit Menschen durchgeführt werden können, mit denen man gerne Zeit verbringt.

Was gönnen Sie sich? Zufriedenheitserlebnisse können z.B. sein: sonntags im Bett frühstücken, mit Freunden essen gehen, spazieren gehen, Musik hören, ins Kino gehen, Gartenpflege, Lesen oder NICHTS tun.

Ziele entwickeln • Zu einem ausgeglichenen Berufs- und Privatleben gehört es, eigene Ziele und Werte zu entwickeln. Dies zählt zu den längerfristigen Stress-Bewältigungsstrategien. Schreiben Sie Ihre Ziele auf. Dadurch programmieren Sie Ihr Unterbewusstsein, auf das jeweilige Ziel hinzuarbeiten. Dazu gibt es einige Regeln, die Sie beachten sollten:
1. Formulieren Sie Ihr Ziel positiv: Sagen Sie einfach, was Sie wollen, und nicht, was Sie nicht wollen!
   – „Ich möchte 5 kg abnehmen" **statt** „Ich möchte nicht dick sein"
   – „Ich bin selbstbewusst" **statt** „Ich weiß nicht, ob ich das schaffe"
   – „Ich mache ein gutes Examen" **statt** „Ich habe Prüfungsangst"
2. Formulieren Sie Ihre Ziele, als hätten Sie sie schon erreicht: Formulieren Sie selbstbestimmt und konsequent, verstecken Sie sich nicht hinter vagen Äußerungen.
   – „Ich bin..." **statt** „Ich werde..."
   – „Ich habe..." **statt** „Ich versuche..."
   – „Ich kann..." **statt** „Ich könnte ja mal..."
3. Setzen Sie sich realistische Ziele: Realistische Zielsetzungen, die Sie in einem bestimmten Zeitraum erreichen können, sind die Voraussetzung dafür, erfolgreich zu sein.

Umgang mit Zeit und Energie

Ein gutes Zeitmanagement kann dabei helfen, den Balanceakt zwischen den vielfältigen beruflichen Anforderungen und der nötigen Entspannung zu meistern. Es gibt einige erfolgreiche Zeitmanagementmethoden, die meistens für den Büroalltag entwickelt wurden. Doch auch für Pflegekräfte hat sich z.B. die Eisenhower-Methode bewährt. Eisenhower, Präsident der USA (1953–1961), nutzte diese Methode, um die immensen Anforderungen an ihn zu managen.

Eisenhower-Methode • Oftmals fällt es schwer, zwischen wichtigen und dringenden Aufgaben zu unterscheiden. Die folgende Methode ist hilfreich, um sich den Unterschied bewusst zu machen und die eigenen Aufgaben zuzuordnen. Alle anstehenden Entscheidungen werden in 4 Kategorien unterteilt:

8 Selbstfürsorge und Stressmanagement

1. **Dringend und wichtig** sind Krisen, drängende Probleme und Vorbereitungen, die an Fristen gebunden sind.
2. **Nicht dringend, aber wichtig** sind Planungen, Beziehungsarbeit im Team, Vorbeugung, Erholung und Weiterbildungen.
3. **Nicht wichtig, aber dringend** sind Unterbrechungen, unvorhergesehene Angelegenheiten, z.B. Anrufe oder Vorgesetzte, die darum bitten, dies und das bitte mal schnell zu erledigen.
4. **Nicht wichtig und nicht dringend** sind triviale Geschäftigkeit, Wurfsendungen, bestimmte Telefonate, zeitaufwendige Aktivitäten, die aber die Arbeit nicht voranbringen. Alles, was sich in dieser Kategorie findet, sollte gleich in den „Papierkorb" geworfen bzw. schnell beendet werden.

Menschen verbringen viel Zeit mit Aufgaben aus der ersten Kategorie. **Dabei liegen in der zweiten die Dinge, die uns gut tun und für unsere Arbeit und unser Leben wichtig sind**. Oft sehen wir die Dinge dort nicht als Arbeit oder Notwendigkeit an. Die Kategorie wird oft unterschätzt, dabei bietet sie genau den Ausgleich, den wir zu einem ausgeglichenen Berufs- und Privatleben brauchen. Deshalb sollte besonders die zweite Kategorie mit relevanten Aufgaben und Erlebnissen bestückt sein, die gut tun. So wird ein Ausbrennen verhindert und das Selbstmanagement gefördert (▶ Abb. 8.14).

Abb. 8.14 Eisenhower-Methode.

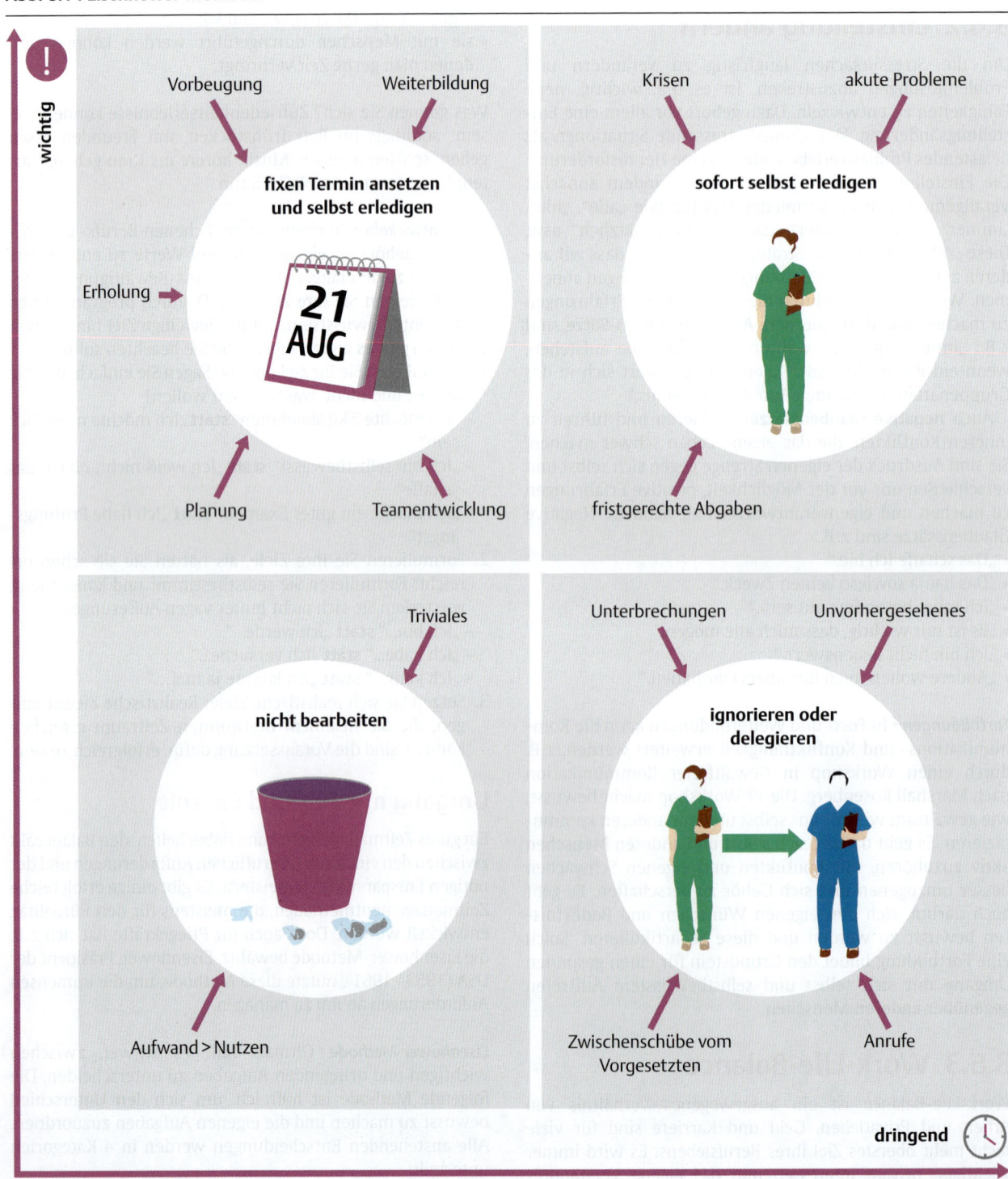

Strategien zur Stressbewältigung

8.6.4 Entspannungsmethoden

Neben einem aktiven Zeitmanagement sind für uns Menschen Entspannung und Erholung von zentraler Bedeutung. Unser Körper kann Höchstleistungen auf Dauer nur vollbringen, wenn es dazwischen Ruhepausen gibt, in denen er sich wieder erholen kann. Es folgt eine Übersicht an entspannenden Tätigkeiten.

Kurzfristige Methoden

Kurzfristig können die nachfolgend genannten Methoden in akuten Stresssituationen helfen:
- spontane Entspannung durch eine Atemübung
- positives Selbstgespräch: „Ich werde das schaffen!"
- kontrolliertes Abreagieren, z.B. lautes Schreien im Auto
- Wahrnehmungslenkung und Gedankenstopp, um wieder einen klaren Kopf zu bekommen, z.B. mit Gedanken an positive Ereignisse wie Urlaub, Freunde, Hobbys, lustige Ereignisse.

Im Folgenden werden 3 praktische Übungen vorgestellt, die ohne großen Aufwand am Arbeitsplatz eingesetzt werden können.

Übung: Atmung • Ein zentrales Element bei allen Entspannungstechniken ist das richtige Atmen. Es sorgt sowohl für körperliches als auch für geistiges und emotionales Wohlbefinden. Gezielte Atemtechniken wie die Bauchatmung helfen uns, unsere Atmung zu beruhigen und so zu entspannen. Zunächst wird ganz bewusst tief in den Bauch eingeatmet, sodass sich der Bauch nach außen wölbt. Dann erst füllt sich der Brustraum mit Luft. Beim Ausatmen sinkt zuerst die Brust, dann der Bauch zurück.
- Einatmen: Atmen Sie durch die Nase ein und zählen Sie 21 – 22 – 23.
- Ausatmen: Atmen Sie durch die Nase aus und zählen Sie 24 – 25 – 26 – 27.

Wiederholen Sie das einige Male und nach ein paar Minuten werden Sie eine positive Veränderung feststellen. Sie atmen wieder ruhiger und tiefer, Ihr Stresslevel hat sich gesenkt.

Übung: Quasimodo • Diese Übung kann eingesetzt werden bei:
- Verspannungen der Nackenmuskulatur
- Kopfschmerzen
- nachlassender Konzentration
- Bildschirmarbeit

Sie können die Übung im Sitzen oder Stehen durchführen. Stellen oder setzen Sie sich aufrecht hin und ziehen Sie die Schultern ganz hoch zu den Ohrläppchen. Drücken Sie den Kopf jetzt zurück, ohne das Gesicht zur Decke zu heben. Drücken Sie den Kopf ganz zurück und spüren Sie das „Polster", das sich im Nacken gebildet hat. Atmen Sie ruhig und gleichmäßig weiter. Spüren Sie die Anspannung in Schultern und Hals, bis in den Rücken... Mit dem nächsten Ausatmen lassen

Abb. 8.15 Quasimodo.

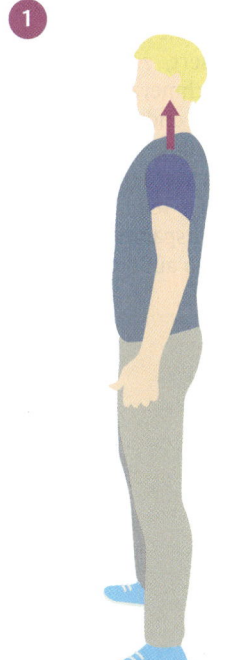
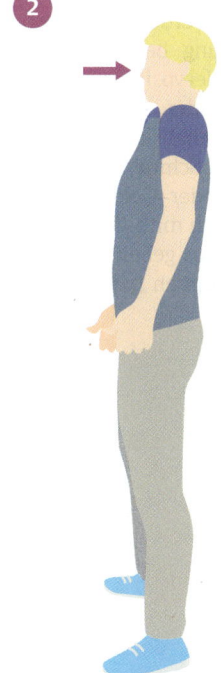
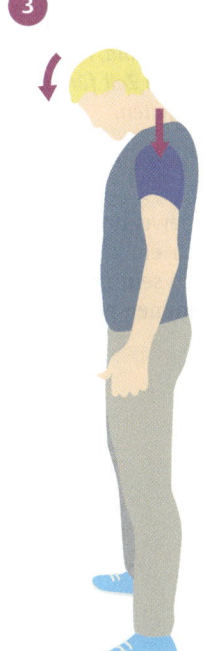
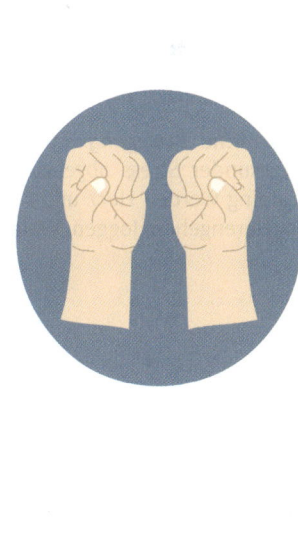

1	2	3	4
• aufrecht stehen/sitzen • Schultern zu den Ohrläppchen ziehen	• Kopf zurückdrücken, ohne das Gesicht zur Decke zu heben • Kopf ganz zurückdrücken, bis das „Polster" im Nacken zu spüren ist • ruhig weiter atmen • Spannung halten	• beim Ausatmen den Kopf und die Schultern locker fallen lassen • den Kopf auf die Brust fallen lassen, sodass das Kinn die Brust berührt • ruhig und gleichmäßig atmen	• die Hände zu Fäusten ballen • tief durchatmen • die Aufmerksamkeit wieder nach außen richten

Sie den Kopf und die Schultern locker fallen. Lassen Sie den Kopf auf die Brust fallen, bis Ihr Kinn die Brust berührt, und atmen Sie ruhig und gleichmäßig. Spüren Sie die Entspannung in den Schultern, im Nacken und den Armen... Ballen Sie nun Ihre Hände zu Fäusten, atmen Sie tief durch und richten Sie Ihre Aufmerksamkeit wieder nach außen (▶ Abb. 8.15).

Übung: „King Kong" • Diese Übung kann eingesetzt werden bei:
- Verspannungen von Schultern, Armen und Händen
- bei innerer Anspannung
- Nervosität

Die Übung kann im Stehen oder Sitzen durchgeführt werden. Halten Sie die Arme angewinkelt vor der Brust. Die Ellenbogen sind auf Schulterhöhe, die Hände zur Faust geballt. Schließen Sie die Augen und atmen Sie während der ganzen Übung ruhig und gleichmäßig weiter. Nicht die Luft anhalten. Spannen Sie die gesamte Arm- und Oberkörpermuskulatur kräftig an: Fäuste, Unterarme, Oberarme, Schultern und Brust. Halten Sie die Spannung noch einen Moment und atmen Sie weiter. Mit dem nächsten Ausatmen lassen Sie die Arme sinken und entspannen. Lassen Sie die Arme ganz locker an der Seite hängen, Sie können den Kopf nach vorne hängen lassen (nur, wenn es Ihnen angenehm ist). Spüren Sie, wie sich die Entspannung in Ihrem Oberkörper, in Händen, Armen und Schultern ausbreitet.

> **! Merken Üben**
> *Die meisten Entspannungstechniken und -methoden müssen Sie üben, ehe sie gut wirken und Erfolge zeigen. Setzen Sie sich nicht unter Druck, fangen Sie mit kleinen Übungen an. Setzen Sie sich einen Zeitpunkt, zu dem Sie regelmäßig eine Entspannungsübung machen. Wenn Sie mit einer Übung nicht erfolgreich sind, wählen Sie eine andere, die zu Ihnen passt. Gönnen Sie sich Zeit für Ihre Entspannung, um Ihre volle Leistungskraft zu entfalten.*

Langfristige Methoden

Körperliche Bewegung • Mit regelmäßiger Bewegung kann ungesunder Stress abgebaut werden. Durch ein dosiertes Training werden Herz und Kreislauf nicht zu sehr belastet. Spazierengehen, Joggen, Walken und Schwimmen entspannen schnell, da die Bewegungen in einem gleichmäßigen Rhythmus ausgeführt werden. Weitere empfehlenswerte Sportarten sind Radfahren, Langlauf, Skiwandern, Tanzen, Rollschuhlaufen oder Skaten. Auch Fitnessgymnastik und Aerobic sind günstig.

Yoga • Bei Yoga, einer philosophischen Lehre aus Indien, geht es um körperliche Übungen, Meditation und Atem- und Konzentrationsübungen, die den Körper entspannen und beruhigen können. Die Körperübungen bauen zudem die Tiefenmuskulatur auf. Da die Übungen zu Beginn etwas kompliziert sind, empfiehlt es sich, einen Yogakurs zu besuchen, um die Grundlagen zu erlernen.

Qi Gong und Tai-Chi • Dies sind 2 alte, traditionelle Bewegungsformen, die aus China stammen. Die Bewegungen sind langsam und ruhig. Ziel ist es, die Lebensenergie am Fließen zu halten und Energieblockaden zu lösen. Die Atmung, das Herz-Kreislauf-System und das Nervensystem werden positiv beeinflusst.

Progressive Muskelentspannung • Die progressive Muskelentspannung (PM) nach Jacobson arbeitet direkt mit der Muskulatur. Abwechselnd werden einzelne Muskelgruppen **leicht** angespannt – und wieder **gezielt** entspannt. Dabei wandert man in Gedanken durch den gesamten Körper und spannt nacheinander einzelne Bereiche an, wobei das Hauptaugenmerk auf dem anschließenden bewussten Entspannen (Loslassen) liegt.

Die PM ist leicht zu erlernen und erzielt schnelle Erfolge. Die positiven Wirkungen der PM liegen in der Steigerung des allgemeinen Wohlbefindens. Die Atmung wird langsamer und gleichmäßiger, Konzentrations- und Reaktionsfähigkeit werden gesteigert. Störungen, die auf Angst und Anspannung beruhen, werden gebessert, z.B. Schlafstörungen, Nervosität und Unruhe, Kopfschmerzen, Migräne, Tinnitus oder Asthma. Der Blutdruck und die Herzfrequenz normalisieren sich, die Durchblutung nimmt zu. Alle Arten von Schmerzen können gelindert werden, besonders Rücken- oder Gelenkschmerzen werden reduziert. Es ist ratsam, sich mithilfe einer passenden Entspannungs-CD die Kommandos geben zu lassen und sich so auf die einzelnen Muskelgruppen zu konzentrieren.

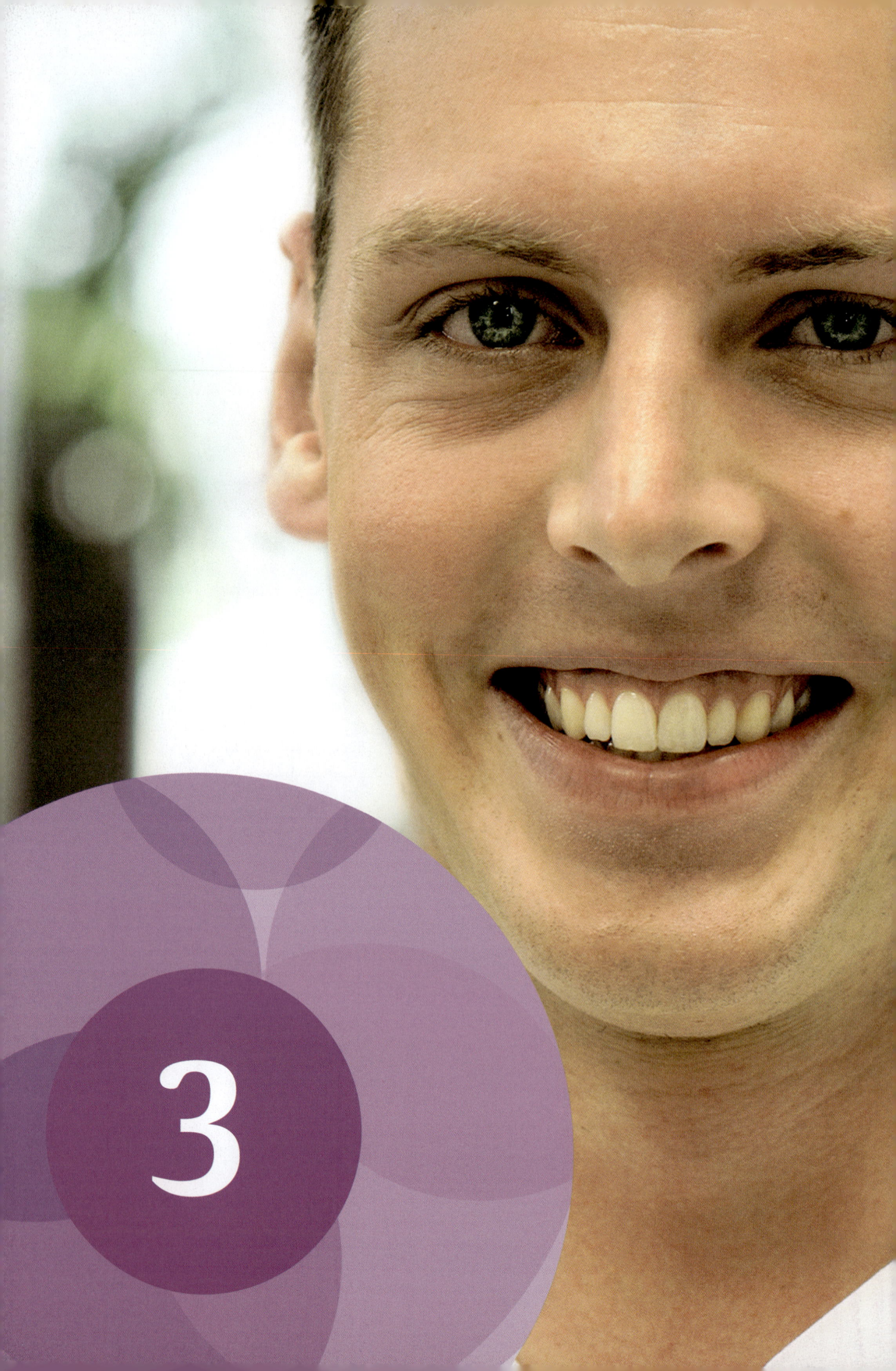

Rechtliche, organisatorische und finanzielle Rahmenbedingungen in der Pflege

9	Das deutsche Sozial- und Gesundheitssystem	174
10	Pflegeprozess und Pflegeplanung	210
11	Qualitäts- und Fehlermanagement	232
12	Rechtliche Grundlagen der Pflege	249

9 Das deutsche Sozial- und Gesundheitssystem

9.1 Einleitung

Pflegerische Arbeit findet unter Rahmenbedingungen statt. Sie sind vorgegeben durch Gesetze, Vorschriften sowie Arbeitsanweisungen durch Versicherungen, Arbeitgeber, Hygienebeauftragte, Sicherheitsbeauftrage und mehr. Alle Rahmenbedingungen haben das gleiche Ziel: eine gute Versorgung und Information kranker und pflegebedürftiger Menschen, die langfristig geleistet und finanziert werden kann.

9.2 Sozialsystem

9.2.1 Definition und Grundlagen

Was genau ist ein Sozialsystem? Stellen wir uns einen Trapezkünstler vor, der hin und her schwingt, durch die Luft fliegt und wirbelt. Wenn dieser Künstler fällt, fängt ihn ein Netz auf. Ganz ähnlich ist es mit dem Sozialsystem. Wenn einem Menschen etwas passiert wie Unfall oder Krankheit, wenn er fällt, dann fängt ihn das Netz Sozialsystem auf (▶ Abb. 9.1).

Definition **Sozialsystem**
Das Ziel des modernen deutschen Sozialsystems ist es, Menschen in Not zu helfen und Notlagen vorzubeugen. Dazu gehören sowohl finanzielle als auch gesundheitliche Notlagen. Im deutschen Grundgesetz ist der Sozialstaat als „Sozialstaatsprinzip" verankert und mit den Begriffen „soziale Gerechtigkeit" und „soziale Sicherheit" genauer umschrieben. Die 3 Kernprinzipien sind Versicherungs-, Fürsorge- und Versorgungsprinzip. Finanziert wird das Sozialsystem in Deutschland über Steuern und Abgaben von Arbeitnehmern und Arbeitgebern.

Das große Netz des deutschen Sozialsystems setzt sich aus 3 Einzelnetzen zusammen.
- **Fürsorgeprinzip.** Hierzu gehören staatliche Hilfen wie Wohngeld oder Hartz IV (Grundsicherung für Arbeitsuchende).
- **Versorgungsprinzip.** Dies sind finanzielle Hilfen des Staates für Menschen, die besondere Leistungen für die Gemeinschaft erbracht haben oder erbringen. Zahlungen an Hinterbliebene von Kriegsopfern, Kindergeld oder Beamtenversorgung zählen hierzu.
- **Versicherungsprinzip.** Fällt z. B. das Einkommen durch Alter, Arbeitslosigkeit, Krankheit oder Pflegeabhängigkeit weg, oder entstehen durch diese Lebensumstände besondere Kosten, springen die Versicherungen ein.

WISSEN TO GO

Das deutsche Sozialsystem

- Ziel: in Not helfen; finanziellen und gesundheitlichen Notlagen vorbeugen
- finanziert über Steuern und Abgaben von Arbeitnehmern und Arbeitgebern
- 3 Kernprinzipien:
  - **Fürsorgeprinzip:** staatliche finanzielle Hilfen
  - **Versorgungsprinzip:** staatliche finanzielle Hilfen für Menschen, die besondere Leistungen für die Gemeinschaft erbracht haben
  - **Versicherungsprinzip:** Leistungen von Versicherungen

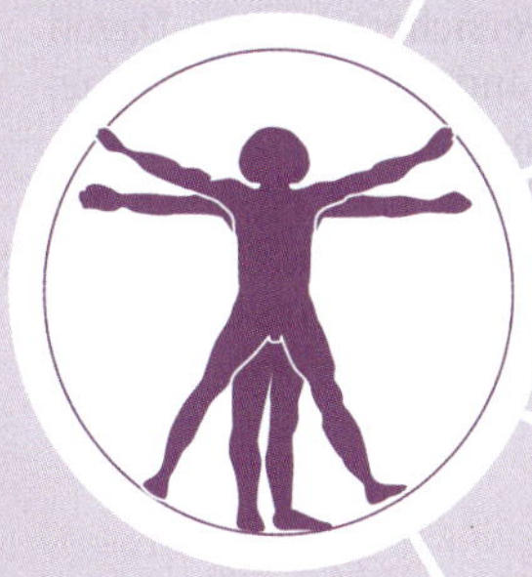

- **Sozialsystem**
  - Definition und Grundlagen ▶ S. 174
  - Sozialversicherungen allgemein ▶ S. 176
  - Die 5 Sozialversicherungen in Deutschland ▶ S. 179

- **Gesundheitssystem**
  - Grundlagen ▶ S. 184
  - Gesetzgebung ▶ S. 186
  - Organisation des Krankenhauses ▶ S. 188
  - Stationäre Versorgung in der Altenpflege ▶ S. 193
  - Rehabilitationsklinik ▶ S. 195
  - Pflegeheim für Menschen mit Behinderungen ▶ S. 195
  - Häusliche Pflege ▶ S. 196
  - Weitere Einrichtungen ▶ S. 197

- **Organisation in der Pflege**
  - Pflegeorganisationssysteme ▶ S. 197
  - Zeitliche Organisation ▶ S. 200
  - Weitere Organisationskonzepte ▶ S. 201

- **Finanzierung im Gesundheitssystem**
  - Krankenhausfinanzierung ▶ S. 202
  - Finanzierung der Pflege im Altenpflegeheim ▶ S. 207
  - Finanzierung der Rehabilitationsklinik ▶ S. 207
  - Finanzierung eines Pflegeheims für Menschen mit Behinderungen ▶ S. 208
  - Finanzierung der häuslichen Pflege ▶ S. 208

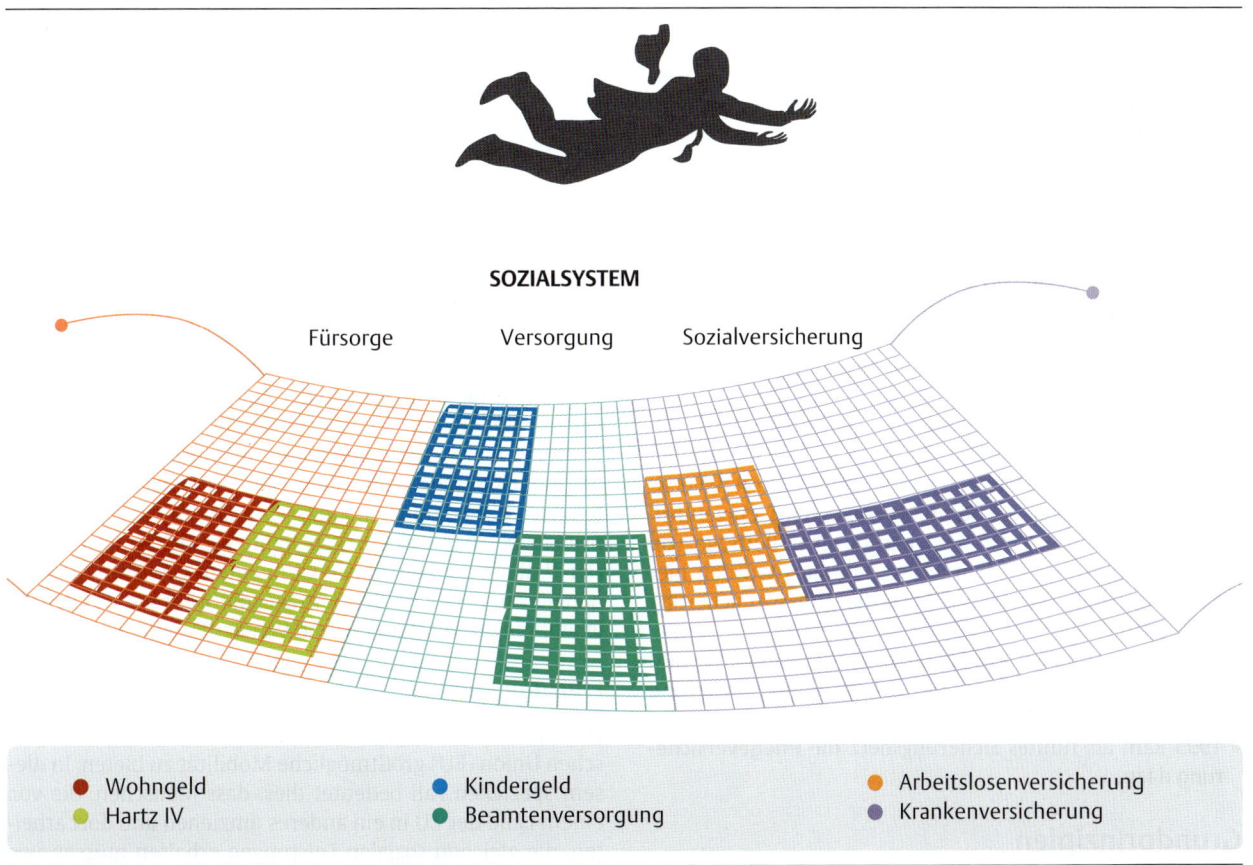

Abb. 9.1 Sozialsystem als Sicherheitsnetz.

9.2.2 Sozialversicherungen allgemein

Das „Netz" Versicherungsleistungen beschreibt die Sozialversicherungen und besteht wiederum selber aus 5 „Einzelnetzen". Diese 5 Einzelnetze können auch als die „5 Säulen der Sozialversicherung" bezeichnet werden:
1. Die **Krankenversicherung** hilft im Krankheitsfall und unterstützt die Wiederherstellung der Gesundheit.
2. Die **Pflegeversicherung** unterstützt pflegebedürftige Menschen finanziell und durch Sachleistungen.
3. Die **Arbeitslosenversicherung** sichert die Existenz im Falle von Arbeitslosigkeit.
4. Die **Rentenversicherung** bietet Unterstützung im Alter und im Fall von Berufs- und Erwerbsunfähigkeit. Bei Todesfällen von Versicherten werden die Hinterbliebenen versorgt.
5. Die **Unfallversicherung** hilft bei der Wiederherstellung der Erwerbstätigkeit nach einem (Arbeits-)Unfall.

Definition **Sozialversicherungen**
Die Sozialversicherungen sind ein Teil des Sozialsystems. Sie bieten finanzielle Hilfe im Falle von Betriebsunfällen, Arbeitslosigkeit, Alter, Krankheit und Pflegebedürftigkeit.

Geschichte

Das deutsche Sozialsystem geht auf den Reichskanzler Otto von Bismarck zurück. Der Aufschwung der Industriearbeit Ende des 19. Jahrhunderts führte zu einer großen Anzahl Menschen, die sich von ihrem Lohn gerade so ernähren konnten und die durch Unfälle und Arbeitslosigkeit in ihrer Existenz bedroht waren. Die Not war so groß, dass der Staat handeln musste, um Aufstände zu vermeiden. Unter Kaiser Wilhelm I. wurden daher die ersten Sozialversicherungen geschaffen. Geradezu revolutionär war die Ansicht, „den Staat als soziale Einrichtung anzusehen" (Bismarck), welche sich um die gesamte arbeitende Bevölkerung kümmern sollte. Zu Beginn galten die Versicherungen nur für Arbeiter, später kamen Angestellte hinzu.

Die Einführung der deutschen Sozialversicherungen in Jahreszahlen:
- **1883** verabschiedete der Reichstag das Gesetz zur Einführung der **Krankenversicherung**. Die Beiträge wurden von Arbeitgebern und Arbeitnehmern gezahlt. Die Krankenversicherung war für alle Arbeiter ab dem 16. Lebensjahr verpflichtend, d.h., alle Arbeiter mussten der Versicherung beitreten.
- **1884** folgte die **Unfallversicherung**. Hier übernahmen allein die Arbeitgeber die Beiträge.
- **1889** wurde das Gesetz zur Alters- und Invaliditätsversicherung (Vorläufer der **Rentenversicherung**) eingeführt. Finanziert wurde diese Versicherung über Beiträge von Arbeitnehmern und Arbeitgebern. Erstmals wurden hier auch Angestellte versichert. Auch die Altersversicherung war verpflichtend.
- **1927** wurde mit dem „Gesetz über Arbeitsvermittlung und Arbeitslosenversicherung" die **Arbeitslosenversicherung** eingeführt.
- **1995** kam als fünftes Sicherungsnetz die **Pflegeversicherung** dazu.

Grundprinzipien

Die moderne deutsche Sozialversicherung beruht auf mehreren Prinzipien, die dem Wunsch nach Gerechtigkeit, Sicherheit, und Unabhängigkeit gerecht werden sollen. Gleichzeitig muss das System finanzierbar sein. Die Pfeiler, die das System tragen, sind im Folgenden aufgezählt:

Versicherungspflicht

Ein großer Teil der Menschen in Deutschland unterliegt der Versicherungs**pflicht**; d.h. der per Gesetz vorgeschriebenen Pflicht, gegen bestimmte Risiken versichert zu sein. Davon ausgenommen sein können unter anderem Selbstständige, geringfügig Beschäftigte, Beamte und Soldaten. Diese Gruppen können sich freiwillig versichern. Eine Besonderheit gibt es bei den Krankenversicherungen (S. 179). Bestimmte Gruppen sind von der Versicherungspflicht befreit. Sie können sich eine private Krankenversicherung suchen oder ihre Krankheitskosten selber zahlen.

Beitragsfinanzierung

Die Sozialversicherungen werden größtenteils aus **Beiträgen der Arbeitnehmer und Arbeitgeber** finanziert. Die Höhe der Beiträge richtet sich nach der Höhe des Einkommens; Menschen, die sehr gut verdienen, zahlen daher höhere Beiträge als Menschen mit einem niedrigen Einkommen. Wie hoch die Beiträge sind, bestimmt der Gesetzgeber. Die Ausnahme ist die Unfallversicherung (S. 183). Hier bestimmt die sog. Selbstverwaltung (S. 177), wie viel Beitrag gezahlt wird. Zudem zahlen Arbeitnehmer keinen Beitrag zur Unfallversicherung.

Solidarität

Alle Mitglieder einer Versicherung tragen über ihre Beiträge die Risiken der anderen mit. Die Leistungen, die ein Versicherter im Schadensfall erhält, sind unabhängig von der Höhe der Beiträge, die er eingezahlt hat. Menschen, die viele Leistungen in Anspruch nehmen, sind durch die anderen Beitragszahler abgesichert. Somit wird sichergestellt, dass es einen gerechten Ausgleich innerhalb der Gesellschaft gibt, z.B. zwischen Kranken und Gesunden, Alten und Jungen, gut und weniger gut Verdienenden und Familien und Alleinstehenden.

Auch das **Umlageverfahren** ist ein Teil des Solidarprinzips. Hierbei werden die aktuellen Beiträge einer Generation für die Ausgaben einer anderen Generation, z.B. der Rentner verwendet, siehe Rentenversicherung (S. 182).

Äquivalenz

Das Prinzip der Äquivalenz steht im Gegensatz zum Prinzip der Solidarität. Beim Prinzip der Äquivalenz richten sich die Leistungen, die ein Versicherter erhält, nach der Höhe der Beiträge. Teure Leistungen kann nur in Anspruch nehmen, wer hohe Beiträge zahlt. Die privaten Krankenkassen arbeiten nach diesem Muster. Eingeschränkt gilt das Äquivalenzprinzip bei der gesetzlichen Rentenversicherung (S. 182). Der Umfang der Leistungen ist in einem gewissen Maß abhängig von der Höhe der Beiträge, die während des Berufslebens eingezahlt wurden, und von der Dauer.

Freizügigkeit

Das Ziel der Freizügigkeit ist, allen Bürgern der Europäischen Union (EU) größtmögliche Mobilität zu bieten. In diesem speziellen Fall bedeutet dies, dass Menschen, die von einem Land der EU in ein anderes umziehen und dort arbeiten, die gleichen sozialen Leistungen erhalten müssen wie die Arbeitnehmer des jeweiligen Landes. Auch werden z.B. im Fall der Rentenversicherung bei einem Arbeitnehmer, der in verschiedenen Ländern der EU gearbeitet hat, die Rentenansprüche aus den Ländern zu einem einheitlichen Rentenanspruch zusammengezählt.

Selbstverwaltung

Die gesamte Sozialversicherung in Deutschland ist nach dem Prinzip der Selbstverwaltung organisiert. Dies beinhaltet erstens, dass die Selbstverwaltungseinrichtungen – die Träger der Versicherungen – sog. „Körperschaften des öffentlichen Rechts (S. 178)" sind. Zweitens arbeiten die Träger der Versicherungen finanziell und organisatorisch selbstständig, stehen aber unter der Aufsicht des Staates. Drittens reicht der Staat nach dem Subsidiaritätsprinzip Aufgaben und Verantwortungsbereiche an die Versicherungen weiter und wird so entlastet. Und viertens sind im Fall der Krankenversicherung, Unfallversicherung und Rentenversicherung die Mitglieder über die Sozialwahlen an der Selbstverwaltung beteiligt.

Subsidiaritätsprinzip • Hintergrund des Subsidiaritätsprinzips ist die Vorstellung, dass die Gesellschaft aus immer größer werdenden Einheiten aufgebaut ist. Die kleinste ist die Familie, dann folgt die Gemeinde, dann der Kreis, das Land und so weiter. Das Subsidiaritätsprinzip besagt, dass zuerst immer die kleinste Einheit helfen soll, dann die nächstgrößere. Dabei muss der Staat auf allen Ebenen unterstützend zur Seite stehen. Praktisch bedeutet das, dass bei Krankheit zunächst die Familie hilft. Reicht das nicht aus, hilft der Arzt vor Ort, dann das Krankenhaus und so weiter, immer unterstützt durch den Staat. Somit werden Aufgaben besser verteilt.

Sozialwahlen • Sozialwahlen finden alle 6 Jahre statt. Wahlberechtigt sind alle Mitglieder, die Beiträge zahlen und mindestens 16 Jahre alt sind. Die Sozialwahl ist eine Briefwahl; die Versicherungsträger schicken den Wahlberechtigten die Wahlunterlagen zu. Gewählt werden Vertreter der Arbeitnehmer und Arbeitgeber in die Selbstverwaltung einiger Sozialversicherungen. Konkret sind dies
- die Verwaltungsräte der gesetzlichen Krankenkassen,
- die Vertreterversammlungen der gesetzlichen Unfallversicherung,
- die Vertreterversammlungen der gesetzlichen Rentenversicherung.

Die Vertreterversammlungen wiederum wählen die Vorstände der Selbstverwaltung. Die Vorstände leiten das laufende Geschäft und entscheiden z. B. darüber, welche Maßnahmen und Therapien gefördert werden sollen, und entwickeln die Haushaltspläne. Wahlberechtigte haben durch ihre Wahl Einfluss darauf, welche Personen wichtige Entscheidungen in den Sozialversicherungen treffen.

WISSEN TO GO

Sozialversicherungen

Die „**5 Säulen der Sozialversicherung**": Krankenversicherung, Pflegeversicherung, Arbeitslosenversicherung, Rentenversicherung, Unfallversicherung. **Grundprinzipien:**
- **Versicherungspflicht:** gesetzliche Pflicht, gegen bestimmte Risiken versichert zu sein
- **Beitragsfinanzierung:** Finanzierung hauptsächlich aus Beiträgen der Arbeitnehmer und Arbeitgeber
- **Solidarität:** Mitglieder tragen über Beiträge die Risiken der Anderen mit
- **Äquivalenz:** Leistungen richten sich nach der Höhe der Beiträge (z. B. private Krankenkassen)
- **Freizügigkeit:** Innerhalb der EU erhalten alle Menschen eines Landes die gleichen sozialen Leistungen
- **Selbstverwaltung:** Versicherungsträger sind selbstständig unter der Aufsicht des Staates

Sozialversicherungsträger

Die Leistungen der Sozialversicherungen werden in Deutschland erbracht durch die Sozialversicherungsträger (▶ Abb. 9.2). Die Träger sind organisiert als rechtlich selbstständige und vom Staat relativ unabhängige Körperschaften des öffentlichen Rechts.

Abb. 9.2 Sozialversicherungen und ihre Träger.

 Arbeitslosenversicherung	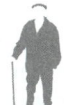 Rentenversicherung	Krankenversicherung	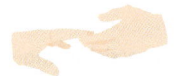 Pflegeversicherung	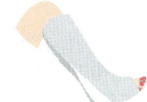 Unfallversicherung
• Bundesebene: Bundesagentur für Arbeit • regionale Ebene: Agenturen für Arbeit	• Bundesebene: Deutsche Rentenversicherung Bund • Bundesebene: Deutsche Rentenversicherung Knappschaft-Bahn-See • regionale Ebene: Deutsche Rentenversicherung	• gesetzliche Krankenkassen (GKV)	• Pflegekassen der Krankenversicherungen • Pflegekassen der Bundesknappschaft	• Gewerbliche und Landwirtschaftliche Berufsgenossenschaften • Unfallkassen des Bundes, der Länder und Gemeinden • Unfallkassen für Hochschulen, Schulen und Kindergärten • Feuerwehrunfallkassen

Sozialversicherungen können öffentliche, freigemeinnützige oder private Träger haben.

Das deutsche Sozial- und Gesundheitssystem

Definition **Träger**
Ein Träger ist eine Einrichtung oder Institution, die Geld, Sachmittel und Personal als Leistung an Empfänger zur Verfügung stellt. Es lassen sich unterscheiden:
- **Öffentliche Träger:** eine Körperschaft, Anstalt oder Stiftung des öffentlichen Rechts, z. B. der Bund, die Stadt, der Landkreis oder ein Bezirk.
- **Freigemeinnützige Träger:** soziale Vereinigungen, karitative Organisationen oder kirchliche Orden, z. B. das Deutsche Rote Kreuz, die Arbeiterwohlfahrt oder die evangelische oder katholische Kirche
- **Private Träger:** natürliche oder juristische Personen. Jeder Mensch ist eine natürliche Person. Das heißt, jeder kann – im Prinzip – Träger einer Versicherungsanstalt, eines Krankenhauses, Altenheims o. Ä. sein und diese oder dieses betreiben. Juristische Personen können Personenvereinigungen oder auch Vermögensmassen sein, z. B. eine GmbH, eine OHG oder KG. Ein privater Träger ist z. B. ein Investor.

Definition **Körperschaft des öffentlichen Rechts**
Körperschaften des öffentlichen Rechts sind erstens Organisationen, die i. d. R. durch ein Gesetz oder aufgrund eines Gesetzes gegründet werden. Der Status kann aber auch durch den Staat oder die Bundesländer verliehen werden (z. B. im Fall des Bayerischen Roten Kreuzes). Zweitens nehmen Körperschaften öffentlichen Rechts öffentliche Aufgaben war und drittens haben sie Mitglieder, die über die Sozialwahlen (S. 177) Einfluss auf Entscheidungen nehmen können. Am wichtigsten ist aber, dass viertens Körperschaften des öffentlichen Rechts rechtsfähig sind. Im Falle eines Prozesses können sie daher selber aktiv werden – sie können klagen, aber auch verklagt werden. Universitäten, Handwerkskammern und Krankenkassen sind Beispiele für Körperschaften öffentlichen Rechts.

Kontrolle der Sozialversicherungsträger • Die einzelnen Sozialversicherungsträger sind bestimmten Ministerien zugeordnet (▶ Abb. 9.3). Die Ministerien stellen z. B. durch Gesetze sicher, dass die jeweiligen Träger ihre Aufgaben erfüllen können. Ein Beispiel ist die 2004 erlassene gesetzliche Regelung der Praxisgebühr zur Finanzierung der Krankenversicherung, welche vergleichsweise schnell bereits 2012 zurückgenommen wurde. Die für die Sozialversicherungsträger zuständigen Ministerien sind:

- **Bundesministerium für Gesundheit** (BMG): Es ist für die gesetzliche Krankenversicherung und die Pflegeversicherung zuständig.
- **Bundesministerium für Arbeit und Soziales** (BMAS): Es ist für die gesetzliche Renten- und Unfallversicherung sowie für die Bundesagentur für Arbeit zuständig.

WISSEN TO GO

Sozialversicherungsträger

Einrichtung oder Institution, die Geld, Sachmittel und Personal als Leistung an Empfänger zur Verfügung stellt:
- **Öffentliche Träger:** Körperschaft, Anstalt oder Stiftung des öffentlichen Rechts, z. B. Bund, Stadt, Landkreis, Bezirk
- **Freigemeinnützige Träger:** soziale Vereinigungen, karitative Organisationen oder kirchliche Orden, z. B. DRK
- **Private Träger:** natürliche oder juristische Personen, z. B. Privatperson oder Unternehmen

Kontrolle der Sozialversicherungsträger:
- **Bundesministerium für Gesundheit:** gesetzliche Krankenversicherung und Pflegeversicherung
- **Bundesministerium für Arbeit und Soziales:** gesetzliche Renten- und Unfallversicherung, Bundesagentur für Arbeit

Pflicht, Freiwillig und Privat

Die Krankenversicherung kann frei gewählt werden (damit ist auch die Pflegeversicherung gewählt), alle anderen Sozialversicherungen werden zugewiesen.

Pflicht • Die Pflicht zur Versicherung besteht in Deutschland bei der Krankenversicherung, der Pflegeversicherung, der Rentenversicherung, der Arbeitslosenversicherung und der Unfallversicherung. Ausnahmen sind z. B. geringfügig Beschäftigte („Mini-Jobber", Menschen, die bis zu 450 Euro monatlich verdienen) oder Selbstständige.

Freiwillig • Unter anderem Beamte, Richter, Berufssoldaten, Selbstständige oder Beschäftigte von Körperschaften des öffentlichen Rechts mit Anspruch auf beamtenähnliche Versorgung sind von der Pflichtversicherung befreit und können sich freiwillig versichern. Im Fall der Krankenversicherung sind Menschen mit einem hohen Einkommen versicherungsfrei.

Privat • Wie erwähnt, ist die Krankenversicherung eine Besonderheit. Menschen, die von der Pflichtversicherung befreit sind, können sich entscheiden, ob sie sich in einer gesetzlichen oder einer privaten Krankenkasse versichern wollen. Eine Befreiung ist zum einen möglich für Angehörige einer bestimmten Berufsgruppe (z. B. Selbstständige, Freiberufler oder Beamte), zum anderen bei Gehältern, die eine bestimmte – jährlich neu festzulegende Grenze überschreiten, die Versicherungspflichtgrenze. Da mit der Wahl der Krankenkasse die Pflegekasse bei derselben Versicherung gewählt wird, gelten hier dieselben Regeln.

Abb. 9.3 Zuständige Ministerien für Sozialversicherungen.

Bundesministerum für Gesundheit	Bundesministerium für Arbeit und Soziales
Gesetzliche Krankenversicherung	Rentenversicherung
Pflegeversicherung	Unfallversicherung
	Bundesagentur für Arbeit

9.2.3 Die 5 Sozialversicherungen in Deutschland

! Merken Versicherungen und Kassen
Umgangssprachlich werden die Begriffe Versicherungen und Kassen zum Teil austauschbar verwendet. Man sollte aber unterscheiden:
- Versicherungen sind die übergeordneten „Prinzipien". Es gibt die Krankenversicherung, die Rentenversicherung usw.
- Die Kassen sind die Träger der jeweiligen Versicherung. Sie sind die individuellen Anbieter. Im Falle der Krankenversicherung sind dies die Krankenkassen, z. B. die AOK, BKK, Innungskassen. Leistungen werden von den Kassen übernommen.

Krankenversicherung

2011 waren in Deutschland laut Statistischem Bundesamt rund 88 % der Bevölkerung gesetzlich und 12 % über eine private Krankenversicherung (PKV) krankenversichert.

Gesetzliche Grundlage und Aufgabe

Die Grundlagen der gesetzlichen Krankenversicherung (GKV) stehen im 5. Buch des Sozialgesetzbuchs. Die GKV hat zum Ziel, die Gesundheit der Versicherten zu erhalten, wiederherzustellen oder ihren Gesundheitszustand zu verbessern. Die gesetzlichen Grundlagen der PKV finden sich im Bürgerlichen Gesetzbuch (BGB), im Versicherungsaufsichtsgesetz (VAG), im Versicherungsvertragsgesetz (VVG) und den Allgemeinen Versicherungsbedingungen (AVB). Die PKV steht Personen offen, die nicht versicherungspflichtig sind oder aus bestimmten Gründen von der Versicherungspflicht befreit sind.

Wer ist versichert?

▶ Tab. 9.1 zeigt, wer in der GKV versichert ist, und wer in eine private Krankenversicherung wechseln kann. Die Tabelle erhebt keinen Anspruch auf Vollständigkeit.

Mitversicherung • Unter bestimmten Voraussetzungen kann eine Person Leistungen der GKV in Anspruch nehmen, ohne dass eine eigene Mitgliedschaft besteht oder die Person Beiträge zahlt. Kinder bis zur Vollendung des 18. Lebensjahres sind grundsätzlich über die Eltern mitversichert (ggf. bis zum 23. Lebensjahr, bei Ausbildung bis zum 25. Lebensjahr). Zudem ist jeder mitversichert, dessen Ehemann oder Ehefrau, Eltern, oder Stief-, Groß-, oder Pflegeeltern Mitglied ist oder sind und dessen Einkommen eine bestimmte Höhe (400 Euro) nicht übersteigt. Die PKV hat keine Familien-Mitversicherung. Jedes Familienmitglied muss hier einen eigenen Vertrag abschließen.

Wechsel • Ein Wechsel von einem Anbieter der GKV zu einem anderen ist möglich. Voraussetzung ist, dass die Versicherten 18 Monate bei einem Anbieter versichert waren. Bei der Wahl der gesetzlichen Krankenversicherung besteht Wahlfreiheit. Der Versicherte kann den Anbieter seiner GKV frei aussuchen, im Fall von Betriebs- und Innungskrankenkassen müssen sich diese im Bundesland des Versicherten per Satzung für die allgemeine Mitgliedschaft geöffnet haben.

Tab. 9.1 Einzahler, Leistungsempfänger und Leistungen der gesetzlichen und privaten Krankenversicherungen.

Einzahler	Leistungsempfänger		Leistungen
Gesetzliche Krankenversicherung (GKV)			
• Arbeitnehmer • Arbeitgeber • Steuermittel (für Mitversicherung von Kindern)	pflichtversichert, z. B.: • Arbeiter, Angestellte • Auszubildende • Rentner • Studenten (ab dem 14. Fachsemester oder 30. Lebensjahr steigen die Beiträge an) • Bezieher von Arbeitslosengeld oder Unterhaltsgeld • Künstler, Publizisten	nicht pflichtversichert, z. B.: • Arbeiter und Angestellte, deren Gehalt die Versicherungspflichtgrenze überschreitet • Selbstständige • Beamte, Personen in beamtenähnlicher Stellung • Richter • Soldaten • Geistliche • geringfügig Beschäftigte (450-Euro-Jobs)	• Geldleistungen (z. B. Krankengeld, Mutterschaftsgeld) • Sachleistungen (u. a.: Krankenhausbehandlung, häusliche Pflege, Krankheitsfrüherkennung)
Private Krankenversicherung (PKV)			
In der PKV Versicherte	Freiwillig versichert: • Arbeiter und Angestellte, deren Gehalt eine bestimmte Grenze überschreitet • Selbstständige • freiberufliche Ärzte, Zahnärzte, Veterinärmediziner und Heilpraktiker • Studenten • beihilfeberechtigte Beamte		• Geldleistungen, abhängig von gewähltem Tarif • Sachleistungen, abhängig von gewähltem Tarif

9 Das deutsche Sozial- und Gesundheitssystem

Beispiel **Menschen ohne Krankenversicherung**
Pflegende können bei ihrer Arbeit mit Menschen konfrontiert sein, die sich aus finanziellen Gründen die Beiträge der gesetzlichen Krankenversicherung nicht leisten können und nicht krankenversichert sind. Zwar betrifft dies nur rund 0,2 % der Bevölkerung, es geraten aber überdurchschnittlich häufig Selbstständige und Arbeitslose, die keine Hilfen vom Staat erhalten, in diese Lage. Dazu kommt eine hohe Dunkelziffer von Menschen ohne festen Wohnsitz und illegalen Flüchtlingen. Behandlungskosten und Medikamente müssen sie aus eigener Tasche bezahlen. Werden diese Menschen ernsthaft krank und sind sie nicht über Familienangehörige mitversichert, können sie häufig die entstehenden Kosten nicht bezahlen. Die Behandlungskosten kann das Krankenhaus vom Sozialamt zurückfordern. Allerdings muss dazu die „Bedürftigkeit" des Patienten nachgewiesen werden, was häufig nicht möglich ist, da keine Einsicht in die finanziellen Unterlagen des Patienten besteht. Eine Behandlung darf nur abgelehnt werden, wenn kein Notfall besteht. Hilfe für Menschen ohne Krankenversicherung bieten z. B. Medinetz oder die Malteser Migranten Medizin.

Leistungen

Einen echten Leistungskatalog, z. B. in Form einer Liste, gibt es in der GKV nicht. Die Leistungen sind im 5. Buch des Sozialgesetzbuchs (SGB V) als „Rahmenrecht" beschrieben. Die einzelnen Leistungen sind nur allgemein gehalten. Im Detail geregelt werden die Leistungen durch den Gemeinsamen Bundesausschuss (S. 186), die gemeinsame Selbstverwaltung der Ärzte, Zahnärzte, Psychotherapeuten, Krankenhäuser und Krankenkassen in Deutschland.

Leistungen der GKV • Dazu gehören reine Geldleistungen, z. B. Krankengeld bei krankheitsbedingter Arbeitsunfähigkeit, und Sachleistungen. Sachleistungen sind u. a. die (teilweise) Übernahme der Kosten für Medikamente und Krankenhausbehandlungen, ärztliche Behandlungen, häusliche Pflege sowie Leistungen zur Förderung der Gesundheit. Zudem zahlt die GKV medizinische Leistungen zur Rehabilitation wie die Anschlussheilbehandlung (AHB) (S. 207), wenn Rentenversicherung oder Unfallversicherung nicht zuständig sind.

Darüber hinaus gibt es sog. „IGel"-Leistungen (individuelle Gesundheitsleistungen). Dies sind Leistungen, die nicht von der GKV übernommen werden (z. T. werden sie individuell von den Kassen angeboten). Der Versicherte muss diese Leistungen ggf. privat bezahlen. Dazu zählen z. B. die Mammografie zur Früherkennung des Mammakarzinoms bei Frauen ohne relevante Risikofaktoren unter 50 Jahren, Akupunktur (Ausnahme chronische Rücken- und Knieschmerzen) oder Reiseimpfungen.

Leistungen der PKV • Sie werden vom Versicherten aus einem Angebot von Leistungen individuell gewählt und bezahlt. Diese umfassen z. B. das Recht auf Chefarztbehandlung oder Einbettzimmer im Krankenhaus, ein breiteres Angebot an Zahnersatzrestkosten oder freie Arztwahl.

Organisation

Die Träger der GKV sind:
- Allgemeine Ortskrankenkassen (AOK)
- Betriebskrankenkassen (BKK)
- Innungskrankenkassen (IKK)
- Ersatzkassen
- Sozialversicherung für Landwirtschaft, Forsten und Gartenbau (SVLFG)
- Knappschaft

Die privaten Krankenkassen sind privatrechtliche Unternehmen, viele werden z. B. als Aktiengesellschaften betrieben. Alle PKV in Deutschland unterstehen der Rechts- und Finanzaufsicht durch die Bundesanstalt für Finanzdienstleistungsaufsicht (BaFin).

Finanzierung

Finanziert wird die **GKV** durch Beiträge der Arbeitgeber und Arbeitnehmer. Der Beitragssatz wird durch die Bundesregierung festgelegt und ist für alle Kassen bundesweit gleich hoch. Im Jahr 2014 betrug er 15,5 % des Bruttoeinkommens. Davon trägt 8,2 % der Versicherte alleine, die restlichen 7,3 % übernimmt der Arbeitgeber. Die beitragsfreie Mitversicherung von Kindern wird z. T. durch Steuermittel finanziert. Die Beiträge der **PKV** (genannt Prämien) sind dagegen abhängig von Eintrittsalter, Gesundheitszustand und den gewünschten Versicherungsleistungen. Die PKV verlangt vor dem Vertragsabschluss Gesundheitsprüfungen und kann bei bestimmten Erkrankungen ablehnen, etwa bei psychischen Erkrankungen oder chronischen Herzleiden. Die GKV dagegen ist verpflichtet, auch schwer Kranke aufzunehmen. Bei der Beitragsberechnung gibt es 2 wichtige Begriffe:

Beitragsbemessungsgrenze • Die Beitragsbemessungsgrenze ist der Teil (in Euro) des monatlichen Bruttogehalts, der höchstens als Beitrag zur gesetzlichen Sozialversicherung abgezogen werden darf. 2014 betrug die Beitragsbemessungsgrenze der gesetzlichen Renten- und Arbeitslosenversicherung in Ostdeutschland 5000 Euro pro Monat und 5950 Euro pro Monat in Westdeutschland. Der Anteil des Bruttolohns, der in Westdeutschland 5950 Euro pro Monat übersteigt, wird nicht für die Berechnung der Sozialversicherungsbeiträge herangezogen und ist beitragsfrei. Die Beitragsbemessungsgrenze in der gesetzlichen Kranken- und Pflegeversicherung wird gesondert berechnet und lag 2014 bei 4050 Euro pro Monat in ganz Deutschland.

Versicherungspflichtgrenze • Die Versicherungspflichtgrenze oder auch Jahresarbeitsentgeltgrenze bestimmt die Höhe des jährlichen Bruttogehalts, ab dem ein deutscher Arbeitnehmer nicht mehr in der gesetzlichen Krankenversicherung pflichtversichert ist. 2014 lag die Versicherungspflichtgrenze bei 53 550 Euro pro Jahr (entspricht 4462,50 Euro pro Monat).

Beispiel **Sozialversicherungsbeiträge**
*Eine Angestellte in Ostdeutschland verdient brutto 6000 Euro im Monat. Die Beiträge zu den gesetzlichen Sozialversicherungen werden anhand der **Beitragsbemessungsgrenze** von 5000 Euro pro Monat errechnet. Die restlichen 1000 Euro des Gehalts werden nicht in die Rechnung miteinbezogen. Da sie mehr als 4462,50 Euro im Monat (**Versicherungspflichtgrenze**) verdient, ist sie nicht pflichtversichert in der gesetzlichen Krankenversicherung und könnte sich privat versichern.*

*Ein Arbeiter in Westdeutschland verdient brutto 4100 Euro im Monat. Die **Beitragsbemessungsgrenze** in Westdeutschland beträgt 5950 Euro pro Monat, daher wird sein komplettes Gehalt zur Berechnung der Beiträge der Sozialversicherungen herangezogen, mit Ausnahme der Beitragsberechnung der gesetzlichen Krankenkasse. Hier sind 50 Euro beitragsfrei. Da der Arbeiter 362,50 Euro weniger als die **Versicherungspflichtgrenze** verdient, bleibt er in der gesetzlichen Krankenversicherung pflichtversichert.*

Links

Weitere Informationen bieten folgende Links:
- Informationen zu ambulanten Leistungen: www.gkv-spitzenverband.de/krankenversicherung/ambulante_leistungen/ambulante_leistungen
- Sozialgesetzbuch: www.sozialgesetzbuch-sgb.de/sgbi/21
- Informationen zu IGeL-Leistungen: www.gkv-spitzenverband.de/service/versicherten_service/igel_leistungen/igel_leistungen
- Informationen zu Zuzahlungen: www.bmg.bund.de/fileadmin/redaktion/pdf_broschueren/Infoblatt_Zuzahlungen_Stand_Januar_2011.pdf

Pflegeversicherung

Jeder zweite Mann wird und 2 von 3 Frauen werden statistisch gesehen im Lauf des Lebens pflegebedürftig (Barmer GEK Pflegereport 2011). Dabei kämpft die Pflegeversicherung genau wie die Rentenversicherung mit der Überalterung der Gesellschaft. Rund 2 Millionen Menschen erhalten Leistungen aus der Pflegeversicherung (Bericht der Bundesregierung über die Entwicklung der Pflegeversicherung) – und deren Zahl wird steigen (laut Statistischem Bundesamt bis auf 3,4 Millionen im Jahr 2030), während die Zahl der Einzahler in die Versicherung sinkt.

Gesetzliche Grundlage und Aufgabe

Das 11. Buch des Sozialgesetzbuchs (SGB XI) regelt die rechtlichen Grundlagen der Pflegeversicherung. Die Einführung der Pflegeversicherung 1995 hatte zum Ziel, eine Absicherung gegen das Risiko der Pflegebedürftigkeit zu schaffen. Weitere Aufgaben sind die Verbesserung der Lebensumstände der Pflegebedürftigen und eine soziale Absicherung der Pflegenden.

Wer ist versichert?

In der Pflegeversicherung pflichtversichert ist jeder, der gesetzlich oder privat krankenversichert ist. Die Pflegeversicherung wird durch die Wahl der Krankenversicherung festgelegt (gleicher Anbieter). Wie in der GKV sind in der Pflegeversicherung nicht erwerbstätige Ehepartner und Kinder bis zum 18. oder bei Ausbildung bis zum 25. Lebensjahr beitragsfrei mitversichert. Wer privat versichert ist, muss sich bei einer privaten Pflegeversicherung versichern. Zusätzlich können alle, die noch nicht pflegebedürftig sind, private Pflegezusatzversicherungen abschließen. Diese übernehmen Kosten und Leistungen, die nicht von der gesetzlichen Pflegeversicherung abgedeckt sind.

Leistungen

Zu den Leistungen der gesetzlichen Pflegeversicherung gehören die Grundpflege (Körperpflege, Ernährung und Mobilität), die hauswirtschaftliche Versorgung, Pflegehilfsmittel und technische Hilfen sowie Pflegekurse für Angehörige. Bei teilstationärer und vollstationärer Betreuung kommen soziale Betreuung und medizinische Behandlungspflege hinzu (▶ Abb. 9.4). Die Leistungen der privaten Pflegeversicherung sind abhängig vom jeweiligen Anbieter, dem gewählten Tarif und den gewünschten Versicherungsleistungen je Pflegestufe.

Die Leistungen der gesetzlichen Pflegeversicherung müssen beantragt werden. Bedingungen sind eine bestimmte Vorversicherungszeit (Wartezeit) und die Pflegebedürftigkeit.

Definition Pflegebedürftigkeit

Pflegebedürftig nach §14 und 15 des SGB XI sind Personen, die wegen einer körperlichen, geistigen oder seelischen Krankheit oder Behinderung Hilfe benötigen. Der Hilfsbedarf gilt für regelmäßig wiederkehrende Verrichtungen im Alltag. Die Dauer der Hilfsbedürftigkeit muss mind. 6 Monate betragen. Die Bedürftigkeit kann in 3 Pflegestufen unterteilt werden.

Um die Definition des Begriffes „Pflegebedürftigkeit" gibt es viele Diskussionen. Ein Diskussionspunkt ist z. B. die Beschränkung des Pflegebedürftigkeitsbegriffs auf rein körperliche Bedürfnisse. Kritiker meinen, dass dadurch soziale Aspekte wie Teilhabe am sozialen Leben und Kommunikation vernachlässigt werden und der Bedarf an allgemeiner Betreuung und Anleitung zu wenig berücksichtig wird. 2014 wurde daher von der Bundesregierung der Startschuss zur Erprobung eines neuen Pflegebedürftigkeitsbegriffs gegeben. Dieser umfasst u. a., die Anzahl der Pflegestufen von 3 auf 5 zu erhöhen und Demenzkranke besser zu fördern.

Pflegestufen • Die Höhe und der Umfang der Leistungen der gesetzlichen Pflegeversicherung sind abhängig von dem Grad der Pflegebedürftigkeit. Daher wird jeder versicherte Pflegefall in eine der 3 Pflegestufen eingeordnet: Pflegestufe I = erheblich pflegebedürftig, Pflegestufe II = schwerpflegebedürftig, Pflegestufe III = schwerstpflegebedürftig. Menschen mit eingeschränkter Alltagskompetenz (z. B. Menschen mit Demenz, geistiger oder psychischer Behinderung) fallen in Pflegestufe 0.

Abb. 9.4 Leistungen der Pflegeversicherung.

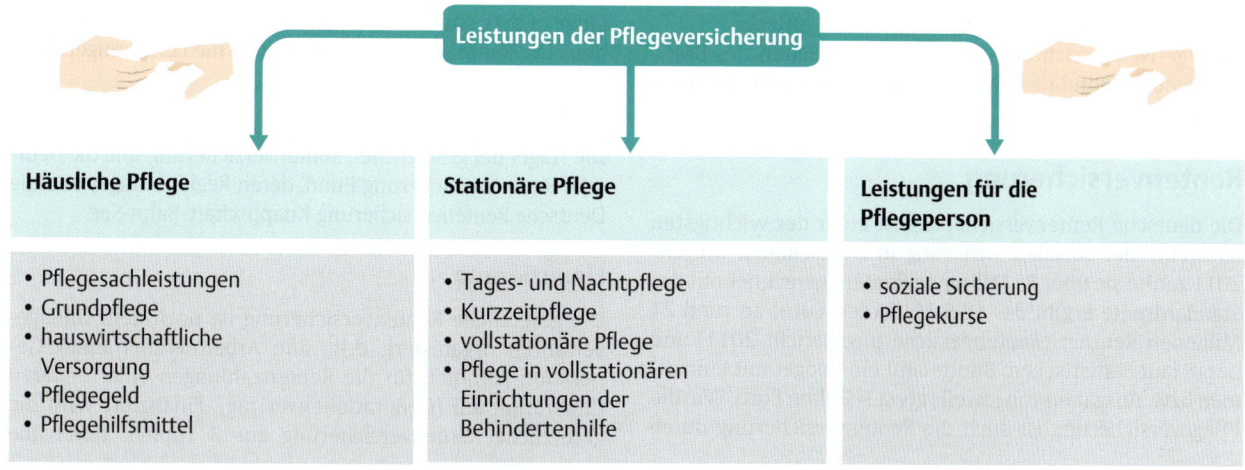

9 Das deutsche Sozial- und Gesundheitssystem

Pflege-Neuausrichtungs-Gesetz (PNG) • Am 1. Januar 2013 ist das Pflege-Neuausrichtungs-Gesetz (PNG) in Kraft getreten. Die bestehenden Gesetze wurden überarbeitet, um das Gesundheitssystem an die Zunahme der Zahl alter und pflegebedürftiger und vor allem demenzkranker Menschen anzupassen, da mit zunehmendem Alter das Risiko, an Demenz zu erkranken, stark ansteigt. Die wichtigsten Neuerungen des Gesetzes sind:
- Menschen mit Demenz, die Pflegestufe 0 zugeordnet sind, erhalten zusätzlich zum Betreuungsgeld Pflegegeld oder Pflegesachleistungen, Menschen mit Demenz in Pflegestufe I und II erhalten mehr Leistungen
- Ausweitung der Wahl- und Gestaltungsmöglichkeiten für Pflegebedürftige mit ihren Angehörigen (z.B. durch die Einführung von Betreuungsleistungen wie der häuslichen Betreuung und Unterstützung pflegender Angehöriger)
- staatliche Förderung der freiwilligen privaten Pflege-Zusatzversicherungen

Organisation

Die Träger der **gesetzlichen Pflegeversicherung** sind die Pflegekassen. Deren Aufgaben werden von den Krankenkassen wahrgenommen, da jede Pflegekasse an eine Krankenkasse angeschlossen ist. Die Träger der **privaten Pflegeversicherung** sind privatrechtliche Unternehmen.

Finanzierung

Die Ausgaben der **gesetzlichen Pflegeversicherung** werden durch die Beiträge der Mitglieder und Arbeitgeber finanziert. Die Höhe der Beiträge richtet sich nach dem Bruttoeinkommen des Versicherten. Arbeitgeber und Arbeitnehmer zahlen je eine Hälfte des Beitrags. Wie bei der GKV gelten die Beitragsbemessungsgrenze (S. 180) und die Versicherungspflichtgrenze (S. 180). Anders als in der Renten- und der Arbeitslosenversicherung zahlt der Staat keine Zuschüsse. Das Umlageverfahren bezeichnet die Praxis, dass alle Mitglieder der gesetzlichen Pflegeversicherung den Beitrag für die aktuell leistungsberechtigten Pflegebedürftigen zahlen. Die Beiträge der **privaten Pflegeversicherung** richten sich nicht nach dem Einkommen der Versicherten, sondern nach dem individuellen Versicherungsrisiko bei Eintritt in die Pflegeversicherung und nach den gewünschten Leistungen.

Links

Weitere Informationen bieten folgende Links:
- Die rechtlichen Grundlagen der Pflegeversicherung laut Sozialgesetzbuch SGB XI: www.sozialgesetzbuch-sgb.de/sgbxi/1
- Fragen und Antworten zur staatlichen Förderung der privaten Pflegevorsorge: http://bmg.bund.de/pflege
- Pflege-Neuausrichtungs-Gesetz auf den Seiten des BMG: www.bmg.bund.de/pflege/das-pflege-neuausrichtungsgesetz

Rentenversicherung

Die deutsche Rentenversicherung ist einer der wichtigsten Bausteine der sozialen Sicherung in Deutschland. Im Jahr 2011 zahlte sie über 25 Millionen Renten (gerechnet mit der Standardrente ergibt das 18,5 Milliarden Euro) an rund 21 Millionen Rentner (Rentenversicherungsbericht 2011) und besaß laut Statistischem Bundesamt ein Budget mit Einnahmen bzw. Ausgaben von jeweils etwa ¼ Billion Euro. Wie die Pflegeversicherung ist auch die Rentenversicherung durch die abnehmende Zahl der Einzahler gegenüber der zunehmenden Zahl der Empfänger herausgefordert.

Gesetzliche Grundlage und Aufgabe

Das 6. Buch des Sozialgesetzbuchs regelt die gesetzliche Rentenversicherung. Die Hauptaufgabe der deutschen Rentenversicherung ist es, die Versicherten bei Gefährdung oder Minderung der Erwerbsfähigkeit sowie im Alter zu schützen. Bei Todesfällen werden die Hinterbliebenen unterstützt. Als weitere Aufgabe erbringt die Rentenversicherung, neben der Unfallversicherung (und nachgeschaltet der Krankenversicherung), Leistungen zur Rehabilitation.

Wer ist versichert?

Pflichtversichert sind u.a. Angestellte und Arbeiter, Wehr- und Bundesfreiwilligendienstleistende, Empfänger von Lohnersatzleistungen der Bundesagentur für Arbeit oder von Arbeitslosengeld, Menschen mit Behinderung, Bezieher von Krankengeld, Personen, denen Kindererziehungszeit angerechnet werden kann, Eltern für die Dauer der Elternzeit, private Pflegepersonen und bestimmte Gruppen von Selbstständigen, z.B. Hebammen, Künstler, Handwerker, Fischer und sog. arbeitnehmerähnliche Selbstständige. Alle Minijobber, die ab dem 1. Januar 2013 beschäftigt sind oder seitdem maximal 450 Euro im Monat verdienen, müssen sich in der Rentenversicherung versichern.

Nicht pflichtversichert sind u.a. Beamte, Richter, Berufs- und Zeitsoldaten, Mitglieder geistlicher Genossenschaften und einige Selbstständige und Freiberufler. Sonderfälle sind bestimmte Berufsgruppen wie Rechtsanwälte, Ärzte oder Apotheker. Sie zahlen ihre Beiträge in sog. berufsständische Versorgungseinrichtungen ein.

Leistungen

Die Leistungen der gesetzlichen Rentenversicherung umfassen die Zahlungen von:
- Altersrenten
- Erwerbsminderungsrente (Renten wegen verminderter Erwerbsfähigkeit)
- Witwen-, Witwer- und Waisenrente (Hinterbliebenenrente)
- Zuschüsse an die Krankenversicherung der Rentner
- Rehabilitationsmaßnahmen bei Gefährdung der Erwerbstätigkeit

Rente muss beantragt werden. Altersrenten werden erst ab einem bestimmten Alter des Versicherten gezahlt. Die Höhe der Renten ist nach dem Äquivalenzprinzip (S. 176) gebunden an die Höhe des Einkommens und die Dauer der Einzahlung, d.h., wann der Versicherte ins Arbeitsleben eintrat, wie lange er evtl. pausierte und wann er das Erwerbsleben beendete. Die Rente selber wird jährlich an die Löhne angepasst.

Organisation

Die Träger der gesetzlichen Rentenversicherung sind die Deutsche Rentenversicherung Bund, deren Regionalträger und die Deutsche Rentenversicherung Knappschaft-Bahn-See.

Finanzierung

Die gesetzliche Rentenversicherung ist nach dem Umlageverfahren organisiert, d.h., alle Arbeitnehmer einer Generation kommen für die Rentenzahlungen einer anderen Generation auf (Generationenvertrag). Finanziert wird die gesetzliche Rentenversicherung aus 3 Töpfen: durch die

Beiträge der Versicherten, durch die Beiträge der Arbeitgeber und durch Zuschüsse des Bundes. Der kleinste Anteil ist der des Bundes.

Zusätzliche Altersvorsorge • Durch den demografischen Wandel werden die Renten weniger stark steigen. Daher wird eine zusätzliche Vorsorge im Alter notwendig. Hier kommen die betriebliche und die private Altersvorsorge ins Spiel, z.B. die Riester-Rente, eine durch staatliche Zulagen geförderte private Altersvorsorge.

Links

Weitere Informationen bieten folgende Links:
- Sozialgesetzbuch SGB VI: www.sozialgesetzbuch-sgb.de
- Deutsche Rentenversicherung: www.deutsche-rentenversicherung.de

Unfallversicherung

Wer auf dem Weg zur oder bei der Arbeit einen Unfall erleidet, für den ist die Unfallversicherung zuständig.

Gesetzliche Grundlage und Aufgabe

Das 7. Buch des Sozialgesetzbuchs definiert die Aufgaben der gesetzlichen Unfallversicherung. Diese bestehen darin, Arbeits- und Schulunfälle sowie Berufskrankheiten und arbeitsbedingte Gefahren für die Gesundheit zu verhindern. Im Falle eines Unfalls werden Entschädigungszahlungen an den Versicherten oder seine Hinterbliebenen geleistet.

Wer ist versichert?

In der Unfallversicherung versichert sind u.a. alle abhängig Beschäftigten, landwirtschaftliche Unternehmer, Schüler und Studierende, Kinder in Kindergärten, ehrenamtlich Tätige, Menschen, die an Weiterbildungsmaßnahmen teilnehmen, und Menschen mit einem 450-Euro-Job. Freiwillig versichern können sich in der gesetzlichen Unfallversicherung die meisten Selbstständigen und Unternehmer. Beamte sind durch die Unfallfürsorge der Beamtenversorgung geschützt.

Leistungen

Die Leistungen der gesetzlichen Unfallversicherung umfassen Maßnahmen zur Rehabilitation nach einem Unfall und Entschädigungsleistungen. Im Falle eines Unfalls übernimmt die Unfallversicherung z.B. die Behandlungskosten, bietet Umschulungen an und zahlt Entschädigungsgeld an Versicherte und Hinterbliebene. Wenn der Versicherte durch den Unfall pflegebedürftig wird, zahlt die Versicherung Pflegegeld, bei Arbeitsunfähigkeit auch die Rente. Außerdem liefert die Unfallversicherung Informationsmaterial für Arbeitnehmer und Arbeitgeber und bietet Informationsveranstaltungen an, um Arbeitsunfälle, Berufskrankheiten und arbeitsbedingte Gesundheitsgefahren zu verhüten.

Organisation

Die Träger der Unfallversicherung sind die gewerblichen und landwirtschaftlichen Berufsgenossenschaften, der Bund, die Unfallkassen der Länder, die gemeinsamen Unfallkassen für den Landes- und den kommunalen Bereich, Unfallkassen und -verbände der Gemeinden, die Eisenbahn-Unfallkasse, die Unfallkasse Post und Telekom sowie die Feuerwehr-Unfallkassen.

Finanzierung

Finanziert werden die Unfallversicherungsträger durch Beiträge der Unternehmen. Im Falle der Unfallkassen und der Gemeindeunfallversicherungsverbände zur Unfallversicherung von Studierenden, Schülern, Kindern und ehrenamtlich Tätigen werden die Beiträge durch Bund, Länder und Gemeinden geleistet. Beiträge zur Versicherung von Menschen, die in privaten Haushalten angestellt sind, werden von den Haushaltsführenden gezahlt. Für die Versicherten ist die Unfallversicherung beitragsfrei, die Ausnahme bilden versicherte Unternehmer.

Links

Weitere Informationen bieten folgende Links:
- Gesetzestext der Unfallversicherung im Internet: www.gesetze-im-internet.de
- Spitzenverband der deutschen gesetzlichen Unfallversicherung: www.dguv.de

Arbeitslosenversicherung

Die wichtigste Leistung der Arbeitslosenversicherung ist das Arbeitslosengeld, um den Lebensunterhalt zu sichern. Dabei können 2 Formen unterschieden werden.
- **Arbeitslosengeld I** (Alg I): Es ersetzt den Lohn zeitlich befristet und ist beitragsfinanziert. Die Höhe von Alg I ist abhängig vom zuvor verdienten Bruttogehalt.
- **Arbeitslosengeld II** (Alg II), auch **Hartz IV**: Es ist eine Grundsicherung. Alg II kann von allen erwerbsfähigen Menschen bezogen werden. Es soll die Existenz während der Arbeitssuche finanzieren und kann zusätzlich als Aufstockung zu einem existierenden Einkommen bezogen werden, wenn dieses für den Lebensunterhalt nicht ausreicht.

Gesetzliche Grundlage und Aufgabe

Die rechtlichen Grundlagen der Arbeitslosenversicherung und des Arbeitslosengelds I stehen im 3. Buch des Sozialgesetzbuchs. Die Arbeitslosenversicherung stellt bei Beschäftigungsverlust die materielle Existenz sicher. Gleichzeitig finanziert sie eine Reihe von Maßnahmen zur (Wieder-)Eingliederung ins Erwerbsleben.

Wer ist versichert?

In der Arbeitslosenversicherung versichert sind alle gegen Bezahlung beschäftigte Arbeiter, Angestellte und Auszubildende. Die Arbeitslosenversicherung ist eine Pflichtversicherung. Nicht versichert sind z.B. Selbstständige, Rentner und Beamte. In bestimmten Fällen (u.a. vorherige Einzahlung in Arbeitslosenversicherung durch feste Anstellung, kein Hartz-IV-Empfang) können sich Selbstständige freiwillig in der Arbeitslosenversicherung versichern.

Leistungen

Die Leistungen der Arbeitslosenversicherung umfassen Leistungen an Arbeitnehmer, Arbeitgeber und an Träger von Arbeitsfördermaßnahmen sowie Beratung und Vermittlung (▶ Abb. 9.5). Arbeitslose erhalten z.B. Arbeitslosengeld oder Teilzeitarbeitslosengeld, Bewerbungstraining, Fahrtkosten- und Umzugsbeihilfen. Arbeitnehmer erhalten z.B. Winterausfallgeld. Des Weiteren werden Umschulungen, Existenzgründungshilfen und besondere Hilfen für Langzeitarbeitslose angeboten.

9 Das deutsche Sozial- und Gesundheitssystem

Abb. 9.5 Leistungen der Arbeitslosenversicherung.

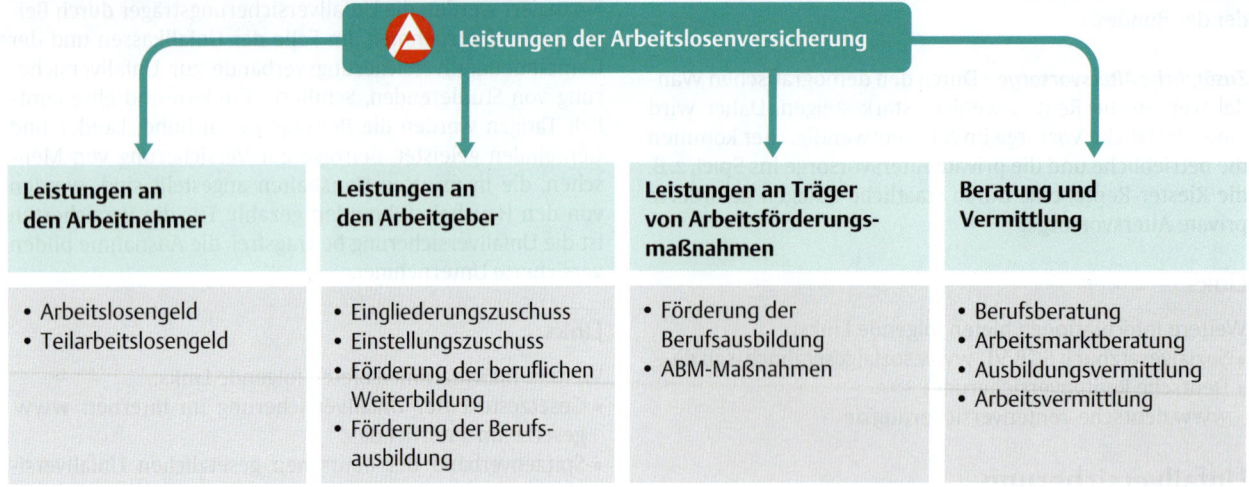

Organisation

Die Träger der Arbeitslosenversicherung sind die Bundesagentur für Arbeit und ihre lokalen Niederlassungen.

Finanzierung

Die Arbeitslosenversicherung finanziert sich aus Beiträgen der Arbeitgeber und Arbeitnehmer. Die Beiträge entsprechen einem bestimmten Prozentsatz des Bruttoarbeitsentgelts und werden von beiden je zur Hälfte gezahlt. Dazu kommen Umlagen und Mittel des Bundes.

Links

Weitere Informationen bieten folgende Links:
- Arbeitsförderung laut SGB III: www.sozialgesetzbuch-sgb.de/sgbiii/
- Bundesagentur für Arbeit: www.arbeitsagentur.de

WISSEN TO GO

Die deutschen Sozialversicherungen

- **Krankenversicherung:** Leistungen sollen die Gesundheit erhalten, wiederherstellen oder den Gesundheitszustand verbessern; SGB V (für gesetzliche Krankenversicherung)
- **Pflegeversicherung:** Absicherung gegen die Pflegebedürftigkeit, Verbesserung der Lebensumstände der Pflegebedürftigen und soziale Absicherung der Pflegepersonen (SGB XI)
- **Rentenversicherung:** Schutz bei Gefährdung oder Minderung der Erwerbstätigkeit sowie im Alter. Bei Todesfällen werden die Hinterbliebenen unterstützt (SGB VI)
- **Unfallversicherung:** Verhinderung von Arbeits- und Schulunfällen, Berufskrankheiten und arbeitsbedingten Gesundheitsgefahren (SGB VII)
- **Arbeitslosenversicherung:** Arbeitslosengeld I (Alg I) ersetzt den Lohn zeitlich befristet und ist beitragsfinanziert; Arbeitslosengeld II (Alg II), auch Hartz IV, ist Grundsicherung (SGB III)

9.3 Gesundheitssystem

9.3.1 Grundlagen

Definition **Gesundheitssystem**
Das Gesundheitssystem in Deutschland ist aufgebaut aus staatlichen und nicht staatlichen Institutionen. Es umfasst Einrichtungen und Dienstleistungen, die im Zusammenhang mit der Gesundheit stehen.

Im Jahr 2011 wurden 22% der Bevölkerung stationär in einem Krankenhaus behandelt (Statistisches Bundesamt). Das Gesundheitswesen beschäftigt Menschen in über 800 Gesundheits- und Pflegeberufen mit und ohne direkten Kontakt zum Menschen, z.B. Pflegende, Ärzte, Apotheker, Diätassistenten, Physiotherapeuten, Logopäden, aber auch Gesundheitshandwerker wie Zahntechniker, Augenoptiker, medizinisch-technische Assistenten, Orthoptisten, Hörgeräteakustiker, Medizintechniker, Arzneimittelhersteller (Bundesagentur für Arbeit). Deutlich mehr Frauen als Männer arbeiten im Gesundheits- und Pflegesektor. ▶ Abb. 9.6 zeigt, was und wer alles zu diesem System gehört. Die Gruppen lassen sich aufteilen in Folgende:

- **Leistungsfinanzierer:** Sie leisten die Grundfinanzierung der Leistungen des Gesundheitssystems. Von ihnen kommt das Geld, das durch die Leistungszahler in Form von Geld-, Sach- oder Dienstleistungen wieder an die Versicherten zurückgezahlt wird. Zu den Leistungsfinanzierern gehören die Direktzahler, freiwillig Versicherte, gesetzlich versicherte Arbeitnehmer, privat Versicherte, Arbeitgeber und Steuerzahler.
- **Leistungserbringer:** Sie erbringen die Leistungen des Gesundheitssystems, z.B. Ärzte und Zahnärzte, Apotheker, Pflegende und Therapeuten. Aber auch Beratungsstellen, teilstationäre und ambulante Pflegeeinrichtungen gehören dazu.
- **Leistungsempfänger:** Sie sind die Versicherten bzw. die Menschen, die Gesundheitsleistungen empfangen. Auch Menschen, die nicht in einer Versicherung Mitglied sind, können Leistungen empfangen, z.B. mitversicherte Kinder.

Abb. 9.6 Das deutsche Gesundheitssystem.

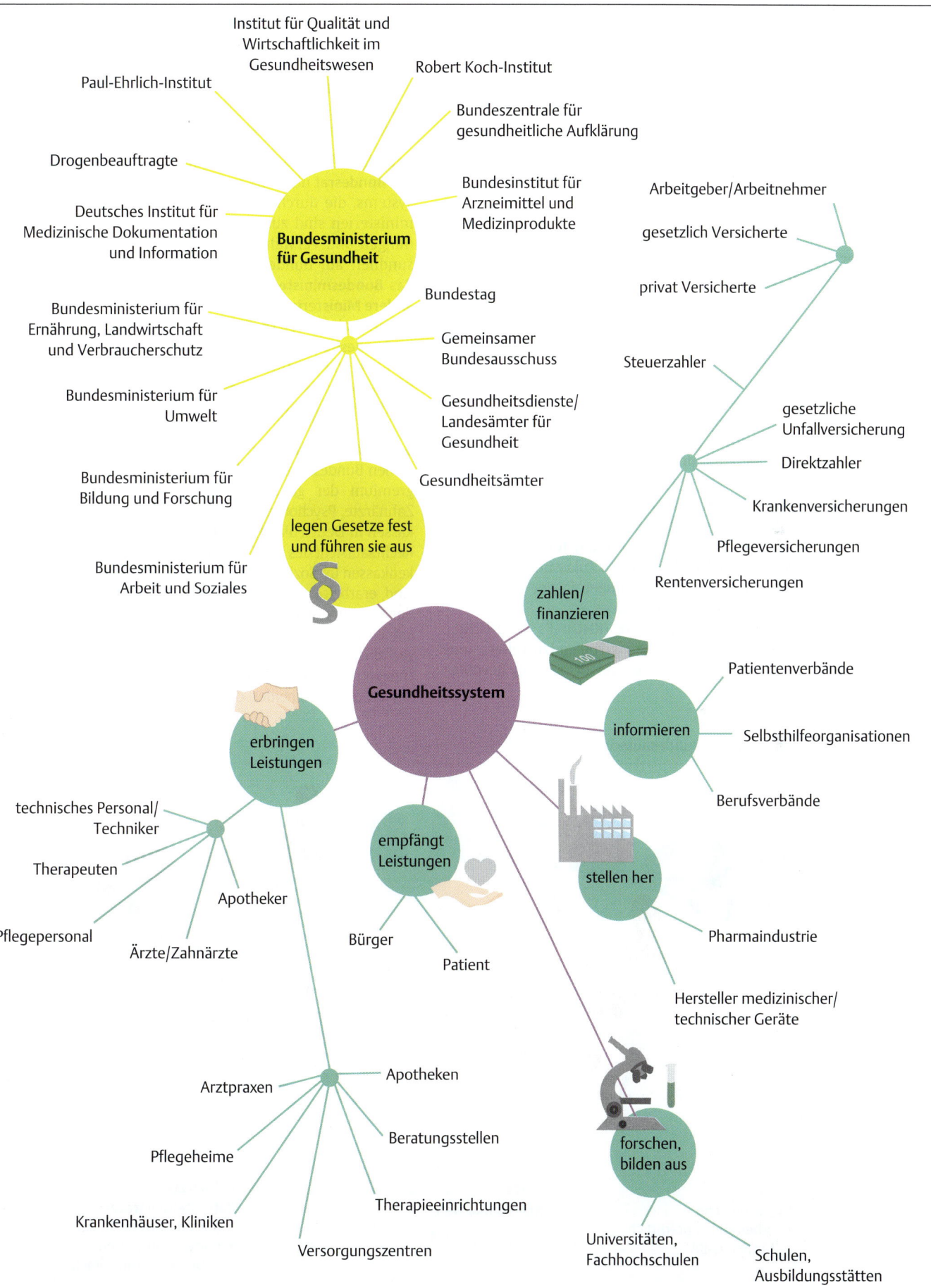

Eine schier unüberschaubare Fülle an Personen, Einrichtungen, Institutionen und Organisationen regelt, organisiert, lebt und finanziert das deutsche Gesundheitssystem.

9 Das deutsche Sozial- und Gesundheitssystem

9.3.2 Gesetzgebung

Deutschland ist föderalistisch organisiert, die einzelnen Bundesländer können daher innerhalb der gesetzlichen Rahmenbedingungen des Bundes weitgehend unabhängig voneinander handeln. Daher kann es von Bundesland zu Bundesland Abweichungen geben.

Bundesebene

Bundesgesetzgebung

Der Bund regelt über zahlreiche Gesetze Belange des Gesundheitssystems. Die Gesetzesentwürfe werden unter der Verantwortung der verschiedenen Ministerien vorbereitet und von Bundestag und Bundesrat verabschiedet. Es folgen einige wichtige Beispiele für Fragen im Gesundheitssystem, die durch Bundesgesetze geregelt werden:

- **Sozialgesetzbuch (SGB):** Es besteht aus 12 Teilen (SGB I–XII) und regelt u. a. wem welche Gesundheitsleistungen unter welchen Voraussetzungen zustehen, z. B.: Wem steht Pflegeberatung zu? Welche Leistungen werden bei Schwangerschaft und Mutterschaft gezahlt?
- **SGB XI und XII:** Der Grundsatz „ambulant vor stationär" gilt gleichermaßen in der Pflegeversicherung (§ 3 SGB XI) wie in der Sozialhilfe (§§ 13 SGB XII), d. h., die ambulante Versorgung sollte in allen gesundheitlichen und pflegerischen Belangen der stationären Versorgung vorgezogen werden.
- **Ausbildungs- und Prüfungsverordnung für die Berufe in der Krankenpflege:** Hier finden sich Zulassungsvoraussetzungen, Ablauf, Inhalt und Prüfungen in der Ausbildung der Gesundheits- und Krankenpflege.
- **Krankenhausfinanzierungsgesetz (KHG):** Es verpflichtet die Bundesländer, Krankenhauspläne aufzustellen, und sichert so die stationäre Krankenversorgung der Bevölkerung.
- **Pflegeneuausrichtungsgesetz** (PNG) von 2013: Es fördert u. a. die private Pflegeversicherung und die Versorgung von Menschen mit Demenz im häuslichen Bereich.
- **Patientenrechtegesetz** von 2013: Es stärkt die Rechte des Patienten, indem es u. a. zu Information und Aufklärung verpflichtet.

Akteure auf Bundesebene

Grundsätzlich entscheiden der **Deutsche Bundestag** und der **Bundesrat** über alle Fragen des deutschen Gesundheitssystems, die durch Gesetze geregelt werden. Die Bundesministerien sind zuständig für Gesetzesentwürfe, Verordnungen und Verwaltungsvorschriften. Das im Bereich Gesundheit auf Bundesebene bedeutendste Ministerium ist das **Bundesministerium für Gesundheit** (BMG). Aber auch **andere Ministerien** nehmen Einfluss auf Entscheidungen im Gesundheitswesen (▶ Tab. 9.2). Neben den Ministerien gibt es **Bundesbehörden**, die Aufgaben zu verschiedenen Themenbereichen wahrnehmen. Die in ▶ Tab. 9.2 aufgelisteten Bundesbehörden gehören zum Geschäftsbereich des Bundesministeriums für Gesundheit.

Gemeinsamer Bundesausschuss • Seit 2004 gibt es den Gemeinsamen Bundesausschuss (G-BA). Er ist das oberste Beschlussgremium der gemeinsamen Selbstverwaltung der Ärzte, Zahnärzte, Psychotherapeuten, Krankenhäuser und Krankenkassen in Deutschland (▶ Abb. 9.7). Der G-BA steht unter der Rechtsaufsicht des BMG. Da die Rechte und Pflichten der Krankenkassen im Sozialgesetzbuch relativ unkonkret beschrieben sind, erarbeitet der G-BA einen detaillierten Leistungskatalog der GKV in Form von Richtlinien. Die Richtlinien sind zwar keine Gesetze, aber für alle Beteiligten im Gesundheitswesen rechtlich bindend. Der G-BA legt darin z. B. fest, welche Leistungen im Gesundheitswesen von der GKV erstattet werden. Außerdem entscheidet der G-BA, welche Arzneimittel die

Abb. 9.7 Gemeinsamer Bundesausschuss (G-BA).

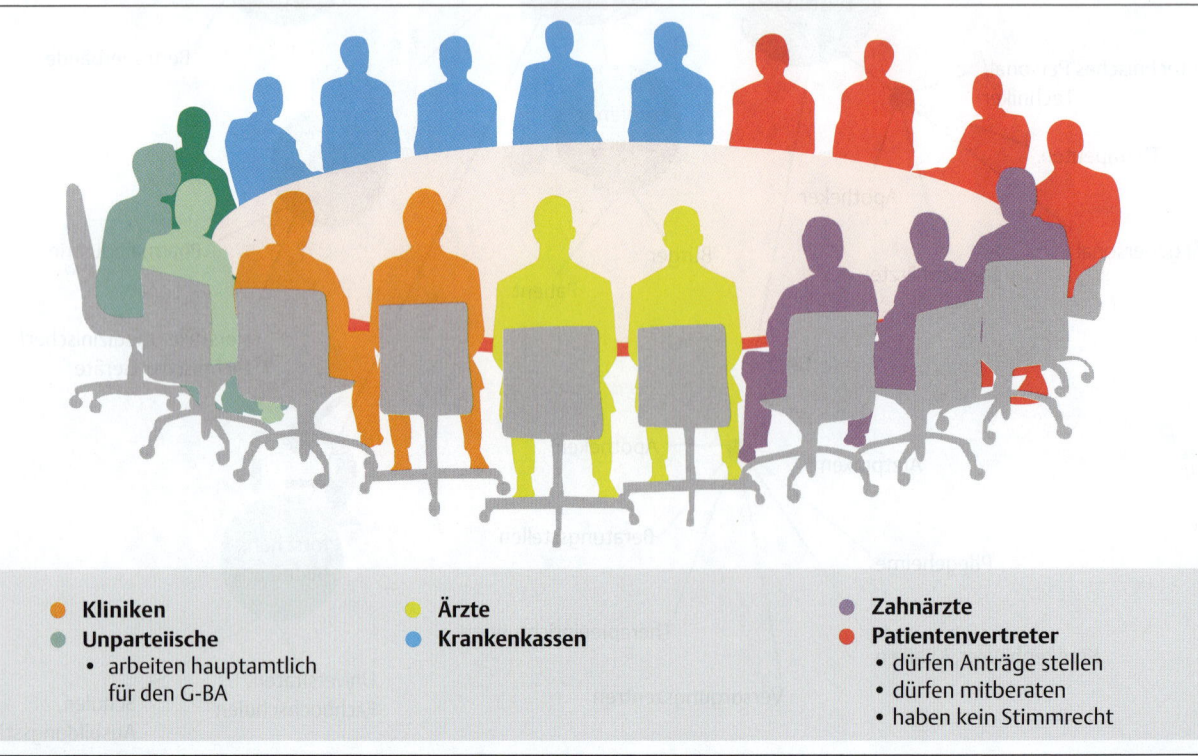

- **Kliniken**
- **Unparteiische**
  - arbeiten hauptamtlich für den G-BA
- **Ärzte**
- **Krankenkassen**
- **Zahnärzte**
- **Patientenvertreter**
  - dürfen Anträge stellen
  - dürfen mitberaten
  - haben kein Stimmrecht

Der G-BA gilt neben dem Bundestag als wichtigstes Gremium des Gesundheitswesens.

Tab. 9.2 Einrichtungen und Akteure im Gesundheitswesen auf Bundesebene.

Institutionen	Zuständigkeiten und Themen
Bundestag/Parlament	beschließt Gesetze zu allen Themen der Gesundheitsversorgung
Bundesministerien	
Bundesministerium für Gesundheit (BMG)	• Gesundheit allgemein • gesetzliche Krankenversicherung • gesetzliche Renten- und Pflegeversicherung Gesundheitsreformen • Krankenpflegegesetz • Beauftragte der Bundesregierung für Drogenfragen • Beauftragte der Bundesregierung für Belange der Patientinnen und Patienten
Bundesministerium für Arbeit und Soziales (BMAS)	• Renten- und Unfallversicherung • Beauftragte der Bundesregierung für die Belange behinderter Menschen
Bundesministerium der Justiz und für Verbraucherschutz (BMJV)	Verbraucherschutz, z. B. • Ratgeber für Patientenrechte
Bundesministerium für Umwelt, Naturschutz und Reaktorsicherheit (BMU)	Strahlenschutz und Schutz vor Umweltbelastungen
Bundesministerium für Bildung und Forschung (BMBF)	gesundheitsbezogene Forschung und Bildung
Bundesministerium für Familie, Senioren, Frauen und Jugend	Altenpflegegesetz
Bundesbehörden	
Bundeszentrale für gesundheitliche Aufklärung (BZgA)	Strategien und Kampagnen zur Gesundheitserziehung und Gesundheitsförderung (z. B. „Gib AIDS keine Chance")
Robert Koch-Institut (RKI)	• Erkennung, Verhütung und Bekämpfung von Krankheiten, insbesondere von Infektionskrankheiten • beobachtet das Auftreten von Krankheiten, relevanter Gesundheitsgefahren in der Bevölkerung und Aufgaben in Forschung und Gentechnik
Paul-Ehrlich-Institut (PEI), Bundesinstitut für Impfstoffe und biomedizinische Arzneimittel	Sicherheit biologischer und immunbiologischer Arzneimittel (z. B. Impfstoffe) sowie Blut und Blutprodukte
Deutsches Institut für Medizinische Dokumentation und Information (DIMDI)	• medizinische Datenbanken, u. a. zu wissenschaftlicher Literatur • Pflege von Schlüsselsystemen (z. B. ICD = International Classification of Diseases, OPS und PKMS)
Bundesinstitut für Arzneimittel und Medizinprodukte (BfArM)	• Arzneimittelzulassung (auch homöopathische Arzneimittel) • Risikobewertung von Arzneimitteln und Medizinprodukten (z. B. Hüftgelenk-Endoprothesen oder Herzschrittmacher) • Überwachung des (legalen) Verkehrs von Betäubungsmitteln
Institut für Qualität und Wirtschaftlichkeit im Gesundheitswesen (IQWIG)	evidenzbasierte Bewertung der Qualität der Patientenversorgung in Deutschland
sonstige Akteure auf Bundesebene	
Gemeinsamer Bundesausschuss	rechtlich bindende Richtlinien für Krankenversicherte und die GKV
Spitzenverband der gesetzlichen Krankenkassen	für alle Kassen bindende Rahmen- und Vergütungsverträge für die stationäre, ambulante und zahnärztliche Versorgung

9 Das deutsche Sozial- und Gesundheitssystem

GVK erstattet, und er beschließt Maßnahmen zur Qualitätssicherung für den ambulanten und stationären Bereich des Gesundheitswesens.

GKV-Spitzenverband • Er ist die zentrale Interessenvertretung der gesetzlichen Kranken- und Pflegekassen in Deutschland. Alle gesetzlichen Krankenkassen sind Mitglied. Er vertritt die Interessen der GKV sowie der Pflegeversicherung auf Bundesebene und gestaltet die Rahmenbedingungen für einen Wettbewerb um Qualität und Wirtschaftlichkeit der gesundheitlichen und pflegerischen Versorgung. Er schließt z. B. Rahmen- und Vergütungsverträge für die stationäre, ambulante und zahnärztliche Versorgung ab. Alle vom GKV-Spitzenverband abgeschlossenen Verträge und sonstigen Beschlüsse gelten für alle Krankenkassen, deren Landesverbände und damit praktisch für alle gesetzlich Versicherten.

Länderebene

Die 2 wichtigsten Aufgaben der Länder sind
- die Übernahme der Investitionskosten der Krankenhäuser und
- der öffentliche Gesundheitsdienst.

Zusätzlich beaufsichtigen die Bundesländer Beschäftigte in Gesundheitseinrichtungen wie Krankenkassen, Ärzte- und Zahnärztekammern und Kassenärztlichen Vereinigungen. Für Berufe, die keine Heilberufe im originären Sinne sind, z. B. Krankenpflegehelfer, liegt die Regelungskompetenz bei den Bundesländern. Außerdem übernehmen die Länder die Gesundheitsberichterstattung auf kommunaler und Länderebene. Auf Bundesebene ist hierfür das Robert Koch-Institut zuständig.

Der öffentliche Gesundheitsdienst • Für ihn sind die Bundesländer und vor allem die nachgeordneten kommunalen Verwaltungen zuständig. Zu seinen Aufgaben zählen:
- Vorsorge und Gesundheitsfürsorge, z. B. Einschulungsuntersuchungen oder Schwangeren- und Mütterberatung
- Information und Beratung psychisch und chronisch Kranker
- Überwachungs- und Beratungsaufgaben in den Bereichen Hygiene, Infektionskrankheiten, Arzneimittelverkehr und Umweltmedizin
- Verhütung und Bekämpfung übertragbarer Krankheiten
- Maßnahmen zum Erhalt und zur Förderung der Gesundheit der Bevölkerung und verschiedener Teilgruppen, z. B. Kinder und Jugendliche oder Migranten

Kommunale Ebene • Die oben genannten Aufgaben des öffentlichen Gesundheitsdienstes werden auf kommunaler Ebene von den Gesundheitsämtern der Kreise und Städte oder von spezialisierten Einrichtungen auf Bezirks- oder Landesebene wahrgenommen.

WISSEN TO GO

Gesundheitssystem – Gesetzgebung und Politik

- **Bund:** Gesetze mit Bezug zum Gesundheitssystem sind z. B.:
  - Sozialgesetzbuch (SGB I–XII)
  - Ausbildungs- und Prüfungsverordnung für die Berufe in der Krankenpflege
  - Krankenhausfinanzierungsgesetz (KHG)
  - Pflegeneuausrichtungsgesetz (PNG)
  - Patientenrechtegesetz

- **Akteure auf Bundesebene:**
  - Deutscher Bundestag, Bundesrat, Bundesministerium für Gesundheit und die Bundesbehörden
  - Gemeinsamer Bundesausschuss: oberstes Beschlussgremium der gemeinsamen Selbstverwaltung der Ärzte, Zahnärzte, Psychotherapeuten, Krankenhäuser und Krankenkassen; legt z. B. fest, welche Leistungen von der GKV erstattet werden (▶ Abb. 9.7)
  - GKV-Spitzenverband: zentrale Interessenvertretung der gesetzlichen Kranken- und Pflegekassen
- **Länder:** Übernahme der Investitionskosten der Krankenhäuser, öffentliche Gesundheitsdienst
- **Kommunal:** Gesundheitsämter der Kreise und Städte oder spezialisierte Einrichtungen auf Bezirks- oder Landesebene übernehmen Aufgaben des öffentlichen Gesundheitsdienstes

9.3.3 Organisation des Krankenhauses

Organisationsstrukturen begleiten einen Menschen überall, ob in der Familie, im Freundeskreis, im Verein oder im Beruf. Bei der Organisation eines Krankenhauses steht an erster Stelle die optimale Versorgung kranker und/oder pflegebedürftiger Menschen. Immer verbunden mit dem Anspruch, dies so effektiv und kostenbewusst wie möglich zu tun.

Nach dem Krankenhausfinanzierungsgesetz (Bundesgesetz) wird ein Krankenhaus wie folgt definiert.

Definition Krankenhaus
Krankenhäuser sind Einrichtungen, in denen durch ärztliche und pflegerische Hilfestellung Krankheiten, Leiden oder Körperschäden festgestellt, geheilt oder gelindert werden sollen oder Geburtshilfe geleistet wird und in denen die zu versorgenden Personen untergebracht und verpflegt werden können.

Krankenhäuser sind Leistungserbringer im Gesundheitssystem. Die geforderte Leistung muss jederzeit, 24 Stunden am Tag, erbracht werden können. Die Länder sind verantwortlich dafür, die stationäre Versorgung der Bevölkerung sicherzustellen. Dazu erarbeiten sie **Krankenhaus- und Investitionspläne**. Darin enthalten ist der geschätzte Bedarf an Krankenhäusern, Abteilungen und Betten in einem bestimmten Zeitraum für eine bestimmte Region. Den Zahlen zugrunde liegen unter anderem die Anzahl der Einwohner, die Anzahl der Krankheitsfälle sowie die durchschnittliche Verweildauer der Patienten in den Krankenhäusern für die jeweilige Region. Jedes Land kann den Bedarf unterschiedlich berechnen, z. B. kann die Morbidität miteinbezogen werden. Anhand der geschätzten Bedarfszahlen entscheiden die Länder über das Leistungsangebot sowie über die Bettenzahlen. Die Krankenhäuser werden dabei in 4 Versorgungsstufen eingeteilt (▶ Abb. 9.8).

Versorgungsstufen • Die folgende Liste bietet eine grobe Orientierung:
- **Versorgungsstufe I – Krankenhäuser der Grundversorgung:** Es muss mindestens eine der beiden Fachrichtungen Innere Medizin und/oder Chirurgie vorhanden sein.
- **Versorgungsstufe II – Krankenhäuser der Regelversorgung:** Es müssen mindestens die beiden Fachrichtungen Innere Medizin und Chirurgie vorhanden sein. Darüber hinaus werden nach Bedarf weitere Fachrichtungen an-

Gesundheitssystem

Abb. 9.8 Versorgungsstufen.

Versorgungsstufe I Grundversorgung	Versorgungsstufe II Regelversorgung	Versorgungsstufe III Schwerpunktversorgung	Versorgungsstufe IV Maximalversorgung
mindestens eine der beiden Fachrichtungen **Innere Medizin** oder **Chirurgie**	mindestens die beiden Abteilungen **Innere Medizin** und **Chirurgie**, bei Bedarf Fachrichtungen wie: • Gynäkologie • Geburtshilfe • Hals-, Nasen- und Ohrenheilkunde • Augenheilkunde	Fachrichtungen der Regelversorgung, zusätzlich • Pädiatrie • Neurologie • Mund- und Gesichtschirurgie	Versorgungsstufe IV geht weit über Stufe III hinaus: Vorhandensein erforderlicher medizintechnischer Einrichtungen und Großgeräte, z. B. Verbrennungseinheit

Die Definition und Zahl der Versorgungsstufen variiert zwischen den Ländern.

geboten, z. B. Gynäkologie und Geburtshilfe, Hals-Nasen-Ohrenheilkunde, Augenheilkunde oder Orthopädie.
- **Versorgungsstufe III – Krankenhäuser der Schwerpunktversorgung:** Sie haben überregionale Aufgaben zu erfüllen und decken dementsprechend ein breiteres Spektrum an Fachgebieten ab. An Krankenhäusern der Versorgungsstufe III müssen dieselben Fachrichtungen wie Versorgungsstufe II vorhanden sein. Dazu können Pädiatrie, Neurologie und/oder Gesichtschirurgie kommen.
- **Versorgungsstufe IV – Krankenhäuser der Maximalversorgung oder Zentralversorgung:** Die Versorgung geht weit über das Versorgungsspektrum der Versorgungsstufe III hinaus. Es werden alle Fachrichtungen angeboten und es sind medizinisch-technische Einrichtungen sowie Großgeräte zur Diagnostik vorhanden. Universitätskrankenhäuser fallen unter Versorgungsstufe IV. Allerdings haben diese im Gegensatz zu „normalen" Krankenhäusern einen Lehr- und Forschungsauftrag, widmen sich also zusätzlich zum regulären Betrieb der Forschung und der Lehre.

Manchmal werden die ersten beiden Versorgungsstufen zusammengefasst zur **Grund- und Regelversorgung**.

Versorgungsvertrag • Die Angebote, auf die gesetzlich Versicherte rechtlichen Anspruch haben, sind im SGB V aufgezählt. Wenn Krankenhausbehandlungen (Leistungen) über die gesetzlichen Krankenversicherungen abgerechnet werden, dürfen diese Leistungen nur in **zugelassenen Krankenhäusern** erbracht werden. Diese Zulassung ergibt sich aus dem Versorgungsvertrag zwischen den Verbänden der Ersatzkassen (gehören zu den gesetzlichen Krankenkassen) und den Landesverbänden der Krankenkassen mit dem jeweiligen Krankenhausträger. Krankenhäuser müssen in den Krankenhausplan aufgenommen sein, damit die Behandlungskosten ihrer Patienten von der GVK übernommen werden und damit sie vom Land gefördert werden. Universitätskrankenhäuser sind eine Besonderheit, da sie den jeweiligen Wissenschaftsministerien der Länder unterstellt sind.

WISSEN TO GO

Einteilung von Krankenhäusern

Krankenhäuser sind Leistungserbringer im Gesundheitssystem und werden in 4 **Versorgungsstufen** eingeteilt (▶ Abb. 9.8):
- Versorgungsstufe I – Grundversorgung
- Versorgungsstufe II – Regelversorgung
- Versorgungsstufe III – Schwerpunktversorgung,
- Versorgungsstufe IV – Maximalversorgung oder Zentralversorgung

Krankenhausbehandlungen, die über die gesetzlichen Krankenversicherungen abgerechnet werden, dürfen nur in **zugelassenen Krankenhäusern** erbracht werden (Versorgungsvertrag). Universitätskrankenhäuser sind den jeweiligen Wissenschaftsministerien der Länder unterstellt.

Krankenhausträger

In Deutschland wird zwischen öffentlichen, freigemeinnützigen und privaten Krankenhausträgern unterschieden.
- **öffentliche Träger von Krankenhäusern:** Die Bundesländer sind Träger der Universitätskliniken. Der Bund betreibt lediglich die Bundeswehrkrankenhäuser. Die gesetzliche Unfallversicherung trägt die berufsgenossenschaftlichen Unfallkrankenhäuser. Die öffentlichen Krankenhäuser leisten noch immer den Hauptanteil der stationären Krankenhausversorgung, wenn man sich die Anzahl der Betten nach Trägerschaft ansieht.
- **freigemeinnützige Träger von Krankenhäusern:** z. B. Krankenhäuser des Deutschen Roten Kreuzes, der Arbeiterwohlfahrt oder der evangelischen (Diakonie) oder katholischen Kirche (Caritas).
- **private Träger von Krankenhäusern:** Während insgesamt die Zahl der Krankenhäuser in Deutschland zurückgeht,

nimmt die Zahl von Krankenhäusern in privater Trägerschaft zu. Ein Ziel eines privaten Krankenhausträgers, z. B. eines Investors ist es, Gewinn zu erwirtschaften. Dies kann Vor- und Nachteile haben. Um zu vermeiden, dass Patienten durch zu starke Kürzungen und Einsparungen in Gefahr gebracht werden, benötigt jeder private Krankenhausbetreiber eine besondere Betriebserlaubnis.

Krankenhausträger sind die Vertragspartner des Patienten und verantwortlich für Organisation und Kosten:
- Sie tragen die Gesamtverantwortung für den Schutz des Patienten.
- Sie sind Verhandlungspartner der Krankenkassen für Budgetvereinbarungen.
- Sie haben eine Organisationspflicht, um Gefahren für Patienten zu minimieren. Darunter fällt:
  - Organisation der einzelnen Abteilungen und Überprüfung der Wirksamkeit der Organisationsstrukturen und -formen
  - Organisation der ärztlichen Versorgung
  - Sicherstellung, dass Zuständigkeiten und Verantwortlichkeiten klar definiert und voneinander abgegrenzt sind
  - Sicherstellung, dass ärztliches und nichtärztliches Personal gründlich ausgewählt, unterwiesen und überwacht werden
  - Sicherstellung, dass das Personal nicht überlastet ist
  - Bereitstellung und Kontrolle von Sachmitteln und technischen Geräten
  - ordnungsgemäße Aufbewahrung von Medikamenten und Chemikalien
  - Gewährleistung der Hygienestandards
  - Sicherstellung einer ordnungsgemäßen Patientenaufklärung

WISSEN TO GO

Krankenhausträger und ihre Aufgaben

Krankenhausträger sind die Vertragspartner des Patienten und verantwortlich für Organisation und Kosten. Sie tragen die Gesamtverantwortung für den Schutz des Patienten. Es gibt:
- öffentliche Träger, z. B. Länder: Unikliniken, Bund: Bundeswehrkrankenhäuser, Kommunen
- freigemeinnützige Träger, z. B. DRK, Caritas, Diakonie
- private Träger

Hierarchische Struktur

Die Struktur innerhalb der Krankenhäuser ist meistens hierarchisch aufgebaut. Die Hierarchien spielen v. a. im medizinischen Bereich eine Rolle, z. B. durch Bezeichnungen wie Assistenzarzt, Facharzt, Oberarzt und Chefarzt. Im pflegerischen Bereich wurden hierarchische Kennzeichnungen, z. B. durch unterschiedliche Kleidung oder Bezeichnungen wie „Oberschwester", weitestgehend abgeschafft. In der Pflege sind die Hierarchien daher nicht mehr offensichtlich erkennbar. Im Team oder in der Abteilung werden jedoch unterschiedliche Aufgaben, Funktionen und Verantwortlichkeiten notwendigerweise nach wie vor nach Ausbildungsstand und Dienstgrad zugeteilt. Ein Praktikant übernimmt andere Aufgaben als eine Stationsleitung. Die Stationsleitung trägt eine andere Verantwortung als ein Praktikant.

> *Hierarchie bedeutet nicht nur mehr Kompetenz, sondern auch mehr Verantwortung.*

Aufgabenverteilung

Die einzelnen Aufgaben in einem Krankenhaus wie Pflege, medizinische Betreuung, Verwaltung, aber auch Technik, Wäscherei und Küche sind auf verschiedene Säulen verteilt. Die Aufteilung der Aufgaben ist abhängig von der Größe des Krankenhauses. ▶ Abb. 9.9 gibt eine Vorstellung, wie die einzelnen Aufgaben auf verschiedene Akteure verteilt sein können. Die Abbildung steht exemplarisch für ein großes Krankenhaus, z. B. eine Universitätsklinik. In kleineren Häusern gibt es z. B. keinen Pflegedirektor, sondern eine Pflegedienstleitung, die nicht immer zur Krankenhausdirektion gehört. Die verschiedenen Säulen sind im Folgenden kurz beschrieben.

Pflege • Sie besteht aus examinierten Gesundheits- und Krankenpflegekräften, Pflegehelfern, Pflegeschülern, Intensiv- und Anästhesiefachkräften und OP-Pflegepersonal. Die Pflege ist zuständig für die Pflege der Patienten. Die schließt sowohl eigenverantwortliches Handeln als auch Handeln auf Anordnung des Arztes ein. Die Hygiene, das Wundmanagement und z. T. die Forschung sind ebenfalls Bestandteile der Pflege.

Medizin • Sie besteht aus Ärzten und ärztlichen Schreibkräften, medizintechnischen Fachkräften (Röntgen, Labor), Physiotherapeuten und Pharmazeuten (Apotheke). Die medizinische Versorgung liegt in der Zuständigkeit der Ärzte. Dazu zählt: das Durchführen von Operationen, die Verordnung von Medikamenten, Diagnostik, Therapie und Forschung. Medizintechnische Fachkräfte führen verordnete Diagnostik wie Röntgen, Computertomografie und Lungenfunktionstests durch. Pharmazeuten stellen z. B. Medikamente und Zytostatika her.

Verwaltung • Sie besteht in den meisten Fällen aus Bürofachkräften, Verwaltungsfachkräften und Controllern. Die Verwaltung ist zuständig für die Patientenaufnahme, das Finanz- und Rechnungswesen mit Leistungserfassung und -abrechnung und das Personalwesen (Lohn- und Gehaltsbuchhaltung). Da ein Krankenhaus wirtschaftlich arbeiten muss, hat der betriebswirtschaftliche Bereich immer mehr an Bedeutung gewonnen. Das Controlling kontrolliert medizinische und klinikinterne Abläufe auf der Basis rechtlicher Grundlagen, z. B. beim Case Management (S. 201). Seit der Einführung der Diagnosebezogenen Fallgruppen (S. 204) (DRG = Diagnosis Related Groups) sind Codierfachkräfte ebenfalls ein wichtiger Bestandteil der Verwaltung. Sie werden unter anderem benötigt, um Behandlungen nach dem DRG-Klassifizierungssystem abzurechnen.

Technik • Sie ist nicht immer eine eigenständige Säule des Krankenhausaufbaus. Viele Aufgaben der Technik können der Verwaltung oder der Pflege zugeordnet werden.

Alle Säulen sind voneinander abhängig, unterstützen sich gegenseitig und greifen ineinander. Disziplinarische Weisungsbefugnis gibt es nur innerhalb der Säulen. Die Pflegedienstleitung kann der Pflegefachkraft Anweisungen erteilen, nicht aber dem Arzt. Zwischen den Säulen gibt es jedoch Delegationsmöglichkeiten und medizinische Anweisungen. So kann der Arzt bestimmte Medikationen anordnen, die das Pflegepersonal durchführt.

Abb. 9.9 Aufbau eines Krankenhauses.

PDL = Pflegedienstleistung
SL = Stationsleitung
AL = Abteilungsleitung
SB = Sachbearbeiter

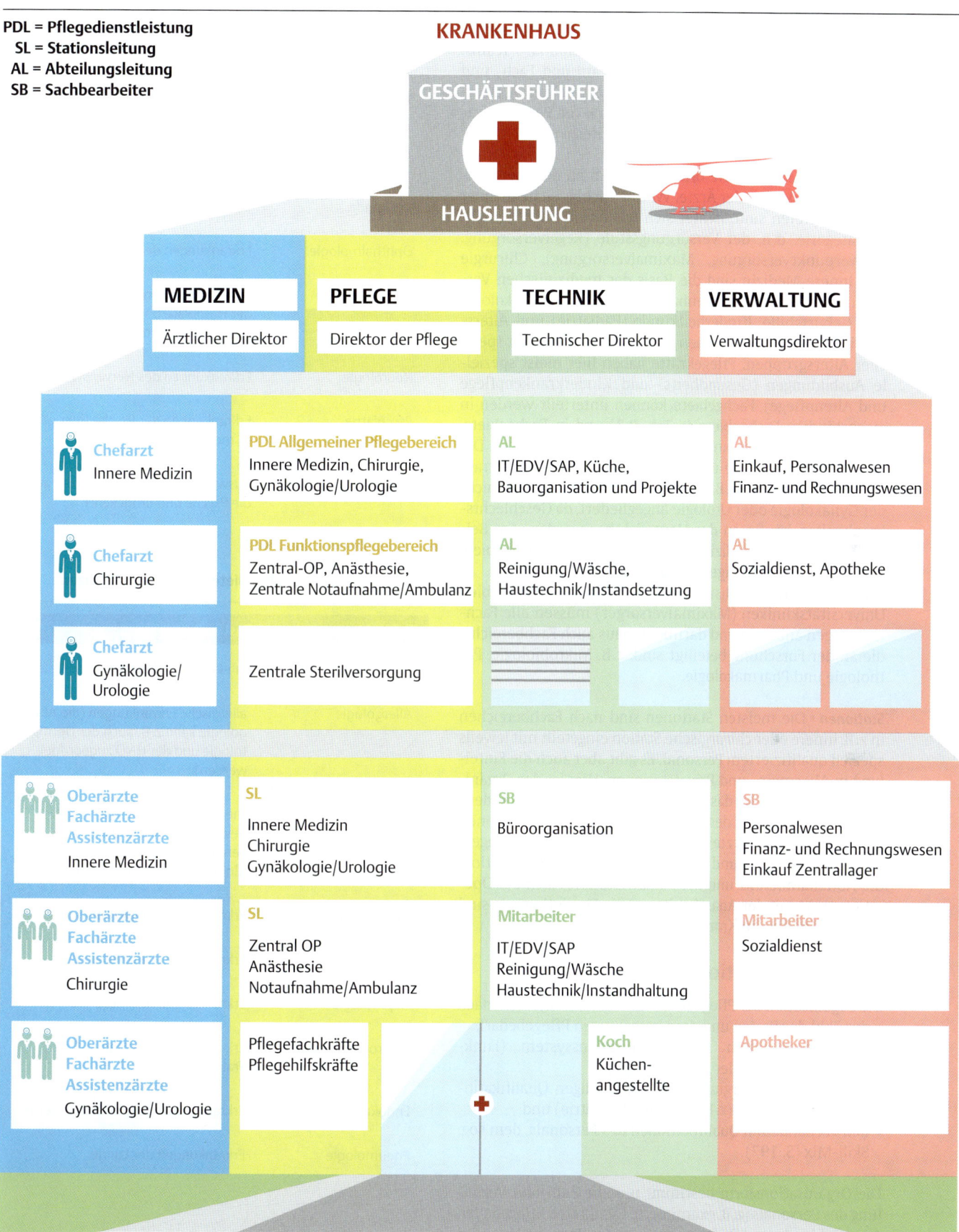

Die internen organisatorischen Strukturen können von Krankenhaus zu Krankenhaus verschieden sein.

Fachgebiete und Stationen

Im Bereich der Stationen vermischen sich die Berufsgruppen. Hier arbeiten typischerweise interdisziplinäre Teams. Sie setzen sich zusammen aus Pflegeteam und Fach- und Stationsärzten, begleitet von einem oder mehreren Oberärzten und einem Chefarzt, zeitweise auch von Physiotherapeuten, Ergotherapeuten und Sozialarbeitern.

Fachgebiete • Fachgebiete orientieren sich an der medizinischen Qualifikation der Ärzte. Welche Fachbereiche in einer Klinik vertreten sind, richtet sich wiederum nach der Klinikkategorie, d. h. der Versorgungsstufe (Regelversorgung, Schwerpunktversorgung, Maximalversorgung). Chirurgie und Innere Medizin sind die Basis der medizinischen Versorgung in einem Krankenhaus, ebenso wie Gynäkologie und Geburtshilfe. Kinderheilkunde (Pädiatrie) und Altersmedizin (Geriatrie) beziehen sich auf Erkrankungen spezieller Altersgruppen. Pflegekräfte haben hier meist spezielle Ausbildungen (Gesundheits- und Kinderkrankenpflege und Altenpflege). Fachgebiete können unterteilt werden in eigenständige Fachgebiete (▶ Tab. 9.3) und in Fachgebiete, die anderen Fächern angegliedert werden (▶ Tab. 9.4). Die Venerologie (Diagnose und Therapie von sexuell übertragbaren Krankheiten) z.B. wird der Dermatologie und nicht der Gynäkologie oder Urologie angegliedert, da Geschlechtskrankheiten häufig an der Haut sichtbar werden. Am Beispiel der Inneren Medizin werden in ▶ Tab. 9.4 Fachgebiete aufgezeigt, die nicht eigenständig sind.

Fachkliniken spezialisieren sich meist auf ein Fachgebiet. Universitätskliniken (Maximalversorger) müssen alle Fachrichtungen anbieten und darüber hinaus auch Fachbereiche, die an der Forschung beteiligt sind, z. B. Mikrobiologie, Pathologie und Pharmakologie.

Stationen • Die meisten Stationen sind nach Fachbereichen in z. B. innere oder chirurgische Station eingeteilt mit jeweils speziell qualifiziertem Personal. Es gibt aber auch die Einteilung in Allgemein- und Privatstationen. Hier ist das Organisationsprinzip nicht das medizinische Fachgebiet, sondern die Versicherungsart des Patienten. Auf den Privatstationen arbeiten mehrere Ärzte unterschiedlicher Fachrichtungen. Spezielle Stationen und Bereiche sind die Intensivstation, die Notfallambulanz und die Palliativstation. Auch der Operationstrakt mit der Anästhesie und die Physiotherapie sind eigene Einheiten im Krankenhaus.

Pflegeorganisation

Die Organisation der Pflege im Krankenhaus richtet sich nach
- der Zahl der Betten und dem berechneten Pflegebedarf,
- dem angewandten Pflegeorganisationssystem (Funktions-, Bereichs-, oder Bezugspflege),
- den je nach Versorgungsstufe notwendigen Qualifikationen und Bereichen (z. B. Gerontopsychiatrie) und
- den vorhandenen Qualifikationen des Personals, dem sog. Skill-Mix (S. 197)

Die Organisationsform bestimmt u. a. die Zahl und Verteilung des Personals (z. B. examinierte Fachkräfte, Pflegehelfer, Auszubildende und Praktikanten). In der Bezugspflege sind z. B. mehr Fachkräfte notwendig, da nicht tätigkeitsbezogen, sondern patientenbezogen gepflegt wird. Hier erledigt eine Pflegeperson viele verschiedene Aufgaben, von denen einige keine, andere Aufgaben hohe Qualifikationen erfordern.

Tab. 9.3 Eigenständige Fachgebiete.

Fachgebiet	Zuständigkeit
Orthopädie und Traumatologie	vorwiegend Erkrankungen und Verletzungen des Bewegungssystems
Dermatologie	Erkrankungen der Haut
Hals-Nasen-Ohren-Heilkunde	Erkrankungen im Bereich Hals, Nase und Ohr
Ophthalmologie	Erkrankungen der Augen
Urologie	Erkrankungen im Bereich der Niere, der Harnblase und der Geschlechtsorgane des Mannes
Neurologie	Erkrankungen des Nervensystems
Psychiatrie	Erkrankungen der Psyche (hier gibt es meist spezielle Fachkliniken)
Psychosomatik	Auswirkungen von Krankheiten auf die Psyche und umgekehrt

Tab. 9.4 Spezielle Fachgebiete der Inneren Medizin.

Fachgebiet	Zuständigkeit
Infektiologie	Infektionskrankheiten
Allergologie	allergische Erkrankungen (die Allergologie kann z. B. auch der Dermatologie und der HNO zugeordnet werden)
Rheumatologie	rheumatische Erkrankungen des Bewegungssystems (wird auch vereinzelt in der Orthopädie und der Kinderheilkunde behandelt)
Hämatologie	Erkrankungen des Blutes
Kardiologie	Erkrankungen des Herzens
Nephrologie	Erkrankungen der Niere
Gastroenterologie	Erkrankungen des Magen-Darm-Traktes
Endokrinologie	Erkrankungen des Hormonsystems
Pneumologie	Erkrankungen der Lunge

Gesundheitssystem

WISSEN TO GO

Organisationsstruktur eines Krankenhauses

- **Säulen im Krankenhaus:** voneinander abhängig, unterstützen sich gegenseitig und greifen ineinander, disziplinarische Weisungsbefugnis innerhalb der Säulen, Delegationsmöglichkeiten und Anweisungen zwischen den Säulen: Pflege, Medizin, Verwaltung
- **Fachgebiete:** bestimmt durch die Fachbereiche der Klinik, können unterteilt werden in eigenständige Fachgebiete (▶ Tab. 9.3) und Fachgebiete, die anderen Fächern angegliedert werden (▶ Tab. 9.4). Fachkliniken spezialisieren sich meist auf ein Fachgebiet. Universitätskliniken müssen alle Fachrichtungen anbieten.
- **Stationen:** meist in Fachbereiche eingeteilt, aber auch in Allgemein- und Privatstationen. Spezielle Stationen und Bereiche sind z. B. Intensivstation, Notfallambulanz, Palliativstation, OP-Bereich, Anästhesie und Physiotherapie.
- **Pflegeorganisation:** basiert auf Zahl der Betten und Pflegebedarf, Pflegeorganisationssystem, notwendigen Qualifikationen und Bereichen, Skill-Mix (S. 197)

9.3.4 Stationäre Versorgung in der Altenpflege

In Deutschland gibt es eine 3-stufige stationäre Versorgung älterer und alter, pflegebedürftiger Menschen: Altenwohnheim, Altenheim und Altenpflegeheim. Das Wort „Altenheim" wird häufig umgangssprachlich als Überbegriff für alle 3 Organisationsformen der stationären Altenpflege verwendet.

Definition Altenwohnheim
In einem Altenwohnheim liegt der Fokus auf dem eigenständigen Wohnen. Andere Dienstleistungen werden in geringem Maße angeboten.

Definition Altenheim
Die Bewohner eines Altenheims sind in geringem Maße pflegebedürftig, sie führen überwiegend ein selbstbestimmtes Leben. Die Bewohner werden mit Dienstleistungen wie Waschen, Aufräumen der Zimmer und Essenszubereitung versorgt. In einem Altenheim wird kein eigener Haushalt geführt.

Definition Altenpflegeheim
Ein Altenpflegeheim ist eine stationäre oder teilstationäre Einrichtung für ältere pflegebedürftige Menschen, die nicht von Angehörigen gepflegt werden können. Hier liegen meist Dauer- oder Langzeiterkrankungen vor. Die wichtigsten Träger von Altenpflegeheimen sind Wohlfahrtsverbände, wie Caritas oder Diakonie, Deutsches Rotes Kreuz, Stiftungen und private Träger.

Aufgaben eines Altenpflegeheims

Gesetze • Im Falle der stationären Altenpflege sind es mehr als 80 Gesetze und Verordnungen, die beachtet und umgesetzt werden müssen. Die wichtigsten bei Altenpflegeheimen sind:
- Heimgesetz des Bundes bzw. die heimgesetzlichen Regelungen der Bundesländer (Heimordnungsrecht)
- Wohn- und Betreuungsgesetz
- Pflegeversicherungsgesetz im SGB XI

Ziele • Die Ziele der Arbeit in einem Altenpflegeheim liegen hauptsächlich in einer stabilen Lebensqualität und einer so lange wie möglich zu erhaltenden Selbstständigkeit der Bewohner. Mit zunehmendem Alter nehmen die physischen, psychischen und kognitiven Fähigkeiten ab. Durch eine allumfassende, ressourcenbezogene Pflege soll Hilfestellung gegeben werden. Der Maßstab für die Betreuung und Hilfestellung sind die Bedürfnisse der Bewohner oder Kunden. Damit der Bewohner sein Leben möglichst selbst bestimmen und gestalten kann, sollte es möglichst wenige Regeln und Zeitvorgaben geben. Der Bewohner sollte z. B. selbst entscheiden können, wann er aufstehen, zu Bett gehen oder duschen möchte.

Leistungen • Die Leistungen der (Alten-)Pflegeheime sind in Rahmenverträgen der einzelnen Bundesländern zwischen den jeweiligen gesetzlichen Krankenversicherungen, den Wohlfahrtsverbänden, dem Bundesverband privater Alten- und Pflegeheime und sozialer Dienste, den Landesverbänden der Pflegekassen und einigen mehr geregelt. Allgemein soll bei allen Verrichtungen des alltäglichen Lebens geholfen oder unterstützt werden. Zu den Leistungen in einem Altenpflegeheim zählen Tätigkeiten der **direkten Pflege**, z. B. Hilfe beim Waschen oder bei der Ernährung, Tätigkeiten der **Mitarbeit bei ärztlicher Diagnostik und Therapie**, z. B. Verabreichen von Injektionen oder Wundpflege, und Tätigkeiten der **indirekten Pflege** wie Pflegedokumentation und Pflegeorganisation. Die Pflegeversicherung zahlt z. B. für die vollstationäre Versorgung in einem Pflegeheim einen Sachleistungsbeitrag von 1023 Euro in Pflegestufe I und bis zu 1918 Euro in Härtefällen (Stand 2014). Der Betrag ist für den Pflegeaufwand, die medizinische Behandlungspflege und die soziale Betreuung im Heim bestimmt.

WISSEN TO GO

Stationäre Versorgung in der Altenpflege

- **Altenwohnheim:** eigenständiges Wohnen
- **Altenheim:** Bewohner in geringem Maße pflegebedürftig, selbstbestimmtes Leben überwiegt
- **Altenpflegeheim:** stationäre oder teilstationäre Einrichtung für ältere pflegebedürftige Menschen, die nicht von Angehörigen gepflegt werden können
- **Wichtige Gesetze:**
  – Heimgesetz des Bundes bzw. heimgesetzliche Regelungen der Bundesländer (Heimordnungsrecht)
  – Wohn- und Betreuungsgesetz
  – Pflegeversicherungsgesetz im SGB XI
- **Ziele:** stabile Lebensqualität, so lange wie möglich zu erhaltende Selbstständigkeit
- **Leistungen:** geregelt in Rahmenverträgen, z. B. direkte Pflege, Mitarbeit bei ärztlicher Diagnostik und Therapie sowie indirekte Pflege

Organisation eines Altenpflegeheims

Die Träger der Altenheime und Altenpflegeheime lassen sich unterscheiden in öffentliche, freigemeinnützige und private Träger (S. 177). 2011 waren laut Statistischem Bundesamt über die Hälfte aller Altenpflegeheime in den Händen freigemeinnütziger Träger (54%). 40% wurden durch private Träger geleitet und 5% aller Altenpflegeheime hatten öffentliche Träger.

Abb. 9.10 Struktur und Aufbau eines Altenpflegeheims.

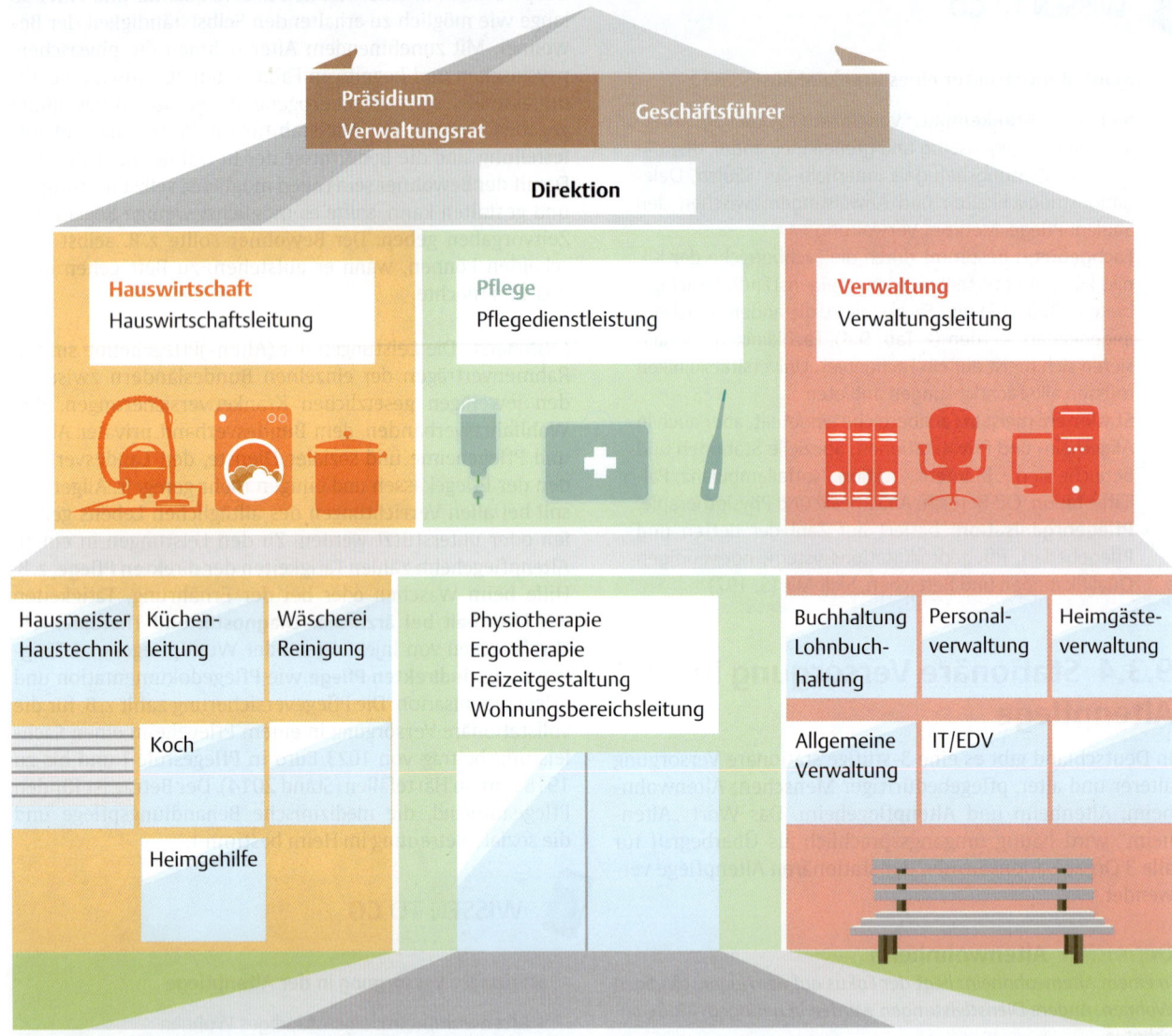

Die Organisation eines Altenpflegeheims ähnelt in seiner Aufgabenteilung in z.B. Pflege und Verwaltung der eines Krankenhauses (▶ Abb. 9.10). In anderen Punkten unterscheiden sich die beiden Einrichtungsformen, z.B. bei der medizinischen Versorgung und dem Kundenverhältnis. Der Stationsleitung eines Krankenhauses entspricht die Wohnbereichsleitung oder Pflegedienstleitung. Diese plant die Einsätze (Dienstplan) je nach Bedarf.

Pflegeorganisation • Welches Pflegeorganisationssystem (S. 197) angewandt wird, ist u.a. abhängig von der Art der jeweiligen Einrichtung. Im Bereich der Altenpflege ist die Bezugspflege üblich, u.a. aufgrund der längeren Verweildauer der Pflegebedürftigen. Das Personal ist meist fachbezogen ausgebildet, z.B. als gerontopsychiatrische Fachkraft, examinierte Altenpflegefachkraft, Altenpflegeassistenz oder Alltagsbegleiter. Der Skill-Mix (S. 197) bezieht sich im Altenpflegeheim auf die Mischung von Betreuungskräften, Altenpflegekräften, Seniorentherapeuten und Demenzfachkräften, aber auch Pflegehilfskräften sowie Altenpflegeschülern.

Medizinische Versorgung • In Altenheimen sind in den meisten Fällen – anders als im Krankenhaus – keine Ärzte vor Ort. Der medizinische Ansprechpartner für Diagnostik und Therapie ist der **Hausarzt** des individuellen Bewohners. Zusätzlich sichern Fachärzte die medizinische Versorgung, z.B. Zahnärzte. Ärztliche Anweisungen zu z.B. Injektionen oder zur Wundpflege werden meistens schriftlich, selten mündlich mitgeteilt. In diesem Fall hat der Arzt die Anordnungsverantwortung, die Pflegeeinrichtung die Organisationsverantwortung und die ausführende Pflegefachperson hat die Durchführungsverantwortung. Sie ist dafür verantwortlich, dass die angeordnete Maßnahme sorgfältig und ohne Gefährdung des Patienten durchgeführt wird. Eingreifende oder gefährliche medizinische Maßnahmen erfolgen durch einen Arzt.

Kunde oder Bewohner • Viele Einrichtungen der Altenpflege sehen und bezeichnen die Bewohner als Kunden. Der Pflegende soll sich den Bewohner als Kunden vorstellen, damit die Stellung des Bewohners gestärkt wird. Ein Kunde ist ein Mensch, der selbstständig und frei wählen kann. Für Kunden ist häufig die Qualität der Produkte entscheidend. Dementsprechend soll in der Altenpflege die Qualität der Pflege eine große Rolle spielen. Den Bewohner als Kunden zu sehen heißt auch, Pflege als Dienstleistung aufzufassen. Zum Ausdruck kommt die Kundenbeziehung auch durch den schriftlichen Vertrag, den der Pflegebedürftige mit der Einrichtung abschließt, den Heimvertrag. Darin müssen konkrete Leistungsbeschreibungen, Preisregelungen, Kündigungs- und Preiserhöhungsregelungen enthalten sein.

Unterbringung • Die Bewohner oder Kunden eines Altenpflegeheims wohnen meist in Einzel- oder Doppelzimmern. In manchen Heimen werden die Bewohner nach funktionellen Gesichtspunkten auf bestimmte Räume verteilt, z. B. mobile Personen bewohnen die unteren Stockwerke. Bewohner mit Demenzerkrankungen sind in besonders geschützten Bereichen untergebracht, die teilweise auch spezielle bauliche Maßnahmen erfordern.

9.3.5 Rehabilitationsklinik

Definition Rehabilitationsklinik
Rehabilitationskliniken sind Einrichtungen mit dem Ziel, den Patienten nach einem Eingriff, einer langen Erkrankung, ggf. auch einer Suchtproblematik oder nach einer Arbeitsunfähigkeit so weit zu stärken, dass er sich wieder ins alltägliche Leben, ggf. auch ins Berufsleben integrieren kann.

Daneben gibt es **Kurkliniken**. Diese sind v. a. für präventive Leistungen zuständig, d. h. Leistungen, die bestimmten Erkrankungen vorbeugen sollen oder die allgemein der Gesundheitsförderung dienen, z. B. für Menschen, die unter starker gesundheitlicher Belastung stehen. Kuren für Kinder bieten meist die Möglichkeit, dass ein Elternteil an der Vorsorgemaßnahme teilnimmt, z. B. bei Mutter-/Vater-Kind-Kuren. Einige Einrichtungen bieten zusätzlich zu den Angeboten für das Kind eigene Kuren für die begleitende Person oder für beide Eltern an.
Rehabilitationskliniken lassen sich u. a. **unterscheiden** nach:
- Versorgung (ambulant oder stationär)
- Fachgebieten, z. B. geriatrische, orthopädische, psychosomatische oder kardiologische Rehakliniken

Daran orientieren sich die angebotenen physio-, ergotherapeutischen, psychologischen, medizinischen u. a. Konzepte, die den Patienten bei seiner Heilung oder dem Umgang mit der jeweiligen Einschränkung unterstützen sollen.

Die **Dauer** des Aufenthaltes wird i. d. R. vor Beginn der Rehabilitationsmaßnahme unter Absprache mit dem zuständigen Arzt, der Rentenkasse und dem Patienten festgelegt. Die **Art** der Rehabilitationsmaßnahme wird anhand des Befindens und des Krankheitsbilds ermittelt und mithilfe des medizinischen Gutachtens bei der zuständigen Rentenkasse beantragt. Hier kann es bei der Wahl des Gutachters Unterschiede zwischen den einzelnen Rentenkassen innerhalb der Bundesländer geben.

Die Besonderheit in der Pflege in einer Rehabilitationsklinik ist, dass die **aktivierende Pflege** im Vordergrund steht, eine Pflegeform, die die Selbstständigkeit und Unabhängigkeit des Menschen fördert.

Organisation einer Rehabilitationsklinik

Die Deutsche Rentenversicherung betreibt als Träger eigene Rehabilitationskliniken. Private Träger von Rehabilitationskliniken können als Vertragskliniken einen Belegungsvertrag mit der gesetzlichen Rentenversicherung abschließen und Rehabilitationsmaßnahmen durchführen. Auch freigemeinnützige und öffentliche Träger betreiben Rehabilitationskliniken. Die meisten Rehabilitationskliniken werden von privaten Trägern betrieben.

An einer Rehabilitationsklinik besteht ein sehr großer Skill- und Grade-Mix (S. 197). Beschäftigt sind neben Pflegefachkräften mit oder ohne Zusatzqualifikation auch Logopäden, Physiotherapeuten, Ergotherapeuten, Theater- und Musiktherapeuten, Diätassistenten, und Ärzte. Dazu kommen Sozialarbeiter, die Unterstützung bieten bei
- der Entwicklung von Bewältigungsstrategien und Lösungsansätzen der individuellen, berufsbezogenen oder sozialrechtlichen Problemsituationen
- Leistungen zur sozialen und beruflichen Integration und
- bei der (Wieder-)Herstellung einer autonomen Lebenspraxis.

Krankengeld • Vor einer Rehabilitation kann der Patient von seiner Krankenkasse Krankengeld erhalten. Es soll den Lohn in der Zeit ersetzen, in der der Patient nicht arbeiten kann. Der Arbeitgeber zahlt von Beginn der Arbeitsunfähigkeit an normalerweise 6 Wochen lang weiter das Gehalt. Danach erhält der Betroffene maximal 78 Wochen lang Krankengeld. Auch nach der Rehabilitation kann das Krankengeld zur stufenweisen Wiedereingliederung gezahlt werden. Während einer Rehabilitationsleistung besteht Anspruch auf Lohnfortzahlung, wenn die Rehabilitation in einer Einrichtung der medizinischen Vorsorge und Rehabilitation durchgeführt wird. Bei einer medizinischen Rehabilitation beträgt der Anspruch 6 Wochen.

> **WISSEN TO GO**
>
> **Rehabilitationsklinik**
> - **Aufgabe:** Patienten nach einem Eingriff, einer langen Erkrankung, einer Suchtproblematik oder nach einer Arbeitsunfähigkeit bei der Integration in Alltag und Beruf unterstützen
> - **Dauer:** wird i. d. R. vorab festgelegt
> - **Organisation:** Träger sind die Deutsche Rentenversicherung, private, freigemeinnützige oder öffentliche Träger

9.3.6 Pflegeheim für Menschen mit Behinderungen

Definition Pflegeheim
Pflegeheime für Menschen mit Behinderungen sind Einrichtungen zur stationären Unterbringung und pflegerischen Versorgung von Menschen, die wegen körperlicher, geistiger oder psychischer Einschränkungen nicht in der Lage sind, ein eigenständiges Leben zu führen.

Aufgaben

Das Ziel ist, Menschen mit Behinderung ein selbstbestimmtes und möglichst unabhängiges Leben zu ermöglichen. Orientiert an der Altersgruppe, dem Grad und der Art der Behinderung, z. B. physisch, psychisch oder Mischform und dem Bedarf der Patienten, werden Betreuungskonzepte mithilfe von Fachpersonal erstellt, z. B. von Erziehern, Heilerziehungspflegern oder speziellen Betreuungskräften. Auf diese Weise soll eine möglichst optimale Förderung und Betreuung gewährleistet werden.

Die einzelnen Pflegeheime können sich aufgrund der Spezialisierung in der Betreuungsform (stationär offen, geschlossen, ambulant und Mischformen) sehr stark unterscheiden. Die Art der Angebote, z. B. die Anbindung an Bildungseinrichtungen oder Behindertenwerkstätten, als auch die Integrationsförderung sind von jedem einzelnen Pflegeheim abhängig.

Organisation

Wie andere Einrichtungen des Gesundheitssystems können Pflegeheime für behinderte Menschen öffentliche, freigemeinnützige oder private Träger haben. Pflegeheime unter öffentlichen Trägern werden meist kommunal oder überregional betrieben. Mehr und mehr Pflegeheime sind privaten Trägern unterstellt. Die Konzeption der jeweiligen Einrichtung gibt vor, welche Klientel bzw. welche Patienten aufgenommen werden. In einem Pflegeheim für Menschen mit Behinderung sind die Bereiche meist in Wohngruppen unterteilt. Diese können weiter aufgeteilt sein nach Alter der Bewohner oder nach Art der Einschränkung.

Kontrolle • Überwacht werden Pflegeheime durch die Heimaufsicht. Welche Behörde für die Heimaufsicht zuständig ist, ist von Bundesland zu Bundesland verschieden. Entweder liegt die Zuständigkeit beim Sozialministerium des Landes (Saarland und Bremen) oder bei kommunalen Einrichtungen wie den Kreisämtern (Baden-Württemberg, Bayern, Mecklenburg-Vorpommern, Niedersachsen, Nordrhein-Westfalen und Schleswig-Holstein).

WISSEN TO GO

Pflegeheim für Menschen mit Behinderung

- **Aufgaben:** selbstbestimmtes und möglichst unabhängiges Leben ermöglichen
- **Organisation:**
  – Betreuungskonzept orientiert sich an Alter, Art und Grad der Behinderung sowie Bedarf der Patienten
  – Pflegeheim kann stationär offen, geschlossen, ambulant oder gemischt sein
  – teilweise Anbindung an Bildungseinrichtung oder Behindertenwerkstätte
- **Träger:** öffentlich, freigemeinnützig oder privat
- **Kontrolle:** durch Heimaufsicht

9.3.7 Häusliche Pflege

Die häusliche Pflege hat einen hohen Stellenwert, nicht nur für betroffene Pflegebedürftige, sondern allgemein in der Gesellschaft. Die Politik hat dem Rechnung getragen unter dem Schlagwort „ambulant vor stationär". Laut Sozialgesetzbuch XI und XII hat die **ambulante Pflege Vorrang** vor teilstationärer und stationärer Pflege in Heimen und Kliniken. Mehr zur häuslichen Pflege finden Sie im Kap. „Grundlagen der häuslichen Pflege" (S. 662).

Definition **Häusliche Pflege**
Die häusliche Pflege ist ein Mittelweg zwischen der selbstständigen Versorgung und der Versorgung im Krankenhaus oder Altenpflegeheim. Sie unterstützt Pflegebedürftige und deren Angehörige bei der Pflege zu Hause.

Die häusliche Pflege wird von einem ambulanten Pflegedienst übernommen. Dieser kann von einem privaten Pflegedienst oder einer Sozialstation geleistet werden. Pflegedienst oder Sozialstation bieten ein breites Angebot von Behandlungspflege, Grundpflege, hauswirtschaftlicher Hilfe, Beratung, Tagesbetreuung, Demenzbetreuung und vielem mehr. Häufig werden die Begriffe **häusliche Pflege** und **ambulante Pflege** synonym verwendet.

Definition **Sozialstation**
Wenn der ambulante Pflegedienst einen freigemeinnützigen Träger (sehr häufig sind es kirchliche Träger wie Diakonie oder Caritas) hat, so wird er als Sozialstation bezeichnet.

Aufgaben

Pflegefachkräfte unterstützen Pflegebedürftige und deren Angehörige bei der häuslichen Pflege sowie der hauswirtschaftlichen Versorgung, z. B. Einkaufen, Kochen und Wohnung reinigen. Die pflegerische Hilfe erstreckt sich auf verschiedene Bereiche, vor allem:

- Tätigkeiten der direkten Pflege oder Grundpflege, z. B. Hilfe bei der Körperpflege, der Ernährung, der Mobilität und der Lagerung
- Mitarbeit bei ärztlicher Diagnostik und Therapie oder Behandlungspflege, z. B. Medikamentengabe, Injektionen, Wundversorgung

Das ambulante Pflegepersonal berät Pflegebedürftige und deren Angehörige und schult diese in der häuslichen Pflege. Außerdem hilft das Pflegepersonal bei der Vermittlung von Hilfsdiensten wie Mahlzeitendienst, Krankentransporten und Fahrdiensten. Mehr Informationen finden Sie im Kap. „Grundlagen der häuslichen Pflege" (S. 662).

Ein wachsender Bereich ist die Betreuung von Menschen mit Demenz. Viele Pflegedienstleister organisieren zusätzlich Demenzbetreuungsgruppen und ehrenamtliche Demenzhelfer.

Organisation

Träger der ambulanten Pflegedienste sind wie bei den Krankenhäusern und Pflegeheimen entweder öffentliche, freigemeinnützige oder private Träger (S. 177). Die privaten Träger stellen die Mehrheit – laut Statistischem Bundesamt wurden 2011 fast 63 % der ambulanten Pflegedienste privatwirtschaftlich betrieben. Den zweitgrößten Anteil bilden die freigemeinnützigen Träger wie Deutsches Rotes Kreuz, Caritas und Diakonie. Nur etwa 1 % der häuslichen Pflegedienste haben öffentliche Träger.

! Merken **Preiswettbewerb bei Pflegediensten**
In einigen Bundesländern sollen öffentliche Träger der ambulanten und stationären Pflegedienste keine eigenen Dienste oder Einrichtungen bereitstellen, wenn geeignete Angebote der freigemeinnützigen oder privaten Träger vorhanden sind oder geschaffen werden können, z. B. laut Landespflegegesetz Nordrhein-Westfalen. Diese Vorgabe folgt dem Subsidiaritätsprinzip. Da die Pflegeversicherung großen Wert auf Kostensenkung legt, ist der Wettbewerb im Pflegemarkt sehr hoch. Der Preiswettbewerb hat zur Verbreitung von Niedriglöhnen im Pflegesegment geführt, sodass mittlerweile Mindestlöhne festgelegt worden sind.

Pflegeorganisation • Das Pflegeorganisationssystem des ambulanten Pflegedienstes ist in den meisten Fällen die Bezugspflege (S. 199), da die jeweilige Pflegekraft für viele Pflegebedürftige und deren Angehörige die einzige pflegerisch kompetente Bezugsperson darstellt. Innerhalb eines ambulanten Pflegedienstes oder einer Sozialstation gibt es einen Skill- und Grade-Mix (S. 197) von z. B. Gesundheits- und Krankenpflegern, Altenpflegern, Fachpflegekräften für psychiatrische oder gerontopsychiatrische Pflege, Pflegefachkräften mit Zusatzqualifikation Palliative Care und Krankenpflegehelfern.

WISSEN TO GO

Häusliche Pflege
- SGB XI und XII: Häusliche Pflege hat Vorrang vor teilstationärer und stationärer Pflege.
- **Aufgaben:** Pflegebedürftige und deren Angehörige bei der Pflege und der hauswirtschaftlichen Versorgung unterstützen, Angehörige schulen und beraten, Vermittlung von Hilfsdiensten
- **Organisation:** Träger sind öffentlich, freigemeinnützig oder privat, Pflegeorganisationssystem ist in den meisten Fällen die Bezugspflege.

9.3.8 Weitere Einrichtungen

Weitere Einrichtungen im Gesundheitssektor sind Arztpraxen, Physiotherapiepraxen, Beratungsstellen z. B. für Suchtberatung, Familienberatung, psychologische Beratung und Pflegestützpunkte. Letztere sind meist an ambulante Pflegedienste angeschlossen. Dazu kommen noch u. a. Sanitätshäuser, Zahnarztpraxen und Apotheken.

9.4 Organisation in der Pflege

Wann soll ich das Mittagessen austeilen? Hat jemand die Insulinwerte von Herrn Kolb kontrolliert? Werden die Blutwerte vor oder nach der Untersuchung gemessen? Kann bitte jemand nach Frau Siebner sehen, sie hat schon zum dritten Mal geklingelt. Wenn viele Aufgaben erledigt werden müssen und man jedem Pflegebedürftigen genug Zeit und Aufmerksamkeit widmen will, ist gute Organisation alles. Je besser die Organisation, desto weniger nimmt man sie wahr. Gute Arbeitsorganisation durch die Pflegenden selber, die Stationsleitung und den Arbeitgeber erleichtert die Arbeit und ermöglicht eine für alle zufriedenstellende Pflegetätigkeit.

Arbeitsorganisation • Sie beschreibt die Planung, die Koordination und die Durchführung der Pflegemaßnahme. Sie kann weiter unterteilt werden in:
- **Aufbauorganisation:** umfasst die Struktur der Organisation oder der Einrichtung. Sie beschreibt, wie eine Institution organisatorisch aufgebaut ist, d. h., welche Menschen in welcher Position für welche Entscheidungen, Strategien und Aufgaben verantwortlich sind. Zur Aufbauorganisation gehört auch die Einteilung in Hierarchien und Abteilungen.
- **Ablauforganisation:** gestaltet den Ablauf der Pflegeleistungen. Dabei geht es darum, welche Arbeitsprozesse unter welchen Rahmenbedingungen, von welchem Personal, in welchen Räumlichkeiten und in welcher Zeit optimal ablaufen sollen.

Die Arbeitsorganisation ist ausschlaggebend für die Pflegequalität, die Effizienz der Abläufe und damit für die Zufriedenheit von Pflegebedürftigen und Pflegenden. Die Arbeitsorganisation ist Aufgabe der Pflegedienstleitung.

Skill- und Grade-Mix • In der Pflege geht es nicht mehr darum, dass alle alles können müssen. Häufig wird in diesem Zusammenhang von Skill-Mix und Grade-Mix gesprochen. Dies bedeutet, dass Pflegeleistungen von unterschiedlich qualifizierten Mitarbeitern erbracht werden (▶ Tab. 9.5):
- Der Begriff Skill-Mix bezieht sich auf die unterschiedlichen Berufserfahrungen und individuellen Fähigkeiten (das „Können") der Mitarbeiter,
- während der Begriff Grade-Mix die unterschiedlichen offiziellen Ausbildungen und Zusatzausbildungen (die Qualifikation) meint.

9.4.1 Pflegeorganisationssysteme

Definition **Pflegeorganisationssysteme**
Pflegeorganisationssysteme beschreiben, wie die zu leistende Pflegearbeit und die Pflegeabläufe im Team organisiert werden.

Pflege lässt sich hauptsächlich auf 3 Arten organisieren (▶ Abb. 9.11):
1. ablauforientierte Funktionspflege
2. Bereichspflege
3. patientenorientierte Bezugspflege

Aus Gründen der Praktikabilität kommt es in der praktischen Arbeit häufig zu Mischformen aus allen 3 Organisationsarten.

Funktionspflege

Definition **Funktionspflege**
Funktionspflege oder funktionelles Pflegesystem/Stationspflege bezeichnet eine tätigkeitsorientierte Vorgehensweise bei der Arbeitsorganisation der Pflege. Komplexe Pflegeaufgaben werden in einzelne Schritte oder Tätigkeiten unterteilt und verschiedenen Pflegekräften zugewiesen.

Die Unterteilung soll einer höheren Produktivität dienen. Zum Beispiel wird die Injektion von Insulin von einer Pflegekraft übernommen, die das Insulin allen Pflegebedürftigen

Tab. 9.5 Beispielhafte Zusammensetzung eines Teams mit Skill- und Grade-Mix.

Teammitglied	Skills	Grades
examinierte Pflegekraft	3 Jahre Berufserfahrung im Bereich der Geriatrie	Zusatzqualifikation Stationsleitung
Fachpflegekraft	5 Jahre Berufserfahrung im Bereich der Psychiatrie	Fachweiterbildung Geriatrie
Fachpflegekraft	10 Jahre Berufserfahrung im Bereich der Geriatrie	Fachweiterbildung Onkologie
examinierte Altenpflegekraft	2 Jahre Berufserfahrung im Bereich der Geriatrie	Fachweiterbildung Praxisanleitung
Pflegehilfskraft	2 Jahre Berufserfahrung im Bereich der Krankenpflege	

9 Das deutsche Sozial- und Gesundheitssystem

Abb. 9.11 Pflegeorganisationssysteme.

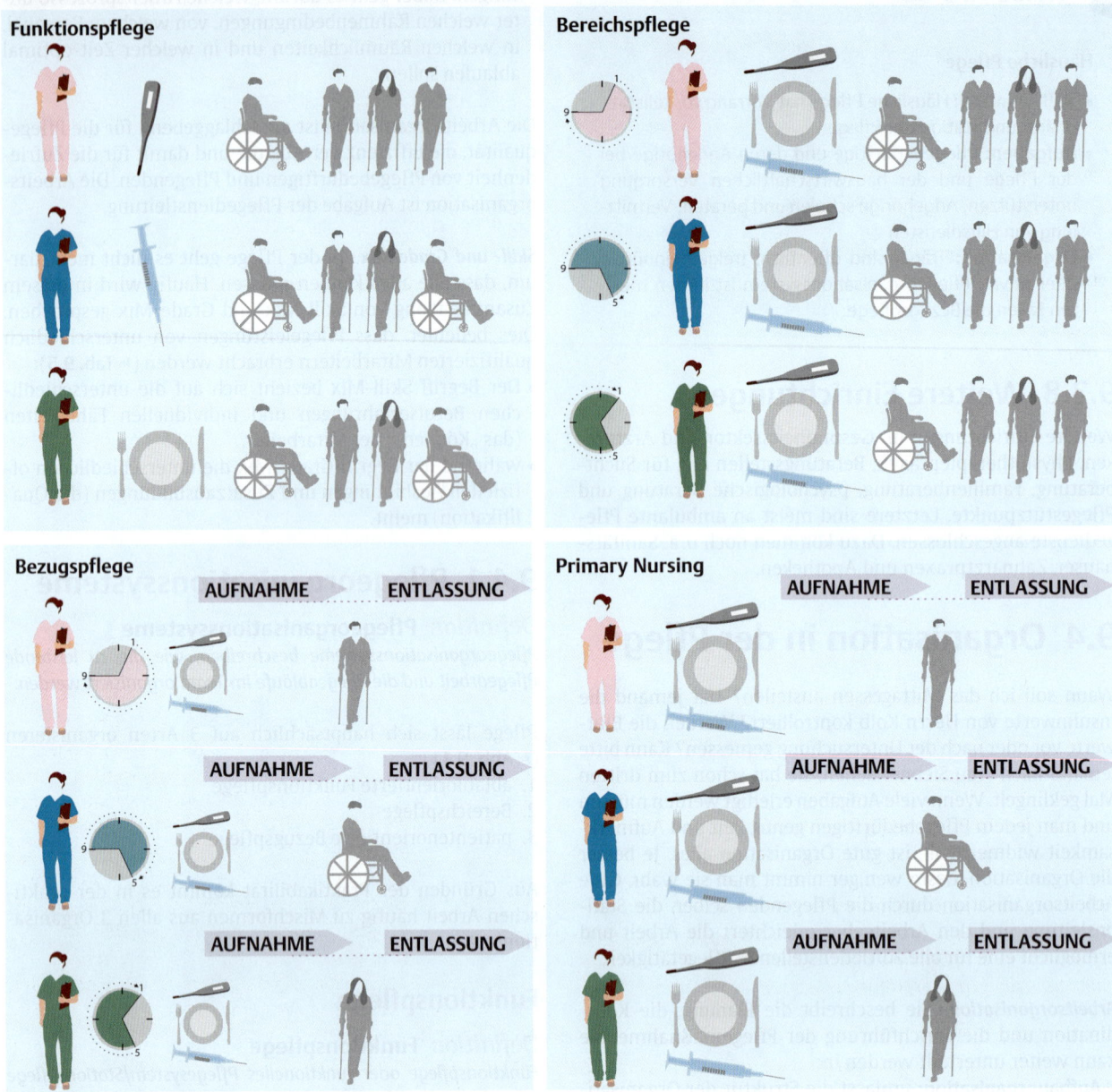

mit Bedarf verabreicht. Eine andere Pflegekraft misst bei allen Patienten die Vitalzeichen. Die Funktionspflege steht im Gegensatz zum ganzheitlichen Ansatz der Bezugspflege.

Vorteile • Dies sind z. B.:
- klare, hierarchische Struktur
- hohe Effektivität bei einzelnen Tätigkeiten
- Tätigkeiten lassen sich unterschiedlichen Schwierigkeitsstufen zuordnen
- kostengünstiger als Bezugspflege
- weniger zeitintensiv, da weniger Bezug zum Patient besteht

Nachteile • Dies sind z. B.:
- Unterteilung in „höherwertige" und „niedrige" Arbeiten
- weniger Entfaltungsmöglichkeiten für die Pflegenden
- monotone Arbeitsabläufe
- Informationen können verloren gehen
- Pflegepersonen werden zu „funktionell"
- Entfremdung im Team und vom Patienten

Bereichspflege

Definition Bereichspflege
Die Bereichspflege bezeichnet die schichtbezogene Verantwortung der Pflegenden für die Pflegebedürftigen.

Bei der Bereichspflege übernimmt z. B. jede Pflegekraft für 8 Stunden in einem Team für eine Patientengruppe die Verantwortung und gibt diese dann an einen Kollegen ab. Sie führt in dieser Zeit alle notwendigen Pflegetätigkeiten aus. Häufig wird die Bereichspflege nach Stationen oder Zimmern aufgeteilt. Ein Bereichspflege-Team kann aus Personen mit unterschiedlichen Qualifikationen zusammengesetzt sein. Eine examinierte Pflegefachkraft nimmt dabei die leitende Position ein. Sie koordiniert die Aufgaben und steht den anderen Teammitgliedern bei Fragen zur Seite. Für die Zusammensetzung des Teams ist die Stationsleitung verantwortlich.

Vorteile • Dies sind z. B.:
- umfassenderer Informationsaustausch, dadurch weniger Fehlerquellen
- großer Handlungs- und Entscheidungsfreiraum für die Pflegekraft
- höhere Arbeitsmotivation und Arbeitszufriedenheit der Pflegekraft
- Verbesserung der Praxisanleitung für Auszubildende
- kürzere Wegezeiten
- intensiverer Kontakt zwischen Patienten, Angehörigen und Pflegekraft
- Patient wird in seiner Individualität stärker wahrgenommen
- nur eine Bezugsperson für den Patienten
- bessere Hygiene, da nicht eine Pflegekraft alle Zimmer betreten muss und so Infektionen verringert werden können

Nachteile • Dies sind z. B.:
- bei unzureichender Organisation ggf. schlechte Information über Patienten (z. B. Patienten, die nicht im eigenen Bereich liegen)
- Bereichspflege kümmert sich bei Meldung der Patienten unter Umständen nur um „ihre" Patienten und nicht um Patienten aus anderen Bereichen
- Hilfsbereitschaft der Kollegen kann abnehmen
- Kosten liegen höher, da Bereichspflege eine Mindestanzahl qualifizierter Pflegekräfte erfordert
- psychische Belastung, da die Pflegefachkraft intensiver konfrontiert wird mit den Problemen und Konflikten des Patienten

Bezugspflege

Definition Bezugspflege
Bezugspflege oder Zimmerpflege bezeichnet ein ganzheitlich ausgerichtetes Pflegesystem, bei dem eine Pflegekraft die gesamte Pflege für einen oder mehrere Pflegebedürftige oder Bewohner übernimmt. Die Pflegekraft ist zuständig für die Pflegeplanung, die Definition der Pflegeziele, die Auswahl der notwendigen Maßnahmen und deren Überprüfung auf ihre Wirksamkeit.

Bei der Bezugspflege ist die Pflegekraft von der Aufnahme des Pflegebedürftigen bis zum Auszug oder Versterben für dessen Versorgung verantwortlich. Lediglich in Ausnahmefällen kann eine andere Pflegekraft übernehmen, z. B. bei Krankheit oder Urlaub der eigentlich zuständigen Pflegekraft. Die Beziehung zwischen Patient und Pflegekraft ist das Fundament dieser Pflegeform. Im Gegensatz zur Funktionspflege, die eher tätigkeitsorientiert ist, richtet sich die Bezugspflege nach den individuellen Bedürfnissen der Patienten. Die Bezugspflegekraft erstellt eine Pflegeplanung, die bindend für alle Mitarbeiter ist. Änderungen sollten nie ohne vorherige Rücksprache vorgenommen werden.

Vorteile • Dies sind z. B.:
- schnellerer Informationsfluss, dadurch Vermeidung von Fehlern
- Schwierigkeiten werden schneller erkannt und gelöst
- Pflegeperson besitzt Eigenverantwortung und Gestaltungsspielraum
- Pflegeperson erlebt einen sinnvollen Ablauf ihrer Tätigkeiten
- Patient hat direkten Ansprechpartner und fühlt sich „nicht alleine"

Nachteile • Dies sind z. B.:
- Informationsfluss zwischen den einzelnen Mitarbeitern ist erschwert
- bei Ausfall der Bezugspflegekraft können Probleme auftauchen
- psychischer Druck für die Pflegenden, da die Pflegekraft ggf. die einzige Anlaufstelle für Probleme und Konflikte des Patienten ist und diese sehr intensiv erlebt werden
- Bezugspflege ist zeitintensiver als die Funktions- oder Bereichspflege
- Bezugspflege ist kostenintensiver, da mehr Fachkräfte im Einsatz sein müssen

Primary Nursing

Definition Primary Nursing
Primary Nursing ist eine spezielle Form der Bezugspflege, wird aber teilweise auch als synonymer Begriff verwendet. Bei dieser Organisationsform werden die Pflegebedürftigen durch eine Pflegekraft mit „Rund-um-die-Uhr-Verantwortung" versorgt: die Primary Nurse (grob übersetzt die „Primär-Schwester" oder primäre Bezugspflegeperson).

Das Ziel des Primary Nursing ist eine individuelle, kontinuierliche und umfassende Pflege. Die primäre Bezugsperson trägt von der Aufnahme bis zur Entlassung die Verantwortung für die pflegerische Versorgung der Pflegebedürftigen. Sie entwickelt einen individuellen Pflegeplan für den Ablauf und die Organisation der Pflege. Für dessen Einhaltung und Durchführung trägt sie selber die Verantwortung.
Die Pflegekraft ist dadurch sehr unabhängig in ihren pflegerischen und organisatorischen Entscheidungen, allerdings rund um die Uhr für ihren Pflegebedürftigen verantwortlich. Sie muss sich darum kümmern, dass auch in ihrer Abwesenheit der von ihr aufgestellte Pflegeplan eingehalten wird. In diesem Fall übernimmt eine zugeordnete Pflegekraft (Associated Nurse = AN). Die zugeordnete Pflegekraft muss sich bei der Pflege und allen anderen Tätigkeiten an den Pflegeplan und die Vorgaben der primären Bezugsperson (Primary Nurse = PN) halten.
Diese Organisationsform findet immer mehr Verbreitung. Das Konzept des Primary Nursing ist in Krankenhäusern oder Altenpflegeheimen eine ganzheitliche Methode der individuellen Versorgung.

Vorteile • Dies sind z. B.:
- Aufbau einer Beziehung zwischen Pflegebedürftigen, deren Angehörigen und der Pflegekraft
- Kommunikation zwischen Pflegebedürftigen und Pflegekraft wird verbessert
- Pflegekraft kennt „ihren" Pflegebedürftigen und dessen Bedürfnisse
- Pflegekraft erlebt ihre Arbeit als Ganzes
- weniger Behandlungsfehler
- der Pflegebedürftige hat einen direkten Ansprechpartner, hohe Zufriedenheit des Pflegebedürftigen

Nachteile • Dies sind z. B.:
- emotionale Verletzbarkeit der Pflegekräfte durch sehr enge Zusammenarbeit mit Pflegebedürftigen und deren Angehörigen
- höhere Stressbelastung der Pflegekräfte durch hohe individuelle Verantwortung
- Ausgeliefertsein und Stress bei der zugeordneten Pflegekraft (Associated Nurse)
- höhere Kosten, da mehr Fachkräfte im Einsatz sein müssen
- Schwierigkeiten, wenn Pflegekraft und Pflegebedürftiger nicht zusammenpassen

9 Das deutsche Sozial- und Gesundheitssystem

Mehr Informationen bietet das Deutsches Netzwerk Primary Nursing unter www.dbfk.de/Deutsches-Netzwerk-Primary-Nursing.

> **WISSEN TO GO**
>
> **Pflegeorganisationssysteme**
> - **Funktionspflege:** Unterschiedliche Pflegefachkräfte übernehmen je eine Pflegetätigkeit.
>   - Vorteile: z. B. klare, hierarchische Struktur, hohe Effektivität, kostengünstig, weniger zeitintensiv
>   - Nachteile: z. B. Unterteilung in „höherwertige" und „niedrige" Arbeiten, wenig Spielraum, monotone Arbeitsabläufe, Informationsverlust
> - **Bereichspflege:** schichtbezogene Verantwortung der Pflegenden für die Pflegebedürftigen
>   - Vorteile: z. B. besserer Informationsaustausch, großer Handlungs- und Entscheidungsfreiraum, intensiverer Kontakt zum Patienten
>   - Nachteile: z. B. schlechte Information über Patienten außerhalb des eigenen Bereichs, höhere Kosten
> - **Bezugspflege:** Eine Pflegekraft übernimmt die gesamte Pflege für einen oder mehrere Pflegebedürftige.
>   - Vorteile: z. B. schnelleres Erkennen und Lösen von Schwierigkeiten, Eigenverantwortung und Gestaltungsspielraum, Patient hat direkten Ansprechpartner
>   - Nachteile: z. B. erschwerter Informationsfluss, Probleme bei Ausfall der Bezugspflegekraft; höhere Kosten
> - **Primary Nursing:** Form der Bezugspflege, eine Pflegekraft ist rund um die Uhr für einen Pflegebedürftigen verantwortlich, unterstützt durch die Associated Nurse.

9.4.2 Zeitliche Organisation

Pflege findet statt 24 Stunden am Tag, an 7 Tagen in der Woche, an 365 Tagen im Jahr. Da ein einzelner Mensch einen solchen Arbeitsaufwand nicht schultern kann, arbeiten Pflegekräfte, Laborangestellte und Ärzte in den meisten Pflegeinstitutionen und Krankenhäusern im Schichtbetrieb. Ausnahmen bilden z. B. bestimmte Stationen der Krankenhäuser. Die einzelnen Schichten teilen sich auf in Frühdienst, Spätdienst, Nachtdienst und Teildienst. Von Schicht zu Schicht gibt es eine Übergabe. Einen beispielhaften Schichtplan für eine Station mit etwa 45 Betten zeigt ▶ Tab. 9.6. Viele Krankenhäuser und Pflegeinstitutionen bieten heute auch flexible Arbeitszeitmodelle.

Frühdienst

Die strikte Trennung in typische Schichtaufgaben verwischt zunehmend. Beispielhaft werden hier dennoch die verschiedenen Aufgaben pro Schicht vorgestellt. Der Frühdienst umfasst alle Aufgaben und Tätigkeiten, die zur morgendlichen Grundversorgung gehören. Neben individuell anfallenden Tätigkeiten laut Pflegeplan finden darüber hinaus v. a. im Krankenhaus häufig Tätigkeiten statt wie:
- Verteilen, Anrichten und ggf. Verabreichen von Frühstück und Mittagessen
- Unterstützung bei der Körperpflege oder deren Übernahme, OP-Vorbereitung
- Medikamente richten und verabreichen
- Untersuchungen oder Therapien (Physiotherapie, Ergotherapie, Psychotherapie) je nach Institution, erfordert Planung und interdisziplinäre Absprachen
- ärztliche Visite und die darauf folgenden medizinischen Verordnungen, z. B. Verabreichen von Infusionen oder Verbandwechsel

Der Frühdienst in einem Pflegeheim für Menschen mit Behinderungen richtet sich häufig nach Öffnungszeiten von Schulen oder Behindertenwerkstätten, in denen die Bewohner den Vormittag verbringen.

Spätdienst

Während des Spätdienstes übernehmen die Pflegenden Tätigkeiten, die nach dem Pflegeplan individuell auf einzelne Patienten oder Bewohner abgestimmt sind. Weitere Aufgaben in dieser Zeit sind v. a. im Krankenhaus:
- Versorgung mit Abendessen
- Routine-Vitalzeichenkontrolle
- Medikamente richten und verabreichen, inkl. Antithrombosespritzen
- Aufnahme von Patienten, OP-Vorbereitung für den nächsten Tag
- Unterstützung bei der Abendtoilette, Vorbereitung für die Nacht, ggf. Nachtmedikation
- administrative Tätigkeiten und Nachsorge von Tätigkeiten, die im Frühdienst zeitlich nicht erledigt werden konnten, z. B. Aufnahmen für den nächsten Tag vorbereiten, Pflegeschränke auffüllen

Im Spätdienst ist häufig mehr Zeit für Gespräche mit Pflegebedürftigen und ihren Angehörigen.

Tab. 9.6 Beispielhafter Schichtplan.

Schicht	Uhrzeit	benötigtes Pflegepersonal
Frühdienst	6:00 – 14:00 Uhr	1 examinierte Pflegefachkraft, 1 Auszubildender
Kerndienst	08:00 – 16:00 Uhr	5 examinierte Pflegefachkräfte, 2 Auszubildende
erster Spätdienst	12:30 – 20:30 Uhr	1 examinierte Pflegefachkraft, 1 Auszubildende
zweiter Spätdienst	13:30 – 21:30 Uhr	2 examinierte Pflegefachkräfte
Nachtdienst	21:00 – 06:30	1 – 2 examinierte Pflegefachkräfte

Nachtdienst

Der Nachtdienst oder die Nachtwache ist in der stationären Pflege ein aktiver Dienst während der Nacht. Auch in dieser Zeit sind individuell notwendige Maßnahmen nach Pflegeplan durchzuführen (z. B. Lagern des Patienten), ansonsten steht die Überwachung des Pflegebedürftigen während der Nacht im Vordergrund. Dafür werden u. a. regelmäßige Kontrollgänge in den Zimmern durchgeführt, z. B. um 01:00 Uhr, 03:00 Uhr und 05:00 Uhr.

Rechtliche Bestimmungen • Zum Schutz der Menschen, die nachts arbeiten, ist die Nachtarbeit durch das Arbeitszeitgesetz genau geregelt. Laut Gesetz ist Nachtarbeit die Arbeitszeit zwischen 23 Uhr und 6 Uhr morgens. In Tarifverträgen kann die Nachtzeit anders definiert sein. Nachtarbeit ist jede Arbeit, die mehr als 2 Stunden der Nachtzeit umfasst. Wer an Werktagen in Nachtschicht arbeitet, soll i. d. R. höchstens 8 Stunden arbeiten. In Ausnahmen darf die Arbeitszeit bis zu 10 Stunden betragen. Die durchschnittliche Arbeitszeit innerhalb eines Kalendermonats oder innerhalb von 4 Wochen darf nicht länger als 8 Stunden pro Werktag sein. Die Bundesanstalt für Arbeitsschutz und Arbeitsmedizin (BAuA) empfiehlt, dass nicht mehr als 4 Nächte am Stück gearbeitet werden sollte. Zudem sollte laut BAuA auf eine Nachtschicht mindestens eine ununterbrochene Ruhezeit von 24 Stunden, besser noch 48 Stunden folgen. Eine Beschäftigung noch am selben Tag, also z. B. die Einteilung zum Spätdienst, ist nicht erlaubt. Mehr zu den Auswirkungen des Schichtdienstes auf den Körper und Ratschläge zur Stressvermeidung finden Sie im Kap. „Selbstfürsorge und Stressmanagement" (S. 145).

Teildienst

Der Teildienst – auch geteilter Dienst genannt – deckt morgens und abends die Kernzeiten ab. Das Personal ist z. B. von 7:00 Uhr bis 10:00 Uhr und von 17:00 Uhr bis 21:00 Uhr eingeteilt. Gerade in der häuslichen Pflege kommt diese Form häufig vor. Der Teildienst muss vertraglich geregelt werden, da er den Tagesablauf stark auseinanderreißen kann. Normalerweise wird die wöchentliche Arbeitszeit so geplant, dass die Stunden zusammenhängen. Ohne Vertrag können Pflegende nicht in den Teildienst eingeteilt werden.

9.4.3 Weitere Organisationskonzepte

Im Zusammenhang mit der Organisation der Pflege werden zusätzlich zu den bereits vorgestellten Systemen gerade im Zusammenhang mit der Einführung der Diagnosis Related Groups (S. 204) weitere verschiedene Arbeitsweisen diskutiert und eingesetzt. Dazu gehören das Case Management oder auch Fallmanagement und die Clinical Pathways. Beide Konzepte sind unterschiedlich weit verbreitet. Sie sind nicht nur auf die Pflege beschränkt, sondern verbinden mehrere Akteure im Gesundheitssystem.

Case Management

Definition **Case Management**
Case Management oder Fallmanagement ist die Koordination aller den Patienten betreffenden Behandlungen, Sach- und Dienstleistungen, aller pflegerisch oder therapeutisch Beteiligten und die Förderung des Selbstmanagements. Dies geschieht während einer Krankheitsphase oder eines Krankenhausaufenthalts und nach einem Krankenhausaufenthalt.

Es bezieht sich immer auf den individuellen Patienten oder Pflegebedürftigen. Case Manager finden sich ambulant und stationär. Case Management ist in der Pflege ein relativ neues Betätigungsfeld. Es wird sowohl von gesetzlichen als auch privaten Krankenkassen und Pflegekassen für die Begleitung und Steuerung von Patienten und Pflegebedürftigen eingesetzt.

Laut Pflegegesetz im SGB XI haben alle Personen, die gesetzlich geregelte Pflegeleistungen erhalten, Anspruch auf Beratung und Hilfestellung durch einen **Pflegeberater**. Diese Aufgabe kann u. a. von einem Case Manager übernommen werden. Aufgrund geänderter Rahmenbedingungen bei der Entlohnung von Krankenhausaufenthalten werden mehr Menschen in noch pflegebedürftigem Zustand entlassen und bedürfen einer angemessenen Weiterversorgung. Das Case Management kann diese organisieren und damit eine erneute Einweisung in ein Krankenhaus vermeiden. Das stationäre Case Management koordiniert und steuert die Behandlung und Pflege der Patienten von der Aufnahme bis zur Entlassung und darüber hinaus.

Aufgaben • Case Manager koordinieren und vernetzen die einzelnen Betreuungsleistungen und -einrichtungen, beraten den Pflegebedürftigen und versuchen, alle Abläufe zu optimieren, um Zeit und Geld zu sparen. Sie verbinden die verschiedenen Angebote der Pflege, Medizin, Physiotherapie und der Sozialdienste zu einem Gesamtpaket. Dabei spielen nicht nur stationäre Aufenthalte eine Rolle, sondern es werden auch mittel- und langfristige Gesichtspunkte, wie das familiäre und soziale Umfeld und das kooperative Verhalten (Compliance) des Patienten, berücksichtigt. Der Behandlungsablauf soll integriert werden in die Lebensumstände des Betroffenen. Die Aufgaben des Case Managers spielen sich auf verschiedenen Ebenen ab (▶ Tab. 9.7).

Da Case Manager Pflegehilfsmittel verwalten und Leistungen beantragen, z. B. die Anschlussheilbehandlung, sind sie nicht nur für den individuellen Patienten verantwortlich,

Tab. 9.7 Funktionen und Aufgaben des Case Managers.

Funktion	beispielhafte Aufgaben
Anwalt auf der Seite des Patienten oder Pflegebedürftigen	bemüht sich um eine bestmögliche Leistungsversorgung und berät Pflegebedürftige und Angehörige
Vermittler	vermittelt zwischen verschiedenen Leistungsanbietern und versucht, das optimale Versorgungsangebot zu finden
Selektierer	kontrolliert den Zugang des Patienten oder Pflegebedürftigen zu vorhandenen Ressourcen und seinen Anspruch auf Leistung

sondern auch gegenüber dem Gesundheitssystem. Beim Case Management geht es auch um einen partnerschaftlichen Umgang mit den Pflegebedürftigen und ihren Angehörigen. Ein Schwerpunkt liegt daher auf der ständigen Kommunikation mit dem Patienten und den beteiligten Einrichtungen und Personen.

Anbieter • Case Management kann innerhalb einer Gemeinde oder innerhalb eines Krankenhauses organisiert sein. Im Falle des gemeindebasierten Case Managements sind die Anbieter z. B. ambulante Pflegedienste, Krankenkassen vor Ort oder bei einer Behörde angesiedelt. Krankenhausbasiertes Case Management wird über Krankenhäuser und Gesundheitszentren organisiert.

Clinical Pathways

Definition **Clinical Pathways**
Clinical Pathways werden auch als klinische Behandlungs- oder Versorgungspfade oder als Critical Pathways bezeichnet. Sie beschreiben einen standardisierten, musterhaften Ablaufplan zur Durchführung medizinischer Behandlungen in einem Krankenhaus.

Clinical Pathways wurden entwickelt, um die Qualität der Versorgung in einem Krankenhaus bei gleichzeitig kürzeren Aufenthalten und einer knappen Kostenkalkulation durch die Einführung der Diagnosis Related Groups (S. 204) zu gewährleisten. Ein beispielhafter Behandlungspfad eines Krankenhauses bei Verdacht auf Demenz ist in gekürzter und allgemeiner Form in ▶ Abb. 9.12 dargestellt.

Clinical Pathways definieren alle Abläufe und Zuständigkeiten von der Aufnahme des Patienten über die Untersuchungen und Behandlungen bis zur Entlassung. Dazu gehören z. B. die ambulante Voruntersuchung, der stationäre Aufenthalt und die poststationäre Versorgung. Die Pfade legen **inhaltliche** (z. B. welche Therapie), **zeitliche** (z. B. direkt nach Aufnahme) und **personelle** (z. B. durch eine bestimmte Pflegekraft) **Verantwortlichkeiten** der einzelnen Schritte des **Ablaufplans** fest. Daher ist ein großes Maß an Abstimmung zwischen den Berufsgruppen und Fachbereichen an einem Krankenhaus erforderlich, z. B. zwischen Pflege, Therapeuten und Medizinern.

Clinical Pathways ermöglichen einen besseren **Überblick** für alle Beteiligten – von den Klinikmitarbeitern bis zu den Patienten. Die **Planbarkeit** der Behandlung wird erleichtert, ebenso die **Dokumentation** und die Einarbeitung. Wie beim Case Management ergibt sich bei den Clinical Pathways eine zeitliche und finanzielle Optimierung.

Für jedes Krankheitsbild gibt es einen standardisierten Clinical Pathway, z. B. bei Knie-TEP (totale Endoprothese des Kniegelenks). Durch die **Standardisierung** können Risiken vermindert werden, da jeder Einzelschritt eines Handlungsablaufs genau festgelegt und evtl. personell zugeordnet ist und zurückverfolgt werden kann. Einzelne Schritte können z. B. sein: eine einheitliche Schmerztherapie nach einer Operation, bestimmte Vorgaben zur Ernährung oder Pflege bei speziellen Erkrankungen oder eine Computertomografie als erste Handlung bei bestimmten Verdachtsdiagnosen. Jeder Schritt muss entweder von der verantwortlichen Pflegekraft oder dem ärztlichen Personal abgezeichnet werden.

Kritiker fürchten, dass individuelle Besonderheiten der Patienten vernachlässigt werden, da die Clinical Pathways Behandlungen ein wenig wie Kochrezepte durchlaufen.

> **WISSEN TO GO**
>
> **Clinical Pathways**
> - beschreiben einen standardisierten, musterhaften Ablaufplan zur Durchführung medizinischer Behandlungen in einem Krankenhaus.
> - wurden entwickelt, um die Qualität der Versorgung in einem Krankenhaus bei gleichzeitig kürzeren Aufenthalten und einer knappen Kostenkalkulation zu gewährleisten.
> - definieren alle Abläufe und Zuständigkeiten von der Aufnahme des Patienten über die Untersuchungen und Behandlungen bis zur Entlassung.

9.5 Finanzierung im Gesundheitssystem

In den letzten Jahren wurde viel über Klinikschließungen, Klinikzusammenschlüsse und über die Zunahme an Wirtschaftlichkeit in Krankenhäusern geschrieben und gesprochen. Das Ziel ist, ein bezahlbares und qualitativ hochwertiges Gesundheitssystem zu erhalten. Ein Versuch der Kostenreduktion ist z. B. die Regelung „ambulant vor stationär", die besagt, dass zunächst alle Möglichkeiten der ambulanten Versorgung ausgeschöpft werden müssen, bevor ein Pflegebedürftiger stationär im Krankenhaus, Pflege- oder Altenpflegeheim aufgenommen wird.

Die folgenden ausgewählten Zahlen des Jahres 2011 sollen eine Vorstellung von den Umsätzen und Kosten des Gesundheitssystems verschaffen:
- Der private Klinikbetreiber Asklepios machte mit 100 Einrichtungen in Deutschland und einigen im Ausland einen Umsatz von 2557 Millionen Euro (Pressemitteilung).
- Das Schweizer Pharmaunternehmen Novartis hatte einen Nettoumsatz von 45 Milliarden Euro.
- Die Kosten für Gesundheitsausgaben in Deutschland lagen bei 293,8 Milliarden Euro, das sind 11% des Bruttoinlandprodukts. Damit entfielen auf jeden Einwohner gut 3590 Euro, die er das Gesundheitssystem „gekostet" hat (Statistisches Bundesamt).

9.5.1 Krankenhausfinanzierung

Im Krankenhausfinanzierungsgesetz ist festgelegt, dass die Krankenhausfinanzierung aus 2 Töpfen erfolgt (▶ Abb. 9.13):
1. **Investitionskosten** (z. B. Neubauten, Instandhaltung der Gebäude und Anschaffung von medizinischen Großgeräten) werden durch die Krankenhausförderung der **Bundesländer aus Steuermitteln** finanziert.
2. Der **laufende Betrieb**, d. h. Betriebskosten (z. B. Personalkosten, Verbrauchsmaterial, Strom, Versicherungen), und die Behandlungskosten werden von den **Krankenkassen** übernommen.

Man spricht in diesem Zusammenhang vom **dualen Finanzierungssystem** der Krankenhäuser. Im Jahr 2000 wurde mit der Gesundheitsreform der gesetzlichen Krankenkassen ein neues Vergütungssystem für die Krankenhausbehandlung eingeführt, die Diagnosis Related Groups (DRG).

Abb. 9.12 Klinischer Leitfaden Demenz.

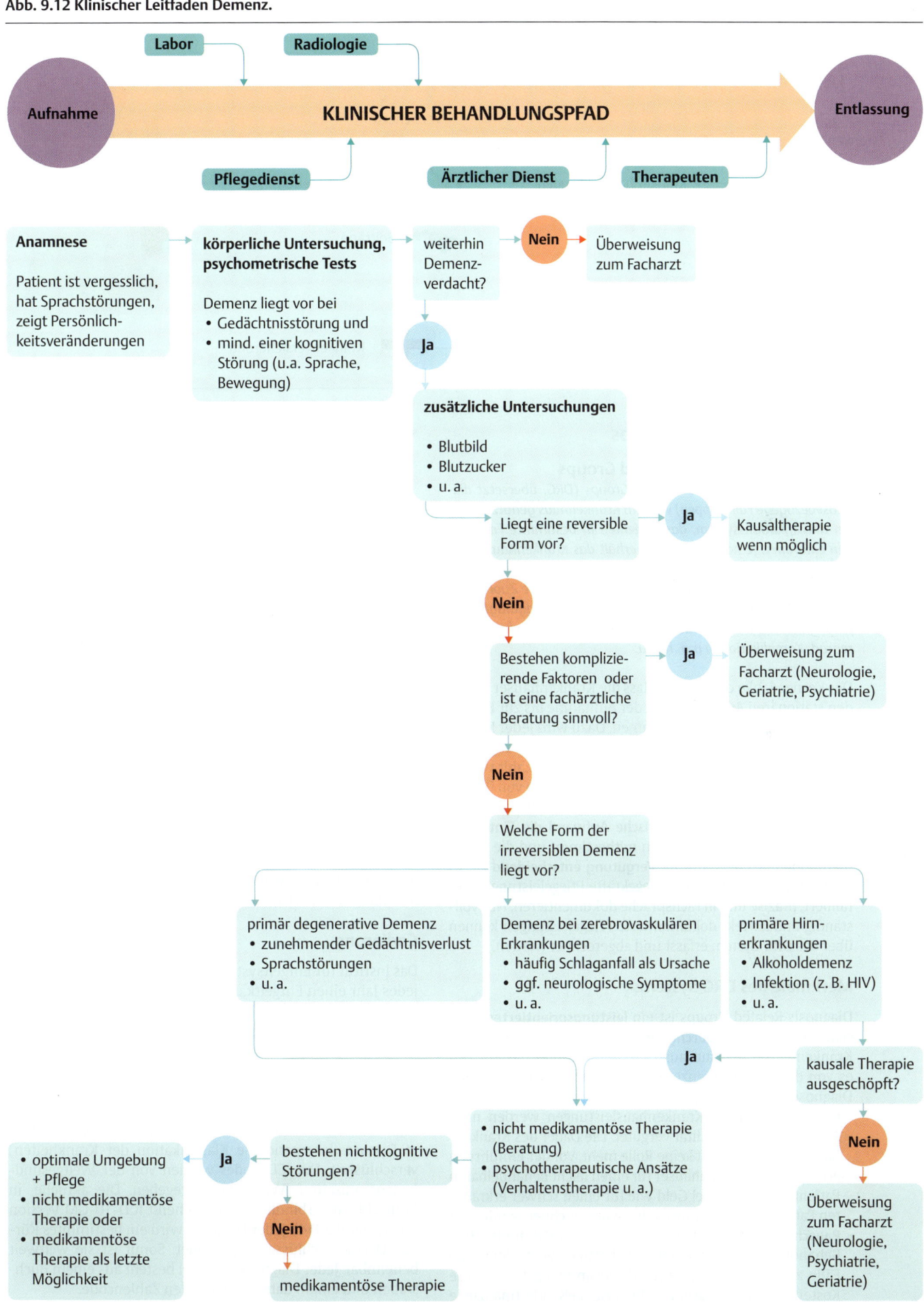

Nach: evidence.de, Universität Witten/Herdecke

Abb. 9.13 Krankenhausfinanzierung.

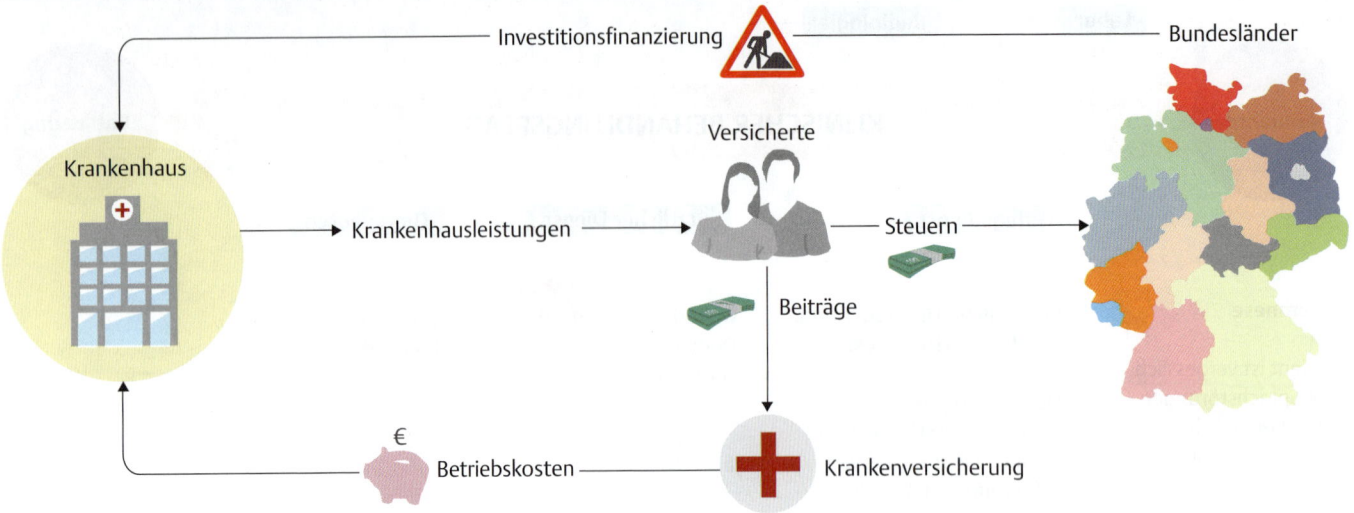

Diagnosis Related Groups

Definition Diagnosis Related Groups
Das System der Diagnosis Related Groups (DRG, übersetzt diagnosebezogene Fallgruppen) wird im Krankenhaus genutzt. Es ist ein Klassifikationssystem, das Patienten in bestimmte Fallgruppen einordnet. Je nach Fallgruppe erhält das Krankenhaus einen festen Betrag von der Krankenversicherung zur Deckung der Kosten für Behandlung, Therapie und Pflege. Die primäre Zuordnung in eine Fallgruppe erfolgt nach der Diagnose. Zur endgültigen Einteilung kommen weitere Merkmale wie Alter, Geschlecht, Schweregrad, Komplikationen u. a. hinzu.

Der Kerngedanke der DRG ist, dass die Krankenhäuser für jeden stationären Aufenthalt von der Aufnahme bis zur Entlassung einen festen Betrag bekommen. Dazu wird jeder Patient in eine von rund 1200 Fallgruppen eingeteilt. Die Fallgruppe bestimmt den Betrag, der zur Kostendeckung gezahlt wird.

Über das DRG-System laufen alle Abrechnungen von Pflege- und medizinischen Leistungen. Die Pflege spielt dabei eine wichtige Rolle, da der **pflegerische Aufwand die Einteilung** in unterschiedliche Fallgruppen **mitbestimmt** und die **Dokumentation** der Pflege für die **Vergütung entscheidend** ist. Es ist daher sehr wichtig, dass Pflegekräfte Pflegeleistungen detailliert, präzise und in Fachsprache dokumentieren. Nur vollständig und korrekt dokumentierte Pflegeleistungen können über das DRG-System erfasst und abgerechnet werden.

Merkmale des DRG-Systems

Diagnosis Related Groups ist ein **leistungsorientiertes**, **pauschalierendes** und **durchgängiges** Vergütungssystem für Krankenhäuser, das auf australischem Vorbild basiert. Um es von diesem abzugrenzen, wird es auch G-DRG (German Diagnosis Related Groups) genannt.
- **Leistungsorientiert:** Krankenhausleistungen werden nach Art, Umfang und Qualität vergütet. Die Dauer des Krankenhausaufenthalts spielt keine Rolle mehr. Vor der Einführung erhielten die Krankenhäuser für einen leicht behandelbaren Patienten genauso viel Geld wie für einen schwer erkrankten Patienten, da nach Tagessätzen abgerechnet wurde.
- **Pauschalierend:** zur Berechnung der durchschnittlichen Behandlungskosten werden gleichartige, nicht identische Fälle zu einer Fallgruppe (DRG) zusammengefasst. Diese Kosten dienen als Basis für die abschließende finanzielle Erstattung.
- **Durchgängig:** DRGs werden zur Abrechnung aller stationären Einheiten eines Krankenhauses genutzt. Seit 2013 gibt es auch für psychiatrische und psychosomatische Krankenhäuser und Einrichtungen ein Entgeltsystem, das pauschalierende Entgeltsystem für psychiatrische und psychosomatische Einrichtungen (PEPP). Bis 2015 ist die Anwendung freiwillig, danach verpflichtend.

Einteilung der Patienten in DRGs

Der exakte Ablauf der Fallgruppenzuordnung basiert auf einem komplexen und festgelegten Gruppierungsalgorithmus. Mittels eines Entscheidungsbaums wird anhand verschiedener Kriterien eine genaue Zuordnung in eine DRG-Gruppe vorgenommen. Man bezeichnet diesen Prozess auch als Grouping oder Verschlüsselung. In der Praxis ist dieser Prozess so aufwendig, dass spezielle Grouper-Software existiert und es eine eigene Berufsbezeichnung für die Zuordnung gibt: den Grouper.

Bei der Einteilung in eine der Fallgruppen werden alle Parameter (z. B. Diagnose, Nebendiagnose und Pflegemaßnahmen) sowohl **codiert**, d. h. nach vorgegebenem Muster (ICD-10, OPS-301, usw.) in eine Zahlen-Nummern-Kombination verschlüsselt, als auch **gruppiert**, d. h. nach Organsystem, Schweregrad usw. in eine bestimmte Fallgruppe eingeordnet.

Codierung

Das Institut für Entgeltsystem im Krankenhaus (InEK) bringt jedes Jahr einen Entgeltkatalog mit den verschiedenen Fallgruppen heraus: den DRG-Katalog. In diesem Katalog sind alle Fallgruppen beschrieben, die abgerechnet werden können. Das wichtigste Kriterium ist die Hauptdiagnose. Die Einteilung erfolgt in mehreren Schritten:

Ausgangslage • Alle Symptome, Diagnosen und Nebendiagnosen werden nach den ICD-Codes (International Classification of Diseases/Internationale Klassifikation der Krankheiten) verschlüsselt. Die ICD-Codes werden von der Weltgesundheitsorganisation (WHO) herausgegeben. Die aktuelle, in Deutschland verbindliche Version heißt ICD-10-GM Version 2014 (Stand 2014). Jeder Diagnose wird ein bestimmtes Kürzel (Diagnoseschlüssel) zugeordnet. Somit ist sie weltweit benennbar. Jeder Diagnoseschlüssel besteht aus einem Buchstaben und einem dahinterstehenden Zahlencode.

Finanzierung im Gesundheitssystem

Erster Einteilungsschritt: Hauptdiagnose • Er besteht aus:
- Die erste Einteilung erfolgt über die **MDCs (Major Diagnostic Category)**. Damit ist die Hauptdiagnose gemeint, d. h. die Diagnose, die hauptsächlich für den stationären Aufenthalt verantwortlich ist. Aufgeteilt wird hier nach Organsystemen, z. B. Niere, Herz, Lunge.
- Darauf folgt die Einteilung nach dem **OPS (Operationen-Prozeduren-Schlüssel)**. Hierüber werden Operationen und allgemein medizinische Maßnahmen (Prozeduren) und Pflegemaßnahmen verschlüsselt. Die Systematik des OPS umfasst aktuell 6 Kapitel:
  - diagnostische Maßnahmen
  - bildgebende Diagnostik
  - Operationen
  - Medikamente
  - nicht operative therapeutische Maßnahmen
  - ergänzende Maßnahmen

Der OPS-Schlüssel ist **relevant für die Pflege**, da über ihn z. B. „hochaufwendige Pflege" codiert wird (**OPS 9-20**). Für die Berechnung des OPS 9-20 wird der **Pflegekomplexmaßnahmenscore (PKMS)** benötigt. Der OPS-Schlüssel wird vom Deutschen Institut für Medizinische Dokumentation und Information (DIMDI) zusammengestellt (www.dimdi.de/static/de/klassi/ops/).

Zweiter Einteilungsschritt: Nebendiagnosen • Er besteht aus:
- Jede Nebendiagnose bekommt nach einem mehrstufigen System einen bestimmten Schweregrad der Komplikationen und Begleiterkrankungen zugeordnet, die **CCLs (Clinical complexity level)**. Sie werden durch den Medizinischen Dienst der Krankenhäuser bestimmt. Die CCL reichen von „CCL 0 = Nebendiagnose zählt nicht als Komplikation oder Begleiterkrankung" bis zu „CCL 4 = sehr schwere Komplikation oder Begleiterkrankung". Die CCLs sind **für Pflegekräfte besonders wichtig**. Die CCLs (z. B. Dekubitalgeschwür mit CCL 2) müssen in der Pflegedokumentation erwähnt werden, da sie die endgültige Einteilung in DRGs, und damit den Geldbetrag, der zur Behandlung zur Verfügung steht, beeinflussen können.
- Die ganze Gruppe der Nebendiagnosen wird in eine Schweregradgruppe, die **PCCL (Patient clinical complexity Level/patientenbezogener Gesamtschweregrad)** eingeteilt. Der Schweregrad wird anhand der einzelnen Schweregradscores (den CCLs) der Nebendiagnosen ermittelt. Ein Patient mit mehreren Nebendiagnosen erhält einen höheren PCCL als ein Patient mit nur einer Diagnose.
  - PCCL 0: keine relevante Komplikation oder Begleiterkrankung
  - PCCL 1: leichte Komplikation oder Begleiterkrankung
  - PCCL 2: mittlere Komplikation oder Begleiterkrankung
  - PCCL 3: schwere Komplikation oder Begleiterkrankung
  - PCCL 4: sehr schwere Komplikation oder Begleiterkrankung

Dritter Einteilungsschritt: Gesamterkrankung • Der dritte Schritt endet mit einer Einteilung nach Ressourcenverbrauch und Behandlungsaufwand. In die Einteilung fließen auch weitere medizinische Angaben mit ein. Diese sind u. a.:
- Alter, Geschlecht, Geburtsgewicht bei Neugeborenen
- die Prozedur nach OPS 301, d. h. die durchgeführten Behandlungen, z. B. Untersuchungen, Therapien, Operationen
- Resultate (die Verweildauer, die Qualität der Behandlungsergebnisse und die Aufnahme- und Entlassungsart, z. B. verlegt, verstorben, normale Entlassung)

Angezeigt wird die Einteilung nach Ressourcenverbrauch durch einen Buchstabencode von A, B, C bis Z. A steht für den höchsten Ressourcenverbrauch – die aufwendigste Kategorie – B, C, D usw. für einen jeweils geringeren Aufwand und Z für keine Unterteilung.

DRG-Nummer • Am Ende der Codierung und Gruppierung steht die DRG-Nummer – eine Ziffern-Nummern-Kombination, z. B. F71B –, in der die gesamten Angaben verschlüsselt sind. Die erste Stelle im Code (ein Buchstabe) gibt Auskunft über die Hauptdiagnose. Die zweite und dritte Stelle (Zahlen) sagen etwas über die stattgefundenen Behandlungen (Prozeduren) aus, z. B., ob chirurgische, medizinische oder sonstige Behandlungen stattgefunden haben. Die vierte Stelle im Code (Buchstabe) codiert den Schweregrad und die Nebendiagnosen. Jeder DRG ist ein Zahlenwert zugeordnet, die sog. Bewertungsrelation. Dieser Wert steigt mit zunehmendem Behandlungsaufwand. Um die Fallpauschale, d. h. das Geld, welches das Krankenhaus für einen bestimmten Patienten erhält, zu berechnen, wird dieser Wert mit einem bestimmten Betrag in Euro multipliziert (Basisfallwert). Im Jahr 2014 lag der Basisfallwert um die 3000 Euro.

Beispiel Berechnung der Fallpauschale
Ein Patient mit leichten Herzrhythmus- und Erregungsleitungsstörungen ohne äußerst schwere Begleiterkrankungen und ohne invasive kardiologische Diagnostik erhält die DRG-Nummer F71B
- *„F" steht für „Krankheiten und Störungen des Kreislaufsystems".*
- *„71" steht für „medizinische Prozedur", d. h., es ist kein operativer Eingriff erforderlich.*
- *„B" bezeichnet den zweithöchsten Behandlungsaufwand.*
- *Die Bewertungsrelation, der spezifische Zahlenwert laut dem DRG-Katalog, ist 0,512.*
- *Der Basisfallwert beträgt etwa 3000 Euro.*

Ein Krankenhaus erhält 0,512 × 3000 Euro = 1536 Euro für diesen Patienten für seinen gesamten Aufenthalt und alle Behandlungen. Die mittlere Verweildauer des Patienten beträgt 4,6 Tage.

Änderungen der Verweildauer oder Behandlung

Jede DRG, und damit jeder Fall, hat eine vorgeschriebene Liegedauer des Patienten. Wird die Verweildauer oder werden die durch die DRG vorher festgelegten Pauschalkosten überschritten, so trägt das Krankenaus die Kosten. Wird die Verweildauer oder werden die Kosten unterschritten, so macht das Krankenhaus Gewinn. Um eine allzu kurze oder zu lange Verweildauer zu verhindern, gibt es allerdings eine untere und eine obere Verweildauer. Diese besagt, um wie viele Tage die ursprüngliche Verweildauer unter- oder überschritten werden darf. Wird die Verweildauer zu sehr unterschritten, wird das Entgelt vermindert, das Krankenhaus erhält weniger Geld. Wird die Verweildauer überschritten, werden Zuschläge verlangt und das Krankenhaus bezahlt mehr Geld.

Zusatzentgelte (ZE)

Neben der Fallpauschale gibt es Zusatzentgelte (ZE). Mit diesen können Kosten erstattet werden, die noch nicht im Fallpauschalenkatalog aufgelistet sind, z. B. für Blutprodukte, teure Medikamente oder Prothesen. Dieser Entgeltkatalog ist dem Fallpauschalenkatalog angehängt. Universitätskliniken können jeweils neue Zusatzentgelte für neue Methoden beantragen.

Bezahlung der Fallpauschalen

Die Krankenkasse bezahlt die errechneten Fallpauschalen, kann aber durch den Medizinischen Dienst der Krankenversicherung (MDK) eine Prüfung einfordern, ob diese formal korrekt sind. Der MDK ist ein sozialmedizinischer Beratungs- und Begutachtungsdienst der gesetzlichen Kranken- und Pflegeversicherung. Wenn es Lücken bei der Dokumentation der Leistungen gibt, wird die Rechnung ggf. nachträglich gekürzt. Gerade die Pflege ist bei der Dokumentation gefordert. Sie muss den Status des Patienten wiedergeben und damit indirekt auch die Begründung einer Behandlung bestätigen.

Pflege in den DRGs

Die Leistungen der Pflege und folglich das Pflegepersonal beeinflussen die Einteilung in DRGs und damit sowohl die Versorgung des Patienten als auch die Kostenerstattung und die finanzielle Lage des Krankenhauses. Einige Schritte in der DRG-Einteilung sind für die Pflege von besonderer Bedeutung:

Nebendiagnosen • Sie können nur dann berücksichtigt und abgerechnet werden, wenn sie den Kriterien der ICD folgen. Die Diagnose muss ausdrücklich benannt sein. Ebenso muss der Fachbegriff für die jeweilige Diagnose verwendet werden. Ist z. B. ein „Dekubitus 1. Grades" gemeint, ist es nicht ausreichend, „Hautrötung" zu dokumentieren. Pflegende sind besonders gefragt, da Nebendiagnosen (z. B. Dekubitus oder Hemiplegie), die auch im Verantwortungsbereich der Pflege liegen, und/oder Krankheiten, die eine Auswirkung auf den Pflegebedarf haben, den Schweregrad einer DRG-Fallgruppe erhöhen können und somit zu einer Erlössteigerung führen.

Im Rahmen einiger OPS-Prozeduren sind pflegerische Leistungen ausschlaggebend für die Codierung über den OPS-Schlüssel. Hierzu zählt der OPS 9-20 „hochaufwendige Pflege" ebenso wie die Ziffern der geriatrischen und neurologischen Frührehabilitation (OPS 8-55). Auf den OPS 9-20 wird spezifisch eingegangen, da er in allen Facheinheiten eines Krankenhauses zur Anwendung kommt.

„Hochaufwendige Pflege" – PKMS • Der OPS 9-20 „Hochaufwendige Pflege" kann codiert werden, wenn über den gesamten Zeitraum des Klinikaufenthalts mindestens 43 PKMS-Aufwandspunkte (Pflegekomplexmaßnahmen-Score) nachgewiesen werden. Ist dies der Fall, erhält die Klinik zu der regulären DRG-Vergütung ein Zusatzentgelt von über 1100 Euro für Erwachsene. Bei Kindern und Jugendlichen liegt das Zusatzentgelt deutlich höher.

Der PKMS umfasst Patientenzustände und Pflegemaßnahmen, die in den 4 Leistungsbereichen Körperpflege, Ernährung, Ausscheidung, Bewegen/Mobilisieren und auch im Bereich Kommunikation über das normale Maß an Pflegeaufwand hinausgehen. Die Auflistung bezieht sich auf diejenigen Zustände und Maßnahmen, die, bezogen auf die Zeitressourcen der Pflegepersonen, bei ihrem Auftreten deutlich höher in der Versorgungszeit liegen als der kalkulatorische Zeitaufwand bei einem nach PPR-A3 versorgten Patienten (PPR = Pflegepersonalregelung zur Bestimmung des Pflegeaufwands).

Beispiel PKMS

Stationsleiterin Nina Hahn liest die Akte von Frau Dörler durch. Bisher wurde bei Frau Dörler noch keine PKMS-Dokumentation durchgeführt. Nina Hahn erkennt aber anhand der Pflegeplanung, dass Leistungen und Gründe für „hochaufwendige Pflege" bei Frau Dörler vorliegen. Nina Hahn legt daraufhin die im Haus vereinbarte Dokumentation für den Pflegekomplexmaßnahmen-Score (PKMS) an und wählt die „Gründe für hochaufwendige Pflege" wie auch die geplanten und durchgeführten Pflegemaßnahmen aus. Frau Dörler leidet an einer fortgeschrittenen Demenz mit Orientierungslosigkeit und Verwirrtheit. Diese haben durch den Ortswechsel und die Operation zugenommen. Im Besonderen kennt sie die Abläufe einer normalen Körperpflege nicht und benötigt hier sowohl taktile als auch verbale Anleitung. Der beschriebene Grund im PKMS lautet „G1 Ablauf der Körperpflege ist nicht bekannt" und die Pflegemaßnahme „A1 Anleitung zum Wiedererlernen/Erhalten von Kompetenzen im Bereich der Körperpflege". Diese sind bereits im Pflegeplan in Form von individuellen Zielen und einer Maßnahmenbeschreibung für Frau Dörler formuliert worden.

Durch den Nachweis der Gründe und Maßnahmen wird Frau Dörler in die hochaufwendige Pflege eingeordnet. Die gewählten Gründe und Maßnahmen codiert Nina Hahn über den OPS 9-20-Schlüssel am Ende des Krankenaufenthalts, damit korrekt abgerechnet werden kann.

Die **Pflegeleistung** darf nur durch examiniertes Pflegepersonal mit 3-jähriger Ausbildung oder unter deren Verantwortung erfolgen. Jede Leistung muss einer Pflegekraft zugeordnet werden können. Bei Patienten unter 18 Jahren muss die Pflegekraft eine examinierte Gesundheits- und Kinderkrankenpflegerin sein. Alle Maßnahmen müssen ausführlich, exakt, individuell und in **Fachsprache** dokumentiert werden.

Links

Mehr Informationen bieten folgende Links:
- offizielle Website des DRG-Systems: www.g-drg.de/cms
- INEK: www.g-drg.de
- DIMDI (Deutsches Institut für medizinische Dokumentation und Information): www.dimdi.de

WISSEN TO GO

Krankenhausfinanzierung

- **Investitionskosten** werden durch die Krankenhausförderung der Bundesländer finanziert.
- **Betriebskosten und Behandlungskosten** werden von den Krankenkassen übernommen.
- **Diagnosis Related Groups** (DRG): Klassifikationssystem, um Patienten in bestimmte Fallgruppen einzuordnen. Je nach Fallgruppe erhält das Krankenhaus einen festen Betrag von der Krankenversicherung für die Kosten von Behandlung, Therapie und Pflege (Fallpauschale).
- **Zusatzentgelte:** Damit erstatten die Krankenkassen Kosten, die noch nicht im Fallpauschalenkatalog aufgelistet sind. Der MDK kann die Zusatzentgelte prüfen.

Pflege in den DRGs: Wichtig für Pflegende:
- **Nebendiagnosen** können nur dann berücksichtigt und abgerechnet werden, wenn sie den Kriterien der ICD-10 folgen, zur Beschreibung müssen Fachbegriffe verwendet werden.
- **Hochaufwendige Pflege** wird über den Pflegekomplexmaßnahmen-Score (PKMS) im DRG-System erfasst und abgerechnet.

Abb. 9.14 Finanzierung der Pflege im Altenpflegeheim.

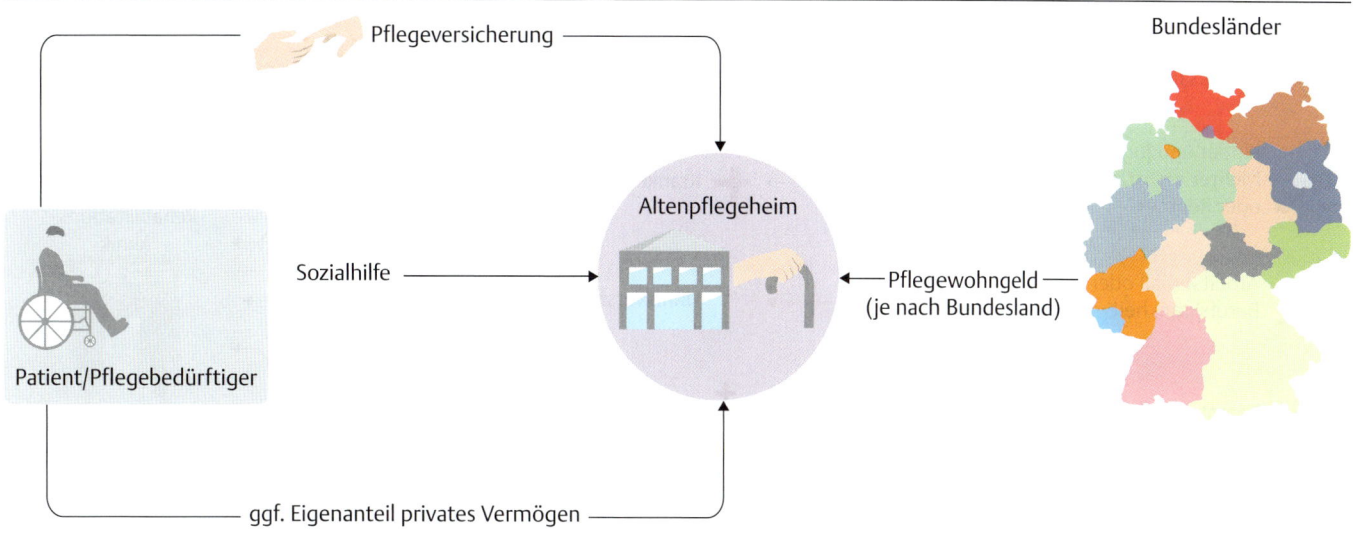

9.5.2 Finanzierung der Pflege im Altenpflegeheim

Die Kosten der Unterbringung in einem Altenpflegeheim sind abhängig von
- dem Grad der Pflegebedürftigkeit und
- der Höhe der einzelnen Bestandteile des Heimentgeltes.

Die Höhe des Heimentgeltes, z.B. Kosten für Wohnraum, Verpflegung, Pflege- und Betreuungsleistungen sowie evtl. Investitionskosten und Zusatzleistungen, unterscheiden sich von Pflegeheim zu Pflegeheim. Die Pflege in einem Altenpflegewohnheim finanziert sich aus 2 Quellen (▶ Abb. 9.14):

Finanzierung durch den Patienten • Vor der Aufnahme in ein Alten- oder Pflegeheim wird durch den MDK im Vorfeld eine Pflegeeinstufung vorgenommen. Je nach Pflegestufe (S. 181) erhält der Bewohner einen bestimmten Betrag von der Pflegeversicherung. Alle weiteren Kosten muss der Pflegebedürftige selber zahlen. In vielen Fällen hat er zusätzlich Anspruch auf Aufstockung durch die Sozialhilfe. Die Zahlung von Sozialhilfe ist abhängig vom Einkommen und Vermögen des Pflegebedürftigen und seiner Familie.

Finanzierung durch das Land • Heimbewohner können in einigen Bundesländern Pflegewohngeld beantragen (in Hamburg, Mecklenburg-Vorpommern, Nordrhein-Westfalen, Saarland und Schleswig-Holstein). Das Pflegewohngeld wird direkt an das Alten- oder Pflegeheim gezahlt. Das Pflegewohngeld deckt die Investitionskosten (z.B. für Erhalt und Renovierung von Gebäuden) ab, die sonst vom Heim an den Pflegebewohner abgegeben werden könnten. Das Heim erhält das Pflegewohngeld für einen bestimmten Heimbewohner nur, wenn für diesen eine Pflegestufe anerkannt worden ist. Die Zahlung von Pflegewohngeld ist zudem abhängig vom Einkommen (dazu zählt auch die Rente) und Vermögen des Heimbewohners.

Links • Informationen der Verbraucherzentrale zur Pflege, z.B. zu Pflegewohngeld und Sozialhilfe, finden Sie hier: www.vzbv.de/3784.

9.5.3 Finanzierung der Rehabilitationsklinik

Ambulante und stationäre Rehabilitationsleistungen werden bei **Erwerbstätigen und Arbeitsuchenden** über die **Rentenversicherung** (S. 182) finanziert (▶ Abb. 9.15). Sie ist i.d.R. zuständig, wenn eine Gefährdung der Erwerbsfähigkeit besteht oder durch eine Reha-Maßnahme Einschränkungen der Erwerbstätigkeit vermieden werden können, z.B. die Gefahr der Frühverrentung. Im Falle eines **Arbeitsunfalls** oder einer **Berufskrankheit** erstattet die gesetzliche **Unfallversicherung** (S. 183) die Kosten der Rehabilitationsleistungen. Die gesetzliche **Krankenversicherung** (S. 179) finanziert Rehabilitationsleistungen bei **Kindern und Jugendlichen, nicht berufstätigen Erwachsenen und Rentnern**. Bei Kindern und Jugendlichen sind im Fall der **medizinischen Rehabilitation** sowohl gesetzliche Renten- als auch gesetzliche Krankenversicherung zuständig. Bei Erwachsenen hängt die Zuständigkeit der Versicherung von der Intention der medizinischen Rehabilitationsleistung ab.

Zu den Leistungen der medizinischen Rehabilitation gehört die **Anschlussheilbehandlung (AHB)**. Dies ist eine Rehabilitationsmaßnahme, die sich unmittelbar an eine Behandlung im Krankenhaus oder eine ambulante Operation anschließt und die zur Weiterbehandlung nötig ist. Die Krankenversicherung erstattet die Kosten der AHB, wenn das Hauptziel die Wiederherstellung der Gesundheit ist. Ist das Hauptziel die Wiedererlangung der Erwerbstätigkeit, zahlt die Rentenversicherung.

Die **Sozialhilfe** springt ein, wenn der Patient weder eine Renten- noch eine Krankenversicherung besitzt und nach dem Sozialhilfegesetz als bedürftig gilt. Bei Angehörigen des öffentlichen Dienstes übernimmt die **Beihilfestelle** die Kosten. Bei ungeklärter Zuständigkeit ist die **Hauptfürsorgestelle** zuständig.

Allgemein gilt bei Maßnahmen der medizinischen Rehabilitation grundsätzlich das Prinzip der Nachrangigkeit der GKV; die gesetzlichen Krankenkassen sind nur dann zuständig, wenn andere Sozialversicherungsträger diese Leistung nicht erbringen.

Links • Zuständige Hauptfürsorgestellen in Deutschland können hier ermittelt werden: www.hauptfuersorgestellen.de/Hauptfuersorgestellen/135c115/

Abb. 9.15 Finanzierung Rehabilitationsklinik.

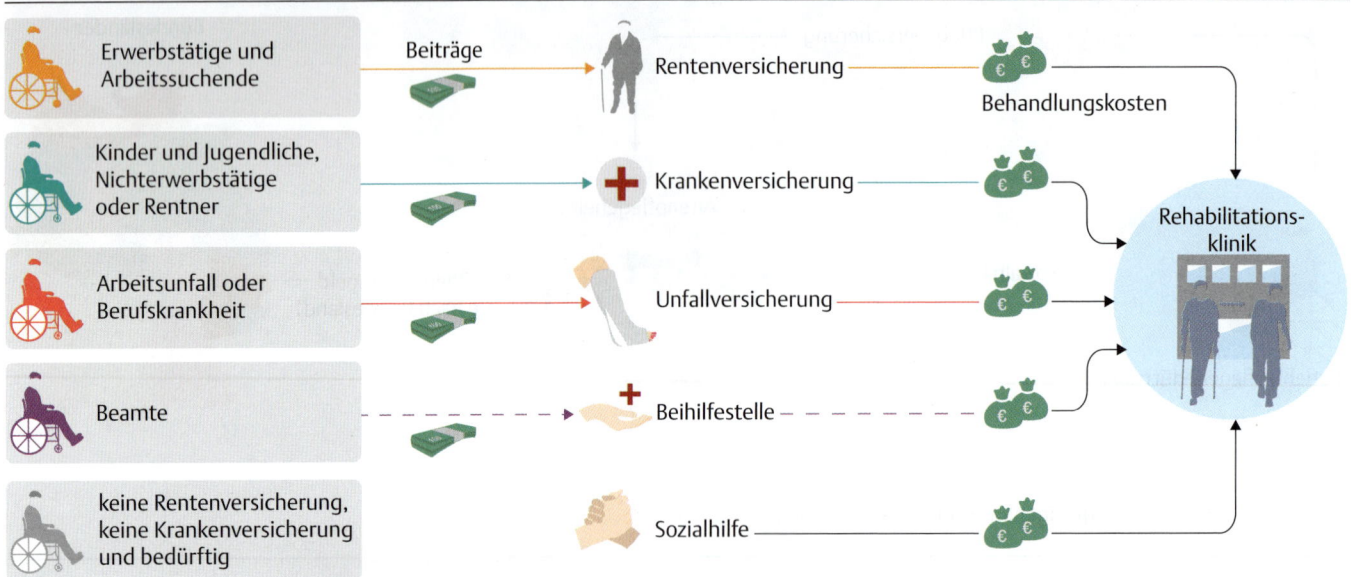

9.5.4 Finanzierung eines Pflegeheims für Menschen mit Behinderung

Menschen mit einer Behinderung erhalten **Eingliederungshilfe**. Geregelt ist dies im SGB XII. Die Eingliederungshilfe ist eine Leistung der Sozialhilfe. Sie wird auch für den stationären Aufenthalt gezahlt und umfasst die Pflegeleistungen in der betreffenden Einrichtung. Die Leistungen der Eingliederungshilfe können sowohl Geld- als auch Sachleistungen sein. Umfang und Höhe der Leistungen sind abhängig von Art und Schwere der Behinderung und von Einkommen und Vermögen des behinderten Pflegebedürftigen. Wenn Pflegebedürftige mit Behinderung die Kosten nicht übernehmen können, springt die Sozialhilfe ein.

Pflegebedürftige mit Behinderung, die aus medizinischen Gründen dauerhaft nicht arbeiten können, haben die Möglichkeit, statt der Sozialhilfe die **Grundsicherung** in Anspruch zu nehmen. Auch die **gesetzliche Kranken- und Pflegeversicherung** übernehmen Leistungen. Menschen mit Behinderung sind über ihre Eltern in der gesetzlichen Krankenversicherung und der Pflegeversicherung über das 25. Lebensjahr hinaus beitragsfrei versichert, wenn sie selber nicht für ihren Unterhalt aufkommen können. Das **private Vermögen** von Menschen mit Behinderung kann zu ihrer Pflege herangezogen werden.

9.5.5 Finanzierung der häuslichen Pflege

Krankenkasse • Die gesetzlichen Krankenkassen übernehmen auf Anordnung des Hausarztes verschiedene Leistungen der häuslichen Krankenpflege. Dazu gehören u.a.:
- Richten und Verabreichen von Medikamenten
- Versorgen von Wunden und Anlegen von Verbänden
- Verabreichen von Injektionen (z.B. Insulin) und Augentropfen

Zu diesen Leistungen ist eine Zuzahlung durch den Pflegebedürftigen zu leisten.

Pflegeversicherung • Die Landesverbände der Pflegekassen schließen zusammen mit dem MDK und dem Verband der privaten Krankenversicherungen Rahmenverträge mit den Trägern der ambulanten Pflegeeinrichtungen. In diesen Rahmenverträgen sind die Bewertung und Entlohnung der verschiedenen Pflegeleistungen geregelt. Es gibt auf Bundesebene keine ausführliche Regelung. Da die Verträge auf Landesebene und nicht auf Bundesebene geschlossen werden, kann es durchaus vorkommen, dass dieselbe Leistung in Baden-Württemberg anders entlohnt wird als in Bremen.

Die Pflegekassen zahlen den Versicherten einen Zuschuss zu den Pflegekosten, der sich nach der Einstufung in das Pflegestufensystem richtet. Die Pflegekassen übernehmen u.a. folgende Leistungen der häuslichen Pflege:
- Hilfe bei der Nahrungsaufnahme
- Körperpflege
- Wohnungsreinigung
- Einkauf

Sozialamt • Wenn Einkommen und Vermögen des Pflegebedürftigen nicht ausreichen, übernimmt das Sozialamt die Kosten, die nicht von der Kranken- oder Pflegeversicherung gedeckt sind.

Pflegebedürftiger und Angehörige • Bei ausreichendem Vermögen oder Einkommen tragen der Pflegebedürftige oder seine Angehörigen die übrigen Kosten privat. Einen Überblick über die Finanzierung der ambulanten Pflege bietet ▶ Abb. 9.16.

Zeitkontingente • Seit dem 1. Januar 2013 müssen ambulante Pflegedienste darüber Auskunft geben, was eine bestimmte Zeiteinheit eines bestimmten Leistungsangebots kostet. Praktisch heißt das z.B., es muss angegeben werden, was eine Stunde „Kleine Grundpflege mit Lagern/Betten" kostet.

Abb. 9.16 Finanzierung der häuslichen Pflege.

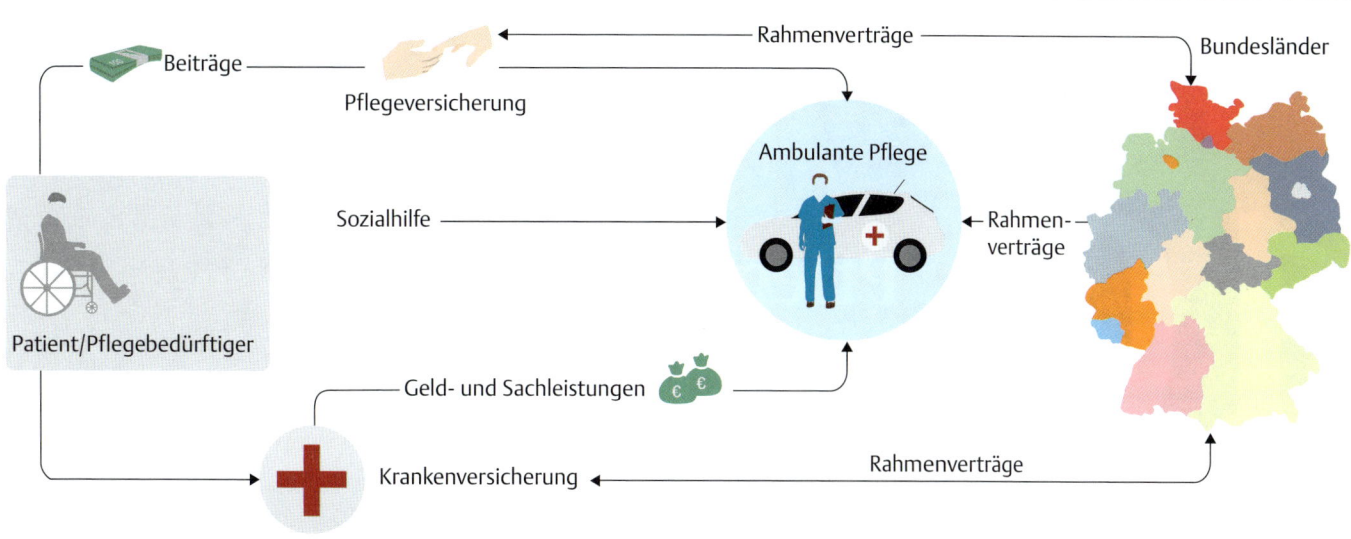

WISSEN TO GO

Finanzierung

- **Altenpflegeheim:** Patienten (Pflegeversicherung und privat) und Land (Pflegewohngeld)
- **Rehabilitationsklinik:**
  – gesetzliche Rentenversicherung (Erwerbstätige und Arbeitssuchende)
  – gesetzliche Unfallversicherung (Arbeitsunfall oder Berufskrankheit)
  – gesetzliche Krankenversicherung (Kinder und Jugendliche, nicht berufstätige Erwachsene, Rentner, Anschlussheilbehandlung)
  – Sozialhilfe (Bedürftige)
  – Beihilfestelle (Angehörige des öffentlichen Dienstes)
- **Pflegeheim für Menschen mit Behinderung:** Eingliederungshilfe, Sozialhilfe (Bedürftige), gesetzliche Kranken- und Pflegeversicherung (bis 25 Jahre), privat
- **Häusliche Pflege:** gesetzliche Kranken- oder Pflegeversicherung (je nach Pflegestufe), Sozialamt (Bedürftige), privat

10 Pflegeprozess und Pflegeplanung

10.1 Einleitung

Beispiel **Jedes Leben ist anders**
Frau Herrmann ist die neue Bewohnerin in der Seniorenresidenz. Mit 73 Jahren hat sie noch einmal diesen „letzten, großen Schritt" zur Aufnahme gewagt. Sie hat mehrere Koffer und einen Gehstock dabei. Auf den zweiten Blick fällt auf, dass Frau Herrmann am rechten Unterschenkel eine Beinprothese trägt.

Felix, ein 5-jähriger Junge, ist auf der HNO-Station zur Entfernung der Rachenmandeln. An der Hand seines Vaters läuft er auf der Station herum. Der alleinerziehende Vater gibt gleich an, dass er nicht lange bleiben könne, da die beiden kleineren Geschwister nur noch kurz im Hort betreut würden.

Herr Müller ist ein 19-jähriger polytraumatisierter Patient nach einem Autounfall. Nach 3 Tagen Aufenthalt auf der multidisziplinären Intensivstation wird Herr Müller auf die unfallchirurgische Station verlegt. Er erlitt multiple Frakturen des linken Arms und beider Beine, die alle operativ versorgt wurden. Er hat viele Prellungen, Quetschungen und Schnittwunden am ganzen Körper. Seine Freundin starb bei dem Unfall. Er selbst war der Fahrer.

Das sind 3 alltägliche Geschichten, hinter denen sich 3 Biografien verbergen. Sie zeigen, dass die Bedürfnisse pflegebedürftiger Menschen so unterschiedlich sind wie die jeweiligen Lebensgeschichten, Vorstellungen sowie die Ursachen der Hilfsbedürftigkeit selbst. Aber: Woher weiß eine Pflegekraft, welche und wie viel Pflege ein Patient braucht? Nach welchen Kriterien wird entschieden, wo die Prioritäten liegen, welche Maßnahmen vielleicht verschoben oder im Einzelfall weggelassen werden sollen?

Die zentralen Fragen sind: Wie können Pflegende erreichen, dass die Pflege – unabhängig von der individuellen Pflegefachkraft – vergleichbar, konstant und qualitativ hochwertig ist? Wie können Pflegende den verschiedenen Bedürfnissen und Wünschen der Patienten gerecht werden und entsprechend behandeln?

10.2 Grundlagen

Um die Pflegequalität gleichbleibend hoch zu halten, muss Pflege als strukturierter, durchdachter Prozess gesehen und gestaltet werden, d.h., Pflegemaßnahmen müssen systematisch geplant und durchgeführt und auf ihre Wirksamkeit/ Effektivität hin kontrolliert werden. Diese systematische Arbeitsmethode wird „Pflegeprozess" genannt. Die Idee dahinter: Für jede Aufgabe der Pflege und jede Pflegeperson werden die Handlungen der Pflegenden beschrieben und strukturiert. Alle Pflegekräfte sollten ähnlich strukturiert und systematisch an die Erfüllung dieser Aufgabe, also an ihre tägliche Arbeit am Patienten, herangehen. Neben „inhaltlichen" Punkten, z.B. welche Pflegetechnik angewandt werden soll, geht es im Pflegeprozess auch um die Beziehungsebene, z.B. die Wünsche des Pflegebedürftigen. Um diese Arbeitsmethode für alle nachvollziehbarer zu machen, wurden in den letzten Jahrzehnten verschiedene Modelle des Pflegeprozesses entwickelt. Je nach Modell besteht der Pflegeprozess aus 4–6 Phasen, die aufeinander folgen und sich beeinflussen.

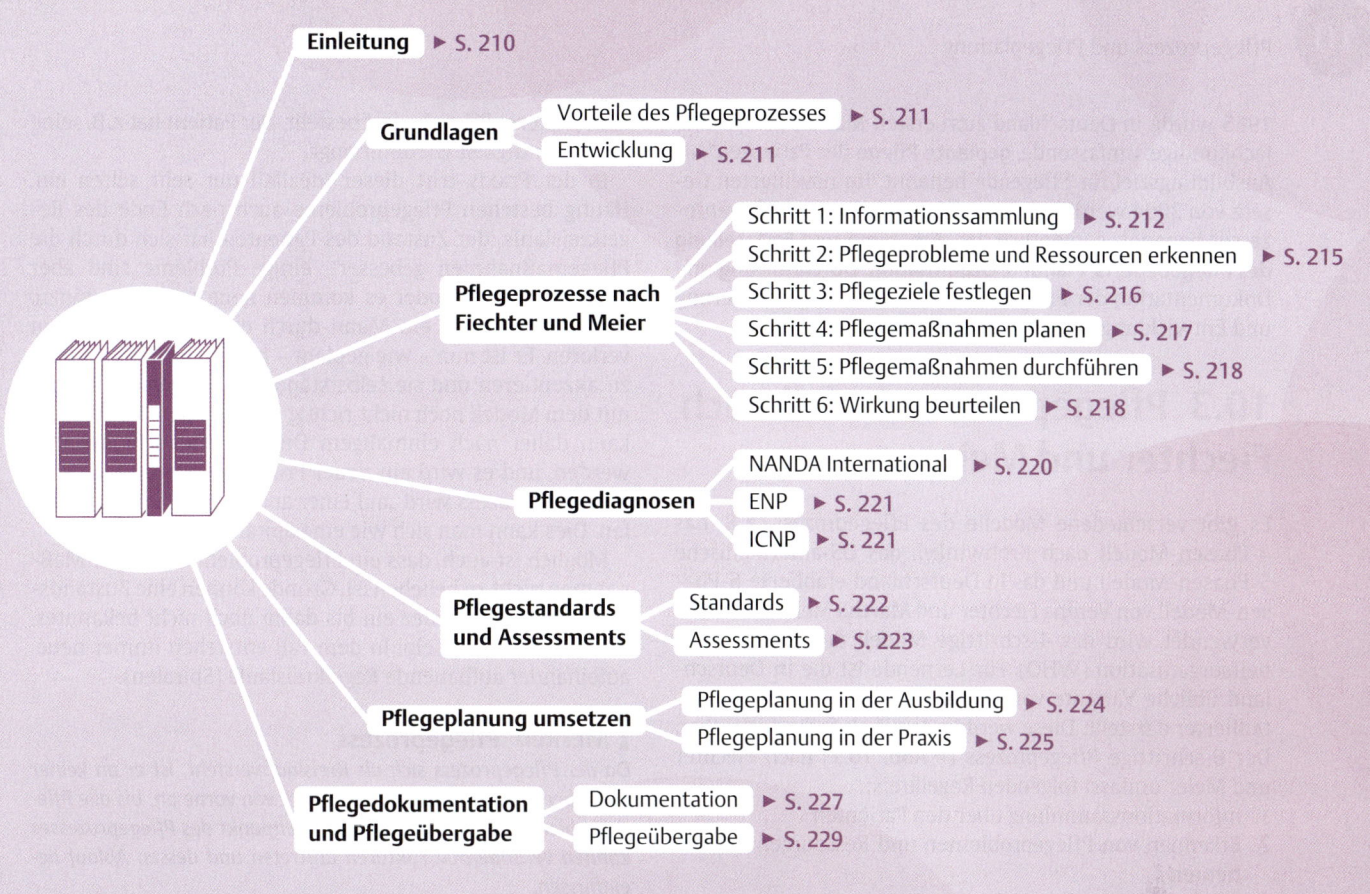

Definition Pflegeprozess
In der professionellen Pflege wird der systematische und zielgerichtete Arbeitsablauf, mit dem Pflegende Probleme beim Patienten erkennen und adäquate pflegerische Maßnahmen planen, organisieren, durchführen und evaluieren, um diese Probleme zu beheben, Pflegeprozess genannt. Es handelt sich also um einen Problemlösungsprozess.

Der Pflegeprozess wird individuell für jeden Patienten durchgeführt und setzt sich aus verschiedenen Bausteinen zusammen, z.B. Pflegeanamnese, Pflegeplanung und Pflegedokumentation.

10.2.1 Vorteile des Pflegeprozesses

- **Patientenorientierung:** Indem möglichst alle Ressourcen des Patienten und alle pflegerischen Herausforderungen erfasst werden, kann die Pflege den Bedürfnissen des Patienten so gut wie möglich angepasst und der Patient einbezogen werden. Ziele können realistisch gesetzt und erreicht werden. Der Pflegeprozess ist ganzheitlich und stellt den Menschen in den Mittelpunkt.
- **Klare Strukturen:** Schriftliche Begründungen für einzelne Pflegemaßnahmen machen die Zusammenhänge klarer und geben Informationen strukturiert weiter, z.B.: „Wir haben bei Herrn Müller heute 3-mal die Körpertemperatur gemessen, weil er ein erhöhtes Infektionsrisiko hat." Sie unterstützen lernende Pflegekräfte dabei, die eigenen Fähigkeiten auszubauen, und machen langjährigen Pflegenden die eigenen Kompetenzen bewusst.
- **Arbeit nachweisen:** Pflegeplanungen helfen, den Arbeitsaufwand von Pflegenden nachzuweisen. Das gilt besonders im Bereich der ambulanten Pflege und Altenpflege. Hier muss der pflegerische Aufwand für einen Klienten nachgewiesen werden, um eine angemessene Einstufung und damit ausreichend finanzielle Mittel für die Versorgung zu erhalten.
- **Ziel konsequent verfolgen:** Eine schriftliche Pflegeplanung kann erreichen, dass Pflegekräfte, die z.B. mit demselben Patienten arbeiten, auf ein gemeinsames Ziel hinarbeiten und dass die Ergebnisse gemeinsam ausgewertet werden können. Solches Vorgehen kann auch bewirken, dass neu entwickelte Techniken von einer Pflegekraft an die nächste weitergegeben und die individuellen Kompetenzen erweitert werden.
- **Qualität sichern:** Die Qualität der Pflege kann durch das Arbeiten nach einem gemeinsamen Plan ermittelt, ausgewertet und in der Folge auch verbessert werden. Die Kontinuität der individuellen Pflege wird dadurch sichergestellt. Die Pflegeplanung ist daher auch ein Instrument der Qualitätssicherung (S. 232). Dies ist wichtig für die Professionalisierung der Pflege.

10.2.2 Entwicklung

Noch bis weit in das 20. Jahrhundert hinein verstanden sich Pflegende in Deutschland als Gehilfen des Arztes, die selbst keine eigenen Entscheidungskompetenzen besaßen. Aus den USA kamen in den 1950ern eine Reihe unterschiedlicher Antworten auf die Frage, was Pflege ist und welche Aufgaben und Rollen Pflegende, Patienten und deren Umfeld haben. Ein Ansatz war und ist, Pflege als einen Prozess aufzufassen. Insbesondere Ida Jean Orlando, Dorothee Johnson, Lydia Hall und Ernestine Wiedenbach entwarfen verschiedene Modelle.

In den 1970er Jahren kam die Idee des Pflegeprozesses über die USA nach Deutschland. 1981 beschrieben **Verena Fiechter** und **Martha Meier** als Erste den Pflegeprozess für den deutschsprachigen Raum. Mit dem Krankenpflegegesetz von

10 Pflegeprozess und Pflegeplanung

1985 wurde in Deutschland zum ersten Mal die „sach- und fachkundige, umfassende, **geplante Pflege** des Patienten" als Ausbildungsziel für Pflegende benannt. Im novellierten Gesetz von 2004 werden zusätzlich die Schritte des Pflegeprozesses benannt, namentlich die „**Erhebung und Feststellung des Pflegebedarfs, Planung, Organisation, Durchführung** und Dokumentation der Pflege, **Evaluation der Pflege**, Sicherung und Entwicklung der Qualität der Pflege".

10.3 Pflegeprozessmodell nach Fiechter und Meier

Es gibt verschiedene Modelle des Pflegeprozess, z. B. das 4-Phasen-Modell nach Krohwinkel, das US-amerikanische 5-Phasen-Modell und das in Deutschland etablierte 6-Phasen-Modell von Verena Fiechter und Martha Meier. Ebenfalls verwendet wird das 4-schrittige Modell der Weltgesundheitsorganisation (WHO). Für Lernende ist die in Deutschland übliche Variante von Vorteil, da sie Einzelschritte detaillierter darstellt. Diese werden damit einfacher erfassbar. Der 6-schrittige Pflegeprozess (▶ Abb. 10.1) nach Fiechter und Meier umfasst folgenden Regelkreis:
1. Informationssammlung über den Patienten
2. Erkennen von Pflegeproblemen und Ressourcen des Patienten
3. Festlegung der Pflegeziele
4. Planung der Pflegemaßnahmen
5. Durchführung der Pflege
6. Beurteilung der Wirkung der Pflege auf den Patienten (Evaluation)

Im Regelkreis werden alle 6 Schritte nacheinander und aufeinander aufbauend durchlaufen. Nach einem Durchlauf vom 1. bis zum 6. Schritt kann die Pflege beendet sein, weil alle Pflegeprobleme zufriedenstellend gelöst wurden und kein weiterer Pflegebedarf besteht. Der Patient hat z. B. seine Selbstständigkeit wiedererlangt.

In der Praxis tritt dieser Idealfall nur sehr selten ein. Häufig bestehen Pflegeprobleme auch nach Ende des Regelkreislaufs, der Zustand des Patienten hat sich durch die Pflegemaßnahmen gebessert, einige Probleme sind aber noch nicht gelöst oder es kommen neue Probleme hinzu. Beispielsweise hat ein Mann durch einen Unfall ein Bein verloren. Er ist nun – wie geplant – bereit, die Beinprothese zu akzeptieren und sie selbstständig anzulegen, kann aber mit dem Modell noch nicht richtig umhergehen. Der Prozess kann daher nach einmaligem Durchlaufen nicht beendet werden, und es wird ein neuer Prozess gestartet. Man sagt auch, der Prozess wird „auf einer anderen Ebene" durchlaufen. Dies kann man sich wie eine Spirale vorstellen.

Möglich ist auch, dass ein Pflegeproblem trotz aller Maßnahmen nicht zu beheben ist. Gründe können eine Zustandsverschlechterung oder ein bis dahin noch nicht bekanntes, weiteres Problem sein. In dem Fall entstehen immer neue, aufeinander aufbauende Regelkreisläufe (Spiralen).

! **Merken** Pflegeprozess
Da der Pflegeprozess sich als Kreislauf versteht, ist er an keiner Stelle beendet. Er fängt immer wieder von vorne an, bis alle Pflegeprobleme gelöst sind. Zu jedem Zeitpunkt des Pflegeprozesses können verändernde Faktoren auftreten und dessen Ablauf beeinflussen.

WISSEN TO GO

Der Pflegeprozess

ist ein systematischer und zielgerichteter Arbeitsablauf, mit dem pflegerische Maßnahmen geplant, organisiert, durchgeführt und dokumentiert werden. Ziel ist es, pflegerische Abläufe und Handlungen vergleichbar, konstant und qualitativ hochwertig zu machen. **Vorteile:**
- Patientenorientierung
- klare Strukturen
- Arbeitsnachweis
- konsequente Zielverfolgung
- Qualitätssicherung

Pflegeprozessmodell nach Fiechter und Meier:
1. Informationssammlung über den Patienten
2. Erkennen von Problemen und Ressourcen des Patienten
3. Festlegung der Pflegeziele
4. Planung der Pflegemaßnahmen
5. Durchführung der Pflege
6. Beurteilung der Wirkung der Pflege auf den Patienten (Evaluation)

Ist das Pflegeproblem am Ende nicht gelöst, beginnt ein neuer Durchlauf auf einer anderen Ebene.

10.3.1 Schritt 1: Informationssammlung

Definition **Informationssammlung**
Dabei werden alle pflegerelevanten Daten über den Pflegebedürftigen gewonnen. Sie erfolgt zu unterschiedlichen Zeitpunkten und mit unterschiedlichen Methoden, z. B. Gespräch, Beobachtung, Studieren von Patientenakten, Anwenden von Assessmentinstrumenten.

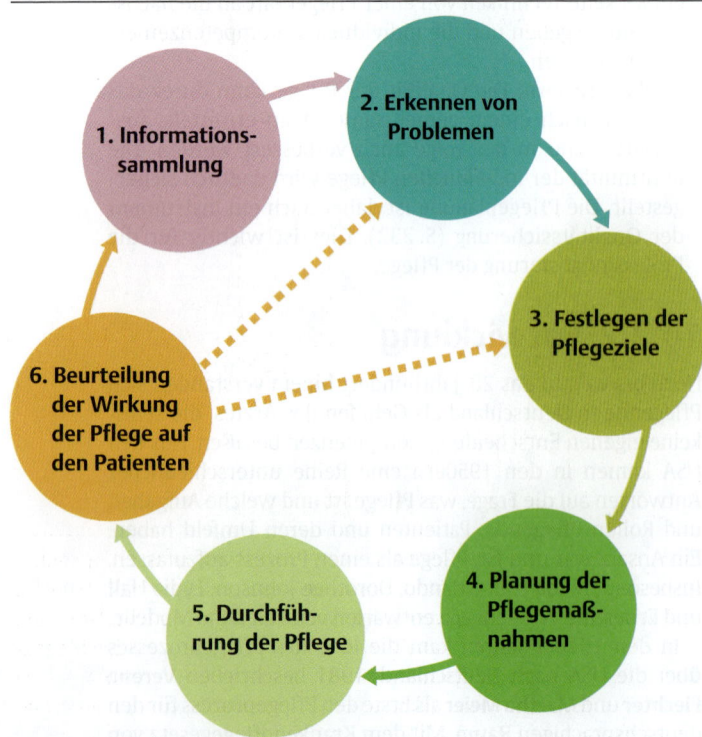

Abb. 10.1 Pflegeprozess nach Fiechter und Meier.

Pflegeprozessmodell nach Fiechter und Meier

Informationssammlung findet bei jedem Kontakt mit dem Pflegebedürftigen statt, z. B. bei der
- **täglichen Begegnung:** Schildert der Patient Veränderungen? Ist ein Ereignis eingetreten, das sein Befinden bzw. seinen Gesamtzustand beeinflusst? Hat der Patient Vertrauen gefasst und beginnt z. B. während der Körperpflege, von einem bis dahin unbekannten Problem zu erzählen?
- **täglichen Beobachtung:** Hat sich etwas verändert?
- **Kommunikation mit anderen Mitgliedern des therapeutischen Teams:** Gibt es neue medizinische Befunde? Gibt es Fortschritte im physiotherapeutischen oder ergotherapeutischen Bereich? Gibt es Pläne für eine Entlassung? Gibt es Pläne für die Zeit nach der Entlassung, z. B. Reha, Pflegeheim?
- **Kommunikation mit Angehörigen:** Was berichten oder beobachten sie?

Die pflegerische Informationssammlung ist zu keinem Zeitpunkt der Interaktion beendet.

Direkte und indirekte Informationsquellen • Pflegende können direkte und indirekte Informationsquellen nutzen. Die direkte Informationsquelle ist der Patient, eine direkte Informationssammlung die Befragung oder Beobachtung des Patienten durch die Pflegefachkraft. Indirekte Informationsquellen sind andere Personen wie Verwandte, Freunde, Eltern eines Minderjährigen, Betreuer oder Lebenspartner eines nicht auskunftsfähigen Menschen. Im Falle einer nicht geschäftsfähigen Person ist es sogar verpflichtend, Eltern oder Betreuer zu befragen. Andere indirekte Quellen können z. B. Verlegungsschreiben, mitgebrachte Arztbriefe oder alte Akten sein. Pflegende können auch die anamnestischen Daten anderer Berufsgruppen nutzen, allen voran die der ärztlichen Kollegen. Ist die Informationsquelle nicht der Patient selbst, müssen Pflegende in jedem Fall einen entsprechenden Vermerk in der Dokumentation anbringen.

Objektive und subjektive Informationen • Objektive Informationen sind alle Informationen oder Daten, die messbar sind, z. B. Gewicht, Blutdruck, Flüssigkeitsausfuhr, aber auch krankheitsspezifische Informationen wie eine Weichteilschwellung. Subjektive Informationen werden von einer Person empfunden und mitgeteilt, z. B. Schmerzstärke, Besserung der Übelkeit, Wirkung eines Medikaments. Subjektive Informationen können jedoch auch von Dritten stammen, z. B. wenn Felix' Vater nach der Operation angibt, dass sein Sohn sich auf unbestimmte Weise anders verhält als sonst. Dieses geänderte Verhalten kann von den Pflegenden nicht erkannt werden, da sie Felix weniger gut kennen. Objektive und subjektive Daten müssen in der Dokumentation aufgezeichnet, unterschieden und insbesondere subjektive Informationen als solche gekennzeichnet werden. Beide Informationstypen sind jedoch gleichermaßen wichtig.

Pflegeanamnese

Definition **Pflegeanamnese**
Sie ist eine Methode der strukturierten Datenerhebung im Rahmen der Informationssammlung. Dabei werden grundlegende pflegerelevante Informationen systematisch und zielgerichtet erfragt und gesammelt. Pflegende erheben damit eine zielgerichtete Datensammlung über den Patienten und seine Ausgangssituation als ersten wichtigen Schritt des Pflegeprozesses.

Die Pflegeanamnese dient als **Grundlage für den gesamten Pflegeprozess** und im Besonderen zur Problemanalyse und Ressourcenerfassung. Sie findet meist zu einem bestimmten Zeitpunkt, am häufigsten in einem Erstgespräch (Anamnesegespräch, Aufnahmegespräch) statt, z. B. bei der stationären Aufnahme eines Patienten in die Klinik, dem Neueinzug eines Bewohners ins Pflegeheim oder dem Neuaufbau einer häuslichen Pflegeversorgung. Eine Pflegeanamnese sollte eine gut durchdachte Pflegehandlung sein, die einer transparenten Systematik folgt. Viele Einrichtungen nutzen hierfür standardisierte Pflegeanamnesebögen oder Checklisten.

Ziel und Gestaltung der Gesprächsatmosphäre • Bei dem Gespräch sollte Folgendes beachtet werden (▶ Abb. 10.2):
- Es sollte unter 4 Augen stattfinden, z. B. in einem eigens hierfür vorbereiteten Raum, in einem (optisch und akustisch) abgeteilten Bereich oder zumindest außerhalb der Hörweite von Mitpatienten und deren Besuchern.
- Es sollte eine ruhige und empathische Atmosphäre geschaffen werden. Die Pflegekraft sollte in einem dem Patienten angemessenen Tempo sprechen und verständlich erklären.
- Es sollte genügend Zeit zur Verfügung stehen, um z. B. standardisierte Fragen zu erläutern.
- Der Patient sollte ausreichend Zeit haben zu antworten.
- Die Pflegekraft sollte Kommunikationsregeln beherrschen und situativ anwenden können (S. 121).
- Das Gespräch sollte nicht länger als 30 Minuten dauern, um den Patienten nicht zu überfordern.

Abb. 10.2 Erstgespräch.

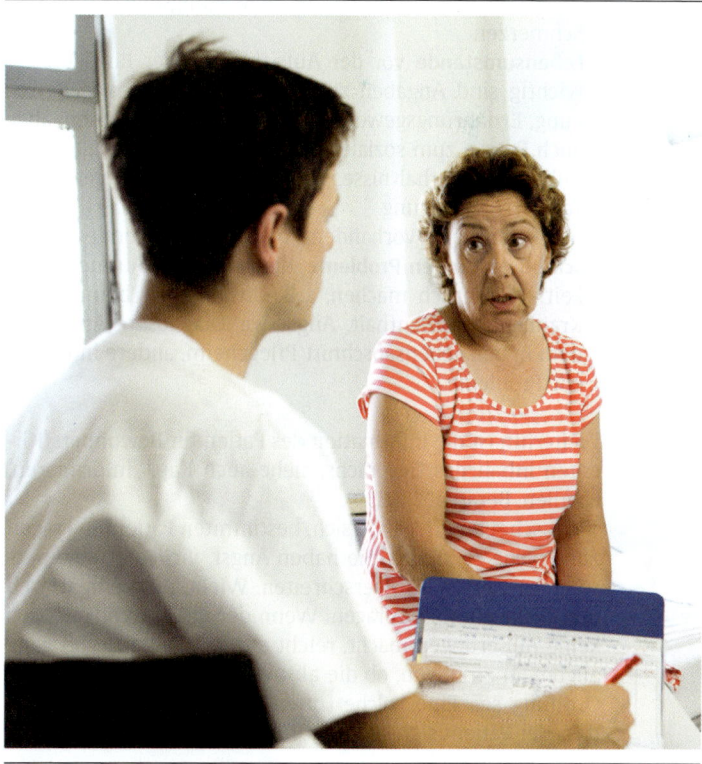

Das Erstgespräch dient der ersten Kontaktaufnahme und dem Kennenlernen. Dabei soll der Grundstein für ein Vertrauensverhältnis gelegt werden. Der Patient kann sich einen ersten Eindruck der Einrichtung und der für ihn zuständigen Pflegekraft bilden. Es ist daher sehr wichtig – natürlich generell, aber v. a. beim Erstgespräch – auf eine gute Gesprächsatmosphäre zu achten. Der Patient soll das Gefühl haben, offen antworten und Fragen und Bedenken äußern zu können.

10 Pflegeprozess und Pflegeplanung

Beispiel **Schweigen**
Im Aufnahmegespräch zusammen mit seinem Vater sagt Felix: „Nein, ich habe keine Angst vor der Operation!" Später, als eine Pflegende mit ihm allein ist, gibt er zu, sehr aufgeregt zu sein. Ein Freund im Kindergarten habe ihm erzählt, dass ihm einen ganzen Tag lang nach der Operation schlecht war. Davor habe er Angst. Als die Pflegende ihn fragt, warum er das erst jetzt erzähle, sagt Felix: „Ich wollte meinem Vater keine Sorgen machen."

Der 19-jährige Herr Müller reagiert unwillig auf die Frage nach seinen Stuhlgangsgewohnheiten: „Normal", sagt er kurzangebunden und schaut weg. Über Ausscheidungen sprechen junge Menschen nicht gern mit Fremden. Die Pflegekraft kann ihn auf den Sinn der Frage hinweisen (Immobilität macht den Darm träge; Opiate, die Herr Müller wegen der Schmerzen bekommt, beeinträchtigen die Darmmotilität). Abschließend kann sie ihn darum bitten, sich unbedingt zu melden, wenn er Veränderungen in dem Bereich bemerkt.

Inhalt des Gesprächs • Er hängt von verschiedenen Faktoren ab. Je nach medizinischem Fachbereich, Aufnahmegrund, aktuellem und zu erwartendem Pflegebedarf des Patienten können die Schwerpunkte des Gesprächs und die Ausführlichkeit der Befragung sehr unterschiedlich sein. Für die Pflegenden ist es dennoch sehr nützlich, ein grobes Muster zur inhaltlichen Orientierung im Kopf zu haben. Unerheblich ist, wie lange der geplante Aufenthalt in der Einrichtung sein wird, ob es ein (geplant) kurzer Aufenthalt in der Klinik oder die langfristige Aufnahme in einer Wohneinheit ist. Wichtig sind in allen Fällen immer Informationen zu den verschiedenen Lebensbereichen des Patienten, u.a.:

- **körperliches Befinden** und aktueller und zu **erwarteter pflegerischer Hilfsbedarf**, z.B. in Bezug auf Körperpflege, Ernährung, Ausscheidung, Bewegungseinschränkung, Schmerzen
- **Lebensumstände** vor der Aufnahme in der Einrichtung; wichtig sind Angaben zu Gesundheitsfragen wie Bewegung, Ernährungsgewohnheiten, Rauchen, Allergien, aber auch Fragen zum sozialen Umfeld wie Berufstätigkeit, Familie, Wohnverhältnisse, Versorgungssituation, gewohnte Tagesstrukturierung
- möglicherweise vorhandene oder zu erwartende **psychische Belastungen/Probleme**, die besondere Aufmerksamkeit erforderlich machen, z.B. Unsicherheit beim ersten Krankenhausaufenthalt, Angst vor Diagnosen, Angst vor dem neuen Lebensabschnitt Pflegeheim, andere individuelle Probleme

Weiterhin ist die Information des Patienten/Bewohners/Klienten Inhalt des Gesprächs, siehe auch Kap. „Informieren, Schulen, Beraten" (S. 850).

Oft scheuen Pflegende sich, bestimmten Patienten Fragen zur Psyche zu stellen. Sie haben Angst, vielleicht eine persönliche Grenze zu überschreiten. Wichtig ist, empathisch und nicht plump zu fragen. Wenn der Patient von sich aus keine Äußerungen macht, reicht es oft schon aus, ihn ganz allgemein zu fragen, ob die aktuelle Situation so für ihn in Ordnung sei. Eine solche (offene) Frage kann vermeiden, dass der Patient sich bedrängt fühlt.

Beispiel **Unangenehme Fragen**
Felix läuft oft durch andere Zimmer und schaut in die Betten. Er möchte sehen, „ob alle noch leben." Die Pflegekraft fragt sich in dem Zusammenhang, was wohl mit Felix' Mutter passiert ist. Das hatte sie sich beim Aufnahmegespräch nicht getraut zu fragen. Als sie das nächste Mal den Vater sieht, geht sie auf ihn zu und schildert Felix' Verhalten. „Haben Sie eine Erklärung dafür? Hat es vielleicht etwas mit seiner Mutter zu tun? Wenn wir den Grund wissen, können wir besser mit Felix umgehen – und mit seiner offenbaren Angst, jemand könne tot im Bett liegen."

Die Pflegekraft muss Herrn Müller fragen, ob er Drogen nimmt. Eventuelle Nebenwirkungen und ungewöhnliche Verhaltensweisen können dann besser zugeordnet werden. Sie weiß, eine ehrliche Antwort auf die Frage ist wichtig. Sie windet sich aber innerlich, sie zu stellen. Die Pflegende entscheidet sich, selbst ehrlich zu sein und zu argumentieren: „Es ist mir ein bisschen unangenehm, die Frage zu stellen, ich brauche aber eine ehrliche Antwort, weil ..."

Patientenbeobachtung

Eine wichtige Informationsquelle in jedem Schritt des Pflegeprozesses ist die sorgfältige Patientenbeobachtung. Über Beobachtung können Pflegende grundsätzliche **Informationen** über den Pflegebedarf des Patienten ermitteln, z.B. trockene Haut, die besondere Pflege benötigt, Gangauffälligkeiten, die auf ein Sturzrisiko hinweisen, ein schmerzverzerrtes Gesicht bei bestimmten Bewegungen, die pflegerische Intervention erfordern. Ein Zittern der Hände kann auf eine neurologische Erkrankung und Einschränkungen z.B. bei der Nahrungsaufnahme oder der Selbstversorgung hinweisen. Gleichzeitig können Pflegende durch Beobachten **Ressourcen** erkennen, z.B. wenn sie beobachten, dass ein Rest Beweglichkeit beim Spielen mit einer Spielkonsole auf die Körperpflege übertragen werden kann.

Vor allem während pflegerischer Handlungen können Pflegende feststellen, ob und inwieweit die Maßnahme dem Patienten tatsächlich nützt oder ob der Patient z.B. nach der Anleitung zur Körperpflege so erschöpft ist, dass er anschließend weder essen noch Besuch empfangen kann und sich dadurch sehr eingeschränkt fühlt.

Besonders wichtig ist die Patientenbeobachtung bei Patienten, die sich selbst nicht oder nur unzuverlässig äußern können, also z.B. bewusstlosen Menschen, Menschen mit Demenz oder Menschen mit schweren Behinderungen und bei Kindern.

Beobachtung in der Pflege erfordert viel Übung und reicht über Wahrnehmung und Alltagsbeobachtungen hinaus. Mehr dazu lesen Sie im Kap. „Patientenbeobachtung" (S. 264).

> **WISSEN TO GO**
>
> **Pflegeprozess – Schritt 1: Informationssammlung**
> - Sammlung von pflegerelevanten Daten über den Pflegebedürftigen
> - erfolgt zu unterschiedlichen Zeitpunkten und mit unterschiedlichen Methoden, z.B. Gespräch, Beobachtung, Studieren von Patientenakten, Anwenden von Assessmentinstrumenten
> - geschieht z.B. durch Pflegeanamnese und Patientenbeobachtung
> - **Pflegeanamnese:**
>   - strukturiertes Erfragen und Sammeln von grundlegenden pflegerelevanten Informationen
>   - findet meist bei Aufnahme statt
>   - fragt nach körperlichem Befinden, aktuellem und zu erwartendem pflegerischen Hilfebedarf, Lebensumstände vor der Aufnahme, vorhandene oder zu erwartende psychische Belastungen/Probleme

10.3.2 Schritt 2: Pflegeprobleme und Ressourcen erkennen

Aus der Fülle der Informationen werden im nächsten Schritt des Pflegeprozesses diejenigen herausgefiltert, die pflegerischen Handlungsbedarf verursachen. Sie werden dann als Pflegeprobleme und Pflegediagnosen (S. 219) formuliert. Gleichzeitig wird über die Informationssammlung ermittelt, welche Fähigkeiten und Ressourcen der Patient hat.

Pflegeprobleme

Definition **Pflegeprobleme**
Pflegeprobleme sind physische, psychische, emotionale, soziale und/oder organisatorische Beeinträchtigungen, die den Patienten in der Selbstpflege einschränken oder besondere Gefahren (z. B. Pneumoniegefahr), die der Patient oder sein soziales Umfeld (Laienpflege) nicht (mehr) kompensieren kann. Maßnahmen der Pflege können Pflegeprobleme reduzieren oder sogar beheben.

Man unterscheidet grundsätzlich folgende Arten von Problemen (▶ Abb. 10.3):
- **aktuelle Pflegeprobleme:** Sie bestehen zum Zeitpunkt der Erhebung und erfordern pflegerisches Handeln. Sie sind meist offensichtlich und gut identifizierbar.
- **potenzielle Pflegeprobleme:** Sie existieren aktuell noch nicht, werden aber mit hoher Wahrscheinlichkeit auftreten. Pflegende müssen sie erkennen, um prophylaktisch eingreifen und eine Schädigung verhindern zu können, z. B. Gefahr eines Dekubitus bei langer Bettlägerigkeit oder Gefahr einer Pneumonie durch Schonatmung bei Rippenbruch.
- **verdeckte Pflegeprobleme:** Häufig existiert noch eine mehr oder weniger große Anzahl von Problemen, die (noch) nicht erkannt oder vom Patienten nicht preisgegeben worden sind und deswegen auch nicht in die Pflegeplanung Eingang finden können. Manchmal können sie durch Beobachtung vermutet werden, z. B. ängstlicher Gesichtsausdruck des Patienten. Bei Verdacht auf ein verdecktes Pflegeproblem sollten Pflegende immer nachfragen.

Weiterhin kann unterschieden werden in:
- **generelle Pflegeprobleme:** Dies sind theoretische Verallgemeinerungen von zu erwartenden Einschränkungen und gelten für viele Patienten mit demselben Krankheitsbild oder denselben Einschränkungen. Sie sind meist körperlicher Natur, laufen bei allen Menschen ähnlich ab und sind deshalb vorhersehbar, z. B. werden die meisten Menschen bei Fieber einen Flüssigkeitsverlust erleiden. Für diese Probleme können meist standardisierte Pflegepläne angewendet werden.
- **individuelle Pflegeprobleme:** Dies sind die tatsächlichen Pflegeprobleme des Patienten (aktuell, potenziell oder verdeckt). Sie hängen ab von der persönlichen Lebenssituation oder anderen individuellen Eigenschaften des Patienten, z. B. Patient macht sich Sorgen um die Zukunft und leidet unter Schlafproblemen.

Beispiel **Pflegeprobleme**
Frau Hermanns aktuelles Problem ist eine Rötung am Stumpf nach Amputation des rechten Beines (▶ Abb. 10.3). Frau Herrmanns gestörte Mobilität ist ein individuelles Pflegeproblem. Ein potenzielles Pflegeproblem kann ein erhöhtes Sturzrisiko sein, ausgelöst durch die Bewegungseinschränkung. Zusätzlich hat Frau Hermann seit einiger Zeit Schmerzen im Knie des linken Beines. Das hat sie aber noch niemandem gesagt (verdecktes Problem), weil sie Angst vor der Diagnose hat. Die Pflegenden bemerken an ihrem Gangbild, dass „etwas nicht stimmt", und beginnen damit, vorsichtig nachzufragen.

Pflegeprobleme richtig zu erkennen und zu formulieren, bereitet vielen Pflegenden häufig Schwierigkeiten, v. a. zu Beginn ihrer Tätigkeit. Anbei folgen 2 wichtige Hinweise, die beim Erlernen hilfreich sein können:
1. Handelt es sich bei dem formulierten Problem wirklich um ein **Pflegeproblem**? Das heißt, ist es ein Problem, das tatsächlich in den Handlungsbereich der Pflegenden fällt

Abb. 10.3 Pflegeprobleme am Beispiel von Frau Hermann.

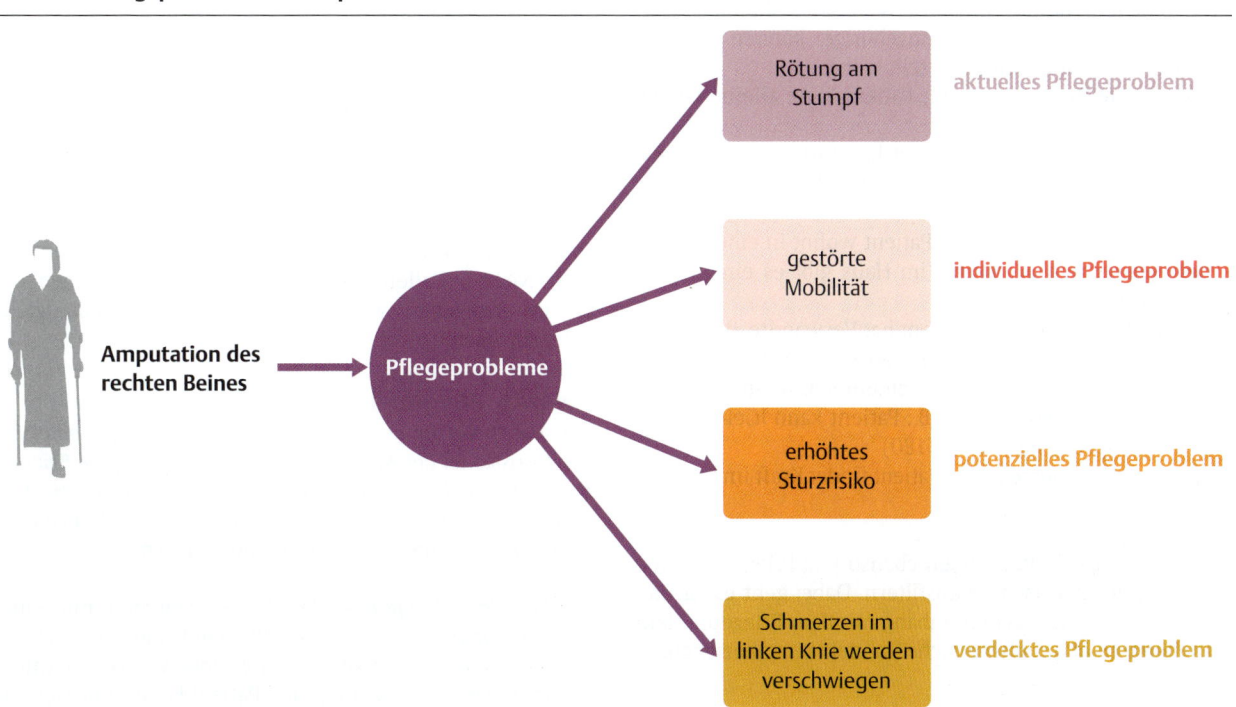

10 Pflegeprozess und Pflegeplanung

und von ihnen bearbeitet werden kann? Medizinische Diagnosen sind keine Pflegeprobleme. **Beispiel**: „Beinprothese rechts" ist kein Pflegeproblem. Nur wenn eine Pflegehandlung notwendig wird, handelt es sich um ein Pflegeproblem, z. B.: „Hautprobleme am Beinstumpf, da er in der Prothese besonders belastet ist."

2. Hat der **Patient** wirklich ein Problem? **Beispiel**: Frau Herrmann hat eine Beinprothese rechts. Solange sie in der Lage ist, mit diesem Hilfsmittel selbstständig umzugehen, hat sie keinerlei Pflegebedarf und auch kein Problem. Kommen jedoch weitere Einschränkungen hinzu (z. B. Radiusfraktur rechts), kommt sie evtl. nicht mehr allein mit der Prothese zurecht und benötigt pflegerische Unterstützung. Das Pflegeproblem könnte lauten: „Aufgrund eines Gipsverbands rechte Hand kein selbstständiges An- und Ausziehen der Beinprothese möglich."

Es kann helfen, die **Sichtweise des Patienten** einzunehmen. Ist das formulierte Problem wirklich aus Patientensicht formuliert und nicht aus Sicht des Pflegenden?

Beispiel Pflegeproblem formulieren
Herr Müller hat eine schlechte Phase. Er wirkt sehr traurig, verhält sich teilnahmslos, lehnt häufig Pflegeangebote ab und äußert wiederholt, dass er „seine Ruhe haben" wolle. Die Formulierung „Herr Müller zeigt keine Compliance" ist ein Problem der Pflegenden und kein Pflegeproblem von Herrn Müller. Herr Müllers Problem wird ersichtlich, wenn man bedenkt, dass seine Freundin bei dem Unfall verstorben ist und er an Trauer und Selbstvorwürfen leidet. Eher richtig wäre dann die Formulierung: „Herr Müller zeigt Zeichen von Trauer und Rückzug."

Ressourcen

Definition Ressourcen
Unter Ressourcen versteht man in der Pflege Fähigkeiten, Fertigkeiten und Einflüsse, die den Betroffenen bei der Bearbeitung seiner Probleme unterstützen können.

Ressourcen können aus Fähigkeiten oder Hilfsmitteln des Patienten selbst bestehen. Aber auch manche Vorlieben, eine hohe Motivation, eine hohe Widerstandsfähigkeit (Resilienz) oder ein engagierter Angehöriger können Ressourcen sein. Sie können z. B. unterteilt werden in:

- **körperliche Ressourcen**, z. B.: Patient kann alleine laufen, sich waschen usw.
- **innere Ressourcen**, z. B.: Patient hat ausgeprägtes Selbstbewusstsein, kann Zusammenhänge erkennen, ist kreativ usw.
- **räumliche Ressourcen**, z. B.: Patient wohnt in einer behindertengerechten Wohnung, im Haus gibt es einen Fahrstuhl usw.
- **soziale Ressourcen**, z. B.: Patient hat Verwandte, die ihn regelmäßig besuchen; Freunde übernehmen den täglichen Einkauf, er findet Rückhalt in seinem Kegelklub usw.
- **ökonomische Ressourcen**, z. B.: Patient kann IGel-Leistungen in Anspruch nehmen (S. 180)
- **spirituelle Ressourcen**, z. B.: Patient findet Kraft im Glauben usw.

Pflegende müssen Ressourcen ebenso wie Pflegeprobleme aus den Informationen herausfiltern. Dabei geht es darum, die Ressourcen im Zusammenhang mit dem Pflegeproblem zu sehen und in das pflegerische Handeln einzubeziehen.

Beispiel Ressourcen erkennen
Herr Müller sagt: „Fast den ganzen Tag liege ich im Bett. Immer muss ich über den Unfall nachdenken. Und die Intensivstation war auch einfach schrecklich!" Dabei kann sich Herr Müller schon wieder selbstständig im Bett drehen (körperliche Ressource), und seine Freunde kommen ihn regelmäßig besuchen (soziale Ressource). Pflegende können diese Ressourcen nutzen und Herrn Müller daran erinnern, um ihn zu motivieren, schneller seine Selbstständigkeit zurückzuerlangen.

WISSEN TO GO

Pflegeprozess – Schritt 2: Pflegeprobleme und Ressourcen erkennen

- **Pflegeprobleme:** Beeinträchtigungen, die den Patienten in der Selbstpflege einschränken, oder besondere Gefahren. Sie können aktuell, potenziell oder verdeckt sein. Wichtig beim Formulieren:
  - Handelt es sich bei dem formulierten Problem wirklich um ein Pflegeproblem?
  - Hat der Patient mit dem als Pflegeproblem formulierten Zustand wirklich ein Problem?
- **Ressourcen:** Einflüsse und Faktoren, die den Betroffenen und die Pflegekraft bei der Bearbeitung seiner Probleme unterstützen können

10.3.3 Schritt 3: Pflegeziele festlegen

Definition Pflegeziel
Das Pflegeziel kann man als „SOLL-Zustand" auffassen, den der Patient innerhalb einer vorgegebenen Zeit durch die Pflegemaßnahmen erreichen soll. Das Pflegeziel gibt die Richtung sowie Art und Umfang der Pflegemaßnahmen vor.

Nachdem die Pflegeprobleme erhoben sind, werden Pflegeziele möglichst gemeinsam mit dem Patienten und dessen Angehörigen festgelegt. Ein Pflegeziel kann verschiedene Ausrichtungen haben. Es kann sich auf ein bestimmtes, erwünschtes Verhalten des Patienten beziehen („geht täglich eine Flurlänge"), auf einen bestimmten Zustand oder Befund („intakte Haut"), aber auch auf neues Wissen und Beherrschung neuer Fähigkeiten („beherrscht die Handhabung von Hilfsmittel X").

Die Wirksamkeit der Pflegemaßnahmen kann daran gemessen werden, ob der Patient das Pflegeziel erreicht hat. Idealerweise bekommt ein Pflegeziel deshalb ein Datum als Frist. Nicht bei allen Pflegezielen kann jedoch ein genaues Datum angegeben werden, z. B. bei Zielen für potenzielle Pflegeprobleme.

Beispiel Pflegeziele ohne Frist
Frau Herrmann hat das potenzielle Pflegeproblem „erhöhtes Dekubitusrisiko an der Auflagestelle des Stumpfes auf die Beinprothese". Ein wichtiges Ziel ist, die bislang noch intakte Haut zu erhalten. Da Frau Herrmann die Prothese zeitlebens tragen wird, kann kein Ablaufdatum des Zieles festgelegt werden.

Psychosoziale Pflegeziele • Bei Pflegeproblemen mit einer psychosozialen Ursache können Pflegende meist nur schwer oder gar keine Fristen setzen. Im Beispiel von Herrn Müller ist ein psychosoziales Pflegeziel „Patient kann seine Gefühle äußern und verarbeiten". Für diesen Entwicklungsprozess eine Frist zu setzen, dürfte beinahe unmöglich sein (und würde den Patienten evtl. unter Druck setzen).

Überprüfbarkeit • Pflegeziele müssen überprüfbar sein. Je exakter das Ziel beschrieben ist, desto einfacher und deutlicher ist es zu erfassen. Das Pflegeziel „Die Patientin geht bis zum Datum X ohne Hilfe eine Flurlänge mit Gehstock und Unterschenkelprothese" kann ohne großen Aufwand zum Stichtag überprüft und als erledigt dokumentiert werden.

Ziele formulieren

Pflegeziele sollten realistisch und erreichbar sein. Ein Mensch etwa, der schon seit Jahren nicht mehr aus dem Bett gekommen ist, wird kaum in kurzer Zeit wieder stehen oder gar laufen können.

Es bietet sich an, in **Nah- und Fernziele** oder auch in **Teilziele** zu untergliedern. Durch die Festlegung von Teilzielen, die in absehbarer Zeit erreicht werden können, ist ein Behandlungsfortschritt leichter erkennbar und es ergeben sich rasch Erfolgserlebnisse. Dies fördert die Motivation aller Beteiligten.

Nicht immer ist die Verbesserung, Lösung oder Vermeidung eines Problems das Ziel pflegerischen Handelns. Manchmal ist auch die Erhaltung der Ressourcen oder eines bestimmten Gesundheitszustands ein wichtiges Ziel (sog. Erhaltungsziele).

Beispiel Teilziele
„Die Patientin kann bis zum Datum X 60 Sekunden mit Gehstock und Unterschenkelprothese vor dem Bett stehen." Das nächste Teilziel ist dann: „Patientin geht im Zimmer umher mit Gehstock und Unterschenkelprothese bis zum Datum Y."

Sinnvoll ist es, die **Ziele positiv zu formulieren**, z.B. darzulegen, was genau der Patient erreichen, wissen oder beherrschen soll. Manchmal fällt es Pflegenden leichter, das Ziel negativ zu formulieren. Zum Beispiel kann das Pflegeproblem „Patient hat ein hohes Dekubitusrisiko" dazu verleiten, als Ziel zu formulieren „Patient soll keinen Dekubitus entwickeln". Neben dem Dekubitusrisiko gibt es aber zusätzlich noch Risiken wie Hautschäden durch trockene Haut oder Intertrigo (Wundreiben bei feuchter Haut). Umfassender wäre daher die Formulierung des Pflegeziels „Patient hat eine intakte, trockene Haut". Dies beschreibt genau, was bei der Überprüfung des Pflegeerfolgs in der Evaluation betrachtet werden soll.

Viele Einrichtungen nutzen **Formulierungshilfen**, z.B. SMART. Nach dieser Regel sollen Pflegemaßnahmen
- **spezifisch** sein: Ist die Pflegemaßnahme individuell auf den Patienten zugeschnitten?
- **messbar** sein: Lässt sich der Erfolg nachweisen oder messen?
- **akzeptiert** sein: Ist der Pflegende mit der Pflegemaßnahme einverstanden und nimmt er sie an?
- **realisierbar** sein: Sind die geplanten Pflegemaßnahmen erreichbar oder sind die Ziele für den Patienten zu anspruchsvoll?
- **terminierbar** sein: Ist die Pflegemaßnahme bis zu einem definierten Tag zu erreichen?

! *Merken* Zusammenarbeit
Pflegende sollten die Ziele gemeinsam mit dem Patienten festlegen. Dessen Wünsche und Erwartungen sollten in eigene professionelle, pflegerische Überlegungen einbezogen werden.

> **WISSEN TO GO**
>
> **Pflegeprozess – Schritt 3: Pflegeziele festlegen**
>
> Ein Pflegeziel ist ein Zustand, den der Patient innerhalb einer vorgegebenen Zeit durch die Pflegemaßnahmen erreichen soll. Pflegeziele
> - können sich beziehen auf: Verhalten, Zustand oder Befund, Wissen und Fähigkeiten
> - haben meist eine Frist, um sie evaluieren zu können
> - sollten realistisch und erreichbar sein
> - sollten positiv formuliert sein
> - sollten zusammen mit dem Patienten festgelegt werden
> - sollten bei längeren Prozessen in Nah-, Teil- und Fernziele aufgeteilt werden

10.3.4 Schritt 4: Pflegemaßnahmen planen

Der vierte Schritt des Pflegeprozesses ist die Planung der Pflegemaßnahmen. Diese Planung findet immer schriftlich statt und setzt sich aus den Anteilen Pflegeprobleme, Pflegeziele und Pflegemaßnahmen zusammen. Dabei werden die Maßnahmen formuliert, die bei dem Patienten ergriffen werden sollen. Wichtigste Fragen sind:
- Wie kann das Ziel erreicht werden?
- Was kann getan werden, um das Problem des Patienten zu lösen oder zu bearbeiten?
- Wie können die Fähigkeiten und Ressourcen des Patienten integriert werden, sodass seine Selbstständigkeit weitestgehend erhalten und vorhandene Kompetenzen möglichst genutzt und ausgebaut werden?

Wichtig ist, dass die Maßnahmen auf den Bedarf und das Leistungsvermögen des Patienten zugeschnitten sind. Pflegende sollten nur die Maßnahmen auswählen, die dem Patienten den größtmöglichen Nutzen bringen und die er tatsächlich ausführen kann. So gibt es z.B. bei der Pneumonieprophylaxe viele sinnvolle Maßnahmen, die aber nicht für alle Patienten gleichermaßen geeignet sind (siehe Beispiel „Maßnahmen formulieren"). Festgehalten wird auch, wer wann womit und wie häufig die Pflegemaßnahmen durchführt. Beschrieben werden die Maßnahmen so, dass jede Pflegefachkraft sie auf die gleiche Weise ausführen kann, siehe auch Pflegestandards und Assessments (S. 222).

Pflegemaßnahmen formulieren • Die gewählten Maßnahmen sind genaue Handlungsanweisungen, sozusagen „Pflegeverordnungen", die von allen Pflegenden eingehalten werden müssen, solange keine Änderungen am Plan vorgenommen werden. Deshalb ist eine exakte Beschreibung nötig. Die Maßnahme „täglich Pneumonieprophylaxe" ist z.B. zu ungenau und würde evtl. je nach Pflegekraft unterschiedlich und mit wechselnder Häufigkeit ausgeführt werden. Pflegende sollten daher sowohl die genaue Tätigkeit, als auch – wenn bei der Tätigkeit erforderlich – die Menge und Häufigkeit bzw. die Zeit angeben. Im Alltag hilfreich ist die Formulierung der Maßnahmen nach folgender Formel:
- Was soll getan werden?
- Wann bzw. wie oft?
- Wie, womit und evtl. wo soll es getan werden?

Abweichungen sind je nach Bedarf und Tagesform des Patienten immer möglich. Sie sollten dokumentiert und bei der abschließenden Bewertung des Planes berücksichtigt werden.

Beispiel Maßnahmen formulieren

Der 5-jährige Felix möchte nach seiner Tonsillektomie nicht aufstehen. Da er ein eher geringeres Pneumonierisiko hat, wird die Pflegekraft vielleicht eine spielerische Methode mit Luftballons oder Luftschlangen auswählen, die Felix aufblasen bzw. wegpusten soll.

Für einen erwachsenen Patienten wie Herrn Müller mit hohem Pneumonierisiko wäre diese Methode nicht ausreichend und würde zudem von Herrn Müller wahrscheinlich nicht akzeptiert werden. Für ihn wäre eine regelmäßige Mobilisierung und Atemtraining mit einem Atemtrainer angemessen. Eine genauere Beschreibung der Maßnahmen kann z. B. lauten:
- *„Alle 2 Stunden mit Felix einen Luftballon aufblasen."*
- *„3-mal pro Schicht je 10 Atemübungen mit dem Atemtrainer auf der Einstellung 700 ml Luft/Atemzug mit Herrn Müller."*

WISSEN TO GO

Pflegeprozess – Schritt 4: Pflegemaßnahmen planen

- Pflegemaßnahmen müssen auf den Bedarf und das Leistungsvermögen des Patienten zugeschnitten sein.
- Sie sollten so konkret wie möglich formuliert sein.
- Abweichungen sind je nach Bedarf und Tagesform des Patienten immer möglich, sollten aber genau dokumentiert werden.

10.3.5 Schritt 5: Pflegemaßnahmen durchführen

In der fünften Phase des Pflegeprozesses erfolgt die eigentliche Umsetzung des Pflegeplans, also die tatsächliche Pflege. Durchgeführt wird die Pflege nicht nur von der Pflegekraft, die den Pflegeplan erstellt hat, sondern von allen Pflegekräften, die in der jeweiligen Schicht Verantwortung für den Patienten tragen. Die pflegerischen Anordnungen aus dem Pflegeplan sollten so exakt wie möglich ausgeführt werden. Auch die Dokumentation über die Ausführung der Maßnahmen bzw. begründete Abweichungen vom Plan gehören dazu. Eine Dokumentation müssen alle Pflegenden vornehmen.

10.3.6 Schritt 6: Wirkung beurteilen

Regelmäßig, aber spätestens, wenn das in den Pflegezielen festgelegte Datum erreicht ist, begutachten die Pflegekräfte im sechsten Schritt des Pflegeprozesses den Pflegeplan (▶ Abb. 10.4). Sie bewerten die durchgeführten Pflegemaßnahmen hinsichtlich der gewünschten Wirkung. Dabei gleichen sie das geplante Ziel mit dem ab, was der Patient tatsächlich erreicht hat. Dieses Vorgehen wird auch **Evaluation** genannt. In manchen Einrichtungen bezeichnet man die schriftliche Evaluation als Pflegebericht. Ist das Pflegeziel

Abb. 10.4 Der Pflegeprozess und Kriterien für die Erstellung der Planung.

Pflegeproblem (Probleme und Ressourcen)	Pflegeziel(e)	Pflegemaßnahme(n)	Wirkung beurteilen
Definition: Aktuelle, potenzielle oder vermutliche Probleme (Einschränkungen) eines Menschen in seinen Lebensaktivitäten und die ihm zur Verfügung stehenden Fähigkeiten	**Definition:** Die im Rahmen des Pflegeprozesses zu erreichenden Zustände/Ergebnisse, an denen gemessen werden kann, ob die geplanten Pflegemaßnahmen wirksam waren.	**Definition:** Die pflegefachlich erforderlichen Maßnahmen und Interventionen, die (nachweislich) zum Erreichen der jeweiligen Pflegeziele geeignet sind	**Definition:** Auswertung der Pflegeplanung
bei der Formulierung beachten:	**bei der Formulierung beachten:**	**bei der Formulierung beachten:**	

• **P**roblem – möglichst eindeutig und präzise benennen
• **Ä**tiologie – die Ursache(n) für die ermittelten Probleme identifizieren
• **S**ymptome – subjektive u./o. objektive Anzeichen beschreiben
• **R**essourcen – aufführen
	• realistisch
	• erreichbar
	• überprüfbar
	• klientenorientiert, individuelle Ziele
	• Zeitrahmen angeben, innerhalb dessen das erwartete Ergebnisse eintreten soll
	• positiv
		1. detaillierte Maßnahmebeschreibung:
		  • was erfolgt
		  • wann,
		  • durch wen,
		  • wie oft/wie lange,
		  • wie/womit,
		  • wo?
		2. Angaben zum erforderlichen Maß an Unterstützung:
		  • vollständige Übernahme
		  • Unterstützung
		  • Beratung, Anleitung u. Beaufsichtigung	

Beispiel:	**Beispiel:**	**Beispiel:**	
nicht: Bewohner ist exsikkiert (= medizinische Diagnose) **sondern:** Bewohner trinkt aufgrund des fehlenden Durstgefühls weniger als 300 ml Flüssigkeit am Tag, wodurch er an trockener Haut und trockenen Schleimhäuten leidet **Ressource:** Die Fähigkeit zu schlucken ist voll erhalten	**nicht:** Bewohner trinkt ausreichend **sondern:** Bewohner trinkt bis zum Ende der Woche mindestens 1,5 Liter/Tag	**nicht:** Bewohner immer wieder zu trinken anbieten **sondern:** Zu jeder Mahlzeit wird dem Bewohner von der jeweiligen Pflegenden ein Becher Saft/Wasser (200 ml) angeboten; der Bewohner wird beim Trinken beaufsichtigt. Die Flüssigkeitsmenge wird dokumentiert (Bilanzbogen)	
Problem und Ursache ←	möglichst Problemursache beheben Fähigkeiten erhalten/fördern Überprüfbarkeit	← vollständig und geeignet, um die Ziele zu erreichen?	Pflegeziel erreicht?

Nach: Köther I. Altenpflege. Thieme 2011

Tab. 10.1 Gründe, warum Pflegeziele nicht erreicht werden.

Grund für den Misserfolg	Abhilfe
Es lagen nicht alle Informationen vor.	Die Informationssammlung muss wiederholt und aktualisiert werden.
Die Zeit für die Zielerreichung war zu kurz angesetzt.	Die Maßnahme muss noch längere Zeit wie geplant ausgeführt werden.
Das Ziel war von vornherein zu hoch gesteckt.	Es muss ein niedrigeres (Teil-)Ziel gesetzt werden.
Der Zustand des Patienten hat sich plötzlich verschlechtert oder verbessert.	Es muss ein anderes, auf den neuen Zustand angepasstes Ziel gesetzt werden.
Die geplanten Maßnahmen konnten nicht umgesetzt werden, da keine Zeit dafür blieb oder der Patient die Maßnahme verweigerte.	Der Zeitplan muss verändert werden, bei einem nicht kooperierenden Patienten müssen die Gründe herausgefunden werden.

erreicht, kann es abgeschlossen werden. Bei einem erreichten Teilziel kann das darauf folgende Teilziel geplant werden.

Die Ziele, bei denen es um die Erhaltung eines bestimmten Zustands geht (und die kein Enddatum haben), gelten selbstverständlich weiter. Je nach Bedarf des Patienten können sich die gewählten Maßnahmen ändern. Hat der Patient das Ziel nicht erreicht, müssen Pflegende nach den Ursachen suchen; häufige Gründe und mögliche Abhilfen zeigt ▶ Tab. 10.1.

> **WISSEN TO GO**
>
> **Pflegeprozess – Schritt 5 und 6: Pflegemaßnahmen durchführen, Wirkung beurteilen**
>
> - **Pflegemaßnahmen durchführen:** Die Umsetzung der Pflegemaßnahmen betrifft alle Pflegekräfte, die Verantwortung für den Patienten tragen. Sie sollten so exakt wie möglich durchgeführt werden. Die Durchführung und Abweichungen davon müssen dokumentiert werden.
> - **Wirkung der Pflege beurteilen:** Regelmäßig, aber spätestens nach Ablauf der Frist wird das geplante Ziel mit dem abgeglichen, was der Patient tatsächlich erreicht hat. Hat der Patient das Ziel nicht erreicht, muss nach den Ursachen gesucht und der Pflegeprozess fortgeführt werden.

10.4 Pflegediagnosen

Wie die Medizin, so verwendet auch die Pflege den Begriff der Diagnose (griechisch „dia": durch, griechisch „gnosis": Einsicht, Wissen). Mediziner ordnen bei der medizinischen Diagnose einzelne Befunde einem Krankheitsbild zu. Bei einer pflegerischen Diagnose stellen Pflegende den **Pflegebedarf von Patienten** fest. Die Frage ist nun, wie sich ein Pflegeproblem von einer Pflegediagnose unterscheidet. In der pflegewissenschaftlichen Literatur finden sich darüber unterschiedliche Meinungen, von der Mehrzahl der Autoren wird jedoch das nachfolgende Prinzip bevorzugt: Eine Pflegediagnose besteht aus 4 essenziellen Elementen, die auch als **PÄSR-Schema** bezeichnet werden. Das „R" ist hierbei spezifisch für den deutschsprachigen Raum.

- **P** = Pflegeproblem
- **Ä** = Ätiologien, Ursachen und beeinflussende Faktoren
- **S** = definierende Merkmale, Kennzeichen oder Symptome, die das Vorliegen der Pflegediagnose bestätigen
- **R** = Ressourcen

In diesem Zusammenhang wird unter dem **pflegediagnostischen Prozess** das Sammeln aller Informationen, etwa durch Untersuchung und Beobachtung des Patienten, das Erkennen von Ursachenzusammenhängen und das Dokumentieren der Ergebnisse in Form einer Pflegediagnose in der PÄSR-Struktur verstanden. Dabei betrachten Pflegediagnosen im Kern denselben Gegenstand wie Pflegeprobleme.

Definition Pflegediagnosen
Pflegediagnosen stellen eine systematische klinische Beurteilung der Reaktionen eines Patienten auf aktuelle oder potenzielle Gesundheitsprobleme und/oder Lebensprozesse dar. Pflegediagnosen sind somit Bestandteil des Pflegeprozesses und bilden die Grundlage für die Auswahl pflegerischer Maßnahmen, anhand derer die gemeinsam mit dem Patienten erarbeiteten pflegerischen Ziele erreicht werden.

Pflegediagnosen können individuell durch die Pflegefachkraft formuliert werden, es können aber auch Pflegeklassifikationssysteme wie NANDA-I oder ENP genutzt werden. Pflegediagnosen erleichtern die Kommunikation zwischen Pflegekräften aus verschiedenen Fachbereichen oder Einrichtungen sowie international: Alle Pflegenden sollen unter einer bestimmten und einheitlich festgelegten Formulierung das Gleiche verstehen können. In Deutschland werden in Krankenhäusern häufig noch keine standardisierten Pflegediagnosen genutzt, im Altenpflegebereich ist die Nutzung von standardisierten Pflegediagnosen häufiger. Generell ist die Nutzung von Pflegediagnosen jedoch noch weniger üblich als z.B. in den USA, der Schweiz oder in England.

Ziel • Pflegediagnosen dienen dazu, den Pflegeaufwand eines Patienten darzustellen. Sie bilden die Basis für eine fachlich fundierte Auswahl der Pflegemaßnahmen. Werden standardisierte Pflegeklassifikationssysteme und Pflegemaßnahmen genutzt, können Pflegeprozessdaten miteinander verglichen werden.

10 Pflegeprozess und Pflegeplanung

Berufspolitische Dimension • Pflegediagnosen begründen die eigenständige und eigenverantwortliche Arbeit der Pflegenden. Sie unterstreichen, dass die Pflege einen eigenen Beitrag zur Betreuung und Versorgung kranker Menschen leistet, unabhängig von z. B. der medizinischen Diagnostik und Behandlung. Die Position als eigenständige Berufsgruppe wird gestärkt. Wie die Klassifikationssysteme für medizinische Diagnosen, z. B. ICD-10 oder das Abrechnungssystem OPS, mit deren Hilfe die DRG (S. 204) ermittelt werden, können auch Pflegediagnosen systematisch geordnet werden. Einheitlich anerkannte Pflegediagnosen aus einem Pflegeklassifikationssystem können genutzt werden, um die Ziele und das Arbeitsfeld der Pflege besser gegenüber der Politik und der Gesellschaft zu vertreten.

Klassifikationssysteme • Es gibt verschiedene Klassifikationssysteme für Pflegediagnosen, Pflegeoutcomes (Pflegeziele) und/oder Pflegemaßnahmen. Genauer vorgestellt werden im Folgenden die Pflegeklassifikationssysteme der NANDA International, ENP (European Nursing care Pathways) sowie ICNP (International Classification for Nursing Practice). Neben diesen 3 Systemen, die im deutschsprachigen Raum die höchste Bedeutung haben, gibt es noch zahlreiche weitere Pflegeklassifikationssysteme, z. B. die ICF (International Classification of Functioning, Disability and Health), eine interdisziplinäre Klassifikation, die auch pflegerische Patientenzustände abbilden kann. Diese Klassifikation ist in einigen Rehabilitationskliniken in Deutschland im Einsatz. Bei LEP (Leistungserfassung in der Pflege) handelt es sich um ein Klassifikationssystem der pflegerischen Leistungen. Das System wird in Deutschland auf einigen Intensivstationen zur Leistungsdarstellung und Pflegepersonalberechnung eingesetzt.

Definition **Klassifikation und Taxonomie**
Eine Klassifikation ist ein Ordnungssystem, das auf dem Prinzip der Klassenbildung beruht. Eine Klassifikationsstruktur ist eine Auflistung von Begriffen oder Konzepten, die in einer hierarchischen Struktur dargestellt ist. Wird von der reinen Ordnungslogik gesprochen, so wird der Begriff Taxonomie verwendet.

10.4.1 NANDA International

1982 gründete sich die Nordamerikanische Pflegediagnosenvereinigung (North American Nursing Diagnosis Association), die sich mit der Entwicklung, Verbreitung und Evaluation von Pflegediagnosen beschäftigt. Sie erstellt Pflegediagnosen und ordnet sie innerhalb der sog. Taxonomie II, einem Klassifikationssystem, ein. Die Taxonomie II der NANDA International (NANDA-I) ist das derzeit in den USA und vielen anderen Ländern am häufigsten eingesetzte System, um Pflegediagnosen anzuwenden. NANDA-I-Pflegediagnosen sind wissenschaftlich überprüft (validiert) und zudem in mehrere Sprachen übersetzt, u. a. ins Deutsche.

Aufbau

Die Pflegediagnosen sind i. d. R. aus mehreren Begriffen zusammengesetzt (präkombiniert), welche aus den verschiedenen Teilbereichen der NANDA-I stammen. So leitet sich z. B. der Begriff „beeinträchtigt" aus der Beurteilungsachse und der Begriff „Schlucken" aus der Achse der diagnostischen Fokusse. Der Pflegediagnosentitel „Beeinträchtigtes Schlucken" (impaired swallowing) ist im Deutschen mit Schluckstörung übersetzt. Diese Pflegediagnose der NANDA-I ist in der Hierarchie der Klasse Nahrungsaufnahme zugeordnet, diese wiederum der Domäne Ernährung (▶ Abb. 10.5).

Abb. 10.5 Aufbau der Pflegediagnosen nach NANDA International.

DOMÄNE 1 GESUNDHEITSFÖRDERUNG
Das Bewusstsein des Wohlbefindens oder die Normalität einer Funktion und die angewendeten Strategien, um die Kontrolle des Wohlbefindens oder die Normalität einer Funktion aufrechtzuerhalten und diese(s) zu verstärken

Klasse 1 Gesundheitsbewusstsein Erkennen der normalen Funktion und des Wohlbefindens

Angenommene Diagnosen
00097 Beschäftigungsdefizit
00168 Bewegungsarmer Lebensstil

Klasse 2 Gesundheitsmanagement Identifizieren, Kontrollieren, Durchführen und Integrieren von Aktivitäten, um die Gesundheit und das Wohlbefinden aufrechtzuerhalten

Angenommene Diagnosen
00215 Gesundheitsdefizit einer Gesellschaft
00188 Gefahrengeneigtes Gesundheitsverhalten
00099 Unwirksames Gesundheitsverhalten
00186 Bereitschaft für einen verbesserten Immunisierungsstatus
00043 Unwirksamer Selbstschutz
00078 Unwirksames Management der eigenen Gesundheit
00162 Bereitschaft für ein verbessertes Management der eigenen Gesundheit
00080 Unwirksames familiäres Therapiemanagement

Aus: NANDA International. Pflegediagnosen. Definition und Klassifikation 2012–2014. RECOM 2013

Jeder Pflegediagnosentitel hat zudem eine Definition sowie eine eindeutige, unabänderliche Identifikationsnummer. Im vorangegangenen Beispiel Schluckstörung lautet die Definition etwa „Abnormales Funktionieren des Schluckvorgangs verbunden mit strukturellen oder funktionellen Veränderungen der Mundhöhle, des Rachens oder der Speiseröhre". Jede Diagnose kann durch
- bestimmende Merkmale,
- beeinflussende Faktoren und
- Risikofaktoren

weiter spezifiziert werden. In der Buchveröffentlichung gibt NANDA-I auch die Literaturhinweise bekannt, die die Pflegediagnose bestätigen und die bei der Entwicklung der Pflegediagnose maßgeblich waren. Darüber hinaus werden die Zeitpunkte/-räume der Überarbeitung der jeweiligen Pflegediagnose sowie das Ausmaß ihrer wissenschaftlichen Ausdruckskraft und Gültigkeit (Evidenzlevel) angegeben.

10.4.2 ENP

ENP (European Nursing care Pathways) ist ein Pflegeklassifikationssystem, das seit 1989 in Deutschland entwickelt wird, um im Rahmen einer Pflegedokumentation den Pflegeprozess in einer einheitlichen, sektorenübergreifenden und standardisierten Sprache abzubilden. ENP ist in mehreren Sprachen verfügbar und wird durch verschiedene Forschungsarbeiten und Studien regelmäßig wissenschaftlich überprüft und weiterentwickelt. ENP wird in mehreren Ländern zur Pflegeprozessdokumentation eingesetzt und zeichnet sich u. a. durch eine hohe Praxisnähe und sehr detaillierte Formulierungen aus.

Aufbau

ENP klassifiziert insgesamt 7 Konzeptgruppen, ebenfalls mit einem streng hierarchischen Aufbau: die Begriffe der Pflegediagnosen, Kennzeichen, Ursachen, Ressourcen, Pflegeziele, Pflegemaßnahmen und handlungsleitenden Beschreibungen (▶ Abb. 10.6). Jeder Begriff in ENP hat eine eindeutige und unabänderliche Identifikationsnummer. Diese Nummer dient dazu sicherzustellen, dass sich z. B. bei Verlegung eines Patienten in eine andere Einrichtung die einzelnen Informationsbausteine in ihrer Bedeutung nicht ändern. Somit eignet sich das System auch für die Nutzung innerhalb einer elektronischen Patientenakte. Wie bei NANDA-I gibt es ebenfalls Domänen, Klassen und Subklassen innerhalb der jeweiligen Konzeptgruppen.

Die Begriffe aus den Konzeptgruppen sind in Form einer ENP-Praxisleitlinie strukturiert. Das bedeutet, dass zu einer ENP-Pflegediagnose aus internationaler Literatur systematisch erarbeitete Kennzeichen, Ursachen und Ressourcen zugeordnet werden, die es der Pflegefachkraft ermöglichen, den Patientenzustand individuell zu beschreiben. Den Pflegediagnosen wiederum sind pflegewissenschaftlich begründete Pflegeziele und Pflegemaßnahmen zugeordnet. Somit erhalten Pflegende eine Unterstützung bei der Entscheidungsfindung und der Maßnahmenauswahl entsprechend dem aktuellen Pflegefachwissen.

Ähnlich wie NANDA-I haben ENP-Pflegediagnosen ebenfalls eine Definition, Literaturverweise, eine Bearbeitungshistorie sowie Angaben zur wissenschaftlichen Ausdruckskraft und Gültigkeit (Evidenzlevel).

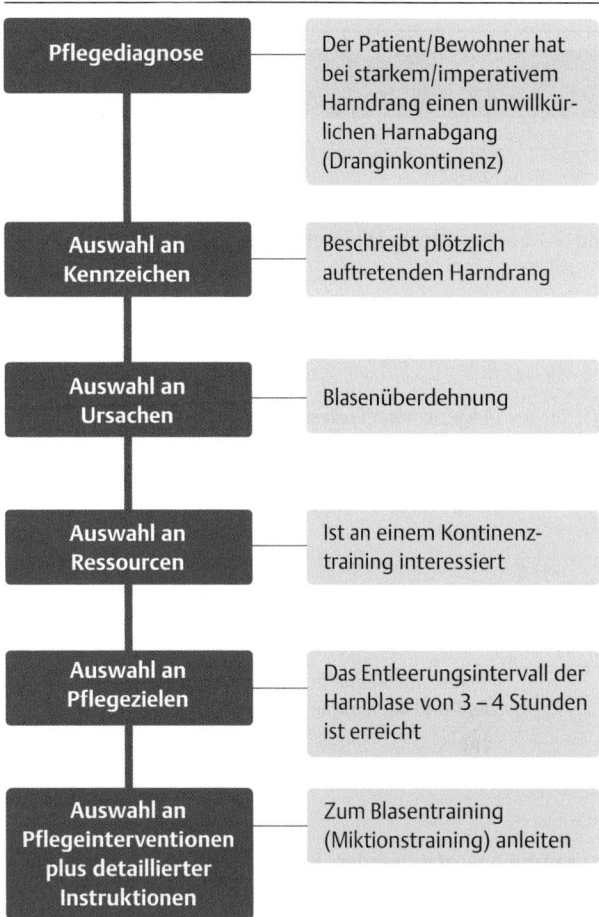

Abb. 10.6 Struktur einer ENP-Praxisleitlinie.

Quelle: European Nursing Care Pathways (ENP): RECOM

10.4.3 ICNP

Seit 1989 entwickelt der Weltbund der Pflege (International Council of Nurses, ICN) eine Klassifikation der Pflegesprache. Seit 1997 gibt es eine deutschsprachige Nutzergruppe der Länder Deutschland, Österreich und Schweiz. Das System des ICN heißt ICNP = International Classification of Nursing Practice (Internationale Klassifikation für die Pflegepraxis). Ziel der ICNP ist es, eine Sammlung von pflegerelevanten Fachbegriffen weltweit in vielen Sprachen zur Kommunikation zur Verfügung zu stellen.

Die ICNP bot ursprünglich ausschließlich eine Sammlung von Begriffen an, die Pflegende nutzen konnten, um Pflegediagnosen, Pflegeinterventionen und Pflegeergebnisse zu erstellen. Da sich in der praktischen Umsetzung herausgestellt hat, dass die Zusammenstellung von Pflegediagnosen und Maßnahmen sehr zeitintensiv ist, werden seit einigen Jahren aus den Einzelbegriffen vordefinierte Sub-Sets (Pflegediagnosen) entwickelt. Neben 7 sog. Achsen bietet ICNP auch Pflegediagnosen/Outcomes (DC = Diagnostic Concepts) und Pflegeinterventionen (IC = Intervention Concepts) an. „Beeinträchtigtes Schlucken" ist z. B. eine ICNP-Pflegediagnose, welche aus dem Begriff „Schlucken" aus der Fokusachse und dem Begriff „beeinträchtigt" aus der Achse der Beurteilung bereits zusammengestellt ist.

Aufbau

Die ICNP ist in verschiedene Achsen eingeteilt, in denen Begriffe hierarchisch geordnet sind und aus denen eine Pflegediagnose, eine Pflegeintervention oder ein Pflegeergebnis

Tab. 10.2 Die 7 Achsen der ICNP mit Beispielen zur Kombination von Begriffen aus den 7 Achsen zur Erstellung einer Pflegediagnose, einer Pflegeintervention und eines Pflegeergebnisses.

Achse	Definition	Beispiel für Pflegediagnose	Beispiel für Pflegeintervention	Beispiel für Pflegeergebnis
Fokus	Themenbereich, der für die Pflege relevant ist	Mobilität-/Bewegungsmuster	Mobilität-/Bewegungsmuster	Mobilität-/Bewegungsmuster
Beurteilung	Einschätzung bezogen auf den Fokus der Pflege	beeinträchtigt; hoher Grad		beeinträchtigt; niedriger Grad
Mittel	Weise oder eine Methode, um eine Intervention durchzuführen		unterstützen	
Handlung	zielgerichteter Prozess angewendet für oder durchgeführt durch einen Patienten		Kleidung anziehen	
Zeit	Zeitpunkt und -intervall, Häufigkeit, Dauer, Ereignis	durchgehend/kontinuierlich	täglich	intermittierend
Lokalisation	anatomischer Ort oder Körperstelle einer Pflegediagnose oder einer Intervention	rechter Arm		rechter Arm
Klient	Person, auf welche sich eine Pflegediagnose bezieht und auf die eine Intervention gerichtet ist	Patient	Patient	Patient

Aus: deutschsprachige ICNP-Nutzergruppe: www.icnp.info

zusammengesetzt werden können. Für die Formulierung müssen nicht aus allen Achsen Begriffe verwendet werden, jedoch sind für das Stellen einer Pflegediagnose von den Entwicklern Regeln vorgegeben. In der aktuellen Version ICNP 3.0 gibt es 7 Achsen (▶ Tab. 10.2), Pflegediagnosen/Outcomes (DC) sowie Pflegeinterventionen (IC). Die Klassifikation beschreibt grundlegende medizinische und pflegerische Fachbegriffe, z. B. „Dyspnoe" oder „Geburtsschmerz". Ebenso werden Begriffsbestimmungen z. B. in der Beurteilungsachse zur Verfügung gestellt, um das Ausmaß einer Einschränkung zu beschreiben.

WISSEN TO GO

Pflegediagnosen

bieten eine einheitliche Bezeichnung für wiederkehrende Pflegeprobleme und Ressourcen. Am häufigsten werden im deutschen Sprachraum die Klassifikationen der NANDA-I, des International Classification of Nursing Practice (ICNP) sowie die European Nursing care Pathways (ENP) verwendet.
- **NANDA-I-Taxonomie II:** gibt Pflegediagnosen vor und unterteilt in Domänen und Klassen (▶ Abb. 10.5)
- **ENP** bietet Pflegediagnosen, Pflegeziele und Pflegemaßnahmen in der Form von Praxisleitlinien an und unterstützt somit Pflegende bei der Auswahl geeigneter und u. a. durch internationale Fachliteratur bestätigter Pflegemaßnahmen anhand der gestellten Pflegediagnose(n).
- **ICNP:** Sammlung von systematisch in 7 Achsen eingeordneten Begriffen, aus denen Pflegediagnosen, Pflegeinterventionen und Pflegeergebnisse erstellt werden können. Darüber hinaus bestehen bereits vorformulierte Pflegediagnosen/Outcomes (DC) sowie Pflegeinterventionen (IC).

10.5 Pflegestandards und Assessments

10.5.1 Standards

In vielen Kliniken existieren Standards für verschiedene Pflegehandlungen, z. B. wie und mit welchen Hilfsmitteln eine Ganzkörperwäsche, eine Prophylaxe, ein bestimmter Verbandwechsel durchgeführt wird oder wann welche hygienische Maßnahme erfolgen sollte. Auch im Rahmen von individuellen Pflegeplanungen wird auf vorhandene Standards verwiesen. Dies kann den Umfang der Pflegeplanung deutlich reduzieren.

Jedoch ist festzuhalten, dass der Begriff Standard (Pflegestandard) nicht überall einheitlich verwendet und verstanden wird. Eine häufig anzutreffende Begriffsbestimmung besagt: Ein Standard legt i. d. R. aufgrund eines Konsenses ein bestimmtes Qualitätsniveau oder zu erreichendes Leistungsniveau fest. Standards sind Maßstäbe für angemessenes pflegerisches Handeln, mittels deren eine bestimmte Pflegequalität definiert und geprüft werden kann. Standards beschreiben die übliche Vorgehensweise z. B. bei einem Behandlungsfall, einer Pflegemaßnahme oder einer pflegerischen Problemstellung. Ein Standard ist i. d. R. auf einer anerkannten Instanz (z. B. Berufsverbände, wissenschaftliche Abteilung einer Klinik) oder belegt durch Pflegeforschung entstanden.

! Merken Pflegestandards
Standards legen eine Vorgehensweise für eine Tätigkeit fest, die alle Pflegenden in genau dieser Art ausführen. Um den jeweils aktuellsten Erkenntnissen zu entsprechen, werden Pflegestandards häufig überarbeitet (etwa alle 3–5 Jahre).

Pflegestandards und Assessments

Beispiel **Verbandwechsel**
Die Klinik, in der Herr Müller liegt, hat einen Standard für postoperative Verbandwechsel – wie ihn Herr Müller für seine Fraktur am Arm benötigt. Definiert ist dort z. B., welches Desinfektionsmittel und Verbandmaterial genutzt werden muss. Herr Müller reagiert jedoch auf das übliche Verbandmaterial allergisch, sodass die Pflegenden vom Standard abweichen und ein anderes Material wählen. Die Abweichung und die Begründung müssen dokumentiert werden.

Standardpflegepläne

Einige Einrichtungen verwenden für Bereiche, die mit immer wiederkehrenden und gleichförmig verlaufenden Krankheitsabläufen zu tun haben, Standardpflegepläne (▶ Abb. 10.7). Diese enthalten die generellen Pflegeprobleme (S. 215) bzw. Pflegediagnosen, die typischerweise bei (fast) allen Patienten während des Aufenthalts auftreten. Die üblichen Pflegemaßnahmen können ebenfalls bereits als Vorschlag enthalten sein.

Zwingende Voraussetzung für die Verwendung solcher Standardpflegepläne ist, dass sie sowohl an die Einrichtung angepasst als auch auf eine begrenzte Patientengruppe zugeschnitten werden. Sie können als eine Art Mindestanforderung angesehen werden und müssen durch die Pflegekräfte ggf. nach den individuellen Bedürfnissen des einzelnen Patienten erweitert werden.

! Merken **Unterstützen**
Standardpflegepläne können die individuelle Planung unterstützen, aber niemals ersetzen.

Beispiel **Standardpflegepläne**
Bei Felix können Pflegende nach der Tonsillektomie einen Standardpflegeplan anwenden. Dieser beschreibt die allgemein auftretenden Probleme wie Schmerzen, Nachblutungsrisiko und Kreislaufstörungen beim ersten Aufstehen. Ergänzen müssen die Pflegenden bei Felix z. B., dass auf Ängste und Heimweh besonders eingegangen werden muss, da er alleine im Krankenhaus ist.

Abb. 10.7 Pflegeplanung EDV.

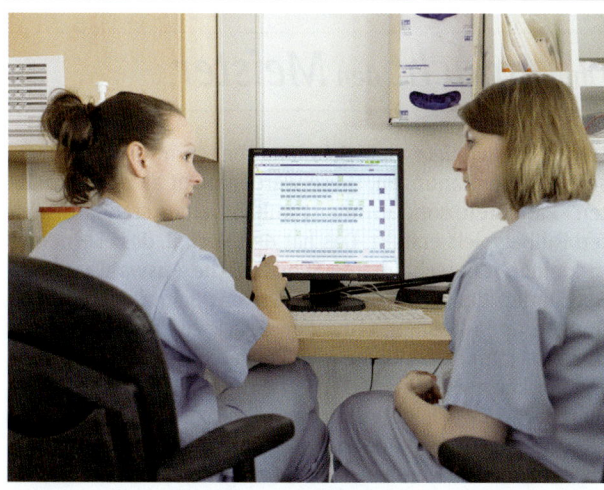

Pflegende können standardisierte Pflegeplanungen z. B. mithilfe der EDV individueller gestalten. In speziellen Planungsprogrammen können sie Textbausteine nutzen, die z. B. an die NANDA-I-Kategorie angelehnt sind. Aber auch hier gilt: Pflegende müssen den Standardpflegeplan immer individuell überprüfen und ergänzen.

Expertenstandards

Die nationalen Expertenstandards sind wissenschaftlich fundierte Abhandlungen über bedeutsame Themen der Pflege. Sie werden vom Deutschen Netzwerk für Qualitätsentwicklung in der Pflege (DNQP) herausgegeben und von wechselnden Expertengruppen erarbeitet. Die Expertenstandards sind keine, die unmittelbar in den pflegerischen Alltag integriert werden können. Sie enthalten Handlungsrichtlinien, auf deren Grundlage Einrichtungen des Gesundheitswesens ihren eigenen Bedürfnissen entsprechend Pflegestandards entwickeln können. Sie dienen als Instrumente der Qualitätsentwicklung. Folgende Expertenstandards sind bisher erschienen (Stand 2014):
- Dekubitusprophylaxe in der Pflege
- Entlassungsmanagement in der Pflege
- Schmerzmanagement in der Pflege bei akuten Schmerzen
- Schmerzmanagement in der Pflege bei chronischen Schmerzen
- Sturzprophylaxe in der Pflege
- Förderung der Harnkontinenz in der Pflege
- Pflege von Menschen mit chronischen Wunden
- Ernährungsmanagement in der Pflege

10.5.2 Assessments

Definition **Assessment**
Der Begriff stammt aus dem Englischen und bedeutet so viel wie Einschätzung, Bewertung.

Dieser aus dem Englischen übernommene Begriff wird in deutschen Pflegefachkreisen nicht immer einheitlich verwendet. Im erweiterten Sinne beinhaltet Assessment die Informationssammlung über den Patienten zur Problemerfassung. Im engeren Sinne wird der Begriff für Instrumente (Skalen oder andere Messinstrumente) verwendet, die Pflegenden ermöglichen, eine genaue Einschätzung des Patienten vorzunehmen – meist bezogen auf einen bestimmten Faktor, z. B. Dekubitusrisiko durch die Braden-Skala.

Assessmentinstrumente können bei der Informationssammlung (S. 212) genutzt werden, um das individuelle Risiko eines Patienten für ein bestimmtes Pflegeproblem zu erfassen und um die Probleme, Ziele und Maßnahmen auszuwählen. Das Ergebnis lässt sich üblicherweise in Zahlen darstellen, die bestimmten Ergebniskategorien zugeordnet werden. Ein kritischer Umgang mit Assessments ist allerdings empfehlenswert, denn viele Assessements weisen z. B. Schwächen hinsichtlich der Spezifität aus und nicht alle sind ausreichend auf ihre Validität und Reliabilität hin untersucht.

! Merken **Assessment bei Evaluation**
Neben der Einschätzung des Pflegebedarfs eines Patienten dienen Assessmentinstrumente der Evaluation. Dabei wird das tatsächliche Pflegeresultat ermittelt und mit dem Ausgangszustand und dem geplanten Pflegeresultat verglichen.

Beispiele für Assessmentinstrumente • Sie werden sowohl bei Erwachsenen und Kindern im Klinikbereich als auch in der Altenpflege eingesetzt. Die verschiedenen Assessmentinstrumente sind daher meist an bestimmte Fachbereiche oder Patientengruppen angepasst, z. B.:
- **Resident Assessment Instrument (RAI):** Stellt fest, inwieweit eine selbstständige Lebensführung eingeschränkt oder noch möglich ist, und ist damit besonders gut für die Altenpflege und die Langzeitpflege geeignet.

10 Pflegeprozess und Pflegeplanung

- **Assessmentinstrumente zur Erfassung der Ernährungssituation:** MNA-Assessment, das Mini Nutritional Assessment, ist zur Bestimmung des Ernährungszustandes beim älteren Menschen entwickelt worden, PEMU-Assessment zur Einschätzung der Ernährungssituation in der Langzeitpflege.
- **Barthel-Index:** Schätzt die Selbstpflegefähigkeit von Patienten mit neurologischen Erkrankungen und Erkrankungen des Bewegungsapparats ein.
- **Dementia Care Mapping (DCM):** Schätzt die Bedürfnisse dementer Patienten und Bewohner in Pflegeheimen ein.
- **Assessmentinstrumente zur Erfassung von Schmerzen:** BESD, eine Beurteilung von Schmerzen bei Demenz, oder die visuelle Aanalogskala; siehe auch Kap. „Schmerzmanagement" (S. 687).

WISSEN TO GO

Pflegestandards und Assessments

- **Pflegestandards:** bestimmte, einheitlich festgelegte Vorgehensweisen bei Pflegemaßnahmen, Maßstab oder Richtlinie dafür, wie eine Tätigkeit erfolgt
- **Standardpflegepläne:** enthalten häufig wiederkehrende Pflegeprobleme und Maßnahmen, sie sollten bedürfnisgerecht auf die jeweilige Patientensituation erweitert werden
- **Expertenstandards:** wissenschaftlich fundierte Abhandlungen zu einzelnen, in der Pflege bedeutsamen Themen
- **Assessmentinstrumente:** Skalen oder Messinstrumente, um Probleme und Risiken beim Patienten zu erfassen

10.6 Pflegeplanung umsetzen

Pflegeplanung ist in Deutschland noch nicht in allen Einrichtungen voll umgesetzt. Darüber hinaus kann sich die Form der Pflegeplanung je nach Klinik und Schule unterscheiden. Gründe für formale Unterschiede sind z. B., dass den Pflegeplanungen verschiedene Pflegetheorien zugrunde liegen oder dass manche Einrichtungen eine unabhängig vom Pflegemodell ausschließlich problemorientierte Pflegeplanung favorisieren. Aber bei allen Unterschieden der hauseigenen Vorgaben stehen letztendlich immer die Bedürfnisse und Einschränkungen des individuellen Patienten im Mittelpunkt. Diese geben den Inhalt der Pflegeplanung vor.

Eine Pflegeplanung ist nicht an den Aufenthalt in einer Einrichtung gebunden. Vielmehr soll die Planung der Pflege einen Patienten auf seinem Weg durch verschiedene Fachdisziplinen und Einrichtungen begleiten.

Beispiel Genesung begleiten
Die in der Chirurgie begonnene Pflegeplanung für Herrn Müller sollte ihn z. B. nicht nur während seines Klinikaufenthalts begleiten, sondern in der Rehabilitationsklinik weiter verfolgt und vervollständigt werden. Das irgendwann zu Beginn seiner Behandlung erstellte Fernziel „Herr Müller kann ohne Unterstützung laufen" wird letztlich nur schrittweise zu erreichen sein. In der Klinik beginnt Herr Müller, sich seinem Fernziel über Teilschritte zu nähern. Die Pflegenden in der Rehabilitationsklinik übernehmen den Prozess und führen ihn möglichst zu Ende.

10.6.1 Pflegeplanung in der Ausbildung

Pflegeplanung lernen

Im Folgenden werden Empfehlungen für diejenigen aufgeführt, die mit der Arbeit an der Pflegeplanung beginnen (▶ Abb. 10.8):

Abb. 10.8 Pflege planen lernen.

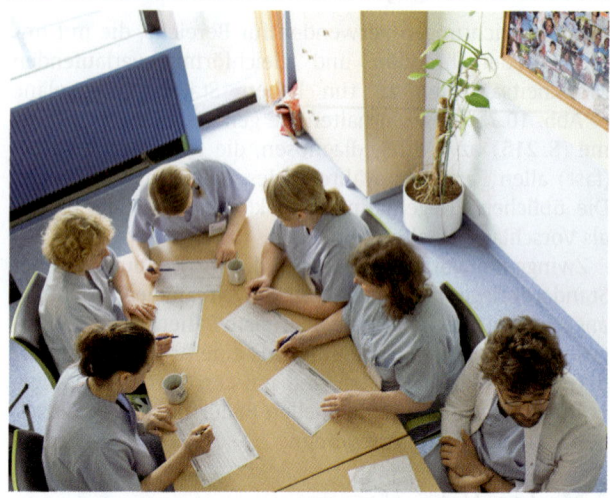

Das Erstellen einer schlüssigen Pflegeplanung ist besonders für Anfänger nicht einfach. Sie müssen viele verschiedene Vorgaben und Zusammenhänge beachten, und zu Beginn schleichen sich manchmal Fehler ein.

Üben, üben, üben • Lernende sollten so häufig wie möglich und mit möglichst unterschiedlichen Patienten üben. Erfahrungsgemäß muss man mindestens 5 Pflegeplanungen erstellt haben, um überhaupt die zugrunde liegende Systematik zu erfassen. Da die vorgegebene Zeit für die Erstellung der Pflegeplanung in der Abschlussprüfung als Stressfaktor hinzukommt, sind Lernenden eher 10–30 Übungsplanungen zu empfehlen.

Übung macht den Meister.

Lernen am Beispiel • Viele Schulen arbeiten mit sog. didaktischen Pflegeplanungen. Diese werden nicht an einem „echten" Patienten, sondern meist anhand eines standardisierten Fallbeispiels erstellt. Das hat den Vorteil, dass Lernende in kleinen, überschaubaren Schritten die Auswahl und das Begründen der Maßnahmen sowie das Schreiben von Planungen üben können, ohne den Druck zu spüren, den Bedürfnissen einer wirklichen Person gerecht werden zu müssen. So kann exemplarisch erarbeitet werden, welche Probleme und Ressourcen üblicherweise in einer bestimmten Situation auftreten können. Gelegentlich werden auch nicht vorhandene Probleme schriftlich aufgenommen, z. B. „Felix kann selbstständig seine Ausscheidungen vornehmen". Didaktische Pflegeplanungen sind sehr viel ausführlicher als praktische Pflegeplanungen. Sie verschriftlichen auch solche Überlegungen, die bei praktischen Planungen nur gedanklich vorgenommen werden.

Schritt für Schritt zum Meister • Auszubildende beginnen in der Schule relativ früh mit der Erstellung von Pflegeplanungen. Manchmal kennen sie daher noch gar nicht alle planbaren Pflegemaßnahmen für ein Problem. Dadurch sollte sich niemand entmutigen lassen. Die Lehrkräfte der Schule oder die Praxisanleiter stehen den Auszubildenden in dem Fall zur Seite. Denn früh zu beginnen ist wichtig, um von Anfang an die Planung der Pflege nach einem Raster zu trainieren.

Theorien nutzen • Viele Pflegende empfinden es als hilfreich, die in einer Pflegetheorie genutzten Formulierungen für die Lebensaktivitäten – z. B. die ABEDL nach Krohwinkel (S. 75) – als Gedächtnisstütze zu nutzen und vielleicht sogar in die Planung mit aufzunehmen. Manche Krankenpflegeschulen geben das auch während der Übungsphase vor.

Pflegeplanung in der Prüfung

! Merken Grundsätzlich gilt:
Die eine, optimale und ausschließliche Pflegeplanung gibt es nicht.

Verschiedene Pflegende verfassen für einen Patienten z. B. unterschiedliche Pflegeplanungen, da sie entweder Probleme unterschiedlich gewichten oder aufgrund eines anderen Pflegeverständnisses oder Ausbildungsstands zu unterschiedlichen Ergebnissen kommen. Auch die Wahl der Maßnahmen kann sich unterscheiden. Ansonsten gilt für die Pflegeplanung bei der Prüfung:
- Prüflinge sollten sich immer an den haus- bzw. schulinternen Vorgaben als Grundlage für die Pflegeplanung orientieren. Zusätzlich sollten sie Leitbilder, spezielle Philosophien (z. B. einer anthroposophischen Klinik), die jeweilige Pflegetheorie, aber auch Vorgaben von ärztlicher Seite (z. B. Behandlungsvorgaben) beachten. Auch das aktuelle Pflegefachwissen, das z. B. in Pflegestandards oder in manchen Pflegeklassifikationssystemen formuliert ist, kann hilfreich bei der Auswahl geeigneter Pflegemaßnahmen sein.
- Manchmal hilft es, sich in den Patienten hineinzuversetzen, um die Probleme und die Ressourcen zu erkennen: Ein eingegipster Arm kann jucken, schmerzen, macht unbeweglich. Gleichzeitig ist der Patient vielleicht jung und kann mit dem unverletzten Arm vieles kompensieren. Die individuellen Problemstellungen des jeweiligen Patienten und seine Ressourcen sind herauszuarbeiten.
- Ziele sollten realistisch formuliert werden, z. B. als Teilschritte.
- Abgucken hilft nicht. Zwei Pflegeplanungen bei verschiedenen Patienten können i. d. R. nicht verglichen werden. Maßnahmen, die bei einem Menschen wichtig und richtig und damit korrekt sind, können bei einem anderen sinnlos oder unzulässig sein.
- Bei Unklarheiten sollten Schüler die betreffende Lehrkraft hinzuziehen.
- Hilfreich ist immer ein abschließender Blick auf die Pflegeplanung: Passen Probleme und Ziele zusammen? Können mit den Maßnahmen die Probleme bearbeitet, die Ziele erreicht werden? Beziehen sich alle Maßnahmen und Ziele auf das Problem?
- Besonders bei der Planung in einer Prüfungssituation kann es passieren, dass der zugewiesene Patient dem Prüfling noch unbekannt ist. Prüflinge sollten dann die Informationssammlung der Station nutzen.

***Beispiel* Ziel vor Augen haben**
*Der 5-jährige Felix erhält nach seiner Tonsillektomie weiche Kost, um die Wunden nicht zu belasten. Das **Pflegeproblem** lautet: Felix hat beim Essen Schmerzen aufgrund der Wundflächen. Das passende **Pflegeziel** wäre z. B.: Felix kann schmerzfrei essen. Die passenden **Pflegemaßnahmen** könnten lauten: Felix erhält nur weiche und kalte Kost und (nach Anordnung des Arztes) ein Schmerzmittel vor der Nahrungsaufnahme.*

Häufig nennen Pflegende die Wundkontrolle nach der Nahrungsaufnahme oder zu festgelegten Zeiten als zusätzliche Maßnahme. Bei genauer Betrachtung ist diese Maßnahme jedoch weder auf das Problem bezogen, noch lässt sich das Ziel damit erreichen.

Viele Pflegende beschreiben anstelle des Pflegeproblems das Problem, das die Pflegenden selbst mit dem Patienten haben. Es ist dann verständlicherweise schwierig, zugehörige Ziele und Maßnahmen zu finden.

***Beispiel* Wer hat das Problem?**
„Herr Müller klingelt alle 5–10 Minuten" ist kein Problem des Patienten, sehr wohl aber ein Problem der zuständigen Pflegekraft, die deswegen viel Arbeit hat. Bei der Planung geht es aber um den Patienten und nicht um die Pflegekraft. Sinnvoller ist es, sich zu fragen, was das Problem des Patienten ist: Vielleicht hat er große Schmerzen, Langeweile oder Gesprächsbedarf aufgrund seines traumatischen Erlebnisses. Aus diesen Problemen lassen sich Ziele und Maßnahmen ableiten:
- *Problem: Herr Müller hat Schmerzen. Ziel: Herr Müller ist so schmerzfrei wie möglich. Maßnahme: Lagerung anpassen und Analgetika verabreichen.*
- *Problem: Herr Müller langweilt sich. Ziel: Herr Müller soll sich beschäftigen (er liest gerne). Maßnahme: Angehörige bitten, Bücher mitzubringen, oder die hauseigene Bibliothek anrufen.*
- *Problem: Herr Müller hat Gesprächsbedarf. Ziel: Gespräch ermöglichen. Maßnahme: Sich selbst Zeit nehmen oder den Sozialdienst oder den Pfarrer einschalten.*

10.6.2 Pflegeplanung in der Praxis

Pflegeplanung im Krankenhaus

Eine ausführliche, vollständige Pflegeplanung, wie sie in der Ausbildung gelernt wird, wird in der Praxis nur selten durchgeführt. Stattdessen findet eine auf das Wesentliche reduzierte, praktische Pflegeplanung statt. Denn die Nutzdauer der Pflegeplanungen ist in vielen Bereichen durch folgende Punkte eingeschränkt: Seit der Einführung des Fallpauschalensystems DRG (S. 204) in Deutschland bleibt der Patient kürzer in der Einrichtung. In einigen Bereichen einer Klinik ändert sich der Zustand der Patienten sehr rasch, z. B. in der Intensivpflege oder in chirurgischen Abteilungen. Viele Kliniken arbeiten daher mit Standardpflegeplänen (S. 223).

Die Pflegeplanung wird in manchen Einrichtungen durch EDV-gestützte Systeme erleichtert. Problem und Zielformulierungen sowie eine Auswahl an möglichen Pflegemaßnahmen sind dort hinterlegt. Die Pflegenden müssen „nur noch" aus den Vorgaben die für ihren Patienten zutreffenden Angaben auswählen und ggf. individuell ergänzen.

In manchen Einrichtungen werden Auszubildende auch vergeblich in den Unterlagen nach der schriftlichen Pflegeplanung suchen. Das muss jedoch nicht bedeuten, dass hier eine ungeplante, zufällige Pflege stattfinden würde. Gerade solche Pflegekräfte, die auf sehr lange, breite Berufserfahrung zurückblicken, arbeiten häufig nicht nach einem schriftlich fixierten Pflegeplan. Dennoch achten sie auf die individuellen Bedürfnisse und Anforderungen der Patienten, als gäbe es einen Pflegeplan. Die wichtigste Aufgabe eines Pflegeplans für den Patienten – ganzheitliche, individuelle Pflege und Förderung – wird hier mithilfe der jahrelangen praktischen Erfahrung erledigt. Allerdings lässt sich in diesen Kliniken häufiger das Phänomen der Diskontinuität der pflegerischen Leistungserbringung beobachten. Damit ist gemeint, dass die Pflegeperson A andere Pflegemaßnahmen bei einem Patienten durchführt als Pflegeperson B. Das kann zu Qualitätsdefiziten führen.

Für den Berufsanfänger ist es wichtig, sich die jeweiligen Zusammenhänge und Hintergründe bewusst zu machen, um eigene Erfahrungen zu sammeln und ein umfassendes ganzheitliches Pflegeverständnis für sich zu entwickeln.

Pflegeplanung in der Altenpflege

Anders als im Krankenhaus werden Pflegebedürftige in der stationären Altenpflege nicht für einen absehbaren Zeitraum und mit einer klaren Diagnose aufgenommen. Sie werden vielmehr mit hoher Wahrscheinlichkeit bis zum Lebensabend in der Einrichtung wohnen bleiben. Pflege und Pflegeplanung müssen diesen dauerhaften Charakter bedenken (▶ Abb. 10.9).

Eine Klinik entlässt ihre Patienten üblicherweise nach Abschluss der akuten Behandlung direkt nach Hause, wo sie ein soziales Netz haben, das sie meist eigenverantwortlich bei der weiteren Gesundung und Erholung unterstützt. Im Altenheim steht dieses Netz nicht immer zur Verfügung, daher sollten Pflegende z. B. soziale Kontakte in der Pflegeplanung berücksichtigen.

Abb. 10.9 Selbstständigkeit in einem angenehmen Umfeld.

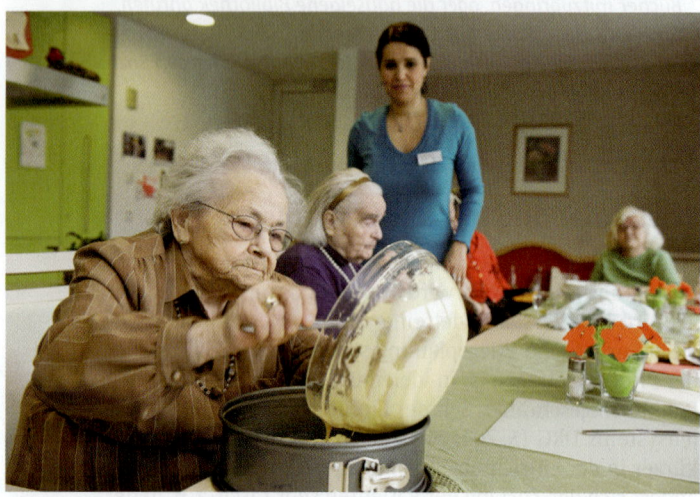

In der Altenpflege haben die psychosozialen Belange der Bewohner einen deutlich höheren Stellenwert in der Pflegeplanung als in der Klinik.

Beispiel **Langfristige Pflege planen**
Bei Frau Herrmann wäre es für die Pflege in der Klinik weniger wichtig, ob sie Anschluss an ihre Mitpatienten findet und sich in ihrem Umfeld wohl und „zu Hause" fühlt. In einem Altenheim ist dieser Aspekt jedoch von grundlegender Bedeutung.

Mehr noch als in der Klinik ist deshalb eine umfassende Informationssammlung wichtig. In Wohneinrichtungen erheben Pflegende außerdem die Biografie des Bewohners, die laufend ergänzt werden sollte. Diese ermöglicht es, auf die individuellen Bedürfnisse einzugehen.

Pflegeplanung und der MDK • Der Medizinische Dienst der Krankenkassen (MDK) übernimmt die Begutachtung der Patienten für die Einstufung in verschiedene Pflegestufen (S. 665). Kriterien für die Einstufung sind neben einer körperlichen Untersuchung und Befragung des Pflegebedürftigen auch die pflegerische Dokumentation und die Pflegeplanung. In Heimen sichtet der MDK gemeinsam mit der Heimaufsicht die Pflegeplanungen, um eine angemessene Betreuungs- und Pflegequalität in der Einrichtung sicherzustellen.

Pflegeplanung in der häuslichen Pflege

Die Pflegeplanung in der häuslichen Pflege ähnelt der der stationären Altenpflege. Pflegende arbeiten mit Pflegeplänen, Leistungsnachweisen, Protokollen oder Medikamentenplänen für die individuelle Betreuung. Zu Beginn der Pflegeübernahme schließt der Pflegebedürftige einen Vertrag mit dem gewählten Pflegedienst ab. Der Inhalt des Vertrags fließt in die Pflegeplanung mit ein.

Auch in der häuslichen Pflege fungiert der MDK als Kontrolleur, der Dokumentation und Pflegeplanung regelmäßig bei den Hausbesuchen einsieht. Alle Unterlagen dienen als Grundlage für die weitere Einstufung des Klienten und für die Gewährung von zusätzlichen Leistungen, z. B. Umbaumaßnahmen in der Wohnung.

! Merken Qualität und Leistung
Die Pflegeplanung ist ein wichtiges schriftliches Dokument, das die Qualität der pflegerischen Leistungen belegt.

Für die häusliche Pflege gilt zusätzlich: Der Klient entscheidet, was in den Pflegeplan aufgenommen wird. Er entscheidet, was von der professionellen Pflegekraft getan werden soll – und was nicht. Im Unterschied zur stationären Pflege kann der Patient mit seinen Angehörigen gemeinsam verfügen, welchen Anteil des verfügbaren Pflegegelds (S. 665) als Sachleistung – also als Leistung von einer Pflegekraft des ambulanten Dienstes – und welcher Anteil direkt in Geldleistung ausbezahlt werden soll. Entscheidet sich ein Klient, dass z. B. eine nach Ansicht der Pflegekraft erforderliche Prophylaxe nicht vorgenommen werden soll, sollte sie auch nicht in die Planung aufgenommen werden. Häufig geschieht dies in der Praxis dennoch, um z. B. dem MDK gegenüber zu belegen, dass die Pflegemaßnahme angedacht war.

> **WISSEN TO GO**
>
> **Pflegeplanung in der Praxis**
>
> - **Krankenhaus:** eher selten ausführliche Pflegeplanung (Patienten sind meistens nur kurz in der Einrichtung). Viele Kliniken arbeiten mit Standardpflegeplänen.
> - **stationäre Altenpflege:** Pflegeplanung muss dauerhaften Aufenthalt der Bewohner berücksichtigen. Psychosoziale Belange haben hohen Stellenwert. Pflegeplanung wird vom MDK genutzt, um Pflegequalität und Pflegebedürftigkeit einzuschätzen.
> - **häusliche Pflege:** Klient entscheidet, was in die Pflegeplanung aufgenommen wird. MDK nutzt Pflegeplanung, um Pflegequalität und Pflegebedürftigkeit einzuschätzen.

10.7 Pflegedokumentation und Pflegeübergabe

Die Dokumentation dient dazu, den gesamten Betreuungs-, Behandlungs- und Pflegeprozess des Patienten lückenlos widerzuspiegeln. Das bedeutet, dass am Dokumentationsprozess verschiedene Berufsgruppen beteiligt sind. Das birgt manche Schwierigkeiten in sich. Prinzipiell gelten alle Aussagen zur Dokumentation für alle Berufsgruppen. In diesem Abschnitt wird das Hauptaugenmerk auf die Pflegedokumentation gelegt. Unter anderem durch das Krankenpflegegesetz, den Behandlungsvertrag, den der Patient mit der Gesundheitseinrichtung abschließt, das Abrechnungssystem DRG und durch die Berufsordnung professionell Pflegender (DPR) wird von den Pflegenden eine lückenlose Dokumentation gefordert, d. h., alle Schritte des Pflegeprozesses müssen durch die Dokumentation für Dritte nachvollziehbar sein.

10.7.1 Dokumentation

Definition **Dokumentation**
In einer Patientendokumentation werden alle Informationen über den Patienten und dessen Behandlung umfassend und lückenlos schriftlich festgehalten. Sie enthält geplante und durchgeführte Maßnahmen, weitere Beobachtungen sowie Besonderheiten und Veränderungen.

Aufgaben • Die Patientendokumentation erfüllt verschiedene wichtige Aufgaben, z. B.:
- Sie dient dazu, die Mitarbeiter des therapeutischen Teams über allgemeine und aktuelle Angaben zu informieren.
- Sie fungiert als Informationsquelle, um einen individuellen Pflegeplan zu erstellen.
- Sie führt zu einer besseren Versorgung des Patienten und zu einem funktionierenden Qualitätsmanagement, da Entwicklung und Verlauf der individuellen Krankheits- und Gesundheitsgeschichte nachvollzogen werden können.
- Sie dient als Abrechnungsgrundlage für die pflegerischen Leistungen insbesondere in der häuslichen Pflege und im Rahmen der DRG-Abrechnung – was nicht dokumentiert ist, wird nicht bezahlt.
- Sie kann herangezogen werden, um die erbrachten und nicht erbrachten Pflegeleistungen durch Kostenträger, Patienten und Angehörige zu kontrollieren.
- Rechtliche Absicherung im Falle eines Rechtsstreits.

Inhalte • Dokumentiert wird z. B., dass
- eine Pflegekraft Herrn Müller das erste Mal vom Bett auf den Lehnstuhl mobilisiert hat und dies gut verlaufen ist.
- die Abschürfung an Herrn Müllers linkem Arm die Größe einer 2-€-Münze hat.
- der Stumpf von Frau Herrmann gerötet ist und beim Fingertest (S. 406) die Haut rot bleibt.
- Felix heute Morgen etwa 20 ml gallige Flüssigkeit erbrochen hat.
- Frau Herrmann ihre Körperpflege aufgrund von Schmerzen heute nicht wie sonst selbstständig am Waschbecken, sondern am Bettrand vorgenommen hat und Hilfe beim Waschen des Rückens und des Beines benötigte.
- Herr Müller das Kontrastmittel für die CT-Untersuchung getrunken und gut vertragen hat.
- Felix sagte, er habe gut geschlafen.
- Frau Herrmann am heutigen Vormittag sehr erschöpft wirkte.

Rechtliche Absicherung im Schadensfall • Eine vollständige Pflegedokumentation kann als Nachweis im Schadensfall dienen. Der wichtigste Grundsatz lautet: „Was geschrieben steht, ist passiert, und was nicht geschrieben steht, ist nicht passiert." Das bedeutet: Ist eine bestimmte Leistung, etwa eine Dekubitusprophylaxe, nicht abgezeichnet, so geht man im Falle eines Schadens davon aus, dass keine Maßnahme stattgefunden hat. Erleidet ein Patient einen Schaden, muss die Klinik nachweisen, dass alle erforderlichen Maßnahmen unternommen wurden und die Mitarbeiter keinen vermeidbaren Schaden verursacht haben. Dies wird auch als Beweislastumkehr bezeichnet. Sonst müsste der Patient nachweisen, dass sein Schaden im Zusammenhang mit der Behandlung stand, was für ihn häufig schwierig sein kann.

ACHTUNG
Bei einer lückenhaften Pflegedokumentation entsteht schnell der Verdacht, dass etwas vertuscht werden sollte – etwa dann, wenn der Pflegebericht über die Dauer von mehreren Tagen plötzlich und ohne Erklärung abbricht.

Dokumentationssysteme

Die Pflege hat verschiedene Möglichkeiten, Patientendaten zu dokumentieren.

Schriftliche Dokumentationssysteme • Diese werden in den meisten Krankenhäusern eingesetzt (▶ Abb. 10.10). Sie beinhalten
- die klassische „Fieberkurve", in der Pflegende die täglichen Informationen über Vitalzeichen, verordnete und verabreichte Medikamente, Ein- und Ausfuhr eintragen,
- den Pflegebericht, in dem Besonderheiten und Beobachtungen stehen,
- die Pflegeplanung,
- weitere spezialisierte Einlegeblätter und Protokolle, z. B. Wund-, Trink- oder Blutzuckerdokumentationen,
- die ärztliche Dokumentation wie Anordnungen oder aktuelle Untersuchungsergebnisse (z. B. Laborberichte).

Abb. 10.10 Schriftliche Dokumentation.

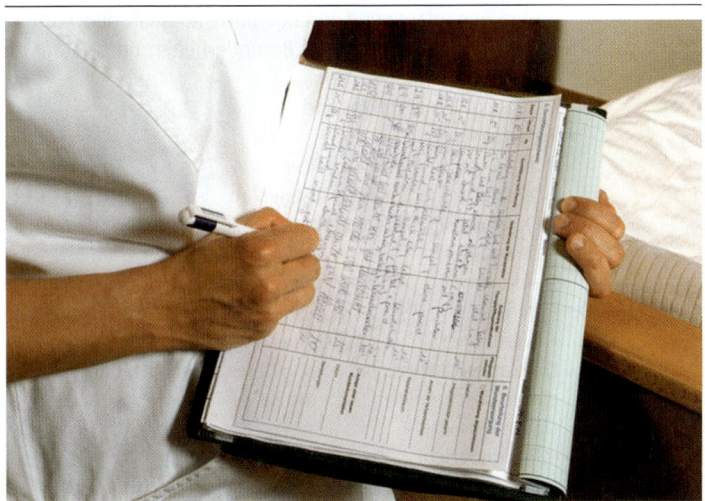

Die Dokumentation der Pflege sichert nicht nur die Qualität und die Reibungslosigkeit der Pflegemaßnahmen, sondern ist auch ein Nachweis für erbrachte Leistungen.

10 Pflegeprozess und Pflegeplanung

In der Altenpflege existieren vergleichbare schriftliche Systeme. Sie legen allerdings einen deutlich höheren Wert auf pflegerische Dokumentation als auf medizinische. In der häuslichen Pflege sind außerdem Dokumentationsbögen der Kranken- und Pflegekassen wichtig, anhand deren die Dienste ihre Leistung nachweisen und abrechnen. Hier archiviert die ambulante Einrichtung nach Abschluss der Pflegebeziehungen die gesamte Dokumentation, z.B. wenn der Klient sich wieder selbstständig versorgen kann oder in eine stationäre Einrichtung umzieht.

Elektronische Dokumentationssysteme • In den vergangenen Jahren wurde in vielen Kliniken die elektronische Patientenakte eingeführt. Dabei handelt es sich um spezielle Verwaltungsprogramme, die alle relevanten Patientendaten erfassen. Die Programme sind vernetzt mit anderen Bereichen, z.B. der ärztlichen Akte oder Fachabteilungen wie Labor oder Röntgen. Die elektronische Version der Dokumentation hat den großen Vorteil, dass von verschiedenen Geräten aus auf die Daten zugegriffen werden kann. Außerdem ist die elektronische Akte besser zu lesen als die mitunter schwer lesbare Handschrift der Mitarbeiter. Eine handschriftliche Unterzeichnung der Dokumentation ist nicht möglich. Wer was eingetragen hat, bleibt jedoch über das Login oder die elektronische Signatur nachvollziehbar.

Einige Systeme geben akustische oder optische Signale, wenn Teile der Dokumentation versehentlich ausgelassen werden. Zudem geben die meisten Systeme Textbausteine (z.B. für die Pflegeplanung auf Basis von Pflegedokumentationssystemen) oder Anforderungen (z.B. für das Röntgen) vor – das spart den Nutzern Zeit. Mehrere Studien ergaben, dass die Dokumentation durch die elektronische Patientenakte zwar nicht unbedingt qualitativ hochwertiger, dafür aber vollständiger, eindeutiger und besser lesbar ist (Meyer & Fleischmann 2012).

WISSEN TO GO

Dokumentation

- **Patientendokumentation:**
  - alle Informationen über Patienten und deren Behandlung werden schriftlich festgehalten
  - enthält geplante und durchgeführte Maßnahmen, weitere Beobachtungen und Besonderheiten und Veränderungen
  - ist rechtlich verpflichtend
- **Funktion:**
  - Information der Mitarbeiter
  - Informationsquelle für Pflegeplan
  - Optimierung von Qualitätsmanagement und Versorgung
  - Abrechnung und Kontrolle der pflegerischen Leistungen
  - rechtlicher Beweis in Schadensfällen
- **Dokumentationssysteme:** gibt es in schriftlicher und elektronischer Form. Sie enthalten:
  - „Fieberkurve"
  - Pflegebericht
  - Pflegeplanung
  - spezialisierte Einlegeblätter und Protokolle

Anforderungen

Aus der Pflegedokumentation muss immer hervorgehen, wer was wann bei wem getan, gesehen, gemessen, gehört usw. hat. Daher muss eine Pflegedokumentation immer namentlich und lesbar unterzeichnet werden. Die Daten müssen detailliert und nachvollziehbar dargestellt werden. Sich verändernde Informationen müssen ausreichend genau und anschaulich beschrieben werden, z.B. wenn es um die Ausmaße einer Wunde geht, siehe Wunddokumentation (S. 581).

Informationen, die eine Pflegekraft von einem Patienten über einen anderen erhalten hat, sollten auch als Informationen aus zweiter Hand aufgenommen und gekennzeichnet werden, z.B. wenn eine Zimmernachbarin erzählt, dass Frau Hermann beim Abendrundgang gestürzt sei. Mutmaßungen und Einschätzungen müssen ebenfalls unbedingt gekennzeichnet werden – insbesondere, wenn sie möglichen Einfluss auf die weitere Behandlung des Patienten haben können.

Fachsprache • Die Pflegedokumentation soll für alle Personen, die mit der Betreuung des Patienten beauftragt sind, verständlich und eindeutig sein. Das bedeutet, dass die übliche Fachsprache eingehalten werden sollte (nicht: „Die Wunde sifft", sondern: „Die Wunde sezerniert seröses oder eitriges Sekret"). Umgangssprachliche Ausdrücke sollten nur dann aufgenommen werden, wenn es sich um eine wörtliche Wiedergabe handelt, z.B. die Aussage eines Zimmernachbarn („Der tickt doch nicht ganz sauber, hat eben den Waschlappen ausgelutscht"). Auch Abkürzungen oder Symbole sollten nur dann verwendet werden, wenn sie standardmäßig in der Einrichtung hinterlegt sind und allen klar ist, was damit gemeint ist. Das Pflegeziel LOHAS – Lifestyles of Health and Sustainability, also ein gesunder Lebensstil – wird sich z.B. nicht jedem automatisch erschließen. Bereichsspezifische Abkürzungen dürfen verwendet werden, z.B. abd. für abdominal.

Lesbarkeit • Die Pflegedokumentation muss lesbar sein. Wichtige Daten oder Angaben über den Patienten sind wertlos, wenn sie niemand entziffern kann. Für den Pflegebericht gilt außerdem, dass er eine besonders verständliche, klare Form aufweist. Grundsätzlich soll er so kurz wie möglich und so ausführlich wie nötig sein. Viele Pflegende haben – gerade zu Beginn der Tätigkeit – für sich den Anspruch, so viel Information wie möglich in den Pflegebericht aufzunehmen. Dabei sollten sie jedoch bedenken, dass der Pflegebericht nur ein Teil der Dokumentation ist. Informationen sollten sich nicht doppeln. Beispiel:
- Die Blutdruckwerte stehen bereits in der Fieberkurve und müssen nicht noch einmal gesondert aufgeführt werden.
- Ärztliche Angaben stehen auf dem entsprechenden Anordnungsblatt bzw. Therapieverlaufsprotokoll.

Definition Pflegebericht
Im Pflegebericht wird z.B. aufgeführt, welche Pflegeziele bzw. Teilziele in einer Arbeitsschicht erreicht wurden, welche Veränderungen aufgetreten sind oder ob es Besonderheiten bei der Durchführung bestimmter Maßnahmen gab.

Zeitangaben • Empfehlenswert ist es, sobald wie möglich zu dokumentieren, z.B. Blutdruckwerte unmittelbar nach dem Messen aufzuzeichnen. Da Dokumentationssysteme allerdings häufig von verschiedenen Berufsgruppen genutzt werden und nicht immer zur Verfügung stehen, müssen interdisziplinär Kompromisslösungen gesucht werden, um allen an der Versorgung des Patienten Beteiligten eine möglichst zeitnahe Dokumentation zu ermöglichen. Die Dokumentation sollte neben dem eigentlichen dokumentierten Sachverhalt mindestens das Datum, besser auch die genaue Uhrzeit, enthalten.

Dokumententauglich • Die Pflegedokumentation ist ein Dokument, daher muss dokumententaugliches Schreibmaterial genutzt werden, z. B. Kugel- oder Faserschreiber. Nicht geeignet sind Bleistifte oder Tintenlöscher. Patientenunterlagen werden mindestens 10 Jahre aufbewahrt. Auch nach dieser langen Zeit sollte die Schrift noch lesbar sein.

Änderungen • Eintragungen in die Dokumentation dürfen nicht nachträglich gelöscht oder ohne Kennzeichnung geändert werden, auch deshalb ist ein Bleistift nicht tauglich. Zwischen den Einträgen des Pflegeberichts darf kein Platz gelassen werden, um z. B. der Nachtschicht das Nachtragen eines vergessenen Berichts „unauffällig" zu ermöglichen. Nachtragungen können erfolgen, müssen allerdings als solche gekennzeichnet sein und mit dem korrekten Datum versehen werden. Fehlerhafte Dokumentation darf nicht komplett gelöscht werden, z. B. durch TippEx, sondern sollten durchgestrichen werden. Und zwar so, dass der ursprüngliche Text noch lesbar ist, aber dennoch klar ist, dass er nicht gilt.

Datenschutz • Grundsätzlich fällt die Pflegedokumentation unter den Datenschutz. Nur unmittelbar an der Versorgung beteiligte und befugte Personen dürfen Einsicht in die Dokumentation nehmen. Der Zugang für unbefugte Dritte ist verboten. Der behandelnde Arzt etwa kann und muss Zugang haben, der Patient selbst bzw. dessen Erziehungsberechtigter oder Betreuer auch, der Ehepartner eines Patienten jedoch nur mit dessen Zustimmung.

WISSEN TO GO

Pflegedokumentation

- beschreibt, welche Pflegekraft welche Pflegehandlung zu welcher Zeit bei welchem Patienten durchgeführt hat
- enthält Beobachtungen und Abänderungen der Pflege
- muss
  - in Fachsprache,
  - leserlich und abgezeichnet,
  - mit Zeitangaben,
  - lückenlos und dokumententauglich verfasst sein.
- darf nachträglich nicht geändert werden, mit Ausnahme von Korrekturen bei fehlerhaften Angaben. Diese müssen klar zu erkennen sein, ursprünglicher Text muss lesbar sein.

10.7.2 Pflegeübergabe

Definition **Pflegeübergabe**
Die Pflegeübergabe oder Dienstübergabe ist i. d. R. die Übergabe von Informationen über die aktuelle Situation eines Patienten von einer Schicht an die folgende Schicht. Dadurch wird sichergestellt, dass die pflegerische Versorgung ohne Unterbrechung weitergeführt wird.

Anforderungen

Die Pflegeübergabe muss alle Informationen beinhalten, die die übernehmende Pflegekraft benötigt (▶ Abb. 10.11). Um zu gewährleisten, dass alle erforderlichen Informationen weitergegeben werden, ist es sinnvoll, die Übergabe

Abb. 10.11 Pflegeübergabe.

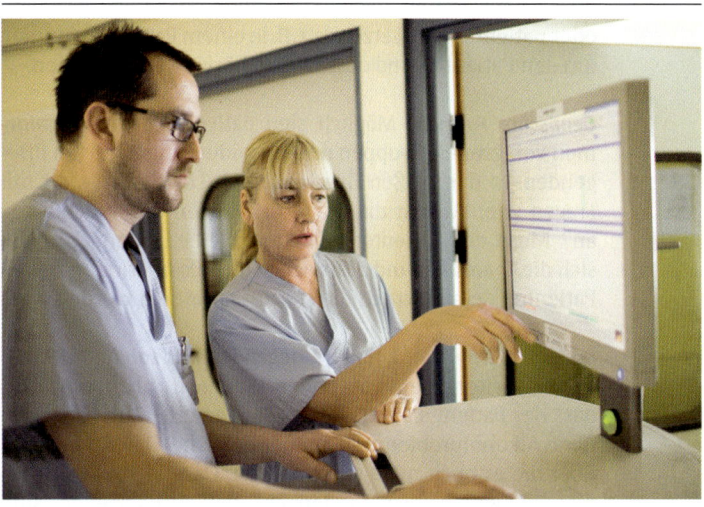

Die Pflegeübergabe soll vollständig und umfassend sein. Andererseits leidet die Pflege in allen Bereichen unter Zeitmangel, sodass auch bei der Übergabe – wie bei der Dokumentation – gilt: so umfassend wie nötig, so knapp wie möglich.

sorgfältig zu strukturieren. Eine solche Struktur kann z. B. im Krankenhaus folgendermaßen aussehen:
- Name, evtl. Geschlecht und Alter des Patienten
- aktuelle Grunderkrankung und damit verbundene Symptome und Probleme
- aktuell anstehende Diagnostik, v. a. bekannte Termine, z. B. eine für 15 Uhr angesetzte Röntgenuntersuchung, die die Spätschicht einhalten muss
- wichtige Nebenerkrankungen des Patienten, die derzeit eine pflegerische Rolle spielen; z. B. kann ein älterer Hüftgelenksersatz noch aktuelle pflegerische Relevanz haben, weil der Patient in seiner Mobilität eingeschränkt ist. Eine durchgestandene Erkrankung ohne aktuelle Folgen, z. B. eine Blinddarmoperation im Kindesalter bei einem erwachsenen Patienten, muss nicht erwähnt werden.
- aktuelle pflegerische Probleme und Besonderheiten, die über die Erkrankung hinausgehen, z. B. besondere Ängste, Pflegebedarf, spezielle Wünsche oder Ereignisse, wie ein Streit unter Lebenspartnern oder verschwundenes Patienteneigentum

Formen

Die Übergabe kann verschiedene Formen haben. Diese richten sich u. a. nach dem zugrunde liegenden Pflegeorganisationssystem (Bezugspflege/Bereichspflege/Funktionspflege) (S. 197). In einer stationären Einrichtung kann sie in der **Großgruppe** stattfinden, z. B. gemeinsam mit allen Pflegenden der Station/Einrichtung. Oder die Informationen werden ausschließlich an die mit der Versorgung der Patientengruppe betrauten Pflegekräfte weitergegeben. Dies ist z. B. in der Bereichspflege üblich.

In der ambulanten Pflege machen die Pflegenden meist eine **Tourenübergabe**. Grundlage dieser Übergabe sind die Unterlagen der Dokumentation.

Bei Patienten, die neu aufgenommen wurden oder der übernehmenden Pflegekraft unbekannt sind (z. B. weil sie im Urlaub war), sollte die Übergabe sehr ausführlich sein. Sind die Patienten bekannt, kann die Übergabe auch knapp und überwiegend auf aktuelle Veränderungen ausgerichtet sein.

Pflegeprozess und Pflegeplanung

Pflegende können die Übergaben **patientenfern** (also z. B. im Stationszimmer oder einem anderen Raum) gestalten oder **patientennah**. Letzteres z. B. in einem Patientenzimmer, um den Patienten und dessen Angehörige einzubeziehen.

Gemischte Formen • Möglich sind patientenferne Mischformen von großen Gruppen und individuell zuständigen Pflegenden. In der großen Gruppe finden Übergaben statt mit Fragen wie: Was ist die Diagnose? Stehen Untersuchungen an? Muss der Patient nüchtern bleiben? Danach teilen sich die Teams auf und besprechen die Informationen zu den Patienten detailliert, für die sie zuständig sein werden.

Patientenfern • Hier können Pflegende auch solche Informationen weitergeben, von denen sie (noch) nicht möchten, dass der Patient sie erhält. Dies können z. B. Mutmaßungen über Alkoholprobleme oder medizinische Diagnosen sein, über die er noch nicht aufgeklärt ist. Da Pflegende sich bei dieser Übergabeform für längere Zeit zurückziehen, sind Störungen recht häufig. Angehörige oder Patienten können klopfen, weil sie z. B. Information wünschen oder weil ein Patient zu einer Untersuchung gebracht werden muss. Dadurch kann der Informationsfluss unterbrochen werden.

Patientennah • Solche Unterbrechungen können zwar auch bei patientennahen Formen stattfinden, sie sind jedoch – zumindest was den aktuell besprochenen Patienten anbelangt – eher erwünscht. Der Patient hat Gelegenheit, direkt nachzufragen oder noch fehlende oder bislang unklar gebliebene Informationen zu ergänzen. Und er lernt nicht zuletzt die für ihn ab jetzt zuständige Pflegekraft kennen. Allerdings kann u. U. auch der Mitpatient im Zimmer mithören.

Mündlich oder schriftlich • Meist ist eine mündliche Übergabe üblich, jedoch gibt es auch schriftliche Übergaben in Form eines Briefes oder eines „Übergabebuchs", in dem jede Pflegekraft die aktuellen Veränderungen für die übernehmende Schicht notiert. Dabei handelt es sich nicht um die Pflegedokumentation, sondern um ein eigenständiges Dokument. Eine schriftliche Übergabe hat den Vorteil, dass zu einem späteren Zeitpunkt der Inhalt der Übergabe nachvollzogen werden kann – allerdings ist sie aufwendiger. Eine schriftliche Übergabe ist auch bei Verlegung oder Entlassung in einen nachfolgenden Pflegebereich, z. B. in ein Pflegeheim oder eine Rehabilitationsklinik, üblich. Sie nennt sich Verlegungsbrief. Die meisten Kliniken haben dafür spezielle Formulare.

WISSEN TO GO

Pflegeübergabe

Informationen über die aktuelle Situation eines Patienten werden von einer Schicht an die folgende weitergegeben. Dadurch wird die pflegerische Versorgung ohne Unterbrechung gesichert. Für die Übergabe gilt:
- so umfassend wie nötig, so knapp wie möglich
- strukturiert z. B. nach:
  - Name, evtl. Geschlecht und Alter des Patienten
  - aktuelle Grunderkrankung, Symptome und Probleme, anstehende Diagnostik
  - aktuell bedeutsame Nebenerkrankungen
  - aktuelle pflegerische Probleme und Besonderheiten

- **patientenfern:** z. B. im Stationszimmer
  - **Vorteil:** schwierige Informationen (z. B. Untersuchungsergebnisse) bleiben zunächst unter den Pflegenden.
  - **Nachteil:** Störungen durch Patienten oder Angehörige
- **patientennah:** am Bett des Patienten
  - **Vorteil:** Patient kann Fragen stellen und Wünsche äußern
  - **Nachteil:** Patient erfährt u. U. beunruhigende Dinge, Mitpatient im Zimmer kann mithören
- **Großgruppe:** alle Mitarbeiter in der Schicht erhalten alle Informationen über die Patienten
- **individuelle Gruppe:** nur die am Pflegeprozess unmittelbar beteiligten Personen erhalten Informationen

Pflegevisite

Unter einer „Visite" stellen sich die meisten Menschen die ärztliche Visite vor, den meist morgendlichen Besuch eines Arztes am Krankenbett. Aber auch die Pflege kann visitieren, jedoch mit ganz anderen Fragestellungen. In der Arztvisite geht es üblicherweise um die Diagnose und die Therapie der Erkrankung.

In der Pflegevisite geht es dagegen um **pflegerische und patientenzentrierte Besonderheiten sowie die Evaluation des Pflegeprozesses**. Die Mitglieder der Visite (Pflegende, aber auch Physio- oder Ergotherapeuten) begutachten und befragen regelmäßig den Patienten. Die Pflegevisite kann im Krankenhaus, einer Pflegeeinrichtung oder im Rahmen der häuslichen Pflege durch die Pflegedienstleitung stattfinden. Außerdem ist sie ein Kontrollinstrument im Rahmen des Qualitätsmanagements. Im Unterschied zur ärztlichen Visite, bei der alle Patienten nacheinander besucht werden, wählen Pflegende jeweils individuelle Patienten für die Pflegevisite aus.

Die Pflegevisite kann in Form einer **Pflegeübergabe** patientennah erfolgen. Das Ziel ist, die besonderen Probleme und Ressourcen des Patienten zu erkennen. Daraus abgeleitet werden die Maßnahmen und Ziele des Krankenhausaufenthalts oder auch der Pflege in einem Heim oder zu Hause.

Bei der Pflegevisite wird die Pflegeplanung mit dem Patienten besprochen, Maßnahmen und Ziele werden kontrolliert und ggf. korrigiert. Im Sozialgesetzbuch XI § 7a ist das **Recht** des Pflegebedürftigen **auf Pflegeberatung** ausdrücklich festgelegt. Die Pflegevisite fördert die Kommunikation mit dem Patienten und ist ein wichtiger Baustein im Beziehungsaufbau zwischen Patienten und Pflegepersonal. Ebenfalls kann die Pflegevisite in schwierigen Pflegeprozessverläufen in Form von sogenannten „Fallbesprechungen" der intra-, aber auch interdisziplinären Findung von Lösungsstrategien dienen. Pflegevisiten können sowohl im **stationären** als auch im **ambulanten Bereich** eingesetzt werden.

Fragestellungen • Bei der Pflegevisite geht es um die Veränderungen und das aktuelle Empfinden des Patienten. Mögliche Fragen können z. B. lauten:
- Wie ist das aktuelle Befinden des Patienten? Welche Ressourcen sind (neu) vorhanden?
- Wurden Pflegeziele erreicht/teilweise erreicht? Können/sollen neue oder veränderte Pflegeziele aufgestellt werden? Sind neue Pflegeprobleme aufgetreten?
- Ist der Patient mit der Pflege an sich zufrieden? Gibt es neue/besondere Wünsche oder Bedürfnisse?
- Stehen aktuelle Veränderungen an, die besondere Pflegemaßnahmen erfordern? Zum Beispiel Entlassung?

Vorbereitung • Pflegende sollten eine Visite gut vorbereiten. Das Team muss vorab kurz Rücksprache darüber halten, was seit der letzten Visite bzw. der Pflegeplanung vorgefallen ist – die Einschätzung aller mit dem Patienten betrauten Pflegenden ist wichtig. Wie häufig Pflegevisiten durchgeführt werden und ob immer bei allen Patienten eine Pflegevisite stattfindet, hängt von der Einrichtung ab. Als grobe Empfehlung gilt für ambulante Pflegeeinrichtungen und stationäre Altenpflegeeinrichtungen mindestens 1 Pflegevisite/Jahr/Klient. Für das Gespräch mit dem Patienten muss ausreichend Zeit eingeplant werden. Je nach Pflegebedarf kann die Pflegevisite 1 Stunde oder länger dauern. Anschließend müssen Pflegende die Veränderung des bisherigen Pflegeplans sorgfältig dokumentieren.

WISSEN TO GO

Pflegevisite

Sie kann im Rahmen der patientennahen Pflegeübergabe ablaufen.
- Patient wird von Pflegenden u.a. Beteiligten besucht, pflegerische und patientenzentrierte Besonderheiten werden mit ihm besprochen
- Ziele sind:
  – besondere Probleme und Ressourcen des Patienten zu erkennen
  – Pflegeplanung zu entwickeln und zu überprüfen
  – Maßnahmen und Ziele gemeinsam zu kontrollieren
- Pflegevisiten können im stationären und ambulanten Bereich eingesetzt werden.

11 Qualitäts- und Fehlermanagement

11.1 Einleitung

Wenn jemand in einem Fachgeschäft einen neuen Plasmafernseher kaufen möchte, beurteilt er den Fernseher (Ware) z. B. anhand der Bildqualität oder der Bedienungsfreundlichkeit. Beim Service im Geschäft (Dienstleistung) achtet er z. B. darauf, wie freundlich der Verkäufer ist und ob das Geschäft den Fernseher kostenlos ausliefert. Wer eine Zitrone kauft, um die Schale in eine Speise zu reiben, wird vermutlich auf das Etikett „Bio" oder „ungespritzt" achten. Verbraucher verlassen sich auf diese Labels, diese Merkmale. Sie sind Ergebnisse eines Qualitätsmanagements in dem jeweiligen Betrieb.

Die Produktionsketten sind definiert, damit der Fernseher genauso aussieht wie im Prospekt und die angepriesenen Fähigkeiten auch tatsächlich besitzt. Eine ökologisch betriebene Landwirtschaft unterliegt Regeln, z. B. dafür, wie sie ihre Produkte zu behandeln hat. Alle Betriebe kontrollieren sich regelmäßig selbst: Sie werden die kleinen weißen Klebeetiketten z. B. in neu gekaufter Kleidung kennen. Die Nummer steht für einen Kontrolleur, der das Kleidungsstück nach Produktion in die Hand genommen und genau betrachtet hat. Externe Kontrollen laufen ebenfalls: So überprüfen z. B. Verbraucherschützer regelmäßig die Produkte, die aus ökologisch betriebener Landwirtschaft kommen.

Auch die Leitbilder von Krankenhäusern und Pflegeeinrichtungen nennen eine „gute Versorgungsqualität" oder die „fortlaufende Qualitätsentwicklung" als selbstverständliche Ziele des ärztlichen und pflegerischen Handelns. Das Thema „Qualität" scheint demnach auch für Einrichtungen des Gesundheitswesens eine wichtige Rolle zu spielen. Dafür gibt es gute Gründe: Einerseits besteht die gesetzliche Verpflichtung, interne und externe Qualitätssicherungsmaßnahmen durchzuführen. Andererseits hat der vermehrte Konkurrenzdruck dazu geführt, dass sich Krankenhäuser, ambulante Pflegedienste und Pflegeheime heute auch als Dienstleistungsunternehmen verstehen müssen.

Das heißt, sie müssen professionelle Leistungen anbieten, die die Wünsche und Bedürfnisse ihrer Kunden (Patienten) befriedigen. Bedingt durch den demografischen Wandel und die technische Weiterentwicklung werden Ärzte und Pflegende immer häufiger mit hochaltrigen, multimorbiden Menschen oder mit anspruchsvollen Behandlungsmethoden konfrontiert, während sich die Liegedauer im Krankenhaus verkürzt hat. Sich mit dem Thema „Qualität" auseinanderzusetzen, kann Pflegende dabei unterstützen, trotz dieser Entwicklungen weiterhin eine professionelle und kundenorientierte Pflege zu gewährleisten.

11.2 Grundlagen

Allgemein betrachtet bedeutet der Begriff Qualität so viel wie „Merkmal", „Beschaffenheit", „Zustand" oder „Eigenschaft" und kann sich auf Waren oder Dienstleistungen beziehen. Was ein Kunde beim Kauf eines Fernsehers als gute oder schlechte Qualität bezeichnet und auf welche Merkmale er besonders achtet, ist von Mensch zu Mensch sehr verschieden. Daher ist es wichtig, dass man sich in verschiedenen Bereichen auf eine konkrete Definition einigt („Was heißt gute Qualität für uns?" = Sollwertbeschreibung), um die Qualität einer Ware oder Dienstleistung objektiv zu beurteilen. Dafür bediente sich zunächst die Industrie, dann auch Dienstleister, bestimmter Normen. Also Regeln dafür, wie

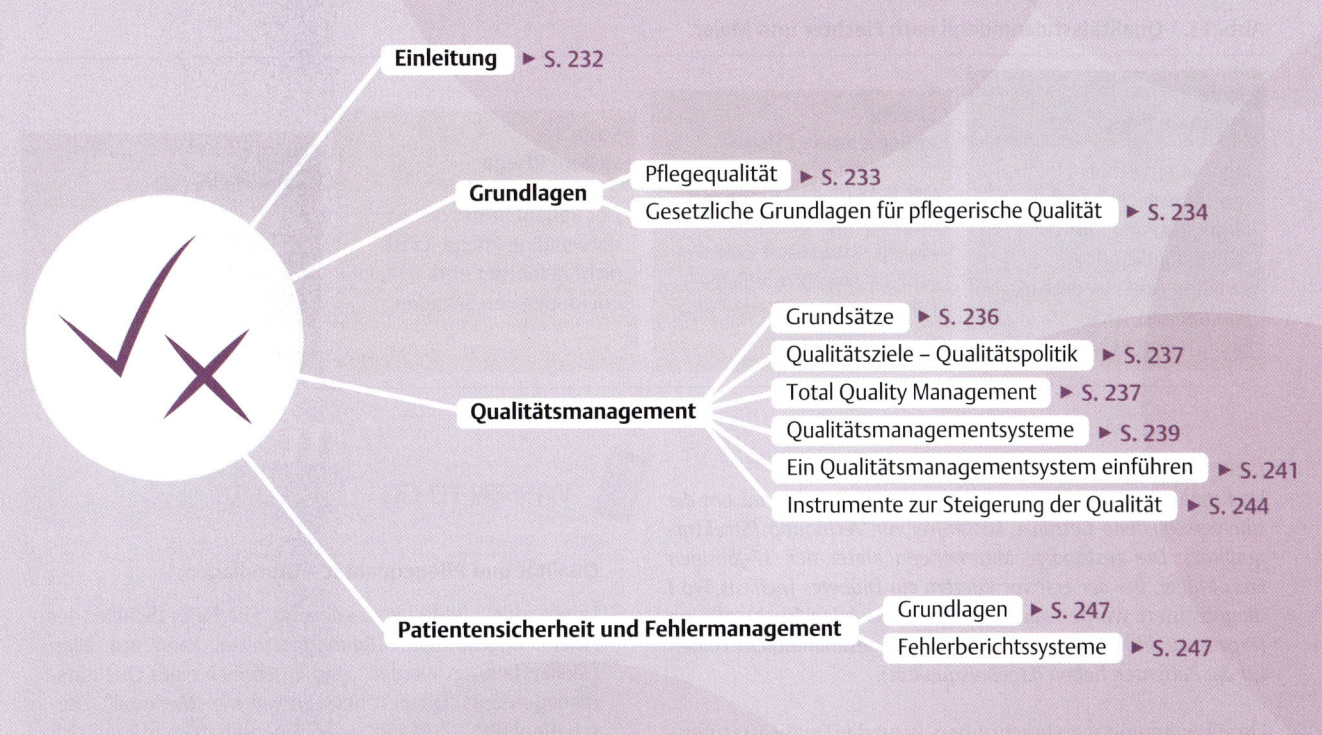

etwas zu sein hat: Jeder kennt sicherlich die DIN-Norm A4 für Papier, das in jeden Drucker und Kopierer passt. Wer allerdings schon einmal in den USA Papier gekauft und versucht hat, dieses in unsere genormten Hefter einzuheften, wird bemerkt haben, dass die Blätter nicht passen, also einer anderen Norm unterliegen. Das heißt also, Qualitätsnormen sind nicht universell/allgemeingültig, sondern gelten nur für einen festgelegten Bereich.

Definition Qualität
Gemäß einer gängigen Definition ist Qualität der „Grad, in dem ein Satz inhärenter Merkmale Anforderungen erfüllt" (DIN EN ISO 9000:2005). Die Qualität gibt somit an, in welchem Ausmaß die (An-)Forderungen von Kunden an ein Produkt (Ware oder Dienstleistung) erfüllt werden. „Inhärente Merkmale" sind die Merkmale des Produkts, die auf Dauer vorhanden sind.

Das heißt für den Kauf des Fernsehers z. B., dass die angegebene Auflösung des Bildschirms auch den Angaben entspricht und die ungespritzte Zitrone wirklich nicht chemisch behandelt wurde. Ein inhärentes Merkmal einer pflegerischen Dienstleistung ist z. B., dass sie nach dem allgemein anerkannten Stand der medizinisch-pflegerischen Erkenntnisse erbracht wird.

11.2.1 Pflegequalität

Der Begriff „Pflegequalität" ist nicht einheitlich definiert. Eine häufig verwendete Definition ist die des amerikanischen Wissenschaftlers Avedis Donabedian.

Definition Pflegequalität
„Quality of care is the extent to which actual care is in conformity with preset criteria for good care."

Pflegequalität ist der Grad der Übereinstimmung/Konformität zwischen den Zielen der Pflege (der Berufsgruppe Pflege) und der wirklich geleisteten Pflege.

Die Pflegequalität kann aus verschiedenen Perspektiven beurteilt werden. Jeder Akteur des Gesundheitswesens verfolgt andere Ziele. So wird z. B. die Krankenkasse als Kostenträger an einer möglichst kosteneffizienten Pflege interessiert sein (hohe Wirkung bei niedrigen Kosten), während der Patient als Kunde sich einen schnellen und guten Behandlungserfolg wünscht.

Die sehr allgemeine Definition von Pflegequalität hat Donabedian durch 3 Kategorien konkretisiert:

- **Strukturqualität:** Sie bezieht sich auf die Rahmenbedingungen, unter denen die pflegerischen Leistungen erbracht werden. Beispiele: die Anzahl und Qualifikation der Mitarbeiter, die Ausstattung mit Hilfsmitteln oder das Pflegedokumentationssystem.
- **Prozessqualität:** Sie beschreibt die direkte Pflege, also Art und Umfang des pflegerischen Handelns. Hierzu zählen u. a. das Arbeiten mit Pflegeplanung und Pflegedokumentation, Verfahrensanweisungen (z. B. zur Neuaufnahme eines Patienten) oder Pflegestandards (z. B. zur intramuskulären Injektion).
- **Ergebnisqualität:** Sie bezieht sich auf das Ergebnis der Versorgungsleistung und macht somit Aussagen darüber, ob das geplante Pflegeziel erreicht wurde. Ausschlaggebend sind dabei die Zufriedenheit der Patienten mit der Behandlung und der Behandlungserfolg, aber auch die Mitarbeiterzufriedenheit.

11 Qualitäts- und Fehlermanagement

Abb. 11.1 Qualitätsstufenmodell nach Fiechter und Meier.

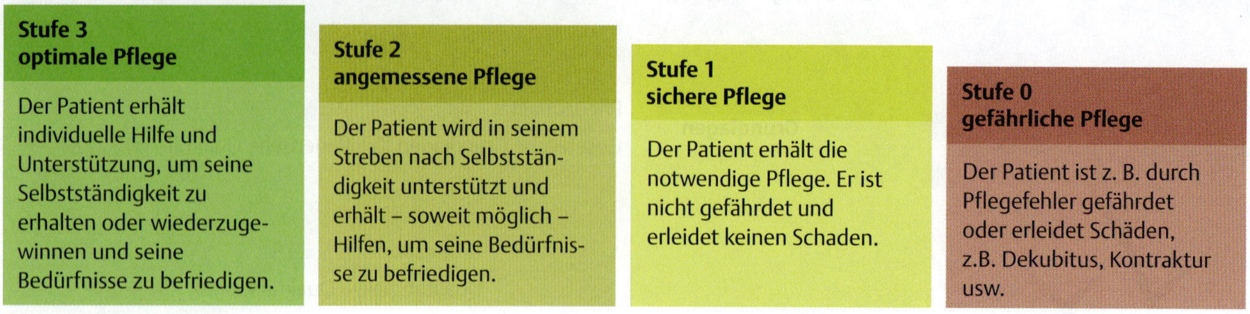

Stufe 3 optimale Pflege	Stufe 2 angemessene Pflege	Stufe 1 sichere Pflege	Stufe 0 gefährliche Pflege
Der Patient erhält individuelle Hilfe und Unterstützung, um seine Selbstständigkeit zu erhalten oder wiederzugewinnen und seine Bedürfnisse zu befriedigen.	Der Patient wird in seinem Streben nach Selbstständigkeit unterstützt und erhält – soweit möglich – Hilfen, um seine Bedürfnisse zu befriedigen.	Der Patient erhält die notwendige Pflege. Er ist nicht gefährdet und erleidet keinen Schaden.	Der Patient ist z. B. durch Pflegefehler gefährdet oder erleidet Schäden, z.B. Dekubitus, Kontraktur usw.

Beispiel Ist das Qualität?

Im Krankenhaus St. Anna stehen für die Patienten rund um die Uhr verschiedene Getränke kostenfrei zur Verfügung (Strukturqualität). Die zuständige Mitarbeiterin bietet der 37-jährigen Frau Müller, bei der erst vor Kurzem ein Diabetes mellitus Typ I diagnostiziert wurde, eine Flasche ihres Lieblingsfruchtsafts an (Prozessqualität). Dies kann u. U. negative gesundheitliche Folgen für die Patienten haben (Ergebnisqualität).

Um Pflegequalität zu beschreiben, kann das Qualitätsstufenmodell nach Verena Fiechter und Martha Meier herangezogen werden. Die Qualität der Pflege wird dabei in 4 Stufen untergliedert (▶ Abb. 11.1):

- Stufe 0 = gefährliche Pflege: Der Patient ist z. B. durch Pflegefehler gefährdet oder erleidet Schäden (Dekubitus, Kontraktur usw.).
- Stufe 1 = sichere Pflege: Der Patient erhält die notwendige Pflege. Er ist nicht gefährdet und erleidet keinen Schaden.
- Stufe 2 = angemessene Pflege: Der Patient wird in seinem Streben nach Selbstständigkeit unterstützt und erhält – soweit möglich – Hilfen, um seine Bedürfnisse zu befriedigen.
- Stufe 3 = optimale Pflege: Der Patient erhält individuelle Hilfe und Unterstützung, um seine Selbstständigkeit zu erhalten oder wiederzugewinnen und seine Bedürfnisse zu befriedigen. Er und seine Angehörigen sind allumfassend informiert und in die Pflegeplanung einbezogen. Gegebenenfalls stehen dem Patienten Wahlmöglichkeiten zur Verfügung.

Beispiel Ergebnisse verbessern

Im Fall von Frau Müller muss die Ergebnisqualität der Stufe 0 zugeordnet werden. Der Verzehr des Fruchtsafts kann zu einer Hyperglykämie führen, die Frau Müllers Gesundheit stark gefährdet. Aber natürlich lässt sich die Ergebnisqualität steigern. Zum Beispiel dadurch, dass sich die Strukturqualität (Qualifikation der Mitarbeiterin, Vorhandensein eines Pflegestandards zur Ernährung bei Diabetes mellitus Typ 1) und die Prozessqualität (qualifiziertes Arbeiten der Pflegekraft nach Pflegestandard – Frau Müller informieren, dass Fruchtsaft ungeeignet ist, und ihr evtl. gekühlten Früchtetee anbieten) verbessert.

! *Merken* Ergebnisqualität steigern

Eine verbesserte Struktur- und Prozessqualität führt dazu, dass die Ergebnisqualität steigt.

WISSEN TO GO

Qualität und Pflegequalität – Grundlagen

Labels wie „Bildschirmauslösung HD-TV", „Schale der Frucht ungespritzt", „Reinigungsmittel kann auf allen Flächen benutzt werden" sind Ergebnisse eines Qualitätsmanagements. Qualität heißt so viel wie „Merkmal", „Beschaffenheit", „Zustand" oder „Eigenschaft" und kann sich auf Waren oder Dienstleistungen beziehen. „Inhärente Merkmale" sind die Merkmale des Produkts, die auf Dauer vorhanden sind.

Qualität kann aber auch als Übereinstimmung von Soll- und Ist-Zustand eines Produkts oder einer Dienstleistung beschrieben werden. Der Qualitätsbegriff ist nicht starr und unveränderlich, sondern vielmehr subjektiv geprägt und dynamisch, d. h. (mit der Zeit) veränderbar.

Laut Definition von Donabedian enthält Pflegequalität 3 Kategorien: Strukturqualität, Prozessqualität und Ergebnisqualität.

Das Qualitätsstufenmodell nach Verena Fiechter und Martha Meier beschreibt die Qualität der Pflege in 4 Stufen (gefährlich, sicher, angemessen, optimal) (▶ Abb. 11.1).

11.2.2 Gesetzliche Grundlagen für pflegerische Qualität

Neben dem eigenen Interesse der Krankenhäuser und ambulanten sowie stationären Pflegeeinrichtungen besteht auch eine gesetzliche Verpflichtung, die pflegerische Qualität zu sichern und weiterzuentwickeln. Wichtige Regelungen finden sich im 5. und 11. Buch Sozialgesetzbuch (SGB V und SGB XI) sowie im Heimgesetz (HeimG). In den Sozialgesetzbüchern sind die wichtigsten Bereiche des Sozialrechts geregelt, zu denen neben der Kranken- und Pflegeversicherung auch die Unfall-, Arbeitslosen- und Rentenversicherung gehören.

Krankenhäuser – SGB V

Das **5. Buch Sozialgesetzbuch** enthält die sozialrechtlichen Regelungen zur **gesetzlichen Krankenversicherung**. §70 des SGB V beschäftigt sich mit Qualität, Humanität und Wirtschaftlichkeit. Demnach müssen Krankenkassen und Leistungserbringer (u. a. Krankenhäuser oder Rettungsdienste) eine bedarfsgerechte und dem allgemein anerkannten Stand der medizinischen Erkenntnisse entsprechende Versorgung der Patienten gewährleisten. Die Versorgung der Patienten muss ausreichend und zweckmäßig sein, darf das Maß des

Notwendigen nicht überschreiten und muss in der fachlich gebotenen Qualität sowie wirtschaftlich erbracht werden.

§ 135a des SGB V regelt die **Verpflichtung** zur **Qualitätssicherung** und schreibt vor, dass die Leistungserbringer verpflichtet sind, die Qualität der von ihnen erbrachten Leistungen zu sichern und weiterzuentwickeln. Zudem müssen sich die Leistungserbringer an „einrichtungsübergreifenden (externen) Maßnahmen" beteiligen, d.h., sie sind verpflichtet, sich an Qualitätssicherungsmaßnahmen zu beteiligen, die den Vergleich der Einrichtungen untereinander/miteinander anhand bestimmter Kenngrößen (z.B. Anzahl der neu entstandenen Dekubitalulcera) ermöglicht und insbesondere zum Ziel haben, die Ergebnisqualität zu verbessern. Des Weiteren sind die Unternehmen verpflichtet, einrichtungsintern ein Qualitätsmanagement einzuführen und weiterzuentwickeln.

Interne und externe Qualitätssicherung

Unterschieden wird also zwischen Maßnahmen der internen und externen (einrichtungsübergreifenden) Qualitätssicherung (oft auch Qualitätsentwicklung genannt): Sie ist ein Bestandteil des Qualitätsmanagements und umfasst alle Maßnahmen, die dem Erhalt und der Weiterentwicklung der Qualität von Leistungen dienen.

Interne Qualitätssicherung • Der Gesetzgeber führt keine konkreten Konzepte oder Instrumente an, die Kliniken oder Einrichtungen bei der internen Qualitätssicherung einsetzen sollen. Den Auftrag, die Details auszuarbeiten, erhielt der Gemeinsame Bundesausschuss (G-BA). Er setzt sich aus der kassenärztlichen und kassenzahnärztlichen Bundesvereinigung, der Deutschen Krankenhausgesellschaft und dem Spitzenverband der gesetzlichen Krankenversicherungen zusammen. Der G-BA hat die grundsätzlichen Anforderungen an ein einrichtungsinternes Qualitätsmanagement erarbeitet und im Jahr 2005 veröffentlicht. Da jedoch auch darin konkrete inhaltliche Angaben fehlen, sind die internen Qualitätsmanagementsysteme in jedem Krankenhaus unterschiedlich ausgestaltet.

Externe Qualitätssicherung • Der G-BA sollte ebenfalls die gesetzlichen Vorgaben bei der externen Qualitätssicherung umsetzen. Das von ihm erarbeitete Verfahren sieht vor, dass in ausgewählten Bereichen (z.B. bei hüftgelenknahen Femurfrakturen) die Behandlung aller Patienten eines Krankenhauses anhand bestimmter Qualitätsmerkmale (z.B. Auftreten von Wundhämatomen oder Nachblutungen) dokumentiert wird. Diese Daten werden weitergeleitet und zentral ausgewertet. Die Krankenhäuser erhalten anschließend die anonymisierten Ergebnisse aller Auswertungen und können ihre eigenen Leistungen im Vergleich zu anderen Krankenhäusern einschätzen und Ansätze für Qualitätsverbesserungen ableiten.

Ambulante und stationäre Pflegeeinrichtungen – SGB XI

Das 11. Buch Sozialgesetzbuch enthält die sozialrechtlichen Regelungen zur **sozialen Pflegeversicherung** und ist daher vor allem für ambulante und stationäre Pflegeeinrichtungen relevant. Kapitel 11 (§ 112 bis § 120) des SGB XI befasst sich mit der Qualitätssicherung und mit sonstigen Regelungen zum Schutz der Pflegebedürftigen.

Nach § 112 (**Qualitätsverantwortung**) sind die Pflegeeinrichtungen für die Qualität der Leistungen sowie für die Sicherung und Weiterentwicklung der Pflegequalität verantwortlich. Zudem sind sie verpflichtet, Maßnahmen der Qualitätssicherung und ein Qualitätsmanagement durchzuführen, Expertenstandards anzuwenden und bei Qualitätsprüfungen mitzuwirken. Neben den allgemeinen Pflegeleistungen umfasst die Qualitätssicherung bei der stationären Pflege auch die medizinische Behandlungspflege, die soziale Betreuung, die Leistungen bei Unterkunft und Verpflegung sowie Zusatzleistungen, z.B. besondere Komfortleistungen bei Unterkunft und Verpflegung.

Qualitätsprüfungen durch den MDK

Der Medizinische Dienst der Krankenkassen (MDK) nimmt Qualitätsprüfungen („Pflegenoten") bei ambulanten und stationären Pflegeeinrichtungen vor. Ziel ist, die Qualität und Versorgung in den Pflegeeinrichtungen zu verbessern. Die Pflegekräfte oder Ärzte des MDK kommen grundsätzlich ohne Voranmeldung zu den Prüfungen. Neben der Prüfung der im Gesetz genannten Bereiche befragen sie zusätzlich auch einige der Pflegebedürftigen. Die Ergebnisse der Qualitätsprüfungen werden im Internet veröffentlicht und sind in den Pflegeeinrichtungen auszuhängen.

Heimgesetz

Das Heimgesetz regelt die **Rahmenbedingungen der stationären Pflege** älterer sowie pflegebedürftiger oder behinderter volljähriger Menschen. Wie die gesetzlichen Grundlagen konkret lauten, liegt in der Verantwortung der einzelnen Bundesländer (▶ Abb. 11.2). Das heißt, jedes Bundesland kann eigene Gesetze erlassen. Tun sie das nicht, gilt das deutsche Heimgesetz.

Beispiel Nordrhein-Westfalen • So ist z.B. im Wohn- und Teilhabegesetz (WTG) des Landes Nordrhein-Westfalen geregelt, dass eine angemessene Qualität der Betreuung der Bewohner nach dem allgemein anerkannten Stand fachlicher Erkenntnisse sichergestellt sein muss. Weiterhin müssen die Einrichtungen ein Qualitätsmanagement betreiben, das mindestens die folgenden Aspekte umfasst:
- eine Beschreibung der Qualitätsziele
- eine verbindliche Festlegung von Aufgaben, Verantwortlichkeiten und Maßnahmen für die Entwicklung und Sicherung von Qualität
- ein verbindliches Konzept für die Weiterbildung der Beschäftigten

Abb. 11.2 Pflegeheim.

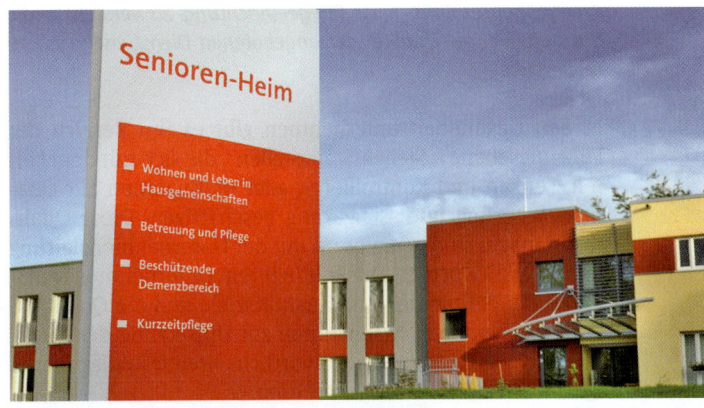

Die Qualitätssicherung in Pflegeheimen unterliegt den Regeln des jeweiligen Bundeslandes. © Petair/fotolia.com

- eine Beschreibung der Kernprozesse des Betriebs der Einrichtung
- eine Auswertung des Verfahrens zur Bearbeitung der Beschwerden
- eine geeignete Dokumentation der Maßnahmen (§ 7 WTG)

Im Vergleich zu den relativ umfassenden Vorgaben dieser bundeslandspezifischen Regelung schreibt das deutsche Heimgesetz lediglich vor, dass ein Qualitätsmanagement betrieben werden muss (§ 11 HeimG).

WISSEN TO GO

Gesetzliche Grundlagen pflegerischer Qualität

Krankenhäuser

- Der Gemeinsame Bundesausschuss (G-BA) hat für die interne und externe Qualitätssicherung einige Rahmenbedingungen geschaffen.
- Das 5. Buch Sozialgesetzbuch enthält die sozialrechtlichen Regelungen zur gesetzlichen Krankenversicherung. § 70 des SGB V beschäftigt sich mit Qualität, Humanität und Wirtschaftlichkeit.
- § 135a des SGB V regelt die Verpflichtung zur Qualitätssicherung und schreibt vor, dass die Leistungserbringer verpflichtet sind, die Qualität der von ihnen erbrachten Leistungen zu sichern und weiterzuentwickeln.

Ambulante und stationäre Pflegeeinrichtungen

- Das 11. Buch Sozialgesetzbuch enthält die sozialrechtlichen Regelungen zur sozialen Pflegeversicherung. § 112 bis § 120 befassen sich mit der Qualitätssicherung und mit sonstigen Regelungen zum Schutz der Pflegebedürftigen.
- Der Medizinische Dienst der Krankenkassen (MDK) nimmt Qualitätsprüfungen („Pflegenoten") bei ambulanten und stationären Pflegeeinrichtungen vor.
- Das Heimgesetz regelt die Rahmenbedingungen der stationären Pflege älterer, pflegebedürftiger oder volljähriger Menschen mit Behinderung. Innerhalb dieses Rahmens kann jedes Land eigene Regeln erlassen.

11.3 Qualitätsmanagement

Definition Qualitätsmanagement
Im Sinne der DIN EN ISO Norm 9000:2005 sind unter dem Qualitätsmanagement alle Tätigkeiten zum Leiten und Lenken eines Krankenhauses bzw. einer Pflegeeinrichtung zu verstehen, die dazu dienen, die Qualität der angebotenen Dienstleistungen zu verbessern.

In den Gesundheitsunternehmen gibt es (im Bereich der Führungsebene) „Stellen/Stabsstellen", die sich mit dem Leiten, Lenken und Kontrollieren aller Maßnahmen zur Qualitätssicherung und -steigerung beschäftigen. Diese Qualitätsmanager sind gemeinsam mit der Unternehmensleitung dafür verantwortlich, Qualität in ihrem Unternehmen transparent zu definieren, d.h., Qualitätsziele und die Qualitätspolitik festzulegen, Maßnahmen zur Umsetzung der Qualitätspolitik zu planen, Verantwortlichkeiten festzulegen und Qualitätskontrollen durchzuführen.

11.3.1 Grundsätze

Die Aufgabe des Qualitätsmanagements ist also nicht nur, die vorhandene Qualität festzustellen und zu sichern, sondern sie auch weiter zu verbessern. Hierfür werden verschiedene Grundsätze verfolgt (in Anlehnung an DIN EN ISO 9000:2005):

Kundenorientierung • Im Mittelpunkt des Qualitätsmanagements steht die Zufriedenheit des Kunden (Patient oder Pflegeempfänger). Jeder Mitarbeiter muss bedenken, dass der Kunde sich häufig sein Krankenhaus selbst aussuchen kann (außer in Notfällen). Das Krankenhaus kann sich seine Kunden jedoch meist nicht aussuchen. Da ein Krankenhaus, wie jedes andere Unternehmen auch, gleichzeitig von seinen Kunden abhängig ist, müssen alle Mitarbeiter bemüht sein, die Wünsche und Bedürfnisse ihrer Kunden zu verstehen und zu erfüllen. Freundliche Pflegepersonen, die eine professionelle Behandlung und Betreuung anbieten, tragen ihren Teil dazu bei, dass der Kunde sich für ihr Krankenhaus entscheiden wird.

*Der **Kunde** steht im **Mittelpunkt**.*

Verantwortung der Unternehmensleitung • Führungskräfte setzen einerseits mit ihrem Qualitätsanspruch den Maßstab für ihre Mitarbeiter. Andererseits müssen sie aber auch die erforderlichen Bedingungen schaffen, damit ihre Mitarbeiter diese Ziele erreichen können. Sie müssen z.B. für eine angemessene Personalausstattung sorgen, damit die Pflegepersonen sich die notwendige Zeit für die Kunden nehmen können.

Mitarbeiterorientierung • Die Mitarbeiter sind der Kern eines jeden Dienstleistungsunternehmens. Daher muss jeder Mitarbeiter über die notwendige Qualifikation verfügen, um seine Aufgaben zu erfüllen. Die Führungskräfte müssen also ihre Mitarbeiter durch Fortbildungen und Schulungen dementsprechend qualifizieren.

Jedes Unternehmen ist nur so gut wie seine Mitarbeiter. Deshalb ist es wichtig, die Mitarbeiterqualifikation z.B. durch geeignete Weiterbildungsangebote zu sichern bzw. zu steigern. Aber auch die Motivation der Mitarbeiter zu fördern ist enorm wichtig. Dies kann u.a. dadurch erfolgen, dass die Mitarbeiter aktiv in Entscheidungsprozesse des Unternehmens einbezogen werden, Mitarbeitern die Möglichkeit gegeben wird, sich im Unternehmen zu engagieren, und den Mitarbeitern mit Wertschätzung und Anerkennung begegnet wird.

Prozessorientierter Ansatz • Ein erwünschtes Ergebnis lässt sich besser erreichen, wenn die notwendigen Teilschritte (Prozesse) festgelegt und beschrieben werden. Ein Beispiel dafür sind Pflegestandards: Ist exakt beschrieben, wie ein immobiler Patient zu lagern ist, können alle Pflegenden die Tätigkeit einheitlich und korrekt verrichten und das gewünschte Ergebnis erreichen, z.B. Vermeidung einer Pneumonie.

Systemorientierter Managementansatz • Alle Prozesse, d.h. sämtliche Leistungen, die ein Krankenhaus erbringt, werden als System betrachtet. In diesem System stehen alle Prozesse miteinander in Wechselbeziehung, d.h., sie beeinflussen sich gegenseitig. Um die bestmögliche Qualität zu erreichen, müssen diese Prozesse aufeinander abgestimmt sein. Bei einer Neuaufnahme müssen z.B. die Abläufe in der

Qualitätsmanagement

Verwaltung mit denen der Pflege, der Ärzte und der Küche abgestimmt werden – nur so kann die Klinik einen Patienten reibungslos versorgen.

Ständige Verbesserung • Eine Dienstleistung von schlechter Qualität kann – anders als Waren und Güter – nicht zurückgenommen werden. Aber auch bei guter Qualität sollte der Wunsch nach ständiger Verbesserung ein dauerhaftes Ziel des Qualitätsmanagements sein. Um das zu erreichen, sollten die Leistungen fortlaufend bewertet werden, um Verbesserungsansätze erkennen zu können, z. B. durch Befragung der Patienten vor der Entlassung.

Zusammenarbeit • Jedes Unternehmen arbeitet mit vielen anderen Anbietern und Dienstleistungsunternehmen zusammen, z. B. Reinigungsfirmen, Wäschereidiensten, Druckunternehmen, Nahrungsmittelversorgern, aber auch mit anderen Gesundheitseinrichtungen wie ambulanten Diensten, Rehabilitationseinrichtungen, Heimen usw. Es besteht ein Abhängigkeitsverhältnis. Daher ist es wichtig, eine gute Kommunikation, Kooperation und Zuverlässigkeit zwischen den „Partnern" zu entwickeln, um die eigene Qualität zu stärken.

11.3.2 Qualitätsziele – Qualitätspolitik

Die Absichten und Ziele, die ein Unternehmen bei der Qualität verfolgt, sind in der Qualitätspolitik beschrieben. Zwar formuliert diese Ziele die oberste Leitung des Unternehmens (DIN EN ISO 8402), dennoch müssen sich alle Mitarbeiter damit identifizieren, um qualitätsorientiertes Handeln zu gewährleisten. Zu der Qualitätspolitik gehören u. a. Aussagen zum Selbstverständnis des Unternehmens = Leitbild (z. B. christlich geprägte Wertvorstellungen), zum Umgang mit Fehlern (Fehlermanagement), zum Anspruch an die eigene Leistungserbringung oder auch zur Mitarbeiterzufriedenheit. Ein Unternehmen konkretisiert die Qualitätspolitik weiter, indem es Qualitätsziele formuliert und sie so nachvollziehbarer und transparenter macht. Qualitätsziele eines Krankenhauses können z. B. sein:
- Höchste medizinische und pflegerische Qualität anbieten.
- Behandlungsangebot ausbauen.
- Wettbewerbsfähigkeit und wirtschaftlichen Erfolg erhalten.
- Patienten- und Mitarbeiterzufriedenheit kontinuierlich verbessern.
- Ausbildung von qualifizierten Pflegepersonen fördern.
- Systematische Fehler- und Beschwerdemanagements einführen.

Die Qualitätsziele zu beschreiben, ist das eine. Das andere ist, festzulegen, was zu tun ist, um die Ziele zu erreichen.

Beispiel **Patientenzufriedenheit**
Das Krankenhaus St. Anna verfolgt das Qualitätsziel, die Patientenzufriedenheit kontinuierlich zu verbessern. Neben der reinen Beschreibung dieses Qualitätsziels wird das konkrete Vorgehen weiter ausgeführt: Zur Erhebung der Patientenzufriedenheit erhält jeder Patient kurz vor der Entlassung einen Fragebogen, mit dem u. a. die Zufriedenheit mit folgenden Merkmalen abgefragt wird:
- *pflegerische und ärztliche Versorgung (z. B. Kompetenz, Kommunikation und allgemeines Verhalten)*
- *Hotelleistungen (Unterbringung und Verpflegung)*
- *Verwaltung (z. B. Wartezeiten oder Ablauf der Aufnahme)*
- *Information und Aufklärung während des Aufenthaltes*
- *Gesamteindruck*

Die Auswertung der Fragebögen erfolgt wöchentlich, die Ergebnisse bespricht monatlich der Qualitätszirkel (ein innerbetrieblicher Arbeitskreis), der mögliche Verbesserungsvorschläge an die Unternehmensleitung meldet.

WISSEN TO GO

Qualitätsmanagement – Grundsätze und Ziele

Die Aufgabe des Qualitätsmanagements ist nicht nur, vorhandene Qualität festzustellen und zu sichern, sondern sie auch weiter zu verbessern. Zu den Grundsätzen gehören:
- **Kundenorientierung:** Im Mittelpunkt des Qualitätsmanagements steht die Zufriedenheit des Kunden.
- **Verantwortung der Unternehmensleitung:** Führungskräfte müssen die erforderlichen Bedingungen dafür schaffen, dass ihre Mitarbeiter die Ziele erreichen können.
- **Mitarbeiterorientierung:** Die Mitarbeiter müssen über die notwendige Qualifikation verfügen, um ihre Aufgaben zu erfüllen.
- **Prozessorientierter Ansatz:** Die notwendigen Teilschritte (Prozesse) sollten festgelegt und beschrieben sein, z. B. in Pflegestandards.
- **Systemorientierter Managementansatz:** Alle Prozesse werden als System betrachtet und müssen aufeinander abgestimmt sein.
- **Ständige Verbesserung:** sollte ein dauerhaftes Ziel des Qualitätsmanagements sein.

Die Qualitätspolitik beschreibt die Absichten und Ziele, die ein Unternehmen hinsichtlich der Qualität verfolgt. Die Unternehmensleitung legt sie fest und gibt an, wie diese Ziele erreicht werden sollen.

11.3.3 Total Quality Management

Beim Qualitätsmanagement wird häufig auf das Total Quality Management (TQM, zu Deutsch: umfassendes Qualitätsmanagement oder kontinuierlicher Verbesserungsprozess) Bezug genommen.

TQM ist kein eigenständiges Managementsystem. Vielmehr handelt es sich um ein Unternehmenskonzept, das den Kunden in den Mittelpunkt stellt und sämtliche Verbesserungsprozesse auf ihn ausrichtet (▶ Abb. 11.3):
- **T**(otal) steht für „allumfassend" oder „ganzheitlich". Das soll verdeutlichen, dass alle Bereiche des Unternehmens in den Qualitätsprozess einbezogen sind, z. B. sämtliche Stationen, Mitarbeiter, Zulieferer und Dienstleistungen eines Krankenhauses.
- **Q**(uality) steht für Qualität. Das beinhaltet sowohl die Qualität der Dienstleistungen als auch eine generelle Qualität, die z. B. auch die Prozessqualität oder die Führungs- und Personalqualität umfasst.
- **M**(anagement) soll zeigen, dass es sich um eine Führungsaufgabe handelt, und steht für die Planung der anstehenden Aufgaben.

Abb. 11.3 Total Quality Management.

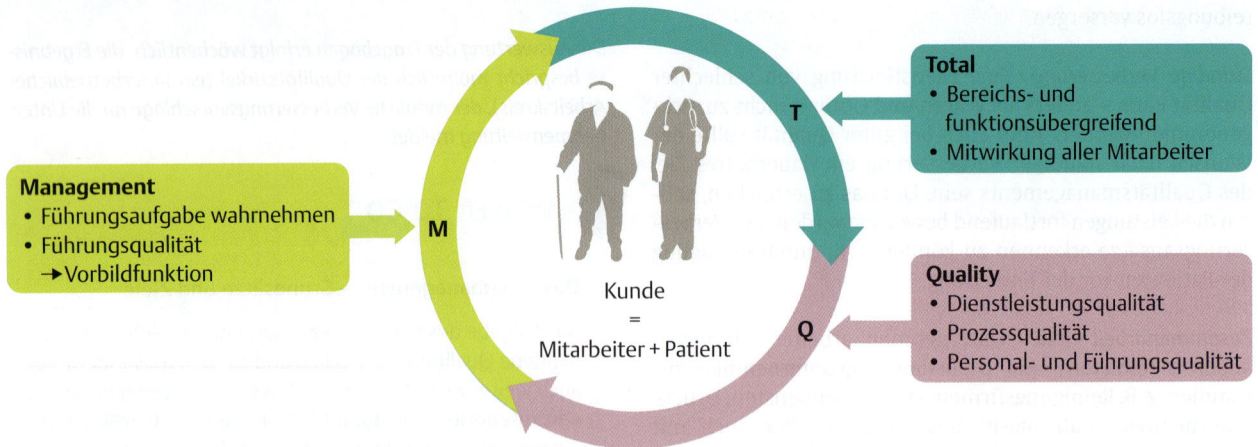

Grundprinzipien des TQM

Kundenorientierung • Qualität orientiert sich immer an den Kunden – **externen und internen**. Interne Kunden sind die eigenen Mitarbeiter, für die die Rahmenbedingungen so gestaltet werden müssen, dass sie die Qualitätsansprüche des Unternehmens erfüllen können. Externe Kunden sind im Krankenhaus die Patienten, deren Wünsche erfüllt werden müssen.

Mitarbeiterorientierung • Jeder Mitarbeiter (von der Unternehmensleitung bis zu den Aushilfskräften) wird in die Qualitätsplanung und -erbringung einbezogen. Sie sind wichtiger Bestandteil bei Problemlösungen und werden auch so behandelt. Führungskräfte übernehmen dabei eine Vorbildfunktion.

Streben nach kontinuierlicher Qualitätsverbesserung • Das Streben nach ständiger Verbesserung gilt als Grundlage des TQM. Fehler sollen erkannt und Verbesserungen fortlaufend umgesetzt werden. Als Grundlage für diesen Verbesserungsprozess setzen viele Unternehmen den sog. PDCA-Zyklus ein (auch Deming-Kreis oder Deming-Zyklus nach seinem Entwickler William Edwards Deming genannt).

Der PDCA-Zyklus

Der PDCA-Zyklus (Deming-Zyklus) steht für die Phasen Planen (**P**lan), Ausführen (**D**o), Überprüfen (**C**heck) und Anpassen (**A**ct) (▶ Abb. 11.4):
- **Plan:** Der Ist-Zustand im Unternehmen wird durch interne oder externe Qualitätskontrollen erhoben. Auf dieser Grundlage werden die Defizite durch das QM (= Qualitätsmanagement) benannt und Ziele und Maßnahmen zur Behebung der Defizite und somit zur Qualitätsverbesserung und -steigerung geplant. Es muss festgelegt werden, wer wofür verantwortlich ist und in welchem Zeitrahmen die Umsetzung der Maßnahmen erfolgen soll (Aufgabenverteilung).
- **Do:** Die Mitarbeiter müssen jetzt unter Lenkung und Leitung des QM die geplanten Maßnahmen umsetzen.
- **Check:** Das QM überprüft, ob die Maßnahmen erfolgreich waren oder ob evtl. noch Nachbesserungen notwendig sind.
- **Act:** Abhängig vom Ergebnis der Prüfung passt das Unternehmen die Maßnahme an und führt sie anschließend weiter.

Mit der letzten Phase endet der PDCA-Zyklus nicht. Um kontinuierlich die Qualität zu verbessern, wird auch der neue Ist-Zustand überprüft und der Zyklus beginnt von vorne.

Beispiel Dekubitusrisiko erfassen
- *Plan: Das Krankenhaus St. Anna stellt fest, dass es das Dekubitusrisiko von immobilen Patienten nicht systematisch erfasst (Ist-Zustand). Daher soll mithilfe eines neu entwickelten Protokolls (Maßnahme) eine systematische Dokumentation des Dekubitusrisikos bei allen gefährdeten Patienten eingeführt werden (Ziel).*
- *Do: Das neue Protokoll erhalten alle Stationen. Über die Teamsitzungen erreicht die Information über die zukünftige Vorgehensweise alle Mitarbeiter.*
- *Check: Die Klinik überprüft nach 6 Wochen die Protokolle und befragt die Mitarbeiter, ob evtl. Anpassungen erforderlich sind, die das Ausfüllen erleichtern.*
- *Act: Das Protokoll zeigte Mängel, wurde angepasst und wird weiterhin auf den Stationen eingesetzt.*

Beispiel Ernährung bei Diabetes
- *Plan: Bei der im Krankenhaus St. Anna regelmäßig stattfindenden Pflegevisite fällt auf, dass Frau Müller und viele Diabetiker der Station verunsichert sind, ob sie den Fruchtsaft aus dem Stationsautomaten trinken dürfen oder nicht. Auch einige Pflegekräfte können dazu keine genauen Aussagen machen. Durch das QM wird das Problem definiert: Gefährdung des Gesundheitszustands der Diabetiker von Station 1 aufgrund Unwissenheit/Nichtinformiertheit der Patienten über gesundheitliche Risiken im Zusammenhang mit Ernährung und Unkenntnisse des Pflegepersonals der Station über Zusammensetzung des angebotenen Fruchtsafts/Ernährungsvorschriften bei Diabetes Typ I. Geplante Lösungsstrategie:*
  – *Pflegestandard zur Ernährung bei Diabetes Typ I entwickeln → verantwortlich: Diabetesschulungsteam*
  – *Schulung der Mitarbeiter der Station zur Ernährung bei Diabetes mellitus Typ I → verantwortlich Dr. Klausen, Stationsarzt*
  – *Anbringen eines Patienteninformationsschilds „Für Diabetiker ungeeignet" am Saftautomaten → verantwortlich: Mitarbeiter der Abteilung Technik*
- *Do: Alle geplanten Maßnahmen werden durchgeführt. Das QM koordiniert die Kostenübernahme.*
- *Check: Das QM kontrolliert durch eine erneute Pflegevisite den Informiertheitsgrad der Diabetiker der Station 1 und überprüft*

stichpunktartig die Kenntnisse des Pflegepersonals durch Befragung. Der Saftautomat wird auf Vorhandensein des Hinweisschilds kontrolliert. Als Ergebnis lässt sich feststellen, dass alle Patienten informiert sind und keine Unsicherheiten mehr bestehen.
- **Act:** Das QM lässt auf allen Stationen die Saftautomaten mit Hinweisschildern ausstatten und führt die jährliche Inhouse-Schulung zum Thema: Ernährung bei Diabetes mellitus ein.

PDCA: Keine reine „Chefsache" • Nicht nur die Unternehmensleitungen setzen den PDCA-Zyklus ein. Auch Pflegepersonen verwenden ihn täglich, teilweise auch unbewusst, und tragen so zur Qualitätssteigerung des Krankenhauses bei.

Beispiel **BMI verbessern**
Martina ist im 3. Lehrjahr der Ausbildung zur Gesundheits- und Krankenpflegerin und macht momentan ein Praktikum im örtlichen Pflegeheim. Hier betreut sie auch regelmäßig die 78-jährige Frau Kaiser, die aufgrund ihrer Kontrakturen immobil und bettlägerig ist. Immer wenn Frau Kaiser geduscht wird, wiegt Martina sie und dokumentiert das ermittelte Gewicht. Dabei stellt sie fest, dass Frau Kaiser in den vergangenen 3 Wochen kontinuierlich abgenommen und nun einen BMI von 18,4 hat.

Martina passt nach Rücksprache mit ihrer Praxisanleiterin daraufhin die Pflegeplanung an und formuliert als Ziel, dass Frau Kaiser in 6 Wochen einen BMI von 20 erreichen soll:
- *Martina ruft umgehend in der Küche des Pflegeheims an und bestellt für Frau Kaiser eine hochkalorische Kost (Plan).*
- *Frau Kaiser erhält diese Kost 6 Wochen lang und bekommt zusätzlich regelmäßig Süßigkeiten von ihren Verwandten (Do).*
- *Martina ermittelt erneut den BMI und stellt fest, dass er nun 19,8 beträgt (Check).*
- *Sie legt daraufhin in der Pflegeplanung als neues Ziel fest, dass der BMI in 8 Wochen auf 24 gesteigert werden soll. Da die hochkalorische Kost Erfolg gezeigt hat, wird diese Maßnahme unverändert weitergeführt (Act).*

Da sich die Grundprinzipien des TQM bewährt haben, werden sie auch für die Weiterentwicklung anderer Qualitätsmanagementsysteme genutzt.

WISSEN TO GO

Total Quality Management (TQM)

Das TQM ist ein Unternehmenskonzept, das den Kunden, die Mitarbeiter und die Verbesserung der Qualität in den Mittelpunkt stellt (▶ Abb. 11.3). Die Grundsätze des TQM sind:
- **Kundenorientierung:** Qualität orientiert sich an externen (Patienten) und internen Kunden (Mitarbeiter).
- **Mitarbeiterorientierung:** Jeder Mitarbeiter wird in die Qualitätsplanung und Erbringung einbezogen.
- **Streben nach kontinuierlicher Qualitätsverbesserung:** Fehler sollen erkannt und Verbesserungen fortlaufend umgesetzt werden.

Die Grundlage für die Qualitätsverbesserung ist oft der **PDCA-Zyklus**. Er besteht aus den Phasen Planen (**P**lan), Ausführen (**D**o), Überprüfen (**C**heck) und Anpassen (**A**ct) (▶ Abb. 11.4).

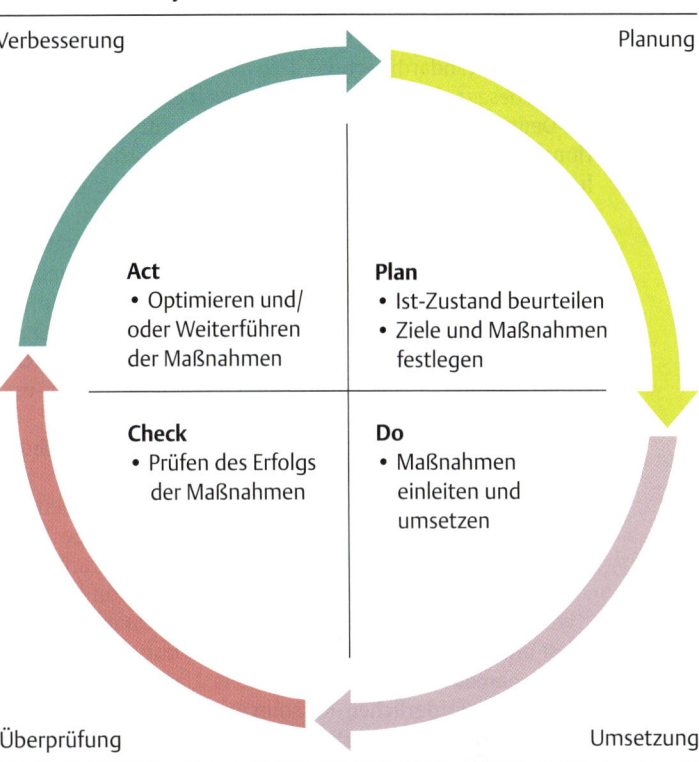

Abb. 11.4 PDCA-Zyklus.

11.3.4 Qualitätsmanagementsysteme

Definition **Qualitätsmanagementsystem**
Ein Qualitätsmanagementsystem ist eine erprobte Methode/Struktur zur Überprüfung der Prozess-, Struktur- und Ergebnisqualität mit dem Ziel, die vorhandene Qualität festzustellen, zu sichern und weiterzuentwickeln.

Einrichtungen des Gesundheitswesens stehen vor der anspruchsvollen Aufgabe, trotz des gestiegenen wirtschaftlichen Drucks (u.a. durch Fallpauschalen und verkürzte Liegedauern im Krankenhaus) weiterhin qualitativ hochwertige Dienstleistungen anzubieten, um den fortlaufend steigenden Ansprüchen an die medizinische und pflegerische Versorgung und den Kundenwünschen gerecht zu werden.

❗ *Merken* **Pflege und Qualität**
Pflegende und ihre Arbeit sind ein wichtiger Faktor im Qualitätsmanagement einer Einrichtung des Gesundheitswesens.

Deshalb sollten Pflegende bereits in der Ausbildung ein umfassendes Qualitätsverständnis und Dienstleistungsdenken entwickeln. Damit sichern sie
- die Wettbewerbsfähigkeit der Unternehmen und
- gewährleisten die Zufriedenheit der Kunden.

Ein Qualitätsmanagementsystem unterstützt sie darin, Fehlerquellen zu erkennen und zu beseitigen sowie vorhandene Abläufe und Prozesse zu verbessern, um z.B. Kosten einzusparen und die Qualität der Leistungen zu steigern.

Im deutschen Gesundheitswesen haben sich vor allem 3 Qualitätsmanagementsysteme durchgesetzt: Die ISO-Norm DIN EN ISO 9001, das EFQM-Modell für Excellence und KTQ.

11 Qualitäts- und Fehlermanagement

DIN EN ISO 9001

Diese Norm veröffentlicht die ISO (= Internationale Organisation für Standardisierung). Der Zusatz EN (= Europäische Norm) besagt, dass die Norm europaweit gültig ist. DIN steht für Deutsches Institut für Normung und verdeutlicht die nationale Gültigkeit. Die Norm 9001 der ISO wurde ursprünglich für den Industriebereich entwickelt, inzwischen ist sie jedoch in allen Dienstleistungsbetrieben einsetzbar.

Sie legt die Mindestanforderungen an ein Qualitätsmanagement fest, um die Kundenzufriedenheit zu steigern (DIN EN ISO 9001:2008). Neben den allgemeinen Anforderungen (z. B. Festlegen, Überwachen und Verbessern der relevanten Prozesse) macht sie weitere Vorgaben wie die **Dokumentationsanforderung**. Das heißt, Qualitätspolitik und Qualitätsziele sind schriftlich festzuhalten.

Zudem muss das Unternehmen ein **Qualitätshandbuch** nach bestimmten Kriterien erstellen:

- **Verantwortung der Leitung:** Die Unternehmensleitung muss nachweisen, dass sie hinter den Prinzipien des Qualitätsmanagements steht, indem sie z. B. den Mitarbeitern vermittelt, welche Bedeutung die Erfüllung von Kundenwünschen hat. Des Weiteren legt sie die Qualitätspolitik fest und stellt sicher, dass Qualitätsziele festgelegt werden.
- **Management von Ressourcen:** Das Unternehmen muss u. a. die erforderlichen Ressourcen bereitstellen, um die Kundenwünsche zu erfüllen. Dafür muss sie einerseits das erforderliche und entsprechend qualifizierte Personal (personelle Ressourcen) bereitstellen, andererseits die Rahmenbedingungen so gestalten, dass die Kundenwünsche überhaupt erfüllt werden können.

Unternehmen können sich nach dieser Norm zertifizieren lassen, wenn sie alle Anforderungen erfüllen. Eine Zertifizierung bietet neben einer nachhaltigen Qualitätssicherung (die Ziele und Erfolge muss die Einrichtung regelmäßig prüfen) auch einen Werbeeffekt, da viele Verbraucher DIN-Normen mit guter Qualität in Verbindung bringen.

EFQM-Modell für Excellence

Das EFQM-Modell für Excellence ist ein Qualitätsmanagementsystem im Sinne des Total Quality Management. Die **E**uropean **F**oundation for **Q**uality **M**anagement hat es entwickelt. Unter „Excellence" ist eine überragende Vorgehensweise beim Managen von Organisationen zu verstehen. Nach 8 Grundprinzipien sollen die Ergebnisse erreicht werden:

1. **Ausgewogene Ergebnisse erzielen:** Die Ergebnisse sollen die langfristigen und kurzfristigen Bedürfnisse aller beteiligten Personen erfüllen, z. B. der Kunden, aber auch der Geschäftspartner.
2. **Nutzen für Kunden schaffen:** Die Unternehmen stellen sich auf die Wünsche und Bedürfnisse ihrer Kunden ein und beziehen diese aktiv in die Erbringung der Dienstleistung (bzw. in den Produktionsprozess) mit ein.
3. **Mit Vision, Inspiration und Integrität führen:** Führungskräfte gestalten die Zukunft aktiv und fördern die Identifikation aller Beteiligten mit dem Unternehmen.
4. **Mit Prozessen managen:** Die Steuerung der Unternehmen erfolgt über Prozesse, mit denen ausgewogene und nachhaltige Ergebnisse erzielt werden sollen.
5. **Durch Mitarbeiter erfolgreich sein:** Die Unternehmen respektieren ihre Mitarbeiter und schaffen ein Gleichgewicht zwischen den Zielen des Unternehmens und denen der Mitarbeiter.
6. **Innovation und Kreativität fördern:** Das Unternehmen bezieht alle Interessengruppen mit ein, um deren Kreativität zu nutzen.
7. **Partnerschaften aufbauen:** Vertrauensvolle Partnerschaften sollen dazu dienen, sich gegenseitig nachhaltige Vorteile zu ermöglichen. Diese Partnerschaften können Unternehmen z. B. mit Kunden oder Lieferanten eingehen.
8. **Verantwortung für eine nachhaltige Zukunft übernehmen:** Die Unternehmen übernehmen Verantwortung für ihr Handeln, um die Zukunft wirtschaftlich, sozial und ökologisch nachhaltig zu gestalten.

Das System dient einem Unternehmen dazu, seine Stärken und mögliche Verbesserungsansätze aufzudecken. Eine Zertifizierung durch eine unabhängige Stelle ist nicht möglich. Ein Unternehmen kann sich jedoch anhand eines Punktesystems selbst bewerten und sich – bei Erreichen einer bestimmten Punktzahl – um den Europäischen Qualitätspreis bewerben. Im Anschluss daran überprüfen EFQM-Assessoren (Personen mit einer speziellen Ausbildung und fundierter Kenntnis des EFQM-Modells für Excellence) das Unternehmen.

Beispiel: Durch Mitarbeiter erfolgreich sein • Hat eine Klinik z. B. keine regelmäßigen Mitarbeiterbefragungen vorgenommen, wird sie in dem Bereich keine Exzellenz erreichen können. Denn um das Zertifikat zu erhalten, müssen den Assessoren messbare Ergebnisse für Verbesserung vorliegen.

KTQ-Verfahren

Die **K**ooperation für **T**ransparenz und **Q**ualität im Gesundheitswesen (KTQ GmbH) hat dieses Verfahren entwickelt. Es ist speziell auf Krankenhäuser zugeschnitten. Das Verfahren ist jedoch kein Qualitätsmanagementsystem im eigentlichen Sinne. Ziel des KTQ-Verfahrens ist es, ein bereits vorhandenes Qualitätsmanagementsystem zu bewerten und zu verbessern. Einrichtungen müssen dafür zunächst auf Grundlage des KTQ-Manuals (ein Handbuch, das alle notwendigen Schritte und Fragen beinhaltet, die die Einrichtung bearbeiten muss) eine Selbstbewertung anhand des PDCA-Zyklus durchführen (▶ Abb. 11.5). Folgende Kategorien müssen sie beachten:

- Patientenorientierung
- Mitarbeiterorientierung
- Sicherheit der Einrichtung
- Informationswesen
- Führung der Einrichtung
- Qualitätsmanagement

Diese Kategorien sind in weitere Unterkategorien unterteilt, die sich wiederum in mehrere Kriterien untergliedern. Insgesamt enthält das Manual über 72 Kriterien. Die Kategorie Mitarbeiterorientierung enthält z. B. die Unterkategorien Personalplanung und Personalentwicklung. Die Unterkategorie Personalentwicklung enthält u. a. die Kriterien Einarbeitung von Mitarbeitern, Ausbildung, Fort- und Weiterbildung.

Durch die Selbstbewertung erhält das Unternehmen die Möglichkeit, Problembereiche aufzudecken und die notwendigen Prozesse zu optimieren. Im Anschluss erfolgt eine Fremdbewertung durch sog. KTQ-Visitatoren (Personen, die an einem speziellen Training der KTQ GmbH teilgenommen und eine Prüfung abgelegt haben). Sie können ein Zertifikat erteilen, wenn die Einrichtung eine bestimmte Punktzahl im

Bewertungsprozess erreicht hat. Diese Fremdbewertungen werden angekündigt, wodurch es den Unternehmen möglich ist, sich intensiv auf die Überprüfung vorzubereiten.

WISSEN TO GO

Qualitätsmanagementsysteme

- **DIN EN ISO 9001:** Sie regelt die notwendigen Anforderungen, um die Kundenzufriedenheit zu steigern und Prozesse zur kontinuierlichen Verbesserung zu erhöhen. Das Unternehmen muss ein **Qualitätshandbuch** nach bestimmten Kriterien erstellen. Unternehmen können sich zertifizieren lassen, wenn sie alle Anforderungen erfüllen.
- **EFQM-Modell für Excellence:** Das System dient Unternehmen dazu, Stärken und mögliche Verbesserungsansätze aufzudecken – eben exzellent zu werden. Ein Unternehmen kann sich anhand eines Punktesystems selbst bewerten und bei Erreichen einer bestimmten Punktezahl um den Europäischen Qualitätspreis bewerben.
- **KTQ-Verfahren:** Es ist speziell auf Krankenhäuser ausgerichtet und dient dazu, ein bereits vorhandenes Qualitätsmanagementsystem zu bewerten und zu verbessern. Einrichtungen führen mithilfe des KTQ-Manuals zunächst eine Selbstbewertung anhand des PDCA-Zyklus durch (▶ Abb. 11.5). Nach Optimierung verschiedener Prozesse erfolgt eine Fremdbewertung durch KTQ-Visitatoren, die ein Zertifikat erteilen, wenn eine bestimmte Punktzahl erreicht wurde.

11.3.5 Ein Qualitätsmanagementsystem einführen

Ein Qualitätsmanagementsystem einzuführen, ist ein umfangreiches und komplexes Vorhaben. Zudem bringt es Veränderungen für das Unternehmen und für jeden einzelnen Mitarbeiter. Daher sollte der Start geplant und strukturiert erfolgen. Im Wesentlichen lassen sich dafür, in Anlehnung an den PDCA-Zyklus (S. 238), folgende Phasen unterscheiden (▶ Abb. 11.6):

- **Planungsphase:** Die Unternehmensleitung trifft die Entscheidung, ob und welches Qualitätsmanagementsystem sie einführen möchte. Im Anschluss sollte sie alle Mitarbeiter informieren und Qualitätsmanagementbeauftragte benennen und evtl. entsprechend schulen. Ein Projektplan hilft, die notwendigen Schritte zu planen und im Blick zu behalten.
- **Durchführungsphase:** Das Qualitätsmanagementsystem wird entwickelt und umgesetzt. Dafür sind u. a. folgende Teilschritte notwendig:
  - Prozesse bewerten und dokumentieren.
  - Prozessbeschreibungen und Ausführungsanweisungen erstellen.
  - Qualitätsmanagement aufbauen.
  - Qualitätsmanagementhandbuch erstellen und den Mitarbeitern zur Verfügung stellen.
  - Führungskräfte und Mitarbeiter schulen.
  - Qualitätsmanagementsystem einführen.
- **Prüfphase:** Wie anwendbar das eingeführte Qualitätsmanagementsystem tatsächlich ist, wird mit internen Audits überprüft. Fühlt sich das Unternehmen nach Abschluss dieser Phase ausreichend gewappnet (hat es also ausrei-

Abb. 11.5 KTQ-Verfahren.

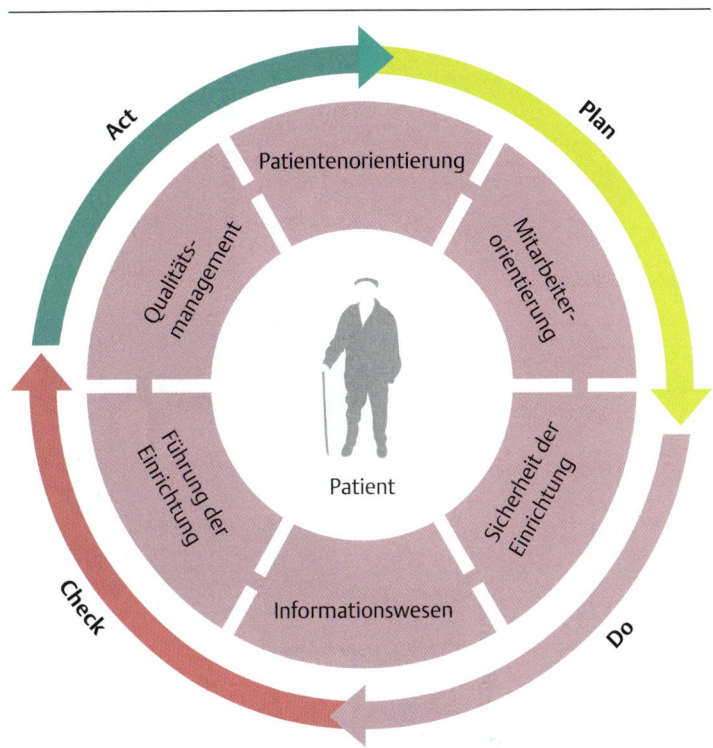

Auf Grundlage des KTQ-Manuals müssen die Einrichtungen zunächst eine Selbstbewertung anhand des PDCA-Zyklus verschiedener Kategorien durchführen.

chend Punkte für sich finden können), kann es auch eine entsprechende Zertifizierung veranlassen.
- **Weiterentwicklungsphase:** Die Einrichtung analysiert fortlaufend und passt, wenn nötig, Maßnahmen an oder verbessert sie. Auch in dieser Phase ist ein Zertifizierungsaudit möglich.

Audits

Definition Audit
Audits sind Instrumente der Qualitätskontrolle und dienen der systematischen Einschätzung von Prozessen/Ergebnissen/Leistungen im Zusammenhang mit Qualitätssicherung und -steigerung (= Evaluation der Wirksamkeit von eingeleiteten Maßnahmen, d. h. Ermittlung des Ist-Zustands und Vergleich mit dem Soll-Zustand). Ein Audit dient dazu, die Wirksamkeit eines eingeführten Qualitätsmanagementsystems zu überprüfen.

Interne Audits • Grundsätzlich werden interne und externe Audits unterschieden. Interne Audits führen z. B. Qualitätsmanagementbeauftragte des Unternehmens durch, sie sollten in jeder Abteilung mindestens einmal jährlich stattfinden. Der Betrachter überprüft die Abteilungen und Prozesse auf ihre Übereinstimmung mit den Zielen des Qualitätsmanagements. Die Ergebnisse hält er in einem Auditbericht fest. Bemerkt er Fehler/Defizite, werden sie dokumentiert. Nach einer Weile erfolgt eine Re-Evaluierung. Der Vorgang soll zeigen, ob die Fehler beseitigt wurden.

11 Qualitäts- und Fehlermanagement

Abb. 11.6 Qualitätsmanagementsystem einführen.

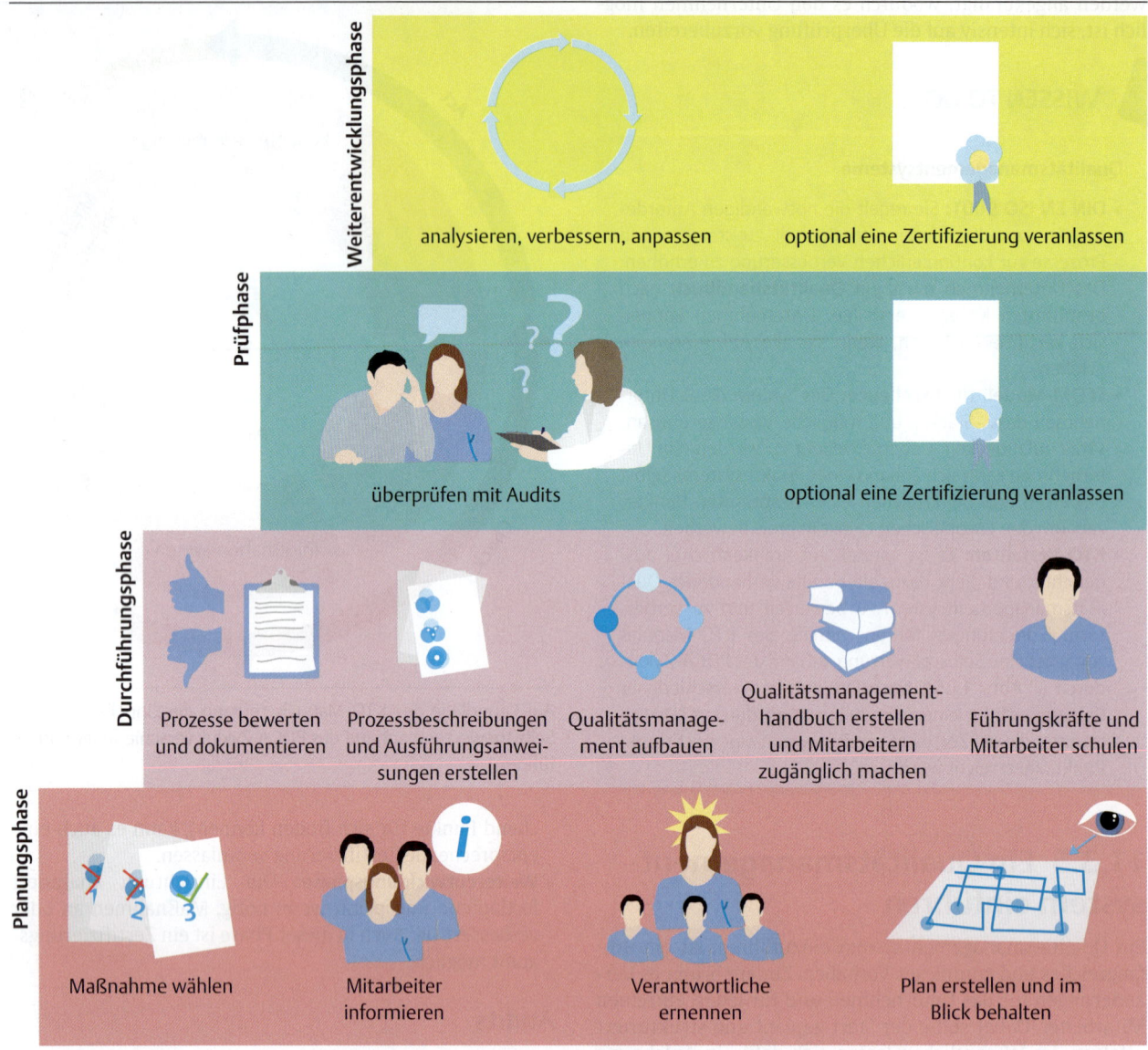

Beispiel Interne Audits – Patientenaufnahme
Der Qualitätsmanagementbeauftragte legt vorab fest, welcher Bereich des Qualitätshandbuchs im internen Audit überprüft werden soll. Er bestimmt weiterhin Fragestellungen, Dauer und Anwesende. Er dokumentiert, ob es Checklisten oder Verfahrensanweisungen gibt, die den entsprechenden Ablauf vorgeben, z.B. die Aufnahme eines Patienten. Anhand von offenen W-Fragen (Was? Wer? Wann? Wie? Warum?) wird das Thema durchleuchtet, z.B. „Wer nimmt den Patienten auf?", „Wie ist der konkrete Ablauf?", „Was wird bei der Aufnahme benötigt?" Dazu kann es wichtig sein, die anwesenden Mitarbeiter zu bitten, z.B. Listen zu zeigen, anhand deren dokumentiert wird, welche Dinge ein Bewohner bei dem Einzug mitbringt. Anschließend dokumentiert der Qualitätsmanagementbeauftragte das Audit und leitet, sofern Fehler beobachtet wurden, Korrekturmaßnahmen ein. Wird festgestellt, dass etwas noch optimierbar ist, werden Verbesserungsvorschläge dokumentiert.

Externe Audits • Sie führen i.d.R. unternehmensfremde Personen durch, meist während einer Zertifizierung. Ein Zertifizierungsaudit ist somit ein spezielles externes Audit. Die Ergebnisse entscheiden darüber, ob die Klinik eine Zertifizierung (z.B. im KTQ-Verfahren) erhält.

! Merken Keine Angst
Vor einem externen Audit sollte man sich zwar ausführlich mit den Inhalten des QM-Handbuchs beschäftigen, man muss aber nicht alle Inhalte 1:1 wiedergeben können. Wichtig ist es, den Sinn/Grundgedanken des QM-Systems verstanden zu haben und zeigen zu können, dass man mit den entsprechenden Instrumenten (z.B. Dokumente/Vorlagen) umgehen und arbeiten kann.

Beispiel Externe Audits
Im St. Anna-Krankenhaus herrscht seit Wochen große Aufregung und Betriebsamkeit. Das Krankenhaus möchte sich zertifizieren lassen. Monate langer und harter Vorbereitung liegen hinter allen Mitarbeitern und heute nun ist es so weit: Im Zuge der KTQ-Zertifizierung kommt ein Visitorenteam, welches wir an dieser Stelle auch Auditorenteam nennen können, in das St. Anna-Krankenhaus. Das Team besteht aus 5 voneinander unabhängigen gut geschulten Personen aus verschiedenen Bereichen des Gesundheitswesens. Mit dabei sind u.a. Dr. Roth (Urologe) aus Kassel, Herr Weis (Stationspfleger) aus Bremen und Frau Grün (Pflegewirtin) aus Münster. Entsprechend dem KTQ-Handbuch werden sie im Laufe der Woche verschiedene Bereiche des Krankenhauses visitieren und Gespräche mit den Mitarbeitern führen. So kommt Herr Weis auch auf die Station 1. Er überprüft dort u.a. den

Qualitätsmanagement

Notfallwagen, schaut, wann die letzte dokumentierte Kontrolle gewesen ist, fragt GKP Luisa, die gerade über den Flur geht, ob sie weiß, wo der nächste Defibrillator steht und wie sie sich im Notfall verhalten würde. Auch schaut sich Herr Weis ganz genau die Weiterbildungspläne des Personals an, lässt sich die Pflegestandards, das Pflegeleitbild und die Informationsmaterialien für Patienten zeigen. Natürlich sieht er auch die Hinweise für Patienten auf dem stationseigenen Saftautomaten. Alle Informationen, die er erfasst, werden in einem Prüfbericht festgehalten. So fließen die Ergebnisse von allen 5 Visitoren zusammen, werden von Mitarbeitern der KTQ systematisiert und analysiert. Am Ende wird ein umfangreicher Zertifizierungsbericht verfasst, der dem Unternehmen ganz genau aufzeigt, wo welche Ergebnisse erzielt wurden, wo Stärken liegen und wo es noch Verbesserungspotenziale gibt. Das Krankenhaus St. Anna erhält diesen Prüfbericht gemeinsam mit der Information, dass es das Zertifikat von KTQ erhält, einige Wochen nach dem Audit. Trotz aller Freude über die gelungene Zertifizierung schaut sich das Qualitätsmanagement den Bericht von KTQ ganz genau an und leitet relevante Informationen an die einzelnen Bereiche und Mitarbeiter weiter. So erfahren die Pflegenden auf Station 1, dass bei ihnen alles in Ordnung war. Einziger Kritikpunkt ist, dass die Patientenhinweise am Saftautomaten nicht den hygienischen Anforderungen entsprechen, da sie auf Karton gedruckt wurden und somit nicht desinfizierbar sind.

Audits sind ein notwendiger Teil im kontinuierlichen Verbesserungsprozess, da nur durch eine regelmäßige Überprüfung Schwachstellen und Verbesserungspotenziale aufgedeckt werden können. Im Sinne des PDCA-Zyklus ist das ein fortlaufender und immer wiederkehrender Prozess, mit dem Ziel, die Qualität kontinuierlich zu verbessern.

Qualitätsmanagementhandbuch

Das Qualitätsmanagementhandbuch (QM-Handbuch) ist das zentrale Element der Dokumentation des Qualitätsmanagementsystems. So ein Handbuch kann verschieden aufgebaut sein. Es besteht häufig aus einer Loseblattsammlung. Das macht es einfacher, die einzelnen Bestandteile regelmäßig zu aktualisieren. Die Bögen befinden sich zusammen in einem Ordner. Ein QM-Handbuch sollte zudem mindestens Folgendes enthalten:

Angaben zum Unternehmen und zur Verwendung des QM-Handbuchs • Es sollten Erläuterungen zur Qualitätspolitik, zum Qualitätsmanagementsystem und zu den Bewertungssystemen sowie zum Unternehmensleitbild und Leistungsumfang des Unternehmens enthalten sein. Organigramme zeigen die Hierarchie des Unternehmens. Des Weiteren finden sich Hinweise zur Verwendung und Aktualisierung des Handbuchs selbst.

Beispiel Nutzen des Handbuchs
Das KTQ-Verfahren führt beim Qualitätsmanagementsystem die verschiedenen Kategorien (Patientenorientierung, Mitarbeiterorientierung, Sicherheit der Einrichtung usw.) und die jeweiligen Maßnahmen zur Qualitätssicherung auf: Bei der Patientenorientierung wird u. a. beschrieben, wie die Patientenzufriedenheit ermittelt werden soll. Steht in dem Handbuch, dass der Patient direkt bei der Aufnahme einen Fragebogen erhält, auf dem er bei Entlassung seine Zufriedenheit beschreiben soll, müssen z. B. Pflegende darauf achten, dass er diesen Bogen tatsächlich erhält.

Bei den Bewertungssystemen wird z. B. die regelmäßige Selbstbeurteilung erwähnt und auf jährlich stattfindende interne Audits verwiesen. Zu diesen internen Audits gehören z. B. standardisierte pflegerische Maßnahmen wie Patientenaufnahme/-entlassung

oder OP-Vorbereitung. Aber auch die Ausbildungsqualität wird regelmäßig überprüft. Hierfür könnten z. B. in Gesprächen mit Auszubildenden der Ausbildungsplan mit dem tatsächlichen Stand verglichen, Stärken und Schwächen der Ausbildung abgefragt und hieraus Verbesserungsmöglichkeiten abgeleitet werden.

Verfahrens- und Arbeitsanweisungen • Sie beschreiben alle Prozesse des Unternehmens, die zuvor erfasst und bewertet wurden. Häufig werden Hauptprozesse und sog. unterstützende Prozesse unterschieden. Für alle Prozesse sind Verfahrens- und Arbeitsanweisungen hinterlegt. Zu den Hauptprozessen eines Krankenhauses zählen u. a. die Patientenaufnahme, interne und externe Verlegungen von Patienten, die Patientenentlassung, das Medikamentenmanagement sowie das zugrunde liegende Pflege- und Behandlungskonzept. Die unterstützenden Prozesse umfassen u. a. die Verwaltungstätigkeiten, die Bettenaufbereitung, das Wäschemanagement, die Getränke- und Küchenbestellungen oder die Müllentsorgung. Auch wenn das QM-Handbuch sehr umfangreich sein kann, ist es doch ein wichtiges Arbeitsmittel für alle Mitarbeiter eines Krankenhauses. Vor allem in der Ausbildung treten häufig Fragen auf: Wie sind welche Tätigkeiten korrekt durchzuführen? Welche Besonderheiten sind ggf. zu beachten? Darüber bietet das QM-Handbuch einen einfachen und gut strukturierten Überblick.

Beispiel Nutzen des Handbuchs
Hannes hat vor Kurzem seine Ausbildung zum Gesundheits- und Krankenpfleger begonnen. Seine Praxisanleiterin hat ihm heute gesagt, dass er in der nächsten Woche für einige Tage in der Radiologie zuschauen darf. Da er noch keine genaue Vorstellung davon hat, wie dieser Bereich organisiert ist, blättert er in seiner Mittagspause im QM-Handbuch des Krankenhauses. Dort findet er eine genaue Beschreibung der Radiologie sowie deren Leistungen und Ziele.

> ### WISSEN TO GO
>
> **Qualitätsmanagementsystem einführen**
>
> Ein QM in einem Unternehmen einzuführen, läuft in verschiedenen Phasen ab: Planungsphase, Durchführungsphase, Prüfphase, Weiterentwicklungsphase.
>
> Audits dienen dazu, das QM-System zu überprüfen. **Interne Audits** führen z. B. Qualitätsmanagementbeauftragte des Unternehmens durch, **externe Audits** hingegen meist unternehmensfremde Personen, meist während einer Zertifizierung.
>
> Das Qualitätsmanagementhandbuch (QM-Handbuch) ist das zentrale Element der Dokumentation des Qualitätsmanagementsystems. Es sollte auf jeden Fall enthalten:
> - Angaben zur Qualitätspolitik, zum Qualitätsmanagementsystem und zu den Bewertungssystemen sowie zum Unternehmensleitbild und zum Leistungsumfang des Unternehmens
> - zur Verwendung des QM-Handbuchs
> - Verfahrens- und Arbeitsanweisungen aller Prozesse innerhalb des Unternehmens

11 Qualitäts- und Fehlermanagement

11.3.6 Instrumente zur Steigerung der Qualität

Um das Qualitätsmanagementsystem praktisch umzusetzen, stehen zahlreiche Instrumente zur Verfügung. Einige dieser Instrumente beziehen sich auf die praktische Arbeit von Pflegenden. Andere wiederum gewährleisten, dass die Pflegenden tatsächlich auch „geführt" werden – also Feedback erhalten, Fortbildungen in Anspruch nehmen oder Risiken für sich selbst und die Patienten reduzieren können.

Leitbild

Die Unternehmensleitung und die Mitarbeiter formulieren im Leitbild die idealen Werte, Normen und Ziele, die ihrer Arbeit zugrunde liegen. Den Kunden soll das Leitbild einen Eindruck von den Grundprinzipien des Unternehmens vermitteln. Die Mitarbeiter sollen sich mit dem Leitbild identifizieren und sich an ihm orientieren. Das Leitbild soll einen Orientierungsrahmen für das Handeln der Mitarbeiter darstellen und dazu motivieren, die Unternehmensziele gemeinsam zu erreichen, sowie die Verantwortung den Kunden gegenüber verdeutlichen. Des Weiteren definiert das Unternehmen so das Menschenbild, das die Grundlage seiner Arbeit ist. In einem Unternehmen ist es durchaus möglich, dass es mehrere Leitbilder gibt. Wichtig ist, dass diese immer in Beziehung zueinander stehen, sich in einer gewissen Hierarchie ordnen und einander nicht widersprechen. So existiert in vielen Gesundheitsunternehmen neben dem Unternehmensleitbild auch ein Pflegeleitbild, in dem z. B. die Ausrichtung der Pflege nach einer bestimmten Pflegetheorie/Pflegemodell beschrieben wird.

Beispiel **Orientierung finden**
Das Krankenhaus St. Anna schreibt in seinem Unternehmensleitbild: „Unser Unternehmen sieht den Menschen als einzigartig und ganzheitlich an. Er ist eine Einheit aus Körper, Geist und Seele. Der Mensch steht im Mittelpunkt unseres Handelns."
Im Pflegeleitbild: „Wir Pflegenden stellen den Patienten mit seinen individuellen, körperlichen, seelischen und sozialen Bedürfnissen in den Mittelpunkt unseres professionellen Handelns. Seine individuellen Ressourcen und Gewohnheiten fließen in unsere Arbeit ein und wir unterstützen ihn darin, Gesundheit und Wohlbefinden zu erlangen, zu erhalten oder wiederherzustellen. Wir orientieren uns an der Pflegetheorie von Dorothea Orem, um unsere tägliche pflegerische Arbeit im Sinne unseres Leitbilds zu gestalten.

! *Merken* **Identifikation**
Nur wenn Mitarbeiter die Möglichkeit hatten, sich an der Entwicklung des Pflegeleitbilds zu beteiligen bzw. sich mit dem Leitbild und dem Pflegemodell identifizieren können, stellt es die Loyalität der Mitarbeiter dem Unternehmen gegenüber sicher und fördert die Qualität der erbrachten Leistungen.

Pflegediagnostischer Prozess und Pflegedokumentation

Der pflegediagnostische Prozess beinhaltet die **systematische Erfassung** der Ressourcen, Probleme und Bedürfnisse eines Patienten, die Festlegung von individuellen Zielen sowie die Planung, Durchführung und Evaluation der pflegerischen Maßnahmen. Er ist ein wichtiges Instrument des Qualitätsmanagements, da Pflegende dabei immer kundenorientiert arbeiten. Das heißt, sie erfassen die Wünsche und Bedürfnisse des Patienten und legen gemeinsam mit ihm Ziele und Maßnahmen fest. Die fortlaufende **Dokumentation** der Informationen bildet die geleistete Arbeit ab und macht ihre Qualität bei der Evaluation überprüfbar. Zudem dient die Pflegedokumentation der Informationsweitergabe an alle an der Behandlung des Patienten beteiligten Berufsgruppen, was eine einheitliche und qualitativ hochwertige Pflege gewährleistet (▶ **Abb. 11.7**). Mehr zu diesem wichtigen Thema lesen Sie im Kap. „Pflegeprozess und Pflegeplanung" (S. 210).

Abb. 11.7 Dokumentation.

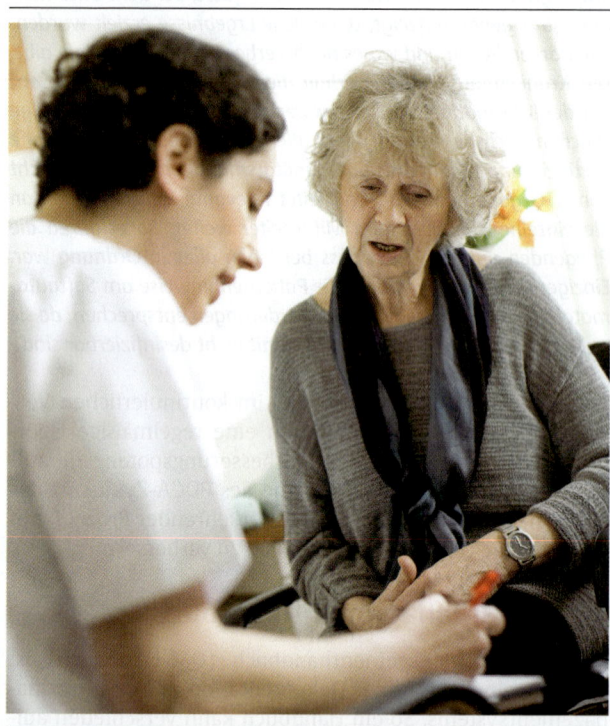

Komplette und ausführliche Dokumentation sorgt für Sicherheit und die bestmögliche Betreuung des Patienten.

Pflegestandards und nationale Expertenstandards

Pflegestandards sind **einrichtungsinterne Regelungen**, die das Ziel und die Qualität einer pflegerischen Maßnahme definieren. Sie werden schriftlich festgehalten, im QM-Handbuch erwähnt und sind für jeden einsehbar. Die Standards legen anhand aktueller pflegefachlicher und wissenschaftlicher Erkenntnisse verbindlich fest, wie eine Pflegeperson in einer bestimmten Situation handeln soll. Die Maßnahmen können und müssen selbstverständlich an die individuellen Ressourcen, Wünsche und Bedürfnisse der Patienten angepasst werden (Kundenorientierung). Abweichungen von den Maßnahmen müssen begründet und dokumentiert werden.

Pflegestandards geben somit den Rahmen vor, in dem Pflegende die individuelle Pflege gestalten können. Dadurch tragen sie zu einer einheitlichen und qualitativ hochwertigen Pflege bei. Denn durch den festgelegten Rahmen der Pflegemaßnahmen wird **die Qualität der Pflegeleistungen überprüfbar und bewertbar**. Deshalb sind Pflegestandards ein wichtiges und unabdingbares Instrument des Qualitätsmanagements. Pflegeeinrichtungen wie Pflegeheime oder ambulante Pflegedienste sind zudem gesetzlich verpflichtet, nationale Expertenstandards zur Qualitätssicherung einzusetzen. Expertenstandards werden auf Basis einer ausführlichen Literaturrecherche von einer überregionalen/nationalen Expertengruppe erstellt und anschließend erprobt. Die Umsetzung dieser Standards stellt somit eine hohe Qualität der pflegerischen Versorgung sicher. Mehr zu den Expertenstandards lesen Sie im Kap. „Prophylaxen" (S. 400) und im Kap. „Pflegeprozess und Pflegeplanung" (S. 210).

Pflegevisite

Der Begriff Pflegevisite wird in Deutschland nicht einheitlich verwendet. Zum einen ist die Pflegevisite ein Besuch und ein Gespräch beim Patienten im Rahmen der Arbeit nach dem Pflegeprozessmodell. Mit der Pflegevisite überprüfen die Pflegekräfte die Wirkung/Effektivität der Pflegemaßnahmen bei einem Patienten. Gemeinsam besprechen die Beteiligten die Ressourcen und Probleme des Patienten, diskutieren die Wirksamkeit der pflegerischen Maßnahmen und adaptieren den Pflegeplan (legen z. B. bei Bedarf neue Maßnahmen fest).

Des Weiteren kann die Pflegevisite als Kontrollinstrument zur Feststellung von Pflegequalität durch das Qualitätsmanagement genutzt werden. Hierbei werden anhand eines (evtl. modularisierten) Pflegevisitenprotokolls verschiedene Kriterien durch die Visitenteilnehmer beurteilt. So werden z. B. die Pflegedokumentation, die Patientenumgebung, die Sicherheit und die Patientenzufriedenheit überprüft.

Ziel ist es nicht, die Arbeit einer einzelnen Pflegeperson zu bewerten. Vielmehr dient die Pflegevisite dazu, sich über die **Situation** und den **Behandlungsfortschritt** des Patienten zu informieren und mögliche Defizite bei der Pflege aufzudecken (Kundenorientierung), um die Qualität der Versorgung weiter zu verbessern. Über den Ablauf und die Inhalte einer Pflegevisite lesen Sie mehr im Kap. „Pflegeprozess und Pflegeplanung" (S. 210).

Patientenfallbesprechungen

Bei Patientenfallbesprechungen werden der Behandlungsprozess und die pflegerische Versorgung eines Patienten besprochen und bewertet. Idealerweise sind neben den Pflegepersonen auch alle anderen an der Versorgung des Patienten beteiligten Personen anwesend, z. B. Physio- und Ergotherapeuten oder Logopäden. Patientenfallbesprechungen sind ein wichtiges Instrument, um den pflegediagnostischen Prozess zu evaluieren, da an dieser Stelle gemeinsam die Wirkung der bisher durchgeführten Maßnahmen beurteilt und mögliche Alternativen diskutiert werden können. Ziel ist es, auf der Grundlage der interdisziplinären Zusammenarbeit die besten Lösungsansätze für die vorhandenen pflegerischen Probleme zu erarbeiten und einen schnellen Behandlungserfolg sicherzustellen (Kundenorientierung).

Mitarbeiterqualifizierung

Bei der Umsetzung des Qualitätsmanagementsystems muss das Unternehmen die Mitarbeiter so qualifizieren, dass sie die Qualitätsanforderungen erfüllen können. Eine Maßnahme der **Qualitätssicherung** besteht deshalb darin, die berufliche Weiterentwicklung der Pflegepersonen zu fördern (Mitarbeiterorientierung). So müssen z. B. Auszubildende angeleitet und beim Erwerb der notwendigen Fähigkeiten und Fertigkeiten unterstützt werden. Nach der Ausbildung muss es den Pflegepersonen möglich sein, ihr Wissen zu aktualisieren, um den sich stetig verändernden Anforderungen gerecht zu werden. Außerdem müssen die Unternehmen die notwendigen Bedingungen schaffen, um eine qualitativ hochwertige Versorgung der Patienten zu gewährleisten. Dafür ist erforderlich, entsprechend qualifizierte Mitarbeiter im notwendigen Umfang in den jeweiligen Arbeitsbereichen einzusetzen.

Mitarbeitergespräche

Mitarbeitergespräche (oder auch **Personalentwicklungsgespräche**) sind regelmäßig stattfindende Gespräche zwischen den Mitarbeitern und der Führungskraft. Im Mittelpunkt des Gesprächs stehen u. a. die Zusammenarbeit, bestehende Probleme sowie die Leistungen und Ziele des Mitarbeiters. Die Gesprächspartner blicken zum einen auf die Tätigkeiten und Leistungen des Mitarbeiters zurück und überprüfen die im letzten Mitarbeitergespräch festgelegten Ziele. Zum anderen formulieren sie neue Ziele und die dafür notwendigen Unterstützungsangebote. Mitarbeitergespräche sind somit ein wichtiges Instrument, um den Entwicklungsstand eines Mitarbeiters zu beurteilen und den Mitarbeiter zu fördern und sie bilden einen wichtigen Bestandteil der Qualitätssicherung. Während das Verfahren in der freien Wirtschaft bereits lange etabliert ist, sind medizinische Einrichtungen aktuell häufig noch in der Einführungsphase.

Qualitätszirkel

Qualitätszirkel sind **Arbeitskreise** aus ca. 6 bis 8 Mitarbeitern, die sich auf freiwilliger Basis während ihrer Arbeitszeit treffen, um **Maßnahmen der Qualitätskontrolle und Qualitätssicherung** zu besprechen. Diese Mitarbeiter sind darüber unmittelbar in das Qualitätsmanagement mit einbezogen und ihr Bewusstsein für die Notwendigkeit eines kontinuierlichen Verbesserungsprozesses wird gefördert. Die direkte Beteiligung an Entscheidungen steigert auch die Motivation und Arbeitszufriedenheit der Mitarbeiter. Die Mitarbeiter in den Qualitätszirkeln besprechen Probleme, die die Qualität der Arbeit beeinflussen. Die Ursachen dieser Probleme und mögliche Lösungsansätze diskutieren sie z. B. mithilfe eines Problemlösungsprozesses (z. B. PDCA-Zyklus).

Beispiel Patientenbegleitdienst
Viele Funktionsabteilungen des Hauses (z. B. Röntgen, Herzkatheterlabor) beschweren sich darüber, dass die Patienten häufig sehr spät zu den Terminen gebracht werden. Die Pflegenden auf den Stationen sind aber knapp besetzt und können nicht alle Einheiten gleichzeitig bedienen. Ein Gremium untersucht die Lage und versucht, Lösungen zu finden, z. B. durch einen Patientenbegleitdienst.

Beschwerdemanagement

Jedes Krankenhaus verfolgt im Zusammenhang mit dem Qualitätsmanagement das Ziel, die Kundenzufriedenheit zu steigern und vorhandene Schwachstellen zu beseitigen. Dabei ist es wichtig, Beschwerden von Kunden (Patienten, Dienstleistern) zu erfassen und ernst zu nehmen. In jeder Beschwerde liegt das Potenzial der Verbesserung. Denn nur, wenn man weiß, dass man etwas falsch gemacht hat, kann man es auch verändern. Diese Hinweise können Patienten oder Besucher schriftlich (z. B. bei Befragungen) oder mündlich äußern. Das Beschwerdemanagement erfasst diese Hinweise systematisch und erarbeitet mögliche Lösungsansätze, z. B. in Qualitätszirkeln. Auch das hilft, die Qualität kontinuierlich zu verbessern und die Kundenzufriedenheit zu steigern (▶ Abb. 11.8).

Abb. 11.8 Beschwerdemanagement.

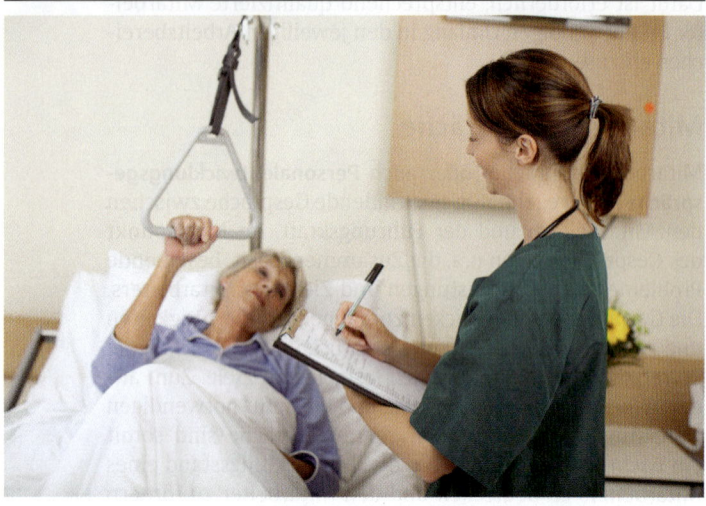

Egal ob die Daten per Fragebogen oder im persönlichen Gespräch erhoben werden, sie sind von großem Wert, wenn es darum geht, Prozesse weiter zu optimieren. © contrastwerkstatt/fotolia.com

Abb. 11.9 Warnhinweise.

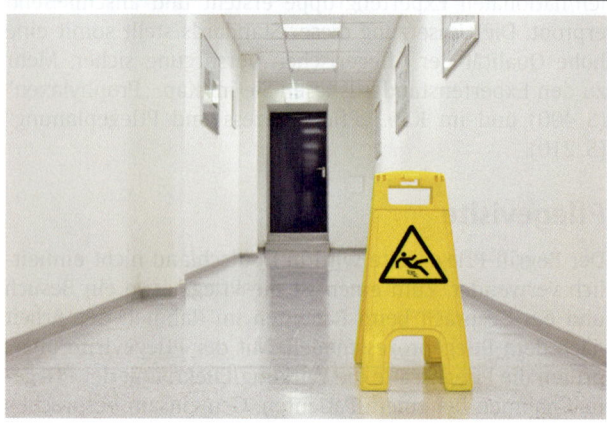

In den Bereich des Risikomanagements fallen auch Warnhinweise, z. B. vor einem rutschigen, frisch gewischten Boden.
© Alterfalter/fotolia.com

Patienten- und Mitarbeiterbefragungen

Regelmäßige Befragungen von Patienten und Mitarbeitern sind ein wichtiges und notwendiges Instrument. Damit überprüft das Unternehmen, ob die im Qualitätsmanagement gesetzten Ziele bei diesen Gruppen erreicht werden konnten. Zusätzlich können vorhandene Problembereiche aufgedeckt und weitere Verbesserungen veranlasst werden. Patienten können z. B. während ihres Krankenhausaufenthalts, kurz vor und nach der Entlassung befragt werden. Wichtige Themen sind z. B. die Zufriedenheit mit der pflegerischen und ärztlichen Versorgung oder mit der Verpflegung (Kundenorientierung). Mitarbeiter sollten hinsichtlich ihrer Zufriedenheit mit den Arbeitsbedingungen (z. B. Arbeitszeiten, Personalausstattung, Ausstattung mit Hilfsmitteln) oder der Unternehmensleitung (z. B. interne Kommunikation, Transparenz, Führungsstil) befragt werden (Mitarbeiterorientierung). Sollten sich Problemstellen ergeben, kann das Unternehmen Verbesserungen veranlassen.

Risikomanagement

Um die Qualität der Leistungen immer weiter zu verbessern, ist es notwendig, Risiken frühzeitig zu erkennen (▶ Abb. 11.9). Dadurch lassen sich mögliche Schäden vermeiden. Denn ganz ähnlich wie im Pflegeprozess gibt es potenzielle Probleme (Gefahren, Beinaheunfälle), die mit prophylaktischen/präventiven Maßnahmen verhindert werden können. Beim Qualitätsmanagement wird das mithilfe von Risikomanagementsystemen erreicht. Das Vorgehen kann Patienten (z. B. vor Behandlungsfehlern) und Mitarbeiter (z. B. vor Verletzungen) schützen. Das Risikomanagement ist daher ein wichtiges Instrument innerhalb der Kunden- und Mitarbeiterorientierung. Für das Krankenhaus ist ein gut funktionierendes Risikomanagementsystem auch aus wirtschaftlicher Sicht wichtig, denn es kann z. B. Schadenersatzforderungen vermeiden. Sowohl die Zufriedenheit der internen und externen Kunden als auch der wirtschaftliche Erfolg – und damit der gesicherte Fortbestand des Unternehmens – sind wichtige Ziele von Qualitätssicherungsmaßnahmen.

Beispiel **Patientenbetten**
Die meisten Betten in der Klinik können nur Patienten bis zu einem Körpergewicht von 140 kg tragen. Die Menschen werden aber immer schwerer. Um Verletzungen durch „zusammenbrechende" Betten (und damit einhergehende Schadensfälle) zu vermeiden, schafft die Klinik einen Pool von Betten an, die mehr Gewicht tragen können. Zusätzlich vereinfacht sie das Verfahren für das Pflegepersonal, sich richtige Schwerlastbetten (meist von externen Anbietern) zu besorgen (gesteigerte interne Kundenzufriedenheit). Die Spezialbetten sind für schwergewichtige Patienten bequemer, sodass durch diese Maßnahme auch die externe Kundenzufriedenheit gesteigert werden kann.

> **WISSEN TO GO**
>
> **Instrumente für mehr Qualität**
>
> - **Pflegeleitbild:** formuliert die Werte, Normen und Ziele der pflegerischen Arbeit
> - **pflegediagnostischer Prozess:** erfasst systematisch Ressourcen, Probleme und Bedürfnisse eines Patienten und legt seine individuellen Ziele fest
> - **Pflegestandards:** einrichtungsinterne Regelungen, die Ziel und Qualität einer pflegerischen Maßnahme definieren (im Qualitätsmanagementhandbuch zu finden)
> - **Expertenstandards:** evidenzbasierte Regelungen z. B. darüber, wie oder wann eine pflegerische Handlung erfolgen sollte
> - **Pflegevisite:** überprüft die Pflege eines Patienten und beinhaltet z. B. ein Gespräch zwischen Patienten und Pflegenden
> - **Patientenfallbesprechungen:** möglichst interdisziplinäre Fallbesprechung über einen Patienten, in der der Behandlungsprozess und die pflegerische Versorgung besprochen und bewertet werden
> - **Mitarbeiterqualifizierung:** durch regelmäßige Fortbildung und stetes Lernen tragen Pflegende zu einer hohen Qualität ihrer Arbeit bei
> - **Mitarbeitergespräche** (oder Personalentwicklungsgespräche): Gespräche zwischen Mitarbeiter und Führungskraft, z. B. über die Zusammenarbeit, bestehende Probleme, Leistungen und Ziele des Mitarbeiters

- **Qualitätszirkel:** interdisziplinäre Arbeitskreise, die Maßnahmen der Qualitätskontrolle und Qualitätssicherung besprechen
- **Beschwerdemanagement:** wichtig, um Verbesserungspotenziale zu finden
- **Befragungen:** überprüfen, ob die im QM gesetzten Ziele erreicht werden konnten
- **Risikomanagement** ist eine Führungsaufgabe, in der die Risiken in einer Gesundheitseinrichtung identifiziert, analysiert und bewertet werden, um Schäden von Patienten, Mitarbeitern und Besuchern vorzubeugen (Fehler-/Schadensvermeidung).

11.4 Patientensicherheit und Fehlermanagement

11.4.1 Grundlagen

Um über das **Risikomanagement** potenzielle Risiken aufdecken zu können, ist es erforderlich, dass Fehler und Fehlerquellen offen angesprochen werden können. Denn nur diese Erfahrungen können Verbesserungen einleiten. Voraussetzung dafür ist ein funktionierendes Fehlermanagementsystem, das die Sicherheit der Patienten unterstützt.

Definition **Patientensicherheit**
Sie umfasst nicht nur die Abwesenheit von unerwünschten Ereignissen, sondern auch die Maßnahmen zur Vermeidung dieser Ereignisse sowie die Einhaltung von Qualitätsstandards.

Definition **Fehlermanagement**
Es umfasst die Organisation von Entdeckung, Diagnose und Korrektur von Fehlern. Das Fehlermanagement beinhaltet auch eine Unternehmenskultur, die es gestattet, mit Fehlern aktiv umzugehen. Das heißt, Mitarbeiter sollen darin unterstützt werden, ihre Fehler zuzugeben. Nur so können die Fehler dokumentiert und analysiert werden, um letztlich daraus zu lernen.

Beispiel **Zum Verwechseln ähnlich**
Martina steht kurz vor ihrem Examen zur Gesundheits- und Krankenpflegerin und stellt heute das erste Mal alleine die Medikamente für ihre Patienten. Bei den Medikamenten für Frau Müller, die schon lange einen zu niedrigen Kalziumwert hat, stellt Martina versehentlich Cotrim forte-Tabletten (Antibiotikum) anstatt Calcium forte. Da die Verpackungen im Medikamentenschrank direkt nebeneinanderliegen und sich auch noch sehr ähnlich sehen, bemerkt sie diesen Fehler nicht. Zum Glück wird Frau Müller skeptisch, als sie ihre Tabletten erhält, und spricht Martina darauf an, dass ihre Kalzium-Tablette heute irgendwie anders aussieht. Martina überprüft daraufhin die Tabletten und bemerkt dabei ihren Fehler. Frau Müller bekommt daraufhin die richtigen Tabletten.

Martina wendet sich an ihre Praxisanleiterin. Sie beide sprechen mit der Stationsleitung. Das Ergebnis: Die beiden Präparate mit den ähnlich klingenden Namen und ähnlichen Verpackungen stehen ab sofort an unterschiedlichen Stellen im Medikamentenschrank, um zukünftig Verwechslungen zu vermeiden.

Der Fehler in diesem Beispiel hatte keine Konsequenzen für die Patientin, da er noch rechtzeitig bemerkt wurde. Dennoch dürfen Fehler niemals verschwiegen, sondern müssen offen angesprochen werden. Das bewahrt andere Mitarbeiter davor, den gleichen oder einen ähnlichen Fehler zu begehen. Beim Qualitätsmanagement sollten die Vorgesetzten eine positive Fehlerkultur unterstützen und fördern. Dazu gehört auch, dass Fehler nicht als Versäumnisse einzelner Personen angesehen werden, sondern als Möglichkeit zur Verbesserung für das gesamte Unternehmen.

! *Merken* **Fehler ansprechen**
Wenn Ihnen ein Fehler unterläuft, sprechen Sie ihn direkt bei Ihrer Praxisanleitung oder einer Kollegin an. Nur so ist sichergestellt, dass für den Patienten keine oder wenig negative Konsequenzen entstehen. Jeder macht Fehler und nur wenn wir dazu stehen, haben wir und andere die Möglichkeit, etwas daraus zu lernen und uns kontinuierlich weiter zu verbessern.

11.4.2 Fehlerberichtssysteme

Im Rahmen des Risikomanagements hat sich in deutschen Gesundheitsunternehmen in den letzten Jahren das Sicherheitskonzept CIRS (critical incident reporting system: www.kh-cirs.de) etabliert. Im CIRS werden Ereignisse erfasst, die zu physischen oder psychischen Schädigungen von Patienten, Mitarbeitern und/oder Besuchern hätten führen können bzw. führten. Diese Ereignisse werden analysiert, Lösungs- und Verbesserungsstrategien werden entwickelt und anschließend wird der gesamte „Fall" anonymisiert und dann veröffentlicht (im Unternehmen, in Fachkreisen), mit dem Gedanken, dass Fehler oder Beinahefehler nicht wiederholt werden. Im Gegensatz zu dem Leitspruch „Jeder muss seine Fehler selber machen" geht man bei diesem Konzept davon aus, dass man auch aus den Fehlern anderer lernen kann.

Fehlerberichtssysteme dienen dazu
- Informationen zu kritischen Ereignissen zu sammeln,
- deren Ursachen zu analysieren,
- Lösungs- und Verbesserungsansätze zu entwickeln und
- die gewonnenen Erkenntnisse unter den Mitarbeitern zu verbreiten.

Das soll die Versorgung der Patienten verbessern und die Patientensicherheit erhöhen. Fehlerberichtssysteme fördern einen offenen Umgang mit Fehlern und sind ein wichtiger Bestandteil der Fehlerkultur eines Unternehmens.

Fehlerberichtssysteme können krankenhausintern oder auch einrichtungsübergreifend eingeführt werden. Ein Beispiel für ein einrichtungsübergreifendes System ist **„CIRSmedical Deutschland"**. Dieses System dient dazu, internetbasiert und anonym kritische Ereignisse bzw. Fehler mit ihren Ursachen und Folgen zu beschreiben. Andere Nutzer haben auf dieser Grundlage die Möglichkeit, Lösungsvorschläge für den individuellen Fall aufzuzeigen. Die Berichte ermöglichen ein gegenseitiges Lernen aus kritischen Ereignissen. Andere Nutzer (und Krankenhäuser) können so potenzielle Risiken erkennen, Verbesserungen veranlassen und somit die Patientensicherheit und Versorgungsqualität erhöhen. Auch unternehmensintern sollten Mitarbeiter ihre Fehler anonym melden können, um Verbesserungspotenziale aufzudecken und zu nutzen.

11 Qualitäts- und Fehlermanagement

Tab. 11.1 Verschiedene Fehlerarten.

unerwünschtes Ereignis	vermeidbares unerwünschtes Ereignis	Fehler	Beinaheschaden	Behandlungsschaden
Eine Schädigung, die auf die durchgeführte Behandlung und nicht auf die Erkrankung des Patienten zurückzuführen ist. Ein unerwünschtes Ereignis kann (muss jedoch nicht) die Folge eines Fehlers sein. **Beispiel:** Starker Hautausschlag nach der Gabe von Diclofenac (Nebenwirkung).	Ein unerwünschtes Ereignis, das auf einen Fehler zurückzuführen ist und somit vermeidbar gewesen wäre. **Beispiel:** starker Hautausschlag nach der Gabe von Diclofenac, wobei in der Patientenakte eine Allergie gegen das Präparat vermerkt war.	Eine Abweichung von einem optimalen bzw. normierten Zustand oder Verfahren. Ein Fehler ist somit eine Regelverletzung. **Beispiel:** Vor der Gabe des Medikaments wurde die Patientenakte nicht mehr kontrolliert, obwohl das im Pflegestandard des Krankenhauses so festgelegt ist.	Ein Fehler, bei dem kein Schaden eintritt, der jedoch zu einem Schaden hätte führen können. **Beispiel:** Nach der Lagerung eines dekubitusgefährdeten Patienten liegt dieser mit dem Oberschenkel auf seinem Katheterschlauch. Als dies festgestellt wird, hat sich zwar eine Rötung gebildet, diese ist jedoch noch wegdrückbar (= kein Dekubitus).	Ein Fehler ist durch mangelnde Sorgfalt entstanden. **Beispiel:** Durch eine mangelhafte Hautdesinfektion vor einer intramuskulären Injektion erleidet der Patient eine lokale Infektion.

WISSEN TO GO

Patientensicherheit und Fehlermanagement

Das **Risikomanagement** deckt potenzielle Risiken auf. Dafür aber müssen Fehler und Fehlerquellen offen angesprochen werden können. Nur so lassen sich „Fallen" erkennen und Verbesserungen einleiten.

Patientensicherheit: Umfasst nicht nur die Abwesenheit von unerwünschten Ereignissen, sondern auch die Maßnahmen, um sie zu vermeiden.

Fehlermanagement: Umfasst die Organisation von Entdeckung, Diagnose und Korrektur von Fehlern.

Verschiedene Fehlerarten sind:
- unerwünschtes Ereignis
- vermeidbares unerwünschtes Ereignis
- Fehler
- Beinaheschaden
- Behandlungsschaden

Fehlerberichtssysteme (oder auch CIRS = **C**ritical **I**ncident **R**eporting **S**ystem) sollen helfen, Fehler zu sammeln, auszuwerten und zu verbessern. Fehlerberichtssysteme können krankenhausintern oder auch einrichtungsübergreifend eingeführt werden.

12 Rechtliche Grundlagen der Pflege

12.1 Einleitung

Recht formt unsere Gesellschaft. Leben ohne Recht wäre mit großen Nachteilen verbunden: Das Recht sichert das Leben miteinander – so wie wir es kennen. Es stabilisiert unsere Gesellschaft, drückt aus, was in unserer Gesellschaft wichtig ist, und sorgt dafür, dass möglichst derjenige Recht bekommt, dem Unrecht getan wurde (▶ Abb. 12.1).

Das Recht macht das Leben in dieser Gesellschaft sicher. Diebstahl wird bestraft, Mord und Totschlag gehören zu den Kapitalverbrechen und werden besonders hart bestraft. Das Recht beantwortet also im Grunde die Frage: Was ist erlaubt in einer Gesellschaft – und unter welchen Umständen darf man etwas – und was nicht.

Schnell wird aber auch klar, dass es Situationen gibt, in denen die Antwort auf diese Frage nicht immer einfach ist. Ein Patient ist z. B. von unerträglichen Schmerzen geplagt, einfache Schmerzmittel helfen ihm nicht mehr. Darf man dem Patienten nun ein besonders starkes Schmerzmittel geben – auch wenn dieses Mittel möglicherweise seine Herzfunktion beeinträchtigt und er deswegen sterben könnte? Recht anzuwenden ist nicht immer einfach.

In Deutschland, wie auch in vielen anderen Ländern, hat jeder Bürger die Möglichkeit, sich das Recht selbst „anzusehen". Das Recht ist nicht nur eine Idee, die irgendwann einmal von irgendjemandem ausgesprochen wurde, sondern das Recht wird in Form von Gesetzen niedergeschrieben und jeder Bürger hat die Möglichkeit, sich diese Gesetze durchzulesen. Im Internet finden Sie z. B. unter www.gesetze-im-internet.de eine Datenbank, die alle Gesetze der Bundesrepublik Deutschland aufführt.

Warum Pflegende Rechte und Pflichten kennen sollten • Pflegende mischen sich auch immer häufiger in **aktuelle Diskussionen** ein. Sie merken, dass ihre Stimmen nicht ungehört bleiben. Schließlich sind sie oft diejenigen, die am häufigsten Kontakt mit Patienten haben und somit über höchst wertvolle Erfahrungen verfügen. Pflegende können diese Erfahrungen vielfältig einbringen – z. B. bei Ergänzungen und Veränderungen in der Ausbildung von Pflegekräften, bei Problemen, die Pflegekräfte aufgrund ihres Berufs und der Änderungen in diesem Berufszweig haben (z. B. zunehmende psychische Belastungen, die besonders der Selbstpflege bedürfen), oder bei Finanzierungsmodellen.

Abb. 12.1 Justitia.

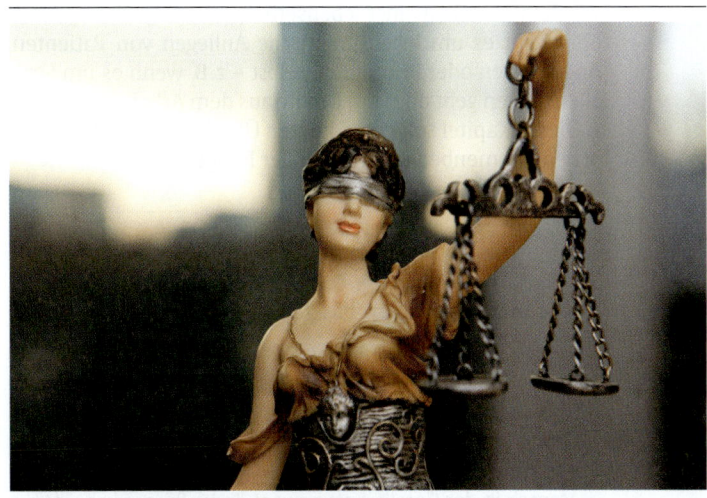

Die Figur der Justitia entstammt der römischen Mythologie. Heute ist sie die Personifikation des Rechtswesens und steht für (ausgleichende) Gerechtigkeit.
© Anthony Leopold/fotolia.com

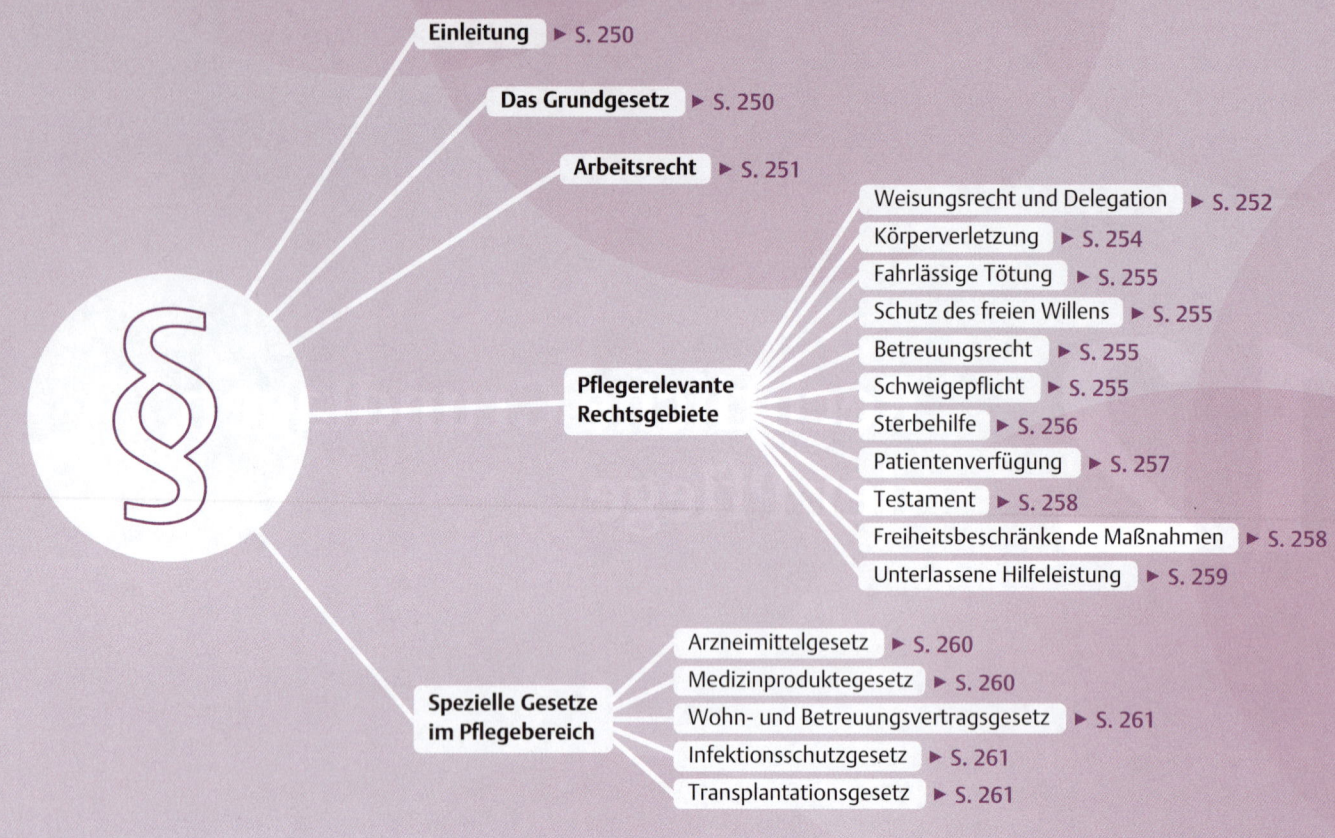

Pflegende müssen sehr oft mit gesunden, kranken und behinderten Menschen in **Grenzsituationen** und **existenziellen Situationen** umgehen. Oft stehen sie vor den Fragen: Was darf ich und was nicht? Wer ist durch ein oder mehrere Gesetze besonders geschützt und welche Handlungsmöglichkeiten bleiben mir? Pflegende müssen also Kenntnis haben von dem Schutz, den die Gesetze verschiedenen Personengruppen oder ihnen selbst gewähren.

Darüber hinaus müssen Pflegende immer wieder **Rat geben** – den Patienten, den Angehörigen, aber auch Institutionen (z. B. Mitarbeitern von Behörden oder einer Abteilung des Krankenhauses) und anderen Pflegenden. Üblich ist, dass Pflegende von Angehörigen in besonderen Situationen um Auskunft gebeten werden (z. B. bei einer Organspende oder vor dem Abstellen einer lebenserhaltenden Maschine). Noch öfter geht es um lebenspraktische Anliegen von Patienten, Angehörigen oder Pflegenden selbst – z. B. wenn es um Sozialleistungen geht oder um Rechte aus dem Arbeitsverhältnis.

Dieses Kapitel soll einen kurzen Überblick über die rechtlichen Rahmenbedingungen in der Pflege geben.

 WISSEN TO GO

Warum es wichtig ist, das Recht zu kennen

Recht schützt Menschen vor Unrecht. Gesetze regeln Gebote und Verbote bei Handlungen von Menschen gegenüber Menschen, Menschen gegenüber Gegenständen und dem Staat gegenüber Menschen oder Gegenständen.

Das Recht gibt den Rahmen vor, in dem sich jeder Mensch in der Gesellschaft bewegt. Jeder Bürger kann das Recht und sämtliche Gesetze einsehen.

Pflegende haben oft mit rechtlichen Fragen zu tun – besonders weil sie sich mit Menschen beschäftigen, die krank oder behindert sind oder sich in Grenzsituationen bzw. existenziellen Situationen befinden. Pflegende beraten auch Angehörige und Patienten darüber, welche Rechte sie in welchen Situationen haben. Pflegende selbst benötigen deshalb Schutz – z. B. durch den Arbeitsvertrag oder aber durch gesetzliche Regelungen.

12.2 Das Grundgesetz

Das Grundgesetz ist in der Bundesrepublik Deutschland die Basis, auf dem Recht und Gesetz stehen. Das Grundgesetz ist die **Verfassung** der Bundesrepublik Deutschland. Als solche hat sie Vorrang vor allen Rechtsnormen des Bundes und der Länder – und deshalb muss sich jedes Gesetz oder jede rechtliche Handlung an dem Grundgesetz messen. Das ergibt sich aus dem Grundgesetz selbst: In Art. 1 Abs. 3 ist ausdrücklich geregelt, dass „die nachfolgenden Grundrechte die Gesetzgebung, die vollziehende Gewalt und die Rechtsprechung als unmittelbar geltendes Recht binden".

Das allein aber reicht nicht. Jemand könnte ja auf die Idee kommen, die Verfassung, vor allem diesen Art. 1 Abs. 3, einfach zu ändern. Dann wäre der Schutz des Einzelnen durch die Verfassung nur relativ. Das heißt, der Schutz würde nur solange bestehen, wie diese besondere Regelung des Art. 1 Abs. 3 nicht geändert würde. Die Verfassung jedoch hat einen „Schutzmechanismus" eingebaut. Er verhindert äußerst wirkungsvoll, dass Rechte der Bürger, die sich aus der Verfassung ergeben, nicht durch eine einfache Verfassungsänderung geändert – v. a. verringert – werden können.

Dieser Schutzmechanismus, die sog. **Ewigkeitsklausel**, findet sich in Art. 79 Abs. 3 des Grundgesetzes. Dort heißt es klar und deutlich: „Eine Änderung dieses Grundgesetzes, durch welche die Gliederung des Bundes in Länder, die grundsätzliche Mitwirkung der Länder bei der Gesetzgebung oder die in den Artikeln 1 und 20 niedergelegten Grundsätze berührt werden, ist unzulässig."

Die **Grundrechte** sind durch die Verfassung garantierte Rechte, die jedem Menschen zustehen. So ist z. B. die **Würde des Menschen** unantastbar, wie sich aus Art. 1 Abs. 1 des Grundgesetzes ergibt. In der Konsequenz verhindert das z. B., dass Gefangene gefoltert oder hilflose Personen (z. B. Patienten mit Demenz) schutzlos werden, also dass man ihnen womöglich Organe entnehmen kann in der Vorstellung, diese Organe seien bei Patienten, die noch klar denken können, besser aufgehoben. Als weiteres Beispiel besagt Art. 2 Abs. 1 des Grundgesetzes, dass jeder das Recht auf **freie Entfaltung seiner Persönlichkeit** hat. Jeder Bürger hat schließlich auch die Freiheit, seine **Meinung ohne Beschränkungen zu äußern** – solange er niemanden beleidigt. Dieses Recht sichert Art. 5 Abs. 1 des Grundgesetzes.

WISSEN TO GO

Das Grundgesetz

Das Grundgesetz ist die Verfassung der Bundesrepublik Deutschland. In seinem Rahmen müssen sich alle anderen Gesetze bewegen. Die Ewigkeitsklausel schützt davor, dass das Grundgesetz willkürlich geändert werden kann.

Die **Grundrechte** sind durch die Verfassung garantierte Rechte, die jedem Menschen zustehen, z. B. die Menschenwürde (Art. 1 Abs. 1), die freie Entfaltung der Persönlichkeit (Art. 2 Abs. 1) oder die Meinungsfreiheit (Art. 5 Abs. 1).

12.3 Arbeitsrecht

Pflegende sind normalerweise angestellt, z. B. in einem Krankenhaus oder einer anderen Pflegeeinrichtung. Aus diesem Angestelltenverhältnis ergeben sich viele Rechte und Pflichten. Fragen, die Pflegende immer wieder beschäftigen, sind z. B.:
- Der eigene Urlaub: Wer entscheidet, wann und wie lange man in Urlaub gehen kann?
- Das Gehalt: Wird Urlaubs- und Weihnachtsgeld gewährt, und wenn ja, wie hoch ist es?
- Die Rechte bei Erhalt einer Kündigung: Wann kann der Arbeitgeber kündigen? Welche Rechte bestehen im Falle einer ausgesprochenen Kündigung? Benötigt der Arbeitgeber einen Grund für die Kündigung?

Alle diese Fragen sollte der Arbeitsvertrag behandeln.

Probezeit • Meistens besteht am Beginn des Arbeitsverhältnisses eine „Probezeit". In dieser Zeit lernen sich Arbeitgeber und Arbeitnehmer kennen und können entscheiden, ob sie zusammenarbeiten möchten. Die Probezeit darf maximal 6 Monate lang sein, was sich grundsätzlich aus dem Bürgerlichen Gesetzbuch (BGB) ergibt. In der Probezeit ist eine Kündigung ohne Angabe von Gründen von beiden Seiten, also von Arbeitnehmer und Arbeitgeber, möglich, z. B. dann, wenn eine Seite erkennt, dass die Zusammenarbeit nicht möglich ist.

Recht auf Urlaub • Dies regelt das Bundesurlaubsgesetz. Nach diesem Gesetz stehen jedem Arbeitnehmer in Deutschland mindestens 24 Tage Urlaub bei einer 6-Tage-Woche bzw. 20 Tage Urlaub bei einer 5-Tage-Woche zu. Mehr Urlaubstage können im Arbeitsvertrag oder durch den Tarifvertrag geregelt sein.

Gehalt • Es ist normalerweise im Arbeitsvertrag geregelt – wenn auch oftmals nur durch einen Verweis auf einen anzuwendenden Tarifvertrag. **Sonderzahlungen** sind besondere Leistungen, auf die grundsätzlich kein Anspruch besteht – es sei denn, ein Arbeits- oder Tarifvertrag sieht solche Zahlungen vor oder der Arbeitgeber zahlt diese Leistungen schon immer. Die Höhe dieser Zahlungen ergibt sich meist aus dem Arbeitsvertrag oder dem anzuwendenden Tarifvertrag. Sonderzahlungen sind z. B. Urlaubs- und Weihnachtsgeld.

Kündigung • Erhält ein Arbeitnehmer die Kündigung, sind die Rechte nicht immer ganz klar. Zunächst ist auf eine Probezeit zu achten. Beide Seiten können während der Probezeit mit einer Kündigungsfrist von mind. 2 Wochen und ohne Angabe eines Grundes kündigen. Die Kündigung muss schriftlich erfolgen. Ist der Auszubildende unter 18 Jahre alt, müssen die Eltern einwilligen. Für Auszubildende in Pflegeberufen beträgt die Probezeit maximal 6 Monate.

Ansonsten kann grundsätzlich ein Arbeitgeber einem Arbeitnehmer den Arbeitsvertrag kündigen. Eine Ausnahme besteht aber dann, wenn ein **Kündigungsschutz** für den Arbeitnehmer besteht. Diesen Fall regelt das Kündigungsschutzgesetz. Dort finden sich Vorschriften zu den Kündigungsgründen (es gibt verhaltensbedingte, persönliche oder betriebsbedingte Kündigungen) und zu der Frage, wann überhaupt Kündigungsschutz besteht, z. B. welche Fristen gelten oder wie viele Arbeitnehmer es geben muss, damit der Kündigungsschutz greift.

Eine Kündigung, die sich auf Gründe im Leistungs- oder Verhaltensbereich stützt, z. B. bei häufigem Zuspätkommen oder unentschuldigtem Fernbleiben von der Arbeit, ist nur dann rechtens, wenn die Erziehungsmittel des Arbeitgebers nicht zum Erfolg geführt haben. Vor allem muss der Arbeitgeber den Arbeitnehmer rechtzeitig schriftlich abmahnen und mit Kündigung drohen – bei Minderjährigen gegenüber den Eltern.

Besteht für den Arbeitnehmer Kündigungsschutz, so darf eine Kündigung durch den Arbeitgeber grundsätzlich nur noch aus wichtigem Grund erfolgen. Ein wichtiger Grund ist immer dann gegeben, wenn
- dem Kündigenden unter Berücksichtigung aller Umstände des Einzelfalls und
- unter Abwägung der Interessen von Arbeitgeber und Arbeitnehmer
- die Fortsetzung des Arbeitsverhältnisses bis zum Ablauf der regulären Kündigungsfrist nicht zuzumuten ist, weil der Arbeitnehmer z. B. den Arbeitgeber grob und wiederholt beleidigt hat oder auf der Arbeit Gegenstände gestohlen hat, die Eigentum des Arbeitgebers sind.

Die Kündigung durch den Arbeitnehmer ist grundsätzlich immer möglich. Zu beachten sind lediglich die Kündigungsfristen, die sich aus dem anzuwendenden Tarifrecht oder dem Arbeitsvertrag ergeben. Gründe sind für die Kündigung nicht erforderlich; lediglich bei der außerordentlichen Kündigung muss der Arbeitnehmer einen Grund für die sofortige Kündigung angeben können.

Pflichten • Gleichzeitig ergeben sich aus dem Arbeitsverhältnis für Pflegende verschiedene Pflichten, die sich auch aufgrund technischer Entwicklungen verändern, z. B. die Pflicht zur Leistung der vereinbarten Arbeit, die Pflicht zur Verschwiegenheit, zur Treue gegenüber dem Arbeitgeber oder die Pflicht zum pfleglichen und wirtschaftlichen Umgang mit Materialien. Heute stellt sich z. B. die Frage, was ein Angestellter in sozialen Netzwerken wie Facebook oder Pinterest über den Arbeitgeber sagen darf – er darf z. B. keine unwahren Tatsachen behaupten. Hinzu kommen Aspekte wie: In welchem Umfang dürfen Pflegende Informationen über Patienten oder Mitarbeiter an Freunde weitergeben? Was passiert, wenn Pflegende unbeabsichtigt Fehler machen – z. B. ein falsches Medikament verabreichen? Bedeutsam sind solche Fragen auch deshalb, weil sich die Antworten oft nicht direkt aus dem Arbeitsvertrag ergeben.

Haftung • Grundsätzlich sind Pflegekräfte für ihr eigenes Handeln verantwortlich. Durch den Arbeitsvertrag werden sie jedoch insoweit geschützt, als sie grundsätzlich für den Arbeitgeber tätig werden. Aus diesem Grund trägt grundsätzlich der Arbeitgeber die Verantwortung für ein Handeln der Pflegekraft, wenn er die Pflegekraft im Rahmen des Arbeitsverhältnisses mit bestimmten Tätigkeiten beauftragt hat. Etwas anderes gilt nur, wenn die Pflegekraft vorsätzlich einen Schaden herbeigeführt hat oder die Herbeiführung bewusst ermöglicht hat (z. B. weiß die Pflegekraft, dass es auf der Station immer wieder zu Diebstählen in der Umkleidekabine kommt; trotz einer eindeutigen Anweisung des Arbeitgebers schließt sie bewusst die Tür zur Umkleidekabine nicht ab) oder die erforderliche Sorgfalt grob fahrlässig nicht beachtet hat (die Pflegekraft ist im gleichen Beispiel in Hektik und vergisst dabei, die Tür abzuschließen, obwohl ihr bekannt ist, dass schon häufiger aufgrund von Hektik vergessen wurde, die Tür abzuschließen, und es deshalb zu Diebstählen gekommen ist). In diesen Fällen haftet zwar grundsätzlich zuerst der Arbeitgeber, er kann aber regelmäßig Regress beim Arbeitnehmer nehmen, d. h. seinen Schaden bei dem Arbeitnehmer geltend machen und einfordern.

12.4 Pflegerelevante Rechtsgebiete

12.4.1 Weisungsrecht und Delegation

Weisungen

Pflegekräfte erhalten in vielen Situationen Weisungen, z. B. von der Stationsleitung, von Ärzten und manchmal auch von Angehörigen eines Patienten, wenn diese eine Betreuung übernommen haben. Welchen Anweisungen müssen sie nachkommen?

Grundsätzlich hat der Arbeitgeber das **Weisungsrecht** gegenüber der Pflegekraft. Nur der Arbeitgeber darf aufgrund des Arbeitsvertrags mit der Pflegekraft entscheiden, was sie zu tun und zu lassen hat. Um seinen Willen mitzuteilen, nutzt der Arbeitgeber seine Mitarbeiter – schließlich kann er nicht allen Beschäftigten einer Klinik mitteilen, was sie tun sollen. Mitarbeiter, die der Arbeitgeber dafür nutzt, sind etwa die Stationsleitungen oder andere Führungskräfte. Zu prüfen ist also, welche Mitarbeiter wem gegenüber Weisungen aussprechen dürfen. Dazu gehören regelmäßig **Ärzte** und **Vorgesetzte**, z. B. **Leitungspersonal**.

Wenn Pflegende innerhalb ihrer Strukturen Zweifel haben, sollten sie frühzeitig das Gespräch mit den Vorgesetzten suchen und klären, wer Weisungen erteilen darf.

ACHTUNG
Weisungen sollte nicht voreilig nachgegangen werden. Eine Pflegekraft, die Weisungen ungeprüft befolgt, kann sich u. U. strafbar machen oder andere negative Folgen provozieren, z. B. eine Kündigung.

Manchmal sind Pflegekräfte nicht sicher, wie sie mit einer Weisung umgehen sollen. Vor allem wenn sie das Gefühl haben, dass die Weisung zu einer Maßnahme führt, die sie als falsch empfinden und einschätzen, oder die Weisung sogar zu einer strafbaren Handlung führt. In dem Fall sollten Pflegende sich immer an ihren Vorgesetzten wenden und seine Entscheidung einfordern. Eine Pflegekraft erfährt durch den Arbeitsvertrag zwar einen gewissen Mindestschutz bei ihren Handlungen. Dies gilt jedoch nicht für strafbare Handlungen und für Handlungen, bei denen die Pflegekraft absichtlich eine schädliche Folge für den Patienten herbeiführt.

Angehörige gehören nicht zu den Personen, die einer Pflegekraft Weisungen erteilen können. Auch wenn es manchmal, vor allem von den Angehörigen selbst, behauptet wird.

Delegation

„Dürfen" Pflegende Blut abnehmen? Aufwendige Verbände wechseln? Antibiotika anhängen? Andere i. v.-Medikamente verabreichen? Die Liste der Fragen ist schier endlos – und in der Praxis wird man, zumindest zurzeit, selten eindeutige Antworten erhalten. Die gute Nachricht ist: Berufsverbände und Politik sind immerhin um Klärung bemüht. Der Hintergrund: Ärzte übergeben (delegieren) ihre Tätigkeiten vermehrt an Pflegende. Das ist dem Mangel an Ärzten geschuldet, der demografischen Entwicklung (immer mehr ältere und kranke Menschen benötigen medizinische und pflegerische Versorgung) und auch dem „Landflucht"-Phänomen (weniger Ärzte möchten in kaum besiedelten Gebieten arbeiten). Wer aber übernimmt eine originär ärztliche Tätigkeit, wenn der Arzt nicht da ist?

Definition Delegation
Delegation heißt: Der Arbeitgeber kann Aufgaben innerhalb seines Systems nachordnen. Das ist das Direktions- und Weisungsrecht des Arbeitgebers. Dazu gehört in der Gesundheitsversorgung auch die Delegation – also die Übertragung ärztlicher Aufgaben an nichtärztliches Personal. Der Arzt reicht seine Aufgaben gewissermaßen weiter (§ 28 Abs. 1 Sozialgesetzbuch V).

Umstritten ist also nicht, dass ein Arzt Aufgaben delegieren kann (▶ Abb. 12.2). Die Frage ist aber, welche und in welchem Umfang. Aufgabe der Ärzte ist die **Heilkunde im engeren Sinne**: Sie sind dafür zuständig, Diagnosen zu finden und Therapien einzuleiten. Tätigkeiten also, die primäres ärztliches Wissen erfordern. Aufgabe von Pflegenden ist **Heilkunde im weiteren Sinne**: Pflege (Grund- und Behandlungspflege) des Patienten sowie Mitwirkung bei ärztlichen Aufgaben (Wissen und Können sind erforderlich). Daraus ergeben sich verschiedene Qualitäten der Delegation.
- **Nicht delegationsfähige ärztliche Leistungen:** Das sind Aufgaben, die Ärzte persönlich erbringen müssen, weil sie besonders schwierig sind oder ein hohes Risiko bergen. Beispiele: Operationen, invasive Untersuchungen.
- **Im Einzelfall delegationsfähige ärztliche Leistungen:** Ärzte entscheiden von Fall zu Fall, ob Pflegende die nötige Kom-

Pflegerelevante Rechtsgebiete

petenz für die Maßnahme besitzen. Beispiele: Injektionen (i.m., i.v. oder s.c.), Infusionen und Blutentnahmen. Ist die Maßnahme z.B. Teil der pflegerischen Ausbildung, kann der Arzt davon ausgehen, dass Pflegende diese Aufgabe übernehmen können. Für den Einzelfall entscheidend ist aber ebenso die Gefährlichkeit der einzelnen Situation, also ob die Maßnahme für **diesen** Patienten ein Risiko darstellt.
- **Allgemein delegationsfähige ärztliche Leistungen:** Diese Maßnahmen erfordern nicht die Präsenz eines Arztes. Er kann die Aufgaben per se delegieren, nachdem er sich davon überzeugt hat, dass das nichtärztliche Personal qualifiziert ist. Beispiele: Dauerkatheterwechsel, Wechsel einfacher Verbände, einfache Messverfahren.

Verantwortungsbereiche

Bei der Delegation sind verschiedene Bereiche der Verantwortung definiert.

Ärztliche Anordnungsverantwortung • Wer delegiert, trägt die Verantwortung dafür, dass die Anordnung richtig ist. Der Arzt muss sich sicher sein, dass
- die Diagnose stimmt,
- die Indikation stimmt,
- die Person, die er beauftragt, die nötige Kompetenz besitzt.

Pflegerische Übernahme- und Durchführungsverantwortung • Wer eine Aufgabe übernimmt, sollte selbst prüfen, ob er sich ihr fachlich gewachsen fühlt – und die Übernahme verantworten kann (Übernahmeverantwortung). Bei der Durchführung der Maßnahme sollte er sorgfältig und nach aktuellem Stand des Wissens arbeiten (Durchführungsverantwortung).

Beispiel Übernahmeverantwortung
Sie arbeiten seit 2 Wochen auf der Orthopädie. Die Visite weist Sie an, eine Redondrainage zu ziehen. Dies ist keine klassische pflegerische Aufgabe, wird auf dieser Station aber an Pflegende delegiert. Nun haben Sie aber noch nie eine Redondrainage gezogen. Deshalb holen Sie sich Hilfe, z.B. von einem erfahrenen Kollegen. Sie lassen sich den Eingriff so lange zeigen, bis Sie sich sicher sind, alles richtig zu machen. Sie unternehmen Ihre ersten Versuche unter Kontrolle. Denn ob sich jemand die Übernahme und Durchführung einer Aufgabe zutraut, hängt durchaus auch von der Routine und Erfahrung ab.

❗ Merken Übernahme
Laut der derzeitigen Rechtsprechung hat der Arzt die Anordnungsverantwortung und Instruktions- und Überwachungspflichten (Aufsicht, Kontrolle). Das Pflegepersonal trägt die Übernahme- und Durchführungsverantwortung. Gleichzeitig hat der Arzt die Gesamtverantwortung für die Behandlung und Pflege des Patienten.

Im Zweifel entstehen juristische Probleme für Pflegende dann, wenn sie nicht sorgfältig arbeiten – oder sich übernehmen.

Anordnung

Eine Anordnung eines Arztes muss **klar und eindeutig** sein. Nicht eindeutige Anordnungen sollten Pflegende nicht ausführen und sich beim Arzt melden, z.B.:
- 1–1–1 Catapresan/Clonidin 5 mg. Diese Dosierung gibt es nicht.
- Bei BZ > 150 Insulin geben. Aus dieser Anordnung wird nicht ersichtlich, wie viel und welches Insulin gegeben werden soll.
- Bei Bedarf eine Tablette Bayotension. Bei dieser Anordnung muss der Bedarf und die Dosierung genau definiert werden.

Zum Zwecke des Nachweises einer klaren und eindeutigen Delegation sollte diese immer schriftlich erfolgen; die Pflegekraft sollte erforderlichenfalls darauf bestehen, die Delegation schriftlich zu erhalten, um den Inhalt der Delegation darlegen zu können.

Weigerungsrecht

Pflegende müssen zwar grundsätzlich ärztlichen Anordnungen nachkommen, aber dieses Anweisungsrecht gilt nicht uneingeschränkt. Die Anordnung muss **„möglich und zumutbar"** sein.

Abb. 12.2 Verantwortungen im Prozess der Delegation.

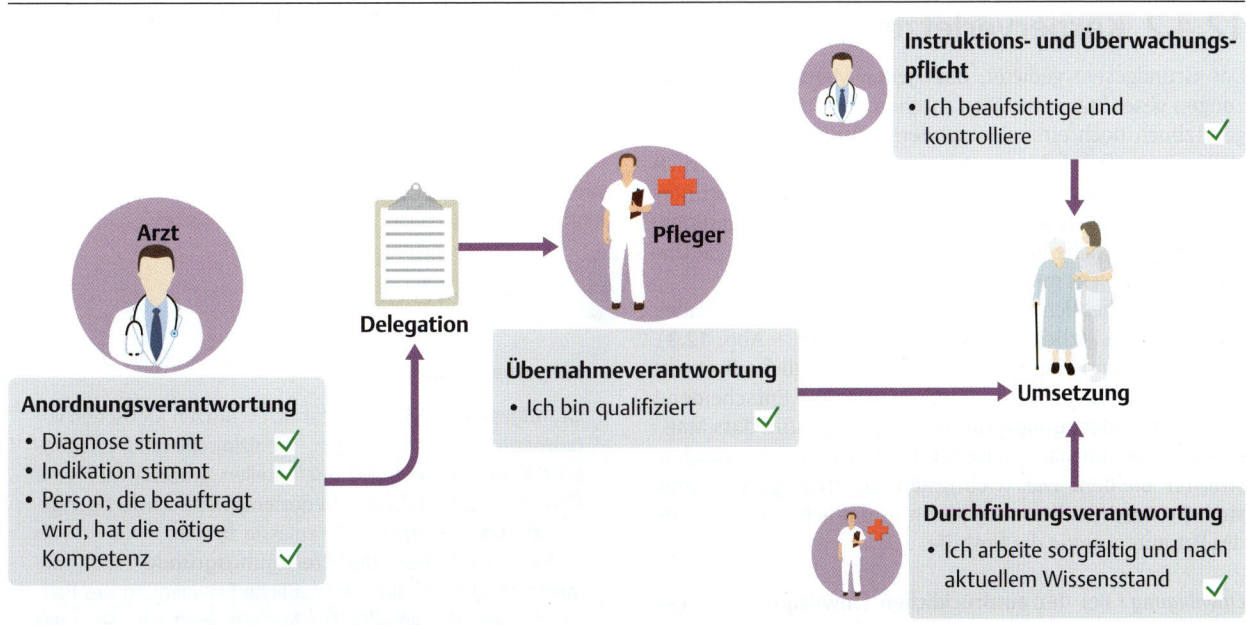

12 Rechtliche Grundlagen der Pflege

Beispiel Weigerung
Ein Patient mit einer Thoraxdrainage klagt über leichte Luftnot, aus der Eintrittsstelle der Drainage „zischt" es. Sie informieren sofort den Arzt. Der sagt gehetzt: „Ziehen Sie das Ding raus und machen Sie einen Verband. Ich komme gleich." Das lassen Sie so nicht auf sich beruhen. Sie sagen dem Arzt, dass Sie die Drainage nicht eigenständig herausziehen werden und dass Sie seine Ankunft sofort erwarten. Im Zweifel verständigen Sie die nächsthöhere Ebene und dokumentieren den Vorgang.

Ein ähnlicher Fall wurde wie folgt von einem Gericht entschieden: Ein OP-Pfleger sollte bei einem Eingriff assistieren: Haken halten, Fäden abschneiden und darauf achten, ob Nerven geschädigt werden. Das Gericht entschied, diese Aufgabe sei „nicht zumutbar". Das Gericht stellte auch fest, dass eine Dienstanweisung des Krankenhausträgers wünschenswert wäre, die die Tätigkeitsbereiche regelt.

! *Merken* Anordnungen verweigern
Pflegende dürfen Anordnungen verweigern, wenn ihnen die Kenntnisse und Fertigkeiten dafür fehlen. Dann ist eine Verweigerung sogar geboten. Einzige Ausnahme sind lebensrettende Maßnahmen. Hier müssen Pflegende eingreifen, wenn sie zum Helfen in der Lage sind und die Hilfe zumutbar ist, da sie sich sonst unter Umständen einer unterlassenen Hilfeleistung strafbar machen würden.

WISSEN TO GO

Weisungsrecht und Anordnung

Der Arbeitgeber hat das Weisungsrecht gegenüber der Pflegekraft. Eine Pflegekraft darf Weisungen nicht ungeprüft folgen, sonst macht sie sich womöglich strafbar. Angehörige sind Pflegenden gegenüber nicht weisungsbefugt.

Bei der Delegation trägt der Arzt die Anordnungsverantwortung, er hat Überwachungspflichten. Die Pflegenden haben die Übernahme- und Durchführungsverantwortung. Die Anordnung des Arztes muss klar und eindeutig sein und sollte schriftlich erfolgen. Pflegende können (und müssen) Anordnungen verweigern, wenn ihnen die Kenntnisse und Fertigkeiten fehlen.

12.4.2 Körperverletzung

Das Grundgesetz gebietet, dass jeder Mensch vor Verletzungen geschützt wird. Dies machen Regelungen im Strafgesetzbuch noch einmal besonders deutlich. Dort steht in §223: Bestraft wird, wer „eine andere Person körperlich misshandelt oder an der Gesundheit schädigt". Darunter fällt grundsätzlich jede üble, unangemessene Behandlung, die das körperliche Wohlbefinden oder die körperliche Unversehrtheit nicht nur unerheblich beeinträchtigt.

Nicht unerheblich ist z. B. auch das Setzen einer Nadel. Das ist grundsätzlich eine **Körperverletzung** (▶ Abb. 12.3). Punktionen sind aber nun tatsächlich das tägliche Brot von Ärzten und Pflegenden. Wie das sein kann? Entscheidend sind die **Rechtfertigungsgründe**. Sie sorgen dafür, dass Maßnahmen, die normalerweise strafrechtlich verfolgt werden, straffrei bleiben. Die wichtigsten Rechtfertigungsgründe sind die ausdrückliche und die mutmaßliche Einwilligung des Patienten sowie die Nothilfe.

Einwilligung • Bei der **ausdrücklichen Einwilligung** teilt der Patient deutlich mit, dass er mit der Maßnahme, z. B. einer Operation, einverstanden ist. Wichtig ist: Die Einwilligung

Abb. 12.3 Körperverletzung.

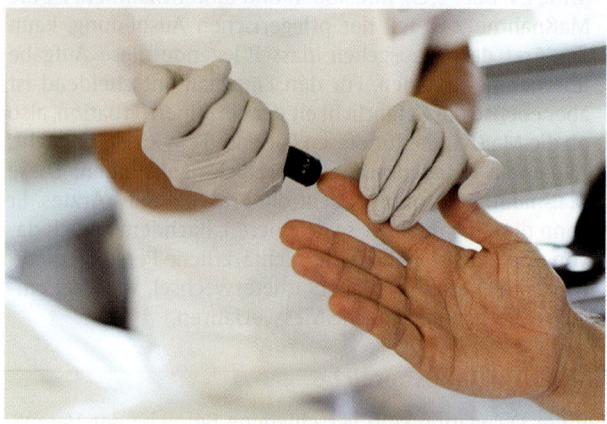

Die kapillare Blutentnahme entspricht einer Körperverletzung, wenn der Patient nicht eingewilligt hat.

darf nicht an einem wesentlichen Mangel leiden, z. B. dadurch, dass der Patient unzureichend über eine Maßnahme aufgeklärt wurde. Bei der **mutmaßlichen Einwilligung** gibt es keine ausdrückliche Mitteilung. Pflegende und Ärzte vermuten vielmehr, dass der Patient mit der Maßnahme einverstanden ist. Dies kann z. B. der Fall sein, wenn der Patient im Koma liegt und eine bestimmte Maßnahme durchgeführt werden soll, die er schon vorher erhalten hat und mit der er immer einverstanden war.

Beispiel Mutmaßliche Einwilligung
Kommt eine Pflegerin mit einer aufgezogenen Spritze auf den Patienten zu, um die Spritze intramuskulär zu verabreichen, und macht der Patient nach der Information über die Maßnahme sein Gesäß frei, so liegt eine mutmaßliche Einwilligung durch schlüssiges Handeln vor.

Nothilfe • Die Nothilfe setzt dann an, wenn das Leben oder der Körper einer anderen Person bedroht sind und sofort Hilfe geleistet werden muss, um größere Schäden zu verhindern.

Beispiel Nothilfe
Ein Patient wird von einem Besucher des Krankenhauses bedroht und sogar gestoßen. Obwohl die Pflegekraft selbst nicht betroffen ist, darf sie eingreifen und – im Extremfall – den Drohenden selbst kampfunfähig schlagen.

ACHTUNG
Maßnahmen, die das Überleben des Patienten sichern, fallen unter Nothilfe und rechtfertigen somit Eingriffe in die körperliche Unversehrtheit. Es sei denn, der Patient hat ausdrücklich abgelehnt.

WISSEN TO GO

Körperverletzung

Grundgesetz und Strafgesetzbuch schützen Menschen vor (körperlichen) Verletzungen. Medizinische und pflegerische Eingriffe wie Injektionen stellen grundsätzlich eine Körperverletzung dar und bedürfen eines Rechtfertigungsgrunds, um vor dem Gesetz zulässig zu sein.

Die wichtigsten **Rechtfertigungsgründe** sind die ausdrückliche und die mutmaßliche Einwilligung des Patienten sowie die Nothilfe. Die Nothilfe setzt ein, wenn das Leben oder der Körper einer Person bedroht sind und sofort Hilfe geleistet werden muss.

Pflegerelevante Rechtsgebiete

12.4.3 Fahrlässige Tötung

Sie liegt vor, wenn ein Patient aus Unachtsamkeit zu Tode kommt, die Tötung also nicht bewusst herbeigeführt wird. Ein solcher Fall kann vorliegen, wenn einem Patienten aus Versehen ein Medikament gespritzt wird, das in seinem Fall zu Herzversagen führt. Zum Beispiel, wenn das Medikament mit einem anderen verwechselt wurde, weil auf der Station viel los war und die Arztanweisungen für die erforderlichen Medikamente des Patienten in der Hektik nicht richtig gelesen wurden.

12.4.4 Schutz des freien Willens

Der freie Wille des Menschen ist grundsätzlich zu respektieren. Wäre dem nicht so, könnte niemand frei über sich bestimmen. Allerdings geht der Staat davon aus, dass es bestimmte Personengruppen gibt, die die Folgen ihres Handelns noch nicht vollständig überblicken können. Dazu gehören z.B. Menschen, die keine 18 Jahre alt sind, oder Menschen, die zwar 18 Jahre oder älter sind, aufgrund geistiger Beeinträchtigungen aber nicht (mehr) völlig einsichtsfähig sind, z.B. Patienten mit Demenz. In solchen Fällen übernimmt eine zweite Person die Entscheidungen für den, der nicht selbst entscheiden kann. Bei Menschen unter 18 Jahren sind dies regelmäßig die Eltern, die aufgrund des Gesetzes für ihre Kinder entscheidungsbefugt sind.

Eine Person, die einen anderen Menschen vertritt, benötigt für die Vertretung immer eine Berechtigung. Diese Berechtigung heißt „**Vertretungsmacht**". Bei Eltern ergibt sie sich aufgrund der Vorschriften in den §1626 und 1629 des Bürgerlichen Gesetzbuchs. Bei anderen Personen sollte die Vertretungsmacht wirksam erklärt sein – durch eine mündliche Erklärung oder durch ein Schriftstück, z.B. eine Vorsorgevollmacht oder Patientenverfügung. Eine Vertretungsmacht darf grundsätzlich nicht ungeprüft akzeptiert werden.

Vorsorgevollmacht • Darin benennt jemand eine Vertrauensperson als bevollmächtigt, sofort bestimmte Entscheidungen für ihn zu treffen, ohne von einem Vormundschaftsgericht bestellt worden zu sein. Diese Entscheidungen lassen sich auf bestimmte Bereiche beschränken (z.B. auf Entscheidungen, die die Gesundheit oder das Vermögen betreffen).

ACHTUNG
Bestehen Zweifel, ob eine Person für eine andere Person handeln darf, sollten Pflegende ihren Vorgesetzten hinzuziehen.

WISSEN TO GO

Schutz des freien Willens

Der freie Wille des Menschen ist grundsätzlich zu respektieren. Es sei denn, der Mensch kann die Folgen seines Handelns (noch) nicht vollständig überblicken. Dann übernimmt eine zweite Person die Entscheidungen.

Eine Person, die einen anderen Menschen vertritt, benötigt für die Vertretung immer eine Berechtigung, die Vertretungsmacht. Pflegende sollten bei jedem Patienten diese Vertretungsmacht prüfen.

Bei Eltern ergibt sich die Vertretungsmacht automatisch aus den Vorschriften in den §1626 und 1629 des Bürgerlichen Gesetzbuchs.

12.4.5 Betreuungsrecht

Unter Betreuung wird die Vertretung Volljähriger in rechtlicher Hinsicht verstanden. Eine Person, die 18 Jahre oder älter ist, wird durch eine andere Person vertreten. Der Betreuer entscheidet dann anstelle der betreuten Person. Diese Situation ist vergleichbar mit der Vertretung von Personen, die noch keine 18 Jahre alt sind (meist Eltern).

Die Voraussetzungen einer Betreuung regelt in Deutschland das Bürgerliche Gesetzbuch in den Paragrafen 1896ff. Kann ein Volljähriger wegen einer psychischen Krankheit oder einer körperlichen, geistigen oder seelischen Behinderung seine Angelegenheiten ganz oder teilweise nicht besorgen kann, bestellt das **Betreuungsgericht** für ihn auf seinen Antrag oder von Amts wegen einen Betreuer. Die Mitteilung, dass eine Betreuung existiert (sog. **Bestellung**), kann vom Gericht selbst kommen (meistens durch Hinweise von Behörden oder Angehörigen) oder von der Person, die die Betreuung wünscht, z.B. wenn sie erkannt hat, dass sie Hilfe benötigt.

Bei einem Betreuer handelt es sich also um einen Vertreter. Daraus folgt, dass der Betreute durchaus noch selbst entscheiden kann. Ein Betreuer übernimmt erst dann, wenn der Betroffene selbst dazu nicht mehr in der Lage ist. Das ist sehr wichtig für die pflegerische Praxis: Pflegende werden oft erleben, dass die Patienten nicht zuerst gefragt werden – sondern der Betreuer. Der Betroffene als Entscheider wird schlicht übersehen.

Gleichwohl muss der Betreuer immer zum Wohl des Betreuten entscheiden. Er muss sich fragen: Was ist das Beste für den Betreuten? Nicht relevant ist, was er selbst für richtig und gut hält.

Ein Betreuer entscheidet nur in den Bereichen, in denen er bestellt ist (z.B. Geldangelegenheiten, Aufenthaltsort, Gesundheitsfragen). Pflegende sollen deshalb darauf achten, diese Bereiche bei einem Betreuer zu erfragen: Sie finden die Information auf dem **Ausweis** des Betreuers.

WISSEN TO GO

Betreuung

Eine Betreuung ist die Vertretung Volljähriger in rechtlicher Hinsicht. Die Voraussetzungen einer Betreuung regelt das Bürgerliche Gesetzbuch in den Paragrafen 1896ff. Ein Betreuer entscheidet nur dann, wenn der Betroffene selbst es nicht (mehr) kann.

12.4.6 Schweigepflicht

Gesetzlich hat die Schweigepflicht Ausdruck gefunden im **Strafgesetzbuch**. §203 und §204 regeln die **Verletzung** und die **Verwertung** von **Privatgeheimnissen**. Bei der Schweigepflicht geht es um Informationen über den Patienten und dessen schutzwürdige Interessen an deren Geheimhaltung sowie um die Berufsverschwiegenheit im rechtlichen Sinn. Die Schweigepflicht erstreckt sich nach diesen Vorschriften auf alles, was Ärzte und Pflegepersonen oder Angehörige eines anderen Heilberufs sehen und hören.

Der §203 des Strafgesetzbuchs regelt, dass keine Geheimnisse des Patienten offenbart werden dürfen. Sowohl diejenigen, die der Patient mitteilt, als auch diejenigen, die auf andere Weise bekannt geworden sind, z.B. durch Untersuchungen oder durch andere Personen wie Stationsleitung, Wohnbereichsleitung oder Pflegefachkräfte.

255

12 Rechtliche Grundlagen der Pflege

Definition **Geheimnis**
Ein Geheimnis ist jede Tatsache, die nur eine einzelne Person oder ein begrenzter Personenkreis kennt und an deren Geheimhaltung der Patient ein schutzwürdiges Interesse hat, z.B. ein Untersuchungsergebnis.

In der Praxis werden Pflegende häufig mit folgender Situation konfrontiert: Das Telefon läutet. Frau Meyer möchte wissen, wie es ihrem Mann geht. Pflegende dürfen in diesem Fall keine Auskunft geben. Denn sie wissen zum einen nicht, ob es sich tatsächlich um Frau Meyer handelt; zum anderen müsste Herr Meyer die Pflegenden zunächst schriftlich von der Schweigepflicht entbinden. Wenn Angehörige nicht in derselben Stadt wohnen und deswegen nicht persönlich vorbeikommen können, um sich nach dem Befinden ihres Angehörigen zu erkunden, gibt es die Möglichkeit, einen Code auszumachen – vorausgesetzt, dass es eine vorherige schriftliche Absprache mit dem Patienten gibt. Man muss aber immer aufpassen, dass kein Missbrauch getrieben wird; die Absprache muss also möglichst „wasserfest" sein!

Die Geheimhaltungspflicht umfasst alles, was eine Pflegekraft während ihrer Arbeit vom und über den Patienten erfährt. Das gilt nicht nur für den **medizinischen** bzw. **pflegerischen Bereich** (z. B. Erkenntnisse und Mitteilung über die Krankheit des Patienten und Informationen über Untersuchungen), sondern auch für den **privaten Bereich** (z. B. familiäre, berufliche oder wirtschaftliche Verhältnisse des Patienten, also z.B. Konflikte im Familien- oder Freundeskreis, schlechte finanzielle Verhältnisse).

! Merken **Schweigepflicht**
Die Schweigepflicht gilt gegenüber jeder Person, die nicht unmittelbar an der Behandlung des Patienten teilnimmt – also auch gegenüber den eigenen Angehörigen oder Freunden sowie gegenüber dem Hausarzt und dem Gemeindepfarrer. Die Schweigepflicht gilt sogar im kollegialen Bereich der Pflegekräfte, d.h. gegenüber den eigenen Kollegen und Ärzten.

Entbindung von der Schweigepflicht

Die Person, die zum Schweigen verpflichtet ist, ist erst dann von dieser Verpflichtung entbunden, wenn eine ausdrückliche oder mutmaßliche Einwilligung des Patienten vorliegt. Staatsorgane wie Polizei oder Richter können Menschen nicht von ihrer Schweigepflicht entbinden, aber in Ausnahmefällen eine Auskunft anordnen.

Ausdrückliche Einwilligung • Die ausdrückliche Einwilligung kann schriftlich oder mündlich erfolgen.

Beispiel **Ausdrückliche Entbindung**
Herr Schneider ist seit einigen Wochen Patient im örtlichen Krankenhaus und hat bislang immer abgelehnt, dass seine Angehörigen von seinem Krankenzustand erfahren. Herr Schneider hat gravierende Blasenprobleme mit der Folge, dass er unkontrolliert uriniert. Das ist ihm extrem peinlich. Eines Tages bittet er jedoch die Pflegekraft, seine Angehörigen umfassend zu informieren.

Mutmaßliche Entbindung • Eine mutmaßliche Einwilligung des Patienten in die Entbindung von der Schweigepflicht liegt dann vor, wenn die Einwilligung (obwohl sie nicht vorliegt) zu erwarten gewesen wäre und die Nichtbeachtung der Schweigepflicht im vermeintlichen Interesse des Patienten liegt. Wichtig ist dabei zum einen, dass die Vermutung der Einwilligung objektiv, also nicht nur nach dem Dafürhalten der Pflegekraft, zu erwarten gewesen wäre, und zum anderen, dass kein entgegenstehender Wille des Patienten vorliegt.

Beispiel **Mutmaßliche Entbindung**
Frau Müller liegt im Sterben. Sie hat vor einiger Zeit gegenüber ihrem Pfleger geäußert, dass sie ihre Tochter gerne noch einmal sehen würde. Als der Sterbeprozess beginnt, informiert der Pfleger die Tochter über den aktuellen Zustand der Patientin, damit diese erkennt, dass sie ihre Mutter so schnell wie möglich besuchen sollte.

WISSEN TO GO

Schweigepflicht

Die Schweigepflicht ist im Strafgesetzbuch § 203 und § 204 geregelt. § 203 des Strafgesetzbuchs sagt, dass keine Geheimnisse des Patienten offenbart werden dürfen. Die Geheimhaltungspflicht umfasst alles, was Pflegende während ihrer Arbeit vom und über den Patienten erfahren – medizinisch oder privat.

Bei der Entbindung von der Schweigepflicht wird zwischen ausdrücklicher und mutmaßlicher Einwilligung unterschieden.

12.4.7 Sterbehilfe

Das, was im Allgemeinen als „Sterbehilfe" bezeichnet wird, ist ein sehr komplexes Thema. In den Medien wird häufig von Sterbehilfe berichtet, wenn einem Patienten ein Mittel verabreicht wurde, das seinen Tod herbeiführte. Derjenige, der das Mittel verabreicht hat, spricht dann meist davon, der Patient habe um das Mittel gebeten. Oder aber: Aus bestimmten Gründen war es der Wunsch des Patienten, dass man ihm helfe, nicht mehr leben zu müssen. Tatsächlich können aber unterschiedliche Fälle vorliegen, die unterschiedliche Konsequenzen haben.

Die rechtlichen Grundlagen der Sterbehilfe finden sich zum einen in Art. 1 und Art. 2 des Grundgesetzes. Dort heißt es, dass die Würde des Menschen unantastbar ist und jeder Person das Recht auf Leben zusteht. Zum anderen erläutert § 212 (Totschlag) des Strafgesetzbuchs, dass eine Person, die jemanden umbringt, bestraft wird. Dies gilt sogar nach § 216 (Tötung auf Verlangen) des Strafgesetzbuchs – wenn jemand, z.B. der Ehepartner, seinen Ehemann oder seine Ehefrau aus Mitleid tötet. Wer die Vorschriften anwendet, kann besser einordnen, ob es sich um strafbare oder nicht strafbare Sterbehilfe handelt:

- Die Begleitung eines Sterbenden im Rahmen der Seelsorge ist keine strafbare Handlung.
- Das Verabreichen eines Mittels, das den Tod herbeiführen soll, ist eine strafbare Handlung, auch wenn der Patient um das Mittel oder die Verabreichung bittet (Tötung auf Verlangen).
- Der Abbruch lebensverlängernder Maßnahmen ist grundsätzlich keine strafbare Handlung, zumindest wenn der Abbruch den Tod nicht direkt herbeiführt und der Patient in den Abbruch ausdrücklich oder mutmaßlich eingewilligt hat.
- Nicht strafbar ist auch die indirekte Sterbehilfe, wenn die Verabreichung eines schmerzlindernden Mittels zwar eine tödliche Wirkung hatte, den Tod aber nicht auslösen sollte und eine Einwilligung des Patienten vorliegt. Es kann sehr

schwierig sein, abzugrenzen, in welchen Fällen eine nicht strafbare indirekte Sterbehilfe oder eine strafbare aktive Sterbehilfe vorliegt. Im Zweifel ist unbedingt mit dem Arzt zu sprechen!

Die Beihilfe zum Suizid wird in Deutschland nicht gesetzlich geahndet. Dem zugrunde liegt juristische Logik: Der Suizid ist in Deutschland straffrei, also bleibt es die Beihilfe auch. Sie gilt aber im Allgemeinen als moralisch verwerflich.

Bei der Sterbehilfe müssen alle Beteiligten immer sehr genau prüfen, wie die Situation tatsächlich ist. In Deutschland ist es üblich, zwischen 3 Begriffen zu unterscheiden.

- **Aktive Sterbehilfe:** In Falle der aktiven Sterbehilfe würde eine andere Person als der Sterbende selbst dessen Tod herbeiführen. Dies kann auf Wunsch (Tötung auf Verlangen, §216 StGB) oder gegen den Wunsch des Sterbenden erfolgen (Totschlag, §212 StGb). Die aktive Sterbehilfe ist in Deutschland – wie in den meisten Ländern – verboten und wird strafrechtlich verfolgt.
- **Passive Sterbehilfe:** Der Begriff der passiven Sterbehilfe umfasst Situationen, in denen einem Todkranken das Sterben „erlaubt" wird, z. B. über einen Therapieabbruch oder den Verzicht auf weitere Eingriffe. Solches Unterlassen von weiteren Maßnahmen ist in Kliniken und in der ambulanten Pflege durchaus gängig, wobei regelmäßig umfassende Beratungsgespräche mit dem Betroffenen oder den Angehörigen vorausgehen.
- **Indirekte Sterbehilfe:** Hierunter fallen Handlungen, die zwar in der Sterbephase Leiden (z. B. Schmerzen) nehmen, gleichzeitig aber die Lebenszeit verkürzen können.

Darüber hinaus hat der Deutsche Ethikrat eine weitere Definition vorgeschlagen. Sie beschreibt die Stadien etwas differenzierter und soll den Handelnden mehr Sicherheit bei der Arbeit geben. Mehr dazu lesen Sie im Kap. 48 unter „Ethische Grenzsituationen in der Pflege" (S. 844).

WISSEN TO GO

Sterbehilfe

Bei der Sterbehilfe wird meist unterschieden zwischen folgenden Begriffen:
- **aktive Sterbehilfe:** eine andere Person führt den Tod eines Sterbenden herbei
- **passive Sterbehilfe:** einem Todkranken wird das Sterben „erlaubt", z. B. durch einen Therapieabbruch
- **indirekte Sterbehilfe:** Handlungen, die in der Sterbephase das Leiden nehmen, aber gleichzeitig das Leben verkürzen, z. B. Schmerzmittelgabe

Die rechtlichen Grundlagen sind im Grundgesetz und im Strafgesetzbuch geregelt. Die aktive Sterbehilfe ist verboten und wird strafrechtlich verfolgt. Die passive und die indirekte Sterbehilfe sind grundsätzlich erlaubt, wenn die gebotene Sorgfalt (z. B. Beratungsgespräch) eingehalten wird. Im Zweifel sind immer die Vorgesetzten hinzuzuziehen. Auch die Beihilfe zum Suizid wird in Deutschland nicht gesetzlich geahndet.

12.4.8 Patientenverfügung

Eine Patientenverfügung (PV) ist eine Erklärung des Patienten darüber, welche Modalitäten er in der letzten Lebensphase wünscht, vor allem im Hinblick auf Behandlungsverbote, z. B. dass er keine lebenserhaltenden Maßnahmen wie eine maschinelle Beatmung oder eine künstliche Ernährung wünscht. Sie ist geregelt in §1901a BGB.

Jeder volljährige Mensch darf eine Patientenverfügung verfassen (▶ Abb. 12.4). Sie ist bindend für das medizinische Personal. Wer sich nicht an eine Patientenverfügung hält, kann strafrechtlich verfolgt werden. Das bestimmt ein Gesetz vom 1. September 2009 (Drittes Gesetz zur Änderung des Betreuungsrechts vom 29. Juli 2009). Es soll die **Selbstbestimmung eines Menschen** auch dann sicherstellen, wenn er aufgrund von Krankheit oder Unfall keine Entscheidungen treffen kann. Günstigstenfalls liegt der Patientenverfügung eine Vorsorgevollmacht (S. 255) oder eine Betreuungsverfügung bei.

Für eine PV gilt: Sie muss schriftlich vorliegen, aber nicht unbedingt handschriftlich, d. h., der Text der PV kann mit einem Computerprogramm geschrieben werden, die PV muss jedoch vom Patienten selbst unterschrieben werden. Des Weiteren sollte die Unterschrift regelmäßig neu geleistet werden.

Eine Patientenverfügung kann auch nur für den Fall einer schweren Krankheit verfasst werden: Hier bestimmt der Verfasser, welche Behandlung er im Fall einer bestimmten Erkrankung wünscht bzw. nicht erhalten möchte. **Beispiel**: „Ich möchte im Fall einer bösartigen Tumorerkrankung, die bereits Metastasen gesetzt hat oder auf andere Weise weit fortgeschritten ist, keine Chemo- oder Strahlentherapie mehr erhalten, sondern höchstens palliativ in einer speziell dafür eingerichteten Abteilung behandelt werden."

Abb. 12.4 Patientenverfügung.

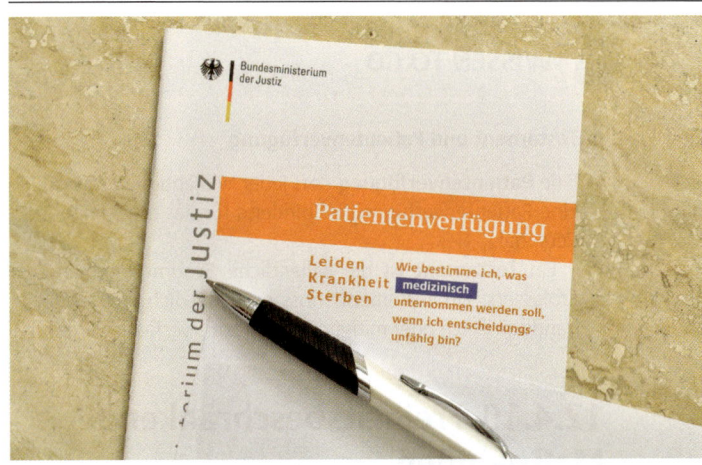

In einer Patientenverfügung kann der Patient festlegen, in welchem Maße er lebenserhaltende Maßnahmen im Extremfall wünscht oder ablehnt. Informationen zum Thema Patientenverfügung liefert z. B. das Bundesministerium der Justiz oder auch das Bundesgesundheitsministerium in entsprechenden Broschüren. Vorgefertigte Formulare gibt es z. B. beim HVD (Humanistischer Verband Deutschland) unter www.patientenverfuegung.de. © britta60/fotolia.com

12.4.9 Testament

Ein Testament, auch der „letzte Wille" oder „letztwillige Verfügung" genannt, ist eine **willentliche Bestimmung** des Erblassers – also der Person, die verstirbt und ein Vermögen hinterlässt. Ein Testament kann der Erblasser selbst erstellen, oder er wendet sich z. B. an einen Notar. Meist wird ein Testament nach Beratung z. B. mit einem Rechtsanwalt erstellt. Der Erblasser hat durch die Beratung die Gelegenheit, sich über die Verteilung seines Vermögens nach seinem Tod klar zu werden und zu überlegen, welche Personen er mit welchen Teilen seines Vermögens bedenken möchte.

Es gibt jedoch Situationen, in denen eine solch überlegte Entscheidung nicht mehr möglich ist. Zum Beispiel, wenn ein Patient nicht mehr in der Lage ist zu sprechen oder zu schreiben oder sein Tod unmittelbar bevorsteht. Die Frage ist, wie in solchen Situationen ein Testament erstellt werden kann. Denn ein Testament ohne notarielle Beglaubigung muss grundsätzlich handschriftlich erstellt und darf nicht am Computer verfasst werden (anders als eine Patientenverfügung). Kann ein Patient nicht mehr selbst schreiben, muss er einen Notar beauftragen, sein Testament aufzunehmen. Dies gilt auch, wenn der Patient nicht einmal mehr sprechen kann.

3-Zeugen-Testament • Steht der Tod des Patienten unmittelbar bevor und möchte er, obwohl nicht mehr fähig zu schreiben, noch seinen letzten Willen kundtun, so kann er dies nach § 2250 BGB in Form des 3-Zeugen-Testaments machen: Er formuliert vor 3 Zeugen seinen letzten Willen. Es ist dabei unbedingt erforderlich, dass einer der 3 Zeugen das Gesagte aufschreibt, d. h. eine Niederschrift anfertigt und diese vom Erblasser und den 3 Zeugen unterschrieben wird. Kann der Erblasser nicht mehr selbst unterschreiben, ist dies in der Niederschrift festzuhalten. Es ist aber darauf zu achten, dass keiner der Zeugen ein Erbe des Erblassers ist. Denn in diesem Fall wäre das 3-Zeugen-Testament unwirksam.

WISSEN TO GO

Testament und Patientenverfügung

Eine **Patientenverfügung** darf jeder Volljährige verfassen. Eine Patientenverfügung ist bindend für das medizinische Personal.

Ein **Testament** ist die willentliche Bestimmung eines Erblassers. Ein Testament muss grundsätzlich vollständig handschriftlich oder mithilfe eines Notars verfasst werden.

12.4.10 Freiheitsbeschränkende Maßnahmen

Definition **Freiheitsbeschränkende Maßnahmen**
Eine Freiheitsbeschränkung liegt vor, wenn jemand gegen seinen Willen daran gehindert wird, einen bestimmten für ihn an sich zugänglichen Ort aufzusuchen oder sich dort aufzuhalten.

Eine Freiheitsentziehung ist die schwerste Form der Freiheitsbeschränkung. Sie liegt vor, wenn die – tatsächlich und rechtlich an sich gegebene – körperliche Bewegungsfreiheit nach jeder Richtung hin aufgehoben wird.

Juristisch unbedenklich ist eine freiheitsbeschränkende Maßnahme dann, wenn der Patient in die Maßnahme eingewilligt hat. Ist er selbst nicht mehr einwilligungsfähig, muss der Betreuer oder der ausdrücklich Bevollmächtigte zustimmen. Dazu benötigt der Betreuer bzw. der Bevollmächtigte eine Genehmigung des Vormundschaftsgerichts bzw. des Betreuungsgerichts.

Die strengste Form der freiheitsbeschränkenden Maßnahme sind freiheitsentziehende und genehmigungspflichtige Maßnahmen im Sinne des § 1906 Abs. 4 BGB. Sie liegen dann vor, wenn einem Patienten über einen längeren Zeitraum oder regelmäßig die Freiheit entzogen wird. Juristen unterscheiden verschiedene Formen solcher Maßnahmen.

Unterbringung

Von einer Unterbringung (i. S. v. § 1906 Absatz 1 BGB) spricht man, wenn ein Betreuter gegen seinen Willen an einen anderen Ort gebracht wird. Eine Unterbringung ist nach 2 Gesetzen möglich.

Betreuungsrecht (BtG) • Das BtG ist Teil des Bürgerlichen Gesetzbuchs und nennt 2 Voraussetzungen, die eine Unterbringung erlauben:
- Selbst- oder Fremdgefährdung: Ein Mensch droht aktiv, sich selbst oder andere zu gefährden oder zu töten, oder es droht aufgrund allgemeiner Anhaltspunkte eine Personengefährdung.
- Notwendigkeit einer Heilbehandlung: Eine medizinische Therapie ist notwendig, der Betroffene verweigert sie aber.

Beispiel **Unterbringung bei Selbst- oder Fremdgefährdung**
Herr Diehl ist dement und steht bereits unter Betreuung. Bisher lebte er mithilfe eines ambulanten Dienstes in seiner Wohnung. Seit einiger Zeit läuft er ständig aus dem Haus, ist desorientierter als sonst und hat bereits einen Auffahrunfall in seiner Straße verursacht, bei dem er sich selbst leicht verletzt hat. Zudem hat er den Postboten mit seinem Gehstock bedroht. Der Betreuer bestimmt unter Mitwirkung des Betreuungsgerichts, dass Herr Diehl in einem Heim untergebracht wird.

Unterbringungsgesetz (UBG) • Im Detail regeln die einzelnen Bundesländer dieses Gesetz. Es trägt unterschiedliche Namen. Anwendung findet das UBG meist in der Psychiatrie, in vielen Ländern ist das UBG als Psychisch-Kranken-Gesetz (PsychKG) geläufig.

Beispiel **Unterbringung nach dem UBG bei Suizidgefährdung**
Frau Jellinek, 22 Jahre, hat erfolglos versucht, sich zu suizidieren. In der Klinik untersucht sie ein Psychiater. Er stellt eine weiter bestehende Suizidalität fest und schlägt Frau Jellinek die Einweisung in eine geschlossene Psychiatrie vor. Frau Jellinek lehnt den Vorschlag ab und behauptet, sie wolle sich nun nicht mehr umbringen. Der Psychiater hält die Aussage für nicht glaubhaft und fordert die Entscheidung eines Richters vom Betreuungsgericht an, der die Einweisung per Beschluss anordnet.

Nach Betreuungsrecht untergebracht wird meist der, der bereits einen Betreuer hat oder bei dem abzusehen ist, dass eine Betreuung gestellt werden sollte. Das UBG wird meist in der Psychiatrie angewendet, vor allem dann, wenn keine Betreuung besteht.

Strafrechtliche Unterbringung • Sie kommt infrage, wenn jemand eine Straftat begangen hat und als psychisch krank gilt. Vorschriften im Strafgesetzbuch (StGB; hier gilt das Betreuungsgesetz nicht) regeln, dass ein solcher Mensch in einer psychiatrischen Klinik untergebracht wird. Diese Einrichtungen heißen Forensische Abteilungen oder Forensiken.

Fixierung

Mechanische Fixierung • Dazu gehören Bettseiten, eingespannte Laken, die den Ausstieg aus dem Bett erschweren oder verhindern, ebenso wie Gurte. Bei längerer Fixierung ist eine richterliche Anordnung notwendig. Nähere Informationen hierzu finden Sie im Kap. 65 „Pflege bei Erkrankungen der Psyche" (S. 1374).

Medikamentöse Fixierung • Schlafmittel und Psychopharmaka gelten dann als freiheitsbeschränkende Maßnahmen, wenn sie allein aus dem Grund verabreicht werden, einen Menschen ruhigzustellen. Bei Medikamenten hingegen, die therapeutischen Zwecken dienen (z.B. der Behandlung einer Demenz), gelten z.B. Schläfrigkeit und eingeschränkte Mobilität als Nebenwirkungen – und sind deshalb keine freiheitsbeschränkenden Maßnahmen.

Zulässigkeit

Freiheitsbeschränkende Maßnahmen sind nur zum Wohl des Bewohners/Patienten zulässig,
- um eine krankheits- oder behinderungsbedingte Gefahr einer Selbsttötung oder
- eine erhebliche Gesundheitsschädigung abzuwenden oder
- wenn eine Untersuchung, eine Heilbehandlung oder ein ärztlicher Eingriff notwendig ist, deren Sinn und Zweck der Betroffene infolge Krankheit oder Behinderung nicht einzusehen vermag.
- In Ausnahmefällen, bei der öffentlich-rechtlichen Unterbringung (Zwangseinweisung), kann auch der Schutz Dritter im Vordergrund stehen.

In jedem Fall ist zu prüfen, ob der Patient sich noch selbst zu den Maßnahmen äußern kann und ob es Alternativen zu der geplanten Maßnahme gibt, die seine Fortbewegungsfreiheit nicht oder nicht so stark beeinträchtigen (▶ Abb. 12.5).

WISSEN TO GO

Freiheitsbeschränkende Maßnahmen

Eine Freiheitsbeschränkung liegt vor, wenn jemand gegen seinen Willen daran gehindert wird, einen bestimmten Ort aufzusuchen oder sich dort aufzuhalten. Freiheitsentziehende Maßnahmen liegen laut §1906 Abs. 4 BGB vor, wenn einem Patienten über einen längeren Zeitraum oder regelmäßig die Freiheit zur Fortbewegung vollständig entzogen wird. Freiheitsentziehende Maßnahmen sind nur zulässig, wenn sie dem Wohl des Patienten dienen.

12.4.11 Unterlassene Hilfeleistung

Unterlassene Hilfeleistung ist in Deutschland eine Straftat! In unserer Gesellschaft soll eine Person, die eine Notlage erkennt, nicht wegsehen, sondern die ihr mögliche Hilfe geben. Damit diese Hilfe erbracht wird, hat sich der Gesetzgeber dafür entschieden, in §323c des Strafgesetzbuchs eine Regelung aufzunehmen: Jemand, der im Fall eines Unglücks keine Hilfe leistet, obwohl die Hilfe erforderlich und das Hilfeleisten auch zumutbar ist, wird bestraft.

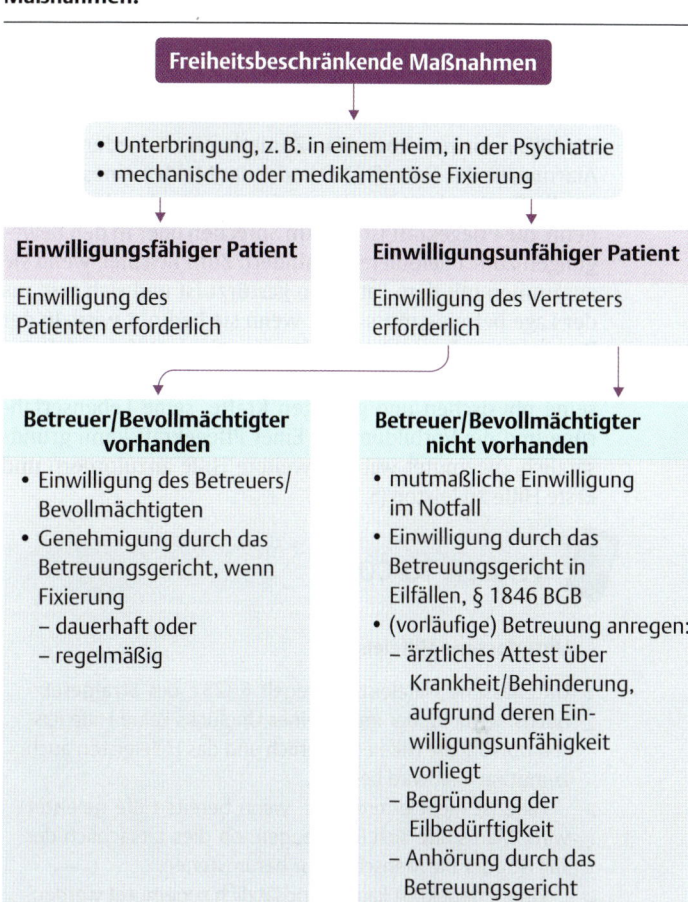

Abb. 12.5 Zulässigkeitsvoraussetzung für freiheitsbeschränkende Maßnahmen.

Nach: Hell W. Alles Wissenswerte über Staat, Bürger, Recht. Thieme 2013

Jeder Mensch muss in einer Notlage Hilfe leisten.

Unglücksfall • Ein Unglücksfall ist ein plötzlich eintretendes Ereignis, das erhebliche Gefahren für Menschen oder Sachen hervorruft oder hervorzurufen droht. Der Sturz eines Patienten ist z.B. ein solches Ereignis, aber auch die Einnahme eines falschen Medikaments oder der plötzliche Stillstand einer Beatmungsmaschine aufgrund eines Stromausfalls. Kein plötzliches Ereignis ist z.B. eine chronische Erkrankung.

Die Hilfe muss erforderlich sein • Das ist nicht der Fall, wenn schon Hilfe geleistet wird. Allerdings ist Vorsicht geboten: Jeder sollte sich selbst überzeugen, dass auch tatsächlich Hilfe erbracht wird. Jeder kennt die „Gaffer". So kommt es immer wieder zu dem Problem: An einem Unglücksort stehen mehrere Menschen, von außen sieht es also so aus, als seien Helfer da. Aber vielleicht leistet niemand aus der Menschenmasse Hilfe, sondern alle schauen nur betroffen. Das kann im Zweifel Probleme bringen: Leistet niemand Hilfe und jeder behauptet später, er habe geglaubt, „die anderen" würden helfen, ist dies keine Ausrede für Untätigkeit. Vielmehr muss sich jeder Einzelne um effektive Hilfe bemühen, z.B. Rettungskräfte oder Polizei anrufen.

12 Rechtliche Grundlagen der Pflege

ACHTUNG
Wenn Sie an einem Unfall vorbeifahren und es stehen dort schon Helfer, vergewissern Sie sich, dass diese auch aktiv sind. Ist bereits Blaulicht zu sehen bzw. professionelle Hilfe vor Ort, können Sie weiterfahren.

Die Hilfe muss zumutbar sein • Zumutbar ist auf jeden Fall das Alarmieren des Notrufs (112) oder das Melden eines Vorfalls an die Stationsleitung oder einen anwesenden Arzt. Es sei denn, die Pflegekraft ist z. B. am Sprechen oder in den Bewegungen zum Telefonieren gehindert. Zum Beispiel, wenn sie zusammen mit dem Patienten gestürzt ist und sich erst aus der Lage befreien muss. Oder wenn sie bedroht wird. In der Praxis ist es oft problematisch, zumutbare Hilfe zu definieren. Es kommt vor allem auf die Persönlichkeit des Helfers, seine physischen und geistigen Kräfte, seine Lebenserfahrung und die Vorbildung an. Einer Pflegekraft kann grundsätzlich zugemutet werden, weitere Hilfe anzufordern und Erste Hilfe zu leisten (S. 294).

> **WISSEN TO GO**
>
> **Unterlassene Hilfeleistung**
>
> Unterlassene Hilfeleistung regelt § 323c des Strafgesetzbuchs. Jemand, der im Fall eines Unglücks keine Hilfe leistet, obwohl die Hilfe erforderlich und das Hilfeleisten auch zumutbar war, wird bestraft.
>
> Hilfe ist nicht erforderlich, wenn bereits Hilfe geleistet wird. Man sollte sich überzeugen, ob dies tatsächlich der Fall ist oder die Menschen nur herumstehen.
>
> Einer Pflegekraft kann grundsätzlich zugemutet werden, weitere Hilfe anzufordern und Ersthilfe zu leisten.

12.5 Spezielle Gesetze im Pflegebereich

12.5.1 Arzneimittelgesetz

Das Arzneimittelgesetz regelt den Verkehr mit Arzneimitteln im Interesse einer **ordnungsgemäßen und sicheren Arzneimittelversorgung** von Menschen und Tieren. Das Gesetz stellt hohe Anforderungen an die Sorgfalt im Umgang mit Arzneimitteln durch die Pharmaindustrie, Apotheker, Ärzte und Pflegende und schützt so die Gesundheit der Bevölkerung. Dies betrifft vor allem die Aspekte Herstellung, Inverkehrbringung, Prüfung, Verschreibung, Aufklärung über und Abgabe von Arzneimitteln. Verstöße gegen das Arzneimittelgesetz können mit Gefängnisstrafen bestraft werden.

Wichtig ist, dass Patienten nur solche Arzneimittel erhalten, die sie auch verschrieben bekommen haben – in den richtigen Dosen. Denn nur in dem Fall kann sich die verabreichende Pflegekraft darauf berufen, die Gabe aufgrund einer fachlichen Grundlage unternommen zu haben.

ACHTUNG
Halten Sie Rücksprache mit einem Arzt, wenn Sie der Meinung sind, dass die Verschreibung eines Arzneimittels fehlerhaft ist.

Beispiel **Rücksprache halten**
Eine zarte ältere Patientin hat die Anordnung, 3-mal täglich 1 g eines Antibiotikums zu erhalten. Sie wissen aber, dass die Patientin eine Nieren- und Leberinsuffizienz hat. Die Dosis könnte also zu hoch sein. Oder: Bei einer Patientin hat die morgendliche Visite ergeben, die Dosis des Betablockers zu erhöhen. Abends stellen Sie fest, dass die Patientin bradykard und auch nicht so agil ist wie sonst.

12.5.2 Medizinproduktegesetz

Vorläufer des Medizinproduktegesetzes war die Medizingeräteverordnung. Diese Verordnung teilte medizinische Geräte nach ihrem Gefährdungspotenzial in verschiedene Gruppen ein und sie legte fest, dass nur bestimmtes, eingewiesenes Personal die jeweiligen Geräte bedienen durfte.

Das Medizinproduktegesetz hat inzwischen die Medizingeräteverordnung abgelöst. Dieses Gesetz betrifft **Medizinprodukte** (keine Arzneimittel!) und dient der Erfassung- und Abwehr von Risiken durch Medizinprodukte. Es enthält die technischen, medizinischen und Informationsanforderungen, um Medizinprodukte in Verkehr zu bringen und anzuwenden (▶ Abb. 12.6). Verstöße gegen dieses Gesetz, z. B. durch die Anwendung von Medizinprodukten, deren Verfallsdatum überschritten ist, können bestraft werden.

Definition **Medizinprodukte**
Medizinprodukte sind Gegenstände oder Stoffe, die zu diagnostischen oder therapeutischen Zwecken bei Menschen angewendet werden, also z. B. Instrumente, Verbandstoffe, Infusionsgeräte, Katheter, Herzschrittmacher, Röntgengeräte, Sehhilfen.
Anders als Arzneimittel, die pharmakologisch, immunologisch oder metabolisch wirken, wirken Medizinprodukte primär physikalisch.

Abb. 12.6 Medizinproduktegesetz.

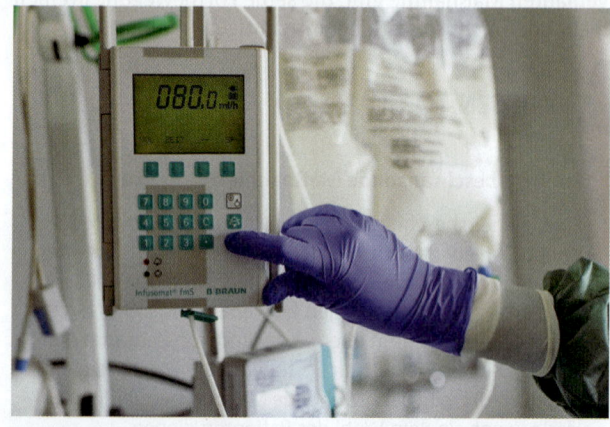

Das Medizinproduktegesetz regelt z. B., dass medizinische Geräte nur von jemandem bedient werden dürfen, der darin eingewiesen wurde.

12.5.3 Wohn- und Betreuungsvertragsgesetz

Das Wohn- und Betreuungsvertragsgesetz (WBVG) regelt die zivilrechtlichen Fragen von Heimverträgen und Pflegeverträgen und hat die Regelungen des Heimgesetzes ersetzt. Im Gegensatz zum früheren Heimgesetz gilt das WBVG prinzipiell für alle betreuten Wohnformen. Seine Anwendbarkeit orientiert sich an bestimmten vertraglichen Leistungen, die Art und Weise der Wohnform ist nicht mehr ausschlaggebend. Das Gesetz soll u. a. größtmögliche Transparenz im Leistungsbereich schaffen. Dies erreicht es z. B. dadurch, dass es umfassende vorvertragliche Informationspflichten für die Unternehmer – also die Anbieter von Wohnraum sowie von Pflege- und Betreuungsleistungen – festlegt, z. B. die Ausstattung der Räume oder die Darstellung des Leistungskonzepts.

12.5.4 Infektionsschutzgesetz

Das Infektionsschutzgesetz regelt die gesetzlichen Pflichten zur **Verhütung** und **Bekämpfung** von Infektionskrankheiten beim Menschen. Zweck des Gesetzes ist es, übertragbaren Krankheiten beim Menschen vorzubeugen, Infektionen frühzeitig zu erkennen und ihre **Weiterverbreitung** zu **verhindern**. Das Robert Koch-Institut übernimmt dabei zentrale Aufgaben bei der Vorbeugung übertragbarer Krankheiten sowie bei der frühzeitigen Erkennung und Verhinderung der Weiterverbreitung von Infektionen. Auch die Schaffung eines Informationssystems von Bund und Ländern ist gesetzlich geregelt.

12.5.5 Transplantationsgesetz

Das Transplantationsgesetz regelt, ob Organspenden zulässig sind und auf welche Weise die Organe vergeben, Wartelisten geführt werden usw. – sowohl bei Lebenden als auch bei Verstorbenen. Es gilt nicht für Blut, Blutbestandteile und Blutprodukte, dafür ist das Transfusionsgesetz zuständig (S. 497).

Vor einer Organnahme muss stets der Gesamthirntod festgestellt werden. Mit dem Transplantationsgesetz definiert der Gesetzgeber nicht den Tod! Er legt vielmehr ein Mindestkriterium für die Organentnahme fest.

Die Entnahme von Organen ist nur **zulässig**, wenn der Organspender in die Entnahme eingewilligt hat, der Hirntod des Organspenders festgestellt ist und der Eingriff durch einen Arzt vorgenommen wird. Die Entnahme von Organen ist **unzulässig**, wenn die Person, deren Hirntod festgestellt ist, der Organentnahme widersprochen hat. Der Arzt muss den nächsten Angehörigen des Organspenders über die beabsichtigte Organentnahme unterrichten. Weitere Informationen zum Thema finden Sie im Kap. 45 „Pflege bei Transplantationen" (S. 806) und im Kap. 48 unter „Ethische Grenzsituationen in der Pflege" (S. 844).

WISSEN TO GO

Spezielle Gesetze im Pflegebereich

- Das **Arzneimittelgesetz** regelt den Verkehr mit Arzneimitteln für eine ordnungsgemäße und sichere Arzneimittelversorgung von Menschen und Tieren.
- Das **Medizinproduktegesetz** regelt, welche technischen, medizinischen und informationsrelevanten Anforderungen Medizinprodukte erfüllen müssen, um eingesetzt werden zu können.
- Das **Wohn- und Betreuungsvertragsgesetz** regelt die zivilrechtlichen Fragen für Heimverträge und Pflegeverträge und gilt für alle betreuten Wohnformen.
- Das **Infektionsschutzgesetz** regelt die gesetzlichen Pflichten zur Verhütung und Bekämpfung von Infektionskrankheiten beim Menschen.
- Das **Transplantationsgesetz** regelt, wann bei Lebenden und Toten eine Organspende zulässig ist.

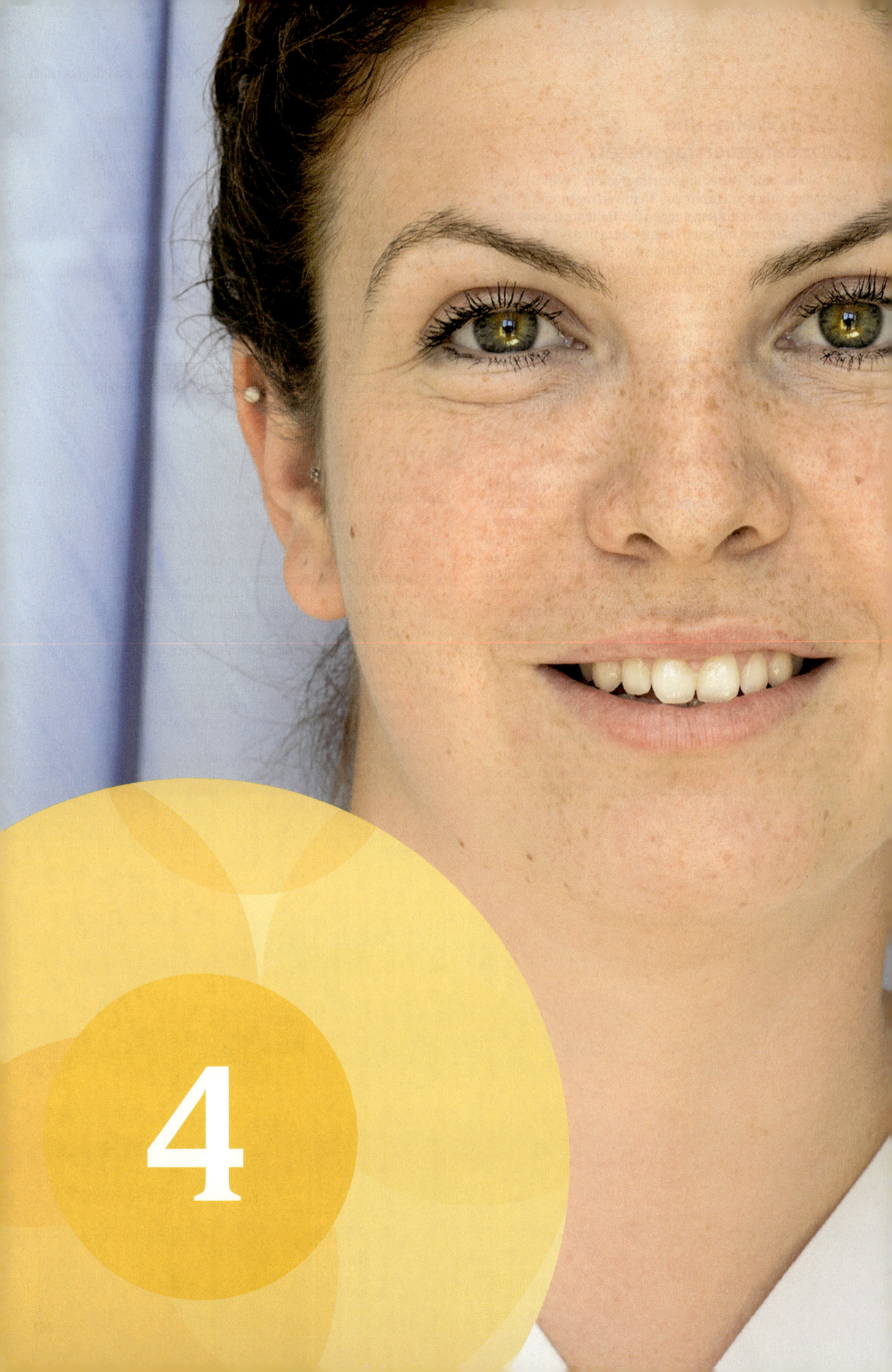
4

Pflegebasismaßnahmen und Notfallsituationen

13	Grundlagen der Patientenbeobachtung	264
14	Notfallsituationen	272
15	Hygiene	298
16	Vitalparameter und Körpertemperatur beobachten und kontrollieren	320
17	Körperpflege und Bekleidung	336
18	Lagern und Mobilisieren, Betten und guten Schlaf fördern	348
19	Essen und Trinken anreichen, Körperlänge und -gewicht bestimmen, Flüssigkeitsbilanz erheben	369
20	Bei den Ausscheidungen unterstützen	382
21	Prophylaxen	400

13 Grundlagen der Patientenbeobachtung

13.1 Wahrnehmen und Beobachten

Definition **Wahrnehmung**
Wahrnehmen heißt, Reize aus der Umwelt mithilfe der Sinnesorgane aufzunehmen und zu verarbeiten. Wahrnehmung schafft ein Abbild unserer Umwelt.

Definition **Beobachtung**
Als Beobachtung bezeichnet man die zielgerichtete und systematische Wahrnehmung eines Vorgangs oder Umstands, um diesen genau zu erfassen.

13.1.1 Der Wahrnehmungsprozess

Die 6 Sinnesorgane

Die 6 Sinne des Menschen, mit denen er Reize wahrnimmt, sind (▶ Abb. 13.1):
- **Sehen:** visuelle Wahrnehmung,
- **Hören:** auditive Wahrnehmung,
- **Riechen:** olfaktorische Wahrnehmung,
- **Schmecken:** gustatorische Wahrnehmung,
- **Fühlen:** Dazu zählt das Tasten (taktile Wahrnehmung) und andere Wahrnehmungen über die Haut oder die inneren Organe. In der Haut sitzen verschiedene Rezeptoren für die Wahrnehmung von Druck/Berührung (**Mechanorezeption**), Temperatur (**Thermorezeption**) und Schmerzen (**Nozizeption**). Außerdem gibt es auch in Muskeln, Gelenken und inneren Organen Sinneszellen. Rezeptoren in den Muskeln können z. B. einen Reflex auslösen.
- **Gleichgewicht:** vestibuläre Wahrnehmung.

Früher sprach man nur von 5 Sinnen, es fehlte der Gleichgewichtssinn.

Die Sinnesorgane nehmen chemische oder physikalische Reize über Rezeptoren auf und wandeln sie in einen elektrischen Nervenimpuls um, der dann an das Gehirn weitergeleitet wird. Bei chemischen Reizen führen Moleküle, die an Rezeptoren andocken, zu einem elektrischen Impuls. Bei physikalischen Reizen wird der Impuls durch Druck- oder Temperaturänderungen oder durch Licht ausgelöst. Riechen und Schmecken sind chemische Sinne. Sehen, Hören, Fühlen und das Gleichgewicht sind physikalische Sinne. Die Nozizeption ist eine Ausnahme, sie wird durch mechanische, thermische und chemische Reize ausgelöst.

Schritte des Wahrnehmungsprozesses

Der Wahrnehmungsprozess setzt sich physiologisch aus mehreren Schritten zusammen:
1. Reize werden vom Sinnesorgan aufgenommen, in elektrische Nervenimpulse umgewandelt und verstärkt.
2. Die Nervenimpulse werden an das entsprechende Zentrum im Gehirn weitergeleitet, z. B. an das Riechzentrum.
3. Im entsprechenden Zentrum werden die ankommenden Reize „sortiert" und mit gespeicherten Mustern aus der Erinnerung verglichen: Der Mensch nimmt z. B. einen Geruch wahr.
4. Reize können an andere Zentren des Gehirns weitergeleitet werden, z. B. an das limbische System, wo Gefühle verarbeitet werden.

Wahrnehmen und Beobachten
- Der Wahrnehmungsprozess ▶ S. 264
- Psychologische Prozesse der Wahrnehmung ▶ S. 266
- Einflussfaktoren der Wahrnehmung ▶ S. 266
- Beeinträchtigungen der Wahrnehmung ▶ S. 266

Patientenbeobachtung
- Grundlagen ▶ S. 267
- Systematische Beobachtung ▶ S. 268

---

5. Auf diese Weise entstehen Reaktionen, z. B. das Gefühl von Ekel bei unangenehmen Gerüchen oder Angst bei Brandgeruch.

Die verschiedenen Sinneszellen leiten permanent unzählige Reize an das Gehirn weiter. Um eine Reizüberflutung zu verhindern, filtert das Gehirn die wichtigsten Informationen heraus. Nur ein Bruchteil der Reize erreicht daher das Bewusstsein.

Wahrnehmung schafft ein Abbild unserer Umwelt.

Achten Sie einmal darauf, was Sie in dem Moment, in dem Sie das hier lesen, alles wahrnehmen. Bewusst haben Sie vor dieser Aufforderung evtl. nur die visuellen Reize über Ihre Augen und damit das hier Gelesene wahrgenommen. Tatsächlich stellen Sie nun möglicherweise fest, dass Sie auch Geräusche hören, noch den Kaffee schmecken, den Sie zuvor getrunken haben, dass Sie den Druck des Buches in Ihren Händen spüren, den Geruch riechen und die Temperatur um sich herum empfinden. Das alles hatte Ihr Gehirn zuvor ausgeblendet, damit Sie sich besser konzentrieren können (und tut es jetzt wahrscheinlich bereits wieder).

Abb. 13.1 Sinneswahrnehmung.

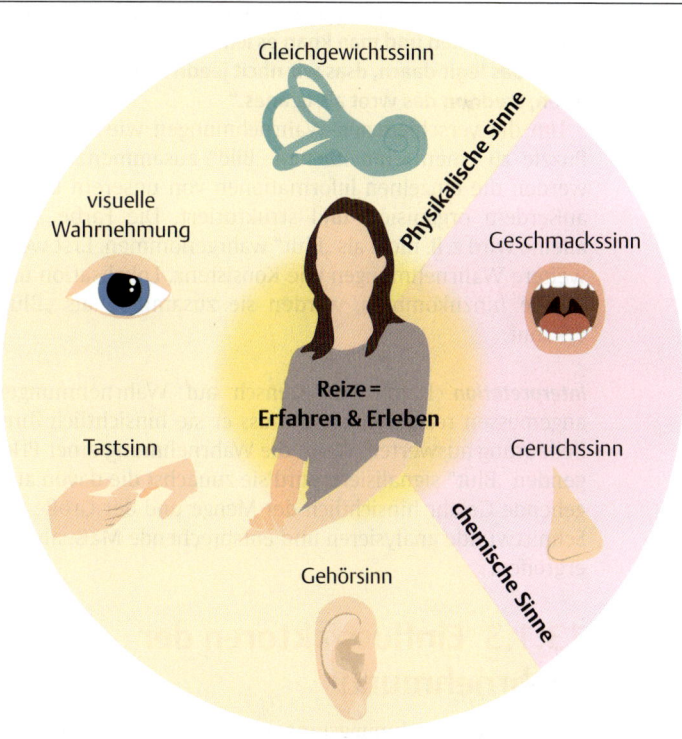

Die Einflüsse unserer Umwelt gelangen über 6 Sinne als physikalische oder chemische Reize in unser Gehirn und werden dort verarbeitet. So erfahren wir unsere Umwelt.

13.1.2 Psychologische Prozesse der Wahrnehmung

Neben den physiologischen Prozessen der Reizübermittlung und -verarbeitung greifen auch psychologische Prozesse in die Wahrnehmung ein. Dazu zählen Selektion, Ergänzung und Strukturierung und Interpretation.

Selektion • Die Aufmerksamkeit kann bewusst auf bestimmte Wahrnehmungen gerichtet werden. Menschen neigen außerdem dazu, verstärkt das wahrzunehmen, was sie wahrnehmen wollen oder was gut in ihre Erwartungshaltung passt. Aufmerksamkeit und Wahrnehmung sind eng miteinander verknüpft. Wenn eine Pflegekraft z. B. seit Kurzem in einer Augenklinik arbeitet, erkennt sie möglicherweise auf einmal bei einem Bekannten einen grauen Star an einer weißscheinenden Augenlinse, die ihr zuvor nie aufgefallen war. Umgekehrt nehmen Menschen unter Umständen wichtige Dinge nicht wahr, wenn sie ihre Aufmerksamkeit auf andere Dinge gerichtet haben. Psychologen sprechen bei diesem Phänomen, bei dem bestimmte Reize zugunsten anderer ausgeblendet werden, von einer selektiven Wahrnehmung.

Ergänzung und Strukturierung • Liefern die tatsächlichen Wahrnehmungen nur ein lückenhaftes „Bild", kann das Gehirn es nach dem Prinzip des Vertrautseins ergänzen. Auf diese Weise können Menschen z. B. ein Wort auch dann lesen, wenn einzelne Buchstaben fehlen. Sehr eindrücklich zeigt das folgender Text:

„Luat enier sidtue an eienr elgnhcsien uvrsnäiett, ist es eagl in wcheler rhnfgeeloie die bstuchbaen in eniem wrot snid. das eniizg whictgie ist, dsas der etrse und der lztete bstuchbae am rtigeichn paltz snid. der rset kan tatol deiuranchnedr sien und man knan es ienrmomch onhe porbelm lseen. das legit daarn, dsas wir nhcit jeedn bstuchaben aeilln lseen, srednon das wrot als gzanes."

Um die verschiedenen Wahrnehmungen wie bei einem Puzzle zu einem einheitlichen „Bild" zusammenzusetzen, werden die einzelnen Informationen von unserem Gehirn außerdem organisiert und strukturiert. Die Farbe „Rot" alleine wird z. B. nicht als „Blut" wahrgenommen. Erst wenn weitere Wahrnehmungen wie Konsistenz, Lokalisation und Menge hinzukommen, werden sie zusammen als „Blut" erkannt.

Interpretation • Damit ein Mensch auf Wahrnehmungen angemessen reagieren kann, muss er sie hinsichtlich ihrer Bedeutung auswerten. Wenn die Wahrnehmung einer Pflegenden „Blut" signalisiert, wird sie zunächst die davon ausgehende Gefahr hinsichtlich der Menge und der Größe der Schnittwunde analysieren und entsprechende Maßnahmen ergreifen.

13.1.3 Einflussfaktoren der Wahrnehmung

Weil ein Wahrnehmungsprozess immer an die wahrnehmende Person gebunden ist, ist Wahrnehmen und Beobachten immer subjektiv. Neben den oben genannten Vorgängen, die die Wahrnehmung beeinflussen, gibt es noch eine Reihe weiterer individuell geprägter Faktoren. Diese können sowohl körperlich als auch psychisch sein.

Körperliche Einflussfaktoren • Beispiele sind:
- **Gewöhnungseffekt:** Den Duft von Parfüm kann ein Mensch z. B. nur eine begrenzte Zeit wahrnehmen, weil er sich dann daran gewöhnt hat.
- **Verschmelzung:** 2 verschiedene Gerüche verschmelzen zu einem neuen.
- **Wahrnehmungsschwelle:** Ab welcher Intensität ein Reiz wahrgenommen wird, ist nicht nur individuell, sondern auch z. B. alters- und tageszeitabhängig.

Psychische Einflussfaktoren • Beispiele dafür sind:
- **Interessen, Motivation:** Pflegekräfte, die sich für Pädiatrie begeistern, werden Babyschreien kaum als Lärm empfinden.
- **Emotionen und Bedürfnisse:** Ein hungriger Mensch nimmt Nahrungsmittel viel eher wahr als ein satter. Verliebte sehen die Welt durch „eine rosarote Brille". Wer traurig ist, sieht sie eher „grau".
- **Erfahrungen und Werte:** Wer selbst schon einmal um einen Menschen getrauert hat, nimmt die Trauer bei anderen sensibler wahr.
- **Soziale Situation:** Pflegekräften, denen die eigene Familie sehr wichtig ist, fällt eher auf, wenn ein Patient keinen Besuch erhält.

13.1.4 Beeinträchtigungen der Wahrnehmung

Neben körperlichen Beeinträchtigungen der Sinneswahrnehmung, z. B. Kurz- und Weitsichtigkeit oder Hörstörungen, können verschiedene psychische Aspekte die Wahrnehmung stören. Psychologen unterscheiden zwischen **Wahrnehmungstäuschungen** (z. B. optische Täuschungen, ▶ Abb. 13.2) und **Wahrnehmungsfehlern** bzw. Wahrnehmungsverzerrungen, bei denen Subjektivität die Wirklichkeit verfälscht bzw. verzerrt.

Wahrnehmungsfehler • Schon Selektion, Ergänzung, Strukturierung und Interpretation können das Wahrgenommene verzerren oder verfälschen. Jeder Mensch codiert ein individuelles Abbild seiner Umwelt. Mögliche Wahrnehmungsfehler sind:
- **Rosenthal-Effekt:** Ein Beobachter lässt sich durch das Urteil anderer in seiner Beobachtung beeinflussen. Eine Pflegekraft, die einen Bewohner beobachten soll, von dem eine Kollegin erzählt, dass er „extrem schwierig" zu betreuen sei, läuft z. B. Gefahr, im Aufbau einer Pflegebeziehung zu diesem Bewohner mehr Schwierigkeiten zu empfinden, als sie es ohne diese Einschätzung täte.
- **Halo- oder Hoffeffekt:** Hier überblendet eine Eigenschaft, die dem Wahrnehmenden besonders wichtig ist, alle anderen. Legt eine Pflegekraft z. B. großen Wert auf Ordnung, wird sie eine ordentliche Kollegin auch in anderen Bereichen eher gut beurteilen als eine unordentliche.
- **Vorabinformation:** Vorab erhaltene Informationen beeinflussen die eigene Wahrnehmung. Das kann z. B. im Rahmen von Übergaben oder durch Mitteilungen von ärztlichen Befunden geschehen. Wenn eine Pflegende die Information erhält, dass ein Patient dement ist, wird sie seinen Versuch, aus dem Bett aufzustehen, wahrscheinlich als Symptom seiner Erkrankung werten. Möglicherweise muss er aber auf die Toilette. Ohne die Vorabinformation hätte sie den Grund seiner Unruhe wahrscheinlich schneller herausgefunden.

- **Kontrastfehler:** Sie entstehen, wenn etwas im Vergleich zu anderem überdeutlich wahrgenommen wird. Ein Patient erscheint dicker, wenn der Patient daneben stark untergewichtig ist.
- **Stereotype:** Mitgliedern bestimmter Gruppen werden ähnliche Eigenschaften zugeordnet, z. B. „Alle Drogenabhängigen sind ungepflegt".
- **Milde-Effekt:** Sympathie beeinflusst Beobachtung. Eine Person, der eine andere Person extrem sympathisch ist, tut sich schwer, diese Person sachlich/fachlich zu kritisieren.
- **Effekt der zentralen Tendenz:** Eine Person, die etwas beurteilen soll, von der sie wenig Sachkenntnis hat, tendiert dazu, im mittleren, sozusagen neutralen Bereich zu bewerten, um nichts falsch zu machen.

! *Merken* **Bewusstmachen**
Wenn Sie sich diese Fehlerquellen bewusst machen, kann Ihnen das helfen, sich vor ihnen zu schützen. Erhalten Sie z. B. von einem Patienten mit Lungenentzündung vorab einen Röntgenbefund, der eine Besserung der Lungenentzündung zeigt, achten Sie bei der Pflege des betreffenden Patienten verstärkt darauf, ob sich die Symptome auch tatsächlich entsprechend geändert haben oder ob sie im Gegenteil möglicherweise sogar auf eine Verschlechterung hinweisen. Achten Sie außerdem darauf, ob sich andere Dinge möglicherweise weniger positiv entwickelt haben. Vielleicht hat der Patient unter der Antibiotikatherapie einen starken Durchfall entwickelt und fühlt sich insgesamt nun schlechter als vorher.

WISSEN TO GO

Grundlagen der Wahrnehmung

Beobachten verläuft gezielt und systematisch. Während bei der Wahrnehmung Reize unbewusst aus der Umwelt mit den Sinnen aufgenommen und verarbeitet werden, ist die Aufmerksamkeit bei der Beobachtung bewusst auf einzelne Phänomene gerichtet.
- **Wahrnehmungsprozess**: Der Mensch nimmt Reize mit seinen 6 Sinnen wahr: Sehen, Hören, Riechen, Schmecken, Fühlen und Gleichgewicht. Reize werden vom Sinnesorgan aufgenommen, als elektrische Nervenimpulse an das Gehirn weitergeleitet, dort sortiert und mit gespeicherten Mustern aus der Erinnerung verglichen. Da das Gehirn eine Vielzahl von Reizen ausblendet, wird nicht jeder bestehende Reiz auch bewusst wahrgenommen.
- **Psychologische Prozesse**: Weil ein Wahrnehmungsprozess an die wahrnehmende Person gebunden ist, ist Wahrnehmen und Beobachten immer subjektiv. Zu den psychologischen Prozessen, die in die Wahrnehmung eingreifen, zählen Selektion, Ergänzung sowie Strukturierung und Interpretation. Sie können das Wahrgenommene verzerren oder verfälschen.
- **Wahrnehmungsfehler**: Hierzu gehören: Rosenthal-Effekt, Halo- oder Hofeffekt, Vorabinformation, Kontrastfehler, Stereotype, Milde-Effekt und Effekt der zentralen Tendenz.

Abb. 13.2 Optische Täuschung: Ebbinghaus-Illusion.

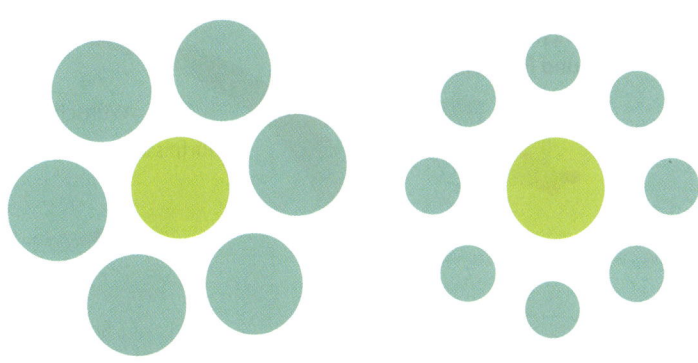

Von den meisten Menschen wird der linke grüne Kreis kleiner eingeschätzt. Beide Kreise sind jedoch gleich groß. Diese Wahrnehmungstäuschung entsteht, weil Menschen den grünen Kreis automatisch ins Verhältnis zu den blauen Kreisen setzen. Das Phänomen entdeckte der Psychologe Herrmann Ebbinghaus bereits im 19. Jahrhundert.

13.2 Patientenbeobachtung

13.2.1 Grundlagen

Definition **Patientenbeobachtung**
Patientenbeobachtung heißt, auf Grundlage von Fachwissen den körperlichen und psychischen Zustand des Patienten sowie sein Umfeld gezielt wahrzunehmen und unter Berücksichtigung seiner Fähigkeiten und seiner Wünsche einzuordnen.

Eine kompetente Patientenbeobachtung ist vor allem eine Domäne der Pflege. Keine andere Berufsgruppe verbringt üblicherweise so viel Zeit mit dem Patienten wie Pflegende. Ärzte sehen ihre Patienten mitunter nur ein paar Minuten einmal pro Schicht während der Visite. Sie orientieren sich in ihrer Einschätzung meist sehr stark an medizinischen Befunden. Für Pflegende hat der direkte Patientenkontakt einen wesentlich höheren Stellenwert.

! *Merken* **Zentrale Bedeutung**
Eine kompetente Patientenbeobachtung steht im Zentrum jeden pflegerischen Handelns. Sie ist die Grundlage, um Pflegeprobleme und Ressourcen einzuschätzen und den Pflegeprozess zu planen. Sie ist Bestandteil jeder pflegerischen Maßnahme und dient dazu, die Wirkung pflegerischer Maßnahmen zu beurteilen (Evaluation). Durch die gewonnenen Informationen kann das pflegerische Handeln immer an die aktuellen Situationen angepasst werden. Kompetente Patientenbeobachtung setzt ein gutes Fachwissen voraus und profitiert von Erfahrungswerten.

Ziele der Patientenbeobachtung • Die Beobachtung dient dazu,
- das Befinden und den Zustand des Patienten zu erkennen,
- Probleme, Ressourcen und Fähigkeiten zu ermitteln,
- Wünsche, Bedürfnisse, Sorgen und Ängste wahrzunehmen und dadurch
  - Wohlbefinden und Selbstständigkeit des Patienten zu fördern,
  - eine Diagnosestellung zu unterstützen,
  - drohende Gefahren/Komplikationen rechtzeitig zu erkennen und ihnen zu begegnen und dadurch für die Sicherheit des Patienten zu sorgen,

Grundlagen der Patientenbeobachtung

Abb. 13.3 Ziele der Patientenbeobachtung.

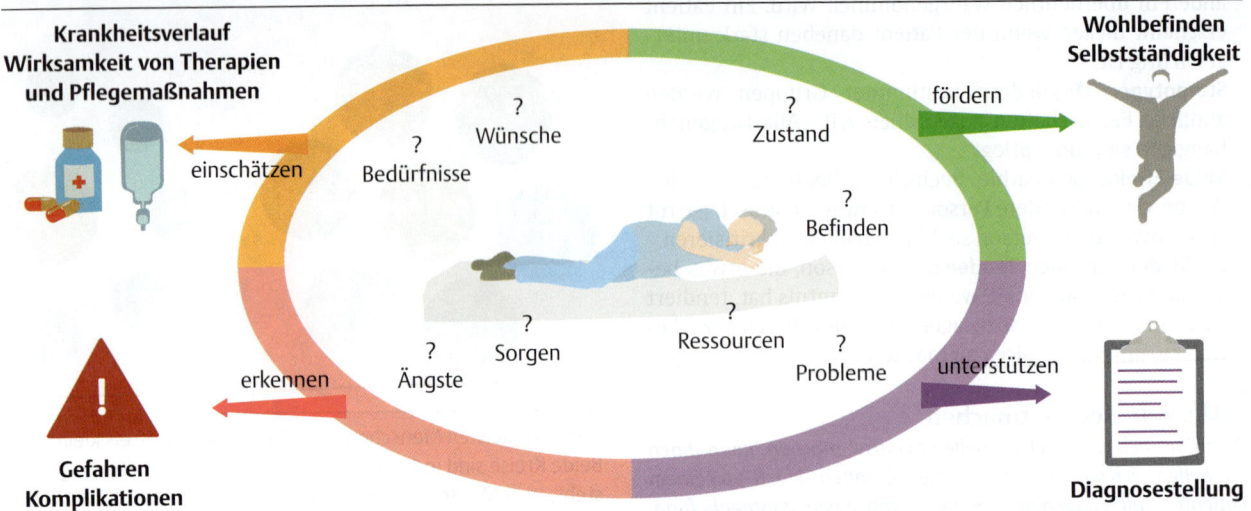

– den Krankheitsverlauf einzuschätzen und die Wirksamkeit von Therapien und pflegerischen Maßnahmen zu überprüfen (▶ Abb. 13.3).

Anforderungen an Pflegende • Eine kompetente Pflegekraft achtet je nach Erkrankung eines Patienten auf bestimmte Kriterien. Sie nimmt sie nicht nur zielgerichtet wahr, sondern zieht auch Schlussfolgerungen daraus. Das heißt, sie entscheidet, ob ihren Beobachtungen besondere Maßnahmen folgen sollen. Wenn ein Beinumfang z. B. fraglich zugenommen hat, wird sie Flüssigkeitsaufnahme und -ausscheidung des Patienten messen und bilanzieren, ihre Beobachtungen dokumentieren und einem Arzt mitteilen. Hat ein Patient Schmerzen beim Husten, wird sie mit dem Arzt über eine Schmerzmedikation sprechen und atemunterstützende und sekretlösende Maßnahmen in ihre Pflegeplanung einbeziehen. Bemerkt sie, dass ein Patient einen sehr unsicheren Gang hat, wird sie Maßnahmen zur Sturzprophylaxe einleiten, z. B. für einen Rollator sorgen.

Fachwissen • Für die Beurteilung von Beobachtungen ist es enorm wichtig, dass Pflegende über ein fundiertes theoretisches Fachwissen zur Pflege, Medizin, Psychologie und Anatomie und Physiologie verfügen. Um die pflegerischen Beobachtungskriterien optimal auszuwählen und beurteilen zu können, müssen Pflegende z. B. die Symptome und möglichen Komplikationen einer Erkrankung kennen. Um Verhaltensweisen und Reaktionen von Patienten zu beobachten und zu beurteilen, benötigen Pflegende z. B. Kenntnisse der Psychologie.

Interdisziplinärer Austausch • Die oben formulierten Ziele einer kompetenten Patientenbeobachtung sind nur zu erreichen, wenn die pflegerische Beobachtung durch die medizinischen Befunde und die Beobachtung aller an der Versorgung des Patienten Beteiligten ergänzt werden. Nur so kann ein möglichst vollständiges Bild entstehen. Dafür sind regelmäßige Gespräche v. a. zwischen Ärzten und Pflegekräften, aber auch mit den anderen betreuenden Personen enorm wichtig. Von einer kompetenten Patientenbeobachtung durch das Pflegeteam hängt nicht nur die Pflegeplanung wesentlich ab, sie wird idealerweise auch in medizinische und andere Behandlungsansätze einbezogen. Genauso fließen umgekehrt ärztliche und andere Befunde in die Pflegeplanung mit ein.

 WISSEN TO GO

Patientenbeobachtung

Patientenbeobachtung heißt, dass Pflegende den körperlichen und psychischen Zustand des Patienten sowie sein Umfeld gezielt wahrnehmen. Das Ziel der Patientenbeobachtung ist, drohende Gefahren zu erkennen, den Krankheitsverlauf und die Wirksamkeit von Therapie und Pflegemaßnahmen zu überprüfen, die Diagnostik zu unterstützen und damit das Wohl und die Selbstständigkeit des Patienten zu fördern.

Eine kompetente Pflegekraft achtet je nach Erkrankung eines Patienten auf bestimmte Kriterien. Pflegende entscheiden, ob ihren Beobachtungen besondere Schritte folgen sollen, z. B. weitere pflegerische Maßnahmen oder ein Austausch mit dem Arzt.

13.2.2 Systematische Beobachtung

Die Patientenbeobachtung ist eine pflegerische Aufgabe, die bei allen pflegerischen Prozessen zu jeder Zeit stattfindet. Eine systematische Beobachtung kann aber auch zu geplanten Zeitpunkten stattfinden und sich gezielt mit ausgewählten Kriterien befassen, z. B. halbstündliche Kontrolle der Vitalparameter nach operativen Eingriffen. Durch die Verwendung verschiedener Hilfsmittel wird die Interpretation und Beurteilung der verschiedenen Beobachtungskriterien objektiviert.

Beobachtungskriterien

Zu den wichtigsten allgemeinen Beobachtungskriterien in der Pflege gehören
- Bewusstsein/Sprache,
- Puls, Blutdruck, Atmung, Körpertemperatur,
- Schmerzen und Sensibilität,
- Mimik und Körperhaltung/Bewegung,
- Ernährungszustand, Durst, Appetit, Übelkeit,
- Aussehen von Haut und/oder Wunden,
- psychisches Befinden, soziales Umfeld, Schlaf, Compliance und Lebenswille,
- Ausscheidungen,
- Zugänge, Therapie/Maßnahmen (z. B. Infusionen, Tabletten, Sauerstofftherapie).

Pflegende können z.B. bei der Körperpflege oder einer anderen zeitintensiven Pflegemaßnahme den Patienten nebenbei – orientierend an diesen Hauptkriterien – beobachten. Das kann ihnen dabei helfen, relevante Dinge nicht zu übersehen.

> **! Merken** **Spezielle Beobachtungskriterien**
> *Bei bestimmten Krankheiten können weitere spezielle Beobachtungskriterien hinzukommen bzw. muss besonderes Augenmerk auf einzelne Kriterien gelegt werden. Die individuellen Beobachtungskriterien bei bestimmten Krankheiten finden Sie in den jeweiligen Kapiteln.*

Eine andere Möglichkeit für Pflegende, einen Patienten systematisch „ganzheitlich" zu beobachten, ist, sich an den Aktivitäten, Beziehungen und existenziellen Erfahrungen des täglichen Lebens (ABEDL) nach Monika Krohwinkel oder den Aktivitäten des täglichen Lebens (ATL) nach Liliane Juchli zu orientieren. Eine Orientierung anhand dieser ABEDL oder ATL wird in der Praxis häufig bei Aufnahmegesprächen zur Erstellung der Pflegeanamnese angewendet (S. 213).

Objektive und subjektive Beobachtung

Je nachdem, auf welche Weise die Beobachtung erfolgt, unterscheidet man:
- **objektive Beobachtung:** Mit ihr werden Informationen oder Daten gewonnen, die messbar, überprüfbar und vergleichbar sind, z.B. Gewicht, Blutdruck oder Menge der Urinausscheidung.
- **subjektive Beobachtung:** Aus dem Blickwinkel eines Beobachters werden Informationen gewonnen, z.B. zur Gefühlslage oder Schmerzsituation eines Patienten. Subjektive Informationen können z.B. mithilfe von Skalen objektiviert werden.

Subjektive Beobachtungen objektivieren • Besonders Beobachtungen zum Verhalten und zur Gefühlslage sind schwer zu objektivieren. Hier sind Pflegende gefordert, ihre Wahrnehmung zu reflektieren und auf Wahrnehmungsverzerrungen und -verfälschungen hin zu überprüfen, um ein möglichst objektives Beobachtungsergebnis zu erhalten. In Teambesprechungen sollten die einzelnen Beobachtungen der Mitglieder besprochen und gemeinsam interpretiert werden. Auf diese Weise ergibt sich aus den einzelnen Beobachtungen ein gemeinsames Bild des Patienten (▶ Abb. 13.4).

Abb. 13.4 Teambesprechung.

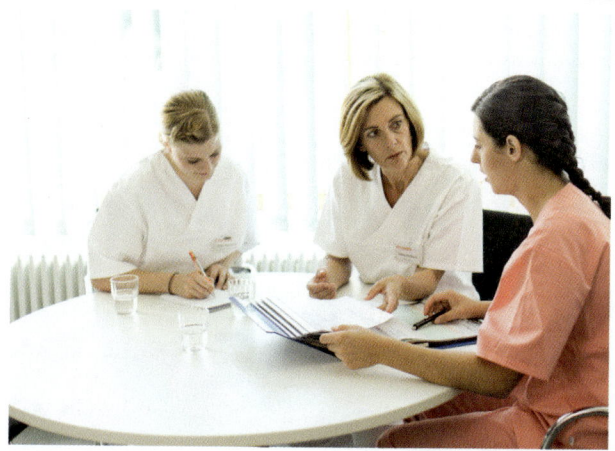

Pflegende tauschen ihre Beobachtungen in Teambesprechungen aus, um ein möglichst objektives Bild des Patienten zu erhalten.

Hilfsmittel zur Interpretation und Beurteilung der Beobachtung

Um die Beobachtung zu objektivieren und vergleichbar zu machen, gibt es verschiedene Hilfsmittel. Darüber hinaus werden diese Hilfsmittel eingesetzt, um verschiedene Beobachtungen zu interpretieren und zu klassifizieren und daraufhin geeignete Maßnahmen einzuleiten.

Messinstrumente • Es gibt bestimmte Beobachtungskriterien, die sich durch Instrumente messen lassen. Dazu gehören z.B. der Blutdruck, das Körpergewicht und die Körpertemperatur. Messinstrumente können durch definierte Einheiten Beobachtungskriterien objektivieren. Solche Instrumente sind z.B. Thermometer, Waage, Blutdruckmessgerät, Stoppuhr oder Lineal bzw. Maßband.

> **! Merken** **Ganzheitlichkeit**
> *Messungen ergänzen die Beobachtung der Pflegenden, können sie aber niemals ersetzen. Denn Pflegende beobachten den Patienten ganzheitlich. Während eine Pflegekraft bestimmte Parameter bei einem Patienten misst, macht sie gleichzeitig noch vieles mehr: Sie achtet auf den Gesichtsausdruck, beobachtet die Gestik, unterhält sich mit dem Patienten, nimmt wahr, wie er riecht oder ob er schwitzt (▶ Abb. 13.5). Das so entstandene Bild vergleicht sie mit dem, das sie erwartet hatte. Schließlich analysiert sie jede Abweichung nach möglichen physiologischen und pathologischen Ursachen.*

Abb. 13.5 Mehr als nur ein Messwert.

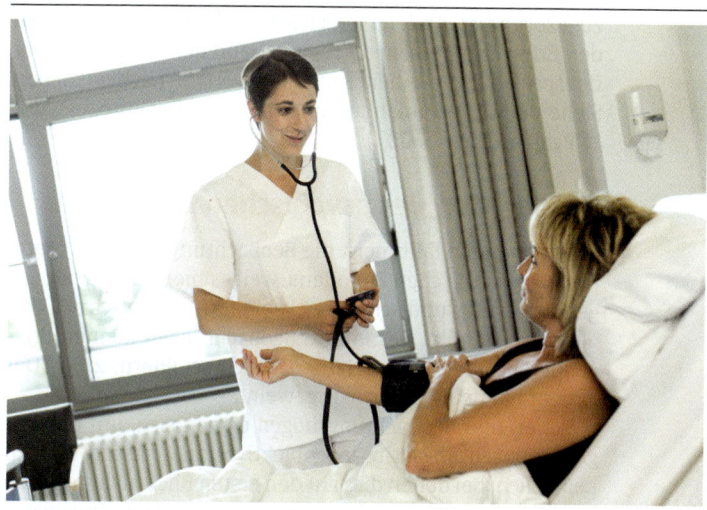

Während der Blutdruckmessung unterhält sich die Pflegende mit der Patientin und beobachtet sie hinsichtlich weiterer Kriterien, z.B. Mimik, Gestik, Hautfarbe, und anderer Vitalparameter wie Atemfrequenz.

Skalen/Assessmentinstrumente • Um die durch Instrumente gemessenen Werte interpretieren und einschätzen zu können, gibt es definierte Normwerte und Tabellen. Abweichungen von den Normwerten können über diese Tabellen in Schweregrade klassifiziert werden. Aber auch für viele andere Beobachtungskriterien, die nicht mit Instrumenten gemessen werden können, stehen verschiedene Skalen/Assessmentinstrumente zur Verfügung, die zu einer möglichst objektiven Einschätzung beitragen sollen. Solche Skalen kommen z.B. häufig bei der Beurteilung der Bewusstseinslage zum Einsatz. Ein Beispiel dafür ist die Glasgow-Koma-Skala (S. 1236), die für bestimmte mögli-

Grundlagen der Patientenbeobachtung

che Reaktionen Punkte verteilt und vorhandene Bewusstseinsstörungen anhand der Gesamtpunktezahl bewertet. Aber auch bestimmte Risiken werden in der Praxis häufig anhand von Skalen abgeschätzt, z. B. eine Mangelernährung (S. 721) anhand der Mini Nutritional Assessment (MNA) oder die Schmerzintensität anhand von Schmerzskalen wie der Numerischen Rangskala (S. 694).

Beobachtungsbögen • Neben der freien Formulierung für allgemeine Beobachtungen stehen für spezielle Beobachtungskriterien in den meisten Einrichtungen fertige Beobachtungsbögen zur Verfügung. Auch wenn der bürokratische Aufwand in der Pflege in der Vergangenheit deutlich zugenommen hat und das Ausfüllen verschiedener Dokumente sicherlich insbesondere unter Zeitmangel zunächst als Belastung empfunden werden kann: In der Regel erleichtern diese Bögen die Dokumentation und sorgen oftmals auch dafür, dass bestimmte Kriterien nicht in Vergessenheit geraten. Häufig angewendete Beobachtungsbögen sind:
- Vitalwerteprotokoll
- Schmerzprotokoll
- Ernährungsprotokoll (S. 721)
- Wunddokumentationsbogen (S. 582)

Dokumentation

Die Dokumentation ist für die Patientenbeobachtung unentbehrlich. Sie ist einerseits aus rechtlichen Gründen notwendig, um z. B. nachweisen zu können, dass ein Patient bereits bei seiner Aufnahme in die Klinik/Pflegeeinrichtung einen Dekubitus hatte und ihn sich nicht erst in der Klinik zugezogen hat. Andererseits können Pflegekräfte und Ärzte den Erfolg ihrer eigenen Arbeit anhand der Dokumentation überprüfen bzw. einen Krankheitsverlauf nachvollziehen. Siehe auch „Dokumentation" im Kap. „Pflegeprozess und Pflegeplanung" (S. 227).

Beobachten des psychischen Befindens

Am schwersten fällt meist die Beobachtung und Interpretation des psychischen Befindens, weil es hier keine eindeutigen Parameter und schon gar keine festen Richt- bzw. Vergleichswerte gibt. Bestimmte Beobachtungen können Pflegende aber auch hier relativ sachlich schildern, z. B.: „Der Patient hat heute mehrmals geweint."

Skalen und Beobachtungsbögen eignen sich, um diejenigen Beobachtungskriterien objektiver zu erfassen und zu beurteilen, bei denen dies auf den ersten Blick nicht möglich erscheint. So gibt es z. B. Skalen, mit deren Hilfe Psychiater die Schwere von depressiven Zuständen beurteilen.

Auch in der Pflege können solche Objektivierungen helfen, um bestimmte Zustände, z. B. Unruhe zu erfassen. Dazu müssen Pflegende zunächst Parameter finden, die auf Unruhe hinweisen, z. B. zielloses Herumlaufen, häufiges Aufstehen oder Herumwälzen im Bett. Dann können Pflegende beobachten, wie häufig und lange ein Patient diese Dinge tut.

! Merken Wahrnehmung und Interpretation
Unterscheiden Sie gerade beim Erfassen, Formulieren und Dokumentieren des psychischen Befindens Ihre Wahrnehmung von der Interpretation.

Beispiel **Dokumentieren**
Eine Pflegekraft übergibt einen Patienten mit den Worten: „Der Patient verweigert alle Maßnahmen. Er hat keinen Lebenswillen mehr." Besser wäre es, zunächst zu versuchen, möglichst objektiv alle Beobachtungen zu schildern, z. B.: „Der Patient wollte heute Morgen nicht gewaschen werden und hat seine Tabletten nicht eingenommen. Auch die Antibiotika-Infusion wollte er sich nicht anhängen lassen. In einem Gespräch hat er mir erzählt, dass er keine Hoffnung mehr hat, dass es ihm noch einmal besser gehen könnte, und dass er endlich nach Hause möchte."

Mögliche Interpretationen und Bewertungen im Anschluss an eine sachliche Schilderung sollten unbedingt als solche bezeichnet werden. Zum Beispiel: „Er liegt nun seit mehreren Wochen bei uns und fühlt sich, glaube ich, immer schwächer. Ich finde, wir sollten gemeinsam mit dem Stationsarzt und dem Patienten seine Therapie und das weitere Vorgehen noch einmal besprechen."

WISSEN TO GO

Systematische Beobachtung in der Pflege

Die systematische Beobachtung befasst sich gezielt mit ausgewählten Kriterien.
- **Beobachtungskriterien**: Zu den wichtigsten Beobachtungskriterien in der Pflege gehören Bewusstsein, Sprache, Vitalwerte, Schmerz, Mimik, Körperhaltung, Ernährung, Haut, Wunden, psychisches Befinden, Ausscheidungen sowie die Alltagsaktivitäten.
- **Dokumentation**: Beobachtungen müssen dokumentiert werden – aus rechtlichen Gründen und aus Gründen der Nachvollziehbarkeit.
- **Hilfsmittel zur Interpretation und Beurteilung**: Pflegende setzen Hilfsmittel ein, um verschiedene Beobachtungen zu objektivieren und zu vergleichen sowie zu interpretieren und zu klassifizieren. Zu den Hilfsmitteln gehören Messinstrumente wie Blutdruckmessgerät oder Maßband sowie Skalen und Beobachtungsbögen. Bei der Beobachtung des psychischen Befindens sollte die objektive Wahrnehmung und nicht deren Interpretation Vorrang erhalten.

14 Notfallsituationen

14.1 Einleitung

In Krankenhäusern und anderen Pflegeeinrichtungen sind Pflegekräfte oft die ersten Personen vor Ort, wenn ein Notfall eintritt. Das Leben der Patienten hängt dann maßgeblich davon ab, ob sie die Situation richtig einschätzen und wie sie reagieren. Wer seine Patienten aufmerksam beobachtet und die richtigen Schlussfolgerungen daraus zieht, kann unter Umständen sogar helfen, Notfälle zu vermeiden. Eine gute Patientenbeobachtung zählt daher zu den Kernkompetenzen in der Pflege.

Wenn Symptome und Beobachtungskriterien sich ändern • Stellen Sie sich vor, es gäbe einen Roboter, der Puls, Blutdruck oder Körpertemperatur messen könnte. Angenommen, dieser Roboter wäre außerdem in der Lage, die gemessenen Werte mit Normwerten zu vergleichen und Abweichungen einem Arzt mitzuteilen. Wäre er damit ein geeigneter Ersatz für eine kompetente Pflegekraft? Nein! Denn während eine Pflegekraft bestimmte Parameter bei einem Patienten misst, macht sie gleichzeitig noch vieles mehr: Sie achtet auf den Gesichtsausdruck des Patienten, beobachtet seine Gestik, unterhält sich mit ihm, bemerkt sogar, wie er riecht oder ob er schwitzt.

Sie nimmt den Patienten in seiner gesamten Komplexität wahr. Das so entstandene Bild vergleicht sie vor ihrem inneren Auge mit dem, das sie erwartet hatte. Schließlich analysiert sie jede Abweichung nach möglichen physiologischen und krankhaften Ursachen. Misst eine Pflegekraft z. B. bei einem Patienten eine deutlich über dem Normwert liegende Pulsfrequenz, kann das ein Zeichen für eine Verschlechterung seines Zustands sein. Die erhöhte Pulsfrequenz kann aber genauso gut daher kommen, dass der Patient sich kurz zuvor am Bettfahrrad körperlich sehr angestrengt hatte.

Das heißt konkret am **Beispiel der Pulsmessung**:
- Beim Messen des Pulses zusätzlich auf andere Kriterien achten wie Atmung, Farbe der Haut und Schweißproduktion.
- Nachfragen, wie es dem Patienten geht: Spürt er ein Herzrasen, wenn seine Pulsfrequenz zu hoch ist? Wie lange ist das schon so?
- Alle Beschwerden ernstnehmen, auch wenn der Patient nur vage formuliert: „Es geht mir irgendwie heute nicht gut." Nachfragen, was der Patient mit dieser Aussage genau meint.
- Jede Veränderung dokumentieren. Denn dass ein Puls unter körperlicher Anstrengung steigt, ist zwar normal. Aber um wie viel er ansteigt, ist dennoch eine wichtige Information.
- Auch Verbesserungen dokumentieren. Das ist wichtig, um zu erkennen, welche Behandlung dem Patienten geholfen hat.

Veränderungen richtig einzuschätzen, erfordert Wissen, aber auch Erfahrung. Ist eine Pflegekraft unsicher, können erfahrene Kolleginnen helfen, einzuschätzen, ob eine beobachtete Veränderung Handeln erfordert. Manche Veränderungen machen ein sofortiges Handeln notwendig. Wenn Sie glauben, es liege ein solcher Notfall vor, suchen Sie nicht lange nach Unterstützung, sondern rufen Sie laut um Hilfe und leiten Sie gleichzeitig erste Schritte ein.

- Einleitung ▶ S. 272
- Häufige Notfallsituationen auf Station
  - Allgemeine Grundlagen ▶ S. 273
  - Dyspnoe ▶ S. 274
  - Erbrechen im Schwall ▶ S. 277
  - Hämatemesis – Bluterbrechen ▶ S. 278
  - Sturz ▶ S. 278
  - Blutungen nach einem Sturz ▶ S. 279
  - Transfusionszwischenfall ▶ S. 279
  - Schock ▶ S. 279
  - Plötzliche Bewusstlosigkeit ▶ S. 283
  - Zerebrale Krampfanfälle ▶ S. 284
  - Herzrhythmusstörungen ▶ S. 285
  - Angina pectoris und Herzinfarkt ▶ S. 285
- Kardiopulmonale Reanimation
  - Herz-Kreislauf-Stillstand erkennen ▶ S. 286
  - Reanimation nach den Richtlinien des ERC ▶ S. 286
- Arbeiten in der Notaufnahme
  - Grundlagen ▶ S. 290
  - Situation des Patienten ▶ S. 291
  - Die traumatologische Notaufnahme ▶ S. 292
- Erste Hilfe leisten vor Ort
  - Allgemeines Vorgehen ▶ S. 294
  - Intoxikationen ▶ S. 294
  - Verletzungen ▶ S. 295
  - Verätzungen ▶ S. 295
  - Verbrennungen oder Verbrühungen ▶ S. 296
  - Kälteschäden ▶ S. 296
  - Elektrounfälle ▶ S. 297

ACHTUNG

„Zeit ist Hirn", sagen die Neurologen, „Zeit ist Herz", sagen die Kardiologen, wenn ein Notfall eintritt. Egal, um welchen Notfall es sich handelt, die nächsten Minuten entscheiden darüber, ob und wie Betroffene ihn überleben.

WISSEN TO GO

Notfallsituationen – Symptome und Beobachtungskriterien

Pflegende nehmen den Patienten in seiner gesamten Komplexität wahr. Veränderungen richtig einzuschätzen, erfordert Wissen, aber auch Erfahrung. Das heißt:
- Beim Messen, z. B. des Pulses, zusätzlich auf andere Kriterien achten, z. B. Atmung, Hautfarbe.
- Nachfragen, wie es dem Patienten geht.
- Alle Beschwerden ernst nehmen.
- Jede Veränderung dokumentieren.
- Auch Verbesserungen dokumentieren.

Manche Veränderungen machen ein sofortiges Handeln notwendig. Nicht lange nach Unterstützung suchen, sondern laut um Hilfe rufen und gleichzeitig erste Schritte einleiten.

14.2 Häufige Notfallsituationen auf Station

14.2.1 Allgemeine Grundlagen

Vorbereitung • In Krankenhäusern liegen Menschen mit gesundheitlichen Risiken. Dadurch ereignen sich Notfälle hier relativ häufig. Oft passiert ein Notfall beobachtet, sodass die Chance auf kompetente Hilfe hier größer ist als im häuslichen Umfeld. Jeder Mitarbeiter sollte sich über die üblichen Abläufe auf der jeweiligen Station informieren, damit er Bescheid weiß, wenn ein Notfall eintritt. Folgende Fragen sollten beantwortet werden können: Gibt es ein Reanimationsteam, das man rufen kann? Wenn ja, wie ist dessen Telefonnummer? Wo ist das Reanimationsbrett? Wo ist der Notfallkoffer, wie geht er auf und wo findet man darin was (▶ Abb. 14.1)? Wo sind Beatmungsbeutel (häufig Ambu-Beutel genannt), Sauerstoffgerät, Absaugung und wie funktionieren sie? Wenn all diese Fragen beantwortet werden können, ist man gut gerüstet für den Notfall. Wer sich außerdem auf spezielle Situationen in der Theorie gründlich vorbereitet, kann in der Praxis besser die Ruhe bewahren und richtig reagieren.

Eine **gute Vorbereitung** *hilft, im Notfall* **schnell zu reagieren**.

Angehörige • Bei einem Notfall sollten soweit wie möglich alle anderen Patienten aus dem Zimmer gebeten werden. Auch die Angehörigen des betroffenen Patienten sollten gebeten werden, draußen zu warten. Sie könnten sonst durch

14 Notfallsituationen

Abb. 14.1 Notfallkoffer.

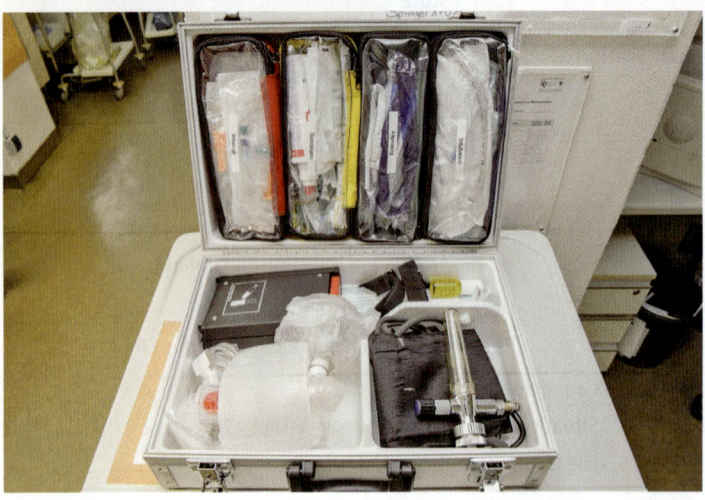

ihre Panik einen möglichst ruhigen Ablauf der Maßnahmen gefährden. Sobald Zeit dafür ist, sollten die Angehörigen aber darüber informiert werden, wie es dem Patienten geht.

Anders ist es, wenn ein **Notfall bei einem Kind** auftritt. Ist das Kind bei Bewusstsein, würde sich seine Situation wahrscheinlich durch Panik und Angst verschlechtern, wenn die Eltern hinausgeschickt würden. In diesem Fall sollten die Angehörigen darum gebeten werden, beruhigend mit dem Kind zu sprechen.

Ob es auch bei Erwachsenen günstiger ist, wenn die Angehörigen im Zimmer bleiben, wird zurzeit kontrovers diskutiert. Es laufen verschiedene qualitative Studien dazu.

Keine lebensrettenden Maßnahmen erwünscht • Schließlich gibt es aber noch eine weitere Frage, die bei einem Notfall beantwortet werden sollte: Wünscht der Patient überhaupt, dass er gerettet wird? Selbstverständlich bleibt in einer lebensgefährlichen Situation nicht mehr die Zeit für ethische Diskussionen. Aber möglicherweise hat das Behandlungsteam aufgrund von Gesprächen mit dem Patienten und/oder seinen Angehörigen oder auch aufgrund einer Patientenverfügung bereits im Vorfeld entschieden, bestimmte lebensrettende Maßnahmen bei diesem Patienten nicht mehr zu ergreifen. Solche Informationen sollte man immer im Hinterkopf haben. Selbstverständlich werden trotzdem diejenigen Maßnahmen ausgeführt, die dazu führen können, dass der Patient sich besser fühlt und möglichst wenig leidet, z.B. Schmerzmittelgabe.

WISSEN TO GO

Notfallsituationen auf Station – Grundlagen

- **Persönliche Vorbereitung:** im Vorfeld klären: Reanimationsteam, Notrufnummer, Reanimationsbrett, Notfallkoffer, Beatmungsbeutel, Sauerstoffgerät, Absaugung.
- **Angehörige, Mitpatienten:** Sollten nach Möglichkeit bei einem Notfall aus dem Zimmer gebeten werden. Bei nicht bewusstlosen Kindern sollten die Angehörigen beruhigend mit dem Kind sprechen.
- **Keine lebensrettenden Maßnahmen erwünscht:** Bei einem Notfall ist die Frage zu beantworten, ob der Patient überhaupt gerettet werden will. Gibt es eine Patientenverfügung? Will der Patient keine lebensverlängernden Maßnahmen, werden trotzdem Maßnahmen ausgeführt, die dazu führen können, dass er sich besser fühlt und möglichst wenig leidet.

14.2.2 Dyspnoe

Ein Mensch mit Dyspnoe (Atemnot) „hungert" nach Luft, die Atmung ist beschleunigt oder erschwert. Wie es sich anfühlt, „außer Puste" zu sein, weiß jeder, der sich schon einmal sportlich oder auf andere Art körperlich sehr angestrengt hat. Bei manchen Erkrankungen tritt Dyspnoe aber sogar dann auf, wenn der Betroffene sich nur leicht oder überhaupt nicht körperlich anstrengt. Ein kranker Mensch, der trotz maximaler Atmung unter starker Luftnot leidet, hat Todesangst und benötigt sofortige Hilfe. Ausführliche Informationen zu den Beobachtungskriterien der Atmung finden Sie in Kap. 16 „Vitalparameter und Körpertemperatur beobachten und kontrollieren" (S. 329).

Entstehung und Symptome

Atemnot entsteht, wenn nicht genug Sauerstoff (O_2) bzw. zu viel Kohlenstoffdioxid (auch Kohlendioxid, CO_2) im Blut vorhanden ist. Es entsteht ein Missverhältnis zwischen dem Sauerstoffbedarf für die Organfunktionen (Zellstoffwechsel) und dem Sauerstoffangebot durch die Atmung. Im arteriellen Blut messen permanent verschiedene Chemorezeptoren den Gehalt der beiden Gase und melden ihn ans Atemzentrum. Sinkt der O_2-Gehalt (**Hypoxie** = Sauerstoffmangel) oder steigt der CO_2-Gehalt (**Hyperkapnie** = erhöhter Kohlenstoffdioxidgehalt) im arteriellen Blut, steigen kompensatorisch automatisch die Atem- und die Herzfrequenz. Reichen diese Kompensationsmechanismen nicht aus, um die lebenswichtigen Organe des Patienten ausreichend mit Sauerstoff zu versorgen, zeigt sich dies folgendermaßen:
- Der Patient hat Angst und ist agitiert (körperlich unruhig), er verändert ständig die Körperhaltung.
- Er ringt nach Luft und versucht, möglichst viel Luft in seine Lungen zu ziehen.
- Möglicherweise sind seine Haut und seine Schleimhäute bläulich verfärbt. Besonders eindrucksvoll ist diese Zyanose an den Lippen und unter den Finger- und Zehennägeln zu erkennen. Eine Zyanose kommt dadurch zustande, dass der Blutfarbstoff Hämoglobin, der den Sauerstoff im Blut transportiert, seine Farbe ändert. Hat er viel Sauerstoff gebunden, ist er rot. Bei einem Mangel ist er blauviolett.
- Der Blutdruck kann normal, erhöht oder erniedrigt sein.

Hält dieser Zustand längere Zeit an, drohen dem Organismus schwerwiegende Störungen, denn ein generalisierter Sauerstoffmangel schädigt jedes Organ. Im schlimmsten Fall kommt es zu einer respiratorischen Erschöpfung: Der Patient wird schläfrig, verliert schließlich das Bewusstsein und hört auf zu atmen. Auch sein Herzschlag wird langsamer, bis das Herz am Ende stillsteht.

Kohlenstoffdioxid wandelt sich in Wasser gelöst zu einem Teil in Kohlensäure um. Steigt sein Gehalt im arteriellen Blut, steigt auch der Gehalt an Säure. Eine Übersäuerung stört sämtliche Stoffwechselvorgänge, siehe auch Störungen des Säure-Basen-Haushalts (S. 1064). Steigt der Kohlenstoffdioxid-Gehalt auf Extremwerte, führt dies zu Bewusstseinsstörungen und das Atemzentrum wird gedämpft (CO_2-Narkose). Das kann sogar einen Atemstillstand zur Folge haben.

Allgemeine Maßnahmen

Atmet ein Patient nicht mehr tief ein und aus, sondern „schnappt" nur noch nach Luft, ist er zusätzlich bewusstlos und seine Haut zyanotisch, ist ein Herzstillstand entweder bereits eingetreten oder er steht unmittelbar bevor. In diesem Fall muss sofort eine kardiopulmonale Reanimation eingeleitet werden (S. 286).

Häufige Notfallsituationen auf Station

Abb. 14.2 Sauerstoff verabreichen.

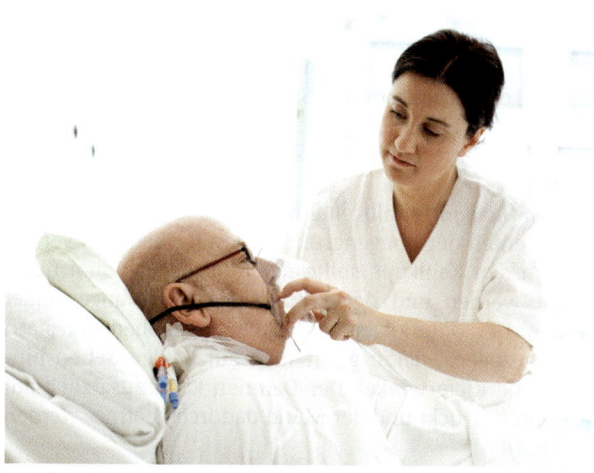

Bei starker Dyspnoe wird schnellstmöglich ein Arzt informiert. Eine kardiopulmonale Reanimation erfolgt bei Schnappatmung mit Bewusstlosigkeit und Zyanose. Atemerleichternde Maßnahmen:
- aufrecht sitzende Position
- beengende Kleidungsstücke und Fenster öffnen
- den Patienten beruhigen
- Messen von Atemfrequenz, Puls, Blutdruck und Sauerstoffsättigung
- Medikamente nach Arztanordnung richten bzw. verabreichen

Spezielle Notfallmaßnahmen

Ist die Atemnot akut aufgetreten, gilt es, so schnell wie möglich die Ursache herauszufinden und entsprechende spezielle Maßnahmen einzuleiten. In vielen Fällen ist die Ursache bereits bekannt und es können bei der Erstversorgung bestimmte Dinge beachtet werden.

Pulmonale Störungen

Erkrankungen der Lunge und der Bronchien können dazu führen, dass die Lunge nicht mehr richtig belüftet oder der Gasaustausch zwischen Lungenbläschen und Blut gestört ist. Zu den häufigsten pulmonalen Störungen gehören die Lungenembolie, die Pneumonie (Lungenentzündung), das Asthma bronchiale und chronisch obstruktive Lungenerkrankungen (COPD).

Lungenembolie und Pneumonie • Bei diesen Erkrankungen ist eine Atemnot in erster Linie durch einen Sauerstoffmangel bedingt. Der Patient sollte so schnell wie möglich hochdosiert Sauerstoff erhalten. Bestenfalls sollte eine Maske mit Reservoirbeutel genutzt werden, weil der Patient damit die größte Menge an Sauerstoff erhält. Ausführliche Informationen zu den Krankheiten finden Sie im Kap. 55 unter „Lungenembolie" (S. 974) und „Pneumonie" (S. 960).

Asthma bronchiale und COPD • Hier haben die Patienten Probleme, die Atemluft auszuatmen, weil ihre Bronchien sich verkrampfen und die Schleimhäute angeschwollen sind. Häufig ist ein pfeifendes Geräusch während der Ausatmung zu hören (exspiratorischer Stridor).

ACHTUNG

Bei Asthma bronchiale kann eine Sauerstofftherapie zu einem Atemstillstand und einer CO_2-Narkose führen. Einige der Patienten haben nämlich anhaltend einen so hohen Kohlenstoffdioxid-Gehalt in ihrem arteriellen Blut, dass ihr Atemantrieb im Atemzentrum nicht mehr über diesen Wert, sondern nur noch über den Sauerstoffwert geregelt ist. Sie holen immer dann Luft, wenn der Sauerstoffgehalt unter einen bestimmten Wert fällt. Eine Sauerstofftherapie würde diesem Mechanismus entgegenwirken.

Äußert ein Patient, dass er schlecht Luft bekommt, sollte er zunächst gefragt werden, wie stark seine Atemnot ist. Hat er starke Dyspnoe, sollte schnellstmöglich ein Arzt informiert werden. Muss man das Zimmer verlassen, um Hilfe zu holen, wird der Patient darüber informiert und die Tür offen gelassen. Maßnahmen, die dem Patienten das Atmen erleichtern, sind folgende:
- Den Patienten in eine aufrecht sitzende Position bringen.
- Alle beengenden Kleidungsstücke öffnen, z. B. einen Büstenhalter oder einen Gürtel.
- Fenster öffnen.
- Ganz wichtig ist es, den Patienten zu beruhigen. Denn Angst erhöht den Sauerstoffbedarf und verstärkt dadurch die Atemnot.

Atemfrequenz, Puls, Blutdruck und wenn möglich die Sauerstoffsättigung sollten gemessen werden. Vielleicht hat ein Arzt bereits angeordnet, dem Patienten bei Luftnot Sauerstoff oder ein bestimmtes Medikament zu verabreichen, z. B. Bronchodilatatoren zur Erweiterung der Bronchien (S. 978). Dann kann eine Pflegekraft diese Anordnungen ausführen, schon bevor ein Arzt eintrifft (▶ Abb. 14.2). Manche Patienten mit schweren chronischen Erkrankungen der Atemwege leiden anhaltend unter Dyspnoe. Wenn in einem solchen Fall die pflegerischen Maßnahmen die Atemnot verbessern, sollte der Patient gefragt werden, ob er trotzdem möchte, dass ein Arzt zu ihm kommt.

WISSEN TO GO

Dyspnoe – Allgemeines

Ist im Blut nicht genug Sauerstoff vorhanden, steigen kompensatorisch Atem- und Herzfrequenz. Reichen diese Mechanismen nicht aus, um die lebenswichtigen Organe mit Sauerstoff zu versorgen, zeigt sich dies durch Angst und Unruhe, Ringen nach Luft und Zyanose.

Ein generalisierter Sauerstoffmangel schädigt jedes Organ. Im schlimmsten Fall kommt es zu einer respiratorischen Erschöpfung: Der Patient wird schläfrig, verliert das Bewusstsein und hört auf zu atmen. Der Herzschlag wird langsamer und setzt schließlich aus. Steigt der Kohlenstoffdioxid-Gehalt auf Extremwerte, führt dies zu Bewusstseinsstörungen und dämpft das Atemzentrum, was einen Atemstillstand zur Folge haben kann.

Als Notfallmedikamente kommen hier Wirkstoffe zum Einsatz, die die Bronchien erweitern oder abschwellen. Der Patient kann sie inhalieren (z. B. Kortison oder Salbutamol). Die Betroffenen sollten außerdem dazu angeleitet werden, durch ihre zusammengepressten Lippen auszuatmen. Diese sog. Lippenbremse hält die Bronchien offen, weil der Druck in ihnen ansteigt.

Asthma bronchiale gilt als die häufigste chronische Erkrankung im Kindesalter. Kinderärzte leiten die Kinder oft dazu an, bei einem Anfall die „Torwartstellung" oder den „Kutschersitz" einzunehmen, um sich die Atmung zu erleichtern, siehe Kap. 28 „Pflegetechniken zur Unterstützung der Atmung" (S. 542). Ausführliche Informationen zu diesen Krankheiten finden Sie im Kap. 55 unter „Asthma bronchiale" (S. 949) und „COPD" (S. 954).

Lungenödem

Wenn das linke Herz zu schwach schlägt (insuffizient ist), staut sich das Blut in die Lunge zurück und Flüssigkeit tritt in das Gewebe aus (kardiales Lungenödem). Auch hier braucht der Patient hochdosiert Sauerstoff. Die erste Notfallmaßnahme ist, den Patienten in eine Herzbettlagerung zu bringen, weil auf diese Weise eine große Menge Blut in die Beine fließt und das Herz dadurch entlastet wird (▶ Abb. 14.3).

Medikamentös helfen entwässernde Wirkstoffe (z.B. Torasemid), blutdruck- und herzkraftsteigernde Wirkstoffe (z.B. Dobutamin und Noradrenalin) und Opiate. Letztere, z.B. Morphine, dämpfen zentral das Gefühl der Atemnot und senken dadurch den – auch durch Panik und „hektisches Atmen" erhöhten – Sauerstoffverbrauch. Sie ökonomisieren außerdem die Atemarbeit, indem sie die Atemfrequenz senken und die Atemtiefe erhöhen. Ausführliche Informationen finden Sie im Kap. 55 unter „Lungenödem" (S. 975).

> **! Merken** Lungenödem
>
> Sie erkennen ein Lungenödem an einem rasselnden Atemgeräusch und anhaltendem Hustenreiz mit wässrig-schaumigem, meist rosafarbenem Auswurf.

WISSEN TO GO

Dyspnoe – spezielle Notfallmaßnahmen

- **Lungenembolie und Pneumonie:** schnellstmöglich hochdosiert Sauerstoff
- **Asthma bronchiale und COPD:** häufig exspiratorischer Stridor: **Achtung**, hier kann eine Sauerstofftherapie zu einem Atemstillstand und einer CO_2-Narkose führen. Notfallmedikamente mit bronchienerweiternder oder abschwellender Wirkung (z.B. Kortison oder Salbutamol). Zusätzlich Ausatmung über Lippenbremse.
- **Lungenödem:** rasselndes Atemgeräusch und anhaltender Hustenreiz mit wässrig-schaumigem, meist rosafarbenem Auswurf; erste Notfallmaßnahme ist Herzbettlagerung. Medikamente: hochdosierter Sauerstoff, Diuretika, blutdruck- und herzkraftsteigernde Wirkstoffe, Opiate.

Abb. 14.3 Herzbettlagerung.

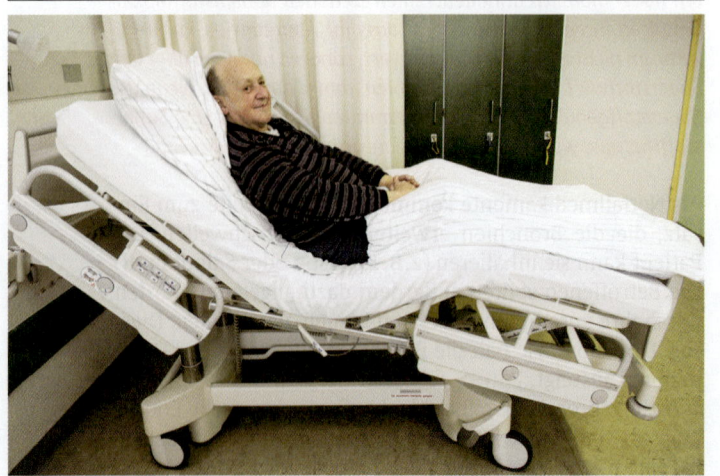

Verlegung der Atemwege

Befindet sich ein Fremdkörper in den oberen Atemwegen oder sind sie aus einem anderen Grund verengt, zieht der Patient unter großer Kraftanstrengung mühsam Luft ein. Dabei ist ein **inspiratorischer Stridor**, also ein pfeifendes Geräusch während der Einatmung, zu hören. Es gibt verschiedene Maßnahmen, die Atemwege wieder frei zu machen.

Esmarch-Handgriff • Fällt einem bewusstseinseingeschränkten Patienten der Zungengrund in den Rachen und verlegt dadurch den Kehlkopf, sollte der Kopf nach hinten überstreckt werden und der Esmarch-Handgriff angewendet werden. Der Unterkiefer wird dabei angehoben und nach vorne gezogen. Hierzu greift man auf beiden Seiten hinten an die Kieferwinkel. Der Daumen kann zusätzlich auf das Kinn gedrückt und der Mund dadurch geöffnet werden (▶ Abb. 14.4).

Abb. 14.4 Esmarch-Handgriff.

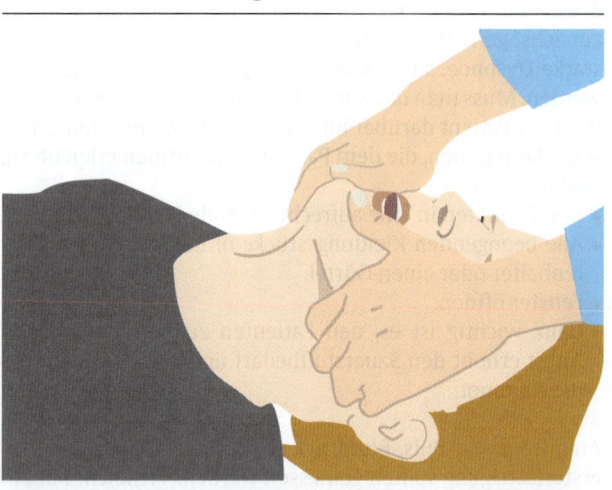

Mund ausräumen und Absaugen • Mund und Rachenraum werden inspiziert. Möglicherweise hat sich der Patient beim Essen verschluckt und Nahrung aspiriert. Alle Fremdkörper, die die Atmung behindern, werden entfernt. Wenn nötig, wird dem Patienten ein Beißkeil zwischen Ober- und Unterkiefer geschoben, damit er nicht zubeißen kann. Tiefer liegende Fremdkörper können unter Sicht mit einer anatomisch geformten Zange (Magill-Zange) entfernt werden. Ist der Einsatz eines Laryngoskops (Kehlkopfspiegel) notwendig, sollte ein Arzt den Fremdkörper entfernen.

Atemwege freihalten: Guedel-Tubus und Wendl-Tubus • Beide eignen sich, um bei Bewusstlosen die Atemwege frei zu halten. Ein Guedel-Tubus besteht aus festem Kunststoff und wird über den Mund eingeführt; er hält die Zunge vorn. Ein Wendl-Tubus ist weicher und wird über die Nase eingeführt.

Heimlich-Manöver • Der Bauch des Patienten wird von hinten umgriffen. Die eine Hand umschließt den anderen Unterarm und es wird Druck auf den Bauch des Patienten ausgeübt (▶ Abb. 14.5). Wenn die Atemwege vollständig verlegt sind, kann so unter Umständen ein Fremdkörper herausgedrückt werden.

Abb. 14.5 Heimlich-Manöver.

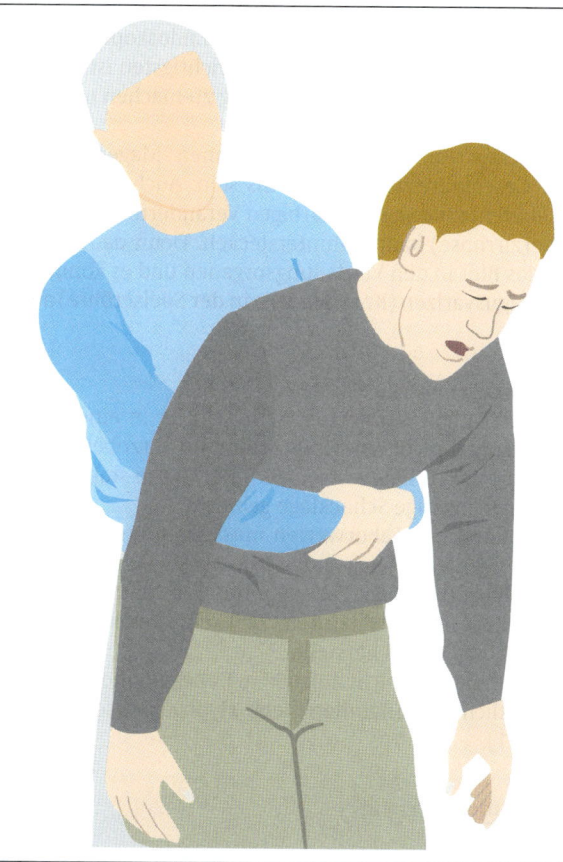

beatmet werden. Um die Atemarbeit zu verringern und die Dyspnoe ursächlich zu bessern, ist es notwendig, die Azidose z. B. durch eine Senkung des Blutzuckers zu beheben. Siehe auch Kap. 57 „Störungen des Säure-Basen-Haushalts" – „Azidose" (S. 1064).

Zerebrale Ursachen

Ist der Atemantrieb durch eine Störung des Atemzentrums vermindert (z. B. durch eine zu hohe Dosierung von Opiaten), empfindet der Patient zwar keine Atemnot, er ist aber durch die nicht ausreichende Atmung gefährdet. Erkennbar ist eine solche Störung an einer sehr flachen und langsamen Atmung. Eventuell zeigt der Betroffene Atempausen. Treten diese Symptome auf, sollte die Sauerstoffsättigung gemessen werden. Unter Umständen muss der Patient so lange künstlich beatmet werden, bis die Störung behoben ist.

Psychische Störungen

Auch psychische Störungen können ein Gefühl von Atemnot auslösen. Unter Angst, Schmerzen oder anderen Affekten atmet der Betroffene dann so schnell und tief, dass der Kohlenstoffdioxid-Gehalt in seinem arteriellen Blut unter die Norm abfällt (Hyperventilation). Das kann dazu führen, dass die Muskeln übererregbar werden und sich verkrampfen (Tetanie). Es sollte versucht werden, den Betroffenen zu beruhigen. Er sollte aufgefordert werden, weniger tief zu atmen (zu hecheln). Hilft das nicht, sollte er in eine Tüte ausatmen und seine Ausatemluft wieder einatmen, damit der Kohlenstoffdioxid-Gehalt steigt.

14.2.3 Erbrechen im Schwall

„Schwester, mir wird schlecht!" Wenn Sie diesen Satz hören, wird es in manchen Fällen schon zu spät dafür sein, eine Brechschale zu holen, weil der Patient sich bereits im nächsten Moment schwallartig erbricht. Doch auch falls noch Zeit sein sollte – wichtiger als die Brechschale sind andere Maßnahmen:
- Den Patienten so lagern, dass er Erbrochenes nicht in die Atemwege bekommt (Aspiration). Ist der Patient bei Bewusstsein, sollte er in eine sitzende Position gebracht werden. Bewusstlose liegen am sichersten in stabiler Seitenlage, wenn sie erbrechen; evtl. muss abgesaugt werden (S. 553).
- Handschuhe anziehen – hinter dem Erbrechen (lateinisch: vomitus, griechisch: emesis) kann eine infektiöse Erkrankung stecken.
- Schlecht sitzende Zahnprothesen sollten entfernt werden.
- Während der Patient erbricht, sollte er nicht alleine gelassen werden, über den Klingelton sollte weitere Hilfe gerufen werden.
- Es sollte auf Menge, Geruch und Aussehen des Erbrochenen geachtet werden (enthält es z. B. Blut?), evtl. wird eine Probe genommen.

Wenn der Patient aufhört zu würgen, sollte er gefragt werden, ob ihm noch immer übel ist. Wenn ja, kann ein Antiemetikum helfen (Medikament gegen Brechreiz). Es sollte für Frischluft gesorgt und dem Patienten ein Becher Wasser gereicht werden, damit er sich den Mund ausspülen kann. Dann sollte nach weiteren Beschwerden gefragt werden. Hat der Patient Schmerzen? Um die Ursache des Erbrechens zu finden, ist außerdem wichtig: Wie lange leidet der Patient schon unter Übelkeit? Hat er Durchfall? Was hat er vorher gegessen? Hat er kurz vorher Medikamente eingenommen?

> **WISSEN TO GO**
>
> **Dyspnoe – Verlegung der Atemwege**
>
> Es ist ein inspiratorischer Stridor zu hören. Maßnahmen:
> - **Esmarch-Handgriff:** Kopf überstrecken, Unterkiefer an den Kieferwinkeln anheben und nach vorne ziehen; Daumen zusätzlich auf das Kinn drücken und Mund öffnen
> - **Mund ausräumen und Fremdkörper absaugen:** tiefer liegende Fremdkörper mit Magill-Zange entfernen; ist ein Laryngoskop notwendig, Arzt rufen
> - **Guedel-Tubus und Wendl-Tubus:** Freihalten der Atemwege bei Bewusstlosen; Guedel-Tubus über den Mund, Wendl-Tubus über die Nase einführen
> - **Heimlich-Manöver:** Herausdrücken von Fremdkörpern: Bauch des Patienten von hinten umgreifen, mit der Hand Unterarm des anderen Arms umschließen und Druck auf Bauch ausüben

Metabolische Azidose durch Stoffwechselstörungen

Wenn im Stoffwechsel zu viele Säuren entstehen (das kann z. B. bei einer lang anhaltenden diabetischen Stoffwechsellage der Fall sein), entwickelt der Patient eine sog. Kußmaul-Atmung (S. 330), eine Atmung mit extrem tiefen Atemzügen. Sie ist ein Kompensationsmechanismus, um die Säuren im Blut über das Kohlenstoffdioxid abzuatmen. Diese Atmung strengt sehr an, Patienten in einem guten körperlichen Zustand tolerieren sie aber i. d. R. über einen längeren Zeitraum. Es muss aber auf Erschöpfungszeichen geachtet werden (anhaltendes Schwitzen, hoher Puls). Wenn sie auftreten, muss der Patient auf einer Intensivstation künstlich

14 Notfallsituationen

Wenn das der Fall ist, hat er sie vielleicht erbrochen. In diesem Fall wirken sie nicht. Dann sollte mit einem Arzt besprochen werden, ob der Patient die Medikamente intravenös verabreicht bekommen soll. Weitere Informationen finden Sie im Kap. 20 „Bei den Ausscheidungen unterstützen" (S. 397).

> **! Merken** **Lebensbedrohliche Störung**
> *Erbrechen kann ein Zeichen für lebensbedrohliche Störungen sein. Dazu gehören schwere Infektionen des Magen-Darm-Trakts, aber auch Krankheiten, die mit einem gesteigerten Hirndruck einhergehen (z. B. schwere Schädel-Hirn-Traumen oder Entzündungen des Gehirns). Auch eine Vergiftung, ein Herzinfarkt oder ein Darmverschluss kann Erbrechen auslösen. Informieren Sie daher immer einen Arzt, wenn ein Patient unerwartet erbricht, und achten Sie auf andere Symptome, z. B. Schmerzen in der Brust (Angina pectoris).*

Nach dem Erbrechen sollten Blutdruck und Puls gemessen werden, denn auch Kreislaufstörungen können zu Erbrechen führen. Der Patient verliert durch Erbrechen (und evtl. begleitenden Durchfall) Flüssigkeit. Es muss daher auf die Flüssigkeitsbilanz und die Urinausscheidung geachtet werden.

Erbrechen kann über einen Vagusreiz (Nervus vagus, Hirnnerv) die Herzfrequenz verlangsamen. In der Regel steigt der Puls danach rasch wieder auf den ursprünglichen Wert an.

WISSEN TO GO

Erbrechen im Schwall

Vorrangige Maßnahmen:
- sitzende Position, Bewusstlose stabile Seitenlage
- Handschuhe anziehen
- schlecht sitzende Zahnprothesen entfernen
- den Patienten nicht alleine lassen, Hilfe rufen
- Menge, Geruch und Aussehen des Erbrochenen beachten, evtl. Probe nehmen

Weitere Maßnahmen nach dem Brechanfall:
- für Frischluft sorgen
- Mund ausspülen lassen
- ggf. Antiemetikum verabreichen
- erbrochene Medikamente nach Rücksprache mit dem Arzt i. v. verabreichen
- Vitalzeichen kontrollieren
- auf Flüssigkeitsbilanz achten

Erbrechen kann ein Zeichen für lebensbedrohliche Störungen sein, daher immer einen Arzt informieren, wenn ein Patient unerwartet erbricht. Auf andere Symptome achten.

14.2.4 Hämatemesis – Bluterbrechen

Erbricht ein Patient Blut, muss immer sofort ein Arzt verständigt und die Kreislaufparameter kontrolliert werden. Denn Blutungen im Verdauungstrakt können zu einem erheblichen Blutverlust bis hin zu einem Schock oder sogar Kreislaufstillstand führen. Liegt die Blutungsquelle im Magen oder im Dünndarm, kann das Erbrochene schwarz beziehungsweise kaffeesatzartig aussehen, weil Magensäure das Blut zersetzt. Erbricht der Patient viel frisches, rotes Blut, spricht das für eine akute Blutung, die sofort gestillt werden muss. In der Regel geschieht das heute mithilfe einer Magenspiegelung entweder in einer Endoskopie-Abteilung oder auf einer Intensivstation. Am wichtigsten ist daher zunächst, den Patienten transportfähig zu machen und seinen Kreislauf zu stabilisieren.

Ursachen für Bluterbrechen können Magengeschwüre oder Geschwüre des Dünndarms sein. Auch eine infektiöse Leberentzündung mit narbigen Veränderungen der Leber (Leberzirrhose) kann dahinterstecken. Denn dadurch staut sich das Blut in den Verdauungsorganen und es können sich Ösophagusvarizen (Krampfadern in der Speiseröhre) ausbilden.

Maßnahmen • Hierzu gehören:
- Ist der Patient bei Bewusstsein, wird er in eine sitzende Position gebracht, um einer Aspiration vorzubeugen.
- Verliert er das Bewusstsein, wird er in die stabile Seiten- und gleichzeitige Schocklage gebracht.
- Neben anderen Laborwerten muss die Blutgerinnung getestet werden (Quick- oder INR-Wert). Bei Lebererkrankungen braucht der Patient unter Umständen möglichst schnell Gerinnungsfaktoren, weil seine Leber diese selbst nicht ausreichend herstellt.
- Der Patient darf nicht aufstehen. Es besteht Kollapsgefahr!
- Zusätzliche Maßnahmen siehe Hypovolämischer Schock (S. 281).

WISSEN TO GO

Hämatemesis (Bluterbrechen)

Erbricht ein Patient Blut, sofort Arzt verständigen und Kreislaufparameter kontrollieren. Blutungsquelle im Magen oder Dünndarm: Erbrochenes kann schwarz/kaffeesatzartig aussehen. Viel frisches, rotes Blut spricht für eine akute Blutung, die sofort gestillt werden muss → Patienten transportfähig machen und Kreislauf stabilisieren. **Maßnahmen:**
- den Patienten in sitzende Position bringen, Bewusstlose in stabile Seiten- und Schocklage
- Blutgerinnung und andere Laborwerte testen
- Bettruhe wegen Kollapsgefahr!
- zusätzliche Maßnahmen siehe Hypovolämischer Schock (S. 281)

14.2.5 Sturz

Wird ein Patient auf dem Boden liegend vorgefunden, wird zuerst sein Bewusstsein kontrolliert, indem er angesprochen und seine Reaktion eingeschätzt wird. Zeigt er keine Reaktion, wird laut um Hilfe gerufen und die Atmung überprüft, siehe Bewusstlosigkeit (S. 283).

Ist er bei Bewusstsein, sollten Pflegende den Patienten beruhigen. Pflegende sollten nach Prellmarken und Wunden am Kopf und am ganzen Körper schauen und den Patienten nach Schmerzen fragen. Blutdruck, Puls und Atemfrequenz werden gemessen und die Pupillenreaktion auf Licht überprüft. Sind einer oder mehrere der Werte auffällig, hat der Patient Schmerzen oder werden Verletzungen gefunden, die nicht sicher als harmlos eingestuft werden können, sollten Pflegende einen Arzt rufen. Während der Wartezeit decken sie den Patienten zu und informieren ihn darüber, dass ihm aufgeholfen wird, sobald der Arzt ihn untersucht hat.

Häufige Notfallsituationen auf Station

Hat er keine Verletzungszeichen, helfen Pflegende dem Patienten zurück ins Bett. Danach sollten sie, wenn möglich, die Sturzursache beseitigen, z. B. einen nassen Fleck vor dem Bett. Pflegende sollten den Patienten fragen, warum er aufstehen wollte. Möglicherweise muss er zur Toilette. Dabei sollten Pflegende ihn unterstützen und ihm erklären, dass er zunächst nicht alleine aufstehen sollte. Im weiteren Verlauf sollten die Vitalparameter und das Bewusstsein mehrmals kontrolliert werden. Es wird erneut nach Prellmarken geschaut und nach Schmerzen gefragt.

Der Sturz und die Beobachtungen bzw. die gemessenen Werte werden dokumentiert. In der Regel gibt es eigens dafür vorgesehene Sturzereignisprotokolle (S. 436).

WISSEN TO GO

Sturz aus dem Bett

Zuerst Bewusstsein kontrollieren. Reagiert Patient nicht, laut um Hilfe rufen und Atmung überprüfen, s. Bewusstlosigkeit (S. 283). Maßnahmen bei Patienten mit Bewusstsein:
- den Patienten beruhigen
- nach Prellmarken und Wunden schauen, nach Schmerzen fragen
- Blutdruck, Puls und Atemfrequenz messen, Pupillenreaktion prüfen
- bei Auffälligkeiten Arzt rufen
- keine Verletzungszeichen: dem Patienten zurück ins Bett helfen
- Sturzursache klären
- im weiteren Verlauf Vitalparameter und Bewusstsein mehrmals kontrollieren, erneut nach Prellmarken und Wunden schauen, nach Schmerzen fragen
- Dokumentation

14.2.6 Blutungen nach einem Sturz

Patienten in einem Krankenhaus sind oft aus mehreren Gründen gefährdet, eine innere oder äußere Blutung zu erleiden. Zum einen erhalten viele von ihnen gerinnungshemmende Medikamente, z. B. als Thromboseprophylaxe. Zum anderen haben einige frische Operationswunden, Katheter oder Drainagen. Besonders demente Menschen ziehen sich unter Umständen einen Zugang selbst heraus oder versuchen aufzustehen und stürzen dabei aus dem Bett. Hat ein Patient sich bei einem Sturz aus dem Bett einen Zugang gezogen, kann er erheblich aus der ehemaligen Eintrittsstelle bluten.

Äußere Blutung • Sie wird mit sterilen Kompressen komprimiert. Handelt es sich um eine starke, spritzende Blutung, sollte mit der Hand oder einem Wäscheteil sofort die blutende Stelle komprimiert werden. Vorher sollten immer Handschuhe angezogen werden.

Innere Blutung • Möglicherweise blutet der Patient nach einem Sturz auch innerlich. Deshalb sollten im Verlauf der nächsten Stunde mehrmals das Bewusstsein, die Pupillenreaktion auf Licht, der Blutdruck und der Puls kontrolliert werden. Ebenso sollte auf einen zunehmenden Bauch- oder Oberschenkelumfang geachtet werden, wenn der Patient im Vorfeld eine Bauch- oder Beinoperation oder eine Leistenpunktion hatte, z. B. für eine Herzkatheter-Untersuchung.

❗ *Merken* Blutungsschock
Innere Blutungen sind besonders gefährlich, weil sie einem Betroffenen mitunter erst dann Beschwerden verursachen, wenn sie bereits lebensbedrohlich sind. So kann z. B. der Oberschenkel eine so große Menge Blut fassen, dass ein hypovolämischer Schock durch die Blutung auftreten kann.

Im weiteren Verlauf sollten die Blutgerinnungswerte überprüft werden.

WISSEN TO GO

Blutungen nach einem Sturz

Besondere Gefährdungen für Patienten: gerinnungshemmende Medikamente, frische Operationswunden, Katheter oder Drainagen.
- **Äußere Blutung:** mit sterilen Kompressen komprimieren
- **Innere Blutung:** auch innere Blutungen sind möglich, daher im Verlauf mehrfach Vitalzeichen und Pupillenreflex kontrollieren, Bauch- und Oberschenkelumfang beobachten

14.2.7 Transfusionszwischenfall

Ein Transfusionszwischenfall kann zu einem Schock führen und ist daher immer als Notfall einzuordnen! Treten unter einer Transfusion Abstoßungsreaktionen auf, muss die Transfusion sofort unterbrochen und der Arzt informiert werden. Mögliche Symptome sind: plötzliches Fieber, Schüttelfrost, Knochenschmerzen, Übelkeit, Blut im Urin. Abstoßungsreaktionen können sofort, aber auch erst nach Stunden auftreten. Mehr zum Transfusionszwischenfall lesen Sie in Kap. 24 „Gefäßzugänge, Infusionen, Transfusionen" (S. 502).

14.2.8 Schock

Definition Schock
Bei einem Schock ist die Mikrozirkulation – d. h. der Blutfluss in den kleinen Gefäßen – gestört und das Gewebe dadurch minderdurchblutet. Der gelieferte Sauerstoff reicht nicht aus, um den Bedarf der Zellen zu decken. Stoffwechselstörungen und Zelltod bis hin zu Organversagen sind mögliche Folgen.

Wenn in einem schweren Schock auch der Herzmuskel schlechter durchblutet ist, pumpt das Herz schwächer, dadurch sinkt die Blutmenge im Kreislauf zusätzlich – ein Teufelskreis entsteht, der unbehandelt in ein Herzversagen mündet.

ACHTUNG
Jeder Schock bedeutet höchste Lebensgefahr.

Wie bei einem Sauerstoffmangel aktiviert der Körper auch bei einer Minderdurchblutung eigene Kompensationsmechanismen: Über das sympathische Nervensystem versucht er, die Durchblutung vor allem der akut lebenswichtigen Organe (Gehirn und Herz) zu steigern (**Zentralisation**). Dazu drosselt er die Durchblutung der anderen Organe, z. B. Haut und Eingeweide.

In den feinen Kapillaren kann die Durchblutung auf diese Weise ganz zum Stillstand kommen. Zellen, die nicht mehr

Abb. 14.6 Schockspirale.

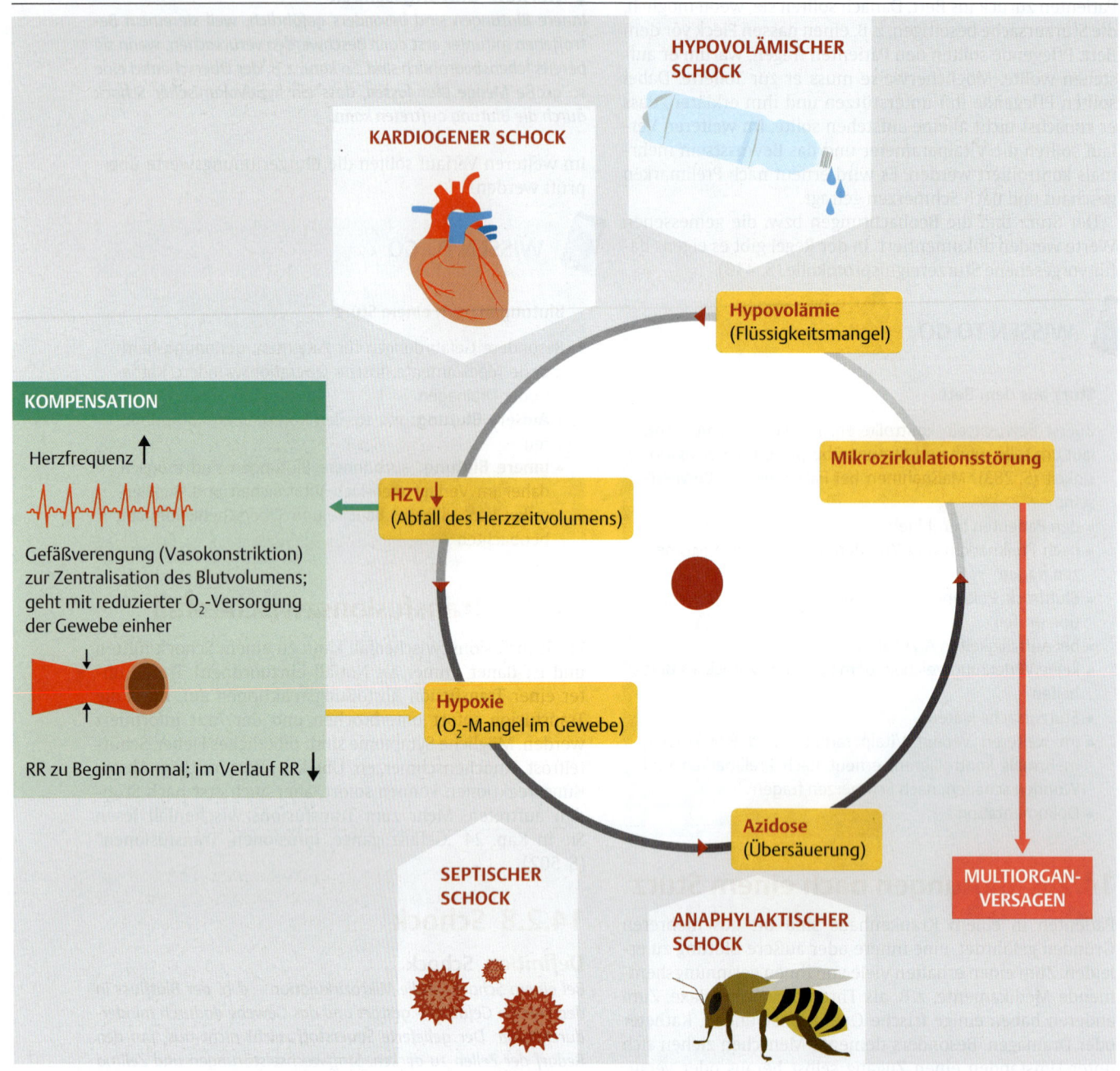

durchblutet sind, gewinnen ihre Energie nun ohne Sauerstoff. Dabei entstehen saure Stoffwechselprodukte (**Azidose**). Die Übersäuerung schädigt den Organismus zusätzlich (▶ **Abb. 14.6**). Besonders in Lungen, Leber und Nieren kommt es auch nach einem überstandenen Schock häufig zu entzündlichen irreversiblen Veränderungen – man spricht von Schocknieren, Schocklungen, Schockleber. Nach einem Schock ist der Patienten daher noch immer vital bedroht und muss auf einer Intensivstation engmaschig überwacht werden.

Symptome • Anzeichen eines Schocks sind:
- niedriger Blutdruck
- beschleunigter Puls
- beschleunigte Atmung
- kalter Schweiß
- Unruhe, Agitiertheit (Aufgeregtheit)
- Schwindel und Bewusstseinsstörungen
- Oligurie (verminderte Urinproduktion durch Nierenversagen)
- halonierte Augen (dunkle, schattig verfärbte Hautbereiche um die Augen)
- Die Haut ist blass bis zyanotisch und kühl (außer bei einem entzündlichen oder allergischen Schockgeschehen, hier ist die Haut gerötet und erwärmt). Außerdem kann es bei Minderdurchblutung zu netzartigen Verfärbungen kommen (Marmorierung).
- Die Halsvenen sind kollabiert (außer bei einem Schock durch ein Herzversagen, hier sind die Halsvenen gestaut).

! Merken Blutdruck
Ein niedriger Blutdruck ohne weitere Symptome ist kein sicheres Anzeichen für einen Schock. Umgekehrt kann der Blutdruck in der Anfangsphase eines Schocks durch die Kompensationsmechanismen noch normale Werte haben.

Häufige Notfallsituationen auf Station

Allgemeine Notfallmaßnahmen

Das Ziel der Akutversorgung eines Patienten mit einem Schock ist immer, dessen **Kreislaufsituation** zu **verbessern** und die **Sauerstoffversorgung sicherzustellen**.

- Mindestens eine weitere Pflegekraft und ein Arzt sollten zu Hilfe gerufen werden.
- Bewusstlose Patienten mit erhaltener Atmung und tastbarem Puls werden in die stabile Seitenlage gebracht, bei erhaltenem Bewusstsein zunächst in eine Flachlagerung, mit leicht erhöht gelagerten Beinen.
- Der Patient wird gefragt, wie es ihm geht, um sein Bewusstsein zu kontrollieren. Mit einem unruhigen und agitierten Patienten sollte beruhigend gesprochen werden. Um einen Sturz zu vermeiden, sollte der Patient notfalls festgehalten werden, wenn er versucht, aufzustehen.
- Puls und Blutdruck sollten engmaschig gemessen werden. Die Blutdruckmanschette wird am Oberarm des Patienten belassen, um Zeit zu sparen. Ist der Patient an eine automatische Blutdruckmessung angeschlossen, wird diese auf das kürzeste Zeitintervall gestellt.
- Der Patient wird an einen Pulsoxymeter angeschlossen, um die Sauerstoffsättigung zu ermitteln, siehe Kap. 16 (S. 332).
- Atemfrequenz und Körpertemperatur werden kontrolliert.
- Sauerstoff wird verabreicht, um einen Mangel an Erythrozyten auszugleichen.

ACHTUNG
Der Patient muss schnellstmöglich auf eine Intensivstation verlegt werden. Wenn der Patient nicht mehr ausreichend atmet, das Bewusstsein verliert oder Herzrhythmusstörungen entwickelt, steht ein Kreislaufzusammenbruch unmittelbar bevor: Das Notfallteam muss gerufen werden.

Welche speziellen Maßnahmen ergriffen werden, hängt wesentlich von der Ursache ab.

WISSEN TO GO

Schock

Minderdurchblutung von Gewebe. Mögliche Folgen: Stoffwechselstörungen, Zelltod, Organversagen. Jeder Schock bedeutet höchste Lebensgefahr. **Symptome** eines Schocks: niedriger Blutdruck (in der Anfangsphase ggf. noch normal), beschleunigter Puls, beschleunigte Atmung, kalter Schweiß, Unruhe, Agitiertheit, Schwindel und Bewusstseinsstörungen, Anurie, Zyanose (bei allergischem oder entzündlichem Schock ist die Haut gerötet und erwärmt), kollabierte Halsvenen (bei Herzversagen gestaut).

Ziel der **Notfallmaßnahmen**: Kreislaufsituation verbessern, Sauerstoffversorgung sicherstellen
- weitere Pflegekraft und Arzt zu Hilfe rufen
- bewusstlose Patienten mit Atmung und Puls in stabile Seitenlage bringen, Patienten mit Bewusstsein in Flachlagerung mit leicht erhöhten Beinen bringen
- Bewusstsein kontrollieren und Patienten beruhigen
- Puls und Blutdruck engmaschig messen
- Atemfrequenz und Körpertemperatur kontrollieren
- Sauerstoff verabreichen
- auf Intensivstation verlegen
- bei unzureichender Atmung, Bewusstlosigkeit oder Herzrhythmusstörungen Notfallteam rufen!

Spezielle Notfallmaßnahmen

Hypovolämischer Schock

Definition Hypovolämischer Schock
Ein hypovolämischer Schock (Volumenmangelschock) entsteht, wenn die zirkulierende Blutmenge verringert ist.

Dies kann ausgelöst werden durch:
- innere oder äußere Blutungen
- starkes Erbrechen
- lang anhaltende Diarrhöen (Durchfälle)
- Flüssigkeitsverlust über die Haut, z. B. durch großflächige Verbrennungen
- fehlende Flüssigkeitsaufnahme oder vermehrte Urinausscheidung, z. B. bei Störungen des ZNS, wenn nach einem akuten Nierenversagen die Nieren wieder arbeiten oder im Rahmen eines erhöhten Blutzuckers

Maßnahmen • Hierzu gehören:
- Der Patient wird in **Schocklage** gebracht (▶ Abb. 14.7). Dadurch wird die Umverteilung des Blutvolumens von den Extremitäten zum Herzen unterstützt (Autotransfusion).
- Der Patient benötigt umgehend einen **venösen Zugang**, um den Flüssigkeits- und Blutverlust auszugleichen. Eine erste Infusion sollte bereits gerichtet werden, während der Arzt den Zugang legt. Um einen Volumenmangel sofort auszugleichen, eignen sich kolloidale Lösungen, z. B. Voluven (Volumenexpander, sie ziehen zusätzlich Flüssigkeit aus dem Gewebe in die Blutgefäße).
- Außerdem sollten Röhrchen für eine **notfallmäßige Blutentnahme** gerichtet werden, um Blutbild und Gerinnungswerte zu bestimmen und evtl. Blutkonserven für eine Transfusion zu kreuzen (S. 500).
- Gelingt es nicht, den Blutdruck durch Flüssigkeitsgabe anzuheben, können überbrückend **gefäßverengende Wirkstoffe** den Blutdruck stabilisieren (z. B. Katecholamine wie Noradrenalin).
- Wenn möglich, sollte die **Ursache beseitigt werden**:
  – Stillen einer Blutung, schnellstmögliche Kontrolle der Gerinnungswerte und Verabreichen der entsprechenden Notfallmedikamente.
  – In Absprache mit einem Arzt wird Fieber gesenkt, wenn der Patient stark schwitzt.
  – Es werden Medikamente gegen Erbrechen (Antiemetika) beziehungsweise Diarrhö gegeben oder ein erhöhter Blutzucker gesenkt.

Abb. 14.7 Schocklagerung.

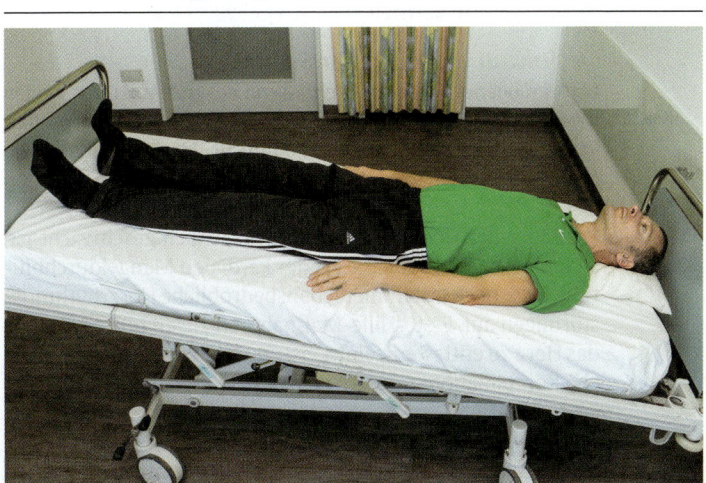

Notfallsituationen

- Neben den **Vitalparametern** und der **Bewusstseinslage** wird außerdem die Gesichtsfarbe des Patienten beobachtet. Ein lebensgefährlicher Blutverlust lässt sich auch an einer kalkweisen **Gesichtsfarbe** mit blassen Lippen erkennen. Ein Blutverlust fällt im wahrsten Sinne des Wortes ins Auge: Auch die normalerweise rötliche Innenhaut der Unterlider ist blass. Hier zeigt sich ein Mangel an roten Blutkörperchen auch bei dunkelhäutigen Menschen.
- Die **Abwehrspannung des Bauches** wird getastet. Ist der Bauch prall und bretthart, könnte ein Schleimhautgeschwür (Ulkus im Magen oder Darm) perforiert sein oder eine Milzruptur vorliegen. Das heißt, die gesamte Wandschicht ist zerstört. Dann kann nur noch eine sofortige Notoperation den Patienten retten.

Säuglinge und Kleinkinder • Sie sind wegen ihrer – im Verhältnis zum Körpergewicht – größeren Oberfläche besonders gefährdet, einen Flüssigkeitsmangel zu erleiden. Oft führen bei ihnen z. B. gastrointestinale Infekte mit Fieber zu einem starken Flüssigkeitsverlust.

ACHTUNG
Pflegende sollten immer auf Anzeichen eines sich anbahnenden Schocks achten, z. B. Anstieg der Pulsfrequenz, starken Durst, Unruhe, halonierte Augen, unklare Schweißausbrüche, um rechtzeitig Maßnahmen zu ergreifen. Die Sterblichkeit bei einem hypovolämischen Schock im Kindesalter ist hoch.

WISSEN TO GO

Hypovolämischer Schock

Die zirkulierende Blutmenge ist verringert, z. B. durch Blutungen, starkes Erbrechen, lang anhaltende Diarrhöen, Flüssigkeitsverlust über die Haut, fehlende Flüssigkeitsaufnahme oder vermehrte Urinausscheidung. **Maßnahmen:**
- Schocklagerung
- venösen Zugang legen → Flüssigkeits- und Blutverlust ausgleichen, Blutentnahme
- Blutdruckstabilisierung durch gefäßverengende Wirkstoffe (z. B. Katecholamine)
- Schockursache beseitigen → Blutung stillen, Fieber senken, Medikamente gegen Erbrechen/Durchfall verabreichen
- Vitalzeichen, Bewusstseinslage und Gesichtsfarbe beobachten
- Bauch auf Abwehrspannung abtasten → perforiertes Ulkus?

Kardiogener Schock

Definition Kardiogener Schock
Ein kardiogener Schock entsteht, wenn das Herz z. B. durch einen schweren Herzinfarkt nicht mehr in der Lage ist, genügend Blut in den Kreislauf zu pumpen – es kommt zu einer Minderdurchblutung im Gewebe.

Weil hier der Herzmuskel bereits ursächlich geschwächt ist, treten durch den Teufelskreis der kardialen Mangeldurchblutung im Schock fast immer lebensbedrohliche Herzrhythmusstörungen auf. Erste-Hilfe-Maßnahmen zielen hier darauf ab, das Herz zu entlasten, seine Leistung zu steigern und zusätzliche Komplikationen zu vermeiden bzw. zu behandeln.

Maßnahmen • Hierzu gehören:
- **Schocklage und Flüssigkeitsgabe sind kontraindiziert**, da ein gesteigertes Blutvolumen das Herz zusätzlich belasten würde. Der Patient wird zunächst in eine **Flachlagerung** gebracht. Wenn sich der systolische Blutdruck auf > 80 mmHg stabilisiert hat, wird er in die Herzbettlage gebracht (▶ Abb. 14.3).
- Es wird hochdosiert **Sauerstoff verabreicht**. Durch das Herzversagen entwickelt der Patient ein Lungenödem. Er muss auf einer Intensivstation mit einem höheren Druck beatmet werden, um dem Wassereintritt in das Lungengewebe entgegenzuwirken und die Sauerstoffaufnahme in das Blut bestmöglich zu gewährleisten.
- Zu der **medikamentösen Therapie** bei einem kardiogenen Schock gehören, wie bei einem Lungenödem: gefäßverengende und herzkraftsteigernde Wirkstoffe (z. B. Noradrenalin), entwässernde Wirkstoffe (Diuretika, z. B. Torasemid) und Opiate. Letztere dämpfen das Atemzentrum, bessern dadurch die Luftnot und senken den Sauerstoffverbrauch. Treten Herzrhythmusstörungen auf, braucht der Patient evtl. zusätzlich Antiarrhythmika.

Beispiel Schocklage oder Herzbett?
Sie finden einen Patienten kaltschweißig und zyanotisch vor, sein Blutdruck ist erniedrigt, sein Puls erhöht. Sie müssen nun sofort entscheiden, ob Sie ihn in eine Schock- oder in eine Herzbettlage bringen. Überlegen Sie anhand seiner Aufnahmediagnose und Krankheitsgeschichte, was den Schock wahrscheinlich ausgelöst hat. Außerdem gilt: Versucht der Patient selbst unter Luftnot, sich aufzurichten, ist die Herzbettlage mit großer Wahrscheinlichkeit die richtige. Ist er bewusstlos, weisen gestaute (deutlich hervortretende) Halsvenen und rasselnde Atemgeräusche darauf hin, sofort den Oberkörper zu erhöhen. Sind die Halsvenen nicht erkennbar und der Patient atmet schnell, aber sonst unauffällig, bringen Sie ihn in Schocklage.

WISSEN TO GO

Kardiogener Schock

Das Herz pumpt nicht genügend Blut in den Kreislauf, das Gewebe ist minderdurchblutet. Fast immer treten Herzrhythmusstörungen auf. Ziel: das Herz entlasten, seine Leistung steigern, Komplikationen vermeiden bzw. behandeln. **Maßnahmen:**
- Zunächst Flachlagerung. **Schocklage und Flüssigkeitsgabe sind kontraindiziert**. Hat sich der Blutdruck auf > 80 mmHg stabilisiert: Herzbettlage (▶ Abb. 14.3).
- Sauerstoff verabreichen, Beatmung auf Intensivstation.
- Medikamentöse Therapie: gefäßverengende und herzkraftsteigernde Wirkstoffe (z. B. Noradrenalin), entwässernde Wirkstoffe (z. B. Torasemid) und Opiate, evtl. zusätzlich Antiarrhythmika.

Septischer Schock

Definition Septischer Schock
Bei einer Sepsis (umgangssprachlich Blutvergiftung) breiten sich Krankheitserreger oder deren Gifte unkontrolliert im Organismus aus. Das Abwehrsystem des Körpers reagiert darauf, indem es das Blut mit Botenstoffen überschwemmt, die systemisch die Blutgefäße erweitern (Vasodilatation) und zu allgemeinen Entzündungsreaktionen führen. Die Haut ist dementsprechend warm und gerötet. Ein septischer Schock entsteht, wenn durch die Vasodilatation zu viel Blut an das periphere Gewebe verloren geht und die lebenswichtigen inneren Organe nicht mehr ausreichend versorgt werden.

Maßnahmen • Hierzu gehören:
- Den Patienten in **Schocklage** bringen (▶ Abb. 14.7).
- **Vitalparameter** und **Temperatur** engmaschig kontrollieren. Hat der Patient hohes Fieber, muss es vorsichtig gesenkt werden, um einen weiteren Flüssigkeitsverlust zu vermeiden und den Sauerstoffbedarf zu senken. Je höher die Temperatur, desto mehr Flüssigkeit und desto mehr Sauerstoff braucht der Körper. Weiterhin ist der Patient durch die maximal gesteigerte Hautdurchblutung gefährdet, zu viel Wärme an die Umgebung abzugeben und zu unterkühlen. Der Patient sollte unbedingt mit Decken warm gehalten werden, wenn die Temperatur unter den Normbereich sinkt.
- Zu der **medikamentösen Therapie** bei einem septischen Schock gehören Volumenexpander, gefäßverengende Wirkstoffe (z. B. Noradrenalin) und Antibiotika oder Antimykotika.

Kinder • Bei ihnen zählt die Sepsis zu den häufigsten Todesursachen. Im Gegensatz zu Erwachsenen sind bei ihnen die Blutgefäße der Haut bei einem beginnenden septischen Schock oft eng gestellt, sodass die Haut blass und marmoriert erscheint. Entscheidend für die Prognose ist, eine Mangeldurchblutung früh zu erkennen und durch intravenöse Volumen- und Katecholamingabe und korrekte antibiotische Therapie zu durchbrechen.

Ausführliche Informationen zur Sepsis finden Sie im Kap. 66 „Pflege bei organübergreifenden Infektionen" (S. 1409).

WISSEN TO GO

Septischer Schock

Krankheitserreger oder deren Gifte breiten sich im Organismus aus. Das Abwehrsystem überschwemmt das Blut mit Botenstoffen, die die Blutgefäße erweitern und zu Entzündungsreaktionen führen. Ist zu viel Blut im peripheren Gewebe, werden die inneren Organe nicht mehr ausreichend versorgt. **Maßnahmen:**
- Schocklagerung (▶ Abb. 14.7)
- Vitalparameter und Temperatur kontrollieren
- Fieber senken, Auskühlung vermeiden
- medikamentöse Therapie: Volumenexpander, gefäßverengende Wirkstoffe, Antibiotika

Anaphylaktischer Schock

Definition **Anaphylaktischer Schock**
Bei einem anaphylaktischen Schock (allergischer Schock) sind die Blutgefäße durch eine Überproduktion der Botenstoffe (z. B. Histamin) des Immunsystems so weit gestellt, dass eine große Menge Blut in der Peripherie versackt.

Die Ursache liegt hier in einer allergischen Reaktion. Dabei rötet sich die Haut, die Schleimhäute schwellen an. Es kann zu Übelkeit, Erbrechen und Diarrhöen kommen. Außerdem kann der Patient unter starker Luftnot leiden, wenn sich seine Bronchien – ebenfalls als allergische Reaktion – verengen. Ausführliche Informationen zu anaphylaktischen Reaktionen finden Sie in Kap. 59 „Pflege bei Erkrankungen des Blut- und Immunsystems" – „Allergie" (S. 1145).

Maßnahmen • Hierzu gehören:
- Den Patienten in **Schocklage** bringen (▶ Abb. 14.7).
- Allergenzufuhr wenn möglich unterbrechen, z. B. bei allergischer Reaktion auf Kontrastmittelgabe (S. 984)
- Die **Vitalparameter** engmaschig kontrollieren und wegen der Gefahr der Unterkühlung ebenfalls die **Temperatur** beobachten.
- Zu der **medikamentösen Therapie** bei einem anaphylaktischen Schock gehören Volumenexpander, gefäßverengende Wirkstoffe (z. B. Noradrenalin), Kortison und Antihistaminika, bei Luftnot außerdem Wirkstoffe, die die Bronchien erweitern (Bronchodilatatoren, z. B. Salbutamol).

WISSEN TO GO

Anaphylaktischer Schock

Ursache ist eine allergische Reaktion. Die Haut ist gerötet, die Schleimhäute sind geschwollen. Starke Luftnot bei verengten Bronchien. **Maßnahmen:**
- Schocklagerung
- Vitalparameter und Temperatur kontrollieren
- medikamentöse Therapie: Volumenexpander, gefäßverengende Wirkstoffe, Kortison und Antihistaminika, bei Luftnot Bronchodilatatoren

14.2.9 Plötzliche Bewusstlosigkeit

Diese Situation hat bestimmt fast jede erfahrene Pflegekraft schon einmal erlebt: Eben noch hat sie sich mit einem Patienten unterhalten, plötzlich verdreht dieser die Augen und sackt in sich zusammen. Möglicherweise entleert sich dabei Blase oder Enddarm oder der Patient entwickelt Muskelzuckungen (Myoklonien).

Die erste Maßnahme erfolgt meist instinktiv: Man versucht, einen Sturz des Patienten auf den Boden zu vermeiden. Ist die Verletzungsgefahr gebannt, wird der Patient laut angesprochen. Wenn er darauf nicht reagiert, wird er gekniffen, um seine Bewusstseinslage einzuschätzen. Reagiert er auch darauf nicht, wird seine Atmung überprüft (S. 287).

Synkopen

In manchen Fällen dauert eine Bewusstlosigkeit auch ohne Therapie nur wenige Sekunden, dann spricht man von einer Synkope. Möglicherweise ist der Betroffene danach noch in seiner Orientierung eingeschränkt und weiß nicht, wo er sich befindet. Pflegende sollten dem Patienten erklären, wo er ist und was geschehen ist. Er sollte gefragt werden, wie er sich fühlt und ob ihm schwindelig ist. Dabei sollte auf seine Sprache geachtet werden: Ist sie verwaschen, ist das ein Hinweis auf einen Schlaganfall (S. 1217). Pflegende klären den Patienten darüber auf, dass er in keinem Fall aufstehen sollte. Es besteht die Gefahr, dass sich die Synkope wiederholt. Blutdruck, Puls, Atemfrequenz und Blutzucker sollten gemessen werden. Ist der Blutdruck niedrig und die Pulsfrequenz hoch, werden die Beine des Patienten erhöht und der Oberkörper flach gelagert – vorausgesetzt, er empfindet keine Luftnot und keine Übelkeit. Außerdem wird die Pupillenreaktion auf Licht überprüft.

Oft geht eine Bewusstseinsstörung mit Übelkeit einher. Pflegende sollten den Patienten fragen, ob das der Fall ist und er evtl. erbrechen muss. Erst nachdem sie sich vergewissert haben, dass der Patient den Patientenruf erreichen kann, sollten sie das Zimmer verlassen, um einen Arzt zu informieren. Die Tür sollte offen bleiben. Ist der Patient unruhig, wird er nicht alleine gelassen und nach weiterer Hilfe gerufen. Der hinzugerufene Arzt wird weitere Untersuchungen anordnen, um die Ursache der Synkope herauszufinden und sie behandeln zu können.

Ursachen • Dies können z. B. sein:
- **orthostatische Dysregulation:** Hier ist die Kreislaufregulation beim Wechsel von einer liegenden in eine aufrechte Position gestört. Das ist häufig der Fall, wenn Patienten längere Zeit gelegen haben und das erste Mal wieder aufstehen. Pflegende sollten daher immer darauf achten, dass diese Patienten nicht zu schnell in eine aufrechte Position gelangen. Bevor der Patient aufsteht, sollte er die Beinmuskeln mehrmals im Wechsel anspannen, kurz angespannt halten und wieder locker lassen. Das bringt den Kreislauf in Schwung. Orthostatische Dysregulationen sind zwar für den Betroffenen unangenehm, aber i.d.R. nicht mit ernsthaften Folgen verbunden.
- **Herzrhythmusstörungen:** Nicht immer lassen sich Herzrhythmusstörungen nach einer Synkope durch ein EKG nachweisen. Wird für eine plötzliche kurze Bewusstlosigkeit keine andere Ursache gefunden, sollten Patienten daher immer eine gewisse Zeit möglichst auf einer Intensivstation mit einem EKG-Monitor überwacht werden. Siehe auch Herzrhythmusstörungen (S. 285).
- **Volumenmangel:** siehe Hypovolämischer Schock (S. 281)
- **Epilepsie:** Auch bei einer nicht epileptisch bedingten Synkope kann es zu Myoklonien (unwillkürliche Muskelzuckungen) kommen. Eine Unterscheidung (Differenzialdiagnose) ist hier mitunter schwierig.

Abb. 14.8 Atemwege freimachen.

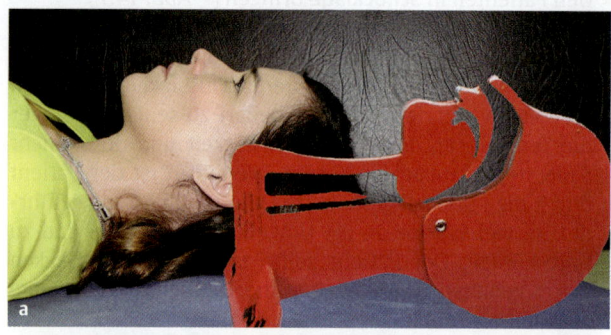

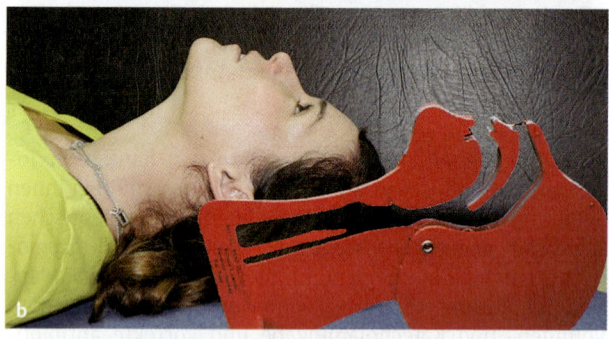

a In Rückenlage fällt die Zunge eines Bewusstlosen zurück und verschließt die Atemwege.
b Wird der Hals überstreckt, löst sich die Zunge von der Rachenwand und macht die Atemwege frei.
Aus: Paetz B. Chirurgie für Pflegeberufe. Thieme 2013

WISSEN TO GO

Plötzliche Bewusstlosigkeit

Betroffener verdreht plötzlich die Augen und sackt zusammen, evtl. verbunden mit einer Entleerung der Blase oder des Enddarms und Muskelzuckungen. Zur Einschätzung der Bewusstseinslage wird der Patient zunächst laut angesprochen, dann gekniffen und die Atmung überprüft.
Bei einer **Synkope** dauert die Bewusstlosigkeit auch ohne Therapie nur wenige Sekunden. Möglicherweise ist der Betroffene desorientiert. Ist seine Sprache verwaschen, ist das ein Hinweis auf einen Schlaganfall. Der Patient sollte liegen bleiben. Blutdruck, Puls, Atemfrequenz und Blutzucker messen, Pupillenreaktion überprüfen. Schocklagerung bei niedrigem Blutdruck und hoher Pulsfrequenz – vorausgesetzt, es besteht keine Luftnot und Übelkeit.

Im weiteren Verlauf wird die Ursache für die Bewusstlosigkeit gesucht. Möglicherweise ist eine zerebrale Störung die Ursache, z. B. eine Hirnblutung (S. 1218). Eine Computertomografie des Kopfes kann hier Klarheit bringen. Weiterhin wird der Blutzuckerwert bestimmt. Auch ein zu hoher oder zu niedriger Blutzuckerwert kann eine länger anhaltende Bewusstlosigkeit auslösen. Hat der Patient zentral dämpfende Medikamente bekommen, waren sie vielleicht zu hoch dosiert. Außerdem verursachen Intoxikationen oder manche Lebererkrankungen ein Koma (tiefe Bewusstlosigkeit).
Der Grad der Bewusstseinsstörung sollte engmaschig kontrolliert und dokumentiert werden, z. B. mit der Glasgow-Koma-Skala (S. 1236).

Länger anhaltende plötzliche Bewusstlosigkeit

Bei einer Bewusstlosigkeit ist die Wahrnehmung von Reizen aufgehoben, ähnlich wie im Schlaf. Ein Bewusstloser reagiert jedoch selbst auf starke Schmerzreize (Kneifen an der Schulter) nicht. Möglicherweise sind auch andere Schutzreflexe oder die Atmung beeinträchtigt. Eine gute Pflege hilft hier, Notfälle zu vermeiden.
Die Atemwege des Patienten sollten freigehalten (▶ Abb. 14.8) und der Patient durch die stabile Seitenlage vor einer Aspiration geschützt werden (▶ Abb. 14.9). Alle Vitalparameter, vor allem die Atmung, sollten engmaschig kontrolliert werden. Verletzungen wie Druckstellen durch langes Liegen werden durch eine entsprechende Dekubitusprophylaxe verhindert.

ACHTUNG
Rechnen Sie auch bei einer länger anhaltenden Bewusstseinsstörung damit, dass der Patient wieder wacher und unruhig wird. Möglicherweise versucht er dann, aufzustehen. Halten Sie ihn unter Beobachtung und fahren Sie das Bett auf ein niedriges Niveau, um Verletzungen durch einen Sturz aus dem Bett zu vermeiden.

WISSEN TO GO

Länger anhaltende plötzliche Bewusstlosigkeit

Atemwege werden frei gehalten und der Patient in die stabile Seitenlage gebracht. Vitalparameter werden engmaschig kontrolliert, eine Dekubitusprophylaxe durchgeführt. Engmaschige Kontrolle des Grads der Bewusstseinsstörung, z. B. mit der Glasgow-Koma-Skala, und Kontrolle der Pupillenreaktion auf Licht. Bei aus der Bewusstlosigkeit langsam erwachenden Patienten muss Stürzen vorgebeugt werden.

14.2.10 Zerebrale Krampfanfälle

Erleidet ein Patient einen epileptischen Anfall, schützen Pflegende ihn vor Verletzungen, indem sie z. B. die Bettgitter abpolstern bzw. andere Gegenstände in der Umgebung des Patienten aus dem Weg nehmen. Ausführliche Informationen zum epileptischen Anfall finden Sie im Kap. „Pflege bei Erkrankungen des Nervensystems" (S. 1214).

Häufige Notfallsituationen auf Station

Abb. 14.9 Stabile Seitenlage.

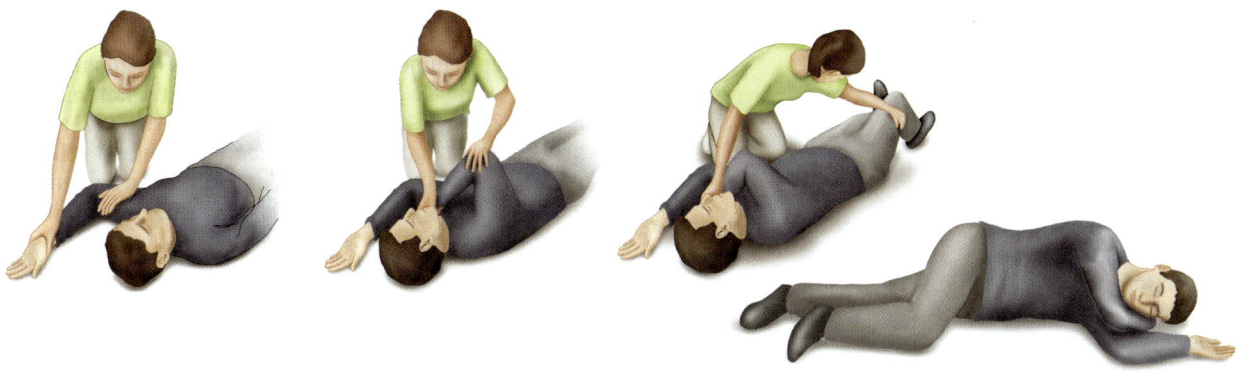

Abb. 14.10 Pupillenreaktion.

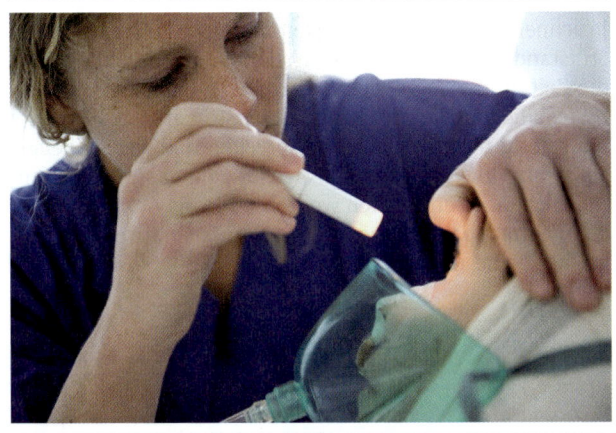

Es ist hilfreich, immer eine kleine Taschenlampe in der Kitteltasche zu tragen. Damit kann bei Bedarf überprüft werden, ob beide Pupillen eines Patienten auf Licht reagieren, indem sie sich zusammenziehen. Ist diese Reaktion verlangsamt, bleibt sie ganz aus oder reagieren rechte und linke Pupille verschieden, kann das ein Hinweis auf eine schwere Schädigung des Gehirns sein.

14.2.11 Herzrhythmusstörungen

Wenn ein Patient an einen EKG-Monitor angeschlossen ist und dieser Alarm gibt, liegt in den meisten Fällen kein medizinisches Problem vor. Häufig hat sich ein Kabel gelöst oder die Alarmgrenzen sind zu eng gewählt. Wichtig ist es, den Patienten durch das eigene Verhalten zu beruhigen. In vielen Fällen erschreckt ihn der Alarmton.

ACHTUNG
Auch nach zahlreichen Fehlalarmen muss jeder Alarm ernst genommen werden.

Um zu erkennen, ob ein medizinisches Problem vorliegt, sollte man sich zuerst den Patienten anschauen. Ist sein Aussehen unauffällig und ist er bei Bewusstsein, wird er nach seinem Befinden gefragt. Wenn er beschwerdefrei ist, kann der Alarmton des Monitors unterdrückt werden und nach der Ursache des Fehlalarms gesucht werden. Reagiert der Patient nicht adäquat auf Ansprache, hat er Luftnot oder ist er kaltschweißig, wird der Alarmton belassen und nach Hilfe gerufen. Es sollte Sauerstoff verabreicht werden, um einer Minderversorgung des Gewebes entgegenzuwirken.

Wenn der Patient einen Atemstillstand hat oder nur noch nach Luft schnappt, muss das Notfallteam gerufen werden und die Reanimationsmaßnahmen eingeleitet werden (S. 286). Manche schnelle Herzrhythmusstörungen können vom Notfallteam mit einem Stromstoß durchbrochen werden. Bei langsamen Herzrhythmusstörungen braucht der Patient unter Umständen einen Herzschrittmacher. Auf Intensivstationen besteht die Möglichkeit, vorübergehend einen externen Schrittmacher über eine durch die Venen bis zum Herzen geschobene Elektrode anzuschließen.

Bei einer neu auftretenden Herzrhythmusstörung muss unbedingt die Ursache abgeklärt werden, auch wenn sie von alleine wieder verschwindet. Es kann ein Herzinfarkt oder eine andere schwere Erkrankung dahinterstecken. Wichtig sind hier sofortige notfallmäßige Laboruntersuchungen: Bei einer Minderdurchblutung des Herzmuskels steigen bestimmte Eiweißstoffe (z.B. Troponin) im Blutserum an. Außerdem kann ein zu hoher bzw. zu niedriger Kaliumwert Herzrhythmusstörungen auslösen. Verschiedene Medikamente stehen zur Verfügung, um den Herzrhythmus in einem Notfall zu stabilisieren (Antiarrhythmika). Mehr zu Herzrhythmusstörungen lesen Sie im Kap. „Pflege bei Erkrankungen des Herzens" (S. 884).

WISSEN TO GO

Herzrhythmusstörungen

Bei EKG-Monitoren kommt es häufig zu Alarmen, die keine medizinische Ursache haben. Dennoch muss zunächst jeder Alarm ernst genommen werden. Reagiert der Patient nicht adäquat auf Ansprache, hat er Luftnot oder ist er kaltschweißig, wird der Alarmton belassen, nach Hilfe gerufen und Sauerstoff verabreicht. Hat der Patient einen Atemstillstand oder schnappt nur noch nach Luft, wird das Notfallteam gerufen und Reanimationsmaßnahmen eingeleitet. Abhängig von der Rhythmusstörung genügt ein Stromstoß oder es muss ein Schrittmacher gelegt werden.

Eine neu aufgetretene Herzrhythmusstörung muss unbedingt abgeklärt werden. Wichtig sind sofortige notfallmäßige Laboruntersuchungen: z.B. Troponin, Kalium. Therapeutisch werden Antiarrhythmika verabreicht. Siehe auch Kap. „Pflege bei Erkrankungen des Herzens" (S. 884).

14.2.12 Angina pectoris und Herzinfarkt

Klagt ein Patient über ein Druck- oder Engegefühl in der Brust, muss sofort ein Arzt informiert werden. Ein solcher anfallsartiger Schmerz in der Brust (Angina pectoris; AP) kann durch eine Durchblutungsstörung des Herzens ausgelöst sein. Möglicherweise strahlen die Schmerzen in den Oberarm, die Schulter oder den Kiefer aus. Auch Sodbrennen kann auftreten.

14 Notfallsituationen

Maßnahmen • In einem solchen Notfall sind die ersten wichtigen Schritte: Ruhe bewahren, pflegerische Kollegen zu Hilfe rufen und den Arzt verständigen. Folgende Maßnahmen werden ergriffen:
- Patienten in Herzbettlagerung (s. u.) bringen
- Patienten beruhigen, Stress vermeiden
- enge Kleidung entfernen bzw. öffnen
- ggf. verordnete Bedarfsmedikation verabreichen, z. B. Nitrospray – Achtung: nicht bei $RR_{syst.}$ < 100 mmHg
- Vitalwerte messen; Puls über 1 Minute auszählen, um Arrhythmien zu erkennen
- Sauerstoffgabe (2 – 3 l/min, ggf. mehr), Fenster öffnen
- Monitor-EKG und Pulsoxymetrie anschließen, EKG schreiben
- Defibrillator in Bereitschaft halten
- i. v.-Zugang und Blutabnahme (CK, CK-MB, Troponin) vorbereiten
- nach ärztlicher Anordnung Verlegung auf die Intensiv-/Überwachungsstation in Arztbegleitung und mit ständiger EKG-Überwachung sowie Notfallkoffer

Weitere Informationen finden Sie im Kap. „Pflege bei Erkrankungen des Herzens" (S. 884).

WISSEN TO GO

Angina pectoris und Herzinfarkt

Anzeichen: Druck- oder Engegefühl in der Brust, ausstrahlende Schmerzen in den Oberarm, die Schulter oder den Kiefer, ggf. Sodbrennen. **Erste Schritte:** Ruhe bewahren, pflegerische Kollegen und den Arzt zu Hilfe rufen. **Maßnahmen:**
- Herzbettlagerung
- Patienten beruhigen, Stress vermeiden
- enge Kleidung entfernen bzw. öffnen
- ggf. Bedarfsmedikation verabreichen, z. B. Nitrospray – Achtung: nicht bei $RR_{syst.}$ < 100 mmHg
- Vitalwerte messen; Puls über eine Minute auszählen, um Arrhythmien zu erkennen
- Sauerstoffgabe (2 – 3 l/min, ggf. mehr), Fenster öffnen
- Monitor-EKG und Pulsoxymetrie anschließen, Defibrillator in Bereitschaft halten
- i. v.-Zugang und Blutabnahme (CK, CK-MB, Troponin) vorbereiten
- ggf. Verlegung auf die Intensiv-/Überwachungsstation in Arztbegleitung und mit ständiger EKG-Überwachung sowie Notfallkoffer

14.3 Kardiopulmonale Reanimation

Definition Kardiopulmonale Reanimation
Unter kardiopulmonaler Reanimation versteht man die Wiederbelebung eines Patienten nach einem Herz-Kreislauf-Stillstand und/oder Atemstillstand. Der Begriff „Kardiopulmonale" Reanimation wird auch CPR abgekürzt, aus dem Englischen „cardiopulmonary resuscitation" für kardiopulmonale Reanimation.

Tritt bei einem Patienten ein Herz-Kreislauf-Stillstand ein (klinischer Tod), dauert es eine gewisse Zeit, bis seine lebenswichtigen Organe durch den Sauerstoffmangel irreversibel geschädigt sind (biologischer Tod). In diesem Zeitraum ist es möglich, den Patienten wiederzubeleben. Hält ein Atemstillstand mehrere Minuten an, folgt ein Herz-Kreislauf-Stillstand und umgekehrt. Beide Stillstände bedingen sich also gegenseitig.

14.3.1 Herz-Kreislauf-Stillstand erkennen

„Schwester, kommen Sie schnell, mein Mann schnauft so komisch" – wenn Sie diesen oder ähnliche Sätze hören, sollten Sie keine Zeit verlieren. Nicht selten atmet der Patient in solchen Fällen nicht „komisch", sondern bis auf ein gelegentliches Schnappen überhaupt nicht mehr. Zwar deuten viele Laien eine Schnappatmung als Lebenszeichen, tatsächlich ist sie aber Zeichen eines Herz-Kreislauf-Stillstands!

> *Schnappatmung* ist kein Lebenszeichen, sondern zeigt einen *Herz-Kreislauf-Stillstand* an.

Je schneller bei einem Patienten mit einem Herz-Kreislauf-Stillstand eine Reanimation eingeleitet wird, desto kürzer ist die Zeit, in der seine lebenswichtigen Organe nicht durchblutet sind und dadurch keinen Sauerstoff erhalten. Reagiert ein Patient nicht auf lautes Ansprechen und festes Kneifen, sollte um Hilfe gerufen und Angehörige und andere Patienten nach draußen gebeten werden. Ist keine Atmung (außer einer Schnappatmung) erkennbar, muss sofort mit der Reanimation begonnen werden.

ACHTUNG
Jede Sekunde zählt: Je mehr Zeit bei einem Herz-Kreislauf-Versagen bis zu dem Beginn einer CPR vergeht, desto höher ist die Wahrscheinlichkeit, dass das Gehirn durch einen Sauerstoffmangel irreversibel geschädigt wird. Ein solcher hypoxischer Hirnschaden entsteht schon nach 3 – 5 Minuten ohne Sauerstoff.

Etwas anderes ist es, wenn ein Patient zufällig leblos aufgefunden wird. Ist der Herz-Kreislauf-Stillstand nicht unmittelbar zuvor eingetreten, ist ein Herz-Kreislauf-Stillstand bereits an der zyanotischen (bläulichen) Hautfarbe erkennbar. Möglicherweise ist es für eine erfolgreiche Reanimation bereits zu spät, weil das Gehirn zu lange keinen Sauerstoff mehr erhalten hat.

Hat der Patient zu Lebzeiten geäußert, dass er nicht wiederbelebt werden möchte, oder befindet sich der Patient im Endstadium einer nicht heilbaren Erkrankung, sollte der zuständige Arzt schon im Vorfeld einen Verzicht auf Wiederbelebung anordnen.

Ruhig bleiben • Es ist verständlich, wenn Menschen im Falle eines Herz-Kreislauf-Stillstands in Anbetracht des hohen Zeitdrucks und der direkten Verantwortung für Leben und Tod nervös sind. Jeder sollte sich diese Nervosität zugestehen, aber dennoch versuchen, sich selbst zu beruhigen und Hektik zu vermeiden. Dann kann der eigene Adrenalinstoß zu Hochleistungen befähigen. Außerdem sollte jedem klar sein: Jede Hilfe ist besser als gar keine!

14.3.2 Reanimation nach den Richtlinien des ERC

Der European Resuscitation Council (ERC) veröffentlicht in regelmäßigen Abständen aktuelle, evidenzbasierte Standards zur Reanimation. Idealerweise richten sich die Abläufe bei einer Herz-Lungen-Wiederbelebung nach diesen Vorgaben. Hilfreich ist es, sich vorab mit ihnen vertraut zu

Kardiopulmonale Reanimation

machen, so kann im Ernstfall systematisch vorgegangen werden. Pflegende sollten deshalb regelmäßig an Reanimationsschulungen teilnehmen.

Reaktionsloser Patient

Rufen Sie laut um Hilfe. Machen Sie die Luftwege des Patienten frei und überprüfen Sie seine Atmung folgendermaßen (nicht länger als 10 Sekunden) (▶ Abb. 14.11):
- Untersuchen, ob sich der Thorax hebt und senkt
- Versuchen, am Mund des Patienten Atemgeräusche zu hören
- Versuchen, den Ein- und den Ausatemluftstrom an der eigenen Wange zu fühlen

Nur in der klinischen Untersuchung ausgebildete und erfahrene Mitarbeiter sollen zusätzlich für maximal 10 Sekunden versuchen, den Karotispuls (Puls der Halsarterie) zu tasten und zugleich auf Lebenszeichen zu achten. Denn Untersuchungen zeigen: Selbst geschultes Personal kann durch eine Pulskontrolle einen Herz-Kreislauf-Stillstand nicht immer sicher diagnostizieren.

Tastet ein entsprechend ausgebildeter Mitarbeiter bei einem reaktionslosen Patienten einen Puls und ist außerdem eine Atmung vorhanden oder zeigt der Patient sonstige Lebenszeichen, bekommt er Sauerstoff und wird an einen Überwachungsmonitor angeschlossen – wenn möglich mit Überwachung der Sauerstoffsättigung. Zusätzlich muss der Patient mit einer Venenverweilkanüle versorgt werden. Weitere Untersuchungen sind dringend erforderlich, um die Ursache festzustellen, siehe Ursachen Plötzliche Bewusstlosigkeit (S. 283).

Falls der Patient nicht atmet (Apnoe), aber ein erfahrener Mitarbeiter einen Puls tastet, muss der Patient beatmet und nach jeweils 10 Atemspenden der Karotispuls erneut überprüft werden. Ist kein entsprechend ausgebildeter Mitarbeiter anwesend und der Patient atmet nicht, beginnen Sie sofort mit der CPR.

> **WISSEN TO GO**
>
> **Reaktionsloser Patient – Maßnahmen**
>
> Kardiopulmonale Reanimation oder CRP = Wiederbelebung eines Patienten nach einem Herz-Kreislauf-Stillstand und/oder Atemstillstand. Maßnahmen bei Auffinden eines reaktionslosen Patienten:
>
> - Laut um Hilfe rufen.
> - Luftwege frei machen.
> - Atmung überprüfen (nicht länger als 10 Sekunden).
> - Nur erfahrene, speziell ausgebildete Mitarbeiter können zusätzlich für max. 10 Sekunden versuchen, den Karotispuls zu tasten.
> - Sauerstoffgabe, Überwachungsmonitor und Überwachung der Sauerstoffsättigung bei Patienten mit Puls und Atmung oder sonstigen Lebenszeichen.
> - Venenverweilkanüle legen.
> - Ein Patient, der nicht atmet, bei dem aber ein erfahrener Mitarbeiter einen Puls tastet, muss beatmet und nach jeweils 10 Atemspenden der Karotispuls erneut überprüft werden.
> - Ist kein entsprechend ausgebildeter Mitarbeiter vor Ort und der Patient atmet nicht, sofort mit der CPR beginnen.

Kardiopulmonale Reanimationsmaßnahmen/CPR

Falls der Patient keine oder keine sicheren Lebenszeichen aufweist (Bewusstsein, gezielte Bewegung, Atmung oder Husten), müssen sofort das Reanimationsteam gerufen und mit Reanimationsmaßnahmen begonnen werden. Die Reanimationsmaßnahmen müssen so lange durchgeführt werden, bis erfahrene Hilfe eintrifft oder der Patient Lebenszeichen zeigt.

- Eine Person beginnt mit der CPR, während andere das Reanimationsteam rufen und die Reanimationsausrüstung holen. Wenn Sie alleine sind, verlassen Sie den Patienten kurzfristig. Liegt der Patient auf einer weichen Unterlage (Matratze), sollte ein Reanimationsbrett untergelegt werden. Antidekubitusmatratzen sollten luftleer gemacht werden.
- Es werden 30 Thorax-Kompressionen (Herzdruckmassage) verabreicht (▶ Abb. 14.12), gefolgt von 2 Atemspenden.
- Die Atemwege des Patienten werden z.B. mit einem Guedel-Tubus frei gehalten und der Patient mit einem Beatmungsbeutel mit Gesichtsmaske beatmet. Mit einer Hand wird die Maske auf das Gesicht (bei überstrecktem Kopf) gedrückt und mit der anderen Hand der Beutel komprimiert.
- Die Inspirationszeit soll etwa 1 Sekunde betragen. Es sollte so viel Beatmungsvolumen gegeben werden, dass sich der Brustkorb normal hebt.
- Sobald wie möglich sollte zusätzlich Sauerstoff verabreicht werden.
- Falls keine Atemwegshilfen und Beatmungsgeräte vorhanden sind, sollte eine Mund-zu-Mund-Beatmung in Erwägung gezogen werden. Sprechen medizinische Gründe dafür, den Mund-zu-Mund-Kontakt zu vermeiden, oder sind Sie nicht in der Lage oder nicht gewillt, dies zu tun, führen Sie Thorax-Kompressionen durch, bis weitere Hilfe oder die Ausrüstung zum Atemwegsmanagement eintrifft.
- Wenn ein AED (automatischer externer Defibrillator) vorhanden ist, sollte er angeschlossen und den Sprach- bzw. Bildanweisungen des AED gefolgt werden, bis das Notfallteam den Patienten übernimmt oder der Patient sich bewegt, die Augen öffnet und normal atmet.
- Wenn das Notfallteam oder andere in der Notfallversorgung erfahrene Personen den Patienten übernehmen, führen diese erweiterte Maßnahmen wie Defibrillation mit manuellem Defibrillator, Intubation usw. durch.

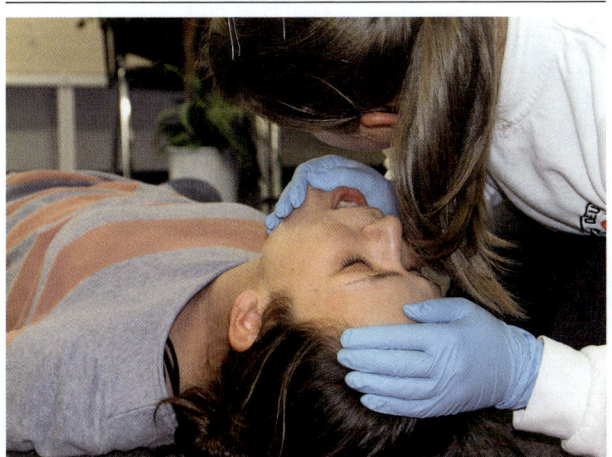

Abb. 14.11 Atmung überprüfen.

KARDIOPULMONALE REANIMATION

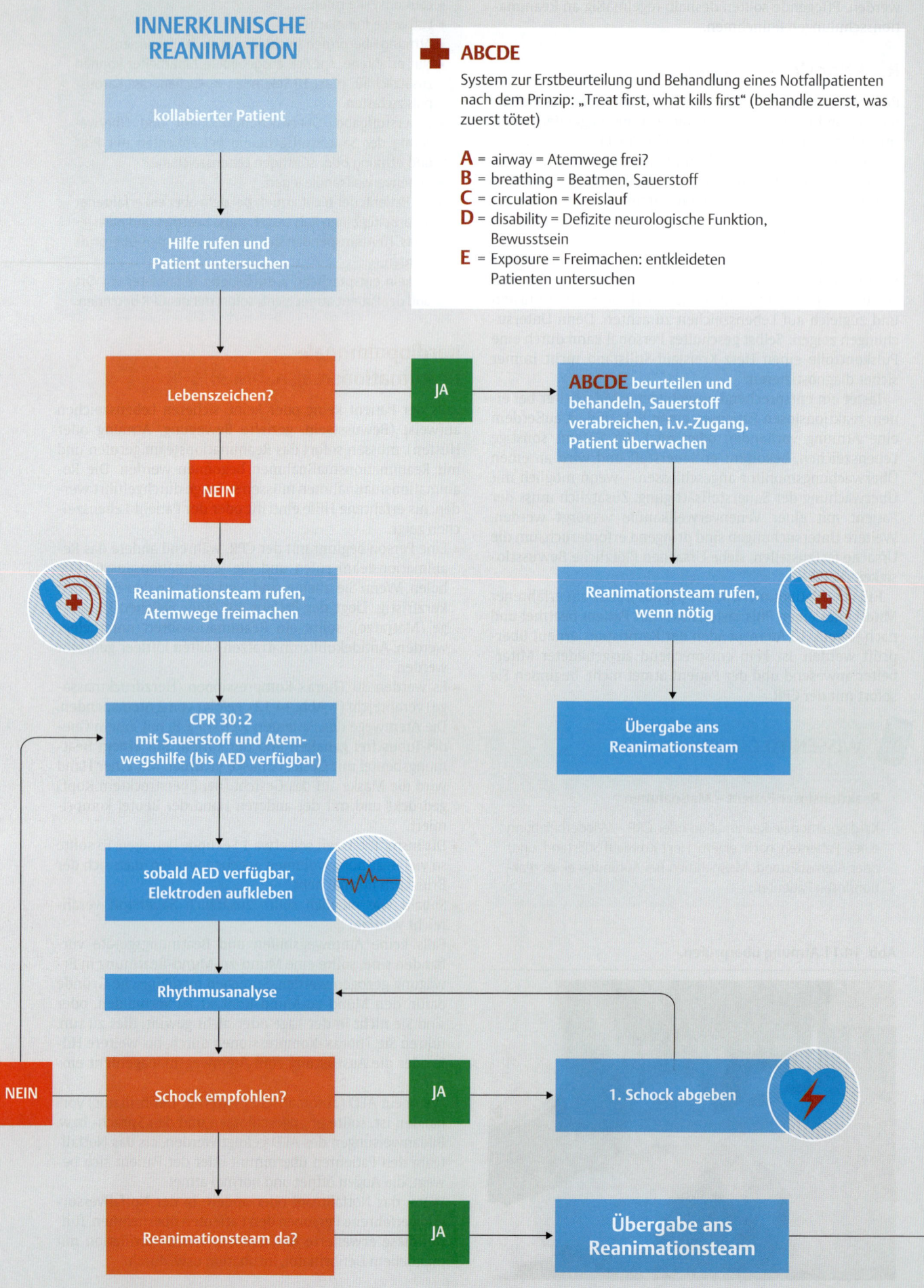

ASYSTOLIE
Nulllinie im EKG, fehlende elektrische und mechanische Herzaktion, immer zusammen mit Pulslosigkeit

VT (Kammertachykardie)
Ventrikuläre Tachykardie ist eine Herzrhythmusstörung, die von den Herzkammern ausgeht.

PEA
pulslose elektrische Aktivität

VF (KAMMERFLIMMERN)
Kreisende elektrische Erregungen an den Ventrikeln, einem Herzstillstand gleichzusetzen, durch die ungeordneten Erregungen kontrahiert das Herz nicht mehr.

DEFIBRILLATION
Lebensbedrohliche schnelle Herzrhythmusstörungen wie VF können durchbrochen werden. Ein Stromstoß erregt dabei gleichzeitig alle Herzmuskelzellen und macht sie wieder für einen normalen Rhythmus empfänglich.

AED
Automatischer externer Defibrillator, kann von Laien bedient werden. Gerät analysiert automatisch den Herzrhythmus, gibt nur dann einen Stromstoß ab, wenn eine lebensbedrohliche schnelle Herzrhythmusstörung vorliegt. Gibt genaue Anweisungen, welche Tätigkeit der Helfer wie durchführen soll.

ADVANCED LIFE SUPPORT (ALS)

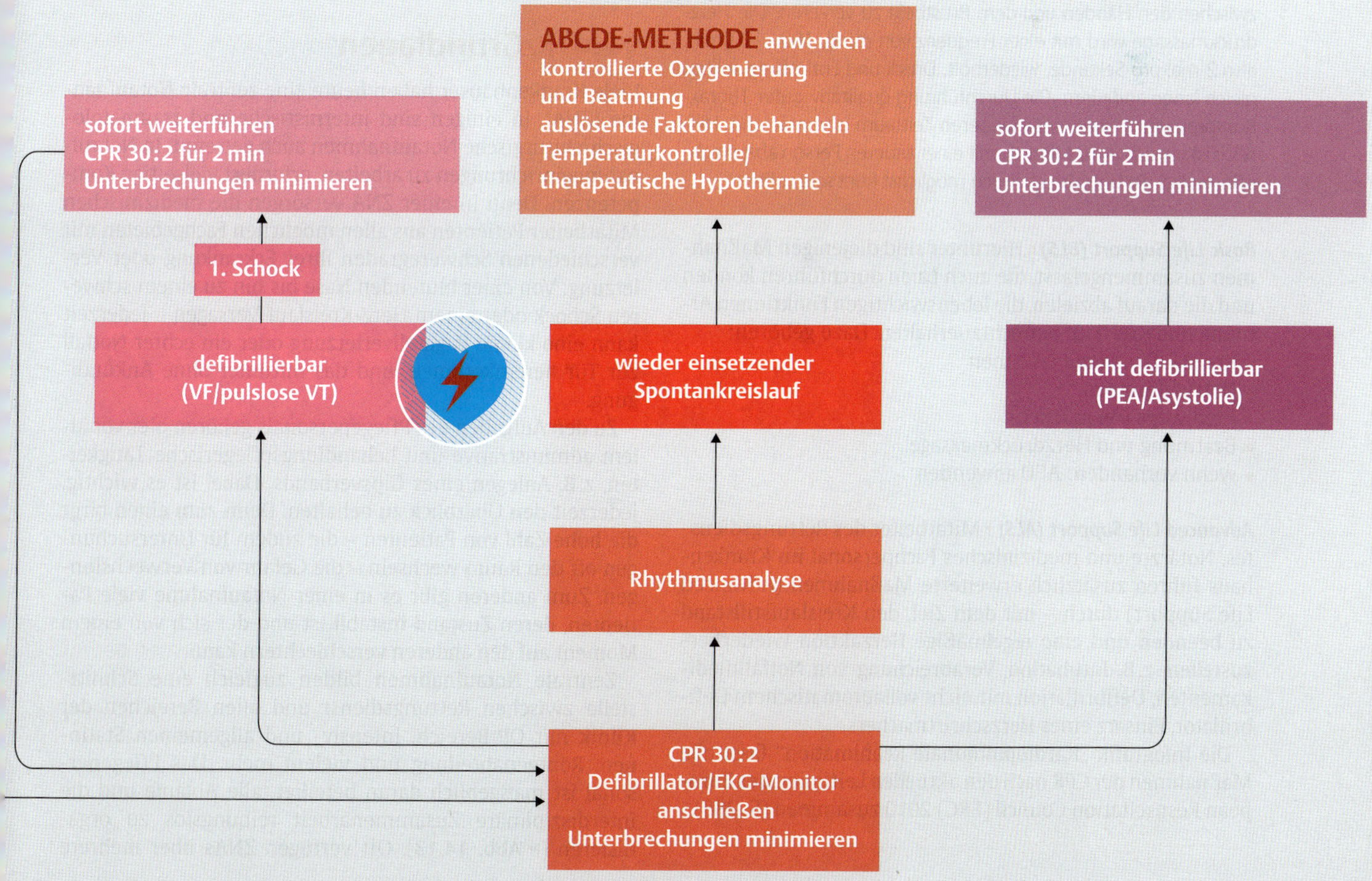

ABCDE-METHODE anwenden
kontrollierte Oxygenierung und Beatmung
auslösende Faktoren behandeln
Temperaturkontrolle/
therapeutische Hypothermie

sofort weiterführen
CPR 30:2 für 2 min
Unterbrechungen minimieren

1. Schock

defibrillierbar
(VF/pulslose VT)

wieder einsetzender Spontankreislauf

nicht defibrillierbar
(PEA/Asystolie)

sofort weiterführen
CPR 30:2 für 2 min
Unterbrechungen minimieren

Rhythmusanalyse

CPR 30:2
Defibrillator/EKG-Monitor anschließen
Unterbrechungen minimieren

Abb. 14.12 So gelingt die Herzdruckmassage effektiv und möglichst schonend.

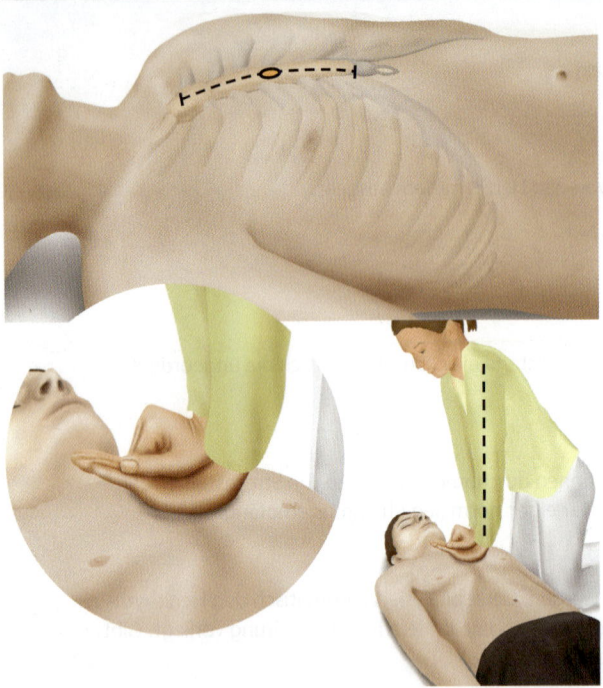

Der Ballen einer Hand wird auf die Mitte der Brust des Patienten gelegt – entspricht der unteren Hälfte des Brustbeins (Sternum) – und der Ballen der anderen Hand auf die erste Hand. Die Finger beider Hände werden ineinander verschränkt. Die Arme sind gestreckt und das Brustbein wird 5–6 cm nach unten gedrückt. Es sollte keinerlei Druck auf den Oberbauch, die Rippen oder das untere Ende des Brustbeins ausgeübt werden. Nach jeder Herzdruckmassage wird der Brustkorb vollständig entlastet, ohne den Kontakt zwischen den Händen und dem Brustbein zu verlieren. Die Herzdruckmassage wird mit einer Frequenz von mind. 100–120/min, also 2-mal pro Sekunde, wiederholt. Druck und Entlastung sollten gleich lange andauern. Die Durchführung qualitativ guter Thorax-Kompressionen über einen längeren Zeitraum ist ermüdend. Hilfreich ist es, sich alle 2 Minuten mit einer anderen Person abzuwechseln, wobei die Unterbrechungen möglichst kurz sein sollten.

Basic Life Support (BLS) • Hierunter sind diejenigen Maßnahmen zusammengefasst, die auch Laien durchführen können und die darauf abzielen, die lebenswichtigen Funktionen Atmung und Kreislauf aufrechtzuerhalten. Dazu gehören:
- Kreislaufstillstand erkennen
- Notruf absetzen
- Atemwege frei machen
- Beatmung und Herzdruckmassage
- wenn vorhanden: AED anwenden

Advanced Life Support (ALS) • Mitarbeiter des Rettungsdienstes, Notärzte und medizinisches Fachpersonal im Krankenhaus führen zusätzlich erweiterte Maßnahmen (Advanced Life Support) durch – mit dem Ziel, den Kreislaufstillstand zu beenden und eine regelmäßige Herzaktion wiederherzustellen, z. B. Intubation, Verabreichung von Notfallmedikamenten, Defibrillation mit nicht vollautomatischem Defibrillator, Einsatz eines Herzschrittmachers.

Die Infografik „Kardiopulmonale Reanimation" fasst alle Maßnahmen der CPR nach den aktuellen Leitlinien des European Resuscitation Council (ERC) 2010 zusammen (S. 288).

> **WISSEN TO GO**
>
> **Kardiopulmonale Reanimation/CPR**
>
> Bei fehlenden oder unsicheren Lebenszeichen sofort das Reanimationsteam rufen und Reanimationsmaßnahmen beginnen – so lange, bis erfahrene Hilfe eintrifft oder der Patient Lebenszeichen zeigt.
> - CPR beginnen, während andere das Reanimationsteam rufen und Reanimationsausrüstung holen. Einzelhelfer verlassen den Patienten kurzfristig.
> - ggf. Reanimationsbrett unterlegen
> - 30 Thorax-Kompressionen, gefolgt von 2 Atemspenden
> - Atemwege z. B. mit Guedel-Tubus freihalten
> - Patienten mit Beatmungsbeutel beatmen; Inspirationszeit ca. 1 sec
> - sobald möglich, zusätzlich Sauerstoff verabreichen
> - falls vorhanden, AED verwenden
> - bei Bedarf dem Notfallteam assistieren
> - Angehörige sobald wie möglich benachrichtigen
>
> Maßnahmen, die auch Laien durchführen können, gehören zum Basic Life Support (BLS): Kreislaufstillstand erkennen, Notruf absetzen, Atemwege frei machen, Beatmung und Herzdruckmassage, wenn vorhanden, automatischen externen Defibrillator anwenden. Medizinisches Fachpersonal führt zusätzlich **erweiterte Maßnahmen** (Advanced Life Support) durch.

14.4 Arbeiten in der Notaufnahme

14.4.1 Grundlagen

Viele Krankenhäuser haben heute eine zentrale Notaufnahme (ZNA). In einigen sind internistische und traumatologisch/chirurgische Notaufnahmen auch getrennt. In Notaufnahmeeinrichtungen zu arbeiten, erfordert vielseitige Kompetenzen. Denn in einer ZNA versorgen die medizinischen Mitarbeiter Patienten aus allen möglichen Fachgebieten mit verschiedenen Schweregraden ihrer Erkrankung oder Verletzung. Von einer blutenden Nase bis hin zu einem schweren Schock oder einem Herz-Kreislauf-Versagen – jederzeit kann eine kleine Bagatellverletzung oder ein echter Notfall zur Tür hereinkommen, und das mitunter ohne Ankündigung.

Zu den Aufgaben des Pflegepersonals gehören hier vor allem administrative und behandlungspflegerische Tätigkeiten, z. B. Anlegen eines Gipsverbands. Dabei ist es wichtig, jederzeit den Überblick zu behalten. Denn zum einen birgt die hohe Zahl von Patienten – die zudem für Untersuchungen oft den Raum wechseln – die Gefahr von Verwechslungen. Zum anderen gibt es in einer Notaufnahme viele Patienten, deren Zustand instabil ist und der sich von einem Moment auf den anderen verschlechtern kann.

Zentrale Notaufnahmen bilden zugleich eine Schnittstelle zwischen Rettungsdienst und allen Bereichen der Klinik mit OP-Bereich, Intensiv- und allgemeinen Stationen, Röntgenabteilung und vielem mehr. Das Pflegepersonal ist maßgeblich daran beteiligt, alle Abläufe und die interdisziplinäre Zusammenarbeit reibungslos zu organisieren (▶ Abb. 14.13). Oft verfügen ZNAs über mehrere

Arbeiten in der Notaufnahme

Abb. 14.13 Manchmal muss es schnell gehen.

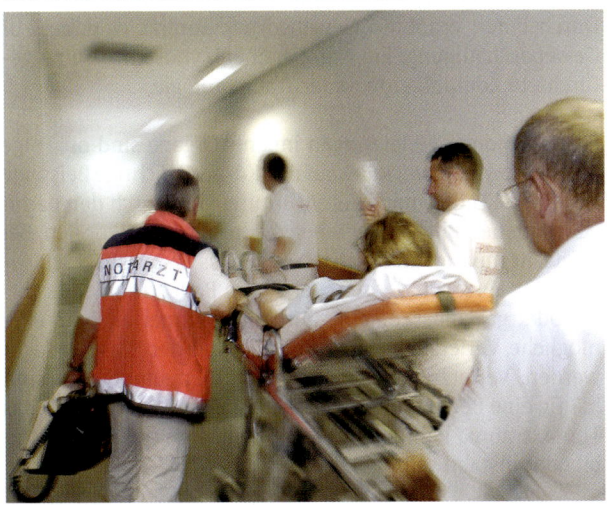

Schnelles und reibungsloses Handeln kann hier im Extremfall Leben retten.

Untersuchungszimmer, einen Schockraum für Schwerstverletzte (z. B. polytraumatisierte Patienten) und außerdem über Überwachungs- und Intensivbetten.

Diese Vielfalt der Aufgaben und Situationen sowie die Notwendigkeit, dass lebensbedrohliche Zustände einen klaren und eingespielten Ablauf benötigen, sind oft der Grund, warum nicht viele Auszubildende während ihrer Ausbildung dort arbeiten.

Neben einem umfangreichen Fachwissen benötigt das Pflegepersonal einer Notaufnahme auch soziale Kompetenzen. Denn zum einen haben viele der Patienten und ihre Angehörigen große Angst aufgrund ihrer Erkrankung oder Verletzung. Zum anderen sollen sie sich auch dann sicher und ernstgenommen fühlen, wenn in Stoßzeiten lange Wartezeiten entstehen. Die Notaufnahme ist für sie der erste und damit unter Umständen für ihre Meinungsbildung entscheidende Kontakt zu dem Krankenhaus. Der Patient sollte sich gut aufgehoben fühlen.

14.4.2 Situation des Patienten

Insbesondere verletzte Patienten, die aus heiterem Himmel einen Unfall erlitten haben oder gar einem Gewaltverbrechen zum Opfer gefallen sind, befinden sich körperlich wie seelisch in einer Art Schockzustand. In dieser Situation benötigen sie Sicherheit und Fürsorge. Wie gelingt dies in einer Umgebung, in der es oft hektisch zugeht und vieles nicht planbar ist? Im Folgenden sind Handlungsmöglichkeiten und Tipps aufgeführt, die in dieser Situation hilfreich und auch unter Stress und Hektik umsetzbar sind. Sie beanspruchen nicht viel Zeit, sind für den Patienten aber enorm hilfreich.

Tipps im Umgang mit allen Patienten • Dies sind z. B.:
- **Verantwortung übernehmen:** Der Patient weiß in der Situation nicht, was passieren wird. Die Atmosphäre der Notaufnahme ist fremd, meist herrscht Hektik. Pflegende in der Notaufnahme sollten dem Patienten zeigen, dass sie für ihn und seine Situation Verantwortung übernehmen: Sie sollten sich ihm mit Namen vorstellen, sich ihm immer wieder zuwenden und ihm ermöglichen, sich zu jeder Zeit bemerkbar zu machen.
- **Patientenbeobachtung:** Der Patient sollte genau beobachtet und es sollte adäquat auf die Beobachtungen reagiert werden, z. B. durch das Zudecken mit einer ggf. vorgewärmten Decke, wenn der Patient friert. Patienten, die eine durchgehende Beobachtung benötigen, werden in der Nähe des Stützpunkts oder direkt auf dem Gang versorgt. Dem Patienten sollte erklärt werden, warum dies notwendig ist. Seine Privatsphäre sollte trotzdem so gut wie möglich geschützt werden, z. B. mithilfe von Paravents. Sturzgefährdete Patienten und verwirrte Patienten, die möglicherweise weglaufen könnten, sollten so untergebracht werden, dass sie immer unter Beobachtung sind. Diese Patienten sollten auch ein Namensarmband tragen, um Verwechslungen vorzubeugen und eine Identifikation möglich zu machen. Dies ist v. a. bei Untersuchungen wichtig.
- **Wartezeiten:** Es sollten alle Möglichkeiten genutzt werden, die Wartezeiten für den Patienten zu verkürzen. Wartezeiten führen immer zu Unsicherheiten, der Grund sollte immer erklärt werden. Viele Patienten haben Verständnis dafür, wenn andere Patienten, die schwerer verletzt sind oder bereits länger gewartet haben, zuerst versorgt werden müssen.
- **Angehörige:** Die Patienten sollten die Möglichkeit haben, sich mit Angehörigen in Verbindung zu setzen, telefonisch oder persönlich, wenn die Gegebenheiten in der Notaufnahme dies zulassen.

Tipps im Umgang mit Patienten in besonderen Situationen • Dies sind z. B.:
- **Aggressive und unfreundliche Patienten:** Ihnen sollte mit besonderer Ruhe begegnet werden. Oft sind Aggressivität und Unfreundlichkeit ein Ausdruck von Stress und Unsicherheit – auch bei Angehörigen.
- **Verletzte Kinder:** Eltern von verletzten Kindern sollte besonders sorgsam begegnet werden. Hier ist die Angst oft noch größer. Viele haben Schuldgefühle, weil sie denken, sie hätten besser aufpassen müssen. Die Kinder selbst sollten, so gut es geht, abgelenkt werden. Es ist sinnvoll, immer Spielzeug und Bundstifte vorzuhalten. Aber auch Gummihandschuhe, die zum Luftballon aufgeblasen werden, oder ein Mundschutz zum Verkleiden, helfen, Kinder von ihrer Verletzung abzulenken.
- **Opfer von Gewaltverbrechen:** Diese Menschen benötigen besonders viel Einfühlungsvermögen während der Behandlung und Betreuung. Hier ist wichtig, neben der gesundheitlichen Fürsorge auch psychologische Hilfe anzubieten. Es ist ratsam, immer Nummern von Frauenhäusern und ähnlichen Einrichtungen parat zu haben. Die Betroffenen sollten nach Möglichkeit nicht allein gelassen werden, zudem sollte geklärt werden, wer über den Aufenthalt in der Klinik informiert werden darf. Gegebenenfalls ist auch eine Informationssperre zu verhängen.
- **Alkoholisierte Patienten:** Sie sind aufgrund ihrer fehlenden Krankheitseinsicht und ihrer mangelnden Fähigkeit zur Mitarbeit oft schwieriger zu betreuen. Das verlangt oft Geduld und Toleranz. Dennoch sollte auch diesen Patienten mit dem größtmöglichen Respekt begegnet werden. Aber: Bei gleichzeitig aggressiven Patienten immer den Eigenschutz beachten, ggf. Hilfe holen!

14 Notfallsituationen

Beispiel **Einfach eine warme Decke**
Susanne B., 36 Jahre, Medizinerin und Krankenschwester, erleidet, frühmorgens mit dem Fahrrad unterwegs, einen anaphylaktischen Schock durch den Stich einer Wespe. Nach einer ersten Kreislaufstabilisierung am Ort des Geschehens wird sie liegend in die Notaufnahme des nächstgelegenen Krankenhauses gebracht. Die erste Zeit dort schildert sie später so: „Irgendwie wirkte alles chaotisch und unordentlich, aber dennoch schienen die meisten zu wissen, was gerade zu tun ist. Es war auf jeden Fall die Hölle los, aber ich wusste ja aus eigenen Erfahrungen als Pflegende und Ärztin, dass das mehr oder weniger „normal" ist. Bei der Übergabe war zunächst offenbar nicht klar, ob ich hier bleiben kann. Zuständig für die Aufnahme war zu der frühen Tageszeit offenbar noch ein anderes Krankenhaus. Es herrschte kein freundlicher Ton zwischen „abliefendem" Rettungssanitäter und „aufnehmender" Pflegekraft. Nach einiger Zeit wurde ich in einen kleinen Raum geschoben. Ich durfte also anscheinend bleiben. Das war erst einmal gut! Ich war in dem Moment einfach nur froh, dass ich hier liegen konnte. Ich war so schrecklich müde und mir war so wahnsinnig kalt. Irgendwann kam eine Dame zum Blutdruckmessen. Sie schien mit dem Wert ganz zufrieden zu sein. Sie murmelte etwas wie „ein bisschen niedrig" und ging nach draußen. Ich dachte, wenn er zu niedrig wäre, hätte die Dame sicher reagiert, und war ganz beruhigt.

Wenn mir nur nicht so kalt gewesen wäre und diese furchtbare Müdigkeit... Kurze Zeit später glaubte ich wahrzunehmen, dass jemand etwas in die Braunüle spritzt, die irgendjemand irgendwann gelegt haben musste. Man kümmerte sich also, das war gut und dennoch: diese Kälte! Plötzlich stand ein junger Mann vor mir und sagte: ‚Das war ja aber ein Schreck in der Morgenstunde für Sie. Oh, Sie zittern ja. Ist Ihnen kalt? Wissen Sie was, ich bringe Ihnen eine zweite Decke.' Gesagt, getan. Ich wurde mit einer zweiten Decke sorgsam zugedeckt und binnen weniger Minuten spürte ich, wie die Kälte nachließ und mein Körper sich entspannen konnte. Ich hätte den jungen Mann in diesem Moment umarmen können."

14.4.3 Die traumatologische Notaufnahme

Art der Verletzungen

Vom Kind bis zum Greis, von der Schnittwunde bis zum Polytrauma – in der traumatologischen Notaufnahme ist das Spektrum der Menschen, die dort Hilfe benötigen, so vielseitig wie das Spektrum ihrer Verletzungen. Verletzungen können alle Organe oder Organsysteme betreffen und alle Schweregrade haben.

Bewegungssystem • Am häufigsten ist das Bewegungssystem betroffen. Frakturen (= Knochenbrüche) der Unterarmknochen (Elle und Speiche = Ulna und Radius), des Oberarmknochens (Humerus) oder der Unterschenkelknochen (Schien- und Wadenbein = Tibia und Fibula) kommen häufig vor, vor allem bei Kindern. Frakturen des Oberschenkels (Femur), der Wirbelsäule und des Beckens kommen vermehrt bei älteren Menschen vor, vor allem bei älteren Frauen, die unter Osteoporose leiden.

Weichteilgewebe • Bei jeder Fraktur kommt es auch zu Verletzungen des Weichteilgewebes. Zu den Weichteilen gehören Muskeln, Bandapparat, Fettgewebe und Haut. Eine Weichteilverletzung hat fast immer auch eine Blutung zur Folge. Weichteilverletzungen können minimal sein, sie können aber auch ein beträchtliches Ausmaß annehmen bis hin zur offenen Fraktur, bei der ein Knochenfragment die Haut durchspießt. Bei einer geschlossenen Fraktur mit Weichteilverletzung kann ein Kompartmentsyndrom entstehen. Durch einen erhöhten Gewebedruck kommt es dabei zur Gewebeschädigung. Ein Kompartmentsyndrom ist eine gefürchtete Komplikation in der Traumatologie.

Innere Organe • Verletzungen innerer Organe sind oft Folge großer Gewalteinwirkung auf den Körper. Wichtige Beispiele sind Milz-, Leber- und Nierenrupturen, die durch den damit verbundenen Blutverlust lebensbedrohlich sein können. Bei Verdacht müssen diese Verletzungen als Erstes ausgeschlossen oder versorgt werden. Bei einem Bauchtrauma, das offen oder geschlossen sein kann, muss immer auch an eine mögliche Verletzung der Harnwege und der Blase gedacht werden. Verletzungen der Lunge inkl. Pneumothorax sind häufig eine Begleitverletzung bei Rippenfrakturen. Auch das Thoraxtrauma kann offen oder geschlossen (= stumpf), stabil oder instabil sein.

Nerven • Verletzungen peripherer Nerven können als Begleitverletzungen von Wunden und Knochenbrüchen auftreten. Verletzungen des zentralen Nervensystems zeigen sich bei Schädel-Hirn-Traumata und bei Verletzungen des Rückenmarks durch Wirbelsäulentraumata. Bei letzteren besteht grundsätzlich die Gefahr einer Lähmung bis hin zu den verschiedenen Querschnittsymptomatiken.

Schweregrade • Man unterteilt Verletzungen nach den Schweregraden in leicht, schwer, schwerst- und polytraumatisiert ein. Leichte Verletzungen können i.d.R. ambulant behandelt werden. Schwer- und Schwerstverletzte benötigen stationäre Behandlung bis hin zu intensivmedizinischer Betreuung.

Definition **Polytrauma**
Polytrauma bedeutet, dass mehrere Körperregionen oder Organe verletzt sind, wobei mindestens eine oder die Kombination mehrerer Verletzungen lebensbedrohlich ist.

Exemplarischer Ablauf

Patienten kommen grundsätzlich entweder privat oder mit dem Rettungsdienst, ggf. begleitet vom Notarzt, in die Klinik. Bei jedem neuen Patienten muss zunächst eine Einschätzung erfolgen, wie dringlich er behandelt werden muss. Das übernimmt i.d.R. eine Pflegekraft anhand bestimmter Diagramme. Solche Diagramme liefert z.B. das **Manchester Triage System (MTS)**, das allgemeine und spezielle Indikatoren (Hinweise) abfragt. Diese Indikatoren betreffen z.B. Blutungen, Bewusstseinsstörungen und Schmerzen. Die Diagramme fangen mit der höchsten Dringlichkeitsstufe an. Sobald ein Indikator vorhanden ist, steht die Stufe fest. Auf diese Weise lässt sich die Dringlichkeit eines Notfalls innerhalb weniger Sekunden feststellen. Die Übernahme in den Behandlungsbereich unterscheidet sich je nach Schweregrad (▶ Abb. 14.14).

Ablauf bei schwerer Verletzung des Bewegungsapparat • Bei einem Polytrauma, bei dem immer Lebensgefahr besteht, gelten streng geregelte Abläufe und Zuständigkeiten. Exemplarisch wird hier der Ablauf bei einem Patienten mit schwerer, aber nicht lebensbedrohlicher Verletzung am Bewegungssystem dargestellt:

1. Nach der Aufnahme und Übergabe durch den Notarzt oder Rettungsassistenten werden **sofort** die **Vitalparameter** wie Blutdruck, O_2-Sättigung, Puls und evtl. Blutzucker

ermittelt und die **Verletzungsschwere** nach dem oben beschriebenen Schema erfasst. Dazu muss der Patient meist komplett entkleidet werden. Er erhält ein hinten geöffnetes Krankenhausnachthemd und Decken, um einen Wärmeverlust zu verhindern. Wenn vorhanden, können auch vorgewärmte Infusionen eingesetzt werden. Falls noch kein **venöser Zugang** vorhanden ist, muss dieser unverzüglich gelegt werden.
2. Falls der Patient kreislaufstabil ist, folgen die **körperliche Untersuchung und die Blutabnahme**. Letztere kann auch zeitgleich mit dem Legen des peripheren Zugangs erfolgen. Das Pflegepersonal unterstützt den Arzt bei der körperlichen Anamnese, meldet angeordnete Untersuchungen an und bringt bei Bedarf das Blut ins Labor oder Blutdepot. Im Blutdepot können Blutkonserven, Plasma oder andere Blutbestandteile angefordert werden.
3. Gegebenenfalls erfolgt eine **Schmerzlinderung** durch Analgetika, wenn möglich erst nach der körperlichen Untersuchung durch den Arzt und nur auf schriftliche Anordnung.
4. **Die Verletzung wird vor der apparativen Diagnostik provisorisch versorgt:**
   - Wichtig ist v. a., dass die betroffene Extremität nicht eingeengt wird! Dazu muss jede Art von Schmuck entfernt werden, Ringe müssen ggf. aufgesägt werden. Auch Kleidung wie Hemdärmel oder aufgekrempelte Hosenbeine können einengen.
   - Bei Schwellung ist sofortige Kühlung und Hochlagerung notwendig.
   - Frakturen werden gelagert und geschient. Bei Fehlstellung und Schonhaltung sollte die Schienung an diese angepasst werden. Vor der Röntgenuntersuchung wird i. d. R. kein Versuch unternommen, die Extremität in die Funktionsstellung zu bringen. Das Schienungsmaterial muss durchlässig für Röntgenstrahlen sein.
   - Bei offenen Frakturen muss sofort eine sterile Abdeckung erfolgen. Hier muss eine sofortige Weiterleitung an den Arzt erfolgen.
   - Bei Luxationen ist eine Reposition vor dem Röntgen möglich, bei Sprunggelenksluxation ist sie sofort nötig. Bei Schulter- und Hüftluxationen sollte vor der Reposition eine Fraktur ausgeschlossen werden.

ACHTUNG
Frakturen großer Röhrenknochen wie Humerus und Femur können einen erheblichen Blutverlust zur Folge haben; hier steht die Überwachung der Vitalzeichen mit im Vordergrund.

5. Danach wird der **Patient zu den verschieden Untersuchungen** wie Röntgen, Ultraschall oder Computertomografie **begleitet** und, wenn nötig, auch **dort überwacht**.
6. Ist der Patient wieder zurück, **bespricht der Arzt** die Ergebnisse und das weitere Vorgehen mit ihm, evtl. auch mit den Angehörigen. Falls operiert werden muss, gehören die Vorbereitung von Operationspapieren, EKG schreiben und die Verabreichung von Medikamenten, hauptsächlich Analgetika und Antibiotika, zu den pflegerischen Aufgaben.
7. Weitere Aufgaben sind abhängig von der Art der Verletzung:
   - ggf. konservative Versorgung der Verletzung durch Gipsverband, Schiene oder Spezialschuh.
   - ggf. Vorbereiten von chirurgischen Wundversorgungen. Vor jeder Wundversorgung muss eine ausreichende Schmerzausschaltung betrieben werden. Es gibt hierzu verschiedene Möglichkeiten wie die Lokalanästhesie oder die Plexusanästhesie, aber auch zentral wirksame Medikamente führen zu einer Schmerzlinderung. Es ist wichtig, die Einwirkzeit der Anästhetika zu beachten.
8. **Entlassung** bzw. **Übergabe** an die weiter versorgende Einheit (OP, Station). Viele Patienten können die Notaufnahme nach einer ambulanten Versorgung wieder verlassen. Wichtig ist, dass sie einen Arztbrief an den weiter behandelnden Arzt mitbekommen, ggf. auch eine Bestätigung für durchgeführte Impfungen oder verabreichte Medikamente. Sollte die Einnahme bestimmter Medikamente notwendig sein, muss darauf geachtet werden, dass der Patient entweder die Möglichkeit hat, sich diese zu besorgen oder dass sie ihm in ausreichender Menge mitgegeben werden. Auch die vorübergehende Versorgung mit Hilfsmitteln sollte sichergestellt werden, z. B. Unterarmgehstützen, Sprunggelenksorthesen. Der Patient sollte weiterhin Informationen über Fadenzug, evtl. Vorsicht bei Nässe (Haarwäsche), abschwellende Maßnahmen wie Kühlung und Lagerung bekommen und evtl. darüber, was nach der Versorgung mit Gips zu beachten ist, z. B. Beobachtung der Durchblutung, Sensorik und Motorik.

Während des Aufenthalts in der traumatologischen Erstversorgung sind die Beobachtungskriterien in ▶ Abb. 14.15 wichtig.

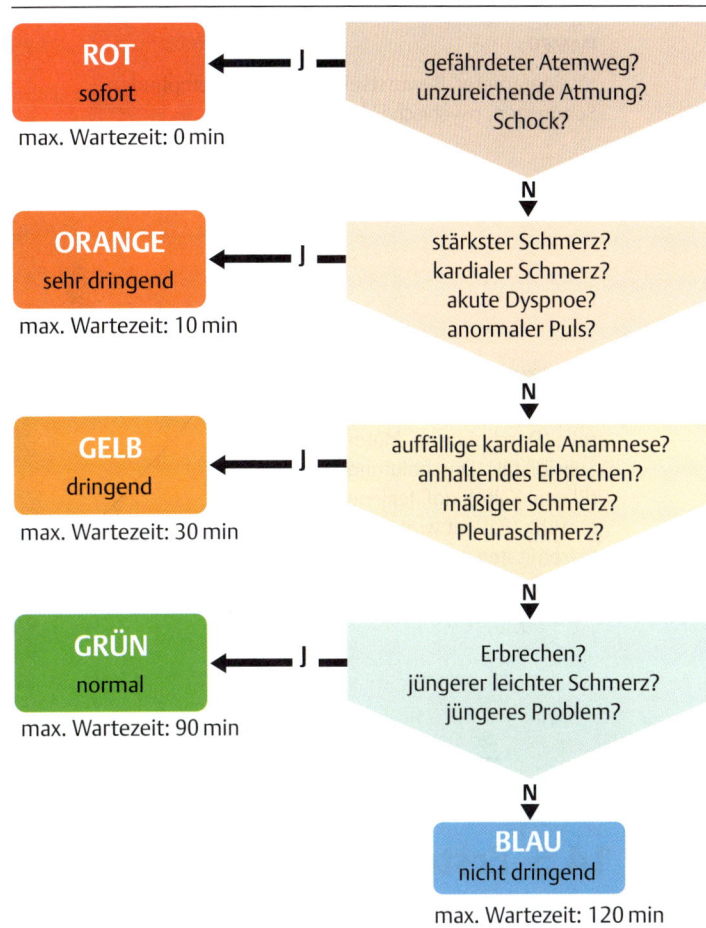

Abb. 14.14 Ersteinschätzung nach MTS für Thoraxschmerz.

Diagramm zur Ersteinschätzung in der Notaufnahme nach dem Manchester Triage System (MTS). Die angegebenen maximalen Wartezeiten beziehen sich auf Deutschland, sie unterscheiden sich von denen des britischen Gesundheitssystems.

14 Notfallsituationen

Abb. 14.15 Beobachtungskriterien bei Traumata.

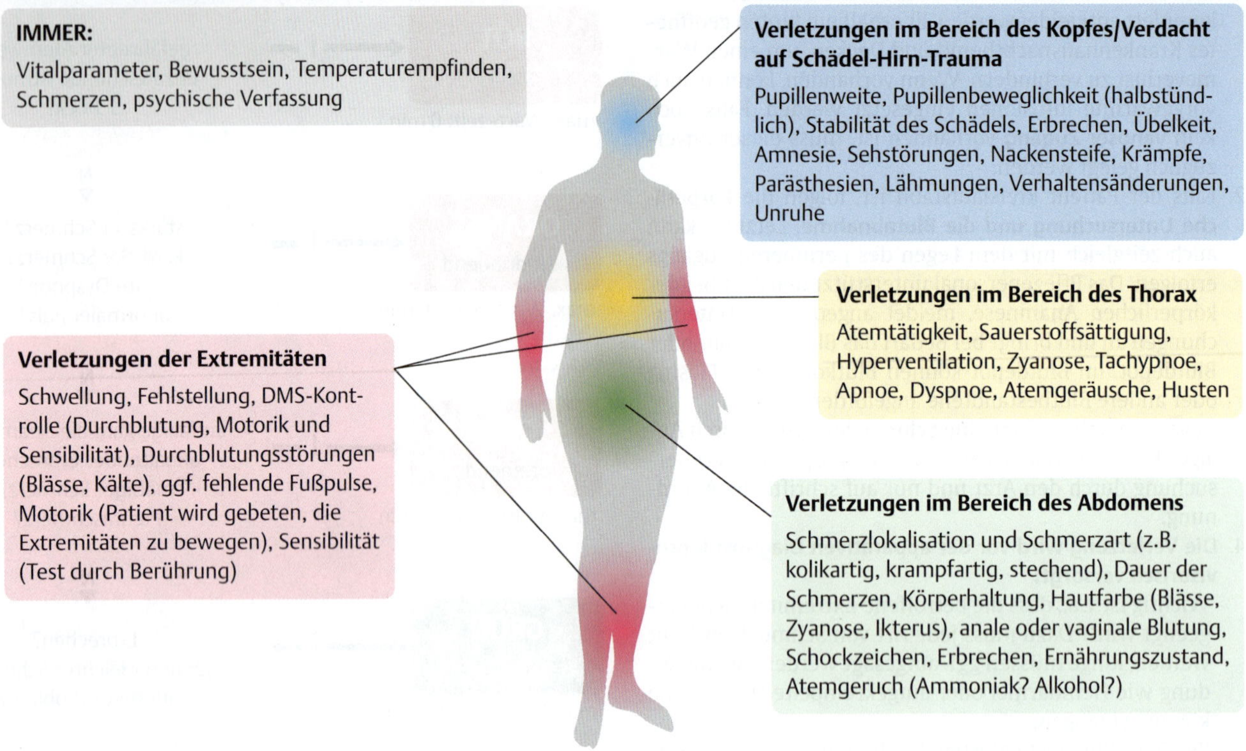

IMMER: Vitalparameter, Bewusstsein, Temperaturempfinden, Schmerzen, psychische Verfassung

Verletzungen im Bereich des Kopfes/Verdacht auf Schädel-Hirn-Trauma
Pupillenweite, Pupillenbeweglichkeit (halbstündlich), Stabilität des Schädels, Erbrechen, Übelkeit, Amnesie, Sehstörungen, Nackensteife, Krämpfe, Parästhesien, Lähmungen, Verhaltensänderungen, Unruhe

Verletzungen im Bereich des Thorax
Atemtätigkeit, Sauerstoffsättigung, Hyperventilation, Zyanose, Tachypnoe, Apnoe, Dyspnoe, Atemgeräusche, Husten

Verletzungen der Extremitäten
Schwellung, Fehlstellung, DMS-Kontrolle (Durchblutung, Motorik und Sensibilität), Durchblutungsstörungen (Blässe, Kälte), ggf. fehlende Fußpulse, Motorik (Patient wird gebeten, die Extremitäten zu bewegen), Sensibilität (Test durch Berührung)

Verletzungen im Bereich des Abdomens
Schmerzlokalisation und Schmerzart (z.B. kolikartig, krampfartig, stechend), Dauer der Schmerzen, Körperhaltung, Hautfarbe (Blässe, Zyanose, Ikterus), anale oder vaginale Blutung, Schockzeichen, Erbrechen, Ernährungszustand, Atemgeruch (Ammoniak? Alkohol?)

14.5 Erste Hilfe leisten vor Ort

14.5.1 Allgemeines Vorgehen

Rechtlich ist jeder Mensch gemäß §323c Strafgesetzbuch (unterlassene Hilfeleistung) verpflichtet, bei einem Notfall seinen Fähigkeiten entsprechend Erste Hilfe zu leisten, soweit ihm dies zumutbar ist. Aber auch moralisch gesehen sollte jeder nach bestem Wissen und Gewissen einem in Not geratenen Menschen helfen. Dies bedeutet für medizinisch geschulte Personen wie Krankenpflegepersonal, dass eine entsprechende Professionalität auch im Rahmen einer Ersten Hilfe bei einem Notfall außerhalb der Klinik erwartet wird.

Über die Telefonnummer 112 (ohne Vorwahl auch über ein Handy) kann europaweit jederzeit ein Notruf getätigt werden. Dabei sollte knapp und präzise Auskunft gegeben und die 5 W beachtet werden:
- **W**o ist der Notfall/Unfall?
- **W**as ist geschehen?
- **W**ie viele Verletzte/Betroffene sind zu versorgen?
- **W**elche Verletzungen oder Krankheitszeichen haben die Betroffenen?
- **W**arten Sie immer auf Rückfragen der Rettungsleitstelle!

Außer den oben beschriebenen klinischen Notfällen treten außerhalb des Krankenhauses folgende Erste-Hilfe-Situationen häufig auf. Die jeweiligen Maßnahmen orientieren sich an den Angaben des Deutschen Roten Kreuzes.

WISSEN TO GO

Erste Hilfe vor Ort – allgemeines Vorgehen

112 wählen und die 5 W beachten:
- **W**o ist der Notfall/Unfall?
- **W**as ist geschehen?
- **W**ie viele Verletzte/Betroffene sind zu versorgen?
- **W**elche Verletzungen oder Krankheitszeichen haben die Betroffenen?
- **W**arten Sie immer auf Rückfragen der Rettungsleitstelle!

14.5.2 Intoxikationen

Auf eine Intoxikation (Vergiftung) weisen plötzlich auftretende Krankheitssymptome wie Übelkeit, Durchfälle, Schwindel, Schweißausbrüche, Bewusstseinsstörungen, Krämpfe oder Atemdepression hin. Bestimmte äußere Umstände erhärten den Verdacht, z.B. herumliegende leere Medikamentenverpackungen oder wenn bei mehreren Personen gleichzeitig ähnliche Symptome nach einer gemeinsamen Mahlzeit auftreten.

Erste-Hilfe-Maßnahmen • Hierzu gehören:
- Vitalparameter überprüfen und den Notruf tätigen. Bei Verdacht auf eine Gasvergiftung den Betroffenen an die frische Luft bringen. Der Helfer sollte dabei die Luft anhalten.
- Bei Bedarf werden Reanimationsmaßnahmen eingeleitet (S. 286). Bei Verdacht auf eine innere Verätzung oder auf eine Vergiftung mit Kohlenmonoxid (Rauchgasvergiftung) sollten Helfer auf eine Beatmung ohne Beatmungsbeutel verzichten, um sich selbst nicht zu gefährden.

- Ein Bewusstloser mit ausreichender Atmung wird in die stabile Seitenlage gebracht.
- Betroffene, die bei Bewusstsein sind, sollten gefragt werden, was geschehen ist.
- Dann sollte der **Giftnotruf gerufen** werden: **030/19240** (oder auch die gleiche Rufnummer mit der Vorwahl 0551, 06131, 06841, 0761 oder 089). Den Anweisungen der Giftnotrufzentrale wird gefolgt, bis der Rettungsdienst kommt (z. B. schluckweise Wasser ja/nein).
- Helfer sollten sich durch Handschuhe schützen.
- Der Betroffene sollte nicht zum Erbrechen gebracht werden.
- Giftreste und/oder Erbrochenes sollte sichergestellt und dem Rettungsdienst mitgegeben werden.

WISSEN TO GO

Erstmaßnahmen Intoxikationen

- Vitalparameter überprüfen und Notruf tätigen
- bei Verdacht auf Gasvergiftung Betroffenen an die Luft bringen
- Bei Bedarf Reanimationsmaßnahmen einleiten. Bewusstlose mit ausreichender Atmung in stabile Seitenlage bringen.
- **Giftnotruf anrufen: 030/19240**
- Helfer sollten sich durch Handschuhe schützen.
- Betroffene nicht zum Erbrechen bringen.
- Giftreste und/oder Erbrochenes sicherstellen.

14.5.3 Verletzungen

Bei jedem Unfall ist es zunächst wichtig, sich selbst zu schützen und die Unfallstelle zu sichern. Erst dann sollten Verletzte geborgen und an einen sicheren Ort gebracht werden. Die Vitalparameter sollten überprüft und der Notruf getätigt werden. Bei Bedarf werden Reanimationsmaßnahmen eingeleitet (S. 286). Bewusstlose mit ausreichender Atmung werden in die stabile Seitenlage gebracht.

Innere Verletzungen • Folgendes sollte beachtet werden:
- Prellungen, Bewusstseinseintrübungen, Schocksymptome (z.B. Tachykardie, kalter Schweiß), Atemnot oder Bluthusten können auf innere Verletzungen hinweisen.
- Eine vom Betroffenen eingenommene Schonhaltung sollte unterstützt werden. Bei Bauchschmerzen kann eine Knierolle zur Entlastung der Bauchdecke eingesetzt werden.
- Muss ein Verletzter mit Atemnot verlagert werden, sollte nicht der Brustkorb umfasst werden, sondern der Verletzte unter den Achselhöhlen angehoben werden.

Äußere Verletzungen • Folgendes sollte beachtet werden:
- Ersthelfer sollten sich Handschuhe anziehen und äußere Wunden keimfrei verbinden.
- Blutungen sollten durch einen Druckverband gestillt werden, z.B. durch die Auflage eines zweiten Verbandpäckchens in der Mitte des Verbands. Bei starken Blutungen sollte möglichst keimarmes Material (z.B. Kompressen) so lange auf die Wunde gedrückt werden, bis die Blutung steht.
- Fremdkörper sollten nicht entfernt werden, weil dadurch die Gefahr einer zusätzlichen Blutung/Verletzung besteht.
- Puder, Salben oder Sprays sollten nicht angewendet werden.

Knochenbrüche • Folgendes sollte beachtet werden:
- Der Bruchbereich sollte mit geeignetem Polstermaterial (z. B. Decken) ruhiggestellt werden.
- Offene Brüche sollten steril abgedeckt werden.
- Geschlossene Brüche sollten zur Schmerzlinderung möglichst gekühlt werden.

WISSEN TO GO

Erstmaßnahmen Verletzungen

- Unfallstelle sichern, Verletzte bergen
- Vitalparameter überprüfen, Notruf tätigen
- ggf. Reanimationsmaßnahmen einleiten
- Bewusstlose mit Atmung in stabile Seitenlage bringen

Innere Verletzungen:
- Anzeichen: Prellungen, verschlechterter Allgemeinzustand, Schock, Atemnot, Bluthusten
- Schonhaltung unterstützen, bei Bauchschmerzen evtl. Knierolle einsetzen
- bei Verletzten mit Atemnot nicht den Brustkorb umfassen

Äußere Verletzungen:
- Handschuhe anziehen, Wunden keimfrei verbinden
- Blutungen durch Druckverband stillen, keine Fremdkörper entfernen

Knochenbrüche:
- Bruchbereich mit Polstermaterial ruhigstellen
- offene Brüche steril abdecken
- geschlossene Brüche kühlen

14.5.4 Verätzungen

Verätzungen entstehen z. B. durch Hautkontakt mit starken Laugen oder Säuren (▶ Abb. 14.16). Es kommt zu Gewebeschäden bis hin zu Nekrosen, weil die ätzenden Substanzen Eiweißmoleküle der Haut zerstören. Verätzungen sind äußerst schmerzhaft.

Abb. 14.16 Verätzungsgefahr.

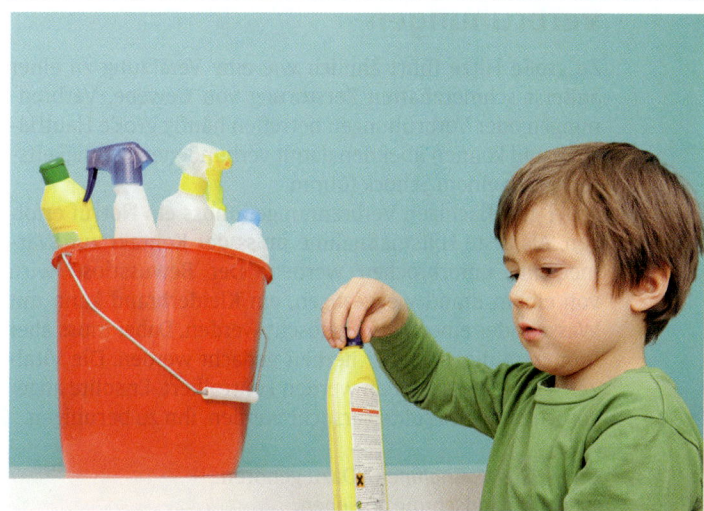

Im Alltag sind wir an vielen Stellen von potenziell ätzenden Stoffen umgeben. Putzmittel können z. B. Stoffe enthalten, die stark ätzend sind. Gerade der Kontakt mit Schleimhäuten kann zu extremen Reaktionen führen.

14 Notfallsituationen

Erste-Hilfe-Maßnahmen • Hierzu gehören:
- Notruf absetzen und Schutzhandschuhe anziehen, um sich selbst vor Verätzungen zu schützen.
- Vorsichtig alle benetzten Kleidungsstücke entfernen. Den betroffenen Bereich mit fließendem Wasser spülen (mit möglichst wenig Druck). Wenn kein Wasser vorhanden ist, die ätzenden Stoffe mit Kompressen abtupfen.
- Bei Verätzungen des Auges den Betroffenen zur Seite des verletzten Auges drehen und mit fließendem Wasser spülen.
- Bei Verätzungen des Verdauungstrakts den Betroffenen in kleinen Schlucken trinken lassen (Leitungswasser oder Tee).

ACHTUNG
Den Betroffenen nicht zum Erbrechen bringen, weil die ätzende Substanz die verletzte Schleimhaut dadurch noch einmal verätzen kann.

- Benutztes Wasser nicht wieder verwenden. Jeden Tupfer nur einmal benutzen.
- Sterilen Verband anlegen.
- Betroffenen Körperteil hochlagern.
- Betroffene sollten ärztlich versorgt werden. Bei großflächigen Verletzungen sollte ein Notruf erfolgen. Verätzungen des Auges müssen augenärztlich behandelt werden.

WISSEN TO GO

Erstmaßnahmen Verätzungen

- Notruf absetzen und Schutzhandschuhe anziehen
- benetzte Kleidungsstücke entfernen, betroffen Bereich mit Wasser spülen oder mit Kompressen abtupfen
- bei Verätzungen des Auges Betroffenen zur Seite des verletzten Auges drehen und mit Wasser spülen
- bei Verätzungen des Verdauungstrakts Betroffenen in kleinen Schlucken trinken lassen
- benutztes Wasser nicht wieder verwenden. Jeden Tupfer nur einmal benutzen.
- sterilen Verband anlegen
- betroffenen Körperteil hochlagern

14.5.5 Verbrennungen oder Verbrühungen

Zu große Hitze führt ähnlich wie eine Verätzung zu einer äußerst schmerzhaften Zerstörung von Gewebe. Verbrennungen oder Verbrühungen betreffen häufig große Hautflächen und können über den damit verbundenen Flüssigkeitsverlust zu einem Schock führen.

Bei großflächigen Verbrennungen muss ein Notruf erfolgen. Als erste Hilfsmaßnahme muss der Kontakt zur Wärmequelle unterbrochen werden: Der Bewusstlose wird von einem Brand weggezogen, ein Kleiderbrand kann mit Wasser oder einer Decke gelöscht werden. Dabei muss aber immer an die eigene Sicherheit gedacht werden. Die Vitalzeichen des Betroffenen werden kontrolliert. Er sollte angesprochen und es sollte versucht werden, ihn zu beruhigen.

Erste-Hilfe-Maßnahmen • Dazu gehören:
- Schutzhandschuhe anziehen.
- Kleinflächige Verbrennungen können etwa 2 Minuten mit lauwarmem Wasser abgekühlt werden, um die Schmerzen zu lindern.
- Großflächigere Verbrennungen sollten aufgrund der Gefahr der Unterkühlung nicht gekühlt werden (Verbrennungen, deren Fläche größer ist als 2 DIN-A4-Seiten).

ACHTUNG
Brandblasen sollten nicht geöffnet werden. Mit der Haut verklebte Kleidung sollte nicht entfernt werden. Es sollten keine Salben oder Hausmittel aufgebracht werden.

- Brandwunden sollten locker und keimfrei abgedeckt werden, z. B. mit einem Verbandtuch.
- Der Betroffene sollte zugedeckt werden. Ist er bewusstlos, wird er in die stabile Seitenlage gebracht.

Weil sich die Gewebsschädigung bei Verbrennungen im Verlauf weiterentwickelt, lässt sich deren Ausmaß erst nach einigen Tagen beurteilen. Über die weitere Behandlung von Patienten mit schweren Verbrennungen lesen Sie im Kap. 45 „Grundlagen der Intensivpflege" (S. 794).

WISSEN TO GO

Erstmaßnahmen Verbrennungen oder Verbrühungen

- großflächige Verbrennungen: Notruf absetzen, Vitalzeichen kontrollieren (Schockgefahr!)
- Schutzhandschuhe anziehen
- kleinflächige Verbrennungen 2 Minuten mit lauwarmem Wasser kühlen
- Brandblasen nicht öffnen, mit der Haut verklebte Kleidung nicht entfernen
- keine Salben oder Hausmittel verwenden
- Brandwunden locker und keimfrei abdecken
- Betroffenen zudecken, stabile Seitenlage bei Bewusstlosen

14.5.6 Kälteschäden

Kälte kann zu einer systemischen Unterkühlung und zu lokalen Erfrierungen führen.

Unterkühlung

In besonders kalten Wintern kommt es auch in Deutschland immer wieder vor, dass Menschen unterkühlen. Gefährdet sind z. B. Jugendliche, die nach einem exzessiven Alkoholkonsum (Komasaufen) draußen einschlafen, aber auch Obdachlose. Wenn die Körpertemperatur unter 35 °C sinkt, kommt es zunächst zu Muskelzittern. Später treten Bewusstseinsstörungen auf, Puls- und Atemfrequenz sinken bis hin zu einem Herz-Kreislauf-Stillstand.

Erste-Hilfe-Maßnahmen • Dazu gehören:
- Die Vitalzeichen kontrollieren und ggf. mit der Reanimation beginnen (S. 286).
- Notruf absetzen.
- Wenn keine Reanimation notwendig ist, den Unterkühlten in einen Bereich mit Zimmertemperatur bringen.
- Nasse Kleidung sollte entfernt und der Betroffene in Decken eingehüllt werden.
- Der Betroffene sollte sich möglichst nicht bewegen (auch nicht passiv).
- Warme Getränke sollten verabreicht werden.

ACHTUNG
Der Betroffene sollte nicht in Schocklage gebracht werden, die Gliedmaßen sollten nicht massiert werden.

Lokale Erfrierungen

Ist ein Körperteil zu lange einem Kältereiz ausgesetzt, nimmt seine Durchblutung stark ab. Dadurch kann Gewebe geschädigt werden oder sogar absterben. Besonders Menschen mit Durchblutungsstörungen sind gefährdet, Erfrierungen zu erleiden. Weil eine lokale Unterkühlung aber in einem frühen Stadium nicht schmerzt, sondern eher ein taubes Gefühl verursacht, kann es auch bei Gesunden zu Erfrierungen kommen.

Erste-Hilfe-Maßnahmen • Dazu gehören:
- Erfrorene Körperregionen sollten ruhiggestellt werden.
- Ersthelfer sollten versuchen, die Körperregionen durch die eigene Körperwärme zu erwärmen (nicht bei gefrorenen Körperteilen).
- Erfrorene Körperteile sollten möglichst locker mit sterilem Material abgedeckt werden, z.B. mit einem Verbandtuch.

ACHTUNG
Ganz wichtig ist, dass keine aktive Wärme zugeführt wird, z.B. durch Reibung oder eine Wärmflasche.

WISSEN TO GO

Erstmaßnahmen Kälteschäden

Unterkühlung
- Vitalzeichen kontrollieren, ggf. mit Reanimation beginnen
- Notruf absetzen, Unterkühlten in Bereich mit Zimmertemperatur bringen
- nasse Kleidung entfernen, Betroffenen in Decken hüllen
- Betroffener sollte sich möglichst nicht bewegen
- **Nicht** in Schocklage bringen, Gliedmaßen **nicht** massieren
- warme Getränke verabreichen

Lokale Erfrierungen
- erfrorene Körperregionen ruhigstellen
- Körperregionen durch eigene Körperwärme erwärmen (nicht bei gefrorenen Körperteilen)
- **keine** aktive Wärme zuführen
- erfrorene Körperteile möglichst locker mit sterilem Material abdecken

14.5.7 Elektrounfälle

Strom kann im menschlichen Körper zu Verletzungen durch Überhitzung und zum Tod durch Herzrhythmusstörungen führen. Zusätzlich können sich Muskeln unter Strom derart verkrampfen, dass erstens die Stromquelle nicht mehr losgelassen werden kann und zweitens Muskelrisse und Knochenfrakturen auftreten können.

ACHTUNG
Berühren Sie niemals einen Menschen, der an einer Stromquelle „klebt", Sie könnten dann ebenfalls einen Stromschlag erleiden. Schalten Sie stattdessen zuerst den Strom ab (Hauptschalter umlegen) und entfernen Sie den Netzstecker. Ist das nicht möglich, holen Sie sich ein isolierendes, also nicht stromleitendes Hilfsmittel, z.B. einen Besenstiel, und trennen Sie den Betroffenen damit von der Stromquelle, bevor Sie Erste Hilfe leisten.

Besonders vorsichtig muss bei Hochspannungsunfällen gehandelt werden, z.B. bei einem Zugunfall. Hier kann sich ein Spannungstrichter aufbauen. Der Gefahrenbereich sollte erst betreten werden, wenn entsprechendes Fachpersonal ihn freigegeben hat. Auch ein Blitzunfall ist ein Hochspannungsunfall, hier sind aber – wegen der raschen Entladung – keine besonderen Vorsichtsmaßnahmen zu beachten.

Die meisten Stromunfälle finden im Niederspannungsbereich statt (bis 1000 Volt). Dazu gehört der Haushaltsstrom. Hier findet sich eine Wechselspannung von 230 Volt. Sie ist deshalb besonders gefährlich, weil der Strom sich die Spannung immer wieder neu aufbaut und dabei jedes Mal ein Kammerflimmern auslösen kann.

Erste-Hilfe-Maßnahmen • Dazu gehören:
- Die Atmung und die Herz-Kreislauf-Funktion sollten sichergestellt werden, ggf. werden Reanimationsmaßnahmen eingeleitet.
- Wenn das Bewusstsein nach einem Stromunfall gestört ist (auch im Sinne einer Unruhe), sollte ein Notruf abgesetzt werden.
- Verbrennungen an Ein- und Austrittsstellen (Strommarken, ▶ **Abb. 14.17**) sollten versorgt werden.
- Sekundärverletzungen sollten ebenfalls versorgt werden, z.B. nach einem Sturz von einer Leiter.

Abb. 14.17 Strommarke.

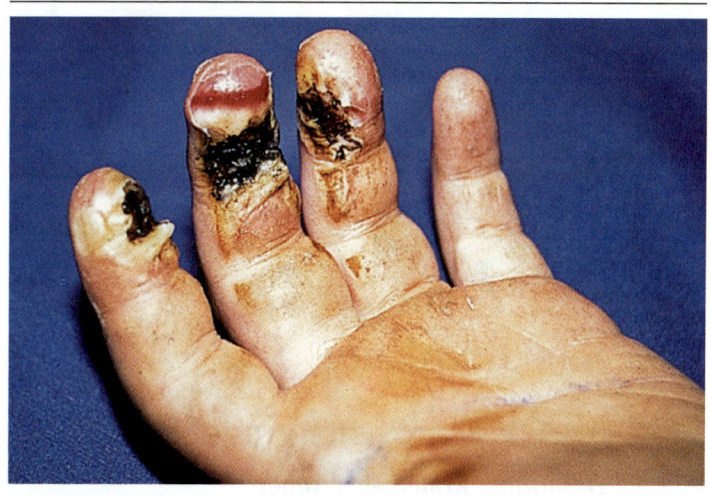

WISSEN TO GO

Erstmaßnahmen Elektrounfälle

Elektrounfälle können zu Verletzungen durch Überhitzung, Herzrhythmusstörungen und Verkrampfungen führen. Menschen, die an einer Stromquelle „kleben", sollten niemals berührt, sondern der Stromkreis zuvor unterbrochen werden. Bei Hochspannungsunfällen den Gefahrenbereich erst betreten, wenn entsprechendes Fachpersonal ihn freigegeben hat.
- Atmung und Herz-Kreislauf-Funktion sicherstellen, ggf. Reanimationsmaßnahmen einleiten
- bei Bewusstseinsstörungen Notruf absetzen
- Verbrennungen an Ein- und Austrittsstellen und Sekundärverletzungen versorgen

15 Hygiene

15.1 Grundlagen der Infektionslehre

15.1.1 Krankheitserreger

Definition **Krankheitserreger**
Krankheitserreger sind Organismen, die in anderen Lebewesen eine Infektion oder übertragbare Krankheit auslösen können. Diese Eigenschaft bezeichnet man als Pathogenität. Nicht alle Erreger sind gleich pathogen. Es gibt fakultativ pathogene Erreger, die nur bei einem geschwächten Immunsystem pathogen sind, während obligat pathogene Erreger auch bei einem intakten Immunsystem eine Infektion auslösen können. Einige Erreger befallen nur bestimmte Organe wie etwa die Atemwege, andere nur bestimmte Gewebe.

Zu den Krankheitserregern zählen Bakterien, Viren, Pilze, Parasiten (Würmer und Protozoen) und Prionen.

Bakterien • Bakterien sind einzellige Kleinstlebewesen, die sich durch Zellteilung vermehren. Sie haben einen Durchmesser von 0,1 – 700 μm und können unter dem Lichtmikroskop betrachtet werden. Bakterien können unterschiedlich eingeteilt werden
- Nach ihrem Aussehen unterscheidet man z. B. kugel-, stäbchen-, faden- oder schraubenförmige Bakterien.
- Unterteilt man sie nach ihrem Färbeverhalten unter dem Mikroskop, gibt es gramnegative und grampositive Bakterien.
- Weiterhin gibt es aerobe Bakterien, die zum Überleben Sauerstoff benötigen, und anaerobe Bakterien, die nur ohne Sauerstoff überleben.

Nicht alle Bakterien machen uns krank, mit sehr vielen leben wir zusammen in einer Symbiose. Auf und in unserem Körper befinden sich unzählige Bakterien, die für unsere Gesundheit wichtig sind. Hierzu zählen z. B. die Bakterien der Darmflora, die für die Verdauung unerlässlich sind. Aber auch die Haut ist mit einer Vielzahl von Bakterien besiedelt. Diese physiologische Hautflora schützt die Haut vor dem Befall mit schädlichen Keimen.

Viren • Viren sind im klassischen Sinn keine Lebewesen, da sie keinen eigenen Stoffwechsel besitzen. Sie sind noch kleiner als Bakterien und können nur mit einem Elektronenmikroskop sichtbar gemacht werden. Viren benötigen immer eine Wirtszelle, um sich vermehren zu können. Sie bestehen aus Nukleinsäure, auf der ihre Erbinformationen gespeichert sind. Bei den Viren unterscheidet man RNA- und DNA-Viren und unbehüllte von behüllten Viren mit einer Lipidhülle. Diese Unterscheidung spielt bei der Desinfektion eine entscheidende Rolle.

Pilze • Sie haben im Gegensatz zu den Bakterien und Viren einen Zellkern und Zellorganellen. Pilze können sich über Sporen vermehren, die sehr widerstandsfähig und dadurch schwer abzutöten sind. Als Krankheitserreger kommen vor allem Hefen (Sprosspilze, z. B. Candida) und Schimmelpilze in Betracht.

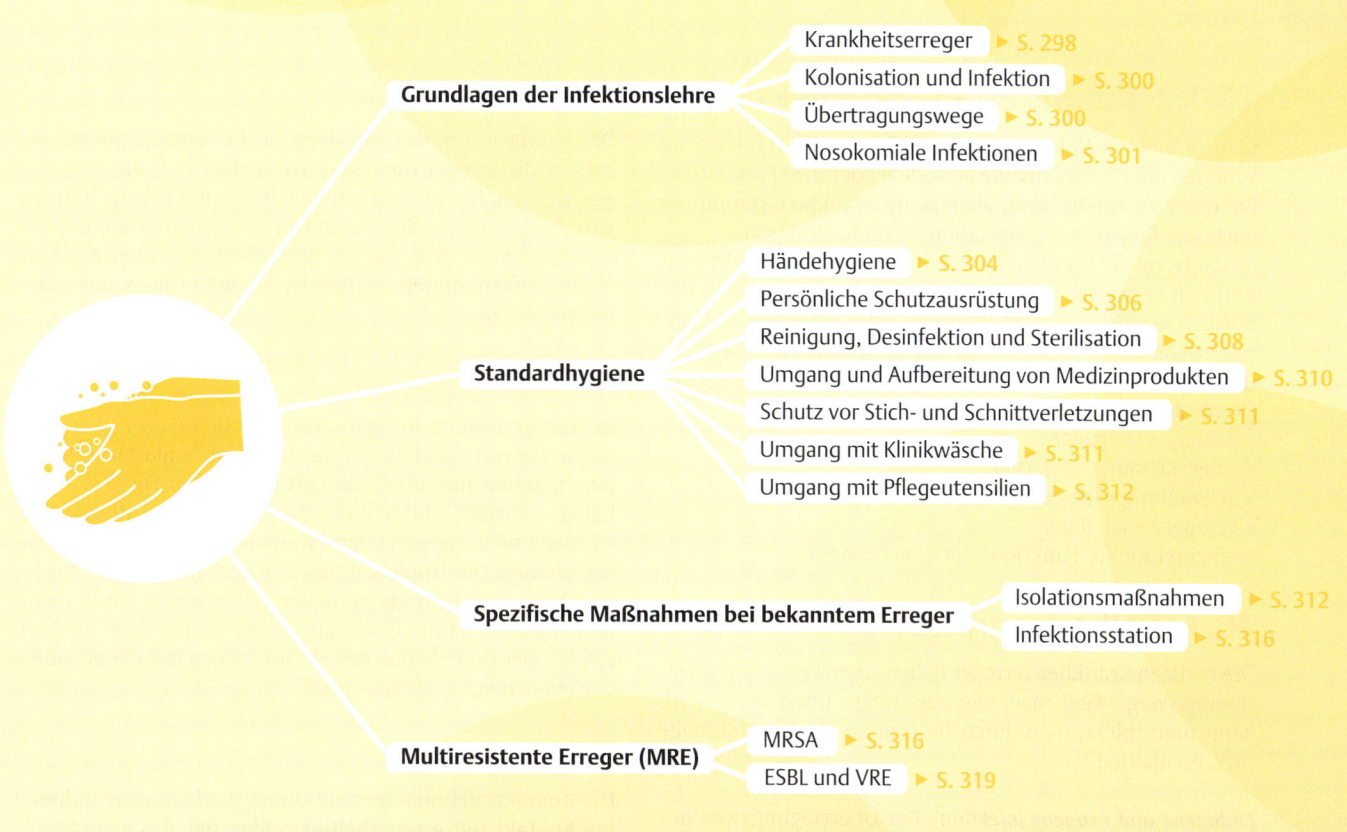

Grundlagen der Infektionslehre
- Krankheitserreger ▶ S. 298
- Kolonisation und Infektion ▶ S. 300
- Übertragungswege ▶ S. 300
- Nosokomiale Infektionen ▶ S. 301

Standardhygiene
- Händehygiene ▶ S. 304
- Persönliche Schutzausrüstung ▶ S. 306
- Reinigung, Desinfektion und Sterilisation ▶ S. 308
- Umgang und Aufbereitung von Medizinprodukten ▶ S. 310
- Schutz vor Stich- und Schnittverletzungen ▶ S. 311
- Umgang mit Klinikwäsche ▶ S. 311
- Umgang mit Pflegeutensilien ▶ S. 312

Spezifische Maßnahmen bei bekanntem Erreger
- Isolationsmaßnahmen ▶ S. 312
- Infektionsstation ▶ S. 316

Multiresistente Erreger (MRE)
- MRSA ▶ S. 316
- ESBL und VRE ▶ S. 319

Parasiten • Parasiten sind Lebewesen, die andere Lebewesen (Wirt) befallen und von ihnen leben. Diesen Wirt nutzen sie auch zur Fortpflanzung und Vermehrung. Zu den Parasiten zählen unter anderem Amöben, Milben, Zecken und Würmer. Es gibt Blut-, Darm- und Gewebeparasiten (Hautparasiten).

Prionen • Prionen kommen sowohl im tierischen als auch im menschlichen Organismus vor. Bis heute gibt es über den Ursprung eines Prions nur Hypothesen. Der Name leitet sich vom Englischen ab: „proteinaceous infectious particle" = proteinartiges infektiöses Partikel.

 WISSEN TO GO

Krankheitserreger

Krankheitserreger sind Organismen, die in anderen Lebewesen eine Infektion oder übertragbare Krankheit auslösen können. Zu ihnen zählen: Bakterien, Viren, Pilze, Parasiten und Prionen.

Abb. 15.1 Krankheitserreger.

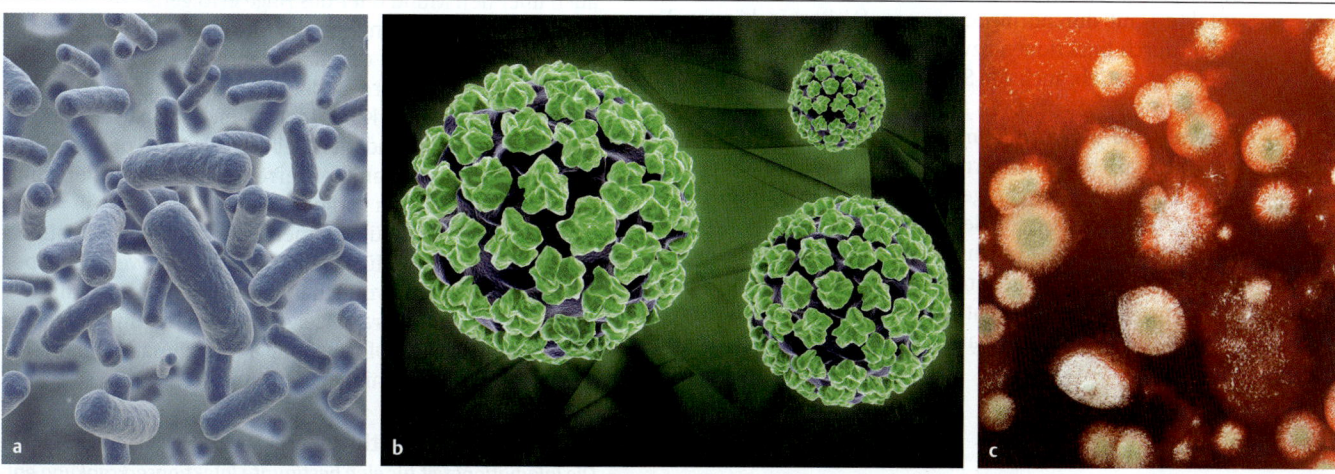

a Bakterien. © Jezper/Fotolia.com
b Viren. © abhijith3747/Fotolia.com
c Schimmelpilze. © nikkytok/Fotolia.com

15.1.2 Kolonisation und Infektion

Man spricht von **Kolonisation**, wenn Erreger die Haut, offene Wunden oder Schleimhäute besiedeln oder in Sekreten oder Exkreten zu finden sind, aber keine Krankheitssymptome auslösen. Eine reine Kolonisation ist keine Infektion.

Erst wenn die Krankheitserreger in den Körper eindringen und sich vermehren und dadurch eine Abwehrreaktion des Körpers auslösen, spricht man von einer **Infektion**. Grundsätzlich lässt sich die Infektion von der Kolonisation dadurch unterscheiden, dass bei der Infektion i.d.R. **Zeichen einer Entzündung** bestehen:

- Rötung = lat. *rubor*
- Überwärmung = lat. *calor*
- Schwellung = lat. *tumor*
- Schmerz = lat. *dolor*
- eingeschränkte Funktion = lat. *functio laesa*

15.1.3 Übertragungswege

Die meisten Krankheitserreger haben einen typischen Übertragungsweg. Weiß man, wie ein Erreger übertragen wird, kann man Infektionen durch bestimmte Hygienemaßnahmen vermeiden.

Endogene und exogene Infektion • Der Übertragungsweg beginnt bei der Infektionsquelle. Am häufigsten stammt der Erreger aus der Umgebung, man spricht von einer exogenen Infektion. Infiziert man sich mit körpereigenen Erregern, handelt es sich um eine endogene Infektion. Gelangen z. B. Darmkeime an Stellen im Körper, wohin sie nicht hingehören, können diese an sich harmlosen Bakterien dort eine Infektion auslösen, z. B. eine Blasenentzündung.

Direkte und indirekte Übertragung • „Direkt" bedeutet, die Erreger gehen direkt von einem Menschen auf den anderen über. Indirekt wird eine Infektion dann weitergegeben, wenn sie über einen Zwischenträger übertragen wird. Zwischenträger können Staub, Wasser, Gegenstände, Lebensmittel, aber auch Vektoren (z. B. Insekten) und andere Personen sein.

Eintrittspforten • Es gibt unterschiedliche Eintrittspforten für Krankheitserreger im menschlichen Körper. Die meisten Erreger dringen durch die natürlichen Körperöffnungen ein. Auch über Hautwunden oder Gefäßzugänge kann ein Erreger in den Körper gelangen. Ebenso gibt es Erreger, die die intakte Haut durchdringen können. Weiterhin können Erreger durch Injektionen bzw. durch Needlesharing (den gemeinsamen Gebrauch von Spritzen) in den Körper gelangen.

Enterale und parenterale Infektion • Von enteraler Infektion spricht man, wenn die Erreger über den Verdauungstrakt bzw. über den Mund aufgenommen werden. Unter parenteraler Infektion werden demnach alle Infektionen verstanden, bei denen die Aufnahme nicht über den Verdauungstrakt erfolgt. Hierzu gehören z. B. die Inhalationsinfektion, bei der die Erreger eingeatmet werden, die permuköse Infektion über die Schleimhaut oder die urogenitale Infektion über den Harntrakt.

Tröpfcheninfektion

Der häufigste Übertragungsweg ist die **Tröpfcheninfektion**, bei der die Erreger über **Sekrettröpfchen** ($> 5\,\mu m$) übertragen werden. Die erregerhaltigen Tröpfchen gelangen durch Sprechen, Niesen oder Husten in die Luft und können im Umkreis von 1–4 m von anderen Menschen über das Einatmen aufgenommen werden, in seltenen Fällen auch über Hautverletzungen.

Aerogene Infektion

Bei der aerogenen Infektion werden die Erreger über **sehr kleine Sekrettröpfchen (Aerosole, Tröpfchenkerne $< 5\,\mu m$)** oder **Staubpartikel durch die Luft** übertragen. Diese erregerhaltigen Partikel sind so klein, dass sie von der Luft getragen werden und deswegen relativ weite Entfernungen zurücklegen können. Die Tröpfcheninfektion und die aerogene Infektion können auch unter aerogene Übertragung zusammenfasst werden, da die Übertragung bei beiden über die Luft erfolgt. Der Unterschied besteht im Prinzip nur in der Größe der Tröpfchen.

Kontaktinfektion

Die Kontaktinfektion entsteht durch direkten oder indirekten **Kontakt mit erregerhaltigem Material**, das kann Stuhl, Urin, Sputum, Eiter oder Blut sein. Indirekt werden die Erreger über kontaminierte Gegenstände, Wasser oder Lebensmittel übertragen. Bei der **Schmierinfektion** werden die krankmachenden Erreger aus Stuhl, Blut, Sputum o. Ä. durch eine **Kontamination der Hände** auf Gegenstände „geschmiert" oder direkt in eine Eintrittspforte gebracht, z. B. den Mund oder eine Hautverletzung.

Bei der **fäkal-oralen Infektion** werden Erreger aus dem Stuhl oral aufgenommen. Meist erfolgt die Infektion indirekt über kontaminiertes Wasser oder Lebensmittel, die mit dem Wasser Kontakt hatten oder darin leben (Muscheln oder Fisch). Sie kann aber auch erfolgen, wenn man sich nach dem Stuhlgang nicht die Hände wäscht und die Erreger dann beim Essen in den Mund gelangen. Dies kann vor allem bei Kindern oder bei älteren Menschen mit Demenz vorkommen.

Es gibt Krankheitserreger, die durch direkten Kontakt **sexuell über Samen- oder Vaginalflüssigkeit** übertragen werden. Kleinste Haut- oder Schleimhautdefekte reichen als Eintrittspforte für die Erreger aus. Die Übertragung kann auch über den Mund oder das Auge erfolgen.

Bei einer Übertragung von der Mutter auf ihr ungeborenes Kind spricht man von der **diaplazentaren Übertragung**. Der Krankheitserreger wird dabei von der Plazenta oder dem Fruchtwasser auf das Kind übertragen. Eine Ansteckung im Geburtskanal während der Geburt wird als **perinatal** bezeichnet. Wird ein Krankheitserreger über das Stillen übertragen, so spricht man von **postnatal**.

Wenn ein Erreger über einen tierischen Zwischenüberträger (Vektor) wie Mücke, Floh oder Zecke weitergegeben wird, so spricht man von einer **vektoriellen Übertragung**.

Nachfolgende Infografik zeigt die Übertragungswege, die wichtigsten Eintrittspforten und Hygienemaßnahmen, die eine Übertragung verhindern.

Definition Inkubationszeit
Die Inkubationszeit für eine bestimmte Infektionserkrankung entspricht der Zeit, die vom Eindringen des Krankheitserregers bis zum Auftreten der ersten Symptome vergeht.

WISSEN TO GO

Übertragungswege

- **Infektionsquelle:**
  - exogene Infektion: Erreger aus der Umgebung
  - endogene Infektion: Erreger aus dem eigenen Körper
- **Direkte und indirekte Übertragung:**
  - direkt: von einem Menschen direkt auf den anderen
  - indirekt: über einen Zwischenträger, z. B. Wasser, Gegenstände, Lebensmittel
- **Eintrittspforten:**
  - natürliche Körperöffnungen
  - Hautwunden oder Gefäßzugänge
  - enterale Infektion: über den Verdauungstrakt
  - parenterale Infektion: nicht über den Verdauungstrakt, z. B. Inhalationsinfektion, permuköse Infektion über die Schleimhaut, urogenitale Infektion über den Harntrakt
- **Tröpfcheninfektion:** über Sekrettröpfchen, die durch Sprechen, Niesen oder Husten in die Luft gelangen
- **aerogene Übertragung:** über sehr kleine Sekrettröpfchen (Aerosole) oder Staubpartikel
- **Kontaktinfektion:** direkter oder indirekter Kontakt mit erregerhaltigem Material, z. B. Stuhl, Urin, Sputum, Eiter, Blut, Samen- oder Vaginalflüssigkeit
  - **Schmierinfektion:** Erreger aus Stuhl, Blut, Sputum o. Ä. werden durch eine Kontamination der Hände auf Gegenstände „geschmiert" oder direkt in eine Eintrittspforte gebracht.
  - **fäkal-orale Infektion:** Erreger aus dem Stuhl werden oral aufgenommen, meist indirekt über kontaminiertes Wasser oder Lebensmittel.

Abb. 15.2 AKTION Saubere Hände.

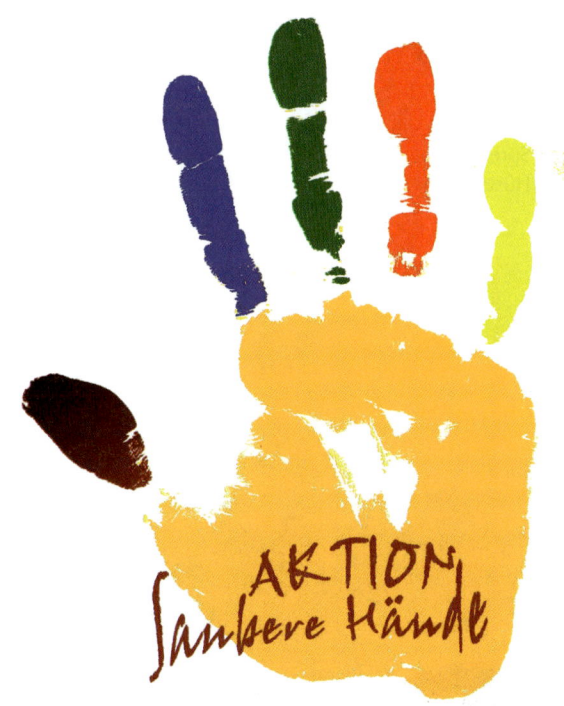

Unzureichend desinfizierte Hände spielen die größte Rolle bei der Entstehung von nosokomialen Infektionen. Die „AKTION Saubere Hände" ist eine nationale Kampagne zur Verbesserung der Compliance der Händedesinfektion in deutschen Gesundheitseinrichtungen. Machen Sie mit und geben Sie nosokomialen Infektionen keine Chance! © ASH 2008–2013

15.1.4 Nosokomiale Infektionen

Definition Nosokomiale Infektion
Nosokomiale Infektionen sind Infektionen, die im Krankenhaus, Pflegeheim oder ambulant durch ärztliche oder pflegerische Maßnahmen erworben wurden und vorher nicht bestanden.

Endogene Infektionen durch Erreger der physiologischen Bakterienflora des Patienten treten vor allem dann auf, wenn das Immunsystem des Patienten durch die Therapie stark geschwächt ist. Bei der **exogenen Infektion** spielen vor allem die nicht oder unzureichend desinfizierten Hände des Personals oder kontaminierte Gegenstände eine Rolle (▶ Abb. 15.2).

Das Robert Koch-Institut (RKI) führt folgende Ursachen für nosokomiale Infektionen auf:

- **Patientenfaktoren:** Aufgrund von krankheitsbedingten Vorschädigungen der Patienten steigt ihr Risiko für Krankenhausinfektionen.
- **Umwelt:** Die Krankenhausumgebung schafft günstige Bedingungen für eine Übertragung und fördert die Ausbreitung von nosokomialen Infektionserregern, z. B. die Nähe der Patienten zueinander, die Kontamination von Geräten, die Exposition zu kontaminiertem Wasser, Bau- und Renovierungsarbeiten und nicht desinfizierte Hände des medizinischen Personals.
- **Technologie:** Fortschritte der Medizintechnik, die bessere Methoden des Monitorings und der Pflege der Patienten ermöglichen, bedingen gleichzeitig neue Eintrittspforten für Infektionserreger.
- **Menschliche Faktoren:** Medizinisches Personal ist im Allgemeinen heute mehr in Anspruch genommen als früher. Dadurch besteht die Gefahr, dass mangels Zeit einfache Hygienemaßnahmen nicht ausreichend beachtet werden.

Häufigste nosokomiale Infektionen • Dies sind:
- Harnwegsinfekte mit 40 %
- Infektionen der unteren Atemwege mit 20 %
- postoperative Wundinfektionen mit 15 %
- primäre Sepsis oder Blutvergiftung mit 8 %

WISSEN TO GO

Nosokomiale Infektionen

Dies sind Infektionen, die im Krankenhaus, im Pflegeheim oder ambulant durch ärztliche oder pflegerische Maßnahmen erworben wurden und vorher nicht bestanden.
Endogene Infektionen durch Erreger der physiologischen Bakterienflora des Patienten treten vor allem dann auf, wenn das Immunsystem durch die Therapie stark geschwächt ist. Bei der **exogenen Infektion** spielen vor allem die nicht oder unzureichend desinfizierten Hände des Personals oder kontaminierte Gegenstände eine Rolle.

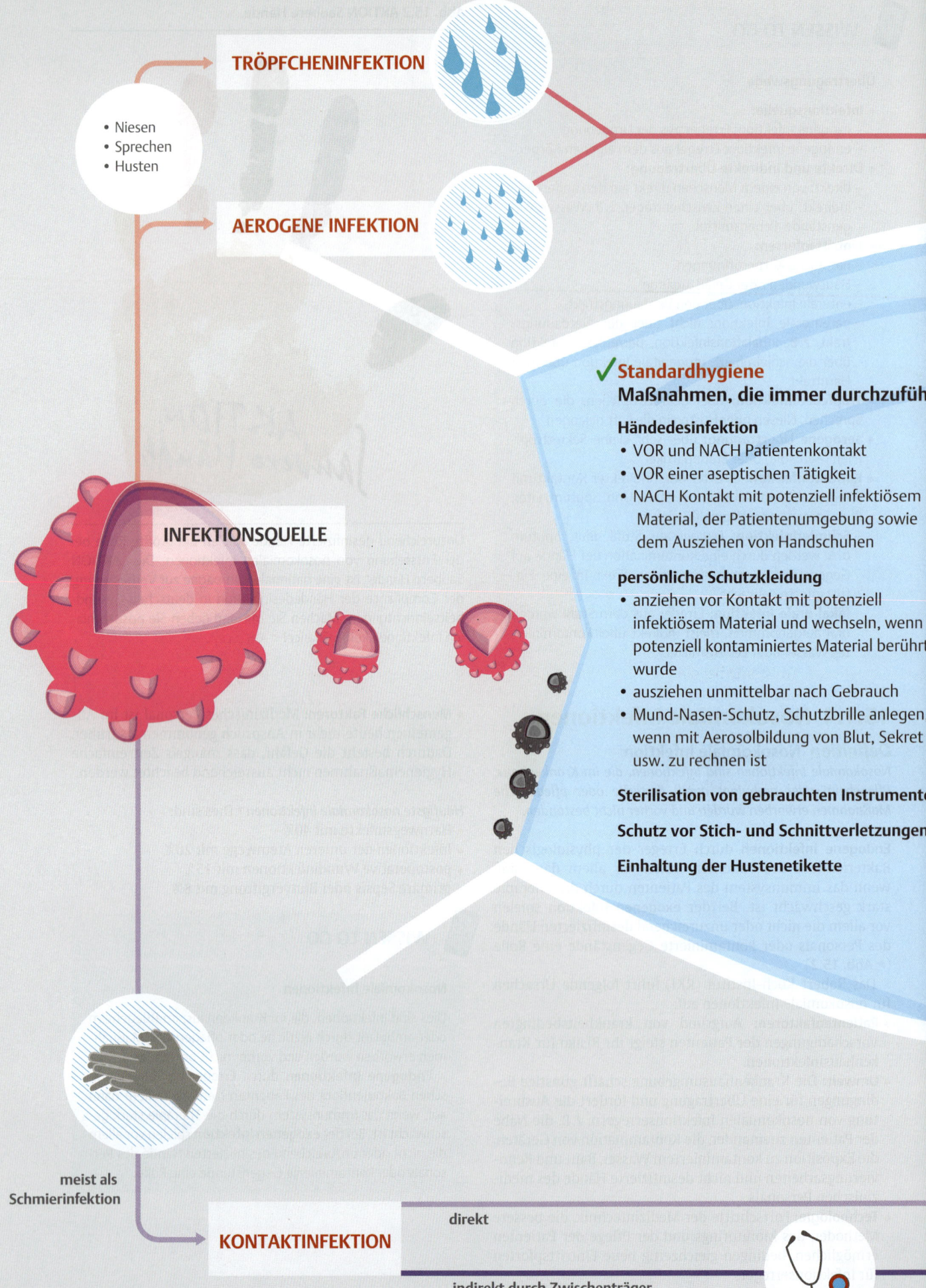

✓✓ Zusätzliche Maßnahmen bei bekanntem Erreger

bei Kontaktinfektion z.B. MRSA, VRE, ESBL, Hepatitis A, EHEC:
- Einzelunterbringung oder Kohortenisolation
- Händedesinfektion zusätzlich NACH Verlassen des Zimmers
- patientenbezogener Einsatz von Pflegeutensilien, Geräten

bei Tröpfcheninfektion z.B. Meningokokken, Diphtherie, Röteln:
- Maßnahmen der Kontaktinfektion
- Mund-Nasen-Schutz bei direktem Kontakt mit Patienten

bei aerogener Infektion z.B. Tuberkulose, Masern, Windpocken:
- Maßnahmen der Kontaktinfektion
- nur immunes Personal bei Masern und Windpocken

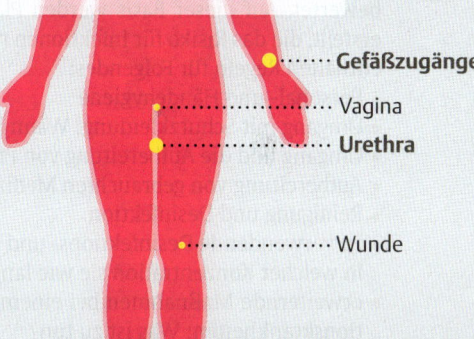

INFEKTIONSEMPFÄNGER

- Auge
- Nase
- Mund
- Insektenstiche
- Gefäßzugänge
- Vagina
- Urethra
- Wunde
- intakte Haut

15.2 Standardhygiene

Definition **Standardhygiene**
Die Standardhygiene, auch Basishygiene genannt, umfasst Maßnahmen, die immer bei der Versorgung von Patienten oder Bewohnern in einer Gesundheitseinrichtung durchzuführen sind. Sie müssen vom gesamten Personal aller Berufsgruppen beachtet werden, wenn Tätigkeiten am Patienten oder im patientennahen Umfeld erledigt werden. Die Standardhygiene verhindert die Kontamination oder Kolonisation von Patienten und Personal mit potenziell krankmachenden Keimen.

! Merken **Ziel**
Das Ziel der Standardhygiene ist es, Patienten und Personal vor Infektionen zu schützen.

Maßnahmen • Zu den Maßnahmen der Standardhygiene gehören Händedesinfektion, Händewaschen und Fragen der persönlichen Schutzkleidung. Weiterhin ist die Flächendesinfektion und Reinigung des Patientenumfelds und die Sterilisation von gebrauchten Instrumenten Teil der Standardhygiene. Um das Personal vor Stich- und Schnittverletzungen (Unfallverhütungsvorschriften) zu schützen, sind zudem ein konsequenter Einsatz von Sicherheitskanülen und die sachgerechte Entsorgung des Abfalls notwendig.

Hygienepläne • Jedes Krankenhaus hat seine eigenen Hygiene-, Desinfektions- und Reinigungspläne. Sie werden von der Hygieneabteilung in Zusammenarbeit mit dem Krankenhaushygieniker und der Abteilung erstellt. Die Infektionsgefahren werden zunächst analysiert und die Risiken bewertet. Auf dieser Basis werden Pläne mit Maßnahmen erstellt, die das Risiko für Infektionen minimieren. Die Pläne enthalten Regeln für Folgendes:
- Personal- und Händehygiene
- Umgang mit Schutzkleidung: Wann ist welche zu tragen?
- Umgang und die Aufbereitung von Pflegehilfsmitteln
- Aufbereitung von gebrauchten Medizinprodukten
- Reinigung und Desinfektion
- zu verwendende Desinfektions- und Reinigungsmittel und in welcher Konzentration sie wie lange eingesetzt werden
- erweiternde Maßnahmen bei einem Ausbruch von Infektionskrankheiten: Was ist zu tun?

Husten, Niesen und Schnäuzen • Durch die Einhaltung der Hustenetikette lässt sich die Übertragung von Atemwegsinfektionen reduzieren. Beim Husten können Sekrettröpfchen bis zu 4 Meter getragen werden, deshalb sollen beim Husten oder Niesen Mund und Nase mit Einmaltüchern bedeckt sein. Diese werden nach der Benutzung umgehend entsorgt. Zum Schnäuzen sollen Einmaltaschentücher verwendet werden. Nach Kontakt mit Atemwegssekreten sollen die Hände desinfiziert werden. Erkältetes Pflegepersonal muss bei der Versorgung von Patienten einen Mund-Nasen-Schutz tragen.

WISSEN TO GO

Standardhygiene

Sie sollte bei allen Patienten oder Bewohnern in Gesundheitseinrichtungen immer und vom gesamten Personal eingehalten werden. Dazu gehört:
- Händehygiene mit Händedesinfektion und Händewaschen
- persönliche Schutzkleidung
- Flächendesinfektion und Reinigung des Patientenumfelds
- Sterilisation von gebrauchten Instrumenten
- Schutz vor Stich- und Schnittverletzungen
- Einhaltung der Hustenetikette

Jedes Krankenhaus hat seine eigenen Hygiene-, Desinfektions- und Reinigungspläne, in der die Standardhygiene sowie Maßnahmen beim Ausbruch von Infektionskrankheiten festgehalten sind.

15.2.1 Händehygiene

Etwa **80 % der Krankenhausinfektionen werden über die Hände übertragen** (Aktion saubere Hände, RKI). Ziel der Händehygiene ist es, die Übertragung zu unterbinden.

Allgemeine Regeln

Zur Händehygiene gehört es, die Fingernägel kurz und rund zu schneiden. Nagellack, künstliche Fingernägel oder auch Gelnägel sind nicht erlaubt. Nagellack kann absplittern und in die Wunde eines Patienten gelangen, unter Gelnägeln und Kunstnägeln wurden Keime gefunden. Auch Schmuck an den Händen oder Unterarmen stellt eine Gefahr dar. Unter einem Ring oder einer Armbanduhr lässt sich die Haut nicht ausreichend desinfizieren. Wer eine Entzündung an den Händen, den Armen oder am Nagelbett hat, sollte den Betriebsarzt konsultieren.

Das **Waschen der Hände** sollte **nicht zu häufig** erfolgen. Denn häufiges Händewaschen schädigt die Haut und reduziert viel weniger Keime als eine hygienische Händedesinfektion. Hautreizungen und Hautschädigungen werden zwar häufig der hygienischen Händedesinfektion zugeordnet, allerdings entstehen mehr Hautirritationen durch häufiges Händewaschen und das Waschen der Hände vor der Händedesinfektion. Beim Waschen quillt die Hornschicht der Haut auf und der hauteigene Fettschutz wird weggespült. Auch die natürlichen Feuchthaltefaktoren der Haut werden herausgelöst. Es kommt zu trockenen, juckenden, rissigen und geröteten Händen. Dadurch können Mikroorganismen und andere chemische Stoffe leichter in die Haut eindringen und Schäden hervorrufen.

Alkoholische Händedesinfektionsmittel enthalten Rückfettungsmittel, die die entfettende Wirkung des Alkohols aufheben. In Gesundheitseinrichtungen gibt es meist unterschiedliche Desinfektionsmittel. Gute Desinfektionsmittel sollten parfümfrei und ohne Farbstoffe sein. Der Anteil der rückfettenden Substanzen ist von Hersteller zu Hersteller unterschiedlich.

Ungenügende Hautpflege und langes Tragen von Handschuhen sind ebenfalls eine Ursache für Hautschäden. Zur Händehygiene zählen deswegen auch die **Handpflege** und der **Hautschutz**. Gepflegte Hände schützen die Haut vor der Besiedlung mit Mikroorganismen, eine konsequente Pflege der Hände verhindert Mikroläsionen der Haut.

Standardhygiene

Händewaschen

Pflegende sollten ihre Hände zu folgenden Zeitpunkten waschen:
- bei Dienstbeginn und nach Dienstende
- vor und nach der Pause
- nach dem Besuch der Toilette
- bei sichtbarer Verschmutzung
- vor und nach dem Rauchen

Zum Waschen der Hände sollte eine **hautverträgliche, rückfettende Flüssigseife** genutzt und mit **lauwarmem Wasser** gründlich abgespült werden. Zum Abtrocknen wird ein **Einmalpapierhandtuch** benutzt und im Anschluss werden die Hände mit einer **Hautschutzcreme** gepflegt.

Hygienische Händedesinfektion

Durch die Händedesinfektion werden Keime wirkungsvoll von der Hautoberfläche beseitigt und die **Anzahl der hauteigenen Keime vermindert**. Die hygienische Händedesinfektion reduziert die Anzahl der Mikroorganismen auf den Händen so stark, dass eine Übertragung unterbunden wird. Sie muss zu folgenden **Zeitpunkten** durchgeführt werden:
- vor und nach jedem Patientenkontakt
- vor aseptischen Tätigkeiten, z. B. Verbandwechsel
- nach Kontakt mit potenziell infektiösen Material, z. B. Ausscheidungen
- nach Kontakt mit Oberflächen der unmittelbaren Patientenumgebung
- nach dem Ausziehen von Schutzhandschuhen

Die **Einwirkzeit** des Händedesinfektionsmittels ist i. d. R. **30 Sekunden**. Man sollte aber immer auf die Herstellerangaben achten, sie können von den 30 Sekunden abweichen.

Bei einigen Krankheitserregern (z. B. **Norovirus oder Rotavirus**) muss ein spezielles Desinfektionsmittel verwendet werden, auch die Einwirkzeit kann verlängert sein (siehe Herstellerangaben). Bei der Pflege von **Patienten mit Tuberkulose** muss eine zweimalige Desinfektion durchgeführt werden.

Durchführung

Auf die trockene Hand werden ca. 3–5 ml alkoholisches Händedesinfektionsmittel gegeben – entweder aus einem Wandspender oder einer Flasche.

! Merken Keine feuchte Haut
Bei feuchter Haut wird das Händedesinfektionsmittel verdünnt und es kommt nicht mehr genug Wirkstoff auf die Hände. Des Weiteren quillt feuchte Haut auf und das Desinfektionsmittel kann die Haut schädigen.

Das Desinfektionsmittel wird in den Händen bis zu den Handgelenken verrieben, bis die Hände trocken sind (▶ **Abb. 15.3**). Während der gesamten Einwirkzeit müssen die Hände feucht bleiben. Bei Bedarf werden sie erneut mit Desinfektionsmittel benetzt.

Die Einwirkzeit des Desinfektionsmittels ist nicht allein entscheidend für den Erfolg, auch die Technik des Verreibens ist wichtig. Die Schwachstellen bei der Desinfektion sind die Falten der Handinnenfläche, die Fingernägel, die Fingerkuppen und Zwischenräume der Finger.

Chirurgische Händedesinfektion • Sie wird vor allen operativen Eingriffen vom Operateur und dem assistierenden

Abb. 15.3 Händedesinfektion Schritt für Schritt.

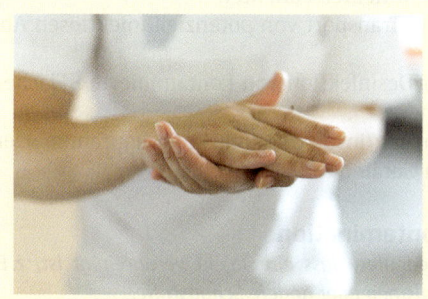

1 Handfläche auf Handfläche.

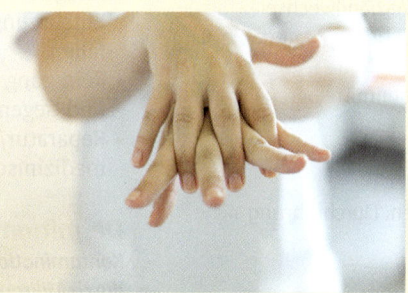

2 Rechte Handfläche über linkem Handrücken, linke Handfläche über rechtem Handrücken.

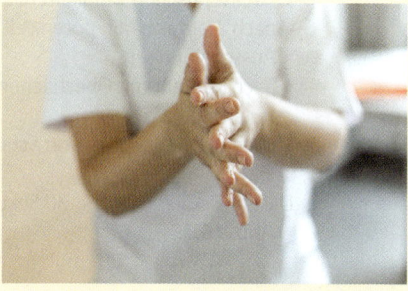

3 Handfläche auf Handfläche mit verschränkten, gespreizten Fingern.

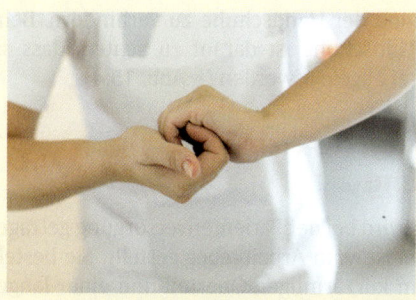

4 Außenseite der Finger auf gegenüberliegenden Handflächen mit verschränkten Fingern.

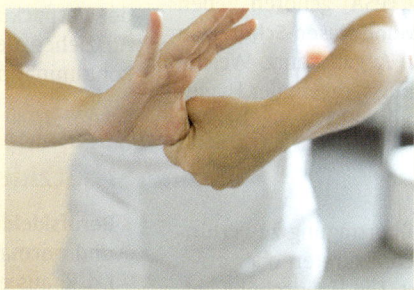

5 Kreisendes Reiben des rechten Daumens in der geschlossenen linken Handfläche und umgekehrt.

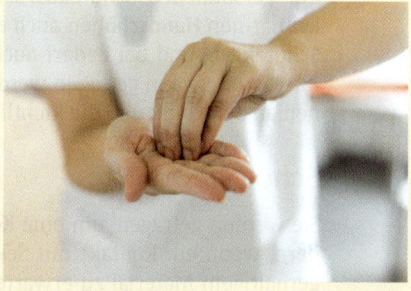

6 Kreisendes Reiben mit geschlossen Fingerkuppen der linken Hand in der rechten Handfläche und umgekehrt.

15 Hygiene

Personal durchgeführt. Die Einwirkzeit des Desinfektionsmittels ist länger (je nach Mittel 3–5 Minuten) und die Desinfektion wird zweimal durchgeführt. Zusätzlich zu den Händen werden die Unterarme desinfiziert. Die chirurgische Händedesinfektion tötet im Vergleich zur hygienischen Händedesinfektion nicht nur die transiente Bakterienflora ab – also Bakterien, die sich vorübergehend auf der Haut befinden –, sondern reduziert weitgehend auch die residente Flora, also die Bakterien, die zur physiologischen Hautflora gehören.

WISSEN TO GO

Händehygiene

Allgemeine Regeln:
- Fingernägel kurz und rund schneiden
- kein Nagellack, keine künstliche Fingernägel/Gelnägel
- kein Schmuck an Händen/Unterarmen
- bei Entzündung an Händen, Armen oder Nagelbett Betriebsarzt aufsuchen
- Händewaschen nicht zu häufig, um Schäden vorzubeugen
- konsequente Pflege der Hände

Händewaschen:
- bei Dienstbeginn und nach Dienstende
- nach dem Besuch der Toilette
- bei sichtbarer Verschmutzung
- vor und nach dem Rauchen
- mit hautverträglicher, rückfettender Flüssigseife; mit lauwarmen Wasser gründlich abspülen
- zum Abtrocknen Einmalpapierhandtuch benutzen
- danach Hände mit Hautschutzcreme pflegen

Hygienische Händedesinfektion:
- vor und nach jedem Patientenkontakt
- vor aseptischen Tätigkeiten, z. B. Verbandwechsel
- nach Kontakt mit potenziell infektiösen Material, z. B. Ausscheidungen
- nach Kontakt mit Oberflächen der unmittelbaren Patientenumgebung
- nach dem Ausziehen von Schutzhandschuhen

Die Einwirkzeit ist i. d. R. 30 Sekunden. Durchführung siehe ▶ Abb. 15.3.

15.2.2 Persönliche Schutzausrüstung

Zur Persönlichen Schutzausrüstung (PSA) gehören neben keimarmen **Handschuhen** auch ein **Mund-Nasen-Schutz**, ein **Schutzkittel** und bei Bedarf auch ein Augenschutz. Welche Ausrüstung wann getragen werden muss, regeln der Hygieneplan der Klinik und die Richtlinien des RKIs.

Schutzhandschuhe

Sie werden getragen, um eine Keimübertragung zu verhindern, wenn ein Kontakt mit Sekreten, Exkreten oder erregerhaltigem Material zu erwarten ist. Die Handschuhe sollen nur **kurz getragen** werden. Werden die Handschuhe zu lange getragen, kann dies zu Hautirritationen und zu einer Kontaktdermatitis führen. Handschuhe dürfen i.d.R. nicht desinfiziert werden, das bedeutet, dass die Handschuhe nach einer Kontamination gewechselt werden müssen, teilweise auch während der Patientenversorgung.

Einmalhandschuhe dürfen nur **patientenbezogen** und nicht zimmerbezogen verwendet werden. Während der Pflege eines Patienten müssen die Handschuhe gewechselt werden, wenn von einem kontaminierten Bereich beim Patienten zu einem sauberen Bereich gewechselt wird, z. B. um Material aus dem Schrank zu nehmen oder beim Griff in den Wäschewagen. Handschuhe sollen nicht in der Kitteltasche mitgeführt werden.

! Merken Kein Ersatz für Desinfektion
Das Tragen von Handschuhen ersetzt nicht die hygienische Händedesinfektion und bietet keinen 100%igen Schutz vor Keimen auf den Händen. In den meisten Fällen werden Mikroperforationen (kleine Löcher im Handschuh) von Pflegenden nicht wahrgenommen (Ohlsen 1993). Deshalb müssen nach dem Ausziehen der Handschuhe immer die Hände desinfiziert werden.

Durch die zunehmenden Allergien gegen Latex gibt es die Empfehlung der TRBA 250 (Technische Regeln zum Umgang mit biologischen Arbeitsstoffen), dass Handschuhe **allergiearm** sein sollen. Gepuderte Handschuhe gehören seit Jahren der Vergangenheit an, auch ungepuderte Latexhandschuhe verschwinden mehr und mehr vom Markt und werden durch Handschuhe aus verträglicherem Nitril ersetzt.

Indikationen • Die TRBA 250 empfiehlt, bei folgenden Tätigkeiten Handschuhe zu tragen:
- Punktionen, Injektionen
- Legen von Gefäßzugängen, Blutentnahme
- Umgang mit benutzten Instrumenten, z. B. Kanülen, Skalpellen
- Operieren, Instrumentieren, Nähen von Wunden, Wundversorgung
- Intubation, Extubation, Absaugen respiratorischer Sekrete
- Pflege von inkontinenten Patienten
- Entsorgung und Transport von potenziell infektiösen Abfällen
- Reinigung und Desinfektion von kontaminierten Flächen und Gegenständen
- Reparatur/Wartung/Instandsetzung von kontaminierten medizinischen Geräten

Definition Kontamination
Kontamination bedeutet, dass ein Objekt verunreinigt ist, z. B. durch Mikroorganismen oder andere Schadstoffe.

An- und Ausziehen • Bevor die Handschuhe aus der Verpackung entnommen werden, muss eine hygienische Händedesinfektion durchgeführt werden, um eine Kontamination der Verpackung und der Handschuhe zu verhindern. Beim Ausziehen der Handschuhe ist darauf zu achten, dass sie kontaminationsfrei abgelegt werden (▶ Abb. 15.4).

Berufskleidung, Bereichskleidung, Schutzkleidung

- **Berufskleidung** wird bei der Patientenversorgung getragen und normalerweise vom Arbeitgeber gestellt. Sie besteht i.d.R. aus einem kurzärmligen Oberteil und einer langen Hose. Sie sollte spätestens alle 2 Tage gewechselt werden, bei Bedarf öfter. Getragene Berufskleidung darf nicht mit der Privatkleidung zusammen gelagert werden.

Standardhygiene

Abb. 15.4 Korrektes Ausziehen von Schutzhandschuhen.

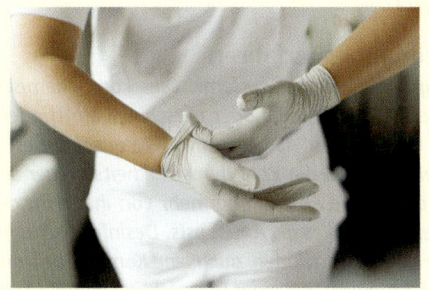 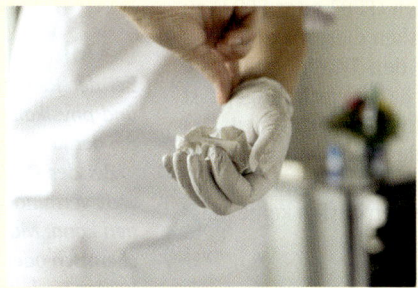 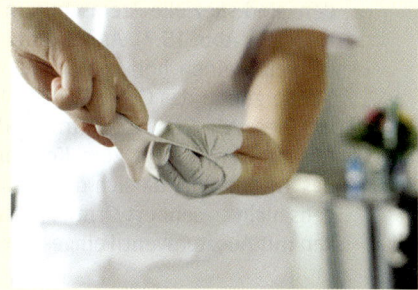

1 Mit der linken Hand wird die Stulpe des rechten Handschuhs gefasst und der Handschuh abgestreift.

2 Die linke Hand hält den rechten Handschuh fest, während mit der rechten Hand in die **Innenseite** der Stulpe des linken Handschuhs gefasst wird.

3 Beim Abstreifen zeigen die potenziell kontaminierten Außenseiten der Handschuhe nach innen und gelangen so nicht an die Hände.

- **Bereichskleidung** wird in bestimmten Bereichen der Klinik benötigt, z.B. im OP, auf der Intensivstation und anderen Funktionsbereichen. Hier findet der Wechsel täglich und nach Bedarf statt. Im OP wird meist grüne Kleidung getragen, mit dieser darf das Personal den Bereich nicht verlassen.
- **Schutzkleidung** wird bei der Versorgung von Patienten mit bestimmten Krankheitserregern getragen.

Schutzkleidung

Einmalschürze oder Bettenschürze • Bei einem engen Kontakt mit dem Patienten, z.B. beim Waschen oder Betten, oder wenn mit Verspritzen oder Aerosolbildung von potenziell erregerhaltigem Material zu rechnen ist, sollte eine Einmalschürze aus PE-Folie getragen werden (▶ **Abb. 15.5**). Diese Schürze schützt vor Kontamination, z.B. dem Durchfeuchten der Kleidung. Eine Untersuchung ergab, dass nach nur einer Pflegemaßnahme ohne Einmalschürze die Kleidung des Pflegepersonals zu 65% kontaminiert war (Boyce et al. 1997).

Schutzkittel • Er wird bei der Pflege von isolierten Patienten getragen (▶ **Abb. 15.6**). Ein Schutzkittel muss lange Ärmel haben und am Rücken geschlossen sein. Ein weiterer Anspruch an den Kittel ist, dass er an den Ärmeln und an der Front flüssigkeitsdicht ist. Er muss bis über die Knie reichen, um einen entsprechenden Schutz zu bieten. Der Schutzkittel wird patientenbezogen getragen. Verfügt ein Patientenzimmer über eine Schleuse, wird der Kittel in der Schleuse entsorgt. Bei Zimmern ohne Schleuse wird der Kittel im Patientenzimmer im Abfallsack entsorgt.

Schutzanzug • Bei neuen, unbekannten Krankheitserregern oder Erregern von viralen hämorrhagischen Fiebern wird ein Ganzkörperoverall eingesetzt. Dieser Schutzanzug ist sowohl virenundurchlässig als auch flüssigkeitsundurchlässig und kann mit Desinfektionsmitteln dekontaminiert werden. Der Schutzanzug gehört nicht zur Standardausrüstung einer Station.

Augenschutz/Schutzbrille • Ein Augenschutz muss bei der Patientenversorgung immer dann getragen werden, wenn mit erregerhaltigen Aerosolen von Körperflüssigkeiten gerechnet werden muss, z.B. beim Absaugen eines Patienten.

Mund-Nasen-Schutz/OP-Mund-Nasen-Schutz • Der Mund-Nasen-Schutz bzw. OP-Mund-Nasen-Schutz hält größere Tröpfchen

Abb. 15.5 Einmalschürze.

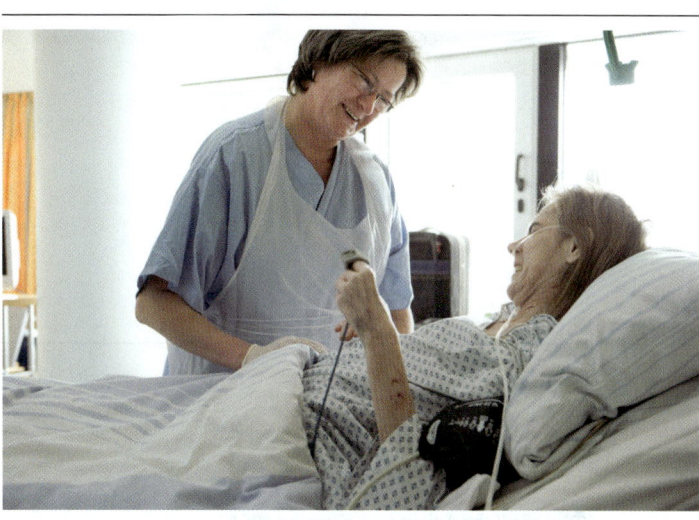

Abb. 15.6 Schutzkittel und Mund-Nasen-Schutz.

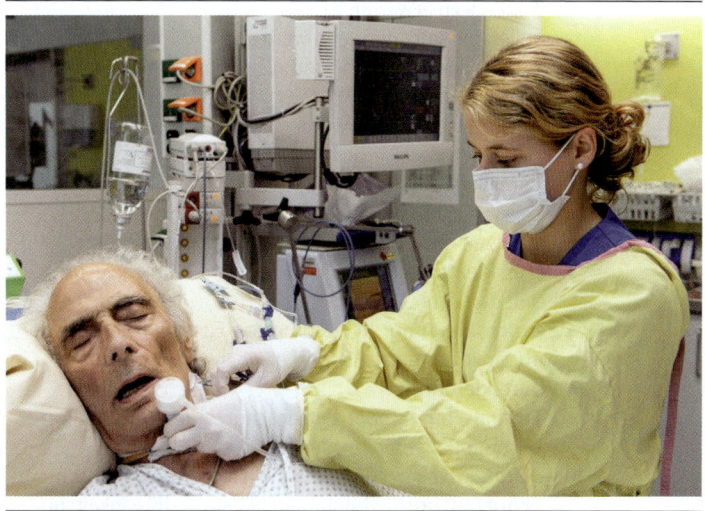

zurück, bietet aber keinen Schutz vor feinen Aerosolen, die aerogen über die Luft übertragen werden (▶ **Abb. 15.6**). Der Mund-Nasen-Schutz muss nach dem Ablegen entsorgt werden, er darf nicht mehrfach benutzt werden. Der Mund-Nasen-Schutz muss spätestens nach 2 Stunden oder bei Durchfeuchtung gewechselt werden.

15 Hygiene

Spezielle Atemschutzmasken • Bei bestimmten Krankheitsbildern wie Tuberkulose, die über Aerosole übertragen werden, sind spezielle Atemschutzmasken (FFP2 oder FFP3) zu tragen (▶ Abb. 15.7). Atemschutzmasken dieser Schutzklasse bieten einen höheren Schutz für den Träger, sofern die Maske gut an das Gesicht (nicht bei Bartträgern) angepasst ist. Diese Masken gibt es mit und ohne Ausatemventil. Das Ausatemventil trägt zum Komfort des Personals während des Tragens bei, da sich die Ausatemluft während des Tragens nicht so sehr erwärmt. Für Patienten dürfen keine Masken mit Ausatemventil eingesetzt werden.

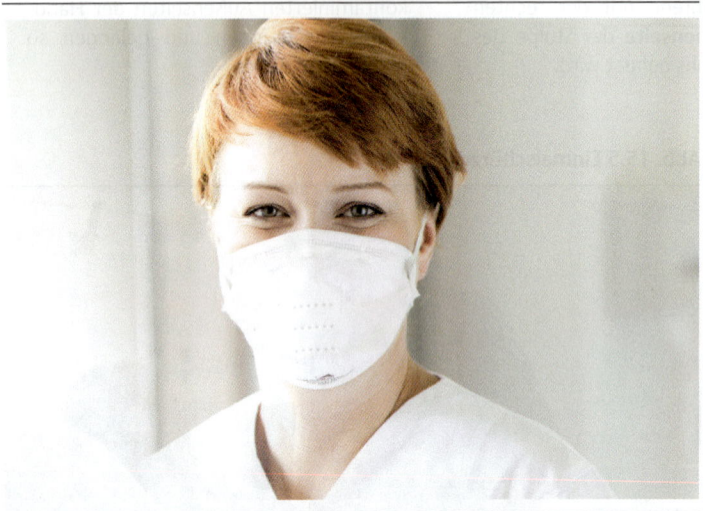

Abb. 15.7 FFP2-Maske ohne Ausatemventil.

15.2.3 Reinigung, Desinfektion und Sterilisation

Definition **Reinigungsverfahren**
Bei der Reinigung wird Schmutz entfernt. Dies kann chemisch und physikalisch erfolgen, manuell oder maschinell stattfinden. Bei der Reinigung wird die Zahl der Krankheitserreger reduziert.

Bei der Desinfektion wird die Zahl der Krankheitserreger soweit vermindert, dass keine Ansteckung mehr von ihnen ausgehen kann. Man bezeichnet dies als Antisepsis. Desinfektion kann chemisch oder thermisch stattfinden, auch eine Kombination aus beiden Verfahren ist möglich. Bei einer Desinfektion werden Sporen nicht zwingend abgetötet, z. B. Clostridium.

„Steril" bedeutet frei von allen vermehrungsfähigen Mikroorganismen, inkl. Sporen und Viren. Diese vollkommene Keimfreiheit wird auch Asepsis genannt. Vollkommene Keimfreiheit kann nur durch Sterilisation erreicht werden.

Desinfektion

Für die Desinfektion gibt es unterschiedliche Möglichkeiten:
- **Einlegemethode:** Gegenstände werden vollständig in Desinfektionsmittel eingelegt und müssen mit der Lösung bedeckt sein. Um eine wirksame Desinfektion zu erreichen, muss die Desinfektionslösung auch die Hohlräume des Gegenstands erreichen. Die vom Hersteller vorgegebene Einwirkzeit muss eingehalten werden. Diese Methode kann z. B. für Waschschüsseln genutzt werden.
- **Wischdesinfektion:** Gegenstände werden mit einem Desinfektionsmittel oder einer Desinfektionsmittellösung feucht abgewischt, dadurch lassen sich grobe Verschmutzungen entfernen und Keime werden ebenfalls abgetötet.
- **Sprühdesinfektion:** Sie wird nur bei schlecht zugänglichen Flächen genutzt. Die Wirksamkeit ist sehr begrenzt, da nicht alle Flächen erreicht werden können und sich das Desinfektionsmittel nur auf dem verschmutzten Gegenstand absetzt, Krankheitserreger unter der Oberfläche werden nicht erreicht. Gleichzeitig breitet sich der Sprühnebel in der Raumluft aus, was die Atemwege reizt.
- **thermische Desinfektion:** Es wird mit Hitze desinfiziert. So können Gegenstände ausgekocht und Krankheitserreger dabei abgetötet werden. Anhaftender Schmutz muss vorher entfernt worden sein.
- **Desinfektion mit strömendem Dampf:** Sie eignet sich für Matratzen und Textilien.
- **Desinfektion mit Strahlen:** Es kommen UV-Strahlen zum Einsatz, um Krankheitserreger im Trinkwasser oder Warmwasser abzutöten.
- **thermisch-chemische Desinfektion:** Es werden Hitze und chemische Reinigungsmittel kombiniert, z. B. in Steckbeckenspülautomaten (▶ Abb. 15.8).

Umgang mit Desinfektionsmitteln

Zur Flächendesinfektion stehen unterschiedliche Präparate zur Verfügung. Für kleinere Oberflächen < 1 m² eignen sich auch Alkohole. Bei größeren Flächen sind diese wegen der Explosionsgefahr nicht gestattet. Alkohol ist auch zur Haut- und Händedesinfektion geeignet.

Desinfektionsmittellösungen ansetzen • Desinfektionsmittellösungen müssen immer mit kaltem Wasser angesetzt werden, da sich sonst toxische (giftige) Dämpfe entwickeln und sich die Wirkung reduziert. Desinfektionsmittelwannen müssen abgedeckt sein, damit die Mitarbeiter nicht den Dämpfen der Lösung ausgesetzt sind. Beim Umgang mit Desinfektionsmit-

---

WISSEN TO GO

Persönliche Schutzausrüstung (PSA)

- **Schutzhandschuhe**
  - werden getragen, wenn Kontakt mit erregerhaltigem Material zu erwarten ist.
  - sollen nur kurz getragen werden.
  - dürfen nur patienten- und nicht zimmerbezogen verwendet werden.
  - müssen gewechselt werden, wenn von einem kontaminierten Bereich beim Patienten zu einem sauberen Bereich gewechselt wird.
  - sollen nicht in der Kitteltasche mitgeführt werden.
  - ersetzen nicht die hygienische Händedesinfektion.
- **Berufskleidung:** wird spätestens alle 2 Tage gewechselt, bei Bedarf öfter.
- **Bereichskleidung:** In bestimmten Funktionsbereichen, wird täglich und nach Bedarf gewechselt.
- **Schutzkleidung:**
  - **Einmalschürze** oder **Bettenschürze:** bei engem Kontakt mit Patienten
  - **Schutzkittel:** bei der Pflege von isolierten Patienten
  - **Schutzanzug:** virenundurchlässig, flüssigkeitsundurchlässig, kann mit Desinfektionsmitteln dekontaminiert werden
  - **Augenschutz:** bei Gefahr von erregerhaltigen Aerosolen
  - **Mund-Nasen-Schutz:** hält größere Tröpfchen zurück
  - **spezielle Atemschutzmasken** (FFP2 oder FFP3): bei Erregern, die über Aerosole übertragen werden

Standardhygiene

telkonzentraten müssen ein entsprechender Augenschutz und chemikalienbeständige Handschuhe (Nitril) getragen werden.

Dosierung • Bei der Zubereitung der Lösungen muss auf die richtige Konzentration geachtet werden, dazu gibt es Dosiertabellen und Dosierhilfsmittel. In vielen Kliniken sind auch Desinfektionsmitteldosiergeräte im Einsatz, bei denen die fertige Lösung entnommen werden kann und nicht angemischt werden muss (▶ Abb. 15.9).

Haltbarkeit • Wie lange eine Desinfektionsmittellösung stabil ist, ist den Herstellerangaben zu entnehmen. In der Kombination von Einmalvliestüchern in einem Spendersystem, z. B. dem Descowipes-System, kann eine Lösung bis zu 28 Tage genutzt werden. Andere Lösungen müssen je nach Herstellerangabe etwa alle 8 Stunden gewechselt werden.

Abb. 15.8 Thermisch-chemische Desinfektion.

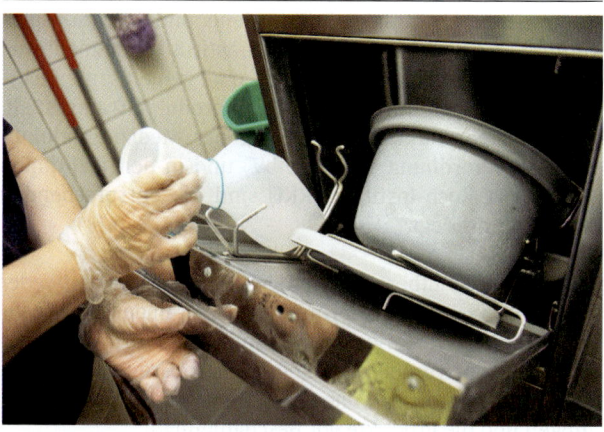

Abb. 15.9 Desinfektionsmitteldosiergerät.

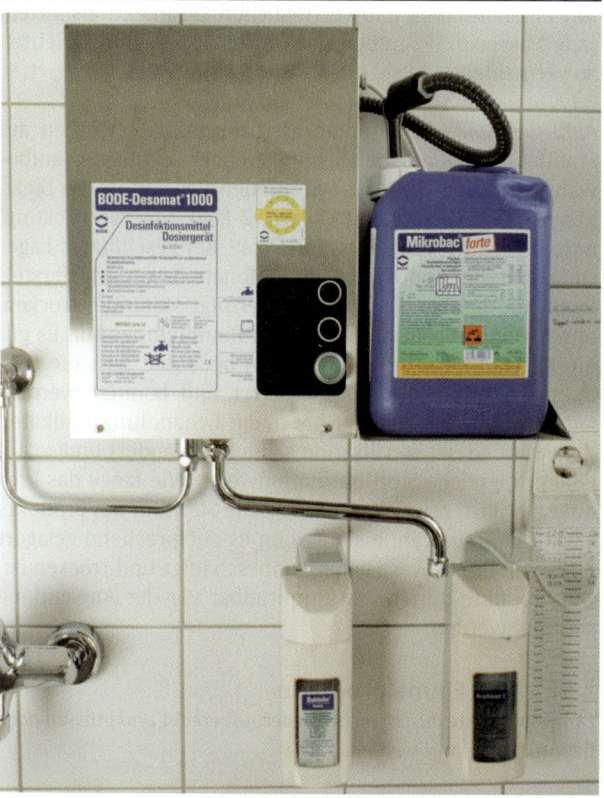

Lappen zur Desinfektion müssen regelmäßig gewechselt bzw. es sollten Einmallappen benutzt werden.

Indikation und Häufigkeit • Das patientennahe Umfeld wird i. d. R. täglich wischdesinfiziert, z. B. Krankenbett, Nachtkästchen und Touchflächen von Überwachungsgeräten. Nach einer Kontamination mit Blut, Stuhl oder Erbrochenem muss ein Gegenstand sofort desinfizierend gereinigt werden. Eine Desinfektion des Fußbodens bringt gegenüber der Reinigung keine Vorteile, außer in besonderen Risikobereichen, z. B. bei Patienten mit multiresistenten Keimen oder großen infizierten Wunden. Desinfizierte Flächen können nach sichtbarer Trocknung wieder genutzt werden.

Definition **Schlussdesinfektion**
Als Schlussdesinfektion bezeichnet man die Desinfektion des Zimmers und der darin befindlichen Gegenstände nach einer Infektionskrankheit. Wurde eine Schlussdesinfektion (Infektionsschutz Gesetz § 18) behördlich angeordnet, müssen Desinfektionsmittel entsprechend den Vorgaben konzentriert werden und auch die entsprechende Einwirkzeit abgewartet werden.

WISSEN TO GO

Desinfektion
- Einlegemethode
- Wischdesinfektion
- Sprühdesinfektion
- thermische Desinfektion
- Desinfektion mit strömendem Dampf
- Desinfektion mit Strahlen
- thermisch-chemische Desinfektion

Umgang mit Desinfektionsmitteln
- Lösungen immer mit kaltem Wasser ansetzen
- bei Konzentraten: Augenschutz und chemikalienbeständige Handschuhe (aus Nitril)
- Desinfektionsmittelwannen immer abdecken
- Lappen regelmäßig wechseln oder Einmallappen nutzen
- Herstellerangaben zur Nutzungszeit beachten
- auf die richtige Konzentration achten
- patientennahes Umfeld täglich wischdesinfizieren
- nach Kontamination mit Blut, Stuhl oder Erbrochenem Gegenstände sofort desinfizierend reinigen

Schlussdesinfektion: Desinfektion des Zimmers und der darin befindlichen Gegenstände nach einer Infektionskrankheit.

Sterilisation

In der Klinik findet die Sterilisation von Instrumenten entweder in der zentralen Sterilgut-Versorgungsabteilung (ZSVA) statt oder bei einem externen Anbieter. Dort werden OP-Instrumente oder auch einzeln verpackte Instrumente aufbereitet. Vor der Sterilisation müssen die Gegenstände gründlich gereinigt werden und trocken sein.

Verfahren • Die Wahl des Sterilisationsverfahrens hängt von der Beschaffenheit des Materials ab. Man unterscheidet:
- **Dampfsterilisation** oder auch physikalische Sterilisation: Die Sterilisation erfolgt mit „feuchter Hitze", z. B. bei mindestens 134 °C für 5 Minuten. Es ist das am häufigsten eingesetzte Verfahren. Mit Dampf können Textilien, Glas, Metall und Gummi sterilisiert werden (▶ Abb. 15.10).

- **Sterilisation mit Strahlen:** Da nicht alle Geräte die feuchte Hitze der Dampfsterilisation vertragen, werden für diese Geräte ionisierende Strahlen (β- oder γ-Strahlen) genutzt. Es ist das Sterilisationsverfahren, das auch Verbandmaterialhersteller verwenden, um ihre Produkte zu sterilisieren.
- **Plasmasterilisation:** Sterilisation durch hochfrequenz- oder mikrowelleninduzierte Plasmaentladungen.
- **Gassterilisation:** Die Sterilisation mit Formaldehyd oder Ethylenoxid wird bei Instrumenten angewendet, die aus hitzeempfindlichem Material hergestellt sind, z.B. Endoskope. Achtung: Dabei entstehen toxische Gase.

Abb. 15.10 Dampfsterilisation.

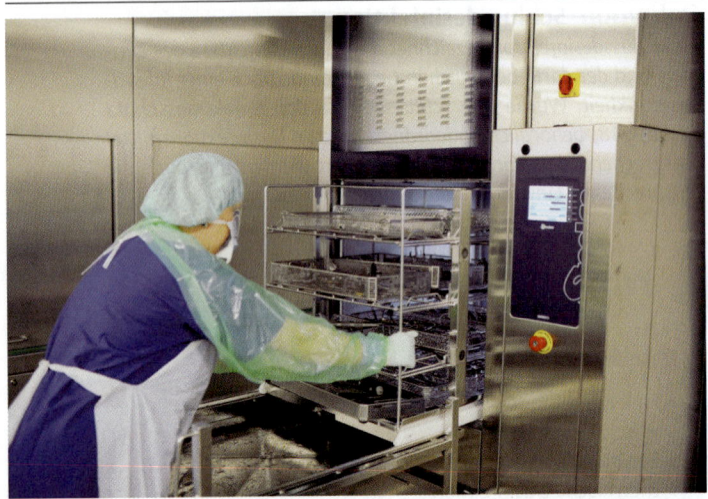

Die Mitarbeiterin der ZVSA schiebt die Körbe mit den verschiedenen Instrumenten in den Dampfsterilisator.

Pyrogenfreiheit • Nach der Sterilisation sind Materialien zwar frei von krankmachenden Keimen, es können aber noch Rückstände enthalten sein, die Fieber erzeugen. Die Pyrogenfreiheit spielt bei allen parenteralen Lösungen eine Rolle. Pyrogene sind fiebererzeugende Stoffe, die aus den Zellwänden der abgetöteten Mikroorganismen entstanden sind. Pyrogene werden durch Filtration aus Infusionslösungen entfernt.

> **WISSEN TO GO**
>
> **Sterilisation**
>
> Vor der Sterilisation müssen die Gegenstände gründlich gereinigt werden und trocken sein.
> - **Dampfsterilisation** (feuchte Hitze, z.B. 134 °C, 5 min): Textilien, Glas, Metall und Gummi
> - **Sterilisation mit Strahlen** (β- oder γ-Strahlen): Geräte, die feuchte Hitze nicht vertragen
> - **Plasmasterilisation** (H_2O_2) und **Gassterilisation** (Ethylenoxid, Formaldehyd): Geräte aus hitzeempfindlichem Material, z.B. Endoskope
>
> Nach der Sterilisation sind krankmachende Keime entfernt, es können aber noch Pyrogene enthalten sein. **Pyrogenfreiheit** ist wichtig bei allen parenteralen Lösungen. Pyrogene werden durch Filtration aus Infusionslösungen entfernt.

15.2.4 Umgang und Aufbereitung von Medizinprodukten

Definition Medizinprodukte
Medizinprodukte sind Gegenstände oder Stoffe, die zu diagnostischen oder therapeutischen Zwecken bei Menschen angewendet werden, also z.B. Instrumente, Verbandstoffe, Infusionsgeräte, Katheter, Herzschrittmacher, Röntgengeräte, Sehhilfen.

Anders als Arzneimittel, die pharmakologisch, immunologisch oder metabolisch wirken, wirken Medizinprodukte primär physikalisch.

Etwas einfacher erklärt sind Medizinprodukte **alle Gegenstände, die zur medizinischen Versorgung von Patienten eingesetzt werden.**

Richtlinien • Sofern es sich nicht um Einmalprodukte handelt, können Medizinprodukte aufbereitet werden. Medizinprodukte werden für die hygienischen Aufbereitungsanforderungen in unterschiedliche Klassen eingeteilt. Die Kommission für Krankenhaushygiene und Infektionsprävention (KRINKO) und das Bundesinstitut für Arzneimittel und Medizinprodukte (BfArM) hat eine gemeinsame Richtlinie zur Aufbereitung von Medizinprodukten aufgestellt. Im Medizinproduktegesetz (MPG), der Medizinprodukte-Betreiberverordnung (MPBetreibV) und in den Richtlinien des Robert Koch-Instituts (RKI) sind die entsprechenden Normen hinterlegt.

Aufbereitung • Aufbereitet werden die Produkte entweder auf Station (z.B. Fieberthermometer) oder in der ZSVA (zentrale Sterilgut-Versorgungsabteilung), z.B. chirurgische Instrumente. Instrumente werden in geschlossenen Behältern zur ZSVA transportiert. Dies schützt das Personal vor Verletzungen und die Produkte vor Beschädigung.

Unsterile Medizinprodukte werden häufig auf Station aufbereitet, z.B. Blutdruckmessgeräte. Produkte, die unmittelbar mit der Haut des Patienten in Kontakt kommen, werden mit alkoholischen, hautverträglichen Desinfektionsmitteln (z.B. Mikrozid AF) aufbereitet, um Allergien beim Patienten zu vermeiden.

Aufbewahrung • Aufbereitete Medizinprodukte werden auf Station in geschlossenen Schränken oder Schubläden aufbewahrt. Bei einer Lagerung in offenen Regalen ist die Sterilität je nach Verpackung (1-fach, 2-fach, Lagerverpackung) unterschiedlich lange gewährleistet. Bei geschützter Lagerung sind die Produkte bis zu 6 Monate bzw. nach Herstellerangabe haltbar. Die Lagerung erfolgt staubfrei, trocken, ohne Sonneneinstrahlung und bei Raumtemperatur. Es gilt die Regel „first in – first out", das bedeutet, dass die Produkte nach Verfallsdatum gelagert und benutzt werden. Jedes sterilisierte Produkt hat einen Behandlungsindikator, der während der Sterilisation seine Farbe ändert und so auf eine erfolgreiche Sterilisation hinweist. Wie lange das Produkt steril ist, zeigt ein Aufdruck. Die Sterilität des Produkts ist nur dann gewährleistet, wenn es entsprechend gelagert wird und die Umverpackung unbeschädigt und trocken ist. Die Produkte dürfen erst unmittelbar vor der Anwendung geöffnet werden.

❗ Merken Einmalprodukte
Einmalprodukte dürfen nicht wiederaufbereitet und müssen nach Gebrauch entsorgt werden.

Standardhygiene

WISSEN TO GO

Umgang und Aufbereitung von Medizinprodukten

Medizinprodukte sind alle Gegenstände, die zur Versorgung von Patienten eingesetzt werden, z. B. Instrumente, Verbandstoffe, Infusionsgeräte, Herzschrittmacher, Röntgengeräte, Sehhilfen.
- Die Produkte werden auf Station (z. B. Fieberthermometer) oder in der ZSVA aufbereitet (z. B. chirurgische Instrumente).
- Medizinprodukte werden in geschlossenen Schränken oder Schubläden aufbewahrt.
- In offenen Regalen ist die Sterilität nur 48 Stunden gewährleistet, bei geschützter Lagerung 6 Monate bzw. nach Herstellerangaben oder Aufdruck. Die Umverpackung muss unbeschädigt und trocken sein.
- Es gilt das „first in – first out"-Prinzip.
- Behandlungsindikator weist auf erfolgreiche Sterilisation hin.
- Produkte dürfen erst unmittelbar vor der Anwendung geöffnet werden.
- Produkte, die unmittelbar mit der Haut in Kontakt kommen, werden mit alkoholischen, hautverträglichen Desinfektionsmitteln aufbereitet.

15.2.5 Schutz vor Stich- und Schnittverletzungen

ACHTUNG
Spitze Gegenstände wie Kanülen, Lanzetten müssen in durchstichsicheren Behältern entsorgt werden. Ein Recapping, also Zurückstecken der Kanüle oder des Trokars in seine Schutzhülle, ist nicht erlaubt. Die Gefahr einer Stichverletzung ist zu hoch.

Die TRBA 250 schreibt vor, dass Instrumente wie Kanülen, Blutzuckerlanzetten, Venenverweilkanülen und ähnliches in allen Bereichen der Klinik sicher sein müssen. Sichere Instrumente sind Medizinprodukte, die den Benutzer vor Verletzungen schützen sollen. Eine Stich- oder Schnittverletzung ist damit kaum mehr möglich – genauso wie eine Mehrfachbenutzung des Instruments.

Es gibt passive Instrumente (z. B. BZ-Lanzetten) – bei denen der Schutzmechanismus nach Gebrauch automatisch aktiviert wird, und aktive Instrumente (z. B. Blutentnahmekanülen), bei denen der Schutz manuell ausgelöst werden muss (▶ Abb. 15.11).

15.2.6 Umgang mit Klinikwäsche

Benutzte Wäsche wird umgehend in einem entsprechenden Wäschesack entsorgt. Die benutzte Wäsche darf nicht auf dem Boden abgelegt werden. Je nach Verschmutzungsgrad gibt es unterschiedliche Wäschesäcke, die farblich gekennzeichnet sind (▶ Abb. 15.12). Klinikwäsche wird mit entsprechenden desinfizierenden Waschverfahren gereinigt.

Saubere Klinikwäsche wird in verschlossenen Schränken oder Wagen gelagert. Vor der Entnahme der Wäsche müssen die Hände desinfiziert werden.

Abb. 15.11 Sichere Instrumente.

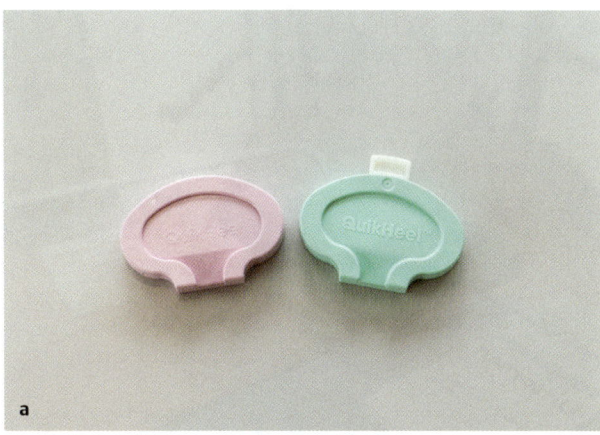
a

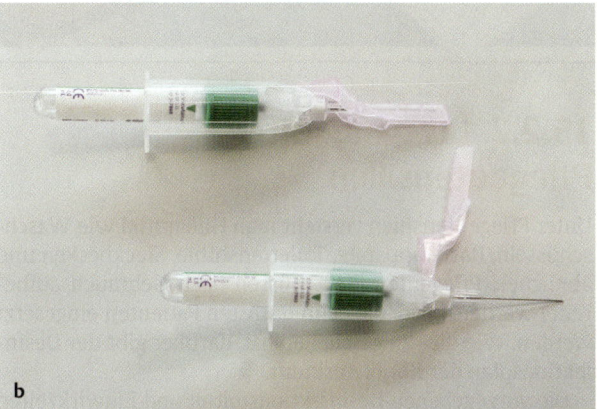
b

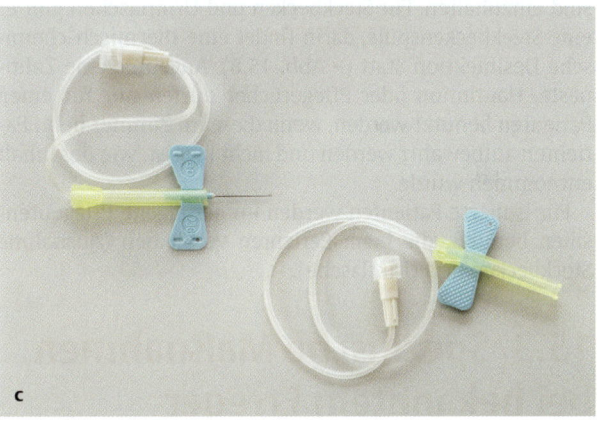
c

a Passives Instrument: links gebrauchte Lanzette zur Blutzuckermessung, bei der der Schutzmechanismus ausgelöst wurde und die nicht mehr verwendet werden kann; rechts unbenutzte Lanzette.
b Aktives Instrument: Kanüle zur Blutentnahme mit (oben) und ohne (unten) ausgelöstem Schutz.
c Aktives Instrument: Butterfly-Kanüle mit (rechts) und ohne (links) ausgelösten Schutz.

ACHTUNG
Fassen Sie niemals mit benutzten Handschuhen in den sauberen Wäscheschrank oder Wagen, um etwas zu entnehmen – Sie kontaminieren womöglich die Wäsche und bereiten so den Weg für eine Schmierinfektion.

Abb. 15.12 Farblich gekennzeichnete Wäschesäcke.

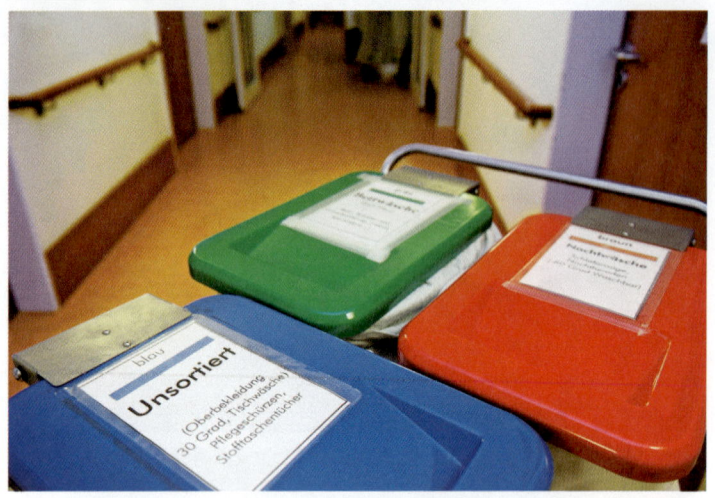

15.2.7 Umgang mit Pflegeutensilien

Unter Pflegeutensilien versteht man Hilfsmittel wie Waschschüsseln, Rasierapparate, Toilettenstühle, Steckbecken und ähnliches. Pflegeutensilien müssen nach Gebrauch aufbereitet werden, bevor sie beim nächsten Patienten eingesetzt werden. Wie dies zu geschehen hat, darüber gibt der Desinfektionsplan der Klinik Auskunft.

Die vorgegebenen Desinfektionsmittel und Einwirkzeiten sind einzuhalten. Für Steckbecken und Urinflaschen gibt es eine Steckbeckenspüle, darin findet eine thermisch-chemische Desinfektion statt (▶ Abb. 15.8). Angebrochene Zahnpasta, Hautlotion oder Pflegetücher dürfen nur für einen Patienten benutzt werden, wenn diese im Zimmer beim Patienten aufbewahrt werden und nicht klar ist, wie der Inhalt entnommen wurde.

Für isolierte Patienten werden immer eigene Pflegeutensilien benutzt, die beim Patienten verbleiben (Ausnahme Steckbecken und Urinflasche).

15.3 Spezifische Maßnahmen bei bekanntem Erreger

Bei bestimmten Krankheitsbildern ist eine Isolation des Patienten notwendig und vom Infektionsschutzgesetz gefordert. Ziel ist es, eine Übertragung von Krankheitserregern auf Patienten und Personal zu verhindern.

Die Isolation richtet sich danach, wie der Erreger der Erkrankung übertragen wird. Die Isolationsmaßnahmen sind im Hygieneplan der Einrichtung festgelegt. Um die Infektionskette so früh wie möglich zu durchbrechen und ein Ausbreiten über die gesamte Klinik zu vermeiden, werden Isolationsmaßnahmen schon bei Verdacht auf eine bestimmte Infektionskrankheit durchgeführt. Durchfallerreger wie **Noroviren** sind z. B. sehr leicht und schnell übertragbar. Eine kleine Anzahl an Viren reicht aus, um eine Infektion auszulösen. Die Inkubationszeit ist mit 12 Stunden bis 3 Tagen sehr kurz. In der Klinik kann es so sehr schnell zu einer Epidemie kommen, die auch vor dem Personal nicht halt macht und zu Stationsschließungen führen kann.

Ist der Krankheitserreger bekannt, wird der Patient gemäß Hygieneplan isoliert. Ist die Infektionskrankheit noch unbekannt, wird der Patient anhand seiner Symptome isoliert.

Definition **Epidemie**
Als Epidemie bezeichnet man ein stark gehäuftes Auftreten einer Krankheit innerhalb einer bestimmten Region oder Bevölkerung. Meistens handelt es sich um Infektionskrankheiten.

Umkehrisolation/Schutzisolation • Im Gegensatz zur Isolation bei Infektionskrankheiten gibt es auch noch die Umkehrisolation oder Schutzisolation. Bei dieser wird der Patient vor den Keimen der Umgebung geschützt. Umkehrisoliert werden Patienten mit einem stark geschwächten Immunsystem, z. B. nach einer Chemotherapie.

WISSEN TO GO

Isolation

Bei bestimmten Krankheitsbildern ist eine Isolation des Patienten notwendig, um eine Übertragung auf Patienten und Personal zu verhindern. Die Isolation richtet sich danach, wie der Erreger übertragen wird. Die Isolationsmaßnahmen sind im Hygieneplan der Einrichtung festgelegt.

Bei der **Umkehrisolation** oder **Schutzisolation** wird der Patient vor den Keimen der Umgebung geschützt, z. B. Patienten mit einem stark geschwächten Immunsystem.

15.3.1 Isolationsmaßnahmen

In der Regel werden die Patienten in Einzelzimmern mit eigener Nasszelle oder zumindest eigenem Toilettenstuhl untergebracht.

Kennzeichnung • Die Zimmer werden als Isolationszimmer gekennzeichnet. Aus Datenschutzgründen darf der jeweilige Keim aber nicht genannt werden. Um die Datenschutzbestimmungen einzuhalten und dem Personal trotzdem die notwendigen Maßnahmen mitzuteilen, kann man jedem Keim eine bestimmte Farbe zuordnen und die Legende bzw. die dazugehörigen Maßnahmen im Stationszimmer/Pflegestützpunkt hinterlegen. MRSA (S. 316) bekommt z. B. einen roten Punkt. So weiß jeder Mitarbeiter, auch Therapeuten, Reinigungskräfte und Personal anderer Stationen, um welchen Keim es sich handelt und welche speziellen Hygienemaßnahmen zu treffen sind. Der Datenschutz und die Intimsphäre des Patienten werden gewahrt.

Für Besucher wird ein Schild angebracht, das auf die besonderen Hygienemaßnahmen hinweist und die Besucher auffordert, sich beim Pflegepersonal zu melden, um in diese Maßnahmen eingewiesen zu werden (▶ Abb. 15.13).

Definition **Kohortenisolation**
Patienten mit derselben Infektionskrankheit können gemeinsam in einem Zimmer isoliert werden. Man spricht dann von Kohortenisolierung.

Allgemeine Regeln • Für die Isolation gelten folgende allgemeine Regeln:
- Der Patient darf das Zimmer nur für Untersuchungen mit entsprechenden Schutzmaßnahmen verlassen. Die Gemeinschaftsräume der Klinik darf er nicht betreten.
- Die Anzahl der Kontaktpersonen, auch Besucher, sollte so gering wie möglich sein. Die Zimmer sollten möglichst nur von einer Pflegekraft pro Schicht versorgt werden.

Abb. 15.13 Hinweisschild.

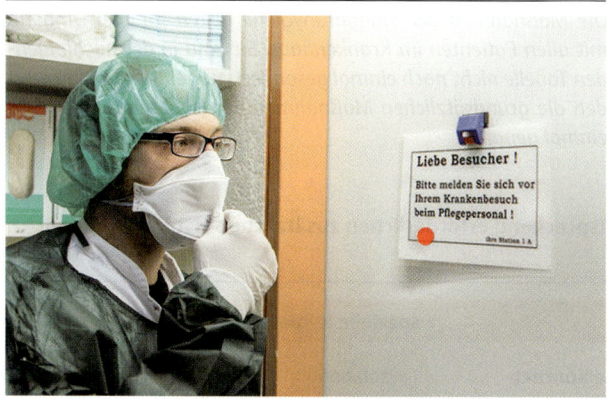

Ein Schild an der Tür gibt dem Personal Hinweise zu den besonderen Hygienemaßnahmen und verweist Besucher an das Pflegepersonal.

- Die Isolationszimmer werden bei der Pflege und Reinigung immer als letzte versorgt.
- Infektionspatienten werden i.d.R. am Ende des OP-Programms operiert bzw. kommen bei Untersuchungen am Ende des Tages an die Reihe. Im Anschluss werden der OP bzw. die Untersuchungsräume desinfiziert.
- Nachdem die Isolation aufgehoben wurde, wird eine Schlussdesinfektion des Zimmers durchgeführt.

Wäsche, Abfall, Geschirr • Wäsche und Abfall werden im Zimmer gesammelt und täglich entsorgt. Für die Wäsche wird ein Sack mit der Kennzeichnung „Infektionswäsche" benutzt. Pflegende sollten darauf achten, dass sie weder Abfall- noch Wäschesack bei der Entsorgung über den Boden ziehen. Geschirr muss ohne Zwischenlagerung direkt in den Essenswagen entsorgt werden, eine zusätzliche Verpackung des Tabletts ist nicht notwendig. Um das Essen in das Zimmer zu bringen oder das Tablett aus dem Zimmer zu holen, muss keine komplette Schutzkleidung angelegt, aber danach die Hände desinfiziert werden.

Pflegeutensilien und Wischdesinfektion • Pflegeutensilien wie Fieberthermometer, Blutdruckmessgerät oder Stethoskop werden nur patientenbezogen genutzt und verbleiben im Zimmer, bis die Isolation aufgehoben wird. Sie werden täglich wischdesinfiziert. Nur der Tagesbedarf an Einwegmaterialien wird im Zimmer gelagert. Der Pflegewagen darf nicht mit in das Zimmer genommen werden, im Zimmer sollten immer alle Pflegeutensilien vorrätig sein. Im Zimmer wird jeden Tag eine Wischdesinfektion des Nachtkästchens, der Rufanlage, der Türgriffe und der Nasszelle vorgenommen.

Persönliche Schutzausrüstung • Bei der Pflege von isolierten Patienten tragen Pflegende einen flüssigkeitsdichten, langärmligen Schutzkittel, der am Rücken geschlossen ist. Wie bei der Standardhygiene gefordert, tragen Pflegende immer dann Handschuhe, wenn sie bei der Pflege Kontakt mit erregerhaltigem Material haben könnten, z.B. mit Stuhl, Erbrochenem oder Sputum. Wird der Erreger über Tröpfchen übertragen, müssen Pflegende zusätzlich einen Mund-Nasen-Schutz tragen. Bei aerogener Übertragung ist eine FFP2-Maske erforderlich, z.B. bei Tuberkulose oder Influenza. Eine Kopfhaube ist bei den meisten Isolationen nicht notwendig, das Robert Koch-Institut konnte keinen Vorteil für das Tragen eines Haarschutzes finden. Er ist dann sinnvoll, wenn z.B. ein OP-Feld vor ausfallenden Haaren geschützt werden soll – er dient also vor allem dem Schutz des Patienten. Dennoch gehören Hauben in vielen Kliniken zur persönlichen Schutzausrüstung bei isolierten Patienten.

Informieren, Schulen, Beraten • Pflegende sollten Patienten und Angehörige über den Sinn der Isolationsmaßnahmen informieren und ihnen erklären, warum diese Maßnahmen so wichtig sind. Je genauer Patienten und Angehörige über die Erkrankung und deren Übertragungsweg Bescheid wissen, desto besser werden sie sich daran halten. Insbesondere den Angehörigen können Pflegende dadurch auch die Angst vor einer möglichen Ansteckung nehmen. Pflegende leiten sie im Umgang mit der Schutzkleidung an und weisen sie in die entsprechende Händehygiene ein. Bei fäkal-oraler Übertragung muss der Patient sich nach jedem Toilettengang die Hände nicht nur waschen, sondern auch desinfizieren. Bei Tröpfchenübertragung muss der Patient bei Verlassen des Zimmers (z.B. für eine Untersuchung) einen Mund-Nasen-Schutz tragen und sich zuvor die Hände desinfizieren.

In einigen Kliniken tragen Patienten, die mit einem aerogen übertragbaren Erreger infiziert sind, eine FFP-Maske, sofern dies der Gesundheitszustand zulässt. Das RKI erlaubt allerdings auch einen einfachen Mund-Nasen-Schutz, weil er für Patienten mit Atemproblemen angenehmer ist. Besucher des Patienten müssen einen Schutzkittel tragen und sich vor Verlassen des Zimmers die Hände desinfizieren.

WISSEN TO GO

Isolationsmaßnahmen

- Unterbringung in Einzelzimmern mit eigener Nasszelle/eigenem Toilettenstuhl
- Kohortenisolierung = gemeinsame Isolation von Patienten mit derselben Infektion
- Hinweisschild weist auf besondere Hygienemaßnahmen hin (▶ Abb. 15.13).
- Zimmer dürfen nur für Untersuchungen mit entsprechenden Schutzmaßnahmen verlassen, Gemeinschaftsräume der Klinik nicht betreten werden.
- Isolationszimmer werden bei Pflege und Reinigung immer als letzte versorgt.
- Isolationspatienten werden am Ende des OP-Programms operiert bzw. kommen bei Untersuchungen am Schluss an die Reihe.
- Nach der Isolation werden eine Schlussdesinfektion durchgeführt.
- Wäsche und Abfall wird im Zimmer gesammelt und täglich entsorgt.
- Geschirr wird direkt in den Essenswagen entsorgt.
- Pflegeutensilien werden nur patientenbezogen genutzt, täglich wischdesinfiziert und verbleiben im Zimmer. Nur der Tagesbedarf an Einwegmaterialien wird im Zimmer gelagert. Der Pflegewagen darf nicht mit in das Zimmer genommen werden.
- Jeden Tag Wischdesinfektion von Nachtkästchen, Rufanlage, Türgriffe und Nasszelle.
- Persönliche Schutzausrüstung: Schutzkittel, Handschuhe bei möglichem Kontakt mit erregerhaltigem Material, bei Tröpfchenübertragung zusätzlich Mund-Nasen-Schutz, bei aerogener Übertragung FFP2-Maske.
- Informieren, Schulen, Beraten: Patienten und Angehörige über Isolationsmaßnahmen informieren, in dem Umgang mit Schutzkleidung und Händehygiene einweisen.

Die wichtigsten Infektionskrankheiten und die entsprechenden Hygienemaßnahmen zeigt ▶ Tab. 15.1.

15 Hygiene

Die nachfolgende Tabelle gibt die wichtigsten Infektionskrankheiten und die entsprechenden Hygienemaßnahmen wieder (▶ Tab. 15.1).

> **! Merken Standardhygiene**
> Die Maßnahmen der Standardhygiene gelten für den Umgang mit allen Patienten im Krankenhaus. Sie sind in der nachfolgenden Tabelle nicht noch einmal gesondert aufgeführt. Ebenso werden die grundsätzlichen Maßnahmen der Isolierung nicht noch einmal genannt.

Tab. 15.1 Übersicht über die wichtigsten Infektionskrankheiten und die entsprechend erforderlichen zusätzlichen Hygienemaßnahmen (nach RKI; www.rki.de, Infektionserkrankungen von A–Z).

Erkrankung	Erreger	Übertragungsweg	spezielle Hygienemaßnahmen
Clostridium-difficile-assoziierte Diarrhö = CDAD Clostridium difficile	anaerobes, sporenbildendes Stäbchenbakterium	**direkte und indirekte Kontaktinfektion:** fäkal-orale Übertragung durch Schmierinfektion über die Hände oder kontaminierte Gegenstände	• Isolation • Händedesinfektion allein reicht nicht aus, da sporenbildende Bakterien mit Händedesinfektionsmittel nur unzureichend abgetötet werden • nach der Händedesinfektion müssen die Hände gründlich gewaschen werden
EHEC meldepflichtig	enterohämorrhagische Escherichia coli, gramnegative Stäbchenbakterien	**direkte und indirekte Kontaktinfektion:** fäkal-orale Übertragung durch Schmierinfektion über die Hände oder kontaminierte Gegenstände oder den Verzehr von kontaminierten Lebensmitteln oder Wasser	Isolation
Hepatitis A meldepflichtig	Hepatitis-A-Virus	**direkte und indirekte Kontaktinfektion:** fäkal-orale Übertragung durch Schmierinfektion über die Hände oder kontaminierte Gegenstände oder den Verzehr von kontaminierten Lebensmitteln oder Wasser	Isolation
Hepatitis B und C meldepflichtig	Hepatitis-B- und C-Virus	**direkte Kontaktinfektion:** Kontakt mit Blut, Blutprodukten, bluthaltigen Sekreten, z. B. durch Geschlechtsverkehr, Schnitt- oder Nadelstichverletzungen	• keine Isolation notwendig • Schutzbrille und Mund-Nasen-Schutz, wenn mit Aerosolbildung oder Verspritzen von erregerhaltigem Material zu rechnen ist
HIV meldepflichtig	Human Immunodeficiency Virus (HIV)	**direkte Kontaktinfektion:** Kontakt mit Blut, bluthaltigen Sekreten, Sperma, Vaginalsekret, Muttermilch, Liquor, z. B. durch Geschlechtsverkehr, Schnitt- oder Nadelstichverletzungen, Stillen	• keine Isolierung notwendig • Schutzbrille und Mund-Nasen-Schutz, wenn mit Aerosolbildung oder Verspritzen von erregerhaltigem Material zu rechnen ist
Influenza meldepflichtig	Influenza-A- und -B-Viren und Influenza-A-H1N1	**Tröpfcheninfektion,** möglicherweise auch aerogen über Tröpfchenkerne durch Sprechen, Husten, Niesen direkte und indirekte Kontaktinfektion durch kontaminierte Hände oder kontaminierte Gegenstände	• Isolation • Isolation schon bei Influenzaverdacht • Schutzbrille, wenn mit Aerosolbildung oder Verspritzen von erregerhaltigem Material zu rechnen ist • Mund-Nasen-Schutz der Klasse FFP2 oder 3 mit Ausatemventil vor Betreten des Zimmers anlegen
Masern – meldepflichtig mit namentlicher Nennung	Masern-Virus	**aerogene Infektion** durch Sprechen, Husten, Niesen **direkte und indirekte Kontaktinfektion** durch kontaminierte Hände oder kontaminierte Gegenstände	• Isolation • Personal darf Patienten nur dann versorgen, wenn gesicherter Schutz durch Impfung oder durchgemachte Erkrankung besteht, dann ist kein Mund-Nasen-Schutz FFP2 oder FFP3 erforderlich • beim Öffnen von Fenstern darauf achten, dass Fenster in benachbarten Zimmern geschlossen sind

Spezifische Maßnahmen bei bekanntem Erreger

Tab. 15.1 Fortsetzung.

Erkrankung	Erreger	Übertragungsweg	spezielle Hygienemaßnahmen
Meningokokken-Erkrankung – meldepflichtig mit namentlicher Nennung	Meningokokken, kugelförmige Bakterien	**Tröpfcheninfektion:** außerhalb des Körpers sterben Meningokokken sehr schnell ab, zur Übertragung ist ein sehr enger Kontakt notwendig, also direktes Anhusten, Niesen oder Küssen	• Isolation • Mund-Nasen-Schutz in den ersten 24 h nach Antibiotikagabe, danach wird die Isolation aufgehoben
Norovirus-Infektion meldepflichtig	Noroviren	**direkte und indirekte Kontaktinfektion:** fäkal-orale Übertragung durch Schmierinfektion über die Hände oder kontaminierte Gegenstände oder den Verzehr von kontaminierten Lebensmitteln **aerogene Übertragung:** orale Aufnahme virushaltiger Aerosole von Erbrochenem	• Isolation • hygienische Händedesinfektion mit viruswirksamen Händedesinfektionsmittel der RKI-Liste, z. B. Sterilium Virugard • Wischdesinfektion mit viruswirksamen Desinfektionsmittel • Mund-Nasen-Schutz, wenn der Patient erbricht
Salmonellen-Infektion meldepflichtig	Bakterium Salmonella	**indirekte Kontaktinfektion:** fäkal-orale Übertragung über Lebensmittel, z. B. Geflügel, rohe Eier, Softeis; eine direkte Übertragung von Mensch zu Mensch ist nur bei stark Immungeschwächten oder bei der Übertragung von hohen Keimmengen möglich	• i. d. R. nur eine eigene Toilette notwendig • bei stark immungeschwächten Patienten Isolation (Umkehrisolation)
Tuberkulose	Myobakterien	**aerogene Übertragung** durch Sprechen, Husten, Niesen	• Isolierung • meldepflichtige Erkrankung nach ISFG • zweimalige Desinfektion der Hände
Windpocken	Varizella-Zoster-Virus	**aerogene Übertragung** durch Sprechen, Husten, Niesen **direkte und indirekte Kontaktinfektion** durch mit Sekret oder Bläscheninhalt der Krusten kontaminierte Hände oder kontaminierte Gegenstände	• Isolierung • beim Öffnen von Fenstern darauf achten, dass Fenster in benachbarten Zimmern geschlossen sind • Personal darf Patienten nur dann versorgen, wenn gesicherter Schutz durch Impfung oder durchgemachte Erkrankung besteht, dann ist kein Mund-Nasen-Schutz FFP2 oder 3 erforderlich

Psychische Unterstützung des Patienten

Situation des Patienten • Die Isolationsunterbringung ist sowohl für den Patienten als auch die Angehörigen eine belastende Situation. Der Patient sieht die betreuende Pflegekraft ausschließlich in Schutzkleidung, oft sind sogar nur die Augen sichtbar. Alle Mitarbeiter sehen für den Patienten „gleich" aus. Er weiß nicht, welches Gesicht sich hinter der Maske verbirgt. Dies schafft unweigerlich eine Distanz zwischen Pflegekraft und Patient – zwar eine notwendige, für den Patienten aber unangenehme Distanz. 90% der Kommunikation findet über Mimik und Gestik statt. In diesem Fall fällt die Mimik nahezu komplett weg, die Kommunikation erfolgt hauptsächlich verbal, also über die Stimme.

Durch die Isolation kann der Patient nicht am Stationsalltag teilnehmen und darf i.d.R. bestimmte Bereiche wie Teeküche und Aufenthaltsraum nicht nutzen. Sein Zimmer darf er nur für Untersuchungen verlassen. Der Patient verbringt viel Zeit allein und kann sich nicht mit anderen Patienten austauschen. Auch der Kontakt zwischen Pflegenden, Arzt und Patient wird auf ein Minimum reduziert. Der Patient wird ausgegrenzt und fühlt sich im wahrsten Sinne des Wortes „isoliert". Aus diesem Grund sollten die Isolationsmaßnahmen auf ein Minimum beschränkt bzw. so früh wie möglich wieder aufgehoben werden.

Was können Pflegende tun? • Zum einen sollten sie versuchen, sich Zeit zu nehmen, wenn sie den Patienten versorgen, insbesondere auch für ein Gespräch. Sie sollten daran denken, dass der Patient nicht viel Gelegenheit hat, mit jemandem zu reden (▶ Abb. 15.14).

Pflegende sollten versuchen, ihm seine Wünsche zu erfüllen, sofern dies möglich ist, z.B. Wunschkost, ausreichend Lesestoff oder Fernsehen. Für jüngere Patienten ist die Nutzung des Internets eine wichtige Hilfe, um Kontakt zur Außenwelt zu halten.

Sofern das Krankheitsbild es erlaubt, sollte der Patient den Außenbereich der Klinik nutzen dürfen – natürlich unter Einhaltung der Hygiene, z.B. Händedesinfektion, Mund-Nasen-Schutz. Dies ist vor allem dann wichtig, wenn es sich um eine längere Isolationszeit handelt.

Angehörigen sollten darüber aufgeklärt werden, dass Besuche für den Patienten wichtig sind und zur Genesung beitragen. Je nach Erreger müssen sich Angehörige auch nicht komplett „verkleiden", was häufig als Erleichterung gesehen wird.

Abb. 15.14 Es kann sich anfühlen wie Einzelhaft.

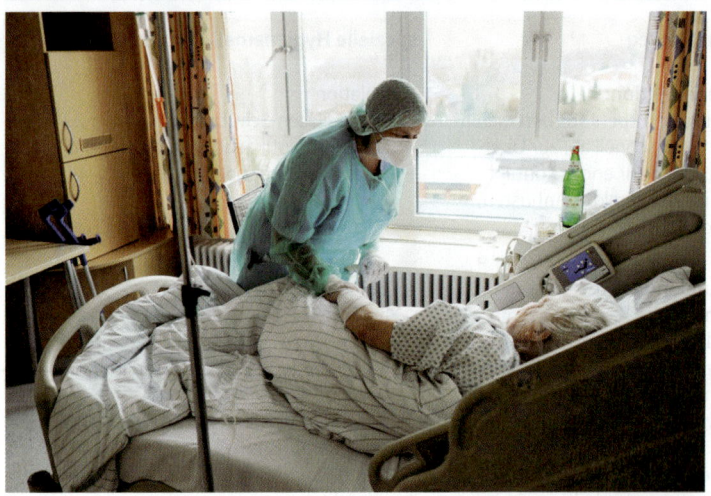

Patienten in Isolation fühlen sich sehr häufig einsam und wie in Haft. Pflegende sollten versuchen, sich Zeit für den Patienten zu nehmen und auf seine Ängste und Wünsche einzugehen.

15.3.2 Infektionsstation

Hier liegen Patienten mit Infektionskrankheiten. Dies können Patienten mit Durchfällen, Meningitis, Masern oder Tuberkulose sein. Nicht jeder Patient ist auf der Infektionsstation isoliert, dennoch sind die Zimmer so ausgestattet, dass Isolationsmaßnahmen einfacher durchgeführt werden können. Die Zimmer verfügen z.B. über eine Schleuse, die das hygienische An- und Ablegen der persönlichen Schutzausrüstung erleichtert. Es handelt sich entweder um Einzelzimmer oder Zweibettzimmer mit eigener Nasszelle, Toilette und Steckbeckenspüle. Häufig sind die Zimmer von außen (z.B. Garten oder über einen Balkon) zugänglich, sodass infektiöse Patienten über den Außenzugang aufgenommen werden können, ohne den Stationsflur zu kontaminieren. Infektionsstationen verfügen häufig eine Unterdruck-Raumluft-Technik, damit beim Öffnen der Türen keine Krankheitserreger nach außen dringen können. Nicht jede Klinik hat eine Infektionsstation, Kinderkliniken haben sehr häufig eine.

Neben den „normalen" Infektionsstationen gibt es in Deutschland noch Zentren, die sich auf Patienten mit hochkontagiösen lebensbedrohlichen Erkrankungen spezialisiert haben: Berlin, Düsseldorf, Frankfurt, Hamburg, Leipzig, München, Saarbrücken, Stuttgart und Würzburg. Dort werden Patienten aufgenommen, deren Erkrankungen hochgefährlich (z.B. Ebola) oder noch unbekannt (z.B. SARS) und für die Bevölkerung risikoreich sind. Jedes dieser Zentren hat eine besondere Raumlufttechnik, entsprechende Konzepte und geschultes Personal zur Behandlung der Patienten. Die Spezialisten dieser Zentren arbeiten sehr eng mit den Gesundheitsbehörden zusammen und sind miteinander vernetzt.

Definition **Kontagiosität**
Sie beschreibt die Ausbreitungsfähigkeit eines Krankheitserregers, also wie leicht oder wie schwer er übertragen werden kann.

15.4 Multiresistente Erreger (MRE)

Definition **Multiresistente Erreger**
Multiresistente Erreger sind gegen mehrere Antibiotika resistent. Diese Antibiotika sind also gegen sie wirkungslos. Sie sind deswegen sehr schwer zu bekämpfen und behindern eine optimale Antibiotikabehandlung bei Infektionspatienten. Der bedeutendste multiresistente Erreger ist MRSA (Methicillin-resistenter Staphylococcus aureus). Aber auch ESBL (extended spectrum betalactamase) produzierende Enterokokken und VRE (Vancomycin-resistente Enterokokken) gewinnen immer mehr an Bedeutung.

Entstanden sind resistente Bakterien durch unüberlegten Einsatz von Antibiotika. Teilweise werden Antibiotika z.B. bei viralen Infekten wie Grippe eingesetzt, obwohl sie ausschließlich gegen Bakterien wirken und nicht gegen Viren. Oft werden Antibiotika verordnet, ohne dass man getestet hat, ob diese Antibiotika überhaupt gegen den Keim wirksam sind. Damit man möglichst viele Keime erwischt, verwendet man häufig Breitbandantibiotika, die ein breites Spektrum an vielen verschiedenen Bakterien abtöten.

Durch diese unnötigen Einsätze von Antibiotika kommen Bakterien häufiger als nötig mit Antibiotika in Kontakt und können Resistenzen entwickeln. Ein vorzeitiger Abbruch der Therapie oder eine unregelmäßige Einnahme können ebenfalls dazu führen, dass überlebende Bakterien eine Resistenz entwickeln. Auch in der Tiermast werden Antibiotika oft unkritisch eingesetzt. Sie werden dem Tierfutter beigemischt, um so den Ertrag zu steigern. Hat ein Bakterium eine Resistenz entwickelt, kann es sie an die Folgegeneration weitergeben, wodurch resistente Bakterienstämme entstehen.

> **WISSEN TO GO**
>
> **Multiresistente Erreger (MRE)**
>
> **M**ulti**r**esistente **E**rreger sind gegen mehrere Antibiotika resistent. Sie sind deswegen sehr schwer zu bekämpfen und behindern eine optimale Antibiotikabehandlung bei Infektionspatienten. Der bedeutendste multiresistente Erreger ist **MRSA** (Methicillin-resistenter Staphylococcus aureus). Aber auch **ESBL** (**e**xtended **s**pectrum **b**eta**l**actamase) produzierende Enterokokken und **VRE** (Vancomycin-resistente Enterokokken) gewinnen immer mehr an Bedeutung.
> Entstanden sind resistente Bakterien durch unüberlegten Einsatz von Antibiotika.

15.4.1 MRSA

Staphylococcus aureus ist ein kugelförmiges Bakterium und einer der bedeutendsten Erreger von Infektionen, die häufig antibiotisch therapiert werden müssen. Aus oben genannten Gründen haben die Staphylokokken im Laufe der letzten 40 Jahre Resistenzen gegen die gängigen Antibiotika entwickelt.

Besondere Resistenzen sind entstanden gegen Methicillin. Methicillin-resistente Staphylococcus-aureus-Stämme bezeichnet man als MRSA. Oxacillin-resistente Staphylococcus-aureus-Stämme werden ORSA genannt. Sehr häufig liegt gleichzeitig eine Resistenz gegen viele weitere Antibiotikagruppen vor. Eine andere geläufige Bedeutung der

Multiresistente Erreger (MRE)

Abkürzung ist deswegen auch „multiresistenter Staphylococcus aureus".

Die Resistenzentwicklung nimmt weiter zu. Mittlerweile findet man diese Erreger nicht nur in der Klinik, sondern auch in Altenpflegeheimen oder anderen Gemeinschaftseinrichtungen.

Besiedlungsbereiche und Infektionen

Besiedlung • Staphylokokken gedeihen dort, wo es **warm** und **feucht** ist. Sie finden sich auch beim gesunden Menschen immer wieder auf der Haut, in der Nase oder im Rachen. Weitere häufig besiedelte Bereiche sind Achseln, Leiste und Perianalbereich. MRSA kann sich aber ebenso in Sekreten der Atemwege, in Wundsekreten oder Urin und Blut ansiedeln.

Circa 2 % der Bevölkerung sind MRSA-positiv (Bundesinstitut für Risikobewertung BFR 2012). Bei gesunden Personen löst MRSA aber keine Infektion aus. Diese Personen sind zwar mit MRSA besiedelt bzw. kolonisiert, werden aber nicht krank.

Nosokomiale Infektionen • Eine große Bedeutung haben MRSA allerdings als Verursacher von nosokomialen Infektionen. Denn wenn das Immunsystem wie bei vielen Patienten im Krankenhaus geschwächt ist, können multiresistente Erreger zu schweren Infektionen führen, z. B. postoperativen Wundinfektionen, blasenkatheterassoziierten Harnwegsinfektionen, gefäßkatheterassoziierten Entzündungen oder Beatmungspneumonien (Lungenentzündungen, die bei beatmeten Patienten auf der Intensivstation auftreten).

Übertragung

Die Erreger werden fast ausschließlich als Kontaktinfektion direkt über die Hände übertragen oder indirekt, z. B. über Flächen, Kleidung oder Patientenakten. Um die Übertragung zu vermeiden, ist eine korrekte Hände- und Flächendesinfektion unabdingbar. In seltenen Fällen erfolgt die Übertragung über Tröpfchen. Eine aerogene Injektion über die Luft ist nicht möglich.

Gefährdete Patienten

Besonders gefährdet sind:
- Menschen mit chronischen Erkrankungen, z. B. Diabetes mellitus
- Patienten mit Wunden, z. B. Operationswunden
- Patienten mit chronischen Hautläsionen, z. B. Dekubitus, Ulcus cruris
- Dialysepatienten
- Patienten mit dauerhaft liegenden Zugängen, Tracheostoma oder PEG
- Patienten, die häufig Antibiotika nehmen müssen oder sehr oft im Krankenhaus sind, sind ebenfalls gefährdeter als andere.
- Ältere Menschen haben aufgrund altersspezifischer, physiologischer Veränderungen des Immunsystems und verschiedener Organe eine erhöhte Disposition für die Besiedlung mit MRSA. Heimbewohner sind deshalb besonders gefährdet, sich im Krankenhaus mit MRSA zu infizieren.
- Personen mit häufigen Kontakten zu MRSA-Trägern, z. B. Pflegekräfte und Ärzte, sind häufig besiedelt.
- Auch Schweinezüchter gehören zur Risikogruppe für eine Besiedlung.

Je mehr Keime auf einen Menschen übertragen werden, desto wahrscheinlicher ist es, dass er von ihnen besiedelt wird.

Screening auf MRSA

In manchen Kliniken werden bestimmte Patientengruppen bereits bei der Aufnahme auf MRSA untersucht bzw. gescreent.

Patientengruppen • Das Robert Koch-Institut empfiehlt dies für folgende Patienten:
- Patienten, bei denen bekannt ist, dass sie schon einen MRSA in der Vorgeschichte hatten.
- Bei Übernahme von Patienten aus einer anderen Klinik, wenn sie dort länger als 3 Tage in den letzten 12 Monaten lagen.
- Patienten, die beruflich direkten Kontakt mit Tieren in der Landwirtschaft (Schweinemast) haben.
- Patienten mit mehr als 2 der folgenden Risikofaktoren:
  – chronische Pflegebedürftigkeit
  – Antibiotikatherapie in den letzten 6 Monaten
  – liegende Zugänge wie Blasendauerkatheter, PEG, Tracheostoma
  – Dialyse
  – chronische Wunden
  – Brandwunden

Durchführung • Mit jeweils einem Abstrichtupfer werden beide Seiten der Nase abgestrichen (▶ Abb. 15.15). Für den Abstrich im Rachen wird der Tupfer vorher mit steriler Kochsalzlösung angefeuchtet.

Wenn ein Patient intubiert ist, wird zusätzlich Sekret aus der Lunge abgesaugt und ein Abstrich am Tracheostoma genommen. Bei Patienten mit Blasenkatheter wird Urin abgenommen. Wundabstriche werden z. B. bei Patienten mit einem Dekubitus oder Ulcus cruris abgenommen.

Die Abstriche werden im Labor der Klinik untersucht. Es gibt auch Schnelltests, diese sind aber teurer und manchmal falsch positiv. Bis zum Ergebnis des Tests muss der Patient in einem Einzelzimmer untergebracht werden. Das Testergebnis liegt spätestens am nächsten Tag vor.

Abb. 15.15 Abstrich der Nase mit einem Tupfer.

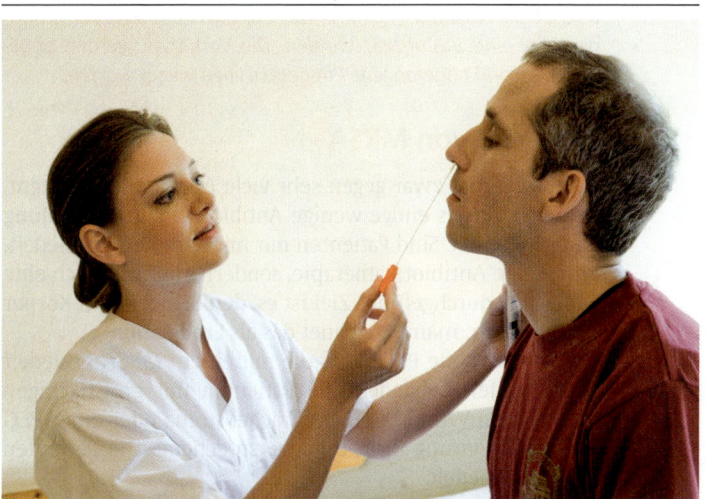

Hygiene

WISSEN TO GO

MRSA – Grundlagen

Methicillin-resistente Staphylococcus-aureus-Stämme bezeichnet man als MRSA, Oxacillin-resistente als ORSA. Weitere Bezeichnung MRSA = multiresistenter Staphylococcus aureus.
- **Besiedlung:** Haut, Nase, Rachen, Achseln, Leiste, Perianalbereich, Sekrete der Atemwege, Wundsekrete, Urin und Blut. Bei gesunden Personen löst MRSA keine Infektion aus.
- **Infektion:** Wenn das Immunsystem geschwächt ist, können sie zu schweren nosokomialen Infektionen führen, z. B. postoperative Wundinfektionen oder blasenkatheterassoziierte Harnwegsinfektionen.
- **Übertragung:** fast ausschließlich direkt über die Hände oder indirekt, z. B. über Flächen, Kleidung oder Patientenakten.
- **Gefährdung:** Besonders gefährdet sind Menschen mit chronischen Erkrankungen, Patienten mit Wunden, chronischen Hautläsionen, Dialysepatienten, Patienten mit dauerhaft liegenden Zugängen, Tracheostoma oder PEG, ältere Menschen.
- **Screening:** In manchen Kliniken werden bestimmte Patientengruppen bereits bei der Aufnahme auf MRSA untersucht bzw. gescreent. Bis zum Ergebnis wird der Patient in einem Einzelzimmer untergebracht.

Isolationsmaßnahmen

Patienten mit MRSA werden isoliert und entweder in einem Einzelzimmer untergebracht oder zusammen mit anderen MRSA-Patienten in einem Zimmer (Kohortenisolation). Es gelten die oben beschriebenen Maßnahmen der Isolation (S. 312). Bei Betreten des Zimmers tragen Pflegende einen langärmligen Einmalschutzkittel über ihrer Dienstkleidung. Bei direktem Kontakt mit dem Patienten tragen sie Handschuhe und einen Mund-Nasen-Schutz, wenn der Erreger im Mund-Nasen-Raum oder der Lunge sitzt. Bei Verlassen des Zimmers entsorgen sie ihren Schutzkittel, Mund-Nasen-Schutz und die Handschuhe im Abfallsack. Danach desinfizieren sie sich die Hände.

ACHTUNG
MRSA kann Monate auf Flächen, Instrumenten und Kleidung überleben. Wird der Patient entlassen, muss das Zimmer grundgereinigt und desinfiziert werden. Die Vorhänge werden abgenommen und angefangene Pflegeutensilien weggeworfen.

Therapie von MRSA

Der Erreger ist zwar gegen sehr viele Antibiotika resistent, dennoch gibt es einige wenige Antibiotika zur Behandlung einer Infektion. Sind Patienten nur mit dem Keim besiedelt, wird keine Antibiotikatherapie, sondern ausschließlich eine Sanierung durchgeführt. Ziel ist es, den Erreger vom Körper zu entfernen; man bezeichnet das als **Eradikation**.

Aber nicht alle Patienten, die mit einem MRSA besiedelt sind, werden behandelt. Bei Patienten mit großflächigen chronischen Wunden, einem Tracheostoma oder einer PEG ist eine Sanierung nicht erfolgversprechend. Die Patienten bleiben besiedelt.

Sanierungsmaßnahmen bei MRSA-Besiedlung

Ist die **Nase** besiedelt, wird eine **antibiotische Nasensalbe** nach Anordnung des Arztes für 5 Tage in der Nase aufgetragen. Befindet sich der Erreger im **Rachen**, muss der Patient mit einer entsprechenden Mundspüllösung ebenfalls **5 Tage gurgeln**.

Sehr aufwendig ist die Sanierung, wenn der MRSA auf der **Haut** sitzt. In diesem Falle werden der Körper und die Haare des Patienten 5 Tage hintereinander täglich mit einer **antibakteriellen Waschlotion** gewaschen. Das Bett wird frisch bezogen und die Matratze wischdesinfiziert. Danach werden Handschuhe und Schutzkittel gewechselt und alle Pflegeutensilien im Zimmer wischdesinfiziert.

Der Patient sollte in der Zeit der Sanierung seine Zähne mit einer **Einmalzahnbürste** putzen und zur Rasur einen **Einmalrasierer** verwenden. Kamm und Bürste müssen nach Gebrauch desinfiziert werden. Eine Rekontamination über die Gebrauchsgegenstände muss vermieden werden.

Drei Tage nach Abschluss der Sanierung werden an 3 verschiedenen Tagen Abstriche genommen. Wenn die Sanierung erfolgreich war und alle Abstriche negativ sind, kann die Isolation aufgehoben werden.

Während der Sanierung muss der Patient unbedingt im Einzelzimmer liegen, um sich nicht bei seinem Bettnachbarn wieder mit MRSA anzustecken.

Sitzt der Krankheitserreger ausschließlich in einer **Wunde**, so kann versucht werden, die Wunde mit z. B. **nanokristallinen Silberwundauflagen** und/oder **Polihexanid-Wundspüllösungen** zu dekontaminieren.

Entlassung von Patienten mit MRSA

Wenn ein Patient mit MRSA von einem **ambulanten Pflegedienst** betreut wird, wird dieser vor der Entlassung informiert. Das Pflegepersonal des ambulanten Pflegedienstes trägt ähnliche Schutzkleidung wie das Klinikpersonal. Allerdings werden hier meist keine Einmalschutzkittel getragen, sondern ein Kittel, der beim Patienten in der Wohnung bleibt und mehrfach benutzt wird. Der Patient darf seine Wohnung verlassen und am öffentlichen Leben teilhaben.

Bei einer Verlegung in ein **Seniorenheim** wird ebenfalls die Einrichtung informiert. Hier müssen entsprechende Maßnahmen getroffen werden, um gefährdete Mitbewohner zu schützen. Der Patient wird aber nicht isoliert. Es wird individuell entschieden, welche Hygienemaßnahmen für den Patienten notwendig sind. Wird ein Patient mit chronischen Wunden oder einem Tracheostoma entlassen, müssen andere Schutzmöglichkeiten genutzt werden als bei einem Patienten, der den Erreger im Urin hat.

Das A und O der Schutzmaßnahmen ist, sowohl in der Klinik als auch im Pflegeheim, die **konsequente Händehygiene**. Neben der korrekten Händehygiene muss zur Pflege des Patienten eine Bettenschürze oder Schutzkittel (flüssigkeitsdicht) getragen werden.

15.4.2 ESBL und VRE

Resistente Enterobakterien wie Eschericha coli oder Klebsiellen werden abgekürzt als ESBL bezeichnet: Extended Spectrum beta Lactamase. VRE sind Vancomycin-resistente Enterokokken. Diese Krankheitserreger sind gegen bestimmte Antibiotika (z. B. Carbapeneme oder Vancomycin) resistent. Je nachdem, gegen welche Antibiotikagruppe der Keim resistent ist, wird er als **RE** für **resistent**, **MRE** als **multiresistent**, als **XRE Extensivresistent** oder als **PAN-resistent** bezeichnet.

Die Isolations- und Hygienemaßnahmen unterscheiden sich nicht von denen des MRSA. Eine Sanierung ist bei ESBL und VRE möglich. Man testet zunächst aus, welches Antibiotikum wirksam ist und verabreicht es dann dem Patienten.

WISSEN TO GO

MRSA – Isolationsmaßnahmen, Therapie und Sanierung

- **Isolationsmaßnahmen:** Patienten mit MRSA werden isoliert: Einzelzimmer oder Kohortenisolation. Es gelten die allgemeinen Maßnahmen der Isolation (S. 312).
- **Therapie und Sanierung:** Es gibt wenige Antibiotika zur Behandlung. Bei Besiedlung wird ausschließlich eine Sanierung durchgeführt und der Erreger vom Körper entfernt (**Eradikation**).

Sanierungsmaßnahmen
- **Nase:** antibiotische Nasensalbe 5 Tage in der Nase auftragen
- **Rachen:** mit Mundspüllösung 5 Tage gurgeln
- **Haut:** Körper und Haare 5 Tage mit antibakterieller Waschlotion waschen, Bett frisch beziehen und Matratze wischdesinfizieren, alle Pflegeutensilien wischdesinfizieren. Zähne mit Einmalzahnbürste putzen, Einmalrasierer verwenden, Kamm und Bürste nach Gebrauch desinfizieren.
- 3 Tage nach Abschluss der Sanierung an 3 verschiedenen Tagen Abstriche nehmen → bei negativem Ergebnis Isolation aufheben
- während der Sanierung unbedingt Einzelzimmerunterbringung

WISSEN TO GO

ESBL und VRE

Resistente Enterobakterien wie Escherichia coli oder Klebsiellen werden abgekürzt als ESBL bezeichnet: Extended Spectrum beta Lactamase. VRE sind Vancomycin-resistente Enterokokken. Die Isolations- und Hygienemaßnahmen unterscheiden sich nicht von denen des MRSA.

Eine Sanierung ist möglich. Man testet aus, welches Antibiotikum wirksam ist und verabreicht es dann dem Patienten.

16 Vitalparameter und Körpertemperatur beobachten und kontrollieren

16.1 Puls

16.1.1 Physiologische Grundlagen

Wenn sich das Herz in der Systole kontrahiert, pumpt es ruckartig und mit viel Druck Blut in die Aorta. Dadurch wird eine Pulswelle erzeugt, die das Blut weitertreibt in die peripheren Gefäße. Diese Pulswelle kann als Puls an oberflächlichen Arterien getastet werden. Der Puls gibt also Aufschluss über die Herzfrequenz.

16.1.2 Beobachtungskriterien

Es gibt 3 verschiedene Beobachtungskriterien für den Puls:
1. **Pulsfrequenz** (lateinisch *frequentia*, Häufigkeit): Anzahl der getasteten Pulswellen pro Minute.
2. **Pulsrhythmus** (griechisch *rhythmós*, Fließen): zeitliche Abstände zwischen den Pulswellen. Bei einem rhythmischen (regelmäßigen) Puls sind sie gleich lang, bei einem arrhythmischen (unregelmäßigen) Puls sind sie unterschiedlich lang.
3. **Pulsqualität** (lateinisch *qualitas*, Beschaffenheit): Strenggenommen sind auch Frequenz und Rhythmus Pulsqualitäten. Im klinischen Sprachgebrauch versteht man aber unter Pulsqualität, wie hart die Pulswellen sind (*duris* = hart, *mollis* = weich), wie schnell sie ansteigen (*celer* = schnell, *tardus* = langsam) und wie hoch ihre Amplitude ist (*altus* = hoch, *parvus* = niedrig). Die Pulsqualität hat in der Praxis eine untergeordnete Bedeutung, weil sie in vielen Fällen nicht eindeutig zu beurteilen ist.

WISSEN TO GO

Puls – Beobachtungskriterien

- **Pulsfrequenz:** Anzahl der getasteten Pulswellen pro Minute
- **Pulsrhythmus:** zeitliche Abstände zwischen den Pulswellen; rhythmischer Puls: gleich lange Abstände, arrhythmischer Puls: unterschiedlich lange Abstände
- **Pulsqualität:** Wie hart sind die Pulswellen? Wie schnell steigen sie an? Wie hoch ist ihre Amplitude?

16.1.3 Messen des Pulses

Zeitpunkt

Bei jedem neuen Patienten sollten Pflegende schon bei der Aufnahme den Puls messen. Auch wenn es sich um einen gesunden Menschen handelt, der zu einer Vorsorgeuntersuchung kommt, ist es wichtig, einen Ausgangswert zu haben. Im weiteren Verlauf sollte der Puls mindestens einmal täglich kontrolliert werden. Weiterhin sollte der Puls engmaschig kontrolliert werden, wenn sich der Zustand eines Patienten verschlechtert, wenn andere Parameter auffällig sind oder wenn z.B. nach Operationen Komplikationen auftreten bzw. durchgeführte Maßnahmen einen Puls pathologisch verändern können.

Messtechnik

Wenn Pflegende einen Puls fühlen, sollten sie zunächst seinen Rhythmus beurteilen. Ist er regelmäßig, sollten sie die Frequenz pro Minute ermitteln, indem sie den Puls

- **Puls**
  - Physiologische Grundlagen ▸ S. 320
  - Beobachtungskriterien ▸ S. 320
  - Messen des Pulses ▸ S. 320
  - Beurteilen des Pulses ▸ S. 322

- **Blutdruck**
  - Physiologische Grundlagen ▸ S. 324
  - Beobachtungskriterien ▸ S. 325
  - Messen des Blutdrucks ▸ S. 325
  - Beurteilen des Blutdrucks ▸ S. 327

- **Atmung**
  - Physiologische Grundlagen ▸ S. 329
  - Beobachtungskriterien ▸ S. 329
  - Messen und Beurteilen der Atmung ▸ S. 329

- **Körpertemperatur**
  - Physiologische Grundlagen ▸ S. 332
  - Beobachtungskriterien ▸ S. 333
  - Messen der Körpertemperatur ▸ S. 333
  - Beurteilen der Körpertemperatur ▸ S. 335

Abb. 16.1 Pulsmessorte.

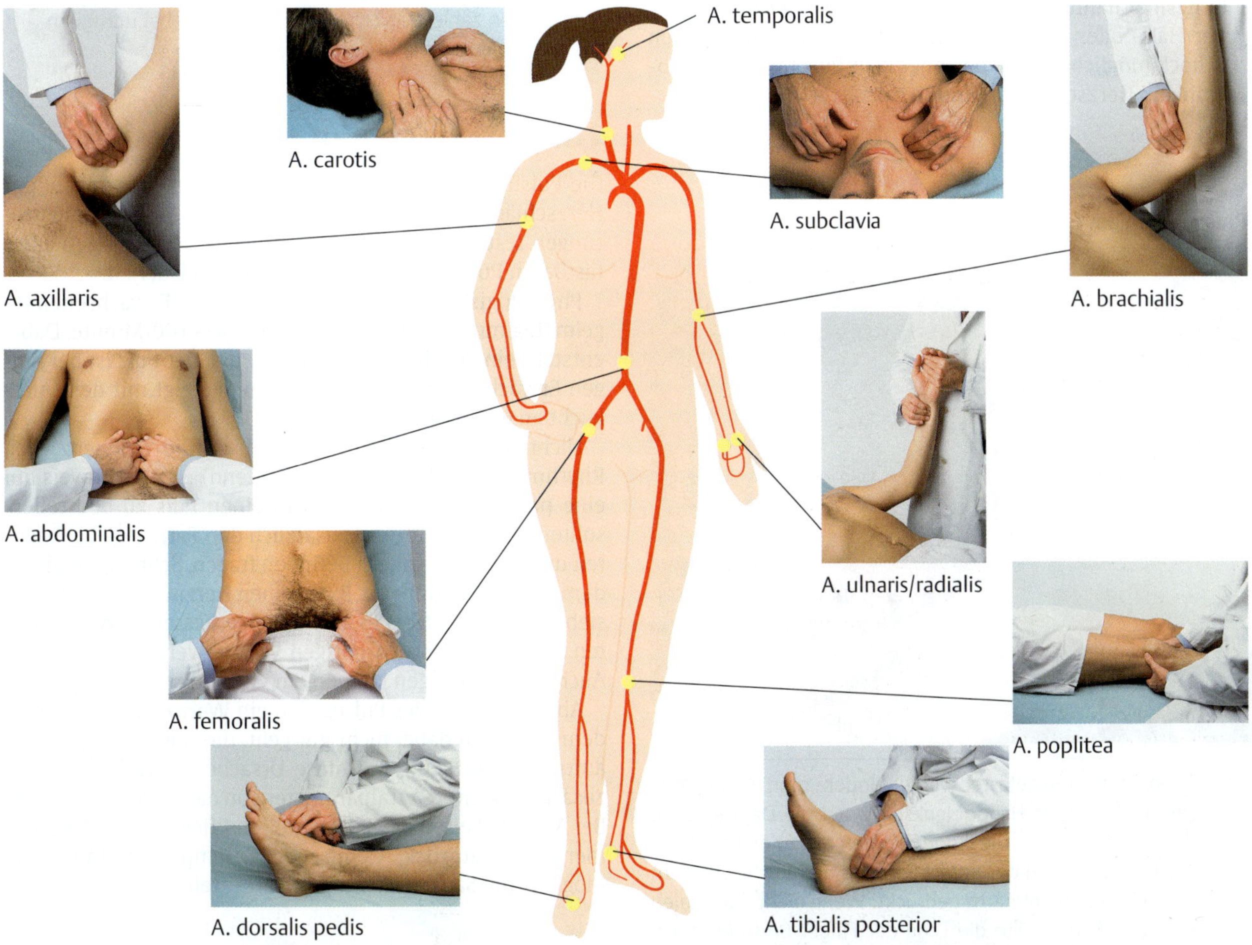

A. temporalis, A. carotis, A. subclavia, A. axillaris, A. brachialis, A. abdominalis, A. ulnaris/radialis, A. femoralis, A. poplitea, A. dorsalis pedis, A. tibialis posterior

Mögliche Taststellen zur Palpation des Pulses. *Nach: Füeßl S, Middeke M. Duale Reihe Anamnese und Klinische Untersuchung. Thieme 2010*

16 Vitalparameter und Körpertemperatur beobachten und kontrollieren

15 Sekunden lang mithilfe einer speziellen Pulsuhr, einer Stoppuhr oder einer beliebigen Uhr mit Sekundenzeiger zählen und diesen Wert mit 4 multiplizieren. Ist er unregelmäßig, sollte eine volle Minute ausgezählt werden, um einen guten Durchschnittswert zu ermitteln. Während sie zählen, sollten Pflegende auf die anderen Pulsqualitäten achten.

Ein Puls kann überall dort getastet werden, wo eine Arterie dicht unter der Haut verläuft (▶ Abb. 16.1).

Häufigster Messort: Radialispuls • Am häufigsten wird am Handgelenk gemessen. Das hat verschiedene Gründe: Erstens lässt sich der Radialispuls ohne viel Aufwand auch bei einem vollständig bekleideten Menschen tasten. Zweitens ist am Handgelenk in den meisten Fällen relativ leicht ein Puls zu finden. Und drittens kann die Messung hier keinerlei Schaden anrichten – selbst wenn ein Ungeübter sie ausführt, der unter Umständen über einen längeren Zeitraum tastet und drückt.

Indikationen für andere Messorte • Es gibt Gründe, an einer anderen Stelle als am Handgelenk einen Puls zu messen. Dazu gehören:
- Die Durchblutung der Beine soll beurteilt werden. Hierzu werden die Pulse am Knöchel (A. tibialis posterior) und am Fußrücken (A. dorsalis pedis) getastet.
- Am Handgelenk ist kein Puls zu finden, obwohl der Patient bei Bewusstsein und möglicherweise sogar beschwerdefrei ist.
- Eine erfahrene Pflegekraft möchte überprüfen, ob das Herz eines bewusstlosen Patienten noch schlägt (unerfahrene Kräfte sollen laut Richtlinien auf die Pulskontrolle verzichten und bei fehlender Atmung sofort Wiederbelebungsmaßnahmen einleiten, S. 287). Dies erfolgt an einer Hals- oder an einer Leistenarterie, weil durch einen Schock möglicherweise peripher kein Puls tastbar ist, obwohl ein Herzschlag vorhanden ist.

Auch die Leistenarterie ist gut zu tasten, allerdings dringt man dabei in den Intimbereich des Patienten ein. Deshalb eignet sich diese Methode nicht zur standardmäßigen Pulskontrolle und hat eher diagnostische Bedeutung für den Arzt, z. B. um eine arterielle Verschlusskrankheit zu erkennen (S. 924).

ACHTUNG
Wenn Sie beim Pulsmessen am Hals versehentlich die Arteria carotis communis über einen längeren Zeitraum zusammendrücken, kann sich das negativ auf die Durchblutung des Gehirns auswirken – besonders wenn die Halsarterien bereits vorgeschädigt sind. Außerdem übt ein solcher Druck in manchen Fällen einen Reiz auf den Nervus vagus aus, der nahe den Halsarterien verläuft. Ein Vagusreiz verlangsamt die Herzfrequenz bis hin zu Schwindel und Bewusstseinsstörungen. In der Regel normalisiert sich der Herzschlag aber sehr rasch wieder von alleine.

WISSEN TO GO

Puls messen
- bei der Aufnahme jedes Patienten
- danach mindestens 1-mal täglich
- engmaschige Kontrolle
  – wenn sich der Zustand eines Patienten verschlechtert
  – wenn andere Parameter auffällig sind
  – wenn nach Operationen Komplikationen auftreten
  – wenn Maßnahmen einen Puls pathologisch verändern können
- am häufigsten an der Arteria radialis (Speichenarterie)
- zunächst Rhythmus beurteilen, ist er regelmäßig, 15 Sekunden zählen und mit 4 multiplizieren; bei unregelmäßigem Puls 1 Minute auszählen

16.1.4 Beurteilen des Pulses

Die Pulsfrequenz entspricht normalerweise der Anzahl der Herzschläge pro Minute. Bei manchen Herzrhythmusstörungen resultiert allerdings nicht jeder Herzschlag in einer tastbaren Pulswelle. Dann entsteht ein Pulsdefizit.

Physiologisch schlägt das Herz bei einem Erwachsenen regelmäßig mit einer Frequenz von ca. 60–100/Minute. Dabei entsteht ein gleichmäßig kräftiger Puls. Der Puls ist bei jungen Erwachsenen am niedrigsten und steigt mit dem Alter leicht an (▶ Tab. 16.1).

Nicht jede Abweichung des Pulses (die Frequenz, den Rhythmus oder die Qualität betreffend) ist ein Hinweis auf eine pathologische Störung. Um einen Puls zu beurteilen, sollten Pflegende immer zusätzlich den Patienten beobachten und ihn nach seinem Befinden fragen. Schmerzen hinter dem Brustbein können z. B. auf einen Herzinfarkt hinweisen, siehe Angina pectoris (S. 893). Die gemessenen Werte sollten immer mit den vorherigen Werten verglichen werden. Auch Veränderungen können ein Warnzeichen sein!

Abweichungen des Pulses sind ein **Warnzeichen**, wenn es dem Patienten dabei nicht gut geht, die Abweichungen neu auftreten und keine harmlose Ursache erkennbar ist oder zusätzlich weitere Vitalparameter von der Norm abweichen. Bei Auffälligkeiten des Pulses sollten Pflegende deshalb immer auch Blutdruck, Atemfrequenz, Temperatur und, wenn möglich, die Sauerstoffsättigung ermitteln.

Abb. 16.2 Puls messen am Handgelenk.

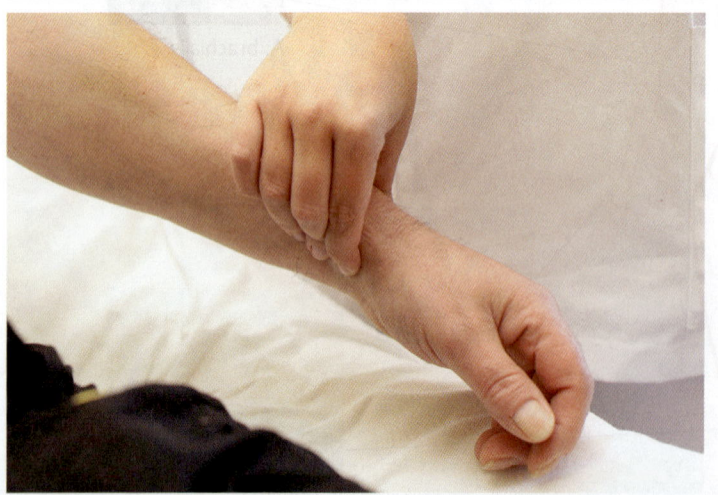

Der Radialispuls kann am besten getastet werden, indem man Zeige-, Mittel- und Ringfinger einer Hand in Handgelenksnähe auf die Daumenseite eines Unterarms des Patienten legt. Die Finger werden hierzu dicht nebeneinander in Längsrichtung entlang der Speiche gelegt und leicht mit dem Daumen von hinten gegen den Unterarm gedrückt. Wenn nicht auf Anhieb ein Puls getastet werden kann, sollte die Lage der Finger und der Druck leicht verändert werden.

Tab. 16.1 Physiologische Pulsfrequenzen in unterschiedlichen Altersgruppen.

Alter	Pulsfrequenz
Neugeborene	ca. 140/min
Kinder	
2 Jahre	120/min
4 Jahre	100/min
10 Jahre	90/min
14 Jahre	85/min
Erwachsene	
Männer	62–70/min
Frauen	75/min
ältere Menschen	64–85/min

ACHTUNG
Hat ein Patient außerdem Luftnot oder zeigt er Anzeichen eines Schocks, rufen Sie sofort weitere Hilfe und verständigen Sie einen Arzt.

WISSEN TO GO

Puls beurteilen

Die physiologische Pulsfrequenz eines Erwachsenen liegt bei ca. 60–100/min. Der Puls ist bei jungen Erwachsenen am niedrigsten. Ältere Menschen haben aufgrund von Herz- oder Gefäßerkrankungen oder abnehmender Fitness oft einen höheren Puls (▶ Tab. 16.1). Nicht jede Abweichung ist krankhaft. Es sollte immer auch der Patient beobachtet, nach seinem Befinden befragt und die gemessenen Werte mit den vorherigen verglichen werden.
Bei Auffälligkeiten sollten immer Blutdruck, Atemfrequenz, Temperatur und evtl. Sauerstoffsättigung gemessen werden.

Bradykardie

Definition Bradykardie
Liegt die Herzfrequenz unter 60/min, spricht man von einer Bradykardie.

Ursachen • Bei Leistungssportlern schlägt das Herz in Ruhe physiologisch häufig langsamer als 60/min. Auch bei manchen älteren Menschen ist der Ruhepuls verlangsamt – ohne dass dies einen Krankheitswert hat. Wenn z. B. ein 80-jähriger Patient einen Puls von 52/min hat, dieser Wert aber nicht deutlich von seinen vorherigen abweicht und der Patient beschwerdefrei ist, ist es nicht notwendig, einen Arzt zu informieren. **Pathophysiologische Ursachen** sind z. B.:
- Medikamentenüberdosierungen, Vergiftungen
- Störungen der Erregungsbildung, bzw. -überleitung des Herzens, z. B. nach einem Herzinfarkt (S. 897)
- Hyperkaliämie (zu hoher Kaliumspiegel im Blutserum)

- Ein erhöhter Hirndruck kann über einen anhaltenden Vagusreiz zu einer Bradykardie führen.

Viele Menschen nehmen heute regelmäßig **Medikamente** ein, die die Herzfrequenz und dadurch den Puls senken, z. B. Betablocker (S. 907). Auch Digitalis-(Fingerhut-)Präparate (S. 907) verlangsamen den Puls.

! Merken Bradykardie
Bradykardien sind insbesondere bei Hirnerkrankungen und -verletzungen ein Alarmzeichen.

ACHTUNG
Liegt eine Pulsfrequenz unter 45/min, benachrichtigen Sie immer sofort einen Arzt, da hier selbst in Ruhe die Sauerstoffversorgung i. d. R. nicht mehr gewährleistet ist und in vielen Fällen eine gefährliche Herzrhythmusstörung dahintersteckt.

WISSEN TO GO

Bradykardie

Die Herzfrequenz liegt unter 60/min; bei älteren Menschen oder Leistungssportlern oft physiologisch. **Pathologische Ursachen** sind:
- Medikamentenüberdosierungen, Vergiftungen
- Störungen der Erregungsbildung bzw. -überleitung des Herzens, z. B. nach Herzinfarkt
- Hyperkaliämie
- erhöhter Hirndruck

Manche **Medikamente** senken die Herzfrequenz, z. B. Betablocker, Digitalispräparate.

Tachykardie

Definition Tachykardie
Schlägt das Herz bei einem Erwachsenen schneller als 100/min, spricht man von einer Tachykardie. Kinder haben physiologisch einen höheren Puls. Bei Kleinkindern gilt erst eine Frequenz von mehr als 130/min als Tachykardie. Bei Neugeborenen kann sogar ein Puls von 170/min noch normal sein.

Ursachen • Physiologisch steigt die Herzfrequenz bei körperlicher Anstrengung, unter Schmerzen und durch bestimmte psychische Faktoren wie Angst oder Schreck. Pathophysiologische Ursachen sind z. B. (▶ Abb. 16.3):
- Fieber
- verminderte Herzpumpleistung
- Flüssigkeitsmangel
- Schilddrüsenüberfunktionen
- Kaliummangel
- Herzinfarkte

Weiterhin können **Medikamente**, z. B. Wirkstoffe, die die Bronchien erweitern (Bronchodilatatoren, z. B. β_2-Sympathomimetika, Anticholinergika), oder Wehenhemmer, aber auch ein zu **hoher Kaffeekonsum** eine Tachykardie auslösen.

ACHTUNG
Stufen Sie eine Tachykardie, die ohne erkennbare Ursache plötzlich auftritt, immer zunächst als akut lebensbedrohlich ein, wenn der Patient zusätzlich unter Schwindel, Luftnot, Brustschmerzen oder Todesangst leidet oder wenn sein Bewusstsein ebenfalls plötzlich beeinträchtigt ist.

16 Vitalparameter und Körpertemperatur beobachten und kontrollieren

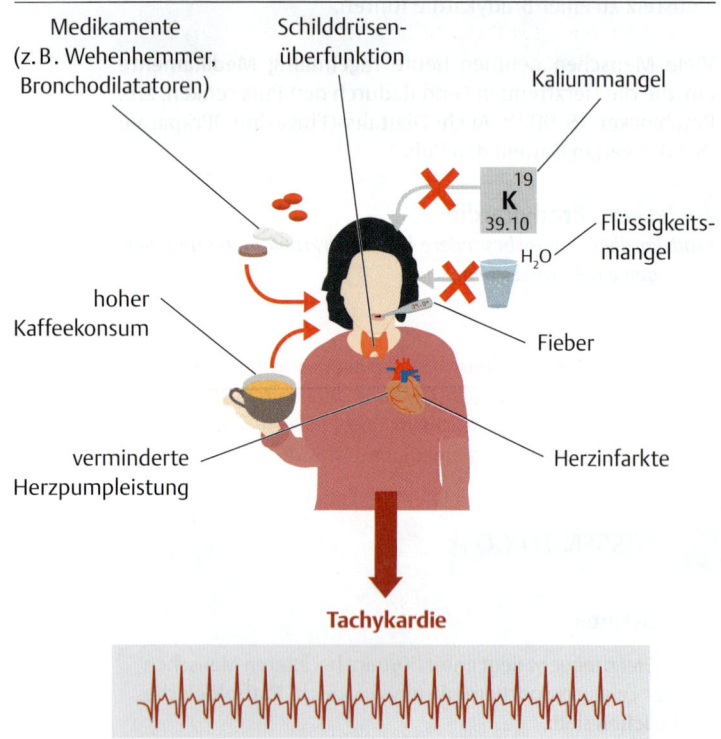

Abb. 16.3 Pathophysiologische Ursachen einer Tachykardie.

Inwieweit ein Patient eine Tachykardie toleriert, hängt unter anderem von seinem Alter ab. Jüngere Menschen können sich nach einer sportlichen Leistung mit einem Herzschlag von 160/min wohlfühlen, ein älterer Mensch verliert hier möglicherweise schon das Bewusstsein.

Beispiel **Beurteilen des Pulses**
Sie messen bei einem Patienten eine regelmäßige Pulsfrequenz von 120/min. Der Patient hat sich zuvor weder körperlich angestrengt noch psychisch aufgeregt. Vorherige Messungen hatten Werte zwischen 70 und 80/min ergeben. Blutdruck und Körpertemperatur sind normal, seine Atemfrequenz ist leicht beschleunigt. Ansonsten ist der Patient unauffällig. Informieren Sie einen Arzt, lassen Sie den Patienten möglichst nicht unbeobachtet und überprüfen Sie die Vitalparameter nach ein paar Minuten erneut.

 WISSEN TO GO

Tachykardie

Physiologisch steigt die Herzfrequenz bei körperlicher Anstrengung, unter Schmerzen und durch psychische Faktoren wie Angst oder Schreck. **Pathophysiologische Ursachen** sind:
- Fieber
- verminderte Herzpumpleistung
- Flüssigkeitsmangel
- Schilddrüsenüberfunktionen
- Kaliummangel
- Herzinfarkte

Weiterhin können **Medikamente**, z. B. Bronchodilatatoren oder Wehenhemmer, aber auch ein zu **hoher Kaffeekonsum** eine Tachykardie auslösen.

Pulsarrhythmie

Manche Patienten haben über Jahre einen unregelmäßigen Puls und merken davon nichts. Sogar physiologisch gibt es, besonders bei jungen Menschen, atemabhängige Schwankungen. Dabei schlägt das Herz während der Einatmung schneller als während der Ausatmung, weil es hier – bedingt durch Sogwirkung – mehr Blut weiterpumpen muss.

Tritt eine Arrhythmie neu auf, sollten Pflegende einen Arzt informieren. Messen Pflegende einen unregelmäßigen Puls mit einer normalen Frequenz bei einem ansonsten unauffälligen Patienten, sollten sie sich informieren, ob eine Herzrhythmusstörung bei ihm bekannt ist. Ist das der Fall und ist der Patient beschwerdefrei, reicht es, den Befund zu dokumentieren.

Abweichungen der anderen Pulsqualitäten

Härte, Amplitude und Anstiegssteilheit des Pulses sind im Gegensatz zu der Frequenz und dem Rhythmus keine Größen, die sich beim Tasten klar definieren und messen lassen. Erfahrene Pflegefachkräfte können aber dennoch anhand dieser Qualitäten bestimmte Zustände oder Krankheitsbilder vermuten.

Beispiele • Dies sind:
- **Fadenförmiger Puls** (Pulsus filiformis): Ein weicher (leicht zu unterdrückender) Puls mit niedriger Amplitude (Pulsus parvus et mollis) kann auf einen Schock hinweisen.
- **Zwillingspuls** (Pulsus bigeminus): Auf jede harte Pulswelle folgt eine weichere Pulswelle (in kürzerem zeitlichem Abstand als die nächste harte). Ein Zwillingspuls entsteht bei einer bestimmten Form einer Herzrhythmusstörung (Bigeminus).
- **Wechselnder Puls** (Pulsus alternans): Die Pulswellen sind bei gleichen zeitlichen Abständen abwechselnd hart und weich. Ein Pulsus alternans kann Zeichen einer Herzschwäche sein.

 WISSEN TO GO

Pulsarrhythmie

Manche Patienten haben über Jahre einen unregelmäßigen Puls und merken davon nichts. Tritt eine Arrhythmie neu auf, sollte ein Arzt informiert werden. Wird ein unregelmäßiger Puls mit einer normalen Frequenz bei einem ansonsten unauffälligen Patienten mit bekannter Herzrhythmusstörung gemessen, reicht es, den Befund zu dokumentieren.

16.2 Blutdruck

16.2.1 Physiologische Grundlagen

Der Blutdruck ist eine messbare Größe und ein wichtiger Kreislaufparameter. Er herrscht sowohl im arteriellen als auch im venösen Kreislaufsystem, wobei bei Blutdruckmessungen stets vom Druck in den größeren Arterien gesprochen wird.

Definition **Blutdruck**
Der gemessene Blutdruck ist ein Maß für die Kraft, die das zirkulierende Blut auf die Gefäßwände ausübt. Er ist abhängig von der Pumpleistung des Herzens und dem Gefäßwiderstand der Arterien.

Pumpleistung • Sie variiert je nach Schlagvolumen (in ml) und Herzfrequenz (Schläge/min); das Schlagvolumen multipliziert mit der Herzfrequenz bezeichnet man auch als Herzzeitvolumen (HZV). Das Herz eines Hochleistungssportlers hat z. B. ein sehr großes Schlagvolumen und pumpt pro Schlag eine große Menge Blut in den Kreislauf. Im Ruhezustand muss es deswegen weniger oft schlagen, um den physiologischen Blutdruck aufrechtzuerhalten – die Herzfrequenz ist niedrig. Unter Belastung wird die Herzfrequenz erhöht, wodurch die Pumpleistung des Herzens gesteigert wird.

Gefäßwiderstand • Er ist abhängig vom Durchmesser der Gefäße. Es gilt: Je kleiner der Durchmesser, desto größer ist der Widerstand und umso höher ist der Blutdruck. Bei älteren Menschen sind die Arterien z. B. durch arteriosklerotische Veränderungen verengt. Der physiologische Blutdruck liegt bei ihnen deswegen höher als bei jüngeren Erwachsenen.

16.2.2 Beobachtungskriterien

Umgangssprachlich und auch im klinischen Sprachgebrauch ist oft von „dem Blutdruck" die Rede: „Wie hoch ist denn mein Blutdruck, Schwester?" Gemeint sind damit 2 verschiedene Drücke:
- **systolischer arterieller Blutdruck** (der obere arterielle Blutdruckwert): Das ist der Druck in den großen Arterien während der Systole (Auswurfphase) des Herzens.
- **diastolischer arterieller Blutdruck** (der untere arterielle Blutdruckwert): Das ist der Druck in den großen Arterien während der Diastole (Erschlaffungsphase) des Herzens. Die Windkesselfunktion der Aorta und der großen Arterien sorgt dafür, dass der Blutdruck während der Diastole nicht zu sehr abfällt.

Windkesselfunktion • Schon im Mittelalter sorgte die Feuerwehr durch ein (elastisches) Luftpolster im Wasserkessel für einen kontinuierlichen Wasserstrahl beim Pumpen. Noch heute speichern Windkessel in verschiedenen Anlagen Druck. Im Blutkreislauf ist dafür die elastische Eigenschaft der Aorta verantwortlich. Sie dehnt sich während der Systole aus und nimmt dabei Blut auf. Dann zieht sie sich in der Diastole wie ein Gummi wieder zusammen und sorgt so dafür, dass das Blut auch in der Diastole gleichmäßig weiterfließt und in die peripheren Gefäße verteilt wird.

Weitere Beobachtungskriterien

In der Medizin spielen noch 2 weitere Rechengrößen des arteriellen Blutdrucks eine Rolle:
- **Blutdruckamplitude** (Pulsdruck): Differenz zwischen dem systolischen und dem diastolischen Blutdruckwert.
- **Mittlerer arterieller Druck** (MAD, auch arterieller Mitteldruck) ist der Druck, der durchschnittlich in den Arterien herrscht. Er lässt sich durch folgende Formel ungefähr errechnen:

$$MAD = \frac{\text{systolischer Druck} + \text{doppelter diastolischer Druck}}{3}$$

Der MAD ist (zusammen mit dem Pulsdruck) die eigentlich treibende Kraft für den arteriellen Blutfluss. Üblicherweise wird er aber nur auf Intensivstationen ermittelt und beurteilt.

16.2.3 Messen des Blutdrucks

Die Indikationen zur Blutdruckmessung entsprechen denen der Pulsmessung. Die **Einheit** für den Blutdruck ist **mmHg** (Millimeter Quecksilbersäule). Obwohl die meisten Blutdruckgeräte heute ohne Quecksilber auskommen, hat sich die laut dem Internationalen Einheitensystem (SI) offizielle Einheit für Drücke Pascal (Pa) in der Medizin für den arteriellen Blutdruck nicht durchgesetzt.

WISSEN TO GO

Blutdruck – Beobachtungskriterien

- **systolischer arterieller Blutdruck** (der obere arterielle Blutdruckwert): Druck in den großen Arterien während der Systole (Auswurfphase) des Herzens. Er entspricht etwa dem systolischen Druck in der linken Herzkammer.
- **diastolischer arterieller Blutdruck** (der untere arterielle Blutdruckwert): Druck in den großen Arterien während der Diastole (Erschlaffungsphase) des Herzens. Die Windkesselfunktion der Aorta und der großen Arterien sorgt dafür, dass der Blutdruck während der Diastole nicht zu sehr abfällt.

Die **Einheit** für den Blutdruck ist **mmHg** (Millimeter Quecksilbersäule).

Indirekte (unblutige) Blutdruckmessung

Der Blutdruck kann mithilfe einer Druckmanschette indirekt (ohne die Punktion einer Arterie) entweder auskultatorisch (durch Abhorchen), palpatorisch (durch Tasten) oder oszillatorisch (durch ein elektronisches Gerät, das Schwingungen darstellt) gemessen werden.

Auskultatorische Blutdruckmessung • Zur Messung wird eine Blutdruckmanschette mit Manometer und ein Stethoskop benötigt. Frühere Monometer haben die Drücke über eine Quecksilbersäule gemessen. Heute sind die Manometer meist frei von Flüssigkeiten. Die Durchführung zeigt ▶ Abb. 16.3.

Palpatorische Blutdruckmessung nach Riva-Rocci • Medizinisches Personal spricht heute oft von dem RR, wenn es den Blutdruck meint. Diese Bezeichnung geht auf den italienischen Arzt Scipione Riva-Rocci zurück, der maßgeblich zu dieser Form der Blutdruckmessung beigetragen hat.

Für die palpatorische Messung wird nur eine Blutdruckmanschette mit Manometer benötigt. Mit einer Hand wird der Radialispuls des Patienten gefühlt und gleichzeitig die Manschette aufgepumpt. Wenn die Pulswelle nicht mehr tastbar ist, wird die Manschette um weitere 30 mmHg aufgepumpt. Danach wird der Druck wieder abgelassen. Der systolische Blutdruck entspricht dem Druck, bei dem der Puls wieder getastet werden kann. Mit dieser Methode kann nur der systolische Wert ermittelt werden. Sie kommt zum Einsatz, wenn die Strömungsgeräusche mit dem Stethoskop nicht ausreichend zu hören sind.

Oszilloskopische Blutdruckmessung • Einige Patienten nutzen zu Hause zur Selbstkontrolle automatische Geräte, die den Blutdruck oszilloskopisch am Ober-, am Unterarm oder sogar an einem Finger messen (▶ Abb. 16.5a). Sie sind allerdings oft störanfällig, z. B. durch Bewegungen. Auch in der

16 Vitalparameter und Körpertemperatur beobachten und kontrollieren

Abb. 16.4 Auskultatorische Blutdruckmessung.

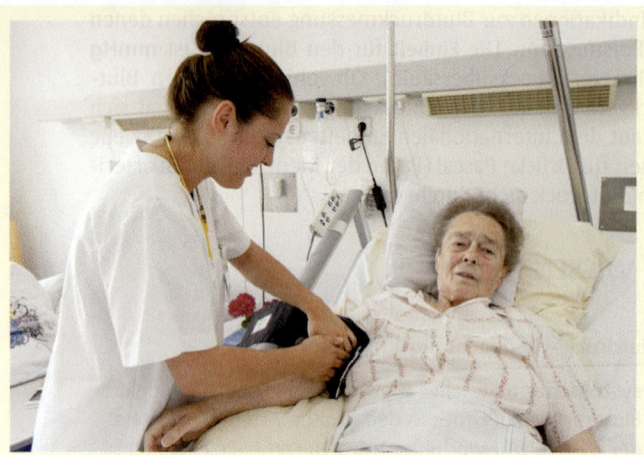
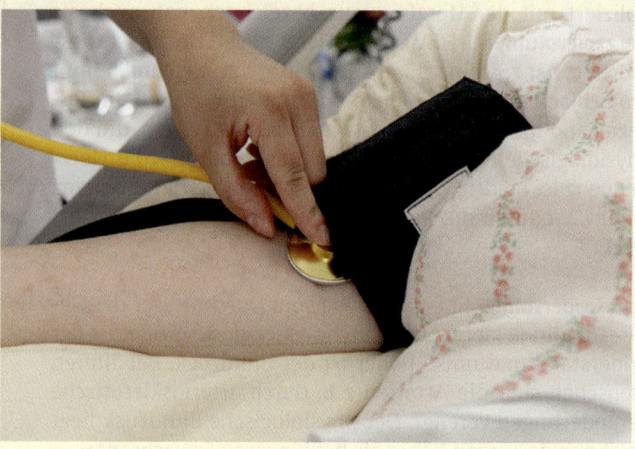

1 Die Patientin legt ihren Arm bequem auf Herzhöhe ab. Eine Blutdruckmanschette wird faltenfrei und luftleer um den unbekleideten Oberarm gelegt und über die Klettverschlüsse verschlossen. Die untere Kante der Manschette sollte etwa 2 Fingerbreit von der Ellenbeuge entfernt sein.

2 Die Pflegende steckt die Ohroliven des Stethoskops in ihre äußeren Gehörgänge und setzt den Stethoskop-Kopf (Schallmembran und Trichter) auf die Ellenbeuge der Patientin (auf die Arteria brachialis = Oberarmarterie).

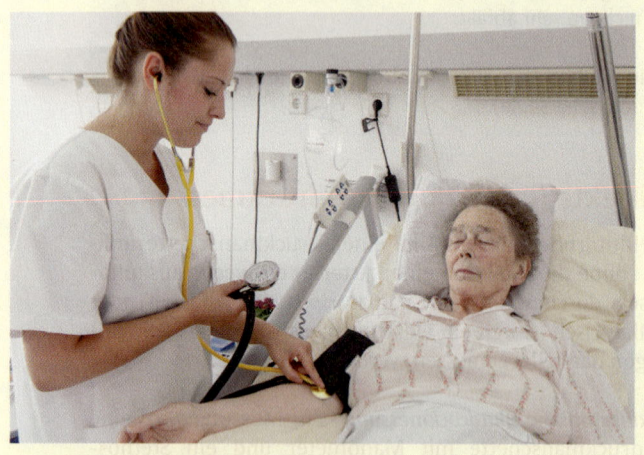
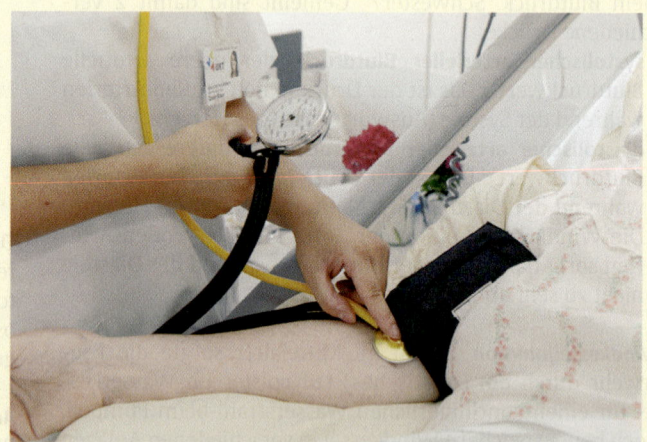

3 Das Rädchen am Manometerventil der Manschette wird zugedreht und die Manschette aufgepumpt. Sobald die beim Pumpen entstandenen Strömungsgeräusche wieder verstummt sind, sollte der Druck noch um etwa 30 mmHg erhöht werden. Beim Verschwinden der Strömungsgeräusche besteht ungefähr der systolische Blutdruckwert, der mit der Manschette um etwa 30 mmHg überschritten werden muss.

4 Mit Blick auf das Manometer wird der Druck in der Manschette vollständig abgelassen, indem das Ventil langsam geöffnet wird. Der Manschettendruck, bei dem man das erste Klopfgeräusch hören kann, entspricht dem systolischen Blutdruckwert. Er entsteht durch Turbulenzen, weil das Blut plötzlich wieder durch die Arterie strömt. Der Manschettendruck, unterhalb dessen die Klopfgeräusche wieder verschwinden, entspricht dem diastolischen Druck. Denn unter diesem Druck strömt das Blut wieder gleichmäßig ohne Turbulenzen. Der Blutdruck wird üblicherweise ohne Einheit angegeben, z. B. 120/80, gesprochen: „120 zu 80".

Klinik werden oszilloskopische Blutdruckmessgeräte genutzt (▶ Abb. 16.5b).

Ein Oszilloskop ist ein technisches Gerät, das bestimmte Messgrößen in elektrische Signale umwandelt und sichtbar machen kann. Ein Beispiel dafür sind EKG-Monitore, die die Impulse des Herzens als eine über den Monitor wandernde Linie darstellen. Oszilloskopische Blutdruckmessgeräte wandeln Druckschwankungen in der Manschette bzw. an einem speziellen Druckaufnehmer in elektrische Signale um. Die direkte Blutdruckmessung (S. 327), die auf Intensivstationen oft zum Einsatz kommt, stellt den Blutdruck dann auf einem Monitor bildlich dar.

Wichtige Hinweise • Bei der Blutdruckmessung sollte auf Folgendes geachtet werden:
- **Herzhöhe:** Blutdruckmanschette immer in Herzhöhe anbringen, sonst können die gemessenen Werte nicht beurteilt werden. Wenn sich der Arm unter Herzhöhe befindet, steigt der Druck, oberhalb sinkt er entsprechend!
- **Manschettendruck:** Ein hoher Manschettendruck ist schmerzhaft! Wenn die Strömungsgeräusche beim Aufpumpen keinen Anhalt für den oberen Blutdruckwert geben, sollte wie bei der palpatorischen Messung beim Aufpumpen der Puls gefühlt werden, um nicht unnötig hoch aufpumpen zu müssen. Um eine Hand freizubekommen, kann der Stethoskop-Kopf auf der Innenseite des Oberarms so unter die Manschette geschoben werden, dass er von der Manschette gehalten wird. Oder das Stethoskop

Abb. 16.5 Oszilloskopische Blutdruckmessung.

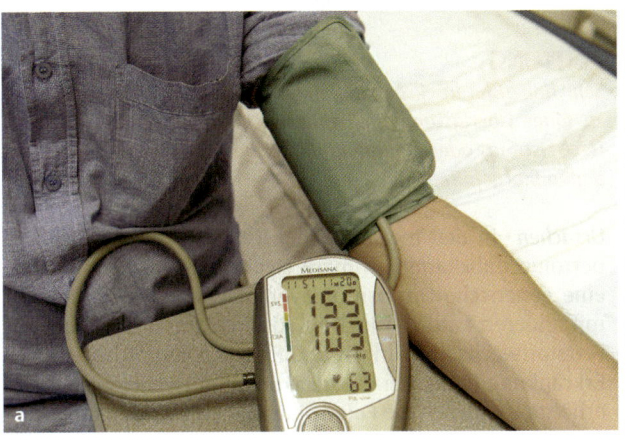
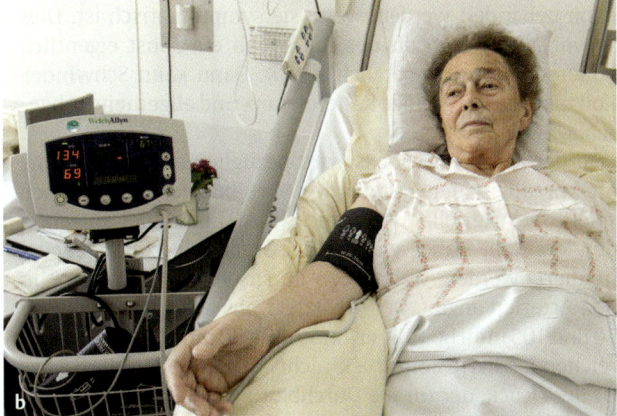

Geräte zur oszilloskopischen Blutdruckmessung am Oberarm.

wird erst aufgesetzt, nachdem die Manschette aufgepumpt wurde.
- **Shunt:** Dialysepflichtige Patienten haben oft in einem Arm einen operativ angelegten Kurzschluss zwischen einer Arterie und einer Vene (Shunt). Dieser Shunt liefert ausreichend Blut für die Dialyse. An diesem Arm sollte kein Blutdruck gemessen werden, um den Shunt nicht zu zerstören.
- **Schädigung:** Hat der Patient an einem Arm eine Schädigung, z. B. eine frische Operationswunde, eine Verletzung oder ein Lymphödem nach Entfernung der Lymphknoten, sollte der Blutdruck am gesunden Arm gemessen werden.
- **Position:** Der Patient sollte während der Messung sitzen oder liegen.
- **Manschettengröße:** Auf die Manschettengröße achten. Für Kinder gibt es besonders kleine, für kräftige Oberarme besonders große Manschetten. Es können Tabellen genutzt werden, die je nach Armumfang eine bestimmte Größe vorschlagen.

Direkte Blutdruckmessung

Auf Intensivstationen wird auch die invasive (blutige) Messmethode häufig angewendet: Eine in einer Arterie liegende Kanüle wird über einen flüssigkeitsgefüllten Schlauch mit einem Transducer verbunden, der die weitergeleiteten Pulswellen in elektrische Signale umwandelt. Ein Monitor stellt die so ermittelten Werte kontinuierlich grafisch dar.

WISSEN TO GO

Methoden der Blutdruckmessung
- **Indirekte Messung:** Der Blutdruck wird mithilfe einer Druckmanschette gemessen:
  – auskultatorisch: durch Abhören mit dem Stethoskop
  – palpatorisch: durch Tasten des Radialispulses; ergibt nur den systolischen Wert
  – oszillatorisch: über ein Gerät
- **Direkte Messung:** Der Blutdruck wird in einer Arterie gemessen und am Monitor dargestellt.

Wichtige Hinweise:
- Blutdruckmanschette immer in Herzhöhe anbringen.
- Wenn Strömungsgeräusche beim Aufpumpen keinen Anhalt über den oberen Blutdruckwert geben, palpatorische Messung durchführen.
- Blutdruck grundsätzlich am gesunden Arm messen, wenn der Patient an einem Arm eine Schädigung hat. Nie an einem Arm mit Shunt messen.
- Der Patient sollte während der Messung sitzen oder liegen.
- Auf die Manschettengröße achten.

16.2.4 Beurteilen des Blutdrucks

Je nach Alter sind die physiologischen Blutdruckwerte unterschiedlich (▶ Tab. 16.2).

Hypotonie

Definition **Hypotonie**
Von einer Hypotonie spricht man, wenn der systolische Wert unter 100 mmHg liegt. Doch auch ein dauerhaft unter diesen Werten liegender Blutdruck gilt nicht weltweit einheitlich als Krankheit.

Tab. 16.2 Physiologische Blutdruckwerte in verschiedenen Altersstufen.

Altersstufe	Blutdruck (mmHg)
Neugeborenes	60/40
Säugling	80/60
Kleinkind	95/60
Schulkind	100/60
Jugendlicher	110/70
Erwachsener	120/80
ältere Menschen > 60 Jahre	150/90

Manche Menschen haben anhaltend einen niedrigen Wert und dabei keinerlei Beschwerden. Eine Hypotonie muss nur dann behandelt werden, wenn sie symptomatisch ist. Dies ist vor allem dann oft der Fall, wenn ein sonst eigentlich höherer Blutdruck plötzlich abfällt. Dann kann Schwindel, Kollapsneigung, geringe Kältetoleranz und allgemeine Abgeschlagenheit auftreten.

In der klinischen Praxis wird bezüglich einer Hypotonie oft vor allem der systolische Wert beurteilt. Tatsächlich spielt der arterielle Mitteldruck (MAD) eine viel entscheidendere Rolle dabei, wie gut die Organe durchblutet (perfundiert) werden, weil er den durchschnittlichen Druck in den Arterien angibt. Der MAD liegt physiologisch zwischen 70 und 105 mmHg. Fällt er unter 60–70 mmHg, ist ein ausreichender Perfusionsdruck nicht mehr gewährleistet; das ist der Druck, der für die Durchblutung sorgt, er entspricht der Differenz zwischen MAD und Gewebsdruck (= Druck, den das Gewebe bei den Resorptions- und Filtrationsvorgängen im Körper ausübt).

Ursachen • Wenn der Blutdruck dauerhaft zu niedrig ist, ist die Ursache dafür in vielen Fällen unbekannt. Möglicherweise spielt bei dieser primären oder auch essenziellen Form die genetische Veranlagung eine Rolle. Ist die Ursache bekannt, spricht man von einer sekundären Hypotonie. Ursachen für eine sekundäre Hypotonie sind z. B. fehlerhafte antihypertensive Medikation zu Beginn der Therapie bei Hypertonie, Hormonstörungen, Herzerkrankungen oder Volumenmangel (Hypovolämie).

Nähere Informationen zur Hypotonie finden Sie in Kap. 54 unter „Arterielle Hypotonie" (S. 924).

WISSEN TO GO

Hypotonie

Der systolische Wert liegt unter 100 mmHg. Eine Hypotonie muss nur dann behandelt werden, wenn sie symptomatisch ist und z. B. Schwindel auftritt. Häufig ist die **Ursache** für eine Hypotonie unbekannt (**primäre Form**). Ist die Ursache bekannt, spricht man von **sekundärer Hypotonie**, z. B. bei antihypertensiver Therapie, Herzerkrankungen, Hormonstörungen oder Hypovolämie.

Hypertonie

Definition Hypertonie
Die Weltgesundheitsorganisation (WHO) spricht von einer Hypertonie, wenn der systolische Wert über 140 mmHg und der diastolische Wert über 90 mmHg liegt. Dabei unterscheidet sie folgende Schweregrade:
- *milde Hypertonie: 140–159/90–99*
- *mittlere Hypertonie: 160–179/100–109*
- *schwere Hypertonie: ≥ 180/≥ 110*

Das Tückische am Bluthochdruck ist, dass Betroffene ihn häufig erst dann bemerken, wenn er schon über viele Jahre Schäden in den Organen angerichtet hat. Ein andauernd zu hoher Druck in den Arterien strapaziert das Herz, die Blutgefäße und damit alle Organsysteme. Das Herz muss permanent eine enorme Arbeit verrichten, wodurch der Herzmuskel geschädigt wird. In den Gefäßen schädigt der hohe Druck die Innenwände und begünstigt so eine Arteriosklerose (Gefäßwandverkalkung). Hypertonie gilt als Risikofaktor Nummer 1 für Herz-Kreislauf-Erkrankungen, z. B. Herzinfarkte und Schlaganfälle. Auch Nierenschäden sind eine häufige langfristige Folge.

ACHTUNG
Sehr hohe Blutdruckspitzen können auch schon nach kurzer Zeit zu einer Überlastung des Herzens (bei einer eingeschränkten Herzleistung) oder zu inneren Blutungen führen (bei vorgeschädigten Blutgefäßen).

Ursachen • In den meisten Fällen ist die Ursache einer Hypertonie unbekannt (**primäre Hypertonie**). Vermutet wird eine genetische Disposition (Veranlagung), die zusammen mit anderen kardiovaskulären Risikofaktoren wie Diabetes, Fettstoffwechselstörungen und Rauchen zum Ausbruch der Erkrankung führt. Bei einer **sekundären Hypertonie** ist der erhöhte Blutdruck die **Folge einer anderen Erkrankung**, z. B. von Nierenerkrankungen wie Nierenarterienstenose oder Hormonerkrankungen wie Morbus Cushing. Siehe auch Kap. 54 „Arterielle Hypertonie" (S. 919).

WISSEN TO GO

Hypertonie

Der systolische Wert liegt über 140 mmHg und der diastolische Wert über 90 mmHg.
- milde Hypertonie: 140–159/90–99
- mittlere Hypertonie: 160–179/100–109
- schwere Hypertonie: ≥ 180/≥ 110

Die Hypertonie schädigt langfristig Herzmuskel, Nieren und Innenwände der Gefäße (Arteriosklerose). **Ursachen** für Hypertonie können andere Erkrankungen sein, z. B. Nierenerkrankungen (**sekundäre Hypertonie**). Meistens ist die Ursache einer Hypertonie unbekannt (**primäre Hypertonie**); Rauchen, mangelnde Bewegung, Übergewicht, Stress sind Risikofaktoren.

Information des Arztes

In folgenden Fällen sollten Pflegende einen Arzt über gemessene Blutdruckwerte informieren:
- Wenn Blutdruckwerte sich unerwartet ändern.
- Wenn bei einem Patienten grenzwertig niedrige Blutdruckwerte gemessen werden und der Patient zusätzliche Symptome aufweist wie Blässe, Schwindel, Schwitzen oder eine Tachykardie.
- Wenn mehrere Vitalparameter auffällig sind.
- Wenn der Blutdruck stark erhöht ist (mittlere und schwere Hypertonie).
- Wenn eine milde Hypertonie anhält.
- Wenn blutdrucksenkende Medikamente nicht ausreichend oder zu stark wirken.

Wichtige Hinweise • Folgendes sollte beachtet werden:
- Körperliche Anstrengung und psychische Aufregung können zu einem Anstieg des Blutdrucks führen. Ein auffälliger Wert sollte deshalb immer nach ein paar Minuten nachgemessen werden. Der Patient sollte in der Zwischenzeit Ruhe halten.
- Bei der ersten Kontrolle sollte bei allen Patienten an beiden Armen der Blutdruck gemessen werden. Wenn in einer Arterie eine Engstelle vorhanden ist, sinkt der Druck hinter dieser Engstelle. Bei unterschiedlichen Werten sollte deshalb immer der höhere Wert beurteilt werden.

WISSEN TO GO

Blutdruck – Information des Arztes

- Wenn Blutdruckwerte sich unerwartet ändern.
- Wenn grenzwertig niedrige Blutdruckwerte und zusätzlich Symptome bestehen.
- Wenn mehrere Vitalparameter auffällig sind.
- Wenn der Blutdruck stark erhöht ist.
- Wenn eine milde Hypertonie anhält.
- Wenn blutdrucksenkende Medikamente nicht ausreichend oder zu stark wirken.

16.3 Atmung

16.3.1 Physiologische Grundlagen

Der Körper benötigt für den Stoffwechsel ständig frischen Sauerstoff. Kohlenstoffdioxid, das beim Stoffwechsel entsteht, muss aus dem Körper entfernt werden. Das sauerstoffarme Blut, das durch die Lunge fließt, wird mit Sauerstoff aus der Einatemluft angereichert. So wird der ganze Körper ständig mit neuem Sauerstoff versorgt. Gleichzeitig gibt das Blut in der Lunge Kohlenstoffdioxid beim Ausatmen an die Umgebungsluft ab.

Der Gasaustausch findet in den Lungenbläschen (Alveolen) statt. Voraussetzungen für den Gasaustausch sind die Belüftung der Lunge (Ventilation), die Durchblutung der Lunge (Perfusion) sowie der Transport von Sauerstoff und Kohlenstoffdioxid durch die Gefäßwand und die Wand der Lungenbläschen (Diffusion).

16.3.2 Beobachtungskriterien

Pflegende sollten versuchen, die Atmung eines Patienten von ihm unbemerkt zu beobachten. Sobald er sich nämlich dessen bewusst ist, konzentriert er sich auf seine Atmung und beeinflusst sie dadurch. Es bietet sich an, die Atmung zu beobachten, nachdem der Puls gezählt wurde, und dabei die Finger am Arm des Patienten zu lassen, als ob man noch zählte. Dabei sollte auf folgende Kriterien geachtet werden:
- Atemfrequenz
- Atemqualität (Atemtiefe, Einsatz der Atemhilfsmuskulatur, Hautfarbe)
- Atemrhythmus
- Atemgeräusche
- Geruch der Atemluft

Darüber hinaus sollten die Körperhaltung und Mimik des Patienten beobachtet werden: Verrät sein Gesichtsausdruck Schmerzen beim Atmen? Sind seine Atembewegungen seitengleich? Stützt er sich beim Einatmen auf? Setzt er sichtbar die Atemhilfsmuskulatur ein? Das sind Muskeln, die vor allem bei einer verstärkten Atemarbeit zusätzlich zum Hauptatemmuskel, dem Zwerchfell, aktiv sind; dazu gehören unter anderem die Zwischenrippen-, die Brust- und die Bauchmuskeln.

> **! Merken** Vitalzeichen nachts
> *Der Kontrolle der Atmung kommt während des Nachtdienstes eine besondere Rolle zu. Denn sie ist i. d. R. die einzige Vitalzeichenkontrolle, die Pflegende durchführen können, ohne den Patienten dafür wecken zu müssen.*

WISSEN TO GO

Atmung – Beobachtungskriterien

Neben Körperhaltung und Mimik des Patienten sind dies:
- Atemfrequenz
- Atemtiefe
- Atemrhythmus
- Atemgeräusche
- Geruch der Atemluft

16.3.3 Messen und Beurteilen der Atmung

Ein gesunder Erwachsener atmet in Ruhe regelmäßig und ohne erkennbare Anstrengung etwa 14–16-mal/min. Kinder atmen physiologisch mit einer höheren Frequenz. Säuglinge haben eine Atemfrequenz von 40–50 Atemzügen/min, Schulkinder von 20–30 Atemzügen/min.

Definition **Atmung**
Eine normale Atmung mit normaler Atemfrequenz und Atemtiefe heißt in der medizinischen Fachsprache „Eupnoe". Als „Dyspnoe" bezeichnet man eine subjektive Atemnot und „Orthopnoe" ist stärkste Luftnot mit Einnahme einer aufrechten Oberkörperhaltung zum maximalen Einsatz der Atemhilfsmuskulatur.

Veränderungen der Atmung betreffen oft mehrere der oben aufgeführten Kriterien. Typische Atemmuster sind im Folgenden aufgeführt.

WISSEN TO GO

Physiologische Atmung

Eine normale Atmung nennt man „Eupnoe". Normale Atemfrequenzen:
- gesunder Erwachsener: 14–16 Atemzüge/min
- Säuglinge: 40–50 Atemzüge/min
- Schulkinder 20–30 Atemzüge/min

Als „Dyspnoe" bezeichnet man eine subjektive Atemnot und „Orthopnoe" ist stärkste Luftnot.

Veränderungen der Atemfrequenz

Die Atemfrequenz sollte eine volle Minute ausgezählt werden.

Tachypnoe • Eine Tachypnoe ist eine beschleunigte Atmung (> 20 Atemzüge/min). Physiologisch steigt die Atemfrequenz unter körperlicher Anstrengung, psychischer Aufregung und bei einem Aufenthalt in großer Hitze oder großer Höhe. Krankhafte Ursachen einer Tachypnoe sind z. B. Fieber, Atemwegserkrankungen, Herzinsuffizienz, Schock und Anämie.

Bradypnoe • Eine Bradypnoe ist eine verlangsamte Atmung (< 12 Atemzüge/min). Physiologisch kann die Atemfrequenz in tiefen Schlafphasen vermindert sein. Pathologisch kann eine Bradypnoe auftreten, wenn das Atemzentrum geschädigt ist, z. B. bei Schädel-Hirn-Trauma, gesteigertem Hirndruck, Entzündungen des Gehirns, oder unter einer Überdosierung/Intoxikation mit zentral dämpfenden Substanzen, z. B. Opiaten.

Apnoe und Schnappatmung • Atmet ein Patient gar nicht mehr, spricht man von einer Apnoe. Schnappt er nur gelegentlich nach Luft, nennt man das Schnappatmung. Sie ist Anzeichen für einen Herz-Kreislauf-Stillstand, siehe Notfallmaßnahmen (S. 286).

Veränderungen der Atemtiefe

Atemfrequenz und Atemtiefe bestimmen gemeinsam die Luftmenge, die ein Patient insgesamt atmet. In Lungenfunktionstests (S. 946) können Atem- und Lungenvolumina genau bestimmt werden. Bei der herkömmlichen Vitalzeichenkontrolle schätzen Pflegende anhand der Atembewegungen eines Patienten ungefähr ab, ob er normal, flach oder besonders tief atmet.

Flache und langsame Atmung • Bei einer flachen Atmung können nur mit Mühe Atembewegungen erkannt werden. Wenn ein Patient flach und gleichzeitig langsam atmet, ist es notwendig, eine Blutgasanalyse (S. 331) durchzuführen, um Aufschluss über die Kohlenstoffdioxid- und Sauerstoffwerte im Blut zu erhalten. Kohlenstoffdioxid entsteht im Stoffwechsel als Abfallprodukt und muss abgeatmet werden. Dies ist bei einer sehr flachen und langsamen Atmung unter Umständen nicht gewährleistet.

ACHTUNG
In sehr hohen Konzentrationen wirkt Kohlenstoffdioxid dämpfend auf das Atemzentrum. Überwachen Sie die Atmung des Patienten deshalb mindestens so lange, bis die Werte bekannt sind oder sich die Atmung bessert.

Flache und schnelle Atmung • Atmet ein Patient flach und gleichzeitig schnell, spricht das für eine schmerzbedingte Schonatmung. Das kann zum Beispiel nach Operationen im Brust- und Bauchbereich der Fall sein, bei Lungenentzündungen, Lungenembolien, Rippenverletzungen oder auch nach Herzdruckmassagen im Rahmen einer Reanimation. Bei einer Schonatmung wird die Lunge nicht ausreichend belüftet und ist deshalb gefährdet durch Atelektasen und Pneumonie. Hier sind atemunterstützende Maßnahmen angezeigt (S. 542).

Vertiefte Atmung • Tachypnoen gehen oft mit einer vertieften Atmung einher, um das Atemvolumen zusätzlich zu steigern. Eine Sonderform einer vertieften Atmung ist die **Kußmaul-Atmung** (benannt nach dem Internisten Adolf Kußmaul). Sie tritt bei einer Übersäuerung des arteriellen Blutes (Azidose) auf und heißt daher auch Azidose-Atmung. Betroffene atmen regelmäßig mit sehr tiefen Atemzügen, um kompensatorisch möglichst viel Kohlenstoffdioxid abzuatmen. Die Atemfrequenz kann leicht erhöht, erniedrigt oder normal sein. Siehe auch Kap. 57 „Störungen des Säure-Basen-Haushalts" – „Azidose" (S. 1064).

Von einer **Hyperventilation** spricht man, wenn der Patient z. B. im Rahmen einer Panikattacke mehr atmet, als für den Gasaustausch nötig ist. Um eine Hyperventilation sicher von einer Azidose-Atmung zu unterscheiden, ist eine Blutgasanalyse notwendig. In einer Blutgasanalyse wird neben den Sauerstoff- und Kohlenstoffdioxidwerten auch der arterielle pH-Wert als Maß für die Säuremenge im Blut bestimmt. Bei der Kußmaul-Atmung liegt der arterielle Blut-pH im sauren bis normalen Bereich (≤ 7,36), weil hier vermehrt saure Stoffwechselprodukte anfallen. Im Unterschied dazu liegt der pH-Wert bei einer Hyperventilation im alkalischen Bereich (> 7,44).

Veränderungen des Atemrhythmus

Veränderungen des Atemrhythmus weisen meist ein charakteristisches Muster mit Atempausen auf:

Schlafapnoe • Bei einem Schlafapnoesyndrom leiden Betroffene unter anfallsweisen Atempausen von mehr als 10 Sekunden während des Schlafes. Ursache sind meist verengte Atemwege. Auch Bluthochdruck scheint die Schlafapnoe zu begünstigen. Besonders häufig sind übergewichtige, schnarchende Männer betroffen. Durch die Atempausen kommt es zu einer Minderversorgung mit Sauerstoff. Puls und Blutdruck fallen ab – bis der Körper Alarm schlägt und einen Weckreiz auslöst. Die Patienten wachen (meist unter lautem Schnarchen) kurz auf und holen Luft, Puls und Blutdruck steigen an. Obwohl die Patienten meistens nicht aufwachen, können diese Aufweckreaktionen den Schlafrhythmus erheblich stören. Die Patienten fühlen sich unausgeschlafen und sind den ganzen Tag müde. Beobachten Pflegende solche Reaktionen, sollten sie den zuständigen Arzt informieren.

Cheyne-Stokes-Atmung • Sie ist benannt nach den Ärzten John Cheyne und William Stokes. Sie zeigt sich dadurch, dass die Atmung periodisch an- und abschwillt. Die Atemzüge werden immer flacher, bis sie nach einer Atempause von manchmal mehr als 10 Sekunden wieder tiefer werden. Dieses Atemmuster zeigt i. d. R. eine lebensbedrohliche Störung des Atemzentrums an, z. B. durch einen Sauerstoffmangel des Gehirns oder durch eine metabolische Erkrankung. Viele sterbende Patienten entwickeln kurz vor ihrem Tod ein solches Atemmuster. Auch Patienten mit einer schweren Herzinsuffizienz weisen häufig eine Cheyne-Stokes-Atmung auf.

Biot-Atmung • Sie ist benannt nach dem Physiker und Arzt Camille Biot. Sie ähnelt der Cheyne-Stokes-Atmung, die Atempausen sind aber viel unregelmäßiger, die Atemtiefe schwankt. Sie zeigt ebenfalls eine Störung des Atemzentrums an und kommt z. B. bei erhöhtem Hirndruck oder bei Frühgeborenen vor.

▶ **Abb. 16.6** zeigt verschiedene Atemmuster in einer Übersicht.

WISSEN TO GO

Veränderungen der Atmung

Atemfrequenz
- **Tachypnoe:** beschleunigte Atmung (> 20/min)
- **Bradypnoe:** verlangsamte Atmung (< 12/min)
- **Schnappatmung:** Patient schnappt nur gelegentlich nach Luft, Anzeichen für Herz-Kreislauf-Stillstand (S. 286).

Atemtiefe
- **flache Atmung:** Atembewegungen nur mit Mühe erkennbar
- **flache und langsame Atmung:** Blutgasanalyse durchführen, zu hohe CO_2-Werte dämpfen das Atemzentrum
- **flache und schnelle Atmung:** schmerzbedingte Schonatmung

- **vertiefte Atmung:** oft bei Tachypnoen, um das Atemvolumen zusätzlich zu steigern
- **Kußmaul-Atmung:** regelmäßige, sehr tiefe Atemzüge, um einen Überschuss an Kohlenstoffdioxid abzuatmen; tritt bei Azidose auf
- **Hyperventilation:** Der Patient atmet mehr, als für den Gasaustausch nötig ist.

Atemrhythmus
- **Schlafapnoe:** Atempausen während des Schlafs von mehr als 10 Sekunden → Minderversorgung mit Sauerstoff, gestörter Schlafrhythmus
- **Cheyne-Stokes-Atmung:** immer flacher werdende Atemzüge, die nach einer Atempause wieder tiefer werden → lebensbedrohliche Störung des Atemzentrums
- **Biot-Atmung:** unregelmäßige Atempausen bei schwankender Atemtiefe → Störung des Atemzentrums

Atemgeräusche

Inspiratorischer Stridor • Ein pfeifendes Geräusch während der Einatmung ist typisch für eine Verengung/Verlegung der oberen Atemwege (S. 276), z. B. bei einer Kehlkopfentzündung oder Aspiration.

Exspiratorischer Stridor • Ein pfeifendes Geräusch während der Ausatmung ist typisch für eine Verengung der unteren Atemwege, wie sie bei asthmatischen Störungen auftritt, siehe auch Asthma bronchiale (S. 949).

Schnarchen • Es entsteht durch flatternde Bewegungen des Gaumensegels oder weil die Zunge zurückfällt. Ein gelegentliches Schnarchen ist harmlos. Ein ausgeprägtes Schnarchen kann zu einer erheblichen Schlafstörung führen (und in manchen Fällen zu einer Schlafstörung der Mitpatienten). Eine Lageveränderung schafft kurzfristig Abhilfe.

Geruch der Ausatemluft

Bei manchen Stoffwechselerkrankungen entwickelt die Atemluft einen typischen Geruch.

Azetongeruch • Bei einem anhaltenden Insulinmangel oder einer strengen Diät gewinnen die Zellen ihre Energie aus dem Fettabbau. Dabei entstehen Ketonkörper (z. B. Azeton), die auch in die Atemluft gelangen. Sie riechen obstartig. Erfahrungsgemäß kann aber nicht jeder diesen Geruch wahrnehmen.

Ammoniakgeruch • Bei schweren Lebererkrankungen reichert sich Ammoniak im Blut an und gelangt in den Atem. Er riecht stechend bzw. beißend.

Urinartiger Atemgeruch (Foetor uraemicus) • Dieser entsteht bei Nierenerkrankungen durch einen Anstieg der harnpflichtigen Substanzen im Blut.

Weitere Parameter zur Beurteilung der Atmung

Blutgasanalyse • Sie gibt unter anderem Auskunft darüber, wie viel Kohlenstoffdioxid und Sauerstoff sich im arteriellen oder im kapillaren Blut befinden. Zur Vorbereitung des Patienten wird sein Ohrläppchen mit einer kleinen Menge einer durchblutungsfördernden Salbe eingerieben. Über eine Glaskapillare wird dann „arterialisiertes" Blut entnommen. Durch die maximal gesteigerte Durchblutung sind die Atem-

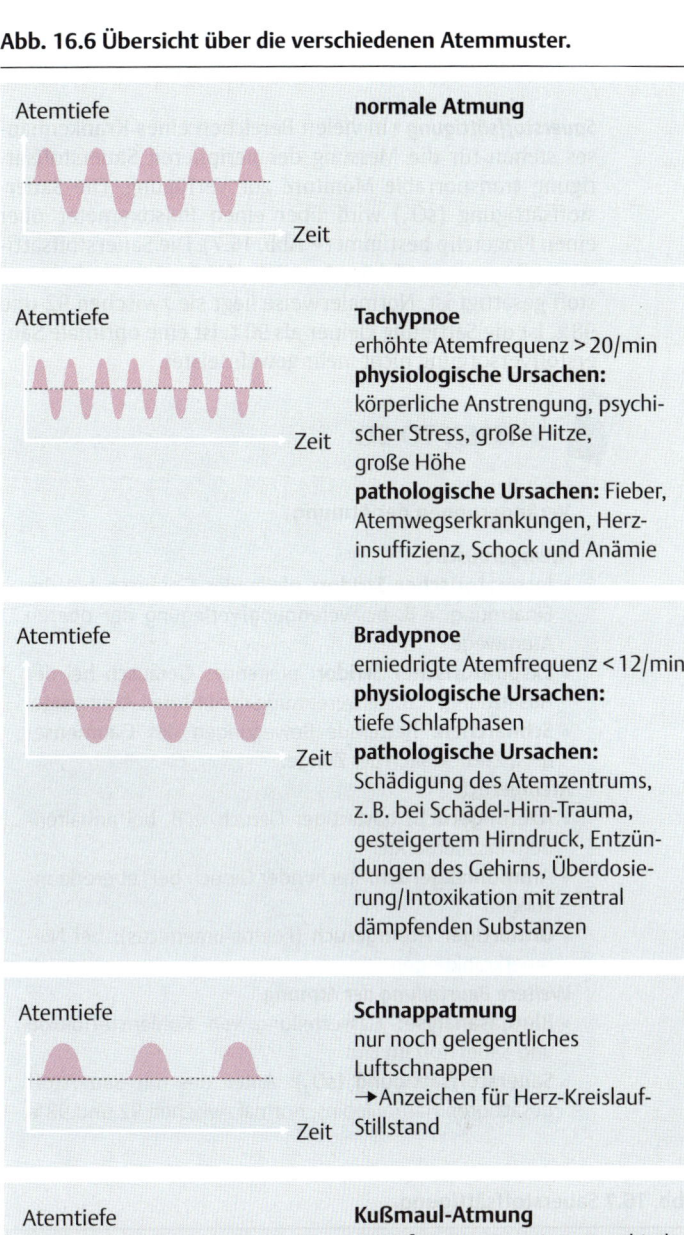

Abb. 16.6 Übersicht über die verschiedenen Atemmuster.

normale Atmung

Tachypnoe
erhöhte Atemfrequenz > 20/min
physiologische Ursachen: körperliche Anstrengung, psychischer Stress, große Hitze, große Höhe
pathologische Ursachen: Fieber, Atemwegserkrankungen, Herzinsuffizienz, Schock und Anämie

Bradypnoe
erniedrigte Atemfrequenz < 12/min
physiologische Ursachen: tiefe Schlafphasen
pathologische Ursachen: Schädigung des Atemzentrums, z. B. bei Schädel-Hirn-Trauma, gesteigertem Hirndruck, Entzündungen des Gehirns, Überdosierung/Intoxikation mit zentral dämpfenden Substanzen

Schnappatmung
nur noch gelegentliches Luftschnappen
→ Anzeichen für Herz-Kreislauf-Stillstand

Kußmaul-Atmung
vertiefte Atmung mit unterschiedlicher Frequenz
→ Übersäuerung des arteriellen Blutes (Azidose-Atmung)
→ Versuch, überschüssiges CO_2 abzubauen

Cheyne-Stokes-Atmung
Atmung schwillt, unterbrochen von Atempausen, periodisch an und ab
→ Störung des Atemzentrums, z. B. durch Sauerstoffmangel, metabolische Erkrankung, schwere Herzinsuffizienz, Atemmuster kurz vor dem Tod

Biot-Atmung
Atmung mit schwankenden Atemtiefen und unregelmäßigen Atempausen
→ Störung des Atemzentrums, z. B. bei erhöhtem Hirndruck, Frühgeborenen

16 Vitalparameter und Körpertemperatur beobachten und kontrollieren

gas-Werte des Kapillarbluts ähnlich denen des arteriellen Blutes, deswegen spricht man von „arterialisiertem" Blut.

Sauerstoffsättigung • In vielen Bereichen eines Krankenhauses stehen für die Messung der peripheren Sauerstoffsättigung transportable Monitore zur Verfügung. Die Sauerstoffsättigung (sO_2) wird über einen Pulsoxymeter über einen Fingerclip bestimmt (▶ Abb. 16.7). Die Sauerstoffsättigung gibt an, zu welchem Anteil das Hämoglobin mit Sauerstoff gesättigt ist. Normalerweise liegt sie zwischen 92 und 98 %. Ist die Sättigung kleiner als 90 %, ist eine optimale Sauerstoffversorgung nicht mehr gewährleistet.

WISSEN TO GO

Veränderungen der Atmung

Atemgeräusche
- **Inspiratorischer Stridor:** pfeifendes Geräusch bei der Einatmung, z. B. bei Verengung/Verlegung der oberen Atemwege
- **Exspiratorischer Stridor:** pfeifendes Geräusch bei der Ausatmung, z. B. bei Verengung der unteren Atemwege
- **Schnarchen:** flatternde Bewegungen des Gaumensegels, Zurückfallen der Zunge.

Atemgeruch
- **Azetongeruch:** obstartiger Geruch, z. B. bei anhaltendem Insulinmangel
- **Ammoniakgeruch:** stechender Geruch bei Lebererkrankungen
- **Urinartiger Atemgeruch** (Foetor uraemicus): bei Nierenerkrankungen

Weitere Beurteilung der Atmung
- **Blutgasanalyse:** Gasverteilung von Kohlenstoffdioxid und Sauerstoff im Blut
- **Sauerstoffsättigung (sO_2):** Anteil des mit Sauerstoff gesättigten Hämoglobins, normal zwischen 92 und 98 %

Information des Arztes

In folgenden Fällen sollten Pflegende einen Arzt informieren:
- Wenn eine Tachypnoe, Bradypnoe oder Veränderung der Atemtiefe oder des Atemrhythmus neu auftreten und keine physiologische Ursache erkennbar ist.
- Wenn ein Stridor neu auftritt.
- Wenn eine Dyspnoe neu auftritt.
- Wenn zusätzlich Symptome eines Schocks oder eine Zyanose bestehen.
- Wenn der Patient zusätzlich unter Schmerzen oder großer Angst leidet.
- Wenn sich Veränderungen der Atmung verschlechtern oder unter einer Therapie nicht wie erwartet bessern.
- Wenn Ihnen ein ungewöhnlicher Atemgeruch auffällt.

Pflegende sollten immer auch die anderen Vitalparameter kontrollieren.

16.4 Körpertemperatur

16.4.1 Physiologische Grundlagen

Für den Organismus des Menschen ist es lebenswichtig, dass die **Körperkerntemperatur** bei 37 °C relativ konstant bleibt. Denn bei Temperaturen unter 35 °C oder über 41 °C können viele Stoffwechselvorgänge nicht mehr ablaufen. Die Extremitäten und die Haut gehören zur **Körperschale**, hier ist die Temperatur bei normaler Raumtemperatur meist deutlich niedriger, in einer heißen Umgebung kann sie aber auch über 37 °C liegen.

Der **Hypothalamus** ist das **Regelzentrum der Thermoregulation** (▶ Abb. 16.8). Er erhält Informationen über die Körpertemperatur von verschiedenen Thermorezeptoren des Körpers. Den gemeldeten Istwert vergleicht er mit dem Sollwert und steuert bei Abweichungen gegen. Konstant bleibt die Körperkerntemperatur, wenn Wärmeproduktion plus Wärmeaufnahme genauso groß ist wie die Wärmeabgabe.

Abb. 16.7 Sauerstoffsättigung.

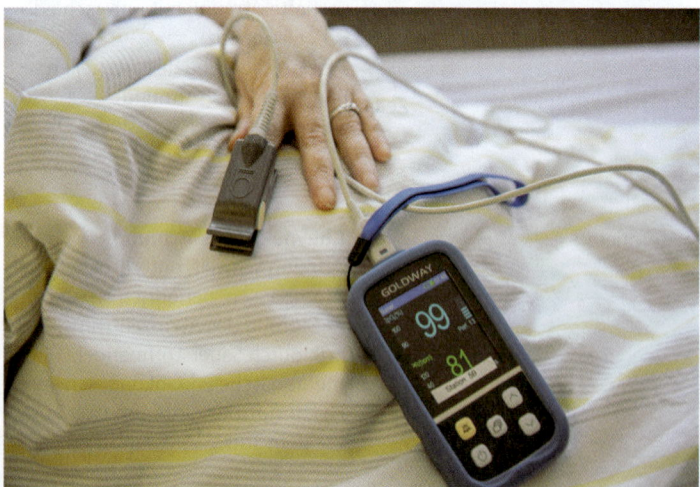

Der Pulsoxymeter hat auf der einen Seite eine definierte (Infra-)Rot-Lichtquelle, auf der anderen einen Lichtsensor. Je nachdem, wie viel Prozent des Hämoglobins mit Sauerstoff gesättigt ist, wird das durchstrahlende Rotlicht unterschiedlich absorbiert. Der Lichtsensor misst, welche Lichtteile absorbiert wurden, die Sauerstoffsättigung wird errechnet und auf einem Display angezeigt. In diesem Fall beträgt sie 99 %. Dieser Pulsoxymeter bestimmt neben der Sauerstoffsättigung zusätzlich die Herzfrequenz (bpm = beats per minute), sie beträgt 81.

Abb. 16.8 Modell der Wärmeregulierung.

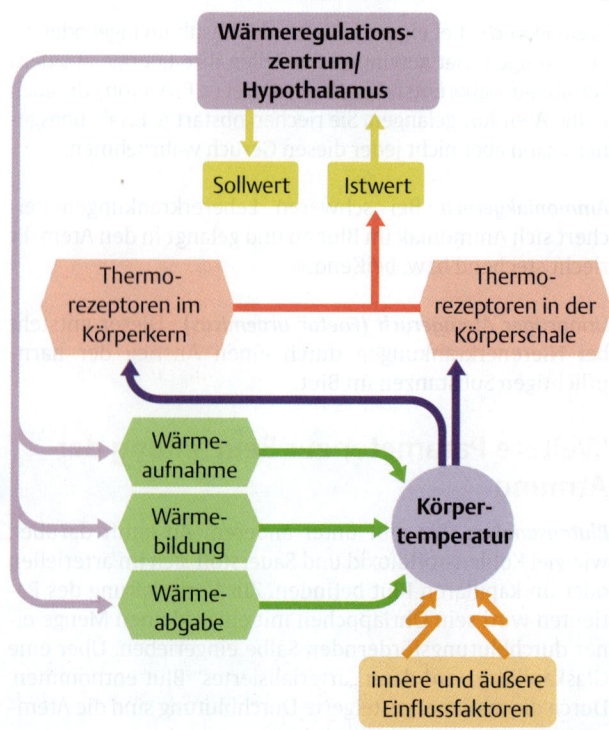

Liegt der **Istwert unter dem Sollwert**, wird die Wärmeproduktion erhöht, z. B. indem der Stoffwechsel der inneren Organe gesteigert und Muskelarbeit in Form von Zittern geleistet wird. Gleichzeitig wird die Wärmeabgabe reduziert, z. B., indem die Durchblutung der Haut gesenkt wird.

Liegt der **Istwert über dem Sollwert**, wird die Wärmeabgabe gesteigert, indem z. B. die Durchblutung der Haut und die Schweißproduktion erhöht werden.

! Merken Fieber
Fieber hängt nicht von der Umgebungstemperatur ab. Es ist eine Reaktion des Körpers auf Infektions-, Tumor- oder Autoimmunkrankheiten, bei der im Hypothalamus der Sollwert der Körperkerntemperatur erhöht wird. Der Istwert ist dann zu niedrig und wird durch Wärmeproduktion erhöht. Durch die Temperaturerhöhung wird die Immunantwort verbessert, denn die Zellen des Immunsystems arbeiten bei höheren Temperaturen schneller.

16.4.2 Beobachtungskriterien

Eine Messung ist der sicherste Weg, den Temperaturhaushalt einzuschätzen. Zu einer guten Patientenbeobachtung gehört jedoch auch, bei jedem Patientenkontakt auf folgende Faktoren/Erscheinungen zu achten, die eng mit der Körpertemperatur verbunden sind:
- Blässe oder Rötung der Haut
- Zittern, Gänsehaut, Schüttelfrost
- Schwitzen
- Durstgefühl, verminderte Urinausscheidung

Gänsehaut, Zittern und Schüttelfrost bei normaler Zimmertemperatur können Zeichen für ein beginnendes Fieber oder eine Unterkühlung sein. Schwitzt der Patient bei normaler Zimmertemperatur, hat er übermäßigen Durst oder ist seine Haut gerötet und fühlt sich warm an, hat er wahrscheinlich Fieber.

WISSEN TO GO

Körpertemperatur – Beobachtungskriterien

Der Temperaturhaushalt wird über eine Temperaturmessung eingeschätzt. Weitere Beobachtungskriterien sind:
- Blässe oder Rötung der Haut
- Zittern, Gänsehaut, Schüttelfrost
- Schwitzen
- Durstgefühl, verminderte Urinausscheidung

16.4.3 Messen der Körpertemperatur

Es gibt viele Faktoren, die die Temperatursteuerung oder die Regulationsmechanismen stören, z. B. bestimmte Medikamente, Verletzungen oder Krankheiten. Patienten sind in vielen Fällen gleich mehrerer dieser Faktoren ausgesetzt.

Veränderungen der Körperkerntemperatur beeinflussen alle Stoffwechselvorgänge und das Immunsystem. Eine zu hohe Temperatur kann ein Warnsignal für Komplikationen sein. In den meisten klinischen Bereichen messen daher Pflegekräfte regelmäßig mindestens 1-, besser 2-mal am Tag bei allen Patienten die Temperatur.

Sie sollten die Temperatur öfter als üblicherweise messen, wenn
- eine Infektion bereits vorhanden ist oder durch Operationen, liegende Zugänge oder eine Abwehrschwäche eine erhöhte Infektionsgefahr besteht,

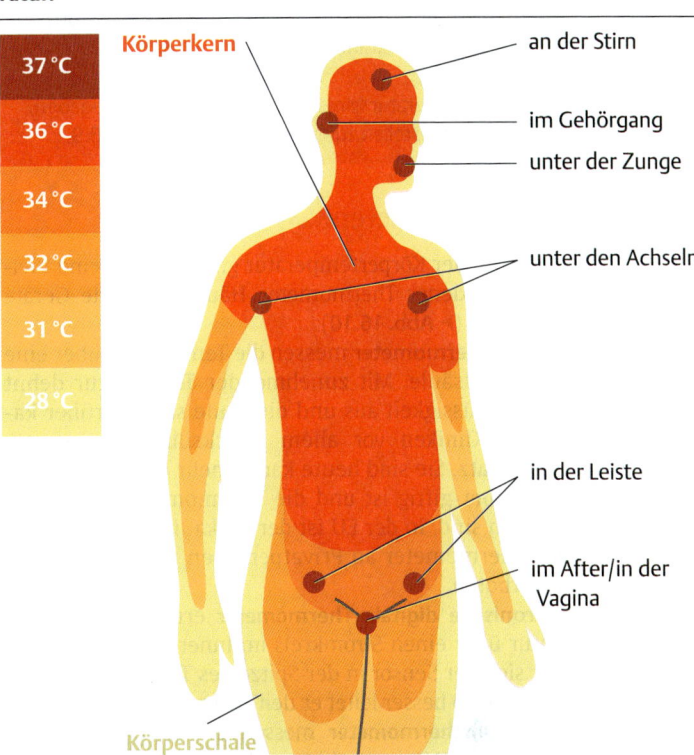

Abb. 16.9 Mögliche Körperstellen zum Messen der Körperkerntemperatur.

Am genauesten ist die rektale Messung, wobei manche Literaturangaben die vaginale als ähnlich genau bezeichnen. Bei der sublingualen bzw. axillaren Messung liegen die Werte um 0,2–0,5 °C niedriger als bei der rektalen oder vaginalen Messung. Die im Gehörgang gemessene Temperatur des Trommelfells entspricht in etwa der Körperkerntemperatur. Die angegebenen Körpertemperaturen bestehen bei einer Raumtemperatur von etwa 20 °C.

- andere Beobachtungskriterien auf eine Temperaturstörung hinweisen,
- die körpereigene Temperaturregulation des Patienten oder das Wärmeempfinden gestört ist, z. B. bei Bewusstseinsstörungen, zerebralen Erkrankungen.

Die Körpertemperatur wird nach dem schwedischen Astronomen Anders Celsius in **Grad Celsius** (**°C**) angegeben.

Messorte

Die Körperkerntemperatur lässt sich annähernd genau an folgenden Stellen messen (▶ Abb. 16.9):
- im Gehörgang (aurikulär) mit speziellen Ohrthermometern
- in der Achselhöhle (axillar) oder in der Leiste (inguinal)
- unter der Zunge (sublingual)
- im After (rektal)
- bei Frauen in der Vagina (vaginal), in der Praxis sehr selten angewendet
- an der Stirn

WISSEN TO GO

Körpertemperatur messen

Die Temperatur sollte öfter als 1- oder 2-mal am Tag gemessen werden bei
- Infektionen/erhöhter Infektionsgefahr durch Operationen, Zugänge, Abwehrschwäche,
- Hinweis auf eine Temperaturstörung durch andere Beobachtungskriterien,

Vitalparameter und Körpertemperatur beobachten und kontrollieren

- Störung der Temperaturregulation oder des Wärmeempfinden des Patienten, z. B. bei Bewusstseinsstörungen, zerebralen Erkrankungen.

Die Körpertemperatur wird in **Grad Celsius (°C)** angegeben. Mögliche Körperstellen zur Messung zeigt ▶ Abb. 16.9.

Thermometerarten

Zum Messen der Körpertemperatur gibt es heute eine Vielzahl verschiedener Thermometer. Häufig genutzte Geräte sind folgende (▶ Abb. 16.10):

- **Analoge Thermometer** messen die Temperatur über eine Flüssigkeitssäule. Mit zunehmender Temperatur dehnt sich die Flüssigkeit aus und die Säule steigt. Früher kamen in Kliniken vor allem Quecksilberthermometer zum Einsatz. Sie sind heute kaum mehr im Einsatz, weil Quecksilber giftig ist und die Thermometer meist zerbrechlich sind. In der EU ist der Verkauf quecksilberhaltiger Thermometer an Privatpersonen seit einigen Jahren verboten.
- **Elektronische digitale Thermometer** ermitteln die Temperatur über einen Stromkreis im Inneren der Geräte. Je mehr sich der Sensor in der Spitze des Thermometers erwärmt, desto besser leitet er den Strom.
- **Infrarot-Ohrthermometer** messen die vom Trommelfell ausgehende Wärmestrahlung (Infrarotstrahlung) ohne direkten Kontakt mit dem Trommelfell. Befindet sich Ohrschmalz im Gehörgang oder ist die Messsonde nicht richtig positioniert, kann dies die Messung beeinträchtigen und die Werte verfälschen.
- **Stirnthermometer** bestimmen ebenfalls die Temperatur über eine Infrarotmessung. Die Messung an der Stirn ist eine noch relativ neue Methode, die noch nicht häufig angewandt wird, aber vielversprechend scheint.
- Auf Intensivstationen wird die Körpertemperatur oft kontinuierlich über einen **Thermistor** an einem zentralen Venenkatheter oder einem Blasenkatheter überwacht. Thermistoren sind Sonden, die ihren elektrischen Widerstand schon bei kleinen Temperaturschwankungen stark verändern.

! **Merken** Schnelle Überprüfung

Wenn Sie bei einem Patienten Fieber vermuten, können Sie Ihren Verdacht schnell überprüfen, indem Sie ihm eine Hand auf die Stirn legen. Hat er Fieber, fühlt sie sich im Verhältnis zur Temperatur Ihrer Hand heiß an. Diese Methode ist aber nicht zuverlässig. Kontrollieren Sie daher mit einer Messung.

WISSEN TO GO

Thermometerarten

- **Analoge Thermometer** messen die Temperatur über eine Flüssigkeitssäule. Mit zunehmender Temperatur dehnt sich die Flüssigkeit aus und die Säule steigt.
- **Elektronische digitale Thermometer** ermitteln die Temperatur über einen Stromkreis im Gerät.
- **Infrarot-Ohrthermometer** messen die vom Trommelfell ausgehende Wärmestrahlung.
- **Stirnthermometer** bestimmen die Temperatur über eine Infrarotmessung.
- Auf Intensivstationen wird die Körpertemperatur oft über eine **Thermistorsonde** an einem zentralen Venenkatheter oder einem Blasenkatheter überwacht.

Messtechnik

Für die jeweiligen Messungen sollten aus hygienischen Gründen und zum Schutz der Geräte spezielle Schutzhüllen/Schutzkappen und ggf. Handschuhe verwendet werden. Pflegende sollten die Gebrauchsanweisungen beachten bzw. sich in Gebrauch und Wartung des jeweiligen Geräts einweisen lassen (▶ Abb. 16.11).

Sublinguale Messung • Der Patient sollte vor der Messung keine kalten oder warmen Getränke zu sich genommen haben. Die Thermometerspitze wird entweder durch den Patienten selbst oder durch die Pflegekraft seitlich in den Mund unter den Zungenrand geschoben.

Rektale Messung • Die über das Gerät gestreifte Schutzhülle wird mit einer Gleitcreme eingerieben. Bei Erwachsenen und älteren Kindern wird in Seitenlage gemessen. Bei Säuglingen werden in Rückenlage die Beine nach oben gehalten, bis die Messung beendet ist.

Messdauer • Analoge Thermometer benötigen etwa 5 Minuten, digitale sind mit etwa 2 Minuten deutlich schneller. Infrarot-Ohrthermometer bestimmen die Temperatur innerhalb von Sekunden. In der Regel piepen die Geräte, wenn die Messung beendet ist. Außerdem blinkt während der Messung ein Licht, dass dauerhaft leuchtet, wenn der Wert ermittelt wurde.

Abb. 16.10 Verschiedene Thermometer.

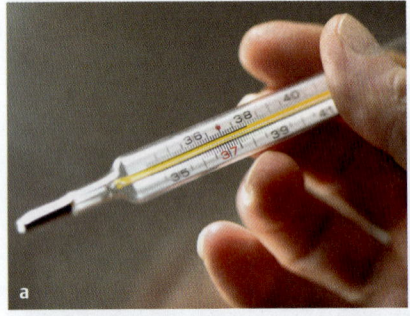
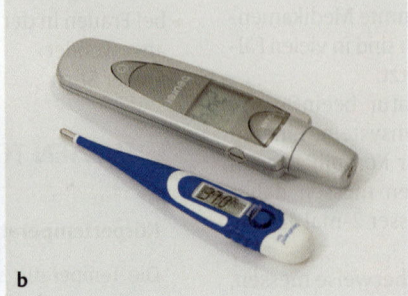
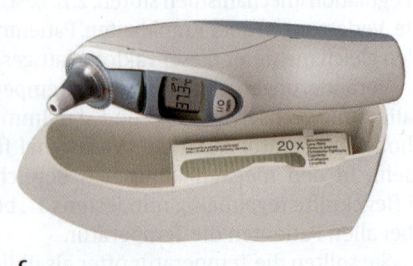

a **Analoges Thermometer.** © Creativ Collection
b **Digitales Thermometer.** © Frank Kleinbach
c **Infrarot-Ohrthermometer.** © Kaz Europe SA

Abb. 16.11 Temperaturmessung mit Infrarot-Ohrthermometer.

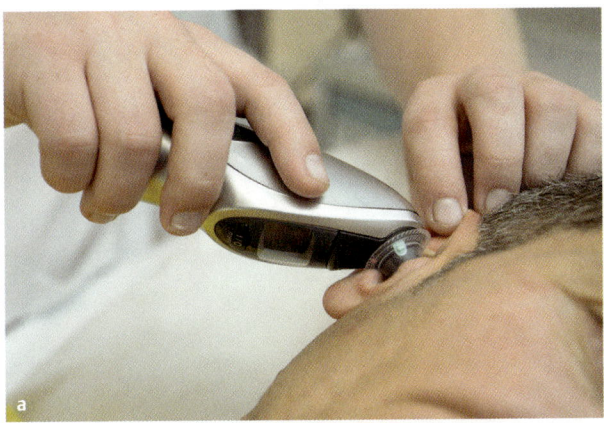

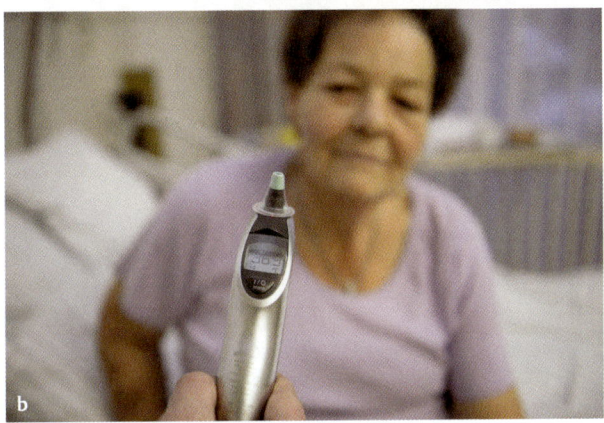

WISSEN TO GO

Messtechnik

- **Sublinguale Messung:** Die Thermometerspitze wird seitlich unter den Zungenrand geschoben.
- **Rektale Messung:** Die Schutzhülle wird mit einer Gleitcreme eingerieben. Bei Erwachsenen und älteren Kindern wird in Seitenlage gemessen. Bei Säuglingen werden in Rückenlage die Beine nach oben gehalten.
- **Messdauer:** analoge Thermometer: 5 Minuten, digitale Thermometer: 2 Minuten, Infrarot-Ohrthermometer: wenige Sekunden.

16.4.4 Beurteilen der Körpertemperatur

Die Körperkerntemperatur beträgt normalerweise **36,5–37,5 °C**. Oberhalb davon liegt Fieber oder eine Überhitzung (Hyperthermie) vor. Liegen die Werte darunter, spricht man von einer Unterkühlung (Hypothermie). Ausführliche Informationen zu Fieber finden Sie im Kap. 42 Pflege bei Fieber, ausführliche Informationen zu **Überhitzung** im Kap. 14 Notfallsituationen (S. 272).

Physiologische Schwankungen • Die Körperkerntemperatur wird durch Hormone beeinflusst. Sie schwankt während des Tages und bei Frauen während des Monatszyklus um bis zu 1 Grad. Am höchsten ist sie am späten Nachmittag bzw. am frühen Abend und bei Frauen in der Phase nach dem Eisprung. Ihren niedrigsten Wert hat die Körperkerntemperatur physiologisch zwischen Mitternacht und dem frühen Morgen. Es gibt außerdem individuelle Unterschiede. Auch sinkt die Temperatur mit zunehmendem Alter.

Hypothermie (Unterkühlung)

Insbesondere unter Alkohol und Drogenkonsum kommt es in kalten Wintern immer wieder zu Einweisungen von „primär" unterkühlten Patienten.

Aber auch Patienten, deren Temperaturregulation oder Wärmeempfinden gestört ist, sind gefährdet, zu unterkühlen. Das ist z. B. während und kurz nach einer Narkose der Fall – hinzu kommt hier die niedrige Temperatur im Operationssaal. Die Erfahrung zeigt, dass ein großer Teil der Patienten nach Operationen unterkühlt ist (Durchdenwald 2003).

Pflegende sollten durch ausreichend warme Decken dafür sorgen, dass chirurgische Patienten nicht bereits unterkühlt den OP erreichen. Im Anschluss an eine Operation sollte die Körpertemperatur gemessen und fieberfreie Patienten warm zugedeckt werden.

Veränderungen unter Hypothermie

Sinkt die Körperkerntemperatur unter 36 °C, ist das Immunsystem geschwächt, es treten vermehrt Wundheilungsstörungen auf, die Blutgerinnung ist beeinträchtigt. Zunächst sind Atem- und Pulsfrequenz erhöht. Sinkt die Temperatur weiter, erniedrigt sich beides. Außerdem kommt es zu Bewusstseinsstörungen und durch Elektrolytverschiebungen können Herzrhythmusstörungen auftreten.

Einteilung • Die Hypothermie wird eingeteilt in:
- milde Hypothermie: 32–36 °C
- mäßige Hypothermie: 28–32 °C
- schwere Hypothermie: 18–28 °C
- tiefe Hypothermie: <18 °C

In der Literatur finden sich unterschiedliche Einteilungen. Manche Quellen sprechen z. B. schon ab Werten unter 32 °C von einer schweren Hypothermie. Auch werden die Begriffe „mild" und „mäßig" oft synonym verwendet.

! Merken Information des Arztes
Teilen Sie auch eine milde Hypothermie dem zuständigen Arzt mit, wenn die Temperatur sich durch warmes Zudecken nicht normalisiert.

WISSEN TO GO

Beurteilung der Hypothermie

Die Körperkerntemperatur beträgt normalerweise **36,5–37,5 °C**. Unterhalb dieser Werte liegt eine Hypothermie vor:
- milde Hypothermie: 32–36 °C
- mäßige Hypothermie: 28–32 °C
- schwere Hypothermie: 18–28 °C
- tiefe Hypothermie: <18 °C

Hypothermie entsteht durch Unterkühlung oder tritt postoperativ auf. Im Anschluss an eine OP sollte die Körpertemperatur gemessen und fieberfreie Patienten warm zugedeckt werden.

17 Körperpflege und Bekleidung

17.1 Hautpflege

17.1.1 Haut beobachten und beurteilen

Die Hautbeobachtung und -beurteilung gehört zu den grundlegenden Aufgaben von Pflegenden. Sie erfolgt sowohl im Rahmen der Grundpflege, vor allem beim Waschen und Lagern der Patienten, als auch bei der speziellen Pflege, z.B. bei der Beurteilung von (Operations-)Wunden oder als Verlaufsbeobachtung bei Hauterkrankungen.

Hautfarbe und -zustand geben wichtige Auskunft über das Befinden der Patienten. Vor allem bei Patienten, die sich nicht selbst äußern können oder verwirrt sind, ist die Hautbeobachtung ein wertvolles Instrument. Doch auch bei wachen, adäquat orientierten Patienten gibt die Haut viel über ihren Allgemeinzustand preis.

Hautfarbe

Hautrötung lässt in erster Linie auf verstärkte Durchblutung schließen, Blässe dementsprechend auf eine Durchblutungsminderung. Hierfür gibt es physiologische, d.h. mit gesunden körperlichen Vorgängen erklärbare, aber auch pathologische, d.h. krankheitsbedingte Ursachen. Zu den physiologischen Veränderungen der Hautfarbe gehört z.B. das Erröten des Gesichts bei Aufregung oder Scham oder nach körperlicher Anstrengung.

Hautrötung • Eine Gesichtsrötung tritt auf bei Bluthochdruck, Fieber oder durch dauerhafte Erweiterung der Blutgefäße im Gesicht, z.B. die typische durch Gefäßerweiterungen gerötete Nase vieler Alkoholkranker oder das „Schmetterlingserythem" bei Lupus erythematodes (S. 1208). Auch Ekzeme, z.B. allergisches Kontaktekzem (S. 1318), und Exantheme wie sie bei Masern (S. 1412) und Windpocken (S. 1414) auftreten, zeigen sich als Hautrötung. Generell lässt eine Rötung einzelner Hautareale auf Entzündungsvorgänge schließen. Diese können durch Infektionen, allergische Reaktionen oder Verbrennungen 1. Grades entstanden sein, z.B. Sonnenbrand.

Blässe • Blässe als Zeichen krankhafter Veränderungen tritt unter anderem auf bei niedrigem Blutdruck (im Extremfall Schock), hervorgerufen z.B. durch einen Volumenmangel. Anämie („Blutarmut") ist immer durch Blässe gekennzeichnet. Auch sie kann verschiedene Ursachen haben, am bekanntesten ist hier der Eisenmangel. Eine Blutzirkulationsstörung kann auch auf bestimmte Bereiche begrenzt sein, z.B. bei peripheren arteriellen Gefäßverschlüssen (S. 924).

Blaufärbung • Blasse und leicht bis sehr stark bläulich gefärbte Haut deutet auf einen Sauerstoffmangel (Zyanose) hin. Dieser kann z.B. entstehen bei einer verminderten Herzleistung, durch Luftnot bei Asthma bronchiale (S. 949) oder chronisch-obstruktiven Lungenerkrankungen (S. 954), Atemdepression durch Medikamentenüberdosierung oder im Rahmen eines Schockes (S. 279). Die Blaufärbung ist am besten an den Lippen und den Fingernägeln sichtbar.

Gelbfärbung • Leicht bis sehr stark gelbliche Haut wird Ikterus genannt. Er entsteht, wenn Bilirubin (Abbauprodukt des Hämoglobins) aufgrund von Leber- oder Gallenerkrankun-

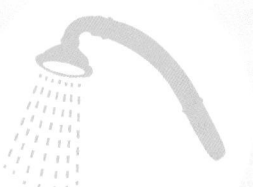

Hautpflege	Haut beobachten und beurteilen ▶ S. 336
	Hautreinigungs- und -pflegeprodukte ▶ S. 338
Bei der Körperpflege unterstützen	Grundsätzliche Regeln ▶ S. 339
	Unterstützen beim Waschen im Bett ▶ S. 340
	Unterstützen beim Waschen am Waschbecken ▶ S. 341
	Unterstützen beim Vollbad ▶ S. 342
	Unterstützen beim Duschen ▶ S. 342
	Therapeutische Ganzkörperwaschungen ▶ S. 343
	Spezielle Körperpflege ▶ S. 343
	Mundpflege ▶ S. 344
	Pflege von Zahnprothesen ▶ S. 345
	Augen-, Ohren- und Nasenpflege ▶ S. 345
	Haar- und Nagelpflege ▶ S. 346
Bekleidung ▶ S. 347	

gen nicht mehr abgebaut und ausgeschieden werden kann und die Skleren (das Augenweiß) und die Haut gelblich färbt. Eine Besonderheit bei Säuglingen ist der physiologische Neugeborenenikterus: Er kann zwischen dem 3. und 6. Tag nach der Geburt auftreten und vergeht nach dem 10. Tag. Tritt die Gelbfärbung bereits am 1. Tag auf oder länger als 6 Tage, ist dies nicht physiologisch und muss abgeklärt und therapiert werden.

Diese Beispiele für mögliche Ursachen einer veränderten Hautfarbe zeigen, dass nicht nur auf das Hautkolorit selbst geachtet werden muss, sondern auch darauf, ob die Veränderung plötzlich (akut) aufgetreten oder dauerhaft vorhanden ist, um ihre Ursache einschätzen zu können. Zusätzlich sollten bereits bekannte (Vor-)Erkrankungen bedacht werden, um den aktuellen Zustand des Patienten bzw. den Verlauf zu beurteilen.

Hauttemperatur

Auch die Temperatur der Haut gibt Aufschluss: Ist die Haut **kühl** (und blass), kann man auf **verminderte**, ist sie **heiß** (und rot), auf **vermehrte Durchblutung** schließen. Eine Überwärmung einer einzelnen Hautstelle gilt als eines der klassischen 5 Zeichen, die auf einen Entzündungsvorgang hindeuten, wenn sie gemeinsam auftreten: „rubor", „dolor", „tumor", „calor" und „functio laesa" – Rötung, Schmerz, Schwellung, Überwärmung und Funktionseinschränkung. Eine Erhöhung der Hauttemperatur kann auch auf einen gesteigerten Grundumsatz hinweisen, z. B. bei Hyperthyreose (S. 1104).

Hautoberfläche

Wie ist die Beschaffenheit der Hautoberfläche? Fühlt sie sich **feucht** an, **fettig**, ist sie **trocken** oder gar **schuppig**? Ist sie rau, glatt, hügelig, z. B. durch Narben? Neben Aussagen über den **Flüssigkeitshaushalt** können hier auch Anzeichen für etwaige **hormonelle Veränderungen** (z. B. trockene und schuppige Haut bei Hypothyreose), **Mangelerscheinungen** (trocken und matt bei Mangelernährung) oder **Mykosen** (Pilzbefall) gefunden werden.

In diesem Zusammenhang ist auch die Beobachtung der Hautanhangsgebilde interessant. So weisen dünner werdende oder ausfallende Haare und rissige, gerillte Nägel, abgesehen vom natürlichen Geschehen mit zunehmendem Alter, oft auf Hormon- oder Nährstoffmangel hin, z. B. bei Patienten mit Funktionsstörungen der Schilddrüse (S. 1102), Langzeithämodialysepatienten (S. 1045) oder Patienten mit Malassimilationssyndrom (S. 1008).

Hautturgor

Weiteren Anhalt für den Zustand der Patienten gibt die **Spannung der Haut** (Hautturgor). Ist sie **schlaff** und bleiben Falten „stehen", wenn man sie locker zwischen 2 Finger nimmt? Vor allem am Handrücken ist dies ein einfacher Test, um eine **Austrocknung** (**Dehydratation**) festzustellen. Gibt es **Wassereinlagerungen** (**Ödeme**)? Je nach Lokalisation deuten Ödeme auf Funktionseinschränkungen verschiedener Organe hin, z. B. Herz- oder Niereninsuffizienz. Sie können jedoch auch **allergische Reaktionen** anzeigen. Unbedenklich ist eine Schwellung, die nach einem Mückenstich auftritt. Ernst genommen werden sollte eine Lippenschwellung, da sie auf ein mögliches Zuschwellen der oberen Atemwege hindeutet, z. B. bei Nahrungsmittelallergien.

Körperpflege und Bekleidung

! Merken Dekubitusrisiko
Zur Beurteilung des Hautzustands gehört immer die Einschätzung des Dekubitusrisikos. Hierauf wird im Kap. „Prophylaxen" ausführlich eingegangen (S. 400). Merken sollte man sich, dass gesunde Haut weniger anfällig dafür ist, einen Dekubitus zu entwickeln, da ihre Stoffwechselvorgänge physiologisch ablaufen und sie geschmeidig und gut durchblutet ist.

WISSEN TO GO

Haut beobachten und beurteilen

Hautfarbe und -zustand geben wichtige Auskunft über das Befinden der Patienten. Beobachtet werden:
- **Hautfarbe:**
  - rot: z. B. bei Bluthochdruck, Fieber, Ekzemen, Entzündungsvorgängen
  - blass: z. B. bei niedrigem Blutdruck, Anämie
  - bläulich: Sauerstoffmangel (Zyanose), z. B. bei verminderter Herzleistung, Atemproblemen, Atemdepression durch Medikamentenüberdosierung, im Schock
  - gelblich: Ikterus, bei Versagen der Leberfunktion
- **Hauttemperatur:**
  - kühl (und blass) bei verminderter Durchblutung
  - heiß (und rot) bei vermehrter Durchblutung, z. B. bei Entzündungen
- **Hautoberfläche:** feucht, fettig, trocken oder schuppig? → Aussagen über Flüssigkeitshaushalt, Anzeichen für hormonelle Veränderungen, Mangelerscheinungen oder Mykosen
- **Hautturgor:**
  - schlaff, mit stehenbleibenden Falten → Dehydratation
  - Wassereinlagerungen (Ödeme), z. B. bei Herz- oder Niereninsuffizienz, allergischen Reaktionen

17.1.2 Hautreinigungs- und pflegeprodukte

Grundlagen

Zur Pflege der Haut gibt es verschiedene Pflegemittel. Hautpflege dient dazu, die Haut elastisch und geschmeidig zu halten, sodass sie ihre Funktion als Barriere vor Krankheitserregern und als Temperaturregelungs- und Sinnesorgan erfüllen kann. Die Pflege der Haut beginnt schon mit ihrer Reinigung.

Säureschutzmantel • Ein natürlicher Säureschutzmantel mit einem pH-Wert von etwa 5,5 umgibt die Haut. Dieser dünne Wasser-Fett-Film setzt sich aus Talg, Schweiß und Bestandteilen der Hornzellen zusammen. Er hält die Haut geschmeidig und schützt sie vor dem Austrocknen. Das saure Milieu schafft ideale Bedingungen für die Bakterien unserer gesunden Hautflora und verhindert, dass sich schädliche fremde Keime vermehren.

Der Säureschutzmantel wird bereits durch Waschen mit klarem Wasser verändert – die Haut trocknet leicht aus. Im Allgemeinen ist die Haut jedoch zur Eigenregulation fähig. Es dauert etwa 2–4 Stunden, bis die Haut den Säureschutz nach einer Körperwäsche neu aufgebaut hat.

Wassertemperatur • Grundsätzlich gilt, dass der Säureschutzmantel umso stärker zerstört wird, je wärmer das bei der Reinigung verwendete Wasser ist. Zur Reinigung sollte die Wassertemperatur idealerweise ein paar Grad unter der Körpertemperatur liegen, etwa bei 34 °C. Heißes Wasser über 39 °C trocknet die Haut übermäßig aus, kühles Wasser unter 34 °C wirkt durchblutungsfördernd auf die Haut.

Bei Verschmutzung und an Körperstellen, die zur Schweißproduktion neigen oder Ausscheidungen absondern, d. h. Achseln, Genital-, Afterbereich und Füße, sollten Reinigungszusätze verwendet werden, um Infektionen und Geruchsbildung vorzubeugen.

Hautreinigungsprodukte

Ein wichtiger Faktor bei der Auswahl von Reinigungsprodukten ist der pH-Wert. Wasser hat einen neutralen pH-Wert von 7. Ein pH-Wert über 7 bezeichnet man als basisch bzw. alkalisch, einen pH-Wert unter 7 als sauer. Bei den Reinigungsprodukten kann zwischen Seifen und Syndets gewählt werden.
- **Seifen:** Sie sind alkalisch, verändern den pH-Wert der Haut und trocknen sie aus. Sie können mit verschiedenen Zusätzen versehen sein, z. B. rückfettenden Substanzen, Duftölen, Alkohol und Desinfektionsmittel.
- **Syndets:** Der pH-Wert ist neutral bis leicht sauer, als rückfettende Substanzen sind z. B. Sojabohnen- oder Olivenöl zugesetzt.

! Merken Abspülen
Rückstände der Reinigungsprodukte müssen immer abgespült werden, d. h., es muss mit einem neuen Lappen mit klarem Wasser „nachgewaschen" werden, um Hautreizungen vorzubeugen.

Im Krankenhaus werden meist milde, leicht rückfettende Syndets verwendet, die meist „Waschlotion" im Namen tragen.

Bei **trockener** bis sehr **trockener** Haut empfiehlt sich die Anwendung stärker rückfettender **Ölbadprodukte** anstelle von Waschlotion, z. B. auf Sojaölbasis. Hier muss nicht nachgespült werden und die Haut sollte mit einem Handtuch sanft abgetupft werden.

Spezielle **antimikrobielle Waschzusätze** werden je nach Hygienestandard bei bestimmten mehrfach resistenten Keimen angewendet. Für die Bekämpfung des Methicillin-resistenten Staphylococcus aureus (MRSA) ist z. B. Skinsan zugelassen.

Bäder werden im Krankenhaus meist nur noch zu therapeutischen Zwecken angewendet, z. B. in der Dermatologie bei bestimmten Hauterkrankungen oder als Sitzbäder in der Gynäkologie. Dies ist sicherlich auch durch den mit einem Vollbad verbundenen hohen Personalaufwand bedingt. Vor allem ist aber inzwischen erwiesen, dass Duschen durch den kürzeren, aber für eine gründliche Reinigung ausreichenden Wasserkontakt wesentlich hautschonender ist als Baden.

Hautpflegemittel

Cremes und Lotionen • Sie unterscheiden sich u. a. in der Konsistenz und im Fettanteil. Cremes sind halbfest, Lotionen flüssig, sie werden grundsätzlich eingeteilt in:
- **Öl-in-Wasser-Emulsionen** (O/W-Emulsionen): Der Wasseranteil ist höher als der Fettanteil: Öltröpfchen sind in Wasser eingebracht. Je höher der Wasseranteil, desto austrocknender ist das Produkt. Öl-in-Wasser-Emulsionen ziehen leicht ein und eignen sich für die Pflege normaler bis fettiger Haut, z. B. Körpermilch/Pflegelotion. Einige Produkte sind mit feuchtigkeitsbindenden Substanzen wie Urea (Harnstoff) versehen und eignen sich dadurch auch zur Pflege von trockener Haut, z. B. 5 %ige Urea Lotion.

- **Wasser-in-Öl-Emulsionen** (W/O-Emulsionen): Der Fettanteil ist höher als der Wasseranteil: Wassertröpfchen sind in Öl eingebracht. Wasser-in-Öl-Emulsionen ziehen nicht schnell ein, bilden einen leichten Fettfilm auf der Haut und schützen so vor dem Austrocknen. Sie sind bei trockener Haut oder für die Pflege besonders beanspruchter Hautareale zu empfehlen, z. B. Pflegebalsam.

Salben und Pasten • Sie enthalten einen höheren Feststoff-, d. h. Pulveranteil. Sie werden meist medizinisch eingesetzt, um bestimmte Wirkstoffe direkt auf die Haut zu applizieren, z. B. fungizide (pilzabtötende) Salben oder Kortisonpräparate. Die Verwendung von Produkten mit medikamentösen Zusätzen oder bei spezifischen Hauterkrankungen erfolgt im Allgemeinen auf ärztliche Anordnung. Ausführliche Informationen über Lokaltherapeutika finden Sie im Kap. „Pflege bei Erkrankungen der Haut" (S. 1310).

Pflanzliche Öle • Für die Hautpflege eignen sich kaltgepresste pflanzliche Öle aus kontrolliertem Anbau, z. B. Mandel-, Aprikosenkern- und Jojobaöl. Sie bilden keinen Fettfilm auf der Haut und eignen sich für die Pflege trockener, empfindlicher Baby-, Kinder- oder Altershaut.

WISSEN TO GO

Hautpflegeprodukte

- **Reinigungszusätze:**
  - normale Haut: milde, leicht rückfettende Syndets; Rückstände gut abspülen
  - trockene bis sehr trockene Haut: stärker rückfettende Ölbadprodukte; nicht nachspülen; Haut sanft abtupfen
  - spezielle antimikrobielle Waschzusätze je nach Hygienestandard bei bestimmten mehrfach resistenten Keimen
- **Hautpflegemittel nach der Reinigung:**
  - Öl-in-Wasser-Emulsionen: Wasseranteil höher als Fettanteil; für normale bis fettige Haut, z. B. Körpermilch/ Pflegelotion
  - Wasser-in-Öl-Emulsionen: Fettanteil ist höher als der Wasseranteil; für trockene oder beanspruchte Haut, z. B. Pflegebalsam
  - Salben und Pasten: meist medizinisch eingesetzt, um bestimmte Wirkstoffe direkt auf die Haut zu applizieren
  - pflanzliche Öle: Sie bilden keinen Fettfilm auf der Haut und eignen sich für die Pflege trockener, empfindlicher Baby-, Kinder- oder Altershaut.

17.2 Bei der Körperpflege unterstützen

Die körperliche Hygiene dient dazu, Krankheiten vorzubeugen und das Wohlbefinden der Patienten zu steigern. Neben der grundlegenden Aufgabe der Reinigung dient die Körperpflege aber ebenso als Instrument der aktivierenden Pflege.

Es sollte täglich neu ermittelt werden, wie viel Hilfestellung ein Patient benötigt und was er selbst übernehmen kann. Selbst wenn es anfänglich nur das Hineinschlüpfen in einen Waschhandschuh ist, mit dem der Patient dann geführt über das Gesicht fährt, erfährt er dabei Selbstständigkeit und erlangt Kontrolle zurück (▶ **Abb. 17.1**). Diese

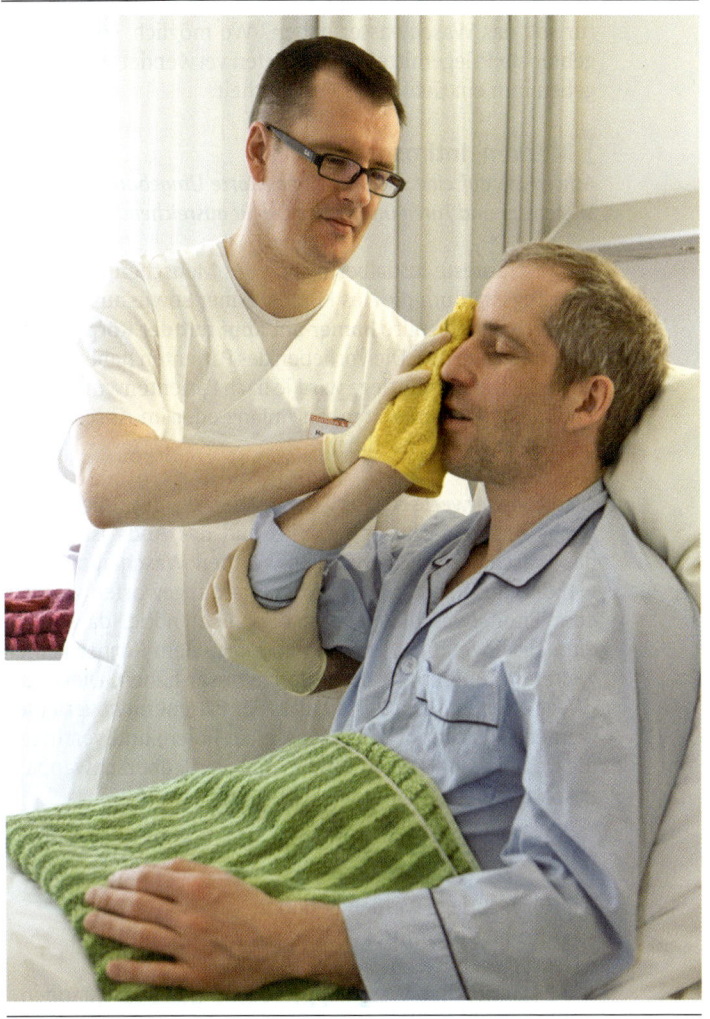

Abb. 17.1 Fähigkeit zur Selbstpflege unterstützen.

Erfahrung ist sehr wichtig, um die Fähigkeit des Patienten zur Selbstpflege zu unterstützen.

Im Gespräch mit dem Patienten und ggf. den Angehörigen, aber auch bei der Übergabe der Pflegekräfte, wird der Bedarf an Hilfestellung festgestellt bzw. mitgeteilt. Veränderungen, im Idealfall Fortschritte in der Selbstständigkeit, lassen sich am besten ermitteln, wenn nach Möglichkeit immer dieselbe Gruppe von Pflegekräften den Patienten bei der Körperpflege unterstützt. Eine präzise Dokumentation ist in jedem Fall wichtig.

Weiterhin kann die Körperpflege dazu dienen, die Wahrnehmungs- und Kommunikationsfähigkeit aufrechtzuerhalten oder wiederherzustellen, indem basal stimulierende Maßnahmen angewendet werden.

Bevor auf die verschiedenen Arten der Unterstützung bei der Körperpflege eingegangen wird, sollen einige grundsätzliche Regeln genannt werden.

17.2.1 Grundsätzliche Regeln

Sich nicht selbst waschen zu können und von anderen Menschen bei der Körperpflege abhängig zu sein, kann das Selbstwertgefühl beeinträchtigen und ein Gefühl der Hilflosigkeit auslösen. Umso wichtiger ist es, die Intimsphäre des Patienten zu wahren und ihn in die Maßnahme, so weit es geht, einzubinden.

Zur Einleitung der Körperpflege informieren Pflegende den Patienten und fragen ihn nach seinen Vorlieben, möchte er z. B. die Mundpflege zu Beginn oder lieber am Schluss durchführen, möchte er rasiert werden? Welche Temperatur soll das Waschwasser haben? Wo möglich, sollten mitgebrachte Pflegemittel des Patienten verwendet werden, sie geben ihm ein Gefühl der Vertrautheit.

! **Merken** Intimsphäre
Achten Sie auf eine möglichst ungestörte Umgebung. Schließen Sie Fenster und Türen und sorgen Sie für ausreichend Sichtschutz.

Die vertrauteste Initialberührung des Menschen ist ab dem Säuglingsstadium die des Kopfes. Daher sowie aus hygienischen Gründen sollte **immer am Kopf mit der Körperpflege begonnen werden**. Die Vorlieben des Patienten haben jedoch Vorrang. Die Mundpflege wird je nach Patientenwunsch und Tagesablauf (Essenszeiten) zu Anfang oder im Anschluss an das Waschen durchgeführt.

Waschwasserwechsel • Vor der Wäsche des Genitalbereichs und danach des Gesäßes und des Anus ist jeweils das Waschwasser zu wechseln. Werden Waschlappen verwendet, die sofort in den Wäschesack abgeworfen werden, oder Einmalwaschlappen, ist dies nicht nötig, da sie nur einmal „eingetaucht" werden und nach dem Körper keinen weiteren Kontakt mit dem Waschwasser haben. Dies spart (Wege-)Zeit, hat den Vorteil, dass der Patient nicht verlassen werden muss, um frisches Wasser zu holen, und verringert die Unfallgefahr (keine Pfützen durch evtl. überschwappendes Wasser).

Material

Zur Körperpflege werden benötigt:
- Hautreinigungsmittel
- Hautpflegemittel
- je 2 Handtücher, Waschlappen oder Einmalwaschlappen
- unsterile Einmalhandschuhe
- Waschschüssel mit Wasser (temperiert nach Vorliebe des Patienten)

Körperpflege mit Feuchttüchern • Inzwischen sind Feuchttücher für die Ganzkörper- oder Intimpflege erhältlich. Die Tücher werden in der Verpackung in der Mikrowelle erwärmt und können dann umgehend benutzt werden. Wasser, Waschschüssel und Waschlappen sind nicht mehr nötig.

> **WISSEN TO GO**
>
> **Bei der Körperpflege unterstützen – Grundlagen**
>
> Die körperliche Hygiene dient dazu,
> - Krankheiten vorzubeugen,
> - das Wohlbefinden der Patienten zu steigern
> - durch aktivierende Pflege die Selbstpflegefähigkeit zu fördern und
> - die Wahrnehmungs- und Kommunikationsfähigkeit aufrechtzuerhalten oder wiederherzustellen
>
> **Grundsätzliche Regeln**
> - Patienten informieren und nach seinen Vorlieben fragen.
> - Nach Möglichkeit Pflegemittel des Patienten verwenden.
> - Auf eine möglichst ungestörte Umgebung und ausreichend Sichtschutz achten.
> - Alle benötigten Pflegemittel vorher bereitstellen.
> - Immer am Kopf mit der Körperpflege beginnen.
> - Hautfalten besonders gründlich abtrocknen.

17.2.2 Unterstützen beim Waschen im Bett

Auch hier muss vorher der Grad an Hilfebedürftigkeit ermittelt werden. Ist ein Patient komplett immobil? Hat er nur eingeschränkte Bettruhe und kann sich mittels Waschschüssel Gesicht, Hals, Arme und vorderen Oberkörper selbst waschen?

Begonnen wird nach der Gewohnheit des Patienten und nach Absprache meist im Gesicht. Bei nicht äußerungsfähigen Patienten erfolgt **immer** erst eine Initialberührung an der Region, die gewaschen wird, also z. B. die Hand (im besten Falle die des Patienten) an das Gesicht legen, bevor der angefeuchtete Waschlappen in die Nähe gebracht wird. Unter die Extremitäten wird als Bettschutz jeweils ein Handtuch gelegt, mit denen dann Arme und Beine nach dem Waschen auch abgetrocknet werden können.

Gesicht • Zuerst werden die Augen gewaschen. Dazu bittet man den Patienten, die Augen zu schließen, und wäscht diese von außen nach innen mit klarem Wasser ohne Reinigungszusatz. Bei infizierten Augen muss allerdings von innen nach außen gewischt werden, damit die Infektion nicht in die Tränenkanälchen gelangt. Danach folgen die Ohrmuschel und der Bereich hinter dem Ohr.

Oberkörper • Im Anschluss wäscht die Pflegekraft jeweils eine Seite des Oberkörpers. Die Bettdecke wird bis zum Becken zurückgelegt und der Oberkörper entkleidet. Um die körperliche Wahrnehmung zu fördern, beginnt die Pflegekraft dabei mit der ihr abgewandten Seite (▶ Abb. 17.2). Eine Besonderheit ergibt sich bei Hemiplegikern: Bei ihnen wird immer mit der mehr betroffenen Seite begonnen. Hände und Arme werden von der Schulter beginnend in langen Zügen gewaschen und abgetrocknet. Der Patient sollte dabei den Arm anheben, um bei der Waschung gleichzeitig die Beweglichkeit des Schultergelenks zu trainieren (Kontrakturenprophylaxe). Danach werden Bauch und Brust gewaschen und abgetrocknet. Kann der Patient sich im Bett aufrichten, wird anschließend der Rücken gewaschen. Im Anschluss erfolgt die Hautpflege von Gesicht und Oberkörper.

Beine • Die Beine werden in langen Zügen vom Fuß zum Oberschenkel hin gewaschen und abgetrocknet. Der Patient wird gebeten, sie anzuheben und anzuwinkeln, um auch hier eine Kontrakturenprophylaxe zu integrieren. Danach wird die Hautpflege der Beine durchgeführt.

! **Merken** Gut abtrocknen
Um Intertrigo und Pilzinfektionen vorzubeugen, ist es sehr wichtig, Hautfalten besonders gründlich abzutrocknen, dies gilt speziell für die Achselhöhlen, den Unterleib und die Zehenzwischenräume.

Während ein Körperabschnitt gewaschen wird, wird der Rest oder zumindest der Genitalbereich mit einem Handtuch bedeckt – je nach Körper- und Außentemperatur bzw. Wünschen des Patienten. Bei Patienten, die ein Flügelhemd tragen müssen, kann dieses schon nach dem Waschen des Oberkörpers angezogen werden.

Intimpflege

Es ist ratsam, vor der Intimpflege ein Handtuch oder eine (Mehrweg-)Molton-Unterlage einzulegen. Auch wenn das Laken gewechselt wird, liegen Patienten so während der Wäsche nicht im Nassen. Während das Tragen von

Bei der Körperpflege unterstützen

Einweghandschuhen je nach Hygienestandard des Hauses beim Waschen anderer Körperbereiche nicht zwingend erforderlich ist (es sei denn, es bestehen Infektionen), sind sie bei der Intimpflege auf jeden Fall notwendig. Neben dem Schutz vor Keimverschleppung dienen sie dazu, das Schamgefühl der Patienten nicht zu verletzen. Für die Intimpflege werden ein neuer Waschlappen und ein neues Handtuch verwendet.

Frau • Wenn Bauch und Leistenregion gewaschen worden sind, bittet man weibliche Patienten, die Beine anzustellen und leicht zu spreizen. Nun werden zuerst die großen Schamlippen (Labia majora) sanft gespreizt und die kleinen und großen Schamlippen von der Harnröhrenöffnung ausgehend gereinigt und getrocknet.

Mann • Bei männlichen Patienten wird zuerst der Penisschaft gewaschen, dann die Vorhaut (Praeputium) sanft zurückgezogen und die Eichel (Glans penis) gereinigt. Es darf auf keinen Fall vergessen werden, die Vorhaut wieder zurückzuschieben. Lässt sich diese nicht leicht vor- und zurückschieben, darf nicht mit Gewalt daran manipuliert werden, siehe Phimose (S. 1370). Der Hodensack (Skrotum) wird ebenfalls von vorne in Richtung Analbereich gewaschen und getrocknet.

ACHTUNG
Bei allen Patienten muss gründlich abgetrocknet werden, da die Gefahr von Pilzbesiedelung in (warmen und feuchten) Hautfalten besonders groß ist.

Gesäß, Anus und Analfalte • Der Patient wird unterstützt, sich auf die Seite zu lagern. Wurde der Rücken noch nicht gewaschen, wird dies jetzt durchgeführt. Danach erfolgt die Reinigung des Gesäßes und der Hüften. Nachdem die Analfalte gespreizt wurde, wird der Anus vom Schambein zur Analregion hin gewaschen. Für jede Wischrichtung sollte ein neuer Einmalwaschlappen verwendet werden.

Pilzinfektion • Besteht eine Infektion, muss für die einzelnen Regionen immer ein neuer (Einmal-)waschlappen angewendet und auf seifenhaltige Waschlotionen verzichtet werden. Auf ärztl. Anordnung wird eine fungizidhaltige Creme dünn aufgetragen. Die Reste der Creme werden vor jeder neuen Anwendung gründlich entfernt. Bei übergewichtigen, bettlägerigen Patienten können zur Intertrigo-Prophylaxe unsterile Kompressen in Hautfalten eingelegt werden, z. B. Leisten, Bauchfalten, bei Frauen Unterbrustfalte.

Ausführliche Informationen zur Pflege bei liegendem Dauerkatheter finden Sie im Kap. „Umgang mit Blasenkathetern" (S. 442).

WISSEN TO GO

Unterstützen beim Waschen im Bett

- Es wird im Gesicht mit der Wäsche begonnen.
- Danach wird jeweils eine Seite des Oberkörpers gewaschen.
- Unter die Extremitäten wird als Bettschutz jeweils ein Handtuch gelegt.
- Nacheinander werden Gesicht, Hals, Oberkörper vorne, Arme, Rücken, Genitalbereich, Po, Beine und Füße gewaschen.
- Während ein Körperabschnitt gewaschen wird, bleibt der Rest des Körpers bedeckt.
- Bei Patienten, die ein Flügelhemd tragen, kann dieses schon nach dem Waschen des Oberkörpers angezogen und dann die Genitalpflege angeschlossen werden.
- Vor der Wäsche des Genitalbereichs und der Beine und Füße ist jeweils das Waschwasser zu wechseln – nicht bei Waschlappen, die sofort in den Wäschesack abgeworfen werden.

17.2.3 Unterstützen beim Waschen am Waschbecken

Der Patient wird entweder zu einem vorher bereitgestellten, mit einem Handtuch auf der Sitzfläche versehenen Stuhl geführt oder in einem Roll- oder Toilettenstuhl zum Waschbecken gefahren.

Teilmobiler Patient • Ein Patient, der ans Waschbecken mobilisiert werden kann, ist i. d. R. auch in der Lage, sich zumindest Gesicht und Oberkörper selbst zu waschen (▶ Abb. 17.3). Dementsprechend werden ihm alle benötigten Utensilien in Reichweite gestellt. Pflegende sollten darauf achten, dass der Boden rutschfest mit einer Unterlage bedeckt ist. Sofern der Patient nur beim Waschen des Rückens Hilfe benötigt und sich ansonsten sicher alleine versorgen kann, sollten Pflegende ihm dafür die bestmögliche Privatsphäre lassen, aber darauf achten, dass die Patientenrufanlage in Reichweite ist.

Braucht der Patient mehr Hilfe, sollten mit ihm vorher die Reihenfolge der zu waschenden Körperregionen und das genaue Vorgehen besprochen werden. Kann er z. B. stehen? „Wenn ich Ihnen geholfen habe, sich den Oberkörper abzutrocknen, helfe ich Ihnen, sich hinzustellen, und Sie halten sich an diesem Griff fest." Pflegende sollten darauf achten,

Abb. 17.2 Waschen im Bett.

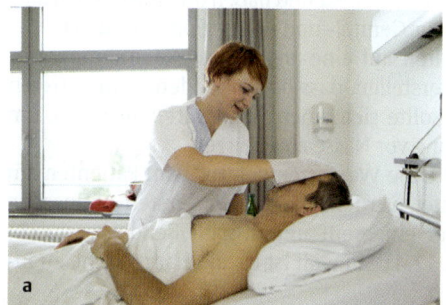
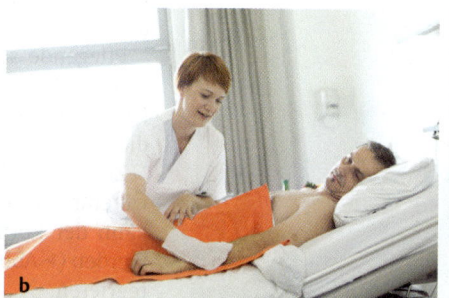
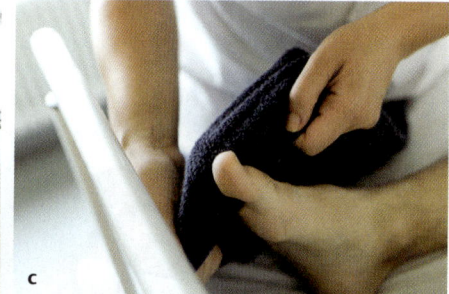

a Mit dem Waschen des Gesichts wird begonnen.
b Zum Waschen der Extremitäten wird ein Handtuch untergelegt.
c Nach dem Waschen der Füße müssen die Zehenzwischenräume gründlich abgetrocknet werden.

17 Körperpflege und Bekleidung

dass die Patienten einen sicheren Halt bekommen. Im Zweifelsfall bietet die Rückenlehne eines stabilen(!) Stuhls mehr Halt als ein rutschiges, durch Dauerbelastung strapaziertes Waschbecken.

Können Patienten mit sicherem Griff gut stehen und sind schlank und beweglich genug, wird die Intimpflege im Anschluss durchgeführt (S. 340). Ist ohnehin eine häufigere Intimpflege nötig (z. B. bei inkontinenten Patienten), muss sie an dieser Stelle nicht unbedingt eingebunden werden. Doch die Pflege des ganzen Körpers gehört zum Gefühl des „Gepflegtseins" und trägt damit zum Wohlbefinden der Patienten bei. Es ist also wie üblich der Wunsch der Patienten ausschlaggebend. Kreislaufstabile Patienten, die sich im Stehen selbst waschen können und die nur bei sehr unzugänglichen Stellen wie dem Rücken oder den Füßen Hilfe benötigen, werden nach Möglichkeit alleine gelassen – mit dem Knopf des Pflegerufs in Reichweite.

Waschen im Sitzen • Wenn komplett im Sitzen gewaschen werden muss, die Genital- und Analregion dennoch gut zu erreichen sind, weil der Patient schlank und beweglich ist, wird die Intimpflege einbezogen (S. 340). Ist dies nicht der Fall, sollten Pflegende mit dem Patienten abklären, ob die Intimpflege vorher oder im Anschluss im Bett durchgeführt werden soll. Sie vorher durchzuführen bietet sich an, da das Bettzeug noch nicht gewechselt wurde und der Patient sich dann hinterher nicht unbedingt noch einmal ins Bett legen muss. Sie hinterher durchzuführen hat den Vorteil, dass dann der ohnehin intime Vorgang des Waschens nicht auch noch mit dem privatesten Akt beginnt.

Fußbad • Während der Patient sich am Waschbecken wäscht, kann ein Fußbad durchgeführt werden. Dies geschieht meist alle 2 Tage und ist oft wohltuend für die Patienten. Neben der psychischen Komponente kann es zudem mit einer Thromboseprophylaxe verbunden werden, indem man den Patienten bittet, mit den Füßen zu „planschen" und dadurch die Muskel-Venen-Pumpe zu aktivieren. Dennoch sollte ein Fußbad gut überlegt sein. Saubere, aber vor allem trocken und geschmeidig gehaltene Füße sind vor allem für Patienten mit Diabetes sehr wichtig (S. 1071). Weicht das Bad die Haut zu sehr auf, ist es schwierig, sie gründlich zu trocknen, Keime können leichter eindringen und eine Infektion auslösen.

Abb. 17.3 Waschen am Waschbecken.

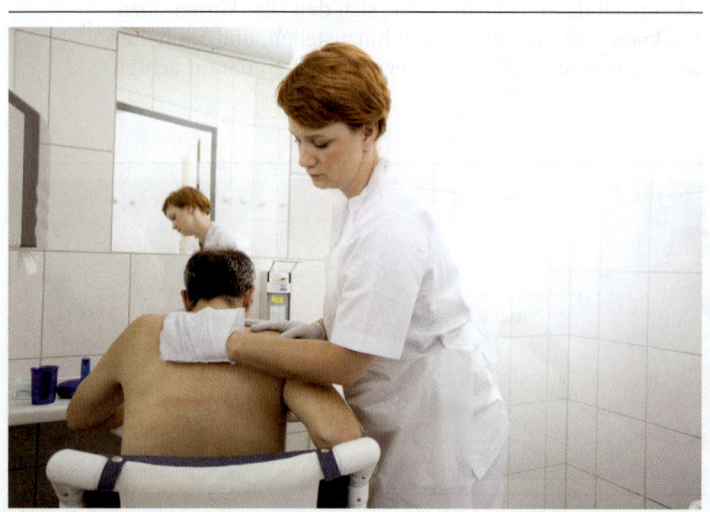

Viele teilmobile Patienten benötigen meistens nur beim Waschen und Abtrocknen des Rückens Hilfe.

WISSEN TO GO

Unterstützen beim Waschen am Waschbecken

Der Patient wird entweder zu einem vorher bereitgestellten, mit einem Handtuch auf der Sitzfläche versehenen Stuhl geführt oder in einem Roll- oder Toilettenstuhl zum Waschbecken gefahren.
- Viele teilmobile Patienten können sich Gesicht und Oberkörper selbst waschen und benötigen nur beim Waschen des Rückens Hilfe.
- Braucht der Patient mehr Hilfe, sollte auch hier mit ihm vorher das genaue Vorgehen besprochen werden.
- Es muss darauf geachtet werden, dass die Patienten beim Stehen einen sicheren Halt bekommen.
- Wenn komplett im Sitzen gewaschen werden muss, die Genital- und Analregion aber gut zu erreichen sind, wird die Intimpflege mit einbezogen.
- Sonst wird die Intimpflege je nach Patientenwunsch vorher oder im Anschluss im Bett durchgeführt.

17.2.4 Unterstützen beim Vollbad

Wie weiter oben bereits ausgeführt, werden Vollbäder im Krankenhaus nur noch sehr selten bzw. nur unter bestimmten Umständen durchgeführt.

In der häuslichen Pflege ist dies jedoch oft anders, vor allem ältere Patienten sind häufig noch an ein zusätzlich zur täglichen Reinigung stattfindendes wöchentliches Vollbad gewöhnt. Hier gibt es verschiedene Hilfsmittel, von einem fest montierten oder aber abnehmbaren Badewannensitz bis hin zu einem elektrischen Sitzlifter, auf den sich der Patient setzen kann und der sich dann langsam in die Wanne hinabfährt. In Senioren- und Pflegeheimen werden auch die im Kap. „Lagern und Mobilisieren, Betten und guten Schlaf fördern" beschriebenen Patientenlifter mit Liftertüchern verwendet (S. 361).

Grundsätzlich ist es wichtig, dass der Patient genügend Halt hat (fest montierte Haltestangen, Anti-Rutsch-Matten in der Wanne), und Wassertemperatur und Zusätze an Kreislauf-, Hautzustand und persönliche Vorlieben angepasst werden.

17.2.5 Unterstützen beim Duschen

Auch eingeschränkt mobile Patienten können geduscht werden – vorausgesetzt, der Zustand des Kreislaufs ist stabil. Die Patienten werden entweder in einem Toilettenstuhl unter die Dusche gefahren oder in die Dusche geführt und nehmen dann auf einer rutschfesten Sitzgelegenheit Platz. Spezielle Duschhocker sind wasserfest und haben oft eine Aussparung, die den Zugang zur Genital- und Analregion erleichtert.

Pflegende sollten auf eine angenehme Raumtemperatur achten und sicherstellen, dass der Fußboden beim Betreten trocken ist. Sie sollte sich einen Schutzkittel anziehen, um die Pflegekleidung vor Nässe zu schützen.

Zunächst sollte die Wassertemperatur vom Patienten am Unterarm getestet werden. Nach einem ersten Abduschen kann der Körper eingeseift und anschließend abgeduscht werden (▶ **Abb. 17.4**). Sinnvoll ist es, die Haarwäsche zu integrieren.

ACHTUNG
Unterstützungsbedürftige Patienten dürfen beim Duschen nicht alleine gelassen werden.

Abb. 17.4 Unterstützen beim Duschen.

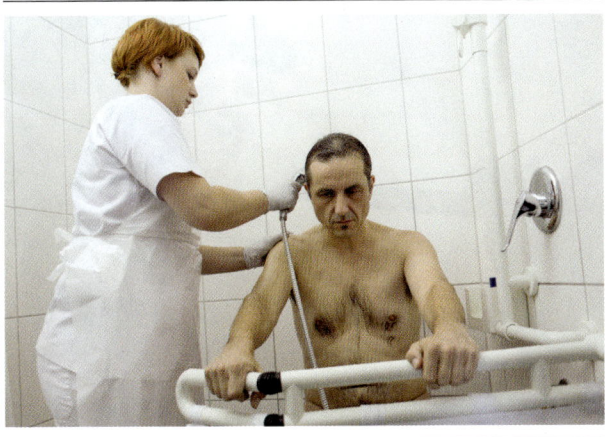

Wichtig ist, dass der Patient in der Dusche einen sicheren Halt hat.

17.2.6 Therapeutische Ganzkörperwaschungen

Basal beruhigende Ganzkörperwaschung

Diese Maßnahme der Basalen Stimulation kann bei verwirrten, agitierten (unruhigen) Patienten und bei Kindern als allgemeine Einschlafhilfe angewendet werden sowie bei Schmerzpatienten und Sterbenden Linderung verschaffen.

Es wird grundsätzlich ähnlich wie bei der Körperpflege im Bett verfahren, wobei die Intimpflege ausgelassen wird. Dem Waschwasser werden keine reinigenden Zusätze zugefügt, es können bei Bedarf aber beruhigend wirkende Aromen beigemischt werden, z. B. Lavendel, Neroli, Mandarine.

Das Zimmer sollte ruhig und evtl. leicht abgedunkelt sein. Das Wasser hat etwa 38 bis 39 °C, es sollte als angenehm warm, aber nicht schmerzhaft heiß empfunden werden.

Vom Hals an wird mit sanftem Druck nach auswärts ausstreichend mit der Haarwuchsrichtung (wirkt beruhigend) gewaschen und abgetrocknet. Auch hier gilt wieder die Grundregel der Basalen Stimulation, dass immer eine Hand am Patienten bleibt. Es sollte möglichst wenig gesprochen werden. Wenn gesprochen wird, dann mit ruhiger Stimme und um sich nach dem Befinden des Patienten zu erkundigen. „Ist es angenehm so? Ich wasche jetzt Ihren linken Arm, beginne an der Schulter – spüren Sie das?"

Im Anschluss an die beruhigende Waschung kann eine Nestlagerung angewendet werden (S. 352), ansonsten wird der Patient beim Einnehmen einer bequemen Position unterstützt und zugedeckt.

Belebende Ganzkörperwaschung

Die belebende Waschung ist indiziert bei **bewusstseinsgestörten** Patienten, **somnolenten** (übermäßig schläfrigen) Patienten, Patienten mit **Wahrnehmungsstörungen** oder auch bei Patienten mit **Depressionen**.

Der signifikante Unterschied zur beruhigenden Waschung ist, dass mit kaltem Wasser (etwa 18–22 °C) gewaschen wird und die Bewegung „gegen den Strich", also gegen die Haarwuchsrichtung (wirkt belebend) und von den Händen beginnend Richtung Hals, vom Unterbauch an zur Brust, von den Füßen zur Hüfte usw., verläuft. Es können belebende Düfte zugesetzt werden, z. B. Zitrone, Rosmarin, Latschenkiefer.

Auch hier sollten Pflegende ruhig mit dem Patienten sprechen und genau beschreiben, was vor sich geht.

Im Anschluss kann der Patient mobilisiert werden. Pflegende sollte aber darauf achten, ob der Zustand des Patienten nicht zunächst eine Ruhepause erfordert.

! Merken Wirkung
Während beider Maßnahmen sollte die Wirkung auf die Patienten genau beobachtet werden. Wird die Waschung als unangenehm empfunden, brechen Sie die Maßnahme ab.

WISSEN TO GO

Therapeutische Ganzkörperwaschungen

- **Basal beruhigende Ganzkörperwaschung:**
  – bei verwirrten, agitierten Patienten und bei Kindern als Einschlafhilfe, bei Schmerzpatienten und Sterbenden zur Linderung
  – mit warmem Wasser ohne reinigende Zusätze; bei Bedarf beruhigend wirkende Aromen beimischen, z. B. Lavendel, Neroli, Mandarine.
  – vom Hals an mit sanftem Druck nach auswärts ausstreichend mit der Haarwuchsrichtung waschen und abtrocknen
- **Belebende Ganzkörperwaschung:**
  – bei bewusstseinsgestörten Patienten, somnolenten Patienten, Patienten mit Wahrnehmungsstörungen oder Patienten mit Depressionen
  – mit sehr kaltem Wasser ohne reinigende Zusätze; Es können belebende Düfte zugesetzt werden, z. B. Zitrone, Rosmarin, Latschenkiefer
  – die Bewegung erfolgt gegen die Haarwuchsrichtung und von den Händen beginnend Richtung Hals, vom Unterbauch zur Brust, von den Füßen zur Hüfte usw.

Wird die Waschung als unangenehm empfunden, sollte sie sofort abgebrochen werden.

17.2.7 Spezielle Körperpflege

Bei **inkontinenten Patienten** ist es besonders wichtig, dass die Haut trocken gehalten wird. Im Krankenhaus sollte bei bettlägerigen Patienten auf den Einsatz von Windeln und Wegwerf-Bettunterlagen verzichtet werden. Die Patienten schwitzen darauf leichter, der Feuchtigkeitsaustausch ist stark eingeschränkt und die Gefahr einer Windeldermatitis und das Dekubitusrisiko steigen. Stoffunterlagen aus Molton schützen das Bett gleichfalls, sind aber wesentlich hautschonender.

Für mobile Patienten gibt es neben den günstigen Windeln aus dem Krankenhaus auch hochwertigere „**Inkontinenzhosen**", die saugfähiger sind und Flüssigkeit besser abtransportieren. Sie können den Patienten vom Arzt verschrieben werden. Je nach Grad der Inkontinenz sind Vorlagen häufig ausreichend. Bei **harninkontinenten Männern** können **Kondomurinale** angewendet werden. Ausführliche Informationen zu Inkontinenzhilfsmitteln finden Sie im Kap. „Bei den Ausscheidungen unterstützen" (S. 382).

Sowohl bei harn- als auch bei stuhlinkontinenten Patienten ist es wichtig, die Inkontinenzeinlagen regelmäßig zu wechseln, damit die Haut trocken bleibt.

Bei **veränderter Urogenital- und Analschleimhaut** ist die Art der Veränderung entscheidend. Ulzera sind nach Anordnung zu desinfizieren. Vorlagen sollten regelmäßig gewechselt und mit Netzhosen fixiert werden, von Windeln mit Plastikhülle ist abzusehen.

Bei **Fluor vaginalis** oder **Analfisteln** werden ebenfalls Vorlagen eingesetzt, die gleichfalls regelmäßig gewechselt werden.

17.2.8 Mundpflege

Im Allgemeinen dient die Mundpflege der Reinigung des Mundraums, dem Feuchthalten der Schleimhaut (besonders wichtig bei Patienten mit Nahrungskarenz) und der Vermeidung von Infektionen (Pneumonieprophylaxe). Die Zähne sollten nach jeder Mahlzeit geputzt werden. Patienten, die erbrechen mussten, sollten die Möglichkeit zum Ausspülen bekommen, ggf. mit Zusatz von Mundwasser, da die Magensäure den Zahnschmelz angreift.

Mundschleimhaut beobachten und beurteilen

Generell kann aus der Beobachtung der Mundschleimhaut eine Vielzahl von Aussagen über den Zustand des Patienten getroffen werden. Ist der Patient dehydriert, ist auch der Mund ausgetrocknet. Veränderungen der Mundschleimhaut entwickeln sich häufig im Zusammenhang mit anderen Erkrankungen, z.B. bei Fieber, bei Krankheiten, die mit einer Schwächung des Immunsystems einhergehen, oder bei verminderter Speichelproduktion bei enteraler oder parenteraler Ernährung. Zungenbeläge bzw. die Färbung der Mundhöhle weisen je nach Färbung auf verschiedene Krankheiten hin, z. B. weißliche Beläge auf Soor (S. 1321). Ist die Mundhöhle stark gerötet oder eher minderdurchblutet? Gibt es Risse, Aphthen, wunde Stellen?

Mundpflegemittel

Neben Zahnbürsten und Zahncremes in unterschiedlichen Ausführungen werden im Krankenhaus auch Zungenreiniger und Mundspüllösungen angewendet, Zahnseide und Interdentalbürstchen hingegen selten. Mit weichen Kompressen oder fertigen Schaumstoffstäbchen kann die Mundhöhle ausgewischt werden.

Unterstützen bei Mundpflege

Material • Prinzipiell benötigt man:
- Lichtquelle
- Zahnbürste und Zahnpasta
- Becher mit Wasser zum Spülen
- ein Handtuch
- ggf. eine Nierenschale, falls der Patient sich im Bett und nicht am Waschbecken die Zähne putzt (▶ Abb. 17.6)
- Mundspatel
- Zungenreiniger
- ggf. weiche Kompressen oder Schaumstoffstäbchen
- ggf. Spritze und Absaugkatheter
- ggf. Mundspüllösung, verordnete Therapeutika

Auch bei der Zahnpflege sollten möglichst die Pflegemittel verwendet werden, die dem Patienten von zu Hause bekannt sind.

Durchführung • Zuerst wird die Mundhöhle mithilfe einer Lichtquelle inspiziert. Wenn der Patient sich nicht selbst die Zähne putzen kann, wird der Mund mit angefeuchteten Kompressen ausgewischt (▶ Abb. 17.5). Zungenbeläge sollten mit einer Zungenbürste entfernt werden. Im Anschluss

Abb. 17.5 Mundpflege.

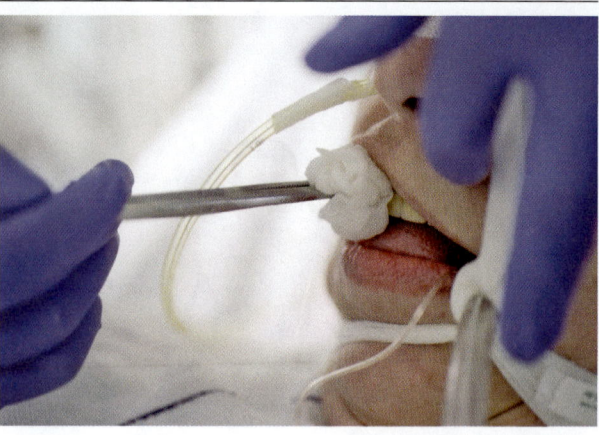

Mithilfe einer Péan-Klemme wird der Mund mit einer angefeuchteten Kompresse ausgewischt. Um die Verletzungsgefahr zu minimieren, muss darauf geachtet werden, dass die Klemme komplett mit der Kompresse abgedeckt ist.

werden die Zähne vorsichtig geputzt, die Zunge kann mit einem Spatel nach unten gedrückt werden. Da dies meist sehr unangenehm für die Patienten ist, sollte man zügig und vor allem sanft vorgehen und fortwährend erklären, was genau gerade passiert: „Jetzt gehe ich mit der Bürste weiter nach hinten und putze Ihre Backenzähne." Wenn der Patient nicht in der Lage ist, auszuspucken, spült die Pflegekraft mit einer 20-ml-Spritze den Mund aus und saugt ihn gleichzeitig mit einem Absaugkatheter ab.

Beläge lassen sich mit verschiedenen Spüllösungen ablösen, z. B. Dexpanthenol. Bei Stomatitis (Entzündung der Mundschleimhaut) sollten Spüllösungen mit ätherischen Ölen nicht verwendet werden, da sie unangenehm brennen. Gleiches gilt für alkoholhaltige Mundspülungen.

Nach der Pflege wird der Mundraum nochmals inspiziert und sichergestellt, dass alle Beläge und Speisereste entfernt wurden. Danach werden ggf. verordnete Therapeutika aufgetragen und die Lippen eingecremt.

Spezielle Mundpflege • Ausführliche Informationen zur Mundpflege bei und Prophylaxe einer oralen Mukositis (Mundschleimhautentzündung) finden Sie in Kap. 44 „Pflege von Patienten mit malignen Tumoren" (S. 776). Informationen zur Soor- und Parotitisprophylaxe und den dazugehörigen speziellen Mundpflegemaßnahmen finden Sie im Kap. „Prophylaxen" (S. 400).

> **WISSEN TO GO**
>
> **Mundpflege**
> - sie dient der Reinigung, dem Feuchthalten der Schleimhaut und der Vermeidung von Infektionen (Pneumonieprophylaxe)
> - Zähne sollten nach jeder Mahlzeit geputzt werden
> - nach Erbrechen sollte der Patient ausspülen
> - **Mundschleimhaut beobachten und beurteilen:**
>   – trockene Schleimhaut bei Dehydratation
>   – weißliche Beläge? Rötung? Minderdurchblutung? Risse, Aphthen, wunde Stellen?

- **Mundpflegemittel:**
  – Zahnbürsten und Zahncremes, Zungenreiniger und Mundspüllösungen
  – Auswischen der Mundhöhle mit weichen Kompressen oder Schaumstoffstäbchen
- **Unterstützen bei Mundpflege:**
  – Mundhöhle inspizieren
  – wenn der Patient sich nicht selbst die Zähne putzt, Mund mit angefeuchteten Kompressen auswischen, im Anschluss Zähne vorsichtig putzen, die Zunge kann mit einem Spatel nach unten gedrückt werden
  – ist der Patient nicht in der Lage, auszuspucken, mit einer 20-ml-Spritze den Mund ausspülen und gleichzeitig absaugen

17.2.9 Pflege von Zahnprothesen

Zahnprothesen sollten auch über Nacht getragen werden, da sie sonst auf Dauer nicht mehr passen. Ist dies dem Patienten unangenehm, sitzt die Prothese wahrscheinlich bereits nicht mehr ganz richtig. Dann sollte auf keinen Fall jetzt damit begonnen werden, die Prothese dauerhaft zu tragen, da dies zu Druckstellen im Mundraum führen würde. Sie sollte aber bei entsprechender Gelegenheit neu angepasst werden. Mit Haftcreme sollte sparsam umgegangen werden, bei gut sitzenden Prothesen ist sie kaum notwendig.

Um Druckstellen durch Beläge und Speisereste zu vermeiden, wird die Prothese regelmäßig abgespült. Um Beläge zu entfernen, kann sie in eine Reinigungslösung eingelegt werden, die einwirkt, während z. B. die Mund- und Körperpflege des Patienten durchgeführt wird. Mindestens einmal am Tag wird die Prothese geputzt (▶ Abb. 17.7).

Auch Patienten, die eine Vollprothese tragen, bedürfen der Mundpflege. Sie besteht hier ebenfalls aus der Inspektion der Mundschleimhaut, dem Ausspülen des Mundes und ggf. dem Eincremen der Lippen.

Prothese herausnehmen • Zunächst wird die Oberkieferprothese entfernt. Hierzu wird die Oberlippe leicht nach oben geschoben, sodass der Prothesenrand oben mit dem Daumen und unten mit dem Zeigefinger gefasst werden kann. In gleicher Weise verfährt man mit der Unterkieferprothese.

17.2.10 Augen-, Ohren- und Nasenpflege

Augen • Die Augen werden bei sedierten Patienten mit Kochsalzlösung und weichen sterilen Kompressen gereinigt, der pflegerische Standard ist die Wischrichtung von außen nach innen (physiologische Fließrichtung der Sekrete). Bei infizierten Augen muss allerdings von innen nach außen gewischt werden, damit die Infektion nicht in die Tränenkanälchen gelangt. Sehr wichtig ist, für jedes Auge eine frische sterile Kompresse zu verwenden. Bei wachen Patienten reichen ein sauberer Waschlappen und klares Wasser aus, da die Selbstreinigungsfunktion durch Zwinkern hier erfüllt ist.

Ohren • Es reicht aus, die Ohren mit klarem warmem Wasser gründlich zu reinigen. Wattestäbchen sind nicht dazu gedacht, in den Gehörgang eingeführt zu werden. Dies drückt Zerumen (Ohrenschmalz) nur tiefer hinein und bewirkt auf Dauer eine Verschlechterung des Hörvermögens. Mit ihnen wird lediglich das äußere Ohr gesäubert. Für Babys gibt es spezielle Ausführungen, die ein versehentliches Eindringen

Abb. 17.6 Zahnpflege.

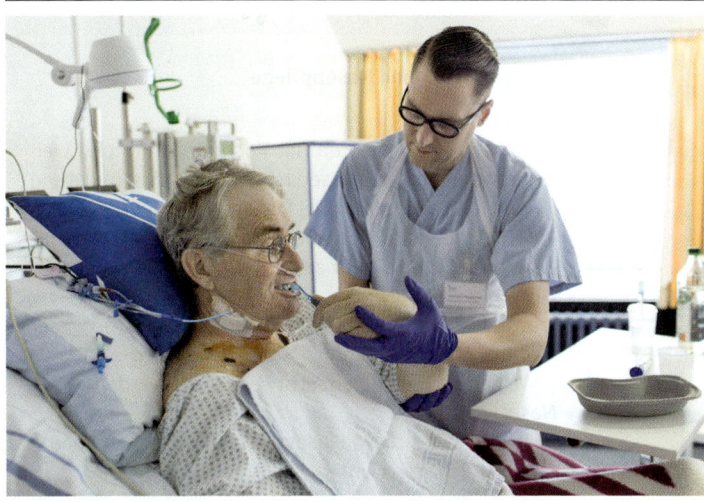

Auch wenn Patienten sich nicht selbstständig die Zähne putzen können, sollte die Mundpflege nach Möglichkeit geführt stattfinden, um die Körperwahrnehmung zu verbessern.

Abb. 17.7 Zahnprothesenpflege.

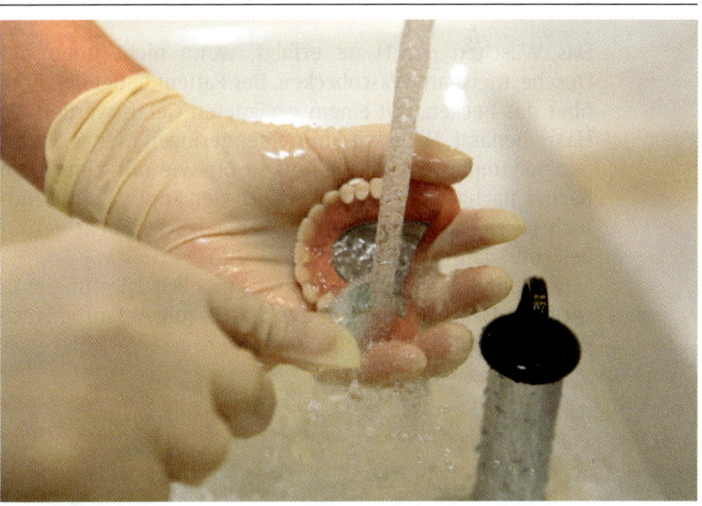

Mindestens 1-mal täglich sollte die Zahnprothese geputzt werden. Da Zahnprothesen sehr bruchempfindlich sind, sollte das Waschbecken vorher mit Wasser gefüllt werden, damit beim versehentlichen Fallenlassen nichts passieren kann.

in den Gehörgang verhindern, da hier die Gefahr, das Trommelfell zu verletzen, noch erheblich höher ist.

Nase • Die Nase säubert sich eigentlich von allein, wenn die Schleimhäute feucht genug gehalten werden. Bei beatmeten Patienten ist eine regelmäßige Reinigung und Anfeuchtung mit steriler Kochsalzlösung und Nasensalbe nötig, weil durch den unphysiologischen Atemweg (weil nicht durch die Nase geatmet wird) die Nasenschleimhaut austrocknet und so auf Dauer das Flimmerepithel, das Sekret und Fremdkörper aus den tieferen Nasenregionen abtransportiert, geschädigt wird.

17 Körperpflege und Bekleidung

WISSEN TO GO

Augen-, Ohren- und Nasenpflege

- **Augen:**
  - bei sedierten Patienten mit Kochsalzlösung und weichen sterilen Kompressen reinigen, die Wischrichtung von innen nach außen bei fast geschlossenem Auge
  - bei wachen Patienten reichen ein sauberer Waschlappen und klares Wasser aus
- **Ohren**
  - es reicht aus, die Ohren mit klarem warmem Wasser gründlich zu reinigen
  - Wattestäbchen sollten nicht verwendet werden
- **Nase:**
  - sie säubert sich von allein, wenn die Schleimhäute feucht gehalten werden
  - bei beatmeten Patienten ist eine regelmäßige Reinigung und Anfeuchtung mit steriler Kochsalzlösung und Nasensalbe nötig.

ACHTUNG
Lange Haare sollten auf keinen Fall zur Erleichterung der Pflege ohne Rücksprache abgeschnitten werden. Sofern nicht völlig verfilzt, werden sie bei Patientinnen, die voraussichtlich längere Zeit Bettruhe haben, am besten beidseits des Kopfes eingeflochten, sodass der Kopf nicht darauf aufliegt (Dekubitusgefahr) und die Verfilzungsgefahr eingeschränkt wird.

Rasur

Männliche Patienten werden nach Bedarf und eigenen Vorlieben rasiert oder rasieren sich selbst. Bei Trockenrasierern sollten Pflegende daran denken, den Scherkopf regelmäßig zu reinigen.

Nassrasur • Für eine Nassrasur werden benötigt:
- Handtuch
- Waschlappen
- Wasser
- Rasiercreme
- Nierenschale
- ggf. Aftershave, Pflegemittel

Pflegende sollten vor der Rasur sicherstellen, dass die Klinge des Rasierers noch scharf genug ist. Vor der Rasur wird das Gesicht gewaschen, Rasiercreme aufgetragen und der Rasierer mit Wasser befeuchtet. Bei der Nassrasur hilft es, die Haut immer gespannt zu halten und mit sanften, langen Strichen die einzelnen Hautareale (z. B. Wange, Hals, Wange, Kinn, Ober-, Unterlippe) zu rasieren, wobei regelmäßig der Rasierschaum abgeklopft und die Klinge gespült wird.

Wenn man vor der Rasur ein (nicht zu) heißes, feuchtes Tuch kurz auf das Gesicht legt, öffnen sich die Poren und die Haare sind weniger „borstig", sie legen sich einfacher und lassen sich besser rasieren.

Zum Abschluss werden alle Schaumreste entfernt und je nach Vorlieben des Patienten Aftershave oder Pflegemittel aufgetragen.

Für eine Rasur muss das Einverständnis des Patienten eingeholt werden. Wird bei intubierten Patienten zur erleichterten Mundpflege und verbesserten Tubusfixierung das Einverständnis der Angehörigen eingeholt, einen Vollbart zu

17.2.11 Haar- und Nagelpflege

Haare

Das Waschen der Haare erfolgt, wenn nicht unter der Dusche, meist am Waschbecken. Der Patient beugt den Kopf über das Becken, mit einem geeigneten Gefäß werden die Haare benässt. Dann wird mit einer geringen Menge Shampoo schamponiert, erneut und so oft wie nötig mit dem Becher nachgespült und schließlich der Kopf in ein Handtuch geschlagen, die Haare trockengedrückt (nicht gerubbelt) und dann geföhnt.

Auch im Bett ist eine Haarwäsche möglich. Hierfür gibt es spezielle Haarwaschbecken aus Plastik mit Ablaufschlauch (▶ Abb. 17.8a.).

Abb. 17.8 Haarwäsche im Bett.

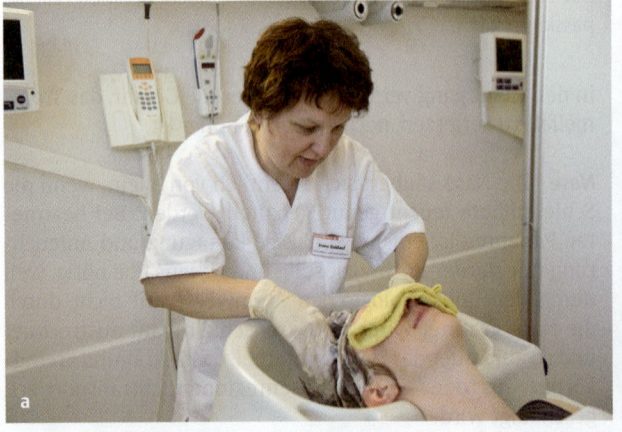
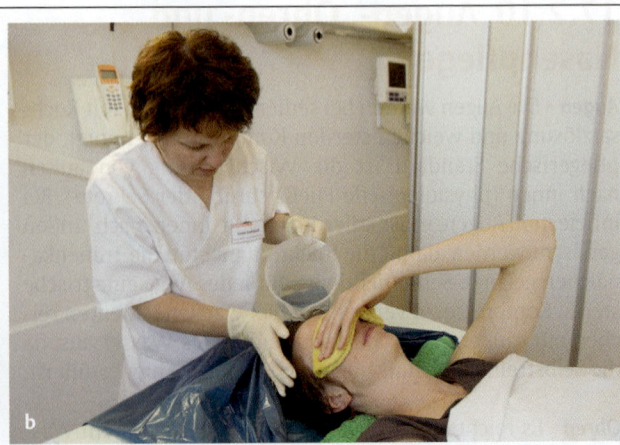

a Haarwäsche mit einem Haarwaschbecken.
b Sehr hilfreich ist es, einen Müllsack entlang der Schweißnähte bis zur Mitte zu teilen und so am Bett zu befestigen, dass der Kopf auf einer Seite aufliegt und das Wasser in die geschlossene Hälfte läuft. Schneidet man noch ein Loch in eine Ecke, kann es ohne weiteres Überschwappen wie durch einen Trichter in einen Eimer laufen.

Abb. 17.9 Nassrasur.

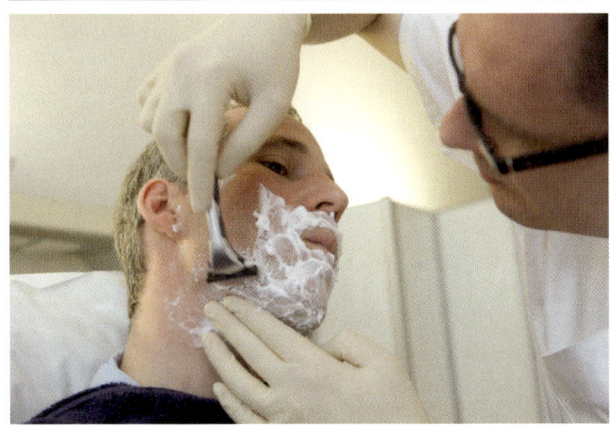

Hält man die Haut gespannt, erleichtert dies die Rasur.

rasieren, wird dieser zuerst mit der Schere gestutzt, bevor rasiert wird.

Nägel

Die Nägel sollten sauber und kurz gehalten werden. Ein warmes Hand- oder Fußbad vor der Nagelpflege macht die Nägel weicher und erleichtert das Kürzen. Die Fingernägel werden bis zur Fingerkuppe zurückgeschnitten. Bei den Fußnägeln dürfen die Ecken nicht rund geschnitten werden, um ein Einwachsen zu verhindern. Für das Schneiden der Nägel benötigen Pflegende das Einverständnis des Patienten oder der Angehörigen.

Wegen der Verletzungsgefahr wird das Kürzen der Fußnägel in den meisten Kliniken kaum noch durch Pflegende vorgenommen. Vor allem bei Patienten mit Diabetes mellitus (S. 1071) steigt durch die verringerte Durchblutung und die oft vorhandenen Sensibilitätsstörungen, die eine Entzündung nicht gleich durch Schmerzen kenntlich machen, das Risiko für schwere Wundinfektionen. Gerade bei diesen Patienten sind saubere, trockene und durch Creme geschmeidig gehaltene Füße ausgesprochen wichtig. Mikroverletzungen sollten unbedingt verhindert werden. Im Bedarfsfall sollte ein medizinischer Fußpfleger (Podologe) die Fußpflege durchführen. Die medizinische Fußpflege ist bei Diabetes mellitus als Heilmittel anerkannt und wird von der Krankenkasse bezahlt.

17.3 Bekleidung

Auch im Krankenhaus kann und sollte eigene Bekleidung getragen werden. Wichtig ist, dass sie nicht einengt, gut zu waschen und einfach an- und auszuziehen ist. Schuhe sollten sicheren Halt geben (Mobilisation) und ebenfalls einfach an- und auszuziehen sein.

Sogenannte „Flügelhemden" sind Patientenhemden, die hinten offen sind und nur zugebunden werden. Sie werden zu OPs getragen. Ist ein Patient nach einer Operation länger bettlägerig und hat viele Zugänge und Drainagen, ist es sinnvoll, weiterhin ein Patientenhemd zu verwenden. Zur Mobilisation sollte ein zweites Hemd „verkehrtherum", also wie ein Mantel, übergezogen werden, wenn kein eigener Morgenmantel vorhanden ist. Auch bei sehr inkontinenten immobilen Patienten ist die Verwendung eines Patientenhemds in Betracht zu ziehen, oder um nach Unterleibsoperationen häufige Verbandwechsel zu erleichtern.

! Merken Patientenhemd
Dennoch ist ein Patientenhemd kein adäquates Kleidungsstück und sollte nicht standardisiert jedem Patienten, der ins Krankenhaus kommt, angezogen werden. Eine Ausnahme sind Intensivstationen, wo die Hygienevorschriften, aber vor allem die Notwendigkeit, schnell Zugänge zu legen, das Tragen eines solchen Hemdes gebieten.

Im Pflegeheim tragen die Bewohner grundsätzlich eigene Kleidung. Auch hier sollte auf leichtes Reinigen und Bequemlichkeit geachtet werden, individuelle Vorlieben spielen jedoch die wesentlichere Rolle.

Unterstützen beim An- und Auskleiden • Je nach Beweglichkeit brauchen Patienten wenig bis viel Unterstützung beim An- und Auskleiden. Wie bei jeder Maßnahme der Körperpflege sollte der Patient möglichst viel selbst übernehmen. Weite Halsausschnitte, weite Hosenbeine und Oberteile, die vorne geöffnet werden können, erleichtern hier die Unterstützung. Hilft man einem Patienten, in einen Ärmel zu schlüpfen (achtgeben auf intravenöse Zugänge), ist es am besten, mit dem eigenen Arm in den Ärmel zu fahren und mit der Hand der des Patienten entgegenzukommen. Für Blasenkatheterbeutel gibt es Beinhalterungen, die es ermöglichen, sie unter der Hose zu verbergen. Die Reihenfolge, in der sich angezogen wird, bestimmt der Patient.

18 Lagern und Mobilisieren, Betten und guten Schlaf fördern

18.1 Bei der Lagerung unterstützen

Gesunde Menschen nehmen im Liegen automatisch eine Haltung ein, die für sie angenehm und bequem ist. Menschen im Krankenhaus sind durch verschiedene Erkrankungen oder therapeutische Maßnahmen häufig in ihrer Bewegung eingeschränkt. Dadurch besteht die Gefahr, dass sie sich in eine Zwangs- oder Schonhaltung begeben, die mit zahlreichen Risiken verbunden ist, z. B. Thrombose, Pneumonie, Dekubitus, veränderte Körperwahrnehmung. Aufgabe der Pflegenden ist es, bewegungseingeschränkte Patienten bei regelmäßigen Lagerungswechseln zu unterstützen bzw. sie regelmäßig zu mobilisieren.

Patienten, die vielleicht noch nicht genug Kraft haben oder z. B. durch Operationen in ihrer Beweglichkeit eingeschränkt sind, können dennoch teilweise aktiv an der Veränderung ihrer Lage teilnehmen. Darin fußt – im Verständnis von Pflege als Förderung der patienteneigenen Ressourcen – die Diskussion, anstelle von „Lagern", „Betten" oder „Lagerung" eher von „Positionsunterstützung" oder „positionsunterstützenden Maßnahmen" zu sprechen.

Die richtige Position dient fast allen Prophylaxen (S. 400), z. B. Dekubitusprophylaxe, Thromboseprophylaxe, Kontrakturenprophylaxe, Pneumonieprophylaxe. Spezielle Lagerungen können das Einschlafen fördern, beruhigend auf agitierte bzw. desorientierte Patienten wirken, die Atmung unterstützen und die körperliche Wahrnehmung fördern. Bei vielen Erkrankungen sind therapeutische Lagerungen wichtig, z. B. Herzbettlagerung, ruhigstellende Lagerung von Extremitäten, halbhohe Oberkörperhochlagerung bei erhöhtem Hirndruck.

18.1.1 Prinzipien einer guten Positionierung

Generell gilt:
- Die Position sollte für den Patienten bequem und über längere Zeit auszuhalten sein.
- Die Ressourcen des Patienten sollten genutzt und die Selbstständigkeit gefördert werden.
- Die Atemwege sollten frei sein.
- Beim Umlagern sollte darauf geachtet werden, dass keine Scherkräfte und bei der endgültigen Positionierung keine Druckpunkte entstehen, z. B. an Ohren, Trochanter und Sitzbeinhöckern, siehe Dekubitusprophylaxe (S. 400).
- Krankheitsbedingte Indikationen und Kontraindikationen sollten berücksichtigt werden.
- Nach Möglichkeit sollte auf persönliche Vorlieben genauso eingegangen werden wie auf den Tagesablauf bzw. den Schlaf-wach-Rhythmus des Patienten.
- Prinzipien der Kinästhetik oder des Bobath-Konzepts sollten genutzt werden.
- Der Lagewechsel sollte in individuell bestimmten Zeitintervallen erfolgen.

18.1.2 Positionierungsarten

Eine Übersicht über die wichtigsten Positionierungen und deren Indikationen zeigt ▶ Tab. 18.1. Mikrolagerungen als Maßnahme der Dekubitusprophylaxe werden im Kap. 21 „Prophylaxen" behandelt (S. 400).

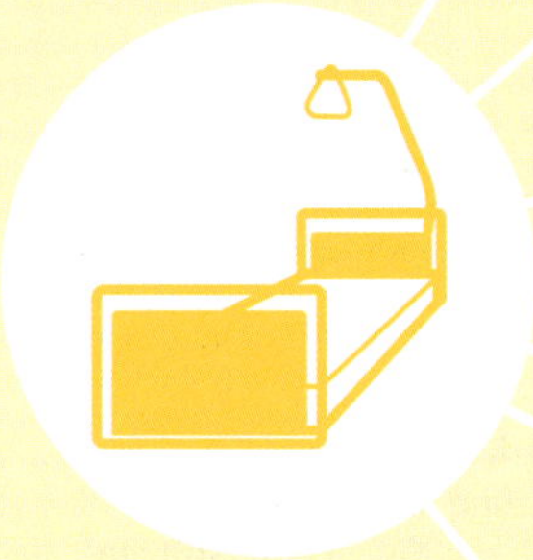

Bei der Lagerung unterstützen	Prinzipien einer guten Positionierung ▶ S. 348	
	Positionierungsarten ▶ S. 348	
Bei der Mobilisation unterstützen	Ziele und Prinzipien der Mobilisation ▶ S. 353	
	Mobilisieren im Bett ▶ S. 354	
	An die Bettkante setzen ▶ S. 356	
Aus dem Bett mobilisieren	Aufstehen ▶ S. 357	
	Gehen ▶ S. 358	
	Transfers ▶ S. 359	
Das Patientenbett	Bettzubehör ▶ S. 362	
	Spezialmatratzen und Spezialbetten ▶ S. 363	
Bettenmachen ▶ S. 363		
Beziehen des Bettes mit Patient ▶ S. 364		
Guten Schlaf fördern	Schlafphasen ▶ S. 365	
	Schlafstörungen ▶ S. 365	
	Medikamentöse Therapie von Schlafstörungen ▶ S. 366	
	Nachteile und Nebenwirkungen von Schlafmitteln ▶ S. 366	
	Schlafstörung als Nebenwirkung ▶ S. 367	
	Schlaf in der Klinik oder Einrichtung ▶ S. 367	

30°-Seitenlagerung

Pflegende unterstützen den Patienten dabei, sich auf die Seite zu drehen. Dann nehmen sie Kissen oder eine flach zusammengerollte Decke und legen sie so auf die Rückseite des Patienten, dass Schulter, Sitzbein und Trochanter der nach oben gewandten Seite frei zu liegen kommen. Dabei sollten sie darauf achten, dass die untenliegende Schulter ebenfalls leicht (!) nach außen gelagert wird (sonst wird es sehr schnell unbequem). Das obenliegende Bein kann mit einem Kissen leicht unterpolstert werden, sodass der Oberschenkel auf Höhe des Beckens liegt und nicht unangenehm „in der Luft hängt" (▶ Abb. 18.1).

Bei Bedarf kann die untenliegende Ferse hohl gelagert werden, z.B. durch ein gerolltes Handtuch. Dabei muss darauf geachtet werden, dass die Knie nicht durchhängen und ebenfalls unterstützt sind.

90°-Seitenlagerung

Die 90°-Seitenlagerung empfinden die Patienten häufig als bequemer, da sie der Position ähnelt, die viele zu Hause zum Schlafen einnehmen. Das Dekubitusrisiko für die Auflagepunkte Ohr, Schulter, Hüfte, Trochanter und Knöchel/Ferse ist bei dieser Lagerung jedoch deutlich erhöht. Als einfache Methode der Lagerungsdrainage, um Sekretabfluss aus und Belüftung von tiefer liegenden Lungenabschnitten zu fördern, eignet sie sich jedoch sehr gut, siehe Kap. 28 „Pflegetechniken zur Unterstützung der Atmung" (S. 542).

Abb. 18.1 30°-Seitenlagerung.

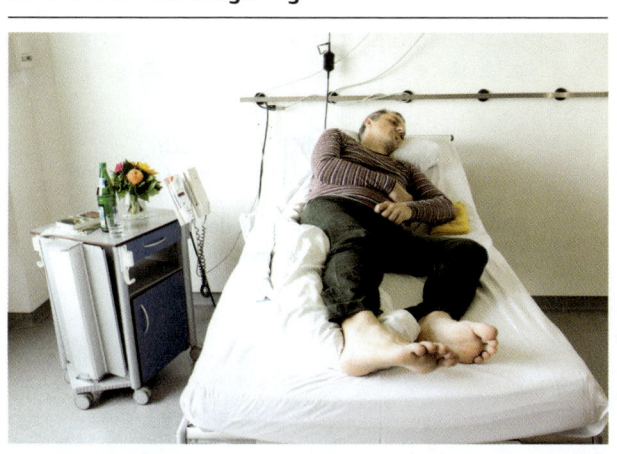

Abb. 18.2 90°-Seitenlagerung.

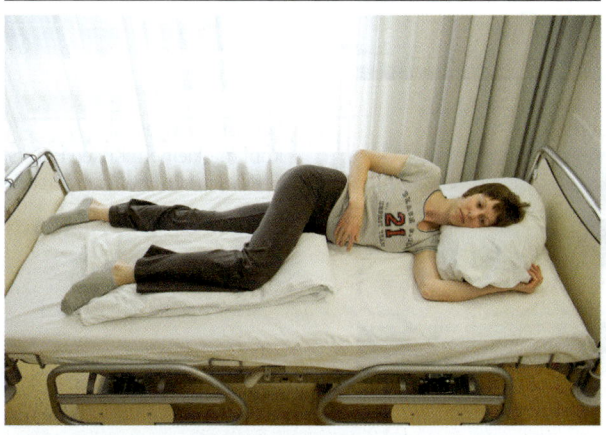

18 Lagern und Mobilisieren, Betten und guten Schlaf fördern

Tab. 18.1 Positionierungen und deren Indikationen.

Positionierungsart	Beschreibung	Indikation
Flachlagerung	• Bett ist flach gestellt • Kopf mit kleinem Nackenkissen unterstützt • zur Spitzfußprophylaxe Fußstütze einsetzen (nicht bei spastischer Lähmung) • zur Dekubitusprophylaxe Fersen frei lagern • evtl. Knierolle unterlegen	• Wirbelsäulenoperationen • Wirbelsäulen- und Beckenfrakturen • bei Reanimation
Oberkörperhochlagerung	• Kopfteil des Bettes erhöht • auf physiologischen Hüftknick achten → evtl. Rutschbremse einsetzen	• Herz- und Lungenerkrankungen • zur Atemunterstützung, evtl. Arme und Schultern zusätzlich mit Kissen unterstützen • Essen und Trinken, Lesen, Fernsehen usw.
halbhohe Oberkörperhochlagerung	• Kopfteil des Bettes um ca. 30° hochgestellt • Halswirbelsäule gerade	• Schädel-Hirn-Trauma • erhöhter Hirndruck • Schilddrüsenoperation
90°-Seitenlagerung	• Bett ist flach gestellt • Kopf mit kleinem Kissen unterstützt • Rücken mit Kissen unterstützt	• Lagerung bei Hemiplegie • nach Lungenoperation
30°-Seitenlagerung	• Bett ist flach gestellt oder leicht erhöht • Patient liegt leicht zur Seite gedreht, Rücken und Bein werden unterstützt • Schulter, Sitzbein und Trochanter der nach oben gewandten Seite sollten frei liegen	• Druckentlastung von Schulter, Sitzbein und Trochanter der oben liegenden Seite
Bauchlagerung	• Bett ist flach gestellt • Kopf mit kleinem Kissen unterstützt • Fußkissen zur Entlastung der Zehen	• Verletzungen im Rückenbereich • Druckentlastung des Rücken-, Gesäß- und Sakralbereichs • zur besseren Belüftung der dorsalen Lungenbereiche, auf Intensivstationen bei ARDS-Patienten

Tab. 18.1 Fortsetzung.

Positionierungsart	Beschreibung	Indikation
135°-Lagerung, halbe Bauchlagerung	• Bett ist flach gestellt • Kopf mit kleinem Kissen unterstützt • Oberkörper liegt auf dem Kissen • leicht angewinkeltes oberes Bein liegt auf der Decke	• Verletzungen im Rückenbereich • Druckentlastung des Rücken-, Gesäß- und Sakralbereichs • zur besseren Belüftung der dorsalen Lungenbereiche, auf Intensivstationen bei ARDS-Patienten
Herzbettlagerung	• Oberkörper hoch, Beine tief • durch den verlangsamten venösen Rückstrom wird das Herz entlastet und die Atmung erleichtert	• dekompensierte Herzinsuffizienz • Angina-pectoris-Anfall • Lungenödem
Schocklagerung = Trendelenburg-Lagerung	• gesamtes Bett in ca. 15°-Schräglage • verstärkter Rückfluss des Blutes aus den Beinen zum Herzen, dadurch bessere Durchblutung der Bauchorgane	• Schock mit relativem oder absolutem Volumenmangel, der nicht durch akute Herzinsuffizienz ausgelöst wurde • Legen eines ZVKs • **Kontraindikationen:** • kardiogener Schock • Erkrankungen/Verletzungen im Brust- oder Bauchbereich • Erkrankungen/Verletzungen an Kopf, Wirbelsäule, Becken und Beinen • Unterkühlung
Beintieflagerung = Anti-Trendelenburg-Lagerung	• gesamtes Bett in ca. 15°-Schräglage • Fußstütze verwenden	• periphere arterielle Durchblutungsstörungen • nach Operationen am arteriellen Gefäßsystem
Beinhochlagerung	• Fußende ist hochgestellt • alternativ kann auch nur das betroffene Bein auf einer Schiene hochgelagert werden	• Förderung des venösen Rückflusses • nach Venenoperation • Venenentzündungen
stabile Seitenlage	• Atemwege werden freigehalten • Erbrochenes, Blut usw. können ablaufen	Bewusstlosigkeit

135°-Lagerung

Diese Lage fördert das Wohlbefinden des Patienten, hat vor allem Vorteile für die Pneumonieprophylaxe und ist Ultima Ratio bei Patienten, die sonst nicht zu oxygenieren sind. In Bauchlage werden die dorsalen Areale belüftet und die Gasaustauschfläche insgesamt erweitert.

Die Hand des oben liegenden Armes weist kopfwärts, der Ellenbogen ist leicht angewinkelt. Die Lagerung des Armes kann mit einem Kissen unterstützt werden. Die oben liegende Hüfte und das leicht angewinkelte obere Bein werden mit einer gefalteten Decke unterlagert, das Bein liegt dabei auf Hüfthöhe. Alternativ kann eine zusammengerollte Decke oder noch besser ein Stillkissen verwendet werden, um Arm, Hüfte und Bein zu unterlagern.

Die unten liegende Schulter und Hüfte müssen bequem druckentlastet sein. Der Kopf kommt sanft zur Seite gedreht und nach oben unterpolstert zu liegen; Nase und Mund liegen frei, der Kopf ist nicht nach hinten überstreckt (▶ Abb. 18.3).

Abb. 18.3 135°-Lagerung.

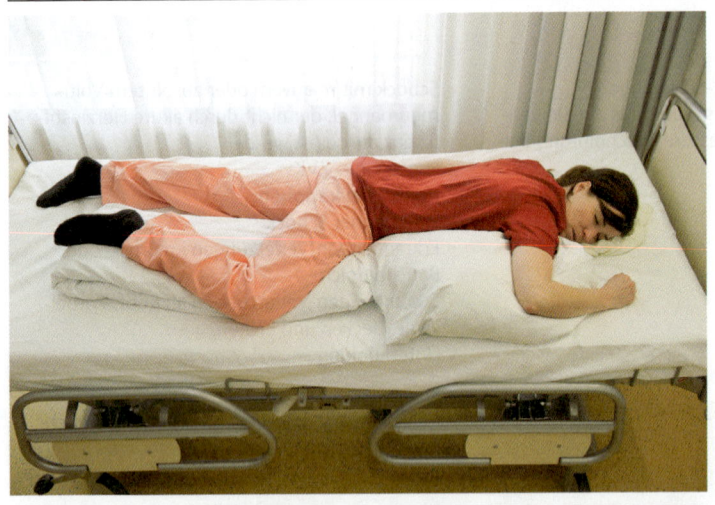

Nestlagerung

Von dieser Lagerung profitieren vor allem agitierte und desorientierte Patienten, Säuglinge und sterbende Menschen. Pflegende unterstützen den Patienten dabei, sich auf die Seite zu legen (bis max. 90°); ähnlich wie bei der 135°-Lagerung kann der Patient sich an ein Kissen oder eine Decke schmiegen. Decken/Kissen oder Stillkissen werden an die Körpergrenzen „anmodelliert", sodass der Patient von allen Seiten eingebettet ist, ohne „erdrückt" zu werden. Vor allem die Berührung an Kopf und Füßen wirkt beruhigend und soll ein Gefühl der Geborgenheit vermitteln. Insgesamt erinnert die Nestlagerung an die Lage im Mutterleib (▶ Abb. 18.4).

ACHTUNG
Bei Säuglingen und Kleinkindern wirkt diese Position beruhigend. Sie sollte jedoch nur unter Aufsicht und z. B. nur während der Einschlafphase vorgenommen werden. Denn Kissen und Decken im Bett gelten als ein Risikofaktor für das Syndrom des Plötzlichen Kindstods.

Abb. 18.4 Nestlagerung.

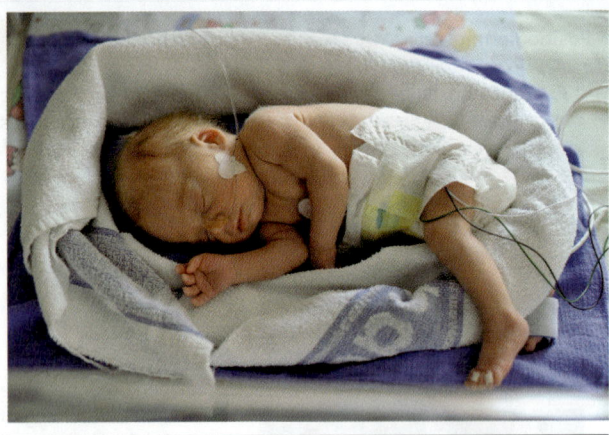

Alternativ eignet sich für kleine Kinder ein Schlafsack, der in geeigneten Ausführungen ebenfalls ein kokonartiges Gefühl vermittelt. Das Kind kann ihn die ganze Nacht tragen, ohne dass häufiger als üblich Anwesenheit erforderlich ist. Das beruhigende In-den-Armen-Wiegen von Kindern ahmt übrigens ebenfalls die Empfindungen des Fetus im Mutterleib nach.

Bei Erwachsenen sollten Pflegende genau beobachten, ob sie die begrenzende Position als angenehm empfinden. Die meisten Patienten erleben sie als entspannend und bequem, manche fühlen sich jedoch eingeengt und ihre Unruhe wird eher noch gesteigert.

Bauchdeckenentspannende Lagerung

Bei abdominalchirurgischen und gastroenterologischen Erkrankungen kann die bauchdeckenentspannende Lagerung angewendet werden. Sie entspannt die Bauchdecke und lindert Schmerzen. Die Knie werden leicht angewinkelt und abgestützt, z.B. durch ein Kissen oder Hochstellen des unteren Bettteils. Der Oberkörper wird gleichzeitig etwas hochgestellt. Wichtig bei dieser Lagerung ist, dass die Hohlräume unter den Knien flächig unterlagert werden, damit keine Kontrakturen entstehen. Siehe auch Abschnitt „Kontrakturenprophylaxie" in Kap. 21 (S. 423).

Abb. 18.5 Bauchdeckenentspannende Lagerung.

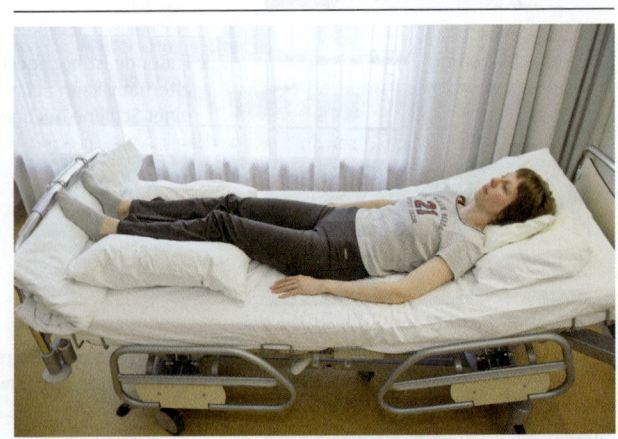

WISSEN TO GO

Beim Lagern unterstützen

Prinzipien:
- Position muss bequem und über längere Zeit auszuhalten sein.
- Ressourcen des Patienten nutzen und Selbstständigkeit fördern.
- Atemwege müssen frei sein.
- Darauf achten, dass keine Scherkräfte und keine Druckpunkte entstehen.
- Krankheitsbedingte Indikationen und Kontraindikationen berücksichtigen.
- Auf persönliche Vorlieben eingehen.
- Prinzipien der Kinästhetik oder des Bobath-Konzepts nutzen.
- Lagewechsel in individuellen Zeitintervallen.

Lagerungen:
- Die 90°-Seitenlage (▶ Abb. 18.2) empfinden Patienten häufig als angenehmer als die 30°-Seitenlage (▶ Abb. 18.1), denn sie ist natürlicher.
- Die 135°-Lagerung (▶ Abb. 18.3) mögen viele Patienten, manchmal ist sie auch Teil der Therapie, z. B. als Drainagelagerung oder zur Erhöhung der Gasaustauschfläche.
- Von der Nestlagerung (▶ Abb. 18.4) profitieren v. a. agitierte und desorientierte Patienten, Säuglinge und Sterbende.
- Die bauchdeckenentspannende Lagerung (▶ Abb. 18.5) eignet sich für Patienten, die einen abdominalchirurgischen Eingriff hatten oder eine gastroenterologische Erkrankung.

18.2 Bei der Mobilisation unterstützen

Ein Mangel an Bewegung führt zu Muskelabbau, Fehlstellungen der Gelenke und (Verstärkung von) Schmerzen. Die Atmung wird behindert – das Pneumonierisiko gerade nach Operationen steigt. Ebenso steigt durch den Bewegungsmangel die Gefahr eines Dekubitus. Für die Wundheilung sowie das Kreislaufsystem ist eine ausreichende Durchblutung des gesamten Körpers von entscheidender Bedeutung. Ohne Bewegung ist eine ausreichende Durchblutung nicht gegeben.

Schon kurzfristige Immobilität, sei es durch Bettruhe nach invasiven Eingriffen oder durch körperliche Schwäche, kann zu einer beeinträchtigten Körperwahrnehmung führen und die Bewegungseinschränkung dadurch noch steigern. Dies gilt besonders für desorientierte oder ohnehin in ihrer Wahrnehmung eingeschränkte Patienten, z. B. nach einem Schlaganfall. Nicht zuletzt profitieren verwirrte Patienten von der mit der (Früh-)Mobilisation einhergehenden Wahrnehmungsförderung. Das Sich-zurechtfinden zuerst im eigenen Bett, dann im Zimmer oder auf der Station ist hilfreich, um die Orientierung zu sichern.

18.2.1 Ziele und Prinzipien der Mobilisation

Mobilisation fördern heißt Selbstmanagement fördern.

Die Bewegungsfähigkeit wiederzuerlangen, trägt wesentlich zum körperlichen Wohlbefinden bei. Aber auch das Selbstvertrauen der Patienten wird gestärkt, wenn sie die Kontrolle über ihren eigenen Körper zurückerlangen. Damit tragen Maßnahmen zur Förderung der Mobilisation wesentlich zum Ziel von Pflege als Hilfe zur Selbsthilfe bei. Mit der Erfahrung, zur eigenen Genesung aktiv beitragen zu können, steigt die Motivation der Patienten immens.

Es ist sehr wichtig, Patienten mit Mobilisationsmaßnahmen nicht einfach zu „überfahren". Jeder Patient muss individuell motiviert, oft müssen vorher Ängste genommen werden. Entscheidend ist, dass Pflegende den Patienten vorher fachgerecht und angemessen informieren und nicht nur das Ziel der Maßnahme nennen, z. B. Aufstellen vors Bett. Das bedeutet, sie zeigen die einzelnen Schritte auf dem Weg dorthin in Form von Handlungsanweisungen auf. Weiterhin muss der Umgang mit Hilfsmitteln und der Mobilisationsablauf mit evtl. weiteren beteiligten Personen im Vorfeld abgesprochen werden.

Von großer Bedeutung ist, dass Pflegende dem Patienten Vertrauen in die eigenen Fähigkeiten sowie zu ihnen als mobilisierende Pflegekräfte vermitteln. Dies geschieht z. B. dadurch, dass sie rechtzeitig vor der bewegungsfördernden Maßnahme ausreichend Analgetika verabreichen, damit der Patient keine Angst vor Schmerzen haben muss. Der Patient sollte darüber informiert werden, dass Bewegung Schmerzen lindern kann und warum. Wenn der Patient weiß, wie wichtig Bewegung insgesamt für das Wohlbefinden und die Genesung ist, wird er viel motivierter sein, aktiv mitzuarbeiten und die Mobilisationsmaßnahmen können umso besser gemeinsam ausgeführt werden.

Ziele • Patienten in ihrer Mobilisation zu fördern hat therapeutische, präventive und rehabilitative Ziele:
- Beweglichkeit des Patienten wiederherstellen oder erhalten
- Dekubitus-, Thrombose-, Pneumonie-, Sturz- und Kontrakturenprophylaxe
- Aktivierung des Kreislaufs
- Förderung der Selbstständigkeit
- Steigerung des Selbstwertgefühls
- Steigerung des Wohlbefindens

Prinzipien der Mobilisation • Für jede Form der Mobilisation gelten allgemeine Prinzipien:
- Bewegungsfähigkeit und Unterstützungsbedarf einschätzen: Welche Erkrankung hat der Patient? Ist er gerade operiert worden? Wie ist der Allgemeinzustand? Welche Bewegungen kann er ausführen? Wie viel Hilfestellung benötigt der Patient?
- Ressourcen des Patienten ermitteln: Was traut sich der Patient zu? Ist er unsicher?
- Hilfe zur Selbsthilfe: Motivation des Patienten fördern, so viel wie möglich selbst zu tun.
- Krankheitsbedingte Indikationen und Kontraindikationen bzw. Arztanordnung berücksichtigen.
- Individuelle Bedürfnisse und Wünsche des Patienten einbeziehen.

18 Lagern und Mobilisieren, Betten und guten Schlaf fördern

- Patienten fachgerecht und angemessen informieren
- Vorgehensweise planen: Sind 1 oder 2 Pflegekräfte notwendig? Ist es sinnvoll, Hilfsmittel einzusetzen?
- Prinzipien der Kinästhetik oder des Bobath-Konzepts einbeziehen
- Sicherheitsaspekte beachten
- Mobilisationsmaßnahmen dokumentieren

In Kap. 50 „Grundlagen der Kinästhetik" (S. 857) ist beschrieben was es bedeutet, sich individuell auf den einzelnen Patienten einzustellen und sich gemeinsam mit dem Patienten zu bewegen. In einem Grundkurs für Kinästhetik können Pflegende lernen, diese Form der Mobilisation anzuwenden. Da zwar in den meisten, jedoch nicht in allen Krankenpflegeschulen ein Grundkurs für Kinästhetik angeboten wird und auch nach wie vor nicht alle Häuser nach diesem Konzept arbeiten, werden im Folgenden gängige Transfermaßnahmen beschrieben. Selbstverständlich sollten Pflegende sich auch bei diesen Varianten immer individuell auf den Patienten einstellen, seine angelernten bzw. individuellen Bewegungsmuster berücksichtigen und sich gemeinsam mit dem Patienten bewegen.

Maßnahmen der Bewegungsförderung zur Dekubitusprophylaxe finden Sie in Kap. 21 „Prophylaxen" (S. 400). Aktive und passive Bewegungsübungen zur Thromboseprophylaxe finden Sie ebenfalls im Kap. „Prophylaxen" (S. 400), genauso wie die Maßnahmen zur Kontrakturenprophylaxe (S. 423), zur Pneumonie- (S. 416) und Sturzprophylaxe (S. 435).

WISSEN TO GO

Bei der Mobilisation unterstützen

Ziele:
- Beweglichkeit wiederherstellen oder erhalten
- Dekubitus-, Thrombose-, Pneumonie-, Sturz- und Kontrakturenprophylaxe
- Aktivierung des Kreislaufs
- Förderung der Selbstständigkeit
- Steigerung des Selbstwertgefühls
- Steigerung des Wohlbefindens

Prinzipien:
- Bewegungsfähigkeit einschätzen
- Unterstützungsbedarf einschätzen, Ressourcen des Patienten ermitteln
- Krankheitsbedingte Indikationen und Kontraindikationen bzw. Arztanordnung berücksichtigen
- Individuelle Bedürfnisse und Wünsche des Patienten einbeziehen
- Patienten fachgerecht und angemessen informieren
- Vorgehensweise planen
- Prinzipien der Kinästhetik oder des Bobath-Konzepts einbeziehen
- Sicherheitsaspekte beachten
- Mobilisationsmaßnahmen dokumentieren

18.2.2 Mobilisieren im Bett

Um die Durchblutung zu fördern, Fehlhaltungen zu vermeiden und Muskeldystrophien (Muskelabbau) vorzubeugen, ist es wichtig, die Mobilisation zum frühestmöglichen Zeitpunkt einzuleiten.

Damit ist keineswegs bereits die aktive Mobilisation an die Bettkante oder das Aufstellen vors Bett gemeint – wenn auch baldmöglichst mit diesen Maßnahmen begonnen werden sollte. Die Beweglichkeit und das Selbstvertrauen von bettlägerigen Patienten werden bereits gefördert, wenn sie einzelne Handlungen der Körperpflege oder des Essens und Trinkens, ggf. geführt, übernehmen.

Um einen Positionswechsel vorzubereiten und sinnvoll einzuleiten, gilt es zunächst, festzustellen, wie viel Hilfestellung ein Patient selbst leisten kann. Ist er in der Lage, die Beine anzustellen? Ist er operiert worden, wenn ja, wo? Bei abdominalchirurgischen Eingriffen sollte z. B. auf die eingeschränkte Funktion der Bauchmuskulatur, nach Herzoperationen auf sternumschonende Bewegungsabläufe geachtet werden.

Wie viel wiegt der Patient? Sind 1 oder 2 Pflegepersonen sinnvoller? Auch normal- und untergewichtige Patienten können von der Hilfe zweier Pflegekräfte profitieren. Zum einen gilt dies für unsichere Patienten, die mit dem eigenen Körper nach Operationen oder nach langer Bettlägerigkeit noch nicht wieder vertraut sind. Zum anderen kann man zu zweit bestimmte operationsspezifische Einschränkungen und die korrekte Lage angeschlossener Geräte (Monitoring), Infusionsschläuche oder Drainagen besser beachten.

Zum Kopfende bewegen

Scherkräfte vermeiden • Bei jeder Lageveränderung im Bett sollten Patienten je nach ihren Möglichkeiten aktiv mithelfen. Zu den häufigsten Mobilisationsmaßnahmen gehört das „Hochrutschen" im Bett mithilfe einer oder zweier Pflegenden. Allerdings birgt diese Maßnahme die Gefahr der Bildung von Scherkräften: Durch die Rutschbewegung entsteht eine Reibung der Haut auf dem Laken. Die Haut bleibt quasi am Laken „kleben", während Muskeln und Knochen nach oben wandern. Die Folge ist eine Scherung, bei der Blutgefäße abgeknickt und das Gewebe nicht mehr ausreichend mit Sauerstoff und Nährstoffen versorgt werden: Ein Dekubitus entsteht (S. 400).

Nicht an den Schultergelenken greifen • Ebenso sollte nicht an oder unter die Schultergelenke des Patienten gegriffen werden, um den Patienten daran „hochzuziehen". Dieser Bewegungsablauf ist unphysiologisch und daher oft schmerzhaft, die Verletzungsgefahr ist hoch. Die Möglichkeit für die Patienten, aktiv mitzumachen, ist eingeschränkt. Im Kap. „Grundlagen der Kinästhetik" (S. 857) wird beschrieben, dass die Schultergelenke zu den Zwischenräumen gehören und warum die Aktivität des Patienten eingeschränkt ist, wenn Pflegende dort zugreifen.

! Merken Massen und Zwischenräume
Bei der Mobilisation unterstützen Sie die Massen und lassen die Zwischenräume für (Eigen-)Bewegungen frei.

Information des Patienten • Wie immer wird zuerst der Patient informiert, d. h., die Maßnahme wird nach den weiter oben aufgeführten Kriterien gemeinsam besprochen. Bei der Information der Patienten vom „Hochrutschen" zu sprechen, ist irreführend. Dass die Bewegung nach kopfwärts verläuft, wird hierbei außer Acht gelassen. Bei adäquat orientierten Patienten stellt dies kein Problem dar – sie äußern mit diesem Begriff oft selbst ihren Wunsch nach Lageveränderung. Bei Patienten mit eingeschränkter Wahrnehmung – sei es aufgrund von Desorientiertheit oder bei Wahrnehmungsverlusten nach langer Bettlägerigkeit – sollte jedoch darauf hingewiesen werden: „Ich werde Ihnen jetzt helfen, sich in Richtung Kopfende zu bewegen." Auch

Bei der Mobilisation unterstützen

hier ist sehr wichtig, konkret und zeitgleich zu beschreiben, was passiert: „Ich halte jetzt Ihre Füße. Können Sie das spüren?"

Bett vorbereiten • Das Bett wird auf Arbeitshöhe gestellt und die Liegefläche auf eine Ebene mit der Hüfte der lagernden Person gebracht. Erst unmittelbar vor Beginn des Bewegens ans Kopfende wird das Kopfteil des Bettes flach gestellt. Danach stellt der Patient die Beine an. Beim Lagern durch eine Pflegekraft, vor allem bei schwergewichtigen Patienten, kann das Bett in leichte Kopftieflage gestellt werden, wenn es die Kreislauf- und Atemsituation des Patienten zulässt. Bei der Hilfestellung durch eine Pflegekraft wird das Bettbrett am Kopfende herausgenommen.

Hilfestellung durch eine Pflegekraft • Bei der Hilfestellung durch eine Pflegeperson steht diese am Kopfende des Bettes, fährt mit den flachen Händen unter den oberen Rücken des Patienten und entlastet mit sanftem Druck nach oben bzw. gegen kopfwärts seinen Oberkörper, während er sich auf ein vorher vereinbartes Kommando (z. B. bei 3) mit den Beinen Richtung kopfwärts abstößt (▶ Abb. 18.6). Die Hände des Patienten liegen dabei auf seinem Brustkorb.

Hilfestellung durch 2 Pflegekräfte • Die Pflegenden stehen einander an beiden Seiten des Bettes gegenüber. Je nach Kraft des Patienten wird dieser nun von beiden (sanft!) an den Oberarmen gehalten, um dann die Bewegung Richtung kopfwärts zu unterstützen. Auch hier stellt der Patient die Beine an und stößt sich mit den Beinen auf ein Kommando ab. Wichtig ist, dass das Kopfteil des Bettes entweder abgepolstert oder rechtzeitig „gebremst" wird – oft stoßen große Menschen oder Patienten, die ihre eigene Kraft unterschätzt hatten, sich daran.

Bei Patienten, die bereits das Halten der Beine in angestellter Position zu viel Kraft kostet, kann folgendermaßen vorgegangen werden: Pflegekraft 1 hält mit dem „kopfseitigen" Arm den Oberkörper des Patienten unter dem Schultergürtel. Mit der flachen Hand des anderen Arms fährt sie unter die Hüfte des Patienten. Pflegekraft 2 kommt mit der flachen Hand des „kopfseitigen" Arms Pflegekraft 2 entgegen, beide umgreifen das Handgelenk der jeweils anderen und bilden so unter der Hüfte des Patienten einen stabilen Halt (▶ Abb. 18.7). Mit dem anderen Arm unterstützt Pflegekraft 2 die Oberschenkel des Patienten. Nun wird, wie üblich auf ein vereinbartes Kommando hin, die vorher beschriebene Bewegung Richtung Kopf ausgeführt.

Abb. 18.6 Bewegen ans Kopfende mit einer Pflegenden.

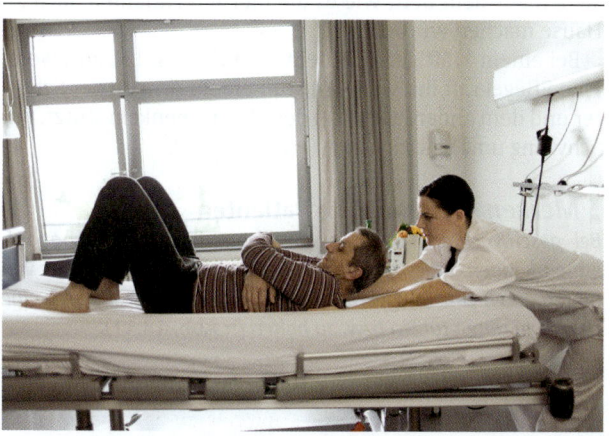

Abb. 18.7 Bewegen ans Kopfende mit 2 Pflegenden: Armhaltung.

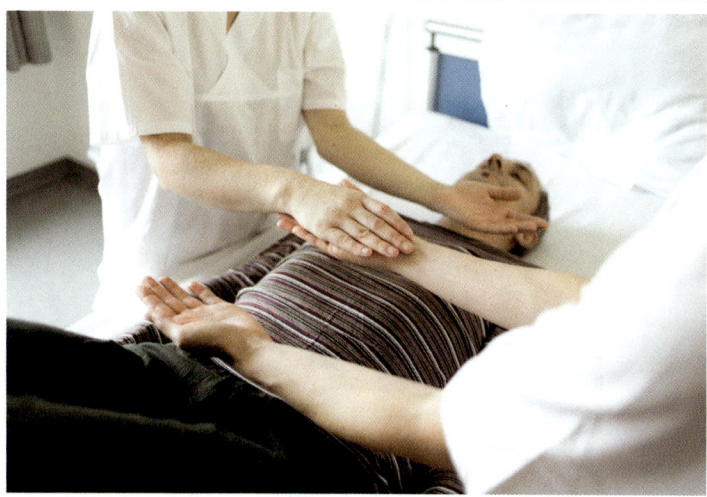

Das Foto zeigt, wie die Arme unter dem Körper des Patienten beim Transfer gehalten werden. Der linke Arm der einen Pflegekraft unterstützt den Oberkörper, der linke Arm der anderen den Oberschenkel des Patienten. Die Hände in der Mitte werden an den Handgelenken umfasst und geben der Hüfte beim Transfer einen stabilen Halt.

Abb. 18.8 Bewegen ans Kopfende mit 2 Pflegenden und Hilfstuch.

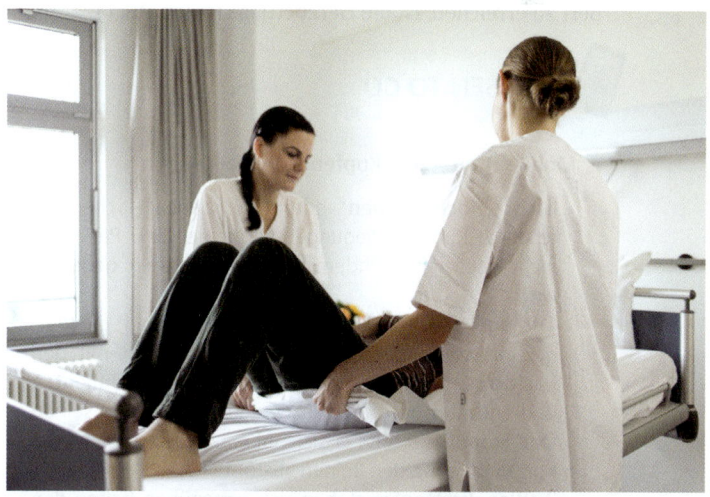

Weiterhin besteht die Möglichkeit, einen Durchzieher bzw. ein Stecklaken als Hilfsmittel zu nutzen. Der Durchzieher liegt dabei unter dem Gesäß- und Rückenbereich des Patienten und fungiert als eine Art Haltematte (▶ Abb. 18.8).

In jedem Fall wird anschließend das Bettbrett wieder eingesetzt und das Kopfteil des Bettes je nach Wunsch und Kreislaufzustand sowie respiratorischer Situation des Patienten wieder aufgestellt, oder der Patient wird auf die Seite gelagert.

Physiologische Sitzhaltung

Um Patienten im Anschluss im Bett aufzusetzen, z. B. für Maßnahmen der Körperpflege bei Patienten, die im Sitzen an der Bettkante oder im Mobilisationsstuhl noch schnell erschöpfen, muss darauf geachtet werden, dass der „Knick", an dem das Kopfteil des Bettes nach oben gestellt wird, auf Hüfthöhe des Patienten ist (▶ Abb. 18.9). Dies ist wichtig, um den Brustkorb zu entlasten und eine freie Atmung und bequemes Schlucken zu gewährleisten. Um ein Herunterrutschen zu vermeiden, kann ein gerolltes Handtuch um

Abb. 18.9 Physiologische Sitzhaltung.

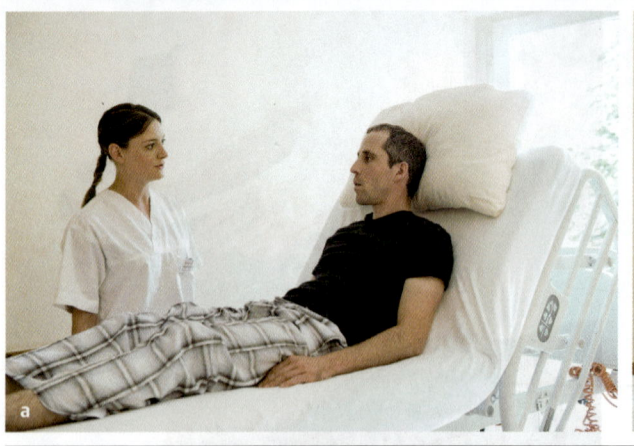
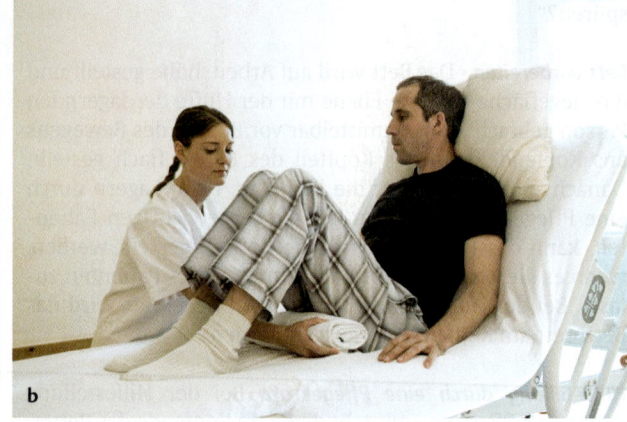

a Unphysiologische Sitzhaltung, bei der der Brustkorb gestaucht ist und der Patient nicht frei atmen kann.
b Hier ist der Bettknick auf Hüfthöhe des Patienten. Um ein erneutes Herunterrutschen des Patienten zu vermeiden, platziert die Pflegende ein gerolltes Handtuch vor die Sitzbeinhöcker.

die Sitzbeine modelliert werden oder das Fußteil des Bettes leicht nach oben gestellt werden. Je nach Fähigkeit des Patienten, sich selbst aufrecht zu halten, können Oberkörper und Arme mit Kissen unterpolstert werden. Eine sehr komfortable Möglichkeit, eine physiologische Sitzhaltung im Bett zu erreichen, ist die Herzbettlage (▶ Tab. 18.1).

WISSEN TO GO

Mobilisation – zum Kopfende bewegen

- Nicht „Hochrutschen" oder „Hochziehen": Scherkräfte durch Rutschbewegungen vermeiden und Patienten nicht hochziehen, indem unter den Achseln gegriffen wird.
- **1 Pflegekraft:** Der Patient stellt die Beine auf, die Pflegekraft steht am Kopfende des Bettes, fährt mit den flachen Händen unter den oberen Rücken des Patienten und entlastet nach oben bzw. gegen kopfwärts seinen Oberkörper, während er sich auf ein vorher vereinbartes Kommando mit den Beinen abstößt (▶ Abb. 18.6).
- **2 Pflegekräfte:** Sie stehen sich gegenüber, halten den Patienten an den Oberarmen und unterstützen die Bewegung, während der Patient sich mit den Beinen abstößt (▶ Abb. 18.7). Bei sehr schwachen Patienten stabilisiert eine Pflegende mit einem Arm den Oberkörper und die andere die Oberschenkel und die mittleren Hände umgreifen sich unter der Hüfte und unterstützen so die Bewegung Richtung kopfwärts (▶ Abb. 18.8).

18.2.3 An die Bettkante setzen

Um Patienten an die Bettkante zu setzen, müssen ebenfalls die anfangs beschriebenen Gegebenheiten berücksichtigt werden: Wie ist der körperliche Zustand, was sagen die Vitalparameter? Bestehen (OP-)Wunden? Schmerzen? Sind Infusionsleitungen oder Drainagen vorhanden?

Bettruhe • Sie besteht z. B. nach minimalinvasiven Eingriffen wie Herzkatheteruntersuchung oder Liquorpunktion oder bei Erkrankungen wie Herzinfarkt oder Aortenaneuysma. Es wird unterschieden zwischen absoluter und eingeschränkter Bettruhe. Erstere bedeutet, dass auch der Oberkörper des Patienten je nach Arztanordnung meist um nicht mehr als 30° hochgelagert werden und der Patient sich auch ansonsten im Bett wenig bewegen darf. Nach einer Herzkatheteruntersuchung über die Arteria femoralis muss zusätzlich das entsprechende Bein ruhig gehalten werden. Bei der eingeschränkten Bettruhe dürfen sich die Patienten im Bett „frei" bewegen. In manchen Kliniken beinhaltet die eingeschränkte Bettruhe auch bereits das Sitzen an der Bettkante (z. B. als Mobilisationsstufe 2 nach Herzinfarkt, Stufe 3 beinhaltet dann das Stehen vor dem Bett und das Benutzen eines Toilettenstuhls, Stufe 4 wenige Schritte im Zimmer usw.).

Vorbereitung • Steht einer Mobilisation an die Bettkante nichts im Wege, sollte der Patient selbst entscheiden, an welcher Bettseite er zu sitzen kommen möchte. Auch hier gilt wieder, vorher zu bestimmen, ob 1 oder 2 Pflegekräfte zur Hilfestellung nötig sind. Pflegende sollten darauf achten, dass zum Fußende hin genügend Platz zum Ausführen der Bewegung bleibt, ggf. muss vorher eine Mobilisation kopfwärts erfolgen.

En-bloc-Aufsetzen • Pflegende unterstützen den Patienten dabei, sich im Liegen auf die Seite zu drehen, an der er sitzen möchte. Dann winkelt der Patient selbstständig oder mit (sanfter) Unterstützung die Beine an. Anschließend werden in einer fließenden Bewegung der Oberkörper des Patienten nach aufwärts und gleichzeitig seine Beine aus dem Bett gehoben. Dieser Ablauf entspricht dem physiologischen Aufstehen aus dem Bett, wie es die meisten Patienten auch zu Hause machen würden.

Bei einem kräftigeren Patienten reicht es i. d. R. aus, wenn eine Pflegekraft ihn von vorne mit einem Arm an der Schulter und dem anderen Arm an den Unterschenkeln stützt, um Schwung und Halt zu geben (▶ Abb. 18.10).

! Merken Geschwächte Patienten
Bei geschwächten Patienten, die kaum Körperspannung aufbauen können, ist es in jedem Fall sinnvoll, den Oberkörper von hinten durch eine Pflegekraft und die Beine von vorne durch eine zweite zu unterstützen bzw. zu halten (▶ Abb. 18.11).

Das Sitzen an der Bettkante ist der Ausgangspunkt für das Stehen vor dem Bett.

Abb. 18.10 Setzen an die Bettkante mit 1 Pflegenden.

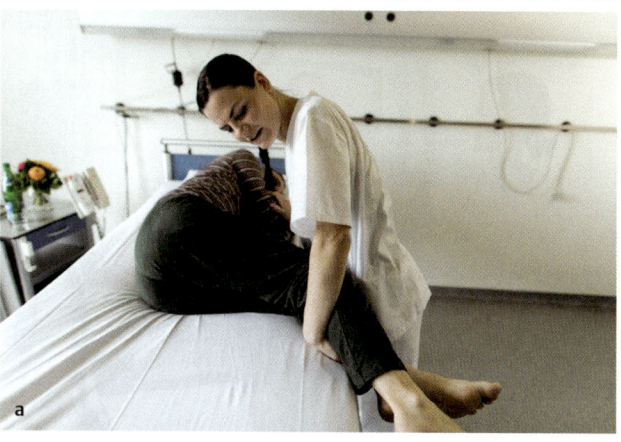
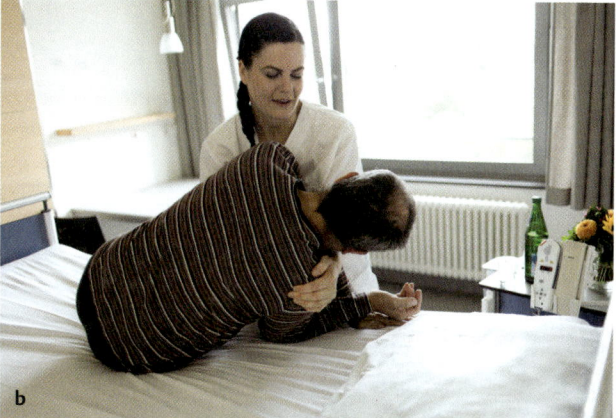

Der Patient liegt auf der Seite und winkelt mit Unterstützung leicht die Beine an. Dann drückt sich der Patient mit dem Arm von der Bettkante ab, richtet den Oberkörper auf und hebt gleichzeitig die Beine aus dem Bett. Die Pflegende unterstützt ihn dabei an der Schulter und an den Unterschenkeln.

Abb. 18.11 Setzen an die Bettkante mit 2 Pflegenden.

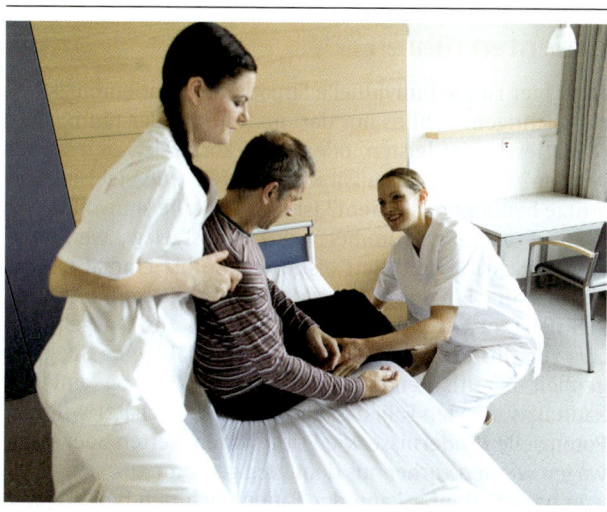

Eine Pflegende unterstützt den Patienten am Oberkörper, während die zweite die Beine hält.

WISSEN TO GO

Mobilisation – An die Bettkante setzen

- individuelle Gegebenheiten berücksichtigen: körperlicher Zustand? Vitalparameter? (OP-)Wunden? Schmerzen? Infusionsleitungen oder Drainagen? Bettruhe?
- Patienten unterstützen, sich zunächst auf die Seite zu drehen; Patient winkelt die Beine an. Anschließend werden Oberkörper nach aufwärts und gleichzeitig die Beine aus dem Bett gehoben (▶ Abb. 18.10).
- Bei **geschwächten Patienten**, die kaum Körperspannung aufbauen können, ist es sinnvoll, den Oberkörper von hinten durch eine zweite Pflegekraft zu unterstützen (▶ Abb. 18.11).

18.3 Aus dem Bett mobilisieren

18.3.1 Aufstehen

Voraussetzungen • Im Rahmen der (Früh-)Mobilisation findet auch der erste Stehversuch statt. Voraussetzung für einen Stehversuch ist, dass ein Patient sich im Sitzen an der Bettkante alleine halten kann. Ist er dazu in der Lage, sollte er auf jeden Fall versuchen, sich zumindest mithilfe von 2 Pflegekräften vor das Bett zu stellen – auch wenn das Gehen kräftebedingt oder aufgrund mangelnder Koordination noch in der Ferne liegt. Kontraindikation gegen das Aufstehen besteht z. B., wenn eines oder beide Beine nach Operationen nicht belastet werden dürfen.

Kreislauf kontrollieren • Pflegende stellen vor dem (ersten) Aufstehen sicher, dass der Kreislauf des Patienten stabil ist, und messen Puls und Blutdruck. Sinnvoll ist es, die Kreislauffunktion zu unterstützen, indem der Patient vor dem Aufstehen ein paar Mal tief durchatmet und die Muskelpumpe aktiviert, z. B., indem er die Füße mehrmals in Richtung Schienbein bewegt.

Sicherheit und Information • Um dem Patienten mehr Sicherheit zu geben, können anfangs auch bei eigentlich ausreichender Kraft des Patienten 2 Pflegekräfte Hilfestellung leisten. Auch hier sollten Pflegende darauf achten, den Patienten vorher über die Ziele zu informieren und ihm genaue Anweisungen zu geben, z. B.: „Lehnen Sie Ihr Gewicht zum Aufstehen über die Knie nach vorne", „Stellen Sie sich gerade hin", „Sehen Sie geradeaus und nicht nach unten." Oft hilft es, dem Patienten einen stabilen, standsicheren Halt etwa in Form einer (fixierten!) Stuhllehne zur Verfügung zu stellen (▶ Abb. 18.12a). Vor der Maßnahme sollten Nachtkästchen/Toilettenstühle oder andere Hilfsmittel mit Rollen entfernt werden. Häufig greifen unsichere Patienten nach so einem scheinbaren Halt, anstatt sich auf die Stütze einer – evtl. auch noch sehr zierlichen – Pflegekraft zu verlassen. Hierbei spielt sicher auch die zwangsläufig entstehende große körperliche Nähe, die als unangenehm empfunden werden kann, eine Rolle. Bevor der Patient aufsteht, sollten Pflegende sicherstellen, dass die Füße parallel nebeneinander vor dem Bett fest auf dem Boden stehen. Pflegende fassen den

Abb. 18.12 Aufstehen.

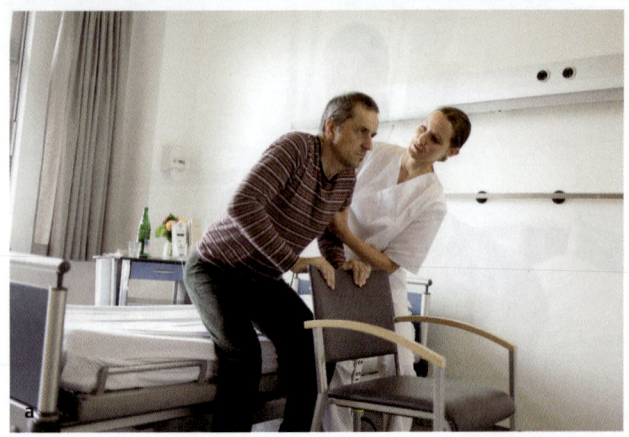
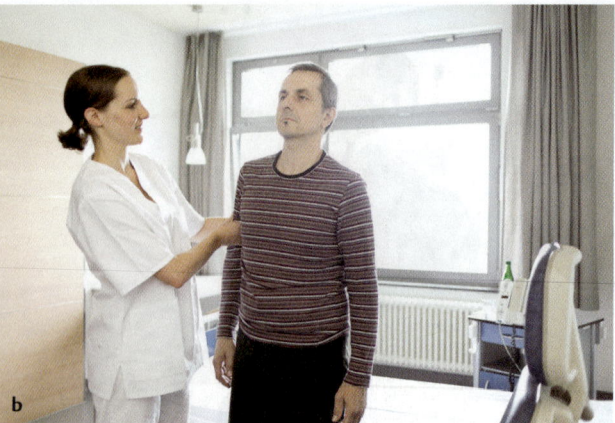

a Unterstützt nur eine Pflegekraft, kann es hilfreich sein, dem Patienten zusätzlich einen stabilen Halt in Form einer Stuhllehne zu geben.
b Die Pflegende achtet darauf, dass der Patient gerade steht, das Becken nach vorne gerichtet ist und der Patient geradeaus blickt.

Patienten am Oberarm und mit dem anderen Arm am Rücken und geben ihm so Halt und Sicherheit.

Stabiler Stand • Steht der Patient, sollten Pflegende nochmals darauf achten, dass der Rücken des Patienten gerade und das Becken nach vorne gerichtet sind und der Patient geradeaus blickt (▶ **Abb. 18.12b**). Nur so ist ein stabiler Stand gewährleistet. Hilfreich kann es sein, wenn eine zweite Pflegekraft sich entweder hinter den Patienten begibt oder ihn von der Seite aus um die Hüfte nimmt. So kann die häufig zu beobachtende Situation vermieden werden, dass ein Patient ängstlich mit dem Gesäß knapp über der Matratze schwebt, an die Arme der Pflegekräfte oder den bereitgestellten Halt geklammert, ohne den Körperschwerpunkt nach vorne zu verlagern und sicher auf den eigenen Beinen zu stehen.

Ist ein stabiler Stand gesichert, können je nach Kreislaufsituation und Kraftreserven erste Schritte auf der Stelle versucht oder ein Transfer über den Stand vom Bett in einen Mobilisations- oder Toilettenstuhl unternommen werden.

> **WISSEN TO GO**
>
> **Mobilisation – Aufstehen**
>
> - Voraussetzung: Der Patient kann sich im Sitzen an der Bettkante alleine halten, darf beide Beine belasten und hat einen stabilen Kreislauf.
> - Kreislauf unterstützen, indem der Patient vor dem Aufstehen mehrmals tief durchatmet und die Füße in Richtung Schienbein bewegt (= Muskelpumpe anregen).
> - Um dem Patienten mehr Sicherheit zu geben, sollten anfangs 2 Pflegekräfte Hilfestellung geben.
> - Alle Gegenstände mit Rollen entfernen und dem Patienten evtl. einen standsicheren Halt zur Verfügung stellen.
> - Dem Patienten genaue Anweisungen geben.
> - Im Stand darauf achten, dass der Rücken gerade, das Becken nach vorne gerichtet ist und der Patient geradeaus blickt.
> - Aus dem stabilen Stand heraus können erste Schritte auf der Stelle versucht oder ein Transfer in einen Mobilisations- oder Toilettenstuhl unternommen werden.

18.3.2 Gehen

Patienten führen

Auch hier ist die individuelle Situation des Patienten zu berücksichtigen. Geht es nur darum, Hilfe bei der räumlichen Orientierung zu leisten, oder muss körperlich unterstützt werden? Ist die Kreislaufsituation stabil? Wie viel Halt und Stütze benötigt der Patient? Ist eine Gehhilfe sinnvoll?

Zuvor sollte wie immer ein Ziel festgelegt werden – wenige Schritte vom Bett bis in den Stuhl? Einmal bis zur Zimmertür? Einmal den Gang hinunter? Je konkreter das Ziel benannt wird, desto besser, z. B. „bis zur Waage" oder „bis zur Uhr". Pflegende sollten in der Nähe eine Sitzgelegenheit bereithalten, damit der Patient Pausen einlegen kann bzw. für den Fall, dass die Kräfte überschätzt wurden. Potenzielle Hindernisse wie Pflegewagen, Betten oder Putzwagen werden vorher aus dem Weg geräumt.

Je nach Stabilität kann der Patient sich nun bei 1 oder 2 Pflegekräften „unterhaken". Wenn eine Pflegekraft den Patienten alleine führt und er mehr Sicherheit benötigt, kann sie ihn auch an der Hüfte halten. Bei Patienten, die schon sicherer auf den Beinen sind, reicht es oft aus, ihnen den Arm zu reichen.

Hilfsmittel

Oft brauchen Patienten nicht unbedingt Begleitung beim Gehen, sind aber mit Hilfsmitteln wesentlich sicherer unterwegs. Dies kann an viel „Gepäck" liegen (z. B. Infusionen, Blasenkatheter, Wunddrainagen), an körperlicher Schwäche oder Unsicherheit. Das richtige Hilfsmittel muss also für jeden Patienten individuell gewählt werden (▶ **Abb. 18.13**).

Unterarmgehstützen • Sie geben über die breite Unterarmmanschette einen sicheren Halt. Die Handgriffe müssen auf die jeweilige Größe des Patienten eingestellt werden: Beim aufrecht stehenden Menschen mit gestreckten Armen in Handgelenkshöhe. Unterarmgehstützen werden meist von Patienten nach orthopädisch-chirurgischen Operationen verwendet. Voraussetzung für die Verwendung ist, dass der Patient über ausreichend Gleichgewichtssinn, Rumpfstabilität und Kraft in den Armen verfügt. Das Gangbild richtet sich danach, wie stark die Beine belastet werden dürfen.

Abb. 18.13 Hilfsmittel.

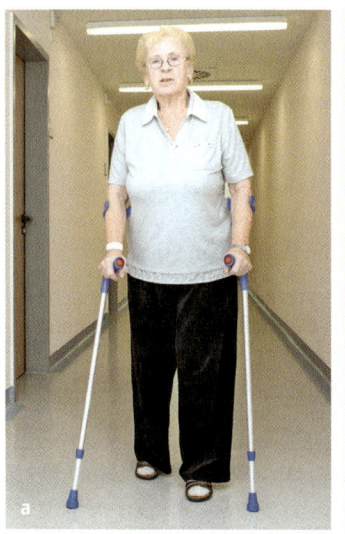 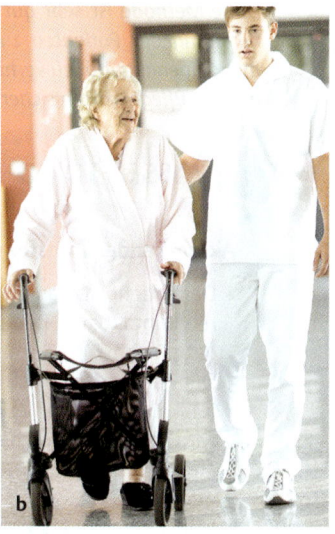 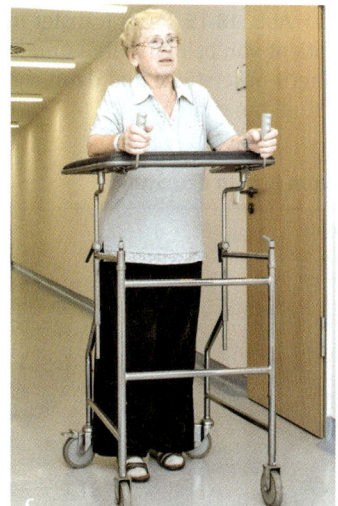 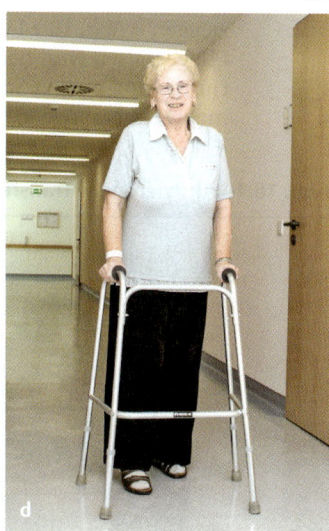

Von links nach rechts: Unterarmgehstützen, Rollator, Gehwagen und Gehbock.

Es wird vom Arzt festgelegt und mit Physiotherapeuten eingeübt.

Rollator • Ein Rollator ist ein stabiler, auch in Außenbereichen einsetzbarer Gehwagen, der mit Bremsen und oft auch einer Sitzfläche ausgestattet ist. Diese Geräte werden meist individuell für die Patienten angepasst und ihnen als ihr Eigentum verschrieben oder erworben. Ein Rollator ist vor allem bei Patienten sinnvoll, die viel außer Haus unterwegs sind und z. B. selbst einkaufen oder spazieren gehen.

Deltarad • Dies ist eine verschlankte Version des Rollators mit 3 Rädern, es ist leichter und meist zusammenklappbar und kann leicht im Privatauto mitgenommen werden. Auch hier ist es ein Vorteil, wenn das Gerät Eigentum des Patienten ist und im Bereich der häuslichen Pflege zum Einsatz kommt. Er eignet sich vor allem für Patienten, die kurze Strecken damit gehen können, aber außerhalb des Hauses auf den Rollstuhl angewiesen sind. Aber auch als Reise-Rollator ist das Deltarad gut geeignet.

Gehwagen • Im Krankenhausbereich steht aus Kostengründen meist nur ein einfacher Gehwagen, ohne Bremsen und Sitzfläche, aber manchmal mit Körbchen oder Halterungsmöglichkeiten, zur Verfügung. Der Eulenburg'sche Gehwagen reicht bis unter die Achseln und wird oft im unfallchirurgischen Rehabilitationsbereich angewendet.

Gehbock • Ein Gehbock (auch Gehrahmen) ist ein einfaches Gestell auf 4 Füßen. Seine Benutzung erfordert durchaus Kraft und Koordinationsvermögen, da er bei jedem Schritt angehoben und nach vorn gesetzt werden muss, bietet aber beidseitigen Halt. Er wird hauptsächlich von Patienten in der Rehabilitationsphase verwendet.

> ### WISSEN TO GO
>
> **Mobilisation – Gehen**
>
> Vorab sollte ein Ziel festgelegt werden, je konkreter, desto besser: Wenige Schritte vom Bett bis in den Stuhl? Einmal bis zur Zimmertür? Einmal den Gang hinunter? Eine Sitzgelegenheit sollte bereitgestellt werden, um ggf. Pausen einzulegen. Potenzielle Hindernisse werden vorher aus dem Weg geräumt. Je nach Stabilität hakt sich der Patient bei 1 oder 2 Pflegekräften unter. Benötigt der Patient mehr Sicherheit, kann er auch an der Hüfte gehalten werden.
>
> *Hilfsmittel*
> - **Rollator:** stabiler Gehwagen mit Bremsen und Sitzfläche
> - **Deltarad:** verschlankte Version mit 3 Rädern; leichter
> - **Gehwagen:** ohne Bremsen und Sitzfläche
> - **Eulenburg'scher Gehwagen:** reicht bis unter die Achseln
> - **Gehbock:** einfaches Gestell auf 4 Füßen ohne Halterungsmöglichkeiten

18.3.3 Transfers

Beim Transfer vom Bett in einen Mobilisations- oder Toilettenstuhl muss vorher der feste Stand des Stuhles und des Bettes gesichert sein.

Aktivierender Transfer vom Bett in den Stuhl

Auch Patienten, die noch nicht über genügend Kraft oder Koordination verfügen, um über den Stand mobilisiert zu werden, können aktivierend transferiert werden.

So ist es z. B. möglich, nachdem der Patient mit der oben beschriebenen Technik des En-bloc-Aufsetzens (S. 356) an die Bettkante gesetzt wurde, ihn ähnlich in einen Stuhl zu setzen: Der Patient sitzt an der Bettkante, die Sitzfläche des Stuhls befindet sich im 90°-Winkel zum Bett, die Rückenlehne ist kopfwärts gerichtet. Es ist wichtig, dass die Füße des Patienten sicheren Bodenkontakt haben und die Beine richtig aufgestellt, d. h. die Knie über den Füßen positioniert sind.

18 Lagern und Mobilisieren, Betten und guten Schlaf fördern

Nun lehnt sich der Patient, durch 1 oder 2 Pflegekräfte unterstützt, nach vorne. Den Transfer mit 1 Pflegekraft zeiegen ▶ Abb. 18.14 und ▶ Abb. 18.15. Beim Transfer mit 2 Pflegekräften wird der Patient von beiden Seiten unter den Hüften und an den Schultern unterstützt und dann, ggf. in mehreren Etappen, zum Stuhl hin gedreht.

Abb. 18.14 Aktivierender Transfer vom Bett in den Stuhl.

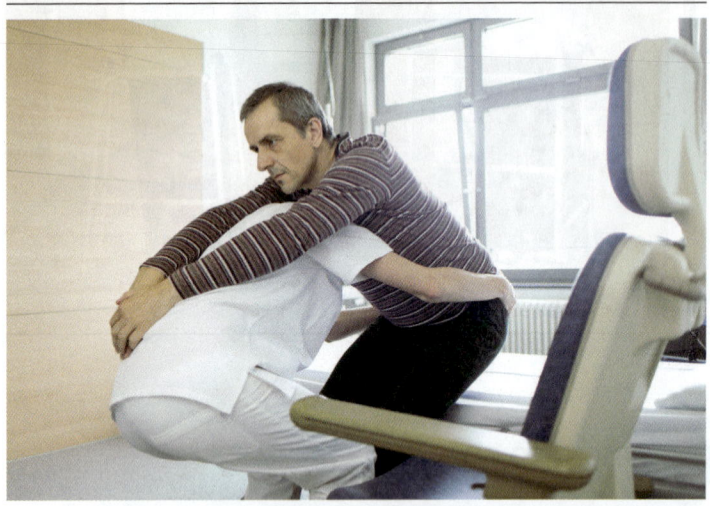

Führt eine Pflegekraft den Transfer allein durch, steht sie dem Patienten gegenüber. Sie unterstützt mit den eigenen Knien die des Patienten und bittet ihn, die Arme über ihre Schulter zu legen und den Oberkörper nach vorne zu lehnen. Dabei ist sie mit der eigenen Schulter unter beiden Armen des Patienten positioniert. Indem sich die Pflegende nun leicht nach hinten lehnt und so den Schwerpunkt des Patienten nach vorne verlagert, kann sie ihn in Richtung der Sitzfläche des Stuhls drehen. Sie unterstützt dabei mit den Armen die Hüfte oder das Gesäß des Patienten. Eine zweite Pflegekraft kann von hinten stabilisierend zugreifen oder den Stuhl zusätzlich festhalten und den Patienten von hinten „in Empfang nehmen". Geht es um einen Transfer z.B. von Toilettenstuhl zu Mobilisationsstuhl, empfiehlt es sich, den Patienten mit der gleichen Technik in aufrechte Position zu bringen, während die zweite Pflegekraft die Stühle tauscht.

Abb. 18.15 Aktivierender Transfer mit Stecklaken.

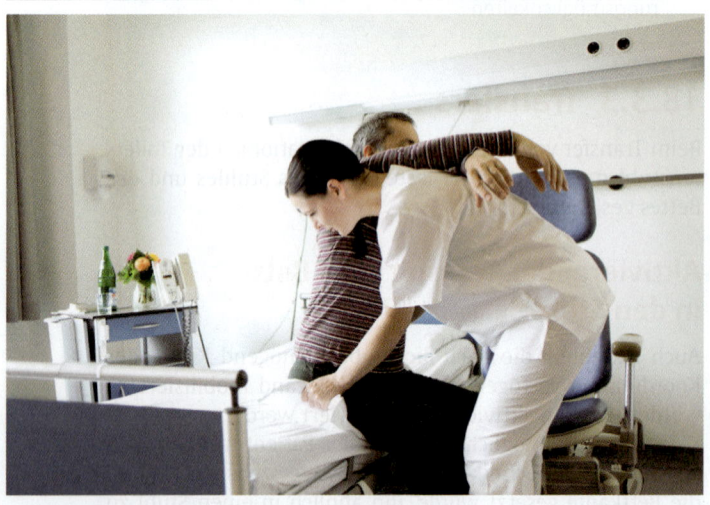

Ein Stecklaken kann als „Hebetuch" oder besser formuliert als Anhaltspunkt gebende Unterstützung dienen: Statt an Hüfte oder Gesäß des Patienten anzusetzen, was vielen Patienten unangenehm ist und gerade bei übergewichtigen Patienten selten sicheren Halt bietet, wird an den Ecken des gefalteten Tuches gefasst (nah am Körper des Patienten!) und die Bewegung hebend unterstützt.

> **! Merken Körperliche Wahrnehmung fördern**
> *Diese Methode ist sehr gut geeignet, um die körperliche Wahrnehmung der Patienten zu fördern und ihnen schrittweise zu mehr Eigenaktivität zu verhelfen – sie muss aber von den anwendenden Pflegekräften sicher beherrscht werden.*

WISSEN TO GO

Aktivierender Transfer vom Bett in den Stuhl

- Der Patient sitzt an der Bettkante, die Füße haben sicheren Kontakt zum Boden, die Sitzfläche des Stuhls befindet sich im 90°-Winkel zum Bett.
- Der Patient lehnt sich, durch 1 oder 2 Pflegekräfte unterstützt, nach vorne. Beim Transfer mit 2 Pflegekräften wird der Patient von beiden Seiten unter den Hüften und an den Schultern unterstützt und dann zum Stuhl hin gedreht.
- Eine Pflegekraft steht dem Patienten gegenüber, unterstützt mit den eigenen Knien die des Patienten und bittet ihn, den Oberkörper nach vorne zu lehnen. Indem sie sich nach hinten lehnt und so den Schwerpunkt des Patienten nach vorne verlagert, kann sie ihn in Richtung der Sitzfläche des Stuhls drehen. Sie unterstützt dabei mit den Armen das Gesäß des Patienten (▶ Abb. 18.14).

Passiver Transfer vom Bett in den Stuhl

Viele Mobilisationshilfen, z.B. die Liegen „Thekla l und ll" der Firma HanseMedizintechnik oder der Stuhl „Anatom" von AnatomSwitzerland, lassen sich waagerecht, also von der Sitz- in die Liegeposition, stellen und auf Betthöhe bringen, sodass ein passiver Transfer via Rollbrett oder Patientenlifter vorgenommen werden kann.

Die Erfahrung, in einem richtigen Stuhl zu sitzen, ist überaus wichtig für die Wahrnehmungsförderung von Patienten, die lange Zeit immobil waren. Trotzdem sollte immer abgewogen werden, ob Muskelkraft und -tonus sowie Körpergefühl nicht eher von einer Mobilisation an die Bettkante profitieren, da diese Position mehr aktive Muskelarbeit erfordert. Ein Patient mit wenig Muskelspannung wird meist eher durch aktives Mobilisieren „trainiert". Natürlich ist aber das Gefühl, einmal völlig aus dem Krankenbett heraus zu sein, oft ein Meilenstein in der Erfahrung der eigenen Genesung und wirkt so sehr motivierend.

Welcher Transfer oder welche Mobilisationsvariante also gewählt werden, wird vom körperlichen Zustand und von der Motivation des Patienten, aber natürlich auch davon abhängig sein, ob genügend Personal und Zeit vorhanden sind, um die jeweilige Maßnahme sicher und erfolgreich durchzuführen.

Passiver Transfer von Bett zu Bett mittels Rollbrett

Ein Rollbrett ist ein Styroporbrett mit abwischbarem Bezug und einer Hülle, die sich quer um das Brett herum frei verschieben lässt (▶ Abb. 18.16).

Eine Pflegekraft unterstützt den Patienten dabei, sich zur Seite zu drehen, und eine zweite schiebt das Rollbrett bis zur Körpermitte unter den Patienten. Das neue Bett, eine OP- oder Transportliege oder die Liegefläche eines Mobilisationsstuhls wird eng an das Patientenbett herangeschoben. Nun macht sich der Patient möglichst steif und wird dann

Abb. 18.16 Passiver Transfer mittels Rollbrett.

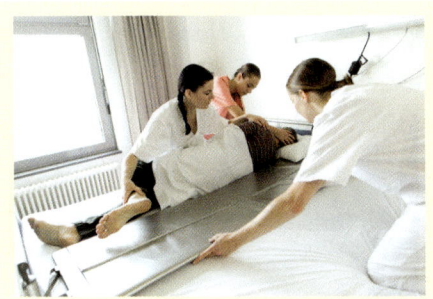

1 Der Patient wird vorsichtig auf die Seite gedreht und das Rollbrett unter ihn geschoben.

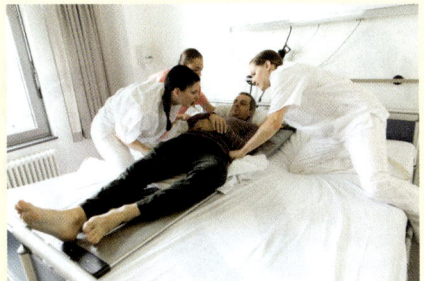

2 Die Pflegenden rollen den Patienten gemeinsam auf das andere Bett.

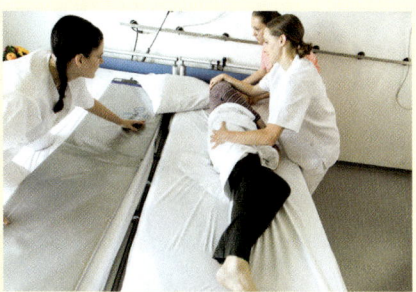

3 Der Patient wird vorsichtig auf die Seite gedreht und das Brett entfernt.

von mind. 2 Pflegekräften, die zu beiden Seiten des Patienten stehen, auf die neue Liegefläche gezogen bzw. geschoben. Danach dreht sich der Patient auf die brettabgewandte Seite und die Pflegenden entfernen das Brett.

Nach anfänglicher Skepsis empfinden die meisten Patienten diese Methode als überraschend angenehm, sofern sie vorher entsprechend „eingewiesen" bzw. darüber informiert wurden, dass sie passiv bleiben und ihren Körper höchstens ein bisschen anspannen sollten.

WISSEN TO GO

Mobilisation – passiver Transfer mittels Rollbrett

- Der Patient dreht sich ggf. mit Unterstützung zur Seite und das Rollboard wird bis zur Körpermitte unter ihn geschoben.
- Die neue Liegefläche wird eng an das Patientenbett herangeschoben.
- Der Patient macht sich möglichst steif und wird dann von mind. 2 Pflegekräften, die zu beiden Seiten positioniert sind, auf die neue Liegefläche gezogen bzw. geschoben.
- Der Patient wird auf die brettabgewandte Seite gedreht und das Brett entfernt.

Passiver Transfer mittels Patientenlifter

Patientenlifter sind in ihren vielfältigen Formen eine große Erleichterung – gerade bei der Mobilisation von übergewichtigen Patienten. Der Lifter besteht aus einem fahrbaren oder an der Decke angebrachten Gestänge, in das ein Liftertuch ähnlich einer Hängematte eingehakt wird, nachdem es unter dem Patienten ausgebreitet wurde (▶ Abb. 18.17).

Bevor Pflegende einen Patienten mit einem Lifter mobilisieren, sollten sie den Umgang mit diesen Geräten üben, da allein die „umständlich" wirkenden Gestelle oft einschüchternd auf die Patienten wirken. Je mehr Sicherheit Pflegende ausstrahlen, desto entspannter lässt sich der Patient lagern. Verunsicherung führt häufig dazu, dass Patienten sich an das Gestänge klammern, so den Schwerpunkt ungünstig beeinflussen und den Transfer dadurch erschweren. Lassen Sie sich von Kollegen einmal selbst in einem solchen Liftertuch „schweben". So können Sie das Gefühl der Hilflosigkeit in dieser Position selbst erleben und ihm umso besser entgegenwirken.

Viele Lifter haben integrierte Waagen. Wenn Pflegende den Patienten wiegen möchten, sollten sie darauf achten, das Gewicht des Liftertuchs vorher zu bestimmen und entweder immer abzuziehen oder immer mit einzuberechnen. Gleiches gilt für Decken und Laken, sie sollten entweder immer alle mitgewogen oder besser immer vorher aus dem Tuch genommen werden.

ACHTUNG
Patienten in ein Sitztuch „einzuspannen" und dann in sitzender Haltung „hängenzulassen" ist keine angemessene Mobilisationsmaßnahme. Weder wird so Muskeltonus aufgebaut oder auch nur eine physiologische Sitzhaltung eingenommen, noch ist diese Haltung in irgendeiner Weise menschenwürdig. Sollten Zeit- und Personalmangel keine Mobilisation in einen Stuhl oder an die Bettkante zulassen, ist in jedem Fall die Herzbettlagerung vorzuziehen (▶ Tab. 18.1).

Bei übergewichtigen Patienten ist oft eine weitere, also unter Umständen dritte Pflegekraft zur Hilfestellung und Unterstützung vonnöten, wenn es um die Positionswechsel im Bett oder passive Transfers geht. Patienten, die bereits in der Lage sind, aktiv bei der Mobilisation mitzumachen, profitieren allerdings eher von dem Einsatz stabiler Hilfsmittel und vor allem von der Anwendung der im Kap. 50 unter den Prinzipien der Kinästhetik beschriebenen Regeln (S. 857).

WISSEN TO GO

Passiver Transfer mittels Patientenlifter

- Ein Lifter besteht aus einem fahrbaren oder an der Decke angebrachten Gestänge, in das ein Liftertuch eingehakt wird, nachdem es unter dem Patienten ausgebreitet wurde.
- Der Umgang mit einem Lifter sollte geübt werden, bevor Patienten darin mobilisiert werden (▶ Abb. 18.17).

Abb. 18.17 Transfer mithilfe eines Patientenlifters.

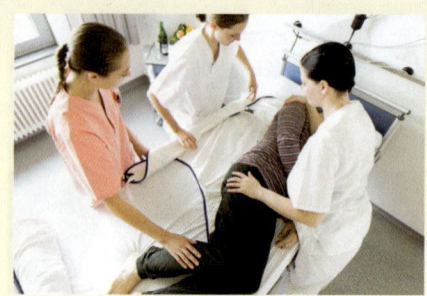
1 Die Pflegenden breiten das Sitztuch unter dem Patienten aus.

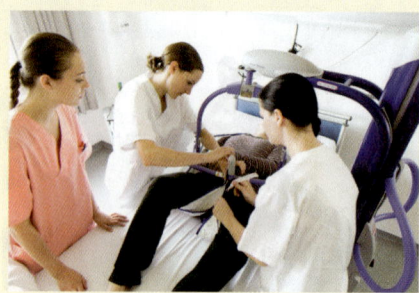
2 Der Lifter wird über das Bett gefahren, in die richtige Position gebracht und die Haltegurte am Lifter eingehakt.

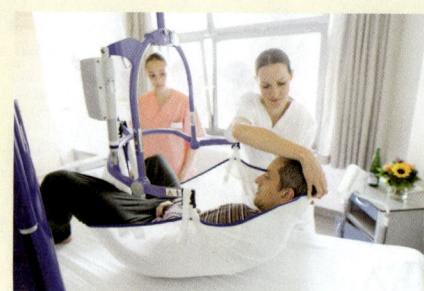
3 Der Lifter wird zunächst nur etwas angehoben, um die Position des Patienten zu überprüfen. Pflegende sollten darauf achten, dass der Kopf gestützt ist.

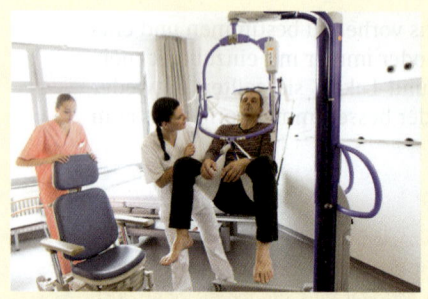
4 Der Lifter wird mit der Fernbedienung weiter nach oben gefahren. Während der Fahrt bleibt eine Pflegende eng beim Patienten.

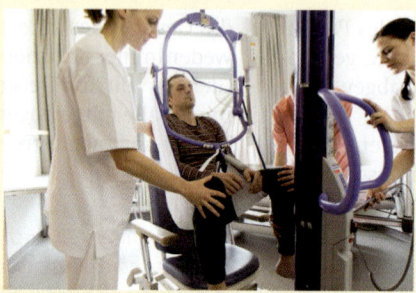
5 Der Patient wird langsam auf den Stuhl heruntergelassen.

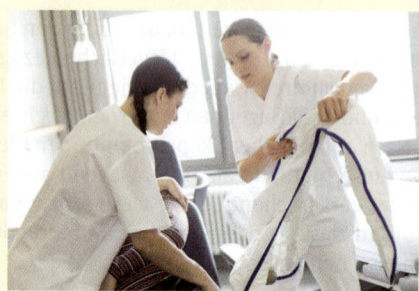
6 Sitzt der Patient, entfernen die Pflegenden das Sitztuch.

18.4 Das Patientenbett

Krankenhausbetten sind i.d.R. höhenverstellbar. Denn das ist die Grundvoraussetzung für rückenschonendes Arbeiten (S. 152). Bei modernen Krankenhausbetten können Kopf- und Fußteil elektrisch nach oben und unten verstellt und z.T. auch verschiedene Lagerungen direkt angewählt werden, z.B. Herzbettlagerung. Sie verfügen zusätzlich über einen Akku, um diese Funktionen auch bei einem Transport zu ermöglichen. Die meisten Betten besitzen ein Bedienteil, das per Kabel mit dem Bett verbunden ist und über das der Patient z.B. den Winkel des Kopfteils verstellen kann. Je nach Hersteller befindet sich am Fußende des Bettes ein weiteres Bedienteil für das Krankenhauspersonal.

Der Bettknick, die Stelle, an der das Kopfteil abwinkelt wird, befindet sich bei modernen Krankenhausbetten auf Hüfthöhe des Patienten (was physiologisch ist – bei Bewegung knicken wir in der Hüfte). Pflegende sollten darauf achten, dass die Hüfte des Patienten immer physiologisch gebeugt ist. Beim sitzenden Patienten kann es sinnvoll sein, hierzu eine „Rutschbreme" in Form eines gerollten Handtuchs vor die Sitzbeinhöcker zu legen, um ein Herunterrutschen des Patienten zu vermeiden (▶ Abb. 18.9).

18.4.1 Bettzubehör

Die Betten in der Klinik können mit Zubehör aufgerüstet werden. In der Praxis findet man vornehmlich einhängbare oder einrastbare Bettgitter, die ein- oder beidseitig angebracht sind. Bei modernen Betten sind sie integriert.

! Merken Bettgitter
Sie dürfen nur mit Einwilligung des Patienten angebracht werden, im Notfall (Eigen- oder Fremdgefährdung) oder auf richterliche Anordnung. Sie gehören zu den freiheitsentziehenden Maßnahmen nach § 239 des Strafgesetzbuchs.

Zum Bettzubehör gehören weiterhin Urinflaschenhalter und z.B. Halterungen für Drainageflaschen. Stangen, die in einer der 4 „Ecken" des Bettes eingestellt werden können, bieten z.B. Platz für Infusionsständer, Ernährungspumpen usw.

Patientenaufrichter • Kontrovers diskutiert wird der Patientenaufrichter („Bettgalgen", Bettbügel), ein Gestänge mit triangelförmigem Griff in Kopfhöhe des Patienten. Wie der Name schon sagt, soll er dem Patienten beim Aufrichten helfen, erlaubt aber keine Mobilisation nach physiologischen Bewegungsmustern. **Testen Sie**: Legen Sie sich in ein Bett, greifen Sie nach dem Handgriff und versuchen Sie, sich von einer liegenden in eine sitzende Position zu bringen. Sie werden feststellen, dass Sie dafür mehr Kraft benötigen als für Push-ups und dass Sie „zwischen Himmel und Erde hängen" – ohne zwischendurch zu wissen, was Ihr nächster kluger Schachzug bei der Bewegung sein sollte. Der Handgriff ist eine Sackgasse.

Das En-bloc-Aufrichten über die Seite (S. 356), das fast jeder vom Aufstehen aus dem eigenen Bett zu Hause kennt, ist wesentlich schonender und bringt den Patienten auch gleich in die richtige Lage zum Hinstellen vor das Bett. Bei Patienten mit Einschränkungen im Thorax (z.B. nach Operation oder auch Rippenfrakturen) sind Bewegungen über den Haltegriff sogar kontraindiziert. Besser geeignet ist z.B.:

Abb. 18.18 Bettstrickleiter.

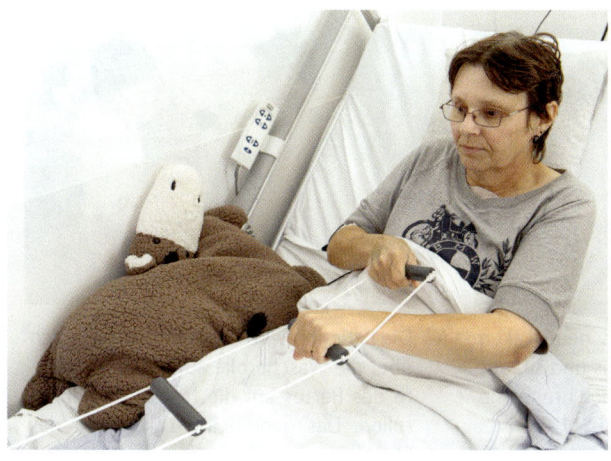

Eine Bettstrickleiter oder eine durch mehrere Knoten in gleichmäßigen Abständen griffig gemachte und an das Fußteil gebundene Kompressionsbinde (▶ Abb. 18.18). An diesen Konstruktionen kann sich der Patient leicht nach vorne in Sitzhaltung ziehen.

> **WISSEN TO GO**
>
> **Das Patientenbett**
> - Die Betten sind höhenverstellbar und sollten immer auf die jeweilige Arbeitshöhe gebracht werden.
> - Viele Betten haben Zubehör: Bettseiten („Gitter"), Aufhängvorrichtungen für Drainagen oder Urinflaschen.
> - Bettgitter dürfen nur mit dem Einverständnis des Patienten oder auf richterliche Anordnung angebracht werden.
> - Der Patientenaufrichter („Bettgalgen") sollte möglichst abgebaut werden.

18.4.2 Spezialmatratzen und Spezialbetten

Antidekubitussysteme • Besondere Situationen erfordern besondere Maßnahmen: Es gibt viele Arten von Spezialmatratzen und -betten. Am häufigsten sind druckverteilende Systeme zur Dekubitusprophylaxe wie Weichlagerungssysteme (z.B. Schaumstoffmatratzen, Gelauflagen, Luftkissen), Wechseldrucksysteme und Mikro-Stimulations-Systeme (wahrnehmungsfördernde, schmerzreduzierende, bewegungsfördernde Systeme). Sie sollten nur eingesetzt werden, wenn bei einem Patienten auf andere Weise kein druckausgleichender Mobilitätsgrad zur Dekubitusprophylaxe hergestellt werden kann, z.B. bei Patienten, die tatsächlich völlige Bettruhe einhalten müssen, z.B. bei Frakturen des Beckens, Frakturen der Wirbelsäule. Positionswechsel bzw. Frühmobilisation sind immer das Mittel der Wahl. Hilfsmittel wie Rollbretter, spezielle Mobilisationsstühle oder Transfersysteme unterstützen dabei. Ausführliche Informationen zur Dekubitusprophylaxe und zu den druckverteilenden Systemen finden Sie im Kap. 21 „Prophylaxen" (S. 400).

! *Merken* Positionsveränderungen
Weichlagerungs- und Wechseldrucksysteme reduzieren zwar den Auflagedruck, heben ihn aber nicht komplett auf. Ihr Einsatz reicht somit als alleinige druckpräventive Maßnahme nicht aus – es müssen zusätzlich weitere druckentlastende Maßnahmen wie Positionswechsel durchgeführt werden.

Weichlagerungs- bzw. Wechseldrucksystem hemmen die Bewegung und schränken die körperliche Wahrnehmung ein – sie fördern dadurch Immobilität. Sie sollten nur so lange wie unbedingt nötig eingesetzt werden.

Bariatrische Betten • Ein weiterer besonderer Fall sind schwergewichtige Patienten. Die meisten Klinikbetten sind für ein Gewicht von max. 150 kg zugelassen – für manche Patienten ist das zu wenig. Zum Einsatz kommen dann bariatrische Betten. Sie sind – in Abstufungen – für über 300 kg Gewicht geeignet. Beachte: Schaumstoffmatratzen sind für schwergewichtige Menschen häufig ungeeignet.

Drehbettsysteme und Sandwich-Betten • Auf Intensivstationen werden mitunter Drehbettsysteme für Patienten mit Lungenversagen eingesetzt. Diskutiert wird allerdings, ob diese Betten einen besseren Effekt haben als eine 135°-Lagerung oder eine Bauchlagerung. Die Datenlage ist derzeit sehr dünn. In ganz seltenen Fällen (oft traumatologische Stationen) werden „Sandwich-Betten" verwendet, wenn Patienten tatsächlich gar nicht bewegt werden dürfen. Diese Betten bestehen aus einem Ober- und Unterteil. Wird der Patient gedreht, fährt der obere Teil auf ihn nieder. Liegt der Patient sicher, wird das gesamte System gedreht – der Patient kommt von z.B. der Rücken- in die Bauchlage.

18.5 Bettenmachen

Eine der Besonderheiten in der Klinik im Vergleich zu den Bettbezügen zu Hause ist womöglich: Um das Laken zu schonen (und/oder dem Patienten „große Aktionen" wie das Wechseln des Lakens zu ersparen), wird in der Mitte des Bettes oft zusätzlich ein „Durchzieher" oder Stecklaken eingespannt. Es kann in der Praxis als Hilfstuch dienen, um den Patienten zu zweit ans Kopfende des Bettes zu mobilisieren (▶ Abb. 18.8).

In manchen Kliniken befinden sich zusätzlich saugfähige Unterlagen in den Betten – z.B. bei inkontinenten Patienten oder Patienten mit stark sezernierenden Wunden. Wenn diese Unterlagen notwendig sind, sollten bevorzugt Mehrwegeinlagen aus Molton (meist Baumwolle) verwendet werden. Bei den Einmalunterlagen zum Wegwerfen ist eine Plastikfolie eingebaut, auf denen der Patient leicht zu schwitzen beginnt und die von ihm möglicherweise als unangenehm empfunden werden.

Hygieneprinzipien • Pflegende sollten beim Bettenmachen auf folgende Grundregeln achten:
- Vor der Entnahme sauberer Wäsche aus dem Schrank hygienische Händedesinfektion durchführen.
- Je nach Standard Einmalschürze anziehen.
- Benutzte Bettwäsche nie auf dem Fußboden ablegen, sondern sofort in den Wäscheabwurf entsorgen.
- Vor dem Bettenmachen für eine geeignete Unterlage für Kopfkissen und Bettdecke sorgen, z.B. ausklappbare Ablagefläche des Bettes, Stuhl (danach desinfizierend reinigen).
- Bettdecke und Kopfkissen nicht aufschütteln, um Krankheitserreger nicht unnötig zu verbreiten.

Abb. 18.19 Lakenwechsel mit Patientin durch 2 Pflegekräfte.

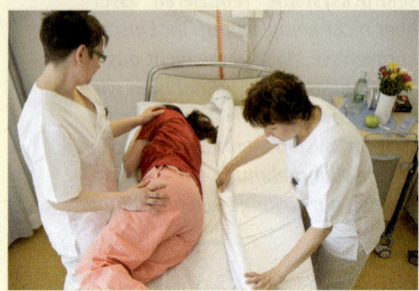 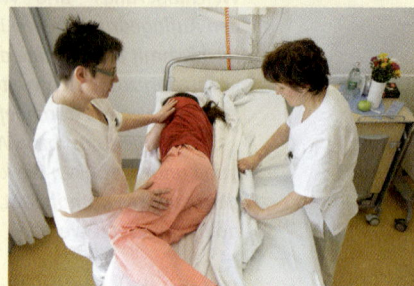 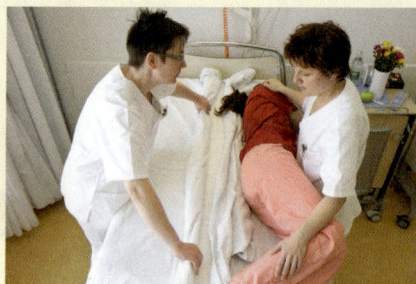

1 Die Patientin dreht sich auf die Seite und wird durch eine der Pflegekräfte gesichert, während die andere Pflegekraft auf der freien Seite das gebrauchte Laken und Stecklaken hinter der Patientin einrollt.

2 Die Pflegekraft breitet das neue Laken bis zur Hälfte des Bettes aus und spannt es in die Matratze ein. Danach breitet sie das Stecklaken zur Hälfte aus.

3 Die Patientin wird dabei unterstützt, sich über die Wäscherolle auf die andere Seite des Bettes auf die frischen Laken zu rollen. Das gebrauchte Laken und das Stecklaken werden entfernt und im Wäschesack abgeworfen.

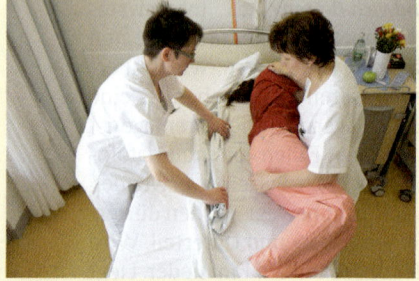 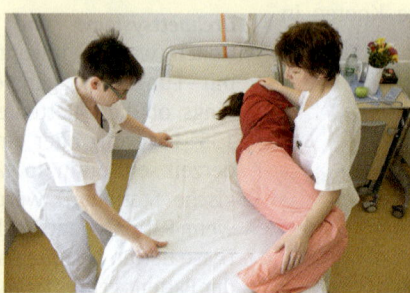 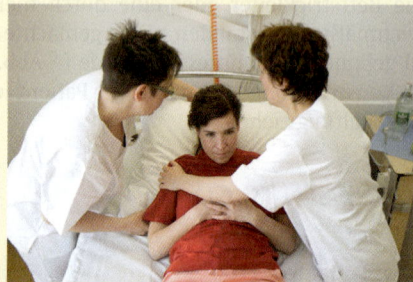

4 Danach rollt die Pflegende das saubere Laken und das Stecklaken aus.

5 Laken und Stecklaken werden gut gespannt und faltenfrei in der Matratze eingespannt.

6 Die Patientin wird bequem gelagert und das Kopfteil des Bettes auf eine angenehme Höhe gebracht.

18.6 Beziehen des Bettes mit Patient

Je nach Mobilität des Patienten wird das Bett durch eine Pflegekraft oder 2 Pflegekräfte neu bezogen. Der Patient wird über die Maßnahme informiert und das Bett flach gestellt. Dann werden alle Kissen/Lagerungshilfsmittel aus dem Bett entfernt und bei Bedarf neu bezogen. Die Oberdecke sollte möglichst beim Patienten bleiben und im Anschluss an den Lakenwechsel bezogen werden. Zum einen dient sie dazu, die Körpertemperatur zu erhalten und zum anderen, die Intimsphäre des Patienten zu schützen. Viele Patienten fühlen sich unangenehm hilflos und „überfahren", wenn sie plötzlich aufgedeckt und der Kissen beraubt werden. Alternativ können Pflegende dem Patienten einen Bettbezug oder ein Handtuch anbieten. Den Lakenwechsel zeigt ▶ Abb. 18.19 und ▶ Abb. 18.20.

18.7 Guten Schlaf fördern

Schlaf fördert Wohlbefinden und Regeneration. Wissenschaftlich gesprochen ist Schlaf eine „physiologische Bewusstseinsänderung". Tagsüber, in den aktiven Phasen, beherrscht der Sympathikus die körperlichen Prozesse. Abends und nachts übernimmt der Parasympathikus und sorgt für Ruhe. Der Mensch und sein Körper orientieren sich dabei an den 24 Stunden eines Tages mit Tag und Nacht (zirkadianer Rhythmus). Während wir schlafen, durchlaufen wir verschiedene Schlafstadien, in denen unterschiedliche

Abb. 18.20 Lakenwechsel mit einer Pflegekraft.

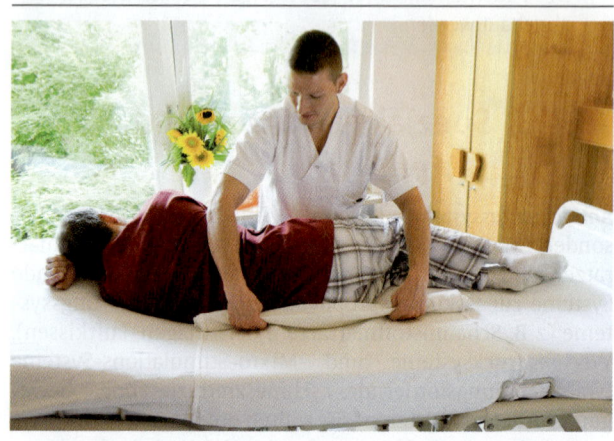

Wird der Lakenwechsel durch eine Pflegekraft durchgeführt, sichert diese den Patienten mit ihrem Körper.

Prozesse im Körper ablaufen. Zu wenig oder nicht erholsamer Schlaf macht z. B. reizbar, unruhig, unkonzentriert.

Schlafentzug kann therapeutisch wirksam sein – z. B. bei Depressionen. Auf der anderen Seite ist Schlafentzug – auch heute noch – eine Foltermethode. Schlafentzug beeinträchtigt die kognitiven Fähigkeiten: Die Konzentration lässt nach, die Reizverarbeitung ist herabgesetzt, das Schmerzempfinden steigt. Der Grund liegt vermutlich darin, dass Schlafentzug den präfrontalen Kortex im Gehirn beeinträchtigt, der die menschlichen rationalen Entscheidungen regelt.

18.7.1 Schlafphasen

Das Schlaf-wach-Zentrum im Gehirn steuert den menschlichen Schlaf-wach-Rhythmus. Es sitzt in der Formatio reticularis. Wissenschaftler unterscheiden zwischen orthodoxem und paradoxem Schlaf. Vier Phasen beschreiben den orthodoxen Schlaf, der auch Nicht-REM-Schlaf heißt:
- **1. Phase**, Einschlafen (SEM-Phase: Slow Eye Movement): Zustand zwischen Wachen und Schlafen. Die Augen rollen langsam, das EEG zeigt nur kleine Ausschläge mit Zacken. Diese Phase wird beim ungestörten Nachtschlaf nur einmal durchlaufen.
- **2. Phase**, leichter Schlaf: Das Bewusstsein ist nicht mehr da, die Augen rollen nicht. Der Muskeltonus ist vorhanden, aber herabgesetzt. Das EEG zeigt schlaftypische Veränderungen.
- **3. Phase**, beginnender oder mitteltiefer Tiefschlaf: Etwa 30 Minuten nach dem Einschlafen wird der Schlaf tiefer. Die Augen sind still, das EEG zeigt die typischen Deltawellen.
- **4. Phase**, Tiefschlaf: Das EEG zeigt langsame Deltawellen. Der Muskeltonus ist herabgesetzt, aber vorhanden.

Die Weckbarkeit nimmt mit jedem Schlafstadium ab. Nach der 4. Phase durchläuft der Mensch in umgekehrter Reihenfolge die Schlafstadien 3 und 2, ziemlich schnell hintereinander. Dann folgt die 5. Phase, die REM-Schlafphase, die auch paradoxer Schlaf heißt.
- **5. Phase**, REM-Phase (Rapid Eye Movement): Die Augen rollen und die Lider flattern. Die willkürlichen Muskeln sind so gut wie gelähmt.

Die REM-Phase dient vermutlich der geistigen Erholung, während sich in den Nicht-REM-Phasen der Körper regeneriert. Pro Nacht durchläuft der Mensch 5–6 Schlafzyklen (▶ Abb. 18.21). Schlafmediziner sprechen dabei von „Schlafarchitektur". Nach der REM-Phase hat der Mensch einen Schlafzyklus abgeschlossen (Dauer etwa 70–90 Minuten). Während des Schlafs bleibt das Gehör intakt. Wenn nicht der Wecker klingelt oder ein lautes Geräusch den Menschen weckt, wird er (physiologischerweise) nach Abschluss einer REM-Phase wach.

Tab. 18.2 Der Schlafbedarf des Menschen.

Lebensalter	Schlafbedarf in Stunden
Säugling	18
Kleinkind	13
Schulkind	11
Jugendlicher	9
Erwachsener	8
Älterer Mensch	7

Der Schlafbedarf variiert – abhängig vom Alter. Die meisten Menschen benötigen ca. 7–9 Stunden Schlaf am Tag. Erst ab dem 60.–70. Lebensjahr ändert sich die Schlafstruktur. Der Tiefschlaf wird weniger, ältere Menschen erwachen schneller. Die Schlafzeit insgesamt sinkt.

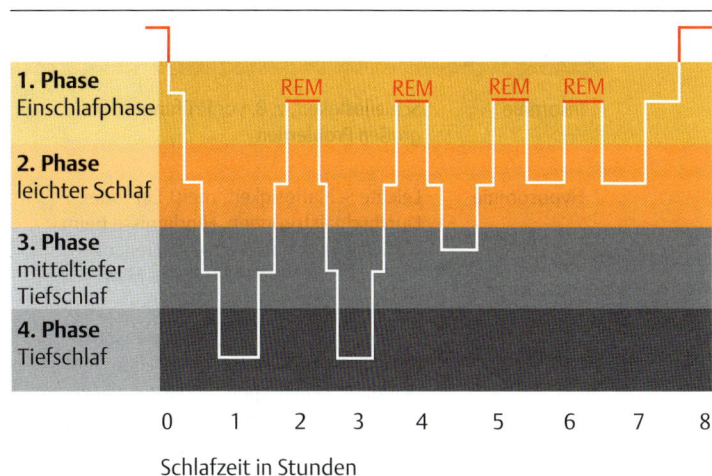

Abb. 18.21 Schlafphasen.

WISSEN TO GO

Schlaf – Grundlagen
- Schlaf ist wichtig für die körperliche und geistige Regeneration.
- Schlafentzug beeinträchtigt verschiedene kognitive Fähigkeiten.
- Schlaf läuft in verschiedenen Phasen ab, er wird unterschieden in orthodoxen und paradoxen Schlaf.
- Ein Schlafzyklus dauert ca. 70–90 Minuten Pro Nacht durchläuft der Mensch 5–6 Zyklen.
- Der Schlafbedarf hängt ab vom Alter (▶ Tab. 18.2).
- Das Schlaf-wach-Zentrum, hormonelle Kreisläufe und die Körpertemperatur regeln die Schlaf- und Wachphasen.

18.7.2 Schlafstörungen

Akute Schlafstörungen haben meist einen erkennbaren Grund, z. B. Stress, Trauma (Tod oder Krankheit eines geliebten Menschen), Prüfungen oder ein Jetlag. Akute Schlafstörungen sollten nicht länger als 3 Wochen andauern, sonst können sich chronische Schlafstörungen entwickeln. In diesen Fällen ist oft eine klare Ursache nicht so leicht zu finden. Organische Ursachen für Schlafstörungen sind z. B.
- Schmerzen (z. B. postoperativ)
- Inkontinenz, Prostataerkrankungen
- Erkrankungen wie Demenz, Morbus Parkinson, koronare Herzkrankheit
- Schlaf-Apnoe-Syndrom

Ältere Menschen erwachen oft sehr früh, weil sie ein reduziertes Schlafbedürfnis haben und/oder recht früh schlafen gehen. ▶ Tab. 18.3 zeigt verschiedene Schlafstörungen.

Tab. 18.3 Schlafstörungen.

Schlafstörung	Beschreibung
Insomnie	Schlaflosigkeit, z. B. vor Prüfungen, bei großen Problemen
Hyposomnie	Leichte Schlaflosigkeit, meist Ein- oder Durchschlafstörungen. Hindernisse beim Einschlafen sind z. B. schwere Gedanken, Frieren, Hunger, ein fettreiches Mahl.
Hypersomnie	Hohes Schlafbedürfnis, diese Menschen schlafen tatsächlich bei alltäglichen Verrichtungen ein. Hypersomnie gilt als Begleitsymptom einiger Erkrankungen, z. B. von psychiatrischen Störungen, Infekten, Tumoren, Diabetes, Schilddrüsenunterfunktion, als Folge eines Alkohol- oder Drogenmissbrauchs und auch als Nebenwirkung von Medikamenten wie Hypnotika, Psychopharmaka, Antihistaminika oder Blutdrucksenker.
Parasomnien	Anfallsartig oder episodisch auftretende Schlafstörungen: Dazu gehören z. B. Schlafwandeln oder Schlaftrunkenheit (eine kurzfristige Verwirrtheit nach dem Aufwachen).

18.7.3 Medikamentöse Therapie von Schlafstörungen

Benzodiazepine • Als Beruhigungs- oder Schlafmittel kommen sie in Kliniken häufig unter den Handelsnamen Adumbran, Noctamid, Diazepam Ratiopharm und Lexotanil zum Einsatz. Sie verlängern den weniger tiefen Schlaf und verkürzen die Tiefschlafphasen, die Erholung des Schlafs ist gemindert. Die Substanzen wirken relaxierend auf die Muskeln, was die Sturzgefahr beim morgendlichen Aufstehen erhöht. Sie haben relativ lange Halbwertszeiten, wodurch auch tagsüber noch eine Sedierung bestehen kann (Überhang). Werden Benzodiazepine langfristig eingenommen, kann es zu Gewöhnungseffekten kommen. Ist diesen Fällen sollte die Dosis ausschleichend reduziert werden.

Benzodiazepin-Analoga • Diese Gruppe gibt es seit den 90er-Jahren. Wirkstoffe sind Zolpidem, Zopiclon. Handelsnamen sind z. B. Bikalm, Stilnox, Ximovan. Sie gehören chemisch betrachtet nicht zu den Benzodiazepinen, wirken aber gleich. Der Vorteil ist, dass die Halbwertszeiten deutlich geringer sind, und auch Gewöhnungseffekte treten deutlich weniger auf.

Antidepressiva • Manche Patienten erhalten Antidepressiva bei Schlafstörungen. Denn auch diese Substanzen wirken schlafanstoßend, z. B. die Wirkstoffe Amitriptylin, Doxepin, Trimipramin, Mianserin. Sie wirken beruhigend und dämpfend. Geläufige Handelsnamen sind z. B. Stangyl, Sinquan, Saroten, Aponal. Antidepressiva machen weniger süchtig als Benzodiazepine und wirken nicht muskelrelaxierend – die Sturzgefahr ist also nicht so hoch. Allerdings wirken sie schwächer und haben die substanztypischen Nebenwirkungen, z. B. Mundtrockenheit, Obstipation. Zudem kommt es nach einigen Wochen meist zu einer Gewöhnung, die Wirkdauer ist recht lang (Überhang!).

Antihistaminika • Sie dienen eigentlich der Behandlung von Symptomen durch Allergien – eine Nebenwirkung ist, dass sie müde machen. Wirkstoffe sind z. B. Diphenhydramin, Doxylamin. Die Liste der Handelsnamen ist unendlich lang, z. B. Hoggar N, Dolestan. Sie sind meist rezeptfrei in der Apotheke erhältlich. Die Medikamente stoßen den Schlaf an, ihre Wirkung ist schwächer als die der Benzodiazepine. Sie wirken mittellang und können einen Überhang erzeugen.

WISSEN TO GO

Schlafstörungen

Akute Schlafstörungen haben meist einen Grund (Prüfung, Trauer, Jetlag). Sie sollten nicht länger als 3 Wochen dauern. Sonst können sich chronische Schlafstörungen entwickeln.

Medikamente

Häufige Schlafmittel sind Benzodiazepine. Sie wirken auf die Muskeln relaxierend, wodurch sich die Sturzgefahr erhöht. Benzodiazepin-Analoga wirken ähnlich wie Benzodiazepine, haben aber kein so hohes Suchtpotenzial. Antidepressiva wirken nicht muskelrelaxierend, haben aber die substanztypischen Nebenwirkungen. Antihistaminika sind meist frei verkäufliche Mittel. Ihre Wirkung ist schwächer.

18.7.4 Nachteile und Nebenwirkungen von Schlafmitteln

Das generelle Problem bei Schlafmitteln ist, dass sie zwar das Symptom lindern, aber nicht die Ursache beseitigen. Sie sollten nicht länger als einige Wochen eingenommen werden. Folgende Nachteile und Nebenwirkungen bestehen:

- **Schlafmuster:** Benzodiazepine vermindern den Tief- und REM-Schlaf. Der Schlaf wird als tief empfunden, die Erholung ist aber vermindert.
- **Überhang:** „Kater" oder Hangover: Auch während des folgenden Tages können Benzodiazepine die Vigilanz (Wachheit) beeinträchtigen und die Sturzgefahr erhöhen.
- **Rebound-Insomnie:** Setzen Patienten Schlafmittel „einfach" ab, kann die Schlaflosigkeit heftiger auftreten.
- **Entzugserscheinungen:** Nach Absetzen kann sich ein Entzug ausbilden.
- **Toleranzentwicklung:** Viele Schlafmittel lassen mit der Zeit in der Wirkung nach. Bei Benzodiazepinen setzt z. B. nach 2–4 Wochen eine Gewöhnung ein. Die Folge ist oft, dass die Betroffenen die Dosis steigern, was die Abhängigkeit erhöht und zu einer Sucht führen kann (psychisch wie physisch).
- **Atemdepression:** Benzodiazepine beeinträchtigen die Atmung. Bei pulmonal vorerkrankten Patienten oder solchen mit Schlafapnoe kann das gefährlich werden. Deshalb erhalten diese Patienten z. B. zur Prämedikation vor Operationen kein Benzodiazepin.
- **Paradoxe Reaktionen:** Bei einigen Patienten, vor allem älteren Menschen und Kindern, können die Substanzen einen paradoxen Effekt haben. Sie werden unruhig, ängstlich oder sogar aggressiv.
- **Gedächtnis:** Benzodiazepine können vorübergehend das Gedächtnis beeinträchtigen, sodass sich der Patient an sein Verhalten in der Nacht nicht mehr erinnern kann.

- **Wechselwirkungen:** Alle Schlafmittel haben Wechselwirkungen mit anderen Medikamenten. Vor allem der parallele Genuss von Alkohol verstärkt die Wirkung erheblich.
- **Muskelrelaxation:** Benzodiazepine habe eine muskelentspannende Wirkung. Bei älteren Patienten besteht daher eine erhöhte Sturzgefahr, wenn sie in der Nacht aufstehen müssen, um z. B. zur Toilette zu gehen.

18.7.5 Schlafstörung als Nebenwirkung

Einige Medikamente können Schlafstörungen als beschriebene Nebenwirkung haben. Dazu gehören z. B. folgende Medikamente:
- Bluthochdruckmittel (z. B. Betarezeptorenblocker, Kalziumantagonisten)
- Statine
- Hormonpräparate (Schilddrüsenmedikamente oder manche „Pillen")
- Appetitzügler
- antriebssteigernde Psychopharmaka (z. B. Antidepressiva, Neuroleptika)
- Medikamente gegen Asthma und andere Atemwegserkrankungen
- Medikamente zur Behandlung der Parkinson-Krankheit
- nicht steroidale Antirheumatika
- Antibiotika
- Kortison

WISSEN TO GO

Nachteile und Nebenwirkungen von Schlafmitteln

- veränderte Schlafmuster
- Überhang/Hangover
- Rebound-Insomnie
- Entzugserscheinungen
- Toleranzentwicklung
- Atemsuppression
- paradoxe Reaktionen
- beeinträchtigtes Gedächtnis
- Wechselwirkungen mit anderen Medikamenten
- Muskelrelaxation

Schlafstörungen können durch Medikamente induziert und eine Nebenwirkung sein.

18.7.6 Schlaf in der Klinik oder Einrichtung

Guter und erholsamer Schlaf ist sehr anfällig für Störungen, gleichzeitig aber wichtig für die Regeneration bei einer Erkrankung oder nach einem Eingriff. Der Tag-Nacht-Rhythmus kann im Krankenhaus oder in Pflegeeinrichtungen aus verschiedenen Gründen gestört sein. Oft müssen Patienten sich erst daran gewöhnen, im Mehrbettzimmer zu schlafen, sie halten zu Hause die Fenster nachts immer geöffnet oder geschlossen, das Zimmer völlig abgedunkelt oder haben immer ein Nachtlicht an – kurz, allein die ungewohnte Umgebung kann das Einschlafen erheblich verzögern. Des Weiteren bringen oft psychische Faktoren die Patienten um den Schlaf. Dies können die Angst vor der Diagnose und ihren Konsequenzen, Sorgen um die Angehörigen oder den Beruf, die Furcht vor langfristiger oder gar endgültiger Pflegebedürftigkeit und all diese Ängste zusammen sein.

Sicherlich ist es wenig problematisch, wenn ein Patient für die (planmäßig eher) kurze Dauer eines Klinikaufenthalts ein Schlafmittel fordert. Aber bevor Pflegende auf ärztliche Anordnung Medikamente verabreichen, können sie verschiedene andere Hilfsmittel ausprobieren. Zunächst sollte sichergestellt werden, dass
- nicht etwa Schmerzen den Patienten am (Ein-)Schlafen hindern – dann erreicht man im Zweifelsfall durch ausreichende Analgesie mehr als durch die Gabe von Schlafmitteln,
- der Patient angenehm positioniert ist,
- sich die Situation möglichst nach den Bedürfnissen des Patienten richtet: Auch wenn gegen 21 Uhr das Licht auf der Station ausgeht, heißt das noch lange nicht, dass dies auch die geeignete Schlafenszeit für jeden ist. Vielleicht kann man auf der Station in einer ruhigen Ecke eine Leselampe aufstellen? Und wenn ein Patient den Tag üblicherweise mit einem Spaziergang beschließt, sollten Pflegende ihn auch noch nach 22 Uhr von der Station gehen oder auf den Fluren wandern lassen.

Pflegende sollten versuchen, in Mehrbettzimmern einen Konsens zu finden: Fenster auf oder zu? Abgedunkelt oder nicht?

Alternativen zur Tablette • Von schlaffördernden Tees (z. B. Melisse, Hopfen, Johanniskraut) und pflanzlichen Präparaten (Tees, außerdem Orangenblüten, Baldrian, kalifornischer Mohn) über die aus Kindertagen bekannte „heiße Milch mit Honig" bis hin zur Aromatherapie (Lavendel- oder Jasminduft wie auch Mandarine wirken beruhigend) gibt es zahllose Alternativen zur „Schlaftablette". Werden ätherische Öle verwendet, sollte vorher immer nach Allergien gefragt werden.

ACHTUNG
Auch pflanzliche Mittel können Wechselwirkungen haben. Johanniskraut beschleunigt z. B. den Abbau von Immunsuppressiva, Cholesterinsenkern, der Pille und weiteren Arzneimitteln wie herzwirksamen Medikamenten. Baldrian verstärkt die Wirkung anderer Schlafmittel.

Probleme mit dem Schlaf ernst nehmen • Was auch immer Pflegende für den Schlaf des Patienten tun, sie sollten den Patienten mit seinen Problemen ernst nehmen. Wie groß und schwer die Probleme sind, empfinden verschiedene Patienten unterschiedlich. So wird ein junger und an sich gesunder Patient (z. B. mit Fraktur oder zur Metallentfernung) ein paar Nächte unruhigen Schlafs eher kommentarlos tolerieren. Und entgegen seinen Gewohnheiten vielleicht einen Mittagschlaf einlegen – mit dem Wissen darum, dass der Zustand bald vorbei ist. Bei anderen Patienten steckt aber manchmal auch mehr dahinter als „nur" ein paar Nächte ohne ausreichenden Schlaf. Pflegende sollten versuchen, sich Zeit für diese Menschen zu nehmen und zu ergründen versuchen, wo die Ursachen liegen.

Schlafanamnese • Bei der Anamnese werden folgende Aspekte angesprochen:
- Schlafqualität und Schlafdauer
- Einnahme von Schlafmitteln
- schlafstörende Faktoren: z. B. umgebungsbedingte Faktoren, körperliche oder psychische Erkrankungen, psy-

chische Belastungen, Ängste, nächtliche Beschwerden (z. B. häufiges Wasserlassen, Juckreiz, Schmerzen)
- Einschlafrituale und schlafbegünstigende Faktoren

Sie können vielleicht nicht die zugrunde liegenden Probleme lösen, aber Sie können diese Menschen an Stellen weiterleiten (z. B. Psychologe, Schlafmediziner, andere Hilfesysteme), die therapeutisch oder diagnostisch wirksam werden können. Gerade Menschen, die unter Schlafapnoe leiden, fühlen sich z. B. morgens oft wie „gerädert", obwohl sie vielleicht bei jedem Kontrollgang schlafend vorgefunden wurden. Eine junge Frau, die ihre demente Mutter zu Hause pflegt, plagt sich evtl. mit Schuldvorwürfen, Ängsten und finanziellen Sorgen (hier wäre der Ansprechpartner dann am ehesten die Sozialarbeit).

Speziell für Kinder gilt: Gerade für sie sind ihre Einschlafrituale wichtig. Jede Familie hat eigene, z. B. Vorlesen, Singen. Wenn Kinder in der Klinik sind, sollten Pflegende versuchen, diese gewohnten Abläufe beizubehalten.

WISSEN TO GO

Schlafstörungen

- Der Tag-Nacht-Rhythmus der Patienten ist in der Klinik aus verschiedenen Gründen gestört.
- Schlafmittel bedürfen der ärztlichen Anordnung – auch Phytotherapeutika. Beruhigende Wirkung haben z. B. Melisse, Hopfen, Johanniskraut, Orangenblüten, Baldrian, kalifornischer Mohn und auch Lavendel und Jasmin. Phytotherapeutika können die Wirkung verschiedener Medikamente beeinflussen.
- Schmerzen als Einschlafhindernis sollten stets ausgeschlossen werden.
- Schlafstörungen sollten stets ernstgenommen werden und Patienten ggf. in weitere Diagnostik oder Therapie vermittelt werden.

19 Essen und Trinken anreichen, Körperlänge und -gewicht bestimmen, Flüssigkeitsbilanz erheben

19.1 Essen und Trinken anreichen

19.1.1 Grundlagen

Essen ist viel mehr als bloß Nahrung aufnehmen: Essen ist ebenso ein gesellschaftliches Event, Kompensation bei Stress und Beitrag zur Entspannung. Nicht umsonst sagt der Volksmund: „Essen und Trinken hält Leib und Seele zusammen." Deshalb sollte das Essen im Krankenhaus auch eine hohe Bedeutung erhalten. Die Praxis zeigt leider, dass Pflegende nicht immer jeden Patienten oder Bewohner adäquat bei der Nahrungsaufnahme begleiten können. Dazu fehlt oft die Zeit. Jeder sollte sich aber immer bewusst machen, dass das Essen etwas Besonderes für Patienten und Bewohner sein kann. Denn Essen – und vor allem gutes Essen – hat auch Einfluss auf die Psyche der Patienten. Positive Einflüsse sind:

- **Sicherheit:** Essen kann für Geborgenheit sorgen. Das gilt besonders für ältere, demenziell erkrankte Menschen, für Kinder und für Menschen mit Migrationshintergrund. Denn Essen und feste Essenszeiten geben einem Tag Struktur. Vertraute Geschmäcker geben ein Stück Heimat, stärken die Erinnerung an alte Zeiten.
- **Lust:** Das Essen kann Genuss und Freude aktivieren. Viele Menschen haben ein „Lieblingsessen", über das sie sich besonders freuen. Gleichzeitig kann Essen auch ein Ausdruck des Status sein: Gerade bei älteren Menschen spielt das eine große Rolle. Sie essen bestimmte Gerichte nicht, da sie ihnen „zu einfach" oder „zu gutbürgerlich" sind.

19.1.2 Angebot und Auswahl

Die Kliniken haben sehr verschiedene Verfahren, über die die Patienten ihre Speisen auswählen können. Heute sind das meist digitale Verfahren: Ein Mitarbeiter fragt die Wünsche ab, speichert sie und gibt die Ergebnisse an die Küche weiter. Teilweise sollen die Patienten die gewünschte Nahrung etliche Tage im Voraus bestellen. Aber wer weiß schon, auf was er in 3 Tagen Appetit hat? Vor allem dann, wenn die Erkrankung mit Appetitlosigkeit einhergeht. Zu lösen ist das innerhalb eines Bestellsystems nur, indem die Küche ein gewisses Maß Flexibilität anbietet. Dies ist von Klinik zu Klinik bzw. in stationären Pflegeeinrichtungen unterschiedlich.

Auch die große Auswahl unterschiedlicher Essen kann Patienten überfordern. Dann benötigen sie die Hilfe der Pflegenden. Diese Hilfe können die Pflegenden aber nur geben, wenn sie sich selbst mit dem Speiseplan auskennen. Denn: Nicht nur Kliniken untereinander haben **eigene Definitionen** von **Spezialkost**, teilweise unterscheiden sie sich auch innerhalb der Kliniken und deren Pflegeabteilungen.

Die Essensbestellung wird in vielen Kranken- und Pflegeeinrichtung nicht mehr von Pflegenden übernommen. Stationsassistenten und Servicekräfte werden für diese Tätigkeiten eingesetzt. Umso wichtiger ist es, dass Pflegekräfte einen Überblick behalten, bei welchen Patienten Besonderheiten bei der Nahrungsaufnahme bestehen. Eine gute Zusammenarbeit und Kommunikation ist in diesen Fällen unverzichtbar. Die Beratung des Patienten bei ernährungsbedingten Einschränkungen muss pflegerische Aufgabe bleiben.

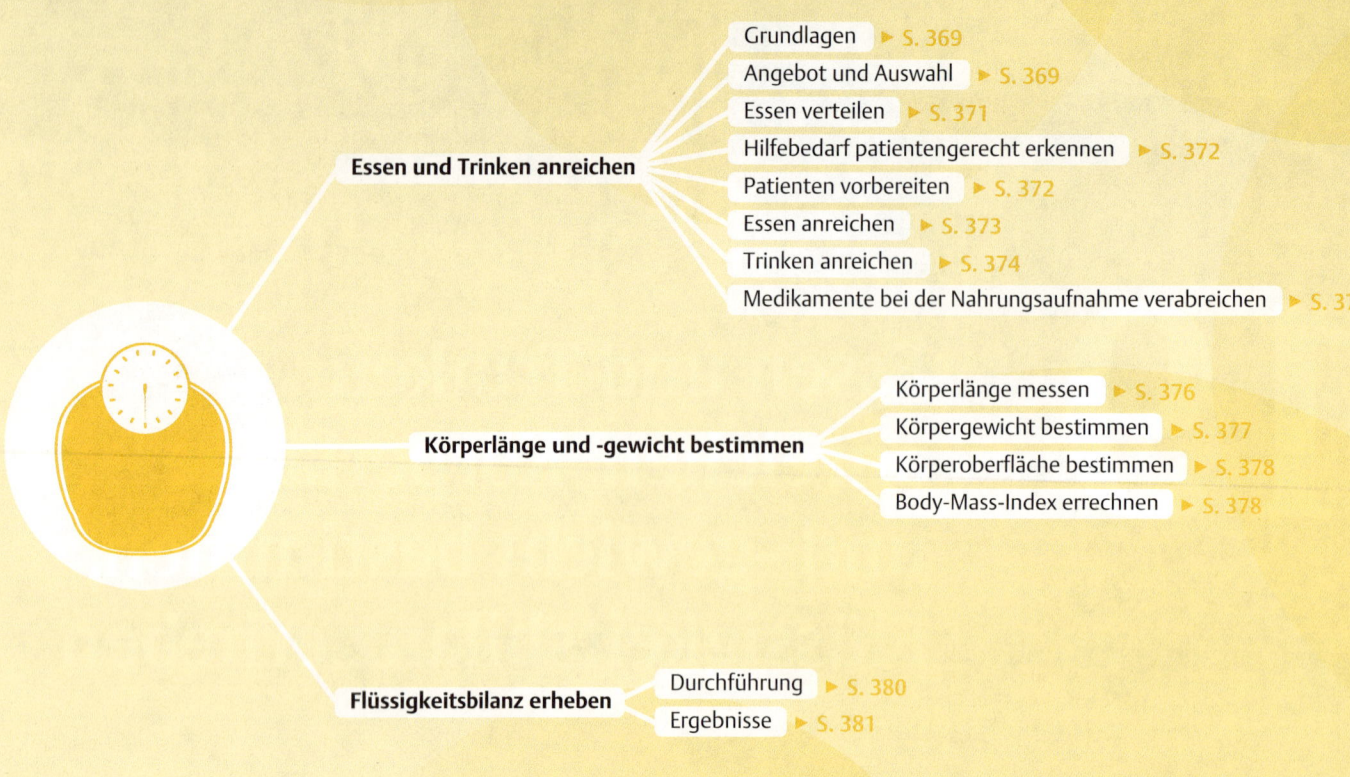

Beispiel Aufbaukost

Herr Keller hatte eine Operation wegen Sigmadivertikulitis. Die Klinik arbeitet mit dem Fast-Track-Konzept (S. 1008), Herr Keller darf also sehr früh wieder essen. Auf seiner chirurgischen Station bedeutet „Aufbaukost", dass sie geeignet für operierte Patienten ist. Vielfach kursiert dafür auch noch der Begriff der „Schonkost", inzwischen als leichte Vollkost bezeichnet, siehe auch „Ernährungsmanagement" (S. 706). „Aufbau" meint hier: den Körper (vor allem Magen und Darm) nach Eingriffen wieder an die Nahrungsverwertung zu gewöhnen. Die Patienten erhalten z. B. Weißbrot statt Vollkornbrot, nach Baucheingriffen keine blähenden Speisen oder keine ballaststoffreiche und faserige Nahrung. Auf diese Weise können z. B. Anastomosen, die während der Operation angelegt wurden, ungestört heilen.

Frau Stasnikowski hat eine anstrengende Chemotherapie wegen eines Lymphoms abgeschlossen. Während der Behandlung konnte sie kaum essen, sie nahm sehr viel an Gewicht ab. In onkologischen Bereichen z. B. bezeichnet „Aufbaukost" meist eine hochkalorische Ernährung, um die Patienten körperlich „aufzubauen" – vor allem bei Patienten, die eine Kachexie haben oder unter Appetitlosigkeit aufgrund der Therapie leiden.

Wenn Pflegende die Abteilung oder Station wechseln, ist es wichtig, dass sie sich die Begriffe und Definitionen der Speisenangebote und deren Zusammensetzung genau ansehen. Dann können sie ihre Patienten gut beraten.

Selbstverständlich sollte der Patient seine Speisen selbst auswählen. Kann er das nicht mehr leisten, übernehmen Pflegende diese Aufgabe. Sehr wichtig in diesen Fällen ist die Informationssammlung über die Vorlieben und Abneigungen der Betroffenen. Wenn der Patient selbst keine Auskunft geben kann, helfen womöglich die Angaben der Angehörigen.

Beispiel Vorgehen wie ein Detektiv

Frau Stark hatte einen Schlaganfall, dessen Folge auch eine Aphasie (Sprachstörung) ist. Die betagte Dame hat keine bekannten Angehörigen, sie ist das erste Mal in der Klinik. Um nun herauszufinden, was Frau Stark gerne isst, gehen die Pflegekräfte so vor: Sie bestellen ein Essen mit vielen verschiedenen Zutaten. Beispiel: Eine klare Suppe, eine Cremesuppe, 2 Obstsorten, ein Gericht mit Fleisch, eines ohne usw. Bei der Nahrungsaufnahme sollte möglichst die Pflegende behilflich sein, die für die Essensbestellung zuständig ist. Sie achtet darauf, welche Speisen Frau Stark gut annimmt, und dokumentiert danach genau, was und wie viel Frau Stark gegessen hat.

Für die Auswahl des Essens gelten generell folgende Kriterien:
- Was möchte der Patient essen? Worauf hat er Appetit?
- Welche gesundheitlichen Einschränkungen haben Einfluss auf die Essensauswahl? Um das systematisch zu erfassen, hilft die EDEKA-Regel:
  - **E**mpfindlichkeiten/Unverträglichkeiten (z. B. Laktoseintoleranz)
  - **d**iätetische Kost (z. B. fettarm, cholesterinarm) (▶ Abb. 19.1)
  - **E**inschränkungen bei der Nahrungsaufnahme (z. B. fehlende/unpassende Zahnprothese, Dysphagie (Schluckstörung), Kieferoperationen, Operationen im Hals-/Rachenbereich)
  - **k**rankheitsbedingte Kost (z. B. erhöhter Energiebedarf bei Fieber, säurearme Kost bei Sodbrennen, ballaststoffarme Kost nach Darmoperationen)
  - **A**llergien
- Welche kulturellen/religiösen Vorlieben hat der Patient?

Essen und Trinken anreichen

Abb. 19.1 Essensauswahl.

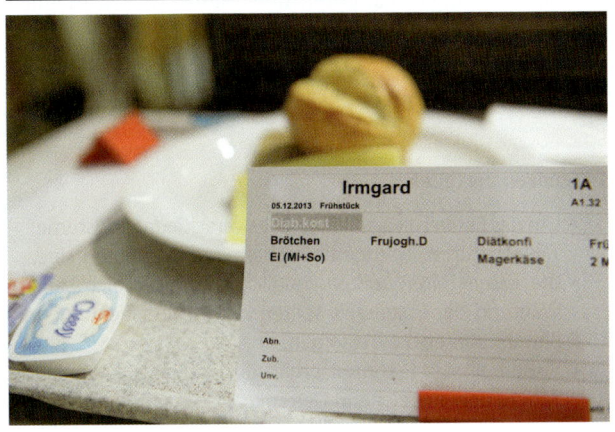

Bei gesundheitlichen Einschränkungen wie Diabetes mellitus ist eine spezielle Essenauswahl notwendig.

Das Essen und die Essensauswahl sollten nicht zur Disziplinierung oder Belohnung genutzt werden. Die Menschen, egal ob Kind oder älterer Mensch, befinden sich in einer besonderen Lebenssituation. Die Essensaufnahme sollte immer ein gemeinschaftliches, ungezwungenes Erlebnis für den Pflegebedürftigen sein.

Ist der Patient wegen der Erkrankung in seiner Essensauswahl eingeschränkt, sollten die Pflegenden zusammen mit dem Patienten eine Alternative suchen. Gerade beim Essen steigert die **Kommunikation** die **Akzeptanz für Alternativprodukte**. Nur wenn Pflegende mit dem Patienten gemeinsam nach dem richtigen Essen suchen, ist eine gesundheitsfördernde Verpflegung zu gewährleisten.

Schluckstörungen • Benötigt der Patient aufgrund einer Schluckstörung (Dysphagie) eine besondere Kost, müssen die Speisen eine möglichst einheitliche Konsistenz haben. Sonst steigt die Gefahr, dass sich der Patient verschluckt. Ausführliche Informationen zur Dysphagie und zu verschiedenen Schluckkostformen finden Sie im Kap. „Pflege bei Erkrankungen des Nervensystems" (S. 1214).

WISSEN TO GO

Essen: seine Bedeutung und die richtige Wahl

Essen ist mehr als nur den Hunger zu stillen. Es ist z. B. Lust, gesellschaftliches Event und für viele Patienten von immenser Bedeutung. Zudem sorgt Essen für Sicherheit, fördert den Genuss und kann Ressourcen aktivieren.

Angebot und Auswahl
Die Speiseerfassung erfolgt meist digital. Vor allem bei Patienten, die keinen Appetit haben, sollte das Speiseangebot flexibel bleiben und sich nach den Wünschen richten. Wenn das Angebot den Patienten überfordert, benötigt er die Hilfe der Pflegenden.
Die Kostformen unterscheiden sich je nach Fachabteilung. Wichtig ist, die Begriffe und die Zusammensetzung der Speisen zu kennen. Um gesundheitliche Einschränkungen eines Patienten bei der Speiseauswahl zu erfassen, dient die EDEKA-Regel.

19.1.3 Essen verteilen

Patienten oder Bewohner erhalten das Essen in Krankenhäusern und Pflegeeinrichtungen meist folgendermaßen:
- **Tablettsystem:** Die Zentralküche portioniert die Mahlzeiten, sie werden am Band auf die Tabletts verteilt (▶ **Abb. 19.2**). So ist die Nahrungsaufnahme an jedem Ort (z. B. Patientenzimmer, Aufenthaltsraum) möglich. Auch können die Tabletts individuell bestückt werden, z. B. mit Obst und Salat.
- **Tischgemeinschaften:** In einem Speiseraum stehen die Speisen auf den Tischen der Gruppen. Das Essen ist so ein gemeinschaftlicher Prozess, der die Kommunikation der Patienten und Bewohner fördert. Immobile Patienten und Bewohner sind davon leider oft ausgeschlossen.
- **Cafeteria-Line:** An einer Ausgabetheke wählen die Patienten und Bewohner ihre Speisen. Dabei können sie sich große oder kleine Portionen geben lassen und ganz spontan die Speisen auswählen. In Rehabilitations-Kliniken ist das ein häufig vorkommendes Essensausgabesystem.

Abb. 19.2 Tablettsystem.

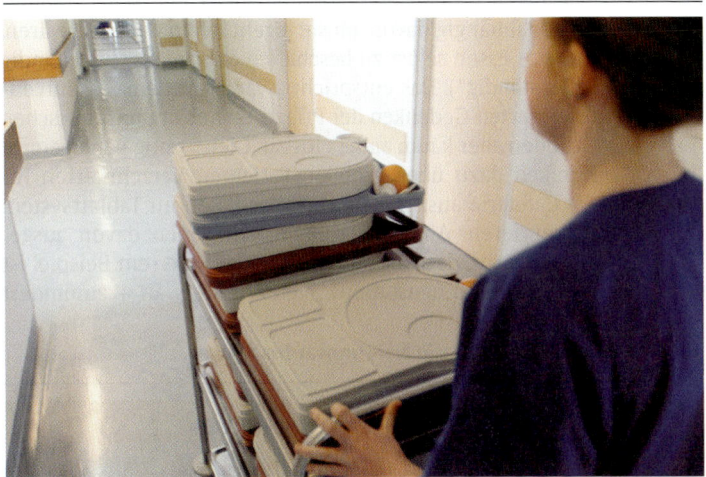

Auf einem Rollwagen werden die Tabletts aufgeladen und an die Patienten verteilt.

Unabhängig von dem System der Essensausgabe sollten die **Essenzeiten jeden Tag gleich sein**. Das Essen kann so dem Tag von Patienten und Bewohnern eine feste Struktur geben. Das heißt auch, dass sie die Mahlzeiten ungestört einnehmen können. Während des Essens sollten also planmäßig keine Visite und keine Untersuchungen stattfinden. Außerhalb der Essenszeiten erhält der Patient auf Wunsch kleine Snacks. Außerdem stehen ihm ausreichend Getränke zur Verfügung, soweit keine Einfuhrbeschränkung vorliegt, z. B. bei Nieren- oder Herzinsuffizienz.

Vorgehen bei der Verteilung

Bevor der Patienten das Essen erhält (v. a. beim Tablettsystem), sollte der Überbringende kontrollieren:
- Richtiger Patient?
- Richtiges Essen?
- Richtiger Zeitpunkt? (Sind vielleicht noch Untersuchungen angeordnet oder kommt der Patient von einer Untersuchung und muss noch eine Weile nüchtern bleiben?)

Bekommt der Patienten das Essen überreicht, werden die Speisen beim Servieren benannt. Auf diese Weise kann der Patient direkt auf Fehler hinweisen. Besonders bei **Patienten mit kognitiven Beeinträchtigungen** ist darauf zu achten, sie auf die **Temperatur der Speisen** hinzuweisen und diese ggf. zu kontrollieren.

Zu dem Verteilen gehört meist auch das **Abräumen** der Speisen nach der Mahlzeit. Zu beobachten und zu dokumentieren ist unbedingt, ob und **wie viel der Patient gegessen hat**. Das ist ein wesentlicher Bestandteil der Patientenbeobachtung. Wird bemerkt, dass der Patient wenig oder gar nichts gegessen hat, sollten die Pflegekräfte nach den Gründen fragen und falls möglich, eine rasche Lösung finden.

19.1.4 Hilfebedarf patientengerecht erkennen

Der Hilfebedarf bei der Nahrungsaufnahme variiert sehr stark. Die folgende Einteilung des Hilfebedarfs kann helfen, den Patienten ressourcenorientiert zu unterstützen (▶ Tab. 19.1).

Kliniken ordnen die Patienten meist als „selbstständig" ein, unabhängig davon, ob sie eigentlich in der Lage wären, sich das Essen selbst zu beschaffen oder nicht („vollständig selbstständig"). Das entspricht zwar nicht dem ressourcenorientierten Gedanken der Pflege, ist aus organisatorischen Gründen aber kaum anders lösbar. Gleichzeitig gehen einige Kliniken dazu über, mobilen Patienten Verzehrkarten für die Cafeteria auszuteilen, statt das Essen im Tablettsystem zu servieren. Andere Stationen, auf denen davon ausgegangen wird, dass die Patienten mobil sind (ein Beispiel ist die Wöchnerinnenstation), bieten Buffets an – zumindest beim Frühstück und Abendessen. Diese Varianten fördern die selbstständigen Patienten und sollten, sofern möglich, immer genutzt werden.

WISSEN TO GO

Speisen verteilen

- Um das Essen zu verteilen, gibt es verschiedene Systeme: Tablettsystem, Tischgemeinschaften und Cafeteria-Line.
- Die Essenszeiten sollten möglichst immer gleich sein. Während der Essenszeit sollten keine Untersuchungen, Blutabnahmen usw. erfolgen.
- Außerhalb der Essenszeit erhält der Patient auf Wunsch Snacks und ausreichend Getränke.
- Wer das Essen verteilt, sollte vor Servieren immer prüfen: Richtiger Patient? Richtiges Essen? Richtiger Zeitpunkt?
- Beim Abräumen ist zu dokumentieren, wie viel der Patient gegessen hat.
- ▶ Tab. 19.1 teilt den Hilfebedarf in 5 Kategorien ein.

19.1.5 Patienten vorbereiten

Nahrung richten

Ist es einem Patienten oder Bewohner nicht möglich, das Essen selbstständig anzurichten, übernehmen das Pflegende für den Patienten. Entscheidend dabei ist, die **Mahlzeit zusammen mit dem Patienten** anzurichten. Das bedeutet: Die Brote werden nicht vor dem Zimmer „schon mal eben fertig gemacht". Der Patient muss die Möglichkeit haben, Einfluss auf das Anrichten des Essens zu nehmen. Fragen sind z. B.: Möchte er Butter auf das Brot und wenn ja, wie viel? Möchte er Wurst oder Käse? Oder Süßes?

Position für das Essen finden

Kann der Patient sich nicht selbstständig in eine für das Essen geeignete Lage bringen, wird die Pflegekraft ihn dabei unterstützen. Auch dabei kann der Hilfebedarf sehr unterschiedlich sein.

Am Tisch • Hat der Patient keine Schwierigkeiten dabei, eine gute Sitzposition zum Essen zu halten (vielleicht ist er nur etwas in der Beweglichkeit eingeschränkt), begleiten die Pflegenden ihn an den Tisch. Bei der Sitzposition sollte auf Folgendes geachtet werden:
- Der Stuhl ist bequem und hat Armlehnen.
- Die Beine stehen in einem Winkel von 90° fest auf dem Boden.
- Der Rücken lehnt vollständig an der Rückenlehne an, das Gesäß ist tief im Stuhl, also nahe der Rückenlehne.

An der Bettkante • Wenn der Patient aus bestimmten Gründen nicht in der Lage ist, das Bett zu verlassen, z. B. aufgrund einer Operation der Hüfte, kann er sich zum Essen an die Bettkante setzen. Hat der Patient eine stabile Rumpfmuskulatur, kann er selbstständig an der Bettkante sitzen. Bei einer schwachen Rumpfmuskulatur muss unbedingt mit Sitzwürfeln gearbeitet werden. Eine schwache Rumpfmuskulatur ist daran zu erkennen, dass der Patient dazu neigt, den Rücken stark zu krümmen und mit dem Rumpf nach vorne zu fallen. Die Sitzwürfel werden so verwendet (▶ Abb. 19.3):
- 1 Würfel befindet sich im Rücken des Patienten.
- 2 Würfel fungieren als Armlehnen.

Tab. 19.1 Hilfebedarf für die Nahrungsaufnahme.

Einteilung	Welche Ressourcen hat der Patient?
vollständig selbstständig	Der Patient kann das Essen in allen Bereichen selbstständig anrichten. Er kann das Essen selbst beschaffen und zur Nahrungsaufnahme vorbereiten (z. B. Brote schmieren, Fleisch schneiden).
selbstständig	Der Patient benötigt bei dem Beschaffen und/oder Anrichten der Nahrung Hilfe (der Patient ist z. B. nicht in der Lage, alleine zur Cafeteria zu gehen).
eingeschränkt selbstständig	Der Patient benötigt bei der Vorbereitung der Nahrung Hilfe. Das Essen und Trinken bereitet jedoch keine Probleme (z. B. Brote schmieren, Fleisch schneiden).
selbstständig mit Hilfe	Der Patient benötigt Hilfe bei der Anreichung der Nahrung und/oder Hilfsmittel (z. B. das Anreichen des Bestecks, das Anreichen des Wasserglases). Essen und Trinken bereiten jedoch keine Probleme.
hoher Hilfebedarf	Der Patient benötigt Hilfe bei der Nahrungsaufnahme. Der Patient ist nicht in der Lage, dass Essen mundgerecht zu verarbeiten. Hierzu zählen z. B. das Abbeißen von Brot, das Hinführen des Glases zum Mund. Das Schlucken bereitet jedoch kaum bis gar keine Probleme.
sehr hoher Hilfebedarf	Der Patient ist nicht in der Lage, selbstständig oder mit Unterstützung Nahrung aufzunehmen. Die Sicherstellung der Ernährung kann nur durch das Verabreichen von Sondenkost über eine Magensonde, eine PEG oder parenteral erreicht werden.

Abb. 19.3 Essen an der Bettkante mit Sitzwürfeln.

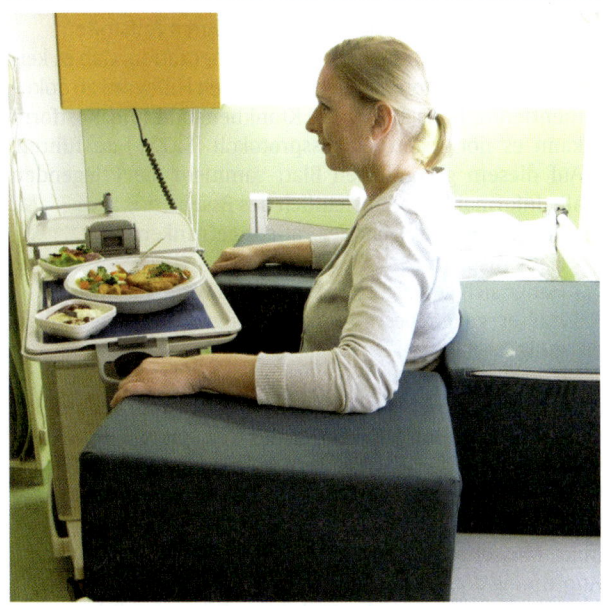

- Ganz wichtig ist es, dass der Patient sicher auf der Bettkante sitzt und
- die Füße vollständig Kontakt mit dem Boden haben.

ACHTUNG
Nur Patienten mit ausreichend stabiler Rumpfmuskulatur sollten zum Essen (und ohne weitere Überwachung) auf die Bettkante gesetzt werden. Gerade bei kognitiv beeinträchtigten und/oder stark in der Mobilität eingeschränkten Patienten (z. B. fehlende Rumpfkontrolle oder Hemiplegie) darf die Pflegekraft das Zimmer aus Sicherheitsgründen nicht verlassen. Ist das nicht möglich, sollte der Patient das Essen sitzend im Bett einnehmen.

Sitzend im Bett • Bei der sitzenden Position im Bett ist zu beachten:
- Das Kopfteil sollte mind. um 70° erhöht sein.
- Ein Knick in den Knien (Fußteil des Bettes absenken oder Knierolle unterlegen) trägt zu einer bequemen und sicheren Haltung bei.

Wichtig ist, dass der Patient in der Hüfte gebeugt ist. Das Hauptgewicht sollte beim Sitzen im Bett auf den Sitzbeinhöckern und Steißbein sein – und nicht auf der Sakralgegend.

Liegend im Bett • Darf der Patient nur mit flachem Oberkörper liegen (z. B. nach Operationen an der Wirbelsäule), muss er eine für die Nahrungsaufnahme relativ angenehme Position finden:
- Häufig empfinden Patienten es als angenehmer, die Nahrung auf der linken Seite liegend einzunehmen. Das liegt daran, dass der Magenkorpus auf der linkslateralen Seite liegt. So findet die Speise Platz in der großen Kurvatur des Magens. Zudem drückt die Nahrung so nicht auf den unteren Ösophagussphinkter. Dadurch tritt weniger häufig Übelkeit auf.
- Bei der Seitenlage ist zu berücksichtigen, ob der Patient Links- oder Rechtshänder ist. Liegt der Patient auf der (anatomisch günstigen) linken Seite, kann er die Speisen fast nur mit der rechten Hand greifen – was für einen Linkshänder oder rechts bewegungseingeschränkte Menschen schwierig werden kann.

ACHTUNG
Auf keinen Fall sollten die Patienten die Nahrung auf dem Rücken liegend zu sich nehmen. Die Aspirationsgefahr ist dabei viel zu hoch.

 WISSEN TO GO

Essen richten, Patienten positionieren

Aus organisatorischen Gründen stufen Kliniken alle Patienten in den Grad 1 ein. Stationen mit vorwiegend mobilen Patienten bieten v. a. morgens und abends ein Buffet an. Benötigt ein Patient Hilfe dabei, seine Speisen zu richten, sollten Pflegende das Essen immer gemeinsam mit dem Patienten vorbereiten.
- Kann der Patient das Bett verlassen, sollte er an einem Tisch sitzen. Dabei sollte auf eine sichere Haltung geachtet werden.
- Nur Patienten mit ausreichender Rumpfkontrolle sollten auf der Bettkante sitzend essen. Pflegekräfte können sie mit Würfeln unterstützen.
- Beim Sitzen im Bett sollte auf einen ausreichend erhöhten Oberkörper und Unterstützung an Hüfte und Knien geachtet werden.
- Muss ein Patient liegend essen, ist die linke Seite meist die angenehmere. Die Rückenlage ist wegen der Aspirationsgefahr nicht möglich.

19.1.6 Essen anreichen

Benötigt ein Patient Unterstützung bei der Nahrungsaufnahme, so dient diese Zeit oft nicht nur der Nahrungsaufnahme, sondern auch der Kommunikation mit dem Patienten. Reichen Pflegende einem Patienten das Essen, richtet sich die Dauer der Nahrungsaufnahme immer nach dem Patienten.

❗ Merken Aktivierende Pflege
Beim Essenreichen gilt wie bei vielen anderen Pflegemaßnahmen immer die Regel: Unterstützung so viel wie nötig und so wenig wie möglich. Im Sinne der aktivierenden Pflege unterstützen Pflegende den Patienten nach Möglichkeit in seinen Bewegungen (▶ Abb. 19.4).

Beispiel Unterstützen, nicht übernehmen
Herr Karl litt unter einer Sepsis (S. 1409). Seine Hände und Finger sind aufgrund der Ödeme noch stark geschwollen und so schwer, dass er sie nicht komplett alleine anheben kann. Um ihn bei der Nahrungsaufnahme zu unterstützen, legt die Pflegekraft eine Hand unter das Handgelenk und eine Hand unter den Ellenbogen. Sie achtet darauf, dass sie die Gelenke des Patienten nicht umfasst (und sie so in der Beweglichkeit hindert), sondern dass sie nur (mit)führt und stützt. Das kann z. B. gelingen, indem sie unter das Handgelenk die eigene Beuge zwischen Daumen und Zeigefinger legt und unter den Ellbogen einfach nur den Handteller der anderen Hand. Der Patient kann so die Geschwindigkeit der Bewegung selbst bestimmen. Pflegende können auch ruhig kreativ sein: Wenn Herr Karl die Hand noch nicht richtig schließen kann und deshalb den Stiel des Löffels nicht greifen kann, dann können sie z. B. einen Waschlappen o. Ä. darumwickeln und z. B. mit Pflaster festkleben.

Wenn der Patient nicht in der Lage ist, die Nahrung selbstständig zum Mund zu führen, übernehmen das die Pflegekräfte

19 Essen und Trinken anreichen, Körperlänge und -gewicht bestimmen, Flüssigkeitsbilanz erheben

Abb. 19.4 Essen anreichen.

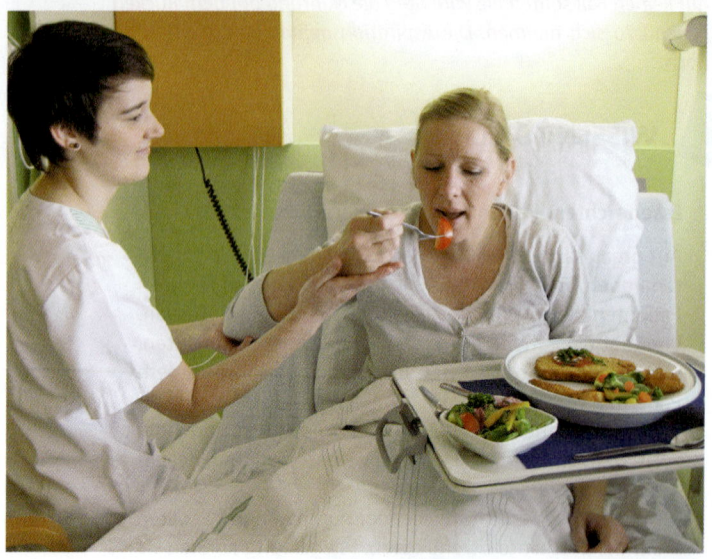

Die Patientin wird bei der Nahrungsaufnahme unterstützt, indem die Pflegende die Hand führt.

Abb. 19.5 Ergotherapeutische Hilfsmittel.

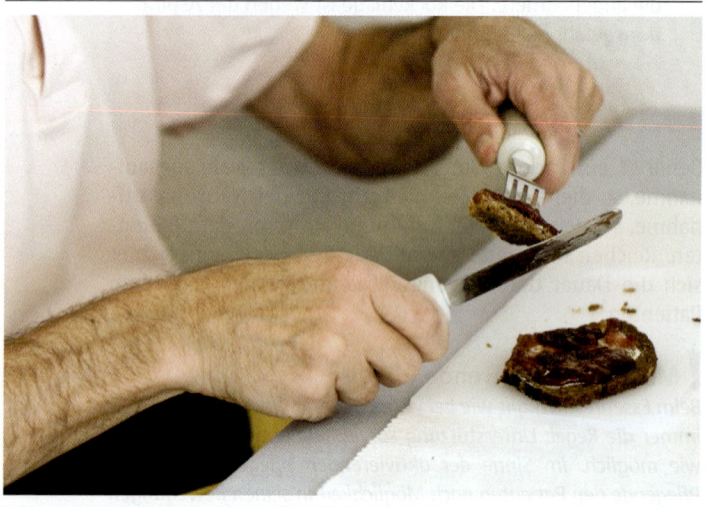

Die selbstständige Nahrungsaufnahme kann z. B. durch ein Besteck mit verstärkten Griffen erhalten werden.

für ihn – in angepasster Geschwindigkeit. Manchmal hilft es, ein Zeichen mit dem Patienten auszumachen, mit dem er signalisiert, dass er gekaut und geschluckt hat und bereit für den nächsten Bissen ist. **Zudem ist unbedingt zu beachten,** dass der Patient evtl. notwendige Hilfsmittel zur Verfügung hat – etwa die Zahnprothese, Brille oder auch ergotherapeutische Hilfsmittel (▶ Abb. 19.5).

Regeln • Generell gilt für das Essenreichen:
- Das Essen, also der Teller oder Tablett, steht vor dem Patienten und nicht vor der Pflegekraft.
- Die Pflegekraft bringt sich auf Augenhöhe mit dem Patienten: Sitzt er am Tisch, so sollte sie sich zu ihm setzen. Liegt er im Bett, kann sie sich auf einen Stuhl oder an das Bett setzen. Das signalisiert dem Patienten, dass ausreichend Zeit zur Verfügung steht und dass das Essen etwas Gemeinsames ist.

- Im Anschluss an das Essen sollte der Patient mindestens 20 Minuten mit erhöhtem Oberkörper sitzen bleiben. Das reduziert das Aspirationsrisiko, z. B. durch Aufstoßen.
- Nach der Maßnahme folgt die Dokumentation. Gab es keine Besonderheiten, so reicht es aus, den Hilfegrad zu dokumentieren. Je nach Patient, Krankheitsbild und Kostform kann es nötig sein, ein Essprotokoll (S. 721) zu führen. Auf diesem gesonderten Blatt sammeln die Pflegenden alle Informationen hinsichtlich des Essens, z. B.:
  – Wie viel und was hat der Patient getrunken?
  – Hat er aspiriert?
  – Hat er sich geweigert zu essen. Und wenn ja, warum?
  – Hat er gegen bestimmte Nahrungsmittel eine Abneigung?

Menschen mit Sehbeeinträchtigung • Ist der Patient sehbeeinträchtigt, kann ihm kontrastreiches Geschirr bei der Orientierung helfen. Beispiel: Der Untergrund ist weiß, der Becher blau, der Teller rot usw. Die Anordnung des Geschirrs auf dem Tisch und Teller sollte stets ähnlich sein. Beispiel: Gabel links, Messer rechts. Mithilfe des Ziffernblatts lässt sich die Anordnung der Speisen auf dem Teller richten: Fleisch 2 Uhr, Gemüse 6 Uhr usw. Siehe auch Kap. „Pflege bei Erkrankungen der Augen" (S. 1272).

Erste Hilfe bei Aspiration

Aspiriert der Patient während des Anreichens der Nahrung, fordert die Pflegekraft ihn zum kräftigen Husten auf. Gelegentlich kann ein kräftiger Druck auf der Höhe des Zwerchfells gleichzeitig mit dem Hustenstoß des Patienten unterstützend wirken. Entwickelt der Patient Luftnot, muss unverzüglich ein Arzt gerufen werden.

ACHTUNG
Pflegende sollten nicht auf den Rücken des Patienten klopfen. Das Klopfen kann bewirken, dass die verschluckte Nahrung noch tiefer in die Trachea gelangt.

 WISSEN TO GO

Das Essen reichen

Pflegende unterstützen den Patienten im Sinne der aktivierenden Pflege nur so viel wie nötig und passen die Geschwindigkeit der Nahrungsaufnahme dem Vermögen des Patienten an.

Allgemeine Regeln
- Das Tablett steht vor dem Patienten.
- Die Pflegekraft ist auf Augenhöhe mit dem Patienten.
- Nach dem Essen Oberkörper mind. 20 Minuten erhöht lagern, um Aspiration zu vermeiden.
- Nach dem Essen erfolgt die Dokumentation.
- Verschluckt sich der Patient, fordert die Pflegekraft ihn zum Husten auf und unterstützt ihn evtl. mit einem kräftigen Druck in Höhe des Zwerchfells. Auf den Rücken klopfen ist kontraindiziert.

19.1.7 Trinken anreichen

Patienten beim Trinken zu unterstützen, kann eine schwierige Aufgabe sein. Gerade wenn Patienten sich häufig verschlucken, oder nicht in der Lage sind, gut zu schlucken, z. B. nach einem Apoplex, birgt das Trinken einige Gefahren.

Abb. 19.6 Physiologisches und unphysiologisches Trinkverhalten.

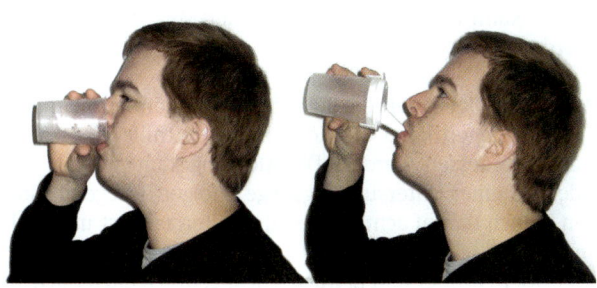

Beim Trinken aus einem Schnabelbecher muss man den Kopf nach hinten überstrecken und begünstigt auf diese Weise eine Aspiration.

Noch weit verbreitet ist der Einsatz des **Schnabelbechers** als Trinkhilfe. Die „Schnabel" aber **begünstigen unphysiologisches Trinkverhalten**. Denn um durch den „Schnabel" trinken zu können, muss der Patient den Kopf nach hinten überstrecken. Dadurch erhöht sich das Risiko einer Aspiration, weil das Strecken des Kopfes das Öffnen des Kehlkopfdeckels begünstigt und die Flüssigkeit dadurch leicht in die Luftröhre gelangen kann. Um den Schluckvorgang zu erleichtern und Aspiration vorzubeugen, hilft es den Patienten oft, während des Schluckens das Kinn in Richtung Brust zu bewegen.

! Merken Schnabelbecher bleiben im Schrank!
Verzichten Sie auf den Schnabelbecher. Es sei denn, der Patient verlangt ihn, weil er an ihn gewöhnt ist.

Kann der Patient jedoch nicht gut aus einem offenen Glas trinken, so ist die **beste Trinkhilfe** ein **Strohhalm**. Selbst kognitiv beeinträchtigte Patienten können ihn meist sicher anwenden.

Patienten mit starken Schluckstörungen können oft keine Flüssigkeiten oral zu sich nehmen. Die Gefahr der Aspiration ist viel zu hoch. Sinnvoll kann sein, **Wasser** mit **Dickungsmittel** (z. B. Johannisbrotkernmehl) zu gelieren, sodass die Flüssigkeit eine breiige Konsistenz bekommt. Das wird jedoch nicht von allen Patienten toleriert, vor allem bei geschmacksneutralem Wasser. **Tipp**: Sie können dem Wasser etwas Saft beimengen, um ihm Geschmack zu geben.

19.1.8 Medikamente bei der Nahrungsaufnahme verabreichen

Meist werden Medikamente während des Essens verabreicht. Generell ist dabei wichtig zu wissen, welche Tabletten wie eingenommen werden dürfen. Einige Antibiotika vertragen sich z. B. nicht mit Milchprodukten, z. B. Tetrazykline und Fluorchinolone. Auch sollen einige Medikamente vor dem Essen und andere nach dem Essen genommen werden.

ACHTUNG
Medikamente dürfen nie ohne vorherige Information des Patienten verabreicht werden, z. B. auf dem Löffel mit Joghurt oder Eintopf. Abgesehen davon, dass es sich dabei im juristischen Sinne um eine Körperverletzung handelt, kann es vor allem bei kognitiv beeinträchtigten Patienten zum Vertrauensverlust führen. Oder der Patient verschluckt sich stark, weil er mit der festen Masse in dem eigentlich weichen Essen nicht gerechnet hat.

Der beste Umgang mit dem Verabreichen von Medikamenten während des Essens ist:
- **Offener Umgang:** Der Patient wird gefragt, ob er bereit ist, die Tropfen/Tabletten einzunehmen.
- **Große Tabletten teilen:** Hat ein Patient Schwierigkeiten mit dem Schlucken von großen Tabletten, werden sie zerteilt und in mehreren Portionen gegeben. Welche Tabletten teilbar sind, zeigt die Medikamentenliste der Klinik.

Kann die Tablette nicht geteilt werden kann, hilft es fast immer, während des Schluckens das Kinn gegen die Brust zu drücken. Häufig merken die Patienten dann nicht einmal, dass sie die Tabletten geschluckt haben. Die Patienten benötigen dabei die Anleitung der Pflegekraft, weil es für sie ungewohnt ist, in dieser Haltung zu schlucken.

WISSEN TO GO

Trinken reichen

„Schnabelbecher" sind zu vermeiden, sie begünstigen unphysiologisches Trinkverhalten und erhöhen die Aspirationsgefahr. Das bessere Hilfsmittel ist ein Strohhalm. Bei Patienten mit schweren Schluckstörungen kann die Flüssigkeit geliert werden.

Medikamente niemals ohne vorherige Information zusammen mit dem Essen verabreichen. Darauf achten, wann und mit welchen Speisen die Medikamente kompatibel sind.

19.2 Körperlänge und -gewicht bestimmen

Körperlänge und Körpergewicht sind 2 Faktoren, die nicht nur großen Einfluss auf unsere Gesundheit, sondern auch auf unser soziales und gesellschaftliches Leben haben. Eine „normale" Körpergröße und ein „normales" Gewicht sind häufig Voraussetzung für beruflichen Erfolg und soziale Anerkennung. Sehr große, kleine, dicke oder dünne Menschen fallen hingegen in unserer Gesellschaft schnell auf und haben oft mit Benachteiligungen im Beruf, im Alltag und im sozialen Miteinander zu kämpfen. Dabei können die Betroffenen häufig nur bedingt Einfluss nehmen, hängen doch Körpergröße und -gewicht neben der Ernährung auch wesentlich von genetischen Faktoren, vom Alter und vom Geschlecht ab.

Darüber hinaus haben Größe und Gewicht natürlich auch Einfluss auf die gesundheitliche Entwicklung eines Menschen. Ob Minderwuchs oder Übergewicht – Abweichungen von der Norm können gesundheitliche Schäden verursachen und sind daher frühzeitig zu erfassen und ggf. zu behandeln.

Bereits direkt nach der Geburt sind Größe und Gewicht Grundlage für die gesundheitliche Beurteilung des Neugeborenen. Im weiteren Verlauf der Entwicklung werden diese Größen in jeder Vorsorgeuntersuchung des Kindes bestimmt und in Perzentilenkurven eingetragen. Anhand dieser Kurven wird beurteilt, ob sich das Kind normal entwickelt.

In den Kliniken werden Körpergröße und -gewicht meist direkt bei der Aufnahme eines Patienten erfasst. Die ermittelten Ausgangswerte müssen je nach Krankheit, Therapie und Krankheitsverlauf evtl. regelmäßig kontrolliert werden, z. B. das Gewicht bei Herzinsuffizienz.

Darüber hinaus sind Körpergewicht und Körpergröße 2 medizinisch wichtige Messgrößen. Sie dienen u.a.
- zur **Berechnung des Body-Mass-Index** (BMI), um den Ernährungszustand zu beurteilen und ggf. das Risiko für Über- oder Untergewicht einzuschätzen,
- zur **Errechnung der Körperoberfläche** (KOF oder KO). Sie ist notwendig, um viele Medikamente (z.B. Anästhetika, Antibiotika, Zytostatika) genau zu dosieren oder um den Grundumsatz bzw. den individuellen Flüssigkeits- oder Kalorienbedarf eines Patienten zu berechnen.

Im Folgenden werden die verschiedenen Messtechniken und die Berechnungsformeln vorgestellt.

19.2.1 Körperlänge messen

Die Körperlänge wird bei Erwachsenen und Kindern meist stehend mithilfe einer Messlatte ermittelt. Kann der Patient nicht stehen, wird die Körperlänge liegend mit einem Maßband gemessen. Bei Säuglingen und Neugeborenen kommt auch die Messmulde zum Einsatz.

Bei Erwachsenen sollte die Körpergröße immer morgens gemessen werden, um möglichst exakte Werte bestimmen zu können. Hintergrund: Morgens sind wir i.d.R. größer als abends, da durch die Belastung der Wirbelsäule im Tagesverlauf die Bandscheiben zusammengepresst werden. In der Nacht regenerieren sich diese wieder. Der Unterschied kann bis zu 2–3 cm ausmachen.

Messlatte • Messlatten zur Körperlängenmessung gibt es in herkömmlicher Stabform, meist aus Holz oder Metall, in bunten Varianten für Kinder, und inzwischen auch als digitale Variante mit Displayanzeige im Messschieber. Die Messlatten sind alle an der Wand befestigt und verfügen über einen flexiblen Maßstabschenkel (▶ Abb. 19.7).

Der Patient zieht die Schuhe aus und stellt sich mit dem Rücken zur Wand an die Messlatte. Die Füße müssen geschlossen am Fußanschlag stehen, Rücken und Kopf sollten gerade ausgerichtet sein. Nun wird der Messschieber bis zum Kopf des Patienten geschoben, sodass die Messzunge aufliegt, aber nicht durchbiegt. Tritt der Patient nun nach vorne, kann die Körpergröße von der Messlatte abgelesen werden.

Maßband • Bei Patienten, die nicht stehen können, aber auch bei Säuglingen kann die Körperlänge mithilfe eines Maßbands gemessen werden. Die Messung kann z.B. im Bett oder auf einer Untersuchungsliege erfolgen. Pflegende sollten jedoch darauf achten, dass die Unterlage fest und nicht uneben ist.

Größere Kinder und Erwachsene legen sich dazu flach auf den Rücken. Die Füße sollten angewinkelt sein. Auf Höhe der Fußsohle und am Kopfende werden dann die Körperendpunkte markiert. Die Punkte werden schließlich mit dem Maßband miteinander verbunden und die Körperlänge kann auf dem Maßband abgelesen werden.

Neugeborene und Säuglinge werden ebenfalls liegend vermessen. Hier wird das Maßband Stück für Stück am Körper entlang von der Ferse über den Rücken bis zum Scheitel des Babys geführt.

Messmulde • Häufiger als mit einem Maßband wird in der Pädiatrie die Körperlänge mithilfe einer Messmulde gemessen. Auch Digitalwaagen, die mit einem Längenmessstab ausgerüstet sind, bieten sich für ein gleichzeitiges Wiegen und Messen des Kindes an (▶ Abb. 19.8).

Die Liegefläche sollte zunächst mit einer Stoffwindel oder Unterlage ausgekleidet werden, damit das Kind nicht auskühlt. Da bei der Größenermittlung meist auch das Gewicht des Säuglings gemessen wird, sollte vor dem Wiegen das Gewicht der Unterlage notiert werden. Der Säugling wird unbekleidet so in die Mulde gelegt, dass sein Kopf mit dem feststehenden Ende der Messmulde abschließt. Zur Sicherung sollte immer eine Hand über das Kind gehalten werden. Am Fußende kann nun mit der anderen Hand das bewegliche Fußbrett bis zu den Fußsohlen des Kindes geschoben werden. Das Ergebnis kann an der seitlich angebrachten Graduierung abgelesen werden.

Körperlänge bei Haltungsschäden • Bei Menschen mit starken Haltungsschäden (z.B. bei Wirbelsäulenveränderungen) kann die Körperlänge anhand der Kniehöhe über eine Formel annähernd ermittelt werden:

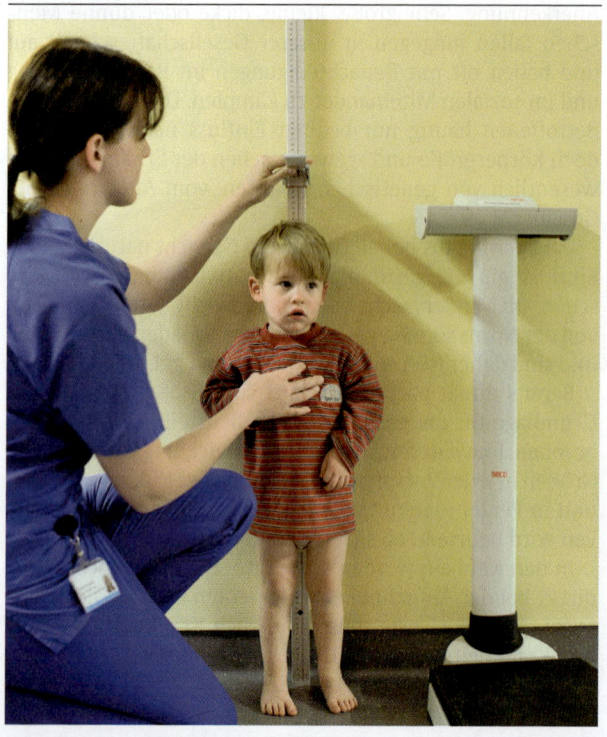

Abb. 19.7 Messen mit Messlatte.

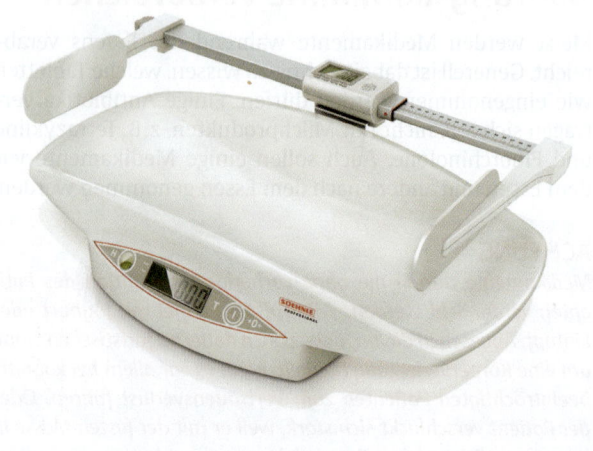

Abb. 19.8 Digitalwaage mit Längenmessstab.

Quelle: Soehnle Industrial Solutions GmbH, Backnang

- **Männer:** 64,19 − (0,04 × Alter in Jahren) + (2,02 × Kniehöhe in cm) = Körpergröße
- **Frauen:** 84,88 − (0,24 × Alter in Jahren) + (1,83 × Kniehöhe in cm) = Körpergröße

Dokumentation • Die ermittelten Werte werden i.d.R. in einer bestimmten Spalte im Dokumentationssystem eingetragen. Wurde die Körperlänge bei Haltungsschäden nur annähernd ermittelt, muss dies in der Dokumentation vermerkt werden.

Bewertung bei Erwachsenen • Die durchschnittliche Körpergröße der Frau beträgt 167 +/− 11 cm, die des Mannes 177 +/− 13 cm. Hauptsächlich führen eine verminderte oder vermehrte Ausschüttung von Wachstumshormonen zu einer Abweichung von der durchschnittlichen Körpergröße. Eine Abweichung nach oben wird als Makrosomie bzw. Gigantismus, eine Abweichung nach unten als Mikrosomie bzw. Nanosomie bezeichnet (▶ Tab. 19.2).

Bewertung bei Kindern • Die Körpergröße bei der Geburt und der weitere Verlauf geben wichtige Anhaltspunkte für den körperlichen Entwicklungsstand eines Kindes. Weitere wichtige Parameter sind Alter, Kopfumfang und Körpergewicht. Um den Entwicklungsstand eines Kindes zu beurteilen, können Perzentilenkurven herangezogen werden, z.B. für Körperlänge, Gewicht, Kopfumfang (▶ Abb. 19.9). Bei den Perzentilenkurven handelt es sich um Normalverteilungskurven. In regelmäßigen Abständen (i.d.R. bei den Vorsorgeuntersuchungen) werden die ermittelten Werte in einer fortlaufenden Perzentilenkurve eingetragen. In dieser sind zum Vergleich Messdaten von 3, 10, 25, 50, 75, 90 und 97 % der vergleichbaren Altersgruppe eingetragen. Ein Messwert an der 50. Perzentile bedeutet, dass 50 % der Altersgruppe geringere und 50 % höhere Messwerte haben. Ein Messwert an der 25. Perzentile heißt, dass 25 % geringere und 75 % höhere Messwerte haben. Messdaten innerhalb der 3. und

Tab. 19.2 Körpergröße.

	Frauen	Männer
Normalwerte	167 +/− 11 cm	177 +/− 13 cm
Makrosomie	> 180 cm	> 190 cm
Gigantismus	> 200 cm	> 210 cm
Mikrosomie	< 140 cm	< 150 cm
Nanosomie	< 130 cm	< 130 cm

Aus: Lauber A. Schmalstieg P. verstehen und pflegen. Wahrnehmen und Beobachten. Thieme 2012

97. Perzentile gelten als unbedenklich. Die elterliche Statur sollte in die Beurteilung einfließen.

WISSEN TO GO

Körperlänge bestimmen

- Gemessen wird immer direkt nach der Geburt, bei Aufnahme ins Krankenhaus und nach Anordnung.
- Gemessen werden sollte möglichst morgens.
- Die Körperlänge wird bei Erwachsenen und Kindern entweder stehend mit einer Messlatte oder liegend mit einem Maßband ermittelt. Bei Säuglingen eignet sich z. B. die Messmulde, bei der gleichzeitig das Gewicht erhoben werden kann.
- Hat ein Patient starke Haltungsschäden, ermitteln Pflegende die Körpergröße mithilfe einer Formel.

19.2.2 Körpergewicht bestimmen

Neben der Körpergröße ist vor allem das Körpergewicht ein entscheidender **Parameter**, um den **Ernährungs- und Gesundheitszustand** eines Patienten einschätzen oder um Medikamente korrekt dosieren zu können. Das Gewicht eines Patienten zum Zeitpunkt der Aufnahme gilt als Ausgangswert und muss – je nach Krankheitsbild und Therapie – regelmäßig kontrolliert werden. Dies betrifft vor allem
- über- und untergewichtige Patienten,
- Patienten mit Essstörungen,
- Patienten mit Diabetes,
- Patienten mit Tumoren,
- Patienten mit Herz- oder Nierenerkrankungen,
- Kinder und Säuglinge (auch zur standardmäßigen Entwicklungskontrolle).

Meist stehen folgende Waagetypen zur Verfügung:
- Stehwaage (mechanische Waagen mit Laufgewichten oder digitale Waagen)
- Sitzwaage (fahrbare Stuhlwaage mit mechanischer oder elektronischer Wiegeeinrichtung)
- digitale Bettwaage
- Patientenheber mit integrierter Waage
- für Neugeborene und Säuglinge: spezielle Säuglings- und Inkubatorwaagen

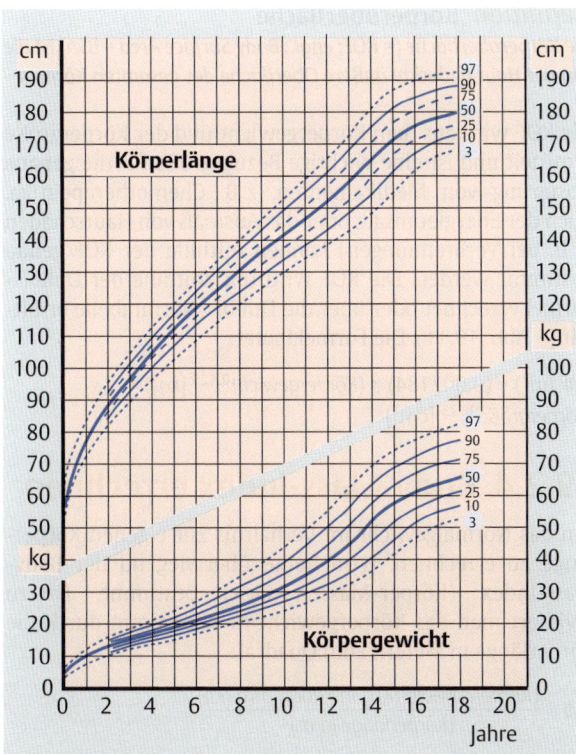

Abb. 19.9 Perzentilenkurven für Körperlänge und Körpergewicht.

Voraussetzungen

Waagen, die im medizinischen Bereich verwendet werden, müssen geeicht sein, d.h., die Geräte werden regelmäßig auf ihre Wiegegenauigkeit hin überprüft. Nur wenn die Gültigkeitsdauer der Eichung noch nicht abgelaufen ist, ist die Waage funktionstüchtig. Pflegekräfte müssen deshalb zunächst **das Eichdatum** prüfen.

Bei mechanischen Waagen müssen sie zudem die **Tarierung prüfen**, d.h., die Waage muss zunächst auf den Gewichtswert 0 eingestellt werden. Hierzu werden beide Laufgewichte auf null geschoben. Beide Zeiger müssen sich jetzt gegenüberstehen. Tun sie dies nicht, muss das Taragewicht auf der Stange so weit verschoben werden, dass sich Zeiger und Gegenzeiger in der Waagerechten gegenüberstehen.

Weiterhin zu beachten: Die Waage sollte nicht wackeln und auf einem ebenen, geraden und festen Untergrund stehen. Zudem sollten immer die Angaben des Herstellers beachtet werden.

Um zuverlässige Messdaten zu erhalten, sollten die **Wiegebedingungen stets gleich** sein:
- Immer die gleiche Waage verwenden.
- Immer zur gleichen Tageszeit, am besten morgens, nüchtern, nach dem Toilettengang und mit leerer Harnblase wiegen.
- Der Patient sollte keine Schuhe tragen und bei allen Messungen möglichst ungefähr die gleiche Kleidung tragen.
- Abweichende Bedingungen sollten dokumentiert werden.

Wiegen mit der Stehwaage

Ist die Stehwaage austariert und auf ihre Funktionsfähigkeit hin überprüft, zieht der Patient seine Schuhe aus und stellt sich möglichst wenig bekleidet aufrecht auf die Trittfläche. Bei der digitalen Waage wird das Ergebnis elektronisch angezeigt, bei einer mechanischen Schiebegewichtswaage wird das Körpergewicht durch Ausbalancieren der beiden Laufgewichte ermittelt.

Wiegen mit der Sitzwaage

Bei Patienten mit eingeschränkter Mobilität oder Personen mit Gleichgewichtsproblemen ist eine Sitzwaage zu empfehlen. Sie besteht aus einem arretierbaren, fahrbaren Stuhl mit einer integrierten Waage. Nachdem die Bremsen des Stuhls festgestellt wurden, kann die Sitzfläche ggf. mit einer Unterlage abgedeckt werden. Anschließend wird der Patient unterstützt, im Stuhl Platz zu nehmen (▶ Abb. 19.10). Dabei sollte er soweit wie möglich hinten sitzen und die Füße auf das Trittbrett bzw. die Fußstützen stellen. Das Wiegen selbst erfolgt dann genauso wie bei einer Stehwaage. Anhängige Infusionen, Zu- und Ableitungen müssen während des Messvorgangs angehoben oder an einen Infusionsständer gehängt werden.

Wiegen mit der Bettenwaage

Die Bettenwaage ist ein arretierbares, fahrbares Bettuntergestell mit integrierter Waage. Sie misst sowohl das Gewicht des Bettes als auch das der darin liegenden Person. Das Eigengewicht des Bettes wird nach der Messung subtrahiert. Die inzwischen überwiegend elektronisch gesteuerten Bettwaagen werden vor allem in der Intensivmedizin, der Dialyse und in der Altenpflege eingesetzt.

> **WISSEN TO GO**
>
> **Körpergewicht bestimmen**
>
> - Das ermittelte Körpergewicht ist wichtig, um Medikamente zu dosieren und um die Therapie zu überwachen (z.B. Diuretikatherapie).
> - Zum Wiegen des Patienten stehen Steh-, Sitz-, Bettwaagen, spezielle Patientenheber und für Neugeborene und Säuglinge Inkubatoren mit integrierter Waage zur Verfügung.
> - Waagen müssen geeicht, mechanische Waagen austariert sein.
> - Die Wiegebedingungen sollten möglichst immer gleich sein (gleiche Waage, gleiche Tageszeit, gleiche Kleidung).

19.2.3 Körperoberfläche bestimmen

Definition Körperoberfläche
Die Körperoberfläche (= KOF; engl.: Body Surface Area = BSA) ist die von der Haut bedeckte äußere Oberfläche des gesamten Körpers.

Die KOF wird aus dem Körpergewicht und der Körpergröße ermittelt und ist eine wichtige Bezugsgröße für die genaue Dosierung von Medikamenten, z.B. Chemotherapeutika. Auch der Energieumsatz oder das Ausmaß von Hautschäden (z.B. bei Verbrennungen) können mithilfe der KOF genau bestimmt werden. Die KOF wird u.a. mithilfe der Dubois-Formel errechnet oder über die Dubois-Normtabelle ermittelt (▶ Abb. 19.11). Die Formel lautet:

$KOF\ (m^2) = (0{,}007184) \times (Körpergewicht^{0{,}425}\ [kg]) \times (Körpergröße^{0{,}725}\ [cm])$

19.2.4 Body-Mass-Index errechnen

Um das Normalgewicht im Verhältnis zur eigenen Körperlänge zu errechnen, wird heute überwiegend der Body-Mass-Index (Körper-Massen-Index) bestimmt. Hierzu dividiert man das Körpergewicht in Kilogramm durch die Körperlänge in Metern zum Quadrat:

$$BMI = \frac{(Körpergewicht\ (KG)\ in\ Kilogramm\ (kg)}{(Körperlänge\ in\ m)^2}$$

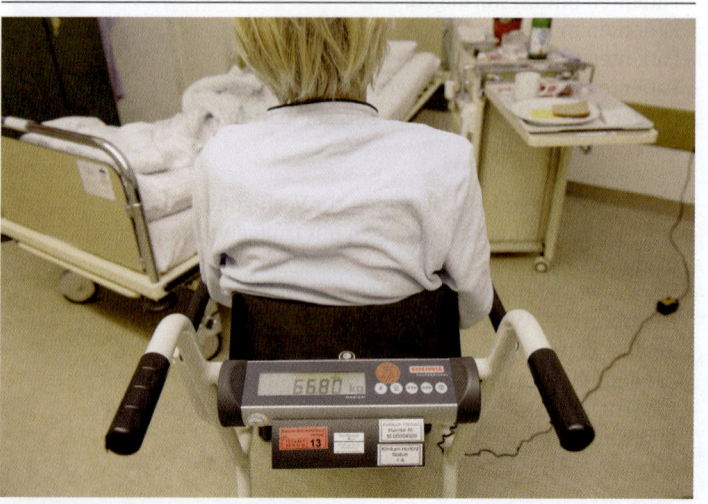

Abb. 19.10 Sitzwaage.

Körperlänge und -gewicht bestimmen

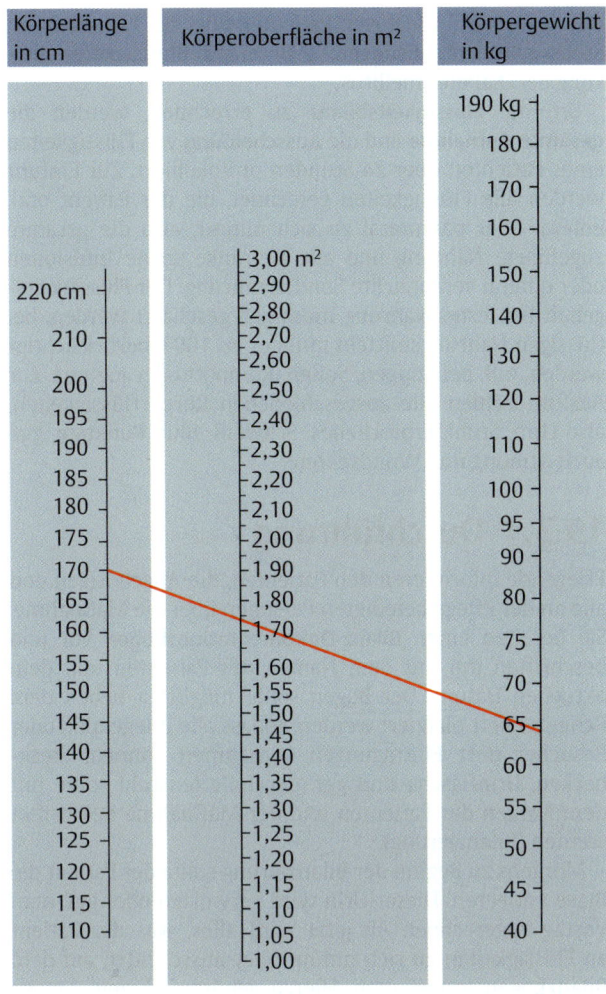

Abb. 19.11 Dubois-Nomogramm für Erwachsene.

Der Schnittpunkt der Verbindungslinie von Körperlänge- und gewicht ergibt die Körperoberfläche, in diesem Fall 1,74.

Anhand eines Nomogramms kann der BMI ohne Rechnung ermittelt werden (▶ Abb. 19.12). Der BMI ist je nach Alter und Geschlecht in Normbereiche aufgeteilt. Ein Erwachsener mit einem BMI von 18,5–24,9 gilt laut WHO (World Health Organisation) als normalgewichtig. Abweichungen nach oben oder unten entsprechendes Über- oder Untergewicht. Nähere Informationen zur Bewertung des BMI in verschiedenen Altersstufen finden Sie im Kap. „Ernährungsmanagement" (S. 706).

Patienten mit amputierten Gliedmaßen • Bei Amputationen muss das Gewicht entsprechend korrigiert werden, um eine falsche BMI-Berechnung zu vermeiden: Fuß + Unterschenkel: 6%, untere Extremität: 15%, obere Extremität: 5%, Unterarm: 2,3%, Hand: 0,8%. Zum Beispiel dürfen bei einem Körpergewicht von 50 kg und einer Beinamputation nicht 50 kg in die BMI-Berechnung einfließen, sondern 50 kg + 15% = 57,5 kg.

! *Merken* **BMI nur Anhaltswert**
Der BMI ersetzt nicht die pflegerische Beobachtung, er ist nur ein Anhalt. Ödeme durch Insuffizienz von Herz, Lunge oder Niere können die Werte als falsch normal, zu hoch oder niedrig beeinflussen. Abweichungen können sich durchaus auch aus „gesundem" Grund ergeben: Wer viel Sport macht, hat viele Muskeln – und die wiegen mehr als Fettgewebe. Deshalb ist auch pflegerische

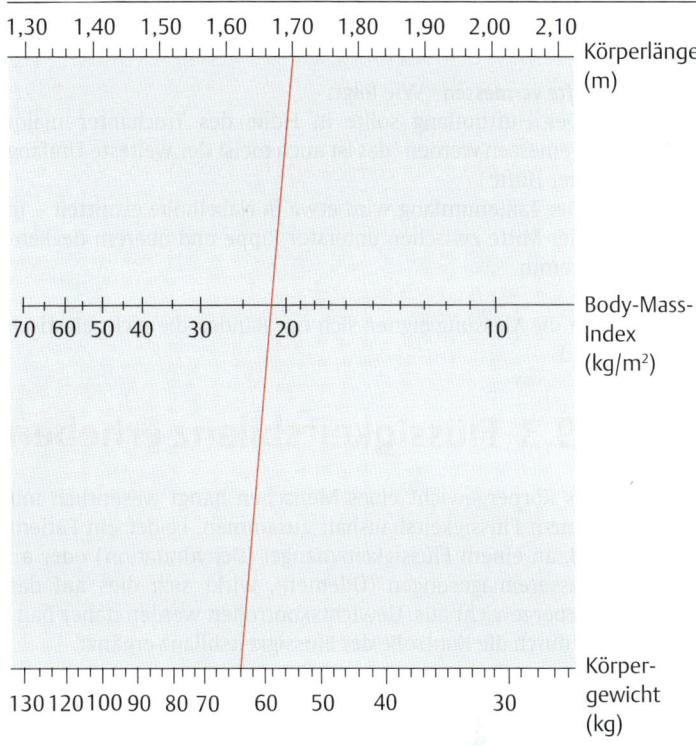

Abb. 19.12 Nomogramm Body-Mass-Index.

Der Schnittpunkt der Verbindung von Körperlänge und Körpergewicht auf der mittleren Geraden entspricht dem BMI. Im Fall von Frau Neumann 22.

Einschätzung der Silhouette ein gutes Mittel, nicht jedes Gramm auf die sprichwörtliche Goldwaage zu legen.

Nichtsdestotrotz wird der BMI häufig als absolutes Entscheidungskriterium genutzt, z.B. im Rahmen der PKMS-Einstufung (S. 206).

Beispiel **Den BMI errechnen**
Frau Neumann wiegt 64 kg und ist 1,70 cm groß. Der BMI ergibt sich aus folgender Rechnung:

$$\frac{64}{1,70 \times 1,70} = 22,159$$

Frau Neumann ist mit einem BMI von 22 also normalgewichtig.

Waist-to-Hip-Ratio

Immer aktueller wird die Ermittlung der Waist-to-Hip-Ratio (WHR) oder des Taille-Hüft-Verhältnisses (THV). In dem Zusammenhang ist oft die Rede vom Apfel- oder Birnentyp:
- **Der Apfeltyp** findet sich eher bei Männern. Das Körperfett befindet sich am Bauch, ist stammbetont verteilt.
- **Der Birnentyp** findet sich eher bei Frauen. Das Körperfett verteilt sich vorwiegend an Hüften, Gesäß und Oberschenkeln.

Der ermittelte Wert gibt Aufschluss über die Fettverteilung im Körper und lässt eher Rückschlüsse auf bestimmte Gesundheitsrisiken (z.B. kardiovaskuläre Erkrankungen, Diabetes oder einige Tumorerkrankungen) zu als der BMI. Der Wert berechnet sich nach der Formel:

$$\frac{\text{Taillenumfang in cm}}{\text{Hüftumfang in cm}}$$

Der WHR sollte liegen bei
- Männern unter 0,9 und
- Frauen unter 0,85.

Hüfte vermessen • Wie folgt:
- Der Hüftumfang sollte in Höhe des Trochanter major gemessen werden (das ist auch meist der weiteste Umfang der Hüfte).
- Der Taillenumfang wird etwa in Nabelhöhe ermittelt – in der Mitte zwischen unterster Rippe und oberem Beckenkamm.

Für die Messung eignen sich nur Bänder, die nicht elastisch sind!

19.3 Flüssigkeitsbilanz erheben

Das Körpergewicht eines Menschen hängt wesentlich mit seinem Flüssigkeitshaushalt zusammen. Leidet ein Patient z.B. an einem Flüssigkeitsmangel (Dehydratation) oder an Wassereinlagerungen (Ödemen), wirkt sich dies auf das Körpergewicht aus. Gewichtskontrollen werden daher häufig durch die Kontrolle der Flüssigkeitsbilanz ergänzt.

Definition **Flüssigkeitshaushalt**
Um den Flüssigkeitshaushalt eines Patienten beurteilen zu können, werden alle Flüssigkeiten, die über einen bestimmten Zeitraum vom Körper ausgeschieden werden (Ausfuhr), von der Summe aller Flüssigkeiten, die im gleichen Zeitraum zugeführt wurden (Einfuhr), subtrahiert. Daraus ergibt sich die Flüssigkeitsbilanz.

Meist wird die Bilanzierung über 24 Stunden durchgeführt, je nach Erkrankung eines Patienten sind aber auch kürzere Intervalle möglich. Indiziert ist sie vor allem bei Patienten mit Herz- und/oder Nierenerkrankungen. Eine Flüssigkeitsbilanzierung wird aber auch häufig angeordnet bei enteral oder parenteral ernährten Patienten oder bei Patienten mit Stoffwechselentgleisungen, z.B. einer Blutzuckerentgleisung bei Diabetes mellitus.

Um die **Flüssigkeitsbilanz** zu errechnen, werden die **gesamte Aufnahme** und die **Ausscheidung** von Flüssigkeiten eines Patienten über 24 Stunden protokolliert. Zur Einfuhr werden alle Flüssigkeiten gerechnet, die der Patient oral, enteral oder parenteral zu sich nimmt, also die gesamte zugeführte Nahrung und alle Getränke sowie Infusionen oder enteral verabreichte Sondennahrung. Der Flüssigkeitsgehalt bei fester Nahrung muss ggf. geschätzt werden, bei flüssigen Nahrungsmitteln muss er zu 100% berücksichtigt werden, z.B. bei Suppen, Soßen, Kompott oder Joghurt. Zur Ausfuhr zählen alle ausgeschiedenen Körperflüssigkeiten, also Urin, Stuhl, Erbrochenes, Schweiß, Blut, Punktate, ggf. auch Atmung und Wundsekrete.

19.3.1 Durchführung

Pflegende informieren den Patienten, die Angehörigen und alle an der Pflege beteiligten Personen über die Maßnahme. Sie bereiten einen **Bilanz-Dokumentationsbogen** vor und beschriften ihn mit dem Namen des Patienten und dem aktuellen Datum. Der Bogen sollte möglichst neben dem Patientenbett platziert werden, sodass alle Pflegenden oder Besucher dort Eintragungen vornehmen können. Steckbecken, Urinflasche und ggf. der Toilettenstuhl sollte mit dem Namen des Patienten und der Maßnahme beschriftet werden (Bilanzierung).

Morgens zu Beginn der Bilanzierung sollte der Patient die Blase entleeren. Dieser Urin wird verworfen oder ggf. dem Vortag zugerechnet. Ab jetzt wird alles, was der Patient an Flüssigkeiten zu sich nimmt oder ausscheidet, auf dem Bilanzbogen festgehalten. Hierzu gehören Uhrzeit, Menge und Art der ein- oder ausgeschiedenen Flüssigkeiten.

Um die Übersicht bei der Einfuhr zu behalten, ist es sinnvoll, Tassen und Gläser immer ganz zu füllen oder ganze Flaschen Wasser oder Kannen Tee aufzuschreiben. Das Fassungsvermögen der Gefäße sollte vorher genau ermittelt werden. Zur Erfassung der Ausfuhr müssen die Patienten ihre Blase in ein Steckbecken oder eine Urinflasche entleeren. Nachdem die Menge gemessen und dokumentiert ist, kann der Urin verworfen werden. Bei Patienten mit transurethralem Blasenkatheter kann die ausgeschiedene Urinmenge am Urinauffangbeutel (idealerweise am Urimeter) abgelesen werden. Nach Ablauf der 24 Stunden sollte der Patient nochmals die Blase entleeren. Dieser Urin wird noch mit zur Ausfuhr gezählt.

Schließlich wird die Bilanz, also die Differenz zwischen Ein- und Ausfuhr, errechnet und die ermittelten Werte mit Datum, Uhrzeit und Handzeichen im Dokumentationssystem notiert.

Perspiratio insensibilis • Wie der unbemerkte Flüssigkeitsverlust über Atmung, Stuhl und Haut genau zu ermitteln ist, ergibt sich aus eher komplizierten mathematischen Berechnungen und ist darüber hinaus immer wieder Gegenstand intensiver Diskussionen. Als Faustregel kann gelten: Der tägliche Verlust beträgt etwa 900 ml. Dieser setzt sich zusammen aus: 200–400 ml über die Haut, 400–600 ml über die Atmung und 100 ml über den Stuhl. Hat der Patient Fieber, kann man pro Grad erhöhter Temperatur etwa 500 ml pauschal hinzurechnen.

Abb. 19.13 Flüssigkeitsbilanz.

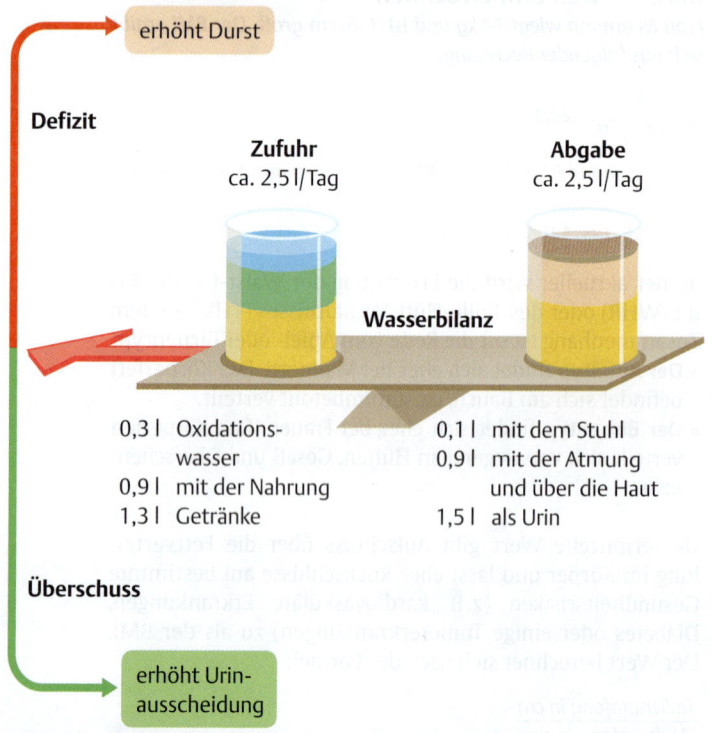

Ein konstanter Wasserhaushalt im Körper wird durch eine ausgeglichene Flüssigkeitsbilanz aufrechterhalten. *Nach: Biesalski HK, Grimm P. Taschenatlas Ernährung. Thieme 2011*

2 Ergebnisse

Die Bilanzierung kann zu folgenden Ergebnissen führen:
- **Positive Bilanz:** Die Flüssigkeitszufuhr ist höher als die -ausscheidung. Dies kommt häufig bei Nierenerkrankungen vor, z. B. Niereninsuffizienz. Die nicht ausgeschiedene Flüssigkeit kann sich dann im Gewebe einlagern, d. h., es können sich Ödeme entwickeln.
- **Negative Bilanz:** Der Patient hat mehr Flüssigkeit ausgeschieden, als er aufgenommen hat, z. B. wenn Ödeme mittels Diuretika ausgeschwemmt werden sollen (diuretische Therapie).
- **Ausgeglichene Bilanz:** Ein- und Ausfuhr entsprechen sich, der Flüssigkeitshaushalt ist ausgeglichen.

Der Arzt wird über die Ergebnisse der Bilanzierung informiert.

Mögliche Fehlerquellen • Die Ergebnisse einer Bilanzierung können durch fehler- oder mangelhafte Dokumentation leicht verfälscht werden. Mögliche Fehlerquellen sind:
- Eingenommene Flüssigkeiten werden nicht dokumentiert, z. B. durch unzureichende Information oder mangelhafte Mitarbeit des Patienten oder der Angehörigen.
- Bereits dokumentierte Getränke werden nicht vollständig vom Patienten eingenommen, ein Glas Apfelschorle wird z. B. mit 200 ml dokumentiert, der Patient hat aber nur 100 ml getrunken.
- Flüssigkeiten, die nicht genau berechnet werden können, werden falsch abgeschätzt, z. B. Flüssigkeitsverluste beim Schwitzen oder bei Fieber, Urinabgang bei inkontinenten Patienten.
- Flüssigkeiten werden gar nicht mitgerechnet, z. B. Medikamente, Blutabnahmen, Wundsekrete.
- Auch verfährt jede Klinik anders mit Blutersatzprodukten. Einige nehmen Erythrozytenkonzentrate in die Bilanz auf, andere nicht. Pflegende sollten die Gepflogenheiten in ihrer Klinik erfragen.

WISSEN TO GO

Flüssigkeitsbilanz erheben

- Die Bilanzierung des Flüssigkeitshaushaltes wird auf Anordnung durchgeführt und betrifft häufig Patienten mit Herz-, Kreislauf- und/oder Nierenerkrankungen sowie Patienten mit Stoffwechselstörungen (Diabetes mellitus).
- Alle Flüssigkeiten, die der Patient über einen bestimmten Zeitraum (meist 24 h) zu sich genommen (Einfuhr) und ausgeschieden hat (Ausfuhr), werden dokumentiert.
  - **Einfuhr:** alle flüssigen Lebensmittel, Getränke, Infusionen, evtl. Sondennahrung; bei fester Nahrung geschätzten Flüssigkeitsgehalt berücksichtigen
  - **Ausfuhr:** alle ausgeschiedenen Körperflüssigkeiten, also Urin, Stuhl, Erbrochenes, Schweiß, Blut, Punktate, ggf. auch Atmung und Wundsekrete
- Um Fehler zu vermeiden, sollte besonders darauf geachtet werden, dass **alle** relevanten Flüssigkeiten berücksichtigt und dokumentiert werden und dass alle dokumentierten Getränke vom Patienten eingenommen wurden.
- Die Bilanz wird ermittelt, indem die gesamte Ausfuhr von der Einfuhr subtrahiert wird. Die Werte werden mit Datum, Uhrzeit und Handzeichen dokumentiert.

20 Bei den Ausscheidungen unterstützen

20.1 Ausscheidungen beobachten und kontrollieren

Regelmäßige Stuhl- und Urinentleerungen sind sehr wichtig für unser Wohlbefinden. Sie gehören ganz selbstverständlich in den Lebensrhythmus und Tagesablauf und werden uns oft erst bewusst, wenn sie nicht normal funktionieren. Dann allerdings fällt es meist nicht leicht, über diese biologisch notwendigen Vorgänge zu sprechen. Die Ausscheidungen werden aufgrund von Geruch, Aussehen und Beschaffenheit als unangenehm bis ekelerregend empfunden. Die Ausscheidungsorgane liegen in einem Bereich des Körpers, der den Blicken verborgen ist. Sich nackt zu zeigen, ob für die tägliche Intimpflege oder zur Untersuchung durch den Arzt, fällt den meisten Menschen schwer.

! Merken Schamgefühl
Das Schamgefühl der Patienten sollte von den Pflegenden nicht verletzt oder außer Acht gelassen werden – auch wenn sie gelernt haben, unbefangen mit Nacktheit und Ausscheidungen umzugehen. Gerade dann zeigt sich die Achtung vor der menschlichen Würde.

20.1.1 Urin beobachten und kontrollieren

Die wichtigsten Kriterien für die Beobachtung der Urinausscheidung sind folgende (▶ Abb. 20.1):
- Urinmenge
- Urinfarbe
- Uringeruch
- Urinbeimengungen
- Miktion (Entleerungsvorgang)

Abb. 20.1 Urin kontrollieren.

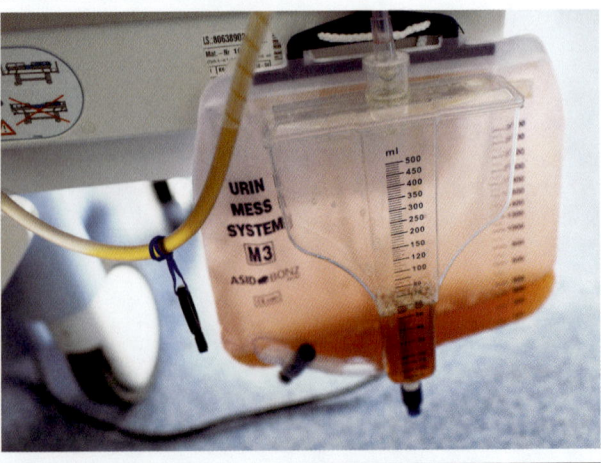

Zur Kontrolle der Urinfarbe ist eine oder sind beide Seiten des Urinbeutels transparent. Zusätzlich lässt sich die Menge des Urins ablesen.

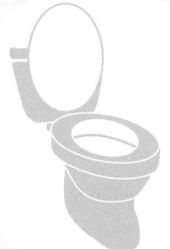

	Urin beobachten und kontrollieren ▸ S. 382
Ausscheidungen beobachten und kontrollieren	Stuhl beobachten und kontrollieren ▸ S. 385
	Physiologie der Defäkation ▸ S. 387
	Stuhlentleerungsstörungen ▸ S. 388
	Stuhlprobengewinnung ▸ S. 388

	Hilfsmittel für die Harn- und Stuhlentleerung ▸ S. 388
	Hilfsmittel bei bettlägerigen Menschen anwenden ▸ S. 389
Bei der Ausscheidung unterstützen	Harninkontinenz ▸ S. 390
	Stuhlinkontinenz ▸ S. 392
	Inkontinenzhilfsmittel ▸ S. 392
	Beim Abführen unterstützen ▸ S. 394

	Ursachen ▸ S. 395
Übelkeit und Erbrechen beobachten und kontrollieren	Pflegeanamnese ▸ S. 396
	Behandlung und Pflege ▸ S. 397

Tab. 20.1 Beobachtungskriterien der Urinausscheidung.

Beobachtungskriterium	Veränderung	Ursachen
Farbe/Aussehen hell- bis dunkelgelb und klar	**physiologische Abweichungen**	
	rot	Rote Bete
	blau	z. B. Amitriptylin (Antidepressivum)
	gelbbraun	Rhabarber
	grünlich-blau	Methylenblau (Farbstoff, der in der Diagnostik und als Arzneimittel eingesetzt wird)
	orange	z. B. Vitamin-B-Präparate
	pathologische Veränderungen	
	dunkelgelbbraun	evtl. Flüssigkeitsmangel
	bierfarben mit gelbem Schaum	Beimengung von Bilirubin (Bilirubinurie), z. B. bei Gallenwegs- und Lebererkrankungen (Ikterus)
	hellrötlich („fleischwasserfarben" bis blutig (makroskopische Hämaturie)	Blutung bei Nieren- und Blasenerkrankungen, herabgesetzte Blutgerinnung durch Medikamente (Antikoagulanzien)
	wasserhell ins Grünliche schimmernd	Diabetes mellitus und Diabetes insipidus
	milchig, flockig	Entzündung (Leukozyturie, Pyurie = Eiterharn)
	milchigtrüb	Phosphaturie, z. B. bei Hungerzuständen, alkalischer Kost

20 Bei den Ausscheidungen unterstützen

Tab. 20.1 Fortsetzung.

Beobachtungskriterium	Veränderung	Ursachen
Geruch unauffällig	**physiologische Abweichungen**	
	typischer Geruch nach Speisen	z. B. Spargel
	pathologische Veränderungen	
	Foetor hepaticus (intensiv, süßlich, frische Leber)	Lebererkrankungen
	Azetongeruch (obstartig)	Diabetes mellitus, beim Fasten
	Ammoniak (beißend, „Pferdestallgeruch")	bei Harnwegsinfekten oder nach längerem Stehen
Menge Erwachsene: bis 2000 ml Schulkinder: bis 1200 ml Säuglinge: bis 500 ml	**Ausscheidungsmenge in 24 Stunden**	
	Oligurie (weniger als 500 ml)	verminderte Flüssigkeitszufuhr oder Flüssigkeitsverlust, z. B. bei Diarrhö, Nierenerkrankungen, Herzinsuffizienz
	Anurie (weniger als 100 ml)	Herzinsuffizienz, Nierenerkrankungen, Nierenversagen im Schock, urämisches Koma
	Polyurie (mehr als 2000 ml)	bei extremer Flüssigkeitszufuhr, Einnahme von Diuretika, Diabetes mellitus und Diabetes insipidus
Veränderung des Harnstrahls	zu Beginn: häufiger Harndrang, häufige Entleerungen, verzögerte Entleerung, schwacher Harnstrahl Später: unvollständige Entleerung mit hohem Restharn, evtl. Tröpfcheninkontinenz bei gefüllter Blase	Prostataadenom

Die normale Beschaffenheit des Urins ist hell- bis dunkelgelb und klar. Je konzentrierter der Urin, desto dunkler ist er. Die Menge des ausgeschiedenen Urins beträgt je nach Trinkmenge beim gesunden Erwachsenen bis zu 2000 ml, bei Schulkindern bis zu 1200 ml und bei Säuglingen bis zu 500 ml. Die Entleerung erfolgt normalerweise 4–6-mal am Tag, und zwar willkürlich und ohne Anstrengung oder gar Schmerzen. Veränderungen des Urins sind in ▶ Tab. 20.1 dargestellt.

! Merken Uringerüche

Uringerüche, die auf bestimmte Krankheiten hinweisen, können sehr spezifisch sein, z. B. Ammoniakgeruch bei Infektionen. Nach und nach sollte man sich einprägen, welcher Uringeruch mit welcher Erkrankung auftritt. Um Eindrücke abzugleichen, können erfahrene Kollegen befragt werden. Wenn ein Geruch bei einem Patienten neu auffällt, sollte der Arzt informiert werden.

WISSEN TO GO

Urin beobachten und kontrollieren

Ausscheidungen sind wichtig für das Wohlbefinden und dienen dazu, Stoffwechselprodukte des Körpers loszuwerden. Sie sind bei den meisten Menschen tabubehaftet. Das Schamgefühl sollte immer beachtet werden. Normalerweise ist der Urin hell- bis dunkelgelb und klar. Die wichtigsten Beobachtungskriterien sind Urinmenge, Urinfarbe, Uringeruch, Urinbeimengungen und Miktion (Entleerungsvorgang).

Die ausgeschiedene Harnmenge pro Tag beträgt bei einem gesunden Erwachsenen bis zu 2000 ml, bei Schulkindern bis zu 1200 ml und bei Säuglingen bis zu 500 ml.

Miktionsstörungen

Die Entleerung der Blase (Miktion) kann z. B. gestört sein durch
- Schmerzen, z. B. bei Zystitis (Blasenentzündung),
- Harnverhalt (erschwertes oder fehlendes Wasserlassen) und
- Kontrollverlust über die Blasenfunktion, z. B. bei Harninkontinenz (S. 390).

Harnverhalt · Hierbei kann der Urin in der Blase nicht oder nicht mehr vollständig entleert werden. Die Menge, die in der Blase zurückbleibt, nennt man Restharn. Zu den Ursachen der Harnretention gehören:
- Abflussbehinderungen, z. B. durch Nierensteine, Tumoren oder Verletzungen
- Prostataadenom des älteren Mannes
- neurogene Blasenentleerungsstörung, z. B. bei multipler Sklerose, Diabetes mellitus sowie bei Hemi- oder Paraplegie
- Anästhesie (bei postoperativem Auftreten)

Eine Harnretention rechtzeitig zu erkennen ist lebensnotwendig, da die Rückstauungsschäden am Harnsystem und an den Nieren zum völligen Nierenversagen (S. 1041) führen können.

Der Harnverhalt kann beim Patienten Schmerzen verursachen, aber auch schmerzfrei verlaufen, z. B. wenn neurogene Störungen vorliegen. Die Akuttherapie besteht in der Katheterisierung der Harnblase (S. 444), medikamentöser Therapie sowie in der Beseitigung der Abflussbehinderung.

! Merken Überlaufblase

Wenn beim Harnverhalt die Blase so voll ist, dass der Blasendruck den des Schließmuskels überwindet, kann tröpfchenweise Urin abgehen. Das Phänomen wird Überlaufblase genannt. Unwillkürlicher Verlust von kleinen Mengen Urin ist also nicht immer ein Merkmal für Inkontinenz.

Eine Überlaufblase zeigt sich primär meist durch Druckgefühl im (Unter-)Bauch und Schmerzen. Sie ist meist mit der Hand zu ertasten – je nach Menge und Körperbau des Patienten kann sich ein großer „Unterbauchtumor" zeigen. Bei Menschen mit eingeschränktem Bewusstsein oder auch bei Demenz zeigt sich Harndrang und Überlaufblase oft dadurch, dass diese Menschen sehr unruhig sind.

WISSEN TO GO

Miktionsstörungen

Sie können sich zeigen durch Schmerzen, erschwertes oder fehlendes Wasserlassen und einen Kontrollverlust über die Blasenfunktion. Bei einem Harnverhalt können die Patienten die Blase nicht oder nicht mehr vollständig entleeren.

Untersuchungsmethoden und Uringewinnung

Zur Unterstützung der pflegerischen Beobachtungen und zur eindeutigen Diagnosefindung werden für Urin- und Blutuntersuchungen häufig Schnelltests eingesetzt. Diese kann der Betroffene selbst oder die Pflegefachkraft ohne großen Aufwand durchführen. Am häufigsten werden Teststreifen oder -stäbchen verwendet. Die häufigsten Uringewinnungsmethoden zu Untersuchungszwecken sind
- Mittelstrahlurin,
- Katheterurin,
- Sammelurin und
- Urinauffang-Systeme für Säuglinge.

Wie die Urinproben gewonnen werden und welche Urinuntersuchungen es gibt, lesen Sie im Kap. „Pflege bei Erkrankungen der Niere und der ableitenden Harnwege" (S. 1032).

Prophylaxe von Harnwegsinfektionen

Eine bakterielle Infektion der Harnwege erfolgt meist aufsteigend. Das bedeutet, dass Krankheitserreger von der Harnröhrenöffnung über die Harnröhre in die Blase und manchmal sogar weiter in die Niere gelangen, siehe akuter Harnwegsinfekt (S. 1056). Frauen sind wegen ihrer kürzeren Harnröhre häufiger von Harnwegsinfektionen betroffen als Männer. Eine Entzündung der Harnröhre bezeichnet man als Urethritis, eine Entzündung der Harnblase als Zystitis.

Die beste Vorbeugung gegen einen Harnwegsinfekt ist die natürliche Spülung durch eine ausreichende Trinkmenge, falls diese nicht durch ärztliche Anordnungen eingeschränkt wurde, z. B. bei Nieren- oder Herzinsuffizienz. Mehr zu den prophylaktischen Maßnahmen lesen Sie im Kap. „Pflege bei Erkrankungen der Niere und der ableitenden Harnwege" (S. 1032).

20.1.2 Stuhl beobachten und kontrollieren

Der Stuhl (Fäzes, Kot, Exkremente) ist normalerweise eine weiche, geformte Masse. Die Farbe erhält er von der in den Darm fließenden (von Bilirubin in Sterkobilin umgewandelten) Gallenflüssigkeit und ist je nach Nahrungsaufnahme hell- bis dunkelbraun.

Die Stuhlmenge beim Erwachsenen beträgt ca. 120–300 g/Tag. Der Stuhl setzt sich aus 75 % Wasser, 10 % Abfallprodukten (Zellulose), 7 % Epithelien, 8 % Salzen, Schleim und Bakterien zusammen. Dieses Mengenverhältnis erklärt, warum bei Nahrungskarenz trotzdem Stuhl ausgeschieden wird.

Die Reaktion des Stuhls ist leicht alkalisch (pH bei 7–8). Die im Darm befindlichen E.-coli-Bakterien bewirken die Zersetzungsprozesse Fäulnis (Eiweiß) und Gärung (Kohlenhydrate), sie sind für den Geruch verantwortlich. Die dabei entstehenden Darmgase werden als „Winde" ausgeschieden (Flatulenz).

Als normal gilt eine Stuhlentleerung zwischen 1–2-mal täglich und 2-mal wöchentlich. Der Entleerungsvorgang geschieht ohne große Anstrengungen und Schmerzen.

ACHTUNG
Krankhaft veränderter Stuhl (sowie veränderte Urinausscheidung und Erbrochenes) muss aufgehoben und dem behandelnden Arzt zur Sicherung der Diagnose gezeigt werden.

WISSEN TO GO

Stuhl beobachten und kontrollieren

Stuhl ist normalerweise geformt und weich, die Farbe ist abhängig von der Nahrung. Die Stuhlmenge beim Erwachsenen beträgt ca. 120–300 g/Tag. E.-coli-Bakterien sind verantwortlich für den Geruch. Gase, die bei der Stuhlproduktion entstehen, machen sich als abgehende „Winde" bemerkbar. Beobachtungskriterien der Stuhlausscheidung zeigt ▶ Tab. 20.2.

20.1.3 Physiologie der Defäkation

In der Wand des Enddarms (Submukosa) befinden sich **sensible Rezeptoren**, die bei Dehnung der Darmwand durch die eintretende Stuhlmasse aktiviert werden. Dies wird dem Gehirn gemeldet (**afferente Fasern des vegetativen Nervensystems**). Im Rückenmark werden die **spinalen Reflexe** dazu verwertet, die Peristaltik (Darmbewegungen) in Gang zu setzen. Vom Gehirn steuern als Reflexantwort die **efferenten Fasern** die glatte Muskulatur des Darmes. Es kommt zu Kontraktionen des Darmes und der innere Analschließmuskel erschlafft. Der Stuhl tritt nach unten bei noch geschlossenem äußerem Schließmuskel. Der äußere Schließmuskel kann willentlich gesteuert werden. Er wird durch den Nervus pudendus innerviert. Verspürt man z. B. Stuhldrang, kann aber keine Toilette aufsuchen, sorgt der N. pudendus dafür, dass der Muskel angespannt und somit die Defäkation (der Stuhlgang) verhindert wird.

Bei länger bestehendem Stuhldrang fallen die Impulse der Dehnungsrezeptoren weg. Soll dann die Stuhlentleerung erfolgen, lässt der Mensch willentlich den äußeren Schließmuskel erschlaffen. Es entsteht ein offener Kanal für die Stuhlpassage. Die Bauchpresse und die Aufwärtsbewegung der Beckenbodenmuskulatur treiben den Stuhl ins Freie.

20 Bei den Ausscheidungen unterstützen

Tab. 20.2 Beobachtungskriterien der Stuhlausscheidung.

Beobachtungskriterium	Veränderung	mögliche Ursachen
Farbe/Aussehen hell- bis dunkelbraun	*physiologische Abweichungen*	
	braunschwarz	vorwiegend fleischliche Ernährung
	schwarz	Eisen, Rotwein, Kohle
	rötlich	Rote Bete
	pathologische Veränderungen	
	schwarz und glänzend, „Teerstuhl"	verdautes Blut aus dem Magen oder aus den oberen Darmabschnitten, meist massive Blutung
	tonig, fettglänzend	Pankreaserkrankungen
	grauweiß, entfärbt (acholisch), „Lehmstuhl"	fehlender Gallenfarbstoff bei Gallenwegs- und Lebererkrankungen
	grünlich-schwarzbraun, „Hungerstuhl"	nach schweren Durchfällen, Nahrungskarenz
Geruch nicht übermäßig übel riechend	*physiologische Abweichungen*	
	abhängig von der Nahrung und der Verweildauer im Darm	bei kohlenhydratreicher Ernährung eher säuerlich, bei fleischhaltiger Kost geruchsintensiver
	pathologische Veränderungen	
	faulig-jauchig (tiefbraun)	Fäulnisdyspepsie (Verdauungsstörung mit Zunahme der Fäulnisprozesse infolge mangelhafter Eiweißverdauung)
	nach Aas (verwesendem Fleisch) riechend	Zerfallsprozesse im Darm, z. B. durch ein Karzinom
Menge/Form/Konsistenz Menge ist ernährungsabhängig und beträgt beim Erwachsenen etwa 120–300 g pro Tag	*physiologische Abweichungen*	
	größere Menge	sehr ballaststoffreiche Ernährung (bis zu 500 g)
	kleinere Mengen	bei ballaststoffarmer, eiweißreicher Ernährung
	pathologische Veränderungen	
	große Mengen	Störung des Nahrungstransports vom Darm in die Blut- und Lymphbahn (Malabsorption)
	flüssig	Diarrhö bei Darminfektionen
	fester als normal	Obstipation
	trocken-hart	„Kotstein" bei schwerer Obstipation
	bleistiftförmig	Stenosen (Verengungen) des Enddarms
Beimengungen	*physiologische Abweichungen*	
	Weintraubenschalen, Tomatenschalen usw.	unverdaute Nahrung
	pathologische Veränderungen	
	Blutauflagerungen	Analfissuren, Hämorrhoiden, Rektum- und Analkarzinom
	Schleim	gereizte Darmschleimhaut
	blutiger Schleim	Colitis ulcerosa, nach schweren Durchfällen
	Parasiten	Maden-, Spul- und Bandwürmer (makroskopisch), Wurmeier und pathogene Keime (mikroskopisch)

20.1.4 Stuhlentleerungsstörungen

Probleme bei der Stuhlausscheidung spielen beim älteren Menschen häufig eine große Rolle. Dies ist möglicherweise dadurch bedingt, dass die allgemeinen Aktivitäten bei ihnen eingeschränkt sind und sie sich gedanklich vermehrt mit dem eigenen Körper beschäftigen. Daraus resultieren häufig enorme Probleme bis hin zum Abführmittelmissbrauch.

Alle vorgetragenen Klagen über bestehende Stuhlprobleme müssen sehr ernst genommen werden. Pflegende sollten sich genaue Informationen über die tatsächliche Situation einholen. Beobachtungspunkte der Stuhlausscheidung sind in ▶ Tab. 20.2 dargestellt. Zu den Stuhlentleerungsstörungen gehören Diarrhö (Durchfall), Stuhlinkontinenz, Obstipation (Verstopfung) und Tenesmus (schmerzhafter Stuhl- oder Harndrang).

Diarrhö

Definition **Diarrhö**
Bei einer Diarrhö (Durchfall) wird mehr als 3-mal am Tag dünnflüssiger Stuhl ausgeschieden, meist verbunden mit Krämpfen.

ACHTUNG
Bei einer Diarrhö verliert der Körper viel Flüssigkeit. Der Flüssigkeitsverlust kann dabei so hoch sein, dass er einen akuten Verwirrtheitszustand auslöst.

Ursachen • Zu den Ursachen für eine Diarrhö gehören folgende
- Darminfektionen
- Lebensmittelvergiftungen
- Nebenwirkung von Medikamenten, z. B. Antibiotika, Zytostatika
- Nahrungsmittelallergien
- unzureichende Kautätigkeit, z. B. aufgrund fehlender Zähne oder schlecht sitzender Zahnprothesen
- unkontrollierte Einnahme von Abführmitteln
- psychische Reize wie Angst/Schrecken/Aufregung
- krankhafte Veränderungen des Darmes, z. B. Stenosen

Stuhlinkontinenz

Definition **Stuhlinkontinenz**
Unter Stuhlinkontinenz versteht man das Unvermögen, Stuhl zurückzuhalten.

Die Stuhlinkontinenz kann verschiedene medizinische und psychische Ursachen haben (S. 392).

Obstipation

Definition **Obstipation**
Als Obstipation (lat. Verstopfung) bezeichnet man eine seltene und mühselige Entleerung zu harten Stuhls. Was „zu selten" bedeutet, hängt von der individuellen Defäkationsfrequenz ab (Defäkation = Ausscheiden von Stuhl). Sie variiert von 1–2-mal täglich bis 2-mal wöchentlich.

Begleitet wird die Obstipation häufig durch Völlegefühl, Bauchkrämpfe, Blähungen, Appetitlosigkeit, Zungenbelag, Mundgeruch, Kopfschmerzen und Unruhe.

❗ Merken Paradoxe Diarrhö
In manchen Fällen sammelt sich im Enddarm eine sehr große Menge Stuhl an und es bilden sich Kotsteine. Entlang der Kotsteine und des Stuhls im Rektum kann flüssiger Stuhl aus dem Dickdarm vorbeifließen. Es ist also möglich, dass sich bei einem Patienten mit Obstipation die Anzeichen einer Diarrhö zeigen.

Ursachen • Zu den Ursachen einer Obstipation zählen z. B.:
- Elektrolytverschiebungen
- Medikamente, z. B. Analgetika, Antidepressiva, Antiparkinsonmittel, Eisenpräparate
- endokrine Störungen, z. B. Hypothyreose
- Darmerkrankungen, z. B. Erkrankungen, die das Darmlumen einengen, wie Stenosen
- ballaststoffarme Ernährung oder falsche Ernährungsgewohnheiten
- Flüssigkeitsmangel durch unzureichende Trinkmenge oder großer Flüssigkeitsverlust
- Bewegungsarmut oder mangelnde Kraft, die Bauchpresse zu betätigen
- Motilitätsstörungen (Bewegungsstörungen) des Darmes, z. B. Darmträgheit als Folge von Abführmittelmissbrauch
- Lähmungen des Darmes, z. B. bei neurogenen Störungen
- Unterdrückung des Stuhlentleerungsreflexes, z. B. bei Schmerzen im Schließmuskelbereich

ACHTUNG
Obstipation, Diarrhö und Inkontinenz sind keine eigenständigen Erkrankungen, sondern immer nur das Symptom für eine Erkrankung, welches der ärztlichen Abklärung bedarf.

Assessment • Liegt der Verdacht auf eine Obstipation nahe, können Assessmentinstrumente wie die Constipation-Related Disability Scale von Hart et al. (2011) und die Italian Constipation Assessment Scale von Da Molin et al. (2012) eingesetzt werden. Pflegende fragen den Patienten dabei z. B.,
- inwieweit er Schwierigkeiten habe, lange zu sitzen, sich vornüber zu beugen, zu verreisen, Fahrrad zu fahren und an Freizeitaktivitäten wie Restaurantbesuchen teilzunehmen,
- ob er Schmerzen im Rektalbereich oder Bauch während der Defäkation hat,
- ob er sich vollgestopft oder aufgebläht fühlt,
- nach sickerndem bis flüssigem Stuhl (vermeintlicher Durchfall kann ein Hinweis auf Verstopfung sein, siehe paradoxe Diarrhö!),
- nach bleistiftförmigem Stuhl (Hinweis auf Darmtumoren).

Eine wichtige Rolle zur Diagnosestellung bei gastrointestinalen Erkrankungen haben die Rome-III-Kriterien von Longstreth et al. (2006). Eine Obstipation liegt z. B. vor, wenn mindestens 2 Kriterien aus Abschnitt A sowie B und C erfüllt sind. Der Patient sollte dazu sein Defäkationsverhalten der letzten 6 Monate einschätzen.
- **Abschnitt A:**
  - starkes Pressen bei mindestens 25 % der Defäkationen
  - Klumpen bzw. harter Stuhl bei mindestens 25 % der Defäkationen
  - unvollständige Stuhlentleerung bei mindestens 25 % der Defäkationen
  - rektaler Verschluss bzw. Vorliegen einer Blockade im Rektalbereich bei mindestens 25 % der Defäkationen

20 Bei den Ausscheidungen unterstützen

– Manipulationen zur Unterstützung der Stuhlentleerung bei mindestens 25 % der Defäkationen, z. B. digitale Stimulation am After bzw. im Anus, digitaler Druck auf den Beckenboden
– weniger als 3 Defäkationen pro Woche
- **Abschnitt B:** Ohne Laxanzieneinnahme ist eine Stuhlentleerung kaum möglich.
- **Abschnitt C:** Es gibt Hinweise auf Darmstörungen.

Ausführliche Informationen zur Obstipationsprophylaxe finden Sie im Kap. „Prophylaxen" (S. 426).

Tenesmus ani

Definition **Tenesmus**
Unter Tenesmus ani oder alvi versteht man schmerzhaften Stuhldrang, unter Tenesmus vesicae den schmerzhaften Harndrang (z. B. bei Zystitis).

Ein Tenesmus ani lässt sich z. B. auf Erkrankungen des Dickdarms (z. B. Rektumkarzinom, Schließmuskelspastik, entzündliche Veränderungen oder Diarrhö) zurückführen.

> **WISSEN TO GO**
>
> **Stuhlentleerungsstörungen**
> - **Diarrhö:** häufige Entleerung flüssigen Stuhls, kann hohe Flüssigkeitsverluste verursachen. Ursachen sind z. B. Infektionen, Vergiftungen, Nebenwirkungen von Medikamenten, psychische Reize.
> - **Stuhlinkontinenz:** das Unvermögen, den Stuhl zurückzuhalten
> - **Obstipation:** trockener, harter Stuhl, seltene Entleerung. Zu den Ursachen gehören z. B. Störungen im Elektrolythaushalt, endokrine Störungen, ungünstige Ernährung oder auch Nebenwirkungen von Medikamenten.
> - **Tenesmus ani:** ständiger, schmerzhafter Stuhldrang. Ursachen sind z. B. Rektumkarzinom, Entzündungen, Spastiken des Schließmuskels.

20.1.5 Stuhlprobengewinnung

Für die Stuhlprobe stehen Röhrchen mit integriertem Spatel zur Verfügung (▶ Abb. 20.2). Der Spatel dient der Aufnahme einer kleinen Stuhlmenge, die für die meisten Untersuchungen ausreichend ist. Spezielle Probengewinnungsmethoden können notwendig werden bei Fettmengenbestimmung, Verdacht auf Wurmeier und Untersuchung auf okkultes Blut. Bei der Stuhlprobengewinnung sollten die genauen Durchführungshinweise des Labors beachtet werden.

20.2 Bei der Ausscheidung unterstützen

20.2.1 Hilfsmittel für die Harn- und Stuhlentleerung

Wann immer es möglich ist, sollte der Patient seine Ausscheidungen auf der Toilette durchführen können. Pflegende sollten dafür sorgen, dass der Patient die für ihn notwendige Unterstützung beim Transfer vom Bett zur Toilette erhält. Zu den Hilfsmitteln, die dem Patienten den Weg zur Toilette erleichtern, gehören z. B. Nachtbeleuchtung sowie Handläufe.

Toilettenstuhl anwenden

Der Toilettenstuhl ist für Patienten geeignet, die vom Bett in einen Stuhl und umgekehrt mobilisiert werden können, aber nicht in der Lage sind, zur Toilette zu gehen (▶ Abb. 20.3). Die Durchführung umfasst Folgendes:
- Bremsen des Toilettenstuhls feststellen.
- Die bettseitige Armlehne entfernen.
- Die Sitzplatte entfernen (vorher Steckbecken oder Eimer einschieben!).
- Den Patienten beim Transfer auf den Stuhl unterstützen.
- Den Toilettenstuhl ins WC fahren oder für Sichtschutz sorgen.
- Klingel und Zellstoff in erreichbare Nähe legen.

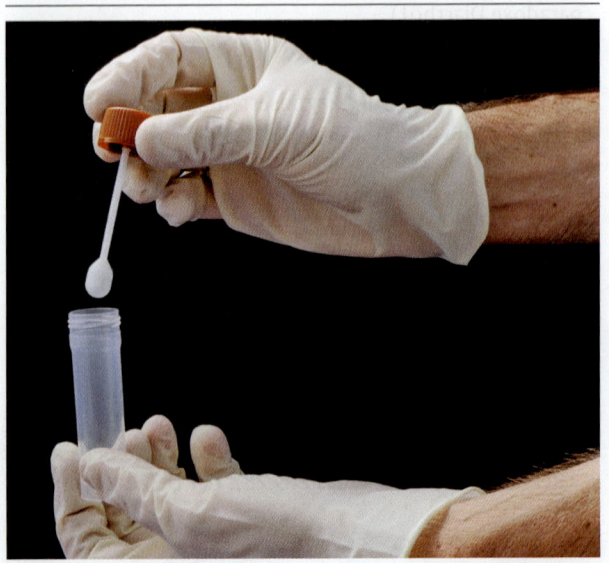

Abb. 20.2 Röhrchen und Spatel zur Entnahme der Stuhlprobe.

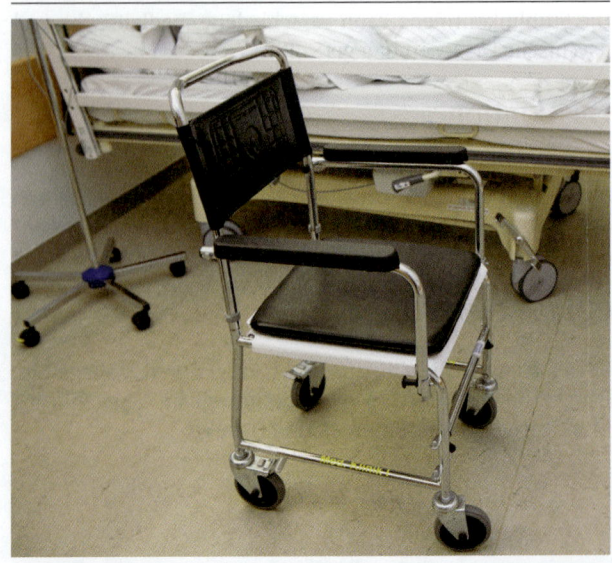

Abb. 20.3 Toilettenstuhl.

Bei der Ausscheidung unterstützen

Abb. 20.4 Urinflaschen.

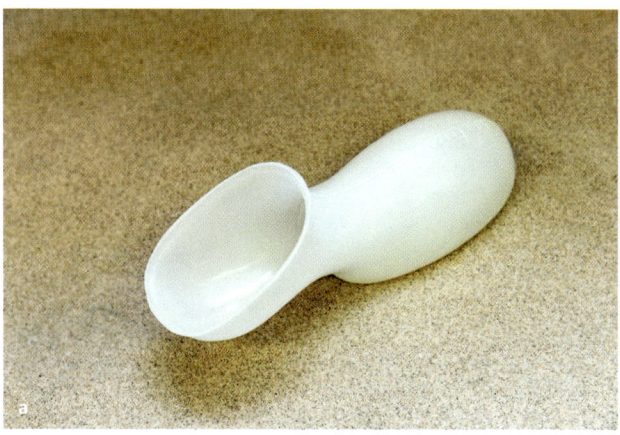
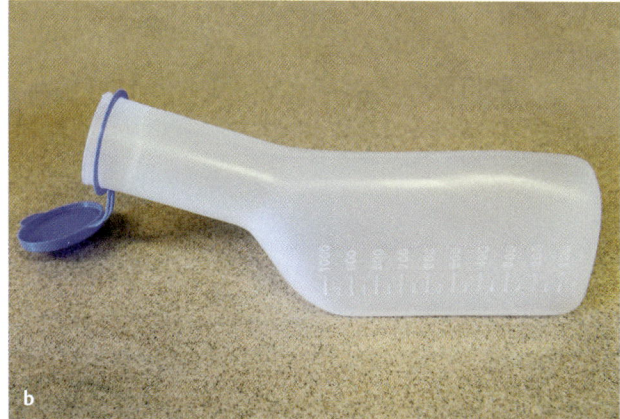

a Urinflasche für die Frau.
b Urinflasche für den Mann.

ACHTUNG
Manche Patienten äußern den Wunsch, dass der Toilettenstuhl nachts am Bett stehenbleibt. Gerade nachts besteht aber aus verschiedenen Gründen eine erhöhte Sturzgefahr (S. 435). Raten Sie dem Patienten, nachts die Patientenklingel zu benutzen, um den Toilettenstuhl zu erhalten, und die Transfers nur unter pflegerischer Aufsicht vorzunehmen.

20.2.2 Hilfsmittel bei bettlägerigen Menschen anwenden

Sollte die Ausscheidung auf der Toilette oder dem Toilettenstuhl nicht möglich sein, können verschiedene Hilfsmittel eingesetzt werden.

Urinflasche anlegen

Die Urinflasche gibt es für Frauen und Männer (▶ Abb. 20.4). Sie liegt bei Rückenlage zwischen den Beinen oder bei Seitenlage vor dem Patienten (▶ Abb. 20.5). Dabei ist Folgendes zu beachten:
- Die Urinflasche muss den Urin sicher auffangen und darf keine Druckstellen erzeugen, ggf. kann sie mit einem zusammengerollten Handtuch abgestützt werden.
- Die Urinflasche sollte nicht länger als für die Ausscheidung benötigt liegen bleiben.
- Bei der Frau wird die Öffnung des Flaschenhalses eng an die Harnröhrenöffnung gelegt.
- Beim Mann legt dieser, wenn möglich, das Glied selbst in den Flaschenhals. Sonst übernimmt es die Pflegefachkraft mit behandschuhter Hand.
- Nach der Ausscheidung sollte eine Händehygiene empfohlen werden.

Steckbecken anwenden

Die Benutzung des Steckbeckens sollte möglichst bequem für den Patienten sein. Falls möglich, hilft der Patient mit, indem er die Beine in Rückenlage anwinkelt und das Gesäß selbst oder mit Unterstützung hochhebt. Sollte dies nicht möglich sein, dreht eine Pflegekraft den Patienten ggf. mit Unterstützung einer Kollegin auf die Seite und schiebt das Steckbecken unter (▶ Abb. 20.6). Dabei ist Folgendes zu beachten:

Abb. 20.5 Anlegen der Urinflasche beim Mann.

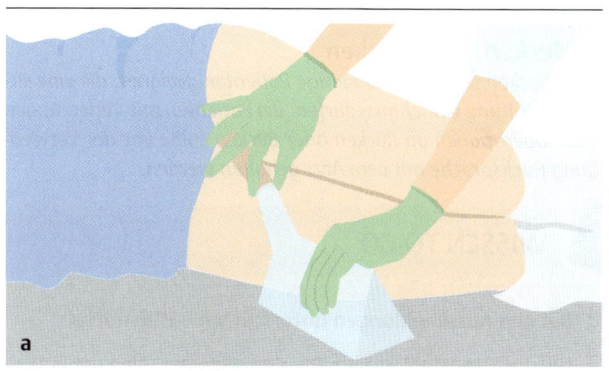
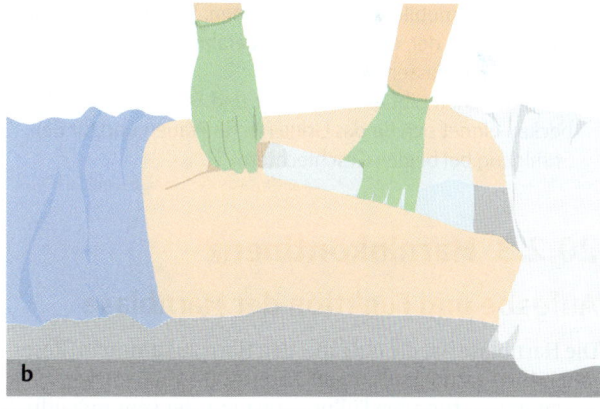

a Anlegen der Urinflasche, wenn der Patient auf der Seite liegt.
b Anlegen der Urinflasche, wenn der Patient auf dem Rücken liegt.

- Beim Unterschieben und beim Entfernen sollten unerwünschte Reibe- und Scherkräfte vermieden werden.
- Der Patient sollte nicht länger als notwendig auf dem Steckbecken sitzen.
- Der Oberkörper des Patienten wird erhöht, um die Ausscheidung zu erleichtern.
- Beim Mann sollte zusätzlich eine Urinflasche angelegt werden.
- Nach der Ausscheidung sollte eine Händehygiene empfohlen werden.
- Das benutzte Steckbecken darf aus Hygienegründen nie auf dem Fußboden abgestellt werden.

20 Bei den Ausscheidungen unterstützen

Abb. 20.6 Unterschieben eines Steckbeckens durch 2 Pflegende.

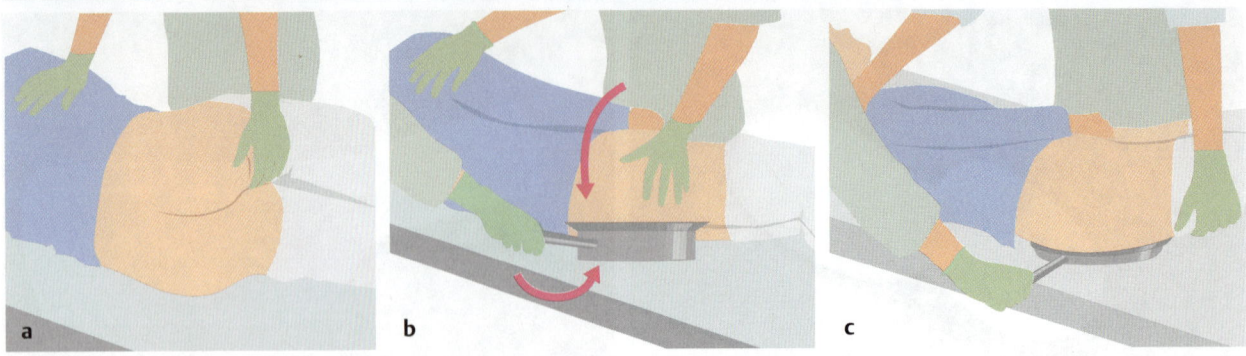

a Die Pflegefachkraft fasst den Patienten an Oberschenkel und Schulter und dreht ihn zu sich.
b Die andere Pflegekraft schiebt das Steckbecken unter, sodass dessen oberer Rand sich in Höhe des Kreuzbeins befindet, und der Patient wird langsam zurück auf den Rücken gedreht.
c Das Steckbecken wird komplett unter das Gesäß geschoben. Der Griff zeigt nach außen.

- Die hygienische Aufbereitung des Steckbeckens wird sofort nach Verlassen des Patientenzimmers vorgenommen.

> **! Merken Steckbecken**
> Steckbecken sind für bettlägerige Patienten geeignet, die eine sitzende Haltung einnehmen dürfen. Bei Patienten mit Verletzungen oder Operationen an Rücken oder Becken sollte vor der Verwendung Rücksprache mit dem Arzt gehalten werden.

WISSEN TO GO

Bei den Ausscheidungen unterstützen – Hilfsmittel

Der Toilettenstuhl ist für Patienten geeignet, die vom Bett in den Stuhl mobilisiert werden können. Der Toilettenstuhl sollte wegen der erhöhten Sturzgefahr nicht nachts am Bett stehengelassen werden.
Urinflaschen gibt es für Männer und Frauen. Das Steckbecken eignet sich für das Urinieren für Frauen und für den Stuhlgang bei beiden Geschlechtern.

20.2.3 Harninkontinenz

Aufgabe und Funktion der Harnblase

Die Harnblase hat die Aufgabe, den Harn zu sammeln (Reservoir). Ihr Fassungsvermögen kann 800–1000 ml betragen. Bei einem bestimmten Füllungszustand, der sehr individuell sein kann (ca. 200–400 ml), kommt es zum Druckanstieg in der Blase. Dadurch werden sensible Rezeptoren (Dehnungsrezeptoren) in der Blasenwand aktiviert, und die Impulse werden über das Rückenmark an das Gehirn weitergeleitet. In diesem Moment registriert unser Gehirn den Harndrang. Zur Kontinenz gehört also auch, dass sowohl die Blase mit Schließmuskel und Beckenbodenmuskulatur wie auch Rückenmark und Gehirn ihre Funktionen uneingeschränkt ausüben können.

Miktionsvorgang

- Durch die Dehnung der Blasenwand werden Rezeptoren aktiviert.
- Die Meldung von der Blase geht über die Nervenbahnen des Rückenmarks zum Gehirn. Diese Meldung wird als Harndrang wahrgenommen.
- Damit sich die Blase nicht sofort entleert, wird die Entleerung durch das Gehirn unterdrückt (hemmende Impulse).
- Erst nach Erreichen der Toilette wird die Unterdrückung der Blasenentleerung bewusst aufgehoben.
- Der Blasenmuskel (Detrusor) zieht sich als Folge des Befehls zusammen (Kontraktion) und treibt den Harn aus.
- Gleichzeitig mit der Kontraktion öffnet sich unbewusst der innere Schließmuskel im Blasenhals.
- Die Beckenbodenmuskulatur senkt sich – erschlafft – und öffnet damit den äußeren Schließmuskel, der Teil der Beckenbodenmuskulatur ist.
- Zur Verstärkung des Harnstrahls kann zusätzlich die Bauchpresse betätigt werden.

Beim gesunden Menschen kann die Blase i.d.R. vollständig (bis auf eine normale Restharnmenge von max. 30 ml) entleert werden.

Harninkontinenzformen

Einen Überblick über die Inkontinenzformen, deren Ursachen sowie mögliche therapeutische Maßnahmen gibt ▶ Tab. 20.3.

Risikoeinschätzung der Harninkontinenz

Pflegende sind in hohem Maße gefordert, Anzeichen für eine Inkontinenz zu erkennen. Im Nationalen Expertenstandard zur Förderung der Harnkontinenz in der Pflege (DNQP 2007) wird auf unterschiedliche Risikofaktoren verwiesen.

Patientenabhängige Risikofaktoren • Dazu gehören z.B.:
- kognitive Einschränkungen
- körperliche Einschränkungen
- Erkrankungen, z.B. Schlaganfall, Multiple Sklerose, Morbus Parkinson, Demenz, Diabetes mellitus
- Medikamente, z.B. Diuretika, Anticholinergika, Antihistaminika, Antidepressiva, Neuroleptika, Kalziumantagonisten, Opiate
- Harnwegsinfektionen
- Obstipation
- Belastung des Beckenbodens, z.B. durch Schwangerschaften/Entbindungen, Adipositas,
- Östrogenmangel
- Veränderungen der Prostata/Operationen der Prostata

Tab. 20.3 Häufige Formen der Harninkontinenz.

Inkontinenzform	Symptome	Ursachen	Therapie
Stressinkontinenz	anfänglich nur tröpfchenweiser Verlust von Harn beim Lachen, Husten, Niesen und Lastenheben bis hin zur kompletten Blasenentleerung bei Druckerhöhungen im Bauchraum	Betroffen sind vorwiegend Frauen: • Schwäche der Beckenbodenmuskulatur, z. B. als Folge von schweren Geburten oder Übergewicht • Senkung der weiblichen inneren Genitalien • Östrogenmangel in den Wechseljahren	• Beckenbodentraining (evtl. unter Verwendung von Hilfsmitteln, z. B. Femcon) • Elektrostimulation • Biofeedback • evtl. Operation • lokale Östrogentherapie
motorische und sensorische Dranginkontinenz	unfreiwilliger Harnverlust mit intensivem Harndrang	• motorische Dranginkontinenz: Störung der zentralen Steuerung z. B. bei degenerativen Erkrankungen des ZNS, Demenz, Morbus Alzheimer, Medikamenteneinnahme (z. B. Barbiturate) • sensorische Dranginkontinenz: Blasenerkrankungen (z. B. Zystitis, Steine, Tumor)	• medikamentöse Therapie • Kontinenztraining • evtl. medikamentöse oder operative Therapie der Blasenerkrankung
neurogene Blasenfunktionsstörungen	unfreiwillige reflektorische Blasenentleerung, meist ohne Harndrang, Blasenentleerungsstörungen mit Restharnbildung	Unterbrechung der überleitenden Nervenbahnen zum Gehirn (z. B. im Rückenmark), z. B. bei Querschnittlähmung, MS, Tumor, Bandscheibenvorfall	gezielte Blasenentleerung durch: • medikamentöse Therapie • intermittierenden Selbstkatheterismus • in Einzelfällen: Klopf- und Entleerungstechniken, z. B. Triggern • evtl. Urostomie (S. 537) • instrumentelle Harnableitung → Katheterisieren (S. 444)
Überlaufinkontinenz	Harndrang, Harnträufeln, häufige Entleerung kleiner Harnmengen, verminderter Harnstrahl bei gefüllter Blase, Komplikation Restharn	Betroffen sind vorwiegend Männer, z. B. bei eingeengter Harnröhre infolge einer Prostatavergrößerung oder Harnröhrenstriktur	Operation, evtl. instrumentelle Harnableitung als Dauer- oder Akutbehandlung, wenn Operation nicht möglich

Patientenunabhängige Risikofaktoren • Dazu gehören z. B. eine nicht kontinenzförderliche Wohnumgebung (z. B. weiter Weg zur Toilette) oder ungeeignete Hilfsmittel.

Anamnese erheben • Im Erstgespräch bei der Aufnahme sollten Pflegende die Risikofaktoren und die Symptome einschätzen und eine Anamnese erheben. Je nach Form der Harninkontinenz beschreiben die Patienten hierbei unterschiedliche Symptome, z. B.:
- unterschiedlicher Harnverlust bei körperlicher Betätigung
- unwillkürlicher Harnverlust, einhergehend mit Harndrang
- verzögerter Beginn der Miktion
- ständiger Harnabgang
- Harntröpfeln
- Gefühl einer nicht vollständig entleerten Blase
- Brennen beim Wasserlassen

Differenzierte Einschätzung • Hierzu gehören:
- Anamnese (Körpergewicht, Auffälligkeiten im Genitalbereich, Erfassung der Medikamente, Symptome der Harninkontinenz einschließlich psychosozialer Auswirkungen)
- Ausschluss eines Harnwegsinfekts mittels Urinanalyse
- Bestimmung des Restharnvolumens
- Führen eines geeigneten Miktionsprotokolls
- Durchführung eines 24-Stunden-Vorlagegewichtstests

Kontinenztraining

Eine Urininkontinenz wird leider oft als „hinzunehmendes Schicksal" angesehen. Dabei können die Funktionen der Ausscheidungsorgane und damit die Entleerungsmechanismen positiv beeinflusst werden. Durch ein gezieltes Training werden die Toilettengänge an die individuellen Ausscheidungsgewohnheiten angepasst bzw. die Ausscheidungsintervalle durch Training vergrößert. Der Expertenstandard „Förderung der Harnkontinenz in der Pflege" (DNQP 2007) unterscheidet 3 Arten von Kontinenztraining:
- **angebotene Toilettengänge:** zur Stärkung der Blasenkontrolle bei Menschen mittels verbaler Aufforderung und positiver Unterstützung.
- **Toilettengänge zu individuellen Zeiten:** zur Unterstützung der Ausscheidung nach einem festgelegten Plan, der auf dem individuellen Ausscheidungsmuster basiert.
- **Toilettengänge zu festen Zeiten:** zur Vermeidung von inkontinenten Episoden.

Miktionsprotokoll • Kontinenztraining hat zum Ziel, den Toilettengang durchzuführen, bevor der Patient einnässt, also bevor der Harndrang spürbar ist. Dazu müssen Pflegende zuvor über einen längeren Zeitraum beobachten, wann genau und in welchem Umfang der Patient inkontinent ist. Mithilfe des Miktionsprotokolls erfassen sie die Flüssigkeitsaufnahme, die Miktionsgewohnheiten und Inkontinenzvorfälle. Dann entscheiden sie, von welchem

Kontinenztraining der Betroffene profitieren kann, und leiten die Maßnahmen ein.

Das Miktionsprotokoll wird idealerweise 3–5 Tage lang geführt. Anhand des Protokolls werden dann die Toilettengänge festgelegt. Die Abstände zwischen den einzelnen Toilettengängen werden im Verlauf langsam gesteigert. Abstände von 3–4 Stunden sind erstrebenswert. Wichtig ist, den Intervallabstand nicht zu schnell zu erhöhen. Dies kann zu Misserfolgen führen, die in dieser Situation sehr demotivierend sind.

> **WISSEN TO GO**
>
> **Harninkontinenz**
>
> Die Harnblase sammelt den Harn, ihr Fassungsvermögen beträgt etwa 800–1000 ml. Der Miktionsvorgang wird über lokale Rezeptoren, das vegetative und lokale Nervensystem, die Schließmuskeln und Muskelpressen geregelt. Einen Überblick über häufige Formen der Harninkontinenz gibt ▶ Tab. 20.3.
>
> Es gibt unterschiedliche Risikofaktoren für eine Harninkontinenz, z. B. körperliche und kognitive Einschränkungen, Erkrankungen wie Schlaganfall, Multiple Sklerose, Morbus Parkinson, Demenz, Medikamente, Belastung des Beckenbodens, Veränderungen der Prostata. Pflegende sollten bei der Anamnese bestehende Risikofaktoren herausfinden.
>
> Ein Kontinenztraining kann erfolgen über angebotene Toilettengänge, Toilettengänge zu individuellen Zeiten und Toilettengänge zu festen Zeiten. Ein Miktionsprotokoll erfasst die Flüssigkeitsaufnahme, die Miktionsgewohnheiten und Inkontinenzvorfälle. Darüber lässt sich ein effektives Kontinenztraining planen.

20.2.4 Stuhlinkontinenz

Die Ursachen der Stuhlinkontinenz bestimmen auch die unterschiedliche Behandlung.

Erkrankungen des Kontinenzorgans • Zum Kontinenzorgan gehören Schließmuskel, Ampulle, Hämorrhoidalplexus und sensorische Schleimhaut. Es kann z. B. durch ein Rektumkarzinom, entzündliche Erkrankungen und Verletzungen gestört sein. Der Arzt entscheidet über den weiteren Verlauf der Therapie.

Diarrhö • Bei bestehender Schwäche des Kontinenzorgans kann eine Diarrhö zur Inkontinenz führen. Hier muss auf jeden Fall diagnostisch abgeklärt werden, woher der Durchfall kommt.

Obstipation mit der Folge einer paradoxen Diarrhö • Durch Stuhlansammlungen (Kotsteine) im Enddarm wird der Entleerungsmechanismus ausgelöst (vermehrte Peristaltik) und der innere Schließmuskel erschlafft. Wenn der stark eingedickte Stuhl aber nicht ausgeschieden werden kann (z. B. bei mangelnder Betätigung der Bauchpresse), wird an dem dickeren Stuhl der dünnere, welcher von höher gelegenen Darmabschnitten kommt, vorbeibefördert. Die Ursache für sog. Schmierstühle ist demzufolge meist eine Obstipation. Hier müssen rektale Abführmaßnahmen angewendet werden.

Neurologische Störungen und Erkrankungen • Durch Gehirn- und Rückenmarkserkrankungen kann es zur gestörten Entleerungsfunktion kommen, d. h., der Entleerungsmechanismus ist in seiner Funktion beeinträchtigt. Ebenso können sensible Störungen der Darmwand (z. B. Diabetes mellitus) oder muskuläre Störungen des Kontinenzorgans der Auslöser für die Stuhlinkontinenz sein.

> **WISSEN TO GO**
>
> **Stuhlinkontinenz**
>
> Ursachen können sein:
> - Diarrhö
> - Obstipation mit folgender paradoxer Diarrhö
> - neurologische Störungen und Erkrankungen
> - Erkrankungen des Kontinenzorgans

20.2.5 Inkontinenzhilfsmittel

Das Angebot an Inkontinenzhilfsmitteln ist groß und wird ständig durch neue Produkte ergänzt. Zu unterscheiden sind neben den instrumentellen Harnableitungen (transurethraler und suprapubischer Blasenkatheter) die aufsaugenden und die aufsammelnden Inkontinenzhilfsmittel.

Aufsaugende Hilfsmittel

Die Schwere und Form der Inkontinenz (z. B. Tag- und/oder Nachtinkontinenz, Stress- oder Reflexinkontinenz), die Situation des Betroffenen (z. B. seine Selbstständigkeit) und das Geschlecht entscheiden bei der Auswahl der Hilfsmittel aus dem großen Angebot. Die Auswahl muss immer individuell getroffen werden.

Um das richtige Hilfsmittel zu wählen, misst man die ausgeschiedene Urinmenge über den Tag. Die Menge bestimmt auch, wie häufig das Hilfsmittel gewechselt wird – empfohlen wird ein Wechsel mindestens 4-mal pro Tag.

Für die leichte bis mittelschwere Inkontinenz, für den Tag oder als Unterstützung beim Toilettentraining eignen sich Inkontinenzvorlagen, die an die jeweilige Ausscheidungsmenge angepasst werden (▶ Abb. 20.7). Sie sind in geraden oder anatomisch geformten Ausführungen erhältlich. Beispiele hierfür sind anatomisch geformte Tag- und Nachtvorlagen und Tropfenfänger. Für mobile Menschen können höschenförmige Inkontinenzeinlagen verwendet werden (▶ Abb. 20.8). Diese sollten überwiegend zur Sicherheit beim Toilettentraining getragen werden. Beide Vorlagen werden mit einer elastischen Fixierhose fixiert.

Für die schwere Harninkontinenz und/oder Stuhlinkontinenz und für die Nachtversorgung eignen sich anatomisch geformte Vorlagen und Einmalslips, die mit Klebestreifen an der Seite zu verschließen sind (▶ Abb. 20.9). Zum Schutz des Bettes werden Betteinlagen verwendet.

Die Inkontinenzvorlagen sollten mit einer Netzhose/Fixierhose fixiert werden (Achtung: Die richtige Größe ist dabei sehr wichtig). Dies gewährleistet Sicherheit vor dem Verrutschen und hält die Vorlage am Körper. Durch das dichte Anliegen am Körper kann zudem die aufgesaugte Flüssigkeit nicht abkühlen und stört das Wohlbefinden des Betroffenen nicht. Diese Anwendung von Inkontinenzvorlagen wird in ▶ Abb. 20.10 erklärt.

Bei der Ausscheidung unterstützen

Abb. 20.7 Inkontinenzvorlagen.

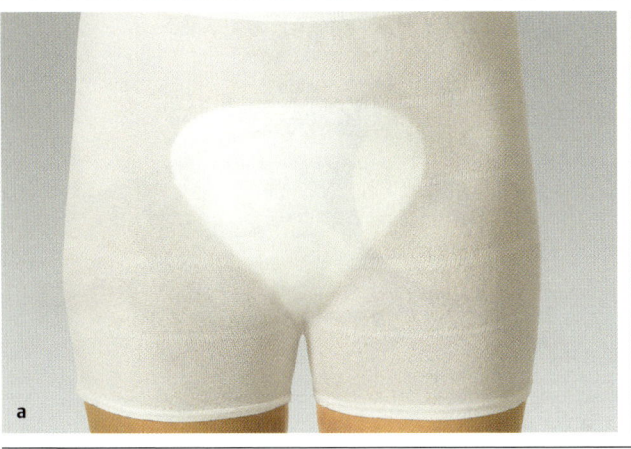
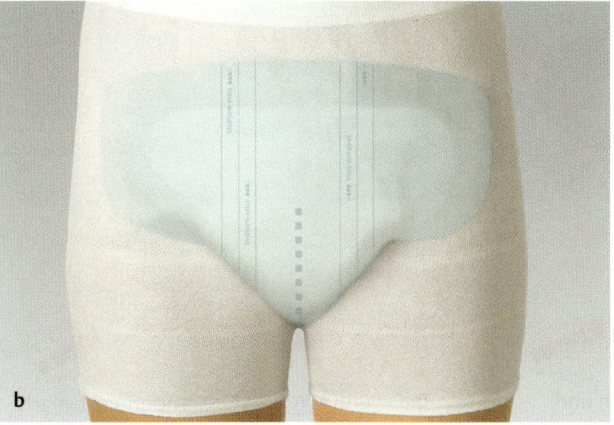

a Vorlage für die leichte bis mittelschwere Inkontinenz (MoliMed).
b Vorlage für jeden Inkontinenzgrad, da in 5 Saugstärken erhältlich (MoilForm).
Quelle: PAUL HARTMANN AG, Heidenheim

Abb. 20.8 „Pull-Ons".

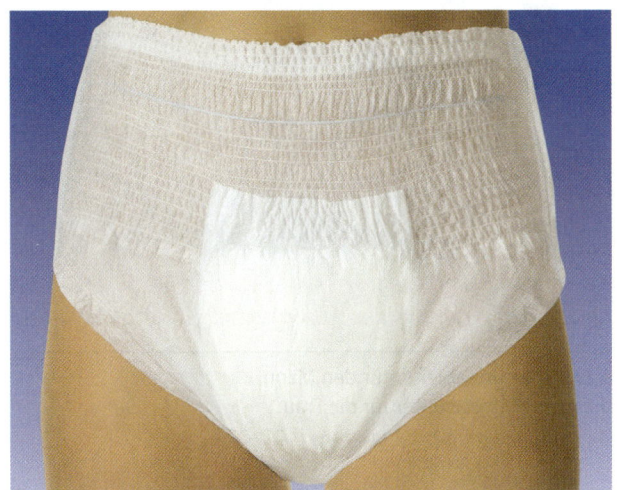

Für mobile Menschen eignen sich höschenförmige Inkontinenzvorlagen. *Quelle: PAUL HARTMANN AG, Heidenheim*

Abb. 20.9 Geschlossenes System.

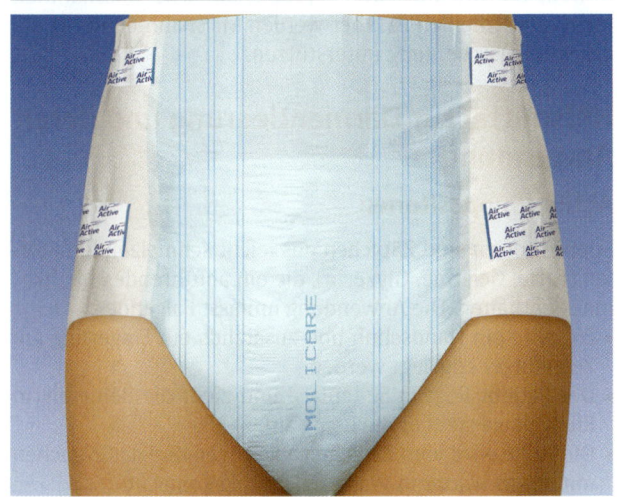

Einmalslip für schwere Inkontinenzformen. *Quelle: PAUL HARTMANN AG, Heidenheim*

Abb. 20.10. Inkontinenzvorlage mit Fixierhose anlegen.

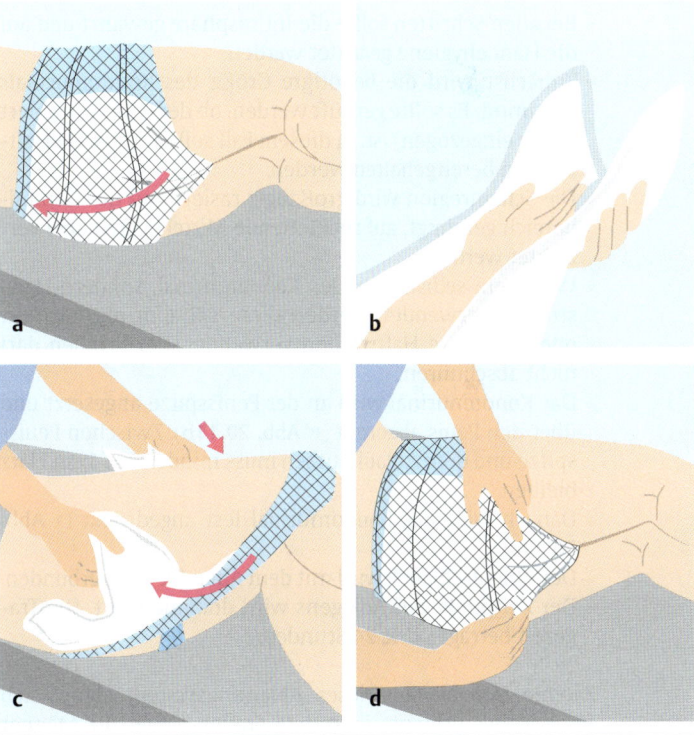

a Patienten auf die Seite legen und gebrauchte Vorlage nach hinten entfernen
b Neue Vorlage falten ...
c ... und von vorne nach hinten einlegen.
d Vorlage faltenfrei und dicht am Körper anlegen. Fixierhose darüberziehen.

Aufsammelnde Hilfsmittel

Kondomurinale • Dies sind spezielle, sichere Hilfsmittel für Männer. Dünne Hüllen aus Latex oder Silikon werden über den Penis gestreift und leiten den Harn über den Ableitungsschlauch in einen Auffangbeutel ab (▶ Abb. 20.11). Kondomurinale schützen die Haut vor der Feuchtigkeit und sind zudem bequem zu tragen. Beim Anlegen des Kondomurinals sollte wie folgt vorgegangen werden:

20 Bei den Ausscheidungen unterstützen

Abb. 20.11 Anlegen und Entfernen eines Kondomurinals.

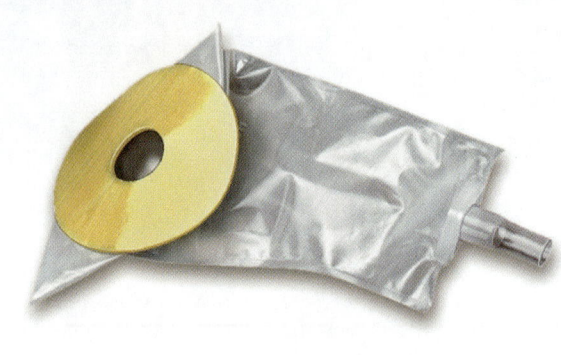

a Kondomurinal und Adapter eines Auffangbeutels.
b Zum Anbringen wird das Kondomurinal angelegt und abgerollt.
c Für einen guten Sitz wird es gut angedrückt.
d Zum Entfernen wird das Kondomurinal einfach aufgerollt.

- Bei allen Schritten sollte die Intimsphäre gewahrt und auf die Händehygiene geachtet werden.
- Zunächst wird die benötigte Größe des Kondomurinals bestimmt. Es sollte geprüft werden, ob der Penis retrahiert (stark eingezogen) ist. In diesem Fall sollten separate Haftstreifen bereitgehalten werden.
- Die Schamregion wird großzügig rasiert und der Genitalbereich gereinigt, auf rückfettende Mittel sollte dabei verzichtet werden.
- Wird kein selbstklebendes Kondomurinal, sondern Haftstreifen verwendet, werden diese spiralförmig angelegt oder dehnbare Haftstreifen verwendet. Der Streifen darf nicht abschnüren.
- Das Kondomurinal wird an der Penisspitze angesetzt und über den Penis abgerollt (▶ **Abb. 20.11b**). Zwischen Penisspitze und dem Ablaufstutzen muss mindestens 1 cm Platz bleiben.
- Danach wird das Kondomurinal fest angedrückt (▶ **Abb. 20.11c**).
- Der Ablaufschlauch wird mit dem Ablaufbeutel verbunden.
- Der Zeitpunkt des Anlegens wird dokumentiert. Die Tragezeit beträgt i. d. R. 24 Stunden.

Externe Urinableiter • Dieses Ableitungssystem eignet sich für harninkontinente immobile Frauen sowie für Männer mit retrahiertem Penis. Externe Urinableiter werden mit einer Basisplatte aus Hautschutzmaterial angebracht, ähnlich der Stomaversorgung (▶ Abb. 20.12).

> **WISSEN TO GO**
>
> **Inkontinenzhilfsmittel**
>
> - **Aufsaugende Hilfsmittel:** Inkontinenzvorlagen, die den Urin oder Stuhl aufnehmen. Es gibt sie in sehr unterschiedlichen Ausführungen. Sie werden stets an die Anatomie und Bedürfnisse des Patienten angepasst.
> - **Aufsammelnde Hilfsmittel:** Das sind ableitende Systeme, die Urin oder Stuhl sammeln und die Ausscheidung in ein Reservoir (Beutel) leiten, z. B. Kondomurinal, externe Urinableiter.

Abb. 20.12 Externe Urinableiter.

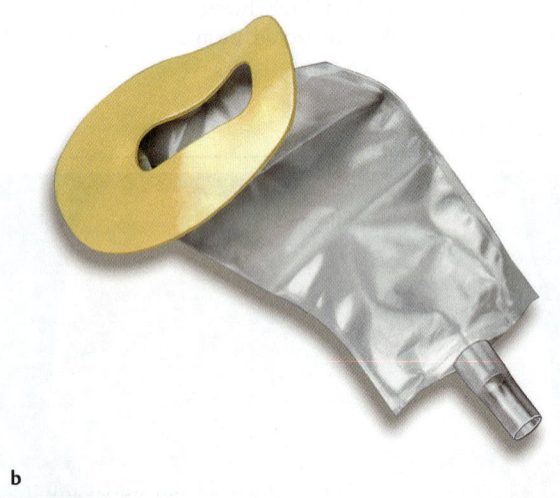

a Externer Urinableiter für den Mann.
b Externer Urinableiter für die Frau.
Quelle: Hollister Incorporated, München

20.2.6 Beim Abführen unterstützen

Einseitige Ernährung, mangelhafte Flüssigkeitszufuhr, Bewegungsmangel, Missbrauch von Abführmitteln u. a. können vor allem bei älteren Menschen zu einer Obstipation führen, die oft auch durch prophylaktische Maßnahmen nicht zu vermeiden ist. Hier werden Maßnahmen nötig, die die Stuhlausscheidung unterstützen.

Hilfsmittel zur Darmentleerung und deren Anwendung

Abführ-Suppositorien

Suppositorien sind Zäpfchen aus leicht schmelzenden Stoffen (Fette, Gelatine, Glyzerin), die ein abführendes Medikament enthalten. Die Anwendung umfasst Folgendes:
- Es sollte ein Handschuh und zusätzlich ein Fingerling am Zeigefinger angelegt werden.
- Der Patient liegt in Seitenlage und zieht die Beine an, in Rückenlage stellt er die Beine auf.
- Die Hülle wird vom Zäpfchen abgezogen und das Zäpfchen mit etwas warmem Wasser gleitfähig gemacht.
- Das Zäpfchen wird in den Anus eingeführt und bis hinter den Schließmuskel vorgeschoben.

ACHTUNG
Nicht in eine Hämorrhoidalfalte kommen und Zäpfchen nicht in eine Kotmasse hineindrücken.

- Der Patient wird aufgefordert, das Zäpfchen einige Zeit zu halten (mindestens 5 min).
- Nach dem Stuhlgang sollte eine Intimhygiene vorgenommen und das Ergebnis sowie die Beobachtungen dokumentiert werden.

Klistiere

Definition **Klistier**
Unter Klistier versteht man die Verabreichung kleinerer Mengen unterschiedlicher Lösungen zur Förderung des Stuhlabgangs (auch zur lokalen medikamentösen Behandlung des Darmes).

Ausführliche Informationen zu Klistieren und deren Anwendung finden Sie in Kap. 27 „Darmeinläufe und Stomapflege" (S. 528).

Manuelles Ausräumen des Enddarms

Definition **Manuelles Ausräumen**
Beim manuellen Ausräumen (auch digitales Ausräumen) führt die Pflegefachkraft ihren Finger in den Enddarm des Patienten ein und befördert den Stuhl heraus. Die Maßnahme kann nötig werden, wenn der Stuhl sehr verhärtet ist und/oder der Patient nicht pressen kann.

Das manuelle Ausräumen ist für den Betroffenen meist schmerzhaft und unangenehm. Diese invasive Maßnahme greift sehr einschneidend in die Intimsphäre des Patienten ein. Daher ist das manuelle Ausräumen auch nur im Ausnahmefall und nach Ausschluss anderer Möglichkeiten durchzuführen. Sollte die Maßnahme nötig sein, verwendet man dabei Handschuhe, Fingerling und Vaseline sowie Zellstoff zum Abstreifen.

ACHTUNG
Trotz des Einmalhandschuhs können Schäden an der Darmschleimhaut entstehen. Unerfahrene können im Darm z. B. innere Hämorrhoiden ertasten, diese mit Stuhl verwechseln und versuchen, sie herauszuholen. Dadurch kann es zu massiven Blutungen kommen. Tumoren und Ulzera im Enddarm können perforieren und zu gefährlichen Komplikationen führen. Verletzungen am Schließmuskel (Sphinkter) selbst sind nicht selten. Das manuelle Ausräumen darf daher nur auf Anordnung des Arztes erfolgen.

20.3 Übelkeit und Erbrechen beobachten und kontrollieren

Definition **Übelkeit und Erbrechen**
Als Erbrechen (Emesis, Vomitus) bezeichnet man das Ausstoßen des Mageninhalts (teils auch Inhalts des Dünndarms) über den Mund, also entgegen der physiologischen Peristaltik.
Übelkeit (Nausea) ist eine unangenehme Empfindung im Rachen und Oberbauch. Die Spannung von Magen, Darm und Ösophagus nimmt zu, so entsteht das dringende Gefühl, sich erbrechen zu müssen.
Würgen geht dem eigentlichen Erbrechen oft voraus. Während des Würgens atmet der Betroffene gegen die geschlossene Stimmritze (Glottis), wobei die Atem- und Bauchmuskulatur rhythmisch kontrahieren.

Würgen, Übelkeit und Erbrechen sind keine Krankheiten, sondern Symptome einer zugrunde liegenden Erkrankung. Sie treten meist bei Erkrankungen des Magen-Darm-Trakts auf. Der Brechvorgang wird vom Brechzentrum in der Medulla oblongata im verlängerten Rückenmark gesteuert. Ist das Brechzentrum gereizt, reagiert der Organismus oft zuerst mit Übelkeit, Blässe, Schweißausbruch und gesteigertem Speichelfluss. Manchmal entsteht auch eine Bradykardie (verminderte Herzfrequenz) durch den Reiz auf den Nervus vagus. Bauchmuskulatur und Magen ziehen sich zusammen, der obere Magenteil und der Ösophagussphinkter erschlaffen, sodass der Mageninhalt in den Mund befördert werden kann.

! Merken Tief atmen
Das Brechzentrum steht in Verbindung mit dem Atemzentrum. Dem Erbrechen geht deshalb oft ein Übelkeitsgefühl mit vermehrter Speichelproduktion und verlangsamter Atmung voraus. Tiefes Atmen kann das Erbrechen unter Umständen verhindern.

Gerade Erbrechen wird von vielen Menschen als besonders schlimm empfunden. Hält das Erbrechen länger an, verliert der Patient viel Flüssigkeit und Elektrolyte, diesen Verlust kann er manchmal wegen der begleitenden Übelkeit nicht auf physiologischem Weg ausgleichen. Dadurch können Dehydratation (S. 1060) und schwere Entgleisungen des Elektrolythaushalts (S. 1060) entstehen, v. a. bei älteren Menschen mitunter sehr schnell. Regelmäßige Kontrollen der Elektrolyte und Bilanzierung des Flüssigkeitshaushalts sind wichtig, um diesen Verlauf rechtzeitig zu erkennen.

WISSEN TO GO

Übelkeit und Erbrechen beobachten und kontrollieren

- **Erbrechen (Emesis, Vomitus):** Ausstoßen des Mageninhalts entgegen der physiologischen Peristaltik
- **Übelkeit (Nausea):** dringendes Gefühl, sich erbrechen zu müssen
- **Würgen:** geht dem Erbrechen oft voraus

Die Medulla oblongata im verlängerten Rückenmark steuert den Vorgang des Erbrechens. Einher mit Übelkeit und Erbrechen gehen oft Blässe, Schweißausbruch, gesteigerter Speichelfluss. Durch die Reizung des Nervus vagus kann eine Bradykardie entstehen.

Hält der Zustand lange an, können Dehydratation und schwere Entgleisungen des Elektrolyt- und Säure-Basen-Haushalts entstehen.

20.3.1 Ursachen

Prinzipiell ist das Erbrechen ein wichtiger Selbstschutz vor giftigen Substanzen oder verdorbenen Lebensmitteln, die man versehentlich gegessen oder getrunken hat (**toxisches Erbrechen**). Bezogen auf die Art, wie das Brechzentrum gereizt wird, lassen sich 2 Kategorien unterscheiden:

- **Zentrales Erbrechen:** Das Brechzentrum wird direkt gereizt, z. B. durch Hirntumoren, Entzündungen (Meningitiden), Migräne, Schädel-Hirn-Trauma. Aber auch chemische Substanzen können das Brechzentrum direkt reizen, z. B. Digitalis, Narkosemittel, Zytostatika. **Merkmale:** Übelkeit tritt selten auf, das Erbrechen steht nicht im zeitlichen Zusammenhang mit der Aufnahme von Nahrung. Das zentrale Erbrechen ist oft gekennzeichnet durch anfalls- und schwallartiges Auftreten ohne große Vorwarnung.

Tab 20.4 Beobachtungskriterien des Erbrochenen.

Beobachtungskriterium	Veränderung	mögliche Ursachen
Farbe/Aussehen hell – frische Galle, Magensaft bis dunkelgrün (gallig), evtl. Beimengungen von Nahrungsresten	*physiologische Abweichungen*	
	rot	Trinken von rotem Tee oder z. B. Essen Roter Bete
	pathologische Veränderungen	
	angedaut, säuerlich riechend	Störungen der Magenpassage (Abflusshinderung), z. B. bei Tumoren
	grünlich-gelb	• z. B. bei Abflussstörungen, die hinter dem Choledochus liegen • bei Nüchternerbrechen
	frisches Blut, Koagel	Blutung im Magen, z. B. bei Ulzera
	frisches, hellrotes Blut	Blutung aus einer Arterie im Magen, z. B. bei Ulzera oder Ösophagusvarizenblutung
	braunschwarz (mit schwarzen „Punkten")	Blut aus einem Ulkus; die Magensäure hat das Blut schon „angedaut", so entsteht das „Kaffeesatz"-Erbrechen
	braun, übelstriechend (kotig)	Miserere (auch Kopremesis = Kotererbrechen) bei einem Ileus
Geruch leicht säuerlich	*physiologische Abweichungen*	
	abhängig von der Nahrung und Verweildauer im Magen	z. B. Gerüche von Kräutern und Gewürzen (Knoblauch)
	pathologische Veränderungen	
	kotig	bei einem Ileus
	intensiv sauer	Passagehindernis im Magen

- **Reflektorisches Erbrechen:** Der Reiz wirkt indirekt auf das Brechzentrum über das vegetative Nervensystem, z. B. Erkrankungen des Magen-Darm-Trakts wie Gastritis, Pylorusstenose, Gallenerkrankungen, Erkrankungen des Ohres/Gleichgewichtssinns (Reisekrankheit), Morbus Menière. Auch andere Grunderkrankungen wie Herzinsuffizienz (Stauungsgastritis), Stoffwechselstörungen wie Diabetes mellitus, Morbus Addison oder auch Niereninsuffizienz gehören dazu. Ebenso können psychische Reize (Ekel, Widerwillen, Angst) Erbrechen auslösen. Und natürlich setzt das reflektorische Erbrechen dann ein, wenn der Rachenraum gereizt wird (z. B. beim Legen einer Magensonde). Menschen mit einer Essstörung lösen diesen Reiz oft willentlich aus.

Weitere Formen

Hormonell bedingtes Erbrechen tritt z. B. während der Schwangerschaft auf. Auch nach einer Narkose klagen Menschen manchmal über Übelkeit und Erbrechen. Die postoperative Übelkeit und das Erbrechen heißen auf Englisch **Postoperative Nausea and Vomiting (PONV)**. Komplett geklärt ist dieses Phänomen bis heute nicht. Vermutlich stimulieren die Narkotika und Opiate direkt das Brechzentrum.

> **! Merken** Blut als Emetikum
> Menschliches Blut ist ein hochpotentes Emetikum (Brechauslöser). Viele Patienten, die Blut im Magen haben – weil sie im Magen bluten oder weil während eines Eingriffs in der HNO Blut in den Magen gelaufen ist –, erbrechen anschließend schwallartig.

Die erlernte Übelkeit heißt **antizipatorische Übelkeit**. Sind in der Vergangenheit schlechte Erfahrungen gemacht worden mit Stoffen, Gerüchen, Geschmack oder bestimmten Situationen, die Übelkeit hervorgerufen haben (z. B. einer Chemotherapie), speichert das Gehirn diese Erfahrung ab. Siehe auch Pflege von Patienten mit malignen Tumoren (S. 780).

ACHTUNG
Erbricht der Patient frisches hellrotes Blut, handelt es sich um einen lebensbedrohlichen Notfall. Es muss sofort der Arzt verständigt werden.

20.3.2 Pflegeanamnese

Zur pflegerischen Einschätzung ist es sinnvoll, eine sorgfältige Pflegeanamnese zu erstellen. Sie sollte folgende Fragen klären:
- Seit wann besteht die Übelkeit?
- In welchen Situationen tritt sie besonders auf (Medikamenteneinnahme, bei Lageveränderungen, bei Schmerzen, bestimmte Tageszeit)?
- Häufigkeit des Erbrechens?
- Wie stark ist die Übelkeit?
- Wie sehr belastet die Übelkeit?
- Gelingt es, die Übelkeit zu verdrängen?
- Was lindert die Übelkeit?
- Tritt die Übelkeit in Zusammenhang mit weiteren Symptomen auf (z. B. Exsikkose)?

Übelkeit und Erbrechen beobachten und kontrollieren

- Welche Menge erbricht der Patient? (Immer eine Vergleichsgröße angeben, damit es nachvollziehbar ist, z. B. eine halbe Nierenschale, einen Mund voll?)
- Welchen Geruch hat das Erbrochene? Dies kann u. U. Hinweise auf die Ursache geben z. B. bei Ileus oder Infekten, ▶ Tab 20.4.
- Welche Farbe (kaffeesatzartig, gallig, bräunlich)?
- Welche Bestandteile enthält das Erbrochene?

Pflegende sollten sich auch die Lebensumstände genau anschauen, z. B.: Wie sind die Mahlzeiten zusammengesetzt? Wie sind die Stuhlganggewohnheiten? Wie ist der Zustand von Mund und Zähnen?

WISSEN TO GO

Ursachen für Übelkeit und Erbrechen

Physiologisch betrachtet, ist Erbrechen ein wichtiger Selbstschutz des Körpers, um sich von giftigen Substanzen oder verdorbenen Lebensmitteln zu befreien. Es gibt 2 Kategorien:
- **zentrales Erbrechen:** Das Brechzentrum wird direkt gereizt, z. B. durch Hirntumoren, Entzündungen (Meningitiden), Migräne, Schädel-Hirn-Trauma.
- **reflektorisches Erbrechen:** Der Reiz wirkt indirekt auf das Brechzentrum über das vegetative Nervensystem, z. B. Erkrankungen des Magen-Darm-Trakts wie Gastritis, Pylorusstenose, Gallenerkrankungen.

Weitere Formen:
- **hormonell bedingtes Erbrechen** während der Schwangerschaft
- **Postoperative Nausea and Vomiting (PONV)** nach einer Operation
- **antizipatorische Übelkeit** bei z. B. bestimmten Gerüchen oder Geschmäckern

Beobachtungskriterien des Erbrechens siehe ▶ Tab 20.4. Um den Patienten pflegerisch einschätzen zu können, ist eine sorgfältige Pflegeanamnese zu wichtig.

20.3.3 Behandlung und Pflege

Der Patient, der Übelkeit und Erbrechen über einen längeren Zeitraum erlebt, findet die Situation häufig unerträglich. Er fühlt sich machtlos und dem Zustand ausgeliefert. Mitfühlendes Eingehen, eine kompetente Pflegebeziehung und das Ernstnehmen der Probleme sind für die Behandlung und Linderung eine Grundvoraussetzung.

Zudem können Pflegende über die Ursachen aufklären und den Patienten in dieser Situation begleiten. Das kann dem erlebten Kontrollverlust entgegenwirken. Pflegende können den Patienten auch darüber unterstützen, dass sie z. B.
- keine Speisen anbieten, gegen die eine Abneigung besteht (fettreiche Speisen und Fleisch erzeugen oft Übelkeit),
- Speisen nicht zu heiß servieren,
- keine stark riechenden Lebensmittel anbieten (z. B. Kohl, Leber),
- viel Flüssigkeit anbieten,
- Mahlzeiten appetitlich anrichten,
- kleine Mengen anbieten,
- Essen im Sitzen und in Gesellschaft organisieren,
- Wunschkost anbieten,
- Essen mitbringen lassen,

Abb. 20.13 Hilfestellung beim Erbrechen.

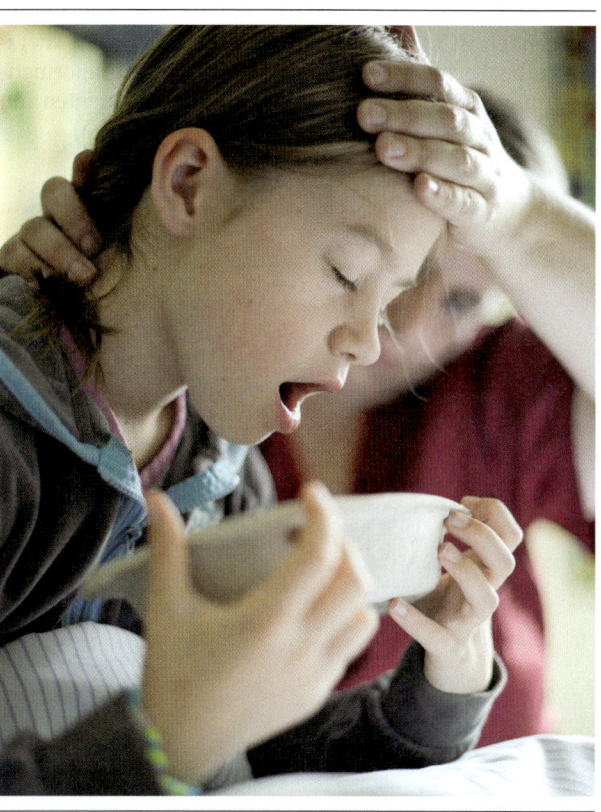

Das Halten des Kopfes wird oft als hilfreich empfunden.

- Bonbons oder Eiswürfel lutschen lassen,
- evtl. Aromatherapie zur Appetitsteigerung anwenden.

Angehörige des Patienten zeigen ihre Fürsorge dem Patienten oft im Mitbringen von Speisen und Getränken. Pflegende sollten den Kontakt suchen und die Angehörigen darüber informieren, was gerade sinnvoll für den Patienten ist und was nicht.

Manchen Patienten hilft es auch, wenn die Räume nicht überheizt sind, regelmäßig gelüftet wird (z. B. nach Wundversorgungen oder Ausscheidungen) und Ablenkung da ist.

Hilfestellung • Folgendes sollte beachtet werden:
- Der Patient sollte angepasst und bequem liegen.
- Oberkörper hochlagern, um eine Aspiration zu vermeiden. Wird der Oberkörper leicht vorgebeugt, kann das Erbrochene leichter herausgebracht werden.
- Zahnersatz herausnehmen, reinigen und erst auf Wunsch des Patienten wieder einsetzen. Sonst löst die Manipulation im Mund/Rachen evtl. erneutes Erbrechen aus.
- Hilfsmittel (wie Nierenschalen und Zellstoff) in Reichweite, aber außerhalb der Sicht abstellen, bei Bedarf anreichen, um das Erbrochene aufzufangen und wegzuwischen.
- Erbrochenes so schnell wie möglich entsorgen.
- Mundhygiene (evtl. mit biografieorientierten Zusätzen wie Butter, Bier, Saft, Honig, Zitrone) anbieten.

Nach dem Erbrechen • Nach dem Erbrechen fühlen sich die Patienten häufig schwach und zittrig. Der Patient sollte deshalb gut positioniert sein und sein Ruhebedürfnis respektiert werden. Bei einmaligem Erbrechen entstehen keine weiteren Probleme. Sollte das Erbrechen anhalten, so ist es wichtig, die folgenden möglichen Störungen im Auge zu behalten: Exsikkose, Störungen des Elektrolythaushaltes und Störungen des Säure-Basen-Gleichgewichts.

20 Bei den Ausscheidungen unterstützen

Antiemetische Behandlung • Bei persistierender Übelkeit und Erbrechen verordnet der Arzt evtl. Antiemetika. Aufgabe der Pflegenden ist es, Wirkung und Nebenwirkung der Therapie zu beobachten und zu überwachen. Nähere Informationen hierzu finden Sie im Kap. „Pflege von Patienten mit malignen Tumoren" (S. 780).

WISSEN TO GO

Übelkeit und Erbrechen – Behandlung und Pflege

Pflegende können den Patienten z. B. durch folgende Maßnahmen unterstützen:
- Genau mit dem Patienten absprechen, wie er seine Speisen mag, und auf eine appetitliche Darreichung achten.
- Stets Flüssigkeit anbieten.
- Essen in Gesellschaft organisieren – oder aber Rückzug erlauben.
- Essen mitbringen lassen. Die Angehörigen informieren, was zurzeit gut für den Patienten ist.
- Regelmäßig lüften, Raum nicht überheizen.

Pflegende bieten nach dem Erbrechen stets eine Mundpflege an. Bei persistierender Übelkeit und Erbrechen erhalten die Patienten evtl. eine antiemetische Therapie.

21 Prophylaxen

! **Merken Bewegung ist der Kern der Prophylaxen**
Keine Prophylaxe ist wichtiger als die andere, zwischen ihnen bestehen allerdings viele Zusammenhänge. Der Kern der Prophylaxen ist die Bewegung. Sie verdient die größte Aufmerksamkeit, denn durch Bewegung beginnt der Patient wieder Kontakt zur Umwelt aufzunehmen, bewusst zu atmen, zu essen, zu denken usw.

21.1 Dekubitusprophylaxe

Definition **Dekubitus**
Dekubitus (Druckgeschwür, abgeleitet von lat. decumbere = sich niederlegen) ist eine lokal begrenzte Schädigung der Haut und/oder des darunterliegenden Gewebes, verursacht durch zu lange und/oder zu starke Einwirkung von Druck oder Scherkräften (NPUAP & EPUAP 2009).

Druck wirkt senkrecht auf das Gewebe, während **Scherkräfte** diagonal auf das Gewebe einwirken. Dabei verschieben sich die Hautschichten gegeneinander, die Blutgefäße verdrillen und der Stoffwechsel in den betroffenen Arealen wird gestört. Scherkräfte entstehen z. B., wenn ein Patient im Sitzen nach unten rutscht oder falsche Transfertechniken angewendet werden und der Patient nach oben oder in Seitenlage „gezogen" wird.

21.1.1 Entstehungsmechanismus

Dekubitus 1. Grades • Durch Druckeinwirkung auf die Haut kommt es zu einer Minderdurchblutung im Gewebe, wodurch der Austausch zwischen den Kapillaren und dem umliegenden Gewebe gestört wird (**Ischämie**). Sauerstoff und Nährstoffe können nicht zugeführt und Kohlenstoffdioxid sowie Abfallprodukte (Schlackenstoffe) nicht abtransportiert werden. Nerven- und Gewebszellen sterben ab, der Betroffene verliert den Reiz, der ihn dazu animiert, sich umzusetzen bzw. sich zu drehen (Druck-Schmerz-Mechanismus). Die Stoffwechselstörung führt zu einer Anhäufung von sauren Stoffwechselprodukten im Gewebe (**Azidose**). Um die Minderdurchblutung auszugleichen, stellen sich die Gefäße weit, v. a. die venösen Kapillaren (**Vasodilatation**). Es bildet sich eine von außen sichtbare gerötete Stelle bei noch intakter Haut. Die Hautrötung ist nicht „wegdrückbar" und bleibt auch nach der Druckentlastung bestehen: positiver Fingertest (S. 406). Ein Dekubitus 1. Grades ist entstanden.

Dekubitus 2. Grades • Durch die Anhäufung der sauren Stoffwechselprodukte im Gewebe wird die Durchlässigkeit der Gefäßmembran (Gefäßpermeabilität) erhöht und Flüssigkeit wird aus dem Blut ins Gewebe abgegeben (um die Konzentration auszugleichen). An der betroffenen Stelle bilden sich Ödeme und Blasen, die Kapillaren werden dadurch zusätzlich komprimiert und geschädigt (Gefäßthrombosen). Die Schädigung beschränkt sich auf die Epidermis und Anteile der Dermis. Dies kennzeichnet den Dekubitus 2. Grades.

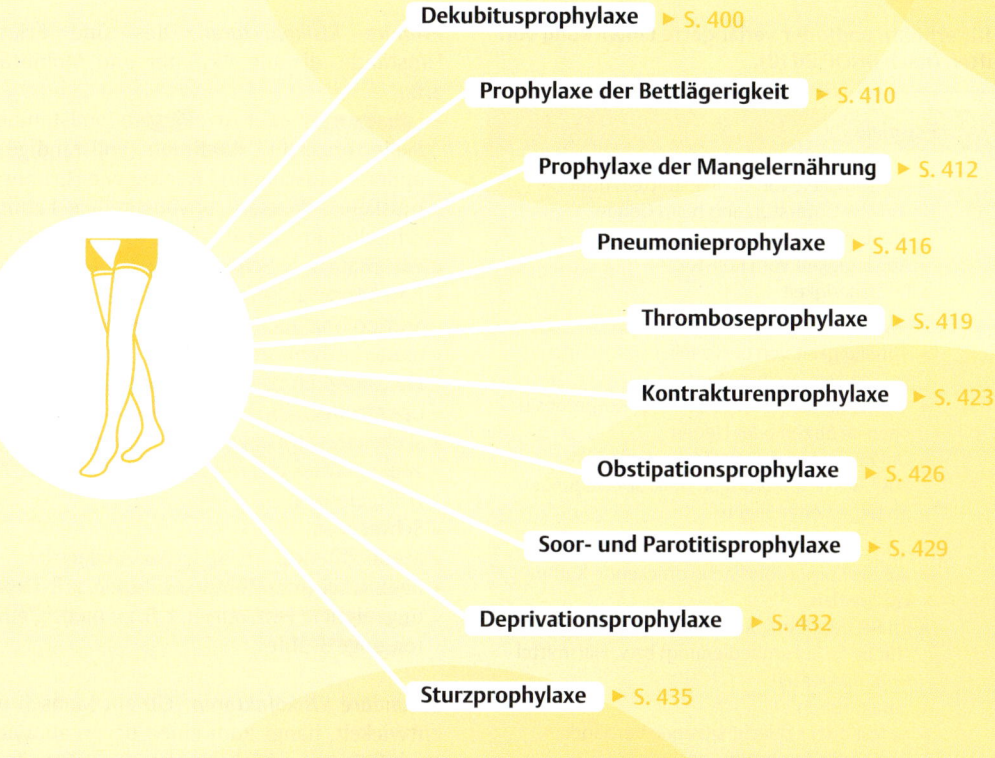

- Dekubitusprophylaxe ▶ S. 400
- Prophylaxe der Bettlägerigkeit ▶ S. 410
- Prophylaxe der Mangelernährung ▶ S. 412
- Pneumonieprophylaxe ▶ S. 416
- Thromboseprophylaxe ▶ S. 419
- Kontrakturenprophylaxe ▶ S. 423
- Obstipationsprophylaxe ▶ S. 426
- Soor- und Parotitisprophylaxe ▶ S. 429
- Deprivationsprophylaxe ▶ S. 432
- Sturzprophylaxe ▶ S. 435

Dekubitus 3. und 4. Grades • Auch tiefere Hautschichten, Sehnen und Bänder sterben ab (Dekubitus 3. Grades). Anschließend beginnen Knochenstrukturen damit, sich zu zersetzen (Dekubitus 4. Grades).

! Merken Grad versus Kategorie
Intakte Haut bedeutet nicht zwangsläufig, dass kein Dekubitus besteht. Die Dekubitusgrade sind als Kategorien zu verstehen, die bestimmte Merkmale des jeweiligen Grades beschreiben. Es findet nicht zwangsläufig eine Verschlechterung von einem Grad auf den nächsten statt. Die Haut hält dank ihrer guten Durchblutung Druck länger stand als das darunter liegende Muskelgewebe. So kann sich Folgendes zeigen: Bricht (bis dahin äußerlich unbeschädigte) Haut auf, zeigen sich darunter die für die Dekubitalgeschwüre typischen Krater, vor allem im Beckenbereich. Auch ein Fersendekubitus entsteht häufig primär in der Tiefe, sodass das nekrotische Muskelgewebe meist noch von einer intakten Hautschicht überzogen ist. Weil ein Dekubitus nicht automatisch von einem Grad in den nächsten übergeht, wird in der aktuellen Leitlinie des NPUAP und EPUAP (2009) nicht mehr von Dekubitusgraden, sondern von Kategorien gesprochen. Da im Rahmen der Datenerhebung in Krankenhäusern und in der ICD-Klassifikation noch von Dekubitusgraden gesprochen wird, wird in diesem Buch analog zum Expertenstandard Dekubitusprophylaxe in der Pflege (2010) ebenso weiterhin in Grade eingeteilt.

21.1.2 Risikofaktoren/Ursachen

Dekubitus wird verursacht durch Druck auf das Gewebe und/oder darauf einwirkende Scherkräfte. Hauptrisikofaktoren für die Entstehung eines Dekubitus sind demnach **Einschränkungen der Aktivität und der Mobilität**, da sie

Abb. 21.1 Dekubitusgrade.

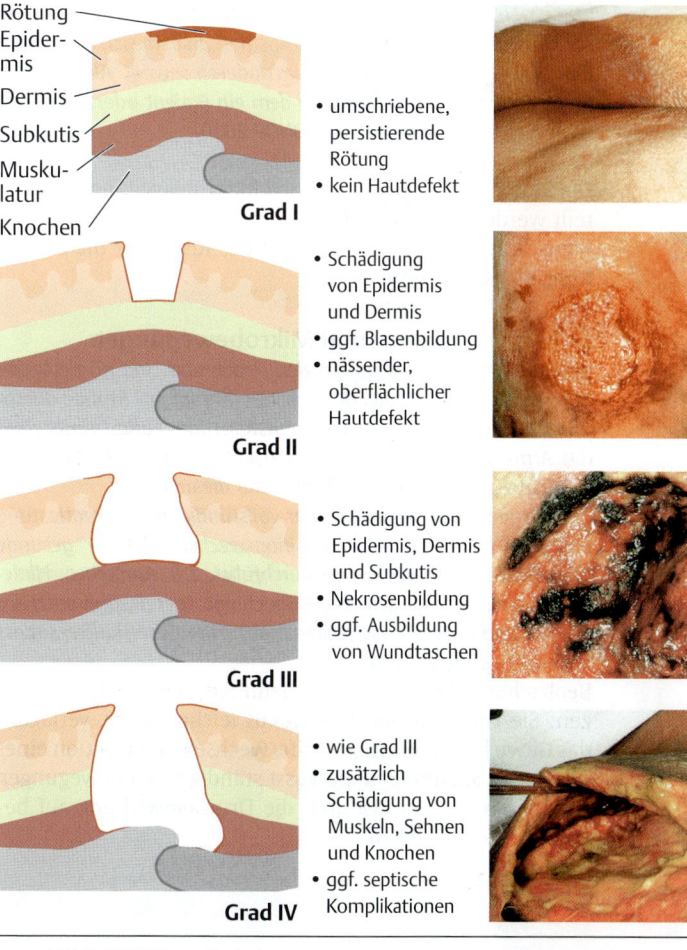

Grad I
- umschriebene, persistierende Rötung
- kein Hautdefekt

Grad II
- Schädigung von Epidermis und Dermis
- ggf. Blasenbildung
- nässender, oberflächlicher Hautdefekt

Grad III
- Schädigung von Epidermis, Dermis und Subkutis
- Nekrosenbildung
- ggf. Ausbildung von Wundtaschen

Grad IV
- wie Grad III
- zusätzlich Schädigung von Muskeln, Sehnen und Knochen
- ggf. septische Komplikationen

Fotos: PAUL HARTMANN AG, Heidenheim

21 Prophylaxen

Tab. 21.1 Ursachen für erhöhte und/oder verlängerte Einwirkung von Druck- und Scherkräften (nach DNQP 2010).

Ursachen	Beispiele
Einschränkungen der Aktivität	• Abhängigkeit von Gehhilfsmitteln oder personeller Unterstützung beim Gehen • Abhängigkeit beim Transfer • Abhängigkeit vom Rollstuhl • Bettlägerigkeit
Einschränkung der Mobilität	• Abhängigkeit von personeller Unterstützung bei Lagewechseln im Bett • kaum oder keine Kontrolle über Körperpositionen im Sitzen oder Liegen • Unfähigkeit zu selbstständigen kleinen Positionsveränderungen (Mikrobewegungen) im Liegen oder Sitzen
extrinsische bzw. iatrogene Ursachen	• auf die Körperoberfläche drückende Katheter, Sonden • im Bett/auf dem Stuhl befindliche Gegenstände (z. B. Fernbedienung) bzw. Hilfsmittel (z. B. Hörgerät) • nasale Tuben • zu fest oder schlecht sitzende Verbände, Bein- oder Armprothesen • unzureichend druckverteilende Hilfsmittel zur Lagerung • länger dauernde Operationen

Ursachen für erhöhte und/oder verlängerte Einwirkung von Druck und/oder Scherkräften sind (▶ Tab. 21.1).

Definition Aktivität und Mobilität
Als Aktivität bezeichnet man das Ausmaß, in dem sich ein Patient oder Bewohner von einem Ort zum anderen bewegt. Als Mobilität bezeichnet man das Ausmaß, in dem ein Patient oder Bewohner seine Körperposition wechselt (DNQP 2010).

Die Mobilität kann in Mikro- und Makrobewegungen unterteilt werden. Je weniger Mikro- und Makrobewegungen ein Mensch ausführt, desto höher ist das Risiko für die Entstehung eines Dekubitus.

Definition Makro- und Mikrobewegungen
Mikrobewegungen verringern den Druck und sind Körperbewegungen, die der gesunde Mensch 12–40-mal pro Stunde durchführt, z. B. Kippen des Beckens, Aufstellen des Fußes, Abspreizen des Arms. Der Mensch bleibt zwar sitzen, verlagert jedoch das Gewicht z. B. von einer Gesäßhälfte auf die andere.

Makrobewegungen dienen der vollständigen Druckentlastung und sind komplette Körperpositionswechsel, die der gesunde Mensch 4–8-mal pro Stunde durchführt, z. B. Aufstehen, Hinlegen, Drehen vom Rücken- in die Bauchlage. Hierzu zählt auch das Drehen und ausschließliche Sitzen auf einer Gesäßhälfte, sodass die andere entlastet wird.

Beobachten Sie sich einmal, wenn Sie „angeblich" still sitzen: Sie rutschen mit dem Gesäß leicht herum, verlagern das Gewicht ein wenig zur Seite, wechseln die Position eines Arms usw. Sie führen unbewusst ständig Mikrobewegungen aus und verringern dadurch die Druckeinwirkung auf bestimmte Körperstellen.

Primäre Risikofaktoren • Dies sind Erkrankungen und Umstände, die die Aktivität und Mobilität einschränken, z. B.:
- Lähmungen jeder Art: **Plegien** (vollständige Lähmung von Skelettmuskeln), **Paralysen** (vollständige Lähmung auch anderer Muskeln und Nerven wie Hirnnerven oder Gefäßmuskeln), **Paresen** (unvollständige Lähmung mit unterschiedlichen Paresegraden, Kraftverlust).
- Traumata, z. B. Schenkelhalsfraktur
- Bewusstseinsstörung (akute und chronische Verwirrtheit, Somnolenz und Sopor) bis Bewusstlosigkeit (Koma)
- akute Erkrankungen, z. B. Sepsis
- Herz- und Lungenerkrankungen
- operationsbedingte Anästhesie
- skelettale Störungen, z. B. Verkrümmungen der Wirbelsäule (Skoliosen) mit Beckenschiefstand, Arthrosen in den Hüftgelenken
- Schmerzen
- Medikamente, z. B. Sedativa, Analgetika
- beeinträchtigte Gemütszustände, z. B. Depression
- ungeeignete Hilfsmittel, z. B. zu niedrig eingestellter Rollator, enge Stühle

Sekundäre Risikofaktoren • Ob ein Mensch einen Dekubitus entwickelt, hängt zum einen davon ab, wie lange und wie stark Druck- und Scherkräfte einwirken. Zum anderen wird die Entstehung eines Dekubitus von weiteren sekundären Risikofaktoren beeinflusst, die den Zellstoffwechsel beeinträchtigen, z. B.:
- Nikotinabusus
- Diabetes mellitus
- Hypothyreose
- Tumoren und terminale Erkrankungen
- Adipositas
- vaskuläre Erkrankungen (Veneninsuffizienz, pAVK)
- Malnutrition, Dehydration
- Kachexie
- verletzliche Altershaut
- Hautkrankheiten, z. B. Ekzeme, Pilzinfektionen
- sensorische und vegetative Störungen (peripher), z. B. Polyneuropathie
- transurethrale Blasendauerkatheter

Unbekannt ist bisher, welche dieser Faktoren bzw. welche Kombinationen den Entstehungsprozess besonders stark beeinflussen (▶ Abb. 21.2).

! Merken Risikofaktoren Dekubitus
Sicher ist, dass ein starker Zusammenhang besteht zwischen hoher Pflegebedürftigkeit bzw. reduziertem Allgemeinzustand und dem Dekubitusrisiko: Je stärker ein Mensch auf pflegerische Unterstützung angewiesen ist bzw. je stärker seine Gesundheit beeinträchtigt ist, desto höher ist sein Dekubitusrisiko (DNQP 2010).

21.1.3 Dekubitusgefährdete Körperstellen

Das menschliche Unterhautfettgewebe (Subkutis) schützt vor Stößen und Drücken. Manche Körperstellen haben geringe schützende Schichten und sind bevorzugte Orte für Dekubitalgeschwüre, sog. **Prädilektionsstellen**. Sie befinden sich vor allem über Knochenvorsprüngen und sind lageabhängig (▶ Abb. 21.3).

Dekubitusprophylaxe

Abb. 21.2 Dekubitusentstehung.

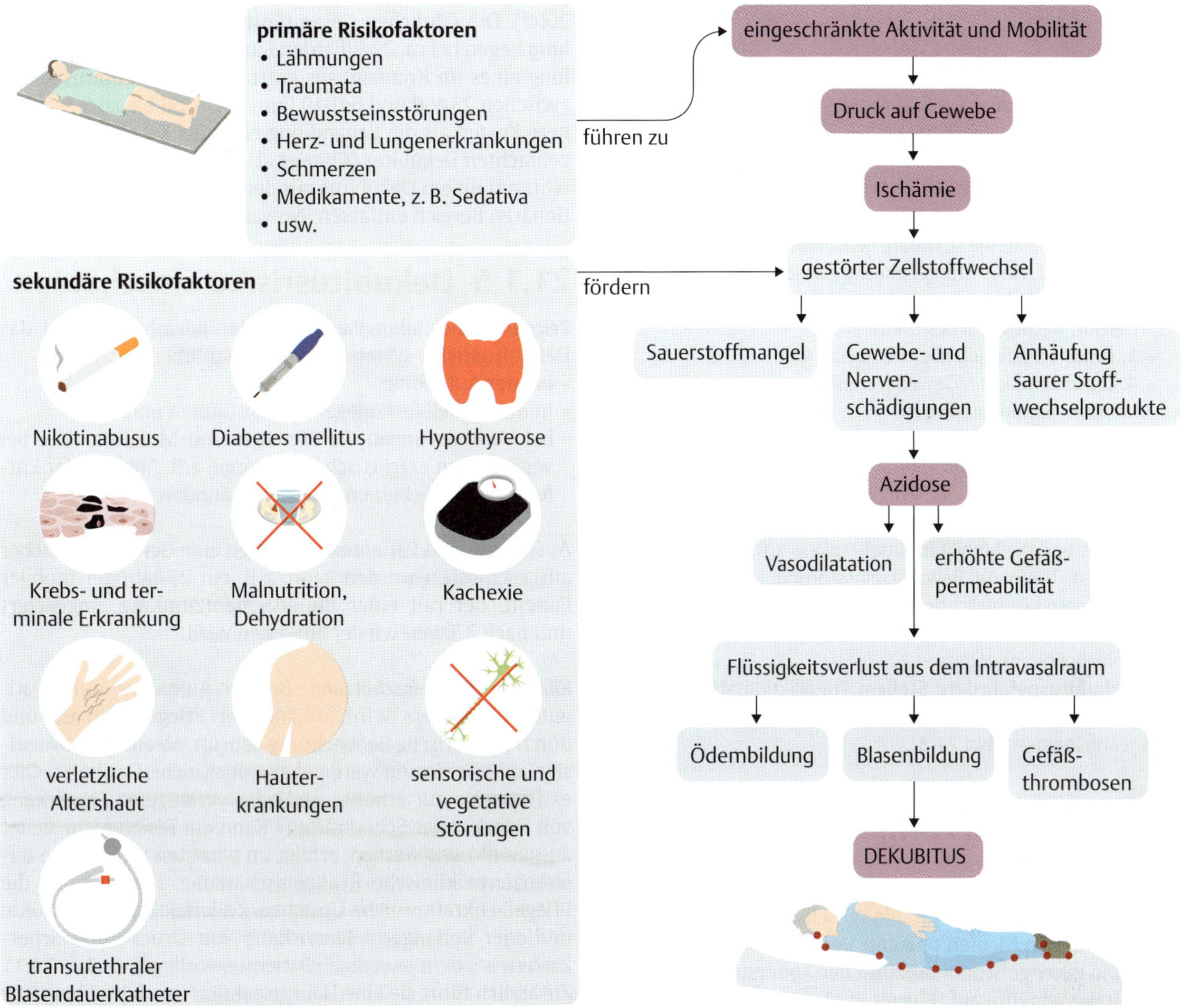

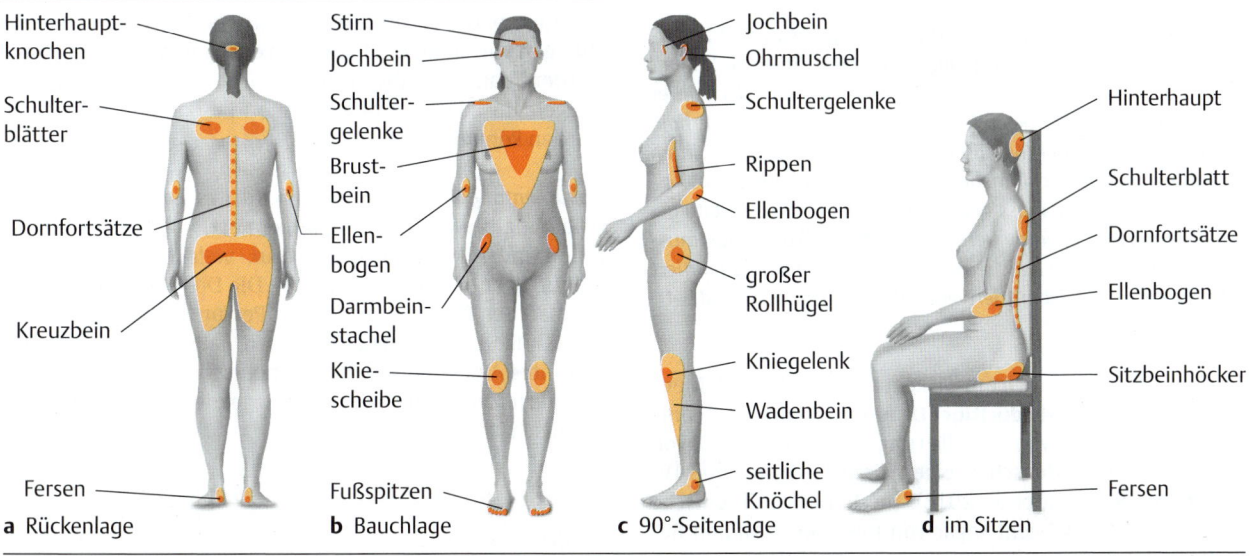

Einflüsse der verschiedenen Risikofaktoren auf die Entstehung eines Dekubitus.

Abb. 21.3 Prädilektionsstellen für Dekubitus.

a Rückenlage: Hinterhauptknochen, Schulterblätter, Dornfortsätze, Kreuzbein, Fersen

b Bauchlage: Stirn, Jochbein, Schultergelenke, Brustbein, Ellenbogen, Darmbeinstachel, Kniescheibe, Fußspitzen

c 90°-Seitenlage: Jochbein, Ohrmuschel, Schultergelenke, Rippen, Ellenbogen, großer Rollhügel, Kniegelenk, Wadenbein, seitliche Knöchel

d im Sitzen: Hinterhaupt, Schulterblatt, Dornfortsätze, Ellenbogen, Sitzbeinhöcker, Fersen

21 Prophylaxen

> **WISSEN TO GO**
>
> **Dekubitus – Grundlagen**
>
> Dekubitus ist eine lokal begrenzte Schädigung der Haut und/oder des darunterliegenden Gewebes, verursacht durch zu lange und/oder zu starke Einwirkung von Druck oder Scherkräften (NPUAP & EPUAP 2009).
> **Dekubitusgrade:**
> - **1. Grad:** von außen sichtbare gerötete Stelle bei noch intakter Haut, Hautrötung ist nicht „wegdrückbar".
> - **2. Grad:** Schädigung der Epidermis und von Anteilen der Dermis, flaches, offenes Ulkus.
> - **3. Grad:** Schädigung aller Hautschichten.
> - **4. Grad:** kompletter Gewebsverlust, Sehnen, Bänder und Knochen können freiliegen
>
> **Risikofaktoren:** Hauptrisikofaktoren sind Einschränkungen der Aktivität und der Mobilität (▶ Tab. 21.1). Primäre Risikofaktoren sind Erkrankungen und Umstände, die die Aktivität und die Mobilität einschränken, z. B. Plegien und Paralysen, Traumata, Bewusstseinsstörung. Sekundäre Risikofaktoren beeinträchtigen den Zellstoffwechsel, z. B. Nikotinabusus, Diabetes mellitus, Hypothyreose, Krebs- und terminale Erkrankungen.
>
> **Dekubitusgefährdete Stellen:** Prädilektionsstellen befinden sich vor allem über Knochenvorsprüngen und sind lageabhängig (▶ Abb. 21.3).

21.1.4 Auswirkungen und Häufigkeiten

Dekubitus ist mittlerweile ein gesellschaftliches Thema und auch in den Medien präsent: Von 10 000 Verstorbenen weisen in einer gerichtsmedizinischen Untersuchung 11,1 % Dekubitalgeschwüre auf (Flieger et al. 2004). Untersuchungen gehen davon aus, dass rund 90 % der entstandenen Dekubitalulzera hätten verhindert werden können (Schröder 2007).

Beispiel **Ein Teufelskreis**
Frau Kraus ist 95 und war bis jetzt in der Lage, sich selbst zu versorgen – mit etwas Unterstützung. Dann erlitt sie einen Schlaganfall, der Klinikaufenthalt dauerte einen Monat. Nach ihrer Entlassung hat sie Druckgeschwüre am Steißbein und unterhalb des Knies. Wegen der Wundschmerzen kann Frau Kraus ihren gewohnten Alltag nicht mehr aufnehmen. Weitere Dekubitalulzera treten auf. Sie muss wieder in die Klinik, die Dekubitalgeschwüre müssen operativ versorgt werden – Frau Kraus muss wegen der zerstörten knöchernen Strukturen ein Bein amputiert werden. Frau Kraus ist mittlerweile vollständig immobil und bettlägerig.

Traurige Zahlen: Jährlich entwickeln mehr als 400 000 Menschen **behandlungsbedürftige Druckgeschwüre**, das entspricht 0,5 % der Wohnbevölkerung Deutschlands. Davon erleiden 150 000 Menschen einen Grad-III- bzw. Grad-IV-Dekubitus (Schempf et al. 2012). Die Initiative Chronische Wunden (ICW e. V.) geht sogar von mehr als 1 Million Betroffener jährlich aus.

In der ambulanten Pflege wird mit ca. 30 % **dekubitusgefährdeten Klienten** gerechnet, während im stationären Langzeitpflegebereich bereits die Hälfte der Bewohner in den Risikobereich fällt (Flieger et al. 2004). Die **Dekubitusprävalenz** beträgt 3–4 % aller ambulanten SGB-XI-Leistungsbezieher und 4–6 % stationär lebender Bewohner (Lahmann et al. 2009). Die jährlichen **Gesamtkosten der Dekubitusbehandlung** liegen bei ca. 2 Milliarden Euro (RKI 2007). Die Behandlung eines im Krankenhaus entstandenen Dekubitus kostet zwischen 28 450 und 64 010 Euro. Das sind bis zu 9-mal höhere Kosten als die Behandlung eines ins Krankenhaus mitgebrachten Dekubitus (Chan et al. 2013). Jeder fünfte Patient wird mit einem Dekubitus aus dem Krankenhaus in den stationären Bereich entlassen (Nowack 2011).

21.1.5 Dekubitusrisiko einschätzen

Zeitpunkt • Bei allen Patienten oder Bewohnern wird das Dekubitusrisiko systematisch eingeschätzt
- bei der Aufnahme,
- in individuell festzulegenden Abständen und
- bei Veränderungen der Aktivität und Mobilität oder bei veränderten extrinsischen Faktoren, z. B. Anlage oder Entfernung von Schienen, Kathetern, Sonden.

Ausnahme sind Patienten, bei denen eine Gefährdung sicher ausgeschlossen werden kann, z. B. ein 25-jähriger mobiler Patient, der mit einer Blinddarmentzündung eingeliefert und nach 2 Tagen wieder entlassen wird.

Klinische Risikoeinschätzung • Bei der Aufnahme eines Patienten/Bewohners wird anhand der Pflegeanamnese und durch pflegerische Beobachtung geprüft, ob ein Dekubitusrisiko ausgeschlossen werden kann oder nicht. Das heißt: Gibt es Hinweise auf erhöhte und/oder verlängerte Einwirkung von Druck- oder Scherkräften? Kann ein Risiko nicht sicher ausgeschlossen werden, erfolgt im nächsten Schritt eine differenzierte klinische Risikoeinschätzung. Hierzu prüft die Pflegefachkraft, welche Ursachen/Risikofaktoren für erhöhte und/oder verlängerte Einwirkung von Druck- und Scherkräften bei dem jeweiligen Patienten vorliegen (▶ Tab. 21.1). Zusätzlich führt sie eine Hautinspektion durch und beurteilt den allgemeinen Gesundheitszustand des Patienten.

Nach welchen Kriterien die Haut beobachtet und beurteilt wird, lesen Sie im Kap. 17 „Körperpflege und Bekleidung" (S. 336). Jede Abweichung vom Normalzustand – rosig durchblutete, elastische, warme, intakte Haut – muss dokumentiert und dem Arzt mitgeteilt werden. Liegen Abweichungen vor, sollte der Patient zu den Anomalitäten befragt werden, damit in Absprache mit ihm und dem gesamten Pflegeteam adäquate pflegerische Maßnahmen eingeleitet werden können.

Dokumentation • Anschließend wird das Ergebnis der Einschätzung bewertet und dokumentiert. Aus der Dokumentation muss klar ersichtlich sein, welche Risikofaktoren identifiziert wurden und warum. Die Dokumentation muss allen an der Therapie beteiligten Personen zugänglich sein. Jede Klinik hat ein eigenes Vorgehen, hat sich z. B. für ein bestimmtes Assessmentinstrument entschieden und/oder hat definierte Zeiträume, in denen Pflegende das Dekubitusrisiko einschätzen sollen.

Assessmentinstrumente zur Risikoeinschätzung

Ob sich mithilfe von Skalen tatsächlich ein Dekubitusrisiko messen lässt, ist bis heute ungeklärt. Über 40 Skalen existieren weltweit für die Einschätzung des Dekubitusrisikos. Sie unterscheiden sich in ihren Zielgruppen und Kriterien. Jedes

Instrument untersucht lediglich eine Auswahl der Risikofaktoren, obwohl für den Patienten noch weitere zutreffen könnten. Instrumente können deshalb nur dem Screening dienen. Weit wichtiger ist die klinische Einschätzung der möglichen Risikofaktoren durch Pflegende. Dies gilt besonders für den pädiatrischen Bereich. Die existierenden Dekubitusrisikoskalen können die anatomischen, physiologischen und immunologischen Besonderheiten der breiten Gruppe vom Frühchen bis zum Schulkind nicht erfassen.

Empfehlung • Die Kriterien standardisierter Skalen lassen sich erst einigermaßen sicher beantworten, wenn der Patient über 24 Stunden beobachtet wurde. Es empfiehlt sich deshalb, die Hauptrisikofaktoren „eingeschränkte Aktivität und Mobilität" bereits bei der Pflegeanamnese einzuschätzen und mit ersten Maßnahmen zu beginnen, z.B. bei bewusstlosen Patienten ein spezielles Matratzensystem anzufordern. Skalen spielen dabei eine nachgeordnete Rolle. Eine differenzierte Ersteinschätzung für die Anzahl bestimmter Maßnahmen, mit oder ohne Skala, sollte erst erfolgen, wenn der Patient im Tagesverlauf beobachtet werden konnte – spätestens allerdings nach 48 Stunden.

WISSEN TO GO

Dekubitusrisiko einschätzen

Das Dekubitusrisiko wird eingeschätzt bei der Aufnahme, in individuell festzulegenden zeitlichen Abständen und bei Veränderungen der Aktivität und Mobilität oder bei veränderten extrinsischen Faktoren. Ausnahme: Patienten, bei denen eine Gefährdung sicher ausgeschlossen werden kann.

Bei der Aufnahme eines Patienten/Bewohners wird geprüft, ob ein Dekubitusrisiko ausgeschlossen werden kann oder nicht. Kann ein Risiko nicht sicher ausgeschlossen werden, erfolgt im nächsten Schritt eine differenzierte klinische Risikoeinschätzung:
- Identifizierung von Ursachen/Risikofaktoren für erhöhte und/oder verlängerte Einwirkung von Druck- und Scherkräften (▶ Tab. 21.1).
- Hautinspektion und allgemeiner Gesundheitszustand des Patienten.

Anschließend wird das Ergebnis der Einschätzung bewertet und dokumentiert.

21.1.6 Maßnahmen zur Dekubitusprophylaxe

! Merken Ziel
Das Ziel der Dekubitusprophylaxe ist die Entlastung gefährdeter Körperstellen von Druck- und Scherkräften. Dies wird durch regelmäßige körperliche Bewegung und/oder Freilagerung gefährdeter Körperstellen erreicht (DNQP 2010).

Bewegungsförderung

Wird ein Dekubitusrisiko ermittelt, wird für den Patienten ein individueller Bewegungs(förderungs)plan erstellt, in dem alle Maßnahmen der Bewegungsförderung sowie die besonderen Vorlieben und Abneigungen des Patienten festgehalten werden. Ziel ist es, den Patienten nicht „einfach umzulagern", sondern vor allem seine Eigenbewegung zu fördern. Zum Konzept der Bewegungsförderung gehört demnach:
- Eigenbewegung des Patienten fördern
- regelmäßige Positionswechsel durchführen (Makro- und Mikrobewegungen)
- scherkräftearme Bewegungs- und Transfertechniken anwenden, z.B. durch Kinästhetik (S. 857)

Pflegende betreuen auch Patienten, bei denen Eigenbewegung nur bedingt oder gar nicht möglich ist. In diesen Fällen muss ein regelmäßiger **Positionswechsel durch passive Mobilisation** erfolgen – allerdings immer mit dem Ziel, die Eigenbewegung zu stimulieren.

> *Dekubitusprophylaxe* heißt, die *Eigenbewegung* des Patienten zu fördern.

Häufigkeit der Maßnahmen • Sie richtet sich nach der aktuellen Situation des Patienten. So sind z.B. direkt nach einer Operation häufigere bewegungsfördernde Maßnahmen nötig als einige Tage später, wenn der Zustand des Patienten sich gebessert bzw. sich seine Eigenbewegung deutlich erhöht hat. Es erfolgt dann eine neue Risikoeinschätzung und eine entsprechende Anpassung des Bewegungsplans. Bei einem Patienten mit einem sehr hohen Dekubitusrisiko sollten Bewegungen möglichst häufig stattfinden und Bewegungspausen möglichst kurz ausfallen. Pflegende kontrollieren, wie die Haut reagiert und verlängern bei physiologisch durchbluteter Haut die Zeit zwischen den Positionswechseln schrittweise.

Informieren, Schulen, Beraten • Der Patient sollte in die Planung einbezogen werden, um geeignete Maßnahmen zur Bewegungsförderung zu finden. Hierzu ist es wichtig, den Patienten und evtl. seine Angehörigen über die Ursachen des Dekubitus, dekubitusgefährdete Körperstellen und die entsprechenden prophylaktischen Maßnahmen aufzuklären. So wird sichergestellt, dass der Patient und evtl. seine Angehörigen im Rahmen ihrer Möglichkeiten aktiv mitwirken.

Wie Sie Patienten bei der Mobilisation und dem Positionswechsel bzw. dem Lagern unterstützen, lesen Sie im Kap. 17 „Lagern und Mobilisieren, Betten und guten Schlaf fördern" (S. 348).

Hautzustand kontrollieren

Während der Mobilisation bzw. beim Positionswechsel des Patienten kontrollieren Pflegende den Hautzustand des Patienten und fragen ihn nach seinem Befinden (Schmerzen, Bequemlichkeit der Lage). Je nach Ergebnis verlängern oder verkürzen sie daraufhin die Abstände zwischen den Maßnahmen.

ACHTUNG
Hartnäckig hält sich das Ritual bzw. der Ausdruck, den Patienten 2-stündlich zu lagern. Die Haut jedes Menschen reagiert anders – ein Dekubitus kann auch innerhalb 1 Stunde entstehen. Deshalb ist die Kontrolle des Hautzustands engmaschig durchzuführen. Der Fingertest ist die derzeit beste Methode, um herauszufinden, wann der nächste Makropositionswechsel für einen Patienten spätestens notwendig wird.

Prophylaxen

Abb. 21.4 Fingerdruck-/Lupentest.

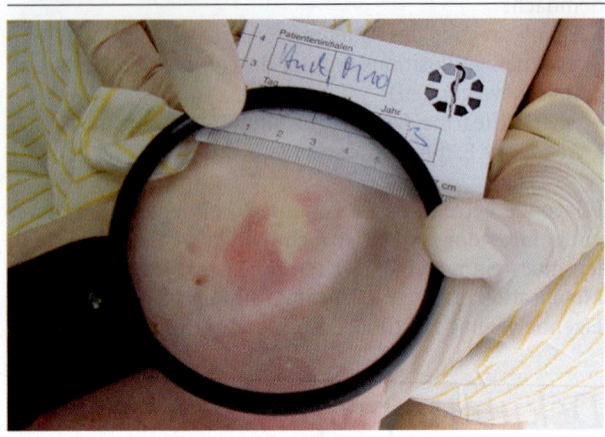

Die Hautrötung bleibt nicht bestehen, damit ist der Fingertest negativ. Ein Dekubitus liegt nicht vor. *Aus: Schewior-Popp S, Sitzmann F, Ullrich L. Thiemes Pflege. Thieme 2013*

Fingertest • Mit dem Finger drückt man auf die Prädilektionsstelle – verfärbt sich die Stelle weiß und nimmt dann die ursprüngliche Farbe wieder an, findet ein physiologischer Stoffwechsel zwischen Gewebe und Kapillaren statt (negativer Fingertest).

Hat sich eine rote Stelle über einem Knochenvorsprung gebildet, wird der Fingertest durchgeführt. Ist die rote Stellen wegdrückbar, d.h., wird die gedrückte Stelle kurz weiß, bevor sie wieder rot wird (negativer Fingertest), besteht höchste Gefahr. Der Patient hat noch keinen Dekubitus, ist jedoch kurz davor. Die Lagerungsintervalle sollten so ausfallen, dass erst gar keine roten Stellen entstehen. Bleibt die Teststelle rot (positiver Fingertest), besteht bereits eine Gefäß- und Gewebsschädigung (persistierende Rötung, Dekubitus Grad 1). Bewegungen und Druckentlastungen müssen aktiv oder passiv noch häufiger stattfinden.

Beispiel Fingertest
Eine kachektische Patientin kommt liegend zur Aufnahme. Sie kann aufgrund ihres schlechten Zustands das Bett nicht selbstständig verlassen und benötigt auch zum Positionswechsel im Bett Hilfe. Die Pflegenden beginnen mit einem Lagerungsintervall von 90 Minuten. Nach diesen 90 Minuten führen sie eine Hautinspektion durch und stellen fest, dass an den Prädilektionsstellen keine Rötungen aufgetreten sind. Es ist nicht nötig, einen Fingertest zu machen, denn die Lagerungsintervalle sind ausreichend. Die Pflegenden erhöhen das Lagerungsintervall auf 2 Stunden. Nach 2 Stunden bemerken die Pflegenden, dass an den Prädilektionsstellen Rötungen aufgetreten sind, und setzen den Fingertest ein. Ist er negativ, müssen die Lagerungsintervalle verkürzt werden (um ca. eine halbe Stunde) und nach 90 Minuten wiederum getestet werden, ob diese Verkürzung ausreichte, um Rötungen an den Prädilektionsstellen zu vermeiden. Ist der Fingertest positiv ausgefallen, sollte die Lagerung stündlich geändert werden, erweitert um Mikrolagerungen, um Schlimmeres zu vermeiden.

! Merken Vergessen Sie 2 Stunden
Patienten im 2-stündlichen Wechsel von der 30°-Seitenlage links – in die Rückenlage – in die 30°-Seitenlage rechts umzulagern, gehört der Vergangenheit an. Sowohl die Vorlieben und individuellen Bedürfnisse des Patienten als auch die individuelle Gewebetoleranz müssen bei der Bewegungsförderung bzw. dem Positionswechsel berücksichtigt werden.

Lagerungsarten – Makropositionswechsel

Für den Positionswechsel sollten verschiedene Lagerungsarten genutzt werden:

- **30°-Seitenlage:** Bei der 30°-Schräglagerung rechts wird die linke Körperhälfte entlastet, v.a. das linke Schulterblatt, der linke Bereich des Sakrums (Kreuzbeins), die linke Ferse sowie linkes Sitzbein und linker Trochanter etwas mehr als der rechte (▶ Abb. 21.5).
- **135°-Lagerung:** Bei der 135°-Lagerung (S. 352) rechts wird die gesamte linke Körperhälfte entlastet: Ohr, Schulter, Schulterblatt, Ellenbogen, Trochanter, Knieaußenseite sowie das komplette Sakrum und beide Fersen.
- **Bauchlagerung:** Bei der Bauchlagerung wird die gesamte Rückseite des Körpers entlastet: Hinterkopf und Ohren, Schultern und Schulterblätter, Ellenbogen, Sakrum, Fersen.
- **V-Lagerungen:** Bei der V-Lagerung wird die Wirbelsäule druckentlastet. Sie gehört mit den A-, T-, I-Lagerungen primär zu den Dehnlagerungen (S. 545).
- **90°-Seitenlagerung:** Bei der 90°-Lagerung (S. 349) rechts werden die gesamte linke Körperhälfte (vgl. 135°-Lagerung) sowie das komplette Sakrum und die Fersen druckentlastet. Das linke Knie wird mittig und außen entlastet.
- **schiefe Ebene:** Die schiefe Ebene vertikal entlastet die oberen Abschnitte des Körpers: Hinterkopf und Schulterblätter. Da durch die Schwerkraft der Körper herunterrutschen kann, sollte entsprechend vorgebeugt werden (Rutschbremse aus Handtüchern, Decken um die Sitzbeine sowie Fußkissen). Bei der schiefen Ebene horizontal rechts wird die linke Körperhälfte wie bei der 30°-Schräglagerung entlastet.
- **Sitzen:** Beim Sitzen wird der Hinterkopf entlastet, beim aufrechten Sitzen auch die Schulterblätter und das Sakrum. Das verändert sich, wenn der Patient mit dem Becken stuhlkantenwärts rutscht!

! Merken Positionswechsel
Beim Positionswechsel sollten gewebeschonende Bewegungs- und Transfertechniken angewendet werden und in der Endposition auf eine flächige Unterpolsterung druckproduzierender Knochenvorsprünge geachtet werden, z.B. drückendes Sitzbein bei schiefem Becken.

90°-Seitenlagerung • Welche Lagerungen ausgewählt werden, richtet sich nach dem Patienten. Die 90°-Seitenlage-

Abb. 21.5 30°-Seitenlage.

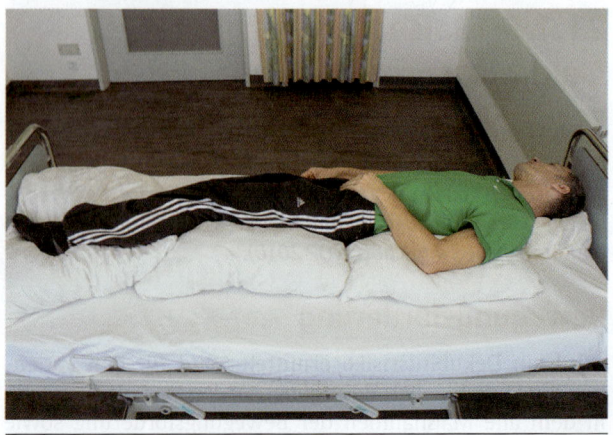

Die linke Körperhälfte wird entlastet, v.a. das linke Schulterblatt, der linke Bereich des Sakrums (Kreuzbeins), die linke Ferse sowie linkes Sitzbein und linker Trochanter.

rung ist z. B. für viele Menschen die natürliche Schlafposition – die Haut über dem Trochanter ist dabei allerdings relativ großem Druck ausgesetzt, weswegen diese Lagerung im Rahmen der Dekubitusprophylaxe oft als ungeeignet angesehen wird. Bei der 30°-Seitenlagerung ist der Druck besser verteilt – es bettet sich aber selten jemand freiwillig in dieser Position. So kann es passieren, dass ein Patient, der in der 30°-Seitenlagerung positioniert wurde, mit dieser Lage nicht einverstanden ist, und sich automatisch „aus dieser Lage befreit" und sich in seine natürliche Schlafposition begibt. Wenn er seine Lage verändert, bewegt er sich! Das ist gut. Außerdem kann die 90°-Seitenlage im Rahmen des Bewegungsplans Schritt für Schritt „entschärft werden", indem die im Rücken liegende Rolle in festen Zeitabständen sukzessive hervorgezogen und der Winkel dabei nach und nach verringert wird.

Oberkörperhochlagerung • Bei der Oberkörperhochlage im Bett sollte z. B. wie folgt vorgegangen werden: Der Patient befindet sich in bequemer Rückenlage im flachen Bett, d. h., er hat das Kopfkissen unterstützend in Schulterblatt, Nacken- und Hinterkopfbereich. Das Fußteil des Bettes wird betätigt, sodass sich die Knie und Hüften anwinkeln. Dann wird das Bett im Gesamten hochgefahren, damit es als Nächstes in eine **Beintieflagerung** gebracht werden kann. Manchmal muss das Fußteil nachjustiert werden, d. h., die Hüft- und Kniegelenke müssen noch mehr in Flexion (Beugung) gebracht werden. Dann wird das Kopfteil hochgefahren, bis der Patient aufrecht sitzt. Diese Reihenfolge verhindert ein Herunterrutschen und somit Scherkräfte und hohe Drücke im Sakralbereich. Das Bett muss daraufhin im Gesamten unbedingt wieder nach unten gefahren werden, um beim Aussteigen Stürze aus der Höhe zu verhindern. Es sollten ausschließlich Matratzen/Betten verwendet werden, die einen physiologischen Hüftknick zulassen und für das Sitzen geeignet sind. Die Hüftgelenke sind parallel zum „Hüftknick" des Bettes. Patienten mit Hohlkreuz benötigen zusätzlich ein kleines Kissen oder ein Handtuch im unteren Rückenbereich. Unter den Sitzbeinen des Patienten sollten flächig gelegte Handtücher angebracht werden. Zur physiologischen Sitzhaltung siehe auch ▶ Abb. 18.9 (S. 356).

Positionswechsel bei Hüft-TEP • Patienten mit einer Hüftendoprothese können sich im Bett kopfwärts mobilisieren, indem sie abwechselnd eine Gesäßhälfte entlasten (durch Gewichtsverlagerung) und die Gesäßhälfte ein Stück in Richtung der gewünschten Bewegung schieben. Das geht auch in liegender Position: Dann entlasten Patienten eine Seite des Rumpfes und schieben sie in die gewünschte Richtung. Die Schlängelbewegung bzw. der „Schinkengang" ist generell sehr wichtig, um die Hüftgelenke genau im „Hüftknick" des Bettes zu positionieren (das Becken befindet sich oberhalb dieser Position) und somit den Steißbereich zu entlasten.

Positionswechsel bei therapiebedingter Lagerung • Bei einigen Krankheitsbildern oder nach Operationen müssen Patienten eine bestimmte Position einhalten, z. B. halbe Oberkörperhochlage bei erhöhtem Hirndruck. Bei therapiebedingter Lage können druckverteilende Hilfsmittel (S. 409), z. B. Wechseldrucksysteme, und/oder kleine Hilfsmittel zum Mikropositionswechsel (S. 408) eingesetzt werden, um eine Druckentlastung zu erreichen.

! **Merken** Vorlieben
Finden Sie heraus, welche Positionen die Patienten individuell am liebsten einnehmen, und berücksichtigen Sie sie bei der Bewegungsförderung bzw. dem Positionswechsel.

Abb. 21.6 Hohllagerung.

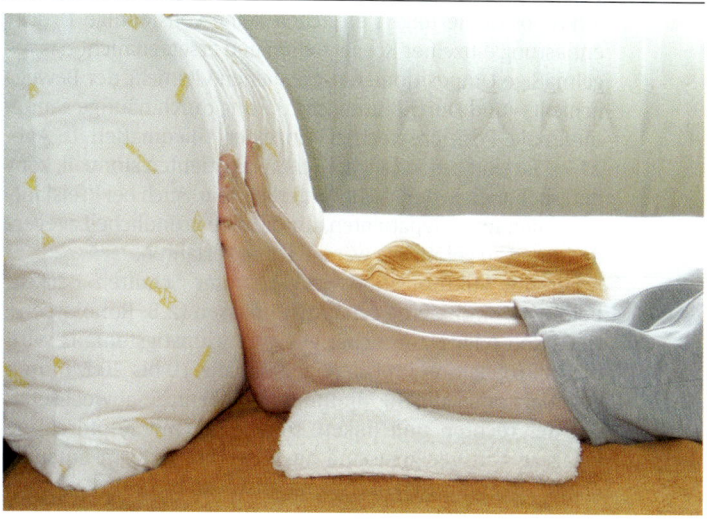

Die Fersen werden durch das Unterlegen eines Handtuchs frei gelagert.

Hohllagerung/Freilagerung • Hierbei werden dekubitusgefährdete Körperstellen durch Hohllagerung komplett frei gelagert, z. B. die Fersen. Als Hilfsmittel werden Kissen oder Handtücher verwendet. Bei einer Hohllagerung der Fersen muss darauf geachtet werden, dass die Knie nicht durchhängen, sondern ebenfalls unterstützt sind. Meist ist die Freilagerung der Fersen mit einem gefalteten Handtuch statt eines Kissens günstiger, da dadurch der Winkel im Knie weniger beeinflusst wird (▶ Abb. 21.6). Das gefaltete Handtuch kann für die Hohllagerung in Form einer Brezel gelegt werden, d. h., die Enden sind nach außen gerollt, die Ferse sinkt in die weiche Fläche der Mitte ein.

WISSEN TO GO

Dekubitusprophylaxe – Maßnahmen

- **Ziel:** Entlastung gefährdeter Körperstellen von Druck- und Scherkräften durch regelmäßige körperliche Bewegung und/oder Freilagerung gefährdeter Körperstellen (DNQP 2010).
- **Bewegungsförderung:** Für jeden Patienten wird ein individueller Bewegungsplan erstellt. Bewegungsförderung heißt:
  – Eigenbewegung des Patienten fördern
  – regelmäßige Positionswechsel durchführen
  – scherkräftearme Transfertechniken anwenden
- Bei Patienten ohne Eigenbewegung erfolgt die Mobilisation passiv. Die Häufigkeit der Maßnahmen richtet sich nach der aktuellen Situation des Patienten und wird bei Änderungen angepasst. Der Patient wird in die Planung einbezogen und über die Ursachen des Dekubitus, dekubitusgefährdete Körperstellen und die prophylaktischen Maßnahmen aufgeklärt.
- **Hautzustand kontrollieren:** Der Fingertest ist die derzeit beste Methode, um herauszufinden, wann der nächste Makropositionswechsel für einen Patienten spätestens notwendig wird.
- **Lagerungsarten – Makropositionswechsel:** Es werden verschiedene Lagerungsarten genutzt. Welche Lagerungen ausgewählt werden, richtet sich nach dem Patienten.
- **Hohllagerung/Freilagerung:** dekubitusgefährdete Körperstellen werden durch Hohllagerung mithilfe von Kissen/Handtüchern komplett frei gelagert, z. B. die Fersen.

Mikropositionswechsel

Mikropositionierungen erreichen keine vollständige Druckentlastung einzelner Körperstellen und ersetzen nicht das regelmäßige Umpositionieren. Sie dienen vielmehr der Beweglichkeits- und Durchblutungsförderung durch häufige sanfte, minimale Positionswechsel einzelner Gliedmaßen (▶ Abb. 21.7). Sie sind besonders bei Schmerzpatienten sinnvoll, können aber auch in der Nacht förderlich sein. Auch bei kreislaufinstabilen Intensivpatienten, für die eine gründliche Lageveränderung zu gefährlich wäre, wird so verfahren.

Für die Mikropositionswechsel unter Schulter, Becken, Bein usw. sind kleine Schaumstoffkissen (z.B. Rohokissen), Gelkissen oder Handtücher geeignet. Günstigstenfalls wird die Mikroposition im Uhrzeigersinn alle 10 bis 20 Minuten geändert oder alle 30 Minuten in Rückenlage abwechselnd auf der rechten und linken Körperseite mit Kopfdrehung gelagert. Gut geeignet sind auch der Körperform entsprechend zugeschnittene Schaumstoffstücke.

Abb. 21.7 Mikropositionierung.

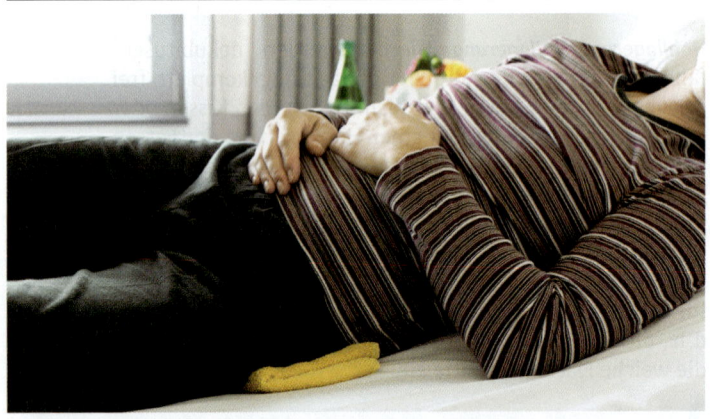

Die Mikroposition (im Bild die linke Hüfte) wird im Uhrzeigersinn alle 10 bis 20 Minuten geändert: linke Schulter → linke Hüfte → linkes Knie → linke Ferse → rechte Ferse → rechtes Knie usw.

ACHTUNG
Achten Sie auf die richtige Lage der flüssigkeits- bzw. luftgefüllten Hilfsmittel: Sie müssen großflächig und druckverteilend unter den Prädilektionsstellen platziert werden. Andernfalls erhöhen sie die Dekubitusgefahr eher als dass sie sie reduzieren.

Die Technik der Mikrolagerung können sich Pflegende auch beim Positionieren zunutze machen, indem sie Patienten z.B. ein zusammengerolltes Handtuch in den Rücken legen statt eines weichen Oberbetts. Es gibt mehr Widerstand für Eigenbewegung. Auch können sie eine Unterstützung im Rücken (sei es ein Handtuch oder eine Oberdecke) 4-fach längs falten. Um dann eine Mikrobewegung nachzuahmen, ziehen sie nach einer Weile die 4-fache in eine 2-fache Faltung. Das Verfahren eignet sich vor allem für nachts – viele Patienten „verschlafen" die kleine Bewegung einfach. Es muss nur anfangs kontrolliert werden, ob diese minimale Druckentlastung für die Haut des Patienten ausreicht – was meist für stabile, noch recht mobile Patienten gilt.

ACHTUNG
Lagerungsringe (Sitz- und Fersenringe) erhöhen den Druck an den Seitenrändern des Rings und sind deshalb als Hilfsmittel zur Mikrolagerung ungeeignet. Auch synthetische Felle und Echthaarfelle (Schaffelle) als Ellenbogen- und Fersenschoner haben keinen Nutzen für die Dekubitusprophylaxe, da sie den Auflagedruck nicht genügend senken (DNQP 2010).

Bewegungsförderung schwer beeinträchtigter Patienten

Bei komatösen und anderen schwer beeinträchtigten Patienten ist der Weg der Positionsveränderung noch wichtiger als die erreichte Lage. Denn die Positionsveränderung fördert und erhält die Beweglichkeit eines Menschen – es werden Reize an bestimmten Druckpunkten gesetzt und afferente (zum Gehirn aufsteigende) Nervenbahnen stimuliert.

Pflegende sollten motorische Abläufe konsequent wiederholen, z.B. vom Liegen auf dem Rücken über die Oberkörperrotation zum Sitzen kommen. Das gibt bewusstseinsbeeinträchtigten Menschen Sicherheit, fördert ihre Eigenwahrnehmung, beschleunigt die Wiederaufnahme aktiver Bewegungen und vermeidet Druckgeschwüre als Sekundärkomplikation. Dabei sollte Schritt für Schritt vorgegangen werden: Zwischen der Information „Ich helfe Ihnen jetzt dabei, sich aufrecht im Bett hinzusetzen" und zum Beginn der Bewegung sollte eine Pause eingelegt werden, damit der bewusstseinseingetrübte Patient die Information verarbeiten, sich an Bewegungsabläufe erinnern und sich vielleicht doch ein Stück weit selbst bewegen kann. Das Bewegungstempo ist entsprechend langsam.

Gehhilfen einsetzen

Pflegende sollten Hilfsmittel nutzen, die den Patienten in seiner Aktivität und Mobilität fördern, z.B. den großen und kleinen Gehwagen, Gehbock, Rollator, Unterarmgehstützen (UAGS). Pflegende sollten sicherstellen, dass der Patient mit den Hilfsmitteln umgehen und er sie z.B. auch an Schwellen und Stufen einsetzen kann (Sturzprophylaxe!).

> **! Merken** Sicherheit geht vor
> *Ist der Patient unkonzentriert, will er schnell zur Toilette, ist aber (noch) „wackelig auf den Beinen", sollten Sie stets das einfachere Hilfsmittel wählen, z.B. den Gehwagen statt der Unterarmgehstützen, und den Patienten beim Aufstehen, Gehen und Hinsetzen begleiten bzw. anleiten (▶ Abb. 21.8).*

Abb. 21.8 Hilfsmittel einsetzen.

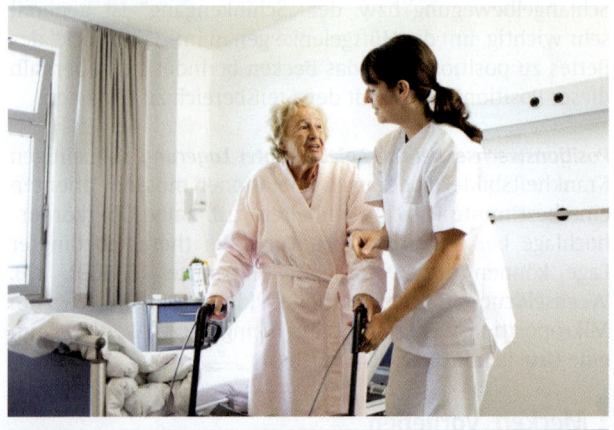

Egal ob die Patientin nur kurzzeitig ein Hilfsmittel benötigt oder ob sie es dauerhaft beanspruchen wird, es ist wichtig, die Hemmschwelle abzubauen und zur Nutzung zu animieren.

Gehhilfen sollten in den täglichen Alltag eingebunden werden, z. B. Toilettengang, Körperpflege, Wasser holen, auf dem Weg zur Diagnostik. Das macht die Hilfe irgendwann „normal" und der Patient nutzt sie dann auch zu Hause und erhält seinen Bewegungsradius.

Druckverteilende Hilfsmittel einsetzen

Druckverteilende Hilfsmittel sollten nur bei Patienten eingesetzt werden, bei denen kein druckausgleichender Mobilitätsgrad (wieder)hergestellt werden kann. Zu den druckverteilenden Hilfsmitteln gehören:
- **Weichlagerungssysteme:** z. B. Schaumstoffmatratzen, Gelauflagen, Luftkissen usw.
- **Wechseldrucksysteme:** z. B. klein- und großzellige Wechseldrucksysteme
- **MiS Mikro-Stimulationssysteme:** wahrnehmungsfördernde, schmerzreduzierende, bewegungsfördernde Systeme, z. B. ThevoautoActiv (ThevoAdapt plus), ThevoActiv

Weichlagerungssysteme • Sie wirken über eine Vergrößerung der Auflagefläche und reduzieren dadurch den Auflagedruck. Dabei muss beachtet werden: Der Körper sinkt in die Matratze ein und verliert an Halt, Stabilität und Bewegungsfähigkeit. Je weicher eine Matratze, umso weniger sind Eigenbewegungen des Patienten möglich – mit negativen Konsequenzen auf die Reizwahrnehmung und -verarbeitung und möglichem Verlust der Körpergrenzen (Wo ende ich und wo beginnt meine Umgebung?). Deshalb ist es bei der Auswahl eines Weichlagerungssystems sehr wichtig, darauf zu achten, dass der Patient genügend Halt auf der Matratze findet.

Wechseldrucksysteme • Bei diesen Systemen füllen sich Matratzenzellen (Kammern) abwechselnd mit Luft. Ein dekubitusprophylaktischer Effekt ist in mehreren Studien bereits nachgewiesen. Das System kann seine präventive Wirkung aber nur entfalten, wenn sich die Prädilektionsstelle in der Mitte der jeweiligen Kammer befindet bzw. die Kammer und die Hautstelle dieselbe Fläche besitzen (besser sogar Kammerfläche > Prädilektionsstelle). Bei einer 90°-Positionierung sollten z. B. Trochanter, Schulter und Ohr jeweils möglichst mittig auf einer Luftparzelle platziert werden. In unangepasster Lage würde die luftgefüllte Kammer auf die Prädilektionsstelle drücken und einen Dekubitalprozess begünstigen.

Eine **Mischung aus Wechseldruck- und Weichlagerungsmatratze** ist das Anti-Dekubitus-System, das den Auflagedruck eines liegenden Menschen erkennt. Es misst, wo die Knochenvorsprünge stark in die Matratze drücken (z. B. Trochanter major in Seitenlage), und reguliert an dieser Stelle den Auflagedruck bis zu einem bestimmten Sollwert. Wird dieser überschritten und es besteht noch immer Auflagedruck, alarmiert das System das Pflegepersonal.

! Merken Zusätzliche Maßnahmen
Beide Systeme reduzieren zwar den Auflagedruck, heben ihn aber nicht komplett auf. Ihr Einsatz reicht somit als alleinige druckpräventive Maßnahme nicht aus – es müssen zusätzlich weitere druckentlastende Maßnahmen wie Positionswechsel durchgeführt werden.

Weichlagerungs- und Wechseldrucksysteme sind eine Medaille mit 2 Seiten: Sie dienen zwar der Dekubitusprophylaxe, erhöhen aber gleichzeitig das Dekubitusrisiko – denn zu langes Liegen stört die Körperwahrnehmung und fördert Immobilität. Hier schließt sich erneut der Teufelskreis. Deshalb sollten Pflegende regelmäßig kontrollieren, ob der Patient das Lagerungshilfsmittel tatsächlich noch braucht.

MiS Mikro-Stimulationssysteme • Passive Systeme erhalten die Eigenbewegung des Patienten durch Rückkopplung des Systems mit dem Patienten: Sie besitzen spezielle Flügelfedern im Lattenrost, die sich bei Eigenbewegungen des Patienten bewegen und so wiederum für Bewegungsimpulse beim Patienten sorgen. Aktive Systeme haben einen Motor, der über die Federn verschiedene Stimulationsmuster über die Matratze auf den Patienten überträgt.

Ernährung und Hautpflege

Laut DNQP fehlen Studien, die für Ernährungs- und Hautpflegemaßnahmen dekubituspräventive Effekte nachweisen. Allerdings ist für eine gesunde Haut und auch Mobilität eine eiweiß-, vitamin- (A und C) und mineralstoffreiche (Zink) Kost wichtig. Bei dekubitusgefährdeten Patienten liegt der tägliche Bedarf an Eiweiß bei 1,2 – 1,5 g pro kg Körpergewicht. Eine Risikoperson, die z. B. 80 kg wiegt, sollte demnach täglich 96 – 120 g Eiweiß zu sich nehmen. Tierisches Eiweiß (z. B. Fleisch, Eier, Joghurt) ist am besten, weil es der Körper zu 80 – 100 % zu eigenem Eiweiß umwandelt. Der Ernährungsberater des jeweiligen Hauses spielt in der Dekubitusprävention eine wichtige Rolle. Er kann die „Top 20" der eiweißreichsten Nahrungsmittel auflisten, z. B. haben 100 g Steak 21,6 g Eiweiß. So können Pflegende täglich prüfen, ob der dekubitusgefährdete Patient seine erforderliche Eiweißmenge aufgenommen hat.

Eine an die Haut des Patienten angepasste Hautpflege sollte selbstverständlich sein – bei feuchter Haut eine O/W-Emulsion, bei trockener Haut eine W/O-Emulsion, siehe Kap. 17 „Körperpflege und Bekleidung" (S. 336).

! Merken Kontraindizierte Präparate
Hyperämisierende Salben, alkoholische Präparate (Franzbranntwein), hautabdeckende Pasten (Zink) und Puder (Babypuder), porenverstopfende Fettsubstanzen (Vaseline), farbige Mixturen (Mercuchrom) und Desinfektionsmittel sind kontraindiziert. Darauf ist zu achten, wenn ein dekubitusgefährdeter Patient, der überwiegend auf dem Rücken liegt, selbigen eingerieben haben möchte. Manchmal wünschen sich Patienten zur Erfrischung Franzbranntwein auf den Rücken. Dagegen ist nichts einzuwenden, solange der Patient gehfähig ist (d. h., die Prädilektionsstellen „belüftet" werden) und die Haut mit einer W/O-Salbe nachbehandelt wird.

> ### WISSEN TO GO
>
> #### Dekubitusprophylaxe – Maßnahmen
>
> - **Mikrolagerungen:** Sie dienen der Beweglichkeits- und Durchblutungsförderung durch häufige sanfte, minimale Positionswechsel einzelner Gliedmaßen. Sie erreichen keine vollständige Druckentlastung. Regelmäßige **Makrolagerungen** sind trotzdem notwendig.
> - **Bewegungsförderung schwer beeinträchtigter Patienten:** Der Weg der Positionsveränderung ist hier noch wichtiger als die letztendliche Lage. Die Positionsveränderung dient nicht nur der Dekubitusprophylaxe. Wenn motorische Abläufe konsequent wiederholt werden, wird die Eigenwahrnehmung gefördert und die Wiederaufnahme aktiver Bewegungen beschleunigt.
> - **Gehhilfen einsetzen:** Hilfsmittel nutzen, die den Patienten in seiner Aktivität und Mobilität fördern.

- **Druckverteilende Hilfsmittel einsetzen:** nur bei Patienten, bei denen kein druckausgleichender Mobilitätsgrad (wieder)hergestellt werden kann. Zusätzlich weitere druckentlastende Maßnahmen durchführen:
  - **Weichlagerungssysteme:** z. B. Schaumstoffmatratzen, Gelauflagen, Luftkissen
  - **Wechseldrucksysteme:** z. B. klein- und großzellige Wechseldrucksysteme
  - **MiS Mikro-Stimulationssysteme:** wahrnehmungsfördernde, schmerzreduzierende, bewegungsfördernde Systeme

21.2 Prophylaxe der Bettlägerigkeit

Eine differenzierte Definition von „Bettlägerigkeit" existiert nicht, obwohl Pflege den Begriff ständig – schriftlich oder mündlich – im Alltag benutzt. Daher könnten Pflegende auch Unterschiedliches meinen, wenn sie einen Patienten als bettlägerig bezeichnen: Es könnte z. B. bedeuten, dass ein Patient mit Hilfe am Tag 3-mal zum Essen aufsteht und sich danach sofort wieder ins Bett zurückzieht oder dass ein Patient 4 Stunden am Tag außerhalb des Bettes am Tisch sitzend verbringt, aber auch ein tage-, wochen-, monate- oder jahrelanger Aufenthalt in ausschließlich liegender Position kann gemeint sein. **Zu beachten ist:** Bettlägerigkeit unterscheidet sich von ärztlich verordneter Bettruhe.

Definition **Bettlägerigkeit**
Der Versuch einer Definition: Bettlägerigkeit ist ein längerfristiger Zustand, bei dem sich ein Mensch bei Tag und bei Nacht überwiegend im Bett oder auf anderen Liegemöbeln aufhält. Dabei kann er sitzen, liegen oder sich auch halbhoch gegen ein Kissen lehnen. Bettlägerigkeit beginnt, wenn sich ein Mensch nicht mehr ohne personelle Hilfe von einem Ort zum nächsten bewegen kann (Zegelin 2005). Das bedeutet, dass ein passives Umsetzen des Patienten z. B. vom Bett in den Rollstuhl und wieder zurück der Bettlägerigkeit gleichkommt.

21.2.1 Risikofaktoren/Ursachen

Die meisten Menschen werden bettlägerig, nachdem sie (schwer) gestürzt sind. Typisches Beispiel: Immobilität nach einer Fraktur der Hüfte, (meist) Oberschenkelhalsfraktur. Oft bahnt sich Bettlägerigkeit aber auch an: Ältere Menschen schränken ihre Bewegung wegen Schmerzen in den Beinen oder Gelenksteifigkeit ein oder unterlassen sie sogar ganz. Die abnehmende Mobilität führt dazu, dass sich die Skelettmuskulatur und Knochenmasse verringert und der Betroffene sich zunehmend nicht mehr selbstständig auf den Beinen halten kann. Auch die Denkprozesse können durch weniger Bewegung abnehmen, gleichzeitig treten Gemütsschwankungen auf.

Beeinflussende Faktoren • Jungen Menschen und Menschen mit normalem Körpergewicht gelingt es am ehesten, selbst nach einem Sturz wieder eine gute oder normale Beweglichkeit zu erreichen. Zusätzlich wird der Mobilitätsgrad durch die Beschaffenheit des Sofas bzw. Bettes, die Dauer der bisherigen Bettlägerigkeit bzw. des erfolgten Krankenhausaufenthalts, die Verfügbarkeit über materielle und personelle Hilfe bzw. soziale Beziehungen sowie dem Willen zum „Wieder-auf-die-Beine-Kommen" beeinflusst. Das Wohnen in den eigenen 4 Wänden kann ebenfalls helfen, Bettlägerigkeit zu vermeiden.

WISSEN TO GO

Bettlägerigkeit – Grundlagen

Bettlägerigkeit ist ein längerfristiger Zustand, bei dem sich ein Mensch bei Tag und bei Nacht überwiegend im Bett oder auf anderen Liegemöbeln aufhält. Das passive Umsetzen des Patienten z. B. vom Bett in den Rollstuhl kommt einer Bettlägerigkeit gleich.

Der häufigste Grund für Bettlägerigkeit sind Stürze. Oft bahnt sich Bettlägerigkeit aber auch an: Ältere Menschen schränken ihre Beweglichkeit wegen Schmerzen in den Beinen oder Gelenksteifigkeit immer mehr ein.

Beeinflussende Faktoren sind: jüngeres Alter, geeignetes soziales Umfeld, geeignete Möbel, Wohnen in der eigenen Wohnung.

21.2.2 Auswirkungen und Häufigkeit

Bettlägerige Menschen verlieren den Anschluss an das soziale Alltagsleben. Ihre Welt besteht oft ausschließlich aus dem Zimmer, in dem sie sich befinden, seltener aus 2 Räumen wie dem Wohn- und dem Schlafzimmer, in denen sie abwechselnd ihre Zeit verbringen. **Soziale Kontakte brechen ab**, sodass die Menschen gefährdet sind, ihr Selbstvertrauen und ihren Lebensmut zu verlieren. Dauert die Bettlägerigkeit an, steigt der **Verlust kognitiver und kommunikativer Fähigkeiten**. Gleichzeitig sind die Menschen durch **Dekubitus, Kontrakturen, Thrombosen, Nieren-, Herz- bzw. Lungenkrankheiten, Elektrolytentgleisungen, Inkontinenz** sowie durch **Infektionen** bedroht.

Durch **verminderte orthostatische Reaktionen** (Anpassen des Kreislaufs an eine aufrechte Körperlage) verringert sich nach 3 Tagen in liegender Position das Plasmavolumen um circa 8–10%. Nach 4 Wochen ist der maximale Verlust von circa 15–20% erreicht. Das sind dann die Patienten, denen schwindelig wird, sobald sie auf der Bettkante sitzen.

Von 709 000 pflegebedürftigen Menschen, die 2007 stationär betreut worden sind, haben 560 110 personelle Hilfe bei der Beweglichkeit bzw. Mobilität benötigt (Abt-Zegelin & Reuther 2009). Wie viele Menschen davon als bettlägerig bezeichnet werden können, ist unbekannt – da der Begriff „Bettlägerigkeit" ja sehr vielfältig benutzt wird.

WISSEN TO GO

Bettlägerigkeit – Folgen

Bettlägerige Menschen verlieren den Anschluss an das soziale Alltagsleben. Durch Bettlägerigkeit steigt der Verlust kognitiver und kommunikativer Fähigkeiten, sowie das Risiko für Dekubitalulzera, Kontrakturen, Thrombosen, Nieren-, Herz- bzw. Lungenkrankheiten, Elektrolytentgleisungen, Inkontinenz, Infektionen.

Tab. 21.2 Pflegerische Maßnahmen, die die Risikofaktoren der Bettlägerigkeit vermindern bzw. ausschalten.

Risikofaktoren	Pflegerische Maßnahmen
Sturzgefahr	Sturzprophylaxe (S. 435)
längerer Krankenhausaufenthalt	interdisziplinärer Austausch darüber, ob ein Patient sobald wie möglich über eine häusliche Krankenpflege weiter- bzw. nachbetreut werden kann, dazu Case Management/Überleitungspflege einschalten
Heimein- bzw. -übertritt	<ul><li>kontrollieren, ob alle Möglichkeiten einer ambulanten Weiterbetreuung ausgeschöpft worden sind, dazu ebenfalls Case Management einschalten (dazu gehört genau zu prüfen, ob eine Unterbringung im „Betreuten Wohnen" eine Heimunterbringung ersetzen könnte)</li><li>Heimüberleitungskonzepte entwickeln und umsetzen</li><li>Überleitungspflegende einschalten, die z. B. eine Brückenfunktion zwischen Krankenhaus und Heim übernehmen</li><li>dem Betroffenen ermöglichen, das Zimmer der stationären Unterkunft so selbstbestimmt wie möglich einrichten zu lassen</li></ul>
Mobiliar	<ul><li>Betroffene über den Zusammenhang zwischen einer erleichterten Aufsteh- und Hinsetzhöhe und dem Erhalt des Mobilitätsgrads informieren</li><li>Betroffene über randverstärkte Matratzen für ein leichteres Aufsitzen informieren</li></ul>
lange Liegedauer	<ul><li>visuelle Reize schaffen, z. B. Blumen, Bilder aufstellen, Zugang zum Bett barrierefrei gestalten</li><li>akustische Reize schaffen, z. B. Musik oder die Nachrichten laufen lassen, ein Gespräch, z. B. zum aktuellen politischen oder kulturellen Geschehen führen (Achtung: Das Abstraktionsniveau hängt von der Konzentrationsfähigkeit, aber auch von den persönlichen Interessen des Betroffenen ab.)</li><li>olfaktorische und haptische Reize schaffen, z. B. Fenster öffnen, Geräusche von außen hereinlassen und bewusst die Raumtemperatur verändern</li></ul>
fehlende bzw. unwissende Angehörige	<ul><li>Angehörige soweit wie möglich in die alltägliche Pflege einbinden, dabei die Angehörigen über den Zusammenhang von Mobilitätseinschränkung, Bettlägerigkeit und Folgeerkrankungen wie Dekubitus informieren</li><li>eruieren, ob ehrenamtliche Unterstützung des Betroffenen durch Nachbarn, Freunde oder karitative Institutionen möglich ist</li><li>Angehörige in der Anwendung kinästhetischer bzw. Bobath-Grundtechniken zum Auf- und Hinsetzen durch Fachpersonal schulen</li></ul>
un- oder minderqualifiziertes Pflegepersonal	<ul><li>Fortbildungen, z. B. zum Prozess des Bettlägerigwerdens und zum Zusammenhang zwischen Bettlägerigkeit und Mortalität erwirken bzw. daran teilnehmen</li><li>Fortbildung zu mobilitätsfördernden Techniken erwirken bzw. daran teilnehmen (Achtung: Bei der Mobilisation von Menschen mit bereits länger andauernder Bettlägerigkeit ist es sehr wahrscheinlich, dass aufgrund fehlender Muskelmasse eine erhöhte Sturzgefahr besteht. Hier unbedingt bei jeder Mobilisation anwesend sein und Betroffene sowie ihre Angehörigen über die Zusammenhänge informieren!)</li></ul>
ineffektive Copingstrategien	<ul><li>Fremd- und/oder gemeinsame Analyse der Bettlägerigkeit nach dem salutogenetischen Modell (S. 104) (Ressourcensuche)</li><li>jeden (kleinsten) Fortschritt eigenständiger Bewegung oder geistiger Aktivierung loben</li><li>personenzentrierte Gesprächsansätze (S. 126) nutzen</li></ul>
fehlende und unangepasste Hilfsmittel	<ul><li>den Bewegungsablauf des Betroffenen innerhalb und außerhalb des Bettes analysieren und gemeinsam mit dem Betroffenen entscheiden, welche Hilfsmittel die Mobilität sichern bzw. fördern können (Achtung: „Maßgeschneiderte" Rollstühle sind extrem wichtig, wenn Betroffene mehrere Stunden täglich darin verbringen sollen)</li><li>Rollatoren, Unterarmgehstützen oder Laufwagen auf korrekte Arbeitshöhe kontrollieren bzw. sämtliche Fortbewegungsmittel auf Funktionalität überprüfen, z. B. „platte" Reifen am Rollstuhl bzw. inaktive Bremsen</li></ul>

Abb. 21.9 Auswirkungen längerfristiger Bettlägerigkeit.

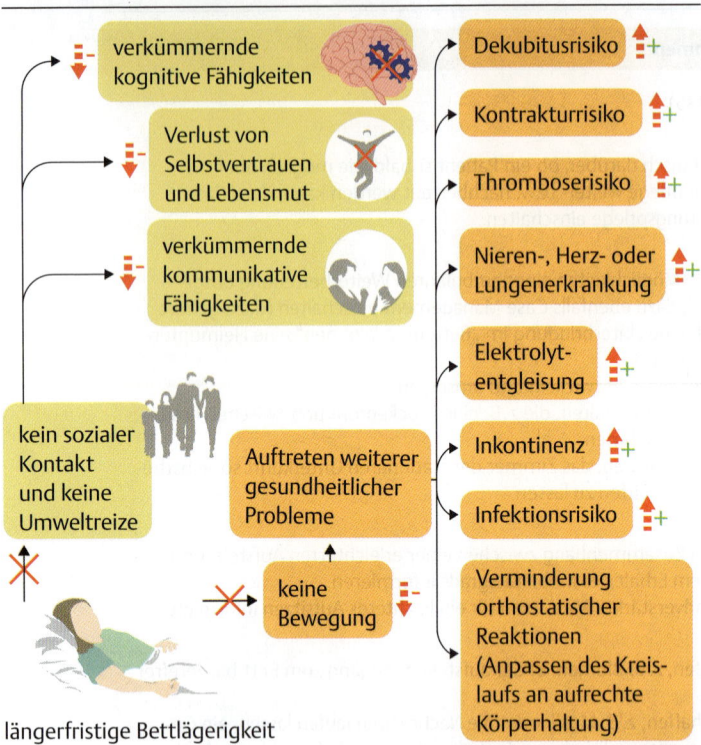

Die Mobilität des Patienten ist so weit eingeschränkt, dass er sich größtenteils im Bett aufhält. Das Mobilisieren geschieht nur noch passiv. Dieser Zustand hat Auswirkungen auf vielen Ebenen.

21.2.3 Maßnahmen zur Prophylaxe von Bettlägerigkeit

Als Grundregel gilt: Reize schaffen und versuchen, die Menschen aktiv ins Leben zurückzuholen. Bettlägerigkeit lässt sich nur vermeiden, wenn der Betroffene Vertrauen zu seiner Pflegekraft hat.

Reize schaffen und Mobilität fördern.

Daher gilt: Den Betroffenen so früh wie möglich mobilisieren, wenn er einen Ortswechsel vornehmen möchte. Das kann heißen, Zeiten zu vereinbaren und sich an Absprachen zu halten. Durch Wartesituationen wird der mobilitätseingeschränkten Person ihre Abhängigkeit umso bewusster. Dies wiederum kann sich negativ auf die Motivation auswirken und dazu führen, dass die Person gar nicht mehr aus dem Bett heraus möchte. ▶ Tab. 21.2 zeigt die wichtigsten Risikofaktoren und entsprechende pflegerische Maßnahmen, die sie vermindern bzw. ausschalten.

> **WISSEN TO GO**
>
> **Bettlägerigkeit – Maßnahmen zur Prophylaxe**
>
> Grundregel der Prophylaxe: Reize schaffen und versuchen, die Menschen aktiv ins Leben zurückzuholen.
> - Case Management bzw. Überleitungspflege einschalten, um den Patienten optimal überzuleiten.
> - Alle Möglichkeiten einer ambulanten Weiterbetreuung ausschöpfen. Den geringsten Grad der Betreuung wählen, z. B. betreutes Wohnen statt Heimunterbringung.
> - Patienten und Angehörigen über geeignetes Mobiliar und Hilfsmittel informieren.
> - Reize bei Patienten schaffen, die lange liegen.
> - Angehörigen kinästhetische bzw. Bobath-Grundtechniken zeigen.
> - Bei der Mobilisation auf die Sturzprophylaxe achten.
> - Copingstrategien verbessern – Motivation zur Eigenverantwortlichkeit fördern.
> - Hilfsmittel auf Korrektheit und Funktionalität überprüfen.

21.3 Prophylaxe der Mangelernährung

Definition **Mangelernährung**
Mangelernährung (Malnutrition) ist ein anhaltendes Defizit an Energie und/oder Nährstoffen, entstanden durch eine länger andauernde negative Bilanz zwischen Aufnahme und Bedarf.

Eine Mangelernährung hat nachteilige Konsequenzen für den Ernährungs- und Gesundheitszustand sowie die physischen und psychischen Funktionen eines Menschen. Mangelernährung tritt im Sinne einer Fehlernährung auch bei übergewichtigen Menschen auf.

21.3.1 Ursachen

Mangelernährung entsteht, wenn ein Mensch seinen täglichen Bedarf notwendiger Nährstoffe nicht deckt. Sie entsteht jedoch auch, wenn in außerordentlichen Situationen ein größerer Bedarf an Vitaminen, Eiweißen, Kohlenhydraten, Mineralstoffen entsteht, z. B. bei offenen Wunden oder Infektionskrankheiten.

Nicht essen können oder wollen • Pflegende müssen unterscheiden zwischen Patienten, die nicht mehr **essen können**, und Menschen, die nicht mehr **essen wollen** (BUKO 2008, DNQP 2009). Manche Menschen spüren z. B., dass sie eigentlich essen müssten, jedoch halten sie Appetitlosigkeit, Übelkeit, Erbrechen, ein pathophysiologischer Mund- oder Zahnstatus, eine Ösophagusstenose, kognitive Einschränkungen, Sehstörungen sowie Funktionseinschränkungen der oberen Extremitäten davon ab. Auch das ständige „Rein und Raus" von Pflege-, Therapie- und Reinigungspersonal stationärer Einrichtungen während der Speisezeiten verleidet den Patienten bzw. Bewohnern häufig die Nahrungsaufnahme. Oft haben chronisch kranke und/oder ältere Menschen kein Hungergefühl mehr oder unterdrücken es, weil sie z. B. keine Lust haben, alleine zu essen oder im Krankenhaus oder Seniorenheim bereits um 17 Uhr die Nachtmahlzeit einnehmen zu müssen – und dann auch vielleicht noch eine ihnen vorgesetzte und ihnen nicht schmeckende Mahlzeit. Diese bewusste Nahrungsentwöhnung tritt mitunter auf, wenn sich Menschen nicht mehr als leistungsfähigen Teil der Gesellschaft betrachten. Zunehmend spielt auch die Armut im Alter eine große Rolle bei der Entstehung von Mangelernährung.

Medikamente • Sie können ebenfalls das Hungergefühl unterdrücken, sodass vor allem die Einnahme vieler Medikamente (Polypharmazie) zu einer Mangelernährung führen kann. Ältere Menschen leiden häufig an mehreren

Erkrankungen (Multimorbidität). Gleichzeitig lässt die Nierenleistung altersbedingt nach, sodass Medikamente verzögert ausgeschieden werden. Hat z. B. eine 79-jährige Frau eine chronische Niereninsuffizienz, einen Diabetes mellitus, eine Hypertonie und eine Depression sowie einen Hirninsult mit Verdacht auf Epilepsie, nimmt sie mehrere Medikamente ein: u. a. Plavix, Norvasc, Cipralex, Glucophage, Lasix, Dancor, Tegretal. Polypharmazie führt dazu, dass (Neben-)Wirkungen einzelner Medikamente verstärkt, andere unterdrückt werden. Das Ganze wird zudem durch altersbedingte Stoffwechselprozesse und Kreislauf(dys)regulationen beeinflusst. Die Polypharmazie und die besonderen Wirkumstände können bei der älteren Dame z. B. zur Hyponatriämie (Natriummangel im Blut) führen. Hyponatriämie drückt sich u. a. in Appetitlosigkeit aus. Weitere Medikamentengruppen, die im Alter zu Inappetenz führen können, sind Benzodiazepine (z. B. Tavor) und Digitalispräparate (z. B. Digoxin).

Erkrankungen • Verschiedene Krankheiten können mit der Gefahr einer Mangelernährung einhergehen, z. B. Gastritis (Magenschleimhautentzündung), Ösophagustumor (Speiseröhrenkrebs), Soor (Pilzinfektion der Mundschleimhaut), Stomatitis (Mundschleimhautentzündung), Alkoholsucht oder Diabetes mellitus. Hirninfarkte einhergehend mit armbetonter Hemiplegie oder -parese (Halbseitenlähmung), Dysphagie (Schluckstörung), Apraxie (Unfähigkeit, gezielte Bewegungen auszuführen) oder Anosmie (fehlender Geruchssinn) können Betroffene in eine Mangelernährung überleiten. Pflegende sollten auch sensibel auf erste demenzielle Anzeichen der Patienten reagieren, vor allem wenn sie alleine wohnen und sich sonst niemand um diese Menschen kümmert. Die Betroffenen könnten z. B. vergessen einzukaufen oder lassen Mahlzeiten aus.

21.3.2 Auswirkungen

Mangelernährung führt zu Komplikationen wie **Wundheilungsstörungen** und **Infektionen**. Sie trägt dazu bei, dass Krankheiten sich verschlechtern, und führt zu einer **erhöhten Mortalitätsrate**. Die Muskelkraft nimmt ab, sodass die Menschen Unterstützung benötigen, um ihren Alltag zu bewältigen oder am sozialen Leben teilzunehmen. Daraus folgt ein **Rückzug aus dem aktiven außerhäuslichen Leben** in das passive innerhäusliche. Der Mobilitätsradius wird immer kleiner und die **Sturzgefahr** sowie das Risiko des **kognitiven Leistungsverfalls** nehmen zu.

21.3.3 Häufigkeit

Ab dem 70. Lebensjahr reduziert sich die körperliche Aktivität, sodass der Energiebedarf sinkt. Der Bedarf an Mikronährstoffen (Vitaminen und Mineralien) und Eiweiß bleibt jedoch konstant. Folglich benötigen ältere Menschen eine höhere Nährstoffdichte: Die Zufuhr natürlicher Nahrungsmittel angereichert mit Mikronährstoffen sollte bei etwa 1500 kcal täglich liegen. Dies wird von 95 % der selbstständig zu Hause lebenden Senioren erreicht, jedoch nicht von älteren Menschen in den Pflegeheimen und Krankenhäusern. Bei ihnen sinkt die mittlere Energiezufuhr oftmals deutlich unter den Bedarf, sie sind häufig vor allem mit den Vitaminen A, B_{12}, C, D und Folsäure unterversorgt.

In Pflegeheimen ist etwa die Hälfte der Bewohner gefährdet, eine Mangelernährung zu erleiden. Eine Studie für deutsche Pflegeheime zeigt: Bewohner mit höherer Pflegestufe bzw. Demenz sind häufig mangelernährt (Heseker & Stehle 2008). Allgemein haben im Krankenhaus zwischen 15 und 27 % der Patienten eine Mangelernährung. Auf geriatrischen Stationen sind es bis zu 50 % der Patienten. Je älter die Menschen im Krankenhaus sind, umso eher sind sie von Mangelernährung betroffen – es sind bereits 43 % der über 70-Jährigen (Pirlich et al. 2006). Besonders Patienten mit gastrointestinalen Krankheiten leiden unter Malnutrition – in den entsprechenden Abteilungen untersuchter Unikliniken ca. 23 % (Rosenbaum et al. 2007). Ein Patient nach Gastrektomie verliert in den ersten 7 Tagen durchschnittlich 1,7 kg Muskelmasse.

Das deutsche Gesundheitssystem gibt jährlich 5 Mrd. Euro zur Therapie der Mangelernährung aus (Uedelhofen & Weimann 2010).

WISSEN TO GO

Mangelernährung – Ursachen und Auswirkungen

Ursachen
- Mangelernährung entsteht, wenn der tägliche Bedarf an notwendigen Nährstoffen nicht gedeckt wird.
- Der normale Bedarf ist in bestimmten Situationen erhöht, z. B. bei offenen Wunden oder Infektionskrankheiten.
- Gründe für Mangelernährung können bestimmte Erkrankungen sein (z. B. Tumorerkrankungen, Soor, kognitive Einschränkungen) oder im Umfeld bzw. in der sozialen Situation begründet sein (z. B. schlechtes Essen, unruhige Umgebung, Armut).
- Medikamente können Appetitlosigkeit als Nebenwirkung haben.
- Bewusste Nahrungsentwöhnung tritt z. B. auf, wenn sich Menschen nicht mehr als leistungsfähigen Teil der Gesellschaft betrachten.

Auswirkungen
- Komplikationen wie Wundheilungsstörungen und Infektionen
- verschlechterte Krankheitssituation und erhöhte Mortalitätsrate
- abnehmende Kraft → erhöhte Sturzgefahr, Rückzug aus dem aktiven Leben

21.3.4 Mangelernährung erkennen/einschätzen

Aufgabe der Pflegenden ist nicht nur, eine Mangelernährung zu vermeiden, sondern auch eine bereits bestehende Mangelernährung festzustellen. Dazu genügt es nicht, den Body-Mass-Index (BMI) zu berechnen (S. 378). Wichtig ist viel mehr die genaue Beobachtung und Befragung des Patienten in der Pflegeanamnese. Pflegende sollten stets eine genaue, umfassende und nicht standardisierte Analyse der körperlichen, geistigen und sozialen Fähigkeiten der Patienten vornehmen. Dazu gehört, folgende Dinge abzufragen bzw. zu erkennen:
- Anzeichen von Nahrungs- und Flüssigkeitsmangel, z. B. stehende Hautfalten, zu weiter Hosenbund, zu große Büstenhalter, Greif- und Stehschwäche (Tipp: sich Fotos von vor 3 Monaten zeigen lassen – bestehen körperliche Unterschiede?)
- unbeabsichtigter Gewichtsverlust
- auffällig geringe Ess- und/oder Trinkmengen
- erhöhte Bedarfe an Energie, Flüssigkeit und Nährstoffen

Abb. 21.10 Mangelernährung.

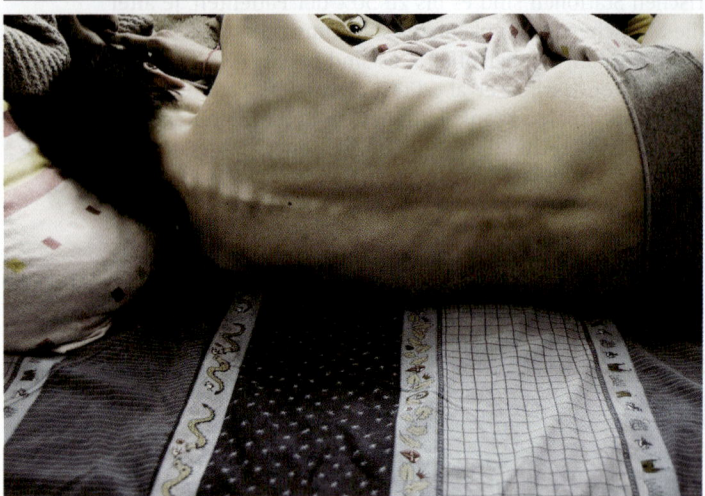

Langfristiger Nahrungsmangel zeichnet einen Körper. Doch nicht immer sind die Anzeichen so deutlich. © deliat/fotolia.com

Anamnesegespräch • Der Patient sollte zu Themen wie Essgewohnheiten (zeitlich, räumlich und „inhaltlich") und Nahrungsbedürfnissen befragt werden. Auf Anzeichen eines Gewichtsverlusts sollte geachtet werden (▶ Abb. 21.10): Mitgebrachte Kleidungsstücke (z. B. viel zu locker sitzende Büstenhalter, Blusen oder Hosenbünde), auffallend dünne Arme oder Beine, hervorspringende Knochen und atrophierte Muskeln der Fingerzwischenräume weisen oft darauf hin, dass bis vor wenigen Monaten oder Wochen andere Körperumfänge vorgelegen haben müssen.

Abrupt veränderter Zustand • Pflegende müssen in die Zukunft denken, um mit dem Patienten mögliche Risikofaktoren besprechen zu können. Der Zustand eines Patienten könnte sich abrupt ändern, z. B. durch eine Operation im Mund-Nasen-Rachen-Bereich. Der Patient kann mitunter lange Zeit entweder gar keine Nahrung oral aufnehmen, nur über eine Magensonde oder ausschließlich in flüssiger Form. Auch wenn die angereichte Nahrung hochkalorisch ist: Die Anstrengung und Schmerzen, die mit der Nahrungsaufnahme verbunden sein können, führen häufig dazu, dass Patienten der Appetit vergeht. Es ist wichtig, dass Pflegende Patienten darauf aufmerksam machen, dass der Körper z. B. schnell von der Muskelmasse zehrt, wenn nicht genügend Eiweiß zugeführt wird. Muskelmasse ist eng verbunden mit Muskelkraft, sodass es Patienten, die postoperativ wenig essen, schwerfällt, sich zu bewegen. Pflegende sollten Patienten motivieren, nach Operationen ihrem Bedarf entsprechend zu essen, um Folgekomplikationen (Stürze, Dekubitus) zu vermeiden.

Schrittweise veränderter Zustand • Der Zustand eines Patienten kann sich jedoch auch schrittweise verändern, z. B. bei einer fortschreitenden AIDS-Erkrankung. Wenn AIDS ausbricht, kann z. B. der Mundbereich des Patienten erkranken. Candidosen (Pilzbeläge) der Schleimhäute und orale Haarleukoplakie (weißliche Zungenrandbeläge) sind unangenehm und teilweise schmerzhaft. Der Patient verliert die Lust zu essen bzw. ist dazu nicht in der Lage. Diarrhö als weiteres Symptom verstärkt die Inappetenz und führt zu Flüssigkeits- und Gewichtsverlust. Im Vollbild von AIDS nehmen die vorgenannten Symptome zu, z. B. reicht der Pilzbelag bis in die Lunge. Pflegende sollten AIDS-Kranke über die Wichtigkeit der Speichelproduktion informieren. Diese wird beim Essen angeregt und hilft, Pilzbeläge im Mund so lange wie möglich zu vermeiden, siehe Soor- und Parotitisprophylaxe (S. 429).

Assessmentinstrumente • Folgende Instrumente können eingesetzt werden:
- **Krankenhaus:** Nutritional Risk Screening 2002 (NRS 2002) und das Subject Global Assessment (SGA)
- **geriatrischer Bereich:** Mini Nutritional Assessment (MNA) bzw. die Kurzversion MNA-SF (Short Form)
- **ambulanter Bereich:** Malnutrition Universal Screening Tool (MUST)
- **stationärer Langzeitpflegebereich:** Pflegerische Erfassung von Mangelernährung und deren Ursachen (PEMU)

Diese Instrumente sollten stets **zusätzlich zur ausführlichen Pflegeanamnese** eingesetzt werden, weil ihre Messgenauigkeit (Reliabilität) und ihre Güte bzw. Gültigkeit (Validität) noch nicht ausreichend untersucht sind und darüber hinaus heterogene Patientengruppen existieren.

! Merken Gewichtsverläufe vor BMI
Der oft zitierte Body-Mass-Index (BMI) erfasst nicht sensibel genug die Anzeichen einer Mangelernährung, v. a. bei Menschen mit Störungen im Wasserhaushalt (bei Ödemen, Exsikkose), verkrümmter Wirbelsäule und Amputationen, bei älteren Menschen und schwangeren Frauen. Gewichtsverläufe sind aussagekräftiger als BMI-Messungen. Siehe auch Kap. 38 unter „Ernährungszustand erfassen" (S. 719).

WISSEN TO GO

Mangelernährung erkennen und einschätzen

Den Body-Mass-Index (BMI) zu berechnen, reicht für eine Einschätzung nicht aus. Vielmehr zählen Beobachtung und Befragung in einer ausführlichen Anamnese. Folgende Dinge müssen abgefragt bzw. erkannt werden:
- Anzeichen von Nahrungs- und Flüssigkeitsmangel
- unbeabsichtigter Gewichtsverlust
- auffällig geringe Ess- und/oder Trinkmengen
- erhöhte Bedarfe an Energie, Flüssigkeit und Nährstoffen

21.3.5 Maßnahmen zur Prophylaxe von Mangelernährung

▶ Tab. 21.3 zeigt die wichtigsten Risikofaktoren der Mangelernährung und stellt pflegerische Maßnahmen vor, diese zu vermindern bzw. auszuschalten.

Beispiel **Lieblingsessen**
Frau Peters, 90 Jahre alt, liegt in der Klinik wegen eines Herpes Zoster. Sie ist mangelernährt. Mit jeder Mahlzeit erhält sie ein spezielles hochkalorisches und verordnungsfähiges Nahrungsmittel (z. B. Fortimel). Jede Mahlzeit stellt sie beharrlich zurück. Ihr gefällt weder der Geschmack, noch mag sie aus einem Trinkpack oder einer kleinen Flasche trinken. Abgesehen davon findet sie die Konsistenz „ekelig". Sie bittet jedes Mal um ihren heißgeliebten Haferschleimbrei. Geben Sie Frau Peters den Haferschleimbrei und fragen Sie sie, ob Sie vielleicht Sahne, Butter oder geschmacksneutrale hochkalorische Nahrungsergänzung hinzumischen dürfen.

Prophylaxe der Mangelernährung

Tab. 21.3 Pflegerische Maßnahmen, die Risikofaktoren der Mangelernährung vermindern bzw. ausschalten können.

Risikofaktoren	Maßnahmen

• kognitive Beeinträchtigung bzw. Überforderung
• Aufmerksamkeits- und Bewegungsablaufstörungen (Apraxie)
• Kommunikationsbeeinträchtigung
	• analysieren, inwiefern eine kognitive oder kommunikative Beeinträchtigung vorliegt
	• Brille, Hörgerät, Zahnprothese reinigen, auf Funktionalität überprüfen und ggf. beim Protheseneinsatz behilflich sein
	• sichergehen, dass das Wunschgetränk oder -essen richtig verstanden worden ist; bei Patienten mit schwerer Aphasie (Sprachstörung) Getränke und Nahrungsmittel zur Auswahl präsentieren
	• eine für den Patienten möglichst normale Essumgebung schaffen, dazu gehört
	  – möglichst an den Tisch mobilisieren, bei Kontraindikationen wie ärztlich verordneter Bettruhe, drohender Kreislaufinstabilität oder körperlicher Schwäche aufrechte Sitzposition im Bett herstellen
	  – Essen ansehnlich auf dem Teller anrichten („Das Auge isst mit!")
	  – Essensdauer der Konzentrationsfähigkeit des Patienten anpassen
	  – bei schwer konzentrationsgestörten- oder apraktischen Menschen kontinuierlich anwesend sein, auf eine möglichst gleiche Reihenfolge im Ablauf achten und ausschließlich einen Teller, z. B. die Suppe, auf den Tisch stellen, danach Teller wegbringen und den Hauptgang holen usw., dabei Kontraste schaffen (farbiges Geschirr zur kontrastierender Tischdecke)
	• „Eat by Walking"/„Fingerfood" anbieten

Funktionseinschränkungen der Arme und der Hände bei Hemiparese (nicht bei mechanischer Fixierung z. B. durch Verbände)	• bei wahrnehmbaren Ressourcen (z. B. Patient beachtet die betroffene Seite, bewegt den Arm oder die Finger), den Arm in den Ablauf einbinden, z. B. Brötchen oder Teller halten • betroffenen Arm möglichst im Sichtbereich platzieren • für ein möglichst einheitliches Funktionstraining mit Ergo- und Physiotherapeuten zusammenarbeiten
• Läsionen im Mundinnenraum • beeinträchtigter Zahnstatus • drückende oder lose sitzende Prothese	• Mundinnenraum gründlich inspizieren, Arzt über Status informieren und dokumentieren • Zähne und Zahnstifte vorsichtig und regelmäßig reinigen (lassen) • Patienten zum regelmäßigen Tragen der Zahnprothese (auch nachts) animieren, über Folgen einer Inkonsequenz informieren • bei bereits atrophiertem Zahnkamm Arzt über Notwendigkeit entsprechender weiterer Therapie informieren (Achtung: Dieses Vorgehen zuvor unbedingt mit Patienten absprechen, oftmals wollen oder können sich Patienten die Reparatur bzw. eine neue Zahnprothese nicht leisten)
• Dysphagie (Schluckstörung) • Schmerzen beim Kau- und Schluckakt	• zum Dysphagiestatus Logopädin benachrichtigen • zum Trinken und Essen aufrecht hinsetzen • Mundboden auf Schluckakt vorbereiten und Schluckakt manuell unterstützen • auf möglichst gleichbleibende Konsistenz der Nahrung achten, dazu in Absprache mit Logopädin Andickungsmittel für Suppe und Wasser usw. verwenden • Schmerzmedikation initiieren und nach Arztanordnung verabreichen, Verlauf kontrollieren • ursachenabhängig (z. B. Ösophagustumor) eine enterale oder parenterale Ernährung interdisziplinär anstoßen
• Operationen des Gastrointestinaltrakts	• je nach Diagnose Patienten über Besonderheiten informieren, z. B. Gastrektomie (operative Entfernung des Magens) viele kleine Mahlzeiten, wenig Flüssigkeit zur Mahlzeit, langsam essen, viel kauen • stuhlgangerhaltende bzw. -fördernde Maßnahmen einsetzen (Mobilisation, Flüssigkeit)
• Geruchs- und Lärmbelästigung • fehlende soziale Zuwendung während der Mahlzeit	• auf frische Luft im Esszimmer achten, Ausscheidungshilfsmittel, z. B. Toilettenstuhl, Steckbecken, kontaminierte Einlagen möglichst entfernen • Putz- und Arztpersonal über Essenseinnahme informieren, ggf. Bitte-nicht-stören-Schild anbringen (Regel: keine Untersuchungen/pflegerischen Maßnahmen während der Mahlzeiten!) • in besonders lärmsensiblen Fällen in Absprache mit dem restlichen Pflegepersonal Anwesenheit „ausstecken" • kontinuierlich anwesend sein und für eine möglichst normale Essstimmung am Tisch sorgen, d. h., mindestens 2 Personen essen gemeinsam
Ignoranz kultureller oder religiöser Besonderheiten	• Gepflogenheiten eruieren, z. B. Hände vor der Mahlzeit unter fließendem Wasser waschen, vor den Mahlzeiten beten • mit den Angehörigen aushandeln, wer was mitbringt, und informieren, warum welche Nahrung kontraindiziert ist (z. B. Honiggebäck als beliebtes türkisches Nahrungsmittel bei Patienten mit Diabetes mellitus)
• Appetit- und Lust-/Antriebslosigkeit • fremdbestimmter restriktiver Speiseplan • Angst vor Vergiftungen bzw. Allergien • Müdigkeit, Fatigue • Erschöpfungszustände nach Fieber	• Wunschkost erfragen und ermöglichen, auch über die Angehörigen bzw. in Absprache mit Patienten und Küche Nahrungssupplemente einsetzen bzw. Essen mit z. B. Butter, Eier, Sahne anreichern; Lieblingsgetränke anbieten • Beziehung zum Patienten aufbauen, dazu regelmäßig den Patienten betreuen und Vertrauen schaffen • zum Essen motivieren, z. B. über das „rollende Buffet" und indem selbst mitgegessen wird, sowie ansprechende Tischdekoration • auf leicht kaubare und verdauliche Nahrung achten • viele, kleine Nahrungen für kurze Aufmerksamkeitsspannen anbieten • auf bequeme Sitzposition achten • Medikamente auf appetithemmende Wirkung überprüfen (Beipackzettel) und interdisziplinär abklären

21 Prophylaxen

Tab. 21.3 Fortsetzung.

Risikofaktoren	Maßnahmen
erhöhter Energiebedarf durch Wunden	• Energiebedarf des Patienten berechnen (S. 715) und wundabhängig bis zu 30 % des Gesamtbedarfs addieren oder eine indirekte Kalorimetrie bzw. eine bioelektrische Impedanzanalyse = BIA durchführen (S. 721) • darauf achten, dass der notwendige tägliche Energie-, Eiweiß-, Vitamin- und Mineralstoffbedarf substituiert wird
• Hyperhidrosis (übermäßige Schweißproduktion) • Diarrhö • verminderte Flüssigkeitsaufnahme • Diuretika • Laxanzien • Übelkeit, Erbrechen	• Ursache analysieren und interdisziplinär möglichst ausschalten, z. B. trinken Patienten mit Dranginkontinenz (S. 391) häufig bewusst nicht, um „Unfälle" zu vermeiden • Ein- und Ausfuhr dokumentieren, in festen Abständen auswerten und Ergebnis bzw. Verlauf evaluieren • Flüssigkeit bei negativer Bilanz substituieren (Achtung: manchmal reicht zur Grundstabilisierung eine ausschließlich orale Substitution nicht aus, dann in Absprache mit dem Arzt für eine entsprechende invasive Therapie sorgen; reglementierte Flüssigkeitssubstitution bei Patienten mit Herzinsuffizienzen beachten)
Bettlägerigkeit	Prophylaxe der Bettlägerigkeit (S. 410)
ineffektives Ess- oder Trinkgeschirr	• möglichst Tassen oder Gläser einsetzen, keine Schnabelbecher, da sich Patienten oft erschrecken und verschlucken, wenn das Wasser plötzlich in den Mund läuft • bei Funktionsstörungen der Hände und Arme Besteck und Tasse mit verdickten Griffen bzw. rutschfesten Teller/Unterlage einsetzen

WISSEN TO GO

Mangelernährung – Maßnahmen zur Prophylaxe

Dies sind z. B.:
- Hilfsmittel wie Brille, Hörgerät, Zahnprothese regelmäßig reinigen, Funktionalität prüfen
- Wunschessen des Patienten besorgen
- möglichst natürliche Essumgebung schaffen
- geeignete Lagerung und Ressourcen des Patienten beachten
- Mund gründlich inspizieren
- bei Schmerzen rechtzeitig Schmerzmedikamente verabreichen
- Essgepflogenheiten des Patienten ermitteln
- Nahrung nach Absprache mit dem Patienten ergänzen
- zusätzlichen Energiebedarf in Ausnahmesituationen errechnen
- mit der Ergotherapie über geeignete Hilfsmittel sprechen
- bei Dysphagie Logopäden hinzuziehen

21.4 Pneumonieprophylaxe

Definition **Pneumonie**
Unter einer Pneumonie (Lungenentzündung) versteht man eine infektiöse Entzündung der Alveolen (Lungenbläschen) und/oder des Lungeninterstitiums (Lungenzwischengewebe). Sie wird durch Bakterien, Viren, Pilze oder Parasiten ausgelöst. Die nosokomiale Pneumonie wird im Krankenhaus erworben.

Mehr zur Entstehung und den Symptomen der Pneumonie lesen Sie im Kap. „Pflege bei Erkrankungen des Atemsystem" (S. 942).

21.4.1 Risikofaktoren

Vier Hauptprobleme begünstigen das Entstehen einer Pneumonie:
1. ungenügende Belüftung der kleinsten Lungensegmente, z. B. durch Schonatmung bei Schmerzen oder Bettlägerigkeit
2. vermehrte Sekretansammlung in der Lunge infolge fehlenden Abhustens durch einen geschwächten Körperzustand oder muskelrelaxierende Medikamente
3. absteigende Infektionen, z. B. Bronchitis
4. Aspirationen wegen einer vorliegenden Dysphagie (Schluckstörung) und/oder eines fehlenden Hustenreflexes

! Merken Aspiration
Tritt Magensekret in die Lungenwege ein, wird das Lungengewebe durch physikalisch-chemische Reaktionen enzymatisch angedaut. Es entwickelt sich eine Nekrose und dadurch eine schwere peptische Pneumonie.

Weitere Risikofaktoren für eine Pneumonie sind z. B.:
- Keimübertragungen durch Klimaanlagen
- mit Legionellen-Bakterien und Aspergillus-Pilzen kontaminierte Wasserleitungen
- jegliche liegende Sonden im Nasen- oder Rachenraum
- chirurgische Eingriffe am Abdomen/Thorax
- eingeschränkte Mobilität
- Aspirationsgefahr
- vorerkrankte Lungen (COPD, Emphysem). Auch Rauchen fördert eine Infektion.

Besonders risikogefährdete Patienten • Maschinell beatmete Menschen mit endotrachealer Intubation (▶ Abb. 21.11), immunsupprimierte Patienten, Patienten mit Tumorerkrankungen während bzw. nach der Zytostatikabehandlung und Menschen mit COPD (chronisch-obstruktiven Lungenerkrankungen) und/oder feuchten Wohnungen sind besonders pneumoniegefährdet. Bakterien, Viren, Pilze oder Parasiten können bei diesen Menschen die tiefen Atemwege befallen. Bei HIV-infizierten Menschen ist die Lunge z. B. sehr sensibel

Pneumonieprophylaxe

Abb. 21.11 Risikofaktor maschinelle Beatmung.

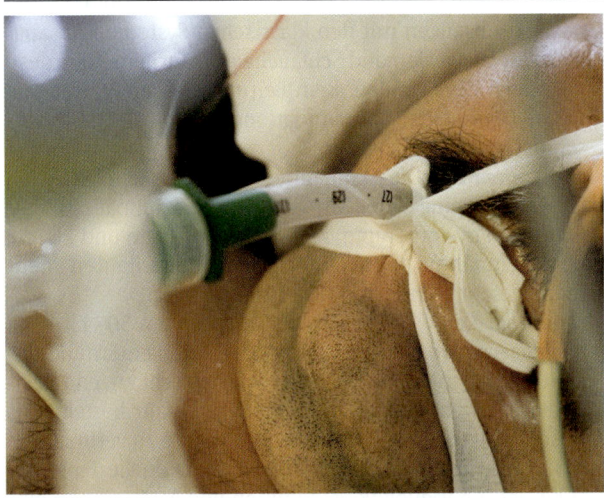

Maschinelle Beatmung birgt ein erhöhtes Infektionsrisiko. Erreger gelangen einfacher in die tiefen Atemwege.

für eine Infektion. Für künstlich beatmete Patienten gilt: Je länger die Beatmungsdauer, umso höher ist das Pneumonierisiko. Das Weaning (Entwöhnung von der Beatmung) sollte deswegen bereits mit der Intubation beginnen.

Beispiel **Wer rastet, erkrankt schneller**
Frau Lumper ist 75 Jahre alt. Ihr Mann, mit dem sie 50 Jahre zusammengelebt hat, ist gestorben. Auf dem Friedhof ist sie auf Glatteis gestürzt und hat sich den Radius (Unterarmknochen) gebrochen. Sie zieht sich zurück, ist fast nur noch in ihrer Wohnung. Sie „traut" sich ohne Unterstützung nicht mehr heraus. Sie hat keinen Appetit mehr und ist „nur noch traurig". Sie bekommt eine fulminante (schnell und heftig verlaufende) akute Bronchitis, die fast in einer Pneumonie endet.

Bei vielen älteren Menschen besteht ein latentes Pneumonierisiko: Ein Lebensknick wie der Tod eines geliebten Menschen, der Rückzug aus der Leistungsgesellschaft bzw. ein Sturzereignis führen zur Verringerung der Mobilität und zum isolierten Leben auf kleinstem Raum. Das führt zur Abnahme der Lungenbelüftung, einer oft geringen oder einseitigen Ernährung, unter der auch die Immunabwehr leidet.

21.4.2 Häufigkeit und Auswirkungen

Jährlich erkranken in Deutschland 800 000 Menschen an einer Pneumonie (BMBF 2013). Die Pneumonie ist die achthäufigste Todesursache in Deutschland. 18 014 Patienten starben 2011 daran (Statistisches Bundesamt 2013). Die nosokomiale Pneumonie ist die zweithäufigste Infektionskrankheit, an der Menschen während ihres Krankenhausaufenthalts erkranken können. Von allen nosokomialen Infektionen im Krankenhaus beträgt der Pneumonieanteil 53,4 % – das sind jährlich circa 200 000 Patienten.

Intensivpatienten sind 21-mal gefährdeter, an einer Pneumonie zu erkranken, als Patienten auf peripheren Stationen. Sind sie erkrankt, bleiben sie durchschnittlich 6 Tage länger auf Intensivstation bzw. 11,5 Tage länger im Krankenhaus. Intensivpflichtige Pneumoniepatienten haben eine Sterblichkeitsrate von 50 %. Davon ist bei der Hälfte die Pneumonie die direkte Todesursache (Lorenz et al. 2003).

> **WISSEN TO GO**
>
> **Pneumonie – Grundlagen**
>
> **Risikofaktoren:** 4 Hauptprobleme begünstigen das Entstehen einer Pneumonie:
> 1. ungenügende Belüftung der kleinsten Lungensegmente
> 2. vermehrte Sekretansammlung in der Lunge
> 3. absteigende Infektionen
> 4. Aspiration
>
> Besonders gefährdet sind: intubierte Patienten, immunsupprimierte Patienten, Patienten mit Tumorerkrankungen während und nach der Zytostatikabehandlung, Menschen mit COPD und/oder feuchten Wohnungen.
> Pneumonie ist die häufigste nosokomiale Infektion. Die Pneumonie ist die achthäufigste Todesursache in Deutschland.

21.4.3 Pneumonierisiko einschätzen

Ob ein Pneumonierisiko vorliegt oder nicht, lässt sich durch eine aufmerksame Anamnese und Beobachtung feststellen:
- **Mobilität/Sitzhaltung:** Verfällt der Patient in Statik, d.h., sitzt und liegt er viel über 24 Stunden? Wenn er sitzt, staucht sich sein Brustkorb in den Bauch hinein, sodass der Patient nicht genügend Raum zum tiefen Einatmen hat? Leidet er unter depressiven Verstimmungen, sodass er antriebslos ist?
- **Schmerzen/Operationen:** Hat der Patient Schmerzen, bewegt sich deswegen wenig und vermeidet tiefes Einatmen? Damit verbunden: Wurde der Patient im Thorax- bzw. Abdominalbereich operiert? Hatte er dabei eine Intubationsnarkose?
- **Lungengeräusche:** Sind Lungengeräusche hörbar (Giemen oder Rasseln)? In einem Lungenflügel oder in beiden? Weiter oben oder eher basal, bezogen auf die Lungensegmente?
- **Husten/Sputum:** Hustet der Patient? Wie oft und wie lange? Ist es ein produktiver Husten, d.h. mit Auswurf? Kann der Patient das Sekret abhusten oder steckt es fest? Wenn er es aushustet, wie sieht das Sputum aus?
- **Medikamente:** Nimmt der Patient Medikamente wie Anxiolytika (Angstlöser, Beruhigungsmittel), z.B. Benzodiazepine (Muskelrelaxanzien wie Musaril), oder Opiate (z.B. Morphin) ein?
- **Atemwegserkrankung:** Leidet der Patient unter einer bestehenden Atemwegserkrankung wie Sinusitis, Bronchitis, Pertussis, COPD, Atelektasen, Lungenemphysem oder Asthma bronchiale?
- **Aspiration:** Hat der Patient Schluck- (Dysphagie) und/oder quantitative Bewusstseinsstörungen (Somnolenz, Sopor, Koma)? Besteht die Möglichkeit, dass der Patient Magensekret, Essen (z.B. eine Weintraube) oder Gegenstände (z.B. kleine Ohrringe, die im Bett liegen) aspiriert hat?
- **Rauchen:** Raucht der Patient? Wenn ja, seit wie vielen Jahren und wie viele Zigaretten, Zigarren, Pfeifen am Tag?
- **Schlaf:** Macht der Patient Geräusche beim Schlafen? Kann die Atemluft ungehindert in den Brustkorb eingesogen und wieder ausgestoßen werden? In welcher Position schläft der Patient, vielleicht im Sitzen?

- **Atemunterstützende Maßnahmen:** Befinden sich im Besitz des Patienten Atemtrainer wie Triflow (S. 548)? Hat der Patient eine Schlafmaske zur Vermeidung einer Schlafapnoe? Was berichten Angehörige zu Atemgewohnheiten bzw. -erkrankungen? Kennt der Patient atemunterstützende Maßnahmen? Wenn ja, welche und woher?
- **Sauerstoffsättigung/Atemfrequenz:** Welche Sauerstoffsättigung hat das Blut des Patienten und wie hoch ist seine Atemfrequenz? Wird er beatmet, wenn ja, in welcher Form (invasiv, nicht invasiv)?
- **Umfeld/Beruf:** Lebt und arbeitet der Patient in Bereichen, in denen Klima- oder Lüftungsanlagen eingesetzt werden? Welchem Beruf geht der Patient nach: Ist er z. B. Straßen- oder Abrissbauarbeiter, Maler, Restaurator? Kann sicher ausgeschlossen werden, dass der Patient sich mit Legionellen infiziert hat (Wasserleitungen, Klimaanlagen)? Ist der Patient gegen Pneumokokken geimpft?

Assessmentinstrumente • Das in Deutschland bekannteste Instrument zur Einschätzung des Pneumonierisikos ist die Atemskala von Bienstein (2000). Das Instrument sollte allerdings nicht allein herangezogen werden, um ein bestehendes Risiko abzuklären. Unklar ist derzeit, wie genau die Skala misst und ob sie tatsächlich das Pneumonierisiko abbilden kann.

21.4.4 Maßnahmen zur Pneumonieprophylaxe

Hygiene • Auch bei der Pneumonie sind die Hände der Hauptübertragungsweg für eine nosokomiale Infektion. Die Standardhygiene muss deshalb konsequent eingehalten werden. Die Maßnahmen zur Standardhygiene finden Sie im Kap. „Hygiene" (S. 298).

Atmung beobachten und kontrollieren • Es ist sehr wichtig, die Atmung des Patienten zu überprüfen, bevor Symptome wie Husten, Sekretauswurf und Atemgeräusche auftreten. Von Anfang an sollten die quantitativen Merkmale der Atmung wie Atemfrequenz und Atemtiefe beobachtet (und dokumentiert) werden, ebenso wie die qualitativen Merkmale, z. B. begleitende Geräusche, Atemgeruch oder Schmerzen. Das gilt vor allem, wenn ein zuvor aktiver älterer Mensch plötzlich passiv im Bett liegen muss. Treten Veränderungen auf, kann auf diese Weise rechtzeitig gegengesteuert werden. Die genaue Beobachtung der Atmung finden Sie im Kap. 16 „Vitalparameter und Körpertemperatur beobachten und kontrollieren" (S. 320).

Atemvertiefende und sekretmobilisierende Maßnahmen anwenden • Menschen im Krankenhaus sollten bereits vor einer Operation Atemtechniken wie Kontaktatmung und die Lippenbremse kennenlernen (S. 547). Sie sollten die in der Klinik üblichen Atemtrainer (S. 548) bereits bei sich haben und einsetzen können. Ausführliche Informationen zu atemvertiefenden und sekretmobilisierenden Maßnahmen finden Sie im Kap. „Pflegetechniken zur Unterstützung der Atmung" (S. 542).

Allgemeine Maßnahmen • Zu diesen gehören:
- **Wasser:** Ausschließlich gefiltertes Wasser oder stilles Mineralwasser zum Trinken und Zähneputzen anbieten. Immunsupprimierte Patienten sollten ausschließlich abgekochtes Wasser trinken. Dieses sollte in thermisch desinfizierten Gefäßen mit Deckel aufbewahrt werden.
- **Absaugen:** Beim endotrachealen Absaugen möglichst geschlossenes System verwenden. Nach dem oralen und nasalen Absaugen mit den klassischen Systemen Absaugkatheter verwerfen und Schläuche mit sterilem Aqua dest. gründlich durchspülen. Kein Leitungswasser verwenden, wenn Legionellen-Kontaminationen nicht sicher ausgeschlossen werden können.
- **Medikamente:** Die Einnahme von Muskelrelaxanzien (Benzodiazepine wie Musaril) interdisziplinär (Pflege, Medizin, Physiotherapie) zur Sprache bringen und klären, ob die Einnahme das Inkaufnehmen einer erhöhten Pneumoniegefahr rechtfertigt (Prioritäten klären).
- **Lagerung:** Den Oberkörper des Patienten um 30–45° Grad hochlagern, dabei die Arme mit Unterlagen entlastend unterstützen (▶ Abb. 21.12). Alternativ aufrecht sitzend positionieren, da bei 30–45° eine größere Gefahr besteht, ans Fußende zu rutschen und dabei Scherkräfte zu verursachen (S. 400). In jedem Fall sollten eine individuelle Einschätzung und Abwägung vorgenommen und Maßnahmen einleitet werden, die eine gute Atemmechanik garantieren und gleichzeitig Schutz vor Scherkräften geben. Beim Aufsitzen im Bett auf den korrekten Hüftknick achten.
- **Ernährung:** Eine orale Ernährung so lange wie möglich aufrechterhalten bzw. so früh wie möglich wieder anfangen. Patienten, die oral ernährt werden, sind i. d. R. wacher als (par)enteral ernährte. Sie werden zum Essen in eine aufrechte Position mobilisiert. Die Zuwendung der Pflegenden während der Essensgabe bedeutet mehr Reize, die das Bewusstsein und gleichzeitig das Atmen fördern. Bei Dysphagie (Schluckstörung) und bestehendem Aspirationsrisiko gilt abzuwägen, ob die orale Ernährung (für möglichst kurze Zeit) eingestellt wird.

> **WISSEN TO GO**
>
> **Pneumonieprophylaxe – Maßnahmen**
> - Standardhygiene konsequent anwenden
> - Atmung des Patienten von Anfang an beobachten und kontrollieren
> - atemvertiefende und sekretmobilisierende Maßnahmen anwenden

Abb. 21.12 Oberkörperhochlagerung mit Unterstützung der Arme.

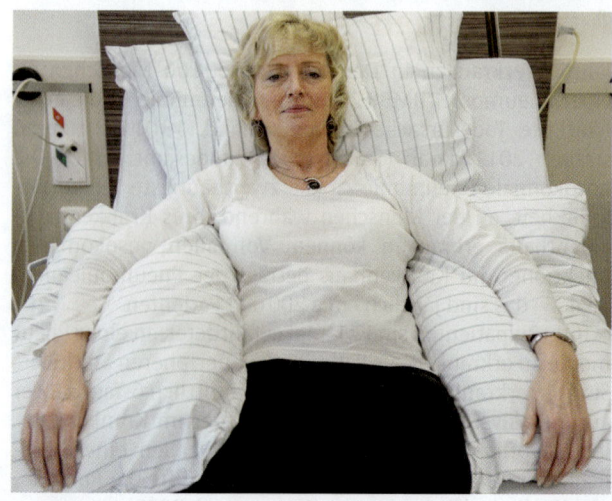

Die Lagerung verringert die Atemarbeit, indem sie den Einsatz der Atem- und Atemhilfsmuskulatur erleichtert. Auf diese Weise kann die Patientin leichter tief einatmen und die Ventilation der Lunge wird gefördert.

21.5 Thromboseprophylaxe

Definition Thrombose
Bei einer Thrombose ist der Innenraum eines Gefäßes durch ein Blutgerinnsel (Thrombus) verengt oder komplett verschlossen. Es können sowohl Arterien als auch Venen betroffen sein.

Von venösen Thrombosen sind besonders die Becken- und tiefen Beinvenen betroffen (tiefe Beinvenenthrombose = TVT), seltener treten Thrombosen im Arm- und Schulterbereich auf.

Mehr zu den medizinischen Grundlagen der Thrombose lesen Sie im Kap. 54 „Pflege bei Erkrankungen des Kreislauf- und Gefäßsystems" (S. 914). Im folgenden Kapitel geht es um die Thromboseprophylaxe des venösen Gefäßsystems, vor allem um die Prophylaxe der tiefen Beinvenenthrombose.

21.5.1 Risikofaktoren

Drei Faktoren spielen bei der Entstehung einer Thrombose eine wesentliche Rolle (**Virchow-Trias**):
1. **Kreislauffaktor:** verlangsamter Blutfluss
2. **Wandfaktor:** Gefäßwandschäden
3. **Blutfaktor:** erhöhte Gerinnungsneigung des Blutes

Verschiedene Risikofaktoren beeinflussen diese 3 Faktoren (▶ Abb. 21.13). Je mehr Faktoren zusammentreffen, desto größer ist das Thromboserisiko. Das individuelle Risiko setzt sich aus den expositionellen und dispositionellen Risikofaktoren zusammen.

Definition Expositionelle/dispositionelle Risikofaktoren
Expositionelle Risikofaktoren sind zeitlich begrenzt, man kann sie auch als akute Risikofaktoren bezeichnen, die zu einem plötzlichen Anstieg des Thromboserisikos führen.

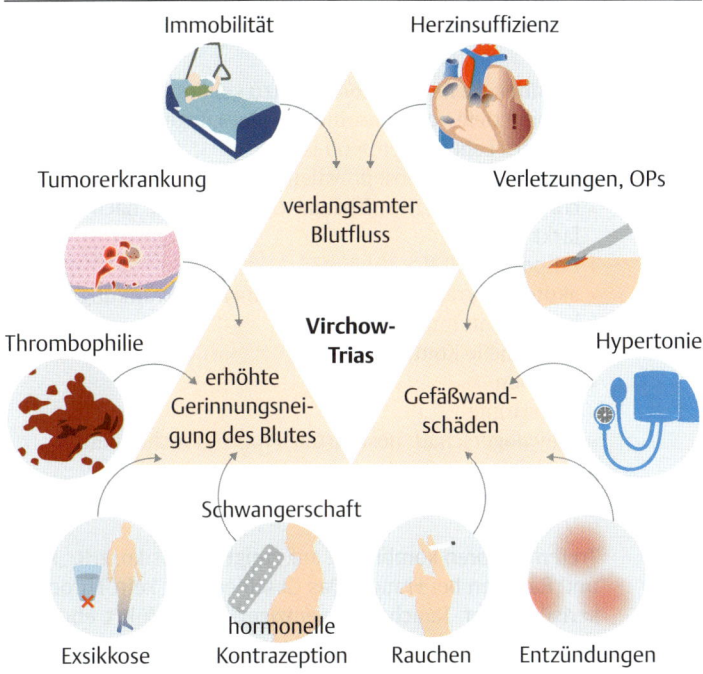

Abb. 21.13 Virchow-Trias.

Dispositionelle Risikofaktoren sind angeborene oder erworbene personenbezogene Basisrisikofaktoren, die ein bestehendes Akutrisiko zusätzlich erhöhen.

Expositionelle Risikofaktoren • Dazu gehören z. B.:
- operative Eingriffe
- Traumata und akute Erkrankungen, die die Immobilität beeinträchtigen
- Immobilisation: jegliche Verringerung des individuell gewohnten Mobilitätsgrads

Tab. 21.4 Expositionelles Thromboserisiko im chirurgischen und im internistischen Bereich.

	Patienten in der Chirurgie	Patienten in der Inneren
niedriges Thromboserisiko	• kleine operative Eingriffe • Verletzung ohne oder mit geringem Weichteilschaden • kein zusätzliches bzw. nur geringes dispositionelles Risiko, sonst Einstufung in höhere Risikokategorie	• Infektion oder akut entzündliche Erkrankung ohne Bettlägerigkeit • zentralvenöse Katheter/Portkatheter • kein zusätzliches bzw. nur geringes dispositionelles Risiko, sonst Einstufung in höhere Risikokategorie
mittleres Thromboserisiko	• länger dauernde Operationen • gelenkübergreifende Immobilisation der unteren Extremität im Hartverband • arthroskopisch assistierte Gelenkchirurgie an der unteren Extremität • kein zusätzliches bzw. nur geringes dispositionelles Risiko, sonst Einstufung in höhere Risikokategorie	• akute Herzinsuffizienz (NYHA III/IV) • akut dekompensierte, schwere COPD ohne Beatmung • Infektion oder akut-entzündliche Erkrankung mit strikter Bettlägerigkeit • stationär behandlungsbedürftige maligne Erkrankung • kein zusätzliches bzw. nur geringes dispositionelles Risiko, sonst Einstufung in höhere Risikokategorie
hohes Thromboserisiko	• größere Eingriffe in der Bauch- und Beckenregion bei malignen Tumoren oder entzündlichen Erkrankungen • Polytrauma, schwerere Verletzungen der Wirbelsäule, des Beckens und/oder der unteren Extremität • größere Eingriffe an Wirbelsäule, Becken, Hüft- oder Kniegelenk • größere operative Eingriffe in Körperhöhlen der Brust-, Bauch- und/oder Beckenregion	• Schlaganfall mit Beinparese • akut dekompensierte, schwere COPD mit Beatmung • Sepsis • schwer erkrankte Patienten mit intensivmedizinischer Behandlung

Nach ACCP 2003 aufgeführt in Encke et al. 2009

Das expositionelle Risiko wird durch Art und Umfang des chirurgischen Eingriffs, des Traumas bzw. der akuten Erkrankung mit Immobilisation bestimmt (▶ Tab. 21.4).

Dispositionelle Risikofaktoren • Dazu gehören z. B.:
- frühere tiefe Venenthrombose oder Lungenembolie
- höheres Lebensalter (> 60 Jahre)
- familiäre Thromboseprävalenz
- chronische Herzinsuffizienz oder Zustand nach Herzinfarkt
- Adipositas (BMI > 30 kg/m²),
- akute Infektionen oder entzündliche Erkrankungen verbunden mit Immobilisation
- hormonelle Kontrazeption
- Rauchen
- Hypertonie
- Schwangerschaft, postpartale Phase („Wochenbett")
- nephrotisches Syndrom
- ausgeprägte Varikosis

Treten Faktoren kombiniert auf, steigt das Risiko, z. B. „Pille" und Rauchen bei Frauen. Das Geschlecht ist kein Thromboserisikofaktor. Rauchen als einziger Faktor führt ebenfalls nicht zu einer Thrombosegefährdung.

! Merken Sehr hohes Risiko
Hatte der Patient schon einmal eine Thrombose, bestehen Defekte in der Blutzusammensetzung oder ist der Patient krebskrank, so ist das Thromboserisiko sehr hoch.

ACHTUNG
Die Thrombose ist im Frühstadium häufig nicht erkennbar. In dieser Phase löst sich das Gerinnsel jedoch am wahrscheinlichsten von der Gefäßwand, wandert in die Lunge und löst eine Lungenembolie aus (S. 974). Diese Komplikation kann lebensgefährlich sein.

21.5.2 Auswirkungen und Häufigkeit

Jährlich erkranken in Deutschland 90–130 von 100 000 Einwohnern an einer tiefen Beinvenenthrombose (TVT). Im Krankenhaus liegt die Thromboseprävalenz um einiges höher. 40–60 % der Patienten mit frischen Knie- bzw. Hüftendoprothesen und mit hüftgelenksnahen Frakturen entwickeln eine TVT. Patienten mit Rückenmarksverletzungen erreichen sogar einen TVT-Anteil von 60–80 % (Encke et al. 2009).

Auch wenn sofort Maßnahmen eingeleitet werden: 30–40 % der TVT-Patienten entwickeln ein postthrombotisches Syndrom (PTS). Ein PTS heilt nur langsam, kann chronisch verlaufen, und zeigt sich durch Beinschwere und -schwellung, Schmerzen sowie Hautulzerationen, siehe Kap. 54 „Chronisch venöse Insuffizienz/postthrombotisches Syndrom" (S. 934).

21.5.3 Thromboserisiko einschätzen

Pflegende müssen stets beide Arten der Risikofaktoren – expositionelle und dispositionelle – bei der individuellen Risikoeinschätzung beachten. Das Gesamtrisiko ergibt sich aus der Kombination von Risikofaktoren beider Kategorien. Jedoch sollten die Risikofaktoren nicht einfach summiert werden, da die Zusammenhänge zwischen den Faktoren weitaus komplexer sind und die Instrumente, die die Patienten in Risikogruppen einteilen, nicht genügend auf Gültigkeit untersucht sind (Encke et al. 2009).

In der Pflege sind national die Skala nach Kümpel (1995) und die nach Frowein (1997) bekannt. International zusätzlich die DVT-Risk-Assessment-Scale nach Autar (2002). Die Kriterien dieser Skalen können bei der pflegerischen Patientenbeobachtung und -befragung helfen:

- **Frowein-Skala:** Sie fragt z. B.
  - zur Gefäßwandschädigung: Gab es bereits eine frühere Thrombose?
  - zur Hämodynamik: Ist eine Körperhälfte gelähmt bzw. eine Extremität durch eine Fraktur ruhiggestellt?
  - zur Blutzusammensetzung: Besteht ein Infekt bzw. raucht der Patient?
- **Skala nach Kümpel:** Mit ihr können die Länge einer ärztlich verordneten Bettruhe oder das Ausmaß der Aktivitäten (mobil bis immobil) erfasst werden.
- **DVT-Risk-Assessment-Scale:** Mit ihr können z. B.
  - das Gewicht klassifiziert (von Untergewicht bis extremer Fettsucht),
  - spezielle Risikogruppen erfasst, z. B. Schwangere, Varikosis- oder Thrombophiliepatienten, sowie
  - Art und Länge der Operation (abdominal, thorakal, mehr oder weniger als 30 min) bestimmt werden.

! Merken Skalen inhaltlich nutzen
Pflegende sollten die Skalen inhaltlich nutzen, um Informationen zu erhalten. Wegen fehlender wissenschaftlicher Haltbarkeit sollten die Faktoren aber nicht einfach summiert werden.

WISSEN TO GO

Thrombose – Grundlagen

Eine Thrombose entsteht durch den Einfluss von 3 Faktoren (**Virchow-Trias**):
1. verlangsamter Blutstrom
2. Schäden der Gefäßwand
3. erhöhte Gerinnungsneigung des Blutes

Das individuelle Risiko setzt sich aus folgenden Faktoren zusammen:
- **expositionelle Risikofaktoren** (Akutrisikofaktoren) (▶ Tab. 21.4):
  - operative Eingriffe
  - Trauma oder akute Erkrankung
  - Immobilisation
- **dispositionelle Risikofaktoren** (Basisrisikofaktoren) erhöhen das Akutrisiko, z. B.:
  - frühere tiefe Venenthrombose oder Lungenembolie
  - höheres Lebensalter (> 60 Jahre)
  - familiäre Thromboseprävalenz
  - chronische Herzinsuffizienz, Zustand nach Herzinfarkt
  - Adipositas (BMI > 30 kg/m²),
  - akute Infektionen oder entzündliche Erkrankungen verbunden mit Immobilisation
  - Schwangerschaft, postpartale Phase („Wochenbett")

Thromboserisiko einschätzen: Geeignete Scores sind z. B. die Skala nach Kümpel (1995) und die nach Frowein (1997). Ihre Kriterien sind eine Hilfe bei der pflegerischen Patientenbeobachtung und -befragung, sie ersetzen aber nicht die pflegerische Anamnese!

21.5.4 Maßnahmen zur Thromboseprophylaxe

Für Patienten mit einem **geringen Thromboserisiko** reichen **Basismaßnahmen**, zu denen zusätzlich medizinische Thromboseprophylaxestrümpfe eingesetzt werden sollten. Menschen mit **mittlerem und hohem Thromboserisiko** benötigen außerdem **Antikoagulanzien** (S. 731), um die Blutgerinnung medikamentös herabzusetzen. Gegebenenfalls sind weitere **physikalische Maßnahmen** notwendig, z. B. intermittierende pneumatische Kompression (IPK) oder das A-V-Impulssystem (S. 422).

Basismaßnahmen

Zu den Basismaßnahmen gehören:
- Frühmobilisation
- Bewegungsübungen
- ausreichende Flüssigkeitszufuhr

Bewegungsübungen

Bewegungsübungen aktivieren die Muskel-Venen-Pumpe der Beine und fördern so den venösen Rückstrom zum Herzen. Häufig eingesetzte Geräte sind:
- Bettfahrrad
- Treten auf einem Fuß-Stepper in sitzender Position
- Treten gegen 2 Sekretbeutel am Bettende, die nach mittelstarkem Aufblasen miteinander in Verbindung stehen (▶ Abb. 21.14)

Bewegungsübungen, die der Patient selbst regelmäßig nach Anleitung vornehmen kann, sind:
- Fußkreisen und -wippen
- Beine auf- und abstellen
- Greifbewegungen mit Fingern und Zehen („Krallen") und Schulterkreisen
- schmerzschonendes Aufsetzen und Hinlegen: En-bloc-Mobilisation (S. 356)

Passive Bewegungsübungen • Bei bewusstlosen oder körperlich bzw. kognitiv stark beeinträchtigten Patienten sollten passive Bewegungsübungen durchgeführt werden. Zum Beispiel können während der Körperpflege und bei jedem Positionswechsel alle Gelenke durchbewegt werden. Dazu können die Beine z. B. mehrmals nacheinander aufgestellt und die Arme seitlich bzw. über den Kopf bewegt werden. Bei Patienten mit Frakturen, Gelenkersatz oder hemiplegischen Schädigungen ist dabei Vorsicht geboten, um z. B. das Schulter- oder Hüftgelenk nicht zu subluxieren (auszurenken). Dennoch müssen auch an diesen Patienten passive Bewegungen der entfernteren Gelenke (Füße, Knie, Ellenbogen, Handgelenk, Finger) vorgenommen werden, um z. B. nach einer TEP-Anlage (Totalendoprothese Hüfte) eine Thrombose in der distalen Wadenregion zu vermeiden.

> **! Merken Beine nicht ausstreichen**
> *Das Beinhochlagern hat nachweisbar keinen vorbeugenden Charakter. Es dient allein dem Wohlbefinden des Patienten. Auf das Ausstreichen der Beine sollte verzichtet werden. Ein positiver Effekt ist nicht belegbar, zudem könnte das Ausstreichen vorhandene Thromben lösen (EBN Südtirol 2011).*

Abb. 21.14 Bewegungsübungen.

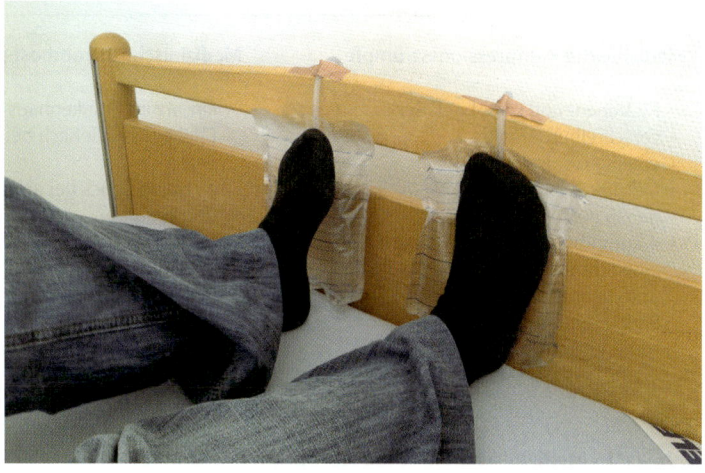

Ein ganz einfach herzustellendes Hilfsmittel für Bewegungsübungen sind mit Luft gefüllte Sekretbeutel, die am Bettende angebracht werden und gegen die der Patient tritt.

Ausreichende Flüssigkeitszufuhr

Pflegende sollten darauf achten, dass der Patient ausreichend trinkt, und sich genau mit ihm absprechen. Wird der Patient allein parenteral ernährt, können sie die Ein- und Ausfuhr leicht über Infusionen kontrollieren. Wenn er aber selbstständig trinkt, ist die Bilanzierung ungleich schwieriger und Pflegende sind darauf angewiesen, dass der Patient mit ihnen zusammenarbeitet. Der Patient sollte wissen, warum es wichtig ist, auf seine Flüssigkeitszufuhr zu achten. Das wird ihm helfen, das Anliegen zu verstehen und möglicherweise auch zum Glas zu greifen, wenn keine Pflegenden anwesend sind. Kognitiv eingeschränkte Menschen können sich selbst mit einem Zettel „Ich muss etwas trinken!" erinnern.

Medizinische Thromboseprophylaxestrümpfe

Medizinische Thromboseprophylaxestrümpfe sind in Deutschland weit verbreitet. Der Anpressdruck von 18 mmHg im Fußfesselbereich, der nach proximal (zum Oberschenkel hin) abnimmt, unterstützt die Venen dabei, das Blut zum Herzen zurückzubefördern. Das gelingt aber nur, wenn die Strümpfe **einwandfrei** passen. Dazu müssen Pflegende vor dem Anlegen die geeignete Größe ermitteln – und zwar stets an beiden Beinen (▶ Abb. 21.15).

Der Anpressdruck der MTS ist auf liegende Patienten ausgerichtet, die in ihrer Mobilität eingeschränkt sind. Mobile Patienten benötigen einen speziell angepassten Kompressionsstrumpf. ▶ Tab. 21.5 zeigt die Unterschiede zwischen medizinischen Kompressionsstrümpfen, medizinischen Thromboseprophylaxestrümpfen und Stützstrümpfen.

Anpassen der Strümpfe

- Die Beine sollten morgens oder nach dem Abwickeln eines Kompressionsverbands ausgemessen werden. Die Beine sind dann weniger ödembelastet.
- Der Fuß muss einen 90°-Winkel zum Bein bilden, die Wadenmuskulatur ist entspannt und das Maßband liegt eng an.
- Es sollte von unten nach oben gemessen werden, erst die Umfangsmaße und dann die Längenmaße.

21 Prophylaxen

Tab. 21.5 Unterschiede zwischen medizinischen Kompressionsstrümpfen, medizinischen Thromboseprophylaxestrümpfen und Stützstrümpfen.

Medizinische Kompressionsstrümpfe	Medizinische Thromboseprophylxestrümpfe	Stützstrümpfe
• für Venen- und Lymphgefäßerkrankte • verschreibungsfähig • qualitätskontrolliert • individuell angepasst • genau definierter Druck • 4 Kompressionsklassen, Klasse 4 erreicht einen distalen Anpressdruck von 49 mmHg und mehr • Serien- und Maßanfertigung • rund- und flachgestrickt	• Einsatz im Krankenhaus und Pflegeheim • Effekt ausschließlich bei liegenden Patienten • zu wenig Druck bei gehenden oder sitzenden Patienten • weniger Druck als medizinische Kompressionsstrümpfe • Seriengrößen • nur in Weiß erhältlich • Schenkelstrümpfe mit offenem Loch am Fußende zur Inspektion	• nur für Gefäßgesunde • bei langem Stehen und Sitzen (z. B. auf Interkontinentalflügen/für OP- oder Friseurpersonal) • frei verkäuflich, nicht verschreibungsfähig • nicht qualitätskontrolliert • geringer Druck • Größe richtet sich nach Schuh- und Konfektionsgröße • Seriengrößen • rundgestrickt

Abb. 21.15 Medizinische Thromboseprophylaxestrümpfe.

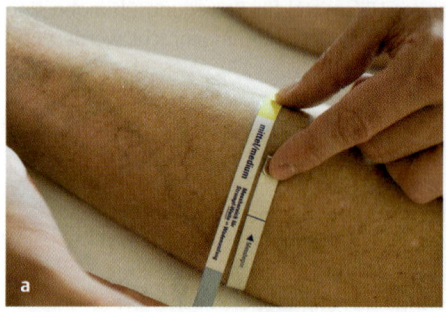
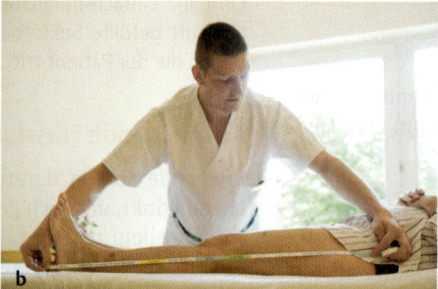
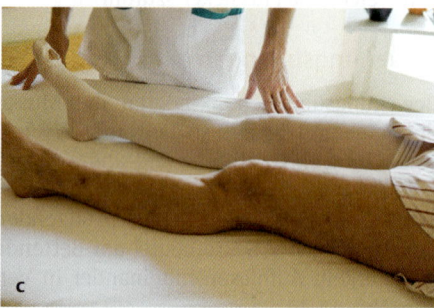

MTS müssen genau angepasst werden und perfekt sitzen.

- Je nach Hersteller werden die Maße an verschiedenen Stellen des Beines ermittelt, z. B. Fessel, Wade, Oberschenkel. Das Längenmaß bildet für gewöhnlich die Beinlänge von der Fußsohle bis zum Schoß.

Thromboseprophylaxestrümpfe dürfen weder umgeschlagen werden noch einschneiden – sie müssen korrekt sitzen. Sind die Seriengrößen nicht mit dem Körperbau vereinbar, z. B. bei kurzen und sehr dicken Beinen, sind wadenlange Kompressionsstrümpfe oder -verbände eine Alternative.

Patienten im Krankenhaus, die bereits perfekt passende medizinische Kompressionsstrümpfe besitzen, sollten diese zur Thromboseprophylaxe tagsüber besser weiter benutzen, statt auf medizinische Thromboseprophylaxestrümpfe (MTS) umzusteigen. Abends kann auf MTS gewechselt und die medizinischen Kompressionsstrümpfe können ausgewaschen werden. Es sollte dokumentiert und verhindert werden, dass die patienteneigenen medizinischen Kompressionsstrümpfe versehentlich in der Krankenhauswäsche landen.

Kompressionsverbände

Phlebologische Kompressionsverbände unterscheiden sich in
- Wechselverbände, die abends abgewickelt bzw. täglich neu angelegt werden und
- Dauerverbände, die Tag und Nacht den Blutrückstrom unterstützen.

Dazu können 3 verschiedene Bindenmaterialien verwendet werden: Kurzzug-, Mittelzug- und Langzugbinden (S. 587). Während eine Kurzzugbinde 2 Stunden nach Applikation 25 % ihres Drucks verliert, zieht die Langzugbinde nach und behält ihren Druck bei. Die weit verbreitete und modifizierte Verbandtechnik nach Heinrich Fischer (1923) verwendet heute Kurzzugbinden. Beim Anlegen eines Kompressionsverbands muss die Großzehe zur Nase zeigen und die gesamte Haut zwischen Fuß und Wade mit Verband bedeckt sein (▶ Abb. 21.16).

! Merken Kontraindikationen
Kompressionsstrümpfe und -verbände sind kontraindiziert bei
- *kritischen peripheren arteriellen Durchblutungsstörungen,*
- *schweren Neuropathien,*
- *ausgeprägten peripheren Ödemen,*
- *lokalen Defekten, Nekrosen und Verletzungen.*

Basismaßnahmen und physikalische Maßnahmen werden dann besonders wichtig.

Physikalische Maßnahmen: intermittierende pneumatische Kompression (IPK), A-V-Impulssystem

Beide Systeme sind elektronische Bein- bzw. Fußmanschetten, die durch passive Bewegung am Bein bzw. Fuß den venösen Rückstrom zum Herzen fördern. Die Luftkammern erreichen einen Anpressdruck von bis zu 45 mmHg.

Kontraindikationen • Die intermittierende pneumatische Kompression, d. h. eine von außen angebrachte Wadenmuskelpumpe, darf nicht angewendet werden bei dekompensierter Herzinsuffizienz, ausgedehnten Entzündungsreaktionen (Phlebitis, Erysipel), Traumen, Neuropathien und einem schweren nicht einstellbaren Hypertonus. Da das A-V-System als Fußmanschette nach ähnlichem Prinzip arbeitet, sollte beim Vorliegen genannter Kontraindikationen auch

Abb. 21.16 Kompressionsverband nach Fischer.

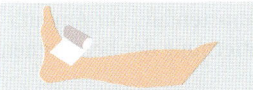
1. Der Verband beginnt an der Fersenaußenseite.

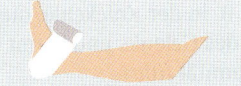
2. Die Binde wird über den Fußrist zum Innenknöchel ...

3. ... und über den Außenknöchel und den Fußrücken zur Fußsohle geführt.

4. Die nächste Bindentour verläuft wieder über den Fußrist und ...

5. ... den Fußknöchel. Die zweite Bindentour überlappt die erste um etwa 2 cm.

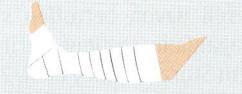
6. Der Verband wird spiralförmig bis 2 Fingerbreit unter die Kniekehle gewickelt.

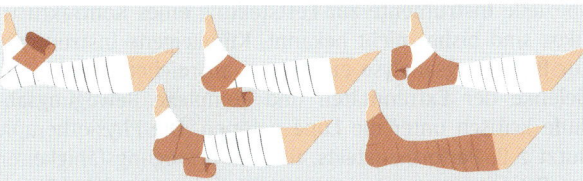
7. – 11. Der Verband wird mit einer zweiten Binde umwickelt.

auf ihren Einsatz verzichtet werden. Die Manipulation der Fußsohlenvenen könnte sich z. B. schädlich auf das Gefäßsystem auswirken, wenn ein Diabetisches Fußsyndrom besteht (S. 1072).

! Merken Kompression und Bewegung
Physikalische Maßnahmen und Basismaßnahmen sind vor allem dann wichtig, wenn eine Antikoagulation wegen erhöhter Blutungsneigung kontraindiziert ist, z. B. bei Thrombozytopenie (verminderte Thrombozytenzahl) oder einem erhöhten postoperativen Blutungsrisiko.

WISSEN TO GO

Thromboseprophylaxe – Maßnahmen
- geringes Thromboserisiko: Basismaßnahmen + MTS
- mittleres und hohes Thromboserisiko: Basismaßnahmen + MTS + Antikoagulanzien, ggf. weitere physikalische Maßnahmen wie IPK oder AV-Impulssystem
- **Basismaßnahmen:** Frühmobilisation, aktive/passive Bewegungsübungen, ausreichende Flüssigkeitszufuhr
- **Medizinische Thromboseprophylaxestrümpfe (MTS):**
  – müssen einwandfrei passen
  – geeignete Größe an beiden Beinen ermitteln
  – wirken nur im Liegen → mobile Patienten benötigen einen Kompressionsstrumpf

- **Kompressionsverbände:** Beim Anlegen eines Kompressionsverbands muss die Großzehe zur Nase zeigen und die gesamte Haut zwischen Fuß und Wade mit Verband bedeckt sein.
- **Kontraindikationen für MTS und Kompressionsverbände:**
  – periphere arterielle Durchblutungsstörungen
  – schwere Neuropathien
  – ausgeprägte periphere Ödeme
  – lokale Defekte, Nekrosen, Verletzungen

21.6 Kontrakturenprophylaxe

Definition Kontraktur
Der Begriff „Kontraktur" subsumiert beobachtbare Merkmale wie Gelenksteifigkeit, Funktionsstörungen der Extremitäten, Gelenkverformungen und einen gesteigerten Widerstand gegen passive Muskeldehnung. Der Patient kann das betroffene Gelenk wegen der verhärteten Muskulatur nur eingeschränkt oder gar nicht strecken bzw. beugen (aktive Bewegung) und Pflegende können das Gelenk nur eingeschränkt in eine andere Richtung stellen (passive Bewegung). Der Patient bewegt sich stark limitiert und ist oft von personeller Hilfe abhängig.

21.6.1 Risikofaktoren/Ursachen

Sobald ein Mensch, vor allem im höheren Alter, seinen gewohnten **Mobilitätsradius reduziert**, besteht bereits ein Kontrakturrisiko. Die Gefahr steigt, wenn **Muskelabbauprozesse** beginnen oder sich chronische Krankheitsverläufe verschlechtern.

Kommen demenzielle Abbauprozesse hinzu, entsteht ein sehr hohes Kontrakturrisiko: **Alzheimer-Patienten im Seniorenheim** haben durch sinkenden Bewegungsradius ein 8-mal höheres Risiko, Kontrakturen zu erleiden, als ambulant lebende Alzheimer-Patienten. **Multimorbide Pflegeheimbewohner** und **Menschen nach Schlaganfall** und dysreguliertem Muskeltonus bilden eine Kontraktur-Hochrisikogruppe.

Kontrakturen entstehen, wenn Menschen über längere Zeit in einer Position liegen oder sitzen und dabei die Funktionsstellung der Gelenke ignoriert wird. Ein Spitzfuß entsteht z. B. bereits nach wenigen Tagen strikter Bettruhe – die Patienten können dann die Ferse nicht mehr bis zum Boden bringen (▶ Abb. 21.17).

Eine andere Ursache für Kontrakturen besteht, wenn die notwendige individuelle Unterstützungsfläche unter Hohlräumen wie dem unteren Rücken, dem Nacken, der Kniekehle oder dem Fußgelenk nicht beachtet wird (fehlende oder falsche Positionierung).

! Merken Flächig unterlagern
Hohlräume müssen so unterlagert werden, dass Muskeltonus flächig abgegeben werden kann.

Beispiel Falsche Positionierung
Oft erhalten Patienten im Krankenhaus standardmäßig ein Kissen unter die Kniekehlen und der Oberkörper wird leicht erhöht. Das Ergebnis: Die Gelenke sind ruhiggestellt, ohne dass der Muskeltonus (Muskelspannung) sinkt. Denn die Lenden-Darmbein-Muskulatur (Musculus iliopsoas) als Hüftbeugermuskulatur arbeitet in dieser Position besonders stark und ist alles andere als entspannt. Wird das Kissen unter den Knien hervorgezogen und das Kopfteil flach gestellt, klagen die Patienten über Schmerzen in

21 Prophylaxen

Abb. 21.17 Spitzfuß.

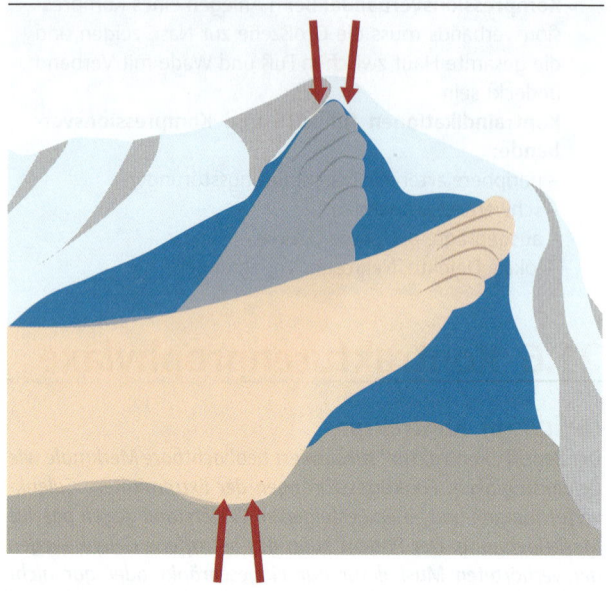

Ein Spitzfuß entsteht durch anhaltenden Druck von Bettdecke und Matratze auf die Fußspitze und die Ferse.

Rücken-, Hüft- und Kniegelenken und können sehr häufig die Beine weder komplett ausstrecken noch aufstellen. Sie sind „stocksteif". Deswegen sind körperliche Funktionsverluste und damit verbundene Pflegeabhängigkeiten mitunter ein hausgemachtes Problem der Pflege.

Kontrakturen können auch angeboren oder frühkindlich erworben sein, z. B. bei der infantilen Zerebralparese. Sie können Folgen von Unfällen bzw. Operationen sein, z. B. bei Querschnittlähmung. Das Schulter-Arm-Syndrom ist z. B. eine Folge fehlender Nutzung der oberen Extremität nach Mamma-Ablatio (Brustamputation). Oder Kontrakturen manifestieren sich im chronischen Krankheitsverlauf bei zentralen neurologischen Schäden, z. B. bei Multipler Sklerose, Morbus Parkinson und Kleinhirnatrophien. Weitere Risikofaktoren sind Medikamente (z. B. Neuroleptika), Wunden, Schmerzen, Schonhaltungen und Narben.

Bereits nach 4–14 Tagen Ruhigstellung eines Gelenks bildet sich elastisches Bindegewebe um die Gelenkkapsel (extraartikulär). Der Bewegungsradius des Gelenks (Knie, Hüfte, Schulter) sinkt. Die meisten Kontrakturen entstehen im Schulter- und Kniegelenk.

21.6.2 Auswirkungen

Kontrakturen führen zur Immobilität und zu einer besonders schweren Form der Bettlägerigkeit. Schnell entstehen starke personelle Abhängigkeiten in sämtlichen Bereichen der Alltagsaktivitäten (Bewegen, Ausscheiden, Nahrungsaufnahme) sowie im kognitiven, im kommunikativen und im sozialen außerhäuslichen Bereich.

Kontrakturen führen zu **Bettlägerigkeit** *und starker* **Abhängigkeit** *von anderen.*

Steife Gelenke verursachen starke Schmerzen. In schweren Fällen entstehen in den komprimierten Hautschichten Ulzera, z. B. in der Kniekehle, die schlimmstenfalls zur Amputation des Gelenks und damit zur Entfernung der betroffenen Extremität führt.

21.6.3 Häufigkeit

Häufigkeitsangaben zur Kontrakturprävalenz sind weite Angaben, weil der Kontrakturbegriff unterschiedlich verwendet wird. So leiden 15–70 % der älteren Krankenhauspatienten in Deutschland unter Kontrakturen (Gnass 2010). Bis zu 75 % der Alzheimer-Patienten sind von Kontrakturen betroffen bzw. bis zu 71 % der immobilen Pflegeheimbewohner. Wie viele stationär lebende Bewohner in Deutschland generell davon betroffen sind, ist bisher unbekannt. Bei Schlaganfallbetroffenen tritt eine Kontraktur häufiger auf als ein Sturz (Sackley et al. 2008).

21.6.4 Kontrakturrisiko einschätzen

Spezielle Instrumente zur Feststellung eines Kontrakturrisikos sind bisher nicht bekannt. Klinikeigene Instrumente zur Bewegungsanalyse erscheinen ausreichend, da sie die Gelenke der Extremitäten und komplexe Bewegungsabläufe kritisch unter die Lupe nehmen. Die Physiotherapie nutzt z. B. **Performanztests**, um die Bewegungsfähigkeiten von Patienten zu analysieren. Der Patient muss dabei Bewegungsaufforderungen nachkommen, z. B. aus dem Liegen aufstehen oder sich hinlegen.

Solche Tests sollten auch in der Pflege als Hilfsmittel eingesetzt werden, wenn auch eher „spielerisch" in den Alltag integriert, z. B.: „Können Sie bitte das Handtuch neben Ihrem Kopf vom Haken nehmen?" So können Pflegende beobachten, ob sich der Patient im Oberkörper drehen, den Kopf heben und seine Finger benutzen kann. Teilweise werden auch komplexe Instrumente zur Erfassung des Kontrakturrisikos empfohlen, z. B. das Resident Assessment Instrument (RAI) oder das Geriatrische Basis Assessment (GBA).

Weitere sinnvolle Items befinden sich in Mobilitätsassessmentinstrumenten wie dem MOTPA von Brach et al. (2006) für das Krankenhaus und dem EBoMo von Zegelin & Reuther (2007) für das Pflegeheim. Die Pflegenden können beobachten und erfragen:

- Wie bewegt sich der Patient im Bett (kopfwärts, in Seiten- und Rückenlage, zum Aufsetzen)?
- Wie sitzt der Patient an der Bettkante (frei, d. h. mit Rumpfkontrolle)?
- Kann er stehen und gehen (rollt er die Fersen ab, Länge der Gehstrecke)?

WISSEN TO GO

Kontrakturen – Grundlagen

- **Risikofaktoren:** Sobald ein Mensch, v. a. im höheren Alter, seinen gewohnten Mobilitätsradius reduziert, hat er ein latentes Kontrakturrisiko. Ungeeignete Lagerung kann Kontrakturen fördern, z. B. wenn die Funktionsstellung der Gelenke und/oder die notwendige individuelle Unterstützungsfläche unter Hohlräumen wie dem unteren Rücken, dem Nacken oder der Kniekehle ignoriert werden.

- **Auswirkungen:** Kontrakturen führen zur Immobilität und sind häufig mit Dekubitus, Stürzen und Bettlägerigkeit verbunden.
- **Kontrakturrisiko einschätzen:** Es sollten klinikeigene Instrumente zur Bewegungsanalyse als Hilfsmittel eingesetzt werden. Teilweise werden auch komplexe Instrumente zur Erfassung des Kontrakturrisikos empfohlen, z. B. das Resident Assessment Instrument (RAI) und das Geriatrische Basis Assessment (GBA).

21.6.5 Maßnahmen zur Kontrakturenprophylaxe

Menschen müssen regelmäßig zwischen liegender, sitzender und stehender Position wechseln, um den Streckern und Beugern der Skelettmuskulatur eine adäquate Abwechslung zu bieten. ▶ Tab. 21.6 zeigt die wichtigsten Risikofaktoren und entsprechende pflegerische Maßnahmen, die sie vermindern bzw. ausschalten.

WISSEN TO GO

Kontrakturenprophylaxe – Maßnahmen

- oberstes Gebot: Bewegung!
- möglichst normaler Tagesablauf mit verschiedenen Positionen und Aktivitäten
- Patienten aktivieren, so viel wie möglich selbst zu übernehmen
- auf Schmerzen und mögliche Schonhaltung achten, Schmerztherapie ggf. anpassen, ggf. physikalische Maßnahmen durchführen, z. B. Wärmetherapie
- stets auf eine korrekte Positionierung und die Neutralstellung bei Patienten mit Hemiplegie achten

Tab. 21.6 Pflegerische Maßnahmen, die Kontrakturrisikofaktoren vermindern bzw. ausschalten können.

Risikofaktoren	Pflegerische Intervention

Reduktion des Bewegungsgrads und demenzielle Abbauprozesse	- möglichst normalen Tagesablauf zwischen Gehen, Hinsetzen, Aufstehen und Hinlegen gewährleisten
	- Patienten mit Parkinson: interdisziplinär Nutzung eines Arthritisrollators absprechen
	- passives und aktives Bewegen der Arme und Beine (S. 421) und assistiertes Aufstellen der Beine nach Kinästhetik- und Bobath-Prinzipien forcieren
	- den Patienten anleiten, so viel wie möglich selbst zu machen, z. B.
	  – ihn zum diagonalen Unterschenkelwaschen auffordern (rechte Hand, linkes Bein) oder Hand nimmt Handtuch vom Haken (Oberkörperrotation)
	  – den Patienten freundlich und begründend bitten, sein Tablett selbst zum Küchenwagen zu bringen oder sich den Apfel zu schälen (Fein- und Grobmotorik)
	  – Karten- und Brettspiele begleiten (Feinmotorik, Denkleistung)
	  – Wahrnehmung gezielt fördern mit Hand-, Fuß-, Bein- und Ganzkörpermassage (Prinzipien basaler Stimulation)

falsche oder fehlende Positionierung	- stets auf eine korrekte Positionierung achten nach dem Prinzip „Muskeltonus abgeben erhält Bewegung", körperflächenunterstützend arbeiten im Nacken, Arm, Hand, unteren Rücken, Knie- und Achillessehnen- und Fußsohlenbereich; Angehörige darin schulen und anleiten, locker gerollte oder gelegte Handtücher, kleine Kissen („Fritzchen") so unter den Hohlräumen anmodulieren, dass diese ausgefüllt sind und der Körper Last abgeben kann (und die Gelenke keinen Tonus mehr halten müssen). Achtung: Darauf achten, dass die Gelenke in Neutral-Null-Stellung sind. - auf ein aufrechtes Sitzen achten, u. a. gerolltes Handtuch um die Sitzbeine modulieren und Stützfläche im Rücken und unter den Armen schaffen - verordnete Arm- und Fußschienen anbringen, dabei auf funktionale Gelenkposition achten, ggf. Rücksprache mit Physiotherapeuten halten
Schmerzen und Schonhaltung	- Ursache analysieren: Wo hat der Patient Schmerzen? Wo hat er eine Schonhaltung? Wie äußert sie sich im Bewegungsablauf und in der Bewältigung alltäglicher Aktivitäten? Wie ist seine Körperhaltung? - interdisziplinäre medikamentöse und nicht medikamentöse Schmerztherapie abklären - Patienten über Möglichkeiten der Elektrostimulation und anschließender Dehnung der betroffenen Muskulatur informieren, mit Physiotherapeuten beraten und auf Patientenwunsch durchführen - in Zusammenarbeit mit Physiotherapeuten Frauen nach Mammaablatio bereits in der Akutphase zum Krafttraining motivieren und anleiten - Wärmeanwendung in Absprache mit Physiotherapeuten forcieren, z. B. Wärmekissen (nicht bei Sensibilitätsstörungen), Fango, Rotlicht - alltagspraktische Übungen einbinden, z. B. etwas vom Boden aufheben, von vorn nach hinten ablegen, von unten nach oben aufhängen (Dehnung, Koordination, Kräftigung), geeignete Übungen mit Ergotherapeuten absprechen - hemiplegischen Arm im Liegen eng am Körper bzw. im Sitzen in Neutral-Null-Stellung nach Bobath positionieren
ruhigstellende Medikamente	- interdisziplinär abklären, welche Prioritäten gesetzt werden müssen (Medikament notwendig: ja/nein) bzw. ob eine durch Polypharmazie (Einnahme mehrerer Medikamente) verstärkte sedierende Wirkung vorliegt

21.7 Obstipationsprophylaxe

Definition Obstipation
Als Obstipation (lat. Verstopfung) bezeichnet man eine seltene und mühselige Entleerung zu harten Stuhls. Was „zu selten" bedeutet, hängt von der individuellen Defäkationsfrequenz ab (Defäkation = Ausscheiden von Stuhl). Sie variiert von einmal die Woche bis zu 1- bis 2-mal täglich.

Der Defäkationsakt setzt sich aus 3 Phasen zusammen: Zunächst wird der Stuhl durch rhythmische Bewegungen in Richtung Rektum geschoben, das geschieht durch einen individuell ritualisierten Ablauf, z.B. Aufstehen, Frühstück, Kaffee bzw. Gang zum Arbeitsplatz. Die im Rektum entstandene Stuhlsäule verursacht den Stuhldrang und leitet den aktiven Defäkationsakt ein. Dann schiebt die Bauchpresse das Zwerchfell nach unten und erhöht den intraabdominellen Druck, sodass sich abschließend der äußere Sphinkter öffnet und der Stuhl den Anus passieren kann. Jede dieser Phasen kann gestört sein (▶ Abb. 21.18).

21.7.1 Risikofaktoren/Ursachen

Die vermehrte Darmfüllung regt durch den Dehnungseffekt die Peristaltik an. Der Weitertransport des Kots bleibt aus, wenn dem Körper **unzureichend Nahrung** zugeführt wird, z.B. im Hungerzustand, in fieberhaften Krankheitsverläufen, prä- und postoperativ, bei depressiven Verstimmungen bzw. besonderen psychischen Belastungen. Schlechte oder **fehlende Zähne**, gering ausgeprägte Kaumuskulatur und **schwache Speichelproduktion** führen dazu, dass nur geringe Mengen fester Nahrung aufgenommen werden.

Ungenügende körperliche Bewegung und die Aufnahme zellulosehaltiger bzw. ballaststoffreicher Nahrungsmittel **ohne ausreichende Flüssigkeitszufuhr** stören ebenfalls die Peristaltik. Der ungenügende Weitertransport des Stuhls kann auch **organisch bedingt** sein, wenn z.B. Tumoren oder Divertikel den Raum bzw. den Sphinkter verlegen. Der Tonus der glatten Darmmuskulatur kann durch eine **beeinträchtigte Innervation** (bei Querschnittgelähmten) oder durch einen **stoffwechselbedingten Kaliummangel** herabgesetzt sein und stört die Peristaltik. **Intoxikationen**, z.B. Bleivergiftungen, können ebenso wie **Opiate** (z.B. Morphin) und Psychopharmaka zu Obstipationen führen. Menschen mit **Stoffwechselstörungen**, z.B. mit Diabetes mellitus oder schweren Herzerkrankungen, sind häufig von Obstipation betroffen.

Ältere Menschen leiden häufiger unter Obstipation als jüngere, Frauen öfter als Männer. Die Sozialisation, d.h. die kindliche Erziehung, beeinflusst wesentlich das Defäkationsverhalten. Ein **gewohnheitsmäßiges Unterdrücken des Stuhldrangs**, z.B. am Arbeitsplatz bzw. auf Reisen, führt zum Verlust des Entleerungsreizes. Manche Menschen unterdrücken den Stuhldrang auch aufgrund von **Schmerzen** durch Hämorrhoiden, Risse bzw. Wundnähte am Darmausgang.

Körperlich geschwächte Menschen **verlieren häufig einen großen Anteil ihrer für die Bauchpresse notwendigen Abdominalmuskulatur**, z.B. nach mehrtägigem Bettaufenthalt oder einer malignen Erkrankung, die den in diesem Fall erhöhten Eiweißbedarf für die Skelettmuskulatur aufbraucht. Die mit abdominalchirurgischen Eingriffen verbundenen Schmerzen verstärken den vermiedenen Einsatz der Bauchpresse.

Ältere Menschen besitzen zudem eine **veränderte Darmflora** im Vergleich zu jüngeren: Der Anteil aerober Bakterien steigt, während der Anteil an Bifidobakterien sinkt. Dies führt zu einer veränderten Darmmotilität. Auch während der **Schwangerschaft und nach der Geburt** leiden Frauen oft unter Obstipation – wegen des entwicklungsbedingt abweichenden Ernährungs- und Bewegungsverhaltens, des hormonellen Umbruchs, eines gesundheitsbedingt veränderten Selbstpflegemanagements, rollenbedingt psychischen

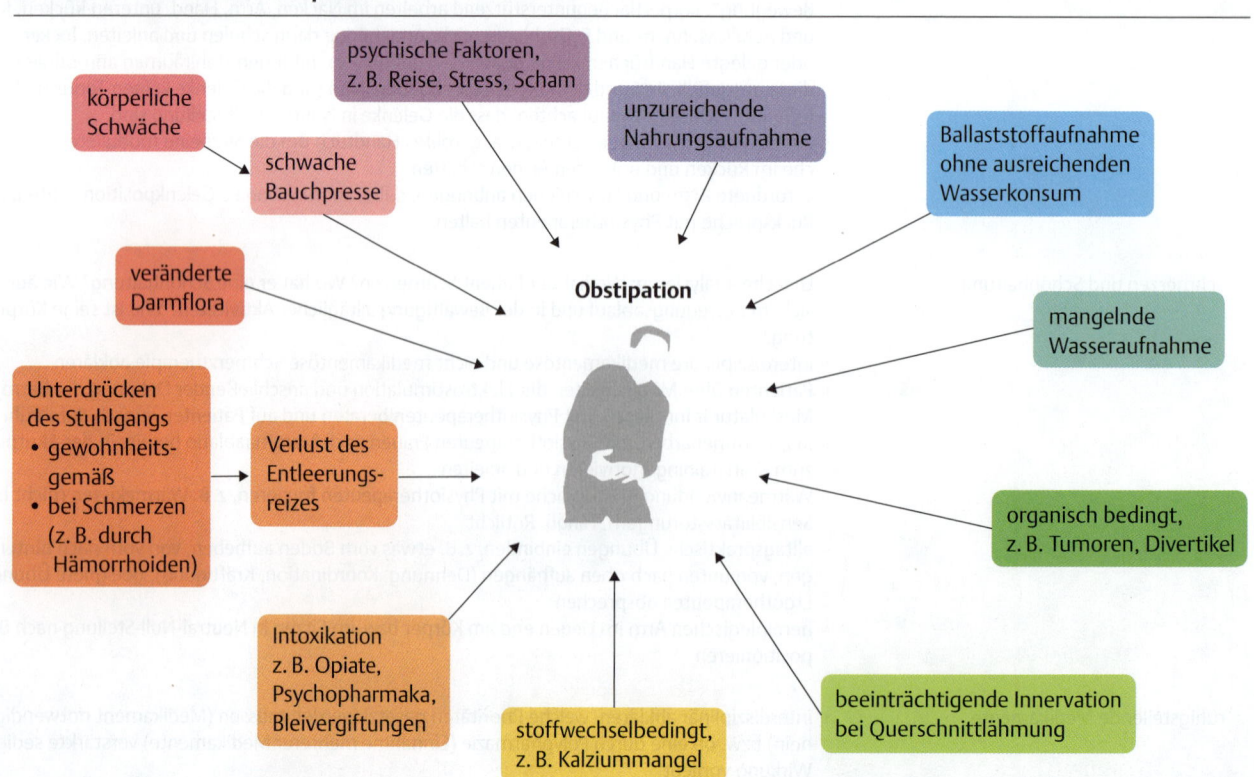

Abb. 21.18 Ursachen für Obstipation.

Belastungen bzw. nach einem Bauch- oder Dammschnitt (Sectio bzw. Episiotomie).

Ursachen für Obstipation können durch Bewegungseinschränkungen auftreten, wenn der Patient z. B. nicht in der Lage ist, sich selbstständig **Hose und Unterhose herunterzuziehen**. Sie können aber auch durch externe Faktoren bedingt sein, z. B. wenn es nicht genügend **Privatsphäre** gibt (z. B. defäkieren auf dem Steckbecken im voll belegten Drei-Bett-Zimmer), unhygienische Toilettenzustände und „vorbeihetzende" **Pflegekräfte**, die dem Patienten das Gefühl geben, sie hätten keine Zeit. Schlechte **Ausschilderungen von Toiletten** im Krankenhaus und Pflegeheim, meist verbunden mit Sehschwächen oder der Unfähigkeit, den Stuhldrang zu kommunizieren, können ebenfalls zur Obstipation führen.

! Merken Frühzeitig eingreifen
Generell führt ein Wechsel der bisherigen Lebensgewohnheiten zu einem geänderten Defäkationsverhalten und damit stets latent zu einer Obstipationsgefahr. Ein regelmäßiger Stuhlgang bleibt erhalten, wenn von Anfang an entsprechende rhythmuserhaltende Maßnahmen (Bewegung, Ernährung, Defäkationsrituale) ergriffen werden.

21.7.2 Auswirkungen

Patienten mit Obstipation klagen häufig über Unbehagen, Völlegefühl, Appetitlosigkeit und Müdigkeit. Verhaltene Stühle benötigen mehr Platz im Darm und der Betroffene muss mehr Kraft aufwenden, um den Stuhl herauszupressen. Dadurch können organische Schäden entstehen, z. B.:
- Megakolon (aufgetriebener Dickdarm)
- Hämorrhoiden (S. 1005) als Gefäßausstülpungen am After
- paralytischer bzw. mechanischer Ileus (S. 998) (Darmverschluss)

Demgegenüber stören der dauerhafte Gebrauch von Laxanzien (Abführmitteln) und die regelmäßige Anwendung großer Darmeinläufe (S. 528) das Zusammenspiel von Tonus und Peristaltik und führen zur chronischen Kolitis (Dickdarmentzündung).

21.7.3 Häufigkeit

Bei etwa 60% der Pflegeheimbewohner besteht ein Obstipationsrisiko (Bauer 2007). Besonders Menschen mit neurologischen Störungen leiden darunter (Lippert-Grüner 1997). Im fortgeschrittenen Krebsstadium sind mehr als 50% der Patienten von Obstipation betroffen (Shoemaker et al. 2011).

21.7.4 Obstipationsrisiko einschätzen

Spezifische Instrumente zum Erfassen des Obstipationsrisikos gibt es derzeit nicht. Das Obstipationsrisiko lässt sich v. a. aus einem veränderten Ernährungs- und Mobilitätsverhalten und mit entsprechenden standardisierten Verfahren ableiten, siehe Prophylaxe der Mangelernährung (S. 412), Dekubitusprophylaxe (S. 400). Allein diese Risikofaktoren reichen bei einer umfassenden Pflegeanamnese aus, um die Obstipationsgefahr sicher einzuschätzen.

Anamnese • Jeder Mensch ist Experte seiner Defäkation. Er weiß, was zur regelmäßigen Ausscheidung notwendig ist, und bestimmt, welche Defäkationsfrequenz für ihn normal ist. In der Anamnese sollten sich die Fragen darauf beziehen,
- wie häufig die Entleerung stattfindet,
- welche Faktoren die Frequenz positiv (z. B. entspannte Stimmung) und negativ (z. B. Schmerzen während der Defäkation, fremde Toiletten) beeinflussen und
- welche Maßnahmen der Patient selbst durchführt.

! Merken Eigenverhalten
Die Regel für Pflegende sollte lauten: Solange das Eigenverhalten des Patienten gesundheitserhaltend erscheint, ändere so wenig wie möglich daran.

Ursachensuche • Stellen Pflegende fest, dass der Patient Probleme bei der Defäkation hat, sollten sie auf Ursachensuche gehen: Liegt es an Medikamenten, chirurgischen Eingriffen oder psychischen Umständen? Ist die Darmmotilität gestört? Ist der Beckenboden intakt? Trinkt der Patient genügend, was isst er, wie (oft) bewegt er sich? Wie ist der Stuhl geformt (Hinweise auf Blockade), ist frisches Blut aufgesetzt (Hinweis auf Hämorrhoiden)?

WISSEN TO GO

Obstipation – Grundlagen

- Die Sozialisation beeinflusst wesentlich das Defäkationsverhalten.
- Körperlich geschwächte Menschen verlieren häufig einen großen Anteil ihrer für die Bauchpresse notwendigen Abdominalmuskulatur.
- Bei älteren Menschen ist die Darmflora verändert, wodurch die Darmmotilität sinkt.
- Wechsel der bisherigen Lebensgewohnheiten (z. B. ein Klinikaufenthalt) können das Defäkationsverhalten ändern und zu einer latenten Obstipationsgefahr führen.
- Chronische Obstipation kann zu organischen Schäden führen.
- Der Gefahrengrad lässt sich v. a. aus dem veränderten Ernährungs- und Mobilitätsverhalten in der Pflegeanamnese ableiten.

21.7.5 Maßnahmen zur Obstipationsprophylaxe

▶ Tab. 21.7 zeigt die wichtigsten Risikofaktoren und entsprechende pflegerische Maßnahmen, um sie zu vermindern bzw. auszuschalten.

Präbiotika und Probiotika

Präbiotika sind spezielle unverdauliche Stoffe, die bestimmte physiologische Bakterien der Darmflora in ihrem Wachstum fördern (z. B. Bifidobakterien und Laktobazillen) und dadurch die Verdauung unterstützen. Präbiotische Lebensmittel sind Artischocken, Zwiebeln, Chicorée, Brustmilch und synthetische Produkte.

Wertvolle **Probiotika** sind bestimmte Mikroorganismen wie Milchsäurebakterien und spezielle Hefen, die das Immunsystem der Darmflora unterstützen und gesundheitsgefährdende Substanzen abbauen. Probiotische Lebensmittel sind Joghurts, Milchmischerzeugnisse, Quarkzubereitungen, Getränke auf Milchbasis, Käse, Müslis, Fruchtdrinks und Wurstwaren.

21 Prophylaxen

Tab. 21.7 Pflegerische Maßnahmen, die Obstipationsrisikofaktoren vermindern bzw. ausschalten können.

Risikofaktoren	Pflegerische Intervention
• willkürliches Hungern oder Diät • negative Gemütszustände • Stress	• mit der betroffenen Person ins Gespräch kommen und sich im Verlauf der Ursache nähern • in Rücksprache mit dem Patienten medizinisches und psychotherapeutisch spezialisiertes Personal einschalten (z. B. für Biofeedback-Therapie)
Heim- oder Krankenhausaufenthalt und damit verbundene veränderte Tagesabläufe	• individuelle Defäkationsrituale eruieren und weitestgehend ermöglichen, z. B. der Kaffee am Morgen, die (längere) „Sitzung" nach dem Frühstück • den Patienten Ruhe und Intimsphäre verschaffen, d. h. Defäkieren in einem geschützten Raum und angenehmen Duft • den Patienten in der präventiven Leibmassage schulen, d. h. kleine kreisförmige Bewegung entlang des Colon ascendens, transversum und descendens, ggf. mit Kümmelöl unterstützen und morgens und abends an die Eigenübung erinnern • bei bereits bestehender Obstipation Physiotherapeuten informieren zur Durchführung einer Kolonmassage
• ballaststoffarme Nahrung • fieberhafter Krankheitsverlauf • verminderte Flüssigkeitszufuhr • Nahrungskarenz • Kostaufbau • ungenügende körperliche Bewegung • geschwächte Abdominalmuskulatur	• Patienten über eine notwendige Veränderung der Nahrungszusammensetzung informieren, z. B. mehr Ballaststoffe zu sich nehmen (Achtung: die Flüssigkeitszufuhr muss entsprechend erhöht werden) • den alters- und entwicklungsbedingten Bedarf an Nährstoffen eruieren (S. 706), den Patienten über das Ziel notwendiger Interventionen informieren und bei medizinischer Anordnungspflicht interdisziplinär Rücksprache halten (z. B. Multibionta i. v. und andere verordnungspflichtige Nahrungssupplemente verabreichen) • stufenweiser (Wieder-)Aufbau der Mobilität und der zu erhaltenden Skelettmuskulatur, insbesondere bewusste Aufforderung zu Bewegungsabläufen, die eine Beugung des Oberkörpers beinhalten, z. B. Hose anziehen, Schuhe zubinden usw.
pathophysiologische Veränderungen und Manipulationen an Rektum und After	• Betroffene informieren, dass der Kot cremig sein sollte • notwendige Flüssigkeitszufuhr (Wasser, Tee) gewährleisten • Laxanzien verabreichen bzw. mit kühlenden Elementen im Analbereich oder entzündungshemmender Hämorrhoidensalbe den Defäkationsvorgang des Patienten unterstützen • Medikamente (indikationsabhängig z. B. Buscopan, Prostigmin, Kalinor BT, Bepanthen) ausschließlich auf ärztliche Anordnung applizieren
gesundheitsbedingt verändertes Selbstpflegemanagement bei Frauen nach der Geburt	• Patientin über die Notwendigkeit informieren, sich einen Tagesablauf zu schaffen, der ihr Zeit lässt, sich in Ruhe zu duschen und auf die Toilette zu gehen • gemeinsam mit der Patientin und den Angehörigen überlegen, wie diese Zeitinseln im neu zu gestaltenden Tagesablauf geschaffen werden können
altersbedingt veränderte Darmflora und Motilitätsbeschwerden	• in Absprache mit dem Patienten prä- und probiotische Nahrungsmittel zur Verfügung stellen bzw. über die Küche bzw. Angehörige organisieren • wenn notwendig oder bereits gewohnt, Laxanzien (z. B. Dulcolax, Lactulose) oral oder rektal bzw. Klistier zur rektalen Reizsteigerung anwenden (S. 529)
Opiatgabe, z. B. Valoron, Durogesic, Tramal	interdisziplinär die Prioritäten abwägen: Was steht im Vordergrund (z. B. kurative versus palliative Behandlung)? Können starke Opioide gegen schwächere Opioide ausgetauscht werden?

ACHTUNG
Probiotische Lebensmittel sind für ältere Menschen im Pflegeheim besonders wichtig, eignen sich jedoch nicht für Frühgeborene und immunsupprimierte Patienten, da es bei ihnen zu einer Bakteriämie (Einschwemmen von Bakterien in das Blut) durch die probiotischen Keime kommen kann.

Stuhlgangfördernde Maßnahmen

Stuhlgangfördernde Präparate • Viele stuhlgangfördernde Präparate sind nicht verschreibungs- bzw. anordnungspflichtig, sondern frei verkäuflich. Dazu gehören Samenarten, Laxanzien und verschiedene Öle. Alle Beteiligten müssen allerdings stets die Mengenangaben auf den Packungen beachten, um die Kreislaufstabilität zu erhalten, denn viele der Substanzen sind quellfähig und/oder wasserziehend („bulking effect"): Sie ziehen Flüssigkeit aus dem Gewebe in das Darmlumen. So fehlt das Volumen für die Aufrechterhaltung eines normwertigen Blutdrucks. Auch die oft „durchschlagende" Wirkung von Rizinusöl sollte beachtet werden.

Allgemeine Maßnahmen • Einfache, stuhlgangfördernde Maßnahmen sind:
- Vor dem Frühstück ein Glas Wasser, eisgekühlten Fruchtsaft oder eisgekühlte physiologische Kochsalzlösung, Saft von ca. 6 am Abend eingelegten Trockenpflaumen oder Feigen bzw. 30 g kaltgepresstes Olivenöl (nicht bei Patienten ohne Gallenblase!) trinken.
- Zum Frühstück Kaffee trinken, grob gemahlenes Brot, Butter, Marmelade und Honig essen, Milch- oder Fruchtzucker im Joghurt bzw. Müsli verwenden, Saft mit Haferkleie trinken. Beachte: Immer mit den Ernährungsempfehlungen für Diabetiker bzw. Menschen mit Hypercholesterinämie oder Laktoseunverträglichkeiten abwägen!

- Sich nach dem Frühstück bewegen, dabei bewusst atmen (z. B. 4 Schritte ein- und 6 Schritte ausatmen).
- Konsequent nach dem Frühstück zur Toilette gehen (gewohnheitsbedingter Defäkationsreflex).
- Zellulosereiche Kost (Sauerkraut, Spinat, Kohl und Hülsenfrüchte) zum Mittag wählen, dazu Grau- oder Vollkornbrot, bei Kontraindikationen, z. B. übermäßiger Flatulenz oder Meteorismus beim Reizdarmsyndrom, stattdessen dem Essen Floh- oder Leinsamen beifügen, dazu stets reichlich trinken, in hartnäckigen Fällen die Samen um Agar-Agar (pflanzliches Bindemittel) ergänzen und Aloe-vera-Saft einnehmen.
- Einen Apfel, Mandarine o. Ä. kurz vor dem Schlafen essen.

Beispiel Die richtige Haltung
Warum können Menschen im Bett in flacher Rückenlage bzw. mit gestreckten Beinen und halbhohem Oberkörper so schlecht abführen? Weil die Defäkation idealerweise im Sitzen mit gebeugtem Oberkörper und angewinkelten Beinen stattfindet. So können Menschen die Bauchpresse effektiv einsetzen. Pflegende können den Patienten bzw. Bewohnern den Defäkationsvorgang erleichtern, indem sie ihnen einen kleinen Schemel unter die Füße stellen, wenn sie auf der Toilette oder dem Toilettenstuhl sitzen, und ihnen etwas zum Abstützen (z. B. ein mittelgroßes Kissen vor den Bauch) geben, über das sie sich beugen können. Im Bett ist ein aufrechtes Sitzen auf dem Steckbecken mit angewinkelten Beinen erfolgversprechend oder, wenn dies kontraindiziert bzw. nicht möglich ist, das Defäkieren mit angewinkelten Beinen in linker Seitenlage auf ein Papiervlies bei entsprechendem Sichtschutz. Menschen mit wenig bzw. gelähmter Bauch- und Rückenmuskulatur können für eine effektive Bauchpresse mit einem Bauchwickel unterstützt werden.

WISSEN TO GO

Obstipationsprophylaxe – Maßnahmen

- individuelle Defäkationsrituale herausfinden
- immer die Intimsphäre wahren
- Patienten in der präventiven Leibmassage schulen
- Patienten über die geeignete Ernährung informieren
- auf ausreichende Zufuhr von Flüssigkeit achten
- bei Schmerzen (z. B. Hämorrhoiden) evtl. Laxanzien bzw. kühlende Elemente für den Analbereich geben oder den Defäkationsvorgang mit entzündungshemmender Salbe unterstützen
- Präbiotika sind unverdauliche Stoffe, die Bifidobakterien im Kolon in ihrem Wachstum fördern und so die Verdauung anregen. Auch bestimmte Samen, Tees und Gemüse regen den Darm an.

21.8 Soor- und Parotitisprophylaxe

Definition Parotitis und Soor
Parotitis ist die Entzündung der Ohrspeicheldrüse (lat. Glandula parotidea, kurz: Parotis) und unterteilt sich in die bakterielle akute Parotitis (Parotitis acuta) und die virale Parotitis epidemica (Mumps).
Soor ist der Befall der Schleimhäute mit Hefepilzen (Candida-Mykosen).

Abb. 21.19 Mundsoor.

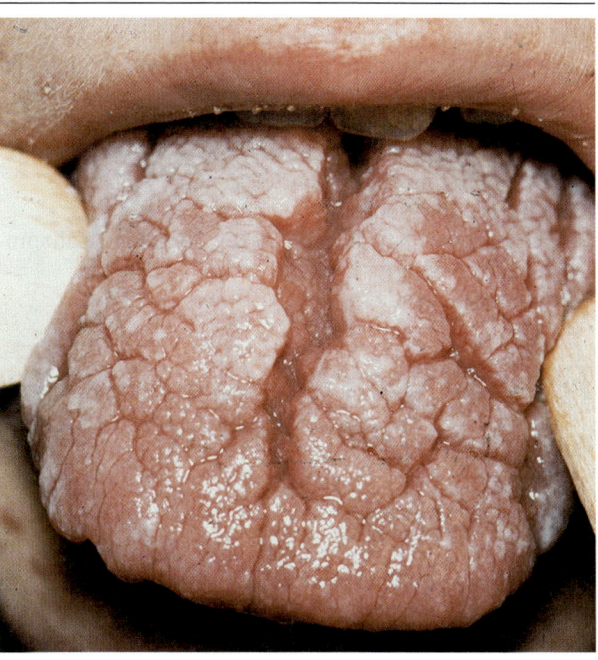

Es besteht ein weißlicher, abwischbarer Belag. *Aus: Lauber A, Schmalstieg P. Wahrnehmen und Beobachten. Thieme 2012*

Bei einer Parotitis klagen die Patienten über **Schmerzen unterhalb des Ohrläppchens** oder **am Unterkiefer** (selten über Ohrenschmerzen). Je nach Ursache treten die Schwellungen ein- bzw. doppelseitig auf. Die **Speichelproduktion** in der Parotis **sinkt** bzw. der Speichel präsentiert sich weißlich-grau, trübe und schmeckt aufgrund des hohen Natriumgehalts salzig. In der Mundflora physiologisch lebende und **für Menschen wichtige Bakterien sterben** bzw. werden funktionslos und können den Verdauungs- und den Atmungstrakt **nicht mehr vor schädlichen Eindringlingen schützen**. Krankheiten, darunter der „Soorrasen" als weißlicher Belag (Infektion mit dem Pilz Candida albicans) breiten sich in der Mundhöhle aus (Mundsoor, orale Candidose) (▶ Abb. 21.19).

Ein gesunder Speichel ist oberstes Gebot, um beide Krankheiten zu vermeiden. Der Speichel wird in den paarig angeordneten Ohrspeicheldrüsen (Parotis), Unterzungenspeicheldrüsen (Glandulae sublinguales), Unterkieferspeicheldrüsen (Glandulae submandibulares) und anderen kleinen Speicheldrüsen produziert. Täglich produziert ein Mensch 0,5–1,5 l Speichel mit 10^7 bis 10^{12} Mikroorganismen pro ml. Sie bilden die physiologische Mundflora und verhindern mit ihrer Platzhalterfunktion Schäden an Mundschleimhäuten und Zähnen, die eindringende pathogene (krankmachende) Keime hervorrufen würden.

21.8.1 Risikofaktoren/Ursachen

Verschleppte Keime, die retrograd über den Ohrspeicheldrüsengang (Stensen-Gang, Stenon'scher Gang, Ductus parotideus) in die Parotis gelangen, können sowohl in der Drüse selbst als auch im Ausführgang die Parotitis hervorrufen. Nicht entzündliche Ursachen sind **Stoffwechselstörungen** in der Leber, in der Niere, im Pankreas und andere **hormonelle Dysregulationen** (Fehlregulationen). Parotitis- und soorgefährdet sind Patienten mit
- Infektionskrankheiten,
- eingeschränkter Immunkompetenz (z. B. Autoimmunerkrankungen, HIV),

- malignen Erkrankungen besonders nach Bestrahlung im Kopf-Hals-Bereich und/oder Chemotherapie,
- Menschen mit endotrachealer Beatmung,
- fehlendem Durstgefühl aufgrund kognitiver Beeinträchtigungen oder psychischer Belastung,
- Mundatmung, z. B. bei Atemnot oder nach Manipulationen im Hals-, Nasen-, Rachenraum,
- prä- und postoperativer Nahrungskarenz,
- Ernährung über Sonden,
- herabgesetzter Kautätigkeit wegen fehlender Zahnprothese oder passierter Kost und
- Antibiotikabehandlung.

Fehlt der Speichel, haben Pilze, Bakterien und Viren freien Zutritt.

21.8.2 Auswirkungen

Die Speichelproduktion wird vegetativ gesteuert, der Parasympathikus stimuliert die Drüsen. Deswegen fehlt einer ängstlichen bzw. aufgeregten Person vor der Prüfung die sprichwörtliche „Spucke im Mund", denn in Stresssituationen ist der Sympathikus aktiv.

Die **dauerhafte Mundtrockenheit (Xerostomie)** ist oftmals medikamentös bedingt (z. B. durch Antidepressiva, Diuretika, Sedativa). Auch bei Menschen mit Diabetes mellitus besteht sie häufig. Xerostomie kann zwar die Ursache für eine Parotitis sein (wenn Keime nicht weggeschwemmt werden, sondern in die Parotis aufsteigen), aber vor allem ist sie die **Folge** einer Parotitis. Betroffene klagen über eine klebende Zunge sowie einen trockenen Mund und eine trockene Kehle (▶ Abb. 21.20). Durch den fehlenden Speichel haben sie Schwierigkeiten beim Sprechen und beim Schlucken. Der Mund fühlt sich taub an, das Essen lässt sich nicht schmecken und Nahrungsbestandteile kleben an den Zähnen und der Zunge. Pilzbeläge breiten sich entlang der trockenen Mundschleimhäute aus.

Neben der **pseudomembranösen Form des Soors** (mit dem Spatel abwischbarer Belag des Hefepilzes) existiert eine **erythematöse Form**, bei der die Zunge glatt bzw. rot erscheint und eine brennende und berührungsempfindliche Mundschleimhaut bzw. eingerissene Mundwinkel (Rhagaden) bestehen.

Parotitis und Soor bringen ernsthafte **Folgeschäden** anderer Organe mit sich, z. B. kann der Mundsoor durch eine Ausbreitung in die Speiseröhre zu Ösophagusstrikturen, zu Atrophien der Schleimhäute und zur Sepsis führen. Die virale Parotitis kann Schäden an sämtlichen Organen, z. B. an den primären Geschlechtsorganen, am Herzen und im ZNS auslösen bzw. die bakterielle Parotitis im Kindes- und im Erwachsenenalter in eine chronisch rezidivierende Form übergehen.

21.8.3 Häufigkeiten

Parotitis ist eine Krankheit von Kindern und älteren Menschen. Im **Kindesalter** treten **Parotitiden etwa doppelt so oft** ein- wie beidseitig auf. Kinder zwischen dem 3. und 6. Lebensjahr sind am häufigsten betroffen. Frühchen erkranken an eitrigen Parotitiden, wenn sie mit Methicillin-resistentem Staphylococcus aureus (MRSA) in Kontakt kommen (Donovan et al. 2013). Säuglinge bzw. Kleinkinder, die noch gestillt werden, erkranken fast gar nicht, die Brustmilch wirkt offenbar schützend. Chronisch rezidivierende Parotitiden zeigen sich im Kindesalter zwar hartnäckig. Sie heilen aber im 13.–15. Lebensjahr spontan aus, vermutlich aufgrund hormoneller Umstellungen.

Im Kindesalter sind mehr Jungen als Mädchen betroffen, **im Erwachsenenalter** leiden **häufiger Frauen** als Männer an Parotitis (Steinbach 1987). Eine **Zunahme ist ab dem 45. Lebensjahr** zu beobachten. Ab diesem Alter lässt die Speichelproduktion im Mund nach. Die Mundtrockenheit (Xerostomie) ist häufig medikamentenbedingt (Flink et al. 2008).

Candida albicans, der Soorpilz, ist in einer Studie mit 58,5 % der **häufigste nachgewiesene Hefepilz** (Borg-von Zepelin et al. 2007). Mit 51 % aller auf der Intensivstation vorkommenden Pilzarten bleibt der weiße Hefepilz unangefochtener Spitzenreiter. Pilze werden genauso wie Bakterien in erster Linie über die Hände übertragen und begünstigen nosokomiale Infektionen.

21.8.4 Parotitis- und Soorrisiko einschätzen

Pflegende müssen eine Parotitis- und Soorprophylaxe einleiten, **sobald die orale Nahrungsaufnahme eines Menschen beeinträchtigt ist** – siehe auch Prophylaxe der Mangelernährung (S. 412) – bzw. eine personelle Abhängigkeit in der Mundpflege besteht. Personelle Abhängigkeit bedeutet, dass eine andere Person teilweise oder vollständig die Mundpflege übernimmt oder auch lediglich verbal (durch Vorsagen) anleitet.

Eine Soor- und Parotitisprophylaxe ist notwendig, sobald die Nahrungsaufnahme eingeschränkt ist.

Abb. 21.20 Xerostomie.

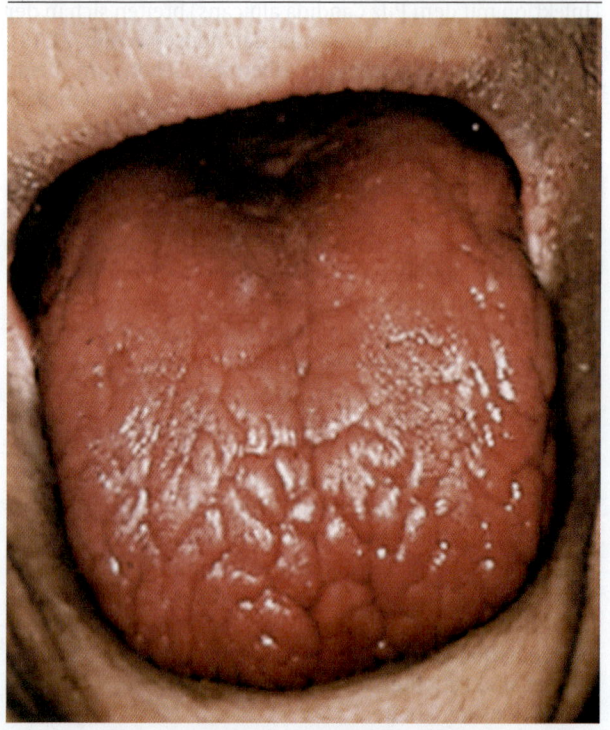

Die Mundschleimhaut ist trocken und sieht matt aus. *Aus: Lauber A, Schmalstieg P. Wahrnehmen und Beobachten. Thieme 2012*

Tab. 21.8 Das BRUSHED-Assessment.

Abkürzung	Zeichen	Ausprägung
B	Blutung	Gaumen, Schleimhaut, Gerinnungsstatus?
R	Rötung	Zahnfleischrand, Gaumen, Zunge, Stomatitis?
U	Ulzeration	Größe, Form, infiziert, Herpes simplex?
S	Speichel	Beschaffenheit, Mundtrockenheit, Hypersalivation?
H	Halitosis	Art des Mundgeruchs, azidotisch, infiziert?
E	externe Faktoren	entzündete Lippen/Mundwinkel, Endotrachealtubus?
D	Debris (Ablagerungen)	sichtbare Plaque, Fremdkörper?

Hayes & Jones 1995

Der **Mundstatus** des Patienten sollte **täglich** und möglichst standardisiert **begutachtet werden**. So können Veränderungen frühzeitig erkannt werden. Ein validiertes Instrument mit den Items „Zahnbelag", „Entzündung", „Speichelfluss", „Blutung", „Candidiasis", „purulentes Material", „Zahnstein", „Färbungen" und „Karies" anhand einer visuellen Analogskala von 1–10 gibt es von Fitch et al. (1999). Ein weiteres, einfach anzuwendendes Screening ist das Brushed-Assessment von Hayes & Jones (1995) zur Beurteilung der Mundhöhle (▶ Tab. 21.8).

Egal, ob mit standardisiertem Instrument oder ohne: Die erste Frage sollte sein: **Ist das Mundinnere stets feucht und kann der Patient den Zustand selbst oder lediglich durch personelle Hilfe gewährleisten?** Bei der täglichen Kontrolle sollten Pflegende Vor- und Begleiterkrankungen sowie eingesetzte Therapien, die den Zustand des Mundinnenraums beeinflussen könnten, berücksichtigen.

WISSEN TO GO

Parotitis und Soor – Grundlagen

- Parotitis ist eine Entzündung der Ohrspeicheldrüse.
- Erreger eines Soors ist Candida albicans. Die Infektion kann absteigen und Ösophagus und Lunge befallen.
- Einen Parotitis- und Soorprophylaxe ist einzuleiten, sobald die orale Nahrungsaufnahme eines Menschen beeinträchtigt ist bzw. eine personelle Abhängigkeit in der Mundpflege besteht.
- Der Mundstatus des Patienten sollte täglich und möglichst standardisiert begutachtet werden. So kann ein gesunder Mundhöhlenzustand erhalten bzw. Veränderungen frühzeitig erkannt werden.
- Assessmentinstrumente: Eine visuelle Analogskala von 1–10 existiert von Fitch et al. Ein weiteres Screening ist das Brushed-Assessment von Hayes und Jones (▶ Tab. 21.8).

21.8.5 Maßnahmen zur Parotitis- und Soorprophylaxe

Erklärtes Ziel präventiver und therapeutischer Maßnahmen ist eine **physiologische Mundflora**, in der symbiontische und antibakterielle Prozesse stattfinden können. Die Zähne sollten gründlich geputzt bzw. Zahnbelag (Biofilm) akribisch entfernt werden, damit aerobe pathogene Keime am Zahn abgleiten und mit dem Speichel wegschwimmen können. Eine gesunde Mundflora schützt! Ergänzend können phytotherapeutische und probiotische Substanzen eingesetzt werden, siehe Präbiotika und Probiotika (S. 427).

Gesunde Mundflora erhalten

Prophylaktische Maßnahmen sind:
- Mindestens 2-mal am Tag mit einer Kurzhaarbürste für mindestens 3 Minuten Zahninnen- bzw. Zahnaußenseite, Zahnhälse und Kauflächen (Rot-Weiß-Technik) putzen (▶ Abb. 21.21).
- Zahnpasta mit Fluoriden und RDA-Werten (Radioactive Dentin abrasion) zwischen 40 und 80 verwenden.
- Zahnzwischenräume mit Zahnseide und Interdentalbürstchen reinigen.
- Utensilien nach jeder Anwendung gründlich reinigen, bei elektrischen Zahnbürsten an das Handstück denken.
- Parallel zur Zahnsäuberung eine Zungenreinigung mit speziellem Zungenreiniger oder den extra dafür angebrachten Lamellen auf der Rückseite einiger Zahnbürsten und einer Mundspüllösung (Phytotherapeutika, z. B. ätherische Öle) vornehmen.
- Mundspüllösungen und Materialien des Mundpflegesets täglich wechseln.
- Zahnprothesen morgens und abends von innen und außen mit Flüssigseife und einer normalen Zahnbürste reinigen. Gut abspülen!

Tipp: Den mit der Zungenreinigung oft verbundenen Würgereiz kann der Patient vermeiden, indem er die Augen schließt. Vereinbaren Sie mit dem Patienten ein Handzeichen (z. B. Heben der Hand oder Klopfen), wenn er eine Pause benötigt.

Alle Maßnahmen sollen die Speichelproduktion im normalen Fluss halten. Als Getränk eignen sich dazu Früchte-

Abb. 21.21 Mundpflege.

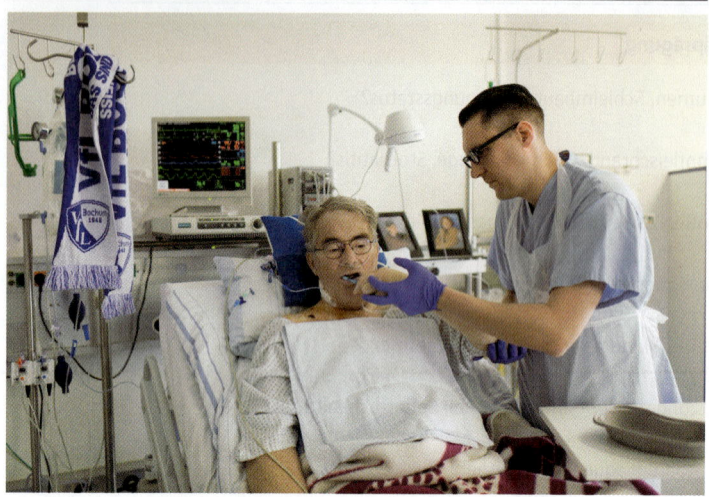

Eine regelmäßige Mundpflege ist die wichtigste prophylaktische Maßnahme gegen Soor und Parotitis.

und Kräutertees, darüber hinaus auch synthetischer Speichel (z. B. Glandosane-Spray), Kaugummis und Bonbons. Tee sollte sprudelnd kochend übergossen werden, um seine Wirkung optimal zu entfalten.

ACHTUNG
Kamille, Blutwurz, Myrrhe und Zitrone haben eine schleimhautaustrocknende Wirkung und sind für die Mundpflege kontraproduktiv.

Antiseptische Lösungen

! Merken Gesunder Mundstatus
Vom Einsatz antiseptischer Wirkstoffe bei gesundem Mundstatus ist unbedingt abzuraten. Hierzu gehören z. B. verschiedene Teesorten wie Salbei, Thymian, ätherische Öle wie Teebaumöl oder medizinische Lösungen wie Chlorhexidin, Hexoral oder Listerine. Sie zerstören nicht nur pathogene Eindringlinge, sondern auch die Bakterien der physiologischen Mundflora. Sie unterscheiden also nicht zwischen „guten" und „bösen" Mikroorganismen.

Antiseptika eignen sich dann, wenn das Parotitis- und Soorrisiko steigt (weil die physiologische Mundflora nicht mehr gewährleistet werden kann). Dabei gilt: Natürliche Präparate sollten den medizinischen Lösungen vorgezogen werden. Chlorhexidin (0,2-prozentige Lösung) führt z. B. bei längerer Anwendung zur Verfärbung der Zähne, beeinträchtigt den Geschmack, schuppt die oberste Schleimhautschicht ab und begünstigt das Wachstum von Hefepilzen. In niedriger Konzentration (0,12-prozentige Lösung) ist Chlorhexidin plaquehemmend, darf allerdings erst 30 Minuten nach der mechanischen Zahnreinigung aufgetragen werden, um den fluorierenden Effekt der Zahnpasta zu erhalten.

Mit der natürlichen Mundflora kann sich allerdings keines der Antiseptika messen: Eine schwedische Studie berichtet über 2 Patientengruppen, bei denen die Mundschleimhaut der einen Gruppe wie bisher 2-mal täglich mit Chlorhexidin eingepinselt wurde, während die andere eine Mundpflegelösung mit Lactobacillus plantarum erhielt, einem in der physiologischen Mundflora enthaltendem Bakterium. Bei der 2. Gruppe stabilisierte sich das orale Milieu schneller als unter Chlorhexidin (Klarin et al. 2008). L-plantarum findet sich in fermentierten Lebensmitteln wie Sauerkraut.

> **WISSEN TO GO**
>
> **Parotitis- und Soorprophylaxe – Maßnahmen**
>
> - Ziel ist eine physiologische Mundflora. Die Speichelproduktion soll im normalen Fluss gehalten werden. Hierzu wird eine konsequente und gründliche Mund- und Zahnhygiene mindestens 2-mal täglich durchgeführt.
> - Die Speichelproduktion kann mit Früchte- und Kräutertees (Kamille, Blutwurz, Myrrhe und Zitrone sind zu diesem Zweck nicht geeignet), synthetischem Speichel (Glandosane-Spray), Kaugummis und Bonbons angeregt werden.
> - Antiseptika sollten erst angewendet werden, wenn das Parotitis- und Soorrisiko steigt und eine physiologische Mundflora nicht mehr gewährleistet werden kann.

21.9 Deprivationsprophylaxe

Definition **Deprivation**
Deprivation (lat. Beraubung) ist der Zustand der Reizverarmung bzw. der fehlenden Befriedigung von wesentlichen Bedürfnissen. Eine Person ist depriviert, wenn ihre objektiven (sozioökonomischer Status, soziale Eingebundenheit, Gesundheitszustand) und subjektiven Lebensumstände (physischer bzw. psychischer Zustand, zwischenmenschliche Beziehungen, Berufszufriedenheit, Freizeitgestaltung) schlecht sind.

Reizarmut findet in allen Lebensspannen statt. Im Säuglings- und Kleinkinderalter untersuchen Wissenschaftler überwiegend die Bindung eines Kindes an die Bezugsperson, während im Erwachsenenalter eher krankheitsorientierte Zusammenhänge im Vordergrund stehen, z. B. bei Depressionen oder Suchterkrankungen. Ältere Menschen erfahren Deprivationen häufig während eines Krankenhausaufenthalts bzw. nach dem Heimübertritt (**Hospitalismus**), Menschen mit Demenz sind besonders gefährdet.

21.9.1 Risikofaktoren/Ursachen

Sensorische und soziale Reizarmut wird verursacht durch Hör- und Sehschäden, räumliche Isolation, Trennung von der Familie bzw. Gesellschaft, Verlust bzw. Liebesentzug der Bezugsperson (▶ Abb. 21.22). Deprivationen finden entweder teilweise oder vollständig statt.

Im Kindesalter ist die Qualität der Beziehung zwischen Bezugsperson und Kind für dessen weitere Entwicklung entscheidend. Konstante und vertraute Interaktionspartner sind wichtig, damit das Kind sein emotionales, soziales, kognitives und körperliches Selbst entwickeln kann. So ist in vergangener Zeit über eine gestörte Fein- und Grobmotorik bei Heimkindern berichtet worden, verursacht durch mangelndes individuell förderndes Spielen.

In den 1960er Jahren gab es auf den Kinderstationen der Krankenhäuser kein Rooming-in und so restriktive Besuchszeiten, dass Pflegende Säuglinge und Kleinkinder mitunter in ihren Betten festbanden, wenn sie keine Zeit für sie hatten. Das führte zu nichts Gutem: Das Ergebnis dieser reizarmen Umgebung auf den Kinderstationen waren massive Ausprägungen von Reifeverzögerungen, zumal manche Kinder wochen- bzw. monatelang auf den Stationen gelebt haben. Als Folgen sind Verhaltensanomalien (Stereotypien) aufgetreten, z. B. das fortwährende Schaukeln des Körpers nach vorn und nach hinten. Die fehlende Ansprache und die sterilen weißen Flächen haben dazu geführt, dass die kleinen Patienten immer weiter resignierten und sich ihrem Umfeld anpassten (Meierhofer et al. 1966).

Dieser Zustand heißt **Habituation** (lat.: Gewöhnung) und findet bei Menschen aller Lebensspannen statt, die gleichförmigen Reizen, entweder zu vielen (Flooding, engl. = Überflutung) oder zu wenigen, degenerierend ausgesetzt sind.

WISSEN TO GO

Deprivation – Grundlagen

- Deprivation ist der Zustand der Reizverarmung bzw. der fehlenden Befriedigung wesentlicher Bedürfnisse.
- Sensorische und soziale Deprivation wird verursacht durch: Hör- und Sehschäden, räumliche Isolation, Trennung von der Familie bzw. Gesellschaft, Verlust bzw. Liebesentzug der Bezugsperson (▶ Abb. 21.22).
- Ältere Menschen erfahren Deprivationen oft während eines Krankenhausaufenthalts bzw. nach dem Heimübertritt, Menschen mit Demenz sind besonders gefährdet.
- Eine reizarme Umgebung auf früheren Kinderstationen führte zu massiven Reifeverzögerungen.

Kein Reiz, kein Ansporn

Im Erwachsenenalter führen plötzlich veränderte Lebenssituationen zu Deprivationserfahrungen, z. B. entbehrt ein Patient beim Aufenthalt auf der **Intensivstation** – bei weißen Wänden, weißen Decken und einem konstanten Lärmpegel – der individuell notwendigen täglichen Reize. Die sensorische Deprivation führt dazu, dass Patienten häufig Traum und Wirklichkeit miteinander verwechseln (akute Verwirrtheit, Delir). Der Patient zeigt sich unruhig, ängstlich, rast- und schlaflos bzw. klagt über Albträume. Länger anhaltende Immobilität verursacht Koordinations- und Körperbildstörungen, an die sich der Patient oft allzu schnell gewöhnt.

Bei **hospitalisierten älteren Menschen** führen fehlende Herausforderungen zur emotionalen, kognitiven, sprachlichen und sensomotorischen Verarmung. Zu den Herausforderung gehören z. B., sich zu bewegen, zu sprechen, zu denken und zu entscheiden – eben den Tag größtmöglich selbstständig zu bewältigen. Häufig findet dies nicht statt, die Senioren ziehen sich zurück, liegen den ganzen Tag im Bett oder verbringen die Zeit allein im Zimmer und nehmen nicht mehr aktiv am Geschehen um sie herum teil. Ganze Zeiträume verschwinden, weil der Tag den Betroffenen endlos erscheint. Es ist, als erwarte niemand mehr etwas von ihnen und sie nichts mehr von der Umwelt. In den zunehmenden personellen Abhängigkeiten werden oftmals psychische Ursachen vermutet (z. B. demenzielle Abbauprozesse), die jedoch nicht die alleinigen Verursacher sind. Vielmehr führt auch das räumliche und soziale Umfeld zum allgemeinen Verfall des Menschen.

Das Pflegepersonal erlebt deprivierte Menschen weitaus häufiger als apathisch und depressiv und bewertet den Umgang mit ihnen als wesentlich weniger belastend als mit Patienten, die um sich schlagen, schreien oder beständig umherwandern. Es besteht die Gefahr, dass die Bedürfnisse dieser Patienten übersehen werden, da sie nicht auffallen und nichts einfordern.

Abb. 21.22 Folgen der Reizarmut.

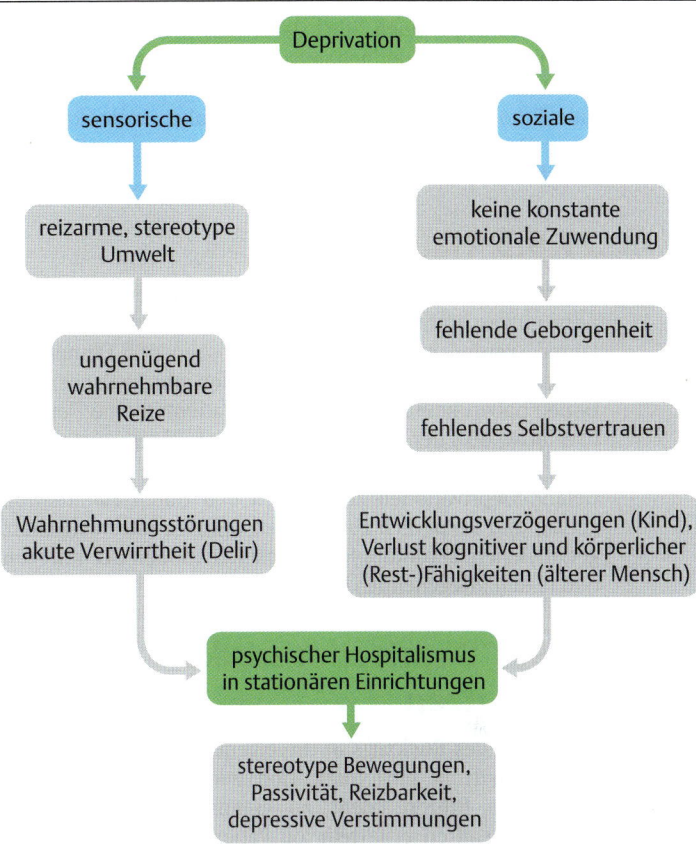

! Merken Besonders gefährdet
Eine reizarme Umgebung im Krankenhaus- oder Pflegeheimalltag gefährdet vor allem kognitiv gestörte ältere Menschen, emotionale, soziale, kommunikative, kognitive und körperliche (Rest-)Fähigkeiten zu verlieren.

21.9.2 Auswirkungen

Im Kindesalter entscheidet häufig eine rechtzeitig zugeführte soziale, sprachliche, sensorische und emotional gesunde Umwelt darüber, ob länger andauernde Deprivationserlebnisse während der frühen Kindheit dauerhaft schaden oder nicht. Emotionale, kognitive oder soziale Entwicklungsstörungen sind jedoch möglich. Deprivation von Kindern kann zu einem persistierenden (lang anhaltenden) Verlauf aggressiven Verhaltens führen. Dauerhafte Schäden können abgewendet werden, wenn ein Mensch nur kurzfristig einer Reizarmut ausgesetzt gewesen ist und die ihn umgebende Umwelt im Anschluss umso gehaltvoller gestaltet wird.

Volkskrankheiten wie Übergewicht und Depressionen lassen sich häufig auf emotionale, soziale und körperliche Deprivationserfahrungen im Kindesalter zurückführen und stehen sogar in einem wechselseitigen Zusammenhang. Für Augsburg zeigt eine Studie, dass Arbeitslosenquote und soziale Deprivation stark mit dem Körperumfang (Waist-Hip-Ratio) zusammenhängen (Rottmann et al. 2013).

Deprivation hat immense Auswirkungen auf die Lebensqualität.

Deprivation wird zunehmend zum gesellschaftlichen Problem. Sozioökonomische Ausgrenzung („Ghettoisierung") von Personengruppen führt dazu, dass Menschen weniger Bildungs- und Gesundheitsleistungen nehmen, z.B. Vorsorgeuntersuchungen in Anspruch. Für Dortmund präsentiert eine Erhebung für Stadtgebiete mit hoher sozioökonomischer Deprivation ein vermehrtes Auftreten von Diabetes mellitus Typ 2 (Müller & Berger 2013).

21.9.3 Häufigkeit

Deprivation ist heute vor allem ein Problem der älteren kognitiv eingeschränkten Menschen. In den nächsten 20–30 Jahren werden ca. 2 Millionen Menschen mit Demenz in Deutschland leben (Jansen 2006). Auf den internistischen Stationen haben heute bereits 29% der Patienten eine Demenz bzw. etwa 69% der Bewohner von Seniorenheimen (Schneekloth et al. 2007). Für Menschen mit Demenz ist damit die Gefahr, Deprivationen zu erleiden und durch Habituation geistig und körperlich zu verfallen, auf den internistischen, geriatrischen, gerontopsychiatrischen Stationen der Kliniken und in den Pflegeheimen besonders hoch.

21.9.4 Deprivationsrisiko einschätzen

Jede Form des Rückzugs in die eigenen vier Wände sowie der Übertritt in eine Institution wie Krankenhaus oder Pflegeheim führen latent zu einem Deprivationsrisiko. Pflegende sollten ermitteln, ob Patienten bzw. Bewohner, aber auch allein lebende Klienten in der ambulanten Pflege jeden Tag genügend Zuspruch erfahren, damit sie geistig und körperlich möglichst fit bleiben. Standardisierte Assessmentinstrumente zur Frage, inwieweit im täglichen Betreuungsprozess Deprivationen auftreten könnten, sind bisher keine bekannt. Sinnvollerweise kann ein Screening mit Ja/Nein-Fragen erfolgen, z.B. (▶ Abb. 21.23):

- **Bewegung:** Erfährt der Patient täglich Ganzkörperbewegungsreize durch Gehen bzw. werden alle Gelenke mindestens einmal am Tag vom Patienten bewegt bzw. durch pflegerisch-therapeutisches Personal gebeugt und gestreckt?
- **Berührung:** Erfährt der Patient täglich Eigen- oder Fremdberührungen am ganzen Körper und geschieht dies durch mehrere, unterschiedliche Reize (kaltes/warmes Wasser, Bürste, glatter/rauer Stoff usw.)?
- **Kognitive Herausforderungen:** Wird der Patient täglich aktiv in verschiedene komplexe Entscheidungen eingebunden, d.h., werden offene Fragen mit unterschiedlichen kognitiven Herausforderungen gestellt und auch beantwortet? Beispiele: Was möchten Sie heute anziehen? Wie stellen Sie sich den heutigen Tagesablauf vor?
- **Soziale Kontakte:** Bewegt sich der Patient täglich außerhalb des Zimmers in Gruppen und nimmt dort aktiv an Gesprächen teil, d.h., reagiert er prompt auf Gesprächsinhalte mit eigenen Anteilen und regt selbst neue Themen an?

Lässt sich bereits eine dieser Fragen mit Nein beantworten, besteht ein Deprivationsrisiko. Pflegende müssen dann den bestehenden Tagesablauf des Patienten hinterfragen und ermitteln, welche und wie viel sensomotorische, kognitive, visuelle, auditive, emotionale Ansprache der Patient täglich erhält. Dazu sollten sie möglichst mit den Angehörigen und Kollegen aus anderen Gesundheitsfachberufen zusammenarbeiten, um ein möglichst umfassendes Bild zu erhalten. Hinweise zum Vorliegen einer Demenz verstärken das Deprivationsrisiko.

> **WISSEN TO GO**
>
> **Deprivationsrisiko einschätzen**
>
> Jeder Rückzug in die eigenen vier Wände sowie der Übertritt in eine Institution führen latent zu einem Deprivationsrisiko. Pflegende sollten ermitteln, ob Patienten bzw. Bewohner jeden Tag genügend sensomotorische, kognitive, visuelle, auditive, emotionale Ansprache erhalten (▶ Abb. 21.23). Dazu sollten sie möglichst mit den Angehörigen und Kollegen zusammenarbeiten.

Abb. 21.23 Deprivationsrisiko hinterfragen.

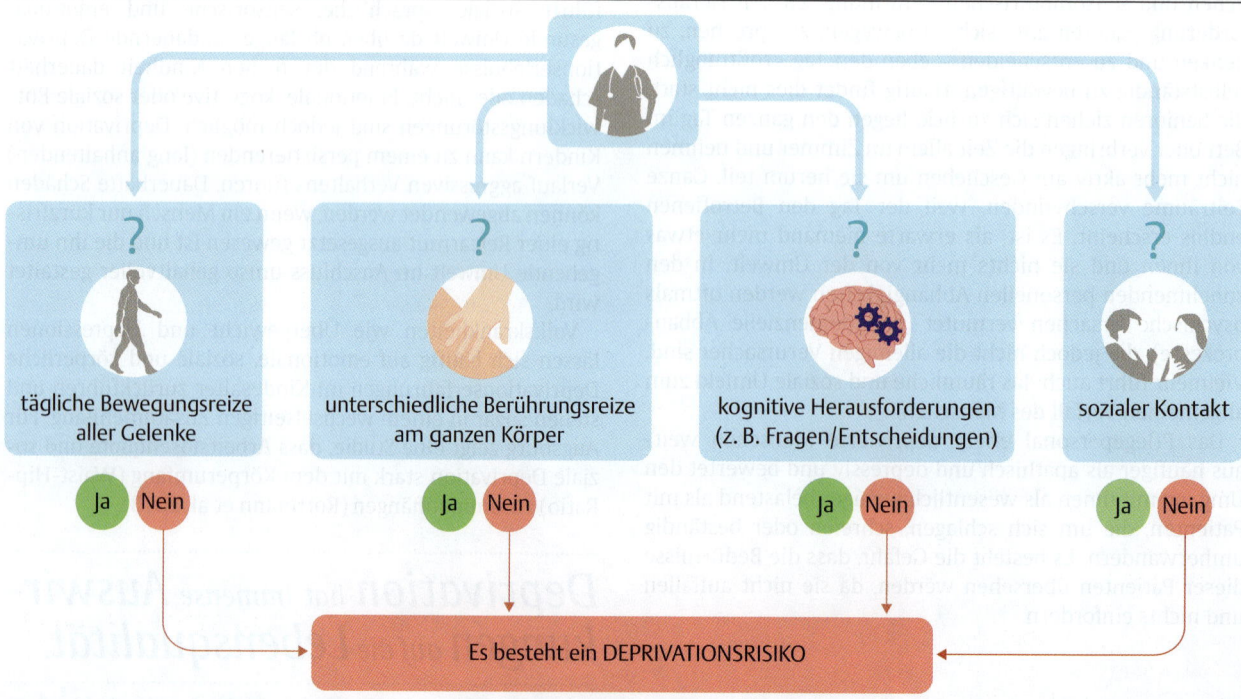

21.9.5 Maßnahmen zur Deprivationsprophylaxe

Die pflegetherapeutischen Maßnahmen müssen darauf abzielen, eine **möglichst reizvolle und angemessene Umgebung zu erhalten** bzw. zu gestalten. **Menschliche Zuwendung und Spaß** stehen im Vordergrund: Schon so kleine und eigentlich selbstverständliche Maßnahmen wie namentliche Ansprache, Lächeln und Grüßen vermitteln Wertschätzung und erhöhen das Selbstwertgefühl des Patienten.

Präventive bzw. gesundheitserhaltende Maßnahmen sollen ein möglichst normales Lebens erhalten. Salopp gesagt: Heraus aus dem Bett, rein in die Klamotten, raus aus dem Zimmer und rein in den Austausch mit anderen Menschen! Das Erlebte verarbeitet das Gehirn, es treibt den Menschen zu Handlungen und zu zielgerichteten Bewegungen an. Mobilität und Wohlbefinden hängen nachweisbar miteinander zusammen.

Bereits deprivierte, d.h. wahrnehmungsgestörte Menschen sollten wieder schrittweise und ausreichend geschützt an ein möglichst normales Leben herangeführt werden. **Abwechslung schafft Reize** und ein **strukturierter Tagesablauf** ist für Kinder und desorientierte Menschen äußerst wichtig. Besonders ausschlaggebend ist die **Bezugspflege** bzw. das Primary Nursing (S. 197), da die verantwortliche Pflegefachkraft die Bedürfnisse „ihres" Patienten kennt und notwendige Interventionen koordiniert und steuert. Maßnahmen, vor allem aus dem Konzept der Basalen Stimulation (S. 864), bieten eine Auswahl, die um die individuellen Belange erweitert werden kann:

- Angehörige in die tägliche Pflege einbinden, Besuche sooft es geht ermöglichen.
- Wasserkontakt herstellen und die Eigenschaften dieses tragenden Elements nutzen, z.B. für ein Fuß-, Hand- und Ganzkörperbad, Gleiches gilt für Bällchen- und Bohnenbäder.
- Beruhigende oder anregende Massagen mit ätherischen Ölen durchführen.
- Sanfte Musik, spontanes Singen und Reimen, Duftlampen, gedämpftes Licht, Wassersäulen, Lichterketten oder Ölprojektionslampen einsetzen, verschiedene Gegenstände am Bett und im Zimmer zum Streicheln und Tasten ermöglichen, z.B. Steine, Filz, Holz
- Kuscheln im Bett, Familienfeiern, Waldspaziergänge ermöglichen und erleben lassen, z.B. an einer Blume riechen, einen Schneeball formen und werfen.
- Verschiedene Atemtechniken einsetzen, zum bewussten Atmen animieren.
- Automatisierte Bewegungsmuster, sitzen, Beine aufstellen, fokussiert auf Wahrnehmungsdruckpunkte durchführen → Techniken der Kinästhetik (S. 857) bzw. des Bobath-Konzepts (S. 872).
- Über das Gehör Kontakt zu dem Patienten bekommen, d.h. Patienten ansprechen, Bewegungen ankündigen und Bewegungen verbal begleiten, klatschen und stampfen.
- Patienten in tägliche Aktivitäten einbinden: Post sortieren, Blumen gießen, Zeitungen austeilen, Kochen und Backen, z.B. Äpfel schälen, gemeinsam spülen und abtrocknen.
- Angst als Angst erkennen und Patienten beruhigend in den Arm nehmen.
- Kräftige Farben auf dem Teller, gemeinsam essen, ausdrucksvolle Kontraste, z.B. Bilder, Vasen, Schals bei der Raumgestaltung nutzen.
- Vor allem bereits stark deprivierte Patienten umgrenzend positionieren und Kontaktmöglichkeiten schaffen, Atmosphäre für Kontakte schaffen.

Tipp: Eine an der Gefühlsebene ausgerichtete Kommunikation beeindruckt Demenzbetroffene so sehr, dass sie sich sogar neue Dinge und Menschen merken können. Validation ist eine spezielle Kommunikationstechnik, bei der das individuelle Erleben des Menschen mit Demenz in den Vordergrund rückt. Mehr dazu lesen Sie im Kap. 61 „Pflege bei Erkrankungen des Nervensystems" (S. 1214).

WISSEN TO GO

Deprivationsprophylaxe – Maßnahmen

- Ziel ist es, eine möglichst reizvolle Umgebung schaffen. Abwechslung schafft Reize und ist zusammen mit einem strukturierten Tagesablauf besonders wichtig.
- Bereits deprivierte Menschen sollten schrittweise und ausreichend geschützt an ein möglichst normales Leben herangeführt werden.
- Vor allem Elemente aus der Basalen Stimulation (S. 864) können bei Deprivation helfen.

21.10 Sturzprophylaxe

Definition Sturz
Ein Sturz ist „ein Ereignis, bei dem eine Person unbeabsichtigt auf dem Boden oder auf einer tieferen Ebene aufkommt" (DNQP 2013). Der Betroffene muss dabei nicht zwingend zum Liegen kommen, er kann auch sitzen oder hocken.

Oft können Pflegekräfte einen Sturz abfangen, sodass es nicht zu einer Berührung des Körpers mit dem Boden kommt. Diese „Beinahestürze" sind nicht als Sturz zu werten. Pflegende sollten Beinahestürzen jedoch hohe Aufmerksamkeit schenken, weil mehr als die Hälfte aller gestürzten Personen innerhalb von 12 Monaten erneut stürzen.

> *Beinahestürze sind ein Alarmzeichen für ein erhöhtes Sturzrisiko.*

Sturzereignisse können ein Indiz für Krankheiten wie Arrhythmien, akute Infektionen, Herzinfarkte oder Schlaganfälle sein. Ein Sturz kann somit Anlass für weitere Abklärung sein.

21.10.1 Risikofaktoren

Der Expertenstandard „Sturzprophylaxe in der Pflege" unterscheidet die folgenden Risikofaktoren (DNQP 2013):

Personenbezogene Risikofaktoren • Hierzu gehören z.B.:
- Beeinträchtigung funktioneller Fähigkeiten, z.B. Einschränkungen in den Aktivitäten des täglichen Lebens
- Beeinträchtigung sensomotorischer Fähigkeiten und/oder der Balance, z.B.:
  - Gang- und Gleichgewichtsstörungen
  - Gefühllosigkeit oder Lähmungen in den Beinen oder Füßen
- Gesundheitsstörungen, die mit Schwindel, kurzzeitigem Verlust des Bewusstseins oder ausgeprägter körperlicher Schwäche einhergehen, z.B.:

21 Prophylaxen

- Hypoglykämie
- Herzrhythmusstörungen
- Epilepsie
- kognitive akute und/oder chronische Beeinträchtigungen, z. B.:
  - Depression
  - Demenz
  - Delir
- Kontinenzprobleme, v. a. Urininkontinenz
- Sehbeeinträchtigungen
- Sturzangst oder Sturz in der Vorgeschichte

Medikamentenbezogene Risikofaktoren • Dazu gehören z. B.:
- Polypharmazie (gleichzeitige Verordnung mehrerer Medikamente)
- psychotrope Medikamente (Medikamente, die die Psyche beeinflussen)
- Antihypertensiva (Medikamente zur Blutdrucksenkung)

Umgebungsbezogene Risikofaktoren • Dies sind z. B.:
- Gefahren in der Umgebung, z. B. steile Treppen, Hindernisse auf dem Boden, geringe Beleuchtung
- falsches Schuhwerk
- neu auftretende und kurzfristige Veränderungen der Umgebung, z. B. Krankenhausaufenthalt, Zimmerwechsel
- freiheitsentziehende Maßnahmen

21.10.2 Auswirkungen

Zu den möglichen Sturzfolgen gehören:
- **körperliche Verletzungen** wie Schmerzen, Frakturen der Hüfte, Arme, Beine sowie des Beckens, Hämatome, Prellungen, Verstauchungen, Schürf- und Platzwunden
- **psychische Beeinträchtigungen**, vor allem Ängste vor einem weiteren Sturz

Wenn alte Menschen stürzen und sich dabei eine Oberschenkelhalsfraktur zuziehen (S. 1167), droht der Verlust der Selbstständigkeit, das Mortalitätsrisiko steigt mit zunehmendem Alter.

Negativspirale Sturzangst • Menschen, die schon einmal gestürzt sind, können eine Sturz- bzw. Fallangst entwickeln. Sie hat große Auswirkungen auf die Lebensqualität. Aus Angst vor einem erneutem Sturz bewegen sich die Betroffenen weniger und stehen nicht mehr ohne Begleitung auf. Durch die Bewegungsarmut verlieren sie zunehmend an Skelettmuskulatur und die Kraft, das Bett zu verlassen. Die sozialen Kontakte brechen an dieser Stelle häufig ab. Parallel verschlechtern sich die kognitiven Fähigkeiten durch die Isolation und die Reizarmut, siehe Deprivationsprophylaxe (S. 432).

21.10.3 Häufigkeit

Mehr als die Hälfte der Bewohner von Alten- und Pflegeheimen stürzt mindestens einmal pro Jahr. Sturzbedingte Verletzungen sind der häufigste Grund dafür, warum Pflegeheimbewohner in Deutschland ins Krankenhaus kommen. In den Kliniken liegt die Sturzrate fachbereichsabhängig zwischen 3 und 37 % (Teasell et al. 2002).

Die hohe Schwankung zeigt, dass Stürze nicht systematisch gezählt/erhoben werden. Die Dunkelziffer dürfte daher weitaus höher liegen. Die meisten Sturzrisikopatienten befinden sich auf geriatrischen und gerontopsychiatrischen Stationen.

21.10.4 Sturzrisiko einschätzen

Der Expertenstandard empfiehlt keine der für die Pflege entwickelten Sturzrisikoskalen (DNQP 2013). Im Vordergrund sollte die **systematische Identifizierung der vorliegenden Risikofaktoren durch Pflegefachkräfte** bei der pflegerischen Anamnese stehen. Hierzu können die oben aufgeführten Risikofaktoren herangezogen werden (S. 435).

Dabei ist es wichtig, dass die Risikofaktoren nicht einfach nacheinander abgehakt und summiert werden, sondern dass eine klinische Einschätzung durch die Pflegenden erfolgt. Sie sollten festlegen, ob ein erhöhtes Sturzrisiko besteht, weil verschiedene Risikofaktoren vorliegen. Dabei sollten sie berücksichtigen, dass einige Risikofaktoren evtl. durch bestimmte Hilfsmittel bereits behoben werden, z. B. ein Rollator bei Gangunsicherheit. Nach einer evtl. bestehenden Sturzangst sollte gefragt und Stürze in der Vorgeschichte erfasst werden.

! Merken Veränderte Faktoren
Verändern sich einzelne Faktoren, z. B. der Gesundheitszustand, die Umgebung oder die Medikation, muss das Sturzrisiko erneut erfasst werden. Auch nach jedem Sturz eines Patienten/Bewohners sollten die Interventionen und die Risikofaktoren erneut überprüft werden.

Sturzereignisprotokoll • Der Expertenstandard empfiehlt, ein Sturzereignisprotokoll zu erheben. Denn aus dem Ereignis lässt sich evtl. ableiten, was einen Sturz verursacht hat, wodurch es wertvolle Hinweise auf die nötige Unterstützung geben kann. Ein Sturzprotokoll sollte erfassen:
- Angaben zur Person
- Angaben zur Einrichtung
- Datum, Uhrzeit, Ort des Sturzes
- Sturzumgebung
- gesundheitliches Befinden nach dem Sturz
- Aktivität vor dem Sturz
- unmittelbare physische und psychische Sturzfolgen
- eingeleitete Folgemaßnahmen

WISSEN TO GO

Sturzprophylaxe – Grundlagen

Ein Sturz ist „ein Ereignis, bei dem eine Person unbeabsichtigt auf dem Boden oder auf einer tieferen Ebene aufkommt" (DNQP 2013).

Risikofaktoren/Ursachen
- **personenbezogene Risikofaktoren:**
  - Beeinträchtigung funktionaler Fähigkeiten
  - Beeinträchtigung sensomotorischer Fähigkeiten und der Balance
  - Gesundheitsstörungen, die mit Schwindel, kurzzeitigem Verlust des Bewusstseins oder ausgeprägter körperlicher Schwäche einhergehen
  - kognitive akute und/oder chronische Beeinträchtigungen
  - Kontinenzprobleme
  - Sehbeeinträchtigungen
  - Sturzangst oder Sturz in der Vorgeschichte
- **medikamentenbezogene Risikofaktoren:** Polypharmazie, psychotrope Medikamente, Antihypertensiva
- **umgebungsbezogene Risikofaktoren:** Gefahren in der Umgebung, falsches Schuhwerk, Veränderungen, freiheitsentziehende Maßnahmen

21.10.5 Maßnahmen zur Sturzprophylaxe

Nicht immer sind Patienten einem Sturz „ausgeliefert". Häufig sind sie noch in der Lage, sich gegen den Sturz bzw. Beinahesturz zu wehren, indem sie z.B. während des Fallens Halt suchen oder einen Ausweichschritt zur Wiederherstellung der Körperbalance machen. Bereits an dieser Stelle setzen pflegerische Maßnahmen wie Aufmerksamkeits- oder Balancetraining an, z.B.: „Schauen Sie, hier ist das Geländer zum Festhalten." – „Heben Sie bitte die nächsten 20 Meter bewusst die Knie im Wechsel und halten Sie sie jeweils für 3 Sekunden in der Luft. Ich begleite Sie (▶ Abb. 21.24)."

Abb. 21.24 Balancetraining.

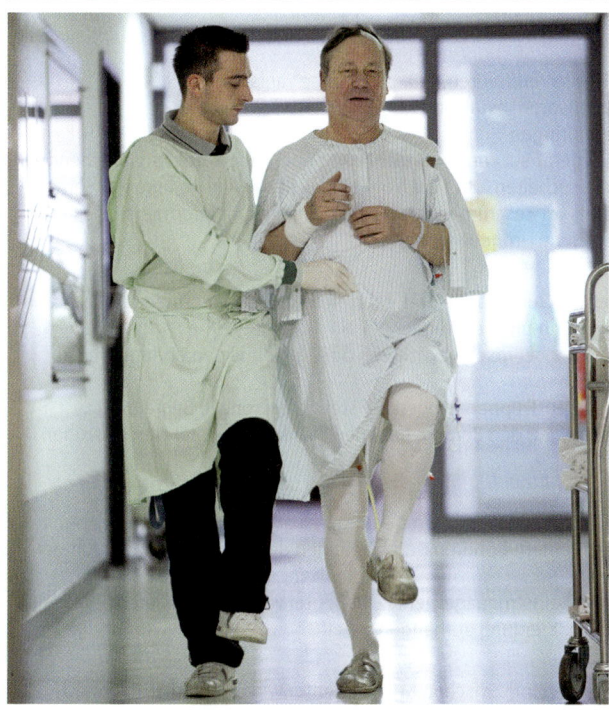

Gezielte Maßnahmen zur Senkung der Sturzhäufigkeit führen unweigerlich zu einem verminderten Sturzrisiko (DNQP 2013). Dabei beziehen sich sturzprophylaktische Maßnahmen häufig auf ältere Menschen und weniger auf Kinder und Jugendliche. Eine Studie mit über 1000 deutschen Pflegeheimen zeigt z.B., dass die Rate der Schenkelhalsfrakturen um 20% abnimmt, wenn die Einrichtungen Sturzpräventionsprogramme durchführen. Darin werden die Mitarbeiter geschult zu Kraft- und Balanceübungen, Hüftprotektoren- und Umgebungsanpassung, Medikation, Vitamin-D-Gabe und Sturzdokumentation (Heinrich et al. 2013).

Individueller Maßnahmenplan • Zusammen mit dem Patienten, unter Berücksichtigung von dessen Vorlieben und Ressourcen und unter Einbeziehung anderer an der Therapie Beteiligter (Ärzte, Physiotherapeuten, Angehörige) sollte ein Maßnahmenplan erarbeitet werden, der verschiedene Maßnahmen zur Sturzprophylaxe aufführt. Die ▶ Tab. 21.9 fasst die wichtigsten Risikofaktoren zusammen und zeigt mögliche pflegerische Maßnahmen.

> **WISSEN TO GO**
>
> **Sturzprophylaxe – Maßnahmen**
>
> - Aufmerksamkeits- oder Balancetraining
> - ausreichende Flüssigkeitszufuhr
> - Bewegungsabläufe möglichst immer gleich durchführen
> - Orientierung und Sicherheit geben durch verbale Orientierung, Haltegriffe, Türbilder usw.
> - Kontinenztraining
> - auf funktionstüchtige Hilfsmittel achten, z. B. Brille, Hörgerät
> - Stolperfallen entfernen, z. B. Kabel, Geräte, Teppiche
> - Patienten im Umgang mit Protektoren anleiten
> - auf geeignete Kleidung (z. B. bei Inkontinenz) und auf geeignetes Schuhwerk achten

Tab. 21.9 Sturzrisikofaktoren und entsprechende Maßnahmen.

Risikofaktoren	Pflegerische Intervention
• längerer Klinikaufenthalt, v. a. mit Implantation eines künstlichen Gelenks • Muskelschwäche, Balanceschwierigkeiten, z. B. durch Schwindel, Gangunsicherheit, Bettlägerigkeit • kognitive Beeinträchtigungen • Konzentrationsschwäche	• Kraft, Ausdauer, Koordination, Körperwahrnehmung und Balance trainieren (auch mit kognitiv eingeschränkten Menschen, dann die Übungen entsprechend vormachen und einfach konstruieren), z. B. kleine Stoffsäckchen zuwerfen und dabei Denkaufgaben stellen, Treppensteigen üben mit angepassten Gewichtsmanschetten, vor dem Hinsetzen nach dem Stuhl tasten, auf die Zehenspitzen stellen (bei entsprechender Sicherheit bzw. Fähigkeit auch mit geschlossenen Augen) • Vitamin-D-, Protein- und Kalziumgaben mit den behandelnden Ärzten absprechen • auf angemessene Flüssigkeitszufuhr achten
• Pflegeabhängigkeit • bereits erfolgter Sturz • Sturzangst (Angst vor dem Verlust der Selbstständigkeit und/oder der Selbstbestimmung, soziale Isolation)	• Sicherheit geben durch verbales Orientieren, körperliche Initialberührungen, ruhiges und sicheres Auftreten • regelmäßig wiederkehrende Bewegungsabläufe beim Aufsetzen, Aufstehen, Laufen und Lagewechsel im Bett durchführen (Bettgitter bzw. Haltegriffe in Position bringen!) • Orientierung im Raum geben durch Hinweise auf Türbilder, Haltegriffe usw. • Möglichkeiten sozialer Interaktionen initiieren (Gruppenangebote, Spaziergänge usw.)

Tab. 21.9 Fortsetzung.

Risikofaktoren	Pflegerische Intervention
• Harninkontinenz, v. a. Dranginkontinenz (S. 391) • Diarrhö • ungeeignete Kleidung	• Harnblase trainieren, z. B. durch festgesetzte und/oder individuell abgestimmte Toilettenzeiten • Beckenboden trainieren (erste Erfolge meist erst nach 6 Monaten) • das Herunterziehen der Hose und Wechseln der Vorlagen üben, v. a., wenn eine Hand zum Festhalten benötigt wird • über angemessene weite Kleidung informieren, die besonders bei einer Dranginkontinenz schnell ausgezogen werden kann (harninkontinente Menschen möchten häufig keine Hüftprotektoren tragen)
Risikoverhalten bzw. kein sturzrisikobewusstes Verhalten, z. B. Laufen ohne Hilfsmittel, ausgetretene Schuhe, kein Hilfe-Annehmen-Wollen (z. B. vom Nachtdienst)	• immer wieder an den Zusammenhang zwischen Hilfsmittel/Begleitung und Sturzvermeidung erinnern • auf geeignete Arbeitshöhe des Hilfsmittels, z. B. eines Rollators, achten • Ursachen für den Vorzug ungeeigneter Schuhe erforschen (Ödeme? Schmerzen? Kein Geld?) und möglichst ausschalten
• eingeschränkte Seh- bzw. Hörfähigkeit • ungeeignetes, schmutziges, schlecht sitzendes Seh- bzw. Hörgerät • Ablehnung der Hilfsmittel • ungenügende Beleuchtung	• Lichtverhältnisse optimieren, z. B. „Notlampe" anlassen • Bewegungssensoren installieren • Haltegriffe anbringen • Brille und Hörgerät auf Funktionstüchtigkeit überprüfen, ggf. entsprechende Spezialisten einschalten, über die Notwendigkeit der Anwendung des Seh- bzw. Hörgeräts im Zusammenhang mit der Sturzgefahr informieren • auf kontrastreiche Umgebung achten
• Hindernisse (Kabel, Schuhe, Infusionsständer, Toilettenstühle usw.) • bauliche Einschränkungen (nasser Fußboden, gewendete Treppen, unterschnittene Stufen, enge Durchgänge usw.)	• auf barrierefreie Durchgänge und -fahrten und leicht zu öffnende bzw. schließende Türen und Fenster achten • auf Warnschilder bei frisch gewischten oder gebohnerten Böden achten und darauf hinweisen • bei ungeeigneten Treppenanlagen auf stetige personelle Begleitung achten und ggf. auf den Zwischenebenen Stühle und Sessel zum Ausruhen aufstellen
Umzug in eine neue Umgebung, z. B. Pflegeheim	• Patienten gezielt an die neue Umgebung gewöhnen, z. B. Toilettengang, Aufstehen aus einem höheren Bett, Betätigen der Lichtschalter und Klingelknöpfe üben • Übungen zum Selbstmanagement, z. B. Beutel vom Boden aufheben, Küche wischen, Kleidung aufhängen
Hypnotika, Sedativa	• über Zusammenhang zwischen Medikamentenwirkung und Sturzgefahr aufklären • ggf. mit behandelnden Hausärzten über Medikation sprechen • über die Wirkung von Hüftprotektoren aufklären (besonders Menschen, die weiterhin Schlafmittel nehmen wollen)
• neurologische Einschränkungen (z. B. aufgrund Querschnittlähmung, Morbus Parkinson, Schlaganfall, Epilepsie), stoffwechselbedingte Störungen (z. B. Diabetes mellitus) und damit verbundene Medikation (u. a. Antihypertensiva, -depressiva, -epileptika, Neuroleptika und Benzodiazepine) • Verlust der zentralen und peripheren Sensorik bzw. Sensomotorik	• auf die regelmäßige und pünktliche Einnahme der Medikamente achten (Parkinsonmedikamente nicht mit Milchprodukten einnehmen) • an die regelmäßige Blutwert- bzw. Blutdruckkontrolle erinnern bzw. diese durchführen • bei vergessenen oder zu viel eingenommenen Präparaten sofort die zuständigen Ärzte informieren • auf Verletzungsquellen aufmerksam machen, z. B. die Fußstütze des Rollstuhls; diese ausschalten • stark wahrnehmungsgestörte Personen stets bei der Mobilisation begleiten
• Polypharmazie	Die zuständigen Ärzte auf mögliche Wechsel- und Nebenwirkungen der zu verabreichenden Präparate hinweisen.
• Unwissenheit dritter Personen über die bestehenden Sturzrisikofaktoren, z. B. im Krankenhaus bei Patiententransporten	Deutliches Aufbringen eines Symbols auf den Patientenakten mit standardisierter Checkliste, worauf Dritte zu achten haben.

5

Pflegetechniken

22 Umgang mit Blasenkathetern 442
23 Injektionen und Blutentnahme. 454
24 Gefäßzugänge, Infusionen und Transfusionen 472
25 Pflege von Patienten mit Sonden und Drainagen. 504
26 Pflege bei Punktionen und Biopsien 519
27 Darmeinläufe und Stomapflege 528
28 Pflegetechniken zur Unterstützung der Atmung 542
29 Wundmanagement 562
30 Verbandtechniken 585

22 Umgang mit Blasenkathetern

22.1 Transurethraler Blasenkatheter

22.1.1 Grundlagen

Definition **Harnkatheter**
Ein transurethraler Blasenkatheter wird durch die Harnröhre (Urethra) in die Blase eingeführt und dient der vorübergehenden künstlichen Harnableitung.

Indikationen, Kontraindikationen, Komplikationen

Indikationen • Hierzu gehören:
- **Therapeutisch** werden Harnkatheter eingesetzt bei
  - Blasenentleerungsstörungen,
  - Harnabflussbehinderungen unterhalb der Blase,
  - Prostatavergrößerungen,
  - langandauernden Operationen,
  - großen abdominalen Operationen und
  - um eine Blasenspülung durchzuführen.
- **Diagnostisch** benötigt man Harnkatheter, um
  - Harnblase (Zystogramm) und Harnröhre (Urethrogramm) darzustellen,
  - Kontrastmittel zu instillieren,
  - die Harnausscheidung zu bilanzieren,
  - die Nierenfunktion zu überwachen und
  - sterilen Katheterurin zu gewinnen (selten).

Kontraindikationen • Ein Harnkatheter darf nicht gelegt werden bei einem Harnröhrenabriss, nicht passierbaren Harnröhrenverengungen oder einer akuten Prostatitis.

Komplikationen • Das größte Risiko bei der Anlage eines transurethralen Blasenkatheters ist die Keimverschleppung mit **Infektion** von Harnröhre und Harnblase sowie eine aufsteigenden Infektion der Niere. Bei Männern kann es zudem zu einer Infektion der Prostata (Prostatitis) und des Nebenhodens kommen.

Durch zu lange liegende Katheter, zu dicke Katheter oder durch Zug am Katheter können **Harnröhrenstrikturen** (Harnröhrenverengungen) entstehen. Der Katheter übt einen permanenten Druck auf die Blutgefäße aus, stört dadurch die Sauerstoffversorgung und führt so zu einer ischämischen Schädigung der Harnröhrenwand. Auch wiederholte Infektionen führen zu einer verdickten Harnröhrenwand und damit zu einem verengten Lumen, denn bei jeder Entzündung kommt es in der Heilungsphase zu einer Narbenbildung.

WISSEN TO GO

Transurethraler Blasenkatheter – Grundlagen

- **Indikationen:**
  - therapeutisch: Blasenentleerungsstörung, Harnabflussbehinderung, Prostatavergrößerung, große Operationen, Blasenspülung
  - diagnostisch: Zystogramm, Urethrogramm, Instillation von Kontrastmittel, Bilanzierung der Harnausscheidung, Überwachung der Nierenfunktion
- **Kontraindikationen:** Harnröhrenabriss, Harnröhrenverengung, Prostatitis
- **Komplikationen:** Infektionen und Harnröhrenstrikturen

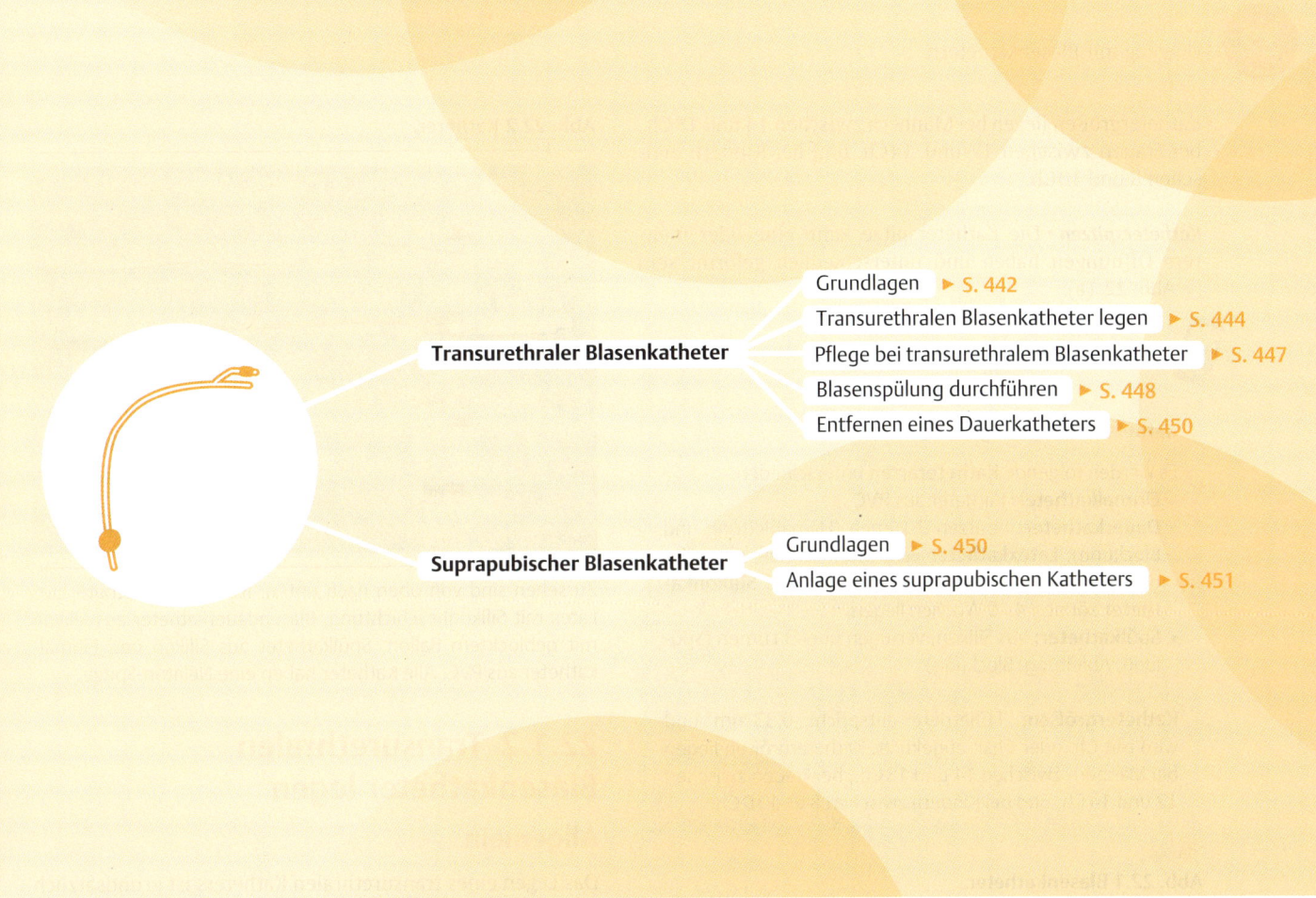

Katheterarten

Harnkatheter werden aus unterschiedlichen Materialien hergestellt. Das Material bestimmt die Einsatzlänge bzw. Einsatzzeit des Katheters. Die Materialien sollten gut verträglich, frei von Schadstoffen und scharfen Kanten, geschmeidig und nicht anfällig für Borkenbildung sein.

Einmalkatheter

Sie werden aus Polyvinylchlorid (PVC) hergestellt. PVC wird mithilfe von Weichmachern flexibel und geschmeidig. Bei längerer Liegezeit entweichen die Weichmacher und der Katheter wird wieder hart und starr. Dadurch steigt das Verletzungsrisiko und deshalb ist ein PVC-Katheter als Dauerkatheter nicht geeignet und nur zur einmaligen Harngewinnung oder zum einmaligen Ablassen von Urin bestimmt.

Dauerkatheter

Sie werden auch **Blasenverweilkatheter** genannt und bestehen aus Latex, Polyurethan oder Silikon.

Latex • Latexkatheter sind sehr weich und kostengünstig. Nachteilig ist, dass diese Katheter sehr schnell verkrusten und dann die Gefahr besteht, dass sie verstopfen. Eine Liegezeit von 1 Woche sollte deshalb nicht überschritten werden. Bei einer bestehenden Latexallergie darf der Katheter nicht verwendet werden.

Polyurethan und Silikon • Katheter aus Polyurethan sind eine latexfreie Alternative, allerdings nicht so gut verträglich wie Katheter aus Silikon. Katheter aus Silikon sind sehr gut verträglich, man spricht auch von einer guten Biokompatibilität (= gute Verträglichkeit von Fremdmaterialien mit menschlichem Gewebe). Die Liegedauer beträgt für beide Katheter je nach Herstellerangabe bei 4–6 Wochen.

Blockung • Dauerkatheter sind Zwei-Lumen-Katheter (▶ **Abb. 22.1b**). Ein Lumen dient der Harnableitung, über das andere Lumen wird ein Ballon mit sterilem Aqua destillata (vorzugsweise eine 8–10%ige Glyzerin-Wasser-Lösung) gefüllt (geblockt), wodurch der Katheter in der Blase fixiert wird. Die Füllmenge zur Blockung ist auf dem Anschluss des Katheters vermerkt, sie beträgt i. d. R. 8–10 ml.

ACHTUNG
Der Ballon darf nicht in der Harnröhre geblockt werden, da dies zu Druckverletzungen mit Vernarbungen in der Harnröhre führen würde. Die Blockung erfolgt in der Harnblase und dichtet den Blasenausgang zur Harnröhre ab.

Spülkatheter

Spülkatheter verfügen über 3 Lumen. Ein Lumen zum Urin ableiten, ein Lumen zum Spülen der Blase und ein Lumen für die Blockung. Sie sind aus Silikon und somit für eine längere Liegezeit geeignet.

Kathetergrößen und Katheterspitzen

Kathetergröße • Die Kathetergrößen werden in Charrière angegeben. Charrière ist die Maßeinheit für den Außendurchmesser von medizinischen Kathetern. Ein Charrière entspricht 0,33 mm und wird mit mit Ch. oder Char. abgekürzt. Will man den Durchmesser in Millimetern ermitteln, teilt man die Charrièregröße durch 3, ein Katheter von 18 Ch. hat z. B. einen Außendurchmesser von 6 mm.

22 Umgang mit Blasenkathetern

Kathetergrößen liegen bei Männern zwischen 14 und 18 Ch., bei Frauen zwischen 12 und 14 Ch. und bei Kindern zwischen 8 und 10 Ch.

Katheterspitzen • Die Katheterspitze kann eine oder mehrere Öffnungen haben und unterschiedlich geformt sein (▶ Abb. 22.1a).

> ### WISSEN TO GO
>
> **Katheterarten und -größen**
>
> Es werden folgende **Katheterarten** unterschieden:
> - **Einmalkatheter:** Katheter aus **PVC**
> - **Dauerkatheter:** besitzen 2 Lumen (Harnableitung und Blockung); **Latexkatheter** verkrusten schnell, max. Liegezeit 1 Woche; **Polyurethankatheter** und **Silikonkatheter** können 4–6 Wochen liegen.
> - **Spülkatheter:** aus Silikon, verfügen über 3 Lumen (Spülung, Ableitung, Blockung)
>
> **Kathetergrößen:** 1 Charrière entspricht 0,33 mm und wird mit Ch. oder Char. abgekürzt. Kathetergrößen liegen bei Männern zwischen 14 und 18 Ch., bei Frauen zwischen 12 und 14 Ch. und bei Kindern zwischen 8 und 10 Ch.

Abb. 22.1 Blasenkatheter.

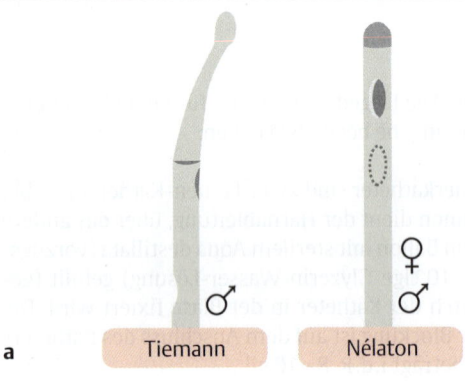
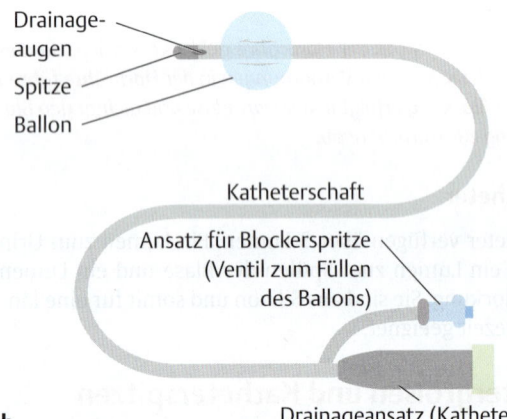

a Es gibt verschiedene Katheterspitzen. Die 2 gebräuchlichsten sind Tiemann und Nélaton. Als Dauerkatheter wird der Nélaton-Typ bevorzugt. Mit der schnabelförmigen Tiemann-Katheterspitze kann die Harnröhrenkrümmung im Bereich der Prostata besser passiert werden. Der Tiemann-Typ wird häufig als Einmalkatheter bei Männern verwendet; als Dauerkatheter könnte die Spitze in der Blase zu Nekrosen führen.
b Bestandteile eines Dauerkatheters.

Abb. 22.2 Katheter.

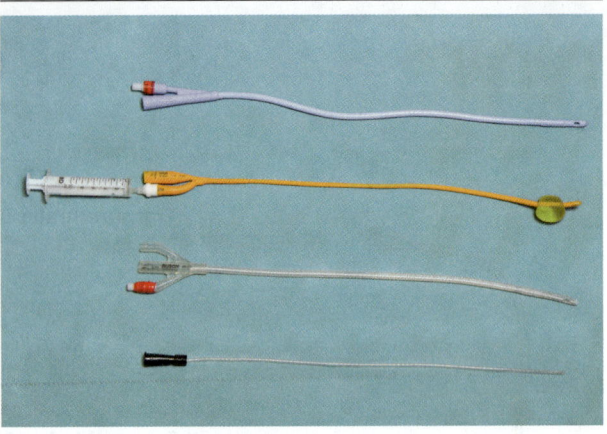

Zu sehen sind von oben nach unten: Blasendauerkatheter aus Latex mit Silikonbeschichtung, Blasendauerkatheter aus Silikon mit geblocktem Ballon, Spülkatheter aus Silikon und Einmalkatheter aus PVC. Alle Katheter haben eine Nélaton-Spitze.

22.1.2 Transurethralen Blasenkatheter legen

Allgemein

Das Legen eines transurethralen Katheters ist grundsätzlich eine ärztliche Aufgabe. Sie kann an examinierte Pflegende delegiert werden, wenn sichergestellt ist, dass die jeweilige Pflegefachkraft die notwendige fachliche Kompetenz zur sicheren Durchführung besitzt. Siehe auch Weisungsrecht und Delegation (S. 252).

Material

In der Regel werden zum Legen eines Harnkatheters benötigt:
- steriles Katheterset
- 2 sterile Katheter (einer als Reserve)
- steriler Auffangbeutel bei Dauerkatheteranlage
- unsterile Handschuhe

Je nach Hersteller beinhaltet das **Katheterset** (▶ Abb. 22.3):
- Verpackungstuch, dient als sterile Arbeitsfläche
- Schutzunterlage
- Auffangschale

Abb. 22.3 Katheterset.

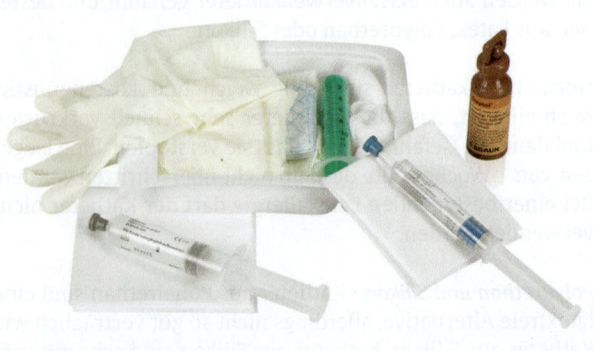

Je nach Hersteller sind die Kathetersets unterschiedlich bestückt. *Quelle: B. Braun Melsungen AG*

Transurethraler Blasenkatheter

- Tupferschale mit 6 Kugeltupfern
- anatomische Einmalpinzette
- Lochtuch
- sterile Handschuhe
- 30 ml Desinfektionsmittel, z. B. Betaisodona
- anästhesierendes Gleitmittel, z. B. Instillagel
- 1 Fertigspritze mit 10 ml Aqua destillata zum Blocken

Falls in einer Klinik keine Kathetersets verwendet werden, können diese Materialien auch einzeln bereitgestellt werden. In manchen Kathetersets ist kein Gleitmittel enthalten.

Vorbereitung

Der Patient wird über die Notwendigkeit der Maßnahme und den Ablauf informiert. Fenster und Türen werden geschlossen und es wird auf eine angenehme Raumtemperatur geachtet, denn der Patient ist teilweise nicht bekleidet. Es sollten ein Sichtschutz aufgestellt und Mitpatienten gebeten werden, das Zimmer zu verlassen. Das Patientenbett wird auf eine rückenschonende Arbeitshöhe gebracht.

Zunächst führt die Pflegekraft eine Intimtoilette durch oder lässt sie den Patienten selbstständig durchführen. Danach stellt sie den Abfallbehälter und die flächendesinfizierte Arbeitsfläche bereit. Sie wäscht und desinfiziert sich gründlich die Hände und legt danach die benötigten Materialien auf der desinfizierten Arbeitsfläche bereit.

Durchführung

Idealerweise wird ein Harnkatheter durch 2 Pflegekräfte gelegt, um ein aseptisches Vorgehen sicherzustellen. In der Praxis ist dies jedoch nicht immer durchführbar. Hier wird die Anlage durch 2 Pflegekräfte beschrieben.

Legen eines Blasenkatheters allgemein

Am besten liegt der Patient flach auf dem Rücken; der Oberkörper kann leicht erhöht sein. Die Knie sind angewinkelt und die Beine gespreizt. Wird das Becken durch ein Kissen unter dem Gesäß leicht angehoben, erleichtert dies oft das Katheterisieren bei einer Frau.

Das Katheterset wird auf der flächendesinfizierten Arbeitsfläche geöffnet, die sterile Innenfläche der Papierhülle des Kathetersets dient als sterile Unterlage. Die Papierhülle sollte nur an den Spitzen gegriffen (Wahrung der Sterilität) und auseinandergezogen werden. Die oben liegende Schutzunterlage wird entnommen und unter den Patienten gelegt.

Das sterile Lochtuch wird an den Rändern gegriffen und so platziert, dass der Genitalbereich (Vulva) gut sichtbar ist bzw. der Penis auf dem Tuch aufliegt.

Die Kugeltupfer werden in der Schale mit Schleimhautdesinfektionsmittel getränkt. Wenn kein Desinfektionsmittel im Set ist, gießt die assistierende Pflegekraft unter Wahrung der Sterilität die Desinfektionslösung auf die Tupfer.

Die durchführende Pflegekraft zieht sterile Handschuhe an und stellt das Auffanggefäß zwischen die Beine der Patientin bzw. des Patienten.

Die weitere Durchführung richtet sich danach, ob eine Frau oder ein Mann katheterisiert wird.

Legen eines Blasenkatheters bei der Frau

Mit der Pinzette entnimmt die Pflegekraft einen Kugeltupfer und desinfiziert mit je einem Tupfer von der Symphyse in Richtung Anus (von vorne nach hinten) die großen Schamlippen. Mit jedem Tupfer wird nur einmal gewischt und der Tupfer danach verworfen.

! Merken Alternative zur Pinzette
Alternativ können vor der Desinfektion des Genitalbereichs an der dominanten Hand auch 2 sterile Handschuhe übereinandergezogen und die Tupfer zur Desinfektion mit der Hand statt der Pinzette gegriffen werden. Nach der Desinfektion des Genitalbereichs zieht die Pflegekraft den oberen – jetzt nicht mehr sterilen – Handschuh aus und arbeitet mit dem unteren sterilen Handschuh weiter.

Mit der nicht dominanten Hand (bei Rechtshändern die linke Hand) werden die großen Schamlippen gespreizt und die kleinen Schamlippen in gleicher Weise desinfiziert (▶ Abb. 22.4b).

ACHTUNG
Die linke Hand ist nun nicht mehr steril.

Mit einem neuen Tupfer wird im Anschluss die Harnröhrenöffnung desinfiziert. Der sechste Tupfer wird vor die Öffnung der Vagina gelegt.

Abb. 22.4 Legen eines Blasenkatheters bei der Frau.

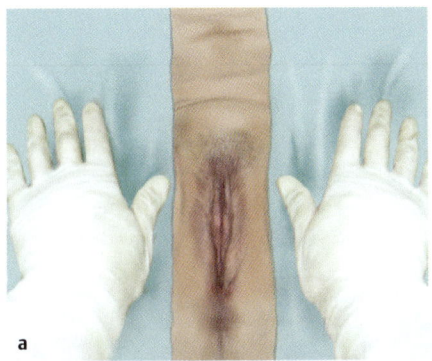 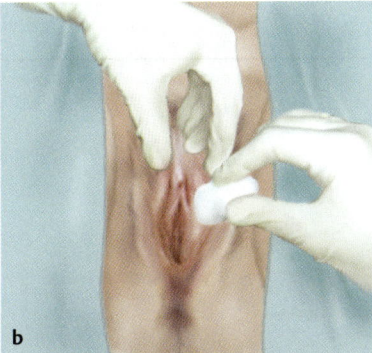 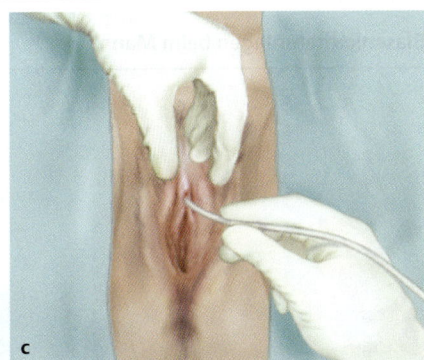

a Das Lochtuch wird so platziert, dass die Vulva gut sichtbar ist.
b Nachdem die großen Schamlippen desinfiziert wurden, werden sie gespreizt und die kleinen Schamlippen nacheinander mit je einem Tupfer von der Symphyse zum Anus hin desinfiziert. Auf der Abbildung trägt die Pflegekraft 2 sterile Handschuhe übereinander.
c Nachdem die Pflegekraft den oberen (nun nicht mehr) sterilen Handschuh ausgezogen hat, führt sie den Katheter unter sterilen Bedingungen in die Harnröhre ein.

Nach Ablauf der Einwirkzeit reicht die assistierende Pflegekraft den Katheter steril an. Die durchführende Pflegekraft kann ihn auf der sterilen Unterlage ablegen und das Gleitgel auf die Katheterspitze geben.

Die assistierende Pflegekraft reicht den Ablaufbeutel an, wobei sie darauf achtet, nur den Ableitungsschlauch zu berühren. Die durchführende (sterile) Pflegekraft hält den Katheter – die Konnektion von Ablaufbeutel und Katheter erfolgt gemeinsam.

Mit der unsterilen Hand hält die durchführende Pflegekraft die Labien gespreizt und führt den Katheter mit der sterilen Hand in die Harnröhre ein, bis Urin fließt (▶ Abb. 22.4c).

Bei einer Dauerkatheteranlage schiebt sie den Katheter noch ca. 5 cm weiter vor, damit der Ballon zur Blockung in der Harnblase und nicht in der Harnröhre liegt. Der Ballon wird mit der auf dem Katheter angegebenen Menge gefüllt – i. d. R. 8–10 ml Aqua destillata. Teilweise ist auf den Kathetern statt in ml (Milliliter) die Maßeinheit in cc (Kubikzentimeter) angegeben, 10 cc entsprechen 10 ml. Die durchführende Pflegekraft zieht den Katheter vorsichtig ein wenig zurück, sodass der Blockungsballon vor der Harnröhre liegt.

Legen eines Blasenkatheters beim Mann

Die Pflegekraft umschließt den Penisschaft mit einer Hand, zieht die Vorhaut zurück und spreizt die Harnröhrenöffnung mit 2 Fingern durch leichten Zug nach unten.

ACHTUNG
Diese Hand bleibt am Penis und ist nun unsteril.

Mit der Pinzette entnimmt sie 3-mal einen Tupfer und desinfiziert die Eichel rundherum von oben nach unten in Richtung Peniswurzel (▶ Abb. 22.5a). Mit jedem Tupfer sollte nur einmal gewischt werden. Mit einem weiteren Tupfer desinfiziert die Pflegekraft die Harnröhrenöffnung.

Nach Ablauf der Einwirkzeit verteilt sie ein wenig Gleitgel auf der Harnröhrenöffnung, setzt anschließend den Konus der Gleitgelspritze auf die Harnröhre auf und instilliert vorsichtig das Gleitgel (▶ Abb. 22.5b).

ACHTUNG
Beim Instillieren des Gleitgels sollte kein Druck angewendet werden.

Die assistierende Pflegekraft reicht den Ablaufbeutel an, wobei sie darauf achtet, nur den Ableitungsschlauch zu berühren. Die sterile Pflegekraft hält den Katheter – die Konnektion von Ablaufbeutel und Katheter erfolgt gemeinsam.

Die durchführende Pflegekraft führt den Katheter mit der sterilen Hand in die Harnröhre ein. Hat der Katheter eine Tiemann-Katheterspitze, muss die Krümmung beim Einführen nach oben zeigen. Beim Einführen wird der Penis senkrecht gehalten, bis ein Widerstand spürbar ist (▶ Abb. 22.5c). Dann wird der Penisschaft leicht nach vorne in Richtung Beine gezogen, um den Widerstand zu überbrücken. Dann wird der Katheter weiter behutsam vorgeschoben, bis Urin fließt.

Blockung bei Anlage eines Dauerkatheters siehe letzter Abschnitt, Legen eines Blasenkatheters bei der Frau (S. 445).

Wichtige Hinweise

- Falls beim Einführen des Katheters Schmerzen auftreten oder ein Hindernis spürbar ist, das ein Vorschieben des Katheters verhindert, ist der Vorgang abzubrechen und der Arzt zu informieren.
- Pflegende sollten darauf achten, dass nicht mehr als 500 ml Urin pro Stunde abgelassen werden. Durch die plötzliche Druckentlastung kann es zu Mikro- bis Makroblutungen an der Blasenschleimhaut kommen. Sind 500 ml abgelaufen, sollte der Ablaufbeutel abgeklemmt und ca. ½ bis 1 Stunde gewartet werden, bevor er wieder geöffnet wird.
- Pflegende sollten darauf achten, dass der Urin ungehindert abfließen kann. Ein Abknicken des Drainageschlauchs sollte vermieden werden.
- Der Urinbeutel sollte freihängend ohne Bodenkontakt unter Blasenniveau angebracht werden, um einen Rückfluss von Urin in die Harnblase zu verhindern.

Nachsorge

Bei der **Einmalkatheterisierung** wird der Harnkatheter vorsichtig aus der Harnröhre entfernt und die gebrauchten Materialien entsorgt.

Bei der **Dauerkatheteranlage** wird der Katheter mit dem Ablaufbeutel zugfrei am Patienten oder Bett befestigt. Der Patient wird darüber informiert, dass kein Zug auf dem Katheter sein darf, um Reizungen und Verletzungen der Harnröhre zu verhindern, und dass der Ablaufbeutel immer unter Blasenniveau hängen sollte. In manchen Kliniken oder stationären Einrichtungen werden spezielle Katheterfangpflaster

Abb. 22.5 Blasenkatheter legen beim Mann.

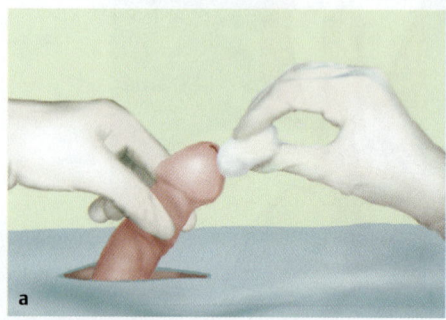
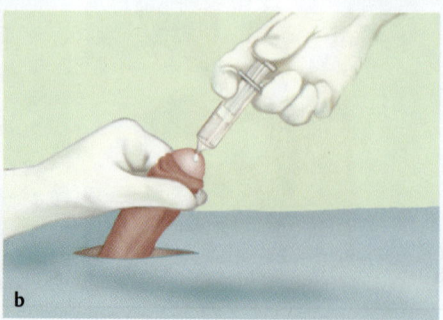
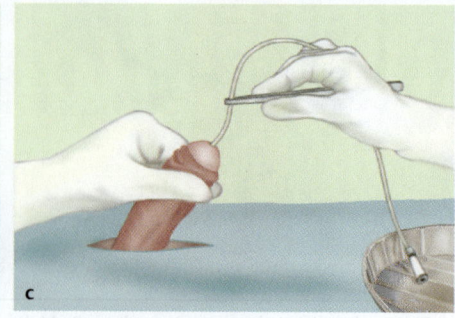

a Die Vorhaut wird zurückgezogen, die Harnröhre mit den Fingern gespreizt und die Eichel von oben nach unten in Richtung Peniswurzel nacheinander mit 3 Tupfern desinfiziert.
b Der Konus der Gleitgelspritze wird auf die Harnröhrenöffnung aufgesetzt und das Gleitgel vorsichtig und ohne Druck instilliert.
c Der Katheter wird steril, in diesem Fall mithilfe einer Pinzette, eingeführt. Das Katheterende wird zwischen Ringfinger und kleinem Finger gehalten.

oder Pflasterstreifen zur Katheterbefestigung verwendet. Hierbei muss auf die Hautverträglichkeit geachtet werden.

Zum Abschluss wird eine **Intimtoilette** durchgeführt. Beim Mann sollte darauf geachtet werden, dass die Vorhaut wieder über die Eichel zurückgeschoben wird, um eine Paraphimose (S. 1370) zu verhindern. Der Patient wird bei einer bequemen Positionierung unterstützt. Wenn vom Arzt angeordnet, wird eine Urinprobe entnommen.

Die Maßnahme wird mit Datum, Kathetergröße, Blockungsmenge des Ballons, abgelassener Urinmenge, evtl. aufgetretenen Problemen und evtl. angeordneter Labordiagnostik dokumentiert.

WISSEN TO GO

Transurethraler Blasenkatheter – Anlage

Die Anlage eines transurethralen Blasenkatheters zeigen ▶ Abb. 22.4 und ▶ Abb. 22.5. Wichtige Hinweise:
- Das Legen sollte abgebrochen und ein Arzt informiert werden, sobald Schmerzen auftreten oder ein Hindernis spürbar ist.
- Nach dem Legen des Dauerkatheters sollten nicht mehr als 500 ml Urin pro Stunde fließen. Den Ablaufbeutel ggf. abklemmen und ca. ½ bis 1 Stunde warten.
- Damit der Urin ungehindert abfließt, den Ablaufschlauch ohne Knick und Zug, freihängend und den Ablaufbeutel unter Blasenniveau lagern.

22.1.3 Pflege bei transurethralem Blasenkatheter

! Merken Hygiene
Pflegende sollten vor und nach jeder Maßnahme am Katheter eine hygienische Händedesinfektion durchführen und unsterile Handschuhe tragen.

Körperpflege und Intimtoilette • Zweimal täglich sollte eine Intimtoilette durchgeführt werden. Dabei reinigen Pflegende den Katheter und den Intimbereich mittels Einmalwaschlappen und Wasser. Wird Seife verwendet, sollte mit reichlich klarem Wasser nachgespült werden, um eine Schleimhautreizung zu vermeiden. Haben sich am Katheter Borken gebildet, sollten diese entfernt werden, um einer Infektion vorzubeugen. Bei Anzeichen einer Infektion der Harnröhrenöffnung oder bei einer Verunreinigung mit Stuhl sollte die Harnröhrenöffnung und der Katheter nach der Intimtoilette mit einem Schleimhautdesinfektionsmittel desinfiziert werden, z. B. Octenisept, Betaisodona. Patienten mit einem liegenden Harnkatheter können, wenn sonst keine medizinischen Gründe dagegensprechen, ein Duschbad nehmen. Auf ein Wannenbad sollte wegen der Gefahr einer aufsteigenden Infektion verzichtet werden.

Flüssigkeitszufuhr • Der Patient sollte ausreichend trinken bzw. eine ausreichende Flüssigkeitszufuhr von 2–3 Litern erhalten, wenn keine Kontraindikation zu seinem Krankheitsbild besteht, z. B. bei Herz- oder Niereninsuffizienz. Dies bewirkt eine forcierte Diurese und damit einen erhöhten Spüleffekt in der Blase. Das Infektionsrisiko wird vermindert und Verkrustungen am Katheter wird vorgebeugt. Wenn nötig, sollte eine Ein- und Ausfuhrbilanz erstellt werden.

Katheterpflege • Dabei sollte Folgendes beachtet werden:
- Pflegende sollten darauf achten, dass der **Katheter immer durchlässig** ist. Ein Harnaufstau führt zu einer Keimvermehrung und zur Gefahr einer Infektion der ableitenden Harnwege.
- Pflegende sollten auf die Menge, Farbe, Konzentration und Beimengungen des Urins achten, z. B. Blutkoagel, Grieß.
- Das Dauerkathetersystem – Katheter mit Ablaufbeutel – ist ein geschlossenes System und sollte **nicht diskonnektiert** werden, weil dadurch Keime hineingelangen könnten (▶ Abb. 22.6) (▶ Abb. 22.7). **Urinproben** sollten nur an der

Abb. 22.6 Geschlossenes Ableitungssystem.

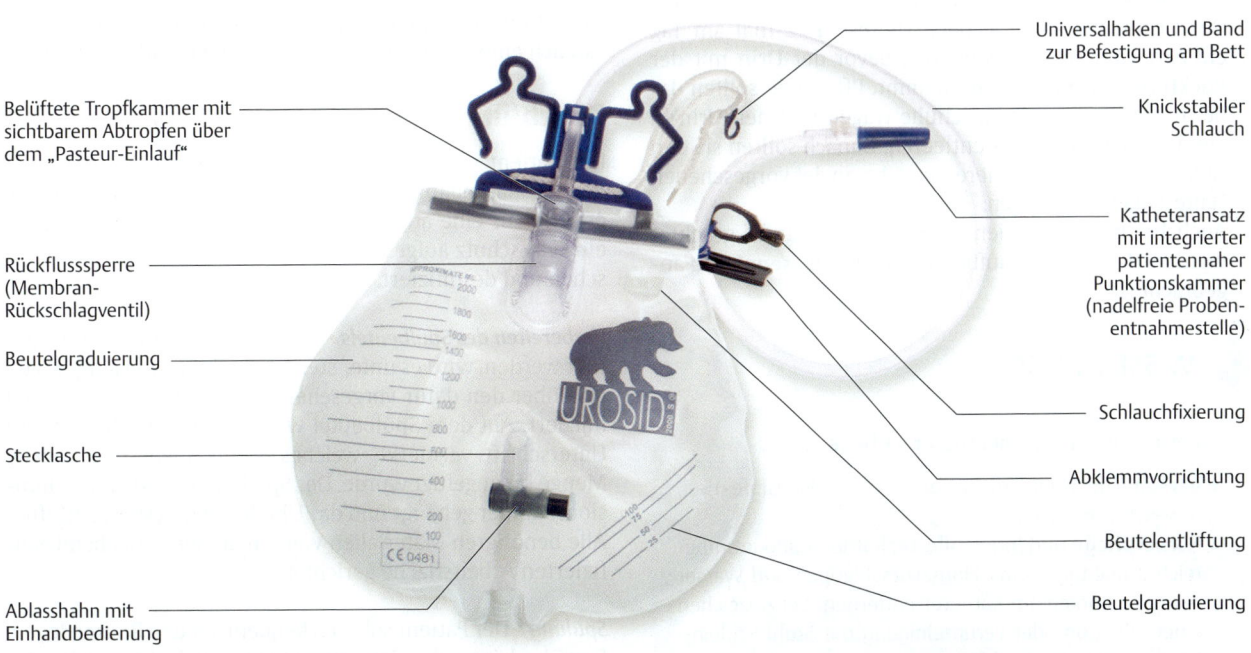

Quelle: ASID BONZ GmbH, Herrenberg

22 Umgang mit Blasenkathetern

Abb. 22.7 Geschlossenes Ableitungssystem mit Stundenurinmesskammer.

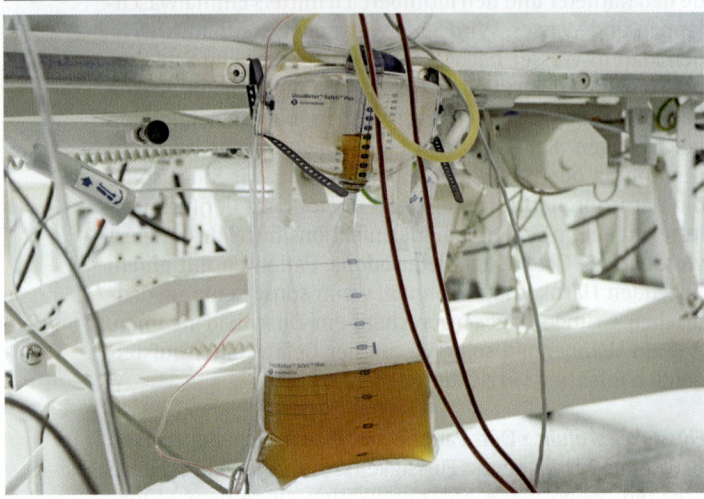

Abb. 22.8 Probenentnahmestelle am Katheteransatz.

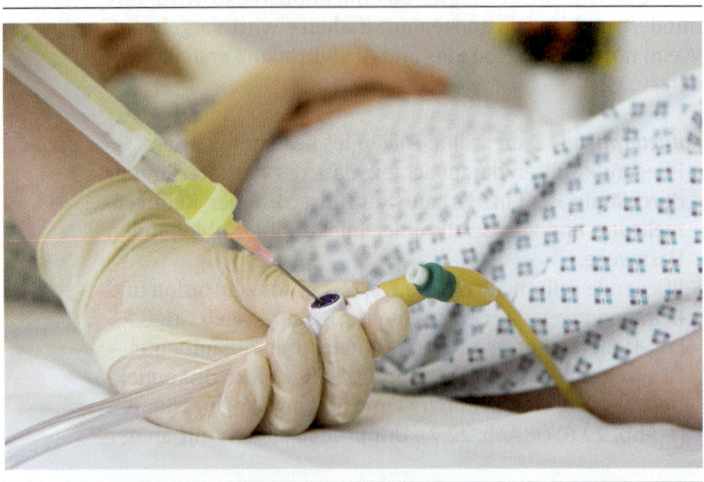

dafür vorgesehenen Probenentnahmestelle nach vorheriger Wischdesinfektion entnommen werden (▶ Abb. 22.8).
- Der Urinbeutel sollte je nach Diurese 1–2-mal am Tag entleert werden, auf jeden Fall, bevor der Urin mit der Rückflusssperre in Kontakt kommt. Pflegende sollten dabei unsterile Einmalhandschuhe tragen und den Urin in ein desinfiziertes Gefäß entleeren. Danach sollten sie den Ablaufschlauch desinfizieren und ihn an der vorgesehenen Halteschlaufe anbringen.
- Auch bei mobilen Patienten sollte stets darauf geachtet werden, dass der Auslaufbeutel **nie über Blasenniveau** angebracht ist.

WISSEN TO GO

Transurethraler Blasenkatheter – Pflege
- **persönliche Hygiene:** hygienische Händedesinfektion, unsterile Handschuhe
- **Körperpflege und Intimtoilette:** Katheter und Intimbereich 2-mal täglich mit Einmalwaschlappen und Wasser reinigen; Borken am Katheter entfernen. Bei Anzeichen einer Infektion oder Verunreinigung mit Stuhl Schleimhautdesinfektion durchführen.
- **Flüssigkeitszufuhr:** ausreichend Flüssigkeitszufuhr (2–3 Liter), um einen erhöhten Spüleffekt in der Blase zu bewirken.

- **Katheterpflege:** Auf **Durchlässigkeit** der Ableitungen sowie auf Menge, Farbe, Konzentration und Beimengungen des Urins achten. Das Kathetersystem darf **nicht diskonnektiert** werden; **Urinproben** nur an der Probenentnahmestelle nach Wischdesinfektion entnehmen. Urinbeutel je nach Diurese 1–2-mal am Tag entleeren und **immer unter Blasenniveau** anbringen.

22.1.4 Blasenspülung durchführen

Indikationen • Blasenspülungen werden durchgeführt bei Blutungen mit Koagelbildung im Bereich der Blase, der Harnleiter und der Niere und nach urogenitalen Operationen. Die Indikation für eine Blasenspülung stellt der behandelnde Arzt.

Spüllösung • Die Spüllösung ist i.d.R. physiologische Kochsalzlösung. Die Spülmenge und -dauer verordnet der behandelnde Arzt. Spüllösungen können unter sterilen Bedingungen nach ärztlicher Anordnung mit Desinfektionslösungen und Antibiosen versetzt werden.

Material geschlossene Blasenspülung

Folgendes Material wird für eine geschlossene Blasenspülung benötigt:
- Händedesinfektionsmittel
- sterile Kompressen
- alkoholisches Desinfektionsmittel für die Desinfektion der Konnektionsstelle
- steriles Tuch, Unterlage zum Schutz des Bettes
- Infusionsständer
- Spülbeutel nach ärztlicher Anordnung (fertige Spülbeutel mit Anschlussleitung sind mit 3 l oder 5 l Fassungsvermögen erhältlich, die Temperatur des Spülbeutels sollte mind. Raumtemperatur von 22 °C aufweisen, besser Körpertemperatur)
- sterile und unsterile Handschuhe
- Sichtschutz
- Abwurf und Schutzkittel

Ordnet der Arzt einen Medikamentenzusatz an, werden zusätzlich eine sterile Spritze und 2 sterile Kanülen benötigt.

Durchführung geschlossene Blasenspülung

Der Patient wird über die Notwendigkeit und den Ablauf der Maßnahme informiert. Die Fenster werden geschlossen, es wird für eine angenehme Raumtemperatur gesorgt und ein Sichtschutz aufgestellt. Danach werden die Hände gewaschen und desinfiziert.

Vorbereiten des Spülbeutels • Muss ein Medikament hinzugefügt werden, wird es unter sterilen Bedingungen aufgezogen und über den dafür vorgesehenen Anschluss in den Beutel injiziert. Auf dem Spülbeutel wird mit Datum, Uhrzeit und Unterschrift vermerkt, welches Medikament und welche Menge hinzugefügt wurde. Der Spülbeutel wird an den Infusionsständer gehängt und das Überleitungssystem entlüftet. Alle benötigten Materialien werden auf einer flächendesinfizierten Arbeitsfläche gerichtet.

Spülung • Der Patient soll sich bequem auf den Rücken legen. Der Oberkörper des Patienten bleibt zugedeckt, nur der Unterkörper liegt frei. Ein Bettschutz wird unter den Patienten gelegt und eine Intimtoilette durchgeführt. Danach desinfiziert sich die Pflegekraft noch einmal die Hände, öffnet das sterile Tuch und die Kompressen und tränkt diese mit alkoholischem Desinfektionsmittel. Das sterile Tuch legt sie so unter den Katheter, dass die Konnektionsstelle darauf zu liegen kommt, und zieht sich danach die sterilen Handschuhe an. Das Katheterende des Spüllumens wird desinfiziert, der Verschlussstopfen aus dem Spüllumen entfernt und das Überleitungssystem unter sterilen Bedingungen angeschlossen. Die Tropfgeschwindigkeit wird nach ärztlicher Anordnung eingestellt.

! Merken Spülgeschwindigkeit

Grundsätzlich sollten Pflegende wissen, dass Spülungen nach Blutungen und Koagelbildung mit einer höheren Geschwindigkeit laufen als zur Instillation von Medikamenten. Hier ist eine längere Verweilzeit in der Blase gewünscht, sodass das Medikament über die Blasenschleimhaut wirken kann.

Nachsorge • Nach der Spülung wird der Urinbeutel geleert, damit die Bilanzierung bei Null beginnt. Der Patient wird beim Ankleiden und einer bequemen Lage im Bett unterstützt. Das benötigte Material wird entsorgt und die Maßnahme in den Patientenunterlagen dokumentiert.

Beobachtung • Die Spüllösung wird beurteilt nach Farbe, Menge und Beimengungen, z. B. Blutkoagel, Grieß oder kleinste Steine. Die Farbe ist dunkelrot bis fleischwasserfarben je nach Menge des enthaltenen Blutes. Sind Beimengungen enthalten, kann der Katheter verstopfen.

Maßnahmen bei verstopftem Katheter • Ist der Katheter verstopft, können Pflegende ihn nach Rücksprache mit dem behandelnden Arzt mit einer Blasenspritze (Faltenbalgflasche) anspülen, z. B. mit einem Blasen-Drain-Jet. Diese Fertigspritze enthält 60 ml NaCl-0,9 %-Lösung. Nach einer Händedesinfektion zieht sich die Pflegefachkraft unsterile Handschuhe an und klemmt den Ablaufschlauch und den Katheter mit einer stumpfen Klemme ab. Es gibt hierfür spezielle Katheterklemmen, die das Kathetermaterial nicht schädigen. Die Kappe der Fertigspritze wird entfernt, der Katheter vom Ablaufbeutel diskonnektiert und die Fertigspritze auf den Katheter aufgesetzt. Die Klemme am Katheter wird geöffnet und die NaCl-Lösung in den Katheter eingespült. Lässt sich der Katheter nicht freispülen, muss nach Rücksprache mit dem Arzt der Katheter entfernt und ein neuer gelegt werden.

War das Einbringen der Spülflüssigkeit erfolgreich, wird der Katheter wieder abgeklemmt, eine Sprühwischdesinfektion der diskonnektierten Schlauchenden durchgeführt und der Katheter wieder mit dem Ablaufschlauch verbunden. Die Klemmen werden geöffnet und es wird kontrolliert, ob der Urin wieder ungehindert ablaufen kann. Durch das Anspülen können Koagel oder Inkrustinationen aus dem Katheter in die Blase gelangen. Um ein erneutes Verschließen des Katheters zu verhindern, kann die Spülmenge nach Rücksprache mit dem Arzt erhöht werden, um einen verbesserten Abfluss zu erreichen.

Befinden sich viele Blutkoagel oder Grieß im Urin, ist es ebenso ratsam, die Spülmenge nach Rücksprache mit dem Arzt zu erhöhen, um den Durchfluss zu steigern und somit ein Verstopfen des Katheters zu vermeiden. Sind in einer Klinik keine Fertigspritzen vorrätig, kann man sich mit einer sterilen Blasenspritze und steriler Kochsalzlösung behelfen (▶ Abb. 22.9).

Abb. 22.9 Anspülen des Katheters mit Blasenspritze.

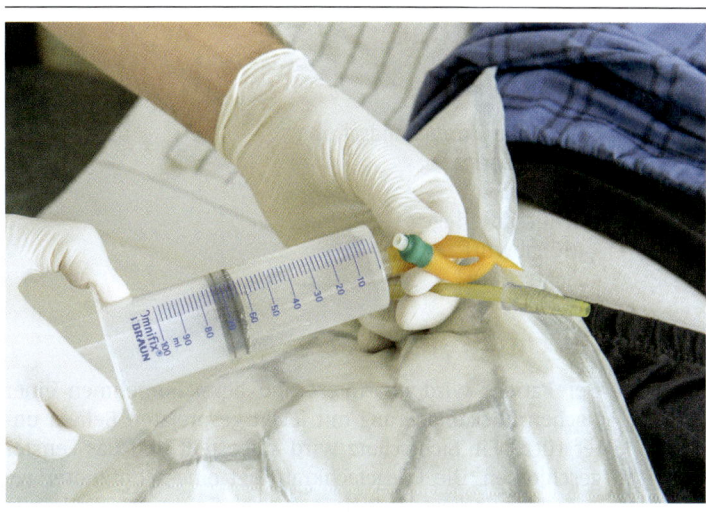

Bilanzierung • Die Menge der eingelaufenen Spülmenge muss über das abführende Lumen des Katheters wieder ablaufen. Denn eine Abflussbehinderung kann durch die Überfüllung der Blase sehr schnell zu Schädigungen führen. Deshalb ist eine genaue Bilanzierung über 12 bzw. 24 Stunden erforderlich. Von der Menge des in 12 bzw. 24 Stunden aufgefangenen Urins muss die eingelaufene Spüllösung über denselben Zeitraum wieder abgezogen werden, so erhält man die genaue Urinmenge.

Beispiel Bilanzierung

Die Blase wird während 24 Stunden mit 2 l Kochsalzlösung gespült. Während des gleichen Zeitraums befinden sich in dem Urinauffangbeutel 4,2 l.

4200 – 2000 ml = 2200 ml. Der Patient hat 2200 ml Urin ausgeschieden.

WISSEN TO GO

Blasenspülungen

Sie werden auf ärztliche Anordnung bei Blutungen mit Koagelbildung in Blase, Harnleiter und Niere und nach urogenitalen Operationen i. d. R. mit physiologischer Kochsalzlösung durchgeführt.

- **Spülbeutel vorbereiten:** ggf. Medikament injizieren und Beutel entsprechend beschriften, Spülbeutel an Infusionsständer hängen und Überleitungssystem entlüften
- **Desinfizierende Maßnahmen:** Hände desinfizieren, Kompressen mit alkoholischem Desinfektionsmittel tränken. Steriles Tuch so legen, dass die Konnektionsstelle darauf liegt, sterile Handschuhe anziehen. Katheterende des Spüllumens desinfizieren.
- **Spülbeutel anschließen:** Verschlussstopfen aus dem Spüllumen entfernen und Überleitungssystem unter sterilen Bedingungen anschließen. Tropfgeschwindigkeit nach ärztlicher Anordnung einstellen.
- **Spüllösung beurteilen:** auf Farbe, Menge und Beimengungen achten. Hat der Patient Schmerzen? Dann kann es zu einer Abflussbehinderung gekommen sein.
- **Bilanzieren:** eingelaufene Spülmenge muss über abführendes Lumen wieder ablaufen → 24-h-Bilanzierung
- **Katheter anspülen:** Eine Verstopfung des Katheters kann durch eine Spülung mit NaCl-Lösung behoben werden.

22.1.5 Entfernen eines Dauerkatheters

Material
- unsterile Einmalhandschuhe
- 10-ml-Spritze
- Zellstoff
- Schutzunterlage
- Müllabwurf
- Sichtschutz

Durchführung

Der Patient wird informiert und beim Einnehmen einer flachen Rückenlagerung mit leicht gespreizten Beinen unterstützt. Ein Sichtschutz wird aufgestellt und das Fenster geschlossen. Die Pflegefachkraft legt eine Schutzunterlage unter das Becken des Patienten, desinfiziert sich die Hände und zieht unsterile Handschuhe an. Bevor der Katheter entfernt wird, wird der Urinbeutel in ein Auffanggefäß entleert und der Urin in der Toilette entsorgt.

Der Katheter wird über den Blockungsanschluss entblockt. Dazu zieht die Pflegekraft mit der Spritze so lange Flüssigkeit ab, bis nichts mehr kommt, und verwirft danach die Spritze.

In die eine Hand wird Zellstoff genommen und mit der anderen Hand vorsichtig der Katheter entfernt. Die Katheterspitze wird in den Zellstoff eingewickelt, der Handschuh darübergezogen und alles zusammen in den Müll entsorgt.

Im Anschluss wird eine Intimtoilette durchgeführt, die Schutzunterlage entfernt und der Patient bei einer bequemen Lagerung unterstützt.

In den nächsten Stunden sollte darauf geachtet werden, dass der Patient spontan Wasser lässt. Der Zeitpunkt sollte in der Patientenakte dokumentiert werden.

WISSEN TO GO

Dauerkatheter entfernen
- hygienische Händedesinfektion durchführen und unsterile Handschuhe anziehen
- Katheter über den Blockungsanschluss entblocken
- Katheter vorsichtig entfernen und entsorgen
- darauf achten, dass der Patient in den nächsten Stunden spontan Wasser lässt

22.2 Suprapubischer Blasenkatheter

22.2.1 Grundlagen

Definition Suprapubischer Blasenkatheter
Der suprapubische Blasenkatheter (SPK) wird durch die Bauchdecke direkt in die Blase gelegt und dient der dauerhaften Harnableitung.

Indikationen • Das Anlegen wird vom Arzt unter sterilen Bedingungen in Lokalanästhesie oder Vollnarkose im Rahmen einer kleinen Operation durchgeführt. Ein suprapubischer Katheter wird i. d. R. gelegt, wenn der Harn langfristig abgeleitet werden soll. Ein suprapubischer Katheter kann bis zu 3 Monate liegen bleiben. Ein Wechsel wird nur vorgenommen, wenn der Katheter verstopft ist oder wenn bei unklaren erhöhten Temperaturen der Verdacht besteht, dass der Katheter eine Infektion ausgelöst hat. Ein suprapubischer Katheter wird z. B. gelegt bei

- großen Rektum- und Dickdarmoperationen, da es aufgrund von Nervenirritationen zu Blasenentleerungsstörungen kommt
- Unfallpatienten mit Querschnittlähmung
- Polytraumen (mehrfach Organverletzte)
- Harnröhrenverletzungen oder Stenosen, z. B. Prostatavergrößerung
- neurogenen Blasenentleerungsstörungen

Kontraindikationen • Hier gehören z. B.:
- ungenügend gefüllte Blase – in diesem Fall sollte der Patient vorab 1 l trinken oder die Blase wird vorab über einen liegenden transurethralen Harnkatheter aufgefüllt
- große raumfordernde Prozesse im Unterbauch, v. a. Blasentumoren
- Blutgerinnungsstörungen
- Schwangerschaft
- Hauterkrankungen im Punktionsbereich

Vorteile • Zu den Vorteilen gegenüber einem transurethralen Blasenkatheter gehören z. B.:
- geringes Infektionsrisiko von Harnröhre, Harnblase, Prostata und Nebenhoden
- kein Verletzungsrisiko der Harnröhre
- Vermeidung von Harnröhrenstrikturen
- Spontanmiktion mit Restharnbestimmung möglich
- gezieltes Blasentraining möglich, da der Schließmuskel der Blase nicht durch einen Katheter beeinträchtigt wird

Nachteile • Hierzu gehören z. B.:
- kein Spülkatheter möglich
- Blutungsgefahr
- Fehlpunktion mit Gefahr der Verletzung der Nachbarorgane
- Anlage nur durch einen Arzt möglich

WISSEN TO GO

Suprapubischer Dauerkatheter – Grundlagen

Der suprapubische Katheter wird durch den Arzt im Rahmen einer Operation durch die Bauchdecke in die Blase gelegt. Er dient der dauerhaften Harnableitung und kann bis zu 3 Monate liegen.
- **Indikationen:** große Rektum- und Dickdarmoperationen, Querschnittlähmung, Polytraumen, Harnröhrenverletzung oder Stenose, neurogene Blasenentleerungsstörung
- **Kontraindikationen:** raumfordernde Prozesse im Unterbauch, Blutgerinnungsstörungen, Schwangerschaft, Hauterkrankungen im Punktionsbereich
- **Vorteile:** geringes Infektionsrisiko, kein Verletzungsrisiko der Harnröhre, keine Harnröhrenstrikturen, Spontanmiktion und gezieltes Blasentraining möglich
- **Nachteile:** kein Spülkatheter, Blutungsgefahr, Fehlpunktion, Anlage nur durch Arzt

22.2.2 Anlage eines suprapubischen Katheters

Vorbereitung des Patienten

Der Patient wird durch den Arzt aufgeklärt und gibt sein **schriftliches Einverständnis**. Gerinnungshemmende Medikamente wie Aspirin oder Marcumar werden nach Rücksprache mit dem Arzt rechtzeitig abgesetzt und evtl. durch Heparin ersetzt. Pflegende sollten sicherstellen, dass eine Gerinnungskontrolle aus dem Labor vorliegt.

Der Patient wird im **Unterbauchbereich rasiert**. Wegen der Infektionsgefahr sollten Pflegende darauf achten, die Haut nicht zu verletzen. Das rasierte Hautareal wird mit Wasser und Seife gereinigt und im Patientenzimmer eine **Intimtoilette** durchgeführt. Der Patient sollte, wenn keine Kontraindikation besteht, ca. **0,5–1,0 l Flüssigkeit** zu sich nehmen, damit die Harnblase ausreichend mit Urin gefüllt ist. Nach Möglichkeit sollte er danach nicht mehr zur Toilette gehen. Der Patient erhält ein Patientenhemd und wird anschließend im Bett in den Operationssaal gebracht.

Dort wird der Patient mit Unterstützung der pflegerischen Fachkraft der Operationsabteilung auf einer Operationsliege **auf den Rücken gelagert**, das Becken kann mit einem Kissen unterstützt werden. Der Patient wird an einen Monitor angeschlossen und das Herz-Kreislauf-System überwacht. Gerade ältere Menschen haben oft Probleme, flach auf dem Rücken zu liegen, und klagen dabei leicht über Atemnot. Wenn dies der Fall ist, können Pflegende dem Patienten nach Rücksprache mit dem Arzt zusätzlich Sauerstoff über eine Nasensonde verabreichen. Das Operationsgebiet wird aufgedeckt, dabei sollte das Schamgefühl des Patienten respektiert und darauf geachtet werden, dass Oberkörper, Genitalbereich und Beine zugedeckt sind; einen schmalen Slip kann der Patient anbehalten.

Der Arzt führt eine **Ultraschalluntersuchung** der Blase durch, um das Füllvolumen der Blase festzustellen. Es müssen mindestens 200 ml Urin in der Blase sein, um einen suprapubischen Katheter einlegen zu können. Ist das Füllvolumen zu gering, wird die Blase von der Pflegefachkraft im OP oder dem Arzt mit einem Einmalkatheter und körperwarmer physiologischer Kochsalzlösung aufgefüllt.

Material

Für die Anlage des suprapubischen Katheters werden folgende allgemeine Materialien benötigt:
- Hautdesinfektionsmittel
- sterile Tupfer (gibt es auch als Fertigset mit Desinfektionsmittelschale)
- sterile 10-ml-Spritze und Kanüle für die Lokalanästhesie
- Lokalanästhetikum, z. B. Lidocain
- steriles Lochtuch
- ein 2. steriles Abdecktuch für den OP-Tisch
- sterile Handschuhe
- Händedesinfektionsmittel
- steriler Kittel, Mundschutz und Haube
- Verbandmaterial
- Abwurfbehälter

In den meisten Häusern werden heute fertige Punktionssets verwendet, die eine teilbare Punktionskanüle und den Katheter enthalten, z. B. Cystofix.

Es wird zwischen 2 Katheterarten unterschieden: Für den kurzen Einsatz **postoperativ** wird meist ein **Einwegkatheter aus Polyurethan** verwendet, der mit einem Faden an der Haut fixiert wird. Bei **längerem Einsatz** über Wochen wird ein **Silikonkatheter mit Ballonblockung** verwendet. Auf die Fixierung mit einem Faden an der Haut kann hier verzichtet werden, dadurch reduziert sich die Infektionsgefahr an der Einstichstelle. Manche Punktionssets enthalten auch den sterilen Urinableitungsbeutel; ist dies nicht der Fall, müssen Pflegende diesen gesondert bereitlegen. Wenn nötig, kommen steriles Nahtmaterial, Nadelhalter und Pinzette hinzu und ein Skalpell für eine evtl. Hautinzision.

Durchführung

Der durchführende Arzt zieht sich Mundschutz und Haube an, wäscht sich die Hände und führt eine Händedesinfektion durch. Die assistierende Pflegekraft führt eine Händedesinfektion durch und zieht sich anschließend Handschuhe an. Sie reicht dem Arzt den OP-Kittel steril an und ist ihm beim Anziehen behilflich. Danach reicht sie ihm die Handschuhe. Alle benötigten Materialien werden dem Arzt steril gereicht und er legt sie sich auf einem OP-Tisch mit steriler Unterlage zurecht.

Die **Punktionsstelle** (Unterbauch) wird mit Hautdesinfektionsmittel **desinfiziert** und mit dem sterilen Lochtuch abgedeckt. Das Hautareal wird mittels **Lokalanästhesie** betäubt, evtl. führt der Arzt eine Probepunktion durch. Die Punktionsstelle liegt ca. 2 Querfinger oberhalb der Symphyse in medialer Richtung. Die Punktion wird in senkrechter Richtung durchgeführt.

Bevor der Arzt mit der Punktion beginnt, verbindet er den Katheter mit dem Urinauffangbeutel. Eventuell muss er die Haut mit dem Skalpell inzidieren, bevor er die **Blase senkrecht** mit der teilbaren Kanüle (Spaltkanüle) **punktiert**. Die Kanüle wird so weit vorgeschoben, bis Urin in der Katheterableitung erscheint. Dann wird der Katheter vorgeschoben, die Spaltkanüle zurückgezogen, geteilt und entfernt (▶ Abb. 22.10). Der **Katheter** wird entweder an der Bauchdecke mit einer Naht **fixiert** oder der Ballon wird mit 5–10 ml Aqua destillata oder NaCl 0,9 % **geblockt**. Anschließend wird der Katheter leicht zurückgezogen, bis der Ballon an der Blasenwand anliegt. Der Ballon sollte nicht mit einer größeren Menge geblockt werden, um Blasentenesmen (Blasenkrämpfe) zu vermeiden. Die Punktionsstelle wird nochmals desinfiziert und ein Wundverband angelegt.

Abb. 22.10 Anlage eines suprapubischen Katheters.

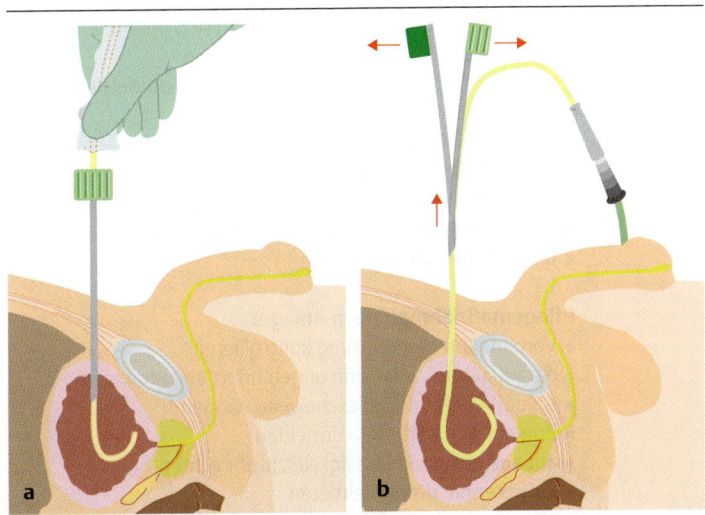

a Punktion der Blase mit der Spaltkanüle und Einführen des Katheters.
b Die Spaltkanüle wird zurückgezogen, geteilt und entfernt.

22 Umgang mit Blasenkathetern

Nachsorge

Pflegende sollten darauf achten, dass der Katheter nicht knickt und der Urin ungehindert ablaufen kann. Anschließend unterstützen sie den Patienten beim Ankleiden und helfen ihm, sich bequem ins Bett zu legen. Die Materialien werden entsorgt und der Patient wird im Bett zurück auf die Station gebracht. Die Anlage wird in den Patientenunterlagen dokumentiert.

Allgemeine Pflegemaßnahmen nach Anlage

- Verband auf Nachblutung kontrollieren.
- Sicherstellen, dass der Urin ungehindert ablaufen kann. Auch hier gilt: Der Ablaufbeutel darf nicht über Blasenniveau angebracht werden, um einen Harnstau in der Blase zu vermeiden.
- Der suprapubische Katheter wird senkrecht durch die Bauchdecke gestochen. Pflegende sollten darauf achten, dass der Katheter hinter der Austrittsstelle nicht zu flach fixiert ist, dadurch kann der Katheter abknicken. Es darf auch kein Zug auf dem Katheter sein, dadurch würde die Einstichstelle gereizt werden.
- Der suprapubische Katheter weist ein dünneres Lumen auf als der transurethrale Blasenkatheter, deshalb sollten Pflegende auch hier auf eine ausreichende Flüssigkeitszufuhr von 2–3 l achten, wenn dafür keine Kontraindikation vorliegt. Eine forcierte Diurese ist sehr wichtig, denn Harnsalze, Blutkoagel oder sonstige Makromoleküle können den Katheter verstopfen.
- Urinproben können aus der Probenentnahmestelle entnommen werden. Der Katheter sollte möglichst nie diskonnektiert werden. Jede Diskonnektion des geschlossenen Systems birgt die Gefahr der Keimbesiedelung.

WISSEN TO GO

Suprapubischer Blasenkatheter – Anlage

Patienten vorbereiten:
- gerinnungshemmende Medikamente rechtzeitig absetzen
- Gerinnungskontrolle muss vorliegen
- Unterbauch des Patienten rasieren, Areal mit Wasser und Seife reinigen
- Patienten ca. 0,5–1,0 l Flüssigkeit zu sich nehmen lassen
- Patienten in den Operationssaal bringen
- auf den Rücken lagern, Operationsgebiet aufdecken

Beim Legen assistieren:
- Händedesinfektion, Handschuhe anziehen
- dem Arzt alle benötigten Materialien steril anreichen
- Patienten nach Anlage zur Station begleiten
- Maßnahme dokumentieren

Pflegemaßnahmen nach Anlage:
- Verband auf Nachblutung kontrollieren
- darauf achten, dass Urin ungehindert ablaufen kann
- Ablaufbeutel unter Blasenniveau hängen
- Zug auf den Katheter vermeiden
- auf ausreichende Flüssigkeitszufuhr achten
- Katheter nie diskonnektieren

Verbandwechsel

In den ersten Tagen nach der Katheteranlage wechseln Pflegende den Verband täglich. Ist die Wunde trocken und zeigt keine Nachblutung oder Austritt von serösem Exsudat mit Borkenbildung, erfolgt der Verbandwechsel danach alle 2 Tage. Ist die Austrittsstelle gerötet, sezerniert sie oder ist sie sogar infiziert, muss der Verbandwechsel täglich erfolgen.

Material

- Händedesinfektionsmittel
- unsterile Einmalhandschuhe
- evtl. Pflasterentferner
- Schleimhautdesinfektionsmittel, z. B. Betasaidona, Octenisept
- Kugeltupfer oder Stieltupfer zur Desinfektion der Einstichstelle
- evtl. sterile anatomische Pinzette
- Kompressen, Schlitzkompressen
- Fixierpflaster
- Abwurf

Durchführung

Der Patient wird informiert, Türen und Fenster geschlossen und ein Sichtschutz aufgestellt. Der Abwurf wird bereitgestellt, die Hände desinfiziert und das benötigte Material auf einer flächendesinfizierten Arbeitsfläche bereitgelegt. Es werden unsterile Handschuhe angezogen und der Verband vorsichtig entfernt (▶ Abb. 22.11-1). Handschuhe und Verband werden im Abwurfbehälter entsorgt.

Die Hände werden erneut desinfiziert und das Verpackungsmaterial der Tupfer, der anatomischen Pinzette, der Kompressen und Schlitzkompresse steril geöffnet. Danach werden sterile Handschuhe angezogen.

Die Kathetereinstichstelle und die Umgebung werden auf Rötung, Schwellung, Verkrustung und evtl. Sekretbildung aus dem Einstichkanal inspiziert. Die **Kathetereinstichstelle** und das umliegende Areal werden **von innen nach außen** mit Hautdesinfektionsmittel **desinfiziert** (▶ Abb. 22.11-2. u. 3). Die Einwirkzeit von mindestens 30 Sekunden sollte beachtet werden.

Es wird eine **Schlitzkompresse angebracht**, mit der **Kompresse abgedeckt** und die Kompresse mit dem **Fixierpflaster** fixiert (▶ Abb. 22.11-4 u. 6). Eventuell wird ein Fangpflaster am Katheter angebracht, damit kein Zug an der Einstichstelle entsteht.

Die Materialien werden entsorgt und die Maßnahme mit Datum, Uhrzeit und Beschreibung der Wundverhältnisse dokumentiert.

Sind die Wundverhältnisse nach ein paar Tagen reizlos, können statt der Schlitzkompresse und der Kompresse auch transparente Pflaster verwendet werden, die nur alle 3–4 Tage gewechselt werden müssen.

Patienten mit suprapubischen Kathetern können nach der Einheilungsphase jederzeit duschen. Hierfür wird der Katheter mit einem Folienverband abgedeckt und nach dem Duschbad ein Verbandwechsel durchgeführt. Von einem Vollbad ist aufgrund der Keimverschleppung entlang des Einstichkanals abzusehen.

WISSEN TO GO

Suprapubischer Blasenkatheter – Verbandwechsel

- Verband mit unsterilen Handschuhen entfernen und entsorgen

Abb. 22.11 Verbandwechsel suprapubischer Blasenkatheter.

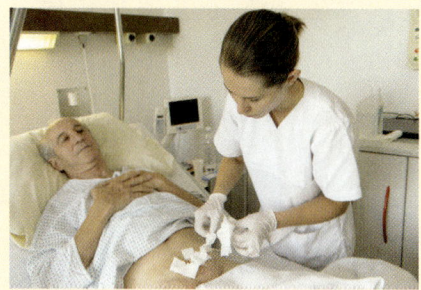
1 Die Pflegende entfernt den alten Verband.

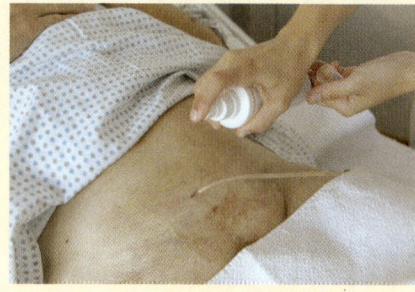
2 Sie sprüht Hautdesinfektionsmittel auf und

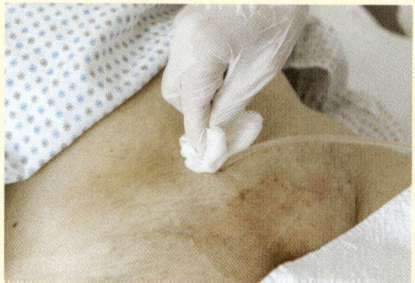
3 desinfiziert die Kathetereintrittsstelle und die Umgebung von innen nach außen.

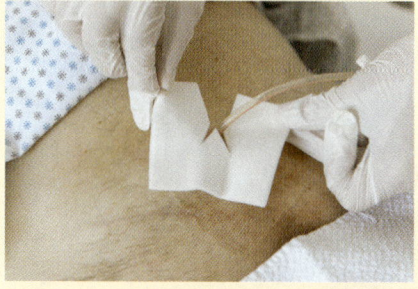
4 Die Pflegende bringt eine Schlitzkompresse an.

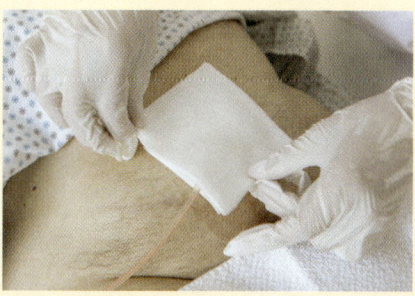
5 Die Schlitzkompresse wird mit einer Kompresse abgedeckt.

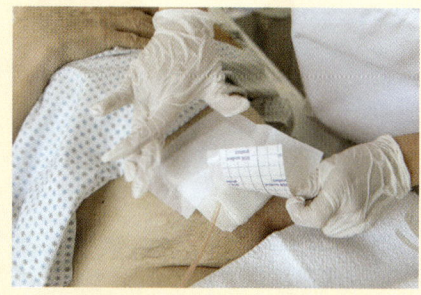
6 Über der Kompresse wird ein Fixierpflaster angebracht.

- nach Händedesinfektion Material steril vorbereiten und sterile Handschuhe anziehen
- Kathetereinstichstelle und die Umgebung auf Rötung, Schwellung, Verkrustung und Sekretbildung inspizieren
- Kathetereinstichstelle und umliegendes Areal von innen nach außen desinfizieren
- Schlitzkompresse anbringen, mit Kompresse abdecken und Fixierpflaster fixieren

Blasentraining

Durch eine permanente Harnableitung kommt es zu einer Schrumpfung der Harnblase. Die Blase ist nicht mehr in der Lage, größere Mengen Urin aufzufangen. Durch das Blasentraining wird der **Blasenmuskel trainiert**, wieder **größere Mengen Urin aufzufangen**.

Normalerweise verspürt man bei ca. 500 ml Blasenfüllung einen Harndrang. Liegen suprapubische Katheter bereits länger, verspüren die Patienten wegen der geschrumpften Blase bereits bei einer Urinmenge von 100–200 ml einen starken Harndrang. Auch ist der Schließmuskel der Blase durch die lange Harnableitung aus der Übung und es kann zu Blasenentleerungsstörungen kommen. Das heißt, es verbleibt nach dem Wasserlassen zu viel Restharn in der Blase – normal sind 10–30 ml. Ist die Restharnmenge in der Blase zu hoch, kann es leichter zu einer Vermehrung von Bakterien kommen und damit steigt das Risiko für eine Blasenentzündung oder sogar einer aufsteigenden Nierenbeckenentzündung.

Zum Blasentraining wird der Katheter abgeklemmt (keine scharfen Klemmen verwenden, um eine Verletzung des Katheters zu vermeiden). Der Urin sammelt sich nun wieder in der Blase und der Patient kann bei Harndrang auf natürlichem Wege Wasser lassen. Danach wird die Klemme geöffnet und der restliche Urin fließt heraus. Auf diese Weise kann die Menge des in der Harnblase verbliebenen Urins (Restharn) bestimmt werden. Das Blasentraining ist erfolgreich, sobald die Restharnmenge unter 100 ml liegt. Mit dem Blasentraining wird begonnen, wenn der Patient den Katheter nicht mehr benötigt.

WISSEN TO GO

Suprapubischer Blasenkatheter – Blasentraining

Durch eine permanente Harnableitung kann die Harnblase schrumpfen. Durch einen erhöhten Restharn ist die Infektionsgefahr erhöht. Das Blasentraining hat zum Ziel, dass die Blase wieder größere Mengen Urin auffängt und bei der Miktion vollständig entleert wird.

Der Katheter wird abgeklemmt. Nachdem der Patient spontan Wasser gelassen hat, wird die Klemme geöffnet und der Restharn bestimmt.

Entfernen des SPK

Sind die Restharnwerte unauffällig (< 100 ml), wird der SPK auf Arztanordnung entfernt. Die Einstichstelle wird mit einem Druckverband versorgt. Bei kleiner Einstichstelle eignen sich dazu gefaltete sterile Mullkompressen (10 × 10 cm), bei großer Einstichstelle sterile Saugkompressen.

Die Kompressen werden auf die Einstichstelle gedrückt und unter Zug sowie über Kreuz mit schmalen Fixomullstretch-Pflasterstreifen fixiert. Darüber kommen noch 3–4 sterile Kompressen, die wiederum unter Zug mit breitem Fixomullstretch-Pflaster befestigt werden.

Nach Entfernen des SPKs sollte der Patient ca. 1 Stunde lang liegen. Läuft sehr viel Urin aus der Einstichstelle, kann für ca. 1 Stunde ein Sandsack zur Kompressionsunterstützung aufgelegt werden. Die SPK-Einstichstelle ist normalerweise innerhalb von 24 Stunden verschlossen. Dann kann der Druckverband entfernt werden.

23 Injektionen und Blutentnahme

23.1 Injektionen

Definition **Injektion**
Bei der Injektion werden sterile Flüssigkeiten (i. d. R. Medikamente) mithilfe einer Spritze und einer dünnen Hohlnadel in das Gewebe eingespritzt. Dabei werden zwischen 0,1–20 ml Flüssigkeit injiziert – je nach Applikationsart und Applikationsort, also wie und wo man injiziert.

23.1.1 Injektionsarten

Injektionen werden normalerweise nach ihrem Applikationsort unterschieden (▶ Abb. 23.1).

Intrakutane Injektion • Diese Injektionsart (i.c.-Injektion) kennen viele von Allergietests oder vom Tuberkulintest (Intrakutantest nach Mendel-Mantoux). Bei einer i.c.-Injektion werden geringe Flüssigkeitsmengen in die Dermis (Lederhaut) injiziert, z.B. Procain-Coffein-Kombinationspräparat (Impletol) zur Neuraltherapie. Dadurch entsteht eine Hautquaddel. Die i.c.-Injektion ist eine seltenere Injektionsform und spielt im klinischen Alltag eine untergeordnete Rolle.

Subkutane Injektion • Sie (s.c.-Injektion) ist eine sehr häufige Injektionsart. Die Hohlnadel wird in die Subkutis (Unterhautfettgewebe) vorgeschoben und die Flüssigkeit injiziert. Die medikamentöse Antikoagulanzientherapie zur Thromboseprophylaxe, z.B. mit Gerinnungshemmern wie Heparin, oder die Gabe von Insulin bei der Diabetestherapie wird sehr oft in Form von s.c.-Injektionen durchgeführt.

Intramuskuläre Injektion • Im Rahmen der intramuskulären Injektion (i.m.-Injektion) werden Flüssigkeiten in einen Muskel injiziert. Intramuskulär wird injiziert bei Impfungen (z.B. Tetanus-Immunglobulin), zur Schmerztherapie (Analgesie, z.B. Tramadolhydrochlorid, Piritramid), bei Resorptionsstörungen von Vitamin B_{12}, B_6 und Folsäure nach Magenteilresektionen (z.B. Pyridoxinhydrochlorid/Hydroxocobalaminhydrochlorid/Folsäure). Des Weiteren wird in der Gynäkologie und Geburtshilfe zur ante- und postpartalen Prophylaxe (Verhinderung vor- und nachgeburtlicher Komplikationen) und bei möglichen Rhesuskonstellationen (Anti-D-Immunglobulin) intramuskulär injiziert.

Intravenöse Injektionen • Sie (i.v.-Injektionen) kommen zum Einsatz, wenn ein rascher Wirkungseintritt erwünscht ist, z.B. bei Notfällen wie Kortisoninjektion bei anaphylaktischem Schock. Dabei wird eine Vene punktiert und das Medikament direkt in die venöse Blutbahn injiziert.

Weitere Injektionsarten • Seltene Injektionsarten, die ausschließlich der Arzt durchführt, sind die
- intraarterielle Injektion (i.a.-Injektion): Dabei wird eine Arterie punktiert bzw. Medikamente werden in den arteriellen Blutstrom injiziert.
- intraartikuläre Injektion: Injektion direkt in ein Gelenk, z.B. Hyaluronsäure bei Arthrose.
- intrathekale Injektion: Injektion in den Liquorraum.
- intraossäre Injektion (i.o.-Injektion): Injektionen direkt ins gut durchblutete Knochenmark (z.B. im Rahmen der Notfallversorgung).
- intrakardial: Injektion direkt ins Herz im Notfall, z.B. bei Herzstillstand

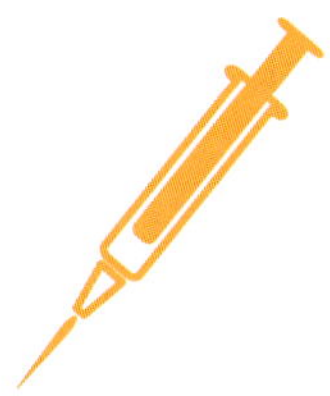

Injektionen
- Injektionsarten ► S. 454
- Vor- und Nachteile ► S. 455
- Rechtliche Bestimmungen ► S. 456
- Vorbereitungen von Injektionen ► S. 457
- Subkutane Injektionen ► S. 460
- Intramuskuläre Injektionen ► S. 461
- Intravenöse Injektionen ► S. 465

Blutentnahme
- Venöse Blutentnahme ► S. 466
- Kapillare Blutentnahme ► S. 470
- Blutentnahme aus zentralvenösen Kathetern und Kanülen ► S. 471
- Mögliche Fehlerquellen bei der Blutentnahme ► S. 471

WISSEN TO GO

Injektionsarten

Injektionen werden normalerweise nach ihrem Applikationsort unterschieden (► Abb. 23.1):
- **intrakutane Injektion** (i.c.-Injektion): geringe Flüssigkeitsmengen werden in die Epidermis injiziert
- **subkutane Injektion** (s.c.-Injektion): Injektion in die Subkutis
- **intramuskuläre Injektion** (i.m.-Injektion): Injektion in einen Muskel
- **Intravenöse Injektionen** (i.v.-Injektionen): Injektion in die venöse Blutbahn

23.1.2 Vor- und Nachteile
Vorteile

Schneller Wirkungseintritt ohne Wirkstoffverlust • Im Vergleich zu Tabletten oder Tropfen tritt die Wirkung einer Injektion je nach Injektionsart rascher ein, z. B. bei einer i.v.-Injektion nach 2–5 Minuten. Da der Wirkstoff direkt an den Zielort gebracht wird, geht kein Wirkstoff verloren, wie es z. B. bei der oralen Applikation über den Magen-Darm-Trakt der Fall ist. Eine systemische Wirkung im Gesamtorganismus wird damit jedoch nicht verhindert. Darüber hinaus sind verschiedene Medikamente nicht oral applizierbar, z. B. Insuline. Die Magensäure würde deren Eiweißmoleküle zerstören. Diese Medikamente müssen injiziert werden.

Keine Magen-Darm-Beschwerden • Bestimmte oral verabreichte Medikamente, z. B. nicht steroidale Antirheumatika (NSAR), können die Magenschleimhaut angreifen und zu Ulzerationen (Geschwüren) führen. Injektionen umgehen den Magen-Darm-Trakt und vermeiden diese Beschwerden.

Lokale Wirkung • Ein Wirkstoff kann direkt dorthin gebracht werden, wo er gebraucht wird, z. B. bei der Injektion eines Lokalanästhetikums.

Exakte Dosierbarkeit • Medikamentendosierungen werden oft nach Kilogramm/Körpergewicht des Patienten berechnet. Medikamente, die über den Magen-Darm-Trakt verabreicht werden, sind weniger genau dosierbar als flüssige Medikamente aus einer Ampulle.

Steuerung von Wirkstoffeintritt und -dauer • Je nach Applikationsort und Medikament kann der Wirkstoffeintritt und die Wirkstoffdauer gesteuert werden. So gibt es Depotmedikamente, die nach einmaliger i.m.-Applikation bis zu 3 Monate oder länger wirken, z. B. das Haloperidol-Decanoat in der Schizophrenietherapie.

Unabhängig von den Ressourcen des Patienten • Nicht alle Patienten können aufgrund von körperlichen oder psychischen Störungen Medikamente oral aufnehmen, z. B. Bewusstlose oder Menschen mit einer Passagestörung des oberen Verdauungstrakts. Hier bietet die Injektion eine von den Patientenressourcen unabhängige Applikationsform.

23 Injektionen und Blutentnahme

Abb. 23.1 Injektionsarten und deren Injektionsbereiche, Injektionstiefen und Injektionswinkel.

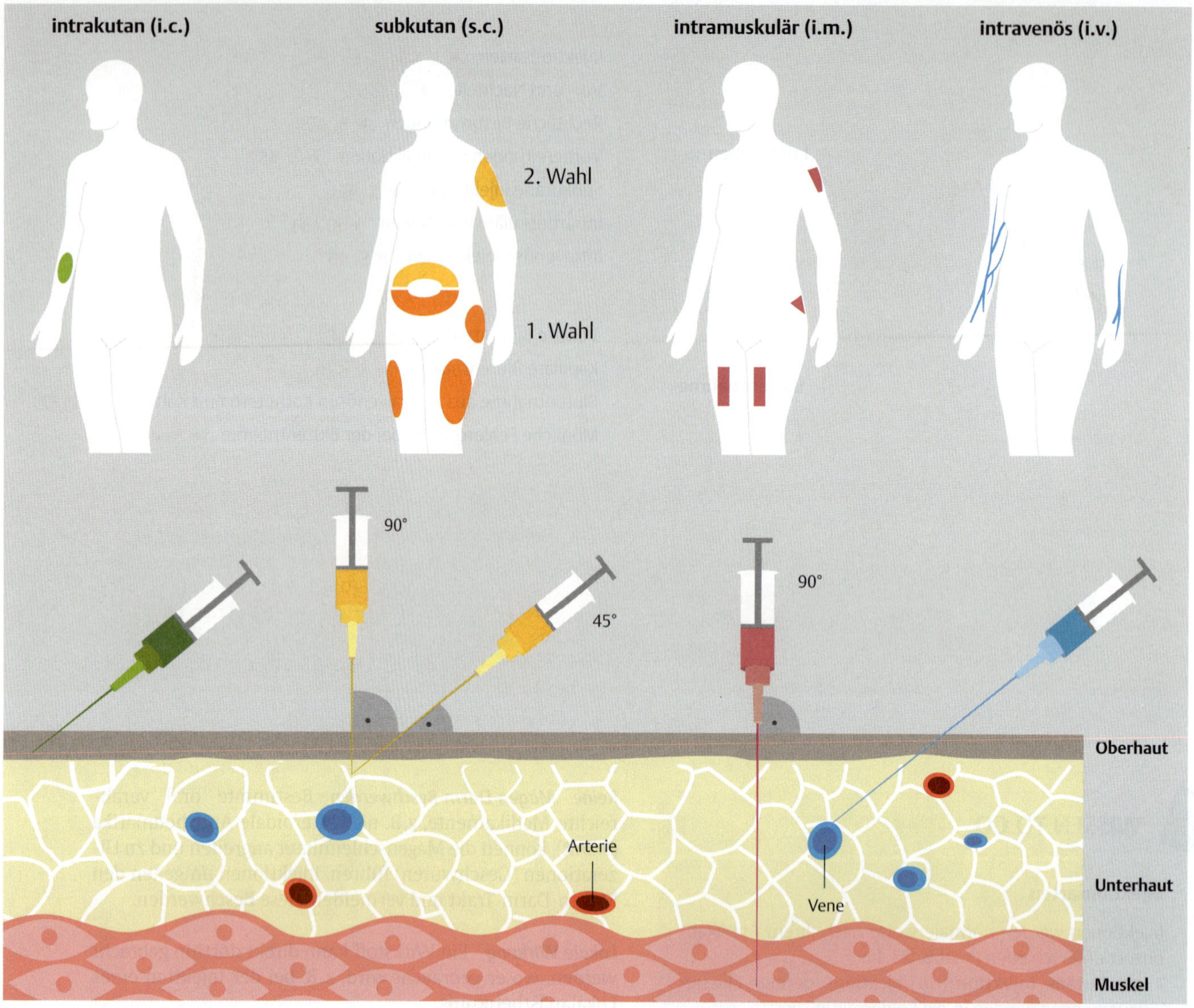

Nachteile

Die Eigenständigkeit der Patienten geht verloren – jemand muss spritzen oder das Spritzen muss gelernt werden. **Nebenwirkungen** und Komplikationen treten **massiver** und **schneller** auf. Es bestehen wesentlich mehr **Verletzungs-** bzw. **Komplikationsmöglichkeiten** als bei der oralen oder dermalen Applikation. Näheres zu den möglichen Komplikationen der verschiedenen Injektionen finden Sie unter der jeweiligen Überschrift im weiteren Text.

WISSEN TO GO

Injektionen – Vor- und Nachteile

Vorteile:
- schneller Wirkungseintritt ohne Wirkstoffverlust
- Magenschleimhaut wird nicht angegriffen
- lokale Wirkung
- exakte Dosierung
- Steuerung von Wirkstoffeintritt und -dauer, z. B. Depotmedikamente
- unabhängig von den Ressourcen des Patienten

Nachteile:
- jemand muss spritzen oder das Spritzen muss gelernt werden
- mehr Verletzungs- bzw. Komplikationsmöglichkeiten

23.1.3 Rechtliche Bestimmungen

Die Injektion ist ein invasiver Eingriff in den Körper eines Menschen. Sie kann als Körperverletzung gewertet werden, wenn sie ohne Zustimmung der betroffenen Person, der Erziehungsberechtigten oder des Betreuers (z. B. bei Menschen mit Demenz) durchgeführt wird.

Die **Anordnungsverantwortung** trägt bei einer Injektion **immer** der **Arzt**. Er legt die Applikationsform, das Medikament, die Dosierung sowie den Zeitpunkt fest. Es muss eine schriftliche Anordnung vorliegen, nach telefonischer Anordnung hat der Arzt diese zeitnah in der Patientenakte zu dokumentieren. Die Injektion selbst kann er **an Pflegende delegieren**. Voraussetzung ist, dass diese hinreichend geschult sind und der Arzt sich von den fachlichen Fähigkeiten überzeugt hat.

Führt eine Pflegekraft eine Injektion aus, muss sie über **Wirkung und Nebenwirkungen des Medikaments** Bescheid wissen. Darüber hinaus muss sie **hygienisch** arbeiten können und den Patienten hinreichend über die Maßnahme **informieren können**. Bei unvorhersehbaren Komplikationen (z. B. Unverträglichkeit) muss die Pflegekraft **Sofortmaßnahmen** bis zum Eintreffen des Arztes eigenständig einleiten können. Die Pflegefachkraft hat die **Durchführungsverantwortung**, für Durchführungsfehler hat sie die Verantwortung bzw. kann für Fehler haftbar gemacht werden.

Die intrakutane, subkutane und die intramuskuläre Injektion werden in der dreijährigen Ausbildung der Pflegeberufe theoretisch und praktisch unterrichtet und meistens von examinierten Pflegekräften durchgeführt. Intravenöse Injektionen werden i. d. R. nur von weitergebildeten Intensivpflegekräften verabreicht.

Ob eine Pflegekraft Injektionen durchführen darf, hängt immer von den Standards ab, die eine Einrichtung definiert. Die **formale** Kompetenz, Injektionen durchzuführen, wird oft hausintern mit einem sog. **„Spritzenschein"** belegt. Neben der formalen Kompetenz ist aber auch die persönliche Kompetenz ausschlaggebend.

! Merken Persönliche Kompetenz
Wenn Sie sich nicht sicher sind, dass Sie eine delegierte Aufgabe fachlich fehlerfrei durchführen können, können bzw. müssen Sie das Weigerungsrecht in Anspruch nehmen und die Aufgabe ablehnen.

23.1.4 Vorbereitung von Injektionen

Material

Vor dem Richten der Materialien wird eine hygienische Händedesinfektion durchgeführt. Folgende Materialien werden gerichtet:
- Spritzentablett
- Spritze
- Aufzieh- und Injektionskanüle
- Injektionslösung (meist Medikament)
- Desinfektionsmittel
- Handschuhe, Tupfer
- Abwurfbehälter
- Material zur Beschriftung

Spritzen • Eine Spritze besteht aus mehreren Bestandteilen: einem Spritzenzylinder mit Graduierung, einem beweglichen Spritzenkolben, der Halteplatte sowie dem Spritzenkonus. Der Spritzenkonus hat entweder einen Luer-Slip-Ansatz zum Aufstecken der Kanüle oder einen Luer-Lock-Ansatz zum Aufdrehen der Kanüle (▶ Abb. 23.2).

Kanülen • Die Einwegkanülen sind mit einem Farbcodesystem (nach ISO 6009 bzw. DIN 13095) versehen und werden mittels der Maßeinheit Gauge klassifiziert. Diese gibt bei Kanülen den Außendurchmesser an. Je höher der Wert, desto geringer der Außendurchmesser der Kanüle. Die Pflegekraft sucht anhand der Injektionsart, des Injektionsorts und der individuellen Konstitution des Patienten die passende Kanülengröße aus (▶ Abb. 23.3). Bei der Kanülenwahl zum Aufziehen einer Flüssigkeit muss deren Konsistenz beachtet werden.

! Merken Größe
Je höher die Gauge-Zahl, desto geringer ist der Durchmesser der Kanüle.

Abb. 23.2 Spitzenkonus.

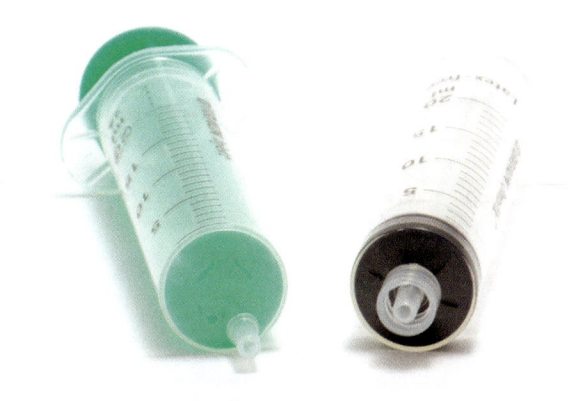

Links eine Kanüle mit Luer-Slip-Ansatz, rechts mit Luer-Lock-Ansatz.

Injektionslösung/Medikamente • Medikamente können nur in flüssiger Form injiziert werden. Sie werden in Ampullen bereitgestellt. Es gibt Glasampullen zum Brechen oder Ansägen, Stechampullen mit einem Gummistopfen, durch den mittels einer Kanüle Flüssigkeiten aufgezogen werden sowie Brechampullen aus Kunststoff, bei denen eine Plastiklasche abzubrechen ist.

Sterilität prüfen • Spritzen, Kanülen und Injektionslösungen sind steril aufbereitet und verpackt. Vor Injektionen sollten die Haltbarkeitsdaten von Material und Injektionslösungen geprüft werden. Ist die Sterilzeit des Materials oder das Verfallsdatum des Medikaments abgelaufen oder ist die Verpackung beschädigt, muss es sofort entsorgt werden, da die Sterilität dann nicht mehr gewährleistet ist.

Anordnung überprüfen, Regeln beachten

Während Pflegende die Anordnung des Arztes noch einmal überprüfen und die Injektion vorbereiten, sind Ruhe und Konzentration erforderlich!
- Beim Richten der Injektion sollte die **6-R-Regel** beachtet werden: **R**ichtiger Patient, **R**ichtiges Medikament, **R**ichtige Dosierung, **R**ichtige Applikationsform, **R**ichtiger Zeitpunkt, **R**ichtige Dokumentation.
- Standards und Bestimmungen zum Schutz vor toxischen Substanzen müssen beachtet werden, z. B. spezielle Einmalhandschuhe im Umgang mit Chemotherapeutika.
- Zum Schutz vor Nadelstichverletzungen muss ein Kanülenabwurf am Arbeitsplatz bereitstehen.

> **WISSEN TO GO**
>
> **Injektion – Vorbereitung**
>
> - **Material:** Spritzentablett, Spritze, Aufzieh- und Injektionskanüle, Injektionslösung, Desinfektionsmittel, Handschuhe, Tupfer, Abwurfbehälter, Stift
> - **Injektionslösung/Medikamente:** Glasampullen zum Brechen oder Ansägen, Stechampullen mit Gummistopfen sowie Brechampullen aus Kunststoff.
> - **Sterilität prüfen:** Haltbarkeitsdaten und Unversehrtheit
> - **6-R-Regel**, Standards und Bestimmungen beachten

23 Injektionen und Blutentnahme

Abb. 23.3 Injektionskanülen und deren Verwendung.

Gauge	27	26	24	23	23	22	21	20	19
Farbe	grau	braun	lila	**blau**	violett	schwarz	grün	**gelb**	weiß
Außendurchmesser (mm)	0,40	0,40–0,42	0,45	0,55	0,66	0,6–0,65	0,7	0,8	0,9	1,1
Länge (mm)	20	12–16	12	25	25	30–32	30–32	40	50	40	70	30
Verwendung	s.c. Insulin	s.c. Insulin, Heparin	s.c.	s.c.	i.m.		i.m.-/i.v.-Injektionen			Aufziehkanüle/ Blutabnahme
Erwachsener	✓ 45°	✓ 90°	✓ 90°	✓ 45°	✓ 45°	✓	✓	✓	✓	✓
Erwachsener Untergewicht	✓ 45°	✓ 45°	✓ 45°	✓ 45°	✓ 45°	✓	✓	✓	✓	
Erwachsener Übergewicht	✓ 45°	✓ 90°		✓ 90°	✓ 90°	✓	✓		✓	
Kind groß	✓ 45°	✓ 45°	✓ 90°			✓	✓	✓		
Säugling	✓ 45°	✓ 45°	✓ 45°			✓	✓			

Je nach Injektionsart, Alter und Konstitution des Patienten werden verschiedene Kanülen ausgewählt. Welche Kanülen bei welchen Patienten für die s.c.- und i.m.-Injektionen verwendet werden können, ist durch einen Haken markiert, der jeweilige Einstichwinkel bzw. Injektionsbereich ist angegeben. Die am häufigsten verwendeten Kanülen sind fett hervorgehoben.

Injektionen

Injektionslösung aufziehen

Aufziehen aus einer Glasampulle

Zuerst werden eine hygienische Händedesinfektion durchgeführt und die Spritze sowie die Kanüle aus der Verpackung entnommen. Beim Zusammensetzen von Spritze und Kanüle sollte darauf geachtet werden, den Spritzenkonus und den Kanülenansatz nicht mit den Händen zu berühren (▶ Abb. 23.4-1). Die Schutzkappe der Kanüle bleibt noch aufgesetzt.

Dann wird die Glasampulle an der dafür vorgesehenen Stelle geöffnet (sie ist mit einem Punkt versehen). Dabei ist zu beachten, dass keine Restflüssigkeit oberhalb der Bruchstelle in der Glasolive verbleibt. Durch Klopfen gegen die Glasolive fließt darin enthaltene Flüssigkeit in die Ampulle zurück. Zum Öffnen von Brechampullen wird ein Tupfer verwendet, um Schnittverletzungen zu vermeiden (▶ Abb. 23.4-2).

Die Schutzkappe der Kanüle wird entfernt und die Kanüle senkrecht, ohne den Ampullenrand zu berühren, in die Glasampulle eingeführt (▶ Abb. 23.4-3). Durch Zurückziehen des Spritzenkolbens wird die Injektionsflüssigkeit in die Spritze gezogen und die Spritze danach bis zum Konus entlüftet.

Danach wird die Aufziehkanüle entfernt und die Injektionskanüle auf den Spritzenkonus aufgesetzt. Die nun fertige Injektion wird auf das vorbereitete Spritzentablett gelegt und die Spritze mit Patientenname, Zimmernummer und Medikamentenname beschriftet.

Aufziehen aus einer Stechampulle

Auch hier wird im ersten Schritt eine hygienische Händedesinfektion durchgeführt. Dann wird der Verschluss der Stechampulle geöffnet und der Gummistopfen mit einem mit Desinfektionsmittel getränkten Zellstofftupfer desinfiziert. Während das Desinfektionsmittel 30 Sekunden einwirkt, werden Kanüle und Spritze zusammengesetzt.

Der Gummistopfen wird mit der Kanüle durchstochen und die Injektionsflüssigkeit entnommen. Danach wird die Aufziehkanüle entfernt, die Injektionskanüle aufgesetzt und die vorbereitete Injektion beschriftet auf dem Spritzentablett abgelegt.

Wenn es sich bei der Entnahme um ein Mehrdosenentnahmebehältnis handelt, wird das Anbruchdatum von der Pflegekraft mit Handzeichen auf der Ampulle vermerkt. Die Herstellerangaben zur Lagerung (z. B. Kühlschrank, lichtgeschützt) und zur Haltbarkeit der angebrochenen Ampulle (meist 24 Stunden) müssen beachtet werden.

Aufziehen und Mischen von Trockensubstanzen

Bei Ampullen mit Trockensubstanz werden beide Aufziehvarianten vereinigt, da der Trockensubstanz meist eine Brechampulle mit Aqua destillata beigefügt ist oder die Flüssigkeit aus einem Mehrdosenbehältnis entnommen werden muss.

Die Trockensubstanz kann auch mithilfe einer Überleitungskanüle mit dem Lösungsmittel vermischt werden. Nachdem der Verschluss der Stechampulle mit dem Lösungsmittel entfernt und der Gummistopfen mit einem mit Desinfektionsmittel getränkten Zellstofftupfer desinfiziert wurde, wird die Überleitungskanüle in den Einstichstopfen gestochen. Auf der anderen Seite der Überleitungskanüle wird die Stechampulle mit der Trockensubstanz eingestochen und das Lösungsmittel dann vollständig übergeleitet (▶ Abb. 23.5).

! Merken Vollständige Auflösung
Achten Sie darauf, dass die Trockensubstanz restlos aufgelöst ist, bevor Sie die Injektionslösung in die Spritze aufziehen.

Bei manchen Medikamenten (z. B. Antibiotika) kann der Auflösungsvorgang längere Zeit benötigen, dies sollten Pflegende bei ihrer Zeiteinplanung berücksichtigen. Um den Lösungsvorgang zu beschleunigen, kann das Fläschchen sanft hin und her gewiegt werden. Schütteln ist wegen der Empfindlichkeit der ungelösten Substanz nicht erlaubt.

Abb. 23.5 Trockensubstanz auflösen mit Überleitungskanüle.

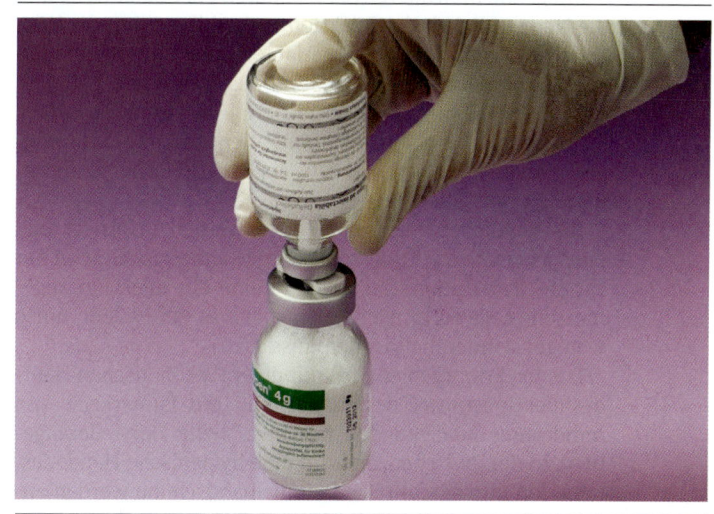

Abb. 23.4 Aufziehen eines Medikaments aus einer Glasampulle.

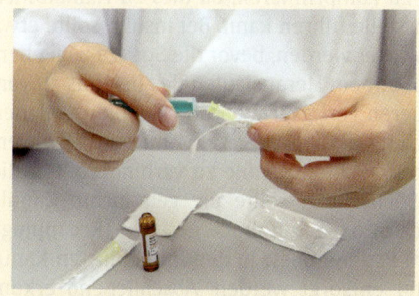
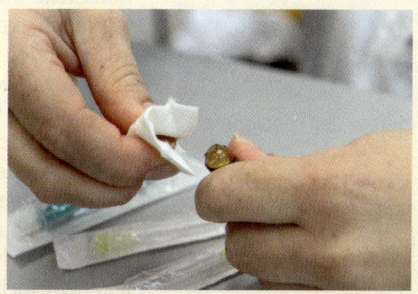
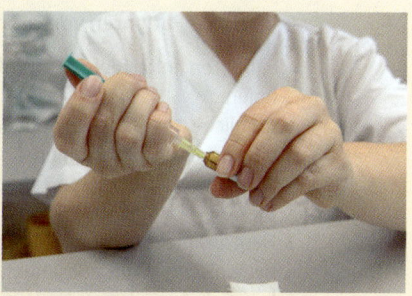

1 Spritze und Kanüle werden zusammengesetzt, ohne Spritzenkonus und Kanülenansatz zu berühren.

2 Der Tupfer wird über die gesamte Glasolive der Ampulle gelegt und abgebrochen.

3 Die Aufziehkanüle wird senkrecht in die Ampulle eingeführt, und die Flüssigkeit wird durch Zurückziehen des Kolbens aufgezogen.

23 Injektionen und Blutentnahme

WISSEN TO GO

Injektionslösung aufziehen

- hygienische Händedesinfektion durchführen, Spritze und Kanüle zusammensetzen
- **Glasampulle:** Restflüssigkeit aus dem oberen Bereich der Glasolive herausklopfen, Brechampulle mithilfe eines Tupfers öffnen
- **Stechampulle:** Verschluss öffnen und Gummistopfen desinfizieren
- Schutzkappe der Kanüle entfernen und Kanüle in die Ampulle einführen
- Injektionsflüssigkeit in die Spritze saugen, Spritze bis zum Konus entlüften
- Aufziehkanüle entfernen und Injektionskanüle auf den Spritzenkonus setzen
- Spritze mit Patientenname, Zimmernummer und Medikamentenname beschriften
- Mehrdosenbehältnisse mit Anbruchdatum und Handzeichen versehen

Patienten vorbereiten

Die Vorbereitungsmaßnahmen für die eigentliche Injektion sind für alle Injektionen gleich und unterscheiden sich nur in der Wahl der geeigneten Injektionskanüle.

Pflegende informieren den Patienten über den Zweck und die Notwendigkeit der Injektion und erklären ihm die Wirkung des Medikaments. Sie erläutern ihm außerdem, welche Empfindungen eine Injektion auslösen kann, z. B. dass es leicht brennen kann beim Injizieren, dass es einen kurzen Schmerz gibt beim Einstich. Der Patient muss sein mündliches Einverständnis geben bzw. ein Erziehungsberechtigter/Betreuer muss dies tun.

Die möglichen Injektionsgebiete werden inspiziert und eine geeignete Injektionsstelle ausgewählt. Danach wird der Patient dabei unterstützt, sich in eine der Injektion angemessene Lage zu bringen. Je entspannter der Patient, umso weniger schmerzhaft ist der Einstich.

Das Injektionsgebiet wird mit einem alkoholischen Hautdesinfektionsmittel desinfiziert und die Einwirkzeit von mindestens 30 Sekunden beachtet (siehe Herstellerangaben). In der Zwischenzeit wird eine hygienische Händedesinfektion durchgeführt und Einmalhandschuhe werden angelegt. Danach kann die Injektion erfolgen.

WISSEN TO GO

Injektion – Patienten vorbereiten

- Patienten informieren, mündliches Einverständnis einholen
- mögliche Injektionsgebiete inspizieren und geeignete Injektionsstelle auswählen
- Patienten unterstützen, angemessene Lage einzunehmen
- Hautdesinfektion durchführen, Einwirkzeit mind. 30 s
- hygienische Händedesinfektion durchführen, Einmalhandschuhe anlegen

23.1.5 Subkutane Injektionen

Bei der subkutanen Injektion werden isotone wässrige Lösungen in das Unterhautfettgewebe (Subkutis) injiziert. Die Resorptionszeit bis zum Wirkungseintritt beträgt ca. 30 Minuten. Diese Injektionsart wird i. d. R. bei der Insulin- oder Antikoagulanzientherapie (z. B. Heparin) angewendet. Pflegende führen diese Injektion nicht nur durch, sie haben häufig auch die Aufgabe, den Patienten für die Eigendurchführung zu schulen und anzuleiten.

Mögliche Injektionsorte • Eine s. c. Injektion erfolgt an Orten mit ausgeprägtem Fettgewebe (▶ Abb. 23.3):
- Bereiche 1. Wahl: Unterbauch, Oberschenkel und Gesäß
- Bereiche 2. Wahl: Oberbauch und Oberarm

Bei einer Langzeitapplikation z. B. bei Insulin- oder Heparininjektionen wird empfohlen, einen Spritzenkalender zu verwenden, um durch einen regelmäßigen Wechsel der Injektionsstellen das Gewebe zu schonen. Siehe auch Diabetes mellitus (S. 1071).

Kontraindikationen • Subkutane Injektionen dürfen nicht erfolgen bei
- **gestörter Hautdurchblutung** im Injektionsgebiet, da eine Resorption und Verarbeitung verzögert erfolgt oder gänzlich fehlt, z. B. in Narbengewebe, Muttermale oder gelähmte Extremitäten.
- **Entzündungen** sowie **Ödemen** (Wasseransammlungen) und **Hauterkrankungen** im Injektionsgebiet.
- geplanter Operation in das **OP-Areal** oder in die Nähe eines **Wundgebiets**.
- **Schockzuständen**, da die Haut- und Muskulaturdurchblutung unzureichend ist und keine Verarbeitung des Medikaments erfolgen kann.

Durchführung

Nach der allgemeinen Vorbereitung wird im Injektionsgebiet das Gewebe mit den Fingern gefasst und eine stehende Hautfalte gebildet. Je nach Kanülenlänge und Menge des Fettgewebes des Patienten wird die Injektionskanüle im 90°- oder 45°-Winkel zur Haut eingestochen. Bei sehr kachektischen (ausgezehrten) Patienten sollte ein 45°-Einstichwinkel gewählt werden, damit wirklich ins Subkutangewebe gespritzt wird und nicht in den Muskel. Wenn kurze G26-Kanülen (braun) oder Insulin-PEN-Kanülen verwendet werden, erfolgt der Einstich im 90°-Winkel (▶ Abb. 23.6). Danach wird das zu verabreichende Medikament langsam injiziert und die Spritze mitsamt der Kanüle zügig entfernt.

Bei Heparinen sollte darauf geachtet werden, die Injektionsstelle nicht zu komprimieren, da dies zu Hämatomen um die Injektionsstelle führen kann. Bei Insulin sollte etwa 10 Sekunden gewartet werden, bevor die Spritze zügig herausgezogen wird, um ein Herauslaufen des Insulins zu verhindern. Bei neueren Fertigspritzen und Kanülensystemen wird der Stichschutz aktiviert (S. 311), um eine Eigenverletzung an der gebrauchten Kanüle zu verhindern. Hat die Kanüle keinen Stichschutz, sollte die gebrauchte Kanüle keinesfalls zurück in die Schutzhülle gesteckt (Recapping), sondern noch am Patientenbett in den mitgeführten Kanülenabwurfbehälter entsorgt werden. Abschließend erkundigt man sich nach dem Befinden des Patienten, entsorgt die Materialien sachgerecht und dokumentiert die Injektion im Dokumentationssystem.

Abb. 23.6 Subkutane Injektion.

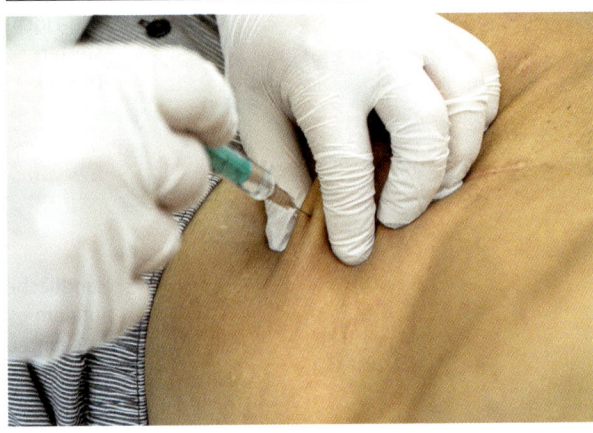

In die stehende Hautfalte wird mit einer G26-Kanüle im 90°-Winkel Insulin injiziert.

Bei Säuglingen und Kleinkindern kann die subkutane Injektion an den gleichen Körperstellen wie bei einem Erwachsenen erfolgen, Einstichtiefe und Einstichwinkel müssen allerdings entsprechend angepasst werden.

Komplikationen

Während und nach einer Injektion kann es zur **Hämatombildung** kommen. Eine Hämatombildung kann minimiert werden, indem die Injektion ins subkutane Gewebe immer nur bei stehender Hautfalte durchgeführt und diese nach dem Einstich nicht sofort losgelassen wird. Die Injektionsstelle sollte nicht gerieben und starkes Komprimieren der Einstichstelle sollte ebenfalls vermieden werden (besonders nach Heparininjektion), um Blutungen aus dem Stichkanal zu verhindern.

ACHTUNG
Wird nicht hygienisch gearbeitet, kann es durch Keimverschleppung zu einem Spritzenabszess kommen, insbesondere bei Diabetikern und immunsupprimierten Patienten. Achten Sie immer auf eine einwandfreie aseptische Arbeitsweise. Wechseln Sie bei Langzeitapplikation regelmäßig das Injektionsgebiet, um das Gewebe zu schonen.

WISSEN TO GO

Subkutane Injektion

Subkutan werden isotone wässrige Lösungen in das Unterhautfettgewebe (Subkutis) injiziert. Die Wirkung tritt nach etwa 30 Minuten ein. Eine s.c.-Injektion erfolgt an Orten mit ausgeprägtem Fettgewebe, z.B. Bauch oder Oberschenkel. Bei Langzeitapplikationen sollte ein Spritzenkalender verwendet werden. **Kontraindikationen:**
- Entzündungen, Ödeme, Wunden
- Hauterkrankungen, gestörte Hautdurchblutung
- OP-Areal bei geplanter Operation
- Schockzustände

Der Einstich erfolgt i.d.R. im 90°-Winkel (▶ Abb. 23.6). Danach wird das zu verabreichende Medikament langsam injiziert und die Spritze mitsamt der Kanüle zügig entfernt.

Komplikationen:
- **Hämatombildung:** Injektion nur bei stehender Hautfalte durchführen und nach dem Einstich nicht loslassen. Injektionsstelle nicht verreiben und starkes Komprimieren vermeiden.
- Durch Keimverschleppung kann es zu einem **Spritzenabszess** kommen. Auf eine aseptische Arbeitsweise achten, regelmäßig das Injektionsgebiet wechseln.

23.1.6 Intramuskuläre Injektionen

Bei der intramuskulären Injektion werden isotone wässrige, aber auch ölige Lösungen in das Skelettmuskelgewebe injiziert. Die Resorptionszeit ist kürzer als bei einer subkutanen Injektion, jedoch nicht so kurz wie bei einer intravenösen. Die Wirkung tritt nach etwa 10–20 Minuten ein. Beispiele für intramuskuläre Injektionen sind:
- **Impfungen**, z.B. Tetanus, Diphtherie, Hepatitis usw.
- **Verabreichung von öligen Suspensionen**, z.B. wenn gewisse Wirkstoffe nicht oder nicht mehr über den Magen-Darm-Trakt resorbiert und verarbeitet werden können, z.B. Cyanocobalamin-(Vitamin B_{12})-Zufuhr nach Magenteilresektionen. Aber auch andere Vitaminkomplexpräparate finden in Form von i.m.-Injektionen Anwendung.
- **Einbringen von Depotpräparaten**, z.B. Haloperidol-Depot.

Kontraindikationen

Pflegende sollten vor der Injektion auf die allgemeinen Kontraindikationen achten, die bereits bei der s.c.-Injektion besprochen wurden (S. 460). Des Weiteren sind folgende Kontraindikationen zu beachten:

Patienten mit gesteigerter Blutungsneigung • Bei jeder Injektion werden kleinste Blutgefäße verletzt. Ist die Gerinnung herabgesetzt, besteht nach der i.m.-Injektion die Gefahr der Einblutung in den Muskel (Hämatombildung). Gefährdete Patientengruppen sind: Patienten unter Antikoagulationstherapie (S. 731) (medikamentöse Herabsetzung der Blutgerinnung), Patienten vor, unter und nach Lysetherapie (S. 734) (medikamentöse Auflösung von Thromben), aber auch Patienten mit angeborenen Blutgerinnungskrankheiten wie Hämophilie (S. 1135) (Bluterkrankheit).

Patienten mit Verdacht auf ein Infarktgeschehen • Bei jeder i.m.-Injektion wird durch den Einstich und die injizierte Flüssigkeit Muskelgewebe zerstört. Dabei werden Enzyme freigesetzt, welche in der Herzinfarktdiagnostik ermittelt werden, um einen Gewebeuntergang zu diagnostizieren, z.B. das Gesamt-CK (Creatin-Kinase) und das CK-MB (CK-Myokardtyp). I.m.-Injektionen erhöhen die Werte dieser Enzyme und führen zu einem verfälschten Ergebnis.

Mögliche Injektionsorte

Für die i.m.-Injektion stehen vor allem folgende Muskelpartien zur Verfügung: der **Musculus gluteus medius** (mittlerer Gesäßmuskel), der darunterliegende **gluteus minimus** (kleiner Gesäßmuskel) der Hüfte und der **Musculus vastus lateralis** des Oberschenkels (▶ Abb. 23.7).

Eine Injektion in den **Musculus deltoideus** (Deltamuskel) des Oberarms wird häufig bei Impfungen durchgeführt. Diese Impfungen erfolgen durch den Arzt. Pflegende führen i.d.R. keine i.m.-Injektionen in den Oberarm durch. Bei dieser Methode kann es zur Lähmung des Nervus radialis

Abb. 23.7 Injektionsbereich der i.m.-Injektion nach von Hochstetter.

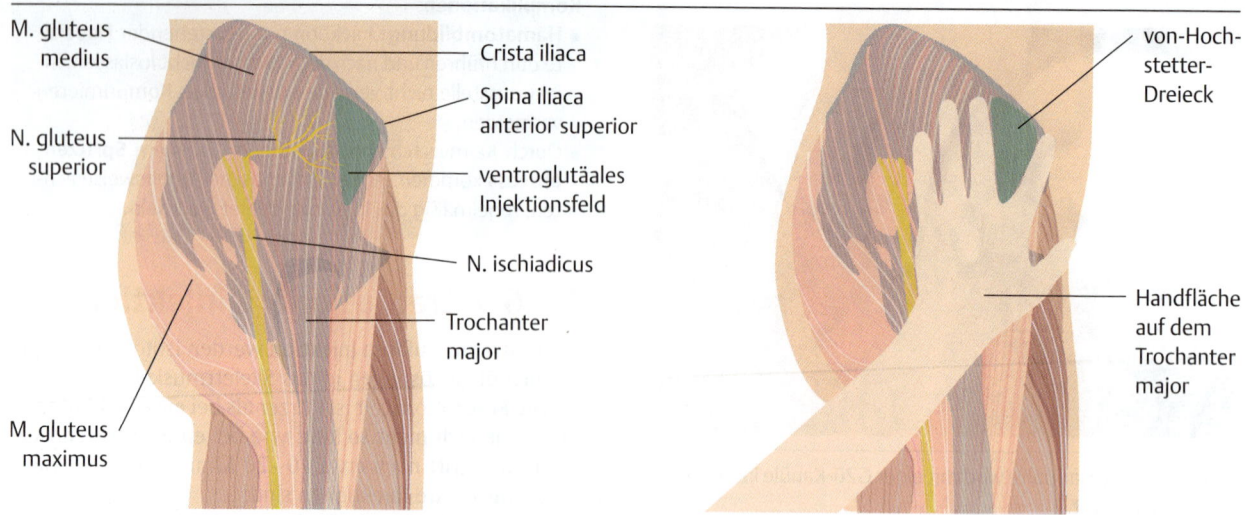

Bei der Injektionsmethode nach von Hochstetter werden die wichtigen Nerven N. ischiadicus (Ischiasnerv) und N. gluteus superior nicht gefährdet. Die 3 Markierungspunkte des Von-Hochstetter-Dreiecks sind die Spina iliaca anterior superior (Knochenvorsprung am vorderen Ende der Darmbeinschaufel), die Crista iliaca (Darmbeinkamm) und der Trochanter major (großer Rollhügel).

kommen, sie gehört zur zweithäufigsten Nervenlähmungskomplikation.

Zum Auffinden der richtigen Injektionsstelle gibt es verschiedene Methoden. Nur wenn diese korrekt angewendet werden, ist sichergestellt, dass es während der Injektion nicht zu Komplikationen wie Nervenschädigung und Fehlinjektion in ein Gefäß kommt.

WISSEN TO GO

Intramuskuläre Injektion

Intramuskulär werden isotone wässrige und ölige Lösungen in das Skelettmuskelgewebe injiziert. Die Wirkung tritt nach etwa 10 – 20 Minuten ein. Verabreicht werden z. B:
- Impfungen, z. B. Tetanus, Diphtherie, Hepatitis
- Verabreichung von öligen Suspensionen, z. B. Vitaminkomplexpräparaten
- Einbringen von Depotpräparaten, z. B. Haloperidol-Depot

Kontraindikationen:
- allgemein: siehe s. c.-Injektion (S. 461)
- gesteigerte Blutungsneigung
- Verdacht auf ein Infarktgeschehen

Mögliche Injektionsorte:
- Musculus gluteus medius (mittlerer Gesäßmuskel)
- Musculus gluteus minimus (kleiner Gesäßmuskel)
- Musculus vastus lateralis des Oberschenkels

Durchführung

Für die i.m.-Injektion sollte eine lange G20-Kanüle (gelb) verwendet werden, um eine versehentliche Injektion in das Fettgewebe zu vermeiden. Dies könnte zu einer Entzündung bis hin zu einer Gewebsnekrose führen. Bei sehr kachektischen Patienten, Säuglingen und Kindern kann eine normale G20- oder G21-Kanüle (grün) verwendet werden (▶ Abb. 23.3).

Ventrogluteale Injektion nach Hochstetter

Die ventrogluteale Injektion nach Hochstetter ist bei Erwachsenen und Jugendlichen die sicherste Methode, um Nervenschädigungen und fehldurchgeführte Injektionen in ein Gefäß zu vermeiden. Das Injektionsgebiet, das durch diese Methode aufgefunden wird, weist wenige Nerven und Blutgefäße auf (▶ Abb. 23.7).

Lagerung • Zu Beginn wird der Patient gebeten, sich auf die Seite zu legen und seine Knie leicht anzuwinkeln. Ist die durchführende Pflegekraft Rechtshänderin, sollte sich der Patient auf die linke Seite legen, bei einer Linkshänderin auf die rechte. Sollte der Patient nicht in der Lage sein, sich auf die Seite zu legen, kann die Injektion auch in Rückenlage erfolgen.

Injektionsort bestimmen • Im nächsten Schritt sucht die Pflegekraft die 3 Markierungspunkte auf, in deren Mitte der Injektionsort liegt. Durchführung für einen Rechtshänder: Die „Schwurfinger" (Zeige- und Mittelfinger) der linken Hand werden auf die beiden Markierungspunkte am Darmbeinkamm gelegt. Dabei werden die Finger maximal gespreizt. Der Zeigefinger tastet mit der Kuppe die Spina iliaca anterior superior (vorderer Darmbeinstachel), der Mittelfinger wird abgespreizt und tastet entlang der Crista iliaca (Darmbeinkamm). Von dort aus wird der Mittelfinger nun ca. 2 cm nach unten weggedreht, während der Zeigefinger auf der Spina iliaca anterior superior liegen bleibt (▶ Abb. 23.7). Durch diese Drehung kommt der Handballen auf dem Trochanter major zu liegen. Die Injektionsstelle befindet sich im unteren Teil des durch die Schwurfinger beschriebenen Dreiecks. Diese Stelle wird markiert, z. B. indem man die Schutzkappe der Kanüle leicht in die Haut eindrückt. Wenn der Patient auf der rechten Seite liegt, tastet der Mittelfinger den Darmbeinstachel und der Zeigefinger den Darmbeinkamm (▶ Abb. 23.9).

Hautdesinfektion • Im nächsten Schritt wird das Injektionsgebiet mit einem alkoholischen Hautdesinfektionsmittel nach Herstellerangaben desinfiziert. Dabei hat sich folgende Methode bewährt: erst sprühen, dann wischen, nochmals sprühen und auftrocknen lassen; mindestens 30 Sekunden einwirken lassen. In der Trocknungszeit wird eine erneute

Injektionen

Abb. 23.8 Injektionsbereich i. m.-Injektion Oberschenkel.

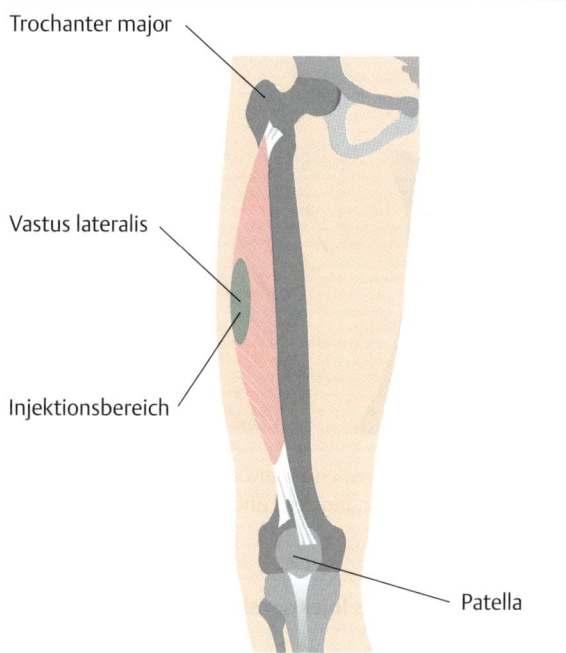

Die Injektion erfolgt in den Musculus vastus lateralis. Die knöchernen Orientierungspunkte sind der Trochanter major und die Patella (Kniescheibe). Der Injektionsbereich liegt im äußeren mittleren Drittel des M. vastus lateralis.

hygienische Händedesinfektion durchgeführt und Einmalhandschuhe werden angelegt.

Einstich • Die Haut wird leicht gespannt und die Kanüle senkrecht zur Hautoberfläche zügig eingestochen (▶ Abb. 23.9-3). Dabei sollte die Kanüle nicht bis zum „Anschlag" eingestochen, sondern ein ca. 1 cm großer Sicherheitsabstand zwischen Haut und Nadelanschlussadapter belassen werden. Danach wird der Nadelanschlussadapter mit Daumen und Zeigefinger gefasst und eine Aspirationsprobe durchgeführt, indem der Spritzenkolben leicht zurückgezogen wird. Kommt bei der Aspiration Blut, wurde ein Blutgefäß getroffen. Die Injektion muss sofort gestoppt, die Kanüle entfernt, die Einstichstelle komprimiert und die Injektionslösung verworfen werden. Die Injektion muss mit neuem Material an einer anderen Stelle wiederholt werden. Kommt stattdessen Luft bzw. „nichts", darf injiziert werden.

Injektion • Die Injektionslösung wird langsam injiziert und der Patient dabei genau beobachtet. Bei starkem Schmerz (Brennen) muss die Injektion sofort abgebrochen und mit neuem Material an einer anderen Stelle wiederholt werden. Treten ein „Kribbelgefühl" oder Schmerzen beim Patienten auf, könnte das schmerzempfindliche Periost (Knochenhaut) betroffen sein, dann ist die Spritze geringfügig zurückzuziehen und danach langsam weiterzuinjizieren. Nach der Applikation wird die Kanüle zügig herausgezogen, die Injektionsstelle mittels eines Zellstofftupfers leicht komprimiert und ein Wundschnellverband auf der Einstichstelle angebracht.

Nachsorge • Bei neueren Fertigspritzen und Kanülensystemen wird der Stichschutz aktiviert, um eine Eigenverletzung an der gebrauchten Kanüle zu verhindern, und die Kanüle noch am Patientenbett in den mitgeführten Kanülenabwurfbehälter entsorgt. Abschließend erkundigt man sich nach dem Befinden des Patienten, entsorgt die Materialien sachgerecht und dokumentiert die durchgeführte Injektion im Dokumentationssystem.

Ventrogluteale Injektion nach der Crista-Methode

Die Crista-Methode eignet sich besonders für Säuglinge, Kleinkinder und Kinder, da diese Methode die Körpergröße beim Auffinden der Injektionsstelle beachtet.

Der Patient wird gebeten, sich auf die linke Seite zu legen und seine Knie leicht anzuwinkeln. Im nächsten Schritt legt die Pflegekraft ihre rechte Hand so in die Flanke des Patienten, dass der Zeigefinger an der Knochenleiste der Crista iliaca (Darmbeinkamm) liegt (▶ Abb. 23.10a). Ist die Pflegekraft Linkshänderin, liegt der Patient auf der rechten Seite.

Je nach Körpergröße des Patienten werden nun 1–3 Querfinger unterhalb der Crista iliaca auf der gedachten

Tab. 23.1 Anzahl der Querfinger je nach Körpergröße bei der Crista-Methode.

Körpergröße	Einstichstelle unterhalb des Beckenkamms
Säugling bis 75 cm Körpergröße	1 Querfinger (ca. 2,5 cm)
Kleinkinder bis 125 cm Körpergröße	2 Querfinger (ca. 5 cm)
Schulkinder und Erwachsene	3 Querfinger (ca. 7,5 cm)

Abb. 23.9 Ventrogluteale i. m.-Injektion nach Hochstetter.

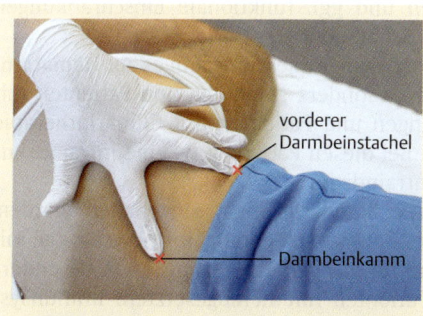

1 Der Zeigefinger tastet den Darmbeinkamm und der Mittelfinger den vorderen Darmbeinstachel.

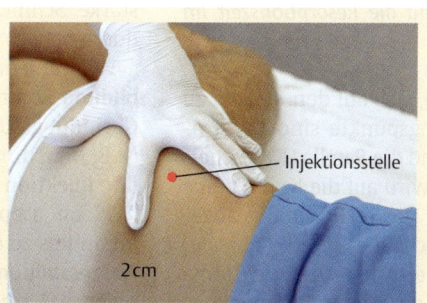

2 Der Zeigefinger wird ca. 2 cm nach unten weggedreht. Die Injektionsstelle ist im unteren Teil zwischen Zeige- und Mittelfinger.

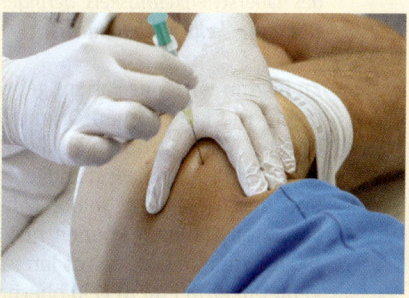

3 Die Kanüle wird zügig senkrecht zur Hautoberfläche eingestochen.

Injektionen und Blutentnahme

Abb. 23.10 Ventrogluteale Injektion nach Sachtleben (Crista-Methode).

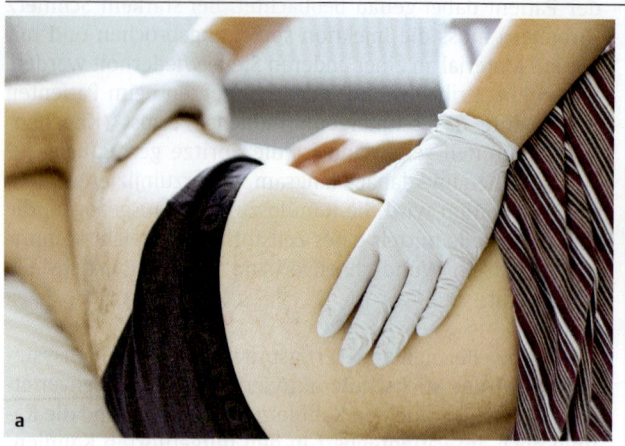
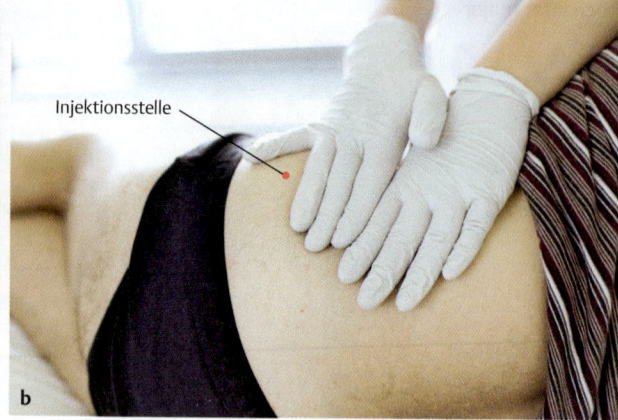

a Die linke Hand wird so in die Flanke des Patienten gelegt, dass der Zeigefinger an der Knochenleiste der Crista iliaca liegt.
b Bei einem Erwachsenen werden 3 Querfinger der rechten Hand über dem Trochanter major angelegt und der kleine Finger abgespreizt. Die Injektionsstelle befindet sich zwischen kleinem Finger und Ringfinger.

Frontallinie über dem Trochanter major (großer Rollhügel) angelegt (▶ Tab. 23.1). Daneben befindet sich die Injektionsstelle (▶ Abb. 23.10b). Das weitere Vorgehen erfolgt analog der Beschreibung bei der Hochstetter-Methode.

> **WISSEN TO GO**
>
> **Intramuskuläre Injektion – ventrogluteale Injektion**
> - **Ventrogluteale Injektion nach Hochstetter**: Für Erwachsene und Jugendliche geeignet, da sie Nervenschädigungen und fehldurchgeführte Injektionen in ein Gefäß sicher vermeidet. Siehe ▶ Abb. 23.9.
> - **Ventrogluteale Injektion nach Sachtleben** (Crista-Methode): Besonders für Säuglinge, Kleinkinder und Kinder geeignet, da die Körpergröße beim Auffinden der Injektionsstelle beachtet wird. Siehe ▶ Abb. 23.10 und ▶ Tab. 23.1.

Oberschenkelinjektion

Die Injektion in den Oberschenkel erfolgt in den Musculus quadriceps femoris bzw. den Musculus vastus lateralis. Die Injektionsmenge ist auf 5 ml begrenzt.

! Merken Nicht injizieren
Nicht injiziert werden sollten ölige oder kortikoidhaltige Lösungen sowie Antibiotika und Antirheumatika, da die Muskelmasse des Oberschenkelmuskels geringer und die Resorptionszeit im Oberschenkelbereich länger ist.

Zu Beginn wird der Patient gebeten, sich auf den Rücken zu legen. Die knöchernen Orientierungspunkte sind der Trochanter major (großer Rollhügel) und die Patella (Kniescheibe). Je ein Kleinfingergrundgelenk wird auf die Kniescheibe und den Trochanter major gelegt. Die rechtwinklig abgespreizten Daumen können nun leicht die untere (dorsale) Begrenzung des M. vastus lateralis ertasten. Das Injektionsgebiet liegt in einem Feld oberhalb der beiden Daumenspitzen in der Mitte des seitlichen Oberschenkels (▶ Abb. 23.11).

Der Kanüleneinstich erfolgt im 90°-Winkel. Dabei ist zu beachten, dass das Bein nicht in Außenrotation liegen darf, da in dieser Lage Gefäße getroffen werden könnten. Das weitere Vorgehen erfolgt analog der Beschreibung bei der Hochstetter-Methode.

Abb. 23.11 Auffinden des Injektionsbereiches am Oberschenkel.

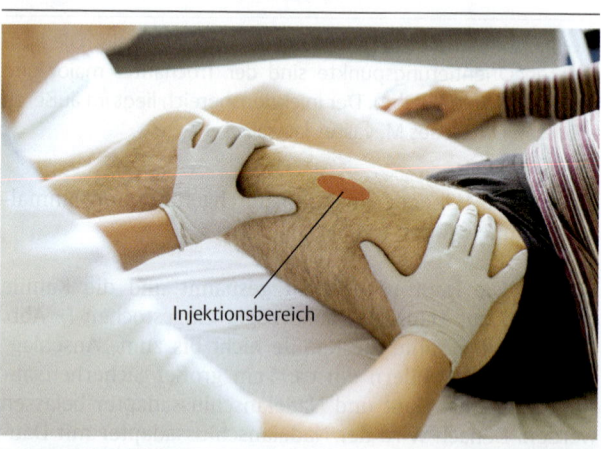

Die Kleinfingergrundgelenke liegen auf der Kniescheibe und dem Trochanter major. Die Daumen ertasten die untere Begrenzung des M. vastus lateralis.

Komplikationen

Wird ein Medikament versehentlich zu nah an einen Nerv appliziert, kann dieser geschädigt werden. Die Folgen sind starke Schmerzen und ggf. funktionale Einschränkungen durch dauerhafte **Schädigung des Nervs**.

Während und nach einer Injektion kann es zur **Hämatombildung** kommen. Besonders gefährdet sind Patienten mit Gerinnungsstörungen und Patienten mit Cumarintherapie (z.B. Marcumar). Bei diesen Patienten ist eine intramuskuläre Injektion kontraindiziert.

Wenn aseptische Standards nicht eingehalten werden, kommt es zu einer Keimverschleppung ins Gewebe, ggf. mit **Abszessbildung** bis hin zur generalisierten **Sepsis**. Besonders gefährdet sind Patienten mit herabgesetztem Immunsystem, z.B. alte Menschen, Menschen mit Diabetes mellitus, Menschen mit einer HIV-Infektion oder Menschen nach Organtransplantation.

> **WISSEN TO GO**
>
> **I.m.-Injektion in den Oberschenkel**
>
> Die Injektion in den Oberschenkel erfolgt in den Musculus quadriceps femoris bzw. den Musculus vastus lateralis (▶ Abb. 23.11). Die Injektionsmenge ist auf 5 ml begrenzt. Nicht injiziert werden sollten ölige oder kortikoidhaltige Lösungen sowie Antibiotika und Antirheumatika. **Komplikationen:**
> - Hämatombildung
> - Keimverschleppung, ggf. mit Abszessbildung und generalisierter Sepsis bei Nichteinhaltung von aseptischen Standards

23.1.7 Intravenöse Injektionen

Bei der intravenösen Injektion wird das Medikament in ein venöses Gefäß injiziert. Die Resorptionszeit ist sehr kurz, da das applizierte Medikament direkt in den Körperkreislauf gelangt. Für eine i.v.-Injektion kann eine Vene einmalig punktiert werden, in den meisten Fällen erfolgt sie aber über einen bereits angelegten venösen Zugangsweg, z.B. eine Venenverweilkanüle, einen Zentralvenenkatheter (ZVK) oder ein implantiertes Kathetersystem (Port).

Beim Säugling haben sich für die intravenöse Therapie die oberflächlichen Schädelvenen bewährt. Jedoch sollte die Injektion nicht direkt mittels Kanüle erfolgen, sondern nur über einen venösen Dauerzugang und nur durch einen Arzt.

Indikationen und Kontraindikationen

Indikationen • Indiziert ist eine i.v.-Injektion immer dann, wenn andere Applikationsformen nicht möglich sind und ein rascher Wirkungseintritt erwünscht wird, z.B. in Notfallsituationen oder bei stärksten Schmerzzuständen.

Kontraindikationen • Allgemeine Kontraindikationen für eine i.v.-Injektion gibt es nicht. Zu beachten ist, dass eine Vene nicht punktiert werden darf, wenn sie für eine Shuntanlage geplant ist, d.h. als Gefäßverbindung zwischen Vene und Arterie, z.B. zu Dialysezwecken. Auch nach Lymphknotenresektion (Entfernung der regionalen Lymphknoten) z.B. nach Mammakarzinom (Brustkrebs) darf keine i.v.-Injektion in den Arm der betroffenen Brustseite erfolgen, da dies zu einem Lymphödem führen kann. I.v.-Injektionen an oder in einen Extremitätenstumpf sind ebenfalls kontraindiziert.

Vorteile und Nachteile

Die Vorteile der i.v.-Injektion decken sich mit den allgemeinen Vorteilen von Injektionen (S. 455). Als Nachteil ist zu sehen, dass bei dieser Applikationsform die durchführende Fachkraft gut geübt sein muss und eine Punktion von peripheren Venen bei einer Zentralisation des Kreislaufs (Schock) erschwert bis unmöglich ist.

Mögliche Injektionsorte

Zur intravenösen Behandlung werden meist die periphervenösen Arm- und Handvenen bevorzugt, z.B. die V. mediana cubiti, V. cephalica und die V. basilica antebrachii (▶ Abb. 23.12). Für zentralvenöse Zugänge werden größere Venen verwendet, z.B. am Hals die V. jugularis interna, die V. subclavia oder in der Leiste die V. femoralis. Siehe Kap. 24 „Gefäßzugänge, Infusionen und Transfusionen" (S. 472).

Abb. 23.12 Periphervenöse Zugänge i.v.-Injektion.

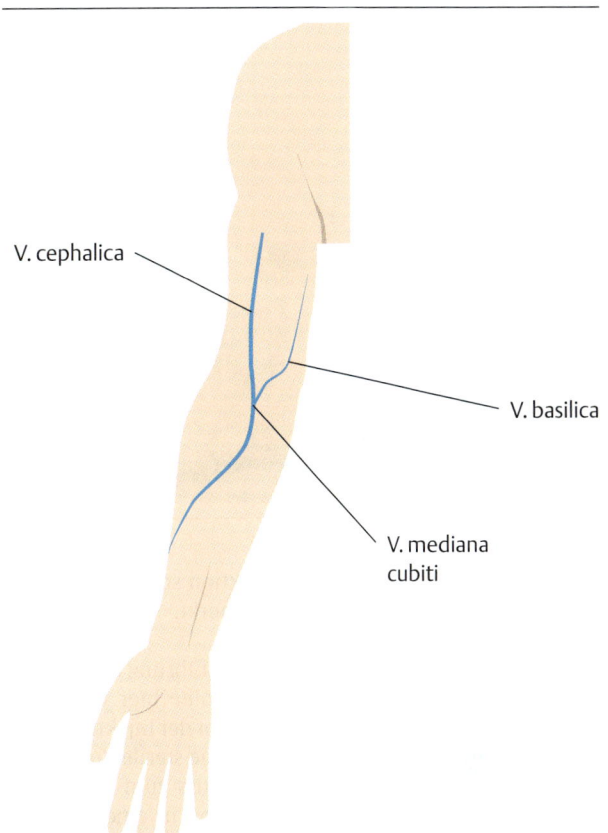

Für eine i.v.-Injektion kann eine Vene einmalig punktiert werden, in den meisten Fällen erfolgt sie aber über einen bereits angelegten venösen Zugangsweg, z.B. eine Venenverweilkanüle.

Durchführung

Direkte Venenpunktion • Die Venenpunktion zur intravenösen Injektion entspricht von der Technik her der Venenpunktion bei der Blutentnahme (S. 466). Die intravenöse Injektion ist dem Arzt vorbehalten und wird i.d.R. nur an fachweitergebildete Intensiv- und Anästhesiefachpfleger delegiert.

Via Venenverweilkanüle • Die Injektion bestimmter Medikamente (z.B. Lasix, ein Diuretikum) in einen peripheren Venenverweilkatheter kann im Einzelfall an Pflegende ohne Fachweiterbildung delegiert werden. Voraussetzung ist, dass kein erhöhtes Gefährdungspotenzial besteht, das pflegerisch nicht beherrschbar ist, und dass die durchführende Pflegekraft die Aufgabe beherrscht, die potenziellen Gefahren kennt und weiß, was zu tun ist, wenn diese auftreten. Siehe auch Delegation ärztlicher Aufgaben (S. 252).

Zu Beginn werden eine hygienische Händedesinfektion durchgeführt und Einmalhandschuhe angezogen. Eine ggf. laufende Infusion wird gestoppt, der Verschluss der Zuspritzvorrichtung entfernt und der Zugang desinfiziert. Der Spritzenkonus wird aufgesetzt, das Medikament langsam zugespritzt und der Patient dabei genau beobachtet (▶ Abb. 23.13). Beim Einspritzen des Medikaments muss sichergestellt werden, dass ein Zurückfließen in das Infusionssystem unmöglich ist, z.B. durch Abknicken des Infusionsschlauchs oder Verschließen des Rückflusses durch einen Dreiwegehahn.

Nach der Injektion wird die Spritze entfernt und die Zuspritzvorrichtung am Venenkatheter wieder ordnungsgemäß verschlossen. Eine gestoppte Dauerinfusion wird

Abb. 23.13 I.v.-Injektion in eine Venenverweilkanüle.

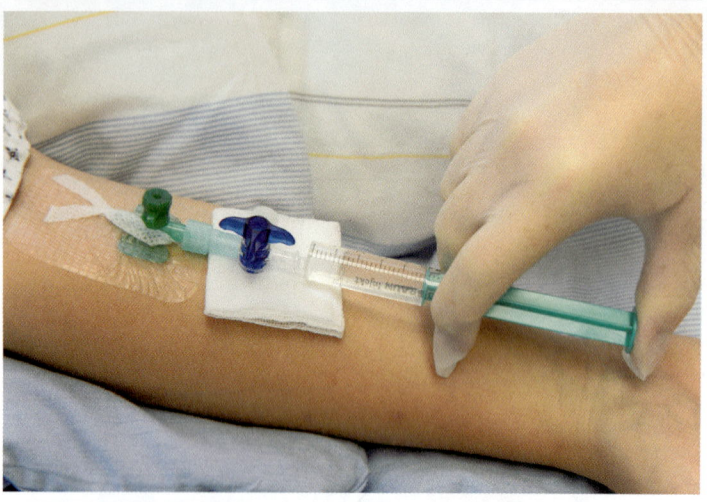

wieder laufen gelassen und die Injektion sowie die Patientenreaktion in der Patientenakte vermerkt.

Via zentralem Venenkatheter • Die Durchführung erfolgt analog der Venenverweilkanüle, jedoch sollte hier unbedingt ein Dreiwegehahn vorgeschaltet sein. Vor der Injektion sollte zwischen Patient und Dreiwegehahn eine sterile Kompresse untergelegt werden, bevor der Anschluss zum Zuspritzen geöffnet wird. Die intravenöse Injektion in einen ZVK ist dem Arzt vorbehalten und wird i.d.R. nur an fachweitergebildete Intensiv- und Anästhesiefachpfleger delegiert.

Via Port • Die Durchführung erfolgt analog der Venenverweilkanüle, jedoch muss bei einer i.v.-Injektion über das Portsystem eine spezielle Kanüle verwendet werden. Das Anstechen des Portsystems ist wie bei den Injektionen über die Venenverweilkanüle nur durch geübtes Fachpersonal zulässig und sollte nicht von ungeschultem Personal übernommen werden. Vor der Punktion muss eine Desinfektion der Haut über dem Port durchgeführt werden.

Auch muss zuvor geklärt sein, ob der Port durch ein bestimmtes Medikament (z.B. Heparin) geblockt ist, dieses muss dann mittels einer Spritze abgezogen werden und danach das Medikament langsam injiziert werden. Nähere Informationen finden Sie in Kap. 24 unter „Punktionen von Portsystemen" (S. 483).

Mögliche Komplikationen

Eines der größten Risiken besteht darin, dass Medikamente, die nur i.v. appliziert werden dürfen, durch eine **Fehlinjektion** entweder in ein falsches Gefäß (z.B. arteriell) oder ins Gewebe (i.m., s.c.) gelangen und dort zu Schäden führen, z.B. aseptische Entzündung bis zur Nekrosenbildung oder einem arteriellen Verschluss, wenn ein Chemotherapeutikum **paravasal** (außerhalb des Gefäßes) injiziert wird.

Aufgrund von vasalen Vorschäden kann die **Venenwand** vor oder während der Injektion **verletzt** werden.

Unhygienisches Arbeiten begünstigt das „Einschleppen" von Keimen in den Blutkreislauf und kann zu einer **Infektion** bzw. einer **Sepsis** führen.

ACHTUNG
Achten Sie bei den Patienten auf Hämatome, Rötungen bzw. Paravasate. Klagt der Patient über Schmerzen, Empfindungsstörungen oder zeigt er Anzeichen einer allergischen Reaktion, informieren Sie sofort einen Arzt.

> **WISSEN TO GO**
>
> **I. v.-injektion**
> Die Injektion erfolgt durch einmalige Venenpunktion, einen venösen Zugang, einen ZVK oder einen Port. Die direkte Injektion erfolgt nur durch einen Arzt.
> - **Indikationen:**
>   - Wunsch nach raschem Wirkungseintritt, z.B. Notfall, Schmerzen
>   - keine andere Applikationsform möglich
> - **Kontraindikationen:**
>   - Vene ist für Shuntanlage vorgesehen
>   - Lymphknotenresektion in Venennähe
>   - Injektion in einen Stumpf
> - **Injektionsorte** (▶ Abb. 23.12):
>   - periphervenös: Arm- und Handvenen wie V. mediana cubiti, V. cephalica, V. basilica antebrachii
>   - zentralvenös: größere Venen am Hals wie V. jugularis interna, V. subclavia oder die V. femoralis in der Leiste
> - **Komplikationen:**
>   - Schmerzen, Empfindungsstörungen, allergische Reaktion
>   - Hämatome, Rötungen bzw. Paravasate
>   - aseptische Entzündung, Nekrosen und Paravasate bei Fehlinjektion von Medikamenten
>   - Verletzung der Venenwand durch Vorschäden
>   - Infektion, Sepsis

23.2 Blutentnahme

Die Blutuntersuchung ist ein fester Bestandteil des medizinischen Alltags in Krankenhäusern und ambulanten Einrichtungen. Sie dient als Hilfsmittel bei der **Diagnosefindung** und -stellung, als **Verlaufskontrolle** von Therapien und zur Beurteilung des Schweregrads einer Erkrankung (**Prognosestellung**).

Von der klinischen Fragestellung über die Gewinnung der Blutprobe bis hin zur Blutanalyse und Befundinterpretation sind es viele kleine Einzelschritte. Pflegende übernehmen im Rahmen der Blutuntersuchung die Aufgabe der Patientenvorbereitung, der Probengewinnung und -kennzeichnung ebenso wie die Sicherstellung des ordnungsgemäßen Transports der Probe.

23.2.1 Venöse Blutentnahme

Die venöse Blutentnahme gehört grundsätzlich zu den ärztlichen Aufgaben. Diese Aufgabe kann jedoch vom Arzt an qualifizierte und fachkundige Pflegende delegiert werden, siehe Delegation Injektion (S. 456).

Rahmenbedingungen

- **Körperhaltung**: Sie hat einen Einfluss auf die Messergebnisse. Damit die Werte vergleichbar bleiben, sollte der Patient bei jeder Blutentnahme immer die gleiche Körperhaltung einnehmen (15 Minuten vor der Blutentnahme ist ausreichend).
- **Zeitpunkt**: Wenn möglich sollte die Blutentnahme immer zum gleichen Zeitpunkt stattfinden, damit die Werte vergleichbar bleiben.
- **Leichter Sog**: Die Blutentnahme sollte immer unter leichtem Sog geschehen, starker Sog kann zu Hämolyse (Auf-

lösung der roten Blutkörperchen) führen und damit Blutwerte verändern.
- **Nüchternheit**: Bei gewissen Blutuntersuchungen ist es notwendig, dass der Patient nüchtern ist bzw. die Blutentnahme vor der morgendlichen Medikamenteneinnahme stattfindet.

Punktionsstellen

In den meisten Fällen wird in der Ellenbeuge, am Handrücken oder am Unterarm punktiert, hier liegen die Venen oberflächlich und lassen sich bei Stauung gut darstellen (▶ Abb. 23.12). Pflegende sollten den Patienten fragen, ob er Links- oder Rechtshänder ist, und möglichst an dem Arm punktieren, den der Patient weniger benutzt.

❗ Merken Kontraindikationen
Die Blutentnahme sollten nicht an einem Arm durchgeführt werden, an dem bereits Infusionen über einen venösen Zugang laufen – dadurch können die Werte verfälscht werden. Bei Patienten mit einem Shunt (S. 1045) oder mit einem Lymphödem (z. B. bei Mammakarzinom) sollte kein Blut am betroffenen Arm abgenommen werden.

Auch auf dem Handrücken liegen die Venen oberflächlich – hier ist die Hand aber sehr sensibel und die Punktion kann schmerzhaft für den Patienten sein.

Am Fußrücken sollte nur in Ausnahmefällen punktiert werden, da die Gefahr der Thrombophlebitis (Entzündung einer oberflächlichen Vene) hier sehr hoch ist.

Durchführung

Material
- Butterfly-System oder Sicherheitskanüle mit Klappdeckel (▶ Abb. 23.14)
- Blutentnahmeröhrchen, z. B. Vacutainer-System oder Monovetten (▶ Tab. 23.2); mit Patientenetikett versehen
- Stauschlauch
- Tupfer und Pflaster
- Hautdesinfektionsmittel
- Händedesinfektionsmittel
- unsterile Handschuhe
- Abwurfbehälter

Abb. 23.14 Kanülen zur Blutentnahme.

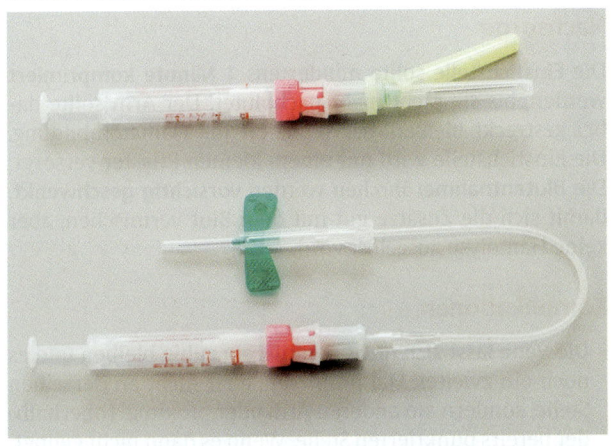

Butterfly-Sicherheitskanüle und Sicherheitskanüle mit Klappdeckel.

Vorbereitung

Vor der Blutentnahme sollten sich Pflegende noch einmal vergewissern, dass es sich um den **richtigen Patienten** handelt, und ihn dann über die Blutentnahme informieren.

Pflegende sollten **empathisch auf die Situation** des Patienten **eingehen**. Das Ergebnis der Blutuntersuchung kann für ihn sehr wichtig sein, evtl. hängt von diesem Ergebnis viel ab. Vielleicht hat er in der Vergangenheit auch schlechte Erfahrungen gemacht und ist bei der Blutentnahme kollabiert oder hat sie als besonders schmerzhaft erlebt. Pflegende sollten den Patienten fragen, ob er bei vorherigen Blutentnahmen Kreislaufprobleme hatte. In diesem Fall sollte sich der Patient auf jeden Fall hinlegen. Der **Arm** wird auf ein **Unterarmpolster** oder ein kleines Kissen **gelagert**.

Die Pflegekraft **desinfiziert** sich die **Hände** und nimmt eine bequeme Position ein, am besten sitzend. Der **Stauschlauch** wird ca. eine Handbreit oberhalb der gewählten Punktionsstelle **angelegt**. Es sollte darauf geachtet werden, dabei nicht die Haut des Patienten einzuklemmen. Die Vene wird ertastet. Sie sollte sich wie ein gut gefüllter Fahrradschlauch anfühlen und nicht pulsieren (Arterien pulsieren).

❗ Merken Stauschlauch
Achten Sie darauf, dass der Stauschlauch nicht länger als 1 Minute angelegt bleibt, damit keine falschen Blutwerte entstehen. Bei einer zu lang anhaltenden Stauung diffundiert Wasser aus dem Gefäßinneren in das umgebende Gewebe, wodurch sich die Konzentration der festen Bestandteile des Blutes erhöht, z. B. Proteine, Lipide. Außerdem kann die Stauung zur Hämolyse (Zerstörung der Erythrozyten) führen, wodurch die Blutwerte ebenso steigen – vor allem Kalium, da die Konzentration in den Erythrozyten 25-mal höher ist als im Plasma.

Bei **Kindern** kann eine Stunde vor der Blutentnahme ein **lokal anästhesierendes Pflaster** aufgelegt werden. Bei Neugeborenen, Säuglingen und Kleinkindern kann der Arm durch die Hand einer Pflegenden gestaut werden – aber nicht zu fest, der Radialispuls muss noch tastbar sein.

❗ Merken Kein Pumpen
Öffnen und Schließen der Hand, das sog. „Pumpen" zur besseren Darstellung der Venen, kann das Probenergebnis verfälschen und sollte nicht angewendet werden. Durch die verstärkte Muskelaktivität steigen die Kalium- und Magnesiumwerte im Blut.

Die **Punktionsstelle** wird mit **Desinfektionsspray eingesprüht**, mit einem Tupfer abgewischt und erneut besprüht und die Einwirkzeit laut Herstellerangaben abgewartet, i. d. R. mindestens 30 Sekunden. Die Punktionsstelle sollte danach nicht mehr berührt werden. Es werden unsterile Handschuhe angezogen und das Material in greifbarer Nähe platziert.

Punktion

Die **Haut** wird unterhalb der Punktionsstelle **straff gezogen** und die Vene an der ertasteten Stelle im **30°-Winkel** zügig in **Richtung des Venenverlaufs** punktiert, die angeschliffene Seite der Punktionskanüle zeigt dabei nach oben. Schnelles Punktieren ist am wenigsten schmerzhaft für den Patienten.

Bei getroffenem Gefäß füllt sich der Schlauch des Butterfly-Systems um ca. 1 cm mit Blut bzw. füllt sich die Spritze bereits bei leichtem Zurückziehen des Spritzenstempels mit Blut. Sobald sich **Blut aspirieren** lässt, kann der **Stauschlauch gelöst** werden, da die Kanüle nun sicher im Gefäß liegt. Die Kanüle wird mit der linken Hand fixiert; bei Linkshändern mit der rechten Hand.

23 Injektionen und Blutentnahme

Tab. 23.2 Übersicht der am häufigsten verwendeten Blutröhrchen und deren Anwendung.

Vacutainer	Monovette	Anwendungsgebiete und Zusätze	Was wird untersucht? Beispiele	Schwenken der Röhrchen
		Serum (Gerinnungsaktivator) Parameter der klinischen Chemie	Blutgruppenserologie, Antikörpersuchtest Hormone, Schilddrüsenhormone, Leber- und Nierenwerte, Herzenzyme, Pankreasenzyme, Tumormarker, Lipidstoffwechsel, Elektrolyte u. a.	5–6-mal
		Serum-Gel (Gerinnungsaktivator, mit Trenngel) Parameter der klinischen Chemie	Hormone, Schilddrüsenhormone, Leber- und Nierenwerte, Herzenzyme, Pankreasenzyme, Tumormarker, Lipidstoffwechsel, Elektrolyte u. a.	5–6-mal
		Hämatologie (Kalium-EDTA)	kleines und großes Blutbild, HbA1c	8–10-mal
		Gerinnungsanalytik (Natrium-Citrat)	Gerinnungsfaktoren: Quickwert, D-Dimere, Fibrinogen, Thrombinzeit, PTT	3–4-mal
		Blutsenkung (Natrium-Citrat)	Blutkörperchensenkungsgeschwindigkeit (BSG)	8–10-mal
		Plasmaanalyse (Lithium-Heparin) Parameter der klinischen Chemie	Hormone, Schilddrüsenhormone, Leber-, und Nierenwerte, Herzenzyme, Pankreasenzyme, Tumormarker, Lipidstoffwechsel, Elektrolyte u. a.	8–10-mal
		Glukosebestimmung (Fluorid)	Glukose, Laktat	8–10-mal

Ob zur Analyse der Parameter der klinischen Chemie Serum oder Plasma verwendet werden, ist von Klinik zu Klinik unterschiedlich. Erkundigen Sie sich, was an Ihrer Klinik verwendet wird.
Werden mehrere Blutröhrchen abgenommen, sollte die Reihenfolge der Blutröhrchen wie folgt sein:
1. Blutkulturen
2. Serum-Röhrchen
3. Citrat-Röhrchen
4. Heparin-Röhrchen
5. EDTA-Röhrchen

ACHTUNG
Achten Sie darauf, dass Sie das Blut nicht mit Sog aus der Vene entnehmen. Dies kann zu falschen Elektrolytwerten führen. Durch den Sog können Blutzellen platzen und vor allem Kalium kann so aus der Zelle heraustreten und zu einem falsch erhöhten Kaliumwert führen.

Bei mehreren Blutentnahmeröhrchen muss **während des Wechselns** der Röhrchen die **Kanüle** mit der Hand **gut fixiert** werden, damit die Kanüle nicht rausrutscht oder die Venenwand schmerzhaft reizt.

Wenn alle **Blutentnahmeröhrchen gefüllt** sind, wird ein **Tupfer** locker auf die **Einstichstelle gelegt** und die **Kanüle** rasch **herausgezogen**. Die Einstichstelle wird dann gut mit dem Tupfer komprimiert und die Kanüle unverzüglich in den Abwurfbehälter entsorgt.

Die Durchführung einer Blutentnahme zeigt ▶ Abb. 23.15.

Nachsorge
Die **Einstichstelle** sollte mindestens **1 Minute komprimiert** werden, bis sie nicht mehr nachblutet. Der Arm sollte dabei gestreckt bleiben, das reduziert die Hämatombildung. Die Einstichstelle wird mit einem kleinen Pflaster versorgt. Die **Blutentnahmeröhrchen** werden **vorsichtig geschwenkt**, damit sich die Zusätze gut mit dem Blut vermischen, aber keine Hämolyse ausgelöst wird.

Komplikationen
- **Die Vene lässt sich nicht punktieren:** ruhig bleiben und es noch ein zweites Mal probieren, aber nicht an derselben Stelle, sondern am anderen Arm oder proximal (oberhalb) der bereits punktierten Stelle. Wenn es dann nicht gelingt, sollten Pflegende einen Kollegen oder Arzt zu Hilfe rufen.

Abb. 23.15 Blutentnahme.

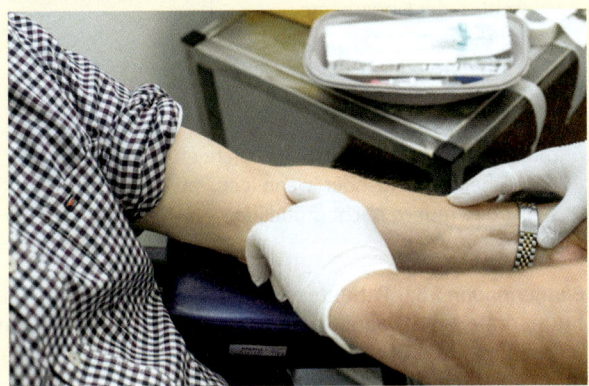

1 Die Vene wird ertastet.

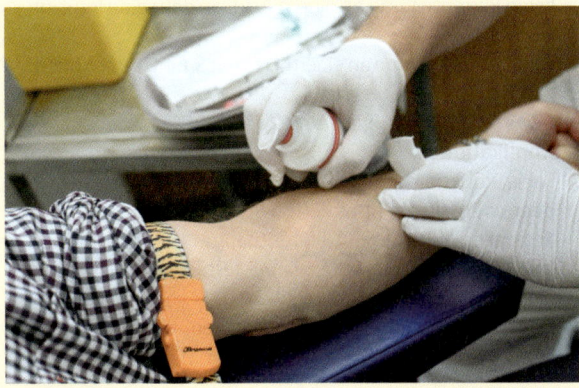

2 Nachdem der Stauschlauch angelegt wurde, wird die Injektionsstelle desinfiziert.

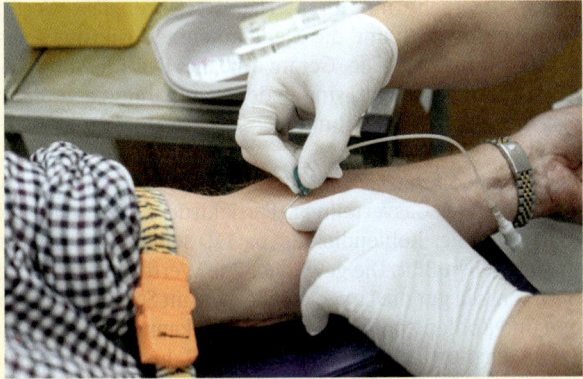

3 Die Kanüle (in diesem Fall ein Butterfly-System) wird im 30°-Winkel zügig in Richtung des Venenverlaufs punktiert.

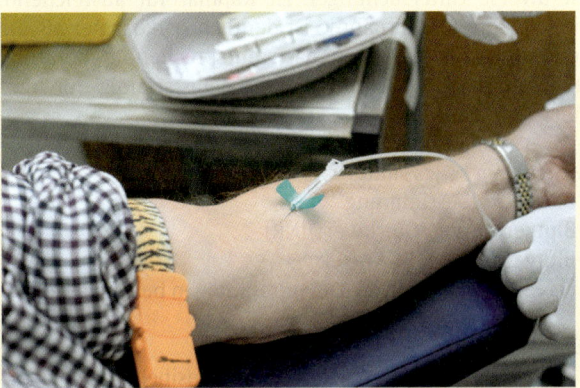

4 Ist das Blutgefäß getroffen, füllt sich der Schlauch der Butterfly-Kanüle mit Blut.

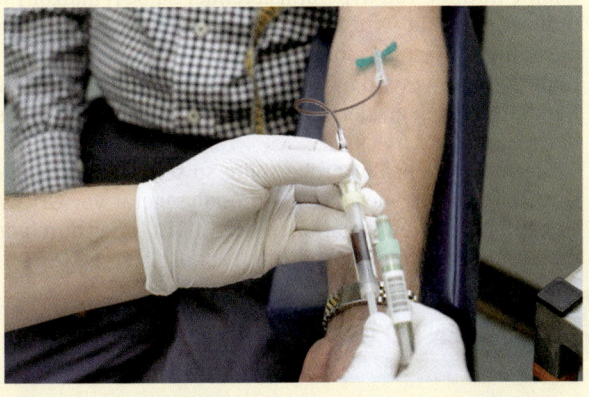

5 Beim Wechseln der Blutentnahmeröhrchen muss die Kanüle mit einer Hand gut festgehalten werden.

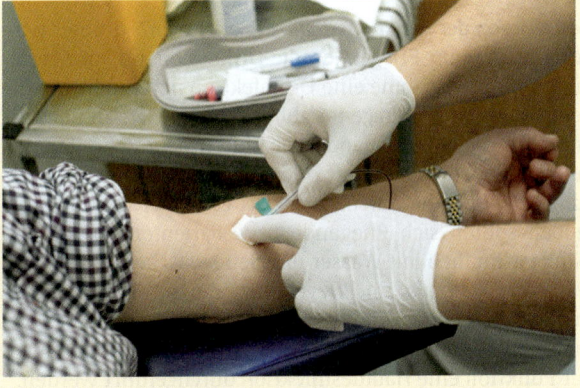

6 Am Schluss wird die Einstichstelle mit einem Tupfer locker komprimiert und die Kanüle zügig herausgezogen.

- **Arterielle Fehlpunktion**: erkennbar an hellerem, pulsierendem Blut. Da die Punktionskanülen sehr dünn sind und das Blut somit nicht massiv herausspritzt, ist es i.d.R. problemlos möglich, die Blutentnahme trotzdem durchzuführen. Die Parameter sind bis auf die Blutgase auch bei arterieller Blutentnahme gleich. Sehr wichtig ist es, nach der Blutentnahme länger und fester zu komprimieren. Pflegende sollten sich eindeutig vergewissern, dass die Einstichstelle nicht mehr nachblutet.
- **Patient klagt über Schmerzen**: Wahrscheinlich wurde ein Nerv getroffen; die Punktion sofort abbrechen.

 WISSEN TO GO

Venöse Blutentnahme

Die venöse Blutentnahme ist eine ärztliche Aufgabe, die an fachkundiges Pflegepersonal delegiert werden kann. Als **Punktionsstellen** dienen meist die oberflächlichen Venen an Ellenbeuge oder Unterarm.
- 15 min vor Blutentnahme immer gleiche Körperhaltung
- Blutentnahme immer zum gleichen Zeitpunkt
- auf evtl. Nüchternheit achten

23 Injektionen und Blutentnahme

- Punktion an dem Arm, der weniger benutzt wird
- keine Blutentnahme an einem Arm, an dem eine Infusion läuft
- keine Blutentnahme an einem Arm mit Shunt/Lymphödem

Die Durchführung zeigt ▶ Abb. 23.15.
Komplikationen:
- keine Punktion möglich: 2. Punktion am anderen Arm oder oberhalb der punktierten Stelle
- arterielle Fehlpunktion: Blutentnahme kann i.d.R. fortgesetzt werden; danach so lange fest komprimieren, bis nichts mehr nachblutet.
- Schmerzen: Punktion sofort abbrechen

23.2.2 Kapillare Blutentnahme

Für diverse Untersuchungen ist Kapillarblut ausreichend. Die kapillare Blutentnahme ist deutlich risikoärmer als die Gefäßpunktion und kann nach entsprechender Beratung und Schulung auch vom Patienten selbstständig durchgeführt werden.

Indikationen • Dies sind:
- Blutzuckerbestimmung
- Blutgerinnung (Quickwert/INR)
- Blutgasanalyse (BGA)
- Screening auf Stoffwechselerkrankungen bei Säuglingen

Punktionsstellen
- seitlich der Fingerbeere – weniger sensibel als die Oberseite
- Ohrläppchen
- Unterarm oder Ferse (bei Neugeborenen und Säuglingen)

Desinfektion der Punktionsstelle – ja oder nein? • Immer wieder gibt es unter Pflegenden die Diskussion, ob vor der kapillaren Blutentnahme eine Desinfektion notwendig ist. Die Beantwortung der Frage ist abhängig vom Ort, an dem die Entnahme stattfindet: Findet die Blutentnahme im Rahmen der häuslichen Pflege statt oder führt der Patient die Messung selbstständig durch, so bedarf es keiner Desinfektion. Jedoch sollten sich Pflegende bzw. Patienten vorher ihre Hände gründlich mit Wasser und Seife waschen.

Im Krankenhaus, im Pflegeheim oder in der Arztpraxis muss aufgrund der erhöhten Keimbelastung sowie der oftmals geschwächten Abwehrmechanismen des Patienten vor der Punktion eine Hautdesinfektion durchgeführt werden.

Blutzuckermessung • Die kapillare Blutentnahme zur Blutzuckerbestimmung finden Sie in Kap. 58 unter „Insulintherapie: Blutzucker messen" (S. 1082).

WISSEN TO GO

Kapillare Blutentnahme

- **Indikationen:**
  - Blutzuckerbestimmung
  - Blutgerinnung (Quickwert/INR)
  - Blutgasanalyse (BGA)
  - Screening auf Stoffwechselerkrankungen bei Säuglingen

- **Punktionsstellen:**
  - seitlich der Fingerbeere
  - Ohrläppchen
  - Unterarm oder Ferse (bei Neugeborenen/Säuglingen)

Im Krankenhaus, im Pflegeheim oder in der Arztpraxis muss eine Hautdesinfektion durchgeführt werden. Im häuslichen Umfeld oder wenn der Patient die Messung selbst durchführt, reicht gründliches Händewaschen aus.

Blutgerinnung • Bei Patienten, die über einen längeren Zeitraum orale Antikoagulanzien wie Marcumar einnehmen müssen, ist die Kontrolle und Überwachung der Blutgerinnung über den INR-Wert sehr wichtig.

Zur Verringerung der Zahl der Arztbesuche und zur Erhöhung der Lebensqualität gibt es mittlerweile die Möglichkeit, dass diese Patienten nach ausführlicher Schulung und enger Absprache mit ihrem Hausarzt ihren INR-Wert zu Hause bestimmen und die Medikamentendosierung selbstständig anpassen. Die Geräte für die INR-Messung (z.B. CoaguChek von Roche) sind in der Handhabung den Blutzuckermessgeräten sehr ähnlich.

Blutgasanalyse (BGA) • Die Blutgasanalyse erlaubt die Bestimmung der Gasverteilung (Partialdrücke) des Sauerstoffs (paO_2) und des Kohlendioxids ($paCO_2$) sowie des pH-Wertes im arteriellen Blut. Die gewonnenene Werte geben Auskunft darüber, wie gut die Lunge den Körper mit Sauerstoff versorgen und Kohlenstoffdioxid eliminieren kann.

Für diagnostische Zwecke, z.B. im Rahmen der Lungenfunktionsprüfung (Spirometrie), reicht die Abnahme der BGA am arterialisierten Ohrläppchen. Dafür wird die Durchblutung des Ohrläppchens 5–10 Minuten vor der Blutentnahme mithilfe von hyperämisierender Salbe (Finalgon) stimuliert. Das Blut wird in eine Glaskapillare aufgenommen, die ohne Luftaspiration gefüllt werden muss. Zur Gerinnungshemmung wird nach der Füllung ein Metallstift in die Kapillare eingelegt, der mithilfe eines Magneten hin- und herbewegt werden kann.

Die Analyse der Blutprobe sollte so schnell wie möglich stattfinden, entweder durch ein Analysegerät vor Ort, wie es häufig auf Intensivstationen der Fall ist, oder durch den direkten, gekühlten Transport ins Labor.

WISSEN TO GO

Blutgerinnung und Blutgasanalyse

- **Blutgerinnung:** Die Kontrolle des INR-Wertes ist indiziert, wenn Patienten längere Zeit orale Antikoagulanzien wie Marcumar einnehmen müssen.
- **Blutgasanalyse:** Bestimmung der Gasverteilung des Sauerstoffs und des Kohlendioxids sowie des pH-Wertes im arteriellen Blut. Die Durchblutung des Ohrläppchens wird mit einer hyperämisierenden Salbe stimuliert. Die Entnahme erfolgt in eine Glaskapillare.

470

Abb. 23.16 Blutentnahme aus ZVK.

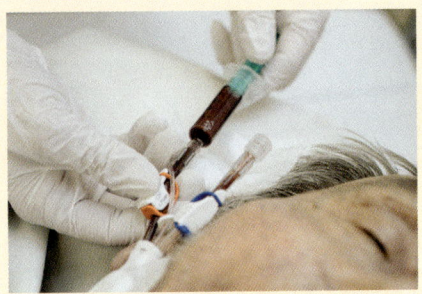
1 Zunächst werden mit einer Spritze 20 ml Blut aspiriert und verworfen.

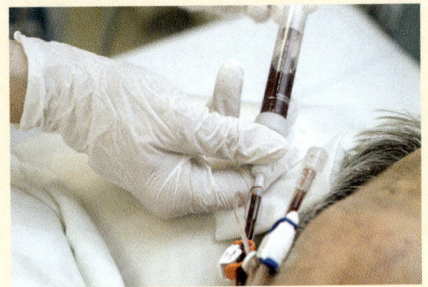
2 Danach wird unter leichtem Sog das Blutröhrchen mit Blut gefüllt.

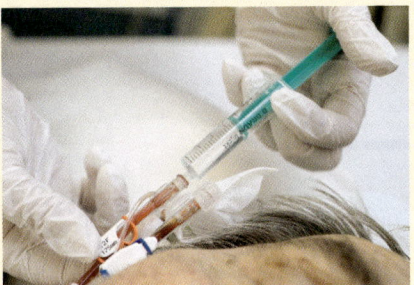
3 Der benutzte Schenkel wird nach der Blutentnahme mit 0,9%igem NaCl freigespült.

23.2.3 Blutentnahme aus zentralvenösen Kathetern und Kanülen

Zentralvenöse Katheter (ZVK)/Port

Material • Hierzu gehört:
- unsterile Handschuhe
- Desinfektionsmittel
- Blutentnahmeröhrchen mit Adapter
- leere 20-ml-Spritze
- Spritze mit 10 ml 0,9%-NaCl-Lösung
- Verschlusskonus

Vorbereitung • Der Patient wird über die Blutentnahme informiert, die Hände werden desinfiziert und Schutzhandschuhe angezogen. Laufende Infusionen, die pausiert werden können (erhöhte Vorsicht bei laufenden Katecholaminen!), sollten gestoppt werden, um eine Verfälschung der Ergebnisse durch die Infusionen zu verhindern.

Blutentnahme • Zunächst wird ein geeigneter ZVK-Schenkel zur Blutentnahme ausgewählt. Am besten eignet sich ein Schenkel, über den eine Basislösung läuft wie NaCl 0,9 % oder Glukose 5%. Ansonsten muss individuell entschieden werden, aus welchem Schenkel die Blutentnahme erfolgen soll. So sollte z. B. die Blutentnahme zur Gerinnungskontrolle nicht über einen Schenkel abgenommen werden, über den vorher Heparin lief.
Der Verschlusskonus bzw. Infusionsschlauch wird entfernt und der Luer-Ansatz desinfiziert. Mit einer 20-ml-Spritze werden ca. 15–20 ml Blut aspiriert und verworfen, um eine Verunreinigung der Proben durch Infusionsrückstände zu vermeiden. Danach werden mithilfe des Adapters unter leichtem Sog die Blutentnahmeröhrchen mit Blut gefüllt (▶ Abb. 23.16).

Nachsorge • Der benutzte Schenkel wird mit 0,9%iger NaCl-Lösung freigespült. Der Luer-Ansatz wird mit dem Verschlusskonus verschlossen, die pausierte Infusion wieder angeschlossen und gestartet.

> **WISSEN TO GO**
>
> **Blutentnahme aus zentralvenösen Venenkathetern und Kanülen**
>
> - Geeigneten ZVK-Schenkel zur Blutentnahme wählen.
> - Verschlusskonus bzw. Infusionsschlauch entfernen, Luer-Ansatz desinfizieren.
> - Mit der 20-ml-Spritze ca. 15–20 ml Blut aspirieren und verwerfen.
> - Mithilfe des Adapters unter leichtem Sog Blutentnahmeröhrchen füllen.
> - Benutzten Schenkel mit 0,9%-NaCl-Lösung freispülen.
> - Luer-Ansatz verschließen.
> - Pausierte Infusion wieder anschließen und starten.

Andere Zugänge

Auf Intensivstationen haben Patienten häufig einen arteriellen Zugang für die arterielle Blutdruckmessung und die arterielle Blutgasanalyse. Über diesen Zugang lässt sich auch Blut abnehmen.
Ebenso lässt sich aus peripheren Venenverweilkathetern Blut entnehmen, jedoch sollte dies eine Ausnahme sein. Das enge Lumen und der notwendige höhere Sog führen häufig zur Hämolyse und zu verfälschten Messwerten.

23.2.4 Mögliche Fehlerquellen bei der Blutentnahme

Auf diese möglichen Fehlerquellen sollten Pflegende achten:
- falscher Patient
- falsches Blutentnahmeröhrchen
- veränderte Körperlage
- zu lange Stauung
- Blutentnahme am Arm mit laufender Infusion
- schlechte Vermischung des Blutes mit den Zusätzen in den Blutentnahmeröhrchen

Lagerungs- und Transportfehler • In der Regel sind Blutproben bei Raumtemperatur für 2–3 Stunden stabil und liefern unverfälschte Messwerte. Der Transport sollte rasch und erschütterungsarm erfolgen, um eine Hämolyse zu verhindern.

24 Gefäßzugänge, Infusionen und Transfusionen

24.1 Venöse Gefäßzugänge

Grundsätzlich unterscheidet man:
- periphervenöse Gefäßzugänge: Sie liegen fern vom Herzen (Zentrum) in einer peripheren Vene.
- zentralvenöse Gefäßzugänge: Die Katheterspitze liegt in der oberen oder unteren Hohlvene vor dem rechten Vorhof des Herzens, also zentral.

24.1.1 Periphervenöse Gefäßzugänge

Beim **Erwachsenen** finden sich die Punktionsorte für einen peripheren Venenzugang an den Extremitätenvenen. Man kann dabei Punktionsorte erster und zweiter Wahl unterscheiden. Punktionsorte der ersten Wahl sind die Venen des Handrückens, der Ellenbeuge sowie des Unterarms. Punktionsorte der zweiten Wahl sind die Hals- und Fußvenen. Als Prämisse bei der Auswahl des Punktionsortes gilt: Die Suche beginnt in der Peripherie, d.h. am Handrücken, damit für weitere Versuche die Blutbahn zum Herzen hin unverletzt bleibt.

Bei **Neugeborenen und Säuglingen** eignen sich für die Venenpunktion und die Einlage peripherer Venenverweilkanülen die Kopfhautvenen sowie Hand- und Fußrückenvenen. Eine weitere Möglichkeit ist es, den Nabelschnurstumpf länger zu lassen (ca. 15 cm) und eine Venenverweilkanüle in die dicke Nabelschnurvene einzubringen. In der pädiatrischen Notfallmedizin wird in den vergangenen Jahren auch immer mehr die intraossäre Infusion (in den Knochen, über das rote Knochenmark) angewendet. Im **Kleinkindalter** werden die peripheren Punktionsorte wie beim Erwachsenen verwendet, nur die Kanülengröße ist dabei anzupassen.

Über periphervenöse Zugänge können dem Patienten Nährlösungen, Transfusionen sowie Medikamente schnell und einfach verabreicht werden. Das Einlegen einer Venenverweilkanüle kann vom Arzt an geschultes Pflegepersonal delegiert werden.

Kanülenarten

Für periphervenöse Zugänge können verschiedene Kanülen verwendet werden.

Venenverweilkanüle

Die Venenverweilkanüle (auch peripherer Venenkatheter = PVK genannt) ist die am meisten verwendete Kanüle im klinischen Bereich. Sie ist immer dann indiziert, wenn eine kurzzeitige Infusions- oder Medikamententherapie notwendig ist. Auch in Notfallsituationen ist sie ein schneller Zugangsweg für Notfallmedikamente oder Volumensubstitution. Die Liegezeit sollte durchschnittlich 2–5 Tage betragen. Häufigste Komplikation im Therapieverlauf ist eine Thrombophlebitis (oberflächliche Venenentzündung), z.B. wenn die infundierte Lösung die Vene reizt oder Mikroorganismen in das Gefäßlumen eingeschleppt wurden. Deshalb sollten unbestückte Kanülen auch nicht unnötig lange belassen werden. Häufig synonym verwendete Begriffe für Venenverweilkanülen sind: Abbocath, Braunüle, Viggo und Felxüle, sie entsprechen den Produktnamen verschiedener Hersteller. ▶ Tab. 24.1 zeigt die verschiedenen Venenverweilkanülen und deren Anwendung.

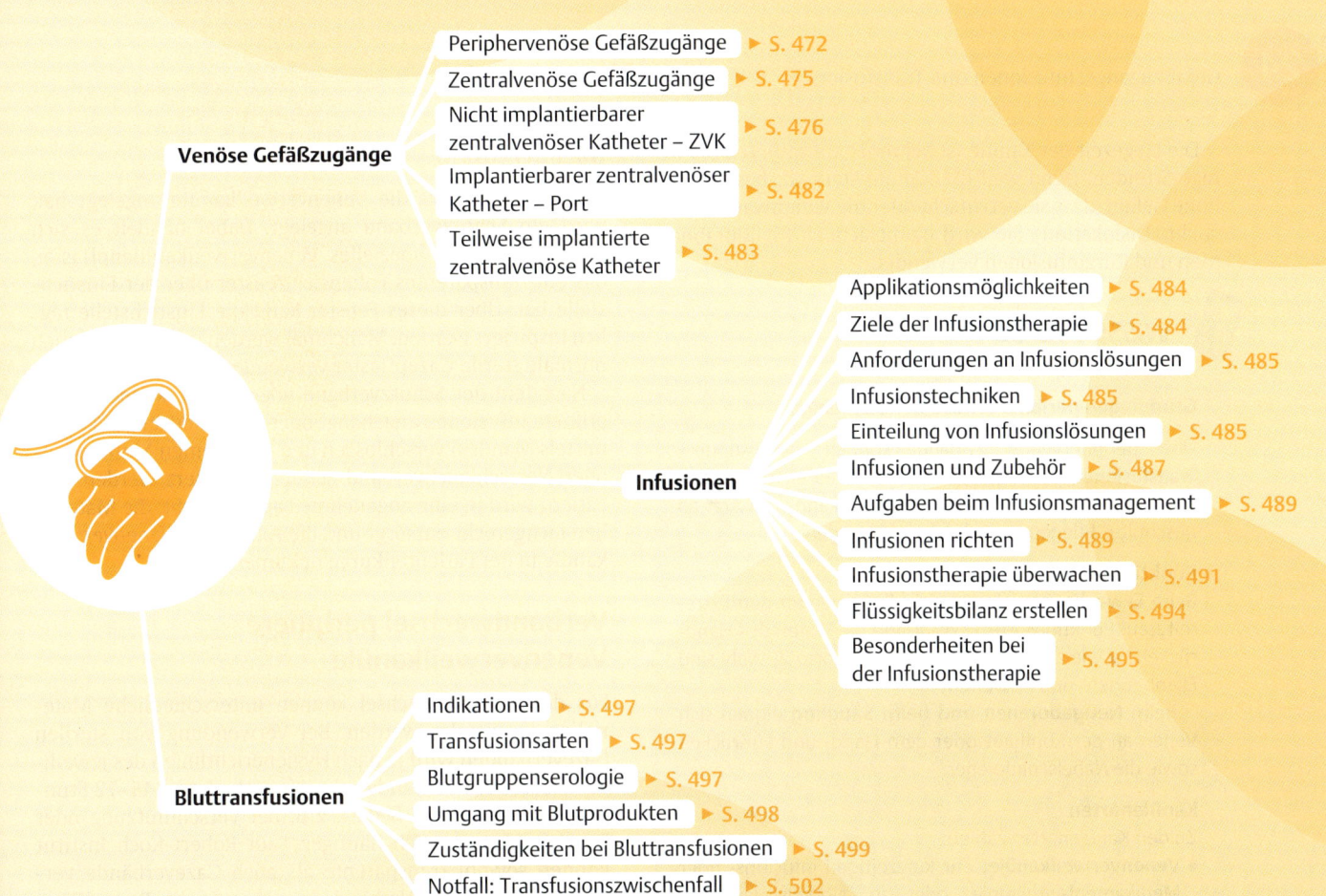

Tab. 24.1 Die verschiedenen Größen und Farbcodierung von Verweilkanülen und deren Anwendung.

Venenverweilkanüle Größe in Gauge	Außen-durchmesser	Innen-durchmesser	Stichlänge	Anwendung
24 🟡	0,7 mm	0,4 mm	19 mm	Säuglinge und Kinder
22 🔵	0,9 mm	0,6 mm	25 mm	
20 🔴	1,1 mm	0,8 mm	33 mm	Kinder, Erwachsene mit schlechten Venenverhältnissen
18 🟢	1,3 mm	1,0 mm	33 mm	zur Infusionstherapie bei Erwachsenen
17 ⚫	1,5 mm	1,1 mm	45 mm	
16 ⚪	1,7 mm	1,3 mm	50 mm	zur hohen Volumengabe in kürzester Zeit, z. B. Polytrauma, zur Gabe von Elektrolytkonzentraten
14 🟠	2,2 mm	1,7 mm	50 mm	

❗ Merken Größe
Je höher der Gauge-Wert, desto kleiner ist der Durchmesser!

Midline-Katheter

Der Midline-Katheter ist eine Zwischenform von einer Venenverweilkanüle und einem zentralvenösen Katheter. Über eine periphere Venenpunktion mittels Trokarkanüle wird der Katheter z. B. über die V. basilica eingeführt und dann bis in die V. axillaris vorgeschoben. Der Katheter liegt also in einem größeren Gefäßlumen als bei einem peripheren Gefäß. Nach der Punktion wird die Trokarkanüle entfernt und der Katheter gut fixiert. Die Liegedauer ist bei guter Pflege des Katheters länger als bei einer Venenverweilkanüle. Das Legen eines Midline-Katheters erfolgt nur durch geschultes ärztliches Personal, das das Legen einwandfrei beherrscht.

Butterfly-Kanüle

Sie ist eine Venenkanüle, die für eine kurze, einmalige Applikation von Medikamenten verwendet wird, z. B. Infusionslösungen mit und ohne Zusätze, Antibiotika. Sie besteht aus einer Stahlkanüle, an welcher 2 schmetterlingsförmige Flügel aus Plastik angebracht sind und an deren Ende sich ein Plastikschlauch mit Zugangskonus befindet.

24 Gefäßzugänge, Infusionen und Transfusionen

Die Liegezeit der Kanüle ist begrenzt auf Minuten bis wenige Stunden. Denn weil die Kanüle starr ist, besteht eine hohe Gefahr, dass sie verrutscht oder die Venenwand durchsticht (Dislokation). Sie wird hauptsächlich für Blutabnahmen und Kurzinfusionen verwendet.

WISSEN TO GO

Grundlagen periphervenöse Gefäßzugänge

Über periphervenöse Zugänge können Nährlösungen, Transfusionen sowie Medikamente verabreicht werden. Das Einlegen einer Venenverweilkanüle kann vom Arzt an geschultes Pflegepersonal delegiert werden.

Punktionsorte
Beim **Erwachsenen** eignen sich die Venen an den Extremitäten. Punktionsorte 1. Wahl sind die Venen des Handrückens sowie des Unterarms. Punktionsorte 2. Wahl sind Ellenbeugen- und Fußvenen.
Beim **Neugeborenen und beim Säugling** eignen sich Venen an der Kopfhaut oder dem Hand- und Fußrücken sowie die Nabelschnurvene.

Kanülenarten
Zu den Kanülenarten zählen:
- **Venenverweilkanüle:** Zur kurzzeitigen Infusions- oder Medikamententherapie oder in Notfallsituationen. Sie liegt nur 2–5 Tage. Häufigste Komplikation ist eine Thrombophlebitis durch Reizung der Venenwand oder durch Keime.
- **Midline-Katheter:** Er wird vom Arzt über eine periphere Venenpunktion z. B. bis zur V. axillaris vorgeschoben.
- **Butterflykanüle:** Für Blutabnahmen und einmalige Kurzinfusionen. Sie sollte nur wenige Stunden liegen. Es besteht die Gefahr, dass die Kanüle verrutscht oder die Venenwand durchsticht.

Legen einer peripheren Venenverweilkanüle

Die pflegerischen Aufgaben beziehen sich auf die Vorbereitung, Assistenz und Nachbereitung bei der Anlage periphervenöser Zugänge und den Verbandwechsel von Gefäßzugängen. An fachlich geschultes Personal kann der Arzt das Legen von Venenverweilkanülen delegieren. Näheres dazu siehe Delegationsrecht (S. 252).

Vorbereitung und Assistenz

Die Materialien für eine Venenpunktion und den anschließenden Schutzverband (je nach Punktionsart) werden auf einem Punktionstablett vorbereitet. Gegebenenfalls werden zusätzlich die benötigten Infusionen unter aseptischen Bedingungen gerichtet und mit Patientennamen, Zeitpunkt, Inhalt und Laufzeit beschriftet.

Danach wird der Patient für die Punktion gelagert (günstig ist hier auf dem Rücken liegend oder auf einem Lehnstuhl sitzend) und ein Spritzschutz unter den Arm gelegt. Nach Absprache mit Patient und Arzt wird je nach Hausstandard ggf. die Punktionsstelle rasiert, um das Infektionsrisiko zu mindern und eine angenehme und sichere Pflasterfixierung für den Patienten zu sichern.

Bei schlecht darstellbaren Venen kann 5 Minuten vor der Punktion ein feuchtwarmer Wickel um die Extremität gelegt werden, um die Venen hervortreten zu lassen.

Nachbereitung

Nachdem der Arzt die Venenverweilkanüle angelegt hat, wird ein Schutzverband angelegt. Dabei handelt es sich meistens um ein spezielles Venenverweilkanülenpflaster, das ein transparentes Foliensichtfenster über der Einstichstelle hat. Über dieses Fenster kann die Einstichstelle täglich inspiziert werden. Manchmal werden in der Praxis auch normale sterile Gazepflaster verwendet.

Nachdem der Schutzverband angelegt ist, können angeordnete Infusionen angehängt oder die Venenverweilkanüle mittels Mandrin verschlossen und durch einen Mullbinden- oder Netzschlauchverband schützend fixiert werden. Der Patient wird in eine angenehme Lage gebracht, die Materialien fachgerecht entsorgt und die Anlage der Venenverweilkanüle in der Patientenkurve dokumentiert.

Verbandwechsel periphere Venenverweilkanüle

Für den Verbandwechsel können unterschiedliche Materialien verwendet werden. Bei Verwendung von sterilen Gazeverbänden wird je nach Hygienerichtlinien des jeweiligen Hauses ein Verbandwechsel innerhalb von 48–72 Stunden empfohlen, bei Bedarf, z. B. bei Verschmutzung oder Durchfeuchtung, auch häufiger. Laut Robert-Koch Institut können sowohl transparente als auch Gazeverbände verwendet werden. Die Verbände brauchen nur bei Bedarf (Verschmutzung, Ablösung, Infektverdacht) gewechselt werden (RKI, 2002).

Bei transparenten, wasserdampfdurchlässigen Folienverbänden wird durchschnittlich ein Wechselintervall von 7 Tagen beschrieben. Hier sollte die Produktbeschreibung des Herstellers beachtet werden. Bei Folienverbänden sollte einmal täglich die Einstichstelle des Katheters durch das Sichtfenster auf Entzündungszeichen kontrolliert und der Patient nach Schmerzen an der Einstichstelle gefragt werden. Die Durchführung zeigt Ihnen ▶ Abb. 24.1.

WISSEN TO GO

Periphere Gefäßzugänge – pflegerische Aufgaben

Anlage – Vorbereitung, Assistenz und Nachbereitung
- Materialien für Punktion und Schutzverband vorbereiten.
- Infusion mit Angabe von Patientennamen, Zeitpunkt, Inhalt und Laufzeit richten.
- Patienten lagern und Spritzschutz unter den Arm legen.
- Ggf. die Punktionsstelle rasieren.
- Ggf. für 15 min einen feuchtwarmen Wickel anlegen, damit die Venen hervortreten.
- Beim Legen dem Arzt assistieren und die Materialien anreichen.
- Nach der Anlage einen Schutzverband anlegen, z. B. einen Fertigverband mit Foliensichtfenster.
- Angeordnete Infusionen anhängen oder die Kanüle mittels Mandrin verschließen.
- Abschließend Patienten lagern, Material entsorgen und Anlage dokumentieren.

Kontrolle und Verbandwechsel: Bei sterilen Gazeverbänden wird ein Verbandwechsel alle 48–72 Stunden empfohlen. Bei Folienverbänden beträgt das Intervall 7 Tage. Die Einstichstelle wird 1-mal täglich auf Entzündungszeichen kontrolliert.

Die Durchführung des Verbandwechsels ist in ▶ Abb. 24.1 dargestellt.

Abb. 24.1 Verbandwechsel periphere Venenverweilkanüle.

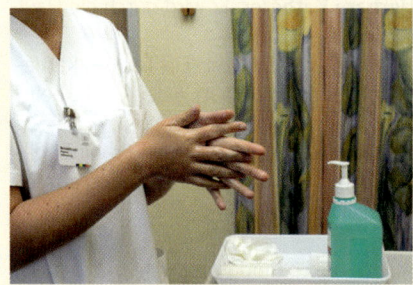

1 Vor dem Verbandwechsel werden die Bedarfsmaterialien vollständig gerichtet und im Anschluss eine hygienische Händedesinfektion durchgeführt.

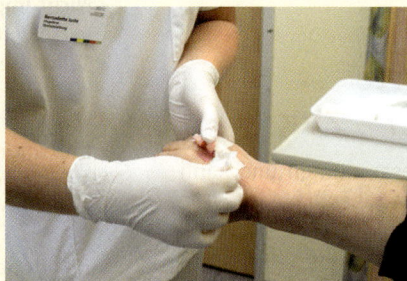

2 Danach werden Einmalhandschuhe angezogen und der alte Verband entfernt. Dabei wird die Venenverweilkanüle sicher mit den Fingern der freien Hand fixiert. Die Einstichstelle wird gründlich inspiziert: Entzündungszeichen? Paravasat? Hautirritationen?

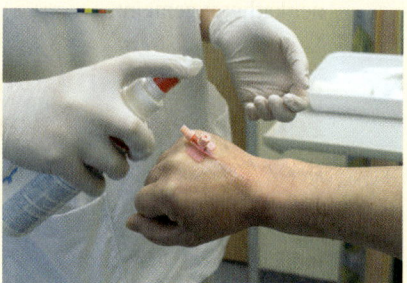

3 Mit der „Sprüh-Wisch-Sprüh-Methode" wird eine Hautdesinfektion durchgeführt: Die Einstichstelle wird mit Hautdesinfektionsmittel eingesprüht,

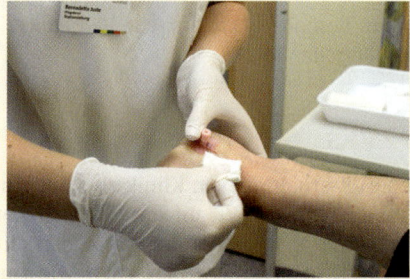

4 mit einer sterilen Kompresse von innen nach außen gewischt und die Einstichstelle nochmals eingesprüht. Dabei sollten die entsprechenden Desinfektionsvorschriften des Hauses und die Non-Touch-Technik eingehalten werden.

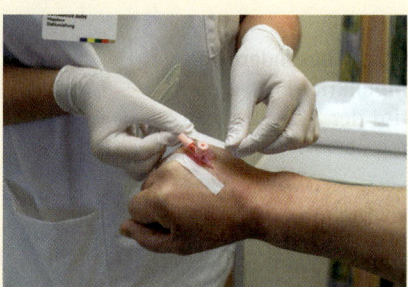

5 Die Flügel der Venenverweilkanüle werden mit Pflasterstreifen fixiert, diese sind vom Hersteller des Venenverweilkanülenpflasters meist mitgeliefert. Wurde vom Hersteller eine kleine Kompresse mitgeliefert, wird diese als Druckschutz unter die Flügel der Venenverweilkanüle gelegt.

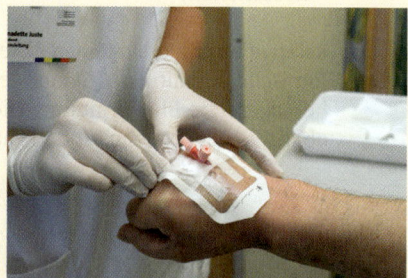

6 Das Venenverweilkanülenpflaster wird nun so aufgebracht, dass die Verweilkanüle sicher fixiert ist, aber z.B. an der Kanüle angebrachte Dreiwegehähne nicht mit überklebt werden. Abschließend wird der Zugang mit einer Mullbinde oder einem Netzschlauchverband fixiert, um zu verhindern, dass der Patient mit dem Zugang z.B. an seiner Kleidung hängenbleibt. Damit der Zugang im Notfall schnell genutzt werden kann, sollte nur so viel wie nötig, aber so wenig wie möglich umwickelt werden.

Definition **Paravasat**
Von einem Paravasat spricht man, wenn bei Injektionen oder Infusionen die Injektions- oder Infusionsflüssigkeit nicht in das Gefäß gelangt, sondern in das umliegende Gewebe.

24.1.2 Zentralvenöse Gefäßzugänge

Ein zentralvenöser Gefäßkatheter wird in eine größere Körpervene eingeführt und dann bis unmittelbar vor das rechte Herz geschoben. Er liegt dann korrekt, wenn seine Spitze kurz vor dem rechten Vorhof in der V. cava liegt.

Zugänge über zentrale Venen sind die V. jugularis interna und externa sowie die V. subclavia. Der ZVK kann aber auch über periphere Venen vorgeschoben werden: V. basilica oder cephalica. Eher selten wird die V. femoralis punktiert, bei Kindern eignet sich evtl. auch die V. saphena magna (▶ Abb. 24.2).

Arten

Grundsätzlich werden bei den zentralvenösen Zugängen folgende 3 Arten unterschieden:
- **nicht implantierbare Katheter**: Der Katheter wird direkt durch die Haut in die Vene gelegt, z.B. ein ZVK, der über die Halsvene oder peripher über die Armvene eingeführt wird.
- **teilweise implantierbare Katheter (getunnelte – TCVAD)**: Ein Teil des Katheters wird subkutan (unter der Haut) entlanggeführt (getunnelt) und dann in die Vene eingeführt, z.B. Hickmann-Broviac- oder Groshong-Katheter. Das Katheterende mit den Zugängen liegt wie beim ZVK außerhalb des Körpers.
- **implantierbare Katheter (ICVIP)**: Sie werden vollständig unter die Haut implantiert. Um einen Zugang zu bekommen, müssen die Systeme mithilfe einer Spezialkanüle punktiert werden. Man nennt diese Katheter Portkatheter.

Im Grunde sind alle hier genannten Katheter zentralvenöse Katheter, also **ZVKs**. Im klinischen Sprachgebrauch ist mit

24 Gefäßzugänge, Infusionen und Transfusionen

ZVK aber in den meisten Fällen der nicht implantierbare, über die Halsvene oder Armvene eingeführte zentrale Venenkatheter gemeint.

24.1.3 Nicht implantierter zentralvenöser Katheter – ZVK

Der ZVK besitzt ein recht großes Gesamtlumen und kann 1–5 einzelne Lumen (evtl. sogar mehr) haben.

Indikationen • Diese sind:
- Verabreichen von Lösungen, die periphere Venen stark reizen, z. B. Kaliumchlorid, hochprozentige Glukose- oder Aminosäurelösungen, einige Chemotherapeutika
- Situationen, in denen kein peripherer Zugang möglich ist, z. B. im Notfall bei Volumenmangel und/oder Schock, Verbrennungen oder bei sehr schlechten Venenverhältnissen
- wenn ein Patient viele verschiedene Medikamente erhält, die nicht miteinander kompatibel sind (meist auf Intensivstationen)

Relative Kontraindikationen • Dies sind z. B. besondere anatomische Verhältnisse (Gefahr der Fehlpunktion!) oder eine herabgesetzte Blutgerinnung. Hier wird der Arzt abwägen, ob Risiko oder Nutzen für den Patienten überwiegen.

> **Katheterarten:**
> - **Nicht implantierbare Katheter**: Er wird durch die Haut in die Vene gelegt, z. B. ein ZVK.
> - **Teilweise implantierbare Katheter**: Ein Teil des Katheters wird subkutan (unter die Haut) gelegt, z. B. beim Hickmann-Broviac- oder Groshong-Katheter.
> - **Implantierbare Katheter (Portkatheter)**: Er wird vollständig unter die Haut implantiert. Die Punktion erfolgt mithilfe einer Spezialkanüle.
>
> **Indikationen**: Ein ZVK wird benötigt,
> - **um eine Venenreizung zu vermeiden** – z. B. bei Kaliumchlorid, hochprozentiger Glukose- oder Aminosäurelösung und einigen Chemotherapeutika,
> - **wenn kein peripherer Zugang möglich ist** – z. B. im Notfall bei Volumenmangel und/oder Schock, Verbrennungen oder bei schlechten Venenverhältnissen und
> - **wenn verschiedene Medikamente nicht kompatibel sind** – z. B. bei Patienten auf der Intensivstation.
>
> **Kontraindikationen**: besondere anatomische Verhältnisse, herabgesetzte Blutgerinnung.

Anlage eines ZVKs

Wo der Patient den ZVK erhält, ist von Klinik zu Klinik unterschiedlich. Es ist möglich, den ZVK auf Station anzulegen. Dann muss allerdings ein tragbarer Monitor vorhanden sein. Meist aber werden ZVK in zentralen Bereichen wie Aufwachraum, Endoskopie oder IMC (Intermediate Care) und Intensivstationen gelegt, denn dort ist eine Monitorüberwachung bereits vorhanden.

Zu den pflegerischen Aufgaben gehört es, beruhigend auf den Patienten einzuwirken und darauf zu achten, dass er sich so wohl und sicher wie möglich fühlt. Der Patient wird dabei unterstützt, die beste Lage für den Eingriff zu finden und zu halten. Die assistierende Pflegekraft richtet das Material und reicht es dem Arzt steril an. Während der Anlage überprüft sie regelmäßig die Vitalparameter. Wichtig sind

> **WISSEN TO GO**
>
> **Grundlagen zentralvenöse Zugänge**
>
> Ein zentralvenöser Katheter wird in eine größere Vene eingeführt und vorgeschoben, bis er in der V. cava kurz vor dem rechten Vorhof liegt. Geeignete Venen (▶ Abb. 24.2) sind:
> - **Periphere Venen:** V. basilica oder cephalica.
> - **Zentrale Venen:** V. jugularis interna und externa sowie V. subclavia; bei Kindern auch V. saphena.

Abb. 24.2 Zentralvenöse Zugänge.

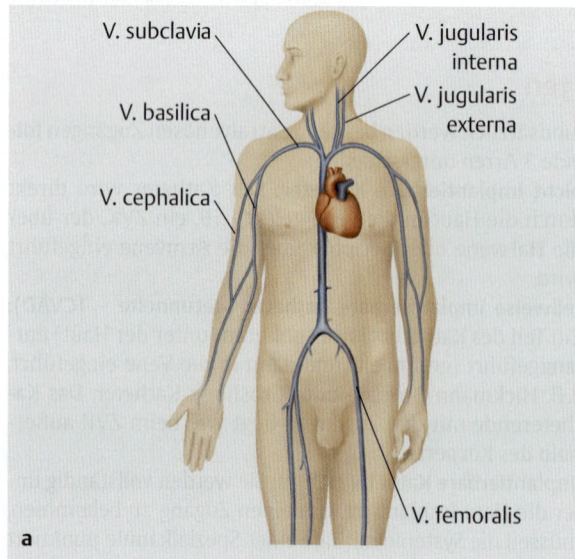
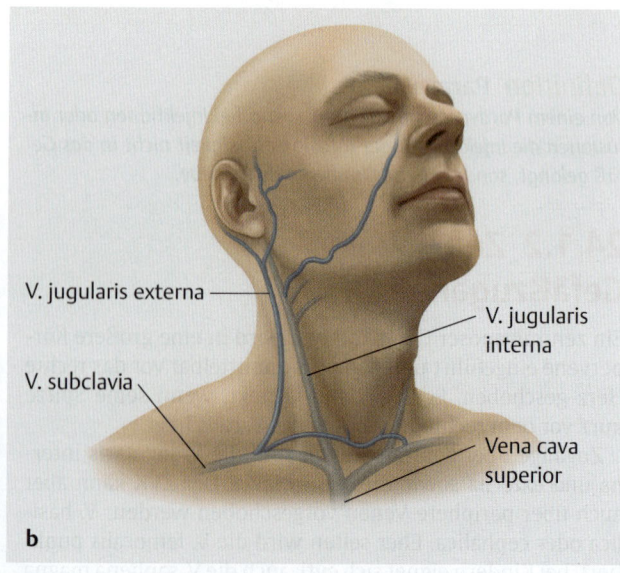

a Übersicht über die punktierbaren Venen für zentralvenöse Zugänge.
b Detailansicht der möglichen zentralen Venen am Hals. Am häufigsten werden die V. jugularis interna und die V. subclavia verwendet, da sie direkt in die V. cava superior münden. *Aus: Schünke M, Schulte E, Schumacher U. Prometheus LernAtlas der Anatomie. Thieme 2012.*

- **EKG:** da Herzrhythmusstörungen auftreten können, wenn der ZVK zu weit – also bis in den rechten Vorhof – vorgeschoben wird. Stellen Sie den Pulston am Monitor auf „laut", so können Sie Extrasystolen auch hören.
- **Sauerstoffsättigung:** um einen möglichen Pneumothorax (S. 977) früh zu erkennen.
- **Blutdruck:** Seine Messung ist kein Standard, aber v. a. angezeigt bei bestehendem Hypertonus. Die Anlage eines ZVKs ist immer „aufregend" – schließlich ist es ein Eingriff –, auch die Kopftieflage kann den Blutdruck erhöhen. Bei nicht ansprechbaren Patienten lässt eine Druckerhöhung evtl. auf Schmerzen schließen. Zudem: Sollte es zu Komplikationen kommen, liegt die Manschette bereits und kann genutzt werden.

Der Patient liegt meist auf dem Rücken in leichter Kopftieflage (ca. 15°), um eine Luftembolie zu verhindern. Das sterile Abdecktuch liegt zum Teil auf dem Gesicht des Patienten. Da es aus wasserundurchlässigem Material (z. B. Plastikfolie) besteht, kann es sich vor die Nasenlöcher legen und die Atmung behindern. Wache Patienten sollten deshalb regelmäßig gefragt werden, ob sie ungehindert Luft bekommen. Bewusstseingeschränkte Personen sollten regelmäßig kontrolliert werden.

Vorbereitung

Der Arzt legt einen ZVK unter sterilen Bedingungen. Er trägt Kittel, Mundschutz, Haube und sterile Handschuhe. Die assistierende Pflegekraft sollte ebenfalls Haube und Mundschutz tragen. Der Arzt wird sich seinen sterilen Arbeitsbereich so richten, wie er es bevorzugt.

Was für die Anlage eines ZVKs nötig ist, ist abhängig vom System, das die Klinik benutzt. In einigen Sets ist lediglich der Zugang, in anderen sind zusätzlich alle sonst benötigten Utensilien wie Stichskalpell, Kanüle für die Lokalanästhesie, Dreiwegehähne und Nahtmaterial enthalten. Im Folgenden sind alle benötigten Materialien noch einmal aufgeführt.

Abb. 24.3 Zentraler Venenkatheter.

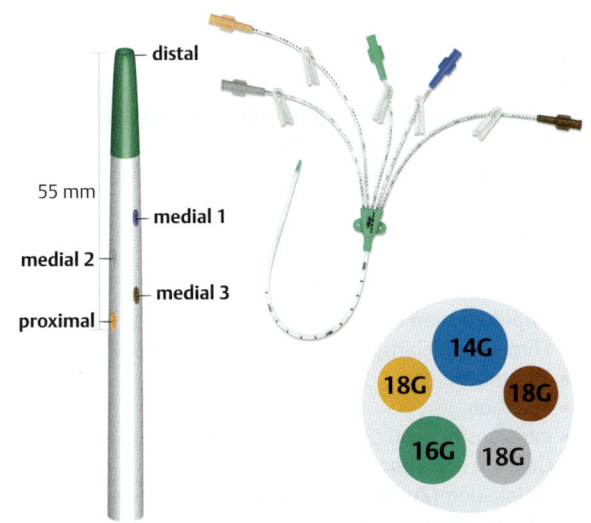

Mit einem 5-lumigen Katheter können größere Infusionsmengen und verschiedene Substanzen gleichzeitig verabreicht werden. 5-lumige Katheter sind meist nur auf Intensivstationen anzutreffen, häufiger sind 2- oder 3-lumige ZVKs. Links im Bild sehen Sie die entsprechenden Öffnungen der einzelnen Lumen an der Katheterspitze, rechts im Bild die Durchmesser der verschiedenen Lumen. Welche Infusionslösungen auf welchen Lumen laufen sollten, richtet sich nach den Klinikstandards.
Quelle: Vygon GmbH & Co. KG, Aachen.

Steriles Material:
- ZVK (▶ Abb. 24.3)
- Handschuhe, Kittel, Kompressen, Unterlagetuch, Schlitztuch
- Punktionsset mit Einmalkanüle, Seldinger-Draht
- Lokalanästhetikum nach Anordnung, z. B. Bupivacainhydrochlorid 0,5 % – Carbostesin)
- 10-ml-Einmalspritze für NaCl 0,9 %
- eine 2- oder 5-ml-Spritze für Lokalanästhetikum
- eine feine Kanüle (für die Gabe des Lokalanästhetikums)
- Dreiwegehahn
- Nadelhalter und Nahtmaterial
- steriles Pflaster (transparenter Wundschnellverband)

Unsteriles Material:
- Lokalanästhetikum, z. B. Bupivacainhydrochlorid 0,5 % – Carbostesin)
- 2–3 Ampullen NaCl 0,9 % (zum Spülen der Schenkel bei mehrlumigem ZVK)
- Handschuhe und Hautdesinfektionsmittel
- Rasierer
- Stauschlauch bei ZVK über die Armvene
- Schere, Abwurf und Schutzunterlage
- Fixierpflaster (Leukoplast-Streifen)
- Kopfhaube, Mundschutz

Assistenz

Vor allem mehrlumige ZVK werden mit der Seldinger-Technik gelegt:
- Nach der Desinfektion und Lokalanästhesie punktiert der Arzt die gewünschte Vene (▶ Abb. 24.4).
- Er führt einen kleinen Draht ein und entfernt die Kanüle.
- Er schiebt einen Dilatator über den Draht. Damit wird der Stichkanal durch das Gewebe so aufgeweitet, dass der ZVK problemlos zu schieben ist. Ein Dilatator ist relativ hart im Gegensatz zum ZVK.
- Der Arzt zieht den Dilatator wieder vom Draht ab und schiebt den ZVK über den Draht in die Vene.
- Nach erfolgter Lagekontrolle und Durchspülen der Katheterlumen fixiert der Arzt den Katheter dauerhaft, evtl. wird er angenäht.

Nachbereitung

Im Anschluss wird der zentrale Venenkatheter unter sterilen Bedingungen je nach Standard mit einem sterilen Gaze- oder Folienpflaster verbunden.

Im Anschluss wird der Patient in die gewünschte, für ihn bequeme Position gebracht und das Bett auf Trockenheit und Faltenfreiheit überprüft. Die Materialien werden entsorgt und die ZVK-Anlage in der Patientenkurve dokumentiert. Ist eine Lagekontrolle durch die Röntgenabteilung angeordnet, ist es pflegerische Aufgabe, diese zu koordinieren. Ist es in der Klinik üblich, den Katheter erst nach der Röntgenkontrolle sicher zu fixieren, wird der Patient darüber informiert, dass er möglichst ruhig liegen sollte, um eine Dislokation zu vermeiden. Erst nach der Lagekontrolle dürfen Infusionslösungen am ZVK angehängt werden.

Lagekontrolle

Ob der ZVK korrekt liegt, zeigt eine Röntgenkontrolle des Thorax am sichersten. Um direkt bei der Anlage die Spitze des ZVKs sehr sicher korrekt zu platzieren, eignet sich die atriale EKG-Ableitung. Dafür benötigt man entweder ein entsprechendes Gerät, z. B. Alphacard, oder man schließt die rote Elektrode des EKGs an den Metalldraht des ZVKs an. Er

Abb. 24.4 ZVK-Anlage.

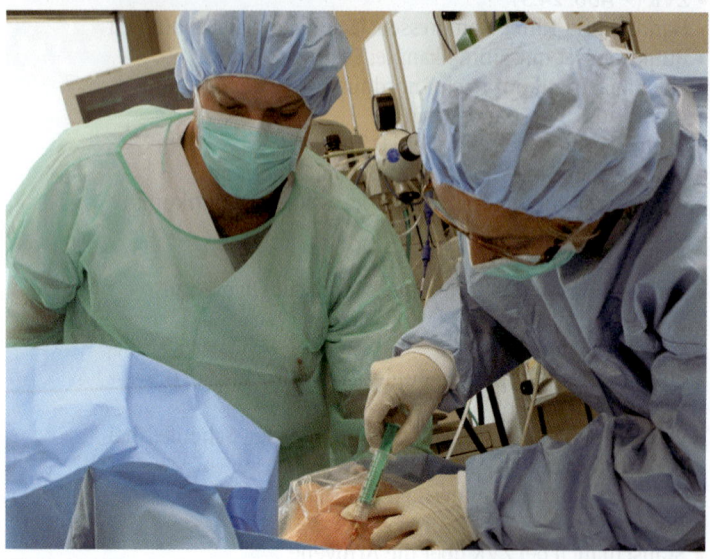

Bei der Anlage eines ZVKs gehört es zu den pflegerischen Aufgaben, den Patienten genau zu beobachten.

leitet dann die elektrischen Impulse des Herzens ab. Zeigen sich im EKG hohe P-Wellen, liegt der ZVK im Vorhof (Atrium → atriale EKG-Ableitung). Oft ist dies begleitet von Herzrhythmusstörungen. Der Arzt wird den ZVK dann zurückziehen, bis die P-Welle normal hoch ist und er sicher sein kann, dass der ZVK **nicht im**, sondern **kurz vor** dem **rechten Vorhof** liegt.

Komplikationen

Während des Legens können folgende Komplikationen auftreten:
- Fehlpunktion, z. B. in die A. carotis. Folge: Hämatom
- Pneumothorax (S. 977), v. a. bei Punktion der V. subclavia
- Hämatothorax (S. 977)
- Luftembolie
- Chylothorax (S. 977), nur bei Punktion der V. jugularis links durch Verletzung des Ductus thoracicus, des größten Lymphgefäßes
- ZVK-Fehllage, der ZVK kann z. B. umschlagen und hoch in die Kopfvenen laufen
- Verletzung des N. brachialis (Nervengeflecht, das den Arm versorgt)

Nach Anlegen des ZVKs sind folgende Komplikationen möglich:
- Thrombophlebitis (S. 936), v. a. bei peripher geschobenem ZVK
- Thrombose (S. 931)
- Infektion
- Infusionsthorax (Lösungen laufen bei Fehllage neben das Gefäß in den Thorax)

Wurde versehentlich die A. carotis punktiert (womöglich mehrfach), muss die Punktionsstelle relativ lange manuell abgedrückt werden – ein effektiver Druckverband am Hals ist nicht möglich. Danach sollte der Patient engmaschig kontrolliert werden. Unter Umständen kann sich ein sehr großes Hämatom entwickeln, v. a. bei Gerinnungsstörungen. Dies kann (selten, aber möglich) so groß werden, dass es die Gefäße im Hals abklemmt. Auch die Trachea kann eingeengt sein. Erstes Zeichen hierfür: Kloßgefühl im Hals und Stridor.

ACHTUNG
Bei unzureichender Fixierung oder sehr unruhigen, verwirrten Patienten besteht die Gefahr, dass der Katheter zurück- oder herausgezogen wird. Dies hätte zur Folge, dass die einfließenden Medikamente eventuell extravasal (außerhalb des Gefäßes) einlaufen oder bei kompletter Entfernung gar nicht beim Patienten ankommen. Achten Sie deswegen besonders auf eine gute und ausreichende Fixierung des ZVKs und erneuern Sie diese bei jedem Verbandwechsel.

WISSEN TO GO

ZVK-Anlage

Vorbereitung, Assistenz und Nachbereitung:
- Patienten in 15°-Kopftieflage lagern.
- Haube und Mundschutz anlegen.
- Während der Anlage Patienten Sicherheit geben und Kontakt halten.
- Material richten und dem Arzt ablaufgemäß steril anreichen.
- Während der Anlage regelmäßig die Vitalparameter überprüfen:
  - **EKG**: Pulston am Monitor auf „laut" stellen, um Extrasystolen hören zu können.
  - **Sauerstoffsättigung:** um einen Pneumothorax früh zu erkennen.
  - **Blutdruck**: Vor allem bei bestehendem Hypertonus.
- ZVK unter sterilen Kautelen mit einem sterilen Gaze- oder Folienpflaster verbinden.
- Abschließend Patienten lagern, Material entsorgen und Anlage dokumentieren.
- Nach Lagekontrolle durch den Arzt oder in der Röntgenabteilung Infusion anschließen.

Komplikationen bei Anlage:
- Fehlpunktion, z. B. in die A. carotis. Folge: starke Blutung, lebensbedrohliches Hämatom
- Pneumothorax, v. a. bei Punktion der V. subclavia
- Hämatothorax
- Luftembolie
- Chylothorax, nur bei Punktion der V. jugularis links durch Verletzung des Ductus thoracicus
- Fehllage, der ZVK kann z. B. umschlagen und in die Kopfvenen laufen
- Verletzung des N. brachialis (Nervengeflecht, das den Arm versorgt)

Komplikationen nach Anlage:
- Thrombophlebitis, v. a. bei peripher geschobenem ZVK
- Thrombose
- Infektion
- Infusionsthorax (Lösungen laufen bei Fehllage neben das Gefäß in den Thorax)
- Dislokation (Zurück- oder Herausziehen des Katheters), z. B. bei mangelnder Fixierung oder sehr unruhigen, verwirrten Patienten

Pflege eines ZVKs

Für den Verbandwechsel bei ZVK gilt – wie meist: so oft wie nötig und so selten wie möglich. Diskonnektionen am System sollten vermieden werden. Ein Verbandwechsel erfolgt immer aseptisch und ist notwendig, wenn der Verband

- feucht ist,
- nicht mehr fest sitzt,
- verschmutzt ist,
- der Patient über Beschwerden klagt, z. B. Zug durch den Verband,
- Verdacht auf eine Infektion besteht.

Gazeverbände werden alle 48 bis 72 Stunden gewechselt. Folienverbände sollten nach 7 Tagen gewechselt werden, da sich der Verband sonst ablöst. Bei Folienverbänden wird die Einstichstelle des Katheters einmal täglich durch den Verband auf Entzündungszeichen kontrolliert und der Patient nach Schmerzen gefragt. Zeigen sich Rötung oder Schwellung an der Einstichstelle, wird der Arzt informiert. Bei Gazeverbänden wird die Einstichstelle beim Verbandwechsel, nach Entfernung des alten Verbands und Entfernung von Verkrustungen auf Entzündungszeichen inspiziert. Ein Wechsel des ZVKs erfolgt bei Infektion der Einstichstelle oder wenn der Patient Fieber entwickelt, für das sonst keine Ursache gefunden werden kann. In diesem Fall wird die Katheterspitze zur bakteriologischen Untersuchung gegeben.

Allgemein gilt:
- Manipulationen an zentralen Venenkathetern sind immer mit einem Gefahrenpotenzial (für den Patienten) verbunden. Deshalb gehören pflegerische Interventionen rings um zentrale Zugänge immer in den Aufgabenbereich von geschultem Fachpersonal. Injektionen, Infusionen und auch das Spülen von zentralen Zugängen sind i. v.-Applikationen und damit Arzttätigkeiten, die an das Pflegepersonal delegiert werden dürfen. (Diese persönliche Delegation sollte schriftlich fixiert werden, z. B. i. v.-Berechtigung).
- Verlegte Lumen sollten nie durchgespült werden. Ausschließlich Aspirieren ist erlaubt. Thromben an ZVKs können sehr groß werden und eine Lungenembolie verursachen.
- ZVK-Zuleitungen müssen immer steril behandelt werden. Ansätze sollten immer mit einem sterilen Verschlusskonus (Stopfen, Stöpsel) verschlossen werden. ZVKs sind für 90 % aller Infektionen durch einen venösen Zugang verantwortlich (RKI 2002).
- Nach Möglichkeit sollte ein ZVK immer bespült sein. Übliche Förderraten sind z. B.: Über Infusionsschlauchpumpen (z. B. Infusomat) 10 ml/h, Infusionsspritzenpumpe (z. B. Perfusor) 2 ml/h. So bleiben die Lumen offen. Soll der ZVK abgestöpselt werden, wird jeder Schenkel mit mindestens 10 ml NaCl 0,9 % durchgespült – sofern vorher eine andere Lösung als physiologische Elektrolytlösung eingelaufen ist.

Verbandwechsel

Die Standards für einen Verbandwechsel am ZVK sind klinikintern beschrieben und z. B. abhängig davon, ob die Punktionsstelle mit Folienverband oder Gazeverband versorgt wird. Die Durchführung zeigt ▶ Abb. 24.5.

Abb. 24.5 Verbandwechsel ZVK.

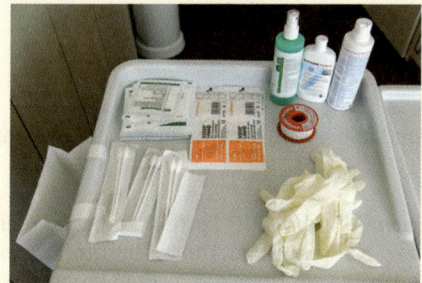

1 Material für den Verbandwechsel:
  – sterile und unsterile Handschuhe
  – Hautdesinfektionsmittel
  – neues Verbandmaterial, sterile Tupfer
  – evtl. sterile Kochsalzlösung
  Nach der Händedesinfektion werden unsterile Handschuhe angezogen und der alte Verband entfernt.

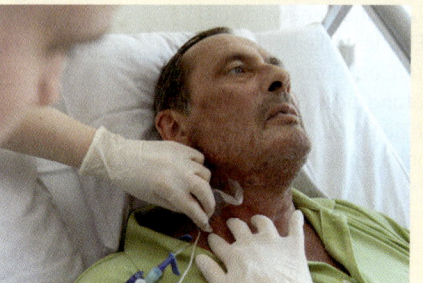

2 Vor allem weißes Pflaster lässt sich besser lösen, wenn es vorher mit etwas Hautdesinfektionsmittel benetzt wird. Vor Entfernen des Verbands wird festgestellt, bei welcher Marke (Angabe in Zentimetern auf dem Zugang) der ZVK liegt. Um den ZVK nicht herauszuziehen, entfernt man den Verband vorsichtig von unten beginnend zur Punktionsstelle hin.

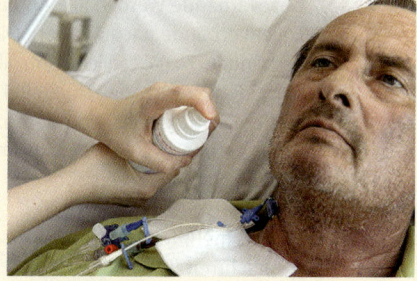

3 Die Punktionsstelle wird mit Desinfektionsmittel besprüht und die vorgeschriebene Einwirkzeit abgewartet. Dabei am besten die Augen des Patienten schützend mit einer Hand vor dem Desinfektionsmittel abschirmen.

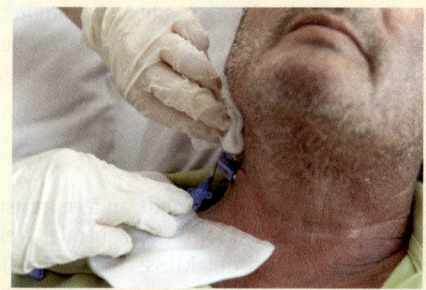

4 In der Einwirkzeit werden sterile Handschuhe angezogen und danach Verkrustungen und andere Verunreinigungen mit einem sterilen Tupfer gelöst. Die Einstichstelle kann mit Kochsalzlösung oder Desinfektionsmittel gereinigt werden.

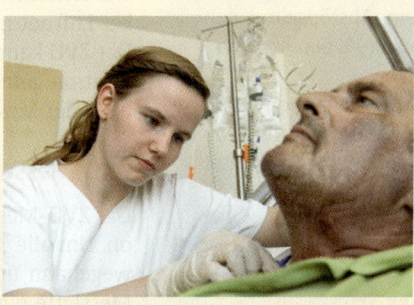

5 Es wird kontrolliert, ob der ZVK noch bei der richtigen Marke liegt und ob er sicher fixiert ist.

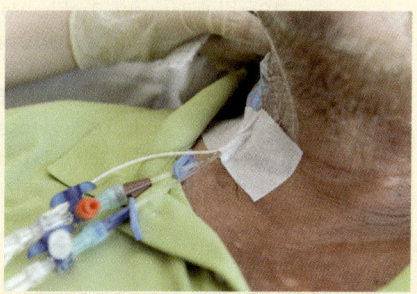

6 Danach wird der neue, sterile Verband angebracht. Für trockene Einstiche eignen sich transparente Pflaster. Blutet die Punktionsstelle oder nässt sie, sollte saugfähiges Material aufgelegt werden. Der Verband wird danach spannungsfrei fixiert.

Gefäßzugänge, Infusionen und Transfusionen

Ist der ZVK nicht angenäht oder haben sich einer oder gar beide Fäden gelöst, kann der ZVK mit einem „Steg" gesichert werden: Dazu wird außerhalb der sterilen Zone ein zusätzlicher Pflasterstreifen aufgelegt.

Der Verbandwechsel, Wundverhältnisse und Marke werden im Anschluss dokumentiert. Wenn beim Verbandwechsel Nähte verloren gegangen sind, wird dies ebenfalls in der Patientenkurve festgehalten.

Maßnahmen bei Katheterinfektion mit Bakteriämie

Anzeichen einer Bakteriämie sind: Leukozytose, erhöhte Körpertemperatur von über 37,4 °C, evtl. plötzlich einsetzender Schüttelfrost. Informieren Sie den Arzt umgehend, wenn diese Symptome auftreten, da der ZVK schnellstmöglich entfernt werden muss, um eine Sepsis zu vermeiden.

Der Katheter wird dann i. d. R. vom Arzt unter sterilen Bedingungen gezogen, die Katheterspitze mit einer sterilen Schere abgeschnitten und in ein steriles Untersuchungsgefäß gegeben. Das Untersuchungsgefäß wird verschlossen, beschriftet und schnellstmöglich ins Labor geschickt. Gleichzeitig sollte zur Diagnosesicherung eine Blutkultur peripher abgenommen werden.

WISSEN TO GO

Pflege eines ZVKs

Gazeverbände werden alle 48 bis 72 Stunden gewechselt, Folienverbände nach 7 Tagen. Die Einstichstelle bei Folienverbänden 1-mal täglich kontrollieren, bei Gazeverbänden bei jedem Verbandwechsel. Bei Rötung oder Schwellung an der Einstichstelle informieren Sie den Arzt.
Ein Verbandwechsel erfolgt immer aseptisch. Er ist notwendig, wenn der Verband
- feucht ist,
- nicht mehr fest sitzt,
- verschmutzt ist,
- der Patient über Beschwerden klagt, z. B. Zug durch den Verband,
- Verdacht auf eine Infektion besteht.

Die Durchführung des Verbandwechsels zeigt ▶ Abb. 24.5.
Beachten:
- Nie verlegte Lumen durchspülen! Nur Aspirieren ist erlaubt.
- ZVK-Zuleitungen immer steril behandeln.
- Lumen des ZVKs offen halten, z. B. über Infusomat 10 ml/h, Perfusor 2 ml/h. Vor dem Abstöpseln jeden Schenkel mit mindestens 10 ml NaCl 0,9 % durchspülen.

Maßnahmen bei Katheterinfektion. Anzeichen einer Bakteriämie sind: Leukozytose, Körpertemperatur von >37,4 °C, evtl. Schüttelfrost. Der Katheter wird dann unter sterilen Bedingungen gezogen.

Zentralen Venendruck messen

Definition Zentraler Venendruck
Der zentrale Venendruck (ZVD) ist der Druck in der oberen Hohlvene (V. cava superior), kurz vor dem Herzen. Er entspricht dem Druck im rechten Vorhof und ist ein Parameter für Herzleistung und Füllungszustand der Blutgefäße.

Der ZVD wird über den zentralen Venenkatheter gemessen. Der ZVD wird z. B. gemessen bei:
- Hypovolämie (Blutung, hyperosmolares Koma, Exsikkose) – der ZVD ist niedrig
- Herzinsuffizienz, Lungenembolie, Einengungen in der V. cava, Herztamponade – der ZVD ist erhöht

Heute dient der ZVD meist nicht mehr als ein probates Mittel zur Diagnostik. Er ist zum einen sehr fehleranfällig und zum anderen geben andere Verfahren weitaus verlässlichere Aussagen hinsichtlich Pumpleistung des Herzens oder Füllungszustand der zentralen Venen, z. B. Echosonografie des Herzens, auf der ICU invasive hämodynamische Messmethoden. Der ZVD kann aber dazu dienen, die Therapie mit Diuretika zu überwachen. Dann muss er allerdings regelmäßig gemessen werden.

Im Folgenden wird beschrieben, wie Sie den ZVD über eine Wassersäule messen.

Vorbereitung

Material • Folgendes Material wird benötigt:
- Thoraxschublehre
- Fettstift
- Messlatte mit Pfeil (sog. Venotonometer)
- 0,9 %ige NaCl-Lösung
- ZVD-Messsystem

Ein ZVD-Messsystem besteht aus 3 Schenkeln, jeweils eine der Leitungen führt
- zur Infusion,
- zur Messlatte,
- zum Patienten.

Die 3 Leitungen sind in der Mitte über einen Dreiwegehahn verbunden.

Nullpunkt bestimmen • Um den ZVD korrekt zu bestimmen, muss zuvor der sog. Nullpunkt am Thorax bestimmt werden. Er entspricht in etwa der Höhe des rechten Vorhofs, vor dem die Spitze des ZVKs liegt. Der Nullpunkt kann bestimmt werden über
- eine Thoraxschublehre oder
- ein Rechenexempel: Der Thorax wird gedanklich in 5 gleiche Teile geteilt, der Nullpunkt liegt etwa ⅖ unterhalb des Sternums (▶ Abb. 24.6).

Um den Nullpunkt zu bestimmen, muss der Patient flach auf dem Rücken liegen. Vorsicht ist geboten bei Patienten mit z. B. erhöhtem intrakraniellem Druck. Bei Patienten mit starker Luftnot ist die flache Rückenlage oft gar nicht möglich. Der ZVD kann in dem Fall ausnahmsweise auch in sitzender Position gemessen werden. Dann muss aber diese Position bei jeder Messung exakt so wieder eingestellt werden.

ZVD-Messung

Das ZVD-Messsystem wird gerichtet wie jede andere Infusion. Um alle 3 Schenkel zu befüllen, wird der zentrale Dreiwegehahn umgestellt. Dann wird der Messschenkel in die Messlatte eingespannt und die NaCl-Infusion wie gewohnt aufgehängt. Die Messlatte wird so eingerichtet, dass die Null auf der Skala der Messlatte in Höhe des Nullpunkts am Thorax liegt. Der Patient wird in flache Rückenlage gebracht, sofern er nicht schon in flacher Rückenlage ist. Alle Kissen werden entfernt (Kopfkissen, Lagerungskissen).

Abb. 24.6 ZVD-Messung.

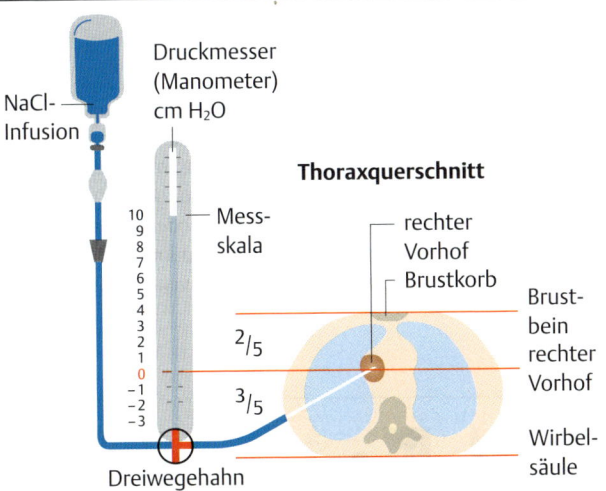

Schematische Darstellung der ZVD-Messung. Der Nullpunkt befindet sich auf Höhe des rechten Vorhofs, ⅖ unterhalb des Sternums (Brustbein).

Alle laufenden Infusionen werden gestoppt, damit es nicht zu Bolusinjektionen kommt. Laut Hygienestandard wird eine Sprüh-Wisch-Desinfektion am Katheteransatz durchgeführt und der 3. Schenkel des ZVD-Systems mit dem ZVK am Patienten verbunden. Bei mehrlumigen Kathetern sollte das distale Lumen verwendet und ggf. als „ZVD-Lumen" markiert werden.

ACHTUNG

Nutzen Sie niemals das Lumen, an dem kontinuierlich Medikamente über eine Infusionsspritzenpumpe appliziert werden, da Sie mit der ZVD-Messung einen Medikamentenbolus applizieren und nach der ZVD-Messung ein medikamentenfreies Intervall erzeugen würden. Bei hochpotenten Arzneimittel wie Katecholaminen kann dies zu schwerwiegenden Komplikationen beim Patienten führen.

Das System wird mit NaCl 0,9% gespült, indem die Infusion kurz aufdreht wird. Die Infusion muss frei laufen können. Danach wird der Dreiwegehahn so eingestellt, dass die Verbindung zwischen Messlatte und Patient besteht.

Die Wassersäule in der Messlatte sinkt nun langsam ab. Wenn sie sich auf einen Wert eingependelt hat, ist der ZVD ermittelt. Sie sehen das daran, dass die Säule stehen bleibt und sich mit Ein- und Ausatmung leicht hebt und senkt. Sind diese Schwankungen sehr hoch, wird der Mittelwert genommen. Der Patient wird vom ZVD-System diskonnektiert und in eine bequeme Lage gebracht. Das System wird mit einem sterilen Stopfen verschlossen und der ermittelte Wert dokumentiert.

Meist wird der ZVD über den Dreiwegehahn gemessen, der direkt an den ZVK konnektiert ist. Wenn möglich sollte das ZVD-System am Katheter belassen werden, da dadurch unnötige Manipulationen am Katheter vermieden werden und das Infektionsrisiko gesenkt wird. Auch das ZVD-Besteck sollte im üblichen Turnus nach Klinikstandard gewechselt werden. Wie Sie den ZVD über eine Wassersäule messen, zeigt Ihnen ▶ Abb. 24.7.

Interpretation der Ergebnisse

Die Einheit bei der Messung via Wassersäule ist: cmH₂O. Bei der elektronischen Messung können die Ergebnisse in unterschiedlicher Einheit angegeben werden, z.B. torr und kPa. Orientieren Sie sich immer an den Herstellerangaben, welche Einheit verwendet wird (bei den Monitoren ist die Einheit immer ablesbar): Umrechenfaktoren sind:
- 1 mmHg = 1,36 cmH$_2$O = 1 torr = 0,13 kPa
- 1 cmH$_2$O = 0,74 mmHg = 0,74 torr = 0,098 kPa

! Merken Einheiten

Denken Sie unbedingt auch bei der Wertedokumentation daran, die Einheit mit anzugeben, damit Missverständnisse oder Fehler vermieden werden.

Als normwertig gilt ein ZVD zwischen 2 und 12 cmH$_2$O oder 1,5–9 mmHg. Erniedrigt ist der ZVD z.B. bei Volumenmangel (hyperosmolares Koma, Exsikkose). Erhöht kann er sein bei Herzinsuffizienz (v.a. Rechtsherzinsuffizienz), pulmonalen Erkrankungen oder erhöhtem Druck im Abdomen (Zwerchfellhochstand).

Beachte: Der ZVD ist kein absoluter, sondern ein Referenzwert. Der Verlauf ist entscheidend, nicht der Wert. Deshalb muss der ZVD mehrfach pro Tag gemessen werden. Auch die (normierten) Grenzwerte werden abhängig von der Grunderkrankung evtl. angepasst. Ein Patient mit ausgeprägter Rechtsherzinsuffizienz wird z.B. immer einen erhöhten ZVD haben – ein Wert von 17 cmH$_2$O kann für ihn durchaus in Ordnung sein.

Elektronische ZVD-Messung

Der ZVD kann auch elektronisch gemessen werden. Hierfür wird ein spezielles Infusionssystem an den zentralvenösen Katheter konnektiert und über einen Druckwandler an den Monitor angeschlossen. Dieses Verfahren finden Sie auf Überwachungs- und Intensivstationen.

WISSEN TO GO

Grundlagen und Messung ZVD

Der zentrale Venendruck gibt den Druck in der oberen Hohlvene kurz vor dem Herzen an. Er entspricht dem Druck im rechten Vorhof und ist ein Parameter für die Herzleistung und den Füllungszustand der Blutgefäße.

Der ZVD kann auf Station über den zentralen Venenkatheter und eine Wassersäule gemessen werden. Auf Überwachungs- und Intensivstationen wird der ZVD elektronisch gemessen.

ZVD über eine Wassersäule messen. Der ZVD wird mit einem **ZVD-System** gemessen. Dieses besteht aus 3 Schenkeln, die über einen Dreiwegehahn verbunden sind. Jeweils eine der Leitungen führt
- zur Infusion,
- zur Messlatte und
- zum Patienten.

Vor der ZVD-Messung muss der sog. Nullpunkt am Thorax (etwa in Höhe rechter Vorhof) bestimmt werden. Wenn Sie den Thorax in 5 gleiche Teile teilen, liegt der Nullpunkt etwa ⅖ unterhalb des Sternums. Die Durchführung der Messung ist in ▶ Abb. 24.7 dargestellt.

24 Gefäßzugänge, Infusionen und Transfusionen

Werte interpretieren. Die Einheit bei der Messung via Wassersäule ist cmH$_2$O; via Arterie mmHg. Als normwertig gilt ein ZVD von 2 und 12 cmH$_2$O oder 1,5–9 mmHg. Generell gilt:
- **niedriger ZVD:** bei Hypovolämie (Blutung, Exikkose)
- **erhöhter ZVD:** bei Herzinsuffizienz, Lungenembolie, Herztamponade

Der Verlauf des ZVD ist entscheidend – nicht der Wert! Daher muss der ZVD mehrfach pro Tag gemessen werden.

24.1.4 Implantierter zentralvenöser Katheter – Port

Definition Portkatheter
Der Port (von lat. portus = Hafen) ist ein subkutan implantiertes Kathetersystem mit einem kleinen Metallgehäuse (Kammer), einer Membran und einem Schlauchsystem, das in ein Gefäß (meist zentrale Vene) eingelegt wird. Er bietet einen dauerhaften Zugang zum venösen oder arteriellen Gefäßsystem oder zu bestimmten Körperhöhlen (z.B. Bauchhöhle, Epiduralraum). Überwiegend dient der Portkatheter aber als Zugang zum venösen System.

Abb. 24.7 ZVD manuell messen.

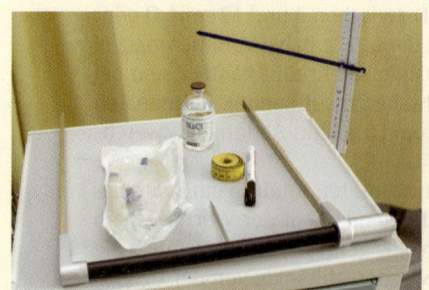

1 Material für die manuelle ZVD-Messung: Thoraxschublehre, ZVD-Messsystem, 0,9 % NaCl-Lösung, Maßband, Fettstift.

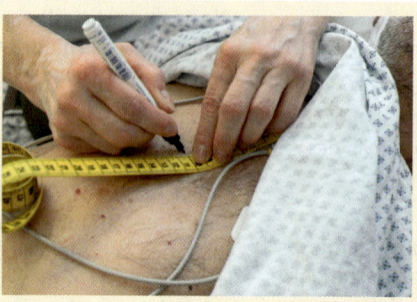

2 Die Thoraxschublehre wird 5 Zentimeter oder etwa 3 Fingerbreit oberhalb der Spitze des Sternums aufgelegt. Die richtige Höhe wird bestimmt und der Punkt markiert.

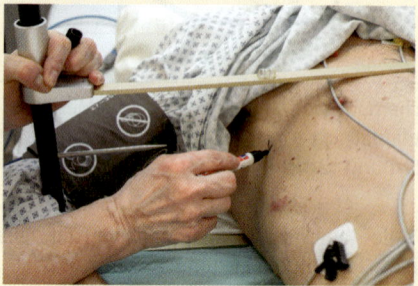

3 Die Thoraxschublehre wird vorsichtig unter den Thorax des Patienten geschoben, sodass der obere Teil auf dem markierten Punkt liegt. Danach wird die Wasserwaage auf der Schublehre ins Lot gebracht. Der Dorn der Thoraxschublehre markiert nun den Nullpunkt. Er wird mit einem Fettstift markiert oder es wird z.B. eine Elektrode an die Stelle geklebt.

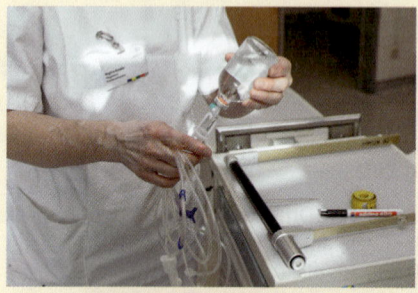

4 Das ZVD-Messsystem wird mit 0,9 %iger NaCl-Lösung befüllt.

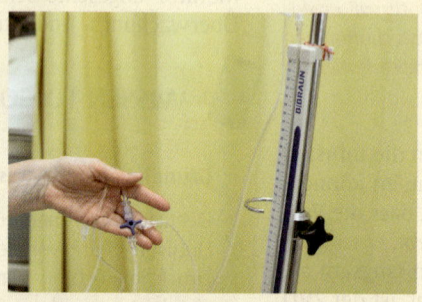

5 Der Messschenkel wird in die Messlatte eingespannt und die NaCl-Infusion an einen Infusionsständer gehängt.

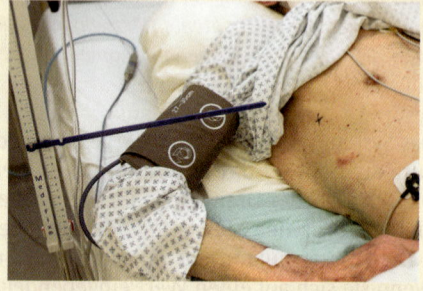

6 Die Messlatte wird so eingerichtet, dass die Null auf der Skala der Messlatte in Höhe des Nullpunkts am Thorax liegt.

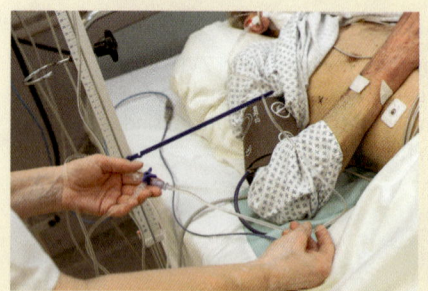

7 Der 3. Schenkel des ZVD-Messsystems wird mit dem Patienten verbunden. Der Dreiwegehahn wird nun so eingestellt, dass die Verbindung zwischen Messlatte und Patient besteht.

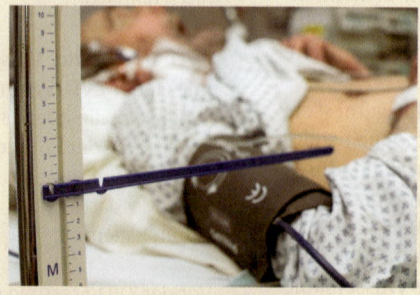

8 Die Wassersäule in der Messlatte sinkt nun langsam ab, bis sie sich auf einen Wert einpendelt.

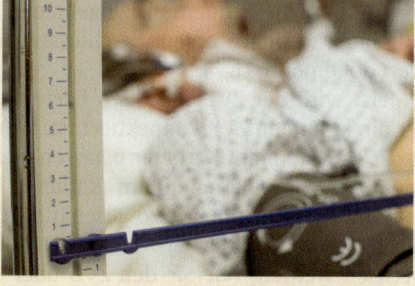

9 In diesem Fall beträgt der ZVD 6 cm H$_2$O.

Der venöse Zugang erfolgt meist über die Vena jugularis interna oder die Vena subclavia. Die Implantation des Ports erfolgt in einem kurzen chirurgischen Eingriff, bei dem die Portkammer in das subkutane Fettgewebe implantiert wird.

Indikationen für einen Portkatheter sind:
- langfristige Medikamentenapplikation, z. B. bei chronischen Erkrankungen, onkologischen Krankheitsbildern zur Verabreichung von Chemotherapeutika, Schmerzmedikamenten oder Medikamenten, die die peripheren Gefäßwände stark reizen würden (Bolusinjektion)
- eine ambulant durchführbare parenterale Ernährung (Infusionstherapie)
- häufig geplante Blutabnahmen oder Bluttransfusionen, z. B. bei schlechten Venenverhältnissen

> **WISSEN TO GO**
>
> **Grundlagen Port**
>
> Ein Port wird subkutan implantiert und kann durch die Haut punktiert werden. Überwiegend dient er als dauerhafter Zugang zum venösen System, aber auch als Zugang zum arteriellen System oder zu Körperhöhlen.
>
> Zu den **Indikationen** zählen
> - langfristige Medikamentenapplikation
> - ambulant durchführbare parenterale Ernährung
> - häufige geplante Blutabnahmen, Bluttransfusionen

Punktion von Portsystemen

Die Punktion (Kanülierung) des Portsystems darf nur durch eine fortgebildete Pflegefachkraft durchgeführt werden.

Zur Punktierung muss eine speziell angeschliffene Kanüle (Portkanüle) verwendet und streng aseptisch vorgegangen werden. Zunächst wird eine hygienische Händedesinfektion durchgeführt, Einmalhandschuhe angezogen und die Punktionsstelle mittels der „Sprüh-Wisch-Sprüh"-Methode desinfiziert.

Die Punktionsnadel wird mit einer leeren 10-ml-Spritze verbunden, um nach der Punktion aspirieren zu können. Eine weitere 10–20-ml-Spritze mit NaCl 0,9 % wird ebenfalls vorbereitet.

Danach wird die Haut der sichtbaren und tastbaren Portkammer gestrafft und die Spezialkanüle im senkrechten Winkel bis zum Erreichen des Kammerbodens langsam mittig eingestochen. Dann wird die richtige Lage mittels Aspiration von Blut über die Spritze kontrolliert. Im Anschluss muss der Port mit 10–20 ml NaCl 0,9 % gespült werden. Erst danach können Medikamente appliziert, Infusionen angehängt oder Blut über den Port entnommen werden.

Besonderheiten • Achten sollte man auf Folgendes:
- Für Injektionen und Spülungen dürfen nur 10-ml-Spritzen oder größere verwendet werden, um keinen zu großen Druck zu erzeugen und den Port dadurch zu schädigen.
- Bei nicht kontinuierlich erfolgender Applikation muss der Port regelmäßig mit 20 ml 0,9 %iger NaCl-Lösung gespült werden.
- Nach jeder Bolusapplikation von Medikamenten wird der Port mit 10 ml 0,9 %iger NaCl-Lösung gespült und abschließend mit NaCl-Lösung und evtl. nach Anordnung mit Heparin geblockt. Das heißt, das gesamte Füllvolumen des Ports (Kammer + Schlauchsystem) wird mit einem fest definierten Gemisch (Mengenangaben laut Herstellervorschrift) aus NaCl und evtl. Heparin aufgefüllt. Wichtig ist, dass nichts von diesem Gemisch in die Blutbahn gelangt. Deshalb ist es auch so wichtig, vor jeder Neuinjektion/Spülung immer erst zu aspirieren (Menge entsprechend dem Blockungsvolumen), da es sonst evtl. zu einem ungewollten Heparinbolus kommen kann.
- Bei kontinuierlichen Nährstofflösungsinfusionen über das Portsystem werden unter Berücksichtigung der Patientenanamnese nach Arztanordnung Alkohollösungen (Alkoholabusus?) zum Spülen benutzt, um Ablagerungen, z. B. durch Lipidlösungen, zu verhindern.
- Portnadeln können entsprechend den jeweiligen Herstellervorschriften und Hygienestandards bis max. 7 Tage belassen werden. Danach muss eine Neupunktion erfolgen.
- Die Portnadel wird mit einem sterilen Verband (Folie oder Gaze) gesichert. Cytocan-Nadeln müssen mit einer Kompresse oder Schlitzkompresse unterpolstert werden. Der Verbandwechsel erfolgt nach den Prinzipien einer aseptischen Wunde und ist in Abhängigkeit von dem Verbandmaterial und den Hygienevorschriften ca. alle 2 Tage durchzuführen (bei Folienverbänden ggf. mehr Tage).

24.1.5 Teilweise implantierte zentralvenöse Katheter

Diese Katheter werden vom Arzt gelegt und dürfen nur von ärztlichem Personal punktiert werden. Bei guter Pflege können sie mehrere Jahre liegen und eignen sich deswegen sehr gut für eine ambulante parenterale Ernährung und andere ambulante Infusionstherapien.

Hickman-Broviac-Katheter • Er besteht aus Silikonkautschuk und verfügt über ein oder mehrere Lumen. Er hat 3 Anteile:

Abb. 24.8 Portkatheter.

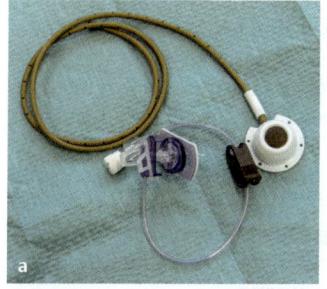
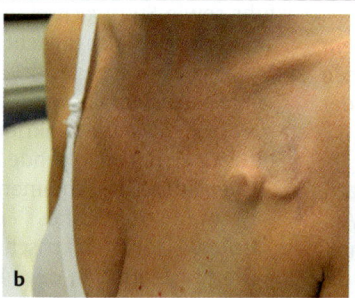
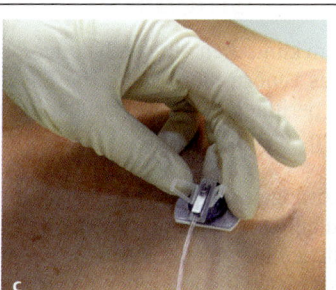
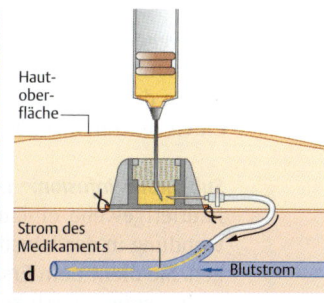

a Portkammer und Portkanüle mit Fixierplatte, die auf der Haut fixiert werden kann, um eine Langzeitinfusion zu applizieren.
b Sichtbare Portkammer unter der Haut.
c Fixieren der Portkanüle mit Fixierplatte.
d Lage der Portkammer unter der Haut.

24 Gefäßzugänge, Infusionen und Transfusionen

Abb. 24.9 Hickmann-Broviac-Katheter.

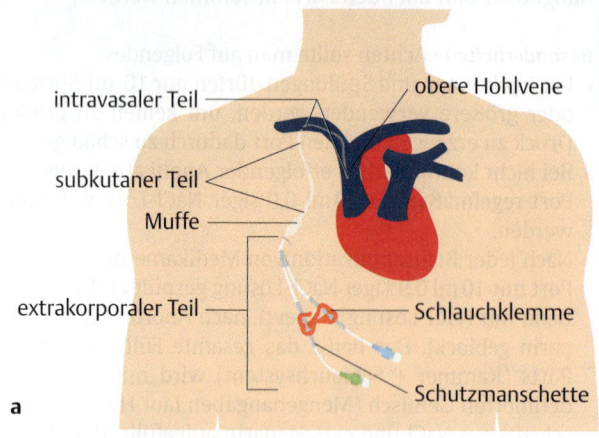
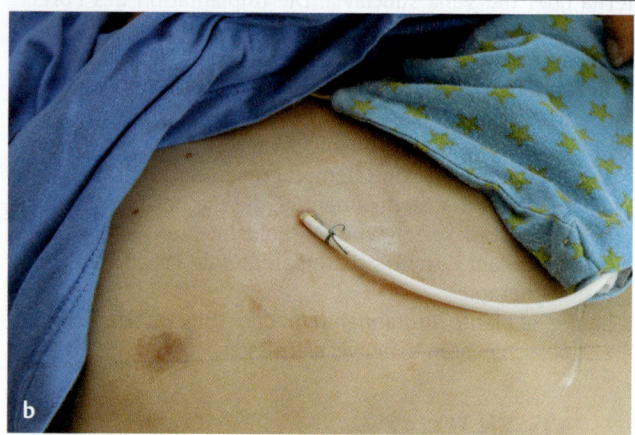

a Der extrakorporale Teil des Katheters liegt außerhalb des Körpers und kann ein oder mehrere Lumen besitzen – in dieser Darstellung sind es zwei. Der subkutane Teil ist über die Muffe in der Haut fixiert. Der intravasale Teil liegt in der oberen Hohlvene kurz vor dem rechten Herzen.
b Liegender Hickmann-Broviac-Katheter.

intravasal, subkutan und extrakorporal. Der intravasale Anteil liegt wie bei allen zentralvenösen Zugängen im oberen Teil der Hohlvene kurz vor dem rechten Herzen. Am subkutanen Anteil (Tunnel) befindet sich eine aus Polyester bestehende Muffe, die den Katheter sicher fixiert und vor Dislokation schützt. Am extrakorporalen Anteil befindet sich eine weitere Schutzmanschette sowie eine Schlauchklemme, um den Katheterzugang abzuklemmen (▶ Abb. 24.9).

Groshong-Katheter • Er gleicht vom Aufbau her dem Hickman-Broviac-Katheter. Er hat zusätzlich aber integrierte Ventile in jedem Lumen, die sich nach dem Injizieren, Infundieren und Aspirieren von Flüssigkeiten verschließen und so verhindern, dass Flüssigkeit zurückfließen oder Luft eindringen kann. Schlauchklemmen am proximalen Ende des Katheters sind dadurch unnötig.

24.2 Infusionen

Definition Infusion
Wer eine Flüssigkeit infundiert, der bringt eine kontrollierte Menge Lösung in den Körper ein. Das Wort leitet sich aus dem Lateinischen ab: infundere – hineingießen. Das Entscheidende bei einer medizinischen Infusion ist, dass sie nach genauer Berechnung und kontrolliert einläuft. Das gilt für alle Arten von Infusionslösungen.

24.2.1 Applikationsmöglichkeiten

Intravenöse Infusion. • Im klinischen Alltag erhält der Patient Infusionen meist in das venöse Blutsystem. Die Lösungen laufen dann über eine periphere Venenverweilkanüle oder einen zentralen venösen Zugang.

Subkutane Infusion. • Lösungen können auch in das Unterhautfettgewebe einlaufen. Diese Technik findet meist Anwendung in der häuslichen Pflege oder in Heimeinrichtungen. Sie dient dem Ersatz von Flüssigkeit bei Menschen, die nicht genügend trinken. Typische Punktionsstellen sind die der s.c.-Injektion (S. 460).

Intraarterielle Infusion. • Intraarteriell bedeutet „in eine Arterie hinein". Diese Applikationsart dient eher diagnostischen Zwecken, z. B. der Gabe von Kontrastmittel bei Angiografien oder der Thrombolyse.

Intraossäre Infusion • Intraossär bedeutet „in den Knochen hinein". Der Zugang wird direkt in das Knochenmark gelegt. Häufiger Punktionsort ist die proximale Tibia. Diese Technik ist meist Kindern und dem Notfall vorbehalten. Wegen des „Babyspecks" und wegen der Zentralisation im Schock (Konzentration des Blutvolumens im Körperzentrum) ist das Legen einer peripheren Kanüle häufig sehr schwierig. Im Notfall dient eine i. o.-Infusion bei Erwachsenen dazu, lebensrettende Medikamente zu geben.

Rektale Infusion • Eine erwärmte Infusion wird über spezielle Schlauchsysteme in das Rektum gegeben. Diese Infusionsform ist sehr selten. Das Problem: Über das Rektum kann nur wenig Flüssigkeit einfließen – große Mengen verursachen Stuhldrang und sind dann kontraproduktiv.

24.2.2 Ziele der Infusionstherapie

Bei einem gesunden Menschen, der genügend isst und trinkt, befindet sich der Organismus in der sog. Homöostase. Alle für das Leben notwendigen Substanzen und Flüssigkeiten sind ausreichend vorhanden. Ein gesunder Stoffwechsel reguliert selbstständig, was er in welchem Maß benötigt, und regelt dieses Fließgleichgewicht z. B. über Ein- und Ausfuhr sowie Stoffwechsel. Infusionen sind dann notwendig, wenn dieses Gleichgewicht z. B. durch Krankheit, Unfall oder Mangelernährung gestört ist. Infusionen sind also meist eine **Ersatztherapie**, wenn der Organismus ständig oder vorübergehend seine Funktionen nicht aufrechterhalten kann. Infusionen haben folgende Ziele:

- **Isovolämie:** Das Volumen der Flüssigkeit im Organismus ist im Gleichgewicht.
- **Isoionie** (Ion = elektrisch geladenes Atom oder Molekül): Die Konzentration der Elektrolyte, v. a. Kalium, Natrium, Chlor und Kalzium, ist normwertig.
- **Isotonie:** Der osmotische Druck innerhalb und außerhalb der Blutzellen ist gleich.

- **Osmolarität:** Die Konzentration osmotisch wirkender Moleküle ist ausgeglichen.
- **Ernährung:** Dem Organismus stehen ausreichend Baustoffe und Energie zur Verfügung.
- **Gabe von Medikamenten:** sichere Applikation therapeutisch wirkender Substanzen.

WISSEN TO GO

Grundlagen Infusionstherapie

Applikationsmöglichkeiten:
- **intravenöse Infusion:** über periphere Venenverweilkanüle oder zentralen venösen Zugang
- **subkutane Infusion:** ins Unterhautfettgewebe zur Flüssigkeitsversorgung
- **intraarterielle Infusion:** oft diagnostisch angewandt
- **intraossäre Infusion:** direkt in das Knochenmark
- **rektale Infusion:** erwärmte Infusion in das Rektum

Ziele der Infusionstherapie:
- **Isovolämie:** Das Volumen der Flüssigkeit im Organismus ist im Gleichgewicht.
- **Isoionie:** Die Konzentration der Elektrolyte, v. a. Kalium, Natrium, Chlor und Kalzium, ist normwertig.
- **Isotonie:** Der osmotische Druck ist ausgeglichen.
- **Osmolarität:** Die Konzentration osmotisch wirkender Moleküle ist ausgeglichen.
- **Ernährung:** Dem Organismus liegen ausreichend Nährstoffe, Fette und Energie vor.
- **Gabe von Medikamenten:** Sichere Applikation therapeutisch wirkender Substanzen.

24.2.3 Anforderungen an Infusionslösungen

Grundsätzlich sind alle Infusionen steril verpackt und pyrogenfrei. Das heißt, sie sind frei von fiebererregenden Substanzen. Sie müssen klar (bei wässrigen Lösungen) und frei von Schwebstoffen sein, dürfen keine Farbveränderungen aufweisen und ihre Umverpackung (Glasflaschen, Plastikflaschen, Plastikbeutel) muss unversehrt sein.

ACHTUNG
Verwenden Sie keine Infusionen, die trüb sind, in denen Schwebstoffe zu sehen sind oder deren Hülle eine Schädigung hat! Achten Sie auch auf das Verfallsdatum.

24.2.4 Infusionstechniken

Infusionen können mit unterschiedlichen Techniken verabreicht werden. Man unterscheidet:
- **Schwerkraftinfusion:** Die Flüssigkeitszufuhr wird durch das hydrostatische Druckgefälle zwischen Infusionsbehälter und Patient bewirkt.
- **Infusion über elektrische Pumpensysteme:** Sie wird entweder über Infusionsschlauchpumpen oder Infusionsspritzenpumpen durchgeführt. Über sie wird eine konstante Infusionsrate und eine große Dosiergenauigkeit gewährleistet.
- **Druckinfusionen:** Wenn im Notfall sehr schnell sehr viel Flüssigkeit substituiert werden muss, können flexible Plastikflaschen oder auch Erythrozytenkonzentrate unter Druck einfließen, dadurch wird die Infusionsrate erhöht.

Abb. 24.10 Druckinfusion.

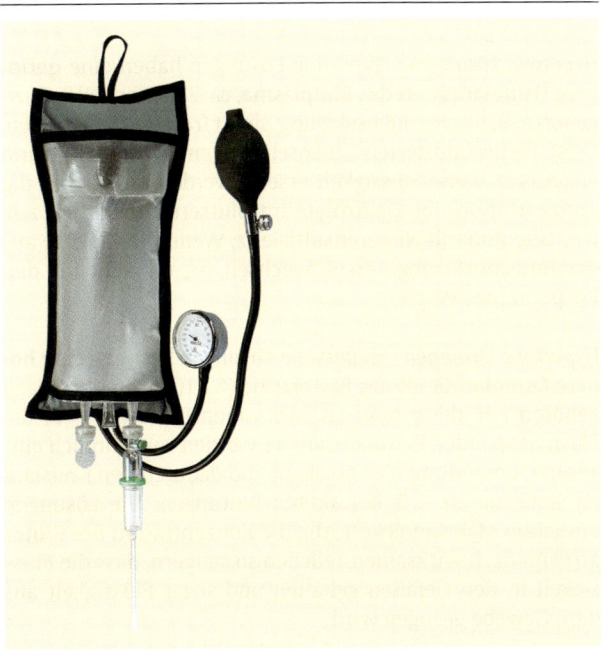

Mithilfe einer Druckmanschette kann die Infusionsrate erhöht werden. *Quelle: B.Braun Medical AG, Sempach, Schweiz.*

Der Infusionsbeutel wird in eine Druckmanschette eingelegt und der Druck auf 200 bis 300 mmHg eingestellt (▶ **Abb. 24.10**).

24.2.5 Einteilung von Infusionslösungen

Einteilung nach Osmolarität

Infusionen werden eingeteilt in isotone, hypotone und hypertone Lösungen. Um diese Einteilung zu verstehen, hilft die Chemie: Sind 2 unterschiedlich stark konzentrierte Flüssigkeiten durch eine semipermeable (halb durchlässige) Wand getrennt, dann wird durch diese Wand so lange Flüssigkeit treten, bis beide Seiten die gleiche Konzentration gelöster Teilchen haben. Den Vorgang, die ungleichen Konzentrationen dies- und jenseits der semipermeablen Wand auszugleichen, bezeichnet man als **Osmose**. Semipermeable Wände im Körper sind z. B. die Zellmembran oder auch die Gefäßwände. **Osmolarität** ist ein Maß für die Anzahl osmotisch wirksamer Teilchen pro Liter Lösung. Sie beschreibt also die Konzentration dieser Teilchen. Das Maß, in dem sie in aller Regel angegeben wird, ist mosmol/l. Zu den osmotisch wirksamen Teilchen im Körper gehören z. B. Kohlenhydrate, Elektrolyte und Aminosäuren.

Osmolalität beschreibt ebenso wie die Osmolarität die Konzentration osmotisch wirksamer Teilchen, das Maß ist jedoch ein anderes: Osmolalität gibt die Menge osmotisch wirksamer Teilchen pro Kilogramm Lösungsmittel an = mosmol/kg.

Welche Infusionen ein Patient benötigt, richtet sich danach, welchen Mangel sein Organismus aktuell zeigt.

Isotone Lösungen • Isotone Lösungen haben die **gleiche Osmolarität wie das Blutplasma**, also ca. 300 mosmol/l. Ein Beispiel ist 0,9 %ige NaCl-Lösung: Ein Liter 0,9 %ige Infusionslösung enthält 9 g Natriumchlorid. Auch Ringerlösungen gehören in diese Gruppe. Sie ersetzen Defizite im Flüssigkeitshaushalt, wenn physiologisches Trinken nicht möglich ist oder nicht ausreicht.

Hypotone Lösungen • Hypotone Lösungen haben eine **geringere Osmolarität als das Blutplasma**, ca. 270 mosmol/l. Dazu gehört z. B. 5 %ige Glukoselösung, sie ist frei von Elektrolyten. Diese niedrig dosierten Glukoselösungen werden z. B. dann eingesetzt, wenn Flüssigkeit ersetzt werden muss, aber die Konzentration der Elektrolyte im Blutserum hoch ist, z. B. bei Patienten mit Niereninsuffizienz. Wenn die Glukose aus der Infusionslösung verstoffwechselt ist, entsteht für den Körper reines Wasser.

Hypertone Lösungen • Hypertone Lösungen besitzen eine **höhere Osmolarität als das Blutplasma** (> 310 mosmol/l). Dazu gehören z. B. die osmotisch wirksamen Diuretika oder die Plasmaexpander. Plasmaexpander werden vornehmlich eingesetzt, um Volumen zu ersetzen und dadurch den Kreislauf zu stabilisieren, z. B. bei akuten Blutungen. Die Lösungen enthalten Makromoleküle, die die Konzentration des Blutes an osmotisch wirksamen Teilchen so steigern, dass die Flüssigkeit in den Gefäßen gehalten und sogar Flüssigkeit aus dem Gewebe gezogen wird.

Einteilung nach Dauer der Infusion

Kurzinfusionen • Bei dieser Infusion wird eine therapeutisch wirksame Substanz z. B. in 100 Milliliter 0,9 %iger NaCl-Lösung gelöst und über einen Zeitraum von 15 Minuten bis zu 3 Stunden infundiert (z. B. Antibiotika, Antipyretika).

Dauerinfusionen • Sie laufen länger, manchmal über einen ganzen Tag lang, z. B. Ernährungslösungen.

Einteilung nach Zusammensetzung

Kristalloide Lösungen • Sie bestehen aus in Wasser gelösten Substanzen, z. B. Elektrolyten. Wasser und Elektrolyte können aufgrund von Diffusion und Osmose die Zellmembran passieren.

Kolloidale Lösungen • Sie bestehen aus Makromolekülen, z. B. Polysacchariden oder Polypeptiden. Diese können die Zellmembranen (Gefäßmembranen) nicht passieren und verbleiben so bis zu ihrem Abbau intravasal. Zusätzlich haben Makromoleküle eine hohe Wasseranziehungskraft und binden somit das Wasser an sich (osmotische Druckerhöhung intravasal).

Einteilung nach Verwendungszweck

Infusionslösung lassen sich natürlich auch nach ihrem Verwendungszweck einteilen. Die ist eine recht einfache Einteilungsmöglichkeit und wird von der „Roten Liste" aufgegriffen:
- Infusionslösungen zur Elektrolytzufuhr
- Infusionslösungen zur Energiezufuhr (parenterale Ernährungslösungen)
- Infusionslösungen zur Osmo-Onko-Therapie
- Infusionslösungen zum Volumenersatz
- Infusionslösungen zur Korrektur des Säure-Basen-Haushalts

▶ **Tab. 24.2** zeigt Ihnen verschiedene Infusionslösungen in einer Übersicht.

> **WISSEN TO GO**
>
> **Infusionslösungen**
>
> **Anforderungen:** Grundsätzlich sind alle Infusionen steril verpackt und pyrogenfrei.
> **Infusionstechniken:**
> - Schwerkraftinfusion
> - Infusion über elektrische Pumpensysteme (Infusionsschlauchpumpen, Infusionsspritzenpumpen)
> - Druckinfusion
>
> **Einteilung/Arten von Infusionslösungen:**
> - Einteilung nach Osmolarität
>   - isotone Lösungen: gleiche Osmolarität wie das Blutplasma, ca. 300 mosmol/l, z. B. 0,9 %ige NaCl-Lösung
>   - hypotone Lösungen: geringere Osmolarität als das Blutplasma, ca. 270 mosmol/l, z. B. 5 %ige Glukoselösung
>   - hypertone Lösungen: höhere Osmolarität als das Blutplasma, > 310 mosmol/l, z. B. Diuretika, Plasmaexpander.
> - Einteilung nach Dauer der Infusion
>   - Kurzinfusion
>   - Dauerinfusion
> - Einteilung nach Zusammensetzung
>   - kristalloide Lösungen: in Wasser gelöste Substanzen, z. B. Elektrolyte
>   - kolloidale Lösungen: aus Makromolekülen wie Polysacchariden, Polypeptiden

Abb. 24.11 Osmose und Osmolarität.
Durch die semipermeable Membran kann nur Flüssigkeit hindurchtreten, aber keine Teilchen.

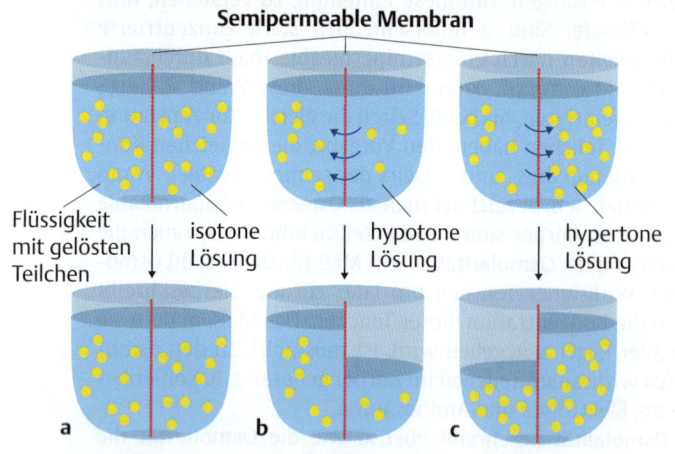

a Die Osmolarität und damit die Anzahl der gelösten Teilchen ist in beiden Lösungen gleich. Es findet keine Osmose statt.
b Die Osmolarität der rechten Lösung ist geringer. Durch Osmose diffundiert so lange Flüssigkeit von rechts nach links durch die semipermeable Membran, bis die Konzentration gelöster Teilchen auf beiden Seiten gleich ist.
c Die Osmolarität der rechten Lösung ist größer. Demzufolge diffundiert Flüssigkeit von links nach rechts, bis die Osmolarität auf beiden Seiten gleich ist.

Tab. 24.2 Verschiedene Infusionslösungen, deren Wirkung, Einsatzzweck und was im Umgang beachtet werden sollte.

Infusionslösung	Wirkung und Einsatzzweck	Beachte
Kristalloide Infusionslösungen/Elektrolytlösungen Sie können die Zellmembran passieren und diffundieren zu 80 % ins Gewebe.		
• isotonische Kochsalzlösung: NaCl 0,9 % • Elektrolytlösungen, z. B. Ringerlösung	Sie werden eingesetzt, um den Wasser- und evtl. Elektrolythaushalt zu korrigieren, und dienen als Trägerlösung für Medikamente.	• übliche, max. Infusionsgeschwindigkeit laut Hersteller: 5 ml/kg Körpergewicht (KG) und Stunde • Hochkonzentrierte Infusionen müssen evtl. über einen zentralen Venenkatheter laufen (Herstellerangaben beachten!). Dies gilt insbesondere, wenn etwa Elektrolyte (wie Kalium) zugemischt sind. Gerade Kalium reizt die Venenwände sehr stark!
Glukoselösung 5 %	Wird eingesetzt bei hypertoner Dehydratation, wenn nur Flüssigkeit substituiert werden soll, aber keine Elektrolyte.	
Kolloidale Infusionslösungen Hypertone Lösungen mit Makromolekülen, sie erhöhen den osmotischen Druck im Blut und wirken deshalb wasserbindend.		
Osmodiuretika, z. B. Mannitol	Sie fördern die Diurese und werden eingesetzt • zur forcierten Ausscheidung bei Vergiftung • zum Ausschwemmen von einem Hirnödem • bei drohendem Nierenversagen	• Durch die Volumenerhöhung wird evtl. der Kreislauf belastet. • Es besteht evtl. die Gefahr einer Herzinsuffizienz oder eines Lungenödems.
Plasmaexpander, z. B. Hydroxyethylstärke (HES), Gelatine, Dextrane	Sie dienen vor allem dem Volumenersatz. Sie • stabilisieren den Kreislauf • verbessern die Durchblutung	• Anaphylaktische Reaktionen sind möglich. • Wenn diese auftreten, stoppen Sie die Infusion sofort und informieren den Arzt! Leiten Sie ggf. Erstmaßnahmen ein.
Energie- und Nährstofflösungen		
Kohlenhydratlösungen, am häufigsten Glukose	• Zufuhr von Kalorien im Rahmen der parenteralen Ernährung (S. 727) • Zufuhr von Glukose bei vermindertem Blutzucker	• bei hohen Konzentrationen (spätestens ab 20 %) über einen ZVK verabreichen • v. a. bei Diabetikern regelmäßig Blutzucker und Kalium kontrollieren
Lipidlösungen	• Zufuhr von Fetten zur Deckung des Energiebedarfs • Zufuhr von essenziellen Fettsäuren	• regelmäßig Blutbild, Lipide, Thrombozyten und Elektrolyte kontrollieren • Unverträglichkeitsreaktionen sind möglich.
Aminosäurelösungen	Zufuhr von essenziellen Aminosäuren im Rahmen der parenteralen Ernährung	gleichzeitig Kohlenhydrate geben, sonst werden die Aminosäuren zur Energiegewinnung verwendet

24.2.6 Infusionen und Zubehör

Zur Applikation einer Infusion werden die Infusionslösung und ein Infusionsbesteck benötigt. Der Patient muss einen peripheren oder zentralen Zugang haben.

Überleitsystem/Infusionsbesteck

Bestecke gibt es für **schwerkraft- und pumpengesteuerte Infusionen**. Letztere besitzen ein weiches Mittelstück, das vor den Sensor der Pumpe eingelegt wird. Der Aufbau ist ansonsten gleich oder sehr ähnlich. Wie ein Infusionssystem aufgebaut ist, zeigt ▶ Abb. 24.12. Manche Infusionssysteme besitzen einen Durchflussregler („Tropfenzähler"). Damit kann die Tropfgeschwindigkeit in ml/h eingestellt werden (▶ Abb. 24.12b).

Damit eine rein schwerkraftgesteuerte Infusion (ganz frei oder via Durchflussregler) zuverlässig läuft, muss der venöse Zugang einwandfrei liegen. Nur dann kann die Infusion wie eingestellt fließen. Das Infusionssystem wird konnektiert und der Regler (der Rollenklemme oder des Durchflussreglers) zunächst auf maximale Geschwindigkeit eingestellt und überprüft, ob der Durchfluss frei ist. Erst dann wird die definierte Tropfgeschwindigkeit eingestellt.

Nutzungsdauer

Die Nutzungsdauer ist abhängig von den Herstellerangaben und den Hygienevorschriften des jeweiligen Hauses. Empfehlenswert ist es, Infusionsbestecke mit kristalloiden Lösungen alle 72 Stunden zu wechseln. Leitungen mit reinen Lipidlösungen sollten mit jeder neuen Infusion, spätestens jedoch nach 24 Stunden erneuert werden, denn Fette bieten einen besonders guten Nährboden für Keime. Für Blut und Blutersatzprodukte ist der Zeitraum noch enger, hier erfolgt der Wechsel des Bestecks alle 6 Stunden.

24 Gefäßzugänge, Infusionen und Transfusionen

Abb. 24.12 Infusionsbestecke.

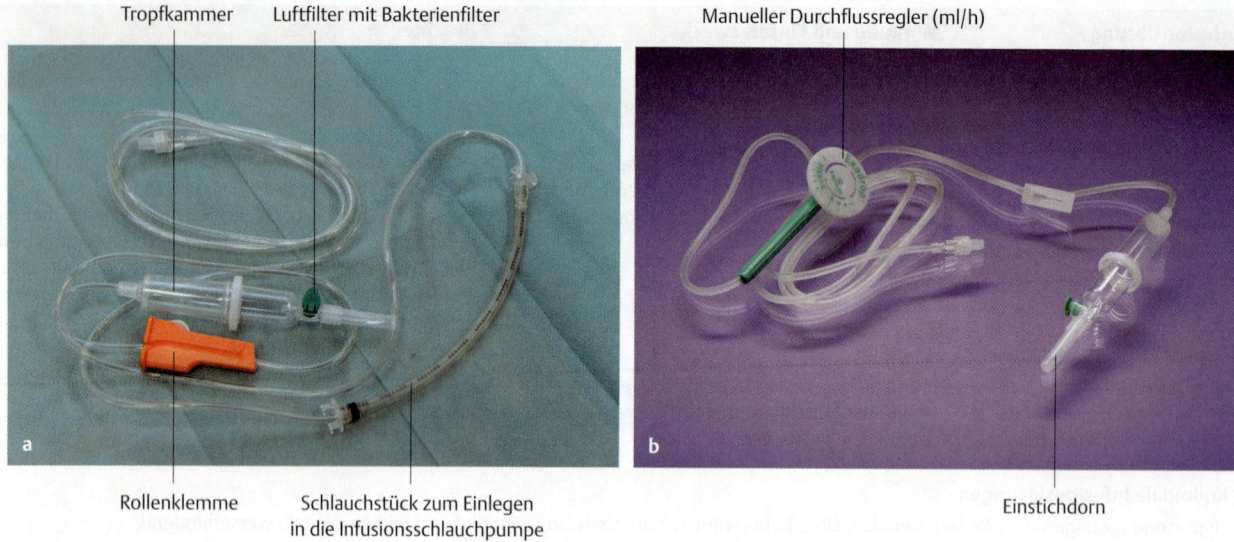

a Infusionsbesteck für eine pumpengesteuerte Infusion über eine Infusionsschlauchpumpe.
b Infusionsbesteck zur schwerkraftgesteuerten Überleitung mit manuellem Durchflussregler.

Infusionsfilter

Diese Filter sollen Mikropartikel (feinste, mit dem bloßen Auge nicht erkennbare Teilchen, z. B. Glas, Plastik) und Keime sowie Pyrogene vom Patienten fernhalten. Sind sie einem Infusionssystem beigefügt, kann das gesamte System nach Angaben der Hersteller 96 Stunden genutzt werden, ohne dass es kontaminiert ist. Diese Filter werden meist bei zentralen Venenkathetern und bei immunsupprimierten Patienten eingesetzt. Für eine periphere Kanüle sind sie nicht gut handhabbar. Denn sie sind schwer und würden am Zugang „zerren". Sind sie dennoch nötig, muss auf eine gute Fixierung durch Pflaster oder Verband geachtet werden.

Rückschlagventile

Diese Ventile erlauben nur eine Fließrichtung – hin zum Patienten. Ein Ventil kann direkt am peripheren Zugang oder am Infusionssystem angebracht sein, um etwa eine

Abb. 24.13 Dreiwegehahn.

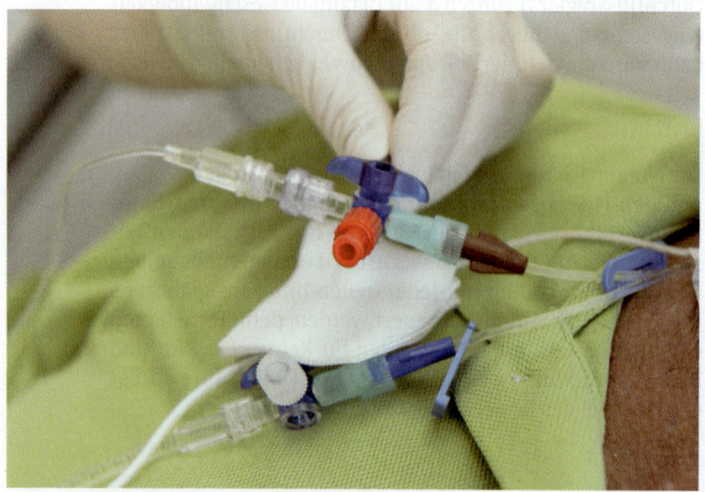

Nicht genutzte Anschlüsse werden mit einem sterilen Stopfen verschlossen. Der Dreiwegehahn ist hier so eingestellt, dass die Infusion von links nach rechts fließen kann.

Kurzinfusion einer dauerhaft laufenden hinzuzufügen. Das verhindert zweierlei:
- Blut vom Patienten kann nicht in das Infusionssystem laufen und thrombosieren.
- Eine Infusion kann nicht in die andere laufen, dort „stehen" und evtl. chemisch reagieren.

Beispiel Rückschlagventil
Über einen großlumigen Zugang läuft eine kristalloide 1-Liter-Lösung sehr schnell in den Patienten ein. Das heißt, der Druck dieser Infusion ist hoch. Parallel angeschlossen werden soll eine Kurzinfusion, z. B. 100 ml NaCl 0,9 % mit einem Zusatz. Sie kann nicht so viel Druck aufbauen und würde ohne Rückschlagventil nicht von allein einfließen, sondern es würde eher Lösung aus der Dauerinfusion in das System der Kurzinfusion eintreten.

Adapter und Konnektoren

Konnektoren sind Ansatzstücke, die die sterile Verbindung von Kathetern und Schlauchsystemen bzw. zwischen einzelnen Schlauchsystemen ermöglichen. Adapter sind Verbindungsstücke. Die meisten heute gebrauchten Konnektoren und Adapter verfügen über einen Luer-Lock-Anschluss (S. 457). Diese Verbindungen sind sehr sicher und belastbar und mit ihnen können Infusionssysteme im Prinzip beliebig verlängert und mit zusätzlichen Verbindungsstücken versehen werden. Sie erlauben, dass der Patient mehrere Infusionen gleichzeitig erhält.

Dreiwegehähne • Dreiwegehähne sind Verbindungsstücke, ebenfalls mit Luer-Lock-Anschluss, der das Anschließen von 2 Infusionen gleichzeitig erlaubt, bei denen man mit dem Hahn den Zufluss der Infusion steuern kann. Sollte ein Anschluss nicht benötigt werden und nur als Zuspritzmöglichkeit dienen, verschließen Sie ihn und versehen ihn mit einem Verschlusskonus (Stopfen, ▶ Abb. 24.13).

! Merken Eselsbrücke
Denken Sie an einen Verkehrspolizisten, der auf einer Kreuzung den Verkehr regelt, dann wissen Sie immer, in welche Richtung die Infusion fließt.

Hahnenbänke • Sie bestehen aus mehreren miteinander verbundenen Dreiwegehähnen. Üblicherweise benutzen die meisten Kliniken vorgefertigte Hahnenbänke. Sie erlauben das Einfließen von mehr als 2 Infusionen. Hahnenbänke sind meist patientenfern an einem Infusionsständer oder Ähnlichem fixiert und führen meist zu zentralen Venenzugängen.

Zusätzlich kann an einem zentralen Venenkatheter ein Dreiwegehahn unmittelbar patientennah (vor der Hahnenbank, direkt am Katheterkonus) angebracht werden. Er dient dazu, Kurzinfusionen oder Bolusinjektionen zu applizieren.

Mehrfachverbindungen • Bei Mehrfachverbindungen gibt es eine Verbindung zum Patienten und mehrere Abgänge (2–5) am anderen Ende, über die Infusionen laufen können. Sie sollten aus Sicherheitsgründen immer patientennah angebracht werden und bereiten damit die gleichen Probleme wie die Infusionsfilter – sie sind schwer und unhandlich.

! Merken Hygiene
Bevor Sie einen Schenkel des Infusionssystems an einer Stelle diskonnektieren, weil Sie ihn nicht mehr benötigen, klemmen Sie ihn ab (entweder mit vorhandener Rollenklemme oder Plastikklemme) und verschließen den Ansatz sofort mit einem sterilen Verschlusskonus (Stopfen).

WISSEN TO GO

Infusionszubehör

Zur Applikation einer Infusion wird eine Infusionslösung und ein Infusionsbesteck benötigt. Bei einem Besteck für eine **pumpengesteuerte Infusion** wird das weiche Mittelstück vor dem Sensor der Pumpe eingelegt.

Wechselintervalle Infusionsbesteck: Hier gilt je nach verabreichter Lösung folgende Empfehlung:
- **kristalloide Lösungen:** alle 72 Stunden
- **reine Lipidlösungen:** mit jeder neuen Infusion, spätestens nach 24 h
- **Blut und Blutersatzprodukte:** alle 6 Stunden

Infusionsfilter: Diese sollen feinste Teilchen, Keime sowie Pyrogene vom Patienten fernhalten. Sie werden meist bei zentralen Venenkathetern angewendet.

Rückschlagventile: Rückschlagventile verhindern, dass Blut vom Patienten in das Infusionssystem läuft und thrombosiert und eine Infusion in die andere läuft und dort chemisch reagiert.

Konnektoren:
- **Dreiwegehähne:** Sie besitzen einen Luer-Lock-Anschluss, der das Anschließen von 2 Infusionen gleichzeitig erlaubt (▶ Abb. 24.13).
- **Hahnenbänke:** mehrere, miteinander verbundene Dreiwegehähne.
- **Mehrfachverbindungen:** Sie besitzen eine Verbindung zum Patienten und 2–5 Abgänge für Infusionen.

24.2.7 Aufgaben beim Infusionsmanagement

Das Anlegen von Infusionen ist grundsätzlich eine ärztliche Aufgabe. Der Arzt sollte die erste Infusion anhängen, um bei möglichen Nebenwirkungen sofort reagieren zu können. Er kann die Aufgabe auf erfahrene, examinierte Pflegende delegieren. Mehr zur Delegation lesen Sie im Kap. „Rechtliche Grundlagen der Pflege" (S. 249). Der Arzt trägt die Anordnungsverantwortung, er entscheidet, was in welchem Zeitraum infundiert werden soll, und ordnet dies schriftlich an. Pflegende richten und überwachen die Infusionstherapie.

24.2.8 Infusionen richten

Auf den meisten Stationen gibt es einen bestimmten Ort, an dem Infusionen gerichtet werden. Zwischen Richten der Infusion und Gabe sollte nicht mehr als eine Stunde liegen. Alle benötigten Materialien (Infusionsständer, Infusionsaufhängung, evtl. Infusionspumpe, Infusionslösung, Zumischungen, ggf. Überlaufsysteme, Infusionssysteme, Dreiwegehähne…) sollten vorab zurechtgelegt werden, um unnötige Unterbrechungen und Laufwege zu vermeiden.

Jedes Infusionsbesteck ist steril verpackt. Die Rollenklemme ist geöffnet und der Filter geschlossen. Bevor das Infusionsbesteck geöffnet wird, werden die Hände desinfiziert. Ist die Verpackung entfernt, kann das Besteck auf eine unsterile Fläche gelegt werden. Wichtig ist aber, dass der Dorn am einen Ende der Leitung und das Anschlussstück am anderen Ende noch die Kappen tragen. Das sind die Bereiche, die steril bleiben müssen.

! Merken Hygiene
Bekommt der Dorn Kontakt mit unsterilen Flächen, tauschen Sie das Infusionsbesteck aus! Es reicht nicht aus, wenn Sie die Stelle mit Desinfektionsmittel einsprühen.

Je nach Hygienevorschrift Ihres Hauses muss der Gummiverschluss der Infusion mit einem alkoholischen Desinfektionsmittel gereinigt werden. Beachten Sie aber unbedingt die Einwirkzeit und gewährleisten Sie, dass der Gummi beim Einstechen des Dorns trocken ist.

Die Flasche wird mit dem Gummiverschluss nach oben in die Hand genommen und die sterilen Verschlüsse vom Gummistopfen werden entfernt. Das sind bei Glasflaschen meist harte Plastikdeckel und bei Plastikflaschen folienähnliche Verschlüsse. Die Rollenklemme wird geöffnet, die Kappe vom Dorn des Infusionsbestecks entfernt und der Dorn in den Gummistopfen gestochen. Oft hören Sie nun ein leises, zischendes Geräusch. Infusion und Besteck sind nun belüftet. Jetzt wird die Rollenklemme geschlossen.

Bei Plastikflaschen bleibt der Filter an der Tropfenkammer geschlossen. Nur bei Glasflaschen wird der Filter geöffnet, um während der Infusion einen Unterdruck in der Flasche zu vermeiden.

Die Flasche wird so gedreht, dass der Gummistopfen nach unten zeigt. Die Flasche kann auch an einem Infusionsständer aufgehängt werden. Die Tropfenkammer wird bis etwa zur Hälfte mit der Infusionslösung gefüllt, indem die Tropfenkammer leicht zusammengedrückt wird. Die Rollenklemme wird vorsichtig geöffnet, woraufhin sich das Infusionssystem mit der Flüssigkeit füllt. Die Rollenklemme wird geschlossen, wenn das gesamte System gefüllt ist. Es muss darauf geachtet werden, dass sich keine Luftblasen im Infusionssystem befinden (diese müssen ggf. herausgespült werden. Oftmals hilft bei kleinerer Bläschenbildung auch ein „Hochschlagen" der Bläschen in die Tropfenkammer).

Nach Befüllen des Infusionssystems und nochmaliger Kontrolle (6-R-Regel) kann das andere Ende des Überleitungsbestecks mit dem Zugang des Patienten verbunden oder das Anschließen der Infusion an einen Arzt oder befugte Pflegekraft übertragen worden. Zum Anschließen werden

24 Gefäßzugänge, Infusionen und Transfusionen

aus Selbstschutzgründen Handschuhe getragen. Die Flüssigkeit sollte langsam einlaufen, sonst bilden sich Luftblasen.

Wenn die Infusion an den Patienten konnektiert wird, kann Blut aus einem peripheren Zugang fließen. Aus diesem Grund sollte ein keimarmer Tupfer unter den Schraubverschluss gelegt werden oder die Vene oberhalb der Spitze der einliegenden Kanüle abgedrückt werden. Das ist sehr effektiv, erfordert aber ein wenig Übung.

Wie Sie eine Infusion richten, zeigt Ihnen ▶ Abb. 24.14.

Zuspritzen von Medikamenten

Das Medikament wird wie gewohnt in einer Spritze aufgezogen (S. 459). Wenn möglich wird das Medikament vor Einstechen des Infusionsbestecks über den Gummistopfen in die Infusionsflasche bzw. den -beutel injiziert. Das Zuspritzen in eine laufende Infusion zeigt ▶ Abb. 24.15.

Wenn größere Mengen Substanz in die Infusion zugespritzt werden sollen, muss vorher die gleiche Menge aus der Flasche abgezogen werden. Das ist (spätestens) ab 20 ml sinnvoll und betrifft oft Zusätze von Elektrolyten.

Abb. 24.14 Infusion richten.

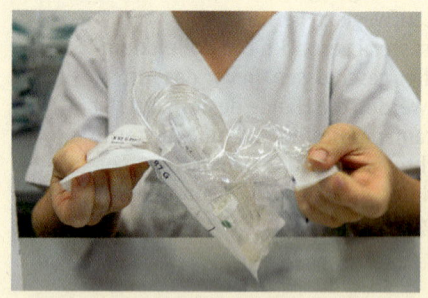

1 Die Hände werden desinfiziert und das Infusionsbesteck ausgepackt.

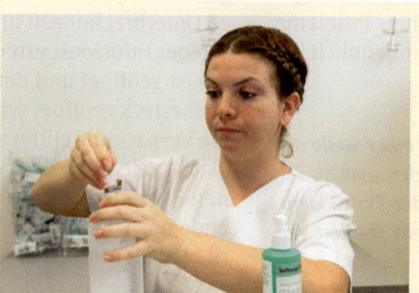

2 Der sterile Verschluss wird vom Gummistopfen entfernt.

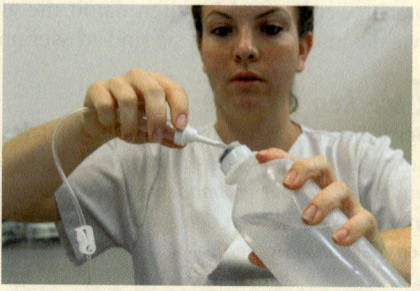

3 Die Rollenklemme oder der Durchflussregler wird geschlossen, die Schutzkappe vom Einstichdorn entfernt und der Dorn in den Gummistopfen eingeführt.

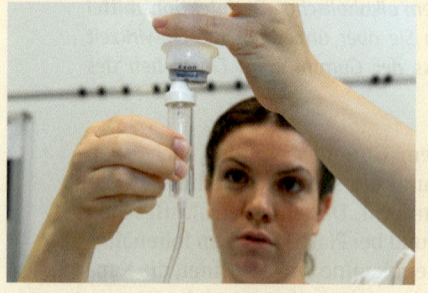

4 Die Tropfenkammer wird bis etwa zur Hälfte mit der Infusionslösung gefüllt, indem die Tropfenkammer leicht zusammengedrückt wird.

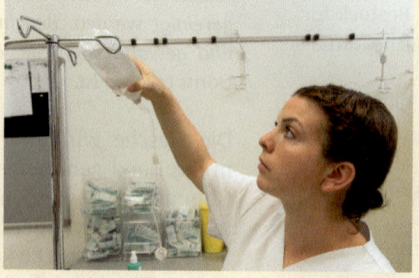

5 Die Infusionsflasche wird an einen Infusionsständer gehängt.

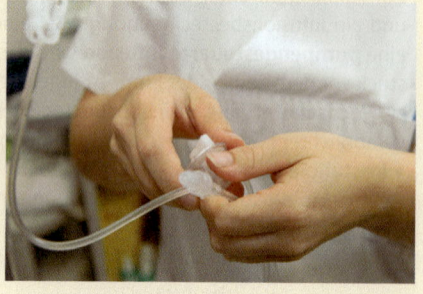

6 Die Rollenklemme bzw. der Durchflussregler wird vorsichtig geöffnet, um das System zu entlüften. Wenn das gesamte System gefüllt ist, wird die Rollenklemme oder der Durchflussregler wieder geschlossen.

Abb. 24.15 Zuspritzen von Medikamenten.

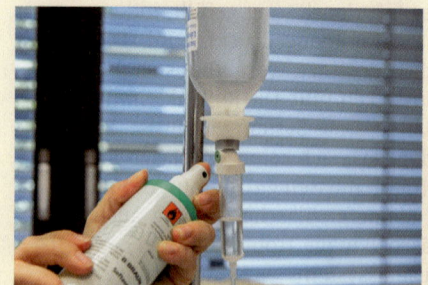

1 Wird ein Medikament in eine laufende Lösung injiziert, werden vor der Injektion die sterile Verschlusskappe entfernt und der Gummistopfen desinfiziert.

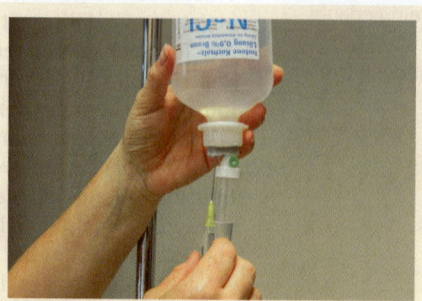

2 Nach Ablauf der Einwirkzeit wird das Medikament über den Gummistopfen in die Infusion injiziert.

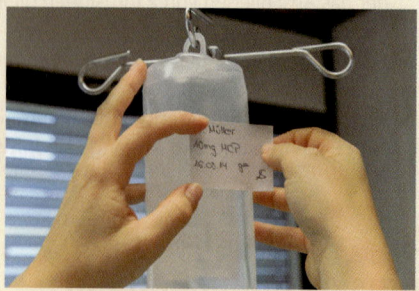

3 Auf der Infusionsflasche wird gut leserlich dokumentiert, welches Medikament zu welchem Zeitpunkt in welcher Menge zugespritzt wurde.

ACHTUNG
Seien Sie vorsichtig beim Zusatz von Medikamenten in laufende Lösungen. Denn wenn etwa von einem Liter Infusion bereits die Hälfte der Flüssigkeit eingelaufen ist, ist die Konzentration natürlich ungleich höher. Halten Sie dann Rücksprache mit dem Arzt.

24.2.9 Infusionstherapie überwachen

Pflegerische Aufgaben bei der Infusionstherapie sind:
- Den Zustand des Patienten beurteilen, ggf. regelmäßig Vitalparameter bestimmen.
- Fließgeschwindigkeit regelmäßig kontrollieren. Das betrifft vor allem rein schwerkraftgesteuerte Infusionen und solche, die über einen Durchflussregler laufen.
- System auf Luftblasen kontrollieren.
- Auf Ausflockungen oder Verfärbungen achten, die auf eine Unverträglichkeit von Substanzen hinweisen.
- Punktionsstelle kontrollieren (Phlebitis? Paravasat?).
- Sorgfältige Dokumentation der Therapie: Menge, Substanzen, Zeitpunkt, Unregelmäßigkeiten

WISSEN TO GO

Infusionen richten, Infusionstherapie überwachen

Das Anlegen von Infusionen ist Aufgabe des Arztes. Er hängt die erste Infusion an und kann danach delegieren. Der Arzt ordnet schriftlich die Art und Dauer der Infusionstherapie an; Pflegende richten und überwachen sie.

Infusionen richten: Beim Anschließen eines Infusionsbestecks an eine Infusionslösung (▶ Abb. 24.14) müssen beide Enden der Leitung steril bleiben. Zwischen Richten und Anschließen sollte nicht mehr als eine Stunde liegen.

Medikamente zuspritzen: Medikament unter sterilen Bedingungen mit Spritze und Kanüle aufziehen und in die Lösung spritzen (▶ Abb. 24.15), 6-R-Regel beachten. Sobald mehr als 20 ml zugespritzt werden, vorher die gleiche Menge aus der Flasche abziehen. Auf der Infusionsflasche kennzeichnen, welches Medikament in welcher Menge zugespritzt wurde.

Infusionstherapie überwachen:
- Fließgeschwindigkeit regelmäßig kontrollieren
- System auf Luftblasen kontrollieren
- auf Ausflockungen oder Verfärbungen achten
- Zustand des Patienten beurteilen, ggf. Vitalparameter bestimmen
- Punktionsstelle kontrollieren (Phlebitis? Paravasat?)
- Therapie sorgfältig dokumentieren.

Schwerkraftgesteuerte Infusionen

Berechnung der Infusionsgeschwindigkeit

Die Infusionsgeschwindigkeit kann bei schwerkraftgesteuerten Infusionen per Rollenklemme eingestellt werden. Allerdings ist die Förderrate sehr ungenau. Die Abweichung kann bis zu +/− 50 % betragen. Über Schwerkraft sollten deshalb nur Infusionen laufen, die nicht hochwirksam sind, z. B. Kristalloide.

Als Orientierung gilt: 20 Tropfen einer wässrigen Lösung entsprechen 1 ml (die Tropfengröße ist dabei von der Geschwindigkeit der Tropfenbildung, der Viskosität der Lösung und von der Temperatur und dem Luftdruck der Umgebung abhängig). Sie können die Tropfen pro Minute mit folgender Formel berechnen:

$$\frac{\text{Infusionsmenge (ml)} \times 20 \text{ Tropfen}}{\text{Infusionsdauer (min)}} = \text{Tropfen/min}$$

Beispiel **Berechnung**
Laut ärztlicher Anordnung soll der Patient 1500 ml Infusionslösung innerhalb von 12 Stunden bekommen.

$$\frac{1500 \text{ ml} \times 20 \text{ Tropfen}}{720 \text{ min}} = 42 \text{ Tropfen/min}$$

Eine Übersicht über die Tropfgeschwindigkeit je nach Infusionsdauer und Infusionsmenge zeigt Ihnen ▶ Tab. 24.3. Hier können Sie die Tropfenzahl pro Minute einfach ablesen.

Mögliche Probleme

Infusion läuft zu langsam oder gar nicht? Gründe können sein:
- Die Infusion hängt zu dicht am Patienten, die Höhendifferenz ist nicht ausreichend. Die Infusion sollte höher gehängt werden. Oft hilft es auch, wenn der Patient seinen Arm in eine andere Position bringt.
- Die Infusion ist nicht ausreichend belüftet. Das passiert meist bei Glasflaschen. Der Filter an der Tropfenkammer muss geöffnet werden.
- Die Konnektoren sind nicht geöffnet, der Drei-Wege-Hahn muss in die richtige Position gebracht werden.
- Die Infusionsleitung ist abgeknickt. Passiert oft bei mobilen Patienten, häufig direkt hinter dem venösen Zugang.
- Der venöse Zugang ist verlegt. Dies kann verschiedene Ursachen haben:
  – So kann z. B. die Spitze des Zugangs vor einer Venenklappe oder an der Gefäßwand anliegen. Bei einer peripheren Venenverweilkanüle sollte der Verband gelöst werden und der Zugang vorsichtig (millimeterweise) zurückgezogen werden. Fließt die Infusion wieder frei, wird der Zugang in dieser Position fixiert. Lässt sich das Problem nicht beheben oder handelt es sich um einen Venenkatheter, sollte der Arzt informiert werden, ggf. muss ein neuer Zugang gelegt werden bzw. der Arzt wird den Katheter ein kleines Stückchen zurückziehen.
  – Der venöse Zugang ist durch Thromben oder Verklebungen (durch Zuckermoleküle) verlegt. Mittels Aspiration von Blut kann versucht werden, die Verklebungen/Verstopfungen zu lösen. (Niemals darf der Zugang unter Druck gespült werden, das könnte zu einer Embolie führen.)
- Die Infusion ist paravasal gelaufen, der Patient benötigt einen neuen Zugang.
- Das Infusionssystem ist durch Rückstau von Blut verstopft. Das System sollte diskonnektiert und versucht werden, es über einem Auffangbehältnis freizuspülen. Sollte dies nicht gelingen, muss das System gewechselt werden.

Die Infusion läuft zu schnell:
- Das System hat ein Leck. Das Leck muss gefunden und behoben oder das System gewechselt werden.
- Die Höhendifferenz zwischen Patient und Infusion ist zu groß. In dem Fall nehmen Tropfengröße und damit auch das Volumen zu. Die Höhe muss reduziert werden.

24 Gefäßzugänge, Infusionen und Transfusionen

Tab. 24.3 Tropfgeschwindigkeit pro Minute bei schwerkraftgesteuerter Infusion in Abhängigkeit von Infusionsdauer und Infusionsmenge.

Infusionsdauer	100 ml	250 ml	500 ml	1000 ml	2000 ml
30 Minuten	67 Tropfen	–	–	–	–
1 Stunde	33 Tropfen	83 Tropfen	–	–	–
2 Stunden	17 Tropfen	42 Tropfen	83 Tropfen	–	–
3 Stunden	11 Tropfen	28 Tropfen	56 Tropfen	–	–
4 Stunden	8 Tropfen	21 Tropfen	42 Tropfen	83 Tropfen	–
5 Stunden	7 Tropfen	17 Tropfen	33 Tropfen	67 Tropfen	–
6 Stunden	6 Tropfen	14 Tropfen	28 Tropfen	56 Tropfen	–
8 Stunden	4 Tropfen	10 Tropfen	21 Tropfen	42 Tropfen	83 Tropfen
10 Stunden	–	8 Tropfen	17 Tropfen	33 Tropfen	67 Tropfen
12 Stunden	–	7 Tropfen	14 Tropfen	28 Tropfen	56 Tropfen
24 Stunden	–	–	7 Tropfen	14 Tropfen	28 Tropfen

WISSEN TO GO

Schwerkraftgesteuerte Infusionen überwachen

Hierbei wird die Geschwindigkeit per Rollenklemme eingestellt. Zur **Berechnung der Infusionsgeschwindigkeit** (vgl. ▶ Tab. 24.3):

$$\frac{\text{Infusionsmenge (ml)} \times 20 \text{ Tropfen}}{\text{Infusionsdauer (min)}} = \text{Tropfen/min}$$

Infusion läuft nicht oder nur langsam:
- Höhendifferenz reicht nicht aus: Infusion höher hängen
- Infusion ist nicht belüftet: Filter an der Tropfenkammer öffnen
- Konnektoren sind nicht geöffnet: öffnen
- Infusionsleitung ist abgeknickt: System richten
- Leitung oder Zugang sind verlegt: Ist das System verstopft, System auswechseln. Ist das System frei, ist der Zugang verlegt oder paravasal.
- Spitze des Zugangs liegt vor einer Venenklappe oder liegt an der Gefäßwand an: Verband lösen und Zugang vorsichtig zurückziehen.

Infusion läuft zu schnell:
- System hat ein Leck: finden und beheben oder System wechseln
- Höhendifferenz ist zu hoch: Höhe reduzieren

Infusionsschlauch- und Infusionsspritzenpumpen

Sobald Medikamente potent (wirksam) sind, sollten sie über Infusionspumpen laufen.

Mit Infusionspumpen können Lösungen relativ genau infundiert werden. Das ist wichtig z. B. bei Ernährungslösungen, denn sie enthalten oft Zucker und/oder Fette, die nicht zu schnell infundiert werden dürfen. Es ist aber genauso wichtig bei der Gabe potenter Medikamente, die ganz genau dosiert sein müssen, z. B. Heparin oder Chemotherapeutika.

In der Klinik finden sich meist:

- **Infusionsschlauchpumpen (Infusomaten):** Mithilfe einer elektrischen Pumpenvorrichtung wird die Infusionslösung über ein spezielles Infusionssystem infundiert. Ein Sensor überwacht, ob Luft im System ist, und dosiert die am Gerät eingestellte Menge Flüssigkeit. Die Abweichung der Förderrate beträgt +/– 5 %, d. h. bei 100 ml +/– 5 ml.
- **Infusionsspritzenpumpen (Perfusoren):** Mithilfe einer elektrischen Pumpenvorrichtung können über 20–60-Milliliter-Spritzen (je nach Hersteller) Medikamente in kleinen Förderraten infundiert werden. Die Abweichung der Förderrate kann bei +/– 2 % liegen, d. h. bei 100 ml +/– 2 ml. Sonderform einer Spritzenpumpe ist z. B. die PCA-Pumpe zur Schmerztherapie (S. 701)

Handling

ACHTUNG
Bevor Sie eine Infusionsschlauchpumpe oder eine Infusionsspritzenpumpe in Betrieb nehmen, müssen Sie in das Gerät eingewiesen worden sein. Das schreibt das Medizin-Produkte-Gesetz vor. Achten Sie unbedingt darauf und fordern Sie es im Zweifel ein.

Infusionsschlauchpumpe und Infusionsspritzenpumpen werden wie folgt in Betrieb genommen (▶ Abb. 24.16):

Abb. 24.16 Infusionspumpen.

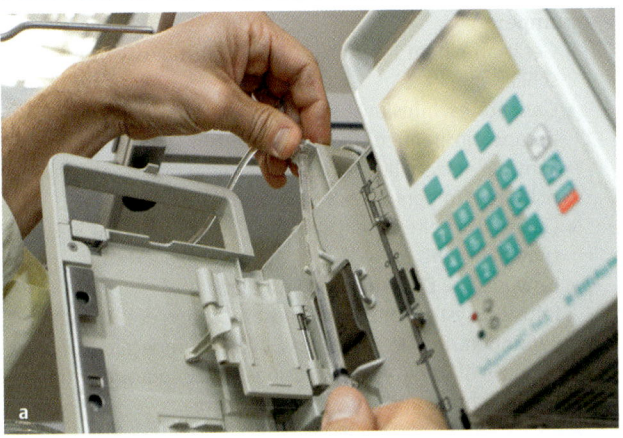 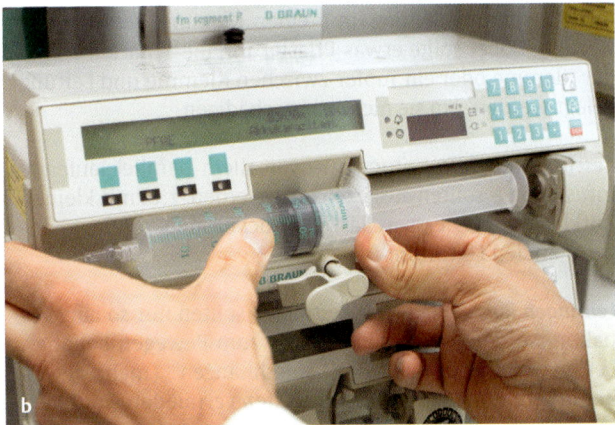

a Das weiche Mittelstück des Infusionsbestecks wird in die Infusionsschlauchpumpe eingelegt.
b Bei einer Infusionsspritzenpumpe wird das vorbereitete Spritzenpumpenbesteck eingespannt.

- Die Infusionspumpe bzw. Spritzenpumpe wird an einem Infusionsständer befestigt und der Strom angeschlossen. Sehr potente Medikamente (vor allem Katecholamine) sollten bei einem liegenden Patienten auf Patientenniveau angebracht sein. Zu vermeiden ist, die Perfusoren schnell in eine große Höhendifferenz zum Patienten zu bringen. Denn so könnten Bolusapplikationen entstehen.
- Das gerichtete Infusionsbesteck wird in der Infusionsschlauchpumpe eingespannt und der Tropfensensor auf die Tropfenkammer gesetzt. Bei der Infusionsspritzenpumpe wird das gerichtete Pumpenbesteck eingesetzt.
- Das Gerät wird eingeschaltet und führt in den meisten Fällen zunächst einen Selbstcheck durch. Erscheint eine Fehlermeldung, sollte das Gerät nicht in Betrieb genommen werden.
- Die gewünschte Dosis bzw. Infusionsgeschwindigkeit wird eingestellt.
- Das Infusionssystem wird mit dem venösen Zugang des Patienten verbunden, die Rollenklemme geöffnet und auf Start gedrückt.

Berechnung der Infusionsgeschwindigkeit

Einige Infusionsschlauchpumpen besitzen ein Programm, mit dem die Infusionsgeschwindigkeit über die Parameter Infusionsmenge und Infusionsdauer eingestellt werden kann. Haben die Geräte diese Funktion nicht, muss die Infusionsgeschwindigkeit in ml/h eingestellt werden. Hierzu wird die Infusionsmenge durch die Anzahl der Stunden geteilt. Soll ein Patient z. B. eine Infusionslösung von 2000 ml in 12 Stunden bekommen, wird die Infusionsgeschwindigkeit auf 166,66 ml/h eingestellt.

Mögliche Komplikationen/Probleme

Abhängig von Art, Menge und Wirkung der Infusion muss die Patientenbeobachtung engmaschiger als sonst erfolgen. Mögliche Komplikationen der Infusionstherapie können sein:
- Der Patient klagt über Luftnot? Dann bekommt er womöglich zu viel Flüssigkeit und sein Herz kann die Menge nicht kompensieren.
- Der Patient zeigt plötzlich Symptome, bekommt z. B. an der Einstichstelle der Venenverweilkanüle Hämatome. Alle Medikamente können medikamentenabhängige Nebenwirkungen auslösen. In diesem Fall zeigt sich die Nebenwirkung „Blutungsneigung" von Heparin in Form eines Hämatoms.
- Der Patient klagt über Unwohlsein, Kribbeln, es zeigen sich Hautveränderungen (Effloreszenzen). Alle Medikamente können allergische Nebenwirkungen auslösen.
- Der Patient klagt über Schmerzen unmittelbar in der Nähe der Punktionsstelle. Die Extremität ist lokal gerötet und überwärmt? Einige Patienten reagieren sehr sensibel auf venöse Zugänge und Infusionstherapien und entwickeln schnell eine Thrombophlebitis (S. 936).
- Der Patient klagt über Schmerzen/Spannung in der Nähe der Punktionsstelle/in der Extremität, die Extremität ist angeschwollen? Die Infusion ist paravasal gelaufen, d. h., sie ist nicht in das Gefäß, sondern in das umliegende Gewebe gelaufen (und erzeugt dort Druck und Gewebereizungen).

Abhängig von der Art des Medikaments ist evtl. auch eine häufigere Kontrolle der Vitalparameter wichtig.

Darüber hinaus sollte regelmäßig kontrolliert werden, ob die Venenverweilkanüle richtig liegt. Wenn die Kanüle nach paravasal, also neben das Gefäß gerutscht sein sollte, wird eine Schwerkraftinfusion meist einfach aufhören zu tropfen, wenn der Druck im Gewebe zu hoch wird. Eine Infusionspumpe wird aber weiter pumpen und erst sehr spät – oder gar nicht – bei einem zu hohen Druck alarmieren. Das führt mitunter zu sehr großen Paravasaten.

Hygiene

Die anzuhängende Infusion wird immer unter sterilen/aseptischen Bedingungen vorbereitet. Vor der Zubereitung und vor dem Anhängen muss immer eine Händedesinfektion erfolgen. Wird das System an- oder abgehängt, sollten Einmalhandschuhe getragen werden. Wird die Infusionspumpe entfernt, wird sie nach hausüblichem Standard gereinigt bzw. desinfiziert.

Tipps zum Umgang mit Infusionspumpen

Spritzenwechsel bei Infusionsspritzenpumpen • Wird eine Infusionspumpenspritze gewechselt oder eingelegt, muss unbedingt darauf geachtet werden, dass die Spritze gesichert ist. Sonst könnten beim Manipulieren versehentlich vergleichsweise große Mengen des Medikaments infundiert werden, was zu schwerwiegenden Zwischenfällen führen kann. Vor dem Wechsel sollte ein Dreiwegehahn zwischengeschaltet und der Zulauf verschlossen werden. Alternativ kann die Infusionspumpenleitung mit einer Klemme verschlossen werden. Dabei sollte etwas Pflaster um die scharfen Zähne der Klemme oder ein Tupfer zwischen Klemme und Leitung gelegt werden, um sie nicht zu beschädigen.

Beschriftung • Alle Leitungen – vor allem parallel laufende Infusionen – sollten ausgezeichnet werden, z. B. mit kleinen Aufklebern. Das erspart lästiges Suchen und „Entlanghangeln" an den Leitungen.

Leitungen kurz halten • Die Leitungen sollten nur so lang gehalten werden, wie der Patient sie zum Bewegen benötigt. Leitungen, die in Schlaufen „durchhängen" (mehr als 20 Zentimeter unter Herzniveau), sollten vermieden werden.

Kompatibilität: • Wenn verschiedene Substanzen über einen Patientenzugang laufen, muss darauf geachtet werden, dass sie kompatibel sind. Siehe Infusionen und zentralvenöse Zugänge (S. 496).

Druckalarm bei Infusionsspritzenpumpen • Wenn Infusionspumpen Druckalarm geben, z. B. weil ein Dreiwegehahn den Durchfluss versperrt, darf dieser **nie** geöffnet werden, ohne vorher die Leitung zu entlasten. Besteht im System ein Flusshindernis, steigt der Druck im Infusionssystem an. Erreicht er ein eingestelltes Niveau, alarmiert das Gerät. Wird das Hindernis nun plötzlich behoben, läuft über den erhöhten Druck im System einen Augenblick lang mehr Medikament in den Patienten ein als geplant (Bolusapplikation). Das sind zwar oft nicht viel mehr als 2–3 Tropfen, bei potenten Medikamenten (z. B. Katecholamine) können diese aber zu Komplikationen führen. Die Leitung kann z. B. entlastet werden, indem direkt an der Spitze der Infusionspumpenspritze das System steril geöffnet wird (der Dreiwegehahn muss geschlossen sein) und der Überdruck abgelassen wird. Die Flüssigkeit sollte dabei mit einem Tupfer aufgefangen werden.

Luftalarm bei Infusionsschlauchpumpen • Das Gerät wird Blasen vor dem Sensor bemerkt haben. Der Grund kann sein, dass die Infusion „schäumt", das machen einige Substanzen. Die Leitung vor dem Sensor kann von Blasen freigeklopft werden, indem man mit einem Finger leicht vor die Leitung schlägt. Der Effekt hält aber im Allgemeinen nicht lange an. Am besten ist es, das Infusionssystem zu wechseln. Fetthaltige Ernährungslösungen verursachen oft diesen Alarm. Meist wird in den Angaben der Hersteller für Ernährungslösungen darauf hingewiesen, wenn das System regelmäßig gewechselt werden muss.

WISSEN TO GO

Infusions- und Spritzenpumpen überwachen

In der Klinik finden sich meist folgende Geräte:
- **Infusionsschlauchpumpen (Infusomaten):** Mithilfe einer elektrischen Pumpenvorrichtung wird die Infusionslösung über ein spezielles Infusionssystem infundiert.
- **Infusionsspritzenpumpen (Perfusoren):** Mithilfe einer elektrischen Pumpenvorrichtung werden über 20–60-Milliliter-Spritzen (je nach Hersteller) Medikamente in kleinen Förderraten infundiert.

Anschließen einer Infusionsschlauch- oder -spritzenpumpe:
- Gerät an einem Infusionsständer befestigen, Strom anschließen.
- Gerichtetes Infusionsbesteck in die Infusionsschlauchpumpe einspannen und Tropfensensor auf die Tropfenkammer setzen. Bei der Infusionsspritzenpumpe das gerichtete Pumpenbesteck einsetzen.
- Gerät einschalten. Bei Fehlermeldung Gerät nicht in Betrieb nehmen!
- Gewünschte Dosis in ml/h einstellen.
- Infusionssystem mit dem venösen Zugang des Patienten verbinden. Bei der Infusionsschlauchpumpe die Rollenklemme öffnen (bei der Infusionsspritzenpumpe entfällt dieser Schritt) und auf „Start" drücken.

Notwendige Kontrollen:
- **Hohe Flüssigkeitsmengen:** Klagt der Patient über Luftnot? Vielleicht kann sein Herz die Flüssigkeitsmenge nicht kompensieren.
- **Medikamente mit möglichen Nebenwirkungen:** z. B. bei Heparin: Blutung an der Einstichstelle? Hämatome? Allergische Reaktionen?
- **Kontrolle der Vitalparameter:** je nach Art des Medikaments
- **Lage der Venenverweilkanüle:** Liegt die Kanüle neben dem Gefäß (paravasal), pumpt eine Infusionspumpe mit Druck weiter und kann zu großen Paravasaten führen. Gefahr: Nekrose und Phlebitis!

24.2.10 Flüssigkeitsbilanz erstellen

Eine Bilanz der eingenommenen und ausgeführten Flüssigkeiten ist bei einigen Erkrankungen notwendig und vom Arzt angeordnet. Sie ist notwendig z. B. bei Patienten mit Nieren- oder Herzinsuffizienz. Eine Bilanz kann aber auch nur die Einfuhr protokollieren, z. B. bei Patienten, die zu wenig trinken und bei denen die Gefahr besteht, dass sie dehydrieren. Die Dokumentation hilft bei der Kontrolle einer Einfuhrbeschränkung und erinnert bei wenig trinkenden Menschen daran, genügend Flüssigkeit anzubieten.

Flüssigkeitseinfuhr

Auf die Seite der Einfuhr gehören alle Getränke, Suppen und Infusionen inkl. Kurzinfusionen.

Beispiel Flüssigkeitseinfuhr
Ein Patient erhält postoperativ 3-mal täglich ein Antibiotikum je 100 ml Kurzinfusion. Zusätzlich 2-mal täglich erhält er ein weiteres Antibiotikum (je 100 ml Lösung). Gegen Schmerzen erhält er 3- bis 4-mal täglich eine Kurzinfusion mit Novaminsulfon (auch je 100 ml Lösung). Dies ergibt eine Einfuhr von 900 ml allein über Kurzinfusionen. Das ist für einen Patienten mit terminaler Niereninsuffizienz erheblich!

Einige Kliniken trennen zusätzlich zwischen kristalloiden und kolloidalen Flüssigkeiten. Einige nehmen Blut und Blutprodukte mit in die Einfuhr auf, andere nicht.

Flüssigkeitsausfuhr

Alles, was der Körper ausscheidet, gehört auf die Seite der Ausfuhr:
- Urin
- Magensaft: Erbrechen und Ablauf über die Magensonde
- Wundsekrete: in einer Redonflasche in ml erfasst, im Verband muss geschätzt werden. Ist eine Schätzung nicht möglich, sollte zumindest dokumentiert werden, dass hoher Flüssigkeitsverlust über die Wunde besteht.
- Schweiß (Perspiratio sensibilis): Wie hoch der Verlust ist, richtet sich nach den Umgebungsbedingungen.
- Feuchtigkeit, die über Atmung und Schleimhäute abgeht: Perspiratio insensibilis, ca. 500–700 ml/Tag, kann bei Fieber oder warmen Räumen auch deutlich mehr sein.

Alle Kliniken haben spezielle Dokumentationsbögen, mit denen die Ein- und Ausfuhr dokumentiert werden kann. Sie sind meist tabellarisch aufgebaut. Am Ende von 24 Stunden werden alle eingenommenen und ausgeschiedenen Mengen gegenübergestellt. Steht ein Minus vor der Summe der Endabrechnung, hat der Patient mehr ausgeschieden als zu sich genommen (Negativbilanz). Steht dort ein Plus, hat er mehr zu sich genommen (Positivbilanz).

Erkrankungen, bei denen Ein- und Ausfuhr von Bedeutung sind

Herzinsuffizienz • Das Herz pumpt nicht ausreichend. Angestrebt ist in dem Fall meist eine Minusbilanz. Denn: Würde viel getrunken, hätte der Körper sehr viel Flüssigkeit intravasal (in den Gefäßen). Das Herz kann diese Flüssigkeit aber nicht weitertransportieren und sie staut sich zurück – es bilden sich Ödeme (Beinödeme, Lungenödem).

Niereninsuffizienz • Die Niere scheidet keine Flüssigkeit mehr aus. Angestrebt ist hier eine Minusbilanz, evtl. eine ausgeglichene Bilanz. Auch hier sammelt sich die Flüssigkeit in den Gefäßen oder wird abgepresst in das Gewebe (Beinödeme, Lungenödem).

Leberinsuffizienz • Die Leber produziert Eiweiß nicht mehr in ausreichendem Maße. Dadurch sinkt der osmotische Druck in den Gefäßen, Flüssigkeit tritt über in das Gewebe oder Körperhöhlen (Aszites). Angestrebt ist eine Minusbilanz.

Diabetes insipidus • Der Körper hat zu wenig antidiuretisches Hormon (ADH). Er scheidet unverhältnismäßig viel Wasser aus. Hier ist eine deutliche Plusbilanz gewünscht und wichtig.

Dehydration • Dem Körper wird viel zu wenig Flüssigkeit angeboten. In dem „Turbo-Sommer 2003" brachen viele Menschen zusammen – weil sie nicht genug tranken. Angestrebt ist hier eine deutliche Plusbilanz – sie kann wie beim Diabetes insipidus bis zu mehreren Litern gehen, sofern keine Kontraindikationen vorliegen, z. B. Herzinsuffizienz.

WISSEN TO GO

Flüssigkeitsbilanz

Eine Bilanz der eingenommenen und ausgeführten Flüssigkeiten ist z. B. bei Patienten mit Nieren- oder Herzinsuffizienz notwendig oder wenn Patienten zu wenig trinken. Mithilfe von Bögen werden alle Mengen wie folgt gegenübergestellt:
- **Flüssigkeitseinfuhr**: Alle Getränke, Suppen und Infusionen, ggf. auch Kurzinfusionen.
- **Flüssigkeitsausfuhr**: Urin, Erbrechen, Ablauf über die Magensonde, Wundsekrete, Schweiß und Feuchtigkeit, die über Atmung und Schleimhäute abgeht (Perspiratio insensibilis, ca. 500–700 ml/Tag).

Nach Ablauf von 24 Stunden wird die Ausfuhr von der Einfuhr abgezogen. Steht vor der Summe
- **ein Minus**, hat der Patient mehr ausgeschieden als zu sich genommen. Steht dort
- **ein Plus**, hat er mehr zu sich genommen als ausgeschieden.

Ziele bei bestimmten Erkrankungen:
- **Herzinsuffizienz**: Das Herz pumpt nicht ausreichend. Ziel: **Minusbilanz**, sonst könnten sich Beinödeme oder ein Lungenödem bilden.
- **Niereninsuffizienz**: Die Niere scheidet zu wenig/keine Flüssigkeit mehr aus. Ziel: **Minusbilanz oder ausgeglichene Bilanz**, sonst könnten sich Ödeme bilden.
- **Leberinsuffizienz**: Die Leber produziert nicht mehr ausreichend Eiweiß. Ziel: **Minusbilanz**, sonst könnten sich Ödeme (z. B. Aszites) bilden.
- **Diabetes insipidus**: Der Körper scheidet viel zu viel Wasser aus. Ziel: **deutliche Plusbilanz**.
- **Dehydration**: Dem Körper wird viel zu wenig Flüssigkeit angeboten. Ziel: **deutliche Plusbilanz**, sofern keine Kontraindikation vorliegt, z. B. Herzinsuffizienz.

24.2.11 Besonderheiten bei der Infusionstherapie

Infusionen anwärmen

Bei ausgeprägter Hypothermie, z. B. während langer Operationen, oder bei Thermoregulationsstörungen (z. B. zentral bedingt) erhalten Patienten manchmal auf 37 °C gewärmte Infusionen. Sie stehen z. B. in einem Wärmeschrank. Außerdem gibt es unterschiedliche Wärmegeräte, bei denen die Infusionsleitung über oder in eine Wärmeeinheit gelegt wird.

Lichtgeschützte Medikamente

Einige Medikamente müssen vor Licht geschützt werden. Häufig werden sie direkt in lichtundurchlässigen Behältern geliefert. Wenn ein lichtempfindlicher Zusatz (z. B. Vitamine) in eine laufende Infusion gegeben werden soll, kann die Infusionsflasche z. B. mit Aluminiumfolie umwickelt werden. Einige Kliniken arbeiten mit Hüllen für Infusionsflaschen. Für Infusionsspritzenpumpen gibt es schwarze Spritzen und Systeme.

Abb. 24.17 Markierung.

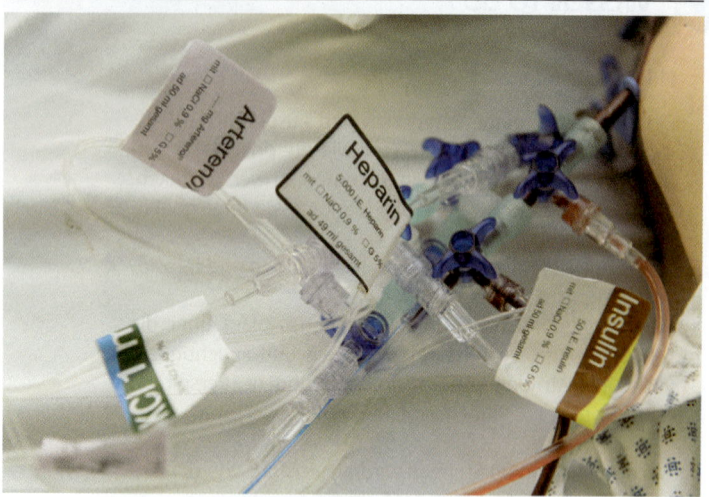

Alle Leitungen mit laufenden Infusionen sind mit einem Aufkleber versehen.

! Merken **Markierung**
Wenn viele Infusionen parallel laufen, ist das Gewirr der Leitungen schnell unübersichtlich. Befestigen Sie kleine Aufkleber oder Pflasterfähnchen an den Leitungen und beschriften Sie diese. Das gilt auch für das ZVD-Besteck: Wenn Messlatte – Patient – Infusion nahe des Dreiwegehahns erkennbar sind, wissen Sie immer, in welche Richtung Sie ihn ausrichten müssen.

Infusionen und Blutprodukte

Auch Blut und Blutersatzprodukte sollten über eigene Lumen oder Zugänge laufen. Laufen sie dennoch parallel oder über einen ZVK, gilt auch hier:
- Immer patientennah laufen lassen! Bei einer Unverträglichkeit fließt nicht mehr viel nach.
- Nach Abstöpseln des Produkts wird der Zugang oder Schenkel mit NaCl 0,9 % so lange nachgespült, bis keine Blutreste mehr zu sehen sind (verhindert Thrombosierung, Verunreinigung).
- Der Ansatz des peripheren Zugangs oder des ZVKs sollte gereinigt werden. Blut bietet einen hervorragenden Nährboden für Keime.

Das Problem hierbei ist, dass man nicht mehr „auf den ersten Blick" sieht, wie der Füllstand der Infusionsflasche bzw. der Spritzenpumpe ist. Auch lassen sich schwarze Spritzen viel schwerer aufziehen, da keine Sichtkontrolle auf evtl. Luftblasen besteht.

Infusionen und zentralvenöse Zugänge

Sollen mehrere Infusionen an einem Tag laufen, gibt es mehrere Möglichkeiten, dies zu managen. Dies liegt meist im Ermessen des Arztes.

Möglich ist, die Infusionen alle nacheinander laufen zu lassen. Hierzu können die Infusionen „umgesteckt" werden, d. h. das Infusionssystem von einer Flasche in die nächste. Voraussetzung ist, dass die Lösungen kompatibel sind und das Umstecken unter hygienisch einwandfreien Bedingungen abläuft. Beim Umstecken muss der Einstichdorn von oben in die Infusionsflasche gestochen werden.

Prinzipiell können über zentralvenöse Zugänge auch mehrere Infusionen gleichzeitig bzw. parallel laufen, wenn eine Mehrfachverbindung (z. B. Dreiwegehahn, Hahnenbank) vorhanden ist und die Lösungen miteinander kompatibel sind. Handelt es sich z. B. um reine Ernährungslösungen, entstehen keine Probleme mit der Verträglichkeit der unterschiedlichen Infusionen. Erhalten Patienten aber verschiedene therapeutisch wirksame Substanzen (vor allem bei Patienten mit einem ZVK), können diese – sofern sie über den gleichen Schenkel laufen – miteinander reagieren und ausflocken. Dann verlegen sie den Zugang, teilweise sind die Endprodukte betonhart. Medikamente wie Furorese, Metamizol, einige Antiepileptika, Heparin, Chemotherapeutika oder Antibiotika sollten möglichst über eigene Zugänge oder eigene Schenkel laufen. Generell gilt:
- Kurzinfusionen sollten nur nacheinander und patientennah angehängt werden (am Dreiwegehahn direkt vor dem ZVK).
- Von Firmen herausgegebene Software und Tabellen können genutzt werden, um Kompatibilitäten zu überprüfen (z. B BBraun, KiK – Kompatibilität im Katheter). Bei Unsicherheiten sollte immer der anordnende Arzt gefragt werden.
- Eine Infusion sollte sofort gestoppt werden, sobald Flocken oder Schwebstoffe in der Leitung auftauchen. Wenn nötig, muss das komplette System ausgetauscht werden.

 WISSEN TO GO

Besonderheiten Infusionsmanagement

Infusionen anwärmen: Bei Hypothermie können Patienten Infusionen mit einer Temperatur von 37 °C erhalten. Sie werden z. B. in einem Wärmeschrank oder mit Wärmegeräten erwärmt.

Lichtgeschützte Verwendung: Müssen Medikamente vor Licht geschützt werden, werden sie entweder in lichtundurchlässigen Behältern geliefert oder es werden Aluminiumfolie, spezielle Hüllen oder schwarze Perfusorspritzen verwendet.

Druckinfusionen: Wenn im Notfall sehr schnell sehr viel Flüssigkeit substituiert werden muss, werden Infusionen in eine Druckmanschette eingelegt und der Druck auf 200 bis 300 mmHg eingestellt.

Infusionen und Management zentralvenöser Zugänge: Verschiedene Therapeutika können miteinander reagieren und den Zugang verlegen. Sie sollten möglichst über eigene Zugänge oder eigene Schenkel laufen. Generell gilt:
- Kurzinfusionen nur nacheinander und patientennah anhängen. So kann bei Unverträglichkeit auch die Ursache besser erkannt werden.
- Software oder Tabellen nutzen, die die Inkompatibilitäten aufzeigen.
- Sind Flocken oder Schwebstoffe zu sehen, Infusion sofort stoppen.

Infusionen und Blutprodukte: Sie sollten über eigene Lumen oder Zugänge laufen. Laufen sie dennoch parallel oder über einen ZVK, gilt auch hier:
- Immer patientennah laufen lassen!
- Nach Abstöpseln des Produkts Zugang oder Schenkel mit NaCl 0,9 % so lange nachspülen, bis keine Blutreste mehr zu sehen sind.
- Ansatz des Zugangs reinigen.

24.3 Bluttransfusionen

Im menschlichen Körper zirkulieren je nach Größe ca. 5–6 l Blut. Blut transportiert u.a. Sauerstoff und Nährstoffe, ist Teil der Immunabwehr und der Blutstillung und erhält ein stabiles Säure-Basen-Milieu aufrecht.

Durch Verletzung oder Erkrankung kann es zum Verlust oder Fehlen bestimmter Blutkomponenten kommen. Dieser Funktionsverlust ist i.d.R. eine vitale Bedrohung für Betroffene. Die Transfusion von Blutkomponenten kann diesen Funktionsverlust kompensieren und so gesundheitlichen Schaden abwenden.

Definition **Bluttransfusion**
Unter einer Bluttransfusion versteht man die intravenöse Gabe von menschlichen Blutbestandteilen.

Der komplette Weg einer Transfusion – beginnend von der Gewinnung der Blutprodukte über Verarbeitung, Lagerung, Transport bis zur Anwendung und Nachsorge – unterliegt den gesetzlichen Bestimmungen des **Transfusionsgesetzes**. Das Gesetz versucht, mögliche Risiken einer Bluttransfusion auf ein Minimum zu reduzieren.

24.3.1 Indikationen

Die klinische Anwendung von Blutprodukten ist vielfältig und lässt sich am besten exemplarisch, abhängig vom jeweiligen Blutprodukt, aufzeigen:

- Erythrozytenkonzentrat (EK):
  - Anämie (niedriger Hämoglobin-Gehalt im Blut), z.B. durch chronische Blutung bei Ulcus duodeni
  - akuter, massiver Blutverlust z.B. im Rahmen eines Polytraumas
- Thrombozytenkonzentrat (TK):
  - Störung der Thrombozytenbildung bei hämatologischen Erkrankungen
  - Mangel an Thrombozyten bei großem Blutverlust (Verbrauchskoagulopathie)
- Granulozytenkonzentrat (GK): bei Granulozytopenie (Granulozytenmangel) aufgrund einer schweren Infektion, z.B. bei Sepsis
- gefrorenes Frischplasma (GFP), auch FFP (Fresh Frozen Plasma) oder GAP (gerinnungsaktives Plasma) genannt:
  - bei massivem Blutverlust und darauf folgendem plasmaarmem Volumenersatz
  - bei Lebererkrankungen, die eine Mindersynthese der Gerinnungsfaktoren zur Folge haben, z.B. bei Leberzirrhose

Abhängig von Eingriff und Laborparametern werden entsprechende Blutprodukte auch prophylaktisch vor invasiven diagnostischen Verfahren oder Operationen verabreicht. Prophylaktische Gaben von Thrombozytenkonzentrat werden z.B. vor einer Lumbalpunktion bei Patienten empfohlen, die eine kombinierte Therapie mit Thombozytenfunktionshemmern (Clopidogrel und ASS) erhalten.

24.3.2 Transfusionsarten

Es wird zwischen Fremd- und Eigentransfusion unterschieden. Die gängige Transfusion ist die **Fremdtransfusion**, bei der Blutspender und Blutempfänger nicht identisch sind. Bei der **Eigentransfusion** sind Blutspender und -empfänger identisch. So können Patienten einige Wochen vor einem geplanten (elektiven) operativen Eingriff, bei dem ein großer Blutverlust abzusehen ist, Eigenblut spenden. Dieses wird ihnen dann peri- und postoperativ infundiert.

24.3.3 Blutgruppenserologie

Eine Besonderheit der Erythrozytenoberfläche ist, dass sich auf ihr Glukoproteine befinden, die körperfremde Stoffe erkennen und eine Immunreaktion hervorrufen können. Man nennt diese Glukoproteine Blutgruppen-Antigene. Sie können in verschiedene Systeme klassifiziert werden. Im klinischen Alltag sind insbesondere das AB0-System und das Rhesus-System relevant. Es gibt aber auch noch weitere Blutgruppensysteme, z.B. das Kell-System.

Definition **Antigen/Antikörper**
Antigene sind Substanzen, die der menschliche Organismus als fremd erkennt und mithilfe des Immunsystems bekämpft.
Antikörper sind sog. Immunglobuline, die beim Kontakt mit Antigenen vom Immunsystem gebildet werden. Sie haben die Aufgabe, Antigene entweder zu neutralisieren oder für die weitere Immunabwehr zu markieren.

AB0-Blutgruppensystem

Das AB0-Blutgruppensystem teilt die Erythrozyten aufgrund ihrer Antigen-Eigenschaft in 4 Gruppen ein (▶ Abb. 24.18): Gruppe A, Gruppe B, Gruppe AB und Gruppe 0 („Null").

Im Laufe des ersten Lebensjahrs entwickeln sich im Plasma Antikörper gegen die Antigen-Eigenschaft, die sich **nicht** auf der Oberfläche der körpereigenen Erythrozyten befinden. Ein Mensch mit der Blutgruppe A hat also Antikörper gegen die Blutgruppe B.

Abb. 24.18 AB0-Blutgruppensystem.

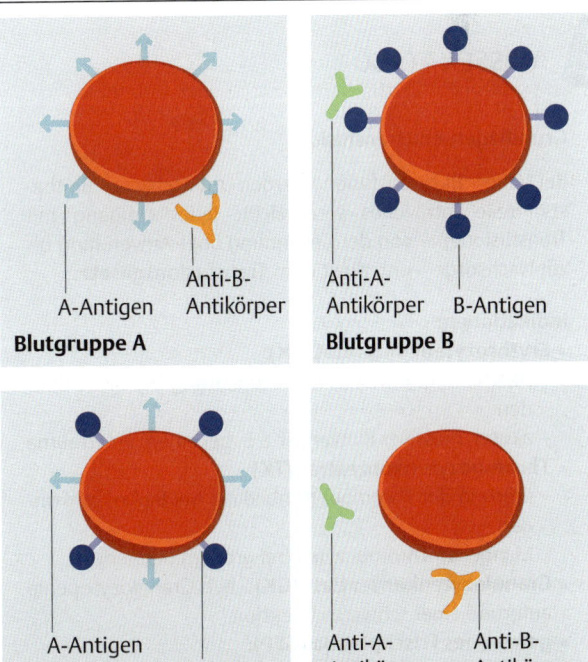

Blut der Blutgruppe A hat Anti-B-Antikörper im Blutplasma, Blutgruppe B Anti-A-Antikörper, Blutgruppe 0 hat sowohl Anti-A als auch Anti-B und Blutgruppe AB hat keine Antikörper im Blutplasma.

24 Gefäßzugänge, Infusionen und Transfusionen

Wird eine Blutgruppe mit einer anderen Blutgruppe vermischt, die Antikörper gegen das eigene Antigen hat, verkleben diese miteinander (Agglutination) und die Blutzelle löst sich auf (Hämolyse). Erythrozyten der Blutgruppe A mit der Antigen-Eigenschaft A verkleben z. B. mit den Antikörpern Anti-A des Blutes der Blutgruppe B – bei einer Transfusion käme es zu einem Transfusionszwischenfall. Aus diesem Grund wird bei einer Transfusion grundsätzlich nur Blut der gleichen Blutgruppe verwendet. Da die Blutgruppe 0 keine Antigene besitzt, kann sie im Notfall als Universalspender dienen – aber nur, wenn kein gruppengleiches Blut zur Verfügung steht. Andersherum kann die Blutgruppe AB als Universalempfänger bezeichnet werden, denn sie besitzt keine Antikörper. Zusätzlich muss bei dieser Beurteilung noch das Rhesus-Blutgruppensystem berücksichtigt werden.

Rhesus-Blutgruppensystem

Die Rhesus-Eigenschaft ist das zweitwichtigste Merkmal, das im Rahmen der Blutgruppen zu beachten ist. Das Rhesus-System kennt 5 Antigene, davon ist das Antigen D am stärksten wirksam. Besitzt ein Erythrozyt die Rhesus-Eigenschaft D, so spricht man von „Rhesus-positiv" (D-positiv), besitzt der Erythrozyt die Rhesus-Eigenschaft D nicht, heißt die Rhesus-Eigenschaft „Rhesus-negativ" (D-negativ).

Im Gegensatz zu den Antikörpern beim AB0-System werden die Antikörper gegen die jeweils andere Antigen-Eigenschaft erst nach Kontakt und nicht automatisch im Laufe der ersten Lebensjahre gebildet. Ist ein Mensch z. B. Rhesus-negativ und erhält fälschlicherweise als Ersttransfusion Blut, das Rhesus-positiv ist, so kommt es zur Antikörperbildung (Anti-D). Diese erste Transfusion verläuft völlig komplikationsfrei. Bei einer zweiten Transfusion mit Rhesus-positivem Blut kommt es jedoch zu heftigen Komplikationen, da nun die gebildeten Anti-D-Antikörper mit dem Antigen reagieren. Siehe auch Anti-D-Immunglobulinprophylaxe bei Schwangeren (S. 611).

WISSEN TO GO

Grundlagen Bluttransfusion

Bei einer Bluttransfusion werden menschliche Blutbestandteile intravenös verabreicht. Jeder Umgang mit Transfusionen – von der Gewinnung über Anwendung bis zur Nachsorge – unterliegt dem **Transfusionsgesetz**.

Indikationen:
- **Erythrozytenkonzentrat (EK):**
  - Anämie z. B. durch chronische Blutung bei Ulcus duodeni
  - akuter, massiver Blutverlust z. B. bei einem Polytrauma
- **Thrombozytenkonzentrat (TK):**
  - Störung der Thrombozytenbildung bei Bluterkrankungen
  - Mangel an Thrombozyten bei großem Blutverlust
- **Granulozytenkonzentrat (GK):** bei Granulozytopenie aufgrund einer schweren Infektion
- **gefrorenes Frischplasma (GFP):**
  - bei massivem Blutverlust und plasmaarmem Volumenersatz
  - bei Lebererkrankungen, z. B. Leberzirrhose

Arten von Transfusionen:
- **Fremdtransfusion:** Blutspender und Blutempfänger sind nicht identisch.
- **Eigentransfusion** Blutspender und -empfänger sind identisch. Eigenblut wird z. B. vor einer großen Operation gespendet und dann peri- und postoperativ infundiert.

Blutgruppenserologie: Auf der Erythrozytenoberfläche befinden sich Blutgruppen-Antigene, die körperfremde Antikörper erkennen und eine Immunreaktion hervorrufen können.
- **AB0-Blutgruppensystem:** Gruppe A, B, AB und 0. Antikörper gegen die Antigen-Eigenschaft, die sich **nicht** auf der Oberfläche der körpereigenen Erythrozyten befindet, bilden sich in den ersten Lebensjahren.
- **Rhesus-Blutgruppensystem:** Erythrozyt mit Rhesus-Eigenschaft D = „Rhesus-positiv", Erythrozyt ohne Rhesus-Eigenschaft D = „Rhesus-negativ". Die Antikörper gegen die jeweils andere Antigen-Eigenschaft bilden sich erst nach Kontakt.

Wird eine Blutgruppe mit einer anderen vermischt, die Antikörper gegen das eigene Antigen hat, verkleben diese miteinander (Agglutination) und die Blutzelle löst sich auf (Hämolyse).

24.3.4 Umgang mit Blutprodukten

Ausgangsprodukt aller Blutprodukte ist das Vollblut, welches dank einer Vielzahl von freiwilligen Spendern in Blutspende-Einrichtungen gewonnen wird. Pro Blutspende werden ca. 500 ml Vollblut abgenommen. Nach verschiedenen Verfahren werden dann die unterschiedlichen Blutprodukte hergestellt. Bei den verschiedenen Blutprodukten müssen unterschiedliche Dinge im Umgang, bezüglich der Lagerung und der Haltbarkeit beachtet werden.

Erythrozytenkonzentrat (EK)

Wirksamer Bestandteil des EKs sind intakte Erythrozyten. Je nach Herstellungsverfahren beinhaltet ein EK noch einen geringfügigen Anteil von Plasma, Thrombozyten, Antikoagulanzien und Zusatzlösungen, die jedoch keinen therapeutischen Effekt haben.

EK müssen bei einer Temperatur von +4 °C (±2 °C) gelagert werden und auch während des Transports sollte sich die Temperatur in einem Bereich von 1 bis 10 °C befinden. Wichtig ist, dass die Kühlkette nicht unterbrochen wird.

Die Haltbarkeit variiert je nach Hersteller und Herstellungsverfahren und liegt im Schnitt zwischen 28 bis 49 Tagen.

Vor der Transfusion muss kontrolliert werden, ob der Beutel unversehrt ist und ob das Konzentrat keine Koageln oder sichtbare Hämolyse aufweist.

Bestrahltes Erythrozytenkonzentrat • Bei bestimmter Indikationsstellung, z. B. bei Patienten mit Immunsuppression, kann es notwendig sein, alle Leukozyten im Präparat zu zerstören. Dies gelingt durch eine spezielle Bestrahlung. Bestrahlte EK müssen als solche gekennzeichnet und getrennt gelagert werden.

Gewaschenes Erythrozytenkonzentrat • Wie oben erwähnt, befindet sich in normalen EK noch ein Restanteil an Plasma und Thrombozyten. Diese kleine Menge kann ausreichen, um bei bestimmten Patienten einen allergischen Schock auszulösen (z. B. bei Menschen mit genetisch bedingtem Immunglobulin-A-Mangel). Deshalb werden die Erythrozyten mehrfach mit isotonischer Kochsalzlösung gewaschen. Gewaschene EK müssen unverzüglich und ohne Lagerung infundiert werden.

Thrombozytenkonzentrat (TK)

TK enthält funktionelle Thrombozyten, es ist erythrozyten- und leukozytenarm.

TK dürfen im Gegensatz zu EK nicht gekühlt, sondern müssen bei 22 °C (±2 °C) gelagert werden. Die Zellen sind sehr empfindlich und verlieren in anderen Temperaturbereichen ihre Funktion. Deshalb sollten die Konzentrate auch beim Transport keinen Temperaturschwankungen ausgesetzt werden. In vielen Einrichtungen gibt es aus diesem Grund spezielle Thermobehältnisse für den Transport.

Damit die Blutplättchen nicht verklumpen, werden die TK während der Lagerung auf speziellen Geräten (Agitatoren) ständig in Bewegung gehalten. Unter optimalen Bedingungen haben sie eine Haltbarkeit von bis zu 5 Tagen.

! Merken Unmittelbare Transfusion
Da auf den meisten Stationen die optimalen Lagerungsbedingungen nicht realisiert werden können, müssen die Konzentrate unmittelbar nach Abholung/Lieferung transfundiert werden. Bevor Konzentrate angefordert oder abgeholt werden, muss deswegen sichergestellt sein, dass ein Arzt auf Station ist, der transfundieren darf.

Granulozytenkonzentrat-Apherese (GK)

Hauptbestandteil von GK sind neutrophile Granulozyten. GK werden nur auf besondere Anforderung hergestellt, weil sie nur max. 24 Stunden gelagert werden können. GK werden in Ruhelage und bei Raumtemperatur gelagert.

Gefrorenes Frischplasma (GFP/FFP)

Wichtigster therapeutischer Bestandteil des GFPs sind die funktionellen Gerinnungsfaktoren, die im Plasma enthalten sind.

Die Spende muss nach der Gewinnung unverzüglich auf eine Temperatur unter –30 °C gebracht werden. So ist sie 1 bis 3 Jahre haltbar. Sowohl bei der Lagerung als auch beim Transport darf die Kühlkette nicht unterbrochen werden. Das GFP wird vor der Transfusion auf Station aufgetaut. Dies geschieht in besonderen Geräten, die das Plasma bei 37 °C in Bewegung halten. Nach dem Auftauen muss das Plasma innerhalb von ca. 4–6 Stunden transfundiert werden.

! Merken Unversehrtheit
Bei GFP muss besonders auf die Unversehrtheit der Plasmabeutel geachtet werden, da diese durch die Kühlung leicht beschädigt und brüchig werden können.

WISSEN TO GO

Umgang mit Blutprodukten

Je nach Blutprodukt müssen unterschiedliche Vorgaben bezüglich Umgang, Lagerung, Transport und Haltbarkeit beachtet werden.

Erythrozytenkonzentrat (EK): intakte Erythrozyten.
- Lagerung: +4 °C (± 2 °C)
- Transporttemperatur: im Bereich von 1 bis 10 °C. Nicht die Kühlkette unterbrechen!
- Haltbarkeit: je nach Hersteller und Herstellungsverfahren zwischen 28 bis 49 Tagen.
- Kontrolle vor der Transfusion: Beutel unversehrt? Keine Koagel oder sichtbare Hämolyse?

Thrombozytenkonzentrat (TK): funktionelle Thrombozyten.
- Lagerung: 22 °C (± 2 °C)
- Transport: bei Raumtemperatur
- Haltbarkeit: bis zu 5 Tage unter ständiger Bewegung

Granulozytenkonzentrat-Apherese (GK): neutrophile Granulozyten. Beim Umgang gilt:
- Lagerung: bei Raumtemperatur
- Haltbarkeit: max. 24 Stunden in Ruhelage

Gefrorenes Frischplasma (GFP/FFP): funktionelle Gerinnungsfaktoren.
- Lagerung: unter –30 °C
- Haltbarkeit: ohne Unterbrechung der Kühlkette 1–3 Jahre
- Vor Anwendung: Auftauen in Spezialgeräten unter Bewegung, danach innerhalb von 6 Stunden transfundieren.

24.3.5 Zuständigkeiten bei Bluttransfusionen

Regelungen im Zusammenhang mit Transfusionen trifft das Transfusionsgesetz. Das **Transfusionsgesetz** ist für jeden verbindlich, der am Prozess der Transfusion teilnimmt.

Die Indikationsstellung, die Anforderung von Blutprodukten und die Durchführung der Transfusion liegen in der Verantwortung des Arztes und dürfen nicht an das Pflegepersonal delegiert werden.

Pflegende konzentrieren sich auf die Vorbereitung der Transfusion, die Überwachung des Patienten und auf die Früherkennung von Komplikationen während und nach der Transfusion. Sie intervenieren bei Transfusionszwischenfällen.

Eine große Herausforderung für Ärzte und Pflegende und Mitarbeiter der Serologie ist es, die Verwechslungsgefahr bei Blutprodukten so gering wie möglich zu halten. Trotz hoher Kontrollstandards sind Verwechslungen immer noch die häufigste Ursache für schwere Transfusionskomplikationen (SHOT Report 2010).

! Merken Transfusion
Nicht delegierbare ärztliche Tätigkeiten bei der Transfusion sind:
- *Kreuzblutbestimmung*
- *Bedside-Test*
- *Anhängen und Starten der Transfusion*

Blutprodukte anfordern

Blutprodukte sind verschreibungspflichtige Medikamente. Der Arzt füllt den Anforderungsschein aus und unterschreibt ihn. Auf dem Anforderungsschein sind folgende Angaben notwendig:
- Stammdaten des Patienten
- Art und Anzahl der angeforderten Blutkonserven
- klinische Diagnose des Patienten, Indikation
- falls vorhanden: Transfusionsanamnese
- Bereitstellungsart, OP- bzw. Transfusionstermin, Dringlichkeit
- Datum, Uhrzeit der Blutprobenentnahme
- Unterschrift des Arztes

Zusammen mit dem Anforderungsschein wird eine Blutprobe des Patienten für die Verträglichkeitsprobe (Kreuzprobe) abgegeben. Die Probe muss vor der Blutentnahme mit Namen, Vorname, Geburtsdatum und ggf. mit Barcode versehen werden.

Vor der Blutentnahme muss der Patient noch einmal nach seinem Namen und Geburtsdatum gefragt werden. Bei nicht ansprechbaren Patienten muss erhöhte Aufmerksamkeit auf die Sicherstellung der Patientenidentität gelegt werden.

❗ Merken   Richtig fragen
Vermeiden Sie Suggestivfragen, z. B. „Sind Sie Herr Meier?" Es kann vorkommen, dass Patienten aus unterschiedlichen Gründen einfach „Ja" sagen. Deshalb fordern Sie den Patienten immer, auch wenn Sie ihn kennen und es Ihnen komisch vorkommt, auf: „Sagen Sie mir bitte Ihren vollständigen Namen und Ihr Geburtsdatum."

Kreuzprobe • Im Rahmen der Transfusionsvorbereitung wird von der Blutbank eine Verträglichkeitsprobe (Kreuzprobe) durchgeführt. In einem dreistufigen Testverfahren werden im Reagenzglas Spender-Erythrozyten gegen Empfänger-Plasma (Major-Test), Spender-Plasma gegen Empfänger-Erythrozyten (Minor-Test) getestet und ein sog. indirekter Coombs-Test zum Nachweis von seltenen freien Antikörpern im Empfänger-Plasma durchgeführt. Das Ergebnis der Kreuzprobe darf zum Zeitpunkt der Transfusion nicht älter als 3 Tage sein. Danach muss sie wiederholt werden, da sich in diesem Zeitraum neue Antikörper gebildet haben können.

Vor Einleiten der Transfusion

Zu den pflegerischen Aufgaben gehört es, die angeforderten Blutprodukte in Empfang zu nehmen, zu überprüfen, ob Lieferschein und gelieferte Konserven übereinstimmen, und den Empfang mit Uhrzeit und Datum zu bestätigen. Die Konserve muss auf Unversehrtheit kontrolliert und das Haltbarkeitsdatum überprüft werden. Dann wird der Arzt informiert, dass die Blutprodukte da sind. Wird nicht sofort transfundiert, werden die Blutprodukte sachgerecht gelagert (S. 498). Ist der Zeitpunkt der Transfusion bekannt, wird der Patienten informiert und gebeten, ggf. nochmals auf die Toilette zu gehen.

Vorbereiten der Transfusion

Die Transfusion sollte erst kurz vor der Einleitung durch den Arzt vorbereitet werden (▶ Abb. 24.19). Folgendes **Material** wird benötigt:
- Blutprodukt
- Transfusionsbesteck
- Infusionsständer
- Desinfektionsmittel, Einmalhandschuhe

❗ Merken   Erythrozyten
Erythrozyten sind sehr empfindlich. Selbst das Heruntertropfen in die ungefüllte Tropfenkammer kann sie zerplatzen lassen. Damit so viele funktionstüchtige Erythrozyten wie möglich erhalten bleiben, muss sehr vorsichtig und sorgsam mit den Blutkonserven umgegangen werden.

Aufgaben des Arztes • Der Arzt klärt den Patienten auf und holt sein schriftliches Einverständnis ein. Vor der Transfusion stellt er die Patientenidentität sicher (richtiger Empfänger?) und prüft noch einmal, ob die Blutgruppe der Konserve und die des Empfängers sowie Konservennummer und Begleitschein übereinstimmen. Auch die Gültigkeit der Kreuzprobe wird noch einmal kontrolliert, genau wie die Unversehrtheit der Konserve und das Haltbarkeitsdatum. Danach führt der Arzt den Bedside-Test durch. Er ist die letzte Sicherheitskontrolle vor der Transfusion am Patientenbett. Dazu führt der Arzt unmittelbar vor der Transfusion noch einmal eine Blutentnahme beim Patienten durch. Das Empfängerblut wird auf einer speziellen Karte mit Anti-A- und Anti-B-Serum gemischt, um noch einmal die Übereinstimmung der Empfänger- und Konservenblutgruppe zu kontrollieren (▶ Abb. 24.20). Das Ergebnis des Tests wird dokumentiert.

ACHTUNG
Mehr als 95 % aller Todesfälle in der Transfusionstherapie sind auf Verwechselung von Patient und Blutkonserve zurückzuführen. Deshalb gilt der Kontrolle von Patienten und Blutkonserven höchste Aufmerksamkeit!

Starten der Transfusion

Erst danach startet der Arzt die Transfusion an einem peripheren oder zentralen venösen Zugang. Eine Konserve sollte in ca. 1 Stunde transfundiert sein, wenn keine kardialen Vorerkrankungen bestehen. Dies entspricht etwa 40 bis 60 Tropfen pro Minute.

Blutprodukte sollen immer alleine über einen peripheren Zugang oder über ein eigenes Lumen am zentralen Venenzugang (ZVK, Port) infundiert werden. Durch die gleichzeitige Gabe mit Medikamenten oder z. B. Ernährungslösungen kann es zu Wechselwirkungen kommen.

Während der Transfusion

Die Vitalzeichen werden nach ärztlicher Anordnung engmaschig überprüft und es wird auf Hautveränderungen geachtet, z. B. Urtikaria (Nesselsucht), Flush (Rötung). Der Patient wird nach seinem Befinden befragt: Ist ihm unwohl oder schwindelig? Hat er Schmerzen? Der Patient sollte darauf hingewiesen werden, dass er sich bei Veränderungen unbedingt melden soll. Die Klingel sollte in Reichweite sein. Treten ungewöhnliche Veränderungen auf, kann dies auf einen Transfusionszwischenfall (S. 502) hinweisen.

Der Arzt muss für eine geeignete Überwachung des Patienten während und nach der Transfusion sorgen. Er muss erreichbar sein im Falle einer unerwünschten Reaktion und entsprechend handeln (s. Transfusionszwischenfall, S. 502).

Abb. 24.19 Transfusion richten. Welche dieser Arbeitsschritte zu den Aufgaben der Pflegenden gehören, regeln die hausinternen Standards.

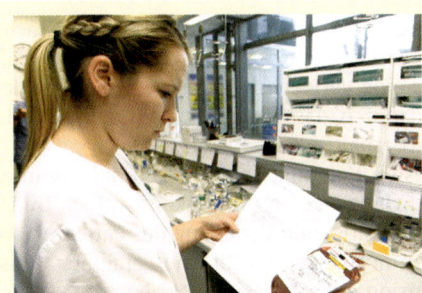

1 Die Unversehrtheit der Konserve und deren Haltbarkeitsdatum wird überprüft.

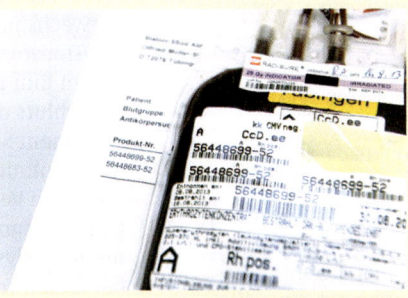

2 Es wird kontrolliert, ob Lieferschein und gelieferte Konserven übereinstimmen, und die Nummern werden genau verglichen.

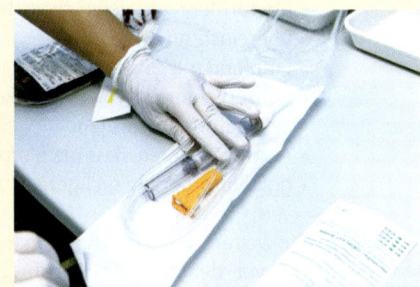

3 Die Arbeitsfläche wird desinfiziert, Einmalhandschuhe angezogen und das Transfusionsbesteck wird geöffnet.

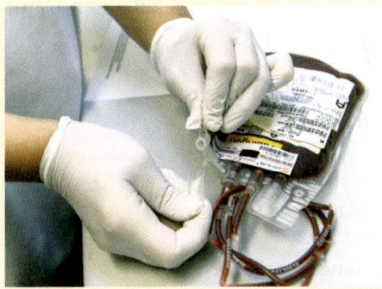

4 Die Kunststoffversiegelung an der Konserve wird abgedreht und

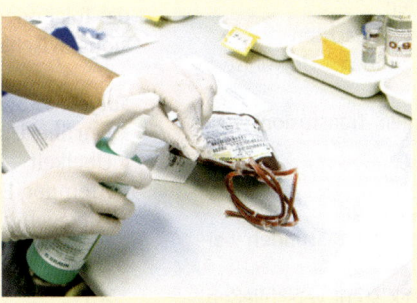

5 je nach Klinikstandard ggf. eine Sprühdesinfektion durchgeführt.

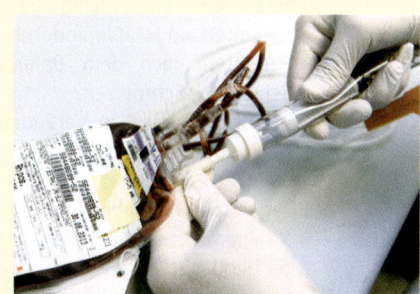

6 Der Dorn des Transfusionsbestecks wird in die Konserve eingeführt, während sie flach auf der Arbeitsfläche liegt; ggf. muss der Dorn dabei leicht gedreht werden.

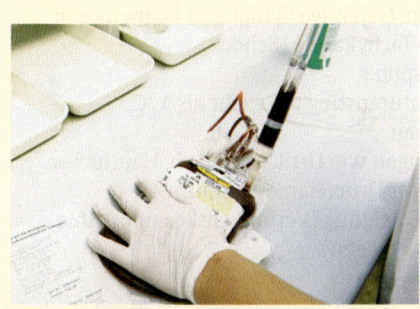

7 Die Rollenklemme des Transfusionsbestecks bleibt geöffnet, während die Tropfkammer leicht angehoben und durch leichten Druck auf die Konserve bis zur Hälfte gefüllt wird.

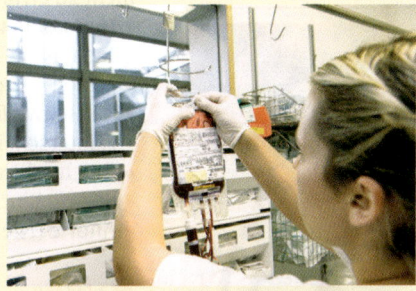

8 Danach wird die Rollenklemme geschlossen und die Konserve an den Infusionsständer gehängt, ggf. muss der Spiegel in der Tropfenkammer durch Zusammendrücken noch nachjustiert werden.

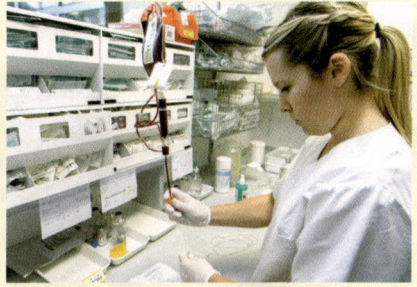

9 Die Rollenklemme wird geöffnet, das Schlauchsystem gefüllt, bis es luftleer ist, und die Rollenklemme geschlossen. Die Materialien werden entsorgt und der Arzt informiert.

Nach der Transfusion

Nach Beendigung der Transfusion wird das Transfusionsbesteck entfernt und der Zugang mit NaCl 0,9 % durchgespült. Die Kontrolle der Vitalparameter und die Beobachtung des Patienten werden nach der Transfusion nach Arztanordnung für mindestens 8 Stunden weitergeführt und es wird auf Spätkomplikationen geachtet.

Wichtig ist, dass zum Zwecke der Nachverfolgung bei Transfusionszwischenfällen/Spätkomplikationen die verwendeten Konserven noch einmal kontrolliert werden können. Deshalb werden der Blutbeutel und das Transfusionsbesteck unmittelbar nach der Transfusion steril verschlossen, mit Patientenname, Datum und Uhrzeit versehen und beides für 24 Stunden im Kühlschrank gelagert. In einigen Unternehmen gibt es dafür separate Sammelbehälter oder es können einfache Plastiktüten (Mülltüten) als Umverpackung genutzt werden.

Der Arzt dokumentiert die transfundierten Produkte, Anzahl, Chargennummer, Datum und Uhrzeit der Transfusion.

WISSEN TO GO

Bluttransfusionen

Indikationsstellung, Anforderung von Blutprodukten und Durchführung der Transfusion liegen in der Verantwortung des Arztes. Eine große Herausforderung für Ärzte und Pflegende ist es, die Verwechslungsgefahr bei Blutprodukten so gering wie möglich zu halten.

24 Gefäßzugänge, Infusionen und Transfusionen

Pflegerische Aufgaben – Vorbereitung:
- angeforderte Blutprodukte in Empfang nehmen
- überprüfen, ob Lieferschein und gelieferte Konserven übereinstimmen
- Empfang mit Uhrzeit und Datum bestätigen
- Konserve auf Unversehrtheit kontrollieren und Haltbarkeitsdatum überprüfen
- Arzt informieren, dass die Blutprodukte da sind
- ggf. Blutprodukte sachgerecht lagern

Die weitere Vorbereitung ist in ▶ Abb. 24.19 beschrieben.
Bevor der Arzt die Transfusion startet, führt er den **Bedside-Test** durch. Eine Konserve sollte mit etwa 40–60 Tropfen pro Minute einlaufen.

Pflegerische Aufgaben – Transfusion:
- Vitalzeichen engmaschig überprüfen
- Patienten auf Hautveränderungen beobachten
- Patienten nach dem Befinden fragen: Unwohlsein, Schwindel, Schmerzen?
- bei ungewöhnlichen Veränderungen Transfusion stoppen und Arzt benachrichtigen.

Pflegerische Aufgaben – Nachbereitung:
- Vitalparameter und Patienten für mind. 8 Stunden weiter beobachten.
- Blutbeutel und Transfusionsbesteck steril verschließen, mit Name, Datum und Uhrzeit versehen und für 24 Stunden im Kühlschrank lagern.

Abb. 24.20 Bedside-Test.

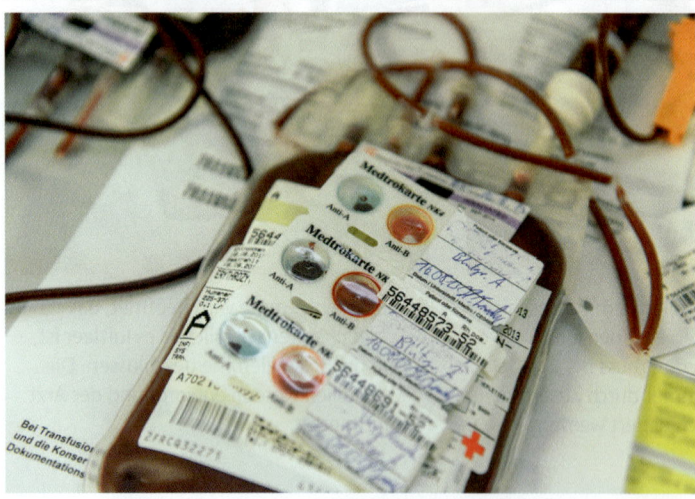

Im linken Testfeld befinden sich Anti-A-Antigene, im rechten Anti-B-Antigene. Links ist das Blut verklumpt, rechts ist keine Reaktion erfolgt: Der Patient hat Blutgruppe A.

24.3.6 Notfall: Transfusionszwischenfall

Verwechslungen können passieren. Die häufigste Ursache für Transfusionszwischenfälle ist die Transfusion von falschem Blut durch eine Verwechslung bei der Abnahme des Kreuzbluts oder dadurch, dass Patient Schmidt z. B. das Blut für Patient Schmitt erhält.

Die fulminantesten Komplikationen treten auf, wenn es durch die Verwechslung zu einer AB0-inkompatiblen Transfusion kommt, die häufig eine Verlegung des Patienten auf die Intensivstation notwendig macht. Die Letalitätsrate ist bei diesen Transfusionszwischenfällen sehr hoch.

Symptome und Maßnahmen

Treten während und nach der Transfusion ein oder mehrere der folgenden Symptome auf, deutet dies auf einen Transfusionszwischenfall hin.

Subjektive Symptome • Dies können sein:
- Unruhe, Unwohlsein, Angst
- Übelkeit
- Atemnot, Engegefühl in der Brust
- Hitzegefühl, Schweißausbruch
- Frösteln, Schüttelfrost
- Rückenschmerzen, Bauchschmerzen
- Schmerzen am Gefäßzugang
- Kopfschmerzen

Objektive Symptome • Bei komatösen, narkotisierten, nicht ansprechbaren Patienten sind diese subjektiven Symptome nicht zu ermitteln. Objektive Symptome können sein:
- Hypotonie und Tachykardie (Schock)
- Tachypnoe, Dyspnoe
- Fieber, Temperaturanstieg um mehr als 1 °C
- Kaltschweißigkeit
- Hauterscheinungen wie Urtikaria, Flush, Hautjucken
- durchsichtig roter Urin (Hämoglobinurie)
- diffuse Blutungsneigung (Verbrauchskoagulopathie)
- Anurie (Nierenversagen)

ACHTUNG
Treten diese Symptome auf, stoppen Sie sofort die Transfusion und informieren Sie unverzüglich den Arzt.

Danach sollten umgehend folgende Maßnahmen ergriffen werden:
- ggf. weitere Hilfe einfordern
- Patienten beruhigen und möglichst nicht alleine lassen
- venösen Zugang belassen zur Medikamentengabe

- Vitalzeichen kontrollieren, ggf. Maßnahmen ergreifen zur Kreislaufstabilisation
- ggf. Patienten auf die Intensivstation verlegen zum besseren Monitoring und zur weiterführenden Behandlung
- Transfusion steril verschließen und aufbewahren
- Reaktion und Information für den diensthabenden Transfusionsmediziner protokollieren (Meldepflicht laut TFG)

WISSEN TO GO

Transfusionszwischenfall

Symptome:
- Hypotonie und Tachykardie (Schock)
- Tachypnoe, Dyspnoe
- Übelkeit, Erbrechen
- Schmerzen
- Fieber, Schüttelfrost, Kaltschweißigkeit
- Unruhe, Angst
- Hauterscheinungen wie Urtikaria, Flush, Hautjucken

Stoppen Sie sofort die Transfusion und informieren Sie unverzüglich den Arzt! Danach:
- Transfusion steril verschließen und aufbewahren
- venösen Zugang belassen
- Patienten beruhigen
- Vitalzeichenkontrolle
- ggf. Verlegung auf die Intensivstation
- Reaktion dokumentieren, Transfusionsmediziner informieren

25 Pflege von Patienten mit Sonden und Drainagen

25.1 Einleitung

Definition Sonden und Drainagen
Sonden und Drainagen bezeichnen in der Medizin künstliche Verbindungen (Systeme) in das Körperinnere des Menschen, um Material (z. B. Nährflüssigkeit) dorthin zu transportieren oder von dort abzuleiten (z. B. Wundsekrete).

Sonden und Drainagen sind für den Patienten immer unangenehm. Meist sind sie deutlich zu spüren und führen oftmals zu negativen körperlichen Empfindungen. Zudem sind sie Fremdkörper, die „unnatürlich" aus dem Körper herausragen und Krankheit sichtbar machen. Viele Patienten finden es befremdlich bis ekelig, wenn sie Blut, Galle oder andere Sekrete „aus sich herauslaufen" sehen. Eine Magensonde kann z. B. Übelkeit und Würgen verursachen. Eine Thoraxdrainage kann an der Pleura reiben und große Schmerzen erzeugen. Sonden und Drainagen können an den Austrittpforten drücken, weil sie relativ dick sind. Allgemeine Folgen/Probleme, die sich aus Sonden und Drainagen ergeben können, sind z. B.:
- **Bewegungseinschränkungen** einhergehend mit einem erhöhten Pneumonie- und Thromboserisiko (der Patient bewegt sich vorsichtig oder gar nicht)
- **psychische Belastung**/Unwohlsein (Angst, Ekel)
- **erhöhtes Infektionsrisiko** (aufgrund der offenen Verbindung ins Körperinnere können Mikroorganismen einfacher eindringen)
- **Dekubitusgefahr** (durch anhaltenden Druck auf Haut oder Schleimhaut)
- **Verwachsungen** (die Systeme wachsen in das Gewebe ein)

Sonden und Drainagen werden nicht nur in Akutsituationen angelegt (z. B. postoperative Wunddrainagen), sondern können auch über einen längeren Zeitraum notwendig sein (z. B. Ernährungssonden).

> *Sonden und Drainagen sind immer unangenehm für den Patienten.*

Der Umgang mit sondierten/drainierten Patienten erfordert von Pflegenden eine hohe Fachkompetenz, aber auch besondere Empathie und gezielte fachliche Information, um Komplikationen vorzubeugen bzw. diese mildern. Wichtig ist, in interdisziplinärer Zusammenarbeit eine angemessene Analgesie für diese Patienten und langfristig eine entsprechende Lebensqualität mit Sonden und Drainagen zu gewährleisten.

25.2 Pflege von Menschen mit Sonden

Definition Sonden
Sonden sind flexible oder starre stab-, röhren- oder schlauchförmige Instrumente, die in Körperkanäle und Hohlräume eingeführt werden und diagnostischen oder therapeutischen Zwecken dienen. Sie werden z. B. eingesetzt, um Untersuchungsmaterial aus Hohlorganen und Körperhöhlen zu gewinnen, Sauerstoff zu verabreichen, einen Patienten künstlich zu ernähren oder tiefe Wunden oder Eitergänge zu untersuchen oder zu spülen.

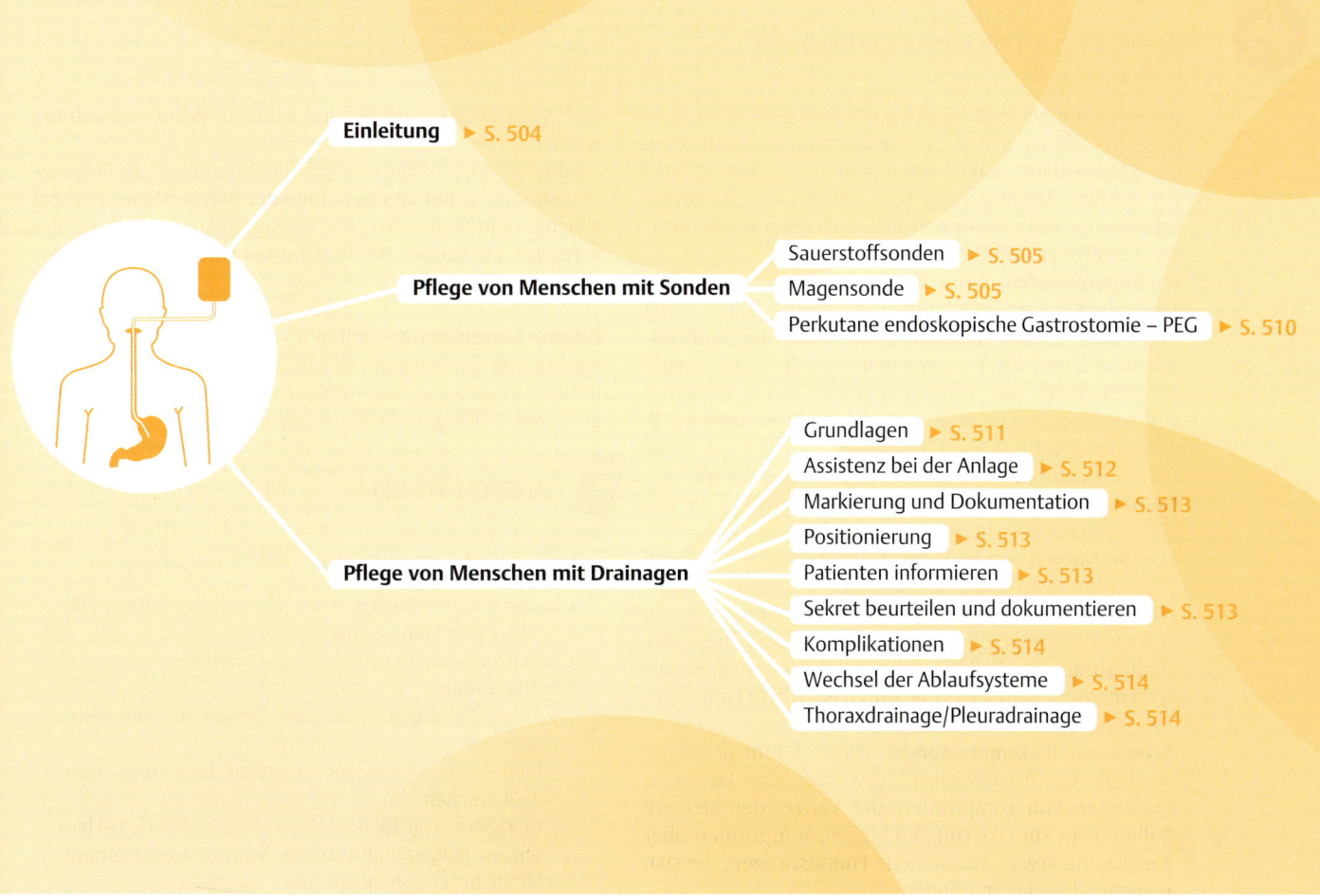

Je nach Indikation und Lage gibt es verschiedene Typen von Sonden. Einlumige Sonden dienen meist dazu, Magensaft ablaufen zu lassen, Patienten künstlich zu ernähren oder Sauerstoff zu verabreichen.

Doppelläufige Sonden (Salem-Sump-Sonden) besitzen ein zweites, kleineres Lumen. Dieses zweite Lumen dient vor allem der Belüftung, wenn z. B. Mageninhalt abgesaugt werden soll, oder der Spülung bei gleichzeitigem Absaugen durch das andere Lumen.

! Merken Belüftung
Wird während des Absaugens im Magen nicht gleichzeitig belüftet, kann sich die Öffnung der Sonde an der Magenwand ansaugen und so zu Verletzungen führen.

Sonden gibt es in verschiedenen Größen. Der Durchmesser von Sonden wird in Charrière angegeben: 1 Ch. = ⅓ mm. Die Größe richtet sich nach der Art des Einsatzes. Blut fließt zuverlässiger durch ein großes Lumen, Ernährungslösungen benötigen lediglich ein kleines Lumen.

25.2.1 Sauerstoffsonden

Mit der Zufuhr von Sauerstoff über die Einatemluft kann der Sauerstoffgehalt des Blutes erhöht und somit insgesamt die Atmung von Patienten mit Dyspnoe oder Atemwegserkrankungen verbessert werden. In den meisten Kliniken stehen dafür verschiedene Applikationshilfsmittel (Sauerstoffsonden) zur Verfügung:

- **Sauerstoffkatheter/-sonden:** weiche, flexible ca. 40 cm lange PVC-Schlauchsysteme zum Einführen in die Nase (O_2-Zufuhr über den Nasen-Rachen-Raum in Höhe des Gaumens)
- **Sauerstoffbrillen:** weiche, flexible PVC-Schlauchsysteme mit ca. 1 – 1,2 cm langen Einflussstutzen für beide Nasenlöcher (der Schlauch kann um den Kopf gebunden werden = Brille).

Ausführliche Informationen zur Applikation von Sauerstoff finden Sie im Kap. 28 „Pflegetechniken zur Unterstützung der Atmung" (S. 556).

25.2.2 Magensonde

Grundlagen

Die Magensonde oder auch gastrointestinale Sonde ist eine über den Ösophagus eingeführte Sonde, die in den meisten Fällen durch die Nase und sehr selten über den Mund eingeführt wird. Das Legen einer Magensonde gehört in die Zuständigkeit der Ärzte, kann aber an Pflegende delegiert werden. Der Patient muss vor dem Legen über die Maßnahme, Gründe und Risiken aufgeklärt werden und sein Einverständnis geben. Da das Legen der Magensonde für den Patienten sehr unangenehm ist, sollte die Indikation gewissenhaft geprüft werden.

! Merken Orale Magensonden
Sie sind sehr unangenehm für den Patienten und sollten nur in Ausnahmefällen gelegt werden, z. B. bei einem Passagehindernis in der Nase.

Indikationen • Es lassen sich 3 Indikationsgruppen unterscheiden:
1. **Ablauf-/Spülsonden:** Die Ablaufsonde dient z. B. zum Ablauf von Magensaft oder Blut und wird auch als Entlastungssonde bezeichnet. Ablaufsonden werden häufig

intraoperativ bei abdominellen OPs und bei einem Ileus (Darmverschluss) gelegt. Sie dienen dann zur Entlastung des Magen-Darm-Trakts. Ablaufsonden können ebenso zur Spülung des Magens (z. B. bei Intoxikation) und zur Schienung von Anastomosen, z. B. nach einer Fundoplicatio (S. 989), verwendet werden.

2. **Ernährungssonden:** Als Ernährungssonde wird die Magensonde eingesetzt, wenn kurzzeitig keine orale Nahrungsaufnahme möglich ist. Die Ernährung sollte dabei nicht länger als 2–4 Wochen über die Magensonde erfolgen. Über eine Ernährungssonde kann weiterhin eine Medikamenteneinnahme sichergestellt werden, z. B. wenn eine orthograde Darmlavage (S. 745) vor einer Darm-OP nicht möglich ist oder nicht toleriert wird.
3. **Therapeutische Sonden:** Es gibt 2 Magensonden, die aus therapeutischen Gründen gelegt werden:
   – **Linton-Nachlas-Sonde:** Diese 3-lumige Sonde hat einen birnenförmigen Magenballon, der blutende Magenfundusvarizen komprimieren soll. Der Ballon hat ein Fassungsvermögen von 600 ml. Ein Lumen dient der Luftzufuhr zum Ballon, ein zweites Lumen dient als Zugang zum Ösophagus und durch das dritte Lumen gelangt man in den Magen.
   – **Sengstaken-Blakemore-Sonde:** Diese 3-lumige Sonde wird bei Ösophagusvarizen verwendet. Der längliche, größere Ballon komprimiert die Varize, der kleinere Ballon dient zur Fixierung im Magen, komprimiert aber gleichzeitig etwaig vorhandene Fundusvarizen, die sich manchmal begleitend finden.

Nähere Informationen zu den therapeutischen Sonden finden Sie Kap. 56 unter „Akute Varizenblutung" (S. 1016).

Kontraindikationen • Dies sind z. B.:
- Fehlbildung in Mund und/oder Nase
- Ösophagustumoren oder Tumoren im Mund-Rachen-Raum
- Ösophagusvarizen (bei Ablauf-/Spül- und Ernährungssonden)
- Verletzungen im Mund-Rachen-Raum
- Soorösophagitis
- Kontraindikation für das nasale Einführen: Nasennebenhöhleninfektion

Sondenart

Polyvinylchlorid-(PVC-)Sonden • Sie sind sehr steif und werden hauptsächlich zur Schienung (immer nur intraoperativ) oder kurzzeitig angewendet. Diese Sonden sind relativ leicht zu legen, da sie sich durch die Steifheit gut führen lassen. Pflegende, die das erste Mal eine Sonde legen, sollten dies vorzugsweise bei Patienten tun, die eine PVC-Sonde bekommen. PVC-Sonden enthalten Weichmacher, der sich durch den Kontakt mit Magensaft aus dem Material herauslöst und die Sonde dadurch noch härter werden lässt. PVC-Sonden eignen sich deshalb nur für einen kurzen Einsatz von maximal 7 Tagen.

Silikon- und Polyurethansonden • Sie haben eine längere Verweildauer als PVC-Sonden und einen größeren Tragekomfort für den Patienten. Sie sind weich und deshalb schwieriger zu legen. Teilweise müssen sie mithilfe eines Führungsdrahts gelegt werden. Dies sollte nur durch erfahrene Pflegekräfte erfolgen, da die Verletzungsgefahr dabei erhöht ist. Um die weichen Silikonsonden führbarer zu machen, kann man sie für 1 Stunde in den Gefrierschrank legen. Dadurch wird das Material etwas härter und kann so leichter eingeführt werden.

Silikonsonden haben eine größere Wanddicke als Polyurethansonden, somit ist das Lumen der Polyurethansonde bei gleicher Charrière-Zahl etwas größer. Silikonsonden werden vermehrt verwendet, da sie günstiger sind als Polyurethansonden.

Lumen • Magensonden sollten 7–15 Ch. dick sein. Das Lumen richtet sich nach der Größe des Patienten und nach der Indikationsstellung. Spül-/Ablaufsonden haben i. d. R. einen größeren Umfang als Ernährungssonden.

WISSEN TO GO

Magensonde – Grundlagen

- in den meisten Fällen über die Nase, nur in Ausnahmefällen über den Mund eingeführt
- Legen kann an Pflegende delegiert werden
- **Indikationen**
  - Ablauf-/Spülsonden: z. B. zum Ablauf von Magensaft oder Blut
  - Ernährungssonden: zur enteralen Ernährung, max. 2–4 Wochen
  - therapeutische Sonden: Linton-Nachlas-Sonde bei blutenden Magenfundusvarizen; Sengstaken-Blakemore-Sonde bei Ösophagusvarizen
- **Kontraindikationen**
  - Fehlbildung in Mund und/oder Nase
  - Ösophagustumoren
  - Ösophagusvarizen (bei Ablauf-/Spül- und Ernährungssonden)
  - Verletzungen im Mund-Rachen-Raum
  - Soorösophagitis
  - Kontraindikation für das nasale Einführen: Nasennebenhöhleninfektion
- **Sondenart:**
  - Silikonsonden: längere Verweildauer, größerer Tragekomfort, schwieriger zu legen
  - PVC-Sonden: kurzzeitige Anwendung, leichter zu legen als Silikonsonden
- **Lumen:** 7–15 Ch.; richtet sich nach Größe des Patienten und nach Indikation

Legen einer Magensonde

Das Legen der Magensonde kann von Pflegenden einige Überwindung erfordern, denn für die Patienten ist das Legen sehr unangenehm und teilweise schmerzhaft. Gerade zu Beginn, wenn die Magensonde in die Nase eingeführt wird, wollen viele Patienten abbrechen. Pflegende sollten den Patienten vorab darüber informieren, dass es meistens nur kurz unangenehm ist und die Schmerzen innerhalb von Sekunden nachlassen. Manche Patienten haben ein zweites Mal Beschwerden, wenn die Magensonde im Rachenraum angelangt ist, z. B. Schmerzen oder Brechreiz.

ACHTUNG
Sollte der Patient erbrechen, muss die Sonde wegen Aspirationsgefahr unverzüglich entfernt und später ein erneuter Versuch unternommen werden.

Um den Patienten nicht zu sehr zu belasten, kann zuvor ein Zeichen verabredet werden, mit dem der Patient signalisiert, dass er eine Pause benötigt. Es kann z. B. besprochen werden, dass der Patient die Hand hebt oder schnipst, wenn die Pflegekraft kurz pausieren soll. Sollte der Patient abwehrende Zeichen geben, wie z. B. den Arm der Pflegekraft greifen, den Kopf heftig abdrehen, so muss sofort unterbrochen und ggf. abgebrochen werden.

Das Legen einer Magensonde erfordert etwas Übung. Gerade beim Einführen der Magensonde stößt man schnell auf einen Widerstand, der nicht immer überwunden werden darf und kann. Aus diesem Grund sollte eine weniger erfahrene Pflegekraft immer einen erfahrenen Kollegen zur Seite haben. In einigen Fällen kann es schwierig sein, beim Vorschieben der Magensonde herauszufinden, ob dies für den Patienten „nur" unangenehm ist oder ob er verletzt wird. Dafür ist Erfahrung unabdingbar.

> **! Merken** **Therapeutische Sonden**
> *Eine Pflegekraft, die eine therapeutische Sonde wie eine Linton-Nachlas- oder Sengstaken-Blakemore-Sonde legt, sollte über umfassende Erfahrung im Legen von Ernährungs- und/oder Ablaufsonden verfügen. Die therapeutischen Sonden werden häufig als Notfallsonden gelegt – also unter erschwerten Bedingungen. Darüber hinaus ist das Lumen der Sonden viel größer, was das Legen zusätzlich erschwert.*

Vorbereitung • Zu Beginn wird der Patient über die Maßnahme und den Ablauf informiert. Er sollte wissen, dass er evtl. würgen muss, die Passage durch die Nase kurz schmerzhaft sein kann und reflektorisch Tränen fließen können. Hat der Patient sein Einverständnis gegeben, werden die Hände desinfiziert und unsterile Handschuhe angezogen. Falls möglich, wird der Patient aufgefordert, die Nase zu reinigen. Sollte der Patient dazu nicht in der Lage sein, wird die Nase zuvor von der Pflegekraft gereinigt. Der Patient sollte in eine sitzende Position gebracht werden, Patienten mit eingeschränktem Bewusstsein in eine halbsitzende oder seitliche Position. Die Einmalunterlage wird vorgelegt und eine Schale für mögliches Erbrechen bereitgestellt.

Länge abmessen • Die Länge der Magensonde wird von der Nasenspitze über das Ohrläppchen bis in die Magengrube (unterhalb des Processus xiphoideus) abgemessen (▶ Abb. 25.1-3). Wichtig ist, dass der Patient dabei nach vorne und geradeaus schaut, da die gemessene Länge sonst nicht korrekt ist. Die Stelle, an der die Nasensonde die Nasespitze berührt, wird mit einem wasserfesten Stift markiert.

Magensonde einführen • Der Rachen wird nicht anästhesiert, da dies das Aspirationsrisiko erhöhen würde. Die Magensonde wird mit einem anästhesierenden Gel eingerieben und vorsichtig waagerecht in die Nase eingeführt (meist ist das größere Nasenloch besser geeignet) (▶ Abb. 25.1-4). Die Sonde darf keinesfalls vertikal (nach oben) eingeführt werden, da dabei ein erhöhtes Verletzungsrisiko besteht. Beim Einführen sollte der Patient den Nacken leicht nach hinten beugen, auf diese Weise passiert die Sonde leichter den Nasenraum. Sollte der Patient beim Einführen der Sonde sehr stark husten oder zyanotisch werden, muss die Sonde umgehend entfernt werden. Nach etwa 10 cm hat die Sondenspitze den Rachen erreicht und der Patient sollte den Nacken nun leicht nach vorne beugen, damit die Sonde den Weg in die Speiseröhre leichter findet. Hilfreich ist es, wenn der Patient während des Vorschiebens Wasser durch einen Strohhalm trinkt (▶ Abb. 25.1-5). Durch den Schluckvorgang wird die Luftröhre verschlossen und die Magensonde gelangt nicht versehentlich in die Trachea. Die Magensonde wird vorsichtig, aber zügig bis zur Markierung eingeführt. Der Patient sollte dabei versuchen zu schlucken.

Magensonde fixieren • Ist man noch ungeübt im Legen der Magensonde, ist es empfehlenswert – soweit der Patient keine Beschwerden äußert –, zunächst die Sonde zu fixieren und dann die Lagekontrolle durchzuführen. Das Fixieren kann auf unterschiedliche Weise erfolgen. Wichtig ist, dass das Fixierungspflaster auf dem Nasenrücken und auf der Sonde klebt und ein Hinein- oder Herausrutschen verhindert wird (▶ Abb. 25.1-6). Einigen Sonden liegen auch praktikable Erstverbände bei.

Zusätzlich kann die Magensonde an der Wange fixiert und hinter dem Ohr hergeführt werden (▶ Abb. 25.2). Wenn die Haut fettig ist, kann sie vorab mit Alkohol oder Aceton abgerieben werden. Dabei sollte der Patient unbedingt die Augen schließen, denn die Dämpfe können stark brennen.

Korrekte Lage kontrollieren • Als Erstes wird überprüft, ob Atemgeräusche aus der Sonde zu hören sind. Das würde bedeuten, dass die Sonde in der Luftröhre liegt und sofort entfernt werden muss. Der nächste Schritt ist, mithilfe einer Blasenspritze Luft in die Magensonde zu spritzen und gleichzeitig mit dem Stethoskop den Magen abzuhören (▶ Abb. 25.3). Ist ein „gurgelndes" Geräusch zu hören, liegt die Magensonde richtig. Die Lagekontrolle kann auch mithilfe eines Indikationsstreifens kontrolliert werden. Hierfür wird Magensaft mit einer Spritze aspiriert und auf den Säuregehalt getestet. Bei Kindern ist dies die gängigere Lagekontrollmethode.

Wurde eine Lagekontrolle erfolgreich durchgeführt, kann die Magensonde je nach Indikation verwendet werden. Handelt es sich um eine Ablauf- oder Spülsonde, wird ein Einmalbeutel konnektiert. Wenn es sich um eine Ernährungssonde handelt, kann direkt nach der Lagekontrolle Sondenkost oder Tee sondiert werden. Ausführliche Informationen zur enteralen Ernährung über eine Magensonde finden Sie in Kap. 38 „Ernährungsmanagement" (S. 706).

Maßnahme dokumentieren • Anschließend wird die Maßnahme mit folgenden Angaben dokumentiert:
- Charrière-Zahl der Magensonde
- Sondenart (Silikon, PVC, therapeutische Sonde)
- in welche Seite gelegt (bei nasaler Sonde)
- Zeitpunkt des Legens
- Länge bzw. Tiefe der Sonde (in Zentimetern oder über eine Markierung)

Komplikationen beim Legen • Folgende Komplikationen können auftreten:
- Beginnt der Patient zu **husten** oder entwickelt er eine **Zyanose**, liegt die Sonde in der Trachea und muss sofort zurückgezogen werden. Das Gleiche gilt, wenn Luftgeräusche aus der Sonde zu hören sind (vor allem atemsynchron).
- Klagt der Patient über **Schwindel** oder wird er sehr **blass**, sollte der Puls gefühlt werden. Durch Reizung des Nervus vagus kann die Sonde eine Bradykardie (verminderte Herzfrequenz) auslösen. Ist dies der Fall, muss sie sofort zurückgezogen werden.
- Der Patient hat nach dem Legen beim Naseputzen **Blut im Taschentuch**: Das kann durchaus vorkommen, da die Nasenschleimhaut sehr gereizt ist. Eine gute Nasenpflege mit Nasensalbe hilft, Krusten in der Nase vorzubeugen.

25 Pflege von Patienten mit Sonden und Drainagen

Abb. 25.1 Magensonde legen.

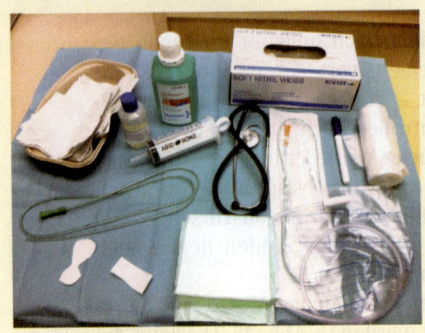
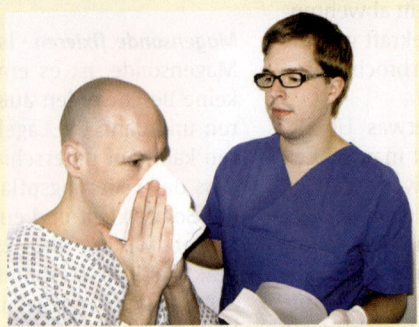
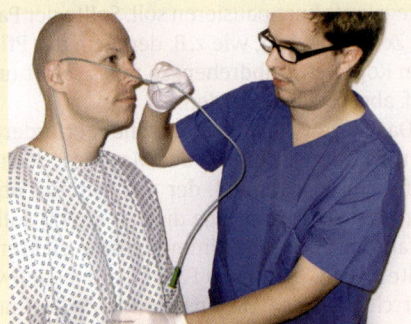

1 Benötigt werden:
- Zellstoff und Nierenschale
- Händedesinfektionsmittel
- unsterile Handschuhe
- Müllabwurf
- anästhesierendes Gel
- Blasenspritze (20–50 ml)
- Stethoskop
- Magensonde (und eine Ersatzsonde)
- Einmalunterlage
- Pflaster zum Fixieren
- ggf. Ablaufbeutel
- wasserfester Stift
- Glas mit Wasser und 1 Strohhalm (nicht abgebildet)
- Ggf. Indikatorstreifen

2 Falls möglich, wird der Patient aufgefordert, die Nase zu reinigen. Sollte der Patient dazu nicht in der Lage sein, wird die Nase zuvor von der Pflegekraft gereinigt.

3 Die Länge der Magensonde wird von der Nasenspitze über das Ohrläppchen bis in die Magengrube (unterhalb des Processus xiphoideus) abgemessen und die Stelle, an der die Nasensonde die Nasenspitze berührt, mit einem wasserfesten Stift markiert.

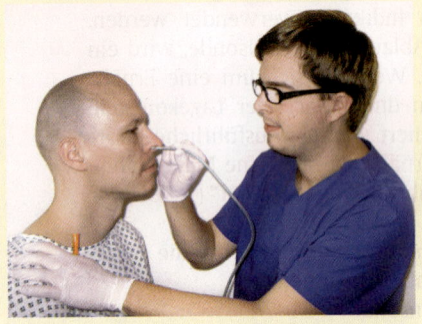
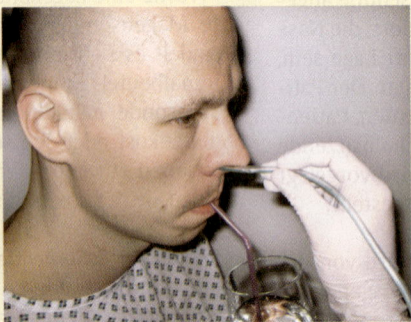
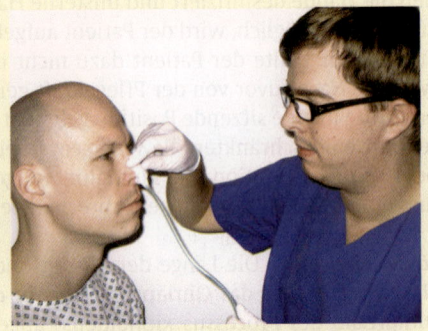

4 Die Magensonde wird mit einem anästhesierenden Gel eingerieben und vorsichtig waagerecht in die Nase eingeführt.

5 Beim Vorschieben der Sonde kann der Patient mit einem Strohhalm Wasser trinken, um das Einführen in die Speiseröhre zu erleichtern.

6 Die Magensonde wird bis zur Markierung eingeführt und fixiert. Wichtig ist, dass das Fixierungspflaster auf dem Nasenrücken und auf der Sonde klebt und ein Hinein- oder Herausrutschen verhindert wird. Einigen Sonden liegen recht praktikable Erstverbände bei.

- Die **Lagekontrolle** der Magensonde ist **negativ**, der Patient hat aber keine Luftnot, keinen Husten und ist nicht zyanotisch:
  - Die Magensonde befindet sich nicht im Magen, obwohl sie bis zur markierten Stelle eingeführt wurde. Dann hat sie sich im Rachen/Mund aufgerollt (insbesondere bei kognitiv beeinträchtigten Patienten unbemerkt) oder ist in einer Schleimhauttasche oder im Ösophagus hängengeblieben. Die Sonde sollte vorsichtig bis in den Rachen zurückgezogen und ein erneuter Versuch gestartet werden.
  - Manchmal wird die Länge der Magensonde ungenau abgemessen, dann kann es sein, dass sie noch nicht tief genug liegt. Es kann vorsichtig versucht werden, die Magensonde ein Stück tiefer einzuführen. Danach muss unbedingt eine erneute Lagekontrolle durchgeführt werden.
- Eine sehr seltene, aber lebensgefährliche Komplikation ist die **Perforation** von Ösophagus oder Magen. Sie zeigt sich durch eine Vitalzeichenentgleisung. Es muss unverzüglich ein Arzt gerufen werden.

ACHTUNG
Sollte die Lagekontrolle ohne offensichtlichen Grund negativ sein, muss die Sonde entfernt werden. Bei einer negativen Lagekontrolle sollte immer davon ausgegangen werden, dass die Sonde nicht im Magen liegt.

Pflege von Menschen mit Sonden

Abb. 25.2 Fixierung.

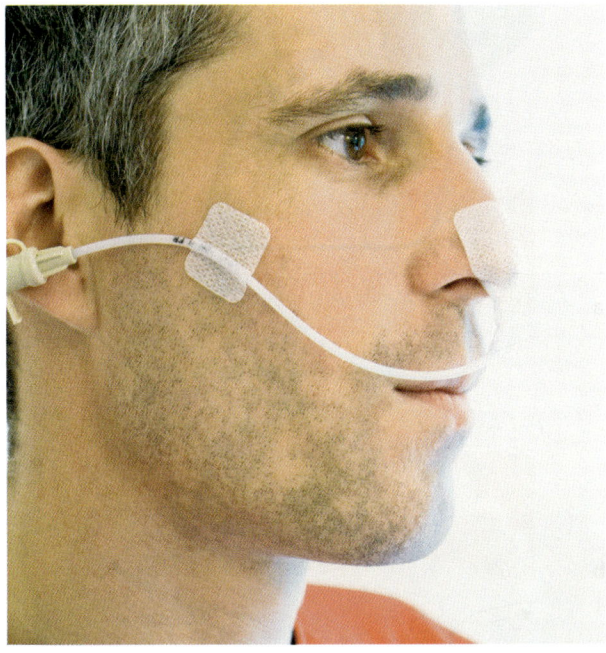

Die Sonde kann zusätzlich mit einem Pflastersteg auf der Wange fixiert und hinter dem Ohr abgeleitet werden. So findet keine Bewegung der Sonde im Nasenloch statt, und der Störfaktor „Sonde" verschwindet aus dem Gesichtsfeld des Betroffenen.

Abb. 25.3 Lagekontrolle.

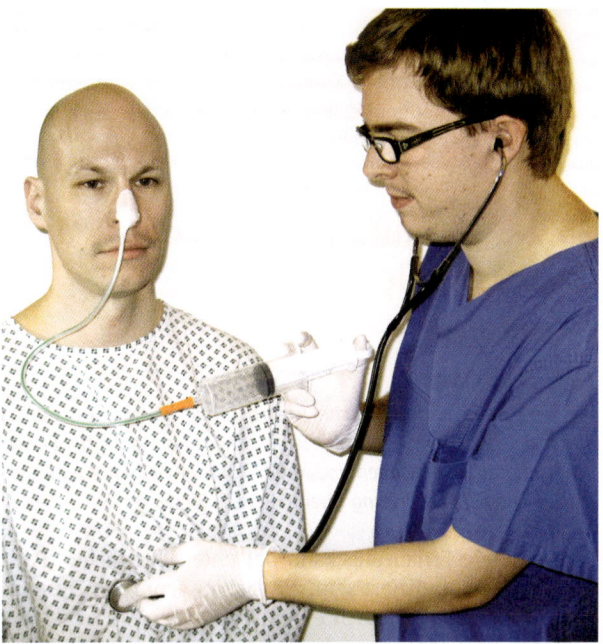

Um die korrekte Lage zu kontrollieren, gibt man mithilfe einer Blasenspritze Luft in die Magensonde und hört gleichzeitig mit dem Stethoskop den Magen ab. Ist ein „blubberndes" Geräusch zu hören, liegt die Magensonde richtig.

WISSEN TO GO

Magensonde legen

- **Vorbereitung:** Patient informieren, Einwilligung einholen; Nase reinigen; in halbsitzende oder seitliche Position bringen; Einmalunterlage vorlegen; Schale bereitstellen
- **Länge abmessen:** Nasenspitze über Ohrläppchen bis Magengrube
- **Magensonde einführen:** Magensonde mit anästhesierendem Gel einreiben und bis zur Markierung einführen; Patient sollte schlucken
- **Magensonde fixieren:** Hinein- oder Herausrutschen verhindern
- **korrekte Lage kontrollieren:** mit Blasenspritze Luft in Magensonde geben und Magen abhören: „blubberndes" Geräusch → korrekte Lage
- **Maßnahme dokumentieren:** Charrière-Zahl, Sondenart, welches Nasenloch, Zeitpunkt, Länge bzw. Tiefe
- **Komplikationen:**
  – Husten oder Zyanose: Sonde liegt in der Trachea → sofort zurückziehen
  – Bradykardie bei Reizung des N. vagus → sofort zurückziehen
  – Lagekontrolle der Magensonde ist negativ ohne Luftnot oder Husten: Magensonde hat sich „aufgerollt" oder liegt noch nicht tief genug

Pflege einer liegenden Magensonde

Die gastrointestinale Sonde benötigt eine tägliche Pflege. Bei jeder Indikationsstellung gilt grundsätzlich Folgendes:
- Das Fixierungspflaster sollte täglich gewechselt, nicht zu straff angelegt und die Position der Fixierung verändert werden, um einem Dekubitus vorzubeugen.
- Beim Pflasterwechsel sollten evtl. entstandene Verkrustungen an der Magensonde vorsichtig mit Tupfern gelöst werden, die mit warmem Wasser getränkt wurden.
- Es sollte täglich eine Nasenpflege mit Tupfern/Wattestäbchen erfolgen, die mit warmem Wasser ohne Zusätze getränkt wurden.
- Die Nase sollte täglich mit Nasensalbe gepflegt werden.

Ernährungssonden • Hier gilt zusätzlich:
- Vor jeder Applikation von Sondennahrung sollte eine Lagekontrolle durchgeführt werden, um sicherzustellen, dass die Magensonde im Magen liegt.
- Zusätzlich sollte kontrolliert werden, ob die Markierung der Magensonde noch an der Nasenspitze liegt.

Ablauf-/Spülsonden • Bei diesen Sonden sollten die Menge, Konsistenz, Farbe, Beschaffenheit, Beimengungen und Geruch der ablaufenden Flüssigkeit kontrolliert, dokumentiert und bei Auffälligkeiten der Arzt informiert werden.

WISSEN TO GO

Pflege einer liegenden Magensonde

- Fixierungspflaster täglich wechseln, nicht zu straff anlegen und Position der Fixierung verändern
- Verkrustungen an Magensonde vorsichtig lösen
- tägliche Nasenpflege

509

- **Ernährungssonden:**
  - Lagekontrolle vor jeder Nahrungsapplikation
  - Kontrolle, ob noch an Nasenspitze
- **Ablauf-/Spülsonden:** Kontrolle von Menge, Konsistenz, Farbe, Beschaffenheit, Beimengungen und Geruch der ablaufenden Flüssigkeit

25.2.3 Perkutane endoskopische Gastrostomie – PEG

Grundlagen

Definition **PEG**
Die perkutane endoskopische Gastrostomie ist ein von außen durch die Bauchdecke mithilfe eines Endoskops gelegter künstlicher Zugang zum Magen. Indikation für eine PEG ist die längerfristige enterale Ernährung über eine PEG-Sonde.

Eine enterale Ernährung kann bei unterschiedlichen Patientengruppen indiziert sein, z. B. bei ausgeprägter Dysphagie (Schluckstörung) nach einem Schlaganfall, Wachkoma, Tumoren im Rachenbereich. Wenn abzusehen ist, dass die orale Nahrungsaufnahme länger als 3 Wochen nicht möglich ist, sollte die PEG einer Magensonde vorgezogen werden.

Einwilligung • Auch wenn die Anlage der PEG relativ einfach ist, stellt sie einen Eingriff in den Körper des Betroffenen dar und ist somit eine invasive Maßnahme. Eine Einwilligungserklärung ist somit unabdingbar. Sollte der Patient nicht in der Lage sein, die Entscheidung selbstständig zu treffen, muss ein gesetzlicher Vertreter diese Entscheidung stellvertretend für ihn treffen. Die Anlage einer PEG zur Sicherstellung der Ernährung stellt in manchen Fällen ein ethisches Problem dar und sollte gerade bei palliativen Patienten immer umfassend diskutiert werden. Der Wille des Patienten, z. B. durch eine Patientenverfügung, muss bei der Entscheidung für oder gegen eine PEG immer maßgeblich sein.

Legen einer PEG

Das Legen einer PEG gehört in den ärztlichen Aufgabenbereich und ist nicht delegierbar. Pflegende assistieren bei der Anlage. Sie stellen das benötigte sterile Material bereit, reichen es steril an und überwachen den Patienten. Der Eingriff kann in Lokalanästhesie oder in einer Kurznarkose durchgeführt werden und ist für den Patienten nur wenig schmerzhaft.

Zur Anlage der PEG führt der Arzt über den Ösophagus zunächst ein Endoskop in den Magen ein (Gastroskopie). Er überbläht den Magen mit Luft, sodass sich das Volumen vergrößert und der Magen durch die Bauchdecke gut zu ertasten ist. Zusätzlich wird der Endoskopieraum abgedunkelt, wodurch man durch die Haut des Patienten das Licht des Endoskops sehen kann. Der Arzt kann den Magen auf diese Weise sicher durch die Bauchdecke punktieren (▶ Abb. 25.4a).

Durch die Punktionskanüle zieht der Arzt einen Faden/Draht in den Magen und über die Fremdkörperzange des Endoskops aus dem Mund heraus (▶ Abb. 25.4b). Danach wird die Ernährungssonde mit dem Faden/Draht verknotet, durch Mund und Speiseröhre in den Magen eingeführt und schließlich durch die Bauchdecke gezogen (▶ Abb. 25.4c). An der Sonde befindet sich eine innere Halteplatte, die sich an die Magenwand anlegt. Durch eine äußere Halteplatte

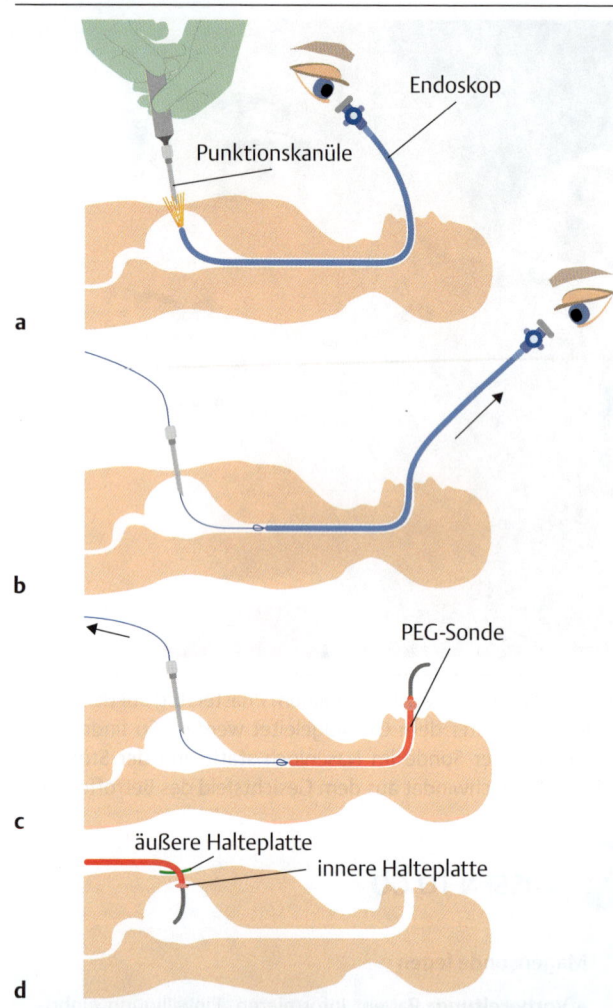

Abb. 25.4 PEG-Anlage.

a Das Endoskop wird eingeführt, der Magen überbläht und die Bauchdecke punktiert.
b Mit der Fremdkörperzange des Endoskops wird der Faden/Draht aus der Punktionskanüle durch den Magen und den Ösophagus aus dem Mund herausgezogen.
c Die PEG-Sonde wird mit dem Faden/Draht verknüpft und über den Ösophagus in den Magen und aus der Bauchdecke herausgezogen.
d Eine innere Halteplatte legt sich an die Magenwand an und eine äußere Halteplatte wird an der Bauchdecke angebracht.

wird die Sonde auf der Bauchdecke fixiert (▶ Abb. 25.4d und ▶ Abb. 25.5). Ein Annähen der PEG ist nicht nötig.

Verbandwechsel PEG

In den ersten 10 Tagen nach dem Eingriff muss der Verband täglich unter aseptischen Bedingungen gewechselt werden. Danach sollte der Verbandwechsel je nach Hausstandard alle 2–3 Tage stattfinden. Bei einer reizlosen Wunde reicht ein konservativer Verband, also ausschließlich Kompressen und Fixierungspflaster, aus.

Nach 2–3 Wochen kann die PEG ohne Verband versorgt werden. Dann ist die Wunde durch die Anlage vernarbt und es besteht keine Infektionsgefahr mehr. Verbleibt der Patient länger im Krankenhaus, wird die PEG-Einstichstelle, je nach Hausstandard, trotzdem weiter mit einem Verband versorgt, da von einer erhöhten Keimbelastung durch die Umgebung ausgegangen werden muss.

Pflege von Menschen mit Drainagen

Abb. 25.5 Liegende PEG.

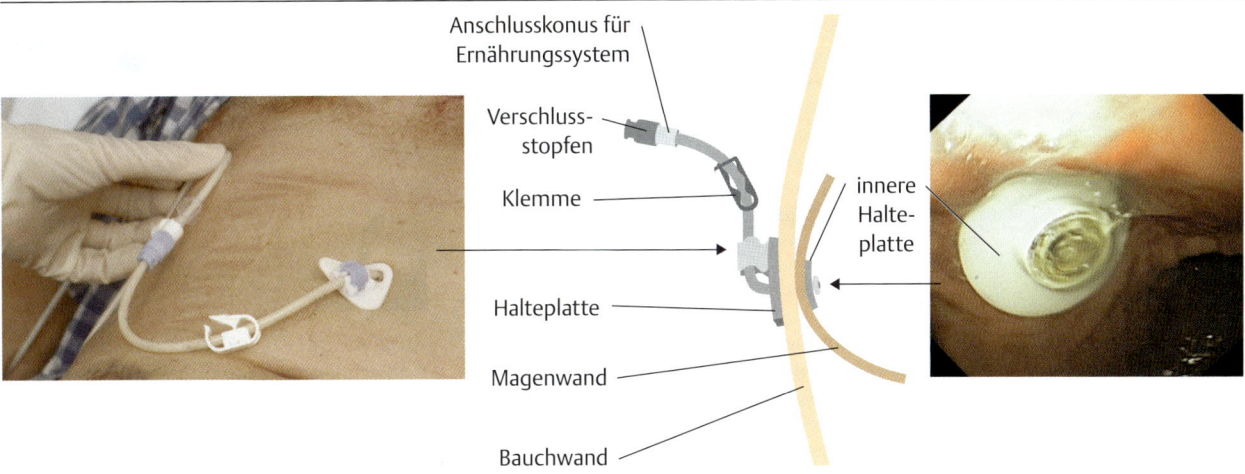

Vorbereitung

Ist die Wunde nach 2–3 Wochen komplett abgeheilt, muss bei der Körperpflege nichts weiter beachtet werden. Die PEG-Einstichstelle kann mit klarem Wasser und einem Waschlappen gesäubert werden. Duschen ist ebenfalls nach der Heilungsphase kein Problem.

Vorbereitung

Zu Beginn wird eine Flächendesinfektion der Arbeitsfläche durchgeführt. Am besten liegt der Patient beim Verbandwechsel in Rückenlage auf dem Bett. Dann bietet es sich an, den Nachttisch des Patienten als Arbeitsfläche zu verwenden. Folgende Materialien werden bereitgelegt:
- sterile Kompressen
- Schlitzkompressen
- hautfreundliches Pflaster zum Fixieren
- unsterile Handschuhe
- Händedesinfektionsmittel
- sterile Handschuhe
- Hautdesinfektionsmittel
- Müllabwurf

Durchführung

Nachdem der Patient über die bevorstehende Maßnahme aufgeklärt ist, wird eine Händedesinfektion durchgeführt. Mit unsterilen Handschuhen wird der Verband vorsichtig entfernt. Dabei wird die Aufmerksamkeit auf die Wunde, aber ebenso auf die entfernte Wundauflage gerichtet, um das mögliche Wundsekret beurteilen zu können. Bei einer länger liegenden PEG sollte die Wunde trocken und reizlos sein. Kurz nach Anlage der PEG kann es gelegentlich zu einem leichten Austritt von Wundsekret kommen. Dies sollte genau beobachtet und dokumentiert werden, ggf. wird der Arzt informiert und nach Anordnung ein Wundabstrich durchgeführt.

Ist die Wundauflage entfernt, werden die unsterilen Handschuhe mit der entfernten Wundauflage verworfen und erneut eine Händedesinfektion durchgeführt. Die Wunde wird mit einer Sprüh- und Wischdesinfektion der Haut von innen nach außen mit der Non-Touch-Technik gereinigt (S. 580).

Ist die PEG-Austrittsstelle entsprechend der Hygieneordnung desinfiziert, sollte die Sonde mobilisiert werden. Das bedeutet, dass die Sonde zwischen Zeigefinger und Daumen ein wenig hin- und her gedreht wird und die Sonde leicht hinein- und herausgeschoben wird. Dies verhindert ein Anwachsen der Sonde an die Magenwand.

Anschließend wird eine sterile Schlitzkompresse zwischen Haut und Halteplatte aufgelegt und die Halteplatte wieder verschlossen. Über die PEG-Sonde sollte nun noch eine einfache, sterile Kompresse gelegt werden, damit das Fixierungspflaster nicht am Schlauch festklebt.

▶ **Abb. 25.6** zeigt den Verbandwechsel als Fotoserie.

> **WISSEN TO GO**
>
> **Perkutane endoskopische Gastrostomie – PEG**
>
> Ein von außen durch die Bauchdecke mithilfe eines Endoskops gelegter künstlicher Zugang zum Magen. Indikation: enterale Ernährung, die voraussichtlich länger als 3 Wochen notwendig ist.
>
> Das Legen einer PEG gehört in den ärztlichen Aufgabenbereich und ist nicht delegierbar. Pflegende assistieren bei der Anlage. Der Verbandwechsel einer PEG erfolgt in den ersten 10 Tagen täglich, danach alle 2–3 Tage (▶ **Abb. 25.6**). Im außerklinischen Bereich wird nach 2–3 Wochen die PEG-Einstichstelle ohne Wundauflage versorgt.

25.3 Pflege von Menschen mit Drainagen

25.3.1 Grundlagen

Definition Drainage
Eine Drainage (engl.: to drain = ableiten, trockenlegen) ist eine therapeutische Methode, Flüssigkeiten oder Gase aus dem Körper mithilfe eines Drains (künstliches flexibles oder starres Schlauchsystem) nach außen abzuleiten.

Bei der Lymphdrainage (S. 939) wird mittels Massage Flüssigkeit im Gewebe so abgeleitet, dass sie über natürliche Abflusssysteme (Lymphbahnen) abtransportiert werden kann.

Drainagen liegen in Körperhöhlen oder Geweben und sollen Sekret nach außen ableiten. Meistens kommen die Patienten mit eingelegten Drainagen von einem Eingriff auf die Station, z.B. aus dem OP oder der Radiologie. Wird auf der Station eine Drainage gelegt, müssen die nötigen Utensilien dazu gerichtet werden, manchmal gibt es einen Verbandwagen oder Sets mit den notwendigen Utensilien, z.B. Drains, steriles Einmalmaterial wie Skalpell, Tupfer oder

25 Pflege von Patienten mit Sonden und Drainagen

Abb. 25.6 PEG-Verbandwechsel.

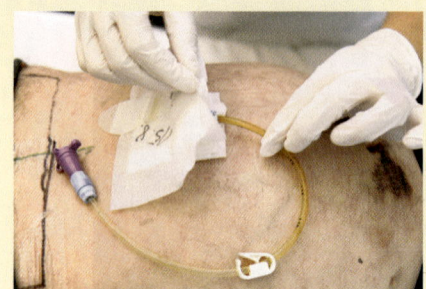
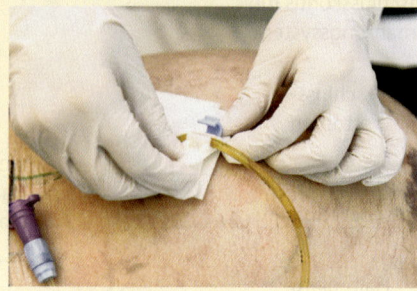
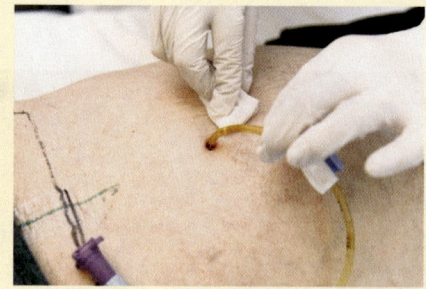

1 Der Verband wird mit unsterilen Handschuhen entfernt.

2 Um die Schlitzkompresse zu entfernen, wird die Halteplatte geöffnet und nach oben geschoben.

3 Die Austrittsstelle der Sonde wird mittels Wischdesinfektion von innen nach außen mit sterilen Kompressen gereinigt. Auch die Sonde wird desinfizierend gereinigt.

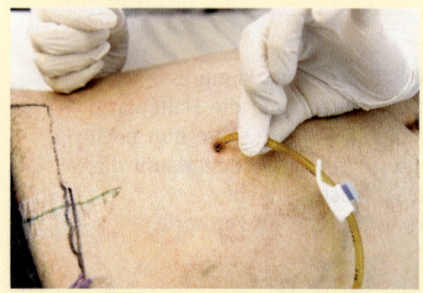
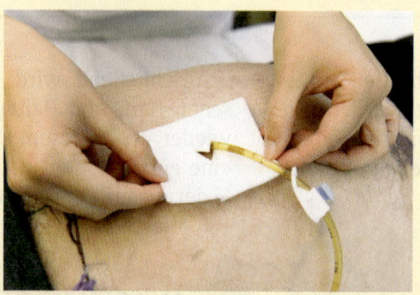
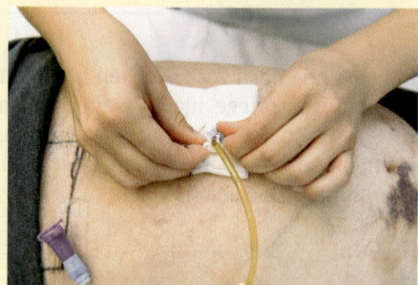

4 Daraufhin wird die Sonde in der Austrittsstelle mobilisiert.

5 Zwischen Halteplatte und Bauchwand werden sterile Schlitzkompressen aufgelegt.

6 Die Halteplatte wird wieder verschlossen.

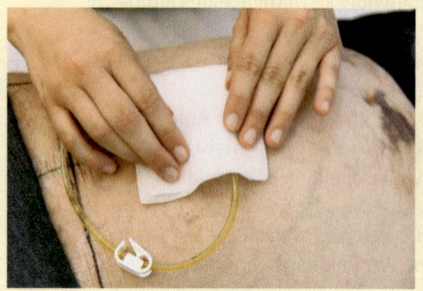
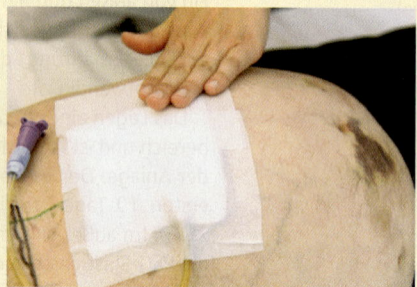
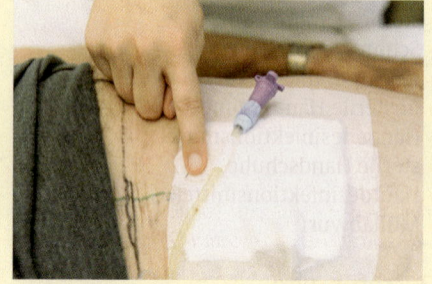

7 Über die Halteplatte wird eine Kompresse gelegt.

8 Die Kompresse wird mit einem Fixierpflaster fixiert.

9 Damit kein Zug an der Einstichstelle entsteht, kann ein Fangpflaster am Katheter angebracht werden.

Mehrfachmaterial wie Pinzetten und Nadelhalter. Zu den Aufgaben der Pflegenden bei Drainagen gehört die Überwachung der Funktion, Beurteilung des Sekrets und Beobachtung auf mögliche Komplikationen.

Indikationen • Dies sind z. B.:
- Ableiten von Urin über einen Blasenkatheter (S. 442)
- Ableiten von Magensaft über eine Magensonde (S. 505)
- Ableiten von Blut/Sekret oder Luft, z. B. aus der Pleura oder aus Gelenken
- Ableiten von Gallensekret
- Ableiten von Liquor/Blut aus den Hirnventrikeln, siehe Liquorshunt (S. 1235)
- Ableiten von Wundsekreten/Eiter aus Wunden, siehe Wunddrainagen (S. 754)

Drainageprinzipien • Unterschieden werden:
- **passive Drainagen** funktionieren über Schwerkraft oder Kapillarwirkung
- **aktive Drainagen** benötigen eine äußere Saugquelle

Weiterhin wird unterschieden in:
- **Offene Drainagen** sind passive Drainagen, bei der das Sekret direkt in den Verband geleitet wird.
- **Halboffene Drainagen** besitzen einen Auffangbeutel und können passiv oder aktiv betrieben werden. Bei der passiven Form über Schwerkraft muss der Ablaufbeutel immer unterhalb der Wunde/Körperhöhle positioniert sein.
- Bei **geschlossenen Drainagen** ist der Ableitungsschlauch mit dem Auffangbehälter untrennbar verbunden, durch ein Ventil wird ein Zurückfließen verhindert.

25.3.2 Assistenz bei der Anlage

Die Anlage einer Drainage ist eine ärztliche Tätigkeit, die nicht an Pflegende delegiert werden darf. Zur Aufgabe des Pflegepersonals gehört u. a. die Vorbereitung des Materials, des Raumes und des Patienten. Oft werden Drainagen in der

Funktionsdiagnostik oder im OP gelegt, sodass diese Tätigkeiten dem dortigen Personal obliegen. Der Arzt muss die Art der Drainage und evtl. spezielle Drainagesysteme anordnen. Das Pflegepersonal bereitet die notwendigen Materialien und Systeme steril vor und assistiert ggf. dem Arzt bei der Anlage. In vielen Unternehmen existieren dafür Handlungsrichtlinien/Standards.

Nachdem der Patient über die Maßnahme informiert wurde, hilft die Pflegekraft ihm dabei, die vom Arzt gewünschte Position einzunehmen. Es sollte ein Zeichen vereinbart werden, mit dem der Patient Schmerz oder Unwohlsein signalisieren kann.

! Merken Dokumentation
Nach der Anlage der Drainage muss das Pflegepersonal genau die Art, die Lokalisation, ggf. die Anzahl und das Anlagedatum dokumentieren. Sollte dies in der Funktionsdiagnostik oder im OP nicht erfolgt sein, muss dies unbedingt vom Stationspflegepersonal nachgeholt werden.

25.3.3 Markierung und Dokumentation

Wenn Patienten aus der Funktionsdiagnostik oder dem OP durch das Pflegepersonal von Station übernommen werden, sollten die Drainagen unverzüglich auf korrekte Positionierung und freien Ablauf kontrolliert werden. Jede Drainage wird bei Aufnahme des Patienten mit Nummer, Datum und Flüssigkeitsmenge gekennzeichnet. Darüber hinaus informieren sich Pflegende darüber, wo die einzelnen Drainagen liegen (dies kann im Aufwachraum erfolgen oder anhand des OP-Protokolls). Im Patientenblatt wird dokumentiert, wo welche Drainage mit welcher Nummer liegt. Dies ist wichtig, um das austretende Sekret zu beurteilen.

Beispiel **Sekret**
Aus einem T-Drain tritt plötzlich Blut aus statt Galle. Aus einer Redondrainage, die im Douglas-Raum liegt, tritt kein blutigseröses Sekret mehr aus, sondern stuhlartig aussehendes und übel riechendes Sekret. Dies kann auf Verrutschen des Drains oder eine Anastomoseninsuffizienz hindeuten.

Tipp • Kleben Sie einen beschreibbaren Pflasterstreifen vom Kopf bis hin zum Boden der Flasche oder des Beutels. So können Sie jederzeit den Spiegel in der Flasche mit Datum, Zeit und Menge bestimmen.

25.3.4 Positionierung

Drainagen sollten immer so befestigt werden, dass sie die Bewegung des Patienten so wenig wie möglich einschränken. Viele Drainagen hängen an Vorrichtungen am Bettrand. Pflegende sollten mobilen Patienten erklären, wie sie sich mit den Drainagen auch außerhalb des Bettes bewegen können. Drainageschläuche sollten nicht über den Boden schleifen und Drainageflaschen nicht auf dem Boden stehen – schon aus hygienischen Gründen. Außerdem tritt schnell jemand dagegen und das kann schmerzen, den Drain zerstören oder dislozieren.

Selbst verschiedene Ablaufsysteme können alle an einen Haken gehängt oder mit einem Band gemeinsam befestigt werden. Der Patient trägt die Vorrichtung dann wie eine „Handtasche". Schwerkraft-Drainagen liegen immer unterhalb des Niveaus der Austrittsstelle.

25.3.5 Patienten informieren

Pflegende können den Patienten die Angst vor den Drainagen nehmen, indem sie darüber sprechen und Erklärungen geben. Typische Ängste sind:
- Was kommt da raus? Ist das alles richtig so? Patienten bemerken kleinste Veränderungen oft sofort. Aber da ihnen die Möglichkeit der fachlichen Einschätzung fehlt, besteht die Gefahr, dass sie bei geringsten Abweichungen in Panik geraten. Pflegende können diese Gefahr verringern, indem sie die Patienten informieren.
- Viele Patienten ekeln sich vor den Sekreten. Drains sind für sie ein Zeichen von Krankheit und kein Mittel, das den Heilungsverlauf unterstützt und kontrolliert. Auch hier können Pflegende durch Information helfen.
- Patienten haben oft Angst vor Schmerzen und einige Drainagen können bei Bewegung Schmerzen verursachen. Pflegende sollten für eine ausreichende Analgesie sorgen und den Patienten Bewegungsmuster zeigen, die ihnen helfen, sich schmerzfrei zu bewegen.

! Merken Fixierung
Achten Sie bei der Anlage des Verbands darauf, dass die Ableitung der Drainage so am Patienten fixiert ist, dass sie nicht abknickt – auch nicht bei Bewegung: Fordern Sie dazu den Patienten auf, sich ein wenig hin und her zu bewegen, wenn der Verband fertig ist.

25.3.6 Sekret beurteilen und dokumentieren

Drainagen dienen dazu, Sekret zu fördern. Dabei tritt abhängig von Lage und Funktion unterschiedliches Sekret aus. Typisch sind:
- Blut
- Galle
- seröses Sekret, z.B. Lymphe oder Spülflüssigkeit nach Operationen
- Stuhl
- Eiter
- Chylus: Kommt (selten) nach abdominellen Operationen vor. Chylus ist fetthaltige Lymphe aus dem Verdauungstrakt. Sie ist weißlich und im Allgemeinen geruchlos. Manchmal fällt die Abgrenzung zu Eiter schwer und es sollte eine mikrobiologische Probenentnahme zum Nachweis von Bakterien erfolgen.

ACHTUNG
Stuhl und Eiter in Drainagen sind meist nicht erwünscht und deuten auf Komplikationen hin.

Beurteilungskriterien • Sekrete werden nach unterschiedlichen Kriterien beurteilt:
- Aussehen
- Menge
- Geruch (im geschlossenen System nicht möglich)
- Konsistenz

Alle Kriterien sind regelmäßig in der Dokumentation festzuhalten. Sämtliche Sekrete gehören auf die Ausfuhrseite in der Flüssigkeitsbilanz (S. 380).

25 Pflege von Patienten mit Sonden und Drainagen

! Merken Seröses Sekret
Wenn postoperativ sehr viel seröses Sekret austritt, werfen Sie einen Blick in den OP-Bericht. Sind viele Lymphknoten entfernt worden, kann das normal sein. Halten Sie dennoch sicherheitshalber Rücksprache mit dem Arzt oder Operateur.

25.3.7 Komplikationen

Zu den Komplikationen bei Drainagen gehören folgende:
- **Infektion:** Sie erfolgt meist aufsteigend, d. h., die Keime (oft Hautkeime) „wandern" am Drainageschlauch hoch. Der Verband sollte deshalb stets unter sterilen Kautelen gehandhabt werden.
- **Arrosion:** Die Ableitung kann mit dem Gewebe verwachsen oder Verletzungen setzen, ggf. muss die Drainage mobilisiert oder entfernt werden.
- **Dislokation:** Durch Bewegung des Patienten verrutscht die Drainage. Dies ist daran zu erkennen, dass eine Drainage plötzlich nichts mehr oder ein anderes Sekret fördert.
- **Schmerzen:** Sie können bei Stauung des Sekrets eintreten, z. B. wenn die Drainage abgeknickt ist oder die Ableitung verstopft ist. In diesem Fall muss ein Arzt informiert werden. Aber auch ein zu straffer Verband kann solche Beschwerden verursachen.

25.3.8 Wechsel der Ablaufsysteme

Der Wechsel eines Drainageauffangsystems (Sekretbeutel, Sekretflasche) erfolgt auf ärztliche Anordnung, wenn das Ablaufsystem nicht mehr funktioniert (z. B. kein Sog mehr auf der Redondrainage ist) oder wenn das Behältnis voll ist.

! Merken Routinemäßiger Wechsel
Von routinemäßigen Wechseln (z. B. einmal pro Schicht) sollte Abstand genommen werden, da jede Diskonnektion/Manipulation an einem geschlossenen System das Eindringen von Mikroorganismen und damit eine aufsteigende Infektionen begünstigt.

Zum Eigenschutz sollte das Personal Handschuhe tragen. Vor dem Wechsel muss sich die Pflegekraft davon überzeugen, dass Drainageschlauchsystem und Auffangsystem zueinander passen. Laut Hygieneordnung des Unternehmens wird die Diskonnektionsstelle desinfiziert, ggf. sollte ein Bettschutz untergelegt werden. Bei Bedarf kann zusätzlich als Sicherung das Drainagesystem mit einer Schlauchklemme abgeklemmt werden. Nach der Diskonnektion der Systeme wird das neue Auffangsystem mittels Non-Touch-Technik mit dem Drainagesystem verbunden. Danach muss die Pflegekraft die Funktionstüchtigkeit der Drainage überprüfen und sie geeignet fixieren. Der Wechsel und ggf. die Sekretmenge werden dokumentiert. Eine ausführliche Darstellung des Wechsels einer Redondrainage finden Sie in Kap. 41 „Perioperative Pflege" (S. 743).

WISSEN TO GO

Pflege bei Drainagen

Drainagen liegen in Körperhöhlen oder Geweben und sollen Sekret nach außen ableiten. Zu den Aufgaben der Pflegenden gehören die Überwachung der Funktion, die Beurteilung des Sekrets und die Beobachtung auf mögliche Komplikationen.
- **Markierung und Dokumentation:** Im Patientenblatt dokumentieren, wo welche Drainage mit welcher Nummer liegt.
- **Positionierung:** Drainage so befestigen, dass sie die Bewegung so wenig wie möglich einschränkt und der Schlauch nicht abknickt; Schwerkraft-Drainagen unterhalb des Niveaus der Wunde platzieren
- **Sekret beurteilen und dokumentieren:** Aussehen, Menge, Geruch, Konsistenz
- **Komplikationen**
  – Infektion: meist aufsteigend → Asepsis beachten
  – Arrosion → ggf. Drainage mobilisieren oder entfernen
  – Dislokation: Drainage fördert plötzlich nichts mehr oder ein anderes Sekret
  – Schmerzen: bei Stauung des Sekrets, z. B. wenn die Drainage abgeknickt ist oder die Ableitung verstopft ist → Arzt informieren; zu straffer Verband → Verband überprüfen

25.3.9 Thoraxdrainage/Pleuradrainage

***Definition* Thoraxdrainagen/Pleuradrainagen**
Thoraxdrainagen dienen dazu, Flüssigkeiten und/oder Luft aus dem Brustkorb (Thorax) bzw. dem Pleuraraum oder Mediastinalraum zu drainieren. Seltener dienen sie dazu, Medikamente zu applizieren oder zu spülen.
Pleuradrainagen sind Kunststoffkatheter bzw. -schläuche, die in den Pleuraspalt zwischen Pleura visceralis und Pleura parietalis platziert werden, um Flüssigkeit (Blut, Eiter, Lymphe, Sekret) abzuleiten, Luft abzusaugen und/oder einen negativen Druck zur Entfaltung der Lungen zu schaffen.

Unter die Thoraxdrainagen fallen Pleura-, Mediastinal- und Perikarddrainagen. Wobei die Herzchirurgie die beiden letzteren einsetzt, um Blut- oder Wundsekret aus dem Operationsgebiet abzuleiten. Dann funktionieren die Thoraxdrainagen wie Wunddrainagen (S. 754).
Relativ häufig sind Pleuradrainagen, die oft als Saugdrainagen arbeiten: Sie sollen den physiologischen Unterdruck in der Pleura wiederherstellen oder Luft oder Sekret ableiten (▶ Tab. 25.1). Im weiteren Text wird die Pleuradrainage beschrieben. Im klinischen Sprachgebrauch wird Thoraxdrainage oft synonym für Pleuradrainage verwendet.

Lokalisationen von Pleuradrainagen

Wo punktiert wird und welche Pleuradrainage infrage kommt, hängt von der Aufgabe der Drainage ab. Soll ein Pneu (also Luft) gesaugt werden, befindet sich die Punktionsstelle weiter oben (an der Lungenspitze), denn Luft steigt hoch. Ein Erguss sackt eher nach unten ab, denn Flüssigkeit ist schwerer als Luft, in diesem Fall wird auf Höhe der Lungenbasis punktiert. Die Durchführung einer Pleurapunktion

Tab. 25.1 Indikationen und Ursachen für Pleuradrainagen.

Indikation	Ursachen
• geschlossener und offener Pneumothorax (Luft im Pleuraspalt) • Hämatothorax (Blutansammlung im Pleuraspalt) • Hämatopneumothorax (Blut- und Luft im Pleuraspalt)	• mechanische Traumen wie Stich-, Schuss- und Quetschwunden, Pfählungsverletzungen • Baro- oder Volutrauma bei Überdruckbeatmung • operative Eröffnung der Pleura bei OPs
• Serothorax/Pleuraerguss (seröse Flüssigkeit im Pleuraspalt) • Pyothorax/Pleuraempyem (Eiteransammlung im Pleuraspalt)	• Flüssigkeit (z. B. Lymphe, Eiter-Empyem) • Thoraxtrauma • Infektionen, z. B. Pneumonie • Abszesse, Tuberkuloseherde, Tumoren in der Lunge • operative Eingriffe am Thorax • Sepsis
Chylothorax (Lymphe im Pleuraspalt)	Ruptur (spontan oder traumatisch, auch intraoperative Verletzung) des Ductus thoracicus (Brustmilchgang)

Tab. 25.2 Die verschiedenen Pleuradrainagen, Material und Lokalisation.

Drainage	Anwendung	Art	Material	Lokalisation
Bülau-Drainage	Ableiten von Sekreten	halbgeschlossenes Ein- oder Mehrwegsystem als Ein-, Zwei- oder Dreiflaschensystem	PVC, Silikon	4.–6. ICR (Interkostalraum) in der vorderen bis hinteren Axillarlinie
Monaldi-Drainage	Ableiten von Luft Pleuraspülung, z. B. bei Tuberkuloseherden	halbgeschlossenes Ein- oder Mehrwegsystem als Ein-, Zwei- oder Dreiflaschensystem	PVC	2.–3. ICR in der Medioklavikularlinie Die Monaldi-Drainage besitzt ein kleineres Lumen als die Bülau-Drainage.

wird in Kap. 26 „Pflege bei Punktionen und Biopsien" beschrieben (S. 519).

Komplikationen

Die möglichen Komplikationen einer Punktion und Drainage sind:
- Blutung
- Punktion der Lunge
- Verletzung von Nerven, Zwerchfell und bei tiefer Punktion auch der Bauchorgane und Thoraxorgane (z. B. Herz)
- Herzrhythmusstörungen
- Infektion der Punktionsstelle, aufsteigende Infektion über die Drainage
- Hautemphysem

Beispiel Hautemphysem

Ein Patient mit Pleuradrainage meldet sich. Eine Gesichts- und Halshälfte sind geschwollen, der Arm der gleichen Seite ist dick. Wenn Sie den Patienten an diesen Stellen berühren, fühlen Sie ein Knistern unter der Haut („Schneeballknirschen", Krepitation). Dieser Patient hat sicherlich ein Hautemphysem. Bei ihm hat sich aufgrund eines Lecks Luft in der Subkutis gesammelt.

Wichtig ist, die Ursache für das Leck im System zu finden und dieses zu schließen, damit das Emphysem nicht größer wird. Sagen Sie unverzüglich dem Arzt Bescheid. In einem ersten Schritt wird er die Lage und Dichtigkeit der Drainage überprüfen (optisch, z. B. Röntgen; akustisch, z. B. Blubbern, Zischen) und die Ursache beseitigen. Oft werden dann die Ränder des Emphysems markiert, z. B. mit einem Hautstift. So lässt sich beurteilen, ob das Emphysem größer oder kleiner wird. Beruhigen Sie den Patienten.

Erklären Sie ihm, was passiert ist, dass er sich bitte melden soll, wenn er weitere Symptome spürt (z. B. Emphysem wird größer, Schluck- oder Atembeschwerden). Kontrollieren Sie den Patienten regelmäßig. Die Therapie eines Hautemphysems besteht bei einem Patienten ohne weitere Symptome in Abwarten. Der Körper beseitigt das Emphysem von allein. Entwickelt der Patient Symptome, erfolgt die Behandlung symptomatisch.

Das Einflaschensystem

Es ist das historische Prinzip der Pleuradrainage und das einfachste Pleuradrainagesystem. Es funktioniert über das Wasserschlossprinzip. Der Drainageschlauch wird dabei über ein Glasrohr (Steigrohr) in eine Flasche mit Wasser geleitet, sodass Luft aus dem Pleuraspalt entweichen, aber nicht zurückströmen kann (▶ Abb. 25.7a). Der Vorgang kann ganz einfach nachgestellt werden: Mit einem Strohhalm kann man Luft in ein mit Flüssigkeit gefülltes Glas pusten, aber umgekehrt keine Luft ansaugen. Wichtig ist, dass das Steigrohr immer nur ca. 2 cm in die Flüssigkeit eingetaucht ist. Sonst ist der Druck zu hoch, gegen den die Luft austreten muss.

Das Einwegflaschensystem kann auch Sekret ableiten, wenn es unterhalb des Patientenniveaus angebracht wird und das Schwerkraftprinzip wirkt. Das Problem dabei ist, dass der Flüssigkeitsspiegel durch das einfließende Sekret kontinuierlich steigt. Das Steigrohr muss also regelmäßig auf 2 cm zurückgezogen werden. Das Zweiflaschensystem beseitigt dieses Problem.

Abb. 25.7 Pleuradrainagen.

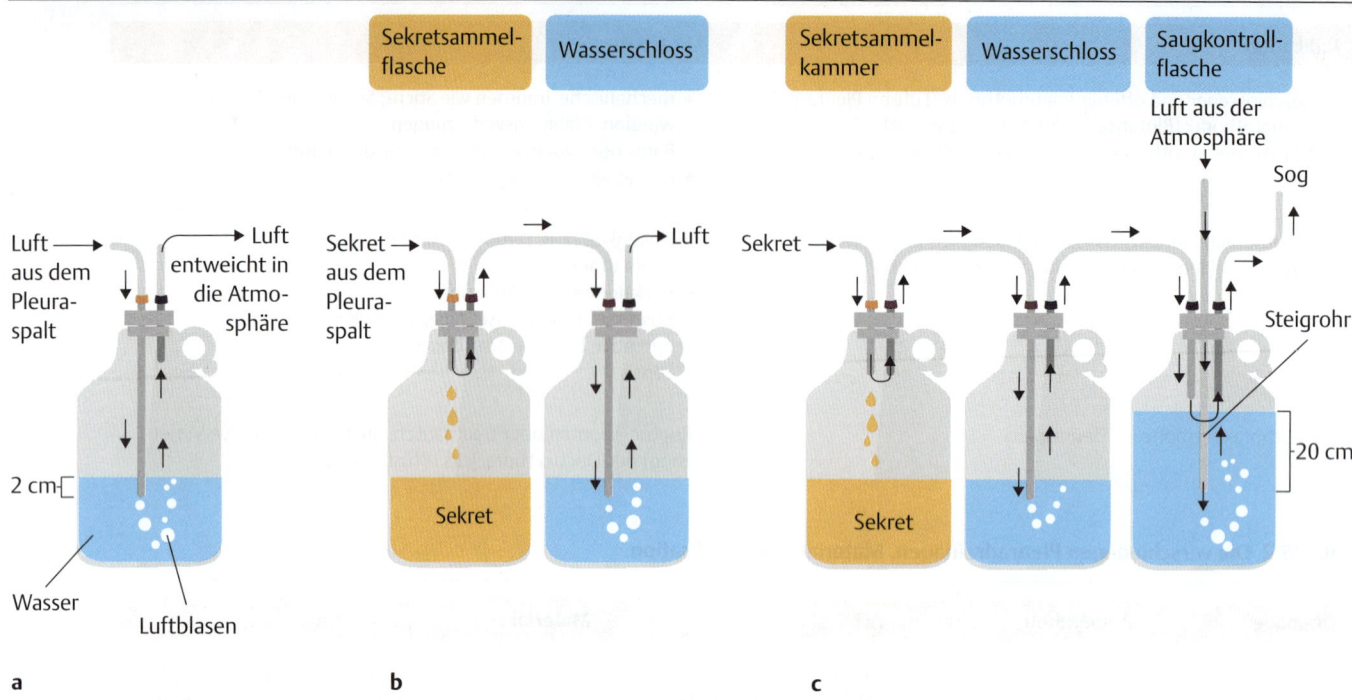

Ein- und Zweiflaschensysteme sind passive Drainagen. Diese Systeme müssen also immer unterhalb des Patientenbrustkorbs angebracht werden.
a Einflaschensystem: Der Druck der Exspiration befördert Luft aus der Pleurahöhle in die Flasche. Sie „blubbert" durch das Wasser in die Atmosphäre. Durch das Wasserschlossprinzip kann die Luft nicht zurück in die Pleurahöhle. Ein einfaches Ventilsystem.
b Zweiflaschensystem: Das Sekret läuft in die 1. Flasche, die Luft strömt eine Flasche weiter.
c Dreiflaschensystem: Die 3. Flasche reguliert den Sog.

Das Zweiflaschensystem

Dem Einflaschensystem ist eine weitere Flasche vorgeschaltet, die das Sekret auffängt. Die Ventilfunktion des Wasserschlosses in der 2. Flasche bleibt davon unangetastet.

! Merken Prinzip
Beide Systeme funktionieren durch Druck im Thoraxraum und Schwerkraft.

Das Dreiflaschensystem

Beim Dreiflaschensystem wird aktiv gesaugt. Da es mit den in Krankhäusern üblichen Saugquellen (Vakuumwandanschlüsse) i.d.R. nicht möglich ist, den Sog zu regulieren oder zu begrenzen, benötigt man eine 3. Flasche. Diese Flasche wird auch Saugkontrollflasche oder Sogbegrenzungskammer genannt. Sie liegt distal des Patienten, hinter dem Wasserschloss. In Flaschensystemen wird der Sog über das Steigrohr reguliert, bei Kammersystemen über den Pegel der Wassersäule (Eintauchtiefe des Steigrohrs bzw. Höhe der Wassersäule beträgt meist 20 cm).

Einwegsysteme

Am gebräuchlichsten sind heute Einwegsysteme mit 3 Kammern (▶ Abb. 25.8). Sie funktionieren wie das Dreiflaschensystem und haben zusätzlich verschiedene Sicherheitsventile. Beim täglichen Gebrauch und beim Vorbereiten dieser Systeme ist nicht mehr nötig, als die Kammern laut Herstellerangaben zu befüllen. Die Erstanlage und Einstellung der Drainage erfolgt durch einen Arzt. Dennoch ist es wichtig, das Prinzip der Pleuradrainagen grundsätzlich verstanden haben, um die Einheit richtig kontrollieren zu können.

Sicherheitsventile • Verschiedene Sicherheitsventile an den Einwegsystemen schützen vor Komplikationen:
- **Positivitätsentlastungsventil:** Wenn der Patient hustet oder wenn z.B. die Verbindung zur Sogquelle abknickt, verhindert das Ventil einen Druckanstieg im Pleuraraum und beugt einem Spannungspneumothorax vor (S. 977).
- **Belüftungsventil** (Hochnegativitäts-Entlastungsventil): Wenn man z.B. den Sog von 15 auf 10 mmH$_2$O reduziert, ändert sich der Druck im Pleuraraum dadurch nicht –

Abb. 25.8 Einwegsystem.

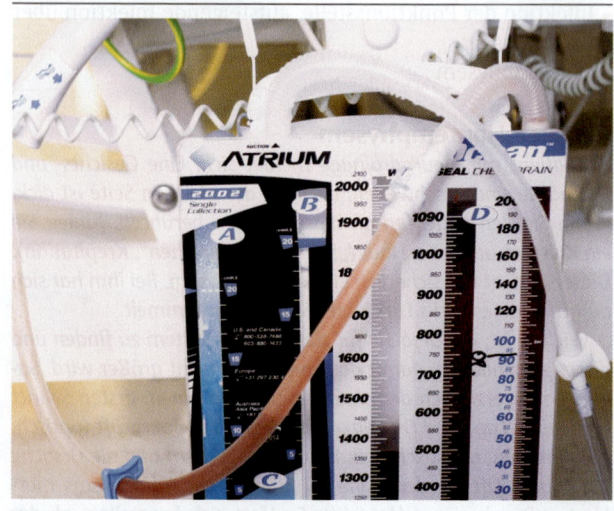

Typisches Einwegsystem, das mit einem Wasserschloss funktioniert.

denn das System ist geschlossen. Der Sog wird erst dann reduziert, wenn über das Belüftungsventil die 5 mmH$_2$O aus dem gesamten System abgelassen wurden.
- **Negativitätsventil:** Dieses Ventil verhindert, dass bei hohem Unterdruck im Pleuraspalt (z. B. bei sehr tiefer Einatmung), die Flüssigkeit des Wasserschlosses in die Sekretkammer gezogen wird.

Elektrische Thoraxdrainage

Bei dieser Drainage wird der Unterdruck durch eine akkubetriebene Saugpumpe erzeugt. Der Verlauf der verschiedenen Parameter über 24 Stunden kann auf dem Display des Geräts abgelesen werden. Die elektrischen Thoraxdrainagen sind sehr klein und geben dem Patienten die größte Bewegungsfreiheit (▶ Abb. 25.9).

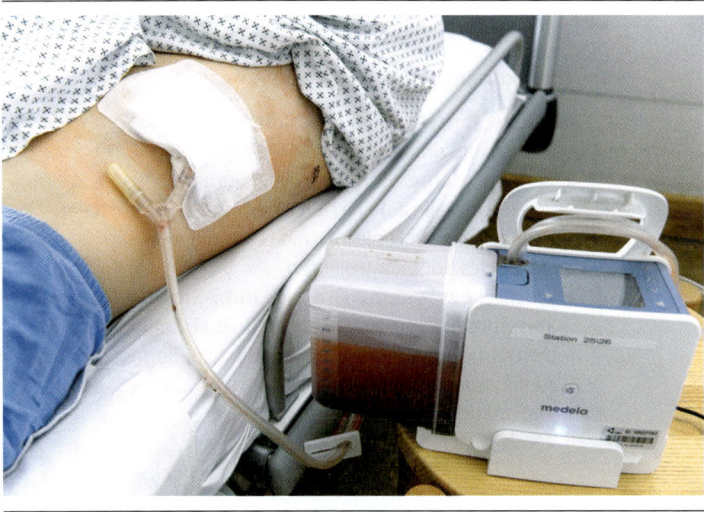

Abb. 25.9 Elektrische Thoraxdrainage.

> #### WISSEN TO GO
>
> **Thoraxdrainagen – Grundlagen**
>
> Sie dienen der Ableitung von Luft oder Flüssigkeit aus dem Brustraum. Unter die Thoraxdrainagen fallen Pleura-, Mediastinal- und Perikarddrainagen (▶ Tab. 25.1).
> **Pleuradrainagen:**
> - **Lokalisationen und Drainage** der Pleurahöhle (▶ Tab. 25.2):
>   - Ableiten von Luft: Monaldi-Drainage an der Lungenspitze
>   - Ableiten von Sekret: Bülau-Drainage an der Lungenbasis
> - **Prinzip:**
>   - **Einflaschensystem:** Drainageschlauch wird über ein Glasrohr (Steigrohr) in eine Flasche mit Wasser geleitet, sodass Luft aus dem Pleuraraum entweichen, aber nicht zurückströmen kann (▶ Abb. 25.7a).
>   - **Zweiflaschensystem:** Dem Wasserschloss ist eine weitere Flasche vorgeschaltet, die das Sekret auffängt (▶ Abb. 25.7b).
>   - **Dreiflaschensystem:** Über die 3. Flasche lässt sich extern Druck aufbauen (Saugkontrollflasche/Sogbegrenzungskammer) (▶ Abb. 25.7).
>   - **Einwegsysteme:** Dreiflaschenprinzip mit 3 Kammern und verschiedenen Sicherheitsventilen (▶ Abb. 25.8)

Pflegerische Aufgaben

Die Aufgaben der Pflegenden sind folgende:
- Patienten regelmäßig beobachten: Atemfrequenz und -rhythmus, Schmerzen, Geräusche, Hautemphysem
- Menge und Aussehen des Sekrets beobachten und dokumentieren (Bilanz)
- Punktionsstelle auf Zeichen einer Infektion beurteilen
- Punktionsstelle mit einem sterilen Verband versorgen
- Fixierung kontrollieren
- Saugsystem auf Funktion und Dichtigkeit prüfen
- Stärke des Sogs kontrollieren: Stimmt die Stärke mit der angeordneten überein?

Steigrohr-Manometer • Wenn das System zur Dosierung des Unterdrucks ein Steigrohr verwendet, sollte es aus diesem Steigrohr ständig „blubbern". Diese Luftblasen zeigen an, dass der Unterdruck aus der Quelle ausreicht, um den durch die Eintauchtiefe des Steigrohrs gewählten Unterdruck aufrechtzuhalten.

Wechsel des Einmalsystems • Ist die Sekret-Sammelkammer vollständig gefüllt, muss das komplette System gewechselt werden. Dazu wird die Drainage kurzfristig mit 2 Schlauchklemmen gegengleich abgeklemmt. Um den Schlauch nicht zu beschädigen, sollten Kunststoffklemmen verwendet werden. Danach wird der Sog ausgestellt und der noch vorhandene Unterdruck abgelassen, indem das Belüftungsventil am Thoraxdrainage-Set gedrückt wird. Auf diese Weise können die Verbindungen leichter gelöst werden. Nachdem das System gewechselt wurde, werden der Sog wieder eingestellt und die Klemmen entfernt.

Information des Arztes • Der zuständige Arzt sollte informiert werden, wenn
- sich die Atemsituation des Patienten verschlechtert,
- Zeichen einer Infektion oder eines Schocks auftreten,
- die Drainage plötzlich neben Sekret auch Luft fördert,
- sich ein Hautemphysem gebildet hat,
- der Patient durch die Drainage Schmerzen leidet,
- sich die Menge oder das Aussehen des Sekrets ändert.

Röntgenkontrollen • Um die freie Entfaltung der Lunge zu dokumentieren, sind regelmäßige Röntgenkontrollen (mindestens nach Anlage und jeder Manipulation an der Drainage) notwendig.

Atemunterstützende Maßnahmen • Sie sind bei Patienten mit Pleuradrainagen zur Prophylaxe einer Pneumonie bzw. Atelektasen unbedingt angezeigt und verbessern mitunter auch subjektiv die Atemsituation des Patienten. Der Patient sollte möglichst schmerzfrei sein und nicht unter starkem Hustenreiz leiden. Pflegende sollten angeordnete Schmerzmittel bzw. Antitussiva möglichst kurz vor den atemunterstützenden Maßnahmen verabreichen. Ausführliche Informationen siehe Kap. 28 „Pflegetechniken zur Unterstützung der Atmung" (S. 542).

Pflege von Patienten mit Sonden und Drainagen

WISSEN TO GO

Thoraxdrainage – pflegerische Aufgaben

- Menge, Aussehen und Beschaffenheit des Sekrets beobachten und dokumentieren (Bilanz)
- Verbandwechsel, Kontrolle der Fixierung
- Punktionsstelle auf Zeichen einer Infektion beurteilen
- Saugsystem auf Funktion und Dichtigkeit prüfen
- Stärke des Sogs kontrollieren
- Wechsel des Systems: Drainage mit 2 Schlauchklemmen abklemmen, Sog ausstellen und über Belüftungsventil Unterdruck ablassen, System wechseln, Sog wieder einstellen und Klemmen entfernen
- Information des Arztes, z. B.:
  – sich verschlechternde Atemsituation
  – Zeichen einer Infektion oder eines Schocks
  – Hautemphysem, Schmerzen
  – geänderte Menge oder geändertes Aussehen des Sekrets
- Atemunterstützende Maßnahmen: zur Pneumonieprophylaxe, angeordnete Schmerzmittel bzw. Antitussiva möglichst kurz davor verabreichen

Häufige Fragen im Umgang mit Pleuradrainagen

- **Bleibt der Sog beim Einwegsystem erhalten, wenn ich die Drainage vom Anschluss nehme?** Die Systeme besitzen zwar keinen integrierten Sog, dennoch kann ein Patient mit Pleuradrainage transportiert werden. Wird das System vom Dauersog getrennt, besteht im Pleuraspalt der zuvor eingestellte Unterdruck. Dieser Unterdruck zieht die Wassersäule im Steigrohr nach oben. Bei den Einwegsystemen ist der Anstieg am Manometer in der 3. Kammer zu sehen. Ist im Pleuraspalt weder Luft noch Sekret, so ist der Druck im System genauso hoch wie im Pleuraspalt (es kann ja nichts mehr herausgesaugt werden). Das Druckverhältnis bleibt unbegrenzt bestehen. Fördert die Drainage noch, sinkt der Unterdruck. Das System arbeitet dann nach einer Weile wie eine Schwerkraftdrainage. Dies ist daran zu sehen, dass sich der Wasserpegel im Wasserschloss atemsynchron bewegt.
- **Wann klemme ich eine Drainage ab?** Nur wenn das komplette System gewechselt werden muss, z. B. weil der Sekretablauf voll ist. Auch bei einem Transport muss nicht abgeklemmt werden, solange das System ein Wasserschloss hat. Ein patientennahes Abklemmen ist insofern sogar kontraindiziert, weil Luft, die in den Pleuraspalt gelangt, dann nicht einmal mehr über das Überdruckventil der Drainage entweichen kann.
  Liegt die Drainage aufgrund eines Ergusses, kann es vorkommen, dass der Arzt anordnet, die Drainage abzuklemmen. Er möchte dann wissen, ob Sekret in die Pleurahöhle nachläuft.
- **Muss ich den Sauganschluss (Verbindung zwischen Saugkontrollflasche/-kammer und Sogquelle) zum Transport abklemmen?** Nein, denn über den Ansatz dieses Schlauches verlässt die Luft den Pleuraspalt. Wird er verschlossen, kann ein Spannungspneumothorax entstehen. Für diesen Fall haben Einwegsysteme zwar das Positivitätsventil, aber dennoch sollte der Sauganschluss aus Sicherheitsgründen nie verschlossen werden. Die Luft muss auch dann heraus, wenn z. B. das Ventil defekt sein sollte.
- **Warum dürfen die Schläuche nicht durchhängen?** In diesen Schlingen sammelt sich Sekret, das den Sog vermindert. Deshalb sollten die Schläuche auch regelmäßig in den Behälter entleert werden.
- **Muss das System immer unter Patientenniveau hängen?** Bei Schwerkraft-Drainagen ja. Bei Drainagen unter Sog ist das egal. So oder so sollten aber mit Sekret gefüllte Schläuche nie über Patientenniveau gehoben werden, da das Sekret sonst zurückfließt.

26 Pflege bei Punktionen und Biopsien

26.1 Grundlagen

Punktionen und Biopsien sind in der Medizin mittlerweile Routineeingriffe, die v. a. die Diagnostik von Tumorerkrankungen erleichtert haben.

Definition **Punktion**
Eine Punktion ist das Einstechen einer Kanüle (Hohlnadel) in ein Blutgefäß, ein Organ oder einen vorgebildeten Hohlraum bzw. eine neu gebildete Höhle. Wird bei der Punktion Flüssigkeit abgezogen, bezeichnet man diese Flüssigkeit als Punktat.

Definition **Biopsie**
Bei einer Biopsie wird Gewebe entnommen, um es histologisch zu untersuchen. Dabei kann es sich um Zellen oder Gewebestücke handeln. Meist wird dazu eine Spezialkanüle verwendet.

Punktionen und Biopsien werden ausschließlich vom Arzt unter OP-ähnlichen sterilen Bedingungen vorgenommen. Die pflegerischen Aufgaben erstrecken sich auf die Vorbereitung, Assistenz (unter Einhaltung der Hygienemaßnahmen) und Patientenbeobachtung während der Intervention sowie die Nachbereitung und anschließende Patientenbeobachtung.

Indikationen • Punktionen und Biopsien werden sowohl zu diagnostischen als auch zu therapeutischen Zwecken genutzt:
- **diagnostisch:** z. B. zyto- und histologische Untersuchung von Körperflüssigkeiten oder Gewebeanteilen wie Blut, Liquor, Haut, Schleimhaut
- **therapeutisch:** z. B.
  - Entlastung bei einem aufgetretenen Erguss, z. B. Gelenkerguss, Pleuraerguss, Aszites
  - Einbringen von Diagnostika (z. B. Kontrastmittel) oder Therapeutika (z. B. Zytostatika bei Leberkrebs)
  - Einbringen von Messinstrumenten, z. B. Druck- und Temperatursonden

Biopsien dienen hauptsächlich der Diagnostik. Eine Ausnahme ist die Knochenmarkbiopsie, wenn das entnommene Knochenmark zur Stammzelltherapie verwendet wird. Dies ist aber nur noch selten der Fall, da die Stammzellen heutzutage aus dem Blut des Spenders gewonnen werden.

Häufige Biopsie- und Punktionsstellen • Biopsien und Punktionen können an vielen Körperstellen durchgeführt werden (▶ Abb. 26.1). Sie erfolgen entweder perkutan (durch die Haut) oder über physiologische Körperöffnungen. Häufig wird zur Punktion die Sonografie (Ultraschall) oder die Computertomografie (CT) als Steuerungsinstrument eingesetzt, um Fehlpunktionen und Verletzungen bei blinder Punktion zu vermeiden.

26.2 Allgemeine Durchführung

Vorbereitung • Um Komplikationen zu vermeiden, schätzen Ärzte und Pflegende vor dem Eingriff den Zustand des Patienten ein, z. B. die Belastbarkeit. Der Informationsstand wird abgefragt und ggf. weitere Informationen zum Eingriff gegeben. Die Aufklärung über den Eingriff erfolgt durch den Arzt. Die aktuellen Blutwerte müssen vorliegen, z. B. Blutbild, Gerinnungsfaktoren, Blutgruppe. Der Patient sollte 6 Stunden vor der Punktion/Biopsie nüchtern sein, damit

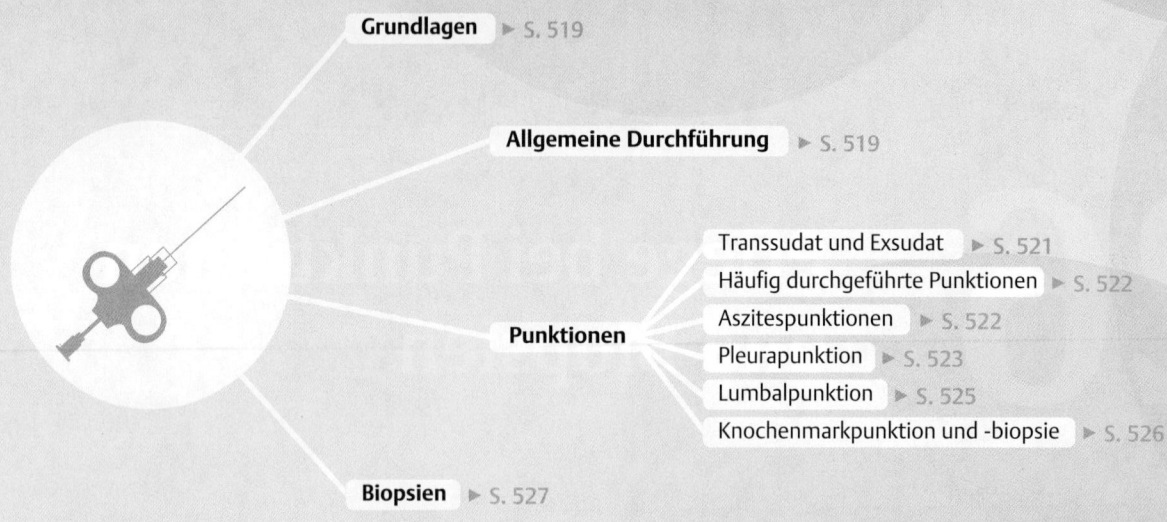

- Grundlagen ▸ S. 519
- Allgemeine Durchführung ▸ S. 519
- Punktionen
  - Transsudat und Exsudat ▸ S. 521
  - Häufig durchgeführte Punktionen ▸ S. 522
  - Aszitespunktionen ▸ S. 522
  - Pleurapunktion ▸ S. 523
  - Lumbalpunktion ▸ S. 525
  - Knochenmarkpunktion und -biopsie ▸ S. 526
- Biopsien ▸ S. 527

notfalls eine Narkose eingeleitet werden kann. Unmittelbar vor dem Eingriff sollte der Patient seinen Darm und seine Blase entleeren, um einen störungsfreien Eingriff zu gewährleisten.

Material • Dazu gehören grundlegend:
- Händedesinfektionsmittel, Desinfektionsmittelschale, sterile Tupfer
- Lokalanästhesie nach Anordnung (z. B. 2 ml Novocain), Spritze, Kanülen
- sterile Handschuhe, Kittel, Mundschutz (um aerosole Kontamination zu vermeiden)
- sterile Kompressen 10 × 10, steriles Lochtuch
- Abwurfbehälter
- ggf. größeres Auffanggefäß für Punktat (Plastik- oder Glaskrug)
- steriler Wundschnellverband, steriles Pflaster
- sterile Laborröhrchen für bakteriologische Untersuchungen (die eindeutig beschriftet sind mit Patientennamen, Geburtsdatum, Datum und Zeit der Entnahme), Anforderungs-, Begleitschein
- ggf. Urometer zur Bestimmung des spezifischen Gewichts des Punktats
- Zellstoff, Abwurfschale, Pflaster, Schere, Tupfer

Pflegende lagern den Patienten entsprechend den Punktions-/Biopsieorten.

Hygieneprinzipien • Besonders wichtig bei der Vorbereitung und der Durchführung ist die Beachtung der Hygienevorschriften:
- Pflegende richten Punktions-/Biopsiematerialien steril auf dem Vorbereitungstisch. Dabei muss absolut aseptisch vorgegangen werden.
- Pflegende entfernen störende Kleidungsstücke um die Punktions-/Biopsiestelle und in der unmittelbaren Umgebung.
- Bei starker Körperbehaarung kürzen oder rasieren Pflegende Haare an der und um die Punktions-/Biopsiestelle, um ein aseptisches Vorgehen zu gewährleisten.
- Pflegende reinigen die Punktions-/Biopsiestelle mit Hautdesinfektionsmittel und sterilen Kompressen nach der „Sprüh-Wisch-Sprüh-Methode", die Einwirkzeit beträgt zwischen 1 Minute bei talgdrüsenarmer Haut und 10 Minuten bei talgdrüsenreicher Haut.
- Die Eingriffsstelle wird mit einem sterilen selbstklebenden Schlitztuch abgedeckt.

Während des Eingriffs • Pflegende beobachten den Patienten engmaschig während der Punktion, vor allem die Vitalzeichen Bewusstsein, Sauerstoffsättigung, Blutdruck und Puls. Zu den weiteren Aufgaben gehören:
- Pflegende assistieren dem Arzt bei der Probeentnahme.
- Sie reichen Materialien steril an.
- Sie unterstützen den Patienten bei der Lagerung.
- Pflegende erklären dem Patienten, was passiert, und fragen nach Schmerzen.
- Pflegende bereiten die Proben für die laborchemische Untersuchung vor.

Nachbereitung
- Pflegende versorgen die Punktions-/Biopsiestelle mit einem sterilen Verband, um Wundinfektionen zu vermeiden.
- Pflegende beschriften das Untersuchungsmaterial, bringen es mit Anforderungsschein direkt ins Labor oder bereiten es für den Versand vor.

- Der Patient wird noch etwa 2 Stunden nach dem Eingriff gezielt beobachtet, ggf. muss er Bettruhe halten. Pflegende kontrollieren nach ärztlicher Anordnung die Vitalzeichen, die Punktionsstelle und beobachten den Patienten über Monitoring.
- Pflegende kontrollieren Schmerzen und verabreichen auf Anordnung Analgetika.
- Pflegende kontrollieren den Verband auf Nachblutungen.
- Mindestens 1-mal pro Schicht wird die Temperatur gemessen, um eine Infektion frühzeitig zu erkennen.

Versorgung von Materialien und Punktat • Die Materialien werden sachgemäß entsorgt und ggf. das spezifische Gewicht des Punktats ermittelt. Die Menge des Punktats wird nach der Punktion zur Verlaufskontrolle gemessen und dokumentiert, die abgezogene Probe wird beschriftet ins Labor oder zur externen Bearbeitung gegeben.

Komplikationen • Hauptkomplikationen sind die **Infektion** des Punktions-/Biopsiekanals und **Nachblutungen** in das umgebende Gewebe oder in die punktierte Körperhöhle.

> ❗ **Merken** Komplikationen
> Punktionen in die Tiefe des Körpers können schwerere Komplikationen hervorrufen als hautoberflächennahe.

Je nach Punktions-/Biopsieort muss eine Sonografie oder Röntgenkontrolle durchgeführt werden, um Blutungen rechtzeitig zu erkennen. Eine angeordnete Nahrungs- und Flüssigkeitskarenz muss eingehalten werden, um bei Komplikationen rasch reagieren zu können.

WISSEN TO GO

Pflegerische Aufgaben bei Punktionen und Biopsien

Vor dem Eingriff:
- Zustand des Patienten einschätzen (Belastbarkeit, Informationsbedarf)
- Blutwerte bereitlegen
- Material bereitlegen
- Patient muss 6 Stunden vor Eingriff nüchtern sein
- unmittelbar vor Eingriff Blase/Darm entleeren lassen
- störende Kleidung und evtl. Haare entfernen
- den Patienten lagern
- Wischdesinfektion der Punktions-/Biopsiestelle
- Abdecken der Eingriffsstelle mit sterilem Schlitztuch

Während des Eingriffs:
- engmaschige Beobachtung der Vitalparameter
- Assistenz, Material anreichen
- Patient bei Lagerung unterstützen, Vorgang erklären, nach Schmerzen fragen
- Proben für laborchemische Untersuchung vorbereiten

Nach dem Eingriff:
- steriler Verband auf Punktions-/Biopsiestelle
- Untersuchungsmaterial beschriften, ins Labor bringen
- Vitalzeichen noch etwa 2 Stunden engmaschig beobachten
- auf Komplikationen achten, v. a. Infektion und Nachblutungen
- ggf. Bettruhe/Nahrungs- und Flüssigkeitskarenz einhalten
- Verband auf Nachblutungen kontrollieren
- Temperatur messen

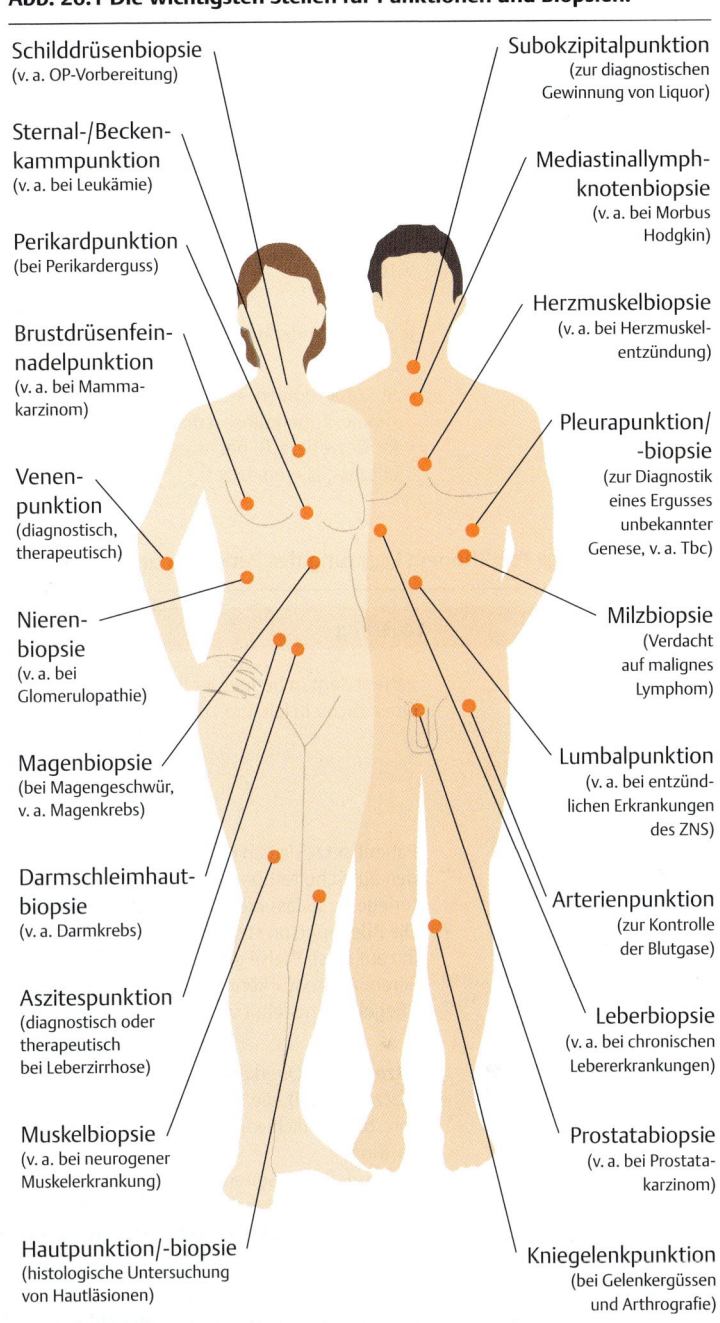

Abb. 26.1 Die wichtigsten Stellen für Punktionen und Biopsien.

- Schilddrüsenbiopsie (v. a. OP-Vorbereitung)
- Sternal-/Beckenkammpunktion (v. a. bei Leukämie)
- Perikardpunktion (bei Perikarderguss)
- Brustdrüsenfeinnadelpunktion (v. a. bei Mammakarzinom)
- Venenpunktion (diagnostisch, therapeutisch)
- Nierenbiopsie (v. a. bei Glomerulopathie)
- Magenbiopsie (bei Magengeschwür, v. a. Magenkrebs)
- Darmschleimhautbiopsie (v. a. Darmkrebs)
- Aszitespunktion (diagnostisch oder therapeutisch bei Leberzirrhose)
- Muskelbiopsie (v. a. bei neurogener Muskelerkrankung)
- Hautpunktion/-biopsie (histologische Untersuchung von Hautläsionen)
- Subokzipitalpunktion (zur diagnostischen Gewinnung von Liquor)
- Mediastinallymphknotenbiopsie (v. a. bei Morbus Hodgkin)
- Herzmuskelbiopsie (v. a. bei Herzmuskelentzündung)
- Pleurapunktion/-biopsie (zur Diagnostik eines Ergusses unbekannter Genese, v. a. Tbc)
- Milzbiopsie (Verdacht auf malignes Lymphom)
- Lumbalpunktion (v. a. bei entzündlichen Erkrankungen des ZNS)
- Arterienpunktion (zur Kontrolle der Blutgase)
- Leberbiopsie (v. a. bei chronischen Lebererkrankungen)
- Prostatabiopsie (v. a. bei Prostatakarzinom)
- Kniegelenkpunktion (bei Gelenkergüssen und Arthrografie)

26.3 Punktionen

26.3.1 Transsudat und Exsudat

Beim Punktat wird in der Diagnostik je nach Zusammensetzung und Eiweißgehalt der Flüssigkeit unterschieden in Transsudat und Exsudat (▶ Tab. 26.1).

- **Transsudat:** eiweißarme Flüssigkeitsansammlung in einer Körperhöhle, bei der Flüssigkeit aus der Blutbahn ausgetreten ist. Ein Transsudat entsteht meist durch aus dem Gleichgewicht geratene Druckverhältnisse, z.B. bei erhöhtem hydrostatischen Druck in den Blutgefäßen bei Stauungsverhältnissen oder erniedrigtem onkotischen Druck bei Eiweißmangel in den Gefäßen. Transsudate weisen auf Ödeme, Stauungen oder erhöhte Gefäßdurchlässigkeit hin.
- **Exsudat:** eiweißreiche Flüssigkeitsansammlung, bei der Flüssigkeit durch durchlässige Kapillaren in Körperhöh-

26 Pflege bei Punktionen und Biopsien

Tab. 26.1 Unterschiede zwischen Transsudat und Exsudat.

Paremeter	Exsudat	Transsudat
Aussehen und Farbe	trüb; Farbe je nach Zusammensetzung hellgelb bis grün, blutig oder jauchig	klar; hellgelb bis grünlich
Proteingehalt	> 30 g/dl je nach Menge an Zellen und Eiter	< 30 d/dl
spezifisches Gewicht	> 1016	< 1016 (entspricht dem von Blutplasma)
Menge	je nach Grunderkrankung unterschiedlich	bis zu mehrere Liter
Beispiele	<ul><li>in Körperhöhlen: z. B. Pleuraempyem bei Pneumonie, Tuberkulose, Lungenkarzinom</li><li>im Gewebe: z. B. bei Abszessen wie Leberabszess, Nierenabszess</li></ul>	<ul><li>Stauungstranssudat → Ödem, z. B. bei Herzerkrankungen (Pleuraerguss) oder Lebererkrankungen (Aszites)</li><li>hämorrhagisch, bei traumatisch bedingten Ergüssen, z. B. Knieerguss nach Sturz</li></ul>

Tab. 26.2 Häufige Punktionen: Lagerung des Patienten und Besonderheiten.

	Lagerung	Besonderheiten
Aszitespunktion	Patient liegt in bequemer Rückenlage mit leicht erhöhtem Oberkörper in leichter Linksseitenlage.	Ursache für Aszites ist häufig eine Leberinsuffizienz, die zu Gerinnungsstörungen führen kann. Bei der Vorbereitung müssen Pflegende auf die **Gerinnungswerte**, bei der Nachbereitung auf mögliche **Nachblutungen** achten.
Pleurapunktion	Patient setzt sich an den Bettrand und legt die Arme auf den auf Schulterhöhe eingestellten Nachttisch (Kissen unterlegen), sodass die **Interkostalräume gedehnt** werden. Die Pflegeperson stellt sich vor den Patienten und kann ihn auf diese Weise gut beobachten und den Puls kontrollieren. Alternativ können die Interkostalräume durch eine Pflegekraft gedehnt werden (▶ Abb. 26.3).	engmaschige Überwachung der Vitalfunktionen, evtl. Monitoring. Komplikationen: <ul><li>Pneumo- oder Hämatothorax (S. 977) und Infektion</li><li>Kollapsgefahr bei Entlastungspunktion, wenn zu rasche Entleerung erfolgt</li></ul>
Lumbalpunktion	**Sitzend**: Der Oberkörper ist stark nach vorn gebeugt (Katzenbuckel), die Beine sind angezogen. Die Pflegeperson steht seitlich vor dem Patienten und hält ihn in dieser Position. **Liegend**: flache Seitenlage, Beine maximal zur Brust gebeugt, Hände unter den Kniekehlen verschränkt (Embryohaltung). Pflegeperson steht vor dem Patienten, um die Rückenkrümmung zu halten.	Durch den Liquorverlust kommt es häufig zu einem postpunktionellen Kopfschmerz (PPKS, PKS). Auch Übelkeit, Erbrechen und Schwindel sind mögliche Nachwirkungen. Der Patient sollte viel trinken.
Knochenmarkpunktion	Patient liegt in **Seiten**- oder in **Bauchlage**. Die bevorzugte Punktionsstelle ist die **Spina iliaca posterior superior** (Beckenkamm). Bei einer **Sternum**-Punktion liegt der Patient in **Rückenlage**.	In seltenen Fällen kann es zu **Nachblutungen** kommen. Ein Druckverband kann dies verhindern.

len gelangt. Sie entsteht vorwiegend bei Entzündungen, Tumorerkrankungen und Verletzungen.

26.3.2 Häufig durchgeführte Punktionen

Eine Übersicht über häufig durchgeführte Punktionen, Lagerung des Patienten und mögliche Besonderheiten zeigt ▶ Tab. 26.2.

26.3.3 Aszitespunktion

Definition Aszites
Aszites (Bauchwassersucht) ist eine pathologische Flüssigkeitsansammlung in der freien Bauchhöhle.

Indikationen • Die häufigste Indikation für eine Aszitespunktion (Synonym: Peritonealpunktion) ist die Diagnostik (z. B. ob eine Infektion vorliegt) und die Entlastung bei massiven Aszitesansammlungen, z. B. bei Leberzirrhose oder Lymphabflussstörungen. Weitere Indikationen sind Punktionen zur Drainage von Abszessen, Aszites oder einer Peritonitis (Bauchfellentzündung).

Abb. 26.2 Peritonealpunktionsset.

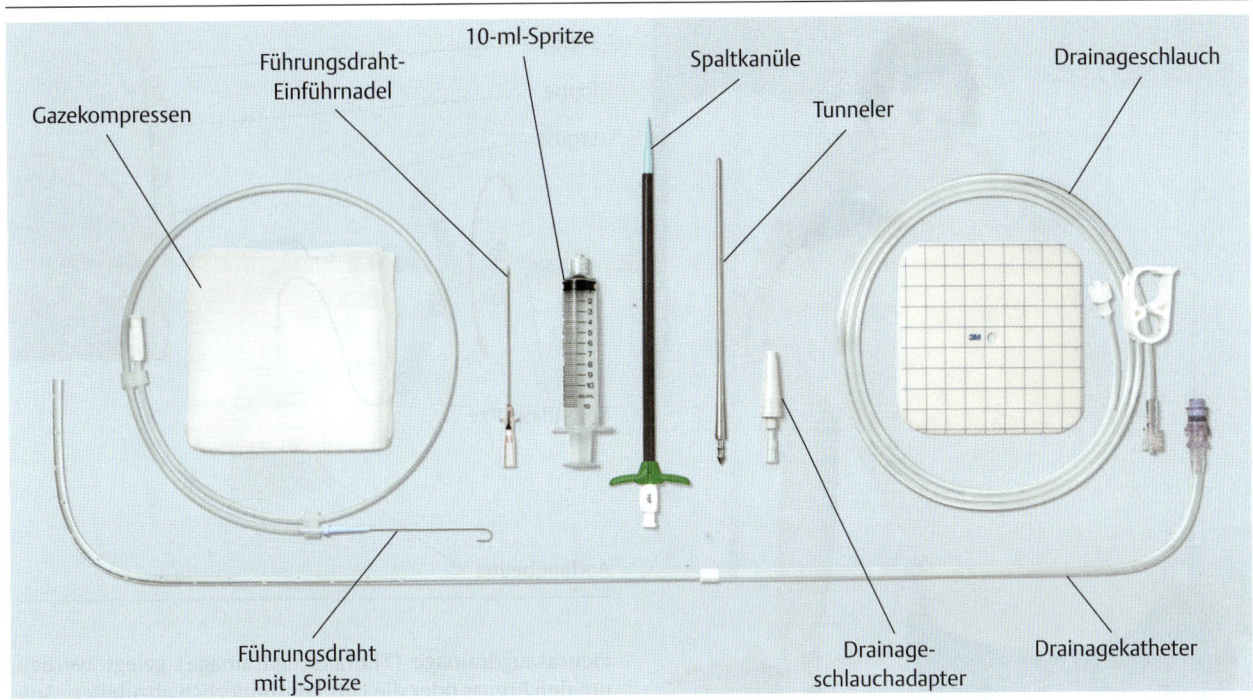

Quelle: pfm medical ag, Köln

Material • Zusätzlich zum grundlegenden Material wird Folgendes benötigt:
- Bettschutz (Einmalunterlage)
- Einmal-Aszites-Punktionsset (Peritonealpunktionsset, ▶ Abb. 26.2) (Punktionskanüle mit Dreiwegehahn und Ablaufschlauch mit -beutel)
- Laparotomiebinde (Bauchbinde)

Lagerung • Der Patient wird in Rückenlage mit leicht erhöhtem Oberkörper gelagert. Pflegende messen den Bauchumfang des Patienten und kennzeichnen die Messstelle.

Durchführung • Der Arzt führt die Aszitespunktion durch. Er bildet dazu eine gedachte Linie zwischen der Spina iliaca anterior superior (unterer, oberer Darmbeinstachel) und dem Nabel. Er punktiert zwischen dem äußeren und mittleren Drittel auf der linken Seite.

Nachbereitung • Der Bauchumfang wird gemessen und dokumentiert. Gegebenenfalls muss dem Patienten bei größeren Punktionsmengen Humanalbumin als Kurzinfusion oder HAES-steril-Infusionslösung auf Arztanordnung verabreicht werden, um den durch die Punktion erlittenen Eiweißverlust auszugleichen.

Der Patient wird in bequemer, möglichst flacher Rückenlage gelagert. Nach der Punktion wird über der Punktionsstelle ein Wundschnellverband angelegt. Dieser wird mit einer Laparotomiebinde für ca. 1–2 Stunden komprimiert. Der Schutzverband über der Punktionsstelle sollte in den nächsten 24 Stunden regelmäßig auf Blutungen oder Austritt von Aszitesflüssigkeit beobachtet werden.

WISSEN TO GO

Aszitespunktion

Als Aszites bezeichnet man eine Flüssigkeitssammlung in der Bauchhöhle.
- **Vorbereitung:** Material bereitlegen, Bauchumfang messen u. Messstelle kennzeichnen
- **Lagerung:** in Rückenlage mit leicht erhöhtem Oberkörper
- **Nachbereitung:**
  – Wundschnellverband anlegen, mit Laparotomiebinde komprimieren
  – Bauchumfang messen
  – ggf. nach Anweisung Humanalbumin als Kurzinfusion oder HAES-steril-Infusionslösung verabreichen
  – auf Nachblutungen kontrollieren

26.3.4 Pleurapunktion

Definition Pleurapunktion
Bei der Pleurapunktion wird die Pleurahöhle punktiert, der Spaltraum zwischen Rippenfell und Lungenfell.

Indikationen • Die Pleurapunktion wird durchgeführt zur Diagnose (z. B. zur bakteriologischen oder zytologischen Untersuchung des Punktats), therapeutisch zur Verabreichung von Medikamenten (z. B. Zytostatika) oder zur Entlastung der Brustorgane. Dies kann nötig sein, wenn sich mehr Flüssigkeit als üblich in der Pleurahöhle sammelt, die Lunge verdrängt und so die Atmung behindert (Pleuraerguss). Die Flüssigkeit kann aus Blut (Hämothorax), Eiter (Pleuraempyem) oder Serum (Serothorax) bestehen. Auch ein Pneumothorax, ein Eindringen von Luft in die Pleurahöhle, kann mit einer Pleurapunktion behandelt werden.

Abb. 26.3 Lagerung bei Pleurapunktion.

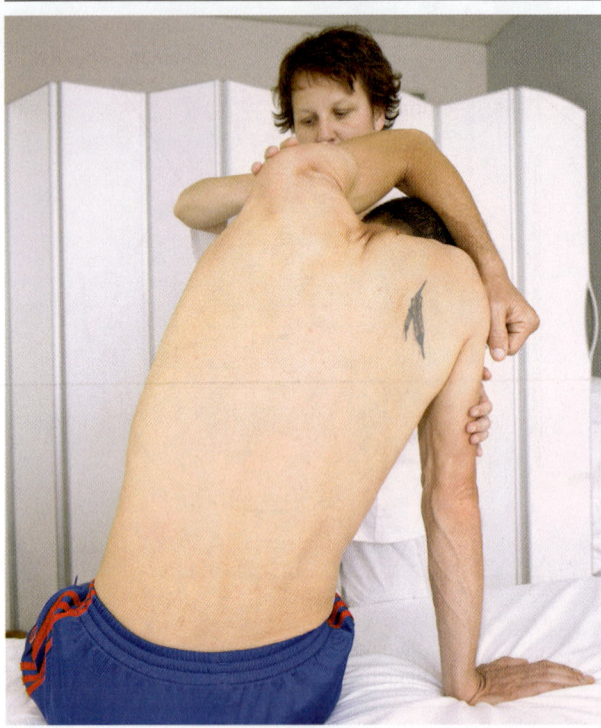

Die Überstreckung des Oberkörpers wird unterstützt durch die Pflegefachkraft. Dabei werden die Interkostalräume gedehnt.

Vorbereitung • Etwa 30 Minuten vor der Untersuchung wird evtl. auf Anordnung ein hustenstillendes Medikament, und/oder bei Patienten mit hypotonem (niedrigem) Blutdruck oder mit einem instabilen Kreislauf ein Kreislaufmittel verabreicht.

Material • Zusätzlich zum grundlegenden Material wird Folgendes benötigt:
- Pleurapunktionsset: Spritzen, Nadel, Kompressen
- für die Probepunktion 20-ml-Spritze
- für die Entlastungspunktion Rotandaspritze mit Dreiwegehahn und Schläuchen
- Ableitungssystem

Lagerung • Pflegende lagern den Patienten in einer sitzenden Position, z. B. am Bettrand. Um den Raum zwischen den Rippen (Interkostalraum) zu vergrößern, kann der Patient die Arme auf den Nachttisch oder auf die Schultern einer vor ihm stehenden Pflegekraft legen. Alternativ kann sich der Patient auf die Bettkante setzen und den Arm, unterstützt durch die Pflegefachkraft, seitlich über den Kopf heben (▶ Abb. 26.3). Kann der Patient nicht sitzen, bringt ihn die Pflegekraft in Seitenlage. Der Punktionsbereich wird durch die Pflegekraft gedehnt, z. B. durch Heben seines Arms.

Durchführung • Die Pleurapunktion wird vom Arzt durchgeführt. Er nutzt Röntgenbilder, Auskultation (Abhören mit Stethoskop), Perkussion (Klopfuntersuchung) und Ultraschalluntersuchung, um die Punktionsstelle genau zu lokalisieren. Während der Punktion trägt er sterile Handschuhe, Kittel und Mundschutz. Nach der Desinfektion und der Lokalanästhesie (sensible Nerven sitzen intrakutan und in der Pleura parietalis) punktiert er den Pleuraspalt (▶ Abb. 26.4). Für die laborchemische Untersuchung entnimmt er mit einer Spritze etwa 50 ml Erguss. Liegt ein Pleuraerguss oder ein Pneumothorax vor, kann bei der Punktion eine

Abb. 26.4 Pleurapunktion mit der Rotandaspritze.

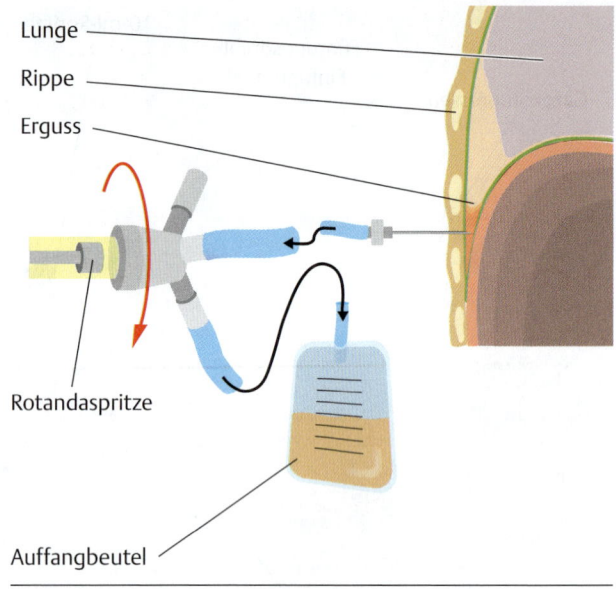

Pleurasaugdrainage (Thoraxsaugdrainage) gelegt werden, um den Erguss oder die Luft kontinuierlich abzuleiten. Ausführliche Informationen zur Pflege bei Pleuradrainagen finden Sie im Kap. 21 „Pflege von Patienten mit Sonden und Drainagen" (S. 514).

Spezielle Aufgaben der Pflegenden bei der Pleurapunktion:
- Eine Pleurapunktion kann neben Schmerzen auch vegetative Reaktionen auslösen. Schwitzt der Patient plötzlich oder besteht Kollapsgefahr (abfallender Blutdruck, steigender Puls), muss die Punktion unterbrochen werden, bis die Symptome nachlassen.
- Nach der Punktion legen Pflegende einen sterilen und luftdichten Verband an der Punktionsstelle an, z. B. Dachziegel- oder Folienverband.

Komplikationen • Durch Eindringen von Luft in den Pleuraspalt kann es zum Pneumothorax kommen. Dringen Keime ein, ist eine Infektion möglich, die zum Pleuraempyem (Ansammlung von Eiter im Pleuraspalt) führen kann. Zudem kann es zu Verletzungen der Lunge, Leber, Milz oder der Interkostalgefäße kommen. Eindringendes Blut in den Pleuraspalt kann einen Hämatothorax verursachen.

Reexpansionsödem • Wenn sich durch eine Entlastungspunktion die Lunge zu schnell entfaltet, kann sich durch den verminderten alveolären Druck ein Reexpansionsödem ausbilden. Um dies zu vermeiden, sollte ein größerer Erguss zunächst möglichst nicht aktiv durch Aspiration abgesaugt werden, sondern über einen Schlauch mithilfe der Schwerkraft in einen Sekretbeutel ablaufen (passive Pleuradrainage). Hängt der Sekretbeutel unter dem Bett, entsteht ebenfalls eine Druckdifferenz, die ein Ödem begünstigen kann. Am besten ist es, den Beutel auf Thoraxhöhe zu legen und die Flüssigkeit spontan ablaufen zu lassen. Es gibt dafür spezielle Beutelsysteme mit einem integrierten Ventil (Heimlich-Ventil). Dieses verhindert, dass Sekret oder Luft aus dem Beutel zurück in den Pleuraspalt gelangt.

Nachbereitung • Nach etwa 1–2 Stunden sollte der Thorax auf Arztanordnung geröntgt werden, um einen Pneumothorax auszuschließen. Gegebenenfalls erhält der Patient ein hustenstillendes Medikament. Der Verband sollte mindestens einmal täglich und bei Bedarf gewechselt werden, bis die Einstichstelle verheilt ist. Pflegende beobachten den Patienten auf mögliche Komplikationen. Symptome können sein: Verschlechterung der Atmung, Fieber, Anzeichen eines Kreislaufschocks, starke Schmerzen im Oberbauch, rasselnde Atmung. Treten diese auf, informieren Pflegende den Arzt.

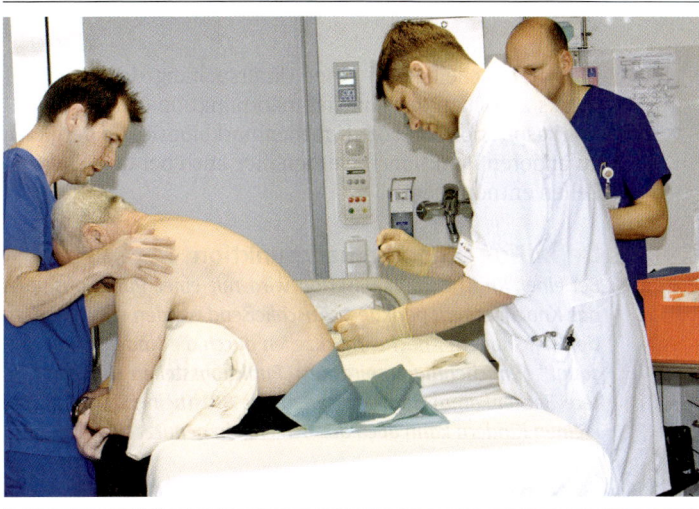

Abb. 26.5 Lagerung bei der Lumbalpunktion.

WISSEN TO GO

Pleurapunktion

Eine Pleurapunktion wird zu diagnostischen Zwecken (z. B. zur bakteriologischen oder zytologischen Untersuchung des Punktats), therapeutisch zur Verabreichung von Medikamenten (z. B. Zytostatika) oder zur Entlastung der Brustorgane bei Pneumothorax oder Pleuraerguss durchgeführt.
- **Vorbereitung:** 30 min vorher hustenstillendes Medikament
- **Lagerung und Durchführung:**
  - in sitzender Position mit den Armen auf dem Nachttisch oder liegend in Seitenlage mit über den Kopf gehobenem Arm
  - auf vegetative Reaktionen achten (Schwitzen, abfallender Blutdruck, steigender Puls)
- **Nachbereitung:**
  - zur Kontrolle Röntgenaufnahme
  - Verband auf Nachblutungen beobachten
  - Verbandwechsel mind. 1-mal täglich, bis Einstichstelle verheilt ist
  - auf Komplikationen achten: erschwerte/rasselnde Atmung, Fieber, Kreislaufschock, starke Schmerzen
  - ggf. auf Anweisung hustenstillendes Medikament

26.3.5 Lumbalpunktion

Definition **Lumbalpunktion**
Bei einer Lumbalpunktion wird der Duralsack, der das Rückenmark umgibt, im Bereich der Lendenwirbel punktiert, um Liquor zu entnehmen.

Dabei wird eine Hohlnadel in den Lumbalkanal zwischen den Dornfortsätzen des 2.–5. Lendenwirbels der Wirbelsäule eingeführt und Liquor cerebrospinalis entnommen. Die Untersuchung des Liquors hat eine wichtige Funktion bei der Diagnosestellung und Differenzialdiagnose von neurologischen Erkrankungen.

Indikationen • Dies sind z. B.:
- **diagnostische Lumbalpunktion:**
  - Verdacht auf entzündliche Erkrankungen des zentralen Nervensystems, z. B. Multiple Sklerose (S. 1239)
  - Verdacht auf Subarachnoidalblutung (Blutung unterhalb einer der Hirnhäute) (S. 1219)
  - Verdacht auf Vorliegen einer Blut-Liquor-Schrankenstörung
  - Verdacht auf Tumorerkrankung zum Nachweis von Tumorzellen
  - Liquordruckmessung
  - in seltenen Fällen Medikamentengabe (Chemotherapie)
- **therapeutische Lumbalpunktion:** Sie wird bei einer Spinalanästhesie zur Schmerzausschaltung und zur Druckentlastung bei einem Hydrozephalus („Wasserkopf") eingesetzt.

Material • Zusätzlich zum grundlegenden Material wird Folgendes vorbereitet:
- 2 sterile Tupfer, 2 sterile Kompressen, Laborröhrchen
- Punktionsnadeln in verschieden Größen, bei Sprotte-Nadel zusätzlich Führungskanüle 19 G
- evtl. Steigrohr zur Liquordruckmessung

Lagerung • Pflegende lagern den Patienten in einer sitzenden Position mit gebeugtem Oberkörper (Rundrücken, ▶ Abb. 26.5). Pflegende unterstützen ggf. seine Füße und lagern seine Arme auf einem Kissen. Erfolgt die Punktion im Liegen, wird der Patient liegend mit angezogenen Beinen und gebeugtem Nacken gelagert (Embryohaltung).

Durchführung • Eine Pflegefachkraft unterstützt den Patienten, die Rundrückenposition während der Lumbalpunktion durch den Arzt einzuhalten. Eine zweite Pflegekraft assistiert dem Arzt bei der Punktion und der Probeentnahme.

Nachbereitung • Nach der Punktion versorgen Pflegende die Punktionsstelle mit einem sterilen Wundschnellverband.
Pflegende achten v. a. auf Kopfschmerzen, Schwindel, Übelkeit und Erbrechen sowie Bewusstseinsstörungen und Lähmungserscheinungen. Um den postpunktionellen Kopfschmerz zu reduzieren, sorgen Pflegende dafür, dass der Patient ausreichend trinkt. Eine spezielle Lagerung oder prophylaktische Bettruhe sind laut Leitlinien für Diagnostik und Therapie in der Neurologie (Diener und Weimar 2012) unwirksam.

WISSEN TO GO

Lumbalpunktion

Bei einer Lumbalpunktion wird Liquor im Lendenwirbelbereich entnommen.
- **Vorbereitung:** Material vorbereiten
- **Lagerung:** sitzend mit Rundrücken, liegend mit angezogenen Beinen und gebeugtem Nacken (Embryohaltung)
- **Durchführung:** den Patienten unterstützen, Rundrückenposition zu halten
- **Nachbereitung:** auf Kopfschmerzen, Schwindel, Übelkeit und Erbrechen, Bewusstseinsstörungen und Lähmungserscheinungen und auf ausreichende Trinkmenge achten

26.3.6 Knochenmarkpunktion und -biopsie

Man unterscheidet bei einer Untersuchung des Knochenmarks zwischen der Knochenmarkpunktion (mit Knochenmarkaspiration) und der Knochenmarkbiopsie. Im Vergleich zu anderen Punktionen werden hier auch bei der Punktion Zellen entnommen.

Definition **Knochenmarkpunktion**
Bei einer Knochenmarkpunktion wird mit einer Punktionsnadel das Knochenmark punktiert. Anschließend werden durch Aspiration (Einsaugen) Knochenmarkzellen durch die Nadel „herausgesaugt" (Knochenmarkaspiration). Punktionsstellen sind der hintere Beckenkamm und sehr selten das Brustbein (Sternum). Bei kleinen Kindern kann auch das Schienbein genutzt werden.

Definition **Knochenmarkbiopsie**
Bei einer Knochenmarkbiopsie wird eine Jamshidi-Hohlnadel unter Drehbewegungen in den Knochen eingeführt und ein Zylinder aus dem Knochenmark herausgestanzt.

Definition **Jamshidi-Hohlnadel**
Dies ist eine Hohlnadel mit 2-teiligem T-Griff. Die Nadel hat eine sich verjüngende Spitze, in der ein Mandrin steckt. Der obere Teil des Griffs kann zusammen mit dem Mandrin entfernt werden (▶ Abb. 26.6). Dadurch liegt der Hohlraum der Nadel frei und es kann z. B. eine Spritze aufgesetzt werden.

Indikationen • Knochenmark wird zu diagnostischen Zwecken gewonnen, z. B. um die Diagnose von Erkrankungen des Blut- und Immunsystems zu sichern oder den Verlauf zu protokollieren. Sie kann aber auch therapeutischen Zwecken dienen, z. B. zur Stammzelltherapie. Dies wird allerdings nur noch sehr selten durchgeführt. Bei der Spende ist es heutzutage üblich, dass die Stammzellen aus dem Blut des Spenders gewonnen werden.

Vorbereitung • Der zuständige Arzt klärt den Patienten frühzeitig über die Untersuchung auf. Eine Knochenmarkpunktion wird prinzipiell in lokaler Anästhesie durchgeführt. Trotz der Betäubung ist die Aspiration bzw. die Stanzentnahme aber für einen kurzen Moment sehr schmerzhaft. Daher entscheiden sich manche Patienten gemeinsam mit dem Arzt für eine zusätzliche Sedierung. Zur Vorbereitung gehört neben den grundlegenden Vorbereitungen und Materialien:
- Falls der Patient eine Sedierung erhalten soll, muss für einen venösen Zugang gesorgt werden.
- Die Vitalparameter und die Körpertemperatur werden bestimmt und dokumentiert, um Ausgangswerte für die Nachbereitung zu haben.
- Das notwendige Material wird herausgelegt
  – Punktionskanüle (Jamshidi-Hohlnadel)
  – Sandsack
  – ggf. EDTA-Monovetten

Lagerung des Patienten • Der Patient liegt auf einer Untersuchungsliege in Seitenlage mit angezogenen Beinen. Bei Punktion des Sternums erfolgt die Lagerung auf dem Rücken.

Umgang mit Angst • Eine Knochenmarkpunktion erfolgt oft zum ersten Mal bei einem Patienten, wenn der Verdacht auf eine Tumorerkrankung besteht. Die Angst vor einer bösartigen Krankheit kann ihn und seine Angehörigen enorm belasten. Es kann hilfreich sein, durch klare Beschreibungen zu einem optimistischen Denken beizutragen, z. B. über die Untersuchung zu sagen, dass sie nur wenige Minuten dauert und dass sie ihm dabei helfen soll, Klarheit zu bekommen bzw. wieder gesund zu werden. In vielen Kliniken bietet besonders geschultes Personal die Möglichkeit einer psychologischen Begleitung. Pflegende können einen Arzt darauf ansprechen, wenn sie glauben, ein Patient könnte davon profitieren.

Durchführung • Die Punktionsstelle wird durch mehrfache „Sprüh-Wisch-Desinfektion" (Hygieneplan beachten) desinfiziert und mit einem sterilen Lochtuch abgedeckt. Unter sterilen Bedingungen führt der Arzt zunächst die Lokalanästhesie durch, wobei er die sehr schmerzempfindliche Knochenhaut (Periost) besonders sorgfältig betäubt. Die Punktion erfolgt mithilfe der Jamshidi-Hohlnadel (▶ Abb. 26.6 1). Bei einer Biopsie wird die Gewebeprobe (etwa streichholzdick und 1 – 2 cm lang) in eine spezielle Fixierlösung eingelegt und zur Untersuchung ins Labor geschickt. Bei einer Knochenmarkaspiration wird eine mit Natriumcitrat oder EDTA vorbereitete Spritze auf die Punktionsnadel aufgesetzt und eine kleine Menge Knochenmark aspiriert (▶ Abb. 26.6 2).

Nachbereitung • Nach der Punktion wird die Punktionsstelle für ca. 4 Minuten mit sterilen Kompressen komprimiert und danach ein steriler Wundverband aufgebracht. Zur Vermeidung von Nachblutungen wird ein Beckendruckverband angelegt und ggf. ein Sandsack auf die Punktionsstelle aufgelegt (▶ Abb. 26.6 3).

Nachbereitung • Der Patient sollte für etwa 1 Stunde Bettruhe halten. In dieser Zeit sollten seine Vitalwerte mit einem Monitor überwacht werden. Die pflegerische Nachbereitung umfasst weitere folgende Punkte:
- Der Patient wird nach Schmerzen gefragt, ggf. erhält er auf Arztanordnung ein Analgetikum.
- Der Patient sollte einige Stunden (die genaue Dauer ordnet der Arzt an) auf dem Rücken liegen, um die Punktionsstelle zu komprimieren und dadurch die Gefahr einer Nachblutung zu reduzieren.
- Danach kann der Druckverband auf Arztanordnung durch einen leichteren Verband ersetzt werden, sofern es nicht aus der Einstichstelle blutet.

Komplikationen • Zu den häufigsten Komplikationen bei Knochenmarkbiopsien zählen: Nachblutungen, Hämatome, Infektionen.

WISSEN TO GO

Knochenmarkpunktion/-biopsie

Bei der Knochenmarkpunktion werden einzelne Zellen aus dem Knochenmark herausgesogen (Knochenmarkaspiration), bei der Knochenmarkbiopsie wird Gewebe herausgestanzt.
- **Vorbereitung:** Material vorbereiten, Vitalparameter und Temperatur bestimmen
- **Lagerung:** in Seitenlage mit angezogenen Beinen (Beckenkamm)
- **Durchführung:** Patienten informieren und beruhigen
- **Nachbereitung:** Punktionsstelle für ca. 4 min mit sterilen Kompressen komprimieren, sterilen Wundverband aufbringen; Beckendruckverband anlegen; ggf. einen Sandsack auf die Punktionsstelle auflegen; mind. 1 Stunde Bettruhe in Rückenlage

Abb. 26.6 Knochenmarkpunktion.

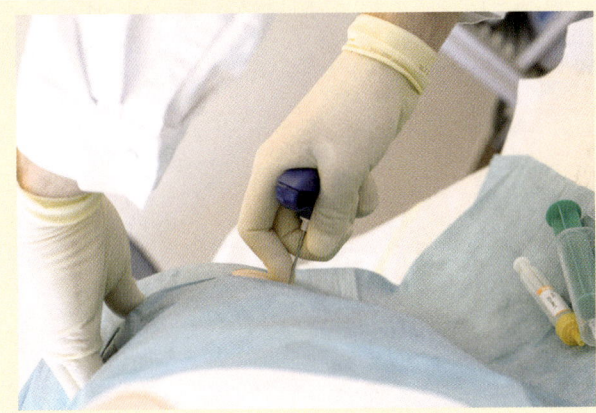

1 Das Knochenmark wird mit einer Jamshidi-Hohlnadel punktiert.

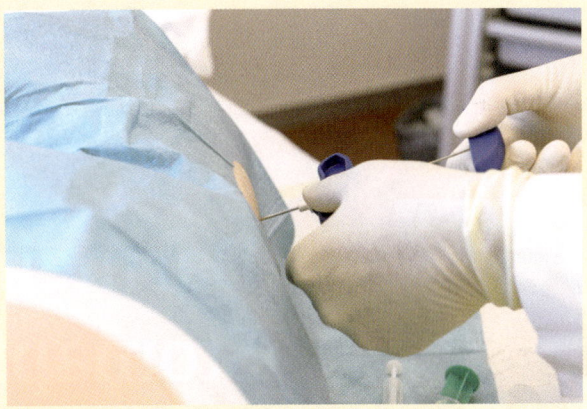

2 Der Mandrin wird herausgezogen.

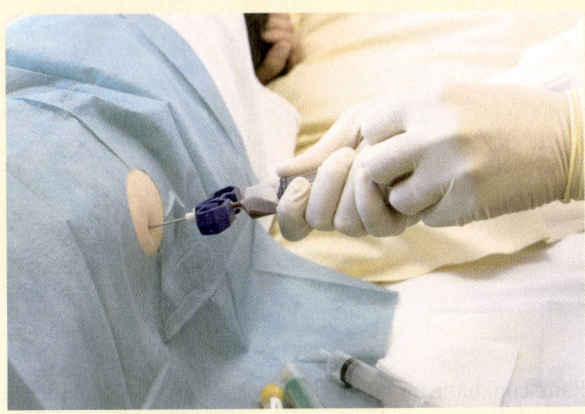

3 Für eine Knochenmarkaspiration wird eine Spritze auf die Jamshidi-Hohlnadel aufgesetzt und Knochenmark aspiriert.

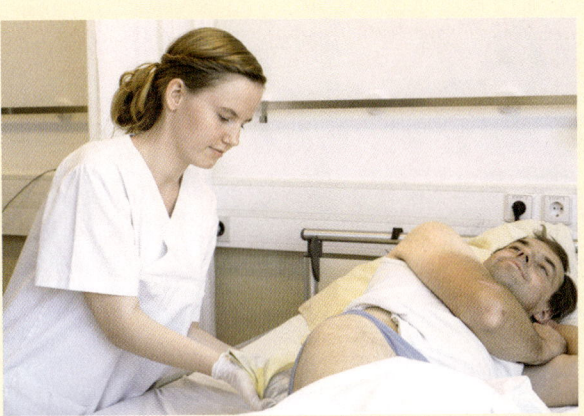

4 Die Pflegende legt direkt nach der Punktion einen sterilen Druckverband und ggf. einen Sandsack an und kontrolliert im weiteren Verlauf die Punktionsstelle auf Nachblutungen.

26.4 Biopsien

Biopsien werden eingesetzt, um eine Diagnose abzusichern. Es gibt verschiedene Formen von Biopsien. Die Wahl hängt ab vom zu untersuchenden Organ, der Gewebeart und der Größe des zu untersuchenden Bereichs. Die Biopsien der verschiedenen Organe sind in den Kapiteln zur Pflege bei speziellen Erkrankungen aufgeführt (▶ Tab. 26.3)

Tab. 26.3 Biopsiearten.

Biopsieform	Art der Entnahme	Anwendungsort
Stanzbiopsie, Feinnadelbiopsie	Gewebe wird mit einer dicken oder dünnen Nadel entnommen	z. B. Rückenmark (S. 526), Schilddrüse (S. 1071), transthorakale Lungenbiopsie (S. 949), Leberbiopsie (S. 1012), Nierenbiopsie (S. 1037)
Exzisionsbiopsie	Gewebe wird mit Skalpell entnommen	z. B. Verdacht auf Hauttumor
endoskopische Biopsie	Gewebe wird über ein eingeführtes Endoskop mit einer kleinen Zange herausgeschnitten	z. B. Magen-Darm-Trakt oder Blase

27 Darmeinläufe und Stomapflege

27.1 Darmeinläufe

27.1.1 Grundlagen

Definition **Darmeinlauf**
Bei einem Darmeinlauf (Klistier, Klysma, griech.: Einlauf) wird Flüssigkeit mittels eines Darmrohrs (Kunststoffschlauch/Irrigatorsystem) über den After in tiefere Darmabschnitte eingebracht. Ein Darmeinlauf regt aufgrund der mechanischen und evtl. thermischen und chemischen Reizung der Darmwand und der peripheren Darmnerven (rektale Wandnerven) die Defäkation (Stuhlausscheidung) an und dient der Darmentleerung und Darmreinigung.

Einläufe zählen zu den ältesten bekannten Therapieformen in der Medizin. Beschreibungen, Bilder und Kunstwerke über Klistiere findet man schon in der Antike und im alten Ägypten. Damals glaubten die Menschen daran, dass ein sauberer Darm zur Gesundheit des Menschen beiträgt. Auch wenn Darmeinläufe in der modernen Therapie und Pflege nicht mehr die frühere Bedeutung haben, sind sie doch ein wichtiges Element in der Versorgung von Patienten mit Obstipation bzw. zur OP-Vorbereitung geblieben.

Zum Einbringen der Flüssigkeit verwendet man ein Irrigatorsystem (Flüssigkeitsbehälter mit Ablaufschlauch) und ein Darmrohr. So kann die Flüssigkeit mithilfe der Schwerkraft kontrolliert in den Darm eingebracht werden. Je größer der Höhenunterschied zwischen Flüssigkeitsbehältnis und Darm ist, umso schneller fließt die Flüssigkeit ein. Früher verwendete man dazu Flaschenkürbisse, Tierblasen, Kautschukbälle und Rohre aus Holz, Horn oder Metall. Heute sind die meisten Irrigatorsysteme industriell vorgefertigt und bestehen aus einem Einlaufbeutel (evtl. bereits mit Darmspüllösung), einem flexiblen Überlaufsystem und aus einem flexiblen Darmrohr aus Kunststoff.

Als Spüllösungen dienen körperwarme Flüssigkeiten, die nicht zwangsläufig steril sein müssen. Das heißt, für einen Einlauf kann warmes Wasser verwendet werden. Meistens werden zur Steigerung der Effektivität der Spülflüssigkeit aber noch Arzneimittel zugefügt. So gibt es Einläufe mit osmotisch wirksamen Substanzen, die als Laxanzien (Abführmittel) wirken, oder mit Substanzen, die den Stuhl geschmeidiger und gleitfähiger machen (Glyzerin). Aber auch andere Arzneimittel können der Spülflüssigkeit zugefügt sein. In industriell gefertigten Klistieren ist die Zusammensetzung definiert und auf der Verpackung vermerkt.

27.1.2 Indikationen und Kontraindikationen

Indikationen • Es gibt unterschiedliche Indikationen für Darmeinläufe:
- Anregung der Defäkation bei Obstipation
- kontrollierte Darmentleerung bei Querschnittlähmung
- Darmreinigung vor Rektoskopie/Koloskopie, um eine optimale Betrachtung der Darmwände zu ermöglichen
- Darmentleerung vor OPs und Geburten, um unkontrollierte Stuhlabgänge zu vermeiden
- als diagnostische Maßnahme zur röntgenologischen Darstellung der unteren Darmabschnitte mittels Kontrastmittel = Kontrastmitteleinlauf
- zur Applikation von Arzneimitteln (Laxanzien, Ionentauscher, Aktivkohle)

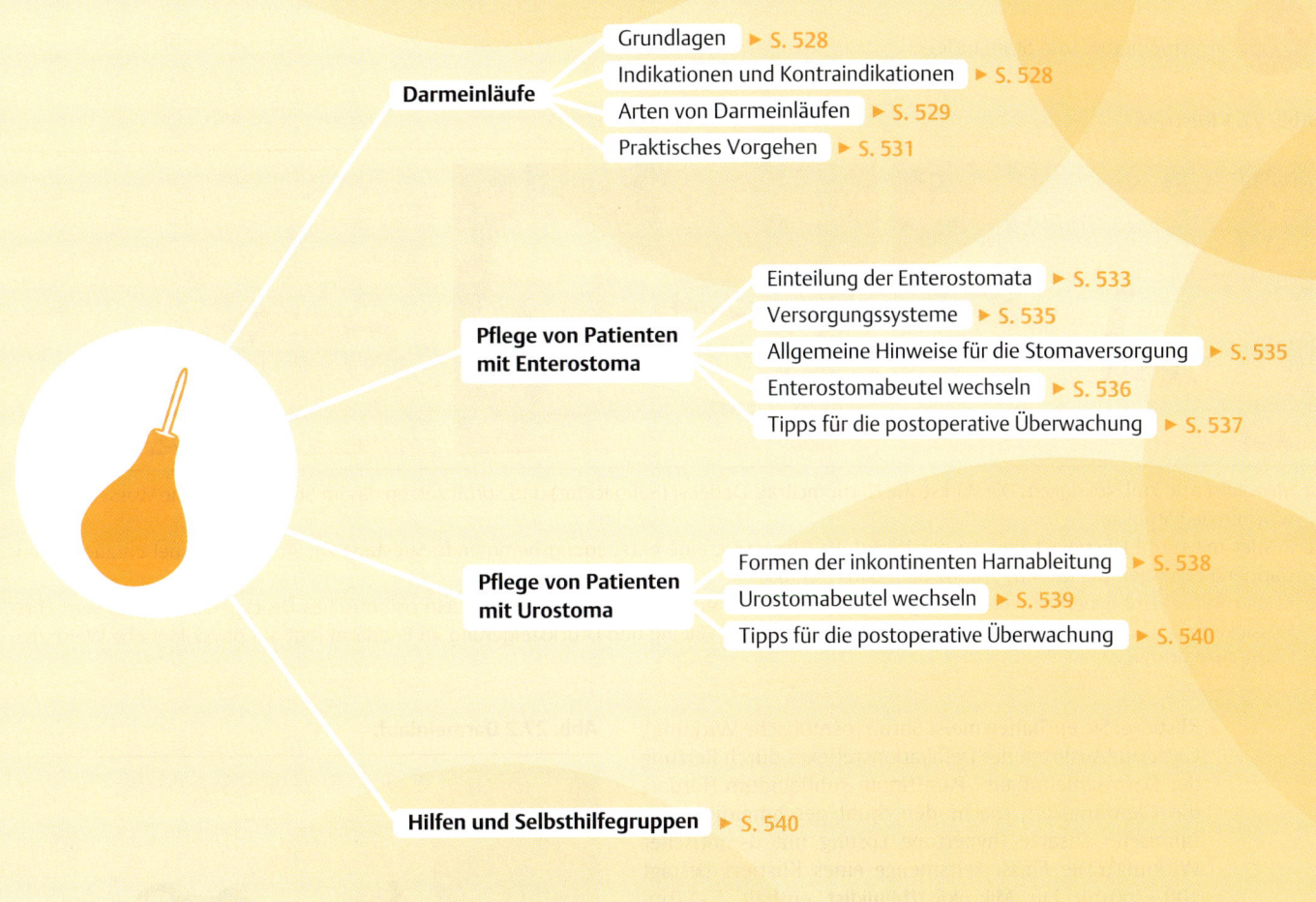

- Verlängerung des Kontinenzintervalls bei Kolostomapatienten

Kontraindikationen • Hierzu gehören:
- Zustand nach Darmoperationen (Gefahr der Nahtinsuffizienz aufgrund erhöhten Druckes innerhalb des Darmes)
- Blutungen im Magen-Darm-Trakt (Verstärkung der Blutung)
- mechanischer Darmverschluss (Ileus; Gefahr der Darmruptur aufgrund des hohen Druckes)
- frühe Schwangerschaft und drohende Frühgeburt (Gefahr des Aborts)
- Verdacht auf ein akutes Geschehen im Bauchraum (Komplikationsvermeidung)
- schwere Herzerkrankung (Belastung des Herzens)
- Niereninsuffizienz (Belastung der Nieren)

27.1.3 Arten von Darmeinläufen

Es gibt verschiedene Einteilungsmöglichkeiten/Klassifikationen von Darmeinläufen. Darmeinläufe lassen sich nach der applizierten Flüssigkeitsmenge, nach Funktion/Prinzip und nach Indikation unterteilen.

! Merken Invasiver Eingriff
Egal, welches Einteilungsprinzip verwendet wird, Einläufe sind invasive Eingriffe und müssen immer von einem Arzt angeordnet werden.

Applizierte Flüssigkeitsmenge • Hier werden unterschieden:
- **Mikroklist/Miniklist:** kleinste Flüssigkeitsmenge (5–20 ml)
- **Klistier:** kleine Einläufe mit einer geringen Menge an Flüssigkeit (bis 200 ml)
- **Einlauf:** Flüssigkeitszufuhr von 200–1500 ml (i.d.R. ca. 500 ml)

Indikation/Funktion • Hier werden unterschieden:
- **Reinigungseinläufe:** zur Reinigung des Enddarms
- **Darmspülungen:** zur besonders gründlichen Reinigung des Darmes vor Operationen mit einer großen Flüssigkeitsmenge:
  – retrograde Darmspülung: Spülflüssigkeit wird über ein Darmrohr appliziert
  – orthograde Darmspülung: Spülflüssigkeit (bis zu 5 l) wird oral oder über eine Magensonde zugeführt. Sie ist heute i.d.R. das Standardvorgehen zur Vorbereitung des Darms auf Untersuchungen (z.B. Gastroskopie) oder große Operationen im Bauchraum. Durchführung siehe Kap. 41 „Perioperative Pflege" (S. 743).
- **Kontrastmitteleinläufe:** zur röntgendiagnostischen Darstellung des Darmes
- **Medikamenteneinläufe:** Einbringen von Medikamenten, z.B. Resonium A bei einer Hyperkaliämie (der Einlauf entzieht über den Darm Kalium)
- **Einläufe oder Klistiere in Enterostomata** (Stomairrigation)

Prinzip • Hier werden unterschieden:
- **hoher Einlauf:** Flüssigkeitszufuhr in tiefere Darmabschnitte zur Reinigung des kompletten Dickdarms
- **Hebe-Senk-Einläufe:** zur intensiven Anregung der Peristaltik und zur Unterstützung des Abgangs von Darmgasen

Spüllösungen

Bei einem Darmeinlauf werden immer Flüssigkeiten in den Organismus appliziert. Die Zusammensetzung dieser Flüssigkeit kann dabei variieren:

27 Darmeinläufe und Stomapflege

Abb. 27.1 Klistiere.

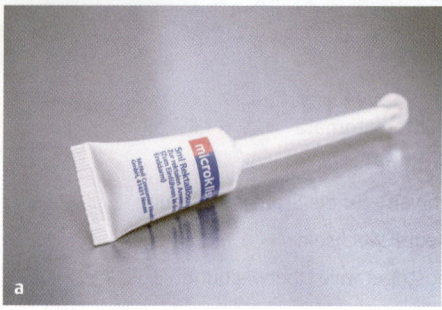
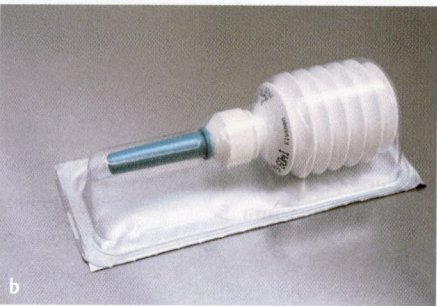
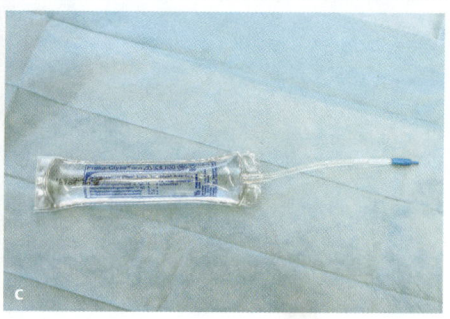

a Mikroklist mit 5 ml Flüssigkeit. Die Wirkstoffe Natriumcitrat, Dedecyl (Sulfoacetat) und Sorbit setzen das im Stuhl gebundene Wasser frei und weichen den Stuhl auf.
b Klistier mit 60 ml Flüssigkeit und 4 g des Wirkstoffs Mesalazin, eine entzündungshemmende Substanz zur Anwendung bei entzündlichen Darmerkrankungen wie Morbus Crohn oder Colitis ulcerosa.
c Klistier mit 120 ml hypertonischer Lösung. Zwischen Darmflüssigkeit und Plasma entsteht ein osmotisches Druckgefälle, sodass vermehrt Flüssigkeit in das Darmlumen einströmt. Die dadurch bedingte Füllung und Drucksteigerung im Enddarm regt auf physiologische Weise die Darmperistaltik an.

- **Klistiere:** Sie enthalten meist Sorbit (osmotische Wirkung), Glyzerin (Auslösen des Defäkationsreflexes durch Reizung der Darmschleimhaut), Paraffinum subliquidum (fördert die Gleitfähigkeit, macht den Stuhl geschmeidig) oder salinische Zusätze (hypertone Lösung mit osmotischer Wirkung). Die Flüssigkeitsmenge eines Klistiers beträgt 100–200 ml. Ein **Mikroklist/Miniklist** enthält 5–20 ml Flüssigkeit (▶ Abb. 27.1).
- **Einläufe:** Sie werden meist mit Leitungswasser und Glyzerin hergestellt (ca. 20 ml Glyzerin auf 1000 ml Wasser). Nach ärztlicher Anordnung werden häufig entsprechende Zusätze dazugegeben, z.B. Laxanzien, Kontrastmittel, Ionenaustauschpäparate. Auch die Temperatur der Spülflüssigkeit selbst kann eine Wirkung auf den Darm haben. Je geringer die Temperatur der Spülflüssigkeit ist, umso stärker ist die Darmreizung.

ACHTUNG
Ist die Temperatur zu gering, kann es beim Patienten zu massiven Darmkrämpfen und Schmerzen führen. Empfohlen wird eine Temperatur um 37 °C.

Darmrohre

Darmrohre gibt es in verschiedenen Größen und aus verschiedenen Materialien. Manche Darmrohre sind mit einer **Blockung** versehen, d.h., dass sich am Ende des Katheters ein Ballon befindet, der mit Luft gefüllt werden kann und das Darmrohr im Darm fixiert (▶ Abb. 27.2).

Oft werden Miniklistiere und Klistiere industriell vorgefertigt und als komplettes zusammenhängendes System mit Spüllösung und Darmrohr angeboten.

ACHTUNG
Vor dem Einführen dieser vorgefertigten Applikatoren sollten Pflegende immer kontrollieren, ob die Spitze des Rohres keine scharfen Kanten oder Widerhaken aufweist.

Je nach Art des Einlaufs werden verschiedene Größen von Darmrohren verwendet:
- **Reinigungseinlauf:** 10–14 Ch. (Charrière)
- **hoher Einlauf:** 8–10 Ch. (kleinerer Durchmesser, weil das Darmrohr tiefer in den Darm eingeführt wird)

Abb. 27.2 Darmeinlauf.

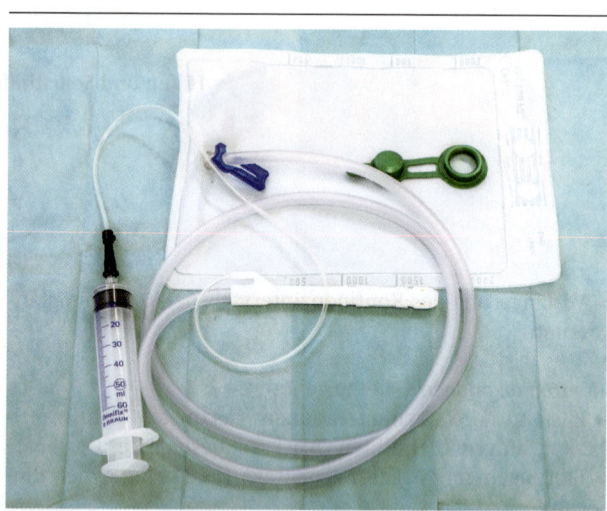

Ablaufbeutel, Schlauch mit Schlauchklemme und Darmrohr mit Blockung. Über die Spritze wird der Ballon mit der vom Hersteller angegebenen Menge Luft befüllt und verschließt das Darmlumen.

- **Hebe-Senk-Einlauf:** 14–16 Ch. (größerer Durchmesser, damit die Darmgase gut entweichen können)

Flüssigkeitsmenge von Einläufen

Die Menge an Flüssigkeit variiert je nach Einlauf:
- **Reinigungseinlauf:** 500–1000 ml
- **hoher Einlauf:** 1500–2000 ml
- **Hebe-Senk-Einlauf:** 1500–2000 ml
- **Medikamenteneinlauf:** ca. 250 ml

! Merken Menge reduzieren
Die Menge richtet sich vor allem bei einem hohen Einlauf und einem Hebe-Senk-Einlauf nach dem Patienten: Wenn er so viel Flüssigkeit nicht im Darm halten kann, sollten Pflegende die Menge reduzieren.

Kinder • Für Kinder wird bei allen Einläufen als Flüssigkeit NaCl 0,9 % verwendet. Richtwerte für die Flüssigkeitsmenge eines Reinigungseinlaufs sind:

Darmeinläufe

- Säuglinge: 30–50 ml
- Kleinkinder: 100–300 ml
- Schulkinder: 300–500 ml

Für einen hohen Einlauf oder einen Hebe-Senk-Einlauf wird die doppelte Flüssigkeitsmenge verwendet.

WISSEN TO GO

Einläufe und Klistiere – Grundlagen

Art und Zusammensetzung von Einläufen und Klistieren richten sich danach, was diese bezwecken sollen. **Indikationen** sind:
- Anregung der Defäkation bei Obstipation
- kontrollierte Darmentleerung bei Querschnittlähmung
- Darmreinigung vor Rektoskopie/Koloskopie
- Darmentleerung vor OPs und Geburt
- als diagnostische Maßnahme = Kontrastmitteleinlauf
- zur Applikation von Arzneimitteln
- Verlängerung des Kontinenzintervalls bei Kolostomapatienten

Klistiere enthalten meist Sorbit, Glyzerin oder salinische Zusätze. Einläufe enthalten meist Leitungswasser und Glyzerin (ca. 20 ml Glyzerin auf 1000 ml Wasser), ggf. weiter Zusätze. Die Menge der applizierten Flüssigkeit richtet sich nach Alter des Patienten und nach Art des Einlaufs. Kann der Patient die eingefüllte Flüssigkeit nicht halten, eignen sich Darmrohre mit einer Blockung an der Spitze.

27.1.4 Praktisches Vorgehen

Vorbereitung

Das Applizieren von Darmeinläufen gehört in das Aufgabengebiet einer Pflegekraft, bedarf aber immer einer ärztlichen Anordnung. Im Vorfeld sollte sichergestellt sein, dass die Pflegekraft über die entsprechende Handlungskompetenz verfügt.

Patientenvorbereitung • Darmeinläufe sind für die meisten Patienten eine sehr unangenehme Maßnahme, die stark in ihre Intimsphäre eingreift. Viele Patienten haben auch Angst vor Schmerzen und schämen sich schon vorher für mögliche unkontrollierte Stuhlabgänge. Deshalb ist es unbedingt erforderlich, dass Pflegende den Patienten ausführlich und sachlich über den geplanten Einlauf informieren. Pflegende sollten dem Patienten die Durchführung erklären und ihm die Ziele dieser Maßnahme noch einmal aufzeigen.

> **! Merken Intimsphäre**
> *Der gravierende Eingriff in die Intimsphäre des Patienten erfordert bei diesen Maßnahmen besondere Vorkehrungen, um den Patienten zu schützen. Die Pflegeperson sollte dem Patienten als Bezugsperson bekannt und nach Möglichkeit gleichgeschlechtlich sein. Die Maßnahme sollte außerhalb der Visiten-, Besuchs- und Essenszeiten geplant werden.*

Material

- Handschuhe
- Händedesinfektionsmittel
- Darmrohr (je nach Art des Einlaufs die entsprechende Größe)
- Schlauchklemme (wenn das System keine eigene Klemme hat)
- Beutel für oder mit der Einlaufflüssigkeit (Diese Systeme sind von Klinik zu Klinik unterschiedlich. Erkundigen Sie sich, was in Ihrer Klinik verwendet wird.)
- Einlaufflüssigkeit
- wasserundurchlässige Unterlage
- Reinigungstücher, Papiertücher
- Creme oder Gleitmittel (um das Darmrohr einzufetten)
- Infusionsständer (um den vorbereiteten Beutel mit Flüssigkeit anzuhängen)
- Bettschüssel (Steckbecken), evtl. Toilettenstuhl
- Bettwäsche, Handtuch, Waschlappen, Sichtschutz

Wenn der Patient einen geblockten Einlauf mit einem Ballonkatheter erhalten soll, wird zusätzlich eine Spritze benötigt (meist Blasenspritze – Volumen 50–100 ml), um den Ballon am Ende des Katheters aufzublasen.

Bei einer **retrograden Darmspülung** wird zusätzlich benötigt:
- Auffanggefäß
- Y-Verbindungsstück
- Schlauchstück zur Ableitung der Spülflüssigkeit in das Auffanggefäß

Durchführung

Intimsphäre • Pflegende sollte die Intimsphäre des Patienten so gut wie möglich schützen, z. B. Vorhänge zuziehen, Trennwände aufstellen. Besucher und wenn möglich die Mitpatienten sollten gebeten werden, das Zimmer zu verlassen. Es sollte sichergestellt werden, dass keine Dritten unerwünscht das Zimmer betreten, z. B., indem man ein Türschild anbringt.

> *Der Schutz der* **Intimsphäre** *ist bei dieser Maßnahme* **besonders** *wichtig.*

Lagerung • Der Patient sollte möglichst auf der **linken Seite liegen**. So wird die Schwerkraft optimal ausgenutzt und die Flüssigkeit fließt einfacher in das Kolon. Die wasserundurchlässige Unterlage wird unter die Hüfte des Patienten gelegt. Bettschüssel, Waschsachen und Reinigungstücher werden in greifbare Nähe platziert und im Anschluss Handschuhe angezogen.

Darmrohr vorbereiten/Anus inspizieren • Die Spitze des Darmrohrs wird mit der Creme bzw. dem Gleitmittel eingerieben, um das Einführen zu erleichtern und Irritationen am After zu vermeiden. Pflegende sollten dem Patienten jeden Schritt zuvor erklären. Das beruhigt und schafft Vertrauen. Das Darmrohr wird mit dem Einlaufbeutel verbunden und das Rohr mit der Flüssigkeit gespült. Eine Gesäßhälfte wird angehoben und der Anus auf sichtbare Hämorrhoiden kontrolliert (Erweiterungen der analen Blutgefäße, die als lappige Hautfalten oder als weiche Knoten erscheinen können). Bei sichtbar ausgeprägten Hämorrhoiden, die beim Einführen des Darmrohrs bluten könnten oder das Einführen verhindern, sollten Pflegende den Arzt informieren. Der Schließmuskel wird mit dem Darmrohr berührt, woraufhin er sich zunächst kontrahiert und danach erschlafft, sodass das Darmrohr vorsichtig eingeführt werden kann.

Darmrohr einführen • Pflegende sollten dem Patienten erklären, dass er seinen rektalen Schließmuskel (Sphinkter) entspannen kann, indem er mit geöffnetem Mund atmet. Während der Patient langsam durch den Mund atmet, wird das Darmrohr etwa 5–10 cm weit eingeführt. Lässt sich das Darmrohr nicht vorschieben, kann man beim Einschieben ein wenig Flüssigkeit einlaufen lassen – dafür wird die Klemme am unteren Ende des Einlaufbeutels geöffnet. Indem das Darmrohr ein wenig gedreht wird, kann das Einführen für den Patienten erleichtert werden. Lässt sich das Darmrohr ohne Schmerzen vorschieben, kann es 10–20 cm eingeführt werden.

! **Merken** Vorgang abbrechen
Führen Sie das Darmrohr nie mit Gewalt ein. Lässt es sich nicht einschieben, brechen Sie den Vorgang sofort ab und informieren Sie den Arzt. Gleiches gilt bei starken Schmerzen, Blutungen oder Krämpfen. Sie können Zeichen für eine Verengung oder (von außen nicht sichtbare) Hämorrhoiden im Darm sein.

Flüssigkeit applizieren • Nachdem das Darmrohr eingeführt wurde, wird die Klemme am Einlaufbeutel geöffnet. Der Beutel wird vom Infusionsständer genommen und ein wenig über Betthöhe gehalten (oder der Infusionsständer wird auf eine niedrige Höhe eingestellt), um die Flüssigkeit einlaufen zu lassen.

ACHTUNG
Der Flüssigkeitsbeutel darf nicht zu hoch hängen. Denn je höher der Beutel, desto höher ist auch der Druck, mit dem die Flüssigkeit einläuft. Ist der Druck zu hoch, kann er Bakterien vom Kolon in den Dünndarm drücken oder Rupturen im Kolon verursachen.

Läuft Flüssigkeit neben dem Darmrohr heraus, sollte der Beutel unter Betthöhe gehalten werden, sodass die Flüssigkeit zurück in den Beutel laufen kann.
- **Hebe-Senk-Einlauf:** Pflegende heben den Flüssigkeitsbeutel auf und ab – dies trägt zum Erfolg des Einlaufs bei, denn es reizt den Darm zusätzlich.
- **Reinigungseinlauf:** Die Flüssigkeit wird einmalig in den Darm gespült und das Darmrohr danach entfernt.
- **Retrograde Darmspülung:** Das Darmrohr wird mit einem Y-Ansatz versehen. An den einen Ansatz wird der Spülbeutel konnektiert, an den anderen ein Abflussschlauch, der in das Auffanggefäß geleitet wird (▶ Abb. 27.3). Im Wechsel läuft Flüssigkeit in den Darm ein und aus dem Abflussschlauch ab. Zum Einlaufen wird der Abflussschlauch abgeklemmt, etwa 400 ml Flüssigkeit laufen in den Darm ein, dann werden der Flüssigkeitsschenkel abgeklemmt und der Abfluss geöffnet. Beendet wird der Vorgang, wenn die Flüssigkeit klar abläuft.

Wenn keine Flüssigkeit mehr einläuft, kann die **Darmrohrspitze mit Stuhl verstopft** sein. Durch leichte Drehungen des Darmrohrs können diese Verstopfungen meist gelöst werden. Gelingt das nicht, sollten die Klemme am Einlaufbeutel geschlossen und das Darmrohr herausgezogen werden. Die Spitze wird durchgespült, das Darmrohr nochmals eingeführt, die Klemme geöffnet und die restliche Flüssigkeit einlaufen gelassen.

ACHTUNG
Entleeren Sie den Einlaufbeutel nicht vollständig in den Darm (Schlauchsystem soll mit Spülflüssigkeit gefüllt bleiben). Das verhindert, dass Luft in das Kolon kommt, die zu Blähungen führen und dem Patienten Schmerzen bereiten kann. Beobachten Sie ständig die Kreislaufsituation und achten Sie darauf, ob der

Abb. 27.3 Retrograde Darmspülung.

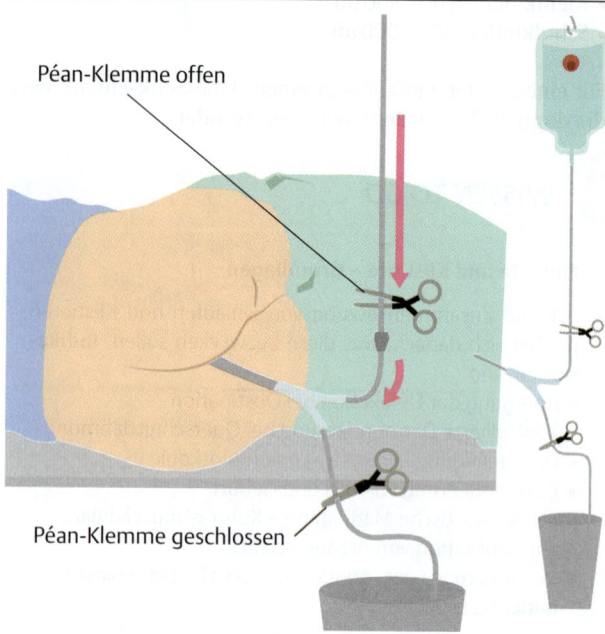

Für eine retrograde Darmspülung wird das Darmrohr mit einem Y-Ansatz versehen und im Wechsel Flüssigkeit in den Darm eingelassen (die obere Klemme ist offen, die untere geschlossen) und über den Abflussschlauch abgelassen (die obere Klemme wird geschlossen und die untere geöffnet), bis die Flüssigkeit klar ist.

Patient Schmerzen oder starkes Druckgefühl äußert. Bei Bedarf verlangsamen Sie das Vorgehen, notfalls müssen Sie abbrechen und den Arzt informieren.

Flüssigkeit halten • Ist bis auf das gefüllte Schlauchsystem die gesamte Flüssigkeit eingelaufen, wird der Einlaufbeutel abgeklemmt und das Darmrohr entfernt. Hierzu wird ein Papiertuch um das Darmrohr gelegt, um auslaufende Spülflüssigkeit auffangen zu können. Ein geblocktes Darmrohr bleibt liegen.

Das Abdomen des Patienten wird von der Pflegekraft oder vom Patienten selbst massiert. Das entspannt die abdominalen Muskeln und hilft, die Flüssigkeit zu halten. Wenn möglich sollte die vorbereitete Flüssigkeit 10 Minuten im Darm bleiben. Der wache Patient kann sagen, ob er das Gefühl hat, die Flüssigkeit halten zu können. Bei nicht wachen Patienten belassen Pflegende das geblockte Darmrohr für höchstens 10 Minuten.

Kann ein Patient die Flüssigkeit nicht halten, lassen Pflegende Schritt für Schritt die Flüssigkeit in den Einlaufbeutel zurücklaufen. Dafür halten sie das System unter Betthöhe. Währenddessen fragen sie den Patienten, wie sich der Druck im Darm anfühlt und ob er jetzt das Gefühl hat, die Flüssigkeit halten zu können. Sie informieren den Patienten darüber, wie wichtig die Maßnahme ist: Je mehr Flüssigkeit im Darm verbleibt, desto besser ist das Abführen oder der Erfolg der Untersuchung, die einen sauberen Darm voraussetzt.

Einlauf beenden • Bei einem geblockten Darmrohr wird zuerst die Luft mit einer Spritze aus dem Ballon entfernt und das Darmrohr mit einem Papiertuch entfernt. Pflegende erklären dem Patienten, dass er die eingeführte Flüssigkeit noch solange wie möglich halten sollte. Abhängig vom Zustand des Patienten werden ihm die Bettschüssel (Steckbecken) oder ein Toilettenstuhl zur Verfügung gestellt oder er wird zur Toilette begleitet. Wenn möglich sollte der Patient zur Toilette gehen, um durch die Bewegung die Darmbewegung anzuregen.

Nachsorge • Pflegende sollten dem Patienten erklären, dass es auch später immer wieder zu Darmentleerungen oder Windabgängen kommen kann, und ihm das Rufsystem in Reichweite legen. Sie sollten den Patienten weiterhin darüber informieren, dass er nicht alleine zur Toilette gehen sollte, wenn er sich schwach fühlt. Es besteht eine erhöhte Sturzgefahr.

Pflegende sollten den Analbereich des Patienten reinigen oder ihm eine Waschung am Bett oder im Bad ermöglichen. Wenn nötig, wird die Bettwäsche gewechselt und evtl. noch eine saubere, wasserundurchlässige Unterlage untergelegt. Alle Gebrauchsartikel werden entsorgt, die Abstellflächen und Hände desinfiziert und das Fenster für einen Luftaustausch kurz geöffnet. Falls angeordnet, werden Stuhlproben genommen, beschriftet und weitergeleitet. Datum, Uhrzeit, Art des Einlaufs, Komplikationen und Toleranz des Patienten während des Einlaufs, Farbe, Menge, Auffälligkeiten der abgesetzten Flüssigkeit werden dokumentiert.

> **WISSEN TO GO**
>
> **Darmeinlauf durchführen**
>
> - Einlauf wird vom Arzt angeordnet.
> - Spülflüssigkeit sollte etwa Körpertemperatur haben.
> - Materialien darauf kontrollieren, ob sie tauglich sind und keine Kanten (oder andere Quellen für Verletzungen) haben.
> - Intimsphäre des Patienten beachten. Vorgang erklären.
> - Der Patient sollte auf der linken Seite liegen. Er entspannt seinen rektalen Schließmuskel (Sphinkter), indem er durch den geöffneten Mund atmet.
> - Sphinkter kurz mit dem Darmrohr berühren, danach einführen.
> - Spülbeutel nicht zu hoch hängen: Je höher der Spülbeutel hängt, desto größer ist der Druck, mit dem die Flüssigkeit einläuft.
> - In dem Spülsystem sollte sich bis zum Ende Flüssigkeit befinden (Luft fördert Blähungen).
> - Durch eine Massage der abdominellen Muskulatur kann die Flüssigkeit länger gehalten werden.
> - Bei Beenden des Einlaufs wird bei geblockten Darmrohren zuerst die Luft abgelassen.
> - Steckbecken oder Toilettenstuhl werden bereitgestellt oder der Patient zur Toilette begleitet.
> - Auch lange nach einem Einlauf können noch Blähungen abgehen.

Vorgehen bei Klistieren

Klistiere werden oft als erste Abführmaßnahme verwendet. Sie sind für die Patienten im Allgemeinen nicht so belastend wie große Einläufe. Klistiere sind industriell vorgefertigt und somit gebrauchsfertig. Sie können sowohl mit oder ohne ein zusätzliches Darmrohr verwendet werden.

Zum Einführen wird das Klistier mit Gleitgel bestrichen, vorsichtig eingeführt, durch Zusammenpressen und Aufrollen der Verpackung vollständig in das Rektum entleert und danach vorsichtig herausgezogen. Die Wirkung tritt nach ca. 5–10 Minuten ein.

Miniklistiere enthalten 5 ml Flüssigkeit und werden ohne Darmrohr verabreicht, die Endung ist weich und verursacht keine Schmerzen.

27.2 Pflege von Patienten mit Enterostoma

Definition Stoma/Enterostoma
Das griechische Wort Stoma bedeutet „Mund", „Öffnung". Generell ist ein Stoma eine künstliche, operative Öffnung eines Hohlorgans zur Körperoberfläche. Je nach Hohlorgan unterscheidet man:
- *Gastrostoma: künstlicher Magenausgang*
- *Enterostoma: künstlicher Darmausgang*
- *Urostoma: künstlicher Blasenausgang*
- *Tracheostoma: künstlicher Luftröhrenausgang*

Enterostomata sind künstliche Dick- und Dünndarmausgänge. Enterostomata am Dünndarm heißen Ileostoma, am Dickdarm Kolostoma. Ein Synonym für Enterostoma ist „Anus praeter" (AP).

Indikationen • Enterostomata werden aus verschiedenen Gründen angelegt:
1. **Deviationsstomata** (Deviation = Umleitung): Bei chronisch-entzündlichen Darmerkrankungen wie Morbus Crohn und Colitis ulcerosa (S. 996) kann es erforderlich sein, bestimmte Darmabschnitte von der Stuhlpassage auszuschließen. Das Enterostoma wird dabei vor den betroffenen Darmabschnitt gelegt.
2. **Protektive Stomata**: Ausschaltung bestimmter Darmabschnitte, um eine operativ angelegte Darmnaht (Anastomose) zu schützen oder um Fisteln (vor allem perianale Fisteln) und Abszesse von der Darmpassage auszuschließen.
3. **Operative Entfernung nachgeschalteter Darmabschnitte**: z. B. bei Tumorerkrankungen.

27.2.1 Einteilung der Enterostomata

Je nach zugrunde liegender Erkrankung werden Enterostomata kontinuierlich oder temporär angelegt:
- Bei der **temporären Anlage** wird der Darmabschnitt nach Abheilen der Erkrankung (z. B. Entzündung, Fistel) wieder an sein ursprüngliches Ende rückverlegt.
- **Kontinuierliche Enterostomata** können nicht rückverlegt werden.

Endständiges Enterostoma • Bei endständigen Stomaanlagen wird der Darmstrang komplett durchtrennt. Der orale Teil des Darmes (vom Mund kommend) wird nach außen abgeleitet und an der Bauchdecke vernäht. Der verbleibende distale (nach unten abführende) aborale Schenkel wird blind verschlossen und im Bauch belassen. Er kann evtl. in einer späteren Operation rückverlegt werden (Operation „nach Hartmann").

Doppelläufiges Enterostoma • Bei doppelläufigen Stomaanlagen wird der Darm nur zur Hälfte durchtrennt, es entstehen 2 Öffnungen, die beide an der Austrittsstelle vernäht werden. Sowohl der zuführende (orale) als auch der abführende (aborale) Schenkel bleiben erhalten. Um ein Abrutschen des Stomas in den Bauchraum zu vermeiden, ist diese Art des Stomas häufig mit einem Reiter versehen (ein flacher Kunststoffstab, den der Operateur unter die Darmschlinge schiebt). Er wird bei einem normalen Heilungsverlauf ca. 10 Tage nach ärztlicher Rücksprache entfernt. Deviations- oder protektive Stomata werden häufig doppelläufig angelegt und nach einigen Wochen rückverlegt.

Position des Stomas • Soll ein Patient ein Enterostoma erhalten, wird ein Stomatherapeut hinzugezogen. In Absprache mit dem Operateur wird die optimale Position des künstlichen Ausgangs angezeichnet – unter Beachtung z. B. von Bauchfalten, Kleidungsgewohnheiten und Körperbau des Patienten.

Ileostoma

Definition Ileostoma
Als Ileostoma bezeichnet man die Ausleitung aus dem Ileum (Dünndarm) im rechten Unterbauch. Die chirurgische Anlage wird Ileostomie genannt. In den häufigsten Fällen wird ein Ileostoma als protektives Stoma doppelläufig angelegt. Bei einem endständigen Ileostoma muss häufig das Kolon (Dickdarm) mitsamt dem Schließmuskelapparat vollständig entfernt werden. Eine Rückverlegung ist dann nicht möglich.

Ein Ileostoma sollte 1–2 cm prominent (über dem Hautniveau) liegen, denn ein Ileostoma fördert – durch die enthaltenen Verdauungsenzyme – aggressive Darmflüssigkeit, die nicht mit der Haut in Berührung kommen sollte.

Die Flüssigkeit ist direkt nach der Anlage noch nicht eingedickt, der Stuhl läuft kontinuierlich in großen Mengen ab (1000–3000 ml/Tag). Nach Anlage eines Ileostomas sollte spätestens am 2. Tag die Ausscheidung einsetzen. Sie fördert anfangs ca. 1 l – 1 2 l Flüssigkeit. Daher ist sinnvoll, das System so zu gestalten, dass es mit einem großen Ablaufbeutel verbunden ist (z. B. ein Ablaufbeutel, an den ein Magensondenbeutel angeschlossen wird oder ein Nachtdrainagebeutel).

Erst wenn die Ausscheidung breiig wird (nach etwa 8–10 Wochen) und die Menge geringer wird (400–600 ml/Tag), kann der Patient zu einem Ausstreifbeutel wechseln.

ACHTUNG
Bei Patienten mit einer Ileostomie muss postoperativ die Flüssigkeitszufuhr überwacht und an die große Ausscheidungsmenge angepasst werden. Sonst besteht die Gefahr einer Dehydratation (S. 1060) mit allen Komplikationen. Durch den großen Flüssigkeitsverlust ist es außerdem wichtig, den Elektrolythaushalt genau zu beobachten.

...sektion (Entfernung) des terminalen Ileums muss ...dem auf eine ausreichende Versorgung mit Vitamin B_{12} geachtet werden, ggf. muss es medikamentös zugeführt werden (das terminale Ileum ist der Ort der Vitamin-B_{12}-Resorption).

Kolostoma

Definition Kolostoma
Als Kolostoma bezeichnet man die Ausleitung des Kolons (Dickdarm) im linken Unterbauch. Die chirurgische Anlage heißt Kolostomie. Ein Kolostoma kann endständig oder doppelläufig angelegt werden.

Je nachdem, wo das Stoma angelegt wird bzw. welcher Teil des Darmes ausgeleitet wird, unterscheidet man verschiedene Enterostomaarten (▶ Abb. 27.4).

Zökostoma • Die Ausleitung erfolgt aus dem Zökum (Caecum = Blinddarm). Der Blinddarm wird eröffnet und der Dickdarm weitgehend von der Stuhlpassage befreit. Es kann relativ leicht wieder rückverlegt werden. Es sollte auf dem Hautniveau oder 0,5 cm prominent (über dem Hautniveau) liegen. Über ein Zökostoma wird unter normalen Umständen gefestigter Stuhlgang abgesetzt. Postoperativ sollte die Ausscheidung spätestens am 5. Tag einsetzen.

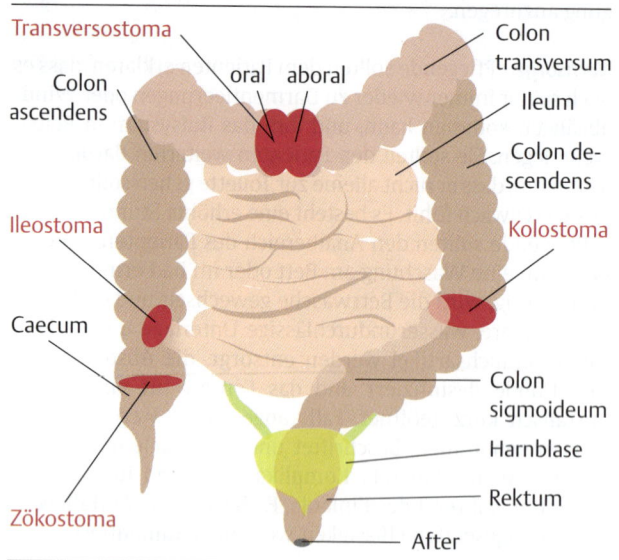

Abb. 27.4 Enterostomaarten.

Enterostomata.

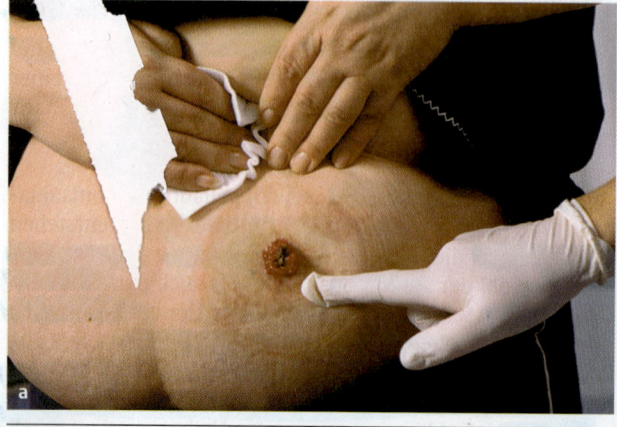
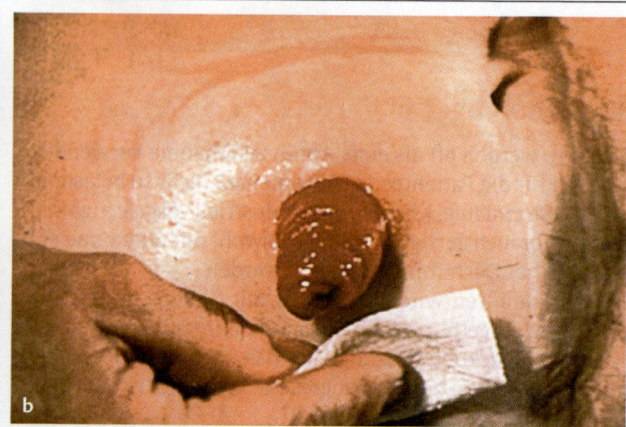

a Kolostoma.
b Prominent liegendes Ileostoma. Ein direkter Kontakt der Haut mit dem Stuhlgang wird vermieden.
Aus: Wiesinger G, Stoll-Salzer E. Stoma- und Kontinenzberatung. Thieme 2012

Sigmoidostoma • Hier erfolgt die Ausleitung aus dem Kolon sigmoideum (Sigmaschleife des Dickdarms). Dieses Stoma wird prominent angelegt. Es ist meist ein temporäres Stoma, das rückverlegt wird. Nach einer gewissen Zeit ist die Stuhlkonsistenz fest. Postoperativ sollte die Ausscheidung spätestens am 5. Tag einsetzen. Danach sollten Pflegende darauf achten, dass Patienten regelmäßig abführen und ca. jeden 3.–4. Tag Stuhlgang haben.

Transversostoma • Bei diesem Stoma wird aus dem Kolon transversum (Querkolon) ausgeleitet. Es ist ein doppelläufiges Stoma, das 0,5 cm prominent liegen sollte. Über ein Transversostoma scheidet der Patient unter normalen Umständen gefestigten Stuhlgang aus. Postoperativ sollte die Ausscheidung spätestens am 5. Tag einsetzen. Danach sollte der Patient wie beim Sigmoidostoma regelmäßig abführen.

> **! Merken** **Abführmaßnahmen bei Enterostomata**
> *Abführmaßnahmen bei Enterostomata dürfen Pflegende nur nach ärztlicher Anordnung und mit genauen Angaben z. B. zur Flüssigkeitsmenge durchführen. Nehmen Sie immer ein weiches Darmrohr. Achten Sie bei einem doppelläufigen Stoma auf den zuführenden und abführenden Darmausgang.*

27.2.2 Versorgungssysteme

Es gibt verschiedene Hersteller, die Systeme für die Stomaversorgung anbieten. Grundsätzlich kann man zwischen „einteiligen" oder „zweiteiligen" Systemen unterscheiden:

- **Einteilige Systeme** tragen nicht so auf. Sie haben eine weiche Platte, die sich gut an die Hautfalten anschmiegen kann. Das System muss 1–2-mal täglich gewechselt werden.
- **Zweiteilige Systeme** haben eine starrere Platte und sind deshalb ein wenig schwieriger anzulegen. Allerdings muss die Platte nur alle 3 Tage gewechselt werden, der Beutel alle 2 Tage und nach Bedarf. Viele Beutel haben einen Kohlefilter, um Gerüche zu absorbieren. Dieser Filter sollte nicht nass werden – sonst ist der Beutel undicht.

Wenn Patienten ein Stoma erhalten, wird der Operateur postoperativ meist ein einteiliges System steril anlegen. Pflegende sollten darauf achten, dass sie es am ersten postoperativen Tag wechseln.

Abb. 27.6 Versorgungssysteme.

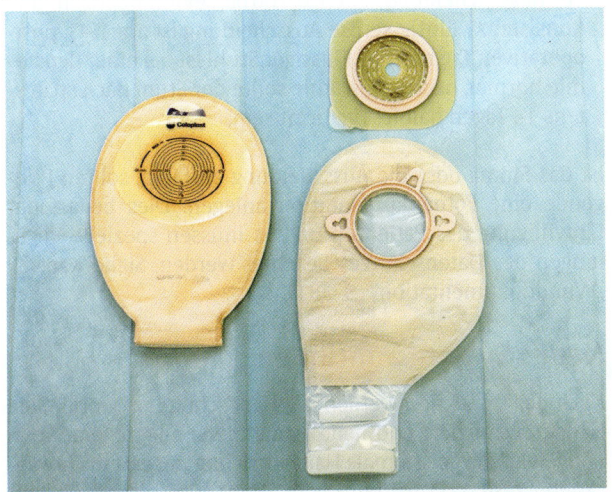

Links im Bild ein einteiliges und rechts ein zweiteiliges Versorgungssystem.

27.2.3 Allgemeine Hinweise für die Stomaversorgung

Bei der Stomapflege ist sehr viel Einfühlsamkeit und eine große Aufmerksamkeit und Kompetenz gefordert. Für den Patienten bedeutet die Anlage einen großen Einschnitt in seine Lebensqualität – sowohl bei geplanten Operationen als auch bei Notfallanlagen. Bei der Versorgung eines Stomas bzw. der Anleitung des Patienten ist es sehr wichtig, dass Pflegende sicher im Umgang mit dem Versorgungssystem sind – es erhöht die Akzeptanz des Stomas durch den Patienten. Pflegende sollten den Umgang mit den an ihrem Haus gebräuchlichen Systemen üben. Die Stomasysteme sind nicht steril verpackt. Pflegende können sich z. B. ein zweiteiliges System nehmen und das Zusammenfügen von Platte und Beutel so lange trainieren, bis sie es sicher beherrschen. Gerade für einen Patienten mit einem neu angelegten Stoma kann es ein einschneidendes Erlebnis sein, wenn das System bei der Erstanlage nicht hält.

Prinzipien für die Praxis • Pflegende sollten auf folgende Dinge achten:

- **Informationen über das Stoma:** Die Pflegekraft muss wissen, was für ein Stoma der Patient hat, um Fragen beantworten zu können. Wenn sie Fragen nicht beantworten kann, sollte sie sich informieren und den Patienten später informieren.
- **Versorgungsgewohnheiten des Patienten:** Bei Patienten, die mit einem Stoma ins Krankenhaus kommen, sollten Pflegende den Patienten fragen, wie er sein Stoma versorgt. Dieses Vorgehen sollte möglichst beibehalten werden.
- **Selbstständige Versorgung:** Nach Möglichkeit sollte der Patient sein Stoma immer selbst versorgen. Bei Einschränkungen können Pflegende die Versorgung übernehmen, sollten den Patienten aber dazu auffordern, das Prozedere „anzuweisen". Nur bei einem vollständigen Selbstversorgungsdefizit muss die Stomaversorgung gänzlich von Pflegenden übernommen werden.
- **Kooperation mit Stomatherapeuten:** In vielen Kliniken sind Fachpflegekräfte für Stomapflege bzw. Stomatherapeuten angestellt bzw. stehen die Kliniken in Kooperation mit externen Spezialisten für die Stomaversorgung. Diese Experten übernehmen oft auch die Erstversorgung eines Stomas und können von Pflegenden jederzeit zu Rate bzw. zur Konsultation hinzugezogen werden. Bei einer geplanten Anlage wird der Stomatherapeut ein präoperatives Gespräch mit dem Patienten führen. Er wird Hautfalten beim Sitzen und Stehen, Gürtelpositionen und die bevorzugte Kleidung des Patienten betrachten und die voraussichtliche (und beste) Anlage auf der Bauchdecke anzeichnen. Er gibt darüber hinaus Informationen über den Ablauf, beantwortet Fragen hinsichtlich des Stuhlgangs, der Ernährung, hat Adressen von Stoma-Versorgungsmitteln und heimatnahen Versorgungsdiensten.

WISSEN TO GO

Enterostoma

Enterostomata sind künstliche Dick- und Dünndarmausgänge. Enterostomata am Dünndarm heißen Ileostoma, am Dickdarm Kolostoma.

Indikationen
1. **Deviationsstomata** (Deviation = Umleitung): chronisch-entzündliche Darmerkrankungen
2. **protektive Stomata:** Anastomosen, Fisteln, Abszesse
3. **operative Entfernung nachgeschalteter Darmabschnitte:** Tumorerkrankungen.

Je nach zugrunde liegender Erkrankung werden Enterostomata **kontinuierlich** oder **temporär** angelegt.

Einteilung
- Ileostoma = Ausleitung aus dem Ileum (Dünndarm)
- Zökostoma = Ausleitung aus dem Zökum (Blinddarm)
- Sigmoidostoma = Ausleitung aus dem Colon sigmoidum (Dickdarm)
- Transversostoma = Ausleitung aus dem Colon transversum (Dickdarm)

Zur Versorgung von Enterostomen gibt es einteilige oder zweiteilige Systeme. Stomatherapeuten sind die Experten für künstliche Ableitungen, sie übernehmen oft die Erstversorgung.

27.2.4 Enterostomabeutel wechseln

Bei bettlägerigen Patienten wird der Beutelwechsel meist in Rückenlage vorgenommen und eine wasserundurchlässige Unterlage untergelegt. Bei mobilen Patienten kann der Wechsel z. B. im Stehen vor einem Spiegel durchgeführt werden – so können Pflegende den Patienten auch besser anleiten. Denn er kann dann ganz genau mitverfolgen, wie die Pflegekraft den Wechsel durchführt. Der Patient wird ausführlich über den Vorgang informiert – vor allem bei einer Neuanlage. Pflegende achten auf Intimsphäre und Sichtschutz. Wenn möglich, werden Mitpatienten gebeten, das Zimmer zu verlassen.

Material
- Kompressen steril und unsteril
- wasserundurchlässige Unterlage (zum Schutz des Bettes)
- Pflasterentferner
- Einmalrasierer
- Watteträger
- Nierenschale
- Papier (falls das Stoma Sekret fördert)
- warmes Wasser
- hygroskopischer (wasseranziehender) Hautschutz
- verschiedene Stomasysteme in verschiedenen Größen
- Schablone für die Basisplatte
- wenn möglich eine gebogene Schere (sie erleichtert das genaue Ausschneiden)
- unsterile Handschuhe
- Stomapaste und, wenn vorhanden, Modellierstreifen oder Modellierringe
- Abwurf
- Sichtschutz

System entfernen, Enterostoma reinigen

Das vorbereitete Arbeitsmaterial und der Abwurf werden bereitgestellt und die Hände desinfiziert. Es werden unsterile Handschuhe angezogen und der gebrauchte Beutel und die Hautschutzplatte (Basisplatte) werden vorsichtig von oben nach unten entfernt und im Abwurf entsorgt (▶ Abb. 27.7).

Pflasterentferner sollte nur im Notfall benutzt werden, da er auch gesunde Haut empfindlich schädigen kann (er trocknet sie stark aus). Beim Entfernen sollte darauf

Abb. 27.7 Zweiteiliges System: Beutel entfernen.

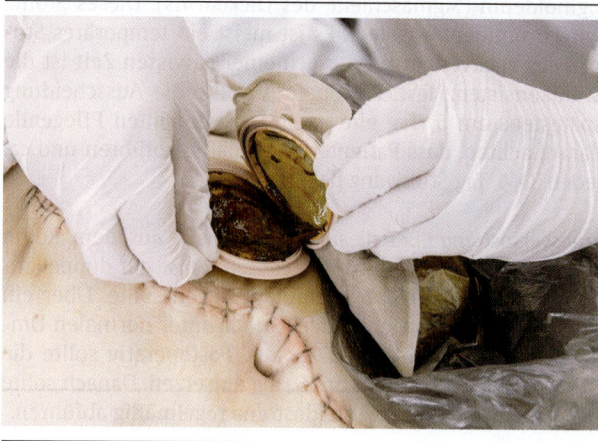

Der gebrauchte Beutel wird von oben nach unten entfernt.

geachtet werden, dass das Sekret nicht mit der Haut in Kontakt kommt. Ist der Beutel mit einer Verschlussklemme verschlossen und ist sie nicht verschmutzt, kann sie wiederverwendet werden. Ein Ileostoma, das kontinuierlich fördert, kann mit einer Kompresse abgedeckt oder sehr vorsichtig mit einem Analtampon verschlossen werden.

Die peristomale Haut (um das Stoma herum) wird mit angefeuchteten Kompressen zirkulär zum Stoma hin (von außen nach innen) gereinigt und mit Kompressen gut nachgetrocknet.

ACHTUNG
Die Schleimhaut des nach außen gelegten Darms ist empfindlich und muss sehr vorsichtig behandelt werden.

Kontrolle des Enterostomas • Während des Stomabeutelwechsels werden das Stoma und die Stomaumgebung genau beobachtet. Folgende Beobachtungskriterien werden dokumentiert:
- **Aussehen der peristomalen Haut:** allergische Reaktion? Entzündung?
- **Aussehen des Stomas:** ödematös (geschwollen)? Stomaprolaps (Vorfall des Darmes)? Stomaretraktion (Zurückziehen des Darmes)?
- **Farbe der Schleimhaut:** rosarot (gut durchblutet)? Bläulich (gering durchblutet)? Weiß (schlecht durchblutet)? Schwarz (keine Durchblutung, Nekrosen)?
- **Stomaausscheidung:** Menge, Farbe, Beimengungen und Konsistenz? Blutig-seröse Ausscheidung ist am 1.–3. postoperativen Tag normal. Flüssiger Stuhl ist bei einer Ileostomie normal, nach Kolostomie sollte der Stuhl nach spätestens 14 Tagen halbfest geformt sein.

Ist das Stoma oder die Ausscheidung auffällig, sollten Pflegende eine Fotodokumentation anlegen. Dies bedarf der Einwilligung des Patienten und es müssen spezielle Regelungen des Datenschutzes beachtet werden. Siehe Kap. 29 „Wunddokumentation" (S. 581).

Neues System anbringen

Nach der Inspektion werden die Handschuhe verworfen, die Hände desinfiziert und neue Handschuhe angezogen. Wenn nötig, wird die peristomale Haut vorsichtig mit einem Einwegrasierer rasiert. Dabei wird vom Stoma weg rasiert, um mit den Klingen nicht die Schleimhaut versehentlich zu verletzen.

Wenn notwendig, wird nach Standard des Hauses oder nach Anweisung des Patienten ein Hautschutz aufgetragen.

Pflege von Patienten mit Urostoma

Viele Patienten mit einem Stoma haben eine Vorlage (**Schablone**) für die **Basisplatte**. Ist noch keine Schablone vorhanden, fertigen Pflegende eine an und versehen sie mit Datum und Namen des Patienten. Dazu nehmen sie die vom Hersteller mitgelieferte Messschablone, zeichnen die Größe des Stomas ein und übertragen sie auf die Basisplatte. Danach schneiden sie die eingezeichnete Öffnung aus.

ACHTUNG
Die Platte sollte nur die peristomale Haut exakt abdecken, die Schleimhaut (= Darmausgang) muss freiliegen. Der Darmausgang darf durch die Plattenöffnung nicht eingeengt sein, da es sonst zu Nekrosen, Ödemen oder Blutungen kommen kann.

Narben und Unebenheiten können mit einer **Stomapaste** ausgeglichen werden: Mithilfe eines angefeuchteten Watteträgers wird die Stomapaste auf den Innenrand der Platte oder direkt um das Stoma herum aufgetragen (▶ Abb. 27.8). Die Hautschutzplatte wird vorsichtig von unten nach oben angebracht und mit **leichtem Druck** eines Fingers oder Watteträgers angedrückt. Denn gerade bei einem neu angelegten Stoma kann zu starker Druck Schmerzen auslösen.

Bei einem zweiteiligen System wird nach Anbringen der Basisplatte der Beutel durch Anheben des **Rasterrings** mit beiden Händen angebracht, dies verhindert einen direkten Druck auf den Bauch des Patienten (▶ Abb. 27.9).

Abb. 27.8 Stomapaste.

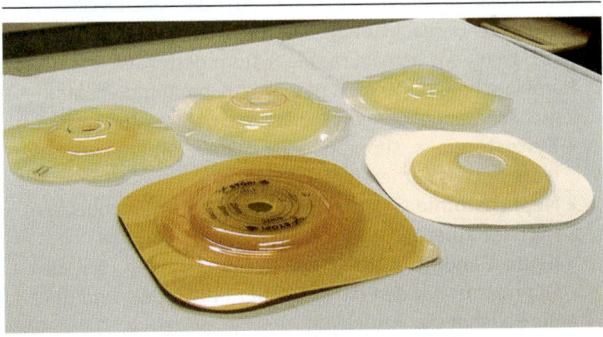

Die Stomapaste kann auf den Innenrand der Hautschutzplatte aufgetragen werden und gleicht Unebenheiten in der unmittelbaren Umgebung des Stomas (hier Kolostoma) aus. *Aus: Wiesinger G, Stoll-Salzer E. Stoma- und Kontinenzberatung. Thieme 2012*

Abb. 27.9 Zweiteiliges System: Beutel anbringen.

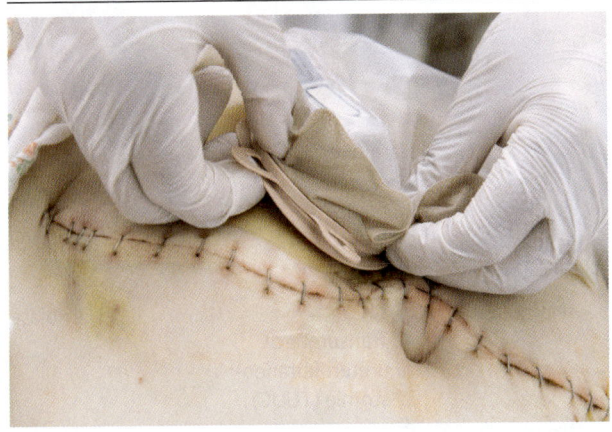

Der neue Beutel wird durch Anheben des Rasterrings beidhändig angebracht, um keinen unnötigen Druck auf ein neu angelegtes Stoma auszuüben und dadurch Schmerzen zu verursachen.

Abschließend werden das Material entsorgt, die Handschuhe verworfen und die Hände desinfiziert. Nicht verwendetes Material wird weggeräumt, der Arbeitsplatz gereinigt und die Pflegemaßnahme dokumentiert.

27.2.5 Postoperative Überwachung

- Pflegende sollten auf die **Lage des Beutels** achten: Bei einem bettlägerigen Patienten sollte die Öffnung seitlich liegen (nach unten), bei einem mobilen Patienten zur Leiste hin. Hat der Beutel keinen Klettverschluss, sollte er mit einer Klemme verschlossen werden.
- Ein Patient mit einem Stoma kann duschen.
- Wenn der Patient einen Beutel mit einem **(Kohle-)Filter** hat, sollte dieser vor dem Duschen mit einer Folie abgeklebt werden. Wenn der Filter nass wird, ist er durchlässig und muss gewechselt werden.
- Bei einem länger liegenden Stoma ist es möglich, **Stomakappen** einzusetzen. Sie werden entsprechend der Häufigkeit des Stuhlgangs nur zu Stuhlgangzeiten geöffnet, um den Darm kontrolliert zu entleeren. Die Anpassung erfolgt erst nach dem Krankenhausaufenthalt – entweder durch die Stomatherapie oder die betreuende Stomaversorgung. Diese Patienten können auch schwimmen gehen.
- Patienten mit einem Stoma sollten nicht mehr als 10 kg heben.

> **WISSEN TO GO**
>
> **Enterostomabeutel wechseln**
>
> - Bei bettlägerigen Patienten Beutelwechsel in Rückenlage, bei mobilen Patienten im Stehen
> - Beutel und/oder Basisplatte von oben nach unten abziehen
> - Pflasterentferner möglichst nicht verwenden
> - Stoma und umliegende Haut kontrollieren und Beobachtungen dokumentieren
> - ggf. neue Basisplatte gemäß Herstellerangaben über eine Schablone erstellen
> - Basisplatte darf das Stoma nicht einengen oder bedecken
> - mit Stomapaste ggf. Unebenheiten oder Narben ausgleichen
> - Lage des Beutels: bei liegenden Patienten eher zur Seite, bei mobilen Patienten nach unten
> - Kohlefilter dürfen nicht nass werden

27.3 Pflege von Patienten mit Urostoma

Definition Urostoma
„Urostoma" bezeichnet einen künstlichen Blasenausgang. Urostomien sind Harnableitungen über die Bauchdecke. Man nennt sie auch „nasse Stomata".

Indikationen • Eine Urostomie wird durchgeführt, wenn das harnableitende System gestört ist oder die Harnblase entfernt werden musste, z. B. bei
- Tumoren,
- Strahlenschäden,
- angeborenen Fehlbildungen,
- Stenosen
- Nervenschädigungen.

27 Darmeinläufe und Stomapflege

Definition Kontinente und inkontinente Harnableitung
Wird der Harn über ein Urostoma künstlich nach außen geleitet und in einem äußeren Reservoir gesammelt, bezeichnet man dies als *inkontinente Harnableitung*.
Bei der *kontinenten Harnableitung* wird der Harn in einem inneren Reservoir (Ersatzblase) gesammelt, z.B. Neoblase, Pouch. Die Entleerung erfolgt
- physiologisch über die Harnröhre (Neoblase),
- zusammen mit dem Stuhl über den Darm (Harnleiterdarmimplantation) oder
- die Ersatzblase wird mittels Katheterisierung über ein verschließbares Urostoma entleert (Pouch).

Im Folgenden geht es um die Versorgung eines Urostomas bei inkontinenter Harnableitung. Ausführlichere Informationen zur kontinenten Harnableitung finden Sie in Kap. 57 „Pflege bei Erkrankungen der Niere und der Harnwege" (S. 1038).

27.3.1 Formen der inkontinenten Harnableitung

Bei der inkontinenten Harnableitung werden unterschieden:
- **Zystostomie** = suprapubische Harnableitung aus der Blase mittels Katheter (S. 450)
- **Nephrostomie** = Harnableitung aus dem Nierenbecken mittels Katheter
- **Ileum-Conduit** = Ein Teil des Dünndarms wird ausgeschaltet. In diesen Teil implantiert der Operateur die Harnleiter (Ureteren) und leitet sie dann über die Bauchdecke als Urostoma aus. Das Darmsegment hat keine Reservoirfunktion, sondern wird nur zur besseren Ableitung des Harns verwendet (conduit = engl. Röhre, Rinne). Der Harn fließt permanent in einen Beutel. Das Stoma sollte prominent (über dem Hautniveau) angelegt werden, damit der Harn ohne Kontakt mit der Haut in die Versorgung fließen kann (Urin reizt die Haut). Um die Darmnähte zu schützen und beide Nieren getrennt voneinander bilanzieren zu können, werden intraoperativ Harnleiterschienen (Ureterkatheter = Splints) eingelegt, die über das Conduit nach außen führen.
- **Kolon-Conduit** = wie Ileum-Conduit, nur dass ein Teil des Colon transversum oder Colon sigmoideum ausgeschaltet wird.
- **Ureterokutaneostomie** = Harnleiterhautfistel. Sie kann nicht prominent angelegt werden, was sehr häufig zu Hautproblemen führt.
  - Einseitige Harnleiterhautfistel = ein Ureter wird über die Bauchdecke nach außen abgeleitet.
  - Beidseitige Harnleiterhautfistel = beide Ureteren werden einzeln rechts und links des Abdomens nach außen abgeleitet.
  - Transureteroureterocutaneostoma (TUUC) = Ein Harnleiter wird mit dem anderen verbunden; dann werden beide gemeinsam aus der Bauchdecke herausgeleitet.

Position des Stomas • Soll ein Patient ein Urostoma erhalten, wird er dem Stomatherapeuten vorgestellt, damit dieser eine gute Anlageposition findet. Arzt und/oder Stomatherapeut markieren im Liegen, Sitzen, Stehen und in gebeugter Haltung die optimale Stelle für das Stoma. Zu beachten sind z.B. Bauchfalten und Kleidungsgewohnheiten. Aber auch knöcherne Vorsprünge, Nabel, Leiste und Genitalien. Ein geeigneter Platz ist eine möglichst glatte Fläche von 10 × 10 cm.

WISSEN TO GO

Urostoma – Grundlagen

Urostomien sind Harnableitungen über die Bauchdecke (inkontinente Harnableitung). Eine Urostomie wird durchgeführt, wenn das harnableitende System gestört ist oder die Harnblase entfernt werden musste, z.B. bei Tumoren, Strahlenschäden, angeborenen Fehlbildungen. Man unterscheidet:
- **Zystostomie** = suprapubische Harnableitung aus der Blase mittels Katheter (S. 450)
- **Nephrostomie** = Harnableitung aus dem Nierenbecken mittels Katheter
- **Ileum-Conduit** = In einen ausgeschalteten Teil des Dünndarms werden die Harnleiter implantiert und über die Bauchdecke ausgeleitet.
- **Kolon-Conduit** = wie Ileum-Conduit, nur dass ein Teil des Kolons ausgeschaltet wird.
- **Ureterokutaneostomie** = Harnleiterhautfistel

Abb. 27.10 Urostomata – Formen der inkontinenten Harnableitung.

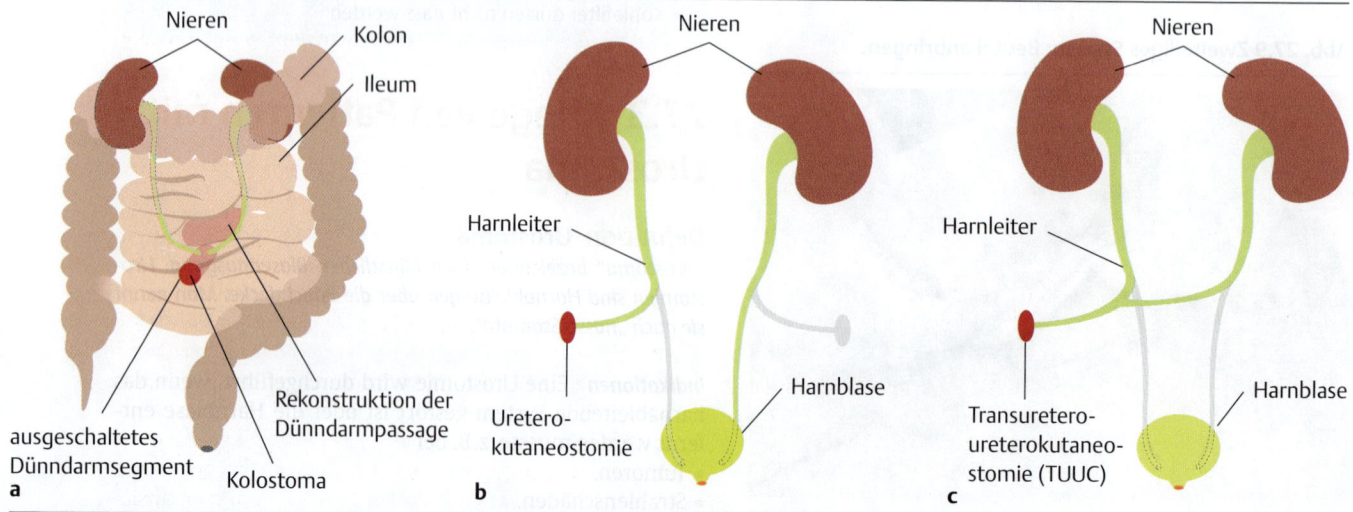

a Ileum-Conduit.
b Ureterokutaneostomie.
c TUUC.

Pflege von Patienten mit Urostoma

Eine Besonderheit bei Urostomen sind Splints. Das sind Schienungen der Harnleiter mit einem dünnen Katheter, um die Ureter zu stützen und offen zu halten.

27.3.2 Urostomabeutel wechseln

Die Industrie bietet verschiedene Urostomaversorgungssysteme an. Welches System das günstigste für den Patienten ist, entscheidet der Arzt bzw. der Stomatherapeut. Die postoperative Versorgung erfolgt immer steril. Die erste Versorgung erfolgt im OP. Der 1. Wechsel erfolgt am 1. postoperativen Tag nach ärztlicher Anordnung.

Es müssen Versorgungen mit einer weichen Basisplatte verwendet werden. Eine Versorgung mit einer starren Basisplatte darf in den ersten 10 Tagen nur nach einer ärztlichen Anordnung mit entsprechender Indikation angelegt werden. Eine Besonderheit bei der postoperativen Versorgung von Urostomata sind die Splints (Schienung der Harnleiter mit einem dünnen Katheter, um die Ureter zu stützen und offen zu halten). Siehe Tipps für die postoperative Überwachung (S. 540).

Vor einem Systemwechsel ist es für Pflegende besonders wichtig abzuklären, wie vertraut der Patient mit seinem Versorgungssystem ist. Je nach Informationsstand und körperlichen Fähigkeiten des Patienten assistieren Pflegende ihm oder übernehmen vollständig den Wechsel.

Material

- Urostomiebeutel (ein Beutel mit einem weichen Vlies auf der körperzugewandten Seite und mit einer Rücklaufsperre)
- Basisplatte für den Beutel
- Schablone für die Basisplatte
- Ablaufbeutel
- sterile Kompressen und weiche Vlieskompressen
- sterile Handschuhe
- wenn möglich eine gebogene Schere
- hygroskopischer Hautschutz
- wasserundurchlässige Unterlage (um das Bett zu schützen)
- Pflasterentferner
- Einmalrasierer
- Watteträger
- Nierenschale
- Stomapaste und Modellierstreifen oder Ringe
- Abwurf
- Sichtschutz
- Gefäß zur Beutelentleerung
- keimarme Handschuhe

System entfernen, Stoma reinigen

Pflegende sollten auf einen ausreichenden Sichtschutz achten. Wenn möglich, sollten Mitpatienten gebeten werden, das Zimmer zu verlassen. Das vorbereitete Arbeitsmaterial wird bereitgestellt und der Abwurf in Bettnähe platziert. Es wird eine wasserundurchlässige Unterlage untergelegt und die Hände desinfiziert. Nachdem unsterile Handschuhe angelegt wurden, wird die Verpackung der sterilen Kompressen und der sterilen Handschuhe steril geöffnet.

Das System wird vorsichtig von der Bauchdecke entfernt. Wenn **Splints** vorhanden sind, werden sie auf einer sterilen Kompresse abgelegt. Das Stoma wird mit sterilen Kompressen abgedeckt, die Handschuhe werden ausgezogen und die Hände desinfiziert.

Abb. 27.11 Urostoma mit Splint.

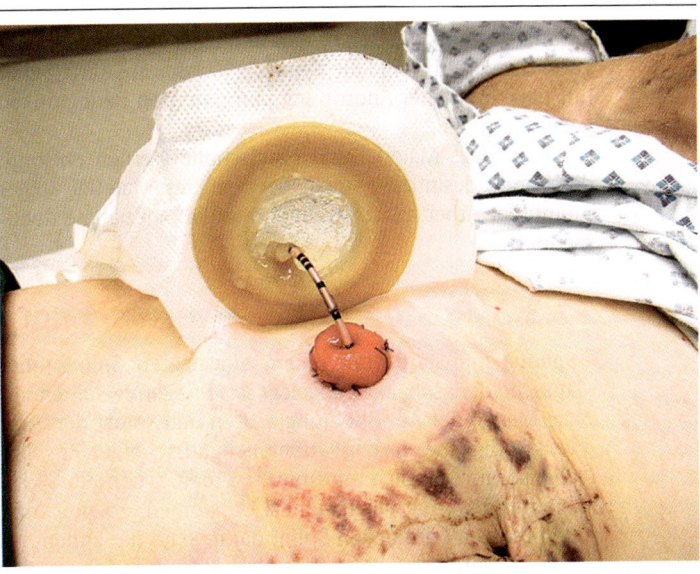

Ileum-Conduit am 10. postoperativen Tag. Der Harn wird über den Splint in den Beutel geleitet. *Aus: Wiesinger G, Stoll-Salzer E. Stoma- und Kontinenzberatung. Thieme 2012*

Die **Basisplatte** wird zurechtgeschnitten, siehe Enterostoma (S. 536). Sie muss gut abschließen, darf aber nicht einengen, um die Schleimhaut nicht zu verletzen. Danach werden die Hände desinfiziert und die sterilen Handschuhe angezogen.

Reinigung des Stomas • Um Harnwegsinfektionen zu vermeiden, sollten liegende Splints zuerst gereinigt werden, und zwar vom Stoma ausgehend mit einer Kompresse bis kurz vor dem Splintende. Das Ende des Splints mit einer neuen Kompresse reinigen. Das Stoma selbst wird vorsichtig mit einem Watteträger gereinigt.

Kontrolle des Stomas • Während des Stomabeutelwechsels werden das Stoma und die Stomaumgebung genau beobachtet und die Beobachtungen dokumentiert:
- Sind Harnleiter, Stoma und/oder Darm gut durchblutet? Pflegenden achten auf Nekrosen, Ödeme, Retraktion, siehe Kontrolle des Enterostomas (S. 536).
- Ödeme treten häufig in den ersten postoperativen Tagen auf. Pflegende sollten auf die Menge der Urinausscheidung achten – das Stoma muss trotz Schwellung ausreichend durchgängig sein.
- Auch die Umgebungshaut des Stomas und die Stomanähte sollten kontrolliert werden.

Neues System aufbringen

Die neue Versorgung wird angelegt und bei Bedarf (Unebenheiten, Narben) mit der **Stomapaste** oder **Modellierringen** (vorgefertigte Ringe, die entsprechend modelliert werden) gearbeitet, um die Umgebungshaut zu schützen. Mit einem angefeuchteten Watteträger wird die Stomapaste oder der Modellierring auf den Innenrand der Platte oder direkt in der Umgebung des Stomas aufgetragen.

Die Platte wird vorsichtig mit einem leichten Druck eines Fingers oder Watteträgers angedrückt. Gerade bei einem neu angelegten Stoma kann zu starker Druck Schmerzen auslösen. Bei einem **zweiteiligen System** wird der Beutel angebracht, indem der Rasterring mit beiden Händen angehoben

27 Darmeinläufe und Stomapflege

wird. Das verhindert direkten Druck auf den Bauch des Patienten. Danach wird der Ablaufbeutel angebracht.

Liegende Splints werden in den Beutel gelegt, ohne sie abzuknicken. Häufig sind die Splints sehr lang. Sie dürfen aber nur nach ärztlicher Anordnung unter sterilen Bedingungen gekürzt werden.

Schmutziges Material und Handschuhe werden entsorgt, die Hände desinfiziert, nicht verwendetes Material aufgeräumt, der Arbeitsplatz gereinigt und die Maßnahme dokumentiert.

27.3.3 Postoperative Überwachung

- **Splints:** Ein Stoma mit einem eingelegten Splint muss ausscheiden, sobald es angelegt ist! Pflegende sollten auf die Menge der Ausscheidung achten und sofort den Arzt verständigen, wenn der Patient nicht ausscheidet. Er sollte ebenso unverzüglich informiert werden, wenn ein Splint „herausfällt". Hat der Patient 2 Urostomen, erkennt man den rechten oder linken Splint daran, dass die Enden der Splints unterschiedlich abgeschnitten sind. Oft ist der Splint aus der rechten Niere gerade und der Splint aus der linken Niere schräg. Pflegende sollten die an ihrem Haus übliche Technik erfragen.
- **Darm-Conduits** sollten ebenfalls sofort Urin fördern. Wenn nicht, kann dies ein Hinweis auf einen Ileus des Darmabschnitts sein. Es sollte sofort ein Arzt verständigt werden.
- Der Urin sollte auf Menge, Geruch, Farbe, Beschaffenheit und Beimengungen hin kontrolliert werden. Bei einem Conduit ist eine gewisse **Schleimbeimengung** normal. Sinkt die Ausscheidung oder bleibt sie ganz aus, kann das Stoma durch Schleim verstopft sein. In diesem Fall sollte der Arzt informiert werden. Er entscheidet, mit wie viel Flüssigkeit gespült wird.
- Trägt der Patient ein Conduit des terminalen Ileums, muss er lebenslang **Vitamin B_{12}** substituieren.
- Die Anlage eines Urostomas verändert die Lebenssituation des Patienten sehr stark. Pflegende sollten versuchen, dem Patienten Sicherheit und Unterstützung zu geben.

WISSEN TO GO

Urostomabeutel wechseln

- Splints während des Wechsels auf eine sterile Kompresse legen
- Splints von unten (Katheterausgang) zum Stoma hin reinigen
- Stoma von innen nach außen reinigen – umgekehrt zum Enterostoma!
- neue Basisplatte gemäß Herstellerangaben über Schablone erstellen
- Stoma und Haut sowie Urin beurteilen und dokumentieren
- Urostoma mit Splint muss unmittelbar postoperativ ausscheiden
- fällt ein Splint aus dem Ureter, Arzt informieren

27.4 Hilfen und Selbsthilfegruppen

Patienten mit einem Stoma können sich einer Selbsthilfegruppe anschließen. Beispiele sind:
- das Forum der Stoma-Welt: www.stoma-forum.de
- die Deutsche ILCO e.V. (Solidargemeinschaft von Stomaträgern und von Menschen mit Darmkrebs sowie deren Angehörigen): www.ilco.de
- die Fachgesellschaft Stoma Kontinenz und Würde e.V.: www.fgskw.org

Auf Reisen • Hier kann Folgendes hilfreich sein:
- der WC-Schlüssel: Dieser Schlüssel öffnet die meisten Behindertentoiletten auf den Rastplätzen der Autobahnen in Deutschland und Europa. Betroffene können ihn bei der CBF Darmstadt nach Vorlage einer Krankenhausbescheinigung oder einem ärztlichen Attest bestellen: www.cbf-da.de
- Vom Selbsthilfeverband der „Europäischen Stomaträger" gibt es ein Reise-Zertifikat, das vom Arzt unterzeichnet werden muss. Es klärt ausländische Behörden und das Flughafenpersonal über das Stoma auf und verhindert, dass Stomaversorgungen ohne die Anwesenheit eines Arztes abgenommen werden.

28 Pflegetechniken zur Unterstützung der Atmung

28.1 Atemunterstützende Maßnahmen

28.1.1 Grundlagen

Atmung ist Arbeit – auch bei einem gesunden Menschen. Dabei findet die eigentliche Muskelarbeit bei der Einatmung (Inspiration) statt. Das Ausatmen (Exspiration) geschieht passiv, indem die Atemmuskeln sich entspannen. Normalerweise passiert das alles unbewusst und dementsprechend ohne subjektive Anstrengung.

Doch bestimmte Krankheiten oder Umstände führen zu einer erschwerten Atmung, zu einem erhöhten Atmungsbedarf oder einem erschwerten Abhusten von Bronchialsekret. Hält dieser Zustand länger an, kann die vermehrte Atemarbeit einen Patienten erheblich belasten. In anderen Fällen führen Bewusstseinsstörungen oder Immobilität zu einer gestörten Atmung. In allen diesen Fällen können atemunterstützende Maßnahmen helfen, dass der Patient sich besser fühlt, dass er schneller genesen und das Krankenhaus wieder verlassen kann.

Welche Beobachtungskriterien es in Bezug auf die Atmung gibt, lesen Sie in Kap. 16 Vitalparameter und Körpertemperatur beobachten und kontrollieren (S. 320).

Ziele

Atemunterstützende Maßnahmen haben folgende allgemeine Ziele:
- Die Belüftung (Ventilation) der Lunge fördern bzw. die Atemqualität steigern.
- Das Abhusten erleichtern und einen Sekretstau in den Atemwegen verhindern.

Atemunterstützende Maßnahmen bewirken oft, dass ein Patient sich körperlich und seelisch wohler fühlt, denn Atmung und Psyche beeinflussen sich gegenseitig. Wie entspannend eine bewusste, langsame und tiefe Atmung ist, können Sie an sich selbst ausprobieren. Atmen Sie mehrmals bewusst tief ein und aus und spüren Sie die Wirkung. In vielen Fällen äußern Patienten dieses Wohlbefinden auch. Durch atemunterstützende Maßnahmen werden Sie daher, insbesondere wenn Sie ein bisschen Zeit dafür mitbringen, auf sehr viel Dankbarkeit stoßen. Die Ansage: „Kleine Dinge – große Wirkung" trifft hier fast immer zu!

Pneumonieprophylaxe • Einen großen Stellenwert haben atemunterstützende Maßnahmen in der Prophylaxe von Pneumonien (Lungenentzündungen). Denn sehr viele Patienten sind gefährdet für diese Komplikation, und in einem Krankenhaus erworbene (nosokomiale) Pneumonien verlaufen trotz moderner Antibiotikatherapien häufig tödlich. Atemunterstützende Maßnahmen tragen dazu bei, das Risiko für Pneumonien zu verhindern. Vier Hauptfaktoren begünstigen das Entstehen einer Pneumonie:
1. ungenügende Belüftung der kleinsten Lungensegmente, z.B. durch Schonatmung bei Schmerzen oder Bettlägerigkeit

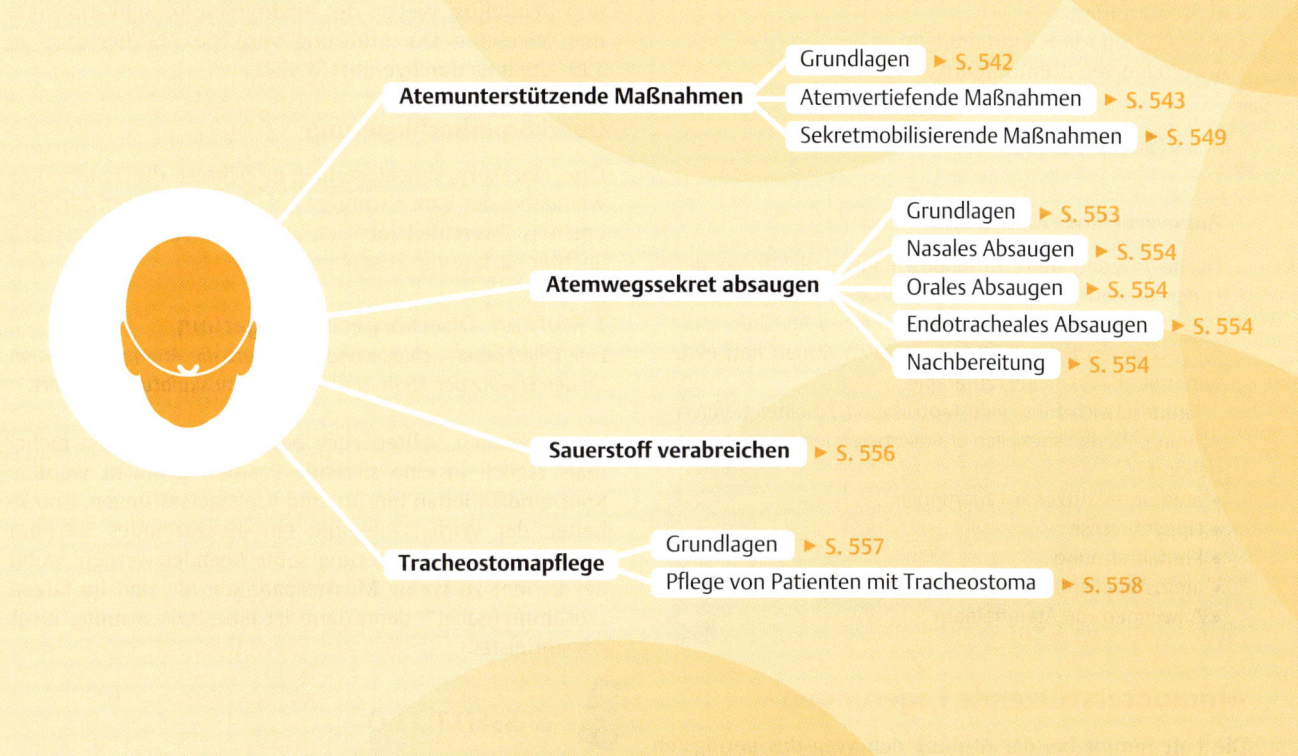

2. vermehrte Sekretansammlung in der Lunge infolge fehlenden Abhustens durch einen geschwächten Körperzustand oder muskelrelaxierende Medikamente
3. absteigende Infektionen, z. B. Bronchitis
4. Aspirationen wegen einer vorliegenden Dysphagie (Schluckstörung) und/oder eines fehlenden Hustenreflexes

Ausführliche Informationen zu den Risikofaktoren und zur Pneumonieprophylaxe finden Sie in Kap. 21 „Prophylaxen" (S. 400).

WISSEN TO GO

Atemunterstützende Maßnahmen – Grundlagen

Bestimmte Krankheiten oder Umstände bedingen eine erschwerte Atmung, ein erschwertes Abhusten von Bronchialsekret oder einen erhöhten Atmungsbedarf. Die **Ziele** atemunterstützender Maßnahmen sind:
- Belüftung/Ventilation der Lunge fördern bzw. die Atemqualität steigern
- Abhusten erleichtern und einen Sekretstau in den Atemwegen verhindern

Einen hohen Stellenwert haben atemunterstützende Maßnahmen bei der Pneumonieprophylaxe. Vier Hauptfaktoren begünstigen das Entstehen einer Pneumonie:
1. ungenügende Belüftung der kleinsten Lungensegmente
2. vermehrte Sekretansammlung in der Lunge
3. absteigende Infektionen
4. Aspirationen

28.1.2 Atemvertiefende Maßnahmen

Wenn ein Patient zu flach atmet, z. B. weil er Schmerzen im Bereich seines Brustkorbs hat, werden Teilabschnitte seiner Lunge nicht ausreichend belüftet. Die Ventilation und damit der Gasaustausch sind in diesen Bereichen eingeschränkt. Auch Sekret wird nicht mehr ausreichend abtransportiert und sammelt sich an. Dies kann zum einen dazu führen, dass Atemwege durch Sekret verlegt werden und die darunterliegenden Alveolen kollabieren, man spricht dann von **Atelektasen**. Zum anderen ist das Sekret ein idealer Nährboden für Krankheitserreger und erhöht somit die Gefahr einer **Pneumonie**.

Pflegende sollten daher immer einen Arzt informieren, wenn ein Patient Schmerzen beim Atmen hat. Pflegende sollten außerdem dem Patienten erklären, wie wichtig es ist, dass er tief durchatmen und ausreichend abhusten kann. Manche Menschen möchten nur ungern Schmerzmedikamente einnehmen. Hier ist es aber mitunter notwendig, um das Pneumonierisiko zu senken.

Jede **Mobilisation** *führt zu einer* **vertieften** *Atmung.*

Neben der Schmerztherapie gibt es verschiedene Möglichkeiten, eine tiefere Atmung zu bewirken. Grundsätzlich führt fast jede Mobilisation zu einer tieferen Atmung. Das gilt für jede aktive, aber auch passive Bewegung. Zusätzlich können Pflegende folgende spezielle Maßnahmen durchführen:
- atemunterstützende Lagerungen
- Lippenbremse

- Kontaktatmung
- atemstimulierende Einreibungen
- Anwenden von Atemtrainern

WISSEN TO GO

Atemvertiefende Maßnahmen

Flache Atmung führt zu eingeschränkter Belüftung der Lunge und zu Sekretstau. Dadurch besteht eine erhöhte Pneumoniegefahr. Pflegende sollten einen Arzt informieren, wenn ein Patient Schmerzen beim Atmen hat; evtl. benötigt er eine Schmerztherapie.

Grundsätzlich führt jede Mobilisation zu einer tieferen Atmung. Zu den speziellen atemvertiefenden Maßnahmen gehören:
- atemunterstützende Lagerungen
- Lippenbremse
- Kontaktatmung
- atemstimulierende Einreibungen
- Anwenden von Atemtrainern

Atemunterstützende Lagerungen

Die Luft nimmt bei der Atmung den Weg des geringsten Widerstands. In Rückenlage sind daher die rückseitigen (dorsalen) Bezirke der Lunge nur mäßig belüftet, während sie sich in Bauchlage stärker mit Luft füllen. Unten liegende Lungenabschnitte sind also allgemein schlechter belüftet. Bei der Durchblutung ist das umgekehrt. Hier fließt das Blut der Schwerkraft entsprechend vermehrt in die unten liegenden Bezirke. Der Körper mindert dieses Missverhältnis, indem sich die Blutgefäße von Lungenbezirken mit niedrigem Sauerstoffgehalt automatisch verengen und dadurch weniger durchblutet werden; man nennt das Euler-Liljestrand-Mechanismus.

Ventilation (Belüftung) und Perfusion (Durchblutung) der Lunge hängen also zusammen. Je schlechter ein Lungenabschnitt belüftet ist, desto schlechter ist er auch durchblutet.

Ein gesunder Mensch wechselt auch nachts ständig die Position, sodass die schlechter und besser durchlüfteten und durchbluteten Lungenbezirke wechseln. Bei bettlägerigen Patienten müssen Pflegende dafür sorgen, dass die gesamte Lunge ausreichend versorgt wird. Grundsätzlich dient jede Umlagerung dazu, die Ventilation und Perfusion der Lunge zu verbessern.

! Merken Ziele und Nutzen
Atemunterstützende Maßnahmen dienen dazu, dem Patienten das Atmen zu erleichtern und die Lungenbelüftung zu verbessern.

Bauchlagerung

Bei passiver oder insuffizienter (Be)Atmung haben Patienten, die auf dem Rücken liegen, nur einen Bruchteil der Lungenkapazität für die innere Atmung zur Verfügung (bei kontrolliert beatmeten Patienten ist es ca. ⅓). Der dorsale Anteil der Lunge wird nicht oder nicht ausreichend belüftet. In Bauchlage werden die dorsalen Areale belüftet und die Gasaustauschfläche insgesamt erweitert. Eine Bauchlagerung wird heute vor allem bei Patienten mit akutem Lungenversagen (S. 976) auf Intensivstationen auf ärztliche Anordnung durchgeführt. Empfohlen ist, sie über einen längeren Zeitraum aufrechtzuerhalten, z.B. 12 Stunden. Mögliche Komplikationen sind u.a. Gesichtsödeme und Dekubitus. Wegen der niedrigeren Komplikationsrate und leichteren Durchführung wird sie üblicherweise in 135°-Stellung durchgeführt (S. 352).

Oberkörperhochlagerung

Eine Oberkörperhochlagerung erleichtert die Einatmung, weil dabei der Bauch weniger auf den Brustkasten „drückt" und das Zwerchfell (als der wichtigste Atemmuskel) sich leichter nach unten ausdehnen kann.

! Merken Oberkörperhochlagerung
Eine Oberkörperhochlagerung verringert die Atemarbeit, indem sie den Einsatz der Atem- und Atemhilfsmuskulatur erleichtert.

Wenn möglich, sollten auch bettlägerige Patienten mehrmals täglich in eine sitzende Position gebracht werden. **Kontraindikationen** hierfür sind Kreislaufstörungen, Krankheiten der Wirbelsäule und ein durchtrenntes Sternum nach Herz-OP. Die Lagerung sollte beendet werden, wenn der Patient zu wenig Muskelspannung hat und im Sitzen „zusammensackt", denn dann ist eine freie Atmung nicht gewährleistet.

WISSEN TO GO

Atemunterstützende Lagerungen – allgemein

Unten liegende Lungenabschnitte sind allgemein schlechter belüftet. Je schlechter ein Lungenabschnitt belüftet ist, desto schlechter ist er auch durchblutet. Bei bettlägerigen Patienten müssen Pflegende daher dafür sorgen, dass die gesamte Lunge ausreichend versorgt wird.

Grundsätzlich dient jede Umlagerung dazu, die Ventilation und Perfusion der Lunge zu verbessern. Die **Oberkörperhochlagerung** verringert die Atemarbeit, indem sie den Einsatz der Atem- und Atemhilfsmuskulatur erleichtert (▶ Abb. 28.1). **Kontraindikationen** hierfür sind Kreislaufstörungen und Krankheiten der Wirbelsäule.

Abb. 28.1 Oberkörperhochlagerung.

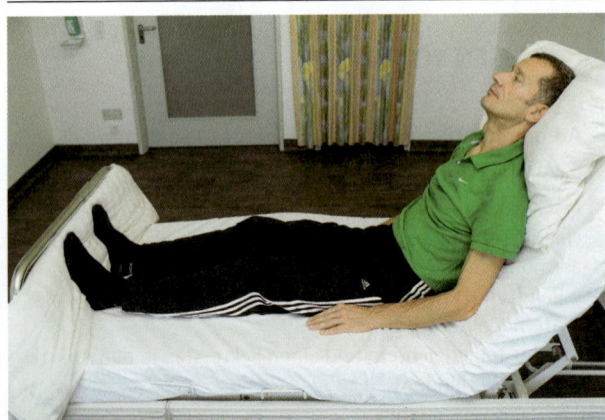

Der Winkel sollte etwa 30–40° betragen. Pflegende sollten darauf achten, dass die Sitzhaltung physiologisch ist und der Patient mit dem Gesäß direkt im Knick des Bettes sitzt, der Rücken gestreckt ist und der Patient nicht zum Fußende des Bettes rutscht. Hierzu kann ein gerolltes Handtuch um die Sitzbeine moduliert werden, das Fußteil des Bettes leicht nach oben gestellt oder wie im Foto die Füße am Fußende des Bettes mit einer Decke abgestützt werden.

Atemunterstützende Maßnahmen

Dehnlagerungen

Wenn Pflegende beim Waschen einen Arm des Patienten über sein Kopfniveau heben und dort etwas halten, haben sie bereits dazu beigetragen, seinen Brustkorb zu dehnen und beweglich zu halten.

! Merken Dehnlagerungen
Dehnlagerungen vergrößern die Gasaustauschfläche der Lunge. Gezielte Dehnlagerungen führen zu einer besseren Belüftung bestimmter Lungenbezirke.

Zu den Dehnlagerungen gehören die **Halbmondlage**, die **Drehdehnlage** (▶ Abb. 28.2) und die **VATI-Lagerungen**. Sie sind bei allen bettlägerigen Patienten sinnvoll und spätestens dann angezeigt, wenn Röntgenaufnahmen bereits minderbelüftete Bezirke aufweisen. Regelmäßige Dehnlagerungen verbessern die Atemsituation von Patienten mit chronisch-obstruktiven Lungenerkrankungen (COPD).
Eine **ärztliche Anordnung** ist **nicht nötig**. Empfehlenswert ist es, Dehnlagerungen gemeinsam mit einem Physiotherapeuten zu planen und durchzuführen. **Kontraindikationen** sind instabile Frakturen im Thorax- oder Wirbelsäulenbereich, Schmerzen durch die Lagerung.

Durchführung • Es sollte mindestens eine examinierte Pflegekraft oder ein Physiotherapeut anwesend sein. Der Patient wird vorher über den Grund und den Ablauf der Maßnahme informiert. Die Maßnahme wird abgebrochen, wenn der Patient eine Gegenspannung aufbaut. Pflegende sollten Patienten mit chronisch-obstruktiven Lungenerkrankungen dazu anleiten, die Übungen auch zu Hause regelmäßig durchzuführen. Spezielle Dehnlagerungen sollten 2–3-mal täglich ausgeführt werden und etwa 10–20 Minuten andauern. Wenn der Patient sie als unangenehm empfindet, sollten sie vorher beendet werden. Pflegende achten darauf, dass der Patient eine Klingel erreichen kann und keine Schmerzen hat.

ACHTUNG
Unter den Kissen erhöht sich der Auflagedruck. Prüfen Sie die Indikation bei dekubitusgefährdeten Patienten daher kritisch.

! Merken Bauchatmung
Die VATI-Lagerungen als Dehnlagerungen erleichtern zwar das Atmen und fördern die Ventilation, werden jedoch von manchen Patienten nicht toleriert. Das Grundprinzip der Positionierung lautet: Der Patient muss ungehindert in den Bauch atmen können (Rothaug et al. 2007).

WISSEN TO GO

Atemunterstützende Lagerungen – Dehnlagerungen

Sie sind bei bettlägerigen Patienten angezeigt, vor allem, wenn Röntgenaufnahmen minderbelüftete Bezirke aufweisen. Sie verbessern die Atemsituation von Patienten mit COPD.
- **Halbmondlage und Drehdehnlage:** Der Patient soll in jeder Lage einige Minuten verbleiben und dabei ruhig in den Bauch atmen (▶ Abb. 28.2).
- **VATI-Lagerung:** 2 längliche Kissen jeweils in V-, A-, T- oder I-Form unter dem Rücken des Patienten legen (▶ Abb. 28.3). Von der Dehnung und Belüftung profitieren:
  – **V-Lagerung:** *die unteren Lungenbezirke*
  – **A-Lagerung:** *die oberen Lungenbezirke*
  – **T- und I-Lagerung:** *alle vorderen Lungenbezirke*

Atemerleichternde Körperstellungen

Bei Atemnot kann der Kutschersitz Erleichterung bringen. Dabei sitzt der Patient nach vorne gebeugt auf dem vorderen Teil eines Stuhls oder an der Bettkante und stützt seine Arme auf den Oberschenkeln oder einem Tisch auf (▶ Abb. 28.4a). Dadurch kann seine Atemhilfsmuskulatur die Atmung besser unterstützen und die Atemfläche vergrößert sich. Ist keine Sitzgelegenheit vorhanden, kann die Torwartstellung einen ähnlichen Effekt haben. Dabei stützt der Patient seine Arme im Stehen mit gestrecktem Oberkörper und leicht angewinkelten Beinen auf die Oberschenkel ab (▶ Abb. 28.4b).

Abb. 28.2 Drehdehnlage und Halbmondlage.

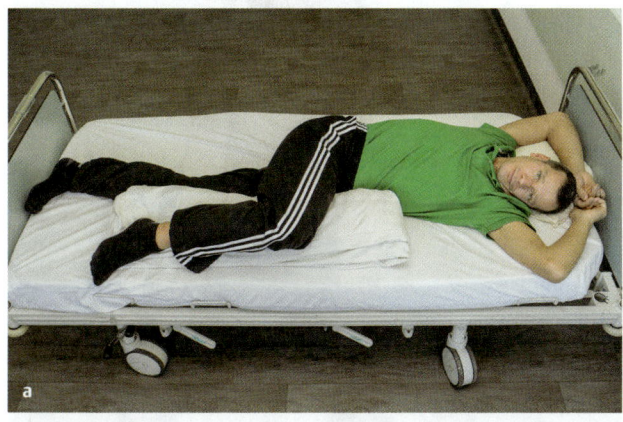 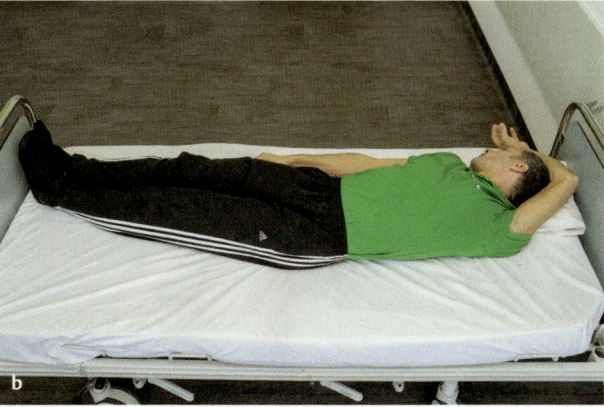

Diese Dehnungsübungen sollte der Patient aktiv durchführen. Er sollte in jeder Lage einige Minuten verbleiben und dabei ruhig in den Bauch atmen. Danach wechselt er die Seite.
a **Drehdehnlage**: Aus der Seitenlage heraus dreht der Patient den Oberkörper möglichst so weit nach hinten, bis beide Schultern die Matratze berühren.
b **Halbmondlage**: Der Patient liegt flach auf dem Rücken. Eine Hand legt er unter seinen Nacken oder an sein Ohr. Dann bewegt er die andere Hand und seine Beine seitlich aufeinander zu, bis er eine halbmondförmige Lage erreicht hat.

Abb. 28.3 VATI-Lagerungen.

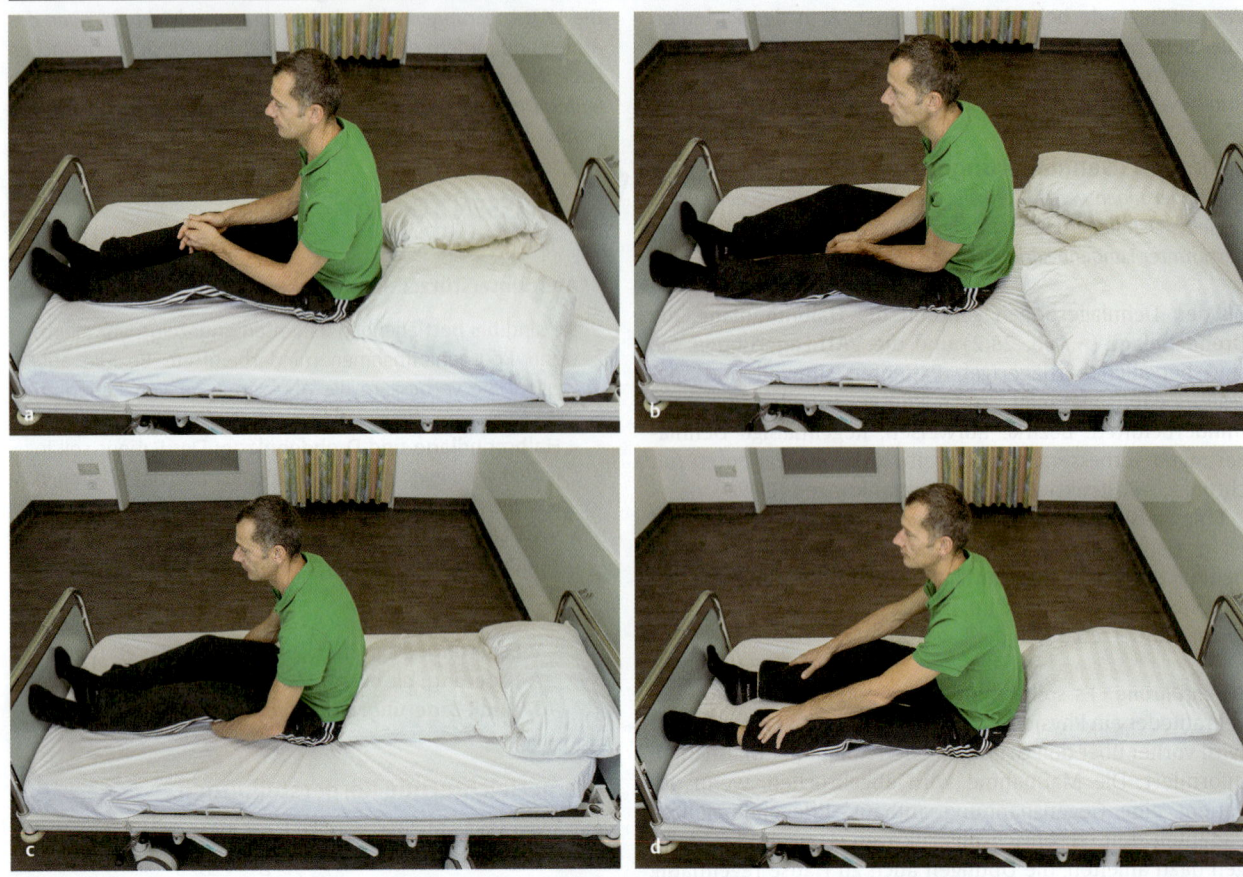

Für diese Lagerungen werden 2 längliche Kissen benötigt, die jeweils in V-, A-, T- oder I-Form unter den Rücken des Patienten gelegt werden.
a **V-Lagerung:** Sie fördert die Dehnung und Belüftung der unteren (kaudalen) Lungenbezirke.
b **A-Lagerung:** Sie fördert die Dehnung und Belüftung der oberen (kranialen) Lungenbezirke.
c **T-Lagerung:** Sie fördert die Dehnung und Belüftung aller vorderen Lungenbezirke.
d **I-Lagerung:** Sie fördert die Dehnung und Belüftung aller vorderen Lungenbezirke.

Abb. 28.4 Kutschersitz und Torwartstellung.

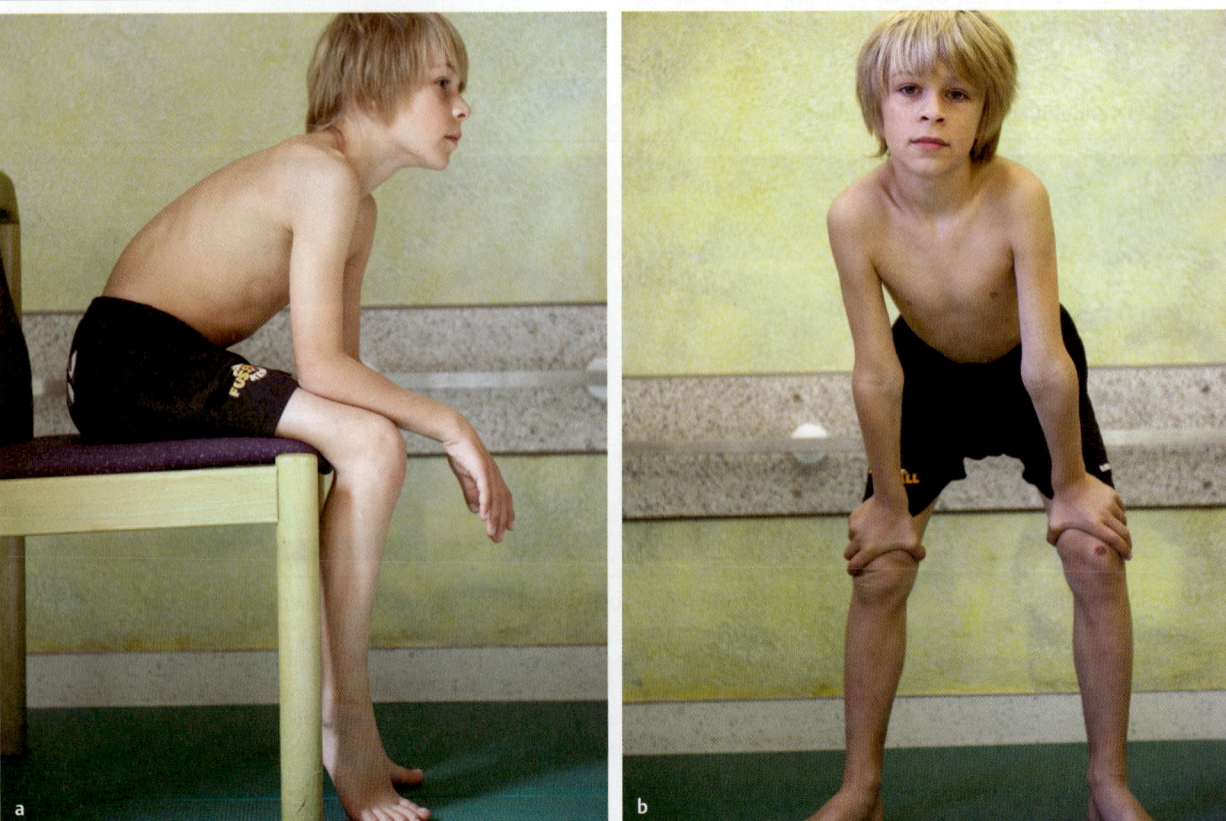

Abb. 28.5 Kontaktatmung.

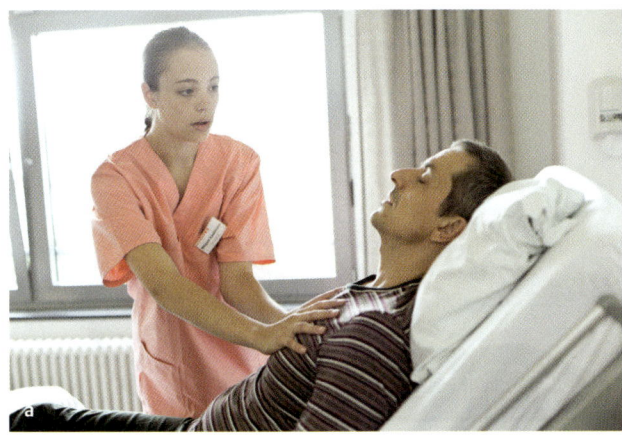
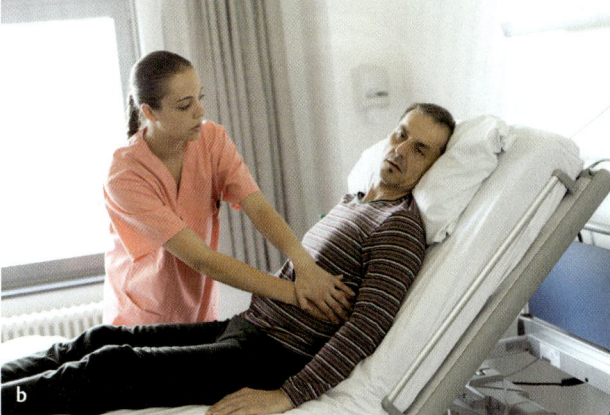

Die Pflegende legt ihre Hände auf verschiedene Bereiche des Brustkorbs und Bauches des Patienten und der Patient versucht, gegen die Hände zu atmen.

Lippenbremse

Wenn bei einer COPD oder einem Asthma-bronchiale-Anfall die Ausatmung durch eine Obstruktion der Bronchien erschwert ist, kann die Lippenbremse einer Dyspnoe entgegenwirken. Dabei atmet der Patient normal ein und pustet die Luft dann durch die fast geschlossenen Lippen wieder aus. Der dadurch entstandene Druck hält die verengten Bronchien offen und kann einen Kollaps verhindern.

Kontaktatmung

Indikationen für die Kontaktatmung sind COPD und flache Atmung. Sie kann aber auch bei unruhigen oder angespannten Patienten angewendet werden. **Kontraindikationen** gibt es keine. Eine **ärztliche Anordnung** ist **nicht nötig**.

Die Pflegekraft legt ihre Handflächen mehrmals täglich jeweils für 4–6 Atemzüge auf verschiedene Bereiche des Brustkorbs und den Bauch des Patienten und fordert ihn auf, tief gegen ihre Hände zu atmen bzw. ihre Hände „wegzuatmen" (▶ Abb. 28.5). Ein leichter Druck der Handflächen stärkt dabei die Wahrnehmung des Patienten für seine Atmung. Auf diese Weise werden die entsprechenden Bezirke der Lunge besonders gut belüftet. Die vertiefte Atmung trägt dazu bei, dass der Patient sich entspannt.

! Merken Kontaktatmung und ASE
Kontaktatmung und ASE ermöglichen effektivere Atemzüge, indem der Patient seine Atmung bewusst wahrnimmt und dadurch tiefer einatmet.

Atemstimulierende Einreibung (ASE)

Die ASE dient dazu, dass der Patient sich beruhigt, entspannt und seine Atmung bewusst wahrnimmt. Dies führt dazu, dass der Patient ruhiger und tiefer atmet.

Indikationen sind COPD, flache Atmung, Unruhe und Angespanntheit. Sie kann aber ebenso als Einschlafhilfe und bei Desorientierung angewendet werden. **Kontraindikationen** bestehen bei offenen oder schmerzenden Hauterkrankungen im Rückenbereich. Eine **ärztliche Anordnung** ist **nicht nötig**.

Durchführung • Der Patient sitzt aufrecht mit entblößtem Rücken. Vor der Anwendung sollten Pflegende sicherstellen, dass eine angenehme Zimmertemperatur herrscht und es möglichst ruhig ist. Die Pflegekraft trägt eine Lotion oder ein Massageöl auf den Rücken des Patienten auf. Sie legt ihre warmen Handflächen flach oben auf den oberen Rücken seitlich der Wirbelsäule auf und reibt in kreisenden Bewegungen nach unten (von oben bis unten 4 Kreise). Die Pflegekraft passt die Bewegungen dem Atemrhythmus des Patienten an. Während seiner Ausatmung streicht sie mit leichtem Druck seitlich der Wirbelsäule im Halbkreis von oben nach unten, die Fingerspitzen zeigen dabei nach oben (▶ Abb. 28.6). Bei der Einatmung streichen ihre Hände ohne zusätzlichen Druck im Halbkreis von unten nach oben zurück zur Wirbelsäule. Ist sie unten am Rücken angekommen, beginnt sie wieder oben. Sie achtet darauf, dass immer eine Hand am Patienten bleibt, um unangenehme „Brüche" im Bewegungsfluss zu vermeiden.

Der Vorgang wird einige Male wiederholt, insgesamt sollte die atemstimulierende Einreibung etwa 5–10 Minuten dauern. Pflegende können sich in der Anwendung von ASE schulen lassen. ASE zählen zu den basalen Stimulationen und werden in entsprechenden Praxisseminaren geübt.

! Merken Angenehm und entspannend
Führen Sie Kontaktatmung und atemstimulierende Einreibungen am besten ohne Handschuhe und nur dann durch, wenn Sie selbst die Berührung des Patienten nicht als unangenehm oder unangebracht empfinden. Patienten nehmen oft die Einstellung der Pflegenden ihnen gegenüber wahr, insbesondere wenn sie von ihnen berührt werden. Achten Sie außerdem auf die Körpersprache des Patienten: Entspannt er sich oder stört ihn die Berührung eher in seiner persönlichen Intimsphäre? Das Empfinden ist hier individuell verschieden. Wenn alles stimmt, kann allein schon die Berührung das Wohlbefinden des Patienten erheblich steigern.

WISSEN TO GO

Atemvertiefende Maßnahmen – Kontaktatmung und ASE

Indiziert bei COPD, flacher Atmung, Unruhe und Angespanntheit, ASE zusätzlich bei Einschlafstörungen und Desorientierung.
- **Kontaktatmung:** Sie fördert die Belüftung der Lunge, indem der Patient gegen die Hände der Pflegekraft atmet (▶ Abb. 28.5)
- **Atemstimulierende Einreibung:** Der Patient beruhigt sich, entspannt und nimmt seine Atmung bewusst wahr. Dadurch atmet er ruhiger und tiefer (▶ Abb. 28.6).

Abb. 28.6 Atemstimulierende Einreibung.

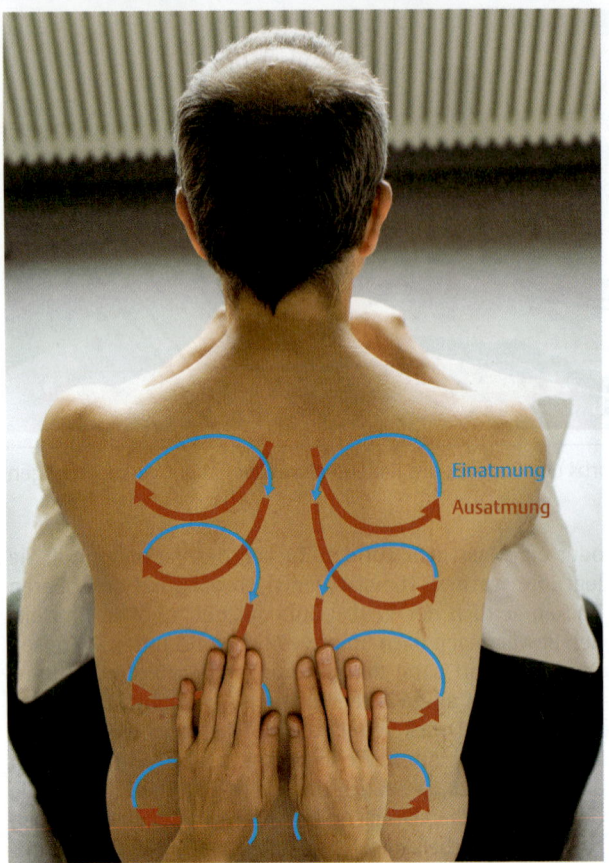

Während der Ausatmung werden die Hände mit leichtem Druck im Halbkreis von oben nach unten geführt. Bei der Einatmung streichen die Hände ohne zusätzlichen Druck im Halbkreis von unten nach oben zurück zur Wirbelsäule. Insgesamt werden etwa 4 Kreise ausgeführt. Dann wird wieder oben begonnen. Dabei werden die Hände nacheinander nach oben geführt, eine Hand verbleibt immer am Körper des Patienten.

Anwenden von Atemtrainern

Heute steht eine Vielzahl von Geräten zum Trainieren der Atmung zur Verfügung. Die Patienten erhalten sie auf Anordnung eines Arztes. Für alle gilt: Pflegende sollten sich die jeweilige Gebrauchsanleitung genau durchlesen, bevor sie einen Patienten in der Anwendung anleiten bzw. ihm bei der Anwendung helfen. Sie sollten zumindest bei den ersten Übungen dabeibleiben, um zu erkennen, ob sich der Patient überanstrengt.

Inspiratorische Atemtrainer

Geräte, die eine tiefe und gleichmäßige Einatmung trainieren, heißen auch „**incentive Spirometer**" (anspornende Atemmesser). Sie zeigen entweder den Flow (Gasfluss bei der Einatmung), das Atemzugvolumen (Volumen der Einatmung) oder beides an. Ein anderer Name für diese Geräte ist „**SMI-Atemtrainer**", von „sustained maximal inspiration" für „anhaltendes maximales Einatmen".

> ! **Merken** Inspiratorische Atemtrainer
> *Sie fördern eine maximale Einatmung und vertiefen nicht nur die Atemzüge, sondern sorgen auch für eine optimale Verteilung der eingeatmeten Luft in der Lunge.*

Abb. 28.7 Inspiratorischer Atemtrainer.

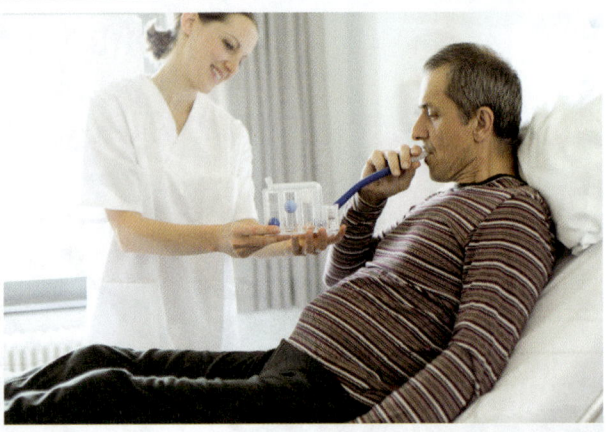

Atemtrainer TRI-BALL. Die maximale Einatmung und damit das Lungenvolumen wird trainiert, indem der Patient beim Einatmen die Bälle nach oben befördert und versucht, sie so lange wie möglich oben zu halten.

Indikationen • Vor allem Patienten mit Operationen im Bauch- oder Brustbereich und dadurch bedingter Schonatmung profitieren von diesen Atemtrainern. Ein regelmäßiges Training kann hier Atelektasen und Pneumonien verhindern. Es sollte schon vor der Operation beginnen, damit der Patient das Gerät nach der OP bereits beherrscht.

Kontraindikationen • Bei Patienten mit chronisch-obstruktiven Lungenerkrankungen können sich die Lungen durch die erschwerte Ausatmung überblähen. Sie sollten daher nicht mit inspiratorischen Spirometern trainieren, da dies die Überblähung noch steigern würde. Eine weitere Kontraindikation ist eine starke Verschleimung in den Bronchien. Durch die tiefe Einatmung würde der Schleim verstärkt in tiefere Bereiche der Lunge gelangen. Für all diese Patienten eignen sich stattdessen Geräte, die die Ausatmung trainieren, sog. exspiratorische Atemtrainer (▶ Abb. 28.8) oder Atemphysiotherapiegeräte (S. 552).

Durchführung am Beispiel des Triflow-Geräts • Der Patient sollte mehrmals täglich jeweils etwa 5–10 Atemzüge möglichst tief durch das Gerät einatmen. Nach der Einatmung sollte er die Luft für einige Sekunden anhalten und schließlich normal ausatmen. Das Triflow enthält 3 Kunststoffsäulen mit jeweils 1 Bällchen. Bei der Einatmung durch das Mundstück des Geräts heben sich die Bällchen an (▶ Abb. 28.7). Um einen guten Trainingseffekt zu erzielen, sollten sich die Bälle in den ersten beiden Säulen bis an deren oberes Ende heben und dort einige Sekunden verbleiben. Wer eine besonders gute Lungenkapazität hat, kann sogar alle 3 Bälle nach oben befördern und dort halten. Im Anschluss kann das Mundstück einfach mit warmem Wasser gereinigt werden. Jeder Patient bekommt sein eigenes Gerät, damit er so oft wie möglich und nötig damit trainieren kann. Wird der Patient entlassen, kann er es mit nach Hause nehmen.

Exspiratorische Atemtrainer

Sie trainieren die Ausatmung. PEP-Atemtherapiegeräte erzeugen bei der Ausatmung einen erhöhten Atemwegsdruck (PEP für engl. „Positive Expiratory Pressure" = positiver exspiratorischer Druck) und halten so die Atemwege offen (▶ Abb. 28.8). Weitere exspiratorische Atemtrainer werden bei den sekretmobilisierenden Maßnahmen vorgestellt (S. 552).

Atemunterstützende Maßnahmen

Abb. 28.8 Exspiratorische Atemtrainer.

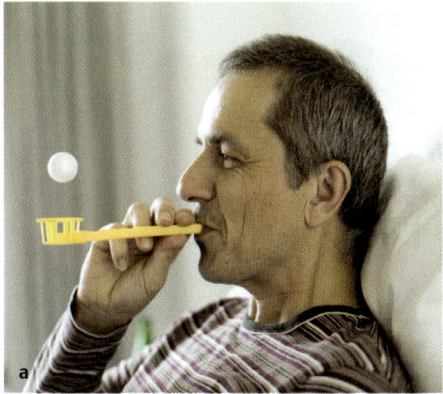 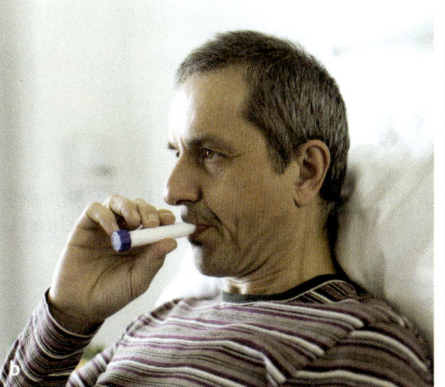 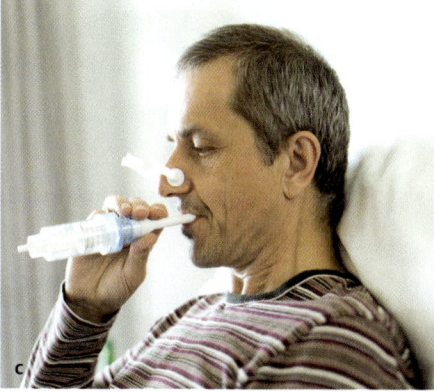

a Ein einfacher exspiratorischer Atemtrainer nicht nur für Kinder ist der Flow-ball. Durch die Ausatmung wird der Ball hochgepustet und so lange wie möglich in der Luft gehalten oder beliebig oft hochgepustet und im Pfeifenkorb aufgefangen.
b Die BA-TUBE ist ein PEP-Atemtherapiegerät und eine Hilfe im Notfall. Mit diesem Gerät trainiert der Patient die Atemtechnik der Lippenbremse, bei der die Atemwege bei der Ausatmung offen gehalten werden. Im Notfall kann es gegen Atemnot eingesetzt werden.
c Der Treshold PEP hält den Druck konstant auf einem Niveau, egal wie schnell oder langsam der Anwender atmet. Der Widerstand kann individuell eingestellt werden. Der Patient sollte bei der Anwendung tief einatmen und dann über das Mundstück etwa 2–3-mal so lange ausatmen. Dieser Vorgang sollte etwa 10–20-mal wiederholt werden.

Das Luftballon-Aufblasen ist eine sehr kostengünstige Alternative, bei der gerade ältere und körperlich geschwächte Menschen kleine Erfolge sehen und der lustige Moment des Aufblasversuchs den Effekt der Atemstimulation verstärkt. Übrigens: **Glücksmomente** gelten als wesentlicher Faktor für bewusstes Atmen (Roth 2006).

WISSEN TO GO

Atemvertiefende Maßnahmen – Atemtrainer

Inspiratorische Atemtrainer trainieren eine tiefe und gleichmäßige Einatmung (▶ Abb. 28.7). Sie heißen auch „**incentive Spirometer**" oder „**SMI-Atemtrainer**". Indiziert sind diese Atemtrainer bei Patienten mit Operationen im Bauch- oder Brustbereich bereits vor der OP. **Kontraindikationen** bestehen bei Patienten mit COPD (wegen der Gefahr der Überblähung) sowie einer starken Verschleimung in den Bronchien. Hier sind exspiratorische Atemtrainer geeignet, die die Ausatmung trainieren (▶ Abb. 28.8).

28.1.3 Sekretmobilisierende Maßnahmen

Wenn ein Patient zähes Bronchialsekret produziert, das Abhusten schmerzhaft ist oder er zu wenig Kraft hat, sein Sekret ausreichend abzuhusten, können verschiedene Maßnahmen ihm das Abhusten erleichtern. Leidet ein Patient unter einem trockenen Reizhusten, sind sekretmobilisierende Maßnahmen nicht sinnvoll. Ist der Hustenreiz sehr quälend, helfen hustenstillende Medikamente.

! Merken Flüssigkeitsmangel
Achten Sie auf die Trinkmenge des Patienten. Auch ein Flüssigkeitsmangel kann zu zähem Bronchialsekret führen.

Viele ältere Menschen haben Probleme, beim Husten den Urin zu halten. Pflegende sollten daher einen Toilettengang vor sekretmobilisierenden Maßnahmen vorschlagen. Zu den sekretmobilisierenden Maßnahmen gehören:

- ausreichend trinken
- Drainagelagerungen
- Huffing
- Inhalation
- Atemphysiotherapie
- Perkussion und Vibration

Drainagelagerungen

Prinzipiell dient jede aktive oder passive Lagerung der Sekretmobilisation. Denn Sekret kann dabei der Schwerkraft folgend aus den kleineren Bronchien in die Trachea abfließen. Stellt man sich die Bronchien des Patienten wie einen umgedrehten Baum vor, dessen Stamm die Luftröhre darstellt, kann man gut nachvollziehen, dass eine **Rückenlage mit leichter Kopftieflage** einen großen Anteil der Bronchien drainiert, also das Sekret abfließen lässt. Um auch die Äste bzw. Segmente der Bronchien zu drainieren, die auf diese Weise nicht ablaufen, eignen sich die **Seitenlagerung in leichter Kopftieflage** und die **Bauchlagerung**. Pflegende sollten mit einem Arzt auch anhand von Lungenbefunden (z.B. Röntgenaufnahmen) besprechen, ob und welche Lagerungsdrainagen für einen Patienten geeignet sind. ▶ Abb. 28.9 zeigt die Drainagelagerungen im Überblick.

ACHTUNG
Kontraindikationen für Drainagelagerungen mit Kopftieflage sind akute Luftnot, Übelkeit und erhöhter Hirndruck.

Vorbereitung • Der Patient sollte nach Möglichkeit vor einer Drainagelagerung auf ärztliche Anordnung ein Expektorantium (Medikament zum Verflüssigen des Bronchialsekrets) erhalten oder eine Inhalation durchführen. So kann sich das Sekret besser lösen.

Dauer und Häufigkeit • Drainagelagerungen sollten 3–4-mal täglich für 10–20 Minuten, aber niemals direkt nach einer Nahrungsaufnahme durchgeführt werden. Pflegende sollten sich bei einer Drainagelagerung immer vergewissern, dass sie von dem Patienten gut toleriert wird. Sie sollten seine Vitalparameter kontrollieren und auf Übelkeit und Luftnot achten. Zusätzlich sollten sie sicherstellen, dass der Patient

Abb. 28.9 Drainagelagerungen.

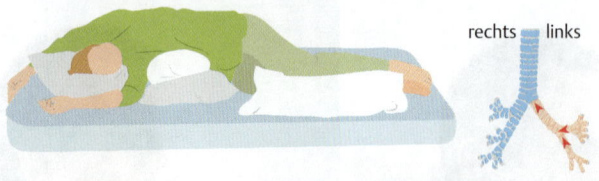

a Drainage des gesamten linken Lungenflügels

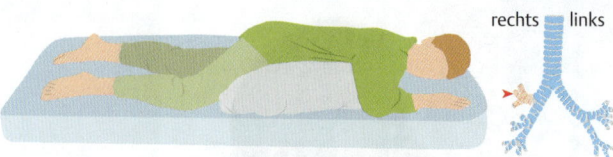

b Drainage des posterioren Oberlappensegments des rechten Lungenflügels

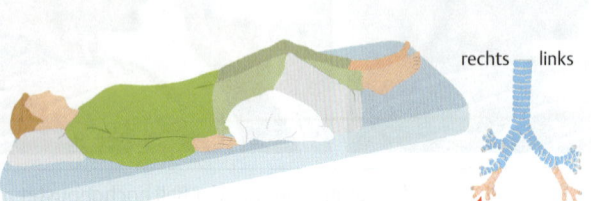

c Drainage der anterobasalen Unterlappensegmente beider Lungenflügel

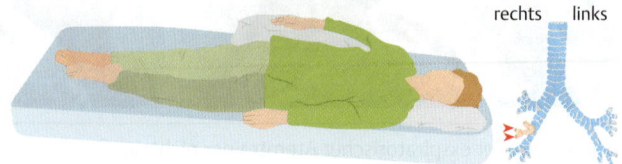

d Drainage des rechten Mittellappens

---

das mobilisierte Sekret auch abhusten kann, bzw. ihn dabei unterstützen, z. B. durch zusätzliche Perkussion (S. 553). Andernfalls könnte das mobilisierte Sekret seine Atmung beeinträchtigen. Toleriert der Patient die Lagerung nicht, muss sie beendet werden.

ACHTUNG
Ein Patient, der eine Drainagelagerung nicht selbstständig beenden könnte, darf während der Maßnahme aufgrund der möglichen Komplikationen nicht alleine gelassen werden.

Huffing: forciertes Ausatmen

Dieser Begriff stammt zwar aus dem Englischen, hat aber mit der Übersetzung „wütend werden" für „to huff" nichts zu tun. Vielmehr ist Huffing eine besondere Hustentechnik.

Normalerweise schließt sich beim Husten die Stimmritze, um einen höheren Druck zu erzeugen. Hustet der Patient in kurzen „huffs", bleibt die Stimmritze offen und das Abhusten erfolgt sanfter. Der Patient soll versuchen, beim Husten das Wort „Huff" zu sprechen oder in Form eines starken „Hauchens" ausatmen (klingt auch so ähnlich wie „Huff"). Diese Technik verhindert eine übermäßige Kompression der Atemwege. Vor allem Patienten mit COPD können von ihr profitieren.

> **WISSEN TO GO**
>
> **Sekretmobilisierende Maßnahmen – Drainagelagerungen, Huffing**
>
> Bei der **Drainagelagerung** fließt das Sekret der Schwerkraft folgend aus den Bronchien in die Trachea ab. Zu den Drainagelagerungen gehören Rückenlagerung und Seitenlagerung mit leichter Kopftieflage und Bauchlagerung (▶ Abb. 28.9). Vor der Maßnahme sollte der Patient ein Sekretolytikum bekommen oder inhalieren. Die Drainagelagerungen sollten 3–4-mal täglich für 10–20 Minuten durchgeführt werden.
>
> **Huffing** ist eine Hustentechnik vor allem für COPD-Patienten. Beim Husten wird das Wort „Huff" gesprochen. Dies verhindert eine Kompression der Atemwege, indem die Stimmritze offen bleibt.

Inhalation

Inhalationen mit Kochsalzlösungen oder schleimlösenden Medikamenten befeuchten die Schleimhäute und lösen Bronchialsekret. Auch in der Therapie von Lungenerkrankungen werden Inhalationen eingesetzt, z. B. bei Asthma, chronisch obstruktiven Atemwegserkrankungen, Erkrankungen der oberen Atemwege oder des Lungenparenchyms und Pseudokrupp. Bei einigen Medikamenten wird ein kleiner „Inhalator" gleich mitgeliefert, z. B. in Form eines Dosieraerosols oder als Pulverinhalator. Bei Inhalationen mit Medikamenten muss ein Arzt die Häufigkeit und jeweilige Dosis anordnen.

Es gibt 2 Formen der Inhalation:
- zur Befeuchtung der Schleimhaut der Atemwege (meist mit physiologischer Kochsalzlösung)
- zur Medikamentengabe (z. B. Kortisonpräparate, bronchialerweiternde Medikamente)

Wo genau die inhalierten Medikamente wirken, hängt davon ab, wie groß die wirksamen Partikel sind:
- Partikel von ca. 0,5–5 µm gelangen bis in die Alveolen.
- Partikel von ca. 3–5 µm gelangen bis in den Bronchialbaum.
- Partikel > 10 µm bleiben bei einem normalen Atemzug zu 90 % bereits im Oropharynx hängen. Ein einfaches Kamilledampfbad z. B. befeuchtet daher nur die Nasen- und Mundschleimhaut, bis in die Bronchien wird es nicht gelangen.

Inhalative Substanzen

Schleimlöser/Expektorantien • Ziel ist es, mithilfe dieser Inhalate den Schleim in den Lungen zu verflüssigen, damit er besser abgehustet werden kann. Beispiele für Schleimlöser sind Acetylcystein, Kochsalzlösung.

Bronchiospasmolytika, Bronchodilatatoren • Sie wirken auf Rezeptoren in den Bronchien und lassen Muskelzellen erschlaffen – die Bronchien erweitern sich. Bronchodilatatoren werden typischerweise bei Patienten mit Asthma oder Mukoviszidose eingesetzt, z. B. β_2-Sympathomimetika. Sie werden vor allem bei akuten Verengungen der Bronchien oder zur Vorbereitung einer Inhalationstherapie angewen-

Atemunterstützende Maßnahmen

det. Denn bei weitgestellten Bronchien können die Medikamente tiefer in die Lunge gelangen.

Glukokortikoide • Häufig wird Kortison angewendet. Inhaliert wirkt Kortison antientzündlich auf die (chronisch) entzündeten Atemwege. Durch die lokale Anwendung sind die Nebenwirkungen des Kortisons geringer.

Ausführliche Informationen zu den Medikamenten finden Sie in Kap. 55 „Pflege bei Erkrankungen des Atemsystems" (S. 978).

ACHTUNG
Achten Sie beim Einsatz von Kortison darauf, dass sich die Patienten anschließend gründlich den Mund spülen, die Zähne putzen oder etwas essen. Sonst wirken die Medikamente auch im Mund und können die Entstehung von Soor begünstigen (S. 1321).

Inhalation über Vernebler

Mit Druck oder Ultraschall verwandeln die Geräte wirksame Lösung in ein aus feinsten Tropfen bestehendes Aerosol. Welche Wirkstoffe wie vernebelt werden können, darüber geben die jeweiligen Hersteller Auskunft. Die Geräte müssen regelmäßig gewartet werden, da sonst evtl. die Partikelgröße zu stark schwankt. Die Partikel werden dann vielleicht so groß, dass sie nicht mehr an ihren Wirkort gelangen können.

Ein Vorteil von Verneblern ist, dass fast jede inhalierbare Substanz mit anderen Wirkstoffen kombiniert werden kann. Das ist vor allem dann günstig, wenn Patienten eine bestimmte Wirkstoffkombination erhalten sollen, diese aber noch nicht als Kombipräparat in einem Inhalationssystem vorliegt.

Unter einer Verneblertherapie sollten die Patienten langsam und tief einatmen, eine kurze Pause machen und dann normal ausatmen. Manchmal tritt unter der Therapie ein starker Hustenreiz auf.

! Merken Frischluft
Beim Vernebeln von Medikamenten mit diesen Geräten gelangt ein Teil des Wirkstoffs in die Raumluft. Öffnen Sie das Fenster und verlassen Sie nach Möglichkeit das Zimmer, während der Patient inhaliert. Der Vorgang ist beendet, wenn das Medikament vollständig vernebelt ist.

Das Gerät sollte nach der Anwendung laut Herstellerangaben gereinigt werden. Wichtig ist, dass alle Teile gut durchtrocknen können. In feuchtem Milieu siedeln sich sonst Bakterien an, z. B. Pseudomonas aeruginosa.

Für Druckluftanschlüsse gibt es spezielle Aerosol-Inhalations-Sets mit Maske, Verneblerbehälter und Verbindungsschlauch. Manche Krankenhäuser arbeiten auch mit Ultraschallverneblern.

ACHTUNG
Verwenden Sie nie mangels Druckluftanschluss einen Sauerstoffanschluss zum Vernebeln.

Kinder • Für Kinder gibt es spezielle Vernebler, z. B. PARI-Baby Vernebler. Säuglinge inhalieren dabei mit einer speziellen Maske, die um Mund und Nase gelegt wird (▶ Abb. 28.10). Den Inhalationsnebel lässt man dabei ununterbrochen ausströmen, da ein koordiniertes Ein- und Ausatmen noch nicht möglich ist. Ältere einsichtige Kinder können selbstständig unter Aufsicht inhalieren. Pflegende leiten sie an, langsam und gleichmäßig durch den Mund ein- und durch die Nase auszuatmen.

Abb. 28.10 Inhalation über einen Vernebler.

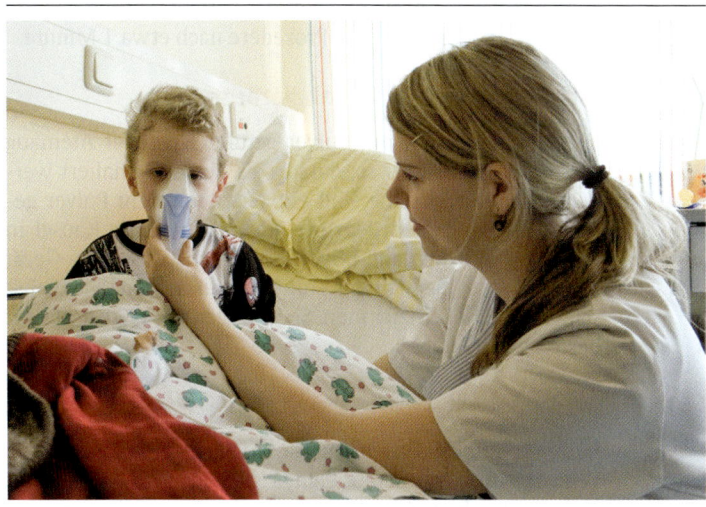

Kleine Kinder atmen den Inhalationsnebel über eine Maske ein.

Inhalation über Dosieraerosole

Durch Druck auf den Wirkstoffbehälter wird ein Sprühstoß ausgelöst. FCKW-freies Gas presst die Lösung durch ein Ventil und zerstäubt die Flüssigkeit zu Aerosol. Diese Systeme stellen recht hohe koordinatorische Ansprüche an den Patienten. Denn der Auslöser des Behälters muss gleichzeitig mit dem Einatmen gedrückt werden. Das fällt vor allem Kindern und älteren Menschen schwer.

Das System wird geschüttelt und der Patient atmet aus. Dann wird das Mundstück an die Lippen geführt, der Auslöser gedrückt und der Patient atmet zum Inhalieren langsam (!) und tief ein (▶ Abb. 28.11). Nach dem Einatmen sollte der Patient die Luft für einen Augenblick anhalten, damit sich die Wirkstoffe in der Lunge verteilen können.

Abb. 28.11 Dosieraerosol.

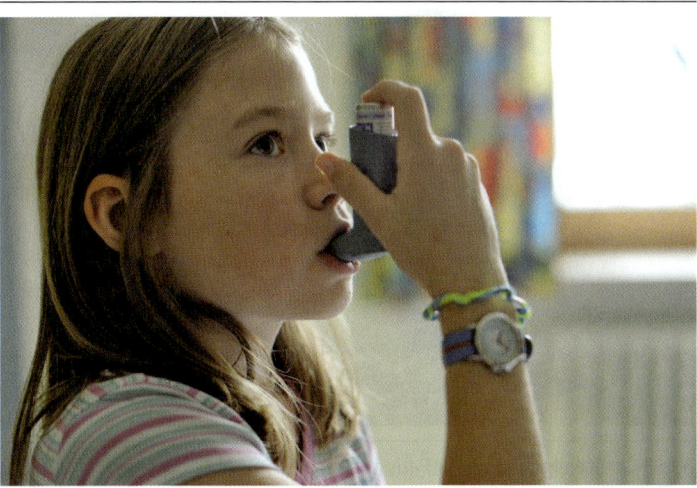

Gleichzeitig mit dem Auslösen des Sprühstoßes erfolgt die Einatmung.

Inhalationshilfe (Spacer) • Ein Spacer ist im Prinzip ein zusätzliches Volumen, das auf den Inhalator gesetzt wird. Er verhindert, dass zu viele Wirkstoffe im Mund und im Rachen hängen bleiben. Er eignet sich zudem für Menschen, die mit einem anderen Inhalator (wegen der Koordination) nicht zurechtkommen.

Die Patienten geben einen Sprühstoß in den Spacer und das Aerosol verteilt sich darin. Dann setzen die Patienten die

Lippen an das Mundstück und atmen ein (je nach Anweisung ein- oder mehrmals). Soll der Patient 2 Hübe Aerosol nehmen, wiederholt er das Prozedere nach etwa 1 Minute.

Inhalation über Pulverinhalatoren

Diese Systeme sind mit Pulver gefüllt. Ein tiefer Atemzug zersprengt das Pulver so, dass es als Aerosol inhaliert werden kann. Die Systeme sind entweder mit dem Pulver gefüllt oder der Patient legt pro Anwendung eine Kapsel in das Gerät ein, die dann über einen Mechanismus im Gerät zerstört wird. Der Patient sollte darauf achten, möglichst schnell und tief einzuatmen. So gelangen die Wirkstoffe am besten in die Lunge.

Atemzuggesteuerte Inhalatoren

Dadurch, dass der Patient Luft ansaugt, setzt das System den Wirkstoff frei. Die Geräte eignen sich auch für Kinder und ältere Menschen. Allerdings muss der Patient in der Lage sein, einen ausreichenden Unterdruck aufzubauen – was manchen nicht gelingt.

> **WISSEN TO GO**
>
> **Inhalation**
>
> Inhalationen mit Kochsalzlösungen oder schleimlösenden Medikamenten befeuchten die Schleimhäute und lösen Bronchialsekret. In der Therapie von Lungenerkrankungen werden z. B. Bronchodilatatoren inhaliert.
> - **Vernebler:** Geräte, die mit Druck oder Ultraschall wirksame Lösungen in ein Aerosol vernebeln.
> - **Dosieraerosole:** Durch Druck auf den Wirkstoffbehälter wird ein Sprühstoß ausgelöst, gleichzeitig muss das austretende Aerosol eingeatmet werden.
> - **Pulverinhalatoren:** Durch einen tiefen Atemzug wird das Pulver zersprengt und kann als Aerosol inhaliert werden.
> - **Atemzuggesteuerte Inhalatoren:** Durch einen atemzuggesteuertem Auslösemechanismus setzt das System den Wirkstoff frei.

Atemphysiotherapiegeräte

Oszillierende PEP-Geräte • Oszillierende Atemphysiotherapiegeräte sind exspiratorische Atemtrainer. Sie erzeugen während der Ausatmung einen positiven Druck (PEP für engl. „Positive Expiratory Pressure" = positiver exspiratorischer Druck) kombiniert mit Vibrationen der Luftsäule. Dabei schützt der PEP – ähnlich wie bei der Lippenbremse (S. 547) – die Bronchien vor einem Kollaps. Die Druck- und Flussschwankungen (Oszillation = Schwankung) helfen, das Sekret zu lösen.

CPAP- und EzPAP-Geräte • Das Prinzip des PEP gibt es auch bei CPAP-Geräten. Die Abkürzung steht für „Continuous Positive Airway Pressure" (= kontinuierlicher positiver Atemwegsdruck). Hier wird der Druck allerdings während des gesamten Atemzyklus, also auch während der Inspiration (wo er normalerweise kurz unter den atmosphärischen Druck fällt) positiv gehalten. Viele Heimbeatmungsgeräte arbeiten mit CPAP. Der Patient atmet dabei meistens nachts über eine spezielle Maske, die an das Gerät angeschlossen ist, ein und aus.

Bei EzPAP-Systemen sinkt der positive Druck während der Inspiration etwas ab. Die Systeme haben ein Mundstück und

Abb. 28.12 Atemphysiotherapiegeräte zur Sekretmobilisierung.

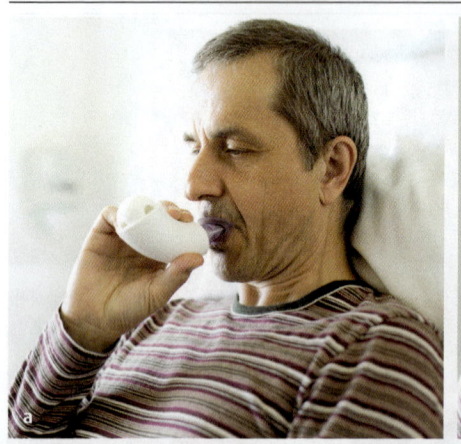
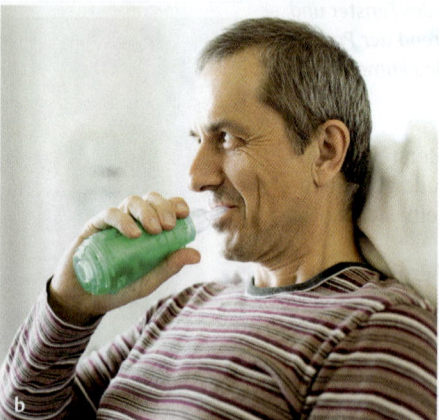
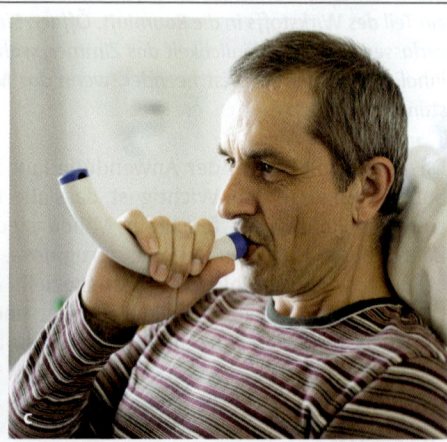

Alle 3 Geräte eignen sich für Patienten mit COPD. Aber auch Kinder und Erwachsene mit Mukoviszidose trainieren häufig mit ihnen. Das Acapella und das RC-Cornet können sogar Patienten benutzen, die sich nicht aufsetzen dürfen.
- **a Shaker plus:** Im Gehäuse des Shakers befindet sich ein beschwerter Ball, der durch das Atmen angehoben wird und aufgrund seines Gewichts wieder nach unten fällt. Durch das schnelle Anheben und Fallen werden Vibrationen erzeugt, die das Sekret in den Bronchien lösen. Der PEP-Effekt wird durch das Ausatmen gegen den Ball erzeugt. Bei der Anwendung sollte sich das Mundstück in horizontaler Position befinden. Die Lippen sollten so um das Mundstück gelegt werden, dass sie einen dichten Abschluss bilden. Der Patient atmet durch die Nase ein und durch den Mund über das Gerät aus.
- **b Acapella PEP-Vibrationssystem:** Der PEP-Effekt und die Vibration wird mithilfe eines Magneten und eines sich auf und ab bewegenden Rockers erzeugt. Die Frequenz und der Widerstand während der Ausatmung können individuell eingestellt werden. Der Patient sollte tief einatmen und dann über das Gerät ausatmen. Bei einem optimal gewählten Widerstand dauert die Ausatmung 3–4 Sekunden, ohne Dyspnoe oder Erschöpfung hervorzurufen. Sollte der Patient nicht in der Lage sein, so lange auszuatmen, muss der Widerstand verringert werden.
- **c RC-Cornet:** Positive Druckschwankungen, die durch Drehen des RC-Cornets beim Hineinblasen entstehen, erweitern die Bronchien und lösen so den Bronchialschleim. Für den RC-Cornet ist ein Adapter erhältlich, der eine Kombination von Physio- und Inhalationstherapie ermöglicht.

können zur prä- und postoperativen Atelektasenprophylaxe verwendet werden.

Cough Assist • Der Cough Assist hilft Patienten, die aufgrund einer chronischen Muskelerkrankung, z. B. einer amyotrophen Lateralsklerose, spinalen Muskelatrophie oder Myasthenia gravis, nicht mehr ausreichend husten können, indem er durch eine schnelle Umschaltung von Über- auf Unterdruck einen künstlichen Hustenstoß erzeugt. Einige Patienten nutzen ihn bei sich zu Hause und bringen ihr Gerät bei Krankenhausaufenthalten mit.

> **WISSEN TO GO**
>
> **Atemphysiotherapiegeräte**
> - **Oszillierende PEP-Geräte:** Sie erzeugen während der Ausatmung einen positiven Druck (PEP = Positive Expiratory Pressure) sowie Vibrationen der Luftsäule. Der PEP schützt die Bronchien vor einem Kollaps, die Druck- und Flussschwankungen helfen, das Sekret zu lösen. Die Geräte (▶ Abb. 28.12) eignen sich für Patienten mit COPD und Mukoviszidose.
> - **CPAP-Geräte:** Der Druck wird während des gesamten Atemzyklus positiv gehalten. Die Abkürzung CPAP steht für „Continuous Positive Airway Pressure" (= kontinuierlicher positiver Atemwegsdruck). Viele Heimbeatmungsgeräte arbeiten mit CPAP.
> - **EzPAP-Geräte:** Der positive Druck sinkt während der Inspiration etwas ab. Die Systeme können zur prä- und postoperativen Atelektasenprophylaxe verwendet werden.
> - **Cough Assist:** Dieser ist für Patienten geeignet, die aufgrund einer chronischen Muskelerkrankung nicht selbstständig husten können. Er erzeugt bei ihnen einen künstlichen Hustenstoß.

Perkussion und Vibration

Eine einfache Maßnahme, Bronchialsekret zu lösen, ist das Abklopfen (Perkussion) oder die Vibration des Thorax. Pflegende sollten den Patienten dabei am besten so lagern, dass gelöstes Sekret in die Trachea abfließen kann, also z. B. auf dem Bauch oder zuerst auf der einen und dann auf der anderen Seite (dies gilt vor allem, wenn seine Hustenmechanik eingeschränkt ist). Wird der Rücken vorher mit einem durchblutungsfördernden Gel eingerieben, atmet der Patient durch den leichten Kältereiz dabei tief durch und fühlt sich meist erfrischt. **Eine ärztliche Anordnung** ist für die Maßnahme nicht nötig.

Perkussion • Der Rücken des Patienten wird aus dem Handgelenk heraus mit der hohlen Hand leicht abgeklopft. Zwar ist die schleimlösende Wirkung umstritten, doch viele Patienten empfinden die Maßnahme als wohltuend. Kontraindikationen sind Verletzungen oder Operationen am Thorax.

Vibration • Hier klopfen Pflegende ganz leicht und in einer hohen Frequenz mit den Fingerspitzen während der Ausatmung über den Thorax. Vibrationen können auch mit einem speziellen Gerät durchgeführt werden, z. B. Vibrax (▶ Abb. 28.13). Die Dauer einer Perkussion oder Vibration sollte etwa 5 Minuten betragen. Nach der Maßnahme sollte der Patient zum Abhusten aufgefordert und ggf. unterstützt werden.

Abb. 28.13 Vibration mit einem Vibrax-Gerät.

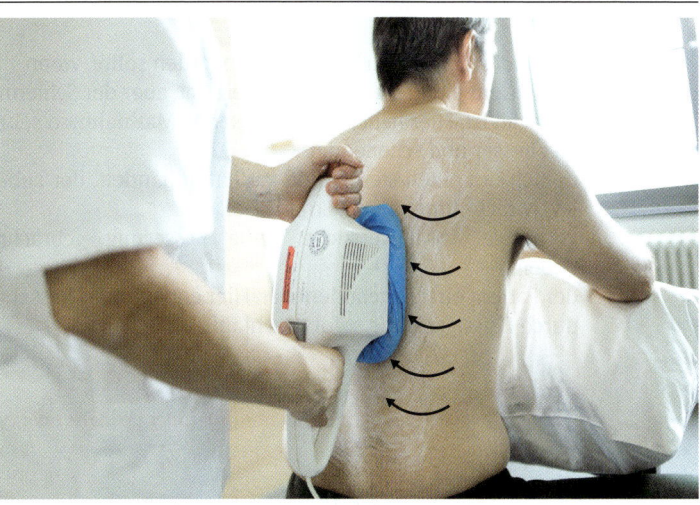

Ein Vibrationsgerät sollte etwa 20 Minuten angewendet werden, um eine effektive Sekretlösung zu erreichen. Die Vibration wird am unteren äußeren Brustkorb begonnen und das Gerät von da aus zur Lunge geführt (pro Thoraxseite etwa 6-mal).

28.2 Atemwegssekret absaugen

28.2.1 Grundlagen

Wenn ein Patient nicht mehr in der Lage ist, Bronchialsekret abzuhusten, sollte es abgesaugt werden, um Atelektasen und Pneumonien vorzubeugen.

Absaugen ist für den Patienten nicht nur äußerst unangenehm, sondern kann auch zu Komplikationen führen. Es **muss** daher **von einem Arzt angeordnet sein**. Zusätzlich muss der Patient gefragt werden, ob er mit der Maßnahme einverstanden ist. Wenn er nicht in der Lage zu einer solchen Entscheidung ist, müssen seine Angehörigen ihr Einverständnis geben.

> **❗ Merken   Ärztliche Anordnung**
>
> *Absaugen zählt zu den ärztlichen Tätigkeiten. In vielen Fällen wird es aber an examinierte und darin ausgebildete Pflegekräfte delegiert. Es sollte schriftlich angeordnet und nur von Pflegekräften ausgeführt werden, die darin geschult sind. Stellt das Absaugen eine lebensrettende Maßnahme dar, z. B. weil der Patient durch eine Aspiration oder durch angesammeltes Sekret zu ersticken droht, und ist kein Arzt sofort verfügbar, müssen examinierte und geschulte Pflegekräfte das Absaugen auch ohne ärztliche Anordnung durchführen.*

Komplikationen • Absaugen kann Würgereiz und Erbrechen verursachen, den Herzschlag verlangsamen (Bradykardie), die Schleimhäute verletzen und zu einem kurzfristigen Sauerstoffmangel führen. Wird sehr tief und dementsprechend endotracheal (in der Luftröhre) abgesaugt, kann der Patient in seltenen Fällen einen Stimmritzenkrampf entwickeln und keine Luft mehr holen, bis sich der Krampf löst. Außerdem besteht die Gefahr, dass Keime in die Lunge eingebracht werden. Ein strenges steriles Arbeiten ist daher absolut notwendig.

Indikationen • Wenn sich Schleim in den Atemwegen ansammelt, macht er sich i. d. R. durch ein „Rasseln" bei der Atmung bemerkbar. Sie hören dieses Geräusch besonders laut mit einem Stethoskop über dem Brustkorb. Hustet der Patient auch auf Aufforderung nicht ab und bleibt das Rasseln länger

28 Pflegetechniken zur Unterstützung der Atmung

bestehen, sollte abgesaugt werden. Es gilt: so oft wie nötig, aber so selten wie möglich absaugen.

Kontraindikationen • Nicht abgesaugt werden sollte, wenn
- der Patient einen starken Hustenreiz hat, aber der Schleim sehr zäh ist. Hier helfen schleimlösende Maßnahmen sehr viel besser und schonender.
- es sich um einen sterbenden Patienten handelt, der subjektiv nicht unter dem Sekret leidet.
- vorherige Absaugversuche keine Besserung gebracht haben.
- der Patient ein Lungenödem hat. Hier entsteht das Rasseln durch Flüssigkeit, die sofort nachläuft.

ACHTUNG
Bei Schädel-Hirn-Traumata darf nicht nasal (über die Nase) abgesaugt werden.

Material • Je nach Art des Absaugens werden benötigt:
- Mundschutz und Schutzbrille
- unsterile Handschuhe
- einzeln verpackte sterile Handschuhe
- sterile Absaugkatheter
- Sauerstoff plus geeignete Sonde
- Maske oder Brille zum Verabreichen
- Watteträger
- anästhesierendes Gel
- Absaugvorrichtung einschließlich angeschlossenem Absaugschlauch mit Fingertipp
- evtl. spezielles Probenentnahmeset für Laboruntersuchungen des Sekrets.

Absaugkatheter • Zum nasalen Absaugen werden dünne Katheter (10–14 Charrière), zum oralen Absaugen großlumigere Katheter (14–20 Ch.) verwendet. Endotracheale Absaugkatheter sollten atraumatisch sein. Das heißt, dass seitliche Öffnungen an der Katheterspitze verhindern, dass sie sich an der Schleimhaut festsaugen. Außerdem besitzen sie eine abgerundete Katheterspitze, die ebenfalls Verletzungen der Luftröhre vermeiden soll. Atraumatische Katheter können „unter Sog" eingeführt werden, alle anderen nicht.

Schon gewusst? Manche bezeichnen den Sog als „Unterdruck". Einen Unterdruck gibt es aber im eigentlichen Sinn nicht. Richtig müsste es eigentlich „negativer Überdruck" heißen, denn es ist tatsächlich ein positiver Druck, der aber niedriger ist als der umgebende Luftdruck (dieser liegt bei etwa 1 bar).

WISSEN TO GO

Atemwegssekret absaugen – Grundlagen

Wenn Bronchialsekret nicht abgehustet wird und sich in den Atemwegen ansammelt, können Atelektasen und Pneumonien entstehen. Festsitzendes Sekret kann mit einem Stethoskop als ein „Rasseln" über dem Brustkorb gehört werden. Abgesaugt werden sollte, wenn der Patient nicht mehr in der Lage ist, abzuhusten, und das Rasseln länger bestehen bleibt.

Absaugen muss vom Arzt schriftlich angeordnet/delegiert werden. Bei Schädel-Hirn-Traumata ist nasales Absaugen kontraindiziert.

Zum nasalen Absaugen werden dünne Katheter (10–14 Ch.), zum oralen Absaugen großlumigere (14–20 Ch.) verwendet. Für das endotracheale Absaugen sollten atraumatische Katheter verwendet werden. Diese saugen sich nicht fest und verursachen keine Verletzungen.

28.2.2 Nasales Absaugen

Beim nasalen Absaugen werden die oberen Atemwege von Sekret befreit, z. B. um einer Aspiration durch Sekret vorzubeugen.

Es sollte mindestens eine examinierte Pflegekraft anwesend sein. Die Pflegekraft informiert den Patienten, dass das Absaugen zwar unangenehm ist, ihm aber helfen soll, wieder besser Luft zu bekommen. Der Patient wird mit leicht erhöhtem Oberkörper gelagert. Mit einem Watteträger wird ggf. etwas Nasensalbe oder Gleitgel in das Nasenloch gegeben, über das abgesaugt werden soll. Das Material wird gerichtet, der Sog auf 0,4 bar (bei Kindern 0,2 bar) eingestellt und getestet, ob die Absaugvorrichtung funktioniert. Die Pflegekraft legt den Mundschutz an, desinfiziert sich die Hände und zieht Einmalhandschuhe an. Die weitere Durchführung zeigt ▶ Abb. 28.14.

28.2.3 Orales Absaugen

Der Mund wird abgesaugt, wenn sich Speichel angesammelt oder Fremdkörper vorhanden sind und der Patient nicht schlucken kann. Der Katheter sollte dabei nicht durch den Mund bis in den Rachenraum vorgeschoben werden, weil dies einen starken Würgereiz verursacht.

In vielen Fällen reicht es aus, die oberen Luftwege abzusaugen. Insbesondere bei bewusstlosen Patienten mit stark eingeschränktem Hustenreiz kann es aber nötig sein, auch endotracheal abzusaugen.

28.2.4 Endotracheales Absaugen

Vor dem endotrachealen Absaugen sollte auf ärztliche Anordnung ca. 2 Minuten lang (eine gesteigerte Menge) Sauerstoff verabreicht werden („Präoxygenierung"). Zunächst wird wie oben beschrieben nasal abgesaugt und der Absaugkatheter danach verworfen. Danach zieht sich die Pflegekraft einen neuen sterilen Handschuh über die Hand, mit der sie den Katheter einführen will.

Sie lässt sich einen neuen Absaugkatheter steril anreichen und schiebt den Katheter über die Nase noch tiefer vor als oben beschrieben – am besten mit der Einatmung des Patienten. Es gelingt nicht immer, durch den Kehlkopf in die Luftröhre zu gelangen. Der Erfolg ist in den meisten Fällen an einem starken Hustenreiz zu erkennen. In der Luftröhre wird abgesaugt und der Katheter zügig zurückgezogen. Der Vorgang sollte insgesamt nicht länger als 15–20 Sekunden dauern, um einen Sauerstoffmangel zu vermeiden (bei Kindern nach Möglichkeit 10 Sekunden).

! Merken Absaugen
Für jeden Absaugvorgang muss ein neuer Absaugkatheter verwendet werden. Wechseln Sie niemals von nasal nach endotracheal oder von oral nach nasal, ohne den Katheter zu wechseln.

Absaugen über eine Trachealkanüle • Das Vorgehen entspricht dem endotrachealen, nasalen Absaugen – allerdings liegt die Katheterspitze bereits nach wenigen Zentimetern (sobald sie aus der Trachealkanüle herausragt) endotracheal.

28.2.5 Nachbereitung

Der Katheter wird im sterilen Handschuh aufgerollt, der Handschuh darübergezogen und beides im Abfallbehälter entsorgt. Der Absaugschlauch wird mit sterilem Aqua destillata durchgespült.

Atemwegssekret absaugen

Abb. 28.14 Nasales Absaugen.

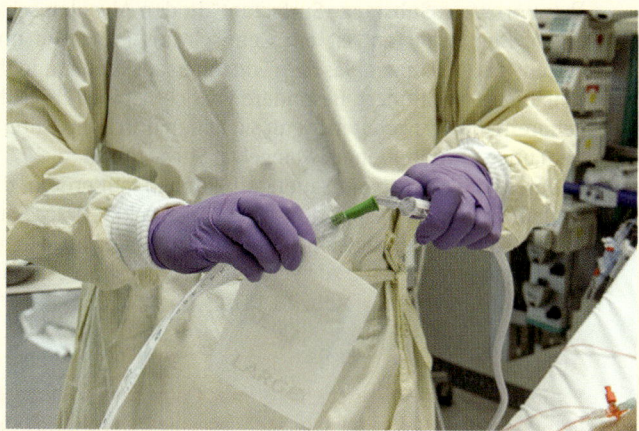

1 Die Pflegekraft öffnet die Katheterhülle, lässt den Katheter aber noch in der Hülle und verbindet Absaugkatheter und Absaugschlauch mithilfe des Fingertipps.

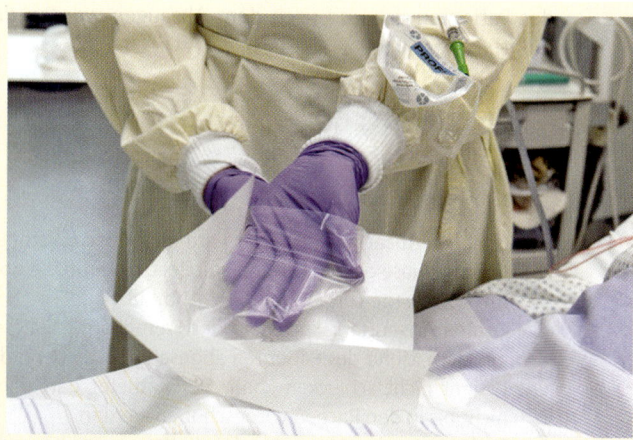

2 Die Pflegekraft klemmt sich die Katheterhülle und den Absaugschlauch unter den Arm und zieht über die dominante Hand (bei Rechtshändern die rechte) einen sterilen Handschuh.

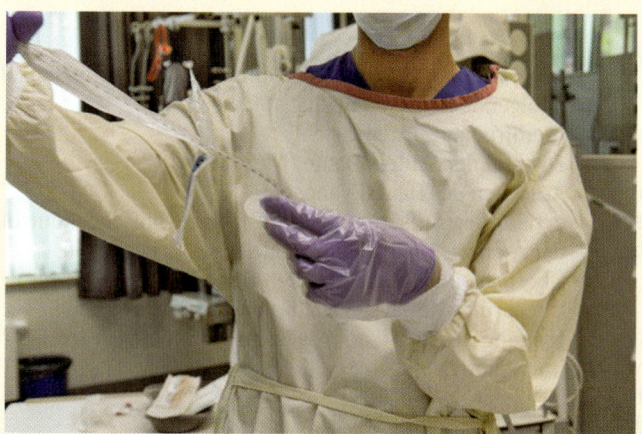

3 Danach entnimmt sie den Katheter mit der sterilen Hand. Wenn Pflegende am Anfang noch nicht so geübt sind, können sie sich den Absaugkatheter auch steril anreichen lassen.

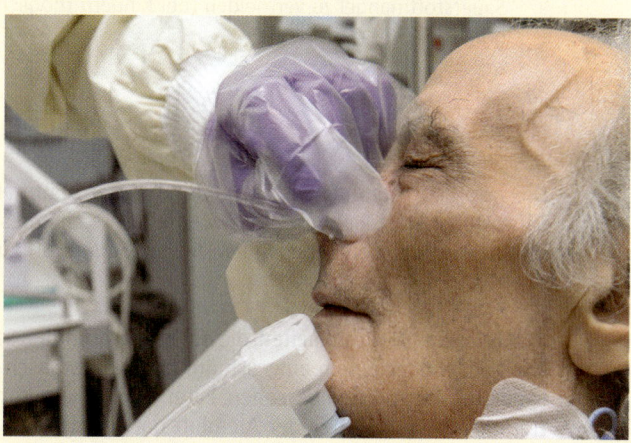

4 Der Absaugkatheter wird mit der sterilen Hand ohne Sog – also mit offenem Fingertipp – vorsichtig waagerecht in die Nase eingeführt. Nach etwa 8–10 cm befindet sich die Katheterspitze im Rachenraum. Dazu muss zunächst mit sanftem und gleichmäßigem Druck eine Biegung überwunden werden, der Katheter darf aber niemals gewaltsam vorgeschoben werden. Im Rachenraum wird abgesaugt und der Katheter danach etwa noch einmal so tief in den unteren Rachenraum vorgeschoben. Dort wird erneut abgesaugt und der Katheter dann herausgezogen.

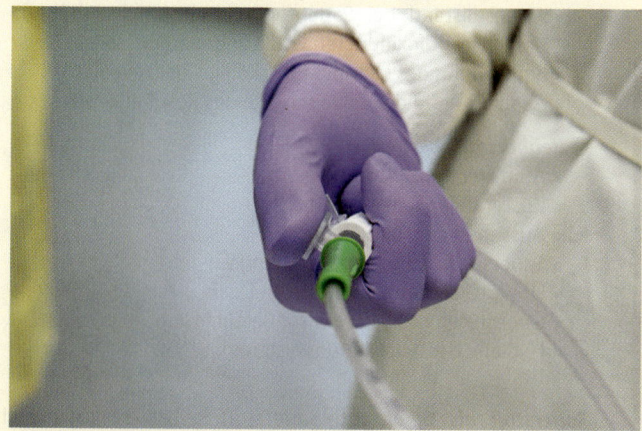

5 Zum Absaugen wird der Fingertipp am Absaugschlauch mit einem Finger verschlossen und der Katheter vorsichtig unter Sog zurückgezogen. Wenn kein Sekret befördert wird, sollte der Sog jeweils kurz unterbrochen werden, um Verletzungen an der Schleimhaut zu vermeiden.

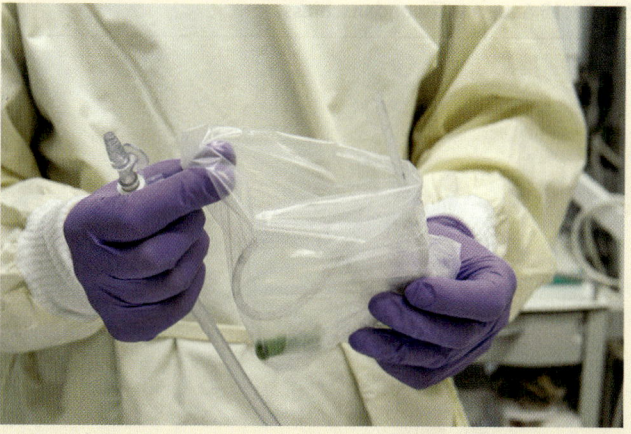

6 Nach dem Absaugen wird der Katheter im sterilen Handschuh aufgerollt, der Handschuh darüber gezogen und beides im Abfallbehälter entsorgt.

28 Pflegetechniken zur Unterstützung der Atmung

Zeitpunkt und die Häufigkeit des Absaugens, die ungefähre Menge, das Aussehen des Sekrets und das Befinden des Patienten vor und nach dem Absaugen werden dokumentiert.

WISSEN TO GO

Atemwegssekret absaugen

- **Nasales Absaugen:** Hierbei wird der Absaugkatheter über die Nase eingeführt und von dort weiter in die oberen Atemwege vorgeschoben (▶ Abb. 28.14).
- **Orales Ansaugen:** Speichel oder Fremdkörper werden aus dem Mund des Patienten abgesaugt, z. B. wenn der Patient nicht schlucken kann. Der Katheter darf dabei nicht bis in den Rachen vorgeschoben werden.
- **Endotracheales Absaugen:** Der Katheter wird bis in die Luftröhre vorgeschoben. Vorher sollte Sauerstoff verabreicht werden („Präoxygenierung"). Der Vorgang sollte insgesamt nicht länger als 15–20 s dauern, um einen Sauerstoffmangel zu vermeiden (bei Kindern möglichst nur 10 s).

28.3 Sauerstoff verabreichen

Die normale Atemluft besteht etwa zu einem Fünftel aus Sauerstoff (21 %). Bei gesunden Menschen reicht dies aus, um ihr Blut mit dem lebensnotwendigen Sauerstoff zu sättigen.

Indikationen • Bei Krankheiten, die mit einem erhöhten Sauerstoffbedarf oder einem eingeschränkten Gasaustausch bzw. Sauerstofftransport einhergehen, kann eine höhere Konzentration von Sauerstoff in der Atemluft notwendig sein. Auch bei einer Dämpfung des Atemzentrums durch Medikamente ist eine O_2-Gabe sinnvoll. Außerdem gibt es Situationen, in denen eine vorsorgliche Sauerstoffgabe (Präoxygenierung) angezeigt ist, z. B. vor dem endotrachealen Absaugen.

! Merken Ärztliche Anordnung
Konzentrierten Sauerstoff zu verabreichen, entspricht der Gabe eines Medikaments. Daher ist eine ärztliche Anordnung (auch der Dosis) notwendig.

Abb. 28.15 Sauerstoffwandanschluss.

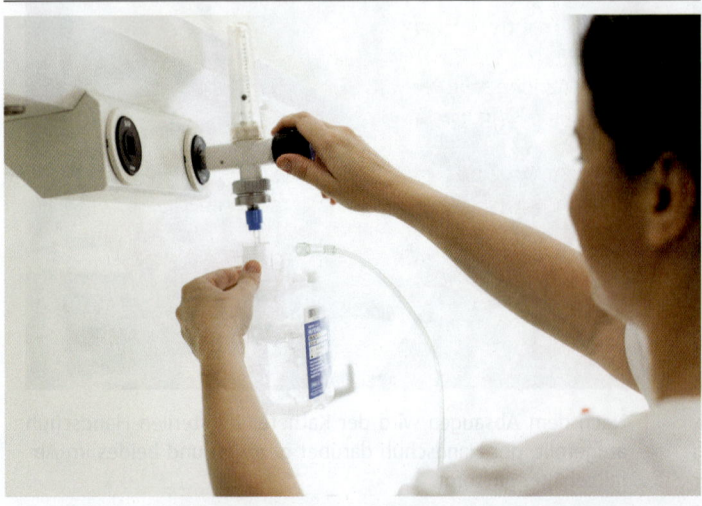

Zur Befeuchtung des Sauerstoffs ist ein Respiflo-System angeschlossen.

Komplikationen • Wenn über einen längeren Zeitraum mehr Sauerstoff verabreicht wird als nötig, kann das die oberflächenwirksame Substanz „Surfactant" in den Alveolen schädigen. Der Surfactant ist ein Gemisch aus Proteinen und Fetten, das die Lungenbläschen von innen auskleidet und ihr Kollabieren verhindert. Besondere Vorsicht ist hier bei frühgeborenen Babys geboten, denn sie leiden durch die Unreife der Lunge oft unter einem Mangel an Surfactant.

Durch die Gabe von Sauerstoff können außerdem die Schleimhäute des Respirationstrakts austrocknen. Der Sauerstoff sollte daher angefeuchtet sein. Zur Befeuchtung stehen besondere Systeme zur Verfügung. Am bekanntesten ist das Respiflo-System (▶ Abb. 28.15).

ACHTUNG
Verabreichen Sie Patienten mit chronisch erhöhten Kohlenstoffdioxidwerten (z. B. im Rahmen eines Lungenemphysems oder bei COPD) nur auf ausdrückliche ärztliche Anweisung und nur niedrig dosiert Sauerstoff. Es ist möglich, dass der Atemantrieb bei diesen Patienten über einen erniedrigten Sauerstoffwert aufrechterhalten wird. Unter Sauerstoffgabe besteht dann die Gefahr eines Atemstillstands.

Beobachtungskriterien • Während einer Sauerstoffgabe sollten folgende Kriterien beobachtet werden:
- Atemfrequenz, Atemtiefe
- Zustand der Schleimhäute (Nase, Mund)
- Aussehen der Haut (Zyanose?)
- evtl. Sauerstoffsättigung bzw. labortechnische Kontrolle der Atemgase, um die optimale Dosis zu ermitteln
- Überprüfen der angeordneten Dosis
- Überprüfen des Systems zur Befeuchtung
- Hygiene des Applikationssystem (befindet sich z. B. Sekret im System?)

WISSEN TO GO

Sauerstofftherapie – Grundlagen

Bei der Sauerstofftherapie wird die Konzentration von Sauerstoff in der Atemluft auf Arztanordnung erhöht, z. B. bei Erkrankungen mit einem erhöhten Sauerstoffbedarf oder einem eingeschränkten Gasaustausch sowie bei Dämpfung des Atemzentrums.

Komplikationen und Nebenwirkungen
- Atemstillstand bei Patienten mit chronisch erhöhten Kohlenstoffdioxidwerten, z. B. Lungenemphysem, COPD
- Schädigung des „Surfactant" (Kollaps der Alveolen)
- Austrocknung der Schleimhäute des Respirationstrakts

Beobachtungskriterien
- Atemfrequenz, Atemtiefe
- Zustand der Schleimhäute
- Aussehen der Haut (Zyanose?)
- Sauerstoffsättigung bzw. Atemgase
- Überprüfen der angeordneten Dosis
- Überprüfen des Systems zur Befeuchtung
- Hygiene des Applikationssystems

Sauerstoff als Gefahrgut • Sauerstoff selbst ist zwar nicht brennbar – aber brandfördernd! Konzentrierter Sauerstoff ist daher ein Gefahrgut. Pflegende benötigen eine spezielle Sicherheitseinweisung, um damit umgehen zu dürfen. Diese erfolgt in Kliniken i. d. R. bei jedem neuen Mitarbeiter und außerdem in regelmäßigen Abständen im Rahmen einer

Abb. 28.16 Sauerstoffapplikation.

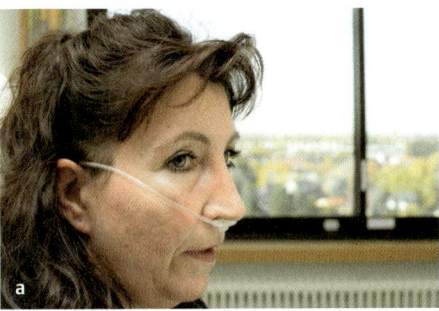
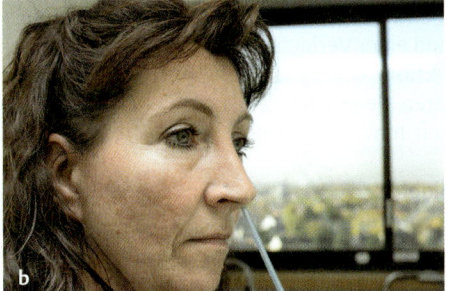
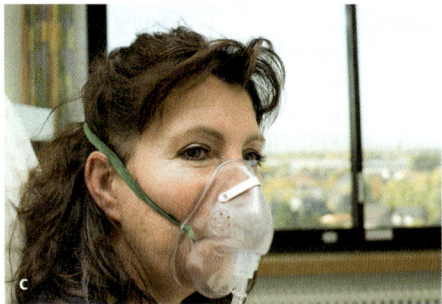

a Sauerstoffbrille.
b Sauerstoffsonde.
c Sauerstoffmaske.

Brandschutzunterweisung. Folgendes sollten Pflegende z. B. beachten:
- Keine Flammen/Funken in Räumen, in denen konzentrierter Sauerstoff verabreicht wird.
- Gefüllte und leere Sauerstoffflaschen getrennt lagern, volle Flasche sturzsicher lagern.
- Sauerstoffflaschen nicht in der Nähe von Heizungen oder in direkter Sonneneinstrahlung lagern.
- Hauptventil einer Sauerstoffflasche nur öffnen, wenn ein Druckminderer angeschlossen ist (an zentralen Wandanschlüssen sind diese an der Entnahmeapparatur enthalten).
- Ventil nur langsam durch Linksdrehung öffnen; Sauerstoffflaschen haben immer ein Linksgewinde, um Verwechslungen zu vermeiden.
- Keine Zangen zum Öffnen verwenden.
- Ventil nicht einölen.

Sauerstoffquellen • In vielen Krankenhäusern gibt es heute zentrale Wandanschlüsse direkt am Patientenbett, über die Sauerstoff verabreicht werden kann (▶ Abb. 28.15). Außerdem stehen Sauerstoffflaschen (z. B. für Patiententransporte) zur Verfügung. Benötigt ein Patient über seinen Krankenhausaufenthalt hinaus eine Sauerstofftherapie, gibt es dafür spezielle Heimgeräte, die den Stickstoff aus der Raumluft filtern und dadurch dem Patienten konzentrierten Sauerstoff verabreichen.

Applikationsformen • Für die Verabreichung von Sauerstoff stehen Sauerstoffbrillen, -masken und -sonden zur Verfügung (▶ Abb. 28.16). Brillen und Sonden sind vor allem dann sinnvoll, wenn der Patient über die Nase atmet. Sauerstoffbrillen werden vor allem im ambulanten Bereich zur Langzeittherapie angewendet. Mit ihnen können etwa 4–6 l Sauerstoff/Minute verabreicht werden. Masken schränken zwar den Patienten mehr ein, erhöhen aber im Verhältnis am stärksten die Sauerstoffsättigung, da hier am Ende der Exspiration unter der Maske ein kleines Reservoir an reinem Sauerstoff entsteht. Sie eignen sich vor allem für die kurzfristige Gabe hoher Konzentrationen, z. B. im Akutbereich, Notfallbereich und im Rettungsdienst.

Besonderheiten der Pflege • Sauerstoffapplikatoren sollten mitsamt Verbindungsschlauch aus hygienischen Gründen einmal täglich gewechselt werden. Zum Befeuchten sollte steriles destilliertes Wasser verwendet und 2-mal pro Schicht sollte eine Mund- und Nasenpflege durchgeführt werden. Wird eine Nasensonde verwendet, sollte das Nasenloch regelmäßig alle paar Stunden gewechselt werden. Bei allen Applikatoren sollten Pflegende auf Druckstellen achten und ggf. zu einer anderen Applikationsform wechseln.

WISSEN TO GO

Sauerstofftherapie

Der Umgang mit Sauerstoff ist gefährlich, da er brandfördernd wirkt. Eine Sicherheitseinweisung erfolgt in Kliniken i. d. R. im Rahmen einer Brandschutzunterweisung. In Krankenhäusern wird Sauerstoff über zentrale Wandanschlüsse verabreicht. Außerdem gibt es Sauerstoffflaschen sowie spezielle Heimgeräte. Für die Verabreichung von Sauerstoff stehen Sauerstoffbrillen, -masken und -sonden zur Verfügung (▶ Abb. 28.16). Pflegerische Maßnahmen bei der Sauerstofftherapie:
- Sauerstoffapplikatoren und Verbindungsschlauch 1-mal täglich wechseln
- zum Befeuchten steriles destilliertes Wasser verwenden
- 2-mal pro Schicht eine Mund- und Nasenpflege durchführen
- Nasensonde: Nasenloch alle paar Stunden wechseln
- auf Druckstellen achten

28.4 Tracheostomapflege

28.4.1 Grundlagen

Definition **Tracheostoma**
Ein Tracheostoma ist eine künstlich angelegte Öffnung in der Luftröhre, die die Atmung bzw. Beatmung erleichtern soll (Trachea = Luftröhre; Stoma = Öffnung/Mund).

Eine über das Stoma eingelegte Trachealkanüle hält die Atemwege offen. Sie wird über ein Fixierungsbändchen am Hals befestigt. Bei Trachealkanülen mit Cuff wird die Trachea durch einen luftgefüllten Ballon (Cuff) abgedichtet (geblockt) (▶ Abb. 28.17a). Kanülen ohne Cuff können über eine Innenkanüle (Inlet, „Seele") verfügen, die über die Halteplatte mit der Außenkanüle befestigt ist (▶ Abb. 28.17b). Sie kann zur Reinigung einfach entfernt werden.

Indikationen • Es gibt vielfältige Indikationen, einen Luftröhrenschnitt (Tracheotomie) durchzuführen. Sie wird z. B. bei Patienten durchgeführt, die über einen längeren Zeitraum auf Intensivstationen künstlich beatmet werden müssen oder die eine ausgeprägte Schluckstörung haben. Sie kann aber auch als Aspirationsschutz dienen bei Patienten, denen aufgrund einer Krebserkrankung der Kehlkopf entfernt worden ist (Laryngektomie) oder bei denen aufgrund einer Verletzung oder eines Tumors eine Atemwegsobstruktion (Verengung/Verlegung der Atemwege) vorliegt. Patienten, denen der Kehlkopf entfernt wurde, benötigen das Tracheostoma lebenslang.

Tracheostomaarten • Man unterscheidet:
- **chirurgische Tracheotomie:** Hier wird die Luftröhre mit der Haut des Halses vernäht. Chirurgische Tracheostomas können dauerhaft oder passager angelegt sein. Die passageren müssen i.d.R. wieder chirurgisch verschlossen werden, wenn sie nicht mehr benötigt werden.
- **Dilatationstracheotomie:** Hier punktieren Ärzte zunächst die Luftröhre von außen und weiten dann die Punktionsstelle mithilfe eines Plastikdilatators auf. Diese Technik ist relativ komplikationsarm und kostengünstig.

! **Merken Ersatzkanülen**
Rechnen Sie damit, dass ein Patient, insbesondere wenn er desorientiert ist, sich selbst die Kanüle zieht. Vor allem ein Dilatationstracheostoma verschließt sich meist sehr schnell, wenn die Kanüle entfernt wird. Zur Sicherheit sollten bei allen tracheotomierten Patienten daher stets sterile Ersatzkanülen in verschiedenen Größen sowie ein Kilian-Nasenspekulum zum Offenhalten, eine Spritze zum Nachblocken der Kanüle und eine Absaugvorrichtung bettnah bereitstehen.

WISSEN TO GO

Tracheostoma – Grundlagen

Ein Tracheostoma ist eine künstlich angelegte Öffnung in der Luftröhre, die die Atmung bzw. Beatmung erleichtern soll. Die Trachealkanüle wird über das Stoma eingelegt und hält die Atemwege offen. Sie wird über ein Fixierungsbändchen am Hals befestigt. Bei beatmeten Patienten werden Trachealkanülen verwendet, die die Trachea durch einen luftgefüllten Ballon (Cuff) abdichten (▶ Abb. 28.17). Indikationen sind z.B.:
- Langzeitbeatmung auf Intensivstation
- ausgeprägte Schluckstörungen
- Kehlkopfentfernung
- Verlegung/Verengung der Atemwege durch Tumoren

28.4.2 Pflege von Patienten mit Tracheostoma

Sprache

Tracheotomierte Patienten mit Trachealkanülen mit geblocktem Cuff können nicht sprechen, da die Atemluft nicht an den Stimmbändern vorbei gelangt. Manchen Pflegekräften gelingt es, von den Lippen abzulesen. Möglicherweise kann der Patient schreiben. Weiterhin gibt es Buchstabentafeln, Bildtafeln, Piktogramme und vorgedruckte Sätze in verschiedenen Sprachen und auch Computer, die einfach zu bedienen sind und durch die eine gute Kommunikation mit dem Patienten möglich ist.

Es gibt besondere **Innenkanülen** oder **Aufsätze** mit Sprechventil, die sich bei der Ausatmung verschließen und bei der Einatmung öffnen. Dadurch strömt die Ausatemluft an der Kanüle vorbei und nimmt den physiologischen Weg durch den Kehlkopf. Sie funktionieren nur, wenn der Kehlkopf nicht operativ entfernt wurde und erfordern einige Übung. Patienten nach einer Laryngektomie lernen mitunter, über die Speiseröhre zu sprechen, sog. Ösophagusersatz-Stimme (S. 972).

ACHTUNG
Bevor Sie einem Patienten einen Sprechaufsatz auf die Kanüle setzen, müssen Sie sich davon überzeugen, dass die Kanüle nicht geblockt ist. Ansonsten droht Erstickungsgefahr, weil der Patient nicht ausatmen kann (die Trachea ist durch den Cuff abgedichtet). Achten Sie nach dem Entblocken darauf, dass die Ausatmung

Abb. 28.17 Trachealkanülen.

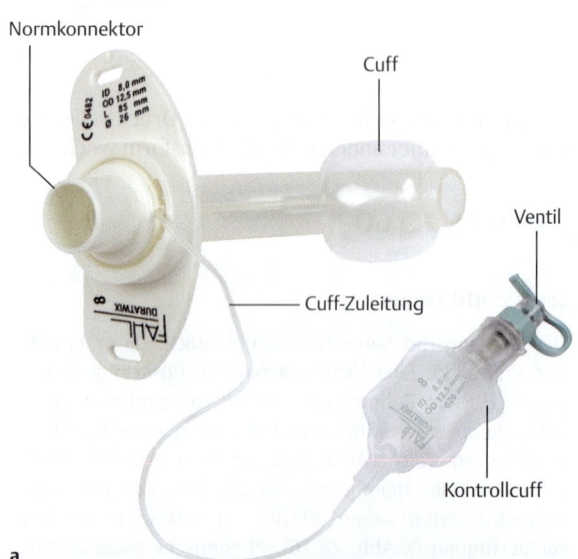

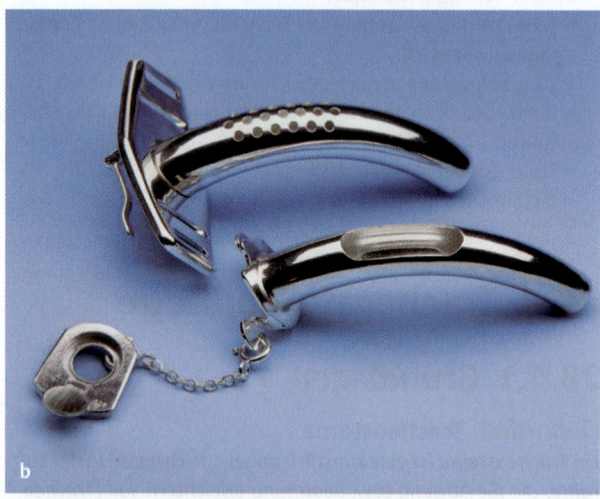

a Trachealkanüle mit luftgefülltem Cuff. Der Cuff dient dazu, die Trachea abzudichten. Die Luft kann nur noch über die Trachealkanüle ein- und ausgeatmet werden. Die Trachea abzudichten ist notwendig bei Patienten, die beatmet werden, oder bei erhöhter Aspirationsgefahr, z.B. bei fehlenden Schutzreflexen. An den Normkonnektor kann z.B. die Beatmung angeschlossen oder ein Sprechventil aufgesetzt werden. *Quelle: Andreas Fahl Medizintechnik*

b Trachealkanüle aus Silber ohne Cuff mit Innenkanüle und aufschiebbarem Sprechventil. Diese Trachealkanülen werden verwendet bei spontan atmenden Patienten, die langfristig ein Tracheostoma benötigen. Silber ist ein stabiles, schleimhautverträgliches Material mit bakterizider Wirkung. Trachealkanülen aus Silber lassen sich gut reinigen und sterilisieren, Sekret bleibt schlecht haften. *Quelle: Servona GmbH, Germany*

Tracheostomapflege

an der Kanüle vorbei möglich ist und den Patienten nicht zu sehr anstrengt.

Essen und trinken

Prinzipiell können tracheotomierte Patienten schlucken. Insbesondere nach einem Eingriff am Kehlkopf weisen sie aber meist Schluckstörungen auf. Pflegende sollten mit einem Arzt besprechen, ob der Patient essen und trinken darf. Pflegende können vorsichtig einen Schluckversuch mit farbigem Tee unternehmen, um zu überprüfen, ob er „den richtigen Weg" durch die Speiseröhre nimmt. Sammelt sich bei einem Patienten Speichel im Mund, weil er ihn nicht schluckt, weist das immer auf eine Schluckstörung hin. Tracheotomierte Patienten können Gerüche und dementsprechend auch einen Geschmack nur sehr eingeschränkt wahrnehmen.

Verbandwechsel bei frisch tracheotomierten Patienten

Ein Tracheostoma sollte mindestens einmal pro Schicht inspiziert und gleichzeitig der Verband gewechselt werden.

! **Merken** Asepsis
Bei einem frisch angelegten Tracheostoma gelten in den ersten 2–4 Wochen die Richtlinien des aseptischen Verbandwechsels (S. 581). Antiseptische Wirkstoffe werden nur bei einer Infektion eingesetzt.

Material • Folgendes wird benötigt:
- Händedesinfektionsmittel
- unsterile Handschuhe, sterile Handschuhe
- NaCl-Lösung 0,9 %
- sterile Kompressen/Watteträger
- sterile Schlitzkompresse/Trachealkompresse (oft werden Metalline-Kompressen verwendet, um ein Verkleben zu vermeiden)
- ggf. neues Kanülenhaltebändchen
- bei starker Sekretion ggf. Hautschutzprodukt
- bei trockener Haut ggf. Wund- und Heilsalbe
- bei Infektion ggf. Schleimhautdesinfektionsmittel
- bei Infektion ggf. nach Arztanordnung spezielle Wundauflagen

Durchführung • Sie umfasst Folgendes (▶ Abb. 28.18):
- Das Haltebändchen wird entfernt und die alte Kompresse mit unsterilen Handschuhen entfernt.
- Danach werden die Hände desinfiziert und sterile Handschuhe angezogen.
- Bei vermehrtem Sekretaustritt am Stoma wird es seitlich neben der Kanüle steril abgesaugt.
- Ein reizloses Tracheostoma wird mit sterilen Watteträgern, die mit NaCl-Lösung getränkt sind, von innen nach außen gereinigt. Bei Infektionszeichen wird ein Schleimhautdesinfektionsmittel verwendet.
- Pflegende achten auf Hautläsionen (z. B. Druckstellen), Blutungen und Zeichen einer Infektion und informieren ggf. den Arzt.

Abb. 28.18 Verbandwechsel Tracheostoma.

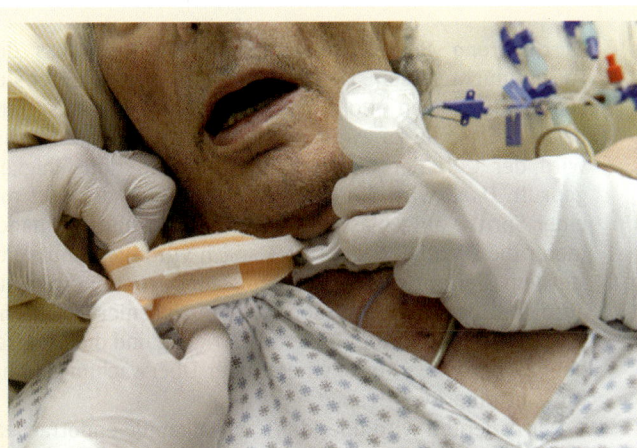

1 Die Pflegekraft löst das Haltebändchen der Trachealkanüle.

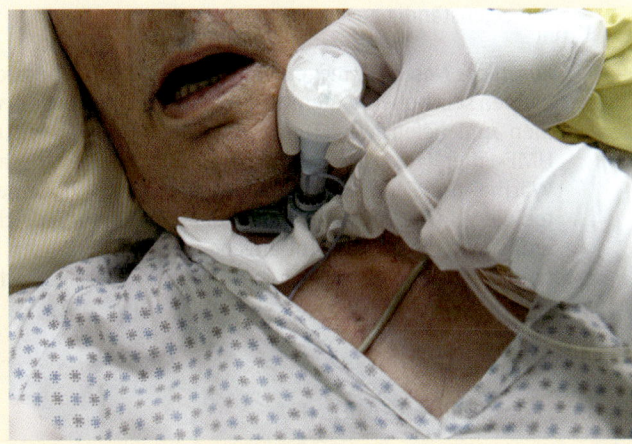

2 Danach entfernt sie die alte Kompresse.

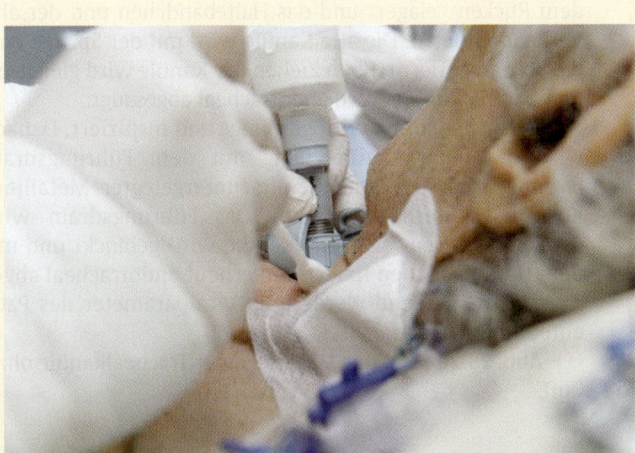

3 Das Tracheostoma wird mit einem sterilen Watteträger gereinigt.

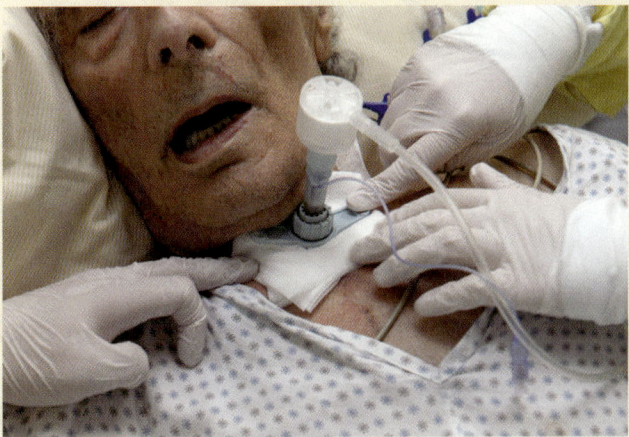

4 Eine neue sterile Kompresse wird aufgebracht.

- Bei Verdacht auf eine Infektion wird ggf. ein Wundabstrich für eine bakteriologische Untersuchung genommen.
- Bei Bedarf werden Hautschutzprodukte aufgetragen.
- Das Tracheostoma wird mit einer neuen sterilen Trachealkompresse abgedeckt und mit dem Haltebändchen fixiert; zwischen Finger und Haut sollte ein fingerbreiter Zwischenraum gelassen werden.
- Bei geblockten Kanülen wird der Cuff-Druck geprüft.
- Der Verbandwechsel, das Aussehen des Tracheostomas und die Höhe des Cuff-Drucks werden dokumentiert.

! Merken Trocken halten
Halten Sie ein Tracheostoma immer möglichst trocken. Je feuchter es ist, desto anfälliger ist es für Infektionen und Verletzungen.

Reinigung der Trachealkanüle

Hat die Trachealkanüle einen herausnehmbaren inneren Teil, sollte dieser mindestens 3-mal täglich und bei Bedarf gereinigt werden. Für die Reinigung wird i. d. R. sterile isotonische Kochsalzlösung verwendet. Pflegende sollten auf die Herstellerangaben in der Gebrauchsanweisung achten.

! Merken Reinigung
Verwenden Sie für die Reinigung der herausnehmbaren Innenkanüle auf keinen Fall Leitungswasser, dies würde das Infektionsrisiko erhöhen.

Langzeittracheotomierte Patienten haben meist eine Silberkanüle und kennen sich mit ihrer Handhabung aus. Sie reinigen sie i. d. R. selbst am Waschbecken mit warmem Wasser und einer Flaschenbürste und wechseln auch ihre Kompressen eigenständig aus.

Künstliche Nasen • Atmet ein Patient über ein Tracheostoma, können seine oberen Atemwege die Luft nicht filtern, erwärmen und befeuchten. Hier helfen künstliche Nasen oder HME-Filter (Heat and Moisture Exchanger = englisch für Wärme- und Feuchtigkeitsaustauscher). Das sind kleine Filter, die Wärme und Feuchtigkeit der Ausatemluft speichern und sie an die Einatemluft abgeben. Künstliche Nasen sollten mindestens einmal täglich und bei Bedarf gewechselt werden (▶ Abb. 28.19).

Abb. 28.19 Künstliche Nase wechseln.

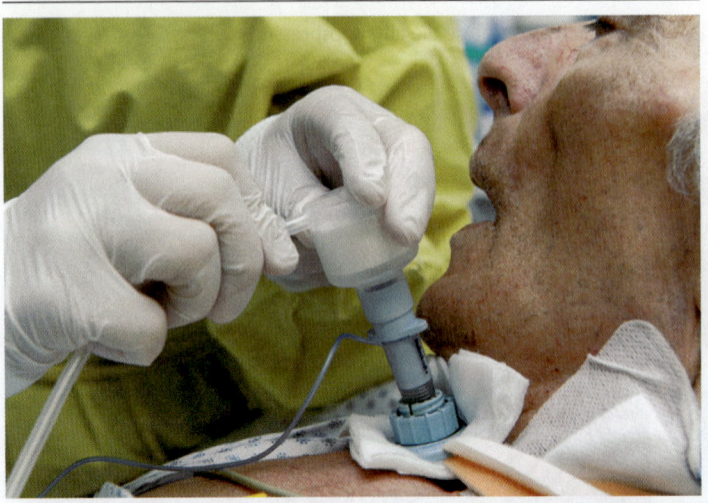

Künstliche Nasen sollten 1-mal täglich und bei Bedarf gewechselt werden.

ACHTUNG
Ist ein Patient stark verschleimt, kann das hochgehustete Sekret eine künstliche Nase verstopfen. Wechseln Sie sie auch aus hygienischen Gründen immer aus, wenn sich Sekret darin befindet.

Kanülenwechsel

Den ersten Kanülenwechsel muss immer ein Arzt durchführen. Spätere Wechsel kann er an geschulte, examinierte Pflegekräfte delegieren. Bei Dilatationstracheostomas sollte immer ein Arzt den Kanülenwechsel durchführen.

Indikationen • Ein Wechsel ist notwendig bei folgenden Indikationen:
- Liegedauer ist abgelaufen, i. d. R. nach etwa 7–8 Tagen
- Verlegung der Trachealkanüle mit Sekreten oder Borken
- undichter Cuff

Material • Folgendes wird gerichtet
- Händedesinfektionsmittel
- Handschuhe
- Absauganlage
- Material zur Sauerstoffapplikation
- Trachealkanülen in der angeordneten Größe, eine Nummer kleiner und eine Nummer größer
- Führungshilfe, Spekulum
- Material zum Verbandwechsel
- wasserlösliches Gleitmittel
- 20-ml-Spritze zum Entblocken des Cuffs
- Cuffdruckmanometer
- Stethoskop

Durchführung • Bei einem geplanten Wechsel muss der Patient nüchtern sein. Der Kanülenwechsel muss unter sterilen Bedingungen erfolgen, da eine hohe Infektionsgefahr besteht. Er sollte zu zweit durchgeführt werden. Zunächst wird der Cuff der neuen Kanüle auf Funktionsfähigkeit geprüft. Dazu wird die Verpackung geöffnet, der Cuff mit einer Spritze aufgeblasen und mit einem Cuffdruckmanometer die Dichtigkeit geprüft. Danach wird die Kanüle mit sterilem Gleitmittel gleitfähig gemacht. Der Patient wird auf ärztliche Anordnung mit Sauerstoff präoxygeniert. Während des Wechsels sollte die Sauerstoffsättigung und die Herzfrequenz über einen Pulsoxymeter oder Überwachungsmonitor kontrolliert werden.

Der Patienten wird über die Trachealkanüle endotracheal (und bei fehlendem Schlucken auch im Mund) abgesaugt. Dann werden der Patient mit leicht überstrecktem Kopf auf dem Rücken gelagert und das Haltebändchen und der alte Verband entfernt. Die alte Kanüle wird mit der Spritze entblockt und entfernt. Beim Ziehen der Kanüle wird gleichzeitig über die Kanüle steril endotracheal abgesaugt.

Das Tracheostoma wird gereinigt und inspiziert. Danach wird die neue Kanüle zügig mit dem Führungsdrain (wenn vorhanden) und bereits untergelegter Metaline-Kompresse steril eingeführt. Der Führungsdrain wird danach sofort entfernt. Die Kanüle wird geblockt und mit dem Haltebändchen fixiert und erneut endotracheal abgesaugt. Abschließend werden die Vitalparameter des Patienten überprüft.

▶ Abb. 28.20 zeigt den Wechsel einer Trachealkanüle ohne Cuff.

Abb. 28.20 Wechsel einer Trachealkanüle ohne Cuff.

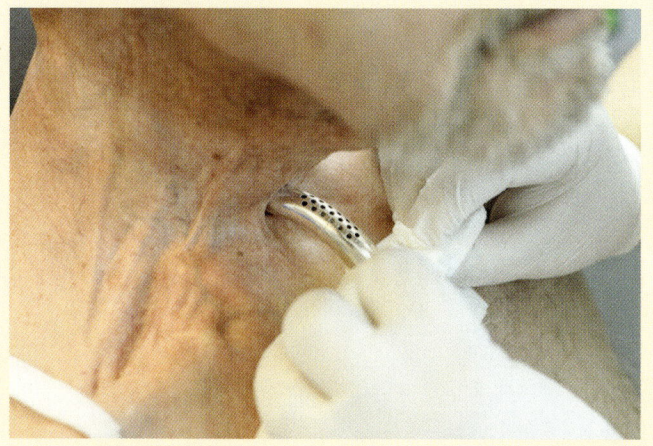

1 Nachdem das Haltebändchen entfernt wurde, wird die Trachealkanüle zusammen mit der Kompresse entfernt.

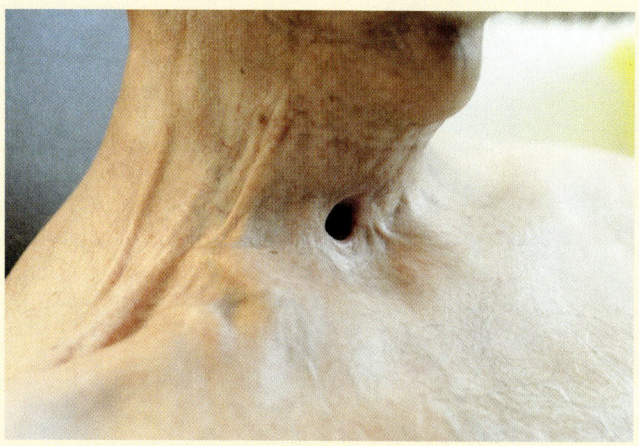

2 Das Trachostoma wird inspiziert.

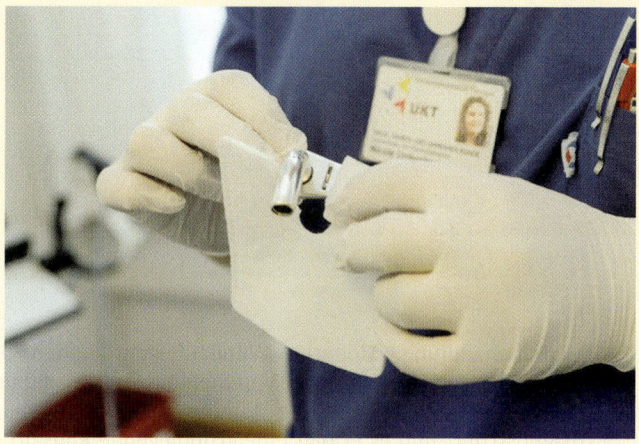

3 Nachdem die Silberkanüle gereinigt wurde, wird eine frische Kompresse unter die Halteplatte gelegt.

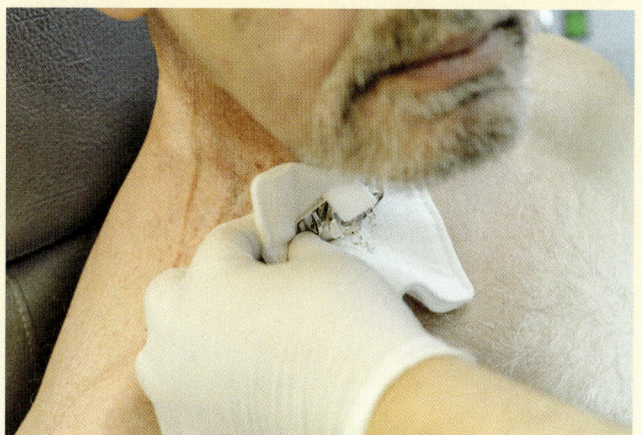

4 Die Trachealkanüle wird zusammen mit der untergelegten Kompresse in das Tracheostoma eingeführt.

Besonderheiten

Bei der Pflege tracheotomierter Patienten sollte außerdem auf folgende Punkte geachtet bzw. der Patient darüber aufgeklärt werden:
- Vorsicht beim Rasieren: Insbesondere bei der Trockenrasur können Bartstoppeln in das Tracheostoma und die Luftröhre gelangen.
- Bei der Körperpflege sollte kein Wasser in das Tracheostoma laufen.
- Für mobile Patienten gibt es einen speziellen Duschschutz für Tracheostomas. Baden ist für tracheotomierte Patienten ungeeignet. Es besteht Erstickungsgefahr, wenn das Tracheostoma unter Wasser gerät.
- Tracheotomierte Patienten können beim Husten oft nicht ausreichend Druck aufbauen und müssen daher meist regelmäßig abgesaugt werden.

> **WISSEN TO GO**
>
> **Tracheostomapflege**
> - **Sprache:** Patienten mit geblockten Trachealkanülen können nicht sprechen, da die Atemluft nicht an den Stimmbändern vorbei gelangt. Sprechventile sorgen dafür, dass die Ausatemluft den physiologischen Weg durch den Kehlkopf nimmt.
> - **Verbandwechsel:** Bei frisch tracheotomierten Patienten wird 1-mal pro Schicht ein Verbandwechsel durchgeführt (▶ Abb. 28.18)
> - **Trachealkanüle reinigen:** Innenkanüle mindestens 3-mal täglich und bei Bedarf mit steriler isotonischer Kochsalzlösung reinigen. Künstliche Nasen mindestens 1-mal täglich und bei Bedarf wechseln.
> - **Trachealkanüle wechseln:** Den ersten Kanülenwechsel muss immer ein Arzt durchführen. Spätere Wechsel kann er an geschulte, examinierte Pflegekräfte delegieren.

29 Wundmanagement

29.1 Grundlagen

Eine Wunde entsteht durch eine Schädigung der Haut und ggf. des darunterliegenden Gewebes. Ursachen sind häufig Abschürfungen, Schnitt- und Stichverletzungen oder Verbrennungen. Aber auch Durchblutungsstörungen (z. B. pAVK, CVI) und Stoffwechselerkrankungen (z. B. Diabetes mellitus) sowie ein lang anhaltender Druck auf eine bestimmte Körperregion (Dekubitus) und ein schlechter Ernährungszustand können Wunden verursachen sowie deren Abheilung erschweren.

Kleinere akute Verletzungswunden heilen häufig von selbst ab. Die Anzahl der schlecht heilenden Wunden nimmt immer mehr zu. Aktuell schätzt man, dass bis zu 4 Millionen Menschen in Deutschland solche chronischen Wunden haben. Die Betroffenen leiden vor allem unter Schmerzen, Geruchs- und Exsudatproblemen sowie Bewegungseinschränkungen. Zudem schränkt die Wunde auch das soziale Umfeld und damit das gesellschaftliche Leben des Patienten ein. Nicht selten ziehen sich die Patienten zurück und haben psychische Belastungen von Frustration bis hin zur Depression.

Eine chronische Wunde kann das soziale Leben stark einschränken.

Damit diese Wunden optimal versorgt werden können, benötigen sie ein individuelles Wundmanagement, d. h. eine genau auf die Wunde und das Wundstadium angepasste Wundbehandlung. Moderne Wundauflagen können die physiologischen Prozesse der Wundheilung fördern und unterstützen. Vorausgesetzt, die Wundursache wird adäquat diagnostiziert und es erfolgt eine grundlegende Kausaltherapie, also z. B. Druckentlastung beim Dekubitus oder diabetischem Fußulkus sowie Kompression beim Ulcus cruris venosum. Darauf aufbauend sind Wundstadium und Heilungsphase genau zu klassifizieren, um anschließend die passende Wundauflage entsprechend auswählen zu können.

Pflegende sollten daher die Wundklassifikationen und Heilungsphasen kennen und zuordnen können. Dadurch ist es ihnen möglich, z. B. beim Verbandwechsel Veränderungen festzustellen und den Arzt darüber zu informieren, damit die Wundtherapie phasengerecht sowie individuell angepasst, d. h. optimal gewährleistet wird.

29.1.1 Wundarten und Wundbeurteilung

Definition **Wunde**
Eine Wunde (griech.: trauma, lat.: vulnus) ist ein pathologischer Zustand, der durch eine Schädigung oder eine Zerstörung von Körpergewebe entsteht. Wunden sind häufig verbunden mit einem Substanzverlust und einer Funktionseinschränkung.

Die Wunde genau beurteilen und ihre Heilungsphase(n) bestimmen zu können, sind wesentliche Voraussetzungen für eine angepasste Wundtherapie und die Auswahl der Wundauflagen. Wichtigste Kriterien sind Entstehungsursache, Art und Tiefe der Gewebeschädigung sowie der Grad der Kontamination. Im Folgenden werden die notwendigen Kriterien für die fachgerechte Klassifikation einer Wunde genannt.

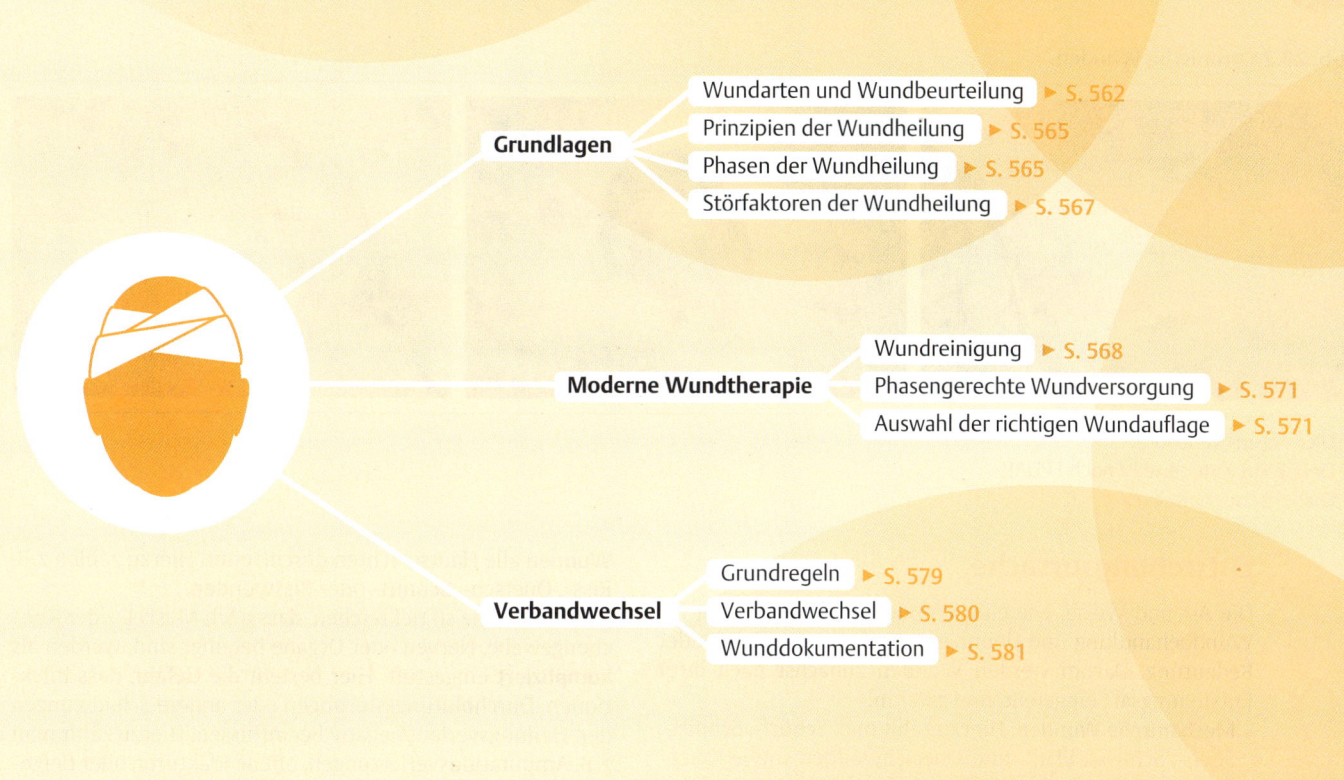

Akute und chronische Wunden

Wunden werden grundsätzlich in akute und chronische Wunden eingeteilt.

Akute Wunden • Sie entstehen durch eine äußere Gewalteinwirkung, ein sog. Trauma. Schnitt-, Stich-, Biss-, Schuss- oder Schürfwunden sind oft die Folge von Unfällen (▶ Abb. 29.1). Aber auch Verbrennungen oder Wunden durch chemische Einwirkungen (z. B. Verätzungen) und physikalische Einwirkungen wie Strahlung oder Elektrizität zählen zu den akuten Wunden. Allgemein heilen akute Wunden ohne Wundheilungsstörungen (z. B. Infektionen) unkompliziert ab.

Chronische Wunden • Wunden, die trotz fach- und sachgerechter Versorgung auch nach 4–12 Wochen keine Heilungstendenzen zeigen, bezeichnet man als chronische Wunden (▶ Abb. 29.2). Mögliche Ursachen sind die Wundart, Begleiterkrankungen und -umstände. Hierzu zählen z. B. eine chronisch venöse Insuffizienz (CVI), eine Polyneuropathie, Druck auf das Gewebe, Malnutrition (Mangelernährung) oder eine arterielle Durchblutungsstörung (pAVK). Das Gewebe wird dadurch unter anderem nicht ausreichend mit Nährstoffen und Sauerstoff versorgt, es kommt zu einer Wundheilungsstörung. Zu den häufigsten chronischen Wunden zählen:
- Ulcus cruris unterschiedlicher Genese, z. B. venös, arteriell, mixtum, dermatologisch
- Dekubitus
- diabetisches Fußulkus
- ulzerierte Tumoren

Der Behandlung einer chronischen Wunde muss immer eine umfassende Diagnostik sowie Abklärung und Therapie der Grunderkrankung vorausgehen (Kausaltherapie).

Abb. 29.1 Akute Wunden.

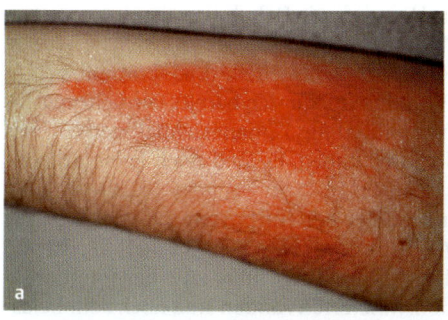
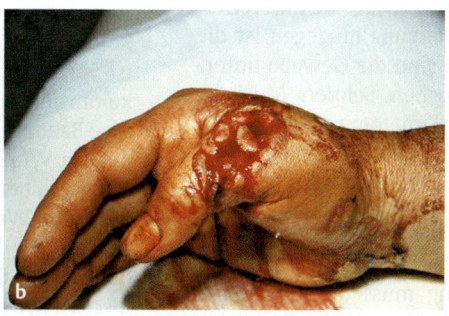
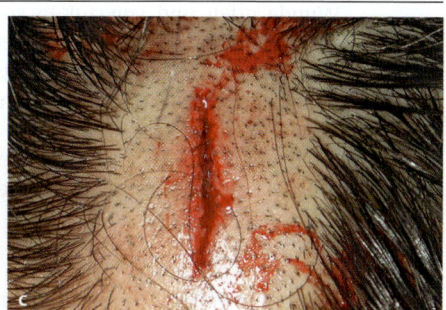

a Schürfwunde. *Quelle: Paul Hartmann AG, Heidenheim*
b Quetschwunde. *Quelle: Paul Hartmann AG Heidenheim*
c Platzwunde.

Abb. 29.2 Chronische Wunden.

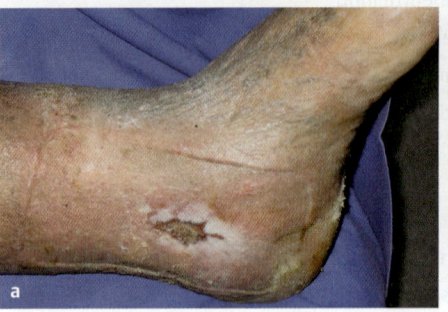
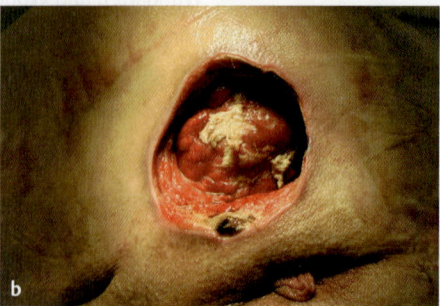
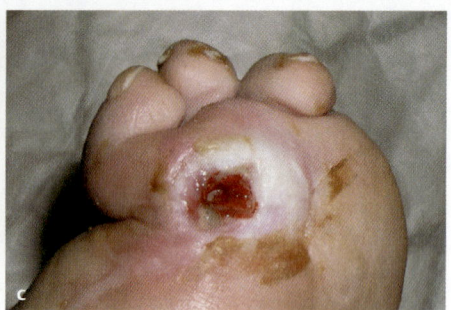

a Ulcus cruris venosum.
b Dekubitus Kategorie IV nach EPUAP.
c Diabetisches Fußulkus.

Entstehungsursache

Die Art und Weise, wie eine Wunde entstanden ist, ist für Wundbehandlung und Heilungsverlauf von entscheidender Bedeutung. Darum werden Wunden zunächst nach ihrer Entstehungsart eingeteilt, und zwar in:

- **Mechanische Wunden:** Hierzu zählt man Schürf-, Schnitt-, Stich-, Schuss-, Platz- und Quetschwunden sowie Kratz-, Riss- und Bissverletzungen, auch Ablederungswunden (Décollement) und Pfählungsverletzungen.
- **Thermische Wunden** sind durch Hitze, Strom oder Kälte entstandene Verbrennungen oder Erfrierungen. Temperatur, Dauer und Intensität der Einwirkung bestimmen das Ausmaß der Verletzung.
- **Chemische Wunden:** Hierzu zählen durch Säuren, Laugen oder Gase entstandene Verletzungen (z. B. Verätzung).
- **Strahlenbedingte (aktinische) Wunden:** Sie entstehen z. B. durch Röntgenstrahlen, radioaktive Strahlen oder zu starke UV-Strahlen. Häufig ähneln sie Brandwunden, ihre Heilung ist jedoch viel problematischer.
- **Iatrogene Wunden:** Sie entstehen durch operative Eingriffe, zu diagnostischen oder therapeutischen Zwecken, z. B. Punktionen, Gewebeentnahmen.
- **Ulkuswunden** (lat. ulcus „Geschwür"): Sie entstehen nicht durch äußere Einflüsse. In der Medizin ist damit ein (tiefliegender) Gewebedefekt gemeint, der auf trophisch (die Ernährung des Gewebes betreffende) bedingte Störungen der Haut wie Durchblutungs- und Stoffwechselstörungen, aber auch systemische Erkrankungen wie Magen-/Darmgeschwüre, Tumoren oder Hautinfekte zurückgeführt werden kann.

Offene und geschlossene Wunden

Ist die Haut- oder Schleimhautoberfläche zerstört, ist die Wunde offen und von außen sichtbar, z. B. Schnittverletzung. Bei einer geschlossenen Verletzung hingegen ist die Haut nicht durchtrennt, allerdings sind die Gewebe unterhalb der Hautoberfläche, z. B. Knochen, Sehnen, Muskeln, Bänder, verletzt bzw. geschädigt. Hämatome oder Schwellungen deuten häufig auf das tieferliegende Geschehen hin, z. B. bei einem Muskelfaserriss oder einer Luxation.

Verletzungstiefe

Vor einer ersten Wundbehandlung muss die Tiefe einer Wunde näher definiert werden. Während **oberflächliche, epitheliale Wunden** auf die Epidermis beschränkt sind und meist komplikationslos abheilen, sind bei den **perforierten Wunden** alle Hautschichten durchtrennt. Hierzu zählen z. B. Riss-, Quetsch-, Schnitt- oder Bisswunden.

Wunden, die so tief reichen, dass auch Muskel- oder Knochengewebe, Nerven oder Organe beteiligt sind, werden als **kompliziert** eingestuft. Hier besteht die Gefahr, dass Infektionen, Durchblutungsstörungen oder andere Schädigungen den Heilungsverlauf negativ beeinflussen. Hierzu zählt man z. B. Amputationsverletzungen, offene Frakturen oder tiefgehende Weichteilverletzungen.

Grad der Keimbesiedlung

Zudem lassen sich Wunden nach dem Grad der Keimbesiedlung, z. B. durch Bakterien oder Pilze, unterteilen. Je nach Kontaminationsgrad unterscheidet man:

- **Aseptische Wunden:** Sie entstehen meist durch Operationen, sind fast keimfrei und zeigen keine Entzündungszeichen. Aber auch frische Verletzungen, die nicht älter als 4–6 Stunden sind, können dazu zählen, wenn die Wundränder glatt durchtrennt sind und dicht beieinander liegen. Aseptische Wunden können durch Klammern, Nähte, Kleber oder Pflasterstreifen (Steristrips) verschlossen werden und heilen unkompliziert ab (primäre Wundheilung).
- **Kontaminierte Wunden:** Sobald der Schutz der Haut zerstört wurde, ist jede Wunde der Besiedelung durch Keime ausgesetzt. So sind kontaminierte Wunden z. B. von Bakterien besiedelt, die sich jedoch nicht vermehren, solange die körpereigene Immunabwehr intakt ist. Es liegen keine Entzündungszeichen vor. Solche Wunden heilen sekundär, d. h., sie werden offen behandelt und nicht durch Naht oder Klammerung verschlossen (sekundäre Wundheilung). Sie heilen also nur langsam, ggf. treten Wundheilungsstörungen auf, und es bilden sich z. T. große, unebene Narben. Beispiele sind Verbrennungen, Drainageausgänge, bewusst offen gehaltene Wunden wie ein Tracheostoma und chronische Wunden wie Dekubitus.
- **Kolonisierte Wunden:** Nahezu jede oberflächliche Wunde ist von Mikroorganismen besiedelt, d. h. kontaminiert. In kolonisierten Wunden finden sich bereits vermehrungsfähige Bakterien, die allerdings keinen nachhaltigen Einfluss auf die Wundheilung haben. Es sind noch keine Entzündungszeichen sichtbar.
- **Infizierte Wunden:** Bei der infizierten Wunde liegt ein bakterielles Wachstum vor. Die Keimbesiedlung ist auf den Körper übergegangen und führt zu einer immunologischen Reaktion. Infizierte Wunden sind hoch keimbelastet und zeigen die typischen **Entzündungszeichen** Rötung (rubor), Schwellung (tumor), Wärme (calor), Schmerzen (dolor) und Funktionseinschränkung (functio laesa) der betroffenen Gliedmaßen (▶ Abb. 29.3). Darüber hinaus

Grundlagen

Abb. 29.3 Infizierte Wunde.

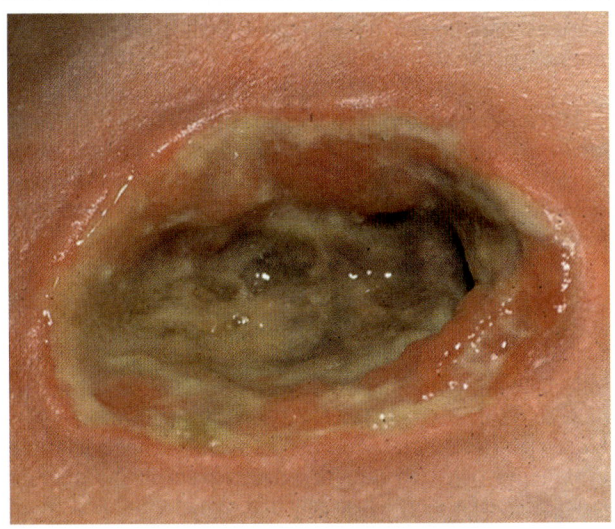

Dieses Dekubitalgeschwür zeigt die typischen Entzündungszeichen und ein schmierig-eitriges Exsudat. *Aus: Voggenreiter G, Dold C. Wundtherapie. Thieme 2009*

sondern sie trübes, eitriges Exsudat ab und riechen unangenehm. Das Granulationsgewebe ist bröckelig und blutet leicht. Gelangen die Keime in die Blutbahn, entwickelt sich schlimmstenfalls eine Sepsis (S. 1409). Eine lokale Wundinfektion mit den typischen Entzündungszeichen ist klar von einer systemischen Infektion (septische Wunden), die meist mit Fieber und Zellulitis (Entzündung des Unterhautgewebes) einhergeht, abzugrenzen. Ein Blutbild (erhöhte Leukozytenzahl) gibt hierüber Aufschluss.

! Merken **Wundreinigung**
Das Ausmaß der Keimbesiedlung einer Wunde ist wesentlich für die anschließende Wundversorgung und -behandlung. So ist es bei aseptischen Wunden wichtig, die Keimfreiheit zu erhalten. Die Wundreinigung erfolgt daher von innen nach außen. Auch bei kontaminierten und kolonisierten Wunden wird von innen nach außen gewischt, weil sonst die Gefahr besteht, dass zusätzlich Keime von der Haut in die Wunde geschoben werden und somit aus einer kontaminierten eine infizierte Wunde wird. Bei infizierten Wunden hingegen muss die Weiterverbreitung der Keime nach außen vermieden werden. Hier erfolgt die Wundreinigung von außen nach innen.

WISSEN TO GO

Wundarten und Wundbeurteilung

Bevor eine Wunde fachgerecht versorgt werden kann, muss sie immer klassifiziert und entsprechend ihrer Heilungsphase beurteilt werden. Hierzu werden Wunden unterschieden in:
- akute und chronische Wunden
- mechanische, thermische, chemische, strahlenbedingte (aktinische) Wunden oder Ulkuswunden, die durch systemische Erkrankungen entstehen
- offen oder geschlossene Wunden
- oberflächliche (epitheliale), perforierte oder komplizierte Wunden
- aseptische, kontaminierte, kolonisierte oder infizierte Wunden

Bevor eine Wunde beurteilt werden kann, muss sie gereinigt werden.

29.1.2 Prinzipien der Wundheilung

Beim Heilungsprozess wird zwischen primärer und sekundärer Wundheilung unterschieden.

Primäre Wundheilung • Eine Wunde kann nur dann primär heilen, wenn das Wundgebiet sauber, keimfrei und gut durchblutet ist. Möglich ist diese primäre Wundheilung z. B. bei aseptischen OP-Wunden oder frischen infektionsfreien Verletzungen, die nicht älter als 4–6 Stunden sind. Die Wundränder müssen glatt durchtrennt sein und eng aneinander liegen, sodass die Wunde genäht/geklammert werden und zügig und ohne Komplikationen abheilen kann (z. B. Schnittwunde). Nach ca. 10–12 Tagen ist die primäre Wundheilung üblicherweise abgeschlossen und es bleibt meist nur eine feine Narbe zurück. Dagegen sind Pigmentveränderungen manchmal sehr lange sichtbar, gerade bei dunkleren Hauttypen.

Sekundäre Wundheilung • Ist eine Wunde zerklüftet, sehr tief, stark verschmutzt oder älter als 6 Stunden, ist eine primäre Wundheilung nicht mehr möglich, d. h., die Wunde darf nicht verschlossen werden (z. B. durch Naht, Klammerung), sondern muss offen, d. h. sekundär heilen. Hierbei granuliert die Wunde allmählich von unten nach oben zu und bildet abschließend vom Rand her einwachsendes Epithelgewebe aus, das die Wunde verschließt. Zurück bleibt eine Narbe, die häufig nicht sehr belastungsstabil ist und oftmals ein kosmetisches Problem darstellt.

! Merken **Sekundär heilende Wunden**
Sekundär heilen vor allem großflächige, tiefe oder infizierte Wunden (z. B. Verbrennungen) sowie alle chronischen Wunden, z. B. Dekubitus, diabetisches Fußulkus und Ulcus cruris.

29.1.3 Phasen der Wundheilung

Der Heilungsverlauf einer Wunde hängt also wesentlich von der Entstehungsursache, der Art und Tiefe der Wunde sowie ihrem Infektionsrisiko ab. Damit sich zerstörtes Körpergewebe überhaupt wieder regenerieren kann, beginnt schon wenige Minuten nach der Verletzung ein komplexer Wundheilungsprozess, der von der ersten Blutgerinnung bis zur Narbenbildung in 3 verschiedenen, sich überschneidenden Phasen abläuft (▶ Abb. 29.4):
1. **Exsudationsphase** oder Reinigungs-, Inflammations- oder Entzündungsphase
2. **Proliferationsphase** oder Granulationsphase
3. **Regenerationsphase** oder Epithelisierungsphase

Exsudationsphase = Reinigungsphase

Durch die Verletzung wurden Blutgefäße zerstört, die Wunde blutet und Wundexsudat tritt aus. Hierdurch werden auch Fremdkörper und Bakterien ausgeschwemmt. Zur Vermeidung weiterer Blutverluste bewirken zelleigene Substanzen eine Engstellung der geschädigten Gefäße (Vasokonstriktion), bis die Mechanismen der Blutgerinnung greifen und die Wunde durch das gebildete Fibrin verkleben. Makrophagen (Fresszellen) dringen in die Wunde ein und bauen Fremdkörper, Bakterien und Zelltrümmer durch Phagozytose ab. Bei sauberen, akuten Wunden dauert diese Reinigungs- und Exsudationsphase i. d. R. bis zu 3 Tage.

Proliferationsphase = Granulationsphase

Die Substanzverluste werden durch die Bildung (Proliferation) neuen Gewebes wieder aufgefüllt. Bindegewebszellen (Fibroblasten) nutzen das bei der Blutgerinnung entstandene Fibringerüst zur Neuansiedlung von Zellen. Sie produzieren zusätzlich Kollagen, wodurch das neue Gewebe gefestigt wird. Kapillargefäße sprießen ein und Endothelzellen lagern sich an. So entsteht allmählich neues, gefäßreiches Granulationsgewebe, das sich durch seine tiefrote Farbe und eine feuchtglänzende, körnige (lat.: granulum = Körnchen) Oberfläche auszeichnet.

Regenerationsphase = Epithelisierungsphase

In dieser Phase stellen die Fibroblasten allmählich ihre Arbeit ein und wandeln sich in Fibrozyten und Myofibroblasten um, die ein Zusammenziehen der Oberfläche bewirken. Das Granulationsgewebe verliert Wasser und die Anzahl der Gefäße nimmt ab. Vom Wundrand her wandern Epithelzellen zur Wundmitte und überziehen das Granulationsgewebe mit einem feinen Epithel. Hierfür ist jedoch eine möglichst glatte und feuchte Wundoberfläche notwendig. Durch Mitose (Zellkernteilung) verdickt sich die Zellschicht und die Wunde schließt sich allmählich.

Voraussetzungen optimaler Wundheilung

Für den optimalen Ablauf dieser Heilungsphasen gibt es 2 Voraussetzungen:
1. richtige Temperatur
2. richtiges Milieu

Da die Zellteilung (Mitose) erst bei 28 °C beginnt, kann eine Wunde nur bei dieser Temperatur optimal granulieren bzw. epithelisieren. Eine feuchte Umgebung fördert zudem die Wanderung und Neuanordnung der neu entstehenden Zellen und sorgt dafür, dass sich möglichst wenig wundheilungsstörender Schorf bildet. Somit bietet nur ein **feuchtwarmes Wundmilieu** die optimalen Bedingungen für eine physiologische Wundheilung.

! **Merken** Hydroaktive Wundauflagen
Moderne, hydroaktive Wundauflagen ermöglichen es, dieses feuchtwarme „Klima" in der Wunde herzustellen und die physiologischen Prozesse der einzelnen Heilungsphasen optimal zu fördern. Man spricht von phasengerechter Wundtherapie.

Zuordnung einer Wunde in die Heilungsphasen

Innerhalb der Wundphasen können verschiedene Wundstadien wie Infektionen, Taschen, Gerüche, Beläge oder Nekrosen auftreten; diese machen es nicht immer leicht, die Wunde der richtigen Heilungsphase zuzuordnen. Daher ist es wichtig, dass die Wunde zuerst gereinigt wird. Erst wenn Beläge, Zelltrümmer oder Gewebereste entfernt sind und das Wundgebiet sauber ist, kann die Wunde beurteilt und über eine zur Heilungsphase passenden Wundtherapie entschieden werden.

WISSEN TO GO

Wundheilung

Die Wundheilung verläuft in 3 unterschiedlichen, parallelen Phasen:
1. Exsudationsphase oder Reinigungsphase
2. Proliferationsphase oder Granulationsphase
3. Regenerationsphase oder Epithelisierungsphase

Optimal verläuft der Heilungsprozess, wenn die Wunde feucht und warm ist. Die Wundheilung kann **primär** verlaufen, d. h., die Wunde ist z. B. durch Naht oder Klammerung verschlossen.

Abb. 29.4 Wundheilungsprozess.

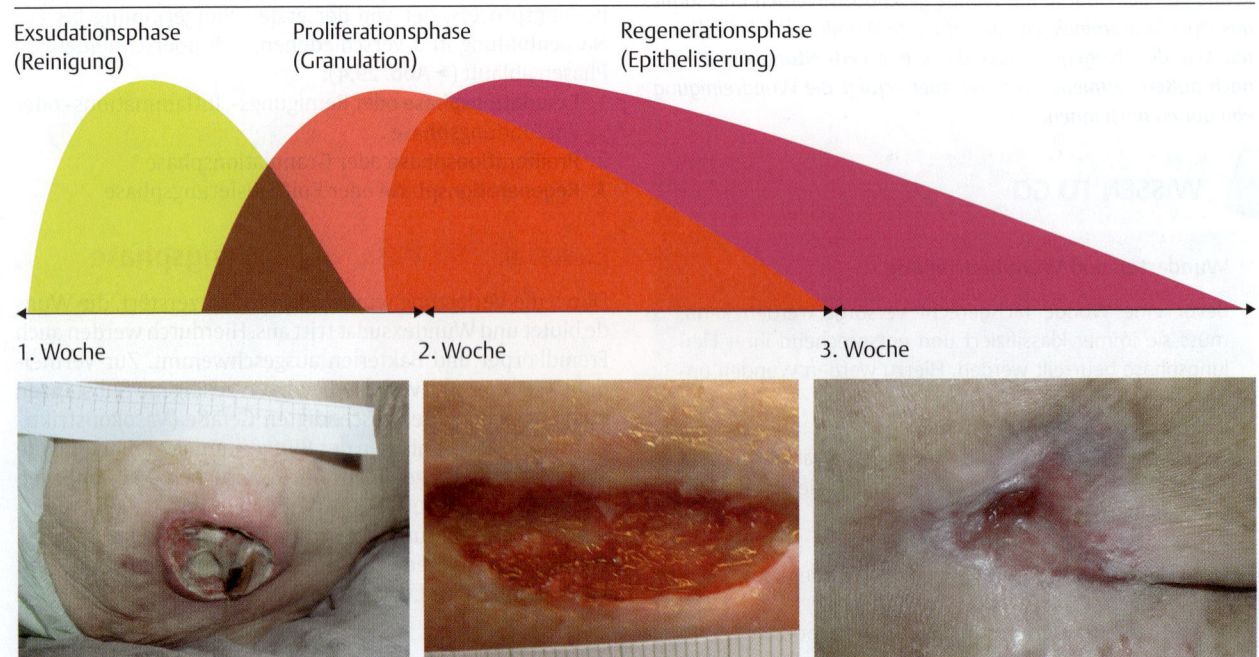

Die einzelnen Phasen können sich überlappen und teilweise parallel ablaufen.

Grundlagen

Man spricht von **sekundärer Wundheilung**, wenn die Wunde offen heilt. Dies gilt für Wunden, die verschmutzt (z. B. Bissverletzung), zerklüftet und/oder älter als 6 Stunden sind.

29.1.4 Störfaktoren der Wundheilung

Die Wundheilung ist ein komplexer Prozess, der durch viele Faktoren beeinflusst und gestört werden kann (▶ Abb. 29.5). Hier spielen sowohl lokale Faktoren, also solche, die direkt von außen auf die Wunde einwirken, als auch systemische Faktoren, die den gesamten Körper betreffen, eine Rolle. Für Pflegende ist es wichtig, diese Einflussfaktoren zu kennen, damit sie den Patienten gezielt darauf hin beobachten und die Wunde entsprechend beurteilen können.

Lokale Störfaktoren

Von außen einwirkende, zum Teil sichtbare Störfaktoren können die Wundverhältnisse verschlechtern und die Heilung hemmen. Hierzu gehören:
- Keimbesiedelung, ggf. Infektionen, Beläge oder Nekrosen
- Fremdkörper in der Wunde
- Ödeme, Hämatome
- trockener, die Wundheilung störender Schorf
- Druck auf die betroffene Region oder unzureichende Ruhigstellung
- Austrocknung oder Auskühlung der Wunde, z. B. durch Wundspülung mit kalten Lösungen
- Hypergranulation (überschießende Bildung von Granulationsgewebe über Hautniveau), hypertrophes Narbengewebe
- Wunddehiszenz, d. h., die Wundränder klaffen bei zu großer Spannung auseinander
- Nahtdehiszenz, wenn bereits primär verschlossene Wunden wieder aufplatzen
- vorgeschädigtes Gewebe, z. B. nach Bestrahlung bei Tumoren
- ungünstige Lokalisation der Wunde, z. B. im Anusbereich (diese Wunden sind stark infektionsgefährdet) oder in Gelenknähe (diese Wunden sind mechanisch stark belastet)
- Spannung der Wundränder

Systemische Störfaktoren

Auch systemische Grunderkrankungen des Patienten oder allgemeine Faktoren, die den gesamten Organismus betreffen, beeinträchtigen die Wundheilung, sodass diese nur verzögert abläuft oder ein Wundverschluss verhindert wird. Hier ist u. a. auf folgende Einflussfaktoren zu achten:
- **Alter des Patienten:** Mit zunehmendem Alter nehmen die Durchblutung und die Regenerationsfähigkeit der Haut ab; die Haut wird dünner, trockner und regeneriert sich langsamer.
- **Allgemeinzustand:** Stress, Rauchen, Alkohol, Bewegungsmangel, geschwächter Immunstatus oder Schmerzen sind nur einige Faktoren, die den Heilungsprozess stören können.
- **Grunderkrankungen:** Wird ein Gewebe schlecht durchblutet, werden die Zellen nur noch unzureichend mit Sauerstoff und Nährstoffen versorgt. Auch Abfall- und Schlackenstoffe können nicht mehr ausreichend abtransportiert werden und sammeln sich im Gewebe an. Die Regenerationsprozesse sind gestört und die Wundheilung wird beeinträchtigt. Darum verursachen **Durchblutungsstörungen** wie die periphere arterielle Verschlusskrankheit (pAVK) oder die chronisch venöse Insuffizienz (CVI), aber auch **Stoffwechselerkrankungen** wie Diabetes mellitus schlecht heilende, chronische Wunden.
- **Ernährung:** Zu wenig Flüssigkeit sowie eine falsche bzw. mangelhafte Ernährung können den Heilungsprozess verzögern. Besonders Eiweiß, Vitamin A und C sowie Zink und Eisen sind elementare Nährstoffe während des Heilungsprozesses.
- **Medikamente:** Antibiotika, Antikoagulanzien, Diuretika, Zytostatika, Chemotherapeutika, Glukokortikoide oder Barbiturate können durch ihre Wirkungen und Nebenwirkungen den Wundheilungsprozess negativ beeinflussen.
- **Psychische Verfassung:** Hat der Patient chronische Schmerzen oder Angst vor schmerzhaften Verbandwechseln oder ist seine Lebensqualität durch die Erkrankung dauerhaft eingeschränkt, kann sich das negativ auf die Psyche auswirken. Auch psychische Erkrankungen, Depressionen, Alkohol- und Drogenabusus oder Demenz können die Mitarbeit und Kooperationsbereitschaft des Patienten einschränken und den Heilungsprozess hemmen.
- **Systemische Infektionen:** Ist nicht nur die Wunde lokal mit Bakterien infiziert, sondern gelangen diese in die Blutbahn, kann sich die Infektion auf den gesamten Organismus ausbreiten. Daraus entwickeln sich möglicherweise Infektionen wie eine Sepsis oder ein septischer Schock (S. 1409). Diese Erkrankungen sind lebensbedrohlich und können die Wundheilung sogar stoppen.

Abb. 29.5 Einflussfaktoren der Wundheilung.

systemische Störfaktoren
Alter
Psyche
Grunderkrankungen (z. B. pAVK, Diabetes mellitus)
Allgemeinzustand
Ernährung

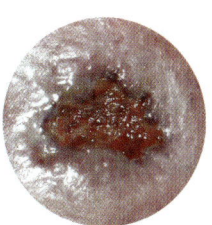

lokale Störfaktoren
Druck
Ödeme
Naht-/Wunddehiszenz
Schorf
Hämatome

Die Wundheilung ist ein sensibler Prozess, der durch vielfältige lokale und systemische Faktoren beeinflusst werden kann.

Grunderkrankung und Wunde behandeln

Für eine erfolgreiche Wundbehandlung ist es daher Voraussetzung, zunächst auf die lokalen und systemischen Störfaktoren zu reagieren sowie die Grunderkrankungen zu behandeln (Kausaltherapie).

So muss bei einem Patienten mit diabetischem Fußulkus zunächst die Grunderkrankung – der Diabetes mellitus – therapiert werden, bevor die Behandlung der Wunde erfolgreich sein kann. Bei einem Dekubitus sind zuerst Druck-, Reibe- und Scherkräfte zu beseitigen, damit die Wunde eine Chance auf Heilung hat. Liegt eine arterielle Durchblutungsstörung (pAVK) vor, muss auch diese zunächst behoben werden (z. B. durch eine Bypass-OP, Stent-Einlage oder Dilatation), damit die Wunde wieder durchblutet wird und heilen kann.

29 Wundmanagement

> **WISSEN TO GO**
>
> **Störfaktoren der Wundheilung**
>
> - **Systemische Störfaktoren:** Grunderkrankungen wie Diabetes mellitus, chronisch venöse Insuffizienz oder arterielle Durchblutungsstörungen, hohes Alter, Stress, Rauchen, Bewegungsmangel, schlechte oder mangelhafte Ernährung, Medikamente, Immunschwäche, systemische Infektionen, Schmerzen und psychische Belastungen
> - **Lokale Störfaktoren:** Keime oder Fremdkörper, Schorfbildung, Hypergranulation oder Nekrosen, Ödeme, Hämatome, Wund- oder Nahtdehiszenz, Druck, Reibung oder unzureichende Ruhigstellung, Austrocknung oder Auskühlung der Wunde oder bereits vorgeschädigtes Gewebe, ungünstige Lokalisation oder gespannte Wundränder
>
> Vorliegende Wundheilungsstörungen müssen zunächst behoben und Grunderkrankungen ursächlich behandelt werden (Kausaltherapie), damit eine Wundtherapie erfolgreich sein kann.

29.2 Moderne Wundtherapie

29.2.1 Wundreinigung

Zu Beginn jeder Wundbehandlung steht immer die Wundreinigung. Verschmutzungen, Beläge, Nekrosen, Biofilm, Zelltrümmer oder überschüssiges Wundexsudat sind zunächst zu entfernen, um die Wunde beurteilen zu können und der Entwicklung und Ausbreitung von Infektionen vorzubeugen.

Primär heilende, aseptische Wunden • Bei ihnen ist meist eine mechanische Reinigung mit einer sterilen Kompresse oder einem sterilen Tupfer ausreichend. Dieser Tupfer wird mit einer alkoholischen Desinfektionslösung oder einer physiologischen Lösung, z. B. NaCl 0,9 %, angefeuchtet (Hausstandards beachten). Die Reinigung erfolgt von innen nach außen.

Sekundär heilende Wunden • Bei ihnen sind umfassendere Reinigungs- und Desinfektionsmaßnahmen notwendig: Hierzu gehören die Wundreinigung durch Débridement (z. B. mechanisch, chirurgisch) und die Wundspülung. Infizierte Wunden sind immer von außen nach innen zu wischen und lokalantiseptisch (z. B. mit Octenidin oder Polihexanid) zu reinigen.

Wundreinigung/Débridement

Muss eine chronische Wunde von Verschmutzungen, Biofilm, Fibrinbelägen und abgestorbenem Gewebe (Nekrosen) gereinigt werden, wird ein Débridement durchgeführt (auch Wundtoilette genannt).

Definition **Débridement**
Unter Débridement versteht man die Abtragung von avitalem Gewebe, Nekrosen, und/oder Entfernung von Fremdkörpern bis an intakte anatomische Strukturen heran unter Erhalt von Granulationsgewebe (Deutsche Gesellschaft für Wundheilung und Wundbehandlung e. V. 2012).

Mechanisches Débridement • Zum Auswischen oder Ausspülen von oben genannten Belägen und Verschmutzungen wird die Wunde mit geeigneten Lösungen, d. h. einer physiologischen Wundspüllösung (bei nicht infizierten Wunden) oder mit Antiseptika (bei infizierten Wunden), unter Verwendung von sterilen Kompressen/Tupfern ausgewischt oder gespült. Diese Methode ist geeignet, um nicht festhaftende Zellbestandteile und Biofilme zu entfernen. Folgende Produkte sollen das mechanische Débridement unterstützen:

- **Debrisoft (Lohmann & Rauscher):** besteht aus Monofilament-Polyester-Fasern und einer Beschichtung aus Polyacrylat. Der weiche und dichte Faserverbund soll für eine schonende Behandlung sorgen. Nach Anfeuchten mit steriler Wundspüllösung wird das Produkt sanft über die Wundoberfläche geführt, sodass die Fasern in Vertiefungen eindringen und Abfallstoffe und Exsudat schmerzarm von der Wunde lösen können. Im Anschluss erfolgt die weitere Standardbehandlung. **Achtung:** Dieses Produkt dient lediglich der mechanischen Wundreinigung und ist kein Wundverband!
- **LIGASANO Wundputzer (LIGAMED):** ist ein elastisches, geschäumtes, luft- und wasserdurchlässiges Polyurethan (PUR). Die grobe Struktur und die raue Oberfläche üben einen mechanischen Reiz aus, der lokal durchblutungsfördernd wirkt und somit die Granulation unterstützt. Durch die mechanische Reizung können Schmerzen auftreten. **Achtung:** Dieses Produkt dient lediglich der mechanischen Wundreinigung und ist kein Wundverband!
- **URGOCLEAN (URGO):** ist eine hydroreinigende Polyacrylatwundauflage und ab der Reinigungsphase für fibrinöse, exsudierende Wunden geeignet. Sie ist als Kompresse mit mikroadhäsiver Lipidokolloid-Matrix oder als Tamponade erhältlich. Bei Kontakt mit Wundexsudat bilden die Polyacrylatfasern ein Gel, das Fibrinbeläge binden und absorbieren soll. Je nach Lokalisation und Exsudation erfolgt die Abdeckung mit einem Sekundärverband. Die Verweildauer beträgt 1 – 2 Tage.

Chirurgisches Débridement • Schneller und effizienter ist es, wenn der Arzt die Wunde chirurgisch z. B. mit Skalpell und Pinzette, Ringkürette, Wasserskalpell oder Shaver reinigt (▶ Abb. 29.6). Das avitale Gewebe (z. B. Nekrosen und Fibrinbeläge) wird bis in intakte anatomische Strukturen

Abb. 29.6 Chirurgisches Débridement.

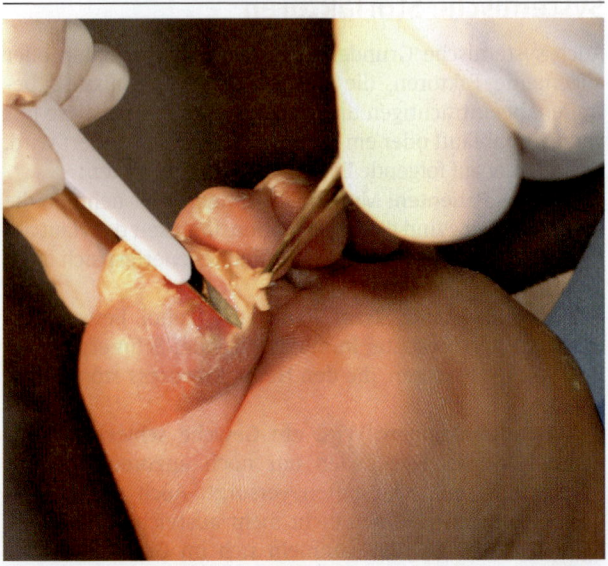

Chirurgisches Débridement mit Skalpell und Pinzette.

Moderne Wundtherapie

abgetragen. Dies kann sehr schmerzhaft sein. Darum ist je nach Ausmaß der Wunde eine ausreichende und rechtzeitige lokale Analgesie angezeigt (z.B. mit EMLA-Creme, Einwirkzeit von 45–60 Minuten beachten, Achtung: Zulassung nur für Ulcus cruris!) und/oder eine systemische Analgesie oder Anästhesie zu beachten. **Achtung:** Diese Methode darf nicht bei Gerinnungsstörungen oder Einnahme von Gerinnungshemmern stattfinden. Das chirurgische Débridement ist schnell und effektiv, jedoch invasiv und nicht gewebeschonend. Alle anderen Débridementmethoden greifen im Gegensatz hierzu lediglich oberflächlich.

Darüber hinaus gibt es weitere, v.a. bei chronischen Wunden eingesetzte Verfahren zur Wundreinigung:

- **Biochirurgisches Débridement (Larventherapie):** Hierbei werden steril gezüchtete Larven (lose oder im Beutel) in die Wunde eingesetzt (Larve der Fliege Lucilia sericata, auch „Gefräßige Lucy" genannt). Sie verflüssigen durch ihre Speichelenzyme Nekrosen und Beläge und hinterlassen eine keimfreie Kriechspur.
- **Autolytisches Débridement:** Durch die Zuführung von Feuchtigkeit werden die körpereigenen Selbstreinigungsprozesse unterstützt und beschleunigt. Dadurch werden Nekrosen und Beläge aufgeweicht, bis sie sich ablösen und aus der Wunde gespült werden können. Dies ist ein schonender, aber auch langsamer Prozess. Verschiedene Wundauflagen (z.B. Hydrogele, Alginate) unterstützen diese Methode.
- **Enzymatisches Débridement:** Hier werden biosynthetisch hergestellte proteolytische Enzyme zum Abbau von avitalem Gewebe genutzt. Die Enzymverbände sind mindestens einmal täglich zu wechseln. Sie wirken nicht bei trockenen Nekrosen.
- **Ultraschall-assistierte Wundreinigung (UAW):** Mit niederfrequentem Leistungsultraschall werden in Kombination mit einer Spüllösung Fibrinbeläge, Zelltrümmer und Keime schonend aus der Wunde ausgespült (▶ Abb. 29.7). Der Ultraschallimpuls treibt die Spüllösung bis in die tieferen Regionen der Wunde und tötet dort zusätzlich Bakterien und Pilze ab. Da diese Art der Wundreinigung häufig

schmerzhaft ist, sollte vorab eine Lokalanästhesie z.B. mit EMLA-Creme erfolgen.

ACHTUNG
Vor einem Débridement ist grundsätzlich die Durchblutungssituation zu klären. Bei einer pAVK (S. 924) dürfen trockene Nekrosen erst nach erfolgreicher Revaskularisation behandelt werden. Keine feuchte Wundbehandlung, kein Débridement!

Wundspülung

Wundspüllösungen sollten grundsätzlich steril, physiologisch, nicht resorbierbar, farblos, reizlos, nicht ätzend, erwärmbar und atraumatisch sein.

Unkonservierte Spüllösungen

Ringerlösung und physiologische Kochsalzlösung (NaCl 0,9%) erfüllen diese Voraussetzungen optimal und werden bei nicht infizierten Wunden eingesetzt. Ringer- und physiologische Kochsalzlösung unterscheiden sich darin, dass Ringerlösung neben Natrium (Na^+) und Chlorid (Cl^-) zusätzlich die Elektrolyte Kalium (K^+) und Kalzium (Ca^{2+}) enthält. Relevante Unterschiede zwischen beiden Lösungen bezüglich ihrer Eignung zur Wundspülung sind schwer zu erkennen und nicht wissenschaftlich nachgewiesen.

Da NaCl-0,9%-Lösung kostengünstiger ist als Ringerlösung, sprechen die rein ökonomischen Gesichtspunkte für die Verwendung von physiologischer Kochsalzlösung. Allerdings können längere Spülanwendungen bis hin zur Dauerbenetzung bei Einsatz von NaCl-0,9%-Lösung zu Elektrolytverschiebungen führen. In solchen Fällen sollte bevorzugt Ringerlösung zum Einsatz kommen, da diese die wesentlichen Ionen des Extrazellulärraums enthält und daher vom Gewebe gut vertragen wird.

! Merken Nach Gebrauch verwerfen
Diese unkonservierten Lösungen sind direkt nach Anbruch zu verwerfen, denn eine mögliche Verkeimung ist trotz aller hygienischen Maßnahmen nicht auszuschließen.

Konservierte Spüllösungen

Aufgrund der kurzen Gebrauchsfristen der unkonservierten Lösungen kommen vermehrt konservierte Spüllösungen zum Einsatz, z.B. Prontosan, Lavasorb- und Lavanid-Lösung. Durch Zusatz eines antiseptischen Stoffes, meist Polihexanid oder Octenidin, verlängert sich die Verwendbarkeit solcher Spüllösungen auf mehrere Wochen – vorausgesetzt, sie wurden hygienisch einwandfrei entnommen. Die genauen Zeiträume sind der Packungsbeilage der jeweiligen Lösung zu entnehmen. Die Aufbrauchfristen variieren zwischen Wochen und Monaten.

! Merken Nicht für infizierte Wunden
Sind Polihexanid oder Octenidin nur als konservierender Stoff deklariert, also als Zusatz der Spüllösungen, handelt es sich bei den Spüllösungen um Medizinprodukte. Trotz der antiseptischen Zusätze sind sie keine Antiseptika. Daher dürfen diese Produkte nicht bei infizierten Wunden eingesetzt werden. Hier werden zeitgemäße Wundantiseptika eingesetzt.

Antiseptika

Der Einsatz von Antiseptika ergänzt den rein mechanischen Effekt der Wundspülung durch ihre antiseptische Wirkung. Erreger werden nicht nur ausgespült, sondern auch

Abb. 29.7 Ultraschall-assistierte Wundreinigung.

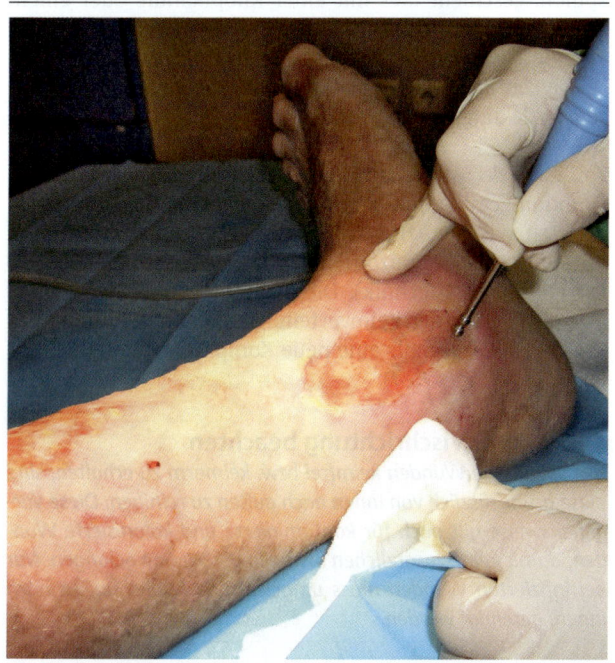

29 Wundmanagement

abgetötet – allerdings ist hierfür die jeweilige Einwirkzeit zu beachten. Wundantiseptika kommen bei infizierten oder infektgefährdeten Wunden so lange zum Einsatz, bis eine Infektsanierung abgeschlossen ist. Antiseptika sind also keine Spüllösungen für einen dauerhaften Gebrauch.

Octenidin und Polihexanid • Bei der zeitgemäßen Wundtherapie kommen farblose Antiseptika zum Einsatz, die auf den Wirkstoffen Octenidin (z.B. Octenisept) oder Polihexanid (z.B. Serasept) basieren. Während Octenisept schon nach 1–2 Minuten seine desinfizierende Wirkung entfaltet, brauchen Antiseptika auf Polihexanidbasis 10–20 Minuten, bis sie wirken.

PVP-Jod • Darüber hinaus werden auch noch Produkte auf PVP-Jod-Basis (z.B. Betaisodona) eingesetzt. Diese haben Nachteile: Sie verfärben die Wunde, erschweren dadurch die Wundbeurteilung und können Schmerzen und allergische Reaktionen auslösen. Der sog. „Eiweißfehler" des Jods bewirkt darüber hinaus, dass es bei Kontakt mit körpereigenem Eiweiß wie Blut oder Wundexsudat inaktiv wird. Dies ist äußerlich sichtbar an der Entfärbung des Jods von braun zu gelb. Zudem wird PVP-Jod vom Körper resorbiert, weshalb es bei Patienten mit Schilddrüsenerkrankungen sowie in der Schwangerschaft und Stillzeit kontraindiziert ist. Weiterhin ist zu beachten, dass bei gleichzeitiger oder kombinierter Verwendung mit Octenisept sich durch Jodfreisetzung eine lila Verfärbung ergibt. Allerdings kann PVP-Jod im Gegensatz zu Octenidin und Polihexanid auf Knorpelgewebe angewendet werden.

Vorbereitung Wundspülung

Unsteriles Material • Es werden benötigt:
- Händedesinfektionsmittel
- Einmalhandschuhe
- Bettschutz
- ggf. Einmalnierenschale (zum Auffangen der Spüllösung bei größeren Mengen)
- Abwurfbehälter

Steriles Material • Hierzu gehören:
- Spritze (z.B. 20-ml-Spritze oder Blasenspritze), ggf. Knopfkanüle oder Einmalspülkatheter
- auf Körpertemperatur angewärmte Spüllösung (Achtung: Zimmertemperatur ist nicht gleich Körpertemperatur!), z.B. Ringer-/NaCl-0,9%-Lösung oder konservierte Spüllösung, z.B. Prontosan, Octenilin, bei infizierten Wunden Wundantiseptika, z.B. Octenisept; ggf. Verbindungsspike oder Kanüle
- anatomische Pinzette
- Kugeltupfer bzw. Kompressen

Nach einer hygienischen Händedesinfektion wird das Material auf einer wischdesinfizierten Arbeitsfläche hergerichtet, z.B. Tablett oder Patientennachtschrank. Hierbei wird das unsterile Material patientennah und das sterile patientenfern platziert. Anschließend sollten alle Materialien nochmals auf Vollständigkeit überprüft werden. Eine Wunde wird nicht mit bloßen Händen berührt.

! Merken Spüllösungen anwärmen
Der Einsatz kalter Spüllösung verursacht unnötige Schmerzen und der Kältereiz kann zusätzlich die Wundheilung behindern. Darum sind die Spüllösungen stets auf Körpertemperatur anzuwärmen. Hierzu eignen sich Wärmeschränke oder ein temperiertes Wasserbad. Kleinere Behältnisse können auch einfach unter fließendem Warmwasser erwärmt werden.

Sollte der Patient vor der Wundspülung, die immer mit einem Verbandwechsel verbunden ist, ein Schmerzmittel benötigen, muss zunächst der Wirkeintritt abgewartet werden.

Durchführung

Der Patient wird über die Maßnahme informiert und alle Besucher (auf Wunsch dürfen Angehörige bleiben) aus dem Zimmer gebeten. Türen und Fenster sind zu schließen und ggf. ein Sichtschutz aufzustellen. Das Patientenbett wird auf eine rückenschonende Arbeitshöhe gebracht und alle störenden Kleidungsstücke werden entfernt, wobei auf die Intimsphäre des Patienten zu achten ist. Nach Platzierung des Bettschutzes stellt die Positionierung des Patienten sicher, dass die Wunde einerseits gut zugänglich ist und der Patient andererseits bequem liegt.

! Merken Non-Touch-Technik
Alle Maßnahmen sind in Non-Touch-Technik durchzuführen, d.h. die Wunde wird nicht unsteril berührt. In der Regel wird mit unsterilen Handschuhen und steriler Pinzette gearbeitet. Alternativ zur Pinzette können sterile Handschuhe zum Einsatz kommen. Allerdings wird dann eine zweite Kraft zum Anreichen der Materialien benötigt.

Entfernen des Verbands • Die Hände werden hygienisch desinfiziert und unsterile Handschuhe angezogen. Der alte Verband wird vorsichtig entfernt. Tieferliegende Tamponaden sind mit steriler Pinzette zu entfernen. Die alte Wundauflage wird inspiziert und anschließend im bereitgestellten Abwurfbehälter entsorgt, ebenso die benutzte Pinzette. Es erfolgt eine erneute Händedesinfektion und das Anziehen neuer unsteriler Einmalhandschuhe. Im weiteren Verlauf kommt eine neue sterile Pinzette zum Einsatz.

Spülen der Wunde • Die Spritze mit der angewärmten Spüllösung wird in die Hand genommen und je nach Wundsituation das Wundgebiet so lange gespült, bis die aus der Wunde zurücklaufende Spüllösung klar und frei von Rückständen ist (▶ Abb. 29.8). Sind evtl. Wundtaschen oder -gänge zu spülen, geschieht dies mit einer Knopfkanüle oder einem Einmalkatheter. Dabei ist zu beachten, dass die Spüllösung komplett wieder aus der Wunde herauskommt! Die Spülflüssigkeit kann entweder mit Kompressen oder einer Nierenschale aufgefangen werden.

Trocknen der Wundumgebung • Nach dem Spülen ist die Wundumgebung mit sterilen Kompressen sorgfältig trocken zu wischen. Hierfür werden die Kompressen/Tupfer mit einer sterilen Pinzette und Einmalhandschuhen gegriffen (Non-Touch-Technik). Die Wundumgebung wird nicht getupft (Gefahr der Keimverteilung) sondern gewischt, pro Wischgang ist jeweils eine neue Kompresse/ein neuer Tupfer zu verwenden.

! Merken Wischrichtung beachten
Um aseptische Wunden keimfrei bzw. keimarm zu erhalten, sind diese grundsätzlich von innen nach außen zu reinigen. Diese Vorgehensweise gilt auch für kontaminierte und kolonisierte Wunden, damit keine zusätzlichen Keime in die Wunde gelangen. Nur bei infizierten Wunden muss umgekehrt, d.h. von außen nach innen, gereinigt werden.

Abb. 29.8 Wundspülung.

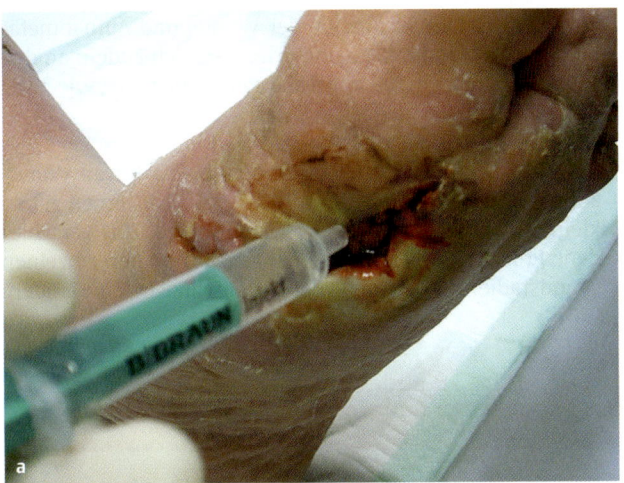
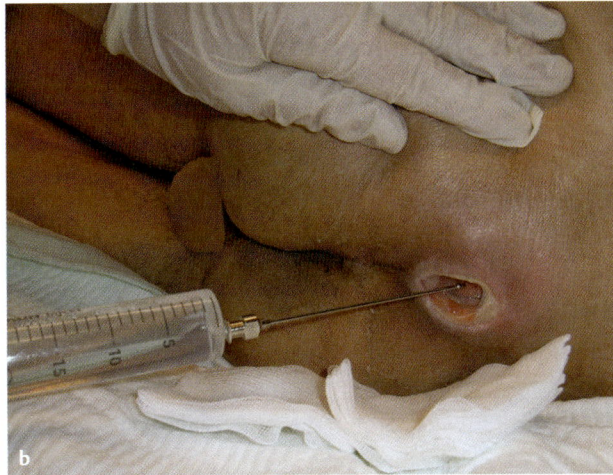

a Wundspülung mit Einmalspritze in einer Wundtasche.
b Wundspülung mit Knopfkanüle.

Leitungswasser – ja oder nein? • Laut Empfehlung des Robert Koch-Instituts (RKI) „Infektionsprävention in Heimen" (2005) dürfen zum Spülen von Wunden nur sterile Lösungen verwendet werden. Zudem steht in den RKI „Anforderungen an die Hygiene bei der medizinischen Versorgung von immunsupprimierten Patienten" (2011): „Für die (Wasser-)Spülung von Wunden darf nur sterile NaCl-/Ringerlösung oder 0,2-µm-gefiltertes Wasser verwendet werden". Verkeimte Duschköpfe und Ablagerungen in den Leitungsrohren können das Wasser und somit auch die mit Wasser gespülte Wunde weiter kontaminieren. Dem wirken spezielle Filtersysteme, z. B. ein 0,2-µm-Bakterienfilter (sog. endständiger Wasserfilter), entgegen.

ACHTUNG
Wundbäder sind nicht mehr durchzuführen, da Keime, Eiter und Wundexsudat nicht abfließen können und immer wieder an die Wunde schwappen (Keimverschleppung). Dadurch besteht eine zusätzliche Infektionsgefahr.

WISSEN TO GO

Wundreinigung

Die Wundreinigung ist Voraussetzung dafür, die Wunde zu beurteilen und Infektionen vorzubeugen. Sie wird bei der Erstversorgung und bei jedem Verbandwechsel durchgeführt. Zur Wundreinigung stehen verschiedene Débridement-Verfahren und die Wundspülung zur Verfügung. Dabei sollte beachtet werden:
- nicht infizierte Wunden mit Wundspüllösungen z. B. Ringer- oder NaCl-0,9 %-Lösung reinigen
- infizierte Wunden mit Antiseptika reinigen
- aseptische, kontaminierte und kolonisierte Wunden von innen nach außen wischen
- lokal infizierte und septische Wunden von außen nach innen wischen

Es sollte darauf geachtet werden, dass der Patient zuvor ausreichend analgesiert ist und die Spüllösungen auf Körpertemperatur angewärmt sind. Bei Antiseptika sind zudem die Einwirkzeiten zu beachten.

29.2.2 Phasengerechte Wundversorgung

Während man früher in der traditionellen Wundversorgung versuchte, die Wunden mit Mull-, Vlies- und Saugkompressen möglichst trocken zu versorgen, halten die Wundauflagen heute die Wunden feucht und warm und schaffen ein optimales Wundmilieu für eine phasengerechte Wundversorgung. Moderne, hydroaktive Wundauflagen gewährleisten ein optimales feuchtwarmes „Wundklima". Außerdem nehmen sie überschüssiges Wundexsudat und Abfallprodukte auf, gewährleisten die Wundruhe in der Granulations- und Epithelisierungsphase, schützen die Wunde vor dem Eindringen von Keimen und Bakterien, gewährleisten den Gasaustausch, ermöglichen einen schmerzarmen Verbandwechsel und schützen das empfindliche neue Gewebe in der Epithelisierungsphase.

Manche Produkte greifen auch aktiv in den Heilungsprozess ein, indem sie den Regenerationsprozess beschleunigen und die Abheilungsmechanismen unterstützen. Sie enthalten u. a. Substanzen wie Kollagen, Silber, Hämoglobin, Hyaluronsäure und Wachstumsfaktoren.

29.2.3 Auswahl der richtigen Wundauflage

Wurde die Wunde sorgfältig gereinigt, beurteilt und klassifiziert und ist die Behandlung der Grunderkrankung und der Ursachen (Kausaltherapie) eingeleitet, ist über die individuelle Wundtherapie zu entscheiden. Hier ist die Wahl der richtigen Wundauflage von Bedeutung. Denn wird diese phasengerecht gewählt, fachgerecht angewendet und lässt sie sich relativ schmerzarm/-frei entfernen, kann sie die Heilung positiv beeinflussen und so die Lebensqualität des Betroffenen erhöhen.

Entscheidungskriterien • Die Auswahl der geeigneten Wundauflage erfolgt u. a. nach folgenden Kriterien:
- Welches Wundstadium bzw. welche Heilungsphase liegt vor?
- Gibt es Anzeichen für eine Infektion (Rötung, Schwellung, Schmerzen, Wärme, Funktionseinschränkung) oder liegt bereits eine Infektion vor?

29 Wundmanagement

- Wie ist der Hautzustand? Sind Wundumgebung und Wundrand zu schützen?
- Wie hoch ist die Exsudatmenge?
- Wie ist die Schmerzsituation des Patienten?
- Besteht die Notwendigkeit, Gerüche zu binden?
- Wie ist die Kontinenzsituation, besteht Unterstützungsbedarf?
- Welche Bedürfnisse hat der Patient? Welche Wundauflagen akzeptiert er, welche nicht?
- Ist die ausgewählte Auflage einfach zu handhaben? Kann sie schmerzarm entfernt werden, und ist die Versorgung wirtschaftlich?

Wechselintervall • Das Wechselintervall ist abhängig vom Abheilungszustand der Wunde bzw. dem richtigen Verhältnis zwischen Exsudation der Wunde und Aufnahmefähigkeit der Wundauflage und orientiert sich zudem an den Herstellerangaben. Die Intervalle sollten so häufig wie nötig und so selten wie möglich erfolgen.

Auswahl • Die Auswahl an modernen, hydroaktiven Wundauflagen ist heute unerschöpflich groß. Um Ihnen einen kleinen Überblick zu geben, werden in ▶ Tab. 29.1 verschiedene Produktgruppen zusammengefasst und den einzelnen Wundstadien zugeordnet. Beim Übergang in eine andere

Tab. 29.1 Übersicht: Welche Wundauflage bei welchem Wundstadium?

Wundstadium	Beschreibung	Wundauflage
Nekrose	Nekrosen und Fibrinbeläge sind avitales (abgestorbenes) Gewebe, sie behindern die Zellproliferation und bieten Bakterien einen willkommenen Nährboden zur Ansiedlung und Vermehrung. Sie werden bei der Wundreinigung abgetragen (Débridement). Die Beschaffenheit von Nekrosen variiert von trocken bis feucht und ihre Färbung von schwarz, braun, grünlich bis gelb. **Achtung:** Im Falle einer pAVK dürfen trockene Nekrosen erst nach erfolgreicher Revaskularisation behandelt werden. Keine feuchte Wundbehandlung, kein Débridement!	- Hydrogele in Gelform - hydroaktive Wundauflage zur Nasstherapie - Alginate (nur bei ausreichend Feuchtigkeit!)
Fibrinbeläge	Fibrinbeläge können den Ableitungsprozess ebenfalls behindern. Bei chronischen Wunden kommt es durch permanenten Reiz, z. B. durch begleitende Entzündungsreaktionen, zu einer verstärkten Fibrinbildung. Die Konsistenz ist von fester bis weicherer Struktur. Die Farbe variiert von gelb bis bräunlich, meist ohne Geruch.	
infizierte Wunde	Es liegt ein bakterielles Wachstum vor. Die Keimbesiedlung ist auf den Körper übergegangen und führt zu einer immunologischen Reaktion. Die Kardinalsymptome Rötung, Überwärmung, Schwellung, Funktionseinschränkung und Schmerz kennzeichnen die infizierte Wunde.	- silberhaltige Wundauflagen - wirkstofffreie Wundauflage mit hydrophober Wechselwirkung - Antiseptika, z. B. Octenisept, Polihexanid 0,02/0,04 % (z. B. Serasept)
Wundgeruch	Bei einigen Wunden (z. B. exulzerierenden Tumorwunden oder infizierten Wunden) tritt zusätzlich eine unangenehme Geruchsbelästigung auf. Dies bedeutet gleichermaßen eine psychische Belastung, die eine Einschränkung der Lebensqualität des Patienten nach sich zieht.	Aktivkohlekompressen mit/ohne Silber

Tab. 29.1 Fortsetzung.

Wundstadium	Beschreibung	Wundauflage
stark exsudierende Wunde 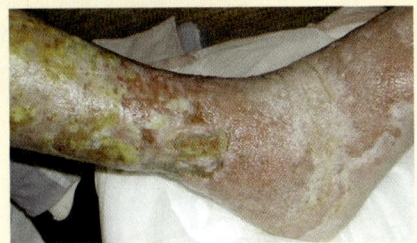	Exsudat ist ein physiologischer Faktor bei der Abheilung der Wunde. Es hält die Wunde feucht, spült Zelltrümmer, Abfall- sowie Fremdstoffe aus und ermöglicht die Verteilung von Wundheilungsfaktoren. Übermäßige Wundexsudatmengen (z. B. durch eine Infektion oder chronisch-venöse Insuffizienz) sind primär stets ursächlich zu behandeln. Unterstützend werden die Wunden adäquat versorgt.	Vlieskompressen mit Superabsorber
unterminierte Wunde 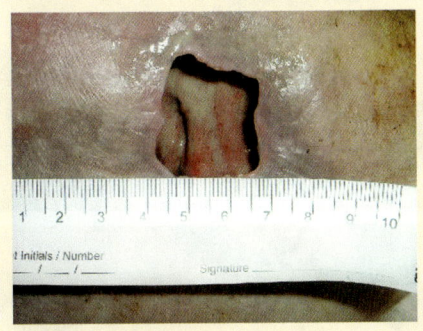	Tiefe Taschen, Wundhöhlen und Fisteln erschweren die Wundversorgung, da eine Wundauflage immer Kontakt zum Wundgrund benötigt. Im Vordergrund der Versorgung steht das Auffüllen dieser Höhlen, um zu vermeiden, dass sich die Wunde an der Oberfläche schließt und unsichtbar im Inneren ein infektgefährdeter Hohlraum zurückbleibt.	• Alginate • Cavity-Polyurethanschäume • Hydrofaser **Achtung:** Produkte sind beim Verbandwechsel rückstandsfrei zu entfernen!
granulierende Wunde 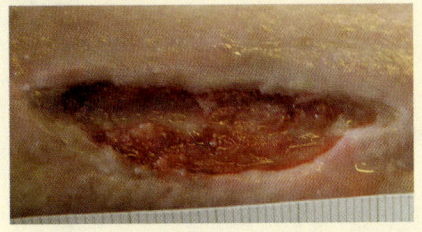	Granulationsgewebe ist gut durchblutet, gekörnt, feucht, glänzend, sauber und rot gefärbt. Dieses frische neue, zell- und gefäßreiche Bindegewebe ist sehr empfindlich. Um Irritationen zu vermeiden, sind bevorzugt Produkte einzusetzen, die eine lange Wundruhe gewährleisten und nicht mit dem Wundgrund verkleben.	• Hydrokolloidverbände • Polyurethanschaum-/Hydropolymerverbände • transparente Hydroaktivverbände
epithelisierende Wunde 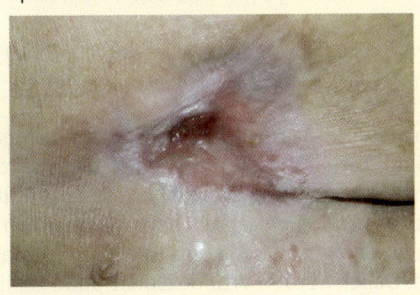	In der Epithelisierungsphase wächst die Wunde vom Rand her langsam zu. Es bildet sich neues Gewebe. Die Wundexsudation nimmt ab. Die Wundversorgung zielt in dieser Phase darauf ab, die Wunde vor Austrocknung zu schützen sowie einen atraumatischen Verbandwechsel und gleichzeitig eine lange Wundruhe zu gewährleisten. Das neue, empfindliche Gewebe darf auf keinen Fall mit der Wundauflage verkleben.	• transparente/dünne Hydrokolloidverbände • transparenter Hydroaktivverband • Hydrogelkompressen • semipermeable Transparentfolienverbände

Heilungsphase bzw. in ein anderes Grundstadium, ist die Wundauflage evtl. auf ein anderes Produkt umzustellen. Eine Beschreibung der genannten Wundauflagen und ihre Anwendung finden Sie im Anschluss an die Tabelle.

WISSEN TO GO

Wundauflagen

Moderne Wundauflagen (▶ Tab. 29.1)
- halten die Wunde warm und feucht,
- schützen sie vor Sekundärinfektionen,
- verhindern Wärmeverluste,
- absorbieren überschüssiges Wundexsudat und ggf. Toxine,
- ermöglichen den Gasaustausch,
- sollten keinerlei Fasern oder Fremdstoffe an die Wunde abgeben,
- unterstützen einen atraumatischen Verbandwechsel und
- sind wirtschaftlich.

Die Auswahl richtet sich u. a. nach dem Wundstadium bzw. der Heilungsphase, der Exsudatmenge, dem Hautzustand sowie möglichen Infektionszeichen, Schmerzen und Gerüchen. Außerdem sollen sie anwenderfreundlich und wirtschaftlich sein sowie vom Patienten akzeptiert werden.

Hydrogele

In Hydrogelen – als Tubengele oder Gelplatten – ist bis zu 95 % Wasser gebunden, dennoch sind sie nicht in Wasser löslich. Hydrogele wirken autolytisch, d. h., sie unterstützen durch die Abgabe von Feuchtigkeit den Abbau von Nekrosen und Fibrinbelägen (▶ Abb. 29.9). Die enthaltene Feuchtigkeit verflüssigt auf schonende Art Nekrosen und Beläge. Gesundes Gewebe bleibt erhalten. Zudem können sie trockene bzw. austrocknungsgefährdete Wunden und Strukturen rehydratisieren. Je nach Dicke der Beläge sind sie ca. 0,3–0,5 cm dick aufzutragen. Eine Sekundärabdeckung ist erforderlich.

- **Indikationen:** Nekrosen, Fibrinbeläge, Verbrennungen bis Grad 2a, zum Feuchthalten trockener bzw. austrocknungsgefährdeter Wunden sowie auf austrocknungsgefährdeten, freiliegenden Gewebsstrukturen wie Knochen, Sehnen, Muskulatur
- **Kontraindikationen:** Die Anwendung von Hydrogelen wird nicht empfohlen bei Nekrosen und Belägen bei unbehandelter pAVK. Auch stark blutende oder exsudierende Wunden sowie Überempfindlichkeit gegenüber Produkt/-bestandteilen stellen Kontraindikationen dar.
- **Abdeckung:** Bei eher festeren/trockeneren Belägen zur Förderung der Autolyse sind Hydrogele in Gelform mit einer sterilen Transparentfolie abzudecken; eher weichere Belägen mit erhöhter Exsudation sind mit einem feinporigen Polyurethanschaumverband abzudecken. Die Verweildauer beträgt bis zu 3 Tage.

Abb. 29.9 Applikation eines Hydrogels in Gelform.

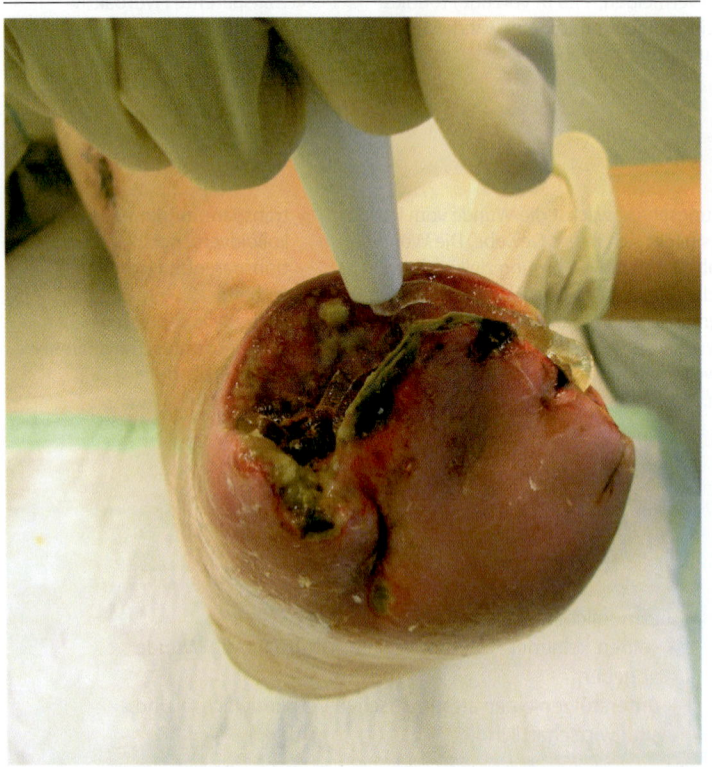

Hydroaktive Wundauflage zur Nasstherapie

Diese Wundauflage enthält einen Saug-Spül-Körper aus Polyacrylaten, der in eine Trägerschicht aus 2 Lagen Zellulose eingebettet ist (▶ Abb. 29.10). Die äußere Schicht wird durch ein Polypropylen-Gewirk, das hydrophob ist, abgedichtet. Bevor der Saug-Spül-Körper auf die Wunde aufgelegt wird, wird er mit einer definierten Menge an Ringerlösung befüllt. Inzwischen ist das Produkt auch gebrauchsfertig erhältlich.

Die Wundauflage ermöglicht eine kontinuierliche Abgabe von Ringerlösung. Dabei werden Wundexsudat und Abfallstoffe aufgenommen und gebunden. Diese Wundauflage ist als 12-h-, 24-h- sowie 72-h-Präparat erhältlich. Eine Sekundärabdeckung ist erforderlich.

- **Indikationen:** zerklüftete Wunden und Wundhöhlen, infizierte Wunden, während der exsudativen Reinigungsphase und zur Wundkonditionierung bei Hauttransplantaten
- **Kontraindikationen:** Überempfindlichkeit gegen Produkt/-bestandteile.

Abb. 29.10 Hydroaktive Wundauflagen zur Nasstherapie.

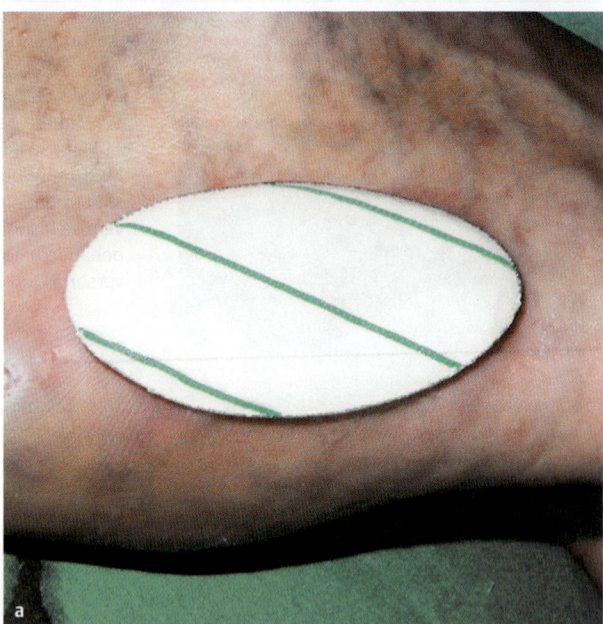

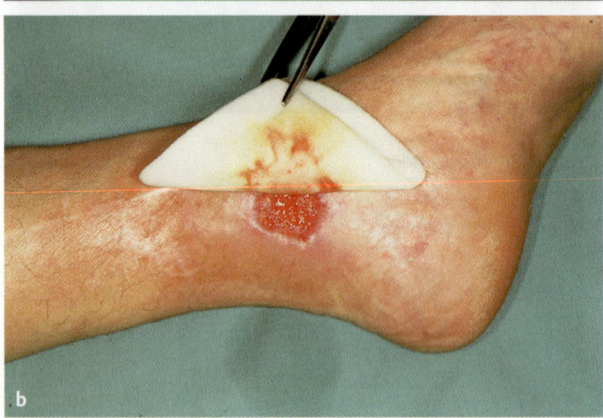

a Frisch aufgelegte Wundauflage (TenderWet). *Quelle: Paul Hartmann AG, Heidenheim*
b Eine erschöpfte Wundauflage wird gewechselt (TenderWet). *Quelle: Paul Hartmann AG, Heidenheim*

Alginate

Alginate wirken granulationsfördernd und wundreinigend. Sie sind als Kompressen und Tamponaden erhältlich (▶ Abb. 29.11). Bei Kontakt mit natriumhaltigen Flüssigkeiten wird ein Quellvorgang initiiert, indem sich ein strukturbeständiges Gel mit hoher Saugkapazität bildet. Dieses schließt überschüssiges Wundexsudat, Zelltrümmer und Bakterien

Moderne Wundtherapie

Abb. 29.11 Frisch tamponiertes Alginat.

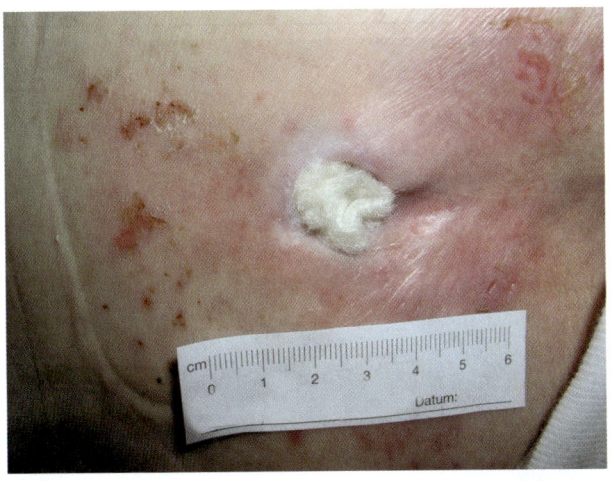

Abb. 29.12 Silberhaltige Wundauflagen.

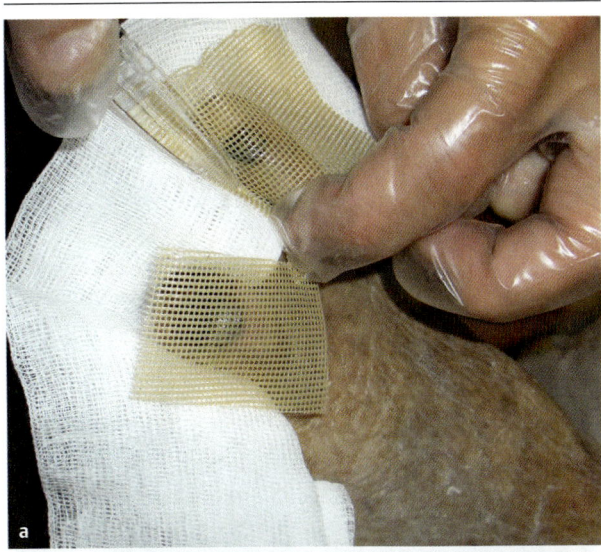

mit ein (reinigende Funktion). Aufgrund dieser aufsaugenden Wirkung kann es zu Geruchsbildung kommen. Alginate wirken durch das enthaltene Kalzium zusätzlich blutstillend. Sie haben ein hohes Saugvermögen. Alginate sind in der Lage, ca. das 20-Fache ihres Eigengewichts an Flüssigkeit aufzunehmen. Allerdings wird dies unter Druck fast vollständig wieder abgegeben (Mazerationsgefahr!). Die Verweildauer beträgt je nach Exsudation bis zu 4 Tage (laut Packungsbeilage bei einigen Produkten bis zu 7 Tage). Es ist eine Sekundärabdeckung erforderlich.

- **Indikationen:** mittel bis starke Wundexsudation, feuchte/schmierige Beläge, unterminierte, zerklüftete, tiefe oder flächige Wunden, wie Fisteln und Abszesse, Tumorchirurgie
- **Kontraindikationen:** trockene Wunden/Beläge/Nekrosen; Verbrennungen 3. Grades; Überempfindlichkeit gegenüber Produkt/-bestandteilen

Silberhaltige Wundauflagen

Diese Produkte sind sehr unterschiedlich aufgebaut und zusammengesetzt. Zudem unterscheiden sie sich je nach Hersteller und Produkt im Silbergehalt und in der freigesetzten Menge.

Silberhaltige Wundauflagen nutzen die bakterizide Wirkung des Silbers, das die Keime auf physikalische Weise abtötet (▶ Abb. 29.12). Viele Produkte geben elementares Silber an die Wunde ab oder setzen bei Kontakt mit dem Wundexsudat Silberionen frei. Teilweise kann es zu einer vorübergehenden Schwarzfärbung der Wunde und der Umgebungshaut durch die freigesetzten Silberionen kommen. Die Verweildauer beträgt je nach Produkt, Exsudation und Wunde 1–7 Tage. Je nach Produktauswahl ist eine Sekundärabdeckung erforderlich.

- **Indikationen:** infizierte und infektionsgefährdete Wunden
- **Kontraindikationen:** Überempfindlichkeit gegen Produkt/-bestandteile bzw. Silberallergie

> **! Merken** Nicht einsetzbar
> *Bei elektronischen Messungen darf die Wundauflage keinen Kontakt zu Elektroden oder leitenden Gelen haben. Einige Produkte sind nicht kompatibel mit Magnetresonanz-Bildverfahren und nicht zusammen mit Produkten auf Ölbasis wie Paraffin einsetzbar. Diese Produkte sollten nur so lange zum Einsatz kommen, wie eine lokale Wundinfektion besteht, d. h., spätestens nach 2–4 Wochen sollte die Versorgung wieder auf andere Produkte umgestellt werden.*

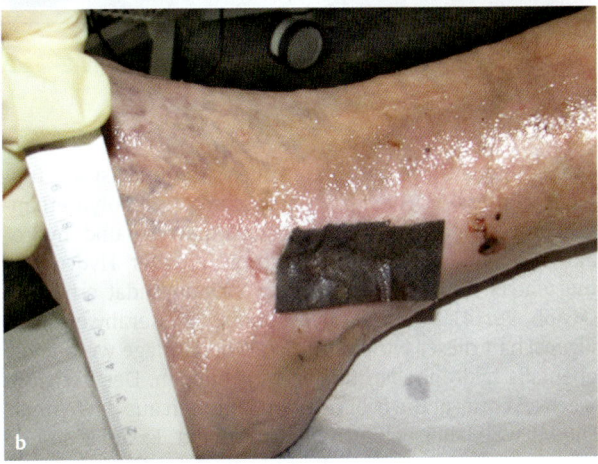

a Applikation eines silberhaltigen Wunddistanzgitters.
b Applikation einer Wundauflage aus nanokristallinem Silber.

Aktivkohleauflagen mit Silber

Diese Produkte bestehen aus einer Vliesstoffumhüllung, in die ein mit elementarem Silber imprägniertes Aktivkohlegewirk eingeschlossen ist (▶ Abb. 29.13). Die Aktivkohleauflage mit Silber bindet Gerüche und Toxine und hemmt die Funktion der Bakterienenzyme. Die Verweildauer beträgt je nach Produkt, Exsudation und Wunde 1–3 Tage. Je nach Produkt ist eine Sekundärabdeckung erforderlich.

- **Indikationen:** infizierte und infektionsgefährdete oberflächliche und tiefe sowie übel riechende Wunden, z. B. exulzerierende Tumorwunden
- **Kontraindikationen:** freiliegende Knochen, Sehnen, Muskulatur; Überempfindlichkeit gegen Produkt/-bestandteile

> **! Merken** Nicht zuschneiden
> *Wundauflagen mit Aktivkohle dürfen nicht zerschnitten oder gerissen werden, da sonst Kohlepartikel in die Wunde gelangen können; es kommt dann zur Schwarzfärbung der Wunde (keine Wundbeobachtung mehr möglich).*

Abb. 29.13 Applikation einer Aktivkohleauflage mit Silber.

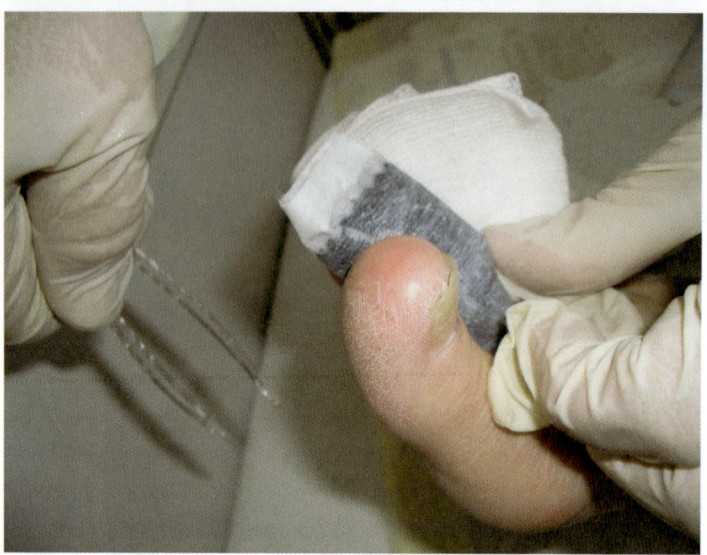

Abb. 29.14 Wirkstofffreie Wundauflage mit hydrophober Wechselwirkung.

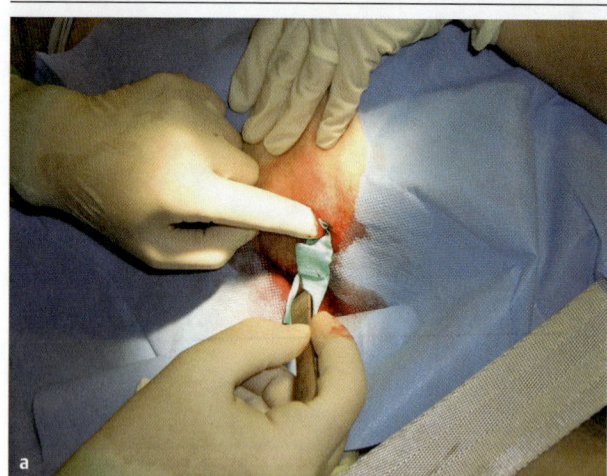

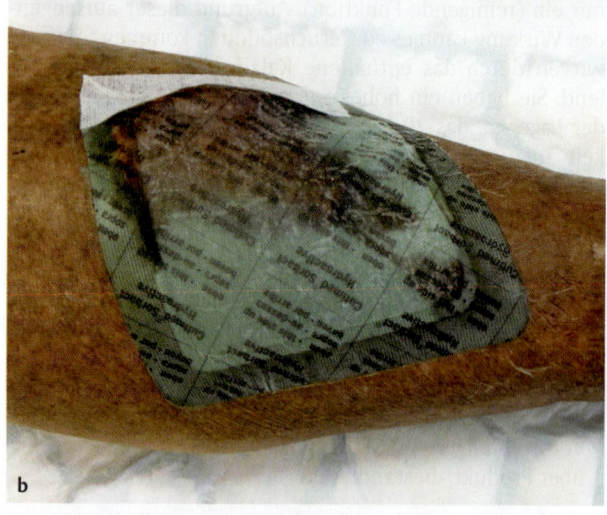

Wirkstofffreie Wundauflage mit hydrophober Wechselwirkung

Diese Wundauflage hat eine grüne Farbe und ist als Tupfer, Kompresse, Gelkompresse, beschichteter Polyurethanschaumverband, Tamponade, Saugkompresse und hydroaktive Wundauflage mit hochabsorbierender Hydropolymermatrix für die Aufnahme von Wundexsudat erhältlich (▶ **Abb. 29.14**). Durch die hydrophobe (wasserabweisende) Eigenschaft dieser wirkstofffreien Wundauflage werden die ebenfalls hydrophoben Bakterien gebunden. Der Verbandwechsel entfernt die gebundenen Bakterien aus der Wunde. Die Verweildauer beträgt je nach Produkt, Exsudation und Wunde 2–4 Tage. Je nach Produkt ist eine Sekundärabdeckung erforderlich.

- **Indikationen:** infektgefährdete und infizierte Wunden unterschiedlicher Genese
- **Kontraindikationen:** Nicht angewandt werden darf die Gelkompresse des Produkts bei bekannter Überempfindlichkeit gegen Propylenglykol. Die Produkte sind nicht in Kombination mit Salben und Cremes zu verwenden, da diese die Bindung von Mikroorganismen an die Wundauflage beeinträchtigen.

a Einführen einer Tamponade nach chirurgischer Dekubitusexzision. Dabei werden sterile Handschuhe verwendet.
b Erschöpfte hydroaktive Wundauflage mit hochabsorbierender Hydropolymermatrix.

Abb. 29.15 Applikation von Aktivkohlekompressen.

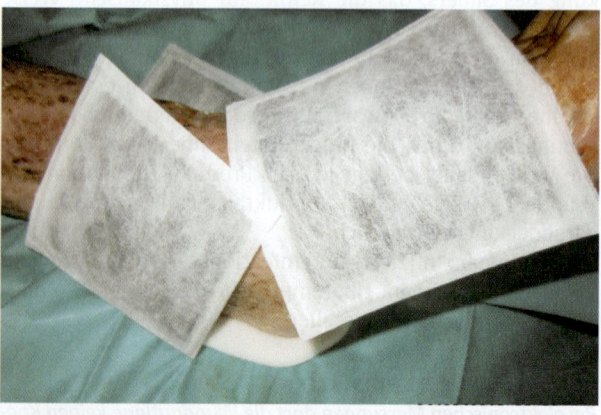

Aktivkohlekompressen

Diese Wundauflage besteht aus einer Aktivkohleschicht. Je nach Produkt ist ein Ethylen-Methyl-Acrylat-Film, ein Absorptionskissen, ein Wunddistanzgitter aus Acrylfaser, eine Schaumkompresse, Zellulose oder eine Außenschicht aus Vliesstoff enthalten (▶ **Abb. 29.15**). Die Aktivkohlekompresse wirkt geruchsbindend, hat eine große Saugkapazität und bindet Eiweißmoleküle und Bakterien. Die Verweildauer beträgt je nach Geruchsentwicklung und Exsudation bis zu 2 Tage. Je nach Produkt ist eine Sekundärabdeckung erforderlich.

- **Indikationen:** übel riechende Wunden oder infizierte Wunden mit unangenehmer Geruchsentwicklung
- **Kontraindikationen:** Überempfindlichkeit gegenüber Produkt-/bestandteilen

Vlieskompressen mit Superabsorber

Diese superabsorbierende Wundauflage mit Vliesstoffumhüllung ist je nach Produkt unterschiedlich zusammengesetzt. Einige Produkte haben speziell beschichtete „Wundseiten", z. B. aus perforiertem Polyethylen, oder eine

Abb. 29.16 Vlieskompresse mit Superabsorber.

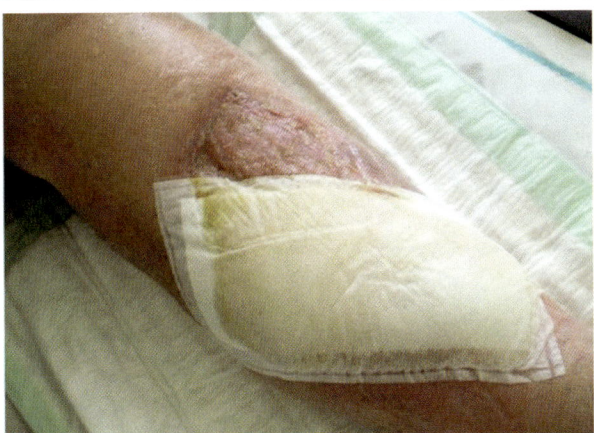

Zu sehen ist eine erschöpfte Vlieskompresse mit Superabsorber bei Lymphfistel. Der Wundrand ist intakt und trocken.

hydrophobe Vliesaußenseite, um ein Verkleben mit dem Wundgrund zu verhindern (▶ Abb. 29.16). Die Vlieskompresse mit Superabsorber hat eine hohe und schnelle Saugleistung und hält trotzdem das feuchte Mikroklima aufrecht. Je nach Kompressengröße können einige 100 ml Flüssigkeit aufgenommen werden. Dadurch kommt es zu einer Volumen- und Gewichtszunahme der Wundauflage (kann mehrere 100 g wiegen!). Die Verweildauer beträgt je nach Exsudation bis zu 4 Tage. Bei Bedarf ist eine Sekundärabdeckung erforderlich.

- **Indikationen:** stark exsudierende Wunden, z.B. exsudierende Verbrennungswunden 2. Grades, Fisteln, exulzerierende Tumorwunden und sekundär heilende nässende Laparotomiewunden
- **Kontraindikationen:** Überempfindlichkeit gegen Produkt/-bestandteile. Grundsätzlich ist ein Kontakt mit den Schleimhäuten und dem Augenbereich zu vermeiden. Bei trockenen oder schwach exsudierenden Wunden sowie bei tunnelbildenden Wundtaschen ist eine Anwendung ebenfalls kontraindiziert, da sich das Produkt unter Aufnahme von Wundexsudat stark ausdehnen kann.

! *Merken* **Nicht zuschneiden**
Die Wundauflage darf nicht zugeschnitten, zerrissen oder geöffnet werden.

Hydrofaser

Diese Wundauflage besteht aus Natriumcarboxymethylcellulose und ist als Kompresse und Tamponade erhältlich (▶ Abb. 29.17). Sie ist weich und lässt sich gut drapieren. Bei Kontakt mit dem Wundexsudat verwandelt sich diese Wundauflage in ein transparentes Gel. Das Wundexsudat wird nur in vertikaler Richtung aufgenommen. Dadurch bleibt die Wundumgebung trocken. Die Verweildauer beträgt je nach Exsudation bis zu 7 Tage. Es ist eine Sekundärabdeckung erforderlich.

- **Indikationen:** mäßig bis stark exsudierende Wunden, Verbrennungen 2. Grades sowie oberflächliche und tiefe/unterminierte Wunden
- **Kontraindikationen:** trockene Wunden/Nekrosen; Überempfindlichkeit gegen Produkt/-bestandteile

Abb. 29.17 Hydrofaser-Wundauflagen.

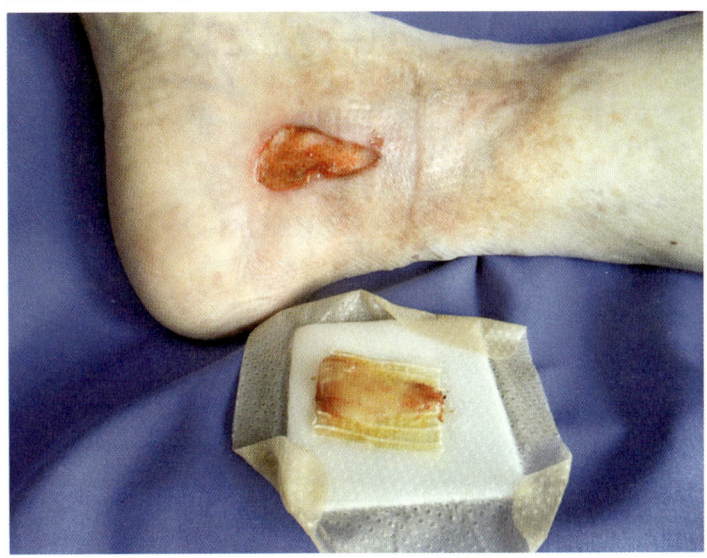

Auf dem Foto ist eine erschöpfte Hydrofaserauflage zu sehen, die nur vertikal Exsudat aufgenommen hat. Dies ist daran zu erkennen, dass sich die Wunde genau auf der Hydrofaser abzeichnet.

Feinporige Polyurethanschaum-/Hydropolymerverbände

Sie bestehen aus einem feinporigen Polyurethanschaumkissen, z.T. sind Superabsorber für die Aufnahme besonders hoher Exsudatmengen enthalten (▶ Abb. 29.18). Sie sind mit und ohne Kleberand erhältlich. Es gibt diese Wundauflagen auch als Cavity-Variante zum Austamponieren bzw. Auffüllen von tiefen Wunden und Wundhöhlen.

Einige dieser Wundauflagen quellen beim Kontakt mit Wundexsudat auf, ohne Gelbildung und ohne Verflüssigung oder Rückstände zu hinterlassen, und kleiden so die Wunde aus. Sie haben ein hohes Absorptionsvermögen, ohne die Wunde auszutrocknen, und setzen einen starken Granulationsreiz. Keime, Zelltrümmer und überschüssiges Wundexsudat werden in die Polyurethanschaumstruktur eingeschlossen. Die Verweildauer beträgt je nach Exsudation bis zu 7 Tage. Je nach Produkt ist eine Sekundärabdeckung erforderlich.

- **Indikationen:** Je nach Schaumeigenschaften werden die Verbände bei stark, mittelstark bis mäßig exsudierenden Wunden, zum Austamponieren von sauberen, granulierenden, tiefen, exsudierenden Wunden und Taschen eingesetzt. Dünne („light") oder speziell beschichtete (z.B. mit Silikon oder Soft-Gel) Produkte sind in der Epithelisierungsphase einsetzbar.
- **Kontraindikationen:** klinisch infizierte Wunden; Verbrennungen 3. und 4. Grades; trockene Wunden; Überempfindlichkeit gegen Produkt/-bestandteile.

Hydrokolloidverbände

Hydrokolloidwundauflagen sind in einer „normalen/dicken" und einer „dünnen/transparenten" Variante erhältlich. Sie nehmen überschüssiges Wundexsudat auf und bilden dabei ein gelbes, übel riechendes Gel (als Blase unterhalb der Wundauflage sichtbar), das nicht mit Eiter zu verwechseln ist, und eine Wundspülung nach Abnahme des Verbands erforderlich macht (▶ Abb. 29.19). Aufgrund dieser Blasenbildung sind Hydrokolloide 2–3 cm den Wundrand überlappend zu applizieren. Die Verweildauer beträgt je nach Exsudation bis zu 7 Tage. Eine Sekundärabdeckung ist nicht erforderlich.

Wundmanagement

Abb. 29.18 Polyurethanschaum-/Hydropolymerverbände.

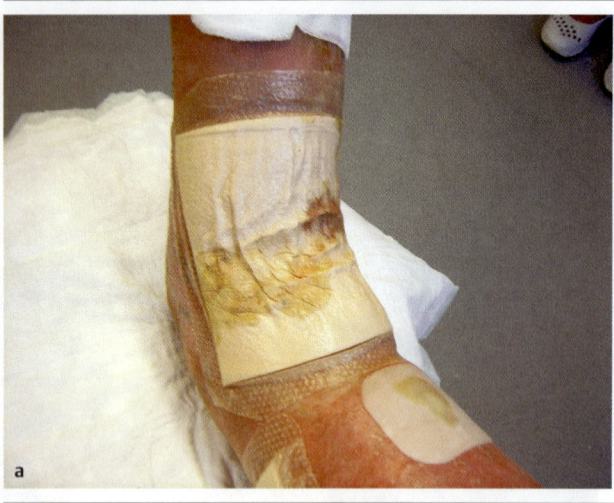
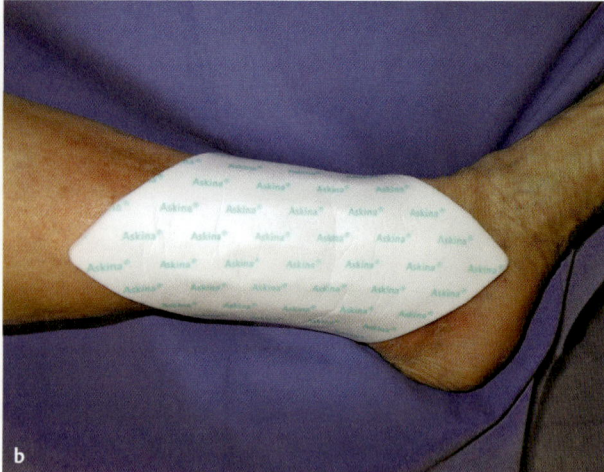

a Erschöpfter feinporiger Polyurethanschaumverband mit Kleberand, der gewechselt werden muss; gut sichtbar an der dunklen Verfärbung.
b Frisch aufgelegter Polyurethanschaumverband ohne Kleberand.

Abb. 29.19 Hydrokolloidverband.

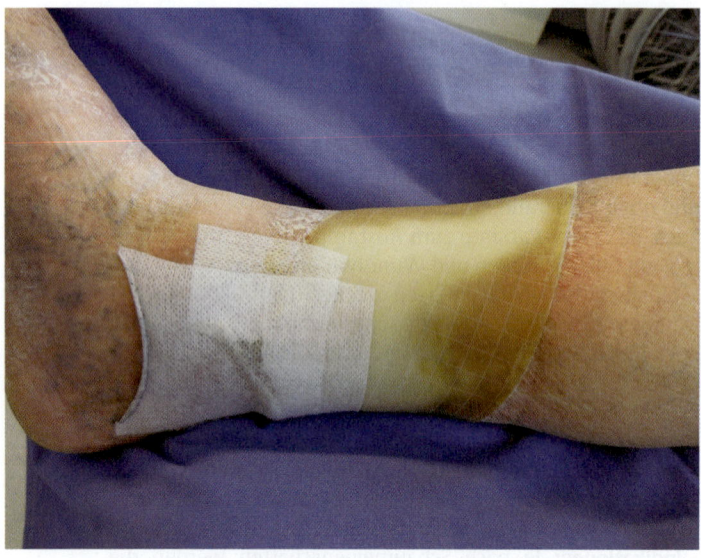

Erschöpfter Hydrokolloidverband, die Blase ist an den Plattenrand gewandert. Der Verband muss gewechselt werden.

- **Indikationen:** leicht bis mäßig exsudierende Wunden in der Granulations- oder Epithelisierungsphase; primär heilende Wunden
- **Kontraindikationen:** Überempfindlichkeit gegen Produkt/-bestandteile; Osteomyelitis, freiliegende Sehnen/Knochen/Muskulatur; klinisch infizierte Wunden; Verbrennungen 3. und 4. Grades; Tumorwunden; tiefe Pilzinfektionen; ischämische Ulzera

Transparenter Hydroaktivverband

Diese Wundauflage besteht aus einem anpassungsfähigen Acrylwundkissen, eingeschlossen zwischen 2 Schichten aus transparenter Klebefolie. Durch die Transparenz ist eine gute Wundbeobachtung gewährleistet (▶ Abb. 29.20). Die Verweildauer beträgt je nach Exsudation deutlich länger als 7 Tage. Eine Sekundärabdeckung ist nicht erforderlich.

Abb. 29.20 Transparenter Hydroaktivverband.

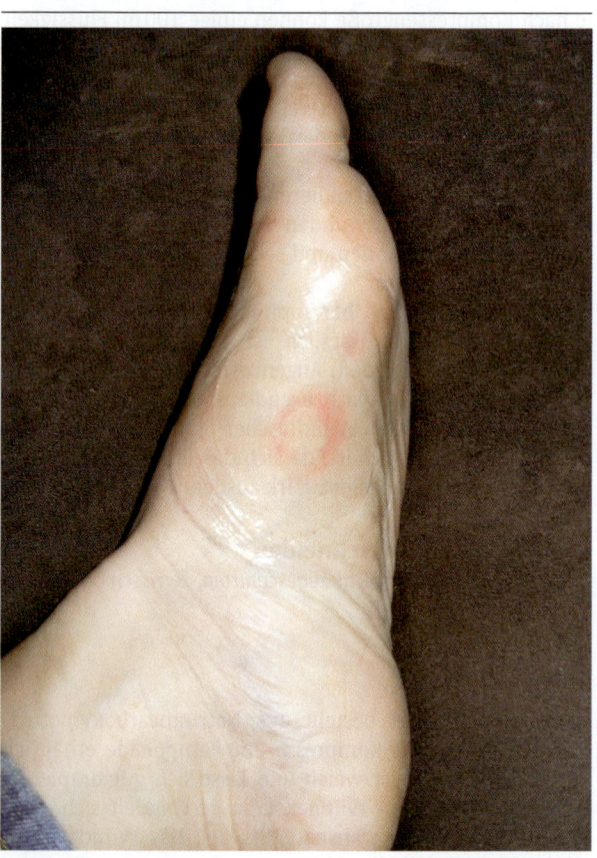

Die Wunde ist durch den transparenten Verband gut zu beobachten.

! Merken Nicht zuschneiden
Die Wundauflage darf nicht zugeschnitten werden.

- **Indikationen:** oberflächliche, schwach bis mäßig exsudierende Wunden, Abschürfungen, Spalthautentnahmestellen und Verbrennungen 2. Grades
- **Kontraindikationen:** Überempfindlichkeit gegen Produkt/-bestandteile; infizierte Wunden

Hydrogelkompressen

Diese Wundauflage besteht aus einer semiokklusiven (halbdurchlässigen) Folie mit aufgetragenem Hydrogel (▶ Abb. 29.21). Sie enthält bis zu 95 % gebundenes Wasser und wirkt dadurch rehydratisierend bei trockenen Wunden.

Hydrogelkompressen verkleben nicht mit der Wunde und ermöglichen so einen atraumatischen (nicht verletzenden) Verbandwechsel. Sie können durch ihren kühlenden Effekt schmerzlindernd wirken. Das Produkt ist mit und ohne Kleberand bzw. Klebebeschichtung erhältlich. Die Verweildauer beträgt je nach Exsudation bis zu 7 Tage. Eine Sekundärabdeckung ist nicht erforderlich.

- **Indikationen:** schwach bis mäßig exsudierende Wunden, saubere Schürfwunden, austrocknungsgefährdete Wunden, Wunden in der Granulations- und Epithelisierungsphase, Spalthautentnahmestellen. Auch Wunden bei Patienten mit Papierhaut/Kortisonhaut/Altershaut können mit Hydrogelkompressen versorgt werden, hier darf jedoch das Produkt nur ohne Kleberand bzw. ohne Haftbeschichtung verwendet werden.
- **Kontraindikationen:** Überempfindlichkeit gegen Produkt/-bestandteile; infizierte Wunden; stark exsudierende oder blutende Wunden; Verbrennungen 3. und 4. Grades; tiefe Pilzinfektionen

Semipermeable Transparentfolienverbände

Diese Wundauflage besteht aus Polyurethanfolie, die durchlässig für Wasserdampf und Sauerstoff (semipermeabel) ist. Die Folie ist selbstklebend und hat eine gute Hautverträglichkeit.

Abb. 29.21 Hydrogelkompresse.

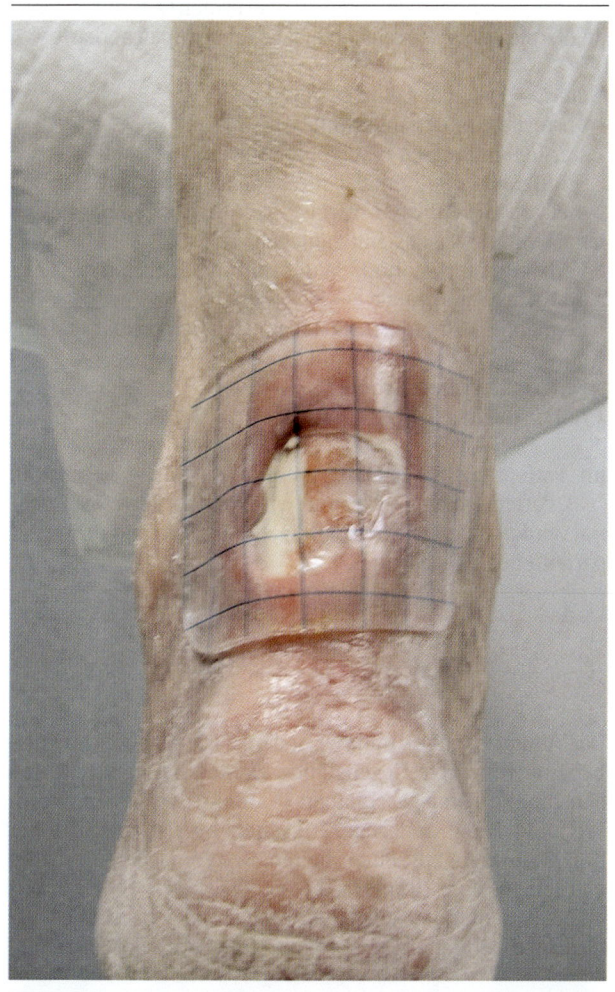

Abb. 29.22 Semipermeable Transparentfolienverbände.

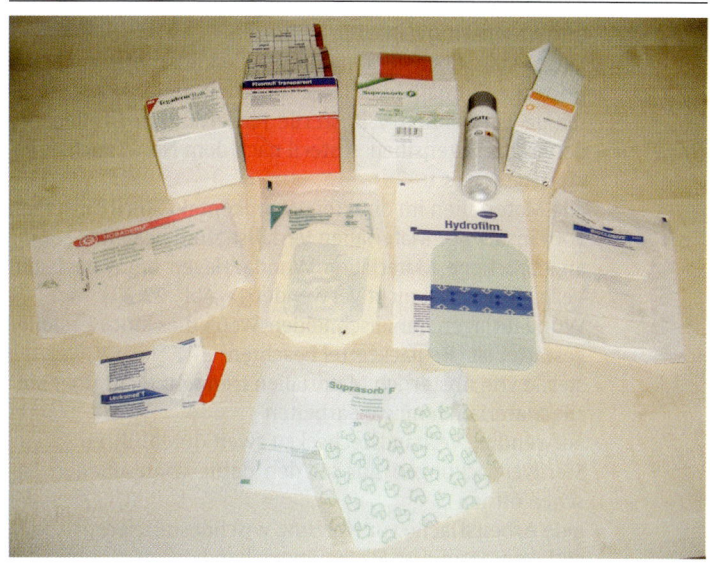

Es sind viele verschiedene Transparentfolien im Handel, sterile sowie unsterile von der Rolle oder Sprühverbände.

Durch die Transparenz ist eine Wundbeobachtung gewährleistet. Die semipermeable Transparentfolie ist wasser- und keimdicht und bietet dadurch einen guten Infektionsschutz. Sie kann kein Wundexsudat aufnehmen. Diese Wundauflage ist als sterile Wundabdeckung und unsteril zum Randfixieren von anderen Wundauflagen, z. B. Polyurethanschaumverbänden, erhältlich (▶ Abb. 29.22). Die Verweildauer beträgt je nach Exsudation bis zu 7 Tage. Eine Sekundärabdeckung ist nicht erforderlich.

- **Indikationen:** trockene, primär heilende Wunden; epithelisierende Wunden, Spalthautentnahmestellen; Einsatz als Fixierung für saugende Wundauflagen zum Schutz gegen Keime; Einsatz als Sekundärabdeckung, z. B. über Hydrogelen in Gelform, Alginaten, als OP-Abdeckmaterial; Einsatz zur okklusiven Anwendung topischer Lokalanästhetika (z. B. Emla-Creme); Einsatz als Duschverband, zum Fixieren von Kanülen, i. v.-Kathetern.
- **Kontraindikationen:** Überempfindlichkeit gegen Produkt/-bestandteile; nekrotische Wunden, unterminierte, tiefe Wunden ohne Wundfüllung, infizierte Wunden, blutende oder stark nässende Wunden sowie Verbrennungen 3. und 4. Grades.

29.3 Verbandwechsel

29.3.1 Grundregeln

Hygienisch einwandfrei

> **! Merken Asepsis**
> *Jeder Verbandwechsel (VW) ist aseptisch durchzuführen. Es muss hygienisch einwandfrei gearbeitet und jede Keimverschleppung vermieden werden. Nur so kann man den Patienten, sich selbst und andere vor Kontaminationen und Infektionen schützen.*

Grundsätze • Folgende Grundsätze für ein aseptisches Arbeiten können als Richtlinie dienen:
- Händedesinfektion
  - vor und nach jedem Patientenkontakt,
  - vor jeder aseptischen Maßnahme und
  - nach jedem Kontakt mit kontaminierten Substanzen.

29 Wundmanagement

- Schutzkleidung/Einmalschürze tragen (keine langärmeligen Jacken/Kittel); bei Erkältungen des Personals Mund- und Nasenschutz anlegen
- lange Haare hochstecken oder Haarschutz tragen
- unsterile Einmalhandschuhe anziehen und sterile Instrumente verwenden, z.B. sterile Pinzette zum Greifen der benötigten Utensilien → steril nach dem Non-Touch-Prinzip arbeiten (s.u.)
- alle Materialien im direkten Wundkontakt steril einsetzen
- vor Einsatz der Materialien Verfallsdatum beachten
- angebrochene Materialien/Wundauflagen beim nächsten Verbandwechsel nicht verwenden (▶ Abb. 29.23)
- Wundauflagen nur zuschneiden, wenn dies laut Hersteller gestattet ist (Beipackzettel beachten)
- sterile von unsterilen Materialien trennen; nicht über sterile Materialien hinweg arbeiten
- aufwendige Verbandwechsel zu zweit durchführen
- Sterilverpackungen nur an den dafür vorgesehenen Laschen öffnen
- jede Arbeitsfläche vor Nutzung wischdesinfizieren
- evtl. kontaminierte Flächen umgehend desinfizieren
- jede Keimverschleppung vermeiden (▶ Abb. 29.23).

Versorgung von mehreren Wunden • Sind mehrere Wunden nacheinander zu versorgen (z.B. im Rahmen einer Verbandvisite auf Station), ist strikt der nachfolgende Ablauf einzuhalten:
- zuerst die aseptischen Wunden,
- dann die kontaminierten und kolonisierten Wunden,
- anschließend die infizierten, septischen Wunden und
- am Schluss die Wunden, die mit MRSA oder anderen, besonders resistenten Keimen besiedelt sind.

Nur so kann vermieden werden, dass aseptische Wunden versehentlich kontaminieren.

Non-Touch-Technik • Bei der Non-Touch-Technik (engl. no touch = keine Berührung) werden sterile Materialien nur unter sterilen Bedingungen und die Wunde nur mit sterilen Instrumenten und Handschuhen berührt. Beim Verbandwechsel kann allerdings ausgewählt werden, ob man lieber mit unsterilen Handschuhen und steriler Pinzette oder nur mit sterilen Handschuhen arbeiten möchte. Beide Methoden sind richtig, solange eine lückenlose Asepsis gewährleistet ist.

ACHTUNG
Keine Wunde darf mit bloßen Händen berührt werden!

Abb. 29.23 Piktogramme für Wundauflagen/Medizinprodukte.

Symbol	Bedeutung	Symbol	Bedeutung
⊘2	Nur zum einmaligen Gebrauch (Nicht aufbewahren!)	⚠	Hinweis beachten
STERILE	Steril produziert (in Kombination mit der Sterilisationsmethode)		Obere Lagertemperatur
	Herstellungsdatum		Untere Lagertemperatur
⧖	Verfallsdatum (Darf danach nicht mehr verwendet werden!)		Lagertemperaturbereich
📄	Achtung: Packungsbeilage beachten!	LOT	Chargenbezeichnung

Schmerzarm und sicher • Ist der VW schmerzhaft für den Patienten, sollte er zuvor entsprechende Schmerzmittel nach Anordnung des Arztes erhalten. Die Einwirkzeit der Medikamente ist entsprechend abzuwarten. Wenn der Patient die Behandlung als schmerzhaft empfindet, sind manchmal auch kurze Unterbrechungen der Behandlung sinnvoll („Time-out").

29.3.2 Verbandwechsel

Vorbereitung

Der Patient wird informiert und es wird darauf geachtet, zeitnah vor dem Verbandwechsel ggf. ein Schmerzmittel zu geben, z.B. 30 Minuten vorher. Die Pflegekraft bringt die benötigten Materialien per Verbandwagen oder Tablettsystem (Wischdesinfektion beachten) ins Patientenzimmer. Bei Bedarf ist ein Entsorgungsbehälter für spitze Gegenstände mitzunehmen (Handlungsrichtlinien/Pflegestandards beachten).

Das Robert Koch-Instituts (RKI) schreibt in seiner Empfehlung „Prävention postoperativer Infektionen im Operationsgebiet" (2007): „Verbandwechsel oder die Entfernung von Nahtmaterial […] können mit Verbandwagen oder Tablettsystem durchgeführt werden. Die Benutzung unterschiedlicher Verbandwagen für aseptische und infizierte Wunden ist nicht erforderlich – entscheidend für die Infektionsprophylaxe ist, den Wagen vor Kontamination zu schützen und ggf. desinfizierend zu reinigen."

Die Durchführung ist genau zu planen und die Vollständigkeit des Materials sorgfältig zu überprüfen. Dies erspart unnötige und unhygienische Gänge während des Verbandwechsels. Für eine evtl. Fotodokumentation ist die Kamera vorab auf ihre Funktionstüchtigkeit zu überprüfen (z.B. ausreichende Akkuleistung, ausreichend Platz auf der Speicherkarte).

Material • Folgendes wird benötigt:
- unsterile Einmalhandschuhe
- sterile Kompressen bzw. Tupfer, sterile Pinzetten
- Schutzkleidung/Einmalschürze anziehen (keine langärmeligen Jacken/Kittel tragen); bei Erkältungen des Personals Mund-/Nasenschutz anlegen
- Verbandmaterial und Wundspülung/Antiseptika nach ärztlicher Anordnung
- Reinigungs-/Hautdesinfektionsmittel bei primär heilenden Wunden
- Fixiermaterialien, Schere
- Abwurfbehälter

Im Patientenzimmer wird eine Arbeitsfläche geschaffen (z.B. Patientenklapptisch) und wischdesinfiziert. Das Material wird platziert, steriles wird patientenfern und unsteriles patientennah angeordnet.

ACHTUNG
Material darf keinesfalls auf dem Patientenbett oder Fußboden abgelegt werden.

Der Abwurfbehälter und bei Bedarf zusätzlich ein Abwurfbehälter für spitze Gegenstände werden bereitgestellt und Fenster und Türen geschlossen. Während des Verbandwechsels sind keine anderen Tätigkeiten im Patientenzimmer durchzuführen, z.B. Putzarbeiten, Bettenmachen. Besucher werden aus dem Zimmer gebeten.

Das Patientenbett wird auf Arbeitshöhe gebracht, der Patient ggf. bei der Lagerung unterstützt und ein Bettschutz untergelegt. Auf einen guten Lichteinfall ist zu achten, evtl. zusätzlich z. B. Stirnlampe, Taschenlampe nutzen. Die Pflegekraft zieht eine Einmalschürze an, desinfiziert ihre Hände und bereitet das Material vor, z. B. Spüllösungen aufziehen, Kompressen anfeuchten. Danach desinfiziert sie sich erneut ihre Hände und zieht sich Einmalhandschuhe an.

Verbandwechsel bei sekundär heilenden Wunden

Der alte Verband wird mit Einmalhandschuhen entfernt, ggf. mit steriler Pinzette bei tiefer liegenden Tamponaden. Die alte Wundauflage wird inspiziert und im bereitgestellten Abwurfbehälter entsorgt. Im Anschluss erfolgen eine hygienische Händedesinfektion und ein Handschuhwechsel. Danach wird eine sterile Wundreinigung durchgeführt (▶ Abb. 29.24), Wischrichtung beachten.

Pro Wischgang ist jeweils eine neue Kompresse bzw. ein neuer Tupfer zu verwenden. Danach erfolgt die Inspektion der gereinigten Wunde sowie ein Handschuhwechsel und eine hygienische Händedesinfektion. Bei Bedarf werden Fotos zur unterstützenden Dokumentation angefertigt.

Je nach Wunde/Wundzustand erfolgt nun die phasengerechte Wundversorgung mit entsprechenden Produkten nach ärztlicher Verordnung. Danach werden der Wundverband fixiert, die Einmalhandschuhe entsorgt und eine hygienische Händedesinfektion durchgeführt.

Abschließend unterstützt die Pflegekraft den Patienten, in eine angenehme Position zu kommen, und stellt benötigte Utensilien wie Fernbedienung, Rufsignal, Getränke usw. in seine Reichweite. Die Arbeitsfläche wird wischdesinfiziert, der Müllbeutel verschlossen und außerhalb des Zimmers entsorgt. Es erfolgen eine hygienische Händedesinfektion und die Dokumentation von Wundversorgung und Heilungsverlauf.

Abb. 29.24 Sterile Wundreinigung.

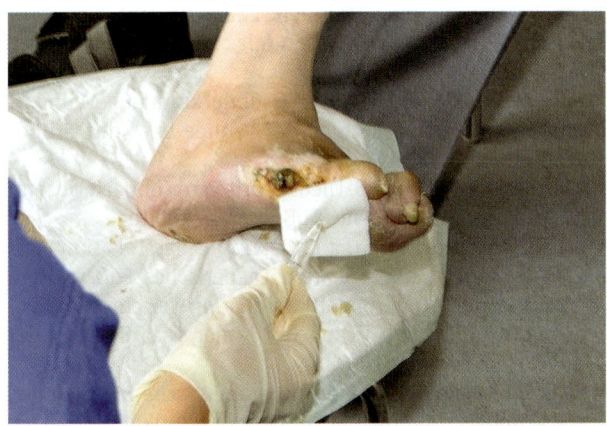

Die sterile Wundreinigung erfolgt in Non-Touch-Technik mit einer sterilen Pinzette.

Verbandwechsel bei primär heilenden Wunden

Eine aseptische, primär heilende Wunde ist sauber und hat glatte aneinanderliegende Wundränder. Diese sind durch Nähte oder Klammern verschlossen und heilen komplikationslos ab.

Die Hände werden desinfiziert, der alte Verband mit unsterilen Handschuhen gelöst und beides im Abwurfbehälter entsorgt. Die Wunde wird inspiziert, die Hände erneut desinfiziert und unsterile Einmalhandschuhe angezogen. Bei Bedarf erfolgt eine Sprühdesinfektion mit einem entsprechenden Hautdesinfektionsmittel. Anschließend wird mit Kugeltupfer/Kompresse der Wundrand von innen nach außen trocken gewischt. Die Kugeltupfer/Kompressen werden dabei mit einer sterilen Pinzette gegriffen. Pro Wischgang kommen eine neue Kompresse/ein neuer Tupfer zum Einsatz.

Anschließend wird die Wunde nach ärztlicher Verordnung versorgt, z. B. mit einem Pflasterverband. Gegebenenfalls sind Klammern/Fäden zu ziehen, hierzu werden neue sterile Instrumente verwendet. Abschließend werden die Einmalhandschuhe entsorgt, die Hände desinfiziert und der VW dokumentiert.

WISSEN TO GO

Verbandwechsel

Jeder Verbandwechsel ist aseptisch und möglichst schmerzarm durchzuführen. Grundregeln:
- Hände regelmäßig desinfizieren (vor und nach jedem Patientenkontakt, vor jeder aseptischen Maßnahme und nach jedem Kontakt mit kontaminierten Substanzen).
- Schutzkleidung tragen.
- Sterile und unsterile Materialien trennen.
- Sterilverpackungen nur an den dafür vorgesehenen Laschen öffnen.
- Wunde niemals mit bloßen Händen berühren!
- Nach dem Non-Touch-Prinzip arbeiten.
- Zuerst die aseptischen, dann die kontaminierten und kolonisierten, anschließend die infizierten, septischen Wunden und am Schluss die Wunden mit besonders resistenten Keimen (z. B. MRSA) versorgen.
- Kontaminierte Flächen sofort desinfizieren.
- Jede Keimverschleppung vermeiden.

29.3.3 Wunddokumentation

Die Wunddokumentation ist die Grundlage für eine koordinierte Therapie und macht den Verlauf einer Wundheilung bzw. -therapie erst nachvollziehbar. Sie ist nicht nur für eine gute Teamarbeit unverzichtbar, sondern auch rechtlich und ökonomisch wichtig. Denn Maßnahmen, die nicht dokumentiert sind, gelten als nicht durchgeführt, sie können nicht abgerechnet und im Falle eines Rechtsstreits auch nicht nachgewiesen werden. Darum sind alle Daten, die für die Wunde und die Wundheilung relevant sind, festzuhalten. In den meisten Unternehmen gibt es dafür spezielle Wunddokumentationsbögen (▶ Abb. 29.25).

Schriftliche Dokumentation

Im Rahmen der Wunddokumentation sind folgende Informationen schriftlich zu fixieren.

Wundanamnese

Die in der Wundanamnese erfassten Fakten bilden die Grundlage für eine adäquate Wunddokumentation. Sie beinhaltet u. a. Informationen über das soziale Umfeld, über das Krankheitsbild, psychosoziale Aspekte und wundauslösende Faktoren sowie die Abheilung negativ beeinflussende Faktoren. Beispielhafte Inhalte der pflegerischen Anamnese laut DNQP (2009) Expertenstandard „Pflege von Menschen mit chronischen Wunden" sind:

29 Wundmanagement

- **Patienten-/Angehörigenwissen zu/zur:**
  - Wundursachen
  - Bedeutung spezieller Maßnahmen wie Kompression, Druckentlastung
  - Symptomen, z. B. Wundfeuchtigkeit, Geruch, Juckreiz
  - Wundheilung und Vorstellung zur Abheilungszeit
- **wund- und therapiebedingte Einschränkungen**, z. B.:
  - Schmerzen: Stärke, z. B. anhand einer visuellen Analogskala; Qualität; Lokalisation; Dauer; Häufigkeit; situationsbedingtes Auftreten
  - Mobilitäts-/Aktivitätseinschränkungen, z. B. Treppen steigen, einkaufen gehen
  - unangenehme Gerüche, hohes Exsudataufkommen
  - Schwierigkeiten bei der persönlichen Hygiene
  - psychosoziale Aspekte, z. B. Frustration, Trauer, Depression, soziale Isolation, Ängste, Sorgen
  - Einschränkungen bei der Kleider- und Schuhauswahl
  - Schlafstörungen

- **bereits vorhandene wundbezogene Hilfsmittel:** Anziehhilfen, Kompressionsstrümpfe, Schuhversorgung, Lagerungsmaterialien zur Druckentlastung
- **gesundheitsbezogene Selbstmanagementkompetenzen** von Patienten/Angehörigen zum/zu:
  - Umgang mit wund- und therapiebedingten Einschränkungen
  - Verbandwechsel
  - Ernährung, Blutzuckereinstellung, Rauchentwöhnung
  - Hautschutz und Hautpflege,
  - Erhalt von Mobilität und Alltagsaktivitäten, z. B. Spaziergänge, Hobbys, Einkäufe tätigen
  - krankheitsspezifische Maßnahmen wie Fußpflege und -inspektion, Bewegungsübungen, Kompression usw.
- **Zusätzlich** sollten folgende Angaben Berücksichtigung finden:
  - Alter des Patienten
  - Medikamente, Allergien
  - soziales Umfeld: Wie und mit wem lebt der Patient (Erdgeschoss, Treppenhaus ohne Fahrstuhl, Angehörige usw.)? Ist er selbstständig oder benötigt er Hilfe? Wer versorgte den Patienten bisher (ärztlich, häuslich, pflegerisch)?
  - Immunstatus, Tumoren
  - Begleit- und Stoffwechselerkrankungen, Operationen
  - geistiger und seelischer Zustand
  - Lebensgewohnheiten: Rauchen, Alkohol, Bewegung
  - Information über Krankheitsbild und Einstellung dazu
  - Kontinenzsituation

Abb. 29.25 Wunddokumentationsbogen.

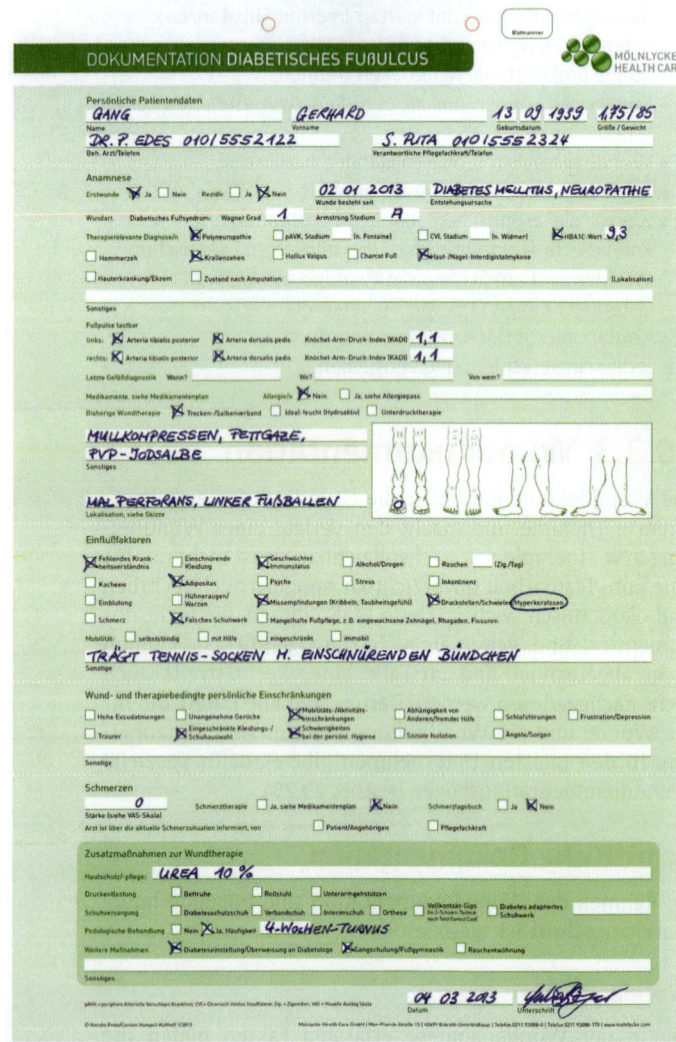

Wundanalyse

Um den Wundstatus aktuell und möglichst sachlich festzuhalten, muss die Wunde genau vermessen und beurteilt werden. Die Angaben sind schriftlich zu dokumentieren (▶ Abb. 29.25). Eine Wunddokumentation verdeutlicht gleichermaßen den geleisteten Pflegeprozess als auch den Heilungsverlauf bzw. aktuellen Zustand der Wunde. Beispielhafte Inhalte für eine Wundeinschätzung laut Expertenstandard „Pflege von Menschen mit chronischen Wunden" (DNQP 2009) sind:

- **medizinische Wunddiagnose:** Grunderkrankung, Wundart und Schweregradeinteilung der Wunde bzw. der Grunderkrankung
- **Wundklassifikation:** z. B. Ulcus cruris venosum/arteriosum/mixtum usw., diabetisches Fußulkus, Dekubitus
- **Schweregradeinteilung:** z. B. Dekubitusklassifikation nach EPUAP (S. 401), Klassifikation Diabetisches Fußsyndrom nach Wagner/Armstrong, Klassifikation der chronisch venösen Insuffizienz (CVI) nach Widmer, Klassifikation der pAVK nach Fontaine (S. 925)
- **bisherige diagnostische und therapeutische Maßnahmen** zur Wundversorgung und zur Grunderkrankung
- **Wundlokalisation:** schriftlich ausformuliert und auf einem Schaubild eingezeichnet
- **Wunddauer:** notwendig, um Belastungen, (Selbst-)Pflegezeiten und die Heilungszeit für den Patienten einzuschätzen
- **Rezidivanzahl:** Erfassung von Anzahl und rezidivfreier Zeit; erlaubt Hinweise auf mögliche Problematiken bei der Prävention
- **Wundgröße:** Erfassung der größten Länge und Breite, Tiefe in cm; Erfassung von Taschen/Untertunnelungen/Fisteln anhand der Uhrmethode
- **Wundrand/-umgebung:** z. B. unterminiert, mazeriert, nekrotisch, ödematös, gerötet
- **häufigste Gewebeart:** z. B. Nekrose, Fibrinbelag, Granulationsgewebe, Knochen, Sehne

Auf dem abgebildeten Wunddokumentationsbogen (kostenlos bei der Firma Mölnlycke Health Care GmbH erhältlich) werden neben den Anamnesedaten auch die wund- und therapiebedingten Einschränkungen erfasst. Es gibt spezielle Bögen für Dekubitus, diabetisches Fußulkus, Ulcus cruris und sekundär heilende Wunden. Auf der Rückseite jedes Bogens erfolgen die eigentliche Wundbeurteilung (Größe, Geruch, Exsudat, Wundrand/-umgebung, Beläge usw.) und Angaben zur Therapie.

- **Wundgeruch:** ja/nein
- **Exsudation:** Menge, Beschaffenheit, Farbe, Geruch
- **Infektionszeichen:** Rötung, Schwellung, Überwärmung, Funktionseinschränkung, Schmerzen
- **Wundschmerzen:** Intensität anhand von Schmerzskalen (S. 694); Situationen, die mit Schmerzen einhergehen und die zur Verbesserung führen; Schmerzqualität: pochend, brennend, stechend usw.

Wundgröße • Es gibt verschiedene Methoden, die Wundgröße zu erfassen:

- **größte Länge und Breite** anhand der Körperachsen: Durchmesserberechnung mit Lineal: Messen des vertikal (= Länge: Fuß–Kopfachse) und horizontal (= Breite) jeweils größten Abstands der Wundränder zueinander; die Achsen stehen dabei im rechten Winkel zueinander (▶ Abb. 29.26a). Diese Messmethode bildet allerdings nicht die Form einer Wunde ab.
- **Wundtiefe:** mit steriler Pinzette/Knopfkanüle, sterilem Einmalspülkatheter oder sterilen skalierten Messsonden (▶ Abb. 29.26b); keine sterilen Watteträger verwenden, sie können Rückstände hinterlassen!
- **Taschen, Fisteln, Unterminierungen:** Bestimmung an der Uhrzeit orientiert, z. B. „12 Uhr" = kopfwärts, „6 Uhr" = fußwärts
- **Tracing/Planimetrie:** computergestützt und manuell; die Wundmaße werden durch Nachzeichnen auf einer sterilen gerasterten Wundfolie und anschließendem Kästchenzählen ermittelt (▶ Abb. 29.26c); ein Kästchen entspricht einer Größeneinheit von 1 cm²; bei Verwendung einer doppelseitigen sterilen Folie kann die obere, nicht kontaminierte Folie in die Wunddokumentation abgeheftet werden; Achtung: Datum und Lage der Wunden kennzeichnen.

Zudem sollten Angaben zur Therapie wie Produktbenennung und Größe (werden u. a. für Nachbestellungen benötigt), verwendete Spüllösungen, Datum und Handzeichen der durchführenden Pflegefachkraft enthalten sein.

Bildliche Dokumentation

Die Dokumentation der Wunde mit Fotos unterstützt die schriftliche Wunddokumentation. Sie visualisiert die schriftliche Dokumentation des aktuellen Wundzustands und verdeutlicht den Heilungsverlauf.

Voraussetzungen der Fotodokumentation

- Aufklärung und Information des Patienten über die Fotoerstellung und den Verbleib
- Einholen der Zustimmung des Patienten oder gesetzlichen Betreuers (§ 201a StGB Verletzung des höchstpersönlichen Lebensbereichs durch Bildaufnahmen) und schriftliche Fixierung in der Akte. Die Zustimmung kann jederzeit widerrufen werden.
- In Ausnahmefällen (z. B. Beweiserhebung bei Verlegung) werden Fotos vor Einverständniseinholung erstellt. Das Einverständnis ist dann rückwirkend einzuholen. Wenn dieses verweigert wird, sind die Bildaufnahmen entsprechend zu verwerfen.
- Das Foto muss dem jeweiligen Patienten eindeutig zuzuordnen sein: Vor-/Name und Geburtsdatum oder Patientencode, Erstellungsdatum sind auf dem Foto zu vermerken; ggf. Angabe der Körperregion und Seite
- Wundgröße mit einem Einmalmaßband kenntlich machen
- Foto immer erst nach der Wundreinigung erstellen (▶ Abb. 29.27)
- Schattenbildung vermeiden (mögliche Fehlinterpretation als Nekrose oder Taschenbildung)
- neutralen, ruhigen Hintergrund verwenden, z. B. einfarbige Tücher (nicht weiß; Probleme mit dem Weißabgleich beim Blitzen) unterlegen
- auf ausreichende Bildschärfe achten, sowohl von der Wunde wie der Wundumgebung; Nutzung von Makro- oder Automatikfokus
- auf gleiche Lichtverhältnisse, gleichen Abstand und gleichen Winkel (parallel zum Aufnahmepunkt) sowie die gleiche Position des Patienten achten (diese Angaben nach Ersterstellung in der Akte vermerken)
- bei jedem Patienten je nach Lichtverhältnissen individuell entscheiden, ob mit oder ohne Blitz zu fotografieren ist; diese Entscheidung dann beibehalten
- die Wunde sollte mindestens ⅓ des Fotos einnehmen

Technische Voraussetzungen • Digitalkamera mit Blitz- und Makrofunktion, Computer mit Archivierungssoftware mit Suchfunktion, Kameraanschlussmöglichkeit (z. B. über USB), Farbdrucker und Fotopapier. Die Aufbewahrungspflicht für alle Patientenunterlagen beträgt laut BGB (Bürgerliches Gesetzbuch) § 199 30 Jahre. Es empfiehlt sich, dass ein einrichtungsinterner Standard zur Fotodokumentation erstellt wird.

Abb. 29.26 Wundgröße.

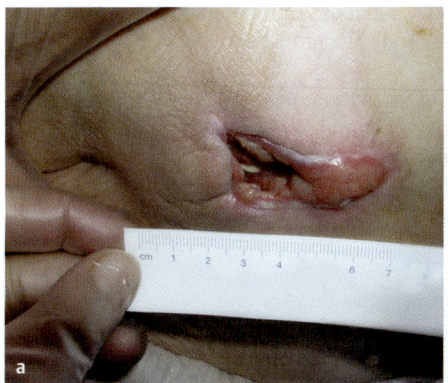 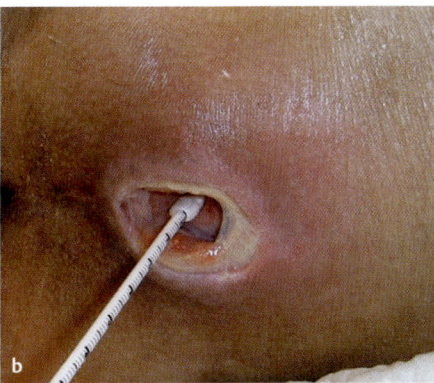 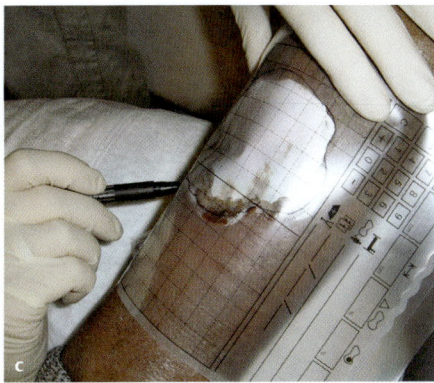

a Vermessen der Wundgröße mit Papiereinmallineal.
b Tiefenmessung mit skalierter Messsonde.
c Vermessen mit Planimetrie.

29 Wundmanagement

Abb. 29.27 Fotodokumentation nach Reinigung.

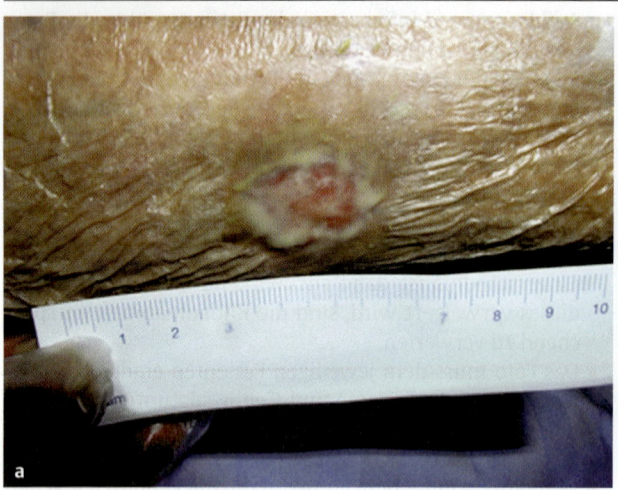
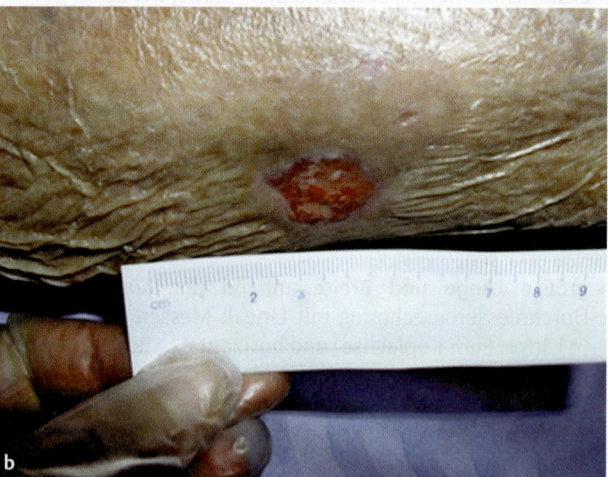

Auf diesen beiden Fotos sieht man, warum man das Foto erst nach der Reinigung machen sollte (**b**): Vor der Wundreinigung kann man die Wunde nicht richtig erkennen und schon gar nicht beurteilen (**a**).

> **! Merken Karte löschen**
> *Bitte bedenken Sie, dass in einigen Unternehmen Digitalkameras von mehreren Bereichen/Stationen genutzt werden. Deshalb löschen Sie die von Ihnen erstellten Fotos immer gleich nach dem Überspielen von der Speicherkarte (siehe auch Datenschutzhinweise des eigenen Unternehmens).*

Jeder Verbandwechsel ist in der Dokumentation festzuhalten und Veränderungen zum Vorzustand werden vermerkt. Eine vollständige Wundbeurteilung inklusive Wundvermessung erfolgt alle 7–14 Tage und zusätzlich nach wundbezogenen Interventionen bzw. akuten Veränderungen, z. B. chirurgischem Débridement, OP und Infektion. Dieser zeitliche Rahmen gilt auch für Fotoaufnahmen. Im Abstand von spätestens 4 Wochen sollte eine Überprüfung der Wirksamkeit der gesamten Maßnahmen stattfinden und notwendige Änderungen im Maßnahmenplan und in der Dokumentation vermerkt werden.

WISSEN TO GO

Wunddokumentation

Das Dokumentieren der Ausgangssituation, der Wundtherapie, der Verbandwechsel und des Heilungsverlaufes ist wesentlicher Teil einer adäquaten Wundversorgung und Verlaufskontrolle.

- **Wundanamnese:**
  - Wundursachen, wund- und therapiebedingte Einschränkungen, Hilfsmittel
  - Selbstmanagementkompetenzen von Patienten/Angehörigen
  - Alter, Medikamente, Allergien, soziales und häusliches Umfeld
  - Immunstatus, Tumoren, Begleit- und Stoffwechselerkrankungen, Operationen, geistiger und seelischer Zustand, Lebensgewohnheiten: Rauchen, Alkohol, Bewegung
- **Wundanalyse:**
  - medizinische Wunddiagnose
  - bisherige Maßnahmen zur Wundversorgung und Grunderkrankung
  - Wunddauer; Rezidivanzahl
  - Wundgröße und -tiefe
  - Lokalisation, Zustand, Aussehen, Charakter sowie Wundexsudat, Wundgeruch und Infektionsanzeichen, Wundränder und wundumgebende Haut

Neben der schriftlichen Dokumentation dienen auch Fotos der kontinuierlichen Wunddokumentation. Hierfür muss eine Einverständniserklärung vorliegen.

30 Verbandtechniken

30.1 Grundlagen

Ein Verband bedeckt verletzte oder kranke Körperteile.

30.1.1 Verbandarten, Ziele und Indikationen

Einteilung • Verbände werden nach folgenden Kriterien unterschieden und bezeichnet:
- **Lokalisation**: z.B. Kopf-, Augen-, Handverband
- **verwendetes Material**: z.B. Binden-, Gips-, Schlauchmull-, Tape- oder Zinkleimverband
- **Wirkungsweise**: z.B. Wund-, Druck-, Kompressionsverband
- **Aussehen**, z.B. Rucksack-, Dachziegel- oder Dreiecktuchverband
- **Eigennamen**: z.B. Desault- oder Gilchrist-Verband

Ziele • Verbände werden angelegt, um eine Wunde oder eine Wundumgebung vor Keimen, mechanischen oder thermischen Einflüssen zu schützen. Sie werden aber auch angelegt, um Wundsekret aufzusaugen (**Wundverband**) oder um eine Blutung zu stillen (**Druckverband**). Mit einem **Extensionsverband** können Fehlstellungen korrigiert werden und ein **Kompressionsverband** wird angelegt, wenn Weichteile wie Muskeln oder Gefäße, z.B. im Rahmen der Thromboseprophylaxe komprimiert werden müssen. Müssen Gelenke oder Gliedmaßen ruhiggestellt werden, eignen sich **Stützverbände** oder ein **Gipsverband**.

Indikationen • Verbände werden u.a. angelegt
- bei Distorsionen (Verstauchungen),
- Luxationen (Verrenkungen),
- Frakturen (Brüchen),
- Wunden sowie
- zur Blutstillung,
- zur Thromboseprophylaxe und -therapie,
- zur Fixierung von Wundauflagen,
- zum Auftragen von topischen (lokalen) Arzneimitteln, z.B. Salben- oder Madentherapie.

Je nachdem, welcher Verband verwendet wird, schränkt er die Beweglichkeit des Patienten mehr oder weniger ein (▶ **Tab. 30.1**).

 WISSEN TO GO

Verbandarten, Ziele und Indikationen

Verbände werden auf ärztliche Anordnung angelegt. Nach ihrer Funktion unterscheidet man:
- **Wundverbände** zum Schutz einer Wunde vor Keimen
- **Druckverbände** zur Blutstillung
- **Kompressionsverbände** zur Kompression von Weichteilen
- **Extensionsverbände** zur Korrektur von Fehlstellungen
- **Stütz- und Gipsverbände** zum Ruhigstellen von Gelenken und Gliedmaßen

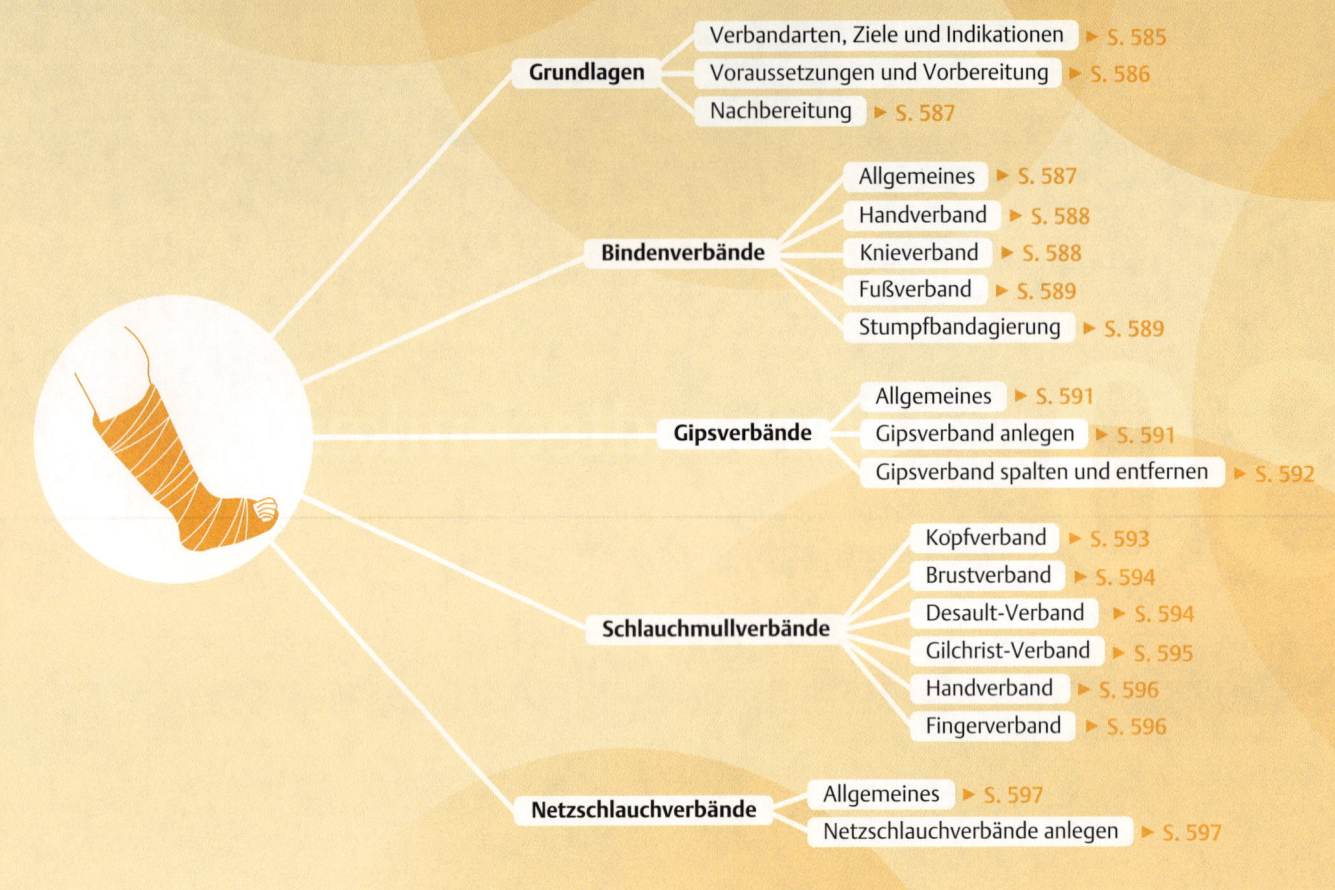

- **Grundlagen**
  - Verbandarten, Ziele und Indikationen ▶ S. 585
  - Voraussetzungen und Vorbereitung ▶ S. 586
  - Nachbereitung ▶ S. 587
- **Bindenverbände**
  - Allgemeines ▶ S. 587
  - Handverband ▶ S. 588
  - Knieverband ▶ S. 588
  - Fußverband ▶ S. 589
  - Stumpfbandagierung ▶ S. 589
- **Gipsverbände**
  - Allgemeines ▶ S. 591
  - Gipsverband anlegen ▶ S. 591
  - Gipsverband spalten und entfernen ▶ S. 592
- **Schlauchmullverbände**
  - Kopfverband ▶ S. 593
  - Brustverband ▶ S. 594
  - Desault-Verband ▶ S. 594
  - Gilchrist-Verband ▶ S. 595
  - Handverband ▶ S. 596
  - Fingerverband ▶ S. 596
- **Netzschlauchverbände**
  - Allgemeines ▶ S. 597
  - Netzschlauchverbände anlegen ▶ S. 597

Darüber hinaus werden Verbände unterschieden und bezeichnet nach:
- **Lokalisation**: z. B. Kopf-, Augen-, Handverband
- **verwendetem Material**: z. B. Binden-, Gips-, Schlauchmull-, Tape- oder Zinkleimverband
- **Wirkungsweise**: z. B. Wund-, Druck-, Kompressions- oder Stützverband
- **Aussehen**: z. B. Rucksack-, Dachziegel- oder Dreiecktuchverband
- **Eigennamen**: z. B. Desault- oder Gilchrist-Verband

30.1.2 Voraussetzungen und Vorbereitung

Der Arzt ordnet an, welcher Verband wo angelegt wird. Er bestimmt auch die Funktion des Verbands und damit, ob er z. B. unter Ent- oder Belastung, im Liegen, Sitzen oder im Stehen des Patienten angelegt werden soll.

! **Merken** Allgemeine Maßnahmen
Die allgemeinen Maßnahmen zur Vorbereitungen gelten für alle hier beschriebenen Verbandtechniken, ebenso wie die Maßnahmen zur Nachbereitung.

Tab. 30.1 Grad der Immobilisation durch verschiedene Verbände.

Verbandart	Grad der Immobilisation	Indikationen	Material
leichte Stützverbände	schwach	Salbenverbände, Venenerkrankungen	Kurz-, Mittel- oder Langzugbinden, Schlauchmull
zirkuläre Stützverbände	leicht	leichte Distorsionen	elastische Klebebinden
funktionelle Tapeverbände	mittel	Distorsionen, Muskelfaserrisse	unelastische Klebebinden
	partiell	prophylaktische Verbände im Sport	unelastische Klebebinden
Extensions-, Schienen-, Rucksackverbände	stark	Luxationen, Bänderrisse	unelastische Klebebinden, Schlauchmull
Gipsverbände	total	Frakturen	Gipsbinden

Ist die Anordnung erfolgt, müssen einige Vorbereitungen getroffen werden, die – unabhängig von der Verbandtechnik – vor **jeder** Anlage eines Verbands durchzuführen sind:
- Die Hände werden nach Hygieneplan desinfiziert, die benötigten Gegenstände auf einer desinfizierten Arbeitsfläche gerichtet und überprüft, ob alles vollständig ist.
- Der Patient wird über die geplante Maßnahme informiert, Besucher werden aus dem Patientenzimmer gebeten und Fenster und Türen geschlossen. Falls notwendig, sollte ein Sichtschutz aufgestellt werden.
- Das Patientenbett wird auf eine rückenschonende Arbeitshöhe gebracht und evtl. störende Kleidungsstücke entfernt. Dabei sollte die Intimsphäre des Patienten beachtet werden.
- Gegebenenfalls muss störender Schmuck (z. B. Ringe, Ohrringe, Piercings) entfernt und sicher verwahrt werden.
- Der Patient wird dabei unterstützt, die für den jeweiligen Verbandwechsel optimale Position einzunehmen.

! **Merken** Körperstellen
Vor dem Anlegen eines Verbands muss darauf geachtet werden, dass die Haut trocken und sauber ist. Hautdefekte müssen gut abgedeckt und druckgefährdete Körperstellen müssen abgepolstert sein. Grundsätzlich sollte ein Verband straff angelegt werden – er darf nicht einschnüren.

30.1.3 Nachbereitung

Ist der Verband angelegt, wird der Patient bei einer bequemen Lagerung und ggf. beim Anziehen unterstützt. Er sollte über mögliche Komplikationen im Zusammenhang mit dem Verband (z. B. Sensibilitäts- oder Durchblutungsstörungen bei Gipsverbänden) informiert und aufgefordert werden, sich bei Veränderungen umgehend zu melden. Auch bei Beratungsbedarf, z. B. bei Einschränkungen durch den Verband, sollte sich der Patient melden.

Bevor Pflegende das Zimmer verlassen, sollten sie sich vergewissern, dass alles in Ordnung ist (Ist die Rufanlage in Reichweite? Sind Lagerung, Getränke oder die Belüftung des Zimmers o.k.?). Schließlich werden die gebrauchten Materialien sachgerecht entsorgt, die Arbeitsflächen gesäubert und ggf. verbrauchte Materialien wieder aufgefüllt. Die Hände werden desinfiziert und die Maßnahme mit Handzeichen und Uhrzeit in der Patientendokumentation eingetragen.
Im Folgenden werden verschiedene Verbandmaterialien vorgestellt und exemplarisch einige Verbände und Verbandtechniken an verschiedenen Körperteilen aufgezeigt.

WISSEN TO GO

Verbandtechniken – Voraussetzungen, Vorbereitung und Nachbereitung

Voraussetzung für die Anlage eines Verbands ist eine saubere und trockene Haut. Alle Hautdefekte müssen abgedeckt und druckgefährdete Körperstellen abgepolstert sein. Der Verband soll straff angelegt werden, darf aber nicht einschnüren.

Zur allgemeinen **Vorbereitung** gehören:
- Hände desinfizieren
- Material auf einer desinfizierten Oberfläche richten
- Patienten über Maßnahme informieren
- Besucher hinausbitten, Fenster und Türen schließen, ggf. Sichtschutz aufstellen
- Patientenbett auf rückenschonende Arbeitshöhe bringen
- evtl. störende Kleidungsstücke und Schmuck entfernen
- Patienten in optimaler Position lagern

Zur **Nachbereitung** gehören generell:
- Patienten bei der Lagerung und ggf. beim Ankleiden unterstützen
- über mögliche Komplikationen aufklären
- kontrollieren, ob der Patient gut versorgt ist
- gebrauchte Materialien entsorgen, Arbeitsflächen reinigen
- Hände desinfizieren, Maßnahme dokumentieren

30.2 Bindenverbände

Definition **Bindenverband**
Ein Bindenverband ist ein mit elastischen Textilbinden gewickelter Verband.

30.2.1 Allgemeines

Wenn ein Verband mit elastischen Binden angelegt wird, müssen einige Grundregeln beachtet werden:
- Die **Bindenbreite** orientiert sich am Durchmesser der zu verbindenden Extremität.
- Ein Verband muss immer **herzwärts gewickelt** werden! Einzige Ausnahme sind absteigende Kornährenverbände an Händen und Füßen (Achtertouren).
- Ein Verband sollte immer in der **physiologischen Grundstellung** angelegt werden, die für den verletzten Körperteil später nach der Abheilung benötigt wird, d. h. entweder in Extension (Streckung) oder in Flexion (Beugung).
- Der **Bindenabschluss** sollte **nicht** an einem sich **verjüngenden Körperteil** liegen, da sich der Verband sonst lockern kann.
- Der **Bindenabschluss** sollte **nicht** über einer **Wunde** liegen.

Grundformen • Am Anfang wickelt man einen **Kreisgang**, um den Anfang der Binde zu befestigen. An konisch zulaufenden Gliedmaßen wickelt man im **Schraubengang** (Spiralgang) weiter. Muss der Verband Gelenke überschreiten, wird meist ein Kornährenverband angelegt. Hier wird in **Achtertouren** gewickelt.

Bindenarten • Elastische Binden werden je nach Elastizität unterschieden in:
- **Kurzzugbinden**: Sie sind um ca. 50 % dehnbar, d. h., sie bewirken einen hohen Druck bei Muskelanspannung und einen niedrigen Druck in Ruhe. Kurzzugbinden sind daher indiziert bei starken Kompressionsverbänden, z. B. bei tiefer Venenthrombose (S. 931).
- **Mittelzugbinden**: Sie sind um ca. 90 % dehnbar. Damit sind sie indiziert bei mittelstarken Kompressionsverbänden, z. B. bei einer komprimierenden Wundversorgung.
- **Langzugbinden**: Sie sind um ca. 180 % dehnbar. Damit bewirken sie einen geringen Druck bei Muskelanspannung und einen hohen Druck in Ruhe. Sie werden bei leichten Kompressionsverbänden (z. B. zur Stützung und Entlastung an Bändern und Gelenken) eingesetzt. Wegen der hohen Ruhekompression dürfen Verbände mit Langzugbinden nicht über Nacht anliegen.

30 Verbandtechniken

! Merken Richtung
Beim Anlegen eines Verbands an den Extremitäten (z. B. Wickeln der Beine) muss daran gedacht werden, dass das rechte und das linke Bein unterschiedlich gewickelt werden müssen. An der einen Extremität muss man nach rechts, an der anderen nach links wickeln. Auf jeden Fall immer von innen nach außen.

30.2.2 Handverband

Eine Hand kann auf- oder absteigend verbunden werden. Ziel ist meist die Fixierung einer Wundauflage oder eine Kompression, z. B. bei einer Distorsion des Handgelenks.

Vorbereitung • Um eine Hand fachgerecht zu verbinden, wird folgendes Material gerichtet:
- elastische Binden
- ggf. Material zur Wundversorgung inkl. steriler Wundauflage
- Verbandschere, Pflaster

Der Patient sollte sich, wenn möglich, aufsetzen und seinen Unterarm abstützen. Schmuck am Handgelenk oder den Fingern wird entfernt und sicher verwahrt. Gegebenenfalls wird zunächst eine Wunde unter aseptischen Bedingungen versorgt (S. 571).

! Merken Sicherheit
Schmuck von Patienten sollte möglichst zu zweit entgegengenommen und sicher verwahrt werden. Wenn er im Stationszimmer eingeschlossen wird, sollte dies dokumentiert werden (auch was eingeschlossen wurde) und ein Kollege sollte mit unterschreiben.

Absteigender Handverband • Dieser Kornährenverband wird am Handgelenk begonnen und mit einer fixierenden (kompletten) Kreistour beendet (▶ Abb. 30.1a). Dann wird in Achtertouren in Richtung der Finger und über den Handrücken wieder zum Handgelenk zurück gewickelt. Dabei müssen sich die Bindengänge überlappen und absteigen. Schließlich wird das Bindenende an den Fingergrundgliedern mit einem Pflasterstreifen fixiert.

Aufsteigender Handverband • Hier wird nicht am Handgelenk, sondern an den Fingergrundgliedern mit der fixierenden Kreistour begonnen (▶ Abb. 30.1b). Anschließend wird die Binde über den Handrücken zum Handgelenk, dann um das Handgelenk herum und wieder über den Handrücken zurück zu den Fingern geführt. Diese Achtertouren werden so oft wiederholt, bis die Hand verbunden ist. Dabei müssen sich die Bindengänge überlappen und aufsteigen. So ergibt sich das Bild einer Kornähre. Abschließend wird das Bindenende am Handgelenk mit einem Pflasterstreifen fixiert.

Nachbereitung • Ist der Patient Rechts- oder Linkshänder? Pflegende sollten prüfen, ob der Patient die nicht verbundene Hand bewegen kann oder ob der Patient ggf. Unterstützung bei der Körperpflege oder beim Essen und Trinken benötigt.

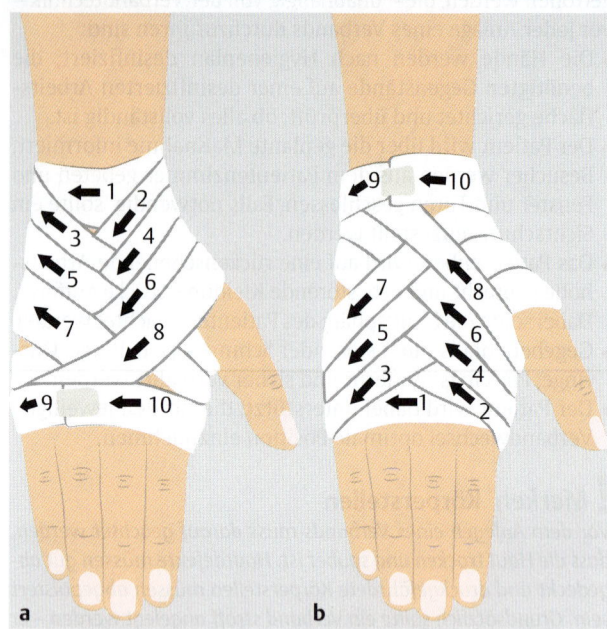

Abb. 30.1 Handverband.

a **Absteigender Kornährenverband:** Begonnen wird am Handgelenk. Die Achtertouren werden absteigend zu den Fingergrundgelenken geführt.
b **Aufsteigender Kornährenverband:** Begonnen wird an den Fingergrundgliedern. Die Achtertouren werden aufsteigend bis zum Handgelenk geführt.

30.2.3 Knieverband

Ein Verband am Knie wird notwendig, wenn eine Wunde vorliegt und die Wundauflage fixiert werden muss. Auch nach einer Kniegelenkpunktion wird zur Kompression ein Knieverband mit elastischen Binden angelegt. Damit können Nachblutungen vermieden werden.

Angewendet wird meist der **Schildkrötenverband** (Testudo), da sich dabei Falten im Bereich der Gelenke vermeiden lassen. Er trägt seinen Namen, weil die Bahnen in Achtertouren an die Hornschilde des Panzers einer Schildkröte (lat. Testudo) erinnern. Diese Wickeltechnik wird auch häufig am Ellenbogen genutzt.

Vorbereitung • Für einen Knieverband werden benötigt:
- 1–2 elastische Binden
- ggf. Material zur Wundversorgung, inkl. steriler Wundauflage
- Verbandschere, Pflaster

Je nachdem, ob der Verband am gestreckten oder leicht gebeugten Knie angebracht werden soll, sollte der Patient stehen oder sitzen. Wird der Verband im Rahmen einer Wundversorgung angelegt, wird die Wunde zunächst gereinigt und die Wundauflage unter aseptischen Bedingungen aufgebracht (S. 562).

Durchführung • Der Schildkrötenverband wird mit einer fixierenden Kreistour unterhalb des Kniegelenks begonnen (▶ Abb. 30.2). Dann wird von der Gelenkmitte ausgehend in abwechselnd auf- und absteigenden Achtertouren um das Gelenk gewickelt (von innen nach außen). Die Bahnen sollen sich dabei überlappen. Schließlich wird das Bindenende direkt oberhalb der Kniescheibe mit einem Pflasterstreifen fixiert.

Abb. 30.2 Schildkrötenverband am Knie.

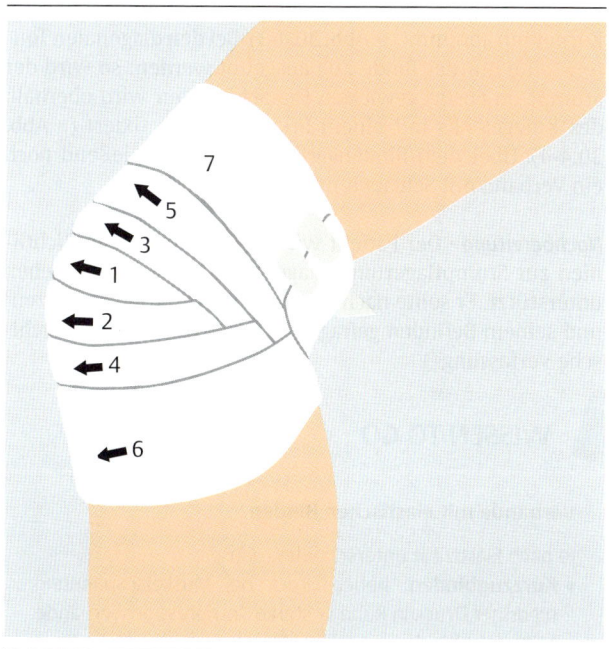

Der Verband kann auch von außen nach innen gewickelt werden. Dann wird in Achtertouren zur Gelenkmitte hin gewickelt.

Nachbereitung • Es wird geprüft, ob sich der Patient selbstständig fortbewegen kann – wenn er keine Bettruhe einhalten muss. Wenn nicht, sollte er beim Gehen unterstützt oder ihm der Umgang mit Unterarmgehstützen vermittelt werden.

30.2.4 Fußverband

Am Fuß werden Verbände angelegt, um Wundauflagen zu fixieren oder um das Gelenk z.B. nach einer Distorsion zu komprimieren. Es wird immer von innen nach außen gewickelt. Wird der Fußverband allerdings genutzt, um bei einem Spitzfuß den äußeren Fußrand anzuheben, wird von außen nach innen gewickelt.

Vorbereitung • Für einen Fußverband wird folgendes Material gerichtet:
- Einmalunterlage
- elastische Binden
- ggf. Material zur Wundversorgung inkl. steriler Wundauflage
- Verbandschere, Pflaster
- evtl. Abwurfbeutel (klinischer Müll)

Der Patient sitzt, wenn möglich, auf einem Stuhl. Zusätzlich muss eine Unterlage geschaffen werden, auf die der Patient das zu verbindende Bein auflegen kann, z.B. einen zweiten Stuhl mit einer Einmalunterlage. Der Patient wird gebeten, den Strumpf auszuziehen. Gegebenenfalls wird eine Wundversorgung unter aseptischen Bedingungen durchgeführt (S. 571).

Durchführung • Der Kornährenverband wird mit einer Kreistour an den Zehengrundgliedern begonnen (▶ **Abb. 30.3**-1). Dann wird die erste Tour nach oben geführt und eine Kreistour um den Knöchel gewickelt (▶ **Abb. 30.3**-2). Dabei sollte darauf geachtet werden, dass sich keine Falten bilden. Die nächste Tour führt wieder hinunter und schließt die Ferse mit ein (▶ **Abb. 30.3**-3). Anschließend wird wieder eine Bindentour nach oben um den Knöchel herum und dann wieder nach unten gewickelt und die noch freistehenden Teile der Ferse mit eingebunden. Der Verband wird auf diese Weise mit sich überlappenden, auf- und absteigenden Achtertouren fortgeführt. Schließlich wird das Bindenende oberhalb des Knöchels mit einem Pflasterstreifen fixiert.

Nachbereitung • Es sollte geprüft werden, ob sich der Patient mit dem Verband noch selbstständig fortbewegen kann oder ob er Unterstützung benötigt. Gegebenenfalls werden ihm Unterarmgehstützen zur Verfügung gestellt.

30.2.5 Stumpfbandagierung

Nach der Amputation eines Körperteils wird der Stumpf in den ersten postoperativen Tagen bandagiert, um Ödeme und Hämatome zu vermeiden. Hierdurch können auch Phantomschmerzen reduziert und Kontrakturen vermieden werden. Zudem formt die Bandagierung den Stumpf, was für die spätere Anpassung einer Prothese wichtig ist. Im Folgenden wird die Stumpfbandagierung an einem Unterschenkel gezeigt. Sie ist indiziert nach einer Unterschenkelamputation, z.B. bei nicht rekonstruktionsfähigen arteriellen Durchblutungsstörungen.

Vorbereitung • Für die Bandagierung des Unterschenkelstumpfes werden gerichtet:
- elastische Binden (die Breite der Binde sollte dem Durchmesser des Stumpfes entsprechen)

Abb. 30.3 Fußverband.

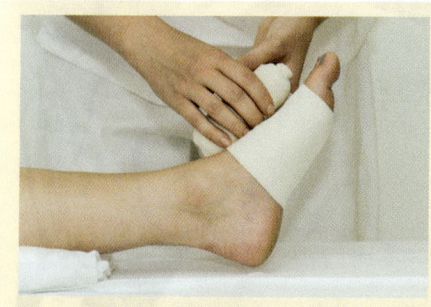

1 Begonnen wird mit einer Kreistour an den Zehengrundgliedern.

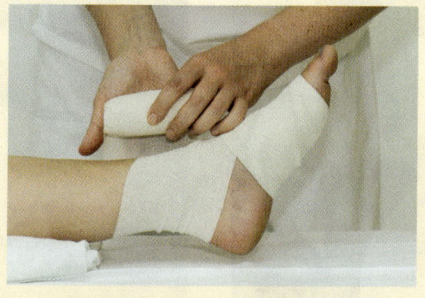

2 Danach wird eine Tour zum Knöchel geführt und eine Kreistour um den Knöchel gewickelt.

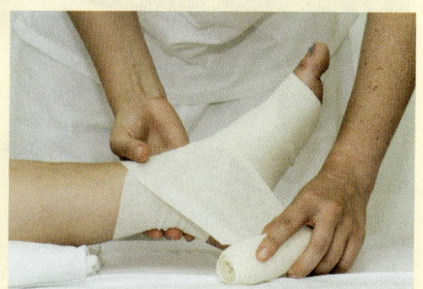

3 Bei der nächsten Tour wird um die Ferse gewickelt.

30 Verbandtechniken

- Handschuhe, Pflaster
- Schlauchmull
- Lagerungshilfsmittel (z. B. Lagerungskissen, Sandsäckchen)

Der Patient sollte sich auf den Rücken legen oder eine andere für ihn angenehme Position einnehmen.

Durchführung • Der Amputationsstumpf wird durch den Patienten selbst oder durch eine 2. Pflegeperson angehoben. Mit angelegten Handschuhen wird der Wundverband kontrolliert (ist er z. B. durchnässt?). Anschließend werden der Wundverband entfernt, die Wunde kontrolliert und ein Verbandwechsel unter aseptischen Bedingungen durchgeführt (S. 580). Zum Schutz der Haut wird der Wundverband nicht mit Pflaster, sondern mit Schlauchmull fixiert. Ist die Stumpfnaht bereits abgeheilt, sollte sie sorgfältig auf mögliche Rötungen oder Schwellungen kontrolliert, eine angemessene Hautpflege durchgeführt und die Stumpfhaut mit unsterilen Kompressen abgedeckt werden.

Die Bandagierung wird mit einer ersten Tour um den Oberschenkel begonnen (▶ Abb. 30.4-1). Dann wird in Achtertouren über die Stumpfspitze gewickelt, bis die Stumpfwunde ausreichend bedeckt ist (▶ Abb. 30.4-2). Für die eigentliche Stumpfbandagierung müssen keine Handschuhe mehr getragen werden.

Bei der Bandagierung sollte der Stumpf konisch gewickelt werden, d. h., dass der Bindenzug von der Stumpfspitze zum Körper hin abnimmt (▶ Abb. 30.4-3). Bei den diagonalen Touren sollte mit der Binde Zug ausgeübt werden; so wird der Stumpf „in Form" gewickelt. Die Schlusstour wird oberhalb des Kniegelenks mit einem Pflasterstreifen fixiert (▶ Abb. 30.4-4). Über dem Bindenverband wird abschließend noch ein Verband mit Schlauchmull angelegt.

Nachbereitung • Der Patient wird entsprechend den Richtlinien zur Stumpflagerung gelagert und ggf. beim Anziehen unterstützt. Er sollte nach Schmerzen (Phantomschmerzen) und seinem Befinden gefragt werden (Wie ist seine psychische Verfassung?).

WISSEN TO GO

Verbände mit elastischen Binden

Je nach Elastizität unterscheidet man
- **Kurzzugbinden**: hoher Druck bei Muskelanspannung, niedriger Druck in Ruhe → starke Kompressionsverbände
- **Mittelzugbinden**: mittlerer Druck → mittelstarke Kompressionsverbände

Abb. 30.4 Anlegen eines Stumpfverbands. Aus: Kirschnick O. Pflegetechniken von A–Z. Thieme 2010

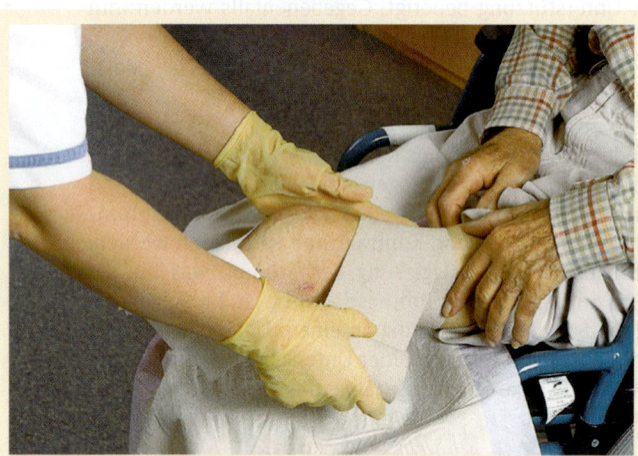

1 Begonnen wird mit der Bandage am Oberschenkel.

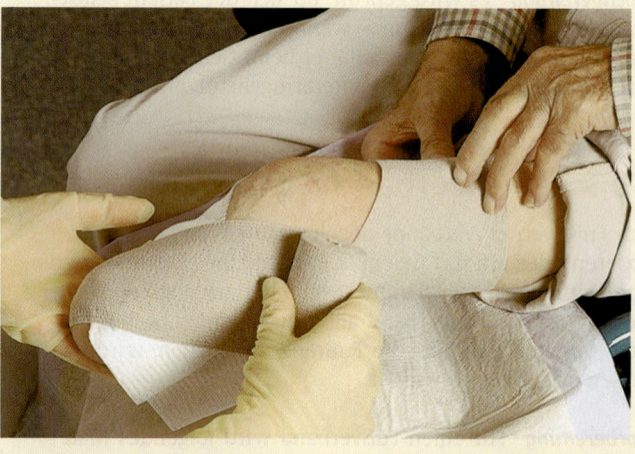

2 Danach wird eine Tour zum Knöchel geführt und eine Kreistour um den Knöchel gewickelt.

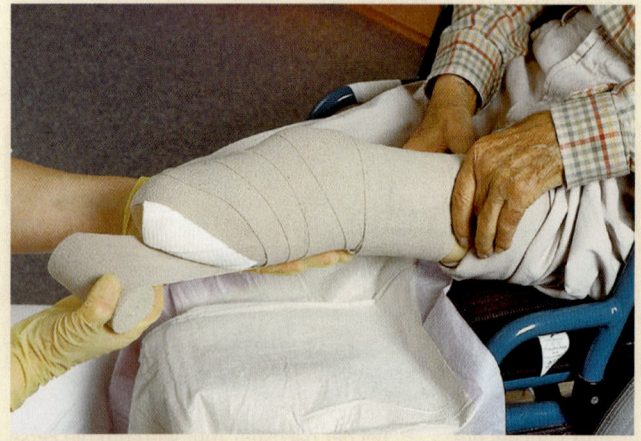

3 Der Bindenzug ist an der Stumpfspitze am höchsten und nimmt zum Körper hin ab.

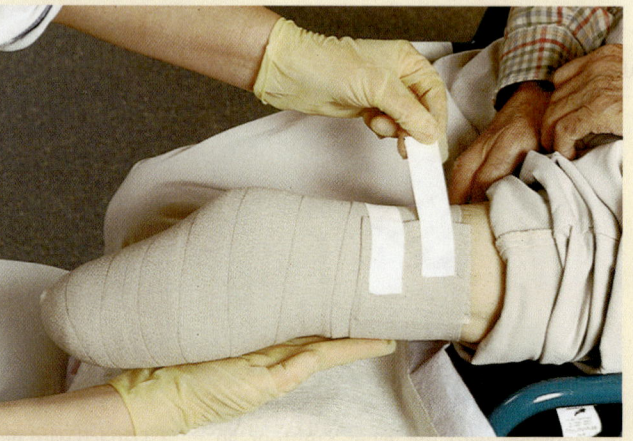

4 Die Binde wird oberhalb des Kniegelenks mit Pflasterstreifen fixiert.

- **Langzugbinden**: geringer Druck bei Muskelanspannung, hoher Druck in Ruhe → leichte Kompressionsverbände, nicht über Nacht anlegen

Grundsätzlich gelten folgende Regeln:
- Bindenbreite je nach Durchmesser der Extremität auswählen.
- Immer von innen nach außen wickeln.
- Immer herzwärts wickeln (Ausnahme: absteigender Kornährenverband).
- Verband immer in physiologischer Stellung anlegen.
- Bindenabschluss nicht über einer Wunde anlegen.

Gewickelt wird am Anfang im **Kreisgang**, an konisch zulaufenden Gliedmaßen im **Schraubengang** (Spiralgang), an Gelenken in **Achtertouren** (Kornährenverband).

30.3 Gipsverbände

Definition Gipsverband
Ein Gipsverband ist ein fester Stützverband. Er dient primär dazu, Körperteile und Gelenke nach einer Fraktur oder einer Operation oder bei Entzündungen ruhigzustellen.

30.3.1 Allgemeines

Ein Gipsverband wird i.d.R. aus dem Gipsmineral Kalziumsulfat und Wasser hergestellt. Das Material gibt es als Gipsbinde (gerollt) oder als Gipslonguette (gelegt) in unterschiedlichen Größen. In Wasser aufgeweicht ist der Gips sehr flexibel und kann jedem Körperteil individuell angepasst werden. Dann härtet er rasch aus. Nach ca. 30 Minuten ist der Gips abgebunden und stabil, seine endgültige Härte erreicht er aber erst nach 1–3 Tagen.

Indikationen • Gipsverbände werden v.a. zur Ruhigstellung von Gliedmaßen oder Gelenken angelegt. Sie sind z.B. indiziert bei Frakturen, entzündlichen Knochen- und Gelenkprozessen oder bei notwendigen Korrekturen von Fehlstellungen.

Gipsarten • Gipsverbände werden grundsätzlich als zirkuläre Verbände (geschlossene Gipsverbände), in Form von Longuetten (z.B. Gipsschienen) oder auch in Kombination der beiden Techniken angelegt. Je nach Indikation können zirkulär angelegte Gipsverbände gespalten und danach als Gipsschiene bzw. Gipskorsett verwendet werden.

Das Anlegen, Spalten und Entfernen eines Gipsverbands ist ärztliches Aufgabengebiet. Der Arzt kann diese Aufgabe aber an entsprechend ausgebildete Pflegekräfte delegieren.

30.3.2 Gipsverband anlegen

Exemplarisch wird im weiteren Text das Anlegen eines Unterschenkel-Liegegipses beschrieben.

Vorbereitung

Für einen Unterschenkel-Liegegips werden vorbereitet:
- evtl. sterile Kompressen zur Wundabdeckung
- Schlauchmull als Hautschutz
- Synthetikwatte zur Polsterung gefährdeter Körperstellen
- Krepppapier (Watteschutz)
- Gipsbinden
- Gipslonguette für die Sohlenverstärkung
- kräftige Schere
- Böhler-Bank oder Polsterkissen zur Lagerung des Fußes
- Wasserbecken mit ca. 18–25 °C kaltem Wasser
- Einmalhandschuhe, Einmalschürzen
- Einmalwaschlappen und Einmalhandtücher
- Bettschutz (Gummi)

Der Patient wird, wenn möglich, flach auf dem Rücken gelagert, die Böhler-Bank im Kniegelenk positioniert und ein Bettschutz unter den Unterschenkel gelegt.

Durchführung

Je nach Indikation muss der Fuß in einem bestimmten Winkel evtl. durch eine 2. Person gehalten werden. Die Haut wird sorgfältig auf lokale Infektionen und Druckstellen kontrolliert, nach Arztanordnung gereinigt und mit einer Hautschutzlotion eingecremt.

Abpolstern • Anschließend wird der Schlauchmull über den gesamten Unterschenkel gezogen (▶ Abb. 30.5-1) und der Unterschenkel zirkulär mit der Synthetikwatte abgepolstert, insbesondere druckexponierte Stellen wie Knie, Tibia- und Fibulaköpfchen, Außen- und Innenknöchel sowie die Achillessehne (▶ Abb. 30.5-2). Danach folgt eine zirkuläre Wickeltour mit Krepppapier.

Gipsbinden anlegen • Dann kann mit der 1. Gipsbinde begonnen werden. Man taucht die Gipsbinde vollständig in das Wasserbecken und wartet, bis keine Luftblasen mehr aufsteigen (etwa 2–3 Sekunden). Um überschüssiges Wasser zu entfernen, wird die Binde gut ausgedrückt. Dann wickelt man von distal (körperfern) nach proximal (körpernah) an (▶ Abb. 30.5-3). Da die Verarbeitungszeit nur ca. 5 Minuten beträgt, sollte während des Anlegens zügig gearbeitet werden. Die Binde wird ohne Zug abgerollt, evtl. auftretende Falten werden glattgestrichen.

Nach jeder angewickelten Gipsbinde wird der Gips modelliert, dabei wird der Gips nur mit der flachen Hand berührt. Außerdem wird überprüft, ob die Fußstellung noch korrekt ist. Danach kann der proximale und distale Schlauchmullunterzug umgeschlagen werden.

Gipslonguette anlegen • Eine Gipslonguette wird ins Wasser getaucht, ausgedrückt und zur Verstärkung der Gips-Sohlenplatte verwendet. Die Longuette wird mit der flachen Hand modelliert und mit einer Gipsbinde angewickelt. Dann werden die Zehen freigelegt.

Gips abrunden und lagern • Der noch weiche Gipsverband wird mit der flachen, feuchten Hand glattgestrichen und der proximale und distale Gipsabschluss werden ebenfalls mit feuchten Händen abgerundet. Gipsreste werden entfernt und das Anlegedatum mit einem wischfesten Stift auf dem Gipsverband vermerkt. Die eingegipste Extremität wird noch ca. 5–10 Minuten mit flachen Händen gehalten, bis der Gips abgebunden hat. Während der vollständigen Austrocknung an der Luft (Dauer je nach Gipsdicke ca. 24–36 Stunden), sollte die eingegipste Extremität großflächig auf einer flachen Unterlage gelagert werden.

Sensibilität und Durchblutung prüfen • Um Druckschäden, Durchblutungsschäden, Venenthrombosen usw. zu vermeiden, werden abschließend Sensibilität und Durchblutung der ruhiggestellten Extremität überprüft:
- Hat der Patient Schmerzen? Treten Pochen, Kribbeln oder Taubheitsgefühle auf? Sind die Finger oder Zehen beweglich? Gibt es Anzeichen für eine Peroneuslähmung?

Abb. 30.5 Gipsverband anlegen. *Aus: Kirschnick O. Pflegetechniken von A–Z. Thieme 2010*

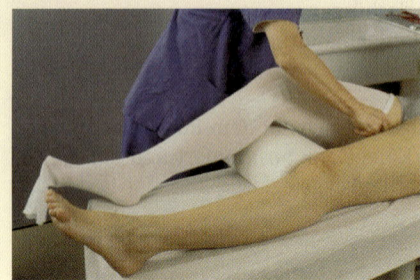

1 Der Schlauchmull wird über den gesamten Unterschenkel gezogen.

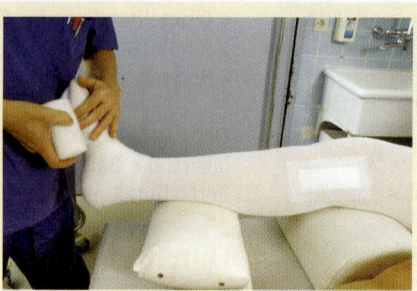

2 Der Unterschenkel wird zirkulär mit Synthetikwatte abgepolstert, insbesondere druckexponierte Stellen wie Knie, Tibia- und Fibulaköpfchen, Außen- und Innenknöchel sowie die Achillessehne.

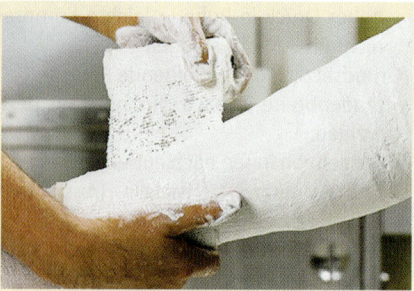

3 Die Gipsbinde wird zügig von distal nach proximal angewickelt.

- Gibt es Anzeichen für Durchblutungsstörungen, z. B. blasse Hautfarbe an den Zehen? Fühlt sich die Haut kalt an? Sind Schwellungen erkennbar oder entstehen Bruchlinien im Gipsverband?

Weiterhin sollten Feuchtigkeit und Wärme des abbindenden Gipsverbands überprüft werden.

ACHTUNG
Beobachten Sie solche Veränderungen, müssen Sie sofort den Arzt informieren. Der Gips muss dann umgehend gespalten werden.

Nachbereitung

Der Patient wird bei einer bequemen Lagerung und ggf. beim Anziehen unterstützt. Er sollte über mögliche Komplikationen im Zusammenhang mit dem Gipsverband informiert und angeleitet werden, selbst auf die Durchblutung und die Sensibilität zu achten. Bei Veränderungen sollte er sich umgehend melden.

WISSEN TO GO

Gipsverband anlegen

Die wichtigsten Arbeitsregeln beim Gipsen sind:
- Gipsbinde oder -longuette vor dem Anlegen kurz im Wasserbad tränken, bis keine Luftblasen mehr aufsteigen, dann ausdrücken.
- Zügig arbeiten (Verarbeitungszeit ca. 5 min).
- Frisch eingegipste Körperpartien immer mit flachen Händen anfassen.
- Eingegipste Extremität noch ca. 5–10 min halten, bis Gips abgebunden hat.
- Während der vollständigen Austrocknung eingegipste Extremität großflächig auf flacher Unterlage lagern.
- Patienten auf mögliche Komplikationen (Druckschäden, Durchblutungsstörungen, Venenthrombose usw.) hin beobachten und informieren.

Gipsverbände, die nach einem frischen Trauma angelegt werden, müssen nach dem Aushärten gespalten werden, damit ausreichend Platz für das evtl. noch anschwellende Gewebe vorhanden ist.

30.3.3 Gipsverband spalten und entfernen

Ein Gipsverband, der nach einer frischen Fraktur angelegt wurde, muss nach dem Aushärten gespalten werden. Hierfür wird bei dem noch frischen Gips ein Streifen herausgeschnitten, damit bei einer Weichteilschwellung keine Durchblutungsstörungen oder Nervenschädigungen auftreten können. Gipsverbände werden entfernt, wenn die Fraktur abgeheilt ist oder der Verband erneuert werden muss. Im Folgenden wird das Spalten eines Unterschenkelgipses beschrieben.

Vorbereitung • Folgendes Material wird benötigt:
- Verbandschere, Gipsschere
- Rabenschnabel, Gipsspreizer
- oszillierende Gipsfräse

Der Patient sollte, wenn möglich, auf dem Rücken liegen. Ein Bettschutz sollte unter dem Unterschenkel platziert sein.

Durchführung • Die Gipsfräse sollte bereits vor dem Spalten einmal betätigt werden, damit der Patient vor dem Geräusch nicht erschrickt. Der Patient sollte auf die mögliche Wärmeentwicklung hingewiesen werden. Patienten, die 4–6 Wochen einen Gips getragen haben, freuen sich meist, wenn dieser entfernt wird, haben aber auch manchmal Angst davor, weil sie nicht wissen, inwieweit sie die entsprechende Extremität nach der Entfernung bewegen können. Es ist wichtig, auf diese Ängste einzugehen und behutsam bei der Hautreinigung bzw. -pflege und beim Bewegen der Extremität vorzugehen.

Der Gips wird mit der Gipsfräse schrittweise auf beiden Seiten – oder zur Spaltung über der Tibiakante – aufgeschnitten. Mit dem Gipsspreizer wird der Gips aufgespreizt und die restlichen Schichten (Schlauchmull, Synthetikwatte, Krepppapier usw.) mit der Verbandschere aufgeschnitten. Der Gipsverband wird vorsichtig abgenommen und die Gliedmaße nach Arztanordnung gelagert. Die Haut wird gereinigt und evtl. eingecremt.

Nachbereitung • Eventuell wurde eine Röntgenaufnahme zur Verlaufskontrolle angeordnet. Pflegende sollten sicherstellen, dass der Patient weiß, wie er sich in den kommenden Tagen verhalten soll.

30.4 Schlauchmullverbände

Definition **Schlauchmull**
Schlauchmull ist ein nahtloses, nicht fransendes Mullgewebe in Schlauchform. Das Material wird in verschiedenen Durchmessern angeboten und ist sehr dehnbar. Schlauchmullverbände sind daher sehr anschmiegsam und eignen sich besonders für die Fixierung von Wundauflagen.

Schlauchmullverbände werden in unterschiedlichen Größen angeboten. Je nachdem, welche Körperpartie verbunden werden soll, wird die entsprechende Größe ausgesucht. ▶ Tab. 30.2 gibt einen Überblick zu den handelsüblichen Schlauchmull-Verbandstoffen.

Vorteile eines Schlauchmullverbands gegenüber einem Mullverband: Verbände lassen sich mit Schlauchmull i.d.R. schneller und unkomplizierter als mit Mullbinden anlegen; Verbände rutschen nicht und liegen fest an, ohne abzuschnüren und über konisch geformten Körperpartien und Gelenkbeugen bleibt der Verband angenehm glatt.

Anlegen eines Schlauchmullverbands • Schlauchmullverbände können mit oder ohne Anbringhilfe (Applikator) angelegt werden (▶ Abb. 30.6). Wird ein Applikator verwendet, wird der Schlauchmull zuerst auf den Applikator gerollt und dann über den zu verbindenden Körperteil gestülpt. Grundsätzlich läuft die Anlage in 4 Schritten ab:

1. **Spannen**: Zuerst wird der Schlauchmull in der entsprechenden Länge locker zusammengerafft. Dann wird mit beiden Händen in den Verband gegriffen und dieser mit gespreizten Händen über den zu verbindenden Körperteil geführt. Mit den Fingerspitzen wird dabei gebremst, dadurch spannt sich das Material.
2. **Drehen**: Gleichzeitig mit dem Spannen wird der Verband in der Längsachse gedreht. Auf diese Weise wird eine bestimmte Festigkeit erreicht. Die Drehung erfolgt dabei immer in die gleiche Richtung. Es sollte auf die richtige Kraftanwendung geachtet werden (Stauungsgefahr!).
3. **Verankern**: Am Ende des Verbands wird der Schlauchmull unter leichter Spannung um 180° gedreht und der Verband an beiden Enden verankert.
4. **Befestigen**: Der Verband wird mit Pflaster fixiert. Das Endstück des Verbands wird in Maschenrichtung eingeschnitten, beide Zipfel werden herausgezogen und die beiden Enden verknotet.

Abb. 30.6 Applikator für Schlauchmull.

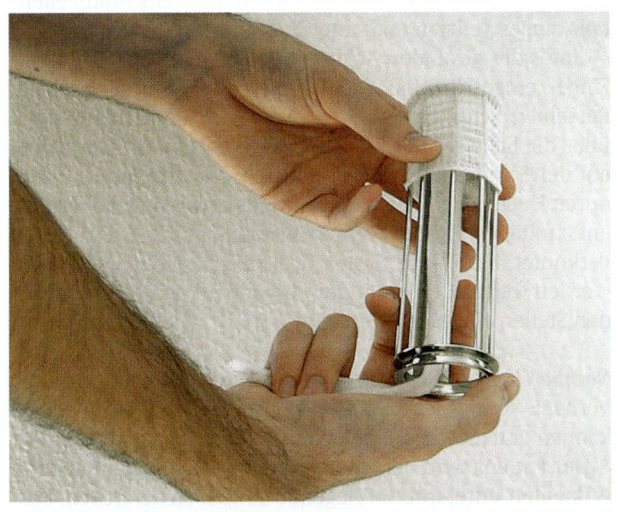

Aus: Kirschnick O. Pflegetechniken von A–Z. Thieme 2010

Tab. 30.2 Größenauswahl handelsüblicher Schlauchmull-Verbandstoffe je nach Verbandart.

Verband	Stülpa	Tubegauz (tg)	Tricofix
Finger-, Zehenverbände	0 R	1	A, B
Finger-, Zehenverbände mit größeren Wundauflagen	1 R	2	B
Verbände mehrerer Finger, Kinderhandverbände, Kinderunterarmverbände	2 R	3	C
Hand- und Armverbände, Kinderunterschenkelverbände	2–3 R	5–6	C, D
Unterschenkelverbände, Kinderoberschenkelverbände	3 R	6	C, D, E
Beinverbände, Kinderkopfverbände	3–4 R	7	E, F
Kopfverbände, Oberschenkelverbände, Kinderkörperverbände	4–5 R	9	E, F
größere Kopfverbände	6 R	9	F, G
Körperverbände bis Konfektionsgröße 40	7 R	K 1	K
Körperverbände ab Konfektionsgröße 40	8 R	K 2	L

ACHTUNG
Das Pflaster darf nicht zirkulär angebracht werden, da sonst Stauungsgefahr besteht.

30.4.1 Kopfverband

Bei Kopfverletzungen wie einer Kopfplatzwunde eignet sich Schlauchmull sehr gut, um die Wundauflagen zu fixieren.

Vorbereitung • Für einen Kopfverband mit Schlauchmull werden benötigt:
- ggf. Material zur Wundversorgung inkl. steriler Wundauflage
- Schlauchmull z.B. tg Gr. 9
- Verbandschere

Der Patient sollte bei der Anlage, wenn möglich, sitzen. Schmuck (z.B. Ohrringe, Augenbrauen-Piercing) sollte entfernt und sicher verwahrt werden. Eine Wunde wird gereinigt und die sterile Wundauflage unter aseptischen Bedingungen aufgebracht.

Durchführung • Zunächst wird der Schlauchmull abgemessen (doppelte Länge des Kopfumfanges) und zu ⅔ aufgerollt. Der kürzere Teil (⅓) des Schlauchmulls wird gedehnt und über den Kopf und die Wundauflage gezogen. Der gerollte, längere Teil wird ausgezogen, gedehnt, gerafft und 2-mal um die eigene Achse gedreht. Danach wird er an der Stirn beginnend über die erste Lage geführt (▶ Abb. 30.7-1). Die obere Lage wird in Stirnmitte eingeschnitten. In die untere Lage werden auf Höhe der Ohren kleine Löcher geschnitten

30 Verbandtechniken

Abb. 30.7 Anlegen eines Kopfverbands.

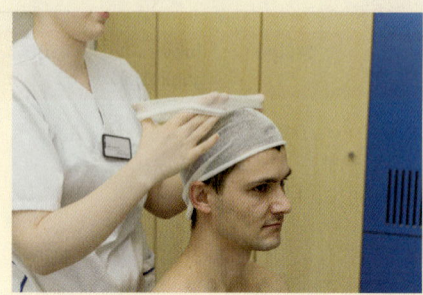
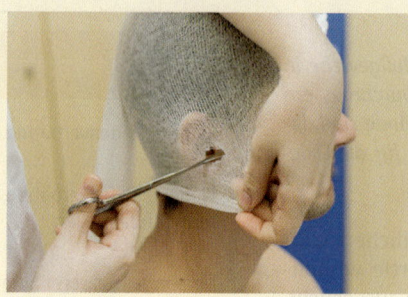
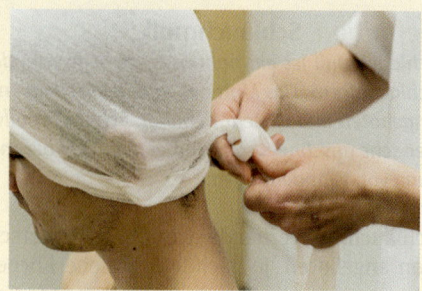

1 Der kürzere Teil des Schlauches wird über den Kopf gestülpt, der Rest ausgerollt, 2-mal gedreht und über die erste Lage gestülpt.

2 In die untere Lage werden in Höhe der Ohrläppchen kleine Löcher geschnitten.

3 Die Zipfel der oberen Lage werden durch die Löcher auf Ohrhöhe gezogen und verknotet.

(▶ Abb. 30.7-2). Durch diese werden die entstandenen 2 Zipfel der oberen Lage durchgezogen. Die Zipfel werden seitlich am Hals verknotet (▶ Abb. 30.7-3). Überstehende Schlauchränder der ersten Lage können nach oben umgeschlagen werden.

Nachbereitung • Pflegende sollten sich vergewissern, dass die Bänder nicht zu stramm oder zu locker gebunden sind, und prüfen, ob der Verband über die Augen rutschen kann.

30.4.2 Brustverband

Nach Operationen im Brust- oder Achselbereich kann ein Brustverband indiziert sein, um Wundauflagen in diesem Bereich gut zu fixieren.

Vorbereitung • Folgendes Material wird benötigt:
- ggf. Material zur Wundversorgung inkl. steriler Wundauflage
- Schlauchmull, z. B. tg K1 oder K2
- Verbandschere

Der Patient sollte bei der Anlage, wenn möglich, sitzen. Eine Wunde wird gereinigt und die sterile Wundauflage unter aseptischen Bedingungen aufgebracht.

Durchführung • Der Schlauchmull wird zunächst abgemessen (3-fache Schulterbreite) und der Mull in der Bruchkante (Druckkanten durch Verpackung) zu einem Drittel aufgeschnitten. Dann wird der geschlossene Teil des Schlauchmulls über den Arm und die Schulter des Patienten gestreift, die Zipfel werden in der entgegengesetzten Taille verknotet. Der Schlauch wird am Oberarm gerafft und dort verankert. Der Wulst wird über der Schulter komplett durchtrennt und die zweite Schlauchmulllage über der ersten verknotet.

Nachbereitung • Pflegende sollten sich vergewissern, dass die Wundauflage durch den Verband ausreichend fixiert ist. Weiterhin sollte geprüft werden, ob der Verband genügend Festigkeit hat, aber auch nicht zu stramm sitzt: Kann der Patient Arme und Schulter frei bewegen?

30.4.3 Desault-Verband

Der Desault-Verband ist ein Stützverband zur Ruhigstellung von Schultergelenk und Oberarm. Er wird aus schulterbreitem Schlauchmull angelegt und mit Pflaster fixiert. Der betroffene Arm ruht in gebeugter Stellung vor dem Körper. Der Desault-Verband wird u.a. nach einer Reposition einer Schultergelenksluxation angelegt. Seine Anwendung wurde teilweise durch den leichter anzulegenden Gilchrist-Verband abgelöst.

Vorbereitung • Für den Desault-Verband werden benötigt:
- Schlauchmull, z. B. tg K1, K2
- Applikator Gr. 2
- Polster
- Verbandschere, Pflasterstreifen

Der Patient wird ggf. beim Entkleiden des Oberkörpers unterstützt und Schmuck am Handgelenk und an den Fingern entfernt und sicher versorgt. Der Patient sollte bei der Anlage, wenn möglich, sitzen.

Durchführung • Die Schulterbreite wird mit dem Schlauchmull abgemessen, davon wird die 4-fache Länge genommen. Ein Ende des Schlauchmulls wird so umgeschlagen, dass ein doppelter Schlauch entsteht. Der Schlauchmull wird gerafft, gedehnt und über den Kopf und den gesunden Arm gezogen. Achselhöhle und Ellenbogen werden abgepolstert. Der Schlauchmull wird glatt über den Oberkörper gezogen und unterhalb des Ellenbogens eingeschnitten und verknotet. An der gegenüberliegenden Taille wird der Schlauchmull ebenfalls eingeschnitten und unter Zug verknotet.

Unter der gesunden Achsel wird der Schlauchmull etwas länger eingeschnitten, diese Zipfel werden unter Zug auf derselben Schulter verknotet. Nun wird der Schlauchmull über die Schulter der kranken Seite gezogen und ca. 10 cm auf der Schulterhöhe eingeschnitten. Der kranke Arm wird durch Hochziehen des Schlauchmulls etwas angehoben. Die entstandenen Streifen werden auf der Schulter gekreuzt und verknotet, bzw. mit Pflasterzügel fixiert. Die Fingerspitzen werden freigelegt, indem der Verband an den entsprechenden Stellen eingeschnitten wird.

Nachbereitung • Pflegende sollten sich vergewissern, dass der Verband so angelegt ist, dass keine Druckstellen entstehen können und die Achselhöhlen ausreichend gepolstert sind.

Der Patient wird bei einer bequemen Lagerung und beim Ankleiden unterstützt. Pflegende sollten sicherstellen, dass der Nachttisch auf der gesunden Seite des Patienten steht und die Rufanlage in Reichweite ist. Weiterhin sollten Pflegende prüfen, ob der Patient eventuell bei der Körperpflege und der Nahrungsaufnahme Unterstützung benötigt.

30.4.4 Gilchrist-Verband

Der Gilchrist-Verband ist ein Stützverband zur Ruhigstellung von Schulter und Oberarm. Er wird mit einer speziellen Verbandtechnik mit Schlauchverband und einem Tragegurt angelegt und hat den aufwendigeren Desault-Verband abgelöst. Ziel ist die Ruhigstellung des Schultergelenks. Er ist daher z.B. nach einer Reposition einer Schulterluxation indiziert oder bei einer Oberarmkopffraktur.

Vorbereitung • Für einen Gilchrist-Verband werden benötigt:
- Schlauchmull, Polsterwatte
- Pflaster oder 2–4 Sicherheitsnadeln
- Verbandschere

Der Patient wird ggf. beim Entkleiden des Oberkörpers unterstützt. Schmuck am Handgelenk und an den Fingern wird entfernt und sicher versorgt. Der Patient sollte bei der Anlage, wenn möglich, sitzen.

Durchführung • Zunächst wird der Schlauchmull abgemessen (3-fache Länge der Entfernung vom Halsansatz zu den Fingerspitzen) und zugeschnitten. Der Schlauchmull wird nach ⅔ quer eingeschnitten und dann der Arm in das längere Ende eingeführt. Die Achselhöhle wird abgepolstert und das kürzere Schlauchende um den Hals des Patienten gelegt. Die Polsterwatte wird in den Schlauch in die Nackenregion eingezogen, das Ende des Schlauches wird schlaufenartig mit 1–2 Sicherheitsnadeln oder mit Pflaster am Handgelenk fixiert. Das lange Ende, das vom verletzten Arm herabhängt, wird um den Rumpf des Patienten herumgeführt und in einer Schlaufe um den Oberarm gelegt. Der rückwärtige Teil dieser Schlaufe wird mit Pflaster fixiert. Abschließend wird im Bereich der Fingergrundgelenke und des Daumens der Verband eingeschnitten und die Finger werden freigelegt.

Der Gilchrist-Verband ist auch als **Fertigverband** mit Klettverschlüssen erhältlich (▶ Abb. 30.8). Dieser ist meist einfacher in der Handhabung als die Anlage eines Schlauchverbands.

Nachbereitung • Die Nachbereitung entspricht der beim Desault-Verband (S. 594).

30.4.5 Handverband

Ein Handverband ist indiziert bei Verletzungen der Hand. Ziel ist die Fixierung von Wundauflagen.

Vorbereitung • Für einen Handverband mit Schlauchmull werden benötigt:
- Material zur Wundversorgung inkl. steriler Wundauflage
- Schlauchmull z.B. tg Gr. 5
- ggf. Applikator Gr. 5
- Pflasterstreifen, Verbandschere

Abb. 30.8 Gilchrist-Fertigverband mit Klettverschlüssen.

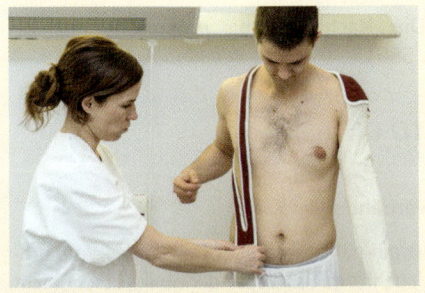

1 Das Schlauchstück wird über den verletzten Arm gestreift, das Schulterpolster bedeckt die verletzte Schulter. Die Bandage wird vom Schulterpolster über den Nacken zur gesunden Schulter geführt. Der Patient steckt seinen gesunden Arm durch die geteilte Bandage.

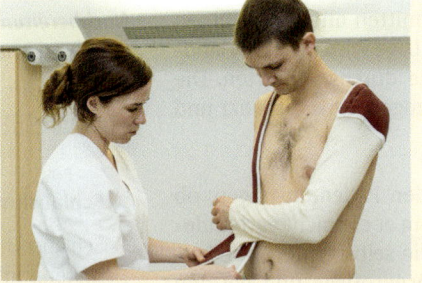

2 Der verletzte Arm wird um 90° angewinkelt, das Handgelenk wird mit dem Ende der Bandage mithilfe des Klettverschlusses vor dem Oberkörper befestigt.

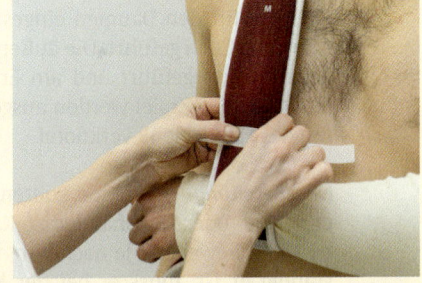

3 Mit einem zusätzlichen Klettband kann die Bandage am Handgelenk fixiert werden.

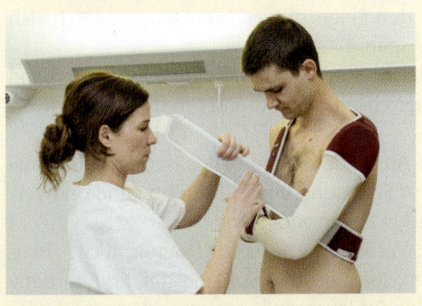

4 Der 2. Teil der Bandage wird um den Rumpf des Patienten gelegt und zwischen Thorax und verletztem Arm durchgeführt.

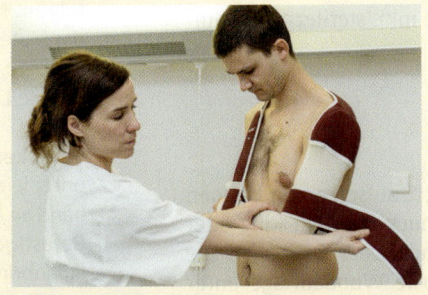

5 Unter leichtem Zug wird die Bandage um den verletzten Arm gelegt und mit einem Klettverschluss im Bereich des Rückens fixiert.

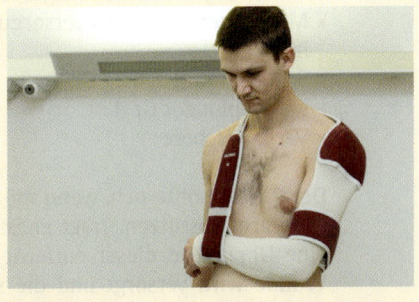

6 Mit dem Gilchrist-Fertigverband können Oberarm und Schultergelenk ruhiggestellt werden.

Abb. 30.9 Anlegen eines Fingerverbands. Aus Kirschnick O. Pflegetechniken von A–Z. Thieme 2010

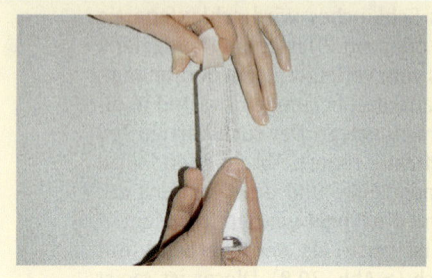

1 Schlauchmull wird auf den Applikator abgestülpt und über den verletzten Finger und die Wundauflage geschoben.

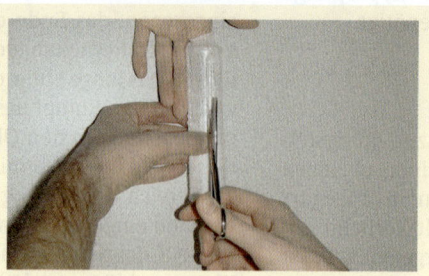

2 Schlauchmull und Wundauflage werden festgehalten, während der Rest des Schlauchmulls am Fingerende um die eigene Achse gedreht wird.

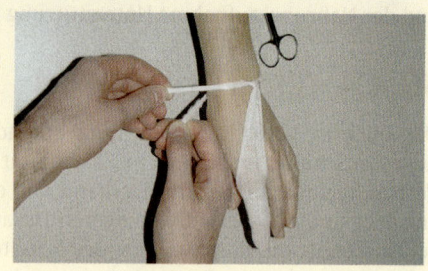

3 Der Mull wird über den Handrücken abgerollt, am Handgelenk eingeschnitten und die beiden Enden werden verknüpft.

Der Patient sollte, wenn möglich, sitzen. Er sollte die Möglichkeit haben, den Unterarm aufzustützen. Schmuck am Handgelenk oder den Fingern wird entfernt und sicher verwahrt. Die Wunde wird gereinigt und die sterile Wundauflage unter aseptischen Bedingungen platziert.

Durchführung • Zunächst wird der Schlauchmull abgemessen (3-fache Handlänge) und zugeschnitten, bei etwa der halben Handlänge wird ein Loch für den Daumen eingeschnitten. Der Schlauchmull wird gerafft und über die Hand und die Wundauflage gestülpt, der Daumen kann durch das Loch gesteckt werden. Der Schlauchanfang und die Wundauflage werden festgehalten und der verbleibende Schlauch wird am Ende der Fingerspitzen um die eigene Achse gedreht. Anschließend wird die zweite Lage des Schlauchmulls wieder zum Handgelenk geführt. Nun wird auch hier ein Loch für den Daumen eingeschnitten und der Daumen durch das Loch geführt. Die äußere Lage wird bis zum Handgelenk weitergeführt und am Ende durchgeschnitten. Die entstehenden Zipfel werden ausgezogen, evtl. gekreuzt und um das Handgelenk verknotet.

Nachbereitung • Pflegende sollten den Patienten fragen, ob er Rechts- oder Linkshänder ist. Kann er die nicht verbundene Hand bewegen? Je nachdem, wie selbst- oder unselbstständig er ist, muss er bei der Körperpflege und bei den Mahlzeiten unterstützt werden.

30.4.6 Fingerverband

Fingerverbände werden z.B. bei Schnittverletzungen notwendig. Mit ihnen kann die Wundauflage fixiert werden.

Vorbereitung • Für einen Fingerverband werden benötigt:
- Materialien zur Wundversorgung inkl. steriler Wundauflage
- Schlauchmull, z.B. tg Gr. 1
- ggf. Applikator Gr. 1
- Verbandschere

Der Patient sollte sich, wenn möglich, aufsetzen und seinen Unterarm abstützen. Trägt er Schmuck (z.B. ein Ring oder eine Uhr), wird dieser entfernt und sicher verwahrt. Die Wunde wird versorgt und die sterile Wundauflage unter aseptischen Bedingungen platziert.

Durchführung • Die Länge des Schlauchmulls wird abgemessen (mind. 2,5-mal so lang wie der Finger) und ein entsprechendes Stück von der Rolle abgeschnitten. Der Schlauchmull wird auf den Applikator gestülpt oder mit den Fingern gedehnt und über den verletzten Finger und die Wundauflage geschoben (▶ Abb. 30.9-1). Schlauchmull und Wundauflage werden festgehalten, während der Rest des Schlauchmulls am Fingerende um die eigene Achse gedreht wird (▶ Abb. 30.9-2). Dann wird die zweite Lage Schlauchmull über den Finger gestülpt und abgerollt. Am Fingergrundgelenk wird der aufgerollte Schlauchmull an der Handinnenfläche aufgeschnitten. Der Mull wird über den Handrücken abgerollt und am Handgelenk eingeschnitten. Die beiden Enden werden verknüpft, um das Handgelenk gezogen und verknotet (▶ Abb. 30.9-3).

Nachbereitung • Die Nachbereitung entspricht der beim Handverband (S. 596).

WISSEN TO GO

Schlauchmullverbände

Schlauchmull ist ein nahtloses, nicht fransendes Verbandmaterial in Schlauchform. Es ist sehr dehnbar, rutscht nicht und schnürt nicht ein. Schlauchmullverbände eignen sich daher besonders, um Wundauflagen zu fixieren. Schlauchmull gibt es in verschiedenen Größen für verschiedene Körperpartien (▶ Tab. 30.2). Ein Schlauchmullverband wird in 4 Schritten angelegt:

1. **Spannen:** Schlauchmull locker zusammenraffen. Mit beiden Händen in den Verband greifen und ihn mit gespreizten Händen über den zu verbindenden Körperteil führen. Mit den Fingerspitzen bremsen, wodurch sich das Material spannt.
2. **Drehen:** Gleichzeitig mit dem Spannen den Verband um die Längsachse drehen (immer in die gleiche Richtung).
3. **Verankern:** Am Ende des Verbands den Schlauchmull unter leichter Spannung um 180° drehen und den Verband an beiden Enden verankern.
4. **Befestigen:** Verband mit Pflaster fixieren; nicht zirkulär anbringen, sonst besteht Stauungsgefahr! Alternativ das Ende des Schlauchmulls einschneiden und beide Zipfel miteinander verknoten.

30.5 Netzschlauchverbände

Definition **Netzschlauchverband**
Der Netzschlauchverband wird aus einem speziellen weitmaschigen, extrem dehnbaren, laufmaschengesicherten Netzschlauch angelegt.

30.5.1 Allgemeines

Material • Netzschlauchverbände sind aus einem hochelastischen Baumwoll-Polyamid-Gemisch hergestellt. Das Material kann an jeder Stelle und in jede Richtung geschnitten werden, ohne dass es einreißt oder ausfranst. Produktbezeichnungen sind z. B. Elastofix, Raucoflex, Bindanetz oder Stülpa-fix. Die verschiedenen Produkte haben unterschiedliche Größenbezeichnungen. Abhängig von der Lokalisation der zu verbindenden Körperpartie muss die entsprechende Größe ausgewählt werden (▶ Tab. 30.3).

Eigenschaften • Netzschlauchverbände sitzen rutschfest und sicher und passen sich der Körperoberfläche gut an, ohne Stauungen und Abschnürungen zu verursachen. Der normale Wärme- und Feuchtigkeitsaustausch der Haut bleibt uneingeschränkt erhalten.

Indikationen • Netzschlauchverbände eignen sich zur Fixierung von Verbänden und Wundauflagen jeder Art und Größe an Kopf, Rumpf, Extremitäten und Fingern (▶ Abb. 30.10). Sie bieten die Möglichkeit eines schnellen Verbandwechsels und einer einfachen Wundinspektion. Sie sind daher ideal für häufige Verbandwechsel geeignet. Sie sind auch indiziert bei Pflasterallergien oder bei Wundinfektionen mit häufigem Verbandwechseln.

Verbandtechnik • Sie ist relativ einfach. Der Netzschlauchmull wird an dem zu verbindenden Körperteil abgemessen und über die Wundauflage gezogen. Je nach Lokalisation kann auch die doppelte Netzschlauchmulllänge genommen werden und dann wie beim Schlauchmullverband gedreht und erneut übergestülpt werden.

Abb. 30.10 Netzschlauchverband am Unterschenkel.

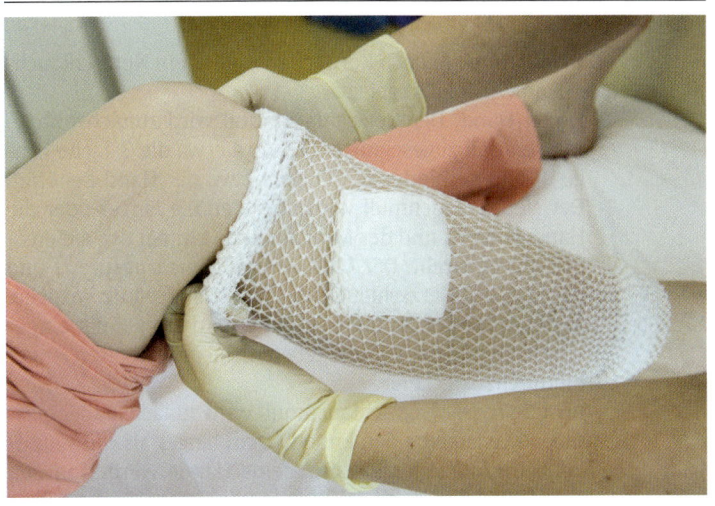

Grundregel Länge • Der Netzschlauch wird ungedehnt am Körper abgemessen. Die richtige Länge entspricht der zu fixierenden Wundauflage und zusätzlich 10 cm an beiden Seiten.

30.5.2 Netzschlauchverbände anlegen

Vorbereitung • Für einen Netzschlauchverband wird Folgendes benötigt:
- Materialien zur Wundversorgung inkl. steriler Wundauflage
- Netzschlauchmull in entsprechender Größe

Je nachdem, welche Körperpartie zu verbinden ist, wird der Patient gelagert. Schmuck muss ggf. entfernt und sicher

Tab. 30.3 Größenauswahl handelsüblicher Netzschlauch-Verbandstoffe je nach Verbandart.

Lokalisation	Stülpa-fix	Bindanetz	Elastofix
Finger-, Zehenverbände	1	0	A
Finger-, Zehenverbände mit größeren Wundauflagen	1	0, 1	A
Verbände mehrerer Finger, Kinderhandverbände, Kinderunterarmverbände	1, 2	1	A
Hand- und Armverbände, Kinderunterschenkelverbände	2	2	A
Unterschenkelverband, Kinderoberschenkelverbände	2, 3	2	A, B
Beinverbände, Kinderkopfverbände	3	3, 4	B
Kopfverbände, Oberschenkelverbände, Kinderkörperverbände	4	5, 4	B, C
größere Kopfverbände	4	5	C
Körperverbände bis Konfektionsgröße 40	5	6	C, D
Körperverbände ab Konfektionsgröße 40	5	7	D

verwahrt werden. Die Wunde wird versorgt und die sterile Wundauflage unter aseptischen Bedingungen platziert.

Durchführung • Je nach Körperpartie wird ein Netzschlauchverband wie folgt angelegt:
- **Finger/Hand**: Der Netzschlauchmull wird zunächst abgemessen und zugeschnitten. Es wird etwa die 3-fache Länge des zu verbindenden Fingers bzw. der Hand benötigt. Der Netzschlauchmull wird über den/die Finger oder die Hand gestreift und der Mull am Ende einmal um die eigene Achse gedreht. Der Mull wird nochmals gespreizt und der Rest des Netzschlauchs bis zum Handgelenk gezogen. In der Mitte der Handinnenfläche wird er ca. 5 cm eingeschnitten und der Patient gebeten, die unverletzten Finger hindurchzustecken.
- **Arm/Bein**: Der Netzschlauchmull wird zunächst abgemessen (jeweils an beiden Enden 10 cm länger als die Wundauflage) und zugeschnitten. Beide Hände werden in den Netzschlauchmull eingeführt, er wird gespreizt und über die Wundauflage gestreift. Abschließend werden die Hände nacheinander aus dem Netzschlauch herausgezogen.
- **Fuß**: Der Netzschlauchmull wird zunächst abgemessen (große Zehe bis ca. 10 cm über dem Knöchel) und zugeschnitten. Der Netzschlauchmull wird über die Zehen gestreift. Das Ende wird einmal gedreht, der Netzschlauch noch einmal gespreizt und der Rest des Netzschlauches bis zum Knöchel gezogen. Um das Tragen von Schuhen zu erleichtern, kann ggf. ein Stück des Verbands an der Ferse ausgeschnitten werden.

Nachbereitung • Es sollte noch einmal geprüft werden, ob der Verband gut sitzt und nicht einschnürt. Ist der Patient mobil oder benötigt er Unterstützung beim Ankleiden oder beim Gehen? Gegebenenfalls können Unterarmgehstützen zur Verfügung gestellt werden.

WISSEN TO GO

Netzschlauchverbände

Netzschlauchverbände bestehen aus einem weitmaschigen und extrem dehnbaren Baumwoll-Polyamid-Gemisch. Das Material kann an jeder Stelle und in jede Richtung geschnitten werden, es reißt nicht ein und franst nicht aus. Es passt sich der Körperoberfläche gut an, ist rutschfest und schnürt nicht ein. Netzschlauchverbände eignen sich daher zur Fixierung von Verbänden und Wundauflagen jeder Art und Größe an Kopf, Rumpf, Extremitäten und Fingern. Sie sind u. a. auch indiziert bei Pflasterallergien oder bei Wundinfektionen mit häufigen Verbandwechseln.

Der Netzschlauchmull wird an dem zu verbindenden Körperteil **ungedehnt** abgemessen und über die Wundauflage gezogen. Gegebenenfalls kann auch die doppelte Länge genommen werden. Wie beim Schlauchmullverband wird das Material noch einmal gedreht und erneut übergestülpt.

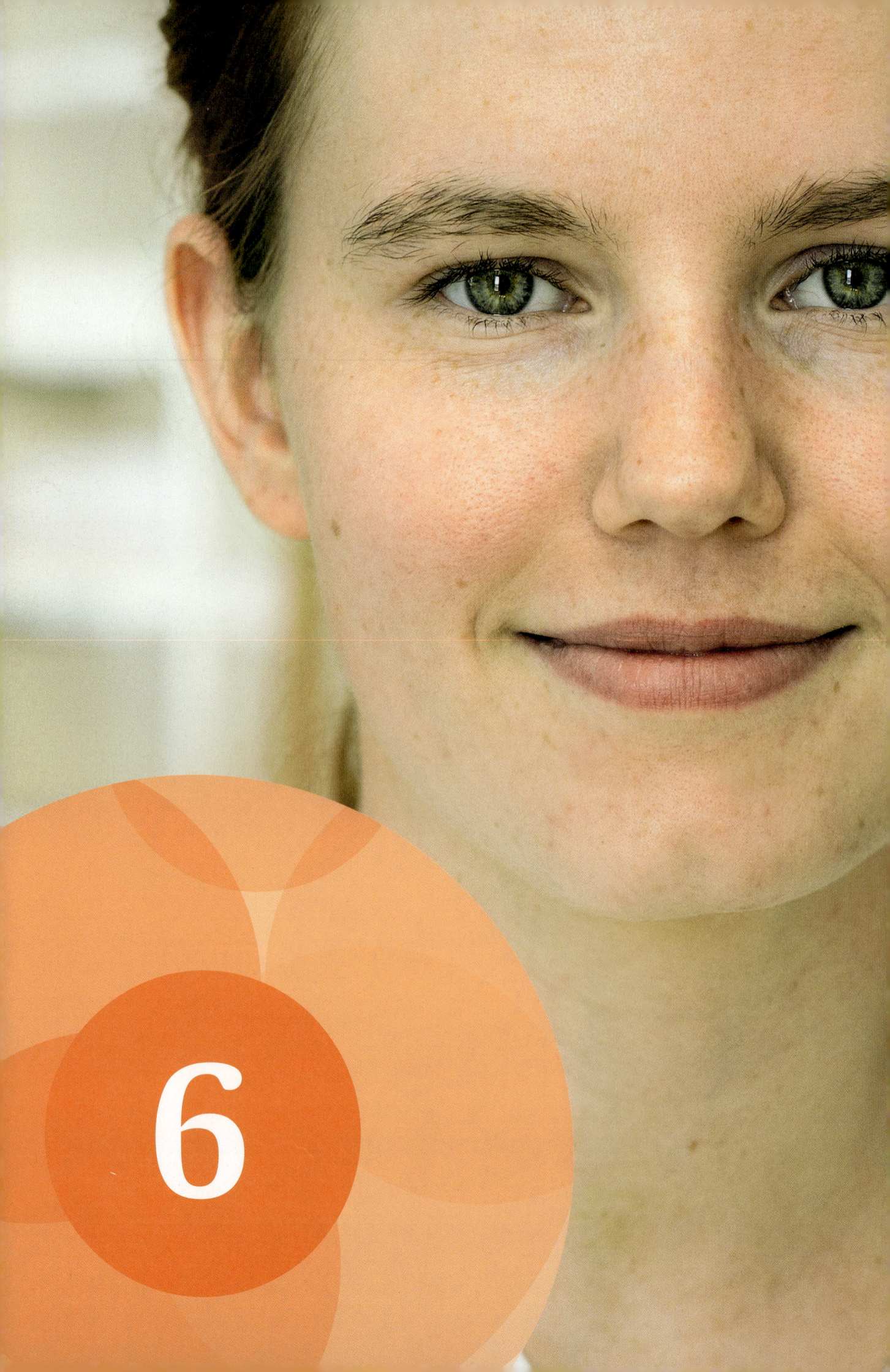

Spezielle Pflegesituationen und therapeutische Pflegeaufgaben

31	Pflege bei Schwangerschaft, Geburt und Wochenbett	602
32	Das Kind im Krankenhaus	630
33	Grundlagen der Pflege im Alter	640
34	Grundlagen der Pflege von Menschen mit geistiger Behinderung	654
35	Grundlagen der häuslichen Pflege	662
36	Medikamentenmanagement	671
37	Schmerzmanagement	687
38	Ernährungsmanagement	706
39	Pflege bei Antikoagulation und Thrombolyse	730
40	Wickel und Auflagen	736
41	Perioperative Pflege	743
42	Pflege bei Fieber	758
43	Pflege von chronisch kranken und multimorbiden Patienten	766
44	Pflege von Patienten mit malignen Tumoren	776
45	Grundlagen der Intensivpflege	794
46	Pflege des sterbenden Menschen – Palliative Care	810
47	Kultursensible Pflege	825
48	Grundlagen einer Pflegeethik und ethische Grenzsituationen in der Pflege	834
49	Informieren, Schulen, Beraten	850
50	Grundlagen der Kinästhetik	857
51	Grundlagen der Basalen Stimulation	864
52	Grundlagen des Bobath-Konzepts	872

31 Pflege bei Schwangerschaft, Geburt und Wochenbett

31.1 Schwangerschaft

Durch eine Schwangerschaft verändert sich vieles im Leben einer Frau, selbst wenn alles unkompliziert verläuft. Da sind zunächst die körperlichen Veränderungen während und nach der Schwangerschaft. Sie entstehen durch den wachsenden Bauch, die Geburt und die jeweiligen Hormonumstellungen. Aber auch psychisch tut sich einiges. Eine Schwangerschaft kann viele Empfindungen mit sich bringen, von riesiger Vorfreude auf das Kind bis zu Angst oder gar Panik. Zudem können die Hormonumstellungen für Gefühlsschwankungen sorgen.

Die Betreuung während einer Schwangerschaft, der Geburt und der Zeit danach hat viele Ziele: Sie soll helfen, der Frau und ihrem Partner Sicherheit und Selbstbewusstsein zu vermitteln und Mutter und Kind optimal zu versorgen. Bedacht werden sollte, dass Schwangerschaft, Geburt und Wochenbett physiologische Vorgänge sind. Schwangere sind nicht krank! Dennoch sollten sie in dieser sensiblen Zeit begleitet werden, um Komplikationen frühzeitig zu erkennen und behandeln zu können.

Dazu arbeiten verschiedene Fachdisziplinen eng zusammen: Vor allem Hebammen betreuen Schwangere. Im Klinikbetrieb unterstützen Pflegende sie dabei. Risikoschwangere werden außerdem von Ärzten unterschiedlicher Fachrichtungen beraten und betreut, z.B. von Gynäkologen und Pädiatern. Die Aufgaben von Pflegenden sind während eines physiologischen Schwangerschaftsverlaufs überwiegend beratender und beobachtender Art.

31.1.1 Beratung der schwangeren Frau

Während einer Schwangerschaft ist es besonders wichtig, dass Frauen sich gesundheitsbewusst verhalten. Das setzt eine gute Beratung voraus (▶ Abb. 31.1). Schwangere sollten die Auswirkungen der Schwangerschaft auf den Körper kennen und wissen, wann diese nicht mehr als physiologisch einzustufen sind, sondern einen Hinweis auf Komplikationen darstellen.

Abb. 31.1 Intensive Betreuung.

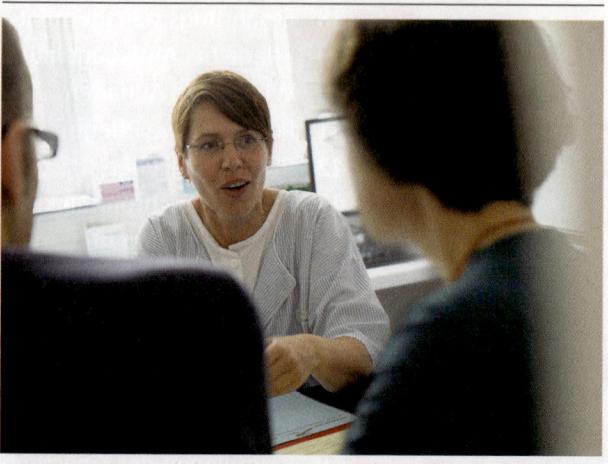

Es ist wichtig, dass werdende Mutter und Pflegepersonal zum Wohle des Kindes während der Schwangerschaft auf Unregelmäßigkeiten achten.

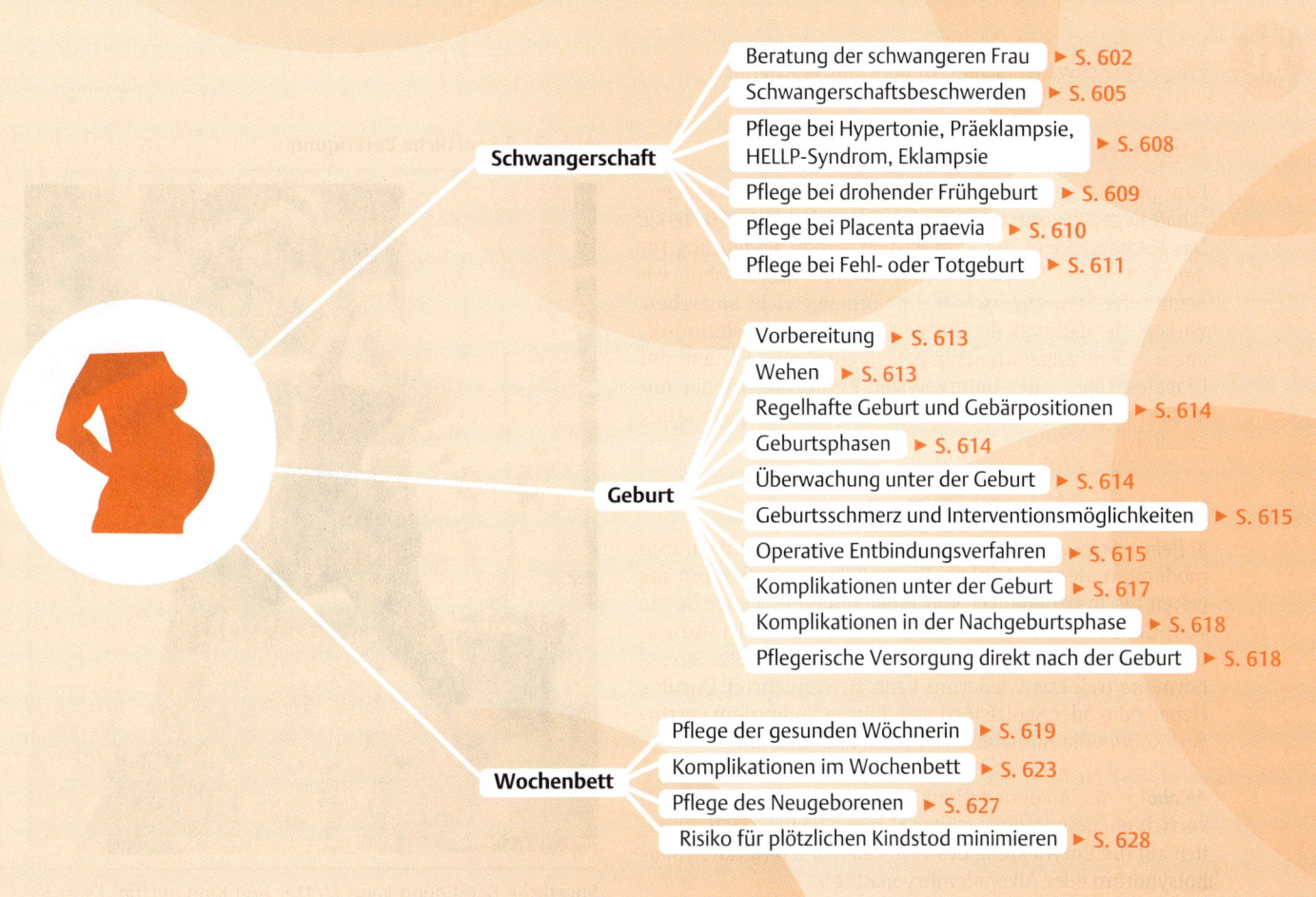

Ernährung

Die richtige Ernährung spielt in der Schwangerschaft eine bedeutende Rolle für die Entwicklung des Ungeborenen. Der Energiebedarf der Frauen steigt im Verlauf der Schwangerschaft nur leicht an. In den letzten Monaten ist er nur etwa 10 % höher als vor der Schwangerschaft. Allerdings ist der Energieverbrauch auch abhängig von der körperlichen Aktivität. Ein um 10 % erhöhter Kalorienbedarf entspricht durchschnittlich etwa 250 kcal pro Tag und damit ungefähr einer Scheibe Brot mit Käse.

Hoher Bedarf an Vitaminen und Mineralstoffen

Bedeutend stärker steigt der Bedarf an einzelnen Vitaminen und Mineralstoffen bzw. Spurenelementen. Schwangere Frauen sollten sich daher an den allgemeinen Empfehlungen für eine ausgewogene Ernährung orientieren. Wichtig ist, dass sie auf einen regelmäßigen Verzehr von Gemüse, Obst, Vollkornprodukten, fettarmer Milch und Milchprodukten, fettarmem Fleisch und Meeresfisch achten. Meeresfisch (z. B. Makrele, Lachs) wird insbesondere empfohlen, um den Bedarf an Jod, Vitamin D und langkettigen Omega-3-Fettsäuren abzudecken, durchschnittlich 200 mg Docosahexaensäure pro Tag.

Jod • Eine Schwangere sollte mindestens 2-mal wöchentlich Meeresfisch und regelmäßig Milchprodukte verzehren, um den erhöhten Bedarf an **Jod** zu decken. Es wird empfohlen, jodiertes Speisesalz zu verwenden. Ein Jodmangel kann beim Fetus zu Störungen der Gehirnreifung und der psychomotorischen Entwicklung führen.

Folsäure • Folsäure beugt der Entstehung von Neuralrohrdefekten (Entwicklungsstörung des Rückenmarks, z. B. Spina bifida) während der Embryonalentwicklung vor. Frauen mit Schwangerschaftswunsch sollten sie möglichst schon 4 Wochen vor der Schwangerschaft und während den ersten 12 Schwangerschaftswochen einnehmen. Folsäure ist die synthetische Variante der sog. Folate. Das sind wasserlösliche B-Vitamine, die der Körper für Wachstums- und Entwicklungsprozesse benötigt. Eine Schwangere kann den erhöhten Bedarf von etwa 600 µg/Tag mit einer „normalen" ausgewogenen Nahrung i. d. R. nicht decken. Ein vermehrter Verzehr folatreicher Lebensmittel, wie Weizenkeime, Sojabohnen, Tomaten, Kohlarten und Backwaren aus Vollkornmehl, kann die Substitution von Folsäure aber unterstützen.

Eisen • Da in der Schwangerschaft mehr Blut zur Versorgung des Fetus benötigt wird, steigt der Eisenbedarf an. Eine Substitution ist bei einer ausgewogenen Ernährung nicht zwingend notwendig. Gynäkologen entscheiden anhand des Hämoglobinwerts als indirektem Hinweis auf den Eisengehalt des Blutes, ob die Gabe eines Präparats notwendig ist. Eisenmangel kann zu einer mütterlichen Anämie führen. Diese äußert sich mit den typischen Symptomen wie Müdigkeit, Blässe, Hb-Abfall oder einer erhöhten Infektanfälligkeit.

ACHTUNG

Schwangere sollten zum Schutz vor Infektionen wie Listeriose und Toxoplasmose keine rohen tierischen Lebensmittel essen. Dazu zählen nicht richtig durchgebratenes Fleisch, Rohwurst, roher Fisch, Rohmilch, rohe Eier sowie daraus hergestellte, nicht ausreichend erhitzte Speisen und Produkte. Weichkäse und Räucherfisch sollten sie ebenfalls vermeiden. Sonst drohen Schäden für das ungeborene Kind.

Gewicht und Stoffwechsel

Eine physiologische Gewichtszunahme in der Schwangerschaft liegt für normalgewichtige Frauen bei etwa 10–16 kg. Das Körpergewicht der Frau ist von großer Bedeutung für den Verlauf der Schwangerschaft. Wenn Frauen schon vor Beginn der Schwangerschaft ihr Normalgewicht anstreben, wirken sie dadurch der Entwicklung eines Gestationsdiabetes (Schwangerschaftsdiabetes) entgegen. Frauen mit Diabetes, Über- oder Untergewicht, Essstörungen oder Anämie sollten eine besonders intensive Ernährungsberatung erhalten.

Genussmittel und Drogen

Koffein • Schwangere sollten koffeinhaltige Getränke nur in moderaten Mengen trinken. Bis zu 3 Tassen Kaffee pro Tag gelten als unbedenklich. Von einer höheren Menge sowie vom Genuss stark koffeinhaltiger Energydrinks ist abzuraten. Denn Koffein regt den Stoffwechsel an und setzt Stresshormone frei. Das wiederum kann zu vermehrter Unruhe, Hypertonie oder Schlafstörungen führen. Außerdem verringert Koffein die Aufnahme von Eisen und Kalzium.

Alkohol • Auf Alkohol sollten schwangere Frauen generell verzichten, denn schon geringe Mengen können sich schädlich auf die Entwicklung des Fetus auswirken (fetales Alkoholsyndrom oder Alkoholembryopathie).

Nikotin • Rauchen wirkt sich schädlich auf das Ungeborene aus. Die gefäßverengende Wirkung von Nikotin behindert u.a. die Blutversorgung des Fetus. Kinder von Raucherinnen haben oft ein niedriges Geburtsgewicht. Darüber hinaus besteht die Gefahr einer kindlichen Entzugssymptomatik nach der Geburt.

Drogen • Bei einer Abhängigkeit der Schwangeren von Drogen, z.B. von sog. „harten" Drogen wie Heroin, ist die Betreuung durch ein professionelles, interdisziplinäres Team notwendig, um die Schwangere, v.a. aber das Ungeborene möglichst vor schwerwiegenden Komplikationen zu schützen.

Medikamente • Die Einnahme von Medikamenten in der Schwangerschaft sollte nur nach Rücksprache mit dem betreuenden Arzt erfolgen. Bei einer Reihe von Wirkstoffen ist eine embryo-/fetotoxische Wirkung bekannt, daher sollte eine Anwendung in der Schwangerschaft vermieden werden. Dazu zählen manche Antibiotika (z.B. Aminoglykoside oder Tetrazycline), Antiepileptika (z.B. Carbamazepin, Phenytoin, Phenobarbital, Valproinsäure), Antihypertensiva (z.B. ACE-Hemmer wie Captopril, Enalapril, Ramipril) oder Zytostatika. Schwangere sollten auf nicht verschreibungspflichtige Medikamente möglichst verzichten bzw. unbedingt ihren Arzt zurate ziehen.

Sport

Bei einer normal verlaufenden Schwangerschaft brauchen Frauen nicht auf Sport zu verzichten. Im Gegenteil: Bewegung und Sport fördern das körperliche und seelische Wohlbefinden (▶ Abb. 31.2). Schwangere sollten Zeichen von Überanstrengung ernst nehmen, z.B. Atemnot beim Laufen. Sportarten mit einer hohen Sturz- und Verletzungsgefahr, verbunden mit dem Risiko starker Erschütterungen, sind nicht zu empfehlen, z.B. Kampf- und Leistungssport, Reiten.

Abb. 31.2 Sportliche Betätigung.

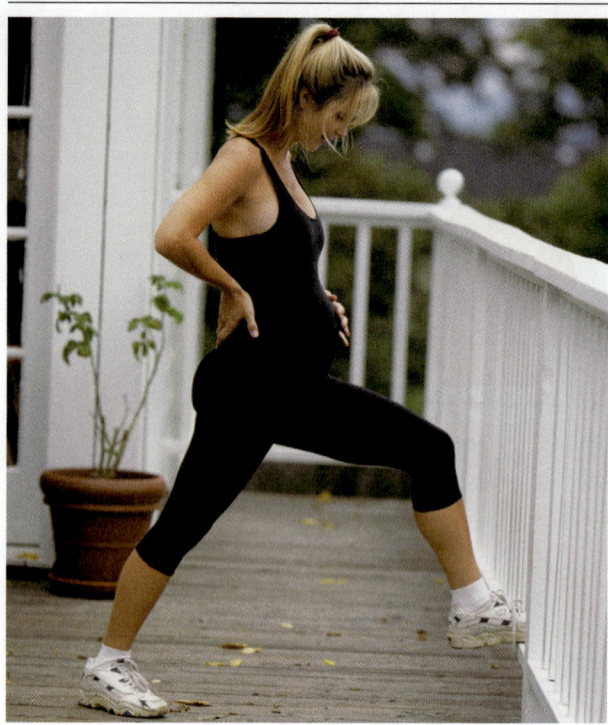

Sportliche Betätigung kann Mutter und Kind guttun. Es ist lediglich darauf zu achten, eine schonende Sportart zu wählen.
© PhotoDisc

WISSEN TO GO

Beratung in der Schwangerschaft

- **Ernährung**: Während einer Schwangerschaft nimmt eine Frau etwa 10–16 kg an Körpergewicht zu. Dabei steigt ihr Energiebedarf aber nur um maximal 10%. Bedeutend stärker wächst der Bedarf an bestimmten Vitaminen, Mineralstoffen und Spurenelementen, z.B. Jod und Eisen. Schwangere sollten auf eine ausgewogene Ernährung mit viel Gemüse, Obst, Vollkorn- und Milchprodukten, fettarmem Fleisch und Fisch achten. Während der ersten 12 Schwangerschaftswochen wird eine Substitution von Folsäure empfohlen. Rohe Lebensmittel tierischen Ursprungs bergen die Gefahr einer Infektion und sollten gemieden werden.
- **Genussmittel und Drogen**: Während Koffein in niedrigen Dosen (bis zu 3 Tassen pro Tag) als unbedenklich gilt, ist von einem Konsum von Alkohol und Zigaretten unbedingt abzuraten, weil diese das Ungeborene schädigen. Bei einer Abhängigkeit von „harten" Drogen sollten Schwangere unbedingt professionelle Hilfen in Anspruch nehmen.
- **Medikamente**: Alle Medikamente bedürfen einer ärztlichen Anordnung. Auch nicht verschreibungspflichtige Medikamente sollten Schwangere nur in Absprache mit ihrem Arzt einnehmen.
- **Sport**: Regelmäßige Bewegung trägt zu einem unkomplizierten Schwangerschaftsverlauf bei. Auf Sportarten mit erhöhter Verletzungsgefahr sollten Schwangere aber verzichten.

31.1.2 Schwangerschaftsbeschwerden

Die körperlichen Veränderungen im Verlauf einer Schwangerschaft werden v.a. durch Änderungen im Hormonhaushalt verursacht. Sie stellen die optimale Entwicklung des Fetus sicher. Außerdem bereiten sie den Körper der Schwangeren auf die Geburt und die spätere Stillzeit vor. Die Veränderungen können aber auch zu Schlafstörungen, Rückenschmerzen und Übelkeit führen. Entlastung und Entspannung können die Beschwerden häufig mindern. Veränderungen können aber auch Hinweise auf mögliche Komplikationen sein. Die Übergänge sind dabei mitunter fließend. Daher ist eine gute Beobachtung und Beurteilung ihrer Entwicklung im Verlauf der Schwangerschaft besonders wichtig.

ACHTUNG
Vaginale Blutungen in der Schwangerschaft sind immer ein Alarmzeichen und sollten durch einen Arztbesuch abgeklärt werden. Ebenso sollte bei plötzlichen starken Schmerzen im Bauchraum oder wegfallenden Kindsbewegungen sofort ärztliche Hilfe gesucht werden.

Leichte Wassereinlagerungen sind in der Schwangerschaft häufig, eine plötzliche starke Gewichtszunahme (> 2 kg/Woche) kann allerdings auf Komplikationen hinweisen. In diesem Fall sollten der Blutdruck kontrolliert und der Urin auf Eiweiß untersucht werden, um eine Präeklampsie (S. 608) auszuschließen.

Hypotonie

Durch die hormonell bedingte Tonusveränderung der Gefäßwände kommt es häufig zu einer Hypotonie. Die regelmäßige Überwachung des Blutdrucks ist wichtig für Mutter und Kind. Ein dauerhaft niedriger Blutdruck kann zu verstärkten Kreislaufproblemen bei der Mutter und zur Unterversorgung des Fetus führen. Zeichen einer Hypotonie sind Leistungsabfall, Müdigkeit, Kopfschmerzen und vermehrter Durst. Im ersten Drittel und dann wieder zum Ende der Schwangerschaft treten Müdigkeits- und Erschöpfungszustände besonders häufig auf.

Maßnahmen • Sowohl Ruhe- und Entspannungszeiten als auch leichte körperliche Bewegung sind hilfreich. Eine ausgewogene Ernährung und ausreichende Flüssigkeitsaufnahme stabilisieren den Kreislauf.

Hautveränderungen

Der veränderte Hormonhaushalt wirkt sich auch auf die Haut einer Schwangeren aus. Sie ist stärker durchblutet und produziert vermehrt Schweiß. Zusätzlich wird sie durch die Ausdehnung des Bauches und durch Wassereinlagerungen stark gedehnt. Viele Schwangere leiden ab dem zweiten Schwangerschaftsdrittel unter einem vermehrten Juckreiz.

Maßnahmen • Schwangeren sollten bei der täglichen Körperpflege bevorzugt pH-neutrale Waschlotionen sowie bei Bedarf Cremes benutzen. Sie sollten bequeme, nicht einengende Kleidung tragen.

Ödeme

Viele Schwangere entwickeln Ödeme. Durch die Schwerkraft und langes Stehen treten diese v.a. im Fuß- und Handbereich auf. Vor allem morgens nach längerem Liegen können Gesicht und Augenlider geschwollen sein. Auslöser für die physiologischen Ödeme sind erneut hormonelle Veränderungen. Vermehrt gebildetes Progesteron führt zu einer besseren Elastizität des Gebärmuttergewebes, bewirkt aber auch, dass die Venenwände durchlässiger für Flüssigkeit werden. Außerdem nehmen während einer Schwangerschaft das Plasma- und das Körperwasservolumen zu. Dadurch nimmt der onkotische Druck in den Blutgefäßen ab. Es tritt vermehrt Flüssigkeit in das Unterhautfettgewebe über. Auch ein Mangel an Salz bzw. Albumin kann Ödeme verursachen bzw. begünstigen.

Maßnahmen • Um das Ausschwemmen zu fördern, sollten Schwangere mehrmals täglich ihre Beine für etwa 20 bis 30 Minuten hochlegen (▶ Abb. 31.3). Ein Ausstreichen der Beine in Richtung des Herzens unterstützt den venösen Rückfluss und den Abtransport von Flüssigkeit. Pflegende sollten bei Ödemen an den Händen dazu raten, Ringe abzulegen. Sonst besteht die Gefahr einer Einschnürung. Eine eiweißreiche Kost wirkt Ödemen entgegen. Von einer salzarmen Kost – wie früher oft empfohlen – ist abzuraten, da ein Natriummangel eine Wassereinlagerung eher begünstigt.

Abb. 31.3 Beine hoch.

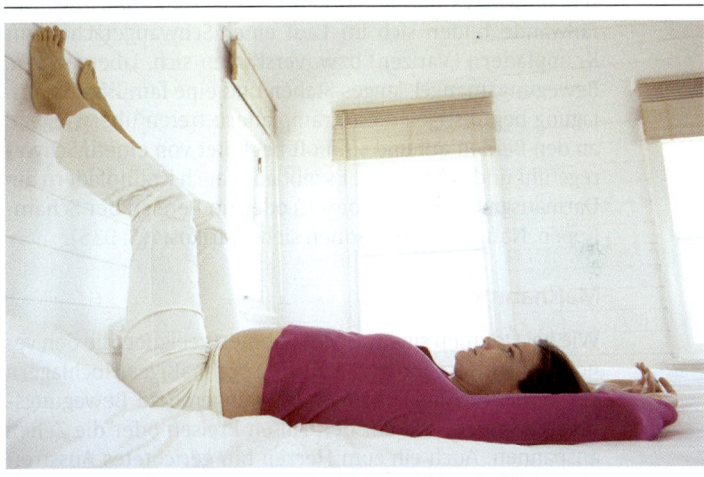

Bei Wassereinlagerungen können die betroffenen Regionen durch Hochlegen entlastet werden. © pixland

ACHTUNG
Starke Ödeme verbunden mit einer plötzlichen Gewichtszunahme können Hinweise auf eine krankhafte Veränderung sein, z.B. eine Präeklampsie oder Eklampsie (S. 608).

Vaginale Infektionen

Aufgrund der gesteigerten Durchblutung der Geschlechtsorgane und der vermehrten Absonderung von Flüssigkeit in der Vagina kann sich das sonst saure Scheidenmilieu in den alkalischen Bereich verschieben. Dies begünstigt Pilz- und andere vaginale Infektionen. Symptome sind Brennen, Juckreiz nach dem Wasserlassen oder dem Geschlechtsverkehr sowie weißlicher Belag oder Ausfluss.

Maßnahmen

Gerade in der Schwangerschaft ist eine gründliche Genitalhygiene notwendig. Es sollten keine alkalischen Seifen verwendet werden. Der Intimbereich sollte mit einem sauberen Waschlappen von vorne nach hinten gewaschen werden. Mehr dazu finden Sie im Kap. „Körperpflege und Bekleidung" (S. 336).

Pilzinfektionen • Im Frühstadium und bei rezidivierenden Infektionen kann eine Behandlung mit Milchsäure und/oder Milchsäurebakterien helfen, das natürliche Scheidenmilieu wiederherzustellen. Die Behandlung kann sowohl intravaginal in Form von Suppositorien als auch oral in Form von Kapseln erfolgen.

Eine fortgeschrittene Pilzinfektion wird mit Antimykotika behandelt, z.B. Salben, Suppositorien. Dabei sollten immer beide Partner behandelt werden. Wichtig ist, die Behandlungsdauer einzuhalten. Geschlechtsverkehr darf erst nach Ende der Behandlung wieder stattfinden. Betroffene Schwangere sollten ihren Zuckerkonsum reduzieren, da Zucker das Scheidenmilieu anfälliger für Pilzinfektionen macht. Unterwäsche aus Baumwolle und Hosen, die im Schritt locker sitzen, sind hautfreundlich und atmungsaktiv und unterstützen ein gesundes Scheidenmilieu.

Varizen

Durch die höhere Blutmenge, durch den Druck des wachsenden Kindes und durch den verringerten Tonus der Gefäßwände bilden sich im Lauf einer Schwangerschaft oft Krampfadern (Varizen) bzw. verstärken sich. Übergewicht, Bewegungsmangel, langes Stehen und eine familiäre Veranlagung begünstigen dies. Krampfadern treten überwiegend an den Beinen auf und sind oft begleitet von einem Schweregefühl und Schmerzen. Es gibt aber auch Krampfadern am Darmausgang (Hämorrhoiden) oder im Bereich der Schamlippen. Nähere Informationen siehe Varikosis (S. 935).

Maßnahmen

Wie bei Ödemen sind v.a. Maßnahmen geeignet, die den venösen Rückfluss fördern, z.B. ein regelmäßiges Hochlagern der Beine. Pflegende können Schwangeren zu Bewegungsübungen raten, z.B. mit den Füßen kreisen oder die Zehen anspannen. Auch ein zum Herzen hin gerichtetes Ausstreichen der Beine, Wechselduschen und kühlende Cremes sind empfehlenswert. Außerdem fördert Bewegung durch die Muskelpumpe den venösen Rückfluss. Regelmäßige Spaziergänge, Radausflüge, gymnastische Übungen oder Schwimmen sind daher ratsam. Bei einem ausgeprägten Befund sollten Schwangere Stützstrümpfe tragen. Meist bilden sich Varizen nach der Schwangerschaft zurück und eine weitere Therapie ist nicht erforderlich.

Übelkeit und Erbrechen

Besonders zu Beginn einer Schwangerschaft kommt es oft zu Übelkeit, häufig morgens oder beim Geruch und Genuss bestimmter Speisen (▶ Abb. 31.4). Viele Frauen leiden auch unter Erbrechen. Eine Ursache ist bislang nicht bekannt. Die Symptomatik verschlimmert sich aber häufig bei Stress oder dem Konsum bestimmter Nahrungsmittel. Welche Nahrungsmittel eine Übelkeit auslösen, ist nicht klar zu bestimmen, da jede Schwangere anders reagieren kann. Als mögliche Auslöser gelten fette oder stark gewürzte Speisen.

Maßnahmen

Die Behandlung erfolgt je nach Symptomatik und reicht von einer Ernährungsumstellung bis zu einer stationären Behandlung. Um die Beschwerden zu lindern, sollten Schwangere regelmäßig kleinere Mahlzeiten zu sich nehmen und Übelkeit auslösende Lebensmittel vermeiden. Suppen mit Kartoffeln, Möhren und Fenchel sowie Ingwer-, Kamille-, Fenchel- und Anistee scheinen sich positiv auszuwirken. Bewegung und Entspannungsübungen können das Wohlbefinden zusätzlich verbessern.

Antiemetika • Nach ärztlicher Verordnung ist eine Behandlung mit niedrig dosierten Antiemetika möglich. Standard der medikamentösen Therapie sind allerdings klassische sedierende Antihistaminika mit antiemetischer Komponente. Ein geeignetes Antiemetikum ist Metoclopramid (z.B. MCP, Paspertin), bei dem keine Hinweise auf entwicklungstoxische Wirkungen vorliegen. Das Pharmakovigilanz- und Beratungszentrum für Embryonaltoxikologie der Charité – Universitätsmedizin Berlin bietet hierzu weitere Informationen: www.embryotox.de.

Komplikationen • Erbricht eine Schwangere sehr häufig und große Mengen, spricht man von einer **Hyperemesis gravidarum** (extreme Schwangerschaftsübelkeit). Sie kann zu einem Flüssigkeits-, Nährstoff- und Elektrolytmangel führen und die Speiseröhre reizen. Ein stationärer Aufenthalt ist i.d.R. nötig, wenn sich der Allgemeinzustand verschlechtert, bei Gewichtsverlust sowie bei Anzeichen einer Exsikkose oder einer Leberfunktionsstörung.

Abb. 31.4 Übelkeit.

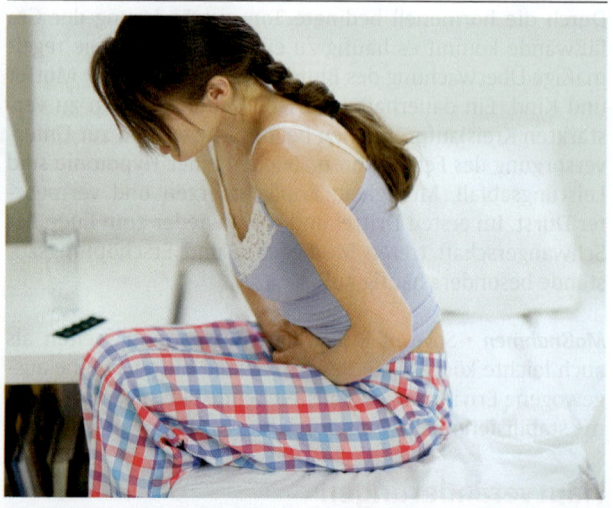

Vor allem zu Beginn kämpfen werdende Mütter oft mit Übelkeit. Ingwer-, Kamille-, Fenchel- und Anistee können die Beschwerden lindern. © Aniance/fotolia.com

Sodbrennen

Gerade zum Ende der Schwangerschaft sind viele Frauen durch Sodbrennen belastet. Ursachen sind meist die zunehmende Größe der Gebärmutter, die zu einer Lageveränderung des Magens führt, oder eine hormonell bedingte Schwäche der Kardiamuskulatur (Mageneingangsmuskulatur). Dadurch fließt Magensäure in die Speiseröhre zurück. Stress und bestimmte Nahrungsmittel können die Beschwerden verschlimmern.

Maßnahmen

Schwangere sollten kleine Portionen essen und Koffein, Süßigkeiten, fettreiche und scharf gewürzte Lebensmittel meiden. Hilfreich ist auch, sich nach den Mahlzeiten nicht hinzulegen, da eine liegende Position den Rückfluss von Magensäure begünstigt.

Antazida und H2-Rezeptorenblocker • Die Verwendung von Antazida (z. B. Sucraphil, Ulcogant) und der H2-Rezeptorenblocker Ranitidin (z. B. Sostril, Zantic) werden als sicher eingestuft.

Schmerzen

Besonders ab dem zweiten Schwangerschaftsdrittel kann es zu stechenden oder ziehenden Schmerzen im seitlichen Bauchbereich bis zu den Labien kommen. Verursacht werden sie durch eine Dehnung und Verlagerung der Gebärmutterbänder. Sie treten meist mehrmals täglich für eine kurze Zeit auf und verschwinden von alleine.

Insbesondere in den letzten Schwangerschaftswochen klagen viele Frauen über Rückenschmerzen. Ursachen sind häufig eine starke Beanspruchung der Gebärmutterbänder, die Auflockerung des Iliosakralgelenks und eine Schonhaltung mit Hohlkreuz (Lordose), um das zunehmende Gewicht des Kindes auszugleichen. Außerdem treten vor allem in den letzten Wochen der Schwangerschaft mitunter Schmerzen im Symphysenbereich auf. Dazu zählen Druckschmerzen, Stauungsschmerzen beim Zusammendrücken der Beckenknochen sowie Schmerzen beim Gehen. Sie können bis in die Oberschenkel oder zum Kreuzbein ausstrahlen.

! Merken Drohende Komplikation
Bei schweren anhaltenden Schmerzen während einer Schwangerschaft muss immer ein Arzt hinzugezogen werden. Sie können harmlos sein oder ein Warnsignal für drohende Komplikationen darstellen.

Das Empfinden von Schmerzen ist immer subjektiv. Wichtig ist, Schwangere mit ihren Problemen immer ernst zu nehmen. Pflegende sollten den Schmerzverlauf und evtl. Begleiterscheinungen genau beobachten. Wenn eine Schwangere über regelmäßige Schmerzen und einen harten Bauch klagt, muss unverzüglich ein Arzt informiert werden, denn das kann auf vorzeitige Wehen bzw. eine Plazentalösung hindeuten. Auch Rückenschmerzen können Anzeichen einer Komplikation sein, z. B. einer Nierenbeckenentzündung oder einer drohenden Frühgeburt. Schwangere sollten darüber aufgeklärt sein, welche Schmerzen „normal" sind und welche möglicherweise auf Komplikationen hinweisen.

Maßnahmen

Regelmäßige Bewegung, z. B. in Form von Spaziergängen, Schwimmen oder Gymnastikübungen mit einem besonderen Schwerpunkt auf einer Schulung der Haltung und einer Stärkung der Rückenmuskulatur, können Schmerzen vorbeugen (▶ Abb. 31.5).

Treten akute Beschwerden auf, sollte sich die Schwangere schonen. Hier können Wärme, Entspannungs- und Lockerungsübungen helfen. Bei stärkeren Schmerzen ist evtl. ein orthopädisches Mieder angezeigt.

Abb. 31.5 Entlastung für den Rücken.

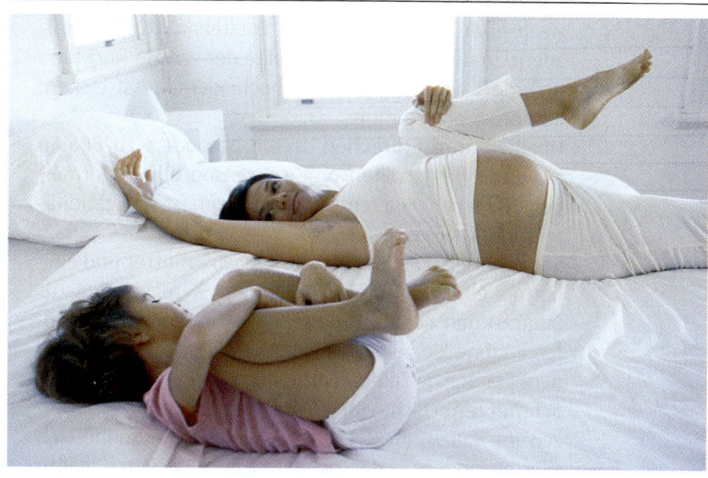

Einfache Gymnastikübungen – sowohl stehend als auch liegend – können bei Rückenschmerzen für Linderung sorgen. © *pixland*

! Merken Schmerzmittel
Bei leichten Schmerzen ist Paracetamol (z. B. Ben-u-ron) während der gesamten Schwangerschaft das Mittel der Wahl. Die Einnahme von Schmerzmitteln sollte immer in Absprache mit dem behandelnden Arzt erfolgen!

Schwangerschaftswehen

Im ersten und zweiten Trimenon der Schwangerschaft kommt es regelmäßig zu Kontraktionen, sog. Schwangerschaftswehen. Diese fördern die Durchblutung des Uterus sowie das Wachstum der Muskelzellen des Myometriums, der Muskulaturschicht der Gebärmutter. In den letzten Wochen vor der Geburt führen sie zu einer Senkung des Kindes und einer Auflockerung der Zervix (Gebärmutterhals). Schwangerschaftswehen können physiologisch mehrfach täglich auftreten. Sie sind i. d. R. nicht schmerzhaft und werden oft von den Schwangeren kaum wahrgenommen.

Nimmt die Intensität der Kontraktionen jedoch stark zu oder treten Begleiterscheinungen wie Schmerzen auf, sollte die Schwangere möglichst unverzüglich Rat bei ihrer Hebamme oder ihrem Gynäkologen suchen. Beide können durch eine Untersuchung den Muttermund beurteilen und im günstigen Fall eine drohende Frühgeburt ausschließen bzw. geeignete Maßnahmen einleiten.

> ### WISSEN TO GO
>
> **Schwangerschaftsbeschwerden**
> sind meist hormonell verursacht. Sie können harmlos oder ein Frühsymptom einer Komplikation sein.
> - **Hypotonie:** Betroffene sollten viel trinken, sich viel bewegen und Ruhephasen einhalten.
> - **Hautveränderungen, vaginale Pilzinfektionen:** Schwangere neigen zu Juckreiz und einer vermehrten Schweißbildung. Schwangerschaften begünstigen außerdem vaginale Pilzinfektionen. Zur Therapie können lokal Antimykotika gegeben werden.
> - **Ödeme:** Typisch sind Ödeme vor allem in den Beinen. Schwangere sollten mehrmals täglich die Beine hochlagern und ausstreichen. Starke Ödeme können ein Hinweis auf Komplikationen sein.

31 Pflege bei Schwangerschaft, Geburt und Wochenbett

- **Varizen**: Hormone und der erhöhte Druck durch das wachsende Kind fördern das Entstehen von Krampfadern an den Beinen. Daher sollte der venöse Rückfluss gefördert werden: z. B. Beine hochlagern, ausstreichen, Kompressionsstrümpfe.
- **Übelkeit und Erbrechen**: treten besonders zu Beginn auf. Betroffene sollten große Essensportionen vermeiden. Bei einer Hyperemesis gravidarum ist ein stationärer Aufenthalt nötig.
- **Sodbrennen**: Das Wachstum der Gebärmutter und eine hormonell bedingte Schwäche der Kardiamuskulatur begünstigen das Auftreten von Sodbrennen. Hier helfen häufige kleine Mahlzeiten. Schwangere sollten nach dem Essen eine Zeitlang nicht liegen.
- **Schmerzen**: Leichte stechende oder ziehende Schmerzen im Bauch, im Rücken oder im Symphysenbereich sind besonders in der zweiten Schwangerschaftshälfte normal. Bei schweren, anhaltenden Schmerzen sollte ein Arzt aufgesucht werden.
- **Schwangerschaftswehen**: Sie sorgen für ein Wachstum der Uterusmuskulatur und dafür, dass das Kind sich senkt und die Zervix sich lockert. Sie können physiologisch mehrfach täglich auftreten.

31.1.3 Pflege bei Hypertonie, Präeklampsie, HELLP-Syndrom, Eklampsie

Hypertonie, Präeklampsie, HELLP-Syndrom und Eklampsie sind Komplikationen in der Spätschwangerschaft, die u. a. mit einem erhöhten Blutdruck einhergehen. Die Ursachen sind unbekannt.

Definition Gestationshypertonie
Bei einer schwangerschaftsinduzierten Hypertonie, auch Gestationshypertonie oder Schwangerschaftshypertonie, steigt der Blutdruck auf Werte über 140/90 mmHg.

Die Symptome einer schwangerschaftsinduzierten Hypertonie entsprechen denen einer Hypertonie (S. 919).

Definition Präeklampsie
Präeklampsie ist eine Schwangerschaftshypertonie nach der 20. SSW, die mit Proteinurie (hoher Eiweißanteil im Urin) und Ödemen einhergeht.

Symptome einer Präeklampsie sind neben Gewichtszunahme und Ödemen: Sehstörungen, Kopf- und Oberbauchschmerzen, Ohrensausen, Schwindel und Erbrechen.

Definition HELLP-Syndrom
Das HELLP-Syndrom ist eine lebensbedrohliche Variante der Präeklampsie, bei der zusätzlich eine Hämolyse, fallende Thrombozytenzahlen (Thrombozytopenie) und ein Anstieg der Leberenzyme vorliegen.

Leitsymptom des HELLP-Syndroms ist ein rechtsseitiger Oberbauchschmerz. Zudem kommt es zu Übelkeit und Erbrechen. HELLP setzt sich zusammen aus den Anfangsbuchstaben der englischen Bezeichnungen für die wichtigsten Befunde:
- **H**aemolysis: Hämolyse, Blutarmut durch Auflösung der Erythrozyten
- **E**levated **L**iver Enzyme Levels: erhöhte Leberwerte
- **L**ow **P**latelet Count: niedrige Zahl der Thrombozyten

Definition Eklampsie
Eklampsie ist das Auftreten von generalisierten tonisch-klonischen Krampfanfällen im Verlauf einer Präeklampsie. Sie kann vor, während oder nach der Geburt entstehen.

Eine Eklampsie tritt oft plötzlich ein, kündigt sich aber in ca. 60 % der Fälle durch Vorboten an, z. B. Kopfschmerzen, Sehstörungen, Augenflimmern, Übelkeit und Erbrechen.

! Merken Eklampsie und HELLP
Sowohl eine Eklampsie als auch ein HELLP-Syndrom können noch bis zum 10. Tag des Wochenbetts auftreten. Daher ist eine engmaschige Überwachung auch nach der Geburt obligat.

Maßnahmen

Um eine schwangerschaftsinduzierte Hypertonie möglichst früh zu erkennen, ist eine regelmäßige Überwachung von Mutter und Fetus notwendig, insbesondere der Vitalzeichen, Gewichts- und Ödemkontrolle. Schwangere mit einem erhöhten Risiko sollten besonders engmaschig untersucht werden. Risikofaktoren sind z. B. eine bereits bekannte Hypertonie, ein Diabetes oder Mehrlingsschwangerschaften. Außerdem sollten Schwangere selbst die Symptome kennen, um im Bedarfsfall frühzeitig Hilfe suchen zu können. Da es in der Schwangerschaft zu erheblichen Blutdruckschwankungen kommen kann, sollte z. B. die Messstelle immer dieselbe sein und die Schwangere sollte vor der Messung eine Ruhepause eingehalten haben. Der Blutdruck sollte nach mind. 4 Stunden erneut kontrolliert werden, um den Verlauf zu beurteilen.

Hypertonie

Bei leichten Formen einer Hypertonie können körperliche Ruhe und eine ausgeglichene Ernährung helfen. In schweren Fällen ist eine medikamentöse Therapie mit Antihypertonika notwendig. Eine medikamentöse Therapie erfolgt i. d. R. bei Blutdruckwerten > 170/100 mmHg. Mittel der Wahl ist Alpha-Methyldopa (z. B. Methyldopa, Presinol). Eine regelmäßige Kontrolle der Blutdruckwerte ist weiterhin erforderlich. Zudem sollte die Schwangere auf Symptome einer Präeklampsie überwacht werden.

Präeklampsie, Eklampsie oder HELLP-Syndrom

Bei Auftreten einer Präeklampsie, Eklampsie oder eines HELLP-Syndroms ist eine stationäre Betreuung unumgänglich. Das Einhalten von Bettruhe ist erforderlich. Pflegende helfen der Schwangeren soweit gewünscht bei der Körperpflege. Die Vitalzeichen, insbesondere der Blutdruck und die Ein- und Ausfuhr, werden regelmäßig kontrolliert. Der Flüssigkeitshaushalt sollte bilanziert werden, wenn nötig mithilfe eines Dauerkatheters. Pflegende sollten auf Anzeichen einer Flüssigkeitseinlagerung wie Ödeme oder eine plötzliche starke Gewichtszunahme achten. Eine eiweißreiche Kost hilft, den Proteinverlust über den Urin auszugleichen.

Die einzige **kausale Therapie** von Präeklampsie, HELLP-Syndrom und Eklampsie besteht in der Entbindung des Kindes. Leichte Fälle einer Präeklampsie können zunächst noch mit (Bett-)Ruhe und Antihypertensiva behandelt werden.

Schwangerschaft

ACHTUNG
Bei einer schweren Präeklampsie oder einer Eklampsie ist eine baldige Entbindung anzustreben, beim HELLP-Syndrom muss sofort entbunden werden.

Für Mutter und Kind bedeuten Präklampsie, Eklampsie oder HELLP-Syndrom eine besondere Gefährdung. Die Aufklärung der Frauen über die erforderlichen Maßnahmen und das Angebot von Gesprächen zum Abbau von Ängsten sollten fester Bestandteil in der Betreuung der Betroffenen sein.

Prävention von eklamptischen Anfällen

Zur Prävention eklamptischer Anfälle kann eine Schwangere mit Präklampsie intravenös mit Magnesiumsulfat behandelt werden. Pflegende sollten dann die Urinausscheidung überwachen, da Magnesiumsulfat über die Nieren ausgeschieden wird. Bei einer Niereninsuffizienz muss die Dosis entsprechend angepasst werden. Auch die Atemfrequenz muss überwacht werden, da Magnesiumsulfat dämpfend auf das Zentralnervensystem wirkt.

WISSEN TO GO

Schwangerschaftsinduzierte Hypertonie, Präeklampsie, HELLP-Syndrom und Eklampsie

Präeklampsie, HELLP-Syndrom und Eklampsie sind gefürchtete Komplikationen, die alle mit einem erhöhten Blutdruck nach der 20. SSW einhergehen. Bei einer Präklampsie kommen zur Hypertonie eine Proteinurie und Ödeme hinzu. Eine lebensbedrohliche Form der Präklampsie ist das HELLP-Syndrom, bei dem außerdem eine Hämolyse, eine Thrombozytopenie und ein Anstieg der Leberenzyme im Blut vorliegen. Treten generalisierte tonisch-klonische Krampfanfälle zusammen mit Hypertonie, Proteinurie und Ödemen auf, liegt eine Eklampsie vor.

Um eine schwangerschaftsinduzierte Hypertonie frühzeitig zu erkennen, sind regelmäßige Untersuchungen mit Kontrolle der Vitalzeichen und des Gewichts sowie einer Beobachtung auf Ödeme allen Schwangeren unbedingt anzuraten.

Bei Präklampsie, HELLP-Syndrom und Eklampsie sollte die Patientin Bettruhe einhalten. Bei einer Präklampsie und einer Eklampsie liegt die Therapie in einer baldigen Entbindung. Bei einem HELLP-Syndrom muss unverzüglich entbunden werden.

31.1.4 Pflege bei drohender Frühgeburt

Definition Frühgeburt
Eine Frühgeburt ist eine Lebendgeburt vor der vollendeten 37. SSW.

Symptome

Eine drohende Frühgeburt wird häufig erst bei einer Routineuntersuchung festgestellt. Oft hat die Schwangere zuvor keine Symptome gespürt oder frühzeitig aufgetretene Wehen als Rückenschmerzen fehlgedeutet. Die Unterscheidung zwischen physiologischen Kontraktionen zur Vorbereitung der Gebärmutter und frühzeitigen Wehen ist schwierig.

Vorsicht ist geboten bei regelmäßigen, schmerzenden Kontraktionen.

Bei der Untersuchung fällt eine vorzeitige Öffnung des Muttermunds auf. Auch ein vorzeitiger Blasensprung mit tropfen- oder schwallartigem Fruchtwasserabgang vor der 37. SSW ist ein Indiz für eine drohende Frühgeburt. Weitere mögliche Zeichen sind menstruationsähnliche Krämpfe, ein Druck- oder Schweregefühl (durch das Absenken des Kindes), ein verstärkter oder veränderter vaginaler Ausfluss, Juckreiz oder Brennen in der Scheide und Schmerzen bei der Urinausscheidung.

Risikofaktoren

Einen Überblick über die Risikofaktoren für eine Frühgeburt zeigt ▶ Tab. 31.1.

Tab. 31.1 Risikofaktoren für eine Frühgeburt.

ausgehend von der Mutter	ausgehend vom Fetus
Infektionen (z. B. Harnwegsinfektionen)	Mehrlingsschwangerschaften
vorzeitiger Blasensprung	kindliche Fehlbildungen oder Erkrankungen
Zervixinsuffizienz	Polyhydramnion
Uterusfehlbildung	Mangelversorgung
schwangerschaftsinduzierte Hypertonie	

Maßnahmen

Um die Wehen zu hemmen, werden sog. Tokolytika gegeben, z. B. β-Sympathomimetika wie Fenoterol. Ziel einer Tokolyse ist, die $β_2$-Rezeptoren in der Gebärmutter zu stimulieren, damit diese die Gebärmuttermuskulatur ruhig stellen. Mögliche Nebenwirkungen sind u. a. Tachykardien, Herzrhythmusstörungen, Hypotonie, Wassereinlagerungen und Hyperglykämien. Daher müssen die Vitalzeichen (Herzfrequenz, Blutdruck) und der Blutzuckerspiegel regelmäßig überwacht werden. Die Patientinnen sollten zumindest bis zur 35. SSW Bettruhe einhalten. Außerdem sind regelmäßige Kardiotokografie(CTG)-Kontrollen (S. 614) zur Überwachung der Wehentätigkeit und des fetalen Herzschlags erforderlich (▶ Abb. 31.6). Dies geschieht meist durch die Hebamme.

Bei einem vorzeitigen Blasensprung sollte die Temperatur regelmäßig kontrolliert werden, um eine mögliche Infektion frühzeitig zu erkennen. War der Blasensprung mit schwallartigem Fruchtwasserabgang verbunden, ist strenge Bettruhe einzuhalten. Die Patientinnen dürfen nur noch liegend transportiert werden, da die Gefahr eines Nabelschnurvorfalls und einer Nabelschnureinklemmung besteht – mit daraus resultierendem Sauerstoffmangel beim Fetus.

Aufgrund der eingeschränkten Bewegung kann es zu einer Obstipation kommen. Wehenhemmende Medikamente begünstigen dies zusätzlich. Ein starkes Pressen kann aber Wehen auslösen, Schwangere sollten es daher unbedingt vermeiden. Quellmittel können helfen, einen regelmäßigen leichten Stuhlgang zu erreichen, z. B. Movicol oder Laktulose. Einläufe oder Klistiere sollten nur nach ausdrücklicher

31 Pflege bei Schwangerschaft, Geburt und Wochenbett

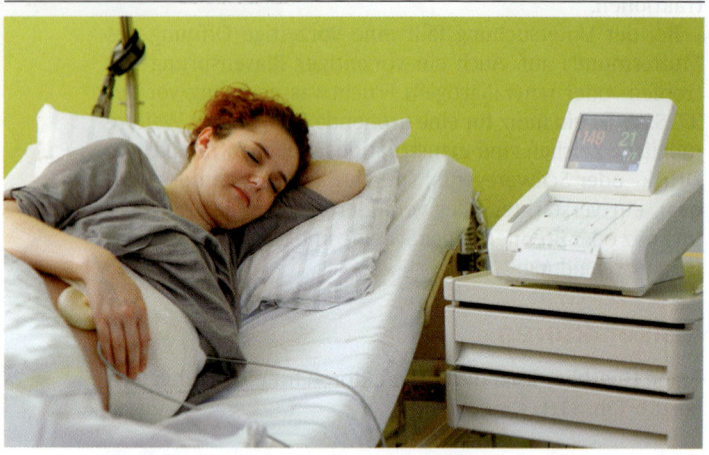

Abb. 31.6 Kardiotokografie.

Die Kardiotokografie (CTG von Cardiotocography) zeichnet die Herzschlagfrequenz des ungeborenen Kindes und die Wehentätigkeit der Mutter auf.
© Superingo/fotolia.com

ärztlicher Anordnung verabreicht werden, da durch die Dehnung Wehen ausgelöst werden können. Auch orale Abführmittel sind während einer Schwangerschaft kontraindiziert, da sie Kontraktionen auslösen können.

Pflegende sollten der Patientin und ihrem Partner auch bei psychischen Problemen zur Seite stehen. Sie sollten für eine ruhige und stressfreie Umgebung sorgen. Die Patientinnen befinden sich in einer Ausnahmesituation. Die Angst um ihr ungeborenes Kind und möglicherweise eigene Schuldgefühle lassen sie nur schwer zur Ruhe kommen. Pflegende können helfen, Ängste und Schuldgefühle abzubauen. Bei Bedarf sollten die Eltern auf eine drohende Frühgeburt vorbereitet werden. Entsprechend geschultes Fachpersonal – Psychologen, Pädiater, Gesundheits- und Kinderkrankenschwestern – kann in dieser Situation helfen, z.B. im Rahmen einer vorgeburtlichen Elternsprechstunde.

WISSEN TO GO

Frühgeburt

Eine Frühgeburt ist die Geburt eines lebenden Kindes vor der vollendeten 37. SSW. Zeichen einer drohenden Frühgeburt sind:
- vorzeitige Öffnung des Muttermunds
- Fruchtwasserabgang vor der 37. SSW
- menstruationsähnliche Krämpfe
- Druck- oder Schweregefühl (durch das Absinken des Kindes)
- verstärkter oder veränderter vaginaler Ausfluss
- Juckreiz oder Brennen in der Scheide bzw. Schmerzen bei der Urinausscheidung

Maßnahmen bei einer drohenden Frühgeburt
Bis zur 35. SSW sollten die Patientinnen Bettruhe einhalten und starkes Pressen beim Stuhlgang vermeiden. Medikamentös können Tokolytika vorzeitige Wehen hemmen. Nebenwirkungen sind Tachykardien und Herzrhythmusstörungen. Unter einer Tokolyse sollten Pflegende engmaschig die Vitalzeichen der Patientin kontrollieren und ihr psychisch zur Seite stehen. Die Angst, das Kind zu verlieren, ist eine ungeheure Belastung. Ein psychologischer Dienst kann werdenden Eltern helfen.

31.1.5 Pflege bei Placenta praevia

Definition Placenta praevia
Eine Placenta praevia ist eine atypische Lokalisation der Plazenta im unteren Anteil des Uterus nahe des Gebärmutterhalses. Je nach Lokalisation überdeckt sie den Muttermundbereich ganz oder teilweise. Aufgrund der Dehnung des unteren Gebärmutterabschnittes insbesondere in den letzten Schwangerschaftsmonaten kann es zu einer Ablösung von Plazentateilen kommen. Diese gehen mit einer Verletzung von überwiegend mütterlichen, teilweise aber auch kindlichen Gefäßen einher.

Meist wird eine Fehllokalisation der Plazenta im Rahmen einer Vorsorgeuntersuchung festgestellt, bevor Beschwerden auftreten, z.B. mittels Sonografie.

Risikofaktoren sind u.a. vorausgegangene Operationen am Uterus, Mehrlingsschwangerschaften und rasch aufeinanderfolgende Schwangerschaften. Man unterscheidet zwischen (▶ Abb. 31.7):
- Placenta praevia marginalis (hier erreicht der Plazentarand den inneren Muttermund)
- Placenta praevia partialis (hier ist der innere Muttermund teilweise durch die Plazenta bedeckt)
- Placenta praevia totalis (hier ist der innere Muttermund vollständig von der Plazenta überdeckt.

Leitsymptom ist eine schmerzlose, frische Blutung ohne vorherigen Blasensprung. Diese tritt meist im letzten Trimenon auf. Kommt es vor Beginn einer Blutung zum Fruchtwasserabgang, liegt wahrscheinlich keine Placenta praevia vor. In diesem Fall muss nach anderen Ursachen gesucht werden.

Eine Einschätzung des genauen Blutverlusts ist schwierig. Zudem ist es nicht möglich, zu unterscheiden, wie hoch der Anteil des kindlichen bzw. mütterlichen Blutverlusts ist. Je nach Ausmaß besteht für Mutter und Kind durch den Blutverlust die Gefahr einer Anämie bis zu einem Schock.

Maßnahmen

Das Vorgehen hängt bei einer Placenta praevia vom Fortschreiten der Schwangerschaft ab. Bei reifem Kind und starken Blutungen wird eine schnelle Entbindung angestrebt. Dabei ist bei einer Placenta praevia totalis immer eine Entbindung per Sectio (Kaiserschnitt) erforderlich, bei Placenta praevia marginalis oder Placenta praevia partialis kann eine vaginale Entbindung versucht werden.

Bei unreifem Kind und schwachen Blutungen kann bei einer engmaschigen Überwachung von Mutter und Kind zunächst noch abgewartet werden. Oft sind eine Tokolyse (S. 609) zur Hemmung der Wehentätigkeit und die Gabe von Glukokortikoiden zur Anregung der vorgeburtlichen Lungenreifung des Fetus erforderlich. Pflegende sollten den Blutzuckerspiegel der Schwangeren wiederholt kontrollieren, da beide Therapien zu einem Anstieg führen können.

Auch die Vitalzeichen und die Menge der vaginalen Blutung sollten engmaschig kontrolliert werden. Die Patientin sollte auf Anzeichen eines hämorrhagischen Schocks beobachtet werden, z.B. Blässe, Unruhe, Kaltschweißigkeit, Tachykardie und Dyspnoe. Die Patientin muss bis zum Ende der Blutung strenge Bettruhe einhalten. Danach kann diese je nach Befund langsam gelockert werden.

Abb. 31.7 Placenta praevia.

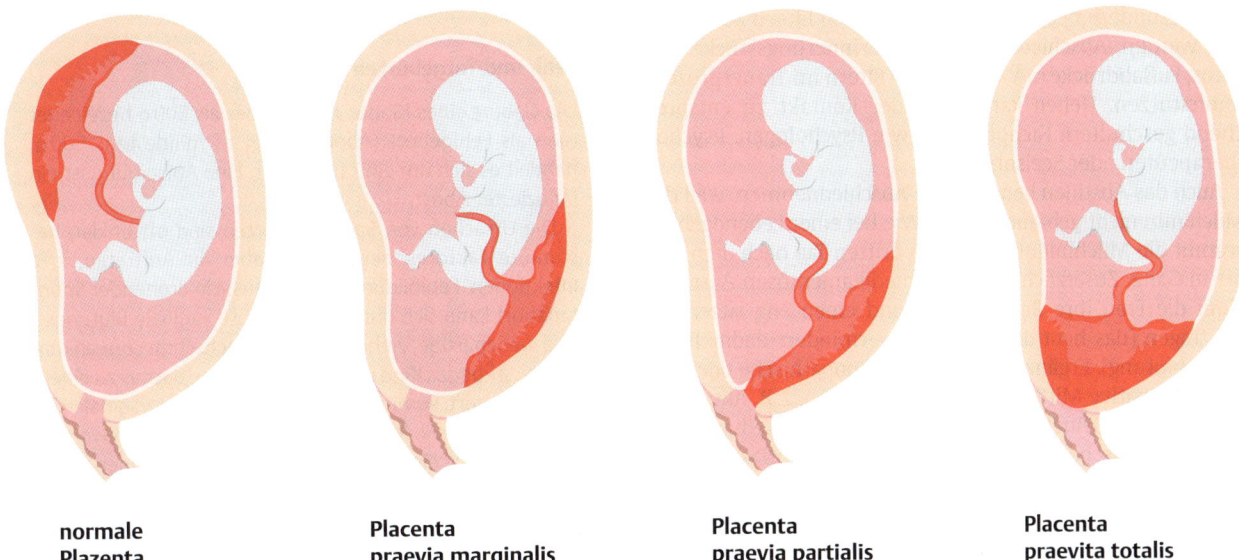

| normale Plazenta | Placenta praevia marginalis | Placenta praevia partialis | Placenta praevita totalis |

Formen der Placenta praevia.

WISSEN TO GO

Placenta praevia

Die Plazenta befindet sich in einer atypischen Position im unteren Teil der Gebärmutter. Eine schmerzlose frische Blutung ohne Blasensprung im letzten Schwangerschafts-Trimenon ist ein Leitsymptom. Bei reifem Kind und starken Blutungen ist eine schnelle Entbindung angezeigt.

Ist das Kind noch unreif, kann die Geburt unter Umständen noch hinausgezögert werden. Dazu ist oft eine Tokolyse erforderlich. Üblicherweise werden zusätzlich Glukokortikoide gegeben, um die vorgeburtliche Lungenreife des Kindes zu fördern. Die Patientin muss Bettruhe einhalten. Die Vitalzeichen und die vaginale Blutung müssen engmaschig kontrolliert werden.

31.1.6 Pflege bei Fehl- oder Totgeburt

Definition Fehl- und Totgeburt
Eine Totgeburt ist ein Kind, das mehr als 500 g wiegt und bei seiner Geburt keine Lebenszeichen zeigt. Ein Kind ohne Lebenszeichen, das weniger als 500 g wiegt, ist eine Fehlgeburt oder ein Abort.

Ein Abort kann im Rahmen einer Abtreibung vorgenommen werden oder spontan auftreten. Gerade zu Beginn einer Schwangerschaft ist der Spontanabort eine relativ häufige Komplikation.

Die Ursachen für Fehlgeburten sind oft unklar. Sie können mütterliche Ursachen haben, z. B. durch Gebärmutterfehlbildungen, Zervixinsuffizienz, Infektionen, Traumen, Tumoren, endokrine Störungen wie Diabetes oder Hyperthyreose oder vorausgegangene vorzeitige Plazentaablösung. Sie können aber auch fetal bedingt sein, z. B. durch Fehlbildungen oder eine gestörte Immuntoleranz. Auch äußere Faktoren können eine Rolle spielen, z. B. Strahlungen oder Medikamente.

Symptome

Symptome für einen drohenden Spontanabort sind zunächst schmerzlose vaginale Blutungen. Im Verlauf kommen wehenartige, ziehende Unterbauchschmerzen hinzu und die Blutungen verstärken sich. Bei Spätaborten nach der 12. SSW kommt es oft zu einem Blasensprung ohne Wehen oder Blutungen.

Maßnahmen

Die Therapie richtet sich nach dem Stadium des Abortgeschehens. Möglicherweise kann die Schwangerschaft durch verschiedene Maßnahmen erhalten werden, z. B. strenge Bettruhe, Substitution von Magnesium zur Ruhigstellung der Uterusmuskulatur. In anderen Fällen lässt sich ein Spontanabort nicht mehr aufhalten oder die Frucht stirbt im Mutterleib. Bei einem frühen Schwangerschaftsstadium ist eine Ausschabung möglich. Ist sie bereits fortgeschritten, kann eine „natürliche" Geburt des toten Kindes der bessere Weg für die Eltern sein, obwohl er körperlich schmerzhafter ist.

Nach einem Abort müssen Vitalzeichen und vaginale Blutungen engmaschig überwacht werden. Rh-negativen Müttern muss nach einem Abort eine Anti-D-Immunglobulinprophylaxe verabreicht werden. Diese verhindert die Bildung von Antikörpern nach dem potenziellen Kontakt mit Rh-positivem Blut. Ohne die Prophylaxe kann es bei erneuter Schwangerschaft zu einer vermehrten Antikörperbildung kommen, die beim Fetus zu einer Hämolyse und schlimmstenfalls zum Krankheitsbild eines Morbus haemolyticus neonatorum führen kann.

Psychische Situation

Frauen nach einer Fehlgeburt befinden sich in einer absoluten Krisensituation. Sie müssen den Verlust ihres Kindes verarbeiten, das sie nicht einmal kennenlernen durften. Um eine Konfrontation der Frau mit Schwangeren oder Wöchnerinnen zu vermeiden, sollten betroffene Frauen in ein Einzelzimmer, ggf. auch auf eine andere Station verlegt werden. Wutausbrüche und Weinen sind Anzeichen eines Trauerprozesses. Pflegende sollten die Frauen in diesem Prozess unterstützen und sich bewusst machen, dass eventuelle Aggressionen nicht gegen sie gerichtet sind.

Insbesondere bei Spätaborten sollte den Eltern Zeit gegeben werden, Abschied zu nehmen. Erinnerungsstücke wie Fotos, Fußabdrücke o. Ä. können die Eltern im Trauerprozess unterstützen. Helfen kann auch der Kontakt zu entsprechend geschultem Fachpersonal, wie Psychologen, Psychotherapeuten oder Seelsorgern.

Auch das Abstillen bedeutet ein Abschiednehmen, weil die Milch nun nicht gebraucht wird. Wie bei einer Lebendgeburt kommt die Milchbildung etwa am dritten Tag nach dem Abort in Gang. Zusätzlich zu einem medikamentösen Abstillen kann die Frau ihre Brust kühlen und einen eng sitzenden BH tragen (das hebt die Brust und vermindert dadurch die Durchblutung). Ergänzend können homöopathische oder andere alternative Mittel zum Einsatz kommen, z.B. Akupunkturbehandlung. Auch Pfefferminztee wirkt milchreduzierend.

Meist wünschen die Frauen eine zügige Entlassung aus der Klinik, dies sollte unbedingt respektiert werden. Wichtig ist eine Anbindung der Frau an weiterbehandelnde Fachkräfte. Auch eine psychologische Weiterbetreuung sowie die Kontaktaufnahme zu Elterninitiativen und Selbsthilfegruppen sind zu empfehlen.

Die Bestattungsgesetze sind bundesländerspezifisch geregelt. In vielen Ländern besteht für Kinder unter 500 g keine Bestattungspflicht. Auf Wunsch der Eltern ist eine Bestattung von fehlgeborenen Kindern aber möglich. Für den Trauerprozess kann eine Beerdigung sehr hilfreich sein (▶ Abb. 31.8). Pflegende sollten die Eltern daher in ihrem Vorhaben unterstützen. Ansprechpartner sind z.B. die Sozialdienste der Kliniken.

WISSEN TO GO

Fehl- und Totgeburten

Die Geburt eines Kindes mit weniger als 500 g bezeichnet man als Fehlgeburt (Abort), wiegt es mindestens 500 g, handelt es sich um eine Totgeburt. Eine Abtreibung ist ein induzierter Abort.

Die Ursachen von Spontanaborten sind oft unklar, bestimmte Faktoren begünstigen aber ihr Auftreten, z.B. Infektionen, Fehlbildungen des Fetus. Ein drohender Spontanabort kann sich durch schmerzlose vaginale Blutungen und wehenartige, ziehende Unterbauchschmerzen ankündigen. Stirbt das Kind im Mutterleib, ohne dass es zu einem Spontanabort kommt, muss entweder eine vaginale Geburt eingeleitet oder per Kaiserschnitt entbunden werden.

Frauen nach einer Früh- oder Fehlgeburt befinden sich in Trauer. In dieser schwierigen Zeit sollte ihnen ein Kontakt mit Wöchnerinnen oder Schwangeren möglichst erspart bleiben. Das Anlegen von Erinnerungsstücken wie Fotos, Fußabdrücken o. Ä. kann die Eltern im Trauerprozess unterstützen. Außerdem sollte professionelle psychische Hilfen angeboten werden.

Pflegende sollten auf die Rückbildung des Uterus achten. Sie verläuft oft verzögert, sodass unterstützende Maßnahmen angezeigt sind. Weil die Milch nicht gebraucht wird, sind abstillende Maßnahmen notwendig (medikamentös, Kühlung der Brust oder auch alternative Maßnahmen).

Abb. 31.8 Trauerarbeit.

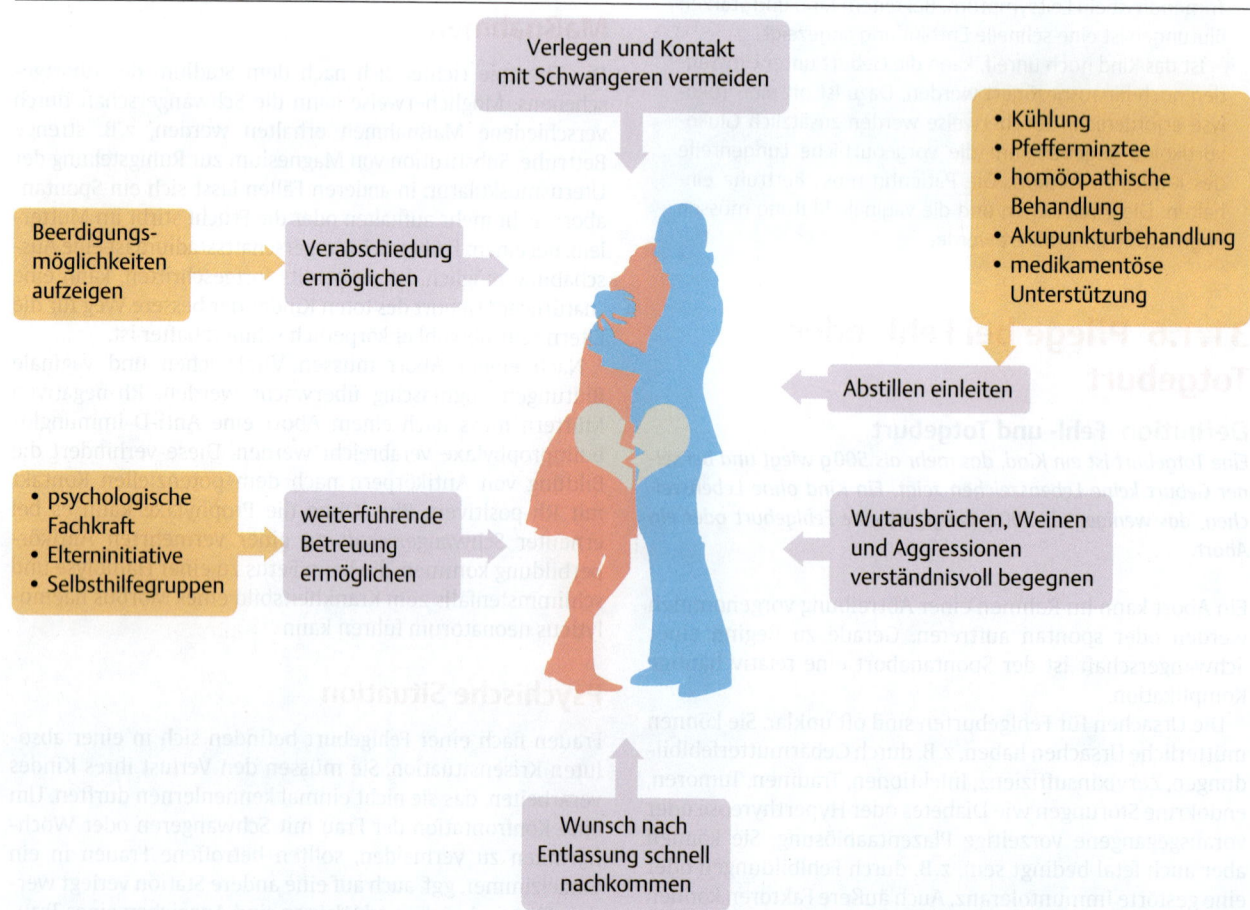

Ob Fehl- oder Totgeburt, es ist wichtig, der Patientin und den Angehörigen den Prozess des Trauerns so weit wie möglich zu erleichtern und unterstützend auf sie einzuwirken.

31.2 Geburt

31.2.1 Vorbereitung

Die meisten Kinder werden in Kliniken geboren. Alternativen sind Geburtshäuser oder Hausgeburten. Bei der Entscheidung sollten der Schwangerschaftsverlauf sowie die Bedürfnisse der Frau im Vordergrund stehen. Bei Risikoschwangerschaften ist eine Entbindung in einer Klinik mit angeschlossener Kinderklinik unbedingt zu empfehlen.

Ab dem achten Schwangerschaftsmonat sollten Schwangere einen Koffer für einen Aufenthalt in der Klinik richten. Darin sollten sie neben den üblichen Hygieneartikeln und Kleidung für sich selbst auch Kleidung für das Neugeborene packen. Benötigte Unterlagen sind Mutterpass, Personalausweis, Familienstammbuch oder Heiratsurkunde bzw. bei Ledigen die Geburtsurkunde.

Geburtsvorbereitungskurse

Eine gute Vorbereitung der Schwangeren und ihres Lebenspartners kann helfen, die Geburt möglichst entspannt und angstfrei zu erleben. Die gesetzliche Krankenversicherung übernimmt für werdende Mütter z.B. die Kosten für Geburtsvorbereitungskurse. In der Regel umfasst ein solcher Kurs 8–10 Termine und sollte daher ca. ab der 25. SSW beginnen. So ist auch im Falle einer früheren Geburt eine optimale Vorbereitung möglich. Geburtsvorbereitungskurse sind je nach Anbieter unterschiedlich gestaltet. Es gibt reine Frauenkurse und solche, an denen auch die jeweiligen Partner teilnehmen. Informationen zu z.B. Gebärpositionen, praktische Übungen, Beratung und der Austausch mit anderen Schwangeren sollen das Selbstvertrauen der Schwangeren stärken. Informationen über das Kursangebot finden Schwangere und ihre Lebenspartner bei Hebammen, Gynäkologen und Geburtskliniken.

Zeichen der bevorstehenden Geburt

Zeichen für eine bevorstehende Geburt sind der Abgang eines blutigen Schleimpfropfs, der zuvor die Zervix abdichtet (das sog. „Zeichnen"); das Auftreten von Vor- und Senkwehen, das Tiefertreten des Kopfes, das Absinken des Fundus uteri (oberer Rand der Gebärmutter) und der Abgang von Fruchtwasser, dem sog. Blasensprung. Man unterscheidet zwischen einem
- vorzeitigen (vor Einsetzen der Wehen),
- frühzeitigen (im Verlauf der Eröffnungsperiode) und
- rechtzeitigen Blasensprung (bei vollständig erweitertem Muttermund). Je früher der Blasensprung, desto höher ist das Risiko für Komplikationen, z.B. aufsteigende Infektionen oder vorzeitige Plazentalösung.

31.2.2 Wehen

Am Ende der Schwangerschaft leiten Wehen die Geburt ein. Dabei kontrahiert die Uterusmuskulatur in rhythmischen Zeitabständen. Die Wehen dehnen die Zervix und leiten das Kind durch den Geburtskanal.

Man unterscheidet nach Form und Funktion verschiedene Wehenarten (▶ Abb. 31.9):
- **Senkwehen** dienen dem Eintreten des Kindskopfs in das Becken. Sie setzen in unregelmäßigen Abständen ca. 3–4 Wochen vor der Geburt ein.
- **Vorwehen** dienen der richtigen Einstellung des kindlichen Kopfes ins Becken. Sie beginnen wenige Tage vor der Geburt, treten ca. 6–12-mal/h auf und können sehr schmerzhaft sein.
- **Eröffnungswehen** dienen der Öffnung des Muttermunds. Zunächst treten sie alle 10 min, später alle 2–3 min auf.
- **Austreibungswehen** treten nach Öffnung des Muttermunds alle 2–3 min auf. Sie nehmen im Verlauf an Stärke und Häufigkeit zu.
- Hat der vorangehende Teil des Kindes den Beckenboden erreicht, gehen die Austreibungswehen in **Presswehen** über.

Abb. 31.9 Geburtsverlauf.

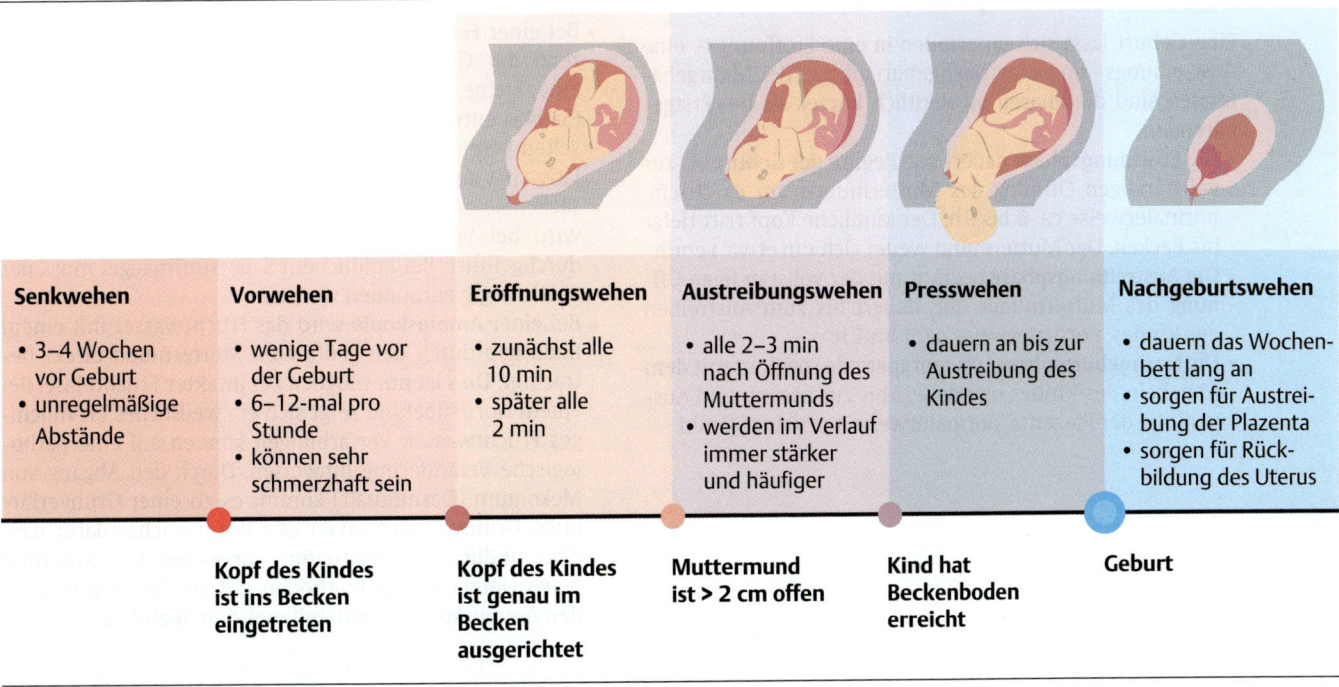

Vor und während der Geburt treten verschiedene Arten von Wehen auf.

- **Nachgeburtswehen** dienen der Ablösung und Austreibung der Plazenta. Während des Wochenbetts unterstützen Nachwehen die Uterusrückbildung durch eine Durchblutungsverminderung.

31.2.3 Regelhafte Geburt und Gebärpositionen

Definition Regelhafte Geburt
Als regelhafte Geburt bezeichnet man die spontane Entbindung eines reifen Neugeborenen aus einer vorderen Hinterhauptslage. Bei der vorderen Hinterhauptslage zeigen das Gesicht des Kindes zum Rücken der Mutter und der Hinterkopf zum Bauch.

Bei einer unkomplizierten Geburt sollte sich die Gebärposition nach den Wünschen der Frau richten (▶ Tab. 31.2).

Tab. 31.2 Verschiedene Gebärpositionen.

Gebärposition	Vorteile	Nachteile
aufrechte, vertikale Position (Geburtshocker, Stehen, Hocke)	optimale Ausnutzung der Schwerkraft, verringerte Schmerzen und Geburtsdauer	evtl. zu stark beschleunigte Geburt
liegende bzw. sitzende Position (Gebärbett)	gute Entspannung, PDA jederzeit möglich, Unterstützung durch Geburtshelfer problemlos	keine Ausnutzung der Schwerkraft, Immobilität der Gebärenden
Wassergeburt	gute Entspannung, Reduzierung von Geburtsschmerzen u. -verletzungen	bei Notfällen mangelnde Reaktionsmöglichkeit (Umbettung erforderlich)

31.2.4 Geburtsphasen

Eine Geburt lässt sich unterteilen in eine Eröffnungs-, eine Austreibungs- und eine Nachgeburtsphase. Bei Mehrgebärenden sind die Phasen oft deutlich kürzer als bei Erstgebärenden.
- Die **Eröffnungsphase** dauert von Beginn der Geburt bis zur vollständigen Öffnung des Muttermunds um ca. 10 cm, normalerweise ca. 6 bis 9 h. Der kindliche Kopf tritt tiefer ins Becken. Der Muttermund weitet sich um etwa 1 cm/h.
- Die **Austreibungsphase** beginnt mit der vollständigen Öffnung des Muttermunds und dauert bis zum Austreiben des Kindes, normalerweise ca. 1 bis 2 h.
- Die **Nachgeburtsphase** (Plazentaperiode) beginnt mit dem Abnabeln des Kindes und dauert bis zur Lösung und Ausstoßung der Plazenta, normalerweise ca. 30 bis 60 min.

WISSEN TO GO

Geburt

Vor der Geburt
Eine direkt bevorstehende Geburt kündigt sich durch das sog. „Zeichnen" an. Dabei geht ein blutiger Schleimpfropf ab, der zuvor die Zervix abgedichtet hat. Weitere Zeichen sind: Vor- und Senkwehen, Tiefertreten des Kopfes, Absinken des Fundus uteri und Abgang von Fruchtwasser (**Blasensprung**).

Wehen
Senk- und Vorwehen treten bereits vor der Geburt auf und dienen dem Eintreten des kindlichen Kopfs in das Becken. Die Geburt beginnt mit den Eröffnungswehen, durch die sich der Muttermund öffnet. Danach folgen die Austreibungswehen und, wenn das Kind den Beckenboden erreicht, die Presswehen. Nach der Geburt folgen die Nachgeburtswehen, die die Plazenta austreiben.

Geburtsphasen
Es gibt 3 Phasen einer Geburt: Wenn sich der Muttermund vollständig geöffnet hat, geht die Eröffnungsphase in die Austreibungsphase über. Diese dauert bis zum Abnabeln des Kindes. Danach erfolgt die Nachgeburtsphase, in der die Frau die Plazenta ausstößt.

31.2.5 Überwachung unter der Geburt

Neben der klinischen Überwachung der Gebärenden (Puls, RR, Temperatur, Muttermundweite und Kindslagekontrolle) kommen folgende Verfahren in der Geburtshilfe zum Einsatz:
- Mit einer **Kardiotokografie** (CTG, sog. Wehenschreiber) werden die kindlichen Herztöne und die Wehentätigkeit überwacht. Eine anhaltende Bradykardie des Fetus (< 100 Schläge/min) deutet auf eine fetale Hypoxie (Sauerstoffmangel) hin und ist eine Indikation für eine Fetalblutanalyse.
- Bei einer **Fetalblutanalyse** (Mikroblutanalyse) wird während der Geburt aus der Kopfschwarte des Säuglings eine kleine Blutmenge zur fetalen Blutgasbestimmung (S. 945) entnommen. Diese Untersuchung wird nur noch selten vorgenommen, insbesondere bei Geburten mit relativ spät auftretenden CTG-Veränderungen unklarer Ursache. Sie ist nur nach einem Blasensprung möglich und wird bei Verdacht auf einen fetalen Sauerstoffmangel durchgeführt. Bei kindlichem Sauerstoffmangel muss per Sectio zügig entbunden werden.
- Bei einer **Amnioskopie** wird das Fruchtwasser mit einem Endoskop durch den geöffneten Muttermund direkt betrachtet. Dies ist nur möglich bei intakter Fruchtblase. Bei einem Normalbefund zeigt sich ein weißliches bis milchiges Fruchtwasser. Verfärbungen können auf eine pathologische Veränderung hinweisen. Durch den Abgang von Mekonium (Darminhalt) kommt es zu einer Grünverfärbung. Grünes Fruchtwasser ist z.B. ein Zeichen dafür, dass eine kindliche Stresssituation vorgelegen hat. Aufgrund neuer Untersuchungsmethoden, z.B. die Sonografie, werden Amnioskopien heute seltener durchgeführt.

31.2.6 Geburtsschmerz und Interventionsmöglichkeiten

Der Geburtsschmerz ist physiologisch. Er entsteht in der Eröffnungsphase hauptsächlich durch die Dehnung der Zervix und in der Austreibungsphase durch die Dehnung des Beckens. Weil er meist einen positiven Zweck erfüllt, nämlich die Geburt des Kindes, können viele Frauen den Geburtsschmerz besser aushalten als andere Schmerzen.

Anspannung und Angst vor der Geburt können den Geburtsschmerz verstärken. Daher ist es wichtig, der Schwangeren die Angst vor der Geburt möglichst zu nehmen. Hilfreich können z. B. aufklärende Gespräche, die Anwesenheit einer Vertrauensperson bzw. des Partners, gezielte Entspannungsübungen, Massage, Aromatherapie oder Akupunktur sein. Zur Linderung der Geburtsschmerzen gibt es außerdem medikamentöse Methoden (▶ Tab. 31.3).

WISSEN TO GO

Geburt – Untersuchungen und Analgesie

- Mithilfe einer CTG (Kardiotokografie) können die Wehentätigkeit und die kindlichen Herztöne überwacht und aufgezeichnet werden.
- Hat bereits ein Blasensprung stattgefunden, gibt es außerdem die Möglichkeit, Blut aus der Kopfschwarte des Säuglings abzunehmen und die Blutgase darin zu bestimmen.
- Bei einer Fruchtwasserspiegelung (Amnioskopie) weist die Farbe des Fruchtwassers auf mögliche Störungen hin.

Um die Schmerzen der Gebärenden zu lindern, kommen vor allem alternative Maßnahmen zum Einsatz, z. B. Massage, Entspannungsübungen. Reicht das nicht aus, können Medikamente eingesetzt werden. Dazu gehören die systemische Gabe von Analgetika, eine Lokalanästhesie des Dammbereichs und eine Periduralanästhesie.

31.2.7 Operative Entbindungsverfahren

Episiotomie

Definition Episiotomie
Als Episiotomie bezeichnet man das Einschneiden des Dammes mit dem Zweck, den Beckenausgang zu erweitern.

Dabei setzen die Ärzte bzw. die Hebammen unterschiedliche Schnittführungen ein. Je nach Position des Schnitts unterscheidet man eine mediane, eine laterale und mediolaterale Schnittführung.

Eine Episiotomie wird heute nur noch zur Schonung des Beckenbodens und Schonung des kindlichen Kopfes eingesetzt. Der Druck auf den kindlichen Kopf verringert sich dadurch, was z. B. bei Frühgeburten hilfreich ist. Auch bei einer vaginal-operativen Entbindung wird die Episiotomie eingesetzt. Ein Dammschnitt beschleunigt die Geburt durch die Erweiterung des Scheidenausgangs und verkürzt den Geburtsweg. Pflegerische Maßnahmen finden Sie im Abschnitt Dammriss (S. 617).

Vaginal-operative Verfahren

Bei einem vaginal-operativen Verfahren unterstützen die Geburtshelfer mechanisch eine vaginale Entbindung mithilfe von Instrumenten. Dabei kommen entweder eine Vakuumextraktion (VE, umgangssprachlich „Saugglocke") oder eine Geburtszange (Forzeps) zum Einsatz. Die Gebärende wird dazu in Steinschnittlage gelagert.

Indikationen • Dies sind: ein Geburtsstillstand, ein fetaler Sauerstoffmangel (Hypoxie, Azidose), eine Erschöpfung der Mutter sowie mütterliche Erkrankungen, die ein Mitpressen verbieten, z. B. kardiopulmonale oder zerebrovaskuläre Erkrankungen.

Voraussetzungen • Dies sind: ein vollständig eröffneter Muttermund, eine eröffnete Fruchtblase, eine Schädellage sowie eine Episiotomie.

Komplikationen • Bei der Mutter kann es zu Scheidenverletzungen (Zangengeburt) oder Zervixrissen (VE) kommen. Beim Kind können eine Fazialisparese durch die Zangengeburt oder intrakranielle Blutungen durch die Vakuumextraktion auftreten. Außerdem kann sich – insbesondere un-

Tab. 31.3 Medikamentöse Methoden zur Linderung des Geburtsschmerzes.

Form	Vorteile	Nachteile
systemische Analgesie (Opiate, Spasmolytika)	Schmerzreduktion, Entspannung	Plazentagängige Medikamente (z. B. Opiate wie Tramadol oder Piritramid) können zu einer kindlichen Atemdepression und einer Abschwächung der Wehentätigkeit führen.
Lokalanästhesie (Damminfiltration oder Blockierung des Nervus pudendus)	Linderung des Dehnungsschmerzes im Dammbereich, Beckenboden	selten allergische Reaktionen, Hämatombildung
Periduralanästhesie (PDA)	individuell steuerbare Schmerztherapie, Schmerzfreiheit	RR-Abfall, anästhesiebedingte Schwäche der Beine, Kopf- und Rückenschmerzen, Immobilität der Patientin, evtl. abgemilderter Pressdrang

31 Pflege bei Schwangerschaft, Geburt und Wochenbett

Tab. 31.4 Vergleich zwischen primärer und sekundärer Sectio.

Entbindungsmodus	Definition	Indikationen
primäre Sectio	ist geplant, wird vor Geburtsbeginn durchgeführt, die Eröffnungswehen haben noch nicht eingesetzt	mütterliche Erkrankungen (Herzerkrankungen, Präeklampsie), Missverhältnis zwischen kindlicher Größe und Becken der Mutter, Lageanomalien (Beckenendlage), Mehrlingsschwangerschaften, Placenta praevia totalis, fetale Fehlbildungen (Omphalozele, Hydrocephalus)
sekundäre Sectio	die Geburt hat bereits begonnen, die Eröffnungswehen haben eingesetzt	fetale Hypoxie/Azidose, Geburtsstillstand, mütterliche Komplikationen (Eklampsie/HELLP-Syndrom), Nabelschnurvorfall, vorzeitige starke Plazentalösung, Wehensturm, Placenta praevia, Einstellungsanomalien, drohende Uterusruptur

ter einer Vakuumextraktion – beim Säugling eine Geburtsgeschwulst bilden. Diese resorbiert sich allerdings auch ohne Behandlung in den ersten Tagen nach Geburt.

Kaiserschnitt

Als Kaiserschnitt (Sectio caesarea, oder kurz Sectio) bezeichnet man eine abdominelle Schnittentbindung (▶ Abb. 31.10). Diese wird üblicherweise unter einer PDA oder Vollnarkose durchgeführt. Man unterscheidet zwischen einer primären Sectio vor Geburtsbeginn und einer sekundären Sectio nach Geburtsbeginn (▶ Tab. 31.4). Zwischen der Entscheidung für eine sekundäre Sectio (Notsectio) und der Entbindung sollten nicht mehr als 20 Minuten liegen.

Maßnahmen nach einer Sectio

Die allgemeinen Maßnahmen finden Sie im Kap. „Postoperative Pflege" (S. 751). Nach einer Sectio sollte die Mutter so bald wie möglich ihr Kind sehen. Um die Eltern-Kind-Bindung zu fördern, sollte das Neugeborene der Mutter oder ersatzweise dem Vater in den Arm bzw. auf die Brust gelegt werden.

Die evtl. Trennung von ihrem Kind stellt für viele Frauen eine Belastung dar, speziell, wenn eine Behandlung des Kindes in einer pädiatrischen Klinik erfolgen muss, z. B. bei Frühgeburten. Pflegende sollten die Mutter dabei unterstützen, möglichst schnell wieder mobil zu werden und trotz der erschwerten Bedingungen eine Beziehung zu ihrem Kind aufzubauen. Bereits einige Stunden nach Geburt kann die Wöchnerin zu leichten Bewegungsübungen im Bett aufgefordert werden. Eine Mobilisation kann bereits etwa 6–8 Stunden nach Sectio beginnen. Das Vorgehen sollte sich dabei nach dem Befinden der Wöchnerin richten.

Rooming-in, die gemeinsame Unterbringung von Mutter und Kind in einem Zimmer, und Stillen sind auch bei Sectio-Patientinnen möglichst schnell anzustreben. Gesundheits- und Krankenpflegende unterstützen Gesundheits- und Kinderkrankenpfleger sowie Hebammen bei der Anleitung der Eltern, das Neugeborene zu versorgen. Mütter nach Sectio brauchen aufgrund der eingeschränkten Beweglichkeit eventuell mehr Unterstützung bei der Versorgung.

> **WISSEN TO GO**
>
> **Geburt – operative Entbindungsverfahren**
>
> - **Dammschnitt** (Episiotomie): Er dient dazu, den Beckenausgang zu erweitern. Heute wird eine Episiotomie nur bei besonderen Indikationen ausgeführt, z. B. bei einer Frühgeburt, um den Druck auf den kindlichen Kopf zu verringern.
> - **Vaginal-operative Verfahren**: Eine Vakuumextraktion (Geburt mithilfe einer „Saugglocke") und der Einsatz einer Geburtszange (Forzeps) können eine Geburt unterstützen, wenn es zu Verzögerungen oder Komplikationen kommt.
> - **Kaiserschnitt**: Zu den Indikationen gehören z. B. Lageanomalien und ein Sauerstoffmangel des Kindes. Fällt die Entscheidung dafür schon vor der Geburt, spricht man von einer primären, fällt sie während der Geburt, von einer sekundären Sectio.

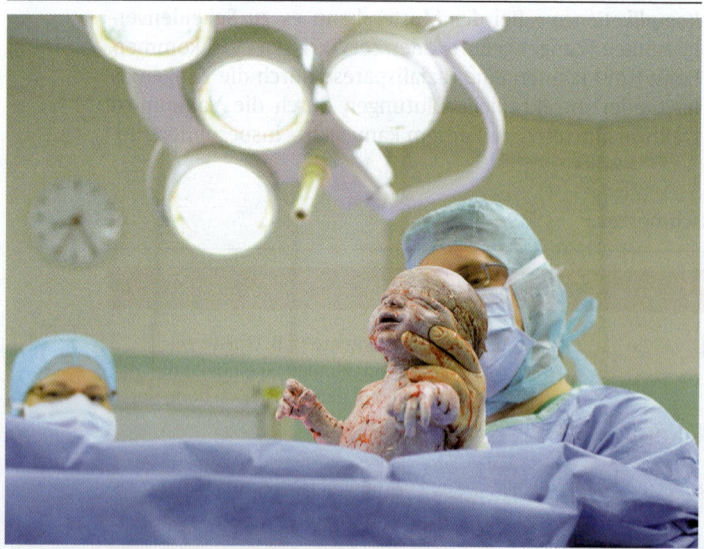

Abb. 31.10 Kaiserschnitt.

Etwa jedes 3. Kind in Deutschland wird durch Kaiserschnitt geboren (Statistisches Bundesamt 2012). © Gordon Grand/fotolia.com

31.2.8 Komplikationen unter einer Geburt

Mütterliche Geburtsverletzungen

Uterusruptur

Kommt es unter der Geburt zu einer starken Überdehnung des Uterus, kann die Gebärmutterwand zerreißen. Eine mögliche Ursache dafür ist die mechanische Verlegung des Geburtskanals, z. B. durch einen Tumor. Nach Kaiserschnitten oder anderen vorangegangenen Operationen sind auch Narbenrupturen möglich.

Zeichen einer Uterusruptur sind sehr starke Wehen (Wehensturm) verbunden mit starken Schmerzen. Die Wehen stoppen plötzlich, und es sind keine kindlichen Herztöne oder Kindsbewegungen mehr festzustellen. Durch starke innere Blutungen treten außerdem Schockzeichen auf.

ACHTUNG
Die Ruptur des Uterus ist eine seltene Komplikation in der Geburtshilfe. Sie stellt für Mutter und Kind das bedrohlichste Ereignis unter der Geburt dar.

Maßnahmen • Zur Therapie einer drohenden Ruptur gehören das Legen eines intravenösen Zugangs, um im Schockfall Infusionen und Medikamente applizieren zu können. Weitere Maßnahmen sind eine Tokolyse und die sofortige Einleitung einer notfallmäßigen Sectio. Ist der Uterus bereits durchgebrochen, erfordert die akute Lebensgefahr für Mutter und Kind eine sofortige Notoperation.

Dammriss

Ein Dammriss ist die häufigste Geburtsverletzung. Dabei reißt der Scheidendamm aufgrund einer Überdehnung des Gewebes. Auch Risse von Zervix, Scheide, Klitoris oder Labien können auftreten. Wenn die Geburtshelfer keinen prophylaktischen Dammschnitt (Episiotomie) durchführen, tritt ein Dammriss bei etwa ¼ aller Geburten auf. Man unterscheidet 3 Grade:
- Grad 1: Hauteinriss des Scheideneingangs, der Vagina und des Dammes ohne Beteiligung der Muskulatur
- Grad 2: Riss der Dammmuskulatur bis zum analen Sphinkter
- Grad 3: Riss mit Verletzung des analen Sphinkters, ggf. auch der Rektumvorderwand. Dann wird oft auch von einem Dammriss Grad 4 gesprochen.

Bei einem Dammriss besteht grundsätzlich eine hohe Infektionsgefahr. Insbesondere bei Dammrissen höheren Grades besteht das Risiko einer Stuhl- und Urininkontinenz.

Maßnahmen • Kleine Risse verheilen ohne Naht (Grad 1). Alle anderen Risse werden gleich nach Geburt genäht. Im Verlauf kontrollieren Hebammen und Ärzte die Wunde regelmäßig auf Ödeme, Hämatome, Entzündungszeichen und Wundheilungsverlauf. Eine Kühlung des Dammes kann Schmerzen lindern und wirkt außerdem abschwellend. Geburtshilfliche Stationen halten dafür spezielle Kühlkompressen oder eingefrorene Vorlagen bereit. Pflegende informieren die Patientin über die Bedeutung einer sorgfältigen Intimhygiene, insbesondere zur Vermeidung von Infektionen. Eine Spülung des Intimbereiches kann wohltuend und schmerzlindernd wirken. Die Wöchnerin sollte möglichst viel liegen und gehen und wenig stehen und sitzen. Bei starken Schmerzen verabreichen Pflegende auf ärztliche Anordnung Analgetika. Mittel der Wahl bei stillenden Patientinnen ist die Gabe von Paracetamol oder Ibuprofen.

> **WISSEN TO GO**
>
> **Geburtsverletzungen: Dammriss und Uterusruptur**
>
> Die starke Dehnung der Gewebe unter der Geburt kann zu Verletzungen bei der Mutter führen. Eine typische Geburtsverletzung ist der **Dammriss**. Ist Muskelgewebe mitbetroffen, nähen die Geburtshelfer die Wunde üblicherweise nach der Geburt zu. Danach können kühlende Maßnahmen schmerzlindernd und abschwellend wirken. Pflegende beobachten die Wunde auf Entzündungszeichen und unterstützen die Frau bei der Intimhygiene.
>
> Lebensbedrohlich für Mutter und Kind ist es, wenn die Wand der Gebärmutter reißt (**Uterusruptur**). Hier ist wegen des Risikos starker innerer Blutungen und wegen der Gefahr für das Kind eine Notoperation angezeigt.

Weitere Komplikationen während einer Geburt

Nabelschnurvorfall

Bei einem Nabelschnurvorfall gelangt eine Nabelschnurschlinge nach dem Blasensprung vor den vorangehenden Kindsteil. Das Kind drückt dann mit seinem Körper auf die Nabelschnur. Aufgrund der Abklemmung der Nabelschnur durch den Druck des kindlichen Schädels kommt es beim Nabelschnurvorfall zu einem kindlichen Sauerstoffmangel. Ein Anzeichen ist eine anhaltende Bradykardie im CTG. Ein erhöhtes Risiko besteht bei Mehrlingsschwangerschaften oder Lageanomalien, z. B. einer Beckenendlage.

ACHTUNG
Bei einem Nabelschnurvorfall muss sofort eine Entbindung mittels Sectio eingeleitet werden, um eine kindliche Ischämie (Sauerstoffmangelschaden) zu vermeiden.

Lageanomalien

Beckenendlage • Bei der Beckenendlage liegt das Kind zwar regelgerecht in Längslage. Aber das Beckenende geht voran und nicht der Kopf. Je nach Haltung der Extremitäten können verschiedene Varianten unterschieden werden. Die reine Steißlage tritt am häufigsten auf. Dabei sind die Beine hochgeschlagen und die Arme liegen am Oberkörper. Bei Beckenendlage wird oft per Sectio entbunden. In einigen Fällen ist aber auch eine spontane Entbindung ohne weitergehende Risiken für Mutter und Kind möglich. Voraussetzung für eine spontane Entbindung ist eine genaue Lagebestimmung und Voruntersuchung der Schwangeren. Die Entbindung sollte durch erfahrene Geburtshelfer in einer überwachten Umgebung stattfinden. Die Patientin muss genau über die Vor- und Nachteile beider Entbindungsmethoden informiert werden.

Querlage • Bei einer Querlage liegt der kindliche Rumpf quer im Uterus. Kopf und Steiß des Kindes liegen auf einer Höhe. Die Ursache können eine nachgiebige Bauchdecke, Uterusfehlbildungen, Frühgeburten oder ein Polyhydramnion (große Menge an Fruchtwasser) sein. Zu einem frühen Zeitpunkt der Schwangerschaft sind Querlagen noch physiologisch. Dauert die Querlage jedoch an, kann zunächst versucht werden, eine Wendung des Kindes durch Körperübungen zu forcieren, etwa in der 35.–37. SSW. Gelingt dies nicht, kann das Kind unter CTG-Kontrolle und Tokolyse eventuell aktiv von außen gewendet werden. Ist eine Drehung des Kindes nicht mehr möglich, wird zu einer Entbindung per Sectio geraten.

Frühzeitige Plazentalösung

Bei einer frühzeitigen Plazentalösung löst sich eine regelgerecht sitzende Plazenta vor der Geburt des Kindes ab. Ursachen können eine geringere Haftung der Plazenta durch Gefäßveränderungen sowie innere oder äußere Traumen sein. Je nach Schwere der Ablösung kann es zu folgenden Symptomen kommen: schmerzhafter und bretthharter Uterus, vaginale Blutungen von sehr gering bis regelstark, Schocksymptomatik mit Blässe, Tachykardie sowie Hypotonie der Mutter. Therapeutische Interventionen sind abhängig vom Grad der Ablösung und dem Zustand des Kindes.

ACHTUNG
Bei einer frühzeitigen Plazentalösung und lebendigem Kind muss sofort per Sectio entbunden werden.

Ist das Kind bereits intrauterin verstorben oder sind seine Überlebenschancen aufgrund von Unreife nur gering, kann eine vaginale Entbindung unter engmaschiger Überwachung der Mutter angestrebt werden.

31.2.9 Komplikationen in der Nachgeburtsphase

In der Nachgeburtsphase kann die Mutter erheblich Blut verlieren, bis zu 500 ml. Zu den Ursachen zählen eine unvollständige Lösung der Plazenta, Geburtsverletzungen, Uterusatonie oder eine Gerinnungsstörung. Zu den Aufgaben der Geburtshelfer in der Nachgeburtsperiode gehören daher die Kontrolle der Nachgeburt, eine sorgfältige Beobachtung der Mutter auf Nachblutungen sowie eine regelmäßige Überwachung der Vitalzeichen. Bei einer verstärkten Blutung muss ein Arzt hinzugezogen werden. Der Blutverlust kann nur durch Behebung der Blutungsursache beseitigt werden. Aufgabe von Pflegenden ist die Stabilisierung des mütterlichen Kreislaufs und die Beruhigung der Patientin.

31.2.10 Pflegerische Versorgung direkt nach der Geburt

Versorgung der Mutter

Im Anschluss an die Geburt bleibt die Frau üblicherweise noch etwa 2 Stunden im Kreißsaal, damit sie sich erholen und einen ersten Kontakt zu ihrem Kind aufnehmen kann. Oft kann die Mutter schon hier ihr Kind zum ersten Mal an die Brust legen.

> Eine *liebevolle Eltern-Kind*-Beziehung *verwurzelt* das Kind in der Welt.

Bei erhöhter Blutungsgefahr sollte die Frau so gelagert werden, dass Nachblutungen möglichst schnell zu erkennen sind (▶ Abb. 31.11).

Abb. 31.11 Lagerung nach Fritsch.

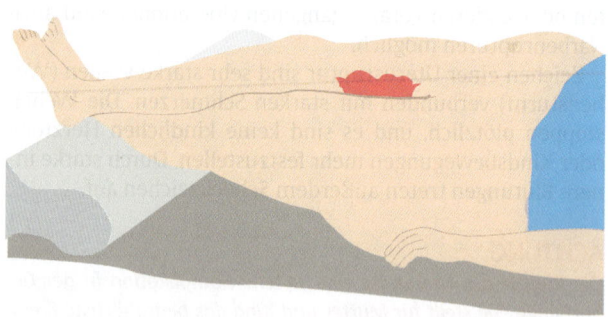

Die Wöchnerin liegt mit überkreuzten Unterschenkeln auf dem Rücken, vor der Vulva befindet sich eine große Vorlage. Mögliche Nachblutungen versickern so nicht in der Matratze, sondern steigen in der Vorlage auf.

Wichtig sind regelmäßige Kontrollen der Vitalzeichen und des Fundusstands. Die erste Mobilisation erfolgt i.d.R. und nach Befinden der Wöchnerin noch im Kreißsaal ca. 30 bis 60 Minuten nach der Geburt.

Versorgung des Neugeborenen

Die Erstversorgung des Kindes erfolgt durch die Geburtshelfer, bei Risikogeburten durch Pädiater und Gesundheits- und Kinderkrankenpfleger.

Direkt nach der Geburt untersucht ein Arzt den Säugling im Rahmen der U1, der ersten klinischen Untersuchung der Neugeborenen. Dabei ermittelt er den sog. Apgar-Score, den arteriellen Nabelschnur-pH-Wert und die Vitalzeichen. Hinzu kommen eine äußere Inspektion und eine Überprüfung der kindlichen Reflexe. Außerdem werden Körpergewicht und -länge des Säuglings gemessen.

Apgar-Score

Mithilfe des Apgar-Scores beurteilen Ärzte die Vitalität des Neugeborenen bzw. die Anpassung des Neugeborenen an das extrauterine Leben. Er wird in der 1., 5. und 10. Lebensminute ermittelt (▶ Tab. 31.5).

Da die Wärmeregulation des Säuglings noch unausgereift ist, ist es wichtig, ihn warm einzupacken. Neugeborene erhalten außerdem mit Einverständnis der Eltern eine orale Gabe Vitamin K (Konakion). Vitamin K spielt eine wichtige Rolle bei der Blutgerinnung. Es ist in der Nahrung enthalten, wird aber zu einem Teil auch von Darmbakterien gebildet. Da der Darm von Neugeborenen noch steril ist, kann es hier ohne zusätzliche Gabe zu einem Mangel mit einer erhöhten Blutungsgefahr kommen.

Tab. 31.5 Apgar-Score.

Punkte	0	1	2
Atmung	fehlt	langsam/unregelmäßig	regelmäßig, kräftiges Schreien
Puls (Herzfrequenz)	fehlt	< 100/min	> 100/min
Reflexe (z. B. Reaktion beim Absaugen)	fehlen	reduziert (z. B. Verziehen des Gesichts schwach ausgeprägt)	Husten, Niesen, Schreien
Muskeltonus und Bewegung	schlaff, keine Bewegungen	reduziert	gut, aktive Bewegungen
Hautkolorit	blassblau	stamm rosig, Extremitäten blau	rosig

Durchführung: Die Punkte für jeden der 5 Parameter werden addiert.
Bewertung: 9–10 Punkte: guter bis sehr guter Allgemeinzustand, 8–6: erfordert erhöhte Beobachtung, unter 6 Punkten: Risikokind, Überweisung in die Kinderklinik

Das Abnabeln

Der Zeitpunkt des Abnabelns richtet sich nach dem Zustand des Kindes. Risikokinder werden unverzüglich abgenabelt, um eine sofortige Versorgung einzuleiten. Sonst geschieht dies üblicherweise einige Minuten nach der Geburt. Dazu setzen Hebammen 2 Klemmen. Das Durchtrennen der Nabelschnur übernehmen meist die Väter nach Anleitung.

WISSEN TO GO

Das Baby nach der Geburt

Direkt nach der Geburt führt ein Arzt die erste klinische Untersuchung des Neugeborenen durch. Dabei ermittelt er anhand des sog. Apgar-Scores, wie vital das Kind ist. Dieser Score bewertet dessen Atmung, Puls, Muskeltonus, Bewegungen und Hautfarbe.

Danach ist es wichtig, das Neugeborene warm einzupacken, weil seine Wärmeregulation noch nicht ausreichend ist.

Üblicherweise nabeln Hebammen das Kind, auf Wunsch mithilfe des Vaters, wenige Minuten nach der Geburt ab. Außerdem bekommt es eine orale Gabe Vitamin K, um einen Mangel und dadurch bedingte Blutungen zu vermeiden.

31.3 Wochenbett

Die ersten 6–8 Wochen nach einer Entbindung bezeichnet man als „Wochenbett" (Puerperium). Dabei differenziert man zwischen dem Frühwochenbett, den ersten 10 Tagen, und dem darauffolgenden Spätwochenbett. Diese Zeit braucht der Körper zur Heilung der Geburtswunden und zur Rückbildung aller Schwangerschaftsveränderungen. Gleichzeitig lernen sich Mutter und Kind kennen und bauen eine Beziehung zueinander auf. Auch der Vater lernt, in seine Rolle hineinzuwachsen.

Für die Mütter stellt das Wochenbett oft eine Zeit der starken physischen und psychischen Belastung dar. Auf der einen Seite steht die Freude über die Geburt, auf der anderen die Sorge, den neuen Herausforderungen gerecht zu werden. Pflegende sollten die Wöchnerinnen in dieser Phase unterstützen, in ihre neue Rolle als Mutter hineinzuwachsen. Dies beinhaltet z. B. Beratung zur Versorgung des Kindes, oft aber auch nur ein „offenes Ohr" für die Sorgen und Fragen der Eltern.

Die erste von 2 Wochenbettuntersuchungen findet bei Klinikgeburten meist noch im Krankenhaus statt. Dabei beurteilen ein Arzt und/oder eine Hebamme die Rückbildung des Uterus, die Beschaffenheit des Wochenflusses, die Blasen-Darm-Funktion und die psychische Verfassung der Mutter.

31.3.1 Pflege der gesunden Wöchnerin

In der Wochenbettpflege ist die Beobachtung der Wöchnerin in Hinblick auf mögliche Komplikationen besonders wichtig. Außerdem sollten Pflegekräfte Ärzte und Hebammen dabei unterstützen, der Wöchnerin die Bedeutung einer sorgfältigen Hygiene bewusst zu machen, um Mutter und Kind vor möglichen Infektionen zu schützen. Hierzu zählt z. B. das Händewaschen vor dem Stillen, um eine Keimverschleppung zu verhindern.

Stillen

Es gibt viele gute Argumente für das Stillen:
- Muttermilch ist die optimale Nahrung für den Säugling, denn sie passt sich in ihrer Menge und Zusammensetzung den kindlichen Bedürfnissen fortlaufend an.
- Stillen stillt nicht nur den Hunger, sondern auch das Bedürfnis nach Nähe und Zuneigung und fördert die Mutter-Kind-Bindung.
- Das Baby erhält über die Milch mütterliche Antikörper zur Abwehr von Krankheitserregern.
- Stillen senkt die Risiken für Diabetes Typ 1 und SIDS bei dem Kind (American Academy of Pediatrics, 2012).

- Die Deutsche Gesellschaft für Allergologie und klinische Immunologie (DGAKI) empfiehlt, die ersten 4 Monate voll zu stillen, um das Allergierisiko zu senken (AWMF Leitlinie Allergieprävention 2009).
- Stillen fördert die Uterusrückbildung.
- Muttermilch ist kostengünstig, jederzeit verfügbar und unkompliziert in der Handhabung.

Dennoch muss jede Frau für sich individuell entscheiden, ob sie stillen möchte. Manche versuchen es, haben dabei aber große Probleme, z.B. wunde Brustwarzen. Außerdem erschwert es die Möglichkeit, das Kind einmal für ein paar Stunden in andere Hände zu geben. Pflegende sollten der Mutter bei der Entscheidung beratend zur Seite stehen und die Vorteile des Stillens erklären. Pflegende sollten ihr aber nicht den Eindruck vermitteln, sie sei eine schlechte Mutter, wenn sie sich dagegen entscheidet.

Muttermilch

Die Muttermilch passt sich den Bedürfnissen des Kindes an. In den ersten 3–4 Tagen bildet sich die **Vormilch (Kolostrum)**. Sie ist reich an Vitaminen und Eiweißen, dabei aber arm an Fetten und Kohlenhydraten und somit für das noch unreife kindliche Verdauungssystem leicht zu verwerten.

Etwa um den dritten bis vierten Tag post partum löst das Hormon Prolaktin den Milcheinschuss aus. Im Rahmen des **Milcheinschusses** kann die Körpertemperatur bis etwa 38 °C ansteigen und die Brüste können prall gespannt sein und schmerzen. Um einem Milchstau vorzubeugen, sollten die Frauen das Kind regelmäßig anlegen und die Brüste ggf. ausstreichen.

Die sog. **Übergangsmilch** wird etwa ab dem vierten bis sechsten Tag post partum gebildet. Sie beinhaltet mehr Kohlenhydrate und Fette, dafür nimmt der Eiweißgehalt ab.

Nach etwa 2 Wochen wird die **reife Frauenmilch** gebildet. Sie verändert sich sogar während eines Stillvorgangs. Zunächst bekommt das Baby eine sehr wässrige Milch aus dem vorderen Gewebe der Brust und danach die fetthaltigere Milch aus dem hinteren Gewebe.

Die Stillhäufigkeit und -dauer sollten sich nach dem Bedarf des Kindes richten („**Feeding on Demand**"). Gerade in den ersten Tagen empfiehlt es sich aber, das Neugeborene noch öfter anzulegen, um so den Milcheinschuss zu fördern. Als grobe Orientierung kann dienen: In etwa sollte die Mutter in dieser Zeit den Säugling 8-mal pro Tag jeweils etwa 20–30 min stillen.

Stilltechnik

Pflegende helfen der Mutter dabei, die richtige Stilltechnik zu finden, bei der sie:
- eine bequeme Stillposition (▶ **Abb. 31.12**) auswählt (liegend oder sitzend). Das Kind sollte dabei immer zur Brust und nicht die Brust zum Kind kommen.

Abb. 31.12 Stillpositionen.

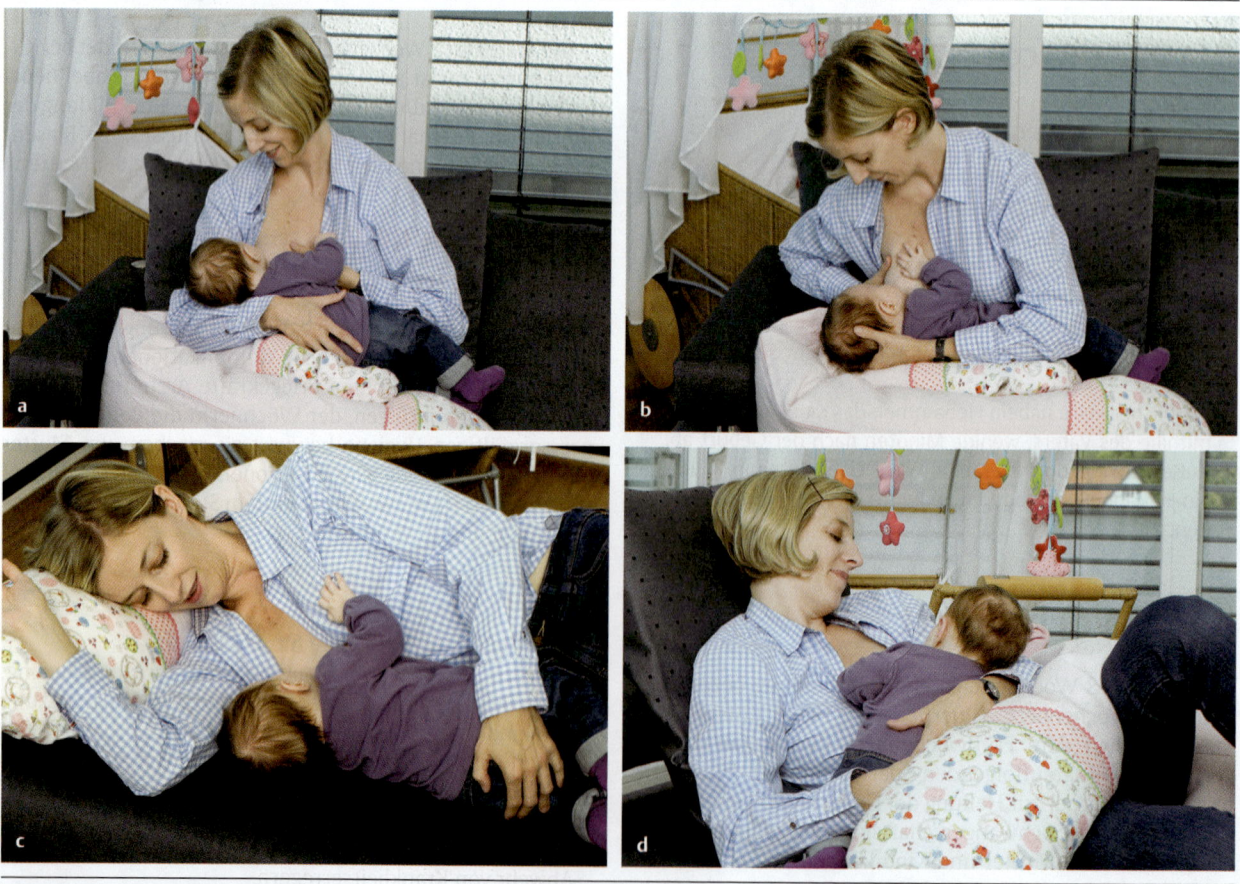

a Stillen im Wiegegriff.
b Stillen in der Footballhaltung.
c Stillen auf der Seite liegend.
d Stillen halb sitzend.

- das Kind so anlegt, dass es die Brustwarze vollständig erfasst (mitsamt dem Brustwarzenvorhof).
- die Stillposition regelmäßig wechselt, um eine vollständige Entleerung der Brust zu gewährleisten und so einen Milchstau zu vermeiden.
- zum Beenden der Mahlzeit das Vakuum aufhebt, bevor sie das Kind von der Brust nimmt. Dazu kann sie vorsichtig einen Finger in den Mundwinkel des Säuglings einführen. Außerdem sollte sie nach dem Stillen die Milchreste an der Brust trocknen lassen. Beides schützt sie vor Rhagaden an der Brustwarze.

! Merken Rhagaden
Rhagaden oder wunde Brustwarzen werden oft durch eine falsche Anlegetechnik verursacht. Pflegende bleiben beim Stillen bei der Mutter und leiten sie an, bis sie die richtige Technik beherrscht.

Flaschennahrung

Können oder wollen Mütter nicht stillen, müssen sie auf industriell hergestellte Säuglingsnahrung zurückgreifen. Die sog. Pre-Milch ist der Muttermilch am ähnlichsten. Sie eignet sich für die ersten 4–6 Wochen. Bei erhöhtem Allergierisiko sollte der Säugling mit einer hypoallergenen Säuglingsmilch (HA-Nahrung) ernährt werden.

Pflegende leiten die Mutter zu einer hygienischen Zubereitung der Nahrung sowie der Aufbereitung von Flaschen und Saugern an. Mütter oder Väter sollten den Sauger auf keinen Fall selber mit dem Mund berühren. Die Nahrung sollte immer frisch mit abgekochtem Wasser zubereitet werden. Die Trinktemperatur beträgt etwa 37 °C und sollte vor Verabreichung der Nahrung überprüft werden, z. B. durch Auftropfen der Milch auf den Unterarm. Um eine Keimvermehrung zu verhindern, sollte zubereitete Nahrung nicht länger als 45 min im Flaschenwärmer warm gehalten werden. Zudem sollten Flaschen und Sauger nach jeder Mahlzeit abgekocht werden, um eine Keimvermehrung zu verhindern.

WISSEN TO GO

Wochenbett – Stillen

Muttermilch hat viele Vorteile. Sie passt sich den Bedürfnissen des Kindes an. Stillen fördert die Mutter-Kind-Beziehung, liefert dem Kind Abwehrstoffe und senkt sein Allergierisiko. Außerdem fördert Stillen die Rückbildung und ist kostengünstig und einfach zu handhaben.

Die Stillhäufigkeit und Dauer sollten sich nach den Bedürfnissen des Kindes richten. In den ersten Tagen sollte die Mutter das Kind besonders häufig stillen, etwa 8-mal pro Tag jeweils 20–30 min. Der Milcheinschuss erfolgt üblicherweise am dritten bis vierten Tag post partum.

Eine korrekte Stilltechnik ist wichtig, um Komplikationen zu vermeiden. Das Kind sollte mit seinem Mund immer die Brustwarze mitsamt Brustwarzenvorhof erfassen. Die Mutter sollte, bevor sie den Säugling von der Brust abnimmt, das Vakuum lösen, indem sie einen Finger in den Mundwinkel des Babys schiebt.

Tab. 31.6 Rückbildung des Uterus, Fundusstände im Verlauf.

Zeit nach Geburt	Fundusstand
direkt nach der Geburt	zwischen Nabel und Symphyse
1. Tag	1 Querfinger unter dem Nabel
3. Tag	2 Querfinger unter dem Nabel
10. Tag	Symphyse
6 Wochen	vollständige Rückbildung

Uterusrückbildung

Verschiedene Mechanismen sorgen dafür, dass sich nach einer Geburt der vergrößerte Uterus (Fundus uteri) wieder zurückbildet: Durch den Wegfall der plazentaren Hormone und die Wochenbettwehen sinkt die Durchblutung des Uterus und das Muskelgewebe kontrahiert. Eine frühe Mobilisation, Wochenbettgymnastik und Stillen fördern zusätzlich die Rückbildung. Beim Stillen wird das Hormon Oxytocin ausgeschüttet, das die Uteruskontraktionen anregt.

Ärzte oder Hebammen kontrollieren in den ersten Tagen nach einer Geburt täglich den sog. Fundusstand, um eine unzureichende Rückbildung rechtzeitig zu erkennen (▶ Tab. 31.6). Der Fundus uteri ist der obere gewölbte Rand der Gebärmutter, er lässt sich durch die Bauchdecke tasten. Vorher sollte die Wöchnerin die Toilette aufsuchen, denn eine gefüllte Blase beeinträchtigt die Beurteilung.

Wochenfluss

Der Wochenfluss (Lochien) ist die vaginale Ausschwemmung des Wundsekrets aus der Gebärmutter. Der Wochenfluss hat einen faden, nicht übel riechenden Geruch. Er ist primär zwar nicht infektiös, wird aber durch aufsteigende Keime aus der Vulvaregion in den ersten 12–24 Stunden nach der Geburt kontaminiert.

Die Farbe des Wochenflusses verändert sich im Verlauf physiologisch. Zunächst ist das Sekret blutig rot (Lochia rubra), etwa in der zweiten Woche rötlich braun (Lochia fuscia) und anschließend gelblich (Lochia flava). Ab der dritten Woche wird es grau-weißlich bis wässrig-serös (Lochia alba).

Normalerweise versiegt der Wochenfluss nach 4–6 Wochen. Bei einem früheren Ende muss der Arzt informiert werden, da es sich um eine Lochialstauung (S. 623) handeln kann.

Pflegende kontrollieren die Lochien regelmäßig hinsichtlich Menge, Farbe und Geruch und dokumentieren ihre Beobachtungen. Pflegende unterstützen die Wöchnerin dabei, regelmäßig die Vorlagen zu wechseln (ca. 6- bis 8-mal täglich) und eine sorgfältige Intimhygiene einzuhalten. Eine Spülung der Vulva (S. 1341), mit klarem warmem Wasser sollte nach jedem Vorlagenwechsel erfolgen. Zudem sollte die Wöchnerin auf eine gründliche Händehygiene aufmerksam gemacht werden.

Zum Schutz vor Infektionen und zur Vermeidung der Keimverschleppung sollten die Frauen Vollbäder und Schwimmbadbesuche unterlassen. Wegen Stauungsgefahr sollten während des Wochenflusses keine Tampons benutzt werden.

Blase und Darm

In den ersten Tagen nach Geburt kann bei vielen Frauen eine reduzierte Stuhlentleerung beobachtet werden. Mögliche Ursachen sind Angst vor Schmerzen, eine reduzierte Flüssigkeits- und Nahrungszufuhr während der Geburt, eine fehlende Mobilität und, falls erfolgt, ein präpartaler Einlauf.

Nach der Geburt tritt zunächst eine Harnflut von etwa 3000 ml täglich auf. Die vermehrte Urinausscheidung wird ausgelöst durch den Wegfall plazentarer Östrogene und die Ausschwemmung der schwangerschaftsbedingten Ödeme. Sie trägt zu einer raschen Gewichtsreduktion bei. Eine Gewichtsabnahme von 3–5 kg in der Woche ist als normal anzusehen. Mitunter treten bei der Miktion Schmerzen aufgrund von Schwellungen oder Verletzungen im Genitalbereich auf.

Wöchnerinnen sollten ausreichend Flüssigkeit zu sich nehmen, etwa 2–3 l pro Tag, und sich ausgewogen und ballaststoffreich ernähren. Durch das Drücken einer Vorlage auf Vulva und Damm kann der Narbenschmerz verringert und der Stuhlgang erleichtert werden. Die Nähte, z.B. nach einem Dammriss, können auch beim Pressen nicht aufgehen. Eine regelmäßige Entleerung von Blase und Darm sollten unterstützt werden, um einer Obstipation, einem Harnwegsinfekt bzw. einer Blasenentleerungsstörung vorzubeugen. Bei Bedarf können Pflegende mit dem zuständigen Arzt über abführende Maßnahmen sprechen.

Etwa 3–4 Wochen nach der Geburt sollten die Funktion und die Lage von Darm und Blase wieder dem Zustand vor der Schwangerschaft entsprechen.

Thrombosegefahr

Während des Wochenbetts gibt es verschiedene Faktoren, die eine Thrombose begünstigen können:
- verlangsamte Blutzirkulation aufgrund von Bettruhe, Immobilität (z.B. nach Sectio)
- Krampfadern und thromboembolische Erkrankungen in der Anamnese
- höheres Lebensalter und hohe Parität (Zahl der Geburten)
- protrahierte (verzögerte) Geburt oder operative Entbindung, insbesondere bei Entbindung per Sectio, da hier eine Beschädigung von Beckenvenen möglich ist
- gesteigerte Gerinnbarkeit des Blutes durch die unter der Geburt freigesetzten Gerinnungsstoffe

Prophylaxe • Pflegende sollten die Wöchnerin regelmäßig mobilisieren, dabei aber auf den Kreislauf achten. Nach einer unkomplizierten Entbindung dürfen die Mütter alleine aufstehen, sobald sie sich dazu in der Lage fühlen. Bei der ersten Mobilisation sollten sie allerdings immer begleitet werden.

Pflegende sollten auf eine ausreichende Flüssigkeitszufuhr achten. Bei bettlägerigen Wöchnerinnen oder Frauen mit einer thromboembolischen Vorerkrankung ist nach ärztlicher Anordnung ggf. die subkutane Gabe von Heparin erforderlich.

Psychische Veränderungen

Selbst wenn eine Frau sich über die Geburt ihres Kindes freut, kann es im Wochenbett zu psychischen Belastungen kommen. Etwa am 3. Tag nach der Geburt stellen sich bei vielen Wöchnerinnen eine psychische Empfindlichkeit, Stimmungsschwankungen, Antriebslosigkeit oder depressive Verstimmung ein. Handelt es sich nur um einen kurzfristigen Zustand, der von alleine innerhalb weniger Tage wieder verschwindet, spricht man vom sog. Babyblues. Die Ursachen sind wahrscheinlich hormonelle Umstellungen nach der Geburt.

Maßnahmen • Der sog. Babyblues bedarf normalerweise keiner therapeutischen Behandlung, er ist Teil des physiologischen Umstellungsprozesses der Mutter. Pflegende sollten den Betroffenen erklären, dass Stimmungsschwankungen nach der Geburt ein häufiges Phänomen sind und dass sie meist von alleine wieder verschwinden. Wichtig ist außerdem, dass die Mutter Unterstützung erfährt. Pflegende sollten eventuelle Sorgen ernst nehmen und Verständnis dafür zeigen. Sorgt sich die Mutter, dass sie der neuen Aufgabe nicht gewachsen ist, können Pflegende darauf verweisen, dass sie damit nicht alleine ist und dass viele neue Eltern ähnliche Sorgen haben. Vergeht der Babyblues nicht nach wenigen Tagen, sollten Betroffene fachliche Hilfe suchen. Insbesondere wenn sie anhaltend keine Freude empfinden können und sich antriebs- und kraftlos fühlen, besteht die Gefahr einer Wochenbettdepression bzw. einer Wochenbettpsychose (S. 625).

Beratung im Wochenbett

Ernährung • Die Ernährungsempfehlungen für Stillende ähneln denen für Frauen in der Schwangerschaft. Allerdings benötigen sie noch etwas mehr Energie-, Eiweiß-, Vitamin- und Mineralstoffe. Auf den Verzehr von Leber, Niere, Wild, übermäßig geräucherte und gegrillte Produkte, sowie von ungereinigten pflanzlichen Lebensmitteln, z.B. Beeren oder Salat, sollten Stillende aufgrund des erhöhten Schadstoffgehalts verzichten.

Medikamente in der Stillzeit • Generell gehen viele Wirkstoffe in die Muttermilch über. Deshalb sollten Stillende möglichst auf Medikamente verzichten bzw. zu solchen greifen, bei denen dies nicht der Fall ist. Ist dies nicht möglich, muss die Mutter auf das Stillen verzichten bzw. abstillen. Absolute Kontraindikation für das Stillen besteht z.B. bei der Einnahme von Antiepileptika, Antidepressiva, Methadon, Clonidin und Cumarinen.

Entlassungsberatung

Durchschnittlich erfolgt die Entlassung am 3.–4. Tag nach einer normalen Geburt, nach einer Sectio am 5.–7. Tag nach Geburt.

Pflegende klären die Mutter bzw. die Eltern im Rahmen eines Entlassungsgesprächs über folgende Punkte auf:
- Jede Frau hat nach der Entlassung aus der Klinik bis zum 10. Tag nach der Geburt Anspruch auf eine tägliche Betreuung durch eine Hebamme. Auch darüber hinaus besteht bei besonderen Problemen ein Recht auf Beratung, z.B. bei Stillschwierigkeiten.
- Durch gezielte Beckenbodengymnastik wird die Rückbildung gefördert und die Beckenmuskulatur gestärkt. Daher sollte die Wöchnerin über die Aufgaben des Beckenbodens informiert sein, dieser hat u.a. Halte- u. Stützfunktion und ist wichtig für die Schließmuskelfunktion von Blase und Darm.
- Die erste Menstruation ist nach ca. 5–10 Wochen zu erwarten. Bei stillenden Müttern kann es zu einem längeren Ausbleiben kommen, der sog. Stillamenorrhö.

- Der erste Geschlechtsverkehr nach der Geburt sollte erst nach dem Versiegen der Lochien erfolgen, d. h. etwa nach 4 Wochen. Die Frau sollte sich körperlich und psychisch bereit dafür fühlen. Paare sollten an eine ausreichende Verhütung denken.
- Ist alles komplikationslos verlaufen, sollte die nächste Kontrolluntersuchung beim Gynäkologen 4–6 Wochen nach der Entbindung erfolgen, bei Auffälligkeiten früher. Dazu gehören z. B. Fieber und verstärkte Blutungen.
- Pflegende informieren die Eltern über die notwendigen Vorsorgeuntersuchungen des Neugeborenen, z. B. U3. Pflegende stellen sicher, dass die Eltern das gelbe Untersuchungsheft erhalten.

WISSEN TO GO

Wochenbett – Pflege

Pflegende unterstützen Ärzte und Hebammen dabei, die Wöchnerin in Hinblick auf folgende Faktoren zu betreuen:
- **Uterusrückbildung:** Eine frühe Mobilisation und häufiges Stillen regen die Rückbildung der Gebärmutter an. Ein wichtiges Merkmal hierfür ist der Fundusstand, der über die Bauchdecke getastet werden kann.
- **Wochenfluss:** Nach einer Geburt fließt etwa für 4–6 Wochen Wundsekret aus der Gebärmutter. Versiegt dieser sog. Wochenfluss früher, kann ein Stau vorliegen.
- **Ausscheidungen:** Eine eingeschränkte Mobilität kann zu Obstipation führen. Außerdem kann durch den Wegfall der plazentaren Hormone ein Harnfluss (stark erhöhte Urinausscheidung) auftreten.
- **Thromboseprophylaxe:** Das Wochenbett erhöht die Thrombosegefahr. Pflegende führen prophylaktische Maßnahmen nach Anordnung durch.
- **Psychische Veränderungen:** Stimmungsschwankungen und eine erhöhte psychische Empfindlichkeit sind häufige Phänomene nach der Geburt. Dieser sog. Babyblues vergeht normalerweise nach ein paar Tagen. Ist das nicht der Fall, sollten Betroffene professionelle Hilfe suchen. Es besteht die Gefahr einer Wochenbettdepression bzw. einer Wochenbettpsychose.
- **Beratung:** Pflegende informieren Stillende zum einen über Besonderheiten bei der Ernährung und der Einnahme von Medikamenten. Zum anderen stellen sie sicher, dass die Mütter und ihre Partner vor der Entlassung alles Wichtige wissen bezüglich der weiteren Betreuung, der Rückbildung, des Geschlechtsverkehrs, der Menstruation und der Verhütung.

31.3.2 Komplikationen im Wochenbett

Mögliche Komplikationen im Wochenbett sind Rückbildungsstörungen des Uterus, Lochialstau, Infektions- und Wundheilungsstörungen, Blutungen, Wochenbettfieber und thromboembolische Erkrankungen. Hier spielen Pflegende eine wichtige Rolle, um Komplikationen frühzeitig zu erkennen bzw. durch geeignete Maßnahmen zu vermeiden, z. B. Thromboseprophylaxe, Beckenbodentraining. Pflegende klären die Wöchnerin über Anzeichen möglicher Komplikationen und prophylaktische Maßnahmen auf.

Subinvolutio uteri

Eine Rückbildungsstörung des Uterus (Subinvolutio uteri), eine unzureichende Rückbildung des Uterus, ist i. d. R. Folge einer Wehenschwäche mit ungenügenden Nachwehen, z. B. im Rahmen einer fehlenden Oxytocinausschüttung bei Verzicht auf das Stillen. Eine andere Ursache kann die Überdehnung der Muskelfasern während der Schwangerschaft sein, z. B. im Rahmen von Mehrlingsgeburten oder bei einem Hydramnion, einer überdurchschnittlich großen Menge Fruchtwasser. Weitere Faktoren sind eine lange Geburtsdauer, der Zustand nach Sectio oder eine allgemeine körperliche und seelische Erschöpfung.

Befunde/Symptome • Der Fundusstand ist höher als der Zeit entsprechend. Der Uterus fühlt sich weich und teigig an, häufig tritt ein Druckschmerz an den Uteruskanten (sog. Kantenschmerz) auf. Es kommt zu einem vermehrten und blutigen Wochenfluss über den 4. Tag post partum hinaus.

Therapie • Um die Rückbildung anzuregen, kommen wehenfördernde Mittel, z. B. Oxytocin i. m. oder i. v. zum Einsatz. Die dadurch ausgelösten Kontraktionen werden von vielen Wöchnerinnen als schmerzhafte Nachwehen empfunden. Um einen Verschluss des Zervikalkanals zu verhindern, wird meist ein Spasmolytikum verordnet.

Pflegerische Maßnahmen und Patientenbeobachtung • Dies sind z. B.:
- Pflegende sollten mehrmals täglich die Vitalzeichen kontrollieren und den Wochenfluss beobachten.
- Der Fundusstand sollte täglich kontrolliert werden, i. d. R. erfolgt dies durch Hebammen oder Ärzte. Dennoch sollten auch Pflegende dazu in der Lage sein.
- Pflegende achten auf eine regelmäßige Entleerung von Blase und Darm, da ein voller Mastdarm die Nachwehen beeinträchtigen kann. Dazu werden Miktions- u. Stuhlprotokolle geführt.
- Je nach Zustand der Patientin kann auch Mobilisation die Rückbildung fördern, z. B. im Rahmen einer Rückbildungsgymnastik.
- Die Patientin sollte mehrmals täglich für ca. 10 min eine Position in Bauchlage einnehmen. Der so erzeugte Gegendruck regt die Nachwehen an, ein Kissen unter dem Bauch verstärkt dies zusätzlich.
- Auch eine Bauchmassage regt die Kontraktion des Uterus an. Die Wöchnerin sollte sich dazu bequem in Rückenlage positionieren und mit beiden Händen oder mit einer Hand im Uhrzeigersinn um den Nabel herum dem Darmverlauf nachfolgend massieren.
- Stillen fördert die Rückbildungsvorgänge. Patientinnen mit Rückbildungsstörungen sollten ihr Kind möglichst häufig anlegen.

Lochialstauung

Ein verminderter oder versiegender Wochenfluss innerhalb der ersten Tage post partum, ist ein Zeichen für das Vorliegen einer Lochialstauung. Mögliche Ursachen dafür sind u. a. ein Verschluss des Gebärmutterhalses durch Eihautreste oder Blutkoagel, ein Muttermundspasmus oder eine Retroflexion des erschlafften Uterus. Hierbei „knickt" der Uterus nach hinten ab.

Pflege bei Schwangerschaft, Geburt und Wochenbett

Symptome • Das Allgemeinbefinden der Wöchnerin ist leicht gestört. Meist kommt es zu einem Temperaturanstieg, oft einhergehend mit einem Stirnkopfschmerz. Der Wochenfluss riecht unangenehm und fließt wenig oder gar nicht. Der Uterus ist schlecht zu tasten, weich, wenig kontrahiert und druckempfindlich.

Komplikationen • Es besteht eine erhöhte Infektionsgefahr (Endometritis [S. 625], Parametritis bis hin zu einer Sepsis).

Therapie und Pflege • Sie sind vergleichbar mit der Behandlung der Subinvolutio uteri (S. 623). Zusätzlich zu der Therapie der Ursache kommen medikamentöse und pflegerische Maßnahmen zur Steigerung des Uterustonus zum Einsatz. Die Gabe eines Spasmolytikums kann zu einer Weitstellung des Gebärmutterhalskanals führen. Die anschließende Gabe eines Kontraktionsmittels, z.B. Oxytocin, führt zu einem besseren Abfluss der Lochien. Förderlich können auch feucht-warme Bauchwickel, Bauchmassage, Stillen, intermittierende Positionierung auf dem Bauch und eine regelmäßige Mobilisation sein.

Infektion im Bereich von Vulva und Damm

Symptome • Eine Infektion im Bereich von Vulva und Damm zeigt sich durch eine schmerzhafte Rötung und Schwellung mit schmierigen Belägen. Meist kommt Fieber hinzu. Möglich ist auch eine Nahtdehiszenz (Aufklaffen der Wundränder). Pflegende sollten daher bei Wöchnerinnen auch die äußeren Genitalorgane beobachten. Bei Anzeichen einer Infektion oder Symptomen von Fieber sollten sie regelmäßig, ca. alle 3–4 Stunden, die Körpertemperatur der Patientin messen.

Komplikationen • Bei einer Infektion der äußeren Geschlechtsorgane können die Krankheitserreger in andere Organe aufsteigen. Es besteht eine erhöhte Gefahr eines Wochenbettfiebers und einer Sepsis. Treten Anzeichen einer Infektion der äußeren Geschlechtsorgane auf, informieren Pflegende immer einen Arzt. Pflegende führen außerdem einen Urinstix (S. 1035) durch, um einen eventuellen Harnwegsinfekt zu erkennen.

Therapie und Pflege • Hierzu gehört u. a.:
- Die Vorlagen werden mit einem Schleimhaut-Desinfektionsmittel (z.B. Chinosol) befeuchtet.
- Pflegende unterstützen die Patientin dabei, regelmäßig Spülungen (S. 1341) und Sitzbäder z.B. mit entzündungshemmenden Wirkstoffen als Zusatz durchzuführen, z.B. mit Tannolact oder Eichenrinde.
- Pflegende verabreichen Salben zur Wundheilung nach ärztlicher Anordnung.
- Pflegende sorgen für eine regelmäßige Stuhlentleerung.
- Pflegende assistieren dem Arzt beim Ziehen der Fäden.

WISSEN TO GO

Wochenbett – Komplikationen

Rückbildungsstörungen
Wenn die Nachwehen zu schwach sind, bildet sich die Gebärmutter nicht richtig zurück. Maßnahmen sind hier die Gabe wehenfördernder Wirkstoffe, eine frühe Mobilisation und gezielte Rückbildungsgymnastik durch einen Physiotherapeuten. Außerdem fördert eine intermittierende Bauchlage durch den Druck auf den Bauch die Rückbildung.

Lochialstauung
Ein Stau des Wochenflusses entsteht z. B., wenn ein Blutkoagel den Gebärmutterhals verschließt. Bei einer Lochialstauung besteht immer eine erhöhte Infektionsgefahr. Hier kommen ebenfalls Maßnahmen zum Einsatz, die die Rückbildung fördern. Ein Abflusshindernis muss zuvor beseitigt werden.

Infektionen im Bereich von Vulva und Damm
Es besteht die Gefahr, dass sich die Krankheitserreger über Blut, Lymphe oder Schleimhaut ausbreiten. Pflegende messen daher engmaschig die Körpertemperatur. Die Therapie besteht üblicherweise in lokalen Anwendungen, wie Schleimhautdesinfektionsmitteln, Spülungen, Sitzbädern und Salben.

Harnwegsinfekte

Harnwegsinfekte treten häufig im Wochenbett auf. Durch hormonelle Veränderungen während der Schwangerschaft sind die Harnabflusswege weit gestellt und begünstigen eine Infektion.

Symptome • Harnwegsinfekte gehen typischerweise mit Schmerzen beim Wasserlassen einher. Der Urin ist trüb und übel riechend. Er enthält Nitrit und Leukozyten. Diese sind im Urinstix sichtbar. Die Patientin kann subfebrile Temperaturen bzw. Fieber entwickeln.

Komplikationen • Eine Harnwegsinfektion kann in eine Pyelonephritis übergehen (S. 1056).

Therapie und Pflege • Die Therapie besteht i.d.R. in einer Antibiotikagabe. Wenn die Patientin stillt, sollte der Arzt auf ein Präparat zurückgreifen, das das Stillen nicht verhindert. Mögliche Mittel zur Therapie sind Penicilline oder Cephalosporine (http://www.embryotox.de). Pflegende sollten unbedingt dafür sorgen, dass die Patientin viel trinkt, z. B. warmen Tee. Dadurch spült sie die Keime aus den Harnwegen. Außerdem kann lokale Wärme im Nierenbereich schmerzlindernd wirken. Die Mutter sollte sich körperlich schonen, v. a. bei Fieber und starkem Krankheitsgefühl.

Puerperalfieber

Definition Puerperalfieber
Der Begriff Puerperalfieber (Wochenbettfieber) fasst alle fieberhaften Infektionen im Wochenbett zusammen, die durch ein Eindringen von Keimen in eine der Geburtswunden bedingt sind.

Die Krankheitserreger können sich aufsteigend über die Schleimhaut, über die Lymphe und über das Blut ausbreiten. Begünstigende Faktoren sind Abwehrschwäche, Abflussstörungen (Lochialstau) und ein vorzeitiger Blasensprung.

Symptome • Puerperalfieber geht üblicherweise mit einem beeinträchtigten Allgemeinbefinden bis zu einem schweren Krankheitsgefühl einher. Mitunter kommt es zu Schüttelfrost. Insbesondere bei einer Endometritis, der häufigsten Ursache des Puerperalfiebers, leidet die Patientin oft unter einem charakteristischen Stirnkopfschmerz. Außerdem kommt es beim Eindrücken der Seitenkanten des Uterus zu einem typischen Kantenschmerz.

Komplikationen • Puerperalfieber kann in eine Puerperalsepsis übergehen. Pflegende sollten daher bei betroffenen Patientinnen engmaschig die Vitalzeichen beobachten.

Therapie und Pflege • Die Therapie der Wahl sind hochdosierte Antibiotika. Die Patientin sollte Bettruhe einhalten. Außerdem kommen medikamentöse und pflegerische Maßnahmen zur Steigerung des Uterustonus (S. 623) und evtl. fiebersenkende Maßnahmen zum Einsatz (S. 763).

Endometritis puerperalis

Definition Endometritis puerperalis
Die Endometritis puerperalis ist eine Entzündung der Plazentahaftstelle und des Endometriums.

Sie ist die häufigste Ursache für ein Puerperalfieber.

Symptome • Die Patientinnen haben subfebrile Temperaturen, der Uterus ist weich und druckschmerzhaft und die Lochien riechen übel. Es kommt zu einem charakteristischen Stirnkopfschmerz und zunehmend reduziertem Allgemeinzustand.

Therapie und Pflege • Neben einer Antibiotikatherapie kommen medikamentöse und pflegerische Maßnahmen zur Steigerung des Uterustonus (S. 623) und Spasmolytika zum besseren Abfluss der Lochien zum Einsatz.

Thrombophlebitis und tiefe Venenthrombose

! Merken Thromboserisiko
Auch nach der Schwangerschaft besteht innerhalb der ersten 6 Wochen post partum ein erhöhtes Risiko für thrombotische Geschehen. Ursachen sind Gefäßveränderungen und eine gesteigerte Gerinnungsneigung.

Frühmobilisation und weitere Maßnahmen zur Thromboseprophylaxe (S. 419) sind daher besonders wichtig. Pflegende sollten bei Frauen im Wochenbett immer auf Symptome einer Thrombose achten. Im Kap. „Pflege bei Erkrankungen des Kreislauf- und Gefäßsystems" finden Sie alle Inhalte zur Thrombophlebitis (S. 936) und zur Phlebothrombose (S. 931).

Mastitis puerperalis

Definition Mastitis puerperalis
Eine Mastitis puerperalis ist eine akute Entzündung der weiblichen Brustdrüse bei stillenden Frauen.

Die puerperale Mastitis wird in mehr als 90 % der Fälle durch Staphylococcus aureus ausgelöst. Der Erreger kommt i. d. R. von den Händen der Mutter oder dem Personal zum Kind und aus dem keimbesiedelten Nasen-Rachen-Raum des Kindes zur Brustwarze. Eine Mastitis puerperalis kann aber auch durch einen Milchstau ausgelöst sein, da sich Keime in der gestauten Flüssigkeit rasch vermehren können.

Prophylaxe • Pflegende sollten Stillenden Maßnahmen zeigen, mit denen sie einer Mastitis puerperalis vorbeugen können:
- sorgsame Hygiene, u. a. Händewaschen vor dem Stillen; Oberteil zum Stillen öffnen, anstatt es von unten hochzuziehen
- die Brust beim Stillen vollständig entleeren z. B. durch Wechsel der Stillpositionen
- häufiges, korrektes Anlegen
- ggf. ergänzendes Abpumpen der Milch

Symptome • Typischerweise sind bei einer Mastitis puerperalis die Brüste berührungsempfindlich, schmerzhaft und gerötet. Oft sind die axillaren Lymphknoten geschwollen. Die Frauen fühlen sich unwohl und müde. In vielen Fällen entwickelt sich plötzlich Fieber, teilweise ist es sehr hoch.

Komplikationen • Im Rahmen einer Brustdrüsenentzündung können sich Abszesse bilden, die meist eine chirurgische Behandlung erfordern.

Therapie • Unter Umständen ist eine antibiotische Therapie notwendig. Je nach Erreger und Antibiotika muss die Frau evtl. auf das Stillen verzichten und die Milch für einige Zeit abpumpen und verwerfen. Nach ärztlicher Anordnung werden ggf. schmerzstillende, entzündungshemmende Medikamente eingesetzt. Eine weitere Option stellen Prolaktinhemmer dar, um die Milchmenge vorübergehend zu reduzieren. Das Hormon Prolaktin fördert die Milchbildung.

Pflegerische Maßnahmen • Sie entsprechen u. a. den Maßnahmen der Prophylaxe. Weitere sind:
- Vor dem Anlegen fördert eine Wärmebehandlung der Brust (Kirschkernkissen, Kompressen, warmes Abduschen) das vollständige Entleeren.
- Nach dem Stillen wirkt eine Kältebehandlung (Kühlkompressen, Quarkwickel) entzündungshemmend und schmerzlindernd.
- Ein gut sitzender, optimal stützender BH kann zur Linderung beitragen, indem er die Brust möglichst ruhigstellt.
- Die Patientin sollte sich Ruhephasen einräumen und je nach Krankheitsgefühl Bettruhe einhalten.
- Pflegende sollte auf ausreichende Flüssigkeitszufuhr achten.

Psychische Erkrankungen

Viele Frauen bezeichnen die Phase rund um die Geburt ihres Kindes als die schönste Zeit ihres Lebens. Doch nicht immer stellt sich eine solche Freude ein. In manchen Fällen ist sogar das Gegenteil der Fall und die Frauen erkranken nach der Geburt an einer Depression; nicht zu verwechseln mit dem sog. Babyblues (S. 622). Auch schwere krankhafte Angstzustände sind möglich. Schätzungen zufolge tritt eine Wochenbettdepression bei 10–15 % aller Mütter auf. Häufig betroffen sind Frauen, die bereits nach früheren Geburten

31 Pflege bei Schwangerschaft, Geburt und Wochenbett

eine Depression hatten oder hohen emotionalen Belastungen ausgesetzt sind.

Pflegende können daher bereits auf einer Wöchnerinnenstation über psychische Erkrankungen informieren. Haben Pflegende den Verdacht, dass sich eine Frau nach der Geburt in einer postpartalen psychischen Krise befindet, sollten sie mit einem Arzt darüber sprechen und eventuell gemeinsam eine Fachkraft zu Rat ziehen.

Frauen sollten sich unbedingt professionelle Hilfe holen, wenn sie sich nach einer Geburt von der neuen Situation anhaltend überfordert fühlen, wenn sie antriebslos oder unfähig sind, Freude zu empfinden. Weitere Anzeichen sind eine innere Leere und häufiges Weinen.

Unterstützung und Informationen finden betroffene Mütter und deren Angehörige außerdem bei Selbsthilfegruppen, z. B. bei „Schatten und Licht", die sich speziell mit dieser Problematik auseinandersetzen (www.schatten-und-licht.de). Auch Schwangerenberatungsstellen und psychosoziale Beratungsstellen bzw. sozialpsychiatrische Dienste bieten fachkompetente Ansprechpartner.

▶ Abb. 31.13 fasst die möglichen Komplikationen im Wochenbett und die entsprechenden Maßnahmen zusammen.

Abb. 31.13 Wochenbett.

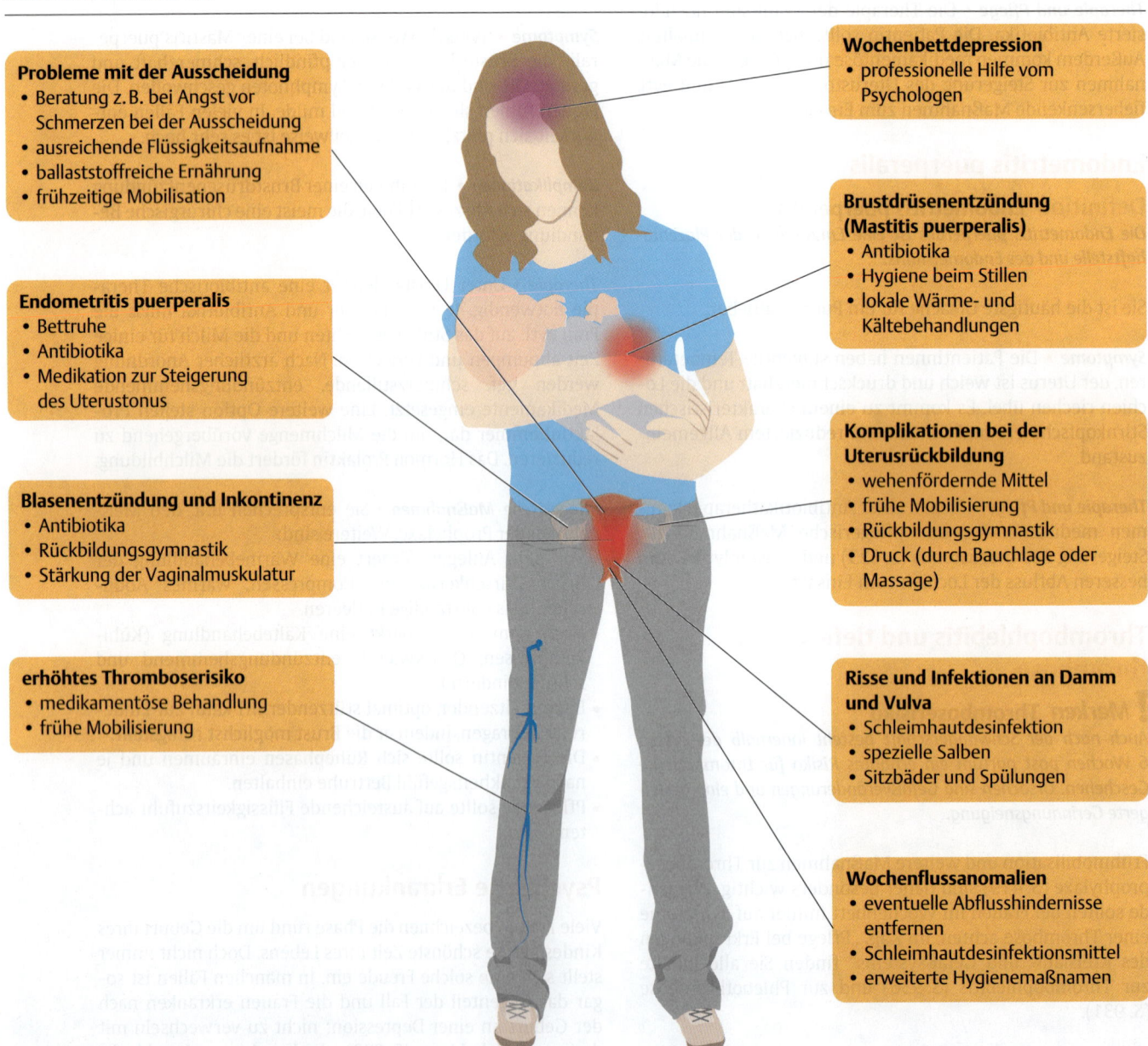

Mögliche Komplikationen und entsprechende Maßnahmen.

> **WISSEN TO GO**
>
> **Wochenbett – Komplikationen**
>
> *Puerperalfieber, Endometritis puerperalis*
> Wenn Keime in Geburtswunden eindringen und zu einem fieberhaften Infekt führen, spricht man von einem Puerperalfieber, auch Wochenbettfieber. Die häufigste Ursache dafür ist die Endometritis puerperalis, die Entzündung der Plazentahaftstelle und des Endometriums.
>
> Wegen der Gefahr einer Sepsis sollte mit Antibiotika therapiert werden. Weitere Maßnahmen sind Bettruhe und Maßnahmen, die den Uterustonus steigern bzw. Fieber senken.
>
> *Mastitis puerperalis*
> Eine Brustdrüsenentzündung ist meist bakteriell und tritt bei stillenden Frauen auf. Die Keime werden über den Nasen-Rachen-Raum des Kindes übertragen. Eine sorgsame Hygiene; die vollständige Entleerung der Brust beim Stillen und ein häufiges, korrektes Anlegen können einer Mastitis puerperalis vorbeugen.
>
> Die Therapie besteht in schweren Fällen in der Gabe von Antibiotika. Außerdem helfen lokale Wärmeanwendungen der Brust vor und Kälteanwendungen nach dem Stillen.
>
> *Psychische Erkrankungen*
> Treten psychische Auffälligkeiten (z. B. Antriebslosigkeit, Unfähigkeit, Freude zu empfinden, Angstzustände) anhaltend auf, besteht die Gefahr einer Wochenbettdepression bzw. einer Wochenbettpsychose. Sie bedarf professioneller Hilfe und sollte nicht mit einem „harmlosen" Babyblues verwechselt werden, der i. d. R. von alleine vergeht.

31.3.3 Pflege des Neugeborenen

Eine wichtige Aufgabe der Pflegenden auf einer geburtshilflichen Station ist es, Eltern in der Versorgung ihrer Kinder anzuleiten. Viele Eltern benötigen Unterstützung und – wesentlich bedeutender – Bestätigung. Ein möglicher Weg ist Rooming-in. Es ermöglicht den Eltern, ihr Kind weitgehend selbstständig zu versorgen, ohne auf die Anleitung durch Pflegende verzichten zu müssen. Ein enger Kontakt fördert die Entwicklung der Eltern-Kind-Bindung.

Beobachtung des Neugeborenen

Pflegende sollten folgende Parameter zumindest einmal pro Schicht beobachten und erfassen: Hautkolorit, Atmung, Lebhaftigkeit, Trinkverhalten sowie Mekonium- und Urinausscheidung. Eine Tachypnoe, auffallende Schläfrigkeit des Kindes oder ein reduziertes Trinkverhalten können Anzeichen einer Neugeboreneninfektion sein. Eine Veränderung des Hautkolorits, z. B. das Vorliegen eines Ikterus, kann ein Anzeichen einer Hyperbilirubinämie (Neugeborenen-Gelbsucht) sein.

Pflegende informieren die Eltern, auf welche Veränderungen des Kindes sie achten sollen, welche physiologisch sind (z. B. Gewichtsabnahme nach der Geburt) und in welchen Fällen sie Hilfe suchen sollten (z. B. mangelnde Nahrungsaufnahme, auffallende Schläfrigkeit).

Erfassen der Körpermaße

Die Körpermaße des Neugeborenen werden gleich nach der Geburt erfasst. Im Verlauf des Klinikaufenthaltes oder spätestens bei der U2-Vorsorgeuntersuchung wird die Gewichtsentwicklung beurteilt. Bei einem reifen Neugeborenen liegen das durchschnittliche Geburtsgewicht zwischen 3000 und 4000 g, die Länge zwischen 48 und 55 cm und der Kopfumfang zwischen 33 und 37 cm (Daten für Deutschland).

Eine Gewichtsabnahme von bis zu 10 % direkt nach der Geburt gilt als physiologisch. Das Maximum des Gewichtsverlustes wird zwischen dem 3. und 4. Lebenstag erreicht. Zwischen dem 10.–14. Lebenstag sollten Neugeborene ihr Geburtsgewicht wieder erreicht haben.

Körperpflege

Der Nabelschnurrest fällt i. d. R. zwischen dem 7. und 10. Lebenstag ab. Empfohlen wird eine trockene Nabelpflege, das bedeutet, dass der Nabelrest lediglich trocken gehalten wird (▶ Abb. 31.14). Zu einer Behandlung mit Antiseptika wird nur beim Vorliegen von Infektionszeichen, wie Rötungen, geraten.

Der beste Schutz der Babyhaut im Windelbereich ist das regelmäßige Wechseln der Windeln. Ein gesundes Neugeborenes sollte etwa 6- bis 8-mal täglich gewickelt werden. Bei Hautauffälligkeiten z. B. einer Rötung oder nässender Haut, empfiehlt es sich, die Windel öfter zu wechseln und evtl. eine Schutzsalbe aufzutragen.

Das Baden des Neugeborenen wird erst nach dem Abfallen des Nabelrestes empfohlen. Zuvor reicht ein Waschen des Kindes völlig aus. Auf die Verwendung von Badezusätzen sollte zunächst verzichtet werden, um Hautirritationen zu vermeiden. Wollen Eltern Badezusätze oder Lotionen verwenden, sollten sie darauf achten, dass diese parfüm- und zusatzstofffrei sind.

Aufgrund des Übertritts mütterlicher Hormone (z. B. Prolaktin) und der plazentaren Hormone (z. B. Östrogen, Progesteron) kann es bei Neugeborenen zu verschiedenen Hautreaktionen kommen, die für das Kind allerdings keine Gefährdung darstellen. Beispiele dafür sind die sog. Neugeborenenakne (Acne neonatorum) oder eine Brustdrüsenschwellung. Beim Vorliegen einer Brustdrüsenschwellung sollten Eltern darauf hingewiesen werden, Druck auf die oder Manipulation an der Brust des Neugeborenen zu vermeiden.

Abb. 31.14 Nabelpflege.

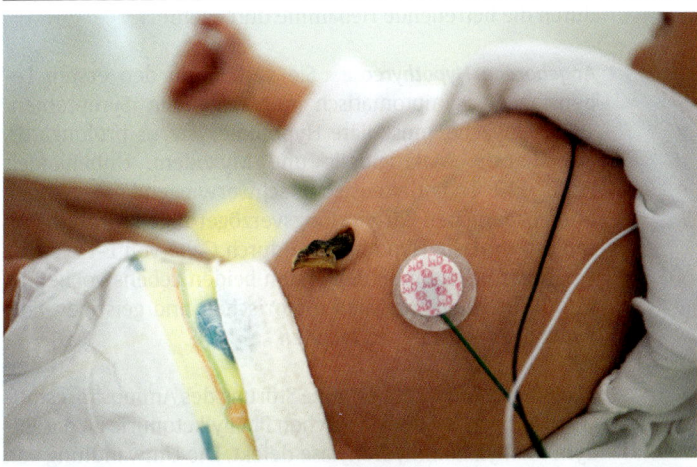

Eine spezielle Pflege des Nabelrests ist nur bei Infektionen notwendig. In allen anderen Fällen wird er lediglich trocken gehalten.

Abb. 31.15 Halten eines Neugeborenen.

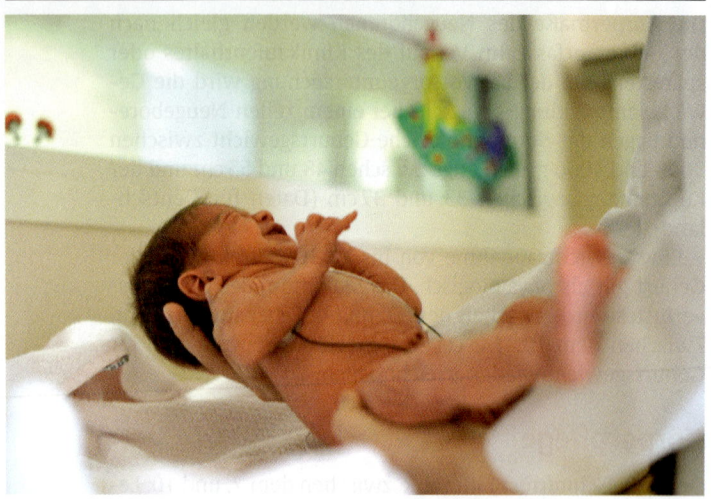

Neugeborene können ihren Kopf noch nicht selbstständig halten. Daher sollte der Kopf immer gestützt werden.

Ernährung des Neugeborenen siehe Stillen und Flaschennahrung (S. 619).

Handling des Neugeborenen

Ein korrektes Aufnehmen und Tragen des Kindes kann sich förderlich auf die Bewegungsentwicklung des Kindes auswirken, zudem können falsche Körperhaltungen vermieden werden (▶ Abb. 31.15). Pflegende sollten grundsätzlich langsam vorgehen und dem Kind Zeit lassen, Bewegungsabläufe aktiv mitzuerleben.

Untersuchungen des Neugeborenen und Prophylaxe

Neugeborenenscreening

In Deutschland werden alle Neugeborenen im Rahmen einer Reihenuntersuchung (Screening) auf angeborene Stoffwechselerkrankungen und Hormonstörungen (Endokrinopathien) getestet. Früher hieß das Screening auch Guthrie-Test. Erfasst werden mehr als 12 verschiedene Erkrankungen, z. B. Phenylketonurie (PKU), das Adrenogenitale Syndrom (AGS) oder eine Hypothyreose. Das Neugeborenenscreening ist eine Blutuntersuchung des kapillaren Fersenbluts. Sie wird am 2. oder 3. Lebenstag in der Geburtsklinik oder zu Hause durch die betreuende Hebamme durchgeführt.

Angeborene Hypothyreose • Sie verläuft in den ersten Lebenstagen asymptomatisch mit folgenden Symptomen: Trinkschwäche, muskuläre Hypotonie, Icterus prolongatus, Nabelhernie, Makroglossie und Myxödem. Unbehandelt kann eine Hypothyreose zu schwerwiegenden geistigen und körperlichen Entwicklungsverzögerungen führen. Therapiert wird die Hypothyreose durch Gabe von L-Thyroxin. Bei Therapiebeginn in den ersten beiden Lebenswochen ist i. d. R. mit einer normalen motorischen und geistigen Entwicklung der Kinder zu rechnen.

Phenylketonurie • Es liegt eine Störung des Aminosäurestoffwechsels vor. Bei der klassischen Phenylketonurie ist das Enzym Phenylalaninhydroxylase defekt. Die Umwandlung von Phenylalanin in Tyrosin findet daher nicht statt und führt zu einer erhöhten Konzentration von Phenylalanin. Unbehandelt führt eine Phenylketonurie zu einer schweren geistigen Retardierung des Kindes. Behandelt wird die Phenylketonurie mit volladaptierter phenylalaninfreier Flaschennahrung in Kombination mit Muttermilch oder einer an den Phenylalaninwerten der Kinder orientierten Flaschennahrung. Bei frühzeitigem Therapiebeginn und konsequenter Diätführung können sich die Kinder völlig normal entwickeln.

Neugeborenenhörscreening

Seit 2009 wird in Deutschland bundesweit bei allen Neugeborenen ein Hörtest durchgeführt. Ziel ist es, Kinder mit einer Hörstörung möglichst früh zu erkennen und zu behandeln. Eine über einen längeren Zeitraum unentdeckte Hörstörung kann sich auf die Entwicklung des Kindes negativ auswirken, z. B. auf die Entwicklung seiner Sprache.

Rachitisprophylaxe und Vitamin-K-Gabe

Normalerweise enthalten Muttermilch sowie industriell hergestellte Säuglingsnahrung fast alle Vitamine in einer ausreichenden Menge. Eine Ausnahme bilden die Vitamine K und D.

Vitamin K spielt eine wichtige Rolle bei der Blutgerinnung. Eine Extradosis nach der Geburt kann helfen, gefährliche Blutungen bei dem Neugeborenen zu verhindern, z. B. Gehirnblutungen. Empfohlen wird eine Gabe von 2 mg Vitamin K jeweils am 1. Lebenstag (U1), zwischen dem 3. und dem 10. Lebenstag (U2) und erneut zwischen der 4. und 6. Lebenswoche (U3).

Vitamin D ist u. a. wichtig für den Aufbau von Knochengewebe. Im 1. Lebensjahr wächst das Kind so schnell, dass es einen erhöhten Bedarf hat. Ein Mangel kann zu einer Knochenerweichung (Rachitis) führen. Zur Prophylaxe einer Rachitis erhalten Neugeborene ab der 2. Lebenswoche bis zum Ende des 1. Lebensjahres einmal täglich ein Vitamin-D-Präparat. Häufig wird gleichzeitig zur Kariesprophylaxe ein Kombinationspräparat mit Fluor verabreicht, z. B. D-Fluorette.

> **WISSEN TO GO**
>
> **Das Neugeborene – Untersuchungen und Prophylaxe**
>
> Zu den routinemäßigen Untersuchungen des Neugeborenen gehören das Neugeborenenscreening (Blutuntersuchung auf seltene angeborene Stoffwechselstörungen) und das Neugeborenenhörscreening (Untersuchung auf Hörstörungen). Die Babys erhalten außerdem Vitamin K, um das Risiko von Blutungen zu vermindern, und Vitamin D, um den Aufbau der Knochen zu unterstützen.

31.3.4 Risiko für plötzlichen Kindstod minimieren

Der plötzliche Kindstod (Sudden Infant Death Syndrome, SIDS) ist die häufigste Todesursache im Säuglingsalter in Industrienationen. Man bezeichnet damit den plötzlichen Tod eines bis dahin scheinbar gesunden Säuglings. Die Kinder versterben ohne Vorwarnzeichen im Schlaf. Trotz zahlreicher Untersuchungen sind die Ursachen dafür noch unklar. Doch es gibt einige Faktoren, die dabei helfen können, das Risiko deutlich zu senken. Pflegende sollten den Eltern u. a. empfehlen:

- Säuglinge sollten im ersten Lebensjahr nur in Rückenlage schlafen.
- Säuglinge sollten keinem Zigarettenrauch ausgesetzt sein.
- Statt Bettdecken und Kissen sollte der Säugling einen Schlafsack bekommen (▶ **Abb. 31.16**).
- Säuglinge sollten im eigenen Bett im elterlichen Schlafzimmer schlafen.
- Die Schlaftemperatur sollte bei 16–18 °C liegen.
- Säuglinge sollten, wenn möglich, 4 Monate voll gestillt werden.

WISSEN TO GO

Plötzlicher Kindstod

Das Sudden Infant Death Syndrome (SIDS) ist die häufigste Todesursache im Säuglingsalter. Die Ursache ist weitgehend ungeklärt. Bestimmte Faktoren können das Risiko senken: Rückenlage beim Schlafen, keine Bettdecken und Kissen im Bett, ein eigenes Bett im Schlafzimmer der Eltern, eine kühle Raumtemperatur beim Schlafen (16–18 °C), rauchfreie Umgebung, Stillen.

Abb. 31.16 Süße Träume.

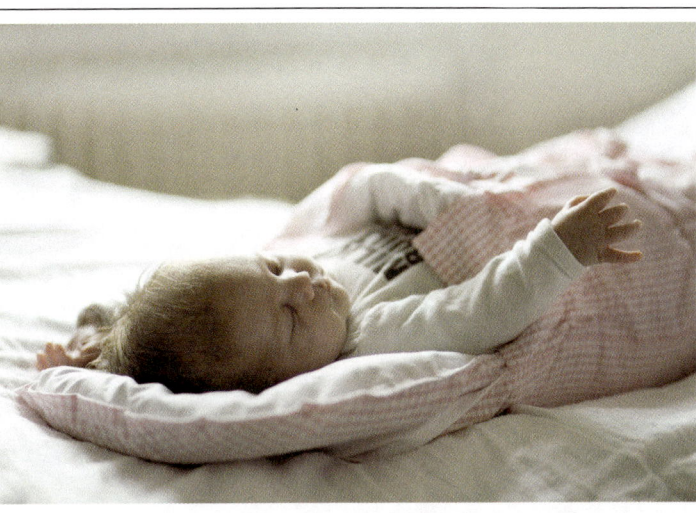

Da Decken für Kleinkinder eine echte Gefahr darstellen können, ist es ratsam, einen speziellen Säuglingsschlafsack auszuwählen. © *antjeegbert/fotolia.com*

32 Das Kind im Krankenhaus

32.1 Einleitung

Kinder sind keine „kleinen Erwachsenen", sie benötigen eine Versorgung, die ihrem Alter und Entwicklungszustand entspricht. Allerdings wird die Krankenhauswirklichkeit ihren Bedürfnissen nicht immer gerecht. Unterschiede in der Anatomie und Physiologie, den Erkrankungsbildern und deren Behandlungsmöglichkeiten sowie die altersbedingten Unterschiede in der Kommunikation fordern Pflegende bei der Arbeit mit Kindern besonders heraus.

Bis zur Vollendung des 18. Lebensjahres (bei chronisch erkrankten Kindern aber oft darüber hinaus) sollten Kinder und Jugendliche in kinderspezifischen Einrichtungen betreut werden. In Deutschland gab es 2010 insgesamt 580 Fachabteilungen für Kinder, davon 363 im Bereich der Kinderheilkunde, 80 kinderchirurgische Abteilungen und 137 Abteilungen im Bereich der Kinder- und Jugendpsychiatrie. Gerade die Anzahl der Einrichtungen der Kinder- und Jugendpsychiatrie hat in den vergangenen Jahren stetig zugenommen. Dies trägt der zunehmenden Bedeutung psychischer Erkrankungen Rechnung. Mögliche Einsatzbereiche für Pflegende in einem Zentrum der Kinder- und Jugendmedizin sind Stationen mit den Schwerpunkten Neonatologie, Neuropädiatrie, Infektionen, Chirurgie, Onkologie, Psychiatrie oder pädiatrische und neonatologische Intensivstationen.

Auszubildende der Pflege werden auch auf den Allgemeinstationen der Krankenpflege immer wieder Kindern begegnen – nicht nur zwangsläufig in pädiatrischen Einrichtungen. Beispiele dafür sind Fachdisziplinen wie HNO, Urologie und Allgemeinchirurgie.

32.2 Rechte von Kindern im Krankenhaus

32.2.1 EACH-Charta

Um die Rechte von Kindern im Krankenhaus zu stärken, entstand 1988 auf der 1. Europäischen Konferenz „Kind im Krankenhaus" in Leiden in den Niederlanden die EACH-Charta (▶ Abb. 32.1). Die 10 Punkte dieser Charta stehen im Einklang mit den Rechten der Kinderrechtskonvention der Vereinten Nationen (1989), die sich auf Kinder und Jugendliche unter 18 Jahren beziehen. 1989 erhielt die EACH-Charta die grundsätzliche Zustimmung von den Verbänden der Kinderärzte und Kinderkrankenschwestern der Bundesrepublik, eine gesetzliche Verankerung der Rechte von Kindern in Krankenhäusern seitens der Bundesregierung steht noch aus.

32.2.2 Einwilligungen

Meist teilen sich beide Elternteile die elterliche Sorge. Bei einer geplanten Intervention müssen beide ihre Zustimmung geben. Allerdings kann auch ein Elternteil alleine entscheiden, wenn eine entsprechende Bevollmächtigung des Partners vorliegt oder es sich um alltägliche, risikoarme Eingriffe handelt, z.B. Blutentnahmen oder Injektionen. Wenn keine Einwilligung eingeholt werden kann, darf der Arzt über eine Behandlung entscheiden. Das kann z.B. eine Notfallsituation sein, wenn die Eltern nicht erreichbar sind oder ein Gerichtsbescheid zu viel Zeit braucht.

Eine Person gilt als einsichtsfähig, wenn sie Art und Umfang einer Maßnahme verstehen kann. Ab einem Alter von 12 Jahren können Kinder in die Entscheidungen eingebunden

- Einleitung ▶ S. 630
- Rechte von Kindern im Krankenhaus
  - EACH-Charta ▶ S. 630
  - Einwilligungen ▶ S. 630
  - Aufsichtspflicht und Haftung ▶ S. 631
- Einsatzgebiet Kinderkrankenpflege
  - Bedeutung des Krankenhausaufenthalts ▶ S. 633
  - Besucherregelung ▶ S. 634
  - Betreuung in der Klinik ▶ S. 634
- Besonderheiten
  - Vitalzeichen ▶ S. 634
  - Physiologische Entwicklung ▶ S. 636
  - Ernährung ▶ S. 636
  - Medikamentengabe ▶ S. 637
- Pflegerische Beobachtung ▶ S. 637
- Kommunikation
  - Bezugspersonen einbeziehen ▶ S. 638
  - Beratung und Anleitung ▶ S. 638

werden. Die Jugendlichen benötigen dabei eine ihrem Alter gemäße Aufklärung. Die Entscheidung darüber, ob sie selbstständig entscheiden dürfen, trifft der behandelnde Arzt. Dennoch ist auch das Einverständnis der Eltern für eine Intervention erforderlich. Lehnen sorgeberechtigte Eltern erforderliche Behandlungen oder Operationen für ihr Kind ab, kann das Jugendamt oder eine andere, vom Gericht bestellte Person vorübergehend die Pflegschaft übernehmen, um die Behandlungen zu ermöglichen.

Beispiel Vertretungsmacht
Bei dem 8-jährigen Tom wurde eine Leukämie diagnostiziert. Seine Eltern lehnen eine medizinische Behandlung aus weltanschaulichen Gründen ab. Da die Behandlung aus medizinischer Sicht lebensnotwendig ist, wenden sich die behandelnden Ärzte an das zuständige Jugendamt. Nach Information durch das Jugendamt entzieht das Vormundschaftsgericht den gemeinsam sorgeberechtigten Eltern vorübergehend die Gesundheitsfürsorge für ihr Kind. Diese wird auf eine vom Gericht bestellte Person übertragen, die fortan alle Entscheidungen im Bereich der Gesundheitsfürsorge für Tom trifft. Die übrigen Teile der Personensorge wie Aufenthaltsbestimmungsrecht oder Vermögenssorge bleiben bei den Eltern.

32.2.3 Aufsichtspflicht und Haftung

Pflegende sind durch ihren Arbeitsvertrag mit den Krankenhausträgern verpflichtet, die ihnen anvertrauten Kinder zu beaufsichtigen. Auch wenn die Eltern mit aufgenommen sind, haben die Pflegenden weiterhin die Aufsichtspflicht. Deshalb sollten sie in regelmäßigen Abständen das Befinden des Patienten überprüfen. Die Häufigkeit der Kontrollen ist oft in klinikinternen Pflegestandards vorgeben, z.B. ½-stündliche Kontrolle des i.v.-Zugangs bei laufender Infusionstherapie.

Im Pflegealltag finden oft Handlungen statt, die unter den Tatbestand der Körperverletzung fallen, z.B. Nägel- oder Haareschneiden. Wichtig ist, sich vorher immer das Einverständnis der Eltern zu holen und dies schriftlich festzuhalten. Mehr finden Sie im Kap. „Rechtliche Grundlagen der Pflege" (S. 249).

WISSEN TO GO

Aufsichtspflicht und Haftung

- **Einwilligung für Interventionen:** Beide Eltern sollten zustimmen. Es sei denn, ein Elternteil hat eine Bevollmächtigung des Partners oder der Eingriff ist alltäglich und harmlos, z.B. Blutentnahmen oder Injektionen.
- **Notfall:** In akuten Situationen (in denen die Eltern nicht erreichbar sind) kann der behandelnde Arzt entscheiden.
- **Einsichtsfähigkeit:** Ab 12 Jahren kann man Kinder mit in die Entscheidung einbeziehen.
- **Eltern verweigern Behandlung:** Das Jugendamt kann die Pflegschaft vorübergehend übernehmen.
- **Aufsichtspflicht:** Pflegende müssen die Kinder beaufsichtigen – z.B. gemäß den Klinikstandards Infusionen überprüfen.
- **Einverständnis:** Pflegende sollten sich das Einverständnis der Eltern holen, wenn sie z.B. Haare oder Nägel schneiden.

32 Das Kind im Krankenhaus

Abb. 32.1 EACH-Charta.

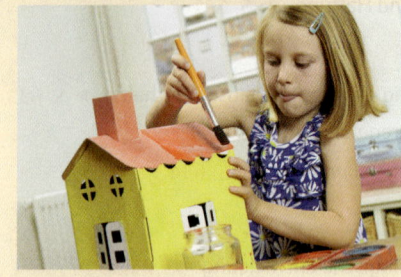

1 Kinder sollen nur dann in ein Krankenhaus aufgenommen werden, wenn die medizinische Behandlung, die sie benötigen, nicht ebensogut zu Hause oder in einer Tagesklinik erfolgen kann.

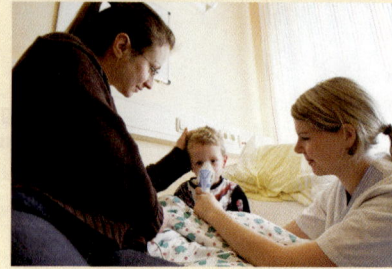

2 Kinder im Krankenhaus haben das Recht, ihre Eltern oder eine andere Bezugsperson jederzeit bei sich zu haben.

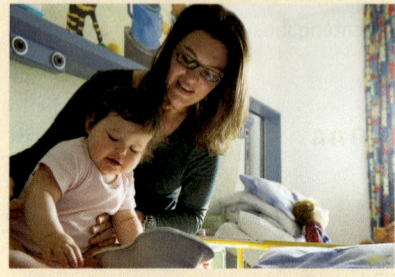

3 Bei der Aufnahme eines Kindes ins Krankenhaus soll allen Eltern die Mitaufnahme angeboten werden, und ihnen soll geholfen und sie sollen ermutigt werden zu bleiben. Eltern sollen daraus keine zusätzlichen Kosten oder Einkommenseinbußen entstehen. Um an der Pflege ihres Kindes teilnehmen zu können, sollen Eltern über die Grundpflege und den Stationsalltag informiert werden. Ihre aktive Teilnahme daran soll unterstützt werden.

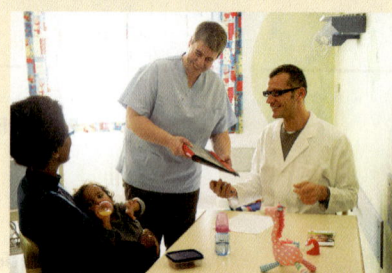

4 Kinder und Eltern haben das Recht, in angemessener Art ihrem Alter und ihrem Verständnis entsprechend informiert zu werden. Es sollen Maßnahmen ergriffen werden, um körperlichen und seelischen Stress zu mildern.

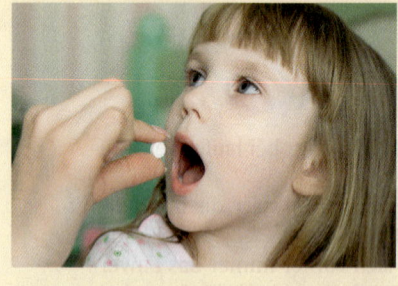

5 Kinder und Eltern haben das Recht, in alle Entscheidungen, die ihre Gesundheitsfürsorge betreffen, einbezogen zu werden. Jedes Kind soll vor unnötigen medizinischen Behandlungen und Untersuchungen geschützt werden.

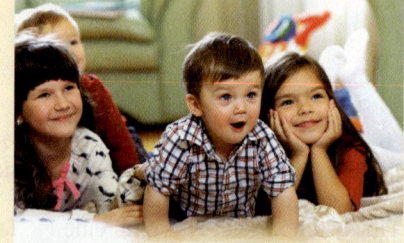

6 Kinder sollen gemeinsam mit Kindern betreut werden, die von ihrer Entwicklung her ähnliche Bedürfnisse haben. Kinder sollen nicht in Erwachsenenstationen aufgenommen werden. Es soll keine Altersbegrenzung für Besucher von Kindern im Krankenhaus geben.

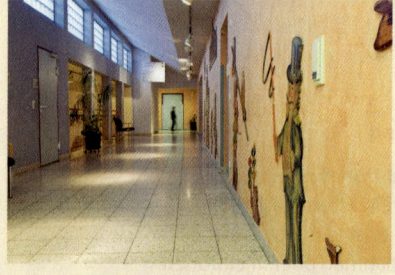

7 Kinder haben das Recht auf eine Umgebung, die ihrem Alter und ihrem Zustand entspricht und die ihnen umfangreiche Möglichkeiten zum Spielen, zur Erholung und zur Schulbildung gibt. Die Umgebung soll für Kinder geplant, möbliert und mit Personal ausgestattet sein, das den Bedürfnissen von Kindern entspricht.

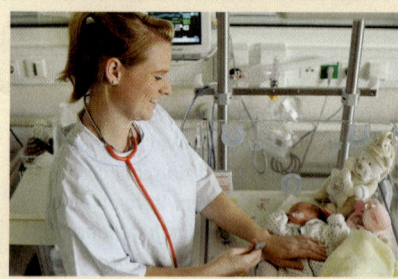

8 Kinder sollen von Personal betreut werden, das durch Ausbildung und Einfühlungsvermögen befähigt ist, auf die körperlichen, seelischen und entwicklungsbedingten Bedürfnisse von Kindern und ihren Familien einzugehen.

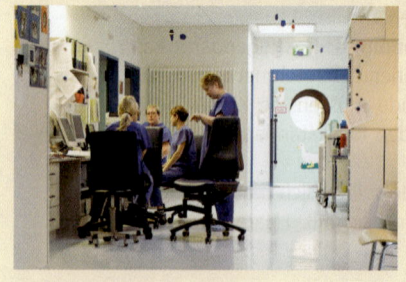

9 Die Kontinuität in der Pflege kranker Kinder soll durch ein Team sichergestellt sein.

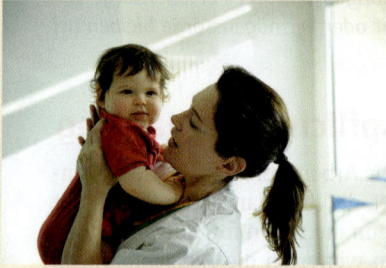

10 Kinder sollen mit Takt und Verständnis behandelt werden, und ihre Intimsphäre soll jederzeit respektiert werden.

Die EACH-Charta für Kinder im Krankenhaus beschreibt die Rechte aller Kinder vor, während und nach einem Krankenhausaufenthalt. EACH steht für European Association for Children in Hospital. 1 © Daisy Daisy/fotolia.com; 5 © Ermolaer Alexander/fotolia.com; 6 © olesiabilkei/fotolia.com

32.3 Einsatzgebiet Kinderkrankenpflege

Charakteristisch für die Arbeit in der Kinderkrankenpflege ist die Komplexität der pflegerischen Beziehung. Ein fester Bestandteil der Patientenbetreuung ist es, Bezugspersonen und Familien einzubinden. Bei der Versorgung der kranken Kinder ist es wichtig, eine freundliche und kindgerechte Atmosphäre zu schaffen, denn Kinder reagieren auf Veränderungen sehr sensibel. Deshalb sind die meisten pädiatrischen Abteilungen in bunten Farben gestaltet und bieten verschiedene Möglichkeiten zur Ablenkung vom Krankenhausalltag (▶ Abb. 32.2). Auch ein eher tristes Patientenzimmer lässt sich kindgerechter gestalten, wenn die Kinder Bilder malen und aufhängen oder aus Einmalhandschuhen einen Luftballon basteln.

Abb. 32.2 Bunte Farben gegen Angst.

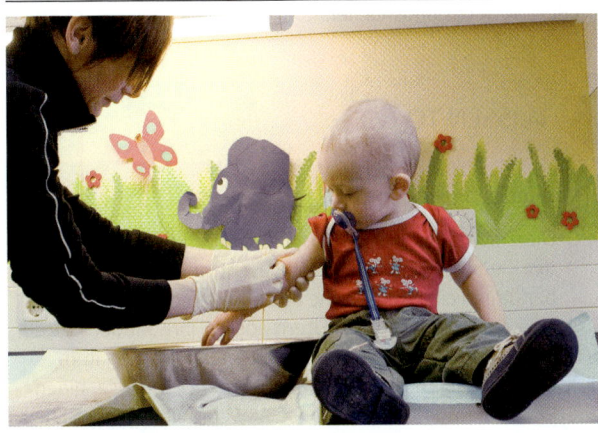

Je mehr es für die kleinen Patienten zu entdecken gibt, desto weniger schmerzhaft kann z. B. das Pieken der Spritze oder das Desinfizieren einer Wunde erscheinen.

32.3.1 Bedeutung des Krankenhausaufenthalts

Für Kinder, aber auch für ihre Angehörigen, ist ein Aufenthalt in der Klinik eine große Belastung. Kinder reagieren auf unangenehme Dinge mit Abwehr. Mögliche Reaktionen der Kinder in der Klinik sind Protest, Apathie, Depression und Resignation. Pflegende in der Pädiatrie befinden sich deshalb oft in einem Konflikt: Auf der einen Seite sehen sie die erforderlichen Maßnahmen zur Behandlung des Kindes, die unangenehm und schmerzhaft sein können. Auf der anderen Seite möchten sie den Kindern eine sichere und schmerzfreie Umgebung ermöglichen.

Ob ein Krankenhausaufenthalt zu psychischen Folgeschäden führen kann, hängt von verschiedenen Faktoren ab, z. B. dem Alter und Entwicklungszustand des Kindes, früheren Erfahrungen, dem familiären Umfeld und den Bedingungen des Krankenhauses. Bei Kindern in der Klinik lassen sich einige typische Phasen ausmachen: Protest, Resignation, Regression und scheinbare Anpassung.

Kinder haben meist Angst vor dem Alleinsein und vor Schmerzen. Dazu kommt eventuell Heimweh – sie vermissen ihre Bezugspersonen, das Haustier, den Geruch ihres Bettes, ihre vertrauten Strukturen. Wenn Pflegende den Eindruck haben, ein Kind quält sich mit Heimweh, sollten sie es darauf ansprechen. Pflegende können fragen, ob es schon einmal Heimweh hatte, z. B. auf einer Klassenfahrt, und was es dagegen unternommen hat. Vielleicht hilft schon ein Kopfkissen, das nach zu Hause riecht, oder ein Foto des geliebten Hundes dabei, die Situation besser bewältigen zu können.

Wenn möglich, sollten Eltern ihre Kinder auf einen Krankenhausaufenthalt vorbereiten, z. B. mithilfe geeigneter Literatur, bei geplanten Aufenthalten der Besuch der Klinik im Vorfeld oder durch den Besuch eines Teddykrankenhauses (www.teddyklinik-mainz.de). Eine gute Vorbereitung und ein offener, ehrlicher Umgang sind Voraussetzung für eine gute kindliche Bewältigung der Erkrankung und ihrer Folgen.

Vorbereiten ist besser als Vermeiden, Ehrlichkeit besser als Verharmlosen.

Erwachsene sorgen sich um ihr Kind, aber auch um weitere mit dem Aufenthalt verbundene Aspekte, z. B. Auswirkungen auf die Familie, die finanzielle Situation oder die Bedeutung der Krankheit für die Zukunft.

Beispiel Verbandwechsel
Bei der 4-jährigen Emma muss ein Verbandwechsel erfolgen. Emma kennt den Ablauf des Verbandwechsels. Aber trotz der Gabe von Analgetika hat sie große Angst vor Schmerzen und wehrt sich. Wie können Pflegende Emma die Intervention erleichtern?
- *Information:* Vor der Intervention sollten Pflegende mit Emma und ihren Eltern sprechen, die bevorstehende Maßnahme ankündigen und über den Ablauf informieren – das baut schon vorher bestehende Ängste ab.
- *Begleitung:* Die Begleitung durch die Eltern ist, so weit möglich, eine optimale Maßnahme zur Beruhigung. Hilfreich sind das Halten der Hand, die Aufforderung, die Hand zu drücken, und das positive Zusprechen. Auch die Anwesenheit eines Kuscheltiers kann Kindern helfen.
- *Ablenkung:* Pflegende können versuchen, Emma während des Verbandwechsels abzulenken, indem sie sie z. B. nach ihrem Kuscheltier oder dem Kindergarten fragen.

Wichtig für Kinder, aber auch für Eltern ist immer das Wissen darum, nicht alleine zu sein! Sollten die Eltern nicht mit zu dem Eingriff dürfen, wird es sie beruhigen zu wissen, dass ihr Kind von einer vertrauten Person begleitet wird. Und gerade für Kinder ist die Gewissheit, dass sie begleitet werden, eine wertvolle Unterstützung. Ob die Eltern bei Untersuchungen oder schmerzhaften Eingriffen anwesend sein sollten, wird kontrovers diskutiert. Auf der einen Seite können die Kinder von der Anwesenheit einer Bezugsperson profitieren. Auf der anderen Seite könnten sie den Eltern später aber auch vorwerfen, sie nicht vor der Intervention geschützt zu haben. Daher sollte das Vorgehen in diesen Fällen mit den Eltern abgesprochen werden.

32.3.2 Besucherregelung

Kindern hilft es, wenn sie während eines Klinikaufenthalts weiterhin Kontakt zu Familie und Freunden haben. Nahezu alle deutschen Kinderkliniken haben keine festen Besuchszeiten mehr, beschränkt sind meist noch Anzahl und das Alter der Besucher. In ungefähr ¾ der Kliniken sind die Besuche von Geschwisterkindern und Freunden unabhängig von Altersgrenzen mittlerweile erlaubt. Selbst verschiedene neonatologische Stationen ermöglichen die Besuche von Geschwisterkindern. Allerdings müssen die Geschwister zuerst untersucht und eine Anamnese erhoben werden. Das soll ausschließen, dass sie kindliche Infektionskrankheiten (z. B. Windpocken) einschleppen.

Bezugspersonen • Kinder brauchen in Krisensituationen ihre Bezugspersonen – zum Trost und um die Beschwerden zu lindern. Das müssen auch nicht immer die Eltern sein, auch Freunde oder Großeltern sind möglich. Deshalb wird meist die Bezugsperson mit aufgenommen. 2005 trafen die deutsche Krankenhausgesellschaft und die Bundesverbände der Krankenkassen eine bundesweite Vereinbarung zur Regelung der Mitaufnahme von Begleitpersonen. Sie besagt: Die Mitaufnahme einer Begleitperson während einer stationären Behandlung wird von der Krankenkasse bezahlt, wenn sie aus medizinischen und therapeutischen Gründen notwendig ist (§ 11 Abs. 3 SGB V). Bei Kindern, die älter als 8 Jahre alt sind, zahlen die Krankenkassen jedoch nur in besonderen Fällen, z.B. bei psychischen Beeinträchtigungen oder Kommunikationseinschränkungen. Über die Notwendigkeit entscheidet der betreuende Arzt. Eine weitergehende gesetzliche Regelung, z. B. als Bundesgesetz, gibt es bis heute nicht. Die Mitaufnahme einer Bezugsperson ist in nahezu allen pädiatrischen Einrichtungen möglich. Die Bezugsperson ist meist im Zimmer des Kindes oder in speziellen Elternzimmern untergebracht. Viele Kliniken haben auch ein sog. Elternhaus, von dem besonders Familien mit langen Aufenthalten und Anfahrtswegen profitieren.

32.3.3 Betreuung in der Klinik

Gerade bei langen Klinikaufenthalten empfinden Kinder die Passivität als Bestrafung, denn Kinder möchten beschäftigt und gefordert werden. Viele Stationen haben eigene Spielzimmer, wo Erzieher, Ergotherapeuten oder Musiktherapeuten die Kinder betreuen. Zudem engagieren sich verschiedene ehrenamtliche Mitarbeiter in der Betreuung der Kinder und ihrer Angehörigen. Dazu zählen z.B. die Mitarbeiter von AKIK (Aktionskomitee Kind im Krankenhaus e. V.), die einen Besuchsdienst für die kleinen Patienten und die Betreuung der Geschwisterkinder übernehmen. In vielen Kliniken arbeiten speziell ausgebildete Clowndoktoren oder Klinikclowns, um die Kinder während der Genesung zu begleiten und zu unterstützen (▶ Abb. 32.3). Die spielerische Betreuung durch Clowndoktoren, die stets in enger Abstimmung mit dem medizinischen Pflegepersonal der Klinik ihre Visiten planen, nimmt dem Krankenhausaufenthalt etwas von seiner Ernsthaftigkeit.

Vor allem in der Onkologie und bei Kindern mit chronischen oder schweren Erkrankungen sind Psychologen zur Betreuung von Kind und Eltern etabliert. Auch die Betreuung durch Sozialarbeiter ist in vielen Kliniken fester Bestandteil der Patientenversorgung.

Abb. 32.3 Visite der Clowndoktoren.

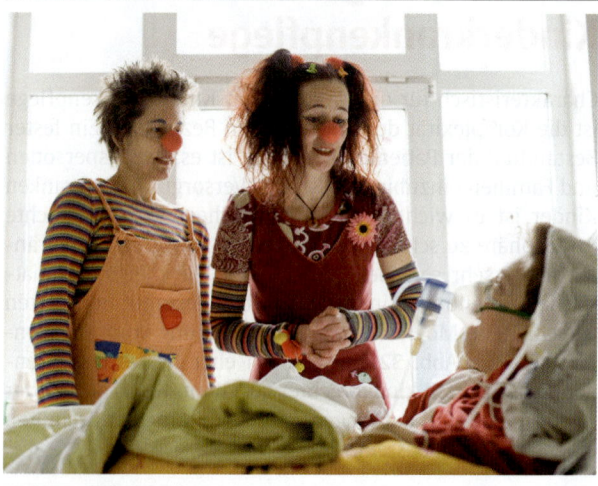

Die kurzweilige Betreuung durch die Clowndoktoren soll die Kinder aufmuntern. Die Clownvisite macht die langen Stunden im Bett abwechslungsreicher.

>
> **WISSEN TO GO**
>
> **Kinderkrankenpflege**
>
> - Die Einbindung der Bezugspersonen und Familien ist in der Kinderkrankenpflege ein wesentlicher Faktor. Kinder benötigen eine freundliche und kindgerechte Atmosphäre – auch in der Klinik. Eltern sollten ihre Kinder möglichst gut auf den Aufenthalt in der Klinik vorbereiten.
> - Kinder reagieren auf unangenehme Dinge wie einen Klinikaufenthalt oft mit einer Abwehrhaltung. Typische Reaktionen sind Protest, Apathie, Depression und Resignation. Häufig lassen sich Phasen ausmachen wie Protest, Resignation, Regression und scheinbare Anpassung. Vor allem haben Kinder Angst vor dem Alleinsein, vor Schmerzen und häufig haben sie auch Heimweh.
> - Die meisten Kliniken haben keine festen Besuchszeiten. Zusammen mit dem Kind kann eine Bezugsperson aufgenommen werden.

32.4 Besonderheiten

32.4.1 Vitalzeichen

Pflegende müssen die physiologischen Vitalwertgrenzen der Altersklassen kennen, um Abweichungen von den Normwerten zu erkennen. Während der kindlichen Entwicklung verändern sich die Stellen zur Pulserfassung: Bei Säuglingen können Pflegende aufgrund der engen anatomischen Verhältnisse im Halsbereich kaum eine Pulsmessung an der A. carotis communis vornehmen. Mögliche Messorte beim Säugling sind die A. brachialis oder die A. temporalis. Die sicherste Methode der Herzfrequenzkontrolle ist allerdings die Auskultation mit dem Stethoskop. Bei Säuglingen wird der Puls vorwiegend zentral mittels Stethoskop oder eines Überwachungsmonitors ermittelt. Zur peripheren Pulsmessung können Pflegende die Pulsoxymetrie nutzen. Mehr zur Pulsmessung und Vitalzeichen können Sie im Kap. „Vitalparameter und Körpertemperatur kontrollieren" lesen

11 MEILENSTEINE DER ENTWICKLUNG DES KINDES

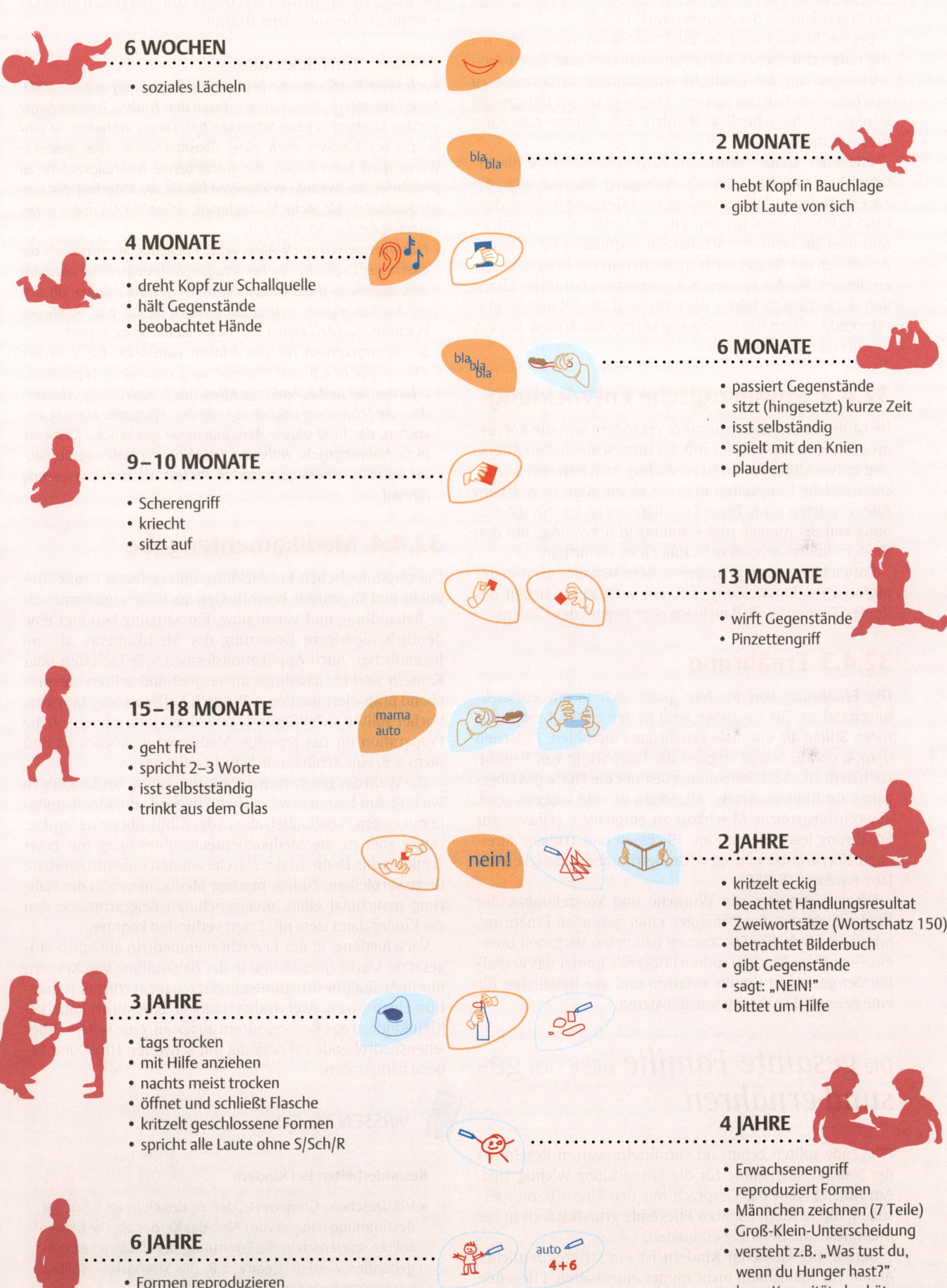

nach Baumann 2007

(S. 320), mehr zur Pulsoxymetrie finden Sie im Kap. „Pflege bei Erkrankungen des Atemsystems" (S. 942).

Bei der Beobachtung der Vitalfunktionen ist wichtig, sich die unterschiedlichen Körperproportionen und deren Auswirkungen auf das kindliche Kreislaufsystem bewusst zu machen. Zum Beispiel können Säuglinge wegen der großen Kopfoberfläche schnell auskühlen. Eine Mütze z. B. kann dies verhindern.

Pflegende sollten behutsam vorgehen, wenn sie die Vitalzeichen ermitteln. Durch Aufregung können sich die zu ermittelnden Werte verändern. Pflegende sollten dem Kind erklären, was bei der Vitalzeichenkontrolle passiert, und dass sie nicht mit Schmerzen verbunden ist. Pflegende können die Kinder auch spielerisch in die Überwachung einbinden. Kinder können z. B. versuchen, bei ihren Eltern den Herzschlag zu hören. Bei Früh- und Neugeborenen gilt: Pflegende sollten das Stethoskop vorher anwärmen, um ein Erschrecken zu vermeiden.

32.4.2 Physiologische Entwicklung

Im Laufe der ersten Lebensjahre verändern sich die Körperproportionen stark. Aufgrund der unterschiedlichen Alters- und Entwicklungsstufen ist es wichtig, sich bewusst zu machen, welche Fähigkeiten man bei einem Kind in welchem Alter erwarten kann. Diese Einschätzung ist v. a. für die Planung von Beratungen und Schulungen notwendig, um den Kindern Informationen verständlich zu vermitteln.

Entwicklungsverzögerungen äußern sich oft zuerst in der motorischen Entwicklung, z. B. ein verspätetes Heben des Kopfes, Drehen in die Bauchlage oder Beginn des Laufens.

32.4.3 Ernährung

Die Ernährung von Kindern passt sich ihrem Entwicklungstand an. Für Säuglinge wird in den ersten Lebensmonaten Stillen als optimale Ernährung empfohlen. Zwischen dem 4. und 5. Monat beginnt die Einführung von Beikost, nach dem 10.–12. Lebensmonat beginnt die Phase des Übergangs zur Kindernahrung. Allgemein ist eine ausgewogene, abwechslungsreiche Mischkost zu empfehlen. Näheres zur Ernährung lesen Sie im Kap. 19 „Essen und Trinken anreichen, Körperlänge und -gewicht bestimmen, Flüssigkeitsbilanz erheben" (S. 369).

Oftmals stimmen die Wünsche und Vorstellungen der Kinder nicht mit den Prinzipien einer gesunden Ernährung oder den durch ihre Erkrankung bedingten Vorgaben überein. Gerade bei Kindern sollten Pflegende immer das Verhalten der gesamten Familie erfassen und alle Beteiligten für eine gesunde Ernährung sensibilisieren.

Die **gesamte Familie** *sollte sich gesund ernähren.*

Pflegende sollten behutsam vermitteln, warum Regeln bei der Nahrungsaufnahme für die Entwicklung wichtig sind. Am Anfang steht das Gespräch mit den Eltern/Bezugspersonen. Ältere Kinder sollten Pflegende grundsätzlich in die Anamnese und Beratung einbinden.

Gerade bei kleineren Kindern ist ein strikter zeitlicher Ablauf der Mahlzeiten nicht immer einzuhalten. Pflegende können Kindern einen gewissen Freiraum lassen, sollten aber die Nahrungsaufnahme im Blick behalten. Es ist z. B. in Ordnung, wenn ein Kind erst um 11 Uhr morgens frühstückt – wenn die Gesamtbilanz stimmt.

Beispiel Tonsillektomie
Nach einer Tonsillektomie liegt die 6-jährige Emily auf der HNO-Allgemeinstation. Sie verweigert Essen und Trinken, weil sie Angst vor den Schmerzen beim Schlucken hat. Dieses Verhalten ist sehr häufig bei Kindern nach einer Tonsillektomie. Eine gelenkte Wunschkost kann helfen, die ausreichende Nahrungszufuhr zu gewährleisten. Verbote erschweren häufig die Mitarbeit der Kinder zusätzlich. Mögliche Maßnahmen, neben der Gabe der angeordneten Analgetika, sind z. B.:

- *Lieblingsspeisen nach Absprache: Pflegende können auch die Eltern zur Organisation bevorzugter Nahrungsmittel einspannen. Allerdings muss vorher mit ihnen geklärt werden, ob sich die Speisen eignen. Beliebt bei Kindern ist Eis, z. B. Vanilleeis. Wichtig: Fruchteis eignet sich nicht, da die Säure brennt.*
- *Belohnungssystem für das Trinken einführen: Für 3 Becher Wasser gibt es z. B. eine Überraschung, etwa einen Luftballon.*
- *Information und Ablenkung: Pflegende können Emily erklären, dass die Schmerzen nachlassen werden. Pflegende können versuchen, das Kind abzulenken, indem sie spielerische Elemente in die Nahrungsgabe einbauen. Druck bei der Nahrungsaufnahme kann zu einem gesteigerten Protest bis zu Verweigerung führen!*

32.4.4 Medikamentengabe

Die physiologischen Entwicklungsunterschiede Größe, Gewicht und Organreife beeinflussen auch die medikamentöse Behandlung und Versorgung. Ein Säugling benötigt eine deutlich niedrigere Dosierung der Medikamente als ein Jugendlicher. Auch Applikationsformen wie Tabletten oder Kapseln sind für Säuglinge ungeeignet und sollten entsprechend präpariert werden, z. B. durch Auflösen oder Mörsern. Vorher sollten sich Pflegende unbedingt informieren, ob die Präparation für das jeweilige Medikament möglich ist und nicht z. B. eine schützende Schicht zerstört.

Die Wahl der geeigneten Applikation ist v. a. bei Säuglingen wichtig. Am besten verabreichen Pflegende die Medikamente mit einem Plastiklöffel oder in der Klinik über eine Spritze. Ungeeignet ist die Medikamentenverabreichung mit einer Trinkflasche. Denn: In der Flasche können unkontrollierbare Reste verbleiben. Zudem machen Medikamente in der Nahrung manchmal einen unangenehmen Beigeschmack, den die Kinder dann stets mit Essen verbinden könnten.

Verschiedene, in der Erwachsenenmedizin alltäglich eingesetzte Medikamente sind in der Behandlung von Kindern nur in Ausnahmesituationen und strenger ärztlicher Indikation einzusetzen. Acetylsalicylsäure (z. B. Aspirin) kann bei Kleinkindern das Reye-Syndrom auslösen, eine seltene, aber lebensbedrohliche Erkrankung mit schweren Hirn- und Leberschädigungen.

WISSEN TO GO

Besonderheiten bei Kindern

- **Vitalzeichen:** Grenzwerte der Vitalzeichen und Art der Bestimmung hängen vom Alter des Kindes ab. Die Kinder sollten spielerisch in die Ermittlung der Vitalzeichen eingebunden werden. Geräte, z. B. das Stethoskop, sollten vorgewärmt werden.
- **Entwicklung:** Störungen zeigen sich oft durch eine verzögerte motorische Entwicklung.

- **Ernährung**: Pflegende sollten die Gesamtbilanz im Kopf haben. Für Säuglinge eignet sich in den ersten Lebensmonaten Stillen als optimale Ernährung. Zwischen dem 4. und 5. Monat beginnt die Einführung von Beikost, nach dem 10.–12. Lebensmonat startet die Phase des Übergangs zur Kindernahrung.
- **Medikamente**: Dosierung und Applikationsform richten sich nach Alter des Kindes. Einige Medikamente dürfen bei Kindern nur unter guter Überwachung gegeben werden.

32.5 Pflegerische Beobachtung

Gerade in der Gesundheits- und Kinderkrankenpflege ist die pflegerische Beobachtung sehr wichtig, dazu zählen u. a. Beobachten und Beurteilen der Vitalzeichen, der Haut und der Schleimhäute, sowie die psychische Verfassung und das Verhalten. Säuglinge und Kleinkinder können sich verbal nicht klar äußern. Durch eine gute pflegerische Beobachtung können Pflegende krankheitsbedingte Veränderungen oder Gesundheitsrisiken erkennen. Auch die Früherkennung von Entwicklungsverzögerungen und psychosozialen Auffälligkeiten ist möglich. Pflegende sollten nicht allein krankheitsbedingte Veränderungen, sondern im Idealfall auch das gesamte Gesundheitsverhalten von Kind und Familie beobachten, um eine Grundlage für einen individuellen Pflege- und Behandlungsplan zu erhalten.

Körperpflege • Sie ist oft die einzige Gelegenheit für eine umfassende Beobachtung und Einschätzung des kranken Kindes durch die Pflegeperson. Pflegende sollten die Eltern immer und zeitnah in die Körperpflege und in Therapieanwendungen einbeziehen, soweit es aufgrund der Erkrankung des Kindes möglich ist. Vor allem bei Früh- und Neugeborenen, aber auch bei Kindern mit chronischen Erkrankungen ist es Aufgabe der Pflegenden, die Eltern in die Versorgung ihrer Kinder zu integrieren. Dies dient der Anleitung der Eltern, fördert aber v. a. das Wohlbefinden und die Kooperation des Kindes. Möchten die Eltern die Körperpflege selbstständig durchführen, können Pflegende die Situation so einrichten, dass sie eine gute Patientenbeobachtung mit einer gezielten Elternanleitung kombinieren.

Schmerzbeobachtung • Im Gegensatz zu Erwachsenen können Frühgeborene, Säuglinge und Kleinkinder Schmerzen nicht klar verbal äußern. Das macht es schwerer zu beurteilen, ob überhaupt eine Schmerztherapie notwendig oder eine laufende effektiv ist. Pflegende haben den engsten Kontakt zu Kind und Eltern. Sie erfassen durch intensive pflegerische Beobachtung, ob Schmerzen vorliegen oder sich verändern, und können so wichtige Hinweise zum Erstellen

Tab. 32.1 Wie zeigt sich Schmerz?

Kennzeichen	Methoden zur Schmerzbeobachtung	pflegerische Maßnahmen
Schmerzbeobachtung bei Säuglingen		
• Weinen und Unruhe, Veränderung des Schlaf-wach-Rhythmus (z. B. nur kurze unruhige Schlafphasen) • Anspannung der Körperhaltung, verzerrte Gesichtsmimik • Hautfarbe und -durchblutung (Blässe, marmoriertes Hautkolorit) • Veränderung der Vitalzeichen (Tachykardien, angestrengte Atmung, Tachypnoe, Sauerstoffsättigungsabfälle)	• reine Fremdbeobachtung durch Pflegende und Eltern, therapeutisches Team • Verwenden von Schmerzmessinstrumenten (z. B. Berner Schmerzscore für Neugeborene)	• nonnutritives Saugen am Schnuller • Verabreichen von Saccharoselösung vor invasiven Maßnahmen • Einhalten von Ruhephasen, stressarme Umgebung, „Känguruhen"
Schmerzbeobachtung bei Kleinkindern (1.–3. Lebensjahr)		
• Schmerzzeichen wie Anspannung, Unruhe, Veränderung von Mimik und Körperhaltung, Appetitlosigkeit, Schlafstörungen • Verschlechterung des Allgemeinzustands (Tachykardie, Dyspnoe, Blutdruckanstieg) • Kleinkinder können Schmerzen meist nicht genau lokalisieren und geben oft Bauchschmerzen als generelle Schmerzlokalisation an	• Fremdbeobachtung durch Pflegende und therapeutischem Team, enge Einbindung der Eltern zur Interpretation der Schmerzäußerung • Beobachtung anhand von Verhaltenschecklisten und Ratingskalen, z. B. kindliche Unbehagens- und Schmerzskala = KUSS (S. 695) oder Toddler-Preschooler Postoperative Pain Scale = TPPPS	• vorherige Aufklärung von Kind und Eltern • Anwesenheit der Eltern, Hautkontakt • spielerische Ablenkung
Schmerzbeobachtung bei Kindern und Jugendlichen		
• Schmerzzeichen wie Anspannung, Unruhe, Veränderung vom Mimik und Körperhaltung, Appetitlosigkeit, Schlafstörungen • Verschlechterung des Allgemeinzustands (Tachykardie, Dyspnoe, Blutdruckanstieg)	• Selbstauskunft des Kindes/Jugendlichen, Fremdbeobachtung durch Pflegende und therapeutisches Team, enge Einbindung der Eltern zur Interpretation der Schmerzäußerung • Etwa ab dem 4. Lebensjahr können Skalen zur Selbsteinschätzung von Schmerzen verwendet werden, z. B. Faces-Pain-Scale revised. • Ältere Kinder (> 7 Jahre) sind bereits in der Lage, Schmerzlokalisation, -intensität und -qualität anhand von Bewertungsskalen einzustufen.	• vorherige Aufklärung von Kind und Eltern • Anwesenheit der Eltern, ggf. Hautkontakt • spielerische Ablenkung

eines Behandlungsplans liefern. Um Schmerzen zu erfassen, gibt es sog. Schmerzskalen, wie auch in ▶ Tab. 32.1 erwähnt. Mehr dazu können Sie im Kap. „Schmerzmanagement" lesen (S. 687).

> **WISSEN TO GO**
>
> **Pflegerische Beobachtung bei Kindern**
>
> - Weil Säuglinge und Kleinkinder sich nicht verbal klar äußern können, ist die pflegerische Beobachtung besonders wichtig. Dies betrifft v. a. auch Schmerzzustände.
> - Pflegende sollte nicht nur krankheitsbedingte Veränderungen beobachten, sondern das gesamte Gesundheitsverhalten von Kind und Familie.
> - Die Körperpflege ist eine gute und oft die einzige Gelegenheit für Pflegende, eine umfassende Beobachtung und Einschätzung des Patienten vorzunehmen.
> - Pflegende sollten auch die Eltern in die Grundpflege integrieren.

32.6 Kommunikation

32.6.1 Bezugspersonen einbeziehen

Beratung in der Kinderkrankenpflege unterscheidet sich in verschiedenen Punkten von Beratung in der Erwachsenenkrankenpflege. Einer der bedeutendsten Punkte ist die Einbeziehung der Bezugspersonen als fester Bestandteil der pflegerischen Beratung und medizinischen Versorgung. Voraussetzung für eine gelungene Kommunikation ist immer der Aufbau eines Vertrauensverhältnisses zwischen Kind, Eltern und Pflegefachkraft. Für Pflegende ist es wichtig, sich auch die Situation der Eltern bewusst zu machen: Sie sind durch die Erkrankung ihres Kindes oft in einer emotionalen Ausnahmesituation. Sie können ihr Kind vor den Belastungen des Krankenhausaufenthalts nicht schützen und fühlen sich dadurch selbst belastet. Gleichzeitig müssen sie einen Teil ihrer Verantwortung für die Betreuung ihres Kindes an die Fachkräfte der Klinik abgeben und sie befinden sich außerhalb ihres geschützten privaten Rahmens.

Viele Kinder brauchen Zeit, um ein Vertrauensverhältnis aufzubauen. Ehrlichkeit ist unabdingbar, um das Vertrauen eines Kindes zu erlangen! Kinder verzeihen keine Lügen. Pflegende sollten keine Aussagen treffen, wenn sie nicht der Wahrheit entsprechen, z. B. „Das tut nicht weh" oder „Die Medizin schmeckt gut". Sie sollten die Kinder gemeinsam mit den Eltern auf unangenehme Situationen vorbereiten. Aufgabe von Pflegenden ist zu erkennen, ob sich Kinder in einer Stresssituation befinden, um dann Stress abzubauen. Pflegende können z. B. eine angenehmere Atmosphäre gestalten, indem das Kind ein Lieblingskuscheltier mit zu Untersuchungen nehmen kann (▶ Abb. 32.4).

Auch die Einbindung der Eltern in die Behandlung oder pflegerische Maßnahmen können zu einer Stressreduktion für Eltern und Kind führen. Manchmal wirkt schon das Halten der Hand, eine Berührung oder das Singen von Kinderliedern beruhigend. Bei manchen Kindern hilft auch eine indirekte Kommunikation, z. B. über Handpuppen (▶ Abb. 32.5).

Je jünger ein Kind ist, umso mehr findet Kommunikation nonverbal statt. Pflegende sollten immer den Entwicklungsstand des Kindes berücksichtigen. Bei kranken Kindern kann dieser von der Regel abweichen.

Abb. 32.4 Herantasten an die Untersuchung.

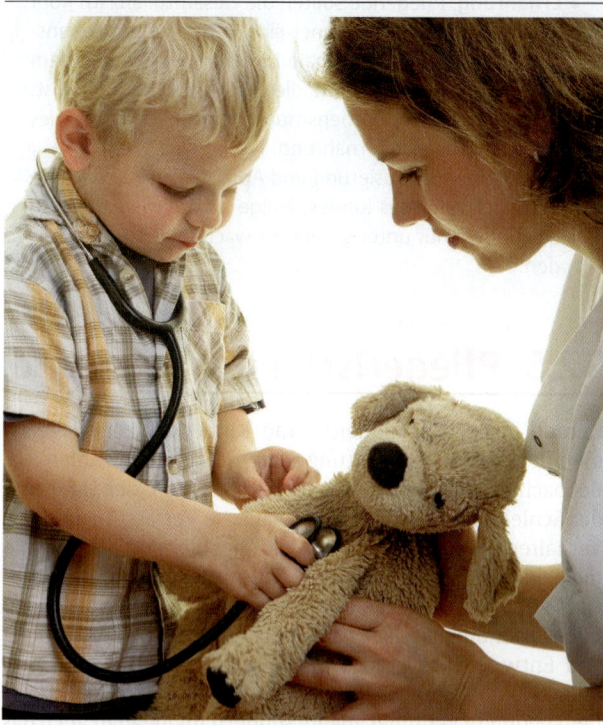

Oft kann es helfen, den kleinen Patienten sehr behutsam an die anstehende Behandlung heranzuführen. Pflegende können ihn z. B. den Herzschlag seines Plüschtieres abhören lassen, bevor sie die gleiche Prozedur an ihm durchführen. © Robert Kneschke/ fotolia.com

Abb. 32.5 Handpuppenbesuch am Krankenbett.

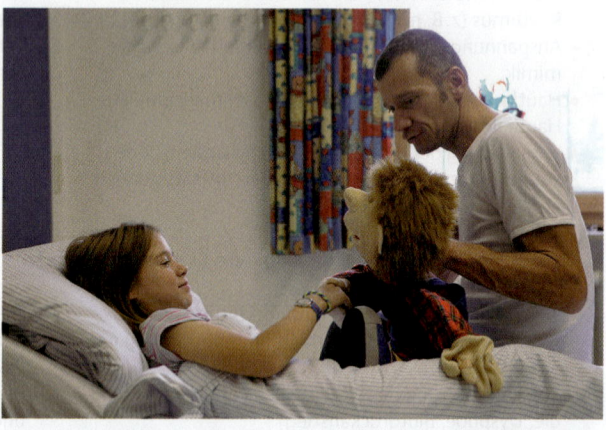

Kindern kann es leichter fallen, indirekt mit der Pflegeperson zu kommunizieren. Handpuppen sind ein lustiger Ansprechpartner auf Augenhöhe, dem gegenüber sie sich ungezwungener verhalten können.

32.6.2 Beratung und Anleitung

Pflegende können von den Kenntnissen und dem Einfluss der Eltern auf ihre Kinder profitieren. Grundsätzlich sollten Pflegende Kinder aller Altersklassen in Anleitung und Beratungen integrieren, um Akzeptanz und eine Vertrauensbasis zu schaffen. Das gilt auch für Neugeborene und Säuglinge. Soweit möglich, sollten auch sie immer wissen, was mit ihnen geschieht. Allgemein sollte die Pflegeperson einfach und klar, aber nicht „kindisch" und in der dritten Person mit dem Kind sprechen. Pflegende sind auch immer Vorbild für den Umgang mit Kindern, gerade bei Eltern, die ihr erstes Kind bekommen haben.

Die Pflegenden sollten sich als Experten ihres Fachs für die Betreuung des Kindes positionieren, ohne die Eltern in ihrer Kompetenz anzugreifen. Häufig haben Eltern in der Klinik das Gefühl, hilflos zu sein und nichts machen zu können, um zur Genesung ihres Kindes beizutragen. Gerade dann sollten Pflegende ihnen zeigen, wie sie durch scheinbare Kleinigkeiten wie das Halten oder Streicheln ihres Kindes oder indem sie zu ihm sprechen zu dessen Heilung und Wohlbefinden beitragen.

Unstimmigkeiten zwischen Eltern und Pflegenden können zu Misstrauen beim Kind führen. Ein vertrauensvoller, freundlicher Umgang mit den Eltern dagegen ermöglicht oft einen besseren Zugang zu den Kindern.

WISSEN TO GO

Kommunikation mit Kindern

- Einer der wichtigsten Punkte in der Kinderkrankenpflege ist die Rolle der Bezugspersonen. Sie sind fester Bestandteil der pflegerischen Beratung und der medizinischen Versorgung.
- Je jünger ein Kind ist, umso mehr findet Kommunikation über nonverbale Kanäle statt. Der Aufbau eines vertrauensvollen Verhältnisses ist elementar. Kinder verzeihen keine Lügen!
- Pflegende sollten sich immer auch die Situation der Eltern bewusst machen. Die Eltern sind außerdem eine gute Informationsquelle für Pflegende.
- Auch sehr kleine Kinder, z. B. Säuglinge, sollten immer wissen, was mit ihnen geschieht.

33 Grundlagen der Pflege im Alter

33.1 Das Alter

Jeder will alt werden, aber keiner möchte es sein. Altern scheint in unserer Gesellschaft eher negativ belegt zu sein. Kinder werden älter und entwickeln sich, doch sprechen wir dabei nicht von altern. Was bedeutet „altern" überhaupt und ist es tatsächlich etwas Negatives (▶ Abb. 33.1)? Und ab wann ist man eigentlich „alt"? Für Jugendliche sind die eigenen Eltern schon alt. Ist man selbst 45 oder 50 Jahre, ist es eher die 80-jährige Nachbarin, die man als alt bezeichnet. Beide Begriffe, alt und altern, sind nicht eindeutig definiert. Dieses Kapitel soll die verschiedenen Blickwinkel auf das Alter und den Alterungsprozess aufzeigen und Besonderheiten im Alter verdeutlichen.

33.1.1 Begriffsbestimmungen

In Zusammenhang mit der Pflege alter Menschen tauchen immer wieder Begriffe auf, die Besonderheiten im Zusammenhang mit dem Alter beschreiben. Die wichtigsten werden im Folgenden erläutert.

Altersbilder

In unserer Gesellschaft wird das Alter sehr unterschiedlich wahrgenommen und bewertet. Jede Person hat eigene Vorstellungen vom **Alter** (als Zustand des Altseins), vom Altern (als Prozess des Altwerdens) und von **alten Menschen** (als soziale Gruppe älterer Personen). Diese sog. Altersbilder werden bereits in der Kindheit geprägt, z.B. durch die

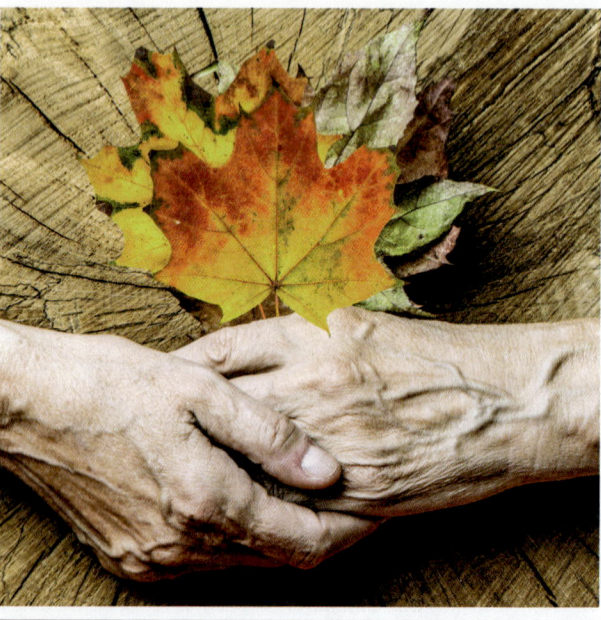

Abb. 33.1 Alter.

„Das Alter hat den Kalender am Leib." © Vera Kuttelvaserova/fotolia.com

Wahrnehmung der eigenen Großeltern. Im weiteren Lebensverlauf beeinflussen u. a. die Medien das eigene und damit das Altersbild einer Gesellschaft. Alte Menschen werden im Fernsehen oder in der Werbung als dynamische, freundliche und junggebliebene oder als jammernde, schimpfende und maßregelnde Personen dargestellt. Wenn solche vorgefertigten Darstellungen alter Menschen unreflektiert übernommen werden, besteht die Gefahr von Vorurteilen.

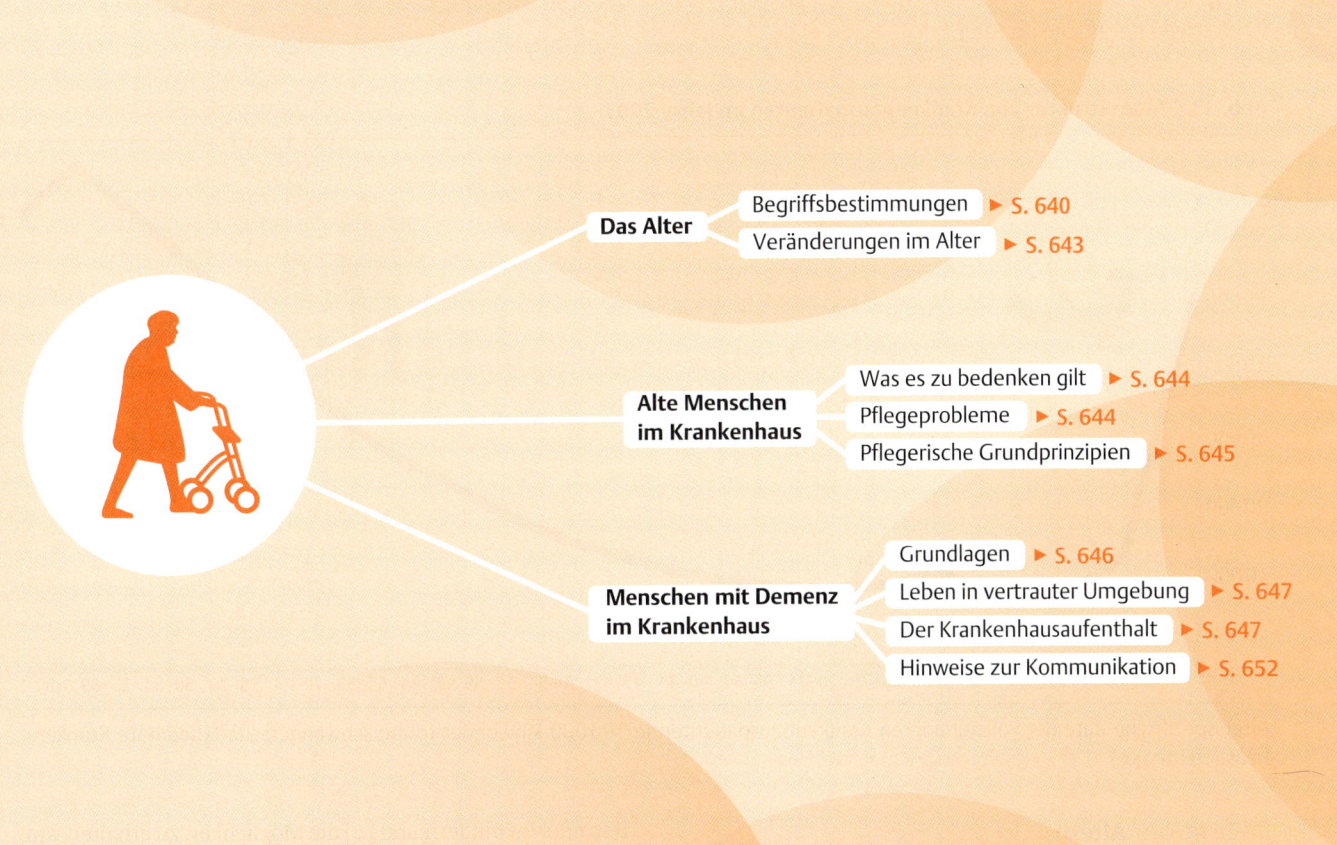

Alter – kalendarisch und biologisch

Der Begriff **Alter** kann unterschiedlich definiert werden. Am offensichtlichsten ist das **kalendarische Alter**, welches anhand des Geburtsdatums bestimmt wird. Es lässt u. a. Rückschlüsse auf prägende Lebensereignisse zu. Ein Mensch, der z. B. im Jahr 1936 geboren wurde, erlebte als Kind den Zweiten Weltkrieg und verlebte seine Jugend in der Nachkriegszeit. Das **biologische Alter** bezieht sich auf den gesundheitlichen Zustand eines Menschen. Anhand seiner aktuellen körperlichen und geistigen Verfassung werden Rückschlüsse auf den Entwicklungsstand seines Körpers gezogen und das biologische Alter geschätzt. Das kalendarische und das biologische Alter können stark voneinander abweichen.

Beispiel Frau Rieder (54)
Frau Rieder lebt sehr zurückgezogen, sie hat den Kontakt zu den meisten Verwandten und Bekannten abgebrochen. Bei ihrer schweren Arbeit als Lageristin hat sie sich in den letzten 10 Jahren mehrere Bandscheibenvorfälle zugezogen. Mittlerweile leidet sie unter chronischen Rückenschmerzen. Seit ihrem letzten Bandscheibenvorfall vor einem Jahr ist Frau Rieder arbeitsunfähig. Sie verbringt die meiste Zeit im Bett und sieht fern. Auf Bücher habe sie keine Lust und überhaupt mache das Leben so doch gar keinen Sinn mehr, klagt sie bei einem der seltenen Besuche ihrer Schwester. Aufgrund ihres körperlichen und geistigen Zustands wird das biologische Alter von Frau Rieder deutlich höher als ihr kalendarisches Alter geschätzt.

Beispiel Herr Bauer (90)
Der 90-Jährige lebt alleine in einem kleinen Haus, das er selbst vor über 60 Jahren gebaut hat. Nach wie vor kümmert er sich um das große Grundstück und erledigt kleinere Arbeiten im und am Haus selbst. Seinen Enkelkindern erzählt er stolz, dass er, so weit er sich erinnern kann, nur einmal eine ordentliche Erkältung hatte und sonst nie krank gewesen ist. Sein Hausarzt habe ihn bestimmt schon längst vergessen, scherzt er. „Der ist ja schließlich nicht mehr der Jüngste!" Herr Bauer selbst ist alles andere als vergesslich. Er löst das Kreuzworträtsel aus der Tageszeitung immer noch schneller als sein Sohn und kennt alle wichtigen Telefonnummern auswendig. Aufgrund seiner guten körperlichen und geistigen Verfassung ist sein biologisches Alter niedriger als sein kalendarisches.

Das Alter stellt einen **Lebensabschnitt** dar, der auf die Kindheit, die Jugend und das Erwachsenenalter folgt. Da die Menschen heutzutage immer älter werden, hat sich auch dieser Lebensabschnitt deutlich verlängert. Gleichzeitig können innerhalb dieses Abschnitts starke Unterschiede beobachtet werden: Ein 60-jähriger Mensch kann ganz andere Wünsche und Erwartungen oder Ressourcen und Probleme als ein 85-jähriger haben. Um eine differenzierte Beurteilung zu ermöglichen, wird der Lebensabschnitt Alter anhand des kalendarischen Alters weiter untergliedert in:
- das junge Alter (60–65 Jahre)
- das mittlere Alter (66–74 Jahre)
- das hohe Alter (75–84 Jahre)
- die Hochaltrigkeit (85–99 Jahre)
- die Langlebigkeit (100 Jahre und älter)

Der Anteil von Menschen ab dem hohen Alter ist in Krankenhäusern besonders groß, siehe ▶ Abb. 33.2.

Altern

Der Prozess des Alterns beginnt bereits mit der Geburt und ist somit ein natürlicher Bestandteil der menschlichen Entwicklung.

Grundlagen der Pflege im Alter

Abb. 33.2 Altersstruktur von Krankenhauspatienten im Jahre 2003.

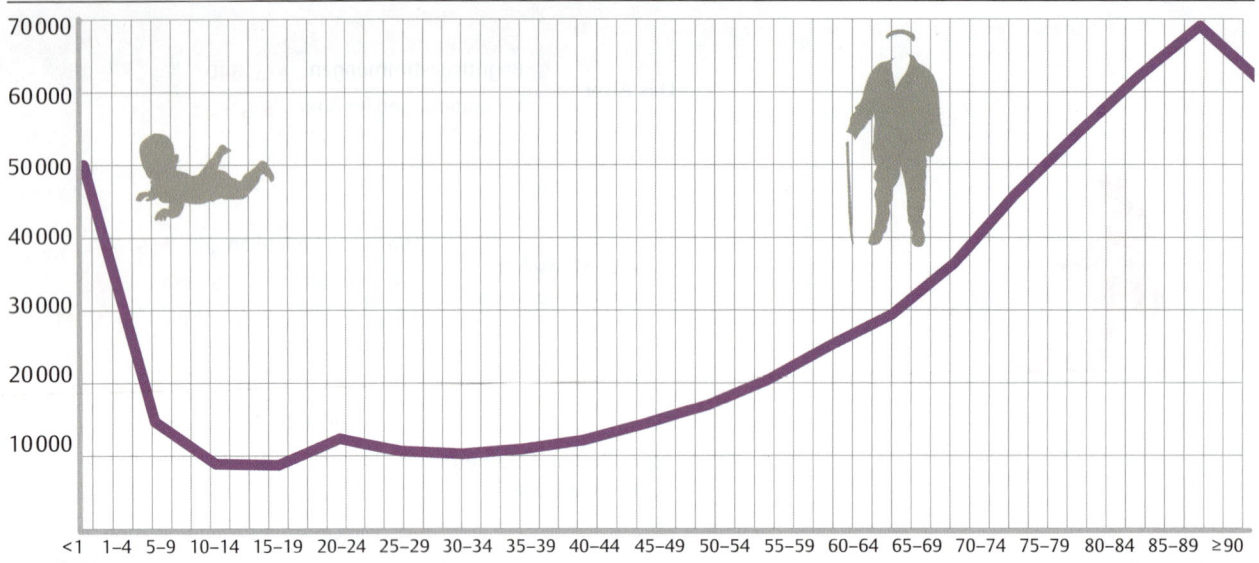

Altersspezifische Rate der vollstationären Krankenhauspatienten je 100 000 Einwohner (ohne schwangerschaftsbedingte Krankenhausaufenthalte). *Quelle: Statistisches Bundesamt. IS-GBE 2006*

Definition Altern
Das Altern ist ein physiologischer – also ein natürlicher, nicht krankhafter – Prozess mit psychischen und physischen Veränderungen, der mit dem Tod endet.

Die Wahrnehmung des eigenen Alterns geschieht meist punktuell: Die eigene Lebenssituation verändert sich z. B. durch die Geburt eines Enkelkinds, den Eintritt in den Ruhestand oder körperliche Veränderungen, und nicht zuletzt durch Krankheiten. Sich diesen Veränderungen anzupassen, konfrontiert Menschen direkt mit ihrem Alter („Mensch, bin ich alt geworden!"). Wie das eigene Altern erlebt und bewertet wird, ist von Mensch zu Mensch unterschiedlich.

Alt werden? Ja bitte! Alt sein? Nein danke!

So kann das Altern als Belastung empfunden werden, wenn z. B. der Lieblingssport wegen fehlender Kräfte nicht mehr ausgeübt werden kann. Die ersten Falten, die zunehmenden grauen Haare oder die Notwendigkeit einer Zahnprothese können als Verlust des „Jungseins" erlebt werden. Altern kann aber auch als Chance verstanden werden: Mit dem Eintritt ins Rentenalter entfallen berufliche Verpflichtungen, man kann sich um bisher vernachlässigte Hobbys kümmern und hat die Zeit für neue Interessen.

Wissenschaftliche Disziplinen

Gerontologie • Die sog. Alters- und Alternswissenschaft erforscht die körperlichen, psychischen, sozialen, historischen und kulturellen Aspekte des Alters und des Alterns. Um alters- und alternsrelevante Fragestellungen, z. B. nach Lebens- und Wohnverhältnissen oder sozialen Beziehungen alter Menschen, zu beantworten, ist die Zusammenarbeit mit verschiedenen Fachbereichen notwendig, z. B. Biologie, Medizin, Demografie, Pflege, Psychologie und Soziologie. Die Erkenntnisse dienen der Altenhilfe, um „Schwierigkeiten, die durch das Alter entstehen, zu verhüten, zu überwinden oder zu mildern und [...] die Möglichkeit zu erhalten, am Leben in der Gemeinschaft teilzunehmen" (SGB XII, § 71).

Geriatrie • Sie ist die Altersheilkunde oder Altenmedizin. Die Deutsche Gesellschaft für Geriatrie e. V. (DGG) definiert diese wie folgt: „Geriatrie ist die medizinische Spezialdisziplin, die sich mit den körperlichen, geistigen, funktionalen und sozialen Aspekten in der Versorgung von akuten und chronischen Krankheiten, der Rehabilitation und Prävention alter Patienten sowie deren spezieller Situation am Lebensende befasst." Somit stehen bei der Geriatrie auch die Erhaltung, Förderung und Wiederherstellung der Gesundheit des alten Menschen im Vordergrund. Und nicht ausschließlich die Krankheit. Insbesondere im Bereich der Gesundheitsförderung bei alten Menschen spielt auch die Geragogik eine wichtige Rolle.

Geragogik • Als Teilgebiet der Gerontologie untersucht die Geragogik zum einen Lernprozesse bei alten Menschen, um deren Ressourcen und Potenziale erkennen und fördern zu können. Zum anderen will die Geragogik Menschen auf das Alter vorbereiten. Sie unterstützt diese beim Entwickeln von Fähigkeiten und Kompetenzen, um mit den Veränderungen im Alter umgehen zu können. Damit trägt die Geragogik nicht nur zum Erhalt der physischen und psychischen Leistungsfähigkeit alter Menschen bei, sondern ist auch gleichsam Lebenshilfe für den letzten Lebensabschnitt.

> **WISSEN TO GO**
>
> **Das Alter – Begriffsbestimmungen**
>
> **Altersbilder** sind Vorstellungen über Alter, Altern und alte Menschen. Sie entstehen durch verschiedene Einflüsse. In einer Gesellschaft existieren unterschiedliche Altersbilder. **Altern** ist ein physiologischer Prozess mit psychischen und physischen Veränderungen, der mit dem Tod endet.
> - **kalendarisches Alter:** vom Geburtsdatum bestimmt
> - **biologisches Alter:** bezieht sich auf gesundheitlichen Zustand eines Menschen; es wird anhand der körperlichen und geistigen Verfassung geschätzt

Kalendarisches und biologisches Alter können stark voneinander abweichen. Alter als **Lebensabschnitt** wird kalendarisch untergliedert in:
- junges Alter (60–65 Jahre)
- mittleres Alter (66–74 Jahre)
- hohes Alter (75–84 Jahre)
- Hochaltrigkeit (85–99 Jahre)
- Langlebigkeit (100 Jahre und älter)

Wissenschaftliche Disziplinen
- **Gerontologie:** erforscht die körperlichen, psychischen, sozialen, historischen und kulturellen Aspekte des Alters und des Alterns
- **Geriatrie:** befasst sich als medizinische Disziplin mit den verschiedenen Aspekten bei der Versorgung von akuten und chronischen Krankheiten alter Menschen; dazu kommen Rehabilitation und Prävention
- **Geragogik:** untersucht Lernprozesse bei alten Menschen, um Ressourcen und Potenziale erkennen und fördern zu können und bereitet Menschen auf das Älterwerden und den Umgang mit den Veränderungen im Alter vor

33.1.2 Veränderungen im Alter

Alterungsprozesse beinhalten nicht zwangsläufig Krankheit, jedoch haben sie Auswirkungen auf Körper und Geist (▶ Abb. 33.3). Die Gerontologie unterscheidet hier **physiologische** (= natürliche) und **pathologische** (= krankhafte) **Veränderungsprozesse**.

Abb. 33.3 Altern.

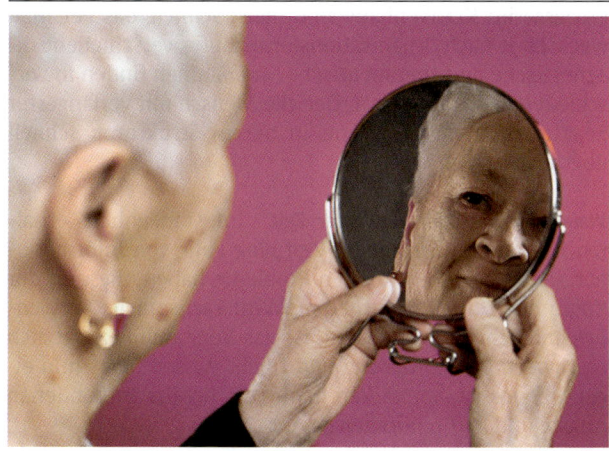

Manchmal wird einem das eigene Alter erst beim Blick in den Spiegel bewusst. Innerlich kann man sich noch sehr jung fühlen.
© vbaleha/fotolia.com

Physiologische Veränderungen

Veränderungen, die im Laufe des Lebens auf natürliche Weise eintreten, werden als Biomorphose bezeichnet. Hierzu zählen nicht nur äußerliche Veränderungen des Körpers, sondern auch eine veränderte Leistungsfähigkeit des Körpers und der Organe. Wie sich dieser Wandel genau darstellt und wann welche Prozesse einsetzen, ist von Mensch zu Mensch unterschiedlich. Dennoch lassen sich einige typische physiologische Altersveränderungen benennen.

Verringerte Bewegungsfähigkeit

Die Ursachen hierfür sind vielfältig. Körperzellen speichern im Alter weniger Flüssigkeit. Alte Menschen sind demnach „trockener". Hiervon sind z.B. Gelenkknorpel oder auch die Bandscheiben betroffen; Bewegungseinschränkungen oder Schmerzen bei Bewegung können Folgen sein. Außerdem nimmt der Muskelumfang im Alter ab. Neben den Muskeln in den Armen oder Beinen reduziert sich auch der Umfang des Herzmuskels, seine Leistungsfähigkeit nimmt ab. Alte Menschen sind daher schneller erschöpft und benötigen ggf. mehr Ruhepausen. Durch die geringere Muskelmasse strengt Bewegung im Alter zusätzlich an und wird deshalb oft vermieden. Bewegung ist aber weiterhin möglich und sollte gefördert werden, u.a. um beweglich zu bleiben.

Veränderungen der Haut

Wie im gesamten Körper erschöpft sich die Fähigkeit zur Zellteilung auch bei den Hautzellen. Dadurch wird die Haut immer dünner und verliert an Elastizität. Zusätzlich nehmen die Fettpolster der Subkutis (Unterhaut) ab. Folglich reagieren alte Menschen häufig empfindlicher auf mechanische Einwirkungen von außen, es treten z.B. schneller Hämatome auf. Die Schweiß- und Talgsekretion sind ebenfalls rückläufig, der Säureschutzmantel der Haut ist eingeschränkt. Dadurch ist die Abwehr gegen Krankheitserreger vermindert, was z.B. die Entstehung von Pilzinfektionen begünstigt.

Veränderungen der Knochen

Auch die Knochen verändern sich mit fortschreitendem Alter. Die Knochentrabekel (Knochenbälkchen) werden schmäler und ihre Zahl nimmt ab. Daher verringert sich die Stabilität der Knochen und es kommt schneller zu Knochenbrüchen. Bereits leichte Stürze können eine Fraktur zur Folge haben, womit der Sturzprophylaxe eine hohe Bedeutung zukommt (S. 435).

Veränderungen der Organe

Die meisten Organe verlieren im Alter an Gewicht. Besonders die Niere ist hiervon betroffen; die Zellmasse im Nierenrindenbereich nimmt ab. Zusätzlich verringert sich die Zahl der funktionstüchtigen Nierenkörperchen, da sie verhärten (Sklerose). Die Nierenfunktion kann bei alten Menschen um bis zu 50% abnehmen. Diese eingeschränkt funktionstüchtigen Nieren reagieren empfindlich auf Flüssigkeitsmangel und es kann leicht zu einer Niereninsuffizienz kommen. Zudem werden Arzneistoffe langsamer ausgeschieden und können sich im Körper anreichern. Daher muss die Dosis angepasst werden. Neben der Niere sind auch das Gehirn, die Leber und die Lunge von einem Gewichtsverlust und von Funktionseinbußen betroffen.

Veränderung des Wasserhaushalts

Im Alter sinkt der Wassergehalt des Körpers auf unter 50%. Auch das Durstempfinden ist reduziert. Deshalb besteht bei alten Menschen die Gefahr einer Exsikkose (S. 644) (Austrocknung) sowie Störungen des Elektrolythaushalts (S. 1060). Gleichzeitig ist der Körper nicht mehr in der Lage, Wasser z.B. in den Bandscheiben oder in der Haut zu speichern. Dies kann bei zu großen Trinkmengen auch zur Hyperhydratation (Überwässerung) führen (S. 1060).

Grundlagen der Pflege im Alter

Veränderung der Sensorik

Im Alter verschlechtern sich z. B. häufig die Sehschärfe und die Wahrnehmung von Kontrasten. Beides sind Risikofaktoren für eine erhöhte Sturzgefahr. Auch Hör- und Sprachwahrnehmung können beeinträchtigt sein. Langsames und deutliches Sprechen ohne störende Hintergrundgeräusche sind wesentlich, damit der ältere Mensch seine Mitmenschen hören und verstehen kann. In den Fingerbeeren nimmt die Anzahl der Meißner-Tastkörperchen ab. Dadurch kann der Tastsinn im Alter unempfindlicher werden.

Verlängerte Reaktionszeit

Mit zunehmendem Alter verlängert sich die Zeit, die man braucht, um
- Informationen aufzunehmen und zu verarbeiten,
- Situationen zu erfassen und sich darin zurechtzufinden und
- Abläufe zu begreifen und einzuhalten.

Auswirkungen

Die beschriebenen Veränderungen sind Teil des natürlichen Alterungsprozesses. Dennoch können sie zur Folge haben, dass alte Menschen sich unwohl fühlen. Im eigentlichen Sinne sind sie nicht krank, sie erleben sich im Vergleich zu früheren Tagen aber nicht mehr als so kraftvoll und leistungsfähig. In dieser Situation ist es besonders wichtig, nicht nur das zu sehen, „was nicht mehr geht", sondern die bestehenden Möglichkeiten zu erkennen und zu nutzen.

Pathologische Veränderungen

Die physiologischen Veränderungen alter Menschen erhöhen das Risiko pathologischer, also krankhafter Veränderungen. Diese stehen im Zusammenhang mit den im Alter häufig vorkommenden chronischen Erkrankungen. Informationen zu Demenz finden Sie im Abschnitt „Menschen mit Demenz im Krankenhaus" (S. 646).

Chronische Erkrankungen (S. 766) entwickeln sich, im Gegensatz zu akut auftretenden Erkrankungen, langsam und dauern lange an. Auch junge Menschen können von chronischen Erkrankungen betroffen sein, alte Menschen sind es jedoch ungleich häufiger. Insbesondere Herz-Kreislauf- und Tumorerkrankungen sind seit Jahren die Haupttodesursachen für alte Menschen. Zudem leiden etwa ⅔ der über 65-Jährigen an mindestens 2 chronischen Erkrankungen. In dem Fall spricht man von **Multimorbidität** (S. 771).

> **WISSEN TO GO**
>
> **Veränderungen im Alter**
>
> *Physiologische Veränderungen*
> - verringerte Bewegungsfähigkeit
> - Hautveränderungen
> - Knochenveränderungen
> - Organveränderungen
> - Veränderung der Sensorik
> - verlängerte Reaktionszeit
>
> *Pathologische Veränderungen*
> Physiologische Veränderungen erhöhen das Risiko für pathologische Veränderungen. Alte Menschen leiden oft an **chronischen Erkrankungen** (S. 766), die sich langsam entwickeln und lange andauern. Ältere Menschen sind häufiger davon betroffen. Liegen mehr als 2 chronische Erkrankungen vor, wird von **Multimorbidität** (S. 771) gesprochen.

33.2 Alte Menschen im Krankenhaus

33.2.1 Was es zu bedenken gilt

Ein Krankenhausaufenthalt ist für alte Menschen, genauso wie für junge, häufig eine Krisensituation. Was erleben alte Menschen in dieser Situation anders als jüngere?

Beispiel **Gedankenkarussell**
Die 82-jährige Frau Blum wird aufgrund unerträglicher Rückenschmerzen mit Ausstrahlungen in die Brust in ein Krankenhaus eingewiesen. Ihre Tochter kann sie nicht begleiten, da sie arbeiten muss. Sie ist sonst immer bei Arztbesuchen dabei, „sie versteht den Herrn Doktor ja viel besser". Frau Blum ist sehr beunruhigt: „Hoffentlich ist es nicht wieder etwas Schlimmes, aber diese Schmerzen. Was, wenn ich operiert werden muss, ich will kein Pflegefall werden. Verkraftet mein Herz eine weitere Operation? Und wenn ich diesmal nicht mehr aufwache? ..."

Ängste und Befürchtungen • Die Jahre des letzten Lebensabschnitts sind eher geprägt von der Angst vor einer Zukunft in dauerhafter Abhängigkeit und der Konfrontation mit der eigenen Sterblichkeit: „Dieser Krankenhausaufenthalt könnte mein letzter sein."

Verlust der vertrauten Umgebung • In ihrem Zuhause können sich viele alte Menschen trotz Einschränkungen arrangieren. Der Tagesablauf und die anfallenden Aufgaben sind eingespielt. Gewohnheiten, Rituale und Routine vermitteln Sicherheit. Dazu im Widerspruch steht ein Krankenhaus mit seinen eigenen Strukturen, Hierarchien und Abläufen. Die Prozesse im Krankenhaus sind meist schnell, das Personal wechselt je nach Organisationsform häufig, verschiedene diagnostische und therapeutische Maßnahmen finden in verschiedenen Räumen statt. Der alte Mensch mit verlängerter Reaktionszeit (S. 644) kann in diesen Strukturen schnell überfordert sein.

Viele Informationen in kurzer Zeit • Im Krankenhaus erhalten Patienten oft in kurzer Zeit eine Fülle von Informationen. Alte Menschen können Probleme haben, diese in der Kürze der Zeit zu verarbeiten. Wird Fachsprache verwendet und schnell gesprochen, ist das Verständnis zusätzlich erschwert. Überforderung und „nicht wissen", was nun eigentlich los ist, verstärken häufig die bereits vorhandenen Ängste und Befürchtungen (▶ Abb. 33.4).

33.2.2 Pflegeprobleme

Das Alter ist oftmals von typischen Pflegeproblemen begleitet:
- Exsikkose (S. 1060)/hypertone Dehydratation: Wasserverlust des Körpers bei gleichzeitigem Natriumüberschuss
- Mangelernährung (S. 721): Mangel an Nährstoffen im Körper durch unzureichende Zufuhr
- Harninkontinenz (S. 390): unwillkürlicher, nicht unterdrückbarer Urinabgang
- Verwirrtheitszustände:
  - **akut:** plötzliches Auftreten von Gedächtnis-, Orientierungs- und Bewusstseinsstörungen
  - **chronisch:** länger als 6 Monate anhaltender Verwirrtheitszustand, Ursache ist meist eine Demenz

Abb. 33.4 Befürchtungen und Ängste alter Menschen.

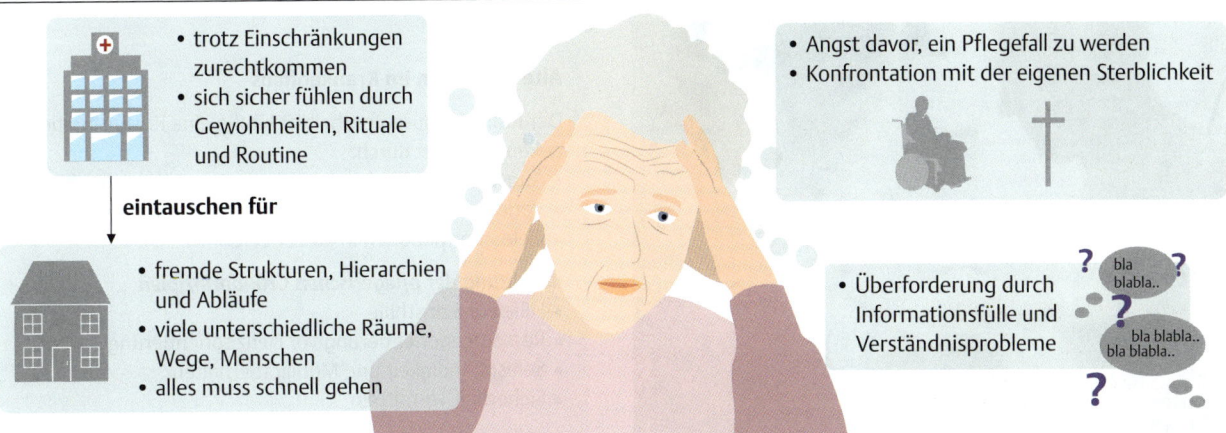

Einfühlungsvermögen zeigt sich in einem verstehenden Zugang zu den Gedanken, Gefühlen und Sichtweisen anderer Menschen.

33.2.3 Pflegerische Grundprinzipien

Grundsätzlich gelten für **alle** pflegebedürftigen Menschen im Krankenhaus dieselben pflegerischen Grundprinzipien:
- Hilfe zur Selbsthilfe
- Ressourcenorientierung vor Defizitorientierung
- Selbstständigkeit und Mobilität erhalten
- Sicherheit geben
- Informationen altersentsprechend vermitteln

Bei alten Menschen sind diese pflegerischen Grundprinzipien ganz besonders zu beachten. Denn es gilt, ihnen insbesondere für die Zeit nach dem Krankenhaus ein möglichst selbstständiges und selbstbestimmtes Leben zu ermöglichen.

Bei alten Menschen ist die Gefahr, dass ihre Ressourcen verkannt werden, häufig größer als bei jüngeren Patienten. Der Körper kann bei einer akuten Erkrankung durch die Krankheit selber oder durch Operationen geschwächt werden. Wenn die Schwächung trotz erfolgreicher Therapie länger als üblich andauert, sollte nach möglichen Ursachen gesucht werden, auch bei alten Menschen. Die Schwächung kann zudem den normalen Alterungsprozess verstärken.

Bei der Pflege akut erkrankter alter Menschen im Krankenhaus kommt es v. a. darauf an, die Entwicklungen zu beobachten und möglichst keine voreiligen Schlüsse zu ziehen. Der Heilungsprozess darf nicht durch zu frühe Überforderung gefährdet werden. Hierbei können folgende Maßnahmen helfen.

Allgemeine Maßnahmen

- **Ausgangssituation erfassen:** Pflegende sollten sich in der Pflegeanamnese ein klares Bild über die Ausgangssituation des Patienten vor seiner Erkrankung/Operation machen und diese Ausgangssituation für alle am Pflegeprozess Beteiligten dokumentieren.
- **Geduldiger Ansprechpartner sein:** Insbesondere in Akutsituationen, die per se von Unsicherheit, möglicherweise von Schmerzen und sonstigem Krankheitsgefühl geprägt sind, benötigen alte Menschen Zuspruch und einen geduldigen Ansprechpartner.
- **Orientierung geben:** Pflegende sollten auf mögliche Probleme bei der Orientierung, v. a. in der Anfangszeit nach der Aufnahme achten. Sie sollten dem Patienten die wichtigsten Räume, z. B. die Lage der Toilette, des Badezimmers und des Dienstzimmers zeigen, um die Orientierung im eigenen Zimmer und auf der Station zu fördern – wenn nötig, auch mehrmals.
- **Funktionen und Abläufe erklären:** Dinge wie die Funktion der Rufanlage, des Telefons oder Fernsehers und auch Abläufe sollten in Ruhe erklärt werden – wenn nötig, auch mehrmals.
- **Aktivierende Pflege:** Pflegende sollten es dem alten Menschen ermöglichen, seine Fähigkeiten zu erkennen und zu nutzen. Überforderungen sollten vermieden werden. Der alte Mensch sollte in den Pflegeprozess einbezogen werden. Pflegende sollten **mit ihm** sprechen und nicht über ihn entscheiden. ▶ Tab. 33.2 zeigt die Vorteile aktivierender Pflege bei alten Menschen im Krankenhaus.

Selbstpflege unterstützen

Wenn Pflegende alte Menschen bei Pflegetätigkeiten unterstützen müssen, sollten sie die Handlungen nicht vorschnell komplett übernehmen (▶ Abb. 33.5). Pflegende sollten deutlich sprechen und dem alten Menschen Zeit geben, Informationen zu verarbeiten und sich auf die bevorstehende Pflegehandlung einzustellen. Mit den folgenden Anleitungsschritten kann getestet werden, welche Ressourcen

Tab. 33.2 Vorteile aktivierender Pflege beim alten Menschen im Krankenhaus.

Sicherheit	Selbstständigkeit	Mobilität
Der Patient kann die Pflegetätigkeiten so durchführen, wie er sie gewohnt ist. Diese Vertrautheit vermittelt Sicherheit in ungewohnter Umgebung.	Der Patient erlebt, dass er für sich selbst sorgen kann; die Selbstpflegefähigkeit und damit die Möglichkeit, auch nach dem Krankenhausaufenthalt ein selbstständiges Leben zu führen, bleiben erhalten.	Jede Tätigkeit, die der Patient selbst übernimmt, fördert seine Mobilität und Beweglichkeit. Die Bewegung wirkt prophylaktisch, z. B. Dekubitus-, Kontrakturen-, Thrombose- oder Pneumonieprophylaxe.

33 Grundlagen der Pflege im Alter

Abb. 33.5 Eigenständigkeit fördern und erhalten.

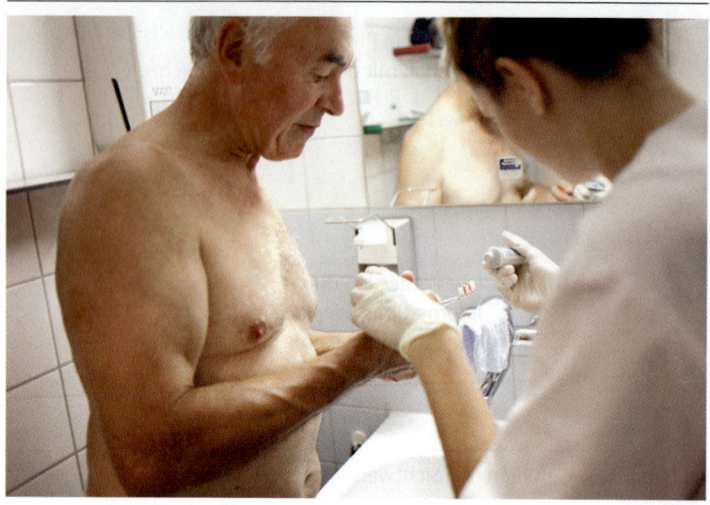

So viel Hilfe wie nötig, so wenig Hilfe wie möglich.

vorhanden sind. Diese sollten gezielt genutzt werden, um die Selbstpflegefähigkeit zu fördern:
- **verbale Anleitung:** Pflegende können den alten Mensch verbal dazu auffordern, sich z. B. das Gesicht zu waschen.
- **visuelle Anleitung:** Pflegende können den alten Mensch verbal dazu auffordern, sich z. B. das Gesicht zu waschen, und die Tätigkeit gleichzeitig vormachen, indem sie z. B. kreisende Bewegungen mit dem Waschlappen vor dem eigenen Gesicht ausführen.
- **pragmatische/assistierende Anleitung:** Der Patient wird unterstützt, indem Pflegende z. B. die Hand des Patienten über sein Gesicht führen und mit den Waschbewegungen beginnen, bis sie evtl. von ihm übernommen werden.

Erst wenn der Patient auch nach dem Führen der Hände die Handlung nicht selber erledigt, sollten Pflegende übernehmen. Dann spricht man von **voller Übernahme** der Pflege.

Beispiel Aktivierende Pflege zu Hause
In meiner Zeit in einem ambulanten Pflegedienst fuhr ich zu einem neuen Klienten. Der über 80-jährige Mann war nach einem längeren Krankenhausaufenthalt geschwächt und benötigte Unterstützung bei der Ganzkörperpflege sowie beim Transfer aus dem Bett in den Rollstuhl. Nach der freundlichen Begrüßung bereitete ich alles Nötige vor und gab ihm das nasse Waschtuch in seine Hand. Irgendetwas war seltsam, ich war irritiert und er war es auch, das meinte ich seinem Blick entnommen zu haben. Wir sagten beide nichts. Er fing an, sich selbst zu waschen, und ich assistierte ihm bei allem, wobei er Unterstützung benötigte. Am nächsten Tag fragte ich ihn, ob er sich über mich geärgert hätte und ob alles in Ordnung sei. „In der Tat habe ich mich geärgert. Ich bezahle, damit Sie mich pflegen und Sie haben mich alles selbst machen lassen." Daraufhin entschuldigte ich mich und erklärte ihm meine Gründe: „Ich möchte Sie darin unterstützen, wieder zu Kräften zu kommen, damit Sie so viel wie möglich und dies so lange wie möglich selbstständig tun können. Wenn ich Ihnen alles abnehme, wozu Sie noch selbst in der Lage sind, werden Sie das bald nicht mehr können. Sie möchten gerne weiterhin zu Hause leben, jedoch würden Sie durch meine Hilfe immer unselbstständiger werden". Von nun an war er bei allem sehr tatkräftig und manchmal musste ich seinen Elan bremsen, wenn ich den Eindruck hatte, dass er sich überforderte.

WISSEN TO GO

Alte Menschen im Krankenhaus

Der Krankenhausaufenthalt ist häufig eine Krisensituation, gekennzeichnet durch:
- Ängste und Befürchtungen des letzten Lebensabschnitts
- Verlust der vertrauten Umgebung und Personen
- viele Informationen in kurzer Zeit

Beachtung der pflegerischen Grundprinzipien
- Hilfe zur Selbsthilfe
- Ressourcenorientierung vor Defizitorientierung
- Selbstständigkeit und Mobilität erhalten
- Sicherheit vermitteln

Hilfreiche konkrete Maßnahmen
- Ausgangssituation erfassen
- geduldiger Ansprechpartner sein
- Orientierung geben
- Funktionen und Abläufe erklären
- aktivierende Pflege und Unterstützung bei der Selbstpflege

33.3 Menschen mit Demenz im Krankenhaus

In Deutschland leben ungefähr 1,2 Millionen Menschen, die an einer Demenz erkrankt sind. Die meisten sind 65 Jahre oder älter. Die stationäre Einweisung eines Patienten wegen Demenz erfolgt vorwiegend in den Fachdisziplinen Neurologie und Gerontopsychiatrie. Die primären Ziele des stationären Aufenthalts sind häufig die Diagnostik und eine gute therapeutische Einstellung zur Alltagsbewältigung.

In den Fachbereichen sowie in Wohneinheiten von an Demenz erkrankten Menschen arbeiten speziell ausgebildete Menschen, z. B. Fachpflegkräfte mit Weiterbildung Gerontopsychiatrie. Die zunehmende Zahl alter Menschen in der Gesellschaft führt auch zu einer größeren Anzahl von alten Menschen mit Demenz oder mit der Nebendiagnose Demenz im Akutkrankenhaus. Pflegende werden auch in Akutkrankenhäusern vermehrt an Demenz erkrankte Patienten betreuen.

Das folgende Kapitel erhebt nicht den Anspruch, das gesamte Wissen zum Thema Pflege bei Demenz abzubilden. Hierzu existiert wie oben erwähnt eine eigene Fachweiterbildung. Das Kapitel soll Grundlagenwissen vermitteln, das Auszubildenden der grundständigen Pflegeausbildung hilft, die Arbeit mit an Demenz erkrankten Menschen im Akutkrankenhaus zu verbessern. Das Krankheitsbild Demenz sowie das Mitwirken bei Diagnostik und Therapie werden im Kap. „Pflege bei Erkrankungen des Nervensystems" genauer erläutert (S. 1247).

33.3.1 Grundlagen

Definition Demenz
Bei einer Demenz kommt es zu einem fortschreitenden Verlust von kognitiven Fähigkeiten.

Gedächtnis, Orientierung, Denken, Handeln und Sprache sind gestört. Demenzerkrankungen gehen auch mit Veränderungen der Persönlichkeit einher. Die Fähigkeit, sich selbst

Abb. 33.6 Wofür war das nochmal da?

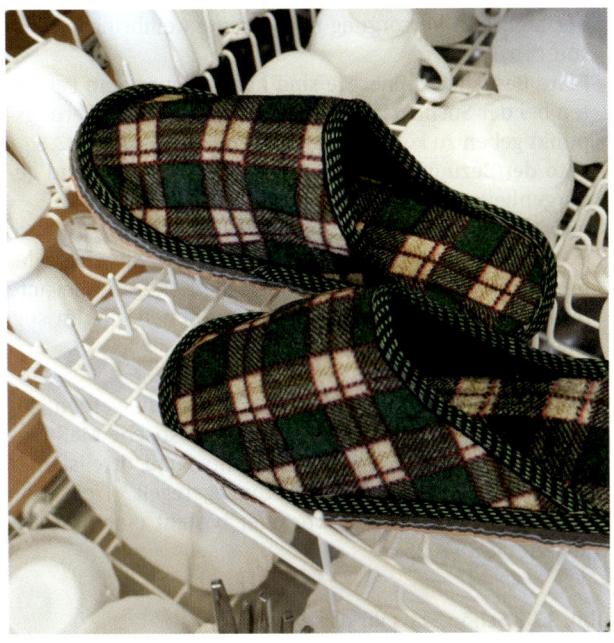

Agnosie ist ein häufig auftretendes Symptom und zeigt sich in der Unfähigkeit, Gegenstände wiederzuerkennen oder zu identifizieren – trotz intakter sensorischer Fähigkeiten. So landen z. B. die Pantoffeln in der Spülmaschine. © libzia/fotolia.com

zu versorgen und sich der Realität anzupassen, gehen Stück für Stück verloren (▶ Abb. 33.6). Eine Demenz endet meist in der völligen Pflegebedürftigkeit der betroffenen Personen.

33.3.2 Leben in vertrauter Umgebung

In seiner vertrauten Umgebung kann ein Mensch mit Demenz mit Unterstützung oft eine gewisse Selbstständigkeit aufrechterhalten. Zumindest zu Beginn einer Demenz weiß er, wo wichtige Gegenstände zu finden sind. Er findet sich in seiner Wohnung zurecht, kennt die nähere Umgebung und kann sich mit gewohnten Tätigkeiten beschäftigen (▶ Abb. 33.7). All das gibt ihm Sicherheit, Orientierung und eine Identität (Ichbewusstsein). Ein Krankenhausaufenthalt unterbricht diese identitätsstiftende Routine. Gewohnte Rituale und Tagesabläufe können nicht mehr ausgeführt werden.

Beispiel Frau Schmidt

Bei der 74-jährigen Annegret Schmidt wurde vor 3 Jahren eine Demenz vom Typ Alzheimer (S. 1247) diagnostiziert. Sie lebt immer noch in dem Haus, das sie gemeinsam mit ihrem bereits verstorbenen Ehemann gebaut hat. Vor einem Jahr wurde sie mehrmals orientierungslos von der Polizei in der Stadt aufgefunden. Ihre älteste Tochter zog daraufhin zu ihr, um sich um die Mutter zu kümmern. Die Tochter strukturiert und organisiert den Tagesablauf und unterstützt sie bei den Verrichtungen des täglichen Lebens. Sie unterstützt ihre Mutter bei der Körperpflege und beim Anziehen, da Frau Schmidt manchmal nicht mehr weiß, wozu einzelne Gebrauchsgegenstände dienen und wie man diese verwendet. Auch beim Essen selbst braucht Frau Schmidt ab und an Unterstützung. Im Allgemeinen ist sie noch sehr mobil und kommt mit der Unterstützung ihrer Tochter ganz gut zu Hause zurecht. Immerhin wohnt sie seit 50 Jahren in dem Haus, hier kennt sie sich aus. Ganz wichtig ist für sie ihr Garten, wo sie sich täglich mit großer Hingabe ihren Rosen widmet. Manchmal kommt es vor, dass Frau Schmidt nachmittags Unruhe verspürt, dann möchte sie nur noch nach draußen und laufen. Hierbei braucht sie allerdings Begleitung. Ihre Tochter kann ihr diese nicht immer ermöglichen, wenn sie z. B. selbst dringende Termine hat. Findet sich dann auch niemand aus der Nachbarschaft für einen gemeinsamen Spaziergang, kommt es zwischen Mutter und Tochter zu Auseinandersetzungen. Da sie als Postbotin ihr Leben lang früh aufstehen musste, geht Frau Schmidt meist früh ins Bett. Dafür steht sie auch heute noch gegen 5:00 Uhr auf und genießt die morgendliche Ruhe bei einer Tasse Tee, den sie mit ihrer Tochter am Vorabend in einer Thermoskanne vorbereitet hat. Frau Schmidt klagt seit einiger Zeit über Schmerzen im Bauchraum und ihr Hausarzt konnte die Ursache nicht abklären. Deshalb muss sie nun für einige Tage ins Krankenhaus, um die notwendigen Untersuchungen durchführen zu lassen. Frau Schmidt ist sehr aufgeregt, weil sie nicht genau weiß, was dort alles auf sie zukommt. Ihre Tochter macht sich große Sorgen, da jede Abweichung von der bekannten Routine großen Stress für ihre Mutter bedeutet.

Abb. 33.7 Zu hause ist es am schönsten.

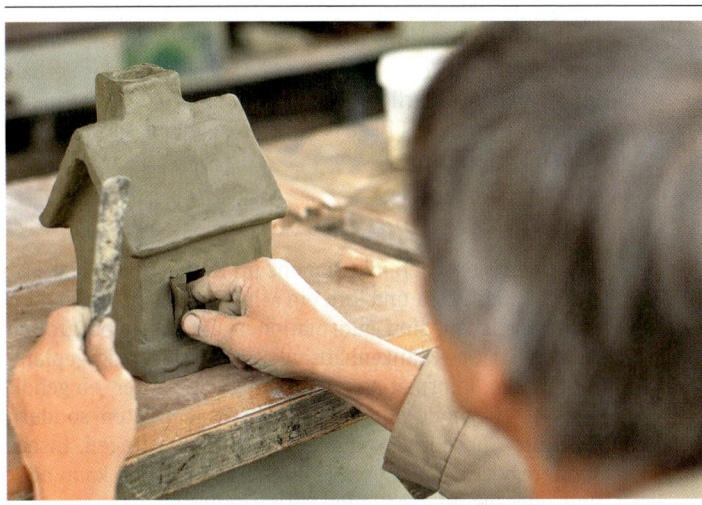

„Sag mir, wie du wohnst, und ich sag' dir, wer du bist." © muro/fotolia.com

> **WISSEN TO GO**
>
> **Menschen mit Demenz – Grundlagen**
>
> Demenzielle Störungen betreffen Gedächtnis, Orientierung, Denken, Handeln, Sprache und Persönlichkeit. Eine Zunahme der Zahl alter Menschen führt insgesamt auch zu einer größeren Anzahl an Demenz erkrankter alter Menschen im Krankenhaus. Ein Krankenhausaufenthalt unterbricht das Leben in der vertrauten Umgebung mit identitätsstiftender Routine und gewohnten Ritualen, Tagesabläufe können nicht mehr wie gewohnt ausgeführt werden.

33.3.3 Der Krankenhausaufenthalt

Ein Patient, der aufgrund einer fortgeschrittenen Demenz evtl. örtlich, zeitlich, situativ oder zur Person desorientiert ist, befindet sich im Krankenhaus an einem vollkommen fremden Ort mit unbekannten Menschen. Der Tagesablauf ist unbekannt. Ständig entstehen neue Situationen, die er kognitiv bewältigen muss, um sich anpassen zu können.

Die dafür notwendigen Gedächtnisfähigkeiten sind jedoch beeinträchtigt oder bereits verloren gegangen. Ein Krankenhausaufenthalt kann daher psychische Stressreaktionen auslösen, die wiederum zu einer Verschlechterung der kognitiven Fähigkeiten oder zu einer zusätzlichen akuten Verwirrtheit (Delir) führen können. Ein Krankenhausaufenthalt kann dann in einen Teufelskreis führen: Kognitive Beeinträchtigungen sind ein Risikofaktor für ein Delir (S. 1402), ein Delir führt i. d. R. zu einer Verschlechterung der Demenz.

Die Versuche eines an Demenz erkrankten Menschen, sich verständlich zu machen, werden von Außenstehenden oftmals als „auffälliges" oder „störendes" Verhalten bezeichnet. Die Pflegefachwelt spricht von herausforderndem Verhalten, z. B. **unruhiges Verhalten** (gesteigerter Bewegungsdrang, monotones Widerholen von Bewegungen), **aggressives Verhalten** (schlagen, kratzen, beschimpfen) oder **passives Verhalten** (sich zurückziehen, apathisch sein, nicht kommunizieren). Der Mensch mit Demenz versucht mit seinen Verhaltensweisen, etwas über sich und sein Empfinden auszudrücken. Er ist oft nicht mehr in der Lage, dies mit gesellschaftlich anerkannten Verhaltensweisen zu tun. Pflegende sollten dieses Verhalten nicht bewerten, sondern es als Herausforderung begreifen, die ein Verstehen-Wollen zum Ziel hat. Daher sollten sie nach Ursachen für das Verhalten suchen. Ausführlichere Informationen zu diesem Thema finden Sie im Kap. „Pflege bei Erkrankungen des Nervensystems" (S. 1247).

Die Bedeutung der Pflegeanamnese

Um einen Menschen mit Demenz im Krankenhaus bedarfsgerecht zu pflegen und ihm ein Mindestmaß an Normalität zu ermöglichen, sind Informationen über ihn von großen Nutzen. Ist der Krankenhausaufenthalt langfristig geplant, sollten die Information wenn möglich vorher eingeholt werden. Pflegende sollten nicht nur den Patienten, sondern auch die Angehörigen und Bezugspersonen fragen. Insbesondere, wenn der Patient keine Auskunft geben kann oder will, oder die Informationen verwirrend sind.

Bei Menschen mit Demenz reicht der „normale" Pflegeanamnesebogen meist nicht aus, um den individuellen Pflegebedarf zu ermitteln. Bei der Aufnahme in ein Krankenhaus steht die Symptomatik der Akuterkrankung im Vordergrund. Einfluss auf den Pflege- und Versorgungsbedarf haben aber auch der **kognitive Status** sowie **Verhaltensweisen**. Um diese zu ermitteln, dienen spezielle Assessmentinstrumente (S. 223). Für die meisten dieser Instrumente braucht man eine gezielten Einführung bzw. eine Schulung in der Anwendung. Folgende Informationen und Ressourcen sind hilfreich:

- **feste Rituale und Gewohnheiten:** Pflegende können Angehörige bitten, am Tag der Einweisung bzw. bei geplanten Krankenhausaufenthalten im Vorfeld feste Rituale und Gewohnheiten des Patienten (Ressourcen) zu notieren.
- **Tatsächlicher Unterstützungsbedarf:** Was kann der Patient selbst (Ressourcen), wobei benötigt er Hilfe und wie sollte man ihm diese am besten geben?
- **Herausfordernde Verhaltensweisen:** Gibt es Verhaltensweisen wie Unruhezustände, Bewegungsdrang, Ängstlichkeit, Reizbarkeit, aggressives Verhalten etc.? Was bedeuten sie i. d. R.? Was benötigt der Patient dann? Womit hat der Patient Schwierigkeiten? Womit lässt er sich beruhigen (Ressourcen)?
- **Interessen:** Sie sind wichtig, um identitätsstiftende Gespräche führen zu können (Ressourcen). Bekannte Interessen können die Tür zur Welt des Patienten öffnen.
- **Kontaktdaten Angehöriger:** Kann bei Bedarf angerufen werden? Besteht die Möglichkeit, dass sich Angehörige bei der täglichen Versorgung des Patienten einbringen (Ressourcen)?
- **Feste Besuchstermine:** Sie sind hilfreich, um dem Patienten bei der Suche nach Angehörigen einen Orientierungspunkt geben zu können (Ressourcen), siehe ▶ Abb. 33.8.
- **Foto der Bezugsperson:** Dieses kann vertrauens- und geborgenheitsstiftend wirken (Ressourcen).
- **Informationen von Kollegen:** Wenn der Patient zu Hause von einem ambulanten Pflegedienst betreut wird oder in einem Pflegeheim lebt, können die Kollegen relevante Informationen geben – zusätzlich zu denen, die im sog. Überleitungsbogen vermerkt sind.

Auch die rechtliche Situation muss überprüft werden: Inwieweit kann der Patient selbst in diagnostische Maßnahmen einwilligen? Ist er selbst einsichts- und urteilsfähig? Wie ist seine gesetzliche Vertretung geregelt? Liegt eine Vorsorgevollmacht (S. 255) vor oder besteht eine gesetzliche Betreuung (S. 255)?

Abb. 33.8 Schön, dass ihr da seid!

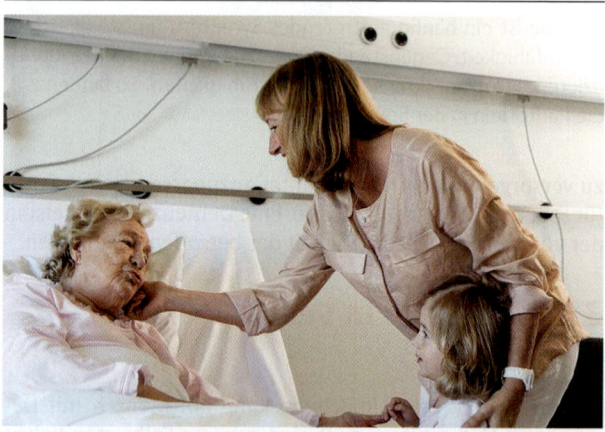

Die Nähe vertrauter Personen kann beruhigend wirken: Sie kann die Strapazen der Anpassung an die veränderte Umgebung und die Situation wenigstens für kurze Zeit vergessen lassen (Situation nachgestellt).

! Merken Überleitung

Pflegende, die in der häuslichen Pflege oder in einer stationären Pflegeeinrichtung arbeiten, sollten immer daran denken, Informationen auch im Überleitungsbogen zu vermerken. Das erleichtert den Kollegen im Krankenhaus die Arbeit, reduziert Komplikationen und kann helfen, den Krankenhausaufenthalt für den Patienten angenehmer zu gestalten.

Tipp und Link • Die Deutsche Alzheimergesellschaft e.V. Selbsthilfe Demenz hat einen „Informationsbogen für Patienten mit Demenz bei Aufnahme in ein Krankenhaus" entwickelt. Damit können Angehörige oder Bezugspersonen Informationen an Pflegende und Ärzte weitergeben. Der Informationsbogen kann unter der Adresse http://www.deutsche-alzheimer.de/ kostenlos heruntergeladen werden.

Menschen mit Demenz im Krankenhaus

WISSEN TO GO

Menschen mit Demenz – Krankenhausaufenthalt

Ein Krankenhausaufenthalt erfordert von Patienten kognitive Fähigkeiten, um sich den ungewohnten Menschen und Situationen anzupassen. Die Fähigkeiten sind bei Menschen mit Demenz beeinträchtigt oder bereits verloren gegangen. Ein Krankenhausaufenthalt kann psychische Stressreaktionen auslösen. Folgen können eine Verschlechterung der kognitiven Fähigkeiten oder eine zusätzliche akute Verwirrtheit (Delir) sein.

Menschen mit Demenz können oft nicht mehr auf gesellschaftlich anerkannte Verhaltensweisen zurückgreifen. Die Versuche, Empfindungen auszudrücken, können in herausforderndes Verhalten wie Unruhe, Aggressivität oder Passivität münden. Pflegende sollten versuchen, dieses Verhalten zu verstehen, und nach den Ursachen suchen.

Pflegeanamnese: Bei der Pflegebedarfserhebung spezielle Assessmentinstrumente verwenden, die den **kognitiven Status** und individuelle **Verhaltensweisen** erheben. Die Pflegeanamnese erfragt:
- feste Rituale und Gewohnheiten
- tatsächlichen Unterstützungsbedarf
- herausfordernde Verhaltensweisen
- Interessen
- Kontaktdaten Angehöriger
- Informationen von Kollegen

Überprüfung der rechtlichen Situation: Dazu gehören Einwilligungsfähigkeit, Gesetzliche Vertretung/Betreuung und Vorsorgevollmacht.

Hinweise zum Umgang miteinander

Menschen mit Demenz benötigen mehr Aufmerksamkeit und pflegerische Betreuung als andere Patienten. Auch wenn der reguläre Stationsablauf meist wenig Spielraum lässt, ist es wichtig, geduldig mit den Betroffenen zu sein und sie Zuwendung spüren zu lassen. Das kostet nicht zwangsläufig mehr Zeit. Oftmals ist schon viel gewonnen, wenn man Ruhe ausstrahlt und den Patienten in Entscheidungen miteinbezieht. Pflegehandlungen sollten angekündigt und freundlich erklärt werden. Dabei geht es nicht nur um die Sach-, sondern auch um die Beziehungsebene. Menschen mit Demenz müssen das **Wohlwollen** und die **Akzeptanz** der Pflegenden spüren, denn sie sind oftmals sehr empfindsam und empfänglich für Gefühle anderer Menschen. Mit ihrem Verhalten geben Pflegende ihnen eine emotionale Sicherheit, auf die sie in ihrer Orientierungslosigkeit angewiesen sind.

Im Folgenden werden beispielhaft Situationen von Frau Schmidt während ihres Krankenhausaufenthalts beschrieben. Diese stehen stellvertretend für häufig vorkommende Situationen. Die Beispiele sind mit konkreten Handlungsempfehlungen verbunden, die hilfreich im Umgang mit an Demenz erkrankten Menschen sein können.

Routine und Rituale

Beispiel Frau Schmidt erwacht um 5 Uhr

Frau Schmidt steht morgens sehr früh auf, wie sie es seit Jahren gewohnt ist. In der fremden Umgebung findet sie sich nicht zurecht. Sie geht über die Station und schaut in die anderen Patientenzimmer. Da sie keine vertrauten Gesichter findet, fängt sie an, laut nach ihrer Tochter zu rufen. Für Elisabeth, die momentan Nachtdienst hat, ist das eine zusätzliche Herausforderung: Frau Schmidt weckt mit ihrem lauten Rufen die anderen Patienten, die sich über die Störung beschweren und besänftigt werden müssen. Eigentlich sollte zu dieser Zeit die Pflegedokumentation fertiggestellt und alles für die Übergabe vorbereitet werden. Frau Schmidt bringt mit ihrem Verhalten alles durcheinander. Elisabeth ist durch die Situation unter Stress geraten, sie hat keine Zeit. Deshalb möchte sie, dass Frau Schmidt schnell mitkommt und sich wieder hinlegt. Diese ist sehr erregt, weil sie sich auf der Suche nach ihrer Tochter verlaufen hatte, in fremde Zimmer „geplatzt" war und den Unmut der anderen Patienten zu spüren bekam.

Gewohnte Rituale beachten • Sind die gewohnten und wichtigen Rituale bekannt, genügen manchmal bereits kleinere Abweichungen vom Stationsablauf, um solche Herausforderungen zu vermeiden. Am Beispiel von Frau Schmidt sähe dies folgendermaßen aus: Durch die Informationen der Tochter von Frau Schmidt wissen die Pflegenden, dass Frau Schmidt immer sehr früh aufsteht. Der Nachtdienst weckt daraufhin Frau Schmidt um 5:30 Uhr, hilft ihr in den Morgenmantel und begleitet sie anschließend in den Aufenthaltsraum, wo sie in Ruhe ihre morgendliche Tasse Tee trinken kann.

Biografischen Bezug herstellen • Biografische Gesprächsthemen sind identitätsstiftend. In erlebter Orientierungslosigkeit kann der biografische Bezug Halt geben (▶ Abb. 33.9). Bei Frau Schmidt, die auf dem Stationsflur herumläuft, könnte der Nachtdienst z. B. folgenden Bezug herstellen: „Guten Morgen Frau Schmidt, der frühe Vogel fängt den Wurm, was? Als Postbotin mussten Sie ja schon in aller Herrgottsfrühe auf den Beinen sein." Wenn Frau Schmidt auf diesen Bezug reagieren kann, wird sie an ihr früheres Berufsleben anknüpfen und die Orientierungslosigkeit steht nicht mehr im Vordergrund.

Ehrlich und verlässlich sein • Treffen Pflegende z. B. auf eine aufgebrachte Frau Schmidt, die fragt, ob sie ihre Tochter gesehen hätten, könnten sie z. B. sagen: „Meinen Sie Ihre Tochter Sabine? Ich habe mit ihr gesprochen. Sie hat heute Vormittag einen wichtigen Termin. Sie kommt Sie heute Nachmittag um 15 Uhr besuchen." Dadurch geben Pflegende Frau Schmidt in mehrfacherweise Sicherheit, denn sie kennen ihre Tochter Sabine, haben sogar mit ihr gesprochen

Abb. 33.9 Erinnerungen.

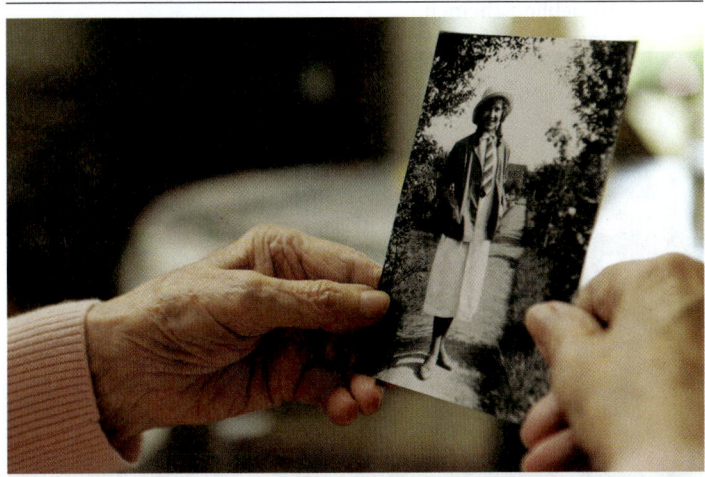

Die Inhalte des Langzeitgedächtnisses gehen von der Gegenwart zur Vergangenheit verloren. Fotos können bei der Erinnerung helfen.

© bilderstoeckchen/fotolia.com

und sie wissen, wann sie zu Besuch kommt. Dadurch können Pflegende aufkommende Unruhe vermeiden oder reduzieren. Wichtig: Pflegende sollten Uhrzeiten nur nennen, wenn diese mit Angehörigen als fester Besuchstermin vereinbart worden sind. Grundsätzlich sollte Menschen mit Demenz nicht die Unwahrheit gesagt werden, v. a. nicht, wenn es um Besuche von Bezugspersonen geht. Vom ethischen Aspekt abgesehen, kann es trotz eingeschränktem Kurzzeitgedächtnis vorkommen, dass sich Betroffene diese Information merken und daran festklammern, weil sie die wichtigste Ebene von demenzerkrankten Menschen anspricht – die Beziehungsebene.

Geborgenheit vermitteln • Fotos von Bezugspersonen sind ein emotionaler Bezugspunkt und vermitteln Geborgenheit, ein vertrautes Gefühl und Halt. Dieses könnten die Pflegenden Frau Schmidt zeigen, wenn sie mit ihr über ihre Tochter sprechen.

Sicherheit gewährleisten

Beispiel Wo ist Frau Schmidt?
An den Vormittagen hat Frau Schmidt verschiedene Untersuchungen, da die Ursache für ihre Schmerzen im Bauchraum geklärt werden sollen. Heute hat Pfleger Christian Frühdienst und begleitet Frau Schmidt zu ihrer ersten Untersuchung. Sie sind zu früh dran, ein weiterer Patient wartet noch auf seine Untersuchung. Christian bittet Frau Schmidt, Platz zu nehmen und zu warten, bis sie der Arzt aufruft. „Ich komme dann später wieder, um Sie abzuholen." Nach wenigen Minuten wird Frau Schmidt unruhig. Aufgrund des gestörten Kurzzeitgedächtnisses hat sie die Anweisungen des Pflegers nach wenigen Minuten vergessen. Sie sitzt in einem fremden Raum, in dem sie niemanden kennt. Sie weiß nicht, was sie hier soll und geht. Später wird sie zufällig von einer anderen Mitarbeiterin im Park des Krankenhauses gefunden. Die ganze Station war ihretwegen schon in Aufruhr. Ihre Untersuchung hat sie natürlich verpasst.

Begleitung organisieren • Menschen mit Demenz müssen zu den Untersuchungen begleitet werden. **Tipp**: Manche Krankenhäuser haben ehrenamtliche Mitarbeiter, die diese Aufgabe übernehmen können.

Absprachen treffen • Pflegende sollten die Untersuchungstermine genau absprechen und darauf hinweisen, dass der Patient eine Demenz hat. Sie sollten warten, bis der Patient im Untersuchungsraum ist. Bevor die Untersuchung beendet ist, sollten sie sich informieren lassen, um den Patient rechtzeitig abzuholen.

Gemeinsame Wartezeiten sinnvoll nutzen • Die Wartezeit kann für Gespräche genutzt werden. Dabei sollten Informationen über Rituale, Interessen und Lieblingsthemen der Angehörigen verwendet werden. Bei Frau Schmidt wissen die Pflegenden, dass sie vormittags gerne im Garten beschäftigt ist. Sie können sich z. B. erklären lassen, was Frau Schmidt dort alles zu tun hat, wie ihr Garten aussieht, wie es dort riecht und wie man Rosen richtig pflegt (▶ **Abb. 33.10**). Durch das Erzählen erfährt sie Orientierung und Identität. Durch die Fragen, das Zuhören und Erzählen erfährt sie Wertschätzung und emotionalen Halt. Dann besteht kein Grund für Unruhe, Ängste oder Sorgen.

Selbstständigkeit fördern

Beispiel Frau Schmidt hat Hunger
Nachdem der anstrengende Vormittag überstanden ist, ist es Zeit für das Mittagessen. Frau Schmidt hat großen Hunger. Die Servicekraft stellt das Tablett auf den Tisch und teilt anschließend weiter Essen aus. Frau Schmidt nimmt den Löffel und versucht, das Fleisch zu zerkleinern. Als das Tablett einige Zeit später abgeräumt werden soll, sind die Hände von Frau Schmidt ganz verschmiert, Salat schwimmt im Tee und Fleisch liegt auf dem Fußboden.

Pflegebedarf ermitteln • Zu Beginn des Krankenhausaufenthalts sollte bei der Pflegeanamnese der Pflegebedarf bei den täglichen Verrichtungen ermittelt werden. Für uns sind Messer, Gabel und Löffel in ihrer Funktion eindeutig. Menschen mit Demenz haben oft Schwierigkeiten, Gegenstände wiederzuerkennen, oder haben vergessen, wie man diese anwendet. In solchen Situationen braucht der Betroffene Unterstützung und Anleitung.

Unterstützung geben • Manchmal reicht es, die Nahrung mundgerecht zu zerkleinern, damit selbstständiges Essen möglich wird. Manchmal ist eine sog. Initialhandlung nötig, damit sich der Mensch mit Demenz wieder an den Vorgang der Handlung erinnert, z. B. die Gabel in die Hand geben und diese mit Unterstützung zum Mund führen.

Anleitung geben • Wenn eine Initialhandlung nicht ausreicht, kann es helfen, sich zum Patienten dazuzusetzen und ihn beim Essen anzuleiten. Das heißt dann z. B., seine Aufmerksamkeit immer wieder auf die Nahrungsaufnahme zu lenken, ihn zum Essen und Trinken zu motivieren und die Reihenfolge der zu essenden Speisen vorzugeben. Gegebenenfalls können die Handlungsaufforderungen mit Gestik unterstützt werden.

Orientierung stiften • Bei den Mahlzeiten können Pflegende Orientierung geben, indem sie sagen, ob es Frühstück, Mittag- oder Abendessen gibt. Sie können weiterhin sagen, was es zu essen gibt, das Aussehen beschreiben und auf Düfte aufmerksam machen. Ein Tablett sollte nicht überfüllt sein, sodass der Mensch mit Demenz seine Aufmerksamkeit fokussieren kann. Es sollte z. B. erst die Suppe mit Esslöffel angerichtet werden. Die abgedeckte Hauptmahlzeit sowie der Nachtisch sollten zur Seite gestellt werden. Pflegende sollten sich überzeugen, dass der Patient selbstständig isst, und nach einiger Zeit wiederkommen, um ihm ggf. das Hauptge-

Abb. 33.10 Lieblingsthemen.

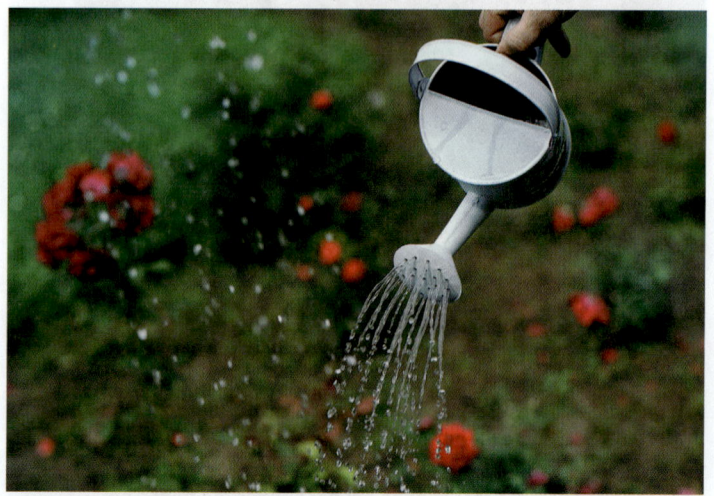

Durch Erzählen wird der Garten lebendig. © STOCK 4B

richt anzurichten. Manche Patienten verkennen Situationen. Sitzen sie z.B. seitlich auf dem Bett, stellen sie unter Umständen keine Assoziation zur Nahrungsaufnahme her. Es ist deswegen hilfreich, den Patienten zum Essen an den Tisch zu setzen, denn dieser Ort ist mit der Handlung des Essens verknüpft.

Emotionale Realität erfassen

Beispiel Wo ist mein kleines Kind?
Frau Schmidt läuft auf der Suche nach ihrer kleinen Tochter die Station ab. Aufregung, Angst und Bestürzung, dass sie ihr kleines Mädchen verloren hat, treiben sie um. Sie ist sehr angespannt. Eine Mitpatientin fragt sie, was passiert sei. „Mein Kind, ich hab mein kleines Mädchen verloren." Die Mitpatientin antwortet: „Ihr kleines Mädchen? Sie sind doch schon alt, Ihre Tochter ist erwachsen. Machen Sie sich keine Sorgen, Sie sind hier im Krankenhaus".

Verstehender Zugang • Durch die Demenzerkrankung kommt es immer wieder dazu, dass Menschen mit Demenz gerade in der Vergangenheit leben und diese mit der Gegenwart vermischen. In solchen Momenten ist es wichtig, die emotionale Realität des demenzerkrankten Menschen zu erfassen und nicht auf der Sachebene logisch dagegen zu argumentieren. In welcher Realität befindet sich der Mensch mit Demenz gerade? Wie können Pflegende einen Zugang zu seiner Realität finden? Welches Bedürfnis hat er, kann es aber nicht adäquat formulieren? Pflegende sollten dem Betroffenen Zeit lassen, sich auszudrücken. Es hilft, Ruhe auszustrahlen, aufmerksam zuzuhören und auf die Körpersprache des Betroffenen zu achten. Ziel ist es, zu erfahren, welche Gefühle und Bedürfnisse hinter seinem Verhalten stecken (▶ Abb. 33.11).

Was bedeutet dies auf das Beispiel von Frau Schmidt bezogen? Es kann sein, dass diese Situation wirklich passiert ist und Frau Schmidt sie noch einmal durchlebt. Es ist aber auch möglich, dass die Sorge um ihre Tochter der Versuch ist, Gefühle auszudrücken, die die Gegenwart in ihr auslöst. Frau Schmidt wird u.a. von ihrer Angst umgetrieben. Vermutlich sucht sie nach etwas Vertrautem, das ihr Halt und Sicherheit vermitteln kann. Für Frau Schmidt ist dies ihre Tochter. Ein Gespräch zwischen einer Pflegefachkraft und Frau Schmidt könnte folgendermaßen verlaufen:

Beispiel Bedürfnissuche im Gespräch
Karin Helge: „Kann ich Ihnen helfen?" Frau Schmidt: „Meine kleine Tochter, sie ist weg. Haben Sie sie gesehen?" „Wie sieht Ihre Tochter denn aus?" Frau Schmidt: „Verloren ... ganz allein." „Machen Sie sich Sorgen um Ihre Tochter?" Frau Schmidt weinend: „Ja, sie hat sich bestimmt verlaufen und hat Angst." „Was machen Sie, wenn Ihre Tochter Angst hat?" Frau Schmidt: „Trösten." Karin Helge: „Ja, trösten! Das kann eine Mutter am besten. Wie tröstet eine Mutter?" Frau Schmidt geht auf Karin zu, nimmt sie in den Arm und legt den Kopf an ihre Schulter. Sie beginnen, beide zu wiegen und summt ein Lied. Sie streichelt Karin über den Kopf. Nach einer Weile stimmt Karin mit ein und sagt leise: „Ich bin da!"

Bewegung ermöglichen

Beispiel Der alltägliche Spaziergang
Es ist Nachmittag und Frau Schmidt ist unruhig, sie wirkt getrieben. Mit Schuhen und Jacke bekleidet begegnet sie auf dem Stationsflur der diensthabenden Pflegekraft. Es ist gerade viel los und die Pflegekraft sagt mit hektischem Tonfall: „Gehen Sie zurück auf Ihr Zimmer, Sie dürfen nicht nach draußen. Sie müssen im Zimmer bleiben. Außerdem kommt die Oberärztin gleich noch mal

Abb. 33.11 Tür zu einer anderen Welt.

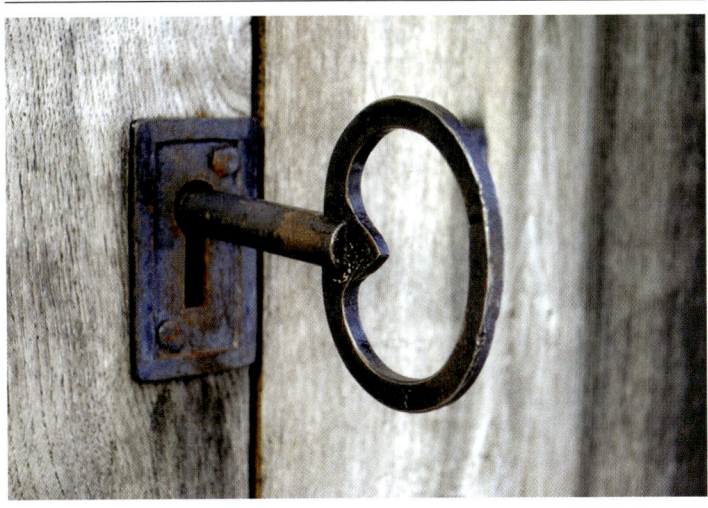

Welcher Schlüssel passt ins Schloss? © tinadefortunata/fotolia.com

zur Visite." Als diese um kurz nach 15 Uhr das Zimmer von Frau Schmidt betritt, reagiert sie sehr kurz angebunden und lässt keinerlei Untersuchungen zu. Auf die Frage der Ärztin, was sie denn habe, antwortet sie sehr aufgebracht: „Ihr könnt mich hier doch nicht einsperren und wie eine Gefangene behandeln! Verbrecher, alles Verbrecher hier!" Frau Schmidt hatte wohl nur gehört, dass sie nicht raus darf und im Zimmer bleiben muss. Ihre Erklärung dafür ist, dass man sie eingesperrt hat.

Herausfordernde Verhaltensweisen identifizieren • Es ist hilfreich, sich zu Beginn des Krankenhausaufenthalts bei Angehörigen oder Kollegen eines Pflegeheimes oder Pflegedienstes nach herausfordernden Verhaltensweisen zu erkundigen. Bei Frau Schmidt z.B. ist es die gelegentliche motorische Unruhe.

Angehörige miteinbeziehen • Da es für das Pflegepersonal oft schwierig ist, die Station zu verlassen, sollten Angehörige nach Unterstützung gefragt werden. Die Tochter von Frau Schmidt oder andere Angehörige könnten z.B. täglich um 15 Uhr zu Besuch kommen, um mit ihr spazieren zu gehen.

Bereichsübergreifend denken • Ehrenamtliche Mitarbeiter des Krankenhauses, der Soziale Dienst oder die Krankenhausseelsorge können um Unterstützung gebeten bzw. nach Begleitung gefragt werden.

Ressourcen erhalten und fördern

Beispiel Wo ist die Toilette?
Janina, eine Schülerin im ersten Ausbildungsjahr, hat heute Spätdienst. Sie ist auch für Frau Schmidt zuständig und soll ihr nach dem Abendessen bei der Körperpflege helfen. Als Janina das Zimmer von Frau Schmidt betritt, bemerkt sie sofort den Uringeruch im Zimmer. Nach längerer Suche stellt sie fest, dass sich im Papierkorb Urin befindet. Frau Schmidt sitzt mit durchnässter Unterhose auf dem Bett und weint. Sie hat in der fremden Umgebung den Weg zur Toilette nicht gefunden.

Hier kann es bereits ausreichen, die Toilettentür mit einem gut lesbaren Schild („WC") oder mit der Abbildung einer Toilette zu markieren. Zu Beginn des Krankenhausaufenthalts sollten Patienten, bei denen die Demenz noch nicht weit vorangeschritten ist, mehrmals Toilettengänge angeboten werden. Pflegende sollten den Weg zur Toilette wiederholt zeigen und gleichzeitig auf das Schild aufmerksam machen. Orientierungslosen und kontinenten Patienten sollten Pflegende in regelmäßigen Abständen Toilettengänge anbieten, damit diese auch nach dem Krankenhausaufenthalt weiterhin kontinent sind.

WISSEN TO GO

Menschen mit Demenz – Umgang

Menschen mit Demenz benötigen mehr Aufmerksamkeit und pflegerische Betreuung als andere Patienten. Pflegende können emotionale Sicherheit und Respekt geben durch:
- Geduld und Ruhe
- Freundlichkeit
- Einbeziehen in Entscheidungen
- Ankündigung/Erklärung von Pflegehandlungen oder Vorhaben
- Kommunikation auf der Beziehungsebene
- Ausstrahlung von Wohlwollen und Akzeptanz

Wichtige Grundprinzipien
- Routinen und Rituale kennen und beachten
- biografische Informationen einholen und Bezüge herstellen
- ehrlich und verlässlich sein, keine falschen Versprechungen machen
- Patienten mit Demenz zu Diagnostik und Behandlung begleiten
- Ressourcen erkennen und nutzen
- Selbstständigkeit fördern durch ein besonderes Augenmerk auf Orientierung in Raum, Zeit, Situation und zur Person
- emotionale Realität erfassen und darauf eingehen
- herausfordernde Verhaltensweisen als Mittel der Kommunikation begreifen und versuchen, die Ursachen zu verstehen
- bei Bewegungsdrang Bewegung ermöglichen
- Angehörige zur Unterstützung einbeziehen

33.3.4 Hinweise zur Kommunikation

Wie das Beispiel von Frau Schmidt zeigt, kann die Kommunikation mit einem Menschen mit Demenz manchmal problematisch sein. Das gesprochene Wort verliert an Bedeutung, Zusammenhänge können nicht mehr erkannt werden. Folgende Hinweise können in dieser speziellen Kommunikationssituation hilfreich sein.

Sich zentrieren • Bevor Pflegende auf einen an Demenz erkrankten Menschen treffen, kann es helfen, die eigene momentane Gefühlslage zu überprüfen. Negative Empfindungen sollten vorher abgeschüttelt werden, denn wenn Pflegende selber aufgeregt, verärgert oder gestresst sind, übertragen sie diese Stimmung unbewusst. Menschen mit Demenz sind dafür sehr empfänglich, haben aber Schwierigkeiten damit, die Stimmungslage „richtig" zu deuten. Unter Umständen reagieren sie negativ. Ärger oder Aussagen des Patienten mit Demenz sollten nicht persönlich genommen werden.

Blickkontakt aufnehmen • Bevor Pflegende ein Gespräch beginnen, sollten sie Blickkontakt aufbauen. Dafür gehen sie ggf. in die Hocke oder nehmen sich einen Stuhl. Der Mensch mit Demenz hat dadurch die Möglichkeit, seine Aufmerksamkeit auf die Pflegeperson zu richten. Wenn der Patienten von oben, von hinten oder von weiter weg angesprochen wird, kann es sein, dass er die Pflegeperson entweder nicht wahrnimmt oder gar erschrickt. Demgegenüber vermittelt eine Ansprache auf Augenhöhe Wertschätzung für den Menschen.

Über den Körper sprechen • Es kann hilfreich sein, den Patienten leicht zu berühren, z. B. an der Hand oder am Arm. Dies signalisiert: „Ich bin da." Die Berührung kann ihm helfen, seine Aufmerksamkeit auf die Pflegeperson zu lenken. Pflegende sollten die nonverbale Kommunikation des Patienten beobachten. Wenn sie den Eindruck haben, dass ihm die Berührung unangenehm ist, sollten sie diese beenden. Berührungen an Schulter oder Gesicht setzen Vertrauen voraus. Dieses muss sich in einer Beziehung erst entwickeln. Je eingeschränkter die verbale Ausdrucksfähigkeit eines Menschen ist, desto mehr sollte die nonverbale Kommunikation beachtet werden. Hierzu zählen u. a. Mimik, Gestik oder Körperhaltung, z. B. ein Lächeln, eine ablehnende Geste oder eine verspannte Körperhaltung. Pflegende sollten zudem beachten, dass ihre eigene Mimik und Gestik mit ihren verbalen Äußerungen übereinstimmen.

Über Biografie einen Zugang finden • Das Wissen über die Lebensgeschichte eines Menschen mit Demenz ist in vielen Bereichen wichtig. Wenn Pflegende seine Biografie kennen, können sie seine Verhaltensweisen in Bezug zu seiner Biografie setzen, sie leichter interpretieren und verständnisvoller reagieren. Außerdem können sie dadurch identitätsstiftende Gespräche führen (▶ Abb. 33.12). Aus der Biografie können auch Hinweise abgeleitet werden, die eventuell die Kommunikation vereinfachen. Ein Patient, der in Bayern aufgewachsen ist, wird vielleicht nicht auf „Guten Tag" reagieren, aber sehr wohl auf „Grüß Gott".

In der Kürze liegt die Würze • Pflegende sollten in einfachen, kurzen Sätzen sprechen und zu viele Informationen in einem Satz vermeiden. Pflegende sollten auch die verlängerte Reaktionszeit beachten und die nonverbalen Reaktionen beobachten.

Abb. 33.12 Zeit für Erzählungen.

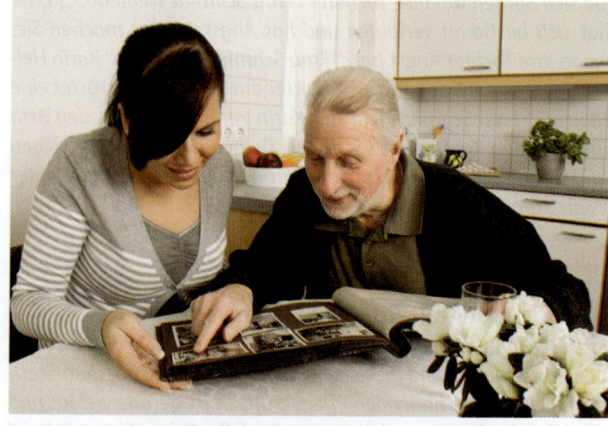

Das gemeinsame Betrachten alter Fotografien kann die interessantesten Hintergrundgeschichten hervorlocken. © *Gina Sanders/ fotolia.com*

Geschlossene Fragen stellen • Menschen mit Demenz haben Schwierigkeiten, Entscheidungen zu treffen. Pflegende sollten offene Fragen vermeiden. Statt „Möchten Sie das rote oder das blaue T-Shirt anziehen?" fragen sie lieber „Möchten Sie das rote T-Shirt anziehen?" Pflegende sollten die Reaktion abwarten und, falls nötig, erst in der nächsten Frage eine Alternative anbieten. Pflegende sollten nicht nach dem Warum fragen. Damit kann man einen dementen Patienten in Erklärungsnöte bringen. Da er die Antwort darauf meist nicht mehr geben kann, konfrontieren Pflegende ihn dadurch eventuell mit seiner Unzulänglichkeit oder mit der Erkrankung selbst. Darauf reagiert er emotional mit Scham, Ärger, Traurigkeit, Angst, Abneigung oder Niedergeschlagenheit. Diese können sich dann in herausforderndem Verhalten zeigen.

Wertschätzung zeigen • Ihre Wertschätzung können Pflegende z. B. darin ausdrücken, dass sie die Realität, die der Patient erlebt, akzeptieren. Pflegende sollten seine Aussagen nicht korrigieren. Gerade wenn sich Pflegende durch Verhaltensweisen des Patienten herausgefordert fühlen, sollten sie ihre Logik bei Seite lassen. Die Verhaltensweisen stehen für Gefühle oder Bedürfnisse, die er nicht mehr adäquat äußern kann. Wenn man das Gefühl hinter dem Verhalten erkennen kann, kann man evtl. verstehen, welches Bedürfnis der demente Mensch gerade hat. Und wie das Bedürfnis befriedigt werden kann. Denn: Das Denkvermögen schwindet zwar, die Fähigkeit zu fühlen aber bleibt.

Kontakt beenden • Genau wie eine angemessene Begrüßung ist auch ein deutlicher Abschied notwendig. Pflegende sollten den Patienten darauf hinweisen, dass sie gehen müssen. Sie können ihm z. B. die Hand geben und langsam die Distanz vergrößern. Wenn Pflegende während einer Pflegetätigkeit den Raum verlassen müssen, sollten sie den Patienten ebenfalls darüber informieren. Ebenso sollten sie ihn informieren, dass sie wiederkommen. Vertiefende Informationen über die Grundlagen der Kommunikation sowie erfolgreicher Gesprächsführung lesen Sie im Kap. 6 „Grundlagen und Anwendung professioneller Kommunikation" (S. 121).

WISSEN TO GO

Menschen mit Demenz – Kommunikationshilfen

- **Bewusstes Zentrieren:** kurz durchatmen, Gefühlslage prüfen
- **Blickkontakt aufnehmen:** sich auf gleicher Augenhöhe begegnen
- **Über den Körper sprechen:** Den Patienten leicht berühren, um Kontakt aufzunehmen. Mimik und Gestik beobachten und einsetzen.
- **Über Biografie Zugang finden:** biografische Informationen fördern das Verständnis und Verhaltensweisen können leichter interpretiert werden.
- **In der Kürze liegt die Würze:** einfache, kurze Sätze. Verlängerte Reaktionszeit beachten.
- **Geschlossene Fragen stellen:** Sie erleichtern Menschen mit Demenz, eine Entscheidung zu treffen.
- **Wertschätzung leben:** Realität des Patienten akzeptieren und Aussagen nicht korrigieren, Gefühle und Bedürfnisse hinter herausforderndem Verhalten erkennen und befriedigen.
- **Kontakt beenden:** deutlicher Abschied ist notwendig: verbal durch Hinweis, evtl. Hand geben, Distanz vergrößern.

34 Grundlagen der Pflege von Menschen mit geistiger Behinderung

34.1 Einführung

Menschen mit geistiger Behinderung waren als Patienten in der Klinik – vielleicht mit Ausnahme von Kinderstationen – lange Zeit eine Ausnahme. Das wird sich in Zukunft vermutlich ändern. Heute haben Menschen mit geistiger Behinderung eine Lebenserwartung wie alle anderen auch. Das heißt, sie altern und erkranken auch wie alle anderen. Ende 2011 lebten rund 7,3 Millionen schwerbehinderte Menschen in Deutschland (Statistisches Bundesamt/Destatis). Das waren rund 187 000 Menschen (2,6 %) mehr als am Jahresende 2009. 2011 waren somit 8,9 % der gesamten Bevölkerung in Deutschland schwerbehindert. Auf geistige oder seelische Behinderungen entfielen zusammen 11 % der Fälle, auf zerebrale Störungen 9 %. Synonyme für geistige Behinderung sind: Intelligenzminderung, mentale Retardierung, Lernbehinderung.

34.1.1 Blick zurück

Dass Menschen mit Behinderungen lange unsichtbar blieben, hat verschiedene Gründe. Die Nationalsozialisten brachten ganze Generationen in den Konzentrationslagern und Kliniken um. In der Nachkriegszeit lebten die, die den Terror überlebt hatten oder nachgeboren wurden, vornehmlich in „Sonderkliniken" oder psychiatrischen Einrichtungen – und nahmen daher nicht am Leben draußen teil, sie wurden „verwahrt". Geistig behinderte Menschen wurden auch innerhalb der Familie versteckt.

Erst in den 1960er-Jahren erfuhren Menschen mit geistigen Behinderungen Betreuung durch Sozial- und Sonderpädagogik sowie Heilerziehungspflege. Sie erhielten eigene Schulen, Ausbildungsplätze und Werkstätten, die auf individuelle Fähigkeiten, aber auch auf Defizite Rücksicht nehmen konnten. Gleichwohl blieben sie weiter „unter sich" – lebten eher abseits des öffentlichen Lebens.

Dem zugrunde liegt gewissermaßen ein ideologischer Streit zwischen Medizin und Pädagogik: Wer geistige Behinderung als ein rein medizinisches „Problem" betrachtet, muss zu dem Schluss kommen, dass diesen Menschen nicht zu helfen ist – denn geistige Behinderung ist nicht „heilbar". Die Pädagogen halten dem entgegen: Unabhängig vom kognitiven Vermögen sind alle Menschen lernfähig, Entwicklung ist immer möglich. Letztere Sicht ist mittlerweile neurowissenschaftlich belegt und hat sich mit der Zeit durchgesetzt.

34.1.2 Integration von Menschen mit geistiger Behinderung

Interessengemeinschaften (und mittlerweile auch Politik und Gesellschaft) rufen heute das Ziel „Inklusion" (lat. inclusio = Einschluss) aus. Menschen mit Behinderungen sollen in das gesellschaftliche Leben integriert werden (▶ Abb. 34.1). Sie sollen nicht die Ausnahme in der Öffentlichkeit, sondern die Regel sein. Jeder Mensch wird so akzeptiert, wie er ist. Er hat alle Möglichkeiten, an der Gesellschaft teilzuhaben. Natürlich bleiben Unterschiede und Abweichungen bestehen (wie auch bei den sog. „Gesunden" oder „Normalen"), sie haben aber keine besondere Bedeutung.

Inklusion ist Integration und erwartet, dass alle Menschen individuell und in ihrer Unterschiedlichkeit gleichwertig

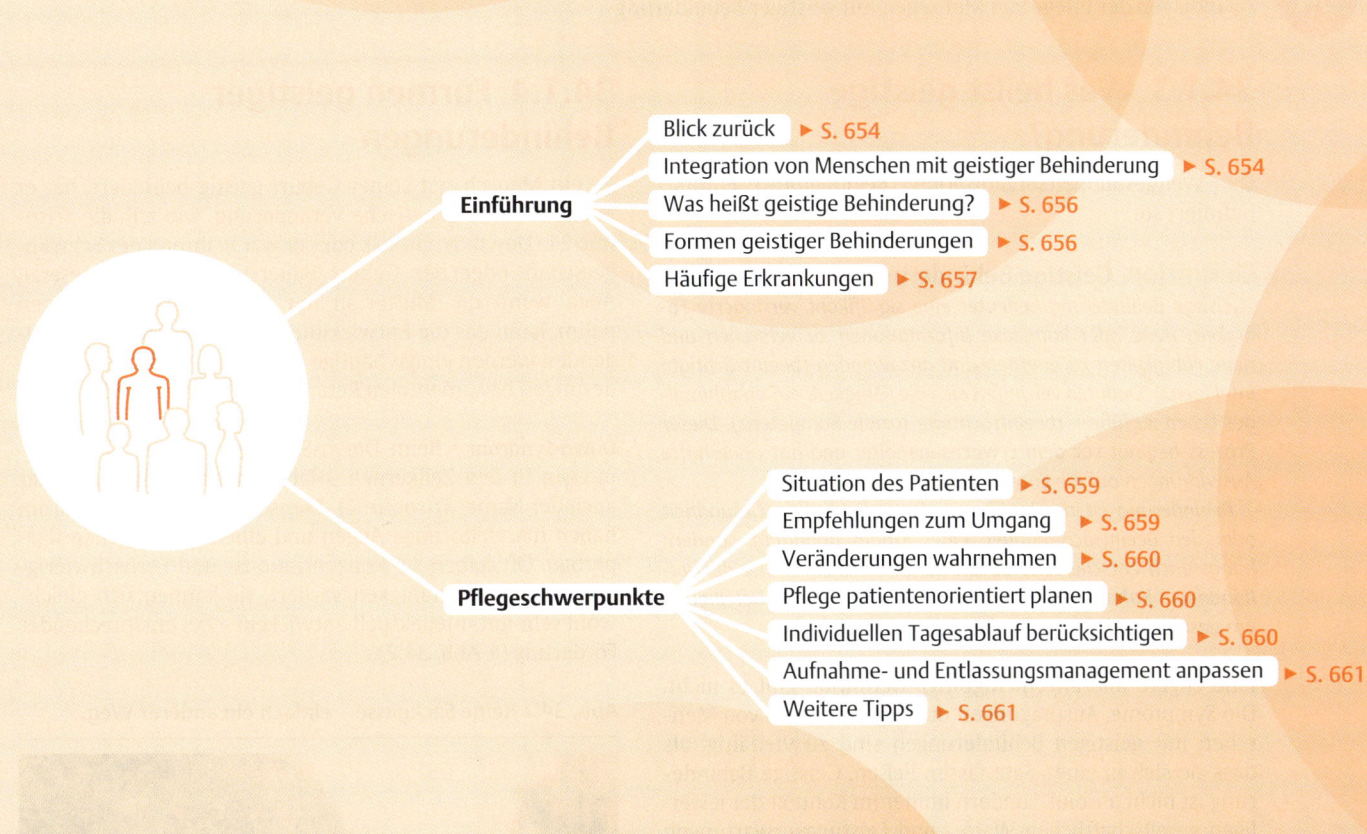

Einführung
- Blick zurück ▶ S. 654
- Integration von Menschen mit geistiger Behinderung ▶ S. 654
- Was heißt geistige Behinderung? ▶ S. 656
- Formen geistiger Behinderungen ▶ S. 656
- Häufige Erkrankungen ▶ S. 657

Pflegeschwerpunkte
- Situation des Patienten ▶ S. 659
- Empfehlungen zum Umgang ▶ S. 659
- Veränderungen wahrnehmen ▶ S. 660
- Pflege patientenorientiert planen ▶ S. 660
- Individuellen Tagesablauf berücksichtigen ▶ S. 660
- Aufnahme- und Entlassungsmanagement anpassen ▶ S. 661
- Weitere Tipps ▶ S. 661

Abb. 34.1 Wie jeder andere.

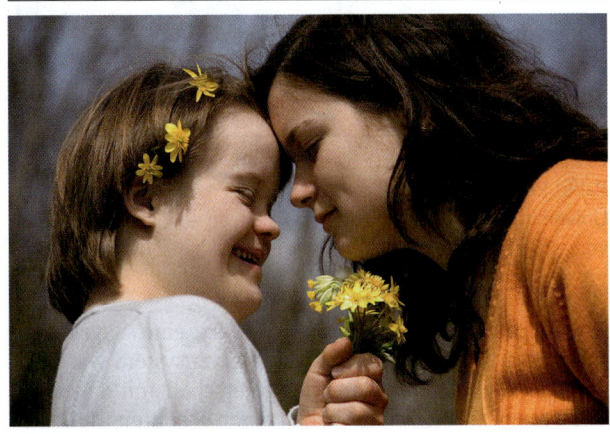

Inklusion heißt, dass alle Menschen gleichberechtigt in ihrer Umwelt leben können, egal wie unterschiedlich sie sind.
© philidor/fotolia.com

betrachtet werden. Vielfalt und Unterschiede entwickeln sich zur Normalität. Gesellschaft soll sich so verändern, dass sich jeder mit seinen Fähigkeiten und Besonderheiten einbringen und Leistung erbringen kann. Warum sollte ein Mädchen mit einer leichten geistigen Behinderung nicht in einem Supermarkt arbeiten können?

Die Modelle der ICF • Diesen Gedanken spiegelt auch die „Internationale Klassifikation der Funktionsfähigkeit, Behinderung und Gesundheit" (ICF) der WHO wider. Die ICF gehört zu der „Familie" von Klassifikationen der WHO. Sie bieten einen Rahmen dafür, weltweit auf gleicher Grundlage über Aspekte von Gesundheit zu kommunizieren. Die 2001 erstellte ICF versucht, 2 unterschiedliche Modelle zur Behinderung zusammenzuführen, das medizinische und das soziale Modell:

- Das **medizinische Modell** sieht Behinderung als das Problem einer Person, d. h. als Folge einer Krankheit, eines Unfalls oder einer anderen mit Gesundheit zusammenhängenden Störung. Demnach muss der Erkrankte behandelt und Heilung angestrebt werden.
- Das **soziale Modell** sieht Behinderung nicht als Merkmal einer Person an. Sie sieht es als ein Problem, das wesentlich von der Gesellschaft erschaffen wird – es ist also eine Folge der Interaktion zwischen dem Betroffenen und seiner Umwelt. Die Forderung ist, soziale und gesellschaftliche Bedingungen so zu verändern, dass volle Integration für alle Menschen möglich wird.

Die Standpunkte sind in Aspekten durchaus vergleichbar mit der Auseinandersetzung zwischen Medizin und Pädagogik. Auch diese Klassifikation der WHO wendet den Blick weg vom medizinisch dominierten Modell hin zu einem ganzheitlichen Menschenbild.

! Merken Teilhabe
Ein wichtiges Wort dabei ist Teilhabe – an Gesellschaft und Umwelt. Ist ein Mensch warum auch immer in seiner Teilhabe am Leben eingeschränkt, steht die Rehabilitation im Fokus – und nicht „nur" die Heilung eines bestimmten körperlichen oder geistigen Defizits.

34 Grundlagen der Pflege von Menschen mit geistiger Behinderung

34.1.3 Was heißt geistige Behinderung?

Die Weltgesundheitsorganisation (Regionalbüro Europa) definiert so:

Definition Geistige Behinderung
„Geistige Behinderung bedeutet eine signifikant verringerte Fähigkeit, neue oder komplexe Informationen zu verstehen und neue Fähigkeiten zu erlernen und anzuwenden (beeinträchtigte Intelligenz). Dadurch verringert sich die Fähigkeit, ein unabhängiges Leben zu führen (beeinträchtigte soziale Kompetenz). Dieser Prozess beginnt vor dem Erwachsenenalter und hat dauerhafte Auswirkungen auf die Entwicklung.

Behinderung ist nicht nur von der individuellen Gesundheit oder den Beeinträchtigungen eines Kindes abhängig, sondern hängt auch entscheidend davon ab, in welchem Maße die vorhandenen Rahmenbedingungen seine vollständige Beteiligung am gesellschaftlichen Leben begünstigen."

Eine engere und allgemeingültige Definition gibt es nicht. Die Symptome, Ausprägungen und Eigenschaften von Menschen mit geistigen Behinderungen sind zu vielfältig, als dass sie sich in einen Satz fassen ließen. Geistige Behinderung ist nicht absolut, sondern immer im Kontext der jeweiligen gesellschaftlichen Werte- und Leistungserwartungen zu sehen bzw. zu bewerten.

Eine geistige Behinderung zeigt sich bereits im Kindes- oder Jugendalter und kann ganz unterschiedlich ausgeprägt sein. Abhängig vom Intelligenzquotienten (IQ) wird zwischen **leichter, mittelschwerer, schwerer** und **schwerster geistiger Behinderung** unterschieden. Zwar sind die intellektuellen Fähigkeiten vermindert, aber trotzdem empfinden Menschen mit geistiger Behinderung Freude und Trauer, sie können unterscheiden zwischen Gut und Böse und sind individuelle Persönlichkeiten wie jeder andere auch. Geistig behinderte Menschen haben zudem häufig eine hohe emotionale Intelligenz.

ACHTUNG
Geistige Behinderung ist keine Krankheit!

WISSEN TO GO

Geistige Behinderung – Definition

Eine geistige Behinderung ist eine deutliche Beeinträchtigung der Intelligenz bzw. der kognitiven Fähigkeiten einer Person. Abhängig vom Intelligenzquotienten (IQ) wird zwischen **leichter, mittelschwerer, schwerer** und **schwerster geistiger Behinderung** unterschieden. Je nach Ausmaß ist der Betroffene auch in seiner sozialen Kompetenz eingeschränkt, d. h., er ist nicht in der Lage, ein unabhängiges Leben zu führen.

Die gesellschaftlichen und sozialen Rahmenbedingungen haben großen Einfluss auf die Entwicklung geistig behinderter Menschen und ihrer Teilhabe am Leben. Gesellschaftliches Ziel ist heute die **Inklusion**, d. h. die vollständige und gleichberechtigte Integration behinderter Menschen in das soziale und gesellschaftliche Leben.

34.1.4 Formen geistiger Behinderungen

Ist ein Mensch seit seiner Geburt geistig behindert, hat er entweder eine genetische Veränderung, wie z.B. die Trisomie 21 (Down-Syndrom), oder er war während der Schwangerschaft oder der Geburt Sauerstoffmangel ausgesetzt. Auch wenn die Mutter in der Schwangerschaft Drogen nahm, kann das die Entwicklung des Kindes stören. Im Folgenden werden einige häufige Formen von geistigen Behinderungen bzw. mentalen Retardierungen vorgestellt.

Down-Syndrom • Beim Down-Syndrom liegt das 21. Chromosom in den Zellkernen 3-fach statt doppelt vor. Daher auch der Name: Trisomie 21. Menschen mit Down-Syndrom haben mandelförmige Augen und einen gedrungenen Körperbau. Oft haben sie Konzentrations- und Lernschwierigkeiten. Ihre Denkfähigkeit variiert, sie können sich gleichwohl sehr gut intellektuell entwickeln – bei entsprechender Förderung (▶ Abb. 34.2).

Abb. 34.2 Keine Sackgasse – einfach ein anderer Weg.

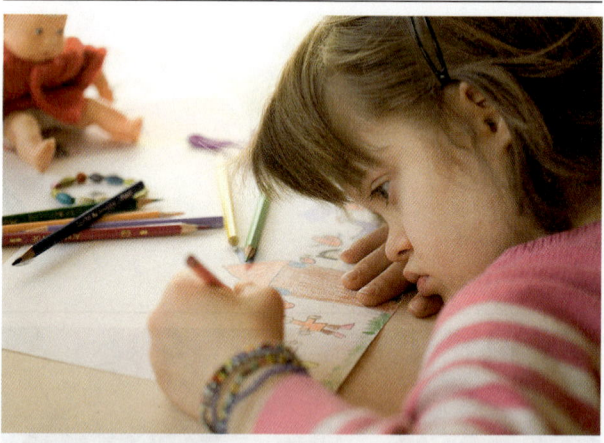

Es kommt auf die richtige Förderung an: So hat z. B. der Spanier Pablo Pineda Ferrer, der mit Trisomie 21 geboren wurde, einen Universitätsabschluss. Potenziale variieren – völlig unabhängig von einer Behinderung. © philidor/fotolia.com

Zerebralparese • Die Zerebralparese ist eine angeborene spastische Lähmung. Das zentrale Nervensystem war während der Geburt oder der Schwangerschaft mit Sauerstoff unterversorgt. Die Kinder haben einen erhöhten Muskeltonus in den betroffenen Extremitäten, vielfach ist auch die Intelligenz gemindert.

Neuralrohrdefekte • Das Neuralrohr ist im frühen Embryonalstadium die Struktur, aus der einmal das Nervensystem entstehen wird. Entwickelt sich diese Struktur nicht planmäßig, entsteht ein Neuralrohrdefekt im Verlauf der Wirbelsäule. Der Defekt kann wenig oder stark ausgeprägt sein und zeigt sich als „offener Rücken" (Spina bifida). Abhängig davon, wie schwer der Defekt des Rückenmarks ist, zeigen sich unterschiedlich schwere Symptome: Manche Menschen sind kaum beeinträchtigt, andere sehr stark (Probleme beim Gehen, gelähmte Beine, verminderte oder aufgehobene Sensibilität, Querschnittlähmung). Bei einer alleinigen Spina bifida sind die Kinder intellektuell nicht beeinträchtigt. Ist das Gehirn mit beteiligt, können schwere geistige Behinderungen auftreten.

Autistische Störungen • Autistische Störungen sind in Einrichtungen der Behindertenhilfe recht häufig. Sie zählen zu den psychischen Behinderungen, die Intelligenz ist oft gemindert. Kinder mit einer autistischen Störung stellen meist noch vor ihrem 3. Lebensjahr die Kommunikation mit Mitmenschen ein: Sie sprechen nicht, nehmen nicht an Spielen teil, zeigen kein Interesse an Beziehungen. Typisch für autistische Kinder ist: Sie wiederholen bestimmte Verhaltensweisen oder aufgeschnappte Satzfragmente. Ausführliche Informationen zum Autismus finden Sie im Kap. „Pflege bei Erkrankungen der Psyche" (S. 1374).

WISSEN TO GO

Formen geistiger Behinderungen

Ist eine geistige Behinderung angeboren, liegt entweder eine genetische Ursache vor oder die Person war Sauerstoffmangel während der Schwangerschaft oder der Geburt ausgesetzt. Auch Drogenkonsum der Mutter während der Schwangerschaft kann geistige Retardierung verursachen. Häufige Formen geistiger Behinderung sind:
- **Down-Syndrom**: angeborene genetische Veränderung, bei der das 21. Chromosom in den Zellkernen 3-fach statt doppelt vorliegt
- **Zerebralparese**: angeborene, spastische Lähmung aufgrund von Sauerstoffmangel während der Geburt oder der Schwangerschaft; häufig sind der Muskeltonus in den betroffenen Extremitäten erhöht und die Intelligenz gemindert
- **Neuralrohrdefekte**: pränatale Entwicklungsstörung im Bereich des Neuralrohrs (z. B. Spina bifida); je nach Ausprägung des Defekts variieren die Symptome
- **autistische Störungen**: psychische Behinderung, die häufig mit Intelligenzminderung einhergeht; die Kommunikation mit der Außenwelt ist meist gestört, die Betroffenen wiederholen häufig bestimmte Verhaltensweisen

34.1.5 Häufige Erkrankungen

Alle bekannten körperlichen und psychischen Erkrankungen können auch bei Menschen mit geistiger Behinderung auftreten. Nur ist es manchmal schwer, sie zu erkennen. Einige Erkrankungen treten bei Menschen mit geistiger Behinderung jedoch öfter auf als gewöhnlich, weil häufig eine Prädisposition (Empfänglichkeit) für bestimmte Erkrankungen vorliegt. Im Folgenden werden einige dieser Erkrankungen vorgestellt (▶ Abb. 34.3).

Gastroösophagealer Reflux

Viele Menschen mit geistigen Behinderungen haben einen gastroösophagealen Reflux, d. h., Mageninhalt gelangt zurück in die Speiseröhre und löst dort eine Reizung der Schleimhaut aus. Sodbrennen, Dysphagie und retrosternale Schmerzen sind typische Symptome. Prädisponierende Faktoren sind:
- veränderte Körperhaltung durch Skoliose
- neurogen bedingte Spastiken
- Antikonvulsiva (Antiepileptika)
- Epilepsie
- Obstipation
- evtl. einengende Korsette

Neben Sodbrennen, Schluckstörungen und Schmerzen zeigen sich oft auch Symptome wie:
- ausgeprägte Regurgitation (pathologisches Zurückströmen von Speisebrei aus der Speiseröhre in den Mund)
- Rumination (das bewusste „Heraufholen" von Mageninhalt, der erneut gekaut und geschluckt wird)
- Zahnschmelzerosion

Obstipation

Viele Menschen mit geistiger Behinderung leiden an Obstipation (S. 387). Gleichwohl ist es auch hier schwer, die Symptome zu erkennen und einzuordnen. Prädisponierende Faktoren können u. a. sein:
- Bewegungsmangel (z. B. Rollstuhl, spastische Gehbehinderung)
- evtl. Wahrnehmungsstörungen, muskuläre Dysfunktionen des Darmes
- Nebenwirkung eines „Medikamentencocktails"

Neben den typischen zeigen sich oft zusätzlich folgende Symptome:
- Verhaltensstörung/-änderung (Unruhe, Unwohlsein, Schreien)
- Stuhlschmieren als Zeichen einer Überlauf-Enkopresis (Einkoten aufgrund von Verstopfung oder Stuhlretention bzw. Stuhlverhaltung)

Seh- und Hörbeeinträchtigungen

Bei geistig Behinderten treten häufig Seh- und Hörstörungen auf, oft auch beides gleichzeitig. Ursachen können u. a. sein:
- angeborene Defekte des Hörgangs oder des Mittelohrs und des Auges
- Beeinträchtigungen am Hör- und/oder Sehsinn (z. B. bei Trisomie 21), zerebrale Lähmungen oder einer Enzephalitis
- Zerumen und/oder Fremdkörper im Ohr

Leitsymptom ist die Veränderung des Verhaltens, z. B. Nichtreagieren bei Ansprache oder verwaschene Sprache – wobei das auch ein klassisches Symptom für eine Sinnesbeeinträchtigung bei nicht behinderten Menschen ist!

Abb. 34.3 Prädispositionen.

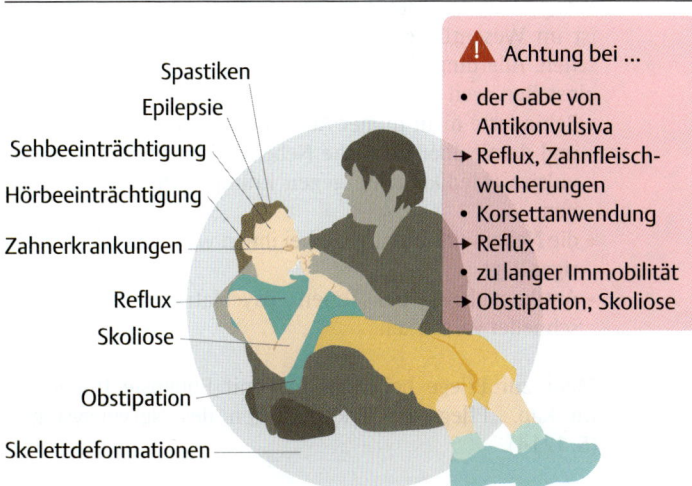

Die Risiken für verschiedene Erkrankungen sind je nach Ausprägung und Art der Behinderung erhöht.

Skelettdeformationen

Oft treten bei Menschen mit geistiger Behinderung – in diesem Fall auch körperlicher Behinderung – Abweichungen im Aufbau des Skeletts auf. Grob gesagt, können sie 2 Ursachen haben:
- Sie sind **angeboren**. So ist z. B. das **Coffin-Lowry-Syndrom** eine genetisch bedingte, angeborene Erkrankung, bei der sich neben der eingeschränkten geistigen Entwicklung auch körperliche Symptome wie die fortschreitende Kyphoskoliose (Verkrümmung der Wirbelsäule zum Buckel mit gleichzeitiger seitlicher Verkrümmung) entwickeln. Diese Erkrankungen sind dann nur schwer zu beeinflussen. Pflegende sollten darauf hinarbeiten, dass sich der Zustand nicht weiter verschlechtert.
- Sie sind **erworben**, z. B. durch
  - bevorzugte Lagen: Wenn ein Kind seinen Kopf stets nach rechts dreht, entsteht ein Plagiozephalus, der Schiefliegeschädel;
  - vorzeitige Nahtverknöcherung am Schädel: Aus bislang ungeklärter Ursache verknöchern die Nähte am Schädel zu früh und es kommt zu einer Deformation des Schädels. Das Phänomen tritt manchmal zusammen mit syndromhaften Fehlbildungen auf;
  - ungleichmäßige Innervation der Muskulatur: Dauerhafte und einseitige Belastung von Muskulatur führt stets zu Deformationen, z. B. einer Skoliose (S. 1189).

Die Behandlung und die Prävention von Skelettdeformationen sind bei Menschen mit Behinderungen die gleichen wie bei Menschen ohne Behinderung. Die Handlungsmaximen sind frühzeitiges Erkennen und frühzeitige Intervention, z. B. durch Physiotherapie oder Hilfsmittel.

Osteoporose • Immobilität gilt immer als ein Risikofaktor für Osteoporose. Menschen mit geistigen Behinderungen sind oft in der Bewegung eingeschränkt und deshalb auch in jungen Jahren anfällig dafür, Osteoporose zu entwickeln.

Epilepsie

Anfallsleiden treten bei Menschen mit geistiger Behinderungen etwa 20-mal häufiger auf als bei nicht behinderten Personen. Sie zeigen häufig Mischformen verschiedener Anfallsarten. Da die Diagnostik wegen der mangelnden Kooperation mitunter recht schwierig ist, setzen Mediziner manchmal Videoüberwachung ein (meist in Zentren), um die Qualität der Anfälle beurteilen zu können. Die Therapie ist im Wesentlichen wie die bei nicht behinderten Menschen. Allerdings können sich zusätzliche Schwierigkeiten einstellen, weil z. B.
- Behinderte nicht immer Auskunft über ihr Wohlbefinden und damit über mögliche Nebenwirkungen der Antikonvulsiva (Medikamente gegen Krampfleiden) geben können,
- die Nebenwirkungsgrenze bei ihnen wahrscheinlich niedriger liegt,
- Antikonvulsiva bei ihnen psychiatrische Symptome schneller verstärken.

Mehr zur Pflege bei Menschen mit Epilepsie finden Sie im Kap. „Pflege bei Erkrankungen des Nervensystems" (S. 1214).

Zahnerkrankungen

Menschen mit geistigen Behinderungen haben oft erhebliche Zahnprobleme. Sie werden z. B. verursacht durch
- Trauma nach Sturz
- Bruxismus (Zähneknirschen)
- mangelnde Mundhygiene
- Wucherungen der Gingiva (Zahnfleisch), z. B. als Nebenwirkung antikonvulsiver Therapie
- Reflux (S. 657)

Bei Menschen mit einer leichten Intelligenzminderung lassen sich kleinere Eingriffe oft problemlos vornehmen. Bei Menschen mit schweren geistigen Behinderungen oder auch bei großen Sanierungen wird die Behandlung unter Sedierung oder in Narkose durchgeführt.

> **WISSEN TO GO**
>
> **Geistige Behinderung – häufige Erkrankungen**
>
> Geistig Behinderte leiden aufgrund einer entsprechenden Disposition häufiger an bestimmten Symptomen als nicht behinderte Menschen. Hierzu gehören:
> - **gastroösophagealer Reflux**: Gründe sind evtl. eine Skoliose, neurogen bedingte Spastiken, Epilepsie, Obstipation oder Nebenwirkungen der Antiepileptika.
> - **Obstipation**: häufig aufgrund von Bewegungsmangel, Dysfunktionen des Darmes oder Nebenwirkungen der Medikamente;
> - **Seh- und Hörbeeinträchtigungen**: Ursachen sind mögliche Defekte am Ohr oder am Auge, Beeinträchtigungen am Hör- oder Sehsinn, zerebrale Lähmungen oder Fremdkörper/Zerumen im Ohr.
> - **Skelettdeformationen**: Veränderungen am Skelettaufbau sind entweder angeboren oder erworben. Durch Immobilität besteht ein erhöhtes Risiko für Osteoporose.
> - **Epilepsie**: Menschen mit Behinderungen erleiden etwa 20-mal häufiger epileptische Anfälle als Nichtbehinderte.
> - **Zahnerkrankungen**: Mögliche Ursachen sind Zähneknirschen (Bruxismus), mangelnde Mundhygiene, Reflux, Wucherungen am Zahnfleisch (als Nebenwirkung der Antikonvulsiva) oder Traumen nach Stürzen.

34.2 Pflegeschwerpunkte

Auch wenn das Lebensalter von Menschen mit Behinderungen gestiegen ist – die medizinischen Versorgungsstrukturen in Deutschland sind nicht mitgewachsen. Zwar gibt es für Kinder und Jugendliche mit geistigen Behinderungen sozialpädiatrische Zentren, die eigens für sie eingerichtet sind. Auch Kinderkliniken sind auf sie eingestellt. Aber was ist mit den „Alten"? Denen, die nun das Erwachsenenalter erreicht haben? In der Praxis werden sie manchmal auf den geriatrischen Stationen versorgt. Aber ist das für einen 45-jährigen Mann mit leichter geistiger Behinderung und einer Fraktur am Oberarm der richtige Ort?

Darüber hinaus stellen die Kommunikation und die Beobachtung bzw. das frühzeitige Erkennen möglicher Symptome bei mental retardierten Patienten in der Klinik eine besondere Herausforderung für das ärztliche und pflegerische Personal dar. Im Folgenden werden daher einige Grundlagen der Kommunikation aufgeführt sowie wesentliche Aspekte der Pflege angesprochen.

34.2.1 Situation des Patienten

Für Menschen mit geistiger Behinderung ist ein Arztbesuch oder Klinikaufenthalt zunächst einmal etwas, was nichts mit der vertrauten Routine zu Hause oder der Einrichtung zu tun hat. Zu bedenken ist auch, dass sie vielleicht ein Leben lang in (unterschiedlichen) Institutionen gelebt haben, in denen sie wahrscheinlich nicht nur gute Erfahrungen gemacht haben.

Kognitiv können sie die Situation vielleicht nicht bewältigen. Sie können sich das Geschehen nicht so erklären, dass dabei ein Verhalten entsteht, das wir als „vernünftig" bezeichnen würden. Für sie sind die Menschen und die Umgebung fremd, vermutlich ist die Umgebung darüber hinaus wenig freundlich: kalt, hell, fremde Gerüche, fremde Menschen. Man wird überall angefasst, gestochen, es wird kaltes Gel auf die Haut aufgetragen. Und manchmal herrscht unverständliche, hektische Betriebsamkeit.

Menschen mit geistigen Behinderungen können – natürlich abhängig vom Grad der Einschränkung – oft nicht so gut verstehen, was geschieht. Sie können Informationen kognitiv nicht so gut verarbeiten, sich nicht (leicht) verständigen oder gar ihre Bedürfnisse klar formulieren. Dies stellt nicht eigens geschultes Personal vor Schwierigkeiten – bei der Diagnosefindung und bei Eingriffen. Zudem erschwert es die Compliance (Kooperation des Patienten) in der Therapie.

! **Merken Erstkontakt**
Pflegende sollten sich zunächst an den Patienten selbst wenden. Sie sollten sich überzeugen, welche Fähigkeiten er besitzt, und herausfinden, wie der Kontakt am besten aufgebaut wird. Kann sich der Betroffene nicht verbal äußern, kennen im Allgemeinen die Betreuer, z.B. die Eltern oder das Personal der Einrichtung, Möglichkeiten der nonverbalen Kommunikation.

Patienten mit geistiger Behinderung klagen z.B., dass Entscheidungen und Gespräche über ihren Kopf hinweggeführt und sie nicht in Entscheidungen mit einbezogen werden. Sie fühlen sich in der Klinik weniger selbstständig, ihnen wird durch Ärzte und Pflegende Autonomie entzogen. Das empfinden sie als demütigend und es macht ihnen Angst.

Manche Eltern oder Betreuer versuchen deswegen, so lange wie möglich (manchmal rund um die Uhr) bei dem Patienten zu bleiben. Sie wissen, dass ihre Anwesenheit ihm Sicherheit vermittelt und sie die besten Übersetzer zwischen Fremden und dem Patienten sind. Eine Untersuchung hat darüber hinaus gezeigt, dass Angehörige und Betreuer Angst haben, dass der geistig behinderte Patient in der Klinik vernachlässigt und nicht adäquat versorgt wird.

34.2.2 Empfehlungen zum Umgang

Wie geht man mit geistig behinderten Menschen um? Möglichst so „normal" wie möglich – ganz im Sinne der Inklusion. Gleichwohl fordern Klinikaufenthalte Menschen mit Behinderungen und auch Pflegende und Mediziner mitunter besonders heraus. Und auch wenn im „Uhrwerk Klinik" kaum Abweichungen von den standardisierten Arbeitsabläufen und den klinischen Pfaden möglich sind, so ist doch im Umgang mit Menschen mit geistiger Behinderung mehr Flexibilität notwendig.

In einigen Ländern hat sich die **Intellectual Disability Nurse** etabliert – eine Pflegende, die sich auf den Umgang mit geistig behinderten Menschen spezialisiert hat. In Deutschland gibt es so etwas nicht. Fort- oder Weiterbildungen über den Umgang mit Menschen mit geistiger Behinderung bieten am ehesten Einrichtungen der Behindertenhilfe an. In der Pflege selbst sind sie (noch) nicht zu finden.

Betreuer einbeziehen • Bei Menschen mit schweren geistigen Behinderungen, die zu eigener (verbaler oder durch Hilfsmittel geführten) Kommunikation kaum oder gar nicht in der Lage sind, sind die Betreuer Dreh- und Angelpunkt. Denn sie kennen ihren Schutzbefohlenen ganz genau. Manchmal haben sie oder die Eltern eine Art kleines Lexikon, in dem vermerkt ist, wie sich die betroffene Person äußert, z.B.:
- Unruhiges Hin- und Herrutschen auf dem Stuhl ist ein Zeichen für Urin- oder Stuhldrang.
- Ausgeprägte Lutschbewegungen signalisieren Hunger oder Durst.
- Ständiges Auf-den-Tisch-Klopfen mit den Fingerknöcheln ist ein Zeichen für Langeweile.

Pflegende sollten die Betreuer z.B. auch fragen, wie sie die Kommunikation am besten starten. Häufig geht das z.B. durch eine bestimmte initiale Berührung oder einen Laut (Schnalzen, ein Wort, den Namen nennen). Manchmal haben die Betreuer oder Eltern auch eigene Kommunikationshilfsmittel, z.B. selbst gefertigte Piktogramme. Maßnahmen der Basalen Stimulation (S. 864) können den Beziehungsaufbau erleichtern und beruhigend wirken.

Hilfsmittel einsetzen • Pflegende sollten sich alle Hilfsmittel erklären lassen: für die Kommunikation (z.B. Piktogramme), für die Bewegung, für die Selbstversorgung (Essbesteck, Becher, Anziehhilfen usw.). Häufig werden häusliche „Eigenkreationen" verwendet. Pflegende sollten versuchen, diese in den Klinikalltag zu integrieren (▶ Abb. 34.4).

Assessments anwenden • Auch bei Menschen mit geistiger Behinderung können Pflegende Assessments einsetzen. Abhängig vom kognitiven Zustand können z.B. für die Einschätzung der Schmerzintensität die Visuelle Analogskala (VAS) oder die Wong-Baker-Gesichtsskala verwendet werden. Für die Einschätzung des Ernährungszustands können Pflegende den BMI oder die Waist-to-Hip-Ratio anwenden. Wichtig hierbei ist, dass die Instrumente patientengerecht eingesetzt werden, d.h., sie müssen den kognitiven Fähigkeiten der Betroffenen entsprechen. Näheres zur Schmerzerfassung bei Menschen mit kognitiven Einschränkungen finden Sie im Kap. „Schmerzmanagement" (S. 687).

Abb. 34.4 Bilder statt Worten.

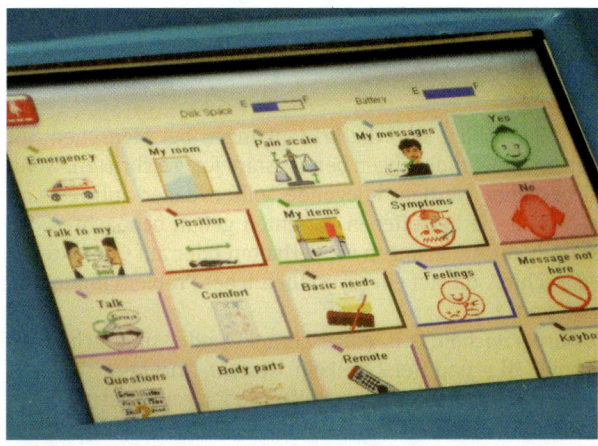

Kommunikationshilfen mit Sprachausgabe können eingeschränkte Kommunikationsfähigkeit ausgleichen und Menschen mit Behinderung eine wertvolle Hilfe sein. © Poule

34 Grundlagen der Pflege von Menschen mit geistiger Behinderung

WISSEN TO GO

Geistige Behinderung – Kommunikation und Umgang

Kognitiv eingeschränkte Menschen werden durch einen Arztbesuch oder Klinikaufenthalt aus ihrer gewohnten Umgebung gerissen und finden sich in der fremden Welt einer Klinik oder Praxis nicht ohne weiteres zurecht. Ihre Möglichkeiten, Informationen zu verarbeiten und sich zu artikulieren, sind begrenzt. Schnell können sich Ängste, Unsicherheit oder Gefühle von Überforderung oder Unselbstständigkeit einstellen.

Wichtig ist daher, die Fähigkeiten und Ressourcen früh zu erkennen und einzusetzen. Dafür sind auch Auskünfte und die Mitarbeit der Betreuer wesentlich. Sie verfügen ggf. über Hilfsmittel zur Kommunikation und kennen die Vorlieben und Abneigungen der geistig behinderten Patienten genau. Der Umgang sollte so normal wie möglich sein, ganz im Sinne der Inklusion.

34.2.3 Veränderungen wahrnehmen

Eine weitere Herausforderung besteht darin, zu erkennen, dass überhaupt ein gesundheitliches Problem vorliegt. Selbst Menschen mit leichten geistigen Behinderungen können teils nicht klar artikulieren, dass sie Bauchschmerzen haben oder ihnen der Mund wehtut. Die Betreuer bemerken, dass etwas nicht stimmt, weil sich z. B. das Verhalten ändert. Ein Mundwinkel ist hochgezogen oder die Person isst nicht mehr mit großem Appetit wie sonst. Vielleicht zieht sie sich auch zurück, lacht nicht mehr so viel und schläft viel mehr. Dann beginnt die Suche nach der Ursache für die Verhaltensänderung.

! Merken Beobachtung

Fragt man Betreuer von geistig behinderten Personen nach ihren Hauptaufgaben, wird eine der ersten Antworten lauten: Beobachten. Gerade Schmerz zeigt sich durch kleine Änderungen im Verhalten.

Beispiel Verhalten

Frau Sänger weigert sich, Schuhe und Strümpfe zu tragen. Bekommt sie Schuhwerk angezogen, reißt sie es sich sofort von den Füßen. Etwas später erhält sie die Diagnose: Schwere Sehbeeinträchtigung, sie ist fast blind. Das Barfußlaufen ist also der völlig vernünftige Versuch, für Wahrnehmung und Orientierung zu sorgen.

In vielen Fällen sind die Erkrankungen bei Menschen mit geistigen Behinderungen bereits stark fortgeschritten, wenn sie erkannt werden. Pflegende sollten daher aufmerksam sein und die betroffenen Patienten genau beobachten. Sie sollten auf Änderungen im Verhalten oder auf Charakteristika achten, die auf ein gesundheitliches Problem hindeuten könnten, z. B.:

- **Körperzeichen**: z. B. eingeschränkte oder unübliche Haltung, Hin- und Herschaukeln, Nesteln, Unruhe
- **Gesichtszeichen**: z. B. verstärkter oder geminderter Blickkontakt, Tränen, Grimassieren, zusammengekniffene Augen und Zähne
- **Lautzeichen**: z. B. Wimmern, Seufzen, Weinen, ständiges Summen oder auffällige Sprache wie derbes Fluchen

34.2.4 Pflege patientenorientiert planen

Die meisten Betreuer haben für die von ihnen betreute Person eine mehr oder weniger ausführliche Pflegeplanung. Pflegende sollten sich diese zeigen und erklären lassen und die Informationen in die eigene Planung überführen. Beispiele:

- Ein junger Mann hasst Zahnpflege, findet Lemonsticks aber super. Pflegende können sie ihm zur Verfügung stellen.
- Eine junge Frau liebt ihren blauen Lidschatten. „Ohne gehe ich nicht aus dem Haus". Pflegende können ihn morgens auflegen – oder besser noch: Die junge Frau macht es selbst.
- Ein älterer Herr duscht jeden Morgen mit jeder Menge Seifenschaum. Waschlappen findet er furchtbar, sie sind „viel zu kalt und hart". Pflegende sollten versuchen, diese Routine beizubehalten.

Pflegende sollten sich bei allem fragen: Was kann der Patient selbst? Was sind seine Ressourcen? Das gilt zwar prinzipiell für alle Patienten, aber für Menschen mit geistiger Behinderung noch einmal ganz besonders. Pflegende sollten sich auch nach den Essenszeiten der Patienten erkundigen und danach, was er gerne isst.

Beispiel Flexibilität

Thomas Müller, 23, ist stolz darauf, dass er die Uhr lesen kann. Er isst immer gegen 12:30 Uhr, denn dann ist Mittagspause in seiner Werkstatt. Das Klinikessen aber kommt um 11:30 Uhr auf die Station. Pflegende sollten sich darauf einstellen, dass der Patient vor seiner gewohnten Zeit womöglich keinen Bissen essen wird. Sie sollten das akzeptieren und versuchen, ihm zu ermöglichen, zur gewohnten Zeit zu essen.

34.2.5 Individuellen Tagesablauf berücksichtigen

Viele Menschen mit geistiger Behinderung haben außerhalb der Klinik in ihrem Alltag einen sehr strukturierten Tagesablauf. In der Klinik kann diese Tagesroutine aber meist nicht aufrechterhalten werden, was die betroffenen Patienten manchmal nicht akzeptieren können. Sie legen sich nicht einfach ins Bett und lesen ein Buch oder eine Zeitung. Sie sind vielleicht schnell gelangweilt, möchten sich bewegen und sind womöglich gestresst, weil alles anders ist als sonst. Das Problem ist natürlich nicht leicht zu beheben. Pflegende sollten Rücksprache mit den Betreuern nehmen und

Abb. 34.5 Betreuer mit einbeziehen.

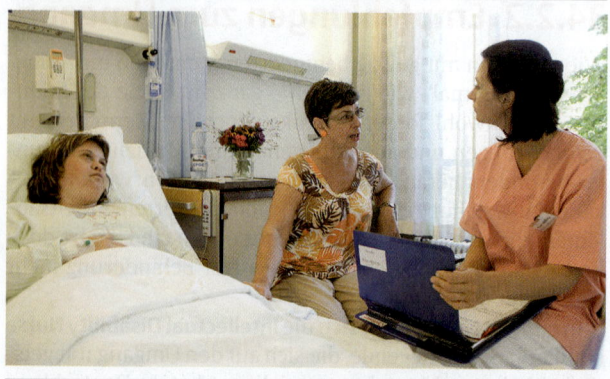

Pflegende und Betreuer sollten gemeinsam Lösungen für eine gelungene Kommunikation und gegen Bewegungsmangel und Langeweile suchen.

versuchen, eine Lösung zu finden (▶ Abb. 34.5). Sedativa sollten das allerletzte Mittel sein! Vielleicht können ehrenamtlich Tätige eingeschaltet werden oder eine Pflegekraft nimmt den Patienten mit auf einen der zahlreichen Rundgänge durch die Klinik (z. B. Labor, Pforte).

Auf der anderen Seite kann es aber auch sein, dass der Patient eine reizarme Umgebung benötigt, um sich zu konzentrieren. Denn manchmal haben die Betroffenen Schwierigkeiten, Reize zu isolieren und Dinge zu priorisieren. Pflegende sollten in einer solchen Situation mit den Betreuern sprechen und nach der geeignetsten Umgebung fragen.

34.2.6 Aufnahme und Entlassung anpassen

Optimal wäre es, wenn der Klinikaufenthalt eines Menschen mit geistiger Behinderung sehr gut vorbereitet werden könnte. Wenn sich Betreuer und Pflegende abstimmen und versuchen könnten, bereits im Vorfeld die besten Bedingungen zu schaffen, z. B. die Nähe zur Toilette absprechen, vielleicht einen Platz für den Betreuer organisieren und sich über Abneigungen und Vorlieben des Patienten austauschen usw. Klinik und Personal wären in einem solchen Fall gut vorbereitet, wenn sich z. B. ein junger geistig behinderter Patient weigern sollte, ein Bad ohne Fenster zu betreten, oder ein anderer vielleicht Angst vor dem Duschstrahl hätte.

Ergeben sich durch die Erkrankung Konsequenzen für das Leben außerhalb der Klinik (z. B. durch ein neues PEG-System oder durch eine eingeschränkte Mobilität aufgrund eines Gipses), dann kann ein gutes Entlassungsmanagement dafür sorgen, dass der Patient auch daheim die besten Bedingungen vorfindet. Wünschenswert ist zudem, dass nur einige wenige Pflegende der Station die Versorgung eines Patienten mit Behinderung übernehmen. Denn das gibt dem Patienten mehr Sicherheit und sichert den Informationsfluss.

34.2.7 Weitere Tipps

Lesen ist nicht selbstverständlich • Menschen mit geistigen Behinderungen können mitunter nicht lesen oder schreiben. Pflegende sollten das abklären, bevor sie z. B. den Patienten zum EKG schicken mit den Worten: „Das ist in der 1. Etage und dann folgen Sie einfach den Schildern."

Nicht immer altersgerecht • Menschen mit geistigen Behinderungen, vor allem ältere, zeigen manchmal eine weitere Besonderheit: Sie schätzen sich oft viel jünger ein als sie sind. So kann es durchaus vorkommen, dass ein 65-Jähriger nach einer Hüft-TEP versucht wird, auf einen Baum zu klettern. Pflegende sollten in solchen Fällen versuchen, ihn abzulenken und von dem Baum wegzuführen.

Auf Nähe und Distanz achten • Oft ist der Wunsch nach körperlicher Nähe und Zärtlichkeit bei Menschen mit geistiger Behinderung sehr groß (▶ Abb. 34.6). Dann liegt es an den Pflegenden, wie weit sie das zulassen (können und möchten). Wenn ein Patient immer und ständig kuscheln oder küssen möchte, dürfen Pflegende selbstverständlich Nein sagen. Sie sollten nicht schreien, aber die Nähe bestimmt und deutlich ablehnen. Umgekehrt: Ein Patient flucht ständig unflätig herum und beleidigt die Pflegenden. Vielleicht als Ausdruck seines Stresses. Auch hier können Pflegende ihn deutlich darauf hinweisen, dass sich das „nicht gehört" und sie verletzt sind.

Abb. 34.6 Fühlen und Erleben.

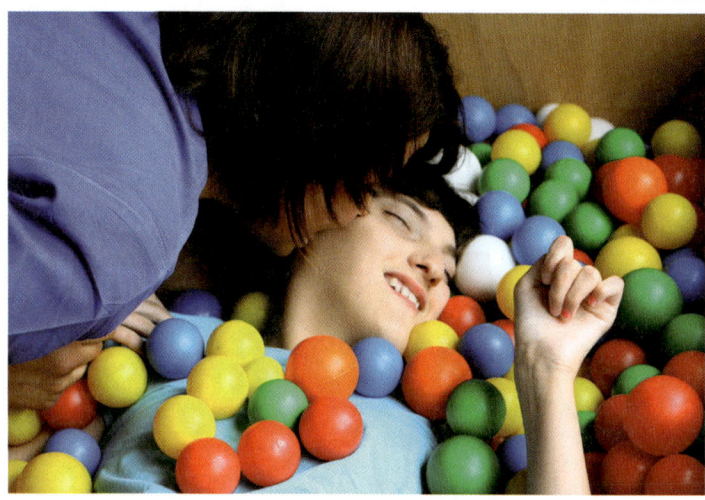

Körperliche Nähe kann beruhigend und entspannend wirken.

Organisation ist alles • Pflegende sollten versuchen, Wartezeiten vor Untersuchungen zu vermeiden. Wenn Pflegende einen Patienten z. B. alleine zum EKG schicken (um seine Selbstständigkeit zu erhalten), sollten sie dort kurz anrufen. Der Kollege kann den Patienten dann in Empfang nehmen oder – sollte der Patient nach längerer Zeit dort nicht auftauchen – mit der Suche starten.

> ### WISSEN TO GO
>
> #### Geistige Behinderung – Pflegeschwerpunkte
>
> Die Pflege geistig behinderter Patienten erfordert in bestimmten Bereichen besondere Aufmerksamkeit und individuelle Lösungen. Hierzu gehören:
>
> - **gute Beobachtung:** Da sich Betroffene oft nicht zu ihren Symptomen äußern (können), muss der Patient engmaschig beobachtet werden. Schmerzen zeigen sich häufig nur durch ein verändertes Verhalten. Dies muss rechtzeitig erkannt und richtig interpretiert werden.
> - **Patientenorientierte Pflegeplanung:** Bei der Pflegeplanung sollten die Informationen der Betreuer und Angehörigen mit einbezogen werden. Auch die Vorlieben, Abneigungen und Ressourcen des Patienten sind zu berücksichtigen.
> - **Strukturierter Tagesablauf:** Vermissen die Patienten ihre gewohnte Tagesroutine, sollte in der Klinik möglichst darauf Rücksicht genommen werden.
> - **Aufnahme- und Entlassungsmanagement:** Am günstigsten ist es, wenn ein Klinikaufenthalt im Vorfeld vorbereitet werden kann. Pflegende und Betreuer können sich absprechen und die notwendigen Rahmenbedingungen schaffen. Bei der Entlassung ist es wichtig, dass das Leben außerhalb der Klinik auf mögliche neue Situationen eingerichtet ist.
> - **Patientenorientierte Pflege:** Die Versorgung auf Station sollte möglichst auf wenige Pflegende beschränkt werden. Das vermittelt dem Patienten Sicherheit.
> - **Nähe und Distanz:** Menschen mit geistiger Behinderung wünschen sich oft körperliche Nähe und Zärtlichkeit. Sie können aber auch schimpfen und beleidigend sein. Hier müssen Pflegende individuell abschätzen, was sie zulassen können und was nicht, und entsprechende Grenzen setzen.

35 Grundlagen der häuslichen Pflege

35.1 Allgemeines

Ambulant vor stationär • Wenn sie in einer Klinik sind, wünschen sich die meisten Menschen, diese so schnell wie möglich wieder verlassen zu können. Auch die Gesundheitspolitik propagiert seit Jahren den Grundsatz: ambulant vor stationär. Zu finden ist dieser in mehreren Gesetzen, u.a. in §43 Abs. 1 des 11. Sozialgesetzbuches (SGB XI). Zu den Vorteilen zählt, dass die Versorgung zu Hause meist kostengünstiger ist. Laut Gesundheitsberichterstattung des Bundes entstanden 2003 73 % der Pflegeausgaben (17,2 Milliarden Euro) in Einrichtungen der stationären und teilstationären Pflege und 27 % (6,4 Milliarden Euro) in Einrichtungen der ambulanten Pflege. Zudem machen die Patienten oder Klienten größere und schnellere Fortschritte auf dem Weg zur Selbstständigkeit oder Gesundung. Allgemein ist die Gefahr von Infektionen im häuslichen Umfeld geringer, wahrscheinlich, weil sich jeder Mensch an seine „eigene Keimumwelt" gut angepasst hat. In der Klinik beträgt z.B. in Europa das Risiko, an einer nosokomialen Infektion zu erkranken, 3–10% (Bayerisches Landesamt für Gesundheit und Lebensmittelsicherheit), dieses Risiko besteht zu Hause nicht.

> **! Merken** **Häusliche Pflege – ambulante Pflege**
> *Häusliche Pflege meint die Pflege und Betreuung zu Hause. Der Begriff ambulante Pflege wird häufig synonym verwendet. In manchen Beschreibungen umfasst ambulante Pflege u.a. aber auch die Pflege nach ambulanten operativen Eingriffen sowie in Arztpraxen oder Apotheken.*

Anbieter • Die häusliche Pflege wird von ambulanten Pflegeeinrichtungen unterschiedlicher Trägerschaften angeboten, z.B. Wohlfahrtsverbänden, Kommunen oder privaten Pflegediensten. Mehr zu den unterschiedlichen Trägern finden Sie im Kap. „Das deutsche Sozial- und Gesundheitssystem" (S. 174). Die selbstständig wirtschaftenden Einrichtungen der häuslichen Pflege pflegen Pflegebedürftige in ihrer Wohnung und haben wie Kliniken eine oder mehrere Pflegedienstleitungen (PDL). Die Pflegedienstleitung hat vorwiegend administrative und organisatorische Aufgaben, z.B. Dienst- und Tourenpläne erstellen, Verhandlungen mit Ärzten, Kranken- oder Pflegekassen führen und Qualitätsmanagement durchführen. Zu den Aufgaben der Mitarbeiter gehören neben pflegerischen Tätigkeiten die Kommunikation mit und Koordination von Ärzten, Physio- und Ergotherapeuten.

Vom Patienten zum Klienten • Wie in der klinischen Pflege gelten in der häuslichen Pflege bestimmte Standards. Pflegerische Maßnahmen müssen z.B. dokumentiert werden. Eines aber ist fundamental anders: Als Pflegeperson ist man nicht mehr der „Hausherr", sondern zu Gast bei einem Klienten oder Kunden. Das bedeutet, dass Pflegende z.B. klingeln und warten müssen, bevor sie ins Haus gelassen werden. Gegenstände in der Wohnung dürfen nicht einfach weggeräumt werden, z.B. weil ein Läufer im Flur die Sturzgefahr erhöht – dies muss mit dem Bewohner geklärt werden. Auch abgelaufene oder verschimmelte Lebensmittel dürfen nicht ohne Rücksprache entfernt werden. Die Rollen sind hier umgekehrt – nicht mehr die Klinik gibt den Takt vor, sondern der Mensch in seiner häuslichen Umgebung. Der Patient aus der Klinik wird zum Klienten oder Kunden.

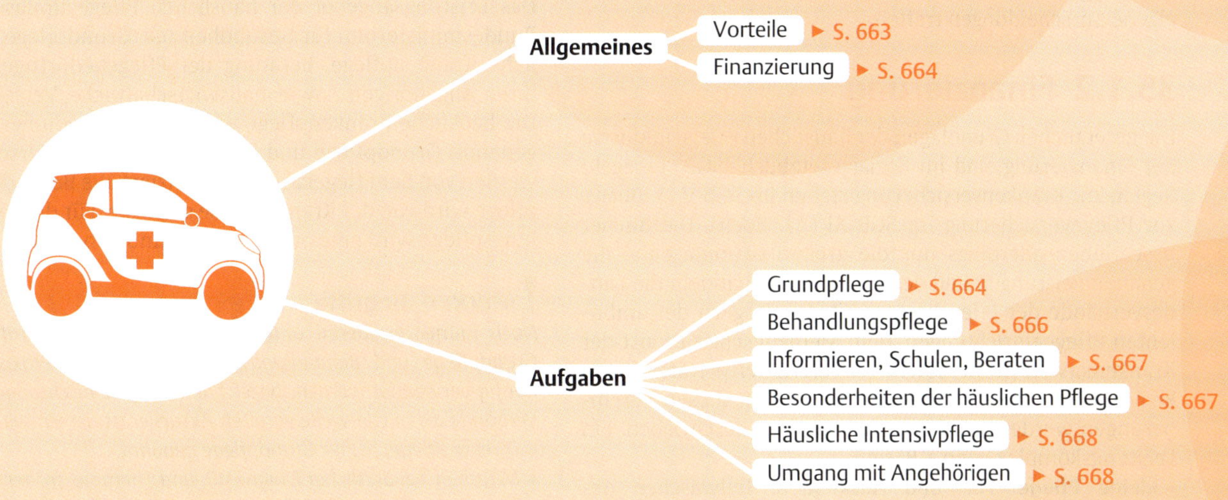

Allgemeines — Vorteile ▶ S. 663
Finanzierung ▶ S. 664

Aufgaben — Grundpflege ▶ S. 664
Behandlungspflege ▶ S. 666
Informieren, Schulen, Beraten ▶ S. 667
Besonderheiten der häuslichen Pflege ▶ S. 667
Häusliche Intensivpflege ▶ S. 668
Umgang mit Angehörigen ▶ S. 668

35.1.1 Vorteile

Patienten, die Pflegende aus der Klinik kennen, sind zu Hause wie ausgewechselt. Sie fühlen sich selbstständiger, wirken oft selbstbewusster und sind meist mobiler (▶ Abb. 35.1).

Beispiel **Selbstständigkeit**
Frau Biel ist 100 Jahre alt. Sie ist geistig fit, aber auf eine Gehhilfe angewiesen. Seit 70 Jahren lebt sie in ihrer jetzigen Wohnung. Heute kann sie sie nur noch verlassen, wenn ihr jemand hilft – das übernehmen meist Mitglieder der Familie. Leider sind die Türen des Bads und der Küche so eng, dass Frau Biel dort mit ihrem Rollator nicht durchkommt. Sie hat ein eigenes System entwickelt: Sie lässt den Rollator vor der Tür stehen und hat sich in den Räumen eine Art eigenen „Parcours" gebaut: Im Bad steht direkt neben der Tür ein Gehstock, in der Küche stützt sie sich auf Lehnen stabiler Stühle und an der Arbeitsplatte ab. Auch wenn das Personal des Pflegedienstes das Arrangement eher kritisch betrachtet – Frau Biel meint, sie komme so wunderbar zurecht und benötige keine weiteren Hilfen. Sie bietet dem Pflegedienst stets einen Tee an und wünscht zum Abschied immer: „Allzeit gute Fahrt!"

Die Patienten oder Klienten sind oft sehr viel motivierter, an sich zu arbeiten, als sie es in der Klinik waren. So erholen sie sich schneller und besser. Für Pflegende ist das ein großer Vorteil. In der Klinik machen oft die äußeren Umstände, wie Sekundärinfektion, Re-Operationen usw., eine regelmäßige Neubeschreibung z. B. der Pflegeziele und -maßnahmen notwendig. Patienten können dies als Verzögerung und daher als demotivierend empfinden.

Meist werden die Patienten sehr früh aus dem Krankenhaus entlassen. Ambulante Pflegende dagegen begleiten den Patienten häufig über einen längeren Zeitraum und können ihn systematisch unterstützen und die Entwicklung verfolgen. Wenn der Patient wieder zu einem unabhängigen Leben fähig ist, kann sich der Pflegedienst u. U. ganz aus der Pflege des Patienten zurückziehen. Dieser Prozess heißt auch Rückzugspflege.

Abb. 35.1 Pflege in den eigenen vier Wänden.

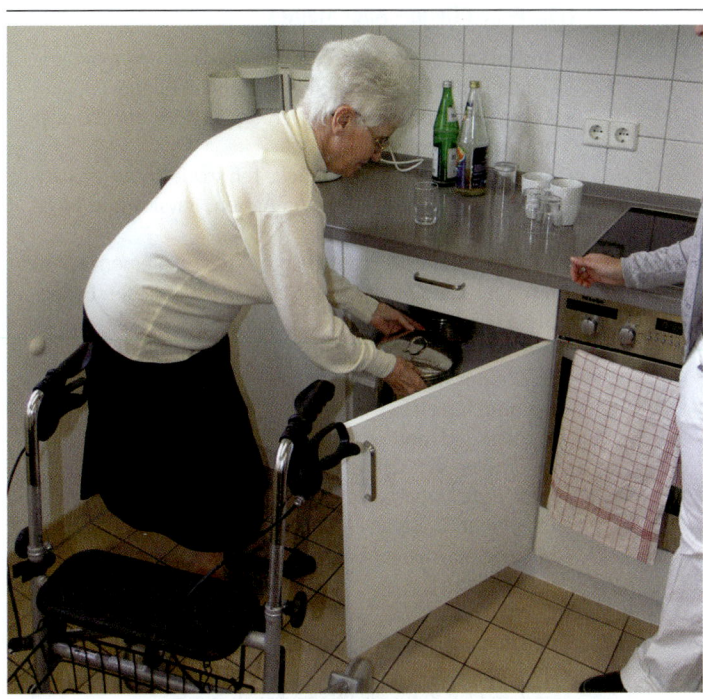

Zu Hause kennen die Klienten jeden Winkel der Wohnung und den Inhalt jedes Schranks. Die bessere Orientierung stärkt das Selbstbewusstsein und damit den Menschen.

35 Grundlagen der häuslichen Pflege

Mitarbeiter mobiler Dienste können häufig eigenständiger arbeiten als Pflegende in einer Klinik. Da sie meist alleine unterwegs sind, können sie auch in besonderen Situationen eigene Entscheidungen treffen.

35.1.2 Finanzierung

Die gesetzlichen Grundlagen der häuslichen Pflege inklusive der Finanzierung sind im Sozialgesetzbuch (SGB) geregelt. Regeln zur Krankenversicherung stehen im SGB V (5. Buch), zur Pflegeversicherung im SGB XI (11. Buch). Die Bücher beschreiben allerdings nur die groben Grundlagen – die genauen Leistungen und deren Bezahlung handeln die Landesverbände der Pflegekassen mit den Trägern der ambulanten Pflegeeinrichtungen, dem Medizinischen Dienst der Krankenkassen (MDK) sowie Vertretern der privaten Krankenversicherung und der Sozialhilfe aus. In diesen Vereinbarungen werden sog. Leistungskomplexe beschrieben. Ein Leistungskomplex kann z.B. sein:
- **kleine Pflege**: An- und Auskleiden, Teilwaschen des Gesichts, des Oberkörpers oder des Genitalbereichs und des Gesäßes sowie Mund- und Zahnpflege
- **große Pflege**: An- und Auskleiden, Waschen, Duschen, Mund- und Zahnpflege

Der Leistungssatz „Große Pflege" kann z.B. in NRW 18,50 Euro kosten, in Rheinland-Pfalz 19,25 Euro. Mehr zur Finanzierung der häuslichen Pflege finden Sie im Kap. „Das deutsche Sozial- und Gesundheitssystem" (S. 174).

WISSEN TO GO

Häusliche Pflege – Allgemeines
- **Ambulant vor stationär**: geringere Kosten und geringere Gefahr von Infektionen als bei stationärer Pflege
- **Anbieter**: z.B. Wohlfahrtsverbände, Kommunen oder private Pflegedienste
- **Aufgaben**: pflegerische Tätigkeiten sowie Kommunikation mit und Koordination von Ärzten, Physio- und Ergotherapeuten
- **Patient/Klient**: Pflegende sind zu Gast bei einem Klienten oder Kunden; der Klient in seiner häuslichen Umgebung gibt den Takt vor

Vorteile der häuslichen Pflege:
- Klienten fühlen sich zu Hause selbstständiger, sind meist mobiler und motivierter
- sie erholen sich schneller und besser
- Pflegende unterstützen und begleiten Patienten meist über einen längeren Zeitraum
- Mitarbeiter mobiler Dienste können häufig eigenständiger arbeiten

Finanzierung:
- grob beschrieben im SGB V für die Krankenversicherung und im SGB XI für die Pflegeversicherung
- Einzelheiten (z.B. Leistungskomplexe) werden zwischen den Landesverbände der Pflegekassen, den Trägern der ambulanten Pflegeeinrichtungen, dem MDK sowie Vertretern der privaten Krankenversicherung und der Sozialhilfe ausgehandelt

35.2 Aufgaben

Das Leistungsangebot der häuslichen Pflege umfasst laut Bundesministerium für Gesundheit u.a. Grundpflege, häusliche Krankenpflege, Beratung der Pflegebedürftigen und ihrer Angehörigen sowie hauswirtschaftliche Versorgung. Die häusliche Krankenpflege wird auch Behandlungspflege genannt. Grundpflege und hauswirtschaftliche Versorgung werden von der Pflegekasse mitfinanziert, die Behandlungspflege wird von der Krankenkasse getragen. Für die Behandlungspflege wird eine ärztliche Verordnung benötigt.

! Merken Begriffe
Noch immer existieren unterschiedliche Begriffe. Begriffe wie Grundpflege und Behandlungspflege, die in der Praxis noch häufig verwendet werden, bezeichnen einige Einrichtungen und Verbände als mittlerweile veraltet. Aktueller ist die Einteilung in:
- *Direkte Pflege, früher Grundpflege genannt.*
- *Mitarbeit bei ärztlicher Diagnostik und Therapie, früher als Behandlungspflege, seltener auch als spezielle Pflege bezeichnet.*
- *Indirekte Pflege: Diese umfasst Pflegetätigkeiten, die nicht direkt am Menschen durchgeführt werden. Indirekte Pflegeaufgaben sind z.B. die Pflegedokumentation, das Pflegemanagement, die Pflegeorganisation, die Anleitung und Begleitung der Mitarbeiter sowie die Zusammenarbeit und der Austausch mit anderen Berufsgruppen.*

Im Folgenden werden dennoch die Begriffe Grund- und Behandlungspflege verwendet, da sie auch so im zuständigen Sozialgesetzbuch XI stehen.

Hauswirtschaftliche Versorgung • Bei erhöhter Pflegebedürftigkeit ist häufig eine hauswirtschaftliche Versorgung notwendig. Dazu gehören: Einkaufen, Kochen, Putzen der Wohnung, Spülen, Wechseln und Waschen der Wäsche. Die hauswirtschaftliche Versorgung fällt nicht unter die Kategorie „Grundpflege".

WISSEN TO GO

Häusliche Pflege – Begriffe
- **direkte Pflege** = Grundpflege (veralteter Begriff); Pflegekassen sind zuständig
- **Mitarbeit bei ärztlicher Diagnostik und Therapie** = spezielle Pflege = Behandlungspflege (veralteter Begriff); Krankenkassen sind zuständig
- **indirekte Pflege**: Tätigkeiten der Pflege, die nicht am Menschen durchgeführt werden, z.B. Pflegedokumentation, Management oder Zusammenarbeit mit anderen Berufsgruppen
- **hauswirtschaftliche Versorgung**: z.B. Einkaufen, Kochen, Putzen, Spülen, Wechseln und Waschen der Wäsche; Pflegekassen sind zuständig

35.2.1 Grundpflege

Die Grundpflege muss vom Pflegebedürftigen oder von seinen Angehörigen bei der Pflegekasse beantragt werden. In der Klinik unterstützen meist die Pflegenden und die behandelnden Ärzte gemeinsam mit dem Sozialdienst die Patienten bei der Beantragung. Zur Grundpflege zählen:
- **Körperpflege**: z.B. Waschen, Duschen, Baden, Zahnpflege, Kämmen, Rasieren, Blasen- oder Darmentleerung

- **Ernährung**: mundgerechtes Zubereiten und Unterstützung bei der Nahrungsaufnahme
- **Mobilität**: Aufstehen und Zubettgehen, An- und Auskleiden, Gehen, Verlassen der Wohnung (z. B. für Arztbesuche, Behördengänge)

Pflegestufen

Je nach Hilfsbedürftigkeit wird der Patient in eine von 3 Pflegestufen eingeordnet. Der Umfang der Leistungen steigt mit der Pflegestufe an. Bei sehr hohem Pflegeaufwand kann eine Härtefallregelung beantragt werden. Einen kurzen Überblick über die Leistungen für die häusliche Pflege je nach Pflegestufe gibt ▶ Tab. 35.1. Die Tabelle erhebt keinen Anspruch auf Vollständigkeit. Mit dem zweiten Pflegestärkungsgesetz sollen ab 2017 5 Pflegegrade statt 3 Pflegestufen eingeführt werden. Die Pflegegrade führen zudem zu einer Erhöhung der Leistungsbeiträge und schließen auch Menschen mit ein, die bisher keinen Anspruch auf Unterstützung hatten.

Die Einstufung nimmt bei gesetzlich Versicherten der MDK vor, bei privat Versicherten prüft eine GmbH namens Medicproof. Neben dem MDK können neuerdings auch zugelassene, unabhängige Gutachter die Pflegestufe prüfen. Der jeweilige Dienst besucht den Pflegebedürftigen zu Hause und erfasst, wie viel Unterstützung der Patient benötigt, um seinen Alltag zu bewältigen. Hin und wieder kann es vorkommen, dass Pflegebedürftige aus Stolz ihre Lage gegenüber dem MDK beschönigen und ein höheres Maß an Selbstständigkeit angeben, als sie tatsächlich noch haben, oder umgekehrt. In diesem Fall können Pflegende den Mitarbeiter des MDK beiseitenehmen oder nach dem Besuch anrufen und die tatsächliche Lage schildern. Auch das Pflegetagebuch kann hierfür genutzt werden.

Pflegestufe I – erhebliche Pflegebedürftigkeit • Die Pflegebedürftigen benötigen mind. einmal täglich Unterstützung in einem oder mehreren Bereichen der Grundpflege (Körperpflege, Ernährung oder Mobilität). Zusätzlich muss der Pflegebedürftige mehrmals pro Woche Hilfe bei der hauswirtschaftlichen Versorgung benötigen.

> **! Merken** Pflegestufe I
> *Der wöchentliche Zeitaufwand der Pflege muss im Tagesdurchschnitt mind. 90 Minuten betragen. Die Grundpflege ist darin enthalten und muss mehr als 45 Minuten dauern.*

Pflegestufe II – Schwerpflegebedürftigkeit • Die Pflegebedürftigen benötigen mind. 3-mal täglich zu verschiedenen Tageszeiten Hilfe bei der Körperpflege, der Ernährung und der Mobilität. Zudem braucht der Pflegebedürftige mehr-

Tab. 35.1 Pflegegeld und Pflegesachleistungen für häusliche Pflege.

Pflegestufe	Einteilung	Hilfsbedarf	Pflegegeld pro Monat	Pflegesachleistungen pro Monat
Pflegestufe 0		• im Bereich der Grundpflege • bei der hauswirtschaftlichen Versorgung	123 €	231 €
Pflegestufe I	erhebliche Pflegebedürftigkeit	• mind. 1-mal täglich bei mind. 2 Verrichtungen aus einem oder mehreren Bereichen der Grundpflege • mehrmals wöchentlich Hilfe bei der hauswirtschaftlichen Versorgung • wöchentlicher Zeitaufwand durchschnittlich 90 min pro Tag, davon 45 min für die Grundpflege	244 € bei eingeschränkter Alltagskompetenz 316 €	468 € bei eingeschränkter Alltagskompetenz 689 €
Pflegestufe II	Schwerpflegebedürftigkeit	• mind. 3-mal täglich bei mind. 2 Verrichtungen aus einem oder mehreren Bereichen der Grundpflege • mehrfach wöchentlich Hilfe bei der hauswirtschaftlichen Versorgung • wöchentlicher Zeitaufwand durchschnittlich 3 h pro Tag, davon 2 h für die Grundpflege	458 € bei eingeschränkter Alltagskompetenz 545 €	1144 € bei eingeschränkter Alltagskompetenz 1298 €
Pflegestufe III	Schwerstpflegebedürftigkeit	• rund um die Uhr, auch nachts Hilfsbedarf bei der Grundpflege • mehrfach in der Woche Hilfe bei der hauswirtschaftlichen Versorgung • wöchentlicher Zeitaufwand durchschnittlich 5 h pro Tag, davon 5 h für die Grundpflege	728 € bei eingeschränkter Alltagskompetenz unveränderte Leistung	1612 € bei eingeschränkter Alltagskompetenz unveränderte Leistung
Härtefallregelung	sehr intensiver Betreuungsbedarf, der Pflegestufe III übersteigt	• Hilfe bei der Grundpflege mind. 6 Stunden täglich und 3-mal in der Nacht • Berücksichtigung der Pflegedauer bei Aufenthalt in vollstationären Einrichtungen ODER Grundpflege (auch nachts) kann nur von mehreren Pflegekräften gemeinsam (zeitgleich) erbracht werden. Zweite Pflegekraft kann Angehöriger sein.		1995 € bei eingeschränkter Alltagskompetenz unveränderte Leistung

mals pro Woche Unterstützung bei der hauswirtschaftlichen Versorgung.

! Merken Pflegestufe II
Der wöchentliche Zeitaufwand der Pflege muss im Tagesdurchschnitt mind. 3 Stunden betragen. Die Grundpflege ist darin enthalten und muss mind. 2 Stunden dauern.

Pflegestufe III – Schwerstpflegebedürftigkeit • Die Pflegebedürftigen benötigen rund um die Uhr Hilfe bei der Körperpflege, der Ernährung und der Mobilität. Die Hilfsbedürftigkeit gilt auch nachts. Zusätzlich brauchen die Pflegebedürftigen mehrmals pro Woche Unterstützung bei der hauswirtschaftlichen Versorgung.

! Merken Pflegestufe III
Die Pflege muss pro Tag mind. 5 Stunden dauern. Die Grundpflege ist darin enthalten und muss mind. 4 Stunden dauern.

Härtefallregelung • Ein Patient, der alle Voraussetzungen für die Pflegestufe III erfüllt und zusätzlich einen besonders intensiven Pflegeaufwand hat, kann die Härtefallregelung in Anspruch nehmen. Die Betroffenen erhalten dann höhere Sachleistungen. Eine Voraussetzung dafür ist z. B., dass der Pflegebedürftige Hilfe bei der Grundpflege von mind. 6 Stunden täglich und mind. 3-mal in der Nacht nötig hat.

Pflegestufe 0 – eingeschränkte Alltagskompetenz • Menschen mit Demenz, geistigen Behinderungen oder psychischen Erkrankungen sind in ihrem Alltag eingeschränkt. Sie haben eine sog. dauerhaft erheblich eingeschränkte Alltagskompetenz. Dennoch erfüllen sie nicht immer die Anforderungen für Pflegestufe I. Daher können Betroffene seit dem 1. Juli 2008 Betreuungsbeiträge beantragen, wenn sie Unterstützung in den Bereichen der Grundpflege und bei der hauswirtschaftlichen Versorgung benötigen. Man spricht dabei auch von Pflegestufe 0. Durch das Pflege-Neuausrichtungs-Gesetz (PNG) vom Januar 2013 ist der Umfang der Betreuungsleistungen noch einmal angestiegen. In Pflegestufe 0 haben Betroffene seitdem Anspruch auf Pflegegeld oder Pflegesachleistungen. Zudem gibt es ein Recht auf Verhinderungspflege sowie Pflegehilfsmittel und Zuschüsse für Maßnahmen zur Verbesserung des individuellen Wohnumfelds. In den Pflegestufen I und II werden höhere Beträge ausgezahlt.

WISSEN TO GO

Häusliche Pflege – Grundpflege

Sie umfasst Körperpflege, Unterstützung bei der Nahrungsaufnahme und Mobilität und wird bei der Pflegekasse beantragt. Der Pflegebedürftige wird in eine von 3 Pflegestufen eingestuft.

Pflegestufen
- MDK oder zugelassener Gutachter stuft gesetzlich Versicherte ein
- Medicproof GmbH stuft privat Versicherte ein
- **Pflegestufe I** – erhebliche Pflegebedürftigkeit
  - mind. 1-mal täglich Unterstützung in mind. 1 Bereich der Grundpflege
  - mehrmals pro Woche Hilfe bei hauswirtschaftlicher Versorgung
  - pro Tag mind. 90 min Pflege, davon mind. 45 min Grundpflege
- **Pflegestufe II** – Schwerpflegebedürftigkeit
  - mind. 3-mal täglich Hilfe bei Körperpflege, Ernährung und Mobilität
  - mehrmals pro Woche Unterstützung bei hauswirtschaftlicher Versorgung
  - mind. 3 h Pflege pro Tag, davon mind. 2 h Grundpflege
- **Pflegestufe III** – Schwerstpflegebedürftigkeit
  - rund um die Uhr Hilfe bei Körperpflege, Ernährung und Mobilität
  - mehrmals pro Woche Unterstützung bei hauswirtschaftlicher Versorgung
  - pro Tag mind. 5 h Pflege, davon mind. 4 h Grundpflege
  - „Härtefallregelung" für besonders intensiven Pflegeaufwand
- **Pflegestufe 0** – eingeschränkte Alltagskompetenz
  - dauerhaft erheblich eingeschränkte Alltagskompetenz, z. B. Demenz, geistige Behinderung, psychische Erkrankung
  - Unterstützung bei Grundpflege und hauswirtschaftlicher Versorgung

35.2.2 Behandlungspflege

Die Behandlungspflege umfasst medizinisch-diagnostische oder medizinisch-therapeutisch Pflegemaßnahmen, die von einem Arzt angeordnet werden. Dazu gehören Verbandwechsel, Wundversorgung, Injektionen, Blutzuckerkontrollen, medizinische Einreibungen und Medikamentenüberwachung. Meist beträgt die Dauer 4 Wochen. Im Einzelfall kann ein Arzt auch zusätzlich Grundpflege und hauswirtschaftliche Versorgung anweisen.

> *Behandlungspflege soll Klinikaufenthalte verkürzen oder vermeiden.*

Behandlungspflege wird z. B. verordnet, um Klinikaufenthalte zu verkürzen oder zu vermeiden, z. B. bei ambulanten Operationen, nach denen der Patient Unterstützung benötigt, oder bei neu aufgetretenen Wunden. Auch die sog. Sicherungspflege unterstützt die ärztliche Behandlung, ist aber im Gegensatz zur häuslichen Krankenpflege nicht zeitlich begrenzt.

Beispiel **Behandlungspflege**
Herr Lieber lebt allein. Nach einem Unfall sind ein Bein und ein Arm in Gips. Er möchte gerne nach Hause und erhält Behandlungspflege: Angehörige eines ambulanten Pflegedienstes führen eine medikamentöse Thromboseprophylaxe durch und injizieren ein Antikoagulans (z. B. Heparin). Zusätzlich erhält Herr Lieber Grundpflege: Das Pflegepersonal hilft ihm bei der Körperpflege, beim An- und Ausziehen und dem Zubereiten der Speisen. Der Pflegedienst unterstützt ihn auch bei der Hauswirtschaft. Mitarbeiter machen sauber und helfen beim Einkauf.

Krankenhausvermeidungspflege • Ein behandelnder Arzt kann Behandlungspflege auch als Krankenhausvermeidungspflege verordnen. Dies ist möglich, wenn eine notwendige Krankenhausbehandlung nicht durchgeführt oder wenn die Krankenhausbehandlung durch häusliche Pflegemaßnahmen vermieden oder verkürzt werden kann. Sie umfasst die Grund- und Behandlungspflege sowie die hauswirtschaftliche Versorgung.

35.2.3 Informieren, Schulen, Beraten

Das Personal der häuslichen Pflege schult den Pflegebedürftigen und dessen Angehörige. Dazu gehört z. B. die Anleitung, wie der Glukosegehalt im Blut gemessen wird und wie man sich eine Insulinspritze setzt. Zudem beraten Pflegende die Angehörigen bei Fragen zu Leistungen der Krankenkassen, z. B. dass Pflegebedürftige, die in einer Pflegestufe eingeordnet sind, bei der Pflegekasse Mittel für eine Wohnraumanpassung beantragen können.

WISSEN TO GO

Häusliche Pflege – Behandlungspflege

- **Behandlungspflege:**
  – wird vom Arzt verordnet
  – Dauer meist 4 Wochen
  – Leistungen umfassen Maßnahmen zur Behandlung von Krankheitsursachen, u. a. Verbandwechsel, Injektionen und Blutzuckerkontrollen
- **Sicherungspflege:** zeitlich nicht begrenzt
- **Krankenhausvermeidungspflege:** verordnet, wenn Krankenhausbehandlung vermieden, verkürzt oder nicht durchgeführt werden kann

35.2.4 Besonderheiten der häuslichen Pflege

Erstgespräch • Wenn sich ein neuer Klient bei einem Pflegedienst meldet, macht meist die Pflegedienstleitung einen ersten Besuch im häuslichen Umfeld. Dabei wird u. a. geklärt, ob bereits eine Pflegestufe beantragt ist und welcher Bedarf an Unterstützung besteht. Zudem gewinnt man einen ersten Eindruck voneinander.

Pflegevisite • Die Pflegedienstleitung besucht den Klienten regelmäßig zu Pflegevisiten. Dabei fragt sie u. a., wie zufrieden die Klienten mit der fachlichen und organisatorischen Versorgung sind und ob es weiteren Unterstützungsbedarf gibt. Sie kontrolliert neben dem MDK den Zustand des Pflegebedürftigen und begutachtet die Dokumentation. Die Aufgabe kann auch an eine Bezugspflegekraft delegiert werden. Mehr zum Begriff der Pflegevisite finden Sie im Kap. 10 „Pflegeprozess und Pflegeplanung" (S. 230).

Pflegdokumentation • Mit der Pflegedokumentation wird in erster Linie die geleistete Arbeit festgehalten. Sie dient als Information für Pflegende und andere Therapeuten sowie als Grundlage, um Pflegeleistungen abzurechnen. Die Dokumentation kann auf Papier oder computergestützt, z. B. mit einem Tablet, geführt werden. Bei einer Papierfassung wird die Dokumentation im Haus des Kunden aufbewahrt. Die Eintragungen müssen mit Datum und Namen des Verfassers versehen sein, damit sie rückverfolgt werden können. Mehr zur Pflegedokumentation allgemein finden Sie im Kap. 10 „Pflegeprozess und Pflegeplanung" (S. 227).

Zusätzlich zur Pflegedokumentation haben manche ambulante Dienste ein handschriftlich geführtes „Übergabebuch" im Haushalt des Klienten. Die Bezeichnungen für das Buch können variieren. Über das Buch können die Angehörigen mit den Pflegenden, aber auch die Pflegenden untereinander kommunizieren. Beispielsweise könnte dort stehen: „Rezept für Herrn Yilmaz beim Arzt angefordert, hole es morgen auf dem Weg ab" oder „Herr Yilmaz hat heute Nacht sehr schlecht geschlafen, nicht über Gereiztheit wundern" oder „Wir haben Theaterkarten für Mittwoch, 18 Uhr, könnten Sie eine Stunde früher kommen?". Der Name des Verfassers muss unter jedem Eintrag stehen. Man kann damit vermeiden, den Pflegedienst wegen Kleinigkeiten anzurufen.

Dienst und Rufdienst • Meist sind Mitarbeiter der häuslichen Pflege alleine unterwegs. Die Abfolge der Einsätze wird Tour genannt und ist bei vielen Pflegediensten festgelegt. Auch wenn die Zeit für die Arbeit mit den Klienten manchmal knapp wird, nehmen sich viele Pflegende hin und wieder 5 Minuten mehr für ein Gespräch. Das kann jede Pflegekraft für sich entscheiden und organisieren. Für manche Klienten sind die Mitarbeiter des mobilen Pflegedienstes die einzigen Gesprächspartner, die sie am Tag haben. Um einen Augenblick Zeit für ein paar persönliche Worte mit den Mitarbeitern zu haben, kann es vorkommen, dass die Klienten sich bemühen, die eigentlichen Tätigkeiten des Pflegedienstes so gut wie möglich vorzubereiten. Sie richten dann z. B. das Badezimmer oder das Bett, selbst wenn es Zeit und Kraft kostet. Manchmal ist die Pflege eines Klienten so aufwendig, dass mehr als ein Mitarbeiter benötigt wird. In diesem Fall wird die PDL versuchen, die Touren so zu planen, dass sich 2 Mitarbeiter zu einem bestimmten Zeitpunkt bei dem Klienten treffen können.

! Merken Notfälle
Alle mobilen Dienste sind verpflichtet, eine 24-Stunden-Rufbereitschaft für den Notfall vorzuhalten. Dies ist meist eine zentrale Rufnummer. Die Mitarbeiter übernehmen abwechselnd den Rufdienst.

Schweigepflicht • Selbstverständlich unterliegen Pflegende in der häuslichen Pflege der Schweigepflicht. Die Schweigepflicht betrifft bei mobilen Diensten u. a. das Postgeheimnis (Wann dürfen Briefe geöffnet werden) oder das Fernmelde- oder Telekommunikationsgeheimnis (Wer hat angerufen?). Krankenakten müssen in geschlossenen Umschlägen oder Boxen transportiert werden. Pflegende dürfen keine Angaben zur Gesundheit oder zum Krankheitsstand ihrer Pflegebedürftigen machen. Selbst wenn sich ein wohlmeinender Nachbar erkundigt, dürfen Angehörige des Pflegedienstes keine Auskunft geben.

Hilfsmittelbeschaffung • Pflegende fordern benötigte Hilfsmittel, z. B. zur Pflegeerleichterung, beim Hausarzt an (▶ Abb. 35.2). Dieser stellt eine Anordnung aus, die von der Krankenkasse begutachtet und genehmigt wird. Bis die Kasse die Kostenübernahme zusichert, erhält der Pflegebedürftige ein Leihgerät von der Kasse.

35 Grundlagen der häuslichen Pflege

Abb. 35.2 Hilfsmittel.

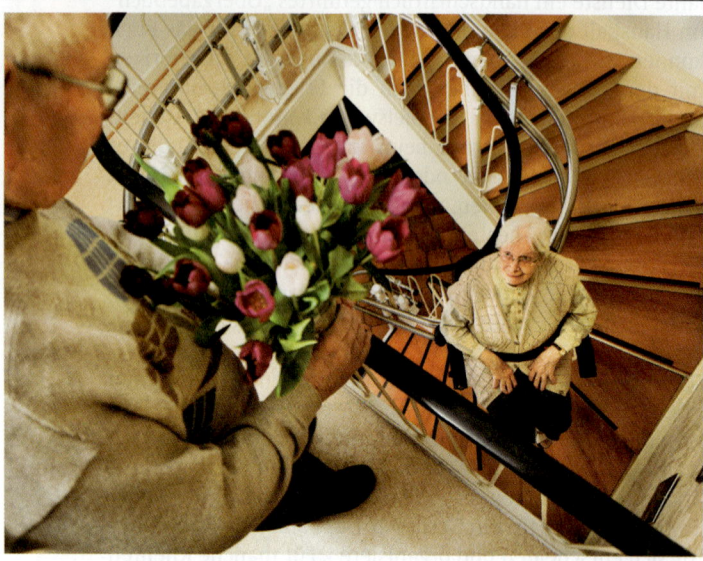

Unter bestimmten Bedingungen leistet die Pflegeversicherung einen Zuschuss zur Anschaffung eines Treppenlifts.

> **WISSEN TO GO**
>
> **Häusliche Pflege – Besonderheiten**
> - **Erstgespräch**: beim Klienten zu Hause, Themen u. a. Pflegestufen und Unterstützungsbedarf
> - **Pflegevisite**: Pflegedienstleitung oder Bezugspflegefachkraft besucht den Klienten regelmäßig, um:
>   – Zufriedenheit und weiteren Unterstützungsbedarf zu klären
>   – Zustand des Pflegebedürftigen zu kontrollieren
>   – Dokumentation zu begutachten
> - **Pflegedokumentation**:
>   – Nachweis der geleisteten Arbeit und Informationsweitergabe
>   – Eintragungen müssen Datum und Namen des Verfassers tragen
>   – ggf. zusätzliches „Übergabebuch" für die Kommunikation zwischen Angehörigen und Pflegenden
> - **Dienst und Rufdienst**: Alle mobilen Dienste müssen eine 24-Stunden-Rufbereitschaft für den Notfall haben
> - **Schweigepflicht**:
>   – gilt für alle Pflegenden
>   – betrifft auch das Post- und Fernmeldegeheimnis
>   – Krankenakten in geschlossenen Umschlägen oder Boxen transportieren
>   – Pflegende dürfen keine Angaben zur Gesundheit ihrer Pflegebedürftigen machen
> - **Hilfsmittelbeschaffung**:
>   – Pflegende fordern benötigte Hilfsmittel beim Hausarzt an
>   – Krankenkasse begutachtet und genehmigt ggf. die Anordnung des Hausarztes

35.2.5 Häusliche Intensivpflege

Die Zahl intensivpflegebedürftiger Menschen zu Hause steigt. Intensivpflege findet auch in ambulant betreuten Wohngemeinschaften und speziellen Stationen statt, z. B. mit Spezialisierung auf beatmete Patienten. Häufig müssen Menschen in der häuslichen Intensivpflege beatmet werden.

Oft leben Angehörige des Intensivpflegedienstes 24 Stunden täglich mit den Patienten zusammen, meist im 2- oder 3-Schicht-System. Die Pflegenden begleiten den Menschen den ganzen Tag, zur Arbeit, zu Freizeitaktivitäten oder in den Urlaub. Möglich ist auch eine zeitweise Betreuung, da manche Patienten nur ein paar Stunden am Tag oder in der Nacht pflegerisch versorgt, z. B. beatmet oder abgesaugt werden müssen.

Beispiel **Häusliche Intensivpflege**
Peter, 32 Jahre alt, ist körperlich behindert, rollstuhlpflichtig und leicht geistig behindert. Er lebt zusammen mit seinen Eltern. Beide sind über 70 Jahre alt, aber körperlich und geistig fit. Wegen seiner starken Skoliose hatte Peter eine fulminante (schnell und heftig verlaufende) Pneumonie. Er lag mehrere Wochen beatmet auf der Intensivstation. Auch nach der Entlassung konnte er noch nicht alleine atmen. Ein ambulanter Pflegedienst übernahm die Pflege zu Hause mit dem Ziel, Peter von der Beatmung abzutrainieren und ihn wieder ganz in sein voriges Leben zu entlassen (Rückzugspflege). Die Mitarbeiter des Dienstes begleiteten ihn u. a. jeden Tag zu seiner Arbeit in einer Behindertenwerkstatt und übten mit ihm stundenweise, ohne Respirator zurechtzukommen. Sechs Wochen später konnte er aus der Unterstützung entlassen werden.

35.2.6 Umgang mit Angehörigen

Unterschiedliches Umfeld

Pflegende treffen in der häuslichen Pflege auf Klienten, die bestimmte Rituale, Umgangsformen oder Traditionen haben. Pflegende sollten diese Aspekte des Umgangs und der Lebensgestaltung akzeptieren, auch wenn sie nicht ihrer eigenen Einstellung entsprechen.

Meist übernehmen die Angehörigen den überwiegenden Teil der Pflege. Pflegende können dabei auf ganz unterschiedliche Einstellungen treffen. Manche Angehörigen „bemuttern" den Pflegebedürftigen, manche versorgen ihn pflegerisch oder sozial eher ungenügend. Die meisten Haushalte bilden aber eine konstruktive und liebevolle Welt für den Pflegebedürftigen.

Pflegende können und dürfen immer aus ihrer fachlichen Sicht versuchen, mit Angehörigen und Pflegebedürftigem über Verbesserungen zu reden – aber sie können nicht davon ausgehen, dass diese auch umgesetzt werden.

Beispiel **Angehörige**
Frau Müller ist seit Jahren bettlägerig. Ihr Pflegebett steht in einem Zimmer der 4-Zimmer-Wohnung, sie kann es aber nicht mehr verlassen. Außerhalb des bewohnten Zimmers haben die Angehörigen offenbar alles aus der Wohnung ausgeräumt, Frau Müller scheint das nicht zu wissen. Eines Tages sagt Frau Müller zur Pflegefachkraft: „Bringen Sie mir doch bitte das gelbe flauschige Tuch, das in dem Schrank rechts an der Wand im Schlafzimmer liegt." Aber da sind kein Schrank und kein Tuch. Es ist sicherlich kein Zeichen von Schwäche, sich zurückzuziehen und zu sagen: „Ich kann das Tuch nicht finden. Fragen Sie doch das nächste Mal Ihren Sohn, wenn er vorbeikommt." Familiäre Konflikte oder nicht intakte Beziehungen sollten zur Kenntnis genommen werden – und machen sicherlich oft traurig –, aber man sollte nicht versuchen, sie zu lösen.

Ernährung • Unter anderem bei der Ernährung und v. a. in der Kinderpflege weichen Angehörige manchmal von den Gepflogenheiten der stationären Pflege ab. Sie pürieren z. B. das Familienessen, statt dass sie Sondenkost verabreichen. Verflüssigt wird das Essen z. B. mit einem Schluck Milch (das Weißbrot mit Nutella zum Frühstück) oder Brühe (für das Mittagessen). Dahinter steckt die Erfahrung, dass mit diesem Essen weniger Diarrhöen auftreten. Außerdem versprechen sich die Angehörigen davon Geschmackserlebnisse für den Pflegebedürftigen, z. B. weil er nach der Applikation aufstößt und so das Essen im Nachhinein „schmecken" kann.

Problematisches Umfeld

Bei der häuslichen Pflege treten Pflegende sehr weit in den privaten Bereich eines Pflegebedürftigen ein. Das kann eine gute Beziehung zu dem Klienten und den Angehörigen fördern. Wie in jeder Beziehung kann es aber auch Konflikte schüren. Pflegende sind besonders gefordert, sich professionell zu verhalten. Das reicht vom Benehmen und Verhalten während der täglichen Arbeit bis zum Konfliktfall. Die meisten mobilen Dienste besprechen während ihrer Konferenzen auch Fälle, in denen das Umfeld problematisch ist, und suchen im Zweifel nach Entlastung.

Beispiel **Problematische Fälle**
Der jüngste Sohn (6 Jahre) einer 18-köpfigen Familie hat durch einen Unfall eine Querschnittlähmung und lebt beatmet zu Hause. Er wird durch einen mobilen Dienst betreut. Für die Familie scheint die Erkrankung nicht sonderlich schwer zu sein und sie ändert ihr Verhalten kaum. Die anderen Kinder treiben Schabernack mit ihrem Bruder. Sie schubsen ihn im Rollstuhl herum, lösen die Verbindung seiner Trachealkanüle und schleppen ihn zu jeder Aktivität mit. Der Kleine kommt kaum zur Ruhe. Die Anweisungen des mobilen Dienstes werden nur in Maßen respektiert. Für die Pflegenden ist der Dienst dort sehr anstrengend. Sie wünschen sich, mehr als 2 Arme zu haben, um ihren Klienten zu schützen. Der mobile Dienst versucht, seine Mitarbeiter zu entlasten, und bietet die Möglichkeit, jederzeit eine Pause bei der Betreuung zu erhalten. Schlussendlich wechseln sich fast alle Mitarbeiter in der intensiven Betreuung ab. Die PDL macht regelmäßig Pflegevisiten, um die Zustände zu dokumentieren. Nach einem halben Jahr trägt das Engagement erste Früchte: Die Geschwister respektieren den mobilen Dienst als eine Instanz, die ihnen Anweisungen geben darf. Sie erkennen, dass ihr kleiner Bruder vorsichtigen Umgang und ab und zu etwas Ruhe braucht.

Lebensqualität verbessern

Wenn Pflegende bemerken, dass ein Angehöriger unter der Pflegesituation zu leiden scheint und z. B. erschöpft oder überfordert wirkt, können sie helfend eingreifen (▶ **Abb. 35.3**). Sie können ihm z. B. Alternativvorschläge wie die Kurzzeitpflege machen. Oder sie können auf Unterstützungsmaßnahmen hinweisen, z. B. Angehörigenkurse und Selbsthilfegruppen. Die Kassen der Pflegeversicherung bieten eine häusliche Pflegeberatung an, bei der ein Mitarbeiter in den Haushalt des Pflegebedürftigen kommt. Manchmal nehmen Angehörige Angebote nur zögerlich und nach viel gutem Zureden oder eben auch gar nicht an.

Abb. 35.3 Beratung für pflegende Angehörige.

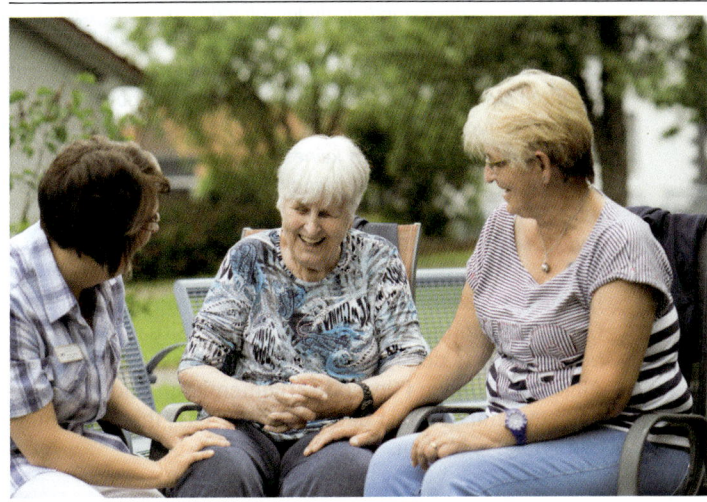

Auch pflegende Angehörige benötigen Begleitung und Unterstützung. Ambulante Pflegefachkräfte können durch Gespräche Wertschätzung vermitteln und körperlicher und psychischer Erschöpfung vorbeugen.

Verhalten in besonderen Situationen

Klient macht die Tür nicht auf • Meist haben die mobilen Dienste einen Schlüssel von den Klienten, um in die Wohnung zu gelangen. Ist dies nicht der Fall, muss der Mitarbeiter klingeln. Wenn der Klient nicht öffnet, sollte die Pflegekraft versuchen, beim Patienten im Haus oder mobil anzurufen. Erreicht sie ihn nicht, kann sie Angehörige oder Betreuer, die einen Schlüssel haben, anfragen. Bleiben alle Versuche fruchtlos, kann die Pflegeperson bei der PDL ihres Dienstes anrufen. Die meisten mobilen Dienste haben für den Fall einen „Notfall-Standard". Pflegende sollten immer von einem Ernstfall ausgehen. Sie dürfen z. B. durch die Terrassentür spähen, ob jemand am Boden liegt. In diesem Fall müssen sie die Notrufnummer 110 (Polizei) oder 112 (Rettungsleitstelle) wählen. Es ist jedoch nicht erlaubt, eigenständig eine Tür aufzubrechen oder ein Fenster einzuschlagen.

Verwahrlosung • Angehörige des mobilen Dienstes können bisweilen Wohnungen betreten, die ihren Geruchssinn und ihr Verständnis von Ordnung und Sauberkeit fundamental erschüttern. Dabei ist es nicht immer einfach zu unterscheiden, ob sich der Patient vernachlässigt, weil er ein anderes Verständnis von Sauberkeit hat, süchtig oder depressiv ist. Oder ob er an einer psychischen Störung leidet, dem sog. Vermüllungs- oder Diogenes-Syndrom. Mobile Dienste unterstützen den Klienten dabei, eine Lösung zu finden. Sie können auch den Hausarzt oder sozialpsychiatrische Dienste (ambulante psychiatrische Dienste) hinzuziehen. Nach Absprache mit Angehörigen können sie ein Betreuungsverfahren einleiten. Pflegende sollten auf eine wertfreie Dokumentation achten. Die Beschreibung sollte nicht lauten: „Hier stinkt es wie im Pumakäfig, überall sind Viecher." Pflegende sollten beschreiben, was sie sehen: „Lebensmittel auf dem Tisch verschimmelt, Ungeziefer (Ratten, Mäuse) in der Küche."

Beratungsbedarf • Er soll an einem Beispiel verdeutlicht werden.

Grundlagen der häuslichen Pflege

Beispiel **Beratungsresistenz**
Herr Müller ist nach einem Schlaganfall mit Hemiplegie wieder zu Hause. Seine Frau pflegt ihn und hat sehr eigensinnige Ansichten darüber, wie die Pflege auszusehen hat. Den ganzen Tag versucht sie, ihren Mann mit Kinderbrei zu „füttern" – das habe die Kinder schließlich auch groß und stark gemacht. Sie wischt ihm ständig durch das Gesicht, lässt ihn keine 5 Minuten allein. Argumenten ist sie nicht zugänglich. Der Mann versucht, seine Frau abzuwehren. Die Kinder sehen, wie verzweifelt die beiden sind, und wenden sich an den Pflegedienst.

In solchen Fällen kann der Pflegedienst versuchen, durch Gespräche und Beratungsangebote die Situation zu verbessern. Auch der Hausarzt kann hinzugezogen werden. Allgemein können Pflegende argumentieren und Lösungen anbieten, müssen aber damit rechnen, dass ihre Bemühungen erfolglos bleiben.

Gewalt • Wenn Pflegende regelmäßig Hämatome oder sogar Frakturen bei einem Klienten bemerken, sollten sie Rücksprache mit der PDL des mobilen Dienstes halten und die Dokumentation vorzeigen. Erhärtet sich der Verdacht auf Gewalt oder Missbrauch, gleich welcher Art, sollte der mobile Dienst das Gespräch mit den Angehörigen suchen, evtl. mit Unterstützung des Hausarztes. Bessert sich die Situation nicht schnell, kann der Dienst die Polizei einschalten.

Üble Gerüche • Chronische Wunden oder exulzerierende Tumoren riechen oft sehr stark. Dies kann die Betroffenen und die Angehörigen belasten und zu sozialer Isolation führen. Der Besuch von Freunden oder Nachbarn wird in diesen Fällen meist seltener. Um diese Art Wunden sollte sich ein Wundexperte kümmern. Er kann mit speziellen, verschließenden Verbänden versuchen, die Belastung so gering wie möglich zu halten. Pflegende sollten nach Rücksprache regelmäßig das Fenster öffnen. Sie können auch Duftsäckchen oder Raumbedufter nutzen. Chemische Raumsprays sollten sie allerdings meiden.

36 Medikamentenmanagement

36.1 Grundlagen

„Die Dosis macht das Gift." Dies erkannte Paracelsus schon vor 500 Jahren und damit hatte er völlig recht. Beim Umgang mit Medikamenten sollten sich Pflegende immer wieder bewusst machen, dass sie hier eine große Verantwortung für den Patienten und seine Sicherheit übernehmen. Um diese Sicherheit zu gewährleisten, müssen sie die Grundlagen des Medikamentenmanagements beherrschen.

Kurz im Überblick skizziert, müssen sich Pflegende mit folgenden Dingen auskennen: Was ist ein Arzneimittel? Was ist der Unterschied zwischen verschreibungspflichtigen und nicht verschreibungspflichtigen Arzneimitteln? Was ist „Verschreibungspflicht" und wer legt sie fest? Was charakterisiert ein Arzneimittel? Wie werden Medikamente gelagert, gerichtet und verabreicht? Wie erkenne ich Nebenwirkungen?

36.1.1 Begriffsdefinitionen, Bezeichnungen und Namen

In Deutschland regelt das **Arzneimittelgesetz (AMG)** den Umgang mit Arzneimitteln und liefert auch die dazugehörige Definition.

Definition **Arzneimittel**
Arzneimittel sind Stoffe oder Zubereitungen aus Stoffen, die zur Anwendung im oder am menschlichen oder tierischen Körper kommen. Sie müssen dabei Eigenschaften vorweisen, die zur Heilung oder Linderung oder Verhütung von Krankheiten führen. Auch Stoffe, die zu einer medizinischen Diagnose führen, z.B. Kontrastmittel, zählen dazu. Der Begriff Medikament kann synonym verwendet werden.

Zweck des Gesetzes ist es, für Mensch und Tier eine ordentliche Arzneimittelversorgung zu gewährleisten und für Sicherheit im Verkehr mit Arzneimitteln zu sorgen. Insbesondere stehen hier die Qualität, Wirksamkeit und Unbedenklichkeit der Arzneimittel im Vordergrund. Medikamente werden hinsichtlich ihrer Wirkung und Nebenwirkung allerdings i.d.R. an jungen Männern getestet, die Ergebnisse sind deswegen auf Frauen, ältere Menschen und Kinder nicht ohne Weiteres übertragbar.

Zugänglichkeit • Das Gesetz legt zudem fest, wer Zugang zu den einzelnen Arzneimittelgruppen hat. Man unterscheidet dabei:
- **Frei zugängliche Arzneimittel:** Wie der Name schon sagt, sind diese für jedermann in Drogerien oder in den Drogerieabteilungen der Lebensmittelmärkte erhältlich. Zu diesen Mitteln gehören z.B. Heiltees und Nahrungsergänzungspräparate (Vitamine, Mineralstoffe).
- **Apothekenpflichtige Arzneimittel:** Sie werden nur in Apotheken vertrieben. Die Apothekenpflicht stellt den Apotheker als Kontrollinstanz zwischen Kunde und Arzneimittel. In dieser Gruppe können die Präparate über ein beachtliches Nebenwirkungspotenzial verfügen. Der Apotheker kann beraten und warnen (Analgetika wie Paracetamol, Antitussiva wie Bromhexin).
- **Verschreibungspflichtige Arzneimittel:** Sie sind ebenfalls nur in Apotheken zu bekommen, jedoch nur auf ärztliche Anordnung in schriftlicher Form. In dieser Gruppe befinden sich Präparate, die bei unsachgemäßer Verwendung zu erheblichen Schäden führen können (Antibiotika, blutdrucksenkende Arzneimittel).

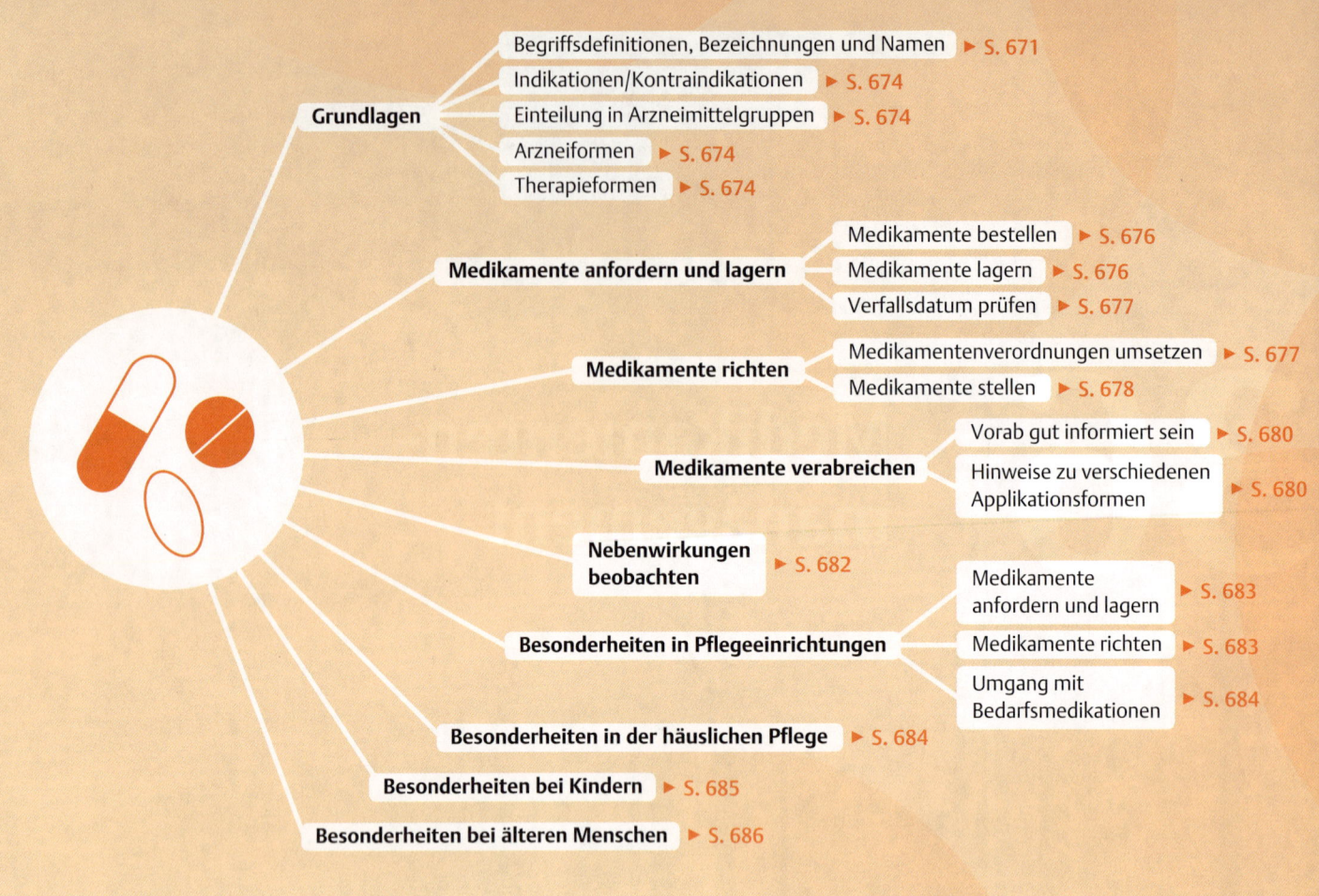

- **Betäubungsmittel** sind besonders stark wirksame Arzneimittel, die wegen ihres hohen Suchtpotenzials und starker Nebenwirkungen unter besondere Reglementierungen durch die Bundesregierung gestellt werden. Der Umgang und die Aufbewahrungsvorschriften unterscheiden sich von den „nur" verschreibungspflichtigen Präparaten und sind durch die **Betäubungsmittelverschreibungsverordnung (BtMVV)** und das **Betäubungsmittelgesetz** (BtMG) geregelt.

Wirkstoff • Damit ist die Substanz in einem Medikament gemeint, die die eigentlich gewünschte pharmakologische Wirkung erzielt.

Hilfsstoff • Hilfsstoffe sind Stoffe ohne pharmakologische Wirkung, die den Wirkstoffen beigegeben werden, um sie z. B. in Geschmack, Wirkdauer, Form usw. zu verändern und somit angenehmer zur Einnahme bzw. Applikation zu machen (z. B. Gelatine, Zucker, Stärke).

Präparat • In einem Arzneimittelpräparat ist der Wirkstoff für die Verabreichung (Applikation) zubereitet, d. h., er ist mit Hilfsstoffen versehen, die dem Wirkstoff als Träger dienen bzw. Faktoren wie Bekömmlichkeit und Freisetzung des Wirkstoffs beeinflussen.

Placebos • Dies sind Medikamente ohne Wirkstoff und damit auch ohne pharmakologische Wirkung. Von einem Placeboeffekt spricht man, wenn nach Verabreichung dieses pharmakologisch wirkungslosen Medikaments eine Besserung eintritt. Umgekehrt kann auch ein sog. Noceboeffekt eintreten. Dabei klagen Menschen über unerwünschte Wirkungen von Arzneimitteln, obwohl der Stoff, der diese bewirken kann, in dem Medikament gar nicht enthalten ist.

Handelsname • Jeder Hersteller kann seinem Arzneimittel einen eigenen Handelsnamen geben (z. B. Wirkstoff: Diclofenac, Handelsname: Voltaren).

Generikum • Ist der Patentschutz eines auf dem Markt befindlichen Medikaments abgelaufen, können andere Hersteller dieses Präparat „kopieren". Generika sind i. d. R. billiger als Markenpräparate und sind meist nach dem Wirkstoff benannt (z. B. Paracetamol ratiopharm).

Dosis/Dosierung • Ein Wirkstoff benötigt eine bestimmte Konzentration im Blut, um die gewünschte Wirkung zu erzielen. Hierbei ist die Schwellendosis die kleinste Dosis, die nötig ist, um eine Wirkung zu erzielen. Dem gegenüber steht die Maximaldosis. Wird sie überschritten, besteht die Gefahr einer Überdosierung und Intoxikation. Den Abstand zwischen der Dosis, die die volle erwünschte Wirkung erzielt, und derjenigen, die toxische Wirkung hat, bezeichnet man als therapeutische Breite eines Medikaments. Die optimale Dosis ist von Faktoren wie Gewicht, Alter oder Geschlecht abhängig.

Die Dosis macht das Gift.

Wirkstoffkonzentration • Sie sagt aus, wie viel Wirkstoff in einer bestimmten „Einheit" des Medikaments enthalten ist, z. B. 500 mg Acetylsalicylsäure in 1 Tablette. Dabei kann ein Präparat in unterschiedlichen Wirkstoffkonzentrationen vorliegen. Acetylsalicylsäure gibt es z. B. als 100 mg/Tablette oder als 500 mg/Tablette.

Unerwünschte Wirkungen und Nebenwirkungen • Arzneimittel zeigen nicht nur erwünschte, sondern auch unerwünschte Wirkungen (unerwünschte Arzneimittelwirkungen = UAW). Im Gegensatz dazu sind Nebenwirkungen **alle** Wirkungen eines Medikaments jenseits der erwünschten Hauptwirkung, egal ob erwünscht oder unerwünscht. In der Praxis wird jedoch meist von Nebenwirkungen im Sinne von unerwünschten Wirkungen gesprochen.

Wechselwirkungen • Werden mehrere Medikamente gleichzeitig eingenommen, können diese sich wechselseitig beeinflussen und in ihrer Wirkung hemmen, verstärken oder gar potenzieren. Hiervon sind v. a. ältere Patienten betroffen, da sie oft mehrere Medikamente einnehmen.

Pharmakodynamik • Sie beschäftigt sich mit der Frage, wie die Medikamente im Organismus wirken (wie der Wirkstoff den Organismus beeinflusst). Wo und wie das Medikament wirkt und welche biochemischen Prozesse die Wirkung ermöglichen. Was macht der Wirkstoff mit dem Körper?

Pharmakokinetik • Sie beschäftigt sich damit, wie der Wirkstoff an den Wirkort gelangt oder wie der Körper den Wirkstoff wieder abbaut und ausscheidet. Also: Was macht der Körper mit dem Wirkstoff? Zur Pharmakokinetik gehören u. a. die Freisetzung, die Aufnahme oder Absorption, die Verteilung (Distribution) und die Metabolisierung und Ausscheidung (Elimination) eines Wirkstoffs.

▶ Abb. 36.1 fasst die wichtigsten Begriffe noch einmal zusammen.

Abb. 36.1 Fachbegriffe des Medikamentenmanagements.

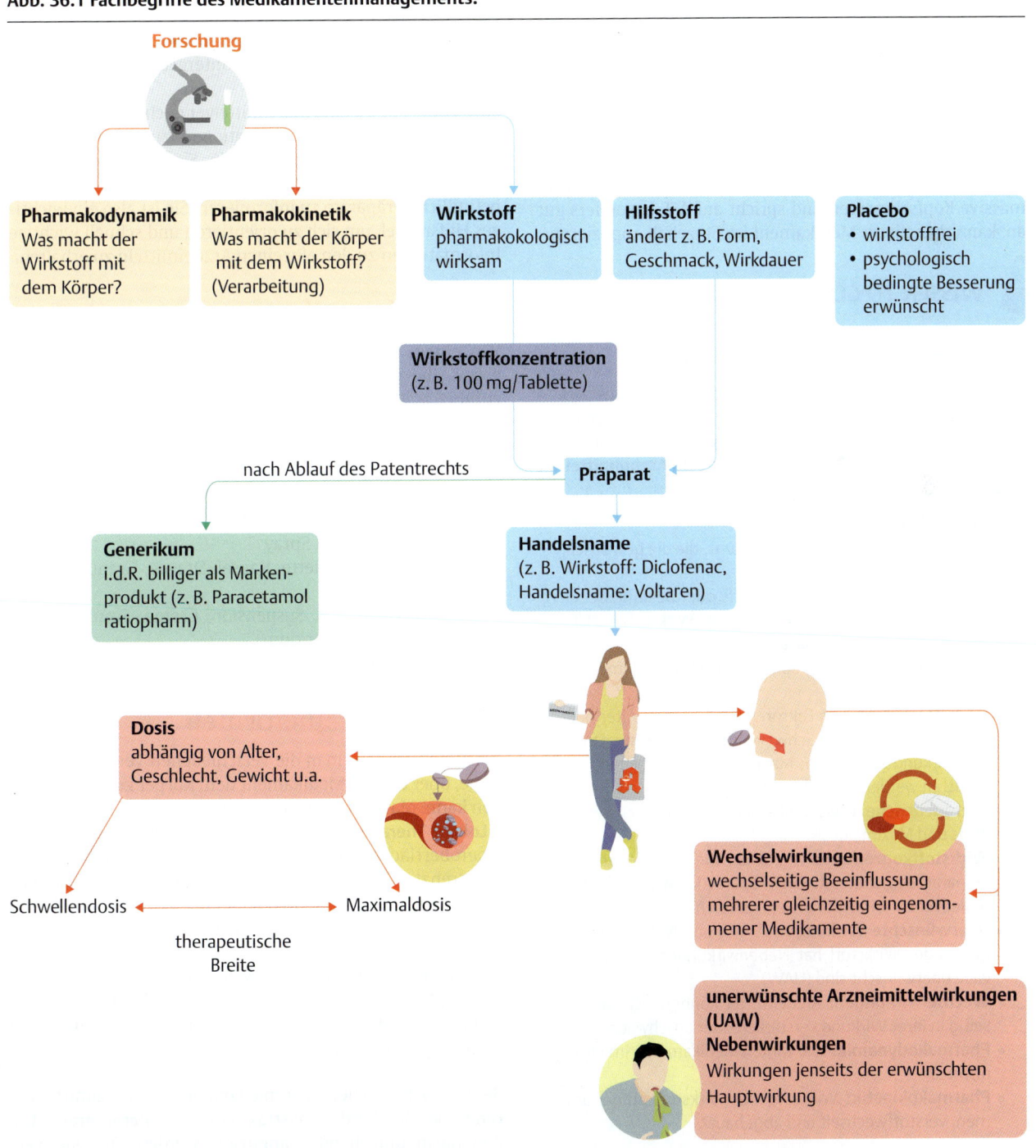

36 Medikamentenmanagement

36.1.2 Indikationen/Kontraindikationen

Indikationen • Dies sind Situationen, bei denen der Wirkstoff gezielt eingesetzt wird, um eine heilende, lindernde oder vorbeugende Wirkung zu erreichen. So werden z. B. Antidiabetika gegen Diabetes mellitus oder Antiepileptika gegen epileptische Anfälle eingesetzt. Acetylsalicylsäure (Aspirin) ist z. B. bei Schmerzen oder Fieber indiziert.

Kontraindikationen • Sie werden auch Gegenanzeigen genannt und sind Situationen/Umstände/Bedingungen, bei denen der Arzneistoff nicht eingesetzt werden darf, weil er zu Schädigungen des Organismus führen könnte. Dabei unterscheidet man zwischen relativen und absoluten Kontraindikationen.

Absolute Kontraindikationen sind Umstände, unter denen ein absolutes Einsatzverbot besteht. Wenn eine Schwangere z. B. Kopfschmerzen hat, darf sie niemals ASS als Schmerzmittel einnehmen, da es zur Fruchtschädigung führen kann. Bei einer relativen Kontraindikation verbietet die eigentliche Situation zwar den Einsatz des Arzneimittels, im konkreten Einzelfall nutzt das Medikament voraussichtlich aber mehr, als das es schadet. ASS ist z. B. kontraindiziert bei Patienten mit Magenbeschwerden, da ASS zu einer Schädigung der Magenschleimhaut führen kann. Hat aber eine Patientin massive Kopfschmerzen und spricht auf ASS besonders gut an, kann man dieses Medikament im Einzelfall applizieren.

WISSEN TO GO

Medikamentenmanagement – Grundlagen

Arzneimittel (Medikamente) sind Stoffe, die im oder am menschlichen oder tierischen Körper angewendet werden und zur Heilung oder Linderung von Krankheiten führen. Der Umgang wird in Deutschland durch das **Arzneimittelgesetz (AMG)** geregelt.

Begriffsdefinitionen
- **Wirkstoff:** Substanz im Medikament, die die gewünschte Wirkung erzielt.
- **Hilfsstoff:** ist Träger des Wirkstoffs oder beeinflusst seine Freisetzung oder Bekömmlichkeit. Wirkstoff + Hilfsstoff = Arzneimittel**präparat**.
- **Generika**: Kopie eines Präparats, meist nach dem Wirkstoff benannt.
- **Dosis/Dosierung:** von Faktoren wie Gewicht, Alter oder Geschlecht abhängig; Schwellendosis = kleinste Dosis, um Wirkung zu erzielen; Maximaldosis darf nicht überschritten werden (toxische Wirkung).
- **Therapeutische Breite:** Abstand zwischen Schwellendosis und Maximaldosis.
- **Wirkstoffkonzentration:** gibt an, wie viel Wirkstoff im Präparat enthalten ist. Ein Präparat kann es in unterschiedlichen Wirkstoffkonzentrationen geben.
- **Unerwünschte Wirkungen** (UAW) und **Nebenwirkungen:** Jeder Wirkstoff hat Nebenwirkungen, von denen viele unerwünscht sind (UAW).
- **Wechselwirkungen:** Arzneimittel können sich gegenseitig in ihrer Wirkung verstärken oder abschwächen.
- **Pharmakodynamik:** Wie wirken Medikamente im Organismus?
- **Pharmakokinetik:** Wie wird der Wirkstoff aufgenommen, verstoffwechselt und abgebaut?

- **Indikationen:** Krankheiten und Situationen, in denen die Arzneimittel eingesetzt werden.
- **Kontraindikationen:** Situationen/Umstände/Bedingungen, bei denen der Arzneistoff nicht eingesetzt werden darf.

36.1.3 Einteilung in Arzneimittelgruppen

Arzneimittel werden nach bestimmten Kriterien wie Indikation oder Wirkung oder nach dem Zielorgan(-system) in unterschiedliche Medikamentengruppen sortiert. Medikamente, die gegen Schmerzen wirken, werden z. B. in der Medikamentengruppe der Analgetika zusammengefasst (griech. algos = Schmerz; an = nicht). Weitere Gruppen sind z. B. Antibiotika, Barbiturate, Betablocker, Diuretika, Laxanzien, Kontrazeptiva oder Zytostatika. Die Rote Liste differenziert zwischen 88 solcher Hauptgruppen. Diese wiederum untergliedern sich in zahlreiche Untergruppen.

Rote Liste • Sie ist ein Arzneimittelverzeichnis für Deutschland und enthält Kurzinformationen zu in Deutschland vermarkteten Humanarzneimitteln. Sie richtet sich an medizinisch-pharmazeutische Fachkreise, um über im Handel befindliche Präparate zu informieren. Sie ist also ein wichtiges Hilfsmittel, um sich zu orientieren und schnell wichtige Informationen zu den einzelnen Arzneimitteln zu erhalten.

36.1.4 Arzneiformen

Von einem Wirkstoff kann es verschiedene Arzneiformen geben, die man dem Körper auf unterschiedliche Weise zuführt, z. B. gibt es Ibuprofen als Tabletten und als Saft. Welche Form verabreicht wird, entscheidet der Arzt. Meist sind bei der Auswahl der Wirkstoff und der Patient (Erwachsener oder Kind) entscheidend. Bei den Arzneiformen/Darreichungsformen unterscheidet man:
- **flüssige Form:** z. B. Lösung, Sirup, Saft, Injektions- oder Infusionslösung, Tee, Spray
- **feste Form:** z. B. Tablette, Kapsel, Dragee, Granulat, Brausetablette
- **halbfeste Form:** z. B. Suspension, Creme, Emulsion, Gel, Zäpfchen (= Suppositorium)
- **weitere Formen:** z. B. Pflaster

36.1.5 Therapieformen

Hierunter versteht man die verschiedenen Verabreichungswege, über die das Medikament dem Körper zugeführt werden kann. Man unterscheidet 2 Formen:
- **Lokale Therapie:** Die Medikamente werden auf die Körperoberfläche, auf eine Wunde bzw. in einen lokal begrenzten Raum im Körper (z. B. einen Gelenkspalt) auf- bzw. eingebracht. Dadurch bleibt der Wirkstoff auf diesen Ort beschränkt und verteilt sich nicht bzw. nur sehr begrenzt auf den Körper.
- **Systemische Therapie:** Der Wirkstoff wird an einer bestimmten Stelle verabreicht (appliziert), dann vom Körper aufgenommen (resorbiert) und über das Blutgefäßsystem im Körper verteilt.

Bei der systemischen Therapie können die Arzneimittel **enteral** über den Verdauungstrakt oder aber **parenteral** – d. h. den Darm umgehend – appliziert werden. Die häufigste

Grundlagen

enterale Applikation ist die (per)orale Verabreichung, d.h. das Schlucken von Medikamenten. Sie können aber auch sublingual (unter die Zunge), bukkal (in die Backentasche) oder rektal (in den Anus) verabreicht werden. Parenteral können die Arzneistoffe intravenös, intraarteriell, intramuskulär, subkutan, intrakutan injiziert werden oder nasal (durch die Nase), inhalativ (durch Einatmen) oder transdermal (über die Haut) verabreicht werden. Einen Überblick über die verschiedenen Applikationsformen sowie deren Vor- und Nachteile gibt ▶ Tab. 36.1.

Tab. 36.1 Beispiele für enterale und parenterale Applikationsformen.

Applikationsform	Medikamentenform	Ort der Medikamentenaufnahme (Resorption)/Applikation	Vor- und Nachteile der systemischen Therapie
enterale Applikation = systemische Therapie			
(per)oral (schlucken)	Tabletten, Dragees, Kapseln, Pillen, Saft, Sirup, Pulver	Verdauungstrakt	V: nicht invasiv N: Einige Medikamente werden im Magen-Darm-Trakt zerstört; Medikamente durchlaufen den First-Pass-Effekt (werden bei der Passage durch die Leber z. T. abgebaut)
sublingual (unter der Zunge)	Sublingualtabletten, Spray	Mundschleimhaut unter der Zunge	V: nicht invasiv, relativ schneller Wirkungseintritt N: schlecht dosier- und steuerbar
bukkal (in der Backentasche)	Zerbeißkapseln, Bukkaltabletten, Tinkturen, Suspension, Gele	Mundschleimhaut der Backentasche	V: nicht invasiv N: schlecht dosier- und steuerbar
rektal (Einführen in den Anus)	Zäpfchen	Verdauungstrakt	V: schnell und einfaches Handling, auch bei Kindern, älteren Menschen und Bewusstlosen N: Resorptionsquote nicht genau bestimmbar, individuell verschieden (nur Medikamente mit großer therapeutischer Breite applizierbar); Akzeptanz z. T. gering
parenterale Applikation = lokale und systemische Therapiemöglichkeit			
Injektion (intravenös, intramuskulär, subkutan, intrakutan)	Injektionslösungen, Infusionslösungen	direktes Einbringen der Wirkstoffe in Vene, Muskel, Unterhautfettgewebe oder Haut	V: schnellerer Wirkeintritt v. a. intravenös; im Darmtrakt nicht resorbierbare Medikamente können dennoch verabreicht werden N: invasiv
nasal	Lösungen, Nasentropfen, Nasensprays	Nasenschleimhaut	V: Peptide können verabreicht werden, nicht invasiv (systemische Therapie) N: schlecht steuerbar lokale Therapie
otal	Lösungen, Ohrentropfen	Ohr	lokale Therapie
konjunktival	sterile Lösungen, Augentropfen, Gele, Salben	Auge	lokale Therapie
inhalativ (Einatmen)	Gase, Sprays	Atemwege	V: gut steuerbar bei Narkosen N: schlecht steuerbar bei Sprays
transdermal (über die Haut)	Gele, Salben, Tinkturen, Öle, Pflaster	Hautoberfläche	V: nicht invasiv, einfache Applikation, Depoteffekte möglich N: allergische Hautreaktionen; hohe Dosis, da schlechte Resorption; Gefahr der Beschädigung des Pflasters und damit unkontrollierter Wirkstoffaustritt
epikutan (auf die Haut)	Gele, Salben, Tinkturen, Öle, Pflaster	Hautoberfläche	lokale Therapie
vaginal	Gele, Salben, Ovula	Vaginalschleimhaut	lokale Therapie

36 Medikamentenmanagement

> **WISSEN TO GO**
>
> **Arzneiformen und Therapieformen**
>
> Wirkstoffe gibt es in verschiedenen Arzneiformen/Darreichungsformen, z. B. Tablette, Kapsel, Saft, Spray. Welche Form der Arzt wählt, hängt i. d. R. vom Wirkstoff und vom Patienten (Erwachsene, Kinder) ab.
>
> Wirkstoffe, die im gesamten Körper wirken sollen, müssen **systemisch** appliziert werden. Dies ist durch **enterale** (über den Magen-Darm-Trakt) oder **parenterale** (den Darm umgehende) **Applikation** möglich. Enteral können Medikamente oral, sublingual, bukkal oder rektal appliziert werden. Parenteral können die Arzneistoffe intravenös, intramuskulär, subkutan, intrakutan injiziert werden oder nasal, inhalativ, transdermal, epikutan oder vaginal verabreicht werden.
>
> Wirkstoffe, die nur an einer bestimmten Stelle wirken sollen, werden **lokal** appliziert, z. B. auf eine Wunde.

36.2 Medikamente anfordern und lagern

36.2.1 Medikamente bestellen

In **Krankenhäusern** werden Medikamente i. d. R. über ein **Bestellsystem** bei einer **zentralen Apotheke** besorgt. Die Bestellung wird von den Pflegenden durchgeführt, benötigt wird aber immer eine ärztliche Genehmigung (Unterschrift). Werden die Arzneimittel geliefert, wird der Eingang kontrolliert und dokumentiert. Je nach Art der Station werden verschiedene Medikamente mehr oder weniger häufig benötigt. Die Bestellung erfolgt bedarfsgerecht, aber auch ökonomische Gesichtspunkte werden berücksichtigt. Engpässe und überflüssige Lagerhaltung sollten möglichst vermieden werden.

Betäubungsmittel • Die Bestellung der Betäubungsmittel ist durch die Betäubungsmittelverschreiberverordnung geregelt. So können Betäubungsmittel für Krankenhäuser nur auf speziellen amtlichen Anforderungsscheinen angefordert werden. Der Anforderungsschein muss von einem Arzt unterschrieben werden, der der Apotheke bekannt sein muss und von dem eine Unterschriftsprobe vorliegt. Die Anforderung muss so ausgefüllt sein, dass spätere Eintragungen nicht mehr möglich sind.

36.2.2 Medikamente lagern

Die meisten Medikamente können bei Raumtemperatur in verschließbaren Schränken oder Schubladen aufbewahrt werden, einige müssen im Kühlschrank gelagert werden. Diese sind meist von der Apotheke besonders markiert. Befinden sich Hinweise zur korrekten Aufbewahrung auf der Verpackung oder im Beipackzettel, müssen diese auf jeden Fall eingehalten werden.

Zu besseren Übersicht werden die Arzneimittel alphabetisch geordnet. In der Praxis hat es sich bewährt, verschiedene Applikationsformen (z. B. Tabletten, Tropfen, Injektionslösungen) oder Wirkstoffgruppen (z. B. Antibiotika) getrennt voneinander aufzubewahren.

Abb. 36.2 Ordnung ist die halbe Miete.

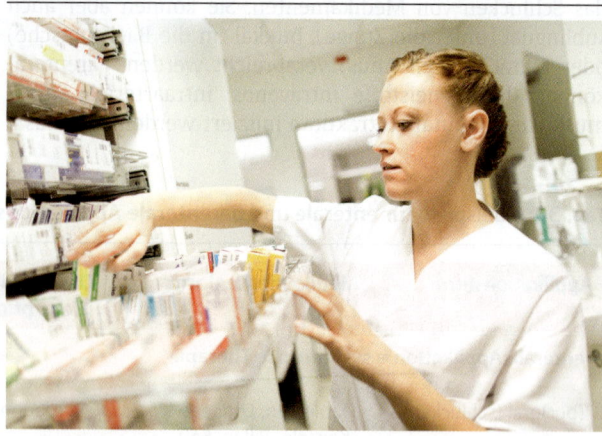

Arzneimittel sollten alphabetisch, frisch gekaufte Packungen hinten eingeordnet werden.

> **! Merken Ordnung**
>
> *Ordnung und Übersichtlichkeit im Schrank vermindern die Verwechslungsgefahr und dienen somit der Patientensicherheit.*

First-in-First-out-Prinzip

Das Auffüllen der Bestände geschieht nach dem First-in-First-out-Prinzip. Das heißt, Medikamente, die als Erstes in den Schrank einsortiert wurden, werden auch als Erstes wieder herausgenommen, also verwendet. Neu gelieferte Medikamente werden darum **hinter** den bereits vorhandenen eingeordnet (▶ Abb. 36.2). So wird eine gleichmäßige Erneuerung des Vorrats gewährleistet.

> **ACHTUNG**
>
> *Arzneimittel dürfen nur in ihrer Originalverpackung aufbewahrt werden. Ein Umpacken in eine andere Verpackung ist nicht zulässig.*

Nur so kann eine Verwechselung einwandfrei vermieden werden. Zudem würde dem Medikament beim Umpacken in eine andere Verpackung eine falsche Chargennummer zugeteilt. (Mit der Chargennummer kann ein Arzneimittel einem bestimmten Herstellungsvorgang zugeordnet werden, alle Arzneimittel einer Charge sind mit den gleichen Stoffen in einem Herstellungsvorgang hergestellt.) Leicht flüchtige und brennbare Arzneimittel müssen separat und offen gelagert werden.

Lagerung und Dokumentation von Betäubungsmitteln

Im Krankenhaus und in der Pflege handelt es sich bei den Betäubungsmitteln (BtM) i. d. R. um Opioidanalgetika, die zur Bekämpfung starker und stärkster Schmerzen eingesetzt werden. Häufig werden sie in der Onkologie, auf Intensivstationen und in der Anästhesie gebraucht. Ebenfalls in diese spezielle Arzneimittelgruppe fallen Drogenersatzpräparate (z. B. Methadon) und auch starke Beruhigungsmittel wie Flunitrazepam (z. B. Rohypnol), das ab 1 mg unter die BtMVV fällt.

Arzneimittel, die der BtMVV unterliegen, müssen in einem **abschließbaren** und gegen Einbruch **gesicherten** Schrank aufbewahrt werden. Meist ist dafür ein tresorähnlicher Schrank vorgesehen. Den Schlüssel trägt die für Betäubungsmittel zuständige Pflegeperson am Körper und hat so die Zu- und Abgänge unter Kontrolle.

Betäubungsmittelbuch • Der Bestand der BtM muss gesondert im Betäubungsmittelbuch dokumentiert werden. Darin sind die auf Station üblichen Betäubungsmittel aufgeführt. Für die Dokumentation müssen folgende Regeln beachtet werden:
- Ein Durchschlag des Betäubungsmittelanforderungsscheins kommt aus der Apotheke zurück auf Station. Darauf wird der Eingang der gelieferten Menge dokumentiert. Im BtM-Buch wird der **neue Bestand** vermerkt, ebenso die **Nummer des BtM-Anforderungsscheins** sowie das **Datum der Lieferung.**
- Die Seiten des Buches sind fortlaufend nummeriert, das Entfernen von Seiten ist streng verboten!
- Wird ein BtM abgegeben, müssen **Datum, Name des Patienten, Name des anordnenden Arztes, Menge, Name der entnehmenden Pflegeperson und der neu errechnete Bestand** dokumentiert werden.
- **Fehleintragungen** dürfen nur **durchgestrichen** werden. Keinesfalls dürfen sie entfernt oder unleserlich gemacht werden.
- Der verantwortliche Arzt **kontrolliert** mindestens **einmal im Monat die Bestände** und dokumentiert dies mit seiner Unterschrift. Diese Aufgabe ist nicht an andere delegierbar.
- Sollte bei der Entnahme oder Herausgabe ein **Präparat unbrauchbar** werden, z. B. weil eine Morphinampulle zerbricht, muss diese in Gegenwart von **2 Zeugen entsorgt** und dies mit Unterschrift bestätigt werden.
- Da der tatsächliche Bestand mit dem dokumentierten jederzeit übereinstimmen muss, empfiehlt es sich, **täglich Kontrollen durchzuführen**, um evtl. vergessene oder falsch eingetragene Bestände zeitnah korrigieren zu können. Sollten sich Fehlbestände nicht erklären lassen, muss der zuständige Arzt darüber informiert werden.
- Die nummerierten Betäubungsmittelanforderungsscheine (Teil III) sind **3 Jahre** von der letzten Eintragung gerechnet **aufzubewahren** und auf Verlangen der zuständigen Landesbehörde vorzulegen (BtMVV).

36.2.3 Verfallsdatum prüfen

Medikamente haben anders als Lebensmittel kein Mindesthaltbarkeitsdatum, sondern ein **Verfallsdatum.** Ist dieses überschritten, dürfen sie **nicht** mehr verwendet werden. Die Pflegenden müssen den Medikamentenbestand diesbezüglich regelmäßig kontrollieren. Zudem kontrolliert auch die zuständige Apotheke mindestens 1-mal im Jahr die ordnungsgemäße Lagerung der Medikamente sowie deren Verfallsdatum. Die Apotheke nimmt auch die abgelaufenen Medikamente zur sachgerechten Entsorgung zurück.

WISSEN TO GO

Medikamente bestellen und lagern

In Krankenhäusern ordern i. d. R. die Pflegenden die Medikamente bei einer zentralen Apotheke. Der Arzt muss die Bestellung durch Unterschrift genehmigen. Der Eingang der Arzneimittel wird kontrolliert und dokumentiert. Für die Lagerung gelten u. a. folgende Richtlinien:
- Medikamente in verschließbaren Schränken oder Kühlschränken aufbewahren
- Lagerung nach dem **First-in-First-out-Prinzip**
- Arzneimittel nur in ihrer **Originalverpackung** aufbewahren
- leicht flüchtige und brennbare Arzneimittel separat und offen lagern

Betäubungsmittel (BtM)
- dürfen nur mit speziellem Anforderungsschein vom Arzt bestellt werden
- sind in **abschließbaren** und **einbruchgesicherten** Schränken aufzubewahren
- Bestand wird im **Betäubungsmittelbuch** dokumentiert
- Seiten dürfen nicht entfernt, Fehleintragungen dürfen nur durchgestrichen werden
- tatsächlicher und dokumentierter Bestand müssen jederzeit übereinstimmen

Pflegende kontrollieren regelmäßig die **Verfallsdaten** der Medikamente. Abgelaufene Medikamente dürfen nicht mehr verwendet werden.

36.3 Medikamente richten

36.3.1 Medikamentenverordnungen umsetzen

Während eines Krankenhausaufenthalts wird der Patient mit den nötigen Arzneimitteln versorgt. Der Arzt stellt den jeweiligen Bedarf fest und verordnet die Medikation. Die Verordnung kann als **Dauermedikation, einmalige Gabe** oder **Bedarfsmedikation** erfolgen. Sie **muss** auf jeden Fall folgende Informationen enthalten:
- Name und Geburtsdatum des Patienten
- Medikamentenbezeichnung, Verabreichungsform und Konzentration bzw. Dosis
- Zeitpunkt und Häufigkeit der Gabe

ACHTUNG
Verordnungen müssen eindeutig gemacht und korrekt ausgeführt werden. Beispiel: Die Verordnung lautet „Valium 2 × 1 Tablette". Diese Verordnung birgt Fehlerquellen:
1. *Es wird ein Handelspräparat, kein Wirkstoff verordnet. Weiß jeder, dass sich hinter Valium der Wirkstoff Diazepam verbirgt? Weitere Handelsnamen für Diazepam sind z. B. Faustan, Paceum, Stesolid, Valiquid.*
2. *Diazepam-Tabletten gibt es in den Konzentrationen 2 mg/Tbl., 5 mg/Tbl. und 10 mg/Tbl. Wie viel soll der Patient also bekommen?*
3. *Wann soll der Patient die Tabletten bekommen? 2 Tabletten morgens? Eine morgens und eine abends? Alle abends?*

Die korrekte Verordnung müsste lauten: Diazepam 10 mg: 1–0–1–0 (1 Tbl. morgens, 1 Tbl. abends).

Die Verordnung liegt entweder schriftlich in dem dafür vorgesehenen Dokumentationssystem vor oder im elektronischen Patienten-Daten-Management-System (PDMS). In der Patientenkurve wird die Verordnung durch Unterschrift des Arztes gültig. Im PDMS gibt es entsprechende Eingabebeschränkungen, d. h., nur dem ärztlichen Dienst ist es möglich, Verordnungen einzugeben.

Austauschpräparate • Wegen des steigenden ökonomischen Drucks in Kliniken ändern sich die Präparate in der Stationsapotheke regelmäßig. Die Hausapotheke wechselt den Anbieter nach dem besten Angebot. Natürlich schickt sie immer Benachrichtigungen auf die Station über einen Wechsel – aber der Stapel Papier wird sehr schnell unübersichtlich hoch. Zudem: Ärzte verordnen vielleicht ein Präparat, das sie aus einem anderen Haus kennen, notieren evtl. den Handelsnamen des Präparats, das es im Hause aber gar nicht mehr (oder zurzeit nicht) gibt. Das zu sortieren, kostet viel Zeit und birgt Fehlerquellen. In anderen Ländern (z. B. USA) geht der Trend dahin, nicht das Präparat, sondern Wirkstoffe, Dosierungen/Konzentrationen und Applikationsformen anzuordnen. Was sicherlich ein besserer Weg ist. Bis es hierfür ein einheitliches und praktikables Vorgehen in Deutschland gibt, heißt die Devise: **Augen auf!** Mögliche Strategien sind:
- Es gibt auf den Stationen sog. „Austauschlisten", wo das Personal schnell geeignete stationstypische Austauschpräparate findet. Diese Listen werden meist von den Pflegekräften erstellt und gut sichtbar in den Medikamentenschrank gehängt. Die Listen sollten immer durch einen Arzt kontrolliert werden.
- Die Rote Liste kann zurate gezogen werden.
- Im Intranet sind Suchoptionen nach Austauschpräparaten hinterlegt.

Egal welche Strategie im Unternehmen gefahren wird, wichtig ist, dass die Kommunikation und Zusammenarbeit zwischen Pflegekräften und Ärzten gut funktioniert und alle Beteiligten eine hohe fachliche Kompetenz im Umgang mit Arzneimittel besitzen (Verantwortungsbewusstsein).

WISSEN TO GO

Medikamentenverordnungen korrekt umsetzen

Medikamente werden auf ärztliche Anordnung verabreicht. Sie können als **Dauermedikation**, **einmalige Gabe** oder als **Bedarfsmedikation** verordnet werden. Die Anordnungen müssen eindeutig und korrekt formuliert sein:
- Name und Geburtsdatum des Patienten
- Medikamentenbezeichnung, Verabreichungsform und Konzentration bzw. Dosis
- Zeitpunkt und Häufigkeit der Gabe

Die Verordnung wird schriftlich in einem Dokumentationssystem oder elektronisch in einem entsprechenden Patienten-Daten-Management-System (PDMS) dokumentiert.

36.3.2 Medikamente stellen

Die wohl gängigste Variante ist das Richten von Tabletten oder anderen nicht flüssigen oralen Darreichungsformen für einen Patienten für die Dauer von 24 Stunden in einem **Dispenser.** Dieser enthält normalerweise jeweils 1 Fach für morgens, mittags, abends und nachts. Sollte ein Medikament eine besondere Einnahmevorschrift haben, wird diese auf dem Dispenser zusätzlich vermerkt (▶ Abb. 36.3).

Beim Richten der Tagesmedikation für einen Patienten werden die Medikamente der Umverpackung entnommen und den Anordnungen und Einnahmevorschriften entsprechend in die Fächer verteilt. Wann das Stellen der Medikamente erfolgt, ist immer eine Entscheidung, die bewusst im Team gefällt werden muss.

Abb. 36.3 Dispenser.

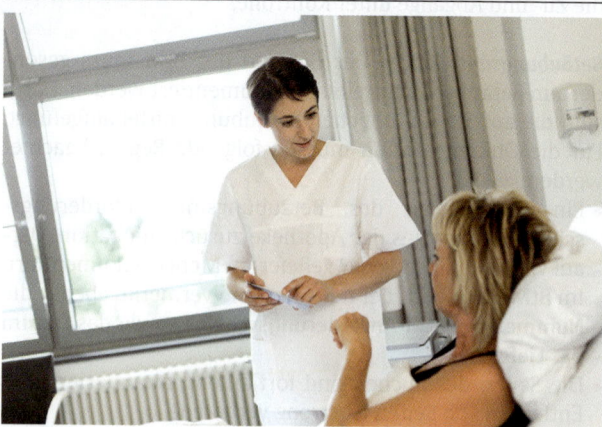

Spezielle Einnahmevorschriften sollten auf dem Dispenser vermerkt und die Patientin darüber informiert werden.

ACHTUNG
Die Applikation von falschen Medikamenten gehört zu den häufigsten Therapiefehlern. Die Ursache ist oft ein falsches Medikamentenstellmanagement.

Deshalb ist eine Grundregel beim Stellen von Medikamenten, dass dies immer in ruhiger und konzentrierte Atmosphäre geschehen sollte. Im Folgenden werden verschiedene Möglichkeiten des Stellens präsentiert, die alle Vor- und Nachteile aufweisen.
- Die Pflegekraft stellt früh, vor Beginn ihrer Arbeit mit den Patienten, die Tagesmedikamente für ihre Patienten (früh-mittags-abends-nachts); Voraussetzung: Bezugspflege mit einer angemessenen Patientenzahl.
- Die Pflegekraft stellt nach der ärztlichen Visite die Medikamente für ihre Patienten (mittag-abend-nacht-früh); Medikamentenumstellungen während der Visite können so berücksichtigt werden.
- Auf vielen Stationen werden die Medikamente im Nachtdienst gerichtet, da der Stationstrubel zu dieser Zeit geringer ist. Allerdings sollte dies so früh wie möglich erfolgen, da die Konzentrationsfähigkeit gerade nach Mitternacht rapide abnimmt.
- In einigen Kliniken haben die Apotheken die Möglichkeit, die entsprechend angeordneten Medikamente für die einzelnen Patienten entweder durch pharmazeutisches Fachpersonal oder maschinell computergesteuert zu verblistern (S. 683). Die Pflegekraft teilt nur noch die Medikamente aus und ist für das Stellen nicht mehr verantwortlich.

Richtlinien • Beim Richten der Medikamente sollte Folgendes beachtet werden:
- **Arbeitsplatz:** Er muss so ablenkungsarm wie möglich sein, um ein konzentriertes Arbeiten zu ermöglichen.
- **Hygiene:** Der Arbeitsplatz muss sauber sein, vor dem Richten müssen die Hände gewaschen und die Dispenser auf Verschmutzungen hin überprüft werden.
- **Dispenser:** Sie werden mit Vor- und Nachnamen, Zimmernummer und ggf. mit Geburtsdatum des Patienten beschriftet.
- **Entnahme aus den Umverpackungen:** Die Medikamente werden aus schon eröffneten Umverpackungen entnommen. Muss eine neue Packung geöffnet werden, wird die mit dem kürzesten Verfallsdatum verwendet.

Medikamente richten

- **Blisterverpackungen:** Medikamente in Blisterverpackungen sollten darin belassen werden, um spätere Kontrollen zu vereinfachen (auf dem Blister sind Name und Konzentration vermerkt). Vorsicht bei **dementen Patienten**: Diese dürfen die Medikamente aus Sicherheitsgründen nicht im Blister erhalten!
- **Verwechslungen vermeiden:** Beim Entnehmen, beim Einordnen und beim Zurückstellen wird kontrolliert, ob es sich um das richtige Medikament handelt.
- **Bestand im Auge behalten:** Beim Entnehmen wird der Bestand überprüft, um rechtzeitig nachbestellen zu können.
- **Vier-Augen-Prinzip:** Dispenser, die direkt an den Patienten abgegeben werden, werden von einer 2. Pflegeperson auf ihre Richtigkeit hin überprüft. Andernfalls überprüft die betreuende Pflegeperson noch einmal direkt am Patientenbett die gerichteten Medikamente, bevor sie diese verabreicht.

Die 6-R-Regel · Beim Richten sowie bei der Verabreichung von Arzneimitteln hat sich die 6-R-Regel etabliert (▶ **Abb. 36.4**).

Haltbarkeit, Aussehen, Charge · Weiterhin sollte die Haltbarkeit des Medikaments und bei flüssigen Medikamenten außerdem das Aussehen überprüft werden (Eintrübungen? Kristallbildungen? Verunreinigungen?). Zum Teil kann es notwendig sein, die Chargennummer des Medikaments zu kontrollieren, wenn bestimmte Chargen eines Medikaments zurückgerufen wurden. Beherzigt man alle Schritte beim Richten wie beim Verabreichen, können Fehler weitgehend minimiert werden.

Fehlermanagement · So wünschenswert es auch wäre, aber das fehlerfreie Krankenhaus wird es nie geben. Wo Menschen arbeiten, werden Fehler gemacht. Nicht nur beim Richten und Verabreichen können Fehler gemacht werden, auch der verordnende Arzt kann Fehler machen. Mit der nötigen Erfahrung können Pflegekräfte Anordnungsfehler oder einen geänderten Medikamentenbedarf beim Patienten erkennen und dem Arzt melden. Dies ist keinesfalls eine Anmaßung, sondern interdisziplinäre Zusammenarbeit zum Wohle des Patienten. Ebenso darf keine Hemmung bestehen, selbst verursachte Fehler zuzugeben und sofort zu melden. So kann der Arzt entscheiden, wie zu verfahren ist, und der Patient kann vor Schaden bewahrt werden.

ACHTUNG
Auf keinen Fall dürfen Fehler verschwiegen oder vertuscht werden. Das wäre der größte Fehler.

Richten flüssiger Arzneimittel · Flüssige Arzneimittel können nicht auf Vorrat, sondern sollten direkt bei Verabreichung gerichtet werden, maximal jedoch 1 Stunde vorher (▶ **Abb. 36.5**). Insbesondere bei Injektionen und Infusionen ist dabei auf größtmögliche Hygiene zu achten, da diese Medikamente direkt in das venöse Blut (i.v.), ins subkutane Fettgewebe (s.c.) oder in den Muskel (i.m.) appliziert werden. Die genaue Vorgehensweise hierzu sowie Hinweise darauf, welche Infusionen und Injektionen durch das Pflegepersonal verabreicht werden dürfen, sind im Kap. „Injektionen und Blutentnahme" beschrieben (S. 454).

Abb. 36.4 6-R-Regel.

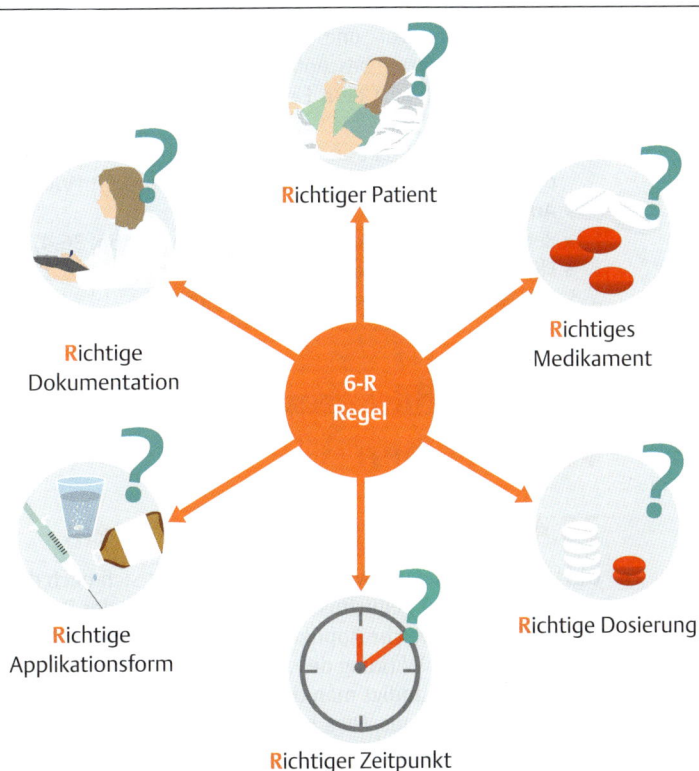

Überprüfen nach der 6-R-Regel. „Richtige Dokumentation" ist erst in jüngerer Vergangenheit hinzugekommen, weshalb auch noch die 5-R-Regel kursiert.

Abb. 36.5 Flüssige Medikamente.

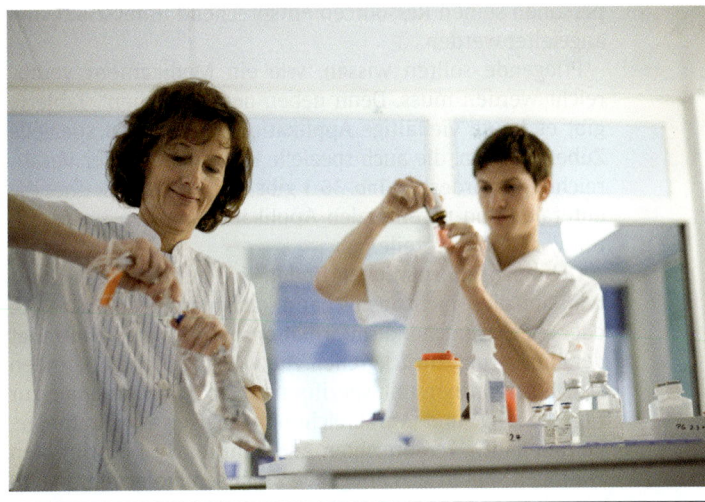

Sowohl Tropfen als auch Infusionen werden direkt vor der Gabe zubereitet.

WISSEN TO GO

Medikamente richten

Tabletten oder andere nicht flüssige orale Medikamente werden i.d.R. in einem Dispenser für die nächsten 24 Stunden gerichtet. Dieser enthält je 1 Fach für morgens, mittags, abends und nachts. Bestehen besondere Einnahmevorschriften, sind diese auf dem Dispenser zu vermerken. Die Medikamente werden nach Anordnung und Einnahmevorschriften in die Fächer verteilt. Hierbei gilt:

- Arbeitsplatz, Dispenser und Hände reinigen.
- Dispenser mit Vor- und Nachnamen, Zimmernummer und Geburtsdatum beschriften.
- Medikamente nach dem **First-in-First-out-Prinzip** entnehmen.
- Dispenser, die direkt an den Patienten abgegeben werden, werden von einer 2. Pflegeperson überprüft (**Vier-Augen-Prinzip**).
- Beim Richten wird die 6-R-Regel beachtet (▶ Abb. 36.4).
- **Flüssige Arzneimittel** dürfen nur zeitnah, d.h. max. 1 h vor der Verabreichung gerichtet werden.

ACHTUNG
Medikamente, die ihren Wirkstoff verzögert freisetzen (Retardmedikamente) dürfen daher nicht gemörsert werden. Die Apotheken liefern i.d.R. eine Liste der betroffenen Medikamente und bieten Alternativen an.

Auch **transdermale therapeutische Systeme** (S. 681) **(TTS)** sind sehr fehlerträchtig. Wie lange darf das Pflaster kleben? Wohin soll es geklebt werden? Wie wird die Haut im Vorfeld behandelt? Dies alles sind berechtigte Fragen, die je nach Wirkstoff und Präparat in der Gebrauchsinformation beantwortet werden.

36.4 Medikamente verabreichen

36.4.1 Vorab gut informiert sein

Die Verabreichung von Medikamenten richtet sich nach den unterschiedlichen Bedürfnissen und Ressourcen des Patienten und danach, welche Applikationsform notwendig ist, um die bestmögliche Wirkung des Arzneimittels zu erzielen. Im einfachsten Fall händigt man dem Patienten seine gerichteten Medikamente aus. Dies kann tageweise oder auch wochenweise geschehen und setzt voraus, dass der Patient in der Lage ist, seine Medikation selbstständig einzunehmen.

Das heißt, er muss wissen, was er wann wie einnehmen muss. Er muss also darüber informiert sein, wie er z.B. ein Suppositorium verwendet, ein Granulat auflöst oder ein Medikamentenpflaster anbringt. In vielen Fällen ist dies aber nicht der Fall. Der Patient muss dann von den Pflegepersonen seinen Ressourcen entsprechend unterstützt und angeleitet werden.

Pflegende sollten wissen, wie ein Medikament verabreicht werden muss. Denn neben der „einfachen" Tablette gibt es heute vielfältige Applikationsformen und spezielle Zubereitungen, die auch spezielle Kenntnisse in der Verabreichung erfordern. ▶ Tab. 36.1 gibt einen Überblick über die enteralen und parenteralen Applikationsformen sowie deren Vor- und Nachteile.

Gebrauchsinformationen finden sich auf den **Beipackzetteln**. Sind diese nicht ausreichend, kann man auf die **Rote Liste** oder auf entsprechende **Informationsprogramme im Intranet** der Einrichtung zurückgreifen. Auf vielen Stationen befinden sich auch Ordner mit spezifischen **Fachinformationen** zur Handhabung und Verabreichung gängiger Medikamente. Zu den häufig verabreichten Arzneimitteln auf bestimmten Stationen sollten sich Pflegende umfassend informieren, um nicht immer wieder nachschlagen zu müssen.

Unwissen ist die häufigste Fehlerquelle • Ein eingängiges Beispiel ist das Zermörsern von Medikamenten. Viele feste, zur oralen Anwendung vorgesehene Medikamente haben einen speziellen Überzug, der die Resorption der Wirkstoffe in bestimmten Bereichen des Gastrointestinaltrakts ermöglicht (so lösen sich z.B. Tabletten mit magensaftresistenten Überzügen erst im Dünndarm auf). Die Wirkstoffe können so vom Organismus optimal aufgenommen werden. Werden diese Medikamente gemörsert, um z.B. über eine Magensonde, eine PEG oder als Beimischung in einem Joghurt verabreicht zu werden, werden diese Überzüge zerstört. Die Aufnahme des Wirkstoffs durch den Körper ist dann bestenfalls gestört, meist aber nicht mehr zu kontrollieren.

36.4.2 Hinweise zu verschiedenen Applikationsformen

Oral

Bei der oralen Gabe von Medikamenten sollte darauf geachtet werden, dass der Patient möglichst aufrecht sitzt, wenn er die Medikamente einnimmt. Bei verwirrten/desorientierten Patienten kann es vorkommen, dass sie die Tabletten nicht schlucken, sondern in der Wangentasche sammeln und ggf. später wieder ausspucken. Bei diesen Patienten sollte deshalb nach Tablettenapplikation die Mundhöhle kontrolliert und der Patient ggf. noch einmal ruhig und geduldig aufgefordert werden, die Medikamente zu schlucken.

Flüssigkeit • Pflegende sollten sicherstellen, dass der Patient bei der Einnahme genügend Flüssigkeit zu sich nimmt. Bleiben Medikamente in der Speiseröhre stecken, kann dies zu einer lokalen Schädigung der Schleimhaut führen. Gerade Kapseln sind diesbezüglich gefährlich. Empfohlen wird eine Trinkmenge von 100 ml. Bei Patienten mit Einfuhrbeschränkung (z.B. Dialysepatienten) hat die Flüssigkeitsrestriktion allerdings Vorrang. Viele Getränke (Milch, Fruchtsäfte, Kaffee) gehen mit verschiedenen Medikamenten Wechselwirkungen ein. Deshalb wird im Klinikalltag immer empfohlen, Tabletten mit Wasser oder Kräutertee einzunehmen.

Schluckbeschwerden • Es besteht die Gefahr der Aspiration. Sollte der Patient sich trotz angemessener Lagerung verschlucken, sollte die orale Medikamentengabe abgebrochen und umgehend der Arzt informiert werden. Viele Patienten mit nur leichten Störungen können cremige oder breiige Lebensmittel leichter schlucken als flüssige. Sollten die Gebrauchsbestimmungen des Medikamentes dies zulassen, kann man das Arzneimittel z.B. einem Joghurt beimengen. Milch oder Milchprodukte eignen sich jedoch nicht zur Einnahme von Antibiotika.

Brause- und Retardtabletten • Brausetabletten werden in ausreichend (ca. 200 ml) kohlensäurefreiem Wasser gelöst und erst in vollständig aufgelöstem Zustand eingenommen. Viele feste orale Medikamente (z.B. Retardtabletten) sind nur in vollständigem Zustand einwandfrei einzunehmen, d.h., sie dürfen nicht geteilt oder sonst irgendwie beschädigt werden.

Sublinguale und bukkale Applikation • Zwei Sonderformen der oralen Darreichung sind die sublinguale und die bukkale Applikation. Bei der sublingualen Form müssen die Medikamente unter die Zunge gebracht werden, z.B. Nitrospray bei Angina pectoris (S. 893). Bukkal (lat. bucca = Backe) zu applizierende Medikamente müssen in die Wangentasche eingebracht werden. Beide Applikationsformen eignen sich gut in Notfallsituationen, da die Arzneistoffe bereits in der Mundhöhle resorbiert werden. Beide Applikationsformen können auch bei der lokalen Therapie eingesetzt werden, z. B. Amphomoronalgel bei Mundsoor (S. 1321).

WISSEN TO GO

Orale Applikation

- Der Patient sollte aufrecht sitzen und ausreichend trinken.
- Viele Medikamente dürfen nicht geteilt, gemörsert oder sonst beschädigt werden.
- Manche Arzneimittel können ggf. einem Joghurt beigemischt werden. Milch oder Milchprodukte eignen sich nicht zur Einnahme von Antibiotika.
- Brausetabletten werden in kohlensäurefreiem Wasser gelöst und erst in vollständig aufgelöstem Zustand eingenommen.
- Bei Schluckbeschwerden besteht die Gefahr der Aspiration. Hat sich ein Patient verschluckt, muss die orale Medikamentengabe abgebrochen und ggf. der Arzt informiert werden.
- Manche Medikamente werden sublingual (unter die Zunge) oder bukkal (in die Wangentasche) eingenommen.

Rektal

In der Regel werden Zäpfchen (Suppositorien) rektal verabreicht (▶ Abb. 36.6). Auch flüssige Arzneistoffe können mittels Rektiolen in das Rektum eingeführt werden. Ein Beispiel hierfür ist Diazepam, das als Notfallmedikament zum Unterbrechen zerebraler Krampfanfälle rektal appliziert werden kann.

Suppositorien können sehr gut bei Säuglingen und kleinen Kindern angewendet werden. Auch bei Patienten mit Schluckbeschwerden und bewusstlosen Patienten sind sie eine mögliche Alternative der Wirkstoffzufuhr. Zum Verabreichen von Suppositorien gibt es einige praktische Tipps:
- Das Zäpfchen handwarm verabreichen, evtl. mit etwas warmem Wasser anfeuchten.
- Der äußere Analbereich kann etwas eingecremt werden, der innere jedoch nicht, da das die Aufnahme des Wirkstoffes behindern könnte.
- Das Wort „Zäpfchen" kommt von der Form, es gibt also ein flaches und ein konisch zulaufendes Ende. Von Herstellerseite gibt es keine Angaben über die korrekte Einführrichtung. Logisch erscheint es, das spitze Ende zuerst einzuführen, da das die Applikation erleichtert und ein Herausgleiten erschwert wird. Die anatomischen Gegebenheiten im Rektum sind allerdings so, dass sich ein andersherum eingeführtes Suppositorium kompletter an die Schleimhaut anschmiegt und so die Aufnahme des Wirkstoffes verbessert wird.

WISSEN TO GO

Rektale Applikation

Hierfür eignen sich Zäpfchen (Suppositorien) oder Rektiolen, mit denen auch flüssige Arzneistoffe in das Rektum eingeführt werden können.
- Zäpfchen handwarm verabreichen, evtl. mit etwas warmem Wasser anfeuchten
- äußeren Analbereich etwas eincremen

Inhalativ

Inhalative Substanzen werden eingeatmet, z. B. Dämpfe, Gase oder Aerosole. Aerosole sind flüssige oder feste Substanzen, die in einem Gas schweben. Meist wirken inhalative Substanzen lokal – also direkt in der Lunge (Bronchien oder Alveolen). Eine Ausnahme bilden u. a. Narkosegase. Sie werden über die Lungenschleimhaut resorbiert und wirken systemisch.

Vorteilhaft bei der lokalen Inhalationstherapie ist, dass das Medikament direkt am gewünschten Ort wirken kann. Auch kommt es in höherer Dosis am Wirkort an als bei einem systemischen Einsatz. Es sind also geringere Dosen nötig, um die gewünschte Wirkung zu erzielen. Zudem setzt die Wirkung sofort ein. Ausführliche Informationen zur Inhalation finden Sie im Kap. „Pflegetechniken zur Unterstützung der Atmung" (S. 550).

Kutan/epikutan

Transdermale therapeutische Systeme (TTS) • Immer häufiger werden Arzneimittel in Form von wirkstoffhaltigen Pflastern auf die Haut appliziert, z. B. Schmerzpflaster, Nikotinpflaster und Hormonpflaster (▶ Abb. 36.7). Bei Hautkontakt unter Einfluss der Körperwärme geben diese Pflaster gleichmäßig einen Wirkstoff ab, der aufgrund des Konzentrationsgefälles durch die intakte Haut penetriert und über den Blutstrom im ganzen Körper verteilt wird.

Für den Patienten ist diese Applikationsform i. d. R. angenehm und unkompliziert. Das Pflaster ist duschfest und stellt aufgrund seiner Transparenz bzw. Hautfarbe für die meisten Patienten kein kosmetisches Problem dar. Allerdings birgt – wie bereits erwähnt – die Applikation solcher Pflaster auch Fehlerquellen. Für jedes Präparat müssen die Gebrauchsinformationen der Hersteller genau beachtet werden, z. B. über Applikationsdauer und -ort. Ausführliche Informationen zur Anwendung von Schmerzpflastern finden Sie im Kap. „Schmerzmanagement" (S. 687).

Streichförmige Arzneimittel • In streichförmigen Arzneimitteln wie Cremes, Salben, Pasten sind Wirkstoffe gelöst oder verteilt. Das unterscheidet sie von Hautpflegemitteln/Kosmetika. Aus diesem Grund wird für therapeutisch wirksame streichfähige Substanzen immer eine ärztliche Anordnung benötigt. Ausführliche Informationen zur Zusammenset-

Abb. 36.6 Zäpfchen zur rektalen Applikation.

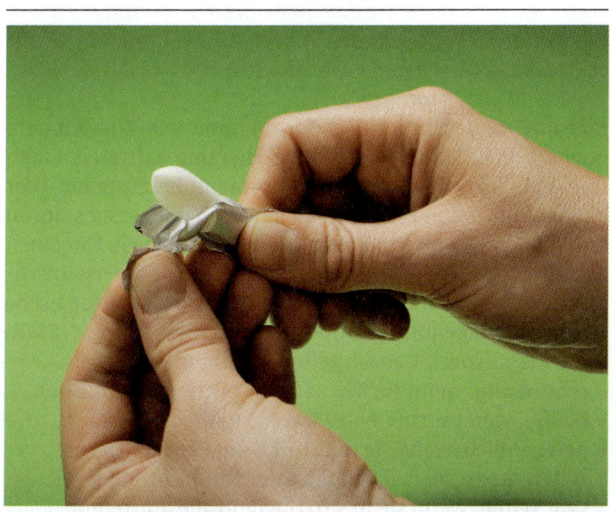

36 Medikamentenmanagement

Abb. 36.7 Transdermale therapeutische Systeme.

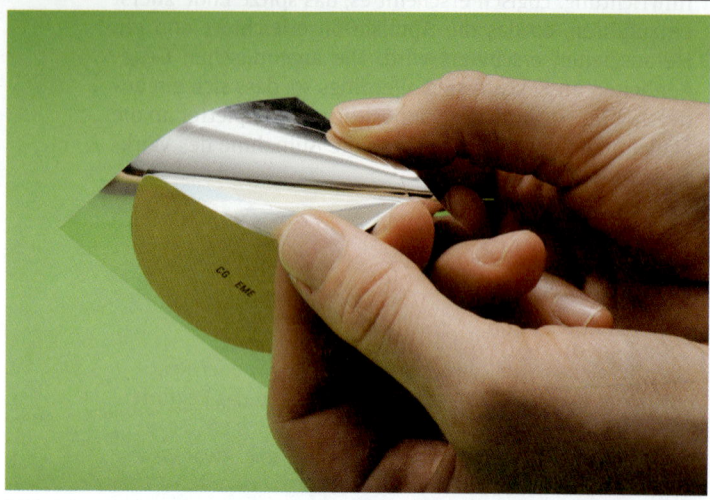

Nikotinpflaster zur Raucherentwöhnung.

zung und zur Applikation finden Sie im Kap. „Pflege bei Erkrankungen der Haut" (S. 1310).

>
> **WISSEN TO GO**
>
> **Kutane Applikation**
>
> **Transdermale therapeutische Systeme** (TTS) werden auf die intakte Haut appliziert. Die Gebrauchsinformationen zu Ort, Zeit und Wechselintervallen sind genau zu beachten. Ausführliche Informationen zu streichförmigen Arzneimitteln finden sich im Kap. „Pflege bei Erkrankungen der Haut" (S. 1310).

Weitere Applikationsformen

Die parenterale Medikamentengabe wird in den Kapiteln „Injektionen und Blutentnahme" (S. 454) und „Gefäßzugänge, Infusionen und Transfusionen" (S. 472) beschrieben. Applikationen von Arzneimitteln im Auge und im Ohr finden Sie im Kap. „Pflege bei Erkrankungen der Sinnesorgane" (S. 1272).

36.5 Nebenwirkungen beobachten

Es gibt kein Medikament, das keine Nebenwirkungen (NW) verursacht oder verursachen kann. Arzt und Patient müssen die erwünschten und unerwünschten Wirkungen eines Medikaments daher sorgfältig gegeneinander abwägen. Es liegt im Ermessen des Patienten, ob und wie er die Nebenwirkungen ertragen kann und möchte. Zum Beispiel müssen Patienten, die aufgrund von Kopfschmerzen regelmäßig Acetylsalicylsäure (Aspirin) einnehmen, mit Hämatomen rechnen, wenn sie irgendwo anstoßen. Denn als unerwünschte Nebenwirkung steigt die Blutungsgefahr bei Einnahme von Acetylsalicylsäure. Ungleich schwerwiegender sind z.B. die teilweise starken Nebenwirkungen einer Chemotherapie (S. 789).

Dosisabhängig und wirkstoffabhängig • Nebenwirkungen können sowohl dosisabhängig als auch nicht dosisabhängig auftreten. Sind sie abhängig von der Menge des Medikaments (also dosisabhängig), führt eine hohe Dosis auch zu stärkeren (toxischen) Nebenwirkungen, z.B. bei Chemotherapie, Einnahme von Kortison. Im anderen Fall treten die Nebenwirkungen unabhängig von der Menge des Arzneimittels auf, vielleicht sogar schon bei kleinsten Dosierungen, d.h. sie sind wirkstoffabhängig. Wirkstoffabhängige NW sind allergische Reaktionen (S. 1145).

Symptome • Die Symptome können vergleichsweise unspezifisch und eher harmlos sein (z.B. Kopfschmerzen, Müdigkeit, Übelkeit, Exanthem) oder aber so heftig, dass der Schaden den Nutzen übersteigt, z.B. gastrointestinale Beschwerden, Ulzera, Leberschäden. Was die Zuordnung von Nebenwirkungen zu einer Substanz erschwert, ist die Tatsache, dass manche Nebenwirkungen erst nach Tagen oder Wochen auftreten, z.B. Hautreaktionen, Haarausfall. Es gibt auch Nebenwirkungen, die erst Jahre nach Beendigung der Therapie auftreten, z.B. die Bildung neuer Tumoren nach Chemotherapie.

Beispiel Contergan
Traurige Berühmtheit erlangte das Schlafmittel Contergan (Thalidomid). Schwangere Frauen nahmen es in den 1960ern gegen Schlafstörungen. Sie entbanden Kinder, deren Extremitäten missgebildet waren. Als Schlafmittel ist das Medikament heute nicht mehr zugelassen. Der Wirkstoff Thalidomid wird aber in einigen Ländern noch gegen Lepra und als Therapie beim Plasmozytom eingesetzt.

Allergische Reaktionen • Eine allergische Reaktion auf ein Medikament zeigt sich wie jede andere allergische Reaktion auch, z.B. durch:
- Pruritus (Juckreiz)
- Exantheme (Hautausschlag)
- Atemnot und Stridor (pfeifende Atemgeräusche)
- allergischen Schock

Die Behandlung richtet sich nach den Symptomen. Es sollte immer der Arzt informiert werden. Dieser entscheidet über das weitere Vorgehen. Manchmal reicht es, das Medikament abzusetzen. Vielleicht hilft auch eine juckreizstillende oder kortisonhaltige Salbe.

ACHTUNG
Beobachten Sie Ihre Patienten intensiv auf Bewusstseinsveränderungen, Dyspnoe oder Blutdruckabfall. Alarmieren Sie sofort den Arzt und leiten Sie stabilisierende Erstmaßnahmen ein. Spekulieren Sie nicht lange über mögliche medikamentöse Ursachen, sondern handeln Sie schnell. Ein allergischer Schock (S. 283) ist eine akute Notfallsituation und erfordert sofortige Intervention.

Klassifizierung • Unspezifische Symptome wie Kopfschmerz oder Übelkeit können auch ohne Therapie auftreten. Einen direkten Bezug zu einem Medikament herzustellen (vor allem dann, wenn Patienten viele verschiedene Substanzen einnehmen), ist oft schwierig oder nicht möglich. Um einen Anhalt zu haben, wie oft eine Therapie eine unerwünschte Arzneimittelwirkung (UAW) auslöst, hat die Europäische Arzneimittelagentur (European Medicines Agency, EMA) diese klassifiziert. Danach gelten Nebenwirkungen als
- **sehr häufig**, wenn sie bei > 10 % der Patienten auftreten,
- **häufig**, wenn sie bei 1 – 10 % auftreten,
- **gelegentlich**, wenn sie in 0,1 – 1 % der Fälle auftreten,
- **selten**, wenn sie in 0,01 – 0,1 % der Fälle auftreten,
- **sehr selten**, wenn sie in < 0,01 % der Fälle auftreten,

- **unbekannt**, wenn die Datenlage nicht ausreicht, eine Wahrscheinlichkeit zu formulieren.

> ! **Merken** Wissen
> *Für Pflegende ist es wichtig, sich ein umfangreiches Wissen über Arzneimittel, ihre Wirkungen und Nebenwirkungen anzueignen, um im täglichen Berufsleben flexibel handeln zu können und maximale Sicherheit für ihre Patienten zu ermöglichen.*

WISSEN TO GO

Nebenwirkungen

Nebenwirkungen sind **unerwünschte Wirkungen** von Arzneimitteln. Es gibt **kein** Medikament, das keine Nebenwirkungen verursacht oder verursachen kann. Nebenwirkungen können abhängig oder unabhängig von der Dosis auftreten. Die Symptome können unspezifisch und eher harmlos (z. B. Kopfschmerzen, Übelkeit) oder aber so massiv sein, dass der Schaden den Nutzen übersteigt (z. B. gastrointestinale Beschwerden, Ulzera, Leberschäden).

Reagiert der Patient allergisch auf eine medikamentöse Behandlung, können Juckreiz, Hautausschläge, Dyspnoe oder ein allergischer Schock auftreten. Werden solche Symptome beobachtet, muss sofort der Arzt informiert und stabilisierende Erstmaßnahmen ergriffen werden (S. 283). Ein allergischer Schock ist eine akute Notfallsituation.

36.6 Besonderheiten in Pflegeeinrichtungen

36.6.1 Medikamente anfordern und lagern

Anders als in Kliniken und Krankenhäusern sind in Pflegeeinrichtungen die Medikamente nicht Eigentum der Einrichtung, sondern Eigentum der Bewohner. Nach §11 des Heimgesetzes (HeimG) dürfen sie nicht zusammen aufbewahrt werden, sondern müssen für jeden Bewohner getrennt gelagert werden.

Das heißt, jeder Bewohner hat sein eigenes, separates Fach oder Behältnis, das in einem abschließbaren Schrank im Stationszimmer gelagert wird. Meist sind dies mit Namen, Vornamen, Geburtsdatum, Station und Zimmernummer beschriftete Patientenboxen. Müssen Medikamente gekühlt werden, können sie in einem gemeinsamen Kühlschrank aufbewahrt werden. Auch hier muss ein abschließbarer Behälter pro Bewohner angelegt werden.

36.6.2 Medikamente richten

In Pflegeeinrichtungen werden die oralen nicht flüssigen Medikamente meist wochenweise gerichtet. Verwendet werden dafür Dispenser oder Tabletts mit Deckel, auf denen kleine Becher mit unterschiedlichen Farben für morgens, mittags, abends und nachts stehen (▶ Abb. 36.8). Auch hier muss nach dem Vier-Augen-Prinzip (S. 679) gerichtet werden, d. h., eine 2. Pflegeperson kontrolliert die gerichteten Medikamente.

In einigen Häusern lässt man die Medikamente von externen Apothekenangestellten (PTAs) richten. Diese kommen ins Haus und richten die Medikamente in abgetrennten Räumen. Auch sie müssen zu zweit sein, um das Vier-Augen-Prinzip einzuhalten. Pflegepersonen übernehmen dann nur noch Anordnungsänderungen, d. h., wenn gerichtete Medikamente korrigiert werden müssen. Tropfen und Säfte werden weiterhin von Pflegenden gerichtet, da dies erst kurz vor der Applikation erfolgen darf.

Verblisterung • Mittlerweile bieten manche Pharmazieunternehmen oder Apotheken eine Verblisterung an. Diese Blister enthalten alle vorrichtbaren Medikamente, die ein Patient zu einer bestimmten Uhrzeit einnehmen muss. Alle wichtigen Informationen, die zum Verabreichen nötig sind, sind auf dem Blister vermerkt. Die Blister befinden sich auf einer Rolle mit Perforierungen und sind nach dem Zeitpunkt der Einnahme sortiert (▶ Abb. 36.9). Der Verblisterer haftet für die korrekte Zusammenstellung der Arzneimittel. Nur noch die korrekte Verabreichung liegt im Verantwortungsbereich der Pflege.

Abb. 36.8 Vorbereitung in Bechern.

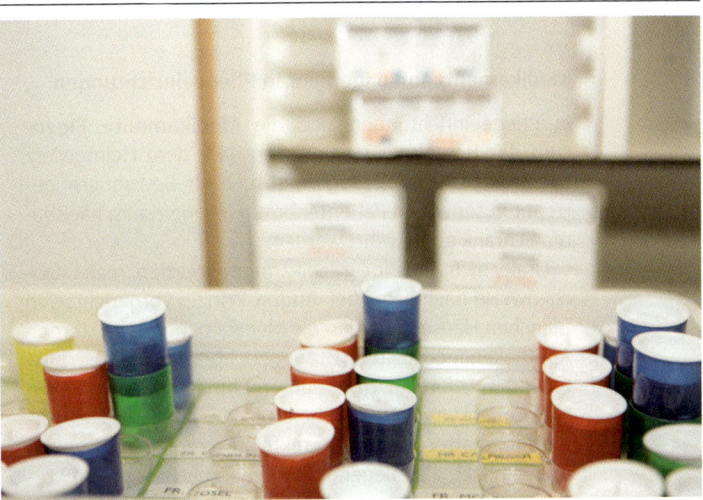

Gelb steht für „morgens", rot für „mittags", blau für „abends" und grün für „nachts".

Abb. 36.9 Verblisterung.

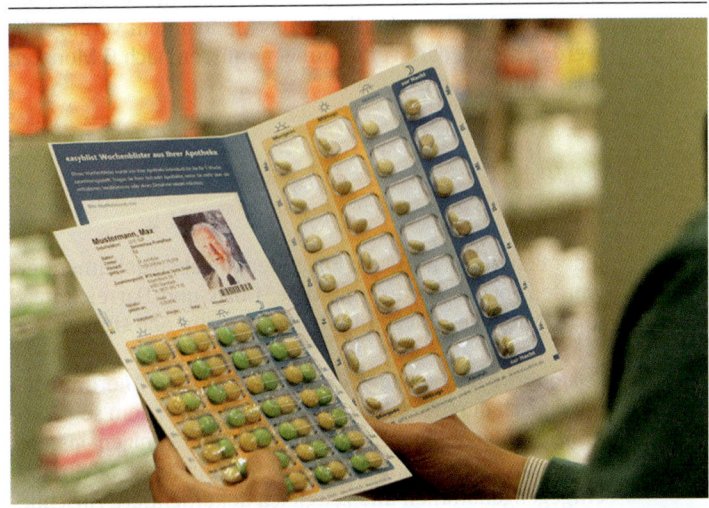

Die Tabletten für einen bestimmten Patienten sind für eine Woche nach Einnahmezeitpunkt sortiert. *Quelle: Dr. Boventer Apotheken, Krefeld*

36 Medikamentenmanagement

> **WISSEN TO GO**
>
> **Medikamentenmanagement in Pflegeeinrichtungen**
>
> In Pflegeeinrichtungen sind die **Medikamente Eigentum der Bewohner** und müssen nach dem Heimgesetz (HeimG) **personenbezogen**, d.h. nach Bewohnern getrennt in separaten Patientenboxen in einem abschließbaren Schrank aufbewahrt werden.
>
> Orale nicht flüssige Medikamente werden meist wochenweise nach dem **Vier-Augen-Prinzip** vorgerichtet. In manchen Häusern werden die Medikamente von externen Apothekenangestellten (PTAs) gerichtet. Bei sog. **Verblisterungen** liefern Pharmazieunternehmen oder Apotheken alle vorrichtbaren Medikamente fertig verpackt. Der Verblisterer haftet für die korrekte Zusammenstellung der Arzneimittel, die Pflegenden übernehmen die Verantwortung für die korrekte Verabreichung.

36.6.3 Umgang mit Bedarfsmedikationen

Bedarfsmedikationen werden nicht regelmäßig, sondern nur bei bestimmten Symptomen oder in bestimmten Situationen eingenommen bzw. verabreicht. Der Arzt verordnet sie mit dem Zusatz: „bei Bedarf". Hier ist für die Pflegenden Vorsicht geboten, da sie nun entscheiden müssen, wann und ob das Medikament gegeben werden soll. Da sie aber keine ärztliche oder pharmakologische Ausbildung haben, können sich haftungsrechtliche Konsequenzen ergeben, wenn Fehler auftreten. Darum sollten Pflegende genau darauf achten, welche Angaben der Arzt hierzu macht. Eine Bedarfsmedikation sollte nur akzeptiert werden, wenn der Arzt seine Anordnung schriftlich festlegt und folgende Angaben dazu macht:
- Name des zu verabreichenden Arzneimittels
- Darreichungsform
- Einzeldosis und Häufigkeit der Verabreichung
- Höchstdosis in 24 Stunden

Zudem muss er exakt die Symptome oder die Situation beschreiben, bei deren Vorliegen das Medikament verabreicht werden soll. Bedarfsverordnungen müssen nach 6 Monaten überprüft werden.

ACHTUNG
Bei der Bedarfsmedikation sind unspezifische Anweisungen wie „Bei Bedarf 10–20 Tropfen" nicht zulässig.

Jeder Bedarfsfall muss mit folgenden Angaben dokumentiert werden: beobachtete Symptome, Dosis und Darreichungsform, Name des Pflegemitarbeiters, Datum und Uhrzeit.

Telefonische Anordnungen annehmen • Werden Anordnungen telefonisch durchgegeben, werden diese nach dem sog. **VuG-Prinzip** aufgenommen (vorlesen und genehmigen lassen): Die Anordnungen des Arztes werden zunächst telefonisch entgegengenommen und zeitgleich dokumentiert. Anschließend werden die Aufzeichnungen dem Arzt noch einmal vorgelesen. Wenn der Arzt die Angaben mündlich bestätigt, kann die Verordnung im Medikamentenblatt mit der Anmerkung „VuG" dokumentiert und abgezeichnet werden.

Lagerung • Auch die Bedarfsmedikamente müssen nach dem Heimgesetz bewohnerbezogen gelagert werden. Die Arzneimittelpackungen werden mit Vorname, Nachname, Geburtsdatum, Station und Zimmernummer des Patienten, Name der Lieferapotheke und möglichst dem Namen des verordnenden Arztes in der Patientenbox aufbewahrt. Auch muss der Hinweis „Bedarfsmedikament" vermerkt sein.

! Merken **Bedarfsmedikamente**
Auch die Bedarfsmedikamente sind Eigentum des Patienten und dürfen nicht an andere Patienten weitergegeben werden.

> **WISSEN TO GO**
>
> **Bedarfsmedikation in Pflegeeinrichtungen**
>
> **Bedarfsmedikationen** müssen schriftlich verordnet sein und folgende Angaben enthalten:
> - exakte Beschreibung der Symptome oder der Situationen, in denen die Medikamente verabreicht werden sollen
> - Name des zu verabreichenden Arzneimittels
> - Darreichungsform und Häufigkeit der Verabreichung
> - Einzeldosis und Höchstdosis in 24 Stunden
>
> Auch Bedarfsmedikamente müssen bewohnerbezogen in separaten Boxen gelagert werden.

36.7 Besonderheiten in der häuslichen Pflege

Die Medikamentengabe gehört zur Behandlungspflege (S. 666). Sie wird vom Arzt verordnet, wenn der Versicherte z.B. alleinstehend ist und sich die Medikamente aus körperlichen oder geistigen Gründen nicht selbst verabreichen kann. Ebenso kann der Arzt eine Anleitung der Angehörigen verordnen, sie ist dann bis zu 10-mal abrechenbar.

Der Haus- oder zuständige Facharzt stellt die Rezepte für die Medikamente aus. Wie sie zu dem Patienten gelangen, ist abhängig von der sozialen und alltäglichen Struktur, die ihn umgibt: Gibt es Angehörige, besorgen sie Rezept und Medikamente. Hat der Patient keine Angehörigen und ist selbst nicht in der Lage, aus dem Haus zu gehen, dann kümmert sich in einigen Fällen der Pflegedienst um Rezepte und Medikamente. Mitunter ist es auch so, dass die Praxis das Rezept in die Apotheke gibt (z.B. in Ärztezentren) und der Bringdienst der Apotheke die Medikamente in das Haus des Pflegebedürftigen transportiert.

In der häuslichen Pflege stellen die Pflegenden meist Eintages- oder Einwochendispenser mit Tabletten. Für das Lagern der Medikamente gelten die gleichen Bestimmungen wie in der Klinik. Besonderheiten in der häuslichen Pflege sind:
- Alle Medikamente sollten am besten in einem Medizinschrank gelagert werden. Die Verfallsdaten und Bestände sollten regelmäßig kontrolliert werden.
- Vorsicht in Haushalten, in denen Kinder oder demente Menschen leben. Die Medikamente müssen so verwahrt werden, dass sie für diese Personen nicht zugänglich sind, also in abschließbaren Schränken.
- Zu kühlende Medikamente sollten in einer eigenen, möglichst abschließbaren Box im Kühlschrank gelagert werden.

- Besteht die Gefahr, dass ein Patient alle Tabletten auf einmal nimmt (z. B. bei Demenz oder Suizidalität), führt das Personal des Pflegedienstes die Medikation mit sich und lagert die Vorräte in der Station.
- Werden in der ambulanten Pflege Anordnungen telefonisch durchgegeben, werden auch diese nach dem **VuG-Prinzip** (S. 684) entgegengenommen.

WISSEN TO GO

Medikamentenmanagement in der häuslichen Pflege

Die Medikamentengabe ist Teil der Behandlungspflege und wird vom Arzt verordnet. Für die Lagerung der Medikamente gelten die gleichen Bestimmungen wie in der Klinik. Sie sollten in einem abschließbaren Schrank gelagert werden. Zu kühlende Medikamente müssen im Kühlschrank, möglichst auch in einer abschließbaren Box aufbewahrt werden. Die Bestände und die Haltbarkeit sollten regelmäßig geprüft werden.

36.8 Besonderheiten bei Kindern

Viele Medikamente, die Kindern verabreicht werden, sind nicht ausreichend für den kindlichen Organismus getestet, sondern nur für den eines Erwachsenen. Dieses Dilemma ist seit Langem bekannt und die Wissenschaft arbeitet daran. Dennoch ist es bis heute häufig der Fall, dass die wirksame und sichere Dosierung für ein Kind schlicht nicht bekannt ist. Manchmal fehlt auch die geeignete Darreichungsform. Häufig werden die Dosierungen für Kinder an das Körpergewicht adaptiert verordnet.

Aufnahme von Wirkstoffen • Die Verdauungsorgane von Säuglingen können manche Stoffe noch nicht so verwerten und weitertransportieren wie bei älteren Kindern oder Erwachsenen. Der Magen entleert sich langsamer und sie haben weniger Magen- und Gallesäure. Vorsicht ist auch bei Salben geboten: Denn die Haut von Säuglingen ist noch sehr dünn und die Wirkstoffe werden schneller aufgenommen.

Verteilung der Wirkstoffe im Körper • Abhängig vom Alter verteilt der Körper Medikamente anders. Wichtig dabei sind Körperfett und -flüssigkeit. Einige Wirkstoffe reichern sich im Fett an, andere in der extrazellulären Flüssigkeit. Bei Frühgeborenen z. B. liegt der Anteil des Körperfetts bei nur 3 %, bei einem Neugeborenen bei 12 %. Im Alter von 5 Jahren liegt er bereits bei 20 %. Fettlösliche Arzneimittel sollten bei Kindern deshalb niedriger, wasserlösliche hingegen eher höher dosiert werden.

Umwandlung und Ausscheidung • Die meisten Medikamente wandelt der Körper chemisch um, z. B. in der Leber. Auch muss er sie (oder ihre Metaboliten) wieder ausscheiden (z. B. über Niere oder Leber). Kinder haben – abhängig vom Alter – schwankende Stoffwechsel. In den ersten Lebensmonaten funktionieren Leber und Nieren noch nicht perfekt. Auch sind bei Neugeborenen einige Enzymsysteme noch nicht komplett ausgereift. Sie bauen also Medikamente langsamer oder anders ab. Ältere Kinder ihrerseits bauen Substanzen recht schnell ab. Denn ihre Leber ist im Vergleich zum Körpergewicht größer als bei Erwachsenen. Der Metabolismus ist erhöht.

Abb. 36.10 Medikamentenverabreichung bei Kindern.

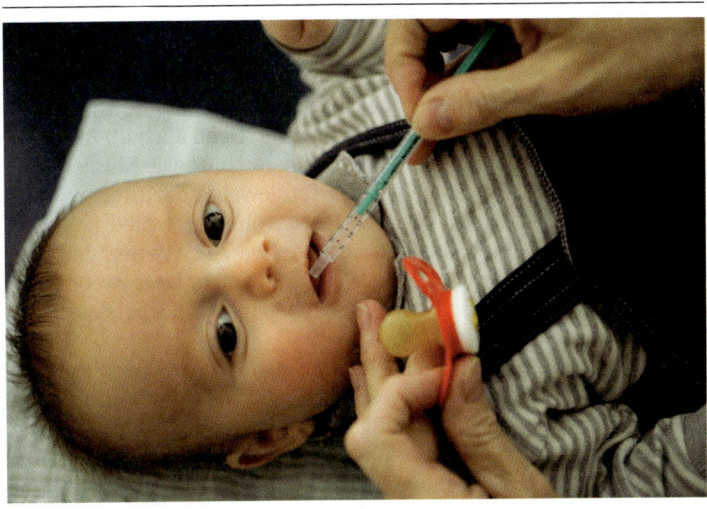

Kleine Kinder bekommen oft flüssige Arzneimittel, die über eine Spritze verabreicht werden.

Art der Darreichung • Kleine Kinder bekommen oft flüssige Zubereitungen wie Säfte, Tropfen oder Lösungen (▶ **Abb. 36.10**). Diese können sie schlicht besser schlucken als Tabletten oder Kapseln. Auch Zäpfchen erhalten Kinder häufig. Sie sind relativ leicht anwendbar und belasten Magen und Darm nicht so stark.

Welches Medikament in welcher Darreichung das Richtige ist, wird der Arzt entscheiden. Gleichwohl sind Pflegende dafür zuständig, dass die Medikamente richtig dosiert werden:
- Bei der Dosierung von Kindermedikationen sollten immer die mitgelieferten Dosierhilfen (oder bei Millilitern klinikeigene Spritzen) genutzt werden. Mitgelieferte Dosierhilfen sind meist Tropfenzähler, Pipetten, Dosierkappen oder Messbecher.
- Bei Anweisungen wie „1 Esslöffel" sollte um eine genaue Angabe der Milliliter gebeten werden. Zur Orientierung: 1 Teelöffel = ca. 5 ml, 1 Esslöffel = ca. 15 ml.
- Wenn man nicht sicher ist, ob das Kind die gesamte Menge eines Medikaments erhalten hat (es spuckte, etwas lief aus dem Mund), sollte Rücksprache mit dem Arzt gehalten werden.

WISSEN TO GO

Medikamentenmanagement – Besonderheiten bei Kindern

Viele Medikamente, die Kindern verabreicht werden, sind für Erwachsene entwickelt worden und berücksichtigen nicht, dass die Wirkstoffaufnahme und -verteilung sowie der Abbau und die Ausscheidung vieler Medikamente im kindlichen Organismus anders verlaufen als bei einem Erwachsenen.

Darum ist es wichtig, auf genaue Dosierungen und auf kindgerechte Darreichungsformen zu achten. Bei der Dosierung sollten die mitgelieferten Dosierhilfen verwendet werden. Die ärztlichen Verordnungen für Kindermedikationen sollten genaue Dosisangaben enthalten. Hat ein Kind nicht die gesamte Menge eines Medikaments aufgenommen, muss Rücksprache mit dem Arzt gehalten werden.

36.9 Besonderheiten bei älteren Menschen

Die Besonderheiten bei älteren Patienten sind im Prinzip vergleichbar mit denen der Kinder. Denn auch im Alter verändert sich der menschliche Organismus: Die Muskelmasse ist geringer, der Anteil des Fettgewebes dazu relativ hoch. Gleichzeitig ist das Flüssigkeitsvolumen erniedrigt – der Körper eines Säuglings besitzt etwa 75 % Wasser, der einer sehr alten Frau ca. 50 %. Weil Frauen mehr Fettgewebe besitzen als Männer, ist der Wassergehalt ihres Körpers niedriger. Zudem:

- Einige Medikamente müssen im Körper an Eiweiße gebunden werden – das verzögert ihre Wirkung. Bei alten Menschen ist der Eiweißgehalt aber vergleichsweise gering, sodass sich die Wirkung dieser Medikamente verstärkt.
- Die Ausscheidungs- und Stoffwechselorgane Leber und Niere arbeiten in vielen Fällen insuffizient. Das reduziert ggf. den Abbau der Medikamente und verzögert ihre Ausscheidung – was zu einer Anreicherung der Substanz bis hin zur Intoxikation führen kann.
- Nebenwirkungen wie niedriger Blutdruck können im Alter nicht mehr so einfach kompensiert werden wie in jungen Jahren. Deswegen sind Symptome wie Schwindel stärker ausgeprägt und schwieriger zu beheben. Dadurch steigt u. a. auch die Sturzgefahr beträchtlich.
- Aufgrund verschiedener (Grund-)Erkrankungen erhalten ältere Menschen unter Umständen sehr viele Medikamente – deren Wirkungen sich teils aufheben, Nebenwirkungen anderer Substanzen verstärken oder gar andere Erkrankungen prädisponieren.

Nebenwirkungen • Häufig sind im Alter z. B.:
- niedriger Blutdruck, kardiale Arrhythmien
- Verwirrtheitszustände
- Verringerung der geistigen Leistungsfähigkeit
- Abnahme der Nierenfunktion
- Bewegungsstörungen, Stürze
- trockener Mund, Obstipation

WISSEN TO GO

Medikamentenmanagement – Besonderheiten bei älteren Patienten

Im Alter verändert sich der Organismus und damit auch die Aufnahme, Verstoffwechselung und Ausscheidung von Medikamenten. Nebenwirkungen wie niedriger Blutdruck und damit Schwindel können häufiger auftreten. Die Sturzgefahr steigt. Weitere häufige Nebenwirkungen im Alter sind u. a. trockener Mund, kardiale Arrhythmien und verminderte Nierenfunktion, Verwirrtheitszustände und Abnahme der geistigen Leistungsfähigkeit.

Erhalten ältere Menschen aufgrund verschiedener (Grund-)Erkrankungen mehrere Medikamente, können deren Wirkungen sich ggf. gegenseitig aufheben, die Nebenwirkungen können sich verstärken oder andere Erkrankungen können sich entwickeln.

37 Schmerzmanagement

37.1 Einleitung

Jeder kennt sie, aber keiner mag sie: Schmerzen. Ob Kopf-, Zahn-, Bauch- oder Wundschmerzen – immer wieder erleiden wir im Laufe unseres Lebens dieses unangenehme Sinnes- und Gefühlserlebnis, das wir schnell wieder loswerden möchten und das für uns doch überlebenswichtig ist.

Häufig entstehen Schmerzen durch eine Gewebeschädigung, z. B. durch eine Schnitt- oder Stichverletzung, eine Fraktur oder eine Operation. Auch viele innere Erkrankungen und Entzündungen verursachen Schmerzen, z. B. Koliken, Ulkusschmerzen oder Appendizitis. Treten sie plötzlich und in direktem Zusammenhang mit der Gewebeschädigung auf, sind die Schmerzen akut. Dauern sie länger als 3 – 6 Monate an und entwickelt sich daraus ein eigenes Krankheitsgeschehen, spricht man von chronischen Schmerzen.

In Deutschland leiden ca. 15 Millionen Menschen an chronischen Schmerzen, das heißt, es gibt bei uns mehr Schmerzpatienten als Diabetiker (Bühring 2012). Die Betroffenen haben häufig einen hohen Leidensdruck und ihre Lebensqualität ist stark eingeschränkt. Auch die Kosten sind enorm. Sie werden auf ca. 25 Milliarden Euro pro Jahr geschätzt (Zenz 2006).

Was tun, wenn's richtig wehtut?

Durch ein adäquates Schmerzmanagement lassen sich diese volkswirtschaftlichen Kosten senken und die Lebensqualität der Betroffenen verbessern. Hier kommt den Pflegenden eine zentrale Rolle zu. Von der ersten Schmerzanamnese über das Messen und Einschätzen der Schmerzintensität (Schmerzassessment) bis hin zur Umsetzung der Schmerztherapie: Pflegende übernehmen in Kliniken, in stationären Pflegeeinrichtungen oder in der ambulanten Pflege häufig die Organisation und Koordination der schmerztherapeutischen Maßnahmen, stehen im Zentrum der Kommunikation zwischen Patienten, Ärzten, Physiotherapeuten und Angehörigen und können durch gezielte Prophylaxen und Anleitungen des Patienten den Heilungsprozess positiv beeinflussen und fördern.

37.2 Grundlagen

37.2.1 Dimensionen des Schmerzes

Definition Schmerz
Schmerz ist ein unangenehmes Sinnes- und Gefühlserlebnis, das mit aktueller oder potenzieller Gewebeschädigung verknüpft ist oder mit Begriffen einer solchen Schädigung beschrieben werden kann (International Association for the Study of Pain, IASP 1986).
„Schmerz ist, was nach Aussage des Patienten weh tut." (Juchli 1994)

Beide Aussagen machen deutlich, dass Schmerz nicht nur mit einer potenziellen Schädigung des Körpers, also z. B. einer Verletzung oder einer Entzündung, einhergeht, sondern dass Schmerz auch ein sehr subjektives Empfinden ist, das nur durch den Betroffenen selbst bewertet und beschrieben werden kann. Schmerz beschreibt also nicht nur eine unangenehme körperliche Empfindung, sondern ist ein

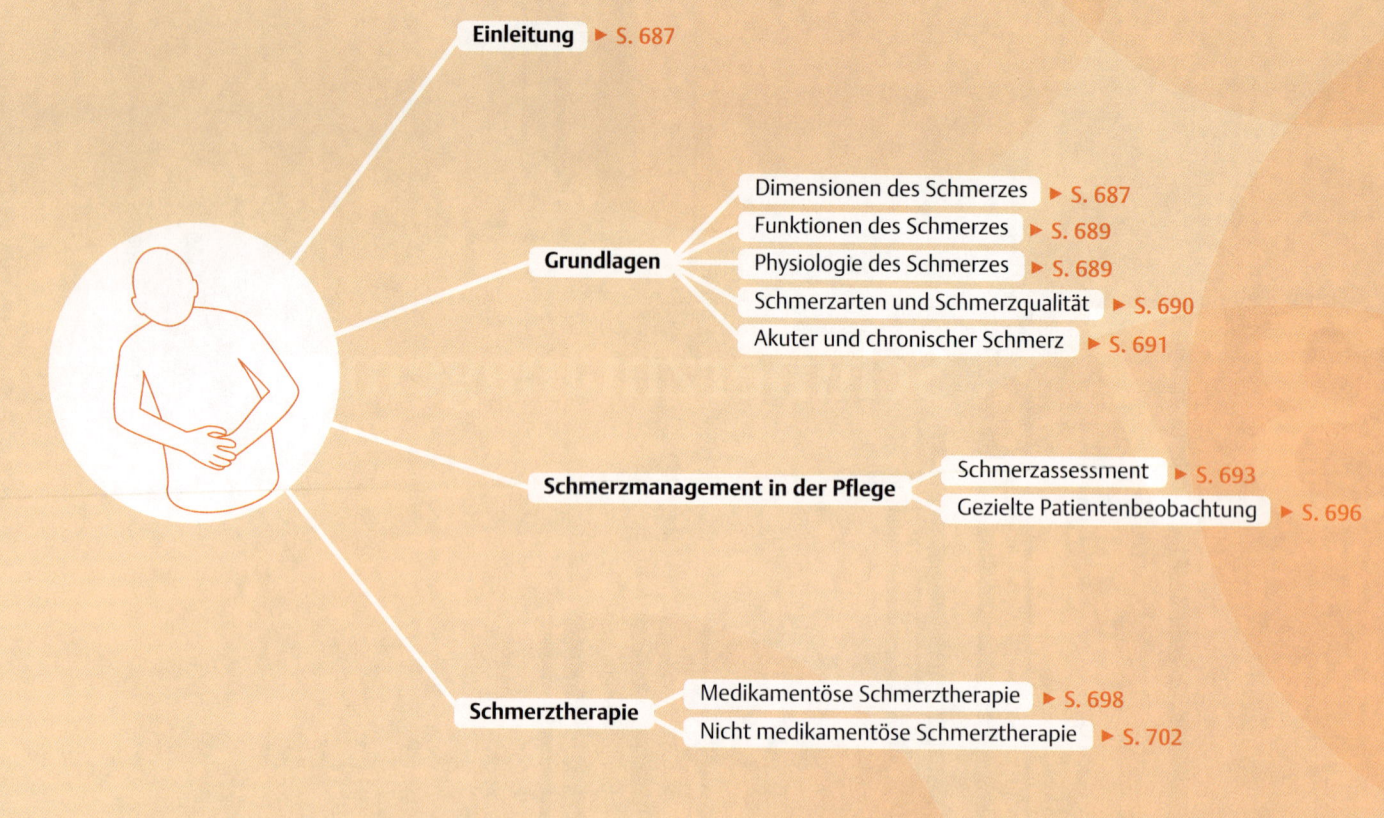

äußerst komplexes Erleben, das sehr emotional sein kann und von unserer subjektiven Wahrnehmung bestimmt wird.

Denn Schmerz beschränkt sich nicht nur auf die verletzte Körperstelle oder das geschädigte Gewebe, sondern trifft den Menschen als Ganzes. Wie stark oder intensiv wir einen Schmerz empfinden, hängt dabei nicht nur von der körperlichen Komponente, also der Verletzung oder der Art der Erkrankung, ab, sondern es spielen auch **psychische, soziale, kulturelle** und **geistige Faktoren** eine maßgebliche Rolle (▶ Abb. 37.1).

Psychische Komponente • Die Intensität unserer Schmerzwahrnehmung wird neben den körperlichen Faktoren stark von unseren Gefühlen und Sinnen beeinflusst. Rückkoppelungsprozesse zwischen Schmerz, Befinden und Anspannung beeinflussen die Schmerzempfindung. Bestimmte Faktoren können sich positiv oder negativ auf das Schmerzempfinden auswirken. Innere Ruhe, Lebensfreude und Ausgeglichenheit wirken beruhigend und machen Schmerzen erträglicher. Hingegen können Sorgen, Unruhe und Angst das Schmerzempfinden verstärken und teilweise sogar unerträglich machen.

Kulturelle Komponente • Wie wir Schmerzen erleben und wie wir mit ihnen umgehen, wird auch durch unser gesellschaftliches und kulturelles Umfeld geprägt. Sätze wie „Ein Indianer kennt keinen Schmerz" haben schon so manchen Mann im Kindesalter geprägt und dazu geführt, dass Schmerzen als persönliches Versagen wahrgenommen werden, über das man nicht spricht, sondern einfach aushält. Auch Aussagen wie „Jetzt stell dich doch nicht so an", können dazu beitragen, dass der Betroffene lieber Schmerzen aushält, als Hilfe zu verlangen. Dagegen ist es in anderen Kulturen durchaus üblich, dem Schmerz z.B. durch lautes Klagen und Jammern Ausdruck zu verleihen. Dies kann auf uns wiederum sehr befremdlich wirken.

! Merken Schmerzempfinden
Schmerz ist das, was der Betroffene als Schmerz empfindet bzw. was er als solchen beschreibt.

Bedeutung für die Pflege

Damit Pflegende das subjektive Schmerzerleben eines Patienten individuell einschätzen und beurteilen können, ist es wichtig, dass sie bei ihrer Patientenbeobachtung neben den organischen Faktoren auch die übrigen Faktoren im Blick behalten. Das heißt, sie müssen die Persönlichkeit des Betroffenen, seine Ängste und Gefühle, seine Erwartungen und Erfahrungen in ihre Patientenbeobachtung mit einbeziehen. Folgende Faktoren sollten z.B. berücksichtigt werden:
- Allgemeinzustand
- Geschlecht
- kultureller Hintergrund, Erziehung und Religion
- Einstellung zur Erkrankung und Bewertung der Erkrankung, z.B. ist für einen Pianisten eine Handverletzung wesentlich dramatischer als für einen Pförtner
- Selbstbeherrschung
- individuelles Schmerzmaß bzw. Schmerztoleranz
- die Möglichkeiten des Betroffenen, über den Schmerz zu sprechen

ACHTUNG
Aussagen des Betroffenen sind immer ernst zu nehmen. Wenn ein vom Schmerz geplagter Patient das Gefühl hat, nicht verstanden zu werden, kann das die Pflegebeziehung negativ beeinflussen.

Grundlagen

Abb. 37.1 Ebenen des Schmerzempfindens.

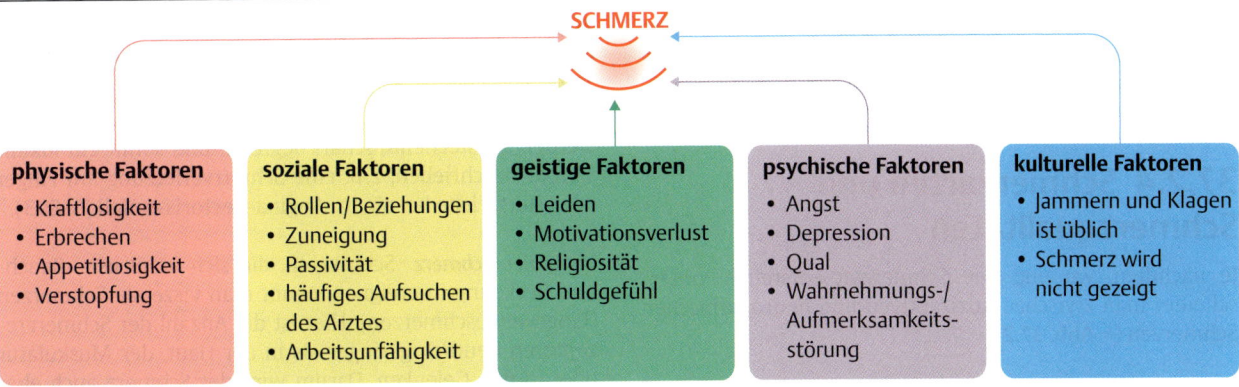

Viele verschiedene Faktoren haben Einfluss darauf, wie ein Mensch Schmerz empfindet. *Nach: Köther I. Altenpflege. Thieme 2011*

37.2.2 Funktionen des Schmerzes

Schmerz ist ein lebenswichtiges Warnsignal, das uns meldet, wenn unser Körper irgendwo geschädigt wurde. Nur dadurch können wir in Gefahrensituationen unsere Gesundheit schützen. Fassen wir z. B. versehentlich mit einer Hand auf eine heiße Herdplatte, empfinden wir innerhalb weniger Millisekunden akuten Schmerz. Noch bevor wir das Geschehen wirklich wahrnehmen können, ziehen wir die Hand schon automatisch zurück. Bei Frakturen, Bänderrissen oder nach Operationen zwingen uns Schmerzen zur Ruhe, damit die Wunden gut verheilen können.

Umgekehrt kann es auch sein, dass wir nach einem Unfall zunächst keine Schmerzen empfinden, solange wir uns noch in der akuten Stresssituation bzw. im Schock befinden. Erst, wenn die Gefahr vorbei ist, spürt der Körper die Schmerzen. Auch das ist ein natürlicher Schutzmechanismus, der uns hilft, Stresssituationen und Gefahren zu bewältigen.

! Merken Warnsignal
Schmerzen sind Warnsignale des Körpers. Sie haben eine lebenserhaltende Melde-, Schutz- und Heilfunktion.

WISSEN TO GO

Schmerz – Definition und Funktion
Schmerz ist ein unangenehmes Sinnes- und Gefühlserlebnis, das durch eine akute oder potenzielle Organschädigung entsteht. Schmerz ist das, was der Betroffene als schmerzhaft empfindet oder beschreibt. Schmerz ist ein sehr subjektives Erleben, das stark von Emotionen und psychischen Faktoren sowie von sozialen, kulturellen und geistigen Faktoren beeinflusst wird.

Die Pflege schmerzkranker Patienten muss daher neben den organischen Schäden auch Faktoren wie den Allgemeinzustand des Patienten, sein Geschlecht, seinen kulturellen Hintergrund und die psychische Verfassung des Betroffenen berücksichtigen.

Schmerzen sind wichtige Warnsignale des Körpers mit einer lebenserhaltenden Melde-, Schutz- und Heilfunktion.

37.2.3 Physiologie des Schmerzes

Definition Nozizeption
Den physiologischen Prozess der Schmerzwahrnehmung, d. h. die Aufnahme, Weiterleitung und Verarbeitung von Schmerzreizen durch das Nervensystem, nennt man Nozizeption.

Ein Schmerzreiz entsteht, wenn freie Nervenendigungen (Schmerzrezeptoren oder Nozizeptoren) z. B. in der Haut, den Schleimhäuten, der Muskulatur oder im Bindegewebe auf einen Reiz reagieren. Schmerzauslösend wirken dabei:
- mechanische Reize (Druck, Verletzung)
- thermische Reize (Hitze, Kälte)
- chemische Reize (toxische Einflüsse, Krankheitserreger, Entzündungsvorgänge)
- elektrische Reize

Dabei beschreibt die **Schmerzschwelle** bzw. **Schmerzgrenze** die niedrigste Reizstärke, bei der ein Reiz als schmerzhaft empfunden wird.

Trifft ein solcher Reiz auf eine freie Nervenendigung – z. B. in der Haut –, werden im Körper Schmerzsubstanzen wie Kinine, Serotonin oder Prostaglandine ausgeschüttet, die die Schmerzrezeptoren stimulieren. Damit der Schmerz auch als Schmerz erkannt und erlebt werden kann, muss er zum Gehirn weitergeleitet werden. Über 2 verschiedene Nervenfasern – die schnellen A-delta-Fasern und die etwas „langsameren" C-Fasern – wird der Schmerzimpuls zum Rückenmark geleitet. Von dort führen aufsteigende Bahnen des Rückenmarks ihn weiter zum Mittelhirn. Dort werden die Aufmerksamkeit und Wachheit gesteuert. Der Schmerz wird daher von einem wachen Menschen viel intensiver wahrgenommen als von einem schlafenden. Im Mittelhirn werden je nach Schmerzintensität auch die Atmung und der Kreislauf über das vegetative Nervensystem beeinflusst, d. h., der Blutdruck steigt an, die Herzfrequenz und die Atmung werden schneller.

Vom Zwischenhirn geht die Schmerzleitung in 3 verschiedene Zonen: zum Hypothalamus (= Steuerung des Hormonhaushalts), dann zum limbischen System (emotionales Erleben des Schmerzes) und letztendlich zum Großhirn. Der Schmerz wird zunächst bewusst erkannt und lokalisiert, dann werden durch das Kleinhirn zielgerichtete Handlungen zur Schmerzlinderung angeregt, z. B. kaltes Wasser anwenden bei einer Verbrennung. Gleichzeitig werden körpereigene, schmerzhemmende Prozesse eingeleitet und Signale zur Schmerzdämpfung an das Rückenmark gesendet.

37 Schmerzmanagement

Körperlich wird dieser Prozess häufig von vegetativen Symptomen begleitet, z. B. Blässe, Schweißausbrüche, Übelkeit, Erbrechen, erhöhtem Blutdruck, erhöhter Puls- und Atemfrequenz. Motorisch können Schwäche, Schonhaltung und eine steife oder verkrampfte Körperhaltung hinzukommen.

37.2.4 Schmerzarten und Schmerzqualitäten

Je nachdem, wo und wie Schmerzen entstehen, unterscheidet man zwischen nozizeptiven und neuropathischen Schmerzen (▶ Abb. 37.2).

Nozizeptiver Schmerz

Diese Schmerzform wird durch direkte Reizung der Schmerzrezeptoren im oder am menschlichen Körper ausgelöst. Der nozizeptive Schmerz lässt sich in somatischen und viszeralen unterscheiden.

Somatischer Schmerz • Hier werden die Schmerzrezeptoren in der Haut, in den Muskeln, im Bindegewebe, in den Knochen und in den Gelenken direkt gereizt. Je nach Lage unterscheidet man Oberflächenschmerz in der Haut und Tiefenschmerz in den Muskeln, den Gelenken, im Bindegewebe oder in den Knochen. Die somatischen Schmerzen werden als stechend, scharf begrenzt und somit gut lokalisierbar beschrieben, z. B. eine Schnittverletzung am Finger oder Herzstiche bei einem Angina-pectoris-Anfall (S. 893).

Viszeraler Schmerz • Schmerzen, die sich im Brust-, Bauch- und Beckenraum ereignen, nennt man viszerale Schmerzen (Eingeweideschmerzen). Hier ist die Anzahl der Schmerzrezeptoren deutlich geringer als in der Haut, der Muskulatur oder in den Gelenken. Darum wird der Schmerz auch eher als dumpf empfunden und ist oft nur schlecht lokalisierbar. Die Schmerzen werden häufig als ziehend und drückend beschrieben. Sie werden daher auch eher in anderen Körperregionen verortet. So können z. B. Schmerzen am Pankreas auch als Schmerzen im Lendenwirbelbereich empfunden werden. Die Gefahr von Fehldiagnosen ist hier deutlich erhöht.

Neuropathischer Schmerz

Neuropathische Schmerzen entstehen durch eine **Funktionsstörung** oder **Schädigung des peripheren oder zentralen Nervensystems**. Dies kann z. B. durch einen Bandscheibenvorfall oder einen Tumor verursacht sein, der Druck auf einen Nerv ausübt. Die Schmerzen werden von den Betroffenen als **einschießend, schneidend, stechend** und **attackenweise auftretend** beschrieben. Treten sie als Dauerschmerz auf, werden sie jedoch eher als brennend und bohrend beschrieben. Sind viele Nerven betroffen, spricht man von **Polyneuropathie**.

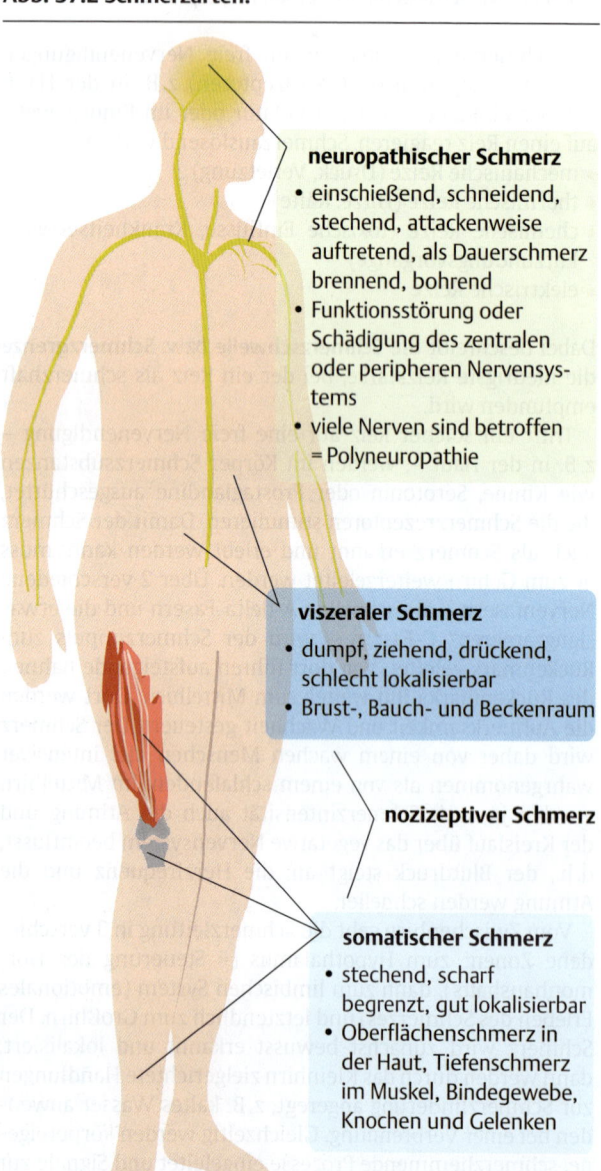

Abb. 37.2 Schmerzarten.

neuropathischer Schmerz
- einschießend, schneidend, stechend, attackenweise auftretend, als Dauerschmerz brennend, bohrend
- Funktionsstörung oder Schädigung des zentralen oder peripheren Nervensystems
- viele Nerven sind betroffen = Polyneuropathie

viszeraler Schmerz
- dumpf, ziehend, drückend, schlecht lokalisierbar
- Brust-, Bauch- und Beckenraum

nozizeptiver Schmerz

somatischer Schmerz
- stechend, scharf begrenzt, gut lokalisierbar
- Oberflächenschmerz in der Haut, Tiefenschmerz im Muskel, Bindegewebe, Knochen und Gelenken

> ### WISSEN TO GO
>
> **Schmerzentstehung**
>
> Schmerz entsteht, wenn ein mechanischer, thermischer, chemischer oder elektrischer Reiz auf eine freie Nervenendigung (Schmerzrezeptor = Nozizeptoren) trifft. Überschreitet der Reiz einen gewissen Schwellenwert (Schmerzschwelle), werden chemische Botenstoffe ausgeschüttet und die Schmerzrezeptoren werden stimuliert. Den Prozess der Aufnahme, Weiterleitung und Verarbeitung von Schmerzreizen durch das Nervensystem nennt man **Nozizeption**.
>
> *Schmerzarten und Schmerzqualitäten*
> - **nozizeptiver** Schmerz:
>   – **somatischer** Schmerz: ausgehend von der Haut (Oberflächenschmerz) oder dem Bewegungssystem (Tiefenschmerz) → stechend und scharf begrenzt, i. d. R. gut lokalisierbar
>   – **viszeraler** Schmerz: ausgehend von den inneren Organen → ziehend, drückend und dumpf, oft schlecht lokalisierbar
> - **neuropathischer** Schmerz: direkt vom Nervengewebe ausgehend → plötzlich bzw. attackenweise auftretend; einschießend, schneidend und stechend; bei längerer Dauer brennend oder bohrend; sind viele Nerven betroffen, spricht man von Polynevuropathie.

Grundlagen

37.2.5 Akuter und chronischer Schmerz

Eine ganz wesentliche Unterscheidung betrifft die Dauer der Schmerzen. Je nachdem, wie lange sie andauern, unterscheidet man akute und chronische Schmerzen. Therapie und Pflege sind hier jeweils sehr unterschiedlich.

Akute Schmerzen

Sie treten plötzlich auf und dauern nur kurze Zeit an. Sie setzen immer dann ein, wenn ein Gewebe beschädigt wurde, z. B. bei Verletzungen, Quetschungen, Frakturen oder Verbrennungen. Akute Schmerzen haben eine sinnvolle und lebenserhaltende Funktion. Sie dienen uns als lebenswichtiges Warnsignal, denn sie melden uns Schäden oder drohende Schädigungen am Organismus (▶ Abb. 37.3). Erst dadurch können wir mit entsprechenden Schutzmaßnahmen reagieren (z. B. die Hand von der heißen Herdplatte wegziehen) und weitere Schädigungen verhindern. Akuter Schmerz fördert die Wundheilung, indem z. B. die verletzte Extremität durch den Schmerz ruhiggestellt wird.

Pflegerische Maßnahmen

Akute Schmerzen zu lindern, ist in aller Regel kein großes Problem. Allerdings darf bei akuten Schmerzen so lange kein Schmerzmittel verabreicht werden, bis die Ursache für die Schmerzen geklärt ist. Andernfalls besteht die Gefahr, dass die Ursache oder der Entstehungsort der Schmerzen zu spät oder gar nicht gefunden wird.

Pflegende sollten den Patienten in dieser ersten Behandlungsphase genau beobachten. Sie sollten auf Anzeichen und Äußerungen zum Schmerzerleben achten und regelmäßig die Vitalzeichen kontrollieren. Sie können Hinweise auf den Status des Patienten geben.

ACHTUNG
Plötzliches Fieber, ein Blutdruckabfall und ein schneller Puls weisen auf eine akute Verschlechterung hin, z. B. auf eine Entzündung. Informieren Sie in einem solchen Fall umgehend den behandelnden Arzt.

Solange noch keine Schmerzmittel gegeben werden dürfen, können Pflegende das Schmerzerleben des Patienten ggf. durch folgende begleitende Maßnahmen lindern:
- Patienten ernst nehmen
- entlastende Lagerung
- evtl. Gegendruck anbieten oder selbst durchführen lassen
- Patienten beruhigen und versuchen, ihm die Angst zu nehmen
- vom Schmerzgeschehen ablenken
- evtl. Wärme- oder Kälteanwendungen anbieten
- Patienten, soweit möglich, nicht alleine lassen

Chronische Schmerzen

Im Gegensatz zum akuten Schmerz haben chronische Schmerzen ihre sinnvolle Melde-, Schutz- und Heilfunktion weitestgehend verloren. Sie bestehen schon 3–6 Monate, sind kontinuierlich vorhanden oder kehren immer wieder. Sie sind schlecht lokalisierbar und stehen mit der ursprünglichen Verletzung oder Organschädigung kaum noch in Zusammenhang. Die Schmerzen „verselbstständigen" sich und entwickeln sich zu einem eigenen Krankheitsbild, der chronischen Schmerzkrankheit.

Abb. 37.3 Akuter Schmerz.

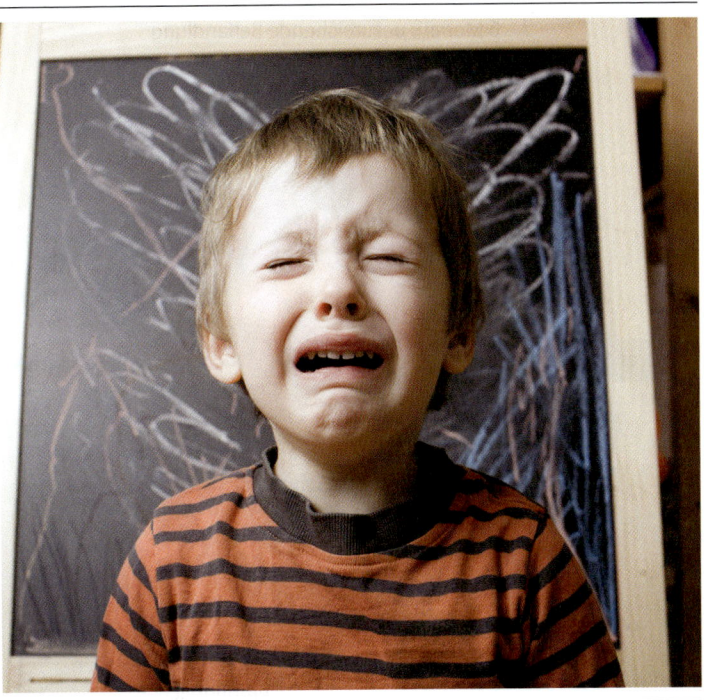

Kinder zeigen ihren Schmerz meist viel offener als Erwachsene und weinen.
© iordani/fotolia.com

Entwicklung eines Schmerzgedächtnisses • Akute Schmerzen, die unzureichend behandelt werden, können zu chronischen Schmerzen werden. Im Zentrum der Chronifizierung steht das sog. Schmerzgedächtnis. Sensible Nervenzellen, die immer wieder Schmerzreizen ausgesetzt sind, verändern ihre Aktivität. Sie werden mit der Zeit immer empfindlicher und reagieren schon bei leichten Reizen, z. B. einer Berührung. Später sind dann gar keine Reize mehr notwendig, um einen Schmerz auszulösen – er hat sich verselbstständigt (▶ Abb. 37.4). Eine frühzeitige Therapie akuter Schmerzen beugt also der Entstehung chronischer Schmerzen vor.

Psychische und soziale Folgen • Chronische Schmerzen wirken sich nicht nur auf den physischen Bereich, sondern auch auf das psychische und soziale Leben des Betroffenen aus. Durch die langandauernden Schmerzen können depressive Verstimmungen, Reizbarkeit und Schwäche auftreten. Häufig verlieren die Betroffenen das Interesse an ihrer Umwelt und ziehen sich immer weiter zurück. Mit der Zeit richten die Schmerzpatienten ihr Hauptaugenmerk zunehmend weg von ihrem gesellschaftlichen und sozialen Umfeld hin auf ihren eigenen Körper. Mitmenschen können damit oft nicht umgehen und die Erkrankung nur schwer akzeptieren.

❗ Merken Schmerzqualität
Schmerzen, die als schneidend, stechend, scharf und klar lokalisierbar beschrieben werden, weisen auf ein akutes Schmerzereignis hin. Ziehende, klopfende oder brennende Schmerzen deuten hingegen eher auf ein länger andauerndes Schmerzgeschehen hin.

Pflegerische Maßnahmen

In Deutschland gibt es ca. 15 Millionen Menschen mit chronischen Schmerzen. Die Therapie gestaltet sich oft schwierig, da viele Aspekte bei der Behandlung berücksichtigt werden müssen. Daher werden chronische Schmerzpatienten meist von Schmerztherapeuten in speziellen Schmerzambulanzen

37 Schmerzmanagement

Abb. 37.4 Entwicklung von chronischen Schmerzen.

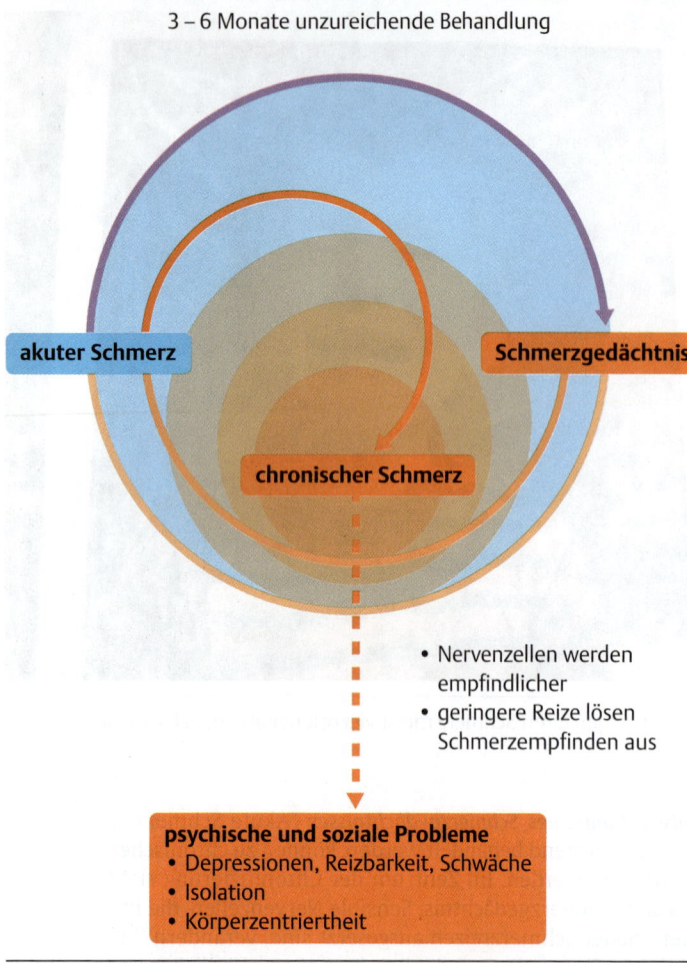

behandelt. Die Betroffenen haben oftmals einen langen Leidensweg hinter sich. Sie bringen eine hohe Erwartungshaltung mit und haben nicht selten ein geringes Selbstwertgefühl. Eine gute und ganzheitliche Schmerztherapie basiert daher in erster Linie auf einer vertrauensvollen Kommunikation, die den Betroffenen in Maßnahmen der Selbstpflege stärkt, Ängste und Vorbehalte reduziert und Schmerzlinderung für den Patienten anstrebt.

WISSEN TO GO

Akute und chronische Schmerzen

Akuter Schmerz:
- tritt plötzlich auf, z. B. nach Verletzung oder Gewebeschädigung
- ist lebenserhaltendes Warnsignal
- löst entsprechende Schutzreaktionen aus
- fördert die Wundheilung durch Ruhigstellung
- ist i. d. R. gut zu therapieren, hinterlässt keine psychischen Folgen
- Beispiele: posttraumatischer oder postoperativer Schmerz, Zahnschmerz

Achtung: Solange die Ursache nicht geklärt ist, dürfen keine Schmerzmittel gegeben werden. Patientenbeobachtung und Vitalzeichenkontrolle geben wichtige Hinweise für die Diagnostik.

Chronischer Schmerz:
- dauert über 3–6 Monate, ist kontinuierlich oder wiederkehrend vorhanden
- hat keine Schutz- oder Heilfunktion mehr
- Schmerzen „verselbstständigen" sich, entwickeln ein eigenes Krankheitsbild
- ist physisch und psychisch belastend mit Folgen für das soziale Leben
- Beispiele: Arthrose, Rheuma, Osteoporose, chronische Wunden, Rückenschmerzen

37.3 Schmerzmanagement in der Pflege

Schmerzfreiheit ist eine Grundvoraussetzung dafür, dass wir uns wohlfühlen. Darum bezeichnet die Deutsche Gesellschaft zum Studium des Schmerzes eine adäquate Schmerztherapie auch als ein fundamentales Menschenrecht, d. h., jeder hat das Recht auf eine angemessene Schmerzlinderung (DGSS 2007).

Schmerzlinderung ist auch das erklärte Ziel der Pflege, d. h., bestehende Schmerzen müssen so weit wie möglich gelindert werden, unnötige Schmerzen müssen auf jeden Fall verhindert und einer Chronifizierung sollte unbedingt vorgebeugt werden. Das sind hochgesteckte Ziele, die nur durch ein gutes Schmerzmanagement zu erreichen sind.

Hier kommt den Pflegenden eine zentrale Rolle zu. Denn sie koordinieren nicht nur die Tätigkeiten zwischen Arzt, Pflegenden und dem interdisziplinären Team, sondern sie fördern durch ihre Nähe zum Patienten auch die Kommunikation zwischen Patient, Angehörigem und allen weiteren behandelnden Personen. Durch diese Schlüsselposition stellen Pflegende eine Kontinuität sicher, die für die Schmerzerfassung und die anschließende Schmerzbehandlung wesentlich ist. Nur so kann die Schmerztherapie greifen und dem Patienten zeitnah Schmerzlinderung oder gar Schmerzfreiheit ermöglichen.

Definition Schmerzmanagement

Schmerzmanagement umfasst:
- *gezieltes und strukturiertes Erfassen von Schmerzen*
- *Erfassen schmerzbedingter Pflegeprobleme und Ressourcen und Planung gezielter Maßnahmen*
- *Koordination und Planung schmerztherapeutischer Maßnahmen (im therapeutischen Team)*
- *Überwachung von Wirkung und Nebenwirkungen*
- *Prophylaxe von schmerzmittelbedingten Nebenwirkungen*
- *Beratung und Schulung des Patienten*
- *kontinuierliche Überprüfung der Maßnahmen im therapeutischen Team*
- *frühzeitige Information des Arztes bei Schmerzveränderungen*

Dabei soll der Patient so weit wie möglich aktiv beteiligt sein.

Als fachliche und juristische Grundlage für das Schmerzmanagement in der Pflege dienen heute die Expertenstandards „Schmerzmanagement in der Pflege bei akuten Schmerzen" und „Schmerzmanagement in der Pflege bei chronischen Schmerzen" des Deutschen Netzwerks für Qualität in der Pflege (DNQP 2011, 2014). An ihm orientieren sich auch die folgenden Angaben zur Schmerzerkennung und -einschätzung sowie zur Schmerztherapie.

Schmerzmanagement in der Pflege

WISSEN TO GO

Schmerzmanagement in der Pflege

- gezieltes und strukturiertes Erfassen von Schmerzen
- Erfassen schmerzbedingter Pflegeprobleme und Ressourcen, Planung gezielter Maßnahmen
- Koordination und Planung schmerztherapeutischer Maßnahmen
- Überwachung von Wirkung und Nebenwirkungen
- Prophylaxe von schmerzmittelbedingter Nebenwirkungen
- Beratung und Schulung des Patienten
- kontinuierliche Überprüfung der Maßnahmen
- frühzeitige Information des Arztes bei Schmerzveränderungen

Ziel ist es, bestehende Schmerzen zu lindern, unnötige zu verhindern und einer Verschlechterung vorzubeugen.

37.3.1 Schmerzassessment

Definition **Schmerzassessment**
Das Wort Assessment stammt aus dem Englischen und bedeutet „Bewertung", „Beurteilung" oder „Einschätzung". Schmerzassessment ist die systematische Einschätzung und Beurteilung von Schmerzen mithilfe geeigneter Skalen (Assessmentinstrumenten).

Das initiale Schmerzassessment wird im Rahmen der pflegerischen Anamnese durchgeführt. Dabei unterscheidet man zwischen der **Selbsteinschätzung** des Patienten und der **Fremdeinschätzung** durch andere. Die Äußerungen des Patienten zum Schmerzgeschehen haben dabei immer Vorrang, denn Schmerz ist ein sehr subjektives Erlebnis und ist äußerlich kaum mess- oder fühlbar.

! Merken **Schmerz**
„Schmerz ist das, was der Betroffene über die Schmerzen mitteilt, sie sind vorhanden, wenn der Patient mit Schmerzen sagt, dass er Schmerzen hat" (McCaffery et al. 1999).

Dieses Grundprinzip müssen Pflegende unbedingt beachten, wenn sich Patienten zu ihren Schmerzen äußern. Sie müssen die Angaben immer ernstnehmen und einer „gefühlten" Fremdeinschätzung vorziehen, wenn sie den Schmerzzustand eines Patienten beurteilen möchten.

Zusätzlich zur Selbsteinschätzung des Betroffenen helfen darüber hinaus verschiedene Assessmentinstrumente dabei, die Schmerzintensität und -qualität eines Patienten einzuschätzen und zu beurteilen. Hierzu gehören u.a.:
- Erheben einer Schmerzanamnese
- Führen eines Schmerztagebuchs
- Schmerzeinschätzung mittels verschiedener Schmerzskalen

Diese Assessmentinstrumente werden im Folgenden vorgestellt. Sie helfen, den Schmerzzustand oder den -verlauf eines Patienten für Außenstehende systematisch zu erfassen, sodass er besser bewertet und interpretiert werden kann. Grundlage dieser Instrumente ist aber auch hier die Selbstauskunft der Betroffenen.

Schmerzanamnese

Dauert das Schmerzgeschehen bei einem Patienten über längere Zeit an, sollte die aktuelle Schmerzsituation und auch die Vorgeschichte erfasst werden. Im Rahmen einer Schmerzanamnese werden dem Patienten **umfassende Fragen zum Schmerzgeschehen** gestellt, z.B. wie und wann die Schmerzen begonnen haben, ob sie sich im Laufe der Zeit verändert haben und wo und in welcher Qualität und Stärke sich die Schmerzen aktuell zeigen. Weiterhin wird gefragt, **was die Schmerzen lindern kann** oder was bisher gegen die Schmerzen unternommen wurde und mit welchem Erfolg. Auch mögliche **Begleitsymptome** oder Nebenwirkungen eingenommener Medikamente sind wichtig. Ebenso das **soziale Umfeld** und die **Lebensgewohnheiten** des Betroffenen. Wie stark beeinträchtigen die Schmerzen die Lebensqualität des Patienten? Was hat sich seit dem Eintreten der Schmerzen verändert?

Der Fragenkatalog ist sehr vielseitig und sollte neben der Schmerzsituation auch die Lebensumstände des Patienten und seiner Angehörigen berücksichtigen. Darum gibt es inzwischen in den meisten Kliniken und Pflegeheimen entsprechende Vordrucke und Formulare mit einem umfassenden Fragenkatalog für eine Schmerzanamnese. Auch das DNQP oder die DGSS bieten entsprechend standardisierte Formulare an.

Idealerweise ist der Patient wach, orientiert und kann klare Antworten zu seinem Schmerzerleben geben. Pflegende sollten im Gespräch darauf achten, dass sie dem Patienten möglichst wenig vorgeben und ihn nicht (ungewollt) beeinflussen. Sie sollten möglichst **offene Fragen** oder sog. **W-Fragen** stellen (Wann? Wo? Was? Wie oft?). Der Patient sollte dann seine Antworten möglichst frei formulieren bzw. schmerzende Stellen direkt am Körper zeigen. Nur so können unverfälschte und verlässliche Aussagen zum Schmerzgeschehen erhoben werden.

Chronische Schmerzen • Bei chronischen Schmerzen sollte gemäß dem Expertenstandard Schmerzmanagement in der Pflege bei chronischen Schmerzen (DNQP 2014) zunächst gemeinsam mit dem Patienten ermittelt werden, ob es sich um eine stabile oder instabile Schmerzsituation handelt. Eine stabile Schmerzsituation zeichnet sich z.B. durch folgende Kriterien aus:
- Es besteht eine medikamentöse und/oder nicht medikamentöse Therapie.
- Die Schmerzsituation ist für den Patienten akzeptabel.
- Für mögliche Krisen und Komplikationen sind Bewältigungsstrategien bekannt.
- Der Patient ist mit der Situation zufrieden und kann am Alltagsleben teilnehmen.

Liegt eine instabile Schmerzsituation vor, sollte ein differenziertes multidimensionales Schmerzassessment durch einen pflegerischen Schmerzexperten durchgeführt werden (DNQP 2014).

Schmerztagebuch

Um bei Patienten mit chronischen Schmerzen das Ausmaß und die Verlauf der Schmerzen genauer erfassen zu können, kann es sinnvoll sein, sie ein Schmerztagebuch führen zu lassen. In dieses kann der Patient mehrmals täglich bzw. **je nach Schmerzerleben aufschreiben, wo, wann, wie stark und ggf. in welchem Zusammenhang die Schmerzen auftreten.** Auch welche **Medikamente** er wann und in welcher Dosierung eingenommen hat, wird eingetragen. Haben sich

Schmerzmanagement

Begleitsymptome oder Nebenwirkungen ergeben, werden sie ebenfalls dokumentiert. Darüber hinaus kann der Betroffene auch Anmerkungen zum Allgemeinbefinden, zur Verdauung, zum Schlaf oder zu Aktivitäten notieren.

Auf diese Weise können die Schmerzsituationen und der Schmerzverlauf über einen längeren Zeitraum (meist 14 Tage) systematisch erfasst und dokumentiert werden. Ein Schmerztagebuch hilft so den Betroffenen, ihre **Schmerzen selbst einzuschätzen** und **mögliche Schmerzauslöser** zu **identifizieren**. Dem Arzt hilft es zudem, die **Schmerzen besser zu beurteilen** und die Therapie ggf. zu optimieren bzw. besser auf das Schmerzgeschehen abzustimmen.

> **WISSEN TO GO**
>
> **Schmerzassessment**
>
> Es bezeichnet die systematische Erfassung und Einschätzung von Schmerzen mithilfe geeigneter Schmerzskalen. Dabei wird unterschieden zwischen der Selbsteinschätzung des Patienten und der Fremdeinschätzung durch andere. Die Selbsteinschätzung sollte immer Vorrang haben.
>
> Schmerzintensität und -qualität können mithilfe verschiedener Assessmentinstrumente systematisch erfasst und damit besser eingeschätzt und beurteilt werden, z. B. Schmerzanamnese, Schmerztagebuch, verschiedene Schmerzskalen.

Schmerzskalen

Viele Patienten haben Schwierigkeiten, ihre Schmerzen näher zu beschreiben. Sie können oft nicht genau sagen, wo es weh tut oder wie sie den Schmerz umschreiben sollen. Vor allem ist die Intensität des Schmerzes oft nur schwer zu erfassen. Hier haben sich verschiedene Skalen zur Schmerzeinschätzung als hilfreich erwiesen. Sie enthalten bestimmte Abstufungen für die Schmerzstärke und der Patient kann im Rahmen dieser vorgegebenen Antwortmöglichkeiten angeben, wie stark er den Schmerz subjektiv empfindet. Als zuverlässig (valide) haben sich folgende Skalen zur Selbsteinschätzung der Patienten erwiesen:
- Numerische Rangskala (NRS)
- Visuelle Analogskala (VAS)
- Verbale Rangskala (VRS)
- Wong-Baker-Gesichtsskala (Smiley-Skala)

Diese Schmerzskalen erleichtern es in der Praxis, den Schmerzverlauf und die Schmerzintensität zu erfassen – sowohl für den Betroffenen als auch für das behandelnde Team.

Numerische Rangskala • Die Numerische Rangskala (NRS) besteht aus einer **Skala von 0** (= kein Schmerz) **bis 10** (= maximal stärkster vorstellbarer Schmerz). Innerhalb dieser Werte kann der Betroffene seine aktuelle Schmerzintensität zuordnen. Die Skala ist sehr einfach zu bedienen. Sie kann als Lineal angewendet (der Patient stellt dann einen Schieber entsprechend ein) oder einfach auf ein Blatt Papier gezeichnet werden. Schließlich können Pflegende den Patienten aber auch auffordern, sich die Skala gedanklich vorzustellen: „Wo würden Sie Ihren Schmerz auf einer Skala zwischen 1 und 10 einstufen?"

Visuelle Analogskala • Diese Skala besteht nicht aus Zahlen, sondern aus einer geraden, **10 cm langen Linie**, an deren Ende die beiden **Pole „kein Schmerz"** und **„stärkster vor-**

Abb. 37.5 Schmerzskala.

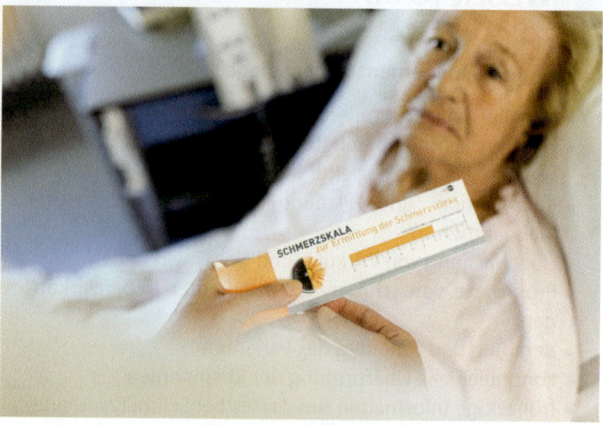

Die Patientin stellt ihr Schmerzempfinden auf dem Schmerzlineal ein. Auf der Rückseite lässt sich die Schmerzintensität auf einer numerischen Skala ablesen.

stellbarer Schmerz" markiert sind. Der Patient kann nun die von ihm empfundene Schmerzintensität einzeichnen. Die VAS wird häufig auch als Schiebelineal oder **„Schmerzlineal"** angewendet. Hier kann der Patient die Schmerzstärke durch Verschieben des Reglers angeben. Auf der Rückseite des Lineals findet sich meist auch noch eine numerische Skala. An ihr lässt sich dann die eingestellte Schmerzintensität zusätzlich als Zahl ablesen (▶ Abb. 37.5).

Verbale Rangskala (VRS) • Die verschiedenen Schmerzstufen werden hier nicht visuell dargestellt, sondern in Worten ausgedrückt. Der Patient muss zwischen **festgelegten Begriffen für die Schmerzstärke** wählen, z. B. zwischen:
- keine Schmerzen
- leichte Schmerzen
- mäßige Schmerzen
- starke Schmerzen
- sehr starke Schmerzen

Die verbale Rangskala ist einfach anzuwenden und für viele Patienten leichter zu verstehen als die VAS oder die NRS. Nachteil ist hier allerdings die recht grobe Abstufung, wodurch nur große Veränderungen in der Schmerzintensität registriert werden können.

Anwendungshinweise

Die **Schmerzeinschätzung** mithilfe dieser Skalen **sollte regelmäßig durchgeführt** werden. Akute Schmerzen nach einer Operation sollten z. B. mehrmals täglich, auf jeden Fall vor und nach einer Schmerzmittelgabe oder bei zunehmenden Schmerzen, erfasst und dokumentiert werden. Bei chronischen Schmerzen entscheidet letztlich der Schmerzstatus selbst darüber, wie häufig eine Selbsteinschätzung notwendig und sinnvoll ist. Bei stärkeren Schmerzen sollte der Patient mindestens 2-mal täglich befragt werden, bei einem zufriedenstellenden Status und einer guten Analgesierung können die Intervalle verlängert werden.

Die ermittelten Werte müssen zeitnah und lückenlos dokumentiert werden. Die Skalenwerte werden in die Patientenakte eingetragen und der behandelnde Arzt regelmäßig – und bei Schmerzspitzen sofort – über den Verlauf der Schmerzintensität informiert.

Abb. 37.6 KUSS-Skala.

Weinen	Gesichts-ausdruck	Rumpfhaltung	Beinhaltung	motorische Unruhe	Punkte
gar nicht	entspannt, lächelnd	neutral	neutral	nicht vorhanden	0
Stöhnen, Jammern	Mund verzerrt	unstet	strampelnd, tretend	mäßig	1
Wimmern, Schreien	Mund und Augen grimassieren	aufbäumend, krümmend	an den Körper gezogen	ruhelos	2

Pro Variable darf nur eine Aussage getroffen werden: Je höher die finale Punktzahl, desto intensiver ist der Schmerz.

Schmerzerfassung bei Kindern

Bei Kindern ist das Schmerzerleben besonders schwierig einzuschätzen, da sie sich je nach Alter kaum oder gar nicht zum Schmerzgeschehen äußern können. Das führt schnell dazu, dass Schmerzen unter- oder überschätzt werden. Um das Schmerzerleben möglichst systematisch erfassen und damit beurteilbar machen zu können, werden je nach Alter und Entwicklungsstand des Kindes Assessmentinstrumente zur Fremd- oder Selbsteinschätzung eingesetzt.

KUSS-Skala • Bei Säuglingen und Kleinkindern bis zum 4. Lebensjahr hat sich in Deutschland die **K**indliche **U**nbehagens- und **S**chmerz**s**kala (KUSS) zur Erfassung von akuten Schmerzen durchgesetzt. In diesem Alter ist keine Selbsteinschätzung möglich, darum müssen Ärzte oder Pflegende eine **Fremdeinschätzung** anhand der aufgeführten Angaben vornehmen. Dabei muss beachtet werden, dass **für jede Variable nur eine Aussage** angekreuzt werden darf. Außerdem darf der beurteilte **Zeitraum nicht länger als 15 Sekunden** sein (▶ Abb. 37.6).

ACHTUNG
Auch wenn sich das Kind danach anders verhält – es darf nur dieses kleine Zeitfenster beurteilt werden.

Da die Durchführung solch strengen Vorgaben obliegt, sollten Pflegende vorher entsprechend geschult werden.

Wong-Baker-Gesichtsskala • Diese Gesichtsskala wird auch „Smiley"-Skala genannt. Sie ist eine einfach zu bedienende und bei Kindern sehr beliebte Methode zur **Selbsteinschätzung** ihrer Schmerzen. Sie besteht aus 5 Gesichtern, die unterschiedliche Grade von Schmerzen darstellen (▶ Abb. 37.7). Das Kind wählt das Gesicht aus, welches seinem Schmerzempfinden am ehesten entspricht. Die Skala eignet sich gut für Kinder ab 3 Jahren.

Bei Kindern im Schulalter können je nach Entwicklungsstand oft auch schon die NRS, die VRS oder die VAS eingesetzt werden. Welche Skala aber letztlich für welches Kind die richtige ist, entscheidet nicht allein das Alter des Kindes. Wichtig ist vor allem, dass das Kind die Skala versteht und als Instrument nutzen kann, um seine Schmerzen zu beschreiben.

WISSEN TO GO

Schmerzassessment – Schmerzskalen

- **Numerische Rangskala (NRS):** 0 = kein Schmerz bis 10 = maximal vorstellbarer Schmerz
- **Visuelle Analogskala (VAS):** Schmerzlineal mit Schieberegler, der zwischen den Polen „kein Schmerz" und „stärkster vorstellbarer Schmerz" verschoben wird
- **Verbale Rangskala (VRS):** Begriffe auswählen: keine, leichte, mäßige, starke oder sehr starke Schmerzen

Speziell für Kinder eignen sich:
- **KUSS-Skala:** bis zum 4. Lebensjahr; Fremdeinschätzung nach bestimmten Kriterien, z. B. Weinen, Gesichtsausdruck, Rumpfhaltung, Beinhaltung, motorische Unruhe
- **Wong-Baker-Gesichtsskala:** Kind wählt zwischen 5 Gesichtsausdrücken

Für jeden Patienten wird individuell die geeignete Skala gewählt. Wichtig ist, dass der Patient das Instrument versteht und bedienen kann. Die Ergebnisse der Schmerzeinschätzung sind wesentlicher Teil der **Schmerzdokumentation**. Sie müssen zeitnah und für alle sichtbar in der Patientenakte vermerkt werden.

Abb. 37.7 Wong-Baker-Skala.

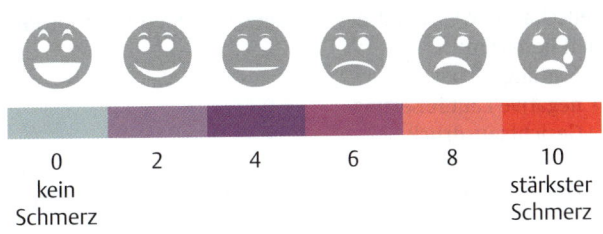

Es wird das Gesicht ausgewählt, das dem Schmerzempfinden am ehesten entspricht.

Schmerzerfassung bei alten Menschen

Im Alter leiden viele Menschen an Schmerzen. Gleichzeitig sprechen die Betroffenen kaum oder nur sehr zurückhaltend über ihre Schmerzen, da sie oft meinen, diese gehörten zum Alter dazu. Für Pflegende, die die Schmerzen einschätzen und beurteilen müssen, ist es daher wichtig, dass sie sich zunächst ein Bild darüber machen, wie der Betroffene mit dem Schmerzerleben umgeht und wie er sich darüber äußert. Denn es kann durchaus sein, dass starke Schmerzen lediglich mit einem „Ziepen" oder „Ich fühle mich nicht so gut" umschrieben werden.

Für die systematische Erfassung mit Schmerzskalen sind bei älteren Menschen v. a. die Numerische Rangskala (NRS) (S. 694) und die Verbale Rangskala (VRS) (S. 694) zu empfehlen (DNQP 2011). Pflegende sollten jedoch darauf achten, dass auch Ältere mit Seh- oder Hörstörungen die verwendeten Skalen gut verstehen.

Schmerzerfassung bei Menschen mit kognitiven Einschränkungen

Noch schwieriger wird die Schmerzerkennung, wenn Personen kognitiv eingeschränkt sind oder sich verbal nicht äußern können. Dies trifft z. B. zu bei:
- Menschen mit Demenz oder geistiger Behinderung
- Menschen mit eingeschränktem Bewusstsein
- Menschen mit psychischen Erkrankungen

Bei diesen Patienten sollte vor einer Schmerzeinschätzung zunächst der kognitive Status mithilfe eines Assessmentinstruments überprüft werden, z. B. mit dem häufig verwendeten Mini-Mental-State-Examination (MMSE).

Darüber hinaus gilt auch hier der Grundsatz: Selbsteinschätzung vor Fremdeinschätzung! Betroffene mit nur leichter bis mittlerer Beeinträchtigung können oft noch die Verbale Ratingskala (VRS) (S. 694) oder auch die Wong-Baker-Gesichtsskala (S. 695) anwenden. Bei der primär bei Kindern verwendeten Wong-Baker-Gesichtsskala sollte jedoch bedacht werden, dass sich Erwachsene evtl. nicht ernst genommen fühlen.

Besonderheiten bei Menschen mit Demenz • Eine besondere Herausforderung stellen Patienten mit Demenz dar. In fortgeschrittenem Stadium können sich die Betroffenen nicht mehr zu ihren Gefühlen, Empfindungen und Schmerzen äußern, dann muss eine Fremdeinschätzung der Schmerzen vorgenommen werden. Hierzu werden spezielle, ausschließlich für Demenzkranke geeignete Instrumente eingesetzt, z. B. die BESD (**BE**urteilung von **S**chmerzen bei **D**emenz). Diese Beobachtungsskala der DGSS (Deutsche Schmerzgesellschaft e.V.) schätzt das Schmerzgeschehen nach folgenden Items ein:
- Atmung
- negative Lautäußerung
- Gesichtsausdruck
- Körpersprache
- Trost (die Fähigkeit des Patienten, sich trösten zu lassen)

Um hier korrekte Aussagen treffen zu können, ist eine gezielte Beobachtung des Patienten und seines Verhaltens wesentliche Voraussetzung. Worauf hier im Besonderen geachtet werden sollte, wird im Anschluss ausgeführt.

Auf ihrer Website bietet die Deutsche Schmerzgesellschaft e.V. (http://dgss.org) unter dem Suchbegriff BEDS den Fragebogen zur Beurteilung von Schmerzen bei Demenz zum Download an.

> **WISSEN TO GO**
>
> **Schmerzassessment bei älteren und kognitiv eingeschränkten Patienten**
>
> Die angewendeten Schmerzskalen müssen dem Alter und den kognitiven Fähigkeiten des Patienten entsprechen. Bei älteren Patienten muss ggf. auf Seh- oder Hörstörungen geachtet werden. Wichtig ist, dass der Patient das Verfahren und das Vorgehen versteht.
>
> Bei Menschen mit Demenz oder geistigen Erkrankungen muss vor einer Schmerzeinschätzung der kognitive Status überprüft werden. Auch hier gilt der Grundsatz: Selbsteinschätzung vor Fremdeinschätzung! Bei Patienten mit Demenz im fortgeschrittenen Stadium können spezielle Einschätzungsskalen eingesetzt werden, z. B. BESD.

37.3.2 Gezielte Patientenbeobachtung

Der Versuch, Schmerzen mithilfe der Skalen systematisch zu erfassen, kann nur gelingen, wenn die Pflegenden gleichzeitig den Patienten genau im Blick behalten und sein Verhalten gezielt auf mögliche Schmerzen oder schmerzbegleitende Symptome hin beobachten.

Die **Vitalzeichen** der Patienten sollten regelmäßig kontrolliert werden. Ein erhöhter Blutdruck, ein beschleunigter Puls oder eine beschleunigte Atmung können Hinweise auf starke Schmerzen sein. Auch **Übelkeit, Erbrechen, Durchfall** und **Appetitlosigkeit** sind häufige Begleiter bei starken Schmerzen. Daher sollte auch der **Ernährungszustand** und das **Körpergewicht** im Blick behalten werden. Treten die Schmerzen überwiegend nachts auf, sind die Patienten am Tage müde und verlangen vermehrt nach Ruhe. Bei migräneartigen Kopfschmerzen sind sie oft auch licht- und lärmempfindlich. Dauern die Schmerzen über Wochen und Monate an, treten nicht selten auch depressive Verstimmungen oder Angstzustände auf und die Betroffenen ziehen sich sozial immer weiter zurück.

Darüber hinaus geben auch **Mimik**, **Gestik**, **Körperhaltung**, **Gang** und **Bewegung** sowie das **Verhalten** und die **Sprache** des schmerzkranken Patienten wichtige Hinweise auf das Schmerzempfinden (▶ Abb. 37.8). Vor allem bei Patienten, die sich nicht mehr zu ihren Schmerzen äußern können, oder bei kognitiv eingeschränkten Patienten sollten Pflegende besonders auf Kriterien wie Gesichtsausdruck, Muskeltonus oder Stimme achten, um Rückschlüsse auf das Schmerzerleben und eine Fremdeinschätzung vornehmen zu können. Bei jedem Patientenkontakt sollten folgende Aspekte geprüft werden:
- **Mimik:** Wie ist der Gesichtsausdruck des Patienten: eher (schmerz)verzerrt oder entspannt, traurig oder ängstlich? Pflegende sollten auf Stirnrunzeln, Zucken der Mundwinkel und einen abwesenden Blick achten.
- **Gestik und Bewegung:** Wirkt der Patient angespannt, ist der Muskeltonus hoch, sind die Bewegungen verlangsamt oder beschleunigt? Wie reagiert der Patient auf Berührung? Hat sich das Gangbild verändert? Pflegende sollten auf Veränderungen oder Schonhaltungen achten.
- **Verbale Äußerungen:** Stöhnen, jammern oder weinen deutet auf Schmerzen hin. Aber gerade ältere oder kogni-

Schmerzmanagement in der Pflege

Abb. 37.8 Kriterien der Patientenbeobachtung.

mentaler Zustand
Weinen, Verwirrtheit

Verbalisierungen und Vokalisierungen
Stöhnen, Jammern, Heulen, Schimpfen

Gesichtsausdruck
verzogenes, trauriges, ängstliches Gesicht, gerunzelte Stirn, zusammengekniffene Augen, schnelles Blinzeln

Verhalten
abweisend, aggressiv, Versorgung ablehnend, zurückgezogen

Körperbewegungen
starre Haltung, Bewegungsdrang oder eingeschränkte Bewegung, Veränderung des Ganges, Schonhaltung

Aktivitätsmuster und Gewohnheiten
Nahrungsverweigerung, Appetit verändert, höheres Ruhebedürfnis, Umherlaufen, Gewohnheitsänderungen

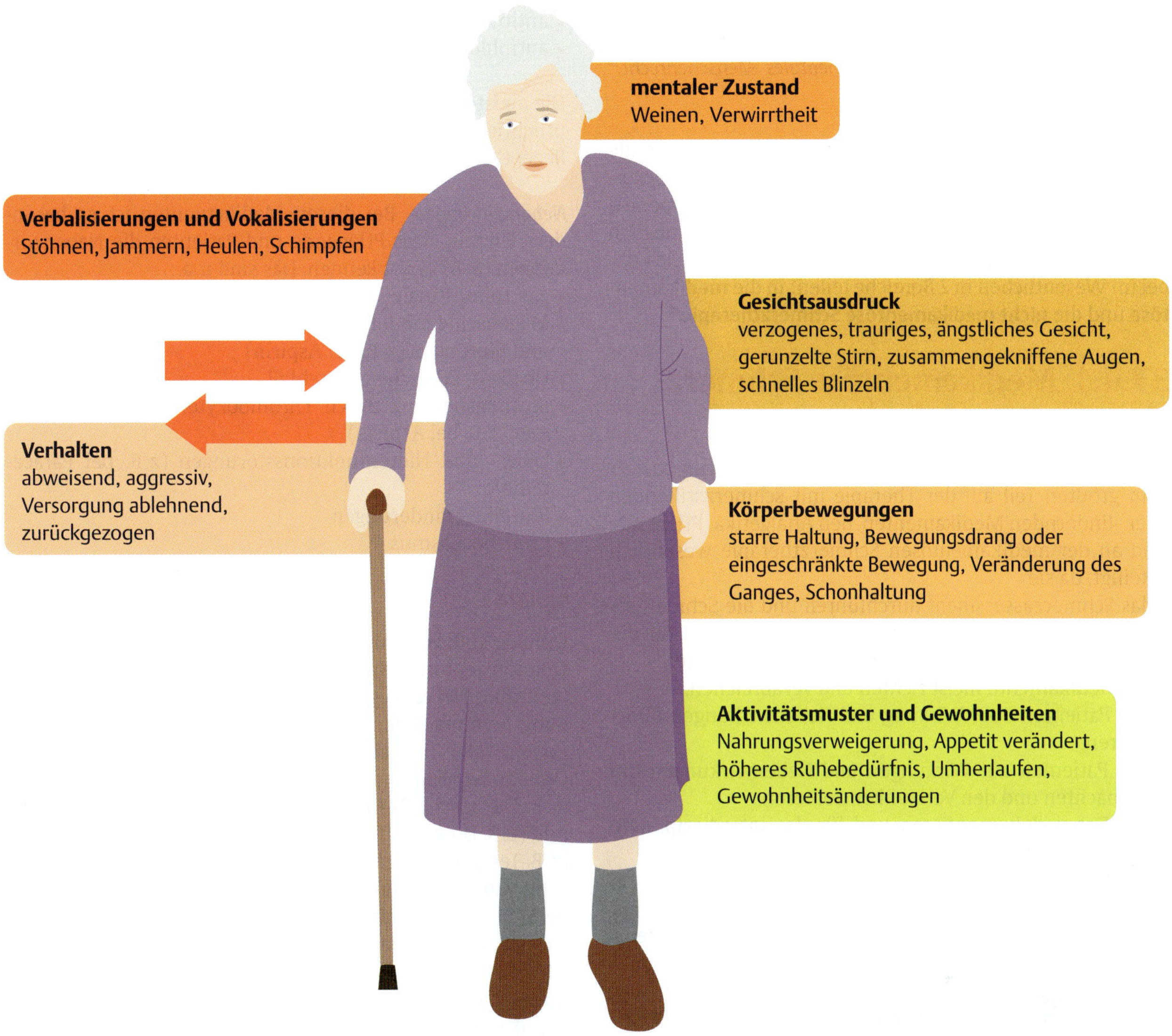

tiv eingeschränkte Patienten äußern sich häufig nicht oder nur wenig zu ihren Schmerzen.
- **Verhalten:** Reagiert der Patient ggf. abweisend oder aggressiv? Zieht er sich zurück oder möchte er zunehmend in Ruhe gelassen werden? Pflegende sollten auf mögliche Nahrungsverweigerung oder auf Ablehnung bei den pflegerischen Maßnahmen oder bei der Mobilisierung achten.

Da Pflegende die meiste Zeit mit den Patienten verbringen, sind sie für die Schmerzbeobachtung und -einschätzung enorm wichtig, denn sie erkennen eine Verhaltensänderung oder -auffälligkeit i. d. R. schnell. **Aufmerksamkeit** und der **sensible Umgang** mit den schmerzbelasteten Patienten sind hierfür jedoch Voraussetzung. Auch eine **empathische Grundhaltung** (S. 127) und eine **vertrauensvolle Beziehung** zu dem Betroffenen sind wesentlich für eine gute Patientenbeobachtung und eine gewissenhafte Einschätzung und Bewertung des Schmerzerlebens.

Nur so kann sich eine individuelle und patientenorientierte Schmerztherapie anschließen, die zeitnah auf Schmerzspitzen reagiert und dem Patienten Schmerzfreiheit oder Schmerzlinderung verschafft.

WISSEN TO GO

Gezielte Patientenbeobachtung

Voraussetzung für eine gute Schmerzerkennung und -beurteilung ist die Patientenbeobachtung:
- **Vitalzeichen:** erhöhter Blutdruck, beschleunigte Puls- und Atemfrequenzen?
- **Ernährung:** Übelkeit, Erbrechen, Durchfall, Appetitlosigkeit? Isst und trinkt der Patient genug? Hat er an Gewicht verloren?
- **Schlaf:** Treten Schmerzen nachts auf? Ist der Patient häufig müde? Ist der Schlaf-wach-Rhythmus gestört?
- **Mimik:** verzerrter oder entspannter, trauriger oder ängstlicher Gesichtsausdruck? Stirnrunzeln, Zucken der Mundwinkel, abwesender Blick?
- **Gestik und Bewegung:** Anspannung, hoher Muskeltonus, schnelle oder langsame Bewegungen, verändertes Gangbild, Schonhaltungen?
- **Verbale Äußerungen:** Stöhnen, Jammern oder Weinen?
- **Verhalten:** abweisend und aggressiv, zurückhaltend und ruhebedürftig?

697

37.4 Schmerztherapie

! Merken Menschenrecht
„Die Schmerztherapie ist ein fundamentales Menschenrecht."
(DGSS 2007)

Die moderne Schmerztherapie hat heute in erster Linie die Schmerzfreiheit des Patienten zum Ziel. Das heißt, bestehende oder absehbare Schmerzen (z. B. nach einer Operation) sollen nicht nur gelindert, sondern so weit wie möglich auch vermieden werden. Die Schmerztherapie lässt sich dabei im Wesentlichen in 2 Bereiche teilen: in die **medikamentöse** und die **nicht medikamentöse Schmerztherapie**.

37.4.1 Medikamentöse Schmerztherapie

Die Behandlung akuter und chronischer Schmerzen basiert zum größten Teil auf der Therapie mit schmerzstillenden oder -lindernden Medikamenten, den Analgetika. Pflegende sind an der medikamentösen Schmerztherapie wesentlich beteiligt, da sie

- das Schmerzassessment durchführen und die Schmerzintensität des Patienten ermitteln (sie ist die Basis für die Auswahl und Dosierung der Schmerzmedikamente),
- die Medikamente meist richten und verabreichen,
- den Patienten über Wirkung und Nebenwirkungen informieren,
- den Patienten auf Wirkungen und Nebenwirkungen hin beobachten und den Verlauf kontrollieren,
- alle Daten dokumentieren und für das interdisziplinäre Team bereitstellen.

Voraussetzung hierfür ist ein fundiertes Wissen über Schmerzen, mögliche Therapiekonzepte und über Medikamente. Sie müssen das pflegerische Medikamentenmanagement (S. 671) beherrschen und die Wirkungen und Nebenwirkungen der Analgetika kennen. Bei der Dosierung und Verabreichung übernehmen sie oft die Durchführungsverantwortung. Im Folgenden werden deshalb sowohl die Schmerzmedikamente als auch die Grundregeln der Schmerztherapie erläutert.

Analgetika im Überblick

In der medikamentösen Schmerzbehandlung werden hauptsächlich Analgetika eingesetzt. Diese werden in 2 Gruppen eingeteilt:
- Nichtopioidanalgetika (Nichtopioide) und
- Opioidanalgetika (Opioide).

Hinzu kommen unterstützende Schmerzmittel wie Koanalgetika und Lokalanästhetika.

Nichtopioide

Nichtopioidanalgetika sind **peripher wirksame Analgetika**, die nicht am Opioidrezeptor angreifen, sondern überwiegend im Bereich der Nozizeptoren wirken. Beispiele sind:
- Acetylsalicylsäure (z. B. Aspirin, ASS)
- Paracetamol (z. B. Ben-u-ron)
- Metamizol (z. B. Novalgin)
- Diclofenac (z. B. Voltaren)
- Ibuprofen (z. B. Ibuprofen, Dolormin)

Die Medikamente wirken überwiegend
- analgetisch (schmerzsenkend),
- antipyretisch (fiebersenkend) und/oder
- antiphlogistisch (entzündungshemmend).

Die meisten dieser Medikamente sind nicht verschreibungspflichtig und werden daher von den Patienten oft ohne Rezept, d. h. als Selbstmedikation, eingenommen.

Nebenwirkungen • Bei diesen Medikamenten ist es besonders wichtig, dass Pflegende und Patienten die Nebenwirkungen (S. 673) gut kennen. Das sind u. a.:
- gastrointestinale Beschwerden wie Schädigungen der Magenschleimhaut bis hin zu Magengeschwüren (Ulkus) und Blutungen (z. B. bei Aspirin)
- Übelkeit, Erbrechen, Durchfall
- Blutungsneigung durch Thrombozytenaggregationshemmer (z. B. bei Aspirin)
- Leber- und Nierenfunktionsstörungen (z. B. bei Paracetamol)
- Blutbildveränderungen
- Bronchospasmus

Opioide

Opioide sind **zentral wirksame Analgetika**. Sie wirken über Opioidrezeptoren, die sich an verschiedenen Stellen im ZNS (zentrales Nervensystem) befinden und die neuronale Erregung hemmen. Man unterscheidet schwache Opioide wie Codein oder Tramadol (z. B. Tramal) und stark wirksame Opioide wie Fentanyl (z. B. Abstral), transdermales Fentanyl (z. B. Durogesic SMAT), Sufentanil (z. B. Sufentanil), Piritramid (z. B. Dipidolor), Pethidin (z. B. Dolantin), Buprenorphin (z. B. Temgesic) oder Morphin.

Bis auf wenige Ausnahmen unterliegen fast alle Opioide dem Betäubungsmittelgesetz. Sie müssen diebstahlsicher aufbewahrt werden und dürfen nur gegen ein besonderes BTM-Rezept ausgehändigt werden. Jeder Gebrauch muss lückenlos im BTM-Buch dokumentiert werden. Siehe auch Medikamentenmanagement (S. 671).

Nebenwirkungen • Sie sind zahlreich und dosisabhängig. Zu den häufigsten zählen:
- Atemdepression, Unterdrückung des Hustenreflexes
- Müdigkeit, Sedierung
- zerebrale Krampfanfälle
- Übelkeit, Erbrechen und Obstipation
- Abhängigkeit und Missbrauch

Die Obstipation ist eine besonders häufige und sehr belastende Nebenwirkung der Opioidtherapie. Sie tritt bei ca. 90 % der Schmerzpatienten auf. Pflegende sollten daher gleich zu Therapiebeginn auf eine ausreichende Obstipationsprophylaxe achten und die gleichzeitige Gabe von Laxanzien und Antiemetika anregen. Auch eine ballaststoffreiche Ernährung hilft, einer Obstipation vorzubeugen. Siehe auch Obstipationsprophylaxe (S. 426).

Koanalgetika

Koanalgetika (adjuvante Analgetika) werden gemeinsam mit Schmerzmedikamenten verabreicht, gehören aber selbst nicht zu den klassischen Schmerzmedikamenten. Sie unterstützen die Analgesie oder behandeln die Nebenwirkungen der Analgetika. Zu den Koanalgetika gehören z. B. Antidepressiva, Antikonvulsiva, Biphosphonate, Glukokortikoide, Antiemetika.

Lokalanästhetika

Lokalanästhetika sind Medikamente, die direkt in den Bereich von Nervenfasern injiziert werden und dort die Natriumkanäle blockieren. Dadurch hemmen sie die Weiterleitung von Schmerzreizen. Sie werden u. a. bei der Regionalanästhesie (S. 701) eingesetzt, also z.B. bei Nerven- bzw. Plexusblockaden oder in der Peridural- oder Spinalanästhesie.

Therapieschema

Zur Behandlung von chronischen Schmerzen wurde von der WHO ein Therapieschema ausgearbeitet, das es ermöglicht, Schmerzen systematisch zu behandeln. Dieser Dreistufenplan orientiert sich an der Schmerzstärke und empfiehlt je nach Intensität die entsprechenden Analgetika (▶ Abb. 37.9).

- **Stufe 1: Nichtopioide bei mäßigen Schmerzen**
  - Es werden peripher wirkende Analgetika eingesetzt. Sie wirken im Bereich der Nozizeptoren.
  - Beispiele: Acetylsalicylsäure, Paracetamol, Metamizol, Ibuprofen
- **Stufe 2: Nichtopioide + schwach wirkende Opioide bei starken Schmerzen**
  - Falls die Medikamente der ersten Stufe zur Schmerzlinderung nicht ausreichen, werden zusätzlich schwach wirkende Opioide eingesetzt. Sie wirken im Bereich der Opioidrezeptoren im zentralen Nervensystem.
  - Beispiele: Tramadol, Codein, Dihydrocodein
- **Stufe 3: Nichtopioide + stark wirkende Opioide bei stärksten Schmerzen**
  - Bei stärksten Schmerzen (z. B. Tumorschmerzen) können die chronischen Schmerzzustände kaum mit den Mitteln der 2. Stufe behandelt werden. Dann werden zusätzlich stark wirkende Opioide angewendet.
  - Beispiel: Morphin (MST, MSI, Hydromorphon, Buprenorphin und Levomethadon)

Auf allen 3 Therapiestufen können zusätzlich Koanalgetika gegeben und nicht medikamentöse Maßnahmen eingesetzt werden.

> ! **Merken Stufenschema**
> *Das Stufenschema macht deutlich, wie wichtig die korrekte Einschätzung der Schmerzen für eine effektive Schmerztherapie ist.*

> **WISSEN TO GO**
>
> **Analgetika im Überblick**
>
> - **Nichtopioide**
>   - greifen überwiegend im Bereich der Nozizeptoren an
>   - Beispiele: Acetylsalicylsäure, Paracetamol, Metamizol, Ibuprofen, Diclofenac
>   - Nebenwirkungen: Schädigungen der Magenschleimhaut, Magenblutung, Übelkeit, Erbrechen, Durchfall, Blutungsneigung, Leber- und Nierenfunktionsstörungen, Blutbildveränderungen, Atembeschwerden
> - **Opioidanalgetika:**
>   - hemmen über Opioidrezeptoren die neuronale Erregung im ZNS
>   - schwach wirksame Opioide: z. B. Codein, Tramadol
>   - stark wirksame Opioide: z. B. Pethidin, Buprenorphin, Morphin
>   - Nebenwirkungen: Atemdepression, Sedierung, zerebrale Krampfanfälle, Übelkeit, Erbrechen, **Obstipation**, Krämpfe an inneren Organen, Sucht, Abhängigkeit und Missbrauch

Abb. 37.9 Stufenschema.

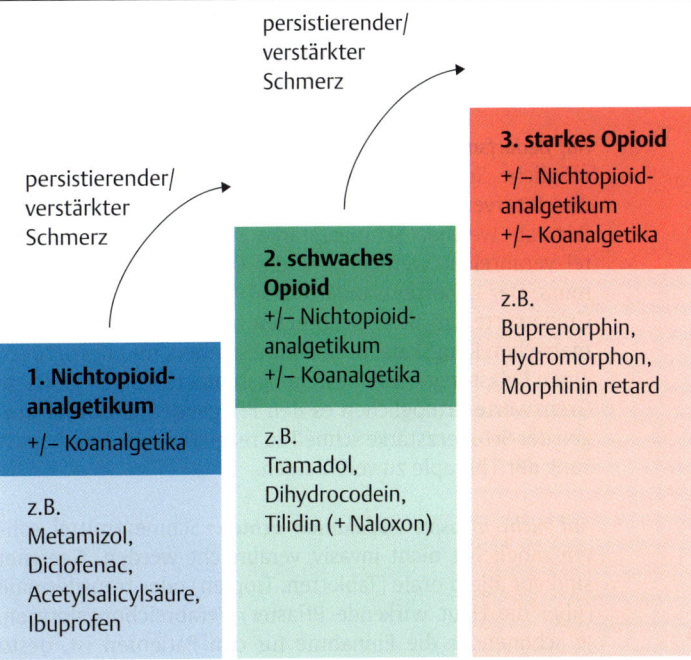

Je nach Schmerzstärke werden Analgetika der verschiedenen Stufen eingesetzt.

> - **Koanalgetika** werden unterstützend gegeben, z. B. Antidepressiva, Antikonvulsiva, Biphosphonate, Glukokortikoide
> - **Lokalanästhetika** hemmen die Weiterleitung von Schmerzreizen in der Nähe von Nervenfasern
>
> Das **WHO-Stufenschema** sieht folgendes Therapieschema vor:
> - **Stufe 1:** Nichtopioidanalgetikum
> - **Stufe 2:** Nichtopioidanalgetikum + schwache Opioide
> - **Stufe 3:** Nichtopioidanalgetikum + starke Opioide
>
> Auf jeder Stufe können Koanalgetika und nicht medikamentöse Methoden die Therapie unterstützen.

Grundregeln

Bei der Schmerztherapie haben Pflegende klare Aufgabenbereiche und müssen einige Grundregeln beachten:

Durchführungsverantwortung übernehmen • Die Anordnung der Schmerztherapie, der geeigneten Medikamente und der Dosis erfolgt durch den behandelnden Arzt. Auch die Applikationsart ist Teil der ärztlichen Anordnung. Die Verabreichung selbst übernehmen häufig die Pflegenden, sie tragen dabei die Durchführungsverantwortung. Sie müssen daher über ausreichendes Wissen zur Schmerztherapie und zu den verwendeten Medikamenten verfügen und entsprechend geschult sein.

Einnahme nach festem Schema gewährleisten • Die Schmerzmittel werden regelmäßig, nach einem festen Zeitschema und nach Bedarf verabreicht. So kann der Wirkstoffspiegel des Medikaments im Blut gehalten werden und sinkt nicht übermäßig ab. Dadurch bleibt die schmerzlindernde bzw. -stillende Wirkung erhalten und einer Chronifizierung wird vorgebeugt. Weiterhin kann eine Überdosierung in der Be-

Schmerzmanagement

handlung von Schmerzspitzen mit entsprechenden Nebenwirkungen verhindert werden. Schmerzmittel sollten daher nicht grundsätzlich zu den Mahlzeiten verabreicht werden (da sie zeitlich variieren können), sondern nach einem festgelegten Zeitschema – vor allem bei chronischen Schmerzen.

Auf Bedarfsmedikation und Interventionsgrenzen achten • Für mögliche Schmerzspitzen sollten eine Bedarfsmedikation und Interventionsgrenzen angeordnet werden. Diese legen fest, ab welcher Schmerzstärke spätestens Schmerzmittel verabreicht werden bzw. die Dosis angepasst werden muss. Der Expertenstandard des DNQP (2011) hat z. B. die Grenzwerte für akute Schmerzen bei 3/10 analog der Numerischen Rangskala für den Ruheschmerz und bei 5/10 für einen Belastungs- oder Bewegungsschmerz festgelegt. Diese Grenzwerte ermöglichen es den Pflegenden, auf Änderungen der Schmerzstärke schnell zu reagieren und eine Anpassung der Therapie zu veranlassen.

Auf nicht invasive Applikation achten • Schmerzmittel sollten möglichst nicht invasiv verabreicht werden. Geeignet sind vor allem orale (Tabletten, Tropfen) oder transdermale (über die Haut wirkende Pflaster) Verabreichungsformen. Je schonender die Einnahme für den Patienten ist, desto kooperativer ist er und desto wahrscheinlicher ist auch die regelmäßige Einnahme.

Regelmäßige Schmerzerfassung durchführen • Grundlage des WHO-Therapieschemas und der Medikation ist die Schmerzintensität, die Pflegende mithilfe des Schmerzassessments (S. 693) ermitteln. Diese Schmerzeinschätzung muss immer wieder aktualisiert werden, damit die Schmerztherapie umgehend angepasst werden kann. Nehmen die Schmerzen zu, muss evtl. auch die Dosis erhöht werden.

Patienten beobachten und Verlauf kontrollieren • Während der Behandlung muss der Patient auf die Wirkung und auf mögliche Nebenwirkungen der Analgetika hin beobachtet werden. Daher müssen Pflegende hierzu gut informiert und geschult sein. Über Kreislaufkontrollen und wiederholte Schmerzeinschätzungen wird der Verlauf kontrolliert. Dabei richten sich die Intervalle nach dem angewandten Verfahren.

Zeitnah dokumentieren • Gerade in der Schmerztherapie ist eine kontinuierliche Behandlung wesentlich für ihren Erfolg. Dies gelingt aber nur, wenn alle im interdisziplinären Team aktuell und zeitnah über den Verlauf der Therapie informiert sind. Darum ist es sehr wichtig, dass **alle** Maßnahmen im Rahmen der Schmerztherapie (Medikation, Dosierung, Zeitpunkt der Einnahme usw.), alle Daten zur Schmerzerfassung und -einschätzung (Schmerzskalen) und alle patientenbezogenen Daten (z. B. Vitalzeichenkontrollen, Ergebnisse der pflegerischen Beobachtung) zeitnah dokumentiert werden. Nur so kann eine Unterbrechung der Behandlung und damit eine potenzielle Schmerzverstärkung vermieden werden.

Besondere Verabreichungsformen

Wie bereits erwähnt, sollten Schmerzmittel möglichst schonend und möglichst nicht invasiv verabreicht werden. Am häufigsten werden sie oral, d. h. als Tabletten, Tropfen oder als Säfte appliziert, bei Kindern auch gerne rektal in Form von Suppositorien (Zäpfchen). Auch subkutane oder intravenöse Injektionen, z. B. als Infusionstherapie, sind möglich.

ACHTUNG
Schmerzmittel sollten jedoch nicht intramuskulär injiziert werden, da dies meist sehr schmerzhaft ist und die Wirkung nur verzögert eintritt. Zudem kann es bei nicht fachgerechter Durchführung zu Infektionen kommen.

Darüber hinaus werden speziell in der Schmerztherapie noch folgende Verfahren angewendet.

Transdermale therapeutische Systeme (TTS)

Gemeint sind spezielle Pflaster, die auf die Haut aufgeklebt werden (auch transdermale therapeutische Systeme, TTS genannt). Sie speichern den Wirkstoff in einer Membran und geben ihn bei Hautkontakt kontinuierlich und gleichmäßig über die Haut (transdermal) an den Organismus ab, z. B. Fentanyl-TTS (= Durogesic). Die Pflaster gibt es in unterschiedlichen Stärken und die Anwendung weicht je nach Hersteller ab. Grundsätzlich sollten jedoch folgende Punkte beachtet werden:

- Die Wahl der Applikationsstelle hängt vom jeweiligen TTS ab, siehe Beipackzettel.
- Die Haut muss an der Applikationsstelle intakt, sauber, trocken und haarfrei sein → Haut vorher reinigen und entfetten, aber nicht rasieren. Um Läsionen zu vermeiden, dürfen die Haare nur geschnitten werden.
- Die Klebefolie wird entfernt und das Pflaster auf die Haut geklebt, möglichst ohne die Klebeflächen zu berühren (▶ Abb. 37.10).
- Der Applikationsort sollte regelmäßig gewechselt werden.
- Pflaster dürfen i. d. R. nicht geteilt (zerschnitten) werden.
- In der Patientenakte muss genau dokumentiert werden, an welchem Tag und zu welcher Uhrzeit das Pflaster gewechselt wurde und wann der nächste Wechsel fällig ist.

Das Schmerzpflaster wirkt beim ersten Kleben nicht sofort. Es braucht ca. 6–8 Stunden, bis es „anflutet" und wirkt. Bei den nachfolgenden Wechseln überlappen sich die Wirkdauern der Pflaster. Der Patient ist auf diese Weise immer ausreichend mit Schmerzmitteln versorgt. Starke Wärmezufuhr, z. B. durch Sonne oder ein Vollbad, können die

Abb. 37.10 Schmerzpflaster.

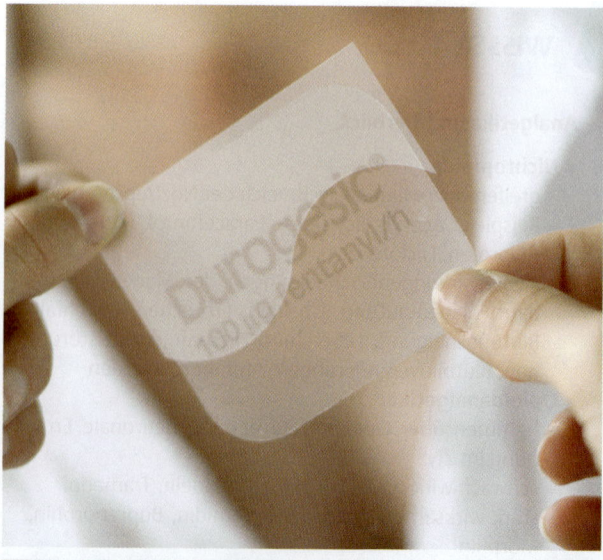

Sobald die Klebefolie entfernt wurde, sollte das Pflaster nur an den Rändern berührt werden.

Schmerztherapie

Aufnahme des Schmerzmittels durch die Haut verstärken. Der Patient sollte deshalb gut beobachtet werden, z.B. in Bezug auf die Vigilanz = Wachheit. Sollte sich bei Patienten mit TTS die Körpertemperatur übermäßig erhöhen, sollte besonders intensiv auf Nebenwirkungen, Bewusstseinsveränderungen oder Wirkungsnachlass beobachtet und ggf. der Arzt informiert werden.

ACHTUNG
Ganz wichtig ist, genau zu dokumentieren, wo und wann ein altes Pflaster entfernt wurde bzw. wo und wann ein neues Pflaster geklebt wurde. Es mussten schon Patienten intensivmedizinisch behandelt werden, weil sie mehrere Pflaster aufgeklebt hatten.

Regionalanästhesie

Die Regionalanästhesie kann als alleiniges Betäubungsverfahren oder in Kombination mit einer Vollnarkose durchgeführt werden. Lokalanästhetika blockieren die Natriumkanäle von Nerven-, Herzmuskel- und Muskelzellen. Dadurch gelangen weder Informationen zum Gehirn (Anästhesie) noch vom Gehirn in die Peripherie (Lähmung). Zu den Regionalanästhesieverfahren zählen z.B.:
- Infiltrationsanästhesien
- Nerven- bzw. Plexusblockaden
- intravenöse Regionalanästhesien
- Spinalanästhesie
- Periduralanästhesie

Nach Operationen, bei denen mit starken postoperativen Schmerzen zu rechnen ist, wird bereits im OP ein Schmerzkatheter gelegt. Zu unterscheiden sind:
- zentrale (rückenmarksnahe) Schmerzkatheter: Spinal- oder Periduralkatheter
- periphere (rückenmarksferne) Schmerzkatheter: z.B. Plexuskatheter, Femoraliskatheter oder Ischiadikuskatheter

Die Schmerzkatheter werden in unmittelbarer Nähe der Nerven platziert, die das Operationsgebiet versorgen. Dadurch wird das Schmerzempfinden im OP-Gebiet unterdrückt. Der Schmerzkatheter wird über eine Schmerzpumpe kontinuierlich und bei Bedarf mit einer Bolusgabe beschickt. Die Therapie erfolgt mithilfe langwirksamer Lokalanästhetika in niedriger Konzentration. Zunehmend werden Regionalanästhesien „patientenkontrolliert" durchgeführt, d.h., der Patient hat die Möglichkeit, sich ergänzend zur konstanten Dosis per Knopfdruck selbst eine definierte Menge zu applizieren (Patient controlled Analgesia, PCA) (▶ Abb. 37.11).

Aus hygienischer Sicht ist ein Peridural- oder Nervenkatheter wie ein zentralvenöser Katheter zu behandeln (S. 476).

! Merken PCA-Pumpe
Verwendet ein Patient eine PCA-Pumpe, vergewissern Sie sich, dass er das Verfahren verstanden hat und die Pumpe sachgerecht anwenden kann.

Abb. 37.11 PCA-Pumpe.

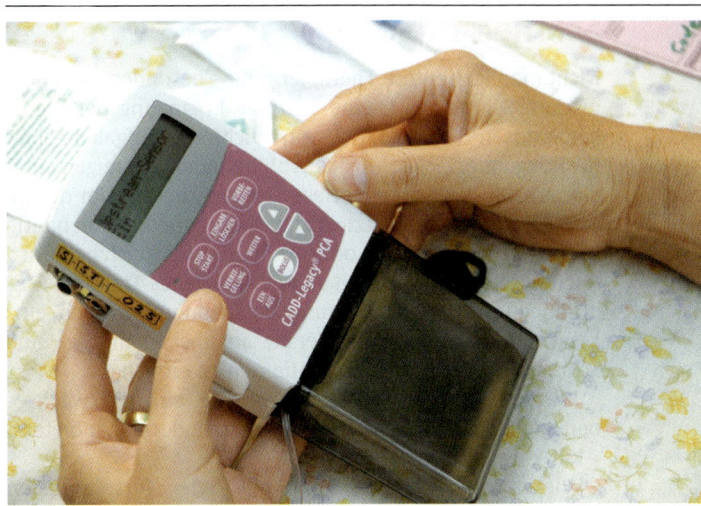

Die Pumpe gibt kontinuierlich Analgetika ab. Bei Schmerzspitzen kann sich der Patient selbstständig einen zusätzlichen Bolus verabreichen (Basis-Bolus-Konzept).

WISSEN TO GO

Grundregeln der medikamentösen Schmerztherapie

- Schmerztherapie, Medikamente, Dosierung und Applikationsform werden vom Arzt angeordnet.
- Pflegende übernehmen bei der Verabreichung die Durchführungsverantwortung.
- Die Schmerzmittelgabe erfolgt regelmäßig, nach einem festen Zeitschema und nach Bedarf.
- Für mögliche Schmerzspitzen sollte eine **Bedarfsmedikation** angeordnet werden.
- **Interventionsgrenzen** legen fest, ab welcher Schmerzstärke ein Analgetikum verabreicht werden soll bzw. die Dosis angepasst werden muss.
- Schmerzmittel werden möglichst nicht invasiv verabreicht. Geeignete **Darreichungsformen** sind oral, rektal, transdermal, subkutan oder intravenös. Besondere Formen sind die PCA (Patient controlled Analgesia) und Regionalanästhesien.
- Grundlage für Medikation und Dosierung ist die Schmerzintensität, die regelmäßig durch Schmerzassessment erfasst wird.
- Wirkung und mögliche Nebenwirkungen müssen kontrolliert werden. Gezielte Patientenbeobachtung, Vitalzeichenkontrollen und regelmäßige Schmerzeinschätzungen werden in vorgegebenen Zeitintervall durchgeführt.
- Alle Daten müssen in der Patientenakte zeitnah dokumentiert werden, sodass alle an der Therapie beteiligten Personen auf aktuelle Informationen zurückgreifen können.

37.4.2 Nicht medikamentöse Schmerztherapie

Nicht medikamentöse Therapien sind – besonders bei chronischen Schmerzen – eine wichtige Ergänzung der medikamentösen Therapie und ein wichtiges Aufgabengebiet für Pflegende. Ziel ist es, das Wohlbefinden zu steigern und damit auch das Schmerzerleben zu reduzieren. Um das zu erreichen, werden zusätzlich zur Schmerzmedikation häufig Massagen verschrieben oder Akupunkturen durchgeführt. Auch Entspannungstechniken wie Autogenes Training, Meditation oder progressive Muskelentspannung werden eingesetzt, um die Schmerztoleranz anzuheben und so eine Schmerzminderung für den Patienten zu erreichen.

Pflegende können darüber hinaus bei einem Erwachsenen folgende Maßnahmen zur Schmerzlinderung anbieten:
- Kälte- und Wärmebehandlung
- Wickel und Auflagen, z.B. Kohl- oder Quarkauflagen (S. 740)
- Maßnahmen der Basalen Stimulation (S. 864), z.B. ASE (S. 547), beruhigende Körperwaschung (S. 343)
- transkutane elektrische Nervenstimulation (TENS)
- Aromatherapie
- Ablenkung

Wohlbefinden **steigern** *und Schmerzerleben* **reduzieren**.

Kälteanwendungen

Bei der Kältetherapie werden 15 °C kalte Gelpacks oder Umschläge bzw. Wickel mit kaltem Wasser auf die schmerzende Stelle gelegt, z.B. bei einem akuten Trauma, bei Prellungen, Schwellungen oder bei entzündlichen Prozessen. Die Kälte wirkt schmerzlindernd, da sich durch den Temperaturabfall die Blutgefäße verengen und der lokale Stoffwechsel herabgesetzt wird. So bilden sich auch deutlich weniger Ödeme und die Sensibilität für den Schmerz wird verringert.

ACHTUNG
Kälteanwendungen dürfen nicht direkt auf einer Wunde angewendet werden.

Eisanwendungen • Eis ist noch kälter und wirkt daher deutlich intensiver als eine Kälteanwendung. Es können Gelpacks oder Körnerkissen aus dem Eisfach oder mit Eis gefüllte Plastikbeutel verwendet werden. Geeignet sind auch Beutel mit gefrorenen Erbsen, da sie sich dem Körper gut anpassen. Das Gelpack oder den Eisbeutel sollte in eine dünne Stoffhülle oder ein Tuch gewickelt und für 5–10 Minuten auf die Haut gelegt werden. Pflegende sollten darauf achten, dass die Haut während der Anwendung rosa bleibt und keine Kälteschäden entstehen.

ACHTUNG
Bei krampfartigen Schmerzen entfernen Sie die Auflage sofort.

Wärmeanwendungen

Wärme kann ebenfalls schmerzlindernd wirken. Bei einer Temperatur von ca. 40–45 °C können Wickel, Auflagen, Bäder (Voll- oder Teilbäder) oder Körnerkissen eine Vasodilatation (Gefäßerweiterung) bewirken und dadurch ebenfalls die Sensibilität für Schmerzen reduzieren. Wärmeanwendungen eignen sich vor allem bei Gelenkbeschwerden, Rücken- und Muskelschmerzen, Krämpfen, Koliken, rheumatischer Arthritis oder bei Menstruationsbeschwerden. Die Therapie kann 5–10 Minuten, ggf. auch 20–30 Minuten dauern. Auch hier muss die Auflagefläche gut beobachtet und bei Veränderungen oder Schmerzen die Anwendung sofort abgebrochen werden.

ACHTUNG
Bei kognitiv eingeschränkten Personen oder bei Menschen mit Lähmungen darf keine Kälte-, Eis- oder Wärmetherapie angewendet werden, da diese Patienten unangenehme Wahrnehmungen nicht äußern können.

Transkutane elektrische Nervenstimulation (TENS)

TENS ist eine Reizstromtherapie, die eine lokale Schmerzlinderung durch elektrische Impulse erzielen kann. Über Hautelektroden werden elektrische Reize über die Haut (transkutan) ins Schmerzgebiet geleitet. Dadurch werden die dort liegenden Nervenendigungen und die Muskulatur elektrisch stimuliert. Nach dem Prinzip der Gegenirritation wird durch diese Nervenreizung der eigentliche Schmerz ausgeschaltet oder gelindert.

Indikationen • Die TENS kann u.a. angewendet werden bei Kopfschmerzen, Rückenschmerzen, Arthrose, neurologisch bedingten Schmerzen (z.B. Hexenschuss) oder Phantomschmerzen.

Kontraindikationen • Dies sind: Herzrhythmusstörungen, Herzschrittmacher, Epilepsie, Polyneuropathie oder anästhesierte Hautgebiete (diese Patienten können die Stromintensität nicht beurteilen), Schwangerschaft, zentrale oder psychosomatische Schmerzsyndrome.

Abb. 37.12 TENS.

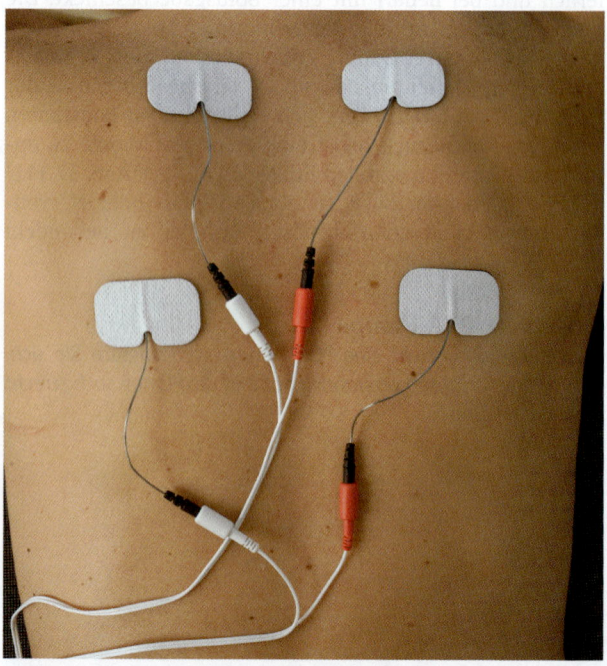

Bipolare Elektrodenableitung bei Rückenschmerzen.

Schmerztherapie

Anwendung • Die TENS umfasst Folgendes:
- Die Haut sollte sauber und fettfrei sein. Bei starker Behaarung können die Haare im betroffenen Hautareal geschnitten, aber nicht rasiert werden.
- Die Elektroden werden auf die schmerzende Stelle oder nahe daneben platziert, sodass der Strom durch oder um den Schmerzbereich fließt (▶ Abb. 37.12).
- Die Elektroimpulse selbst sind nicht schmerzhaft, je nach Einstellung sollte ein leichtes bis mäßiges Kribbeln oder „Ameisenlaufen" auf der Haut zu spüren sein.
- Die Anwendung kann 10–30 Minuten dauern. Der schmerzlindernde Effekt kann bis zu mehrere Stunden andauern.

ACHTUNG
Die Elektroden dürfen nicht am Hals, am Kehlkopf oder über dem Herzen angebracht werden. Auch gereizte oder verletzte Hautstellen müssen ausgespart bleiben.

Aromatherapie

Ätherische Öle können z.B. schmerzlindernde, entzündungshemmende oder anästhesierende Wirkungen entwickeln und lassen sich daher gut in der adjuvanten Schmerztherapie einsetzen. Je nach gewünschter Wirkung eignen sich z.B. folgende Öle (Meyer 2010):
- **Schmerzhemmend** wirken Grapefruit, Jasmin, Muskatellersalbei, Patschuli, Ylang-Ylang.
- **Durchblutungsfördernd, erwärmend** wirken Eukalyptus, Rosmarin, Thymian, Pfefferminze, Wacholderbeere, Wintergrün.
- **Entzündungshemmend** wirken Kamille, Gewürznelke, Zimt, Thymian, Eukalyptus, Latschenkiefer, Rosmarin.
- **Die Haut lokal betäubend** wirken Nelke, Zimt, Tulsi, Piment, Pfefferminze.

Auch die psychische Wirkung ätherischer Öle kann bei der Schmerztherapie eingesetzt werden, z.B.:
- **Angstlösend** und **beruhigend** wirken Lavendel, Majoran, Bergamotte, Vanille.
- **Die Psyche kräftigend** wirken Wacholderbeere, Rosmarin, Ingwer.
- **Die Stimmung aufhellend** wirken Grapefruit, Rose, Zitrone.

Die Öle entfalten ihre Wirkung über den Geruchssinn und über den Hautkontakt. Sie können daher als Massageöl für Einreibungen oder Kompressenauflagen, als Badezusatz für Teil- oder Vollbäder oder zum Verdampfen in einer Duftlampe eingesetzt werden.

Anwendung • Ätherische Öle dürfen bis auf wenige Ausnahmen nicht pur auf die Haut aufgetragen werden. Da sie fettlöslich sind, müssen sie zuerst mit einem Emulgator gemischt werden. Hierzu eigenen sich z.B. Basisöle wie Mandelöl, Aprikosenöl, Johanniskrautöl, Jojobaöl, aber auch Milch, Sahne, Honig oder Alkohol. Folgende Dosierungen sollten berücksichtigt werden:
- **Aromalampe:** Die Wasserschale wird mit Wasser gefüllt. Die Zahl der Tropfen richtet sich nach der Größe des Raumes. Für einen kleinen Raum von 10–15 qm genügt 1 Tropfen ätherisches Öl.
- **Badezusätze:** Für ein Teilbad werden 4 Tropfen ätherisches Öl mit einem Emulgator vermischt (z.B. 1 Esslöffel Sahne oder Milch) und anschließend ins Wasser gegeben. Für ein Vollbad werden 10 Tropfen Öl z.B. in einem halben Becher Sahne verwendet.
- **Massageöl:** 10–25 Tropfen ätherisches Öl werden in 100 ml Trägeröl gegeben, z.B. Mandelöl süß.

Darüber hinaus sollten folgende Punkte beachtet werden:
- Es sollten nur **100% naturreine** ätherische Öle verwendet werden. „Naturidentische" oder synthetische Duftöle können Hautreizungen und allergische Reaktionen hervorrufen.
- Der Kontakt mit den Augen oder den Schleimhäuten muss vermieden werden.
- Die angegebenen Dosierungen müssen eingehalten werden. Eine Überdosierung kann Hautirritationen oder Allergien auslösen, Leber oder Nerven schädigen oder ggf. eine Fehlgeburt auslösen.
- Vor Beginn der Therapie sollte die Verträglichkeit getestet werden. Hierzu wird 1 Tropfen ätherisches Öl mit 2–3 Esslöffeln Basisöl vermischt und etwas davon auf dem Unterarm des Patienten verteilt. Kommt es zu einer Hautreaktion, sollte dieses Öl nicht verwendet werden.

Ablenkung

Schließlich können auch zentrale oder kognitive Techniken das Schmerzerleben über das Gehirn beeinflussen und positiv verändern. Gezielte Ablenkung hilft z.B. nachweislich gegen Schmerzen, da sich der Betroffene auf einen anderen Reiz als auf die Schmerzempfindung konzentriert.

Betroffene, die selbst noch mobil und aktiv sind, können sich mit vielseitigen Beschäftigungen, Hobbys, Bewegung und Sport, Lesen oder Fernsehen selbst ablenken (▶ Abb. 37.13). Immobile, bettlägerige und ggf. kognitiv eingeschränkte Patienten dagegen benötigen eine gezielte Ablenkung von außen. Pflegende können hier durch gezielte Ablenkungsstrategien das Schmerzerleben deutlich verbessern. Geeignet sind visuelle, auditorische und taktile Reize, z.B. Gespräche führen, Geschichten erzählen, Bücher vorlesen, Musik hören, Bilder an die Wände hängen (z.B. Erinnerungsfotos des Betroffenen), Blumen aufstellen.

Weitere kognitive Techniken • Ebenfalls schmerzlindernd wirken Entspannungstechniken, z.B. Autogenes Training, Meditation oder die Progressive Muskelentspannung nach Jacobson. Letztere wirkt allein durch aktive Kontraktion und passive Relaxation von großen Muskelgruppen (muskel-)entspannend und damit schmerzlindernd. Vor allem aber

Abb. 37.13 Ablenkung durch Beschäftigung.

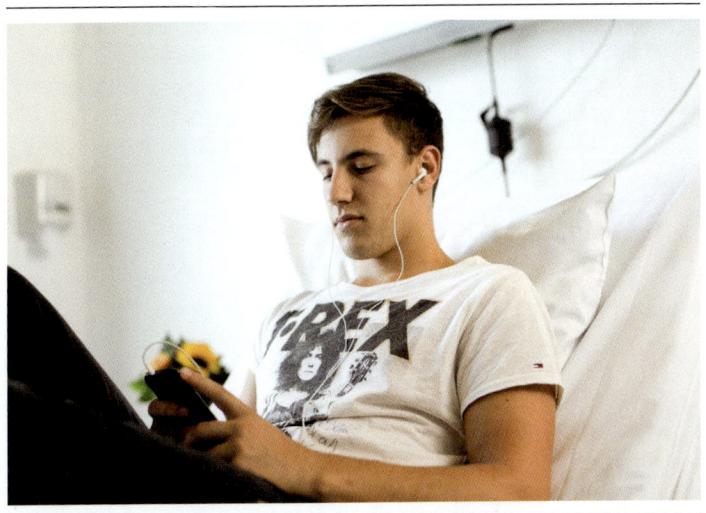

Schmerzmanagement

steigern diese verhaltensorientierten Techniken das Wohlbefinden und die Schmerztoleranz des Betroffenen.

Zu beachten

Jede der oben genannten Anwendungen wird von jedem Menschen unterschiedlich empfunden. Daher ist es wichtig, im Vorfeld möglichst eine ausführliche Anamnese mit dem Patienten zu erstellen, um so Vorlieben und Abneigungen zu erfahren. Die Pflegenden sollten unbedingt über die nötigen Fachkenntnisse verfügen und die geplanten Maßnahmen mit dem zuständigen Arzt absprechen. Auch bei „harmlos" scheinenden Anwendungen müssen mögliche Kontraindikationen ausgeschlossen werden, z. B. eine Wärmebehandlung bei Schmerzen, die durch Entzündungsprozesse entstehen.

Pflegende sollten bei jeder Maßnahme für ein ruhiges Umfeld sorgen und den Patienten während der Anwendung gründlich beobachten. Empfindet er die Maßnahme als unangenehm, sollte sie unverzüglich abgebrochen werden.

Über die genannten Maßnahmen hinaus können Bewegung, Lagewechsel und Druckreduktion schmerzlindernd wirken. Auch eine ruhige Umgebung und ausreichend Schlaf fördern die Schmerzreduktion. Nicht zuletzt wirkt sich auch ein ausgeglichenes soziales Umfeld positiv auf die Bewältigung von Schmerzerfahrungen aus.

WISSEN TO GO

Nicht medikamentöse Schmerztherapie

Nicht medikamentöse Therapieformen sind eine wichtige Ergänzung zur medikamentösen Therapie. Ziel ist es, das Wohlbefinden des Betroffenen zu steigern und dadurch eine Schmerzlinderung zu erreichen. Mögliche Maßnahmen sind z. B.:
- Akupunktur und Massagen
- Kälte- und Wärmebehandlungen
- Wickel und Auflagen
- basale Stimulation
- transkutane elektrische Nervenstimulation (TENS)
- Aromatherapie
- Ablenkung und Entspannungstechniken

Im Vorfeld muss eine Anamnese klären, was der Patient wünscht und was für ihn geeignet ist. Alle geplanten Maßnahmen sollten mit dem Arzt abgesprochen werden, um mögliche Kontraindikationen ausschließen zu können.

Pflegende sollten über die nötigen Fachkenntnisse verfügen und den Patienten während der Maßnahme gut beobachten. Empfindet er die Anwendung als unangenehm, sollte sie umgehend abgebrochen werden.

38 Ernährungsmanagement

38.1 Nährstoffe

38.1.1 Aufgaben und Einteilung

Unser Körper zeigt uns im Idealfall durch Hungergefühl an, wenn er **Nährstoffe** braucht. In aller Regel reagieren wir darauf mit Essen, wenn Nahrung und Zeit vorhanden sind. Wir führen **Lebensmittel** zu. Wenn es uns möglich ist, essen wir Dinge, die wir mögen. Wir essen Lebensmittel also einerseits, um unseren Organismus mit Stoffen zu versorgen, die er braucht, um sich selbst am Leben zu erhalten und um funktionieren zu können. Wir essen andererseits aber auch zu Genusszwecken. Die Stoffe, die der Körper zur Selbsterhaltung und zum Funktionieren braucht, sind die **Nährstoffe**. Er gewinnt diese Nährstoffe aus den zugeführten Lebensmitteln, die er als Ganzes nicht verwerten kann. Sie müssen im Magen gespalten, im Darm resorbiert, vom Blut in die Zellen transportiert und dort im Stoffwechsel der Zelle wieder verarbeitet werden. Nährstoffe liefern dem Körper Energie und dienen als Baumaterial, haben aber auch zahlreiche darüber hinausgehende Funktionen im Stoffwechsel.

Essen ist Nahrung und Genuss.

Es gibt unterschiedliche Auffassungen davon, welche Nährstoffe in welcher Lebenssituation besonders wichtig sind. Es gibt aber auch zahlreiche Zusammenhänge zwischen der Aufnahme verschiedener Lebensmittel und der Gesundheit, die noch lange nicht endgültig untersucht sind. Ähnlich ist es mit anderen Faktoren rund um das Thema Ernährung. So besteht noch viel Unklarheit darüber, inwieweit z. B. die Umgebung der Nahrungsaufnahme eine Auswirkung auf die gesunde Wirkung von Lebensmitteln hat. Ebenso weiß man z. B. auch noch nicht allzu viel über mögliche psychische Auswirkungen von Nährstoffen. Hier besteht noch viel Forschungsbedarf.

Einteilung • Man kann die verschiedenen Nährstoffe nach verschiedenen Kriterien unterscheiden:
- **Menge:** Wie viel der Körper vom jeweiligen Nährstoff benötigt. Man spricht bei kleinen Mengen von Mikronährstoffen, bei großen von Makronährstoffen. Zu den **Makronährstoffen** zählen beim Menschen z. B. Kohlenhydrate, Fette und Proteine (Eiweiße), zu den **Mikronährstoffen** zählen z. B. Vitamine und Mineralstoffe.
- **Energetische Eigenschaften:** Hier unterscheidet man die Nährstoffe, die dem Organismus Energie in unterschiedlicher Konzentration liefern (z. B. Kohlenhydrate, Fette, Proteine), von denen, die keine Energie liefern (z. B. Mineralstoffe, Vitamine) (▶ Abb. 38.1).
- **Essenzialität:** Essenzielle Nährstoffe sind lebensnotwendige Nährstoffe, die dem Körper mit der Nahrung zugeführt werden müssen, z. B. einige Aminosäuren, fast alle Vitamine, einige mehrfach ungesättigte Fettsäuren und Mineralstoffe. Nicht essenzielle Nährstoffe sind für den Körper ebenfalls lebensnotwendig, er kann sie sich aber aus anderen Nährstoffen selbst aufbauen.

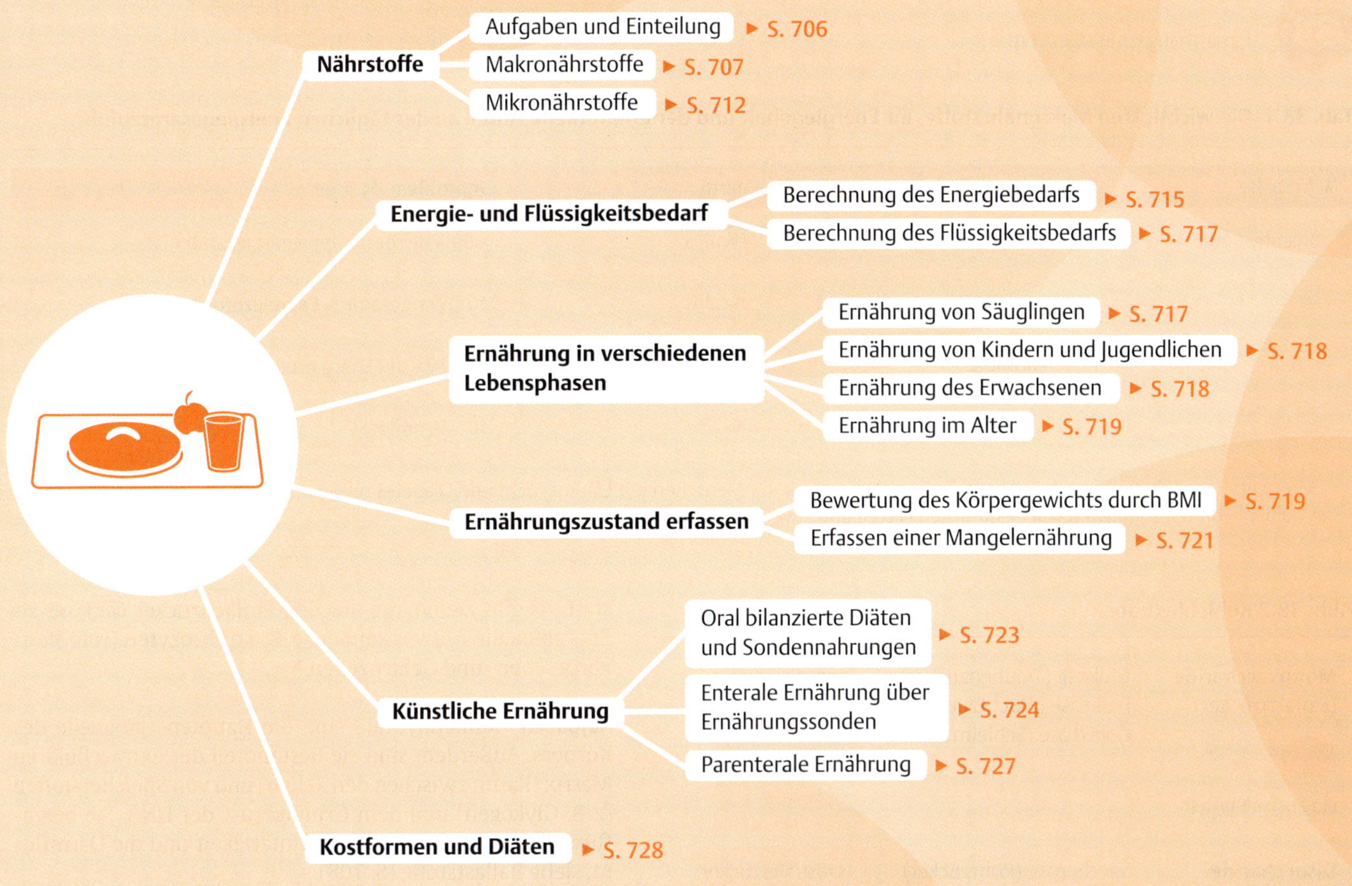

Nährstoffe
Aufgaben und Einteilung ▶ S. 706
Makronährstoffe ▶ S. 707
Mikronährstoffe ▶ S. 712
Energie- und Flüssigkeitsbedarf
Berechnung des Energiebedarfs ▶ S. 715
Berechnung des Flüssigkeitsbedarfs ▶ S. 717
Ernährung in verschiedenen Lebensphasen
Ernährung von Säuglingen ▶ S. 717
Ernährung von Kindern und Jugendlichen ▶ S. 718
Ernährung des Erwachsenen ▶ S. 718
Ernährung im Alter ▶ S. 719
Ernährungszustand erfassen
Bewertung des Körpergewichts durch BMI ▶ S. 719
Erfassen einer Mangelernährung ▶ S. 721
Künstliche Ernährung
Oral bilanzierte Diäten und Sondennahrungen ▶ S. 723
Enterale Ernährung über Ernährungssonden ▶ S. 724
Parenterale Ernährung ▶ S. 727
Kostformen und Diäten ▶ S. 728

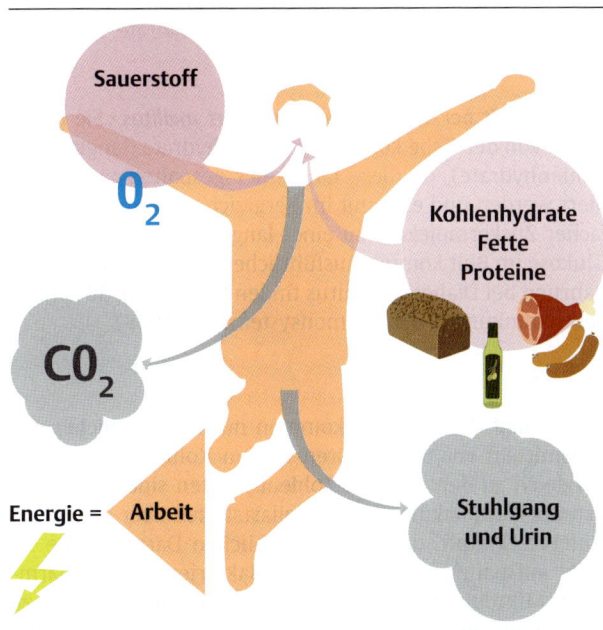

Abb. 38.1 Energiebereitstellung im Körper.

Sauerstoff
O_2
Kohlenhydrate
Fette
Proteine
CO_2
Energie =
Arbeit
Stuhlgang
und Urin

Kohlenhydrate, Fette und Proteine werden unter Verbrauch von Sauerstoff verbrannt und versorgen den Körper mit Energie.

38.1.2 Makronährstoffe

Die wichtigsten Makronährstoffe sind **Kohlenhydrate, Fette, Proteine und Wasser**. Bis auf das Wasser sind diese Makronährstoffe alle auch energieliefernde Nährstoffe.

Die detaillierte Darstellung der **notwendigen Mengen** der einzelnen Makro- und Mikronährstoffe geben die Referenzwerte für die Energie- und Nährstoffzufuhr an, die von den jeweiligen deutschen, österreichischen und schweizerischen Ernährungsfachgesellschaften regelmäßig herausgegeben werden (D-A-CH-Referenzwerte für die Nährstoffzufuhr). ▶ **Tab. 38.1** gibt eine Übersicht über diese Werte.

Kohlenhydrate

Aufbau und Aufnahme • Kohlenhydrate (Saccharide) sind organische Verbindungen, d.h. Verbindungen aus Kohlenstoff (▶ **Abb. 38.2**). Die Grundeinheit der Kohlenhydrate sind einzelne Zuckermoleküle. Diese Grundeinheiten können unterschiedlich aufgebaut sein. Man nennt die einzelnen Zuckermoleküle Einfachzucker (Monosaccharide), z.B. Glukose (Traubenzucker) und Fruktose (Fruchtzucker). Zwei Einfachzucker können einen Zweifachzucker (z.B. Saccharose = Haushaltszucker) bilden und mehrere Einfachzucker können zu unterschiedlich langen Ketten verknüpft sein (Polysaccharide). Stärke z.B. besteht aus mehreren hundert Glukosemolekülen. Ballaststoffe sind unverdauliche Mehrfachzucker.

Bei der Resorption und Aufnahme in den Körper müssen die langen Ketten der Polysaccharide von körpereigenen Enzymen in kleinere Einheiten gespalten werden. Diese Enzyme befinden sich sowohl auf der Darmschleimhaut als auch im Sekret der Bauchspeicheldrüse (Pankreas). Es können nur Einfachzucker in die Darmzelle aufgenommen werden. Je länger die Kohlenhydratketten sind (komplexe Kohlenhydrate), desto länger dauert es, bis sie gespalten sind.

Die Einfachzucker werden dann vom Blut zu den Körperzellen transportiert. Während die Zuckermoleküle im Blut transportiert werden, sind sie als Blutzucker messbar. In den Körperzellen angekommen, werden die einzelnen

38 Ernährungsmanagement

Tab. 38.1 Die wichtigsten Makronährstoffe, ihr Energiegehalt und der empfohlene Anteil an der täglichen Energiegesamtzufuhr.

Nährstoffe	Grundeinheit	Energie	empfohlene Menge
Kohlenhydrate	Zucker (Monosaccharid)	4 kcal/g	> 50 % der gesamten Energiezufuhr*
Fett	Glyzerin, Fettsäuren	9 kcal/g	30 % der gesamten Energiezufuhr
Protein	Aminosäuren	4 kcal/g	15–20 % der Energiezufuhr (0,8 g/kg KG/Tag)
Wasser		0 kcal/g	30–35 ml/kg KG

* Momentan wird dieser hohe Anteil kontrovers diskutiert, v. a. für Menschen mit Übergewicht und Diabetes mellitus könnte eine geringere Menge an Kohlenhydraten zugunsten von bestimmten Fetten und Eiweiß günstiger sein.

Abb. 38.2 Kohlenhydrate.

Monosaccharide (Einfachzucker) — ein Zuckerbaustein	Glukose (Traubenzucker) Fruktose (Fruchtzucker) Galaktose (Schleimzucker)	Honig Obst Milch
Disaccharide (Zweifachzucker) — 2 Zuckerbausteine	Saccharose (Rohrzucker) Maltose (Malzzucker) Laktose (Milchzucker)	Haushaltszucker Malzbier Milch
Oligosaccharide (Mehrfachzucker) — bis zu 10 Zuckerbausteine	Maltotriose Dextrine	Toast, Zwieback, Knäckebrot, Mehlschwitze
Polysaccharide (Vielfachzucker, komplexe KH) > 10 bis mehrere 100 000 Zuckerbausteine	pflanzliche Stärke tierisches Glykogen (bestehend aus Glukoseketten)	Getreide, Nudeln, Brot, Reis, Kartoffeln

statt. Es gibt Zellen, die nur den Einfachzucker Glukose als Energiequelle nutzen können, z. B. Erythrozyten (rote Blutkörperchen) und Gehirnzellen.

Aufgaben • Kohlenhydrate sind die Hauptenergiequelle des Körpers. Außerdem sind sie Bestandteil der extrazellulären Matrix (Raum zwischen den Zellen) und von Speicherstoffen (z. B. Glykogen) und dem Grundgerüst der DNA. Sie beeinflussen darüber hinaus die Darmtätigkeit und die Darmflora, siehe Ballaststoffe (S. 708).

Vorkommen • Kohlenhydrate finden sich vorwiegend in pflanzlichen Lebensmitteln. Den höchsten Kohlenhydratgehalt haben Süßwaren (z. B. Bonbons, Schokolade; vorwiegend Einfachzucker = schnell resorbierbare Zucker) und Getreideprodukte (z. B. Brot, Nudeln, Reis; vorwiegend langkettige Kohlenhydrate = langsamer resorbierbare Zucker). Auch Obst und Gemüse enthalten Kohlenhydrate, allerdings deutlich weniger.

Besonderheit bei Menschen mit Diabetes mellitus • Sie profitieren von der Gabe komplexer Kohlenhydrate (langkettiger Kohlenhydrate), da diese langsamer gespalten und resorbiert werden und es somit im Vergleich zur Aufnahme einfacher Zuckermoleküle zu einer langsamen Anflutung von Glukose im Blut kommt. Ausführliche Informationen zur Ernährung bei Diabetes mellitus finden Sie im Kap. 58 „Pflege bei Erkrankungen des Hormonsystems" (S. 1068).

Ballaststoffe

Aufbau und Wirkung • Sie kommen nur in pflanzlichen Lebensmitteln vor und gehören zu den Kohlenhydraten. Im Vergleich zu den anderen Kohlenhydraten sind die einzelnen Zuckermoleküle bei den Ballaststoffen aber so miteinander verknüpft, dass die menschlichen Darmenzyme sie nicht aufspalten können. Erst die Bakterien der Dickdarmflora (Mikrobiota) sind in der Lage, diese Kohlenhydrate zu spalten und zu ihrer eigenen Energieversorgung zu nutzen.

Es gibt viele verschiedene Arten von Ballaststoffen, die vorrangig im Darmtrakt wirken. Aufgrund ihrer unterschiedlichen physikalisch-chemischen Eigenschaften können sie verschiedene Wirkungen haben. Beispiele:

- **Beschleunigte und erleichterte Stuhlabgabe:** Dies geschieht dadurch, dass sie aufgrund ihrer wasserbindenden Eigenschaften das Stuhlvolumen erhöhen und die Zeit für die Darmpassage verkürzen.
- **Gesunde Darmflora:** Bestimmte Ballaststoffe werden von den Darmbakterien zu einem sehr hohen Grad abgebaut. Dadurch erhöhen Ballaststoffe die Bakterienmasse und

Zuckerbausteine entweder als Energiequelle genutzt oder gespeichert. Der Zucker in den Zellen wird mit dem Blutzuckerwert nicht erfasst. Die Speicherform des Zuckers in den Zellen ist der Mehrfachzucker Glykogen.

Grundzüge der Blutzuckerregulation • Der Zuckergehalt im Blut wird vom Organismus engmaschig geregelt. Der Organismus sorgt dafür, dass immer eine bestimmte Menge Zucker im Blut vorhanden ist (Normwert Blutzucker: < 100 mg/dl). Der über diesen Wert hinausgehende, überschüssig vorhandene Zucker wird in den Zellen gespeichert. An dieser Regulation sind hauptsächlich die Hormone **Glukagon** und **Insulin** beteiligt, die beide von der Bauchspeicheldrüse gebildet werden. Dabei erhöht Glukagon den Blutzucker und Insulin senkt ihn. Glukagon setzt Zucker aus den Zellen ins Blut frei und Insulin transportiert Zucker aus dem Blut in die Speicherzellen. Die entsprechenden Speicherzellen befinden sich in der Leber bzw. in der Muskulatur. Sind die Speicher voll, findet eine Umwandlung von Zucker in Fett

tragen zur Bildung weiterer gesundheitsförderlicher Substanzen bei. Des Weiteren schaffen sie ein gesundes Darmmilieu durch eine pH-Senkung, begünstigen aufgrund dieser Eigenschaften die Darmtätigkeit und hemmen das Wachstum unerwünschter Bakterien.

Therapeutischer Einsatz • Die unterschiedlichen Ballaststoffe werden mittlerweile gerne therapeutisch zur Beeinflussung von Darmfunktionsstörungen (Diarrhö = Durchfall, Obstipation = Verstopfung, Reizdarmsyndrom) und bei Darmentzündungen eingesetzt. Bei Störungen des Fettstoffwechsels kann das Gallebindungsvermögen bestimmter Ballaststoffe (Guarkernmehl, Pektine, β-Glukane) genutzt werden und auf diese Weise der Cholesterinspiegel positiv beeinflusst werden.

Präbiotika, Probiotika und Synbiotika • Als **Prä**biotika werden Ballaststoffe bezeichnet, mit denen das Wachstum bestimmter physiologischer Bakterien wie Bifidobakterien und Laktobazillen erhöht werden kann. **Pro**biotika sind gesundheitsförderliche Mikroorganismen wie Milchsäurebakterien und spezielle Hefen (z. B. Saccharomyces boulardii). Sie unterstützen das Immunsystem der Darmflora; manche Probiotika können sogar Ballaststoffe zur Energiegewinnung nutzen und gesundheitsschädigende Substanzen abbauen. Der Begriff **Syn**biotika bezeichnet eine Kombination aus Prä- und Probiotika.

Vorkommen • Ballaststoffe finden sich in Obst und Gemüse, Weizen- und Vollkornprodukte und Kleie (= Bestandteile von Getreideschalen, die nach dem Absieben des Mehls zurückbleiben).

WISSEN TO GO

Makronährstoffe – Kohlenhydrate

- **Einteilung:**
  - Einfachzucker = Monosaccharide, z. B. Glukose, Fruktose
  - Zweifachzucker = Disaccharide, z. B. Saccharose
  - Mehrfachzucker = Polysaccharide, z. B. Stärke
- **Aufnahme:** Polysaccharide werden im Darm gespalten und vom Blut (als Blutzucker) in die Körperzellen transportiert. Dort werden sie als Energiequelle genutzt oder in Form von Glykogen gespeichert.
- **Aufgaben:** Hauptenergiequelle, Baustoff vieler Gewebe
- **Vorkommen:** vorwiegend in pflanzlichen Lebensmitteln; Einfachzucker in Süßwaren, Mehrfachzucker in Getreideprodukten
- **Besonderheiten bei Diabetes mellitus:** Patienten profitieren von langsam resorbierbaren langkettigen Kohlenhydraten → langsame Anflutung des Blutzuckers.

Ballaststoffe:

- **Aufbau:** unverdauliche Mehrfachzucker
- **Wirkung:** können nicht gespalten werden → beschleunigte und erleichterte Stuhlabgabe, gesunde Darmflora
- **therapeutischer Einsatz:** Diarrhö, Obstipation, Reizdarmsyndrom, Darmentzündungen, Fettstoffwechselstörungen
- **Vorkommen:** Obst und Gemüse, Weizen- und Vollkornprodukte, Kleie

Proteine

Aufbau • Proteine (Eiweiße) sind aus Aminosäuren aufgebaut (▶ Abb. 38.3). Aminosäuren sind organische Verbindungen mit einer Carboxylgruppe (–COOH) und einer Aminogruppe (–NH$_2$). Von den insgesamt 20 für die menschliche Ernährung wichtigen Aminosäuren sind 8 bzw. 9 Aminosäuren essenziell. Proteine müssen in einzelne Aminosäuren gespalten werden, um resorbiert, d. h. über den Darm aufgenommen zu werden. Die entsprechenden Enzyme befinden sich im Magen, in der Darmschleimhaut und im Pankreassekret. Protein muss regelmäßig zugeführt werden, da der Körper keine Proteinspeicher besitzt. Aus den aufgenommenen Aminosäuren entstehen in der Leber körpereigene Aminosäuren bzw. Eiweiße. Kommt es langfristig zu einer mangelnden Zufuhr von Proteinen, werden körpereigene Strukturen abgebaut, die direkt zu gesundheitlichen Einbußen führen. Abgebaut werden z. B. Skelett- und Herzmuskel und/oder Abwehrkörper des Immunsystems.

Abb. 38.3 Proteinaufbau.

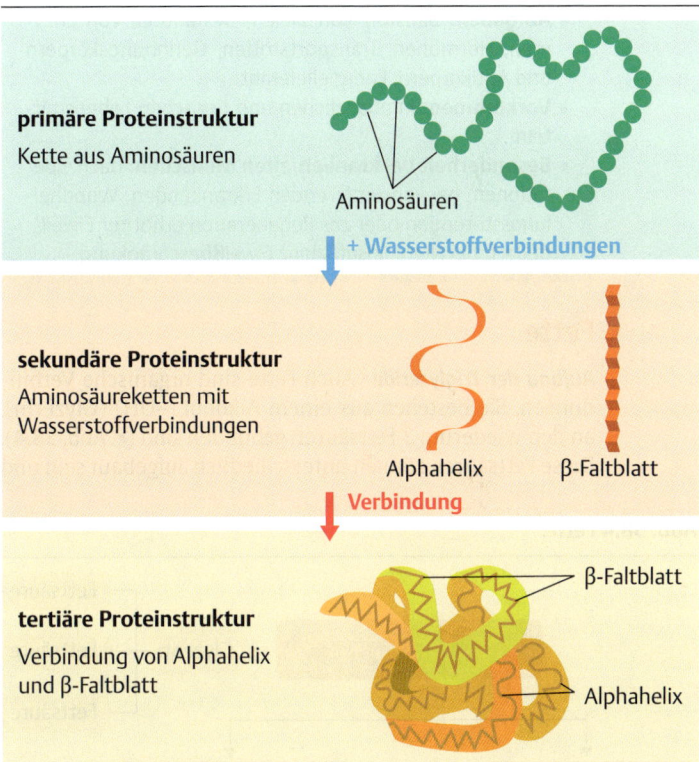

Aufgaben • Die Hauptaufgabe der Eiweiße ist die Baufunktion. Sie sind Baustoff von Zellen, Bestandteil von Enzymen, von Hormonen, Transportstoffen, Gerinnungskörpern und Antikörpern. Der Körper kann ohne Eiweiß nicht funktionieren. Darüber hinaus liefern sie Energie.

Vorkommen • Eiweiße kommen in fast allen pflanzlichen und tierischen Lebensmitteln vor. Bei den tierischen Produkten enthalten vor allem Eier, Fleisch, Fisch sowie Milch und Milchprodukte Eiweiß, bei den pflanzlichen Hülsenfrüchte (z. B. Bohnen, Erbsen), Sojabohnen und Nüsse.

Besonderheit bei kranken/alten Menschen • Nach Operationen, bei konsumierenden Erkrankungen (Krankheiten, die zu einem hohen Gewichtsverlust führen, z. B. Tumorerkrankungen), bei Wundheilungsstörungen oder zur Regeneration ist der Eiweißbedarf erhöht. Er kann auf bis zu 2 g/kg Körpergewicht ansteigen. Bei Patienten mit Niereninsuffizienz muss die Eiweißgabe auf 0,6–0,8 g/kg KG bzw. noch weniger beschränkt werden.

Bei Patienten nach einer Magenresektion (Magenentfernung) beträgt der Verlust an Körpereiweiß während der ersten 7 postoperativen Tage durchschnittlich 340 g, dies entspricht 1,7 kg Muskelmasse. Auch traumatisierte Patienten verlieren während der ersten 5 Tage einen großen Teil ihres Körperproteins. Diese Patienten können von der gezielten Eiweißgabe profitieren, die in dieser Phase i.d.R. nur über Supplemente erreicht werden kann.

> **WISSEN TO GO**
>
> **Proteine**
> - **Aufbau:** aus Aminosäuren; werden im Darm gespalten, in der Leber entstehen körpereigene Aminosäuren/Eiweiße; müssen regelmäßig zugeführt werden
> - **Aufgaben:** Baustoff von Zellen, Bestandteil von Enzymen, Hormonen, Transportstoffen, Gerinnungskörpern und Antikörpern; Energielieferant
> - **Vorkommen:** in pflanzlichen und tierischen Lebensmitteln
> - **Besonderheit bei kranken/alten Menschen:** nach Operationen, bei konsumierenden Erkrankungen, Wundheilungsstörungen oder zur Regeneration erhöhter Eiweißbedarf; bei Niereninsuffizienz Eiweißbeschränkung

Fette

Aufbau der Triglyzeride • Auch Fette sind organische Verbindungen. Sie bestehen aus einem Alkohol (–OH) (Glyzerin), an den wiederum 3 Fettsäuren gebunden sind (▶ Abb. 38.4). Diese Fettsäuren können unterschiedlich aufgebaut sein und sind für die unterschiedlichen Eigenschaften der Fette verantwortlich. Fettsäuren unterscheiden sich
- durch unterschiedlich lange Ketten (unterschiedliche Anzahl von Kohlenstoffatomen):
  - bis 7 C-Atome = kurzkettig
  - 8–12 C-Atome = mittelkettig
  - über 12 C-Atome = langkettig
- dadurch, dass sie für den Körper essenziell oder nicht essenziell sind,
- durch die Anzahl der Doppelbindungen zwischen 2 C-Atomen: keine, eine oder mehrere Doppelbindungen (gesättigt, einfach ungesättigt, mehrfach ungesättigt),
- durch die Position der ersten Doppelbindung. Je nachdem, wie weit diese vom Ende der Fettsäure entfernt ist, spricht man z.B. von Omega-3-, Omega-6-, Omega-9-Fettsäuren.

In der Regel sind die pflanzlichen Fette für den Körper wertvoller als die tierischen Fette. Denn die tierischen Fette zählen zu den gesättigten Fettsäuren, die für den Menschen nicht essenziell sind. Ungesättigte essenzielle Fettsäuren kommen in Fisch und pflanzlichen Fetten vor.

Phospholipide und Cholesterin • Neben den Triglyzeriden gibt es auch noch geringe Mengen an anderen Fetten, die für den Körper von Bedeutung sind: Phospholipide (z.B. Lecithin) und Cholesterin. Beim Cholesterin unterscheidet man 2 Formen:
- HDL-Cholesterin = High-Density-Cholesterin („gutes Cholesterin"): transportiert Cholesterin aus den Zellen der Peripherie zur Leber, wo es abgebaut wird
- LDL = Low-Density-Cholesterin („schlechtes Cholesterin"): transportiert Cholesterin von der Leber in die Zellen der Peripherie und kann dort zu Arteriosklerose führen (S. 894)

Aufgaben der Fette • Fette haben vielseitige Funktionen im Körper: Sie sind primär Energieträger und -speicher, d.h. sie ermöglichen dem Körper, in Hungerzeiten Energie bereitzustellen. Sie sind darüber hinaus Träger für essenzielle Fettsäuren und fettlösliche Vitamine. Des Weiteren sind sie Baustoff und Bestandteil von Membranen, dienen der Isolation von Organen und sind als Fettsäuren Vorstufen für Botenstoffe im Organismus, die z.B. bei Reaktionen der Immunabwehr wichtig sind. Die Phospholipide sind Bestandteil der Zellmembran, Cholesterin ist Bestandteil von Zellmembranen und wird zum Aufbau von Hormonen und der Gallensäure benötigt.

Abbau und Aufnahme der Fette • Die Fette werden von den Lipasen, die nur im Sekret der Bauchspeicheldrüse enthalten sind, gespalten, dann in die Darmzellen aufgenommen, wiederum gespeichert, über die Lymphe abtransportiert und im Körper verteilt. Eine Ausnahme sind mittelkettige Triglyzeride, die ebenso wie die anderen Nährstoffe resorbiert werden und dann über die Pfortader zur Leber gelangen.

Vorkommen • Die gesättigten Fettsäuren kommen vorwiegend in tierischen Fetten vor, z.B. Milchfett, Butterfett, Fleisch. Cholesterin ist ausschließlich in tierischen Fetten enthalten. Ungesättigte Fettsäuren kommen in Fisch und pflanzlichen Fetten vor: Einfach ungesättigte Fettsäuren sind vorrangig in Olivenöl und Rapsöl zu finden, mehrfach ungesättigte in Distel- und Sonnenblumenöl und Nüssen sowie in fetten Fischen wie Hering, Lachs, Makrele. Pflanzliche Fette wie Oliven- oder Distelöl enthalten einfach und mehrfach ungesättigte Fettsäuren. Bedeutend sind ebenfalls so-

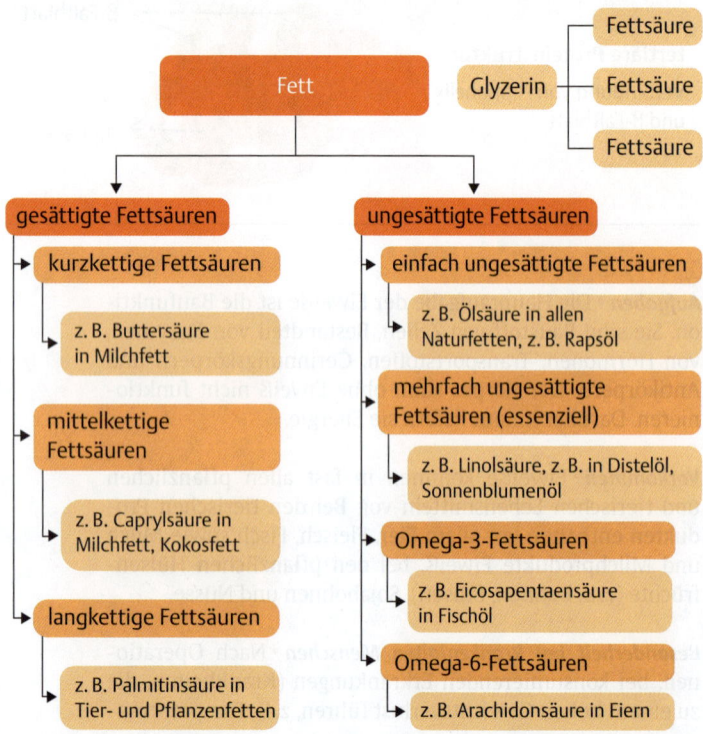

Abb. 38.4 Fette.

wohl für die Gesunderhaltung als auch zu therapeutischen Zwecken (entzündliche Prozesse, Herz-Kreislauf-Erkrankungen) die mehrfach ungesättigten Omega-3-Fettsäuren aus fetten Fischen bzw. Fischöl, DHA (Docosahexaensäure) und EPA (Eicosapentaensäure).

Besonderheiten bei Fettresorptionsstörungen • Die Zufuhr von Fetten mit hohem Anteil an mittelkettigen Fettsäuren erleichtert die Fettresorption und kann vorteilhaft für die Patienten sein.

Besonderheiten bei Pankreasinsuffizienz • Ist zu wenig Lipase vorhanden, kann die Fettresorption stark reduziert sein und zu Fettstühlen, Unverträglichkeiten und einer mangelnden Energiezufuhr führen. Eine Pankreasinsuffizienz besteht z. B. bei Pankreatitis (S. 1019) und Mukoviszidose (S. 957). Die gezielte Supplementierung mit Lipase (z. B. Kreon) kann zu einer verbesserten Fettresorption beitragen.

WISSEN TO GO

Makronährstoffe – Fette

- **Aufbau Triglyzeride:** Alkohol (Glyzerin) mit 3 Fettsäuren; Die Fettsäuren können sein:
  - kurzkettig, mittelkettig und langkettig
  - essenziell oder nicht essenziell
  - gesättigt, einfach ungesättigt, mehrfach ungesättigt

Neben den Triglyzeriden sind Phospholipide und Cholesterin wichtige Fette; HDL-Cholesterin = High-Density-Cholesterin („gutes Cholesterin") und LDL = Low-Density-Cholesterin („schlechtes Cholesterin").
- **Aufgaben:** Energieträger und -speicher, Träger für essenzielle Fettsäuren und fettlösliche Vitamine, Bestandteil von Membranen, Isolation von Organen, Vorstufen für Botenstoffe
- **Abbau und Aufnahme:** Fette werden gespalten, in die Darmzellen aufgenommen, gespeichert, über die Lymphe abtransportiert und im Körper verteilt
- **Vorkommen:**
  - gesättigte Fettsäuren: vorwiegend in tierischen Fetten
  - ungesättigte Fettsäuren: Fisch, pflanzliche Fette
- **Besonderheiten bei Fettresorptionsstörung:** Fette mit hohem Anteil an mittelkettigen Fettsäuren sind vorteilhaft
- **Besonderheiten bei Pankreasinsuffizienz:** Supplementierung mit Lipase

Wasser

Wasser ist ein nicht energieliefernder Makronährstoff. Eine ausreichende Wasseraufnahme ist Grundvoraussetzung für einen funktionierenden Stoffwechsel. Der menschliche Körper besteht zu 50–60 % aus Wasser, bei Säuglingen sind es sogar 70 %. Eine schwankende Zufuhr kann, hormonell gesteuert, vom Körper ausgeglichen werden. Hierzu ist eine gesunde Herz-Kreislauf- und Nierenfunktion Grundvoraussetzung. Hormone, die hierbei eine Rolle spielen, sind das ADH (antidiuretisches Hormon), Renin, Angiotensin, Aldosteron und ANF (atrialer natriuretischer Faktor).

Aufgaben des Wassers, Flüssigkeitszufuhr • Wasser ist Lösungsmittel und/oder Transportmittel für bestimmte Stoffe, Kühlmittel (z. B. beim Schwitzen), Grundlage für biochemische Funktionen im Organismus und Zellbestandteil (Strukturgebung). Die besten Flüssigkeitslieferanten sind Leitungs- und Mineralwasser, verdünnte Säfte und Tees (Kräuter- und Früchtetees). Kaffee und schwarzer Tee sind in mäßiger Menge geeignet. Die täglich empfohlene Zufuhrmenge an Flüssigkeit beträgt ca. 1,5–2 Liter.

Besonderheiten bei alten Menschen • Bei Schluckstörungen kommt die Flüssigkeitsaufnahme häufig zu kurz. Angedickte Getränke bzw. spezielle Andickungspulver und besonders geformte Tassen können die Flüssigkeitsaufnahme erleichtern.

Besonderheiten bei kranken Menschen • Bei Herz- und Niereninsuffizienz muss die tägliche Flüssigkeitszufuhr reduziert und an das Krankheitsbild angepasst werden. Bei Fieber und bei Patienten mit erhöhter Schleimproduktion sollte die Flüssigkeitsgabe entsprechend erhöht werden. Die Bewertung der Urinfarbe kann hier ein wichtiger Indikator zur Maßnahmensteuerung sein.

Alkohol

Alkohol zählt zwar nicht zu den essenziellen (lebensnotwendigen Nährstoffen), ist jedoch in Nahrungsmitteln enthalten und liefert beträchtliche Mengen an Energie. Er gilt als Genussmittel. Alkohol bzw. die aus ihm entstehenden Abbauprodukte können die Resorption, die Verstoffwechselung und die Ausscheidung von Nährstoffen ungünstig beeinflussen. Alkohol wird vor allem in der Leber abgebaut. Chronische Alkoholaufnahme führt zur Fettleber und nachfolgend zur Leberzirrhose (S. 1013). Neben Abhängigkeit (S. 1389) kann chronischer Alkoholgebrauch zu weiteren organischen Schäden führen.

Aufgrund epidemiologischer Studien sind zwar auch kardioprotektive (herzschützende Wirkungen) von Alkohol festgestellt worden, die jedoch nicht dazu führen, dass Alkohol zum Schutz vor Herz-Kreislauf-Erkrankungen empfohlen wird. Andere vorbeugende Maßnahmen ohne entsprechende Risiken sind hierzu eher geeignet. Momentan werden von den Fachgesellschaften Grenzwerte für Frauen (10 g/Tag) bzw. Männer (20 g/Tag) angegeben, ab denen schädliche Wirkungen die möglicherweise günstigen Einflüsse übersteigen. Schwangere, Stillende, Kinder, Jugendliche und Personen, die Arzneimittel einnehmen, sollten auf Alkohol verzichten. 20 g Alkohol entsprechen 0,5 Liter Bier bzw. ¼ Liter Wein.

WISSEN TO GO

Makronährstoffe – Wasser

- **Aufgaben:** Lösungsmittel, Transportmittel, Kühlmittel, Grundlage für biochemische Funktionen, Zellbestandteil
- **Flüssigkeitslieferanten:** Wasser, verdünnte Säfte, Tees
- **Zufuhrmenge:** ca. 2–3 Liter täglich
- **Besonderheiten für alte Menschen:** angedickte Getränke, besonders geformte Tassen können die Flüssigkeitsaufnahme erleichtern
- **Besonderheiten für kranke Menschen:** bei Herz- und Niereninsuffizienz reduzierte, bei Fieber und erhöhter Schleimproduktion erhöhte Flüssigkeitszufuhr

38.1.3 Mikronährstoffe

Neben den Makronährstoffen, die in großen Mengen in Lebensmitteln enthalten sind, sind weitere Nährstoffe wichtig, die i.d.R. nur in sehr kleinen Mengen aufgenommen werden. Eine Empfehlung für die tägliche Zufuhr geben ebenfalls wieder die D-A-CH-Referenzwerte der verschiedenen Ernährungsfachgesellschaften. Sie sind auch im Internet unter www.dge.de (Deutsche Gesellschaft für Ernährung e.V.) zu finden.

Vitamine

Vitamine kann der Körper nicht bzw. nur in äußerst geringen Mengen selbst herstellen. Daher sollten sie regelmäßig über die Nahrung aufgenommen werden. Sie dienen vorrangig als Cofaktoren von Enzymen und Transportproteinen, d.h., nur in Zusammenarbeit mit ihnen können diese Stoffe funktionieren. Bei den Vitaminen unterscheidet man die fettlöslichen und die wasserlöslichen Vitamine.

Zu den **fettlöslichen Vitamine** zählen die Vitamine A, D, E und K. Sie können vom Körper gespeichert werden, vor allem in der Leber. Aufgrund ihrer Fettlöslichkeit sind sie in fetthaltigen Lebensmitteln enthalten und können auch besser in Gesellschaft mit Fett resorbiert werden. Bei den fettlöslichen Vitaminen kann es, vor allem bei unkontrollierter Zufuhr von Vitaminpräparaten (Nahrungsergänzungsmittel, ergänzende bilanzierte Diäten) und stark vitaminisierten Lebensmitteln, zu einer Überdosierung und somit zu ungünstigen Wirkungen kommen.

> ! **Merken** EDEKA
> Die fettlöslichen Vitamine kann man sich gut mit dem Begriff E-D-E-K-A merken.

Zu den **wasserlöslichen Vitaminen** zählen die B-Vitamine (B_1, B_2, B_6, B_{12}), Folsäure, Pantothensäure, Biotin, Niacin und Vitamin C. Sie wirken meistens in Kombination. Wasserlösliche Vitamine können nur kurze Zeit im Organismus gespeichert werden und müssen daher regelmäßig in der Nahrung vorhanden sein.

Vitamine werden in unterschiedlichem Ausmaß durch Lagerung und Zubereitung zerstört, daher empfiehlt sich eine schonende Zubereitung.

Vorkommen und Mangelerscheinungen • Die wichtigsten Vitamine, deren Vorkommen und mögliche Mangelerscheinungen sind in ▶ Tab. 38.2 zusammengefasst.

Besonderheiten bei kranken Menschen • Je mehr Erkrankungen bestehen, desto mehr Medikamente werden i.d.R. zur Behandlung eingesetzt. Die auftretenden Nebenwirkungen können die Lebensmittelaufnahme und somit die Versorgung mit Nährstoffen beeinträchtigen (z.B. durch Appetitverlust, Mundtrockenheit, Geschmacksstörungen, Übelkeit, Durchfall). Auch der Stoffwechsel von Nährstoffen kann durch die Einnahme von Medikamenten beeinträchtigt sein. Am besten ist eine regelmäßige laborchemische Kontrolle, um einen Nährstoffmangel aufzudecken und individuell zu supplementieren.

Kommt es nach Magenoperationen (Gastrektomie) oder Erkrankungen der Magenschleimhaut zu einer unzureichenden Bildung des Intrinsic Factors, kann das in der Nahrung vorhandene Vitamin B_{12} nicht resorbiert werden. Vitamin B_{12} muss in diesem Fall intramuskulär substituiert werden.

> **WISSEN TO GO**
>
> **Mikronährstoffe – Vitamine**
>
> Vitamine müssen regelmäßig über die Nahrung aufgenommen werden. Sie dienen vorrangig als Cofaktoren von Enzymen und Transportproteinen. Man unterscheidet:
> - **fettlösliche Vitamine:** A, D, E und K (E-D-E-K-A); können gespeichert werden, sind in fetthaltigen Lebensmitteln enthalten
> - **wasserlösliche Vitamine:** B-Vitamine (B_1, B_2, B_6, B_{12}), Folsäure, Pantothensäure, Biotin, Niacin, Vitamin C; können nur kurze Zeit gespeichert werden, müssen regelmäßig aufgenommen werden
>
> Vorkommen und Mangelerscheinungen siehe ▶ Tab. 38.2.
> **Besonderheiten bei kranken Menschen:** Nebenwirkungen von Medikamenten können die Versorgung mit Nährstoffen beeinträchtigen → regelmäßige laborchemische Kontrollen sind notwendig

Mineralstoffe

Mineralstoffe kann der Körper nicht selbst herstellen, sie müssen regelmäßig mit der Nahrung zugeführt werden. Nach ihrer Konzentration im Körper werden sie als Mengenelemente (mindestens 50 mg/kg Körpertrockenmasse) oder Spurenelemente (weniger als 50 mg/kg Körpertrockenmasse) bezeichnet. **Mengenelemente** sind Natrium, Kalium, Kalzium, Magnesium, Chlorid, Phosphor und Schwefel. Sie werden auch als Elektrolyte bezeichnet. **Spurenelemente** sind Eisen, Jod, Fluorid, Zink, Selen, Kupfer, Mangan, Chrom, Molybdän, Kobalt, Nickel. Neben diesen essenziellen Spurenelementen gibt es weitere in der Natur vorkommende Spurenelemente, die jedoch für den Körper toxisch sind, z.B. Arsen, Cadmium und Quecksilber. Ernährungsphysiologisch wichtige Mengen- und Spurenelemente finden sich in der ▶ Tab. 38.3. Mineralstoffe werden durch Hitze nicht zerstört, können allerdings bei der Zubereitung ins Kochwasser übergehen.

Aufgaben • Mineralstoffe haben die Aufgabe, den Wasserhaushalt in Balance zu halten, d.h., mit dafür zu sorgen, dass innerhalb und außerhalb der Zelle die richtige Menge an Wasser ist. Dies geschieht durch Osmose (gerichtetes Wandern von Teilchen durch semipermeable Membranen, die nur für bestimmte Teilchen durchlässig sind). Mehr zur Osmose siehe Kap. 24 im Abschnitt „Osmolarität" (S. 485). Außerdem dienen Mineralstoffe als Baustoff für Knochen und Zähne und als Cofaktoren für Enzyme, Proteine und Hormone, d.h. nur in Zusammenarbeit mit ihnen können diese Stoffe funktionieren.

Verschiedene Ursachen können zu Elektrolytstörungen führen (▶ Tab. 38.3). Ausführliche Informationen hierzu finden Sie unter „Störungen des Wasser-, Elektrolyt- und Säure-Basen-Haushalts" in Kap. 57 (S. 1060).

▶ Abb. 38.5 zeigt alle Nährstoffe in der Übersicht.

Tab. 38.2 Vitamine: Vorkommen und Mangelerscheinungen.

Vitamin	Vorkommen	Mangelerscheinung	Bemerkung
Vitamin A	Karotten, Leber, Lebertran	Nachtblindheit	
Vitamin B_1 (Thiamin)	Samen, Nüsse, Weizenkeime, mageres Schweinefleisch	Beriberi (Müdigkeit, Lethargie, Störungen von Herz, Kreislauf, Nerven und Muskeln)	Mangelerscheinungen treten in unseren Breiten so gut wie nicht auf.
Vitamin B_2 (Riboflavin)	Milch, Innereien, Eier, Nüsse, Samen, Fisch, Pilze	Pellagra (Durchfall, Hautentzündung, Demenz), hypochrome Anämie (Anämie mit geringem Hämoglobingehalt)	Mangelerscheinungen treten in unseren Breiten so gut wie nicht auf.
Vitamin B_3 (Niacin)	Fleisch, Nüsse, Fisch	Pellagra (s. Vitamin B_2)	Mangelerscheinungen treten in unseren Breiten so gut wie nicht auf.
Vitamin B_5 (Pantothensäure)	Hefe, Getreide, Hering, Pilze, Eigelb, Leber	Burning-Feet-Syndrom (brennende Füße)	
Vitamin B_6 (Pyridoxin)	Hefe, Leber, Weizenkeime, Hafer, Nüsse, Bohnen, Avocados, Bananen	Störungen der Eiweißsynthese	
Folsäure (Folat, Vitamin B_9)	Hefe, Leber, Spinat	Anämie	besonders wichtig für schwangere Frauen (vermindertes Risiko für Neuralrohrdefekte beim Fetus)
Vitamin B_{12} (Cobalamin)	Leber, Nieren, Eier, Käse	perniziöse Anämie (Anämie durch gestörte Bildung der roten Blutkörperchen); ggf. gekoppelt mit neurologischen Symptomen (Kribbeln, pelziges Gefühl, Gangunsicherheit u. a.)	Vitamin B_{12} wird an den sog. Intrinsic Factor (aus dem Magen) gebunden und im Darm resorbiert
Vitamin C (Ascorbinsäure)	Zitrusfrüchte, Hagebutten, Kiwi, Preiselbeeren, Tomaten, Kohl, Paprika, Früchte und Gemüse allgemein	Skorbut (Erschöpfung, Müdigkeit, Zahnfleischbluten, gehäuft Infekte u. a.); verzögerte Wundheilung; Infektanfälligkeit	
Vitamin D (Calciferole)	Margarine, Kalbfleisch, Fettfische	Rachitis (gestörter Einbau von Mineralien in den Knochen während des Wachstums)	Bei Neugeborenen und Säuglingen erfolgt eine prophylaktische Vitamin-D-Gabe zur Prophylaxe der Rachitis
Vitamin E (Tocopherole)	Gemüse, Samenöle, grünes Blattgemüse	keine spezifischen Symptome	
Biotin (Vitamin H; zum Vitamin-B-Komplex gehörend)	Hefe, Leber, Eigelb, Tomaten, Sojabohnen, Reis, Weizenkleie	Eiweißschädigung	
Vitamin K (Phyllo- und Menachinone)	grünblättriges Gemüse, Eigelb, Käse, Leber; übermäßige Zufuhr sollte unter Marcumareinnahme vermieden werden, da die Wirkung von Marcumar sonst gehemmt wird	Blutungsneigung durch fehlende Blutgerinnung	Marcumar hemmt die Wirkung des Vitamin K und sorgt so für eine Hemmung der Blutgerinnselbildung im Gefäßsystem. Neugeborene haben einen geringen Vitamin-K-Spiegel; zur Prophylaxe möglicherweise lebensgefährlicher Blutungen erhalten Neugeborene daher in ihren ersten Lebenstagen Vitamin K.

modifiziert nach: Biesalski HK. Ernährungsmedizin. Thieme 2010

Tab. 38.3 Vorkommen und Mangelerscheinungen von Mineralstoffen.

Mineralstoff	Vorkommen	Mangelerscheinung	Bemerkung
Natrium	Salz, salzhaltige Produkte (Brot, Wurstwaren, Käse)	Mangel kann Ursache bei Hypotonie sein, Teilnahmslosigkeit, Muskelkrämpfe	selten; ausführliche Informationen siehe Störungen des Natriumhaushalts (S. 1060)
Chlorid	Salz, salzhaltige Produkte (Brot, Wurstwaren, Käse)	sehr selten; Mangel kann nach Durchfall/Entwässerung auftreten	sehr selten; kann nach Durchfall/Entwässerung auftreten
Kalium	Gemüse, Obst, Fleisch	Muskelschwäche, Störungen der Herztätigkeit, Darmverschluss	nur bei hohen Verlusten, bei starkem Erbrechen/Durchfall oder bei chronischen Nierenerkrankungen; Vorsicht: • Gefahr der Hypokaliämie bei Hyperglykämie! • starke Nebenwirkungen von Digitalispräparaten bei Hypokaliämie ausführliche Informationen siehe Störungen des Kaliumhaushalts (S. 1062)
Kalzium	Milch und Milchprodukte, kalziumreiche Mineralwässer, einige Gemüsesorten (Brokkoli, Grünkohl, Lauch)	Osteoporose	kalziumhaltige Ernährung ist v. a. bei Frauen in den Wechseljahren zur Osteoporoseprophylaxe wichtig; ausführliche Informationen siehe Störungen des Kalziumhaushalts (S. 1063)
Phosphor	proteinreiche Lebensmittel (Fleisch, Wurst, Fisch, Eier, Milch(produkte)	Wachstumsstörungen und Störungen der Knochenmineralisation	sehr selten, bei Nierenfunktionsstörungen
Magnesium	Vollkornprodukte, Hülsenfrüchte, Milch(produkte), Fleisch, Fisch, Gemüse	Funktionsstörungen von Herz- und Skelettmuskeln	Magnesium wird in der Schwangerschaft eingesetzt bei (drohender) vorzeitiger Wehentätigkeit, um eine zu frühe Kontraktion des Gebärmuttermuskels zu bremsen; ausführliche Informationen siehe Störungen des Magnesiumhaushalts (S. 1064)
Eisen	Fleisch(produkte), Innereien, grünes Gemüse, Vollkornprodukte	Anämie, Abgeschlagenheit, Infektanfälligkeit	Eisenmangel ist eine der häufigsten Ursachen bei Anämie (S. 1123)
Jod	Seefisch, Milch(produkte), mit Jodsalz hergestellte Produkte	Kropfbildung (Vergrößerung der Schilddrüse = Struma), Müdigkeit	Jodmangel tritt in Deutschland in den vergangenen Jahren durch die verbreitete Verwendung von jodiertem Speisesalz seltener auf.
Fluorid	fluoridiertes Speisesalz, schwarzer Tee, Mineralwasser, Seefisch, Miesmuscheln	Zahnkaries	häufig kombinierte Gabe von Vitamin D und Fluor bei Säuglingen
Zink	Fleisch, Milch(-produkte), Vollkornprodukte	Wachstumsstörungen, Infektanfälligkeit, Störungen der Wundheilung, verminderte Geschmacksempfindungen/Appetitlosigkeit	als Medikament eingesetzt bei Morbus Wilson (gestörter Kupferstoffwechsel in der Leber) durch Hemmung der Kupferaufnahme im Darm
Selen	Fisch, Fleisch, Eier, Nüsse	Muskelerkrankungen, Störungen der Haar- und Nagelbildung	Mangelerscheinungen eher selten

* Bei einer ausgewogenen Ernährung sind ausgeprägte Mangelerscheinungen selten. Selten betreffen sie auch nur einen Mineralstoff. Bei Verdacht auf eine Mangelerscheinung sollte eine klinische Diagnose gestellt werden, die Bestimmung von Blutparametern ist v. a. bei Eisen und Jod sinnvoll.

Abb. 38.5 Aufteilung der Nährstoffe.

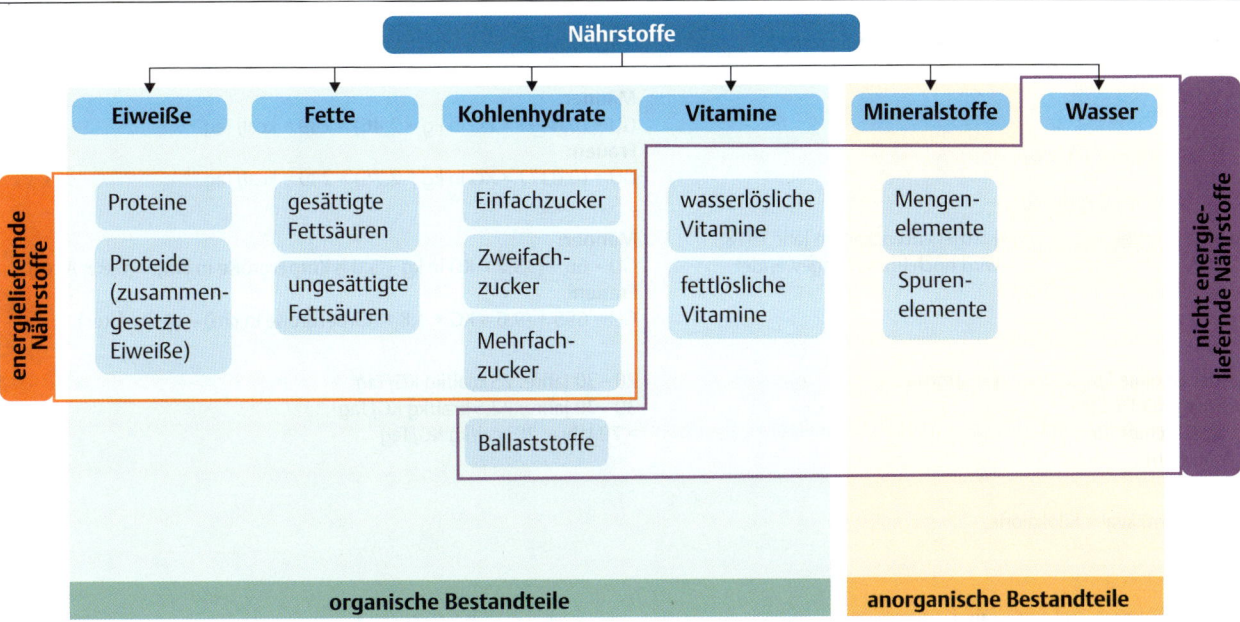

WISSEN TO GO

Mikronährstoffe – Mineralstoffe

Sie müssen regelmäßig mit der Nahrung zugeführt werden. Vorkommen und Mangelerscheinungen siehe ▶ Tab. 38.3. Man unterscheidet:
- **Mengenelemente** (> 50 mg/kg Körpertrockenmasse): Natrium, Kalium, Kalzium, Magnesium, Chlorid, Phosphor und Schwefel
- **Spurenelemente** (< 50 mg/kg Körpertrockenmasse): Eisen, Jod, Fluorid, Zink, Selen, Kupfer, Mangan, Chrom, Molybdän, Kobalt, Nickel
- **Aufgaben**: Wasserhaushalt in Balance halten, Baustoff für Knochen und Zähne, Cofaktoren für Enzyme, Proteine und Hormone
- **Besonderheiten bei kranken Menschen**: Elektrolytstörungen siehe Störungen des Wasser- und Elektrolythaushalts (S. 1060)

Sekundäre Pflanzenstoffe

Sekundäre Pflanzenstoffe kommen nur in Pflanzen vor. Es sind bislang ca. 30 000 Verbindungen bekannt. Für die Pflanze sind sie vorrangig für die Farbgebung, die Abwehr und als Wachstumsregulatoren von Bedeutung. Der Mensch nimmt sie über den Verzehr pflanzlicher Lebensmittel in geringer Menge (ca. 1,5 g/Tag) auf. Für sie werden vor allem immunmodulierende, antioxidative, antikanzerogene, entgiftende, hormonähnliche, gefäßbeeinflussende Wirkungen diskutiert.

Die Auswahl einer Vielzahl pflanzlicher Lebensmittel macht eine ausreichende Zufuhr sehr wahrscheinlich. Zu den Vorteilen einer gezielten Zuführung einzelner sekundärer Pflanzeninhaltsstoffe und einer gesundheitsförderlichen Wirkung, z.B. Phytoöstrogene aus Sojabohnen bei Wechseljahresbeschwerden bzw. Osteoporose oder Proanthocynidine bei Blaseninfektionen, bestehen noch kontroverse Meinungen.

38.2 Energie- und Flüssigkeitsbedarf

38.2.1 Berechnung des Energiebedarfs

Definition **Grundumsatz und Arbeitsumsatz**
Der Grundumsatz ist die Energie, die der Körper in 24 Stunden benötigt, um bei einer Außentemperatur von 28 °C und völliger körperlicher Ruhe seine Funktionen aufrechtzuerhalten (Ruhenergiebedarf). Der Arbeitsumsatz (Leistungsumsatz) ist der darüberhinausgehende Mehrverbrauch, der für körperliche und geistige Aktivität benötigt wird. Grundumsatz und Arbeitsumsatz ergeben zusammen den Gesamtumsatz (Gesamtenergiebedarf).

Gesunde Menschen

Grundumsatz • Der normale Energiebedarf eines gesunden Menschen richtet sich nach seinem Geschlecht und seinem Gewicht. ▶ Tab. 38.4 beinhaltet Formeln, die zur Berechnung des Grundumsatzes angewendet werden.

Gesamtumsatz • Je nach Ausmaß der körperlichen Aktivität (Arbeitsumsatz) wird der Grundumsatz mit einem Faktor multipliziert. Diesen Faktor nennt man PAL (physical activity level). Die deutsche Gesellschaft für Ernährung (DGE) nennt folgende PAL-Werte für bestimmte Aktivitäten (▶ Tab. 38.5).

38 Ernährungsmanagement

Tab. 38.4 Formeln zur Berechnung bzw. Einschätzung des Grundumsatzes (GU).

Name/Herkunft der Formel	Kommentar/Bewertung	Grundumsatz
Formel der WHO		**Männer:** GU = (0,0491 × KG in kg + 2,46) × 239 = kcal/Tag **Frauen:** GU = (0,0377 × KG in kg + 2,75) × 239 = kcal/Tag
Harris-Benedict-Formel	Formel entwickelt im Jahr 1918; wird noch immer angewendet	**Männer:** GU = 66 + (13,7 × KG in kg + 5,0 × Körpergröße in cm) – (6,8 × Alter) **Frauen:** GU = 655 + (9,6 × KG + 1,8 × Körpergröße in cm) – (4,7 × Alter)
Formel aus der Leitlinie Enterale Ernährung der DGEM (Deutsche Gesellschaft für Ernährungsmedizin)	Faustformel	20–30 Jahre: 25 kcal/kg KG/Tag 30–70 Jahre: 22,5 kcal/kg KG/Tag > 70 Jahre: 20 kcal/kg KG/Tag
KG = Körpergewicht; kcal = Kilokalorie		

Tab. 38.5 PAL-Werte für unterschiedliche körperliche Tätigkeiten (nach: Deutsche Gesellschaft für Ernährung).

PAL-Wert	körperliche Tätigkeit
1,4–1,5	ausschließlich sitzende Tätigkeit mit wenig oder keiner anstrengenden Freizeitaktivität, z. B. Büroangestellte, Feinmechaniker
1,6–1,7	sitzende Tätigkeit, zeitweilig auch zusätzlicher Energieaufwand für gehende und stehende Tätigkeiten, z. B. Laboranten, Kraftfahrer, Studierende, Fließbandarbeiter
1,8–1,9	überwiegend gehende und stehende Arbeit, z. B. Hausfrauen, Verkäufer, Kellner, Mechaniker, Handwerker, Pflegende
2,0–2,4	körperlich anstrengende berufliche Arbeit, z. B. Bauarbeiter, Landwirte, Waldarbeiter, Bergarbeiter, Leistungssportler
Energiezufuhr **unter** diesem Wert führt langfristig zu Gewichtsabnahme und Mangelernährung, **darüber** zu Gewichtszunahme (Umbau der überschüssigen Energie in Fett).	

Tab. 38.6 Orientierungswerte zur Berechnung des Energiebedarfs bei kranken Menschen.

Art des Patienten	
überwiegend immobile Patienten ohne Zeichen einer Mangelernährung und ohne Erkrankung, die den Grundumsatz stark erhöht	1–1,2-facher Grundumsatz
überwiegend immobile, mangelernährte Patienten	1–1,3-facher Grundumsatz (schrittweise steigern)
kritisch Kranke im Akutstadium	1-facher Grundumsatz oder leicht darunter Hyperalimentation (Überernährung) vermeiden
kritisch Kranke nach Akutstadium	1,2-facher Grundumsatz (schrittweise steigern) 1,5-facher Grundumsatz bei Mangelernährung, (schrittweise steigern)
Aus: Leitlinie Parenterale Ernährung DGEM 2007	

Pflegebedürftige und kranke Menschen

! Merken Faustregel
Mobile Patienten haben einen geschätzten Gesamtenergiebedarf von 30 kcal/kg Körpergewicht.

Neben der körperlichen Aktivität führen krankhafte Prozesse zu einem erhöhten Energiebedarf. Insbesondere sind hier zu nennen: fieberhafte Infektionen, Stoffwechselentgleisungen, Polytraumen, Mangelernährung, verstärkte Agitation (verstärkte Unruhe und Bewegungsdrang) bei psychischen Krankheiten, z. B. Alzheimer-Demenz, Chorea Huntington. ▶ Tab. 38.6 gibt Orientierungswerte zur Berechnung des Energiebedarfs bei kranken Menschen.

WISSEN TO GO

Energiebedarf

- Grundumsatz = Ruheenergiebedarf
- Arbeitsumsatz (Leistungsumsatz) = Mehrverbrauch für Aktivität
- Grundumsatz + Arbeitsumsatz = Gesamtumsatz = Gesamtenergiebedarf

Grundumsatz gesunde Menschen: Faustformel:
- 20–30 Jahre: 25 kcal/kg KG/Tag
- 30–70 Jahre: 22,5 kcal/kg KG/Tag
- > 70 Jahre: 20 kcal/kg KG/Tag

Gesamtumsatz gesunde Menschen: Je nach Aktivität (Arbeitsumsatz) wird der Grundumsatz mit dem PAL multipliziert (▶ Tab. 38.5).

Gesamtumsatz pflegebedürftige Menschen:
- krankhafte Prozesse erhöhen den Energiebedarf
- Faustregel mobile Patienten: 30 kcal/kg KG
- ▶ Tab. 38.6 gibt Orientierungswerte zur genaueren Berechnung

38.2.2 Berechnung des Flüssigkeitsbedarfs

Gesunde Menschen • Die täglich empfohlene Flüssigkeitsmenge liegt bei ca. 35 ml pro Kilogramm Körpergewicht.

ACHTUNG
Bei der Flüssigkeitsbilanzierung (S. 380) muss beachtet werden, dass auch Lebensmittel einen Wasseranteil haben, der bei der Bilanzierung in die Flüssigkeitsberechnung eingehen sollte (ca. 0,33 ml/kcal).

Pflegebedürftige und kranke Menschen • Ein erhöhter Bedarf an Flüssigkeit kann sich bei einem Flüssigkeitsverlust durch krankheitsbedingte Diurese, Erbrechen, Diarrhö, schwere Blutungen oder starkes Schwitzen ergeben. Bei einer Herz- oder Niereninsuffizienz hingegen ist der Flüssigkeitsbedarf erniedrigt.

! Merken Sondennahrung
Bei der Versorgung des über die Sonde ernährten Patienten muss berücksichtigt werden, dass die Sondennahrung bereits Flüssigkeit enthält, die in die Flüssigkeitsbilanz einfließen muss. Der Flüssigkeitsgehalt ist auf der Verpackung angegeben (siehe Wassergehalt).

WISSEN TO GO

Flüssigkeitsbedarf
- **gesunde Menschen:** ca. 35 ml pro Kilogramm Körpergewicht
- **pflegebedürftige Menschen:** erhöhter Bedarf bei Flüssigkeitsverlust durch Diurese, Erbrechen, Diarrhö oder starkes Schwitzen, erniedrigter Bedarf bei Herz-/Niereninsuffizienz

38.3 Ernährung in verschiedenen Lebensphasen

Im Laufe des Lebens verändern sich die Anforderungen des Organismus an Energie und Nährstoffe. Im Bereich der Pflege stehen Aspekte der Ernährung in den frühen Lebensabschnitten, in Krankheitssituationen (wenn z. B. bestimmte Kostformen, Diäten oder Nahrungskarenz notwendig sind) sowie Ernährung im Alter im Vordergrund.

38.3.1 Ernährung von Säuglingen

Stillen • Internationale wie nationale Organisationen empfehlen, Säuglinge in den ersten 6–8 Lebensmonaten zu stillen. Die Muttermilch reicht i.d.R. als alleinige Nahrung im ersten Lebenshalbjahr aus. Auch nach begonnener Beikost sollte weiter gestillt werden. Voll gestillte Kinder brauchen keine zusätzliche Flüssigkeit wie Tee oder Wasser. Beim Stillen nach Bedarf (anfangs mindestens 6–8-mal/Tag) wird ausreichend Muttermilch auch für mehrere Kinder (Mehrlinge) gebildet („Die Nachfrage regelt das Angebot").

Industriell hergestellte Säuglingsnahrung • Kann oder möchte eine Mutter nicht stillen, stehen ihr industriell hergestellte Säuglingsanfangsnahrungen zur Verfügung (▶ Abb. 38.6). Sie sind für den Säugling im ersten Lebensjahr geeignet. In der Regel wird ein Säugling auch mit industriell hergestellter Säuglingsnahrung ad libitum gefüttert, d. h., das Kind bestimmt, wann und wie viel es trinkt. Es gibt Säuglinge, die 5 Mahlzeiten brauchen, aber auch Kinder, die mehr als 10-mal trinken möchten. Eine zusätzliche Flüssigkeitszufuhr ist nicht notwendig. In der Regel kann erst ab dem 10. Lebensmonat auf 5 Mahlzeiten (3 Haupt- und 2 Zwischenmahlzeiten) umgestellt werden. Bei zu früh geborenen, untergewichtigen bzw. kranken Säuglingen sind häufigere Mahlzeiten sinnvoll.

Beikost • Spätestens mit 26 Wochen (5.–6. Lebensmonat) sollte ergänzend zur Muttermilch bzw. der Säuglingsanfangsnahrung schrittweise Beikost eingeführt werden.

Nahrungsergänzungen • Aufgrund neuer Erkenntnisse zur Bedeutung langkettiger Fettsäuren (Förderung der Gehirnentwicklung) findet mittlerweile eine Anreicherung von Säuglingsnahrung mit Docosahexaensäure statt. Darüber hinaus wird eine Supplementierung mit Vitamin D und Fluorid sowie eine Vitamin-K-Prophylaxe durchgeführt (▶ Tab. 38.2 und ▶ Tab. 38.3).

Abb. 38.6 Mahlzeit.

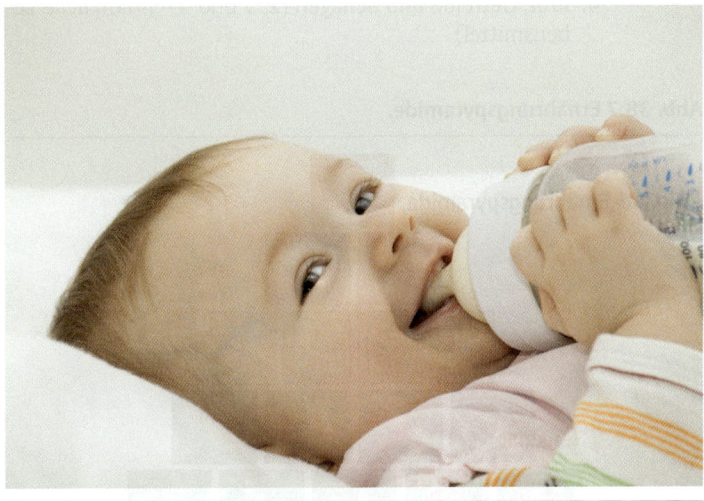

Das Fläschchen mit industriell hergestellter Säuglingsnahrung enthält i. d. R. einen genau abgestimmten Cocktail aller wichtigen Vitamine und Mineralien, die die Entwicklung des Kindes positiv unterstützen. © ManEtli/fotolia.com

38.3.2 Ernährung von Kindern und Jugendlichen

Mit steigendem Alter findet eine stufenweise Anpassung an die Ernährungsformen des Erwachsenen statt. Bei Normalgewicht und gesunden Kindern braucht eine phasenweise Ablehnung bestimmter Lebensmittel nicht zur Beunruhigung zu führen. Das Forschungsinstitut für Kinderernährung (fke) hat unter dem Namen Optimierte Mischkost optimiX ein Konzept für die gesunde Ernährung von Kindern und Jugendlichen entwickelt: www.fke-do.de.

WISSEN TO GO

Ernährung von Säuglingen, Kindern und Jugendlichen

- **Säuglinge:** Säuglinge sollten in den ersten 6–8 Lebensmonaten nach Bedarf gestillt werden. Eine zusätzliche Flüssigkeitszufuhr ist nicht notwendig. Im 5.–6. Lebensmonat sollte ergänzend schrittweise Beikost eingeführt werden.
- **Kinder und Jugendliche:** Mit steigendem Alter findet eine stufenweise Anpassung an die Ernährungsformen des Erwachsenen statt.

38.3.3 Ernährung des Erwachsenen

Art und Menge der Nährstoffe, die ein Organismus braucht, sind in ▶ Tab. 38.1 aufgeführt. Doch mit welchem Essen gelingt es, dem gesunden Erwachsenen diese Nährstoffe in der richtigen Menge zuzuführen und dabei auch den Genuss nicht zu vergessen? Die aid-Ernährungspyramide gibt hierzu sehr gute Anhaltspunkte (▶ Abb. 38.7). In ihr enthalten sind 8 Lebensmittelgruppen, aus denen sich eine ausgewogene Ernährung zusammensetzt:

1. Getränke (Mineralwasser, Leitungswasser, Kräuter- und Früchtetee, verdünnte Säfte)
2. Gemüse und Salat
3. Obst
4. Brot, Getreide und Beilagen (2, 3 und 4 = pflanzliche Lebensmittel)
5. Milch und Milchprodukte
6. Fisch, Fleisch, Wurst und Eier (4. + 5. = tierische Lebensmittel)
7. Fette und Öle
8. „Extras" = Süßigkeiten, Knabbereien, Alkohol

Die 8 Lebensmittelgruppen werden auf 6 Ebenen verteilt. Die Basis bilden die **Getränke**. Es folgen auf 2. und 3. Ebene **die pflanzlichen Lebensmittel**, die häufig und reichlich verzehrt werden sollen. **Tierische Lebensmittel** – Milch, Milchprodukte sowie Fisch, Fleisch, Wurstwaren und Eier – sind auf der 4. Ebene platziert. Sie sollten maßvoll genossen werden. Sparsamkeit ist angesagt bei Ölen und Fetten auf Ebene 5. In der Pyramidenspitze stehen **Süßigkeiten, Snacks und Alkohol**. Sie werden geduldet, wenn die Lebensmittel aus Basis und Mittelteil ausreichend im Speiseplan vertreten sind. Die empfohlenen Mengen sind zusätzlich farblich gekennzeichnet. Grün bedeutet „reichlich", Gelb bedeutet „mäßig", Rot bedeutet „sparsam". Sie helfen besonders Kindern bei der Bewertung.

Jeder Baustein bedeutet 1 Portion davon am Tag. Für die Portionsgröße ist die Hand des Betreffenden gut geeignet. Eine Portion Getränk ist ein Glas. Das passt in eine Hand. Eine Hand voll ist das Maß für großstückiges Gemüse (z. B. Apfel, Orange), bei kleinstückigem Gemüse bildet die Schale aus beiden Händen die Portionsgröße. Eine Portion Brot ist die gesamte Handfläche mit ausgestreckten Fingern. Bei Beilagen wie Kartoffeln, Nudeln oder auch beim Müsli dienen wieder die beiden Hände als Schale zur Orientierung der Portionsgröße. Eine Fleisch- bzw. Fischportion ist so groß wie eine ausgestreckte Hand. Zur Orientierung für die Fettportion dient ein Esslöffel. Süßigkeiten und Knabbereien müssen in eine Hand passen. Ausgleich zwischen einzelnen Tagen ist möglich. Wichtig ist, dass der Wochendurchschnitt erreicht wird. Weitere Informationen: www.aid.de/ernaehrung/ernaehrungswissen.php.

WISSEN TO GO

Ernährung des Erwachsenen

Eine ausgewogene Ernährung setzt sich aus 8 Lebensmittelgruppen zusammen. Diese sind (▶ Abb. 38.7):

1. Getränke
2. Gemüse und Salat
3. Obst
4. Brot, Getreide und Beilagen (2, 3 und 4 = pflanzliche Lebensmittel)
5. Milch und Milchprodukte
6. Fisch, Fleisch, Wurst und Eier (5 + 6 = tierische Lebensmittel)
7. Fette und Öle
8. „Extras" = Süßigkeiten, Knabbereien, Alkohol

Die 8 Lebensmittelgruppen werden in der Ernährungspyramide auf 6 Ebenen verteilt:
- Ebene 1: **Getränke**, Wasser, Kräuter- und Früchtetee, verdünnte Säfte
- Ebene 2 und 3: **pflanzliche Lebensmittel**, sie sollten häufig verzehrt werden
- Ebene 4: **tierische Lebensmittel**, sie sollten maßvoll genossen werden
- Ebene 5: **Öle und Fette**, sie sollten sparsam verzehrt werden

Abb. 38.7 Ernährungspyramide.

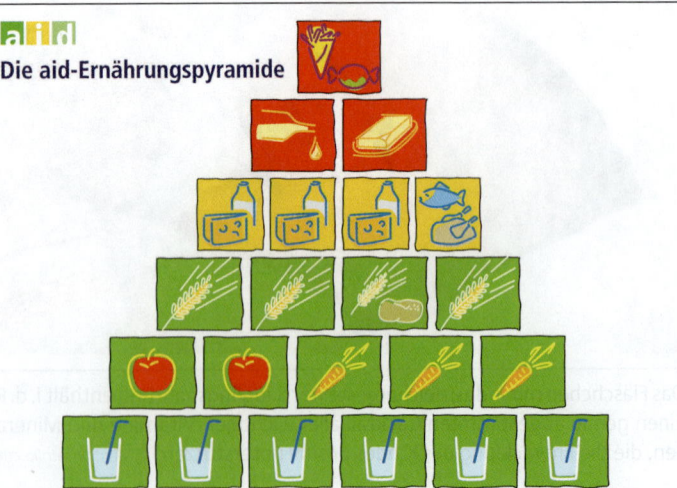

An den Bausteinen ist ersichtlich, welche Gruppen reichlich, mäßig und sparsam aufgenommen werden sollten. © aid infodienst, Idee: S. Mannhardt

- Ebene 6: **Süßigkeiten**, **Snacks** und **Alkohol**, sie werden geduldet, wenn Lebensmittel aus Basis und Mittelfeld ausreichend im Speiseplan vertreten sind

38.3.4 Ernährung im Alter

Die Gruppe der Senioren ist sehr heterogen. Deswegen gibt es keine allgemein gültigen, sondern unterschiedliche Anforderungen an die Ernährung von Senioren. Es gibt Senioren ohne gesundheitliche Einschränkungen und multimorbide Senioren, bei denen der Speiseplan modifiziert werden muss. Folgende Faktoren sind generell mit steigendem Alter zu berücksichtigen:
- Der **Energiebedarf sinkt** bei gleichzeitig gleichbleibendem bzw. ansteigendem Vitamin- und Mineralstoffbedarf. Folglich sollten nährstoffreichere Lebensmittel den Vorzug vor „leeren" Kalorienträgern haben, z. B. Gemüse/Obst statt Kuchen und Süßigkeiten.
- Medikamente und steigendes Alter **vermindern häufig das Durstempfinden**, was sich in einer zu geringen Flüssigkeitsaufnahme äußert. Daher sollte auf eine **ausreichende Flüssigkeitszufuhr** zur Vermeidung einer Dehydratation geachtet werden.
- Senioren brauchen Nährstoffreserven, da Erkrankungen dazu führen, dass auf Speicher zurückgegriffen werden muss. Auf **ausreichende Proteinmengen** (zwischen 0,8–1,2 g/kg KG) sollte geachtet werden, gerade im Hinblick darauf, dass mit steigendem Lebensalter proteinreiche Lebensmittel häufig weniger verzehrt werden.
- Bei **langer Bettlägerigkeit** sollte über eine **Vitamin-D-Gabe** nachgedacht werden, da die körpereigene Synthese durch das fehlende Sonnenlicht unterbleibt.
- **Erkrankungen** erfordern Anpassungen, die ggf. mithilfe von **speziellen (diätetischen) Lebensmitteln** und Supplementen erleichtert durchgeführt werden können (Vitamin-, Mineralstoff-, Enzympräparate, Eiweißkonzentrate, Trinknahrungen, Andickungspulver), z. B.
  – Schluckstörungen (S. 1228), z. B. nach Schlaganfall: Andickungspulver
  – Wundheilungsstörungen: Eiweißkonzentrate und/oder Zinksupplemente
  – Gastritis (S. 992): Vitamin B_{12} bei fehlendem Intrinsic Factor
- **Medikamente** können zu einem veränderten Nährstoffbedarf führen.

Schluckstörungen und Demenz • Immer mehr Menschen entwickeln mit steigendem Lebensalter Schluckstörungen und/oder eine Demenz. Gesicherte Daten zur Vorbeugung und Behandlung einer Demenz mithilfe spezieller Nährstoffe sind bislang nicht vorhanden. Die Patienten sollten eine ausgewogene und nährstoffreiche Ernährung erhalten. Wichtiger ist es, dass Maßnahmen ergriffen werden, die dazu beitragen, dass
- ein ausreichendes Speisenangebot besteht, z. B. auch in der Nacht,
- Speisen als Speisen erkannt werden,
- Lebensmittel gereicht werden, die den Patienten schmecken,
- Lebensmittel (be-)greifbar sind, z. B. als Fingerfood,
- Lebensmittel schluckfähig gemacht werden, wenn Schluckstörungen bestehen (S. 1228),
- Nebenwirkungen von Medikamenten, die sich auf Appetit und Verdauung auswirken, minimiert bzw. kompensiert werden.

WISSEN TO GO

Ernährung im Alter

Es gibt keine allgemein gültigen Empfehlungen für die Ernährung von Senioren. Faktoren, die berücksichtigt werden sollten, sind:
- nährstoffreichere Lebensmittel statt „leere" Kalorienträger
- ausreichende Flüssigkeitszufuhr
- ausreichende Proteinmengen: 0,8–1,2 g/kg KG
- Vitamin-D-Gabe bei langer Bettlägerigkeit
- bei bestimmten Erkrankungen ggf. Vitamin-, Mineralstoff-, Enzympräparate, Eiweißkonzentrate, Trinknahrungen, Andickungspulver verwenden
- Medikamente können zu einem veränderten Nährstoffbedarf führen

38.4 Ernährungszustand erfassen

Körpergröße und Körpergewicht werden i. d. R. bei jeder Klinikaufnahme ermittelt. Indikation im Zusammenhang mit der Ernährung ist die Erfassung des Ernährungszustands (Norm-, Unter-, Übergewicht). Das praktische Vorgehen finden Sie in Kap. 19 unter „Körperlänge und -gewicht bestimmen" (S. 375).

38.4.1 Bewertung des Körpergewichts durch BMI

BMI bei Erwachsenen • Der Body-Mass-Index (BMI) ist eine Kenngröße zur Bewertung des Körpergewichts in Relation zur Körpergröße, die 1832 von Adolphe Quetelet entwickelt wurde. Er berechnet sich wie folgt: BMI = Körpergewicht in kg dividiert durch Körpergröße in m². Eine genaue Anleitung finden Sie in Kap. 19 unter „Körperlänge und -gewicht bestimmen" (S. 375). ▶ Tab. 38.7 zeigt, welche Werte bei Erwachsenen Unter-, Normal- und Übergewicht anzeigen.

Tab. 38.7 Klassifikation von Untergewicht, Übergewicht und Adipositas (nach WHO).

Einteilung	BMI (kg/m²)
Untergewicht	< 18,5
Normalgewicht	18,5–24,9
Übergewicht	≥ 25
Präadipositas	25–29,9
Adipositas	≥ 30
Adipositas Grad I	30–34,9
Adipositas Grad II	35–39,9
Adipositas Grad III	≥ 40

BMI bei Kindern • Bei Kindern verändert sich die prozentuale Körperfettmasse deutlich stärker als bei Erwachsenen. Sie ist stark von Alter und Geschlecht abhängig, weswegen beide Faktoren berücksichtigt werden müssen. Man orientiert sich zur Gewichtsbeurteilung an den Perzentilkurven. Kinder sind übergewichtig, wenn ihr BMI über dem 90. Perzentil liegt (▶ Abb. 38.8 und ▶ Tab. 38.8).

BMI bei älteren Menschen • Es werden die Angaben des National Research Council/USA herangezogen, diese Werte werden auch vom MDS (Medizinischer Dienst des Spitzenverbandes Bund der Krankenkassen e.V.) empfohlen (▶ Tab. 38.8). Mit steigendem Alter werden höhere BMI-Werte akzeptiert.

Patienten mit amputierten Gliedmaßen • Bei Amputationen muss das Gewicht entsprechend korrigiert werden, um eine falsche BMI-Berechnung zu vermeiden: Fuß + Unterschenkel: 6%, untere Extremität: 15%, obere Extremität: 5%, Unterarm: 2,3%, Hand: 0,8%. Zum Beispiel dürfen bei einem Körpergewicht von 50 kg und einer Beinamputation nicht 50 kg in die BMI-Berechnung einfließen, sondern 50 kg + 15% = 57,5 kg.

Abb. 38.8 Perzentilenkurven.

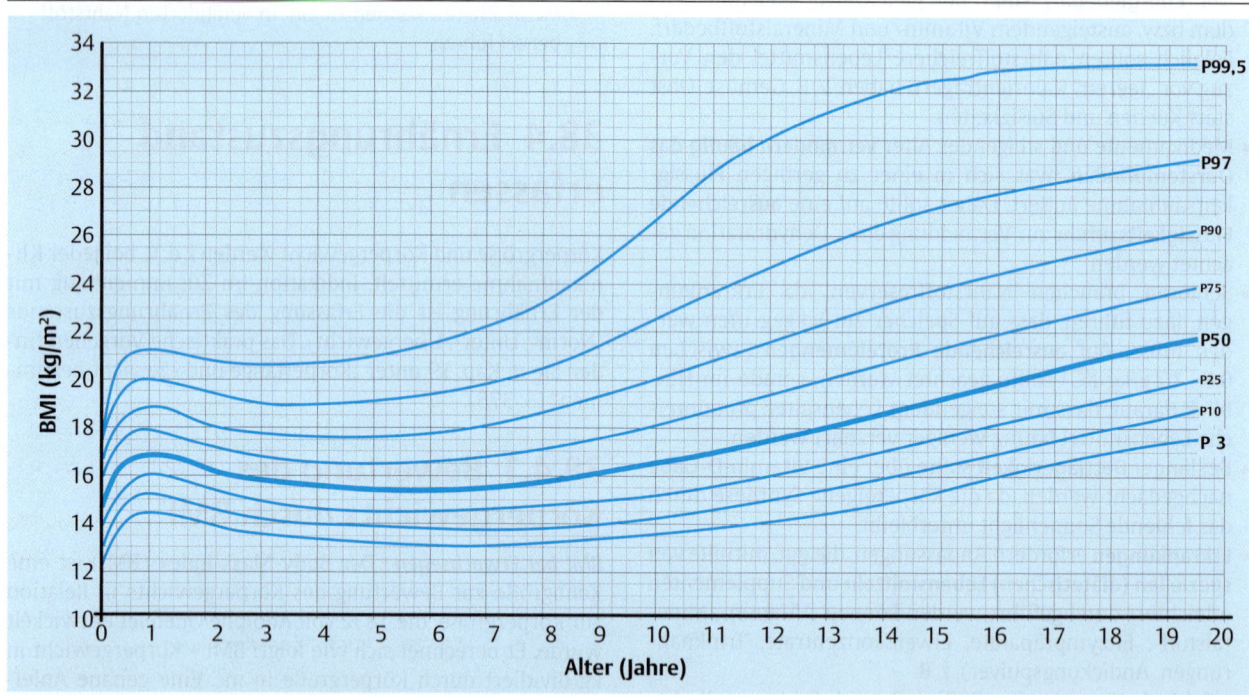

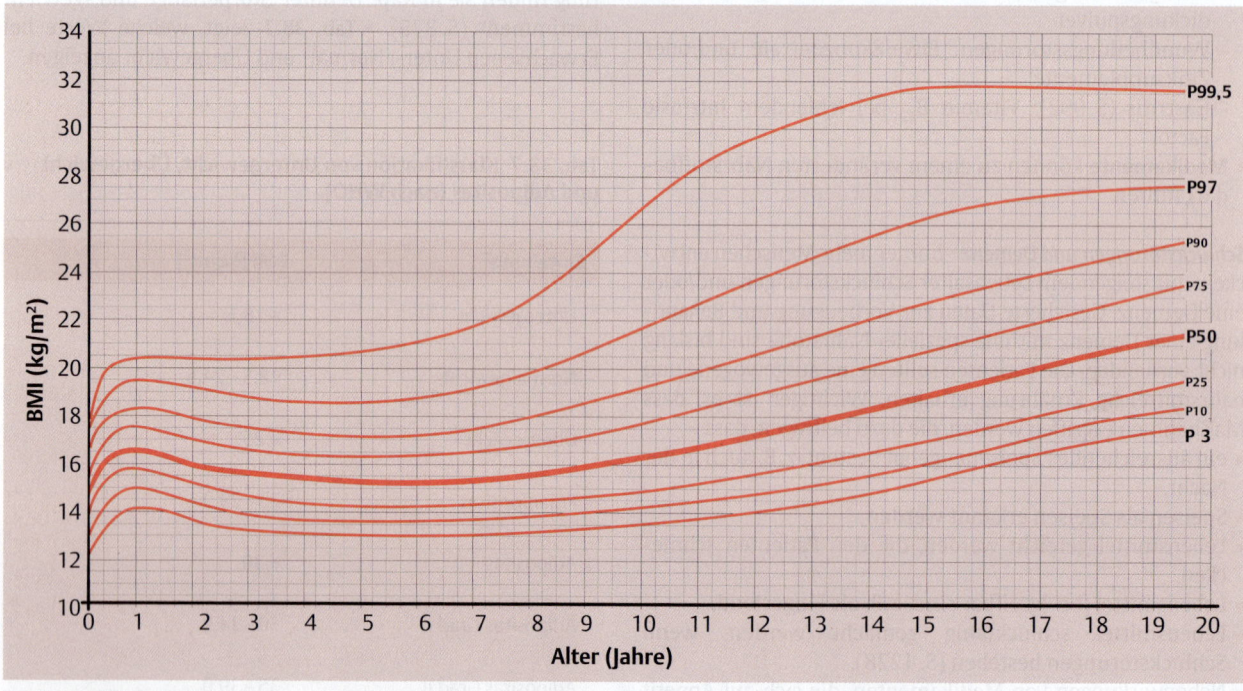

a Perzentilkurven für den BMI für männliche Kinder und Jugendliche zwischen 0 und 18 Jahren.
b Perzentilkurven für den BMI für weibliche Kinder und Jugendliche zwischen 0 und 18 Jahren.
Aus: Kromeyer-Hauschild K, Wabitsch M, Kunze D et al. Monatsschr. Kinderheilk. 2001; 149

Abb. 38.9 Essprotokoll.

Essprotokoll											
Tag Datum	**Mahlzeiten**	**Angebotene Portionen**			**Verzehrmenge**					**Bemerkungen** (z. B. Anzahl Scheiben Brot, Kartoffeln, Gemüse, Sonden- oder Trinknahrung)
		klein	mittel	groß	nichts	¼	½	¾	alles	
1. Tag Datum: ----------	Frühstück Mittagessen Abendessen Sonstige	○ ○ ○ ○	○ ○ ○ ○	○ ○ ○ ○	☐ ☐ ☐ ☐	☐ ☐ ☐ ☐	☐ ☐ ☐ ☐	☐ ☐ ☐ ☐	☐ ☐ ☐ ☐	------------- ------------- ------------- -------------

Nach: Kolb, MDK-Bayern

Tab. 38.8 Altersabhängige MDS-Empfehlungen für den BMI.

Alter in Jahren	empfohlener BMI in (kg/m²)
19–24	19–24
25–34	20–25
35–44	21–26
45–54	22–27
55–64	23–28
≥ 65	24–29

Ein erhöhtes gesundheitliches Risiko besteht für Menschen > 65 Jahren bei einem BMI unter 24.

WISSEN TO GO

Ernährungszustand erfassen

Um den Ernährungszustand zu erfassen, werden Körpergröße und Körpergewicht ermittelt. Der Body-Mass-Index (BMI) ist eine Kenngröße zur Bewertung des Körpergewichts. BMI = Körpergewicht in kg dividiert durch Körpergröße in m².
- **Erwachsene:** Normalgewicht = 18,5 – 24,9 (▶ Tab. 38.7)
- **Kinder:** Orientierung an Perzentilenkurven, Übergewicht bei BMI über dem 90. Perzentil (▶ Abb. 38.8 und ▶ Tab. 38.8)
- **ältere Menschen:** höhere BMI-Werte werden akzeptiert (▶ Tab. 38.8)

38.4.2 Erfassen einer Mangelernährung

Während Übergewicht eher ein gesellschaftliches Thema im Kinder-, Jugend- und Erwachsenenalter ist, spielt Mangelernährung neben dem Bereich der krankhaften Essstörungen (junger) Erwachsener eher in der Pflege alter Menschen eine Rolle. Der Medizinische Dienst der Spitzenverbände der Krankenkassen schätzt, dass in der Gruppe der über 60-Jährigen jeder Zwölfte chronisch mangelernährt ist. Zur Erfassung einer Mangelernährung können verschiedene Kenngrößen herangezogen werden. Wichtiger als die Momentaufnahme eines BMI ist dabei, einen signifikanten Gewichtsverlust festzustellen, z. B.:
- 5 % ungewollter Gewichtsverlust in 3 Monaten bzw. 10 % in 6 Monaten
- zu weit gewordene Kleidung, ausgezehrter Körper, tief liegende Augen

Weitere Kenngrößen, die zur Beurteilung einer Mangelernährung herangezogen werden können:
- Messung des Wadenumfangs (Hinweis auf Mangelernährung, wenn geringer als 31 cm an dickster Stelle)
- Trizepshautfaltendicke und mittlerer Armumfang (bei geringer Dicke werden endogene Körperproteine bereits mobilisiert)
- laborchemische Parameter, z. B. Albuminwerte, Kreatininausscheidung im 24-Stunden-Sammelurin
- BIA (bioelektrische Impedanzanalyse) und DXA-Messungen (duales Röntgen-Absorptions-Verfahren) zur Bestimmung des Fett-, Knochen- und Muskelanteils im Körper

Wenn Anzeichen einer Überernährung oder einer Unter-/Mangelernährung bestehen, sollte als Erstes erfasst werden, wie viel der betreffende Mensch zu sich nimmt. Die aufgenommene Nahrungsmenge pro Mahlzeit sollte genau erfasst werden. Hier sind zur einfachen Erfassung der Lebensmittelaufnahme Ess- und Trinkprotokolle (▶ Abb. 38.9) verfügbar. Diese Protokolle dienen in erster Linie einer Übersicht, wie **viel** wirklich von den angebotenen Speisen verzehrt wurde. Sie werden in erster Linie angewendet, um eine Mangelernährung zu vermeiden oder zu behandeln.

Die Nährwertberechnung von Speisen kann mithilfe von computergesteuerten Programmen einfach durchgeführt werden, z. B. PRODI: www.nutri-science.de/software/prodi.php, Opti Diet: www.goe-software.de/WordPress/; mobile Kalorientabelle und Ernährungstagebuch als App für das iphone: z. B. FooDDB; Kalorienzähler als App für Android: z. B. FatSecret.

Ausführliche Informationen zur Prophylaxe der Mangelernährung und zum Risikoassessment finden Sie im Kap. „Prophylaxen" (S. 400).

WISSEN TO GO

Erfassen einer Mangelernährung

Wichtiger als den BMI zu ermitteln, ist es, einen signifikanten Gewichtsverlust festzustellen, z. B.:
- 5 % Gewichtsverlust in 3 Monaten bzw. 10 % in 6 Monaten
- zu weit gewordene Kleidung, ausgezehrter Körper, tief liegende Augen
- Messung des Wadenumfangs (< 31 cm)
- Trizepshautfaltendicke und mittlerer Armumfang
- laborchemische Parameter
- BIA und DXA-Messungen zur Bestimmung des Fett-, Knochen- und Muskelanteils im Körper

Wenn Anzeichen einer Überernährung oder einer Unter-/Mangelernährung bestehen, sollte mithilfe eines Ess- und Trinkprotokolls erfasst werden, wie viel der betreffende Mensch zu sich nimmt.

38.5 Künstliche Ernährung

So lange wie möglich sollte die Ernährung auf physiologische Weise erfolgen. Bei Unverträglichkeiten bzw. bestimmten Erkrankungen stehen verschiedene Lebensmittel bzw. Kostformen zur Verfügung, um die Ernährung entsprechend anzupassen (▶ Tab. 38.9). Sollte eine physiologische Nahrungsaufnahme nicht mehr möglich bzw. nicht ausreichend sein, erfolgt nach folgendem Schema ein Einbezug der künstlichen Ernährung (Valentini et al. 2013):

- **orale Ernährung** (+ Supplemente = Nährstoffkonzentrate): Ernährung durch Essen und Trinken
- **künstliche Ernährung**, alleinige oder supplementierende Anwendung:
  - **oral bilanzierte Diäten**: orale Nahrungssupplementation (ONS = Trinknahrung)
  - **enterale Ernährung**: Sondenernährung über Magen-/Dünndarmsonde
  - **parenterale Ernährung**: Ernährung über intravenösen Zugang

Definition Enterale und parenteral

Enteral kommt aus dem Griechischen (enteron = Darm) und bedeutet „den Darm betreffend". Bei der enteralen Ernährung wird der Patient mit speziellen Nährstoffen über den Magen-Darm-Trakt mit Trinklösungen oder über eine Ernährungssonde versorgt.

Bei der parenteralen Ernährung wird der Patient unter Umgehung des Magen-Darm-Trakts mit Nährstoffen versorgt. Die Ernährung erfolgt dabei durch Infusion von kleinmolekularen Nährstofflösungen in den Blutkreislauf (i. v.).

❗ Merken Ziele

Mit der künstlichen Ernährung sollen Nahrungsdefizite ausgeglichen, einer Mangelernährung vorgebeugt und ein ausreichender Ernährungsstatus sichergestellt werden.

Es gibt klare Kriterien dafür, wann eine enterale oder parenterale Ernährung indiziert ist (▶ Abb. 38.10).

Tab. 38.9 Lebensmittel, Kostformen und Hilfsmittel zur Unterstützung einer oralen Nahrungsaufnahme.

	Zweck	Hinweise
künstliche Ernährung als Trinknahrung, ONS (= orale Nahrungssupplementation)	zur gezielten Zufuhr von Energie, Protein und Nährstoffen	• direkt verfügbar; leicht und dauerhaft zu lagern • unterschiedliche Geschmacksvariationen (neutral, süß und pikant) und Nährstoffschwerpunkte, auch krankheitsadaptierte Nährstoffzusammensetzung, z. B. erhöhte Proteinzufuhr bei Dekubitus
Nährstoffkonzentrate	gezielte Zufuhr zur Anreicherung normaler Lebensmittel	Protein-, Kohlenhydrat-, Ballaststoffkonzentrate
Andickungspulver	Andickung von heißen und kalten Flüssigkeiten zu unterschiedlich viskösen Konsistenzen bei Schluckstörungen	einfache Handhabung
pulverisierte Lebensmittel (bilanzierte Diät)	erleichterte Nahrungsaufnahme bei Schluckstörungen	• Herstellung unter Hinzufügen von heißem Wasser, auch auf der Station anwendbar • unterschiedliche (süße und pikante) Geschmacksvariationen und Nährstoffschwerpunkte, zur ausschließlichen Ernährung geeignet
passierte Speisen	erleichterte Nahrungsaufnahme bei Schluckstörungen	optisch ansprechende Gerichte, mit Nährstoffen angereichert, passiert, direkt verzehrbar
spezielle Trinkhilfen	verhindern Überstrecken des Kopfes, z. B. bei Schluckstörungen, bzw. erleichtern das bessere Greifen	oval geformte Tasse, Tasse mit speziellen Henkeln
spezielle Esshilfen	Erleichterung der Nahrungsaufnahme	Besteck (einhändig zu bedienen, Halterungsvorrichtungen), farbige Teller, Teller mit erhöhtem Rand

Künstliche Ernährung

Abb. 38.10 Enterale und parenterale Ernährung.

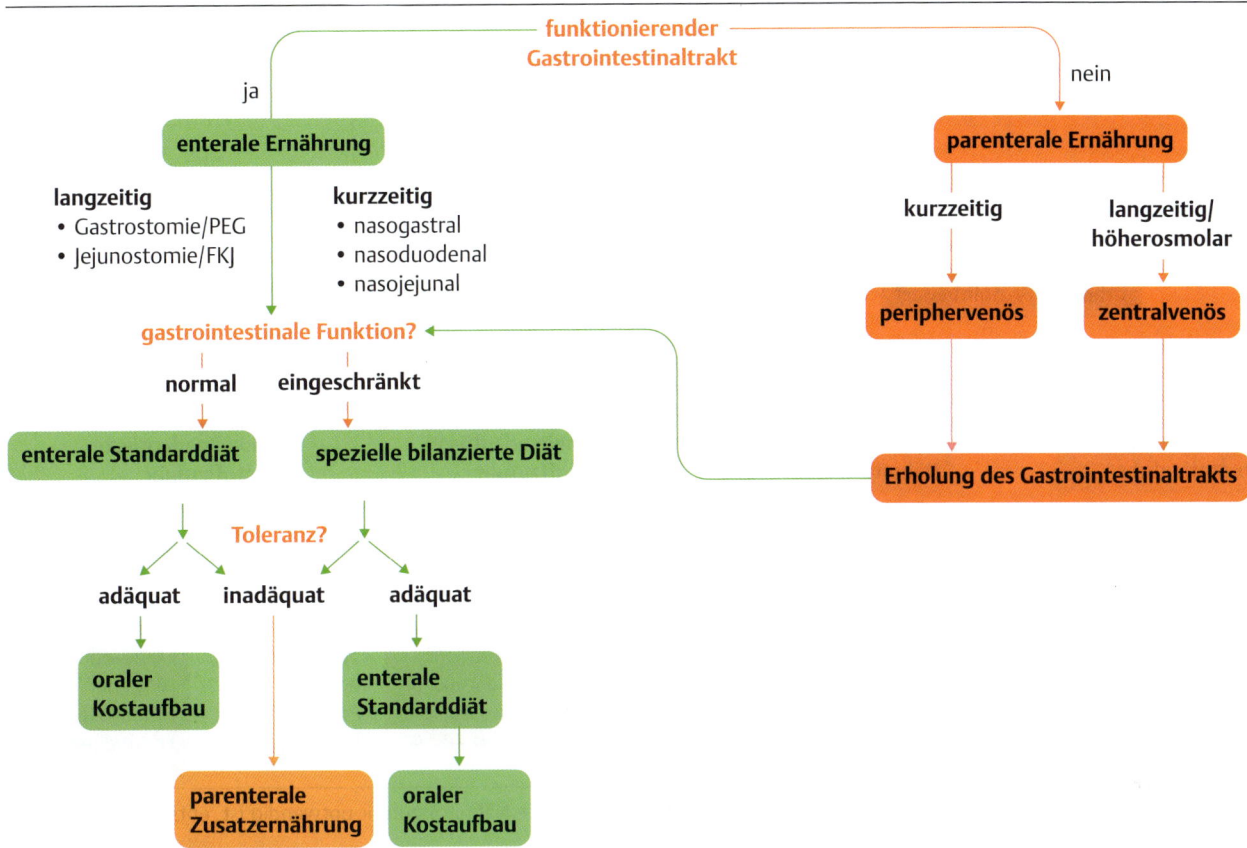

Bei funktionsfähigem Magen-Darm-Trakt sollte in jedem Fall eine enterale Ernährung gewählt werden. So früh wie möglich sollte die Ernährung wieder auf physiologischem Wege erfolgen. *Nach: Hartig et al. Ernährungs- und Infusionstherapie. Thieme 2003*

WISSEN TO GO

Künstliche Ernährung

So lange wie möglich sollte die Ernährung auf physiologische Weise erfolgen:
- **orale Ernährung** (+ Supplemente = Nährstoffkonzentrate): Ernährung durch Essen und Trinken (▶ Tab. 38.9)
- **künstliche Ernährung**, alleinige oder supplementierende Anwendung:
  - **oral bilanzierte Diäten:** orale Nahrungssupplementation (ONS = Trinknahrung)
  - **enterale Ernährung:** Sondenernährung über Magen-/Dünndarmsonde
  - **parenterale Ernährung:** Ernährung über intravenösen Zugang

Mit der künstlichen Ernährung sollen Nahrungsdefizite ausgeglichen, einer Mangelernährung vorgebeugt und ein ausreichender Ernährungsstatus sichergestellt werden.

38.5.1 Oral bilanzierte Diäten und Sondennahrungen

Oral bilanzierte Diäten (OBD) dienen zur oralen Nahrungssupplementation (ONS), Sondennahrungen werden über eine Sonde verabreicht. Es werden sowohl Standardnahrungen als auch Spezialnahrungen (krankheitsspezifische Nahrungen) angeboten.

Definition Standardnahrungen und Spezialnahrungen

Standardnahrungen enthalten Nährstoffe in einer Standardformulierung, die den Referenzwerten für die Makro- und Mikronährstoffaufnahme eines gesunden Menschen entspricht.

Bei den Spezialnahrungen (krankheitsspezifische Nahrungen) sind die Makro- und Mikronährstoffe an spezielle Krankheitsbilder oder Stoffwechselsituationen angepasst, z. B. nephrologische, hepatische oder pulmonale Erkrankungen und immunmodulierende Diäten.

OBDs und Sondennahrungen können grob eingeteilt werden in:
- **hochmolekulare Diäten:** nicht aufgespaltene Moleküle (intakte Proteine, langkettige Fette und Kohlenhydrate); benötigen einen weitgehend funktionierenden Verdauungstrakt
- **niedermolekulare Diäten:** aufgespaltene Moleküle (Proteine als Peptide, mittelkettige Fette und kurzkettige Kohlenhydrate); bei gestörter Verdauung, Malabsorption

Weiterhin unterscheidet man in:
- **normokalorische Diäten:** 1–1,2 kcal/ml
- **hochkalorische Diäten:** > 1,2 kcal/ml
- **niederkalorische Diäten:** < 1,0 kcal/ml
- **proteinreiche Diäten:** ca. 20 % der Gesamtenergie
- **fettreiche Diäten:** Lipidanteil: 40 % der Gesamtenergie
- **immunmodulierende Diäten:** enthalten immunmodulierende Substrate (fördernd oder schwächend und somit ausgleichend)

Abb. 38.11 Entscheidungsbaum Standard- oder Spezialnahrung.

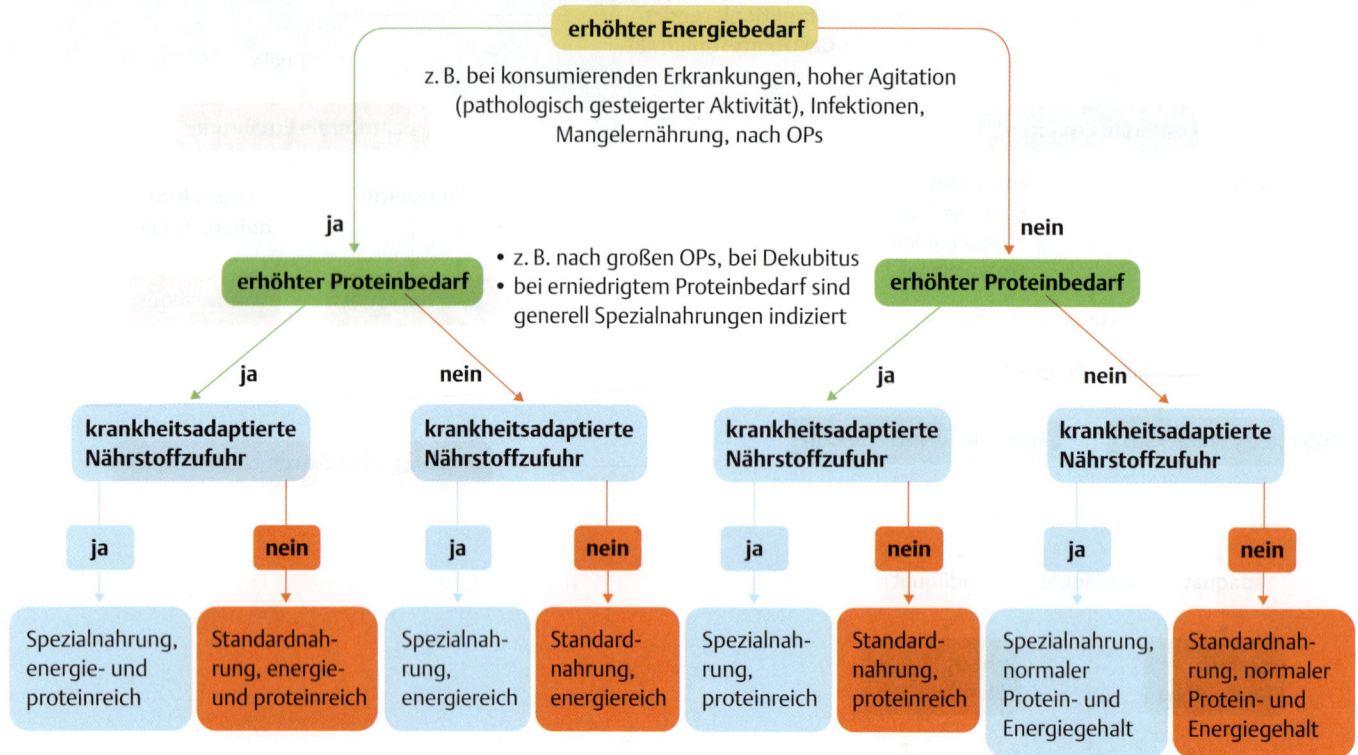

Je nachdem, ob ein erhöhter Energie- oder Proteinbedarf bzw. eine krankheitsadaptierte Nährstoffzufuhr notwendig ist, entscheidet man sich für eine entsprechende Spezialnahrung.

Als Hilfestellung zur Auswahl geeigneter Nahrung bietet sich für die tägliche Praxis der Entscheidungsbaum in ▶ Abb. 38.11 an.

38.5.2 Enterale Ernährung über Ernährungssonden

Indikationen sind z. B.:
- wenn über einen längeren Zeitpunkt oral nur eingeschränkt oder gar keine Nahrung aufgenommen werden kann, z. B.
  - nach größeren abdominal- oder neurochirurgischen operativen Eingriffen
  - bei neurologischen Erkrankungen, z. B. Schlaganfall, Schädel-Hirn-Trauma
  - bei Dysphagie (Schluckstörung)
- bei Krankheiten mit erhöhtem Nährstoff- und Energiebedarf, z.B. Verbrennungen, Polytraumen, AIDS, Tumorerkrankungen

Sondenformen

Die verschiedenen Sonden, über die eine enterale Ernährung erfolgen kann, zeigt ▶ Tab. 38.10.

Das Legen einer Ernährungssonde und einer PEG lesen Sie im Kap. „Pflege von Patienten mit Sonden und Drainagen" (S. 504).

ACHTUNG
Sonden zur Kurzzeitanwendung dürfen nicht für die langfristige Gabe von Sondennahrung genutzt werden. Der Weichmacher löst sich heraus, die Sonde wird hart und führt zu schmerzhaften Druckstellen.

WISSEN TO GO

Enterale Ernährung über Ernährungssonde und PEG

- **Indikationen:**
  - nur eingeschränkte oder keine Nahrungsaufnahme möglich
  - Krankheiten mit erhöhten Nährstoff- und Energiebedarf
- **Sondenformen:**
  - kurzzeitige Ernährung (2–4 Wochen): naso-, orogastrale bzw. -jejunale Sonden
  - langfristige Ernährung (> 4 Wochen): PEG, Jet-PEG, PEJ, FKJ

Applikation der enteralen Sondennahrung

Die Applikation der Sondennahrung kann auf verschiedene Weise erfolgen.

Intermittierende Applikation • Sie wird auch Bolusapplikation genannt. Die verordnete Sondennahrung wird mehrmals täglich portionsweise appliziert, dazwischen bestehen ernährungsfreie Intervalle. Es werden z.B. alle 2 Stunden 250 ml Nahrung verabreicht. Die intermittierende Ernährung ist nur bei gastraler Sondenlage möglich. Vorteile der intermittierenden Applikation sind, dass die Ernährung relativ physiologisch abläuft und der Patient während der ernährungsfreien Intervalle nicht in seiner Bewegungsfreiheit eingeschränkt ist.

Kontinuierliche Applikation • Die Nahrung wird kontinuierlich mit einer bestimmten Fließgeschwindigkeit zugeführt, z.B. 100 ml/h. Diese Applikationsform wird auch als Dau-

Künstliche Ernährung

Tab. 38.10 Verschiedene Sondenarten, deren Verwendung und Eigenschaften.

Sondenart	Verwendung und Eigenschaften
naso- und orogastrale bzw. -jejunale Sonden	• kurzzeitige Ernährung (2–4 Wochen) • Sonde wird über die Nase oder den Mund eingeführt und liegt im Magen (gastral) oder im Jejunum (jejunal) • Verstopfungsgefahr größer, da feinlumig
PEG: perkutane endoskopische Gastrostomie	• langfristige Ernährung (> 4 Wochen) – Sondenende liegt im Magen • Sonde wird durch die Bauchdecke in den Gastrointestinaltrakt eingeführt; wird im Rahmen eines kleineren chirurgischen Eingriffs gelegt • bietet größtmögliche Bewegungsfreiheit und optische Vorteile • Ersatzsonden und Button möglich
Jet-PEG (Verlängerung der PEG-Sonde ins Jejunum)	• langfristige Ernährung (> 4 Wochen) • Sondenende liegt im Jejunum
PEJ: perkutane endoskopische Jejunostomie	• langfristige Ernährung (> 4 Wochen) • Sonde wird durch die Bauchdecke in das Jejunum eingeführt, wird im Rahmen eines kleineren chirurgischen Eingriffs gelegt
FKJ: Feinnadelkatheterjejunostomie	• langfristige Ernährung (> 4 Wochen) • Sondenende liegt im Jejunum, wird im Rahmen einer großen Operation gelegt

ertropfapplikation bezeichnet. Sie ist bei allen jejunal liegenden Sonden indiziert, kann aber auch bei gastraler Lage sinnvoll sein. Die Applikation kann über Schwerkraft oder eine Ernährungspumpe erfolgen.

Auswahl und Dosierung des Substrats • Die Auswahl der Sondennahrung richtet sich nach dem Nährstoffbedarf der jeweiligen Person (▶ Abb. 38.11). Bei der Dosierung wird der Energiebedarf zugrunde gelegt (S. 715). Dieser wird durch die jeweilige Energiedichte (normokalorisch oder energiereich) des Substrats geteilt und es ergibt sich die zu applizierende Menge an Sondennahrung.

Beispiel **Dosierung**
Eine Patientin mit 60 kg Körpergewicht ohne Anzeichen einer Mangelernährung soll postoperativ enteral ernährt werden. Ihr täglicher Energiebedarf errechnet sich nach der Faustregel (S. 716) durch Multiplikation des Körpergewichts in kg mit dem Faktor 30 und beträgt demnach 1800 kcal/Tag. Die Patientin erhält täglich 1800 ml normokalorische Sondenkost mit einer Energiedichte von 1 kcal/ml.

Flüssigkeitsbedarf bei Sondennahrung • Der Flüssigkeitsgehalt der Sondennahrung muss auf den täglichen Flüssigkeitsbedarf angerechnet werden, er ist auf dem Etikett der Nahrung vermerkt (siehe Wassergehalt).

Beispiel **Flüssigkeitsbedarf**
Ein Patient mit 75 kg Körpergewicht hat einen Flüssigkeitsbedarf von ca. 2625 ml und erhält täglich 2000 ml Sondennahrung. 1000 ml der Sondennahrung enthalten 830 ml Wasser. Die Sondennahrung enthält also 1660 ml Flüssigkeit und der Patient muss noch 965 ml Flüssigkeit zusätzlich erhalten, z.B. ungesüßten Tee oder Mineralwasser.

Kostaufbau • Es sollten einige grundsätzliche Dinge beachtet werden:
• Es ist wichtig, dass der **Kostaufbau langsam** und **schrittweise** erfolgt, um Komplikationen (z.B. Diarrhö) zu vermeiden. Über einen Zeitraum von mindestens 3–5 Tagen wird die zu applizierende Gesamtmenge wie auch die Menge pro Zeiteinheit stufenweise gesteigert (▶ Tab. 38.11).

Tab. 38.11 Kostaufbauschema für die künstliche Ernährung über eine Sonde.

	Gesamtmenge	Flussrate (Pumpe)	Dauer	Bolus	zugeführte Energie (1 kcal/1 ml)
Tag der Legung	150–250 ml ungesüßter Tee/Mineralwasser				keine
1. Tag	250 ml	20 ml/h	13 h	3–5 × 50 ml	250 kcal
2. Tag	500 ml	40 ml/h	13 h	5 × 50 ml	500 kcal
3. Tag	750 ml	60 ml/h	13 h	5 × 100 ml	750 kcal
4. Tag	1000 ml	80 ml/h	13 h	5 × 150 ml	1000 kcal
5. Tag	1500 ml	100 ml/h	15 h	5 × 200 ml	1500 kcal
ab 6. Tag	1500 ml	Schwerkraft (langsam rinnen lassen)	ca. 3 × 3 h	6 × 250 ml	1500 kcal

- Flüssigkeit kann schneller appliziert werden als Sondenkost.
- Bei gastrointestinalen Beschwerden sollte auf die Dosierung vom Vortag zurückgegangen werden, die noch ohne Beschwerden vertragen wurde.
- Je tiefer die Sondenspitze liegt, desto kleinere Portionen werden vertragen.
- Vor und nach jeder Nahrungsgabe muss die Sonde mit Wasser gespült werden, um einer Verstopfung vorzubeugen.

Schwerkraftapplikation • Die Sondennahrung wird direkt aus der Flasche bzw. dem Beutel mit einem speziellen Überleitsystem zur Schwerkraftapplikation verabreicht. Die Zufuhrgeschwindigkeit wird über die Rollenklemme des Überleitsystems reguliert.

Ernährungspumpen • Die Zufuhrmenge kann mit einer Ernährungspumpe sehr genau reguliert werden, sowohl bei der intermittierenden als auch bei der kontinuierlichen Applikation (▶ Abb. 38.12). Die Pumpenüberleitsysteme sind für Flaschen- oder Beutelsysteme erhältlich.

Korrekte Sondenlage • Nach der Sondenanlage und vor jeder Nahrungsapplikation sollte die korrekte Lage der Sonde überprüft werden (S. 507): Folgende Überprüfungsmöglichkeiten stehen zur Verfügung und können je nach Zeitpunkt und Komplikation ausgewählt werden:
- pH-Wert: Messung im Magensaftaspirat (Indikatorpapier) – nur bei gastralen Sonden
- Magenauskultation – nur bei gastralen Sonden
- radiologische Lagekontrolle

Hygiene • Um eine Kontamination zu vermeiden, sollten folgende Regeln im Umgang mit Sondennahrung eingehalten werden:
- Standardhygiene (S. 304) wie Händewaschen und Händedesinfektion
- Anschlussstellen der Sonde und des Überleitsystems nicht berühren
- angebrochene Flaschen maximal 24 Stunden im Kühlschrank aufbewahren
- Sondennahrung bei Raumtemperatur nicht länger als 8 Stunden hängenlassen
- Überleitsysteme nach 24 Stunden auswechseln
- Sonde nach jeder Gabe spülen

Abb. 38.12 Ernährungspumpe.

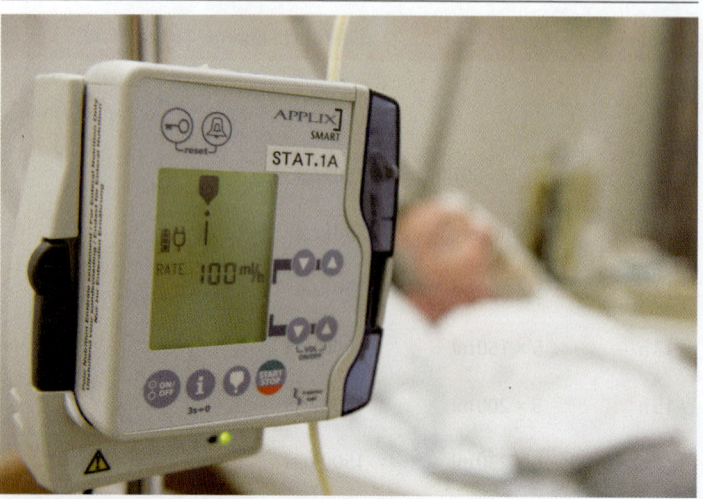

Komplikationen und pflegerische Maßnahmen • Es können auftreten:
- **Aspiration:** Eine Gefahr besteht vor allem dann, wenn die Sonde nicht richtig liegt, z.B. endotracheal oder ösophageal. Aus diesem Grund ist es wichtig, die korrekte Sondenlage zu überprüfen. Aber auch ein Reflux, d.h., wenn die Nahrung vom Magen zurück in die Speiseröhre fließt, kann eine Aspiration herbeiführen. Während und nach der Verabreichung von Sondennahrung sollte der Oberkörper deshalb möglichst mindestens 30 Minuten 30° hochgelagert werden.
- **Gastrointestinale Symptome:** Diarrhöen, abdominelle Krämpfe und Meteorismus können unterschiedliche Ursachen haben. Ursachen und geeignete Gegenmaßnahmen zeigt ▶ Tab. 38.12.
- **Ausgetrocknete Schleimhäute:** Durch die fehlende Nahrungsaufnahme und verminderte Speichelbildung können die Schleimhäute austrocknen und sich entzünden. Eine regelmäßige Mundpflege (S. 344) und/oder Nasenpflege (S. 345) ist wichtig, um dieser Komplikation vorzubeugen.
- **Druckstellen bei transnasaler Sonde:** Vor allem am Naseneingang kann die liegende Sonde Druckstellen erzeugen, sie sollte deshalb abwechselnd an unterschiedlichen Stellen fixiert werden.
- **Pneumonie bei transnasaler Sonde:** Patienten mit liegender Sonde neigen zu einer Schonatmung, weswegen eine Pneumonieprophylaxe (S. 416) sehr wichtig ist.
- **Wundinfektion bei PEG:** Sie ist die häufigste Komplikation bei PEG. Ein regelmäßiger hygienisch einwandfreier Verbandwechsel ist deshalb sehr wichtig.

WISSEN TO GO

Applikation der enteralen Sondennahrung

- **intermittierende Applikation** = Bolusapplikation: mehrmals täglich eine bestimmte Menge; nur bei gastraler Sondenlage
- **kontinuierliche Applikation** = Dauertropfapplikation; über Schwerkraft oder Ernährungspumpe; bei allen jejunal liegenden Sonden, bei gastraler Lage
- **Auswahl und Dosierung des Substrats:** richtet sich nach Nährstoff- und Energiebedarf
- **Wassergehalt** der Sondennahrung auf den täglichen Flüssigkeitsbedarf anrechnen
- **Kostaufbau:** langsam und schrittweise; stufenweise Steigerung über 3–5 Tage; bei gastrointestinalen Beschwerden auf die Dosierung vom Vortag zurückgehen
- **Spülen:** vor und nach jeder Nahrungsgabe
- **Schwerkraftapplikation:** direkt aus der Flasche/dem Beutel; Regulierung über Rollenklemme
- **Ernährungspumpen:** sehr genaue Regulierung möglich

Komplikationen und pflegerische Maßnahmen:
- **Aspiration:** korrekte Sondenlage prüfen, während und nach Verabreichung Oberkörper hochlagern
- **gastrointestinale Symptome:** Diarrhöen, abdominelle Krämpfe und Meteorismus können unterschiedliche Ursachen haben (▶ Tab. 38.12)
- **ausgetrocknete Schleimhäute:** regelmäßige Mundpflege (S. 344) und/oder Nasenpflege (S. 345)
- **Druckstellen bei transnasaler Sonde:** Sonde abwechselnd an unterschiedlichen Stellen fixieren
- **Pneumonie bei transnasaler Sonde:** Pneumonieprophylaxe (S. 416) durchführen
- **Wundinfektion bei PEG:** regelmäßiger hygienisch einwandfreier Verbandwechsel

Tab. 38.12 Mögliche Ursachen und Maßnahmen gastrointestinaler Komplikationen bei enteraler Ernährung.

Ursachen	Maßnahmen
zu schneller enteraler Kostaufbau	auf die Dosierung vom Vortag zurückgehen
Bolusgabe	auf kontinuierliche Zufuhr übergehen
bakterielle Kontamination	Überleitsystem wechseln, Nahrung verwerfen, Sonde spülen; Hygiene einhalten
Substrat zu kalt	Sondennahrung auf Raumtemperatur bringen
Hypoalbuminämie	bei Malabsorption: niedermolekulare Produkte verwenden oder auf parenterale Ernährung umstellen
Ballaststoffmangel	Substrat mit Ballaststoffen wählen
Medikamente	Alternativen prüfen, z. B. bei Antibiotika, Magnesiumpräparaten, Kalziumsalzen, Antimykotika
„Dysbiose" (Störung der Bakterienflora des Darmes)	ggf. Probiotika geben
Chemo- und Strahlentherapie	ggf. niedermolekulare Sondennahrung geben
intestinale Sondenlage	Zufuhrrate reduzieren (max. 120–150 ml/h)
Grunderkrankung, z. B. entzündliche Darmprozesse	niedermolekulare Sondennahrung geben
Aus: DGEM-Leitlinie Enterale Ernährung	

38.5.3 Parenterale Ernährung

Kann über eine enterale Ernährung die ausreichende Nährstoffzufuhr nicht (mehr) gewährleistet werden bzw. ist die Funktion des Gastrointestinaltrakts gestört, ist eine intravenöse Ernährung indiziert. Die Ernährungsformen enteral und parenteral schließen einander nicht aus, sondern werden häufig kombiniert bzw. überlappend eingesetzt.

Parenterale Infusionslösungen

Bei der parenteralen Ernährung werden verschiedene Infusionslösungen eingesetzt, um dem Körper die nötige Energie und Nährstoffe zuzuführen:
- Kohlenhydratlösungen
- Aminosäurelösungen
- Fettlösungen
- Elektrolytlösungen bzw. Elektrolytkonzentrate, die der Trägerlösung zugespritzt werden

Applikation • Es bestehen folgende Möglichkeiten:
- Applikation einzelner Substrate in einzelnen Beuteln
- Verwendung von Kombinationslösungen: Zweikammerbeutel mit Kohlenhydratlösung und Aminosäurelösung, die Fettzufuhr erfolgt separat; häufig angewendet, wenn die Fettzufuhr nach Art und Menge individuell auf den Patienten zugeschnitten ist
- All-in-one-System (AIO): Alle Substrate (Kohlenhydrate, Aminosäuren und Fette) werden kurz vor der Verabreichung in einem Dreikammerbeutel gemischt und in einer Portion verabreicht (▶ Abb. 38.13).

Folgende Dinge sollten beachtet werden:
- Elektrolyte sind in den Zweikammer- oder Dreikammerbeuteln häufig bereits enthalten, Spurenelemente und Vitamine müssen den Lösungen noch zugespritzt werden – allerdings nur bei dokumentierter Kompatibilität, sonst müssen sie separat verabreicht werden.
- Faustregel für Infusionsrate bei Dreikammerbeutel mit normokalorischer Energiedichte: Körpergewicht in kg = Infusionsrate in ml/h

ACHTUNG
Der AIO-Lösung sollten keine Medikamente zugesetzt werden.

Abb. 38.13 All-in-one-System.

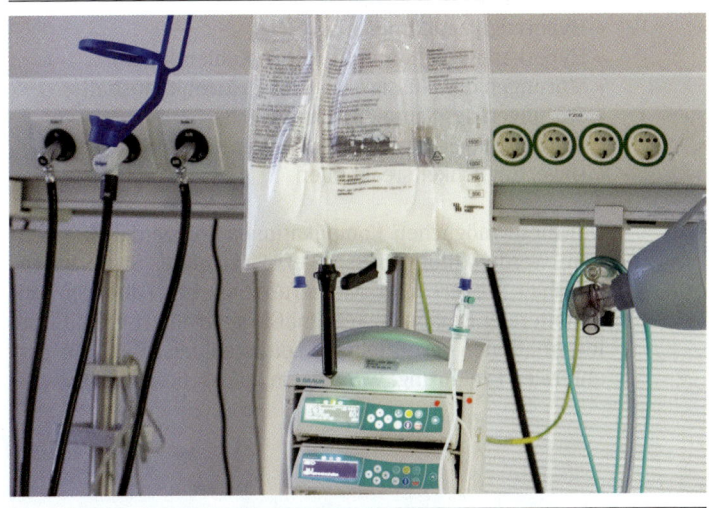

Vorteile der All-in-one-Lösungen • Dies sind z. B.:
- **geringeres Infektionsrisiko:** geschlossenes System (idealerweise nur eine intravenöse Leitung), weniger Manipulationsmöglichkeiten
- **metabolisch:** komplettes und parallel zugeführtes Substratgemisch; meist ausgewogenere Nährstoffzusammensetzung als bei Gabe von Einzelkomponenten, geringeres Risiko metabolischer Entgleisungen
- **Kompatibilität:** Idealerweise können alle täglich notwendigen Substrate zugesetzt werden.
- **Handhabung:** reduzierter Überwachungsaufwand (Zeit, Personal), geringerer Materialverbrauch, Haltbarkeit der industriell gefertigten, nicht gemischten Dreikammerbeutel meist länger als 1 Jahr

! Merken All-in-one
In der Regel ist eine sichere, effektive und risikoreduzierte parenterale Ernährung in Form der All-in-one-Ernährung für praktisch alle Indikationen und Anwendungen möglich.

Formen der parenteralen Ernährung • Eine kurzfristige Ernährung bis zu 7 Tage erfolgt i. d. R. über einen periphervenösen Zugang, z. B. wenn der Patient kurzfristig oral oder enteral nicht genügend aufnehmen kann.

ACHTUNG
Bei peripher applizierten Infusionslösungen muss auf die Osmolarität (S. 485) der Lösungen geachtet werden. Bei Kohlenhydrat-, Aminosäure- und Elektrolytlösungen mit einer Osmolarität von mehr als 800 bis 900 mosmol/l kommt es zu Gefäßirritationen. Sie dürfen deshalb nicht peripher verabreicht werden.

Eine längerfristige parenterale Ernährung wird über einen zentralvenösen Zugang verabreicht, z. B. ZVK, Port. Ausführliche Informationen zu Gefäßzugängen, Infusionslösungen und zum Infusionsmanagement finden Sie im Kap. „Gefäßzugänge, Infusionen und Transfusionen" (S. 472).

Komplikationen • Unter der Gabe einer parenteralen Ernährung können infektiöse, mechanische und metabolische Komplikationen auftreten. Die mechanischen/infektiösen Komplikationen sind im Kap. „Gefäßzugänge, Infusionen und Transfusionen" beschrieben (S. 491). Metabolische Komplikationen entstehen häufig dadurch, dass Substratmenge und -auswahl nicht an die individuelle Stoffwechselsituation des Patienten angepasst sind. Folgende Komplikationen können z. B. unter einer (totalen) parenteralen Ernährung auftreten:
- Hyper- bzw. Hypoglykämie
- Hypertriglyzeridämie
- Hyperkapnie (erhöhter Gehalt an Kohlendioxid)
- Störungen des Flüssigkeits- und Elektrolythaushalts
- Störungen des Säure-/Basenhaushalts
- Störungen des Vitamin- und Spurenelementhaushalts
- Unverträglichkeitsreaktionen

Um diese möglichen Komplikationen frühzeitig zu erkennen, werden Blutzuckerspiegel, Elektrolyte, Säure-Basen-Haushalt, Leber- und Nierenfunktion bei Patienten mit parenteraler Ernährung regelmäßig kontrolliert. Detaillierte Informationen vermitteln die Leitlinien der DGEM zur parenteralen Ernährung: www.dgem.de/parenteral.htm.

> **WISSEN TO GO**
>
> **Parenterale Ernährung**
>
> **Infusionslösungen:**
> - Kohlenhydratlösungen
> - Aminosäurelösungen
> - Fettlösungen
> - Elektrolytlösungen bzw. Elektrolytkonzentrate
>
> **Applikation:**
> - Applikation einzelner Substrate in einzelnen Beuteln
> - Zweikammerbeutel: Kohlenhydrat- und Aminosäurelösung, Fettzufuhr separat
> - All-in-one-System (AIO): Dreikammerbeutel (Kohlenhydrate, Aminosäuren, Fette)
> - Elektrolyte sind meist enthalten, Spurenelemente und Vitamine müssen zugespritzt werden
>
> **Formen der parenteralen Ernährung:**
> - kurzfristige Ernährung bis zu 7 Tage: periphervenöser Zugang
> - längerfristige Ernährung: zentralvenöser Zugang, z. B. ZVK, Port
>
> *Komplikationen*
> - Hyper- bzw. Hypoglykämie
> - Hypertriglyzeridämie
> - Hyperkapnie (erhöhter Gehalt an Kohlendioxid)
> - Störungen des Flüssigkeits- und Elektrolythaushalts
> - Störungen des Säure-/Basenhaushalts
> - Störungen des Vitamin- und Spurenelementhaushalts
> - Unverträglichkeitsreaktionen
>
> Blutzuckerspiegel, Elektrolyte, Säure-Basen-Haushalt, Leber- und Nierenfunktion werden regelmäßig kontrolliert.

38.6 Kostformen und Diäten

Standardisierte Diäten werden heute nur noch selten verordnet. Die persönlichen Bedürfnisse des Patienten und seine spezifische Erkrankung stehen bei der Diättherapie anstelle von schematisierten Anwendungsvorschriften im Vordergrund; es gilt generell: Alles, was vertragen wird, ist erlaubt. Anpassungen müssen vorgenommen werden, wenn
- eine ärztliche Verordnung vorliegt
- bestimmte Nährstoffe Unverträglichkeiten bzw. Allergien auslösen
- Gewichtsanpassungen vorgenommen werden müssen

Nicht mehr angeboten werden:
- spezielle Diabetiker-Lebensmittel (z. B. fruktosehaltige Marmeladen/Gebäck), siehe auch Ernährung bei Diabetes mellitus (S. 1089)
- lange perioperative Nahrungskarenz, stattdessen gelten neue Regeln zur präoperativen Flüssigkeitsgabe (Glukosedrink) bis 2 Stunden vor Operationsbeginn und ein schneller postoperativer Kostaufbau, siehe Fast-Track-Konzept (S. 1008)
- Schonkost, stattdessen gilt die (leichte) Vollkost

Nur in seltenen Fällen sind Maßnahmen notwendig, die über die Anforderungen der leichten Vollkost hinausgehen, z. B. eine Natrium- und/oder Flüssigkeitsrestriktion und/oder eine Eiweißrestriktion bei Leberzirrhose im weit fortgeschrittenen Stadium. Eine Orientierung stellt hierzu das Rationalisierungsschema dar, das Anleitungen zur Anwendung wissenschaftlich gesicherter Diäten gibt. Das Schema definiert (nur noch) 4 Gruppen als Basiskatalog der rationellen Diätetik (Bundesverband Deutscher Ernährungsmediziner e. V. BDEM u. a., Kluthe et al. 2004):

1. **Vollkost – leichte Vollkost – ovolaktovegetabile Vollkost** (vegetarisch)
2. **energiedefinierte Diäten**, z. B. bei Diabetes mellitus, Hyperlipoproteinämie, Hyperurikämie, Adipositas
3. **Eiweiß- und elektrolytdefinierte Diäten**, z. B. bei Leberinsuffizienz, Niereninsuffizienz, Herzinsuffizienz, Hypertonie
4. **gastroenterologische Diäten** sowie **Sonderdiätformen**, z. B. glutenfreie Kost bei Zöliakie, ballaststoffreduziert bei Stenosen im Intestinaltrakt

WISSEN TO GO

Kostformen und Diäten

Standardisierte Diäten werden heute nur noch selten verordnet. Das Rationalisierungsschema definiert 4 Gruppen als Basiskatalog der rationellen Diätetik:

1. **Vollkost – leichte Vollkost – ovolaktovegetabile Vollkost** (vegetarisch)
2. **energiedefinierte Diäten**, z. B. bei Diabetes mellitus, Hyperlipoproteinämie, Hyperurikämie, Adipositas
3. **Eiweiß- und elektrolytdefinierte Diäten**, z. B. bei Leberinsuffizienz, Niereninsuffizienz, Herzinsuffizienz, Hypertonie
4. **gastroenterologische Diäten** sowie **Sonderdiätformen**, z. B. glutenfreie Kost bei Zöliakie, ballaststoffreduziert bei Stenosen im Intestinaltrakt

39 Pflege bei Antikoagulation und Thrombolyse

39.1 Grundlagen

Definition **Antikoagulation/Thrombolyse**
Unter Antikoagulation versteht man die medikamentöse Herabsetzung der Blutgerinnung. Bereits bestehende Blutgerinnsel können dadurch nicht weiterwachsen bzw. sich gar nicht erst bilden (Prophylaxe). Bei der Thrombolyse (im praktischen Sprachgebrauch meist kurz Lyse genannt) dagegen werden bereits vorhandene Blutgerinnsel medikamentös aufgelöst (Lyse = Lösung, Auflösung). Hierdurch können z. B. Thromben aufgelöst werden, die im Rahmen eines Schlaganfalls oder einer Lungenembolie Gefäße verstopfen (Therapie).

Eine große Gefahr beider Verfahren ist die nicht mehr beherrschbare Blutung. Eine solche Blutung kann sich z.B. aus einem bestehenden Magengeschwür entwickeln, welches unter der Lysetherapie plötzlich anfängt zu bluten. Gleichzeitig kann es schon bei kleinen Stößen zu großflächigen Hauteinblutungen (Ekchymosen) kommen.

! Merken i. m.-Injektion/Nachblutung
Besonders wichtig ist jedoch, dass Patienten während einer Antikoagulation keine i. m.-Injektionen erhalten dürfen. Die einzige Ausnahme ist hier die Behandlung mit Thrombozytenaggregationshemmern, z. B. ASS. Gleiches gilt für Patienten unter Thrombolysetherapie. Diese Patienten können nach operativen Eingriffen zusätzlich verstärkt nachbluten.

WISSEN TO GO

Antikoagulation und Thrombolyse – Grundlagen

Bei der **Antikoagulation** wird die Blutgerinnung medikamentös herabgesetzt, um die Entstehung von Blutgerinnseln zu vermeiden oder zu stoppen. Bei der **Thrombolyse** werden Thromben medikamentös aufgelöst. Bei beiden Verfahren besteht die Gefahr einer Blutung. Um Einblutungen in den Muskel zu vermeiden, dürfen die Patienten keine i. m.-Injektionen erhalten.

39.2 Blutgerinnung und Gerinnungswerte

Damit das Blut eines Patienten gerinnt, müssen thrombozytäre und plasmatische Faktoren zusammenspielen. Diese können diagnostisch getrennt untersucht werden.

Auf der Seite der **thrombozytären Faktoren** sind die Blutplättchen (Thrombozyten) entscheidend. Erwachsene haben im Durchschnitt 150 000–450 000 Thrombozyten/µl Blut. Nach einer Gewebsverletzung heften sich die Thrombozyten an den Wundrand und verbinden sich miteinander – dieser Vorgang wird als Thrombozytenadhäsion bezeichnet. Zur Bestimmung der Thrombozytenadhäsion wird die sog. **Blutungszeit** ermittelt. Hierbei wird untersucht, wie lange es dauert, bis eine Wunde aufhört zu bluten. Im Normalfall dauert dies 5–10 Minuten.

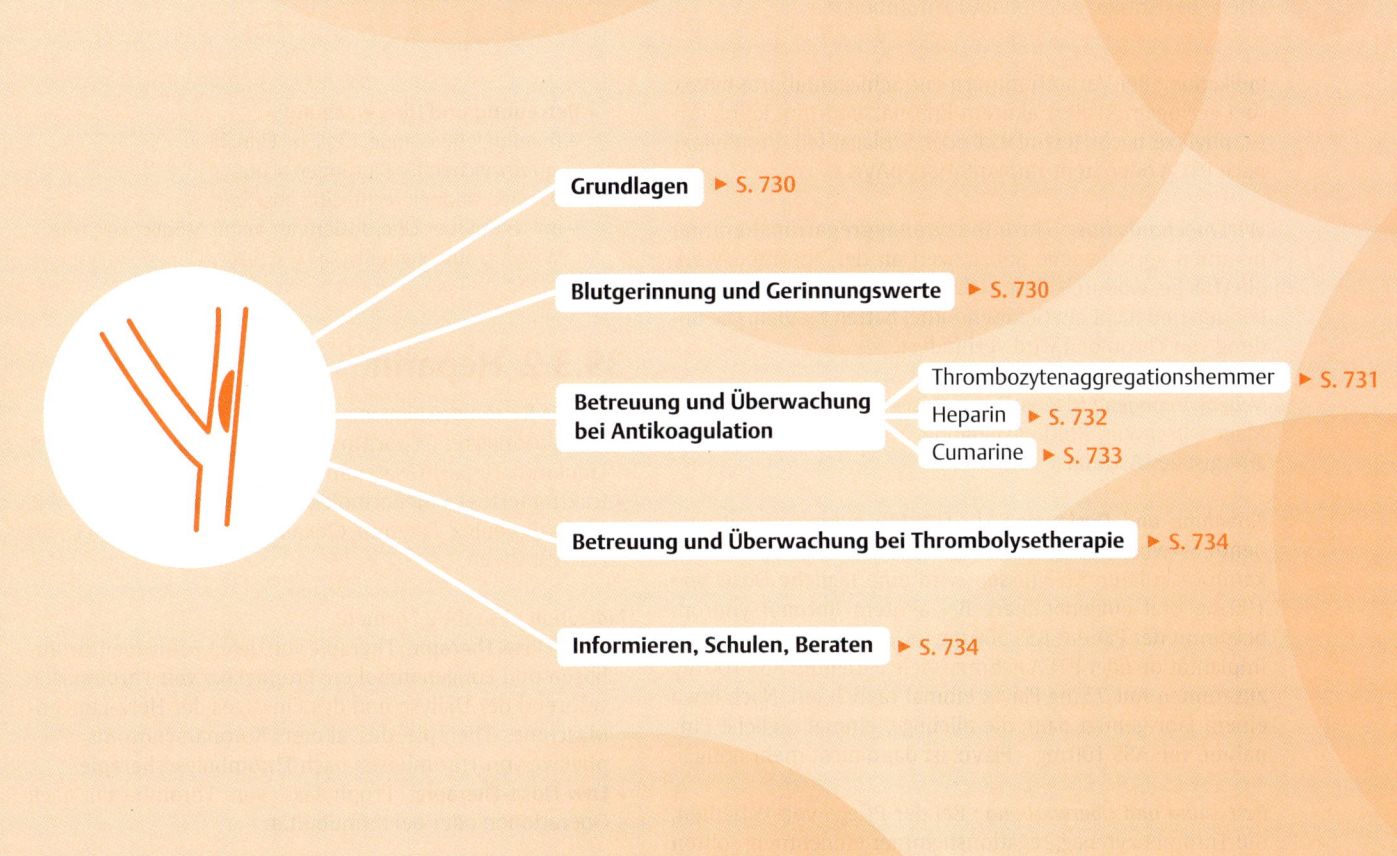

Wesentlich häufiger werden die **plasmatischen Gerinnungsfaktoren** zur Diagnostik herangezogen. Man unterscheidet die extrinsische (exogene) und intrinsische (endogene) Blutgerinnung, die in einem gemeinsamen Weg enden. Je nachdem, welche Erkrankung besteht oder welches Medikament überwacht werden soll, kann im Labor der extrinsische oder der intrinsische Weg der plasmatischen Blutgerinnung getestet werden:

- **Extrinsischer Weg**: Untersuchung mittels **Quick-** bzw. **INR-Wert**. Weil die Methoden der Quickwertbestimmung je nach Labor unterschiedlich sind, können Quickwerte unterschiedlicher Labore nicht miteinander verglichen werden. Aus diesem Grund hat man den INR-Wert (International Normalized Ratio) eingeführt, der international vergleichbar ist. Eine direkte Umrechnung von Quickwerten in INR-Werte ist nicht möglich. Näherungsweise entspricht jedoch ein INR von 1 einem Quickwert von 100 %.

> **! Merken** **Gegenläufige Skalen**
> *Wichtig zu wissen ist, dass Quickwerte unter 100 % einer verlangsamten und INR-Werte unter 1 einer verstärkten Blutgerinnung entsprechen. Die Skalen von Quick und INR sind also gegenläufig.*

- **Intrinsischer Weg**: Untersuchung mittels **PTT** (partielle Thromboplastinzeit). Eine normale PTT liegt bei 20–40 Sekunden.

39.3 Betreuung und Überwachung bei Antikoagulation

Die medikamentöse Herabsetzung der Blutgerinnung gehört besonders auf internistischen Stationen zur Routine. Sie kann sowohl zur Akut- als auch zur Dauertherapie eingesetzt werden. Je nach Indikation stehen dabei unterschiedliche Wirkstoffgruppen zur Verfügung. Da sich diese in Potenz, Nebenwirkungsprofil und pharmakologischem Ansatzpunkt unterscheiden, hängt die pflegerische Betreuung und Überwachung entscheidend von dem eingesetzten Wirkstoff ab.

39.3.1 Thrombozytenaggregationshemmer

Eine Behandlung mit Thrombozytenaggregationshemmern ist streng genommen keine richtige Antikoagulation, da ihre Wirkung geringer ist und sie pharmakologisch einen anderen Ansatzpunkt haben. Weil sie aber trotzdem die Blutgerinnung beeinflussen, werden sie an dieser Stelle besprochen.

Beispiele für Wirkstoffe und Handelsnamen
- Acetylsalicylsäure: z. B. Aspirin, ASS-ratio, Herz-ASS
- Clopidogrel: z. B. Plavix
- Prasugrel: z. B. Efient
- Ticagrelor: z. B. Brilique
- Abciximab (GPIIa/IIIb-Antagonist): z. B. ReoPro

Indikation • Bei Vorhofflimmern zur Schlaganfallprophylaxe (bei geringem Risiko), akutem Koronarsyndrom, Reinfarktprophylaxe nach Herzinfarkt oder Schlaganfall, Prophylaxe nach PTCA oder Stent-Implantation, pAVK

Wirkmechanismus • Thrombozytenaggregationshemmer hemmen verschiedene Substanzen an der Thrombozytenoberfläche, wodurch diese sich schlechter zusammenballen können und nicht am Gefäßendothel haften bleiben. Die Bildung von Thromben wird verhindert.

Nebenwirkungen • Magen-Darm-Beschwerden bis hin zum Magengeschwür, Blutungsneigung, bei ASS häufig pseudoallergisches Asthma.

Einnahme und Dosierung • Als Thrombozytenaggregationshemmer wird häufig ASS eingesetzt. Zur Prophylaxe von kardiovaskulären Ereignissen wird eine tägliche Dosis von 100 mg oral eingenommen. Bei akutem Koronarsyndrom bekommt der Patient ASS 500 mg i.v. appliziert. Nach Stent-Implantation oder PTCA nehmen viele Patienten ASS 100 mg zusammen mit 75 mg Plavix einmal täglich ein. Nach etwa einem Jahr genügt dann die alleinige, einmal tägliche Einnahme von ASS 100 mg – Plavix ist dann nicht mehr nötig.

Betreuung und Überwachung • Bei der Pflege von Patienten, die Thrombozytenaggregationshemmer einnehmen, sollten folgende Dinge beachtet werden:
- Bei Vorhofflimmern mit geringem Emboliersiko muss das Medikament lebenslang täglich eingenommen werden. Bei hohem Emboliersiko muss eine lebenslange Antikoagulation mit z. B. Marcumar erfolgen.
- Es besteht eine erhöhte Blutungsneigung: Der Patient sollte sorgfältig auf Blutungen beobachtet werden, z. B. Zahnfleischbluten, Teerstuhl, Hämatome.
- Das Präparat sollte in der Medikamentenliste des Patienten markiert werden, damit es vor evtl. nötigen operativen Eingriffen rechtzeitig (teilweise bis zu 10 Tage vorher) durch den Arzt abgesetzt werden kann. Wichtig ist, dass es nach dem Eingriff wieder angesetzt wird!
- Nachdem die Wirkung des Medikaments eingesetzt hat, besteht keine Möglichkeit, die Wirkung aufzuheben.

WISSEN TO GO

Thrombozytenaggregationshemmer

- **Handelsname**: z. B. ASS, Plavix, Efient
- **Indikation**: Schlaganfallprophylaxe bei Vorhofflimmern, akutem Koronarsyndrom, Reinfarktprophylaxe, pAVK, Antikoagulation nach PTCA oder Stent-Implantation
- **Wirkung**: Hemmung von Substanzen an der Thrombozytenoberfläche
- **Nebenwirkung**: Magen-Darm-Beschwerden, Magengeschwür, Blutungsneigung, bei ASS häufig pseudoallergisches Asthma
- **Einnahme und Dosierung**: Zur Prophylaxe von kardiovaskulären Ereignissen: täglich 100 mg ASS oral; bei akutem Koronarsyndrom: ASS 500 mg i.v., nach Stent-Implantation oder PTCA; ASS 100 mg zusammen mit 75 mg Plavix 1 Jahr lang 1-mal täglich.

- **Betreuung und Überwachung**:
  - (häufig) lebenslange, tägliche Einnahme
  - auf Anzeichen für Blutungen achten
  - vor Operationen rechtzeitig absetzen
  - im Notfall/bei Überdosierung: keine Möglichkeit, die Wirkung aufzuheben!

39.3.2 Heparin

Beispiele für Handelsnamen
- unfraktioniertes (= hochmolekulares) Heparin (UFH): z. B. Liquemin, Heparin-Natrium Braun (s.c. oder i.v.)
- fraktioniertes (= niedermolekulares) Heparin (NMH): z. B. Mono-Embolex, Fragmin, Clexane, Fraxiparin (nur s.c., oft Fertigspritzen)

Indikation • Es gibt 2 Formen:
- **High-Dose-Therapie**: Therapie von tiefen Beinvenenthrombosen und Lungenembolien, Prophylaxe von Thrombosen während der Dialyse und des Einsatzes der Herz-Lungen-Maschine, Therapie des akuten Koronarsyndroms, Prophylaxe von Thrombosen nach Thrombolysetherapie.
- **Low-Dose-Therapie**: Prophylaxe von Thrombosen nach Operationen oder bei Immobilität.

Wirkungsweise • Heparin hemmt die Blutgerinnung über eine Aktivierung gerinnungshemmender Mediatoren (AT-III) im Körper (über den intrinsischen Weg der Blutgerinnung). Dadurch verhindert es die Bildung von Thromben.

Nebenwirkungen • Erhöhte Blutungsgefahr (bes. in Kombination mit ASS und durch eine verlängerte Wirkung bei Niereninsuffizienz), allergische Reaktionen, Erhöhung der Leberwerte, reversibler Haarausfall. Aus nicht geklärten Gründen kommt es bei einigen Patienten zur Heparin-induzierten Thrombozytopenie (HIT). Hierbei wird die Blutgerinnung durch die Gabe von Heparin nicht gehemmt, sondern stimuliert. In der Folge drohen lebensgefährliche Thrombosen und Embolien. Deshalb werden mit beginnender Heparinisierung nicht nur die Gerinnungsparameter regelmäßig kontrolliert, sondern auch das kleine Blutbild.

> Die *Blutungsgefahr* ist stark *erhöht*.

Einnahme und Dosierung • Je nach Therapieform:
- **High-Dose-Therapie**: mittels Spritzenpumpe (unfraktioniertes Heparin) oder durch mehrmals tägliche s.c. Gabe (niedermolekulares Heparin) des Medikaments. Bei therapeutischer Heparingabe mit unfraktioniertem Heparin muss täglich der Gerinnungswert PTT bestimmt werden.
- **Low-Dose-Therapie**: Zur Thromboseprophylaxe wird Heparin, je nach Präparat, 1–2-mal täglich s.c. verabreicht.

Rivaroxaban • Seit einiger Zeit ist Rivaroxaban (Xarelto) auf dem Markt. Das Medikament hemmt direkt die Gerinnungskaskade. Es ist derzeit zur Therapie der tiefen Beinvenenthrombose, beim akuten Koronarsyndrom bzw. nach Stent-Implantation sowie zur Schlaganfallprophylaxe bei Vorhofflimmern zugelassen. Da es nach seinem Wirkungsmechanismus am ehesten mit den Heparinen verwandt ist, wird es hier aufgezählt. Das Medikament wird 1-mal täglich als Tablette eingenommen. Im Unterschied zu Marcumar oder zu unfraktioniertem Heparin ist bei der Einnahme von Rivaroxaban (Xarelto) keine regelmäßige Laborkontrolle nötig.

Betreuung und Überwachung • Bei der Pflege von Patienten, die Heparin bekommen, sollten folgende Dinge beachtet werden:
- Es besteht eine erhöhte Blutungsneigung: Der Patient sollte sorgfältig auf Blutungen beobachtet werden, z.B. Zahnfleischbluten, Teerstuhl, Hämatome.
- Der Patient sollte hinsichtlich frischer Thrombosen und arterieller Gefäßverschlüsse beobachtet werden (Heparininduzierte Thrombozytopenie?).
- Es sollte darauf geachtet werden, dass sich die Heparin-Injektionen nicht mit denen von Insulin überschneiden.
- Bei High-Dose-Therapie müssen täglich Gerinnungskontrollen (PTT-Wert) erfolgen. Da dieser Wert während der Therapie stabil sein muss und sehr sensibel reagiert, darf ein Heparinperfusor niemals ausgeschaltet werden.
- Bei notfallmäßigen Eingriffen oder im Falle einer Überdosierung besteht die Möglichkeit der Inaktivierung hochmolekularen Heparins mittels Protaminsulfat. Niedermolekulare Heparine können nicht inaktiviert werden. Gleiches gilt für Xarelto.

WISSEN TO GO

Heparin
- **Handelsname**: unfraktioniertes Heparin: Liquemin, fraktioniertes Heparin: Clexane, Mono-Embolex
- **Indikation**: High-Dose-Therapie: u.a. tiefe Beinvenenthrombose, Lungenembolien, Prophylaxe von Thrombosen (bei Dialyse bzw. Herz-Lungen-Maschine). Low-Dose-Therapie: Prophylaxe von Thrombosen nach Operationen oder bei Immobilität
- **Wirkung**: Hemmung der Blutgerinnung über eine Aktivierung gerinnungshemmender Mediatoren
- **Nebenwirkung**: Blutungsgefahr (bes. in Kombination mit ASS), Allergie, Leberwerte ↑
- **Einnahme und Dosierung**: High-Dose-Therapie: Spritzenpumpe (unfraktioniertes Heparin) oder mehrmals täglich s.c. (niedermolekulares Heparin). Low-Dose-Therapie: 1–2-mal tägl. s.c.
- **Betreuung und Überwachung**:
  – auf Anzeichen für Blutungen achten
  – auf frische Thrombosen und arterielle Gefäßverschlüsse achten
  – täglich PTT-Wert kontrollieren bei High-Dose-Therapie
  – im Notfall/bei Überdosierung: Inaktivierung hochmolekularen Heparins mittels Protaminsulfat

39.3.3 Cumarine

Beispiele für Wirkstoffe und Handelsnamen
- Phenprocoumon: z.B. Marcumar, Falithrom
- Warfarin: z.B. Coumadin

Indikation • Bei künstlichen Herzklappen, bei Vorhofflimmern zur Schlaganfallprophylaxe (bei hohem Risiko).

Wirkmechanismus • Cumarine hemmen die Bildung verschiedener Gerinnungsfaktoren, wodurch der normale Prozess der Blutgerinnung nicht mehr ablaufen kann.

Nebenwirkungen • Blutungsneigung (insbesondere intrakranielle Blutungen), zu Therapiebeginn teilweise Hautnekrosen, reversibler Haarausfall, verzögerte Frakturheilung.

Einnahme und Dosierung • Die Einnahme erfolgt täglich in Form von Tabletten. Dabei wird die Dosis Quick/INR-abhängig und individuell festgelegt. Der Ziel-INR bzw. Ziel-Quickwert ist dabei der Normwert des Patienten. Da sich Quickwerte unterschiedlicher Labore nicht miteinander vergleichen lassen, ist es sinnvoller, immer den standardisierten INR zu dokumentieren und den Patienten auch danach zu fragen. Bezüglich der Dosierung ist es nicht selten, dass der Patient montags und freitags 0,25 Tabletten einnimmt, während er die restliche Woche 0,5 Tabletten verordnet bekommt. Die Dosis wird im Marcumar-Ausweis wöchentlich dokumentiert.

> **! Merken Quick-/INR-Werte**
> *Cumarinderivate beeinflussen primär den extrinsischen Weg der Blutgerinnung. Aus diesem Grund müssen bei Einnahme regelmäßig Quick-/INR-Kontrollen durchgeführt werden. Nimmt der Patient das Medikament wegen eines Vorhofflimmerns ein, sollte der INR-Wert zwischen 2 und 3 sein.*

Beispiel **Marcumar**
Herr Schuster muss aufgrund eines Vorhofflimmerns seit einem halben Jahr täglich eine halbe Tablette Marcumar einnehmen. Um damit eine ausreichende Blockade der Blutgerinnung herbeizuführen, liegt sein Ziel-Quickwert zwischen 15 und 35%. Dies entspricht in etwa einem standardisierten INR von 2,0 bis 3,0. Bei seinem routinemäßigen Check-up bemerkt der Hausarzt, dass Herr Schuster einen Quickwert von 55% hat. Dieser Wert ist für Herrn Schuster viel zu hoch und muss angepasst werden. Deshalb muss er heute noch zusätzlich ½ Tablette Marcumar und am nächsten Tag statt ½ eine ganze Tablette einnehmen. Die Gerinnung wird nun erst einmal wieder engmaschiger kontrolliert (mind. 1-mal täglich), bis sich der Quickwert wieder eingependelt hat.

Betreuung und Überwachung • Bei der Pflege von Patienten, die Cumarine bekommen, sollten folgende Dinge beachtet werden:
- Es besteht eine erhöhte Blutungsneigung: Der Patient sollte sorgfältig auf Blutungen beobachtet werden, z.B. Zahnfleischbluten, Teerstuhl, Hämatome.
- Bei der Aufnahme sollten die Patienten immer nach dem Marcumar-Ausweis gefragt werden, dort ist die individuelle Dosierung genau dokumentiert. Die Angabe der Dosis erfolgt häufig nicht in Form von Tages-, sondern in Form von Wochendosen.
- Die Patienten sollten darüber aufgeklärt werden, dass sie kein „grünes Gemüse" essen sollten. Darin ist sehr viel Vitamin K enthalten, das die Wirkung des Medikaments stark abschwächt.
- Die Gerinnung wird wöchentlich kontrolliert (Quick/INR) und die Wochendosis individuell festgelegt.
- Bei notfallmäßigen Eingriffen oder im Falle einer Überdosierung besteht die Möglichkeit der Inaktivierung des Präparats mittels Vitamin K (Konakion) oder Prothrombinkomplex (PPSB).

39 Pflege bei Antikoagulation und Thrombolyse

> **WISSEN TO GO**
>
> **Cumarin**
> - **Handelsname**: z. B. Marcumar, Falithrom
> - **Indikation**: künstliche Herzklappen, Vorhofflimmern
> - **Wirkung**: Hemmung der Bildung von Gerinnungsfaktoren
> - **Nebenwirkung**: Blutungsneigung (intrakraniell!)
> - **Einnahme**: in Tablettenform
> - **Dosierung**: je nach Quick/INR-Wert
> - **Betreuung und Überwachung**:
>   – auf Anzeichen für Blutungen achten
>   – nach Marcumar-Ausweis fragen
>   – zu Vitamin K beraten
>   – wöchentlich Quick/INR kontrollieren
>   – im Notfall/bei Überdosierung: Konakion oder PPSB

39.4 Betreuung und Überwachung bei Thrombolysetherapie

Durch die Thrombolysetherapie können bereits bestehende Thromben wieder aufgelöst werden. Hierzu wird der sog. gewebsspezifische Plasminogenaktivator (tissue-type plasminogen activator = t-PA) verwendet. Dieser körpereigene Stoff ist ein Gegenspieler der Blutgerinnung und sorgt normalerweise für ein Gleichgewicht zwischen Thrombusbildung und Thrombolyse. Im Rahmen einer Thrombolysetherapie wird er intravenös (systemisch) oder per Katheter (lokal) direkt an die verschlossene Stelle appliziert. Dadurch wird die **Thrombolyse gefördert** und die **Blutgerinnung unterdrückt**. In Deutschland ist der Stoff als synthetisch hergestellter Wirkstoff erhältlich (rt-PA = recombinant tissue-type plasminogen activator) und wird unter verschiedenen Produktnamen vertrieben, z. B. Actilyse, Rapilysin, Metalyse. Die älteren Thrombolytika Streptokinase und Urokinase werden i. d. R. nicht mehr verwendet, weil sie gegenüber rt-PA weniger effektiv sind und mehr Nebenwirkungen aufweisen.

Indikation • Das Medikament wird primär zur Behandlung des akuten Schlaganfalls benutzt. Zusätzlich ist die Therapie des akuten Herzinfarkts sowie der Lungenarterienembolie denkbar. Da es aber vergleichbar bessere Therapien für diese Erkrankungen gibt (PTCA, Heparintherapie) kommt die Thrombolyse nur selten zum Einsatz – z. B. dann, wenn ein Kathetermessplatz nicht schnell genug erreichbar ist. Bei einem akuten Arterienverschluss wird das Medikament über einen Katheter direkt in das verschlossene Gefäß gespritzt.

Kontraindikation • Da die Blutgerinnung des Patienten durch das Medikament praktisch vollständig unterdrückt wird, darf nicht jeder Patient lysiert werden. Zu den wichtigsten Kontraindikationen zählen: komplette Bewusstlosigkeit, bösartige Tumorerkrankungen in der Anamnese, Magengeschwür, vorherige i. m.-Injektionen, Schlaganfall innerhalb der letzten 6 Wochen.

Einnahme und Dosierung • Normalerweise wird das Medikament per Spritzenpumpe intravenös verabreicht. Alternativ kann eine lokale Applikation (lokale Fibrinolyse) mittels Kathetertechnik durch den Radiologen oder (seltener) durch den Internisten erfolgen. Über den Erfolg dieser Maßnahme gibt es allerdings derzeit noch keine belegenden Studien.

Die **systemische Thrombolysetherapie** erfolgt nur in speziell dafür vorgesehenen Zentren und wird beim Schlaganfall durch einen erfahrenen Neurologen unter intensivmedizinischer Überwachung vorgenommen. Eine systemische Thrombolysetherapie bei anderen Krankheitsbildern ist sehr viel seltener. Nach erfolgter Thrombolysetherapie haben Pflegende folgende Aufgaben:
- Überwachung der Vitalfunktionen: Monitor-EKG, automatische Blutdruckmessung, Pulsoxymetrie
- Überwachung des neurologischen Status anhand der Glasgow-Koma-Skala (S. 1236)
- Beobachtung des Patienten hinsichtlich evtl. Hirndruckzeichen, z. B. Bewusstseinsstörungen, Bradykardie, Kopfschmerzen
- Beobachten auf Blutungszeichen wie Nasenbluten, Hämatombildung, Hämaturie usw.
- Koordinierung weiterer Maßnahmen (Kontroll-CT, Medikamentengabe)
- Blutungsprophylaxe
- Unterstützung des Patienten bei Körperpflege, Ausscheidung und Ernährung
- Verständnis zeigen für die Situation des Patienten, Ängste erkennen, Gesprächsbereitschaft zeigen

> **WISSEN TO GO**
>
> **Thrombolyse – Betreuung und Überwachung**
>
> Zur Thrombolysetherapie wird der sog. gewebsspezifische Plasminogenaktivator (t-PA) verwendet. Er wird intravenös oder per Katheter direkt an die verschlossene Stelle appliziert. **Indikationen** sind akuter Schlaganfall, akuter Herzinfarkt und Embolie der Lungenarterie. Zu den **Kontraindikationen** gehören Bewusstlosigkeit, bösartige Tumoren, Magengeschwür, vorherige i. m.-Injektionen, Schlaganfall in den letzten 6 Wochen. Zu den **pflegerischen Aufgaben** gehört Folgendes:
> - **Überwachung** von Vitalfunktionen und neurologischem Status
> - **Beobachtung** hinsichtlich Hirndruckzeichen
> - **Koordinierung** weiterer Maßnahmen
> - **Unterstützung** bei Körperpflege, Ausscheidung und Ernährung

39.5 Informieren, Schulen, Beraten

Patienten, die über einen längeren Zeitraum gerinnungshemmende Präparate einnehmen, müssen hinsichtlich einer effektiven Blutungsprophylaxe beraten und ggf. geschult werden. Zur Blutungsprophylaxe zählen u. a.:
- weiche Zahnbürsten verwenden
- scharfkantiges Essen vermeiden, z. B. harte Brötchen
- gefährliche Arbeiten im Haus und Garten unterlassen, z. B. Kirschen pflücken, Gardinen auf- und abhängen, Holz hacken

- auf Risikosportarten verzichten, z.B. Boxen, Freeclimbing, Parkour
- ggf. Falithrom-/Marcumarausweis immer bei sich führen
- auf weichen Stuhlgang achten (Ernährung, ggf. milde Laxanzien)
- bei ärztlichen und zahnärztlichen Interventionen immer auf gerinnungshemmende Therapie hinweisen

▶ Abb. 39.1 zeigt Ihnen das Wichtigste noch einmal im Überblick.

Abb. 39.1 Antikoagulation und Thrombolyse.

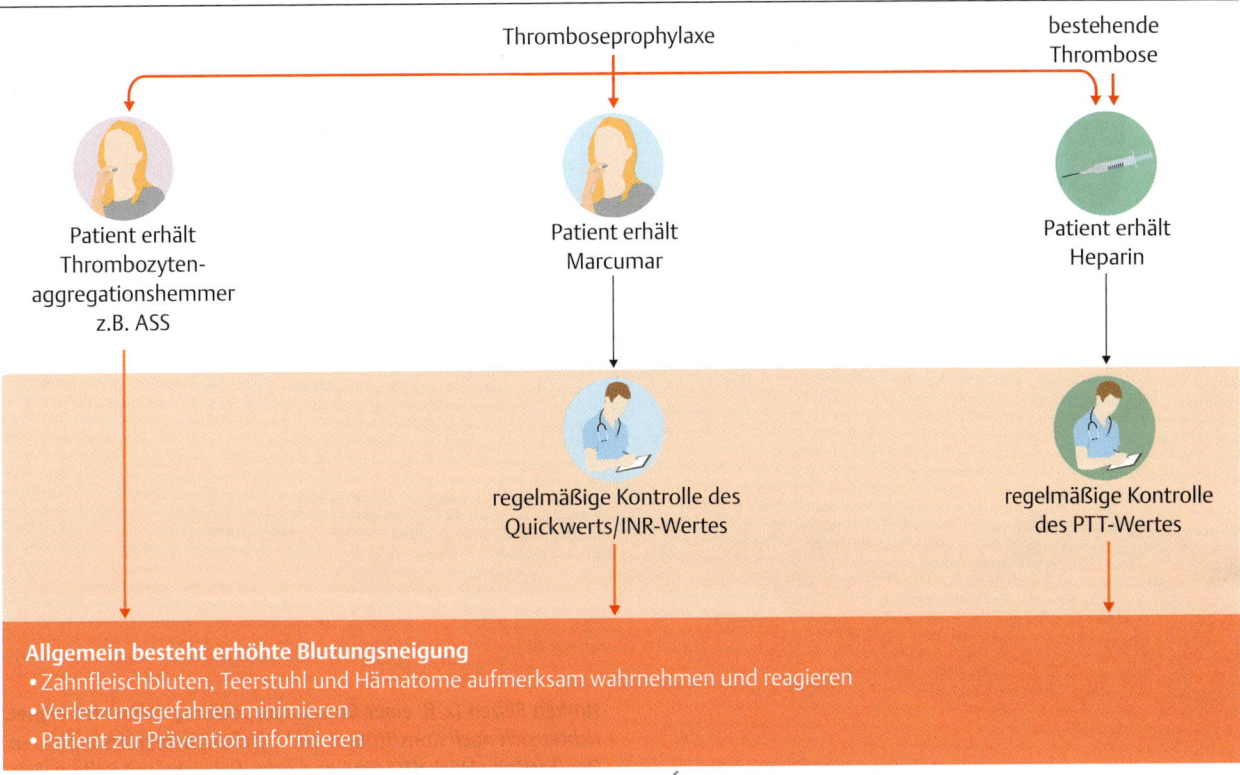

Was bei Antikoagulation und Thrombolyse beachtet werden sollte.

40 Wickel und Auflagen

40.1 Grundlagen

Wickel und Auflagen gehören zur Thermotherapie bzw. in Kombination mit Wasser zur Hydro-Thermotherapie. Der Gedanke dahinter ist: Wasser ist ein Vermittler natürlicher Lebensreize. Es steigert die Leistungsfähigkeit, regt die Abwehrkräfte an und verbessert das Körperbewusstsein. Vorbeugend wie auch therapeutisch wirken die Wasseranwendungen ausgleichend auf das Nerven- und Hormonsystem sowie auf die Seele des Menschen. Weil Wasser verschiedene Aggregatzustände hat (flüssig, gasförmig, gefroren), kann die Therapie diese physikalischen und chemischen Eigenschaften nutzen – und das macht es so wertvoll.

Die thermischen Eigenschaften des Wassers nutzt man z. B. zum Kühlen oder Erwärmen einzelner Körperabschnitte oder des ganzen Körpers. Oder Wasser wird bei Auflagen als Trägersubstanz genutzt, z. B. für Tee, Sud oder Packungen. Hydro-Thermotherapie hat ihren Platz v. a. in der Prävention und Rehabilitation sowie in klassischen Naturheilverfahren. Die Hydro-Thermotherapie kennt aber auch jeder aus der Akutmedizin – etwa als fiebersenkenden Wadenwickel (S. 763).

Definition Hydrotherapie
Die Hydrotherapie, wie sie heute in Kliniken und Kuren eingesetzt wird, entwickelten der Naturheiler Vincenz Prießnitz (1799–1851) und der Pfarrer Sebastian Kneipp (1821–1897). Sie umfasst: Waschungen, Abreibungen, Güsse, Wickel, Ganzkörperpackungen, Bäder und Teilbäder. Das Vorgehen dabei ist so: Die Therapie geht vom kleinsten Reiz (z. B. Waschungen) bis hin zu starken Reizen (z. B. einer Ganzkörperpackung). Was sich eignet, richtet sich nach Konstitution und Beschwerdebild des Patienten. Der Prießnitz-Wickel ist ein Ganz- oder Teilwickel mit kaltem Wasser. Kneipp-Wickel werden mit kaltem oder heißem Wasser, mit und ohne Zusätze durchgeführt.

Häufig werden Wickel und Auflagen mit Zusätzen (Heilkräuter, ätherische Öle, Essenzen usw.) versehen, die neben der hydrothermischen Wirkung zusätzliche spezifische Wirkungen ausüben.

40.1.1 Unterscheidung Wickel und Auflagen

Damit sie besseren Kontakt mit der Haut haben, werden Wickel um den Körper oder ein bestimmtes Körperteil angelegt. **Wickel** bestehen immer aus mehreren Lagen von Tüchern. Jede Schicht dient einem bestimmten Zweck:
- Das innere Tuch trägt das „Heilmittel" (Wasser, bestimmte Zusätze).
- Das zweite Tuch umhüllt den Körperteil. Es bewirkt einen innigen Kontakt des Heilmittels mit der Haut und verhindert gleichzeitig, dass das Mittel in
- die dritte, wärmende Schicht eindringt.

Auflagen sind Anwendungen, bei denen der heilende Zusatz mit einem Tuch – oft nur einlagig – auf der betreffenden Körperstelle liegt.

Wickel und Auflagen tragen entweder ihre Namen nach ihren Zusätzen, z. B. Kohl-, Quark- Kartoffelwickel oder -auflage. Oder sie heißen nach dem Ort, der behandelt wird, z. B. Brust-, Leib-, Halswickel. Sie können aber auch nach der Methode (Wickel oder Auflagen) oder Temperatur (kalt oder warm) bezeichnet werden.

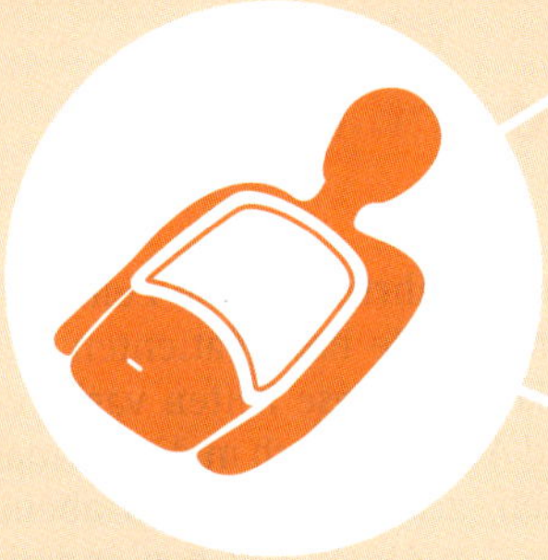

Grundlagen
- Unterscheidung Wickel und Auflagen ▸ S. 736
- Wirkung von Wickeln und Auflagen ▸ S. 737
- Grundsätzliches zu Wickeln und Auflagen ▸ S. 738
- Wickel und Auflagen im Stationsalltag ▸ S. 738

Verschiedene Auflagen und Wickel anwenden
- Bienenwachsauflage ▸ S. 738
- Eukalyptusblasenauflage ▸ S. 739
- Heublumensack ▸ S. 739
- Kartoffelhalswickel ▸ S. 739
- Klassischer Brustwickel ▸ S. 739
- Kohlauflagen ▸ S. 740
- Kümmelölauflage ▸ S. 740
- Lavendelherzauflage ▸ S. 740
- Quarkauflage ▸ S. 740
- Retterspitzauflage ▸ S. 740
- Rosmarinölauflage ▸ S. 741
- Senfmehlauflage ▸ S. 742

40.1.2 Wirkung von Wickeln und Auflagen

Kalte Wickel und Auflagen entziehen dem Körper zunächst Wärme – die Gefäße verengen sich. Der Körper arbeitet (über das vegetative Nervensystem) jedoch gegen diesen Kältereiz an und nach kurzer Zeit weiten sich reflektorisch die Blutgefäße wieder. Das führt zu einer Erwärmung (Reiz-Reaktions-Therapie). Nur kurz aufliegende kalte Wickel oder Auflagen entziehen dem Körper Hitze. Hierbei wird der Wickel immer wieder erneuert und sollte sich nicht erwärmen. Ihre Anwendung eignet sich z. B. bei akuten Entzündungen wie Gicht, Arthritis oder Fieber.

Warme Wickel werden vorwiegend bei chronischen Beschwerden des Bewegungsapparats (Arthrose) und akuten Verspannungen der Muskulatur eingesetzt. Warme Auflagen können aber auch bei akuten Entzündungen der Atemwege, der Blase und krampfhaften Beschwerden im Magen-Darm-Trakt eingesetzt werden. Warme Wickel und Auflagen führen die Wärme von außen zu und sorgen für eine Entspannung und Entkrampfung der Muskulatur.

Ansonsten wirken kalte und warme Wickel und Auflagen, je nach Art der Zusätze und Dauer der Anwendung, schmerzlindernd, schleimlösend, entkrampfend oder antibakteriell. Warme Wickel liegen so lange auf, wie sie als angenehm und warm empfunden werden.

*Wickel und Auflagen **fördern** das **Wohlbefinden** des Patienten.*

Hinzu kommt bei allen Wickeln und Auflagen:
- Der Patient fühlt sich allgemein umsorgter und wird ruhiger. Hydrotherapie senkt die Kosten im Gesundheitswesen: Vorbeugen ist besser als Heilen.
- Patienten können sich nach einer entsprechenden Anleitung selbst zu Hause behandeln und unterstützen den Heilungsprozess ihres Körpers.
- Beschwerden werden gelindert und das Wohlempfinden des Patienten gefördert.

WISSEN TO GO

Wirkung von Wickel und Auflagen

Wickel und Auflagen gehören zur Hydro-Thermotherapie. Oft werden sie mit verschiedenen Zusätzen versehen, z. B. Heilkräutern, ätherischen Ölen, Essenzen.

Mit Wickeln werden Körperteile umhüllt. Sie haben 3 Schichten: die innere trägt das Heilmittel, die zweite umhüllt und die dritte wärmt. Auflagen sind Anwendungen, bei denen der heilende Zusatz mit einem Tuch – oft nur einlagig – auf der betreffenden Körperstelle liegt.

Kalte Wickel und Auflagen führen über die Reiz-Reaktions-Therapie zu einer Erwärmung. Nur kurz aufgelegt und immer wieder erneuert, ohne sich zu erwärmen, entziehen sie dem Körper Hitze, z. B. bei akuten Entzündungen wie Gicht, Arthritis oder Fieber.

Warme Wickel werden vorwiegend bei chronischen Beschwerden des Bewegungsapparats und akuten Verspannungen der Muskulatur eingesetzt. Sie führen Wärme von außen zu und sorgen für eine Entspannung und Entkrampfung der Muskulatur.

40 Wickel und Auflagen

> Alle Wickel und Auflagen wirken auch durch ihnen zugesetzte Wirkstoffe. Zweck eines jeden Wickels ist es, Beschwerden zu lindern/zu reduzieren und das Wohlempfinden des Patienten zu fördern.

40.1.3 Grundsätzliches zu Wickeln und Auflagen

Für die verschiedenen Wickel und Auflagen werden keine speziellen Materialien benötigt. Es können z.B. Tücher (Geschirrhandtücher), alte Bettlacken, Stecklaken, Handtücher aus natürlichen, kochfesten Materialien oder Mullkompressen benutzt werden. Auch ein Wasserkocher, Tabletts (zum Transport), Schüsseln und Wärmflaschen sind in jedem Krankenhaus zu finden. Der Zeitaufwand für die Zubereitung und Durchführung variiert je nach Wickel und Auflage. Gleichzeitig ist aber die persönliche Zuwendung zum Patienten automatisch höher!

Abb. 40.1 Material.

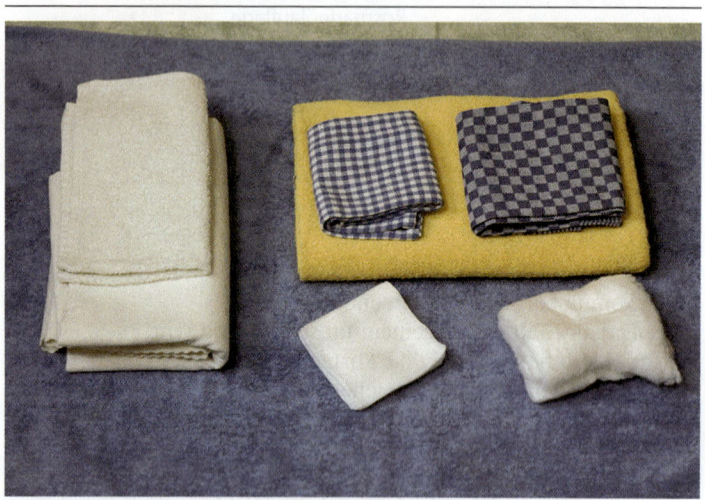

Material zur Anwendung von Wickeln und Auflagen im Krankenhaus.

! Merken Wärmestau
Vermeiden Sie einen Wärmestau bei den Anwendungen. Benutzen Sie deshalb keine Gummiunterlagen, synthetischen Stoffe oder Ähnliches.

Beachtet werden sollte:
- Der Patient sollte vor der Anwendung immer über Art, Dauer, Durchführung und Zweck/ggf. Wirkweise informiert und der Patient nach Allergien gefragt werden.
- Nach Absprache mit dem Arzt werden das Einverständnis des Patienten und die Durchführung dokumentiert.
- Der Patient und seine Reaktion auf die Anwendung sollten gut beobachtet werden: vor allem Kinder (Säuglinge, Kleinkinder) und ältere Patienten reagieren oft besonders empfindlich auf Temperaturreize oder Zusatzstoffe wie ätherische Öle. Bei ihnen sollte deshalb mit milderen Anwendungstemperaturen und geringerer Dosierung der Zusatzstoffe begonnen werden.
- Bei Kindern dürfen grundsätzlich niemals unverdünnte Öle benutzt werden, das Gesicht wird immer ausgespart und es dürfen keine scharfen Öle wie Kampfer, Eukalyptus und Menthol eingesetzt werden. Am besten sollten Pflegende nur Produkte, die speziell für Kleinkinder und Säuglinge ausgewiesen sind, anwenden und sich von fachkundigem Personal beraten lassen, z.B. Aromatherapeuten oder Hebammen.
- Das Zimmer, die Materialien und der Patient sollten gut vorbereitet werden, um zügig arbeiten zu können. Dadurch wird ebenfalls verhindert, dass der Patient auskühlt.

40.1.4 Wickel und Auflagen im Stationsalltag

Für den Praxisalltag hat sich bewährt, spezielle Zeiten für Wickel und Auflagen freizuhalten. Je nach Patienten, Terminen und Stationsroutine können diese Zeiten variieren. Pflegende können Wickel und Auflagen auch in die normale Patientenversorgung einbauen, z.B. während des abendlichen Rundgangs. Sie sollten den Ablauf mit den anderen Therapeuten (Physiotherapeuten, Ärzten) absprechen und gemeinsame Standards entwickeln. **Tipp**: Konzentrieren Sie sich anfangs auf einige wenige, und auch einfachere Anwendungen. Probieren Sie die Wickel und Auflagen ruhig erst einmal bei sich selbst aus. So können Sie sich auch besser in den Patienten einfühlen.

> **WISSEN TO GO**
>
> **Wickel und Auflagen anwenden**
>
> Es werden keine speziellen Materialien benötigt – normale Produkte aus Leinen oder Baumwolle genügen. Gummiunterlagen und synthetisch Stoffe sollten nicht verwendet werden. Wichtig sind die Information des Patienten, Dokumentation und Beobachtung. Wickel und Auflagen können in den normalen Stationsablauf eingebunden werden – in Absprache mit anderen Therapeuten.

40.2 Verschiedene Wickel und Auflagen anwenden

40.2.1 Bienenwachsauflage

Indikation und Wirkung • Die klassische Bienenwachsauflage ist eine warme Auflage. Sie lindert Schmerzen, v.a. im Bereich des Rückens. Die Wärme lässt die Durchblutung der Muskulatur im aufliegenden Bereich steigen. Die harmonische Durchwärmung des ganzen Organismus wiederum entspannt die Muskulatur und reduziert darüber Schmerzen. Bienenwachsauflagen können auch mit ätherischen Ölen versetzt sein. Dann eignen sie sich auch bei anderen Beschwerdebildern, z.B. Erkältungen und Bronchitis (Thymian), Bauchschmerzen (Kümmelöl).

Durchführung • Für eine klassische Bienenwachsauflage wird eine dünne Lage Bienenwachs benötigt, erhältlich z.B. über Apotheken oder Gesundheitsläden. Zusätzlich wird ein Wärmeträger benötigt, der sich auf 80 °C erhitzen lässt, z.B. eine Wärmeflasche, Körnerkissen oder auch Salzkissen (Letztere speichern die Wärme länger als eine Wärmflasche.). Es muss darauf geachtet werden, dass der Wärmeträger nicht zu heiß ist, um Verbrennungen zu vermeiden. Deshalb sollte zwischen die aufliegende Bienenwachsschicht auf der Haut und den Wärmeträger ein Handtuch gelegt werden, das

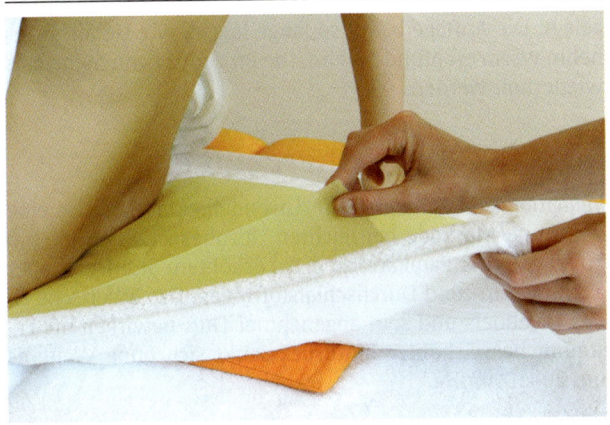

Abb. 40.2 Bienenwachsauflage.

Zu sehen sind die 3 Schichten: Wärmeträger, Handtuch und Bienenwachsauflage.

mind. 2-fach gefaltet ist (S. 739). Die Patienten sollten ca. 30 Minuten in einer entspannten Position auf der Auflage liegen. Die Wärme überträgt sich jetzt angenehm auf die Bienenwachsauflage und den Rücken. Die Bienenwachsfolie kann problemlos mehrere Male verwendet werden – auch mehrmals täglich.

40.2.2 Eukalyptusblasenauflage

Indikation und Wirkung • Eukalyptus kann bei beginnenden und chronischen Harnwegsinfekten als Blasenauflage – zusammen mit einer gesteigerten Trinkmenge – die Ausbreitung von Bakterien eindämmen. Dabei ist allerdings entscheidend, wie weit ein Harnwegsinfekt bereits fortgeschritten ist. Verspürt der Patient nur ein leichtes Brennen beim Wasserlassen, kann er sich problemlos auch zu Hause eine Eukalyptuskompresse als Auflage auf den Bauch legen. Sollte die Entzündung weiter fortgeschritten sein, sollte der Hausarzt konsultiert werden.

Durchführung • Eine Kompresse (10 × 10 cm) wird mit ca. 5 Tropfen 2%iger Eukalyptuslösung beträufelt. Die Kompresse wird zwischen 2 Wärmflaschen gelegt, bis sie die Wärme angenommen hat. Nun wird die Kompresse auf den Unterbauch in Höhe der Blase gelegt und mit einem Handtuch abgedeckt. Um die Wärme eine Weile zu erhalten, kann der Wärmeträger auf das Handtuch gelegt werden. Die Auflage kann täglich ca. 30 Minuten angewendet werden.

40.2.3 Heublumensack

Indikation und Wirkung • Der Heublumensack kann hervorragend als Auflage und das Heu als Badezusatz genutzt werden, um verschiedene Beschwerdebilder zu lindern, z.B. chronische Schmerzzustände, Rheuma und Arthrose, aber auch Bauchschmerzen und Blähungen bei chronischen Darmerkrankungen. Heublumen sind ebenso geeignet bei muskulären Verspannungen und v.a. bei Ischialgien. Die Bestandteile eines Heublumensacks sind Samen, kleinere Blatt- und Stängelteile, verschiedene Wiesenpflanzen sowie ein Gemisch aus Blütenteilen. Die Mischung wird in ein Leinen- oder Vliessäckchen gefüllt. Wirksam sind die ätherischen Öle der Bestandteile und die Wärme.

Durchführung • Heublumensäcke sind in Apotheken oder Reformhäusern erhältlich. Sie werden in eine Schüssel gelegt, wie Teebeutel mit heißem Wasser übergossen und ein paar Minuten ziehen gelassen. Danach werden die heißen Säckchen zwischen 2 Holzbrettern oder großen Tellern vorsichtig ausgedrückt und die noch heißen Kissen direkt auf die Haut der schmerzenden Körperzone aufgelegt. Die Temperatur sollte vor der Auflage kurz mit der Hand oder dem Unterarm getestet werden, um Verbrennungen zu vermeiden. Die Behandlung darf so lange erfolgen, bis kein Wärme mehr gespürt wird – das kann ca. 45 Minuten dauern. Die Patienten sollten anschließend eine Ruhephase einhalten.

ACHTUNG
Bei entzündeten, rot geschwollenen Gelenken ist von der Behandlung mit Hitze dringend abzuraten.

40.2.4 Kartoffelhalswickel

Indikation und Wirkung • Der Kartoffelhalswickel ist ein schnell gemachter heißer Wickel. Die Kartoffel hält relativ lange und intensiv warm. Ein Wickel wirkt bei akuten Halsschmerzen. Er hilft aber auch bei einer Bronchitis oder wenn der Rücken schmerzt. In dem Fall wird er als Wickel auf Brust oder Wirbelsäule gelegt.

Durchführung • Eine noch heiße ungeschälte Kartoffel wird in ein Geschirrtuch gelegt und darin zerdrückt. Anschließend wird das Tuch um den Hals oder die betroffene Stelle gelegt und mit einem Tuch oder Schal fixiert. Die Temperatur der Wickel muss vor Auflage getestet werden! Der Wickel bleibt ca. 30 Minuten auf der betroffenen Stelle liegen oder so lange, wie er als angenehm warm empfunden wird.

40.2.5 Klassischer Brustwickel

Indikation und Wirkung • Schon beim Pfarrer Kneipp galt der Brustwickel als ein gutes Mittel, um die Selbstheilungskräfte zu aktivieren. Wirkweise: Allgemein entziehen kalte Wickel Körperwärme. Was zur Folge hat, dass der Sympathikotonus steigt – mit Gefäßverengung, mäßigem Blutdruckanstieg und Stoffwechselanregung. Die Atmung vertieft und beschleunigt sich. Der Körper reagiert darauf, indem er den Vagotonus erhöht – als Gegenspieler. Die Folge: Die Muskulatur und auch die inneren Organe entspannen sich, was Schmerzen lindern kann. Der Brustwickel eignet sich bei Bronchitis, Lungen- und Rippenfellentzündungen sowie Bluthochdruck.

Durchführung • Der Wickel besteht aus 3 Tüchern. Das Innentuch aus Leinen oder Baumwolle wird in kaltes Wasser gelegt, gut ausgewrungen und faltenlos straff um die Brust gewickelt. Das Zwischentuch aus Molton oder Frottee fixiert die Auflage und saugt die Feuchtigkeit auf. Von außen erhält der Patient eine Bettdecke oder ein Wolltuch, um ihn warm zu halten. Der Wickel bleibt so lange um den Brustkorb gewickelt, bis der Patient durch seine eigene Körpertemperatur den Wickel gut durchwärmt hat. Das kann 45–60 Minuten dauern. Kann er nicht genug eigene Wärme entwickeln, sollte Wärme von außen zugeführt werden, z.B. über eine Wärmflasche oder ein angewärmtes Körnerkissen.

40.2.6 Kohlauflage

Indikation und Wirkung • Kohl galt schon bei den alten Römern als Allheilmittel. Und auch Pfarrer Kneipp schätzte die heilende Wirkung sehr. Kohl hat viele Eigenschaften: Er wirkt entzündungshemmend, stoffwechselanregend, schmerzstillend und abschwellend. Die Auflage eignet sich für verschiedene Symptome, z. B. Gelenkschmerzen, Spannungskopfschmerz, Lymphstau, Dekubitus bis hin zum Ulcus cruris. Die heilende Wirkung des Kohls liegt im Saft der Blätter.

Durchführung • Die äußeren Blätter des Kohls (egal ob Weiß- oder Wirsingkohl) werden abgetrennt und gewaschen und der mittlere Strunk herausgetrennt. Danach werden die Kohlblätter mit einem Nudelholz o. Ä. gewalkt (gerollt), bis der Saft aus den Blättern austritt. Das Kohlblatt wird direkt auf die Stelle gelegt, die zu behandeln ist, und mit einem Tuch fixiert (an Gelenken mit einer elastischen Mullbinde), bei einem Ulkus werden die Kohlblätter dachziegelartig auf die betroffene Stelle aufgelegt. Das Kohlblatt sollte mindestens 2 Stunden direkt aufliegen. Wenn möglich, sollte die Auflage vor der Nachtruhe angelegt werden – so kann sie über Nacht wirken. Sollte das Kohlblatt zu kalt sein, kann es vor dem Walken in warmes Wasser gelegt oder mit einer Wärmeflasche kurz angewärmt werden.

WISSEN TO GO

Verschiedene Wickel und Auflagen

- **Bienenwachsauflage:** lindert Schmerzen. Sie kann auch mit ätherischen Ölen versetzt sein – was weitere therapeutische Wirkungen hat.
- **Eukalyptusblasenauflage:** dämmt das Ausbreiten von Bakterien ein und hilft bei beginnenden Harnwegsinfekten.
- **Heublumensack:** eignet sich bei chronischen Schmerzen, Gelenksproblemen, Ischialgien und bei chronischen Darmerkrankungen.
- **Kartoffelhalswickel:** lindert akute Halsschmerzen.
- **Klassische Brustwickel:** stärkt die Selbstheilungskräfte der Patienten. Er eignet sich bei Erkrankungen der Atemorgane.
- **Kohlauflage:** lindert Gelenkschmerzen, Spannungskopfschmerz, Lymphstau und eignet sich für die Behandlung chronischer Wunden.

40.2.7 Kümmelölauflage

Indikation und Wirkung • Die Kümmelölauflage ist eine wirksame Methode, um Blähungen, Bauchschmerzen, Koliken oder Völlegefühl zu lindern. Der Kümmel hat hierbei eine entkrampfende und verdauungsfördernde Wirkung. Gerade bei Kindern, die in solchen Momenten viel Zuwendung benötigen, können Pflegende darüber wunderbar Körperkontakt, Streicheleinheiten und Wärme zukommen lassen.

Durchführung • Etwas Olivenöl wird mit ca. 2 % Kümmelöl vermischt. Die Konzentration sollte nicht höher als 5 % sein (der Geruch wird sonst sehr intensiv). Etwa ein halber Teelöffel des verdünnten Kümmelöls wird in die Handfläche gegeben und anschließend gleichmäßig, sanft und im Uhrzeigersinn in den Bauch massiert. Danach wird ein Geschirrtuch auf den Bauch gelegt, das kurz vorher in warmes Wasser getaucht und ausgewrungen wurde. Darüber wird ein Frotteetuch und obenauf ein angewärmtes Körnerkissen gelegt. Die Auflage bleibt so lange liegen, wie sie als angenehm warm empfunden wird. Die Prozedur kann mehrmals wiederholt werden.

40.2.8 Lavendelherzauflage

Indikation und Wirkung • Die Lavendelherzauflage ist eine wirksame Methode bei leichten Unruhezuständen bis hin zu Angst- oder Panikattacken, bei erhöhtem Blutdruck, aber auch bei Ein- und Durchschlafstörungen. Das ätherische Öl des Lavendels und sein angenehmer Duft bewirken oft Erstaunliches: Erhöhter Blutdruck senkt sich ohne Weiteres um 20–30 mmHg.

Durchführung • Die Brust- und Herzgegend wird langsam mit Lavendelöl eingerieben. Ein Geschirrtuch wird kurz in kaltes Wasser eingetaucht, ausgewrungen, auf ca. DIN-A5-Größe gefaltet und auf die Herzgegend gelegt. Darüber wird ein Frotteetuch gedeckt. Der Patient sollte jetzt mindestens 30 Minuten im Bett ruhen.

40.2.9 Quarkauflage

Indikation und Wirkung • Quark eignet sich wunderbar als therapeutische Auflage. Neben der kühlenden, schmerzlindernden und abschwellenden Wirkung des Quarks kommt noch eine entzündungshemmende und hautpflegende Wirkung hinzu. Eine Quarkauflage wird angewendet bei Entzündungen (z. B. bei einer Arthritis auf den geschwollenen Gelenken), Sonnenbrand, Insektenstichen oder auch leichten stumpfen Traumen (z. B. Bänderdehnung/-zerrung) und Blutergüssen.

Durchführung • Es wird ein Sieb benötigt, in dem der Quark über einer Schüssel oder Spüle gut abtropfen kann. Eine Kompresse oder Tuch wird ausgebreitet, der abgetropfte Quark etwa fingerdick auf der Kompresse ausgestrichen und wie ein Päckchen eingewickelt (▶ Abb. 40.3). Das Päckchen wird auf die zu behandelnde Stelle gelegt und mit einem Geschirrtuch abgedeckt, als Bettschutz kann ein zweites Tuch darum gewickelt werden. Soll der Körperstelle Wärme entzogen werden (z. B. bei überwärmten Gelenken), wird die Kompresse entfernt, sobald sie sich erwärmt hat. Sonst belässt man die Auflage auf der zu behandelnden Stelle, bis der Quark trocken ist.

! Merken Überwärmung
Bei Überwärmung (z. B. entzündeten Gelenken): Quark entfernen, sobald er warm ist. Sonst Quark belassen, bis er getrocknet ist.

40.2.10 Retterspitzauflage

Indikation und Wirkung • „Retterspitz äußerlich" ist eine fertige Mixtur, die rezeptfrei in Apotheken erhältlich ist. Die wirksamen Bestandteile sind Zitronensäure, Weinsäure, Alumen, Rosmarinöl, Arnikatinktur und Thymol. Die reinen ätherischen Öle lindern verschiedene Symptome: Sie hemmen Entzündungen, wirken abschwellend und durchblutungsfördernd. Als Wickel oder Auflage eignet sich Retterspitz äußerlich besonders, um Verletzungsfolgen zu behandeln, z. B. Bänderzerrung oder -dehnung nach Umknicken oder geschwollene Gelenke. Es eignet sich aber auch bei infektiösen Prozessen, z. B. Furunkeln, Abszessen und Wund-

Abb. 40.3 Quarkauflage.

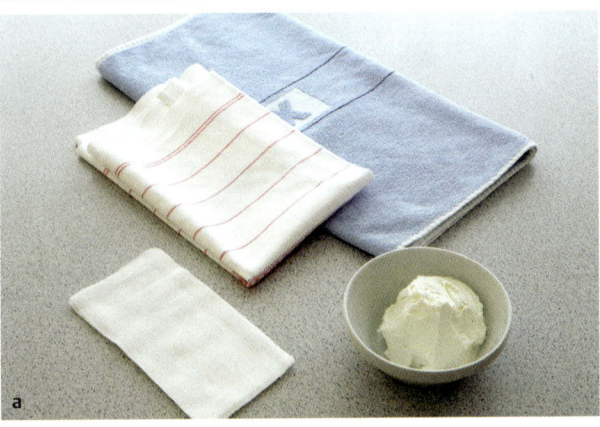
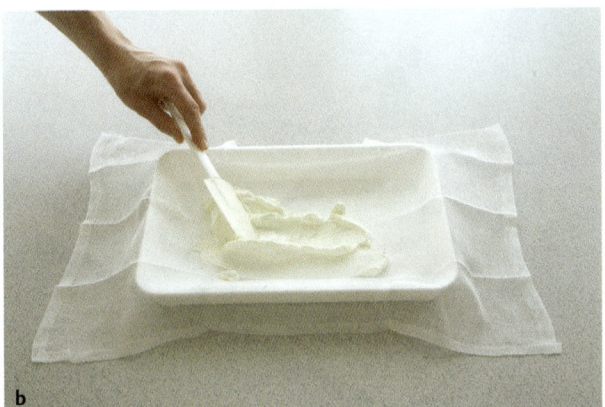
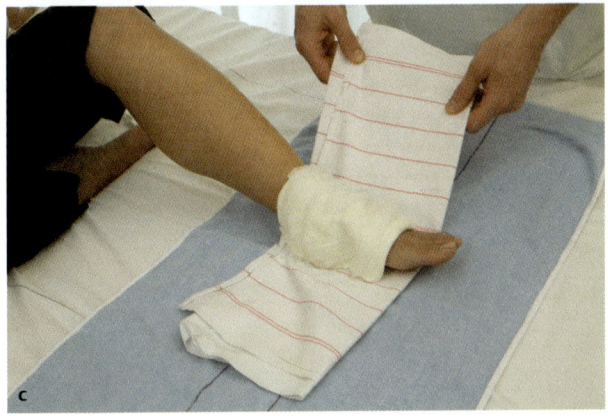

Abb. 40.4 Retterspitzauflage.

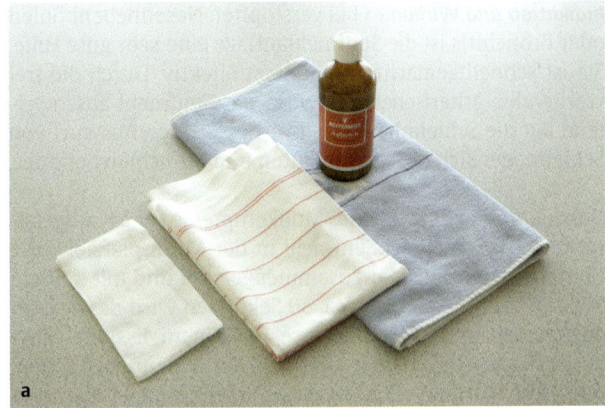
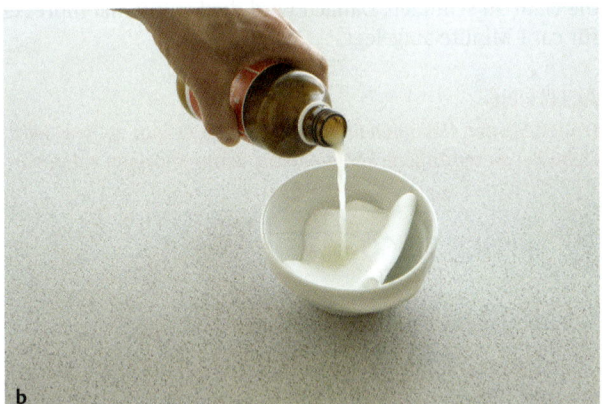
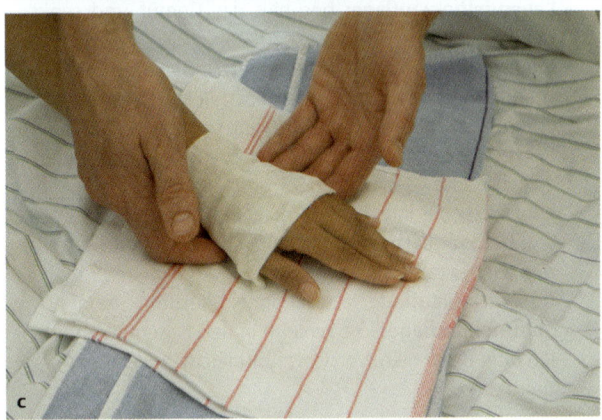

a Materialien
b Quark gleichmäßig ausstreichen.
c Innentuch, Zwischentuch und Außentuch umschlagen.

a Material.
b Innentuch in Retterspitz tränken.
c Innentuch, Zwischentuch und Außentuch umschlagen.

infektionen, bei Exanthemen nach Sonnenbrand, Hautausschlägen oder bei Fieber (Wadenwickel).

Durchführung • Retterspitz wird äußerlich entweder unverdünnt oder 1:1 verdünnt mit ca. 15–20 °C kaltem Wasser angewendet. Die Flüssigkeit wird in einen Behälter gegeben, die Kompresse darin eingetaucht, die getränkten Kompressen werden auf die zu behandelnden Hautstellen gelegt und straff mit einem Geschirrtuch umwickelt. Die Auflage bleibt so lange liegen, wie sie als kühlend empfunden wird. Ist das Ziel, der Stelle Hitze zu entziehen, kann die Kompresse erneut angefeuchtet und aufgelegt werden.

40.2.11 Rosmarinölauflage

Indikation und Wirkung • Durch ihre kreislaufanregende und durchblutungsfördernde Wirkung hilft die Auflage bei niedrigem Blutdruck oder Kreislaufschwäche.

Durchführung • Etwas Rosmarinöl wird mit Olivenöl verdünnt und auf ein Geschirrtuch gegeben. Etwa ein halber Teelöffel Rosmarinöl wird im Herzbereich und auf dem Brustbein des Patienten verrieben. Ein Geschirrtuch wird kurz in kaltes Wasser getaucht, ausgewrungen, auf etwa DIN-A5-Größe gefaltet und auf die Herzgegend bzw. das Brustbein aufgelegt. Die Auflage kann ca. 15 Minuten belassen werden. Danach sollte sich der Kreislauf wieder stabilisiert haben und der Blutdruck etwas gestiegen sein.

40.2.12 Senfmehlauflage

Indikation und Wirkung • Bei verstopften Nasennebenhöhlen oder Bronchitis ist die Senfmehlauflage eine sehr gute Hilfe. Sie ist schnell gemacht und äußerst effektiv. Durch die frei werdenden ätherischen Öle wirkt das Senfmehl abschwellend auf die Schleimhäute und verbessert den Auswurf von Schleim, der sich in Schleimhäuten und Bronchien befindet.

Durchführung • Eine kleine Mullkompresse wird aufgefaltet und ca. 1 Teelöffel Senfmehl in der Mitte platziert. Die Kompresse wird wieder zusammengefaltet und mit heißem Wasser übergossen. Nach ca. 30 Sekunden wird das Wasser abgegossen und die Kompresse mit einem Esslöffel kurz ausgedrückt. Das Hautareal über den Nasennebenhöhlen oder dem Sternum wird mit etwas Vaseline eingerieben, um die Haut zu schützen. Danach wird die Senfmehlkompresse für ca. 1 Minute aufgelegt.

ACHTUNG
Fragen Sie den Patienten immer wieder, ob es ihm zu heiß wird. Denn bei dieser Auflage können leicht Verbrennungen entstehen.

WISSEN TO GO

Verschiedene Wickel und Auflagen

- **Kümmelölauflage:** wirkt bei Blähungen, Bauchschmerzen, Koliken oder Völlegefühl.
- **Lavendelherzauflage:** beruhigt das Gemüt und senkt den Blutdruck.
- **Quarkauflage:** eignet sich bei Entzündungen, Sonnenbrand, Insektenstichen oder auch leichten stumpfen Traumen (Bänderdehnung/-zerrung) und Blutergüssen.
- **Retterspitzauflage:** hilft bei Verletzungsfolgen (Bänderzerrung oder -dehnung) oder geschwollenen Gelenken, aber auch bei infektiösen Prozessen (Furunkel, Abszesse), bei Exanthemen nach Sonnenbrand, Hautausschlägen, Fieber (als Wadenwickel).
- **Rosmarinölauflage:** lässt niedrigen Blutdruck steigen.
- **Senfmehlauflage:** löst Schleim in den Nasennebenhöhlen oder Bronchien. Vorsicht: führt leicht zu Verbrennungen!

Abb. 40.5 Senfmehlauflage.

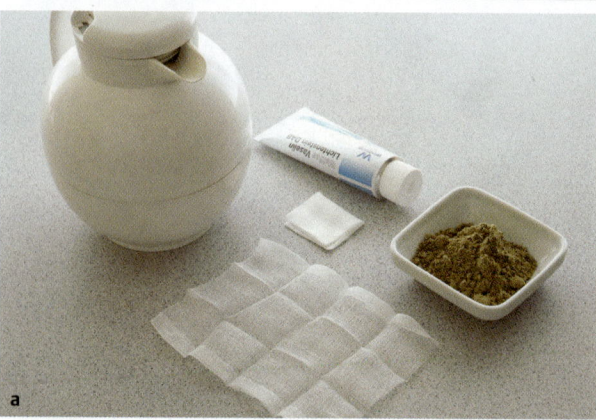
a

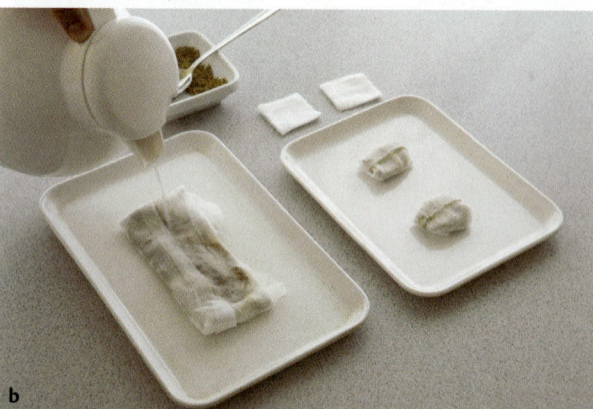
b

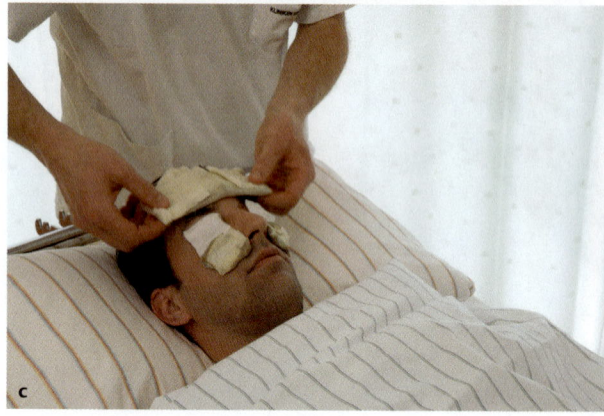
c

a Material.
b Senfmehl in benötigter Menge auf Innentuch aufbringen, einschlagen, mit heißem Wasser übergießen und dieses nach 30 Sekunden wieder auspressen.
c Nach dem Auftrag einer schützenden Vaselineschicht die Senfkompresse für eine Minute auflegen.

41 Perioperative Pflege

Definition Perioperative Pflege
Unter perioperativer Pflege versteht man die pflegerische Versorgung
- vor der Operation (präoperative bzw. voroperative Phase),
- während der Operation (intraoperative bzw. operative Phase) und
- nach der Operation (postoperative bzw. nachoperative Phase).

Die intraoperative Phase ist speziell weitergebildetem Pflegepersonal oder Operationstechnischen Assistenten (OTA) vorbehalten. Pflegende mit Grundausbildung betreuen die Patienten vorrangig in der prä- und postoperativen Zeit.

41.1 Präoperative Pflege

41.1.1 Information und Voruntersuchungen

Zunächst muss unterschieden werden, ob es sich bei dem anstehenden Eingriff um eine geplante, d.h. elektive Operation oder um einen ungeplanten Eingriff, also um eine Notfalloperation, handelt. Entsprechend unterschiedlich fallen die Voruntersuchungen und Aufklärungen des Patienten aus.

Elektive Operationen

Definition Elektive Operationen
„Elektiv" bedeutet „auswählend". In der Medizin sind mit elektiven Operationen solche gemeint, die nicht dringend notwendig sind (Wahloperationen) und bewusst ausgewählt werden.

Bei planbaren Wahleingriffen, die nicht dringlich sind und vorbereitet werden können, werden die Voruntersuchungen und Aufklärungsgespräche heute meist ambulant durchgeführt, da so die stationäre Verweildauer verkürzt werden kann.

Voruntersuchungen

Zu den allgemeinen Voruntersuchungen gehören i.d.R. die Bestimmung des Blutbilds, der Gerinnungsfaktoren, der Elektrolyte und Enzyme sowie des Blutzuckers. Bei Operationen, bei denen ein höherer Blutverlust zu erwarten ist, wird zusätzlich die Blutgruppe bestimmt und eine Kreuzblutprobe durchgeführt (S. 500).

Bei Patienten ab dem 50. Lebensjahr wird häufig ein Röntgenthorax angeordnet, bei thorakalen oder abdominellen Eingriffen evtl. auch eine Lungenfunktionsprüfung. Ein EKG wird oft bei Patienten über 40 Jahre durchgeführt. Die Voruntersuchungen richten sich nach den internen Hausstandards. Sie dienen dazu, das Narkose- und Operationsrisiko durch möglicherweise bestehende Vorerkrankungen im höheren Lebensalter besser einschätzen und evtl. gegensteuern zu können.

Aufklärung und Einwilligung

Sowohl das chirurgische als auch das anästhesiologische Aufklärungsgespräch muss von dem jeweiligen Facharzt durchgeführt werden. Es kann nicht an eine andere Berufsgruppe delegiert werden. Beide Ärzte müssen über den geplanten Eingriff, mögliche Alternativen, mögliche Komplikationen und bestehende Risiken ausführlich aufklären. Anschließend muss der Patient Zeit haben, um sich mithilfe dieser Informationen für oder gegen die Operation zu entscheiden. Durch Unterzeichnung des Einverständniserklärungsformulars wird sein Einverständnis dokumentiert.

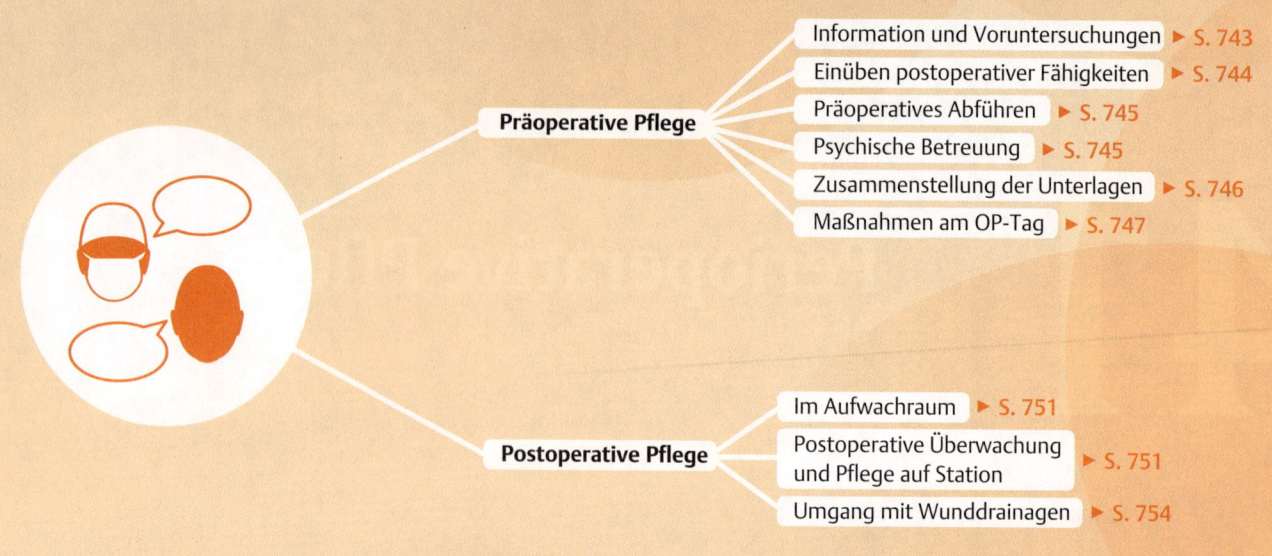

Bei Kindern bis zum 14. Lebensjahr obliegt es den Erziehungsberechtigten, die Einverständniserklärungen zu unterzeichnen, nachdem sie durch die Ärzte aufgeklärt wurden. Jugendliche über 14 Jahren können schon selbst rechtswirksam einwilligen, allerdings muss der Arzt hier die Art und Schwere des konkreten Eingriffs berücksichtigen und von der Einsichts- und Urteilsfähigkeit des Jugendlichen zur sachgemäßen Bewertung ausgehen können. In Zweifelsfällen sollte der Arzt sowohl die Zustimmung der Eltern als auch des Minderjährigen einholen.

Bei Patienten, die unter Betreuung stehen, entscheidet der Betreuer über die Durchführung des geplanten Eingriffs und der Narkose. Er dokumentiert sein Einverständnis ebenfalls durch seine Unterschrift.

Notfalloperationen

Hier obliegt es dem Operateur und dem Anästhesisten, welche Voruntersuchungen sie benötigen, um den Eingriff vorzunehmen. Ist der Patient bewusstlos oder nicht ansprechbar und konnte nicht rechtzeitig eine Einwilligung eingeholt werden, kommt die **mutmaßliche Einwilligung** in Betracht, d.h., der Wille des Patienten wird vermutet. Er wird in erster Linie aus den persönlichen Umständen des Betroffenen, aus seinen individuellen Interessen, Wünschen, Bedürfnissen und Wertvorstellungen ermittelt. Siehe hierzu auch das Kap. 12 „Rechtliche Grundlagen der Pflege" (S. 249).

Aufgaben der Pflege

Ob Wahleingriff oder Notoperation – die Aufgabe der Pflege liegt bei beiden Varianten in administrativen Tätigkeiten, z.B. der Vorbereitung der Formulare, dem Zusammenstellen der Untersuchungsbefunde oder der Terminkoordination mit den untersuchenden Fachabteilungen.

WISSEN TO GO

Präoperative Pflege – Voruntersuchungen und Aufklärung

Unter **perioperativer Pflege** versteht man die pflegerische Versorgung vor, während und nach der Operation. Unterschieden wird zwischen geplanten, d.h. **elektiven Operationen** und ungeplanten Eingriffen, den **Notfalloperationen**.

Bei den elektiven Operationen werden die Voruntersuchungen und Aufklärungsgespräche meist ambulant durchgeführt. Die Aufklärung des Patienten umfasst das chirurgische und anästhesiologische Aufklärungsgespräch durch die Fachärzte. Der Patient muss eine Einverständniserklärung unterzeichnen. Bei Kindern bis 14 Jahre übernehmen dies die Erziehungsberechtigten, Jugendliche > 14 Jahren können unter bestimmten Bedingungen schon selbst rechtswirksam einwilligen. Bei betreuten Patienten entscheidet der gesetzliche Betreuer. In Notfallsituationen kann bei bewusstlosen oder nicht ansprechbaren Patienten die **mutmaßliche Einwilligung** vorausgesetzt werden.

41.1.2 Einüben postoperativer Fähigkeiten

Um Komplikationen wie Thrombose, Pneumonie, Stürze oder bewegungsbedingte Schmerzen nach der Operation zu vermeiden, können bestimmte Fähigkeiten und Techniken, die postoperativ notwendig sind, bereits präoperativ eingeübt werden. Lernt der Patient bereits vor der Operation, wie er z.B. en bloc aus dem Bett aufsteht oder wie er mit Unterarmgehstöcken gehen kann, gibt ihm diese Vorbereitung

Präoperative Pflege

deutlich mehr Sicherheit und Zuversicht (▶ Abb. 41.1). Dadurch, dass er nach der Operation auf bereits erworbene Fähigkeiten und erlernte Techniken zurückgreifen kann, wird er insgesamt optimistischer und kooperativer. Folgende Fähigkeiten und Techniken können z. B. präoperativ mit dem Patienten eingeübt werden:
- postoperatives Aufstehen (En-bloc-Aufstehen)
- Abstützen/Gegendruck der Wunde beim Aufstehen und Abhusten
- Waschen im Bett in Rückenlage
- Anheben des Gesäßes (bei alten Menschen)
- Miktion in Rückenlage
- Gebrauch des Patientenaufrichters oder der Bettleiter
- Gebrauch der linken bzw. rechten Hand
- Essen und Trinken in Rückenlage
- einfache Atemübungen
- einfache Gymnastikübungen, um den venösen Rückfluss der Beine zu steigern
- Gehen mit Unterarmgehstützen/Gehwagen
- Umgang mit dem Rollstuhl
- Umgang mit der Stomaversorgung

Da heute bei Wahleingriffen die präoperative Phase häufig ambulant durchgeführt wird, ist es schwierig, die postoperativ benötigten Fähigkeiten und Techniken vorher einzuüben. Nur bei größeren Eingriffen, z. B. großen abdominellen Eingriffen, sind die Patienten mehrere Tage vor der OP bereits stationär aufgenommen, sodass in dieser Zeit auch die postoperativ benötigten Fähigkeiten und Techniken eingeübt werden können. Pflegende sollte dabei darauf achten, dass sie schrittweise und einfühlsam vorgehen. Hektik sollte auf jeden Fall vermieden werden, damit der Patient nicht überfordert oder gar entmutigt wird. Eventuell können Physio- oder Ergotherapeuten oder auch Angehörige mit in das präoperative Üben einbezogen werden.

Abb. 41.1 Übung macht den Meister.

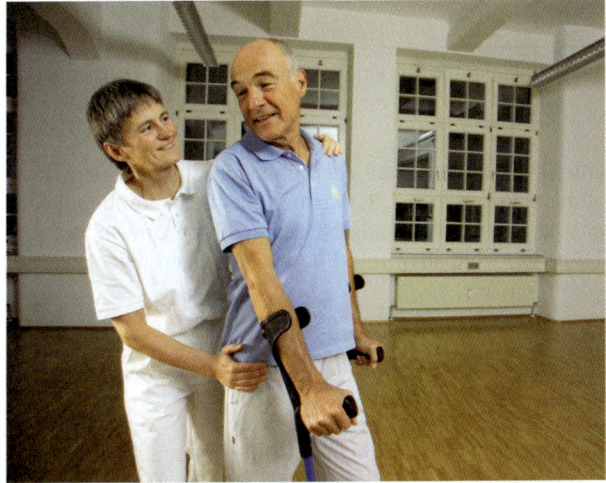

Fähigkeiten, die postoperativ wichtig sind, sollten präoperativ eingeübt werden, um dem Patienten mehr Sicherheit nach der OP zu geben.

41.1.3 Präoperatives Abführen

Zur Operationsvorbereitung gehört – je nach Operationsziel – das präoperative Abführen. So kann einer intraoperativen Inkontinenz (bedingt durch die Erschlaffung verschiedener Muskeln und Sphinkter durch die Narkose) und erhöhten Darmflatulenzen vorgebeugt werden. Außerdem erleichtert es bei großen Operationen auch die postoperative Stuhlentleerung. Die Abführmaßnahmen richten sich nach dem geplanten Eingriff und dem jeweiligen Standard der Klinik (▶ Abb. 41.2):
- **Eingriffe außerhalb des Intestinaltrakts** (z. B. an den Extremitäten, am Kopf oder am Hals): Hier wird mittels Miniklist eine Leerung der Rektumampulle am Operationsvorabend oder -morgen empfohlen, um eine intraoperative Defäkation während der Narkoseeinleitung und Operation zu vermeiden.
- **Eingriffe im oberen Intestinaltrakt mit Eröffnung des Peritoneums** (z. B. Magen, Dünndarm, Galle): Auch hier wird ein Klistier mittels Darmrohr zur Dickdarmentleerung empfohlen, um bei einem versehentlichen Verletzen des Darmes das Peritonitisrisiko zu senken. Eventuell wird am Operationsvortag morgens ein orales Laxans angeordnet.
- **Eingriffe am Dickdarm** (z. B. Kolektomie, Hemikolektomie, Rektumexstirpation): Der Patient erhält 1 – 2 Tage vor der Operation nur noch flüssige Kost (Tee, Suppe, Trinknahrung). Am Tag vor der Operation wird eine **orthograde Darmlavage** durchgeführt, um den gesamten Dickdarm mechanisch zu reinigen. Danach darf der Patient nur noch Brühe und Flüssigkeit zu sich nehmen.

Orthograde Darmlavage • Sie erfolgt in Absprache mit dem Operateur oder ärztlichen Leiter des Bereichs. Einige Studien zeigen, dass es eine signifikant höhere Wundinfektionsrate bei Patienten mit Darmlavage gibt und sie daher eher in Ausnahmefällen durchgeführt werden sollte, z. B. bei intraoperativer Koloskopie, um einen kleinen Tumor zu lokalisieren oder zu ertasten. Bei der orthograden Darmlavage muss der Patient mehrere Liter einer Spüllösung trinken und anschließend abführen. In der Regel bekommen die Patienten 3 – 5 Liter einer PEG-Lösung (Polyethylenglykol, z. B. Macrogol 3350) zu trinken, die sie innerhalb von wenigen Stunden zu sich nehmen müssen. Zur Emesisprophylaxe (Vermeidung von Übelkeit) kann eine halbe Stunde vor Beginn der Spülung Dimenhydrinat (z. B. Vomex A) als Zäpfchen gegeben werden. Die Spülung wird so lange durchgeführt, bis eine klare goldgelbe Flüssigkeit ohne feste Bestandteile aus dem Darm ausgeschieden wird. Die ersten Entleerungen sind etwa 1 – 1,5 Stunden nach Beginn der Spülung zu erwarten. Ist ein Laxanzienabusus des Patienten bekannt oder besteht eine akute bzw. chronische Obstipation, sollten zusätzlich eine halbe Stunde vor Beginn der Spülung Abführmittel (Bisacodyl, z. B. Dulcolax) gegeben werden, um die Peristaltik anzuregen.

Kann der Patient die große Flüssigkeitsmenge nicht so schnell trinken, sollte die Spülung über eine Magensonde erfolgen, da sonst die Gefahr der Elektrolytresorption und -verschiebung besteht. Manche Patienten ziehen die Magensondenmethode der des Trinkens sogar vor. Kontraindiziert ist die Darmlavage bei:
- Ileus, Darmstenosen
- Blutungen im Magen-Darm-Trakt
- entzündlichen Erkrankungen und Veränderungen im Magen-Darm-Trakt
- Herz- und Niereninsuffizienz
- abdominellen Aortenaneurysmen

41.1.4 Psychische Betreuung

Jeder Patient hat vor einer Operation mit mehr oder weniger starken Ängsten zu kämpfen, z. B., während der Operation zu erwachen, nicht mehr aus der Narkose aufzuwachen, oder

Abb. 41.2 Präoperatives Abführen.

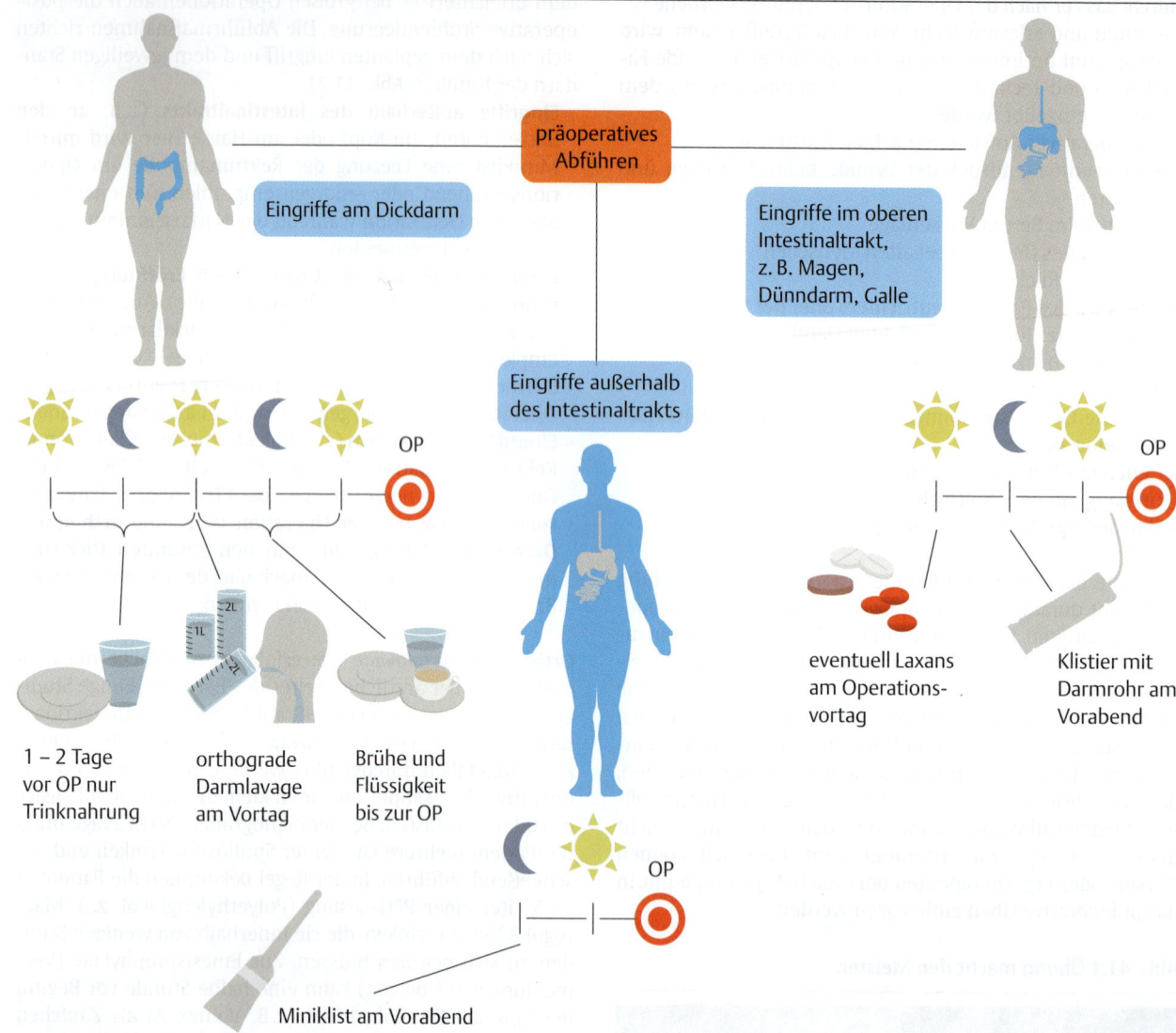

Je nach Lokalisierung des Eingriffes bedarf es einer anderen Vorbereitung des Patienten. Bei einem Eingriff am Magen-Darm-Trakt ist eine gründliche Darmreinigung erforderlich.

der Angst vor starken Schmerzen nach der Operation. Auch die Grunderkrankungen können ursächlich für verschiedene Ängste sein, z. B. Angst aufgrund einer schlechten Prognose durch histologischen Befund.

Die Aufgabe der Pflegenden liegt hier in der präoperativen Beobachtung des Patienten und seines psychischen Zustands. Nur durch eine einfühlsame Betreuung und Gesprächsbereitschaft können die Ängste des Patienten in der voroperativen Phase erfasst und erkannt werden. Darüber hinaus sollten Pflegende den Patienten sach- und fachgerecht über alle Schritte in der Vorbereitungsphase informieren. Sie sollten ihn über den Ablauf aufklären und versuchen, alle Fragen zu beantworten. Nur so können sie Vertrauen aufbauen und dem Patienten die nötige Sicherheit vermitteln.

Der Arzt sollte über die Beobachtungen informiert und ggf. über die weitere Vorgehensweise gesprochen werden. Bei starken Angstzuständen müssen evtl. angstreduzierende Medikamente wie Anxiolytika (auch Ataraktika oder Minor Tranquilizer genannt) verabreicht werden.

Über ausführliche Gespräche hinaus können Pflegende zur Beruhigung und Entspannung des Patienten beitragen, indem sie ihn zu verschiedenen Entspannungstechniken anleiten (z. B. bewusste Atemübungen, Elemente aus dem autogenen Training, z. B. Wärme- oder Schwereübung) oder entspannende physikalische Maßnahmen anwenden, z. B. Teilbäder, Vollbäder mit Pflanzenauszügen wie Lavendel oder Melisse.

41.1.5 Zusammenstellung der nötigen Unterlagen

Am Tag vor der Operation müssen die notwendigen Unterlagen für den Patienten bereitgelegt werden. Diese umfassen folgende Dokumente:
- Patientenkurve
- Einverständniserklärungen (Operation, Narkoseverfahren)
- Anästhesieprotokoll mit Prämedikationsanordnung
- alle aktuellen Befunde (Labor, Röntgenbilder, EKG usw.)
- alle alten Krankenunterlagen
- falls vorhanden, die präoperative Checkliste (Hausstandard beachten)
- Patientenidentifikationsarmbändchen. Es wird vor der Prämedikation am Handgelenk befestigt.

Sofern nicht schon ambulant geschehen, sollten die Unterlagen am Vortag vor der Prämedikationsvisite zusammengestellt sein. Danach empfiehlt es sich, die Unterlagen separat aufzubewahren, um am OP-Tag ein langes Zusammensuchen und evtl. dadurch aufkommende Hektik zu vermeiden.

Checklisten anwenden • In vielen Einrichtungen werden bereits OP-Checklisten verwendet, in denen alle notwendigen präoperativen Maßnahmen aufgeführt sind und die Pflegekraft jeden durchgeführten Schritt mit Handzeichen abzeichnen muss. Die Checklisten ermöglichen so einen sicheren, reibungslosen Ablauf bis zum Beginn der Operation.

> **WISSEN TO GO**
>
> **Allgemeine präoperative Vorbereitung**
>
> Bereits vor der Operation können postoperative Fähigkeiten eingeübt werden. Das **präoperative Einüben** dieser Fähigkeiten gibt dem Patienten Sicherheit und fördert seine Kooperation. Er darf aber nicht überfordert werden.
> Die präoperativen **Abführmaßnahmen** richten sich nach dem geplanten Eingriff:
> - Operationen außerhalb des Intestinaltrakts: Klistier am Abend vor oder am OP-Tag morgens
> - Operationen im oberen Intestinaltrakt: Entleeren des Dickdarms mit Klistier und Darmrohr, ggf. am OP-Tag morgens orales Laxans
> - Operationen am Dickdarm: 1–2 Tage vorher nur noch flüssige Kost, am OP-Tag Reinigung des Dickdarms durch **orthograde Darmlavage**
>
> Vor der Operation muss auch die **psychische Situation** des Patienten beobachtet werden. Bei Auffälligkeiten ist der Arzt zu informieren, ggf. sind Anxiolytika oder Sedativa indiziert.
> Zur OP müssen folgende **Dokumente zusammengestellt** werden:
> - Patientenkurve
> - Einverständniserklärungen
> - Anästhesieprotokoll mit Prämedikationsanordnung
> - alle aktuellen Befunde und alten Krankenunterlagen
> - je nach Hausstandard ggf. die präoperative Checkliste
>
> Vor der Prämedikation wird das Patientenidentifikationsarmbändchen am Handgelenk des Patienten befestigt.

41.1.6 Maßnahmen am OP-Tag

Präoperative Nüchternheit

Um bei der Narkoseeinleitung eine Aspiration von Mageninhalt zu verhindern, sollte vor Operationen eine Nahrungskarenz von mindestens 4–6 Stunden eingehalten werden (≥ 4 h keine feste Nahrung, ≥ 2 h keine Flüssigkeit, keine Bonbons, Kaugummis und nicht rauchen). Allerdings geht laut Leitlinie der DGEM die Einnahme eines Glukosedrinks mit 800 ml in der Nacht und mit 400 ml 2 h vor der Operation nicht mit dem Risiko einer erhöhten Aspiration einher. Orale Glukoselösungen führen außerdem zu einer Verbesserung des postoperativen Wohlbefindens. Dabei müssen Pflegende auf die hausinternen Vorgaben der Anästhesie achten. In der Praxis werden die meisten Patienten ab 0 Uhr des Operationstags nüchtern gelassen. Bei Kindern und alten Menschen müssen Pflegende besonders darauf achten, dass die parenterale Flüssigkeitszufuhr gewährleistet ist. So können Komplikationen durch Flüssigkeitsmangel verhindert werden.

Dauermedikation • Der Anästhesist wird bei der Prämedikationsvisite festlegen, welche Dauermedikation der Patient am Operationstag morgens mit einem kleinen Schluck Wasser einnehmen darf. Meistens handelt es sich dabei um Medikamente wie Schilddrüsenhormone, Herz- und Blutdruckmedikamente. Medikamente, die die Blutgerinnung herabsetzen, dürfen hingegen nicht eingenommen werden, z. B. ASS.

Besonderheiten bei kognitiven Einschränkungen • Bei Patienten mit kognitiven Einschränkungen (z. B. Patienten mit Demenz oder Menschen mit geistiger Behinderung) müssen Pflegende darauf achten, dass keine Nahrungsmittel und Getränke während der Nüchternphase in Reichweite der Patienten stehen. Sie sollten Besucher und Angehörige über die Nahrungs- und Flüssigkeitskarenz informieren, damit sie nicht versehentlich oder unwissentlich dem Patienten Nahrung oder Flüssigkeit geben. Dasselbe gilt für Kleinkinder und krankheitsuneinsichtige Patienten. Auch beim Zähneputzen am Morgen sollten Pflegende darauf achten, dass der Patient nicht das Zahnputzwasser trinkt. Besonders in der Kinderkrankenpflege und bei Patienten mit einer demenziellen Erkrankung kann dies bei großem Durstgefühl vorkommen.

Besonderheiten bei Diabetes mellitus • Am Operationstag erhält der Patient keine oralen Antidiabetika. Die Insulinapplikation richtet sich nach der Insulintherapieform. Eine präoperative Gabe am Operationstag muss mit dem Anästhesisten abgesprochen werden. Der Blutzucker muss bei Patienten mit Diabetes in der präoperativen Phase engmaschig überwacht werden, um Stoffwechselentgleisungen (Hypo-/Hyperglykämie) rasch zu erkennen und Gegenmaßnahmen einleiten zu können. Denn Stresssituationen können auch den Blutzuckerspiegel erhöhen.
▶ Abb. 41.3 zeigt die Maßnahmen in der Übersicht.

Rasur des OP-Gebiets

Vor- und Nachteile • Seit einigen Jahren wird diskutiert, ob eine präoperative Rasur durchgeführt werden muss oder ob eine Kürzung der Haare ausreicht. Es gibt keine aussagefähigen Studien, welche Methode der Haarentfernung effektiver ist. Für die Rasur spricht die Keimreduktion im Operationsgebiet, wodurch das Risiko für Wundinfektionen sinkt. Zudem behindern dichte Haare die Sicht des Operateurs und erschweren das Anheften des postoperativen Wundverbands. Argument gegen eine präoperative Rasur ist das Einschleppen von Keimen in das Operationsgebiet durch Mikroläsionen bereits vor dem Eingriff, wodurch postoperative Wundinfektionen und Wundheilungsstörungen begünstigt werden.

Zeitpunkt • Auch der Zeitpunkt der präoperativen Rasur wird diskutiert. Ist es besser, bereits am Tag vor der OP oder erst kurz vor dem Eingriff zu rasieren? Der Vorteil einer Rasur am Vortag liegt klar in der besseren zeitlichen Organisation, die Rasur kann meist in Ruhe durchgeführt werden. Allerdings besteht durch die frühzeitige Rasur auch eine größere Infektionsgefahr durch Mikroschnittverletzung oder Kratzer. Diese können sich mit Keimen besiedeln und während der Operation ins Wundgebiet gelangen. Eine Rasur kurz vor der Operation hingegen ist meist organisatorisch schwer möglich und kann zu Hektik vor der Operation führen. Das Robert Koch-Institut empfiehlt allerdings eine Rasur direkt vor der Operation. Die Pflegenden müssen sich bei der präoperativen Haarentfernung an den Vorgaben und Standards des jeweiligen Hauses bzw. der Abteilung orientieren.

▶ Tab. 41.1 zeigt Varianten der präoperativen Haarentfernung, die benötigten Materialien und was beim Umgang zu beachten ist.

Abb. 41.3 Präoperative Nüchternheit.

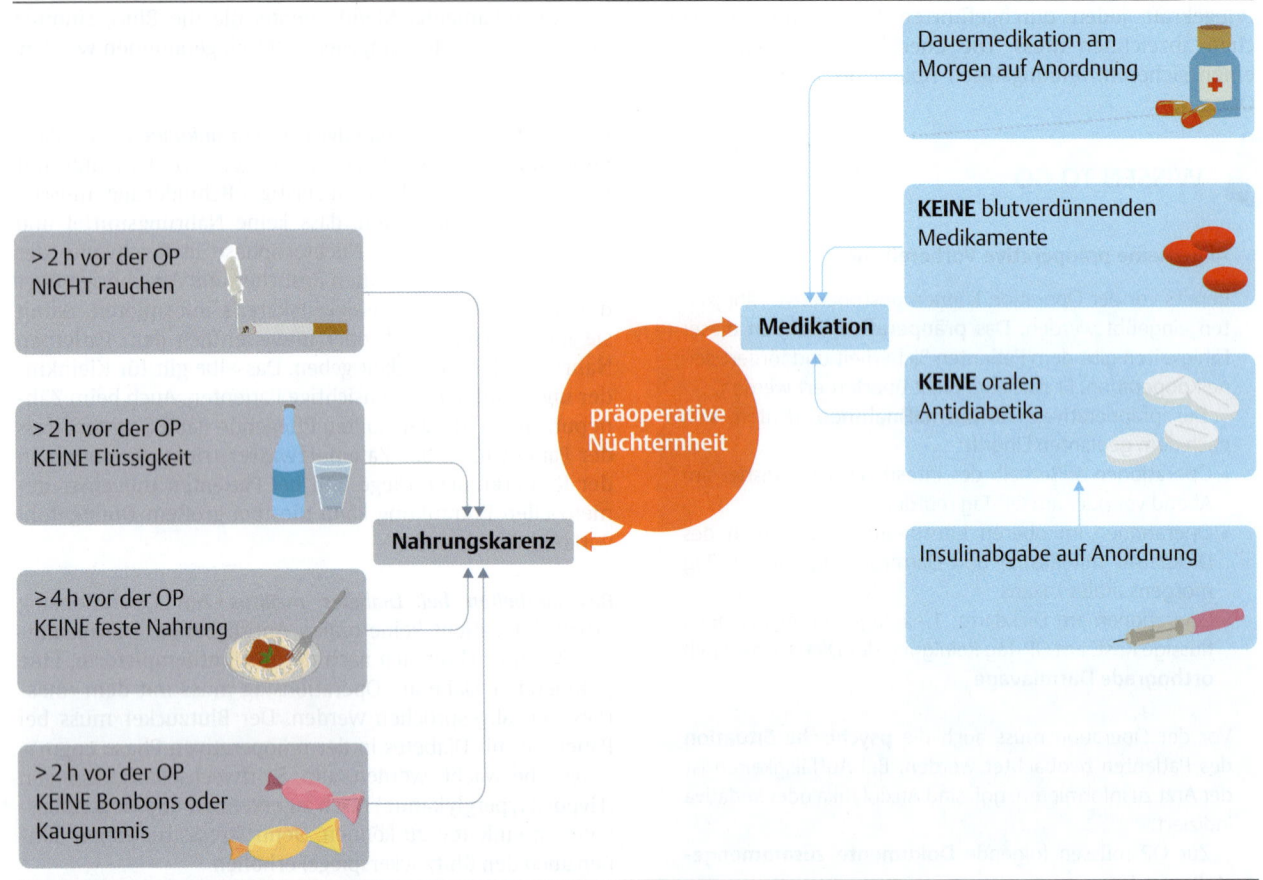

Anforderungen an Nahrungs-, Flüssigkeits- und Medikamentenkarenz im Überblick.

Tab. 41.1 Varianten der präoperativen Haarentfernung.

Methode	Material	Eignung/Besonderheiten
Nassrasur	Rasierklinge oder Messer	• überall geeignet • Vorsicht Verletzungsgefahr! Klinge nicht kippen!
Einmalrasur	Einmalrasierer	• nur für kleine Bereiche geeignet (besonders für Problembereiche wie Leistenbeuge, Analfalte, Achselhöhle) • Vorsicht Verletzungsgefahr! Nur vorsichtig anwenden!
Elektrohaarschneider „Clipper"	Elektrorasierer mit Einmalscherkopf	• sehr schonende Rasur ohne Verletzungsgefahr • für jeden Patienten muss ein neuer Rasierkopf verwendet werden
chemische Haarentfernung	Enthaarungscreme	• schonende Haarentfernung, es besteht keine Verletzungsgefahr, jedoch Gefahr der Unverträglichkeit und Allergie • niemals an Schleimhäuten anwenden

Präoperative Pflege

Regeln • Beim Rasieren des Operationsgebiets sollten folgende Regeln berücksichtigt werden:
- Die Haare sollten mind. 30 cm um das Operationsgebiet herum entfernt werden. Die hausüblichen Rasurschemata sollten beachtet werden.
- Es sollte immer in Richtung des Haarwuchses rasiert werden. So werden Verletzungen und unangenehmes Zupfen vermieden.
- Auf Hautunebenheiten (z. B. Pickel, Blasen) und Hautfalten sollte geachtet werden.
- Bei Hautfalten sollte das Hautareal zunächst mit der zweiten Hand gestrafft werden, bevor rasiert wird.
- Es sollte besonders vorsichtig gearbeitet werden, wenn das OP-Gebiet über Sehnen und Knochenkanten (z. B. am Schienbein) liegt.
- Bei unklaren Bauchoperationen müssen die Haare großzügig entfernt werden, da das Operationsgebiet während der OP möglicherweise erweitert wird.
- Bei Operationen am Schädel sollte die rasierte Fläche so klein wie möglich und so groß wie nötig sein. Aus kosmetischen Gründen sollten möglichst keine Deckhaare oder Augenbrauen rasiert werden.
- Bei Hauttransplantationen oder Bypass-Operationen muss immer auch das Entnahmegebiet in die präoperative Vorbereitung einbezogen werden.
- Empfindet der Patient die Haarentfernung als schmerzhaft (z. B. bei Abszessen oder Frakturen), sollte mit dem zuständigen Arzt abgeklärt werden, ob die Haarkürzung in Narkose möglich ist.

Körperreinigung und Hygiene

Je nach Zustand des Patienten und Zeitpunkt der präoperativen Körperreinigung bieten sich verschiedene Varianten an. Zunächst sollten Pflegende den Patienten über die Möglichkeiten beraten und mit ihm gemeinsam das Vorgehen festlegen. Falls notwendig, sollte der Patient anschließend bei der Durchführung unterstützt werden (▶ Abb. 41.4). Möglich sind:
- **Duschbad:** Das Duschen ist die gängigste und hygienischste Art der Körperreinigung. Sie ist jedoch nur bei belastungsstabilen und mobilen Patienten möglich. Der Zeitpunkt der Durchführung richtet sich auch hier nach dem Zeitpunkt der Operation. Wichtig ist, dass keine Hektik für den Patienten vor der Operation entsteht. Pflegende sollten daher gemeinsam mit dem Patienten entscheiden, ob er am OP-Vorabend oder am OP-Morgen duschen möchte.
- **Teilwaschung/Ganzwaschung:** Bei Schwerstkranken und Bewusstlosen übernehmen Pflegende die vollständige Körperpflege vor der Operation und führen eine Ganzkörperwaschung durch. Immobile Patienten (z. B. Patienten mit Frakturen) benötigen meist Unterstützung bei der Körperpflege. Hier führen Pflegende ggf. eine Teilwaschung durch. Je nachdem, für welche Uhrzeit die Operation angesetzt ist, kann die Teil- bzw. Ganzkörperwaschung am Tag vor der Operation oder morgens am OP-Tag durchgeführt werden.
- **Vollbad:** Es wird heute nur noch selten angewendet und sollte nur am Abend vor der Operation durchgeführt werden. Es eignet sich besonders für Patienten, die nach der Operation tage- bis wochenlang kein Dusch- oder Wannenbad nehmen können. Neben der Körperreinigung hat es einen beruhigenden, entspannenden Effekt.

Abb. 41.4 Duschbad.

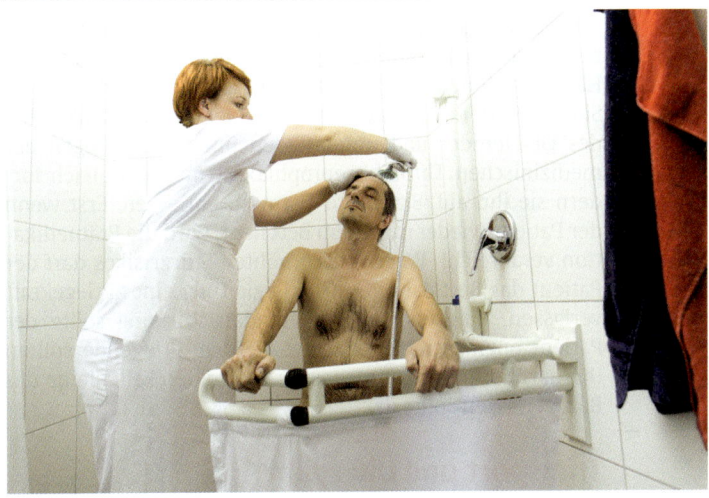

Ist der Patient bei Bewusstsein, kann ein Duschbad am Vorabend oder am OP-Morgen durchgeführt werden.

Regeln • Bei allen Varianten sollten Pflegende auf die Reinigung des Nabelbereichs und auf eine gründliche Körperpflege bei bestehenden Hautfalten achten.

Bei Patientinnen muss ggf. Nagellack (auch farbloser) entfernt werden, um dem Anästhesisten während der Operation die Sauerstoffüberwachung zu erleichtern. Denn an einer Blaufärbung der Nägel kann er einen Sauerstoffmangel erkennen (Zyanose). Weiterhin kann auch die Pulsoxymetrie (Sauerstoffsättigung des Blutes über einen Fingerclip) nur ohne Nagellack verlässliche Werte liefern. Pflegende sollten Patientinnen ebenso darauf hinweisen, dass sie am Operationstag auf ein Make-up verzichten sollten, denn auch die Hautfarbe ist während der Narkose ein wichtiger Beobachtungsaspekt. Des Weiteren müssen Schmuck und Piercings aus Hygiene- und Unfallverhütungsgründen entfernt werden.

Zahnprothesen, Sehhilfen und Körperprothesen können bis zum Transport des Patienten in die OP-Abteilung beim Patienten bleiben. Pflegende sollten jedoch sicherstellen, dass die Gegenstände vor dem Transport sachgerecht entfernt und aufbewahrt werden. Ausnahmen sind Perücken und Haartoupets. Diese sollten erst im Operationsvorraum entfernt werden.

Thromboseprophylaxe

Am Operationstag selbst erhält der Patient keine medikamentöse Thromboseprophylaxe in Form von Heparin. Sollte er noch keine medizinischen Thromboseprophylaxestrümpfe (MTS) (S. 421) erhalten haben, müssen Pflegende mit dem behandelnden Arzt die prophylaktische Kompressionstherapie absprechen. Werden MTS angeordnet, passen Pflegende diese vor der Operation an und unterstützen den Patienten beim Anziehen bzw. übernehmen es. Bei ambulanten Operationen erhält der Patient die MTS vor dem Verabreichen der Prämedikation.

Prämedikation

Die Prämedikation dient der Anxiolyse (Angstlösung) und Sedierung (Beruhigung) des Patienten und erleichtert zudem die Einleitung der Narkose. Den Zeitpunkt, zu dem die Prämedikation verabreicht werden soll, legt der Anästhesist in der Prämedikationsvisite fest. Hier bestimmt er die Art

41 Perioperative Pflege

des Medikaments, die Menge und den Verabreichungszeitpunkt. All das wird im Anästhesieprotokoll dokumentiert.

Bevor Pflegende am OP-Tag die angeordnete Prämedikation verabreichen, sollten sie nochmals das Rasurgebiet auf Hautirritationen oder Entzündungszeichen kontrollieren. Sie helfen dem Patienten beim Auskleiden bzw. Ankleiden des OP-Hemdes und unterstützen ihn beim Anlegen der medizinischen Thromboseprophlaxestrümpfe. Danach fordern sie ihn auf, Blase und Darm zu entleeren. Erst wenn der Patient wieder in seinem Bett liegt, wird die Prämedikation verabreicht. Wegen des erhöhten Sturzrisikos darf der Patient das Bett danach nur in Begleitung einer Pflegekraft verlassen. Aufgrund der sedierenden Wirkung sollte der Patient engmaschig beobachtet werden. Pflegende sollten ihn darüber informieren, dass er auf keinen Fall alleine das Bett verlassen sollte.

Transport und Übergabe

Der Transport in die Operationsabteilung erfolgt entweder nach einem festgelegten Zeitplan oder nach Abruf durch das Operationspersonal. Alle gerichteten OP-Dokumente (S. 746) des Patienten werden mitgenommen. Je nach Operation müssen ggf. auch Lagerungsmittel, Bauchbinden usw. mitgeführt werden, damit der Patient postoperativ korrekt gelagert werden kann.

Im Eingangsbereich der OP-Abteilung erfolgt das sog. „Einschleusen". Die Schleuse trennt den allgemeinen Krankenhausbereich vom Operationsbereich. Hier wird der Patient vom Operationsfachpersonal übernommen und auf dem Operationstisch gelagert. Bei der Übergabe stellen Pflegende den Patienten vor, nennen den Namen, die geplante Operation und andere wichtige Besonderheiten. Dies dient vor allem dazu, Verwechselungen zu vermeiden. Danach verabschieden sie sich vom Patienten und nehmen das Bett mit aus der Schleuse.

Sollte das Patientenbett am Morgen noch nicht komplett frisch bezogen worden sein, kann dies jetzt durchgeführt werden, sodass der Patient nach der Operation in ein sauberes Bett gelegt werden kann und eine Keimverschleppung mit anschließender Wundinfektion vermieden wird. In vielen Kliniken stehen zu diesem Zweck im Bettenlagerungsbereich Wäscheabwurfbehälter und ein Wäschewagen mit frischer Bettwäsche bereit. Wenn der Patient erst am Vortag oder am Morgen aufgenommen wurde, muss das Bett nicht neu bezogen werden.

▶ Abb. 41.5 zeigt alle Maßnahmen am OP-Tag in der Übersicht.

Präoperative Schmerzkatheter

Gegebenenfalls können bereits präoperativ Schmerzkatheter (lumbaler oder thorakaler Periduralkatheter) notwendig sein. Diese können zu Beginn der präoperativen Phase oder direkt zu OP-Beginn im Narkoseeinleitungsraum durch die Anästhesie gelegt werden. Die Aufgabe des Pflegepersonals in der Anästhesie besteht in der Vorbereitung und in der Arztassistenz sowie der Patientenbetreuung bei der Anlage.

> **WISSEN TO GO**
>
> **Vorbereitungen am OP-Tag**
>
> - **Nahrungskarenz:**
>   - i. d. R. 4–6 h (4 h keine feste Nahrung, 2 h keine Flüssigkeit
>   - meist ab 0 Uhr des OP-Tages nüchtern bleiben → hausinterne Vorgaben beachten
> - **Haarentfernung im OP-Gebiet:**
>   - Kürzung der Körperhaare, Rasur oder chemische Enthaarung
>   - hausinterne Rasurschemata beachten
>   - immer in Richtung Haarwuchs rasieren, auf Hautunebenheiten und Hautfalten achten
> - **präoperative Körperreinigung:**
>   - Duschbad, Teil- oder Ganzkörperwaschung
>   - Nabelbereich reinigen, Nagellack, Schmuck oder Piercings entfernen
>   - Sehhilfen, Zahn- oder Körperprothesen bis zum Transport in OP beim Patienten lassen
> - MTS anpassen und anziehen, OP-Hemd anlegen und Prämedikation verabreichen
> - **Transport** in den OP entweder nach Zeitplan oder Abruf, neben allen OP-Dokumenten ggf. Lagerungsmittel, Bauchbinden mitnehmen
> - Im **Schleusenbereich** den Patienten dem OP-Personal mit Namen, geplanter Operation, Station vorstellen

Abb. 41.5 Maßnahmen am OP-Tag.

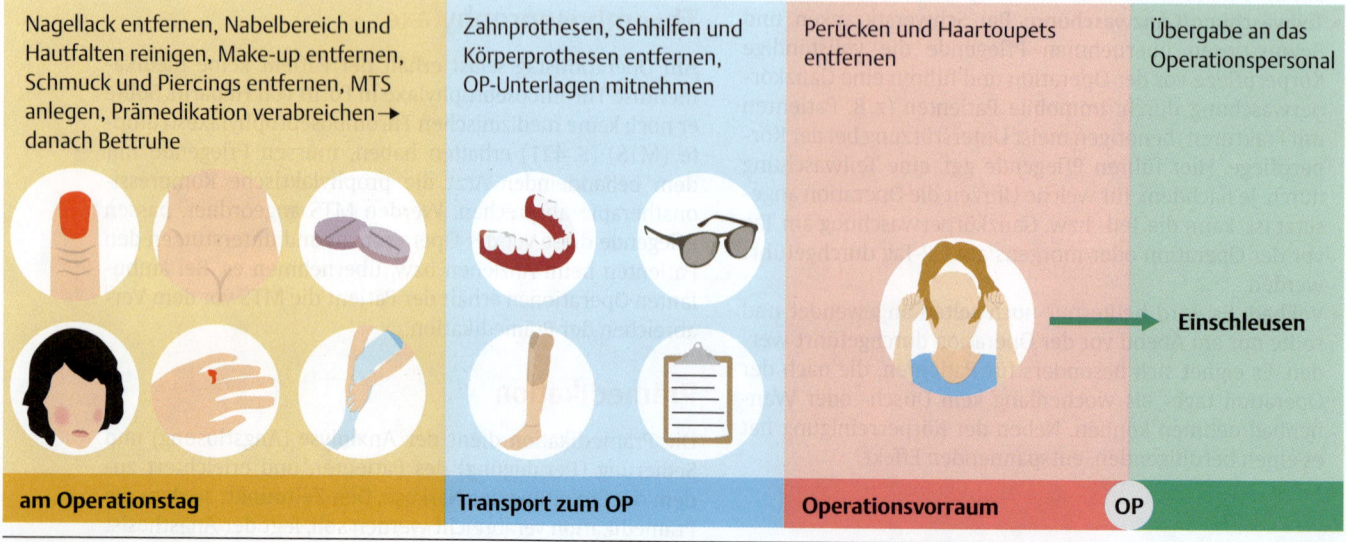

Maßnahmen am OP-Tag in der Übersicht.

41.2 Postoperative Pflege

41.2.1 Im Aufwachraum

Ist die Operation abgeschlossen, wird die Narkose ausgeleitet und der Patient in sein vorbereitetes, frisches Pflegebett umgelagert und anschließend in den Aufwachraum gebracht. Hier wird er so lange überwacht, bis seine Vitalfunktionen stabil sind und er auf die normale Pflegestation zurückverlegt werden kann. Im Durchschnitt liegt die Verweildauer im Aufwachraum bei ca. 2 Stunden. Bei großen, langandauernden und komplikationsreichen Operationen, schweren Vorerkrankungen oder intraoperativ aufgetretenen Komplikationen kann es notwendig werden, dass der Patient postoperativ auf einer Intensivstation weiter betreut wird. Die Indikation hierzu stellen Anästhesist und Operateur gemeinsam.

Pflegerische Schwerpunkte

In dieser ersten postoperativen Phase im Aufwachraum müssen Pflegende primär die Bewusstseinslage überwachen sowie die Atem- und Kreislauffunktionen engmaschig und regelmäßig überprüfen. Auch die postoperative Schmerztherapie und evtl. Nachblutungen müssen kontrolliert werden. Diese wesentlichen Aufgaben werden von speziell ausgebildetem Pflegefachpersonal übernommen. Der Patient wird mittels Monitor überwacht und kann seine Narkose ausschlafen. Bei auftretenden Komplikationen kann schnellstmöglich eingegriffen und gehandelt werden.

Während der Patient im Aufwachraum liegt, kann auf der Station das Patientenzimmer für die postoperative Versorgung vorbereitet werden, z.B. Infusionsständer bereitstellen, Überwachungsprotokoll anlegen, RR-Gerät am Patiententisch bereitlegen und das Zimmer lüften.

Ist der Patient aufgewacht, überprüft der Anästhesist im Aufwachraum nochmals seinen Bewusstseinsstatus. Erst wenn er stabil genug ist, um verlegt werden zu können, wird die Pflegeabteilung informiert und der Patient kann aus dem Aufwachraum abgeholt werden.

Regeln • Einen Patienten sollte man möglichst immer zu zweit aus dem Aufwachraum abholen. Eine examinierte Pflegefachkraft muss dabei sein. Diese informiert sich bei der zuständigen Pflegekraft des Aufwachraums über den intraoperativen Verlauf (Was wurde gemacht? Gab es Besonderheiten oder Komplikationen?) und über die Zeit im Aufwachraum (Besonderheiten, erhaltene Medikamente und Infusionen, Schmerzen, besondere Lagerung). Sie kontrolliert das Bewusstsein des Patienten, schaut sich den Wundverband und die Drainagen an (bei massiven Blutungen kann die Verantwortung für die Übernahme nicht übernommen werden), erkundigt sich nach dem Befinden des Patienten und ob dieser schon Spontanurin gelassen hat.

Ein Patient sollte nur dann übernommen und mit auf Station genommen werden, wenn folgende Verlegungskriterien erfüllt sind:
- ausreichende Spontanatmung
- stabile Herz-Kreislauf-Verhältnisse
- klares Bewusstsein
- ausreichende Schutzreflexe
- Normothermie
- adäquate Schmerztherapie

41.2.2 Postoperative Überwachung und Pflege auf der Station

Lagerung

Auf der Station wird der Patient in sein Zimmer gebracht und entsprechend der durchgeführten Operation oder nach Anordnung des Operateurs gelagert. Nach größeren Eingriffen am Magen-Darm-Trakt wird der Patient z.B. mit leicht erhöhtem Oberkörper gelagert und die Knie werden mit einer Knierolle oder einem Bettknick im Pflegebett unterstützt. Bei traumatologischen oder gefäßchirurgischen Eingriffen muss die operierte Extremität ggf. auf einer Schiene gelagert, bei Operationen an der Wirbelsäule darf das Kopfteil des Bettes nicht erhöht werden.

Zur korrekten Lagerung sollten sich Pflegende nach den jeweiligen Haus- und/oder Abteilungsstandards richten.

Postoperative Überwachung

In der postoperativen Phase muss der Patient intensiv überwacht werden (▶ Abb. 41.6).

Kreislaufsituation • In der ersten postoperativen Phase müssen Puls, Blutdruck und Atmung des Patienten engmaschig überwacht werden. Nur so können ein etwaiger Volumenmangel (Schocksymptome, Durst, Verwirrtheitszustände) oder eine Hypoxie (veränderte Atemgeräusche, Dyspnoe, Zyanose, Blässe, Unruhe) schnell erkannt und mit dem behandelnden Arzt geeignete Sofortmaßnahmen eingeleitet werden.

Bewusstsein und Orientierung • Das Bewusstsein und die Orientierung des Patienten sollten regelmäßig kontrolliert werden. So können ein Narkoseüberhang oder neurologische Störungen (Ateminsuffizienz, Schläfrigkeit, Sprachstörungen) frühzeitig erkannt und geeignete Sofortmaßnahmen eingeleitet werden.

Wundverband und Drainagen • Bei jedem Patientenkontakt sollte der Wundverband auf Nachblutungen (durchgebluteter Verband) und den Füllstand der Drainagen (S. 754) kontrolliert werden (Menge und Aussehen).

ACHTUNG
Bei übermäßigen Nachblutungen sollte der behandelnde Arzt informiert werden, sodass rasch reagiert werden kann.

Flüssigkeitshaushalt und Ausscheidung • Nicht zu vergessen ist die Kontrolle der Ein- und Ausfuhr des Patienten sowie seines Miktionsverhaltens. Durch die Narkosemedikamente (besonders Relaxation) oder bei einer Spinalanästhesie kann es zu einer reflektorischen Miktionssperre kommen, durch welche der Patient die Blase nicht gesteuert entleeren kann. Eine postoperative Harnretention (postoperativer Harnverhalt) muss frühzeitig erkannt werden.

Der Patient sollte bis zum Abend des Operationstags Urin gelassen haben, spätestens jedoch nach 12 Stunden. So können ein Harnstau in den Nieren mit nachfolgender Infektion oder sogar eine Nierenschädigung vermieden werden.

! Merken Kontrollen
Die Kontrollen sollten zu Beginn halbstündlich, später stündlich bis 2-stündlich erfolgen. Alle Beobachtungen sollten in einem Überwachungsprotokoll eingetragen werden, das während der Überwachungszeit am Patientenbett verbleibt. Bei

Perioperative Pflege

Abb. 41.6 Patientenüberwachung.

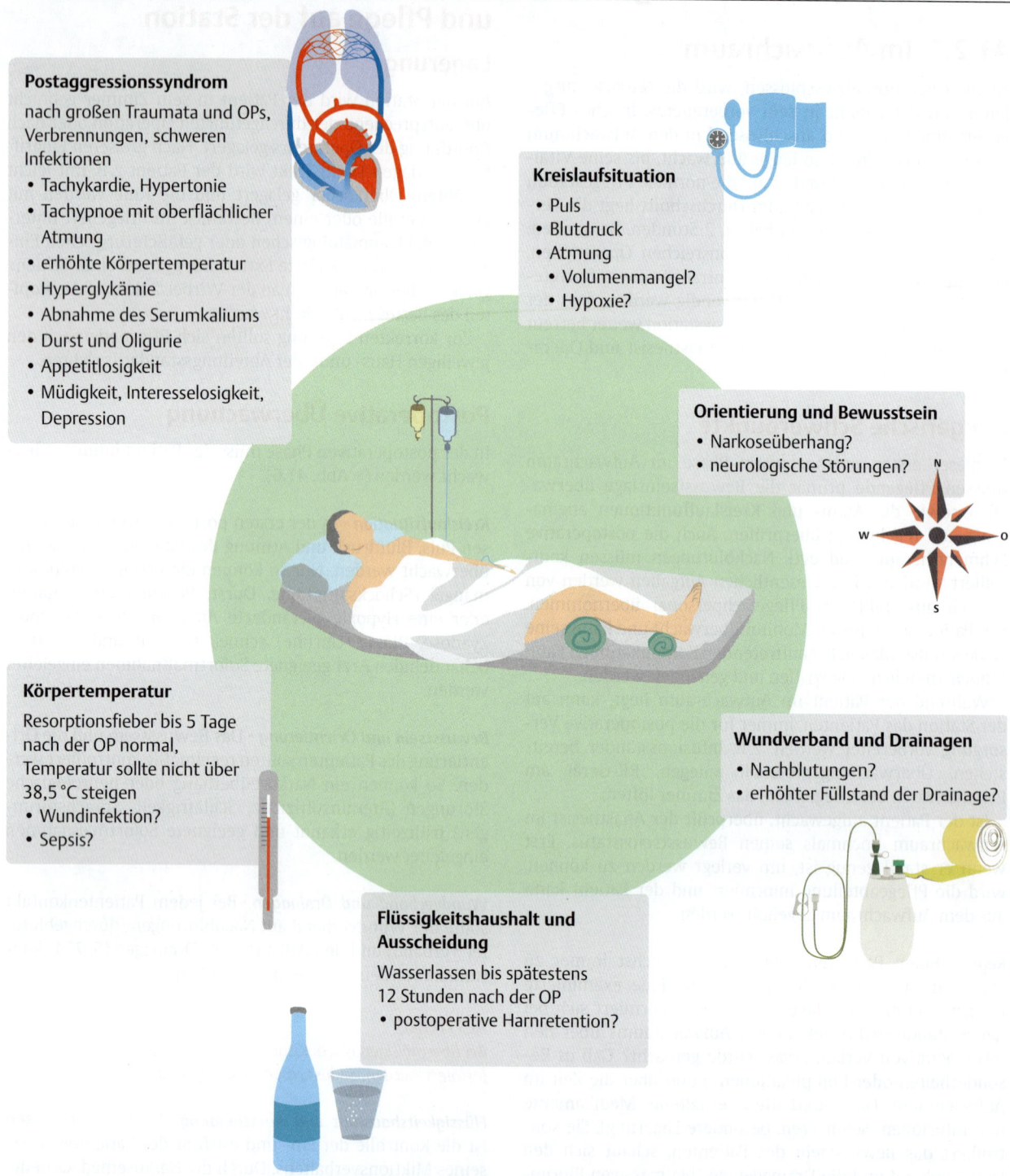

Die Illustration zeigt die Hauptelemente der postoperativen Patientenüberwachung.

Normabweichungen sollte schnellstmöglich der behandelnde Arzt oder Anästhesist verständigt werden.

Körpertemperatur • Nach einer Operation ist eine erhöhte Körpertemperatur normal. Man spricht vom Resorptionsfieber. Dabei ist die Körpertemperatur zwar erhöht, allerdings nicht über 38,5 °C und nicht länger als 5 Tage postoperativ. Es ist wichtig, dass Pflegende mindestens 2-mal täglich in den ersten 5 postoperativen Tagen die Körpertemperatur des Patienten messen. Länger anhaltende höhere Temperaturen können auf Wundinfektionen oder gar septische Prozesse hinweisen.

DMS-Kontrolle • Einen ganz wesentlichen Teil der körperlichen Untersuchung macht die Prüfung der Durchblutung, Motorik und Sensibilität der betroffenen Region nach Operationen am Bewegungsapparat aus. Dabei wird immer distal (körperfern) der Verletzung bzw. distal der erkrankten Region geprüft, um festzustellen, ob auf der distalen Seite der Verletzung noch Blut und Nervensignale ankommen. Nähere Informationen hierzu finden Sie im Kap. „Pflege bei Erkrankungen des Bewegungssystems" (S. 1149).

Postaggressionssyndrom • Es ist eine gefürchtete postoperative Komplikation, die nach großen Traumata und Operationen, ausgedehnten Verbrennungen und schweren Infektionen auftreten kann. Es entsteht infolge eines intensivierten Metabolismus (gesteigerten Stoffwechsels) mit kataboler Stoffwechsellage (Abbauvorgänge überwiegen). Es bestehen Glukoseverwertungsstörungen, Störungen des Zellstoffwechsels, Durchblutungsstörungen und Funktionsstörungen innerer Organe. Die häufigsten Symptome des Postaggressionssyndroms betreffen die Herz-Kreislauf-Regulation, den Energiestoffwechsel sowie die Psyche:

- Tachykardie, Hypertonie
- Tachypnoe bei gleichzeitiger oberflächlicher Atmung
- Körpertemperaturanstieg
- Hyperglykämie
- Abnahme des Serumkaliums
- Durst und Oligurie
- Appetitlosigkeit
- Müdigkeit, Interesselosigkeit, Depression

Betroffene Patienten sind intensivpflichtig. Die intensivpflegerischen Schwerpunkte liegen in der Aufrechterhaltung und Unterstützung des Säure-Basen- und des Elektrolyt- und Flüssigkeitshaushalts des Patienten.

Frühmobilisation

Damit postoperative Komplikationen wie Thrombose, Pneumonie oder Obstipation verhindert werden können, sollte der Patient möglichst früh mobilisiert werden. Pflegende sollten hierzu die hausinternen Standards und die jeweilige Arztanordnung beachten. Bei kleineren Eingriffen erfolgt die Frühmobilisation meist noch am Operationstag abends, spätestens jedoch am ersten postoperativen Tag morgens.

Bei der Frühmobilisation sollten Pflegende möglichst zu zweit vorgehen und den Patienten zunächst an die Bettkante mobilisieren. Ist der Kreislauf stabil, sollten sie ihn danach vorsichtig in den Stand vor das Bett bringen und wenn möglich anschließend einige Schritte mit ihm im Bettbereich umhergehen. Ausführliche Informationen finden Sie im Kap. 18 „Lagern und Mobilisieren" (S. 348).

ACHTUNG
Achten Sie bei der Frühmobilisation vor allem auf die Kreislaufsituation des Patienten. Zeigt er Anzeichen einer Überforderung, bringen Sie ihn sofort zurück ins Bett.

Perioperative Schmerzmedikation

Damit der postoperative Wundschmerz erträglich bleibt, bekommen die Patienten meist Schmerzmedikamente nach standardisierten Verfahren. Am Operationstag werden die Schmerzmittel meist parenteral über Kurzinfusionen verabreicht. Da das Schmerzempfinden bei jedem Menschen unterschiedlich ist, ist es Aufgabe der Pflegenden, den Patienten im Hinblick auf seine Schmerzen kontinuierlich zu beobachten und die verordneten Schmerzmedikamente auf Arztanordnung zu verabreichen. Siehe auch Kap. „Schmerzmanagement" (S. 687).

Patientenkontrollierte Analgesie (PCA) • Bei größeren und schmerzintensiveren Operationen wird bereits im Vorfeld mit der Schmerztherapie begonnen. Häufig findet auch die patientenkontrollierte Analgesie (PCA) Anwendung (S. 701). Hierbei kann sich der Patient das Schmerzmittel selbst verabreichen, indem er bei Bedarf den Handschalter der PCA-Pumpe drückt. Dadurch wird eine zuvor eingestellte Dosis Schmerzmittel intravenös oder über einen Periduralkatheter verabreicht. Eine Überdosierung wird dabei durch voreingestellte Maximaldosen und Sperrzeiten verhindert.

Pflegende müssen den Patienten im Rahmen einer PCA engmaschig beobachten und immer wieder sein Bewusstsein sowie die Schmerzqualität und -intensität überprüfen. Hierfür eignen sich verschiedene Assessmentinstrumente, z.B. Schmerzskalen (S. 694). Darüber hinaus müssen alle Daten in einem Verlaufsprotokoll dokumentiert und das Gerät regelmäßig überprüft werden.

Periphere Nervenblockaden • Eine weitere Form der Schmerztherapie ist die periphere Nervenblockade (S. 701). Nerven können an bestimmten Stellen betäubt und die Anästhesie damit gezielt auf den Bereich des operativen Eingriffs beschränkt werden. Eine einmalige Injektion von Lokalanästhetika führt zu einer mehrstündigen Betäubung der gewünschten Areale, die wiederholte oder kontinuierliche Gabe dieser Medikamente über einen eingelegten Katheter erlaubt eine längerfristige Schmerztherapie.

Diese Schmerztherapieform wird meist in der Orthopädie angewendet, z.B. bei Operationen im Bereich des Oberschenkels, Kniegelenks, Unterschenkels und des Fußes sowie der Schulter, des Oberarms, des Ellbogengelenks und der Hand. Die Aufgabe der Pflegekraft in der postoperativen Pflege ist die Überwachung der Sensibilität während der Therapie, da durch Sensibilitätsstörungen z.B. in den Beinen eine erhöhte Sturzgefahr des Patienten begünstigt wird. Der Verbandwechsel und das Bestücken der Schmerzpumpe erfolgt durch Fachpersonal der Anästhesie. Die stationären Pflegekräfte müssen bei der Mobilisation und bei Transfers auf die Zuleitung und den Katheter achten, um diesen dabei nicht versehentlich durch Zug zu dislozieren.

Postoperativer Kostaufbau

Nach Operationen soll nach den meisten Standards eine 4–6-stündige Nahrungskarenz eingehalten werden. In der Praxis darf der Patient häufig dann wieder essen und trinken, wenn er nach der Operation Urin gelassen hat.

Der weitere Kostaufbau richtet sich nach der Art der Operation. Bei Operationen am Magen oder Darm z.B. kann der Kostaufbau erst erfolgen, wenn sichergestellt ist, dass die angelegten Anastomosen (Verbindungen) heilen.

Pflegende sollten bei einem langsamen Kostaufbau darauf achten, dass die ärztlichen Anordnungen zum Nahrungsaufbau eingehalten werden. Ihnen obliegen zudem die Durchführung der parenteralen Ernährung und die Flüssigkeitssubstitution in der Phase der Nahrungskarenz und des Nahrungsaufbaus.

WISSEN TO GO

Postoperative Pflege

Der Patient wird solange im **Aufwachraum** überwacht, bis die Vitalfunktionen stabil sind. Auf Station wird der Patient nach Anordnung des Operateurs **gelagert**. **Postoperative Überwachung** erst halbstündlich, dann stündlich bis 2-stündlich:

- **Herz-Kreislauf-Situation:** Puls, Blutdruck und Atmung
- **Bewusstsein und Orientierung:** Sind Ateminsuffizienz, Schläfrigkeit oder Sprachstörungen zu beobachten (Narkoseüberhang), müssen Sofortmaßnahmen eingeleitet werden.

41 Perioperative Pflege

- **Wundverband und Drainagen:** Wundverband regelmäßig auf Nachblutungen und Drainagen auf Menge und Aussehen bzw. Füllstand hin kontrollieren.
- **Flüssigkeitshaushalt und Ausscheidung:** Ein- und Ausfuhr sowie Miktionsverhalten, um Harnretention zu erkennen. Der Patient sollte bis zum Abend des OP-Tages Urin gelassen haben, spätestens nach 12 h.
- **Körpertemperatur:** 2-mal täglich messen. Erhöhung bis 38,5 °C kann in den ersten 5 Tagen normal sein (Resorptionsfieber).

Die **postoperative Schmerzmedikation** wird auf Anordnung verabreicht, Schmerzqualität und -intensität, Vitalzeichen und Bewusstsein werden beobachtet.

In der Regel besteht nach OP eine 4–6-stündige Nahrungskarenz. Häufig darf ein Patient wieder essen und trinken, wenn er Wasser gelassen hat. Der weitere **postoperative Kostaufbau** richtet sich nach der Art der OP.

41.2.3 Umgang mit Wunddrainagen

Definition Wunddrainagen
Drainagen sind flexible, oft perforierte Schläuche, die in ein Wundgebiet bzw. eine Körper- oder Abszesshöhle eingebracht werden, damit Blut, (Wund-)Sekrete oder andere Körperflüssigkeiten abgeleitet werden können. Sie werden meist nach invasiven Eingriffen oder Verletzungen angelegt, um die Wundheilung zu fördern und Komplikationen zu vermeiden.

Es werden 2 Arten von Drainagen unterschieden:
- **Drainagen mit Sog:** Mittels Unterdruck in der Sekretflasche werden Wundflüssigkeiten und Blut durch die Sogwirkung (ca. 0,8 bar) kontinuierlich aus dem Gewebe abgesaugt.
- **Drainagen ohne Sog:** Die Wirkung entsteht durch den Gewebedruck aufgrund Schwerkraft. Durch den Höhenunterschied wird das Sekret in den Sekretbeutel gesogen und kann mithilfe des Auslassventils abgelassen werden.

Des Weiteren kann unterschieden werden in:
- **Innere Drainagen:** Sie werden operativ angelegt und dienen vor allem der Umgehung von inneren Hindernissen.
- **Äußere Drainagen:** Sie werden wesentlich häufiger angelegt, die Ableitung erfolgt aus dem Körperinneren nach außen.
- **Offene Drainagen:** Sekret wird über den Drainageschlauch oder Gummilasche in einen Verband geleitet.
- **Halboffene Drainagen:** Sekret wird in einen angeschlossenen, wechselbaren Auffangbeutel abgeleitet.
- **Geschlossene Drainagen:** Der Auffangbeutel ist untrennbar mit dem Drainageschlauch verbunden; durch ein Ventil wird der Reflux von Sekret in den Drainageschlauch verhindert.

Drainagen mit Sog

Redondrainage • Die Redondrainage wird meist in ein Gelenk oder ins Unterhautfettgewebe bei Operationen eingelegt. Durch den Sog werden die Wundflächen zusammengezogen, wodurch die Wundflächen schneller verkleben und zusammenwachsen können. In Abhängigkeit von der Wundsekretion werden sie nach 48–72 Stunden gezogen. Redondrainagen gibt es in unterschiedlichen Größen, sowohl mit unkontrolliertem als auch kontrolliertem Sog. Die Redonflaschen verfügen über einen Vakuumindikator, der anzeigt, ob das Vakuum bzw. der Sog in der Flasche noch ausreicht (▶ Abb. 41.7a). Ist der Sog nicht mehr ausreichend, muss die Flasche gewechselt werden (S. 755).

Ausführliche Informationen zur Thoraxsaugdrainage lesen Sie im Kap. 25 „Pflege von Patienten mit Sonden und Drainagen" (S. 504).

Drainagen ohne Sog

Robinson-Drainage • Hierbei handelt es sich um ein geschlossenes Wunddrainagesystem, bei dem der Beutel nicht gewechselt wird, sondern das Sekret über einen Ablaufstutzen entleert werden kann (▶ Abb. 41.7b). Die Robinson-Drainage wird intraabdominal eingelegt und arbeitet ohne Sog.

Kapillardrainagen • Bei kleinen, oberflächlichen Wunden werden entweder eine Gummilasche, eine **Penrose-Drainage** (hier erfolgt die Ableitung über einen eingezogenen Gazestreifen) oder ein **Easy-Flow-Drain** (ein Kunststoffrohr

Abb. 41.7 Wunddrainagen.

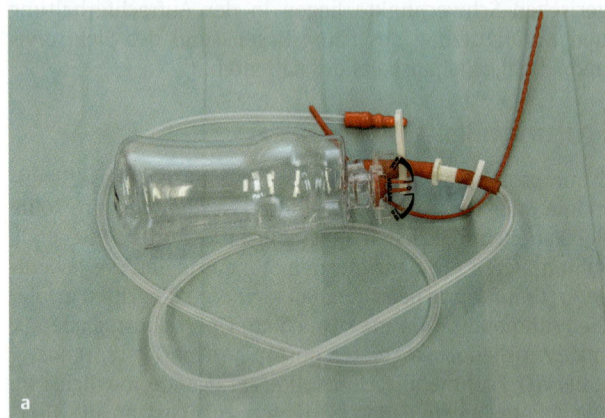

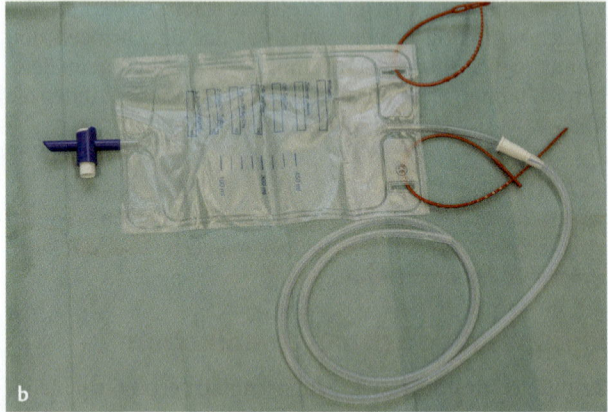

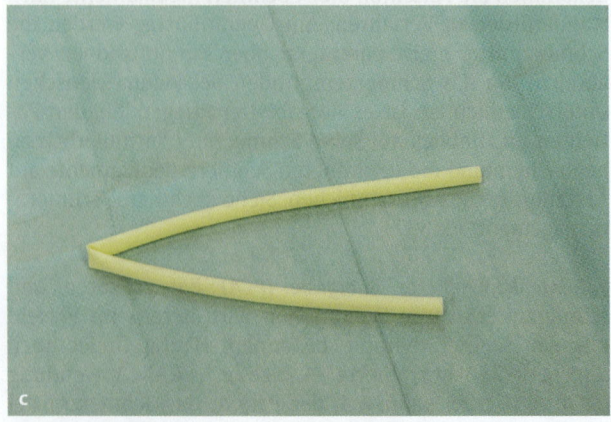

a Redondrainage.
b Robinson-Drainage.
c Penrose-Drainage.

mit geringem Durchmesser) eingelegt (▶ Abb. 41.7c). Easy-Flow-Drainagen werden weiterhin bei intraabdominellen Eingriffen eingelegt, da Drainagen mit Sogwirkung hier kontraindiziert sind. Das Wundsekret wird ohne Sog infolge des Kapillareffekts in die Wundauflage oder beim Easy-Flow-Drain auch in einen Adhäsivbeutel geleitet.

Regeln

Pflegende sollten regelmäßig Menge, Farbe und Konsistenz sowie Beimengungen und Geruch der drainierten Flüssigkeit **kontrollieren und dokumentieren**. Die Durchgängigkeit der Drainagen muss sichergestellt sein, d. h. Pflegende müssen immer wieder prüfen, ob die Ableitung nicht abgeknickt ist oder sich die Lage des Drains verändert hat.

Drainagen müssen immer **unter Körperniveau** gehalten werden. Bei Drainagen mit Sog muss das Vakuum in der Drainageflasche erhalten bleiben. Ist nicht mehr ausreichend Unterdruck und damit Sog vorhanden, muss die Flasche gewechselt werden. Bei jedem Verbandwechsel (S. 755) sollte darauf geachtet werden, dass die Fixierung der Drainage (Pflasterzügel oder Annaht) richtig und sicher sitzt, damit die Drainage nicht disloziert.

Manipulationen an der Drainage bzw. am Drainagesystem sollten **so selten wie möglich** und nur unter **aseptischen Bedingungen** erfolgen. Vor einer Diskonnektion oder vor dem Öffnen des Ablaufschlauchs müssen die Ansätze mit einem Hautdesinfektionsmittel ausreichend sprühdesinfiziert werden. Die Drainagen sollten **nicht unter Zug stehen** und immer gut abgepolstert sein. Wenn die Drainagen unter Körperniveau gehalten werden müssen, sollten die Drainagebeutel und -schläuche **nicht auf dem Boden liegen** oder beim Umherlaufen über den Boden schleifen.

Pflegenden sollten den Patienten im Umgang mit den Drainagen anleiten. Er sollte seine Drainagen beim Aufstehen mitnehmen und sie auch bei längeren Aufenthalten außerhalb des Patientenbetts unter Körperniveau halten, aber nicht auf dem Boden ablegen. Es gibt Aufhängebändchen oder Clips für das Bett oder die Kleidung des Patienten, an denen die Beutel befestigt werden können.

Verbandwechsel bei Drainagen

Die Austrittsstelle der Drainage liegt meist in unmittelbarer Nähe der Operationswunde. Der Verbandwechsel bei den Drainagen wird daher meist mit dem täglichen Verbandwechsel des Wundgebiets kombiniert. Dabei geht man aus hygienischen Gründen immer von der keimärmsten zur keimbelastetsten Wunde vor. Das heißt, erst wird die Operationswunde neu verbunden und erst dann erfolgt der Verbandwechsel der Drainagen.

Die Durchführung zeigt ▶ Abb. 41.8. Nach dem Verbandwechsel wird der Patient bei der Lagerung unterstützt und die benötigten Materialien werden entsorgt. Der Verbandwechsel inklusive der Wundbeobachtung wird im Wundprotokoll bzw. im Wunddokumentationsbogen dokumentiert (S. 581).

> **WISSEN TO GO**
>
> **Umgang mit Wunddrainagen**
>
> Drainagen dienen dazu, Blut, Sekrete oder andere Körperflüssigkeiten aus Wund- oder Körperhöhlen abzusaugen oder abzuleiten. Unterschieden werden Drainagen mit Sog (z. B. Redondrainage) und ohne Sog (z. B. Robinson-Drainage oder Kapillardrainagen wie Penrose- oder Easy-Flow-Drainage). Bei der postoperativen Pflege muss Folgendes beachtet werden:
> - Durchgängigkeit sicherstellen, Fixierung und Lagerung regelmäßig kontrollieren
> - zugfrei anbringen, gut abpolstern
> - immer unter Körperniveau halten, kein Kontakt mit dem Boden
> - bei Sogdrainagen Vakuum erhalten, bei zu wenig Unterdruck Flasche wechseln
> - Menge, Farbe, Konsistenz, Beimengungen und Geruch der drainierten Flüssigkeiten regelmäßig kontrollieren und dokumentieren
> - Patient im Umgang mit Drainagen anleiten
> - Manipulationen und Ableitungen nur unter aseptischen Bedingungen
>
> Der Verbandwechsel bei Drainagen erfolgt unter sterilen Kautelen, meist parallel zum Verbandwechsel der OP-Wunde: zuerst Operationswunde, dann die Drainagewunde (▶ Abb. 41.8).

Wechsel der Redonflasche

Eine Redonflasche wird nicht routinemäßig gewechselt. Ein Wechsel der Flasche erfolgt, wenn der Vakuumindikator anzeigt, dass der Sog in der Flasche nicht mehr ausreicht, z. B. die Gummiziehharmonika voll entfaltet ist. Die Durchführung zeigt ▶ Abb. 41.9.

ACHTUNG
Bei infektiösen Patienten sollten Sie zum Schutz vor Sekretspritzern Mundschutz und Schutzbrille aufsetzen.

Die neue Redonflasche wird mit Datum, Zeitpunkt des Wechsels und Nummer (bei mehreren Drainagen) beschriftet. Die Redonflasche wird zugfrei und sachgerecht am Bett oder Halterung befestigt und die Menge der alten Flasche sowie der Flaschenwechsel in der Kurve dokumentiert.

41 Perioperative Pflege

Abb. 41.8 Verbandwechsel Redondrainage.

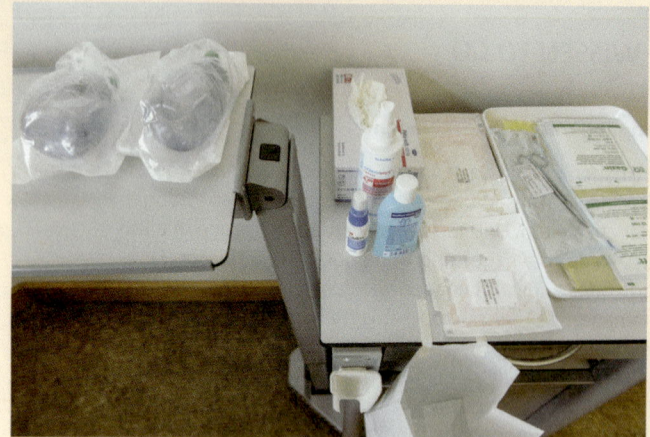

1 Das Material wird auf einer desinfizierten Fläche bereitgelegt: sterile Kompressen und Schlitzkompressen, unsterile Handschuhe, sterile Handschuhe oder sterile Pinzette, sterile Schere, Hautdesinfektionsmittel, Händedesinfektionsmittel, Vliesklebepflaster, Abwurfbehälter.

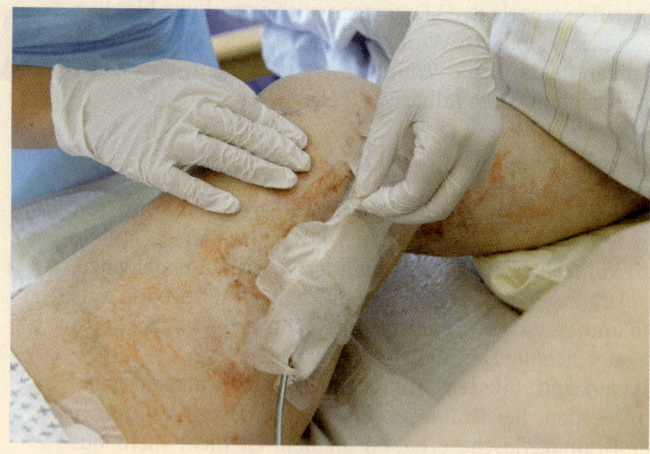

2 Der alte Drainageverband wird mit unsterilen Einmalhandschuhen entfernt und im Abwurfbehälter entsorgt. Die Einmalhandschuhe werden ausgezogen und entsorgt, die Hände desinfiziert und sterile Handschuhe angezogen.

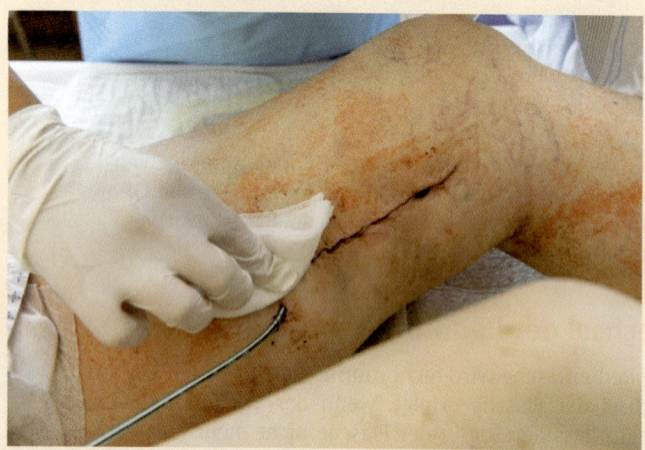

3 Die Drainageaustrittsstelle wird inspiziert (Infektionszeichen?) und mit Hautdesinfektionsmittel-getränkten Tupfern gereinigt. Jeder Tupfer wird nur einmal verwendet. Am Schluss wird der Schlauch desinfiziert.

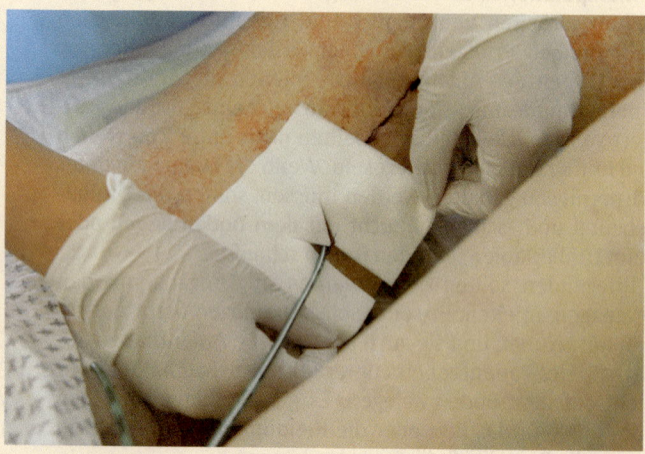

4 Die Drainageaustrittsstelle wird mit einer sterilen Schlitzkompresse verbunden.

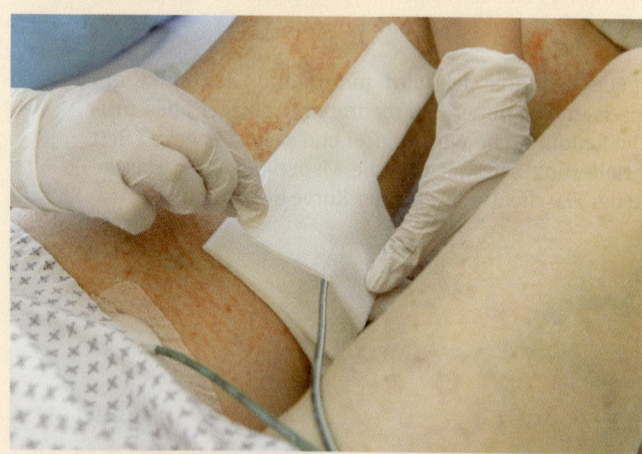

5 Es wird eine sterile Kompresse über den Drainageaustritt gelegt

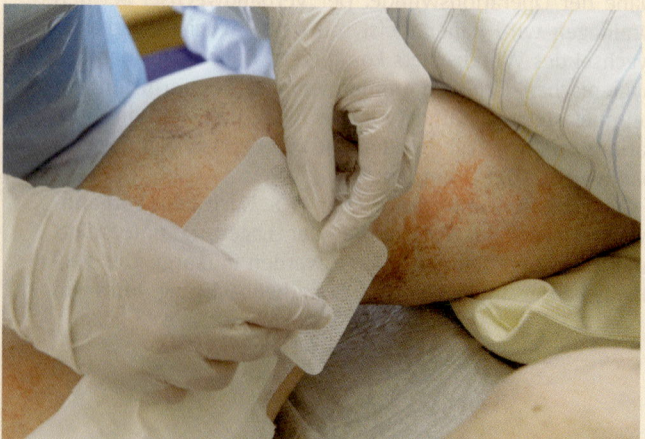

6 und die Kompresse schließlich mit einem Vliespflaster fixiert.

Postoperative Pflege

Abb. 41.9 Redonflaschenwechsel.

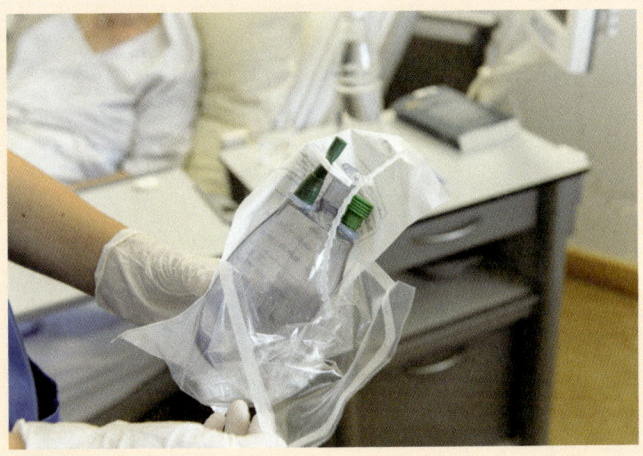

1 Die neue Flasche aus der unbeschädigten Verpackung entnehmen, auf sichtbare Mängel kontrollieren und sicherstellen, dass der Indikator das vorhandene Vakuum anzeigt (die Gummiziehharmonika ist zusammengepresst).

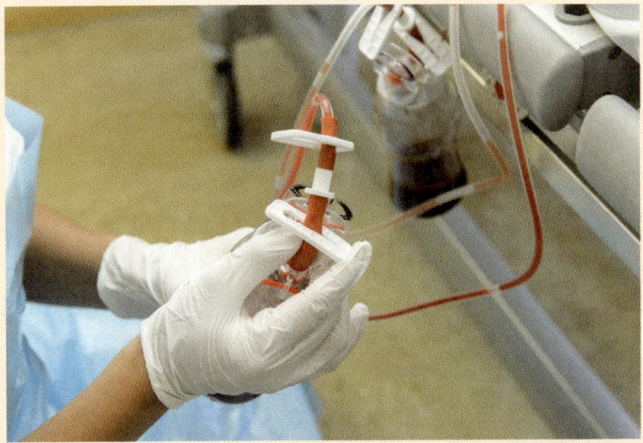

2 Den Ableitungsschlauch mit der Schlauchklemme flaschennah abklemmen, ebenso die Klemme am Flaschenhals der alten Flasche.

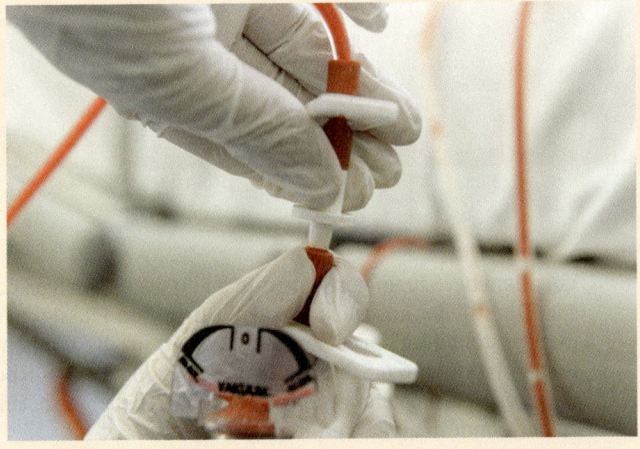

3 Danach den Ableitungsschlauch von der alten Flasche trennen und die neue Flasche anschließen, ohne die Flaschenöffnung direkt zu berühren.

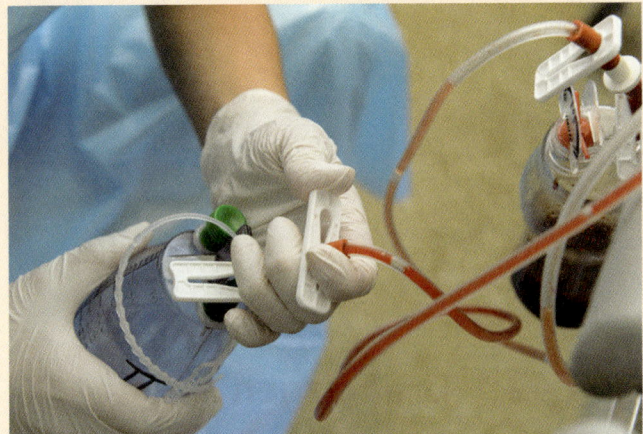

4 Die Klemme am Flaschenhals der neuen Redonflasche und die Klemme des Ableitungsschlauchs nacheinander öffnen. Dabei verspürt der Patient evtl. einen ziehenden Schmerz durch das Einsetzen des neuen Sogs. Er sollte darüber vorab informiert werden.

42 Pflege bei Fieber

42.1 Grundlagen

Definition *Fieber*
Fieber ist eine Erhöhung der Temperatur im Inneren des Körpers (Körperkerntemperatur) auf über 38 °C. Es entsteht – im Gegensatz zu einer Überhitzung – nicht durch eine unzureichende Wärmeabgabe, sondern dadurch, dass der Sollwert im Wärmeregulationszentrum höher gestellt ist.

Weitere Informationen zur Regulation der Körpertemperatur finden Sie im Kap. „Vitalparameter und Körpertemperatur beobachten und kontrollieren" (S. 332).
Bestimmte Faktoren können den Sollwert im Wärmeregulationszentrum höher stellen. Dazu gehören z. B. Infektionen oder große Verletzungen. Auch bestimmte toxische Stoffe, Tumoren oder Schädigungen des zentralen Nervensystems können zu einem Anstieg der Körperkerntemperatur führen. Fieber regt das Immunsystem an und dämpft gleichzeitig das Wachstum von Krankheitserregern. Es ist also eine Art Schutzmechanismus des Körpers – aber auch ein Warnsignal dafür, dass etwas nicht in Ordnung ist. Fieber schützt einen Organismus, kann ihn aber auch belasten und selbst zu Komplikationen führen. Denn je höher die Temperatur steigt, desto mehr Energie und Sauerstoff braucht der Körper. Wenn bei einem Patienten Fieber neu auftritt oder stark ansteigt, sollten Pflegende daher immer den zuständigen Arzt informieren.

Fieber schützt *und* warnt.

Vor allem bei Säuglingen kann durch Flüssigkeitsmangel das sog. Durstfieber ausgelöst werden. Durch den Flüssigkeitsmangel steht dem Körper zu wenig Wasser für die Temperaturregulation durch Schwitzen zur Verfügung – der Körper überhitzt. Strenggenommen ist das Durstfieber also kein Fieber, sondern eine Überhitzung.

WISSEN TO GO

Grundlagen Fieber

Normalerweise reguliert das Wärmeregulationszentrum im Hypothalamus die Körperkerntemperatur auf einen Sollwert von ca. 37 °C. Bei Fieber ist der Sollwert auf über 38 °C erhöht.
Faktoren, die eine Sollwerterhöhung auslösen, sind Infektionen, große Verletzungen, Toxine, Tumoren oder Schädigungen des zentralen Nervensystems. Fieber ist ein Warnsignal, regt aber auch das Immunsystem an und bekämpft Krankheitserreger. Wenn bei einem Patienten Fieber neu auftritt oder stark ansteigt, sollte immer ein Arzt informiert werden.

42.2 Pflegerische Maßnahmen

Übergreifend gibt es bei der Pflege von fiebernden Patienten **3 große Ziele**:
1. Ursache(n) erkennen
2. Komplikationen vermeiden
3. Wohlbefinden fördern

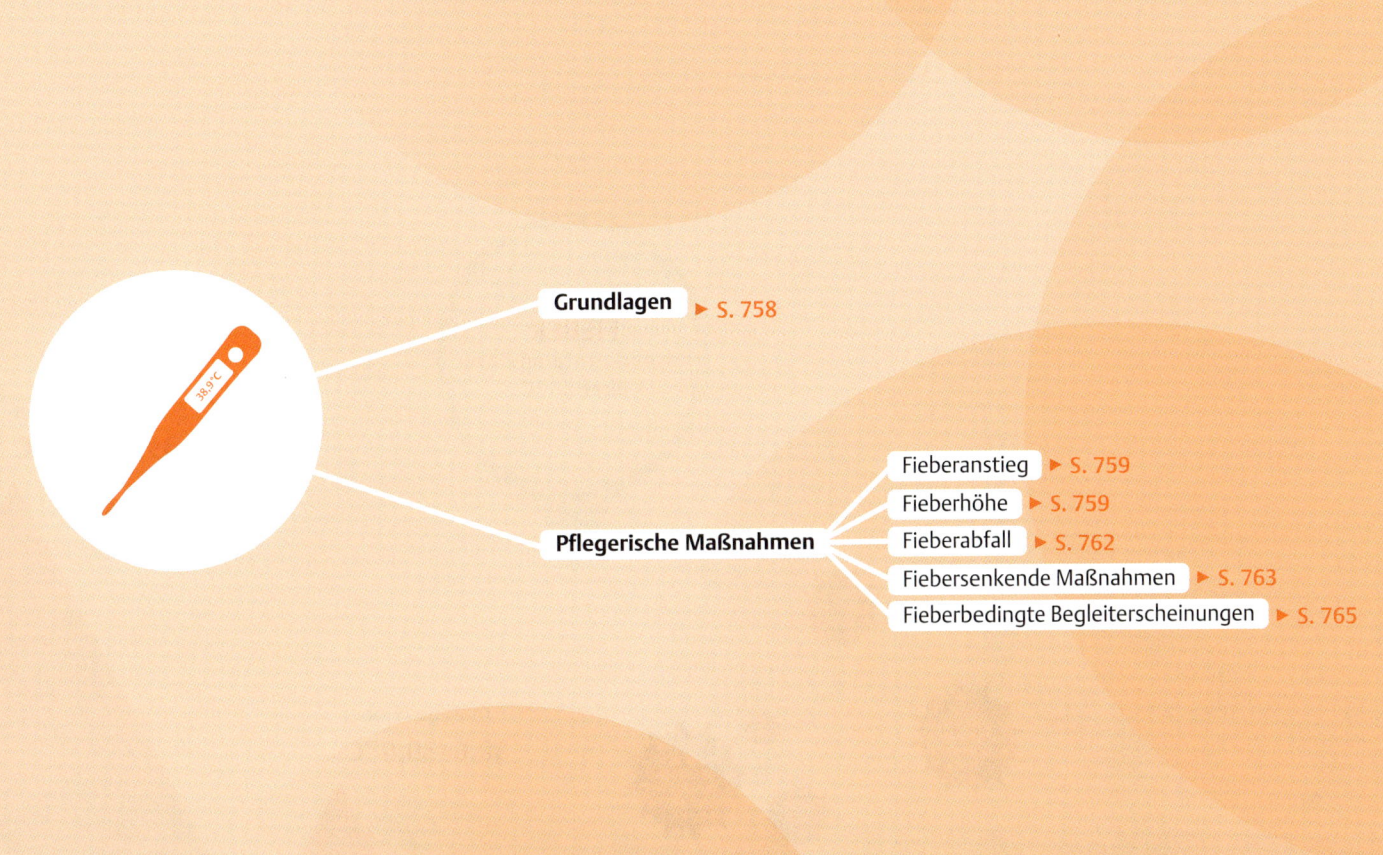

Welche Maßnahmen ergriffen werden sollten, hängt maßgeblich davon ab, in welcher Fieberphase ein Patient sich befindet, siehe Infografik auf der nächsten Seite.

In der Phase des **Fieberanstiegs** friert der Patient subjektiv und seine Extremitäten fühlen sich meist kühl an. Um den Sollwert zu erhöhen, versucht der Körper, weniger Wärme nach außen abzugeben, indem er die Hautdurchblutung drosselt. Die Haut ist kühl und blass. Durch Muskelzittern und Zähneklappern möchte der Körper außerdem mehr Wärme produzieren. Schüttelfrost führt durch Muskelarbeit zu einem raschen und starken Temperaturanstieg. In der Phase der **Fieberhöhe** hat das Fieber den Sollwert erreicht. Die Haut des Patienten ist warm bis heiß und gerötet. Auch ist dem Patienten nun subjektiv zu warm. Fängt der Patient an zu schwitzen, beginnt die Phase des **Fieberabfalls**.

Wie lange die einzelnen Phasen anhalten, ist unterschiedlich. Patienten können sie auch mehrmals durchlaufen. Manchmal ist es schwierig zu erkennen, in welcher Phase ein Patient sich gerade befindet. Die Temperatur sollte deshalb engmaschig kontrolliert werden und außerdem auf den Zustand der Haut und das subjektive Wärmeempfinden des Patienten geachtet werden.

> **! Merken** Fieber
> *Für alle Phasen gilt: Fieber strengt an – gönnen Sie dem Patienten Ruhe. Besonders im Anschluss an hohes Fieber oder Schüttelfrost fühlen sich viele Menschen vollkommen erschöpft.*

42.2.1 Fieberanstieg

Solange die Temperatur steigt, sollten die Pflegemaßnahmen darauf abzielen, das Erreichen einer höheren Körpertemperatur zu unterstützen. Der Patient sollte warm angezogen sein und/oder zugedeckt werden. Die Zimmertemperatur sollte eher nach oben angepasst werden. Besonders bei Muskelzittern und Schüttelfrost können angewärmte Kalt/Warm-Kompressen helfen. Wegen der Gefahr von Verbrennungen werden Wärmflaschen in vielen Krankenhäusern nicht mehr verwendet. Wenn der Patient nicht zu sehr zittert, können warme Getränke angeboten werden.

Bei unklarem Fieber eignet sich die Phase des Fieberanstiegs für die Blutkultur- bzw. Urinkultur-Abnahme. Sie dienen dazu, evtl. vorhandene Bakterien nachzuweisen und eine geeignete Antibiotikatherapie zu finden. Eine gezielte und systematische Beobachtung kann zur Diagnosefindung beitragen: Riecht der Urin? Riecht der Patient aus dem Mund? „Rasselt" der Patient oder atmet er frei? Hat der Patient eine eitrige Wunde? Alle diese Anzeichen können dem Arzt Anhalte für die Ursache des Fiebers geben.

42.2.2 Fieberhöhe

Hat das Fieber seine Höhe erreicht, ändern sich die Pflegeziele. Ein Hitzestau muss in dieser Phase vermieden werden. Der Patient sollte nur leicht zugedeckt sein. Wegen des hohen Energie- und Sauerstoffbedarfs steigen Puls- und Atemfrequenz, ähnlich wie beim Sport. Die Belastungsgrenze sinkt, der Patient benötigt Ruhe und ggf. Unterstützung bei verschiedenen Aktivitäten, z.B. der Körperpflege. Hat der Patient zu wenig Flüssigkeit, kann der Blutdruck sinken und der Puls dadurch noch weiter steigen. Dies kann zu Kreislaufproblemen bis hin zum Kreislaufkollaps führen. Der Patient sollte deshalb viel trinken, Puls und Blutdruck sollten engmaschig überwacht und die behandlungspflegerischen Maßnahmen – in Absprache mit dem Arzt – dem Zustand des Patienten angepasst werden. Dazu gehören z.B. die Gabe von Antibiotika, Infusionen und evtl. fiebersenkende Maßnahmen.

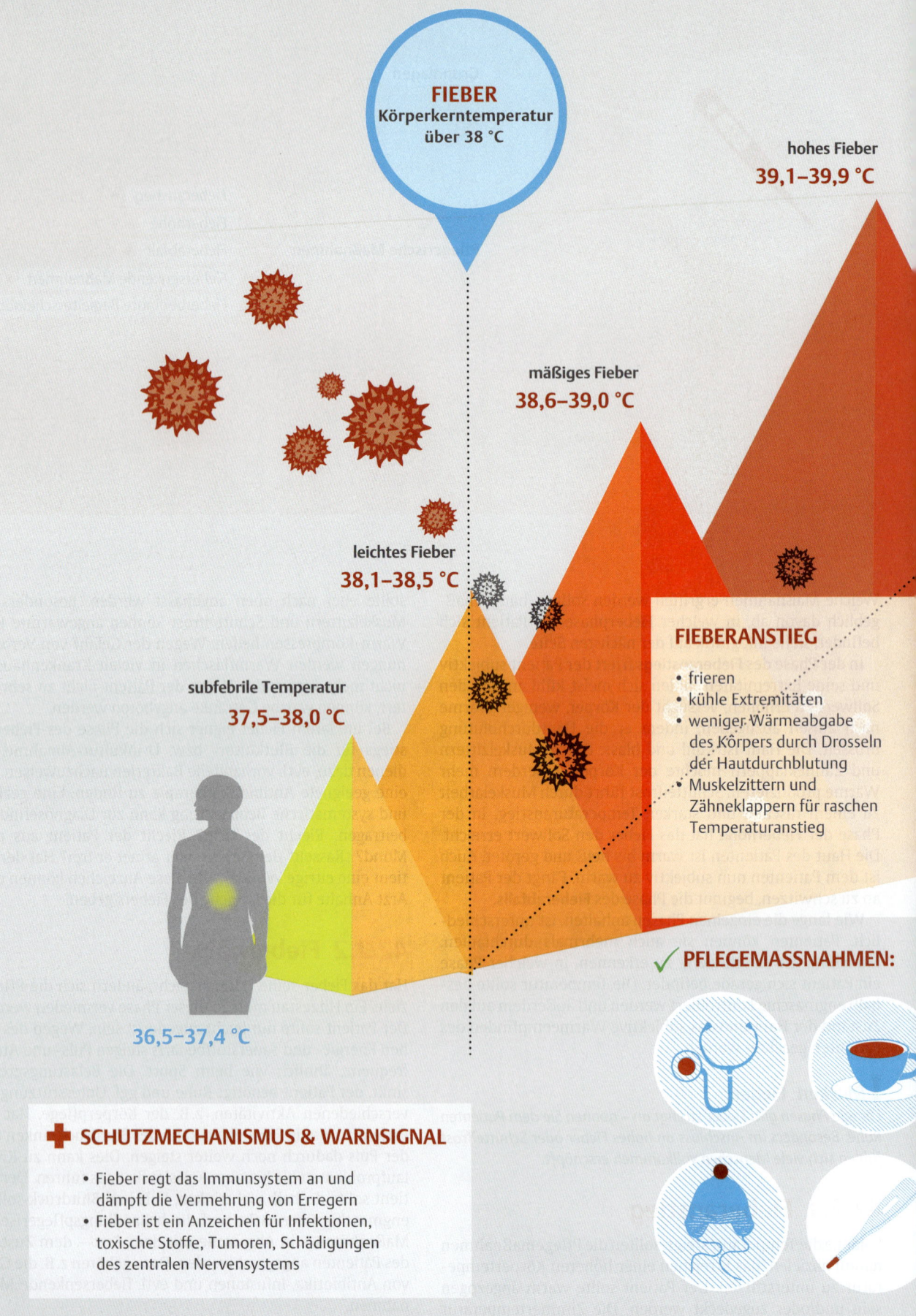

sehr hohes Fieber
40,0–42,0 °C

+ 42 °C
körpereigene Proteine denaturieren

Energie- und Sauerstoffverbrauch steigen

O_2

FIEBERHÖHE
- warme bis gerötete Haut
- subjektives Wärmeempfinden des Patienten

FIEBERABFALL
- Schwitzen
- Vitalparameter engmaschig kontrollieren
- Gefahr der Krisis

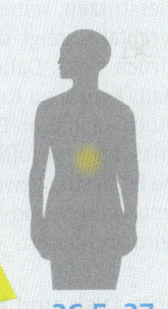

36,5–37,4 °C

✓ PFLEGEMASSNAHMEN:

 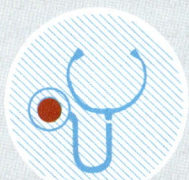

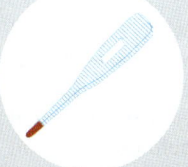 

✓ PFLEGEMASSNAHMEN:

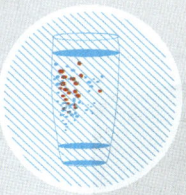 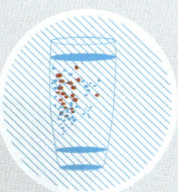

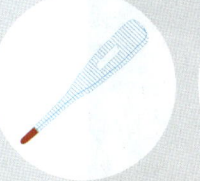 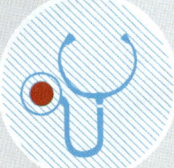

42 Pflege bei Fieber

Hohe Temperaturen verursachen oft Kopf- oder Gliederschmerzen. Unter Umständen benötigt der Patient ein Schmerzmittel. Weitere Begleiterscheinungen des Fiebers können Appetitlosigkeit und Übelkeit sein.

42.2.3 Fieberabfall

Stellt der körpereigene Temperaturregler den Sollwert wieder nach unten, nutzt der Körper eine sehr effiziente Methode, um das Fieber loszuwerden: die Schweißproduktion. Wenn Schweiß verdunstet, entzieht das der Haut Wärme. Das ist aber nur möglich, wenn genügend Flüssigkeit vorhanden ist. Je höher die Temperatur, desto mehr Flüssigkeit benötigt der Patient. Bei Fieber besteht immer die Gefahr einer Exsikkose (Austrocknung) durch Flüssigkeitsmangel. Während des Fieberabfalls muss also vor allem für viel Flüssigkeit gesorgt werden ▶ Abb. 42.1.

ACHTUNG
Vor allem bei Herz- oder Nierenschwäche gibt es, die Flüssigkeitszufuhr betreffend, auch ein zu viel des Guten. Eine Überwässerung führt in diesen Fällen zu Ödemen (Wasseransammlung im Gewebe), z. B. in den Beinen oder der Lunge. Beachten Sie in diesen Fällen die ärztliche Anordnung.

Fiebersenkende Maßnahmen (S. 763) können den Körper dabei unterstützen, seine Temperatur zu senken. Während des Fieberabfalls steigt die Hautdurchblutung enorm und der Blutdruck sinkt. Daher kann ein starker und schneller Fieberabfall (Krisis) zu Kreislaufproblemen bis zum Schock führen. Auch in dieser Phase müssen die Vitalparameter also engmaschig kontrolliert werden. Außerdem sollte nasse Wäsche frühzeitig gewechselt werden. Dadurch fühlt sich der Patient wohler und ein erneuter Fieberanstieg durch Frieren wird verhindert.

Definition Lysis und Krisis
Einen langsamen Fieberabfall über mehrere Tage bezeichnet man als Lysis. Fällt das Fieber innerhalb weniger Stunden ab, nennt man es Krisis.

ACHTUNG
Ein starker und schneller Fieberabfall kann sehr gefährlich werden. Kennzeichen einer Krisis sind starker Temperaturabfall, starker Blutdruckabfall, erhöhte Pulsfrequenz, kleinperliger, kalter Schweiß. Beobachten Sie diese Anzeichen, informieren Sie einen Arzt, lassen Sie den Patienten möglichst nicht alleine und kontrollieren Sie engmaschig die Vitalparameter.

Fieber bei Kindern • Bei kleinen Kindern funktioniert die Wärmeregulation noch nicht optimal. Einerseits bekommen sie manchmal hohes Fieber, ohne dass eine Krankheit dahintersteckt, z.B. wenn sie zahnen. Andererseits kann aber auch leichtes Fieber ein Symptom für eine ernste Erkrankung sein, z.B. eine Hirnhautentzündung (Meningitis). Pflegende sollten darauf achten, ob der Nacken des Kindes steif bleibt, wenn sie sachte seinen Kopf etwas nach vorne beugen. Das kann auf eine Meningitis hinweisen – sie muss aber nicht zwingend vorliegen.

Fiebernde Kinder können sich sehr unterschiedlich verhalten. Mitunter ist ein Kind trotz hohen Fiebers unauffällig. Bei einer ernsten Erkrankung ist das Kind i.d.R. teilnahmslos und schläfrig bis apathisch. Wenn ein fieberndes Kind nichts oder nicht ausreichend trinkt, muss ein Arzt informiert werden. Kinder neigen zu Fieberkrämpfen, denn eine hohe Körpertemperatur kann besonders bei kleinen Kindern die Krampfschwelle im Gehirn senken.

Fieber bei älteren Menschen • Bei älteren Menschen reagiert das Immunsystem nicht mehr so heftig wie in jüngeren Jahren. Daher bekommen sie auch bei schweren Infekten wie einer Lungenentzündung mitunter nur geringes Fieber. Bei vielen älteren Menschen ist das Herz geschwächt und auch die Blutgefäße sind nicht mehr so elastisch. Das hat zur Folge, dass Fieber bei ihnen viel eher zu Kreislaufproblemen führt als bei jüngeren Menschen. Auch ist das Durstgefühl nicht mehr so ausgeprägt, sodass sie zu wenig Flüssigkeit zu sich nehmen. Hier besteht dann die Gefahr eines Nierenversagens. Ältere Menschen sollten daher immer wieder zum Trinken aufgefordert und ggf. dabei unterstützt werden.

WISSEN TO GO

Pflege bei Fieber

Die Pflege von fiebernden Patienten hat 3 Ziele: Ursache(n) erkennen, Komplikationen vermeiden und Wohlbefinden fördern. Die Maßnahmen richten sich nach der Fieberphase:
- **Fieberanstieg:** Erreichen einer höheren Körpertemperatur durch warme Kleidung, Decken und warme Getränke unterstützen
- **Fieberhöhe:** Hitzestau vermeiden: Der Patient sollte viel trinken und Puls und Blutdruck sollten engmaschig kontrolliert werden; auf Anordnung ggf. fiebersenkende Maßnahmen durchführen, z. B. Antibiotikagabe, Infusionen und Schmerzmittel
- **Fieberabfall:** Da der Patient stark schwitzt, sollte für viel Flüssigkeit gesorgt und nasse Wäsche gewechselt werden; auf Anordnung ggf. fiebersenkende Maßnahmen; Vitalparameter engmaschig kontrollieren → starker und schneller Fieberabfall kann zu Kreislaufproblemen und Schock führen
- **Kleine Kinder:** Sie bekommen manchmal auch ohne Krankheit hohes Fieber. Andererseits kann leichtes Fieber ein Symptom für eine schwerwiegende Erkrankung sein. Wenn ein fieberndes Kind nicht ausreichend trinkt, muss ein Arzt informiert werden.

Abb. 42.1 Flüssigkeitszufuhr.

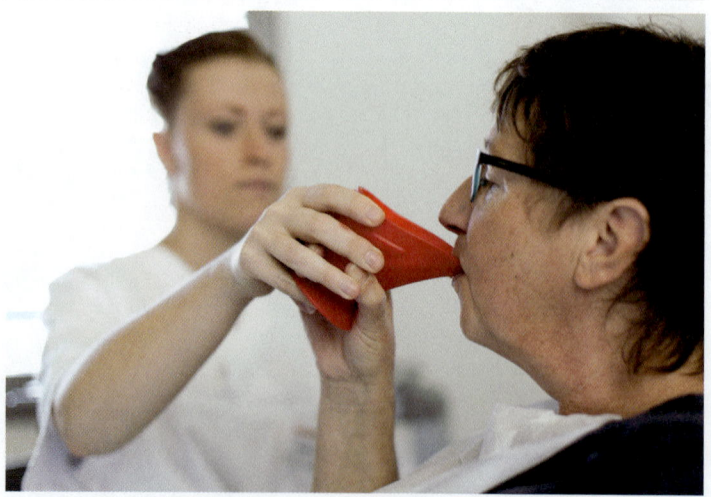

Fieberpatienten sollte so oft wie möglich Flüssigkeit angeboten werden. Auch Säfte oder Limonade sind erlaubt, wenn sie die Lust aufs Trinken erhöhen.

- **Ältere Menschen:** Sie bekommen selbst bei schweren Infekten oft nur geringes Fieber. Da Fieber bei älteren Menschen häufig zu Kreislaufproblemen oder sogar Nierenversagen führt, sollten sie immer wieder zum Trinken aufgefordert und ggf. dabei unterstützt werden.

42.2.4 Fiebersenkende Maßnahmen

Ob Fieber als Freund oder Feind anzusehen ist, ist eine strittige Frage. Denn auf der einen Seite hilft es beim Kampf gegen Krankheitserreger, auf der anderen Seite belastet es den Körper. Leider gibt es keine klare Grenze, oberhalb deren Fieber mehr Schaden anrichtet, als es nützt. Nicht nur ältere Menschen und Kinder reagieren verschieden darauf, sondern auch jeder einzelne Mensch.

Der Arzt wird daher immer individuell über Zeitpunkt, Art und Umfang der fiebersenkenden Maßnahmen entscheiden. Pflegende unterstützen ihn bei dieser Entscheidung durch eine gezielte Patientenbeobachtung. Die Grunderkrankungen, der allgemeine Zustand des Patienten, die Höhe und die Dauer des Fiebers sind wichtige Faktoren, die einbezogen werden sollten. Der Zustand von Patienten mit einer verminderten Herz- oder Lungenleistung verschlechtert sich i.d.R. unter Fieber, weil ihr Herz die höhere Leistung nicht erbringen oder ihre Atmung den höheren Sauerstoffbedarf nicht decken kann (▶ Abb. 42.2). In diesen Fällen können fiebersenkende Maßnahmen angebracht sein. Bei kleinen Kindern empfiehlt es sich wegen der Gefahr von Fieberkrämpfen, die Wärmeabgabe schon bei mildem Fieber durch Wadenwickel zu unterstützen und höhere Temperaturen medikamentös zu senken.

Es gibt 2 Ansätze, die Körpertemperatur zu senken:
1. Zum einen durch **Medikamente**, die den Temperaturregler im Gehirn wieder nach unten stellen, sog. Antipyretika. Die bekanntesten Wirkstoffe sind: Acetylsalicylsäure, Paracetamol, Ibuprofen und Metamizol. Weil sie gleichzeitig Schmerzen lindern, sind sie bei starken Kopf- oder Gliederschmerzen besonders geeignet.
2. Zum anderen können **kühlende Maßnahmen** dem Körper Wärme entziehen. Sie gehören zu den physikalischen Maßnahmen.

Abb. 42.2 Messen allein reicht nicht.

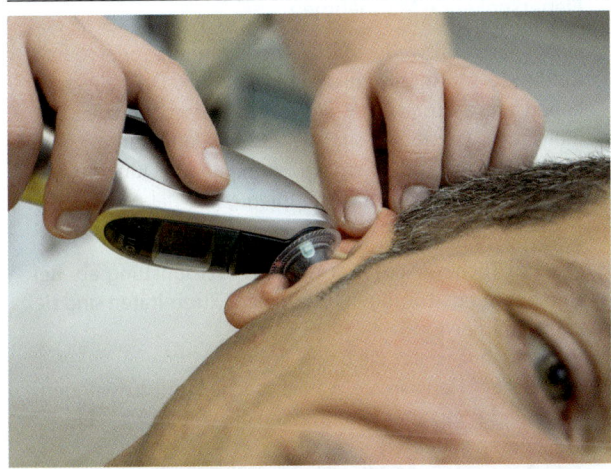

Ob fiebersenkende Maßnahmen angebracht sind oder nicht, ist nicht nur von der Temperatur, sondern von vielen weiteren Faktoren abhängig und wird immer individuell entschieden.

ACHTUNG
In der Phase des Fieberanstiegs sind kühlende Maßnahmen kontraindiziert, weil sie der Temperaturregelung im Gehirn entgegenwirken und dadurch Schüttelfrost und einen erneuten Fieberanstieg begünstigen können. Wenn der Patient friert bzw. Zeichen von Frieren zeigt und sich seine Haut kühl anfühlt, kommen ausschließlich fiebersenkende Medikamente in Betracht.

Kühlende Maßnahmen

Wadenwickel

! Merken Kontraindikationen
Bei Durchblutungsstörungen und kalten Füßen oder Händen sind Wadenwickel kontraindiziert.

Durchführung • Unter die Beine des Patienten wird ein Nässeschutz gelegt. Zwei Tücher (z.B. Geschirrtücher) werden mit lauwarmem Wasser getränkt (nicht kälter als ca. 10 °C unter Körpertemperatur) und anschließend ausgewrungen. Die Tücher werden locker, aber faltenfrei um die Waden des Patienten gewickelt und der Patient auf Wunsch zugedeckt. Die Beine sollten nicht zu fest eingepackt sein, damit die Flüssigkeit aus den Wickeln verdunsten kann. Nach einigen Minuten (i.d.R. 5–10) haben die Tücher sich erwärmt und müssen gewechselt werden. Auf gar keinen Fall darf es zum Hitzestau kommen. Je nach Höhe des Fiebers kann der Vorgang 2–3-mal wiederholt werden.

Wirkungsweise • Die feuchten Tücher leiten die Wärme des Patienten direkt ab und durch Verdunstung entziehen sie dem Körper zusätzliche Wärme (manche sprechen von „Verdunstungskälte").

Tipp • Probieren Sie Wadenwickel an sich selbst aus, wenn Sie einmal Fieber haben. So bekommen Sie ein Gefühl für die geeignete Temperatur der Wickel und die Länge der Durchführung.

Waschungen

Statt ihnen Wadenwickel anzulegen, können fiebernde Patienten auch mit lauwarmem Wasser gewaschen werden. Das eignet sich besonders dann, wenn dem Patienten subjektiv sehr heiß ist. Es sollte an den Beinen und Armen begonnen und anschließend die wärmere Körpermitte gewaschen werden. So sind die Extremitäten noch am besten durchblutet und geben daher Wärme ab. Bei der Waschung sollte immer nur die zu waschende Körperpartie aufgedeckt werden, um eine zu rasche Abkühlung zu vermeiden und den Intimschutz zu wahren. Die gewaschenen Partien sollten wegen der Verdunstungskälte kurz an der Luft trocknen, bevor mit der nächsten Körperpartie begonnen wird.

Zusätze

Dem Wasser für Wadenwickel oder Waschungen können fiebersenkende Zusätze beigemischt werden, z.B. ein Schuss Zitronensaft oder auch Pfefferminztee. Beide enthalten ätherische Öle, die die Durchblutung fördern und schnell verdunsten.

! Merken Ätherische Öle
Wegen der starken Wirkung von konzentrierten ätherischen Ölen können Hautreizungen und andere Komplikationen auftreten. Benutzen Sie sie daher niemals unverdünnt und halten Sie sich an entsprechende Dosierungsanweisungen. In den meisten Fällen

42 Pflege bei Fieber

Abb. 42.3 Wadenwickel.

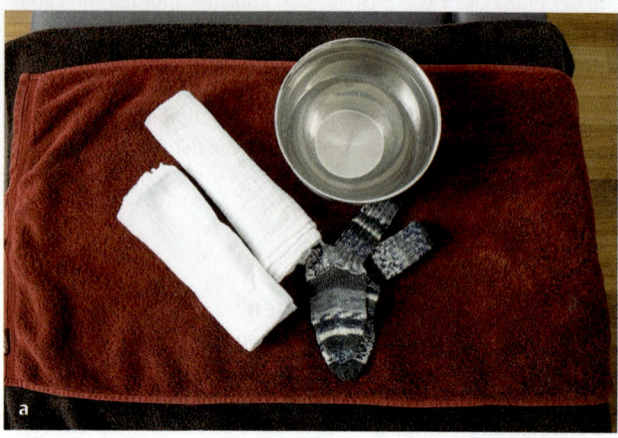
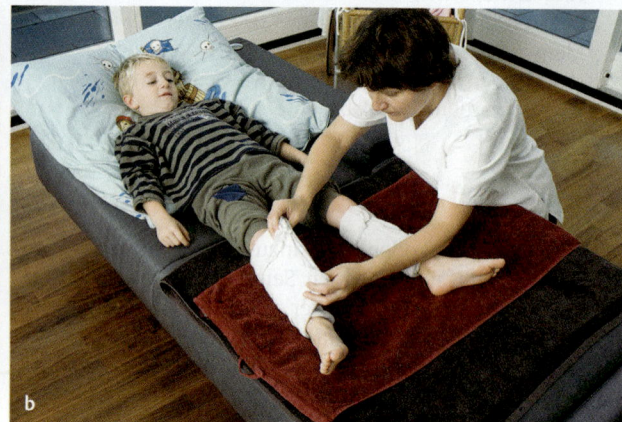

a Material für einen Wadenwickel.
b Die Anwendung ist einfach und kann mehrmals wiederholt werden.

reichen 2–4 Tropfen auf eine Waschschüssel Wasser. Vermischen Sie es mit einem Emulgator, z. B. einem Esslöffel Milch oder Kaffeesahne, um das eigentlich wasserunlösliche Öl gleichmäßig im Wasser zu verteilen.

Testen Sie Waschwasser mit Zusätzen immer erst an einer kleinen Hautstelle am Patienten, da nicht jeder alle ätherischen Öle verträgt. Auf keinen Fall dürfen sie in die Augen kommen! Gesicht und Intimbereich sollten immer nur mit Wasser ohne Zusatz gewaschen werden.

Trockene Kälteanwendungen

Kühlmatten • In manchen Kliniken gibt es Kühlmatten, die zwischen Betttuch und Matratze gelegt werden können. Diese bieten zwar den Vorteil, dass sie ihre Temperatur automatisch einem einstellbaren Zielwert der Körpertemperatur des Patienten anpassen; aber durch den großflächigen Kontakt können sie sehr schnell Wärme ableiten und dadurch zu Schüttelfrost führen. Kühlmatten sind eine Therapieoption, wenn Fieber trotz anderer Maßnahmen nicht ausreichend sinkt.

Lokale Kühlelemente • Sie können Fieber ebenfalls senken, wenn sie in der Nähe großer Blutgefäße aufgelegt werden, z. B. an den Leisten. Weil hier aber eine große Temperaturdifferenz besteht (Kühlelemente kommen i. d. R. aus dem Eisfach), besteht die Gefahr von lokalen Erfrierungen. Das Aggregat sollte deshalb nie direkt auf die Haut, sondern umwickelt mit einem Tuch und nicht länger als ein paar Minuten ohne Pause aufliegen. Das Aggregat sollte spätestens entfernt bzw. auf eine andere Körperstelle gelegt werden, wenn sich die Haut darunter deutlich kühl anfühlt. Die entsprechende Körperstelle darf erst dann wieder gekühlt werden, wenn sie sich erwärmt hat. Die Maßnahme sollte beendet werden, wenn sie nach etwa 30 Minuten keine Wirkung gezeigt hat bzw. wenn das Fieber ausreichend gesenkt ist. Es muss darauf geachtet werden, die Körperkerntemperatur nicht zu schnell zu senken.

Beispiele

Beispiel **Kind**
Ein dreijähriges Kind hat Husten, 38,7 °C Fieber und dabei kühle Extremitäten. Weil es ein Jahr zuvor einen epileptischen Anfall im Rahmen von Fieber erlitten hat, verordnet ihm ein Arzt ein Zäpfchen Paracetamol in der seinem Körpergewicht entsprechenden Dosierung. Auf kühlende Maßnahmen verzichtet das Behandlungsteam, weil das Kind sich noch in der Phase des Fieberanstiegs befindet.

Beispiel **Junger Mann**
Ein junger Mann mit einer Lungenentzündung hat 39 °C Fieber. Zugedeckt mit einer leichten Decke ist ihm subjektiv weder eindeutig zu warm noch zu kalt. Er hat großen Durst und trinkt viel. Das Behandlungsteam verzichtet auf temperatursenkende Maßnahmen. Ein Krankenpfleger erklärt dem Patienten, dass das Fieber die Krankheitserreger in seinem Körper bekämpft. Zwei Stunden später sinkt das Fieber von alleine.

Beispiel **Ältere Frau**
Eine 84-jährige Frau hat 38,1 °C Fieber. Sie ist schläfrig, nur schwer zu wecken und trinkt nichts. Ihre Haut fühlt sich am ganzen Körper warm an. Eine Pflegefachkraft macht der Patientin feuchte Wickel an den Beinen. Der hinzugerufene Stationsarzt verordnet außerdem intravenös Flüssigkeit. Eine Stunde später ist die Temperatur um ein halbes Grad Celsius gesunken und die Patientin wieder wacher.

WISSEN TO GO

Fiebersenkende Maßnahmen

Fieber kann entweder durch **Medikamente** oder durch **kühlende Maßnahmen** gesenkt werden. Ob fiebersenkende Maßnahmen ergriffen werden, entscheidet der Arzt individuell. Empfohlen sind sie z. B. bei Patienten mit verminderter Herz- oder Lungenleistung und bei Kindern wegen der Gefahr von Fieberkrämpfen.

Wadenwickel
Feuchte Tücher leiten Wärme durch Verdunstung ab. Bei Durchblutungsstörungen bzw. kalten Extremitäten sind sie kontraindiziert!
- Nässeschutz unter die Beine legen
- 2 Tücher in lauwarmes Wasser tauchen und auswringen
- Tücher locker, aber faltenfrei um die Waden wickeln
- Patienten zudecken
- Tücher nach 5–10 Minuten wechseln, Vorgang 2–3-mal wiederholen

Pflegerische Maßnahmen

> **Kühlende Waschungen**
> Eine Waschung mit lauwarmem Wasser eignet sich besonders, wenn dem Patienten subjektiv sehr heiß ist.
> - an den Beinen und Armen beginnen, dann Körpermitte
> - immer nur die zu waschende Körperpartie aufdecken
> - gewaschene Partien kurz an der Luft trocknen lassen
> - evtl. Zusätze wie Zitronensaft oder Pfefferminztee verwenden
>
> **Trockene Kälteanwendungen**
> **Kühlmatten** werden eingesetzt, wenn Fieber trotz anderer Maßnahmen nicht ausreichend sinkt. **Lokale Kühlelemente** in der Nähe großer Blutgefäße können Fieber ebenfalls senken.

42.2.5 Fieberbedingte Begleiterscheinungen

Insbesondere bei sehr hohem Fieber können Schüttelfrost, Fieberkrämpfe und Fieberdelir auftreten.

Schüttelfrost

Schüttelfrost entsteht, wenn der Körper seine Solltemperatur erheblich höher fahren möchte als die normalerweise bestehenden 37 °C. Das Muskelzittern kann dabei so heftig sein, dass der Patient sich dadurch möglicherweise verletzt. In diesem Fall sollte ein Arzt verständigt und der Patient möglichst nicht alleine gelassen werden. Die Heizung sollte hochgestellt, der Patient mit mehreren warmen Decken zugedeckt und scharfe Kanten in seiner Nähe evtl. abgepolstert werden. Es kann sinnvoll sein, zusätzlich eine Wärmedecke oder Wärmematte anzuwenden. Es sollte ruhig mit dem Patienten gesprochen und ihm erklärt werden, dass das Muskelzittern bald wieder nachlassen wird. In Ausnahmefällen kann der Arzt Pethidin (ein Opiat) anordnen. Es wirkt sehr gut gegen Schüttelfrost, weil es das Temperaturzentrum dämpft. Wie andere Opiate dämpft es aber gleichzeitig das Atemzentrum. Nach der Gabe sollte deshalb die Atemfrequenz kontrolliert werden.

Fieberkrämpfe

Fieberkrämpfe sind Gelegenheitskrämpfe bei Fieber von Kindern. Rund 90 % der Fieberkrämpfe sind generalisiert, das heißt, sie betreffen beide Körperhälften, bei 80 % verlaufen die Krämpfe tonisch klonisch (Vassella 2003). Das bedeutet, zunächst verkrampft sich der ganze Körper plötzlich mit gestreckten Armen und Beinen, verzerrtem Gesicht und verdrehten Augen (= tonisch). Oft entleeren sich Blase und Enddarm. Diese tonische Verkrampfung geht nach einigen Sekunden in rhythmische Zuckungen über, bei denen es zu unkoordinierten Bewegungen des gesamten Körpers kommt (= klonisch).

Treten Fieberkrämpfe auf, sollten Pflegende einen Arzt verständigen, bei dem Kind bleiben und es durch Polsterungen vor Verletzungen schützen. Meist hört ein Fieberkrampf nach wenigen Minuten von alleine auf. Ansonsten kann Diazepam als Rektiole (Miniklistier) den Anfall unterbrechen. Wie alle Benzodiazepine macht Diazepam müde. Nach einem Fieberkrampf ist der Betroffene i. d. R. aber auch ohne solche Medikamente schläfrig. Das Fieber sollte möglichst langsam gesenkt werden, denn ein zu schneller Abfall kann wiederum zu einem Krampfanfall führen.

In der Aufregung sollte auch an die Angehörigen des Kindes gedacht werden: Ein Krampfanfall verursacht bei ihnen meist große Angst. Deshalb sollte beruhigend auf die Eltern des Kindes eingegangen werden.

Fieberdelir

Wenn ein hochfiebernder Patient plötzlich unruhig und desorientiert ist, spricht man von einem Fieberdelir. Ein Delirium ist immer ein Hinweis auf eine schwere Störung. Schon bei ersten Anzeichen sollten Pflegende einen Arzt informieren. Ist Fieber die Ursache, sollte es unbedingt gesenkt werden. Möglicherweise hat der Patient zu wenig Flüssigkeit oder sein Blut enthält durch das Fieber nicht die richtige Konzentration an Elektrolyten (Mineralstoffe wie Natrium und Chlor). Deshalb sollte auf Zeichen einer Exsikkose (z. B. trockene Schleimhäute, stehende Hautfalten) geachtet und Blut für die Laboruntersuchung entnommen werden.

In manchen Fällen nimmt der Betroffene die Realität gestört wahr, halluziniert oder leidet unter Verfolgungswahn. Es sollte versucht werden, den Patienten zu beruhigen und Streit zu vermeiden. Beharrt er darauf, dass eine Spinne über die Zimmerdecke krabbelt, sagen Sie z. B. „Ich kann sie nicht sehen" statt „Da ist keine". Delirante Patienten lassen sich in vielen Fällen erst durch Psychopharmaka beruhigen. Manchmal sind sogar hohe Dosen nötig. Ist der Patient sehr unruhig und aggressiv, hilft es vielleicht, wenn ein Angehöriger bei ihm bleibt.

> **WISSEN TO GO**
>
> **Fieberbedingte Begleiterscheinungen**
>
> - **Schüttelfrost** entsteht, wenn der Körper seine Temperatur erheblich steigern möchte.
>   - Arzt rufen und beim Patienten bleiben
>   - Patienten warm zudecken
>   - Heizung hochstellen und ggf. scharfe Kanten abpolstern
>   - Atemfrequenz nach der Gabe von Pethidin (Opiat) kontrollieren
> - **Fieberkrämpfe** treten bei fiebernden Kindern auf.
>   - Arzt rufen und beim Kind bleiben
>   - durch Polsterungen schützen
>   - medikamentös evtl. Diazepam als Rektiole verabreichen
>   - Fieber langsam senken
> - **Fieberdelir** besteht, wenn ein hochfiebernder Patient unruhig und desorientiert wird.
>   - Arzt rufen und Fieber senken
>   - auf Zeichen einer Exsikkose achten
>   - auf Anordnung Elektrolytwerte kontrollieren
>   - Betroffene beruhigen
>   - evtl. Psychopharmaka verabreichen

43 Pflege von chronisch kranken und multimorbiden Patienten

43.1 Der chronisch kranke Patient

43.1.1 Grundlagen

Definition **Chronische Krankheit**
Die World Health Organization (WHO) definiert chronische Krankheiten als „lange andauernde und im Allgemeinen langsam fortschreitende Krankheiten". Darüber hinaus gelten Krankheiten, die 3 Monate oder länger andauern, als chronisch.

Chronische Erkrankungen können von Geburt an bestehen oder die Folge einer Krankheit oder eines Unfalls sein. Es kann sich dabei um eine körperliche, geistige oder seelische Beeinträchtigung handeln, unabhängig davon, ob sie angeboren oder erworben ist. Als chronisch krank wird also ein Mensch bezeichnet, der eine lang andauernde, vielleicht lebenslängliche und i. d. R. unheilbare Krankheit hat und zunehmend von der Pflege und Fürsorge anderer abhängig ist.

Grundsätzlich unterscheidet man bei chronischen Erkrankungen 2 Verlaufstypen. Zum einen den **schubförmigen Verlauf**, der durch wiederholt plötzliches Auftreten von Krankheitssymptomen gekennzeichnet ist, z. B. das Anfangsstadium der Multiplen Sklerose (S. 1239). Häufig geht mit jedem neuen Schub eine Verschlechterung der Krankheitssituation einher.

Zum anderen gibt es den **progredienten Verlaufstyp**, bei dem die Krankheitssymptome langsam fortschreiten. Zum Beispiel entstehen bei der Parkinson-Krankheit (S. 1243) die typischen Symptome wie Bewegungsarmut, Zittern in Ruhe und Muskelsteifheit durch eine langsame Degeneration (Abbau) bestimmter Zellen im Gehirn.

Eine anfangs schubweise verlaufende chronische Erkrankung kann später progredient verlaufen (sekundär progredienter Verlauf). Es gibt aber auch den anfangs schon chronisch voranschreitenden Verlauf (primär progredienter Verlauf) ohne Auftreten von erkennbaren Erkrankungsschüben. Zu den häufigsten chronischen Krankheiten gehören u. a.:
- Herzkrankheiten (koronare Herzkrankheit, Herzinsuffizienz)
- Erkrankungen des Gehirns (Zustand nach Schlaganfall, Schädel-Hirn-Trauma, Gehirntumor)
- Morbus Parkinson
- Tumorerkrankungen (Leukämie, Karzinome)
- Atemwegserkrankungen (chronisch obstruktive Lungenerkrankung, Asthma)
- Diabetes mellitus
- Nierenerkrankungen (Niereninsuffizienz)
- Erkrankungen der Sinne (Blindheit, Sehbehinderung, Gehörlosigkeit, Schwerhörigkeit)
- Suchterkrankungen (Alkoholismus)
- psychisch-geistige Erkrankungen (Demenz, psychische Störungen, geistige Behinderungen)
- Wunden (Dekubitus, Ulcus cruris)
- Autoimmunerkrankungen (Multiple Sklerose, Erkrankungen des rheumatischen Formenkreises, Morbus Crohn, Colitis ulcerosa, Zöliakie, Mukoviszidose)

Folgen für den Menschen

Bekommt ein Patient die Diagnose einer chronischen Krankheit oder ist er mit den bleibenden Folgen eines Unfalls konfrontiert, verändert dies sein ganzes Leben. Denn dauert

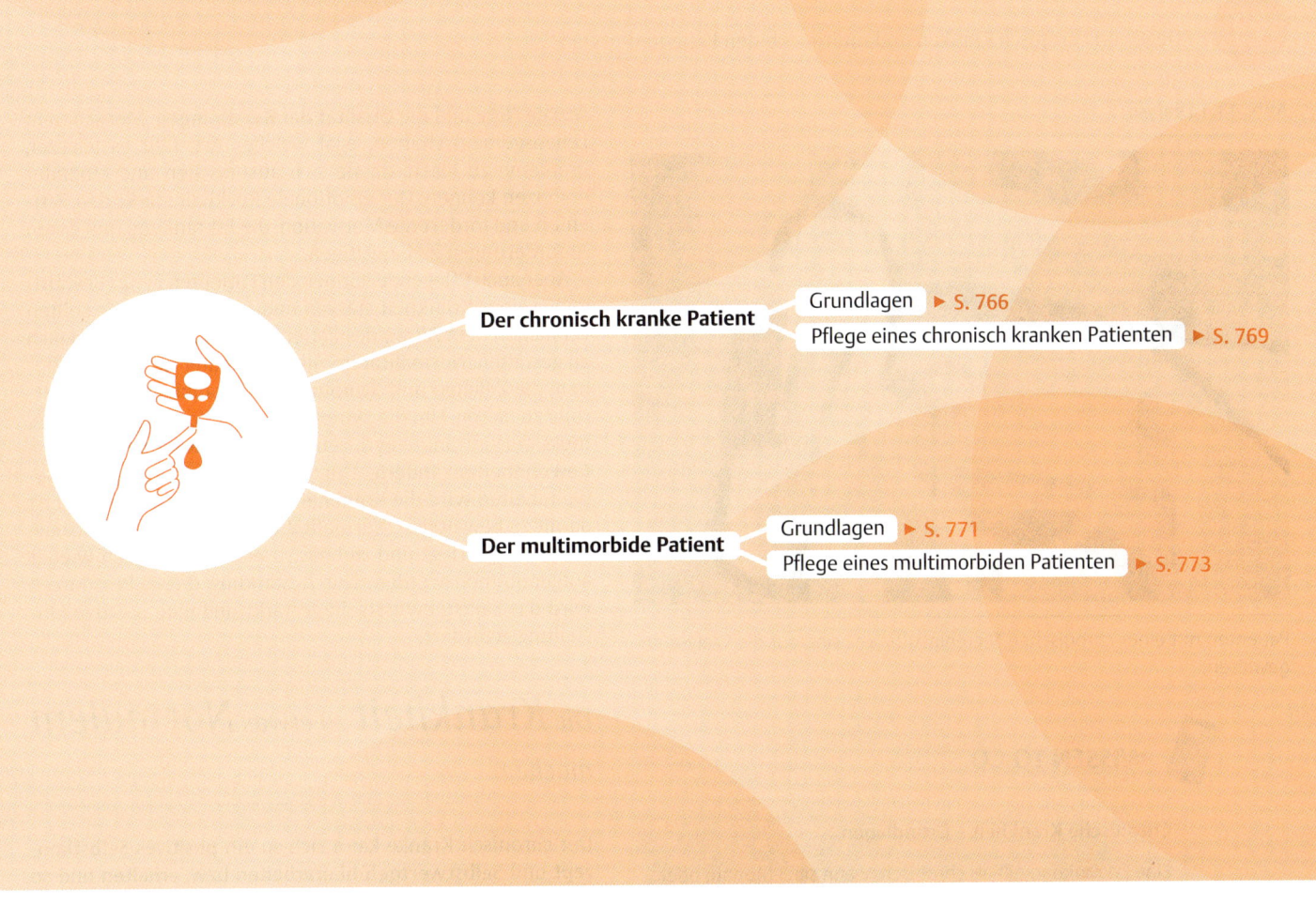

die Erkrankung über lange Zeit an und zeigt sie einen progredienten Verlauf, gesellen sich zu den **Symptomen** der Grunderkrankung meist weitere **körperliche Einschränkungen,** z. B. Lähmungserscheinungen, Schmerzen oder Funktionseinbußen. Im Laufe der Zeit kann es zu Veränderungen des Körperbilds oder zum Verlust der körperlichen Integrität kommen. Auch **psychische Belastungen** wie Ängste, Befürchtungen und Sorgen um die Zukunft kommen hinzu. Gerade am Anfang sehen chronisch Kranke die Krankheit als Bedrohung und Belastung. Sie müssen damit umgehen lernen, dass die Krankheit nicht heilbar ist und mögliche Dauerschäden bestehen bleiben. Das Leben muss neu geordnet werden, denn die chronische Erkrankung verändert meist das gesamte berufliche, soziale und familiäre Umfeld.

„*Chronisch* krank" *bedeutet, mit einer* **unheilbaren** *Krankheit zu* **leben***.*

So muss der Betroffene nicht selten seinen bisherigen Beruf aufgeben oder massive Einschnitte wie Teilzeitarbeit oder Umschulung hinnehmen. Das geht i. d. R. mit finanziellen Einbußen einher. Auch das Privatleben ändert sich. Häufig muss ein chronisch kranker Mensch auf sein geliebtes Hobby verzichten. In der Partnerbeziehung kann es zu Rollenveränderungen und sexuellen Störungen kommen. Das alles führt nicht selten dazu, dass sich der Kranke zurückzieht und so auch soziale Kontakte und Bindungen verloren gehen.

All das belastet den chronisch Kranken schwer. Das Wissen um die eingeschränkte Lebenserwartung und die fehlende Heilungsaussicht machen für ihn die Zukunft unsicher. Die Ängste vor den vielen möglichen Komplikationen und Risiken sowie den allgemeinen Veränderungen (körperlich, ästhetisch, sozial) nehmen ihm das Gefühl der Sicherheit.

Beispiel Chronische Niereninsuffizienz
Herr Niephaus, 53 Jahre, leidet seit 5 Jahren an chronischer Niereninsuffizienz. Dienstags, donnerstags und samstags muss er an die Dialyse. Er hat strenge Diätauflagen und darf 500 ml am Tag trinken. Seinen Beruf als Fernfahrer musste er aufgeben. Er lebt nun mit seiner Frau von einer kleinen Rente. Gelegentlich verdient seine Frau mit Haushaltsarbeiten etwas dazu.

Die dauerhafte Abhängigkeit vom Dialysegerät und die massive Einschränkung seiner Lebensqualität zeigen bei Herrn Niephaus inzwischen körperliche und psychische Folgen. Nach jeder Dialyse ist er stark erschöpft und gereizt. Auch sonst ist er häufig müde und seine Leistungsfähigkeit hat merklich nachgelassen. Seine Haut ist trocken und juckt ständig. Nachts kann er nicht ein- und immer seltener durchschlafen.

Die strenge Dialysepflicht hat auch sein soziales Leben verändert. Immer seltener trifft er sich mit Freunden, den Kegelclub hat er aufgegeben. Einen Urlaub kann er sich kaum noch leisten und es ist ihm auch zu viel Aufwand, woanders einen Dialyseplatz suchen zu müssen (▶ Abb. 43.1).

43 Pflege von chronisch kranken und multimorbiden Patienten

Abb. 43.1 Dialyse.

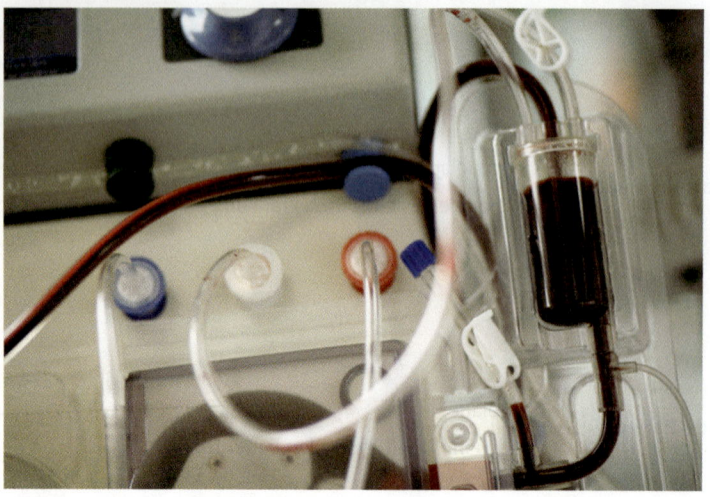

Patienten mit einer chronischen Niereninsuffizienz sind auf die Dialyse angewiesen.

> **WISSEN TO GO**
>
> **Chronische Krankheit – Grundlagen**
>
> Eine Erkrankung gilt als chronisch, wenn sie 3 Monate oder länger andauert. In der Regel schreitet die Erkrankung langsam fort (progredienter Verlauf), sie kann aber auch schubweise verlaufen und ist nicht heilbar. Chronische Krankheiten können angeboren oder erworben sein und zu körperlichen, geistigen oder seelischen Beeinträchtigungen führen.
>
> Beispiele für chronische Krankheiten sind u. a. koronare Herzkrankheit, Schlaganfälle, Tumorerkrankungen, Asthma, Diabetes mellitus, multiple Sklerose, chronische Nierenerkrankungen, Blindheit, Gehörlosigkeit, Suchterkrankungen, Demenz, geistige Behinderungen, chronische Wunden.
>
> Eine chronische Erkrankung verändert meist das gesamte berufliche, soziale und familiäre Leben des Betroffenen. Die eingeschränkte Lebenserwartung und die fehlende Heilungsaussicht belasten die Patienten zusätzlich.

Formen der Auseinandersetzung und Bewältigung

Eine chronische Krankheit stellt einen tiefgreifenden Einschnitt in das Leben des Erkrankten dar und ist mit vielfältigen psychosozialen Belastungen und Anforderungen verknüpft, die immer wieder die Auseinandersetzung und Bewältigung mit einer neuen Situation erfordern. Die Bemühungen und Anstrengungen, mit diesen Situationsanforderungen umzugehen, nennt man Coping (S. 114).

Der Patient muss lernen, mit den auf ihn zukommenden Anforderungen angemessen umzugehen. Ziel der Bewältigung ist es, die Anforderungen zu kontrollieren. Die krankheitsbedingten Behinderungen sind bei einer chronischen Krankheit nicht rückgängig zu machen, aber **Bewältigungsstrategien** können **helfen**, die **Auswirkungen abzumildern**.

Für die Bewältigung ist es wichtig, auf eigene bestehende Ressourcen zurückzugreifen. Eine der **wichtigsten Ressourcen**, auch bei bereits stark eingeschränkten Patienten, ist das **soziale Netz** und die **Qualität der Beziehungen**. Menschen in Lebensgemeinschaften, egal welcher Art, fällt es leichter, Probleme zu lösen, da sie sich austauschen und einander ergänzen können. Der emotionale Rückhalt stärkt den Patienten und fördert die Motivation, die Erkrankung und deren Anforderungen zu bewältigen.

Aber auch Pflegende können den Patienten in der Bewältigung seiner Krankheit stärken und unterstützen. Sie sollten versuchen, den **Alltag** des Patienten **so normal wie möglich** zu gestalten. Normalität im Alltag bedeutet für die Betroffenen, die Zeichen und Symptome der Krankheit unter Kontrolle zu halten. Um die Symptome unter Kontrolle zu halten, muss der Erkrankte evtl. seine bisherige **Routine und seine Gewohnheiten ändern**. Durch Umstrukturierung der Gewohnheiten wird die Krankheit zu etwas Normalem und ist damit zu bewältigen. Normalität bedeutet auch, dass soziale Kontakte gepflegt und Hobbys so weit wie möglich wieder aufgenommen werden. Durch Stärkung dieser Ressourcen wird das Selbstbewusstsein gestärkt und eine positive Einstellung gefördert.

Die Krankheit zu etwas Normalem machen.

Der chronisch Kranke kann sich so ein **positives Selbstkonzept** und **Selbstwertgefühl erarbeiten** bzw. **erhalten** und so sein neues Körperbild und sein Selbstbild in Übereinstimmung bringen. Dadurch verhindert der Betroffene, dass die Krankheit zu seiner neuen Identität wird. Im täglichen Alltag können Pflegende den Patienten unterstützen, seine Selbstpflegekompetenzen zu erhalten oder zu verbessern. Dem Patienten kann die Selbstpflege wie ein nicht zu überwindendes Hindernis erscheinen. Hier ist der wichtigste Schritt in der Pflege, dem chronisch Kranken zu helfen, ein **realistisches Ziel** zu **entwickeln**. Seine Vorstellungen von der Realität mögen zu Beginn der Bewältigung nicht mit denen der Pflege oder des sozialen Umfelds übereinstimmen. Eine realistische Einschätzung ist jedoch wichtig, um neue, erreichbare oder alte, angepasste Ziele zu erreichen und zur Normalität und zum Alltag zurückzukehren.

Der Patient muss lernen, seine **Entscheidungen selbst** zu **treffen** und die **Verantwortung** für sein Handeln wieder völlig selbst zu **übernehmen**. Dazu braucht er Informationen über die Erkrankung und die Behandlung. Pflegende sollten den Patienten animieren, möglichst früh seine Möglichkeiten zu nutzen und so sein Selbstwertgefühl zu steigern. Hat der Betroffene das Gefühl, er habe die Kontrolle und die Macht über Entscheidungen, steigert dies die Motivation, an der Therapie und dem Erfolg mitzuarbeiten.

Sekundärer Krankheitsgewinn

Bei der Betreuung chronisch Kranker darf nicht vergessen werden, dass parallel zur Krankheit auch andere oder weitere Prozesse ablaufen können, z. B. der sekundäre Krankheitsgewinn. Dieser beinhaltet die **äußeren Vorteile**, die der Patient **durch** sein **Kranksein ziehen** kann. So wird ihm durch die Erkrankung häufig **mehr Aufmerksamkeit** und **Rücksichtnahme** durch seine Umwelt zuteil. Eventuell muss er im Bett bleiben, bekommt das Essen serviert, wird von der Arbeit freigestellt oder muss unliebsame Aufgaben nicht mehr erledigen. Dieser sekundäre Krankheitsgewinn ist umso höher, je mehr Annehmlichkeiten mit der Krankheit verbunden sind. Im Prinzip müssen Pflegende bei allen chronischen Krankheiten mit einem solchen sekundären Krankheitsgewinn rechnen.

Schwierig kann ein sekundärer Krankheitsgewinn werden, wenn ein Kranker sein Leiden in erkennbarer und gezielter Weise für Zwecke benutzt, die krankheitsfern erscheinen. Das kann dazu führen, dass Therapeuten und Pflegende das Gefühl entwickeln, missbraucht oder manipuliert zu werden, was über kurz oder lang bei ihnen Ärger und Ablehnung auslösen kann. Wenn sich Patienten z.B. mehr „bedienen lassen", als es ihr Zustand zu erfordern scheint, kann dies zu Unmut bei den betreuenden Personen führen. Wenn sich den Helfern der Verdacht aufdrängt, dass der Kranke sein Leiden einsetzt, um Dinge zu erreichen, die über die reine Krankenbehandlung hinausgehen, heißt dies aber noch lange nicht, dass dies dem Kranken selbst bewusst ist oder gar, dass er willentlich handelt.

Wer an einer chronischen Krankheit leidet, kann es regelrecht genießen, als Kranker Aufmerksamkeit und Zuwendung zu erhalten. Eine Lösung in dieser Situation könnte sein, dem Kranken zu zeigen, dass man sich gerne um ihn kümmert und er seine Krankheit nicht einsetzen muss, damit dies geschieht, sondern man für ihn da ist und somit der Umweg über Krankheiten, Schmerzen oder andere Symptome fortan entbehrlich ist.

WISSEN TO GO

Chronische Krankheit – Bewältigungsstrategien

Eine chronische Krankheit ist mit vielfältigen psychosozialen Belastungen und Anforderungen verknüpft. Ziel der Bewältigung ist es, die Anforderungen zu kontrollieren, die Auswirkungen dadurch abzumildern und zur Normalität zurückzukehren. Dabei ist es wichtig, auf bestehende Ressourcen zurückzugreifen, z.B. das soziale Netz. Pflegende können den Patienten unterstützen, indem

- sie versuchen, den Alltag des Patienten so normal wie möglich zu gestalten,
- sie ihm helfen, seine Selbstpflegekompetenzen zu erhalten oder zu verbessern,
- sie ihm helfen, realistische Ziele zu entwickeln.

Krankheitsgewinn: Bei fast allen chronischen Krankheiten kann der Patient auch äußere Vorteile und Annehmlichkeiten aus seinem Kranksein ziehen (z.B. vermehrte Aufmerksamkeit, Rücksichtnahme). Es kann zu Schwierigkeiten führen, wenn ein Kranker sein Leiden in erkennbarer und gezielter Weise bewusst oder unbewusst für seine Zwecke nutzt. Um dies zu vermeiden, sollten Pflegende dem Kranken zeigen, dass sie sich gerne um ihn kümmern und er nicht seine Krankheit dafür einsetzen muss.

43.1.2 Pflege eines chronisch kranken Patienten

Chronisch kranke Menschen sind ihr Leben lang von anderen Menschen und oft auch von Maschinen oder Apparaten abhängig. Der Krankheitsverlauf muss überwacht, die Symptome regelmäßig beobachtet und behandelt werden und unter Umständen sind die Betroffenen auf die Unterstützung bei der Therapie und Pflege angewiesen. Das schränkt ihre Selbstbestimmung stark ein und beeinträchtigt ihr Freiheitsgefühl enorm. Die Lebensperspektive des Patienten ändert sich nach Feststellung einer chronischen Erkrankung.

Abb. 43.2 Unterstützung.

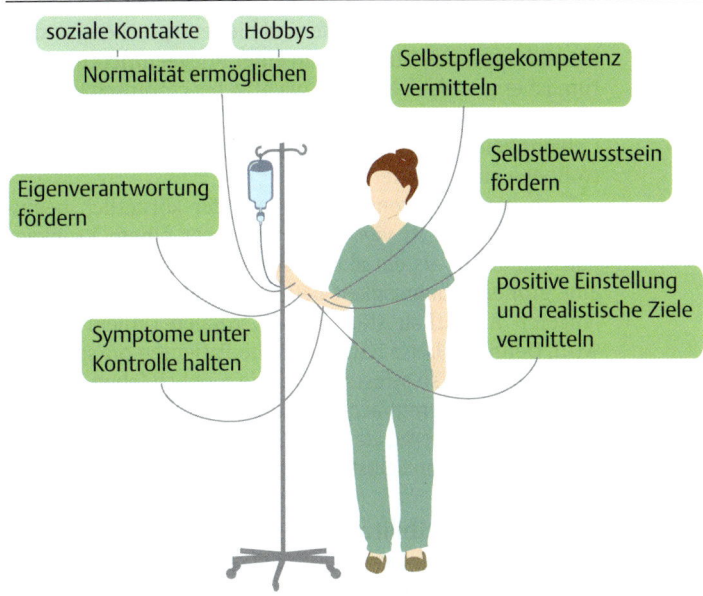

Pflegende können die Lebensqualität des Patienten auf viele Arten positiv beeinflussen. Sie können ihre Position als Vertrauensperson auf verschiedene Weise positiv einbringen.

Die **Alltagsbewältigung** und die Förderung der vorhandenen **Ressourcen** sind hier Hauptaufgaben der Pflege. Sie muss versuchen, die bestmögliche Unabhängigkeit des Patienten zu erreichen und zu erhalten. Dafür muss der Patient umfassend unterstützt und in seinem Selbstwertgefühl bestärkt werden. Die folgenden Schwerpunkte gelten daher sowohl in der häuslichen Pflege als auch in der stationären Pflege in einer Klinik oder einer Pflegeeinrichtung (▶ Abb. 43.2).

Patienten- und bedürfnisorientiert pflegen • Der chronisch kranke Patient hat andere Bedürfnisse und Ansprüche als der akut erkrankte Patient. Um eine adäquate Pflege über einen langen Zeitraum zu gewährleisten, müssen Pflegende daher ihr Hauptaugenmerk auf eine patienten- und bedürfnisorientierte Versorgung legen. Die Überwachung und Pflege sollte darum möglichst in Einklang mit dem Patienten selbst und der Erkrankung erfolgen. Pflegende sollten nicht versuchen, das Verhalten des Kranken zu steuern, sondern das eigene Verhalten auf diesen Menschen auszurichten. Oft wissen Patienten mit einer chronischen Erkrankung ausführlich über ihre Erkrankung und die auftretenden Symptome Bescheid. Sie wissen, was ihnen in bestimmten Situationen gut tut und was ihnen bei einzelnen Symptomen hilft.

Gewohnheiten berücksichtigen • Viele chronisch kranke Menschen benötigen eine bestimmte Struktur, um sich sicher zu fühlen. Es kann ihnen sehr helfen, wenn diese Struktur auch im Krankenhaus so weit wie möglich aufrechterhalten wird. Oft haben chronisch kranke Patienten z.B. einen gewohnten Ablauf bei der Körperpflege oder bei Verbandwechseln. Hier sollten Pflegende versuchen, die Pflegestandards und die Bedürfnisse des Patienten aneinander anzupassen. Ehrlichkeit, Gesprächsbereitschaft und das Einlassen auf die individuellen Gegebenheiten sind Grundlage dieses Prozesses. So sollten Pflegende z.B. bei der Körperpflege zunächst die Wünsche und Bedürfnisse des Patienten genau erfragen, damit sie diese dann in ihre Pflege miteinbeziehen können.

43 Pflege von chronisch kranken und multimorbiden Patienten

Das Krankenhaus ist in erster Linie nicht für Langzeitkranke eingerichtet, sondern dient primär der sog. Akutversorgung. Viele Strukturen und Abläufe sind hier entsprechend anders konzipiert als zu Hause oder in einer Pflegeeinrichtung. Darum ist es gerade in Kliniken wichtig, bei chronisch kranken Patienten auf eine patientenorientierte Pflege zu achten, Gewohnheiten zu berücksichtigen und Eigenheiten des Betroffenen zu respektieren.

Auch hat ein chronisch kranker oder körperlich beeinträchtigter Mensch viel mehr Angst vor einem Krankenhausaufenthalt als ein akut kranker Patient, da er für sich eine größere Abhängigkeit befürchtet und durch den i.d.R. längeren Aufenthalt stärker vom sozialen Umfeld isoliert wird. Denn zu Hause haben sich die Patienten oft so eingerichtet, dass sie so selbstständig wie möglich leben können. Ein Badelifter vereinfacht z.B. die Körperpflege, oder das Blutzuckermessgerät, das sie kennen und selbst bedienen können, gibt ihnen Selbstständigkeit und Autonomie.

! Merken Flexibilität
Um die Patienten in ihrer Selbstständigkeit auch während eines Klinikaufenthalts zu fördern, ist es ganz wichtig, dass Pflegende flexibel sind und sich den Bedürfnissen, Hilfsmitteln und Strategien des einzelnen Patienten auch innerhalb des Klinikalltages anpassen können.

Ressourcen aktivieren • Chronisch kranke Patienten stehen immer wieder im Prozess der Krankheitsverarbeitung und ändern daher zeitweise ihre Verhaltensweisen. Mal zeigen sie sich stark und vernünftig, dann wieder aggressiv und uneinsichtig. Einmal fühlen sie sich abhängig von der Krankheit und der Umwelt und dann wieder selbstständig und autonom. Gewohnheit, Resignation oder allzu große Abhängigkeit können Ressourcen verdeckt oder verschüttet haben. Kräfte liegen dann lahm und bleiben ungenutzt. Solche Patienten sind passiv, übermäßig hilfsbedürftig und zeigen wie in der Regression wenig Eigeninitiative. Sie sehen nur, was sie behindert, vergessen die Ressourcen, die sie haben und nutzen könnten. Hier ist es Aufgabe der Pflegenden, diese Ressourcen zu aktivieren. Sie sollten den Patienten in ihre Tätigkeiten einbeziehen und an allen Maßnahmen teilhaben lassen.

Genügend Zeit einplanen • Viele pflegerische und therapeutische Maßnahmen beanspruchen bei chronisch kranken Patienten – vor allem mit körperlichen Einschränkungen (z.B. Lähmungen oder Spastiken) – mehr Zeit. Dies sollten Pflegende in der Tagesplanung berücksichtigen. Auch die regelmäßige und gewissenhafte Durchführung von Thrombose-, Dekubitus- und Kontrakturenprophylaxen, die bei chronisch Kranken besonders wichtig sind, nehmen häufig mehr Zeit in Anspruch und sollte daher zeitlich eingeplant werden.

Angehörige einbeziehen • Die Angehörigen, die den Patienten zu Hause pflegen oder betreuen, sollten Pflegende unbedingt in die Betreuung des Patienten einbeziehen. Denn sie sind über den Patienten informiert – von einem Informationsaustausch können meist beide Seiten profitieren. Zudem gibt es dem Patienten und den Angehörigen Sicherheit und Vertrauen, wenn Pflegende über die Bedürfnisse und Gewohnheiten des zu Pflegenden gut informiert sind. Auch können Pflegende als Pflegeexperten die Angehörigen mit Tipps und Anregungen für die Pflege zu Hause unterstützen. Indem sie die Angehörigen einbeziehen, können sie eine Vertrauensbasis schaffen, die es chronisch Kranken ermöglicht, die evtl. lange Zeit der Pflege – ob zu Hause oder im Krankenhaus – gut zu verkraften.

Selbstmanagement fördern • Der Patient selbst ist häufig besser über seine Erkrankung informiert als andere Beteiligte. So hat ein Diabetiker idealerweise Schulungen und Kurse zu seiner Erkrankung besucht und konnte so seinen individuellen Umgang mit der Erkrankung entwickeln. Hier sollten Pflegende flexibel reagieren und die persönlichen Vorgehensweisen des Patienten so weit wie möglich in der Pflegeplanung berücksichtigen bzw. in den Pflegeprozess integrieren (z.B. der Rhythmus des Insulinspritzens). Auf diese Art können Pflegende den Patienten in seinem Selbstmanagement unterstützen und seine Autonomie fördern (▶ Abb. 43.3).

Interdisziplinär arbeiten • Um eine umfassende und individuelle Betreuung zu ermöglichen, bedarf es der Zusammenarbeit verschiedener Berufsgruppen. Durch eine möglichst gute Vernetzung können Pflegende medizinische, pflegerische, emotionale und religiöse Bedürfnisse ihrer Patienten optimal berücksichtigen. Eine gute Kommunikation, sowohl innerhalb ihrer Berufsgruppe als auch mit den vielen verschiedenen anderen Fachdisziplinen wie Ärzten, Ergo- und Physiotherapeuten, dem Seelsorger oder auch dem Fußpfleger, ist die erste Voraussetzung für die Zufriedenheit und Steigerung der Lebensqualität des Patienten. Pflegende sollten daher eine offene Kommunikationskultur pflegen und den anderen Berufsgruppen ihre Wertschätzung und auch ihren Respekt gegenüber der geleisteten Arbeit zeigen. Es können verbindliche Grundsätze für die Zusammenarbeit mit den anderen Berufsgruppen getroffen werden, die jedes Mitglied des Teams anwendet.

Nähe und Distanz ausbalancieren • Von zentraler Bedeutung für chronisch Kranke ist es, sich durch Mitmenschen und Pflegende verstanden zu fühlen. Hierbei muss aber das Gleichgewicht zwischen Nähe und Distanz immer wieder neu ausbalanciert werden. Dafür ist es nötig, die Trennung der beruflichen von der persönlichen Rolle zu erlernen. Professionelle Nähe und Distanz sind erlernbar. Dazu gehört die

Abb. 43.3 Kein Aus mehr.

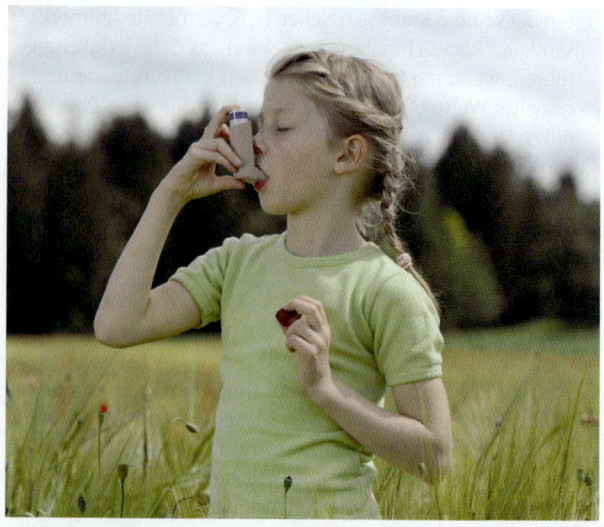

Moderne Medizin ermöglicht es z.B. Asthma-Patienten, nicht auf Streifzüge durch Feld und Wiese verzichten zu müssen – auch bei Pollenflug. © Zlatan Durakovic/fotolia.com

Fähigkeit, Empathie aufzubauen. Das bedeutet, die Gedanken und Gefühle des Patienten nachempfinden zu können. Als Zuhörende dürfen Pflegende nicht die eigene Identität verlieren und nicht für den anderen leiden. Ausführliche Informationen zur Empathie und zum aktiven Zuhören finden Sie im Kap. „Grundlagen und Anwendung professioneller Kommunikation" (S. 121).

! *Merken* **Empathie**
Mitfühlen ja, mitleiden nein.

> **WISSEN TO GO**
>
> **Pflege eines chronisch kranken Patienten**
>
> Chronisch Kranke sind meist auf die Pflege und Unterstützung durch andere angewiesen. Der Krankheitsverlauf ist häufig progredient, d. h. die Vitalparameter müssen regelmäßig überwacht und der Verlauf der Symptomatik ständig kontrolliert werden. Im Vordergrund stehen die **Alltagsbewältigung** und die Förderung vorhandener **Ressourcen**. Ziel der Pflege ist es, die Autonomie des Patienten so weit wie möglich zu erhalten.
> - Patienten- und bedürfnisorientiert pflegen, persönliche Vorgehensweisen akzeptieren
> - Ressourcen aktivieren
> - bei pflegerischen und therapeutischen Maßnahmen genügend Zeit einplanen und die Prophylaxen gewissenhaft und regelmäßig durchführen
> - Angehörige einbeziehen
> - Selbstmanagement unterstützen und Autonomie fördern
>
> Wichtig bei der Pflege chronisch Kranker ist zudem ein ausbalanciertes Verhältnis zwischen Nähe und Distanz. Das heißt: mitfühlen ja, mitleiden nein.

43.2 Der multimorbide Patient

43.2.1 Grundlagen

Es gibt eine Reihe von Krankheiten, die zwar noch immer nicht heilbar, aber dennoch durch medizinische und pflegerische Maßnahmen heute gut behandelbar sind. Dadurch erreichen viele chronisch Kranke ein hohes Alter. Mit dem Alter kommen dann oft weitere Erkrankungen hinzu (▶ Abb. 43.4).

Definition **Multimorbidität**
Wenn ein Patient gleichzeitig mehrere Krankheiten hat, bezeichnet man das als Multimorbidität (lat. morbidus = krank). Andere, weniger gebräuchliche Bezeichnungen sind Polymorbidität oder Polypathie.

Multimorbidität nimmt zu

Multimorbidität ist ein häufiges Phänomen des Alters. Denn das Risiko, gleichzeitig an mehreren Krankheiten zu erkranken, steigt mit zunehmendem Lebensalter. Laut einer Langzeitstudie des Deutschen Alterssurveys berichtet inzwischen jeder Fünfte (21 %) der 70–85-Jährigen über 5 oder mehr gleichzeitig bestehende Erkrankungen (Wurm et al. 2010). Gleichzeitig steigen die durchschnittliche Lebenserwartung und der Anteil älterer Menschen an der Gesamtbevölkerung

Abb. 43.4 Multimorbidität.

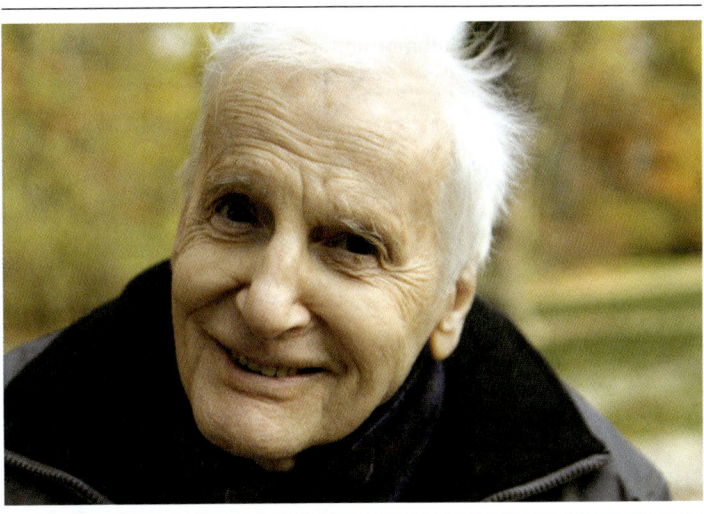

Im Alter bestehen oft mehrere Erkrankungen gleichzeitig.
© Elisabeth Rowald/fotolia.com

immer weiter an. Waren 2008 noch 5 % der Bevölkerung 80 Jahre und älter, werden es 2060 fast 3-mal so viele (14 %) sein (Statistisches Bundesamt 2009). Aus dieser demografischen Entwicklung ergibt sich, dass die bereits heute beträchtliche Anzahl multimorbider Menschen in Deutschland in Zukunft noch erheblich ansteigen wird.

Warum Mehrfacherkrankungen so kritisch sind

Leidet ein Patient an mehreren Krankheiten gleichzeitig, kann dies zu komplexen Vorgängen und Wechselwirkungen führen, die sich ungünstig für den Patienten auswirken. Hierzu gehören u. a. folgende Prozesse.

Abhängige und unabhängige Multimorbidität • Bei Mehrfacherkrankungen können sich die Krankheiten und Symptome gegenseitig verstärken bzw. ungünstig beeinflussen. In der Fachsprache nennt man das eine abhängige Multimorbidität. Im Gegensatz dazu gibt es aber auch Krankheiten, die sich nicht direkt gegenseitig beeinflussen (unabhängige Multimorbidität) (▶ Abb. 43.5).

Beispiel **Abhängige/unabhängige Multimorbidität**
Beispiele für abhängige Multimorbidität sind Bluthochdruck bzw. Diabetes mellitus und Durchblutungsstörungen, denn sowohl anhaltender hoher Blutdruck als auch eine diabetische Stoffwechsellage tragen zu Arteriosklerose bei und führen somit zu Durchblutungsstörungen. Leidet ein Patient hingegen z. B. an Gicht und Krampfadern, liegt eine unabhängige Multimorbidität vor. Auch Asthma bronchiale und Gallensteine beeinflussen sich nicht unmittelbar.

Neben- und Wechselwirkungen der Medikamente • Nicht nur die Krankheiten selbst, sondern auch die dagegen angewendeten medizinischen Maßnahmen können eine negative Wirkung auf eine Begleiterkrankung haben oder sogar zu einer anderen Krankheit führen. Man spricht von Neben- bzw. Wechselwirkungen. So gibt es z. B. Medikamente, die Magengeschwüre auslösen können. Manche Diuretika gehen mit Elektrolytverlusten einher, die gefährliche Herzrhythmusstörungen auslösen können. Psychopharmaka können zu Stürzen infolge von Schwindel oder Bewusstseinsstörungen führen. Die Liste ist endlos.

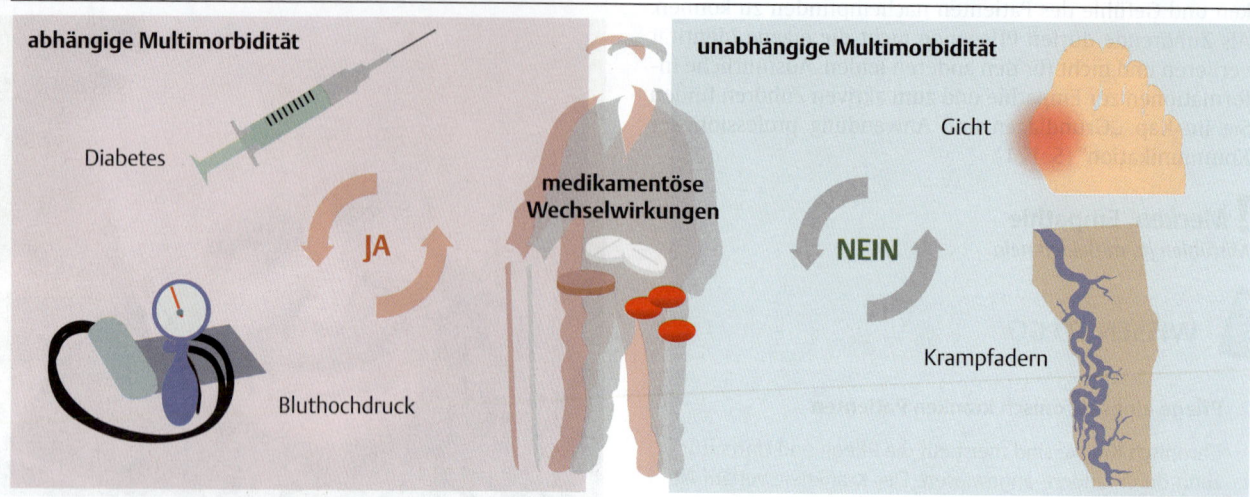

Abb. 43.5 Abhängige und unabhängige Multimorbidität.

Die einzelnen Erkrankungen eines multimorbiden Patienten können sich bei abhängiger Multimorbidität gegenseitig beeinflussen und Medikamente in Wechselwirkung treten. Bei unabhängiger Multimorbidität beeinflussen sich die Krankheiten nicht.

Beispiel **Neben- und Wechselwirkungen**

Ein Patient mit chronischem Nierenversagen und bisher nicht insulinpflichtigem Diabetes mellitus bekommt eine Niere transplantiert. Damit sein Abwehrsystem das fremde Organ nicht abstößt, muss er Kortison einnehmen. Dieser Wirkstoff erhöht den Blutzuckerspiegel. Schon kurze Zeit nach der Transplantation sind die Blutzuckerwerte des Patienten so hoch, dass eine Insulintherapie notwendig ist.

Eine Patientin leidet an rheumatischer Arthritis. Mit Medikamenten, die ihre körpereigene Abwehr unterdrücken, ist sie gut eingestellt. Als sie im Rahmen eines Infekts akut eine lebensbedrohliche Lungenentzündung erleidet, muss sie die Einnahme dieser Medikamente vorübergehend pausieren. Dadurch bekommt sie einen erneuten Rheumaschub.

Sich negativ auswirkende Pflege • Auch pflegerische Maßnahmen können negative Wirkungen auf Begleiterkrankungen haben.

Beispiel **Negativ wirkende Pflege**

Ein Pfleger wickelt einem älteren Patienten mit einer frischen Thrombose die Beine. Schon nach kurzer Zeit verfärben sich die Zehen an einem Fuß bläulich livide. Wegen einer nun neu diagnostizierten Durchblutungsstörung muss das Bein wieder abgewickelt werden.

Eine Pflegerin möchte einem Patienten mit chronisch obstruktiver Lungenerkrankung das Abhusten etwas erleichtern und lässt ihn mit einer isotonischen Kochsalzlösung inhalieren. Unter der Verneblermaske bekommt der an Angststörungen leidende Patient schnell Panik, sodass die Pflegerin die Maßnahme abricht. Stattdessen klopft sie ihm den Thorax mit ihren Händen sachte ab und unterhält sich während kurzer Pausen ausführlich mit ihm.

Behinderung der heilungsfördernden und vorbeugenden Maßnahmen • Manche Beeinträchtigungen können einen multimorbiden Patienten daran hindern, aktive Maßnahmen gegen eine Begleiterkrankung oder deren Symptome zu ergreifen oder vorbeugende Maßnahmen durchzuführen, um Komplikationen zu vermeiden.

Beispiel **Beeinträchtigungen**

Ein Patient mit einem Magengeschwür und Morbus Parkinson leidet unter anhaltender Übelkeit und kann seine Parkinsonmedikamente nicht einnehmen. Dadurch nehmen seine Gelenkschmerzen zu und er kann sich immer weniger bewegen.

Ein Patient mit Herzschwäche und einer Tumorerkrankung liegt seit mehreren Monaten fast ununterbrochen in verschiedenen Kliniken, ohne dass sich sein Zustand anhaltend bessert. Eine Pflegerin möchte ihn aus dem Bett in einen Sessel mobilisieren. Der Patient verweigert das. Er fühlt sich unter der hochdosierten Diuretikatherapie (Entwässerungstherapie), die er aufgrund seiner kardial bedingten Ödeme erhält, und wegen seines schlechten Ernährungszustands (Tumorkachexie) einfach nur müde und kraftlos. Außerdem leidet er unter starkem Durst. Die zuständige Pflegekraft bespricht die Situation mit dem behandelnden Arzt. Gemeinsam entscheiden sie, die maximale tägliche Trinkmenge des Patienten etwas heraufzusetzen.

Krankheiten, bei denen häufig weitere Erkrankungen auftreten, also eine Multimorbidität vorliegt, sind unter anderem:
- Hypertonie (Bluthochdruck)
- Lipidstoffwechselstörungen (Fettstoffwechselstörungen)
- chronische Rückenschmerzen
- Gelenkarthrose
- Diabetes mellitus
- Hyperthyreose (Schilddrüsenüberfunktion)/Hypothyreose (Schilddrüsenunterfunktion)
- koronare Herzkrankheit
- Herzrhythmusstörungen
- Asthma/chronisch obstruktive Lungenerkrankungen
- Varikosis (Krampfadern)
- Osteoporose
- Tumorerkrankungen
- Depression
- Gicht

Der multimorbide Patient

WISSEN TO GO

Multimorbidität – Grundlagen

Leidet ein Patient an mehreren Krankheiten gleichzeitig, bezeichnet man das als Multimorbidität. Sie tritt meist im Alter auf, da das Risiko, mehrfach zu erkranken, mit zunehmendem Alter ansteigt. Mehrfacherkrankungen können zu ungünstigen Wechselwirkungen führen, die die Prognosen für den Patienten verschlechtern können. Dies ist z. B. der Fall,

- wenn sich die Krankheiten und Symptome gegenseitig verstärken oder ungünstig beeinflussen (abhängige Multimorbidität),
- wenn die Medikamente zu unerwünschten Neben- oder Wechselwirkungen führen,
- wenn sich pflegerische oder therapeutische Maßnahmen negativ auf Begleiterkrankungen auswirken,
- wenn heilungsfördernde oder vorbeugende Maßnahmen behindert werden.

Krankheiten, die häufig mit Mehrfacherkrankungen einhergehen, sind z. B. Bluthochdruck, Diabetes mellitus, Schilddrüsenerkrankungen, Erkrankungen des Herzens oder der Lunge, Fettstoffwechselstörungen, chronische Rückenschmerzen, Osteoporose oder Krebserkrankungen.

43.2.2 Pflege eines multimorbiden Patienten

Die medizinische und pflegerische Versorgung multimorbider Patienten ist eine besondere Herausforderung. Denn bereits eine einzelne Erkrankung alleine kann einen Patienten unter Umständen schon stark in seinem Befinden einschränken, z. B. durch Schmerzen, Immobilität, Sturzgefahr, Übelkeit, Mattigkeit oder andere Faktoren. Aufgrund der vielen komplexen Wechselvorgänge ist die Krankheitsbelastung bei Mehrfacherkrankungen jedoch noch höher als die Summe der Einzelbelastungen. Oft ist der multimorbide Patient nicht mehr in der Lage, seinen Alltag zu bewältigen; sein Lebensmut und seine Bereitschaft, an Therapien mitzuwirken, sinken. Dadurch steigen wiederum die Risiken, weitere Komplikationen zu erleiden oder dauerhaft pflegebedürftig zu werden.

! Merken Lebenssituation verbessern
Die Betreuung eines multimorbiden Patienten sollte nicht zum Ziel haben, die Krankheiten des Patienten einzeln zu therapieren, sondern sie sollte versuchen, seine Lebenssituation in der Gesamtheit zu verbessern und weitere Folgeerkrankungen und Komplikationen zu vermeiden.

Um diese Ziele zu erreichen, muss das interdisziplinäre therapeutische Team im Einzelfall herausfinden, welche Maßnahmen den Zustand eines Patienten tatsächlich verbessern, und diese dann individuell umsetzen. Um hier erfolgreich tätig zu sein, werden im Folgenden einige Wegweiser für die pflegerische und medizinische Betreuung von mehrfacherkrankten Patienten genannt.

Prioritäten setzen • Schon bei der Pflegeplanung für einen multimorbiden Patienten sollten Pflegende versuchen, herauszufinden, welche Probleme einen Patienten am meisten belasten. Dann gilt es, pflegerische Maßnahmen sorgsam

Abb. 43.6 Pflegeplanung.

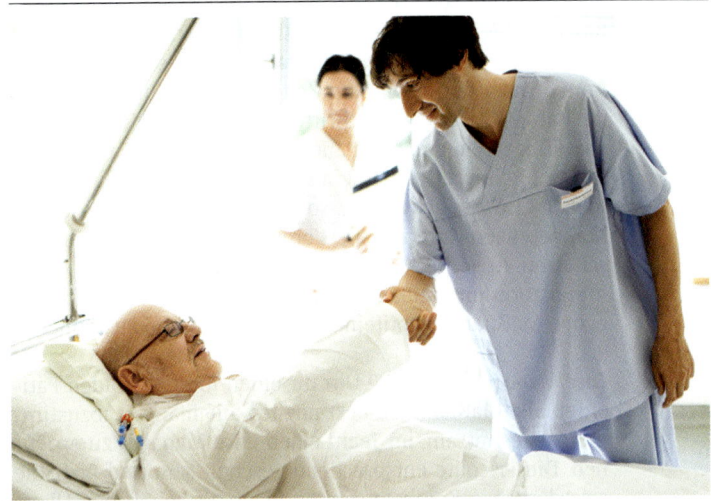

Die für den Patienten am meisten belastenden Pflegeprobleme sollten als Erstes gelöst werden.

gegeneinander abzuwägen und Prioritäten zu setzen. Vielleicht ist ein Patient so schmerzgeplagt, dass er sich nichts sehnlicher wünscht, als endlich einmal schmerzfrei zu werden. Pflegende sollten ihm dabei helfen und den zuständigen Arzt möglichst bald auf eine geeignete Schmerztherapie ansprechen. In einem anderen Fall trägt vielleicht ein Aufenthalt an der frischen Luft mehr zum Wohlbefinden eines Patienten bei als Krankengymnastik oder ein Bettfahrrad. Pflegende sollten lieber auf eine Maßnahme verzichten, wenn sie das Gefühl haben, dass diese den Patienten körperlich oder psychisch überfordern würde (▶ Abb. 43.6).

Behandlungsoptionen abwägen • Mitunter muss auch eine medizinische Behandlung zugunsten einer anderen abgebrochen werden. Das ist z. B. der Fall, wenn ein Patient aufgrund eines chronischen Vorhofflimmerns regelmäßig ein Antikoagulans (Medikament, das die Blutgerinnung hemmt) einnimmt, dann aber plötzlich operiert werden muss. Setzt er die Gerinnungshemmer ab, besteht die Gefahr, dass sich im Herzen Blutgerinnsel bilden, die dann zu einer Embolie führen können. Setzt er die Gerinnungshemmer aber nicht ab, besteht das Risiko, dass er während der Operation verblutet.

In viele medizinische Entscheidungen werden Patienten bzw. deren Angehörige aktiv eingebunden. Das erfordert eine umfassende Aufklärung. Auch hier spielen Pflegende eine wichtige Rolle. Denn zwar klären Ärzte über Therapien und deren Nebenwirkungen auf. Doch manche Fragen tauchen erst auf, wenn der Patient oder seine Angehörigen einige Zeit über die Informationen nachgedacht haben. Dann ist der Arzt meist nicht mehr anwesend. Ärzte und Pflegekräfte sollten Patienten und deren Angehörige bestmöglich unterstützen, eine Entscheidung zu fällen. Fühlen diese sich davon überfordert, kann es helfen, Chancen und Risiken aller Alternativen gemeinsam aufzuzählen und gegeneinander abzuwägen. Dabei helfen z. B. Fragen wie: „Was ist Ihnen besonders wichtig?", „Worauf kommt es Ihnen am meisten an?".

Gesamtkonzept entwickeln • Das behandelnde Team sollte nicht nur die pflegerischen und medizinischen, sondern auch alle psychotherapeutischen und rehabilitativen Maßnahmen sorgfältig gegeneinander abwägen und schließ-

43 Pflege von chronisch kranken und multimorbiden Patienten

lich – unter Berücksichtigung der Fähigkeiten und Wünsche des Patienten – ein Gesamtkonzept aus der optimalen Kombination der verschiedenen Maßnahmen entwickeln. Befindet sich der Patient in einem Krankenhaus, sollte das Team immer auch den geplanten Zeitpunkt der Entlassung und die dafür notwendigen Schritte einbeziehen. Dies erfordert von Pflegenden und allen anderen zuständigen Fachkräften nicht nur ein breites medizinisches, pflegerisches und pharmakologisches Fachwissen, sondern oft auch psychosoziale Kompetenzen, um z.B. die Compliance des Patienten einschätzen zu können. Nicht zuletzt ist auch eine gute Kommunikation untereinander entscheidend, um alle erforderlichen Maßnahmen miteinander abzustimmen zu können.

Case Manager einsetzen • Um für einen multimorbiden Patienten alle Maßnahmen bestmöglich aufeinander abzustimmen, ist es ratsam, im Team einen Case Manager zu ernennen. Dieser sollte entsprechend geschult sein und über die erforderlichen Kompetenzen verfügen. Er behält den Überblick über alle geplanten Maßnahmen, leitet Informationen weiter und koordiniert die Umsetzung der pflegerischen und therapeutischen Maßnahmen. Dieser Case Manager kann z.B. eine erfahrene Pflegeperson sein. Er sollte alle Visiten und Konsile begleiten und darauf achten, dass das entwickelte Gesamtkonzept von allen Beteiligten eingehalten wird oder ggf. an neue Anforderungen angepasst wird.

Problem der Polypharmazie berücksichtigen • Die meisten multimorbiden Patienten bekommen dauerhaft eine große Anzahl Medikamente verschrieben. Ab 3–6 verschiedenen Wirkstoffen spricht man von Polypharmazie, eine genaue Definition gibt es nicht.

Das Problem dabei ist jedoch, dass die Fachärzte meist jede Einzeldiagnose eines multimorbiden Patienten nach den aktuell gültigen Leitlinien behandeln, jedoch keiner den Überblick über alle verabreichten Wirkstoffe behält. So greifen z.B. einige Substanzen an den gleichen Enzymen oder Rezeptoren an, wobei die einen einen hemmenden und die anderen einen verstärkenden Einfluss nehmen. Andere verzögern die Aufnahme bestimmter Medikamente aus dem Darm oder sie beschleunigen ihren Abbau im Blut. Doch selbst wenn sich eine Fachkraft den Überblick über alle Medikamente verschafft – bei mehr als 5 verschiedenen kann keiner mehr die komplexen Wechselwirkungen zwischen den Wirkstoffen wirklich überschauen (▶ Abb. 43.7).

Hinzu kommt: Manche Arzneien haben bei älteren bzw. mehrfacherkrankten Menschen andere, stärkere oder schwächere Wirkungen als herkömmlich. Nieren- oder Leberkrankheiten führen z.B. zu einer verzögerten Ausscheidung bzw. einem verzögerten Abbau im Blut. Einigen Patienten wird durch die große Menge an Tabletten außerdem übel, sodass sie nicht ausreichend Nahrung zu sich nehmen können. Das wiederum verändert ebenso die Wirkweise und stellt zudem eine erhebliche Belastung für den Organismus dar. Daher sollten Pflegende folgende Regel berücksichtigen: Je größer die Zahl der Tabletten, desto höher ist auch das Risiko, dass Patienten sie eigenständig absetzen oder die Dosis reduzieren. Umgekehrt müssen sie natürlich auch bedenken, dass Patienten unter Umständen gar nicht in der Lage sind, die Medikamente in der richtigen Dosierung einzunehmen (z.B. durch Konzentrationsschwäche oder durch starkes Zittern). Hier ist es dann ggf. die Aufgabe der Pflegenden, die Medikamenteneinnahme verordnungsgemäß sicherzustellen.

Auf gute Patientenbeobachtung achten • Um die tatsächliche Wirkung der Gesamttherapie multimorbider Patienten sachlich beurteilen zu können, ist eine kompetente Patientenbeobachtung wesentlich (S. 264). Durch sie lässt sich am besten erahnen, wie der Patient seine Behandlung annimmt, ob seine Fähigkeiten und seine Compliance ausreichen und wie die Maßnahmen ansprechen.

Außerdem sind viele multimorbide Patienten durch lange Krankenhausaufenthalte bereits so belastet, dass sie für weitere invasive Untersuchungen weder genug Kraft noch Geduld haben. Ärzte und Pflegekräfte müssen daher mitunter auf eigentlich von ihnen für notwendig erachtete Untersuchungen verzichten und den Krankheitsverlauf ohne deren Befunde beurteilen. Selbst wenn Untersuchungsergebnisse vorliegen: Besonders bei multimorbiden Patienten sind sie mitunter trügerisch, denn sie zeigen immer nur einen Ausschnitt – niemals das Gesamtbefinden. Möglicherweise zeigt z.B. eine Ultraschalluntersuchung des Herzens eine Besserung der Herzleistung, der Patient fühlt sich subjektiv dennoch immer schlechter. Vielleicht hat er zusätzlich durch längeres Liegen und einen vorbestehenden Bandscheibenschaden so starke Rückenschmerzen, dass er sich kaum mehr bewegen kann. Oder ein Kontrastmittel hat seinen vorgeschädigten Nieren „den Rest gegeben", sodass diese nun keinen Urin mehr produzieren.

Abb. 43.7 Wechselwirkungen.

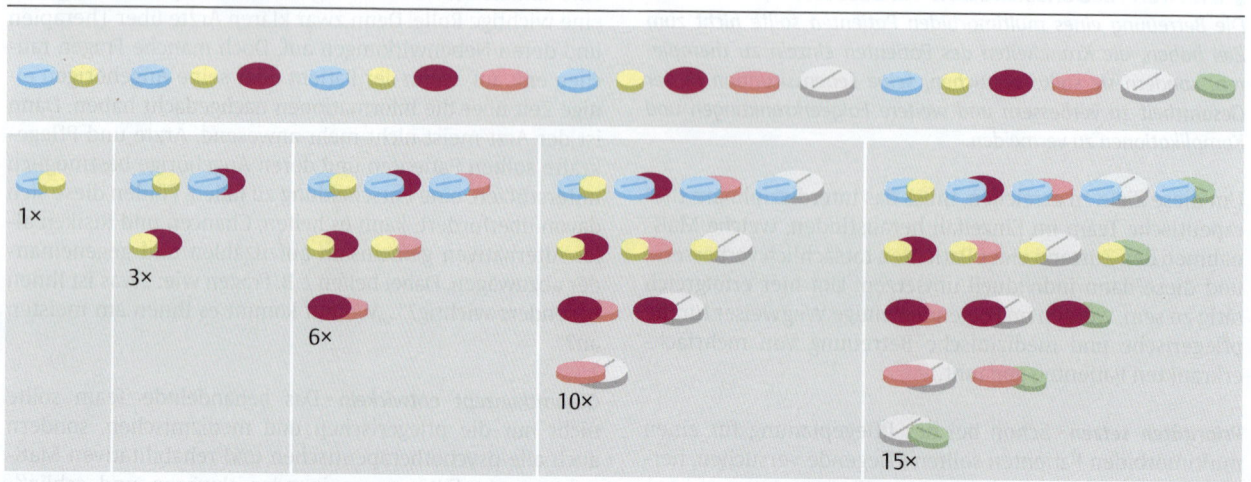

Mögliche Anzahl an Wechselwirkungen bei 2, 3, 4, 5 und 6 unterschiedlichen verabreichten Wirkstoffen.

❗ Merken Ausreichend Zeit

Pflegende sollten versuchen, sich für multimorbide Patienten ausreichend Zeit zu nehmen. Sie sollten erfragen, wie sich die Patienten fühlen und ob sie mit der Behandlung zufrieden sind. Sie sollten aber auch nicht erschrecken, wenn diese ihnen gegenüber evtl. schroff oder abweisend reagieren. Diese Patienten befinden sich in einem Dilemma, für das es keine zufriedenstellende Lösungsstrategie gibt. Es müssen Kompromisse gefunden werden, die für den Patienten nicht immer zufriedenstellend sind und zu all der Krankheitslast vielleicht auch den Unmut der Patienten schüren.

Patientenverfügung berücksichtigen • Leider zeigt die Erfahrung, dass in vielen Fällen die Entscheidung für eine Maßnahme gefällt werden muss, ohne dass ausreichend Zeit für eine umfassende Aufklärung oder ein wohlüberlegtes Abwägen der Chancen und Risiken bleibt. Wegen des erhöhten Risikos multimorbider Patienten, Komplikationen zu erleiden, empfiehlt es sich für diese Menschen besonders, sich in „stabilen" Zeiten in Ruhe zu überlegen, welche Behandlungen sie im Falle eines Falles wünschen bzw. wer für sie diese Entscheidungen fällen sollte, falls sie selbst dazu nicht mehr in der Lage sein sollten.

Multimorbide Patienten und deren Angehörige sollten sich das gemeinsam mit einem Arzt ihres Vertrauens überlegen und ggf. in schriftlicher Form festlegen. In diesem Rahmen sollten die Patienten auch beschreiben, was für sie besonders wichtig ist. Das kann z. B. Schmerzfreiheit sein oder der Wunsch, zu Hause zu sterben. Manche multimorbiden Patienten lehnen bereits einen weiteren Krankenhausaufenthalt kategorisch ab. Haben sie diesen Willen schriftlich festgehalten, können auch Ärzte und Pflegekräfte, die sie nicht kennen, ihrem Willen entsprechen.

WISSEN TO GO

Pflege bei multimorbiden Patienten

Mehrfach Erkrankte haben meist eine hohe Krankheitsbelastung. Im Alltag sind sie auf Hilfe angewiesen. Im Laufe der Zeit sinkt häufig ihre Therapiebereitschaft, im Gegenzug steigen die Risiken und Komplikationen. Die Pflege zielt daher primär auf eine Verbesserung der Lebenssituation und -qualität, weniger auf die Therapie der Einzelerkrankungen. Hierzu sind folgende Meilensteine hilfreich:
- Pflege gewissenhaft planen, Maßnahmen abwägen und ggf. Prioritäten setzen.
- Verschiedene Therapieoptionen gemeinsam abwägen, dabei Patienten umfassend informieren und aufklären.
- Gesamtkonzept für alle Maßnahmen entwickeln und sorgsam gegeneinander abwägen.
- Evtl. Case Manager einsetzen.
- Therapieverlauf immer wieder neu evaluieren und ggf. aktualisieren.
- Patienten hinsichtlich einer Patientenverfügung informieren und beraten.

Polypharmazie: Einnahme von mehr als 3 verschiedenen Medikamenten. Die unterschiedlichen Wirkstoffe führen zu unerwünschten Wechsel- und Nebenwirkungen. Da viele mehrfach Erkrankte die Tabletten nur schlecht vertragen, reduzieren sie nicht selten eigenständig die Dosis. Die Pflege sollte hier auf eine verordnungsgemäße Einnahme achten. Fällt dem Patienten die Einnahme schwer oder ist sie nicht möglich, muss Rücksprache mit den behandelnden Ärzten gehalten werden.

44 Pflege von Patienten mit malignen Tumoren

44.1 Tumorkrank – was bedeutet das?

Die Diagnose „Krebs" ist für Betroffene ein **Schock**, selbst wenn sich die Krankheit möglicherweise durch körperliche Symptome schon angekündigt hatte. Denn Krebs ist bis heute, obwohl in vielen Fällen heilbar, wie kaum eine andere Krankheit mit Tod und Sterben assoziiert. Neben der **Furcht vor dem Tod** kommen viele weitere Ängste und Sorgen für Betroffene hinzu: Wie können sie ihr Leben und ihre Zukunft planen? Wie viele Krankenhausaufenthalte sind nötig? Werden sie Schmerzen oder Luftnot leiden müssen? Wird sich ihr Körperbild verändern? Eventuell kommen **materielle Nöte** und **Existenzangst** dazu. Wer mit der Diagnose konfrontiert wird, muss sich zudem in vielen Fällen aus „relativer" Gesundheit heraus in eine Therapie begeben, die ihn subjektiv zunächst sogar kränker machen kann.

In der Auseinandersetzung mit der Krankheit sind **viele Reaktionen möglich**. Manche Patienten **leugnen** sie für sich selbst zunächst, andere reagieren **aggressiv** oder **depressiv**. Viele quält zudem die Frage nach einer möglichen Selbstverschuldung, denn Rauchen und andere Lebensgewohnheiten können einen bösartigen Tumor zumindest begünstigen. Fast immer verändert die Krankheit jedoch nicht nur das Leben der Betroffenen schlagartig, sondern auch das ihrer **Angehörigen** (▶ Abb. 44.1). Ist ein Kind erkrankt, ist das Leben der Eltern und Geschwister davon genauso mitbetroffen. Die Beziehungen zueinander werden ebenfalls einem Wandel unterzogen, der nicht immer leicht für die Betroffenen ist.

Die Diagnose **Krebs** *verändert das Leben* *schlagartig.*

Patienten, die mit der Diagnose Krebs konfrontiert werden, befinden sich in vielerlei Hinsicht in einer **Krisensituation**. Im weiteren Verlauf können neue Krisen entstehen, z. B. wenn ein Tumor im Stadium der Remission wieder neu wächst oder wenn eine notwendige Therapie abgebrochen werden muss, weil der Patient sie nicht mehr verträgt. Abhängig von der Art des Tumors (Behandelbarkeit) und dem Stadium der Erkrankung (abhängig von Größe, Metastasierung) und der

Abb. 44.1 Diagnose Krebs.

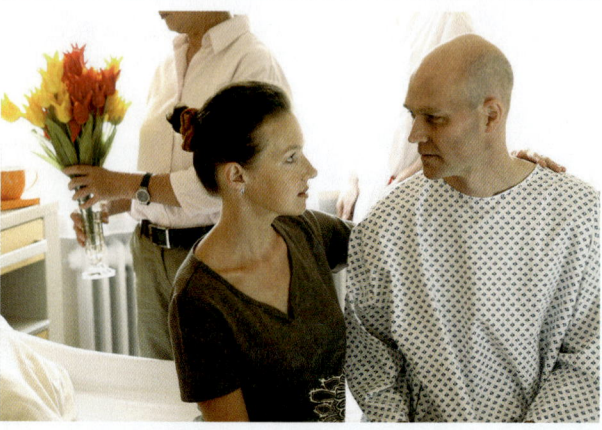

Nicht nur für den Patienten, auch für seine Familie und seine Freunde ändert die Diagnose Krebs oft alles: Wie sieht die Zukunft aus? Was kommt alles auf uns zu?

- Tumorkrank – was bedeutet das? ▸ S. 776
- Allgemeine Besonderheiten der Pflege ▸ S. 777
- Tumortherapie ▸ S. 778
- Pflegebasismaßnahmen in der Onkologie ▸ S. 778
- Tumortherapiebedingte Pflegeprobleme
  - Übelkeit und Erbrechen ▸ S. 779
  - Fatigue ▸ S. 782
  - Knochenmarkdepression ▸ S. 783
  - Hautreaktionen ▸ S. 786
  - Diarrhö ▸ S. 789
  - Obstipation ▸ S. 789
- Chemotherapie
  - Vorbereitung zur Applikation ▸ S. 790
  - Vorsichtsmaßnahmen während der Gabe ▸ S. 790
  - Verhindern von Paravasaten ▸ S. 790
  - Entsorgung von Zytostatika ▸ S. 791
  - Schutzmaßnahmen nach Verschütten ▸ S. 791
  - Umgang mit Ausscheidungen ▸ S. 791
  - Besondere Aufgaben ▸ S. 791
- Strahlentherapie ▸ S. 791
- Schmerztherapie in der Onkologie ▸ S. 792
- Informieren, Schulen, Beraten
  - Gesundheitsförderung und Alltagsbewältigung ▸ S. 793
  - Palliative Versorgung ▸ S. 793

damit verbundenen Prognose unterscheidet sich natürlich auch die psychische Verfassung der Patienten. Wer eine gute Chance auf Heilung hat (kuratives Behandlungsziel), erträgt die Belastungen der Therapie oft besser als ein Patient, der „nur" noch eine Lebensverlängerung und Symptomkontrolle erwarten kann (palliatives Konzept).

Eine Krebskrankheit **zehrt an der psychischen Verfassung** und an den körperlichen Kräften. Nicht selten wirken Betroffene „ausgezehrt". Selbst wenn der Krebs besiegt ist, können Spätfolgen das Leben erheblich beeinträchtigen.

44.2 Allgemeine Besonderheiten der Pflege

Einen krebskranken Menschen zu betreuen, ist eine enorm anspruchsvolle Aufgabe, die viel **Einfühlungsvermögen** erfordert. Pflegende sollten versuchen, dem Patienten durch ihr Verhalten zu signalisieren: Sie sind für ihn da, wenn er Hilfe braucht; bei ihnen kann er sein Herz ausschütten und sich, wenn nötig, auch einmal gehen lassen. Sie sollten dem Patienten zugestehen, auch mal „gereizt" zu reagieren. So kann es z. B. vorkommen, dass Pflegende auf eine freundliche Frage wie „Wie geht es Ihnen?" ein barsches „Wie soll es mir schon gehen?" an den Kopf geworfen bekommen. Pflegende sollten dem Patienten signalisieren, dass sie **Verständnis** für seine Situation haben.

Viele Kliniken bieten ihren Angestellten Weiterbildungen über den Umgang mit Tod- und Schwerkranken in Gesprächsführung und im aktiven Zuhören an. Diese können im Umgang mit Tumorpatienten sehr hilfreich sein.

Neben Verständnis ist auch **Motivation** wichtig. Pflegende sollten dem Patienten helfen, die Krankheit zu akzeptieren, ihn dabei **unterstützen**, eine kurative Therapie „durchzuhalten" und an einen Therapieerfolg zu glauben. Eine positive Einstellung kann möglicherweise **Selbstheilungskräfte mobilisieren**. Ist eine kurative Therapie nicht mehr möglich, können Pflegende gemeinsam mit dem Patienten und seinen Angehörigen nach Wegen suchen, ein möglichst lebenswertes Leben zu erreichen.

Viele andere Berufsgruppen sind an der psychosozialen Betreuung der Patienten beteiligt, z. B. Klinikseelsorger, Psychotherapeuten, Sozialdienstmitarbeiter, Musik- oder Kunsttherapeuten.

Aufklärung • In vielen Fällen vergeht nicht viel Zeit zwischen Diagnosestellung und Beginn der Therapie. Patienten sind in dieser Ausnahmesituation oft nicht in der Lage, Informationen wirklich ins Bewusstsein kommen zu lassen. Pflegende sollten schon beim Aufnahmegespräch einfühlsam vorgehen. Manche Fragen zur Pflegeanamnese müssen vielleicht nicht sofort geklärt werden und die möglichen Nebenwirkungen der Therapie können auch etappenweise angesprochen werden. Auf Fragen des Patienten sollten Pflegende im Rahmen ihrer Kompetenzen eingehen. Häufige Fragen kommen z. B. zum zeitlichen Ablauf der Therapie, zum Verhalten währenddessen (Mobilität, Essen), zur Behandlung von Übelkeit und Erbrechen. Auch die Notwendigkeit und Durchführung der Mundpflege wird oft (mehrfach) nachgefragt. Wichtige Punkte können ruhig mehrfach erklärt werden. Auch wenn die Aufklärung des Patienten primär Arztaufgabe ist, stellen Patienten im Laufe der Therapie aufkommende Fragen oft an das Pflegepersonal. Hier sind Pflegende auch als Vermittler gefragt. Pflegende geben dem aufklärenden Arzt Rückmeldung darüber, wie viel vom Gesprächsinhalt bei dem Patienten angekommen ist und wo noch weiterer Bedarf besteht.

Angehörige • Oft sind Angehörige und Freunde unsicher im Umgang mit dem Krankheitsgeschehen und dem Patienten. Aus Angst vor einem offenen Gespräch, besonders über so tabuisierte Themen wie Sterben und Tod, findet dann kein klärendes Gespräch statt. Verlust von Freundschaften und soziale Isolation können die Folge sein. Mitunter versucht der Patient, seine Angehörigen zu trösten bzw. sie möglichst wenig zu belasten. Daher sollten Angehörige möglichst in Beratungs- und Informationsgespräche miteinbezogen werden.

Die eigene Belastung kompensieren • Der Umgang mit Tumorpatienten kann auch für Pflegende emotional sehr belastend sein. Wie sehr das der Fall ist, hängt von verschiedenen Faktoren ab – unter anderem von der Nähe zur eigenen Biografie und der eigenen Auseinandersetzung mit Tod und Sterben. Das Nichteingestehen von persönlichen Grenzen und eine hohe Arbeitsdichte verstärken die emotionale Belastung zusätzlich. Auch der Anspruch an sich selbst, alles möglichst gut zu machen, übt zusätzlichen Druck aus.

Im Lauf ihrer Ausbildung treffen Pflegende vermutlich in fast allen medizinischen Bereichen auf Patienten, die an einer Krebserkrankung leiden. Möglicherweise werden sie auch auf einer onkologischen Station eingesetzt. Um die hohe Belastung in einem solchen Bereich kompensieren zu können, ist eine angenehme Arbeitsatmosphäre besonders wichtig. Gute Teamarbeit und Kooperation mit anderen Berufsgruppen, Gespräche im Team und evtl. **Supervision** können hier helfen. Wichtig ist auch, dass Pflegende außerhalb der Arbeit einen Ausgleich finden, bei dem sie persönlich abschalten und entspannen können (▶ Abb. 43.2). Mehr zu diesem Thema lesen Sie im Kap. „Selbstfürsorge und Stressmanagement" (S. 145).

Abb. 44.2 Gleichgewicht halten.

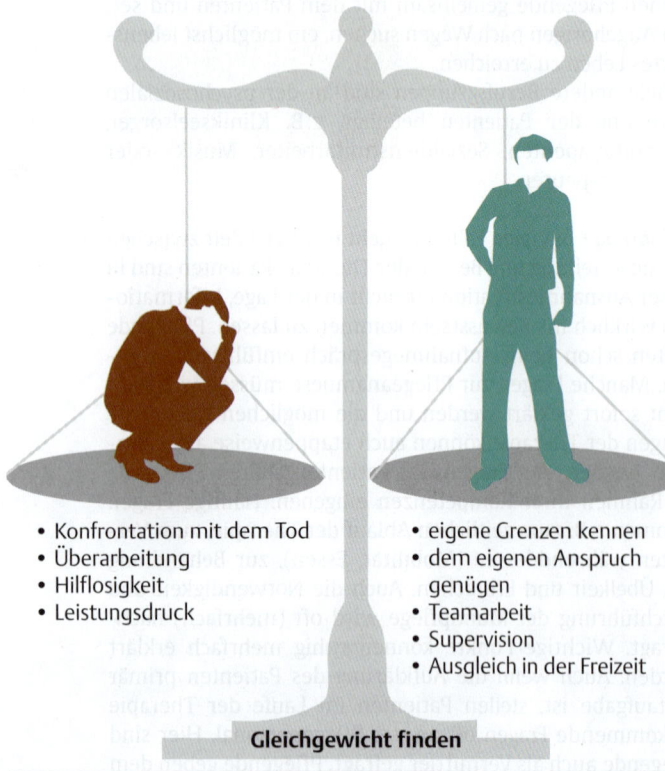

- Konfrontation mit dem Tod
- Überarbeitung
- Hilflosigkeit
- Leistungsdruck

- eigene Grenzen kennen
- dem eigenen Anspruch genügen
- Teamarbeit
- Supervision
- Ausgleich in der Freizeit

Gleichgewicht finden

Erfahrungen im Umgang mit Schwerstkranken können emotional belastend sein, ein gesundes Selbstverständnis und Entspannung sind als Ausgleich sehr wichtig.

44.3 Tumortherapie

Die Ziele der Tumortherapie richten sich zum einen nach den Wünschen des Patienten und zum anderen nach den Erfolgsaussichten. So gibt es verschiedene Therapieansätze in der Onkologie. Kurative Therapien sind auf Heilung (restitutio ad integrum), palliative Therapien auf Lebensverlängerung und Steigerung der Lebensqualität ausgerichtet. Symptomatische Therapien dienen der Symptomkontrolle und -behandlung. Die 3 Säulen der Tumortherapie sind

1. **chirurgische Interventionen**: Resektion = Entfernung von Gewebeteilen, Teilresektion, Ektomie = komplette Entfernung eines Organs
2. **medikamentöse Interventionen**: Chemotherapie (Zytostatikatherapie), Hormontherapie, molekulare Therapie
3. **Strahlentherapie**

Die einzelnen Therapieformen bei bestimmten Tumoren werden in den entsprechenden Kapiteln zur Pflege bei bestimmten Erkrankungen besprochen, z.B. Larynxkarzinom (S. 971), Bronchialkarzinom (S. 968), Mammakarzinom (S. 1342). In diesen Abschnitten geht es vor allem um die pflegerische Versorgung von Tumorpatienten während einer Tumortherapie.

44.4 Pflegebasismaßnahmen in der Onkologie

Bei den Pflegebasismaßnahmen gibt es ein paar Besonderheiten, die Sie beachten sollten.

Prophylaxen und Mobilisation • Im Prinzip haben die gleichen prophylaktischen Maßnahmen wie bei nicht onkologischen Patienten Gültigkeit. Allerdings sind Tumorpatienten aufgrund ihrer Erkrankung besonders thrombosegefährdet, z.B. durch die Produktion gerinnungsaktivierender Faktoren durch den Tumor, durch tumoröse Gefäßkompression oder liegende Kathetersysteme. Pflegende sollten deshalb insbesondere auf die Thromboseprophylaxe achten. Bei der Mobilisation sollten sie eine mögliche Frakturgefährdung bzw. Instabilität durch Knochenmetastasen berücksichtigen.

Körperpflege und Infektionsprophylaxe • Die Infektionsprophylaxe ist bei Tumorpatienten wegen des hohen Infektionsrisikos besonders wichtig. Sowohl Personal als auch Besucher müssen auf eine konsequente Händedesinfektion achten. Beim Patienten sollte die Haut-, Mund- und Perianalpflege besonders sorgfältig durchgeführt werden, um mögliche Eintrittspforten für Keime zu verhindern. Pflegende leiten den Patienten außerdem zum regelmäßigen Atemtraining (S. 548) an, um das Pneumonierisiko zu senken.

Ernährung • Pflegende sollten auch auf eine ausreichende Ernährung des Patienten achten. Eine keimarme Ernährung wird erst bei Leukozytopenie (S. 783) angeraten; bis dahin sollte der Patient sich möglichst ausgewogen und nach seinen Vorlieben ernähren. Pflegende sollten sich bezüglich der Verzehrmengen nicht unbedingt auf die Aussagen des Patienten verlassen, sondern gelegentlich beim Abräumen die aufgenommene Nahrungsmenge kontrollieren, damit rechtzeitig eine orale hochkalorische Zusatznahrung bzw. eine (ergänzende) parenterale Ernährung begonnen werden kann.

Krebsdiäten, die in unterschiedlichen Varianten kursieren, sind sehr kritisch zu betrachten. Sie sind teilweise sehr einseitig (z. B. nach Coy) bzw. aufgrund des Nährstoffmangels (Fastenkuren z. B. nach Breuss) sogar gefährlich. Hinter diesen geplanten Diäten der Patienten steht häufig der Wunsch, aktiv an der Krankheitsbehandlung mitzuwirken. Leider gibt es aber bisher keine Ernährung, die das Krebswachstum stoppen kann.

> **WISSEN TO GO**
>
> **Pflegebasismaßnahmen in der Onkologie**
>
> Insbesondere folgende Besonderheiten sind zu berücksichtigen:
> - **Thromboseprophylaxe**: Die Thrombosegefahr ist besonders hoch.
> - **Mobilisation**: erhöhte Frakturgefährdung und mögliche Instabilität durch Knochenmetastasen
> - **Infektionsprophylaxe**: Die Infektionsgefahr ist besonders hoch, Hygienemaßnahmen und sorgfältige Haut-, Mund- und Perianalpflege sind sehr wichtig.
> - **Ernährung**: auf eine ausreichende Ernährung achten, dafür sorgen, dass im Zweifelsfall rechtzeitig eine hochkalorische Zusatznahrung oder ergänzende parenterale Ernährung begonnen wird

44.5 Tumortherapiebedingte Pflegeprobleme

Heute steht für die Tumortherapie eine Reihe von verschiedenen Behandlungsmöglichkeiten zur Verfügung. Die Intensität und Häufigkeit von Nebenwirkungen sind dabei sehr unterschiedlich. Je nach Schweregrad können sie zu einer erheblichen Einschränkung der Lebensqualität und sogar zu einem Therapieabbruch führen. Daher werden mitunter bereits vor ihrem Auftreten prophylaktische Maßnahmen ergriffen.

Pflegende sollten sich gründlich informieren, mit welchen **Nebenwirkungen im individuellen** Fall zu rechnen ist, bevor sie mit einem Patienten oder Angehörigen darüber sprechen. So verursachen sie keine unnötigen Ängste, wenn der Patient z. B. nach der Aufklärung durch den Arzt noch weitere Fragen hat.

Um therapiebedingte Probleme zu vermeiden oder zu behandeln, sollten sich **pflegerische** und **medizinische Maßnahmen** ergänzen. So reichen z. B. Frischluft und Ablenkungsstrategien alleine nicht aus, wenn ein Patient erbricht, ergänzen aber eine antiemetische Medikation (antiemetisch = gegen Erbrechen). Daher ist besonders im onkologischen Bereich eine **gute Zusammenarbeit der beiden Berufsgruppen unerlässlich**.

Häufige therapiebedingte Pflegeprobleme sind Übelkeit und Erbrechen, krankhafte Erschöpfungszustände (Fatigue), Knochenmarkdepression, Hautreaktionen und Diarrhö oder auch Obstipation.

44.5.1 Übelkeit und Erbrechen

Übelkeit (Nausea) und Erbrechen (Emesis) gehören zu den **Schutzreflexen** des Menschen. Sie sind ein natürlicher Mechanismus des Körpers, um sich vor Giftstoffen zu schützen. Übelkeit soll die Aufnahme von schädlichen Stoffen verhindern, Erbrechen die bereits aufgenommenen Stoffe entfernen. Übelkeit und Erbrechen müssen nicht gemeinsam, sondern können auch unabhängig voneinander auftreten. Sowohl Chemotherapie als auch Bestrahlung können zu Übelkeit und Erbrechen führen (▶ Abb. 44.3). Viele Patienten wissen das und fürchten sich sehr vor diesen Nebenwirkungen. Pflegende sollten ihnen erklären, dass heute deutlich verbesserte, hochwirksame Antiemetika zur Verfügung stehen, die hier Abhilfe schaffen können.

Wenn trotzdem Übelkeit oder Erbrechen auftreten, ist das für den Patienten oft mit einem **Gefühl von Kontrollverlust** verbunden. Auch **Scham** und **Ekel** kommen oft hinzu. Das kann auch bei Angehörigen und Pflegenden ein Problem darstellen. Manche Angehörigen zeigen ihre Fürsorge gerne durch das Mitbringen von Essen („Liebe geht durch den Magen"). Diese Möglichkeit ist ihnen dann genommen und der Patient fühlt sich mitunter schuldig. Pflegende sollten versuchen, solch **belastende Situationen anzusprechen** und **gemeinsam** mit dem Patienten nach möglichen **Unterstützungsmöglichkeiten** zu suchen.

! Merken Mangelernährung
Übelkeit und Erbrechen sind nicht nur subjektiv äußerst unangenehm für den Patienten, sie verschlechtern seinen Gesamtzustand unter Umständen erheblich, indem sie eine Mangelernährung begünstigen.

Abb. 44.3 Erbrechen.

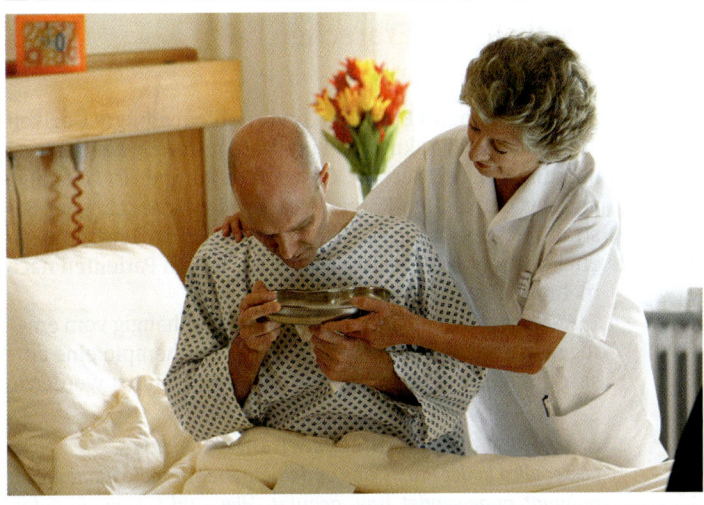

Es ist wichtig, den Patienten präventiv mit Antiemetika zu versorgen. Kommt es dennoch zum Erbrechen, erleichtert eine souveräne Reaktion dem Patienten den Umgang damit.

Übelkeit und Erbrechen bei Chemotherapie

Bei Chemotherapie-induziertem Erbrechen und Chemotherapie-induzierter Übelkeit unterscheidet man zwischen einer **akuten**, **verzögerten** und **antizipatorischen Form**. Die Wahrscheinlichkeit, dass Übelkeit und Erbrechen auftreten, ist abhängig vom sog. „emetogenen" (Brechreiz erzeugenden) Potenzial der Wirkstoffe. Eine Kombinationstherapie mit verschiedenen Zytostatika erhöht zusätzlich das Risiko. Die Einstufung der **emetogenen Potenz** der Zytostatika ist wichtig, um eine ausreichende antiemetische Medikation auszuwählen. Weiterhin gibt es patientenspezifische Risikofaktoren.

Akutes Erbrechen • Es tritt innerhalb von 24 Stunden nach Therapiebeginn auf. Durch den konsequenten prophylaktischen Einsatz von Antiemetika sowie neuerer Medikamente wie Aprepitant konnte die akute Form in den letzten Jahren deutlich reduziert werden.

Verzögertes Erbrechen • Es tritt etwa 2–5 Tage nach Therapiebeginn auf, auch ohne vorheriges akutes Erbrechen. Das verzögerte Auftreten wird häufig unterschätzt. Eine entsprechende Beratung ist besonders wichtig bei ambulanten Patienten. Von großer Bedeutung ist, dass die verordneten Antiemetika auch ohne das Auftreten von akutem Erbrechen weiterhin korrekt eingenommen werden und der Patient eine Bedarfsmedikation erhält. Bei Fortbestehen der Symptome und ohne adäquate Möglichkeit der Nahrungs- und Flüssigkeitsaufnahme sollte der Patient sich an den behandelnden Onkologen wenden.

Antizipatorisches Erbrechen • Es tritt vor bzw. bei Therapiestart auf, ist psychisch bedingt und beruht auf negativen Erfahrungen bei einer vorherigen Chemotherapie. Antizipatorische Übelkeit und antizipatorisches Erbrechen werden durch verschiedene patientenspezifische Faktoren begünstigt:
- Erfahrungen mit Chemotherapie
- Erfahrung mit Übelkeit und Erbrechen, Reiseübelkeit
- Angst und Depressionen
- Alter unter 50 und weibliches Geschlecht

Übelkeit und Erbrechen bei Strahlentherapie

Strahlenbedingtes Erbrechen und strahlenbedingte Übelkeit können ebenfalls akut oder verzögert auftreten, Letzteres ist allerdings selten der Fall. Ob es dazu kommt, ist abhängig von der bestrahlten Körperregion und -fläche. Längere Bestrahlungszeiträume können einen positiven Gewöhnungseffekt haben. Die Übelkeit nimmt bei vielen Patienten nach mehreren Bestrahlungen wieder ab.

Auch bei einer Strahlentherapie muss abhängig vom emetogenen Potenzial der jeweiligen Strahlentherapie eine entsprechende antiemetische Therapie durchgeführt werden.

> **! Merken Medikamentenmanagement**
> *Leider wird in der Praxis eine antiemetische Therapie häufig nicht adäquat angewendet bzw. genutzt. Hier sind Pflegende gefordert, Medikamente zeitgerecht bzw. Bedarfsmedikation rechtzeitig zu verabreichen.*

Andere Ursachen für Übelkeit und Erbrechen

Neben den therapiebedingten Ursachen gibt es bei Tumorpatienten auch noch andere mögliche Gründe für Übelkeit und Erbrechen:
- Im Magen-Darm-Trakt liegende Tumoren können zu einer Passagebehinderung oder einer eingeschränkten Beweglichkeit führen. Der „Aufstau" wird dann erbrochen.
- Gehirntumoren oder -metastasen können durch eine intrakranielle Drucksteigerung eine mechanische Reizung des Brechzentrums bewirken.
- Eine Hyperkalzämie aufgrund von Kalzium aus Knochenmetastasen, ein Harnstoffanstieg durch eine eingeschränkte Nierenfunktion und psychische Faktoren können ebenfalls zu Übelkeit führen.
- Des Weiteren gibt es „normale" Ursachen, wie verdorbenes Essen oder Infekte des Magen-Darm-Trakts.

> **WISSEN TO GO**
>
> **Tumortherapiebedingte Pflegeprobleme – Übelkeit und Erbrechen**
>
> Bei Chemotherapie-induziertem Erbrechen und Chemotherapie-induzierter Übelkeit unterscheidet man zwischen einer akuten (innerhalb 24 h) und einer verzögerten Form (1–5 Tage später). Außerdem kann es durch frühere negative Erfahrungen mit Chemotherapie bereits vor bzw. direkt bei Therapiestart zu einem sog. antizipatorischen Erbrechen kommen.
>
> Ob strahlenbedingtes Erbrechen auftritt, ist abhängig von der Lokalisation der Bestrahlung und der Größe der bestrahlten Fläche.
>
> Bei einer bösartigen Erkrankung können außerdem andere Ursachen zu Übelkeit und Erbrechen führen, z. B. Passagebehinderung durch einen Tumor im Magen-Darm-Trakt, Reizung des Brechzentrums durch einen Hirntumor, Hyperkalzämie bei Knochentumoren und Urämie bei eingeschränkter Nierenfunktion.

Maßnahmen

Im Gehirn befinden sich das Brechzentrum und die sog. „Chemorezeptoren-Trigger-Zone" (CTZ). Das Brechzentrum wird über unterschiedliche Botenstoffe (Neurotransmitter) gereizt:
- vom CTZ durch unterschiedliche toxische Substanzen im Blut oder Liquor (z. B. Chemotherapeutika)
- vom Magen-Darm-Trakt (Serotoninfreisetzung durch Bestrahlung)
- von der Hirnrinde (sensorische Reize, Psyche) und dem Innenohr (Seekrankheit)

Zu den Botenstoffen gehören Dopamin, Histamin, Serotonin, Substanz P, Neurokinine u. a.

Medikamentöse Therapie

Antiemetika blockieren diese Übertragungswege, wirken allerdings auf unterschiedliche Rezeptoren. Daher kann die Kombination von mehreren Medikamenten sinnvoll sein:
- **Serotonin-Rezeptor-Antagonisten** (z. B. Ondansetron, Granisetron) blockieren den Botenstoff Serotonin. Andere Bezeichnungen dafür sind „Setrone" bzw. „5-HT3-Antagonisten".
- **Neurokinin-Rezeptor-Antagonisten** (z. B. Aprepitant) blockieren die Wirkung von Substanz P. Sie werden zur Vermeidung des akuten und verzögerten Erbrechens eingesetzt.
- **Dopamin-Rezeptor-Antagonisten** (z. B. Metoclopramid, Haloperidol) blockieren den Botenstoff Dopamin. Sie werden vor allem bei verzögertem Erbrechen eingesetzt.
- **Benzodiazepine** (z. B. Lorazepam) wirken nur gering antiemetisch, sind aber durch die angstlösende Wirkung besonders bei antizipatorischer Übelkeit geeignet und werden häufig am Vorabend der Therapie gegeben.
- Zusätzlich verabreichte Glukokortikoide (z. B. Dexamethason) verstärken die Wirkung anderer Antiemetika, besonders auch bei verzögertem Erbrechen.

Bei der medikamentösen Therapie sollte Folgendes beachtet werden:
- Bei der prophylaktischen Therapie ist es wichtig, dass die entsprechenden Medikamente nach Plan verabreicht werden, auch wenn der Patient nicht unter Übelkeit leidet.

- Die Medikamente müssen rechtzeitig verabreicht werden, z. B. Aprepitant auf ärztliche Anordnung 30–60 Minuten vor dem Start der Therapie und weitere 2 Tage danach.
- Auf regelmäßige Zeitabstände muss geachtet werden.
- Eine angeordnete Bedarfsmedikation sollte rechtzeitig angeboten werden.
- Der Patient sollte in Hinblick auf Übelkeit, Erbrechen, Appetit und Ernährung beobachtet und es sollte mit dem zuständigen Arzt besprochen werden, ob eine Therapie ggf. angepasst werden muss.

! Merken Antiemetische Therapie
Eine optimale antiemetische Therapie verhindert schlechte Erfahrungen und vermindert damit die Angst vor der nächsten Therapie und die Gefahr von antizipatorischer Übelkeit.

Pflegerische Maßnahmen

Neben der medikamentösen Therapie können folgende Maßnahmen helfen (▶ Abb. 44.4):
- Bei den Mahlzeiten für eine angenehme Atmosphäre und Frischluft sorgen, eine hohe Raumtemperatur vermeiden.
- Mahlzeiten in kleinen Mengen appetitlich anrichten.
- Trockene und leichte Speisen anbieten, z. B. Zwieback, Knäckebrot, Toast, Kartoffeln. Eventuell vertragen Betroffene aber auch saure oder lauwarme Speisen besser.
- Stark gewürztes, fettreiches und sehr süßes Essen sollten die Patienten hingegen meiden.
- Vorsicht auch mit den Lieblingsspeisen. Sie könnten gedanklich zukünftig mit Übelkeit in Verbindung gebracht werden.
- Den Patienten raten, langsam zu essen.
- Ingwertee wirkt antiemetisch. Auch Zitronen- bzw. Pfefferminzbonbons können helfen.
- Wenn möglich, Entspannungsmethoden wie Atemtherapie, Fantasiereisen oder Aromatherapie anbieten.
- Für Ablenkung sorgen: über andere Themen als über Übelkeit sprechen. Dem Patienten anbieten, Musik zu hören oder fernzusehen.
- Starke Gerüche vermeiden: Die Essensabdeckung vor Betreten des Zimmers entfernen. Essen nicht lange im Zimmer stehenlassen. Auch Parfümduft, Zigarettenrauch und Blumengeruch kann zu Übelkeit führen.
- Hilfsmittel wie Nierenschalen griffbereit halten, aber möglichst außer Sichtweite platzieren.
- Erbrochenes schnell entsorgen. Eine Mundpflege anbieten und den Patienten Hände und Gesicht abwaschen lassen, evtl. die Stirn kühlen.

Weitere Inhalte zur Unterstützung bei Übelkeit und Erbrechen finden Sie im Kap. „Bei den Ausscheidungen unterstützen" (S. 395).

WISSEN TO GO

Übelkeit und Erbrechen – Maßnahmen

Antiemetika
Sowohl Bestrahlung als auch Chemotherapie fördern die Ausschüttung bestimmter Botenstoffe, die Übelkeit und Erbrechen auslösen können. Antiemetika blockieren diese Botenstoffe. Man unterscheidet sog. Serotonin-, Neurokinin- und Dopamin-Rezeptor-Antagonisten. Glukokortikoide verstärken die Wirkung der Antiemetika. Gegen antizipatorische Übelkeit werden z. B. Benzodiazepine eingesetzt.

Abb. 44.4 Therapie bei Übelkeit und Erbrechen.

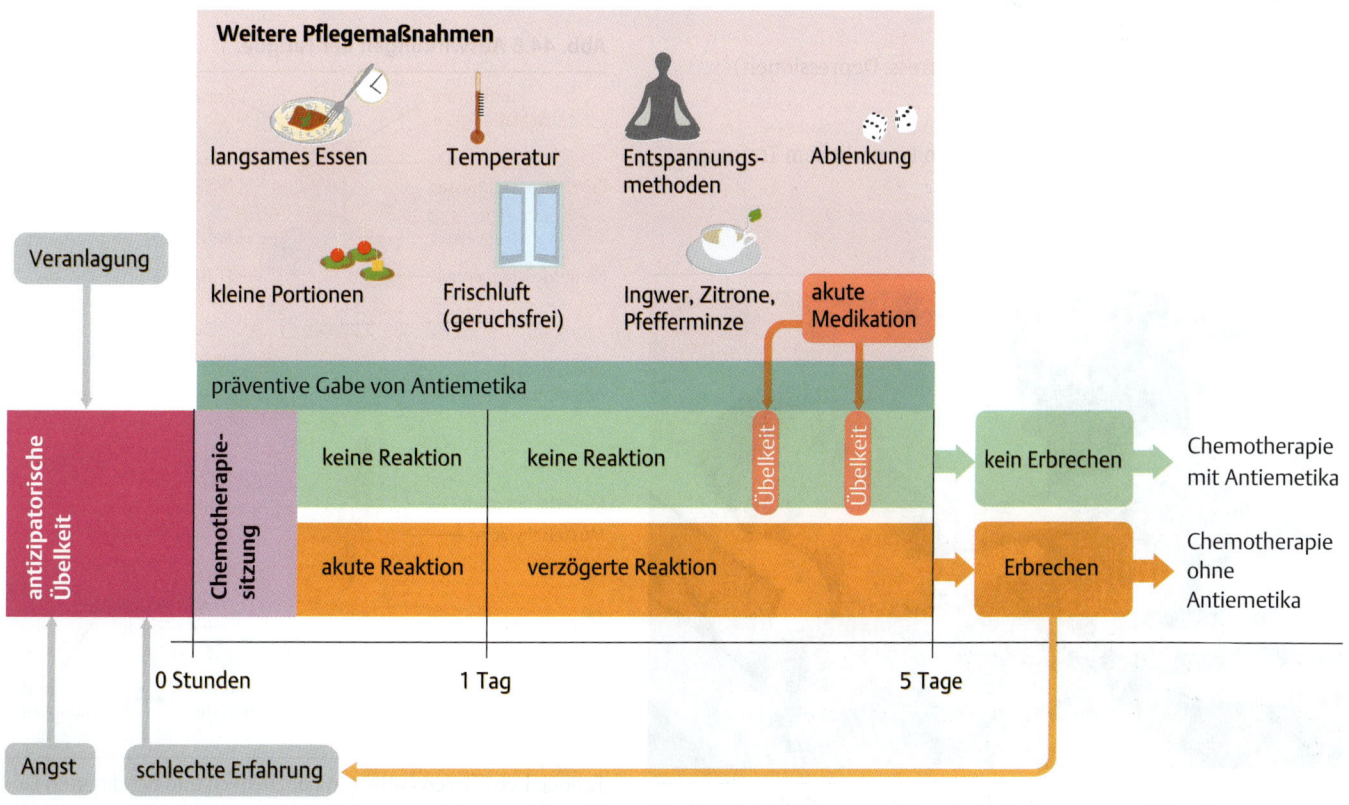

Die regelmäßige Einnahme der Antiemetika ist die Grundlage der Therapie und kann durch pflegerische Maßnahmen ergänzt werden.

44 Pflege von Patienten mit malignen Tumoren

> Es ist wichtig, die Antiemetika zum angeordneten Zeitpunkt zu verabreichen, auch wenn der Patient noch nicht unter Übelkeit leidet.
>
> **Pflegemaßnahmen**
> - Faktoren, die die Übelkeit begünstigen können, wie unangenehme Gerüche, fettreiches Essen, schlechte Raumluft, zu große Mahlzeiten, vermeiden.
> - Ingwertee, Pfefferminz- bzw. Zitronenbonbons, Entspannungsmaßnahmen und Ablenkungen einsetzen.
> - Hilfsmittel (außer Sichtweite) bereithalten und Erbrochenes schnell entsorgen.

44.5.2 Fatigue

Fatigue ist die von Außenstehenden am meisten unterschätzte Nebenwirkung von Krebserkrankungen und -therapien. Das Wort bedeutet übersetzt so viel wie „Müdigkeit" oder „Mattigkeit". Fatigue bezeichnet in der medizinischen Fachsprache eine körperliche und seelische Erschöpfung, die weit über ein normales Maß hinausgeht und in keinem Verhältnis zu vorhergegangenen Aktivitäten steht. Das Ruhebedürfnis der Betroffenen ist enorm erhöht, sie haben keine Energiereserven mehr. Ein besonderes Problem dabei ist, dass auch ausreichend Schlaf keine Linderung schafft (▶ Abb. 44.5).

Ursachen • Mögliche Ursachen sind die Tumorerkrankung selbst und außerdem (Horneber et al. 2012):
- Therapie einer Tumorerkrankung, z. B. Operationen, Chemotherapie, Bestrahlung, Immuntherapie
- Nebenwirkungen von Medikamenten, z. B. Schmerzmitteln, Benzodiazepinen, Antihistaminika
- Mangelernährung
- Hormonmangel (Schilddrüse, Nebennieren, Geschlechtshormone)
- Begleiterkrankungen
- chronische Infekte
- psychische Faktoren (Angst, Stress, Depressionen)
- Schlafstörungen
- Schmerzen
- Muskelabbau durch Mangel an körperlichem Training

Auftreten und Intensität • Schätzungen zufolge leiden zwischen 60 und 90% aller Tumorpatienten zumindest zeitweise unter dieser Begleiterscheinung ihrer Erkrankung und Therapie (Deutsche Fatigue Gesellschaft). Eine Fatigue kann während und auch noch nach der Behandlung auftreten. Im Allgemeinen klingen die Symptome bis spätestens 3 Monate nach Therapieende ab, bei einigen Patienten bleibt das Krankheitsbild aber weiter bestehen und wird dann als „chronische Fatigue" bezeichnet. Die Intensität hängt von der Art und Dauer der Krebsbehandlung ab:
- **Operation**: Bei operierten Patienten ist der Höhepunkt der Fatigue etwa 10 Tage nach dem Eingriff zu erwarten. Danach lässt die Intensität i. d. R. langsam nach.
- **Strahlentherapie**: Die Symptome treten oft im Verhältnis zur Größe der bestrahlten Körperfläche und zur Häufigkeit der Bestrahlung auf und nehmen fortlaufend zu.
- **Chemotherapie**: Die Symptome beginnen i. d. R. einige Tage nach Therapiestart, verbessern sich aber meist wieder bis zum nächsten Behandlungszyklus.

Symptome

Eine Fatigue liegt vor, wenn mindestens 6 der folgenden Symptome auftreten (Deutsche Fatigue Gesellschaft) (▶ Abb. 44.6):
- Müdigkeit; Energiemangel; erhöhtes Bedürfnis, sich auszuruhen
- Gefühl der Gliederschwere und allgemeine Schwäche
- Schwierigkeiten bei der Bewältigung des Alltags
- besonders lang anhaltende Erschöpfung/Unwohlsein nach körperlichen Anstrengungen
- Konzentrationsstörungen
- Störungen des Kurzzeitgedächtnisses
- gestörtes Schlafmuster (Schlaflosigkeit/übermäßiges Schlafbedürfnis)
- der Schlaf wird als wenig erholsam empfunden
- Gefühl, sich zu jeder Aktivität zwingen zu müssen

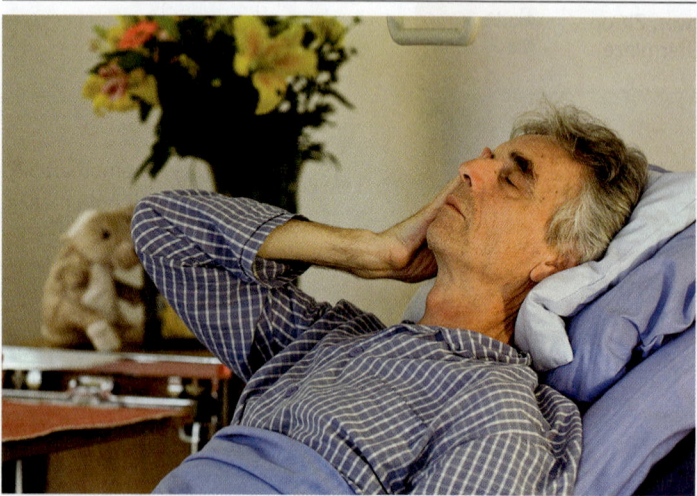

Abb. 44.5 Fatigue.

Patienten mit Fatigue sind stets müde und kraftlos – und Schlaf bringt keine Abhilfe.

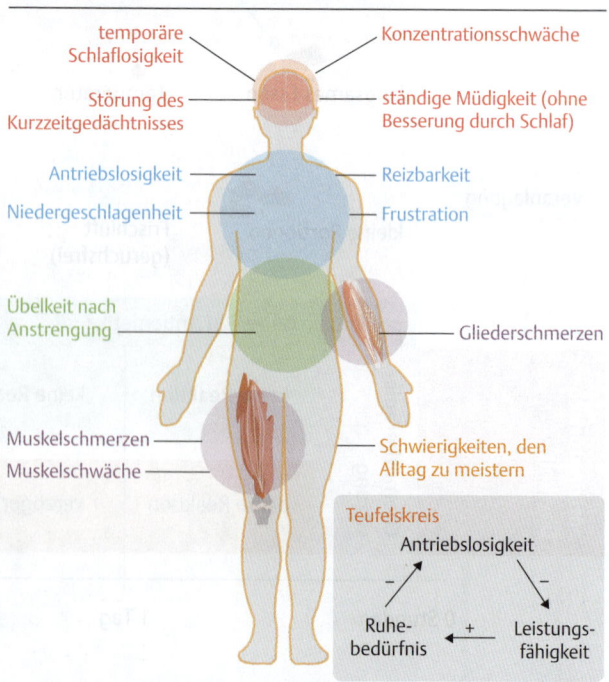

Abb. 44.6 Auswirkungen der Fatigue.

Fatigue betrifft den Patienten ganzheitlich und hat direkten Einfluss auf seine Lebensqualität.

- Mangel an Motivation und Interesse, normalen Alltagsaktivitäten nachzugehen
- ausgeprägte emotionale Reaktion auf die empfundene Erschöpfung (Reizbarkeit, Frustration, Niedergeschlagenheit)

Zur Erfassung von Fatigue gibt es verschiedene Fragebögen. Aber: Der Patient gilt als Experte seiner Müdigkeit, da Müdigkeit ebenso wie Schmerz nicht oder nur schwer objektiv messbar ist.

Patienten mit einer Fatigue befinden sich in einer Art Teufelskreis: Eine verminderte Aktivität senkt eine bereits verminderte Leistungsfähigkeit zusätzlich. Dies führt wiederum zu einem erhöhten Ruhebedürfnis mit einem verminderten Antrieb.

Maßnahmen

Die vielfältigen Ursachen der Fatigue erfordern eine **multiprofessionelle Behandlung**: Dazu gehört die **medikamentöse Therapie** von Anämie, Vitamin- und Hormonmangel sowie von Schmerzen. Daneben haben aber auch die **physiotherapeutische** (z. B. aufbauendes Ausdauertraining), **psychoonkologische** (z. B. Gesprächstherapien) und **pflegerische Beratung** einen hohen Stellenwert.

Fatigue im Endstadium einer Krebserkrankung ist ein Bestandteil des Sterbeprozesses und sollte akzeptiert werden. In Übereinstimmung mit den Wünschen des Patienten könnte hier statt aktivierender Pflegemaßnahmen eine **kompensierende Pflege** in den Vordergrund rücken, bei der Pflegende Tätigkeiten, die der Patient eigentlich (unter Anstrengung) noch selbst durchführen könnte, für ihn übernehmen. So kann er die gesparte Energie für ihm wichtigere Dinge nutzen.

Aufklärung von Patienten und Angehörigen

Um den Teufelskreis durchbrechen zu können, ist besonders vor der Entlassung eine gute Beratung über mögliche Strategien im Umgang mit Fatigue besonders wichtig. Pflegende können dem Patienten raten,
- ein aufbauendes Ausdauertraining zu absolvieren, wenn sein Zustand dies zulässt (nach ärztl. Rücksprache und unter physiotherapeutischer Anleitung). Die Deutsche Fatigue Gesellschaft hat dazu eine Broschüre mit einem speziellen Trainingsprogramm für Patienten herausgegeben („Fitness trotz Fatigue"). **Laut Studien ist Aktivität die am besten belegte Strategie gegen Fatigue.**
- ein Energietagebuch zu führen. Dazu vergleicht er mithilfe einer Skala an jedem Tag den Energieaufwand und den Erschöpfungszustand von durchgeführten Tätigkeiten. Diese Skala reicht von 1–10, wobei die 1 für den geringsten Energieaufwand bzw. die geringste Erschöpfung und entsprechend die 10 für einen maximal möglichen Energieaufwand bzw. eine maximale Erschöpfung stehen. So kann der Patient beurteilen, ob er sich über- oder unterfordert hat, und planen, wie er weiter vorgehen möchte.
- sich seine Kräfte einzuteilen. Eine Unterforderung führt zum Abbau von Muskeln, eine Überforderung zur Erschöpfung.
- Prioritäten zu setzen, also Wichtiges zuerst zu erledigen, nicht zu viel auf einmal zu machen und ausreichend Pausen einzulegen. Manche Dinge können vielleicht andere für ihn erledigen.
- tägliche Verrichtungen, wenn möglich, zu vereinfachen.
- wichtige Aktivitäten auf Tageszeiten zu legen, an denen er sich leistungsfähiger fühlt.
- auf erholsamen Schlaf zu achten und einen Tag-Nacht-Rhythmus einzuhalten.
- sich ausgewogen zu ernähren.
- sich ablenkende Aktivitäten zu gönnen. Tätigkeiten, die Spaß machen, sind für ihn besonders wichtig, z. B. Gespräche mit seiner Familie und mit Freunden oder ein Treffen mit einer Selbsthilfegruppe.

> **WISSEN TO GO**
>
> **Tumortherapiebedingte Pflegeprobleme – Fatigue**
>
> Fatigue bezeichnet einen Erschöpfungszustand, der weit über ein normales Maß hinausgeht und der sich durch Erholungsmaßnahmen nicht bessert, sondern sich sogar noch verschlechtern kann. Sowohl maligne Erkrankungen selbst als auch deren Therapie fördern die Entwicklung einer Fatigue. Laut Schätzungen leidet die Mehrheit aller Tumorpatienten zumindest zeitweise darunter.
>
> Studien zeigen, dass körperliche Aktivität die am besten geeignete Strategie gegen Fatigue ist. Auch das Führen eines Energietagebuchs kann helfen. Außerdem sollten Betroffene ihre Kräfte möglichst einteilen, auf einen erholsamen Schlaf achten und sich ablenkende Tätigkeiten gönnen, die ihnen Spaß machen.
>
> Bei einer Fatigue im Endstadium einer Tumorerkrankung sollte kompensierend gepflegt werden. Der Patient sollte bestmöglich entlastet werden.

44.5.3 Knochenmarkdepression

Eine Knochenmarkdepression bezeichnet die Schädigung des blutbildenden Knochenmarks mit Zellteilungs- und Zellreifungshemmung aller Knochenmarkzellen. Sie kann sich im Lauf von bösartigen Erkrankungen auf verschiedenen Wegen ausbilden. Mögliche Ursachen sind:
- vom Knochenmark selbst ausgehende Erkrankungen (Leukämien)
- knochenmarkverdrängendes Wachstum durch eine Metastase oder einen Primärtumor
- Chemotherapie und Bestrahlung

Symptome

Je nach Art und Ausmaß der Blutbildveränderung treten bei einer Knochenmarkdepression folgende Symptome auf:
- Bei einer **Anämie** (Mangel an Erythrozyten = rote Blutkörperchen und dem roten Blutfarbstoff Hämoglobin) sinkt die Kapazität des Blutes, Sauerstoff zu transportieren. Symptome sind dementsprechend Leistungsabfall, Müdigkeit, Atemnot, Tachykardie.
- Eine **Thrombozytopenie** (Mangel an Thrombozyten = Blutplättchen) führt zu einer erhöhten Blutungsgefahr. Häufige Blutungsorte sind die Schleimhäute von Mund und Nase, der Gastrointestinaltrakt und die Haut (kleine, punktförmige Einblutungen werden als Petechien bezeichnet).
- Eine **Leukozytopenie** (Mangel an Leukozyten, also weißen Blutkörperchen) erhöht das Infektionsrisiko, sodass es zu rezidivierenden Infekten und Fieber kommen kann. Bei sehr niedrigen Werten können schon eigentlich harmlose Infekte lebensgefährlich sein (etwa ab einer Leukozytenzahl unter 1000/µl). Man differenziert hier außerdem verschiedene Formen. Sind die neutrophilen Granulozyten, eine Untergruppe der Leukozyten, betroffen, spricht man von Granulozytopenie bzw. Neutropenie. Sie sind am

44 Pflege von Patienten mit malignen Tumoren

wichtigsten bei der Infektbekämpfung; sinkt ihr Wert unter 500/μl, steigt das Infektionsrisiko noch einmal sprunghaft an.

> **WISSEN TO GO**
>
> **Tumortherapiebedingte Pflegeprobleme – Knochenmarkdepression**
>
> Sowohl die Erkrankung selbst (z. B. Leukämie) als auch Chemotherapie und Bestrahlung können die Blutstammzellen im roten Knochenmark schädigen und so die Bildung aller Blutzellen stören.
>
> Eine daraus resultierende **Anämie** (Mangel an Erythrozyten und Hämoglobin) führt zu Müdigkeit und Leistungsabfall, eine **Thrombopenie** (Mangel an Blutplättchen) zu einer verzögerten Gerinnung, eine **Leukopenie** (Mangel an Abwehrzellen) zu einem erhöhten Infektionsrisiko.

Medikamentöse Therapie

Sie richtet sich nach Art und Ausmaß der Erkrankung bzw. der laborchemischen Blutbildveränderungen:

Bei bösartigen Erkrankungen des Knochenmarks (Leukämien) zielt die Therapie darauf ab, alle Knochenmarkzellen und somit auch alle Tumorzellen zu zerstören (hochdosierte Chemotherapie oder Ganzkörperbestrahlung). Im weiteren Verlauf wird dann geschaut, ob das Knochenmark wieder gesunde Zellen produziert. Falls nicht, bzw. bei bestimmten genetischen Risikokonstellationen, wird eine Stammzelltransplantation angestrebt – sie wird zunehmend häufiger durchgeführt, um eine komplette Heilung zu erreichen. Siehe auch Kap. 59 im Abschnitt „Leukämien" (S. 1127).

Anämie • Um das Erythrozytenwachstum zu stimulieren, kann dem Patienten Erythropoetin zugeführt werden. Dies ist eine gängige Intervention bei chronischen Anämieverläufen. Erythropoetin ist ein synthetisch hergestellter Wachstumsfaktor für Erythrozyten. Ein Anämieausgleich kann auch über Transfusion von Erythrozytenkonzentraten versucht werden (▶ Abb. 44.7).

Abb. 44.7 Transfusion.

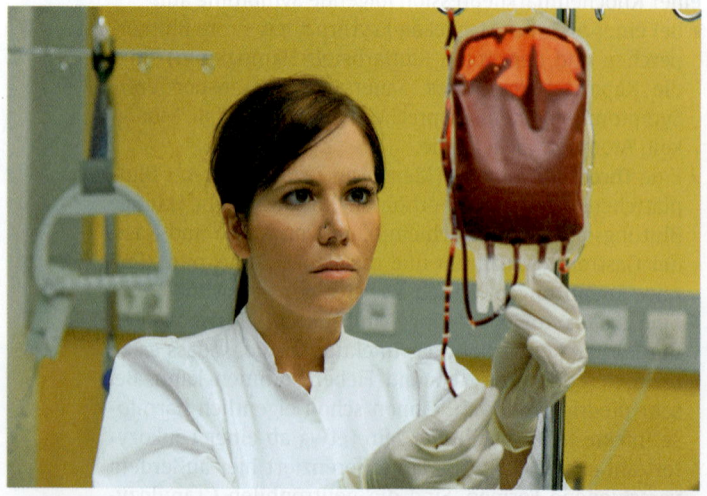

Um eine Anämie auszugleichen, kann Erythrozytenkonzentrat intravenös zugeführt werden. © Gina Sanders/fotolia.com

Thrombozytopenie • Sinkt die Zahl der Thrombozyten drastisch (unter 10 000/μl) bzw. treten unter einer Thrombozytopenie Blutungen auf, erhält der Patient eine Transfusion mit Spenderthrombozyten.

Leukozytopenie • Zur Therapie der Leukozytopenie gehört eine Infektprophylaxe bzw. Infektbehandlung mit Antibiotika (bakterielle Infektionen), Antimykotika (Pilzinfektion) und Virostatika (Virusinfektion). Außerdem kommen Wachstumsfaktoren zum Einsatz, z.B. G-CSF = Granulozyten-Kolonie-stimulierender Faktor, Handelsnamen sind Neupogen, Neulasta. Sie werden bei bestimmten Therapien ebenfalls auch vorbeugend eingesetzt, um die Dauer der Granulozytopenie zu verkürzen und damit das Infektionsrisiko zu senken.

Definition Stammzellen

Stammzellen sind Zellen, die keine oder nur geringe Differenzierung aufweisen und damit noch nicht auf ihre Funktion im späteren Organismus festgelegt (determiniert) sind. Sie können bei der Stammzelltransplantation vom Patienten selbst (autolog) oder von einem Spender (allogen) kommen.

> **WISSEN TO GO**
>
> **Tumortherapiebedingte Pflegeprobleme – Knochenmarkdepression**
>
> Sowohl die Erkrankung selbst (z. B. Leukämie) als auch Chemotherapie und Bestrahlung können die Blutstammzellen im roten Knochenmark schädigen und so die Bildung aller Blutzellen stören.
>
> Eine daraus resultierende **Anämie** (Mangel an Erythrozyten und Hämoglobin) führt zu Müdigkeit und Leistungsabfall, eine **Thrombopenie** (Mangel an Blutplättchen) zu einer verzögerten Gerinnung, eine **Leukopenie** (Mangel an Abwehrzellen) zu einem erhöhten Infektionsrisiko.
>
> *Therapie*
> - Wachstumsfaktoren wie Erythropoietin oder Granulozyten-Kolonie-stimulierender Faktor zur Anregung der Blutzellenbildung
> - bei schweren Mangelzuständen Transfusionen von Erythrozyten bzw. Thrombozyten
> - bei ausgeprägter Leukozytopenie Infektprophylaxe mit Antibiotika, Antimykotika und Virostatika
> - sind die Zellen irreversibel geschädigt (z.B. Leukämie), Stammzelltransplantation

Pflegemaßnahmen

Pflegende sollten Patienten mit einer bekannten Knochenmarkdepression bzw. Patienten, bei denen eine Knochenmarkdepression im Lauf der Therapie auftreten kann, auf sichtbare Blutungen und ihre Kreislaufsituation hin beobachten. Auch das Bewusstsein sollte wegen der Gefahr einer intrazerebralen Blutung kontrolliert und sofort ein Arzt informiert werden, wenn z.B. eine verwaschene Sprache auffällt. Weiterhin sollten eine Sturzprophylaxe durchgeführt und erforderliche Hygienemaßnahmen äußerst sorgfältig eingehalten werden.

Tumortherapiebedingte Pflegeprobleme

Anämie

Bei Patienten mit einer Anämie sollten außerdem beachtet werden:
- Körperliche Anstrengungen und Stress sollten möglichst vermieden werden, ausreichende Ruhepausen sind wichtig.
- Auch Patienten, die sich bisher selbst versorgt haben, sollte Hilfe z. B. bei der Körperpflege angeboten werden (Prinzip „Schonung").
- Es sollte auf die Atmung geachtet werden, evtl. ist eine Sauerstoffgabe erforderlich.

Mehr zu den pflegerischen Maßnahmen bei Anämie finden Sie im Kap. „Pflege bei Erkrankungen des Blut- und Immunsystems" (S. 1123).

Thrombozytopenie

Bei Patienten mit einer Thrombozytopenie sollte außerdem beachtet werden:
- I.m.-Injektionen, rektale Applikationen von Medikamenten und eine Blasenkatheterisierung vermeiden; Blutentnahmen nur so selten wie möglich durchführen.
- Nur Trockenrasierapparate verwenden.
- Die Zahnpflege nur mit weichen Bürsten durchführen (ggf. Watteträger, keine Zahnseide).
- Der Patient sollte sich nur sehr vorsichtig seine Nase schnäuzen; regelmäßig Nasensalbe verabreichen.
- Für einen weichen Stuhlgang mittels angemessener Ernährung sorgen, ausreichend Flüssigkeitszufuhr und ggf. Laxanziengabe.
- Blutdruckmanschetten nur so hoch wie unbedingt nötig aufpumpen.
- Vorsicht bei der Gabe von Schmerzmitteln, die die Blutgerinnung zusätzlich beeinflussen, z. B. Acetylsalicylsäure.
- Je nach Blutungsgefahr ist auch eine subkutane Thromboseprophylaxe kontraindiziert; beim zuständigen Arzt versichern, ob eine Injektion indiziert ist.

Leukozytopenie

Bei Patienten mit einer Leukozytopenie sollte außerdem beachtet werden:
- Mindestens 2-mal täglich die Körpertemperatur kontrollieren. Wegen der Gefahr einer Sepsis unverzüglich einen Arzt informieren, wenn Fieber auftritt.
- „Zugänge" aller Art täglich auf Infektionszeichen kontrollieren, z. B. Venenverweilkatheter, Portsysteme, PEG-Sonden, Blasenkatheter.
- Besucher/Personal mit Infekten sollten das Zimmer nicht betreten.
- Der Patient sollte Menschenansammlungen meiden und sich außerhalb des Zimmers nur mit Mundschutz und ggf. Überkittel aufhalten.
- Es sollten sich keine Blumen oder Topfpflanzen im Zimmer oder auf der Station befinden, weil sie Bakterien bzw. Sporen tragen können. Es sollte nicht gelüftet werden, wenn draußen ein Rasen gemäht wird oder Laubarbeiten stattfinden.
- Alle 2 Tage sollte die Bettwäsche gewechselt werden.
- Patienten sollten ein separates Blutdruckmessgerät erhalten.
- Eine keimarme Kost ist anzuraten, aber der Patient sollte Wahlmöglichkeiten haben, weil er meist ohnehin appetitlos ist oder von Übelkeit geplagt wird. Sonst besteht die Gefahr, dass er noch weniger isst.

Abb. 44.8 Hygiene.

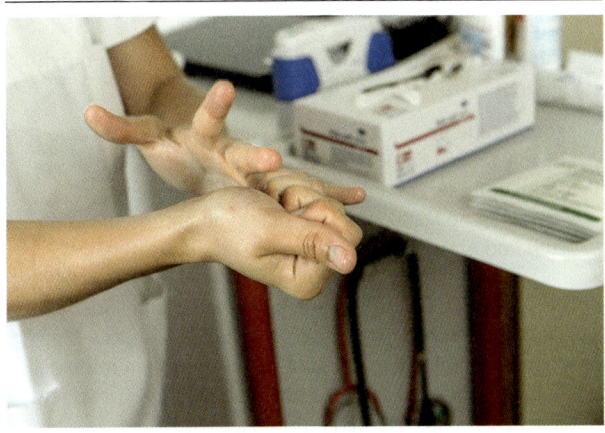

Regelmäßiges Desinfizieren der Hände, sorgfältige Mundhygiene und perianale Hygiene sind unerlässlich, um Infektionen zu verhindern.

- Wenn nötig, sollte in Absprache mit den zuständigen Ärzten eine Umkehrisolation veranlasst werden (S. 312), je nach Kriterien des Krankenhauses.

Aufklärung des Patienten und seiner Angehörigen • In der Onkologie werden mitunter Patienten trotz einer bestehenden Leukozytopenie nach Hause entlassen. Ihnen sollten folgende hygienische Maßnahmen empfohlen werden (▶ Abb. 44.8):
- Händedesinfektion nach jedem Toilettenbesuch
- perianale Hygiene nach jedem Stuhlgang, ggf. unter Einsatz von Schleimhautdesinfektionsmittel und Pflegecreme
- sorgfältige Mundhygiene
- möglichst täglich duschen (ein Teil der Infektionen wird durch eigentlich physiologische Keime von Haut, Mund, Rektal- und Genitalbereich hervorgerufen, die sich aufgrund der fehlenden Abwehr ungestört vermehren können)
- Nahrungszubereitung nach dem einfachen Prinzip „schälen, kochen oder vergessen"

ACHTUNG
Infektionen gehören bei Tumorpatienten zu den häufigsten Komplikationen und Todesursachen.

WISSEN TO GO

Knochenmarkdepression – Pflegemaßnahmen

Anämie
- körperliche Anstrengungen und Stress vermeiden
- Ruhepausen einhalten, Hilfe anbieten
- auf die Atmung achten, evtl. Sauerstoffgabe

Mehr dazu im Kap. „Pflege bei Erkrankungen des Blut- und Immunsystems" (S. 1123)

Thrombozytopenie
- Sturzprophylaxe durchführen
- auf Zeichen einer Blutung achten
- alle Maßnahmen vermeiden, die zu Blutungen führen können, z. B. Injektionen, Blasenkatheterisierungen, Klysmen, Nassrasur, Zahnpflege mit harten Zahnbürsten, hohe Manschettendrücke

44 Pflege von Patienten mit malignen Tumoren

- Medikamente, die die Blutgerinnung herabsetzen, nur auf ärztliche Anordnung verabreichen
- für weichen Stuhlgang sorgen und Nasenpflege durchführen

Leukozytopenie
- 2-mal täglich Körpertemperatur messen
- Zugänge aller Art auf Infektionszeichen prüfen
- hygienische Maßnahmen sorgfältig durchführen; Patienten und Angehörigen anleiten

Die Patienten sollten außerdem nur geschälte oder abgekochte Lebensmittel zu sich nehmen. Sie sollten Menschenansammlungen und Kontakt zu Menschen mit einer infektiösen Erkrankung und zu kleinen Kindern meiden. Manche Patienten werden umkehrisoliert.

44.5.4 Hautreaktionen

Orale Mukositis

Definition Orale Mukositis
Bei der oralen Mukositis ist die Mundschleimhaut entzündet (Mucosa = Schleimhaut, -itis = Entzündung).

Schleimhautepithelzellen haben eine relativ kurze Lebensdauer von 10–14 Tagen. Dadurch befinden sich immer viele Zellen in der Teilungsphase und sind somit sehr anfällig für Zytostatika und schädigende Strahlen. Besonders empfindlich für diese schädigenden Einflüsse ist die Mundschleimhaut. Sie wird durch die Zerstörung und den fehlenden Neuaufbau dünner und anfällig für Verletzungen, aber auch durchlässiger für Krankheitserreger, besonders für Pilze. Daraus können lokale Mundschleimhautentzündungen entstehen. Eine durch Chemo- und/oder Strahlentherapie verursachte Schädigung des Knochenmarks und der daraus resultierende Leukozytenmangel führen darüber hinaus zu einer generell schlechten Immunabwehr.

Tab. 44.1 Erscheinungsbild und Einteilung der Mukositis der Mundschleimhaut.

Schweregrad	subjektive Symptome	objektive Symptome
Grad I	Schmerzempfindlichkeit, Überempfindlichkeit gegen heiße/scharfe Speisen, Brennen	leichte Rötung einzelner Stellen, Schwellungen der Schleimhaut bzw. Gingivae
Grad II	Schmerzen beim Essen, weiche Speisen meist noch möglich	fleckenförmiges Erythem, vereinzelte Beläge, kleine Erosionen (≤ 5 mm)
Grad III	starke Schmerzen, starkes Brennen auch unabhängig vom Essen, oft nur noch Trinken möglich	konfluierende Blasen, flächige Erosionen, ca. 25 % der Schleimhaut von Ulzerationen betroffen, evtl. leicht blutend, Aphthen
Grad IV	sehr starke Schmerzen, keine orale Ernährung mehr möglich	blutende Ulzerationen und Nekrosen, ca. 50 % der Schleimhaut betroffen

Tab. 44.2 Patienten mit besonderer Gefährdung für eine Mukositis der Mundschleimhaut.

Besonders zu achten ist auf Patienten:	Warum?
mit Bestrahlungen im Kopf-Hals-Bereich, insbesondere in Kombination mit Chemotherapie	lokale Nähe zur Mundschleimhaut; oft werden auch die Speicheldrüsen in Mitleidenschaft gezogen
mit Mundtrockenheit (= Xerostomie)	trockene Schleimhäute sind anfälliger für Schädigungen; Mundtrockenheit kann durch HNO-Operationen, (Mit-)Bestrahlung der Speicheldrüsen sowie durch bestimmte Medikamente (v. a. Opioide, Antidepressiva u. a.) ausgelöst werden
mit bestimmten Chemotherapien (v. a. 5-FU, MTX, Doxorubicin, Etoposid, Vinblastin, Capecitabin, Bleomycin u. a.)	Chemotherapeutika sind besonders schleimhauttoxisch
mit hochdosierter Chemotherapie	längere Granulozytopeniephase
mit einer schlechten Mundhygiene sowie bereits bestehenden Vorschädigungen der Mundschleimhaut	Mundschleimhaut ist bereits angegriffen
jüngeren Alters	evtl. aufgrund einer erhöhten Zellteilungsrate
Zusätzlich schädigend wirken Nikotin, Alkohol, zu heiße Nahrungsmittel, sehr scharfes Essen, mechanische Reizungen durch z. B. zu harte Zahnbürsten, schlecht sitzende Zahnprothesen.	

Die WHO unterscheidet 4 Schweregrade der Mukositis mit subjektiven und objektiven Symptomen (▶ Tab. 44.1). Die subjektiven Symptome sind die Empfindungen des Patienten und die objektiven Symptome beobachtet man bei der Inspektion des Mundes. ▶ Tab. 44.2 zeigt, bei welchen Patienten besonders auf das Auftreten einer Mukositis der Mundschleimhaut geachtet werden muss und warum.

Prophylaktische Maßnahmen

Entscheidende Bedeutung hat die Prophylaxe. Eine gute Mundpflege seitens des Patienten, auch über den Krankenhausaufenthalt hinaus, ist die einzige Möglichkeit, möglichst lange eine intakte Schleimhaut zu erhalten – leider ist dies meist über die gesamte Therapiedauer nicht möglich.

Pflegende sollten den Patienten regelmäßig nach Symptomen fragen, die Mundschleimhaut inspizieren und den Zustand der Mundschleimhaut dokumentieren (▶ Abb. 44.9). Diese Maßnahmen sind hilfreich, um den Patienten in Bezug auf die Gefährdung zu beraten und ihn immer wieder zu motivieren, trotz vielleicht ausbleibenden „Erfolgs" weiter konsequente Mundpflege durchzuführen. Wichtige Maßnahmen zur Prophylaxe sind regelmäßiges Spülen und die damit verbundene Anfeuchtung und Reinigung der Schleimhaut. Empfohlen wird dazu Salbeitee bzw. entsprechende Konzentrate, Kochsalzlösung (durchaus selbst hergestellt) oder auch einfaches Wasser, denn nur eine Spüllösung, die der Patient toleriert, wird auch angewendet. Es gibt leider bisher keine Studien, die die Wirksamkeit der einen oder anderen Lösung belegen – gemieden werden sollte aber alles, was austrocknet (z. B. Kamille) oder zusätzlich reizt (z. B. alkoholhaltige Lösungen). Auch die teilweise favorisierten antibakteriellen Lösungen haben laut ONS (Oncology Nursing Society; Harris 2008) keine Vorteile.

Hilfreich ist auch alles, was den Speichelfluss anregt, z. B. zuckerfreie Bonbons oder Kaugummi, und natürlich viel trinken, solange es möglich ist.

Abb. 44.9 Mundraumuntersuchung.

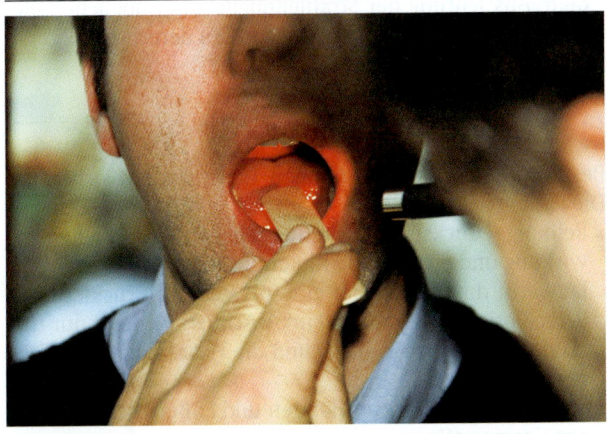

Eine konsequente Mundpflege kann den Ausbruch einer Mukositis zumindest stark hinauszögern. Eine regelmäßige Mundinspektion hilft, erste Rötungen sofort zu erkennen.

Maßnahmen bei geschädigter Schleimhaut

Sobald die ersten Rötungen/Beläge auftreten bzw. sobald der Patient über Schmerzen klagt, sollte eine lokale Schmerztherapie z. B. durch **Spüllösungen mit Lokalanästhetikaanteil (Stomatitislösung)** angeboten werden – besonders vor den Mahlzeiten.

ACHTUNG
Beim Gurgeln mit Lokalanästhetika besteht anschließend die Gefahr des Verschluckens!

Auch **filmbildende Lösungen** (z. B. Gelclair, Mucoguard) können ausprobiert werden – manche Patienten kommen damit sehr gut zurecht. Leider sind diese Lösungen in den meisten Fällen nicht rezeptfähig und müssen vom Patienten selbst bezahlt werden.

Falls die Nahrungsaufnahme bereits eingeschränkt ist, sollte man über **Trinknahrungen** beraten bzw. im weiteren Verlauf über **parenterale Ernährung** nachdenken.

Homöopathische Medikamente wie Traumeel werden in einigen Zentren eingesetzt; je nach Vorlieben des Patienten können sie ausprobiert werden: 5 Tabletten in einer kleinen Flasche Wasser zum Spülen oder 3–4-mal eine Tablette täglich, max. 14 Tage lang.

Pilzbesiedlungen werden (nach ärztl. Anordnung) mit entsprechenden **Antimykotika** (z. B. Ampho-moronal) behandelt.

Bei zunehmender Mukositis (ab Grad III) hilft oft nur noch eine **effektive Schmerzbehandlung** bis hin zum Morphin-Perfusor und eine parenterale Ernährung – sobald sich die Schleimhaut erholt hat bzw. die Leukozyten wieder Normalwerte erreichen, tritt eine Besserung ein. Trotzdem sollte in dieser Zeit weiterhin eine konsequente Mundpflege durchgeführt werden.

Weitere Hautreaktionen bei Chemotherapie

Reaktionen an Haut und Hautanhangsgebilden treten unter einer Chemotherapie relativ oft auf, sind i. d. R. reversibel, verschwinden allerdings erst längere Zeit nach der Therapie. Um Unsicherheiten beim Patienten möglichst zu vermeiden, sollte er im Vorfeld darüber informiert werden, welche Reaktionen auftreten können und welche Maßnahmen möglich sind.

Hand-Fuß-Syndrom • Das sog. Hand-Fuß-Syndrom ist eine relativ häufige Hautreaktion unter manchen Chemotherapien (z. B. mit 5-Fluorouracil). Es beginnt typischerweise mit einer leichten Rötung der Haut und geht über in ein oft sehr schmerzhaftes Erythem mit Schwellung und anschließender Abschuppung, ggf. sind Schmerzmittel notwendig. Bis dahin helfen harnstoffhaltige Salben, kühle oder kalte Kompressen und evtl. dünne Baumwollhandschuhe. Auch an anderen Körperstellen können Erytheme auftreten.

Allergische Reaktionen • Außerdem kann die Haut allergische Reaktionen auf eine Chemotherapie zeigen, z. B. in Form eines Exanthems oder einer Nesselsucht. Pflegende sollten bei Patienten, die eine Chemotherapie erhalten, immer auf den Zustand der Haut achten. Treten allergische Reaktionen auf, sollten sie unverzüglich einen Arzt informieren, denn sie können in einen **anaphylaktischen Schock** übergehen (S. 283).

Haarausfall • Zytostatika wirken unterschiedlich intensiv epilierend. Die Bandbreite reicht von „kein Haarausfall" (z. B. bei MTX, Cisplatin) über „gelegentlich" (z. B. 5-FU) bis zu „meistens" (z. B. Endoxan, Doxorubicin). Natürlich spielen die Höhe der Dosierung und die Kombination der Medikamente auch eine große Rolle. Obwohl der Haarausfall eine harmlose Nebenwirkung ist, wird er doch von den meisten Patienten als psychisch sehr belastend empfunden; die

Abb. 44.10 Haarausfall.

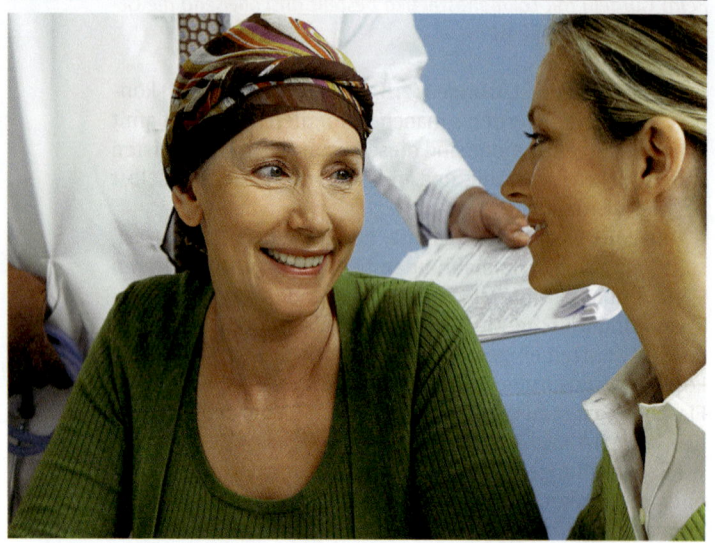

Gerade Haarausfall ist eine stark psychisch belastende Nebenwirkung der Therapie. Die verschiedenen Möglichkeiten des Haarersatzes, z. B. ein Kopftuch, sollten in einem Beratungsgespräch erläutert werden.
© Fotolia XXIV/fotolia.com

Krankheit ist nun für jeden sichtbar, das Aussehen ändert sich stark. Wichtig ist daher eine rechtzeitige Aufklärung der Patienten über den zu erwartenden Haarausfall, der meist 10–28 Tage nach Therapiestart beginnt. Eine Beratung über Haarersatz (Friseur sollte zur Beratung kommen, solange noch eigenes Haar vorhanden ist), Tücher, Mützen und den Schutz der Kopfhaut gehört dazu, ebenso wie das Angebot, lange Haare etappenweise zu kürzen bzw. bei zunehmendem Ausfall abzurasieren (▶ Abb. 44.10). Haarbüschel auf dem Kopfkissen am Morgen sind für die meisten Patienten ein belastender Anblick. Der Haarwuchs setzt meist 2–4 Wochen nach Therapieende wieder ein, nach etwa 3 Monaten ist kein Haarersatz mehr nötig. Allerdings ist das nachwachsende Haar oft von anderer Farbe und Beschaffenheit; dies normalisiert sich aber meist nach etwa einem Jahr.

Auch bei der Bestrahlung kann es zu Haarausfall kommen, allerdings nur bei Schädel- und Ganzkörperbestrahlung. Die Reversibilität hängt dabei von der Strahlendosis ab.

Nagelveränderungen • Auch die sich schnell teilenden Zellen der Nagelwurzel können durch eine Chemotherapie geschädigt werden. Dadurch bilden sich etwa pigmentierte Linien, diffuse Pigmentflecken oder Vertiefungen aus. Auch eine erhöhte Brüchigkeit und ein Verlust des Nagels (Onycholyse) sind möglich.

Hyperpigmentation • Hier kommt es zu einer Dunkelfärbung der Haut oder Schleimhaut. Hyperpigmentationen treten typischerweise 2–3 Wochen nach Beginn, aber auch noch bis zu 12 Wochen nach Ende der Therapie auf.

Hyperkeratose • Dieser Begriff bezeichnet eine Verdickung der obersten Hornhautschicht. Typischerweise schält sich die Haut im Verlauf.

Photosensibilisierung • Die Haut wird überempfindlich gegen UV-Licht.

Weitere Hautreaktionen bei Strahlentherapie

Dank verbesserter technischer Möglichkeiten sind schwere Hautschäden durch eine Bestrahlung in den letzten Jahren stark zurückgegangen. Inwieweit Reaktionen auftreten, ist abhängig von der Dosis, der die Haut ausgesetzt ist. Es können Akut- und Spätreaktionen auftreten.
- **Akute Hautreaktionen** reichen von einer leichten Rötung über ein Schälen der Haut bis hin zur Blasenbildung und Nekrose. Ob sie reversibel sind, ist abhängig von der Stärke der Ausprägung.
- **Spätreaktionen** sind u.a. Hyperpigmentation, Gewebsschwund (Atrophie) und verminderte Sekretionsleistung der Hautdrüsen (Schweiß-, Talg-, Speicheldrüsen).

Bereits abgeklungene Hautschäden können durch eine anschließende Chemotherapie wiederaufflammen (sog. „Aufflamm-" oder „**Recall-Phänomen**").

Pflege der bestrahlten Haut

In vielen Fällen wird das bestrahlte Hautareal mit einem wasserfesten Stift markiert. Diese Markierung muss erhalten bleiben. Die betroffene Haut sollte regelmäßig kontrolliert und die Beobachtungen dokumentiert werden. Auch beim gegenüberliegenden Hautareal, durch das die Strahlen aus dem Körper austreten, sollte auf Hautveränderungen geachtet werden.

Es gibt in der Literatur verschiedene Empfehlungen für die Pflege der bestrahlten Haut. Einige Quellen raten dazu, die Haut mit Puder trocken zu halten, andere empfehlen eine Pflege mit Cremes. Auch darüber, ob der Patient das Bestrahlungsfeld vorsichtig waschen darf, gibt es verschiedene Ansichten. In manchen Zentren werden das Bestrahlungsfeld und die Markierung mit einem wasserdichten luftdurchlässigen Folienverband geschützt, der während des Bestrahlungszeitraums belassen werden muss. Die Markierung des Strahlenfeldes ist wichtig, um eine immer gleichbleibende exakte Ausrichtung der Strahlenquelle zu ermöglichen. Bei „Verlust" der Markierung muss alles neu berechnet werden, was relativ aufwendig ist.

Prophylaxe vor Hautschäden

Bestimmte Maßnahmen können Hautschäden vorbeugen. Die Patienten sollten
- Reibung, Druckstellen durch kniende Tätigkeit, Hitzeeinwirkung und einengende Kleidung vermeiden,
- lauwarm duschen, dabei eine pH-neutrale, rückfettende Waschlotion benutzen und im Anschluss die Haut nur trockentupfen (nicht -reiben) und die Haare nicht heiß föhnen,
- die Haut (besonders an Händen und Füßen) mit fetthaltigen Cremes pflegen,
- die Nägel kurz und gerade abschneiden, evtl. Schutzlack oder Nagelcreme verwenden,
- eine direkte Sonneneinwirkung möglichst meiden, sonst Sonnencreme mit hohem Lichtschutzfaktor verwenden.

WISSEN TO GO

Tumortherapiebedingte Pflegeprobleme – Hautveränderungen

Unter einer **Chemotherapie** treten Veränderungen der Haut und ihrer Anhangsgebilde oft auf, sind aber meist reversibel. Typisch ist z. B. Haarausfall. Weitere Reaktionen sind gesteigerte Brüchigkeit der Nägel, Schleimhautschäden, Hand-Fuß-Syndrom, Hyperpigmentierungen, Hyperkeratose, Photosensibilisierung.

Bei **Strahlenschäden** der Haut unterscheidet man zwischen Akut- und Spätreaktionen. Die Akutreaktionen reichen von einer leichten Rötung über Schälen der Haut bis zu Blasenbildung und Nekrose. Zu den Spätreaktionen zählen u. a. Hyperpigmentierungen und Gewebsschwund (Atrophie). Bestrahlte Hautareale werden üblicherweise mit einem wasserfesten Stift markiert. Für die Pflege der betroffenen Haut gibt es unterschiedliche Empfehlungen. Manche raten dazu, die Areale für die Dauer der Bestrahlung nicht zu waschen, sondern sie mit Puder oder einem luftdurchlässigen Verband trocken zu halten. Andere tolerieren ein vorsichtiges Waschen und empfehlen eine Pflege mit Cremes.

Prophylaktische Maßnahmen sind: Pflege der Haut mit pH-neutraler, rückfettender Waschlotion und fetthaltigen Cremes. Die Patienten sollten Reibung, Hitze und Sonneneinwirkung vermeiden.

44.5.5 Diarrhö

Wie die Zellen der Mundschleimhaut sind auch die sich schnell teilenden Schleimhautzellen des Magen-Darm-Trakts mit einer Lebensdauer von wenigen Tagen besonders von den Auswirkungen einer Chemotherapie betroffen. Die verursachenden Zytostatika gehören zu unterschiedlichen Substanzklassen; besonders häufig lösen 5-Fluorouracil, Cisplatin und Irinotecan (CPT-11) Diarrhöen aus. Man unterscheidet akute und verzögerte Diarrhöen.

Auch durch eine Bestrahlung kann es zu Diarrhöen kommen. Diese sind meist durch eine akute Schleimhautentzündung bedingt (**Strahlenenteritis**) und treten üblicherweise in der 2. bis 3. Woche nach Bestrahlungsbeginn auf.

Außerdem können auch Antiemetika eine Diarrhö begünstigen (z. B. MCP). Pflegende sollten einen Arzt informieren, wenn unter Einnahme von Antiemetika eine Diarrhö auftritt. Er wird die Medikamente evtl. umstellen.

Diarrhöen können zu erheblichen Flüssigkeits- und Elektrolytverlusten führen und u. a. dadurch das Allgemeinbefinden deutlich herabsetzen. Sie sollten daher möglichst rasch behandelt werden. Wenn die Ursachen der Diarrhö nicht beseitigt werden können, erfolgt die Behandlung symptomatisch durch
- den Ersatz von Flüssigkeit,
- diätetische Maßnahmen,
- Medikamente (Antidiarrhoika, z. B. Loperamid, Opiumtropfen, Aplona)

44.5.6 Obstipation

Neben mechanischen Ursachen durch das Tumorwachstum und Stoffwechselstörungen (Hyperkalzämie, Hypokaliämie, Dehydrierung) gibt es folgende therapiebedingte Ursachen für eine Obstipation:

- Strikturen nach Bestrahlung
- Medikamente: Vinca-Alkaloide, Antiemetika (z. B. Serotoninantagonisten, besonders Ondansetron), Opiate

Die Maßnahmen bestehen aus allgemeiner Obstipationsprophylaxe (S. 426) und begleitender Gabe von Laxanzien (bei mechanischen Behinderungen wie Strikturen nur auf ausdrückliche ärztliche Anordnung). Vorsicht ist bei Einläufen und Klysmen bei Patienten mit Thrombozytopenie wegen des Blutungsrisikos geboten.

WISSEN TO GO

Tumortherapiebedingte Pflegeprobleme – Diarrhö und Obstipation

Diarrhö

Zytostatika schädigen die Schleimhautzellen im Verdauungstrakt und können dadurch zu akuten oder verzögerten Diarrhöen führen. Auch im Rahmen einer Bestrahlung kann es zu entzündlichen Veränderungen im Darm kommen (Strahlenenteritis). Diarrhöen treten hier üblicherweise in der 2. bis 3. Woche nach Bestrahlungsbeginn auf. Antiemetika können eine Diarrhö begünstigen. Die Therapie besteht in der Substitution von Flüssigkeit, diätetischen Maßnahmen und der Gabe von Antidiarrhoika.

Obstipation

Chemotherapie und Bestrahlung können die Darmpassage behindern, z. B. wenn eine Bestrahlung zu Strikturen im Darm führt oder durch Medikamente, die die Darmperistaltik herabsetzen. Bei letzterem ist mitunter eine begleitende Gabe von Laxanzien notwendig.

44.6 Chemotherapie

Die in der Chemotherapie eingesetzten Zytostatika sind Substanzen, die das Zellwachstum hemmen. Sie sind zytotoxische Substanzen und damit Gefahrstoffe, die akute oder chronische gesundheitliche Schäden beim Menschen verursachen können. Sie gehören zur Klasse der CMR-Medikamente – **CMR** steht für **kanzerogen** (krebserzeugend), **mutagen** (erbgutschädigend) und **reproduktionstoxisch** (fortpflanzungsgefährdend). Sie sind außerdem wasser- und umweltschädlich und reizend bei Haut- und Schleimhautkontakt.

ACHTUNG
Zytostatika können über die Haut und über den Atmungstrakt aufgenommen werden. Der Umgang mit ihnen erfordert daher besondere Vorsichtsmaßnahmen, die nach §14 der Gefahrstoffverordnung in einer Betriebsanweisung festgelegt sein müssen.

In vielen Kliniken ist die Zytostasezubereitung zentralisiert, d. h. ihre Zubereitung erfolgt meist in der Apotheke an einer Sicherheitswerkbank, wobei die Durchführenden eine besondere Schutzausrüstung (Schutzmantel, spezielle Handschuhe) tragen müssen (▶ Abb. 44.11). Durch die zentrale Zubereitung reduzieren die Kliniken zum einen Kosten, Zeit und Abfall. Zum anderen bereiten nur wenige, besonders geschulte und geübte Mitarbeiter die gefährlichen Substanzen zu. Die vorbereiteten Zytostatika kommen dann üblicherweise in eingeschweißten Beuteln und zusätzlichen bruchsicheren Boxen auf die Stationen.

Abb. 44.11 Zytostatika.

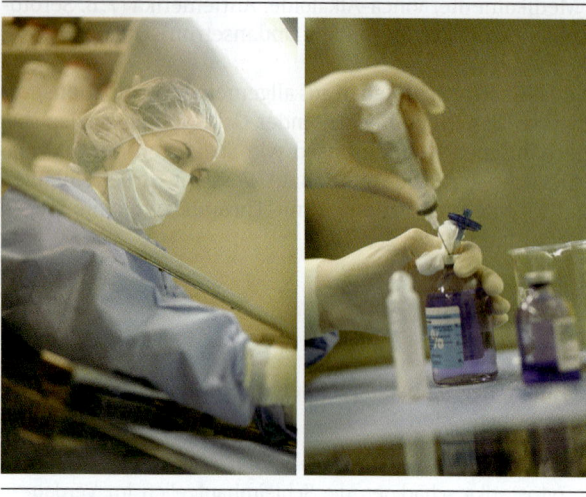

Fachangestellte mit Schutzkleidung bei der Zubereitung von Zytostatika an einer Sicherheitswerkbank.

44.6.1 Vorbereitung zur Applikation

Intravenöse Zytostatika werden üblicherweise von ärztlichem Personal appliziert. Die Aufgabe der Pflegekräfte besteht darin, die Infusionen vorzubereiten und zu überwachen.

! Merken Zytostatika
Wer mit Zytostatika umgeht, sollte darin regelmäßig geschult und unterwiesen werden. Der Umgang mit Zytostatika ist Jugendlichen unter 18 Jahren, sowie Schwangeren und stillenden Müttern verboten.

Wer eine Zytostatika-Infusion richtet, muss dafür spezielle flüssigkeitsdichte Chemo-Handschuhe und einen Schutzkittel tragen. Die Pflegekraft füllt das Infusionsbesteck mit einer neutralen Trägerlösung. Danach dreht sie den Tropfenregler wieder zu. Das Anstechen des Infusionsbeutels sollte im Liegen auf einer saugfähigen, wasserdichten Unterlage erfolgen. Benötigte Spritzen entlüftet die Pflegekraft in sterile Tupfer. Zuletzt kontrolliert sie, dass alle Verbindungen dicht sind.

Auch beim Verabreichen von oralen Zytostatika sollten Handschuhe getragen werden. Die Tabletten dürfen nicht zerteilt werden.

44.6.2 Vorsichtsmaßnahmen während der Gabe

Der Arzt kontrolliert beim Anhängen der Infusion, ob alle Verbindungen dicht sind. Die Infusionsschläuche sollten gut fixiert sein. Für die Pflegekräfte stehen die Überwachung der laufenden Infusion und die Patientenbeobachtung in Hinblick auf mögliche Nebenwirkungen und Komplikationen im Mittelpunkt.

WISSEN TO GO

Umgang mit Zytostatika
Zytostatika sind sog. CMR-Gefahrstoffe; sie sind kanzerogen, mutagen und reproduktionstoxisch. Nur volljähriges, besonders geschultes Personal darf mit ihnen umgehen.

Die Zubereitung erfolgt i. d. R. zentral in Krankenhausapotheken, die Applikation übernimmt ärztliches Personal. Pflegende bereiten die Infusionen vor, überwachen sie und beobachten den Patienten in Hinblick auf mögliche Nebenwirkungen und Komplikationen.

Zytostatika-Infusionen sollten auf einer saugfähigen, wasserdichten Unterlage vorbereitet werden, dabei sollten Schutzkittel und spezielle flüssigkeitsdichte Handschuhe getragen und alle Verbindungen auf Dichtigkeit geprüft werden.

44.6.3 Verhindern von Paravasaten

Definition **Paravasat**
Bei einer Paravasation wird eine Infusion oder Injektion versehentlich in das umgebende Gewebe anstatt in die dafür vorgesehene Vene gegeben.

Die Art der Schädigung hängt dabei hauptsächlich vom Gefährdungspotenzial der verwendeten Substanz ab. Zytostatika werden in 3 Schädigungstypen unterteilt:
1. Nicht gewebsschädigende Substanzen (**Non-Irritans**) führen üblicherweise nicht zu einer Reizung.
2. Gewebsreizende Substanzen (**Irritans**) führen zu einer lokalen Reizung/Entzündung, verursachen aber keine Nekrose.
3. Gewebenekrotisierende Substanzen (**Vesicans**) verursachen einen lokalen Gewebsuntergang (Nekrose), Ulzerationen, Schädigungen von Nerven, Muskeln und Gelenken (bis hin zu einem daraus resultierenden Funktionsverlust). Dieser Verlauf zieht sich über Wochen bis Monate nach der eigentlichen Paravasation hin. Mitunter sind chirurgische Interventionen nötig.

Beobachtung

Pflegende sollten die Einstichstelle bei peripheren Venenverweilkanülen engmaschig auf erste Anzeichen eines Paravasats beobachten: Schmerzen, Stechen und Brennen am Zugang bzw. in der Vene, Schwellung und Rötung. Die Patienten sollten gebeten werden, besonders bei sehr gewebeschädigenden Substanzen, sich möglichst wenig zu bewegen, um das Risiko von Paravasaten zu reduzieren. In Absprache mit dem Patienten kann evtl. eine Armschiene verwendet werden. Kanülen in Gelenknähe sollten nicht zur Gabe von Zytostatika genutzt werden. Zentrale Venenkatheter und Portsysteme sind der sicherste Applikationsweg. Diese sollten aber ebenfalls engmaschig auf Anzeichen eines Paravasats kontrolliert werden.

Maßnahmen bei Paravasation

Stellen Sie während der Infusion von Zytostatika Anzeichen eines Paravasats fest, stoppen Sie sofort die Infusion und benachrichtigen Sie den Arzt. Dieser sollte mittels einer Einmalspritze langsam möglichst viel des Paravasats aspirieren, aber auf ein Nachspülen verzichten, um ein weiteres Verteilen im Gewebe zu verhindern. Danach entfernt er den Zugang und lagert die betroffene Extremität hoch. Des Weiteren kommen substanzspezifische Maßnahmen zum Einsatz, z. B. Wärme, Kühlung, lokale Antidote.

Die Art des Medikaments, Zeitpunkt, Symptome, Maßnahmen und der weitere Verlauf sollte sorgfältig dokumentiert werden (am besten auch durch Fotografien).

! **Merken** **Paravasat-Set**
Ein Paravasat-Set vor Ort mit den wichtigsten Dingen für die Erstversorgung hilft dabei, möglichst schnell zielgerichtete Maßnahmen zu ergreifen. Es sollte eine Liste mit Wirkstoffen und Handelsnamen der Zytostatika, ihren Schädigungstypen sowie die Anweisung für allgemeine und substanzspezifische Maßnahmen enthalten.

WISSEN TO GO

Umgang mit Zytostatika – Paravasate

Manche Zytostatika verursachen bei einer versehentlichen paravasalen Gabe Gewebeschäden. Je nach ihrem Schädigungspotenzial unterteilt man Zytostatika in nekrotisierende (Vesicans), gewebereizende (Irritans) und nicht gewebeschädigende Substanzen (Non-Irritans).

Paravasaten kann vorgebeugt werden, indem der Patient sich während der Infusion möglichst wenig bewegt, evtl. kann eine Armschiene verwendet werden. Zentrale Venenkatheter und Ports eignen sich am besten für die Gabe von Zytostatika.

Kommt es zu einer Paravasation, muss die Infusion beendet und der Arzt gerufen werden. Dieser sollte mithilfe eines Paravasat-Sets möglichst rasch zielgerichtete Maßnahmen ergreifen.

44.6.4 Entsorgung von Zytostatika

Auch bei der Entsorgung sollte sich die Pflegekraft durch Chemo-Handschuhe schützen. Folgende Maßnahmen vermeiden zusätzlich eine Kontamination:
- Tropfenregler zudrehen
- beim Lösen des Infusionsbestecks zum Schutz des Patienten Tupfer unterlegen
- Infusionsbeutel nicht vom Infusionsbesteck trennen
- Infusionsbesteck mit Stopfen verschließen und zusammen mit dem Infusionsbeutel in speziellem Zytostatika-Abfallbehälter entsorgen

Alle Materialien, die in Kontakt mit Zytostatika gekommen sind, bzw. Zytostatikareste zählen zu den besonders überwachungsbedürftigen Abfällen der AS 180108 (EAK), früher Abfall-Gruppe D (LAGA), und sind getrennt in stichsicheren, bruchfesten, dichtschließenden Einwegbehältnissen zu sammeln und zu kennzeichnen.

44.6.5 Schutzmaßnahmen nach Verschütten

In manchen Kliniken gibt es für den Fall, dass ein Zytostatikum ausläuft bzw. verschüttet wird, ein spezielles Notfall-Set. Falls das nicht der Fall ist, sollten Pflegende sicherstellen, dass alle notwendigen Materialien schnell erreichbar sind. Folgende Maßnahmen sollte ein geschulter Mitarbeiter ausführen:
- die Örtlichkeit absichern und weitere Personen vom Ort des Geschehens fernhalten, um weitere Kontamination zu verhindern
- Schutzkleidung anlegen (Überschuhe, Schutzkittel, Chemo-Handschuhe/ggf. Arbeitshandschuhe aus Leder bei Glasbruch, Atemschutzmaske, Schutzbrille)
- ausgetretene Flüssigkeit mit flüssigkeitsbindenden Pads (sog. ChemoSorb Pads) aufnehmen
- ggf. Kehrschaufel und Handfeger benutzen
- mit saugfähigen Tüchern und Wasser nachwischen
- alle kontaminierten Materialien in einen Müllsack geben, diesen verschließen und im Zytostatika-Müll entsorgen
- bei Kontakt des Zytostatikums mit Haut- oder Schleimhaut ggf. kontaminiertes Kleidungsstück ablegen, Haut ausgiebig unter fließendem Wasser spülen, kleinere Verletzungen dabei ausbluten lassen
- bei Augenkontakt mit dem Zytostatikum diese ebenfalls lange mit Wasser oder Kochsalzlösung spülen
- den Vorfall dokumentieren und an den Betriebsarzt melden

44.6.6 Umgang mit Ausscheidungen

Zytostatika sind auch noch in den Ausscheidungen der Patienten nachweisbar. Um einen möglichen Kontakt damit zu verhindern, sollten beim Umgang mit Ausscheidungen Handschuhe getragen werden – dies ist aber generell erforderlich und somit keine Besonderheit. Die Ausscheidungen selbst werden ohne besondere Maßnahmen entsorgt.

44.6.7 Besondere Aufgaben

- Bei manchen Chemotherapien verordnet der zuständige Arzt eine begleitende Flüssigkeitsgabe von mehr als 2 Litern täglich, um die Ausscheidung der Zytostatika zu beschleunigen und die Toxizität zu verringern, z. B. bei **nephrotoxischen Medikamenten** wie Cisplatin. In diesen Fällen sollte das Gewicht des Patienten 2-mal am Tag kontrolliert werden, um eine beginnende Nierenfunktionsstörung frühzeitig zu erkennen. Oft gibt es für diesen Fall eine Bedarfsmedikation.
- Bei einer **Kombinationstherapie mit Kortikoiden** sollte der Blutzucker mindestens 1-mal täglich kontrolliert werden, bei auffälligen Werten sollte ein Tagesprofil erstellt werden.
- Bei einer **hochdosierten Gabe des Zytostatikums Methotrexat** (MTX, ein sog. Folsäure-Antagonist) sollte darauf geachtet werden, dass der Medikamentenspiegel regelmäßig kontrolliert wird. Die Höhe des Spiegels entscheidet darüber, ob und wie viel Folsäure (als Antidot) der Patient benötigt, um Nebenwirkungen zu verhindern. Außerdem erfolgt eine Harnalkalisierung zur besseren Ausscheidung des MTX (dadurch wird die Löslichkeit verbessert).
- Beim Abbau von **Cyclophosphamid** entsteht ein Nebenprodukt, das eine hämorrhagische Harnblasenentzündung (Zystitis) hervorrufen kann. Als Schutz für die Blase sollte zu der Gabe und jeweils 4 und 8 Stunden später der Wirkstoff Mesna gegeben werden. Pflegende sollten darauf achten, dass die Intervalle und eine ausreichende Flüssigkeitszufuhr eingehalten werden.
- Bei der Gabe von **therapeutischen Antikörpern** sollte besonders auf allergische Symptome geachtet werden. Diese können auch schon bei der Erstgabe zu heftigen allergischen Reaktionen führen. Die Infusion wird daher unter Kreislaufüberwachung langsam gestartet und bei gutem Vertragen allmählich gesteigert. Häufig werden vor Infusionsbeginn prophylaktisch Antiallergika und Kortison verabreicht.

44.7 Strahlentherapie

Ziel der strahlentherapeutischen Behandlung ist die Zerstörung der Tumorzellen, indem sie die Zellteilung stört oder komplett verhindert. Anders als die Chemotherapie wirkt die Strahlentherapie nicht systemisch im gesamten Körper, sondern nur lokal im Bereich des jeweiligen Bestrahlungsfelds. Dies gilt sowohl für die erwünschte Zerstörung der Tumorzellen als auch die unerwünschten Nebenwirkungen, z. B. Hautreaktionen.

Meist wird Photonenstrahlung verwendet – die Energien sind sehr hoch und können viele Schäden anrichten, daher befindet sich das Personal immer außerhalb des Bestrahlungsraums. Die Dosiseinheit der Photonenstrahlung wird in Gray (Gy) angegeben.

Unterschieden wird in perkutane Bestrahlung (Teletherapie) und Nahabstandsbestrahlung, die sog. Brachytherapie.

Teletherapie/perkutane Bestrahlung • Sie wird zu etwa 90 % angewendet (▶ Abb. 44.12). Der Tumor wird je nach Lage aus einer oder mehreren Richtungen bestrahlt, um eine größtmögliche Schonung der Umgebungsstrukturen zu gewährleisten. Bei mehreren Bestrahlungsfeldern spricht man von isozentrischer Bestrahlung, d. h. der zentrale Punkt liegt in der Körpermitte. Die erforderliche Strahlendosis pro Bestrahlung wird auf die einzelnen Felder verteilt; die geplante Gesamtdosis der Strahlen teilt man auf mehrere Sitzungen auf (fraktionierte Bestrahlung). Diese Tumorvernichtungsdosis beträgt bei den meisten Tumoren 60–70 Gray, sodass die Patienten meist mit 5-mal 2 Gray über einen Zeitraum von 6 Wochen bestrahlt werden.

Brachytherapie • Hier findet die Bestrahlung direkt am Tumor statt. Sie wird auch als Afterloading-Therapie bezeichnet. Die Strahlenquelle wird entweder in Körperhöhlen eingeführt (meist gynäkologische Tumoren) oder der Tumor wird mittels Hohlnadeln gespickt. Durch diese Nadeln kann dann die Strahlenquelle eingeführt werden (z. B. HNO-Tumoren, Prostatakarzinom). Diese Art der Bestrahlung ist relativ aufwendig und manchmal nur unter Narkose möglich. Allerdings kann dabei eine hohe Strahlendosis verabreicht werden, da das umliegende Gewebe kaum betroffen wird.

Permanente Spickung mittels radioaktiver Seeds • Sie ist eine Sonderform, die z. B. bei Prostatakarzinom angewendet wird; die Strahlenquellen verbleiben im Körper und im Gegensatz zu den anderen Bestrahlungsformen gibt der Patient Strahlung ab. Für die Dauer dieser Strahlung sollte er engen Körperkontakt mit anderen Menschen meiden.

Ansonsten sind bestrahlte Patienten für ihre Umgebung ungefährlich.

> **WISSEN TO GO**
>
> **Strahlentherapie**
>
> Ziel ist die Zerstörung der Tumorzellen. Meist wird Photonenstrahlung verwendet – die Energien sind sehr hoch und können viele Schäden anrichten, das Personal befindet sich immer außerhalb des Bestrahlungsraums. Unterschieden wird in:
> - **perkutane Bestrahlung:** Der Tumor wird in mehreren Einzelsitzungen über einen Zeitraum von mehreren Wochen bestrahlt.
> - **Brachytherapie:** Die Bestrahlung findet direkt am Tumor statt. Die Strahlenquelle wird entweder in Körperhöhlen eingeführt oder der Tumor wird mittels Hohlnadeln gespickt.

44.8 Schmerztherapie in der Onkologie

Die meisten Tumorpatienten werden im Verlauf ihrer Krankheit mit Schmerzen konfrontiert. Tumorbedingte Schmerzen entstehen u. a. durch Knochenmetastasen, Nervenkompressionen oder Infiltrationen. Aber auch andere Ursachen sind möglich, z. B. therapiebedingte Schmerzen durch OP, orale Mukositis, aber auch unabhängig vom Tumorleiden, z. B. Migräne, Arthrose.

Sorgen und Ängste können Schmerzen verstärken.

Schmerzen und **psychische Faktoren** beeinflussen sich oft gegenseitig. Eine Zunahme an Schmerzen ist oft mit der Angst verbunden, dass auch die Erkrankung fortschreitet. Hinzu kommt in vielen Fällen die **Angst vor den Nebenwirkungen** starker Schmerzmittel/Opiate. Mitunter empfinden Patienten und Angehörige deren Einsatz als Zeichen, dass die Krankheit sich nun im „Endstadium" befindet. Daher sollte ein Schmerzpatient über seinen Zustand und die geplanten Maßnahmen sehr gut informiert sein. Außerdem sollte er das Gefühl haben, dass seine Schmerzen und Ängste

Abb. 44.12 Teletherapie.

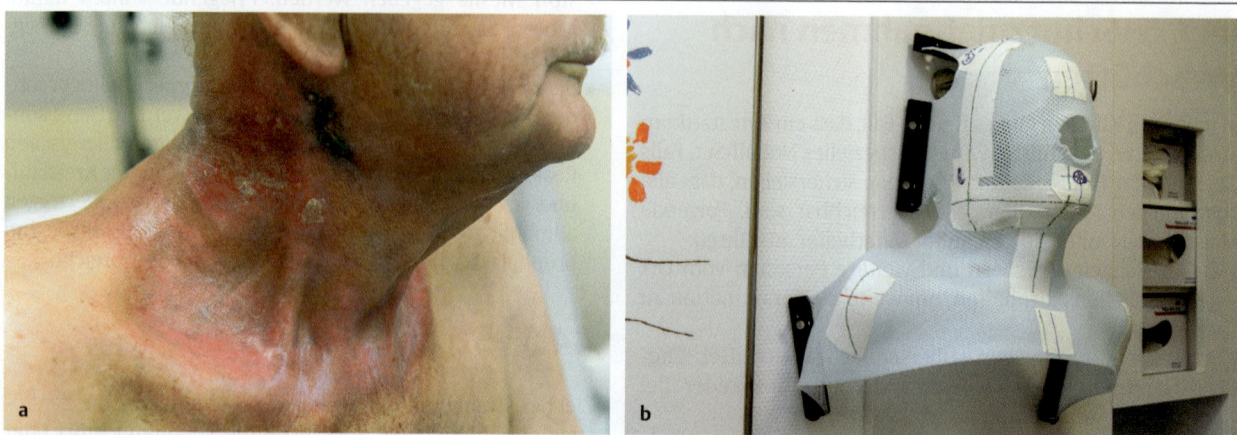

a Bei diesem Patienten befand sich ein Tumor im Halsbereich. Nach 7-wöchiger perkutaner Bestrahlung hat sich der Tumor komplett zurückgebildet.
b Individuell angefertigte Maske des Patienten mit eingezeichneten Bestrahlungsfeldern.

ernstgenommen werden und alles Machbare für ihn getan wird. Es gibt heute eine Reihe gut wirksamer Schmerzmedikamente. Der Patient sollte nicht über einen längeren Zeitraum unter Schmerzen leiden müssen. Pflegende sollten erfragen, ob Schmerzen sich unter einer Therapie ausreichend gebessert haben. Für eine bessere Verlaufsdokumentation sollten Schmerzskalen verwendet werden (S. 694).

Pflegende sollten außerdem mit dem Patienten besprechen, inwiefern er mögliche Nebenwirkungen tolerieren möchte, z. B. wie viel Sedierung für ihn akzeptabel ist. Möglicherweise möchte er lieber nicht ganz schmerzfrei sein, dafür aber „wacher" am Leben teilhaben können.

Es empfiehlt sich, die Medikamente nach dem WHO-Stufenplan einzusetzen (S. 699). Wichtig ist, dass die Medikamente regelmäßig gegeben werden.

Neben dem Einsatz von Schmerzmitteln ist die **Tumorbehandlung** an sich die **wichtigste Schmerzbehandlung**. Auch die **Therapie von Komplikationen** wie Knochenmetastasen, Darmverschluss, Schmerzen durch Herpes-Infektionen ist eine wichtige Säule in der Behandlung von Schmerzen. So profitieren etwa Patienten mit Knochenmetastasen häufig – auch ihre Schmerzen betreffend – von einer Strahlentherapie und einer Bisphosphonatgabe (diese hemmen den Knochenabbau).

Nicht medikamentöse Methoden der Schmerztherapie wie Wärme/Kälte-Behandlungen, Massagen, Akupunktur, Hypnose, Entspannung und Ablenkungsmethoden sind bei chronischen Tumorschmerzen als alleinige Maßnahme i. d. R. nicht ausreichend, können jedoch ergänzend eingesetzt werden. In manchen Kliniken gibt es spezielle „Schmerzambulanzen", deren Ärzte zur Mitbetreuung der Patienten eingesetzt werden können und die noch andere Methoden der Schmerzbekämpfung anbieten können, z. B. Nervenblockaden oder PDA-Katheter (S. 701). Ausführliche Informationen zur Schmerztherapie finden Sie im Kap. „Schmerzmanagement" (S. 687).

44.9 Informieren, Schulen, Beraten

Unter medizinischer **Nachsorge** versteht man die Betreuung der Patienten nach Ende der Therapie. Ziel ist dabei die Erkennung/Behandlung von Rezidiven, aber auch von krankheits- oder therapiebedingten Folgeerkrankungen. Außerdem sollte der oft krankheitsbedingt verunsicherte Patient psychisch betreut werden.

44.9.1 Gesundheitsförderung und Alltagsbewältigung

Rehabilitationsmaßnahmen • Sie sollen die Wiedereingliederung nach abgeschlossener Therapie in das Alltagsleben erleichtern, aber nicht für alle onkologischen Patienten ist die Rückkehr in das alte Leben oder an den früheren Arbeitsplatz möglich. Pflegende sollten frühzeitig den Sozialdienst des Krankenhauses/der Einrichtung hinzuziehen, um dem Patienten alle Möglichkeiten der Unterstützung anbieten zu können.

Selbsthilfegruppen • Auch der Kontakt zu Selbsthilfegruppen ist für manche Patienten hilfreich. Pflegende können dabei unterstützen, Angebote im Umfeld zu finden und evtl. eine Kontaktaufnahme bereits während des Krankenhausaufenthalts zu ermöglichen. Ein Verzeichnis der Selbsthilfeorganisationen ist z. B. über die Internetseite des Krebsinformationsdienstes zu finden: www.krebsinformationsdienst.de.

Abb. 44.13 Leichte sportliche Betätigung.

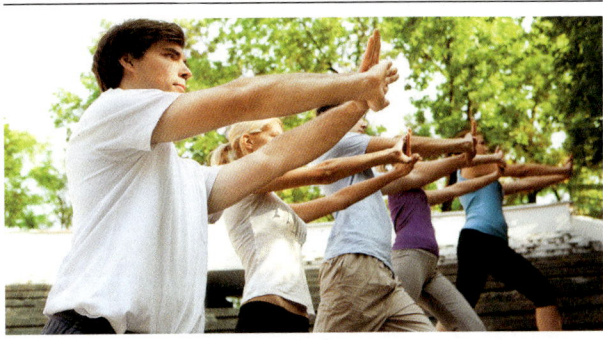

Nach der Genesung können Aktivitäten wie Spazierengehen oder Tai-Chi dauerhaft zu einer besseren Lebensqualität beitragen.
© istockphoto

Sport • Regelmäßige sportliche Betätigung von geringer bis mittlerer Intensität wirkt sich auch bei onkologischen Patienten positiv auf Lebensqualität, Fatigue und körperliche Fitness aus (▶ Abb. 44.13). Besonders effektiv ist die Teilnahme an Sportprogrammen im Rahmen der Reha-Maßnahmen oder bei speziellen Sportgruppen nach Krebs. Schonen sollten sich die Patienten allerdings in den ersten 24 Stunden nach einer Chemotherapie, wenn diese besonders herz- oder nierenbelastend war, nach Mediastinal- oder Ganzkörperbestrahlung und bei niedrigen Hämoglobinwerten. Bei Thrombozytenwerten unter 20000/µl sollte wegen des Blutungsrisikos keine intensive körperliche Belastung stattfinden; Krafttraining ist erst bei Werten über 50000/µl zu empfehlen. Bei Granulozytopenie sollten die sportlichen Aktivitäten möglichst nicht im Freien stattfinden.

44.9.2 Palliative Versorgung

Bedauerlicherweise enden nicht alle Tumorerkrankungen mit einer Heilung. Um für diese Patienten die bestmögliche weitere Versorgung sicherzustellen, sollten die Fachleute der **Palliativmedizin** (S. 810) hinzugezogen werden. Speziell weitergebildete Ärzte und Pflegepersonal ermöglichen auch eine ambulante/häusliche Betreuung in der letzten Lebensphase. Falls eine häusliche Versorgung nicht mehr möglich ist, stehen Betreuungsmöglichkeiten auf einer Palliativstation bzw. im **Hospiz** zur Verfügung.

>
> **WISSEN TO GO**
>
> **Tumortherapie – Informieren, Schulen, Beraten**
>
> Ziel der medizinischen **Nachsorge** ist die Erkennung/Behandlung von Rezidiven, krankheits- oder therapiebedingten Folgeerkrankungen sowie die psychische Betreuung.
>
> - **Rehabilitationsmaßnahmen:** Der Sozialdienst sollte frühzeitig hinzugezogen werden, um alle Möglichkeiten der Unterstützung anbieten zu können.
> - **Selbsthilfegruppen:** Information, evtl. Kontaktaufnahme bereits während des Krankenhausaufenthalts.
> - **sportliche Betätigung:** wirkt sich positiv aus. Schonung in den ersten 24 h nach Chemotherapie, wenn diese besonders herz- oder nierenbelastend war, nach Mediastinal- oder Ganzkörperbestrahlung und bei niedrigen Hämoglobinwerten. Bei Thrombozytenwerten unter 20000/µl keine intensive körperliche Belastung; bei Granulozytopenie kein Sport im Freien.
>
> **Palliative Versorgung:** Ist keine Heilung möglich, sollten die Fachleute der Palliativmedizin hinzugezogen werden.

45 Grundlagen der Intensivpflege

45.1 Intensivstation

Wer hinein möchte, steht meist vor verschlossener Tür und muss klingeln. Die Intensiv (Intensive Care Unit = ICU) ist eine Station, die man nicht einfach betreten und verlassen kann, wie man möchte – schon aus hygienischen und organisatorischen Gründen nicht. Die Intensiv ist eine Station, auf der vital gefährdete Patienten überwacht und behandelt werden. Die ICU hat spezielle medizintechnische Geräte, um die Vitalfunktionen der kritisch kranken Patienten zu überwachen, zu unterstützen und – wenn nötig – teilweise zu ersetzen. Dafür steht deutlich mehr Personal zur Verfügung als auf einer Normalstation, denn der Arbeits- und Überwachungsaufwand ist hoch. So werden die Kreislaufparameter auf einer ICU immer kontinuierlich oder engmaschig überwacht. Abhängig von der Ausrüstung der ICU sind auch verschiedene sog. Ersatzverfahren möglich, die eine bestimmte Körperfunktion übernehmen („ersetzen"), z.B.:

- Beatmung
- Hämodialyse und Hämofiltration
- intraarterielle Ballonpumpe (unterstützt die Pumpfunktion des linken Herzens)
- extrakorporale Sauerstoffversorgung (extrakorporale Membranoxygenierung, ECMO)
- extrakorporale Eliminierung von Kohlendioxid
- Leberersatzverfahren

Die Arbeit in der Intensivpflege ist abwechslungsreich und herausfordernd. Wer im Bereich der Intensivpflege arbeitet, macht meist eine 2-jährige Fachweiterbildung zum Fachkrankenpfleger bzw. zur Fachkrankenpflegerin für Intensivpflege und Anästhesie. In diesem Kapitel möchten wir für den ersten Einsatz auf einer ICU einen kurzen Einblick in die Arbeit dort geben.

Patientengruppen • Patienten auf der ICU sind vital gefährdet – oder könnten es werden. Zwei große Patientengruppen werden hier behandelt:

- **Überwachungspatienten:** Patienten mit potenziellen vitalen Gefährdungen zur vorsorglichen Überwachung und Risikominimierung, z.B. nach großen OPs, bei kardialen und pulmonalen Problemen, die sich weiter verschlechtern könnten;
- **kritisch Kranke:** Patienten mit akut vital bedrohenden Gefährdungen, die eine Intensivtherapie benötigen. Hierzu gehören Frühgeborene, Verbrennungspatienten und Patienten mit Krankheitsbildern wie Entgleisungen des Stoffwechsels (z.B. hyperosmolares Koma), terminalem Organversagen, Schock, Sepsis, Polytrauma, Koma, Blutungen (z.B. gastrointestinal), neurologischen Störungen, Intoxikation.

In kleinen Krankenhäusern sind die ICUs meist interdisziplinär, d.h., sie stehen allen Fachrichtungen im Haus zur Verfügung. Größere Häuser mit über 300 Betten haben oft schon eine operative und eine konservative Intensiveinheit. In den großen Krankenhäusern und Universitätskliniken werden die ICUs meist nach Fachrichtungen aufgeteilt, z.B. traumatologisch, neurologisch, nephrologisch.

Intensivpatienten sind vital bedroht.

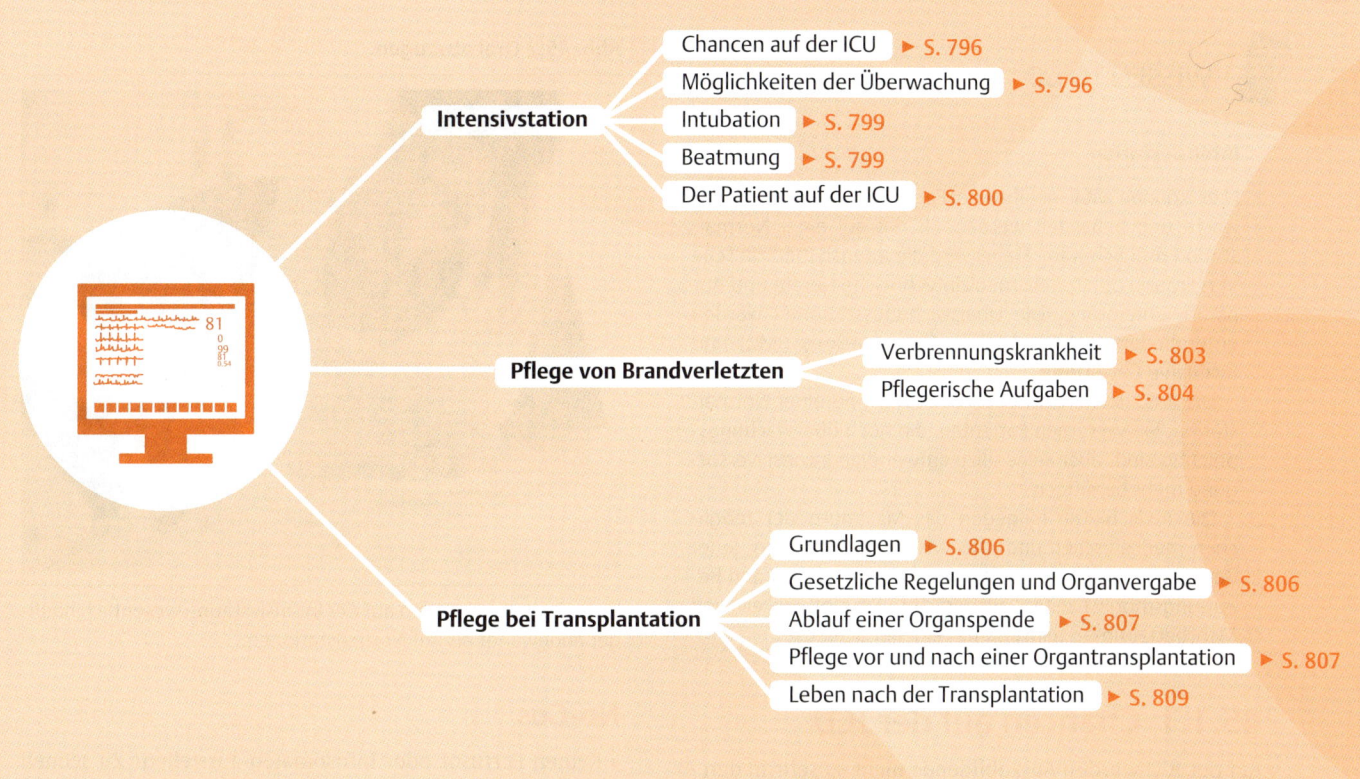

Zimmer • Auch auf der ICU gibt es Einzel- und Mehrbettzimmer. Vor allem die Einzelzimmer besitzen je eine eigene Schleuse – für (Umkehr-)Isolationen (S. 312). Jeder Bettplatz hat eine Steckdosenleiste, Notstromsteckdosen und spezielle Wandanschlüsse z. B. für Sauerstoff und Druckluft. Auch ein Monitor ist an jedem Platz vorhanden. Dieser ist mit einem Zentralmonitor verbunden – dort gehen alle Alarme ein. Externe und zentrale Monitore speichern die Alarme.

Alarmstufen • Nicht jeder Alarm auf der ICU bedeutet das Gleiche. Unterschiedliche Töne oder auch Intensitäten der Töne signalisieren, welche Priorität ein Alarm hat – oft sind die Alarmstufen von 1 bis 3 graduiert. „1" bedeutet meist: Die Blutdruckmanschette kann nicht messen, weil sie z. B. verrutscht ist, der SaO_2-Fingerclip (misst die Sauerstoffsättigung des Blutes) ist abgerutscht oder eine EKG-Elektrode ist abgerissen. Es ist also eher ein technisches Problem. Stufe 3 heißt meist Lebensgefahr. Bei diesem Alarm ist sofortige Hilfe notwendig.

Arten von Intensiveinheiten • Intensiveinheiten unterscheidet man nicht nur nach ihrer interdisziplinären, konservativen, operativen oder fachgebundenen Ausrichtung, sondern auch nach der Intensität ihrer Pflege-, Behandlungs- und Überwachungsmöglichkeiten. Man trennt zwischen (▶ Abb. 45.1):

- **Intermediate Care Stations (IMC):** Intensivüberwachungsstationen
- **Intensive Care Units (ICU):** Intensivstationen bzw. Intensivtherapiestationen (High Care)

Intermediate Care Stations (engl: intermediate = zwischen) stehen in der medizinischen Versorgung sozusagen **zwischen** einer ICU und einer Normalstation. Hier werden Patienten versorgt, die noch überwachungspflichtig sind, deren Vitalzeichen also rund um die Uhr kontrolliert werden müssen, die aber nicht (oder nicht mehr) die aufwendige Intensivversorgung einer Intensivstation benötigen. So werden z. B. Patienten von der ICU auf die IMC verlegt, sobald sie nicht mehr beatmet werden müssen. Umgekehrt werden Überwachungspatienten von der IMC auf die Intensivstation verlegt, wenn sich deren Zustand verschlechtert hat. Die IMCs verfügen alle über eine Monitorüberwachung, meist auch über invasive Monitorings. Was sie darüber hinaus leisten, ist von Klinik zu Klinik unterschiedlich.

Abb. 45.1 Intensivmedizinische Versorgung.

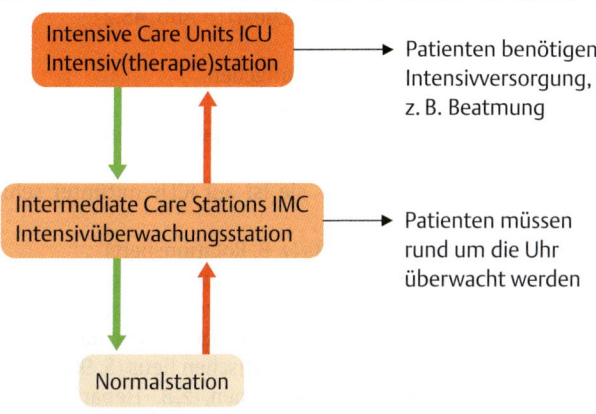

Die Intermediate Care Stations stehen zwischen der Normalstation und der Intensivstation.

45 Grundlagen der Intensivpflege

WISSEN TO GO

Intensivstation

Hier können vital gefährdete Patienten intensiver überwacht und behandelt werden, als das auf einer Normalstation möglich wäre. Dabei wird die intensivmedizinische Versorgung durch viele medizintechnische Geräte und Apparate unterstützt. Die Überwachungsstationen werden untergliedert in **Intermediate Care Stations** (IMC) und **Intensive Care Units** (ICU).

Die IMCs stehen zwischen einer ICU und einer Normalstation. Sie versorgen Patienten, die noch überwachungspflichtig sind, aber keine allzu aufwendige Intensivversorgung mehr benötigen.

Die ICUs bieten hingegen das Maximum der möglichen medizinischen und pflegerischen Versorgung. Jeder Bettplatz ist mit Sauerstoff, Druckluft, Monitoren und Beatmungsmöglichkeiten ausgerüstet. Es gibt Einzel- und Mehrbettzimmer, teilweise mit eigener Schleuse.

45.1.1 Chancen auf der ICU

Auf der ICU werden Auszubildende nicht so sehr in den Arbeitsalltag eingespannt wie auf den peripheren Stationen. Sie haben meistens einen Praxisanleiter an ihrer Seite. Die Zeit auf der ICU kann dadurch optimal zum Beobachten, Erkennen und Lernen genutzt werden. Verschiedene Pflegemaßnahmen können unter Kontrolle gelernt und dann selbstständig umgesetzt werden.

Charakteristische Symptome beobachten • Auf einer ICU ist die Patientenbeobachtung „intensiver" möglich, denn hier treten viele charakteristische Symptome häufiger und oft in extremerer Ausprägung auf, z. B.:
- kalte Extremitäten und Kaltschweißigkeit im Schock oder nach der Gabe von Katecholaminen
- livide Akren (bläulich verfärbte Finger- und Fußspitzen) bei fallender Sauerstoffsättigung und/oder im Schock
- aromatischer Acetongeruch in der Atemluft eines Patienten im hyperosmolaren Koma (ähnlich dem Geruch eines faulen Apfels)
- süßlich-fader Mundgeruch bei eitriger Pneumonie

Techniken lernen • Bestimmte Techniken werden auf der ICU wesentlich häufiger angewandt, z. B.:
- Absaugen (oral, nasal und tracheal) (▶ Abb. 45.2)
- Zugänge sichern
- mit Trachealkanülen/Tuben umgehen
- Handling von Blutersatzprodukten
- ZVD-Messung und Bewertung des Messwerts in Bezug auf das Krankheitsbild
- Flüssigkeitsbilanzierung – sie ist auf ICUs mitunter sehr aufwendig
- Handling eines Spezialbetts (z. B. Rotationsbett)
- Mobilisation von Patienten mit Tubus und vielen Drainagen
- mit dem Stethoskop horchen: Knarzen, Giemen, Pfeifen, Rasseln, normale Belüftung der Lunge … oder das totenstille Abdomen bei einem paralytischen Ileus (S. 998)
- Medikamente besser kennenlernen, z. B. Heparin: verschiedene Dosierungen und Steuerung der Infusion über die PTT (partielle Thromboplastinzeit) (S. 730)

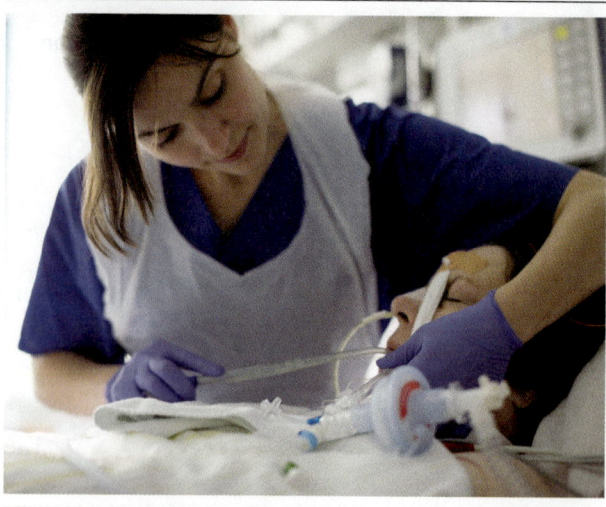

Abb. 45.2 Oral absaugen.

Viele Techniken werden auf der Intensivstation wesentlich häufiger angewandt als auf Normalstationen.

No-Gos

- Keinen Perfusor oder Infusomaten ausstellen! Zu schnell wird das Wiederaufrüsten vergessen.
- Keine Dosierung an einem Infusionsgerät verstellen, ohne vorher Rücksprache gehalten zu haben.
- Keine Alarmgrenzen ohne Rücksprache/Aufforderung verstellen.
- Kein (unbekanntes) Gerät alleine in Betrieb nehmen. Man muss in jedes Gerät eingewiesen werden und erhält einen Gerätepass.
- Keine Überwachung entfernen, z.B. den SaO_2-Fingerclip, um dem Patienten das Frühstücken zu erleichtern. Auf der ICU geht Sicherheit vor Bequemlichkeit.
- Keine Handlung vornehmen, die nicht vorher mit den betreuenden Pflegefachkräften abgesprochen ist.

! Merken Schnelle Entscheidungen
Entscheidungen fallen auf der ICU mitunter sehr schnell – und nicht nur während der morgendlichen Visite. Nahrungskarenz und/oder ein Medikamentenwechsel usw. erfolgen z. B. durchaus auf Zuruf und im Minutentakt.

45.1.2 Möglichkeiten der Überwachung

Sauerstoffsättigung

Die periphere Sauerstoffsättigung (SaO_2) misst, wie viel Prozent des Hämoglobins im Blut mit Sauerstoff beladen sind. Sie ist Ausdruck dafür, wie gut das Blut mit Sauerstoff gesättigt ist. Das Verfahren ist meist nicht invasiv, gemessen wird über einen Clip an der Fingerkuppe oder am Ohrläppchen (Pulsoxymetrie) (▶ Abb. 45.3). Bei gesunden Menschen sind Werte nahe den 100% anzustreben. Stark vorerkrankte Patienten, z. B. Patienten mit COPD (chronisch-obstruktive Lungenerkrankung) können keine normwertigen Sättigungen aufbauen. Sie haben z. B. Sättigungen von 90%. Eine Sättigung von weniger als 90% tritt auch auf, ist aber selten tolerabel. Entscheidend ist, wie der klinische Zustand des Patienten ist – hat er Dyspnoe? Eine Zyanose? Wie ist die Vigilanz?

Des Weiteren zeichnet die Pulsoxymetrie die Herzfrequenz auf. Diese kann in der Kurve am Monitor abgelesen

Abb. 45.3 Pulsoxymetrie.

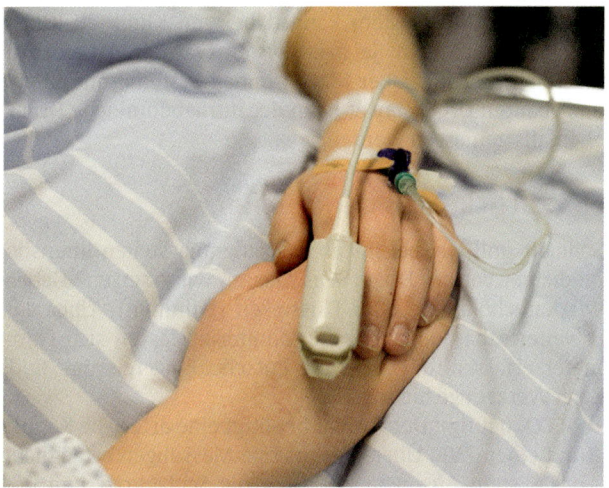

Die Sauerstoffsättigung wird über einen Clip am Finger gemessen.

werden – jede Zacke entspricht einer Pulswelle. Indirekt – und zusammen mit den klinischen Symptomen des Patienten – lassen die Werte auch Rückschlüsse auf den Blutdruck zu: Sind Frequenz und SaO$_2$ normwertig, sollte der Blutdruck akzeptabel sein.

> **! Merken Sauerstoffsättigung**
> *Bei Übernahme eines Patienten, z. B. aus dem OP, ist die SaO$_2$ immer die erste Überwachung, die angesteckt wird. Für kurze Transporte eines stabilen Patienten reicht sie mitunter als Parameter für die Überwachung.*

Blutdruck (RR)

Der Blutdruck aller Patienten auf der ICU wird regelmäßig überwacht. Zwei Messverfahren sind möglich – nicht invasiv und invasiv. Bei der nicht invasiven Variante tragen die Patienten eine Manschette, wie sie auch beim manuellen Messen üblich ist. Allerdings erfolgt die Messung automatisch: Das Zeitintervall kann das Personal über den Monitor festlegen.

Bei der invasiven RR-Messung liegen z. B. in der A. radialis oder A. femoralis Kanülen, über die ein sog. Druckwandler die ankommende Pulswelle in RR-Werte umwandelt – sie ist also ein kontinuierliches Messverfahren. Die invasive Messung ist z. B. bei instabilen Patienten notwendig oder auch bei Patienten nach einer großen Gefäß-OP.

Der Mitteldruck

Die Intensivpflegenden halten ein sorgsames Auge auf den Mitteldruck. Er ist Ausdruck für die Durchblutung in den Kapillaren und damit im Gewebe. Errechnet wird er mit einer (eher komplizierten) mathematischen Formel über den systolischen und diastolischen Blutdruckwert. In der Praxis zeigt der Monitor ihn an – meist steht er in Klammern hinter den Werten des RR. Unter einer schlechten kapillaren Durchblutung leiden z. B. die Nieren. Unmittelbar sichtbar wird dies über eine sinkende Urinausscheidung.

Tipp: Nagelbettprobe • Der Mitteldruck lässt sich auch klinisch und ohne Monitoring über die Rekapillarisierungszeit einschätzen: Drücken Sie 1–2 Sekunden auf die Fingerkuppe des Patienten. Das Nagelbett wird weiß. Nehmen Sie den Druck weg. Färbt sich das Nagelbett nicht innerhalb von 1–2 Sekunden rosig, ist die Mikrozirkulation, d. h. die Durchblutung in den Kapillaren, gestört. Ein solcher Befund ist evtl. bei gefäßerkrankten Patienten zu erwarten. Ansonsten gilt: Machen Sie eine solche Beobachtung auf einer peripheren Station, informieren Sie unverzüglich den Arzt.

Katecholamine

Sie werden ausschließlich auf der ICU (manchmal auch auf IMCs) und im akuten Notfall eingesetzt. Diese stark wirkenden Substanzen werden gegen niedrigen Blutdruck eingesetzt, um z. B. bei einer akuten Herzinsuffizienz die Herz-Kreislauf-Funktion möglichst schnell wiederherzustellen.

Um eine Hypotonie auszugleichen, hat der Organismus prinzipiell 2 Möglichkeiten: Entweder er steigert das Herzzeitvolumen (HZV), also das Volumen, das das Herz pro Minute auswirft, und die Herzfrequenz, oder er verengt die peripheren Gefäße und führt so das Blut zur Körpermitte. Katecholamine unterstützen diese Mechanismen:

- **Adrenalin/Epinephrin** (z. B. Suprarenin): Dieses sog. Stresshormon steigert u. a. die Herzfrequenz und erhöht die Kontraktionskraft des Herzens. Das Herzzeitvolumen und der Blutdruck steigen an. Adrenalin ist damit ein häufig im Notfall eingesetztes Katecholamin.
- **Noradrenalin** (z. B. Arterenol): Es wirkt gefäßverengend (v. a. in den peripheren Gefäßen) und dadurch blutdrucksteigernd. Es verändert aber das HZV nicht signifikant und senkt sogar manchmal die Pulsfrequenz. In der Notfallmedizin wird Arterenol z. B. beim hypovolämischen Schock eingesetzt.
- **Dobutamin** (z. B. Dobutrex): Dieses synthetische Katecholamin steigert das HZV, ohne den peripheren Widerstand zu steigern – also z. B. die Gefäße in den Beinen zu verengen. Es eignet sich z. B., um das Herz während einer Insuffizienz zu unterstützen (z. B. nach Infarkt oder bei Entzündungen). In hohen Dosierungen und im Einzelfall erhöht es allerdings nur die Herzfrequenz und ist kontraproduktiv.

Herzfrequenz (HF)

Über ein EKG-Kabel wird der Herzschlag kontinuierlich abgeleitet. Er zeigt die Frequenz, aber auch Herzrhythmusstörungen an. Viele Stationen haben 3-polige Ableitungen, möglich sind aber auch mehrpolige Ableitungen, z. B. bei Patienten mit kardiologischen Erkrankungen. Mehr zum EKG lesen Sie im Kap. 53 „Pflege bei Erkrankungen des Herzens" (S. 884).

Temperatur

Über den Monitor ist auch eine kontinuierliche Überwachung der Temperatur möglich. Sonden können z. B. anal, nasal oder oral liegen. Anschlüsse für die Messung sind teils auch in andere liegende Systeme wie den Blasenverweilkatheter oder die Magensonde integriert.

Therapeutische Hypothermie • Nach einer kardiopulmonalen Reanimation werden die Patienten häufig „künstlich" gekühlt (milde Hypothermie). Dies hat einen positiven Einfluss (verbessertes Outcome) v. a. auf die zerebralen Funktionen. Das therapeutische Ziel ist eine Temperatur von 32–34 °C und eine Therapiedauer von 12–24 Stunden. Danach wird der Patient wieder langsam und vorsichtig auf normale 37 °C erwärmt.

Blutgase

Die Probe für eine Analyse der Blutgase (BGA) (S. 945) wird entweder peripher (Ohrläppchen, Finger) oder aus einer arteriellen Kanüle abgenommen. Sie liefert Werte für den Blut-pH, die O_2- und CO_2-Konzentration, SaO_2 und meist die Elektrolyte Natrium, Kalium und Kalzium sowie Blutzucker und Laktat. Abhängig von der Einstellung des Geräts ist die Liste erweiterbar. Eine venöse bzw. zentralvenöse Blutabnahme ist auch möglich. Wie oft eine BGA erfolgt, hängt vom Zustand des Patienten ab. Viele Kliniken haben Standards (z. B. 1 BGA pro Schicht, 2-stündl.). Bei akuten Beschwerden gehört die BGA zur Standarddiagnostik.

ACHTUNG
Je nachdem, ob die BGA peripher, arteriell oder venös abgenommen wurde, unterscheiden sich die O_2- und CO_2-Werte deutlich voneinander.

Ausscheidung

Die Urinausscheidung erfolgt meist über einen Blasendauerkatheter (BDK). Im Unterschied zur peripheren Station arbeiten aber die ICUs mit Stundenurimetern. Darüber lassen sich engmaschig kleinste Mengen Urin bestimmen. Eine stündliche Überwachung der Ausscheidung ist auf ICUs üblich. Auch alle anderen Ableitungen überwacht das Fachpersonal engmaschig – dazu gehören Drainagen, Sonden, Stuhlgang (auf der Intensiv werden manchmal Stuhldrainage-Systeme verwendet).

Intrakranieller Druck (ICP)

Mit der intrakraniellen Druckmessung (ICP) lässt sich der Druck im knöchernen Schädel bestimmen. Dies ist wichtig bei Patienten mit Schädel-Hirn-Trauma (SHT) oder intrakranieller Drucksteigerung, z. B. bedingt durch einen Tumor, eine Blutung oder eine Entzündung. Über die Sonden kann auch Flüssigkeit abgelassen und dadurch der Druck im Schädel vermindert werden, um das Gehirn vor Quetschungen oder Einklemmungen durch den erhöhten Druck zu schützen. Ausführliche Informationen hierzu finden Sie im Kap. „Pflege bei Erkrankungen des Nervensystems" (S. 1214).

Intraabdomineller Druck (IAP)

Der Druck im Abdomen steigt z. B. bei entzündlichen Prozessen im Bauch oder akuten Blutungen. Klinisch zeigt sich dies an einem aufgetriebenen, hochstehenden Bauch. Dies hat viele Auswirkungen auch auf andere Organsysteme, 3 seien genannt:
- Die Mikrozirkulation empfindlicher Gewebe wird gestört, z. B. in der Niere und der Leber. Der Druck wird so groß, dass Zellen zugrunde gehen.
- Der Druck staut den venösen Rückfluss aus den Beinen (denn der muss ja durch die V. cava über das Abdomen kopfwärts). Die Folge sind z. B. Beinödeme und zu wenig Blutvolumen vor dem Herzen.
- Der Druck im Abdomen schiebt das Zwerchfell (Diaphragma) höher. Die Lungen haben weniger Platz, sich zu entfalten, und die Atmung ist beeinträchtigt.

Werte über 12 mmHg gelten als erhöht (intraabdominelle Hypertension). In der klinischen Praxis werden unterschiedliche Methoden zur Messung des IAPs angewandt.

Eine Möglichkeit ist die Messung über einen liegenden Blasenkatheter, die **intravesikale Druckmessung**. Das anzuschließende Messsystem kann dabei von Klinik zu Klinik unterschiedlich sein. Je nach System variiert daher auch die Durchführung. Über Magensonden-Systeme mit einem eingebauten Drucksensor kann der intraabdominelle Druck ebenfalls gemessen werden.

Herzdrücke/Lungendrücke

Sehr oft und v. a. bei instabilen Patienten stehen Intensivmediziner vor der Frage: Was müssen wir ersetzen? Geben wir Katecholamine oder Flüssigkeit (Volumen)? Über das erweiterte hämodynamische Monitoring lassen sich Parameter erfassen, die für diese Entscheidung relevant sind. Zwei Werkzeuge hierzu sind:
- **PiCCO** (häufig): Der Patient benötigt eine arterielle Kanüle und einen ZVK. Über regelmäßige Messungen ermöglicht das System Aussagen z. B. über die Schlagkraft und das Schlagvolumen des Herzens und über den Druck in den Gefäßen. Die Werte sind recht verlässlich und das Verfahren ist relativ wenig invasiv.
- **Pulmonaliskatheter** (PAK, selten): Vorstellen kann man sich einen PAK wie einen sehr dicken ZVK mit vielen Anschlüssen. Ein PAK ist komplikationsreicher als ein PiCCO (v. a. ist die Thrombosegefahr hoch). Allerdings ist der PAK das einzige Verfahren, das Werte über die Drücke in den Gefäßen der Lunge liefert, was z. B. bei Versagen des rechten Herzens wichtig ist.

Beide Verfahren unterliegen der ärztlichen Überwachung.

! Merken Monitoring
Für die ganze Technik auf der Intensivstation gilt: Glauben Sie ihr nicht alles, sondern trauen Sie v. a. Ihren Sinnen – und Ihrem Wissen. Beispiel: Der Monitor alarmiert: kein Blutdruck. Dabei sitzt der Patient auf der Bettkante und frühstückt und nur die RR-Manschette ist verrutscht.

Beim Betreten eines Zimmers gilt generell: Immer zuerst auf den Patienten schauen – und dann auf den Monitor (▶ Abb. 45.4).

Abb. 45.4 Erst den Patienten ansehen.

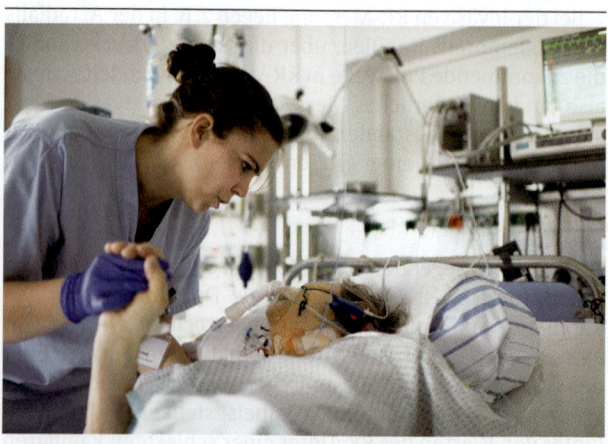

...dann ein versichernder Blick auf den Monitor.

Intensivstation

WISSEN TO GO

Intensivstation – Monitoring

Bei jedem Patienten werden die Vitalparameter durch das Personal und durch kontinuierliches Monitoring engmaschig kontrolliert. Zur nicht invasiven Überwachung des Herz-Kreislauf-Systems und des Blutdrucks gehören:

- **Sauerstoffsättigung (SaO$_2$):** Über Pulsoxymeter werden periphere Sauerstoffsättigung (SaO$_2$) und Herzfrequenz gemessen.
- **Blutdruck (RR) und Mitteldruck:** Beide Werte werden am Monitor angezeigt. Der Mitteldruck gibt Auskunft über die periphere Durchblutung. Im Notfall können bei starkem RR-Abfall Katecholamine eingesetzt werden, z. B. Adrenalin, Noradrenalin, Dobutamin.
- **Herzfrequenz (HF):** Ableitung über EKG-Kabel bzw. Pulsoxymeter.
- **Temperatur:** Messsonden können anal, nasal oder oral liegen oder sind in andere liegende Systeme (z. B. BVK, Magensonde) integriert.
- **Blutgase:** entweder peripher (Ohrläppchen, Finger) oder arteriell (über arterielle Kanüle) abgenommen (Achtung: Die Werte variieren entsprechend). Sie liefert regelmäßige Werte über Blut-pH, O$_2$- und CO$_2$-Konzentration, SaO$_2$, Elektrolyte, Blutzucker, Laktat u. a.

Darüber hinaus werden die **Ausscheidung** und alle liegenden **Drainagen** und **Sonden** engmaschig überwacht und kontrolliert. Je nach Krankheitsbild kann es notwendig werden, den **intrakraniellen (ICP)** oder den **intraabdominellen Druck (IAP)** zu messen. Das **PiCCO-Messsystem** ermöglicht zudem Aussagen über das Herzzeitvolumen, über den Druck in den Gefäßen u. a. Parameter.

45.1.3 Intubation

Definition **Endotracheale Intubation**
Hierunter versteht man das Einführen eines Tubus durch den Kehlkopf in die Trachea. Die Intubation kann orotracheal (durch den Mund) oder nasotracheal (durch die Nase, selten) durchgeführt werden.

Ist der Tubus korrekt platziert, wird ein kleiner Ballon am Tubus aufgeblasen (Cuff), um den Raum zwischen Tubus und Trachea abzudichten bzw. zu blocken (bei Kindern wird wegen der flexiblen Knorpelspangen nicht geblockt). Das soll eine Aspiration von Erbrochenem, Speichel oder Blut verhindern. Der endotracheale Tubus sichert nun den Zugang zu den Atemwegen. Der Patient kann jetzt beatmet oder endotracheal abgesaugt werden. Auf den Intensivstationen unterscheidet man 2 Varianten der Intubation:

- **Elektive Intubation**: Verschlechtert sich z. B. der Allgemeinzustand (AZ) eines Patienten kontinuierlich und ist keine Besserung in Sicht, wird der Patient geplant und damit gut vorbereitet intubiert.
- **Notfallmäßige Intubation**: Bei akuter Verschlechterung des AZs muss ggf. sofort intubiert werden.

45.1.4 Beatmung

Jede Intensivstation hat Möglichkeiten zur künstlichen Beatmung. Diese kann **invasiv** über einen Tubus und oder **nicht invasiv** über eine spezielle Maske oder einen Helm durchgeführt werden (▶ Abb. 45.5).

Invasive Beatmung

Bei der invasiven Maschinenbeatmung mithilfe eines Respirators (Beatmungsgerät) gibt es – grob unterteilt – 2 Varianten (und darüber hinaus sehr viele feine Einstellungen):

- **Vollkontrollierte Beatmung:** Der Patient kann oder soll nicht selbst atmen, die Maschine übernimmt die Atmung komplett. Diese Variante wird möglichst selten angewandt.
- **Assistierte Beatmung:** Der Patient hat die Möglichkeit, unter der Beatmung eigene Atemzüge zu machen.

Beatmungsmaschinen sind wie Computer – man muss ihnen sagen, was sie tun sollen. Es gibt druck- oder volumenkontrollierte Beatmung. Das heißt, dass man dem Respirator entweder vorgibt,

- dass er in einem bestimmten Zeitraum ein definiertes **Volumen** in die Lungen gibt oder
- dass er den Luftstrom in den Patienten hinein oder heraus so lange zulässt, bis ein eingestelltes **Druck**niveau erreicht ist.

Welche Form geeignet ist, ist auch abhängig vom Krankheitsbild. Neben dieser groben Einteilung existieren noch viele andere Formen der Beatmung. Sie ist ein ganz zentrales Thema auf der ICU.

Anfeuchtung • Intubierte Patienten können ihre Atemluft nicht über die Schleimhäute anfeuchten – wie es bei der Spontanatmung der Fall ist. Deshalb sind im Schlauchsystem der Beatmungsmaschine Filter zwischengeschaltet, die diese Aufgabe übernehmen. Es gibt auch spezielle Systeme, um die Atemluft mit Wasser anzufeuchten (sie sind aber eher selten). Aufgabe der Pflegenden ist es, die Filter (oder die mit Wasser geführten Systeme) regelmäßig zu wechseln – meist alle 24 Stunden.

Tipp • Einen Respirator können Sie selbstverständlich nicht am Patienten selbst ausprobieren. Sollte aber eine Maschine frei sein, fragen Sie einen Kollegen, ob er Ihnen die Funktionen und Wirkprinzipien erklären kann. Testen Sie in ruhigen Minuten auch selbst: Befestigen Sie eine künstliche „Lunge" (dehnbarer Ballon) an den Schläuchen und schauen Sie sich an, wie sich die Kurven auf dem Display in den verschiedenen Einstellungen steuern lassen. Danach sind Sie kein Experte, aber haben eine Vorstellung.

Nicht invasive Beatmung (NIV)

Bei der nicht invasiven Maskenbeatmung (Noninvasive Ventilation, NIV) erhält der Patient die Atemunterstützung über eine eng anliegende Maske oder einen Helm. Erstere ist vergleichbar mit einer Schlaf-Apnoe-Maske, die einige Patienten verwenden. Auch hier gibt es verschiedene Gerätetypen mit unterschiedlicher Arbeitsweise und unterschiedlichem Handling.

Das Verfahren ist für die Betroffenen oft unangenehm, denn die Maske drückt, Trinken und Essen ist schlecht oder nicht möglich. NIV ist aber manchmal ein geeignetes Mittel, um bei akuter Ateminsuffizienz eine Intubation zu umgehen.

Grundlagen der Intensivpflege

Abb. 45.5 Beatmung.

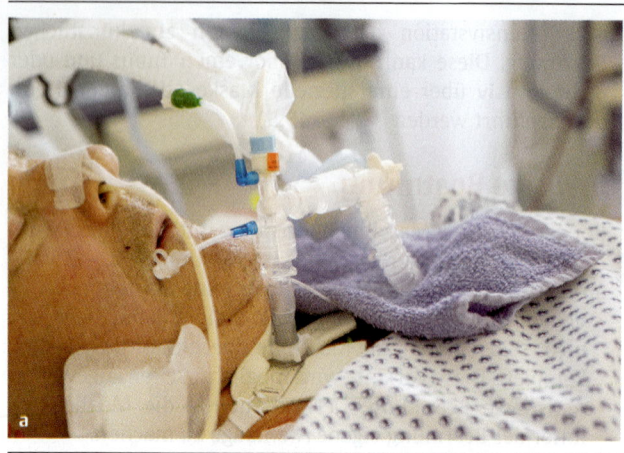
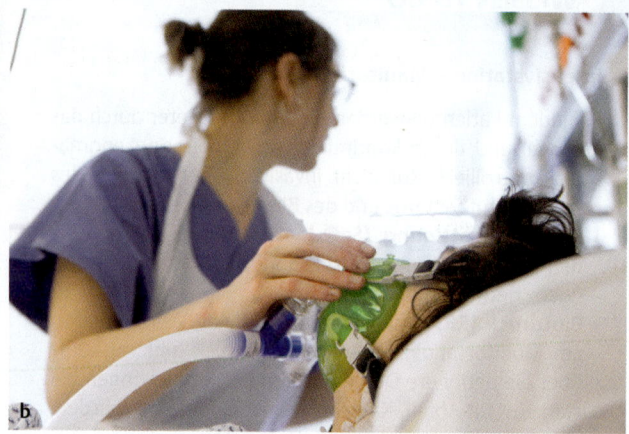

a Invasive Beatmung: Der Patient wird über einen Tubus beatmet.
b Nicht invasive Beatmung: Die Atmung wird über eine eng anliegende Maske unterstützt.

Weaning

Definition Weaning
Das englische Wort „weaning" bedeutet entwöhnen. Beim Weaning wird der Patient vom Beatmungsgerät entwöhnt und die Spontanatmung wiederhergestellt.

Lässt es der Krankheitszustand des Patienten zu und besitzt er einen ausreichenden Atemantrieb, wird ein Patient von der Beatmung abtrainiert bzw. entwöhnt. Die maschinelle Atemunterstützung wird dann durch kleine Veränderungen der Geräteeinstellungen allmählich verringert. Je nach Krankheitsbild und vorher andauernder Beatmung kann dies schnell gehen (z. B. nach Operationen) oder aber längere Zeit in Anspruch nehmen. Bei Patienten, die lange künstlich beatmet wurden (z. B. bei Lungenkrankheiten wie COPD), kann die Entwöhnung mitunter Tage und Wochen andauern.

In dieser Phase benötigt der Patient viel Aufmerksamkeit und Überwachung. Vor allem in der Anfangsphase des Weanings ist eine engmaschige Beobachtung wichtig. Wenn der Patient nach langer Zeit der maschinellen Unterstützung wieder allein atmen soll, ist das für ihn ein Akt, der Kraft fordert. Für ihn ist Atmen nicht (mehr) so selbstverständlich wie für gesunde Menschen. Darüber hinaus muss er seinen Atemrhythmus mit dem der Maschine synchronisieren.

ACHTUNG
Während eines Weanings muss deshalb auf Anzeichen einer Erschöpfung geachtet werden, z. B. Tachypnoe (erhöhte Atemfrequenz), Tachykardie (erhöhte Herzfrequenz), Hypertonie (erhöhter Blutdruck) oder Kaltschweißigkeit. Reagieren Sie in einem solchen Fall sofort und informieren Sie den Arzt oder den zuständigen Pfleger.

Kann der Patient wieder selbst ausreichend atmen, wird er extubiert und der Tubus vorsichtig und nach ausführlicher Information entfernt. Denn diese Patienten sind wach!

WISSEN TO GO

Intensivstation – Beatmung

Die künstliche Beatmung kann
- **invasiv** über einen Tubus oder
- **nicht invasiv** über eine Maske oder einen Helm (NIV-Beatmung) durchgeführt werden.

Bei der konventionellen Maschinenbeatmung wird unterschieden zwischen
- **vollkontrollierter Beatmung**, d. h. die Maschine übernimmt die Atmung vollständig, und
- **assistierter Beatmung**, d. h. der Patient kann noch eigene Atemzüge tätigen.

Die Beatmungsgeräte arbeiten dabei entweder
- **volumenkontrolliert**, d. h. sie geben in einem bestimmten Zeitraum ein definiertes Volumen in die Lunge, oder
- **druckkontrolliert**, d. h. sie lassen so viel Luft in die Lungen strömen, bis ein eingestelltes Druckniveau erreicht ist.

Weaning: Kann die Beatmung eines Patienten allmählich beendet werden, wird er langsam von der Beatmungsmaschine entwöhnt und die Atemunterstützung allmählich reduziert. Das Weaning ist sehr belastend für den Patienten, er muss intensiv überwacht werden. Bei Anzeichen von Erschöpfung sollte umgehend reagiert werden. Bei ausreichender Eigenatmung wird der Patient extubiert.

45.1.5 Der Patient auf der ICU

Situation des Intensivpatienten

Ein Klinikaufenthalt ist immer schwierig, auf einer Intensivstation erst recht. Zwar gibt die Intensivstation vielen Patienten Sicherheit durch die kontinuierliche Überwachung und die intensive Pflege. Sie sind auf der Intensivstation aber auch vielen Störungen (z. B. der Nachtruhe) und Belastungen ausgesetzt, die sie als unangenehm und beängstigend empfinden.

Die Patienten haben oft kaum Raum für Persönliches – für ihre Sachen gibt es oft nur einen Nachtschrank und statt des eigenen Nachthemds müssen sie meist die Klinikhemden tragen. Hinzu kommt, dass bei den meisten Patienten viele Sonden und Drainagen liegen, d. h. die Intimsphäre leidet in allen Bereichen. Es bestehen auch keine Rückzugsmöglichkeiten, der Aufenthaltsort ist das Bett.

Auf der ICU ist es zudem laut. Überall ist Personal unterwegs, das Telefon klingelt ständig und die Alarme gehen immer wieder los. Besonders Letzteres verunsichert die Patienten häufig, denn sie können die Alarme oft nicht zuordnen. Das irritiert und macht ihnen zusätzlich Angst.

Beispiel Intensivpatient sein

Stefan Müller, 24 Jahre alt, liegt nach einem Verkehrsunfall und einer Notfalloperation (Osteosynthese beider Oberschenkel-Röhrenknochen) auf der Intensivstation. Er soll postoperativ überwacht werden, weil ein hohes Risiko für eine Nachblutung besteht.

Stefan Müller liegt in einem Doppelzimmer. Sein Nachbar ist sehr therapie- und pflegebedürftig, zwischendurch muss er reanimiert werden. Zwischen den Betten steht zwar ein Sichtschutz, aber ständig ist jemand vom Personal im Zimmer und der Tumult am Bett seines Nachbarn ist groß. Später sagt Stefan Müller zu einer Auszubildenden: „Immer, wenn ich Schritte oder jemanden in das Zimmer kommen hörte, dachte ich: „O Gott, nun haben sie wieder was mit mir vor! Hätten die doch mal gesagt, was da hinter dem Vorhang los ist. Und dass es gar nicht um mich geht. Dass ich im Vergleich zu meinem Nachbarn topfit bin. Auch wenn ich mich keineswegs so fühlte und mich aus eigener Kraft kaum bewegen konnte."

Kommunikation mit Intensivpatienten

Grundsätzlich gelten für den Umgang mit Intensivpatienten die gleichen Regeln für die Kommunikation wie für alle anderen Patienten auch (S. 121). Allerdings befinden sich die Patienten auf der ICU in einer speziellen Situation: Viele Patienten fühlen sich ausgeliefert und hilflos. Sie haben ja auch – anders als auf peripheren Stationen – viel weniger Handlungsspielraum und -möglichkeiten. Wichtig ist deshalb, ihnen Halt, Sicherheit und Orientierung zu vermitteln (▶ Abb. 45.6). Folgende Aspekte sollten beachtet werden:

- Intensivpatienten haben einen **hohen Erklärungsbedarf**: Ihnen sollte immer erläutert werden, was getan und warum es getan wird. Wenn die Patienten wissen, warum sie welchen Zugang oder welche Überwachung tragen, sind sie ruhiger und kooperativer. Für sie ist es auch wichtig zu wissen, dass nicht jeder Alarm, den sie hören, von ihnen produziert worden ist. Denn: Oft stehen die Türen der Zimmer auf und die Patienten nehmen alle Alarme wahr – auch solche, die über den Zentralmonitor von anderen Patienten stammen. Sie können die Alarme aber nicht unterscheiden und meinen deshalb oft, sie allein seien verantwortlich, mit ihnen stimme etwas nicht, und das macht ihnen Angst. Andere Patienten beruhigt hingegen der Hinweis, dass alle Alarme über den Zentralmonitor gehen und das Personal jederzeit jeden Alarm zur Kenntnis nimmt.
- **Jeder sollte sich immer** mit Namen und Funktion **vorstellen**. Das Personalaufkommen auf einer ICU ist meist sehr hoch (Ärzte verschiedener Disziplinen, viel pflegerisches Personal, Physio- und Ergotherapeuten, medizinisch-technisches Personal usw.). Wenn der Patient nicht weiß, wer da an seinem Bett steht, wird ihn das zusätzlich verunsichern und das Gefühl des Ausgeliefertseins verstärken.
- Wenn Patienten wegen ihrer Erkrankung **sediert** sind oder z. B. während des Weanings **langsam wach** werden, sollten neben dem Namen immer auch **Tag, Uhrzeit und Ort genannt werden**. So kann der Patient sich besser orientieren. Weiterhin sollte darauf geachtet werden, dass der Patient seine Hilfsmittel erhält, z. B. Brille, Hörgerät.
- Auch Patienten, die in ihrer **Wahrnehmung beeinträchtigt** sind, sollten **klar angesprochen** und zur Mitarbeit aufgefordert werden. Soll ein Patient abgesaugt werden – was eine sehr unangenehme Prozedur für einen wachen Patienten ist –, **sollte zuvor ein Zeichen vereinbart werden**, durch das er sich bemerkbar machen kann, z. B. Augen zusammenkneifen oder eine Hand heben, wenn die Maßnahme für ihn nicht mehr erträglich ist und er eine Pause benötigt.
- Man sollte immer davon ausgehen, dass auch komatöse und sedierte Patienten **alles mitbekommen**. Deswegen sollten am Bett **keine Privatgespräche** geführt oder **Prognosen besprochen** werden. Jedes Handling sollte durch eine Initialberührung angekündigt und beendet werden.
- Intubierte oder tracheotomierte Patienten (ohne Sprechaufsatz) können nicht sprechen. Denn die Tuben liegen zwischen den Stimmritzen. Hier stehen **nonverbale Kommunikationsmöglichkeiten** und verschiedene Hilfsmittel zur Verfügung, siehe Tracheostomapflege (S. 557).

Umgang mit Angehörigen

Auch für die Angehörigen stellt eine ICU und die schwere Erkrankung ihres Angehörigen eine besondere Herausforderung dar. Einige erschrecken zutiefst angesichts der Technik. Andere wiederum haben manchmal stark überhöhte Erwartungen an die Medizin: „Sie machen das schon! Sie können heutzutage ja alles wieder richten." Einige sind überfürsorglich und sehr ängstlich. Sie fragen ständig nach: „Eben hat auf dem Monitor ein Licht geblinkt! Das ist doch bestimmt gefährlich, oder?!" „Ist es schon besser geworden?" „Schauen Sie dort. Das Pflaster ribbelt sich auf!" Andere geben sich sehr selbstbewusst. Sie werfen bei Eintritt einen Blick in die Runde und möchten sofort den Arzt sprechen. Einige bringen ihrem Angehörigen, der wegen eines entgleisten Diabetes mellitus auf der ICU liegt, die zuckerhaltige Limonade mit – die er doch so liebt. Ihnen ist manchmal nur sehr

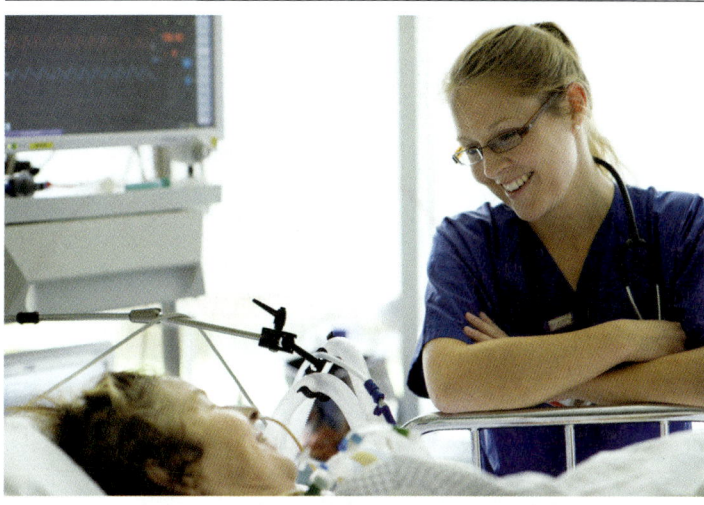

Abb. 45.6 Einfühlungsvermögen.

Empathie ist von unschätzbarem Wert im Umgang mit Intensivpatienten. Manche Behandlungsarten oder Zustände lassen eine sprachliche Kommunikation nicht zu. Umso wichtiger ist es, aufmerksam zu sein und auch die kleinsten Regungen richtig zu deuten.

Abb. 45.7 Patienten und Angehörige.

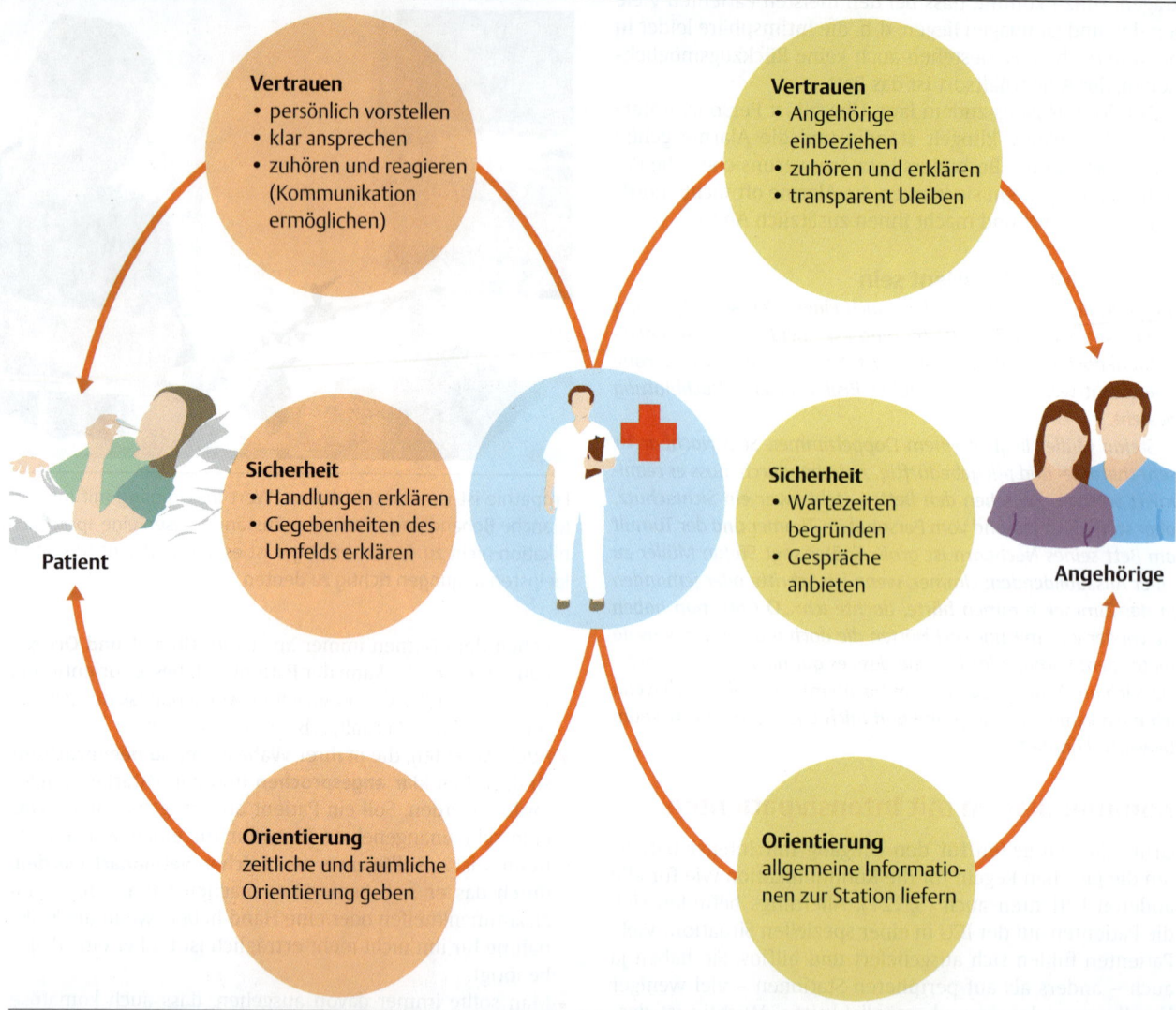

Was im Umgang mit Patienten und Angehörigen beachtet werden sollte.

schwer zu vermitteln, dass sie ihren Angehörigen damit in Gefahr bringen.

In all diesen Fällen hilft nur Reden, Erklären und transparent bleiben. Man sollte aber nur Antworten geben, bei denen man sich sicher ist. Denn in extremen Situationen – und die ICU ist immer eine – legen Angehörige und die Patienten schnell jedes Wort, jede Betonung, jeden Gesichtsausdruck und jede Geste auf die Goldwaage.

Weiterhin sollte beachtet werden (▶ Abb. 45.7):

- **Wartezeiten:** Besucher müssen meist klingeln und um Einlass bitten. Viele Stationen haben dafür eine Gegensprechanlage. Sollten sich für Besucher Wartezeiten ergeben, sollte ihnen erklärt werden, warum es noch dauert. Beispiel: „Bitte haben Sie noch eine Viertelstunde Geduld, wir sind noch dabei, das Zimmer zu richten." Die Besucher sollten über den Grund der Wartezeit nicht im Unklaren gelassen werden, denn dann sorgen sie sich möglicherweise um ihren Angehörigen.
- **Schriftliche Information:** Die meisten ICUs haben eine Broschüre, die den Patienten und Angehörigen zu Beginn des Aufenthalts gereicht werden kann.
- **Angepasste Aufklärung:** Das Personal der ICU wird versuchen, sich mit der Informationspolitik den Angehörigen anzupassen. Beispiel: Stellt eine Angehörige keine Fragen und kümmert sich nur um ihren Angehörigen, dann wird auch das Personal die Information zurückhaltend dosieren. Manche Menschen möchten nicht wissen, wie ernst die Lage vielleicht ist. Gleichzeitig wird das Personal immer wieder ein Gesprächsangebot machen. Fragen Angehörige nach, erhalten sie alle Informationen.
- **Einbeziehen der Angehörigen:** Es ist hilfreich, den Angehörigen zu vermitteln, dass sie nicht so hilflos sind, wie sie sich vielleicht fühlen: Sie sind eine wichtige Quelle für Information über den Patienten: Was mag er? Was ist seine bevorzugte Position im Schlaf? Gezeigt hat sich auch, dass sie oft eine große Unterstützung in der Pflege sind. Beispiel: Von „Fremden" (also Personal) lassen sich manche Patienten nicht so gerne das Essen reichen – von einem Angehörigen, dem sie vertrauen, eher. Angehörige können bei Konzepten wie der Basalen Stimulation (S. 864) sehr hilfreiche Unterstützung geben und den Patienten in seiner Wahrnehmung und seinem Körperempfinden stärken.

Pflege von Brandverletzten

WISSEN TO GO

Der Patient auf der ICU

Intensivpatienten sind i.d.R. schwer bzw. kritisch krank. Das viele Personal, die Technik, das Licht und der Lärm wirken verstörend und beängstigend. Hinzu kommen die unpersönliche Atmosphäre, die mangelnde Intimsphäre und die eingeschränkten Besuchszeiten. Vor allem bei längeren Aufenthalten fühlen sich die Patienten oft ausgeliefert und isoliert.

Kommunikation: Es gelten die gleichen Kommunikationsregeln wie bei anderen Patienten. Allerdings führt die spezielle Situation dazu, dass die Patienten verunsichert sind und einen sehr hohen Erklärungsbedarf haben. Sie sollten immer darüber informiert werden, wer an ihrem Bett steht, was an ihnen durchgeführt wird und warum. Bei sedierten oder wahrnehmungsbeeinträchtigten Patienten können auch Angaben zur Zeit und zum Ort sinnvoll sein. Wenn möglich, sollte der Patient in die Maßnahme eingebunden werden. Gute Aufklärung und Kommunikation vermitteln Sicherheit und Orientierung. Die Patienten sind ruhiger und kooperativer.

Angehörige: Auch sie werden über die Aufgaben und Abläufe auf der ICU informiert. Nach Möglichkeit werden sie in die Pflege und Behandlung einbezogen. Die Aufklärung über den Krankheitsverlauf orientiert sich am Informationsbedürfnis der Angehörigen. Wichtig ist es, immer gesprächsbereit zu sein, zu erklären und transparent zu bleiben.

45.2 Pflege von Brandverletzten

In Deutschland erleiden jährlich etwa 20 000 Kinder und Erwachsene thermische Verletzungen, ca. 4000 müssen stationär behandelt werden. Davon benötigen wiederum ca. 1200 Verletzte eine intensivmedizinische Therapie in einem Brandverletztenzentrum. Die Verlegung auf die ICU erfolgt bei Patienten mit

- Verbrennungen an Gesicht/Hals, Händen, Füßen, in der Ano-Genital-Region, den Achselhöhlen, über großen Gelenken oder bei sonstigen komplizierten Lokalisationen,
- mehr als 15 % zweitgradig verbrannter Körperoberfläche (KOF),
- mehr als 10 % drittgradig verbrannter KOF,
- mechanischen Begleitverletzungen,
- Inhalationsschaden,
- Vorerkrankungen oder Alter unter 8 Jahren bzw. über 60 Jahren,
- elektrischen Verletzungen.

Bei Kindern sind die Empfehlungen etwas abweichend.

Zentren für Brandverletzte verfügen über eine spezielle räumliche Ausstattung, alle Möglichkeiten der Intensivmedizin und speziell geschultes Personal. In Verbrennungszentren liegen die Patienten in Einzel- oder 2-Bettzimmern und sind isoliert. Wegen der hohen Infektionsgefahr betritt das Personal und Besuch das Zimmer nur steril gekleidet. Alle Materialien, die eingeschleust werden, sind desinfiziert bzw. sterilisiert. Die Räume können speziell klimatisiert werden – angepasst an den Bedarf des Patienten. In den Zimmern herrschen meist zwischen 30–35 °C und eine Luftfeuchtigkeit von ca. 45 %. In den Zimmern herrscht – wie im OP – ein Überdruck, damit keine Luft, und somit Keime, eindringen können. Zusätzlich hängen manchmal Wärmelampen über den Betten.

45.2.1 Verbrennungskrankheit

Bei ausgedehnten thermischen Verletzungen kommt es zur Verbrennungskrankheit. Wie und warum sie genau entsteht, ist bis heute nicht in allen Facetten bekannt. Die ausgedehnten Verbrennungen führen im Verlauf zu weiteren systemischen Schäden an Organen und Organsystemen. Es entsteht ein schweres, lebensgefährliches Krankheitsbild, dessen Verlauf man in 3 Phasen einteilen kann:
- **1. Phase**: Verbrennungsschock, ca. 1.–3. Tag
- **2. Phase**: Resorptionsphase, ca. 2.–8. Tag
- **3. Phase**: Verbrennungskrankheit, 8. Tag bis zur Wundheilung

Verbrennungsschock

Über die großflächigen Wunden verliert der Körper viel Flüssigkeit (Exsudat). Zudem verdunstet vermehrt Wasser über die verletzte Haut (Evaporation). Außerdem verschiebt der Organismus große Mengen Flüssigkeit aus den Gefäßen in das Gewebe. Letzteres ist eine Reaktion auf die durch die Verletzung entstehenden Entzündungsmediatoren: Sie machen die Gefäße durchlässiger. Die Patienten bilden überall am Körper massive Ödeme aus. Besonders bei zirkulären Verletzungen an den Extremitäten oder am Thorax kann es erforderlich sein, die vernarbte oder durch das Ödem aufgequollene Haut durch Entlastungsschnitte aufzutrennen (Escharotomie), um die Durchblutung intakter Körperregionen sicherzustellen (▶ Abb. 45.8). Eine Escharotomie am Thorax soll z.B. die Atmung oder die Beatmung des Patienten sicherstellen bzw. erleichtern.

Die Therapie besteht in dieser Phase primär darin, den Flüssigkeitsverlust zu kompensieren und einen Volumenmangel bzw. Volumenmangelschock zu verhindern (S. 281). Die Patienten bekommen daher eine großzügige Volumentherapie, z.B. mit kolloidalen und kristalloiden Infusionen. Abhängig von der Schwere der Verletzung und dem Allgemeinzustand sind diese Patienten teils auch analgosediert

Abb. 45.8 Escharotomie.

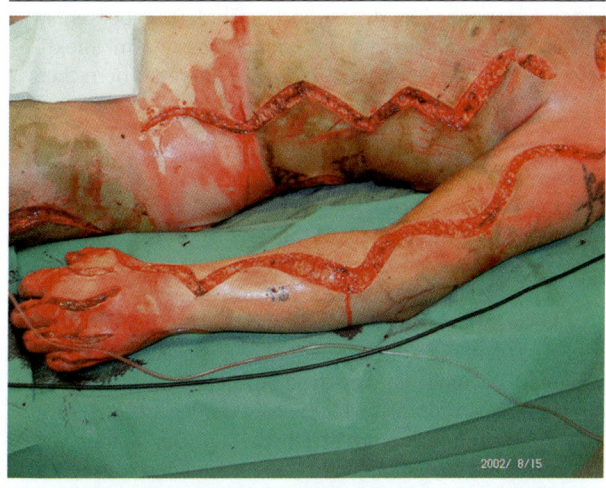

Bei tiefen Verbrennungen werden Entlastungsschnitte durchgeführt, um die arterielle Blutversorgung bzw. die Atmung aufrechtzuerhalten. *Aus: Ullrich L, Stolecki D, Grünewald M. Intensivpflege. Thieme 2010*

oder intubiert und beatmet. Die adäquate Wundversorgung begleitet den Patienten von der Aufnahme an.

! Merken Verbrennungsschock
Verbrennungspatienten haben Probleme mit der Temperaturregulation, weil sie viel Wärme über die verletzten Areale verlieren.

Resorptionsphase

Nach 24–48 Stunden sind die Gefäße wieder „dicht", der Körper versucht, das Ödem rückzuresorbieren. Die Therapie besteht hauptsächlich aus folgenden Säulen:
- Rückresorption und Ausscheidung fördern, z. B. durch Diuretika,
- Flüssigkeitszufuhr reduzieren und Flüssigkeitshaushalt bilanzieren,
- verlorene Elektrolyte und Eiweiße ersetzen.

Verbrennungskrankheit

Die Patienten haben ein ausgeprägtes Krankheitsgefühl. Der Metabolismus ist weiterhin gesteigert: Der Körper versucht, die Verletzungen zu „heilen" und den Wärmeverlust über die verbrannten Areale zu kompensieren. Dazu benötigt er Energie. In der Folge treten Symptome auf wie
- Fieber (Resorptionsfieber),
- erhöhter Sauerstoffverbrauch und damit verbunden eine gesteigerte Ventilation (die Patienten erhalten Sauerstoff oder sie sind beatmet),
- erhöhter Energieverbrauch (Ernährung).

Vergleichbar ist dies mit Patienten am 3.–4. postoperativen Tag. In dieser Zeit klagen sie oft über Schlappheit, Antriebsarmut, mangelnden Appetit usw. Sie fühlen sich „grippig". Auch bei ihnen ist der Stoffwechsel erhöht, denn der Körper ist mit Reparaturen beschäftigt. Bei der Verbrennungskrankheit ist dies ähnlich. Hier treten die Symptome nur in viel stärkerer und längerer Ausprägung auf, denn das Ausmaß der Verletzungen ist viel höher.

WISSEN TO GO

Brandverletzte auf Intensiv

Patienten mit ausgedehnten Brandverletzungen sind intensivpflichtig. Brandverletztenzentren sind spezielle Intensivstationen, in denen hochgefährdete Patienten in klimatisierten Einzelzimmern mit Schleuse zum Infektionsschutz behandelt werden. In den Zimmern herrschen i. d. R. 30–35 °C und eine Luftfeuchtigkeit von ca. 45 %.

Verbrennungskrankheit
Sie verläuft in 3 Phasen:
- **Verbrennungsschock** (ca. 1.–3. Tag): Der Körper verliert viel Flüssigkeit. Gleichzeitig bilden sich generalisiert große Ödeme. Es besteht die Gefahr eines Volumenmangelschocks. Flüssigkeit muss substituiert werden.
- **Resorptionsphase** (ca. 2.–8. Tag): Der Körper versucht, das Ödem rückzuresorbieren. Die Flüssigkeitszufuhr wird reduziert und die Ausscheidung gefördert (Diuretika). Verlorene Elektrolyte und Eiweiße werden ersetzt.
- **Verbrennungskrankheit** (ab 8. Tag): Der Körper versucht, die Verletzungen zu „heilen" und den Wärmeverlust auszugleichen. Dafür benötigt er Energie. O_2-Verbrauch und Ventilation steigen.

45.2.2 Pflegerische Aufgaben

Die Verbrennungskrankheit ist ein schweres und lebensbedrohliches Krankheitsbild. Die Betroffenen sind vital gefährdet und müssen intensivmedizinisch versorgt werden. Ziel der Pflege und Therapie ist der möglichst rasche Wundverschluss. Um das zu erreichen, muss vor allem eine Infektion möglichst vermieden werden. Zu den wichtigsten Aufgaben bei der Intensivpflege von Brandverletzten gehören daher u. a. folgende Punkte (▶ Abb. 45.9):
- **Überwachung sichern:** Eine engmaschige intensivmedizinische Überwachung ist unabdingbar. Kontrolliert werden u. a. regelmäßig: alle Kreislaufparameter, Oxygenisierung, Temperatur, Vigilanz (Wachheit)
- **Flüssigkeitshaushalt ausgleichen:** Die Diurese wird mindestens stündlich überprüft. Auch die gesamte Bilanzierung – abhängig vom Zustand des Patienten – erfolgt engmaschig. Dadurch wird zum einen das Flüssigkeitsvolumen überwacht, zum anderen können so die Nieren auf ihre Funktionstüchtigkeit hin geprüft werden. Denn durch die vielen zerstörten Zellen der Haut fallen auch viele toxische Zerfallsprodukte an, die die Nieren ausscheiden sollen. Wird die Flüssigkeitszufuhr nicht gut balanciert, können diese Produkte in der Niere ausfällen und ein akutes Nierenversagen bedingen.

! Merken Patientenbeobachtung
Der Urin von Verbrennungspatienten ist oft dunkelbraun bis schwarz. Diese Verfärbungen werden durch das frei gewordene Myo- und/oder das Hämoglobin verursacht.

- **Lagerung anpassen:** Sie richtet sich nach den verletzten Arealen und dem jeweiligen Stadium der Verbrennungskrankheit (z. B. werden die Extremitäten bei Ödembildung in der 1. Phase hochgelagert). Oft kommen Spezialbetten zum Einsatz.
- **Schmerz kontrollieren:** Verbrennungen 1. und 2. Grades sind sehr schmerzhaft. Anspannung und dadurch bedingter Stress verstärken das Schmerzerleben. Darum ist eine optimale medikamentöse Schmerztherapie **unabdingbar**. Voraussetzung hierfür ist eine gute und engmaschige Einschätzung der Schmerzintensität. Dazu werden verschiedene Schmerzskalen (Scores) eingesetzt. Ausführliche Informationen in Kap. „Schmerzmanagement" (S. 687).
- **Ernährung fördern:** Wegen des Hypermetabolismus benötigt der Körper v.a. Eiweiße und Kohlenhydrate. Die Ernährung kann bei wachen Patienten oral erfolgen. In der Akutphase kommt oft zusätzlich eine parenterale Versorgung (S. 727) hinzu, um den Energiebedarf zu decken.
- **Wunden versorgen:** Die Verbandwechsel werden unter sterilen Bedingungen (teilweise unter OP-Bedingungen), bei ausreichender Analgesierung (ggf. sogar unter Kurznarkose) und engmaschiger Kreislaufkontrolle durchgeführt. Sie sind teilweise sehr aufwendig und können 2 Stunden und länger dauern. Wichtig ist, dass der Patient keine Schmerzen und keine Angst verspürt.
- **Bewegung fördern:** Schmerzen veranlassen die Patienten, die verbrannten Körperteile möglichst wenig zu bewegen. Heilt aber die Haut in einer Schonposition ab, entsteht eine verkürzte Narbe. Sie grenzt die Beweglichkeit dauerhaft ein. Dies kann zusätzlich dazu führen, dass sich auch Muskeln und Sehnen verkürzen. Deshalb ist frühe Bewegung wichtig – ebenfalls unter ausreichender Analgesierung.

ACHTUNG
Bei Brandverletzten ist Hygiene oberstes Gebot, denn die häufigste, oft tödliche Komplikation bei Verbrennungen ist die Sepsis! Weitere Komplikationen sind Wundinfekte sowie Lungenversagen (bei Inhalationstraumen) und Nierenversagen.

WISSEN TO GO

Pflege von Brandverletzten

Ziel der intensivmedizinischen Pflege und Therapie bei Verbrennungen ist der möglichst rasche Wundverschluss und die Vermeidung einer Infektion. Wichtigste Aufgaben der Pflege sind u. a.:
- **vollständige Überwachung** aller Vitalparameter, inkl. Sauerstoffversorgung, Atmung, Vigilanz
- stündliche Kontrolle der **Diurese**, regelmäßige **Flüssigkeitsbilanzierung**
- **angepasste Lagerung**, je nach verletzten Körperarealen; ggf. Spezialbett
- **Schmerzkontrolle** bei Verbrennungen 1. und 2. Grades, medikamentöse Schmerztherapie entsprechend anpassen, Anspannung, Stress und Ängste unbedingt vermeiden
- **Ernährung:** erhöhten Energiebedarf durch hochkalorische eiweiß- und kohlenhydratreiche Nahrung decken, wenn möglich, orale Nahrungsaufnahme, ggf. enteral oder parenteral
- **Wundversorgung:** Hygiene und Infektionsschutz haben oberste Priorität; vorher ausreichende Analgesierung, währenddessen engmaschige Überwachung; Schmerzen, Ängste und Kälte unbedingt vermeiden
- **Mobilisation und Bewegung:** beugt Kontrakturen und Narbenbildung vor; auf ausreichende Schmerztherapie achten

Abb. 45.9 Pflege von Verbrennungspatienten.

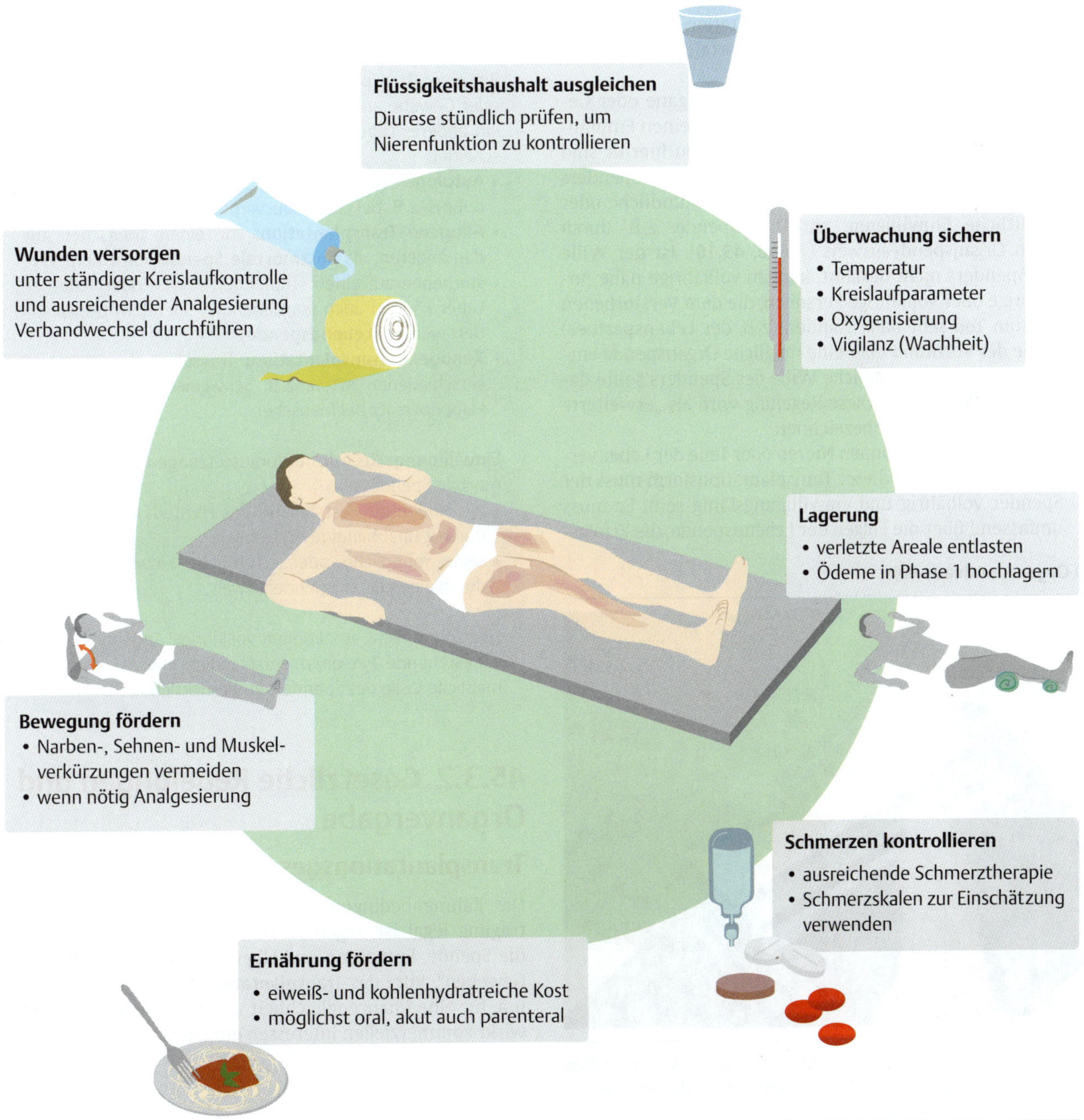

Die wichtigsten Pflegemaßnahmen im Überblick.

45.3 Pflege bei Transplantationen

45.3.1 Grundlagen

Definition **Transplantation**
Eine Transplantation ist eine operative Übertragung eines Organs, eines Organteils oder von Gewebe an eine andere Stelle des Körpers oder auf ein anderes Lebewesen.

Man unterscheidet verschiedene Arten.

Autologe Transplantation • Hier findet die Transplantation innerhalb desselben Individuums statt, z. B. wenn Haut von einer Stelle des Körpers an eine andere Stelle transplantiert wird (z. B. bei Verbrennungen) oder wenn z. B. Herzkranzgefäße durch Beinarterien ersetzt werden.

Allogene Transplantation • Die Transplantation wird hier innerhalb der gleichen Art durchgeführt, also wenn z. B. eine Niere von einem Menschen auf einen anderen übertragen wird. Bei dieser Form der Transplantation unterscheidet man zudem noch zwischen der postmortalen Spende und der Lebendspende.

- Bei einer **postmortalen Spende** werden Organe oder Gewebe von einem verstorbenen Spender auf einen Empfänger übertragen. Rechtliche Voraussetzungen hierfür sind die eindeutige Feststellung des Hirntods des Spenders durch 2 unabhängige Ärzte sowie seine mündliche oder schriftliche Einwilligung zur Organspende, z. B. durch einen Organspendeausweis (▶ Abb. 45.10). Ist der Wille des Spenders nicht bekannt, können volljährige nahe Angehörige oder volljährige Personen, die dem Verstorbenen bis zum Tod sehr nahe standen (z. B. der Lebenspartner) sowie der Vormund über eine mögliche Organspende entscheiden. Der mutmaßliche Wille des Spenders sollte dabei beachtet werden. Diese Regelung wird als „erweiterte Zustimmungslösung" bezeichnet.
- Als **Lebendspende** können Nieren oder Teile der Leber verpflanzt werden. Bei dieser Transplantationsform muss der Spender volljährig und einwilligungsfähig sein. Er muss umfassend über die Folgen der Lebendspende, die Erfolgschancen und über die Nachbetreuung aufgeklärt worden sein. Ein Gutachten muss außerdem bestätigen, dass die Spende freiwillig und ohne kommerzielle Interessen geschieht (Organhandel ist per Gesetz verboten!). Grundsätzlich sind Lebendspenden nur unter nahen Verwandten oder Personen, die eine enge emotionale Beziehung zueinander haben, erlaubt und dies auch nur, wenn kein postmortal gespendetes Organ für den Empfänger verfügbar ist.

Xenogene Transplantation • Hier werden Organe oder Gewebe zwischen verschiedenen Arten transplantiert, z. B. Schweineklappen als Herzklappenersatz bei Menschen.

Nach dem heutigen Stand der Transplantationsmedizin ist es möglich, Niere, Leber, Herz, Lunge, Pankreas und Dünndarm von einem Menschen auf einen anderen zu übertragen und dadurch menschliches Leben zu retten. Weiterhin ist es möglich, z. B. Haut, Hornhaut, Knochen- oder Knorpelgewebe zu verpflanzen.

> **WISSEN TO GO**
>
> **Transplantation**
>
> Bei einer Transplantation wird ein Organ, ein Organteil oder Gewebe an eine andere Stelle des Körpers oder auf ein anderes Lebewesen operativ übertragen. Man unterscheidet:
>
> - **Autologe Transplantation:** innerhalb desselben Individuums, z. B. bei einer Hautverpflanzung
> - **Allogene Transplantation:** von einem Menschen auf den anderen, als **postmortale Spende** von einem Verstorbenen auf einen Empfänger; Nieren oder Teile der Leber können auch von lebenden Spendern transplantiert werden (**Lebendspende**).
> - **Xenogene Transplantation:** Transplantation zwischen verschiedenen Arten, z. B. Schweineklappen als Herzklappenersatz bei Menschen
>
> **Einwilligung:** Rechtliche Voraussetzungen für eine postmortale Spende ist
> - die eindeutige Feststellung des Hirntods des Spenders durch 2 unabhängige Ärzte sowie
> - seine mündliche oder schriftliche Einwilligung, z. B. durch einen Organspendeausweis.
>
> Liegt diese nicht vor, können volljährige Angehörige oder nahestehende Personen entscheiden. Hier ist der mutmaßliche Wille des Spenders zu berücksichtigen.

45.3.2 Gesetzliche Regelungen und Organvergabe

Transplantationsgesetz

Die Rahmenbedingungen, unter denen eine Organübertragung legal ist, regelt in Deutschland das „Gesetz über die Spende, Entnahme und Übertragung von Organen und Geweben", kurz das **Transplantationsgesetz** (TPG). Es sorgt u. a. für eine Chancengleichheit unter den Empfängern und wirkt kommerziellen Interessen entgegen.

Abb. 45.10 Organspendeausweis.

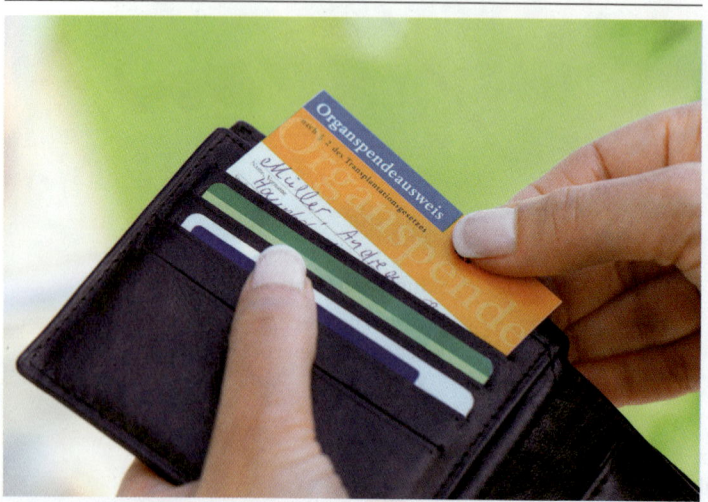

Ein Organspendeausweis kann ganz unbürokratisch erstellt werden: Online findet man PDF-Vorlagen, die sich am PC ausfüllen und ausdrucken lassen, z. B. auf www.organspende-info.de. © fovita/fotolia.com

Organvergabe über Eurotransplant und DSO

Die Länder Deutschland, Belgien, Luxemburg, Niederlande, Österreich, Slowenien und Kroatien sind derzeit Mitglieder der gemeinnützigen Vermittlungsstelle Eurotransplant mit Zentrale im niederländischen Leiden. Eurotransplant verwaltet die gemeinsame Warteliste von Empfängern dieser Länder. Wird Eurotransplant ein Spenderorgan gemeldet, wird per Computer nach bestimmten Kriterien der ideale Empfänger für dieses Organ ermittelt. Diese Kriterien sind u. a.:

- **Blutgruppenkompatibilität:** Die Blutgruppe muss übereinstimmen.
- **Gewebeverträglichkeit:** Bei manchen Organen müssen die sog. HLA-Merkmale (humane Leukozyten-Antigene) übereinstimmen.
- **Konservierungszeit des Organs:** In der Zeit zwischen Organentnahme und Transplantation wird das entnommene Organ nicht durchblutet und muss konserviert werden. Je kürzer diese Zeitspanne ist, umso besser für die Transplantation.
- **Wartezeit des Empfängers:** Je länger die Wartezeit, desto höher ist die Chance für den Empfänger, ein neues Organ zu bekommen.
- **Dringlichkeit:** Je nach Zustand des Empfängers wird die Dringlichkeit eingeteilt in
  – HU (High Urgency = sehr dringlich)
  – U (Urgency = dringlich)
  – T (Transplantable = möglich)

Außerdem werden auch die Erfolgsaussichten, die Chancengleichheit und die nationale Organaustauschbilanz in die Entscheidung einbezogen.

Die **Deutsche Stiftung Organtransplantation (DSO)** mit Hauptsitz in Frankfurt/Main ist eine gemeinnützige Stiftung des bürgerlichen Rechts und koordiniert bundesweit Organtransplantationen. Sie organisiert die Untersuchungen des potenziellen Spenders sowie Organentnahmen, -konservierungen und -transporte. Die DSO berät und unterstützt auch beteiligte Ärzte, Pflegende oder Angehörige. Die wichtigste Aufgabe der DSO ist die Datenübermittlung möglicher Spenderorgane an Eurotransplant.

45.3.3 Ablauf einer Organspende

Bevor ein Organ von einem Menschen auf einen anderen übertragen werden kann, müssen im Vorfeld einige medizinische, rechtliche und organisatorische Bestimmungen eingehalten werden. In der Regel sind dies vor einer **allogenen Organtransplantation** folgende 6 Schritte (nach DSO 2010):

1. **Kontaktaufnahme mit der DSO:** Die Intensivstation eines Krankenhauses meldet bei der DSO einen möglichen Spender. Der Hirntod wird durch 2 Ärzte unabhängig voneinander festgestellt und dokumentiert.
2. **Frage nach der Einwilligung zur Organentnahme:** Nach der Hirntodfeststellung erfolgt das Gespräch mit den Angehörigen, das i. d. R. die behandelnden Ärzte führen.
3. **Medizinische Versorgung des Verstorbenen:** Liegen alle Voraussetzungen vor, wird der Spender sorgfältig untersucht. Hierbei wird u. a. geklärt, ob der Spender evtl. Infektionen oder Tumorerkrankungen hatte, die den Empfänger gefährden könnten.
4. **Übermittlung der Untersuchungsdaten an die Vermittlungsstelle:** Die gewonnenen medizinischen Daten werden an die internationale Organvermittlungsstelle Eurotransplant weitergeleitet. Eurotransplant beginnt nun mit der Vermittlung der Spenderorgane.
5. **Organentnahme und Versorgung des Spenders:** Sobald der Vermittlungsentscheid vorliegt, organisiert die DSO in Absprache mit dem Krankenhaus und dem entsprechenden Transplantationszentrum die Organentnahme und den Organtransport. Nach der Operation wird der Körper des Spenders sorgfältig verschlossen. Er kann nun für eine Aufbahrung vorbereitet und anschließend bestattet werden.
6. **Organtransport und Transplantation:** Die Organe werden sorgfältig konserviert und zu den entsprechenden Transplantationszentren transportiert. Dort werden sie in Empfang genommen und dem Patienten übertragen.

> **WISSEN TO GO**
>
> **Organvergabe**
>
> Organspende und Transplantationen werden bundesweit durch das **Transplantationsgesetz** (TPG) geregelt. Es regelt die Entnahme und Übertragung von Organen, sorgt für eine Chancengleichheit unter den Empfängern und wirkt kommerziellen Interessen entgegen.
>
> Die Vermittlung und Vergabe der Spenderorgane läuft u. a. über die **Deutsche Stiftung Organtransplantation (DSO)** in Frankfurt/Main und die internationale Vermittlungsstelle **Eurotransplant** in Leiden/Niederlande. Wird ein Spenderorgan gemeldet, wird der Empfänger u. a. nach folgenden Kriterien ausgewählt:
> - Blutgruppenkompatibilität und Gewebeverträglichkeit
> - Konservierungszeit des Organs und Wartezeit des Empfängers
> - Dringlichkeit. Sie staffelt sich je nach Zustand des Empfängers in:
>   – HU (High Urgency = sehr dringlich)
>   – U (Urgency = dringlich)
>   – T (Transplantable = möglich)

45.3.4 Pflege vor und nach einer Organtransplantation

Die prä- und postoperative Versorgung von Organempfängern orientiert sich in erster Linie an den allgemeinen Maßnahmen der prä- und postoperativen Pflege (S. 743). Anders als bei anderen Operationen wird dem Empfänger bereits vor der Transplantation oft schon die erste Dosis Immunsuppressiva verabreicht. Nach der Verpflanzung muss die Funktionsfähigkeit des transplantierten Organs engmaschig kontrolliert und überwacht werden. So lässt sich früh erkennen, wie gut der Körper das neue Organ annimmt oder ob Anzeichen einer behandlungsbedürftigen Abstoßungsreaktion vorliegen.

Infektionsprophylaxe • Neben den allgemeinen postoperativen Routinekontrollen ist es bei transplantierten Patienten besonders wichtig, Infekten vorzubeugen, da aufgrund immunsuppressiver Maßnahmen eine erhöhte Infektanfälligkeit besteht. In der Regel werden Organempfänger umkehrisoliert (S. 312), um sie vor einer Infektion zu schützen. Risikobereiche für eine Infektion sind v. a. die Operationswunde, invasive Zugänge sowie die Atemwege. Striktes aseptisches Arbeiten und eine gute Pneumonieprophylaxe sind hier oberstes Gebot.

Körperpflege und Ernährung • Die Körperpflege einschließlich der Mundpflege sollte besonders gründlich durchgeführt werden. Duschen ist dabei dem Baden vorzuziehen, um zu vermeiden, dass die Haut zu sehr aufweicht und Eintrittspforten für Keime entstehen. Die Haut ist möglichst intakt zu halten und entsprechend zu pflegen. Durch den Verzicht auf Nassrasuren und zu harte Zahnbürsten wird ebenfalls das Risiko von Mikroverletzungen gesenkt. Weiterhin sollte die Ernährung möglichst keimarm sein, d. h., dass der Organempfänger keine rohen oder halbrohen Eier-, Fleisch- und Fischspeisen zu sich nehmen und Obst und Gemüse vor Verzehr sehr gründlich gewaschen werden sollte.

Schulung des Patienten • Für ein Gelingen der Transplantation ist es wichtig, dass der Organempfänger Verantwortung für seine Gesundheit übernimmt. Dazu gehört nicht nur das Befolgen der Hygiene- und Ernährungsregeln, sondern auch, dass er Veränderungen seines Körpers erkennt – sie können Hinweis auf eine Abstoßungsreaktion sein. Täglich werden daher Blutdruck, Puls, Körpertemperatur und -gewicht ermittelt und im Patientenprotokoll dokumentiert. Der Patient wird von Ärzten und Pflegenden geschult, diese Werte selbstständig zu ermitteln und Auffälligkeiten zu erkennen. Zudem wird der Empfänger geschult, seine Medikamente nach Plan zu stellen und korrekt einzunehmen.

ACHTUNG
Bei Hinweisen auf eine Abstoßungsreaktion muss sofort Kontakt mit dem zuständigen Transplantationszentrum aufgenommen werden.

Psychische Betreuung • Auch die psychische Betreuung des Empfängers ist bei der postoperativen Versorgung ein wichtiger Faktor. Denn besonders in der ersten Zeit nach der Transplantation empfinden die Empfänger das neue Organ oft als Fremdkörper. Auch Schuldgefühle gegenüber dem Spender sind möglich. Da dies einen großen Einfluss auf die Compliance des Patienten hat, muss der Patient frühzeitig psychologisch unterstützt werden.

Abstoßungsreaktion

Wird das Spenderorgan von den Immunzellen des Empfängers als fremd erkannt, lösen sie eine Immunantwort aus, in deren Folge Entzündungen entstehen (T-Zellen bzw. T-Lymphozyten). Ein anderer Typ von Immunzellen (B-Zellen) bildet Antikörper, die sich gezielt gegen das Gewebe des transplantierten Organs richten. Dieser Prozess wird als Abstoßungsreaktion bezeichnet. Man unterscheidet verschiedene Formen:
- **Hyperakute Abstoßung:** Wird das Transplantat bereits intraoperativ von Antikörpern des Empfängers angegrif-

Abb. 45.11 Pflege von Patienten nach Transplantation.

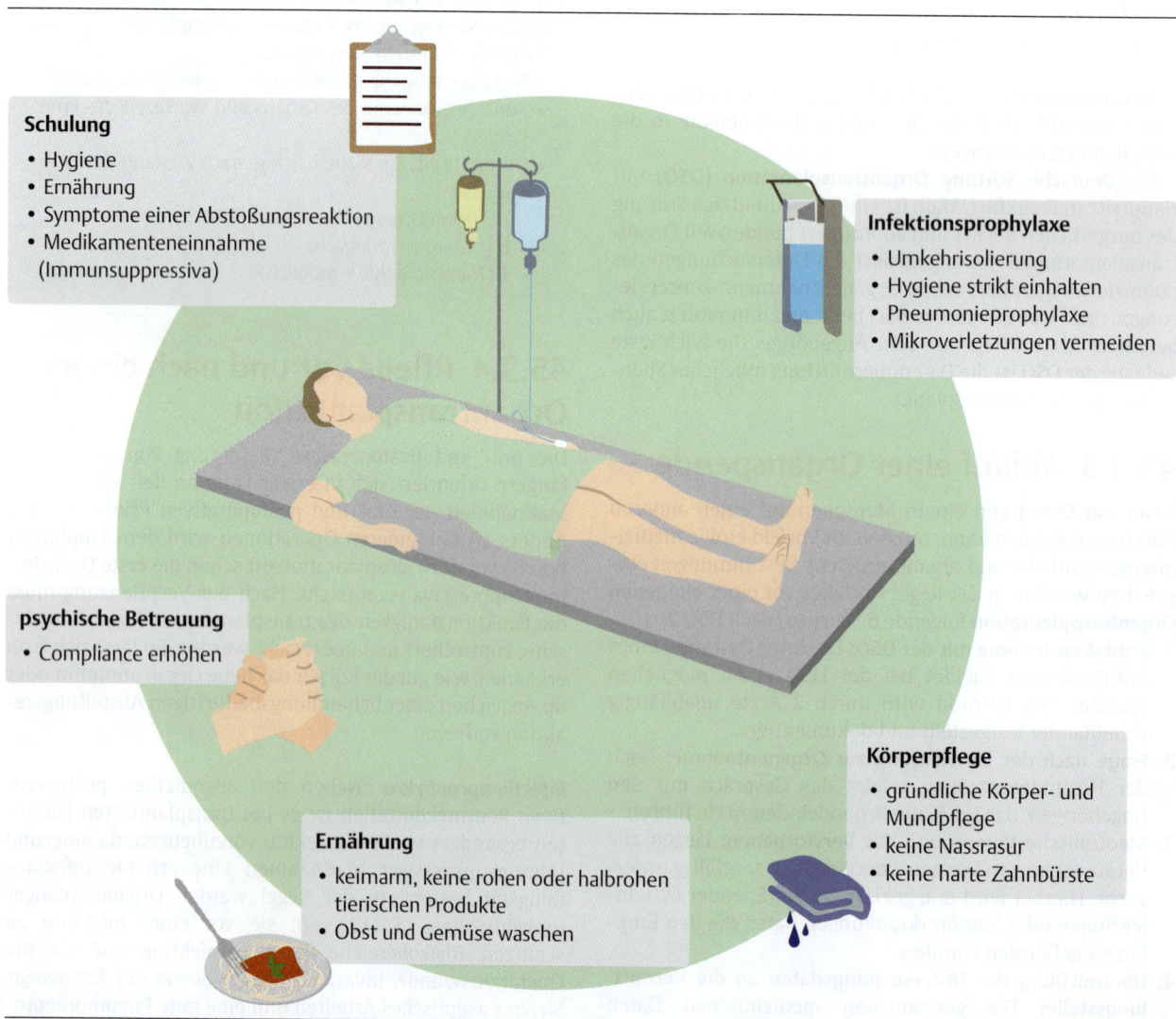

Die wichtigsten Pflegemaßnahmen im Überblick.

fen, spricht man von einer hyperakuten Abstoßungsreaktion und das Organ muss umgehend entfernt werden. Klinisches Zeichen einer hyperakuten Abstoßung ist eine schwere Durchblutungsstörung im Transplantat (Infarkte, Thromben, Einblutungen). Sie ist vor allem bei Nierentransplantationen gefürchtet, inzwischen aber sehr selten geworden.
- **Akute Abstoßung:** Bei der akuten Form werden erst nach der Transplantation Antikörper gebildet. Die Abstoßungsreaktion entwickelt sich meist innerhalb der ersten 1–3 Monate nach der Verpflanzung. Sie lässt sich aber i. d. R. gut mit Immunsuppressiva behandeln. Symptome können Fieber, Abgeschlagenheit, Schmerzen, Appetitlosigkeit und Gewichtsabnahme sein.
- **Chronische Abstoßung:** Auch nach Monaten und Jahren kann es noch zu einer Abstoßung des transplantierten Organs kommen (chronisches Transplantatversagen). Es kommt zu einer zunehmenden Funktionseinschränkung des transplantierten Organs bis hin zum vollständigen Funktionsverlust, z. B. Nierenversagen. Hier ist eine Behandlung meist nicht mehr möglich, sodass eine weitere Transplantation notwendig wird.

Immunsuppressiva

Medikamente, die eine Abstoßungsreaktion verhindern und therapieren, werden als Immunsuppressiva bezeichnet. Sie müssen nach einer Organtransplantation lebenslang eingenommen werden und lassen sich in verschiedene Gruppen einteilen, die an unterschiedlichen Stellen ansetzen.
- **Glukokortikoide** (z. B. Kortison) sind stark entzündungshemmend und verhindern die Signalübertragung zwischen den Zellen. Dadurch verhindern sie, dass neue Abwehrzellen gebildet werden.
- **Kalzineurinhemmer** (Ciclosporin, Tacrolimus) verhindern die Aktivität der T-Zellen.
- **mTOR-Hemmer** (z. B. Sirolimus, Everolimus) und **DNA-Synthese-Hemmer** (z. B. Mycophenolsäure, Azathioprin) stören die Zellteilung der T-Zellen und verhindern somit deren weitere Vermehrung.
- Ist eine sehr starke Immunsuppression notwendig, kommen **spezielle Antikörper** (Anti-Thymozytenglobulin, Anti-Lymphozytenglobulin) zum Einsatz, die gezielt T- und B-Zellen zerstören.

! **Merken Immunsuppression**
Um eine Organabstoßung zu verhindern, müssen nach einer Transplantation lebenslang Immunsuppressiva eingenommen werden.

Nebenwirkungen • Es besteht eine erhöhte Infektanfälligkeit, da das Immunsystem Bakterien, Viren und Pilze nicht mehr so effektiv bekämpfen kann. Weiterhin können Nebenwirkungen wie Diabetes mellitus, Osteoporose, Hypertonie, erhöhte Cholesterinwerte, Nierenschäden, Muskelschwäche, Magen-Darm-Probleme sowie ein erhöhtes Risiko für bestimmte Tumoren auftreten, v. a. Tumoren der Haut, der Niere, des Lymphsystems.

45.3.5 Leben nach der Transplantation

Nach der Transplantation und entsprechender Erholungsphase können Transplantierte wieder aktiv am Leben teilnehmen. Sie können in den Beruf zurückkehren, Sport ausüben und eine Familie gründen. Nichtsdestotrotz ist ein verantwortungsbewusster Lebensstil unabdingbar. Dazu gehören u. a. die regelmäßige und genaue Medikamenteneinnahme, das Wahrnehmen von regelmäßigen Nachsorgeterminen, eine gesunde Ernährung und die Vermeidung von Infektionen.

WISSEN TO GO

Pflege bei Transplantationen

Prä- und postoperativ werden Organempfänger genauso versorgt wie andere chirurgische Patienten. Häufig werden jedoch schon vor der Transplantation Immunsuppressiva verabreicht, um eine Abstoßungsreaktion zu verhindern. Diese kann sich schon intraoperativ (hyperakute Abstoßungsreaktion) oder erst 1–3 Monate nach der Verpflanzung (akute Abstoßung) entwickeln. Auch Monate oder Jahre nach der Transplantation kann eine Abstoßungsreaktion zur Entfernung des Organs führen (chronisches Transplantatversagen).

Transplantierte Patienten müssen daher lebenslang Immunsuppressiva einnehmen. Die kontinuierliche Funktionsüberwachung des transplantierten Organs ist wesentlicher Teil der medizinischen Nachsorge. Pflegende unterstützen die regelmäßige Medikamenteneinnahme, achten auf Nebenwirkungen (z. B. erhöhte Infektanfälligkeit) und unterstützen den Arzt bei diagnostischen Maßnahmen. Darüber hinaus ist die psychische Betreuung wesentlich, da Patienten das Transplantat häufig als Fremdkörper empfinden oder auch Schuldgefühle gegenüber dem Spender entwickeln können.

46 Pflege des sterbenden Menschen – Palliative Care

46.1 Einleitung

Alle Menschen werden geboren und alle Menschen sterben irgendwann. Dies sind unausweichliche Tatsachen, an denen es nichts zu rütteln gibt. Über freudige Ereignisse, wie eine Geburt, fällt es leicht zu sprechen. Hingegen sind Tod und Sterben in unserer Gesellschaft Themen, über die die meisten Menschen nicht gerne reden. Für manche ist die Tatsache, dass unser Leben endlich ist, sogar so unbegreiflich, dass sie sich nicht in der Lage fühlen, auch nur darüber nachzudenken. Wer alte und kranke Menschen pflegen möchte, muss aber damit rechnen, auch diejenigen zu begleiten, die am Ende ihres Lebens angekommen sind. Denn gerade in Bereichen des Gesundheitswesens gehören Leben und Tod eng zusammen. Patienten können plötzlich und unerwartet versterben. Andere werden bereits lange vor ihrem Tod mit einer infausten Prognose, bei der keine Heilung möglich ist, konfrontiert. Das Pflegepersonal und andere Fachkräfte haben nun unter anderem das Ziel, ihnen in all ihren **Ängsten** und **psychischen Krisen zur Seite** zu **stehen**. Pflegende werden schon von Beginn ihrer Ausbildung an viele unterschiedliche Situationen erleben, in denen Menschen vom Tod bedroht sind. **Sterben ist niemals gleich**, sondern so individuell verschieden wie das Leben selbst.

Bei einer medizinischen Behandlung liegt alle Hoffnung in der Heilung. Tritt diese nicht ein, sitzt der Schock umso tiefer. Jeder Mensch reagiert unterschiedlich auf den Tod eines nahestehenden Menschen. Oftmals treten Gefühle wie **Traurigkeit**, **Wut** und **Verzweiflung** auf. Unabhängig davon, ob der Abschied plötzlich oder mit Vorbereitung erfolgte. Bei Menschen, die an einer unheilbaren Erkrankung wie Krebs leiden, haben die Angehörigen in den meisten Fällen ausreichend Zeit, sich auf die bevorstehenden Ereignisse vorzubereiten. Bei einem plötzlichen Tod nach einem Unfall stehen die Angehörigen oftmals zunächst unter **Schock**.

Wenn Pflegende Menschen in solchen Situationen begleiten möchten, müssen sie unterschiedliche Reaktionen und auch ein Wechselbad von Gefühlen aushalten können. Im Mittelpunkt der Pflege steht dabei, Betroffenen – also Patienten und deren Angehörigen – zu vermitteln: Sie sind für sie da, wenn sie sie brauchen. Sie zeigen **Verständnis** für deren Empfindungen.

Pflegende sollten versuchen, sich im Vorfeld mit ihren persönlichen Erfahrungen, ihren **Ängsten** und anderen **Gefühlen bewusst auseinanderzusetzen**, die die Themen Tod und Sterben in ihnen auslösen. Das kann dabei helfen, sich auf die schwere Aufgabe vorzubereiten, Sterbende und ihre Angehörigen zu begleiten. Wenn möglich, sollten sie auch mit anderen Menschen **über** deren **Erfahrungen sprechen**. Pflegende sollten sich außerdem bewusst machen, inwiefern z. B. die **Kultur** und der **Glaube Einfluss** darauf nehmen, welche Gefühle mit dem Gedanken an Tod und Sterben verbunden sind. Dementsprechend individuell sind auch die Reaktionen, wenn Menschen sich mit ihrem eigenen drohenden Tod oder mit dem drohenden oder eingetretenen Tod eines nahestehenden Menschen auseinandersetzen müssen. Wut, Verzweiflung, Depression, Schock, Verleugnung – alles ist möglich.

> **! Merken Hilfe einfordern**
> *Scheuen Sie sich nicht, für sich selbst Hilfe (z. B. in Form einer Supervision) einzufordern, wenn Sie merken, dass Sie der Situation nicht gewachsen sind bzw. an Ihre Grenzen geraten.*

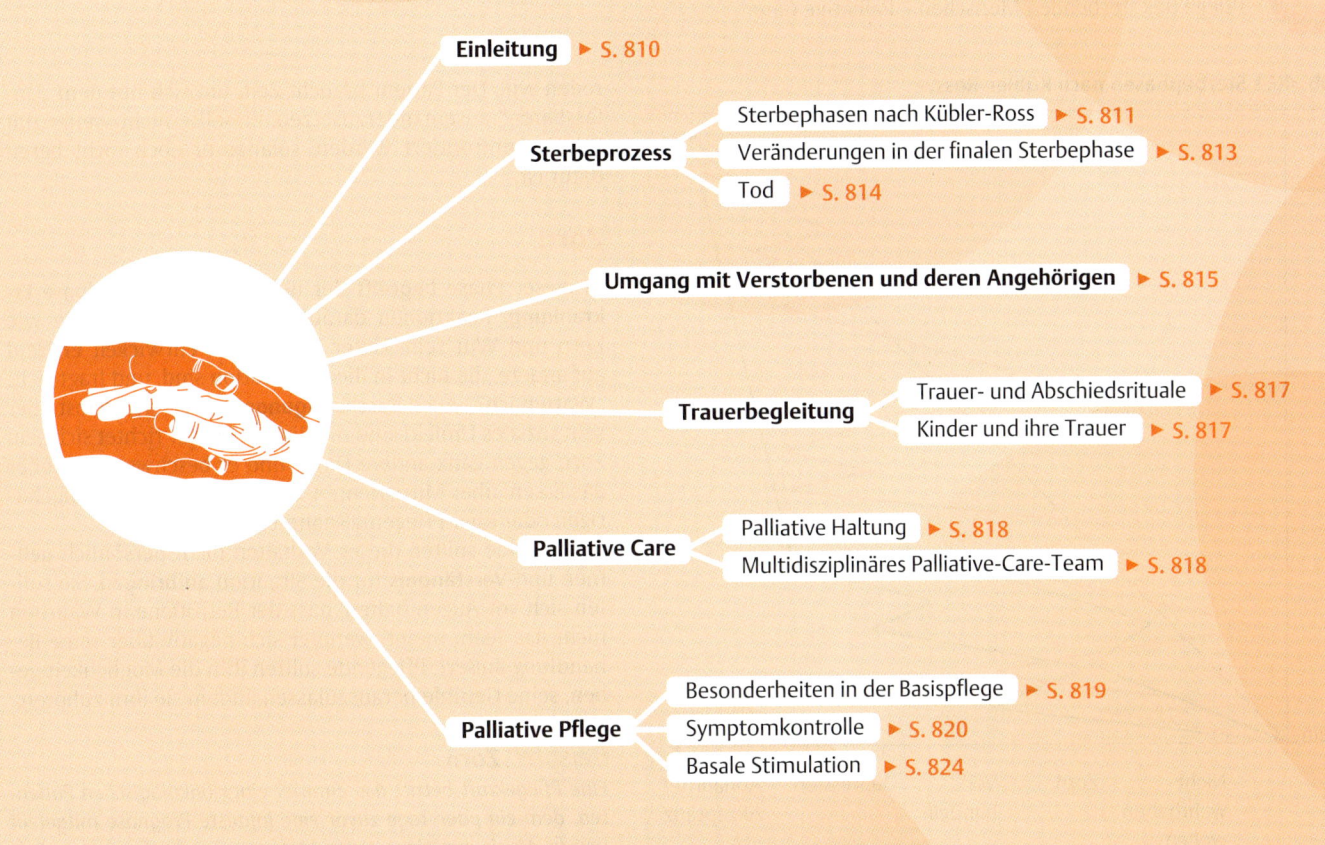

Schulungen • Viele Kliniken bieten Schulungen an, die Pflegende darin unterstützen können, unmittelbar vom Tod bedrohte Menschen zu begleiten. Dazu gehören z. B. Seminare über „aktives Zuhören", „respectare" oder den „Umgang mit Schwer- und Todkranken". In diesen Schulungen können Pflegende üben, auch in extremen Situationen „die richtigen Worte" zu finden. Das heißt, Gespräche zu führen, von denen Patienten und ihre Angehörigen profitieren und aus denen auch die Pflegenden selbst mit einem „guten" Gefühl herausgehen. Kommunikation ist ein wesentlicher Bestandteil der Betreuung von Sterbenden. Mehr dazu lesen Sie im Kap. 6 „Grundlagen und Anwendung professioneller Kommunikation" (S. 121).

46.2 Sterbeprozess

Wann ein Sterbeprozess beginnt und wie lange er dauert, ist immer individuell verschieden, nicht vorhersehbar und auch nicht klar zu definieren. Verstirbt ein Mensch plötzlich, z.B. an einem Herzversagen, vollzieht sich der Sterbeprozess unerwartet innerhalb kürzester Zeit. In anderen Fällen kann er sich über viele Monate hinziehen. Die Deutsche Gesellschaft für Palliativmedizin unterteilt die letzte Lebenszeit eines Menschen in eine **Terminalphase**, die die letzten Wochen bis Monate, und eine **Finalphase**, die die letzten Stunden bis Tage vor dem Tod eines Menschen umfasst. Beide Phasen sind nicht klar voneinander abzugrenzen, die Übergänge sind fließend. In keinem Fall lässt sich sicher abschätzen, innerhalb welchen Zeitraums ein Mensch versterben wird.

! Merken Todeszeitpunkt
Angehörige von Sterbenden fragen oft, „wie lange es wohl noch dauern wird". Lassen Sie sich nicht zu einer Aussage verleiten. Niemand kann einen Todeszeitpunkt vorhersagen, selbst erfahrene medizinische oder pflegerische Kräfte nicht. Seien Sie ehrlich und sagen Sie, dass man den Zeitpunkt nicht genau bestimmen kann.

46.2.1 Sterbephasen nach Kübler-Ross

Die Psychiaterin Elisabeth Kübler-Ross (1926–2004) hat in den 70er Jahren Interviews mit sterbenden Menschen geführt. Dabei hat sie bei vielen Menschen Parallelen in ihrem Verhalten gesehen. Dies hat sie dazu veranlasst, ein Modell zu entwickeln, das 5 verschiedene Phasen der bewussten Auseinandersetzung mit dem Tod und dem Sterben als eine Art Reifeprozess beschreibt, an dessen Ende die Akzeptanz des bevorstehenden Todes steht. Auch Angehörige, die mit dem bevorstehenden oder eingetretenen Tod eines geliebten Menschen konfrontiert werden, können diese Phasen durchlaufen.

Grenzen des Modells

In vielen Fällen versterben Menschen plötzlich und unerwartet, sodass ihnen keine Zeit bleibt, sich mit dem eigenen Tod auseinanderzusetzen. Andere sind aufgrund ihrer Erkrankung oder durch eine Therapie in ihrem Bewusstsein eingeschränkt, sodass eine Auseinandersetzung mit dem Tod, wenn überhaupt, nur eingeschränkt möglich ist.

Es ist weiterhin zu bedenken, dass dieses Modell nur das ist, was der Name sagt: ein Modell. Es dient dazu, komplexe psychische Vorgänge zu veranschaulichen. Dadurch kann es Menschen, die Sterbende begleiten, helfen, Reaktionen eines Sterbenden besser zu verstehen und auf sie einzugehen.

46 Pflege des sterbenden Menschen – Palliative Care

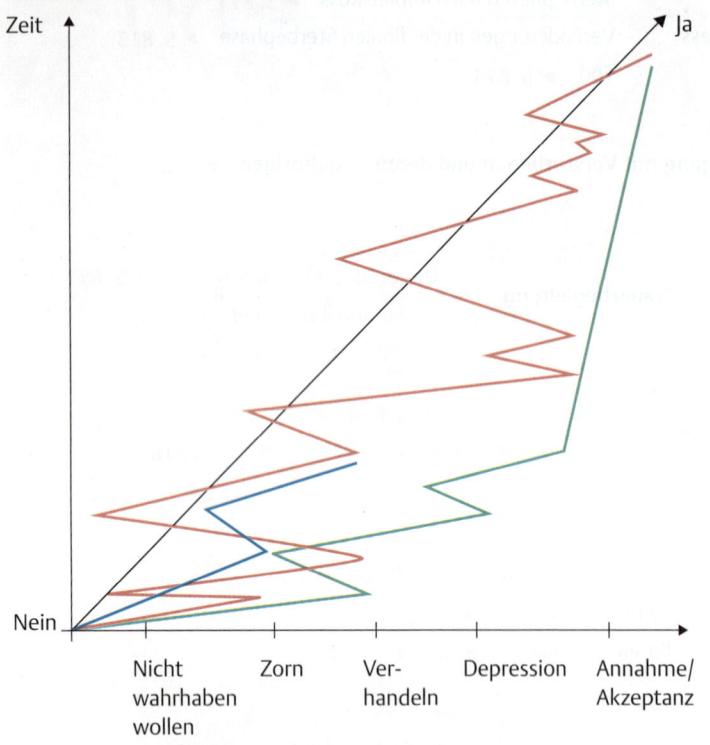

Abb. 46.1 Sterbephasen nach Kübler-Ross.

Die Phasen müssen nicht der Reihe nach durchlaufen werden. Es können auch mehrere Phasen gleichzeitig auftreten. Manche Patienten erreichen bis zum Tod nicht die Phase der Akzeptanz.

Sterbebegleiter können z. B. mögliche verschlüsselte Signale des Betroffenen leichter deuten.
Sterbende durchlaufen die Phasen des Modells nicht starr in eine Richtung, es folgt nicht eine Phase auf die andere. Einige Phasen können ganz ausfallen, manche Menschen fallen von einer Phase wieder zurück in eine vorherige. Es gibt auch Mischformen, bei denen mehrere Phasen gleichzeitig auftreten. Die Phasen können ebenso langsam ineinander übergehen. Nicht jeder erreicht ein Stadium, in dem er seinen bevorstehenden Tod akzeptiert. Deswegen ist es sinnvoller, nicht von Phasen, sondern von den verschiedenen möglichen **Zuständen im Sterbeprozess** zu sprechen (▶ Abb. 46.1).

! Merken Wahrnehmen
Bei der Begleitung von Sterbenden ist es vor allen Dingen wichtig, wahrzunehmen, was der Mensch gerade empfindet. Sterbebegleiter sollten den sterbenden Menschen dort abholen, wo er sich gerade befindet, und ihn auf dem weiteren Weg begleiten. Kommunikation mit dem sterbenden Menschen, sowohl verbal als auch nonverbal, ist dazu der Schlüssel.

Nicht-wahrhaben-wollen

Der Betroffene will die infauste Diagnose nicht wahrhaben. Er befindet sich in einer **Schockphase**, die mit einer Art **psychischen Betäubung** einhergehen kann. Möglicherweise spricht er von einer Fehldiagnose, von verwechselten Befunden und verlangt weitere Untersuchungen. Es ist auch möglich, dass er sich zurückzieht und alleine sein will.

Sterbebegleiter sollten die **Wünsche des Betroffenen akzeptieren** und **darauf eingehen**. Sie sollten ihm zeigen, dass sie bereit für ein Gespräch sind, aber ihm keines aufdrängen. Sie sollten ihn den Zeitpunkt bestimmen lassen, an dem er reden will. Der Patient braucht Zeit, um sich mit dem „Unfassbaren" auseinanderzusetzen. Er sollte nicht weiter mit Fakten konfrontiert werden, solange er noch nicht bereit dafür ist.

Zorn

In dieser Phase **begreift** der Betroffene die **unheilbare Erkrankung**. Reaktionen darauf können starke Gefühle wie Zorn und Wut sein. Unter Umständen entwickelt er Neid auf andere, die nicht in dieser Situation sind, und fragt sich: „Warum ich?" Auch **Beschuldigungen** gegen sich selbst oder sein soziales Umfeld sind möglich. Mitunter richtet sich sein Zorn gegen ganz andere Dinge und er beschwert sich über das Essen, über Mitpatienten, das Verhalten seiner Angehörigen oder über Pflegemaßnahmen.

Pflegende sollten dieses Verhalten nicht persönlich nehmen und **Verständnis** für die Situation **aufbringen**. Sie sollten sich vor Augen halten, dass der Betroffene in Wahrheit nicht das Team meint, wenn er sich negativ über seine Behandlung äußert. Pflegende sollten ihm die Möglichkeit geben, seine Gefühle herauszulassen, indem sie ihm zuhören.

Beispiel **Zorn**
Eine Pflegekraft betritt das Zimmer eines onkologischen Patienten, dem ein paar Tage zuvor eine infauste Prognose mitgeteilt wurde. Als sie ihm einen guten Morgen wünscht, fragt er zurück, was an diesem Morgen wohl gut sein solle. Die Pflegekraft, die gerade sein Bett machen wollte, entgegnet: „Im Moment ist alles zu viel für Sie, oder?" Dabei hält sie mit ihrer Arbeit inne, um dem Patient zu signalisieren, dass sie Zeit für ihn hat, wenn er das wünscht. Der Patient nickt nur, wendet aber sein Gesicht von ihr ab. Daraufhin sagt die Pflegende: „Wenn Sie jemanden zum Reden brauchen, ich bin für Sie da."

Verhandeln

In dieser Phase klammert sich der Patient an „**den kleinsten Hoffnungsschimmer**". Möglicherweise versucht er, sich gesund zu ernähren oder mit dem Rauchen aufzuhören, um doch noch **Lebenszeit** zu **gewinnen**. Vielleicht möchte er unbedingt ein bestimmtes Ereignis (z. B. einen runden Geburtstag) noch miterleben und macht **Versprechungen** oder legt ein **Gelübde** ab, um das zu erreichen. Seine Hoffnungen können dabei aus medizinischer Sicht völlig unrealistisch erscheinen. Seine „Verhandlungspartner" sind hier aber auch weniger die Ärzte als vielmehr das Schicksal oder Gott.

Pflegende sollten seine **Hoffnungen nicht zerstören**, aber auch **nicht unrealistische Hoffnungen nähren**. Stattdessen sollten sie ihm zuzuhören, ohne seine Ideen zu bewerten.

Depression

In dieser Phase **erkennt** der Patient sein „**Schicksal**" an. Für ihn bedeutet das, all seine **Hoffnungen aufzugeben**, den unmittelbar bevorstehenden Tod doch noch abwenden zu können. Dies ist oft verbunden mit einer tiefen Traurigkeit bis hin zu Depressionen. Der **Betroffene trauert** nun um alles, was er verlieren wird: „Ich werde nie mehr einen Sommer erleben, nie mehr Weihnachten". Möglicherweise bereut er, bestimmte Dinge nicht gemacht zu haben, als er noch in der Lage dazu war. Auch **Schuldgefühle** wegen begangener „Fehler" können hier auftreten. In dieser Phase machen viele ein Testament, bringen Geschäfte zu einem Abschluss oder söhnen sich mit Personen aus, mit denen sie verstritten waren. Aber auch ein sozialer Rückzug ist möglich.

Pflegende sollten jede Form von **Traurigkeit zulassen**. Das heißt, sie sollten nicht versuchen, den Menschen über etwas „hinwegzutrösten" oder abzulenken, sondern **Verständnis signalisieren** und für ihn da sein. Pflegende sollten dem Patienten zeigen, dass sie ihn nicht alleinlassen, dass sie seine Traurigkeit gemeinsam mit ihm aushalten. Sie sollten versuchen, **mitmenschliche Nähe zu schenken** und ihn außerdem bei der Umsetzung konkreter Wünsche zu unterstützen. Vielleicht will er z. B. einen bestimmten Menschen unbedingt noch einmal sehen.

Annahme/Akzeptanz

Der Patient kämpft nicht mehr länger gegen seinen bevorstehenden Tod an, sondern erwartet diesen nun ruhig oder er beginnt z. B. damit, seine Trauerfeier zu organisieren. Er hat einen Weg gefunden, sein **Schicksal anzunehmen** und zu **akzeptieren**. Er ist müde und schläft viel.

Pflegende sollten sich viel Zeit für den Patienten nehmen. Sie sollten mit ihm besprechen, was er sich jetzt wünscht. Vielleicht möchte er gerne eine Duftlampe angezündet haben oder eine bestimmte Musik hören.

! Merken Todeszeitpunkt
Auf keinen Fall gibt dieses oder auch ein anderes Modell einen Anhalt dafür, wann ein Mensch versterben wird. Der Tod kann sogar bereits in einem frühen Stadium auftreten oder sich noch um Wochen hinausziehen, wenn bereits alle Phasen durchlaufen wurden.

> **WISSEN TO GO**
>
> **Sterbephasen nach Kübler-Ross**
>
> Die Psychiaterin Elisabeth Kübler-Ross hat in den 70er Jahren anhand von Interviews mit sterbenden Menschen ein Modell entwickelt, das 5 verschiedene Phasen der bewussten Auseinandersetzung mit dem Tod und dem Sterben als eine Art Reifeprozess beschreibt:
> - **Nicht-wahrhaben-wollen** der infausten Prognose, eine Art „psychische Betäubung"
> - **Zorn:** Flut von starken negativen Gefühlen wie Zorn und Wut
> - **Verhandeln:** Versuch, Lebenszeit zu gewinnen
> - **Depression:** Verlust von Hoffnung
> - **Annahme:** ruhige Akzeptanz des nahen Endes
>
> Eine Auseinandersetzung mit dem unmittelbar bevorstehenden Tod verläuft immer individuell. So müssen nicht alle Phasen des Modells durchlaufen werden. Manche lassen eine Phase ganz aus oder fallen wieder zurück. Es gibt auch Mischformen und fließende Übergänge. Nicht jeder erreicht ein Stadium, in dem er seinen bevorstehenden Tod akzeptiert.

Psychosoziale Begleitung der Angehörigen

Eine möglicherweise infauste Prognose ist für den Patienten selbst, aber auch für seine Angehörigen eine schockierende Nachricht. Das gesamte Leben gerät aus dem Gleichgewicht. Meist folgt für alle eine Zeit des Hoffens und Bangens, ein Wechsel zwischen therapeutischen Erfolgen und Rückschlägen im Kampf gegen die Krankheit. Wenn schließlich klar ist, dass es keine erfolgversprechende Möglichkeit mehr gibt, die Krankheit kurativ zu behandeln, fallen oft auch die

Abb. 46.2 Abschied nehmen.

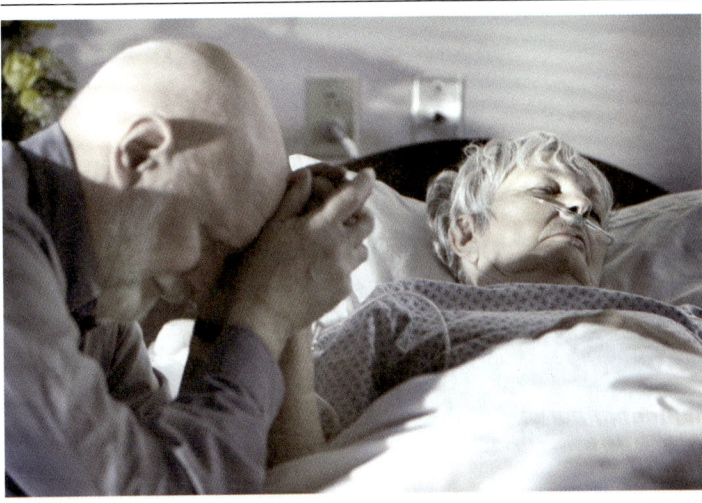

Angehörige sollten genug Zeit haben, um sich zu verabschieden. © PhotoDisc

Angehörigen „in ein tiefes Loch". Nun leiden sie selbst unter dem drohenden Verlust, müssen beginnen, Abschied zu nehmen, und spüren Trauer (▶ Abb. 46.2). Wenn der Sterbeprozess einsetzt, möchten sie dem Patienten bestmöglich beistehen, sind aber unsicher, wie sie das tun können.

Pflegende sollten die Angehörigen dabei unterstützen, dem Sterbenden beizustehen. Wenn das gelingt, kann das Gefühl, geholfen zu haben, ihnen später ein großer Trost sein. Diese Hilfe kann zum einen ganz praktisch aussehen, z. B. die reguläre Besuchszeit für diese Angehörigen aufzuheben. Weiterhin können den Angehörigen Übernachtungs- und Rückzugsmöglichkeiten sowie Speisen und Getränke angeboten werden. In manchen Krankenhäusern können sich Angehörige in der Verwaltung als Begleitperson anmelden und erhalten eine „Rundum-Versorgung".

In manchen Einrichtungen gibt es speziell geschulte Mitarbeiter oder Ehrenamtliche, die den Angehörigen psychischen Beistand leisten. Manchmal wird ein Seelsorger hinzugezogen. Aber auch das Pflegepersonal leistet oft einen großen Teil der psychosozialen Arbeit. Meist entwickelt sich ein „gutes" Gespräch während der Pflegemaßnahmen.

Mitunter kann sich ein Sterbeprozess über viele Tage hinziehen. Manche Angehörige trauen sich nicht weg vom Bett, weil sie befürchten, der Tod könnte eintreten, wenn sie nicht da sind. Pflegende sollten dafür sorgen, dass die Angehörigen zumindest ausreichend Ruhephasen bekommen und nicht Hunger oder Durst leiden.

46.2.2 Veränderungen in der finalen Sterbephase

Erfahrungsgemäß ist es sinnvoll, den Angehörigen im Vorfeld zu erklären, was vermutlich während des Sterbens passieren wird, um Ängste abzubauen. Viele Nahestehende haben noch nie die Erfahrung gemacht, jemanden im Sterben zu begleiten, und kennen oftmals nur Bilder aus dem Fernsehen, die fernab der Realität sind.

Das Sterben kann Tage bis wenige Stunden dauern. Bei den meisten Patienten nimmt in der finalen Phase die **Müdigkeit und Schwäche** zu (bis zu 20 Stunden Schlaf pro Tag). Es kann aber auch eine **starke Unruhe** gepaart mit Angst auftreten. Beim Großteil der sterbenden Patienten (ca. 75 %) tritt vor dem Tod eine **Bewusstlosigkeit** ein, bei 90 % in der letzten

46 Pflege des sterbenden Menschen – Palliative Care

Abb. 46.3 Bildsprache.

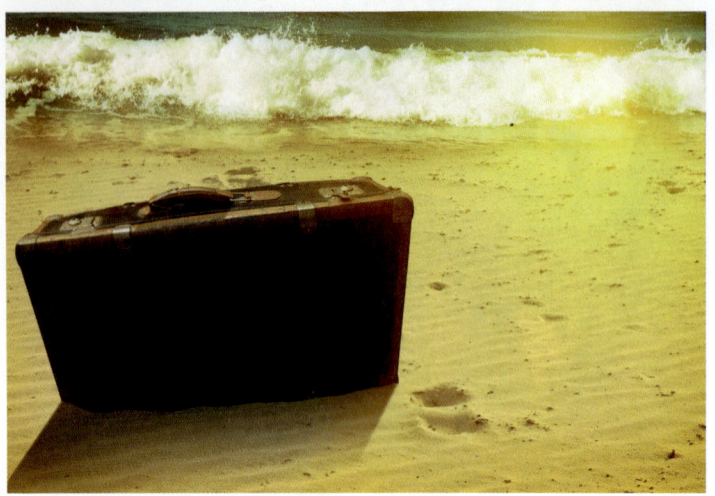

Die Koffer sind gepackt, es ist Zeit zu gehen. © lassedesignen/fotolia.com

Stunde. Manche Sterbende sind noch ansprechbar, wenige sind bis zuletzt orientiert.

Die meisten Patienten befinden sich in einem **dämmrigen Schlaf**. Einige Angehörige haben dadurch das Gefühl, der Sterbende befinde sich zwischen 2 Welten. Auch wenn der Patient scheinbar nichts mehr mitbekommt, ist ein wertschätzender Umgang mit ihm zu jeder Zeit unabdingbar. Das Hörvermögen bleibt sehr lange erhalten, deswegen hat die verbale Kommunikation einen hohen Stellenwert. Und auch wenn der Patient möglicherweise nicht verbal auf die Ansprache reagiert, so kommuniziert er evtl. über eine veränderte Mimik oder eine veränderte Atemfrequenz.

Die Patienten sind häufig zu schwach zum Sprechen und man kann sie kaum verstehen. Manchmal sprechen sie auch in einer Art **Bildsprache** und verwenden Ausdrücke wie „Koffer packen, die Uhr holen, Schuhe anziehen, das Schiff kommt" (▶ Abb. 46.3). Das ist kein Zeichen von Verwirrtheit. Viele Sterbende drücken so ihr Bewusstsein über das Sterben aus. Der Blick wird häufig nicht mehr fixiert und man hat das Gefühl, als blickten die Patienten „durch einen hindurch".

Der Kreislauf wird schwächer, dadurch werden die **Extremitäten kalt** und die **Haut blass** und zum Teil marmoriert.

Rasselnde Atemgeräusche: Oft ist der Schluckreflex nicht oder nur noch eingeschränkt vorhanden, sodass sich im Rachenraum Speichel ansammelt, der sich bei jeder Ein- und Ausatmung hin und her bewegt. Dadurch entsteht ein gurgelndes Geräusch, das Angehörige oft als ein Zeichen von Luftnot oder Ersticken deuten. Dies ist aber nicht der Fall, die Angehörigen sollten darüber informiert werden. Pflegende sollte auf Absaugen (S. 553) möglichst verzichten, weil sich das Rasseln dadurch höchstens kurzfristig bessert.

Im weiteren Verlauf des Sterbens **verändert sich die Atmung**. Sie kann sowohl schnell und tief als auch unregelmäßig und langsam werden. Auch kann sich eine Cheyne-Stokes-Atmung (periodisch wiederkehrendes An- und Abschwellen der Atmung) entwickeln. Eine nur noch gelegentliche Schnappatmung (einzelne schnappende Atemzüge) ist Zeichen eines schweren Sauerstoffmangels am Ende des Sterbeprozesses.

WISSEN TO GO

Veränderungen in der finalen Sterbephase

Wenn das Ende des Lebens naht, nimmt die körperliche Schwäche zu, die Patienten nehmen weniger Anteil an ihrer Umwelt, ihr Appetit und ihr Durstgefühl lassen nach. Meist kommt es außerdem zu einer Bewusstseinsstörung oder Unruhe. Im weiteren Verlauf verändert sich die Atmung, sie kann sowohl tief und schnell als auch langsam und unregelmäßig werden. Rasselgeräusche beim Atmen entstehen, weil der Schluckreflex nachlässt und sich Speichel im Rachen sammelt. Die Haut an den Extremitäten wird im Rahmen einer Kreislaufinsuffizienz blass und marmoriert.

46.2.3 Tod

Wenn ein Mensch stirbt, ist es nicht immer einfach, den genauen Zeitpunkt des Todes festzustellen. Hört das Herz auf zu schlagen und setzt die Atmung aus, sterben alle Zellen im Körper aufgrund des daraus resultierenden Sauerstoffmangels ab. Dabei sterben erste Zellen des Gehirns schon nach wenigen Minuten, während z. B. bestimmte Funktionen von Muskelzellen noch Stunden nach einem Kreislaufstillstand aufrechterhalten sein können. Das Absterben eines Organismus ist demnach ein Vorgang, der sich über einen längeren Zeitraum vollzieht.

Im Rahmen moderner medizinischer Möglichkeiten können lebenswichtige Funktionen wie die Atmung maschinell aufrechterhalten werden. Daher kann man heute einen Atem- und Herz-Kreislauf-Stillstand nicht mehr so einfach mit dem Tod gleichsetzen. In der Medizin unterscheidet man 3 verschiedene Zustände oder Phasen: den klinischen Tod, den Hirntod und den biologischen Tod.

Klinischer Tod

Ein Patient ist klinisch tot, wenn seine Atmung aussetzt und sein Kreislauf stillsteht. Sie erkennen den Eintritt des klinischen Todes am **Auftreten aller unsicheren Todeszeichen** (S. 815).

Wenn es so weit ist, sind Angehörige oft verunsichert, ob der Tod wirklich eingetreten ist. Es kann hilfreich sein, ihnen ihre – oft unausgesprochene – Frage zu beantworten, indem man z. B. sagt: „Jetzt hat er es geschafft."

Es ist möglich, dass der Verstorbene nach minutenlangen Atempausen plötzlich erneut nach Luft schnappt (**Schnappatmung**). Angehörige sollten darüber informiert werden, dass dies **kein Lebenszeichen** ist und dass diese Schnapper bald aufhören werden. Wenn der Patient an einen EKG-Monitor angeschlossen ist, können außerdem die elektrischen Impulse des Herzens in eine Nulllinie übergehen und nach vielen Sekunden plötzlich wieder einzelne „unförmige" Ausschläge anzeigen. Selbst für medizinisches Personal ist es dann mitunter schwierig zu entscheiden, wann genau der Tod eintritt. Um sich selbst und die Angehörigen nicht unnötig zu verunsichern, kann es daher der bessere Weg sein, auf den Monitor zu verzichten.

Kurz vor dem Tod kann es zu Muskelzuckungen kommen. Außerdem kann ein verstorbener Mensch aufgrund der Darmrelaxation Stuhl absetzen.

Stirbt ein Patient in einem Krankenhaus, ist der endgültige **Stillstand von Atmung und Kreislauf** i. d. R. der Zeitpunkt, der als Eintritt des Todes gilt und als **Todeszeit** dokumentiert wird. Eine Ausnahme ist hier der dissoziierte Hirntod, bei dem die Todeszeit die Uhrzeit ist, zu der die Diagnose des Hirntods abgeschlossen ist.

Hirntod

Von einem Hirntod spricht man bei einem **irreversiblen Verlust aller Gehirnfunktionen** und damit auch der lebenserhaltenden zentralen Regulation von Atmung und Kreislauf. Ursachen des Hirntods sind zu 56% Hirnblutungen und des Weiteren Schäden durch Sauerstoffmangel, Schädel-Hirn-Traumen und Hirninfarkte.

Der irreversible Verlust kann durch primäre oder sekundäre Hirnschädigungen verursacht werden. **Primäre Hirnschädigungen** betreffen das Gehirn unmittelbar und strukturell. Beispiele sind Hirnblutung, Hirninfarkt und Schädel-Hirn-Trauma. **Sekundäre Hirnschädigungen** entstehen indirekt durch Sauerstoffmangel, z.B. durch einen Herzinfarkt oder ein Hirnödem.

Die Zellen des Gehirns sind besonders empfindlich, wenn die Sauerstoffversorgung ausbleibt. Schon nach wenigen Minuten treten irreversible Schädigungen auf, die in einen vollständigen Funktionsverlust übergehen.

Bei einem Hirntod kann eine maschinelle Beatmung kombiniert mit weiteren intensivmedizinischen Maßnahmen den Körper des Menschen eine Zeitlang am Leben erhalten. In diesem Fall ist die Hirnfunktion irreversibel ausgefallen, während die Funktion der übrigen Organe erhalten bleibt. Man spricht dann von einem **dissoziierten Hirntod**.

! Merken Anerkanntes Kriterium
Der irreversible Verlust aller Hirnfunktionen gilt als wissenschaftlich und juristisch anerkanntes Kriterium für den Tod.

Biologischer Tod

Nach dem Eintreten des klinischen Todes sterben nach und nach alle Zellen des Organismus ab. Dadurch kommt es schließlich zum **Ausfall aller Organe**, dem biologischen Tod. Im weiteren Verlauf zersetzen sich die Gewebe.

Todeszeichen

Unsichere Todeszeichen • Dies sind:
- Der Patient verliert sein Bewusstsein.
- Er atmet nicht mehr spontan.
- Er hat keinen Puls mehr.
- Er hat keine Hirnstammreflexe mehr (und daher weite, lichtstarre Pupillen).
- Seine Muskeln erschlaffen.

Sichere Todeszeichen • Dies sind:
- **Totenflecken**, auch Leichenflecken oder Livores: Nachdem der Kreislaufstillstand eingetreten ist, entstehen sie nach etwa 30–60 Minuten durch das Absacken des Blutes.
- **Leichenstarre**, auch Totenstarre oder Rigor mortis: Sie beginnt temperaturabhängig etwa 4–12 Stunden nach Eintritt des Todes im Bereich des Kopfes, breitet sich nach unten aus und verschwindet nach ungefähr 1–6 Tagen wieder umgekehrter Reihenfolge.
- **Autolyse als Verwesung** (unter Einwirkung von Sauerstoff) **und als Fäulnis** (ohne Sauerstoff): Körpereigene Enzyme und Bakterien zersetzen das Gewebe.
- Auch **Verletzungen oder Zerstörungen, die mit dem Leben nicht vereinbar sind**, sind sichere Todeszeichen, anhand deren Ärzte bei der Leichenschau den Tod feststellen können.

Formalitäten nach dem Versterben

Wenn ein Patient verstorben ist, führt der zuständige Arzt möglichst unmittelbar die **Leichenschau** durch. Dabei stellt er eine ärztliche Bescheinigung über den Tod aus (**Todesbescheinigung**, Leichenschauschein oder Totenschein). Die wichtigste Aufgabe bei der Leichenschau ist es, den Tod anhand sicherer Todeszeichen zweifelsfrei festzustellen. Aber auch die Personalien, den Todeszeitpunkt, die Todesart und die Todesursache hält der Arzt dabei fest. Die Leichenschau muss am unbekleideten Leichnam durchgeführt werden.

Der Totenschein muss zum jeweiligen Standesamt gebracht werden, das dann die **Sterbeurkunde** ausstellt. Manche Krankenhäuser veranlassen dies durch einen Angestellten der Verwaltung. In anderen Fällen organisiert dies der Bestatter. Er kümmert sich auch um alle weiteren Formalitäten, sodass sich die trauernden Angehörigen damit nicht zusätzlich belasten müssen.

WISSEN TO GO

Tod
- Ein Patient ist **klinisch tot**, wenn seine **Atmung aussetzt** und sein **Kreislauf stillsteht**. Es treten alle unsicheren Todeszeichen auf.
- Als **Hirntod** bezeichnet man den irreversiblen **Verlust aller Gehirnfunktionen**. Wird der Körper eines hirntoten Menschen durch intensivmedizinische Maßnahmen am Leben erhalten, spricht man von einem dissoziierten Hirntod.
- Der **biologische Tod** ist gekennzeichnet durch den **Ausfall aller Organ- und Zellfunktionen**.
- **Unsichere Todeszeichen**: Fehlen von Spontanatmung, Puls, Bewusstsein und Hirnstammreflexen
- **Sichere Todeszeichen**: Totenflecken, Todesstarre, Verwesung, Fäulnis und Verletzungen, die nicht mit dem Leben vereinbar sind
- **Formalitäten nach dem Versterben**: Der Arzt führt am unbekleideten Leichnam eine Leichenschau durch, um den Tod zweifelsfrei festzustellen. In einer ärztlichen Bescheinigung (Totenschein) hält er Personalien, Todeszeitpunkt, Todesart und Todesursache fest.

46.3 Umgang mit Verstorbenen und deren Angehörigen

Die Reaktionen von Angehörigen direkt nach dem Versterben eines Menschen sind sehr verschieden. Manche schreien, weinen laut oder brechen vor Verzweiflung in sich zusammen. Andere lassen sich ihre Gefühle weniger anmerken und scheinen gefasst. Pflegende sollten den Angehörigen in jedem Fall zunächst ein wenig Zeit lassen, den Tod zu begreifen. Wenn sie das Gefühl haben, es könne ihnen guttun, können sie ihnen vielleicht die Hand auf die Schulter legen. Es ist hilfreich zunächst abzuwarten, ob Fragen kommen. Wenn keine kommen, sollten Pflegende nach einer Zeit, die ihrem Bauchgefühl nach angemessen erscheint, erklären, dass sie den Verstorbenen versorgen möchten, z.B. „Ich möchte Ihren Angehörigen gerne ein wenig waschen und ihn so herrichten, dass Sie in Ruhe Abschied von ihm nehmen können." Pflegende sollten mit den Angehörigen einen Zeitpunkt vereinbaren, wann sie den Verstorbenen versorgen können. Sie sollten ihnen anbieten, dabei zu sein und mitzuhelfen. Wenn sie dies nicht möchten, sollten sie gebeten werden, einen Moment außerhalb des Zimmers zu warten. Manchmal besteht der Wunsch, dem Verstorbenen ein bestimmtes Kleidungsstück anzuziehen. Dem sollten Pflegende nachkommen.

Der verstorbene Mensch sollte wie folgt versorgt werden:
- Bei allen Maßnahmen sollte würdevoll und achtsam mit ihm umgegangen werden.
- Je nach Hausstandard sollten Infusionsnadeln und Sonden entfernt werden.
- Der Verstorbene sollte soweit nötig gewaschen und gebettet werden (er sollte angenehm riechen und keine Blutflecken oder ähnliches aufweisen).
- Er sollte angekleidet (am besten erst nach der Leichenschau) und flach auf dem Rücken gelagert werden.
- Seine Augen sollten geschlossen werden.
- Eine Zahnprothese sollte eingesetzt und der Mund geschlossen werden.

Früher war es üblich, das Kinn des Verstorbenen mit einer Binde hochzubinden. Denn durch den Ausfall der Kiefermuskulatur bleibt der Mund eines Toten nicht mehr selbstständig geschlossen. Das Resultat kann ein überweit geöffneter Mund sein, der auf Außenstehende befremdlich oder unwürdig wirken kann. Um den Angehörigen diesen Anblick zu ersparen, sollte der **Kiefer fixiert werden** (▶ Abb. 46.4). Heutzutage unterstützt man das Kinn mit einem längs zusammengerollten Handtuch, das unter das Kinn gelegt wird und dessen beide Enden unter den Kopf bzw. das Kopfkissen gelegt werden. Ein zweites Handtuch wird quer zusammengerollt und direkt unter das Kinn gelegt. Das längsgerollte Handtuch fixiert auf diese Weise das quergerollte Handtuch. So ähnelt der verstorbene Mensch nicht einer Mumie.

Auf ein **Falten der Hände sollte verzichtet werden**, weil ein Lösen mit Beginn der Leichenstarre zunächst nicht mehr möglich ist. Stattdessen sollten die Hände nur locker über dem Bauch oder der Brust übereinandergelegt werden. Beim Umlagern des Verstorbenen kann es passieren, dass Luft aus der Lunge entweicht. Dies kann beim Drehen ein Atemgeräusch auslösen.

In manchen Kliniken gibt es **spezielle Abschiedsräume** mit einer angenehmen Atmosphäre. Eine ruhige, friedliche Atmosphäre trägt zu einem würdevollen Abschiednehmen bei. Wenn möglich, sollten Pflegende den Angehörigen so viel Zeit geben, wie sie brauchen.

Auf vielen Palliativstationen und auch in stationären Hospizen ist es üblich, dass die Verstorbenen vom Bestatter in ihrem Zimmer abgeholt und eingesargt werden. Sie können bis zu 24 Stunden in ihrem Zimmer liegen bleiben. Auf anderen Stationen ist dies leider i. d. R. nicht möglich. Dort wird der Verstorbene in die **Prosektur** (Kühlraum für Verstorbene) gebracht.

Bevor die Angehörigen die Station verlassen, sollten Pflegende sie darüber informieren, dass sie sich an ein **Beerdigungsinstitut wenden** sollten und dass dieses alle weiteren notwendigen Schritte organisiert. Die persönlichen Dinge des Verstorbenen sollten ihnen mitgegeben werden. Hat der Verstorbene Schmuck getragen, kann das Beerdigungsinstitut ihn dem Verstorbenen vor der Bestattung wieder anlegen.

! Merken Religion
Die verschiedenen Sterberituale unterschiedlicher Religionen sollten bei der Versorgung eines Verstorbenen unbedingt beachtet werden. Informationen hierzu finden Sie im Kap. „Kultursensible Pflege" (S. 825).

WISSEN TO GO

Versorgung eines Verstorbenen

Pflegende sollten mit den Angehörigen besprechen, ob sie bei der Versorgung dabei sein oder lieber außerhalb des Zimmers warten möchten.

Der Verstorbene wird soweit nötig gewaschen und gebettet. Er sollte sauber aussehen, angenehm riechen und keine Blutflecken oder Ähnliches aufweisen. Er wird flach auf dem Rücken gelagert, ggf. werden seine Zahnprothese eingesetzt, seine Augen und sein Mund geschlossen und sein Kinn mit einem zusammengerollten Handtuch unterstützt.

Die Hände werden locker auf dem Bauch zusammengelegt. Die Angehörigen sollten sich in Ruhe verabschieden können. Die persönlichen Wertsachen werden übergeben und die Angehörigen informiert, dass sie sich an ein Beerdigungsinstitut wenden sollten und dass dieses alle weiteren notwendigen Schritte organisiert.

46.4 Trauerbegleitung

Trauer kann zu unterschiedlichen Reaktionen führen. Der endgültige Verlust eines geliebten Menschen ist aber immer verbunden mit stärksten Gefühlen, die kaum ohne Hilfe zu ertragen sind. Eine Hilfe kann der familiäre Zusammenhalt sein. Denn es tut gut, in einer solchen Krise über den Verlust sprechen, gemeinsam trauern und sich durch Erzählungen an den Verstorbenen erinnern zu können. Ist ein Trauernder alleine, sollten Pflegende daher fragen, ob sie einen Verwandten oder Bekannten benachrichtigen sollen. Es gibt außerdem verschiedene Vereine und Beratungsstellen, wo Trauernde professionelle Hilfen finden können, z. B. Trauercafés. Auch Hospiz- und Palliativdienste begleiten Angehörige noch nach dem Tod des Patienten.

Abb. 46.4 Kinnstütze.

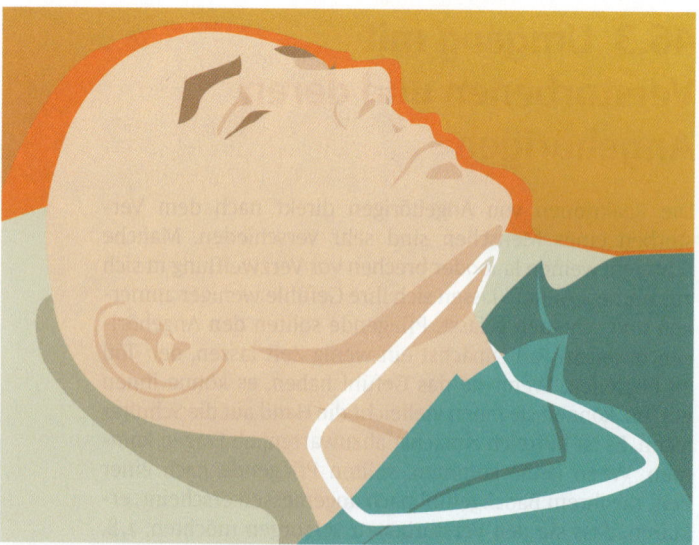

Alternativ zur Handtuchrolle kann eine Kinnstütze aus Plastik eingesetzt werden, um den Kiefer des Toten bis zur Leichenstarre zu fixieren.

46.4.1 Trauer- und Abschiedsrituale

Um Trauer zu bewältigen, können Rituale eine **tröstliche Funktion** haben. Auch der Sterbende selbst empfindet Trauer, weil er sich von seinem Leben verabschieden muss. Rituale können helfen, nicht in „Trauer" zu versinken, z. B. eine regelmäßig und immer nach dem gleichen Ablauf durchgeführte ruhige Körperpflege. Auch das Hören einer Musik, die dem sterbenden Menschen vertraut ist, oder das Anzünden einer Duftlampe können ein Ritual darstellen.

Ebenso können **religiöse Rituale** für Sterbende oder Trauernde ein Trost sein. Jede Religion hat unterschiedliche Rituale im Umgang mit sterbenden bzw. verstorbenen Menschen. So empfangen z. B. Katholiken die letzte heilige Kommunion als Sterbesakrament. Im Islam sollte der Kopf eines Verstorbenen gen Mekka schauen, sein Kinn wird hochgebunden und es werden rituelle Waschungen vorgenommen. Im Judentum wird für 8 Minuten eine Feder auf den Mund des Verstorbenen gelegt, während sein Körper auf dem Boden mit den Füßen zur Tür liegt und auch hier führen Gemeindemitglieder eine rituelle Waschung durch. Pflegende sollten versuchen, die Trauernden darin zu unterstützen, die gewünschten Rituale durchzuführen (▶ Abb. 46.5). Informationen zu verschiedenen Steberitualen finden Sie im Kap. „Kultursensible Pflege" (S. 825).

Viele Palliativstationen haben ein Ritual entwickelt, das sie durchführen, wenn dort ein Mensch verstorben ist. Manche stellen eine Schale mit einem Licht vor das Zimmer. Das ist für alle Teammitglieder ein eindeutiges Zeichen und sie können im Vorbeigehen ihren Schritt verlangsamen und sich in Gedanken an die Begegnungen mit dem Verstorbenen erinnern.

Für die Trauernden können Abschiedsrituale als Übergangsrituale gesehen werden. Durch den Tod eines Menschen verändert sich auch häufig deren gesellschaftliche Position. So wird die Ehefrau zur Witwe, ein Kind zur (Halb-)Waise.

46.4.2 Kinder und ihre Trauer

Kinder nehmen das Leben mit seinen vielen Facetten ganz anders wahr als Erwachsene. Eltern versuchen oftmals, sie von sterbenden Menschen fernzuhalten. Sie möchten sie beschützen und haben Angst, die Begegnung mit einem Sterbenden könnte ihnen schaden. Gerade kleine Kinder haben aber oft eine natürliche unkomplizierte Art, mit Kranken umzugehen. Sie sind ehrlich und verstellen sich nicht. Manchmal sprechen sie einfach das aus, was sie sehen und spüren. So kann es vorkommen, dass z. B. ein Enkelkind fragt: „Du, Omi, wann stirbst du denn?" Kinder können Kranke aber vor allem liebevoll unterstützen und durch ihre unkomplizierte Art gerade „die letzten Tage mit Leben füllen".

Auch für die Kinder ist die Auseinandersetzung mit Sterben und Tod wichtig. Deshalb ist es gut, sie bereits früh einzubinden, anstatt hinter geschlossenen Türen zu flüstern. Auf diese Weise erleben die Kinder selbst, dass der kranke Mensch immer schwächer und hilfsbedürftiger wird. Das erleichtert es ihnen zu begreifen, was Sterben und Tod bedeuten. Pflegende sollten auch ihnen anbieten, etwas zu tun: Vielleicht möchten sie nach dem Tod gerne ein Bild malen, das mit dem Verstorbenen beerdigt werden soll. Ehrliche Gespräche helfen, dass die Kinder Trauer als etwas erleben, das man innerhalb der Familie gemeinsam bewältigen kann.

Abb. 46.5 Religiöser Trost.

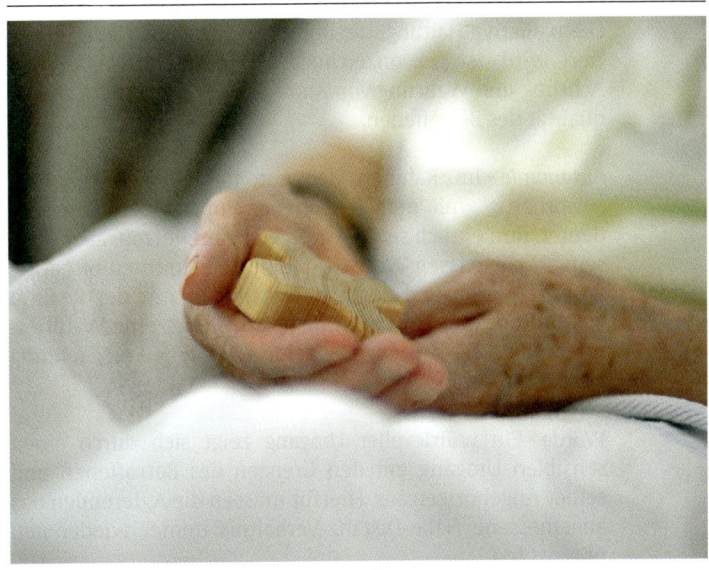

Gläubige Sterbende und deren Angehörige sollten vor und nach dem Tod Zeit und Ruhe für Gebete und religiöse Rituale bekommen.

> ### WISSEN TO GO
>
> **Trauerbegleitung**
>
> Pflegende sollten dafür sorgen, dass Trauernde nach dem Versterben eines Angehörigen nicht alleine sind. Unter Umständen können sie sie über die Möglichkeit einer professionellen Hilfe informieren, z. B. durch Hospiz- oder Palliativdienste.
>
> Rituale in der Sterbephase und auch Trauerrituale (z. B. religiöse) können eine tröstliche Funktion haben.
>
> Kinder sollten frühzeitig miteingebunden werden, wenn ein Familienmitglied stirbt. Geflüsterte Gespräche hinter verschlossenen Türen erschweren es ihnen zu begreifen, was Tod und Sterben bedeutet. Offenheit ist hier der bessere Weg.

46.5 Palliative Care

Definition **Palliative Care**
Der Begriff „palliativ" stammt vom lateinischen Wort „pallium" für Mantel, „care" ist das englische Wort für Fürsorge, Pflege. „Palliative Care" meint eine fürsorgliche, lindernde Pflege, die schwer kranke und sterbende Patienten und ihre Angehörigen „umhüllt und schützt".

„Palliative Care" ist dabei der Oberbegriff für alle Bereiche der Versorgung, also u. a. die pflegerische, medizinische sowie seelsorgerische. In der Palliative Care stehen der sterbende Mensch und seine Angehörigen im Zentrum des Handelns. Ihre Bedürfnisse und Wünsche entscheiden darüber, was getan wird und was nicht. Palliative Care spiegelt sich viel mehr durch die Haltung der Mitglieder des Palliative-Care-Teams wider als durch bestimmte Handlungen.

46.5.1 Palliative Haltung

Die palliative Haltung, die immer wieder aufs Neue reflektiert wird, ist gekennzeichnet durch 3 Schlüsselbegriffe: Achtung und Wahrung von Autonomie, Würde und Lebensqualität des Betroffenen.

Autonomie • Im Rahmen der Autonomie ist es wichtig, „wahrhaftig" mit dem Betroffenen umzugehen. Dies bedeutet, ihm ehrlich seine Fragen zu beantworten, aber auch sein „Nicht-wissen-Wollen" in einer bestimmten Situation zu akzeptieren und ihn nicht zwanghaft mit der Realität zu konfrontieren. Der Betroffene hat immer eine Wahlfreiheit und darf erwarten, dass seine getroffene Entscheidung akzeptiert wird.

Würde • Ein würdevoller Umgang zeigt sich durch einen sensiblen Umgang mit den Grenzen des Betroffenen und seiner Angehörigen aus. Hierfür müssen die Agierenden das angemessene Nähe-Distanz-Verhältnis immer wieder neu überprüfen.

Lebensqualität • Schließlich steht, sozusagen als übergeordnetes Prinzip, die Lebensqualität des Palliativpatienten im Mittelpunkt: *„Nicht dem Leben mehr Tage, sondern den Tagen mehr Leben geben."* Dieses Zitat stammt von der Ärztin Cicely Saunders (1918–2005), der Begründerin der Palliativen Pflege. Es sagt aus, dass es bei Patienten mit einer unheilbaren Krankheit und einer begrenzten Lebenserwartung nicht sinnvoll ist, das Leben um jeden Preis zu verlängern. Stattdessen sollte eine Betreuung darauf abzielen, ihnen die letzte Phase ihres Lebens so angenehm wie möglich zu gestalten.

> Den *Tagen* mehr *Leben* geben.

46.5.2 Multidisziplinäres Palliative-Care-Team

Viele Kliniken haben heute eine spezielle Palliativstation und/oder ein ambulantes Palliativteam. Auch in manchen Alten- und Pflegeheimen gibt es spezielle palliative Geriatrie-Abteilungen. Ein Palliative-Care-Team setzt sich aus unterschiedlichen Berufsgruppen zusammen. Dies ist wichtig und notwendig, denn nicht nur die körperlichen, sondern auch die seelischen, sozialen und spirituellen Bedürfnisse verändern sich während eines Krankheitsverlaufs. Zu einem Palliative-Care-Team gehören üblicherweise folgende Berufsgruppen:
- Mediziner mit einer speziellen Palliativ-Ausbildung
- Pflegepersonal mit einer speziellen Palliativ-Ausbildung
- Sozialarbeiter
- Seelsorger
- Kunst-, Musik-, Körper- und palliative Atemtherapeuten
- Physio- und Ergotherapeuten
- Psychotherapeuten
- Diätassistenten
- ehrenamtliche Hospizhelfer

Um alle Mitglieder über Veränderungen des Patienten zu informieren und auf dem gleichen Wissensstand zu halten, sollte das Team sich regelmäßig (z. B. wöchentlich) treffen und besprechen. Bei diesen Treffen haben üblicherweise alle ein Mitspracherecht, wenn über einzelne Therapien oder Maßnahmen entschieden wird.

Im Mittelpunkt des palliativen Handelns steht immer die Perspektive des betroffenen Menschen. Hierfür ist eine achtsame und wertschätzende Kommunikation innerhalb des Palliative-Care-Teams eine wichtige Voraussetzung (▶ Abb. 46.6). Jeder sollte ein offenes Ohr für die Meinung und Vorschläge der anderen Mitglieder haben. Denn jeder hat einen unterschiedlichen Blick auf die Gesamtsituation. Am wichtigsten ist aber, die Meinung und den Willen des Patienten zu kennen und zu respektieren und in die Entscheidungsfindung einzubeziehen.

> Der *sterbende Mensch* und seine *Angehörigen* stehen im *Zentrum* des Handelns.

Palliative Care betreut und begleitet Menschen, die an einer unheilbaren Erkrankung leiden. Das sind zum größten Teil Patienten mit einer weit fortgeschrittenen Tumorerkrankung, aber auch Patienten mit internistischen Krankheitsbildern wie Herzinsuffizienz, Lungenfibrose oder Leberzirrhose, neurologischen Erkrankungen wie MS (Multiple Sklerose), ALS (Amyotrophe Lateralsklerose) und Chorea Huntington in einem weit fortgeschrittenen Zustand. Auch demenziell erkrankte Menschen oder Menschen mit AIDS können Palliativpatienten sein sowie betagte multimorbide Patienten in Alten- und Pflegeheimen (palliative Geriatrie) und Menschen mit geistiger Behinderung, die sich in der letzten Phase ihres Lebens befinden.

WISSEN TO GO

Palliative Care

Der Begriff „palliativ" stammt vom lateinischen Wort „pallium" = Mantel. Unter „Palliative Care" fasst man alle Bereiche der Betreuung von unheilbar kranken Menschen und ihren Angehörigen zusammen. Dazu gehören u. a. die Pflege und die seelsorgerische Betreuung Sterbender und ihrer Angehörigen und die medizinische Versorgung von Patienten, die nicht mehr kurativ behandelt werden können.

Abb. 46.6 Palliative-Care-Team.

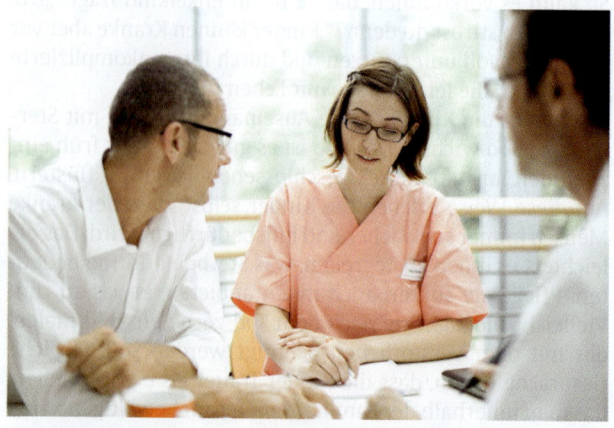

In regelmäßigen Besprechungen werden alle Teammitglieder über Veränderungen und andere wichtige Dinge informiert, sodass alle auf dem gleichen Stand sind.

> Das Ziel von Palliative Care ist nicht, das Leben der Patienten zu verlängern, sondern die letzte Phase ihres Lebens so angenehm wie möglich zu gestalten.
>
> In vielen medizinischen Einrichtungen gibt es heute spezielle Palliative-Care-Teams. Dazu gehören u. a. Mediziner und Pflegepersonal mit einer speziellen Palliativ-Ausbildung, Sozialarbeiter, Seelsorger, Musiktherapeuten, Physio- und Ergotherapeuten und Psychotherapeuten.

46.6 Palliative Pflege

Die Berufsgruppe der Pflegenden verbringt die meiste Zeit mit dem Patienten und den Angehörigen. Daher nehmen Palliative-Care-Pflegekräfte eine wichtige Rolle innerhalb des Palliative-Care-Teams ein. Neben der professionellen Pflege und dem Fachwissen aus der Palliative Care, siehe Symptomkontrolle (S. 820), gehört es zu den Aufgaben von Pflegenden zu erkennen, wann es angebracht und notwendig ist, andere Berufsgruppen in die Behandlung einzubeziehen.

Aufgaben • Die Aufgaben einer Palliative-Care-Pflegekraft sehen grundsätzlich wie folgt aus:
- Betreuung und Begleitung von Patienten vom Zeitpunkt der Aufnahme bis zur Beendigung der Versorgung (Entlassung, Verlegung, Versterben)
- Einbeziehen der Angehörigen
- dauerhafte Präsenz
- Grund- und Behandlungspflege
- Sterbebegleitung
- Erkennen und unterscheiden: Wann braucht der Patient was von wem?
- Vernetzung mit anderen Berufsgruppen
- Grenzen erkennen, setzen und einhalten
- Öffentlichkeitsarbeit

In der Palliativpflege bzw. in der Betreuung Sterbender steht die Lebensqualität des Patienten an oberster Stelle. Dabei stellen Pflegemaßnahmen mitunter eine zu große Belastung dar. Es muss individuell abgewogen werden, welche Maßnahmen einem Sterbenden wirklich nützen, d. h. seine Lebensqualität fördern und ihm zumutbar sind.

Kompetenzen • Für die Arbeit in der palliativen Pflege ist es wichtig, die Fähigkeiten in der nonverbalen und verbalen Kommunikation zu stärken. Für eine gute Kommunikation (S. 121) ist auch die Fähigkeit des aktiven Zuhörens (S. 127) sehr wichtig. Um Betroffenen in jeder Situation einfühlsam die nötige Unterstützung zu bieten, benötigen Pflegende eine besondere Wahrnehmungsfähigkeit, Intuition, Kreativität und Flexibilität. Gerade diese Fähigkeiten können aber nicht erlernt werden, sondern wachsen mit der Berufserfahrung. Daher ist es ratsam, sich als Auszubildender im Palliativbereich an erfahrene Pflegekräfte zu wenden.

> **! Merken** Teamsupervision
> *Um die anspruchsvolle Arbeit im Palliativbereich bzw. bei der Betreuung Sterbender ausüben zu können, ist es empfehlenswert, regelmäßig an Teamsupervisionen teilzunehmen. Hier können Pflegende über die besonderen Belastungen sprechen und sich gegenseitig austauschen.*

46.6.1 Besonderheiten in der Basispflege

Ernährung/Flüssigkeit • Oft haben Angehörige Angst, dass ein Sterbender verhungern oder verdursten könnte. Doch Hunger- und Durstgefühl lassen in der Sterbephase nach. Es steht auch nicht im Vordergrund, unbedingt Kalorien und Flüssigkeit in ausreichender Menge (z. B. über eine Magensonde oder eine Vene) zuzuführen. Eine große Menge Flüssigkeit kann den Körper des sterbenden Menschen sogar zusätzlich belasten.

Pflegende sollten vielmehr darauf achten, durch eine lindernde Mundpflege den Mund feucht zu halten. Zusätzlich können kleine Schlucke Tee oder geschmackvoll angerichtete Häppchen angeboten werden, um für ein angenehmes Geschmackserlebnis zu sorgen. Pflegende sollten nicht versuchen, den Patienten zum Essen oder Trinken zu überreden, wenn ihm nicht danach ist. Auch die Angehörigen sollten ggf. darüber aufgeklärt werden, dass dies nicht sinnvoll ist.

Haut- und Körperpflege • Sterbende Patienten sind i. d. R. so geschwächt, dass eine vollständige Körperpflege sie zu sehr belasten würde. Die Pflege sollte individuell an den Bedürfnissen des Patienten angepasst werden. Wenn er sehr geschwächt, schmerzgeplagt ist oder unter Luftnot leidet, sollte auf die Körperpflege verzichtet werden. Manche Patienten empfinden es als wohltuend, wenn ihnen die Hände oder Füße eingerieben werden. Der Körperkontakt hat meist eine beruhigende Wirkung. Hier können auch Angehörige nach einer Anleitung eingebunden werden.

Ausscheiden • Auch bis dahin kontinente Patienten werden in der Sterbephase meist inkontinent. Das Legen eines Dauerkatheters ist aber i. d. R. nicht angezeigt, da aufgrund der versiegenden Nierenfunktion kaum noch Urin produziert wird. Der Patient sollte stattdessen eine Schutzhose mit Einlagen tragen. Die Einlagen können auch einfach zusammengerollt und zwischen die Beine einer Betroffenen gelegt werden. Bei männlichen Betroffenen kann die Einlage um den Penis „gewickelt" werden. So können die Inkontinenzmaterialien einfach erneuert werden und der/die Betroffene wird durch unnötige Umlagerungen nicht belastet.

Dekubitusprophylaxe • In der Sterbephase haben die meisten Menschen alleine aufgrund fehlender Mobilität ein erhöhtes Dekubitusrisiko. Trotzdem ist eine regelmäßige Umlagerung nicht angezeigt, wenn sie dem Patienten starke Schmerzen verursachen oder eine zu große Anstrengung für ihn bedeuten würde.

> **! Merken** Kein Pflegefehler
> *Ein Dekubitus in einer palliativen Situation ist kein Pflegefehler, sondern in manchen Fällen unvermeidbar. Der Expertenstandard Dekubitusprophylaxe hält dies ausdrücklich in seinen Ausführungen fest (DNQP 2010).*

Mikrolagerungen (S. 408) können hilfreich sein. Pflegende sollten beobachten bzw. erfragen, welche Lagerungen der Patient toleriert bzw. als angenehm empfindet.

Auf Wechseldrucksysteme (S. 409) sollte möglichst verzichtet werden. In der Sterbephase ist die Körperwahrnehmung oft gestört. Eine Wechseldruckmatratze kann diese Störung verstärken und dadurch zu einer Unruhe des Patienten führen. Eine „umgrenzende" Lagerung kann hingegen ängstlichen Patienten ein Gefühl von Geborgenheit vermitteln, siehe Nestlagerung (S. 352). Hierzu wird eine zusammengerollte Decke oder ein Stillkissen mit leichtem Druck rechts und links neben den Patienten gelegt. Auch eine Seitenlagerung ist mit diesem „Nest" möglich.

Andere Prophylaxen • Prophylaktische Maßnahmen sind in der Sterbephase von untergeordneter Bedeutung und sollten individuell im Team bzw. mit dem Patienten und seinen Angehörigen besprochen werden.

WISSEN TO GO

Palliative Pflege – Besonderheiten der Basispflege

Die Lebensqualität eines Sterbenden steht immer an oberster Stelle. Pflegemaßnahmen wie Prophylaxen sind mitunter zu belastend und sollten unterbleiben. So stellt z. B. ein Dekubitus in einer palliativen Situation keinen Pflegefehler dar. Statt regelmäßigen Makrolagerungen sollten lieber Mikrolagerungen durchgeführt werden. Auch die Ernährung und Körperpflege sollten individuell den Bedürfnissen angepasst werden. Hier gilt oft der Grundsatz: „Weniger ist mehr."

46.6.2 Symptomkontrolle

Eine wichtige Aufgabe bei der Pflege unheilbar kranker Menschen ist es, belastende Symptome zu erkennen und bestmöglich zu lindern. Den Pflegekräften kommt dabei eine besondere Rolle unter anderem in der Beobachtung und der Beurteilung zu.

Anamnese • Hilfreich ist es, bei jedem Symptom eine Anamnese zu erheben. Folgende Fragen können dabei hilfreich sein:
- Wann tritt ein Symptom auf?
- Wo tritt es auf?
- Was lindert das Symptom?
- Welche Faktoren verstärken das Symptom?
- Wie intensiv wird das Symptom empfunden? (siehe z. B. Schmerzskalen)
- Wie ist die Qualität des Symptoms?
- Bestehen zeitliche Unterschiede? Tageszeit?
- Hat das Symptom eine Erklärung, eine Deutung?
- Welchen Einfluss hat das Symptom aktuell auf die Lebensqualität?

Die gesammelten Informationen sollten in der Dokumentation festgehalten werden. Bei Veränderungen sollte die Anamnese erneut erhoben werden.

Schmerzen – Total Pain

Schmerz ist medizinisch gesehen ein äußerst komplexes Symptom. Mediziner suchen i. d. R. eine körperliche Ursache dafür. Doch neben physischen Ursachen gibt es weitere Auslöser von Schmerzen. So spricht Cicely Saunders von verschiedenen Gesichtern des Schmerzes und meint damit auch seelischen, spirituellen und sozialen Schmerz, wobei alle Dimensionen die jeweils anderen beeinflussen (▶ **Abb. 46.7**). Sie können sich gegenseitig verstärken bzw. auslösen oder auch lindern. So kann etwa ein Sterbender immer dann unter starken Schmerzen leiden, wenn sein Angehöriger sich von ihm verabschiedet, und umgekehrt können die Schmerzen sich bessern, sobald er Besuch bekommt. Der Abschied bedeutet für den Patienten möglicherweise auch einen Abschied von seinem persönlichen Umfeld, seiner Vergangenheit und Zukunft und seiner eigenen individuellen, bisher erlebten Persönlichkeit.

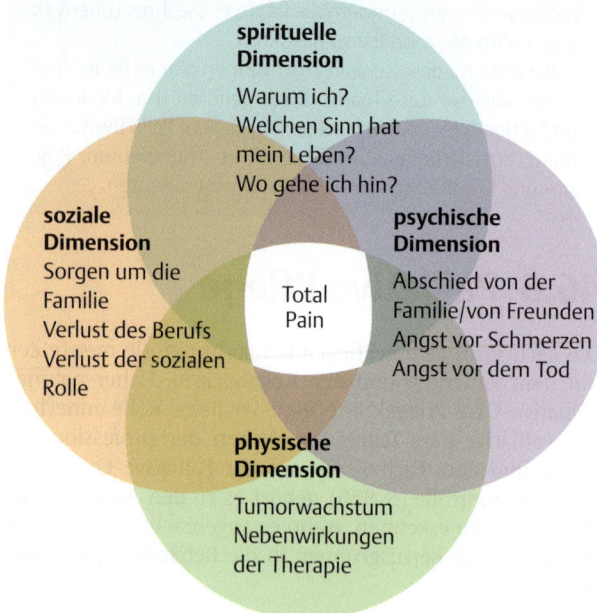

Abb. 46.7 Total Pain.

Schmerz bzw. das Schmerzerleben ist von vielen Faktoren abhängig.

Schmerz hat viele Gesichter.

In der Palliative Care wird der Schmerz also nicht nur als körperliche Sinneswahrnehmung verstanden, sondern in einem umfassenden Zusammenhang. Die Gesamtheit der physischen, psychischen, sozialen und spirituellen Dimension wird als „Total Pain" bezeichnet. Zu einer Schmerztherapie gehören demnach auch Gespräche bzw. eine psychoonkologische Betreuung.

Schmerzen treten bei fast allen Palliativpatienten auf. Eine entsprechende Schmerztherapie unter Berücksichtigung von Begleitsymptomen wie Obstipation oder Übelkeit sollte daher möglichst parallel erfolgen. Nähere Informationen finden Sie im Kap. „Schmerzmanagement" (S. 687).

! Merken Total Pain

Das Modell „Total Pain" lässt sich auch auf andere Symptome eines Palliativpatienten übertragen. Zum Beispiel spielen auch bei Dyspnoe oder Übelkeit psychische, spirituelle und soziale Faktoren eine große Rolle.

Dyspnoe

Neben Schmerzen zählt Dyspnoe zu den häufigen und belastenden Symptomen von Palliativpatienten. Die Atemnot kann körperliche Ursachen haben (z. B. einen Tumor in den Atemwegen), aber ebenso wie Schmerzen durch andere Faktoren beeinflusst werden. Umgekehrt kann starke Atemnot panische Angst auslösen.

ACHTUNG
Informieren Sie immer unverzüglich einen Arzt, wenn ein Sterbender subjektiv unter Luftnot leidet. Die Ursache ist zwar oft nicht therapierbar, aber es kann eine symptomatische Linderung erfolgen, z. B. durch eine Morphingabe.

Atmet der Patient zu schnell, sollten Pflegende ihn dazu anleiten, langsamer zu atmen. Hat der Arzt eine Bedarfsmedikation (z. B. Sauerstoff) angeordnet, sollte diese unverzüglich verabreicht werden. Mehr zu den Maßnahmen bei Dyspnoe lesen Sie im Kap. „Notfallsituationen" (S. 272).

Beispiel Dyspnoe
Herr Müller (Bronchialkarzinom, palliativer Therapieansatz) sitzt „japsend" an der Bettkante. Seine Unterarme sind auf die Oberschenkel gestützt. Obwohl er fast keine Luft mehr bekommt, erzählt er der Pflegerin Karin Schmitt von dem Besuch seiner Ehefrau, der ihn sehr aufgeregt hat. Der Stationsarzt hat für Herrn Müller bei Atemnot eine Sauerstofftherapie angeordnet. Doch als Frau Schmitt ihm diese anbietet, lehnt der Patient ab. Seine Lippen sind bläulich verfärbt, trotzdem erzählt er weiter. Als er fertig ist, möchte er auf die Toilette gehen.

Das Beispiel zeigt, dass das subjektive Empfinden des Patienten immer ernst zu nehmen ist und die Basis für unser Handeln sein sollte. Unsere Beobachtungen können sich mit dem Empfinden des Patienten decken oder auch nicht. Eine palliative Haltung zeigt sich dadurch, dass man sein Gegenüber wahrnimmt, ohne die eigenen „objektiven" Beobachtungen davorzustellen. Herr Müller hatte Atemnot, aber er ist vielleicht daran gewöhnt und hat seine Situation nicht als schlimm empfunden. Für ihn war es wichtiger, dass ihm jemand zuhört. Mitunter können beruhigende Maßnahmen bei Atemnot genauso wichtig oder sogar wichtiger sein als Maßnahmen, die primär die Atmung betreffen.

Es kann aber genauso gut vorkommen, dass eine Pflegefachkraft ein Patientenzimmer betritt und einen Menschen im Bett liegen sieht, der ruhig und regelmäßig atmet, der Pflegefachkraft gegenüber aber schwere Atemnot angibt und die Bedarfsmedikation einfordert. Das subjektive Empfinden des Patienten muss immer ernst genommen werden.

Übelkeit und Erbrechen

Auch unter Übelkeit bzw. Erbrechen leiden sehr viele Patienten in den letzten Wochen und Tagen ihres Lebens. Sie können zusammen, aber auch jeweils unabhängig voneinander auftreten. Die überwiegend medikamentöse Therapie gestaltet sich leider häufig aufgrund vielfältiger Ursachen (z. B. Ileus, Obstruktion) schwierig. Unterstützend zur Medikation können zeitgleich pflegerische Maßnahmen zur Linderung der Beschwerden eingeleitet werden. Mehr dazu lesen Sie im Kap. „Pflege von Patienten mit malignen Tumoren" (S. 776).

Bei Übelkeit und Erbrechen ist ein hohes Maß an Sensibilität der Pflegenden gefragt. So können Patientenäußerungen wie „Mir ist übel" oder „Mir geht's schlecht" wie beim Total Pain (S. 820) auch psychische Aspekte aufzeigen. In anderen Fällen möchten Patienten möglicherweise trotz wiederkehrenden Erbrechens nicht auf eine Mahlzeit verzichten. Das beste Vorgehen und die möglichen Konsequenzen sollten gemeinsam mit dem Patienten, seinen Angehörigen und einem Arzt besprochen werden.

Beispiel Übelkeit und Erbrechen
Herr Licha hat eine fortgeschrittene Tumorerkrankung mit Verdacht auf Ileus und wurde vor Kurzem auf die Palliativstation verlegt. Er hat aufgrund von Übelkeit und rezidivierendem Erbrechen bereits seit 2 Wochen nicht mehr gegessen und wird parenteral ernährt. Eine liegende Entlastungs-Magensonde fördert kontinuierlich Magensekret. Gegen Übelkeit und Erbrechen und gegen die Schmerzen erhält Herr Licha eine intravenöse Dauerinfusion. Herr Licha hat weiterhin eine leicht anhaltende Übelkeit, die sich aber unter der Infusionstherapie gebessert hat, und er leidet nicht mehr unter Erbrechen. Nach einem Tag bittet er das Palliative-Care-Team, die Magensonde zu entfernen, da er diese als unangenehmen Fremdkörper empfinde. Er wird über das mögliche wiederkehrende starke Erbrechen nach Entfernen der Sonde aufgeklärt, doch dies ändert nichts an seinem Entschluss. Die Sonde wird unter großen Zweifeln des Teams entfernt. Kurze Zeit später äußert Herr Licha den Wunsch, Nudeln mit Soße zu essen. Auch bei diesem Wunsch äußern die Teammitglieder ihre Befürchtung, dass dadurch Erbrechen ausgelöst werden könnte. Letztendlich organisieren aber seine Angehörigen aus einem nahegelegenen Restaurant eine kleine Portion Bandnudeln mit Bratensoße. Als der Patient das Essen sieht, strahlt er über das ganze Gesicht. Er isst wenige Happen und genießt das Geschmackserlebnis sichtlich und ohne zu erbrechen.

Auch wenn dies vielleicht befremdlich erscheinen mag: Viele Palliativpatienten essen mit Genuss trotz des Risikos, dass sie die Mahlzeit nicht im Magen behalten werden. Dabei tritt das Schmecken und Riechen in den Vordergrund – nicht die Nahrungsaufnahme zur Energieversorgung.

! Merken Bedürfnisse umsetzen
Die Bedürfnisse des Patienten wahrnehmen und sie nach Möglichkeit befriedigen – dies fällt nicht immer leicht, da wir uns als Pflegende verantwortlich fühlen und negative Folgen vermeiden wollen. Aber was Pflegende für das Beste halten, muss nicht immer auch das Beste für das Wohlergehen des Patienten bedeuten. Deshalb ist es wichtig, die eigenen Befürchtungen auszusprechen und eine gemeinsame Lösung zu finden.

Obstipation

Eine Verstopfung kann auch in der letzten Lebensphase erheblich belasten und außerdem zu Übelkeit führen. Da Palliativpatienten aber oft nur wenig trinken und essen, in ihrer Bewegung eingeschränkt sind und oft eine Analgesie mit Opioiden erhalten, sind sie für eine Obstipation besonders gefährdet. Pflegende sollten daher frühzeitig Maßnahmen einleiten bzw. den zuständigen Arzt auf die Gabe von Abführmitteln (Laxanzien) ansprechen, siehe auch Obstipationsprophylaxe (S. 426). Bei einer Erhöhung der Opioiddosis sollte auch an eine Erhöhung der Laxanzien gedacht werden.

Milch-Honig-Einlauf • Neben den bekannten medikamentösen Abführmitteln gibt es auch sanfte Alternativen. Eine Variante ist der Milch-Honig-Einlauf. Hierfür wird benötigt:
- 500 ml H-Milch
- 1 Portion Honig (ca. 25 g)
- 1 hohes Gefäß
- 1 Sekretbeutel ohne Ablaufventil
- 1 Darmrohr
- Mikrowelle

Die Milch wird in das Gefäß gefüllt, leicht erwärmt (Test an der Unterarminnenseite wie bei einer Babyflasche) und der Honig unter Rühren aufgelöst. Anschließend wird die

Deckkappe des Sekretbeutels entfernt und der Verschluss in die Milch gehalten. Wird der Beutel nun unter das Niveau des Gefäßes gehalten und von den Seiten her vorsichtig auseinandergezogen, füllt er sich mit dem Milch-Honig-Gemisch. Das Fett in der Milch weicht den Stuhlgang auf, er wird weicher und gleitet besser. Der Honig hält Flüssigkeit im Darm. Dieser Einlauf kann auch als Hebe-Senk-Einlauf angewendet werden. Der Milch-Honig-Einlauf ist schonend und kostengünstig. Mehr zur Durchführung eines Einlaufs finden Sie im Kap. „Darmeinläufe und Stomapflege" (S. 528).

Kolonmassage • Auch eine Kolonmassage durch einen Physiotherapeuten oder eine geschulte Pflegefachkraft kann bei einer Obstipation helfen. Dabei wird die Bauchdecke vorsichtig in Richtung der Dickdarmpasssage massiert, d.h. langsam kreisend im Uhrzeigersinn oberhalb des aufsteigenden, querverlaufenden und absteigenden Darmes. Dadurch wird der Darm angeregt, seinen Inhalt in die richtige Richtung zu transportieren.

Mundtrockenheit

Sterbende Patienten atmen oft durch den Mund, sodass die Schleimhäute schnell austrocknen. Zusätzlich kann sich die Mundschleimhaut aufgrund verschiedener Erkrankungen verändern. Ein trockener und borkiger Mund kann die Lebensqualität eines Patienten sehr stark beeinträchtigen. Das pflegerische Ziel sollte ein dauerhaft feuchter Mund sein.

Dabei helfen einfache Maßnahmen, die den Speichelfluss anregen, z.B. Lutschen von gefrorenen Ananas- oder Obststücken. Hierzu können ein paar Obststücke in einen leeren Tropfenbecher gegeben, mit einem beschrifteten Deckel versehen und eingefroren werden. Alle Arten von Flüssigkeiten (wie Bier, Saft, oder Sekt), die der Patient gerne zu sich genommen hat, eignen sich in Form von kleinen Eiswürfeln zum Lutschen oder als Flüssigkeit zum Auswischen des Mundes. In vielen Einrichtungen werden auch Sprühflaschen zur Mundbefeuchtung verwendet und mit der Lieblingsflüssigkeit gefüllt.

ACHTUNG
Verwenden Sie wegen einer Aspirationsgefahr keine Sprühflasche, wenn der Patient in seinem Bewusstsein eingeschränkt ist.

Pflegende sollten die Mundpflege bei Schluckstörungen nur vorsichtig mit kleinen Mengen Flüssigkeit durchführen. Eine behutsame Lippenpflege als erste Berührung kann bei Bewusstlosen dazu führen, dass sie ihren Mund bereitwilliger öffnen lassen.

Um langfristig Linderung zu verschaffen, kann eine häufige Mundbefeuchtung (z.B. halbstündlich) notwendig sein. Entsprechend angeleitet, können Angehörige diese Aufgabe übernehmen. In vielen Fällen sind sie froh, dem Sterbenden auf diese Weise helfen zu können.

Auch bei der Mundpflege steht die Lebensqualität des Patienten an oberster Stelle. Möglicherweise hat der Patient bereits eine Mykose (S. 1321). Unter „normalen Umständen" wäre Mundpflege mit einer zuckerhaltigen Flüssigkeit wie Cola hier undenkbar – in einer palliativen Situation steht die Behandlung der Mykose hinter der Lebensqualität (▶ **Abb. 46.8**).

Abb. 46.8 Mundpflege.

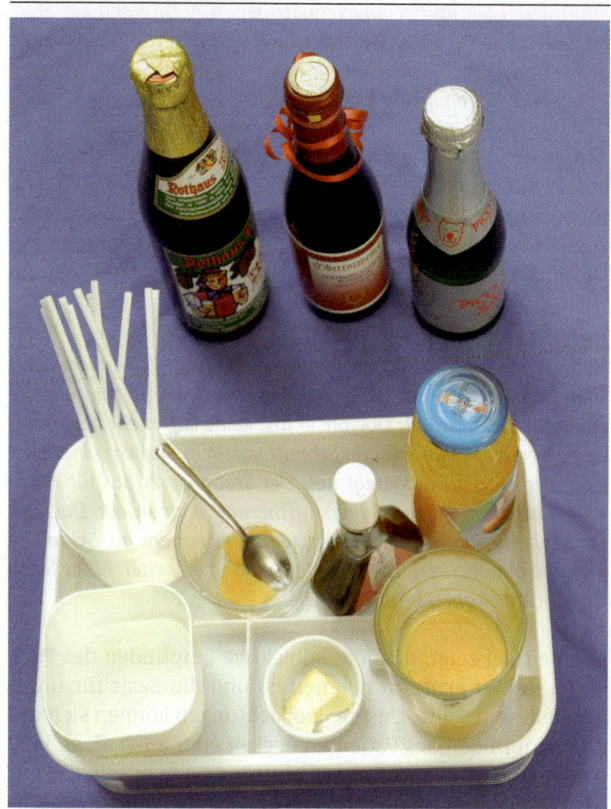

Zur Befeuchtung der Mundschleimhaut sollten Mittel gewählt werden, die der sterbende Mensch gerne mag.

> ### WISSEN TO GO
>
> **Palliative Pflege – Symptomkontrolle**
>
> - **Schmerzen/Total Pain:** Eine Schmerztherapie ist in der Sterbephase fast immer notwendig. Neben körperlichen Schmerzen gibt es aber auch seelische, spirituelle und soziale Schmerzen. Alle diese Dimensionen zusammen ergeben den „Total Pain". Sie können sich gegenseitig auslösen, verstärken oder lindern.
> - **Dyspnoe:** Sie kann panische Angst auslösen. Bei Sterbenden ist sie meist nicht ursächlich behandelbar, eine symptomatische Linderung steht im Vordergrund. Das subjektive Empfinden bzw. die Bedürfnisse der Patienten sollten immer ernst genommen werden. In manchen Fällen gibt es seelische Auslöser und ein Gespräch hilft mehr als Medikamente.
> - **Übelkeit und Erbrechen:** Sie treten bei Sterbenden sehr oft auf. Mitunter können auch medikamentöse Maßnahmen nicht ausreichend helfen. Selbst dann kann der Wunsch bestehen, etwas zu essen. Gemeinsam mit dem Patienten, seinen Angehörigen und dem Arzt sollte über das beste Vorgehen gesprochen werden.
> - **Obstipation:** Bewegungsmangel, Schmerztherapie, eingeschränkte Flüssigkeitsaufnahme und andere Faktoren können zu Obstipation führen. Frühzeitig sollten schonende Maßnahmen zur Obstipationsprophylaxe eingeleitet werden.
> - **Mundtrockenheit:** Sterbende atmen oft über den Mund. Damit die Mundschleimhaut nicht austrocknet, sollte sie häufig befeuchtet werden. Dazu eignen sich alle Arten von Flüssigkeiten, die der Patient gerne zu sich genommen hat. Das Lutschen von gefrorenen Ananas- oder Obststücken kann den Speichelfluss anregen.

Angst

Selbst das beste Palliative-Care-Team kann einem Sterbenden nicht die Angst vor dem Tod nehmen, denn niemand weiß sicher, was mit oder nach dem Tod kommen wird. Dennoch kann es einem Sterbenden helfen, wenn man ihm beisteht und mögliche Ängste offen anspricht. Denn Unausgesprochenes kann Unsicherheiten verstärken und Furcht auslösen. Manche Ängste können durch ein Gespräch reduziert werden, z. B. die Angst vor Schmerz oder Luftnot. Denn palliativmedizinische Maßnahmen sollen diese Symptome so weit lindern, dass sich die Patienten nicht quälen müssen. Bereits diese Gewissheit kann Patienten und deren Familien beruhigen. Bei Bedarf sollten Pflegende vorschlagen, einen **Hospizhelfer** oder auch **Psychoonkologen** hinzuzuziehen.

Pflegende sollten einem sterbenden Menschen immer auch einen **Seelsorger** anbieten, um Ängste zu mildern. Selbst wenn der Patient in früheren Zeiten nicht religiös oder kein großer Kirchgänger gewesen ist, kann ein Gespräch mit einem Pfarrer helfen und erwünscht sein, wenn das Ende des Lebens unmittelbar bevorsteht. Bei einer nicht christlichen Religionszugehörigkeit kann evtl. die Familie des Sterbenden einen Beistand organisieren. Die meisten Pflegedirektionen oder Sozialdienste verfügen außerdem über Kontaktadressen entsprechender Institutionen.

Medikamentös können **Angstlöser** (Anxiolytika) helfen. Diese können zwar Müdigkeit auslösen, bzw. eine bestehende Müdigkeit verstärken, viele Patienten empfinden dies in der finalen Phase aber sogar positiv.

Unruhe

Unruhe tritt meist als Symptom in der finalen Phase auf, wenn der Patient nicht mehr klar orientiert ist. Sie kann sich folgendermaßen äußern:
- Die Patienten nesteln herum.
- Sie verändern besonders häufig ihre Lage im Bett.
- Sie wollen immer wieder aufstehen.
- Sie stecken ihre Beine wiederholt durch die Bettgitter.
- Sie stöhnen ständig laut oder rufen nach Hilfe.

Pflegende sollten versuchen herauszufinden, ob die Unruhe einen bestimmten Grund hat. Möglicherweise hat der Patient Stuhl- oder Urindrang oder das dauerhafte Liegen verursacht ihm Schmerzen. Oftmals ist es aber nicht möglich, die Ursache herauszufinden. Möglicherweise entsteht die Unruhe durch die Angst vor dem Unbekannten und Ungewissen. Pflegende sollten sich Zeit nehmen, vielleicht die Hand des Patienten halten, beruhigend zu ihm sprechen oder ein Lied summen.

Nicht immer fühlt sich der Patient unwohl, wenn er durch Unruhezeichen auffällt. Für seine Angehörigen kann es z. B. belastend sein, wenn der Patient ständig laut stöhnt, aber er selbst scheint trotz des Stöhnens zu schlafen.

Falls die Ursache der Unruhe nicht zu beseitigen ist, sind unter Umständen beruhigende Medikamente angezeigt (**Sedativa**). Diese Medikamente wirken oft auch angstlösend. Obwohl auch sie müde machen können, wird der Eintritt des Todes durch sie nicht beschleunigt.

ACHTUNG
Es muss immer sorgfältig zwischen einer finalen Unruhe und einer geistigen Verwirrung unterschieden werden. Auch hier ist eine entsprechende medikamentöse Hilfe möglich.

Juckreiz

Juckreiz kann vielfältige Ursachen haben und ist meist ein sehr quälendes Symptom für die betroffenen Patienten.

Manche Schmerzmittel können Juckreiz auslösen. Dann ist ein Wechsel zu einem anderen Wirkstoff ratsam. Ebenso können Stoffwechselerkrankungen Juckreiz verursachen. Bei Erkrankungen der Leber tritt sehr oft ein starker quälender Juckreiz auf. Einreibungen mit kühlenden Lotionen oder Ölen können Linderung bringen. Oftmals empfinden Patienten gekühlte Lotionen als angenehm. Hierzu kann die persönliche Lotion des Patienten im Kühlschrank aufbewahrt werden.

Symptomatisch helfen Antihistaminika (S. 1147). Manche von ihnen verstärken ähnlich wie Opioide die Müdigkeit.

Müdigkeit und Schwäche

Fast alle Palliativpatienten sind aufgrund ihrer fortgeschrittenen Erkrankung in ihrer Leistungsfähigkeit eingeschränkt und brauchen zunehmend mehr Schlaf. Dieser Zustand wird auch als Fatigue bezeichnet (S. 782). Die notwendige Schlafdauer kann im Verlauf auf bis zu 20 Stunden steigen. Pflegende sollten darauf achten, dass der Patient ausreichend lange Ruhephasen hat und die wenige wache Zeit für ihn bestmöglich genutzt wird, z. B. für Besuche der Angehörigen. Stehen z. B. für den Patienten wichtige Erledigungen oder Familienfeste an, sollte er vorher mit seinen Kräften haushalten und sich ausruhen. Ausführliche Informationen zu Fatigue finden Sie im Kap. „Pflege von Patienten mit malignen Tumoren" (S. 782).

Exulzerierende Wunden

Offene (exulzerierende) Wunden (z. B. durch einen Tumor) sind für Patienten, Familienmitglieder und betreuende Mitarbeiter eine große Herausforderung. Sie sind nach außen sichtbar und können das Schamgefühl der Betroffenen verletzen. Außerdem verbreiten sie oft einen sehr intensiven und üblen Geruch. Pflegende sollten mit Feingefühl vorgehen, Probleme aber offen ansprechen, um eine gemeinsame Lösung zu finden, z. B. Durchlüften nach dem Verbandwechsel.

> **WISSEN TO GO**
>
> **Palliative Pflege – Symptomkontrolle**
>
> - **Angst:** Mögliche Ängste sollten offen angesprochen werden. Bei Bedarf sollte ein Seelsorger, Hospizhelfer oder Psychoonkologe hinzugezogen werden. Medikamentös können Anxiolytika eingesetzt werden.
> - **Unruhe:** Nestelt ein Sterbender herum, verändert er häufig seine Lage im Bett, will ständig aufstehen, steckt seine Beine wiederholt durch das Bettgitter oder ruft er laut um Hilfe oder stöhnt, sollte versucht werden, die Ursache herauszufinden. Möglicherweise hat er Schmerzen oder muss auf die Toilette? Unter Umständen sind beruhigende Medikamente angezeigt.
> - **Juckreiz:** Erkrankungen der Leber, Stoffwechselstörungen oder bestimmte Medikamente (Sedativa) können zu einem quälenden Juckreiz führen. Kühlende Einreibungen und die Gabe von Antihistaminika sind mögliche Maßnahmen.
> - **Müdigkeit und Schwäche:** Bei Sterbenden kann die notwendige Schlafdauer enorm steigen. Es sollte darauf geachtet werden, dass die Patienten ausreichend lange Ruhephasen haben und die wenige wache Zeit bestmöglich genutzt wird.

- **Exulzerierende Wunden:** Offene und eitrige Wunden können das Schamgefühl der Patienten verletzen. Behutsam sollte über mögliche Probleme gesprochen und z. B. durch Lüften nach dem Verbandwechsel intensive üble Gerüche verhindert werden.

46.6.3 Basale Stimulation

In der letzten Lebensphase kommt es häufig zu starker Müdigkeit bis hin zu Dauerschlaf oder zu starker Verwirrtheit. Dann können Außenstehende nur schwer Kontakt mit dem Patienten aufnehmen. Besonders die Angehörigen sind dadurch oft stark verunsichert und belastet. Eine wertvolle Hilfe, um den Kranken trotzdem zu erreichen, bietet die „Basale Stimulation". Sie will durch gezielte Reize die verbliebenen Wahrnehmungsfähigkeiten der Patienten ansprechen. Das können z. B. optische, akustische oder auch andere Reize sein (▶ Abb. 46.9). Auch Laien können darin angeleitet werden. So können sie z. B. mit Massagebällen die Druckrezeptoren der Haut auf angenehme Weise anregen oder dem Patienten einen bekannten Duft von zu Hause mitbringen, z. B. Blumen aus dem Garten, die er besonders mag.

Die Wahl der Sinnesebene sollte nach den Vorlieben, Gewohnheiten und Interessen des Sterbenden getroffen werden. Ausführliche Informationen zu den Maßnahmen lesen Sie im Kap. „Grundlagen der Basalen Stimulation" (S. 864).

Abb. 46.9 Optische Stimulation.

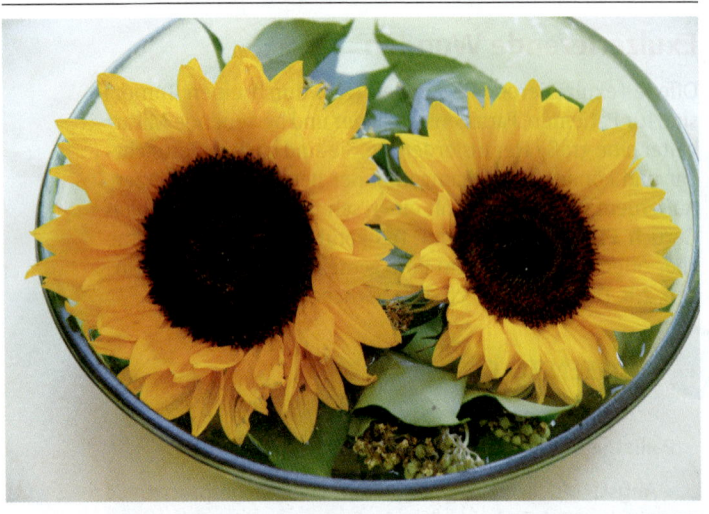

Blumen, die ein Mensch besonders mag, können die visuelle Wahrnehmung anregen.

ACHTUNG
Eine Überreizung wirkt sich eher negativ auf den Betroffenen aus, da er zu viele Eindrücke kaum einordnen kann und dadurch seine Unruhe verstärkt wird. Beobachten Sie Gestik, Mimik, Muskeltonus, Atemfrequenz des Patienten und beurteilen Sie darüber die Wirkung der Maßnahme.

Aromapflege/Wickel und Auflagen • Duftöle (ätherische Ölen) können entspannend, angst-, krampf- oder schleimlösend wirken. Man kann sie in stark verdünnter Form entweder inhalativ oder über die Haut verabreichen. Wobei Waschungen, Wickel, Auflagen, Massagen und Einreibungen mit Duftölen eine besondere Form der Zuwendung sind. Schwerstkranke Menschen und deren Angehörige empfinden sie oft als „Balsam für Leib und Seele". Es gibt eine spezielle Ausbildung zum Aromatherapeuten. Viele Palliativ- bzw. Hospizfachkräfte haben eine solche Ausbildung absolviert. Angehörige sind aber oft dankbar, wenn sie selbst dazu angeleitet werden, einen Sterbenden zu massieren. Dadurch fühlen sie sich aktiv eingebunden und weniger hilflos.

Ätherische Öle können auch in Form von Duftkerzen oder Lampen für einen angenehmen Duft im Raum sorgen.

! Merken Hautreizung
Konzentrierte ätherische Öle sind hautreizend. Sie sollten nur in einer geeigneten Dosierung verwendet werden.

WISSEN TO GO

Basale Stimulation

Als Basale Stimulation bezeichnet man das Durchführen gezielter – möglichst angenehmer – Reize, um die verbliebenen Wahrnehmungsfähigkeiten von Patienten anzusprechen, bei denen eine normale Kommunikation nicht möglich ist.

Auch in der letzten Lebensphase können z. B. Düfte, Berührungen oder optische Effekte zum Einsatz kommen, um mit dem Patienten in Kontakt zu treten. Eine Überreizung sollte aber vermieden werden, um Unruhe nicht zu begünstigen. Eine besondere Form der Stimulation ist die Aromapflege z. B. mit Wickeln und Auflagen.

47 Kultursensible Pflege

47.1 Grundlagen

Viele Menschen denken bei dem Wort „Kultur" zuerst an Kunst, Malerei, Musik, schwere Opern usw. Aber das sind nur kleine Bausteine, die die Kultur einer gesamten Gesellschaft ausmachen. Eine Kultur im engeren Sinne. Ein weiter gefasster Begriff von Kultur beschreibt, wie wir aufgewachsen sind und wie wir leben: in welcher Nation, in welcher Ethnie. Wie hat uns unsere Familie (z. B. Tischsitten, moralisch-ethische Vorstellungen) oder unser Land (welche Staatsform? Welche Geschichte?) geprägt? Wie auch immer ein Mensch lebt – er (und die Gruppe, der er sich angehörig fühlt) hat stets bestimmte **Vorstellungen vom Leben**.

Geprägt werden diese vorrangig durch historische, soziologische und ethnografische Aspekte. Daraus erwachsen auch verschiedene **politische Strukturen**, **Philosophien**, **spirituelle Vorstellungen** oder **Religionen**. Diese großen Muster bilden die Bezüge, in denen wir essen und trinken, entscheiden, bewerten und uns entwickeln. Kultur ist dabei mit einem Eisberg vergleichbar. Der „sichtbare" Teil enthält z. B. **Sprache**, **Essen** und **Kleidung**. Unter der Oberfläche befindet sich ein nicht sofort erkennbarer Teil, z. B. **Überzeugungen**, **Verhaltensweisen**, **Werte** und **Wahrnehmungsmuster**.

Definition Kultur
Kultur kann in ihrem weitesten Sinne als die Gesamtheit der einzigartigen geistigen, materiellen, intellektuellen und emotionalen Aspekte angesehen werden, die eine Gesellschaft oder eine soziale Gruppe kennzeichnen (UNESCO Weltkonferenz 1982).

Seien Sie sich stets bewusst: Wenn 2 Menschen unterschiedlicher Kulturen aufeinandertreffen, dann sehen und bewerten sie den Gegenüber immer durch ihre eigene kulturelle „Brille". Sie werden das Verhalten ihres Gegenübers anhand ihrer eigenen Werte und Einstellungen deuten und einordnen. Wir bewerten zuerst das, was wir sehen. Das hat mitunter Potenzial für Missverständnisse. Denn:
- Wir sind uns nur zu einem kleinen Teil bewusst, wie wir kulturell programmiert sind.
- Wie wir uns von kulturell anders geprägten Menschen unterscheiden, hängt vor allem vom nicht sichtbaren Teil ab, also Einstellungen, Glauben usw. Das zu erkennen, braucht meist Zeit – für Gespräche und für das Kennenlernen.

Beispiel Blickkontakt
Amina, 16 Jahre alt, wanderte mit ihrer Familie von Algerien nach Deutschland ein. In der Schule fordert der Lehrer sie auf, ihn anzuschauen, wenn sie mit ihm redet. Von ihrem Vater hatte sie gelernt, niemanden im Gespräch direkt anzuschauen, weil dies unhöflich ist.

Beispiel Kindererziehung
Alexandra und Nuriye lernen sich in der Klinik als junge frischgebackene Mütter kennen. Sie kommen ins Gespräch über Kindererziehung und sind ganz erstaunt über ihre jeweiligen Vorurteile. Alexandra denkt, dass Nuriye ihre Tochter sicher streng erziehen wird, Nuriye geht davon aus, dass Alexandras kleines Mädchen antiautoritär aufwachsen wird. Beide Erziehungs- und Kulturbilder werden nicht bestätigt. Nuriye plädiert stark für eine liberale und aufgeschlossene Erziehung – Alexandra befürwortet eine klare und geordnete Erziehung ihrer Tochter.

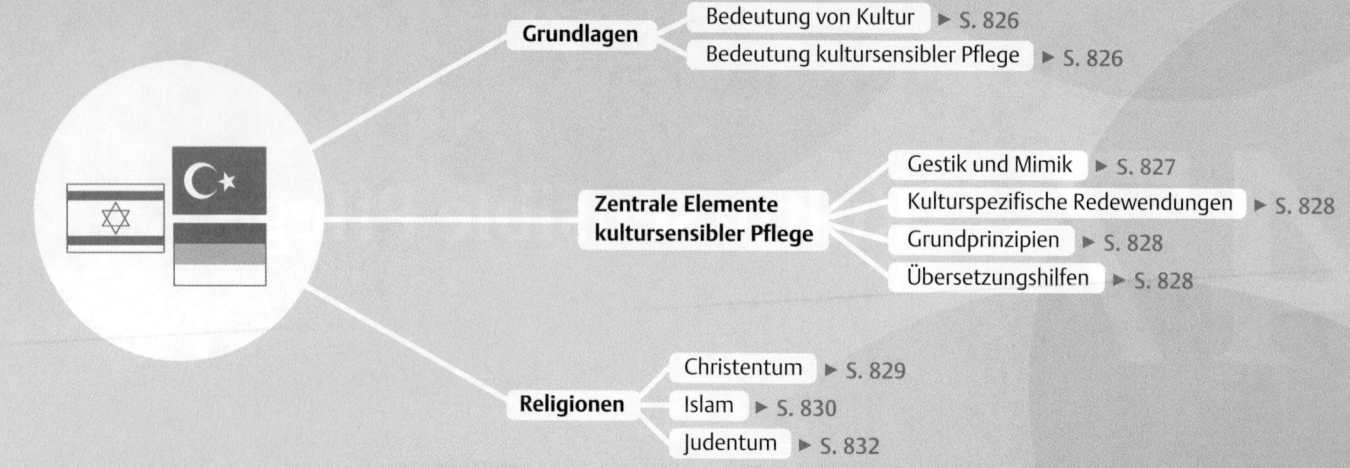

47.1.1 Bedeutung von Kultur

Kultur schafft Identität. Im Laufe seines Lebens erfährt ein Mensch stets Neues, er erlebt unterschiedliche Situationen und lernt jeden Tag etwas hinzu – aus der Summe der Eindrücke und seines Wissens konstruiert jeder Mensch sein eigenes Ich.

Zum einen auf der persönlichen Ebene: Wie kleidet sich ein Mensch, was sind seine Überzeugungen, welche Musik liebt er? Zum anderen heißt kulturelle Identität, dass sich der Einzelne einer sozialen Gruppe oder einem Kollektiv zugehörig fühlt. Etwa weil die Mitglieder Gleiches denken oder ausdrücken. Sie leben z. B. in einer Gesellschaft, einem kulturellen Milieu oder einer Subkultur zusammen. Was Identität dabei stiftet, ist die Vorstellung, sich von anderen Individuen oder Gruppen zu unterscheiden – sich also etwa über Sprache, Religion, Nation, Wertvorstellungen, Sitten und Gebräuche zu definieren.

Jeder Mensch schafft sich also eine Identität, indem er sich von „anderen" oder einem „Fremden" abgrenzt. Gleichzeitig sucht er in seiner gewählten kulturellen Gruppe Sicherheit und Heimat. Zwischen Gruppen mit unterschiedlicher kultureller Identität können sich verschiedene Dynamiken entwickeln, z. B. (▶ Abb. 47.1):

- Angst vor dem Fremden und Ablehnen des Anderen kann sich zu Verunsicherung, gar Hass entwickeln.
- Wird eine Gruppe durch eine andere unterdrückt und/ oder ausgebeutet, werden die Mitglieder wahrscheinlich enger zusammenrücken und in ihrer kollektiven Identität Stärke suchen.

Zu wünschen ist sicherlich, dass sich die Gruppen offen und neugierig begegnen. Dass sie sich voneinander erzählen und sich dadurch verstehen lernen. Denn obwohl man vielleicht nicht an denselben Gott glaubt oder einen ähnlichen Modestil bevorzugt, kann man sehr gut miteinander leben.

47.1.2 Bedeutung kultursensibler Pflege

Die Bedeutung der kultursensiblen Pflege wird in den kommenden Jahren steigen, denn auch die Zahl der Menschen mit Migrationshintergrund wird in Kliniken und Wohnstätten zunehmen. Der Grund liegt in der Altersstruktur: Der größte Teil der Migranten kam zwischen Mitte der 50er und Anfang der 70er Jahre nach Deutschland, um hier zu arbeiten. Die Politik hatte diese Maßnahme eigentlich nur als vorübergehend geplant. Doch viele der Menschen blieben in Deutschland.

Für Pflegende mit einem ganzheitlichen und patientenorientierten Pflegeverständnis gilt es, die „fremde" Kultur zu verstehen und ihre Gepflogenheiten zu beachten. Sicherlich benötigt das ein hohes Maß an sozialer Kompetenz und Toleranz gegenüber dem Unbekannten oder dem Neuen. Der Kontakt und Umgang mit Menschen anderer Kulturkreise erfordert zusätzliches Kulturwissen von Pflegenden und eine klare innere Bereitschaft, sich auf „Eigenarten" fremder Kulturmerkmale einzulassen. Binden Pflegende die Wünsche und Bedürfnisse (kulturelle, religiöse oder spirituelle) des Patienten nicht ein, entstehen schnell Missverständnisse, die die Genesung, die Pflege an sich oder den Aufenthalt nachhaltig behindern und die Pflegebeziehung stören.

Abb. 47.1 Kulturelle individuelle Identität.

[Abbildung: Kulturelle Identität – Individuelle Identität mit Zugehörigkeitsgefühl, Wissen, Individualität, Abgrenzung, Eindrücke; Kollektiv: Sicherheit, Heimat, Stärke; Dynamik: Offenheit, Neugierde, Abgrenzung, Vorurteile]

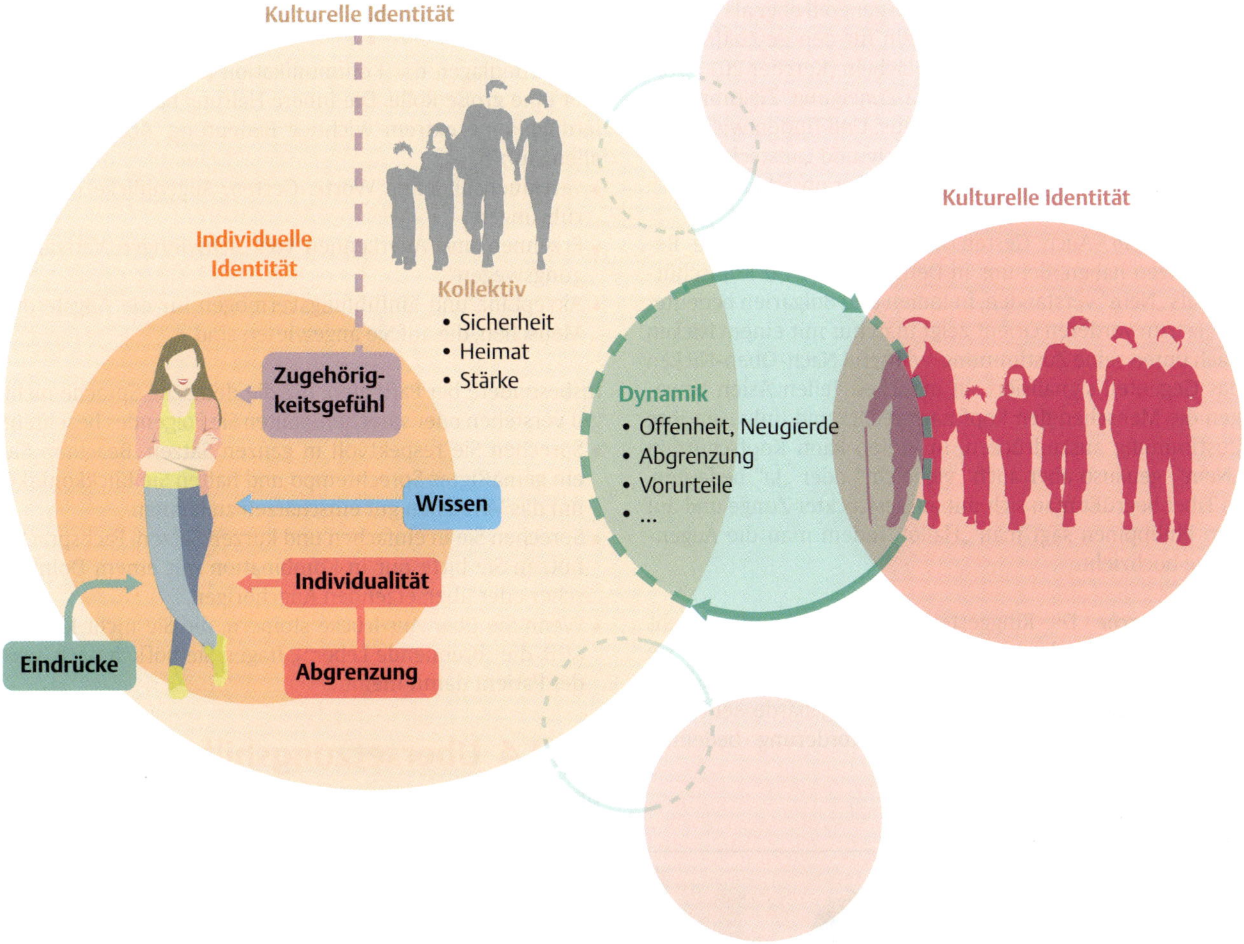

Jeder Mensch will sich abgrenzen, aber auch Sicherheit und Heimat in einer kulturellen Gruppe finden.

WISSEN TO GO

Was ist Kultur?

Kultur kann in ihrem weitesten Sinne als die Gesamtheit der einzigartigen geistigen, materiellen, intellektuellen und emotionalen Aspekte angesehen werden, die eine Gesellschaft oder eine soziale Gruppe kennzeichnen.

Kultur setzt sich zusammen aus verschiedenen Bausteinen, die ein Individuum formen, z. B. Wissen, Erfahrung, Ansichten, Geschichte, Religion, Philosophie. Dabei ist Kultur vergleichbar mit einem Eisberg: Der größte Teil liegt außerhalb des sichtbaren Bereichs.

Kultur schafft die Identität eines jeden. Kulturelle Identität bedeutet aber auch, dass sich der Einzelne einer sozialen Gruppe oder einem Kollektiv zugehörig fühlt. Wenn wir einem „Fremden" begegnen, werden wir ihn immer durch unsere kulturelle Brille betrachten und bewerten.

47.2 Zentrale Elemente kultursensibler Pflege

Nicht nur die gesprochene Sprache, auch die Körpersprache drückt aus, was ein Mensch gerade denkt oder fühlt. Die Körperhaltung sowie Mimik und Gestik spiegeln die inneren Bilder und aktuellen Befindlichkeiten. Im Umgang mit Patienten sind Pflegende aufgefordert, diese inneren Bilder des anderen zu verstehen, zu beachten und zu respektieren, auch wenn sie ihnen fremd und eigenartig erscheinen.

ACHTUNG
Uns vertraute Gesten haben in andere Kulturen vielleicht andere Bedeutungen – was in der Praxis schnell zu Missverständnissen führen kann.

47.2.1 Gestik und Mimik

Der Augen-Blick • In westlichen Ländern ist der Augenkontakt, also dem Gegenüber ins Gesicht zu schauen, selbstverständlich und gilt darüber hinaus als ein Zeichen von Ehrlichkeit. Wer Blicken ausweicht, könnte etwas zu verbergen haben. Das ist in einigen asiatischen Kulturen völlig anders. Dort ist der Augenkontakt eher untersagt – als ein Zeichen des Respekts vor dem Anderen (v. a. gegenüber Vorgesetzten oder einem anderen Mann als dem Ehemann). Treffen die-

47 Kultursensible Pflege

se Kulturen – z. B. bei einem Geschäftstreffen – aufeinander, können darüber Irrtümer entstehen.

Das Lächeln • Bei uns gilt ein Lächeln generell eher als freundlich. Aber Japaner z. B. haben allein für den geschäftlichen Bereich 6 verschiedene Arten zu lächeln (Kercher 2013). Sie drücken darüber wahlweise etwa Zuneigung, Zustimmung, Entschuldigung oder Ablehnung aus. Und finden wir in unserer Kultur lautes Lachen als positiv und „ansteckend", so halten Japaner es eher für unhöflich oder unsicher.

Kopfschütteln • Auch Gesten können unterschiedliche Bedeutungen haben. Bei uns in Deutschland wird Kopfschütteln als „Nein" verstanden, in Indien und Bulgarien bedeutet es „Ja". Im vorderen Orient zeigt man nur mit einem Nicken nach unten seine Zustimmung, während Nach-Oben-Nicken das Gegenteil signalisiert. In manchen Teilen Asien bewegen die Menschen den Kopf nach rechts und links, um ihre Zustimmung auszudrücken. In Indien kann Kopfschütteln „Nein", genauso aber auch „vielleicht" oder „Ja" bedeuten. In Tibet begrüßt man sich mit ausgestreckter Zunge und auf den Philippinen sagt man „Hallo", indem man die Augenbraue hochzieht.

Zeichensprache • Die Ringgeste steht in Europa meist steht für „okay", in Frankreich und Italien hingegen bedeutet sie „null" oder „schlecht", in Japan steht sie z. B. für „Geld". In arabischen Ländern kann sie eine Drohgebärde sein oder eine sexuelle Beleidigung oder Aufforderung bedeuten (▶ Abb. 47.2).

Abb. 47.2 Ringgeste.

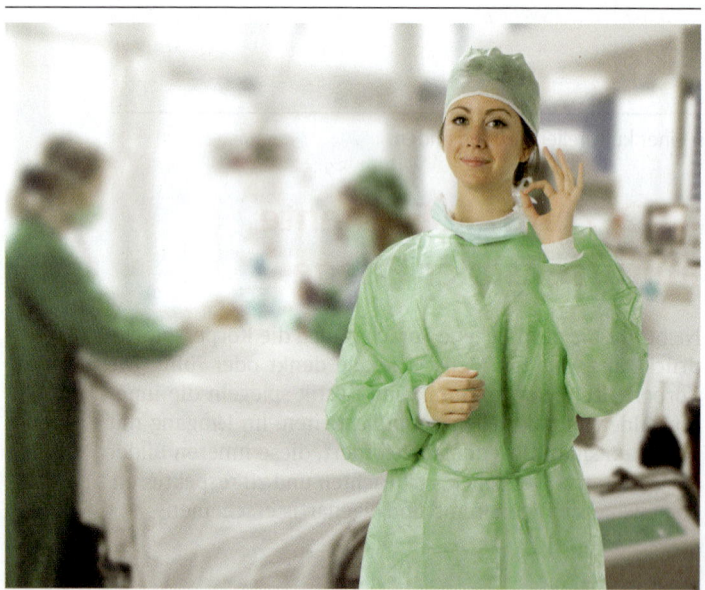

Hopp oder topp? Die Ringgeste hat in unterschiedlichen Kulturen völlig verschiedene, z. T. gegensätzliche Bedeutungen. © photo CD/fotolia.com

47.2.2 Redewendungen

Was tun, wenn die Leber brennt? Kulturen haben ihre eigenen Redewendungen. Im türkischen Sprachgebrauch die Leber z. B. wie bei uns das Herz: Wenn wir ein trauriges oder schweres Herz haben, wird ein türkischer Mensch von einer „brennenden Leber" berichten. Auch können in der Sprache Organe „fallen" oder „verrutschen": Fällt der Nabel, steht das z. B. für Übelkeit, Schwäche oder Schmerzen an ganzen Körper. Fällt das Herz, ist der Mensch traurig verstimmt.

47.2.3 Grundprinzipien

Alle Grundlagen der Kommunikation (S. 121) spielen auch hier eine große Rolle. Die innere Haltung bekommt hier allerdings eine extrem wichtige Bedeutung. Achten Sie vor allem auf:
- vertrauensbildende Worte, Gesten, Augenblicke und Berührungen
- Erkennen und Anerkennen von „schwierigen Verständigungswegen"
- Akzeptanz und Einfühlungsvermögen für die Ängste der Menschen, die auf Sie angewiesen sind

Insbesondere bei Patienten, die die deutsche Sprache nicht gut verstehen oder sprechen, sollten Sie Folgendes beachten:
- Sprechen Sie respektvoll in ganzen Sätzen. Beachten Sie ein gemäßigtes Sprechtempo und halten Sie Blickkontakt, um das Verstehen gut einschätzen zu können.
- Sprechen Sie in einfachen und kurzen Sätzen. Fachsprache nutzen Sie bitte nur in Kombination mit einem Dolmetscher oder übersetzenden Angehörigen.
- Wenn Sie über Ausdrücke stolpern, die Sie nicht kennen (z. B. die „brennende Leber"), fragen Sie höflich nach, was der Patient damit meint.

47.2.4 Übersetzungshilfen

Wenn der Patient sehr wenig oder kein Deutsch spricht oder Sie nicht sicher sind, ob Sinn und Bedeutung im Patientengespräch ankommt, sind Dolmetscher, klinikinterne Übersetzerdienste und auch interkulturelle Pflegekräfte eine sinnvolle Hilfe, um die Sprachbarrieren zum Wohle des Patienten zu überwinden. Nehmen Sie diesen in Anspruch, wenn
- sich der Patient eine Übersetzungshilfe wünscht,
- der Patient erst seit Kurzem in Deutschland ist,
- keine Angehörigen für die Übersetzung infrage kommen,
- der Patient auf alle Ihre Fragen gleich reagiert, z. B. „nickt",
- Sie nicht sicher sind, ob der Patient oder auch Sie „richtig verstanden" haben.

Von Vorteil ist, wenn die beratenden Übersetzer sowohl allgemeinsprachliche als auch medizinische Fachsprache beherrschen. Zusätzliche Übersetzungshilfen, die Verständigung erleichtern, sind z. B.:
- anatomische Tafeln, Informationstafeln und Beschilderungen in mehreren Sprachen
- Broschüren zu Abläufen, Regeln und Schutzmaßnahmen während des Klinikaufenthalts in mehreren Sprachen
- Kurzvideos, in denen Patienten anderer Kulturkreise zu kooperativem Verhalten und Kommunikationsbereitschaft mit Ärzten und Pflegepersonal der deutschen Kultur auffordern

WISSEN TO GO

Kommunikation als zentrales Element

Sprache ist das erste Mittel der Kommunikation. Aber ebenso wichtig ist die nonverbale Kommunikation – Mimik, Gesten. Gerade Mimik und Gestik haben in verschiedenen Kulturen eine andere Bedeutung – was zu Missverständnissen führen kann. Viele Probleme werden in verschiedenen Sprachen unterschiedlich beschrieben.

Grundprinzipien kulturspezifischer Kommunikation sind: Vertrauen, Anerkennen (Akzeptanz), Einfühlen, Respekt und klare Sprache.

Bei Sprachbarrieren sollte ein Dolmetscher eingeschaltet werden. Der Kommunikation nützlich sind auch Hilfen wie Tafeln, Broschüren in der Muttersprache.

47.3 Religionen

47.3.1 Grundlagen

Der Glaube kann das kulturelle Leben eines Menschen wesentlich prägen. Der Glaube kann bei der Genesung eine große Ressource bilden und für eine ganzheitliche Pflege entscheidend sein. Gläubige schöpfen aus dem Glauben Kraft. Für die meisten Gläubigen – ungeachtet der Religion – gilt: Ein Gebot ist, dass sie ihren Körper und ihren Geist pflegen sollen, da er ihnen von Gott gegeben ist. Die meisten stehen auch der Medizin positiv gegenüber, denn moderne Medizin ist Teil dieser Welt (und somit, gewissermaßen, von Gott geschaffen).

Für das Krankheitsverständnis gilt Ähnliches: Die meisten Gläubigen empfinden Krankheit als eine Prüfung, eine Aufgabe, die sie zu bewältigen haben. Bei orthodoxen Menschen, also sehr strenggläubigen, werden Sie manchmal die Auffassung finden, dass Krankheit eine Strafe sei. Dieser feine Unterschied kann einen großen im Verhalten des Patienten bedeuten: Einer Aufgabe stellt man sich, möchte sie lösen – und ist bereit, aktiv zu werden. Strafe ist gegeben, sie wird ertragen und hingenommen. Was eine eher passive Haltung ist.

Zugleich halten nicht alle Gläubigen alle Vorschriften gleichermaßen streng ein. Zwar beachten z. B. die meisten Muslime das Gebot, kein Schweinefleisch zu essen (es gibt übrigens auch muslimische Gruppen, die das Schweinefleischverbot gar nicht achten). Aber wenn nötig, werden sie alkoholhaltige Medikamente nehmen (obwohl Alkohol auch verboten ist). Gleichzeitig wird es ein Klinikbetrieb kaum schaffen, besonders strenge Speisevorschriften einzuhalten, wie es sie z. B. im orthodoxen Judentum gibt.

Beispiel Zeugen Jehovas und Blutübertragung

Die Zeugen Jehovas sind eine Gruppierung, deren Gott Jehova ist. Sie orientieren sich vornehmlich an der christlichen Bibel und Jesus Christus. So wie sie die Bibel auslegen, lehnen sie Bluttransfusionen oder Behandlungen mit Substanzen mit Blutbestandteilen (z. B. Impfungen), ab. Sie halten sich an biblische Gebote, „sich des Blutes zu enthalten". Beispiel: Apostelgeschichte 15:20: „…sondern schreibe ihnen, dass sie sich enthalten von Unsauberkeit der Abgötter und von Hurerei und vom Erstickten und vom Blut." Gleichwohl stellt die Gruppierung ihren Gläubigen frei, sich im Einzelfall gegen das Gebot zu entscheiden – und sich z. B. impfen zu lassen oder im Notfall eine Transfusion anzunehmen.

Das Beste ist, Sie sprechen mit dem Patienten direkt bei Aufnahme darüber, welche seiner religiösen Regeln er lebt. Fragen Sie ihn auch, ob er – z. B. im Falle alkoholhaltiger Medikamente – eine Ausnahme von der Regel machen kann. Denn die Therapie soll ja seiner Gesundheit zugutekommen. Allein die Tatsache, dass Sie dem Patienten signalisieren: „Ich weiß ein wenig über Ihre Religion und werde versuchen, Sie so gut ich kann zu unterstützen", wird Ihnen den Zugang zu diesen Menschen erleichtern.

WISSEN TO GO

Religion

Religion ist oft ein wesentlicher kultureller Faktor und eine entscheidende Ressource des Patienten. Die meisten Religionen stehen der modernen Medizin sehr aufgeschlossen gegenüber. Die meisten Gläubigen empfinden Krankheit als eine Prüfung, nur wenige sehen sie als Strafe.

Pflegende sollten den Patienten fragen, welche seiner religiösen Regeln er lebt. Nicht jeder hält jede Regel gleich streng ein.

47.3.2 Christentum

Grundlagen

Das Christentum besteht aus vielen verschiedenen Kirchen (die größten sind die katholische und evangelische Kirche) sowie vielen christlichen Gruppen und Sekten. Gemein ist ihnen, dass sie sich auf Jesus von Nazareth (Jesus Christus) beziehen. Er gilt als der Sohn Gottes. Zentrales Element z. B. im katholischen christlichen Glauben ist die Trinität: Gott wurde in Jesus Mensch und durchdringt als Heiliger Geist seine Kirche. Etwa im Alter von 30 Jahren starb Jesus. Er wurde gekreuzigt, erstand aber am 3. Tag nach seinem Tod wieder auf. Das ist ein grundsätzlicher Glaube im Christentum: dass alle gestorbenen Menschen nach ihrem Tod wiederauferstehen. Deshalb empfinden gläubige Christen den Tod als eine Erlösung und den Beginn eines neuen „Lebens".

Die grundlegende Schrift ist die Bibel (Heilige Schrift), sie besteht aus dem Alten und dem Neuen Testament (▶ Abb. 47.3). Das Christentum versteht sich selbst als eine Religion

Abb. 47.3 Neues Testament.

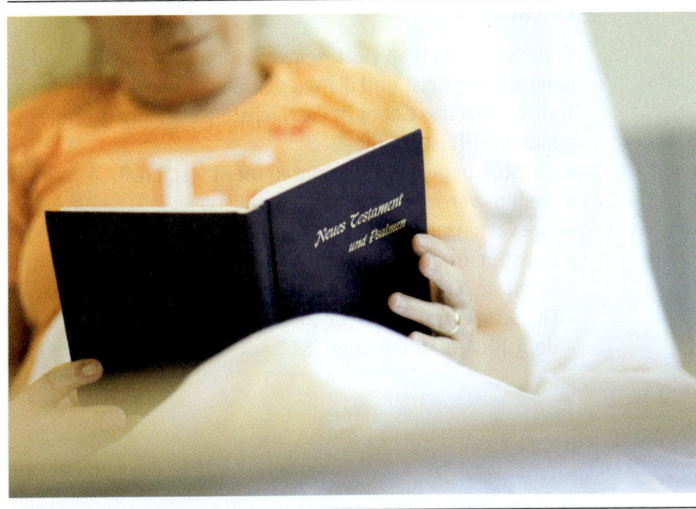

Das Neue Testament spielt eine große Rolle in den religiösen Lehren der meisten christlichen Gruppierungen.

der Liebe (Jesus Christus wandte sich laut Bibel vornehmlich den Armen und Benachteiligten zu).

Oberstes Gebot für Christen ist deshalb die Nächstenliebe. Der Sonntag gilt als Ruhetag. Viele Christen besuchen an diesem Tag den Gottesdienst in der Kirche. Im Christentum gibt es Sakramente, Rituale oder Handlungen, die die Gnade Gottes vermitteln. Die römisch-katholische Kirche z.B. kennt 7 Sakramente: die Taufe, die Firmung, die Eucharistie (Abendmahl), die Beichte, die Krankensalbung, die Priesterweihe und die Ehe.

Andere Kirchen bewerten die Sakramente anders. Das Oberhaupt der katholischen Kirche ist der Papst in Rom. Für evangelisch Gläubige hat er keine Bedeutung.

Besonderheiten – Ernährung

- An Sonn- und Feiertagen essen Christen meist festlich.
- Am Freitag verzichten sie auf Fleisch – und essen z.B. Fisch. Hintergrund: An einem Freitag soll Jesus gestorben sein (was Christen als Karfreitag begehen).
- 40 Tage vor Ostern beginnen Christen die Fastenzeit, in der sie z.B. auf Genussmittel verzichten. Eine strenge Fastenphase wie die Muslime im Ramadan haben Christen nicht.

Besonderheiten – Körperpflege

Außer der – meist ja natürlich vorgegebenen – Scham ist bei Christen nichts Außergewöhnliches bei der Körperpflege zu beachten. Sicherlich schätzen sie es, wenn sie von einem gleichgeschlechtlichen Pflegenden versorgt werden.

Besonderheiten – Sterben

- Christen fragen oft nach einem Geistlichen für die Krankensalbung. Das gilt nicht nur für den Fall, dass sie schwerkrank oder sterbend sind, sondern auch bei einer nicht so schweren Krankheit. Pflegende müssen das Zimmer nicht speziell vorbereiten. Der Geistliche wird mitbringen, was er braucht: Weihwasser, Krankenöl, Watte, Kerze und ein kleines Kreuz. Manchmal nimmt er dem Kranken auch die Beichte ab.
- Ist ein Neugeborenes kritisch krank, sollte es möglichst vor seinem Tod getauft werden.

WISSEN TO GO

Christentum

Christen glauben an Gott, seinen Sohn Jesus Christus und den Heiligen Geist und die Wiederauferstehung nach dem Tod. Ihr oberstes Gebot ist die Nächstenliebe. Ihre grundlegende Schrift ist die Bibel.
- Christen begehen den Sonntag meist festlich.
- Freitags verzichten sie auf Fleisch.
- Ihre Fastenzeit liegt in den 40 Tagen vor Ostern.
- Christen fragen oft nach der Krankensalbung – auch wenn sie nicht unmittelbar vom Sterben betroffen sind.
- Ein schwerkrankes Neugeborenes sollte möglichst vor dem Tod getauft werden.

47.3.3 Islam

Grundlagen

Der Islam ist neben Judentum und Christentum eine der 3 im Nahen Osten entstandenen monotheistischen (nur an einen Gott glaubend) Weltreligionen. Überhaupt haben die 3 Religionen viel gemein. Der Gründer des Islam, Mohammed ibn Abd Allah, wurde ca. 570 nach Christus in Mekka geboren. Er lehrte, es könne nur einen Gott geben – und nicht viele, wie bis dahin üblich. Der Gott des Islam ist Allah und Mohammed ist sein Prophet (Verkünder). Die grundlegende Schrift ist der Koran (Wort Gottes, das der Engel Gabriel Mohammed vorlas). Die Gotteshäuser der Muslime heißen Moscheen. Die beiden Hauptgruppen innerhalb des Islam sind die Schiiten und Sunniten.

Die Muslime glauben an Gott, den sie wie arabische Christen „Allah" nennen. Islam heißt: Friede und Hingabe an den einen Gott, wodurch die Muslime ihren Frieden finden. Den Tod sehen Muslime nicht als das Ende eines Menschen, sondern als einen neuen Anfang. Denn durch den Tod gelangt der Mensch zu seinem Schöpfer, er ist von allen weltlichen Schwierigkeiten befreit. Der muslimische Glaube hat 5 Säulen:

1. Das **Glaubensbekenntnis** (Schahada): Wer es bekennt, gilt als Muslim.
2. Das **Gebet:** Das rituelle Gebet ist die höchste Pflicht (nach der Schahada). Muslime beten 5-mal täglich. Dabei wenden sie sich immer nach Mekka. Der Ort des Gebets sollte sauber sein. Sehr wichtig ist das Gebet am Freitag in der Moschee.
3. Das **Fasten:** Während des Ramadan (9. Monat des islamischen Mondkalenders) fasten Muslime von der Morgendämmerung bis zum Sonnenuntergang. Das Ende des Ramadan markiert das Fastenbrechen (Zuckerfest).
4. Die **Armensteuer:** Muslime sind verpflichtet, einmal im Jahr Arme und Bedürftige zu unterstützen. So reinigen sie ihr Vermögen und mehren den Segen Gottes.
5. Die **Wallfahrt:** Wenn möglich, sollte jeder Muslim einmal in seinem Leben die Pilgerstätte in Mekka besuchen.

Muslime betrachten Mohammed als Menschen, der Prophet Gottes war. Sie verehren aber primär Allah. Deshalb möchten sie auch nicht als „Mohammedaner" bezeichnet werden. Auch Jesus ist übrigens ein wichtiger Prophet für die Muslime. Jungen werden nach dem 7. Tag ihrer Geburt oder vor Schuleintritt beschnitten.

❗ Merken Beschneidung
Das Ritual der Beschneidung von Mädchen schreibt keine der Religionen vor. Der Akt ist in einigen Ländern oder bei einigen Stämmen traditionell begründet. In vielen Ländern ist das Beschneiden von Mädchen mittlerweile verboten.

Generell gilt: Körperkontakt zwischen den Geschlechtern in der Öffentlichkeit ist verboten. Für orthodoxe Muslime gehört auch das Händeschütteln dazu.

Der **Krankenbesuch ist eine heilige Pflicht** eines Muslims, ein religiöser Akt: Dadurch tut er Gutes und darf deshalb Gutes von Gott erwarten. Das erklärt, warum Muslime so zahlreich am Krankenbett erscheinen (▶ Abb. 47.4): Durch den Besuch erhält der Kranke neue Kraft, die Anwesenden nehmen ihm einen Teil des Leidens ab. Zudem: Je mehr Besuch erscheint, desto geehrter fühlt sich der Patient. Das ist in unseren Kliniken oft problematisch. Denn auch wenn wir denken, der Erkrankte benötigt Ruhe, werden die Muslime

Abb. 47.4 Familienbesuch.

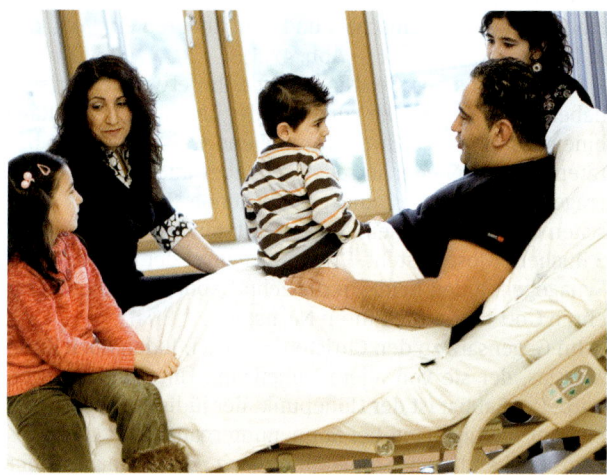

Durch zahlreichen Besuch erhält der Kranke neue Kraft.

denken: Er braucht viele von uns, um die Krankheit zu überwinden. Pflegende sollten dann nicht streiten und verbieten, sondern versuchen zu vermitteln. Meist lassen sich so gute Lösungen für beide Seiten finden.

> **WISSEN TO GO**
>
> **Islam – Grundlagen**
>
> Muslime glauben an Allah (Gott), dessen Prophet Mohammed ist. Sie glauben an ein Leben nach dem Tod. Der Koran ist die grundlegende Schrift. Der islamische Glaube beruht auf 5 Säulen:
> 1. **Glaubensbekenntnis** (Schahada)
> 2. **Gebet**: 5-mal täglich, Richtung Mekka
> 3. **Fasten** während des Ramadan
> 4. **Armensteuer**: 1-mal im Jahr Arme und Bedürftige unterstützen
> 5. **Wallfahrt**: 1-mal im Leben die Pilgerstätten in Mekka besuchen
>
> Körperkontakt zwischen den Geschlechtern in der Öffentlichkeit ist verpönt. Der Krankenbesuch ist eine heilige Pflicht.

Besonderheiten – Ernährung

- Muslime essen i. d. R. kein Schweinefleisch oder aus Schwein hergestellte Nahrungsmittel. Dazu gehören auch Lebensmittel, die aus Schwein produzierte Geliermittel enthalten, z. B. Gummibärchen, Pudding, Joghurts oder Kuchen.
- Muslime essen nicht jeden Käse. Viele bei uns gängige Sorten enthalten Kälberlab (z. B. Gouda, Edamer) oder Gelatine (Frischkäse). Das Problem: Diese Bestandteile sind nicht eigens auf den Packungen angegeben.
- Muslime essen nur Fleisch geschächteter Tiere (S. 832).
- Alkohol ist verboten. Viele – vor allem flüssige – Medikamente enthalten Alkohol als Lösungsmittel. Pflegende sollten Rücksprache mit dem Patienten halten, ob er in dem Fall eine Ausnahme machen kann.
- Während des Ramadan dürfen Muslime von Sonnenaufbis -untergang nicht essen, trinken oder Geschlechtsverkehr haben. Auch Genussmittel sind verboten, z. B. Kaffee, Tee, Rauchen. Sie essen dann 2-mal am Tag. Kinder, Kranke, Schwangere und Reisende müssen nicht fasten. Die Klinik sollte versuchen, den Speiseplan an den Patienten anzupassen. Oft springen aber auch die Angehörigen ein.

Besonderheiten – Körperpflege

- Generell bevorzugen Muslime für die Körperpflege fließendes Wasser. Die Pflege mit Waschlappen entspricht nicht ihren Praktiken.
- Vor allem für das Gebet möchte ein Muslim rein sein – deshalb wird er sich vor dem Gebet rituell waschen. Muslime unterscheiden zwischen der großen und kleinen Waschung. Bei der kleinen reinigen sie Gesicht, Hände, Arme und Füße mit fließendem Wasser. Bei der großen reinigen sie den ganzen Körper. Pflegende sollten versuchen, den Patienten die Waschungen möglich zu machen. Bei Bettlägerigen reichen auch Waschschüssel und ein Krug oder Messbecher mit Wasser.
- Muslime entfernen sich die Körperhaare unter den Achseln und im Intimbereich. Bei immobilen Patienten übernehmen das meist die Angehörigen.
- Muslime reinigen sich mit Wasser, nachdem sie ausgeschieden haben.
- Die Körperpflege sollten möglichst gleichgeschlechtliche Pflegende übernehmen. Manchmal übernehmen auch die Angehörigen diese Aufgabe. In diesen Fällen sollten Pflegende sich dem anpassen – und evtl. warten, bis die Angehörigen da sind. Und nicht darauf bestehen, dass die Grundpflege direkt morgens stattfindet.
- Das Händewaschen vor dem Essen ist wichtig. Muslime spülen sich nach dem Essen meist den Mund aus.
- Muslime gelten oft als besonders schamhaft. Bei Frauen gilt der Bereich vom Hals bis zu den Oberschenkeln als Intimbereich. Bei Männern der Teil zwischen Nabel und Knien. Diese Körperbereiche sollten bei der Grundpflege bedeckt sein.

Besonderheiten – Sterben

- **Unabhängig vom Sterbeprozess:** Dem Patienten sollten das regelmäßige Beten und die Waschungen ermöglicht werden. Das Bett von immobilen Patienten sollte möglichst so gedreht werden, dass es Richtung Osten weist. Oder zumindest der Kopf sollte nach Osten zeigen.
- Sollte sich der Zustand eines Patienten akut verschlechtern, sollten sofort die Angehörigen benachrichtigt werden – und nach Rücksprache mit ihnen auch der Imam (Vorsteher der Gemeinde). Sie werden für den Patienten beten wollen.
- Ist ein Muslim verstorben, schließen die nahen Angehörigen ihm die Augen. Dann werden sie den Verstorbenen rituell waschen. Männer werden in Baumwolltücher gewickelt, Frauen wird ein Baumwollanzug angezogen und die Haare bedeckt.
- Nach der Waschung sollte kein Andersgläubiger mehr den Verstorbenen berühren. Wenn dies nicht vermieden werden kann, sollten Einmalhandschuhe getragen werden.

> **WISSEN TO GO**
>
> **Islam – Ernährung, Körperpflege, Sterberituale**
>
> **Ernährung:**
> - Muslime essen i. d. R. kein Schweinefleisch oder daraus hergestellte Nahrungsmittel.
> - Muslime essen nicht jede Art von Käse.
> - Sie bevorzugen meist geschächtetes Fleisch.
> - Alkohol ist verboten.
> - Die Fastenzeit der Muslime heißt Ramadan, sie dauert 40 Tage.
>
> **Körperpflege:**
> - Muslime bevorzugen fließendes Wasser, um sich zu reinigen.
> - Vor dem Gebet, anderen religiösen Handlungen, vor und nach dem Essen möchten sie sich (rituell) waschen.
> - Die Körperpflege sollte von gleichgeschlechtlichen Pflegenden durchgeführt werden.
>
> **Sterben:**
> - Verschlechtert sich der Zustand eines Patienten akut oder liegt er im Sterben, müssen die Angehörigen und ggf. der Imam benachrichtigt werden.
> - Angehörige werden den Verstorbenen z. B. rituell waschen.
> - Nach der Waschung sollte kein Andersgläubiger den Verstorbenen berühren.

47.3.4 Judentum

Das Judentum war vor etwa 3000 Jahren die erste Religion, die nur an einen Gott glaubt – den „Gott Israels" (manchmal „Jahwe" genannt). Er gilt als Schöpfer des Universums und ging einen Bund mit den Menschen ein. Das Judentum kennt gleich mehrere Gründer. So gelten Abraham, Isaak und Jakob als Väter des Volkes Israel. Dazu kommt Moses, der auf dem Berg Sinai die Thora, die heilige Schrift der Juden, von Gott bekommt. Jude ist, wer durch eine jüdische Mutter geboren wurde. Gleichwohl ist es möglich, zum Judentum zu konvertieren. Das Judentum ist zugleich zweierlei: zum einen eine Glaubensgemeinschaft und zum anderen ein Volk, das in Israel beheimatet ist (▶ Abb. 47.5).

Einen Klerus aus Geistlichen, wie ihn etwa die Christen haben, gibt es nicht. Die Vorsteher der Gemeinden sind Rabbiner, besonders gelehrte, fromme und weise Juden. Sie beraten ihre Mitglieder in religiösen, aber auch persönlichen Fragen. Die Thora ist die grundlegende Schrift des jüdischen Glaubens. Sie heißt auch „Pentateuch", da sie aus den 5 Büchern Mose besteht. Die Gotteshäuser der Juden heißen Synagogen. Juden befolgen die zehn Gebote der Thora, verehren Gott und achten ihren Nächsten.

Im Gegensatz zu den Christen erwarten Juden noch ihren Messias, der sie von allem Unheil und Ungemach erlösen wird. Der Sabbat ist der Höhepunkt der jüdischen Woche. Er beginnt Freitagabend bei Sonnenuntergang und dauert bis Samstagabend nach Sonnenuntergang. Es ist eine Zeit der Ruhe und des Gebets. Juden haben recht strenge Regeln für ihre Speisen und Reinigungsrituale.

Männliche Neugeborene werden am 8. Tag ihres Lebens beschnitten. Ein Junge gilt im Judentum ab dem 13. Lebensjahr als volljährig (die Feier heißt Bar-Mizwa). Ab dem Zeitpunkt übernimmt der Junge alle Rechten und Pflichten eines Mitglieds der jüdischen Gemeinschaft. Mädchen gelten ab dem 12. Lebensjahr als volljährig, dann sind sie erwachsen und heiratsfähig.

> **WISSEN TO GO**
>
> **Judentum – Grundlagen**
>
> Das Judentum ist zweierlei: Eine Glaubensgemeinschaft und ein Volk, das in Israel beheimatet ist. Juden glauben an den Gott Israels (oft Jahwe genannt). Er ist Schöpfer des Universums und ging mit den Menschen einen Bund ein. Juden erwarten noch den Messias, den Erlöser. Einen Klerus kennen Juden nicht, ihnen vor steht der Rabbiner, ein besonders weiser Jude. Die Thora ist die grundlegende Schrift. Der Sabbat ist der Höhepunkt der Woche. Juden haben strenge Regeln für ihre Speisen und Reinigungsrituale.

Besonderheiten – Ernährung

- Der Genuss von Blut ist verboten: Blut muss Tieren vollständig entzogen werden. Juden „schächten" deshalb die Tiere: Ihnen wird mit einem einzigen Schnitt die Kehle durchgeschnitten und sie bluten aus. Ein gekauftes Stück Fleisch bearbeiten Juden weiter durch Wässern und Salzen, um die letzten Reste Blut zu entfernen. Erst dann gilt das Fleisch als „koscher", zum Verzehr geeignet.
- Nur bestimmte Tiere eignen sich zum Verzehr: Dazu gehören Säugetiere, die Wiederkäuer sind und gespaltene Hufe haben, z. B. Rinder, Schafe, Ziegen. Auch Wild gehört dazu – es darf allerdings nicht geschossen, sondern muss geschächtet sein.
- Vögel dürfen gegessen werden – außer Raubvögeln. Fische müssen Schuppen und Flossen haben, sonst gelten sie als nicht koscher. Andere Tiere aus dem Wasser, z. B. Krebse, Krabben und Muscheln, verzehren Juden nicht.
- Juden essen Milch und Milchprodukte nicht zu Fleischgerichten. Sie unterscheiden zwischen fleischigen und milchigen Speisen. Wer Fleisch gegessen hat, muss einige Stunden warten, ehe er ein milchiges Gericht essen darf.

Abb. 47.5 Beten an der Klagemauer.

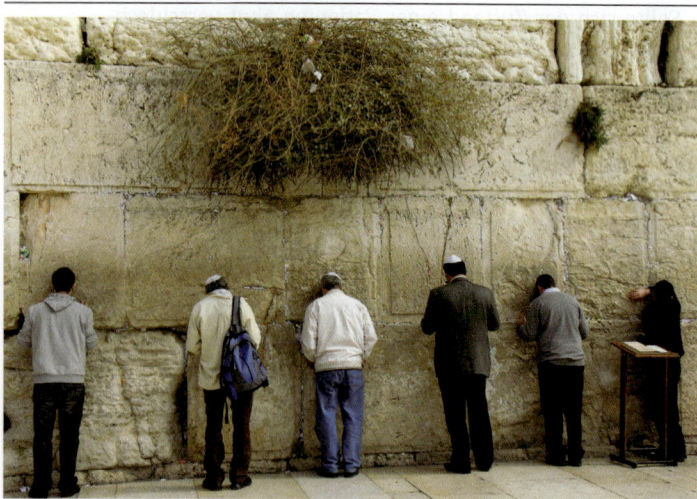

Die Klagemauer in der Altstadt von Jerusalem ist eine religiöse Stätte des Judentums. Ehemals Teil des zweiten Tempels, ist die Klagemauer für viele Juden ein Symbol für den ewigen Bund zwischen Gott und seinem Volk.
© flik47/fotolia.com

Umgekehrt: Milchige Speisen gelten als leichter verdaulich, eine halbe Stunde Wartezeit reicht aus.
- Sind Speisen weder fleischig noch milchig (z.B. Fische, Eier, Gemüse, Früchte) gelten sie als neutral und dürfen mit allem anderen gleichzeitig genossen werden.
- Das Gebot, Fleisch und Milch zu trennen, gilt auch für die Haushaltsgeräte und z.B. Messer und Teller. (Orthodoxe) Juden haben ihre Utensilien deshalb in unterschiedlichen Schränken und waschen gesondert ab.

Besonderheiten – Körperpflege

- Rituelle Reinigungen: Sie sollen den Menschen körperlich, aber vor allem auch geistig reinigen, z.B. das rituelle Tauchbad (Mikwe oder Mikwa). Wichtig dabei ist, dass das Wasser einen steten Anteil fließenden Wassers hat – ein für uns typisches Bad, in das nur Wasser eingelassen wird, eignet sich nicht. In dem Fall ist Duschen vorzuziehen. Rituell reinigen sollten sich z.B. Frauen vor der Hochzeit, am 7. Tag nach Ende der Menstruation und nach der Geburt eines Kindes. Beide Geschlechter wählen aber auch das Bad z.B. nach Krankheit oder vor hohen Feiertagen.
- Händewaschen: Viele Juden waschen sich oft die Hände – z.B. vor und nach dem Essen, morgens nach dem Aufstehen, vor dem Gebet. Wenn Pflegende einen jüdisch Gläubigen versorgen, sollten sie ihn fragen, was seine Gepflogenheiten sind. Wichtig auch hier ist, dass fließendes Wasser verwendet wird.

Besonderheiten – Sterben

- Ein Sterbender sollte nicht allein sein.
- Juden trauern schweigend.
- Liegt ein Jude im Sterben, sollte er das Sündenbekenntnis sprechen und mit den Anwesenden beten.
- Auf Wunsch sollte der zuständige Rabbiner verständigt werden.
- Manche Gläubige werden den Toten zunächst nicht berühren.
- Später wird der Tote gewaschen und in ein leinenes Totenhemd gekleidet.
- Bis zur Beerdigung wird immer ein Begleiter bei dem Toten sein (Schomer = Wächter).
- Die Angehörigen sagen ein Kaddisch (ein Gebet für den Toten).
- Meist zünden die Angehörigen eine Kerze an.

WISSEN TO GO

Judentum – Ernährung, Körperpflege, Sterberituale

Ernährung:
- Juden essen nur geschächtetes Fleisch.
- Nur bestimmte Tiere eignen sich zum Verzehr.
- Juden trennen zwischen fleischigen und milchigen Speisen.

Körperpflege:
- Vor oder nach Lebensphasen oder in bestimmten Situationen möchten Juden sich rituell reinigen.
- Das Händewaschen ist besonders wichtig.

Sterben:
- Ein Sterbender sollte nicht allein sein.
- Vor dem Tod sollte ein Jude das Sündenbekenntnis sprechen.
- Manche Gläubige werden den Toten zunächst nicht berühren.
- Später werden die Angehörigen den Toten waschen und vorbereiten.
- Bis zu seiner Beerdigung sollte ein Wächter bei dem Verstorbenen sein.
- Meist zünden die Angehörigen eine Kerze an.

48 Grundlagen einer Pflegeethik und ethische Grenzsituationen in der Pflege

48.1 Notwendigkeit einer Ethik in der Pflege

Die Ethikerin Hille Haker ruft uns mit ihrem Artikel „Vom Umgang mit der Verletzlichkeit des Menschen" ins Gedächtnis, dass wir bei Fragen in Medizin und Pflege immer wieder auf die Begriffe der **Verletzlichkeit** und **Würde** treffen. Die Verletzlichkeit und Würde des Menschen fordern uns dazu auf, dass wir im Umgang mit anderen Menschen achtsam sind.

Verletzlichkeit • Haker unterscheidet zwischen der Verletzlichkeit als anthropologische Kategorie und der Verletzlichkeit als moralische Kategorie:
- Verletzlichkeit als **anthropologische Kategorie** besagt, dass jeder Mensch verletzlich ist und dies Teil des Menschseins ist.
- Verletzlichkeit als **moralische Kategorie** spielt in Krankheit und Alter eine besondere Rolle. Denn Menschen sind darin auf Hilfe und Unterstützung anderer Menschen angewiesen. Diese Abhängigkeit macht verletzlicher durch das Handeln anderer Menschen: Pflege kann wohltun, sie kann aber auch andere in ethisch nicht zu rechtfertigender Weise missachten oder sogar schädigen (Haker 2014).

Würde • Die Würde des Menschen ist ein hohes moralisches Gut (Wert). Aber was versteht man unter Würde? Ein Blick ins Wörterbuch verrät, dass die Würde ein „Achtung gebietender Wert ist, der einem Menschen innewohnt".

- **Rechtliche Dimension:** „Alle Menschen sind frei und gleich an Würde und Rechten geboren", dies benennt die allgemeine Erklärung der Menschenrechte in Artikel 1 als oberstes Prinzip der Menschenrechte. Das Grundgesetz der BRD ist auf den Grundsätzen der Menschenrechte von Freiheit, Gleichheit und der Würde aller begründet. Artikel 1 des Grundgesetzes besagt: „Die Würde des Menschen ist unantastbar. Sie zu achten und zu schützen ist Verpflichtung aller staatlichen Gewalt." Basierend auf Grundrechten hat der Gesetzgeber eine Reihe von Gesetzen (Normen) erlassen, die den Schutz der Menschenwürde gewährleisten sollen. Für unser Zusammenleben bedeutet dies, dass wir unsere Gleichheit an Würde und an Rechten gegenseitig anerkennen sowie unsere Rechte und Pflichten wahrnehmen, um zum Schutz der Menschenwürde beizutragen.
- **Moralische Dimension:** Würde ist jedem Menschen zu eigen. Allein deshalb, weil er existiert, und nicht, weil er besondere Eigenschaften oder Fähigkeiten aufweist. Die Würde kann einem Menschen nicht genommen, jedoch kann sie durch Andere missachtet werden. Weil der Mensch Würde hat, hat er einen Anspruch auf Unversehrtheit. Die Würde der Menschen, die aufgrund körperlicher und/oder geistiger Beeinträchtigung nicht in der Lage sind, für sich selbst ihren Anspruch auf Unversehrtheit und Achtung ihrer Rechte selbst durchzusetzen, ist besonders zu schützen (Lanius 2010). Darin besteht die Verantwortung der ihnen helfenden Menschen.

Bedeutung für Pflegende • Pflegekräfte verbringen viel Zeit mit dem Patienten. Unweigerlich greifen viele der Pflegetätigkeiten in die Intimsphäre des Patienten ein. Pflegekräfte sind Ansprechpartner für Bedürfnisse wie auch für Sorgen und Ängste. In all diesen Situationen spielen die von Haker

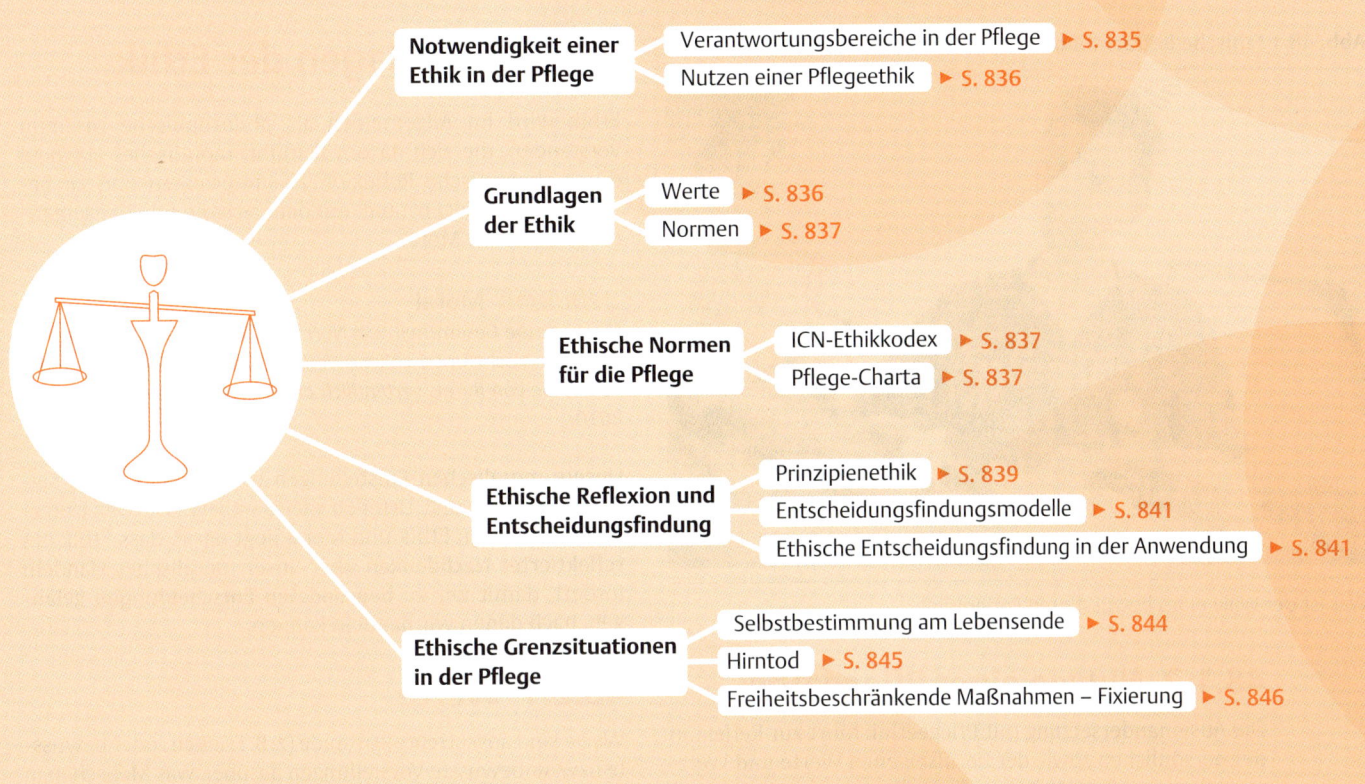

beschriebene Verletzlichkeit sowie die Achtung und der Schutz der Würde hilfe- und pflegebedürftiger Menschen eine wesentliche Rolle. Dies fordert Pflegekräfte auf, ihr Handeln ethisch zu reflektieren.

Hinzu kommt, dass pflegerische Tätigkeiten innerhalb zeitlicher, finanzieller und qualitativer Vorgaben durchgeführt werden müssen. Immer wieder kommt es hierbei zu Konflikten zwischen unterschiedlichen Interessen und Bedürfnissen, die von Pflegenden verlangen, Entscheidungen zu treffen. Diese Entscheidungen haben gewichtigen Einfluss auf die Qualität des Lebens in Krankheit, im Gesundwerden oder im Sterben.

WISSEN TO GO

Notwendigkeit einer Pflegeethik

Hilfe- und pflegebedürftige Menschen sind von der Unterstützung anderer Menschen abhängig, dies macht sie besonders verletzlich. Der Anspruch auf Unversehrtheit, den jeder Mensch aufgrund seiner Würde hat, ist bei hilfe- und pflegebedürftigen Menschen durch die ihnen helfenden Menschen besonders zu schützen.

Pflege ist ein patientennaher Beruf, der in einem Konfliktfeld aus unterschiedlichen Interessen und Bedürfnissen stattfindet. Die Entscheidungen, die Pflegende hierbei treffen, haben gewichtigen Einfluss auf die Qualität des Lebens in Krankheit, im Gesundwerden oder im Sterben.

48.1.1 Verantwortungsbereiche der Pflege

Pflegeethik als eigenständige Bereichsethik bedarf nicht notwendigerweise neuer ethischer Grundsätze oder Theorien. Es geht darum, die spezifischen Merkmale von Pflege und Pflegesituationen aufzugreifen, in denen Pflegende Verantwortung tragen, und diese ethisch zu betrachten (▶ Abb. 48.1). Diese besonderen Merkmale ergeben sich

- innerhalb des **eigenständigen Tätigkeitsbereichs** durch Besonderheiten in der Patienten-Pflege-Beziehung (wie im Rahmen der Verletzlichkeit und Schutzbedürftigkeit beschrieben).
- im **mitverantwortlichen Tätigkeitsbereich**, da in diesem pflegerischen Handlungsfeld die Durchführung einer Tätigkeit angeordnet bzw. übertragen wird. Hier kommt es zu schwierigen Situationen, wenn Pflegende die übertragene Aufgabe ethisch oder fachlich als falsch beurteilen und entscheiden müssen, wie sie nun handeln sollen.
- durch den **medizinischen Fortschritt** und die Anwendung neuer Techniken, die auch Pflegende vor ethisch herausfordernde Situationen stellen, z. B. die Pflege von hirntoten Menschen (S. 845).
- in den Bereichen **Pflegeforschung, -wissenschaft, -management, -pädagogik** und **-organisation**, da Pflegende auch hier Verantwortung übernehmen. Diese Aufgaben gehen mit einer ethischen Verantwortung einher und bedürfen deshalb unweigerlich ethischer Reflexion durch die Pflegenden selbst.

48 Grundlagen einer Pflegeethik und ethische Grenzsituationen in der Pflege

Abb. 48.1 Ethische Betrachtung.

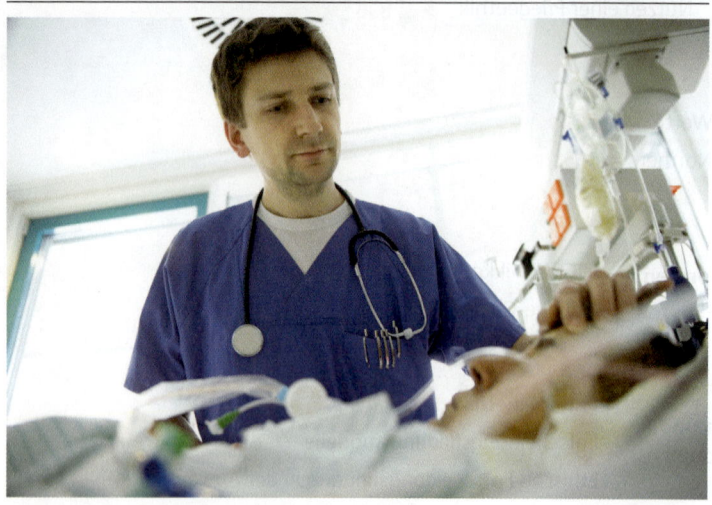

Was ist der Wille eines bewusstlosen Patienten?

48.1.2 Nutzen einer Pflegeethik

Die Auseinandersetzung mit Pflegeethik führt zur Reflexion der persönlichen sowie der berufseigenen Werte und Wertvorstellungen. Des Weiteren dient die Auseinandersetzung mit ethischen Aspekten des pflegerischen Handelns

- einer **Sicherung der Pflegequalität**. Denn ethische Prinzipien wie Autonomie oder Nichtschaden werden geachtet und das Wohl und die Bedürfnisse des hilfe- und pflegebedürftigen Menschen in den Mittelpunkt des pflegerischen Handelns gestellt.
- der **Bewältigung von Konflikten** (z. B. mit Patienten oder im interdisziplinären Team). Eigene Positionen und Entscheidungen können ethisch begründet und für das Gegenüber verständlich gemacht werden. Ethik fordert auch, die eigene Haltung in Konflikten zu überdenken und aktiv zu einem gegenseitigen Verständnis beizutragen.
- der **Analyse von Rahmenbedingungen**. Rahmenbedingungen werden dahingehend betrachtet, ob bzw. inwieweit ethische Prinzipien und Rechte der betroffenen Menschen in einem System oder einer Organisation beachtet werden (können).

Eine eigene Berufsethik ist Teil eines Professionalisierungsprozesses. Nicht nur die fachliche und die bildungspolitische Entwicklung einer Berufsgruppe sind hierbei Bestandteil, sondern auch die Entwicklung, Verpflichtung und Orientierung an berufsethischen Normen.

Mit steigernder Komplexität medizinethischer Fragestellungen und zunehmendem Bewusstsein dafür, dass ethische Entscheidungen im Dialog verschiedener Berufsgruppen getroffen werden sollten, werden Pflegende mehr und mehr gefordert sein, sich auch in medizinethischen Fragestellungen kompetent mit ihrer pflegeethischen Perspektive zu positionieren – als bereichernder Beitrag und Ergänzung zur Medizinethik. Ein kompetenter Gesprächspartner in ethischen Fragestellungen zu sein heißt, ethisch schwierige Situationen erkennen und analysieren sowie ethisch urteilen und begründen zu können.

Aus all den zuvor dargelegten Aspekten geht hervor, wie wichtig es ist, dass sich Pflegende ihrer ethischen Verantwortung bewusst sind. Pflegeethik ist ein Teil von Ausbildung und täglicher Praxis, dazu bedarf es einiger ethischer Grundlagenkenntnisse.

48.2 Grundlagen der Ethik

Ethik wird im Allgemeinen als philosophische Disziplin verstanden, die sich darum bemüht, moralisches Handeln durch theoretische Reflexion zu hinterfragen und zu begründen. Der Gegenstand, mit dem sich die Ethik auseinandersetzt, ist die Moral.

Definition Moral
Moral ist die Gesamtheit von Normen, Grundsätzen und Werten, die das zwischenmenschliche Verhalten einer Gesellschaft regulieren, die von ihr als verbindlich akzeptiert werden (nach Duden 2010).

Unsere moralischen Einstellungen beeinflussen unser tägliches Handeln und Urteilen meist unbewusst. Der Unterschied zwischen Ethik und Moral liegt darin, dass Ethik ein **reflektiertes Nachdenken** über unser moralisches Handeln fordert, damit wir zu **begründeten Entscheidungen** gelangen, nach denen wir handeln können.

48.2.1 Werte

Werte sind angestrebte Zustände (z. B. Frieden) oder bewusste bzw. unbewusste Vorstellungen darüber, was Menschen in ihrem Leben als gut, wertvoll und erstrebenswert erachten. Jeder Mensch hat andere Vorstellungen darüber und somit ist auch das Handeln jedes Menschen von unterschiedlichen Werten motiviert. Wenn von Werten geredet wird, handelt es sich nicht immer um moralische Werte (▶ Tab. 48.1). Reichtum, Kunst oder Erfolg können ebenfalls Werte sein, nach denen eine Person strebt und die ihr Handeln leiten. In der Ethik sind **moralische Werte** von Bedeutung. Moralische Werte sind Grundsätze, die das menschliche Miteinander betreffen, z. B. Gerechtigkeit oder Ehrlichkeit.

Tab. 48.1 Unterschiedliche Werte im Überblick.

Werte	Beispiele
moralische Werte	Gerechtigkeit, Mitmenschlichkeit, Treue, Ehrlichkeit, Frieden, Liebe, Leben
religiöse Werte	Gottesfurcht, Nächstenliebe, Feindesliebe, Barmherzigkeit, Gehorsam
politische Werte	Freiheit, Gleichheit, Solidarität
ästhetische Werte	Schönheit, Jugendlichkeit, Kunst
materielle Werte	Wohlstand, Reichtum, Erfolg, Haltbarkeit
pflegeethische Werte der Pflege-Charta (S. 837)	• Stärkung der Position hilfe- und pflegebedürftiger Menschen • Achtung der Individualität • Selbstbestimmung und Hilfe zur Selbsthilfe • Fürsorge • Respekt • Schutz von Privatheit und Intimsphäre • Teilhabe, Kommunikation • Gesundheitsförderung

Beispiel Persönliche Werte

Welche Werte sind Ihnen in Ihrem Privatleben wichtig? Welche Werte stehen hinter Ihrer Berufswahl? Welche Werte leiten Sie in Ihrem pflegerischen Handeln?

Bedeutung • Werte können folgende Bedeutungen haben:
- Werte dienen Menschen zur Orientierung.
- Werte leiten Menschen bei Entscheidungen.
- Werte motivieren Menschen zum Handeln.
- Werte geben dem Handeln einen Sinn.
- Werte können miteinander in Konflikt geraten.

Wertekonflikt • Ein Wertekonflikt ist ein Zusammenstoß verschiedener Werte. Dabei stehen sich unvereinbare Interessen und Bedürfnisse gegenüber. Wertekonflikte können innerhalb einer Person stattfinden oder zwischen 2 Parteien, z. B. Menschen, Gruppierungen, Staaten.

Beispiel Wertekonflikte

Innerer Wertekonflikt: Eine Freundin ruft Sie an und bittet Sie, zu ihr zu fahren, da sie Ihre Hilfe braucht. Sie sind jedoch sehr müde und abgeschlafft. Hier stehen der Wert der Freundschaft und der Wert der Selbstfürsorge miteinander in Konflikt.

Wertekonflikt zwischen 2 Parteien: Sie haben den pflegerischen Auftrag, einen Patienten zu mobilisieren. Dieser lehnt jedoch dankend ab. Hier stehen der Wert der Fürsorge und der Wert der Selbstbestimmung miteinander in Konflikt.

Die Frage ist, wie wir bei Wertekonflikten zu Entscheidungen gelangen können. Mehr dazu finden Sie unter ethische Reflexion und Entscheidungsfindung (S. 839).

48.2.2 Normen

Die Anerkennung gemeinsamer Werte macht ein friedliches Zusammenleben überhaupt erst möglich. Damit das Leben in einer Gemeinschaft oder Gruppe funktioniert, gibt es Normen (Regeln, Gebote, Gesetze, Handlungsvorschriften). Über Normen sollen Werte geschützt und realisiert werden. Normen unterscheiden sich von Werten darin, dass sie sagen, wie eine Person handeln sollte, z. B.:
- Du sollst nicht töten.
- Pflegende sollen zum Wohl des Patienten handeln.
- Es ist verboten, anderen Menschen zu schaden.

Ethische Normen, z. B. ethische Prinzipien (S. 839), sollen den Menschen bei der Entscheidungsfindung unterstützen. Im konkreten Einzelfall (z. B. einer bestimmten Pflegesituation) ist der Mensch jedoch aufgefordert, sich kritisch mit diesen Normen auseinanderzusetzen und ihre Bedeutung für den Einzelfall zu reflektieren. Dies ist eine wichtige Voraussetzung für den Umgang mit ethischen Normen in der Pflege.

> **WISSEN TO GO**
>
> **Ethik und Moral**
>
> **Moral** ist die Gesamtheit von Normen, Grundsätzen und Werten, die das zwischenmenschliche Verhalten einer Gesellschaft regulieren und von ihr als verbindlich akzeptiert werden. Moral beeinflusst das tägliche Handeln und Urteilen meist unbewusst. **Ethik** ist ein reflektiertes Nachdenken über das moralische Handeln, um zu begründeten Entscheidungen zu gelangen.

> *Werte und Normen*
>
> **Werte** sind angestrebte Zustände oder bewusste bzw. unbewusste Vorstellungen darüber, was Menschen in ihrem Leben als gut, wertvoll und erstrebenswert erachten. Es gibt moralische, religiöse, politische, ästhetische und materielle Werte; sie dienen der Orientierung, leiten bei Entscheidungen, motivieren zum Handeln, geben ihm Sinn und dienen als Begründung. Ein **Wertekonflikt** ist ein Zusammenstoß verschiedener Werte. Dabei stehen sich entgegengesetzte Interessen und Bedürfnisse gegenüber.
>
> **Normen** sind Regeln, Gebote, Gesetze oder Handlungsvorschriften, die Werte schützen und realisieren und das Zusammenleben in einer Gesellschaft oder Gruppe ermöglichen sollen. Ethische Normen dienen der Entscheidungsfindung. Ihre Bedeutung sollte im Einzelfall kritisch reflektiert werden.

48.3 Ethische Normen für die Pflege

48.3.1 ICN-Ethikkodex

Das bedeutendste Dokument, das die ethischen Standards der Pflegeprofession zum Ausdruck bringt, ist der ICN-Ethikkodex für Pflegende. Dieser Kodex wurde 1953 vom International Council of Nurses (Zusammenschluss von mehr als 130 Berufsverbänden) verabschiedet. Er basiert auf der Achtung der Menschenrechte und der Würde des Menschen sowie einem respektvollen Umgang miteinander. Der ICN-Ethikkodex ist ein Leitfaden ethischer Verhaltensnormen, nach denen Pflegende handeln sollen, um sozialen Werten und Bedürfnissen gerecht zu werden. Er nennt 4 Bereiche, in denen **Verhaltensnormen** dafür formuliert sind, wie sich Pflegende in Bezug auf
- ihre Mitmenschen,
- ihre Berufsausübung,
- ihre Profession und
- ihre Kollegen verhalten sollen.

Der Ethikkodex bestärkt die ethische Verantwortung der Pflegeprofession und macht diese Verantwortung sowohl nach außen für die Gesellschaft wie auch nach innen für die eigene Profession sichtbar. Damit der Kodex nicht nur ein mit Worten beschriebenes Papier darstellt, ist es die Aufgabe von Pflegepädagogen, Pflegeschülern, Pflegemanagement und Berufsverbänden, sich mit den Inhalten auseinanderzusetzen und sie in die Praxis zu überführen. Anhand der aufgestellten Verhaltensnormen ist das jeweilige Praxisfeld zu reflektieren und Handlungen daraus abzuleiten. Der ICN-Ethikkodex ist erhältlich unter www.dbfk.de/download.

48.3.2 Pflege-Charta

Auf Initiative des Bundesministeriums für Familie, Senioren, Frauen und Jugend (BMFSFJ) und des Bundesministeriums für Gesundheit und soziale Sicherung fand in den Jahren 2003–2005 der „Runde Tisch Pflege" statt. Über 200 Experten aus Verbänden, Bund, Ländern, Kommunen, Praxis und Wissenschaft erarbeiteten die „Charta der Rechte hilfe- und pflegebedürftiger Menschen" (▶ Abb. 48.2). Ziel der Charta ist es, „die Rolle und die Rechtsstellung hilfe- und pflegebedürftiger Menschen zu stärken" und ihre Lebenssituation zu verbessern (Deutsches Zentrum für Altersfragen 2005).

Abb. 48.2 Pflege-Charta.

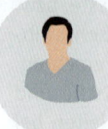
Artikel 1: Selbstbestimmung und Hilfe zur Selbsthilfe
Jeder hilfe- und pflegebedürftige Mensch hat das Recht auf Hilfe zur Selbsthilfe sowie auf Unterstützung, um ein möglichst selbstbestimmtes und selbstständiges Leben führen zu können.

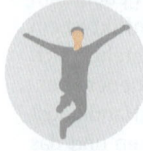
Artikel 2: Körperliche und seelische Unversehrtheit, Freiheit und Sicherheit
Jeder hilfe- und pflegebedürftige Mensch hat das Recht, vor Gefahren für Leib und Seele geschützt zu werden.

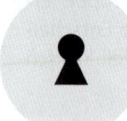
Artikel 3: Privatheit
Jeder hilfe- und pflegebedürftige Mensch hat das Recht auf Wahrung und Schutz seiner Privat- und Intimsphäre.

Artikel 4: Pflege, Betreuung und Behandlung
Jeder hilfe- und pflegebedürftige Mensch hat das Recht auf eine an seinem persönlichen Bedarf ausgerichtete, gesundheitsfördernde und qualifizierte Pflege, Betreuung und Behandlung.

Artikel 5: Information, Beratung und Aufklärung
Jeder hilfe- und pflegebedürftige Mensch hat das Recht auf umfassende Informationen über Möglichkeiten und Angebote der Beratung, der Hilfe, der Pflege sowie der Behandlung.

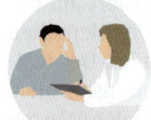
Artikel 6: Kommunikation, Wertschätzung und Teilhabe an der Gesellschaft
Jeder hilfe- und pflegebedürftige Mensch hat das Recht auf Wertschätzung, Austausch mit anderen Menschen und Teilhabe am gesellschaftlichen Leben.

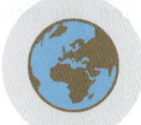
Artikel 7: Religion, Kultur und Weltanschauung
Jeder hilfe- und pflegebedürftige Mensch hat das Recht, seiner Kultur und Weltanschauung entsprechend zu leben und seine Religion auszuüben.

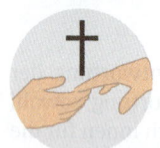
Artikel 8: Palliative Begleitung, Sterben und Tod
Jeder hilfe- und pflegebedürftige Mensch hat das Recht, in Würde zu sterben.

Die 8 Artikel der Pflege-Charta. *Aus: Broschüre: Charta der Rechte hilfe- und pflegebedürftiger Menschen – Herausgeber: Bundesministerium für Familie, Senioren, Frauen und Jugend und Bundesministerium für Gesundheit*

Die einzelnen Artikel formulieren die Rechte der hilfe- und pflegebedürftigen Menschen. Sie dienen dem Schutz der Menschenwürde und basieren auf den Grundrechten des Grundgesetzes sowie Gesetzen des Sozialrechts. In der Pflege-Charta werden die einzelnen Artikel erläutert und kommentiert. Dabei werden auch Qualitätsmerkmale und Ziele für eine würdevolle Pflege genannt. Die Pflege-Charta soll den verantwortlichen Menschen und Institutionen in Pflege, Betreuung und Behandlung als Handlungsleitlinie dienen. Die Charta ist auf der Internetseite www.pflege-charta.de direkt herunterzuladen oder als Broschüre bestellbar.

Umsetzung der Pflege-Charta

Für die Umsetzung müssen alle aus der Pflege mitmachen – vom Pflegeschüler bis zum Pflegedirektor. Alle müssen bereit sein, das eigene Berufsverständnis, die eigenen Sichtweisen über eine würdevolle Pflege sowie das eigene Handeln kritisch zu hinterfragen und das Handeln nach den Leitsätzen der Pflege-Charta auszurichten. Politische Instanzen und Einrichtungsträger sind dazu aufgerufen, die notwendigen Rahmenbedingungen zur Gewährleistung der in der Pflege-Charta beschriebenen Rechte weiterzuentwickeln und sicherzustellen.

Das BMFSFJ stellt auf der Internetseite www.pflege-charta-arbeitshilfe.de 5 Module bereit, die eine Vielzahl an Arbeits- und Schulungsmaterialien für die Pflegepraxis enthalten. Es gibt PowerPoint-Präsentationen, Arbeits- und

Begleitbögen sowie weitere Instrumente und Methoden, um den Veränderungsprozess Schritt für Schritt gemeinsam gestalten zu können.

WISSEN TO GO

Ethische Normen für die Pflege

ICN-Ethikkodex für Pflegende
Er ist der bedeutendste ethische Standard der Pflegeprofession. Er ist ein Leitfaden ethischer Verhaltensnormen, nach denen Pflegende in Bezug auf ihre Mitmenschen, ihre Berufsausübung, ihre Profession und ihre Kolleginnen handeln sollen, um sozialen Werten und Bedürfnissen gerecht zu werden. Aufgabe von Pflegenden ist es, sich mit den Inhalten des Ethikkodexes auseinanderzusetzen und daraus Handlungen für die Praxis abzuleiten.

Pflege-Charta
Sie wurde zum Schutz der Menschenwürde hilfe- und pflegebedürftiger Menschen erstellt, um die Rolle und Rechtsstellung dieser Menschen zu stärken und eine würdevolle Pflege zu ermöglichen. Sie enthält 8 Artikel, die die Rechte hilfe- und pflegebedürftiger Menschen formulieren (▶ Abb. 48.2). Diese basieren auf den Grundrechten des Grundgesetzes sowie Gesetzen des Sozialrechts.

48.4 Ethische Reflexion und Entscheidungsfindung

Durch ethische Reflexion soll eine ver**antwort**bare Praxis gelebt werden. „Verantwortung" enthält das Wort Antwort. Jemand, der verantwortlich handelt, ist in der Lage, **vernünftig** auf die Frage zu antworten, warum er so und nicht anders gehandelt hat. Er kann seine Handlung auf **rationaler** Ebene, d. h. **vernünftig**, **einsichtig** und **nachvollziehbar begründen**.

Zur ethischen Reflexion pflegerischer und medizinischer Praxis werden z. B. Prinzipien als Hilfsmittel verwendet. Prinzipien dienen hierbei zur moralischen Orientierung.

Definition Prinzip
Bei einem Prinzip handelt es sich um eine Gesetzmäßigkeit, eine (Verhaltens-)Norm oder eine feste Regel, die jemand zur Richtschnur seines Handelns macht, durch die er sich in seinem Denken und Handeln leiten lässt (Duden 2010).

Innerhalb der Ethik gibt es verschiedene prinzipienorientierte Ansätze. Gemeinsam ist ihnen, dass über die Anwendung ethischer Prinzipien bestimmte Werte geschützt werden sollen. Folgend wird die in der Medizin- und Pflegeethik vorrangig angewandte Prinzipienethik näher betrachtet.

48.4.1 Prinzipienethik

Die Prinzipienethik vereint unterschiedliche Aspekte mehrerer Ethiktheorien. Es hat sich gezeigt, dass die Prinzipienethik gut auf die Praxis anwendbar ist. In ihrem Buch „Principles of Biomedical Ethics" stellen Tom L. Beauchamp und James F. Childress 4 Prinzipien vor, die zur Orientierung bei der ethischen Entscheidungsfindung dienen. Die einzelnen Prinzipien lauten:
1. Prinzip des Respekts vor der Autonomie
2. Prinzip der Fürsorge
3. Prinzip des Nichtschadens
4. Prinzip der Gerechtigkeit

Diese Prinzipien sind gut auf die Pflege übertragbar. Sie sind hilfreich bei der Analyse und Reflexion des pflegerischen Handelns und herausfordernder Situationen (Fölsch 2012).

Prinzip des Respekts vor der Autonomie

Definition Autonomie
Dieses Prinzip fordert von Pflegenden, das Recht des Patienten zu achten, gemäß seinen Wertvorstellungen und seinem Glauben für sich zu wählen und Entscheidungen zu treffen.

Monika Bobbert, Pflegeethikerin und Psychologin, formulierte 2002 zur Klärung dieses Rechts in der Pflege weitere Rechte (▶ Abb. 48.3):
- **Recht auf informierte Zustimmung/Ablehnung:** Der Patient hat ein Recht auf verständliche Informationen, auf deren Basis er entscheiden kann, ob er einer pflegerischen Handlung zustimmt oder diese ablehnt.
- **Recht auf Selbstbestimmung in Bezug auf das Eigenwohl:** Der Patient hat das Recht, für sich zu entscheiden, was ihm guttut, auch wenn dies der pflegerischen Vorstellung widerspricht, z. B. Häufigkeit der Körperpflege.
- **Recht auf Wahl zwischen möglichen Alternativen:** Alternativangebote bei der Wahl und Durchführung von Pflegemaßnahmen vergrößern die Wahrscheinlichkeit, dass den Vorlieben des Patienten Sorge getragen wird. Zum Beispiel gibt es verschiedene Möglichkeiten, eine Inkontinenz pflegerisch zu versorgen. Stellt man diese dem Patienten vor, kann er nach seinen Bedürfnissen und Wünschen eine autonome Entscheidung treffen.
- **Recht auf eine möglichst geringe Einschränkung des Handlungsspielraums:** Arbeitsabläufe, Vorschriften und institutionelle Rahmenbedingungen schränken den individuellen Handlungsspielraum des Patienten immer

Abb. 48.3 Ausdifferenzierung des Autonomieprinzips.

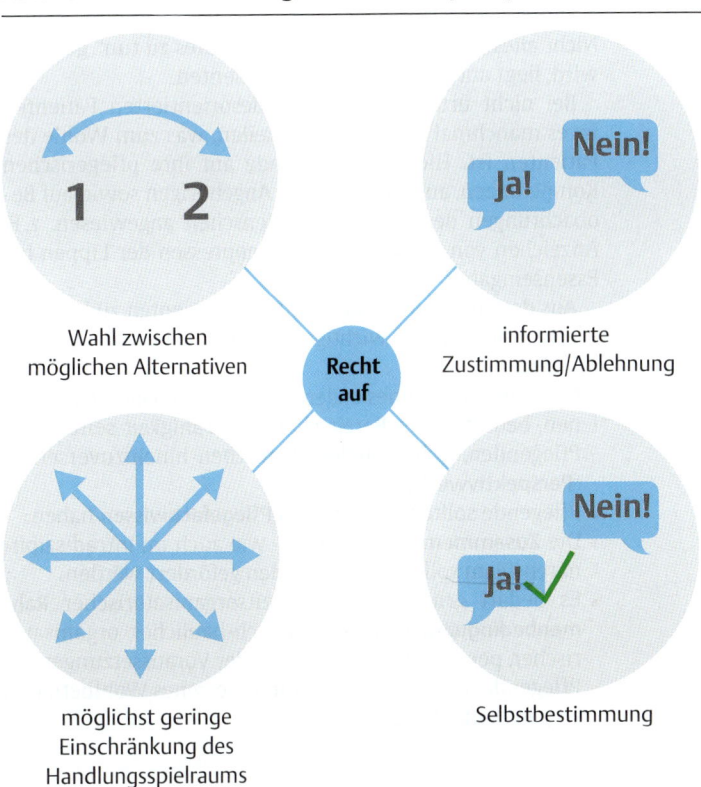

wieder ein. Diese Einschränkungen sollten jedoch dahingehend überdacht werden, ob sie zur Gewährleistung der Versorgung der Patienten notwendig sind oder „nur" pflegerischen Arbeitsabläufen dienen.

Um die Achtung der Autonomie des Patienten zu fördern, gibt es in der Pflege viele weitere Aspekte, z. B. indem man Gehhilfen bereitstellt.

Es stellen sich Fragen, inwieweit Depressionen, Schmerz oder das Gefühl der Abhängigkeit es einem Menschen möglich machen, für sich selbst zu entscheiden, und was Autonomie bei Menschen bedeutet, die nicht – oder nur eingeschränkt entscheidungsfähig sind.

! **Merken** Haltung
Wesentlich im Rahmen der Autonomie ist die persönliche Haltung Pflegender. Wie begegne ich einem Patienten? Gebe ich ihm durch meine Haltung und mein Verhalten Raum und Gelegenheit, seine Wünsche und Bedürfnisse auszudrücken? Inwieweit ein Patient seine Autonomie wahrnehmen kann, ist wesentlich davon beeinflusst, wie ihm begegnet wird.

Prinzip der Fürsorge

Definition Fürsorge
Das Prinzip der Fürsorge fordert Pflegende dazu auf, zum Wohle des Patienten zu handeln.

Für den Patienten und sein Wohlbefinden zu sorgen, liegt im Wesen der Pflege. Oft wissen Pflegende aufgrund ihrer pflegerischen Kompetenzen, wie sie zum Wohl des Patienten handeln können. Beauchamp und Childress (2009) leiten aus dem Prinzip der Fürsorge die Pflicht ab, den Patienten vor Schaden zu schützen bzw. schädigende Bedingungen zu entfernen und für die Rechte des anderen einzutreten und diese zu schützen.

Beachtet werden muss, dass es zu unterschiedlichen Einschätzungen zwischen Patient und Pflegenden kommen kann. Das Wohl des Patienten kann aus pflegerischer Perspektive anders beurteilt werden als vom Patienten selbst. Nicht alles, was aus der Motivation „Gutes zu tun" gemacht wird, liegt auch im Interesse des Patienten.

Bei nicht urteilsfähigen oder desorientierten Patienten ist es manchmal schwer zu beurteilen, was zum Wohle des Patienten ist. Hier sind Pflegende auf ihre pflegerischen Kompetenzen, auf Aussagen von Angehörigen sowie auf Beobachtungen des betroffenen Menschen angewiesen, z. B. Anzeichen von Schmerz, Zusammenpressen der Lippen bei Essenseingabe.

Aus der Forderung, zum Wohle des Patienten zu handeln, ergeben sich weitere wichtige Aspekte, die beachtet werden müssen:
- Um zum Wohle eines anderen Menschen handeln zu können, bedarf es der Bereitschaft und Fähigkeit seitens der Pflegenden, sich in andere Menschen hineinzuversetzen (**Perspektivwechsel**).
- Pflegende sollten ein **aktuelles Pflegefachwissen** haben.
- Die **Zusammenarbeit** im inter- wie auch im intradisziplinären Team sollte von Pflegenden gefördert werden.
- Es bedarf grundlegender arbeitsorganisatorischer **Rahmenbedingungen** sowie technisch-baulicher, organisatorischer, persönlicher und personeller Voraussetzungen.
- Pflegende müssen sich auch um ihr eigenes Wohlbefinden sorgen (**Selbstfürsorge**).

Prinzip des Nichtschadens

Definition Nichtschaden
Pflegende sollen dem Patienten keinen Schaden zufügen.

Schaden für den Patienten entsteht durch nicht fachgerecht durchgeführte Pflege, Nachlässigkeit oder mangelnde Sorgfalt, z. B. unnötiges Zufügen von Schmerzen, Infektionen durch mangelnde Hygiene. Dieses Prinzip spricht sich auch gegen jegliche Form von Gewalt in der Pflege aus (S. 161).

Das Nichtschadensprinzip ist von großer Relevanz bei schwierigen Therapieentscheidungen. Eine Therapie ist dann gerechtfertigt, wenn sie dem Patienten **mehr Nutzen als Schaden** bringt. Schaden und Nutzen werden gegeneinander abgewogen.

Prinzip der Gerechtigkeit

Gerechtigkeit bedeutet einerseits **Gleichbehandlung** aller Menschen, unabhängig von Herkunft, Alter, Religion oder sozialem Status. Dies wird von vielen Pflegenden als Selbstverständlichkeit in ihrer Profession verstanden. Gerechtigkeit in der Pflege bedeutet andererseits, die zur Verfügung stehenden **Ressourcen gerecht zu verteilen**. Dabei gilt es, die Rechte der betroffenen Menschen zu wahren, auch die Interessen der Pflegenden selbst. Pflegende stehen in der Praxis vor der Herausforderung, ihre Zeit und ihre Zuwendung zwischen den Patienten gerecht zu verteilen. Dabei können sich Pflegende an folgenden Kriterien orientieren:
- am Nutzen einer Handlung für den Einzelnen
- am Nutzen für alle Betroffenen (Gesamtnutzen)
- am Bedürfnis von Einzelnen

Nach welchem Kriterium sich pflegerisches Handeln richtet, ist situationsabhängig.

Utilitarismus • Werfen wir einen Blick auf eine andere ethische Theorie, den Utilitarismus. Diese Theorie spielt insbesondere bei der Verteilung von knappen Ressourcen eine Rolle. Im Utilitarismus wird eine Handlung nach dem größten Nutzen und dem geringsten Schaden für die größte Anzahl von Menschen beurteilt.

Beispiel Gerechtes Handeln
Ein Patient wünscht von Ihnen sofortige Unterstützung bei der Durchführung der Körperpflege. Ihr pflegerischer Auftrag besteht in diesem Moment jedoch darin, Infusionen und i. v.-Medikamente für Ihre Station vorzubereiten. Die ethische Grundfrage lautet: Was soll ich tun?

Gemäß dem Utilitarismus entscheiden Sie sich, zuerst die Medikamente vorzubereiten, da diese a) zeitgerecht verabreicht werden müssen und b) eine größere Anzahl von Patienten davon profitiert sowie c) die organisatorischen Abläufe eingehalten werden müssen. Vom reibungslosen Ablauf profitieren Ihre Kollegen, Ärzte und andere Berufsgruppen sowie die Mehrheit der Patienten (Fölsch 2012).

Bedürfte dagegen ein Patient dringend der Hilfe, z. B. aufgrund einer lebensbedrohlichen Situation oder starker Schmerzen, ist zuerst zum Nutzen für den Einzelnen (z. B. Erhalt des Lebens oder Schmerzfreiheit) zu handeln und anschließend zum Gesamtnutzen.

Anwendung in der Pflege

Die hier vorgestellten Prinzipien werden in einer konkreten Situation gegeneinander abgewogen und dienen so der Entscheidungsfindung. Pflegerisches Handeln kann anhand der

Prinzipien ethisch reflektiert werden: Worauf sollen wir in der Pflege achten? Was sollen wir tun?

Das Abwägen der Prinzipien voneinander ist Aufgabe der Pflegekraft und geschieht innerhalb eines Entscheidungsfindungsprozesses; z. B. möchte ein Patient nicht mobilisiert werden (Autonomie), aus pflegerischer Perspektive ist die Mobilisation jedoch notwendig, um Schäden wie Dekubitus oder Lungenentzündung zu vermeiden (Fürsorge). Durch Reflexion der Situation mithilfe der Prinzipien werden Hintergründe des Konflikts offensichtlich und verschiedene Perspektiven und Rechte werden wahrgenommen. Nun können Wege und Alternativen gefunden werden (Fölsch 2012).

WISSEN TO GO

Ethische Reflexion

Sie hilft dabei, die eigenen Entscheidungen **vernünftig**, **einsichtig** und **nachvollziehbar** zu **begründen**. Zur Reflexion pflegerischer und medizinischer Praxis können begründete Prinzipien (handlungsleitende Verhaltensnormen) als Hilfsmittel verwendet werden.

Prinzipienethik
Tom L. Beauchamp und James F. Childress formulieren 4 Prinzipien, die als **Orientierung zur ethischen Entscheidungsfindung** in der Medizin- und Pflegeethik dienen:
1. **Prinzip des Respekts vor der Autonomie**: Das Recht des Patienten achten, nach seinen Wertvorstellungen und seinem Glauben zu wählen und Entscheidungen zu treffen. Dies beinhaltet das Recht auf
   – informierte Zustimmung/Ablehnung
   – Selbstbestimmung bzgl. des Eigenwohls
   – Wahl zwischen möglichen Alternativen
   – eine möglichst geringe Einschränkung des Handlungsspielraums
2. **Prinzip der Fürsorge**: Es fordert dazu auf, zum Wohle des Patienten zu handeln. Das bedeutet, den Patienten vor Schaden zu schützen, schädigende Bedingungen zu entfernen, für seine Rechte einzutreten und diese zu schützen.
3. **Prinzip des Nichtschadens**: Pflegende sollen dem Patienten keinen Schaden zufügen. Wichtig bei schwierigen Therapieentscheidungen: Ist der Nutzen für den Patienten größer als der Schaden?
4. **Prinzip der Gerechtigkeit**: Gleichbehandlung aller Menschen und gerechte Verteilung von Ressourcen.

48.4.2 Entscheidungsfindungsmodelle

In ethisch herausfordernden Situationen können Entscheidungsfindungsmodelle eingesetzt werden. Sie dienen der persönlichen Orientierung, aber auch als Leitfaden bei ethischen Fallbesprechungen. Je nach Komplexität einer ethischen Fragestellung ist es sinnvoll und wichtig, sich mit Kollegen, Ethikexperten oder im interdisziplinären Team (z. B. Seelsorger, Juristen, Angehörige und Patienten) zu besprechen. Entscheidungsfindungsmodelle dienen dabei als Hilfe zur systematischen Betrachtung und als Leitfaden auf dem Weg der gemeinsamen Entscheidungsfindung.

Die im Folgenden angeführten Schritte sind ein Querschnitt durch verschiedene Modelle und fassen die am häufigsten wiederkehrenden Schritte in ähnlicher Reihenfolge zusammen (Rabe 2009; Steinkamp und Gordijn 2010; Schleger et al. 2011; Park 2012).

Schritte der Entscheidungsfindung

1. **Identifikation des ethischen Problems**
   – Problem beschreiben: In diesem Schritt geht es darum, einen Ausgangspunkt und ein gemeinsames Verständnis zu schaffen – Sehen wir das Problem ähnlich? Welche Unsicherheiten haben wir?
   – Das Vorgehen unterscheidet sich in den Entscheidungsfindungsmodellen von einer einfachen Fragestellung bis hin zu einer konkreten Identifikation des Problems durch einen Fragenkatalog und ethische Reflexion – Wer ist betroffen? Wer ist verantwortlich? Welche Prinzipien sind betroffen? Das Vorgehen im ersten Schritt ist von den ethischen Vorkenntnissen der fragenden Person bzw. des Teams abhängig.
2. **Informationssammlung**
   – Sammeln der pflegerischen, medizinischen, rechtlichen, sozialen und organisatorischen Fakten, die für die Entscheidungsfindung relevant sind.
   – Was ist über Werte, Lebenseinstellung und den Willen des Patienten bekannt?
3. **Analyse mithilfe der Prinzipienethik**
   – Welche Prinzipien und Rechte sind betroffen?
   – Was ist aus dem Blickwinkel der Professionen das Beste für den Patienten (Fürsorge)?
   – Was wünscht der Patient selbst bzw. wie ist sein Patientenwille zu erkunden (Autonomie)?
   – Welcher Schaden kann für den Patienten entstehen (Nichtschaden) oder besteht bereits?
   – Welche Rechte anderer Personen, der Gesellschaft, oder von Institutionen sind betroffen? Wie werden die Ressourcen eingesetzt (Gerechtigkeit)?
   – Gibt es Konflikte zwischen den Prinzipien und, wenn ja, welche?
4. **Entwickeln, Analysieren, Vergleichen und Bewerten von Handlungsmöglichkeiten**
   – Welche Handlungsmöglichkeiten gibt es?
   – Verschiedene Möglichkeiten werden einer weiteren Analyse- und Bewertungsphase unterzogen.
5. **Auswahl der Handlung und Begründung**
6. **Kritische Reflexion und Überprüfung**
   – Die gewählte Handlungsmöglichkeit noch einmal gegen Einwände prüfen.
   – Für zukünftige Situationen stellt sich die Frage, was man hätte tun können, um den Konflikt zu vermeiden bzw. was haben wir aus dieser Situation gelernt?

Ein Entscheidungsfindungsmodell ist ein wichtiges Hilfsmittel. Die Qualität der Entscheidung und des Entscheidungsfindungsprozesses ist jedoch von vielen weiteren Faktoren abhängig, z. B. dem Wissen über ethische Prinzipien und Werte, Umgang mit Gefühlen, der Fähigkeit und Bereitschaft zur Reflexion sowie kommunikativer Fähigkeiten.

48.4.3 Ethische Entscheidungsfindung in Anwendung

Beispiel **Frau Taler**
Frau Taler ist aufgrund einer malignen Erkrankung bettlägerig. Sie wurde vor 2 Wochen stationär aufgenommen. Starke Medikamente lindern ihre Schmerzen, verschaffen ihr jedoch keine

Abb. 48.4 Prozess der Entscheidungsfindung.

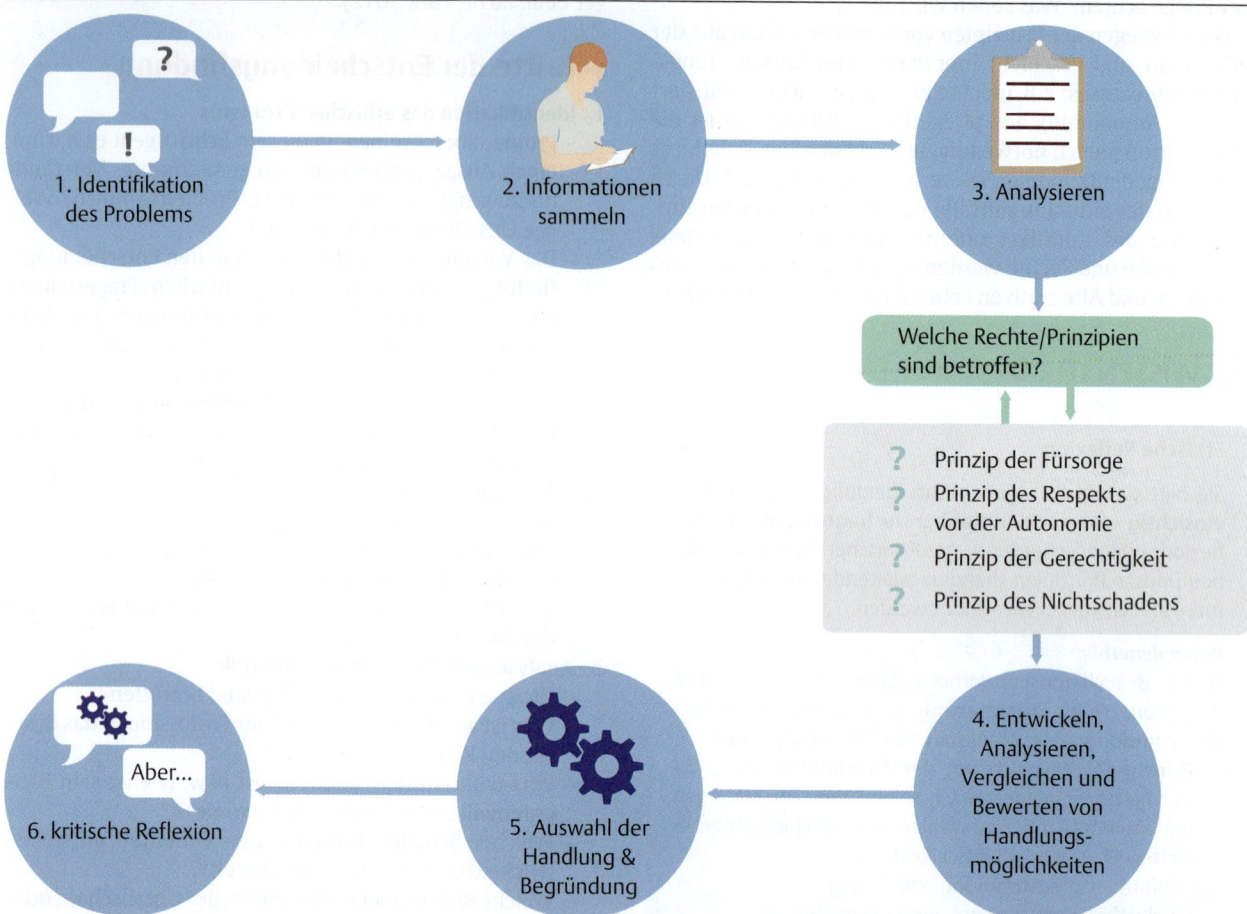

Das Modell in der Übersicht.

Schmerzfreiheit. Sie schläft trotz Schlafmedikation sehr schlecht. Bei den pflegerischen Tätigkeiten, wie Waschen, Drehen oder Aufsetzen im Bett, klagt Frau Taler trotz Medikation über starke Schmerzen. Sie kann kaum eine erträgliche Lage finden. Aufgrund ihrer Bettlägerigkeit und des schlechten Allgemeinzustands besteht eine erhöhte Dekubitusgefahr. Die daraufhin angebotene Wechseldruckmatratze muss nach 2 Nächten wieder entfernt werden, da Frau Taler aufgrund der störenden Motorgeräusche nicht schlafen kann. Zudem findet sie auch auf dieser Matratze keine angenehme Lage. Als Alternative wird eine Weichlagerung gewählt, die jedoch aufgrund des schlechten Allgemeinzustands von Frau Taler nicht ausreichend ist. Um Lagerungsschäden zu verhindern, müssen trotz Mikrolagerungen regelmäßige Positionswechsel (Makrolagerungen) durchgeführt werden. Aufgrund ihrer Schmerzen und der Störungen ihres Schlafes möchte Frau Taler die Positionswechsel nicht durchführen lassen (Fölsch 2012).

Identifikation des ethischen Problems

Je nach ethischem Vorwissen könnte die Fragestellung in diesem Fall lauten:
1. Sollen wir Frau Taler gegen ihren Willen umlagern? (Diese Frage drückt die Unsicherheit der Pflegenden aus.)
2. Wie ist es uns Pflegenden möglich, den Willen und die Wünsche von Frau Taler zu achten und sie vor Schaden zu schützen? (Hier ist bereits ethisches Vorwissen vorhanden.)

Je geübter eine Pflegekraft/ein Team ist, umso leichter wird es sein, das ethische Problem zu identifizieren oder eine Fragestellung zu formulieren. Eine Entscheidungsfindung ist immer auch ein Prozess. Es kann sich im Laufe des Entscheidungsfindungsprozesses zeigen, dass sich das beschriebene Problem anders darstellt. Der nächste Schritt wäre das Sammeln von Informationen, diese sind hier dem Fallbeispiel zu entnehmen.

Analyse und Reflexion mithilfe der Prinzipienethik

Schritt für Schritt wird nun jedes Prinzip in Hinblick auf den konkreten Fall reflektiert. Was bedeutet jedes einzelne Prinzip im Fall von Frau Taler?

Prinzip der Fürsorge • Ein regelmäßiger Positionswechsel verhindert eine Schädigung der Haut. Die Gefahr einer Pneumonie wird verringert. Auch wird einer Schleimansammlung in der Lunge vorgebeugt, die häufig zu vermehrter Atemnot führt. Aus pflegerischer Sicht erscheint daher ein regelmäßiger Positionswechsel sinnvoll und notwendig. Wird dieser nicht durchgeführt, besteht ein hohes Risiko von zusätzlichen körperlichen Schäden, Schmerzen und Leid.

Im Rahmen der Fürsorge ist es wichtig, die pflegerischen Handlungen auf ihre Notwendigkeit zu überprüfen. Nicht Standards und Routinehandlungen zählen, sondern das pflegerische Fachwissen auf den konkreten Fall auszurichten. Aus pflegerischer Sicht ist es notwendig, Frau Taler aufgrund ihrer eingeschränkten Mobilität, aufgrund ihres Hautzustands, aufgrund ihres Allgemeinzustands und aufgrund ihrer mangelnden Lungenbelüftung regelmäßig zu lagern.

Prinzip des Respektes vor der Autonomie • Frau Taler will keine Positionswechsel durchführen lassen, weil diese ihr Schmerzen bereiten und sie in der Nacht dadurch geweckt wird. Die Patientin hat das Recht, Pflegemaßnahmen abzulehnen.

Prinzip der Gerechtigkeit • Durch Lagerungsschäden kann es zu einem zeitlichen und finanziellen Mehraufwand für die Pflege und für das Gesundheitssystem kommen, weil zusätzliche Ressourcen eingesetzt werden müssen, z. B. durch teure Wundversorgung, evtl. chirurgische Versorgung, Infektionen. Gerechtigkeit spielt auch dann eine Rolle, wenn vonseiten der Patientin Wünsche an Pflegekräfte gerichtet werden, die sie mit ihrem Berufsbild nicht vereinbaren können. In diesem Fall der Verzicht auf alle pflegerischen Maßnahmen und die Ablehnung aller angebotenen Alternativen.

Prinzip des Nichtschadens • Beim Umlagern werden der Patientin Schmerzen zugefügt und ihr Wille missachtet. Die Missachtung des Willens und den Wünschen der Patientin kann auch Auswirkung auf ihr Selbstbild und ihre psychische Befindlichkeit nehmen. Denn Frau Taler, die sich als hilfe- und pflegebedürftiger Mensch bereits in der Abhängigkeit von Pflegenden befindet, dürfte nun nicht einmal mehr für sich selbst entscheiden.

Konflikte zwischen den Prinzipien • Kurz gefasst: Im Falle von Frau Taler spielen alle 4 Prinzipien eine Rolle und treten auch miteinander in Konflikt. Wird Frau Taler aufgrund des Prinzips der Fürsorge, „einfach" umgelagert, wird ihre Autonomie verletzt und auch das Prinzip des Nichtschadens, da ihr Schmerzen zugefügt und ihre Integrität verletzt werden. Wird die Autonomie von Frau Taler hingegen geachtet, können Folgeschäden auftreten (Nichtschaden), die die Patientin noch mehr belasten (Fürsorge). Dies kann auch einen finanziellen und zeitlichen Mehraufwand nach sich ziehen (Gerechtigkeit).

Die Durchführung der hier notwendigen Prophylaxen wird sowohl von den Pflegenden als ihre berufliche Pflicht (Fürsorge) gesehen als auch zur Sicherung der Pflegequalität gefordert. Kann von Pflegekräften verlangt werden, diese Pflichten zu vernachlässigen (Gerechtigkeit, Rechte der Pflegekräfte) bzw. kann von der Patientin verlangt werden, dass sie Positionswechsel durchführen lassen muss (Recht auf Achtung der Autonomie)?

Entwickeln, Analysieren, Vergleichen und Bewerten von Handlungsmöglichkeiten

Hier wird exemplarisch eine Handlungsalternative vorgestellt und anhand der Prinzipien analysiert. Zum Schluss wird diese Handlungsalternative kurz mit den Handlungsalternativen „Positionswechsel gegen Patientenwillen" bzw. „Respektieren des Wunsches der Patientin" verglichen.

Handlungsalternative • Es wird auf Basis pflegewissenschaftlicher Erkenntnisse nach verschiedenen Möglichkeiten der Lagerungshilfsmittel und Lagerungen gesucht, um Makrolagerungen so wenig wie möglich durchführen zu müssen. Vor dem Umlagern werden Frau Taler alle möglichen medikamentösen und nicht medikamentösen Maßnahmen des Schmerzmanagements angeboten. In der Nacht wird darauf geachtet, Frau Taler dann zu lagern, wenn sie wach ist, mindestens jedoch 2-mal während der Nachtstunden. Das Vorgehen wird mit der Patientin abgesprochen.

Autonomie • Frau Taler wird darüber aufgeklärt, warum dieses pflegerische Vorgehen zu empfehlen ist. Bei der Suche nach Handlungsalternativen wurden und werden ihre Wünsche und Bedürfnisse geachtet.

Fürsorge • Frau Taler wird vor weiteren Schäden geschützt und die pflegerische Fürsorge zum Wohl der Patientin unter Berücksichtigung der Bedürfnisse und Wünsche von Frau Taler durchgeführt.

Nichtschaden • Durch ein umfassendes Schmerzmanagement wird versucht, die Schmerzen der Patientin so gering wie möglich zu halten. Die Nachtruhe von Frau Taler wird teilweise gestört, jedoch wird dabei darauf geachtet, diese Störung so gering wie möglich zu halten.

Gerechtigkeit • Ein vermehrter Zeitaufwand (intensive Recherche nach pflegewissenschaftlichen Erkenntnissen, nicht medikamentöses Schmerzmanagement und ein evtl. pflegerischer Mehraufwand bei den Positionswechseln) wird aufgrund des Prinzips der Autonomie, der Fürsorge und des Nichtschadens in Kauf genommen. Andererseits werden Ressourcen nicht belastet, die durch mögliche Lagerungsschäden in Anspruch genommen werden müssten.

Fazit • Der Konflikt zwischen der Pflicht Pflegender, pflegerische Grundversorgung zu leisten und dem Willen von Frau Taler zu folgen, löst sich durch die Handlungsalternative auf.

Auswahl der Handlung und Begründung

Die Handlungsalternativen „Positionswechsel gegen Patientenwillen" bzw. „Respektieren des Patientenwunsches" würden die beschriebenen Prinzipien grundlegend negieren. Wie sich gezeigt hat, gibt es Alternativen. Im Vergleich der 3 Alternativen ist die zuvor ausführlich vorgestellte Handlungsalternative ethisch am angemessensten. Sie achtet alle 4 Prinzipien und gibt im Falle der Gerechtigkeit an, warum die anderen Prinzipien übergeordnet werden können. Es konnte ein guter Weg gefunden werden, da dem Grund (Schmerzen) für die Ablehnung der pflegerischen Fürsorge entgegengewirkt werden konnte.

Fazit • In diesem Beispiel zeigt sich, dass es Wege gibt, sowohl das Wohl der Patientin (aus Sicht der Pflegeexpertise) als auch ihre Wünsche zu achten. Solche Wege können in der Pflegepraxis häufig gefunden werden. Dafür braucht es von Pflegenden die Bereitschaft, sich auf Gespräche mit Patienten einzulassen, zuzuhören und nach Alternativen und kreativen Möglichkeiten zu suchen. Es geht um das ernsthafte Bemühen, bestmögliche Lösungen unter Beachtung der Rechte aller Beteiligten zu finden. Es zeigt sich, dass hierbei ethische Theorien wie die Prinzipienethik ein hilfreiches Werkzeug sind. Die Suche nach ethisch angemessenen Lösungen ist nicht nur eine Forderung der Pflegeethik, sondern eine große Hilfe für alle beteiligten Personen. Für den Patienten, da seine Würde und seine Integrität geschützt sind. Für Pflegekräfte, da ethische Konflikte, die nicht gelöst werden können, bei ihnen selbst moralischen Stress auslösen (Corley 2002). Für das Gesundheitssystem, da Konflikte auch viele Ressourcen (Energie, Zeit, Gelder) in Anspruch nehmen.

48.5 Ethische Grenzsituationen in der Pflege

48.5.1 Selbstbestimmung am Lebensende

Sterbehilfe

Bislang wird zwischen „aktiver", „passiver" und „indirekter" Sterbehilfe unterschieden, die Ausführungen dazu lesen Sie im Rechtekapitel (S. 249). Der Deutsche Ethikrat schlägt vor, die zwar bekannte, aber teils irreführende Terminologie von aktiver, passiver und indirekter Sterbehilfe aufzugeben. Er unterteilt die Entscheidungen und Handlungen am Lebensende genauer, dies soll den Handelnden im Alltag mehr Sicherheit geben.

- **Sterbebegleitung:** die Pflege von Sterbenden. Sie bekämpft Durst, Schmerzen, Übelkeit, Angst und bietet psychosozialen Beistand.
- **Therapien am Lebensende:** Das Leben wird auf Wunsch des Sterbenden verlängert, dabei werden seine Leiden gelindert.
- **Sterbenlassen:** umschreibt, was vorher unter „passive" Sterbehilfe gefasst wurde.
- **Beihilfe zur Selbsttötung:** Jemand stellt ein todbringendes Mittel in die Reichweite des Sterbenden. Die Person, die das Mittel bereitstellt, verabreicht es aber nicht, der Sterbende nutzt das Mittel selbst. Diese Handlung ist juristisch nicht strafbar. Diese Straffreiheit ist aber immer wieder Gegenstand intensiver Diskussionen.
- **Tötung auf Verlangen:** Entspricht dem, was bisher unter „aktive Sterbehilfe" gefasst wurde.

Beispiel **Beihilfe zur Selbsttötung**
Herr Bayer leidet an einem metastasierenden Prostatakarzinom. Als er bemerkt, wie schnell er verfällt, beschließt er, seinem Leben vorzeitig ein Ende zu setzen. Er bittet seine Frau, ihm eine Ampulle schnell wirkendes Insulin zu geben. Diese stellt er sich an das Bett. Er plant, sich das Insulin über den Port zu spritzen – solange er dazu noch selbst die Kraft hat. Herrn Bayers Frau leistet demnach Beihilfe zur Selbsttötung. Sie darf ihm – juristisch betrachtet – das Insulin in Reichweite stellen, ohne sich strafbar zu machen.

Kritische Stimmen zur Sterbehilfe • Vor allem die Deutsche Hospizstiftung setzt sich für die Palliative Care ein (S. 810). Sie leitet daraus sogar einen Rechtsanspruch ab. Die Beihilfe zum Suizid und das Töten auf Verlangen lehnt sie strikt ab. Auch die Pflegeverbände verlangen eine intensive Palliative Care. Von der Bundesärztekammer heißt es, am Ende des Lebens solle die palliativmedizinische Versorgung zentral sein. Und: „Die Mitwirkung bei der Selbsttötung ist keine ärztliche Aufgabe."

Die Deutsche Gesellschaft für Humanes Sterben (DGHS) plädiert hingegen dafür, Sterbende selbst entscheiden zu lassen, wie lange sie ihre Leiden ertragen können – und möchten. Sie befürwortet die Palliative Care, toleriert aber Hilfe zur Beendigung eines Lebens.

Patientenverfügung

Darf man ein lebenserhaltendes Gerät oder eine künstliche Ernährung ausschalten? Und vor allem: Wer entscheidet darüber? Hat der Betroffene eine klare Patientenverfügung formuliert oder sich gegenüber Familie oder Freunden klar mündlich geäußert, dann gilt sein Wille. Das hat der Gesetzgeber so festgelegt und gewährleistet mit der Regelung zweierlei: Die Patientenverfügung (PV)

- sichert das Selbstbestimmungsrecht des Menschen zu jeder Zeit und
- gibt dem medizinischen Personal bei existenziellen Fragen am Lebensende zum einen Handlungs- und zum anderen juristische Sicherheit.

In der Praxis ist es oft so, dass keine PV vorliegt oder der Verfasser seine Anweisungen sehr unkonkret formuliert hat, z.B.: „In dem Fall, dass ich sterbenskrank bin, wünsche ich keine lebensverlängernden Maßnahmen." Was aber ist „sterbenskrank"? Liegt keine ausdrückliche Erklärung vor, werden das medizinische Personal und die Angehörigen zusammen versuchen, in seinem mutmaßlichen Willen zu entscheiden. Können sich beide Parteien nicht auf ein Vorgehen einigen, müssen sich die Vertreter eine Genehmigung des Betreuungsgerichts einholen (S. 255).

Beispiel **Patientenverfügung**
Herr Koop, 45 Jahre alt, ehemaliger Leistungssportler, hatte einen Motorradunfall. Die Folgen sind u.a.: Schädel-Hirn-Trauma mit bleibender starker geistiger Beeinträchtigung, hohe Fraktur der Halswirbelsäule, die eine lebenslange Beatmung notwendig macht. In seiner PV steht: „Bei einem Unfall wünsche ich jede Form der akuten Versorgung. Stellt sich jedoch heraus, dass ich langfristig (…)
- *ein starkes geistiges Handicap davontrage, (…)*
- *dauerhaft künstlich beatmet sein sollte,*

wünsche ich, dass alle lebenserhaltenden Therapien unverzüglich abgebrochen und/oder eingestellt werden. Gleichzeitig wünsche ich Medikamente – auch in sehr hoher und/oder überdosierter Gabe –, damit ich von meinem Sterben nichts bemerke."

Herr Koop erhält sedierende Medikamente, das Beatmungsgerät wird abgestellt. Um (aktive) Sterbehilfe oder Tötung auf Verlangen handelt es sich in dem Fall nicht, weil das Personal dem Willen Herrn Koops nachkommt.

Pflegende werden vielleicht erleben, dass sich ein Angehöriger weigert, einer PV nachzukommen, oder sagt: „Ich kann das Gerät nicht ausschalten!" Sie sollten Gesprächsbereitschaft zeigen, zuhören und dezent auf den Willen des Patienten hinweisen. Menschen brauchen Zeit, um Abschied zu

Abb. 48.5 Patientenverfügung.

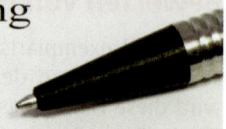

Selbstbestimmt und in Würde gehen zu dürfen, ist der Wunsch vieler Menschen. Sie wünschen z.B. keine lebenserhaltenden Maßnahmen, sobald eine gravierende geistige Beeinträchtigung erkennbar ist. Derartige Wünsche müssen in einer Patientenverfügung festgehalten sein. © Denis Junker/fotolia.com

nehmen, ein vehementes Drängen ist hier fehl am Platz. Pflegende sollten seelsorgerische Begleitung anbieten. Denn trotz Patientenverfügung fühlen sich manche Menschen schuldig, auch wenn sie dem Wunsch des Patienten entsprechen.

48.5.2 Hirntod

Die Bundesärztekammer definiert den Hirntod als „(...) Zustand der irreversibel erloschenen Gesamtfunktion des Großhirns, des Kleinhirns und des Hirnstamms".

Bei vielen Menschen mit Schädel-Hirn-Trauma, intrazerebraler Blutung oder nach einer Reanimation kommt es zum Hirntod. Klinisch sind diese Menschen komatös, sie zeigen keine Reflexe des Hirnstamms und atmen nicht selbstständig. Der Körper kann aber womöglich noch die Temperatur regulieren und Kreislaufreaktionen zeigen, z. B. erhöhte Herzfrequenz. Auch Gähnen oder Schwitzen sind möglich. Diese „Reaktionen" sind vom Rückenmark autonom gesteuerte Reflexe. Hirntote haben alle geistigen Fähigkeiten verloren, sie nehmen nichts mehr wahr und fühlen nichts mehr. Die BÄK empfiehlt, nach Eintritt des Hirntods die Therapie bald zu beenden, Ausnahmen sind Schwangere oder die Bereitschaft zur Organspende.

Definition **Hirntod**
Ein Mensch gilt laut Bundesärztekammer als hirntot, wenn die Gesamtfunktion des Großhirns, des Kleinhirns und des Hirnstamms endgültig und nicht behebbar erloschen ist (2015).

Hirntod und Organspende

Hierbei sind die Regelungen in anderen Ländern, auch deutschsprachigen, teils profund anders. Zum Beispiel gilt in Österreich jeder „automatisch" als Spender – auch wenn er dort nur im Urlaub ist. Einen Widerspruch kann jeder zu Lebzeiten abgeben. In Deutschland gelten als Voraussetzungen für eine Organspende, dass der Betroffene hirntot ist und sich willentlich (zu Lebzeiten über einen Organspendeausweis oder eine PV) für eine Spende ausgesprochen hat. Liegt keine schriftliche Erklärung vor, müssen Ärzte die Angehörigen befragen, ob sich der Angehörige je anderweitig schriftlich oder mündlich zu seiner Spendebereitschaft geäußert hat. Ist darüber nichts bekannt, wird das medizinische Team zusammen mit den Angehörigen versuchen, den mutmaßlichen Willen des Verstorbenen herauszufinden und in seinem Willen zu entscheiden.

Hirntoddiagnostik

Der Hirntod muss zweifelsfrei bewiesen sein. Seine Diagnose erfordert:

Die Erfüllung der Voraussetzungen • Es muss eine primäre (das Gehirn selbst betreffend, z. B. durch Blutung) oder eine sekundäre Hirnschädigung (z. B. bedingt durch Sauerstoffmangel, durch Stoffwechselstörungen oder Intoxikation) vorliegen. Andere Ursachen für ein Koma, z. B. eine reversible Intoxikation oder eine Unterkühlung, müssen ausgeschlossen werden.

Das Vorliegen der klinischen Symptome •
- **Bewusstlosigkeit (Koma):** Der Komagrad ist definiert als Bewusstlosigkeit ohne Augenöffnung und ohne Reaktion auf wiederholte Schmerzreize.
- **Lichtstarre mittel- bis maximal weite Pupillen:** Beide Pupillen reagieren nicht auf Lichteinfall.
- **Beidseitiges Fehlen des okulo-zephalen / vestibulo-okulären Reflexes:** Wird der Kopf gedreht, bewegen sich die Augen nicht in die Gegenrichtung (Puppenkopf-Phämomen).
- **Beidseitiges Fehlen des Kornealreflexes:** Bei Berühren des Augapfels schließen sich die Augen nicht.
- **Fehlen von Reaktionen auf Schmerzreize:** Schmerzreize lösen keine Reaktion aus.
- **Fehlen des Pharyngeal- und Trachealreflexes:** Wird die hintere Rachenwand berührt, folgt kein Würgen oder Husten.
- **Ausfall der Spontanatmung (Apnoe-Test):** Bei diesem Test wird der Kohlendioxidgehalt (CO_2) im Blut erhöht (Hyperkapnie). Bei einem lungengesunden Menschen ist der CO_2-Gehalt der Atemantrieb. Die Hyperkapnie wird durch Diskonnektion vom Respirator oder durch Hypoventilation (ungenügende Beatmung) herbeigeführt. Setzt bei einer Konzentration des $CO_2 \geq 60$ mmHg keine Eigenatmung ein, liegt ein zentraler Atemstillstand vor.

Nachweis der Irreversibilität • Abschließend muss sich zeigen, ob die klinischen Symptome tatsächlich irreversibel, d.h. nicht umkehrbar, sind. Dies leisten apparative Untersuchungen, z. B. EEG, Dopplersonografie oder Angiografie. Sie weisen entweder nach, dass keine elektrische Aktivität im Hirn mehr vorhanden ist, oder dass das Hirn nicht mehr durchblutet wird. Der Ausfall der klinischen Symptome muss für die Diagnose bei Erwachsenen und Kindern ab dem dritten Lebensjahr
- bei primärer Hirnschädigung nach mindestens 12 Stunden,
- bei sekundärer Hirnschädigung nach mindestens 72 Stunden erneut übereinstimmend nachgewiesen werden.

Alle Untersuchungen müssen 2 dafür qualifizierte Ärzte durchführen. Sie dürfen nicht in den Spendeprozess direkt eingebunden sein. Für die Feststellung des Hirntods bei Kindern gelten teilweise abweichende Bestimmungen.

Ethische Brisanz

Ist der Hirntod tatsächlich die klare Zäsur zwischen Leben und Tod? Die BÄK hat ihre Definition verschriftlicht – und sagt „Ja". Tritt der dissoziierte Hirntod ein, wird der Totenschein ausgefüllt, die Therapie eingestellt. Kritiker halten diese „neurologische" Todesdefinition für falsch. Sie sagen, der Mensch funktioniere „biologisch" weiter und könne noch Tage, Wochen oder gar Jahre leben. Er sei kein toter, sondern ein sterbender Mensch. Zudem sei nicht abschließend klar, ob die heute möglichen Untersuchungen tatsächlich alle Hirnfunktionen erfassen könnten. Einig sind sich beide Parteien in einem: Der Ausfall der Hirnfunktionen ist nach bisherigem Wissen nicht reversibel. Jeder muss für sich entscheiden, welcher Argumentation er folgt.

Pflegerische Herausforderung • Pflegende fordert ein Organspendeprozess zusätzlich heraus: Nachdem der Hirntod bescheinigt ist, werden alle für den Organismus biologisch wichtigen Funktionen bis zur Entnahme aufrechterhalten. Das kann viele Stunden dauern. Der Körper trägt trotz der Hirntodbescheinigung keine sichtbaren Todeszeichen, er ist rosig und warm. Die Frage: Soll Pflege überhaupt stattfinden? Soll ich mit dem Verstorbenen reden – wie sonst auch bei allen Pflegehandlungen? Wie nenne ich ihn – Frau H. oder …? Für diese Situation gibt es keinen Ratschlag.

Herausforderung für Angehörige • Gleiches gilt für die Angehörigen. Vielleicht befürworten sie selbst eine Spende nicht. Zudem ist ein Abschied, wie er in einem „normalen" Sterbe-

48 Grundlagen einer Pflegeethik und ethische Grenzsituationen in der Pflege

fall üblich ist, nicht möglich. Für die meisten Angehörigen „lebt" der Patient ja noch, der (Hirn-)Tod ist nicht unmittelbar erfahrbar. Die meisten Kliniken bieten den Angehörigen an, dass sie ihren Angehörigen nach der Organentnahme z. B. im Verabschiedungszimmer sehen können. Bei jedem Spendeprozess ist ein Koordinator der Stiftung Organspende die gesamte Zeit vor Ort. Er trifft dann ein, wenn der Hirntod festgestellt ist, und bleibt bis zum Ende der Organentnahme. Wenn Angehörige es wünschen, wird er sie auch bei der Verabschiedung von ihrem Angehörigen begleiten.

Für den Umgang mit Angehörigen gilt: Pflegende begleiten die Angehörigen, spenden Trost und beantworten Fragen. Wenn sie selbst unsicher sind oder auf Fragen der Angehörigen nicht antworten können, können auch sie sich direkt an den Mitarbeiter der Stiftung wenden.

WISSEN TO GO

Hirntod

Die Gesamtfunktionen des Großhirns, des Kleinhirns und des Hirnstamms sind irreversibel erloschen. Die Herz- und Kreislauffunktion wird durch kontrollierte Beatmung künstlich aufrechterhalten. Die Voraussetzungen für eine Organspende hirntoter Menschen sind:
- Organspendeausweis oder eine PV, sonst Erkundung des mutmaßlichen Patientenwillens mit Angehörigen
- Hirntoddiagnostik
  – Vorliegen einer vollständigen primären oder sekundären Hirnschädigung
  – klinische Bestätigung des Hirntods durch Nachweis von Koma, Apnoe, Hirnstammareflexie sowie
  – Prüfung der Irreversibilität durch Nachweis fehlender elektrischer Aktivität oder fehlender Durchblutung im Hirn über apparative Untersuchungen. Beobachtung klinischer Zeichen des Hirntods über 16–72 Stunden

48.5.3 Freiheitsbeschränkende Maßnahmen – Fixierung

In der Praxis werden immer wieder Situationen auftreten, die Pflegende vor die Frage stellen: Fixierung ja oder nein. Fixiert werden darf ein Patient nur, wenn die Notwendigkeit der Freiheitsbeschränkung unausweichlich ist. Über die verschiedenen Formen freiheitsbeschränkender Maßnahmen sowie die entsprechenden Gesetzesgrundlagen lesen Sie im Kap. 12 „Rechtliche Grundlagen der Pflege" (S. 258).

Gründe

Als häufigste Gründe für freiheitsbeschränkende Maßnahmen geben Ärzte und Pflegende an:
- die Sicherheit der Betroffenen und der Schutz vor Stürzen
- zielloses Umherlaufen, Verlassen der Einrichtung und andere herausfordernde Verhaltensweisen
- Zeiten, in denen Personalmangel besteht
- der Wunsch der Angehörigen, die ihre Angehörigen „zu ihrer Sicherheit" gerne fixiert sähen

! Merken Studien zeigen
Fixierung senkt die Sturzgefahr NICHT, sie erhöht sie sogar.

Nutzen und Risiken

Der Nutzen von freiheitsbeschränkenden Maßnahmen ist nicht belegt, ein Schaden hingegen sehr wahrscheinlich. Untersuchungen haben gezeigt, dass sie sich negativ auf die Gesundheit auswirken können (Lane und Harrington 2011; Pellfolk et al. 2010) (▶ Abb. 48.6). Denn sie fördern z. B.:
- Kontrakturen, Dekubitus, Pneumonie, Thrombosen
- psychischen Stress
- Angst und Depression (Untersuchungen zufolge reagieren 75 % der Betroffenen z. B. mit Rückzug und Resignation)
- Verletzungen und Quetschungen durch Gurte
- Sturzgefahr, z. B., wenn die Betroffenen versuchen, über die Bettseiten aus dem Bett zu steigen
- Strangulationsgefahr: Wenn sich Betroffene trotz (in vielen Fällen nicht sachgemäßer) Fixierung versuchen zu befreien, kann dies zur Strangulation führen. Dadurch ist es schon häufig zu Todesfällen gekommen.

! Merken Arbeitsaufwand
Fixierungen erleichtern die Arbeit NICHT. Denn wenn sie korrekt ausgeführt werden, sind sie mit sehr viel intensiverer pflegerischer Betreuung verbunden – Beobachtung, Dokumentation, Prophylaxen, Behandlung möglicher Verletzungen usw. Untersuchungen haben ebenso gezeigt, dass Heime mit einer sehr geringen Rate der freiheitsbeschränkenden Maßnahmen nicht mehr Personal benötigen als andere.

Handlungsempfehlung und Entscheidungsfindung

! Merken Grundsatz
Freiheitsbeschränkende Maßnahmen sind grundsätzlich immer und nach Kräften zu vermeiden. Werden sie dennoch nötig, sollte(n)
- *sie dem Schutz des Patienten und/oder anderer Menschen dienen,*
- *nie „zur Erleichterung" der Pflege angewendet werden,*
- *sie immer der Situation angepasst und mit der geringstmöglichen Einschränkung für den Betroffenen verbunden sein,*
- *alle Beteiligten – Patient, Klinikpersonal, Angehörige und evtl. auch Psychologen – in die Entscheidung einbezogen werden,*
- *der Nutzen höher als der Schaden für den Betroffenen sein,*
- *sie fachlich begründet und*
- *von begrenzter Dauer sein.*

Es kann vorkommen, dass Patienten um freiheitseinschränkende Maßnahmen wie Bettgitter bitten, um sicher zu sein, dass sie nicht aus dem Bett fallen.

Freiheitsbeschränkende Maßnahmen vermeiden

Um freiheitsbeschränkende Maßnahmen zu vermeiden, sollte der erste Schritt sein, jegliches „von der Norm abweichende" Patientenverhalten zu hinterfragen und somatische Ursachen für dieses Verhalten auszuschließen, z. B. Angstzustände, Infekte, Schilddrüsenfehlfunktion. Gelegentlich hat man es mit randalierenden, betrunkenen und aggressiven Patienten zu tun. Hier kann z. B. die Unterbringung in einem entsprechenden Raum vorübergehend Linderung bringen, siehe auch Kap. 65 „Pflege bei Erkrankungen der Psyche" (S. 1374).

Beispiel Verhalten hinterfragen
Herr Franz, 46 Jahre alt, unterzieht sich einer Sigmaresektion wegen Divertikulitis. Am 4. postoperativen Tag erscheint er verwirrt, ist aggressiv gegenüber Personal und Angehörigen. Er wirft

Ethische Grenzsituationen in der Pflege

mit seinem Buch, schleudert das Getränk vom Tisch. Das Personal kann ihn beruhigen und veranlasst eine Blutabnahme. Hier zeigt sich ein Systemisches Inflammatorisches Response-Syndrom (SIRS). Herr Franz wird relaparotomiert, 4 Tage intensivmedizinisch behandelt und ist dann wieder wohlauf. Postoperative mentale Verwirrung kann ein frühes Zeichen einer beginnenden Sepsis sein (auch septische Enzephalopathie genannt).

Im Zusammenhang mit älteren, vor allem demenzerkrankten Menschen wird von herausforderndem Verhalten (S. 1249) gesprochen. Es gilt als Reaktion auf das (kognitive) Unvermögen, sich und seinen Bedarf verständlich auszudrücken, und ist als Versuch zu verstehen, auf sich aufmerksam zu machen. Es ist wichtig, dieses Verhalten zu ergründen, z.B. mithilfe spezieller Assessments der Geriatrie/Gerontopsychiatrie, Biografiearbeit, Angehörigengespräche. Ärzte sollten die Medikation überprüfen – alte Menschen erhalten oft einen „Pillencocktail", der u.a. auffälliges Verhalten auslösen kann. Experten, z.B. Gerontopsychiater, sollten ein geeignetes Therapieschema aufstellen.

Die folgenden Empfehlungen beziehen sich vornehmlich auf das Leben in Wohneinheiten. Aber es lassen sich daraus Schlüsse auf das Vorgehen in Kliniken oder zu Hause ziehen:
- **Bettgitter und Gurte abschaffen**, stattdessen Sturzprophylaxe:
  - **Protektoren** (z.B. Hüfte, Kopf), um Frakturen zu vermeiden.
  - **Festes Schuhwerk** sorgt für sicheren Gang, evtl. „Stoppersocken" einsetzen.
  - **Frühe Mobilisation**: Das Gehen mit der Gehhilfe üben, bevor die Operation erfolgt. Über z.B. kinästhetische Bewegungsmuster üben, wie Betroffene am besten aufstehen und sich bewegen können. Postoperativ frühestmöglich aus dem Bett mobilisieren. Balance- und Gleichgewichtstraining durchführen.
  - Für **ausreichende Flüssigkeitszufuhr** sorgen: Exsikkose verursacht immer leichte Benommenheit und Schwindel.
  - **Ausscheidung beobachten, Kontinenz fördern:** Harn- oder Stuhldrang verursachen Unruhe, Überlaufblasen verursachen (gar nicht so selten) starke Unruhe, auch weil sie Schmerzen verursachen. Pflegende können vorsichtig den Unterbauch abtasten.
  - Sollten Bettgitter nötig sein, sind geteilte einzusetzen. Durch die Lücken kann der Patient aufstehen und muss nicht „darüberklettern" – geschlossene Bettgitter erhöhen nur die Sturzhöhe.
- **Umgebung gestalten**
  - Auch nachts für ausreichende Beleuchtung sorgen.
  - Benötigte Utensilien (Klingel, Trinkgefäß, Buch) so bereitlegen, dass sie gut erreichbar sind.
  - Niederflurbetten einsetzen, sie lassen sich fast bis auf Bodenniveau absenken.
  - Stolperfallen beseitigen.
  - Nicht den Patienten/Bewohner den Strukturen, sondern die Strukturen den Menschen anpassen, z.B. durch Nachtcafés oder TV-Möglichkeiten für die, die nicht gut schlafen können.
  - Sensormatten nutzen. Diese geben Alarm, wenn der Betroffene ein bestimmtes Areal verlassen möchte. Die Geräte reagieren auf den Druck durch den Fuß.
  - Basale Stimulation, beruhigende Musik usw. einsetzen.
- **Personelle Betreuung**
  - Präsenzkräfte einsetzen (Ehrenamtliche oder Angehörige), vertraute Menschen geben Sicherheit.
  - Regelmäßige Fallbesprechungen durchführen, sie dienen der Informationssammlung über den Menschen und führen oft zu einfachen Lösungen.

Indikationen für eine Fixierung

Die Situationen sind spärlich und gelten nur, wenn alle anderen Maßnahmen vorher vergeblich ausprobiert wurden. Sie umfassen:
- sehr hohes Verletzungsrisiko durch einen Sturz
- Gesundheitsgefahr für den Betroffenen, z.B. durch Entfernung von (lebenswichtigen) Infusionen
- aggressives Verhalten, mit dem sich der Betroffene womöglich sich selbst oder andere gefährdet

Beispiel Fixierung ja/nein?

Frau Fischer wird an Handgurten fixiert, weil eine Infusion einlaufen soll. Frau Fischer trinkt nicht genug. Ist diese Fixierung erlaubt? Nein. Pflegende müssen eine ausreichende Flüssigkeitszufuhr auf andere Weise gewährleisten.

Herr Kuhn zieht sich den peripheren Venenzugang, sobald eine Infusion läuft. Er muss aber ein Antibiotikum bekommen. Ist hier

Abb. 48.6 Negative Auswirkungen der Fixierung.

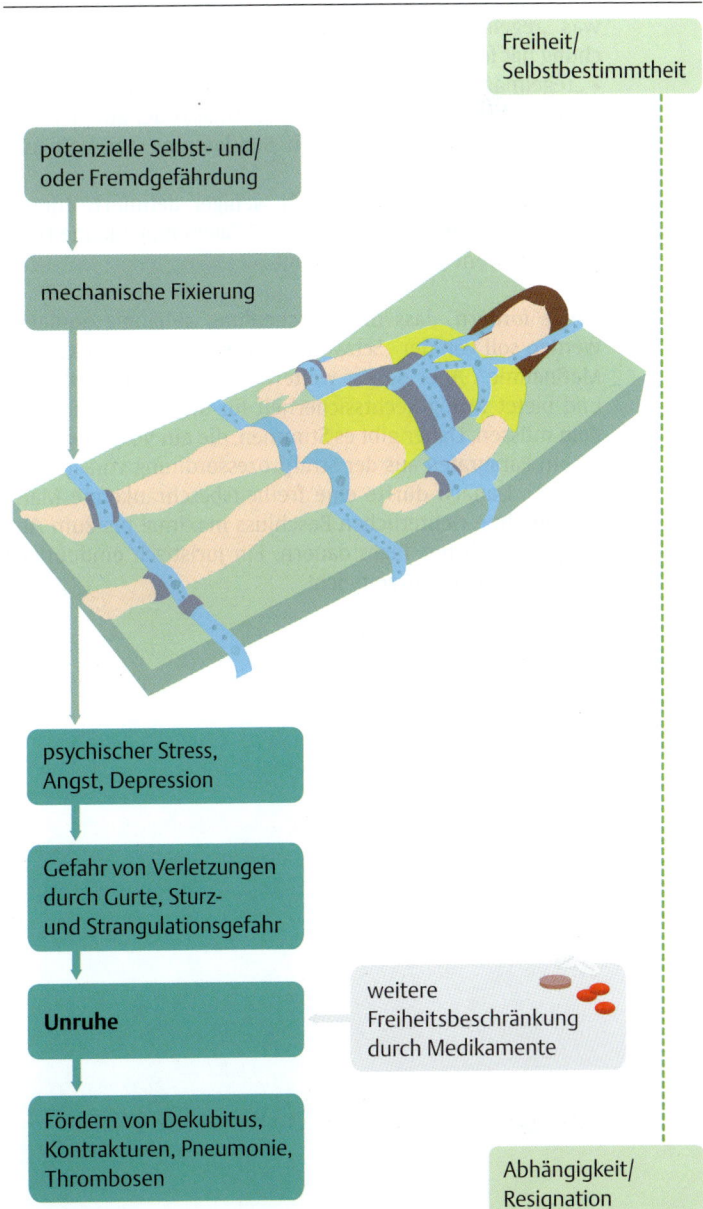

Fixierung erlaubt? Ja. Aber nur für die Dauer der Kurzinfusion, danach ist sie sofort wieder zu lösen.

Generell gilt: Es sollte regelmäßig überprüft werden, ob eine Fixierung noch nötig ist. Routine sollte vermieden werden. Die Fixierung sollte – auch versuchsweise – so schnell wie möglich entfernt werden.

Pflegerisch wichtig • In dem Fall, dass Pflegende einen Patienten/Bewohner fixieren müssen, muss auf die richtige Anwendung geachtet werden. Des Weiteren muss jeder Schritt in dem Entscheidungsprozess dokumentiert werden. Die verhaltensauslösenden Situationen sollten genau beschrieben werden: Wann traten sie auf? Wer war dabei? Wenn die Entscheidung für eine Fixierung fällt, müssen die Betroffenen regelmäßig überwacht werden, auch dies ist zu dokumentieren. Die meisten Kliniken haben dafür Formblätter. Gerichtliche Verfahren stehen und fallen auch in diesen Fällen mit der Dokumentation!

Richterliche Genehmigung

Eine richterliche Genehmigung der freiheitsbeschränkenden Maßnahme ist dann nötig, wenn sie über einen längeren Zeitraum oder regelmäßig durchgeführt werden soll (§ 1906 Absatz 4 BGB). Leider sagt das Gesetz nicht konkret, was „regelmäßig" oder „länger" bedeutet. Die Rechtsprechung hat folgende Grundsätze aufgestellt:

- „regelmäßig" heißt: eine freiheitsbeschränkende Maßnahme wird immer aus dem gleichen Anlass oder zur gleichen Zeit vorgenommen. Beispiel: Sundowning bei Demenzkranken.
- „Längerer Zeitraum" ist noch weniger definiert. Zurzeit wird für einen Zeitraum von 3–7 Tagen meist keine richterliche Genehmigung verlangt.

Einige fordern, dass die Entscheidung abhängig gemacht werden soll von der „Schwere der freiheitsbeschränkenden Maßnahme". Aber das ist weiterhin alles sehr unbestimmt und bietet wenig Rechtssicherheit für diejenigen, die handeln müssen. Daher gibt es Stimmen, die ein Vorgehen nach einem Paragrafen aus der Strafprozessordnung vorschlagen (§ 128). Danach dürfte eine freiheitsbeschränkende Maßnahme ohne richterlichen Beschluss maximal bis zum Ablauf des nächsten Tages dauern. Ein juristisch eindeutiges Vorgehen gibt es zurzeit nicht.

> **WISSEN TO GO**
>
> **Freiheitsbeschränkende Maßnahmen**
>
> - dienen dem Schutz des Patienten und
> - nie „der Erleichterung" der Pflege,
> - sind immer situationsangepasst und mit geringster Einschränkung für den Betroffenen durchzuführen,
> - werden im Team beschlossen,
> - sollten Betroffenen mehr nutzen als schaden sowie
> - fachlich begründet und von begrenzter Dauer sein.
>
> Sie sind zu vermeiden, deshalb ist „von der Norm abweichendes" Patientenverhalten zu hinterfragen, somatische Ursachen sind auszuschließen. Alternativ: umfassende Sturzprophylaxe durchführen, die Umgebung gestalten und personelle Betreuung organisieren. Fixierungen sind nur bei sehr hohem Verletzungsrisiko durch einen Sturz, Gesundheitsgefahr oder aggressivem Verhalten mit Selbst- und/oder Fremdgefährdung durchzuführen. Es kann vorkommen, dass Patienten um freiheitseinschränkende Maßnahmen wie Bettgitter bitten, um sicher zu sein, dass sie nicht aus dem Bett fallen.
>
> Pflege: sachgemäße Durchführung der Fixierung, Dokumentation des Entscheidungsprozesses, Beschreibung der auslösenden Situation, regelmäßige Überwachung und Dokumentation. Bei regelmäßiger und längerer Durchführung ist eine richterliche Genehmigung einzuholen.

49 Informieren, Schulen, Beraten

49.1 Einführung

Pflegende geben jeden Tag eine Vielzahl von Informationen weiter und schulen oder beraten ihre Patienten. Diese Gespräche finden aber nicht immer geplant statt, sondern fließen häufig in den normalen Tagesablauf mit ein. Patienten werden täglich über die anstehenden Pflegemaßnahmen oder über notwendige Untersuchungen informiert. Sie werden im Umgang mit Hilfsmitteln geschult, bezüglich der Versorgung im Anschluss an den Krankenhausaufenthalt und hinsichtlich der Prävention und Gesundheitsförderung beraten (▶ Abb. 49.1). Diese Informationen geben den Patienten Sicherheit und Orientierung und tragen damit erheblich zum Erhalt ihrer Lebensqualität bei. Aus diesem Grund kommt dem Informieren, Schulen und Beraten von Patienten eine hohe Bedeutung zu.

49.2 Informieren

Während eines Krankenhausaufenthalts sind Patienten auf unterschiedliche Informationen angewiesen. Pflegekräfte informieren ihre Patienten z. B. über

Abb. 49.1 Informieren, Schulen, Beraten.

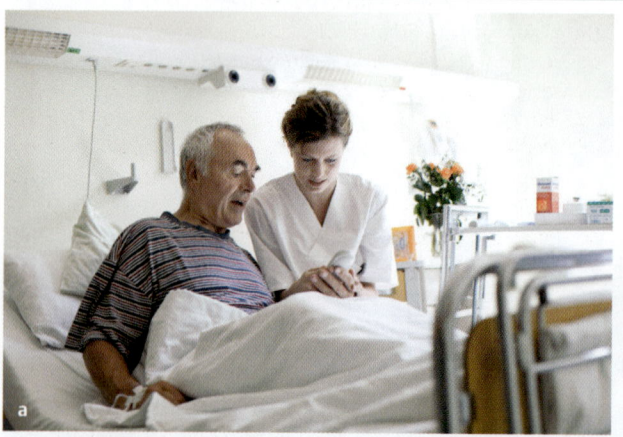
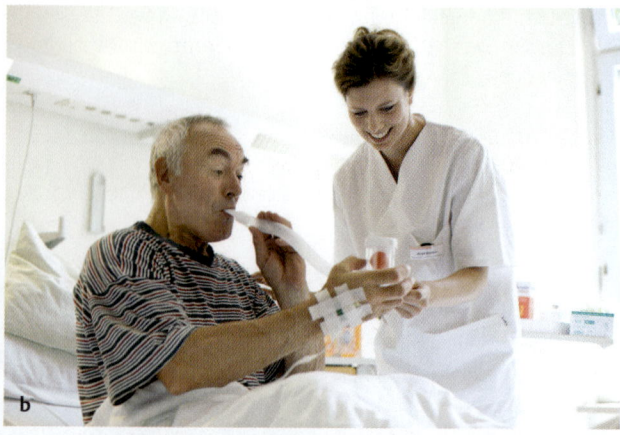

a Dem Patienten die Bettsteuerung oder die Bedienung des Fernsehgeräts zu erklären, gehört ebenso zum Stationsalltag,
b wie den Patienten in der Anwendung medizinischer Geräte anzuleiten, z. B. eines Atemtrainers.

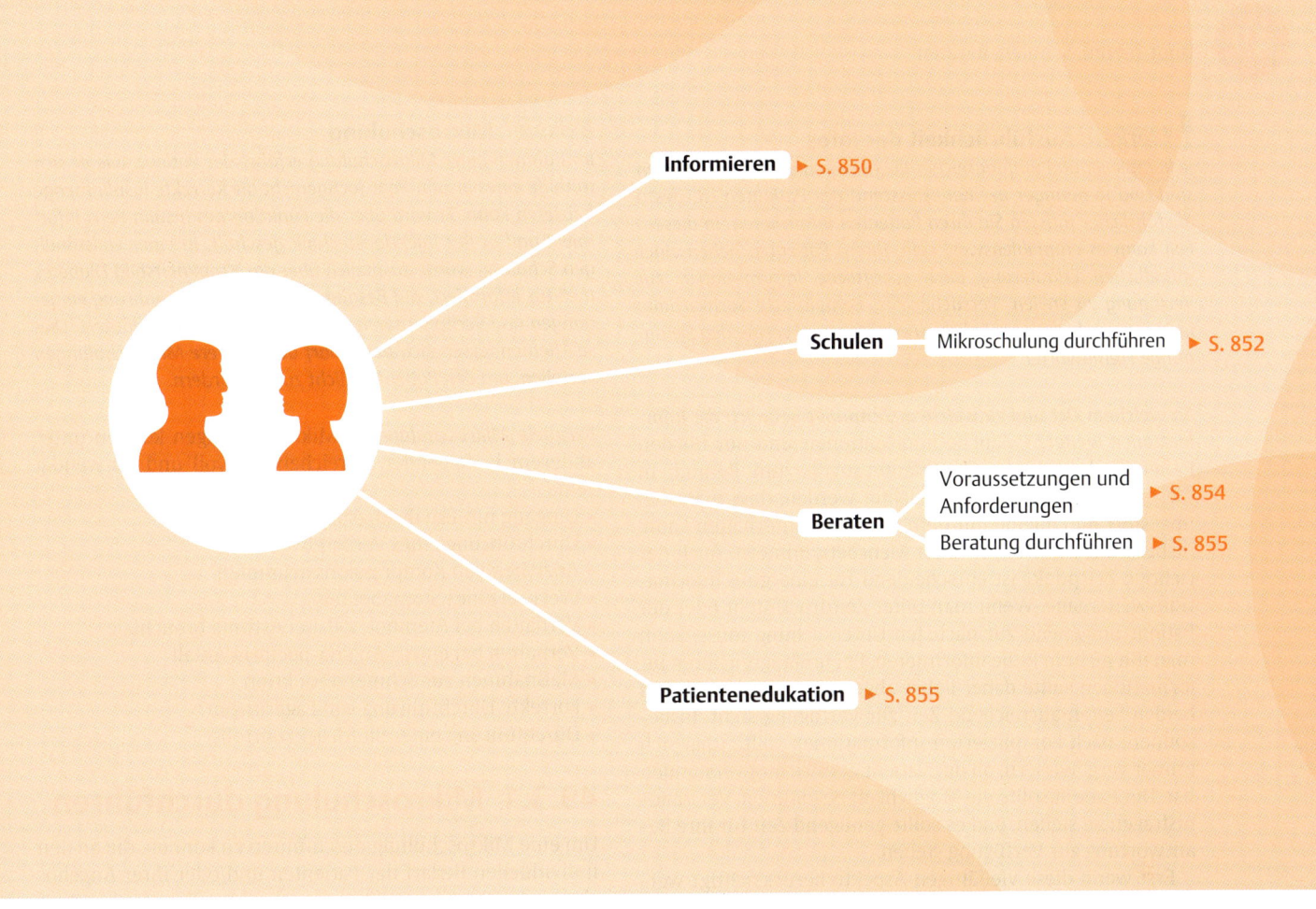

- anstehende Pflegemaßnahmen (Grund- und Behandlungspflege),
- notwendige Untersuchungen (Art der Untersuchung, Untersuchungszeitpunkt und -raum),
- die verordnete Medikation (Dosierung, Wirkung, Nebenwirkungen),
- die allgemeinen Stationsabläufe (Besuchs- oder Essenszeiten oder den Zeitpunkt der täglichen Arztvisite),
- die Räumlichkeiten der Station und des Krankenhauses (Dienstzimmer der Pflegekräfte, Cafeteria, Untersuchungsräume),
- die zuständigen Pflegekräfte (Namen) oder
- über technische Geräte (Telefon, Fernsehgerät, Rufanlage).

Es werden also sowohl einfachere als auch relativ komplexe Informationen weitergegeben. Einige Informationen können zwar spontan weitergegeben werden, in vielen Fällen ist jedoch auch eine gezielte Vorbereitung notwendig. In jedem Fall müssen sich Pflegende unter anderem die folgenden Fragen stellen:

Verfüge ich über die notwendigen Informationen und kann ich diese objektiv, sicher und kompetent vermitteln? • Hierfür muss der eigene Kenntnisstand reflektiert und kritisch hinterfragt werden.

Beispiel Medikamenteninformation
Ein Patient fragt, wogegen er die blau-orangefarbenen Kapseln einnehmen soll. Sie können ihm diese Information nur dann geben, wenn Sie sicher wissen, dass es sich dabei z. B. um eine Omeprazol-Kapsel handelt und dass dieses Medikament u. a. zur Behandlung von Magen- oder Zwölffingerdarmgeschwüren eingesetzt wird.

Sind die Informationen nicht vollständig bekannt, wird der Patient darüber informiert, dass seine Frage im Augenblick nicht beantwortet werden kann. Die notwendigen Informationen werden eingeholt, z. B. bei Kollegen, in der Pflegedokumentation oder beim zuständigen Arzt, und erst die vollständigen Informationen werden an den Patienten weitergegeben.

Wie vermittle ich die Information? • Wie Informationen am besten vermittelt werden, hängt von der Komplexität und dem Umfang der Information sowie dem Kenntnisstand des Patienten ab. Um komplexe und umfangreiche Informationen verständlich zu vermitteln, ist es evtl. notwendig, diese schriftlich oder mithilfe von Broschüren und Skizzen weiterzugeben.

Beispiel Komplexe Informationen
Die 47-jährige Frau Schmidt wird zum ersten Mal in ihrem Leben operiert und nun muss gleich ihre komplette Schilddrüse entfernt werden (totale Thyreoidektomie). Sie hat keine Vorstellung davon, wo die Schilddrüse liegt und welche Funktion sie eigentlich hat. Der Arzt hat sie über die Operation und die Narkose aufgeklärt. Dennoch ist ihr das Vorgehen bei der Operation und die Größe der zurückbleibenden Narbe noch nicht ganz klar. Wenn Sie über das notwendige Wissen verfügen, können Sie Frau Schmidt natürlich die Lage der Schilddrüse einfach an Ihrem Hals zeigen, ihr die Funktion und die wesentlichen Aspekte des Eingriffs erläutern. Bei diesen umfangreichen Informationen und den geringen Vorkenntnissen von Frau Schmidt ist aber z. B. eine bebilderte Broschüre besser geeignet, da Frau Schmidt die Informationen dann einfach wieder nachlesen kann, wenn sie etwas vergessen hat und sich ein Bild von der zurückbleibenden Narbe machen möchte.

49 Informieren, Schulen, Beraten

! Merken **Ausführlichkeit der Infos**
Je komplexer und umfangreicher die notwendigen Informationen sind und je geringer der Kenntnisstand des Patienten ist, desto ausführlicher müssen Sie Ihren Patienten informieren. In diesem Fall kann es empfehlenswert sein, Ihrem Patienten neben einer mündlichen Erläuterung auch schriftliche Informationen zur Verfügung zu stellen. Versuchen Sie, komplizierte Sachverhalte immer so einfach wie möglich zu erklären, und vermeiden Sie unnötige Fremdwörter.

An welchem Ort und zu welchem Zeitpunkt gebe ich die Informationen weiter? • Manche Informationen sind nur für den Patienten bestimmt, z. B. Erläuterungen zum Befund. In diesen Fällen muss darauf geachtet werden, dass man sich ungestört und alleine mit dem Patienten unterhalten kann, insbesondere in Doppel- oder Mehrbettzimmern. Auch der richtige Zeitpunkt ist entscheidend für eine gute Informationsweitergabe. Wenn man unter Zeitdruck steht oder der Patient umgehend zur nächsten Untersuchung muss, kann man ihn nicht in Ruhe informieren. Bei umfangreicheren Informationen sollte daher lieber abgewartet werden, bis auf beiden Seiten ausreichend Zeit zur Verfügung steht. Insbesondere nach komplizierten Informationen sollte man sich immer vergewissern, ob der Patient alles richtig verstanden hat. Der Patient sollte die Möglichkeit bekommen, Verständnisfragen zu stellen, und es sollte genügend Zeit für ihre Beantwortung zur Verfügung stehen.

Erst wenn diese vielfältigen Aspekte berücksichtigt werden, können Pflegekräfte umfassend, gezielt und patientenorientiert informieren.

WISSEN TO GO

Informieren

Bei der Vermittlung von Informationen sollten folgende Punkte beachtet werden:
- Vorwissen des Patienten ermitteln.
- Informationen objektiv, sicher und kompetent vermitteln.
- Komplexität und Umfang der Informationen sowie Kenntnisstand des Patienten beachten.
- Schweigepflicht beachten.
- Richtigen Zeitpunkt wählen, ausreichend Zeit einplanen.
- Vergewissern, ob alles richtig verstanden wurde.
- Möglichkeit geben, Verständnisfragen zu stellen.

49.3 Schulen

Für Pflegende entsteht im Berufsalltag häufig die Notwendigkeit, sog. **Mikroschulungen** bei ihren Patienten und/oder Angehörigen durchzuführen. Hierunter versteht man relativ kurze Schulungen (Dauer ca. 15 bis 30 Minuten), in denen jeweils nur eine bestimmte Fertigkeit und das hierfür notwendige Wissen vermittelt werden. Im Gegensatz hierzu werden bei einer **vollständigen Schulung** alle notwendigen Informationen und Fertigkeiten vermittelt bzw. eingeübt, die mit dem jeweiligen Krankheitsbild in Zusammenhang stehen, z. B. Diabetesschulung.

Das **Ziel einer Schulung** besteht darin, Wissen und/oder Fertigkeiten geplant, zielorientiert und strukturiert zu vermitteln und die Patienten damit zur selbstständigen Durchführung bestimmter Maßnahmen zu befähigen.

Beispiel **Mikroschulung**
Im Rahmen einer Mikroschulung erfährt der Patient, wie er sich mithilfe eines Insulin-Pens fachgerecht die korrekte Insulinmenge injizieren kann. Er wird über die Funktion des Insulin-Pens informiert und in der Injektionstechnik geschult. In einer vollständigen Schulung würde zusätzlich über das Krankheitsbild Diabetes mellitus informiert, auf Besonderheiten bei der Ernährung eingegangen und Verhaltensweisen bei Komplikationen erläutert. Diese Themen lassen sich bei Bedarf auf mehrere Mikroschulungen verteilen, um den Patienten nicht zu überfordern.

Beispiele Mikroschulungen • Mikroschulungen können unter anderem in folgenden Bereichen sinnvoll und notwendig sein:
- Umgang mit Ernährungspumpen
- Durchführung eines Verbandwechsels
- Anziehen von Kompressionsstrümpfen
- Wechsel eines Stomabeutels
- Verhalten bei Atemnot, z. B. bei Asthma bronchiale
- Verhalten bei einem Angina-pectoris-Anfall
- Maßnahmen zur Schmerzreduktion
- korrekte Durchführung von Lagerungen
- Durchführung einer Blutdruckkontrolle

49.3.1 Mikroschulung durchführen

Um eine Mikroschulung durchführen zu können, die an den individuellen Bedarf der Patienten und/oder ihrer Angehörigen angepasst ist, müssen verschiedene Schritte beachtet werden. Diese werden im Folgenden anhand einer beispielhaften Mikroschulung zur subkutanen Insulininjektion mithilfe eines Insulin-Pens dargestellt:

Vorwissen ermitteln • Zu Beginn der Mikroschulung sollte das Vorwissen des Patienten festgestellt werden. In einem Gespräch kann er z. B. gefragt werden, was er schon über die Aufgabe von Insulin weiß, welche Vorstellung er von einer subkutanen Injektion hat oder ob ihm der Umgang mit einem Insulin-Pen vertraut ist. Die ermittelten Informationen sollten schriftlich festgehalten werden, um später darauf zurückgreifen zu können.

Wissen ergänzen • Im zweiten Schritt sollte verglichen werden, was der Patient bereits weiß und was er zusätzlich wissen muss, um sich Insulin mit einem Pen injizieren zu können. Wenn er z. B. keine Informationen zur Wirkung und Funktion von Insulin hat, muss ihm zunächst dieses Wissen vermittelt werden. Hierfür sollte man sich im Vorfeld sorgfältig vorbereiten, um über alle notwendigen Informationen zu verfügen.

Handlung vormachen • In dieser Phase wird dem Patienten vermittelt, an welchen Körperstellen er sich Insulin injizieren kann, wie er den Pen halten und wie er mit dem Insulin-Pen umgehen muss, z. B. Einheiten korrekt einstellen, Funktionsfähigkeit testen, Insulinampullen wechseln. Diese Schritte sollten vor der Durchführung der Mikroschulung von den Pflegenden selbst sicher beherrscht werden, damit sie korrekt vermittelt werden können.

Handlung durchführen lassen • Anschließend kann man den Patienten selbst üben lassen, z. B. eine neue Insulinampulle einzulegen oder die Insulinmenge einzustellen. Hierbei sollte genau beobachtet werden, was der Patient tut (▶ Abb. 49.2). Es sollte aber nur eingegriffen werden, wenn er etwas falsch macht.

Beraten

Abb. 49.2 Mikroschulung.

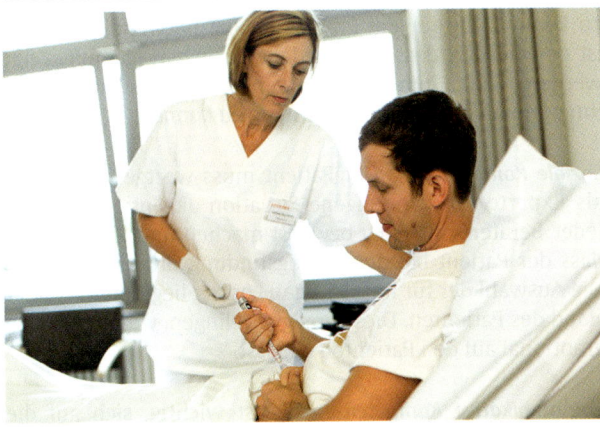

Injiziert sich der Patient das erste Mal selbstständig Insulin, sollte genau beobachtet werden, ob er die Handlung korrekt ausführt.

Rückfragen ermöglichen • Für den Fall, dass im Verlauf der Übungsphase Fragen aufgetreten sind, sollte der Patient jetzt die Gelegenheit haben, sie zu stellen. Bei Bedarf werden einzelne Handgriffe nochmals gezeigt.

Informationsmaterial zur Verfügung stellen • Vor Durchführung der Schulung sollte geeignetes Informationsmaterial (z. B. Broschüren, Prospekte oder Informationsblätter) bereitgelegt werden, das dem Patienten nun übergeben wird. Bei einer Mikroschulung zur subkutanen Insulininjektion mit einem Pen sind z. B. hilfreich: Darstellungen geeigneter Körperstellen für eine Insulininjektion, Bilder verschiedener Insulin-Pens oder eine schriftliche Anleitung zur subkutanen Insulininjektion.

Wissensüberprüfung • Auch wenn der Patient selbst keine Fragen mehr stellt, sollte sein Wissen kurz überprüft werden. Mögliche Fragen sind z. B., warum eine Insulin-Injektion notwendig ist, wo er sich das Insulin injizieren kann und wie er dabei vorgehen würde.

Dokumentation • Die Durchführung der Schulung sollte in der Pflegedokumentation (im Pflegebericht) dokumentiert werden. Es wird festgehalten, in welchem Umfang der Patient geschult wurde und welche Fertigkeiten er erlernt hat.

Insbesondere bei komplizierteren Maßnahmen oder auch bei älteren Menschen kann es sein, dass die Mikroschulung mehrmals wiederholt werden muss. Am nächsten Tag sollte überprüft werden, ob der Patient die Maßnahme noch selbstständig beherrscht oder ob weiterer Unterstützungsbedarf notwendig ist.

WISSEN TO GO

Schulen

Das **Ziel einer Schulung** besteht darin, Wissen und/oder Fertigkeiten geplant, zielorientiert und strukturiert zu vermitteln und die Patienten damit zur selbstständigen Durchführung bestimmter Maßnahmen zu befähigen. **Mikroschulungen** haben eine Dauer von ca. 15 bis 30 Minuten. Es wird jeweils eine bestimmte Fertigkeit vermittelt. Eine vollständige Schulung vermittelt alle notwendigen Informationen und Fertigkeiten zu einer bestimmten Erkrankung, z. B. Diabetesschulung.

Schritte einer Mikroschulung:
- Vorwissen ermitteln
- Wissen ergänzen
- Handlung vormachen
- Handlung durchführen lassen
- Rückfragen ermöglichen
- Informationsmaterial zur Verfügung stellen
- Wissen überprüfen
- Schulung dokumentieren

49.4 Beraten

Die Beratung von Patienten und ihren Angehörigen ist eine wichtige Aufgabe von Pflegekräften. Unter Beratung kann allgemein die Hilfe bei der Bewältigung von Problemen verstanden werden.

Während des Krankenhausaufenthalts können Patienten mit einer Vielzahl von Problemen konfrontiert werden, die sie ggf. nicht alleine lösen können und die deshalb eine Beratung erforderlich machen, z. B. zur weiteren Versorgung nach dem Krankenhausaufenthalt oder zum Umgang mit Einschränkungen in der Selbstständigkeit (▶ Abb. 49.3).

Aber auch außerhalb des Krankenhauses werden Patienten und ihre Angehörigen beraten, unter anderem von ambulanten Pflegediensten oder in Pflegestützpunkten. Insbesondere der Verlust der körperlichen und finanziellen Selbstständigkeit kann einen erhöhten Beratungsbedarf hervorrufen. Wichtige Themen sind dann z. B. die Inanspruchnahme, Vermittlung und Finanzierung von Pflegeleistungen oder Möglichkeiten der Umsetzung einer notwendigen Wohnraumanpassung.

! Merken Beratungsbedarf erkennen

Patienten kommen nicht immer von sich aus auf Pflegende zu, um sich beraten zu lassen. Häufig müssen Sie den Beratungsbedarf selbst erkennen und die wahrgenommenen Problemlagen anschließend einfühlsam mit den Patienten erörtern. Erst dann können Sie den Patienten bei der Lösungsfindung beraten und unterstützen.

Abb. 49.3 Beratungssituation.

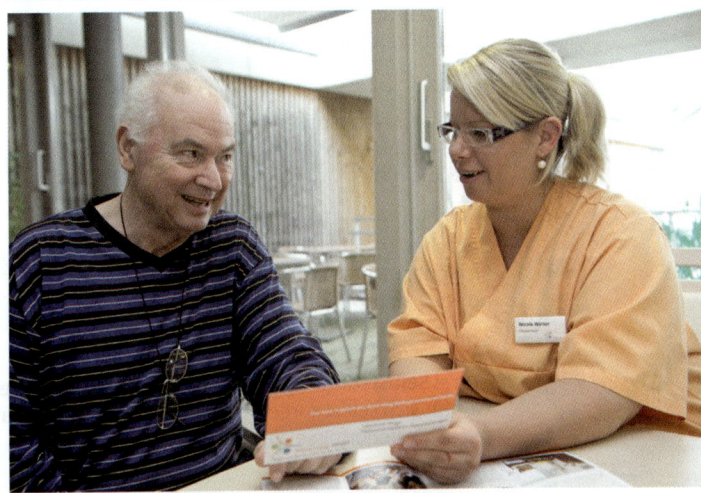

Beratung in der Pflege hat zum Ziel, Menschen dabei zu unterstützen, eine veränderte Lebenssituation zu bewältigen.

49.4.1 Voraussetzungen und Anforderungen

Ein gutes Beratungsgespräch ist nur dann möglich, wenn bestimmte Voraussetzungen erfüllt sind. Idealerweise wird ein Beratungsgespräch geführt, wenn ausreichend Zeit für ein ungestörtes Gespräch ist. Hierfür ist es notwendig, dass das Gespräch in einer möglichst vertrauensvollen Atmosphäre stattfindet, wo Störungen weitestgehend vermieden werden können, siehe Ort und Zeitpunkt der Informationsweitergabe (S. 852). Allerdings sind im pflegerischen Alltag verschiedene Besonderheiten zu beachten:

- Eine umfassende Vorbereitung ist nicht immer möglich, da sich der Patient ggf. spontan an Pflegende wendet und Hilfe einfordert.
- Beratungsgespräche werden in der Pflege häufig handlungsbegleitend durchgeführt, z. B. während der grundpflegerischen Versorgung. Dabei besteht die Gefahr, dass das eine oder das andere zu kurz kommt.
- Der Zeitpunkt der Beratung kann in der Folge ebenfalls nicht immer selbst bestimmt werden. Möglicherweise sind mehrere kurze Gespräche notwendig.
- Die Themen, zu denen beraten werden müssen, sind sehr vielfältig und umfassend.

Hieraus resultieren einige Anforderungen, die ein guter Berater mitbringen muss:

Fähigkeit zum Aufbau einer vertrauensvollen Beziehung • Hierfür sind unter anderem Empathie, Akzeptanz und Kongruenz, aber auch Aktives Zuhören notwendig. Ausführliche Informationen hierzu finden Sie im Kap. „Grundlagen und Anwendung professioneller Kommunikation" (S. 127). In vielen Fällen werden emotional belastende Themen angesprochen. Es ist also immer notwendig, die Privatsphäre des Patienten zu respektieren, um eine vertrauensvolle Beziehung zu ermöglichen.

Fachliche Kompetenzen • Pflegende müssen über das notwendige Fachwissen verfügen, um die Informationen vermitteln zu können, die für die Problemlösung notwendig sind. Es ist erforderlich, dass verschiedene Lösungswege aufgezeigt werden können, um den Patienten bei der Auswahl der für ihn optimalen Lösung unterstützen zu können.

Soziale Kompetenzen • Der Patient muss wertgeschätzt und als Experte für seine eigene Situation akzeptiert werden. Jeder Berater sollte sich bewusst machen und akzeptieren, dass der Patient bei der Lösungsfindung unterstützt wird. Die Auswahl der für ihn richtigen Lösung liegt alleine in der Hand des Patienten. Dies kann gut gelingen, wenn man sich emotional auf den Patienten einlässt.

Kommunikative Kompetenzen • Es ist wichtig, sich auf die Sprache des Patienten einstellen zu können. So kann es z. B. notwendig sein, komplizierte Sachverhalte in einfachen Worten zu umschreiben. Es sollten möglichst offene Fragen gestellt und sog. Suggestivfragen vermieden werden, z. B. „Sind Sie nicht auch der Meinung, dass dieses Hilfsmittel das Beste für Sie ist?" Zudem sollte auf positive Formulierungen geachtet werden.

Die Besonderheiten, die mit der Beratung in der Pflege einhergehen, werden auch vom Beratungskonzept der „**Wittener Werkzeuge**" aufgegriffen (▶ Abb. 49.4). Dieses Konzept stellt die Pflegenden als Berater in den Mittelpunkt und führt verschiedene Werkzeuge an, die sowohl die Beratung der Patienten als auch die Selbstpflege der Pflegenden unterstützen sollen:

- „**Sehen**" bedeutet, den Patienten wirklich wahrzunehmen und ihm wertungsfrei gegenüberzutreten. Für die Pflegenden heißt es, sich selbst Aufmerksamkeit zu schenken und die eigene Rolle zu reflektieren.
- „**Hören**" bedeutet, dem Patienten mit allen 4 Ohren und aktiv zuzuhören, siehe auch „4 Seiten einer Nachricht und

Abb. 49.4 Wittener Werkzeuge.

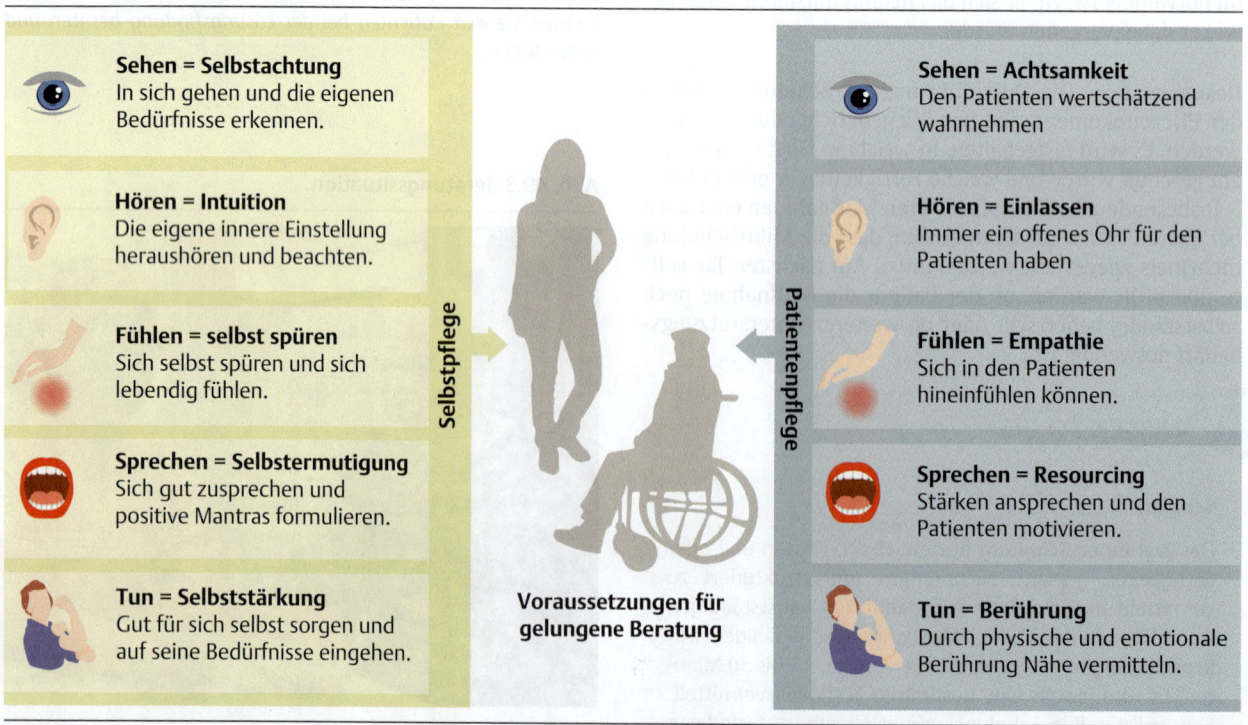

Erfolgreiche Kommunikation und Beratung können Sie nur dann leisten, wenn Sie sich selbst ebenso gut behandeln wie Ihre Patienten.

aktives Zuhören" im Kap. „Grundlagen und Anwendung professioneller Kommunikation" (S. 124 und S. 127). Für die Pflegenden selbst heißt es, in sich selbst hineinzuhören und auf die innere Stimme zu achten.

- „**Fühlen**" steht für die Empathie, die dem Patienten entgegengebracht werden muss. Die Pflegenden selbst sollen dabei gleichzeitig authentisch sein, den eigenen Gefühlen nachgehen und für Entspannungsphasen sorgen.
- „**Sprechen**" bedeutet unter anderem, Mut zu machen, Fortschritte zu betonen und damit Hoffnung und Freude beim Patienten zu wecken. Die Pflegenden sollen sich selbst aber auch Gutes tun und sich stärken, um weiterhin für andere da sein zu können.
- „**Tun**" steht für die Berührung, die in der Pflege allgegenwärtig ist. Jemandem die Hände zu reichen, ihn zu stützen und ihm Halt zu geben, aber auch die emotionale Berührung. Die Pflegenden selbst sollen sich ihre eigenen Stärken bewusst machen, sich an positive Erfahrungen erinnern und Humor bei der Arbeit zulassen.

Austausch hilft bei der *Entscheidungs*findung.

Auch wenn diese Grundsätze zunächst gewöhnungsbedürftig klingen mögen, sollte man versuchen, sie in der täglichen Arbeit zu beherzigen. Gespräche sind ebenfalls Pflegehandlungen und müssen professionell gestaltet werden, um sowohl dem Patienten als auch sich selbst eine Hilfe zu sein und Kraft geben zu können. Professionelle Gespräche zu führen ist ein Lernprozess, der einerseits durch persönliche Erfahrung und Weiterentwicklung und andererseits durch entsprechende Fort- und Weiterbildungen geprägt wird. Mehr zur professionellen Gesprächsführung lesen Sie im Kap. „Grundlagen und Anwendung professioneller Kommunikation" (S. 126).

49.4.2 Beratung durchführen

Bei der Durchführung einer Beratung sind verschiedene Schritte zu beachten:

Beziehung herstellen • Gerade in emotional belastenden Situationen ist es erforderlich, beim ersten Kontakt eine möglichst vertrauensvolle Atmosphäre herzustellen. Signalisieren Sie Ihrem Patienten, dass Sie Zeit für ihn haben und sich gerne seine Sorgen und Probleme anhören.

Problem benennen • Der Patienten sollte ausreichend Zeit bekommen, um seine Sorgen und Probleme mitzuteilen. Es sollten nicht vorschnell Lösungen präsentiert werden. Auf den Patienten könnte es so wirken, als hätte man ihm nicht zugehört, wenn ihm die Lösung nicht angemessen erscheint. Durch Rückfragen sollte sichergestellt werden, ob das Problem des Patienten richtig erfasst wurde.

Lösung suchen • Das Ziel einer Beratung ist es, den Patienten darin zu unterstützen, selbst eine Lösung für sein Problem zu finden. Durch das Beratungsgespräch erhält er die Möglichkeit, seine Situation zu reflektieren, Zusammenhänge zu ordnen und auf dieser Grundlage eine Entscheidung zu treffen. Häufig kann es notwendig sein, dem Patienten weitere Informationen zu vermitteln, bevor er eine endgültige Entscheidung treffen kann.

Beispiel **Beratung**
Sie versorgen seit einigen Tagen den 64-jährigen Patienten Herrn Huber, bei dem vor einer Woche eine Oberschenkelamputation durchgeführt wurde. Von Anfang an haben Sie gemerkt, dass Sie mit Herrn Huber auf „einer Wellenlänge liegen", und hatten immer Gesprächsstoff, während Sie ihn versorgt haben. Bereits gestern ist Ihnen aufgefallen, dass Herr Huber sehr niedergeschlagen wirkt und sich kaum noch an den Gesprächen beteiligt. Als Sie ihn heute darauf ansprechen und nachfragen, was mit ihm los sei, erklärt er Ihnen, dass seine Schwester ihm gestern gesagt habe, dass er in seinem Zustand wohl nie wieder alleine zu Hause leben kann. Herr Huber befürchtet nun, dass er in ein Pflegeheim ziehen muss. Sie können ihn jetzt über verschiedene Unterstützungsangebote wie einen ambulanten Pflegedienst oder Maßnahmen zur Wohnraumanpassung informieren und mögliche Ansprechpartner vermitteln. Mit diesem Wissen kann Herr Huber die Situation objektiv einschätzen und die für ihn geeignete Lösungsmöglichkeit auswählen, um auch weiterhin ein selbstbestimmtes Leben in seiner eigenen Wohnung führen zu können.

Im Anschluss an das Beratungsgespräch sollten sich Perspektiven für Lösungen ergeben bzw. der Patient dazu befähigt sein, das Problem so zu lösen, dass er sich selbst dabei wohlfühlt und seine vorhandenen Ressourcen dabei sinnvoll einbringen kann.

> **WISSEN TO GO**
>
> **Beratung**
>
> Unter Beratung kann allgemein die Hilfe bei der Bewältigung von Problemen verstanden werden. Das Ziel ist es, den Patienten darin zu unterstützen, selbst eine Lösung für sein Problem zu finden.
>
> **Voraussetzungen und Anforderungen:**
> - **Fähigkeit zum Aufbau einer vertrauensvollen Beziehung:** Hierfür sind unter anderem Empathie, Akzeptanz und Kongruenz, aber auch Aktives Zuhören notwendig.
> - **Fachliche Kompetenzen:** Fachwissen zum jeweiligen Beratungsthema.
> - **Soziale Kompetenzen:** Wertschätzung der Patienten, Einlassen auf die emotionale Nähe zum Patienten.
> - **Kommunikative Kompetenzen:** komplizierte Sachverhalte in einfachen Worten beschreiben, offene Fragen stellen, positiv formulieren.
>
> **Schritte der Beratung:**
> - Beziehung herstellen
> - Problem benennen
> - Lösung suchen

49.5 Patientenedukation

Zusammengefasst wird das Informieren, Schulen und Beraten von Patienten als Patientenedukation (lat. educare = bilden, schulen) bezeichnet. Patienten können sich nur dann aktiv an der Behandlung und Therapie ihrer Erkrankung beteiligen, wenn sie ausreichend informiert, geschult und beraten werden. Durch die Zunahme von chronischen Erkrankungen müssen Patienten immer öfter über einen langen Zeitraum (ggf. bis ans Ende ihres Lebens) bestimmte therapeutische Maßnahmen befolgen. Durch Patientenedukation werden sie befähigt, bestimmte therapeutische Maßnahmen selbst auszuführen, um dadurch auch die Kontrolle über ihre

49 Informieren, Schulen, Beraten

Lebenssituation zurückzugewinnen. Durch Patientenedukation werden die Selbstpflegefähigkeit und die Kompetenzen der Patienten gefördert, um diese dazu zu befähigen, einen aktiven Beitrag zur Wiederherstellung und Erhaltung ihrer Gesundheit zu leisten. Auch die Kostenträger (z. B. Krankenkassen) sind daran interessiert, die Eigenverantwortung der Patienten weiter zu steigern, um den Krankenhausaufenthalt zu verkürzen und dadurch Kosten einzusparen.

Die Maßnahmen aus dem Bereich der Patientenedukation können und müssen Pflegekräfte als wichtigen Bestandteil ihres Aufgabengebiets verstehen. Zum einen ist bereits im Krankenpflegegesetz (§ 3) festgelegt, dass die Gesundheits- und Krankenpflegeausbildung die angehenden Pflegekräfte dazu befähigen soll, die Patienten und ihre Bezugspersonen zu beraten, zu unterstützen und anzuleiten. Zum anderen arbeiten Pflegekräfte häufig über einen langen Zeitraum mit den Patienten zusammen. In dieser Zeit entwickelt sich oft eine vertrauensvolle Beziehung, die eine wichtige Grundlage für die Patientenedukation ist. Die Pflegenden kennen den Menschen, seine persönlichen Umstände sowie seine Ängste und Sorgen. Zudem vertrauen die Patienten den Pflegenden und suchen ihren Rat, wenn sie z. B. die Erklärungen eines Arztes nicht verstanden haben. Das heißt, Patienten legen Wert auf das Fachwissen der Pflegekräfte und schätzen ihren professionellen Rat.

Bei der Patientenedukation geht es meist um Fragen der pflegerischen Versorgung bzw. um die Lebensbewältigung nach einem Krankenhausaufenthalt. Für diese Themenbereiche sind Pflegekräfte die Experten und können sich als solche professionell um die Anliegen der Patienten kümmern. Aus diesem Grund müssen sich Pflegende diese Aufgabe bewusst machen und sie geplant, zielorientiert, strukturiert und individuell wahrnehmen, dokumentieren und evaluieren. Erst hierdurch wird eine umfassende Pflege geleistet und Pflegekräfte haben hierdurch zudem die Möglichkeit, die Professionalität ihres Berufsstands weiter auszubauen (▶ Abb. 49.5).

Abb. 49.5 Patientenedukation.

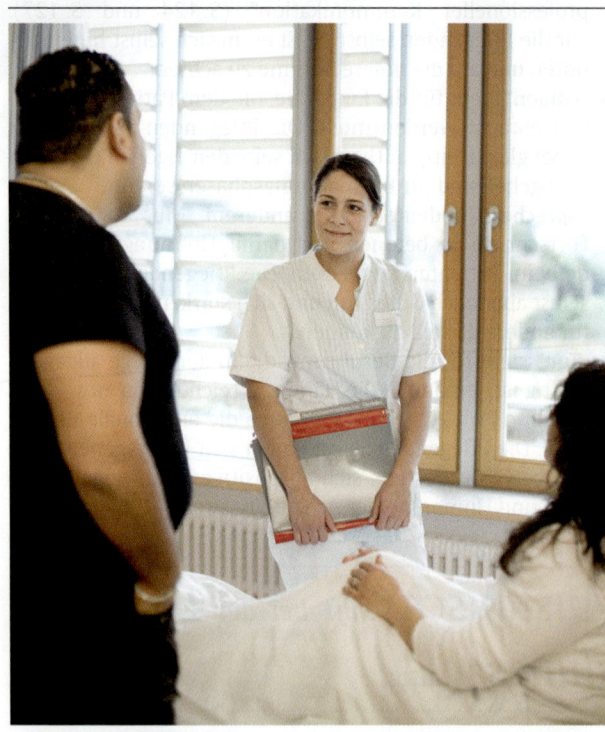

Patienten und ihre Angehörigen kommen mit ihren Fragen gerne zu Pflegenden. Sie vertrauen ihnen und ihrem professionellen Rat.

50 Grundlagen der Kinästhetik

50.1 Einleitung

„Komm, wir gehen eben den Patienten hochziehen." – Ein Satz, der in der Pflege (viel zu) oft fällt. Praktisch bedeutet das: Der Patient wird unter den Achseln gepackt und unter Einsatz von viel Kraft im Bett Richtung Kopfende katapultiert. Klappt das nicht auf Anhieb, heißt es häufig: Der Patient mache „nicht gut mit". Wobei auch? Was soll er tun? Sagen Sie Nein, wenn Sie diesen Satz hören – und machen Sie einen Kinästhetik-Kurs.

Das Prinzip der Kinästhetik ist: nicht mit (fremder) Kraft einen Körper bewegen zu wollen, sondern seine Ressourcen zu erfassen und sich mit ihm zusammen zu bewegen. Dabei ist Kinästhetik keine Technik oder ein Handgriff, mit der oder dem man lernt, Gewicht mühelos zu bewegen. Kinästhetik fordert ein Umdenken von „Ich mache" hin zu „Patient übernimmt und/oder gibt die Impulse" und sie setzt Erkennen voraus: Wie funktioniert eigentlich Bewegung?

Machen Sie 2 Tests • 1. Setzen Sie sich auf einen Stuhl und lehnen Sie sich an die Rückenlehne an. Stehen Sie nun auf und beobachten Sie dabei Ihre Bewegung. Sie werden niemals einfach in die Höhe steigen. Dafür liegt der Körperschwerpunkt zu weit hinten. Sie werden zunächst den Oberkörper nach vorne beugen, das Gewicht auf die Beine bringen und sich erst dann in die Vertikale bewegen. Wichtig ist dabei, Kontakt zu einer Unterstützungsfläche – in dem Fall dem Boden – zu haben. Und genau deshalb kann sich kein Patient, der auf der Bettkante noch sehr weit hinten mit seinem Gesäß auf der Matratze sitzt, „mal eben" hinstellen. Vor allem dann nicht, wenn womöglich noch die Beine „baumeln".

2. Legen Sie sich auf dem Boden auf den Rücken und stehen Sie auf. Sie werden nicht wie in einem „Klappmesser" mit dem Oberkörper hochkommen. Sondern Sie werden – wie auch immer konkret gestaltet – Ihre Arme zu Hilfe nehmen und sich in eine sitzende oder kniende Position bringen. Erst von dort aus stehen Sie auf. Dieses Verhalten ist ein natürliches Bewegungsmuster, bei dem der Körper am wenigsten Kraft braucht, um seine Lage zu ändern. Auch ein Patient kann diese Klappmesser-Bewegung, z.B. zum „Kissenaufschütteln", nicht mühelos leisten. „Klappmesser" gehören ins Fitnessstudio. Denn sie erfordern: 1. viel Kraft, 2. sehr gute Rumpfkontrolle und 3. eine sehr gute Beugefähigkeit der Hüfte. Vielleicht ist es einfacher, die Schultern zur Seite zu drehen?

50.2 Ziele

Bewegung passt den Körper ständig an die Umgebung an und ist möglichst zielführend: Durch viele kleine Anpassungen aus dem Zusammenspiel von Gleichgewicht und Kraft organisiert sich der Körper in der Schwerkraft. Damit die Bewegung kontrolliert verläuft, spielen Wahrnehmung (Sinne), Nervensystem (Gehirn und Rückenmark) und Bewegungssystem (Knochen und Muskeln) eng zusammen.

Menschen stehen nicht von selbst, sondern sie versuchen, durch kleine Anpassungsbewegungen nicht umzufallen. Die Kinästhetik nennt diesen Ausgleich Fehlerkorrektur. **Machen Sie einen weiteren Test**: Stellen Sie sich auf ein Bein und schließen Sie die Augen. Sie werden spüren, wie Sie ständig diese kleinen Ausgleichbewegungen machen, um die Position zu halten.

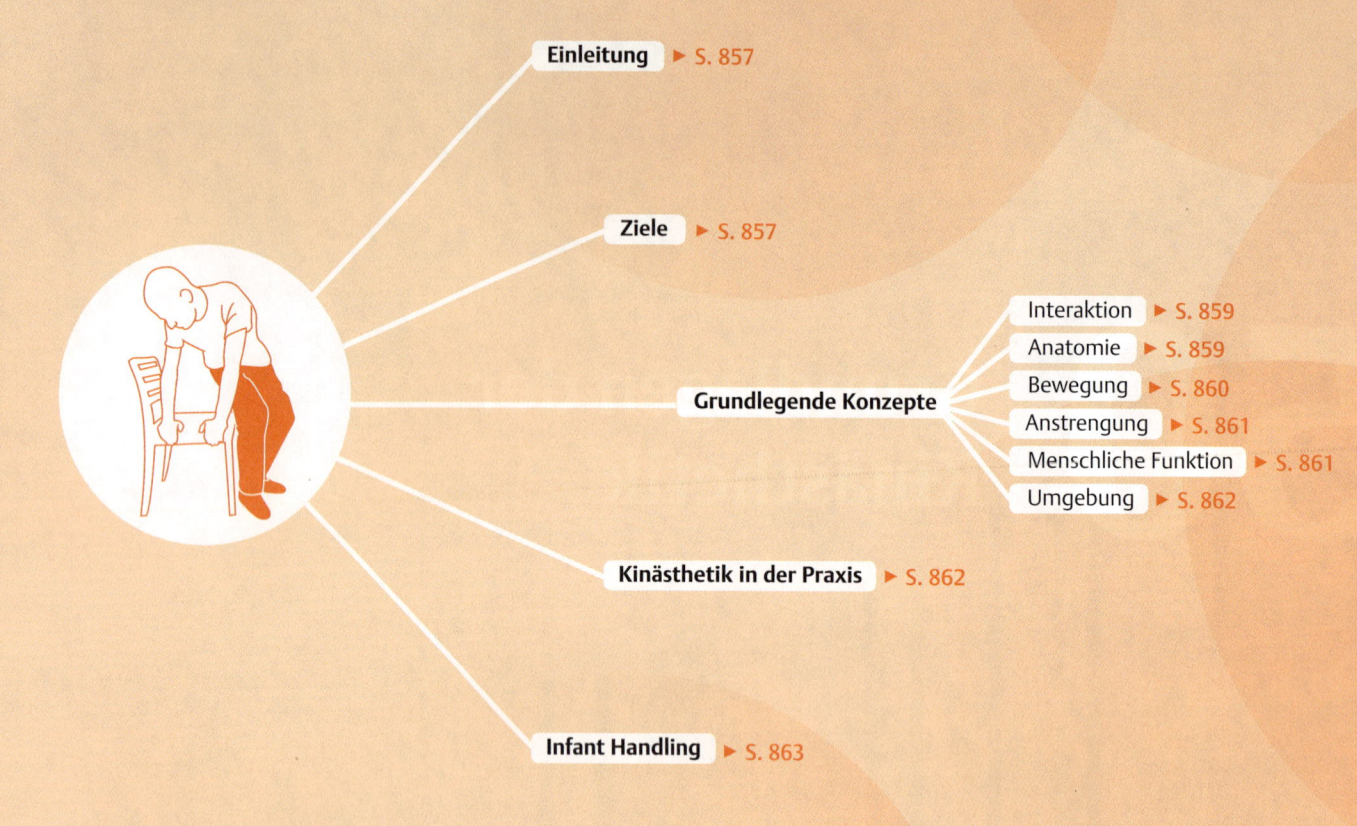

Jede Aktivität entsteht aus einer stabilen Grundposition: Gehen, Springen, nach einem Becher greifen. Der Mensch nimmt solche alltäglichen Bewegungen normalerweise nicht wahr. Niemand überlegt: „So, nun gehe ich einen Schritt. Zuerst verlagere ich das Gewicht auf ein Bein..." Sondern der Körper setzt selbstverständlich eine Kaskade vieler kleiner Aktivitäten in Gang, die er bereits in der Kindheit gelernt und verinnerlicht hat. Menschen, die krank, immobil oder gehandicapt sind, „vergessen" diese Abläufe oder sie trauen sich nicht, sie zu initiieren, weil sie z. B. Angst vor Schmerzen haben.

Abb. 50.1 Selbstständigkeit durch Hilfsmittel.

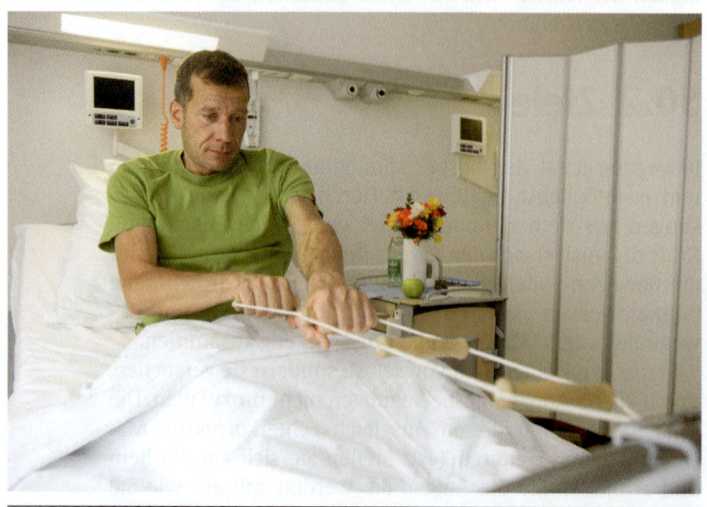

Pflegende können mit einem Patienten gemeinsam nach Lösungen für Bewegung suchen, z. B. durch Hilfsmittel wie eine Bettleiter.

Kinästhetik hilft diesen Menschen dabei, ihre einst natürlichen Bewegungsmuster wieder abzurufen.

Kinästhetik lehrt nicht, wie „man" sich richtig bewegt! Jeder Mensch hat ureigene Muster – weil er es so gelernt oder ein Handicap hat. Kinästhetik lehrt, diesen Mustern nachzuspüren und Hilfe bei Bewegung so anzubieten, dass sie die eigene Aktivität eines Menschen unterstützt und nicht hemmt. Die Frage ist also nicht: Wie bekomme ich jemanden von A nach B? Sondern: Wie entdeckt man gemeinsam den Weg dorthin? Dadurch erreicht man 2 Dinge:

- Man gibt dem Patienten Selbstbestimmung und Lebensqualität wieder. Und zwar dadurch, dass man eine jedem Organismus ureigene Fähigkeit unterstützt: die, sich aus eigener Kraft zu bewegen (▶ Abb. 50.1).
- Man schont die eigene Kraft, den Rücken und die Gesundheit.

Beispiel Individuelle Bewegungsmuster
Herr Kowalski lebt seit 69 Jahren mit einer alten Kriegsverletzung: Das rechte Bein ist steif. Er soll mit den üblichen Mitteln mobilisiert werden (Ziehen, Schieben, Drücken durch fremde Kraft) – was nicht klappt. Die Pflegenden rufen die Kinästhetik-Trainerin des Hauses. Sie fragt den Patienten: „Sind Sie denn zu Hause alleine aus dem Bett gekommen?" – „Natürlich", sagt der Mann. Die Trainerin lässt es sich zeigen. Der Mann robbt im Liegen ganz weit an die rechte Seite der Matratze, dreht sich auf den Bauch, stützt sich auf die Unterarme, schiebt die Beine und dann den Körper über die linke Seite des Bettes über den Rand. Dann steht er vor dem Bett – Hilfe hat er nicht gebraucht. Die Bewegung sieht für einen Außenstehenden sehr kompliziert aus – aber der Mann hat sein Handicap über die Jahre auf diese Weise kompensiert. „Warum haben Sie denn nichts gesagt?", fragt die Trainerin. „Man hat mich nicht gefragt", lautet die Antwort.

WISSEN TO GO

Ziele der Kinästhetik

Jeder Mensch hat natürliche Bewegungsmuster, die er bereits in der Kindheit erlernt hat und die unbewusst bei allen Bewegungen ablaufen. Menschen, die krank, immobil oder gehandicapt sind, „vergessen" diese Abläufe oder sie trauen sich nicht, sie zu initiieren, weil sie z. B. Angst vor Schmerzen haben.

Kinästhetik hilft diesen Menschen dabei, ihre einst natürlichen Bewegungsmuster wieder abzurufen. Hilfe bei Bewegung wird so angeboten, dass sie die eigene Aktivität eines Menschen unterstützt und nicht hemmt. Die Frage ist also nicht: Wie bekomme ich jemanden von A nach B? Sondern: Wie entdeckt man gemeinsam den Weg dorthin?

50.3 Grundlegende Konzepte

Die menschlichen Bewegungsmuster werden im kinästhetischen Modell in einzelne Teile aufgegliedert, analysiert und aus verschiedenen Blickwinkeln betrachtet. Dabei sind 6 Themenbereiche entstanden, die verschiedene Ansatzpunkte für pflegerische Interventionen bieten:
1. Interaktion
2. funktionelle Anatomie
3. menschliche Bewegung
4. menschliche Funktion
5. Anstrengung als Kommunikationsmuster
6. Gestaltung der Umgebung

50.3.1 Interaktion

Pflegerische Handlungen beruhen auf Interaktion: 2 Menschen entwickeln eine gemeinsame Absicht und müssen sich darüber verständigen, wie sie gemeinsam ans Ziel gelangen. Wir kommunizieren meist über Sprache: „Herr Meyer, drehen Sie sich bitte nach rechts." Wenn Herr Meyer die gleiche Sprache spricht und fit ist, kein Problem. Hat Herr Meyer aber eine Weile nur im Bett gelegen, evtl. bewusstseinstrübende Medikamente erhalten oder ist aus anderen Gründen sensorisch und motorisch eingeschränkt, ist diese Handlung für ihn weder selbstverständlich noch einfach.

Orientierung ist immer (über)lebenswichtig und bei Einschränkung eines Sinnes (z. B. Seh- oder Hörbehinderung) weichen Menschen auf andere Sinne aus. Hat ein Patient z. B. eine Hörbeeinträchtigung, sollten Pflegende mit haptischen Elementen (Berührung) arbeiten oder eindeutige Zeichen vereinbaren, z. B. mit den Fingern oder Händen. Bei Patienten, die lange bettlägerig waren, kommt hinzu: Wer im Bett auf dem Rücken liegt, dem wird es schwerfallen, sich einen validen Überblick über den gesamten Raum – rechts, links, unten, oben – zu verschaffen. Pflegende sollten dem Patienten helfen, einen Eindruck zu bekommen.

Beispiel Orientierung geben

Viele Patienten haben z. B. Angst, beim Drehen aus dem Bett zu fallen – und machen sich steif. Reagiert ein Patient so, zeigen Sie ihm die Größe der Matratze, indem Sie seine Hände an den Rand führen. So kann er spüren und sich selbst überzeugen, dass genug Platz da ist – oder ob er noch etwas korrigieren muss. Abhängig vom Zustand ist die Aufforderung „Nach rechts" auch nicht sofort korrekt verschaltet – viele Menschen haben eine Rechts-links-Schwäche. Legen Sie in diesen Fällen z. B. Ihre Hand auf den Oberarm des Patienten und sagen Sie: „Diese Seite meine ich, hier ist rechts." Nutzen Sie die taktile Wahrnehmung bzw. Berührung, um mit Patienten zu kommunizieren.

WISSEN TO GO

Grundlegende Konzepte der Kinästhetik – Interaktion

Die taktile Wahrnehmung bzw. Berührung kann genutzt werden, um mit Patienten zu kommunizieren. Lassen Sie den Patienten z. B. den Rand der Matratze fühlen, um ihm zu zeigen, dass er genügend Platz zum Drehen hat, oder um ihm zu zeigen, zu welcher Seite er sich drehen soll.

50.3.2 Funktionelle Anatomie

Die Kinästhetik unterscheidet **Knochen und Muskeln** und **Zwischenräume und Massen**.

Knochen und Muskeln • Knochen sind stabile Gebilde, die Gewicht tragen können – dafür müssen sie keine Kraft aufbringen. Muskeln halten die Knochen in der korrekten Position und bewegen die Knochen. Im Alltag nutzen wir die Kraft der Muskeln und die Festigkeit der Knochen für jede Bewegung. Ist bei Pflegebedürftigkeit z. B. die Muskelkraft gering, besitzen die Knochen immer noch ihre Fähigkeit, Gewicht zu halten. Deshalb kann ein Patient nach langer Bettlägerigkeit und Atrophie der Muskeln in den Beinen dennoch stehen: Voraussetzung ist, dass er so gelenkt und das Körpergewicht so geführt wird, dass seine Knochen das Gewicht tragen. Er wird sicher nicht lange auf den Beinen bleiben, aber auf diese Weise wird zweierlei erreicht: Die Muskeln werden trainiert und das Körpergefühl gefördert.

Zwischenräume und Massen • Dort, wo Knochen sind, sind auch Muskeln. Die Kinästhetik bezeichnet sie als Masse oder feste Teile. Dazu gehören z. B. Kopf, Brustkorb, Becken und Extremitäten – hier liegt auch das meiste Gewicht des Körpers. Die Ebenen zwischen den Massen, die weichen Teile oder Zwischenräume sind z. B. Hals, Achsel, Taille und Hüfte. Diese Zwischenräume verbinden die Massen. Die meisten Bewegungen gehen von den Körpermassen aus. Verlagert sich ihr Gewicht, „ziehen" sie den Körper (über die beweglichen Zwischenräume) hinter sich her – lösen also eine Bewegungskaskade aus (▶ Abb. 50.2).

Testen Sie • Legen Sie sich auf den Rücken. Das Ziel ist: Umlagern auf die rechte Seite. Lassen Sie sich von 2 Kollegen in die Seitenlage rollen, machen Sie sich dabei steif. Das wird sich nicht gut anfühlen. Menschen bewegen sich einfach nicht wie Baumstämme! Drehen Sie sich zurück, übernehmen Sie die Bewegung nun selbst – und zwar nach einem natürlichen Bewegungsmuster: Legen Sie den linken Arm (Masse) über den Brustkorb, stellen Sie das linke Bein (Masse) auf. Lassen Sie langsam das Knie auf die rechte Seite kippen. Sie merken, dass sich Ihre linke Gesäßhälfte leicht (von der Unterstützungsfläche) lösen wird und Sie wie von selbst und ohne Einsatz von Kraft auf die rechte Seite rollen. Das können Sie mit fast jedem Patienten auch machen – vorausgesetzt, die Patienten sind körperlich in der Lage, sich selbst auf die Seite zu rollen. Sie und der Patient müssen sich vorher nur genau darüber verständigen, wie die Bewegungsabfolge aussehen kann und was das Ziel der Bewegung ist. Und: Nur dann, wenn der Patient Hilfestellung benötigt, greifen Sie ein, evtl. benötigt er etwas Unterstützung an der Hüfte und der Schulter.

50 Grundlagen der Kinästhetik

Abb. 50.2 Aufstehen aus dem Bett über die Seite.

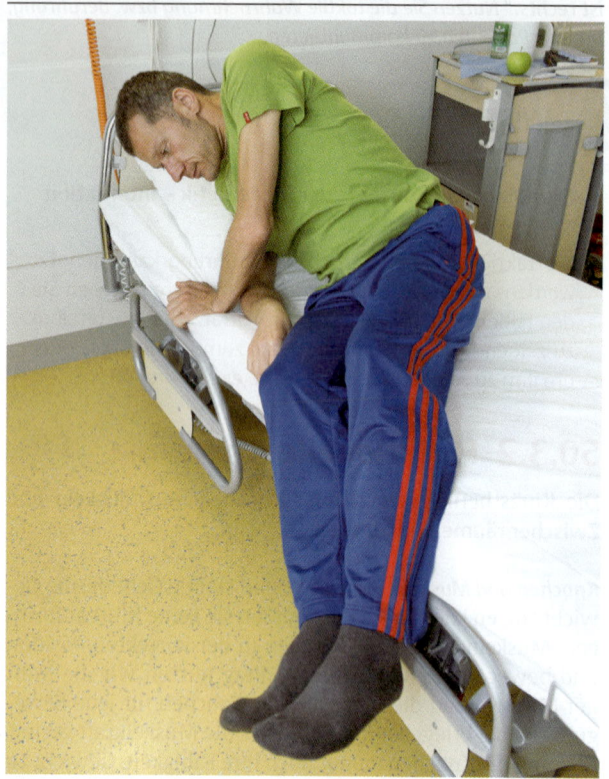

50.3.3 Menschliche Bewegung

Der menschliche Organismus ist für Bewegung vorgesehen. Mit und durch Bewegung passen wir uns ständig der Umwelt an: Sie ist z. B. **zielgerichtet** beim Greifen, **stabilisierend** bei Ausgleichbewegungen nach Stolpern oder **reagierend**, wenn ein Freund von hinten ruft und man sich nach ihm umdreht. Bewegungen können:

- **haltend sein**: Der Mensch steht an einem Platz, der Körper balanciert sich über kleinste Beuge- und Streckbewegungen kontinuierlich aus.
- **transportierend sein**: Der Mensch läuft, durch viele aufeinanderfolgenden Gewichtsverlagerungen bewegt er sich durch den Raum oder von einer Position in die andere.

Darüber hinaus können die Bewegungen **parallel** (rechte und linke Körperhälfte bewegen sich synchron) oder **spiralig** (der Körper unternimmt eine Drehbewegung) erfolgen.

Beispiel Spiralige Bewegung

*Selbst ein junger und starker Patient mit einer Oberschenkel-Beinschiene wird größte Schwierigkeiten haben, aus einem Stuhl hochzukommen (siehe Eigentest oben, eine **parallele** Bewegung). Ihm fehlt die Beweglichkeit des Knie- und Hüftgelenks. Was er aber sicherlich leisten kann, ist Folgendes: Geben Sie ihm einen Stuhl mit Armlehnen, dann kann er sich mit beiden Händen auf der Seite mit dem gesunden Bein auf der Armlehne abstützen und sich darüber aus dem Stuhl herausdrehen (**spiralige** Bewegung) (▶ Abb. 50.3).*

ACHTUNG
Wichtig ist hierbei, die Massen zu unterstützen und nicht in die Zwischenräume zu greifen und damit zu blockieren. Fixierte Zwischenräume verhindern sämtliche (Eigen-)Bewegungen.

 WISSEN TO GO

Grundlegende Konzepte der Kinästhetik – Anatomie

- **Knochen und Muskeln:** Knochen tragen Gewicht, ohne Kraft aufzubringen. Muskeln halten die Knochen in Position und bewegen sie. Wir nutzen die Kraft der Muskeln und die Festigkeit der Knochen für jede Bewegung. Ist die Muskelkraft gering, können die Knochen immer noch Gewicht halten. Deshalb kann ein Patient nach langer Bettlägerigkeit und atrophierten Beinmuskeln dennoch stehen: wenn sein Körpergewicht so geführt wird, dass die Knochen das Gewicht tragen. Auch wenn der Patient nur kurz steht, werden die Muskeln trainiert und das Körpergefühl gefördert.
- **Zwischenräume und Massen:** Dort, wo Knochen sind, sind auch Muskeln. Die Kinästhetik bezeichnet sie als Masse oder feste Teile, z. B. Kopf, Brustkorb, Becken und Extremitäten – hier liegt das meiste Gewicht des Körpers. Die verbindenden Ebenen zwischen den Massen sind die Zwischenräume, z. B. Hals, Achsel, Taille und Hüfte. Die meisten Bewegungen gehen von den Körpermassen aus. Verlagert sich ihr Gewicht, „ziehen" sie den Körper (über die beweglichen Zwischenräume) hinter sich her und lösen eine Bewegungskaskade aus.

Bei der Mobilisation unterstützen Sie die Massen und lassen die Zwischenräume für (Eigen-)Bewegungen frei.

Abb. 50.3 Spiralförmiges Aufstehen vom Stuhl.

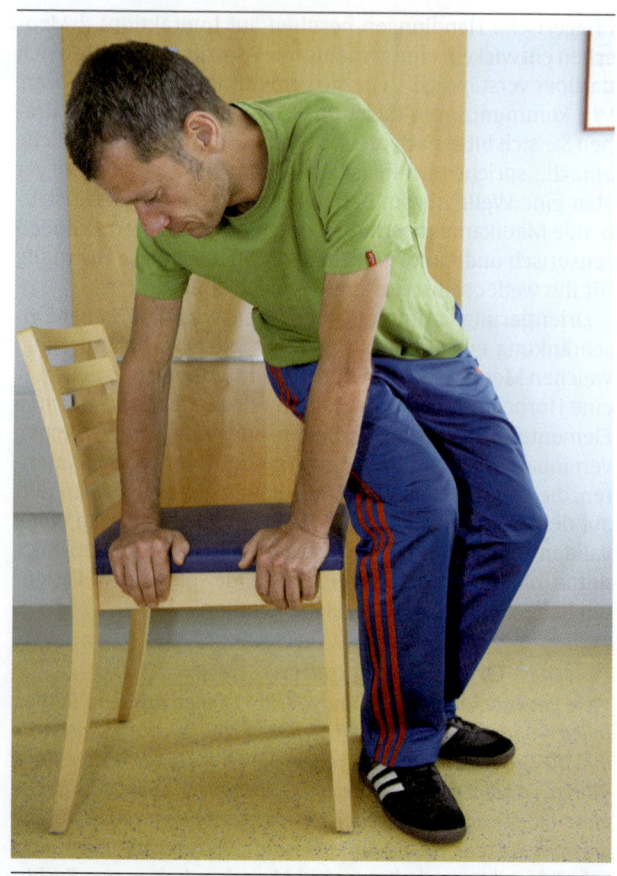

Grundlegende Konzepte

WISSEN TO GO

Grundlegende Konzepte der Kinästhetik – Bewegung

Bewegungen können sein
- **haltend:** Der Mensch steht an einem Platz, der Körper balanciert sich über kleinste Beuge- und Streckbewegungen kontinuierlich aus.
- **transportierend:** Der Mensch läuft, durch viele aufeinanderfolgende Gewichtsverlagerung bewegt er sich durch den Raum oder von einer Position in die andere.
- **parallel:** Rechte und linke Körperhälfte bewegen sich synchron.
- **spiralig:** Der Körper unternimmt eine Drehbewegung.

50.3.4 Menschliche Funktion

Die Kinästhetik unterscheidet 7 Grundpositionen des Körpers (▶ Abb. 50.4):
- Stand
- Einbeinstand
- Einbein-Knie-Stand
- Hand-Knie-Stand (Vierfüßlerstand)
- Schneidersitz
- Bauchlage mit Ellbogenstütz
- Rückenlage

Diese Grundpositionen sind Ausgangspunkt jeder menschlichen (Fort-)Bewegung. Sie unterscheiden sich dadurch, dass an verschiedenen Stellen des Körpers das Gewicht über die Masse an die Unterstützungsfläche (z. B. Boden) abgegeben wird. Das heißt gleichzeitig, dass andere Massen für Bewegung frei sind.

Testen Sie • Sie sitzen auf einem Stuhl. Das Gewicht wird über das Becken abgegeben, die Beine balancieren und stabilisieren den Sitz. Arme, Rumpf, Kopf sind frei – um zu essen oder ein Buch zu halten und zu lesen.

Hand-Knie-Stand • Hände und Knie geben das Gewicht ab, die anderen Massen (z. B. Gesäß) sind beweglich. Dies ist z. B. eine gute Position, um aus dem Liegen (etwa nach einem Sturz) aufzustehen: Der Mensch kommt vom Rücken mit einer spiraligen Bewegung in die Bauchlage mit Ellbogenstütz, zieht die Beine unter den Körper und kann aufstehen. Oder die Abfolge ist: von der Bauchlage erst ins Sitzen und dann in den Hand-Knie-Stand.

> **! Merken Sichere Grundposition**
> *Eine sichere Grundposition ist die beste Voraussetzung dafür, evtl. über weitere Zwischenpositionen, in die gewünschte Lage zu kommen. Für jede Bewegung organisiert sich der Körper in einer bestimmten Reihenfolge.*

Abb. 50.4 Grundpositionen.

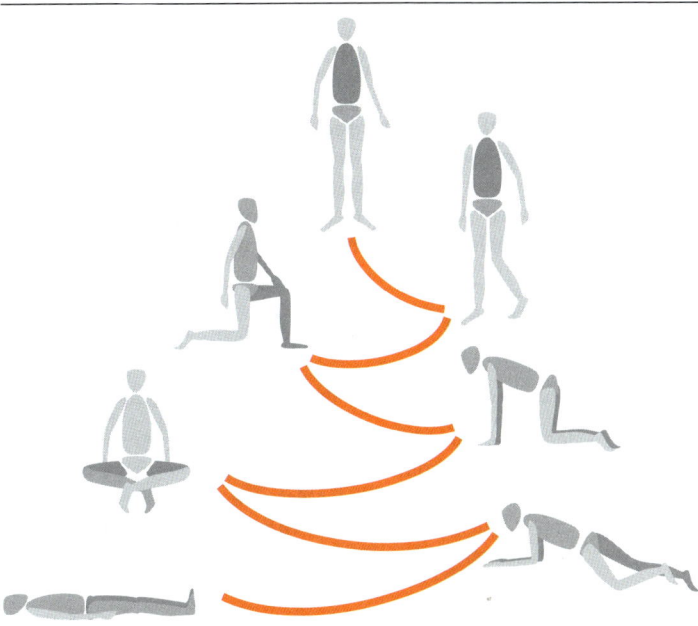

Die 7 Grundpositionen der Kinästhetik: Stand, Einbeinstand, Einbein-Knie-Stand, Hand-Knie-Stand, Schneidersitz, Bauchlage mit Ellbogenstütz, Rückenlage.

WISSEN TO GO

Grundlegende Konzepte der Kinästhetik – menschliche Funktion

Es werden 7 Grundpositionen unterschieden (▶ Abb. 50.4): Stand, Einbeinstand, Einbein-Knie-Stand, Hand-Knie-Stand (Vierfüßlerstand), Schneidersitz, Bauchlage mit Ellbogenstütz und Rückenlage. Sie sind Ausgangspunkt jeder menschlichen (Fort-)Bewegung.

Eine sichere Grundposition ist die beste Voraussetzung dafür, evtl. über weitere Zwischenpositionen, in die gewünschte Lage zu kommen. Für jede Bewegung organisiert sich der Körper in einer bestimmten Reihenfolge.

50.3.5 Anstrengung

Jede Bewegung benötigt Kraft im Sinne von Anspannung. Bewegung ist immer dynamisch und eine Kombination aus Drücken (Abstützen auf der Matratze, den Fuß auf dem Boden abdrücken, um vorwärts zu kommen) und Ziehen (das Bein anziehen, einen Gegenstand hochheben). Probieren Sie die Unterschiede aus: Setzen Sie sich z. B. vor einen Tisch. Drücken Sie mit der Hand gegen die Kante. Danach ziehen Sie an der Tischkante. Sie werden bemerken, dass die Körperspannung sich unterscheidet – beim Drücken ist die Kraft eher nach vorne gerichtet und beim Ziehen eher nach hinten.

Beispiel Passiv unterstützen

Wenn ein Patient dabei ist, sich von der Matratze hochzudrücken, unterstützen Sie ihn am besten, indem Sie ihn durch evtl. leichten Druck am Rücken (Schultern) in seiner Bewegungsrichtung unterstützen. Greifen Sie dagegen unter die Achseln und ziehen Sie (nach oben), ist der Energieaufwand unproduktiv. Auch macht es einen großen Unterschied, ob Sie einem Patienten Ihren Arm reichen, damit er sich daran (aktiv) hochziehen kann, oder ob Sie aktiv an dem Arm ziehen. Bleiben Sie passiv, kann der Patient sich selbst organisieren und wird nicht durch Ihre Aktivität „gestört".

> **WISSEN TO GO**
>
> **Grundlegende Konzepte der Kinästhetik – Anstrengung**
>
> Jede Bewegung benötigt Kraft im Sinne von Anspannung. Bewegung ist immer dynamisch und eine Kombination aus Drücken (Abstützen auf der Matratze, den Fuß auf dem Boden abdrücken, um vorwärts zu kommen) und Ziehen (das Bein anziehen, einen Gegenstand hochheben).

50.3.6 Umgebung

Der Raum kann Bewegung fördern oder sie behindern, Hilfsmittel können helfen oder bremsen. Pflegende sollten sich die Umgebung anschauen, in der sie einen Patienten mobilisieren möchten. Tücken lauern z. B. hier:

- **Bett**: Bettgitter sind oft so angebracht, dass sie einem Patienten, der auf der Bettkante sitzt, in den Oberschenkel schneiden. Pflegende sollten diese Gitter für die Mobilisation entfernen. Das Bett sollte so hochgestellt werden, dass der Patient im Sitzen mit den Füßen Kontakt zum Boden hat. Darüber kann er sich stabilisieren und ausbalancieren.
- **Matratze**: Sehr weich ist nicht immer gut, da Bewegungen schwieriger sind und weiche Matratzen zudem einen negativen Einfluss auf die (Körper-)Wahrnehmung haben. Harte Matratzen animieren eher, sich zu bewegen. Sollte ein Patient auf einer superweichen (Anti-Dekubitus-)Matratze liegen, sollten Pflegende regelmäßig überprüfen, ob er sie wirklich (noch) braucht, siehe auch Dekubitusprophylaxe (S. 400). Sie sollten berücksichtigen, dass eine weiche Unterlage ein Bewegungs-Handicap für den Patienten ist.
- **Lagerungshilfsmittel**: Nur so viel wie tatsächlich nötig! Sehr weiche Kissen schränken wie weiche Matratzen die Mobilität ein, weil die Patienten darin einsinken. Sie bieten auch zu wenig Widerstand, als dass sich der Patient daran abstoßen könnte, um sich zu bewegen. Oft sind eingerollte Handtücher bessere Lagerungshilfsmittel. Denn sie sind hart und bieten Widerstand, um sich z. B. abzudrücken – und darüber (eigene) Bewegung zu initiieren (▶ Abb. 50.5).

Beispiel Umgebung

Herr Mannke wird aus dem Bett mobilisiert. Um sich abzustützen, greift er nach dem Nachtschrank. Die Pflegenden rollen den Schrank weg, da er zu unsicher ist. Das ist richtig. Sie sollten in solchen Fällen aber immer daran denken, dem Patienten eine geeignete Alternative/Stütze bereitzustellen, z. B. die Lehne eines stabilen Stuhls oder die Gehhilfe, die Herr Mannke sonst verwendet. Hilfsmittel, die Patienten im Alltag benutzen, werden im Klinikalltag oft in den Schrank gelegt und vergessen.

> **WISSEN TO GO**
>
> **Grundlegende Konzepte der Kinästhetik – Umgebung**
>
> Der Raum kann Bewegung fördern oder behindern. Hilfsmittel können helfen oder bremsen. Tücken lauern z. B. hier:
> - **Bett**: Bettgitter für die Mobilisation entfernen, das Bett so hochstellen, dass der Patient im Sitzen mit den Füßen Kontakt zum Boden hat.
> - **Matratze**: Sehr weich ist nicht immer gut. Bewegung in einer superweichen Matratze ist schwieriger. Harte Matratzen animieren eher, sich zu bewegen.
> - **Lagerungshilfsmittel**: Nur so viel wie tatsächlich nötig! Sehr weiche Kissen schränken die Mobilität ein, eingerollte Handtücher sind besser. Sie sind hart und bieten Widerstand, um sich z. B. abzudrücken – und darüber Bewegung zu initiieren.

50.4 Kinästhetik in der Praxis

Kinästhetik ist im Prinzip Forschen – Beforschen der eigenen und fremden Bewegung. Gemeinsames Bewegen entsteht durch Führen und Folgen: Eine der beiden Personen – sei es die Pflegefachkraft oder der Patient – gibt die Impulse.

Abb. 50.5 Handtuchrolle.

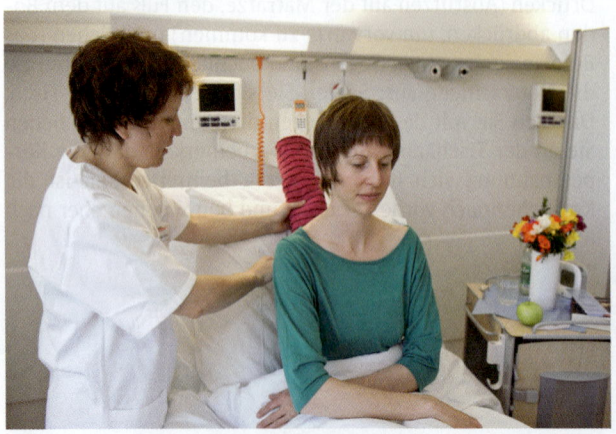
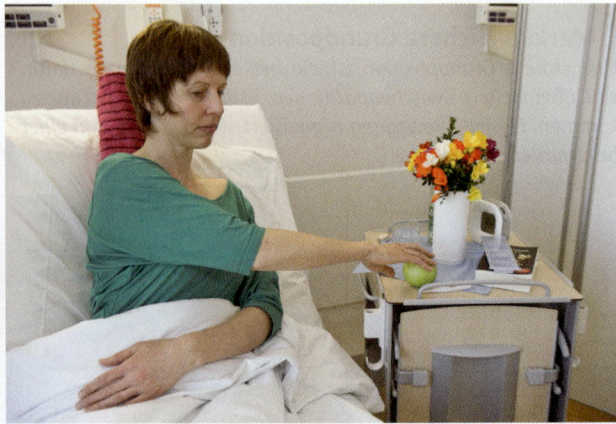

Eine im Durchmesser individuell angepasste Rolle hat mehr Widerstand als die Matratze oder ein Kissen und erlaubt es der Patientin, den Brustkorb leichter zu bewegen.

Abb. 50.6 Fragestellungen.

 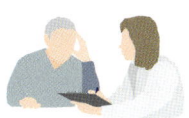 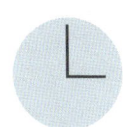 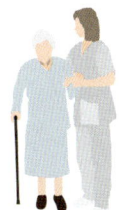

Ressourcen einschätzen/Anatomie-Wissen	Kommunikation	Zeit lassen	Unterstützen, nicht übernehmen	Eindeutige Sprache/klare Anweisungen
Was kann der Patient? Welche Bewegungen belasten welches Gelenk und welchen Körperteil? Wo sind die Massen in einer bestimmten Position?	Was machen wir? Welche Zwischenschritte gibt es? Welche Hilfsmittel brauchen wir?	Wie viel Zeit braucht mein Patient, um angenehm und entspannt auf Ansagen reagieren zu können?	Bevormunde ich meinen Patienten? Kann mein Patient das alleine?	Sind meine Anweisungen missverständlich? Wie muss ich formulieren, um die Position des Patienten zu beachten? Überfordere ich den Patienten mit Anweisungen? Gebe ich Schritt-für-Schritt-Anweisungen?

Der andere nimmt die Aktivität auf und unterstützt sie bzw. folgt ihr. Klappt das nicht beim ersten Mal, sollte man versuchen, festzustellen, woran es scheiterte und nach Lösungen suchen. Kreativität ist jederzeit erlaubt. Pflegende sollten aufmerksam bleiben und im Zweifel ausprobieren. Wenn Sie einmal nicht weiter wissen, können Sie z. B. auch die Lage des Patienten einnehmen (z. B. auf einem freien sauberen Bett) und ausprobieren, wie Sie sich selbst aus der Lage „befreien". Das gibt auf jeden Fall Ideen. Folgende Regeln sollten beachtet werden (▶ Abb. 50.6):

- **Ressourcen**: Die erste Frage ist immer: Was kann der Patient? Seine Ressourcen bilden die Grundlage für jede Bewegung. Ressourcen sind auch Muskeln und Knochen, z. B. bei komatösen Patienten. Hierbei dienen kinästhetische Bewegungsmuster vornehmlich dazu, die Wahrnehmung (des eigenen Körpers) und Orientierung (im Raum) zu fördern. Andere Konzepte, die die Wahrnehmung und Orientierung fördern, sind die Basale Stimulation (S. 864) und das Bobath-Konzept (S. 872).
- **Kommunikation**: Bevor Pflegende gemeinsam eine Aktivität starten, sollten sie sicherstellen, dass 1. beiden das Ziel klar ist und 2. mögliche Zwischenschritte besprochen sind und Hilfsmittel bereitstehen.
- **Zeit – muss sein**: Der Patient sollte genug Zeit bekommen, auf Ansagen zu reagieren. Das kann – je nach Zustand des Patienten – durchaus ein paar Sekunden dauern.
- **Unterstützen, nicht übernehmen**: Sie sehen, dass auf die Aufforderung „Stellen Sie bitte das rechte Bein auf" sich eben jenes ein bisschen bewegt. Sie unterstützen die Bewegung, indem Sie z. B. die eine Hand auf den Unterschenkel legen und die Bewegung in die Richtung unterstützen. Sie „bevormunden" den Patienten also nicht, indem Sie ihm die Bewegung abnehmen, sondern geben nur Hilfestellung.
- **Eindeutige Sprache**: Pflegende sollten darauf achten, dass ihre Ansprache eindeutig ist. Beispiel: „Rutschen Sie bitte nach oben." Das Wort „oben" bedeutet für einen Menschen, der im Bett liegt, die Zimmerdecke. Eindeutiger ist die Aussage: „Bewegen Sie sich bitte zum Kopfende des Bettes."
- **Schritt für Schritt**: Ein Stakkato von Anweisungen wie: „Stellen Sie das rechte Bein auf, kippen es nach links, ziehen das Gesäß nach und rollen sich dann auf die linke Seite" überfordert jeden. Die Anweisungen sollten Schritt für Schritt erfolgen.
- **Anatomie-Wissen**: Fragen Sie sich immer: Welche Bewegungen sind in einem Gelenk, in einem Zwischenraum möglich? Wo sind die Massen in einer Position, welche Körperteile sind beweglich?

50.5 Infant Handling

Ein Kind macht bereits im Bauch Erfahrung von Bewegung: Die Mutter bewegt sich, das Kind stößt sich an der Wand des Uterus ab und verändert seine Lage aktiv. Kaum ist es auf der Welt und der Schwerkraft ausgesetzt, ist seine Bewegung gehemmt: Der große Kopf und die kurzen Arme und Beine machen es schwierig, selbstständig die Lage zu ändern. Auch hier können die Prinzipien der Kinästhetik dem Neugeborenen helfen, indem Eltern die Eigenbewegungen unterstützen. Infant Handling eignet sich zur Förderung von Bewegung für alle Neugeborenen und wird auch vor allem bei Frühgeborenen eingesetzt.

Beispiele • Bewegt das Kind den Kopf zur Seite, unterstützen die Eltern diese Richtung der Bewegung, um es etwa zum Wickeln in die Seitenlage zu bringen. Soll das Kind aufgehoben werden, wird es nicht „einfach" vom Wickeltisch aufgenommen (parallele Bewegung), sondern über eine der Schultern abgerollt (spiralige Bewegung).

51 Grundlagen der Basalen Stimulation

51.1 Hintergrundwissen

Definition Basale Stimulation
Basale Stimulation versteht sich als ein Konzept, Menschen zu fördern, die in ihrer Wahrnehmung, Kommunikation und Bewegung stark beeinträchtigt sind. Dies geschieht durch Angebote zur Kommunikation, zum Austausch mit der Umwelt und zur Regulation ihrer eigenen Bedürfnisse.

Beispiel Spastik
Herr Thomas ist 40 Jahre alt und hatte einen Herzinfarkt mit Herzstillstand. Daraus resultierte ein hypoxischer Hirnschaden. Herr Thomas hat ausgeprägte Spastiken in allen Extremitäten, der Kopf ist meist nach hinten überstreckt. Er wirkt nicht ansprechbar. Als es einmal zur Abwechslung recht ruhig auf der Station ist, geht eine Pflegende in das Zimmer. Sie schließt die Tür, macht leise die Musik an, die die Angehörigen mitgebracht haben, und beginnt mit der Grundpflege. Sie spricht nicht viel und lässt sich Zeit. Sie versucht, durch Berührungen zu erreichen, dass Herr Thomas den Mund öffnet und die Hand streckt. Sie streicht die Extremitäten langsam und gleichmäßig aus. Am Ende stellt sie fest, dass Herr Thomas tatsächlich entspannt im Bett liegt. Auch sie selbst hat die konzentrierte Ruhe genossen. Als sie den Kontakt abbrechen muss und beginnt, den Arbeitsplatz aufzuräumen, beobachtet sie, wie die Spastiken wieder einsetzen. Wenige Minuten später liegt Herr Thomas da wie vorher. Würde Herr Thomas häufiger nach den Prinzipien der Basalen Stimulation versorgt, könnten die Spastiken evtl. reduziert werden.

„Basal" meint, dass die besonders früh entwickelten Sinne des Menschen angesprochen werden. Mit „Stimulation" sind Anregungen gemeint, die den Patienten **einladen, ein Pflegeangebot anzunehmen**. Basale Stimulation soll Menschen nicht hilflos unterschiedlichen Reizen aussetzen.

Bei der Basalen Stimulation geht es primär darum, die Fähigkeiten eines Menschen mit Einschränkungen zu entdecken und auszubauen (▶ **Abb. 51.1**). Sie kann dazu führen, dass sich Wahrnehmung, Kommunikation und Bewegung sowie persönliche und räumliche Orientierung verbessern. Basale Stimulation fragt nicht nach der „Funktionsstörung" und den Defiziten – also dem, was gemeinhin „die Krankheit" ist (auf der in der Klinik häufig der Fokus liegt). Sondern sie fragt und sucht nach dem Potenzial eines Menschen, mit der Umwelt zu kommunizieren. Dazu werden **Impulse des Patienten aufgenommen und weiterverfolgt**.

Abb. 51.1 Basale Stimulation.

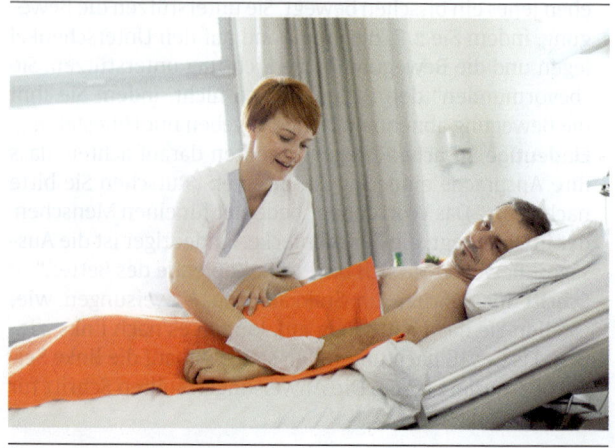

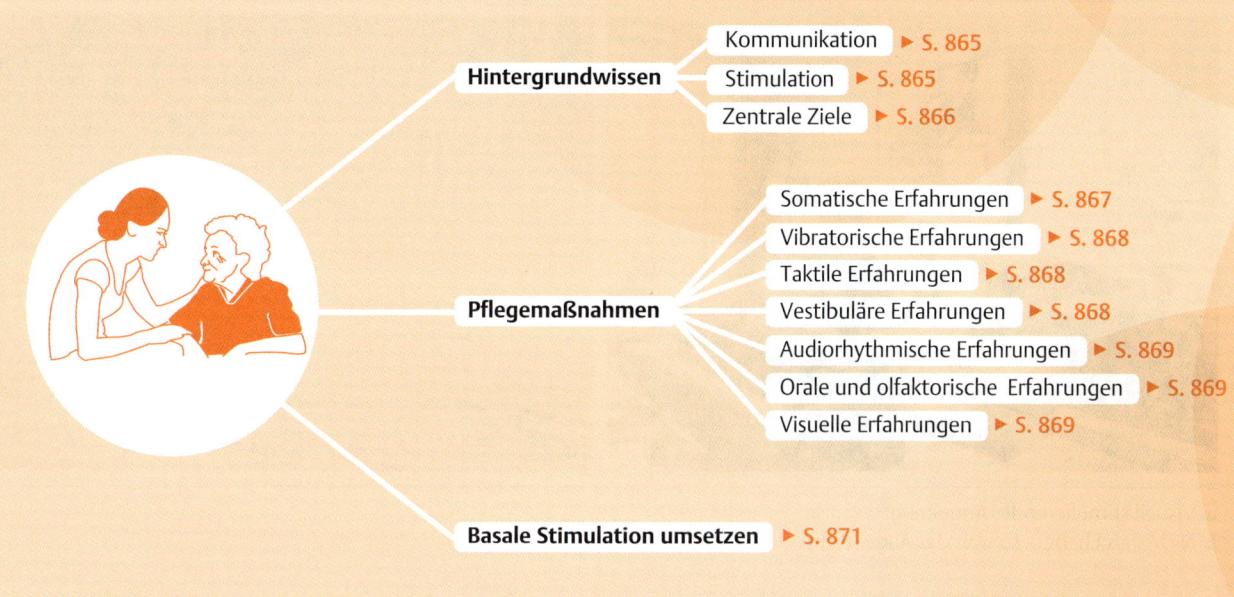

Pflegeabläufe sollten den Bedürfnissen des Patienten angepasst werden, z.B. sollte eine Ganzkörperwaschung abgebrochen werden, wenn der Patient überfordert wirkt. Basale Stimulation sieht sich nicht primär als therapeutische Technik, sondern als pädagogisches Konzept.

Von der Basalen Stimulation profitieren vornehmlich Menschen, die wahrnehmungsbeeinträchtigt sind, z.B. durch Schädel-Hirn-Trauma, Schlaganfall, geistige Behinderung, Demenz, hypoxischen Hirnschaden oder Analgosedierung bei beatmeten Patienten. Basale Stimulation richtet sich auch an Menschen, von denen angenommen wird, sie seien ohne Bewusstsein.

51.1.1 Kommunikation

Menschliche Kommunikation findet hauptsächlich über Sprache, Gestik und Mimik statt, aber auch über Veränderung in der Atmung oder Körperspannung. Die Basale Stimulation geht davon aus, dass
- der Körper immer in der Lage ist, sich zu äußern (z.B. durch Atmung oder Muskelspannung), und
- der Körper immer ansprechbar ist für Berührungen, Temperaturunterschiede, Lageveränderungen usw.

Basale Stimulation nimmt an, dass jeder Mensch wahrnehmungs- und erlebnisfähig ist – auch wenn er für uns keine wahrnehmbare (oder eine für uns nicht adäquate) Reaktion auf einen Stimulus zeigt.

Beispiel **Beeinträchtigte Wahrnehmung**
Frau Choukri hat einen Sohn entbunden. Noch im Kreißsaal wird sie reanimationspflichtig. Sie liegt beatmet auf der Intensivstation, man vermutet ein Multiinfarktsyndrom. Sie ist aufgrund zerebraler Infarkte im „Wachkoma" und hat multiple kardiale Infarkte erlitten. Die Extremitäten sind teilweise schlecht durchblutet. Wie sich die Organe (Leber, Niere, Herz) entwickeln, wird sich noch zeigen. Sie zeigt auf „normale" Stimuli keine Reaktion. Sie „hüstelt" beim Absaugen. Eines Tages vereinbaren Neugeborenenstation und Intensivstation, dass das Kind zur Mutter gebracht wird. Herzfrequenz und Blutdruck der Mutter steigen signifikant, solange das Kind da ist. Sie ist also in der Lage, ihre Umwelt wahrzunehmen und darauf zu reagieren. Das Beispiel zeigt, dass auch Menschen mit stark beeinträchtigter Wahrnehmung Reize wahrnehmen und darauf reagieren können. Darauf setzt Basale Stimulation. Voraussetzung ist, die zur jeweiligen Ausgangslage und Situation passenden Reize zu finden.

Basale Stimulation ist in einer Sache kompromisslos: Sie ist stets ein **Angebot**, sie fordert nichts. Erfolgt keine Reaktion, liegt das nicht an der Unfähigkeit des betroffenen Menschen. Sondern daran, dass der geeignete Zugang noch nicht gefunden wurde.

51.1.2 Stimulation

Selbstwahrnehmung ist eng an die Bewegungsfähigkeit des Körpers gekoppelt. Wir können z.B. den Raum in seiner Gänze nur durch Drehung des Kopfes sehen. Die Grenzen unseres Körpers erfahren wir über Bewegung und Kontakt mit anderen Oberflächen – z.B. schlicht darüber, dass wir Kleidung tragen, die wir auf der Haut spüren. Ein Mensch, der sich krankheitsbedingt lange in einer Position befindet und diese aktiv nicht verändern kann, verliert über die Zeit das Gespür für den eigenen Körper – die Grenzen verschwimmen.

Befindet sich ein Mensch in einer besonders reizarmen Umgebung, z.B. in einem weißen Krankenhauszimmer, so versucht er dennoch, einen Sinn zu finden, und interpretiert

Grundlagen der Basalen Stimulation

Abb. 51.2 Stimulation.

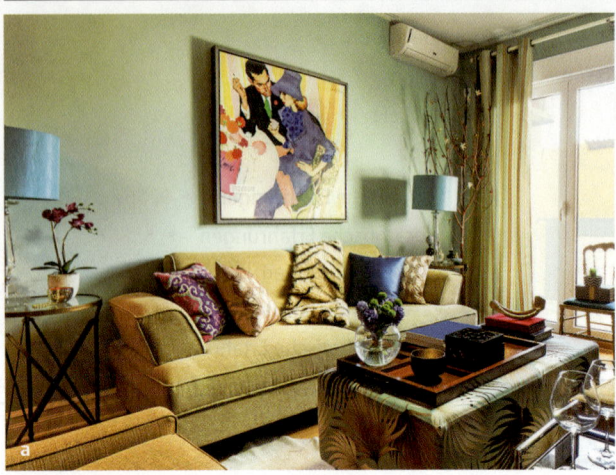
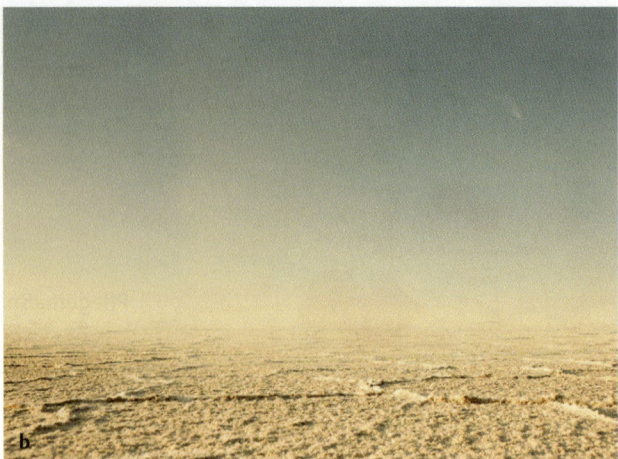

a Visuell stimulierende Umgebung. © krsmanovic/fotolia.com
b Nichts als Ebene – so weit das Auge reicht. © Rich Vintage/istockphoto

ggf. „seine Wirklichkeit". Möglicherweise wird er irgendwann falsche Sinneseindrücke (Halluzinationen) wahrnehmen. Das Gehirn versucht, die nicht vorhandene Stimulation selber zu erschaffen.

Definition Sensorische Deprivation
Sensorische Deprivation ist der teilweise bis völlige Entzug von Sinnesreizen. Diese umfassen visuelle (Sehen), auditorische (Hören), olfaktorische (Riechen), gustatorische (Schmecken) und somatische (Fühlen) Eindrücke. Zu den somatischen Eindrücken gehören auch vestibuläre (Gleichgewicht), vibratorische (Vibration) und taktile (Tasten) Sinneseindrücke.

Wer lange an die weiße Decke starrt, sieht irgendwann schwarze Punkte (wissenschaftlich betrachtet sind es die Blutgefäße im Augenhintergrund), die dann vielleicht zu Spinnen werden. Schnell kann es dann heißen, der Patient sei verrückt, was er aber nicht ist.

Äußere Reize durch eine sich verändernde Umgebung und körperliche Stimulation sind wichtig, um Halluzinationen oder andere negative Folgen der eingeschränkten sinnlichen Wahrnehmung zu vermeiden, siehe auch Deprivationsprophylaxe (S. 432).

Beispiel Umgebung und Wahrnehmung
Stimulierende Umgebung: Sie werden morgens wach, räkeln und strecken sich. Schauen aus dem Fenster: Ist es schon hell? Sie orientieren sich. Kämmen sich die Haare und cremen Ihr Gesicht ein. Sie machen sich – unbewusst – die Grenzen Ihres Körpers bewusst. Die Temperatur Ihres Kaffees testen Sie mit Lippen und Zunge. Auf diese Weise geleiten Ihre Sinne, Ihr Wissen und kognitives Vermögen, Ihre Bewegung Sie sicher durch den Tag. Abends würde Sie der Geruch von Popcorn, die Stimme Ihrer Lieblingsschauspieler und das Gemurmel vieler Leute sicher im Kino verorten – selbst wenn Sie die Augen schlössen.

Stimulationsarme Umgebung: 2 Menschen fahren in das australische Outback. So weit das Auge reicht – nichts. Nichts als Ebene. Sie setzen sich vor das Auto und genießen die Stille – nicht lange. Sie stellen bald fest, dass Ihnen schwindelig wird, Übelkeit einsetzt. Sie stehen auf und fühlen sich unsicher. Schlussendlich setzen Sie sich in das Auto und machen Musik an. Die Symptome verschwinden. Die weite Landschaft ohne Struktur (z. B. Felsen, Häuser) bietet keine Fläche, um Schall zu reflektieren – die meisten Menschen benötigen aber diese Reize oder Grenzen, um sich (z. B. über das Vestibularsystem) zu verorten und „sicher" zu fühlen. (siehe ▶ Abb. 51.2).

51.1.3 Zentrale Ziele

Basale Stimulation stellt das Befinden und die Aktivitäten des Patienten in den Mittelpunkt. Die zentralen Ziele sind:
1. Leben erhalten und Entwicklung erfahren.
2. Das eigene Leben spüren.
3. Sicherheit erleben und Vertrauen aufbauen.
4. Den eigenen Rhythmus entwickeln.
5. Die Außenwelt erfahren.
6. Beziehung aufnehmen und Begegnung gestalten.
7. Sinn und Bedeutung geben.
8. Das eigene Leben gestalten.
9. Autonom leben und Verantwortung übernehmen.

Die einzelnen Punkte bauen aufeinander auf, können aber jederzeit individuell in ihrer Reihenfolge verändert werden.

> **WISSEN TO GO**
>
> **Basale Stimulation – Hintergrundwissen**
>
> Mit „Basal" ist gemeint, dass die früh entwickelten Sinne angesprochen werden. „Stimulation" bedeutet, den Pflegebedürftigen anzuregen bzw. einzuladen, ein Pflegeangebot anzunehmen. Fähigkeiten wahrnehmungsbeeinträchtigter Menschen sollen entdeckt und gefördert werden, hierzu zählen: Wahrnehmung, Kommunikation, Bewegung, persönliche und räumliche Orientierung.
>
> **Zentrale Ziele**
> 1. Leben erhalten und Entwicklung erfahren.
> 2. Das eigene Leben spüren.
> 3. Sicherheit erleben und Vertrauen aufbauen.
> 4. Den eigenen Rhythmus entwickeln.
> 5. Die Außenwelt erfahren.
> 6. Beziehung aufnehmen und Begegnung gestalten.
> 7. Sinn und Bedeutung geben.
> 8. Das eigene Leben gestalten.
> 9. Autonom leben und Verantwortung übernehmen.

51.2 Pflegemaßnahmen

Die Förderung eines Grundvertrauens durch individuell angepasste Rituale, Wiederholungen und persönliche Pflegeangebote sind Kernpunkte der Basalen Stimulation. Basale Stimulation nutzt verschiedene Wahrnehmungsbereiche, um Angebote zu Kommunikation und körperlichen Erfahrungen zu machen. Dazu gehören:
- somatische Erfahrungen
- vibratorische Erfahrungen
- taktile Erfahrungen
- vestibuläre Erfahrungen
- audiorhythmische Erfahrungen
- orale und olfaktorische Erfahrungen
- visuelle Erfahrungen

Spastiken wie die am Beispiel von Herrn Thomas beschriebenen, können als Resultat mangelnder sensorischer Information aufgefasst werden. Wenn der eigene Körper nicht bewegt werden kann und sich dadurch zunehmend fremd anfühlt, kann ein erhöhter Muskeltonus kurzfristig eine Eigenwahrnehmung erleichtern. Abgesehen davon, dass Spastiken langfristig zu Schmerzen führen, sollten den Patienten andere Möglichkeiten der Eigenwahrnehmung geboten werden. Durch eine Kombination somatischer, vibratorischer und vestibulärer Stimulation kann
- der eigene Körper in Abgrenzung zur Außenwelt (z. B. über die Haut) und im Ganzen (z. B. über die Muskulatur und das Skelett) gespürt,
- die eigene Lage im Raum empfunden und können
- Spastiken vermieden werden.

51.2.1 Somatische Erfahrungen

Definition **Somatische Sinneserfahrungen**
Somatisch kommt vom griechischen Wort soma = Körper. Somatische Sinneserfahrungen beziehen sich auf den Körper, z. B. Sinneseindrücke über die Haut.

Die Haut ist die größte Kontaktstelle nach außen. Pflege ist ein Beruf, der sehr viel mit Berühren zu tun hat. Er bietet daher viele Möglichkeiten, über Berührung Kontakt aufzunehmen. Menschen mit einer beeinträchtigten Wahrnehmung bedürfen vor allem klarer, ausdrucksstarker und möglichst vertrauter Berührung. Berührung sollte z. B.
- primär durch eine und nicht mehrere Personen gleichzeitig erfolgen,
- den Anfang und das Ende einer Handlung markieren,
- möglichst konstant erfolgen,
- einen Rhythmus entwickeln,
- mit angemessenem Druck ausgeübt werden und
- möglichst großflächig erfolgen.

Für die Praxis kann das z. B. heißen:
- Möglichst nur ein Pflegender sollte eine Handlung vollziehen. Wenn uns 3 Menschen gleichzeitig ansprechen, wissen wir auch nicht, auf wen wir zuerst reagieren sollen. Wenn 2 Pflegende an einem Patienten arbeiten, übernimmt einer die Führung.
- Eine Geste (etwa das Auflegen der Hand auf die Schulter) kann den Anfang einer Aktion markieren (Initialberührung), der Druck einer Hand das Ende.
- Pflegende sollten ihre Maßnahmen so planen, dass sie den Patienten nicht mittendrin verlassen müssen und dass er ihre Nähe spürt. Jeder Verlust des Kontakts bedeutet für

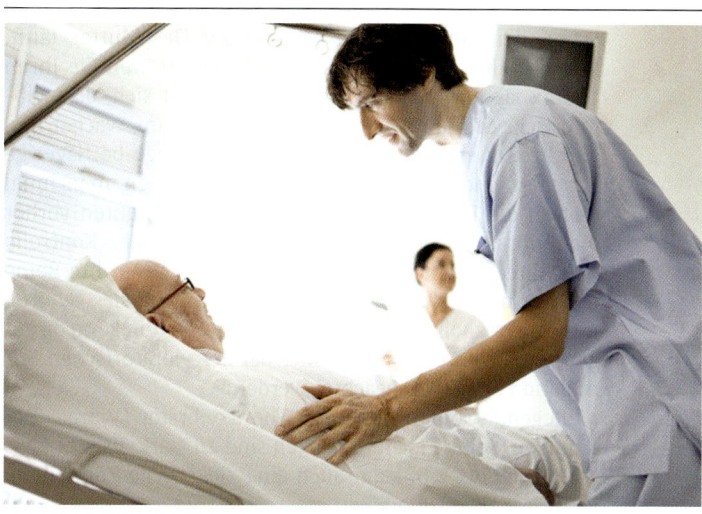

Abb. 51.3 Initialberührung.

Der Patient wird begrüßt und an der Schulter berührt.

ihn vielleicht einen Neuanfang und er muss sich neu orientieren. Das kann für ihn sehr anstrengend sein.
- Rhythmus ist ein Versprechen, dass es so weitergeht wie bisher. Die Bewegungen der Pflegenden sollten deshalb eher langsam und wiederholend sein, z. B. beim Ausstreichen der Beine oder Nachmodellieren des Gesichts.
- Die Bewegungen sollten nicht flüchtig und/oder plötzlich erfolgen, das kann zu Verwirrung und Erschrecken führen. Pflegende sollten den Patienten mit einem für ihn angenehmen Druck berühren, damit er die Berührung wahrnehmen und zuordnen kann.
- Eine flächenhafte Berührung kann der Patient besser lokalisieren und zuordnen, da im Gegensatz zur punktuellen Berührung mehr Sinnesrezeptoren in der Haut gereizt werden.

Initialberührung • Wenn möglich sollte jede Handlung mit einem Ansprechen des Patienten, gefolgt von einer Berührung, beginnen und enden. Die Berührung soll am besten am Oberkörper oder der Schulter stattfinden, ruhig und eindeutig sein und in eine gleitende Berührung übergehen, die zu der Stelle führt, an der die Pflegemaßnahme ansetzt (▶ **Abb. 51.3**). Die Initialberührung ist eine ritualisierte Begrüßung (oder Verabschiedung). Sie vermittelt Sicherheit und Vertrauen, da sie verlässlich stattfindet und den Patienten über die Anwesenheit der Pflegekraft informiert. Wenn dem Patienten die Berührung unangenehm ist, sollte sie abgebrochen werden. Wenn dem Patienten die Berührung angenehm ist, kann sie wiederholt werden.

Atemstimulierende Einreibung • Die ASE ist eine rhythmische Einreibung mit beiden Händen im Rücken- und vereinzelt auch im Brustbereich des Patienten. Sie dient in erster Linie der Förderung der Atmung, wirkt aber je nach Rhythmus auch beruhigend oder anregend und unterstützt die Kommunikation zwischen Pflegekraft und Patient. Die Durchführung der ASE finden Sie im Kap. „Pflegetechniken zur Unterstützung der Atmung" (S. 542).

51.2.2 Vibratorische Erfahrungen

Schon der Embryo erfährt Vibration: Die Mutter läuft, spricht, fährt Auto. Wenn Sie brummen, spüren Sie Ihren Thorax als Körperraum. In der Praxis zeigt sich, dass vibratorische Stimuli den Menschen aufmerksam, wacher und gleichzeitig entspannter machen. Wenn lange bettlägerige Patienten mobilisiert werden, „sacken" ihnen manchmal einfach die Beine weg. Bekommen diese Patienten vorher eine vibratorische Stimulation, zeigen sie mehr Kontrolle über ihre Gliedmaßen. Diese Menschen spüren ihre Beine nach so langer Untätigkeit einfach nicht mehr, sie „gehören nicht mehr zu ihnen". Vibratorische Stimulation kann da gegensteuern. In der Praxis sollte bei der vibratorischen Stimulation Folgendes beachtet werden:

- Pflegende sollten nicht den Thoraxvibrator (Vibrax) benutzen. Seine Erschütterungen sind zu stark. Es gibt kleinere Geräte, z.B. kann auch eine elektrische Zahnbürste eingesetzt werden.
- Vibrationen sollten nicht an den Muskeln ansetzen, dort können sie die Muskelspannung (auch im Sinne einer Ablehnung) ungünstig beeinflussen. Pflegende sollten an Stellen beginnen, die auch bei physiologischer Bewegung die „Erschütterung" erfahren, z.B. Fersenbein (Laufen), Handwurzelknochen (anstoßen). Am besten geeignet sind gelenknahe Stellen.
- Pflegende können dem Patienten das vibrierende Gerät zunächst in die Hand legen.

51.2.3 Taktile Erfahrungen

„Lass mal fühlen" – wie weich der Pulli oder wie schwer das Werkzeug ist. Für uns ist selbstverständlich, dass wir greifen und begreifen. Sinnlich machen wir so z.B. Erfahrungen von Dreidimensionalität und erschließen uns die Welt. Wer pflegebedürftig im Bett liegt, hat fast keine oder nur eingeschränkte Möglichkeiten, eine taktile oder haptische Erfahrung zu machen – denn er kommt schlicht nicht an Gegenstände heran. Nesteln gilt in dem Zusammenhang als der Versuch, sich eine Greiferfahrung zu verschaffen.

Definition Nesteln
Nesteln (sich mit den Fingern an etwas zu schaffen machen) ist wie „Flockenlesen" (Zupf- und Greifbewegungen der Hand) ein Zeichen motorischer Unruhe und tritt oft in Verbindung mit sensorischer Deprivation auf.

Beispiel Taktile Erfahrungen
Frau Gehr ist dement und nestelt ständig herum. Eine Pflegende, die weiß, dass Frau Gehr viel Handarbeit betrieben hat, gibt ihr einen Absaugkatheter in die Hand mit den Worten: „Bitte schön, für Sie." Frau Gehr befühlt den Absaugkatheter lange und beginnt dann, ihn ganz fein zu verknoten. Später geben ihr die Pflegenden Wolle, die sie ebenfalls konzentriert bearbeitet. Frau Gehr nestelt nun nicht mehr.

Für die Praxis kann das z.B. heißen:
- Pflegende sollten die Füße und Hände nicht nur mit dem Waschlappen waschen, sondern ein Hand- oder Fußbad in einer Schüssel mit Wasser anbieten.
- Pflegende können dem Patienten Gegenstände in die Hand geben, z.B. die Zahnbürste vor der Mundpflege, die Orange vor dem Abschälen, den Waschlappen vor der Grundpflege.
- Pflegende können die Bewegungen des Patienten z.B. bei der Zahnpflege führen. Sie können die Bürste in die Hand des Patienten legen und seinen Arm zum Mund führen.

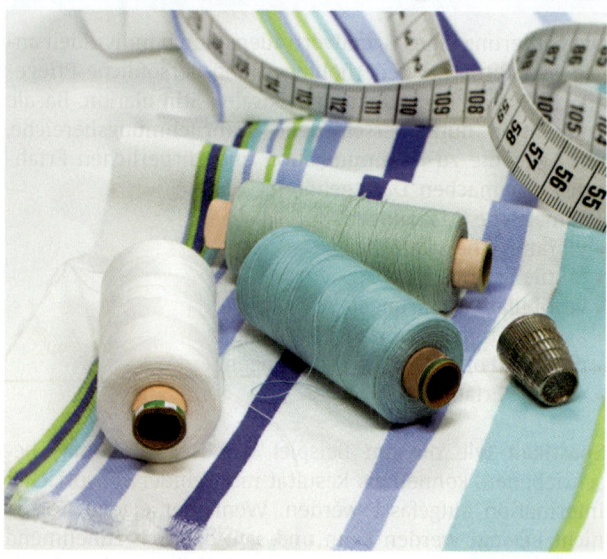

Abb. 51.4 Taktile Erfahrungen.
Eine Patientin, die in ihrem Leben viel genäht hat, kann mit Garn und Stoffen taktisch stimuliert werden. © *Harald Biebel/fotolia.com*

- Pflegende können mit den Angehörigen einen taktilen Kasten zusammenstellen, z.B. für den Heimwerker Werkzeug oder für die Näherin Stoffe und Knöpfe (▶ Abb. 51.4).

51.2.4 Vestibuläre Erfahrungen

Definition Vestibuläres System
Das vestibuläre System ist das Gleichgewichtssystem und befindet sich im Innenohr. Es sagt uns, wo wir uns in einem Raum befinden und ob und mit welcher Geschwindigkeit wir uns fortbewegen oder drehen.

Menschen, die lange in einem Bett liegen (womöglich auf einer Weichlagerungsmatratze), bekommen wenig Reize zur Standortbestimmung. Schwerkrafterfahrungen, wie das Spüren des eigenen Gewichts, sind nicht vorhanden, die Position im Raum ist unklar. Bettlägerige Menschen erfahren oft nicht mehr als das Herauf- und Herunterfahren des Bettes (das sie schlimmstenfalls als Fallen ins Bodenlose empfinden!) oder das Rechts-links-Bewegen im Bett. Basale Stimulation bietet ihnen mehr, z.B.:

- Pflegende können hin und wieder den Kopf des Patienten leicht drehen und in eine andere Position bringen. Zusätzlich kann dadurch ein Dekubitus an den Ohrmuscheln oder am Schädel verhindert werden.
- Wenn Pflegende den Patienten komplett bewegen, können sie den Kopf in ein Handtuch legen und ihn vorsichtig schaukeln. Einen Positionswechsel des Körpers können Pflegende darüber einleiten, dass sie den Kopf in die Richtung wenden, in die der Patient bewegt werden soll.
- Pflegende können einen Arm oder ein Bein in ein Handtuch legen, hochheben und schaukeln – so erfährt der Mensch das Gewicht der Extremität und ihre Bewegung im Raum.
- Schaukelbewegungen aktivieren das vestibuläre System. Wenn Pflegende den Patienten mobilisieren, können sie sich mit ihm an den Bettrand setzen und gemeinsam mit ihm schaukeln. Den Oberkörper können sie dabei leicht kreisen lassen. Das ist prinzipiell auch in sitzender Position im Bett möglich.

WISSEN TO GO

Basale Stimulation – Pflegemaßnahmen

Somatische Erfahrungen
- primär durch eine und nicht durch mehrere Personen gleichzeitig
- Anfang und Ende einer Handlung markieren (Initialberührung)
- Bewegungen nicht flüchtig oder plötzlich, möglichst konstant
- Rhythmus entwickeln: Bewegungen langsam und wiederholend
- Berührung mit angenehmem Druck
- nicht punktuell, sondern großflächig

Vibratorische Erfahrungen
- kleines Gerät verwenden, z. B. elektrische Zahnbürste
- an Stellen ansetzen, die auch bei physiologischer Bewegung Vibrationen erfahren
- gelenknahe Stellen wählen

Taktile Erfahrungen
- Hand- oder Fußbad dem Waschen mit dem Waschlappen vorziehen
- Patienten Gegenstand in die Hand geben und ertasten lassen
- Bewegungen führen, z. B. bei der Zahnpflege Arm zum Mund führen
- taktilen Kasten zusammenstellen

Vestibuläre Erfahrungen
- Kopf des Patienten häufiger leicht drehen und in eine andere Position bringen
- Kopf in ein Handtuch legen und vorsichtig schaukeln
- Positionswechsel einleiten, indem der Kopf in die Bewegungsrichtung gewendet wird
- Arm oder Bein in ein Handtuch legen, hochheben und schaukeln
- Schaukelbewegungen oder leichtes Kreisen des Oberkörpers

51.2.5 Audiorhythmische Erfahrungen

Besonders in der Klinik erfahren Pflegebedürftige viele unbekannte Geräusche, denen sie meist hilflos ausgeliefert sind. Das kann zu Stress führen. Pflegefachkräfte sollten daher bewusst mit Geräuschen umgehen.

Definition **Habituation**
Habituation beschreibt das Nachlassen der Intensität eines Verhaltens als Reaktion auf einen konstanten Reiz oder mehrerer konstanter Reize. Es handelt sich um eine Art Gewöhnung.

Gleichzeitig können Geräusche aber auch zur Stimulation der Pflegebedürftigen genutzt werden. Audiorhythmische Erfahrungen fördern den Hörsinn. Vertraute Geräusche sind für einen Menschen mit eingeschränkter Wahrnehmung Wegweiser im Akustik-Dschungel. Für die Praxis kann das z. B. heißen:
- Pflegende sollten für bekannte und geliebte Geräusche sorgen. Angehörige können z. B. Lieblingsmusik, Hörspiele, Podcasts, die Aufzeichnung der letzten Sportschau, alte Folgen der Lieblingsserie mitbringen oder MP3s.
- Pflegende sollten testen, ob die Lautstärke für einen nicht beeinträchtigten Hörer angenehm ist. Bei Beeinträchtigung des Hörsinns sollten sie mit der Lautstärke langsam höher gehen.
- Pflegende sollten den akustischen Reiz nur auf einer Seite setzen, z. B. indem sie das Gerät nur auf einer Seite aufstellen oder den Kopfhörer nur auf ein Ohr legen. So kann der Patient sich abwenden. Pflegende sollten die Reaktion beobachten und dokumentieren.
- Pflegende können die Biografie des Pflegebedürftigen nutzen. Vielleicht reizt das Geräusch von Autobahnen einen LKW-Fahrer, vielleicht aktiviert das Plätschern von Wasser jemanden, der für sein Leben gerne geschwommen ist.
- Pflegende sollten das Abspielen der Geräusche zeitlich begrenzen, um eine Überstimulation zu vermeiden.
- Pflegende sollten den Patienten von den Betriebsgeräuschen der Station abschirmen, z. B. indem sie die Tür schließen.

51.2.6 Orale und olfaktorische Erfahrungen

Embryos saugen am Daumen, schlucken Fruchtwasser. Wir riechen Gefahr, z. B. Rauch. Der Mund ist eine der sensibelsten Regionen des Körpers. Die Zungenspitze ist mit den meisten Rezeptoren ausgestattet – Kinder stecken sich in einer Entwicklungsphase alles in den Mund. Sie erkunden die Welt – Geschmack? Form? Hart? Weich? Rund? Der Geruch entscheidet zudem oft über Sympathie und Antipathie. Der Mund liefert viel Aufschluss über die Befindlichkeit: Mundwinkel oben – lustig, lachen. Mundwinkel unten – blöd, traurig. Wem etwas nicht geheuer ist, der weicht mit dem Kopf (und damit mit dem Gesicht ein wenig nach hinten). Fragend, abwartend. Für die Praxis kann das z. B. heißen:
- Pflegende können die Mundpflege anbahnen, indem sie z. B. mit dem Finger langsam über die Wange bis zum Mundwinkel streichen.
- Zum Zähneputzen kann eine elektrische Zahnbürste verwendet werden, um Vibrationen im Mund zu erzeugen.
- Pflegende sollten eigene Pflegemittel des Patienten verwenden. Der Geschmack (Geruch) schafft einen vertrauten Eindruck.
- Tupfer können mit dem Lieblingsgetränk (oder Essen) benetzt und dem Patienten in die Wangentasche gelegt werden.
- Trockene Erbsen oder ein weicher Stoff können in einen Tupfer gewickelt werden und darüber die Zungenbewegung aktiviert werden. Damit wird eine haptische/taktile Erfahrung geboten.
- Schälchen mit bekannt riechenden Dingen oder Duftölen können in die Nähe des Patienten gestellt werden.

51.2.7 Visuelle Erfahrungen

Das Sehen ist unser Hauptsinn, wir erschließen uns die Welt mit den Augen. Auch Patienten mit beeinträchtigter Wahrnehmung erhalten visuelle Reize. Aber vielleicht sind sie verschwommen und nicht sinnhaft. Manche stellen einen Reiz womöglich in einen anderen Zusammenhang, als wir es täten – und setzen sich so ihre eigene Realität zusammen. Was diese Menschen sehen, kann niemand sicher sagen. Eine geeignete Umwelt für Menschen mit beeinträchtigter Wahrnehmung finden Sie in der Klinik selten bis gar nicht: Liegende Menschen in der Klinik oder Einrichtung starren meist an die Decke – ein wenig kontrastreicher Anblick.

51 Grundlagen der Basalen Stimulation

Generell gilt: In sitzender Position erfahren Menschen die Welt klarer als im Liegen. Allein schon deshalb, weil mehr Gegenstände gesehen werden können. Bei der visuellen Stimulation sollte z.B. Folgendes beachtet werden:
- Hilfreich sind Kontraste – klare Linien und eindeutige Farben.
- Insbesondere nach dem Aufwachen aus dem Koma sind Schwarz-Weiß-Kontraste am vorteilhaftesten. Nimmt die Sehfähigkeit zu, kann eine farbige Umgebung gewählt werden.
- Tags ist es hell, nachts dunkel. Pflegende sollten für diesen Rhythmus sorgen – nachts Licht aus, tags Vorhänge auf!
- Hastige oder abrupte Bewegungen sollten vermieden werden.
- Das Bett sollte – wenn möglich – so gedreht werden, dass der Patient aus dem Fenster schauen kann.
- Es sollte darauf geachtet werden, dass das Blickfeld nicht z.B. durch Kissen oder medizinische Geräte verstellt ist.
- Pflegende sollten visuelle Reize setzen, z.B. eine große Uhr, eine Lampe oder Blumen. Dabei sollten sie darauf achten, dass die Gegenstände nicht direkt im Blickfeld, aber erreichbar sind – so hat der Patient die Möglichkeit „wegzuschauen".

▶ Abb. 51.5 fasst noch einmal die verschiedenen möglichen Erfahrungen der Basalen Stimulation zusammen.

WISSEN TO GO

Basale Stimulation – Pflegemaßnahmen

Audiorhythmische Erfahrungen
- für bekannte und geliebte Geräusche sorgen
- akustischen Reiz nur auf einer Seite setzen, so kann der Patient sich abwenden
- Biografie beachten
- auf Kongruenz der Geräusche achten
- Patienten von den Betriebsgeräuschen der Station abschirmen

Orale und olfaktorische Erfahrungen
- Mundpflege über Berührung anbahnen
- elektrische Zahnbürste zum Zähneputzen verwenden
- eigene Pflegemittel des Patienten verwenden
- Tupfer mit Lieblingsgetränk (oder Essen) benetzen und in Wangentasche legen
- trockene Erbsen oder weichen Stoff in Tupfer wickeln und Zungenbewegung aktivieren
- Schälchen mit bekannten Düften aufstellen

Visuelle Erfahrung
- Hilfreich sind Kontraste – klare Linien, eindeutige Farben
- Schwarz-Weiß-Bilder sind manchmal geeigneter als bunte
- hastige oder abrupte Bewegungen vermeiden
- Bett so drehen, dass der Patient aus dem Fenster schauen kann
- visuelle Reize setzen

Abb. 51.5 Mögliche Erfahrungen der Basalen Stimulation.

Visuelle Erfahrung
- visuelle Stimulation schafft Orientierung

Stimulation mit
- Schwarz-Weiß-Fotos
- Gegenständen im Zimmer (große Uhr, Lampe)

Achten auf
- Patient soll sich abwenden können
- Blickfeld nicht verstellen

Orale und olfaktorische Erfahrung
- orale Stimulation verbessert Schlucken und Kauen

Stimulation mit
- Lieblingsnahrungsmitteln
- vertrauten Gerüchen (z.B. Kleidung, Tierdecken)

Vestibuläre Erfahrung
- vestibuläre Stimulation fördert den Lage- und Gleichgewichtssinn

Stimulation mit
- Schaukelbewegungen

Audiorhythmische Erfahrung
- audiorhythmische Stimulation fördert den Hörsinn

Stimulation mit
- Lieblingsmusik
- Ansprache von Angehörigen

Achten auf
- Lautstärke
- Patient muss sich abwenden können

Vibratorische Erfahrung
- vibratorische Stimulation fördert die Wahrnehmung der Gliedmaßen, Knochen und Gelenke

Stimulation mit
- z.B. elektrischer Zahnbürste an gelenknahen Stellen

Taktile Erfahrung
- taktile Stimulation verbessert die Tastfähigkeit

Stimulation mit
- Gegenstände ertasten
- taktilem Kasten

Somatische Erfahrung
- somatische Stimulation fördert Kommunikation durch Berührung

Stimulation mit
- Initialberührung
- atemstimulierender Einreibung

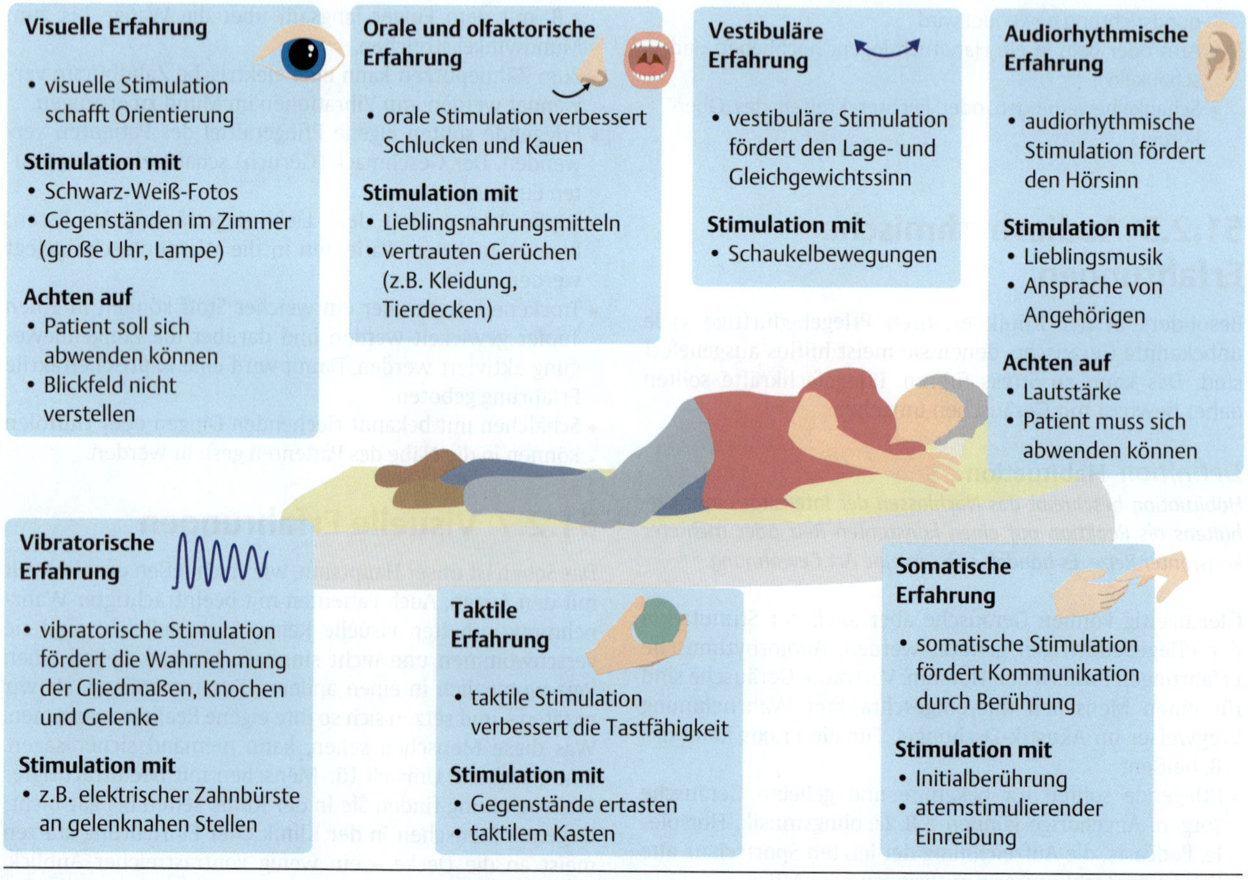

51.3 Basale Stimulation umsetzen

Das Konzept der Basalen Stimulation wird häufiger in Einrichtungen eingesetzt, in denen Menschen mit beeinträchtigter Wahrnehmung leben. In der Klinik wird es – zumindest bislang – eher selten eingesetzt. Aber die Pflegewissenschaft erkennt immer mehr, welche positiven Effekte das Konzept auf den Menschen und seine Gesundung hat.

Bei der Basalen Stimulation geht es nicht darum, einen Patienten mit Maßnahmen zu überfluten – das wäre vermutlich sogar wenig förderlich. Pflegende sollten damit beginnen, bewusst ihre Sinne einzusetzen, aufmerksam zu sein und zu versuchen, ihr Gegenüber zu verstehen. Folgende Dinge sollten beachtet werden:

- **Ausprobieren:** Manchmal braucht es mehrere Anläufe, bis eine Maßnahme einen (gewünschten) Effekt zu haben scheint. Pflegende sollten sich Zeit nehmen und nicht so schnell aufgeben.
- **Beobachten und dokumentieren:** Ob ein Patient reagiert, kann man nur durch intensive Beobachtung herausfinden. Damit möglichst keine Information verloren geht, sollten Pflegende dokumentieren, welche Maßnahme sie mit welchem Erfolg vorgenommen haben und wie die Reaktion darauf war.
- **Biografiearbeit:** Wer ein Mensch war oder wie er gelebt hat, kann wertvolle Hinweise liefern, um einen Zugang zu ihm zu finden. Einem fanatischen Fußballfan kann z. B. durchaus ein Ball als haptische Erfahrung angeboten werden. Einem Rotweinliebhaber können abends ein paar edle Tropfen in den Mund gegeben werden.
- **Betreuer und Angehörige fragen:** Wenn ein wahrnehmungsbeeinträchtigter Patient aus einer Einrichtung oder von zu Hause in eine Klinik kommt, sollten Pflegende die betreuenden Personen fragen, wie sie mit diesem Menschen kommunizieren. Pflegende können z. B. deren Initialberührung übernehmen und sich bei den Angehörigen informieren, wie der Mensch sich ausdrückt: Augenbraue hochziehen heißt vielleicht nicht Erstaunen, sondern Unwille.
- **Eindeutig bleiben:** Beim Umgang mit dem Patienten sollten Pflegende darauf achten, eindeutig zu bleiben.
- **Liegenlassen:** Wenn sich ein Patient aus eigener Kraft in einer Ecke des Bettes zusammenrollt oder an das Bettgitter drückt und ein Bein aus dem Bett hängen lässt, dann ist das vielleicht eine Position, die ihm Sicherheit über Erfahrung gibt: Begrenzung durch das Gitter und Schwerkraft und (Eigen-)Gewicht durch das herabhängende Bein. Pflegende sollten sich vergewissern, dass der Patient keinen Dekubitus entwickeln kann, dass er entspannt und zufrieden wirkt – und ihn einfach so liegen lassen.
- **Sitzen:** Pflegende sollten Patienten häufiger im Bett in eine sitzende Position bringen (wenn keine Kontraindikationen vorliegen). Das stimuliert das vestibuläre System, erweitert den Blickwinkel und ermöglicht die Erfahrung von Gewicht.
- **Dauerberieselung vermeiden:** Niemand hört den ganzen Tag Musik und schaut fern. Reize sollten akzentuiert gesetzt werden. Sonst setzt schnell eine Habituation ein.

52 Grundlagen des Bobath-Konzepts

52.1 Einleitung

Definition **Bobath-Konzept**
Das Bobath-Konzept ist ein weltweit angewendetes bewegungstherapeutisches Behandlungskonzept. Es wird genutzt zur Rehabilitation von Menschen mit Erkrankungen des ZNS, die mit Bewegungsstörungen, Lähmungserscheinungen und Spastik einhergehen.

Entstehung • Um 1940 entwickelte die Physiotherapeutin Berta Bobath das Bobath-Konzept. Bei der Behandlung eines Patienten mit Hemiplegie (Halbseitenlähmung) fiel ihr auf, dass die mit der Halbseitenlähmung häufig einhergehende Spastik in bestimmten Positionen und Lagerungen nachließ oder sogar vollständig verschwand. Zu Beginn war ihre Theorie umstritten, da sie sich nur auf Beobachtungen stützte und Spastiken zu der Zeit als irreversibel galten. Berta Bobaths Mann Karl, ein Neurologe, erarbeitete daher die neurophysiologischen Grundlagen, um das Konzept wissenschaftlich zu untermauern. Zu Beginn wurde das Bobath-Konzept hauptsächlich bei Kindern mit Zerebralparese eingesetzt. 1960 weitete man es auf die Behandlung Erwachsener aus.

Die Eheleute Bobath betonten von Anfang an, dass es sich bei den Arbeitstechniken um ein Konzept handle und nicht um eine Methode und es folglich keine fest vorgeschriebenen Techniken oder starren Regeln gebe. Die Arbeitsweise soll sich vielmehr an den individuellen Fähigkeiten und Ressourcen der Betroffenen orientieren. Das Bobath-Konzept entwickelt sich laufend weiter und wird den neuesten neurophysiologischen Erkenntnissen angepasst. Hauptsächlich wird das Bobath-Konzept bei Schlaganfall mit Hemiplegie angewandt, mehr dazu finden Sie im Kap. „Pflege bei Erkrankungen des Nervensystems" (S. 1223).

Grundprinzipien • Die Grundlage des Bobath-Konzepts ist die Plastizität, die lebenslange Lern- und Umorganisationsfähigkeit des Gehirns. Diese Plastizität ermöglicht dem Menschen u. a. die motorische Entwicklung vom Säugling zum Erwachsenen. Im Erwachsenenalter geht die Plastizität zurück, es bilden sich aber weiterhin synaptische Verbindungen. Bestehende Verbindungen können neu strukturiert werden. Auch nach einer Schädigung organisiert sich das Gehirn neu, z. B. nach einem Schlaganfall. Wiederholter Input kann dann Lernprozesse auslösen, die das Gehirn dabei unterstützen, eigentlich verloren gegangene Funktionen wie Bewegungsabläufe wiederzugewinnen.

52.2 Ziele

Die zentralen Ziele des Bobath-Konzepts, die mithilfe der Lernprozesse erreicht werden sollen, sind:
- Normalisierung des Muskeltonus
- Anbahnung von normalen Bewegungsabläufen
- Förderung der Körperwahrnehmung

! Merken **Ziele**
Um die Ziele des Bobath-Konzepts zu erreichen, ist es wichtig, dass alle an der Therapie Beteiligten das Konzept konsequent umsetzen. Die Therapie sollte über einen Zeitraum von 24 Stunden erfolgen.

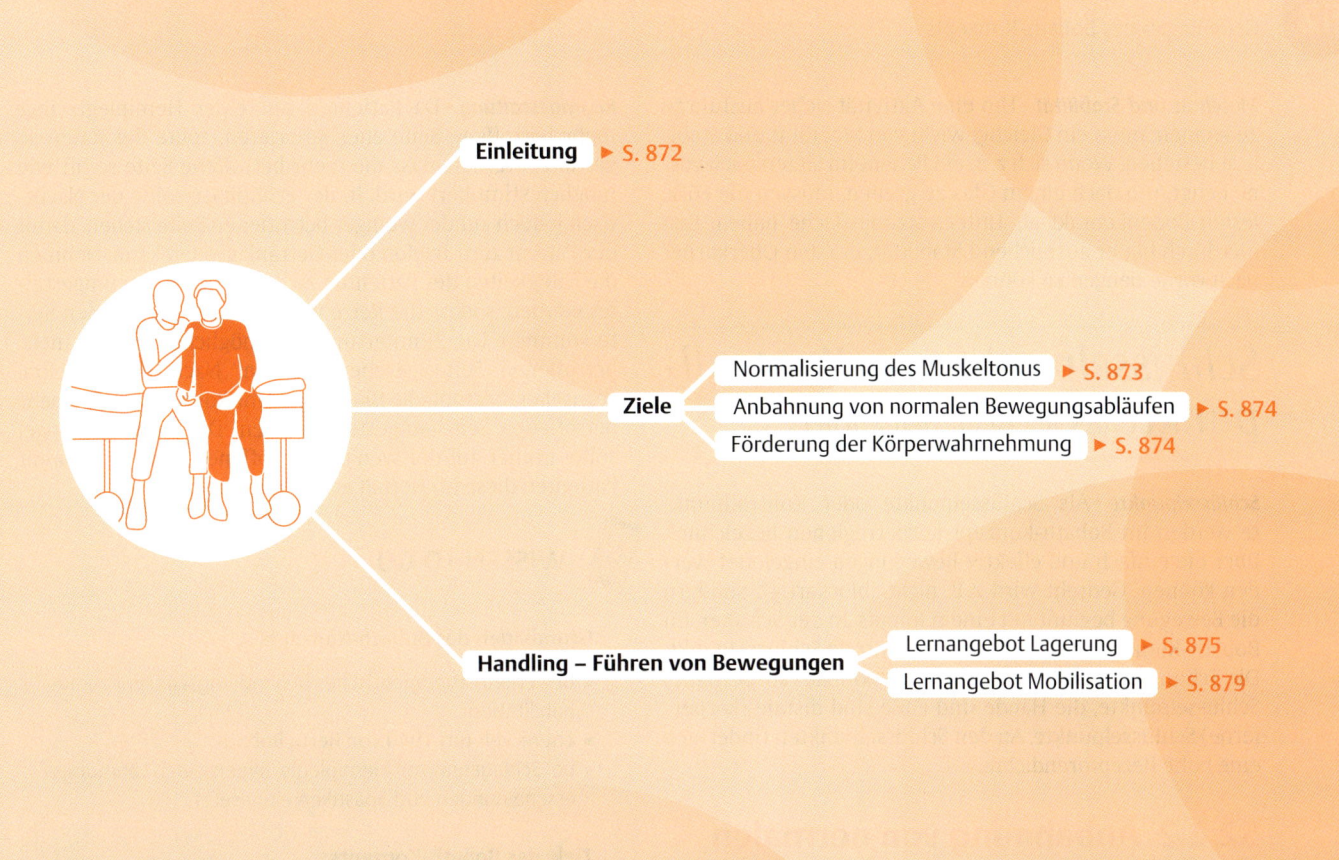

52.2.1 Normalisierung des Muskeltonus

Nach einem Schlaganfall ändert sich häufig der Muskeltonus. Bei einer Hemiplegie oder einer Hemiparese (unvollständige Halbseitenlähmung) kann die Muskulatur der betroffenen Seite schlaff (niedriger Muskeltonus) oder stark angespannt sein (Spastik). In beiden Fällen sind gezielte Bewegungen nicht möglich. Der Muskeltonus muss daher angepasst werden, um normale Bewegungsabläufe zu ermöglichen. Verschiedene Faktoren können den Muskeltonus beeinflussen, dazu zählen:

- **(Raum-)Temperatur**: Kälte erhöht, Wärme reduziert den Tonus
- **Bewegungsgeschwindigkeit**: schnelle Bewegungen erhöhen den Tonus, langsame Bewegungen reduzieren den Tonus
- **psychische Faktoren**: Angst, Unsicherheit und Stress erhöhen den Tonus

Wenn möglich, sollten Infusionen in die mehr betroffene Seite vermieden werden. Körperteile, die der Patient aufgrund der Lähmung nicht frei halten kann, sollten grundsätzlich stabilisiert werden.

❗ Merken Hemiplegie
Obwohl bei einer Hemiplegie die Lähmung nur eine Körperseite betrifft, ist auch die vermeintlich „gesunde" Seite durch die Lähmung eingeschränkt. Daher wird nicht von der „gesunden", sondern von der „weniger betroffenen" Seite gesprochen. Die gelähmte Seite wird als „mehr betroffene Seite" bezeichnet.

Spezifische Faktoren

Das Bobath-Konzept kennt weitere Faktoren, die den Muskeltonus beeinflussen können.

Unterstützungsfläche • Je größer die Unterstützungsfläche, desto geringer ist der Muskeltonus. Und umgekehrt: Im Stehen ist der Muskeltonus z. B. deutlich höher als im Sitzen. Im Stehen ist nur der Boden unter den Füßen Unterstützungsfläche, im Sitzen kann dagegen das Gewicht auf die Sitzfläche sowie die Arm- und Rückenlehnen des Stuhls verteilt werden. Im Liegen ist der Muskeltonus am niedrigsten, da das Gewicht des gesamten Körpers an die Unterstützungsfläche (die Unterlage) abgegeben werden kann.

❗ Merken Unterstützungsfläche
Die Größe der Unterstützungsfläche allein reicht evtl. nicht aus, um den Tonus zu reduzieren. Liegt ein Patient z. B. auf dem Rücken und hat dabei Schmerzen oder überstreckt den Kopf, so wird der Tonus trotz der größtmöglichen Unterstützungsfläche steigen. Daher muss bei Lagerungen auf die Vermeidung von Schmerzen, das Wohlbefinden und die Bequemlichkeit des Patienten geachtet werden. Bei der Lagerung sollten keine Hohlräume entstehen. Der Körper sollte Kontakt mit der Unterstützungsfläche haben und flächig unterlagert werden.

Lage im Raum • Sie beeinflusst die Ausführung von Bewegungen. Es ist z.B. anstrengender, ein Bein im Liegen anzuheben, als es im Sitzen von sich zu strecken. Insbesondere beim An- und Auskleiden sollten Pflegende auf eine Lage achten, die für den Patienten nicht anstrengend ist und ihm größtmögliche Selbstständigkeit ermöglicht.

52 Grundlagen des Bobath-Konzepts

Mobilität und Stabilität • Um eine Aktivität sicher ausführen zu können, muss ein Gleichgewicht von Mobilität und Stabilität bestehen. Wenn sich z. B. ein Patient im Sitzen nach vorne beugt, um nach einem Glas zu greifen, müssen die Füße festen Bodenkontakt als Unterstützungsfläche haben. Erst hierdurch hat er ausreichend Stabilität, um den Oberkörper nach vorne beugen zu können.

> *Schlüsselpunkte sind Kontrollpunkte des menschlichen Körpers.*

Schlüsselpunkte • Als Schlüsselpunkte oder Kontrollpunkte werden im Bobath-Konzept Körperregionen bezeichnet, über die einfach und effektiv Bewegungen eingeleitet werden können. Gedreht wird z. B. nicht „blockartig", sondern die Bewegung beginnt mit einem Impuls an der Schulter. Im Bobath-Konzept ist der Thorax der zentrale Schlüsselpunkt. Die Schultern und das Becken sind proximale (körpernahe) Schlüsselpunkte, die Hände und Füße sind distale (körperferne) Schlüsselpunkte. An den Schlüsselpunkten findet sich eine hohe Rezeptorendichte.

52.2.2 Anbahnung von normalen Bewegungsabläufen

Definition Bewegungsablauf
Normale oder physiologische Bewegungsabläufe sind im Bobath-Konzept ein zielorientiertes und an die Situation angepasstes Bewegungsverhalten. Pflegende unterstützen die Patienten bei der Anbahnung.

Dabei wird nur so viel Kraft wie nötig aufgewendet. Pflegende sollten sich die normalen Bewegungsabläufe bewusst machen, um anormale Bewegungsabläufe erkennen zu können. Beim Aufstehen aus einem Stuhl z. B. drückt man die Füße auf den Boden, beugt sich mit dem Oberkörper nach vorne und drückt sich mit den Händen an den Knien oder der Armlehne des Stuhles ab. Wenn ein Mensch mit Hemiplegie beim Aufstehen aus dem Stuhl unterstützt werden soll, muss folglich dieser grundlegende Bewegungsablauf eingehalten werden. Kleine, individuelle Unterschiede bei der Ausführung sind möglich. Pflegende sollten darauf achten, dass Patienten sich nicht hochziehen, sondern sich stützend aufrichten. Allgemein sollten Patienten nicht nur die weniger betroffene Seite nutzen, um Einschränkungen der mehr betroffenen Seite zu kompensieren.

52.2.3 Förderung der Körperwahrnehmung

Die Förderung der Körperwahrnehmung ist eine Voraussetzung dafür, dass Pflegende den Muskeltonus normalisieren und normale Bewegungsabläufe anbahnen können. Der Patient soll seinen eigenen Körper wahrnehmen und auf Änderungen reagieren können. Die Körperwahrnehmung kann u. a. durch die Basale Stimulation gefördert werden, mehr dazu finden Sie im Kap. „Grundlagen der Basalen Stimulation" (S. 864). Hohl- und Weichlagerungen sollten Pflegende vermeiden. Pflegende sollten darauf achten, dass Bewegungen physiologisch sind.

Raumgestaltung • Da Patienten mit einer Hemiplegie ihre mehr betroffene Seite eher ignorieren, sollte der Raum so gestaltet werden, dass die mehr betroffene Seite so oft wie möglich stimuliert wird. In der Frühphase sollte der Nachttisch jedoch auf der weniger betroffenen Seite stehen, damit der Patient zum Telefon oder Getränk greifen kann. Nehmen die Fähigkeiten des Patienten zu, sollte der Raum umgestaltet werden, sodass die Reize von der mehr betroffenen Seite kommen. Die Zimmertür sollte möglichst von der mehr betroffenen Seite gesehen werden. Nachttisch, Telefon, Fernseher, persönliche Bilder und Uhr können auf der mehr betroffenen Seite aufgestellt werden. Die Patientenklingel sollte immer auf der weniger betroffenen Seite sein, damit Patienten diese im Notfall auch finden.

> **WISSEN TO GO**
>
> **Grundlagen des Bobath-Konzepts**
> - bewegungstherapeutisches Behandlungskonzept zur Rehabilitation
> - entwickelt um 1940 von Berta Bobath
> - bei Schlaganfall mit Hemiplegie, allgemeinen Lähmungserscheinungen und Spastiken eingesetzt
>
> **Ziele des Bobath-Konzepts:**
> - Normalisierung des Muskeltonus
> - Anbahnung von normalen Bewegungsabläufen
> - Förderung der Körperwahrnehmung
>
> **Muskeltonus kann beeinflusst werden durch:**
> - Größe der Unterstützungsfläche
> - Lage im Raum
> - Mobilität und Stabilität
> - Schlüsselpunkte
>
> Die Körperwahrnehmung kann u. a. durch die Raumgestaltung beeinflusst werden.

52.3 Handling – Führen von Bewegungen

Definition Handling
Handling ist ein Begriff innerhalb des Bobath-Konzepts. Er beschreibt die therapeutisch richtige Handhabung des Patienten bei der Bewegung.

Handling wird genutzt, wann immer ein Patient bewegt wird oder sich mit Hilfe selber bewegt, z. B. beim Umsetzen in den Rollstuhl. Pflegende führen den Patienten und die betroffenen Körperteile und machen ihm damit ein Lernangebot.

> *Am besten lernt man durch eigene Handlungen.*

Das Führen von Bewegungen unterstützt den Patienten dabei, verloren gegangene, automatisierte Bewegungsabläufe neu einzuüben.

Beim Handling müssen die Bewegungsrichtung des Patienten und der Pflegeperson übereinstimmen. Das Tempo der Bewegung soll sich an den Fähigkeiten des Patienten orientieren. Es soll sowohl der Pflegekraft als auch dem Patienten die Kontrolle über die Bewegung erlauben. Was bewegt wird, muss entlastet sein und darf kein Gewicht tragen.

52.3.1 Lernangebot Lagerung

Menschen mit einer Bewegungseinschränkung müssen häufig mehrmals am Tag (um)gelagert werden, z. B. Patienten mit Hemiplegie nach einem Schlaganfall. Dabei bieten sich für den Betroffenen zahlreiche Lernmöglichkeiten, z. B. für den Tast- und den Bewegungssinn. Wie Pflegende den Patienten in die gewünschte Liegeposition bringen, ist daher genauso wichtig wie die Lagerung selbst.

Welche Lagerung im Bett gewählt wird, hängt u. a. von den Wünschen des Betroffenen ab. Qualitative Unterschiede zwischen den jeweiligen Lagerungsarten gibt es nicht. Allgemein gilt, dass der Patient viele verschiedene Positionen erfahren sollte. Ein sehr gutes Lernangebot z. B. ist das Sitzen auf dem Stuhl. Die Umwelt kann optimal wahrgenommen werden, der Kreislauf wird angeregt und die Muskulatur wird aktiviert. Voraussetzung für das Sitzen im Stuhl ist, dass der Betroffene die Sitzposition selbstständig halten kann und es keine Kontraindikation gibt.

Lagerung im Bett allgemein

Pflegende sollten bei der Lagerung im Bett folgende Punkte beachten:

Stellung Kopfteil • Wenn keine Kontraindikation vorliegt, wird das Kopfteil des Bettes flach gestellt. Bei hochgestelltem Kopfteil lässt sich der Körper nur schwer in die Seitenlage drehen. Wenn der Patient eine höhere Liegeposition des Kopfes wünscht, kann ein Kissen genutzt werden.

Lagerungsmaterial • Als Lagerungsmaterial können gut formbare Kopfkissen (80×80 cm), Sofakissen (20×20 cm), Handtücher und Decken verwendet werden. Das Lagerungsmaterial wird möglichst nah an den Körper des Patienten angelegt, um Sicherheit und Stabilität zu bieten. Gleichzeitig wird die Unterstützungsfläche vergrößert. Hohlräume sollten vermieden werden. Wie viel Lagerungsmaterial verwendet wird, ist von Patient zu Patient unterschiedlich. Sowohl die Körpergröße und das Gewicht des Patienten spielen eine Rolle als auch die Lagerungsmaterialien und die Matratze. Bei großen und schweren Patienten und einer weichen Matratze wird mehr Lagerungsmaterial benötigt. Der Patient soll sich in der gewählten Lagerung wohlfühlen und keine Schmerzen haben.

Pflegende • Die Pflegekraft steht meist auf der mehr betroffenen Seite. So kann sie diese Seite unterstützen und in die Abläufe einbeziehen. Auch bei Lagerungen nach dem Bobath-Konzept sollten sämtliche notwendigen Prophylaxen berücksichtigt werden, z. B. Kontrakturen-, Dekubitus-, Pneumonie- oder Thromboseprophylaxe.

Abb. 52.1 Rückenlage in A-Lagerung.

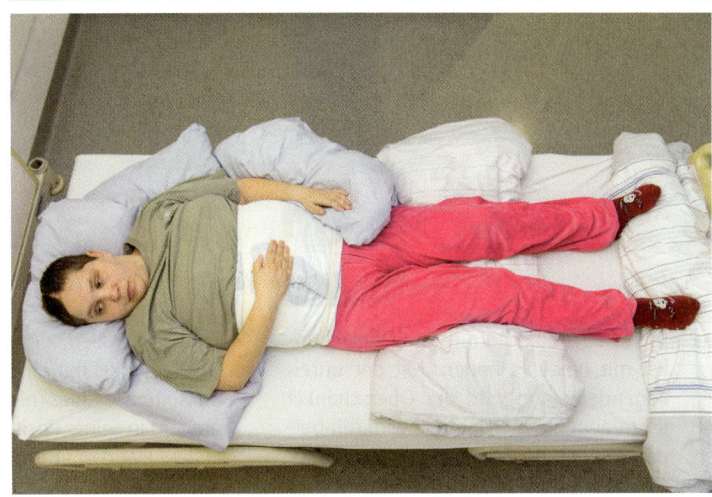

Bei der A-Lagerung wird das Becken oder die Hüfte bei Bedarf auf der mehr betroffenen Seite mit einem Handtuch unterstützt, damit das Bein nicht in eine Außenrotation fällt. Die Pflegekraft lagert den mehr betroffenen Arm leicht angewinkelt auf dem Unterbauch der Patientin und stabilisiert diesen wenn nötig z. B. mit einem Handtuch. Die Knie sollten nur untergelagert werden, wenn sie stark überstreckt sind oder die Lendenwirbelsäule einen Hohlraum bildet. Um die Fersen zu entlasten und der Patientin mehr Stabilität zu geben, kann eine Decke gegen das Fußgewölbe modelliert werden. Die abgebildete Patientin trägt einen Rumpfwickel zur Stabilisierung, da die Muskelspannung im Rumpf gering ist.

> **WISSEN TO GO**
>
> **Handling**
> - therapeutisch richtige Handhabung des Patienten bei der Bewegung
> - eingesetzt, wenn ein Patient bewegt wird oder sich mit Hilfe bewegt
>
> **Lagerung:**
> - Menschen mit Bewegungseinschränkung müssen mehrmals am Tag umgelagert werden
> - Kopfteil des Bettes ist bei Drehungen normalerweise flach
> - Lagerungsmaterial sind Kissen, Handtücher und Decken
> - meist steht die Pflegeperson bei der Lagerung auf der mehr betroffenen Seite

Rückenlagerung

Für die Lagerung auf dem Rücken stellt die Pflegeperson das Bett ganz flach, soweit keine Kontraindikation besteht. Kopf und Schultergürtel werden meist mit in A-Form gelegten Kopfkissen unterlagert. Die Lagerungsform wird daher auch A-Lagerung genannt (▶ Abb. 52.1). Dies erleichtert es dem Patienten, den Kopf anzuheben.

Aufstellen des Beines

Bei einer Hemiplegie mit einer schlaffen Lähmung „kippt" das Bein auf der mehr betroffenen Seite häufig nach außen. Durch die entstehende Außenrotation des Beines kommt es gleichzeitig zu einer unnatürlichen Stellung im Hüftgelenk. Wird das Bein in dieser Position aufgestellt, reiben die Gelenkflächen aneinander und Bänder oder Muskeln können

Abb. 52.2 Aufstellen des mehr betroffenen Beines.

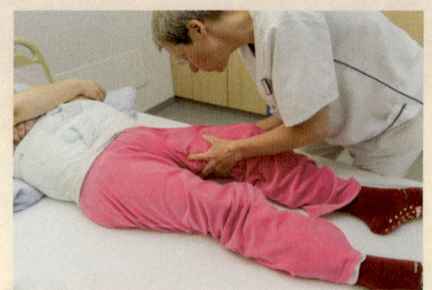 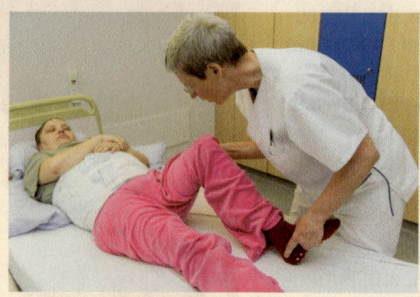 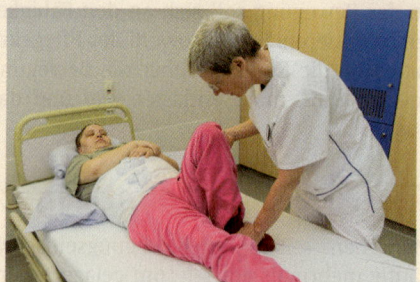

1 Die Pflegende umgreift den Oberschenkel mit beiden Händen. Mit der unten liegenden Hand wird der Oberschenkel leicht angehoben. Das Bein wird mit beiden Händen nach innen geführt, bis der Oberschenkel gerade liegt.

2 Zum Aufstellen des Beines wird der Oberschenkel mit einer Hand an der Außenseite des Knies (nicht in die Kniekehle greifen) in seiner Position stabilisiert. Die andere Hand umgreift den Fuß und stellt das Bein auf.

3 Das mehr betroffene Bein wird am Knie durch leichten Druck nach unten in der aufgestellten Position gehalten.

eingeklemmt werden. Daher sollte das Bein zunächst so ausgerichtet werden, dass es parallel zur Körperachse liegt (▶ Abb. 52.2).

Ist das mehr betroffene Bein aufgestellt, fordert die Pflegeperson den Patienten auf, das Bein auf der weniger betroffenen Seite aufzustellen. Bei Bedarf kann die Pflegeperson den Patienten durch einen Griff an den Fußrücken unterstützen.

Becken zur Seite bewegen

Beim Becken-zur-Seite-Bewegen wird das sog. Bridging angewandt. Dabei hebt der Patient sein Becken an und bildet mit seinem Körper eine Art Brücke (▶ Abb. 52.3). Dies hilft ihm, sein Becken zur Seite zu bewegen.

! Merken Bridging

Bridging ist eine sehr gute Spitzfußprophylaxe, da das Sprunggelenk in eine physiologische Stellung gebracht wird. Diese Technik sollte daher bei möglichst vielen Pflegehandlungen berücksichtigt werden, z. B. beim An- und Auskleiden des Unterkörpers.

Oberkörper zur Seite bewegen

Der Patient kann bei der Seitwärtsbewegung die weniger betroffene Hand auf die Schulter der Pflegeperson legen (▶ Abb. 52.4). Dabei ist es wichtig, dass der Patient seine Hand auf die Schulter der Pflegeperson legt und nicht in den Nacken greift. Diese Belastung kann zu Schmerzen und Verletzungen bei Pflegenden führen!

Lagerung auf die mehr betroffene Seite

Die Lagerung auf die mehr betroffene Seite wird auch 90°-Seitenlagerung genannt (▶ Abb. 52.5). Die Pflegeperson bewegt den Patienten möglichst nah zur Bettkante der weniger betroffenen Seite. Beide Beine werden aufgestellt, wie zuvor beschrieben. Die Drehung auf die Seite wird an den Beinen eingeleitet. Die Pflegeperson unterstützt ggf. das mehr betroffene Bein am Knie, damit es nicht zur Seite fällt. Die Drehung selber sollte möglichst langsam verlaufen, da einige Patienten durch ein beeinträchtigtes Gleichgewichtssystem auf Drehung empfindlich reagieren können. Der

Abb. 52.3 Becken zur Seite bewegen – Bridging.

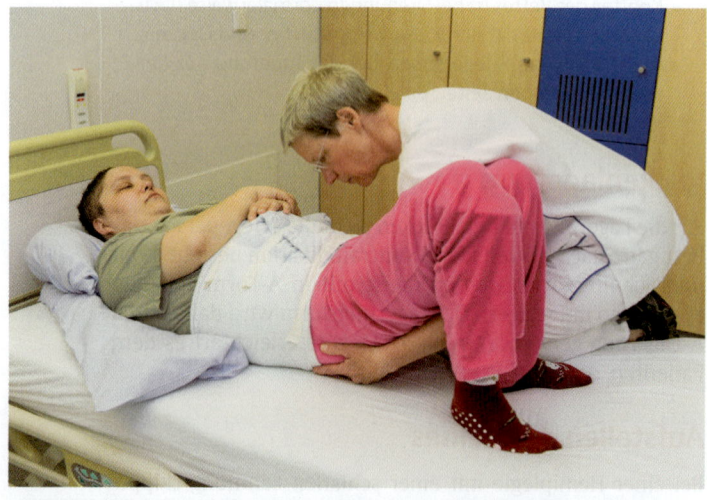

Die Pflegende bringt das betroffene Bein zwischen ihren Oberkörper und ihren Oberarm und stabilisiert es durch den dadurch ausgeübten Druck. Die Patientin kann nun ihr Becken anheben und seitlich versetzen. Bei Bedarf kann die Pflegende mit ihren Händen am Gesäß der Patientin die Bewegung unterstützen.

Abb. 52.4 Oberkörper zur Seite bewegen.

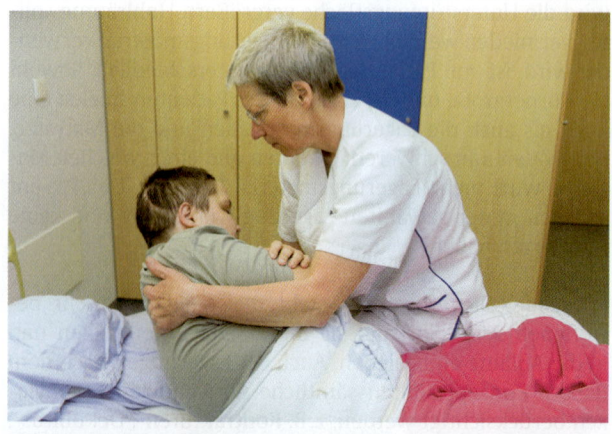

Um den Oberkörper zur Seite zu bewegen, legt die Pflegende ihre Hände unter die Schulterblätter der Patientin. Die Patientin kreuzt die Hände auf der Brust. Anschließend hebt die Patientin den Kopf, die Pflegende verlagert ihr Gewicht nach hinten, holt die Schultern der Patientin hierdurch nach vorne und kann sie nun bei der Seitwärtsbewegung unterstützen.

Handling – Führen von Bewegungen

Abb. 52.5 Lagerung auf die mehr betroffene Seite.

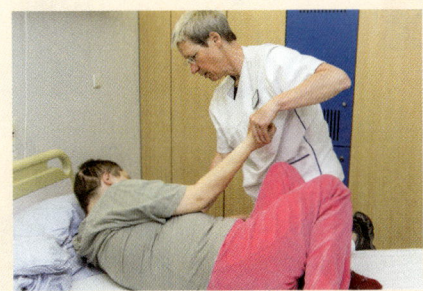 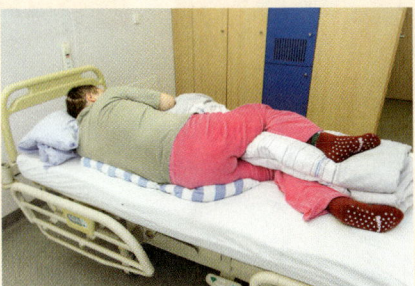 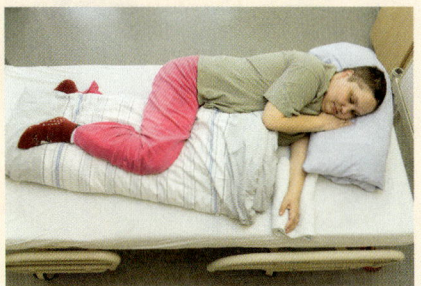

1 Die Patientin kann ihre Rumpfspannung und damit die Kontrolle über den Drehvorgang erhöhen, wenn sie beim Drehen den Kopf hebt.

2 Liegt die Patientin auf der mehr betroffenen Seite, wird der Kopf mit einem Kopfkissen untergelagert. Dabei sollte darauf geachtet werden, dass die Halswirbelsäule gut unterstützt wird. Das Kissen sollte den Abstand zwischen Schulter und Halswirbelsäule ausfüllen und der Kopf in Verlängerung der Wirbelsäule liegen. Der Rumpf wird mit einer Handtuchrolle unter dem Bauch und im Rücken stabilisiert. Schwerer betroffene Patienten benötigen evtl. noch eine Decke oder ein Kissen im Rücken.

3 Der mehr betroffene Arm liegt vor dem Körper der Patientin in Außenrotation. Das Handgelenk sollte ausgestreckt sein. Wenn der mehr betroffene Arm nicht entspannt auf der Matratze liegen kann, wird der Unterarm unterlagert. So werden die Armbeuger entspannt. Wenn das Handgelenk abknickt, kann es die Pflegekraft mit einem Handtuch stabilisieren. Die Beine der Patientin sollten nicht übereinanderliegen. Das weniger betroffene Bein wird bis zur Hüfte stabilisiert, z. B. mit einer Decke. Die Stellung des Beckens bestimmt, wie viel Material verwendet wird.

mehr betroffene Arm wird in Außenrotation etwas neben den Körper gelegt, oder der Patient kreuzt die Arme auf der Brust. Achtung: Wenn der Oberarm in Innenrotation liegt und Pflegende den Patienten drehen, kann es beim Patienten zu Schmerzen in der Schulter kommen. Vor dem Drehen sollten Pflegende darauf achten, dass kein Kissen unter dem Oberarm oder der Schulter liegt und den Drehvorgang behindert.

Die Pflegekraft sollte darauf achten, dass das Gewicht des oberen Rumpfes nicht direkt auf dem Schultergelenk lastet. Nach dem Drehen sollte der Patient bequem liegen, ansonsten kann die Pflegekraft nachjustieren (▶ Abb. 52.6).

Abb. 52.6 Rippen „ordnen".

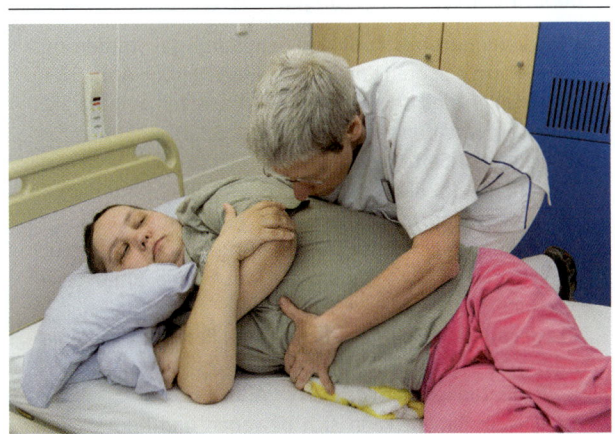

Damit die Patientin stabiler und bequemer liegt, schiebt die Pflegekraft ihre Hände unter den unteren Rippenbogen und wartet einen Atemzug ab. Dabei „ordnen" sich die Rippen.

! Merken Vorteil
Der Vorteil bei der Lagerung auf der mehr betroffenen Seite ist, dass der Patient sich bewegen und somit besser mit der Umwelt in Kontakt treten kann.

Lagerung auf die weniger betroffene Seite

Bei der 90°-Seitenlagerung auf die weniger betroffene Seite bewegt die Pflegeperson den Patienten zunächst möglichst nah zur Bettkante der mehr betroffenen Seite. Die Pflegeperson stellt beide Beine auf, wie oben beschrieben. Der Patient hält mit der weniger betroffenen Hand seinen mehr betroffenen Arm über der Brust gekreuzt fest, damit dieser nicht herabfällt. Kann er dies nicht, führt die Pflegekraft den mehr betroffenen Arm. Der Patient kann die Drehung durch Anheben des Kopfes auf die Brust einleiten. Die Pflegekraft leitet die Drehung auf die Seite am Bein ein und unterstützt den Patienten. Je weiter das Becken nach vorne gekippt werden kann, desto weniger Lagerungsmaterial ist zur Unterstützung notwendig (▶ Abb. 52.7).

! Merken Schlafphasen
Bei der Lagerung auf der weniger betroffenen Seite kann sich der Patient weniger bewegen. Die Lagerung ist daher z. B. in Schlafphasen geeignet.

Sitzen im Bett – stabiler Sitz

Für den stabilen Sitz im Bett bewegt die Pflegekraft den Patienten an das Kopfende des Bettes. Der Knick des Kopfteils sollte auf Höhe der Leisten des Patienten sein. Die Oberschenkel werden mit einer Decke oder einem Kissen untergelagert. Die Pflegekraft richtet den Oberkörper des Patienten auf und stützt die Lendenwirbelsäule mit einer Decke ab (▶ **Abb. 52.8**). Das Kopfteil des Bettes wird möglichst hoch

Abb. 52.7 Lagerung auf die weniger betroffene Seite.

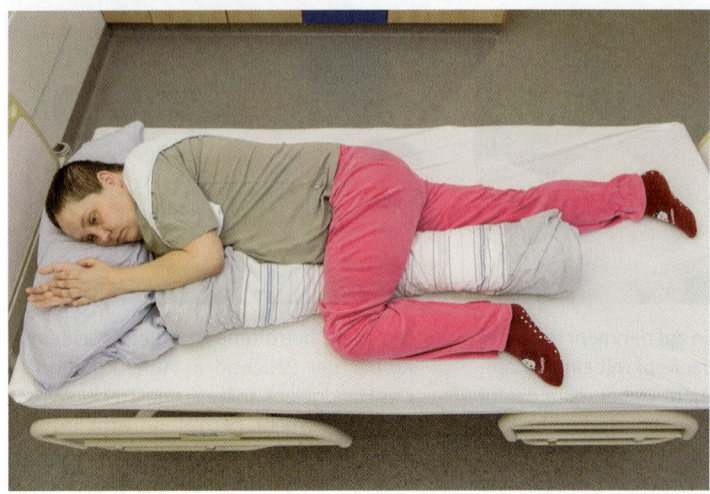

Nach der Drehung wird der Kopf mit einem Kopfkissen unterlagert und der Rumpf mit Lagerungsmaterial unterstützt, wie bei der Lagerung auf die mehr betroffene Seite. Das mehr betroffene Bein und der Fuß werden mit einer Decke unterlagert. Das Becken wird möglichst weit nach vorne gekippt. Bleibt das Becken in 90°-Stellung, wird der mehr betroffene Arm so unterlagert, dass er stabil und mit voller Fläche aufliegt.

Abb. 52.8 Sitzen im Bett – stabiler Sitz.

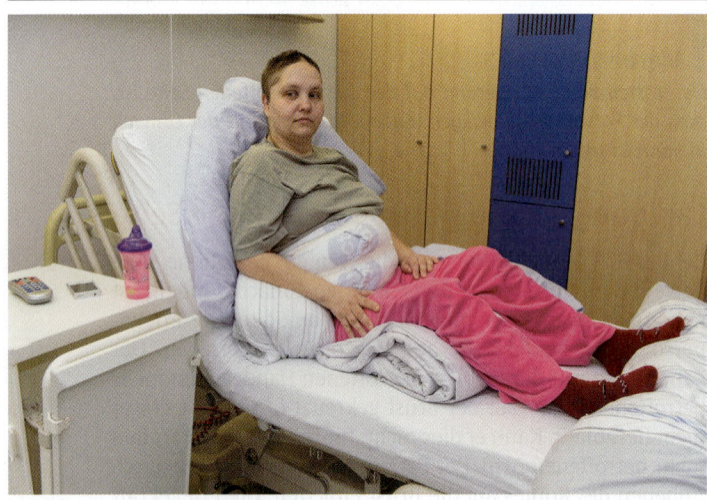

Die Decke, die die Lendenwirbelsäule stützt, wird an den Enden aufgerollt und leicht an den Rumpf gedrückt. Dadurch wird der Oberkörper stabilisiert. Zusätzlich kann der Ellbogen des betroffenen Armes auf der Decke rumpfnah stabilisiert werden. Die betroffene Hand kann auf den Oberschenkeln gelagert und mit der Bettdecke stabilisiert werden. Eine gerollte Bettdecke vor den Füßen gibt zusätzlichen Halt.

gestellt, der Kopf des Patienten wird bei Bedarf mit einem Kopfkissen unterstützt.

Die Lagerung im Sitzen im Bett ermöglicht dem Patienten eine aktive Teilhabe an der Umwelt. Sie ist eine Alternative zum Sitzen im Stuhl oder Rollstuhl. Pflegende sollten die Haut um das Steißbein regelmäßig kontrollieren, da durch das Sitzen im Bett ein hoher Druck ausgeübt wird. Andernfalls droht die Entwicklung eines Dekubitus.

Abb. 52.9 Sitzen im Stuhl.

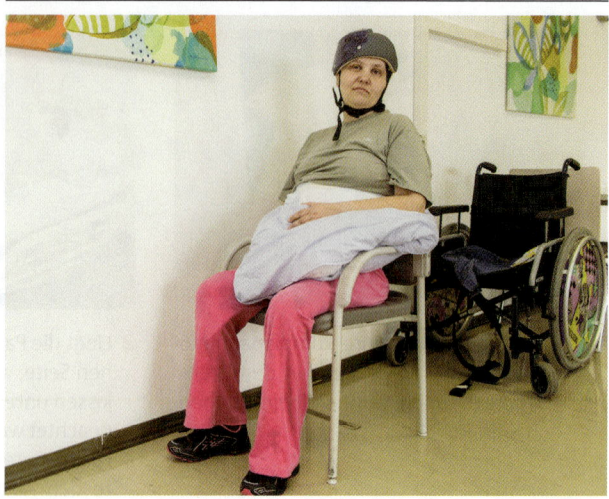

Beim Sitzen im Stuhl müssen Pflegende darauf achten, dass die Sitzfläche ausreichend groß und stabil sowie nicht nach hinten geneigt ist. Zur zusätzlichen Sicherheit und Stabilität sollte der Stuhl Armlehnen haben. Das Gesäß der Patientin wird so weit nach hinten gebracht, dass die Fußsohlen den Boden noch berühren. Pflegende positionieren den mehr betroffenen Oberarm möglichst nah an den Körper. Der Arm wird auf einem Rollstuhltisch oder einem Kissen gelagert. Zur Sicherheit trägt die abgebildete Patientin einen Helm.

Sitzen im Stuhl oder Rollstuhl

Das Sitzen im Stuhl oder Rollstuhl ist für Patienten eine gute Möglichkeit, wieder aktiv am Leben teilzunehmen (▶ Abb. 52.9). Zudem erleichtert es die Nahrungsaufnahme und die Körperpflege.

Wenn möglich, sollten Pflegende einen Stuhl dem Rollstuhl vorziehen. Beim Sitzen im Rollstuhl müssen die Fußstützen entfernt werden. Die Unterschenkel befinden sich sonst zu weit vorne und die Knie zu weit oben. Hierdurch kippt das Becken nach hinten und der Oberkörper kann nur unter zusätzlichem Kraftaufwand aufgerichtet werden.

> **WISSEN TO GO**
>
> **Bobath-Konzept – Lagerungen**
>
> - **Rückenlagerung:** Kopf und Schultergürtel werden mit in A-Form gelegten Kopfkissen unterlagert (▶ Abb. 52.1)
> - **Aufstellen des Beines:** vor dem Aufstellen Bein parallel zur Körperachse ausrichten (▶ Abb. 52.2)
> - **Becken zur Seite bewegen:**
>   – Patient hebt Becken an und bildet Brücke (Bridging)
>   – Becken Schritt für Schritt versetzen (▶ Abb. 52.3)
> - **Oberkörper zur Seite bewegen:** Pflegende unterstützen den Patienten, indem sie ihre Hände unter seine Schulterblätter legen (▶ Abb. 52.4)
> - **Lagerung auf die mehr betroffene Seite** (90°-Seitenlagerung)
>   – Patienten langsam drehen (▶ Abb. 52.5)
>   – Vorteil: Patient kann sich bewegen und Kontakt mit Umwelt aufnehmen

- **Lagerung auf die weniger betroffene Seite**:
  - Nachteil: Patient ist in seiner Bewegung eingeschränkt (▶ Abb. 52.7)
  - eher zum Schlafen geeignet
- **Sitzen im Bett – stabiler Sitz**:
  - Patient kann aktiv an Umgebung teilhaben (▶ Abb. 52.8)
  - Dekubituskontrolle wichtig
- **Sitzen im Stuhl**:
  - Sitzfläche sollte groß und stabil und nicht nach hinten geneigt sein
  - Stuhl oder Rollstuhl sollten Armlehnen haben
  - Fußsohlen des Patienten berühren den Boden (▶ Abb. 52.9)

52.3.2 Lernangebot Mobilisation

Durch Mobilisation können Menschen mit Hemiplegie aktiver an der Umgebung teilhaben. Sie fördert und erhält vorhandene Ressourcen.

Aufrichten an die Bettkante

Der Patient kann auch ohne anschließenden Transfer mehrmals täglich an die Bettkante mobilisiert werden, um die Körperwahrnehmung zu fördern. Im Sitzen an der Bettkante spürt der Patient seinen Körper und die Schwerkraft besser als im Liegen oder Sitzen im Bett. Der Patient übt dabei, die Balance zu halten. Pflegende sollten daher unbedingt für Stabilität und Sicherheit sorgen.

Das Aufrichten an die Bettkante kann über beide Seiten, die mehr betroffene und die weniger betroffene Seite, erfolgen. Für Pflegende ist das Aufrichten über die mehr betroffene Seite deutlich einfacher. Im Folgenden wird das Aufrichten über die mehr betroffene Seite beschrieben (▶ Abb. 52.10).

ACHTUNG
Bei einer Kontraindikation, z. B. Schmerzen in der mehr betroffenen Seite, muss über die weniger betroffene Seite aufgerichtet werden.

Der Patient liegt in A-Lagerung in Rückenlage auf dem Bett, das Bett ist flach gestellt und die Pflegeperson steht auf der mehr betroffenen Seite. Der mehr betroffene Arm liegt in Außenrotation neben dem Patienten auf der Matratze. Die weniger betroffene Hand liegt auf der Schulter der Pflegekraft, deren Hände liegen unter den Schulterblättern des Patienten. Die Pflegekraft bewegt zunächst die weniger betroffene Schulter nach vorne, um die Drehbewegung des Oberkörpers einzuleiten. Anschließend wird der Oberkörper aufgerichtet. Gleichzeitig fordert sie den Patienten auf, sein weniger betroffenes Bein aus dem Bett zu nehmen.

ACHTUNG
Der Patient muss in der sitzenden Position gestützt werden und er darf nicht alleine an der Bettkante sitzen gelassen werden. Es besteht die Gefahr einer Kreislaufschwäche.

Wenn die Pflegekraft den Patienten zurück ins Bett legt, wird der Ablauf in umgekehrter Reihenfolge ausgeführt. Der Patient sitzt an der Bettkante, die Pflegekraft steht neben dem mehr betroffenen Bein und stabilisiert es. Der Oberkörper des Patienten wird langsam im Bett abgelegt, gleichzeitig wird der Patient aufgefordert, das weniger betroffene Bein mit ins Bett zu legen. Anschließend wird das mehr betroffene Bein ins Bett gelegt.

Stehen

Wenn möglich, sollte der Patient häufig stehen oder beim Stehen unterstützt werden. Stehen ist ein Lernangebot für den Patienten, bei dem der Patient sein Körpergewicht und die Schwerkraft spürt. Stehen beugt einem Spitzfuß vor und erhält die Bewegungsfähigkeit in der Hüfte. Der Patient sollte beim Ankleiden oder bei einem Transfer immer die Möglichkeit erhalten, einige Zeit zu stehen.

! Merken Stehen
Ein Patient sollte nur dann stehen, wenn er sein Körpergewicht auf mindestens ein Bein abgeben kann. Sonst kann der Patient überfordert werden. Zudem ist der Kraftaufwand für die Pflegenden sehr hoch.

Abb. 52.10 Aufrichten an die Bettkante.

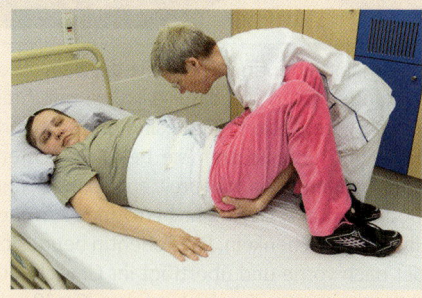

1 Mithilfe von Bridging wird das Becken an die Bettkante auf der mehr betroffenen Seite bewegt. Der Oberkörper dagegen wird zur weniger betroffenen Seite bewegt, die Patientin liegt diagonal im Bett. Daher wird auch gesagt, das Aufrichten an die Bettkante erfolgt über die Diagonale.

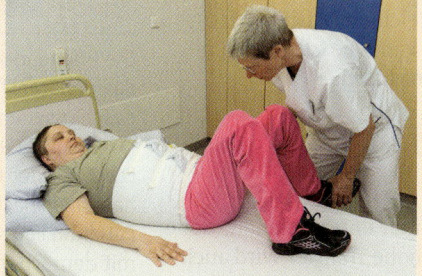

2 Die Pflegekraft stellt beide Beine auf. Das mehr betroffene Bein wird auf den Boden neben das Bett gestellt. Dabei muss das Bein gestützt werden, um eine Außenrotation zu vermeiden. Das weniger betroffene Bein bleibt zunächst aufgestellt, um eine Überstreckung des Körpers zu vermeiden und der Patientin den Start der Bewegung zu erleichtern.

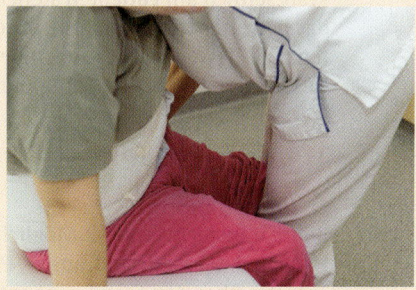

3 Beim Aufrichten kann die Pflegende das mehr betroffene Bein der Patientin mit ihren Beinen stabilisieren.

Abb. 52.11 Stehen.

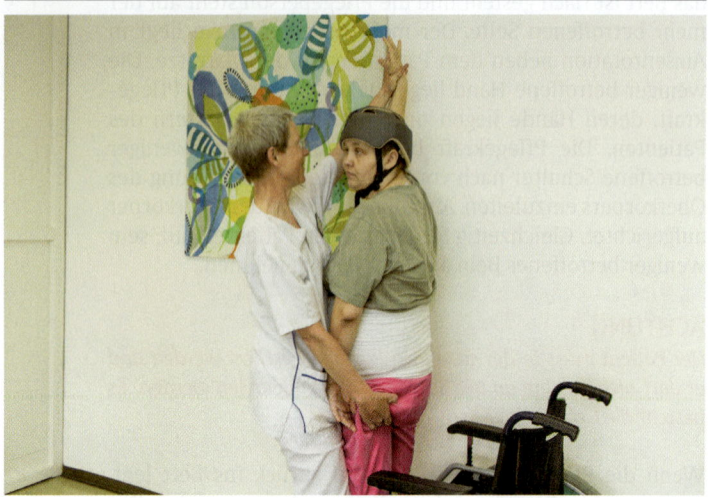

Wenn die Patientin steht, sollte sie sich mit der weniger betroffenen Hand abstützen können, z. B. am aufgestellten Seitenteil des Bettes. Die Pflegende stabilisiert mit einer Hand am Becken oder Gesäß und unterstützt die Patientin so beim Aufrichten.

Die Ausgangslage ist häufig das Sitzen im Stuhl oder Rollstuhl. Die Pflegekraft steht meist neben dem Patienten. Wenn mehr Unterstützung nötig ist, steht die Pflegekraft vor dem Patienten und stabilisiert das mehr betroffene Knie. Allgemein gilt, dass die Füße des Patienten den Fußboden komplett berühren müssen. Beide Hände der Pflegekraft liegen am Thorax (zentraler Schlüsselpunkt) und leiten hierüber die Bewegung ein. Der Oberkörper des Patienten wird nach vorne gebeugt und sein Gewicht auf die Füße übertragen. Die Pflegeperson stabilisiert das mehr betroffene Knie, indem sie es vor ihre eigenen geschlossenen Knie nimmt. Beim Aufstehen kann die Pflegekraft beim Patienten die Streckung des Knies weiterhin mit ihren Knien unterstützen. Auch beim Stehen wird der Patient unterstützt (▶ Abb. 52.11).

ACHTUNG
Die Pflegeperson darf den Patienten auf keinen Fall am mehr betroffenen Arm ziehen. Dabei besteht die Gefahr einer Subluxation.

Bei Patienten mit einer höheren Aktivität kann die Pflegekraft seitlich am Patienten stehen. Bei Bedarf stabilisiert sie das betroffene Bein am Knie durch leichten Druck nach unten. Die Bewegung des Aufstehens kann sie zusätzlich am Gesäß oder seitlich am Thorax unterstützen.

Transfer vom Bett in den Stuhl oder Rollstuhl

Beim Transfer werden 2 Möglichkeiten unterschieden: der hohe und der niedrige Transfer. Der hohe Transfer wird auch Transfer über den Stand genannt. Damit Pflegende den hohen Transfer anwenden können, muss der Patient stehen und einige Schritte gehen können. Das Sprunggelenk der betroffenen Seite muss stabil und beweglich sein. Allerdings besteht die Gefahr, dass der Patient sich die Sprunggelenke verdreht, wenn er seine Füße in der Drehbewegung nicht versetzt. Dadurch könnte er das Gleichgewicht verlieren und stürzen. Der niedrige Transfer ist deswegen besser geeignet. Beim niedrigen oder tiefen Transfer bewegt sich der Patient von Sitzfläche zu Sitzfläche, ohne zu stehen. Dieser wird im Folgenden genauer beschrieben.

Tiefer Transfer

Der Patient wird zunächst an die Bettkante mobilisiert und beim Aufstehen unterstützt. Der tiefe Transfer kann sowohl über die mehr betroffene als auch über die weniger betroffene Seite durchgeführt werden. Die weniger betroffene Seite wird gewählt, wenn der Muskeltonus im mehr betroffenen Bein nicht ausreicht, um das Körpergewicht zu tragen. Weitere Kriterien sind ein Spitzfuß am mehr betroffenen Bein, das Pusher-Syndrom oder ein ausgeprägter Neglect. Mehr dazu finden Sie im Kap. „Pflege bei Erkrankungen des Nervensystems" (S. 1226).

Die mehr betroffene Seite wird gewählt, wenn der Muskeltonus im mehr betroffenen Bein ausreichend ist und der Patient mit dem mehr betroffenen Fuß Bodenkontakt herstellen kann. Es ist wichtig, dass der Patient sein Körpergewicht mit den Füßen trägt und spürt, da dies einem physiologischen Bewegungsablauf entspricht. Sicherer und leichter für Patient und Pflegeperson ist der tiefe Transfer über die weniger betroffene Seite (▶ Abb. 52.12).

Die Pflegekraft stellt den Rollstuhl neben das Bett und nimmt das Seitenteil ab. Mit einem kleinen Kissen wird die Lücke zwischen Rollstuhl und Bett aufgefüllt.

Abb. 52.12 Tiefer Transfer.

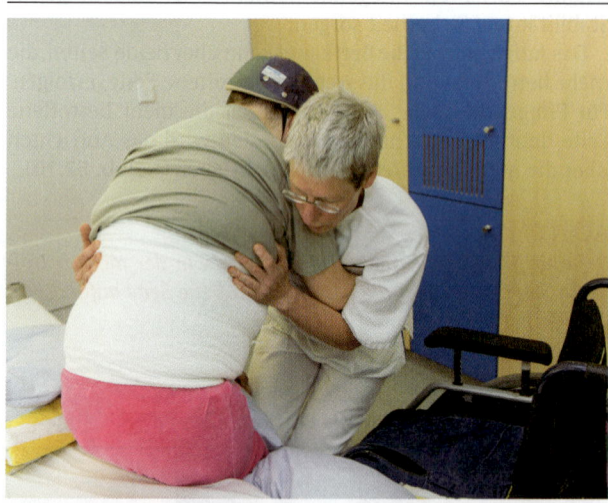

Die Pflegende steht vor der Patientin und sichert das Bein, über das der Transfer stattfindet. Dazu stützt sie das Bein mit ihren geschlossenen Knien ab. Ihre beiden Hände sind am Brustkorb (Thorax) der Patientin und unterstützen sie beim Aufrichten. Die Füße der Patientin stehen etwa hüftbreit auseinander und haben vollflächig Bodenkontakt. Der mehr betroffene Arm der Patientin liegt auf ihren Oberschenkeln. Die Patientin beugt sich mit dem Oberkörper nach vorne und überträgt ihr Gewicht auf ihre Beine. Dadurch lastet weniger Gewicht auf dem Gesäß und es kann mit Unterstützung der Pflegenden in kleinen Schritten seitlich versetzt werden. Dies wird so lange wiederholt, bis die Patientin auf dem Stuhl oder im Rollstuhl sitzt. Die Patientin kann sich dabei mit ihrem weniger betroffenen Arm abstützen. Zu ihrer eigenen Sicherheit trägt die abgebildete Patientin einen Helm.

! Merken Transfer
Der Transfer wird immer in mehreren Schritten durchgeführt. Die Pflegekraft muss die Fußstellung des Patienten kontrollieren und ggf. korrigieren.

Bei schwer betroffenen Patienten kann eine zweite Pflegekraft die Seitwärtsbewegung unterstützen. Dazu greift sie mit beiden Händen unter das Gesäß, während die erste Pflegekraft den Patienten stabilisiert.

Link • Mehr Informationen zum Bobath-Konzept finden Sie unter www.bika.de und www.bobath-konzept-deutschland.de

WISSEN TO GO

Mobilisation

fördert und erhält Ressourcen
- **Aufrichten an die Bettkante** (▶ Abb. 52.10):
  - trainiert Körperwahrnehmung und Balance
  - Pflegende müssen für Stabilität sorgen
  - Aufrichten über die mehr betroffene Seite für Pflegende einfacher
- **Stehen** (▶ Abb. 52.11):
  - nur möglich, wenn Patient auf mind. einem Bein stehen kann
  - Füße des Patienten müssen Fußboden komplett berühren
  - beide Hände der Pflegekraft liegen am Thorax
- **Tiefer Transfer vom Bett in den Stuhl** (▶ Abb. 52.12):
  - Patient bewegt sich, ohne zu stehen
  - Transfer über mehr betroffene Seite ist sicherer für Pflegende und Patienten

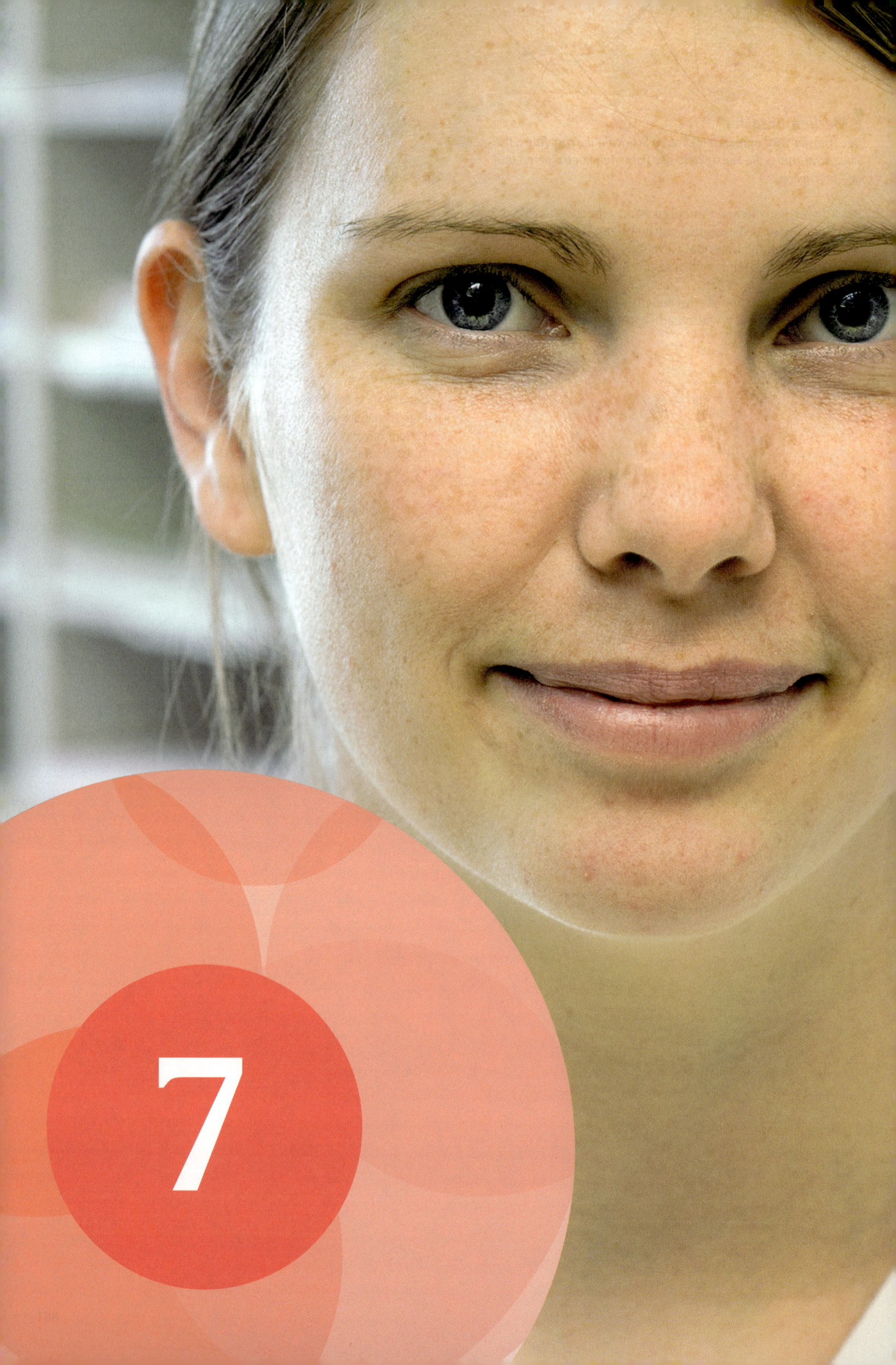

Pflege bei speziellen Erkrankungen

53	Pflege bei Erkrankungen des Herzens	884
54	Pflege bei Erkrankungen des Kreislauf- und Gefäßsystems	914
55	Pflege bei Erkrankungen des Atemsystems	942
56	Pflege bei Erkrankungen des Verdauungssystems	982
57	Pflege bei Erkrankungen der Niere und der ableitenden Harnwege, Störungen des Wasser-, Elektrolyt- und Säure-Basen-Haushalts	1032
58	Pflege bei Erkrankungen des Hormonsystems, Stoffwechselstörungen und ernährungsbedingten Erkrankungen	1068
59	Pflege bei Erkrankungen des Blut- und Immunsystems	1118
60	Pflege bei Erkrankungen des Bewegungssystems	1149
61	Pflege bei Erkrankungen des Nervensystems	1214
62	Pflege bei Erkrankungen der Sinnesorgane	1272
63	Pflege bei Erkrankungen der Haut	1310
64	Pflege bei Erkrankungen der Geschlechtsorgane	1334
65	Pflege bei Erkrankungen der Psyche	1374
66	Pflege bei organübergreifenden Infektionen	1406

53 Pflege bei Erkrankungen des Herzens

53.1 Bedeutung für den Patienten

Patienten mit einer Herzerkrankung sind an **dem** lebenswichtigen Organ erkrankt. Herzerkrankungen zählen in Deutschland zu den **häufigsten Todesursachen.** Was passiert mit diesen Menschen? Was erleben sie? Sie haben vielleicht ähnliche Gedanken wie: „Was kann ich jetzt überhaupt noch?" Was darf ich noch?" „Was ist mit meinem heißgeliebten Sport?" „Kann mein Leben jetzt jede Minute vorbei sein?" „Muss ich jetzt jeden Tag Tabletten nehmen?" „Muss ich operiert werden?"

Patienten mit einer Herzerkrankung sind mitunter sehr wenig belastbar: Beim Treppensteigen schlägt das Herz bereits wie wild, nach 8 Treppenstufen geht ihnen so die Luft aus, dass sie stehen bleiben müssen. Welche Problematik im Detail entsteht, hängt dabei davon ab, welche Erkrankung in welchem Alter und in welcher Lebenssituation „zuschlägt".

Das Spektrum der Herzerkrankungen ist groß: Da ist der **Säugling mit angeborenem Herzfehler** (und seiner besorgten Familie), der nur mithilfe von Operationen überleben kann. Das bereits **mehrfach operierte Kind mit angeborenem Herzfehler** erlebt eine andere Kindheit als ein gesundes Kind. Auch für die betroffenen Familien ist diese Situation nicht einfach. Häufig sind angeborene Herzfehler auch verbunden mit einem Gendefekt. Viele Kinder mit Trisomie 21 haben einen angeborenen Herzfehler.

Am häufigsten werden Ihnen wahrscheinlich **Menschen mit einer Herzinsuffizienz** (**Herzschwäche**) begegnen, können doch mehr oder weniger alle Herzerkrankungen in eine Herzschwäche münden. Viele **alte Menschen leben mit einer Herzschwäche.** Im Idealfall sind sie so gut medikamentös behandelt, dass sie damit relativ gut leben können. Aber auch **junge Erwachsene** kann es treffen, z. B. bei einer **angeborenen Herzmuskelerkrankung oder einer verschleppten Herzmuskelentzündung.** Für manche dieser Patienten ist die Herztransplantation die einzige Therapiemöglichkeit, um überleben zu können. Einige dieser Erkrankungen können auch mit dem plötzlichen Herztod enden, wenn sie zu lange unbemerkt bleiben.

> *Beim Herzinfarkt geht es um Leben oder Tod.*

Eine der häufigsten Herzerkrankungen unserer Zeit ist schließlich die Durchblutungsstörung am Herzen, die **koronare Herzerkrankung KHK**. Hauptsächlich Erwachsene im mittleren bis höheren Alter sind davon betroffen. Besonders dramatisch ist sie, wenn sie erst durch einen **Herzinfarkt** zu Tage tritt. Dann geht es nicht selten um Leben oder Tod und nicht jeder schafft es zu überleben.

Pflegende begleiten herzkranke Menschen in diesen unterschiedlichen Lebenssituationen individuell, je nach Situation. Es ist hilfreich, sich immer mal wieder deren Fragen bewusst zu machen: Wie leistungsfähig/entwicklungsfähig/lebensfähig sind mein Herz und ich? Wie sieht mein Leben mit der Erkrankung aus? Muss ich Angst haben, dass ich bald sterbe?

- Bedeutung für den Patienten ▶ S. 884
- Auffrischer Anatomie und Physiologie ▶ S. 885
- Mitwirken bei der Diagnostik
  - Elektrokardiogramm (EKG) ▶ S. 886
  - Echokardiografie ▶ S. 890
  - Herzkatheteruntersuchung ▶ S. 891
- Erkrankungen des Herzens
  - Koronare Herzkrankheit ▶ S. 893
  - Herzinfarkt ▶ S. 897
  - Herzinsuffizienz ▶ S. 899
  - Herzrhythmusstörungen ▶ S. 902
  - Entzündliche Herzerkrankungen ▶ S. 905
  - Erkrankungen der Herzklappen ▶ S. 906
  - Angeborene Herzfehler ▶ S. 906
- Übersicht über die wichtigsten Medikamente ▶ S. 906
- Pflegebasismaßnahmen bei Herzerkrankungen ▶ S. 908
- Beobachtungskriterien bei Herzerkrankungen ▶ S. 909
- Informieren, Schulen, Beraten ▶ S. 910
- Perioperative Pflege ▶ S. 911

53.2 Auffrischer Anatomie und Physiologie

Das Herz arbeitet als Pumpe, die sauerstoffarmes Blut zur Lunge (rechtes Herz) und sauerstoffreiches Blut in den Körper (linkes Herz) pumpt. Es liegt im **Mediastinum** und wird vom **Herzbeutel** (Perikard) umgeben. Das Herz hat die Form eines Kegels mit **Herzbasis** und **Herzspitze**, **Vorderwand** und **Hinterwand**.

Das Herz besteht aus der rechten und der linken Herzhälfte (▶ Abb. 53.1), die durch die **Herzscheidewand** (Septum) voneinander getrennt werden. Jede Herzhälfte besitzt einen **Vorhof** (Atrium) und eine **Kammer** (Ventrikel). Zwischen den Kammern und den Vorhöfen bzw. den Kammern und den großen Gefäßen (Aorta und Truncus pulmonalis) befinden sich insgesamt **4 Klappen**:
- Die **Mitralklappe** (Bikuspidalklappe) trennt den linken Vorhof von der linken Kammer.
- Die **Trikuspidalklappe** trennt den rechten Vorhof von der rechten Kammer.
- Die **Pulmonalklappe** liegt zwischen rechter Kammer und Truncus pulmonalis.
- Die **Aortenklappe** liegt zwischen linker Kammer und Aorta.

Bei der Mitral- und der Trikuspidalklappe handelt es sich um **Segelklappen**, bei Pulmonal- und Aortenklappe um **Taschenklappen**. Die Hauptaufgabe der Klappen besteht darin, dafür zu sorgen, dass das Blut nur in eine Richtung fließt.

Von innen nach außen besteht die Herzwand aus 4 Schichten: **Endokard**, **Myokard**, **Epikard** und **Perikard**. Zwischen Epikard und Perikard liegt die **Perikardhöhle**.

Das Herz wird durch die **Koronargefäße** mit Sauerstoff versorgt. Die **rechte Herzkranzarterie** (A. coronaria dextra) versorgt meist die Wand des rechten Vorhofs und der rechten Herzkammer. Die **linke Herzkranzarterie** teilt sich in den Ramus interventricularis anterior (**RIVA** oder **LAD**) und den Ramus circumflexus (**RCX**). Sie versorgen bei den meisten Menschen den linken Vorhof, die linke Herzkammer und die Herzscheidewand.

Das Herz schlägt unabhängig vom Nervensystem des Körpers in einem eigenen (autonomen) Grundrhythmus. Dabei erzeugen spezialisierte Herzmuskelzellen (Schrittmacherzellen) des herzeigenen **Erregungsbildungssystems** elektrische Impulse, die über die Zellen des **Erregungsleitungssystems** weitergegeben werden. Primärer Schrittmacher ist dabei der **Sinusknoten** in der Wand des rechten Vorhofs. Die dort entstehende Erregung breitet sich über die Zellen des Vorhofmyokards aus und erreicht den **AV-Knoten**. Er leitet den Impuls nur verzögert an das **His-Bündel** weiter, damit die Vorhofkontraktion vor der Kammerkontraktion beendet ist. Über die **Tawara-Schenkel** wird die Erregung dann an die **Purkinje-Fasern** weitergegeben. Sie sind für die Erregung der Muskelzellen der Herzkammern verantwortlich.

Die normale **Herzfrequenz** wird also vom Sinusknoten bestimmt und beträgt beim Erwachsenen 60–80 Schläge/min. Bei Neugeborenen und Säuglingen ist sie mit 120–150 Schlägen/Minute fast doppelt so hoch. Bei Bedarf passt das vegetative Nervensystem (Sympathikus und Parasympathikus) die Herzleistung (Frequenz, Schlagvolumen bzw. Kontraktionskraft und Überleitungsgeschwindigkeit im AV-Knoten) den aktuellen Umständen an. Das **Schlagvolumen** liegt in Ruhe normalerweise bei ca. 70 ml und das **Herzzeitvolumen** (HZV) bei ca. 5 l/min.

Ein Herzzyklus besteht aus einer Kontraktionsphase (**Systole**) und einer Erschlaffungsphase (**Diastole**). Während der

53 Pflege bei Erkrankungen des Herzens

Abb. 53.1 Der Blutfluss durch das Herz.

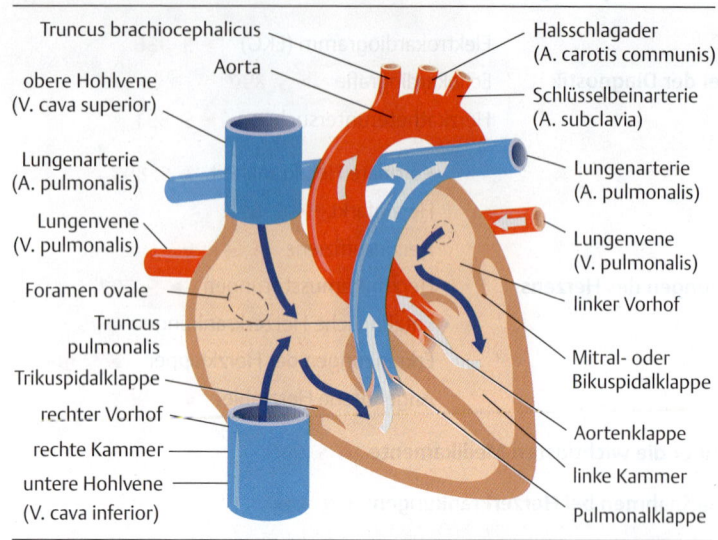

Das venöse Blut aus dem Körperkreislauf gelangt über den rechten Vorhof und durch die Trikuspidalklappe in die rechte Kammer, die es durch die Pulmonalklappe in den Lungenkreislauf weiterpumpt. Aus dem Lungenkreislauf erreicht das jetzt sauerstoffreiche Blut zunächst den linken Vorhof. Von dort fließt es durch die Mitralklappe in die linke Kammer. Diese pumpt es durch die Aortenklappe in die Aorta und damit in den Körperkreislauf. *Aus: Bommas-Ebert U, Teubner P, Voß R. Kurzlehrbuch Anatomie und Embryologie. Thieme 2011.*

Systole wird Blut aus den Kammern in die Aorta bzw. den Truncus pulmonalis gepumpt. Während der Diastole werden die Herzkammern wieder mit Blut gefüllt.

53.3 Mitwirken bei der Diagnostik

Am Anfang der Diagnostik stehen immer die Anamnese und die klinische Untersuchung, bei denen der Arzt richtungsweisende Hinweise auf Art und Schwere der Herzerkrankung sammelt. Diese Untersuchung führt der Arzt i. d. R. allein durch. Pflegende haben vor allem im weiteren Verlauf der Behandlung die Aufgabe, Zustandsveränderungen des Patienten zu beobachten und die aktuelle Belastung des Herz-Kreislauf-Systems einzuschätzen, indem sie die Vitalparameter Puls und Blutdruck regelmäßig bestimmen.

53.3.1 Elektrokardiogramm

Mit dem Elektrokardiogramm (EKG) werden die elektrischen Abläufe im Herzen dargestellt und können so beurteilt werden. Mit einem EKG können Aussagen über die Herzfrequenz, den Herzrhythmus, den Ursprung der Erregungsbildung (Sinusknoten, AV-Knoten, Myokard) und der Erregungsweiterleitung getroffen werden. Da das EKG nur elektrische Signale erfasst, kann man allerdings keine Aussage über die Herzleistung treffen.

Oftmals wird das Routine-EKG von speziellen Funktionspflegenden angefertigt. Allerdings sollte jede examinierte Pflegekraft in der Lage sein, selbst ein EKG anzufertigen. Hierzu ist es wichtig zu wissen, welche EKG-Arten es gibt, wie sie abgeleitet werden, wo die wichtigsten Fehlerquellen liegen und wie der normale Herzrhythmus aussieht.

Monitor-EKG

Prinzip

Das Monitor-EKG ist die einfachste EKG-Form. Es dient der kontinuierlichen Überwachung von Patienten auf Intensiv- oder Überwachungsstationen und zeigt ständig die aktuelle EKG-Kurve an. Es können insgesamt **6 Ableitungen** erfasst werden: die 3 unipolaren Ableitungen nach Goldberger (aVR, avF, aVL) und die 3 bipolaren Ableitungen nach Einthoven (I, II, III). Diese 6 Ableitungen werden lediglich mit 3 Kabeln und damit auch nur mit **3 Elektroden** am Patienten erfasst. Das ist auf den ersten Blick verwirrend. Grund hierfür ist eine bestimmte Verschaltung der Elektroden miteinander im EKG-Gerät.

Praktisches Vorgehen

Die 3 Elektroden bei einem Monitor-EKG sind definitionsgemäß als Extremitätenableitungen definiert. Manchmal wird noch ein viertes Kabel verwendet, das allerdings lediglich zur Erdung und nicht zur Ableitung verwendet wird. Um den Patienten in seiner Mobilität nicht zu sehr einzuschränken, werden die Extremitätenableitungen zur Körpermitte hin verlagert. So kann man die Armelektroden z. B. in Höhe der Schlüsselbeine und die Fußelektrode in Höhe des Bauchnabels anbringen. Die Elektroden sind farblich gekennzeichnet: rechte Hand = rot; linke Hand = gelb; linker Fuß = grün; rechter Fuß = schwarz = Erdung (▶ Abb. 53.2).

> **! Merken** Ampelschema
> Als Merkhilfe können Sie das Ampelschema anwenden: von rechts nach links und dann nach unten: rot, gelb, grün.

Nachdem die Elektroden richtig geklebt wurden, wird der Monitor angeschaltet. Durch Einstellung am Monitor wird routinemäßig die Ableitung II angewählt, da diese einen idealen Querschnitt durch das Herz anzeigt. Manchmal kommt es vor, dass sich Elektroden lösen. In diesem Fall zeigt der Monitor keine Kurve an und gibt Alarm. Manchmal kann es dann nötig sein, die Elektroden zu entfernen und durch neue zu ersetzen.

Unterbrechung der kontinuierlichen Überwachung • Falls aus pflegerischen oder diagnostischen Gründen die Monitorüberwachung unterbrochen werden muss, z. B. für den Toilettengang oder für die morgendliche Ganzkörperpfle-

Abb. 53.2 Monitor-EKG.

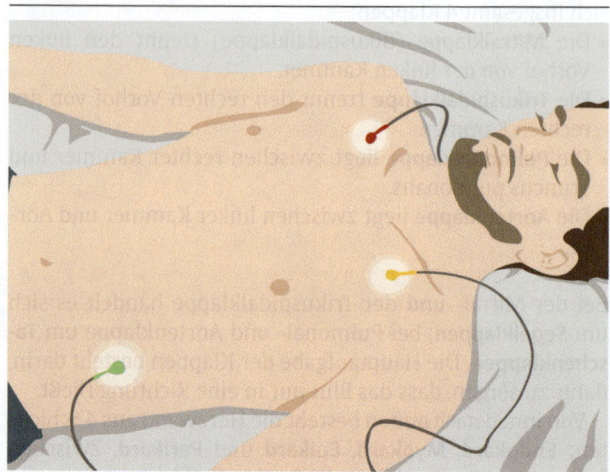

Elektrodenposition beim Monitor-EKG.

Mitwirken bei der Diagnostik

ge, sollten regelmäßig Pulsfrequenz und Pulsrhythmus am Handgelenk kontrolliert werden. Nur so können gravierende Herzrhythmusstörungen rechtzeitig erkannt werden.

Wechsel der Elektroden • Die Elektroden sollten regelmäßig erneuert werden, um eine einwandfreie Funktion zu gewährleisten und evtl. Hautirritationen zu vermeiden.

> **WISSEN TO GO**
>
> **Monitor-EKG**
>
> Es dient zur kontinuierlichen Überwachung und besteht aus 6 Extremitätenableitungen: **3 unipolaren Ableitungen** nach Goldberger (aVR, aVF, aVL) und **3 bipolaren Ableitungen** nach Einthoven (I, II, III), die gemeinsam über **3 Elektroden** und Kabel abgeleitet werden.
>
> Die 3 Elektroden werden zur Körpermitte hin verlagert und am Oberkörper im Bereich der Schlüsselbeine und des Bauchnabels angebracht. Die Farbreihenfolge der Elektroden von rechts nach links und dann nach unten folgt dem Ampelschema: rot → gelb → grün; ggf. schwarz = Erdung.
>
> Muss der Patient aus pflegerischen oder diagnostischen Gründen vom Monitor befreit werden, muss regelmäßig der Puls kontrolliert und der Patient genau beobachtet werden. Die Elektroden müssen regelmäßig gewechselt werden. Auf Hautreizungen ist zu achten.

Ruhe-EKG

Prinzip

Ein Ruhe-EKG wird erstellt, wenn Verdacht auf eine Herzerkrankung besteht, wenn der Verlauf einer Herzerkrankung beobachtet werden soll, als Routineuntersuchung vor Operationen oder bei routinemäßigen Check-up-Untersuchungen, z. B. im Leistungssport oder beim allgemeinen Gesundheitscheck. Ein Standard-EKG besteht aus **12 Ableitungen** (12-Kanal-EKG), 6 Brustwandableitungen (V_1–V_6) und 6 Extremitätenableitungen (nach Goldberg und Einthoven). Das Standard-EKG ist für den diagnostischen Prozess sehr wertvoll, da der Arzt genauere Informationen über die elektrische Erregung des Herzens erhält.

Praktisches Vorgehen

Zunächst werden die Extremitätenableitungen befestigt. Die Farbverteilung ist dabei die gleiche wie beim Monitor-EKG. Um eine bessere Auflösung zu erhalten, sollten die Extremitätenableitungen direkt an den Hand- bzw. Fußgelenken und nicht am Rumpf angebracht sein. Anschließend werden die 6 Brustwandableitungen angelegt. Je nach Ausstattung handelt es sich hierbei um Saug- oder Klebeelektroden. Bei der Verwendung von Saugelektroden kann es hilfreich sein, durch das Auftragen von Kontaktgel oder Hautdesinfektionsmittel die Leitfähigkeit zu erhöhen. Starke Brustbehaarung sollte an den Elektrodenpositionen rasiert werden. Die genaue Lokalisation der 6 Brustwandelektroden orientiert sich an den Interkostalräumen und ist in ▶ **Abb. 53.3** gezeigt.

Die Interkostalräume (ICR) können relativ gut getastet werden. Zunächst wird nach der Klavikula (Schlüsselbein) getastet, darunter befindet sich der 1. ICR. Von dort aus kann

Abb. 53.3 Ruhe-EKG.

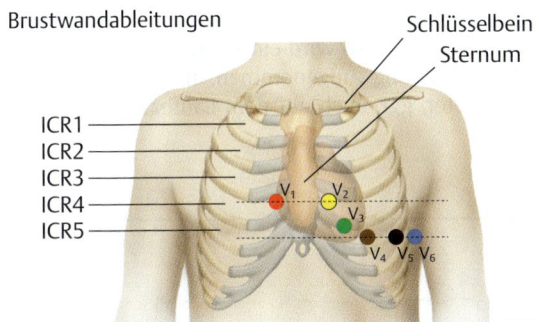

- V_1 4. Interkostalraum rechts neben dem Sternum
- V_2 4. Interkostalraum links neben dem Sternum
- V_3 zwischen V_2 und V_4
- V_4 5. Interkostalraum links im Bereich der Herzspitze
- V_5 zwischen V_4 und V_6
- V_6 mittlere Axillarlinie links (gleiche Höhe wie V_4)

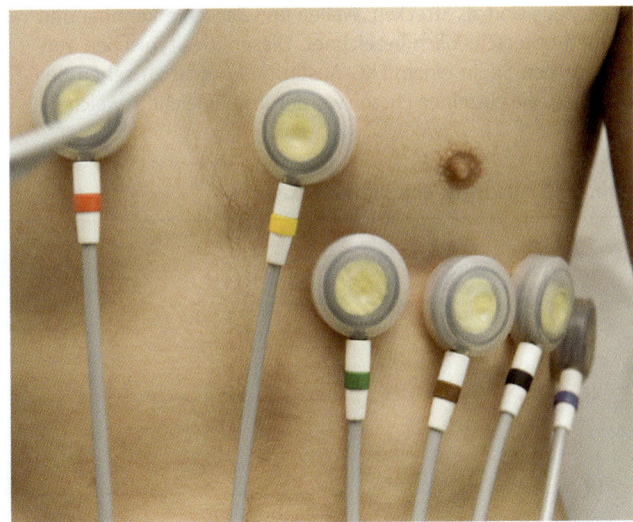

Extremitätenableitungen

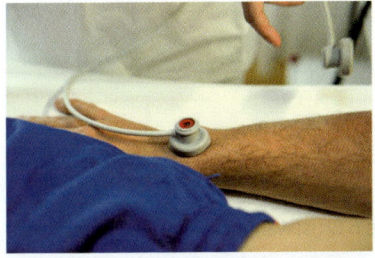
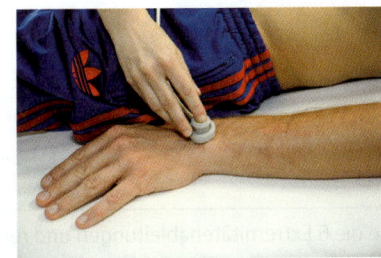
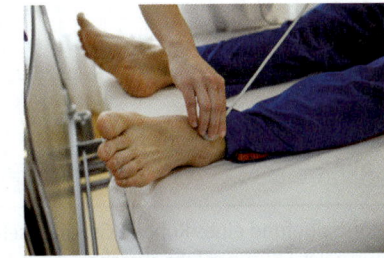

Elektrodenpositionen bei einem 12-Kanal-EKG. *Foto rechts oben: © Max Tactic/Fotolia.com*

zu den übrigen Zwischenräumen heruntergezählt werden. Nachdem alle Elektroden angebracht worden sind, wird das Gerät eingeschaltet. Bei einem Routine-EKG können die Standardvoreinstellungen meist übernommen werden. Der Patient sollte ruhig liegen, sich nicht bewegen und nicht sprechen. Dies ist wichtig, da Bewegungen zu Artefakten (Verfälschungen) führen können. Es wird überprüft, ob die aufgezeichneten Kurven „normal" aussehen (▶ Abb. 53.4, ▶ Abb. 53.5). Falsch angeschlossene Kabel oder gelöste Elektroden erkennen Sie an einem völlig unzusammenhängenden EKG-Bild.

Moderne EKG-Geräte erfassen zunächst die Herzaktion über einen bestimmten Zeitraum, um anschließend selbstständig ein Routine-EKG auszudrucken. Dieses hat bei einer standardmäßigen Schreibgeschwindigkeit von 50 mm/s eine Länge von etwa 2 DIN-A4-Seiten. Es werden 12 Kurven aufgezeichnet: I, II, III, aVR, aVL und aVF = Extremitätenableitungen, V_1–V_6 = Brustwandableitungen. Anschließend können das Gerät ausgeschaltet und die Kabel und Elektroden entfernt werden. Dem Patienten wird ggf. beim Abwischen des Kontaktgels und beim Anziehen geholfen. Saugelektroden werden nach der Anwendung desinfiziert. Der Ausdruck wird mit dem Namen und dem Geburtsdatum des Patienten sowie dem aktuellen Datum und der Uhrzeit beschriftet. Handelt es sich nicht um ein Routine-EKG, sondern wurde es z. B. gemacht, weil der Patient zuvor Schmerzen im Brustkorb angegeben hat, muss es sofort einem Arzt vorgelegt werden. Das Anfertigen des EKGs wird in der Patientendokumentation notiert.

Abb. 53.4 Herzzyklus im EKG-Bild.

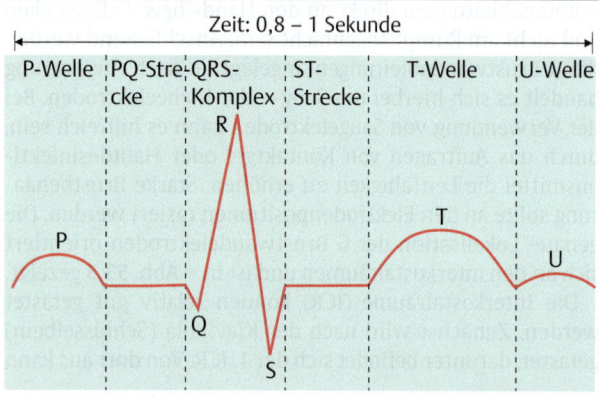

Schematischer Herzzyklus im EKG. Die einzelnen Phasen des Herzzyklus sind als Strecken, Wellen und Zacken erkennbar und werden unterschiedlich bezeichnet. Diesen idealtypischen Verlauf werden Sie in einem EKG-Ausdruck so nicht zu sehen bekommen, die einzelnen Phasen werden immer leicht abweichen.

WISSEN TO GO

Ruhe-EKG

Es wird eingesetzt in der Routinediagnostik, bei Verdacht auf eine Herzerkrankung und um Krankheitsverläufe am Herzen zu beobachten. Es gibt **6 Extremitätenableitungen** (I, II, III, aVR, aVL und aVF) und **6 Brustwandableitungen** (V_1–V_6) (12-Kanal-EKG).

Die Elektroden werden gemäß Schema platziert (▶ Abb. 53.3), danach wird das Gerät eingeschaltet. Der Patient sollte sich nicht bewegen. Nachdem das EKG geschrieben ist, wird überprüft, ob die Kurve normal aussieht (▶ Abb. 53.4, ▶ Abb. 53.5); ein unzusammenhängendes EKG-Bild deutet ggf. auf falsch platzierte oder gelöste Elektroden hin. Der EKG-Ausdruck wird beschriftet und dem Arzt vorgelegt. Das Anfertigen des EKGs wird in der Patientendokumentation notiert.

Belastungs-EKG

Prinzip

Bei einem Belastungs-EKG wird ein 12-Kanal-EKG während körperlicher Belastung aufgenommen, meistens auf dem Fahrradergometer, ggf. auch auf dem Laufband. Durch die

Abb. 53.5 Ausdruck eines Ruhe-EKGs.

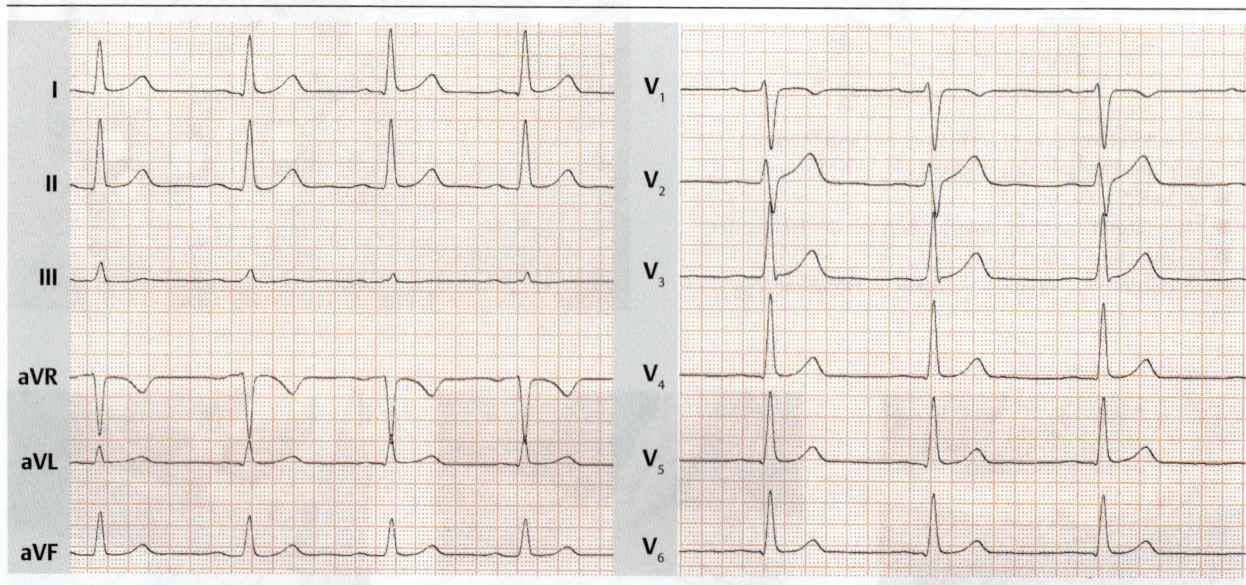

Normalbefund eines Ruhe-EKGs. Links sehen Sie die 6 Extremitätenableitungen und rechts die 6 Brustwandableitungen. So sollte ein normales EKG ungefähr aussehen. *Aus: Schuster HP, Trappe HJ. EKG-Kurs für Isabell. Thieme 2009*

Mitwirken bei der Diagnostik

körperliche Belastung sollen Veränderungen am Herzen diagnostiziert werden, die nur bei Anstrengung sichtbar werden bzw. auftreten. Bei Anstrengung benötigt das Herz mehr Sauerstoff. Ist die Durchblutung des Herzens gestört, reicht die Blutversorgung unter Belastung möglicherweise nicht aus, und es kommt zu Veränderungen im EKG. So können Anzeichen einer **Durchblutungsstörung** am Herzen, d. h. einer koronaren Herzkrankheit (**KHK**), mithilfe des Belastungs-EKGs diagnostiziert werden.

Praktisches Vorgehen

Die Vorbereitungen entsprechen denen des Ruhe-EKGs. Um den Patienten beim Fahrradfahren nicht zu stören, können die Extremitätenableitungen am Rumpf des Patienten angebracht werden (▶ Abb. 53.6).

ACHTUNG
Da es bei Herzpatienten während körperlicher Belastung zu schweren Komplikationen wie Rhythmusstörungen oder plötzlichem Herztod kommen kann, muss bei der Untersuchung immer ein Arzt anwesend sein. Außerdem sollten ein Defibrillator und entsprechende Notfallmedikamente bereitliegen.

Während der Untersuchung wird der Patient bis an seine individuelle Belastungsgrenze belastet. Dabei zeichnet das EKG kontinuierlich die elektrische Aktivität des Herzmuskels auf. Um diese Aktivität nach der Untersuchung in Relation zum Blutdruck setzen zu können, wird dem Patienten eine Blutdruckmanschette am Oberarm angelegt, die mit einem Computer verbunden ist und alle 2 Minuten automatisch den Blutdruck aufzeichnet. Klagt der Patient während der Untersuchung über Thoraxschmerzen oder Luftnot bzw. zeigt das EKG vermehrt Rhythmusstörungen und/oder steigt der Blutdruck extrem an bzw. fällt gar unter Belastung, wird die Untersuchung durch den anwesenden Arzt abgebrochen.

Nach einer solchen Untersuchung können die Patienten erschöpft sein und müssen ggf. zurück zur Station begleitet bzw. evtl. sogar im Rollstuhl abgeholt werden. Da auch während der weiteren Erholung noch Herzrhythmusstörungen auftreten können, müssen die Patienten hinterher regelmäßig beobachtet werden. Die Vitalparameter werden kontrolliert und gezielt nach Beschwerden wie Luftnot oder Brustschmerzen gefragt.

> ### WISSEN TO GO
>
> **Belastungs-EKG**
>
> Es ist ein **12-Kanal-EKG**, das unter körperlicher Belastung abgeleitet wird. Meist fährt der Patient Fahrrad. Damit die Extremitätenableitungen nicht stören, werden sie am Rumpf angebracht. Parallel wird der Blutdruck gemessen, die Blutdruckmanschette wird dafür am Oberarm angebracht. Da es zu Komplikationen kommen kann, muss immer ein Arzt anwesend sein, Defibrillator und Notfallmedikamente sollten bereitliegen.
>
> Gegebenenfalls müssen die Patienten von der Untersuchung zurück auf Station gebracht werden. Eventuell ist eine längere engmaschige Kontrolle der Vitalparameter nach der Anstrengung notwendig (Arztanordnung).

Langzeit-EKG

Prinzip

Beim Langzeit-EKG wird über 24 Stunden ein EKG abgeleitet und aufgezeichnet. So wird ermittelt, wie sich der **Herzrhythmus** während eines normalen Tages verhält. Der Patient sollte also während des Langzeit-EKGs möglichst seinem gewohnten Tagesablauf nachgehen, um rhythmusstörende Faktoren im Alltag des Patienten zu ermitteln. Die entsprechenden Elektroden werden genauso wie beim Monitor-EKG geklebt (▶ Abb. 53.7). Das dazugehörige Gerät kann um den Hals oder als Umhängetasche um die Schulter getragen werden.

Praktisches Vorgehen

Zunächst muss der Patient über den langen Zeitraum der Untersuchung aufgeklärt werden. Zu Beginn der Untersuchung werden dem Patienten die Elektroden geklebt und

Abb. 53.6 Belastungs-EKG.

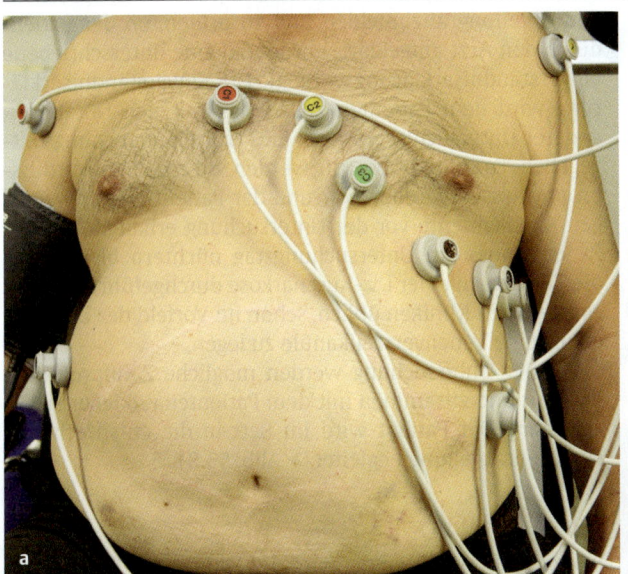
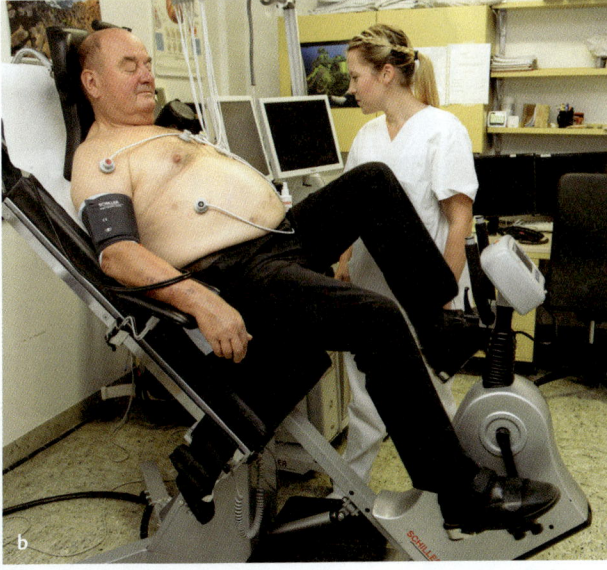

a Die Extremitätenableitungen der Hände sind am Rumpf des Patienten fixiert.
b Da es zu schweren Komplikationen kommen kann, sollte der Patient genau beobachtet werden.

das Gerät eingeschaltet. Während der Untersuchung muss der Patient seinen Tagesablauf grob dokumentieren (Mahlzeiten, Schlafen, besondere körperliche Belastungen usw.), um diese Ereignisse in die Interpretation des EKGs einzubeziehen. Nach 24 Stunden wird das Gerät ausgeschaltet und abgehängt. Es wird mit einem Patientenaufkleber markiert und zur Auswertung in die EKG-Abteilung gebracht.

Solange die Aufzeichnung läuft, muss darauf geachtet werden, dass Aufzeichnungsgerät und Elektroden nicht voneinander getrennt oder gar vom Patienten entfernt werden. Gegebenenfalls muss dieser deshalb z. B. bei der Körperpflege unterstützt werden. Falls sich Elektroden lösen, müssen sie wieder in korrekter Position befestigt bzw. – wenn sie nicht mehr halten – gegen neue ausgetauscht werden.

WISSEN TO GO

Langzeit-EKG

Es dient der Rhythmuskontrolle über 24 Stunden unter möglichst realistischen Alltagsbedingungen. Die **Elektroden** werden wie beim **Monitor-EKG** angelegt. Der Patient dokumentiert die Tätigkeiten während des Tages. Während der Aufzeichnung muss kontrolliert werden, dass Aufzeichnungsgerät und Elektroden nicht getrennt werden.

Abb. 53.7 Langzeit-EKG.

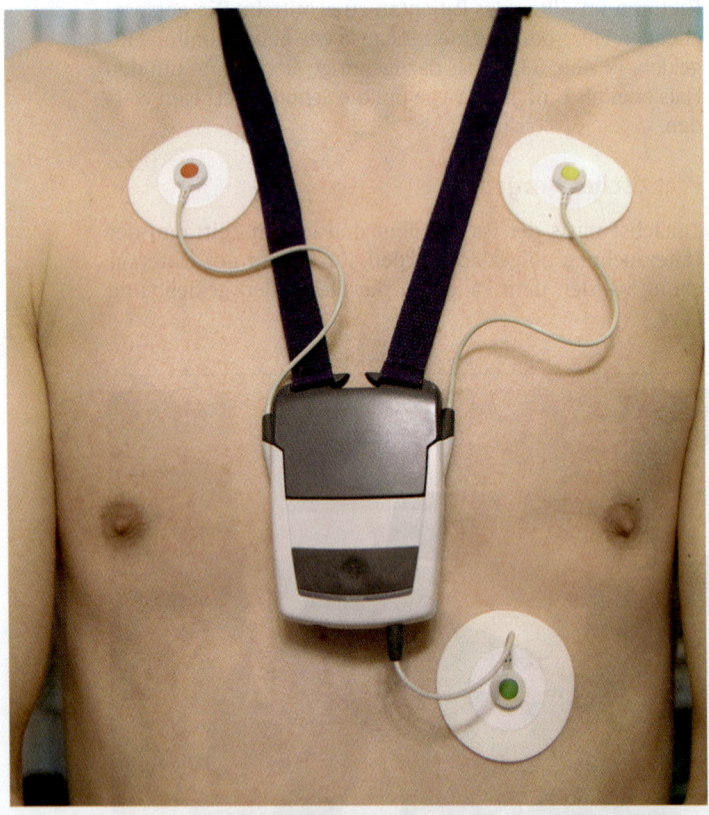

Die 3 Extremitätenableitungen werden wie beim Monitor-EKG nach dem Ampelschema geklebt: die Ableitungen der Hände auf den Schlüsselbeinen und des linken Fußes in der Nähe des Bauchnabels.

53.3.2 Echokardiografie

Prinzip

Die Echokardiografie ist eine Ultraschalluntersuchung des Herzens. Hierbei werden v. a. die **Herzmuskeltätigkeit**, die **Auswurfleistung des Herzens**, die **Herzklappen** und weitere anatomische Strukturen des Herzens untersucht. Je nachdem, was untersucht werden soll, wird der Ultraschallkopf an 2 verschiedenen Stellen positioniert.

Dem Herzen beim Arbeiten zusehen.

Transthorakale Echokardiografie – TTE • Bei der TTE wird der Schallkopf auf der Brust positioniert und der Arzt kann die Herzkammern und die Vorderseite des Organs untersuchen.

Transösophageale Echokardiografie – TEE • Möchte der Arzt die dorsalen, also zur Wirbelsäule hin gelegenen Organabschnitte genauer untersuchen, wird der Ultraschallkopf über die Speiseröhre des Patienten bis in die Höhe des Herzens vorgeschoben. Man spricht dann von der transösophagealen (durch die Speiseröhre erfolgenden) Echokardiografie. Besonders die Vorhöfe können bei einer TEE besser beurteilt werden. Sie ist z. B. indiziert, wenn nach Thromben in den Vorhöfen gesucht wird, oder um die Herzklappen genau zu beurteilen.

Das praktische, pflegerische Handeln ist bei beiden Untersuchungen sehr unterschiedlich, nicht zuletzt, da es sich bei der zweiten um ein **invasives** Verfahren handelt.

Praktisches Vorgehen TTE

Aufgabe der Pflege ist es, den Patienten bei der entsprechenden Funktionsabteilung anzumelden und ihn ggf. dorthin zu begleiten. Wenn notwendig, wird der Patient beim Auskleiden und bei der Lagerung unterstützt.

Praktisches Vorgehen TEE

Vorbereitung

Aufgabe der Pflege ist es, den Patienten bei der entsprechenden Abteilung anzumelden und zu prüfen, ob der Patient durch den Arzt aufgeklärt wurde und eine unterschriebene Einverständniserklärung vorliegt. Die Einverständniserklärung wird dem Patienten zusammen mit den Unterlagen anderer Untersuchungen (z. B. EKG) zur Untersuchung mitgegeben. Es sollte überprüft werden, ob eine Endokarditisprophylaxe vorgesehen war und der Patient die notwendigen Medikamente vor der Untersuchung erhalten hat. Der Patient muss am Untersuchungstag nüchtern bleiben. Da die TEE evtl. in einer i.v.-Kurznarkose durchgeführt wird, ist es in einigen Kliniken üblich, schon im Vorfeld der Untersuchung eine Venenverweilkanüle zu legen.

Vor der Untersuchung werden mögliche Zahnprothesen entfernt und zusammen mit dem Patientenaufkleber sicher verwahrt. Der Patient wird im Bett in die entsprechende Funktionsabteilung begleitet (▶ Abb. 53.8).

Durchführung

In der Funktionsabteilung wird der Patient auf die Untersuchungsliege gelagert und ggf. mit einem Monitor-EKG überwacht. Die Pflegefachkraft bereitet die Untersuchung vor, legt ggf. eine Venenverweilkanüle, bereitet das Kurznarkotikum

Mitwirken bei der Diagnostik

Abb. 53.8 Transösophageale Echokardiografie.

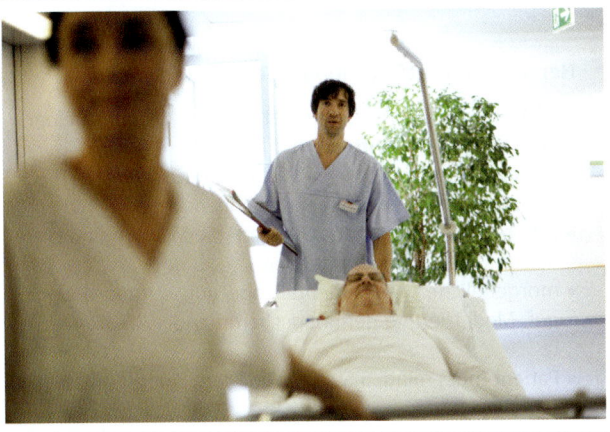

Zusammen mit einem Kollegen wird der Patient mit allen Unterlagen in die Funktionsabteilung gebracht.

(z. B. Propofol oder Dormicum) vor oder appliziert dem Patienten auf ärztliche Anordnung ggf. eine Rachenanästhesie (z. B. Xylocain-Spray).

Die Pflegefachkraft assistiert dem Arzt bei der Durchführung und reicht z. B. die TEE-Sonde an. Durch die verabreichten Medikamente kann es dazu kommen, dass der Patient nicht tief genug bzw. überhaupt nicht mehr atmet. Aus diesem Grund sollte während der Untersuchung ein Beatmungsbeutel in Reichweite liegen.

Nachbereitung

Nach der Untersuchung wird der Patient in die stabile Seitenlage gebracht und weiterhin mittels Pulsoxymetrie und evtl. Monitor-EKG überwacht. Ein Beatmungsbeutel sollte weiterhin in Reichweite liegen, da die sedierenden Medikamente auch nach der Untersuchung noch atemdepressiv wirken können. Der Patient muss nüchtern bleiben, bis die Kurznarkose und die Rachenanästhesie vollständig abgeklungen sind (ca. 2 Stunden). Danach wird der Patient durch eine Pflegekraft auf seine Station gebracht. Der Schwesternruf wird für den Patienten erreichbar zurechtgelegt. Eine Zahnprothese wird dem Patienten zurückgegeben, wenn er wieder vollständig wach ist. In regelmäßigen Abständen werden die Vitalparameter kontrolliert, ggf. mit Überwachungsplan.

WISSEN TO GO

Echokardiografie – TTE und TEE

Bei der **Ultraschalluntersuchung des Herzens** unterscheidet man TTE und TEE, je nachdem, welche Strukturen am Herz untersucht werden sollen. Die TEE ist eine invasive Methode, da die Ultraschallsonde durch die Speiseröhre hinter das Herz geführt wird.

Beim TEE muss der Patient am Untersuchungstag nüchtern sein, eine schriftliche Einverständniserklärung muss vorliegen, Zahnprothesen müssen entfernt sein; nach der Untersuchung muss der Patient nüchtern bleiben, bis die Kurznarkose vollständig abgeklungen ist (ca. 1–2 h). Die Zahnprothese sollte erst zurückgegeben werden, wenn der Patient wieder vollständig wach ist. Bis dahin werden regelmäßig Vitalparameter kontrolliert.

53.3.3 Herzkatheteruntersuchung

Prinzip

Bei der Herzkatheteruntersuchung führt der Arzt einen dünnen Katheter über ein großes Blutgefäß in den Kreislauf des Patienten ein. Je nachdem, ob das linke oder das rechte Herz untersucht werden soll, erfolgt der Eingriff über eine Arterie (**Linksherzkatheter**) oder über eine Vene (**Rechtsherzkatheter**).

Nachdem der Katheter eingeführt und bis zum Herzen vorgeschoben wurde, kann der Arzt über den Katheter Kontrastmittel spritzen (**Angiografie**). Die Ausbreitung des Kontrastmittels wird dann zeitgleich radiologisch sichtbar gemacht. Auf diese Weise lassen sich bei der Linksherzkatheteruntersuchung z. B. Stenosen der Herzkranzgefäße darstellen (**Koronarangiografie**). Bei der Rechtsherzkatheteruntersuchung lassen sich dabei z. B. Herzfehler identifizieren.

Über eine eingeführte Drucksonde kann der Arzt bei der Herzkatheteruntersuchung außerdem den Blutdruck im rechten und linken Herzen messen. Die häufigste Indikation für eine Herzkatheteruntersuchung ist die koronare Herzkrankheit (KHK).

Perkutane transluminale coronare Angioplastie – PTCA • Der besondere Vorteil dieser Untersuchung besteht darin, dass man währenddessen sofort therapeutisch eingreifen kann. So kann der Arzt z. B. eine verengte Koronararterie in derselben Untersuchung diagnostizieren und anschließend sofort aufdehnen. Dazu wird ein spezieller Ballonkatheter in den verengten oder verschlossenen Gefäßabschnitt geführt und dort aufgepumpt, sodass das verengte Gefäß gedehnt wird. Dieses Verfahren nennt man Ballondilatation oder perkutane transluminale koronare Angioplastie, kurz **PTCA** oder **PCI** (perkutane koronare Intervention). Meist wird direkt im Anschluss ein sog. Stent – eine Art Gitterschlauch aus Metall – eingesetzt, der das Gefäßlumen offenhält. Durch das Aufdehnen des Ballons in der Arterie kann es zu Herzrhythmusstörungen, Blutungen, Thrombosen, Aneurysmabildung und zu einem erneuten Herzinfarkt kommen. Aus diesem Grund wird der Patient während der Untersuchung mittels Monitor-EKG überwacht.

Praktisches Vorgehen

Vorbereitung

In einigen Kliniken gehört es zu den pflegerischen Aufgaben, vor der Untersuchung Blut für angeordnete Laboruntersuchungen abzunehmen und an das Labor weiterzuleiten. Dies ist wichtig, da während der Untersuchung gerinnungsbeeinflussende Medikamente und Kontrastmittel gegeben werden, die Jod enthalten bzw. über die Nieren ausgeschieden werden. Mittels der Laborparameter von Schilddrüse und Niere wird die Organfunktion dieser Organe vor der Untersuchung überprüft. Außerdem wird der Gerinnungsstatus beurteilt, um das Blutungsrisiko korrekt einschätzen zu können. Hierzu müssen am Tag der Untersuchung folgende Laborergebnisse vorliegen: Gerinnungsstatus (Quick, pTT), Schilddrüsenwerte (TSH, T3, T4) und Nierenwerte (Kreatinin). Die Laborwerte werden dem Patienten zusammen mit den Unterlagen zu Voruntersuchungen (z. B. Ruhe-EKG, Belastungs-EKG, Echokardiografie) und der unterschriebenen Einverständniserklärung zur Herzkatheteruntersuchung mitgegeben.

Auf Arztanordnung muss evtl. die morgendliche Medikamentengabe modifiziert werden, ggf. sind Medikamente

Pflege bei Erkrankungen des Herzens

vor dem Eingriff angeordnet. Pflegende sollten mit ein Auge darauf haben, ob der Patient gerinnungshemmende Medikamente einnimmt, was auf viele Herzpatienten zutrifft. Diese müssen durch den Arzt rechtzeitig abgesetzt bzw. ggf. ausgetauscht werden. Der Patient sollte 6 Stunden vor dem Eingriff nüchtern bleiben.

Bei der **Rechtsherzkatheteruntersuchung** wird am häufigsten die Vena femoralis in der Leiste, alternativ die Vena basilica in der Ellenbeuge punktiert. Bei der **Linksherzkatheteruntersuchung** wird am häufigsten die Arteria femoralis in der Leiste punktiert, alternativ können die Arteria brachialis in der Ellenbeuge oder die Arteria radialis am Handgelenk punktiert werden. Im Folgenden wird die Punktion der Arteria femoralis beschrieben. Die Aufgaben bei der Vor- und Nachbereitung bei Links- oder Rechtsherzkatheteruntersuchung unterscheiden sich dabei nicht wesentlich.

Die Haut der Leistengegend wird nach hausinternem Standard rasiert. Vor der Untersuchung wird die arterielle Durchblutung beider Beine kontrolliert (▶ Abb. 53.9). Hierzu werden die Fußpulse getastet und die Taststellen mit einem Stift markiert. So wird sichergestellt, dass nach der Untersuchung dieselben Taststellen verwendet werden und die Werte direkt vergleichbar sind. Die Hautfarbe, Hauttemperatur und Sensibilität beider Beine werden beurteilt und dienen als Richtwerte für die Zeit nach der Untersuchung. Auf diese Weise kann nach der Untersuchung eine mögliche arterielle Durchblutungsstörung sofort erkannt werden.

Bevor der Patient in das Herzkatheterlabor gebracht wird, wird er dabei unterstützt, ein Flügelhemd sowie einen medizinischen Thromboseprophylaxestrumpf (MTS) am nicht punktierten Bein anzuziehen. Zuvor sollte dem Patienten angeboten werden, die Toilette aufzusuchen, um Urin zu lassen. Prothesen und Schmuck sind vom Patienten abzulegen und von der Pflegekraft sicher zu verwahren. Danach wird der Patient im Bett zum Herzkatheterlabor gebracht.

> ### WISSEN TO GO
>
> **Herzkatheteruntersuchung – Vorbereitung**
>
> Sie ist die zurzeit wichtigste Methode zur Diagnose einer KHK. **Pflegerische Aufgaben:**
> - Gerinnungsstatus (Quick, PTT), Schilddrüsenwerte (TSH, T3, T4), Nierenwerte (Kreatinin) abnehmen
> - Laborwerte, Unterlagen zu Voruntersuchungen und Einverständniserklärung mitgeben
> - morgendliche Medikamentengabe auf Arztanordnung; ggf. Modifizierung gerinnungshemmender Medikamente
> - Patient muss mind. 6 Stunden vor dem Eingriff nüchtern sein
> - bei Punktion der Arteria femoralis Haut der Leistengegend ggf. nach Standard rasieren
> - Fußpulse tasten, Taststellen mit Stift markieren; Hautfarbe, Hauttemperatur und Sensibilität beider Beine beurteilen und dokumentieren
> - Patienten Flügelhemd und MTS am nicht punktierten Bein anziehen
> - Patienten bitten, noch einmal die Toilette aufzusuchen, Prothesen und Schmuck ablegen

Durchführung

Im Herzkatheterlabor übernimmt eine Pflegefachkraft der Abteilung den Patienten. Sie
- bereitet den i. v.-Zugang vor,
- lagert den Patienten flach auf dem Untersuchungstisch,
- legt ein Monitor-EKG an,
- legt Röntgenschürze für Arzt und Assistenz bereit,
- macht die Leiste zur Punktion frei,
- assistiert dem Arzt bei der Untersuchung (Katheter anreichen o. Ä.),
- assistiert beim Anlegen eines Druckverbandes nach Katheterentfernung.

Abb. 53.9 Fußpulse.

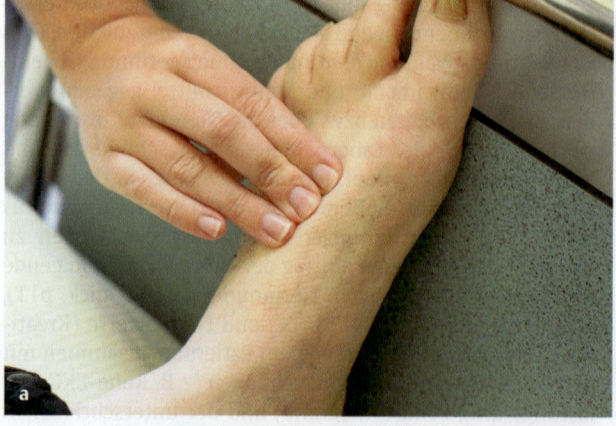
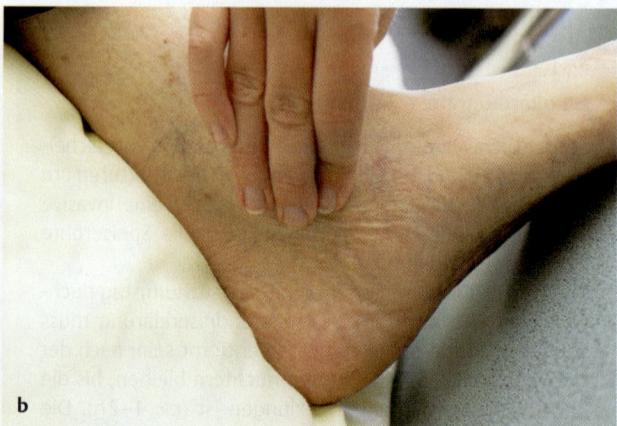

Vor der Untersuchung werden die Fußpulse getastet. Gleichzeitig wird auf die Hautfarbe, die Hauttemperatur und die Sensibilität beider Beine geachtet.
a Tasten der A. dorsalis pedis.
b Tasten der A. tibialis posterior.

Nachbereitung

Schwerpunkt der Betreuung der Patienten nach Katheteruntersuchungen ist die engmaschige Beobachtung. In manchen Kliniken ist es deshalb üblich, Patienten besonders nach Linksherzkatheteruntersuchungen auf einer Intensivstation zu überwachen.

Der Patient hat nach der Untersuchung Bettruhe. Er sollte flach gelagert werden, um die punktierte Arterie nicht zu beugen und einem Aneurysma vorzubeugen. Eine Mobilisation erfolgt nur auf Arztanordnung, frühestens jedoch nach 6 Stunden. Um den Patienten in dieser Zeit so gut wie möglich versorgen zu können, ist es gut, im Vorfeld zu erfragen, ob der Patient Probleme hat, auf dem Rücken zu liegen, um ggf. rechtzeitig Rücksprache mit dem Arzt zu halten und unterstützende Maßnahmen zu ergreifen (Ist z. B. eine 30°-Seitenlagerung möglich?).

Blutdruck (Hypotonie?), Fußpulse, Hautfarbe (livide/blasse Verfärbung?), Sensibilität (Kribbeln?) und Hauttemperatur (kalt?) des punktierten Beines werden stündlich beurteilt und mit den Befunden vor der Untersuchung verglichen.

ACHTUNG
Blutdruckabfall, vor allem in Zusammenhang mit Tachykardie und Kaltschweißigkeit, deuten auf einen Volumenmangelschock aufgrund einer Blutung hin. Sind die Pulse am Fuß nicht tastbar oder ist das Bein kalt und blass, kann es als Komplikation des Eingriffs zu einem akuten Arterienverschluss gekommen sein. In beiden Fällen verständigen Sie sofort den Arzt.

Die korrekte Lage des Druckverbands und die Punktionsstelle sollten engmaschig kontrolliert werden (Hämatome? Frische Blutflecken?). Der Patient wird auf allergische Kontrastmittelreaktionen hin beobachtet, z. B. Hautrötung, Atemnot, verminderte Urinausscheidung. Um das verabreichte Kontrastmittel auszuschwemmen, sollte der Patient nach der Untersuchung viel trinken – Flüssigkeitsbeschränkungen bei Herzinsuffizienz oder Niereninsuffizienz sind zu beachten. Je nach Arztanordnung und evtl. Begleiterkrankungen des Patienten (z. B. Herzinsuffizienz, Niereninsuffizienz) wird eine Bilanzierung durchgeführt.

Der Patient wird bei der Ausscheidung (Bettpfanne) unterstützt. Beim männlichen Patienten sollte eine Urinflasche bereitgelegt werden. Nach der Untersuchung dürfen die Patienten gleich trinken und i. d. R. auch gleich essen. Das Essen sollte dem Patienten angerichtet werden. Da der Patient sich nicht aufsetzen darf, bietet es sich an, ihm eine Schnabeltasse zu reichen. Besonders, wenn der Patient ein Buch lesen will, kann es angenehm sein, das Bett „in der Ebene" zu kippen, ohne dabei die Leiste zu beugen.

Der Druckverband wird nach ca. 24 Stunden auf ärztliche Anordnung entfernt und ggf. auf ärztliche Anordnung ein Unterschenkelthrombosestrumpf über das punktierte Bein gezogen.

Wurde bei dem Patienten eine PTCA durchgeführt, wird er zusätzlich mit Medikamenten behandelt, die einen sofortigen Verschluss des neu eingebrachten Stents verhindern sollen. Dies könnte eine Behandlung mit hochpotenten Thrombozytenaggregationshemmern (z. B. Plavix) oder mit Standardheparin (über Perfusor) sein.

! Merken Blutungsneigung
Die Heparingabe kann zu einer erhöhten Blutungsneigung führen. Achten Sie daher besonders auf Symptome wie Nasen- und Zahnfleischblutungen sowie auf Hämatome.

WISSEN TO GO

Herzkatheteruntersuchung – Nachbereitung

- Patient hat Bettruhe, flache Lagerung, punktierte Arterie nicht beugen
- Mobilisation auf Arztanordnung, frühestens nach 6 h
- stündliche Beurteilung von Blutdruck, Fußpulsen, Hautfarbe, Sensibilität und Hauttemperatur des punktierten Beines
- bei Anzeichen eines Volumenmangelschocks oder einer Durchblutungsstörung sofort Arzt verständigen
- auf allergische Kontrastmittelreaktionen achten
- alle 30 min Druckverband prüfen
- auf ausreichende Flüssigkeitsgabe achten, Kontraindikationen beachten
- ggf. Bilanzierung durchführen
- bei Ausscheidung und Nahrungsaufnahme unterstützen
- Druckverband auf ärztliche Anordnung (ca. 24 h) entfernen und MTS anlegen
- nach PTCA auf erhöhte Blutungsneigung achten

53.4 Erkrankungen des Herzens

53.4.1 Koronare Herzkrankheit

Grundlagen

Definition Koronare Herzkrankheit
Bei der koronaren Herzkrankheit (KHK) sind die Herzkranzgefäße durch Arteriosklerose verengt (siehe folgende Infografik). Der Herzmuskel ist dadurch minderdurchblutet und erhält zu wenig Sauerstoff (Myokardischämie).

Das charakteristischste Symptom der Minderversorgung mit Sauerstoff ist die **Angina pectoris** – Thoraxschmerzen mit Brennen und Engegefühl hinter dem Brustbein, die typischerweise in die linke Körperhälfte, vor allem in Arm, Unterkiefer und Oberbauch, ausstrahlen. Oft wird die Angina pectoris begleitet von **Atemnot, Angst, verminderter körperlicher Belastbarkeit** und manchmal auch **vegetativen Symptomen** wie Erbrechen oder starkem Schwitzen.

Je nachdem, wie viele der insgesamt 3 großen Koronargefäße betroffen sind, spricht man von 1-, 2- oder 3-Gefäß-Erkrankung. Durch eine länger andauernde Minderversorgung des Herzmuskels mit Sauerstoff kann sich aus der KHK eine Herzinsuffizienz entwickeln. Kommt es zum Aufbrechen der arteriosklerotischen Plaques in den Koronararterien, droht ein Herzinfarkt. Die **Hauptrisikofaktoren** für die Entstehung solcher arteriosklerotischer Plaques sind Fettstoffwechselstörungen, arterielle Hypertonie, Diabetes mellitus, Rauchen, familiäre Veranlagung, männliches Geschlecht und ein Alter über 65 Jahre.

Viele KHK-Patienten sind medikamentös gut auf ihre Erkrankung eingestellt. Typische Angina-pectoris-Beschwerden treten dann nur unter körperlicher Anstrengung auf, wenn der Sauerstoffbedarf des Herzens erhöht ist. Die Beschwerden sind meist gut mit Nitrospray zu behandeln. In diesem Stadium sprechen wir von der **stabilen Angina pectoris**.

ARTERIOSKLEROSE

ENTWICKLUNG

Die Arteriosklerose beginnt mit einer Störung in der Gefäßwand durch:

- hohen Blutdruck
- Gefäßverletzungen
- Altersveränderungen

Entzündungszellen können dadurch in die Gefäßwand eindringen und die Gefäßwand lagert Fette und Kalk ein (Plaquebildung).

Umgangssprachlich wird die Arteriosklerose deshalb auch Arterienverkalkung genannt.

Verlauf der Arteriosklerose:

- Plaques wachsen an.
- Das verbleibende Gefäßlumen wird immer enger.
- Der Blutfluss wird eingeschränkt.
- Es kommt zu Durchblutungsstörungen.
- Gefäßwände werden durch die Kalkablagerungen starr.

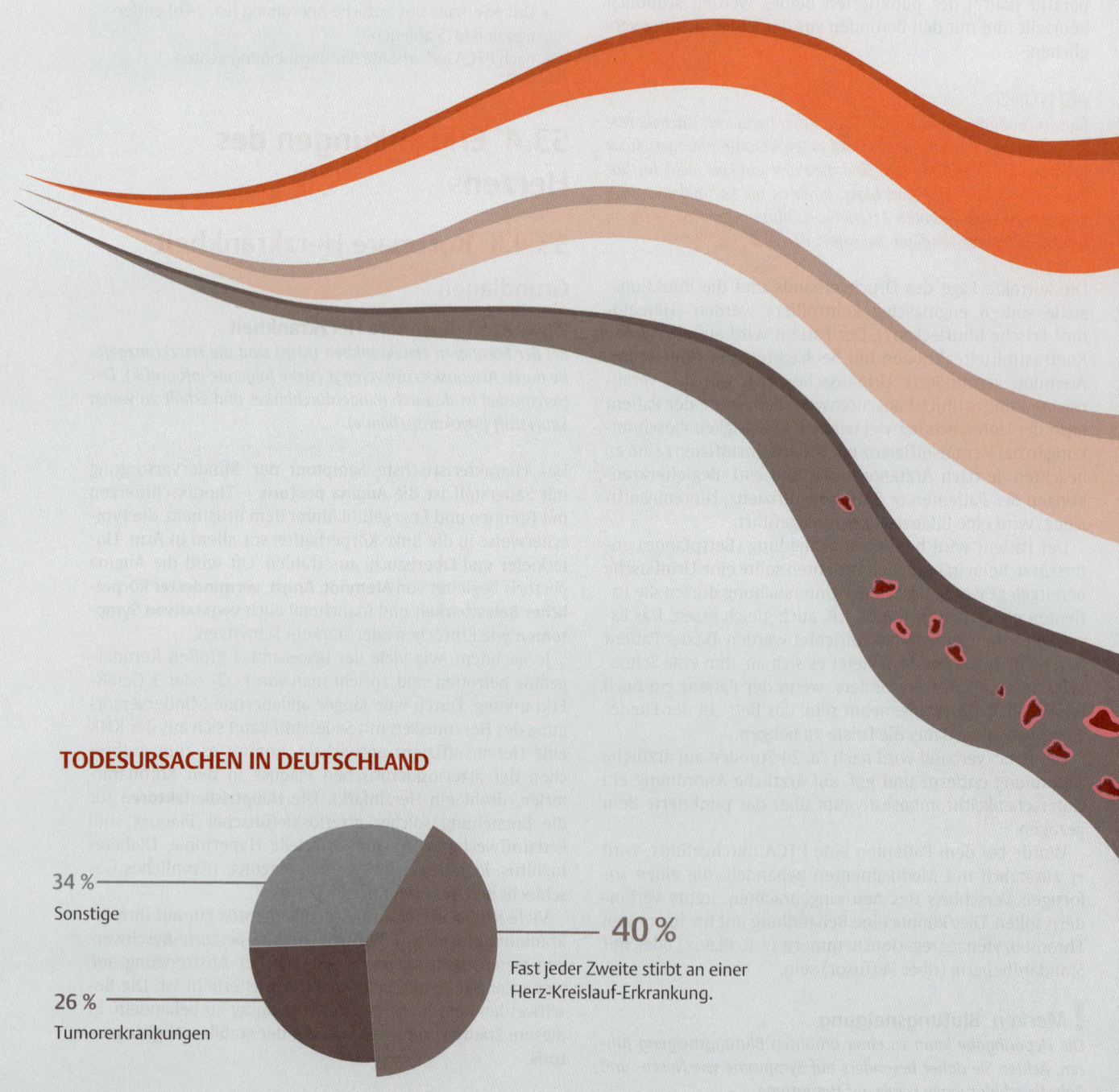

TODESURSACHEN IN DEUTSCHLAND

- 34 % Sonstige
- 26 % Tumorerkrankungen
- 40 % Fast jeder Zweite stirbt an einer Herz-Kreislauf-Erkrankung.

Zahlen: Statistisches Bundesamt 2011

Das Gefäß verliert die Fähigkeit zur Anpassung an verschiedene Druckverhältnisse.

- Ein bereits vorhandener Bluthochdruck kann sich dadurch verschlechtern.

gesunde Arterie

Arterie mit Gefäßverengung

stark verengte Arterie

♥ PRÄVENTION
- gesunde Ernährung
- reduzierter Salzkonsum
- Bewegung 3 × 30 min pro Woche
- nicht rauchen
- Diabetes gut einstellen
- LDL-Cholesterin senken
- Blutdruck normalisieren

⚠ RISIKOFAKTOREN
- arterielle Hypertonie
- Hypercholesterinämie
- Hyperlipidämie
- Diabetes mellitus
- Rauchen
- familiäre Veranlagung
- männliches Geschlecht
- Alter über 65 Jahre

✚ ERKRANKUNGEN
- koronare Herzkrankheit
- Herzinfarkt
- Herzinsuffizienz
- ischämische Darmerkrankungen
- Aortenklappenstenose
- pAVK
- Schlaganfall
- Niereninsuffizienz

Nimmt der Patient hingegen seine Medikamente nicht regelmäßig ein oder nimmt die Arteriosklerose im Gefäß weiter zu, kommt es zu einer Symptomverschlechterung. Die typischen Angina-pectoris-Beschwerden treten dann häufig schon in Ruhe auf und sind zunehmend schwerer – wir sprechen von der **instabilen Angina pectoris**. Hinter jeder instabilen Angina pectoris kann sich ein Herzinfarkt verbergen, denn in der Akutsituation lassen sich beide symptomatisch nicht voneinander unterscheiden.

> **! Merken** Akutes Koronarsyndrom
> Erst durch Untersuchung der herzspezifischen Enzyme und durch ein EKG lassen sich die instabile Angina pectoris und der Herzinfarkt voneinander abgrenzen. Bis zum Beweis des Gegenteils wird eine instabile Angina pectoris also immer als Herzinfarkt und damit als Notfall behandelt.

Man fasst beide unter dem Begriff **Akutes Koronarsyndrom** zusammen, das wie folgt eingeteilt wird:
- **instabile Angina pectoris** – kein Herzinfarkt, sondern lediglich eine Verschlechterung der koronaren Herzkrankheit
- **NSTEMI** (non ST-segment-elevation myocardial infarction) – Herzinfarkt, der im Labor, nicht aber im EKG diagnostiziert werden kann
- **STEMI** (ST-segment-elevation myocardial infarction) – Herzinfarkt, der sowohl im EKG (ST-Strecken-Hebungen) als auch im Labor diagnostiziert werden kann

Um im Krankheitsverlauf zwischen den verschiedenen Schweregraden der KHK zu unterscheiden, werden folgende diagnostische Maßnahmen durchgeführt:
- Beobachtung der klinischen Symptome
- EKG: Ruhe-EKG
- im beschwerdefreien Intervall: Belastungs-EKG (ST-Hebungen unter Belastung)
- infarkttypische Laborparameter (CK, CK-MB, Troponin) zur Unterscheidung zwischen Angina pectoris und Herzinfarkt
- Koronarangiografie zur Darstellung von Lokalisation und Ausmaß der Gefäßverengung
- Echokardiografie, Stressechokardiografie, um festzustellen, ob die Herzleistung beeinträchtigt ist

> **WISSEN TO GO**
>
> **Koronare Herzkrankheit – Grundlagen**
>
> Bei der KHK sind die Herzkranzgefäße durch Arteriosklerose verengt. Der Herzmuskel ist dadurch minderdurchblutet und erhält zu wenig Sauerstoff (Myokardischämie). **Komplikationen** sind Herzinsuffizienz und Herzinfarkt. **Hauptrisikofaktoren** sind Fettstoffwechselstörungen, arterielle Hypertonie, Diabetes mellitus, Rauchen, familiäre Veranlagung, männliches Geschlecht, Alter über 65 Jahre. Die KHK äußert sich durch Angina pectoris, oft begleitet von Atemnot, Angst und verminderter Belastbarkeit. Man unterscheidet:
> - **stabile Angina pectoris:** Beschwerden nur unter Anstrengung, mit Nitrospray gut behandelbar
> - **akutes Koronarsyndrom:**
>   - **instabile Angina pectoris:** kein Herzinfarkt, sondern Verschlechterung der KHK, Beschwerden schon in Ruhe
>   - **NSTEMI** (non ST-segment-elevation myocardial infarction): Herzinfarkt, der im Labor, nicht aber im EKG diagnostiziert werden kann
>   - **STEMI** (ST-segment-elevation myocardial infarction): Herzinfarkt, der sowohl im EKG (ST-Strecken-Hebungen) als auch im Labor diagnostiziert werden kann
>
> Eine instabile Angina pectoris wird bis zum Beweis des Gegenteils immer wie ein Herzinfarkt behandelt!
> Die **Diagnose** erfolgt durch: Beobachtung der klinischen Symptome, EKG, Laborparameter (CK, CK-MB, Troponin), Koronarangiografie, Echokardiografie, Stressechokardiografie

Mitwirken bei der Therapie

Das wichtigste Ziel ist es, zusammen mit dem Patienten ein Fortschreiten der Erkrankung zu verhindern und die Krankheit ganzheitlich in das Leben des Patienten zu integrieren. Pflegende haben dabei Aufgaben bei der Therapie des akuten Angina-pectoris-Anfalls, bei der Verabreichung von Medikamenten und der Überwachung möglicher Nebenwirkungen, bei der Unterstützung gefäßerweiternder Maßnahmen sowie in der begleitenden Information und Aufklärung. Bei hochgradiger (> 75 %) Verengung einer Koronararterie erfolgt die Behandlung der KHK u. a. durch die Anlage eines Aorto-koronar-venösen Bypasses (ACVB).

Insbesondere bei der Erstdiagnose ist es hilfreich, den Patienten aufmerksam zu begleiten, ihm zuzuhören und ihn ggf. zu informieren und zu beraten. Es ist nicht leicht, damit umzugehen, plötzlich herzkrank zu sein.

Akutes Koronarsyndrom

Eine stabile Angina pectoris kann jederzeit durch Stress oder fehlende Medikamenteneinnahme in ein akutes Koronarsyndrom mit starken Angina-pectoris-Schmerzen und Luftnot umschlagen. In einem solchen Notfall entspricht das Vorgehen dem bei einem Herzinfarkt (S. 897).

Medikamente

Zur Therapie der koronaren Herzkrankheit werden Betablocker, Kalziumantagonisten, Nitrate, ACE-Hemmer und Statine eingesetzt. Primäres Ziel ist es, das Fortschreiten der Arteriosklerose zu verhindern. Statine werden z. B. gegeben, um das Cholesterin zu senken und bestehende Plaques (Ablagerungen) in den Gefäßen zu stabilisieren. Betablocker senken die Erregbarkeit des Herzens und somit die Herzfrequenz und reduzieren dadurch den Sauerstoffverbrauch des Herzens.

Zu den pflegerischen Aufgaben gehört es, die Therapie zu überwachen und den Patienten auf Nebenwirkungen zu beobachten. Insbesondere sollte darauf geachtet werden, dass der Patient die Notfallmedikamente (z. B. Nitrospray) korrekt anwendet. Er sollte darüber informiert werden, dass er das Nitrospray nicht in der Hosentasche tragen sollte, da der Wirkstoff wärmeempfindlich ist. Eine Übersicht über die wichtigsten Herzmedikamente, deren Wirkung und deren Nebenwirkungen finden Sie in ▶ Tab. 53.1.

Die Besonderheiten bei der Pflege von Patienten mit Herzerkrankungen finden Sie am Ende dieses Kapitels: Pflegebasismaßnahmen bei Herzerkrankungen (S. 908), Beobachtungskriterien bei Herzerkrankungen (S. 909), Informieren, Schulen, Beraten bei Herzerkrankungen (S. 910), Perioperative Pflege bei Herzoperationen (S. 911).

Erkrankungen des Herzens

WISSEN TO GO

KHK – Therapie

Pflegende unterstützen den Patienten bei einem akuten Angina-pectoris-Anfall, bei der Einnahme von Medikamenten und bei gefäßerweiternden Maßnahmen.

Überwachen der Dauermedikation:
- darauf achten, dass der Patient seine Notfallmedikamente korrekt anwendet
- medikamentöse Therapie überwachen und auf mögliche Nebenwirkungen achten (▶ Tab. 53.1): Es werden Betablocker, Kalziumantagonisten, Nitrate, ACE-Hemmer und Statine eingesetzt.

WISSEN TO GO

Herzinfarkt – Grundlagen

Komplikation der KHK. Durch die Arteriosklerose verschließt sich ein Herzkranzgefäß vollständig und das dahinterliegende Gewebe stirbt ab (Herzmuskelnekrose).
- **Komplikationen:** Herzrhythmusstörungen, Herzinsuffizienz, Herzwandaneurysma
- **Symptome:** starke Angina pectoris und Dyspnoe. Bei weiblichen Patienten und Diabetikern oft „stummer Infarkt" mit Übelkeit und Druckgefühl im Magen
- **Diagnostik:** Koronarangiografie, evtl. mit Akut-PTCA, 12-Kanal-EKG, Laboruntersuchungen (CK, CK-MB, Troponin), Echokardiografie

53.4.2 Herzinfarkt

Grundlagen

Definition Infarkt
Unter Infarkt versteht man die Nekrose (Absterben) von Zellen aufgrund einer Durchblutungsstörung und des daraus resultierenden Sauerstoffmangels im Gewebe. Jedes Organ kann von einem Infarkt betroffen sein. Zu den wichtigsten Beispielen gehören Herz (Herzinfarkt = Myokardinfarkt), Gehirn (Hirninfarkt), Milz (Milzinfarkt), Darm (Mesenterialinfarkt) und Niere (Niereninfarkt).

Der Herzinfarkt ist eine Komplikation der koronaren Herzkrankheit. Durch die Arteriosklerose bilden sich immer mehr Plaques in den Koronargefäßen. Reißt eines dieser Plaques ein, wird die Gerinnung aktiviert und es bildet sich ein Thrombus, der das Herzkranzgefäß vollständig verschließt. In die dahinterliegenden Muskelzellen gelangt nun kein Sauerstoff mehr und das Gewebe stirbt ab: Es entwickelt sich eine **Herzmuskelnekrose**. Durch sie kann es besonders in den ersten Stunden nach dem Ereignis zu schwerwiegenden **Komplikationen** kommen, z. B. Herzrhythmusstörungen, Herzinsuffizienz, Herzwandaneurysma.

Symptomatisch zeigen die betroffenen Patienten **starke thorakale Schmerzen (Angina pectoris)** sowie **Dyspnoe**. Häufig werden diese Kardinalsymptome von **Kaltschweißigkeit, starkem Angstgefühl** und **Übelkeit** begleitet. Doch nicht jeder Herzinfarkt muss mit dieser eindrücklichen Symptomatik einhergehen. Besonders weibliche Patienten und Diabetiker zeigen manchmal nur unspezifische Symptome wie Übelkeit und Druckgefühl in der Magengegend. Hier spricht man von einem „stummen Infarkt", dessen Auswirkungen auf den Körper aber identisch sind.

> *Ein stummer Infarkt spricht durch den Magen.*

Um das Infarktgebiet genauer einzugrenzen und um das verschlossene Gefäß bildgebend darzustellen, wird bei Patienten mit Herzinfarkt eine **Koronarangiografie** durchgeführt. Hierbei besteht gleichzeitig die Option einer therapeutischen Intervention durch **Ballondilatation** und **Stent-Einlage** (Akut-PTCA). Weitere Maßnahmen in der Diagnostik des Herzinfarkts sind 12-Kanal-EKG, Laboruntersuchungen (CK, CK-MB, Troponin) und Echokardiografie.

Mitwirken bei der Therapie

Der Herzinfarkt ist eine akut lebensbedrohliche Erkrankung und wird daher in der Akutsituation intensivmedizinisch versorgt. In dieser Phase der Erkrankung übernehmen Pflegende eine wichtige Aufgabe in der Überwachung (Monitor-EKG) des Patienten. Viele Patienten sind infolge der Diagnose verunsichert. Pflegende sollten auf solche Verunsicherungen achten und entsprechend reagieren, indem sie z. B. ein Beratungsgespräch anbieten. Durch den Infarkt ist der Patient nur wenig körperlich belastbar. Eine körperliche Überanstrengung kann schnell zu schweren Komplikationen führen. Aus diesem Grund wird der Patient bei den Aufgaben des täglichen Lebens unterstützt. Im weiteren Krankheitsverlauf erstellen Pflegende in enger Absprache mit dem Arzt einen Stufenplan zur Mobilisierung.

Akutsituation

Das praktische Vorgehen in der Akutsituation bestimmt besonders beim Herzinfarkt entscheidend den weiteren Verlauf der Erkrankung. Der Patient muss so schnell wie möglich behandelt werden. In den letzten Jahren hat sich diesbezüglich besonders die Akut-PTCA im Rahmen der Koronarangiografie zu einem Standardverfahren entwickelt. Die Thrombolysetherapie, bei der der Thrombus durch Medikamente aufgelöst wird, ist aufgrund ihrer hohen Komplikationsrate eher in den Hintergrund getreten. Dabei kann es zu unstillbaren Blutungen in anderen Organen, z. B. dem Gehirn, kommen. Lediglich wenn der Patient nicht innerhalb von 90 Minuten einem Herzkatheterlabor zugeführt werden kann, wird dieses Verfahren noch angewendet.

Die pflegerische Versorgung konzentriert sich in der Akutsituation auf die Assistenz und Koordination der Behandlung sowie auf die Überwachung, Begleitung und psychische Unterstützung des Patienten:
- Patienten möglichst nicht alleine lassen
- Herzbettlagerung (▶ Abb. 53.10), Gabe von 4–6 l Sauerstoff/min, Fenster öffnen
- Monitor-EKG, Pulsoxymetrie und automatisierte Blutdruckmessung anlegen. Außerdem 12-Kanal-EKG schreiben und dem Arzt sofort vorlegen
- i. v.-Zugang legen lassen und auf gleichzeitige Blutabnahmen achten (CK, CK-MB, Troponin, Gerinnung, Blutbild, Elektrolyte); abgenommene Blutröhrchen als Notfall kennzeichnen und schnellstmöglich in das Labor bringen

53 Pflege bei Erkrankungen des Herzens

- Vorbereitung und Gabe von Medikamenten auf Arztanordnung; folgende Medikamente werden beim akuten Koronarsyndrom bzw. Herzinfarkt verabreicht:
  - Bei $RR_{syst.}$ > 100 mmHg Nitroglyzerin-Präparate (▶ Abb. 53.11)
  - Heparin und ASS i.v. zur Verbesserung der Fließeigenschaften des Blutes und zur Verhinderung der Thrombenanlagerung
  - Clopidogrel oder Prasugrel zur zusätzlichen Antikoagulation
  - Morphin zur Schmerzbekämpfung und Nachlastsenkung
  - Betablocker, um lebensbedrohliche Herzrhythmusstörungen zu vermeiden
  - optional Diazepam zur Beruhigung
  - Antiarrhythmika bei Herzrhythmusstörungen
  - Katecholamine bei akuter Herzinsuffizienz und kardiogenem Schock
- Gegebenenfalls Anmeldung einer Akut-PTCA; seltener auch Anmeldung und Vorbereitung einer Lysetherapie
- Verlegung des Patienten auf die Intensivstation bzw. zur Akut-PTCA in das Herzkatheterlabor. Achtung: Verlegung immer nur mit Arztbegleitung und vollständiger Notfallausrüstung!
- Intensivmedizinische Überwachung und Behandlung: Flüssigkeitsbilanz, ZVD-Messung, Monitor-EKG, i.v.-Medikation; Bettruhe für mindestens 24 h mit entsprechenden Prophylaxen, Behandlung eventuell auftretender Komplikationen, psychische Betreuung

ACHTUNG
Aus einem akuten Koronarsyndrom bzw. Herzinfarkt können sich weitere Komplikationen entwickeln, z.B. Bewusstlosigkeit, Apnoe, Lungenödem und Kammerflimmern. Bei Kreislaufstillstand muss sofort mit der kardiopulmonalen Reanimation begonnen werden (S. 287).

! **Merken** Notfallmedikamente Herzinfarkt
Die Notfallmedikation bei Herzinfarktpatienten merkt man sich am besten über „Monas BH" – M wie Morphin, O_2 wie Sauerstoff, N wie Nitrospray, A wie ASS, B wie Betablocker, H wie Heparin.

Abb. 53.10 Herzbettlagerung.

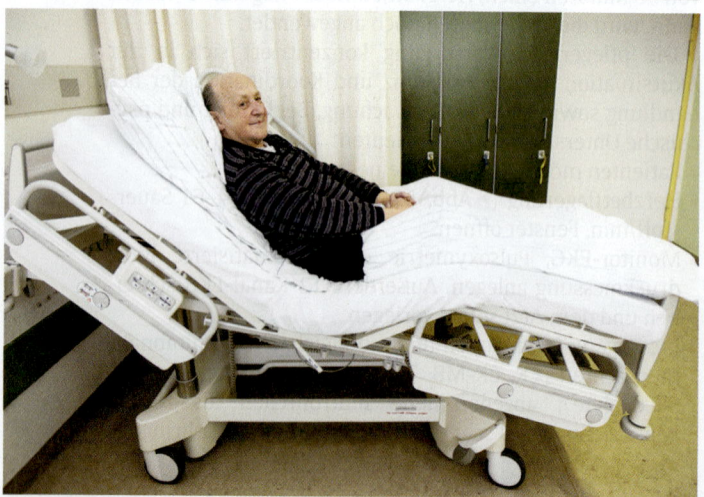

Um das Herz zu entlasten, wird der Patient in Herzbettlage gebracht.

Abb. 53.11 Nitroglyzerin.

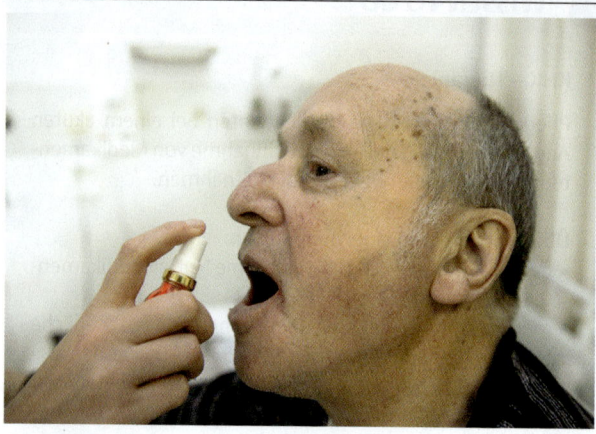

Zu den Notfallmedikamenten bei einem akuten Koronarsyndrom und bei Herzinfarkt gehört Nitrospray.

> **WISSEN TO GO**
>
> **Herzinfarkt – Therapie Akutsituation**
>
> - Patient in Herzbettlage bringen, 4–6 l Sauerstoff/min verabreichen, Fenster öffnen
> - Monitor-EKG, Pulsoxymetrie und automatisierte Blutdruckmessung anlegen; 12-Kanal-EKG schreiben, dem Arzt vorlegen
> - i.v.-Zugang vorbereiten und legen lassen, Blut abnehmen; Blutröhrchen ins Labor
> - Vorbereitung von Medikamenten auf Anordnung: bei $RR_{syst.}$ > 100 mmHg Nitropräparate, Heparin und ASS i.v., Clopidogrel bzw. Prasugrel, Morphin, Betablocker, optional Diazepam, Antiarrhythmika und Katecholamine
> - ggf. Anmeldung einer Akut-PTCA; seltener Lysetherapie
> - Verlegung auf Intensivstation bzw. Herzkatheterlabor. Achtung: nur mit Arztbegleitung und Notfallausrüstung!
> - auf Intensivstation: Flüssigkeitsbilanz, ZVD-Messung, Monitor-EKG, i.v.-Medikation; Bettruhe für mind. 24 h, Behandlung von Komplikationen, psychische Betreuung

Weiterer Krankheitsverlauf

Die ersten 2–3 Tage nach akutem Herzinfarkt wird der Patient auf der Intensivstation überwacht. Bei unkompliziertem Krankheitsverlauf kann er danach auf eine normale, periphere Station verlegt werden. Hier soll sich der Patient langsam wieder in seinen persönlichen Tagesablauf einfinden. Gleichzeitig muss er aber noch regelmäßig überwacht werden: Monitor-EKG, 3-mal tägliche Blutdruckkontrolle, evtl. Flüssigkeitsbilanz. Dies kann zu einem Spagat zwischen neu gewonnener Patientenautonomie und benötigter Überwachung führen. Dieser gelingt am besten, indem gemeinsam mit dem Patienten ein individueller Behandlungsplan erstellt wird. Je nach subjektivem Empfinden des Patienten sollte dieser täglich bewertet und angepasst werden.

Allgemein sollte für Ruhe gesorgt und möglichst vermieden werden, dass der Patient sich aufregt. Für einige Patienten kann es z.B. eine Belastung sein, zu viele Besucher auf einmal zu empfangen oder Fernsehsendungen anzuschauen, die ihn beunruhigen.

Erkrankungen des Herzens

Nach der Akutphase wird die Kost schrittweise aufgebaut. Auf blähende und schwer verdauliche Speisen sollte verzichtet werden, damit der Stoffwechsel entlastet und ein Toilettengang (Stuhlgang) ohne viel Kraftanstrengung (Pressen) möglich ist.

Der Herzinfarkt ist ein lebensbedrohliches Ereignis, das viele Patienten psychisch stark verunsichert und Angst erzeugt. Einige Patienten reagieren mit depressiven Verstimmungen, andere leugnen ihre Gefühle und spielen den Infarkt hinunter. Pflegende sollten auf Zeichen von Verunsicherung achten. Es ist hilfreich, wenn Zeit zum Zuhören eingeplant wird, ggf. sollte die Krankenseelsorge hinzugezogen werden.

Frühmobilisation

Während der Akutphase hat der Patient meist für mindestens 24 Stunden Bettruhe und alle pflegerischen Handlungen werden übernommen. Sobald sich der Zustand des Patienten stabilisiert hat, wird mit der Frühmobilisation auf Arztanordnung begonnen. Sie erfolgt in aufsteigenden Mobilisationsstufen und wird individuell festgelegt, um dem Herz ausreichend Zeit zu geben, sich an die Belastung zu gewöhnen. Der Arzt entscheidet, wann die Belastung gesteigert werden darf.

So früh wie möglich aus dem Bett.

Die Frühmobilisation beginnt damit, dass der Patient bei der morgendlichen Versorgung im Bett verschiedene Handgriffe übernimmt und sich z. B. selbstständig den Oberkörper wäscht. Später wird der Patient mit pflegerischer Unterstützung an die Bettkante oder auf den Toilettenstuhl mobilisiert (▶ Abb. 53.12). Auf der nächsten Stufe wird der Patient durch einen Physiotherapeuten angeleitet, im Zimmer zu gehen. Später geht er auch komplett selbstständig, z. B. zum WC. Es folgt die Mobilisation auf dem Flur. Hier sollte ggf. ein Rollstuhl mitgenommen werden, um für notwendige Ruhepausen eine Sitzmöglichkeit in Reichweite zu haben. Die höchste Stufe der Frühmobilisation ist das Treppensteigen unter Anleitung eines Physiotherapeuten.

Puls und Blutdruck werden vor, während und nach der Belastung überprüft und die Werte miteinander verglichen. Fällt der Blutdruck stark ab oder treten Herzrhythmusstörungen auf, muss die Mobilisation sofort abgebrochen werden. Um eine Überlastung sofort zu erkennen, sollte während der Belastung auch die Hautfarbe (blass?) und die Atmung (gesteigert?) beobachtet werden. Nach jeder Belastung wird eine Ruhepause eingelegt und nochmals Puls und Blutdruck kontrolliert. Nach 3 Minuten sollte der Ruhepuls wieder erreicht sein. Während der Mobilisation sollte der Puls 100 Schläge pro Minute nicht überschreiten.

An die letzte Stufe der Frühmobilisation schließt sich die Entlassungsplanung an. Bevor der Patient wieder ganz nach Hause darf, besucht er eine Reha-Klinik. Bis zu diesem Zeitpunkt ist der Patient bei unkompliziertem Krankheitsverlauf ungefähr 7 Tage im Krankenhaus gewesen.

Medikamente

Zur Dauertherapie nach Herzinfarkt werden Betablocker, ACE-Hemmer, gerinnungshemmende Medikamente, Nitrate und Statine eingesetzt. Insbesondere der korrekte Umgang mit Nitrospray als Notfallmedikament sollte erklärt werden. Das Nitrospray sollte der Patient immer bei sich haben. Es darf jedoch nicht in der Hosentasche getragen werden, da der Wirkstoff wärmeempfindlich ist. Auf die Gefahr der erhöhten Blutungsneigung durch die gerinnungshemmenden Medikamente sollte der Patient hingewiesen bzw. auf Blutungen geachtet werden.

> **WISSEN TO GO**
>
> **Herzinfarkt – Therapie und Pflege im weiteren Krankheitsverlauf**
>
> - regelmäßige Kontrollen: Monitor-EKG, 3-mal tägl. RR, evtl. Flüssigkeitsbilanz
> - individuellen Behandlungsplan erstellen
> - allgemein für Ruhe sorgen
> - Gesprächsoffenheit zeigen, Zeit zum Zuhören einplanen
> - auf blähende und schwer verdauliche Speisen verzichten, Obstipationsprophylaxe
> - Frühmobilisation auf Anordnung in aufsteigenden Mobilisationsstufen; Puls und Blutdruck vor, während und nach Mobilisation kontrollieren; bei Anzeichen von Überbelastung Mobilisation stoppen
> - medikamentöse Therapie überwachen, auf mögliche Nebenwirkungen achten (▶ Tab. 53.1). Es werden Betablocker, ACE-Hemmer, Blutverdünner, Nitrate und Statine eingesetzt; auf erhöhte Blutungsgefahr hinweisen
> - Verlegung des Patienten in Reha-Klinik

Die Besonderheiten bei der Pflege von Patienten mit Herzerkrankungen finden Sie am Ende dieses Kapitels: Pflegebasismaßnahmen bei Herzerkrankungen (S. 908), Beobachtungskriterien bei Herzerkrankungen (S. 909), Informieren, Schulen, Beraten bei Herzerkrankungen (S. 910), Perioperative Pflege bei Herzoperationen (S. 911).

53.4.3 Herzinsuffizienz

Grundlagen

Definition Herzinsuffizienz
Von einer Herzinsuffizienz (HI) wird gesprochen, wenn das Herz nicht mehr genügend Blut auswerfen kann, um die Organe mit Sauerstoff zu versorgen. Sie ist eine Folge verschiedener Herzerkrankungen.

Abb. 53.12 Frühmobilisation.

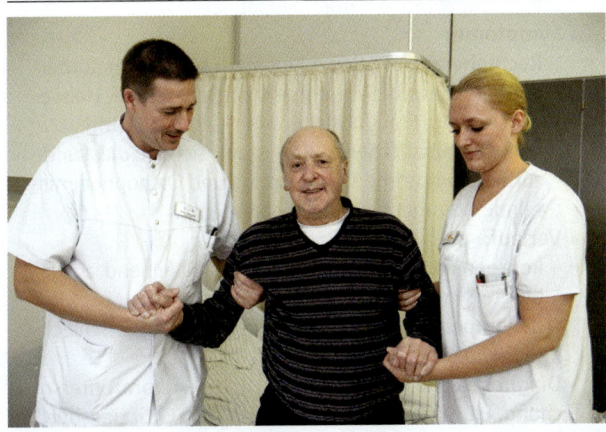

Bei der Frühmobilisation muss darauf geachtet werden, den Patienten nicht zu überlasten. Wenn er das erste Mal aufsteht, sollte er von 2 Pflegepersonen unterstützt werden.

Fast alle Herzerkrankungen können zu einer Herzinsuffizienz führen. Die häufigsten Ursachen sind KHK, Herzmuskelerkrankungen und Herzklappenfehler.

Je nachdem, welcher Teil des Herzens hauptsächlich betroffen ist, unterscheidet man zwischen einer **Rechtsherzinsuffizienz**, einer **Linksherzinsuffizienz** und einer **Globalherzinsuffizienz** (rechtes und linkes Herz). Die daraus resultierenden Symptome lassen sich durch den Rückstau des Blutes in den jeweils dahinterliegenden Kreislauf erklären.

Rechtsherzinsuffizienz • Das Blut staut sich bei der Rechtsherzinsuffizienz in den Körperkreislauf zurück, wodurch Beinödeme, Halsvenenstauung, Stauungsleber und Stauungsgastritis mit abdominellen Beschwerden und Appetitlosigkeit auftreten können.

> **! Merken** Ödeme
> *Kardial bedingte Ödeme sind weich. Nach dem Wegdrücken bleibt typischerweise eine Delle bestehen (▶ Abb. 53.13). Ödeme infolge einer Lymphabflussstörung oder einer Schilddrüsenunterfunktion sind derber und nehmen sofort wieder ihre ursprüngliche Form an (lassen sich also nicht wegdrücken).*

Linksherzinsuffizienz • Bei ihr staut sich das Blut aus dem linken Herzen zurück in die Lunge. Die Symptome einer Linksherzinsuffizienz äußern sich daher über die Atmung: Lungenstauung mit Dyspnoe (Luftnot) und Orthopnoe (stärkste Luftnot). Übersteigt der Druck in den Lungenvenen einen kritischen Wert, kommt es zum Lungenödem. Die Patienten haben extreme Luftnot und husten schaumiges Sekret ab. Rasselnde Atemgeräusche sind oft ohne Stethoskop hörbar.

ACHTUNG
Patienten mit Lungenödem sind akut lebensbedroht und benötigen sofort intensivmedizinische Betreuung.

Akute und chronische Herzinsuffizienz • Je nachdem, wie schnell die Herzinsuffizienz verläuft, kann sie eingeteilt werden in eine akute und eine chronische Form. Die akute Form entwickelt sich innerhalb von Stunden oder Tagen – Auslöser ist meist ein Herzinfarkt. Aber auch plötzlich auftretende Herzrhythmusstörungen oder Herzmuskelentzündungen können Ursache sein. Die chronische Form entwickelt sich dagegen innerhalb von mehreren Monaten oder Jahren und ist wesentlich häufiger als die akute Form. Die häufigste Ursache ist eine KHK, aber auch angeborene Kardiomyopathien (Herzmuskelerkrankungen) führen häufig zu einer chronischen Herzinsuffizienz. Eine Zeitlang schafft es der Körper, die mangelnde Pumpfunktion des Herzens durch verschiedene Mechanismen zu kompensieren. Sind die Reserven aber erschöpft, kommt es zur dekompensierten Herzinsuffizienz und der Patient zeigt rasch Symptome.

Definition Kompensierte/dekompensierte HI
Eine kompensierte Form der Herzinsuffizienz liegt vor, wenn keine oder gleichbleibend stark ausgeprägte Symptome bestehen.
Bei einer dekompensierten Herzinsuffizienz kommt es zum erstmaligen Auftreten oder zur Verschlechterung der typischen Symptome wie Dyspnoe, Leistungsabfall, Ödeme usw.

Diagnostik • Um den Schweregrad einer Herzinsuffizienz einteilen zu können, werden folgende diagnostische Maßnahmen gewählt:
- Echokardiografie
- Röntgenthoraxuntersuchung
- Blutuntersuchung
- EKG, Langzeit-EKG
- Linksherzkatheteruntersuchung

Stadien • Anhand der Ergebnisse der Diagnostik kann die Herzinsuffizienz in eines der 4 Stadien nach NYHA (New York Heart Association) eingeteilt werden. Diese Klassifizierung hat sich international als Standard bewährt:
- **Stadium I:** diagnostisch nachgewiesene Einschränkung der Pumpfunktion ohne erkennbare Symptome
- **Stadium II:** Luftnot unter schwerer Belastung
- **Stadium III:** Luftnot während des einfachen Gehens bzw. unter leichter Belastung
- **Stadium IV:** Luftnot im Sitzen und in Ruhe

WISSEN TO GO

Herzinsuffizienz – Grundlagen

Das Herz wirft nicht mehr genügend Blut aus, um die Organe mit Sauerstoff zu versorgen. Fast alle Herzerkrankungen können zu einer Herzinsuffizienz (HI) führen.
- **Ursachen:**
  - **akute HI:** innerhalb von Stunden/Tagen – Ursachen: Herzinfarkt, plötzlich auftretende Herzrhythmusstörungen oder Herzmuskelentzündungen
  - **chronische HI:** innerhalb von mehreren Monaten/Jahren, wesentlich häufiger. Häufigste Ursache KHK, aber auch angeborene Kardiomyopathien
- **Symptome:**
  - **Rechtsherzinsuffizienz:** Blut staut sich in den Körperkreislauf zurück, Symptome sind Beinödeme, Halsvenenstauung, Stauungsleber und Stauungsgastritis
  - **Linksherzinsuffizienz:** Blut staut sich in die Lunge zurück, Symptome sind Dyspnoe und Orthopnoe, rasselnde Atemgeräusche, Lungenödem
- **Verlauf:**
  - **kompensierte HI:** keine oder gleichbleibend ausgeprägte Symptome
  - **dekompensierte HI:** erstmaliges Auftreten/Verschlechterung der Symptome
- **Diagnostik:** Echokardiografie, Röntgenthoraxuntersuchung, Blutuntersuchung, EKG, Langzeit-EKG, Linksherzkatheteruntersuchung

Abb. 53.13 Kardial bedingtes Ödem.

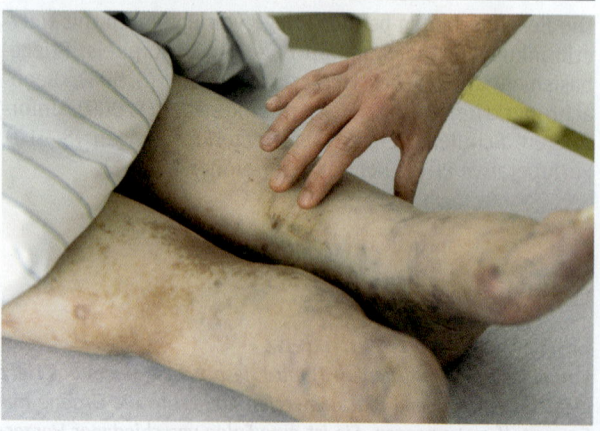

Drückt man das Ödem mit den Fingern ein, bleibt eine Delle bestehen.

Mitwirken bei der Therapie

Die meisten Patienten haben eine chronisch-kompensierte Herzinsuffizienz. Hier hat die Therapie vor allem das Ziel, die zugrunde liegende Erkrankung zu behandeln, um ein Fortschreiten der Herzinsuffizienz zu verhindern. Gleichzeitig wird das Herz durch verschiedene Medikamente entlastet. Wenn alle anderen Maßnahmen versagen und die Erkrankung weit fortgeschritten ist, bleibt häufig nur noch die Herztransplantation.

Zu den pflegerischen Aufgaben gehört es, die medikamentöse Therapie zu überwachen, den Patienten bei chronischen Symptomen wie Luftnot, Abgeschlagenheit und Appetitlosigkeit zu unterstützen und eine Dekompensation der Herzinsuffizienz zu erkennen.

ACHTUNG
Sehen Sie Hinweise auf eine drohende Dekompensation, z. B. zunehmende Beinödeme oder abnehmende Belastbarkeit, informieren Sie sofort den Arzt.

Medikamente

Die chronische Herzinsuffizienz wird durch ACE-Hemmer, Diuretika, und Betablocker medikamentös behandelt. Wenn die Herzschwäche durch tachykarde Herzrhythmusstörungen bedingt ist, kommen außerdem Digitalispräparate (= Herzglykoside) zum Einsatz.

Digitalispräparate • Ihre Dosierung ist aufgrund der geringen therapeutischen Breite sehr schwierig und von vielen Faktoren abhängig, z. B. Alter, Nierenfunktion und Flüssigkeitshaushalt. Aus diesem Grund kann es besonders im ambulanten Bereich leicht zu Überdosierungen kommen. Achten Sie auf die Symptome einer Überdosierung und geben Sie einen Verdacht an den Arzt weiter. Symptome sind:
- Übelkeit und Erbrechen
- Farbsehstörungen (insbes. Gelbgrünsehen)
- Bradykardie bis hin zur Asystolie (Herzstillstand); selten sind auch tachykarde Herzrhythmusstörungen möglich
- Bewusstseinsveränderungen und Halluzinationen

Bei einer Intoxikation (Vergiftung) mit Digitalispräparaten werden die Medikamente sofort abgesetzt und Notfallmaßnahmen eingeleitet. Je nach Schwere der Intoxikationserscheinungen wird ein Digitalis-Antidot appliziert, Aktivkohle gegeben und ggf. ein externer Schrittmacher implantiert (bei Asystolie).

WISSEN TO GO

Herzinsuffizienz – Therapie

Die meisten Patienten haben eine chronisch-kompensierte Herzinsuffizienz. Die Einnahme der Medikamente ist wichtig, damit sie kompensiert bleibt.
- medikamentöse Therapie überwachen und auf Nebenwirkungen achten (▶ Tab. 53.1), es werden ACE-Hemmer, Diuretika, Betablocker und Digitalispräparate eingesetzt
- auf eine Digitalisüberdosierung achten: Übelkeit und Erbrechen, Farbsehstörungen, Bradykardie bis hin zur Asystolie (Herzstillstand), Bewusstseinsveränderungen und Halluzinationen

Abb. 53.14 Sauerstoff verabreichen.

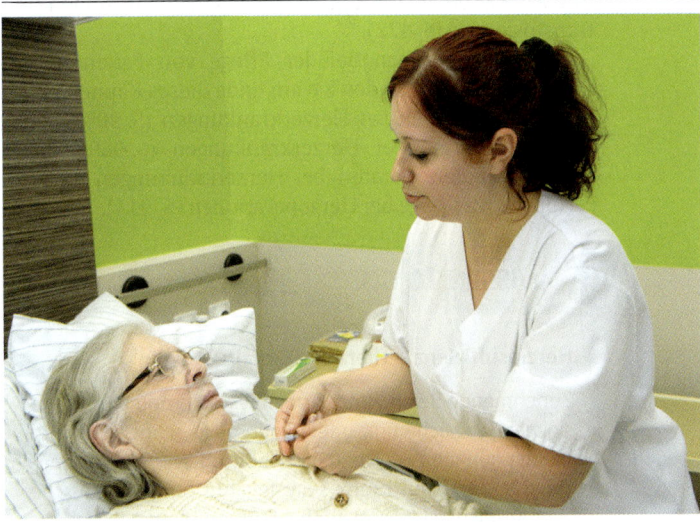

Zu den Erstmaßnahmen bei akuter Herzinsuffizienz gehört es, Sauerstoff zu verabreichen.

Akutsituationen

Entwickelt sich bei einem Patienten eine **akute Herzinsuffizienz** oder geht eine chronisch-kompensierte Herzinsuffizienz in die **dekompensierte Herzinsuffizienz** über, kann es im weiteren Verlauf zum kardiogenen Schock bis hin zum lebensbedrohlichen Kreislaufstillstand kommen. Weil das Herz es nicht mehr schafft, genügend Volumen zu fördern, bilden sich anfangs zunächst Beinödeme, die sich später auf den gesamten Körper ausdehnen.

Durch die Abflussstörung der Leber und des Magens kommt es zu Magenbeschwerden und Appetitlosigkeit. Die Patienten klagen über Schwäche und schnelle Ermüdbarkeit. Bei Linksherzinsuffizienz entwickelt sich oft gleichzeitig ein **kardiales** Lungenödem (S. 975). Dies zeigt sich z. B. durch zunehmende Dyspnoe, Orthopnoe und feuchte Lungengeräusche. Ein feuchter, aber unproduktiver Reizhusten kann ein erstes Warnsymptom für ein Lungenödem sein.

! Merken Erstmaßnahmen
Die pflegerischen Erstmaßnahmen in allen 3 Akutsituationen entsprechen denen beim akuten Herzinfarkt (S. 897). Es wird unverzüglich der Arzt informiert. Der Patient wird in die Herzbettlage gebracht, er bekommt Sauerstoff verabreicht (2–3 l) und die Vitalparameter werden kontrolliert.

Die weitere Behandlung erfolgt i. d. R. auf der Intensivstation. Zur Herzkraftsteigerung werden Katecholamine (z. B. Adrenalin, Noradrenalin, Dobutamin) gegeben. Um die Vorlast zu senken, werden Nitrate in Form von Nitrospray eingesetzt. Das sich bei einem Lungenödem angesammelte Wasser wird durch Schleifendiuretika ausgeschwemmt, z. B. Furosemid, Lasix (S. 1065). Dabei besteht immer die Gefahr einer Exsikkose, erkennbar z. B. an einem verminderten Hautturgor in Form von stehenden Hautfalten, trockenen Schleimhäuten und bei älteren Patienten auch an plötzlicher Verwirrtheit. Diese klinischen Zeichen werden u. a. anhand eines verminderten zentralen Venendrucks (ZVD) objektiviert. Durch die Messung des ZVDs lässt sich gleichzeitig eine Volumenbelastung des rechten Herzens erkennen und dadurch die Diuretikatherapie besser steuern. Um den ZVD messen zu können, benötigt der Patient einen ZVK. Aus diesem Grund wird diese Maßnahme häufig nur auf Intensivstationen durchgeführt. Weitere Informationen zum ZVD lesen Sie im Kap. „Gefäßzugänge, Infusionen und Transfusionen" (S. 472).

Die Besonderheiten bei der Pflege von Patienten mit Herzerkrankungen finden Sie am Ende dieses Kapitels: Pflegebasismaßnahmen bei Herzerkrankungen (S. 908), Beobachtungskriterien bei Herzerkrankungen (S. 909), Informieren, Schulen, Beraten bei Herzerkrankungen (S. 910), Perioperative Pflege bei Herzoperationen (S. 911).

WISSEN TO GO

Herzinsuffizienz – Therapie Akutsituationen

Zunehmende Beinödeme, Magenbeschwerden, Appetitlosigkeit, Schwäche und oder zunehmend schnelle Ermüdbarkeit können Anzeichen einer **akuten** bzw. **dekompensierten Herzinsuffizienz** sein; feuchte Lungengeräusche sind Anzeichen eines **kardialen Lungenödems**.

Der Patient wird in Herzbettlage gebracht und Sauerstoff wird verabreicht (2–3 l). Ein Arzt wird gerufen und die Vitalparameter kontrolliert. Die weitere Behandlung erfolgt auf der Intensivstation: Es werden Katecholamine zur Herzkraftsteigerung gegeben, Nitrate zur Vorlastsenkung, Schleifendiuretika, um ein Lungenödem auszuschwemmen.

53.4.4 Herzrhythmusstörungen

Grundlagen

Definition Herzrhythmusstörungen
Herzrhythmusstörungen zeigen sich in einer gestörten Herzfrequenz und/oder Unregelmäßigkeit des Herzschlags. Die Ursache liegt in einer Störung des Reizbildungs-/Reizleitungssystems des Herzens.

Grundsätzlich lassen sich Herzrhythmusstörungen einteilen in:
- **Bradykardie** = zu niedrige Frequenz (< 60 Schläge/Minute), aber rhythmisch
- **Tachykardie** = zu hohe Frequenz (> 100 Schläge/Minute), aber rhythmisch
- **Bradyarrhythmie** = zu niedrige Frequenz + arrhythmisch
- **Tachyarrhythmie** = zu hohe Frequenz + arrhythmisch
- **Extrasystolen** (ventrikuläre/supraventrikuläre) = zusätzliche Erregungen (aus der Kammer/aus dem Vorhof)

! Merken Name Herzrhythmusstörung
Es gibt zahlreiche Varianten von Herzrhythmusstörungen. Die meisten Herzrhythmusstörungen sind so benannt, dass der Ursprung der Rhythmusstörung im Namen erkennbar ist. Eine supraventrikuläre Tachykardie entsteht z. B. oberhalb (supra) der Kammern (Ventrikel), ein Vorhofflimmern im Vorhof.

Nicht nur Musik hat einen Rhythmus.

Bei Herzrhythmusstörungen ist entweder die **Erregungsbildung** oder die **Erregungsleitung** des Reizleitungssystems des Herzens gestört. Dies kann vielfältige Ursachen haben. Zu den kardialen Ursachen zählen z. B. Herzinfarkt, Herzmuskelerkrankungen oder Herzklappenfehler. Mögliche extrakardiale Ursachen sind z. B. Hormone, Medikamente oder Störungen des Elektrolythaushalts. Die Folge ist bei allen Ursachen die gleiche und betrifft die Funktion des Herzens als Saug-Druck-Pumpe. Gefährlich sind die hämodynamisch relevanten Herzrhythmusstörungen, denn sie beeinträchtigen die Kreislauffunktion. So schafft es das Herz z. B. bei tachykarden Störungen nicht mehr, ausreichend Volumen zu fördern. Dies liegt an der zeitlich stark verkürzten Füllungsphase (Diastole) des Herzens und kann in Form des Kammerflimmerns sogar zum funktionellen Kreislaufstillstand führen.

Viele der an Herzrhythmusstörungen erkrankten Patienten merken lange Zeit nichts von ihrer Erkrankung. Herzstolpern (Palpitationen) oder Aussetzer des Herzschlags sprechen für Extraschläge (Extrasystolen). Hämodynamisch relevante Herzrhythmusstörungen können sich in sog. **Adam-Stokes-Anfällen** zeigen. Dabei kommt es durch akut auftretende Herzrhythmusstörungen zur Sauerstoffunterversorgung des Gehirns. Symptomatisch zeigt sich dies vor allem als sog. kardiale Synkopen mit kurzer Bewusstlosigkeit. Hält die Rhythmusstörung länger an, kann es zum kardiogenen Schock mit evtl. länger andauernder Bewusstlosigkeit kommen.

Zur Diagnosefindung bzw. zur Ursachenabklärung von Herzrhythmusstörungen werden folgende Untersuchungen angewendet:
- Ruhe-, Langzeit- und Belastungs-EKG, Event-Recorder-Untersuchung
- Echokardiografie
- Herzkatheteruntersuchung

WISSEN TO GO

Herzrhythmusstörungen – Grundlagen

Sie zeigen sich in einer gestörten Herzfrequenz und/oder Unregelmäßigkeit des Herzschlags.
- **Einteilung:**
  - **Bradykardie** = zu niedrige Frequenz (< 60 Schläge/min), aber rhythmisch
  - **Tachykardie** = zu hohe Frequenz (> 100 Schläge/min), aber rhythmisch
  - **Bradyarrhythmie** = zu niedrige Frequenz + arrhythmisch
  - **Tachyarrhythmie** = zu hohe Frequenz + arrhythmisch
  - **Extrasystolen** = zusätzliche Erregungen
- **Ursachen:** Störung des Reizbildungs- oder Reizleitungssystems des Herzens
  - **kardial:** z. B. Herzinfarkt, Herzmuskelerkrankungen, Herzklappenfehler
  - **extrakardial:** z. B. Hormone, Medikamente, Elektrolytstörungen
- **Diagnostik:** EKGs, Echokardiografie, Blutuntersuchungen, Herzkatheteruntersuchung, Event-Recorder-Untersuchung

Mitwirken bei der Diagnostik und Therapie

Herzrhythmusstörungen können vielfältige Ursachen haben und sind daher oft schwer zu therapieren. Einige Rhythmusstörungen zeigen sich außerdem nur temporär, z. B. unter Belastung.

Der Patient wird bei den Aufgaben des täglichen Lebens pflegerisch unterstützt, um belastungsinduzierte Herzrhythmusstörungen zu vermeiden. Pflegende sollten im Monitor-EKG erkennen können, wenn eine Rhythmusstörung auftritt und diese Information an den Arzt weitergeben.

Sobald die Diagnose gestellt ist, werden die Patienten medikamentös behandelt. Während der medikamentösen Behandlung einer Rhythmusstörung können durch die verabreichten Medikamente neue Rhythmusstörungen entstehen. Nach Implantation eines Schrittmachers übernehmen Pflegende u. a. eine wichtige Aufgabe in der psychischen Betreuung des Patienten.

Herzrhythmusstörungen erkennen

Herzrhythmusstörungen zu erkennen, ist für die Therapie entscheidend. Insbesondere, wenn sie als Komplikation eines Herzinfarkts auftreten, ist es wichtig, dass sie so schnell wie möglich erkannt werden. Aus diesem Grund werden Patienten nach einem Herzinfarkt bzw. Patienten mit unklaren Herzrhythmusstörungen am Monitor-EKG überwacht.

! Merken Kontrolle
Um kritische Frequenzen frühzeitig zu erkennen, sollten die eingestellten Alarmgrenzen am Monitor regelmäßig kontrolliert werden. Klagt der Patient über Herzstolpern oder treten kardiale Synkopen auf, informieren Sie den Arzt.

Eine genaue Unterteilung von Herzrhythmusstörungen ist nur mit dem EKG möglich. Zur Beschreibung von Rhythmusstörungen im EKG sollte man immer nach dem gleichen Schema vorgehen und die Störung z. B. in Bezug auf Frequenz und Rhythmus beschreiben. Zusätzlich sollte der Puls gefühlt werden, da dieser vom EKG-Bild abweichen kann und Auskunft über die Auswurfleistung des Herzens gibt. Um das Ereignis zu dokumentieren, wird ein Ausdruck des Monitor-EKGs zum Zeitpunkt der Rhythmusstörung angefertigt. Die genaue Diagnosestellung erfolgt dann durch den Arzt. Im Folgenden sollen kurz die Merkmale beschrieben werden, die für eine einschätzende EKG-Beschreibung am Monitor nötig sind:

1. **Beschreibung der Frequenz**
   - normofrequent: 60–80 Schläge/min
   - Bradykardie: < 60 Schläge/min
   - Tachykardie: > 100 Schläge/min
2. **Beschreibung des Rhythmus**
   - Abstand zwischen 2 R-Zacken immer gleich → rhythmische Herzaktion
   - Abstand zwischen 2 R-Zacken variiert bzw. zusätzliche QRS-Komplexe → arrhythmische Herzaktion

Die wichtigsten Herzrhythmusstörungen zeigt ▶ Abb. 53.15.

WISSEN TO GO

Herzrhythmusstörungen erkennen

Patienten nach Herzinfarkt oder mit unklaren Herzrhythmusstörungen werden über Monitor-EKG überwacht.
- eingestellte Alarmgrenzen regelmäßig kontrollieren
- bei Herzstolpern oder kardialen Synkopen Arzt informieren
- bei Rhythmusstörung sofort Ausdruck anfertigen
- einschätzende EKG-Bewertungen am Monitor:
  - normofrequent = 60–80 Schläge/min
  - Bradykardie = < 60 Schläge/min
  - Tachykardie = > 100 Schläge/min
  - Abstand zwischen 2 R-Zacken immer gleich = rhythmische Herzaktion
  - Abstand zwischen 2 R-Zacken variiert bzw. zusätzliche QRS-Komplexe = arrhythmische Herzaktion

Medikamente

Bradykarde Herzrhythmusstörungen • Die Therapie akuter, bradykarder Herzrhythmusstörungen erfolgt mit Parasympatholytika (Atropin) und Sympathomimetika (Alupent). Liegt dagegen eine längerfristige bradykarde Herzrhythmusstörung vor (z. B. AV-Block 3), ist das Mittel der Wahl die Implantation eines Herzschrittmachers.

Tachykarde Herzrhythmusstörungen • Sie werden durch eine ganze Gruppe von Antiarrhythmika therapiert. Die Wirkung dieser Medikamente beruht darauf, dass sie die Erregungsbildung und -leitung beeinflussen. Antiarrhythmika zeigen vereinzelt recht starke Nebenwirkungen, so können sie u. a. erneute Rhythmusstörungen auslösen. Außerdem hemmen sie die Schlagkraft des Herzens. Beruht die Herzrhythmusstörung auf einer Elektrolytstörung (meist Kalium), muss dieses Elektrolyt langsam (über Infusionspumpe) und unter ständiger Monitorkontrolle verabreicht werden. Es gibt verschiedene Gruppen von Antiarrhythmika:
- **Antiarrhythmika der Klasse I**: Natriumkanalblocker
- **Antiarrhythmika der Klasse II**: Betarezeptorenblocker
- **Antiarrhythmika der Klasse III**: Kaliumkanalblocker
- **Antiarrhythmika der Klasse IV**: Kalziumkanalblocker

ACHTUNG
Alle Medikamente, die auf den Rhythmus wirken, können wiederum andere Formen von Rhythmusstörungen auslösen. Deshalb ist die Patientenbeobachtung bei Antiarrhythmika besonders wichtig.

WISSEN TO GO

Herzrhythmusstörungen – Medikamente

- **bradykarde Herzrhythmusstörungen**: Parasympatholytika (z. B. Atropin) und Sympathomimetika (z. B. Alupent)
- **tachykarde Herzrhythmusstörungen**:
  - Antiarrhythmika der Klasse I: Natriumkanalblocker
  - Antiarrhythmika der Klasse II: Betarezeptorenblocker
  - Antiarrhythmika der Klasse III: Kaliumkanalblocker
  - Antiarrhythmika der Klasse IV: Kalziumkanalblocker

Herzschrittmachertherapie

Ein Herzschrittmacher (Pacemaker) ist ein elektrisches Gerät, das den Herzrhythmus überwacht und bei Bedarf (intermittierend) elektrische Impulse abgibt, die eine Muskelkontraktion (Herzaktion) erzwingen. Somit wird die Herzfrequenz beschleunigt, wenn das Herz zu langsam schlägt. Man unterscheidet zwischen passageren und permanenten Herzschrittmachern. Alle Herzschrittmacher bestehen aus mindestens einer Sonde und einem Schrittmacheraggregat. Die Sonden werden über das venöse System in das rechte Herz vorgeschoben und im Vorhof und/oder im Ventrikel fixiert. Einige Herzschrittmacher haben zusätzlich eine Defibrillatorfunktion (ICD) eingebaut. Damit können z. B. ventrikuläre Tachykardien oder Kammerflimmern behandelt werden.

Permanenter Herzschrittmacher • Das Schrittmacheraggregat wird beim permanenten Schrittmacher implantiert und meist auf dem großen Brustmuskel (M. pectoralis major) direkt unter der Haut fixiert. Die jeweiligen Sonden werden, wie bei einem zentralen Venenkatheter, durch die Haut, in die Vene

53 Pflege bei Erkrankungen des Herzens

Abb. 53.15 Herzrhythmusstörungen.

Normalbefund mit gleichmäßigem Sinusrhythmus

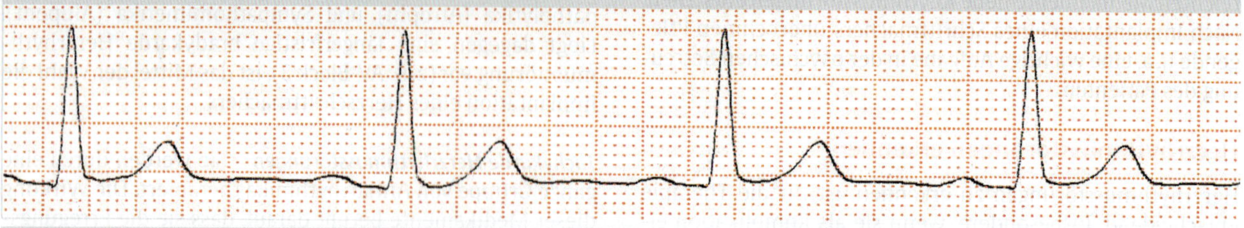

⚠ Vorhofflimmern

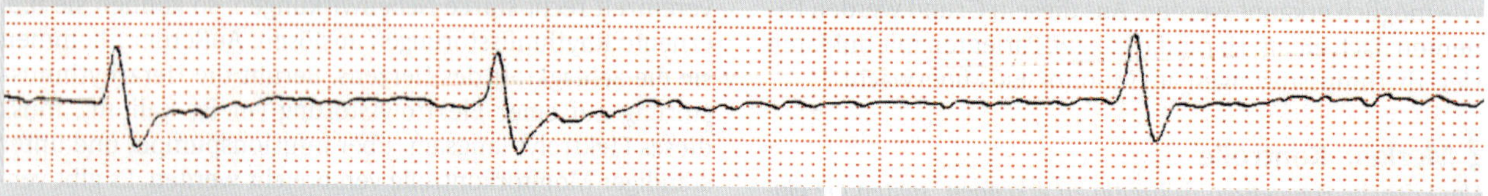

Frequenz: Vorhöfe sehr tachykard (250–350 Schläge/min), Kammern mit normaler Frequenz
Puls: normale Frequenz, evtl. arrhythmisch
Rhythmus: arrhythmisch
- Vorhof flimmert, lässt aber nicht jede Erregung zur Kammer durch → daher Pulsfrequenz oft normal
- oft ohne erkennbare Ursache, teilweise nach Herzinfarkt

❗ Gefahr des Schlaganfalls durch Bildung von Mikrothromben → auf die korrekte Einnahme der Antikoagulanzien (ASS, evtl. Marcumar) achten

⚠ Kammerflimmern

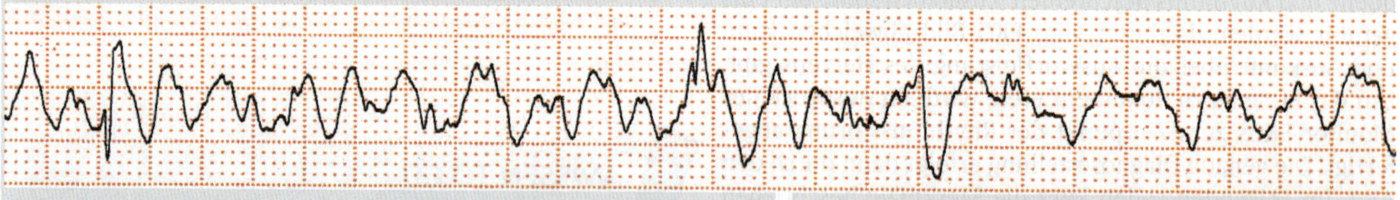

Frequenz: sehr tachykard (250-350 Schläge/min)
Puls: kein Puls
Rhythmus: arrhythmisch
- keine Herzfüllung durch schnelle Tachykardie → Herz-Kreislauf-Stillstand
- bei angeborenen Defekten, Vergiftungen, nach Herzinfarkt

❗ Akute Lebensgefahr! Alarm auslösen und mit der Reanimation beginnen. Defibrillator für den Arzt vorbereiten bzw. mittels AED selbst defibrillieren.

⚠ Ventrikuläre Tachykardie

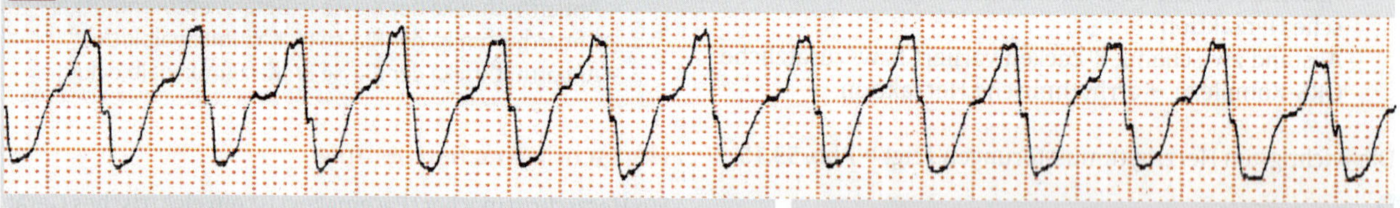

Frequenz: tachykard
Puls: kein Puls oder Tachykardie
Rhythmus: arrhythmisch
- je nach Frequenz mit oder ohne ausreichende Herzfüllung → daher evtl. Herz-Kreislauf-Stillstand
- nach Herzinfarkt, Vergiftungen

❗ Pulslos → wie bei Kammerflimmern handeln; Vorhandener Puls → sofort Arzt rufen, Patienten nicht alleine lassen, Defibrillator und Notfallkoffer bereithalten

⚠ AV-Blockierung

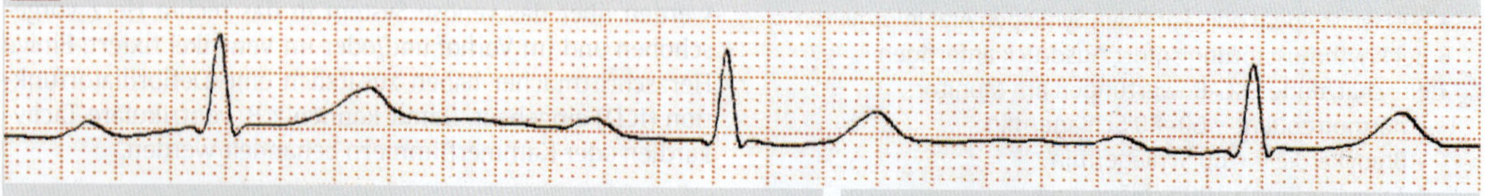

Frequenz: normal bis bradykard
Puls: normal bis bradykard
Rhythmus: Typ I – rhythmisch
Typ II – evtl. arrhythmisch
Typ III – arrhythmisch

❗ Arzt verständigen und Patienten überwachen; ggf. medikamentöse Therapie bzw. Herzschrittmacher

Übersicht über die wichtigsten Herzrhythmusstörungen im Vergleich zu einem Normalbefund. *EKGs aus: Schuster HP, Trappe HJ. EKG-Kurs für Isabell. Thieme 2009*

und von dort bis zum Herzen geleitet. Relevante pflegerische Tätigkeiten fallen beim permanenten Herzschrittmacher lediglich im Rahmen der Implantation und der nachfolgenden Überwachung an. Die Anlage eines permanenten Herzschrittmachers ist ein vergleichsweise kleiner chirurgischer Eingriff, der in Lokalanästhesie durchgeführt werden kann. Im Anschluss an die Operation wird die korrekte Lage überprüft. Anschließend sollte der Patient noch einige Zeit am Monitor überwacht werden. Schrittmacheraktivitäten sind im EKG als spitze Zacken (Spikes) vor dem QRS-Komplex bzw. vor der P-Welle zu erkennen. Einige Tage nach dem Eingriff wird die korrekte Elektronik des Aggregats in der Schrittmacherambulanz überprüft. Hier erhält der Patient dann auch seinen Schrittmacherausweis. In diesem sind Funktionsweise und Implantationsdatum eingetragen, weshalb der Patient den Ausweis ständig bei sich tragen muss. Auf Urlaubsreisen sollte beachtet werden, dass sich Herzschrittmacherträger vor den Sicherheitskontrollen auf Flughäfen melden sollen, da die Aggregate einen Alarm im Metalldetektor auslösen können.

Die Versorgung der Hautwunde erfolgt i.d.R. durch den Hausarzt. Für 4–6 Wochen nach dem Eingriff sollte der Patient auf ruckhafte Schulter- und Kopfbewegungen sowie Überkopfarbeiten verzichten, da sich hierdurch die Sonde verschieben kann. Auch das Tragen von schweren Taschen und Beuteln sollte vermieden werden. Später sind normale sportliche Tätigkeiten ohne Probleme möglich. Wichtig ist es, den Patienten auf mögliche Störquellen hinzuweisen, die die empfindliche Elektronik irritieren können. Hierzu zählen z.B. starke Magnetfelder (z.B. in Rundfunk- und Fernsehanstalten), Diebstahlsicherungen in Kaufhäusern, elektrische Heizkissen und große Lautsprecher (▶ Abb. 53.16).

Passagerer Herzschrittmacher • Beim passageren Schrittmacher befinden sich die gesamte Steuerungseinheit sowie die Stromversorgung (Aggregat) außerhalb des Körpers. Der Patient trägt diese, ähnlich wie das Langzeit-EKG, meist um den Hals, mit sich. Die Schrittmachersonde wird entweder als Notfallmaßnahme, wie ein zentraler Venenkatheter unter sterilen Bedingungen, oder im Rahmen großer Herzoperationen angelegt. Bei diesen großen Herzoperationen werden die Sonden am unteren Pol der Sternotomiewunde herausgeleitet und manuell an die extrakorporale Bedieneinheit angeschlossen.

Für den Patienten sind die sichtbaren Sonden und das dazugehörige elektrische Gerät oft eine große psychische Belastung. Aus diesem Grund benötigen viele Patienten intensive Beratung und Anleitung bei allen Aufgaben des täglichen Lebens. Genau wie beim permanenten Herzschrittmacher muss der Patient darauf hingewiesen werden, keine ruckartigen Bewegungen durchzuführen, da dies die Sonden dislozieren kann. Außerdem müssen die Patienten dauerhaft am Monitor überwacht werden. Wenn die Indikation für eine Schrittmachertherapie nicht mehr gegeben ist (Wirkung des Digitoxins hat nachgelassen, Gefahr der Rhythmusstörung nach OP ist nicht mehr gegeben), können die Sonden wieder gezogen werden.

Die Besonderheiten bei der Pflege von Patienten mit Herzerkrankungen finden Sie am Ende dieses Kapitels: Pflegebasismaßnahmen bei Herzerkrankungen (S. 908), Beobachtungskriterien bei Herzerkrankungen (S. 909), Informieren, Schulen, Beraten bei Herzerkrankungen (S. 910), Perioperative Pflege bei Herzoperationen (S. 911).

WISSEN TO GO

Herzschrittmachertherapie

- nach Implantation Patienten mittels Monitor-EKG überwachen
- Patienten aufklären: 4–6 Wochen keine ruckhafte Kopf- und Schulterbewegungen und keine Überkopfarbeiten mit dem linken Arm, keine Lasten tragen
- Patienten auf mögliche Störquellen hinweisen, z.B. starke Magnetfelder, Diebstahlsicherungen in Kaufhäusern, elektrische Heizkissen

53.4.5 Entzündliche Herzerkrankungen

Grundlagen

Definition Entzündliche Herzerkrankungen
Je nachdem, welche Schicht des Herzens entzündet ist, spricht man von einer Endokarditis (Entzündung der Innenhaut), Myokarditis (Entzündung der Muskelschicht) oder einer Perikarditis (Entzündung des Herzbeutels).

Die am häufigsten vorkommende Form ist die **akute bakterielle Endokarditis**. Dabei kommt es zur Entzündung der Herzinnenhaut und häufig auch der Herzklappen. Eine Sonderform ist die seltener vorkommende nicht infektiöse Endokarditis. Sie entsteht im Rahmen einer **Fehlsteuerung des Immunsystems**, z.B. bei Autoimmunerkrankungen, allergischen Reaktionen oder nach einer Streptokokkeninfektion, z.B. einem eitrigen Halsinfekt (Angina).

Die Symptome reichen von unspezifischen Allgemeinsymptomen wie **Abgeschlagenheit** und Schwäche bis hin zu schweren septischen Reaktionen mit **hohem Fieber** und **Dyspnoe**. Außerdem kann es zu einem Abriss infektiöser Plaques (**septische Embolien**) und damit z.B. zum **Schlaganfall** kommen. Durch fortschreitende Schädigung des Herzens und vor allem der Herzklappen kann eine **Herzinsuffizienz** entstehen. Die Diagnose erfolgt durch die Beobachtung entsprechender klinischer Symptome und den Nachweis der Erreger in der Blutkultur. Zur Beurteilung der genauen Ausdehnung wird häufig eine TEE durchgeführt (S. 890).

Abb. 53.16 Verbotsschild.

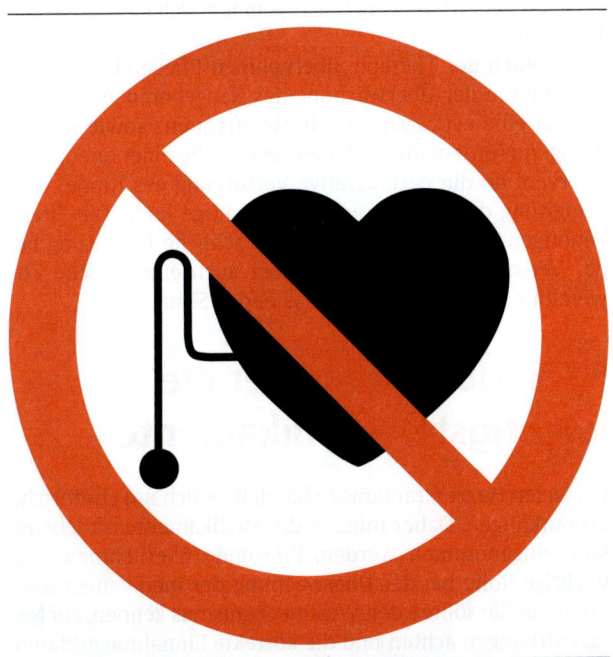

Überall dort, wo dieses Symbol angebracht ist, sollten sich Menschen mit Herzschrittmachern nicht aufhalten.

Für eine **Myokarditis** und auch für eine **Perikarditis** sind **vorwiegend Viren** verantwortlich. Die Myokarditis kann die Folge eines viralen Infekts sein, bei dem sich der Patient zu früh körperlich belastet hat. Eine Perikarditis wird v. a. dann problematisch, wenn es zu einem Perikarderguss kommt, der die Pumpleistung des Herzens beeinträchtigt und ggf. punktiert werden muss.

Therapie und Pflege

Zu den pflegerischen Aufgaben gehört es, die Blutabnahme, insbesondere für die notwendigen Blutkulturen, vorzubereiten und für einen zügigen Transport in das Labor zu sorgen. Weiterhin führen Pflegende auf Arztanordnung die Antibiotikatherapie durch. Oftmals wird sie schon direkt durch den Aufnahmearzt angeordnet. Es ist darauf zu achten, dass die Antibiotika-Erstgabe erst dann erfolgen darf, wenn der Arzt ausreichend Blutkulturen abgenommen hat. Der Patient wird für diagnostische Verfahren wie die TEE angemeldet und entsprechend vorbereitet. Manchmal ordnet der Arzt außerdem ein Monitor-EKG zur Überwachung an, evtl. muss der Patient Bettruhe halten. Der Patient sollte sich körperlich schonen, um dem Herzen die Ruhe zu gewähren, die es zum Ausheilen der Entzündung benötigt. Bei einer Perikarditis wird ggf. eine Punktion durchgeführt (S. 519).

> **WISSEN TO GO**
>
> **Entzündliche Herzerkrankungen**
>
> - **Formen:**
>   - Endokarditis = Entzündung der Innenhaut, meist bakteriell
>   - Myokarditis = Entzündung der Muskelschicht, meist viral
>   - Perikarditis = Entzündung des Herzbeutels, meist viral
> - **Symptome:** Abgeschlagenheit und Schwäche bis hin zu schweren septischen Reaktionen mit hohem Fieber und Dyspnoe
> - **Komplikationen:** Schlaganfall, Herzinsuffizienz, bei Perikarditis Perikarderguss
> - **Diagnostik:** Symptome, Blutkultur, TEE
> - **Therapie und Pflege:**
>   - Antibiotikatherapie
>   - bei Bettruhe Patienten unterstützen, insbesondere bei hohem Fieber
>   - bei Perikarditis ggf. Punktion

53.4.6 Erkrankungen der Herzklappen

Grundlagen

Herzklappenfehler können angeboren oder erworben sein. Bei erworbenen Herzklappenfehlern liegt die Ursache meist in einer durchgemachten Endokarditis, einer Arteriosklerose oder einem Herzinfarkt. Herzklappenfehler können grundsätzlich alle 4 Klappen betreffen und in Form einer Stenose (Verengung) oder Insuffizienz (Verschlussunfähigkeit) vorliegen.

Der **häufigste** erworbene Herzklappenfehler ist die **Aortenklappenstenose**, gefolgt von der **Mitralklappeninsuffizienz**. In der Regel führen Herzklappenfehler unbehandelt auf Dauer zu einer Herzinsuffizienz. Die Betroffenen bemerken die Erkrankung häufig lange Zeit nicht. Erst wenn Symptome einer Dyspnoe auftreten, wird ein Arzt aufgesucht. Der Arzt stellt den ersten Verdacht anhand eines auffälligen Herzgeräusches in der Auskultation fest. Bestätigt wird die Diagnose dann durch die Echokardiografie.

Therapie und Pflege

Die Veränderung der Herzklappe wird engmaschig kontrolliert. Um ein Fortschreiten der Herzinsuffizienz zu verhindern, wird medikamentös therapiert. Bei symptomatischer Erkrankung muss langfristig eine neue Herzklappe implantiert werden. Teilweise kann dies heutzutage schon über einen Herzkatheter erfolgen, teilweise muss der Thorax eröffnet werden.

Besonders ältere Menschen leiden häufig an einer geringgradigen Aortenklappenstenose, die nicht behandlungsbedürftig ist. Wird die Erkrankung dagegen symptomatisch, muss die entstandene Herzinsuffizienz überwacht werden. Bei Herzklappenersatz haben Pflegende wichtige Aufgaben in der perioperativen Betreuung des Patienten (S. 911).

53.4.7 Angeborene Herzfehler

Grundlagen

Angeborene Herzfehler sind häufig und entstehen durch **Fehler während der embryonalen Herzentwicklung**. Sie liegen oft kombiniert vor und können sowohl die Herzklappen als auch die Herzwände betreffen. Zu den häufigsten angeborenen Herzfehlern gehören der **Vorhof- und Ventrikelseptumdefekt** sowie die **angeborene Aortenklappenstenose**. Angeborene Herzfehler kommen bei chromosomalen Störungen (z. B. Trisomie 21 = Down-Syndrom) gehäuft vor. Weitere Ursachen können Infektionen, Medikamenteneinnahme und Drogenkonsum während der Schwangerschaft sein. Häufig lässt sich aber auch keine Ursache finden.

Die Diagnose kann durch hochauflösenden Ultraschall häufig schon intrauterin gestellt werden.

Therapie und Pflege

Um eine normale Entwicklung des Kindes zu gewährleisten, muss teilweise schon wenige Tage nach der Geburt operiert werden. Kleinere Defekte der Herzwände (z. B. offenes Foramen ovale) können oftmals schon mittels Herzkatheter verschlossen werden. Bei sehr kleinen Defekten ist keine Therapie nötig.

Bezüglich der Therapie übernehmen Pflegende wichtige Aufgaben in der Überwachung des Neugeborenen. Sie achten auf eine evtl. Zyanose, die Herzfrequenz sowie die Atmung. Außerdem übernehmen sie im Falle einer operativen Intervention die perioperative Versorgung des Kindes. Die Begleitung der Eltern spielt eine wichtige Rolle. Die Eltern benötigen Sachinformationen und fachliche Begleitung bei der Versorgung ihres Kindes, aber auch empathische Zuwendung in der emotional belastenden Situation.

53.5 Übersicht über die wichtigsten Medikamente

Bei vielen Herzerkrankungen handelt es sich um chronische Erkrankungen. Daher müssen die Medikamente oft lebenslang eingenommen werden. Pflegende übernehmen eine wichtige Rolle bei der Überwachung der medikamentösen Therapie. Sie sollten den Wirkmechanismus kennen, auf Nebenwirkungen achten und die korrekte Einnahme erklären. Die wichtigsten Medikamente zur Therapie von Herzerkrankungen zeigt ▶ Tab. 53.1.

Tab. 53.1 Die wichtigsten Medikamente bei Herzerkrankungen.

Wirkstoffgruppe	häufig verwendete Wirkstoffe und Handelsnamen	Therapieziel/Anwendung	Nebenwirkungen/Beobachtungskriterien
Betablocker	• Metoprolol: Beloc-Zok • Bisoprolol: Concor	• Senkung der Herzfrequenz → weniger Sauerstoffverbrauch • bei KHK/Herzinfarkt, bei bestimmten tachykarden Rhythmusstörungen	• Gefahr der Bradykardie → regelmäßige Pulskontrolle • Gefahr eines Asthmaanfalls → adäquates Handeln (vgl. Pflege bei Lungenerkrankungen)
Kalziumantagonisten	• Nifedipin: Adalat • Nisoldipin: Baymycard	• Hemmung der Kontraktionskraft des Herzens → Schlagkraft und Schlagfrequenz sinken → Sauerstoffbedarf des Herzens und Blutdruck sinken • bei arterieller Hypertonie	Gefahr der Hypotonie → regelmäßige RR-Kontrolle
Nitrate	• Glyceroltrinitrat (Nitroglyzerin): Corangin Nitrospray • Isosorbitdinitrat (ISDN): Isoket	• Weitstellung der Gefäße → verengte Herzkranzarterien bei Angina pectoris werden weiter • → zum Herzen führende Venen können mehr Blut aufnehmen → Herz erhält weniger Blut → Senkung der Vorlast des Herzens • in Akutsituationen bei Angina pectoris, KHK, Herzinfarkt	• senken den Blutdruck, bei Gabe vorher Blutdruck messen (syst. > 100 mmHg) • können Kopfschmerzen induzieren → bei rezidivierenden Kopfschmerzen an Nitratkopfschmerz denken, Info an Arzt • Nitrospray sollte nicht in der Hosentasche getragen werden, da der Wirkstoff wärmeempfindlich ist
ACE-Hemmer	• Ramipril: Delix • Enalapril: Benalapril	• Weitstellung der arteriellen Gefäße → Senkung der Nachlast • bei Herzinsuffizienz, arterieller Hypertonie	• Gefahr der Hypotonie, insbesondere bei Ersteinnahme → Patient wird schrittweise auf das Medikament eingestellt, dabei engmaschige RR-Kontrolle • Reizhusten möglich → wenn belastend für den Patienten, Arzt informieren
Thrombozytenaggregationshemmer	• Acetysalicylsäure: Aspirin • Clopidogrel: Plavix	• Verhinderung von Thrombenbildung → Schlaganfall- und Lungenembolieprophylaxe • bei KHK, nach Herzinfarkt • Prophylaxe nach PTCA oder Stent-Implantation	• Gefahr der verstärkten Blutung bei Verletzungen, Operationen → Patienten aufklären, dass operierender Arzt auf ASS-Einnahme aufmerksam gemacht werden muss. Nach dem Eingriff muss das Medikament unbedingt wieder angesetzt werden (→ ggf. den Arzt hierauf hinweisen)
Antikoagulanzien	• Heparin: Heparin • Phenprocoumon: Marcumar	• bei KHK • bei künstlichen Herzklappen • bei Vorhofflimmern zur Schlaganfallprophylaxe (bei hohem Risiko)	• erhöhte Blutungsneigung (inbes. intrakranielle Blutungen) • Gerinnungsparameter müssen regelmäßig kontrolliert werden
Diuretika („Wassertabletten")	• Furosemid: Lasix • Hydrochlorothiazid: HCT	• Ausschwemmen von Ödemen • weniger Blutvolumen → Vorlastsenkung und Herzentlastung • bei Herzinsuffizienz, arterieller Hypertonie, kardialen Ödemen	• Sturzgefahr bei (nächtlichem) Toilettengang → sturzgefährdete Patienten auffordern, sich für den Toilettengang zu melden • Gefahr der Elektrolytentgleisung (bes. Kalium) → auf neu auftretende Herzrhythmusstörungen achten (Pulsarrhythmie!) und diese dem Arzt melden
Digitalispräparate (Herzglykoside)	• Digoxin: Digacin • Digitoxin: Digimerck	• Steigerung der Muskelkraft des Herzens, Senkung der Herzfrequenz • bei Herzinsuffizienz, verschiedenen Herzrhythmusstörungen	Gefahr der raschen Überdosierung (enge therapeutische Breite) → auf Symptome einer Überdosierung achten
Statine (Cholesterinsenker)	• Simvastatin: Zocor • Atorvastatin: Sortis	• Cholesterinsenkung, Plaquestabilisierung • bei KHK, Herzinfarkt	Gefahr von starken Muskelschmerzen → entsprechende Äußerungen des Patienten ernstnehmen und an Arzt weitergeben
Antiarrhythmika	• Amiodaron: Cordarex • Lidocain: Xylocain	verminderte Erregbarkeit des Herzens	wirken negativ auf die Schlagkraft des Herzens, können neue Rhythmusstörungen auslösen

53 Pflege bei Erkrankungen des Herzens

53.6 Pflegebasismaßnahmen bei Herzerkrankungen

Inwiefern der Patient Unterstützung bei pflegerischen Basismaßnahmen benötigt, hängt davon ab, wie stark er durch die jeweilige Herzerkrankung eingeschränkt bzw. wie belastbar er ist und ob er Bettruhe einhalten soll. Die individuelle Belastungsgrenze des Patienten und der entsprechende pflegerische Unterstützungsbedarf werden in enger Absprache mit dem Arzt ermittelt, indem der Patient **immer wieder nach seinem Befinden gefragt**, die **Vitalparameter erfasst**, der Patient **genau beobachtet** wird (▶ Abb. 53.17). Generell sind folgende Pflegebasismaßnahmen von Bedeutung.

Abb. 53.17 Belastungsgrenze.

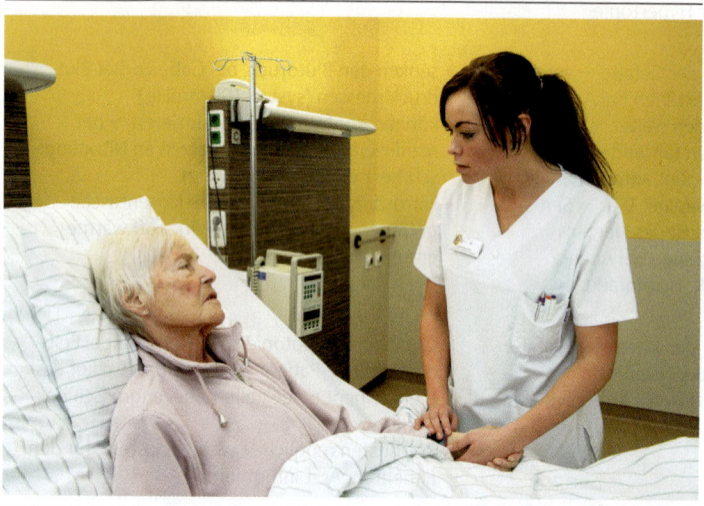

Vor und nach allen pflegerischen Maßnahmen sollten die Patienten immer wieder nach ihrem Befinden gefragt werden.

Körperpflege • Im Frühstadium nach einem Herzinfarkt, bei akuter Herzinsuffizienz oder kardialem Lungenödem oder in der Frühphase entzündlicher Herzerkrankungen muss die Körperpflege evtl. vollständig übernommen werden. Bei mobilen Patienten wird individuell unterstützt. Auf zu warmes Duschen sowie auf Vollbäder sollte verzichtet werden. Unter dem Einfluss von warmen Wasser erweitern sich die Gefäße. Dadurch besteht die Gefahr, dass das Blut in den peripheren Gefäßen versackt und es zu einem Blutdruckabfall kommt. In der Dusche sollte es eine Sitzmöglichkeit geben, damit der Patient sich bei Überanstrengung ausruhen kann. Bei der Körperpflege sollte auf Anzeichen von Unterschenkelödemen geachtet und die Vitalparameter kontrolliert werden, vor allem Atmung und Puls.

ACHTUNG
Brechen Sie die Maßnahmen ab, wenn der Puls extrem steigt, Atemnot auftritt oder der Patient über Schmerzen/Unwohlsein klagt.

Mobilisation • Patienten mit einer neu diagnostizierten KHK sollten in den ersten Tagen nicht alleine längere Strecken laufen, z.B. zu einer Untersuchung. Mit der Frühmobilisation (S. 899) bei Herzinfarkt und akuter Herzinsuffizienz wird auf Arztanordnung begonnen und sie wird nach einem individuellen Stufenplan langsam gesteigert, meist mit Unterstützung durch Physiotherapeuten. Bei chronischer Herzinsuffizienz sollte der Patient regelmäßig spazieren gehen, um das Herz zu trainieren. Außerdem kann der Patient von der Teilnahme an sog. Herzsportgruppen profitieren.

Ernährung und Ausscheidung • Im Akutstadium von Herzerkrankungen sollte auf blähende Kost verzichtet und auf leicht verdauliche Nahrung geachtet werden. Insbesondere bei KHK und Herzinfarkt sollte cholesterinarme Kost ermöglicht werden. Gegebenenfalls beraten Pflegende den Patienten zu gesunder Ernährung. Es sollte für einen regelmäßigen Stuhlgang gesorgt werden, siehe Obstipationsprophylaxe (S. 426). Bei einer chronischen Herzinsuffizienz muss auf die evtl. ärztlich verordnete beschränkte Flüssigkeitszufuhr geachtet werden. Nimmt der Patient zu viel Flüssigkeit zu sich, kann dies zu einer Dekompensation der Herzinsuffizienz führen. Bei einer akuten oder chronisch dekompensierten Herzinsuffizienz müssen Ein- und Ausfuhr der Flüssigkeit genau bilanziert werden.

Prophylaxen • Bei verordneter Bettruhe werden alle notwendigen Prophylaxen durchgeführt. Im Rahmen der Thromboseprophylaxe sollte der Patient zu intermittierenden kreisend-wippenden Fußbewegungen angeleitet werden, um die Muskel-Venen-Pumpe dezent zu aktivieren. Wegen der Gefahr einer Herzrhythmusstörung sollte im Rahmen der Pneumonieprophylaxe auf das Abklopfen verzichtet werden.

Gewicht erheben • Das Gewicht des Patienten sollte regelmäßig kontrolliert werden, um frühzeitig eine Wassereinlagerung im Gewebe zu erkennen (Gewichtszunahme).

Temperatur kontrollieren • Bei entzündlichen Herzerkrankungen wird der Fieberverlauf genau überwacht und mindestens 3-mal täglich die Temperatur kontrolliert. Der Patient wird in den verschiedenen Fieberphasen pflegerisch unterstützt. Um den Kreislauf durch die erhöhte Körpertemperatur nicht zu belasten, sollte das Fieber auf Arztanordnung medikamentös gesenkt werden. Nach operativen Eingriffen oder einem frischen Herzinfarkt kann es zu einer leichten Temperaturerhöhung innerhalb der ersten Tage kommen. Dabei handelt es sich um sog. Resorptionsfieber, das kein Zeichen einer Infektion, sondern durch körpereigene Umbauvorgängen bedingt ist.

WISSEN TO GO

Herzerkrankungen – Pflegebasismaßnahmen

Körperpflege
- in Akutsituationen Körperpflege evtl. komplett übernehmen
- zu warmes Duschen und Vollbäder wegen Kreislaufbelastung unterlassen
- für Sitzgelegenheit in der Dusche sorgen
- Belastbarkeit während der Maßnahmen immer wieder überprüfen

Mobilisation
- Patienten mit neu diagnostizierter KHK nicht alleine längere Strecken laufen lassen
- Frühmobilisation bei Herzinfarkt und akuter Herzinsuffizienz auf Arztanordnung, langsame Steigerung nach individuellem Stufenplan
- bei chronischer Herzinsuffizienz Patienten zum regelmäßigen Spazierengehen anregen

Ernährung und Ausscheidung
- im Akutstadium keine blähende Kost; leicht verdauliche, möglichst cholesterinarme Nahrung
- zu gesunder Ernährung beraten, insbesondere bei erhöhten Blutfettwerten und Diabetes mellitus
- Obstipationsprophylaxe
- bei chronischer Herzinsuffizienz evtl. auf beschränkte Flüssigkeitszufuhr achten

Prophylaxen
- alle notwendigen Prophylaxen bei Bettruhe
- im Rahmen der Pneumonieprophylaxe kein Abklopfen

Gewicht und Temperatur
- Gewicht regelmäßig kontrollieren
- bei entzündlichen Herzerkrankungen 3-mal täglich Temperaturkontrolle; bei Fieber unterstützen

53.7 Beobachtungskriterien bei Herzerkrankungen

Patienten mit Herzerkrankungen sind in ihrer Belastbarkeit mehr oder weniger stark eingeschränkt. Wird das Herz überbelastet, kann es zu schwerwiegenden Komplikationen kommen. Deswegen ist es bei diesen Patienten besonders wichtig, die Pumpfunktion des Herzens zu beobachten, eine Überbelastung zu erkennen und in Akutsituationen sofort zu handeln.

Vitalparameter • Die Vitalparameter Blutdruck und Puls lassen wichtige Rückschlüsse auf die Pumpfunktion des Herzens zu. Daher sollten sie bei akuten kardialen Erkrankungen in der pflegerischen Routine 2–3-mal täglich und zusätzlich während körperlicher Belastung und pflegerischer Tätigkeiten kontrolliert werden (▶ Abb. 53.18). Bei der Pulskontrolle sollte eine volle Minute lang ausgezählt werden, um Herzrhythmusstörungen zu erkennen. Eine erhöhte Pulsfrequenz kann für eine Überanstrengung des erkrankten Herzens sprechen.

! *Merken* **Blutdruckwerte**
Der Blutdruck sollte sich im Normbereich befinden. Erhöhte Blutdruckwerte belasten das Herz zusätzlich. Da viele Herzmedikamente (z. B. Nitrate, Betablocker) den Blutdruck senken, sollten Sie ebenso darauf achten, dass der Blutdruck nicht zu stark fällt. Geben Sie in beiden Fällen dem Arzt Bescheid.

Akutsituationen • Der Patient wird auf Symptome eines akuten Koronarsyndroms bzw. eines Herzinfarkts hin beobachtet und ggf. werden sofort Erstmaßnahmen ausgeführt. Weiterhin wird darauf geachtet, ob sich Ödeme bilden. Bei einer Linksherzinsuffizienz muss insbesondere auf feuchte Atemgeräusche geachtet werden, sie weisen auf ein Lungenödem hin.

Psychische Situation • Bei der Beobachtung sollte insbesondere auch auf die psychische Situation des Patienten geachtet werden. Gerade bei Erstdiagnosen oder Diagnosen, die eine Verschlechterung der Krankheit zeigen, sind Patienten oft sehr unsicher. Es quälen sie Fragen, wie die Krankheit in ihr Leben integriert werden kann, welche Auswirkungen sie haben wird und welche Komplikationen eintreten können. Pflegende sollten versuchen, dem Patienten bei der Beantwortung dieser Fragen zu helfen und ggf. Informationen an Kolleginnen und/oder den Arzt weitergeben, damit Hilfestellungen für den Patienten organisiert werden können.

WISSEN TO GO

Herzerkrankungen – Beobachtungskriterien

Es geht vor allem darum, eine Überbelastung des Herzens zu erkennen, Komplikationen vorzubeugen und in Akutsituationen schnell zu handeln.
- bei akuten kardialen Erkrankungen 2- bis 3-mal täglich Puls und Blutdruck kontrollieren, zusätzliche Kontrollen während körperlicher Belastung und pflegerischer Tätigkeiten
- Puls eine volle Minute lang auszählen, um Herzrhythmusstörungen zu erkennen
- erhöhte Pulsfrequenzen, zu hohen oder zu niedrigen Blutdruck dem Arzt mitteilen
- auf Symptome eines akuten Koronarsyndroms achten
- auf Ödembildung, bei Linksherzinsuffizienz auf Anzeichen eines Lungenödems achten
- auf die psychische Situation des Patienten achten

Abb. 53.18 Vitalparameter.

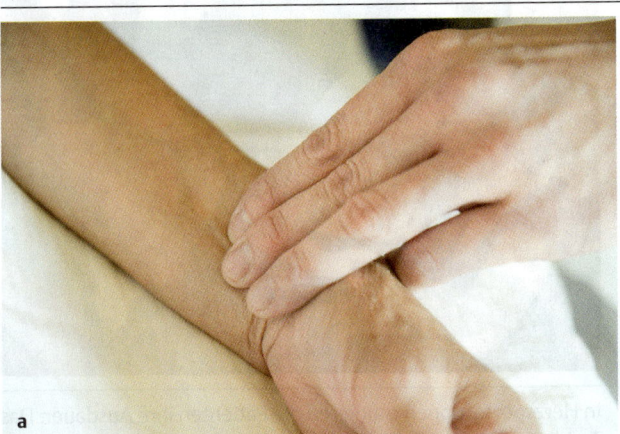
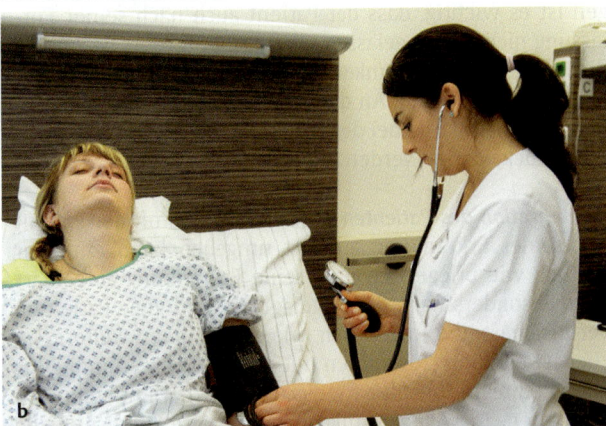

Puls **(a)** und Blutdruck **(b)** sollten bei akuten kardialen Erkrankungen 3-mal täglich, bei körperlicher Belastung und bei pflegerischen Maßnahmen kontrolliert werden.

53.8 Informieren, Schulen, Beraten

Zusammenfassend soll hier noch einmal kurz auf die wichtigsten speziellen Beratungsaspekte bei Patienten mit Herzerkrankungen eingegangen werden:

- Den Patienten darüber informieren, wie wichtig die regelmäßige Einnahme seiner Medikamente ist, um Komplikationen wie Herzinfarkt oder Dekompensation einer Herzinsuffizienz zu vermeiden.
- Den Patienten über die Nebenwirkungen seiner Medikamente aufklären, z.B. „Nitratkopfschmerz" bei Nitrateinnahme, verstärkte Blutungsgefahr bei Antikoagulanzien, Muskelschmerzen bei Statinen, neu auftretende Rhythmusstörungen bei Antiarrhythmika.
- Mit dem Patienten über die Warnsignale eines Angina-pectoris-Anfalls sprechen. Den Patienten über mögliche auslösende Faktoren informieren, z.B. körperliche Belastung (vor allem bei Kälte), psychischen Stress, reichhaltige Mahlzeiten. Dem Patienten z.B. empfehlen, lieber mehrere kleinere Mahlzeiten zu sich zu nehmen und sich direkt nach dem Essen körperlich nicht zu belasten.
- Dem Patienten in einer Mikroschulung erklären, wie er sich bei einem Angina-pectoris-Anfall verhalten soll. Den Patienten anleiten, wie er seine Bedarfsmedikation korrekt anwendet, und ihn darauf hinweisen, dass er sofort einen Notarzt verständigen muss, wenn sich die Thoraxschmerzen nach Nitrateinnahme nicht bessern.
- Patienten mit einer Herzinsuffizienz über die Anzeichen einer Dekompensation informieren, z.B. geringere Belastbarkeit, nächtliche Atemnot, zunehmende Ödeme.
- Thema eines Beratungsgesprächs können auch die Risikofaktoren für Herzerkrankungen sein wie fettreiche Ernährung, Bewegungsmangel, Übergewicht, Rauchen, Bluthochdruck. In diesem Zusammenhang können dem Patienten z.B. Empfehlungen zu einer gesunden Ernährung gegeben oder ihm die Teilnahme an einer Herzsportgruppe nahegebracht werden.

Wieder möglichst fit für den Alltag.

53.8.1 Gesundheitsförderung und Alltagsbewältigung

Wegen des chronischen Charakters vieler Herzerkrankungen ist es wichtig, dass der Patient auch nach seiner Entlassung nicht allein gelassen wird. Daher fordert besonders die Entlassung herzkranker Patienten gute Planung und Beratung des Patienten. An dieser Stelle seien daher wichtige Punkte genannt, die bei der Entlassung herzkranker Patienten berücksichtigt werden sollten.

Reintegration des Patienten in den Alltag • Damit der Patient mit seiner Erkrankung adäquat umgehen kann, muss er ärztlich wie pflegerisch über seine Erkrankung aufgeklärt sein. Besonders nach der Erstdiagnose sind viele Patienten verunsichert und fragen sich, wie es mit ihnen weitergeht. Hier ist es nötig, zusammen mit dem Arzt einen individuellen Reintegrationsplan für die Zeit nach der Entlassung zu erarbeiten. In vielen Krankenhäusern wird diese Aufgabe durch den zuständigen Sozialdienst erledigt. Hier werden zusammen mit dem Patienten Rehabilitationsmaßnahmen und häusliche Hilfen erarbeitet.

Krankheitsverlauf beobachten und Komplikationen verhindern • Um Komplikationen zu verhindern und im Notfall schnell Hilfe zu holen, muss der Patient über entsprechende Kommunikationsmöglichkeiten verfügen. Für diesen Zweck eignen sich sog. Hausnotrufsysteme, die von verschiedenen Hilfsorganisationen angeboten werden (z.B. Deutsches Rotes Kreuz, Johanniter-Unfall-Hilfe und Arbeiter-Samariter-Bund). Immer mehr kommen auch sog. AAL-Systeme (Ambient Assistent Living) auf den Markt der ambulanten Versorgung. Dies sind technische Hilfsmittel wie Tablet-PCs oder Sensoren zur Überwachung der Vitalfunktionen. Insgesamt sollen die Systeme ein sicheres und selbstständiges Leben in der ambulanten Versorgung gewährleisten. Vor der Entlassung des Patienten sollten noch einmal sichergestellt werden, dass er seine Notfallmedikamente (z.B. Nitrospray) korrekt anwendet. Hier gilt es, den Patienten insbesondere dafür zu sensibilisieren, wann eine Einnahme sinnvoll ist (z.B. bei akuter Brustenge) und wann nicht (z.B. bei einem grippalen Infekt).

Risikofaktoren kennen und abbauen • Der Patient muss durch den Arzt über den lebenslangen Verlauf seiner Erkrankung aufgeklärt werden. Auch sollte er bekannte Risikofaktoren wie Rauchen, Übergewicht oder fettreiche Ernährung kennen und bestenfalls abbauen. Dies kann in sog. Herzsportgruppen geschehen. In diesen Sportgruppen wird unter der Anleitung von Physiotherapeuten und Ärzten versucht, Risikofaktoren durch gezieltes Training abzubauen (▶ Abb. 53.19).

Fortsetzung der im Krankenhaus begonnenen Therapie • Ein weiterer wichtiger Planungspunkt ist die regelmäßige Einnahme der verordneten Medikamente. Besonders bei Entlassungen vor dem Wochenende kann es diesbezüglich zu Problemen kommen. Wenn möglich, sollten Pflegende dem Patienten bei einer Entlassung vor dem Wochenende immer die Medikamente für 2–3 Tage mit nach Hause geben. Anschließend muss sich der Patient die Medikamente (laut Entlassungsbrief) bei seinem Hausarzt verschreiben lassen. Ist der Patient zusätzlich demenziell erkrankt oder körperlich stark eingeschränkt, muss er bei der Medikamentengabe durch einen ambulanten Pflegedienst unterstützt werden. Die Organisation übernimmt der Sozialdienst des Krankenhauses. Dass Unterstützung notwendig ist, muss durch die betreuende Pflegekraft festgestellt und an den behandelnden Arzt weitergegeben werden.

Abb. 53.19 Herzsportgruppe.

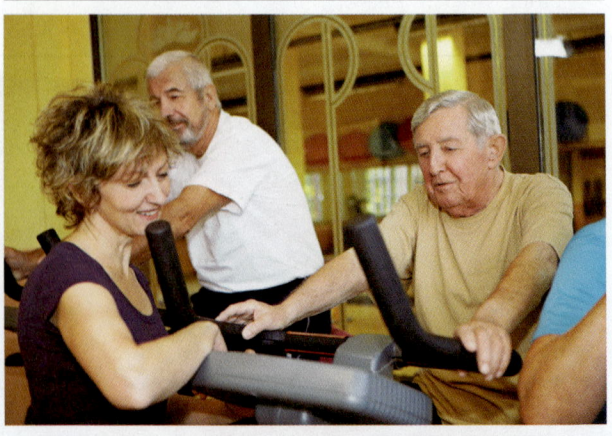

In Herzsportgruppen trainieren die Patienten ihre Ausdauer. Das Training wird dabei individuell an die jeweilige Belastungsgrenze des einzelnen Teilnehmers angepasst und medizinisch begleitet.
© Robert Kneschke/fotolia.com

Um einen regelmäßigen ärztlichen Rundumblick zu erhalten, kann der Patient ggf. in ein sog. DMP (Disease-Management-Programm) vermittelt werden. Zu diesem Programm gehört, dass der Patient in festgeschriebenen Zeiträumen einen niedergelassenen Facharzt aufsucht, der den Verlauf der Erkrankung beobachtet, den Patienten weiterhin schult und Komplikationen früh erkennen kann. Für kardiale Erkrankungen gibt es derzeit DMPs für die koronare Herzkrankheit und die Herzinsuffizienz.

WISSEN TO GO

Herzerkrankungen – Informieren, Schulen, Beraten

Wegen des chronischen Charakters vieler Herzerkrankungen ist es wichtig, dass der Patient auch nach seiner Entlassung nicht alleingelassen und vor seiner Entlassung ausführlich beraten wird, z. B.:
- Den Patienten genau über seine Erkrankung aufklären.
- Den Patienten genauestens in der Anwendung seiner Notfallmedikamente anleiten.
- Notwendigen pflegerischen Unterstützungsbedarf feststellen und an den Arzt weitergeben.
- Gemeinsam mit dem Patienten individuellen Reintegrationsplan erarbeiten; in vielen Krankenhäusern durch den zuständigen Sozialdienst organisiert. Hierzu gehören: Rehabilitationsmaßnahmen, häusliche Hilfen bzw. Pflege, Hausnotrufsysteme, DMP, Herzsportgruppe.

53.9 Perioperative Pflege

Die Herzchirurgie ist ein wichtiger Pfeiler in der Therapie herzkranker Patienten. Lange Zeit galt dabei die Eröffnung des Brustkorbs als unvermeidlich. Seit einigen Jahren ist dies nicht mehr zwingend erforderlich, da viele kleinere Eingriffe mittels Herzkatheter durchgeführt werden können, z. B. Aortenklappenersatz, Verschluss von Septumdefekten (▶ Abb. 53.20).

Muss das Herz dagegen für die Operation stillstehen, wird der Thorax auch weiterhin eröffnet, z. B. bei der Operation eines herznahen Aortenaneurysmas. Bei dieser Operationstechnik bringt der Operateur zunächst mehrere Kanülen in die großen Gefäße ein und verbindet diese über Schläuche mit der Herz-Lungen-Maschine (kurz: HLM). Während der Operation werden Blutoxygenierung (Lungenfunktion) und Pumpfunktion des Herzens durch die HLM übernommen. Hat die Maschine ihre Arbeit aufgenommen, wird das Herz durch eine kaliumreiche, sog. kardioplege Lösung zum Stillstand gebracht. Um das Herz zu schonen, erfolgt die Operation meistens in sog. Hypothermie. Der Patient wird auf eine Körpertemperatur von 25–30 °C heruntergekühlt, um die Ischämietoleranz des Gewebes zu erhöhen. Da bei der offenen Kardiochirurgie auch die Pleurahöhlen eröffnet werden, wird dem Patienten nach der OP eine Thoraxdrainage angelegt.

53.9.1 Herzoperationen

Koronarer Bypass • Der koronare Bypass dient der Blutversorgung des Herzens bei besonders langstreckigem Koronarverschluss und wird z. B. nach einem Herzinfarkt durchgeführt. Hierzu verbindet der Operateur ein herznahes arterielles Gefäß mit dem poststenotischen Koronarabschnitt, also mit dem Abschnitt hinter der Stenose. Der dafür erforderliche Blutleiter wird entweder aus dem Bein

Abb. 53.20 Herzkatheter.

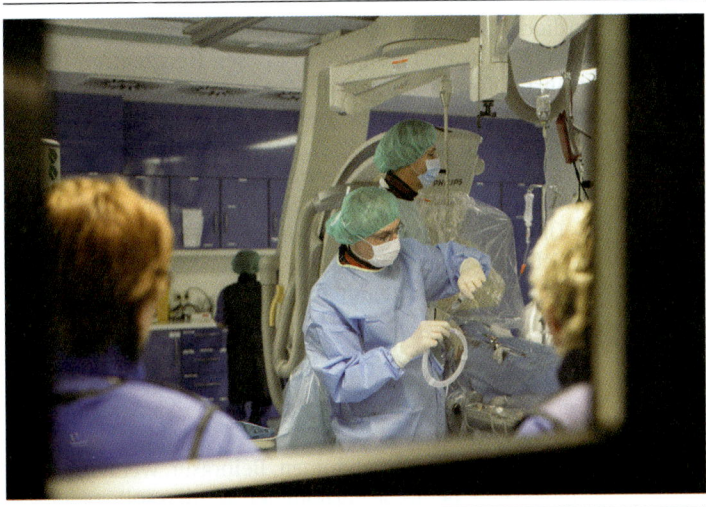

Viele kleinere Eingriffe können mittels Herzkatheter durchgeführt werden.

(V. saphena magna) oder aus der Brustwand (A. mammaria) entnommen.

Operationen bei Herzklappenfehlern • Herzklappenfehler können sowohl offen chirurgisch als auch bei bestimmten Indikationen über Herzkatheter operiert werden. Meistens müssen bestimmte Herzklappen aufgrund einer ausgedehnten Insuffizienz oder Stenose ausgetauscht werden. Als Ersatz werden sowohl Herzklappen von Schweinen als auch mechanische Metallklappen verwendet. Der Nachteil der Metallklappe liegt u. a. in der lebenslang notwendigen Antikoagulation (Blutgerinnungshemmung) des Patienten und darin, dass das Geräusch beim Schließen der Herzklappe vom Patienten selbst, aber auch von anderen wahrgenommen werden kann.

Herztransplantation • In Deutschland werden jährlich ungefähr 400 Herztransplantationen durchgeführt. Da der Patient dabei auf ein Spenderherz angewiesen ist, bestehen lange Wartelisten. Um bei schwerstkranken Patienten trotzdem helfen zu können, werden teilweise moderne, mechanische Pumpsysteme (künstliches Herz) verwendet, die die Herzfunktion so lange unterstützen, bis ein geeignetes Spenderorgan gefunden ist. Die Koordination von Spenderorganen erfolgt in Deutschland durch die Deutsche Stiftung Organtransplantation (DSO) in Frankfurt am Main. Eine Transplantation kann nur in wenigen großen Herzzentren durchgeführt werden und ist extrem aufwendig. In Deutschland gibt es derzeit 27 Zentren, an denen Herzen transplantiert werden – meistens handelt es sich um Universitätskliniken. Der Patient muss nach der Operation lebenslang immunsupprimierende Medikamente einnehmen, um eine Abstoßung zu verhindern.

Operationen bei angeborenen Herzfehlern • Kleinere angeborene Herzfehler wie Septumdefekte können zum Teil mittels Herzkatheter operiert werden. Größere und komplexere Herzfehler benötigen dagegen eine offen chirurgische Versorgung. Beim sog. hypoplastischen Linksherzsyndrom sind sogar mehrere Operationen notwendig (Norwood 1–3). Da implantiertes Fremdmaterial nicht mit dem Säugling/Kind mitwächst, muss es im Laufe der Jahre mehrfach ausgetauscht werden.

53.9.2 Präoperative Pflege

Kardiochirurgische Eingriffe werden wegen des hohen technischen Aufwands lediglich in großen Herzzentren durchgeführt. Oftmals werden die Patienten aus anderen Häusern zur Operation dorthin verlegt. Neben der allgemeinen präoperativen Versorgung (S. 743) sind folgende Dinge bei Herzoperationen besonders wichtig:
- wichtige postoperative Fertigkeiten einüben, z. B.
  - Umgang mit der Thoraxdrainage
  - Schonung des Brustkorbs: keine einseitige Belastung, Aufsetzen im Bett nur mit Bettleiter, Aufstehtechniken ohne Drehung des Brustkorbs
  - Pneumonieprophylaxe mittels Triflow
- umfassende kardiologische Untersuchungsberichte bereitlegen, z. B. Echokardiografie, Herzkatheteruntersuchung, EKG
- Rasur von Brust und Abdomen; Beinrasur, wenn für einen Bypass eine Beinvene entnommen werden soll

53.9.3 Postoperative Pflege

Die postoperativen Maßnahmen entsprechen den allgemeinen Maßnahmen nach Operationen (S. 751). Besondere Beachtung erfordern Sternotomiecerclage und Thoraxdrainage. Die Thoraxdrainage wird nach einigen Tagen durch den Arzt entfernt. Der Verband der Sternotomiecerclage wird täglich gewechselt. Bei komplikationslosem Verlauf wird der Patient 1–2 Wochen nach der Operation in sein Heimatkrankenhaus verlegt.

Der Patient sollte darüber informiert werden, dass er über längere Zeit ein postoperatives Druckgefühl im Brustkorb durch die Drähte, mit denen der Brustkorb wieder verschlossen wurde, empfinden kann. Auch ein Taubheitsgefühl in der linken Brust ist relativ lange normal. Es kann durch die Entnahme der Brustwandarterie entstehen.

53.9.4 Gesundheitsförderung und Alltagsbewältigung

Nach der Entlassung wird der Patient meistens noch durch eine Reha-Einrichtung betreut. Danach sollte der Patient sich noch 2–3 Wochen körperlich schonen und auf ruckartige Bewegungen des Brustkorbs verzichten. Die ärztliche Betreuung erfolgt durch einen niedergelassenen Kardiologen. Grundsätzlich sollten alle Patienten zur Risikoreduktion angeregt werden. Hier eignen sich Anti-Raucher-Programme der Krankenkassen und Ernährungsberatung. Um die körperliche Fitness zu trainieren, sollte der Patient einer Herzsportgruppe beitreten.

Kinder mit angeborenen Herzfehlern und ihre Familien benötigen häufig langfristige Betreuung, da es zu Begleiterscheinungen kommen kann. Neben einer reduzierten Leistungsfähigkeit, die sich auch auf die geistige Leistungsfähigkeit ausdehnen kann, kann es zu emotionalen und sozialen Beeinträchtigungen kommen. Beim Kind spielen vereinzelt massive Angst, Depression, sozialer Rückzug eine Rolle, in der Familie kann es zu einer Belastung des Eltern-Kind-Verhältnisses durch die Angst um das herzkranke Kind kommen, zu emotionalen Störungen bei „vernachlässigten" Geschwistern, aber auch zu Belastungen in der Paarbeziehung der Eltern. Hier spielen neben einer guten medizinischen Betreuung beim Kinderkardiologen weiterführende psychische und soziale Betreuung des Kindes und der ganzen Familie inkl. Schulbetreuung eine wichtige Rolle.

WISSEN TO GO

Herzoperationen

- **Präoperative Maßnahmen:** Neben der allgemeinen präoperativen Versorgung:
  - postoperative Fertigkeiten einüben, z. B. Umgang mit Thoraxdrainage, Pneumonieprophylaxe mittels Triflow
  - kardiologische Untersuchungsberichte bereitlegen
  - Beinrasur, wenn für einen Bypass eine Beinvene entnommen werden soll
- **Postoperative Maßnahmen:** Sie entsprechen den allgemeinen Maßnahmen nach OPs. Die Thoraxdrainage wird nach einigen Tagen durch den Arzt entfernt. Der Verband der Sternotomiecerclage wird täglich gewechselt. Den Patienten über möglicherweise länger andauerndes Druckgefühl im Brustkorb aufklären.

Mein Patient Herr Werner: Torjubel mit schlechtem Ausgang

Wie fast jeden Samstagnachmittag schallt die Live-Übertragung der Fußball-Bundesliga durch das Wohnzimmer. Karl Werner verfolgt auf der Couch das Spiel seiner Mannschaft. Er hat Glück, dass seine Frau dieses Hobby mit ihm teilt. Andere Vorlieben, z. B. das Rauchen, muss er immer rechtfertigen. Hier haben ihn seine Frau und seine Hausärztin äußerst hartnäckig erst kürzlich so weit bekommen, dass er seine „Qualmerei" (wie die beiden es nennen) auf 10–15 Zigaretten pro Tag und damit die Hälfte reduziert hat.

Die zwei wurden es nicht müde, ihm zu erklären, dass sein Zigarettenkonsum sein Risiko für Schlaganfall, Herzinfarkt und so manches andere erhöht. Außerdem habe es in seiner Familie bisher schon mehrere Fälle von Herzinfarkt gegeben. Was natürlich stimmt, wie er zugeben muss. Sein Onkel und sein Opa waren dabei allerdings wesentlich älter gewesen als er jetzt. Das Übergewicht finden die beiden Damen ebenfalls problematisch. Hier blieb er allerdings stur. Er kennt viele Männer, die mit Ende Mitte 30 und gerne 20 Kilo mehr auf die Waage bringen als er. Und wie soll er als Baggerfahrer groß abnehmen? Die meiste Zeit muss er dabei nun einmal sitzen.

Gerade will er einen Schluck Kaffee nehmen, da verkündet der Sportreporter das 2:1 für seine Mannschaft! Seine Frau und er reißen jubelnd die Arme hoch. Dabei spürt Karl plötzlich einen stechenden Schmerz im Rücken, direkt zwischen den Schulterblättern. Auch der linke Arm schmerzt. Das trübt seine Freude zunächst nur wenig, doch als das Spiel bald darauf aus ist, halten die Schmerzen an. Er verflucht die Getränkekisten, die er vorhin die Treppe hoch getragen hat. Es wäre nicht das erste Mal, dass er sich dabei verhoben hätte. Er nimmt eine der Schmerztabletten, die ihm bei Rückenschmerzen immer helfen. Doch die Schmerzen bleiben und werden stärker. Jetzt spürt er sie auch hinter dem Brustbein. Er denkt, dass Ruhe vielleicht das Beste ist und geht an diesem Abend ungewöhnlich früh ins Bett.

Die Schmerzen und das Gefühl in der Brust halten aber weiter an. Schon bald bricht ihm kalter Schweiß aus. Er muss sich wieder aufsetzen, weil er schlecht Luft bekommt. Frau Werner macht sich Sorgen. „Lieber einmal zu oft als zu wenig", sagt sie sich und ruft den Notarzt, obwohl ihr Mann protestiert.

Es dauert nicht lange, bis der Notarzt da ist. Er gibt Herrn Werner ein Nitrospray unter die Zunge, das aber nicht hilft. Die Schmerzen bleiben. Mit dem Rettungswagen wird Herr Werner in das nahegelegene Klinikum gebracht. Hier wird er sofort auf die Intensivstation verlegt, wo er zur Überwachung an den EKG-Monitor angeschlossen wird und zusätzlich Sauerstoff erhält. Nachdem EKG, Ultraschall und die Blutuntersuchung abgeschlossen sind, steht die Diagnose fest: Herr Werner hatte einen Herzinfarkt. Glücklicherweise scheint aber nur ein kleiner Teil seines Herzmuskels betroffen zu sein. Der Arzt vermutet, dass Herr Werners rechte Koronararterie stark eingeengt ist, und will dies mit einer PTCA genauer untersuchen. Jetzt wartet Herr Werner aufgeregt auf seinen PTCA-Termin und hofft, dass dabei keine Schwierigkeiten auftreten. Mit nur 36 Jahren hätte er nie an einen Herzinfarkt gedacht.

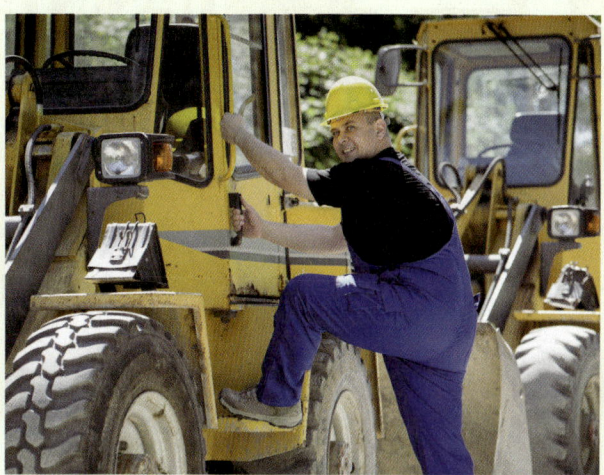
© Bernd Leitner/fotolia.com

Was ist zu tun?

- Welche pflegerischen Maßnahmen führen Sie zur Vorbereitung von Herrn Werner für die PTCA durch? Welche Maßnahmen gehören zur Nachbereitung?
- Die engmaschige pflegerische Beobachtung von Patienten mit Herzerkrankungen ist von großer Bedeutung. Nennen Sie die wichtigsten Beobachtungskriterien.
- Welche Erstmaßnahmen ergreifen Sie bei einem akuten Koronarsyndrom?
- Herr Werner muss lernen, mit seiner Erkrankung adäquat umzugehen. Welche speziellen Beratungsaspekte fallen Ihnen ein? Welche Punkte sollten vor der Entlassung von Herrn Werner geklärt sein?

54 Pflege bei Erkrankungen des Kreislauf- und Gefäßsystems

54.1 Bedeutung für den Patienten

Die Patienten haben eine Erkrankung, die ein **gesamtes System** betrifft und nicht nur an einem Organ festgemacht werden kann. Je nachdem, wo sich die Krankheit zuerst zeigt, haben die Patienten unterschiedlich ausgeprägte Beschwerden. Menschen, die unter **lokalen Verengungen** oder **Verschlüssen der Gefäße** leiden, haben z. B. **Schmerzen** in den betroffenen Extremitäten. Je nachdem, wie fortgeschritten die Erkrankung ist, sind die Gefäßschäden evtl. schon so schwer, dass **chronische Wunden** entstanden sind. Manche Patienten mit **Krampfadern** leiden auch unter den **ästhetischen Auswirkungen** ihrer Erkrankung, gehen z. B. nur ungern ins Schwimmbad und tragen keine Röcke oder kurzen Hosen, weil sie sich für ihre „hässlichen" Beine schämen – egal, wie heiß es im Sommer ist.

Ganz anders sieht es aus bei Menschen mit **arterieller Hypertonie** (Bluthochdruck) – sie **fühlen sich oft nicht krank** und haben zum Teil jahrzehntelang mit einem zu hohen Blutdruck gelebt. Die Diagnose wird bei ihnen meist zufällig gestellt. Plötzlich sehen sich diese Menschen von **Folgeschäden wie KHK, Herzinfarkt oder Schlaganfall** bedroht – obwohl sie sich doch eigentlich wohlfühlen.

Nie wieder einen Burger essen?

Viele der Patienten müssen ihre jahrelang ausgeübten und liebgewonnenen **Lebensgewohnheiten umstellen** und z. B. gesünder essen, Sport treiben und das Rauchen aufgeben. Gedanken, die diesen Patienten durch den Kopf gehen, könnten sein: Darf ich jetzt nie wieder einen Burger essen, keine Chips und kein Bier mehr beim Fernsehen? Muss ich jetzt jeden Tag Sport machen? Das schaff ich nie! Und wenn ich das alles nicht so schnell schaffe, muss ich dann sterben?

Für die Patienten kann es sehr hilfreich sein, wenn sich Pflegende Zeit nehmen, auf ihre Ängste und Sorgen einzugehen und versuchen, gemeinsam mit ihnen Lösungsmöglichkeiten zu finden.

54.2 Auffrischer Anatomie und Physiologie

Blutkreislauf • In den Blutgefäßen fließt das Blut vom Herzen durch die Organe und wieder zurück zum Herzen. Zusammen mit dem Herzen bilden die Blutgefäße das **Herz-Kreislauf-System**. Dessen Hauptaufgabe ist der Transport von **Atemgasen** (Sauerstoff und Kohlendioxid), **Nährstoffen** und **Abfallstoffen**, die bei den Stoffwechselvorgängen gebildet werden.

Das Kreislaufsystem besteht aus 2 Teilkreisläufen (▶ Abb. 54.1): Der **Körperkreislauf** (großer Kreislauf) versorgt die Organe und Gewebe mit Sauerstoff und Nährstoffen und transportiert die entstehenden Stoffwechselprodukte ab. Im **Lungenkreislauf** (kleiner Kreislauf) wird das Blut mit Sauerstoff angereichert und Kohlendioxid abgegeben.

Es gibt 3 Gefäßarten: Die **Arterien** leiten das Blut vom Herzen weg. In den Arterien des Körperkreislaufs fließt sauerstoffreiches, in den Arterien des Lungenkreislaufs

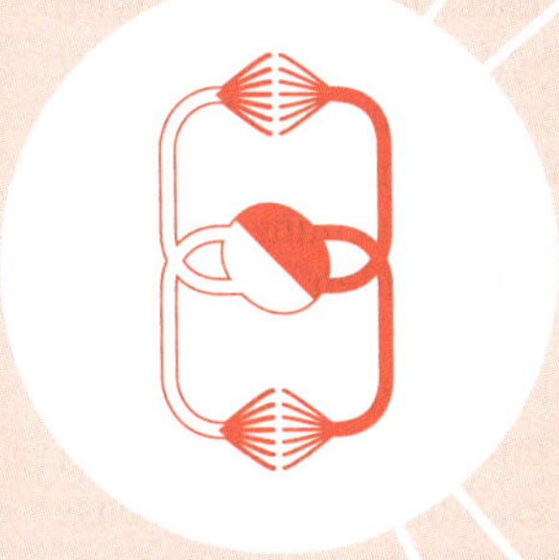

- Bedeutung für den Patienten ▶ S. 914
- Auffrischer Anatomie und Physiologie ▶ S. 914
- Mitwirken bei der Diagnostik
  - Funktionsprüfungen ▶ S. 916
  - Ultraschalluntersuchungen ▶ S. 918
  - Angiografie ▶ S. 918
- Erkrankungen des Kreislauf- und Gefäßsystems
  - Arterielle Hypertonie ▶ S. 919
  - Arterielle Hypotonie ▶ S. 924
  - Periphere arterielle Verschlusskrankheit ▶ S. 924
  - Akuter Arterienverschluss ▶ S. 928
  - Aneurysma ▶ S. 930
  - Raynaud-Syndrom ▶ S. 931
  - Tiefe Venenthrombose ▶ S. 931
  - Chronisch venöse Insuffizienz/ postthrombotisches Syndrom ▶ S. 934
  - Varikosis ▶ S. 935
  - Thrombophlebitis ▶ S. 936
- Erkrankungen der Lymphgefäße
  - Lymphangitis und Lymphadenitis ▶ S. 937
  - Erysipel ▶ S. 938
  - Lymphödem ▶ S. 939
- Arterielle und venöse Blutungen ▶ S. 940

sauerstoffarmes Blut. Die **Venen** transportieren das Blut zum Herzen zurück. In den Venen des Körperkreislaufs fließt sauerstoffarmes, in den Venen des Lungenkreislaufs sauerstoffreiches Blut. Die **Kapillaren** verbinden das arterielle mit dem venösen Blutsystem. Im Bereich der Kapillaren findet der Stoffaustausch mit dem Gewebe statt.

Die Wand größerer Gefäße besteht aus 3 Schichten: innen die **Intima** (Endothel und Bindegewebe), als mittlere Schicht die **Media** (Muskelzellen und elastische Fasern), außen die **Adventitia** (Bindegewebe). Die Intima der Venen bildet die **Venenklappen**, die ein Zurückfließen des Blutes verhindern. Der Blutfluss in den Venen wird durch die umgebenden Skelettmuskeln unterstützt (**Muskelpumpe**).

Die Kraft, die das Blut auf die Gefäßwand ausübt, wird als **Blutdruck** bezeichnet. Er ist abhängig von der Herzfrequenz, dem Gesamtblutvolumen und dem Durchmesser (und damit dem Gefäßwiderstand) der Arterien. In den Arterien des Körperkreislaufs herrscht ein Blutdruck von durchschnittlich **100 mmHg**, in den Venen von **< 20 mmHg**.

Reguliert wird der Blutdruck vorwiegend über 3 Mechanismen:
- **Pressorezeptorenreflex:** Bei Blutdruckabfall bewirkt der Sympathikus eine Engstellung der Gefäße und der Blutdruck steigt. Bei Blutdruckanstieg wird der Sympathikus gehemmt und der Blutdruck sinkt.
- **Renin-Angiotensin-Aldosteron-System (RAAS) :** Wenn die Nierendurchblutung sinkt, wird Angiotensin II gebildet. Es stellt die Gefäße eng und führt außerdem zur Freisetzung von Aldosteron. Dieses bewirkt, dass die Niere weniger Wasser und Natrium ausscheidet, wodurch das Blutvolumen steigt – und damit auch der Blutdruck.

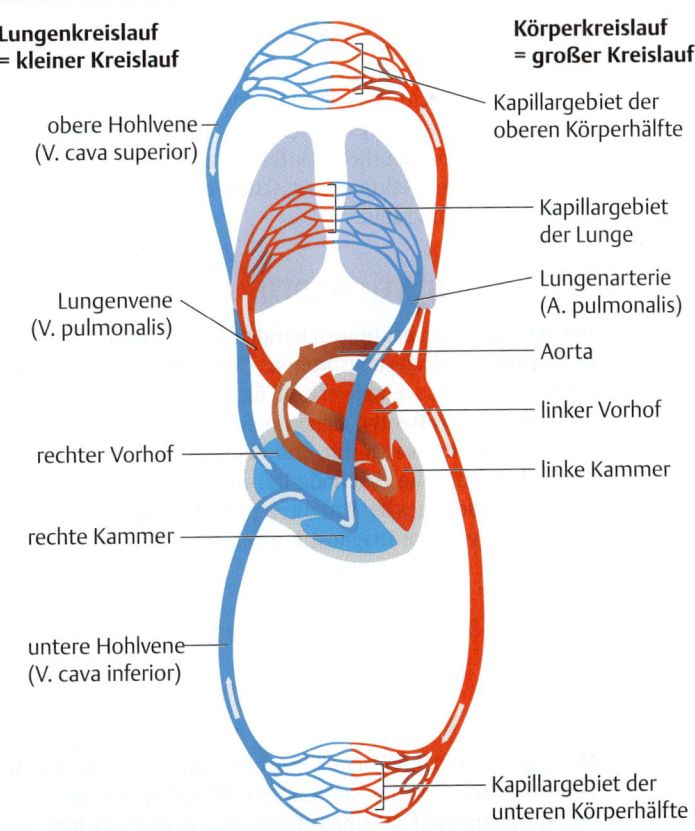

Abb. 54.1 Das Kreislaufsystem.

Gefäße, die sauerstoffreiches Blut führen, sind rot gezeichnet, Gefäße, die sauerstoffarmes Blut führen, blau. Die Pfeile geben die Richtung des Blutflusses an. Die Darstellung ist vereinfacht, gezeigt werden nur die großen Gefäße. *Nach: Aumüller G et al. Duale Reihe Anatomie. Thieme 2010*

Pflege bei Erkrankungen des Kreislauf- und Gefäßsystems

- **Antidiuretisches Hormon (ADH):** Es wird bei einem Blutdruckabfall von der Hypophyse ausgeschüttet. Dadurch wird weniger Wasser über die Niere ausgeschieden und Blutvolumen und Blutdruck steigen an.

Lymphgefäßsystem • Die **Lymphe** besteht hauptsächlich aus
- Flüssigkeit, die aus den Blutkapillaren ins Gewebe austritt, und
- Stoffen, die zu groß sind, um durch die Wand der Blutkapillaren aus dem Gewebe ins Blut übertreten zu können, z. B. Proteine oder Fette.

Das Lymphgefäßsystem beginnt im Gewebe mit den sehr dünnwandigen **Lymphkapillaren**, die sich erst zu Lymphgefäßen und dann zu Lymphstämmen vereinen. Im Verlauf größerer Lymphgefäße befinden sich **Lymphknoten**, in denen die Lymphe auf Krankheitserreger untersucht wird. Der Aufbau der größeren Lymphgefäße ähnelt dem der Venen, auch sie besitzen Klappen.

54.3 Mitwirken bei der Diagnostik

Am Anfang der Diagnostik stehen die Anamnese und die klinische Untersuchung, bei denen der Arzt richtungsweisende Hinweise auf Art und Schwere der Erkrankung des Kreislauf- und Gefäßsystems sammelt. Diese Untersuchung führt der Arzt i. d. R. alleine durch. Das Pflegepersonal hat dagegen vor allem im weiteren Verlauf die Aufgabe, Zustandsveränderungen des Patienten zu beobachten. Hierzu werden regelmäßig die Vitalparameter Puls und Blutdruck bestimmt bzw. die Schmerzsituation des Patienten mit einer visuellen Analogskala kontrolliert. Wichtig ist, dass bei der 1. Blutdruckmessung die Drücke an beiden Armen gemessen werden – es sei denn, es liegt eine Kontraindikation wie ein Shunt (Kurzschlussverbindung zwischen einer Vene und einer Arterie bei Dialysepatienten) oder ein Lymphödem vor. Gibt es eine deutliche Differenz zwischen den beiden Blutdruckwerten, könnte dies schon ein Hinweis auf eine Gefäßveränderung sein.

54.3.1 Funktionsprüfungen

Bei den Funktionsprüfungen handelt es sich meist um leicht durchführbare Lagerungsproben. Durch spezielle Manöver kann der Arzt so einen ersten Eindruck über die **Gefäßsituation des Patienten** bekommen. Alle diese Methoden sind nur **qualitativer Natur** und lassen keinen eindeutigen Rückschluss auf die zugrunde liegende Erkrankung zu. Aus diesem Grund muss bei Patienten mit auffälliger Lagerungsprobe eine weitere Diagnostik erfolgen, z. B. in Form einer Angiografie.

Schellong-Test und Kipptisch-Untersuchung

Prinzip

Mithilfe dieser beiden sehr ähnlichen Untersuchungen kann geprüft werden, ob das Kreislauf- und Gefäßsystem des Patienten angemessen auf einen abrupten Lagewechsel vom Liegen zum Stehen reagiert. Die Untersuchungen werden zur Abklärung von unklarem Schwindel oder Synkopen (plötzlicher, vorübergehender Bewusstseinsverlust) eingesetzt. Man kann dabei z. B. herausfinden, ob eine Fehlsteuerung des Kreislaufs, eine sog. orthostatische Hypotonie, die Ursache des plötzlichen Bewusstseinsverlusts ist. Im klinischen Alltag wird der Schellong-Test manchmal auch als „Steh-Test" oder „Aktives Stehen" bezeichnet.

Praktisches Vorgehen

Aufgrund der Gefahr eines Kollapses des Patienten wird die Untersuchung möglichst zu zweit durchgeführt – meist in der Kombination Arzt plus examinierte Pflegekraft. Ein Schellong-Test kann ohne viel Aufwand auf Station durchgeführt werden. Für die Kipptisch-Untersuchung muss ein spezieller „Tisch" mit Haltegurten vorhanden sein (▶ Abb. 54.2).

Vor der Untersuchung wird der Patient über den genauen Ablauf informiert. Er muss vor allem wissen, dass er dabei kollabieren kann. Gleichzeitig gilt es, ihn zu beruhigen, dass diese mögliche Komplikation sehr selten ist und selbstverständlich die notwendigen Vorkehrungen getroffen werden.

ACHTUNG
Sollte die Ursache der abzuklärenden Bewusstlosigkeit in einer mangelnden Blutdruckregulation liegen, können die Patienten während des Schellong-Tests bewusstlos werden und stürzen. Auf diese Situation sollten Sie vorbereitet sein und immer eine Hand am Patienten haben.

Zunächst liegt der Patient für 5–10 Minuten ruhig im Bett oder auf einer Liege (Schellong-Test) bzw. auf dem Kipptisch. In dieser Zeit beruhigt sich der Kreislauf und es werden jeweils mindestens 2 Ruhewerte von Puls und Blutdruck bestimmt. Anschließend steht der Patient beim Schellong-Test zügig auf. Gefährdende Gegenstände, auf die der Patient stürzen könnte, sollten vorher entfernt werden. Beim Kipptisch-Test wird der festgeschnallte Patient rasch in den Stand geschwenkt.

Unmittelbar nach dem Aufrichten und danach in Minutenabständen werden über einen Zeitraum von ca. 10 Minuten Puls und Blutdruck gemessen. Der Patient wird zudem sehr

Abb. 54.2 Kipptisch-Untersuchung.

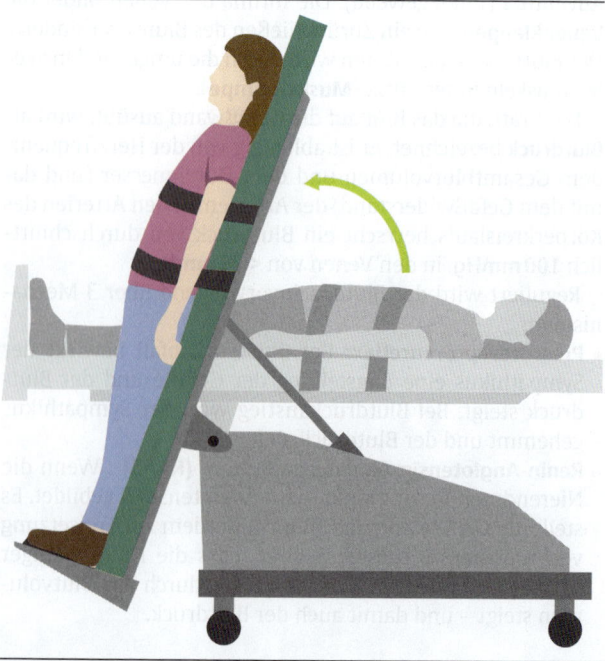

Beim Kipptisch-Test wird der festgeschnallte Patient rasch in den Stand geschwenkt.

genau beobachtet (Blässe? Schweißausbruch?) und nach Beschwerden wie Schwindel oder Sehstörungen gefragt. Alle Befunde werden dokumentiert, häufig gibt es dazu ein vorgefertigtes Protokoll.

Wenn der Patient aufgrund des Lagewechsels kollabiert, muss er bei der Kipptisch-Untersuchung wieder in die Horizontale zurückgebracht bzw. beim Schellong-Test ggf. aufgefangen und möglichst zurück auf Bett oder Liege (sonst auf den Boden) manövriert und entsprechend versorgt werden. Da sich der Patient i.d.R. von selbst wieder erholt, ist eine spezielle Therapie meist nicht erforderlich. Er sollte jedoch in einem solchen Fall noch über einen gewissen Zeitraum beobachtet werden.

Der Test gilt als **positiv** (= auffällig bzw. pathologisch), wenn der systolische Blutdruck während des Stehens um mehr als 20 mmHg bzw. der diastolische Blutdruck um mehr als 10 mmHg abfällt. Weil die Kreislaufreaktion zu verschiedenen Tageszeiten unterschiedlich stark ausgeprägt ist, sollte der Test zu verschiedenen Zeiten wiederholt werden.

WISSEN TO GO

Schellong-Test und Kipptisch-Untersuchung

Sie werden zur Abklärung von unklarem Schwindel oder Synkopen eingesetzt. Nach 5–10-minütigem Liegen auf dem Bett bzw. auf dem Kipptisch steht der Patient zügig auf bzw. wird rasch in den Stand geschwenkt. **Pflegerische Aufgaben**:
- 2-malige Vitalwertkontrolle im Liegen sowie direkt nach dem Aufrichten; dann ca. 10 Minuten lang minütlich
- Patienten auf Blässe beobachten, nach Schwindel fragen
- Befunde dokumentieren
- bei Kollaps entsprechend handeln

Der Test gilt als **positiv**, wenn der systolische Blutdruck im Stehen um mehr als 20 mmHg bzw. der diastolische Blutdruck um mehr als 10 mmHg abfällt.

Nagelbettprobe

Prinzip und Indikation • Mit ihr wird die Durchblutung der Extremitäten geprüft. In Notfallsituationen kann Ihnen dieser Test helfen, rasch und einfach zu erkennen, ob der Kreislauf des Patienten im Rahmen eines Schocks „zentralisiert" ist. Am Nagelbett hat man direkten „Zugriff" auf das kapilläre Blutstromgebiet und kann so die Gewebeversorgung der herzfernen (peripheren) Körperbereiche beurteilen.

Praktisches Vorgehen • Durch kurzen Druck auf einen Finger- oder Fußnagel blasst das darunterliegende Gewebe ab. Lässt man los, sollte das Gewebe rasch (< 2 Sekunden) wieder rosig werden (Rekapillarisierungszeit). Bleibt das Nagelbett länger blass, ist die Extremität mangeldurchblutet. Durch weitere Untersuchungen (z.B. Blutdruckmessung und Pulstasten) wird dann geprüft, ob der gesamte Kreislauf oder nur die einzelne Extremität betroffen ist.

Besonders bei Säuglingen und kleinen Kindern mit im Verhältnis zu Erwachsenen weichen Fingernägeln funktioniert die Nagelbettprobe sehr gut.

Untersuchungen der Arterien

Allen-Test • Mithilfe dieses Tests wird orientierend die Blutversorgung der Hand durch Kompression zunächst einer und anschließend beider Unterarmarterien (A. ulnaris = Ellenarterie und A. radialis = Speichenarterie) geprüft. Er wird vor jeder arteriellen Punktion durchgeführt und wenn ein konkreter Verdacht auf eine Verengung einer der beiden Unterarmarterien besteht. Nach der Kompression sollte die Hand nach 5–7 Sekunden wieder normal durchblutet sein.

Faustschlussprobe • Mit diesem Test wird ebenfalls die arterielle Durchblutung der Hände eingeschätzt. Es werden allerdings keine bestimmten Gefäße geprüft, sondern die arterielle Durchblutung der Hand allgemein. Der Patient hebt die Arme hoch und schließt und öffnet die Hände 2 Minuten lang. Ist die Durchblutung gut, sind die Hände danach gleichmäßig rosig gefärbt. Bei Durchblutungsstörungen treten weiße Flecken auf.

Ratschow-Lagerungsprobe • Mit diesem Test wird überprüft, ob eine periphere arterielle Durchblutungsstörung der Beine vorliegt. Das Ausmaß einer pAVK der unteren Extremität lässt sich z.B. erstmalig einschätzen. Bei dieser Probe unterstützen Pflegende den Patienten evtl. beim Hochhalten der Beine, wenn er zu schwach dafür ist.

Gehtest/Laufbandtest • Der Gehtest wird bei Verdacht auf eine pAVK durchgeführt und dient der qualitativen Einschätzung des Schweregrads einer pAVK. Während des Gehens verbraucht der Muskel mehr Sauerstoff als in Ruhe. Ist die arterielle Sauerstoffzufuhr eingeschränkt, kommt es schon nach kurzer Gehstrecke zu Schmerzen.

▶ **Abb. 54.3** zeigt die verschiedenen Verfahren in einer Übersicht.

! Merken Alltagsvariante Gehtest
Eine Alltagsvariante dieses Gehtests können Sie als Pflegende beobachten, wenn sich der Patient vor Ihren Augen auf der Station bewegt oder Sie ihn zu einer etwas entfernt gelegenen Untersuchung begleiten. Falls Ihnen dabei auffällt, dass der Patient immer wieder aufgrund schmerzender Beine stehenbleiben muss und erst nach einer kleinen Ruhepause weitergehen kann, geben Sie diese Information unbedingt an den Arzt weiter.

Untersuchungen der Venen

Trendelenburg-Test • Am liegenden Patienten sollten sich im Normalfall nach dem Entleeren der oberflächlichen Venen durch Nachobenstrecken des Beines und Kompression mittels Stauschlauch im Bereich von Oberschenkel und Knöchel die oberflächlichen Venen nach dem Herabsenken des Beines nicht wieder füllen.

Perthes-Test • Nach Anlage eines Stauschlauchs am Oberschenkel schwellen unterhalb davon die oberflächlichen Venen mit der Zeit sichtbar an. Bei offenen Perforansvenen und funktionstüchtigen Venenklappen kann das Blut durch Aktivierung der Muskelpumpe – z.B. durch Wippen der Füße oder Umherlaufen – ins tiefe Venensystem abtransportiert werden. Wenn das nicht der Fall ist oder sich die Venen sogar noch weiter füllen, muss eine weitere Abklärung erfolgen.

Abb. 54.3 Arterielle Durchblutung.

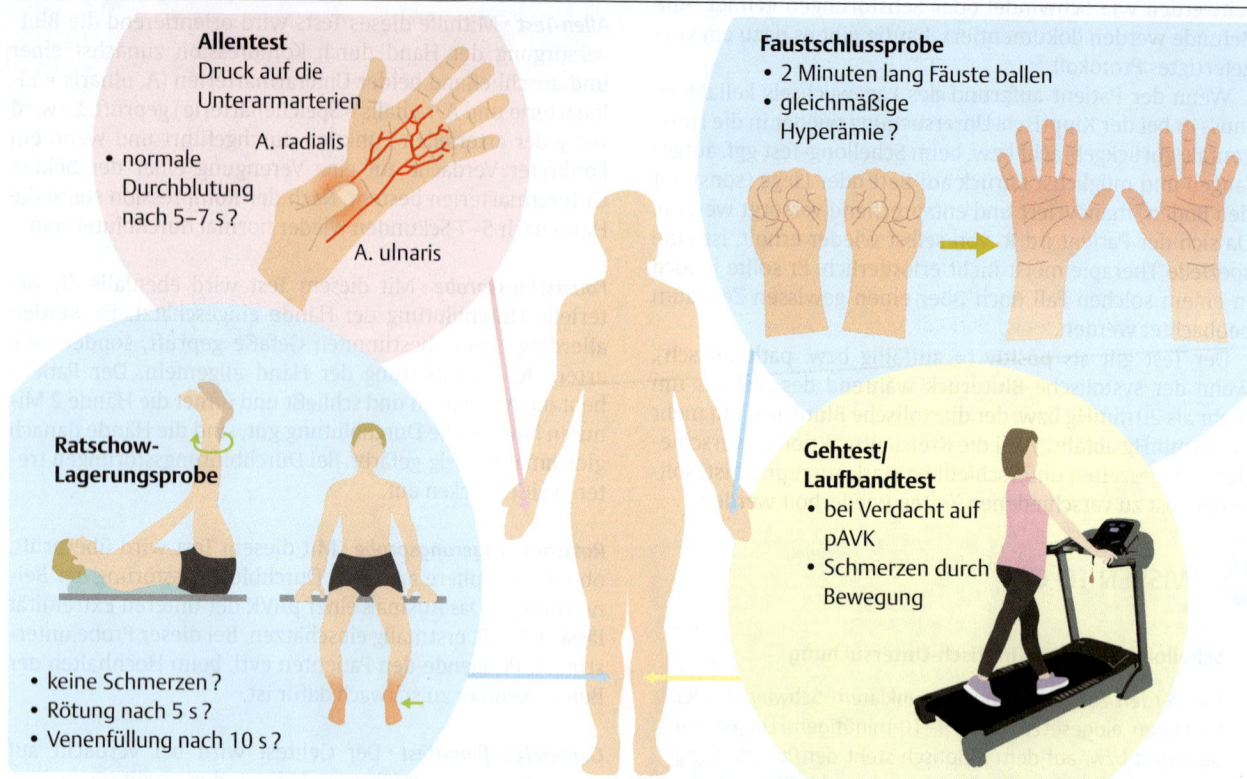

Es können unterschiedliche Verfahren zum Nachweis einer arteriellen Störung angewendet werden.

54.3.2 Ultraschalluntersuchungen

Diese Untersuchungen führt der Arzt alleine durch, es ist keine besondere Vor- oder Nachbereitung notwendig.

Doppleruntersuchung/Gefäßdoppler • Sie macht den Blutstrom im Gefäß hörbar. Anders als bei anderen sonografischen Untersuchungen erscheint kein Bild, sondern die Pulswelle wird in ein charakteristisches an- und abschwellend fauchendes Geräusch übersetzt. Ist der untersuchte Gefäßabschnitt arteriell gut durchblutet, hört man ein pulssynchrones Fauchen. Hört man hingegen nichts oder ein durchgängiges Rauschen, ist der vorangehende Abschnitt des Gefäßes sehr wahrscheinlich stark verengt oder verschlossen.

Doppler-Duplexsonografie • Bei dieser Untersuchung wird der Flüssigkeitsstrom in einem Gefäß nicht nur hörbar, sondern auch sichtbar gemacht. Der Flüssigkeitsstrom wird dabei in eine Flusskurve übersetzt. Aus der Kontur der Ströme und den Fließgeschwindigkeiten lässt sich ableiten, ob das Gefäß verengt, normal weit oder erweitert ist.

Knöchel-Arm-Index • Normalerweise ist der Blutdruck an Armen und Beinen etwa gleich hoch. Liegt allerdings eine Verengung der Beinarterien vor, ist der Blutdruck der Beine im Vergleich zu den Armen verringert. Der Knöchel-Arm-Index wird berechnet, um den Verdacht auf eine pAVK zu bestätigen bzw. deren Stadium abschätzen zu können. Dabei werden Gefäßdoppler und nicht invasive (also „normale") Blutdruckmessung kombiniert.

54.3.3 Angiografie

Definition Angiografie
Angiografie (kurz „Angio") ist zunächst die allgemeine Bezeichnung für alle radiologischen Verfahren zur Darstellung von Gefäßen mithilfe von Kontrastmittel. Je nachdem, welche Gefäße untersucht werden, spricht man von einer Arteriografie (Arterien), Phlebografie (Venen) oder Lymphografie bzw. Lymphangiografie (Lymphgefäße).

Am häufigsten werden Arterien und Venen durch dieses Verfahren sichtbar gemacht. Die Lymphangiografie wird nur sehr selten angewendet.

Prinzip

In das zu untersuchende Gefäßsystem wird mittels Gefäßpunktion Kontrastmittel gegeben, das sich im Lumen (Innenraum) dieser Gefäße ausbreitet (▶ Abb. 54.4). Wenn nach einer gewissen Zeit eine Aufnahme vom entsprechenden Gefäßgebiet gemacht wird, lassen sich über die Silhouette des Kontrastmittels indirekt Aussagen über den Gefäßverlauf sowie mögliche Wandveränderungen treffen – also auch darüber, ob Engstellen bzw. Verschlüsse oder Erweiterungen der Gefäße vorhanden sind.

Praktisches Vorgehen

Die Betreuung und Versorgung des Patienten während der Angiografie übernehmen Funktionspflegekräfte bzw. Röntgenassistenten. Pflegende der jeweiligen Station des Patienten sind für die Anmeldung, Vorbereitung und den Transport in die Röntgenabteilung zuständig. Wichtig ist es, dem Patienten immer die aktuellen Laborwerte mitzugeben. Von besonderer Bedeutung ist hierbei der Kreatininwert als Nierenfunktionsparameter, da das Kontrastmittel über die Nieren ausgeschieden wird. Bei jodhaltigem Kontrastmittel müssen außerdem die aktuellen Schilddrüsenwerte vorliegen. In einigen Kliniken muss der Patient außerdem mit einem bereits gelegten sicheren venösen Zugang in die Röntgenabteilung gebracht werden, wo darüber das Kontrastmittel verabreicht wird.

Bei der Darstellung der venösen Beingefäße (**Phlebografie**) wird das Kontrastmittel über einen venösen Katheter verabreicht, der über die Fußvene eingeführt wird. Vor der Untersuchung wird das Punktionsgebiet (meist der Fußrücken) an beiden Beinen rasiert. Zur besseren Venenfüllung kann das Punktionsgebiet evtl. lokal gewärmt werden.

In der Nachsorge muss darauf geachtet werden, dass der Patient ausreichend trinkt, um das Kontrastmittel aus dem Körper zu schwemmen – Flüssigkeitsbeschränkungen bei Herzinsuffizienz oder Niereninsuffizienz sollten allerdings beachtet werden. Der Patient wird für 1–2 Stunden auf mögliche allergische Kontrastmittelreaktionen hin beobachtet, z. B. Hautrötung, Atemnot, verminderte Urinausscheidung.

Eine weitere wichtige pflegerische Aufgabe ist die Versorgung der Punktionsstelle. Es wird dabei wie nach dem Entfernen eines zentralen Venenkatheters (S. 476) vorgegangen. Ist der Patient dagegen arteriell punktiert worden, ist die Versorgung etwas aufwendiger und richtet sich nach dem allgemeinen Vorgehen nach Koronarangiografie (S. 891).

In einigen Kliniken darf der Patient sofort nach der Untersuchung aufstehen. Beachten Sie die klinikinternen Standards.

WISSEN TO GO

Angiografie

Die Gefäße werden mithilfe von Kontrastmittel radiologisch dargestellt. Üblich sind Untersuchungen der Venen (**Phlebografie**) oder Arterien (**Arteriografie**). Die Silhouette des Kontrastmittels erlaubt Aussagen über den Gefäßverlauf sowie Veränderungen der Gefäßwand.

- **Vorbereitung**:
  - aktuelle Laborwerte (Kreatinin, Schilddrüsenwerte) mitgeben
  - überprüfen, ob ein i.v.-Zugang liegt
  - bei der Phlebografie die Punktionsorte beider Füße rasieren
- **Nachbereitung**:
  - ausreichende Flüssigkeitszufuhr
  - auf allergische Reaktionen beobachten
  - Einstichstelle fachgerecht versorgen

Abb. 54.4 Angiografie.

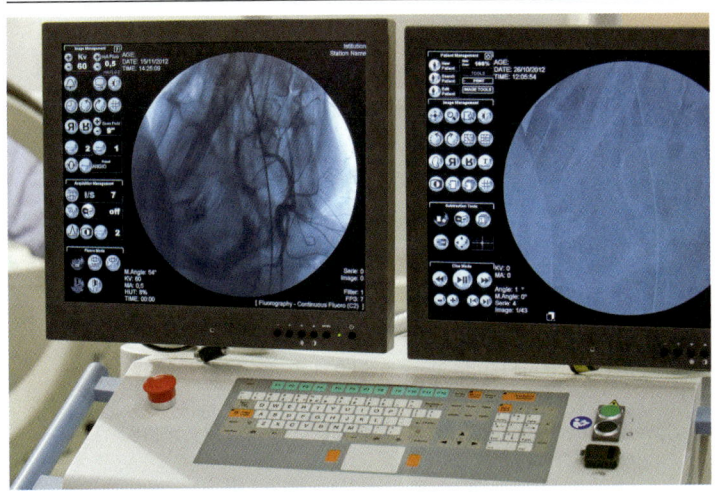

Das Kontrastmittel erlaubt es, sich ein genaues Bild der Gefäßstrukturen zu machen (linkes Bild). Im rechten Bild sehen Sie die gleiche Aufnahme ohne Kontrastmittel.

54.4 Erkrankungen des Kreislauf- und Gefäßsystems

54.4.1 Arterielle Hypertonie

Grundlagen

Definition Arterielle Hypertonie
Von einer arteriellen Hypertonie (Bluthochdruck) spricht man, wenn die über einen längeren Zeitraum hinweg, wiederholt gemessenen arteriellen Blutdruckwerte konstant über 140/90 mmHg liegen. Sind die Blutdruckwerte „nur" bei vereinzelten Messungen über diesen Richtwert erhöht, spricht man von hypertonen Blutdruckwerten, aber nicht von arterieller Hypertonie.

Die Gefahr der arteriellen Hypertonie liegt in einer dauerhaften Druckerhöhung und nicht in kurzfristigen Blutdruckspitzen, die im Rahmen von körperlicher Belastung oder Stress auftreten können. ▶ Tab. 54.1 zeigt die Einteilung des Blutdrucks nach der WHO (Weltgesundheitsorganisation).

Das Tückische an der Hypertonie ist, dass sie z. T. auch nach jahrzehntelangem Verlauf häufig völlig **symptomlos** bleibt. Die Patienten fühlen sich i. d. R. subjektiv wohl. **Unspezifische Beschwerden** können z. B. Kopfschmerzen, Schlafstörungen, Schwindel, Ohrensausen oder Belastungsdyspnoe sein.

Die wesentlichen **Folgeerscheinungen** der Hypertonie lassen sich auf die jahre- bzw. jahrzehntelange Druckbelastung zurückführen, die auf das Kreislaufsystem und damit auf Herz und Gefäße ausgeübt wird. Das Herz leiert unter der ständigen Belastung förmlich aus, es kommt zur Herzinsuffizienz. Dadurch, dass die versorgenden Gefäße durch die dauerhafte Druckerhöhung ebenfalls geschädigt sind und sich arteriosklerotische Plaques bilden, steigt gleichzeitig das Herzinfarktrisiko durch eine KHK (koronare Herzkrankheit). Treten die Insuffizienzerscheinungen wie Leistungsminderung, Beinödeme und Luftnot zusammen mit Rhythmusstörungen und Angina pectoris bzw. einem Infarkt auf, spricht man von der „**hypertensiven Herzkrankheit**".

Aber auch die Gefäße aller anderen Organe verschleißen mit der Zeit unter der permanenten Druckbelastung und

54 Pflege bei Erkrankungen des Kreislauf- und Gefäßsystems

Tab. 54.1 Klassifikation des Blutdrucks nach der WHO[1].

Klassifikation	systolischer Wert (mmHg)	diastolischer Wert (mmHg)
optimaler Blutdruck	< 120	< 80
normaler Blutdruck	120–129	80–84
hoch-normaler Blutdruck	130–139	85–89
milde Hypertonie (Stufe 1)	140–159	90–99
mittlere Hypertonie (Stufe 2)	160–179	100–109
schwere Hypertonie (Stufe 3)	> 180	> 110

[1] WHO = Weltgesundheitsorganisation (World Health Organization)

werden durch Arteriosklerose eng und starr. Die Organe sind dadurch mangelversorgt und es kommt zu Funktionseinschränkungen bzw. Ausfallerscheinungen, z. B. Sehstörungen, Kopfschmerzen, Lähmungen.

Bluthochdruckpatienten setzen sich oft selbst unter Druck.

Die Ursachen der arteriellen Hypertonie sind vielfältig und lassen sich in primäre und sekundäre Faktoren einteilen. Eine **primäre – oder auch essenzielle – Hypertonie** liegt immer dann vor, wenn keine auslösende Erkrankung gefunden werden kann, etwa bei 90 % der erkrankten Patienten. Vermutet wird eine **genetische Disposition** (Veranlagung), die zusammen mit anderen **kardiovaskulären Risikofaktoren** wie Diabetes, Fettstoffwechselstörungen und Rauchen zum Ausbruch der Erkrankung führt. Männer sind im Allgemeinen häufiger betroffen als Frauen. Siehe auch Infografik Arteriosklerose (S. 894).

Bei einer **sekundären Hypertonie** ist der erhöhte Blutdruck die **Folge einer anderen Erkrankung**, z. B. einer Nierenerkrankung wie der Nierenarterienstenose oder einer Hormonerkrankung wie der Morbus Cushing.

Hat der Arzt den Verdacht auf eine arterielle Hypertonie, wird er die Blutdruckwerte des Patienten im Tagesablauf kontrollieren. Dies geschieht mittels einer 24-h-Langzeitmessung. Anschließend müssen sekundäre Ursachen durch Ultraschall, Röntgen, Langzeit-EKG und Laboruntersuchungen ausgeschlossen werden.

WISSEN TO GO

Arterielle Hypertonie – Grundlagen

Eine **arterielle Hypertonie** liegt vor, wenn die Blutdruckwerte konstant und über einen längeren Zeitraum **über 140/90 mmHg** liegen. Die **Diagnose** erfolgt über eine 24-stündige Langzeitmessung. Zur Klassifikation des Blutdrucks nach der WHO siehe ▶ Tab. 54.1.

Die Hypertonie verursacht **Folgeerscheinungen** wie Herzinsuffizienz, KHK und hypertensive Herzkrankheit sowie Funktionseinschränkungen weiterer Organe durch Gefäßschäden.

Bei der **sekundären Hypertonie** ist die Ursache eine andere Erkrankung, z. B. der Niere. Bei der **primären Hypertonie** ist die Ursache unbekannt. Zur Entstehung der Hypertonie können eine genetische Disposition sowie kardiovaskuläre Risikofaktoren führen.

Mitwirken bei der Therapie

Eine entscheidende Aufgabe der Pflegenden ist das regelmäßige Messen des Blutdrucks bei allen Patienten. Nur so kann eine arterielle Hypertonie erkannt und therapiert werden. Sie sorgen dann für den koordinierten Ablauf weiterer Untersuchungen. Sie überwachen die Dauermedikation des Patienten und informieren den Arzt über beobachtete Nebenwirkungen. Bei primärer Hypertonie versuchen sie, etwaige Risikofaktoren wie schlechte Blutfettwerte, Rauchen und Bewegungsmangel in Zusammenarbeit mit dem Patienten zu minimieren. Sie versuchen, den Patienten für diese Risikofaktoren zu sensibilisieren, und vermitteln ihn z. B. an Herzsportgruppen und ambulante Schulungsprogramme.

Bei der Therapie der Hypertonie ist die Compliance, also die kooperative Mitwirkung des Patienten, ganz entscheidend. Therapeutisch wird eine dauerhafte Senkung des Blutdrucks auf unter 140/90 mmHg angestrebt. Bei Patienten mit weiteren kardiovaskulären Risikofaktoren (z. B. Diabetes mellitus) wird sogar eine Blutdrucksenkung auf Werte von 130/80 mmHg empfohlen.

Vor dem Einsatz von Medikamenten werden zunächst allgemeine Basismaßnahmen zur **Änderung der Lebensgewohnheiten** durchgeführt: ausgewogene Ernährung, regelmäßiges Ausdauertraining, Alkohol- und Nikotinkarenz, Salzreduktion. Erst dann werden Medikamente eingesetzt. Aber auch eine medikamentöse Dauertherapie ist nur dann wirksam, wenn sie mit begleitenden Maßnahmen wie Ernährung und Ausdauertraining kombiniert wird.

Medikamente

Die medikamentöse Therapie folgt einem stufenweise aufgebauten Therapiekonzept aus verschiedenen Wirkstoffen (▶ Tab. 54.2). Diese werden je nach Begleiterkrankung sinnvoll miteinander kombiniert. So ist bei begleitender Herzinsuffizienz eine Kombination aus ACE-Hemmern und einem Diuretikum sinnvoll. Bei gleichzeitiger KHK kann der Einsatz eines Betablockers zusätzlichen Erfolg versprechen.

Kann mit einer Monotherapie keine ausreichende Blutdrucksenkung erreicht werden, wird die Therapie durch ein zweites Medikament ergänzt. Bei schwer einzustellender Hypertonie (sog. maligne Hypertonie) müssen teilweise sogar 3 oder 4 Präparate gleichzeitig gegeben werden. Ist der Patient seit Jahren an seinen Hypertonus gewöhnt, kann es sein, dass er die medikamentöse Blutdrucksenkung zunächst als Müdigkeit und Abgeschlagenheit wahrnimmt. Hier haben Pflegende eine wichtige Funktion bei der Motivation und Aufklärung des Patienten.

Erkrankungen des Kreislauf- und Gefäßsystems

Tab. 54.2 Die wichtigsten Antihypertensiva zur Therapie der arteriellen Hypertonie.

Wirkstoffgruppe	häufig verwendete Wirkstoffe und Handelsnamen	Wirkmechanismus/Anwendung	Nebenwirkungen/Beobachtungskriterien
Betablocker	Metoprolol: z. B. Beloc-Zok Bisoprolol: z. B. Concor	• Erweiterung der Gefäße, Senkung der Herzfrequenz • Verminderung der blutdrucksteigernden Hormonproduktion in der Niere	• Gefahr der Bradykardie → regelmäßige Pulskontrolle • Gefahr eines Asthmaanfalls → adäquates Handeln
Kalziumantagonisten	Nifedipin: z. B. Adalat Nisoldipin: z. B. Baymycard	Erweiterung der Gefäße	• nicht Einsetzen bei gleichzeitiger Herzinsuffizienz
ACE-Hemmer	Ramipril: z. B. Delix Enalapril: z. B. Benalapril	Erweiterung der Gefäße	• Gefahr der Hypotonie, insbesondere bei Ersteinnahme → Patient wird schrittweise auf das Medikament eingestellt, dabei engmaschige RR-Kontrolle • Reizhusten möglich → wenn belastend für den Patienten, Arzt informieren
AT$_1$-Blocker (Sartane)	Candesartan: z. B. Atacand Losartan: z. B. Lorzaar		
α$_1$-Rezeptorblocker	Urpidil: Ebrantil	Erweiterung der Gefäße, zur Soforttherapie bei hypertensiver Krise/hypertensivem Notfall	
Diuretika	Furosemid: z. B. Lasix Hydrochlorothiazid: z. B. HCT	Ausschwemmung von Flüssigkeit	• oft in Kombination mit ACE-Hemmern bei Herzinsuffizienz • Gefahr der Hypokaliämie

WISSEN TO GO

Arterielle Hypertonie – Therapie

Das Therapieziel ist die dauerhafte **Senkung** des Blutdrucks auf **< 140/90 mmHg**, bei Patienten mit kardiovaskulären Risikofaktoren auf 130/80 mmHg. **Pflegerische Aufgaben:**
- regelmäßiges Blutdruckmessen bei allen Patienten
- Untersuchungen koordinieren
- Dauermedikation überwachen
- Risikofaktoren durch Beratung minimieren
- Patienten an Schulungen und Sportgruppen vermitteln

Die medikamentöse Therapie der Hypertonie folgt einem **Stufenkonzept aus verschiedenen Wirkstoffen** (▶ Tab. 54.2), die je nach Begleiterkrankung miteinander kombiniert werden.

Hypertensive Krise

Die hypertensive Krise ist durch einen Blutdruckanstieg auf über 230/130 mmHg gekennzeichnet. Die eigentliche Ursache des plötzlichen starken Blutdruckanstiegs ist oftmals ungeklärt.

In vielen Fällen ist der Patient unter diesen stark erhöhten Blutdruckwerten völlig beschwerdefrei (der erhöhte Blutdruck wird subjektiv nicht wahrgenommen). Erst durch die routinemäßig erfolgte Kontrolle des Blutdrucks, z. B. vor der Unterstützung bei der Körperpflege oder der Mobilisation, wird dieser Wert bemerkt.

> **! Merken Kritische Situation**
> Meist dauert die Entgleisung nur kurze Zeit an und es besteht keine akute Lebensgefahr. Trotzdem handelt es sich um eine kritische Situation, die professionelles Handeln erfordert.

Bei einer hypertensiven Krise sollten Pflegende umgehend den zuständigen Arzt informieren und ggf. bereits angeordnete Bedarfsmedikamente verabreichen. Sollte der Patient bereits blutdrucksenkende Dauermedikamente besitzen, ist es möglich, die Gabe dieser Medikamente vorzuziehen. Wichtig ist, dass Ruhe bewahrt wird und der Patient nicht unnötig beunruhigt wird – das würde den Blutdruck möglicherweise noch höher steigen lassen. Der Patient sollte sich am besten hinlegen und seine körperlichen Aktivitäten unterbrechen (z. B. pausieren der Körperpflege). Der Arzt wird das weitere Vorgehen festlegen.

Nach der Medikamentengabe (i. d. R. Nitrospray oder Nifidepin/Adalat sublingual) sollte im halbstündigen Abstand der Blutdruck des Patienten kontrolliert und auf zusätzliche Symptome wie Angina-pectoris-Beschwerden, allgemeines Unwohlsein oder neurologische Defizite geachtet werden. Beobachten Sie eines dieser Symptome, informieren Sie sofort einen Arzt. Durch die Beruhigung des Patienten bzw. durch die Medikamentengabe sollte sich der Blutdruck langsam, innerhalb von 24 Stunden, wieder auf ein normales Niveau senken.

Hypertensiver Notfall

> **ACHTUNG**
> *Auch beim hypertensiven Notfall steigt der Blutdruck auf Werte über 230/130 mmHg an – jedoch in Kombination mit zusätzlichen Symptomen, z. B. Verwirrtheit, Einblutungen in die Augen, Kopfschmerzen, Lungenödem, Schwindel und Angina pectoris. Es besteht Lebensgefahr!*

Das praktische Vorgehen während eines hypertensiven Notfalls unterscheidet sich deshalb grundlegend von dem während einer hypertensiven Krise.

Bemerken Sie einen hypertensiven Notfall oder meldet sich ein Patient mit den oben genannten Symptomen, benachrichtigen Sie sofort einen Arzt und lassen Sie den Patienten möglichst nicht alleine. Versuchen Sie, den Patienten

Pflege bei Erkrankungen des Kreislauf- und Gefäßsystems

zu beruhigen und lagern Sie ihn mit erhöhtem Oberkörper. Öffnen Sie beengende Kleidung. Falls verfügbar, sollte der Patient mittels Monitor-EKG überwacht werden. Der Blutdruck sollte engmaschig an beiden Armen kontrolliert werden. Um schnell Medikamente verabreichen zu können, sollte ein venöser Zugang für den Arzt vorbereitet werden. Bei Angina pectoris oder Lungenödem werden auf Arztanordnung zusätzlich 3–4 l Sauerstoff verabreicht.

Der Arzt wird zunächst versuchen, den Blutdruck mittels Nitrospray zu senken. Zeigt dies keinen Erfolg, wird Urapidil (z. B. Ebrantil) oder Nifedepin (z. B. Adalat) gegeben. Bei hypertensivem Lungenödem kommt außerdem das Diuretikum Furosemid (z. B. Lasix) i. v. zum Einsatz. Anschließend wird der Patient auf die Intensivstation verlegt. Hier sollte der Blutdruck nicht zu schnell gesenkt werden. Normalerweise wird eine Senkung von max. 25–30 % innerhalb der ersten Stunde angestrebt.

Eine Übersicht über die Hypertonie gibt Ihnen ▶ Abb. 54.5.

WISSEN TO GO

Hypertensive Krise und hypertensiver Notfall

- **Hypertensive Krise:** Blutdruckwerte über 230/130 mmHg, Therapie durch den Arzt meist mit Nifedipin, danach alle halbe Stunde Blutdruck kontrollieren, bei Angina pectoris, Unwohlsein oder neurologischen Defiziten sofort Arzt rufen
- **hypertensiver Notfall:** Blutdruckwerte über 230/130 mmHg und Symptome wie Verwirrtheit, Einblutungen in die Augen, Kopfschmerzen, Lungenödem, Schwindel und Angina pectoris. Es besteht Lebensgefahr! Die Therapie besteht aus Nitrospray oder z. B. Ubratil sowie Furosemid (bei Lungenödem). Erstmaßnahmen:
  - sofort Arzt informieren
  - Patienten beruhigen, Oberkörper hochlagern
  - Monitorüberwachung, RR engmaschig prüfen
  - venösen Zugang vorbereiten
  - auf Anordnung Sauerstoff verabreichen

Abb. 54.5 Hypertonie.

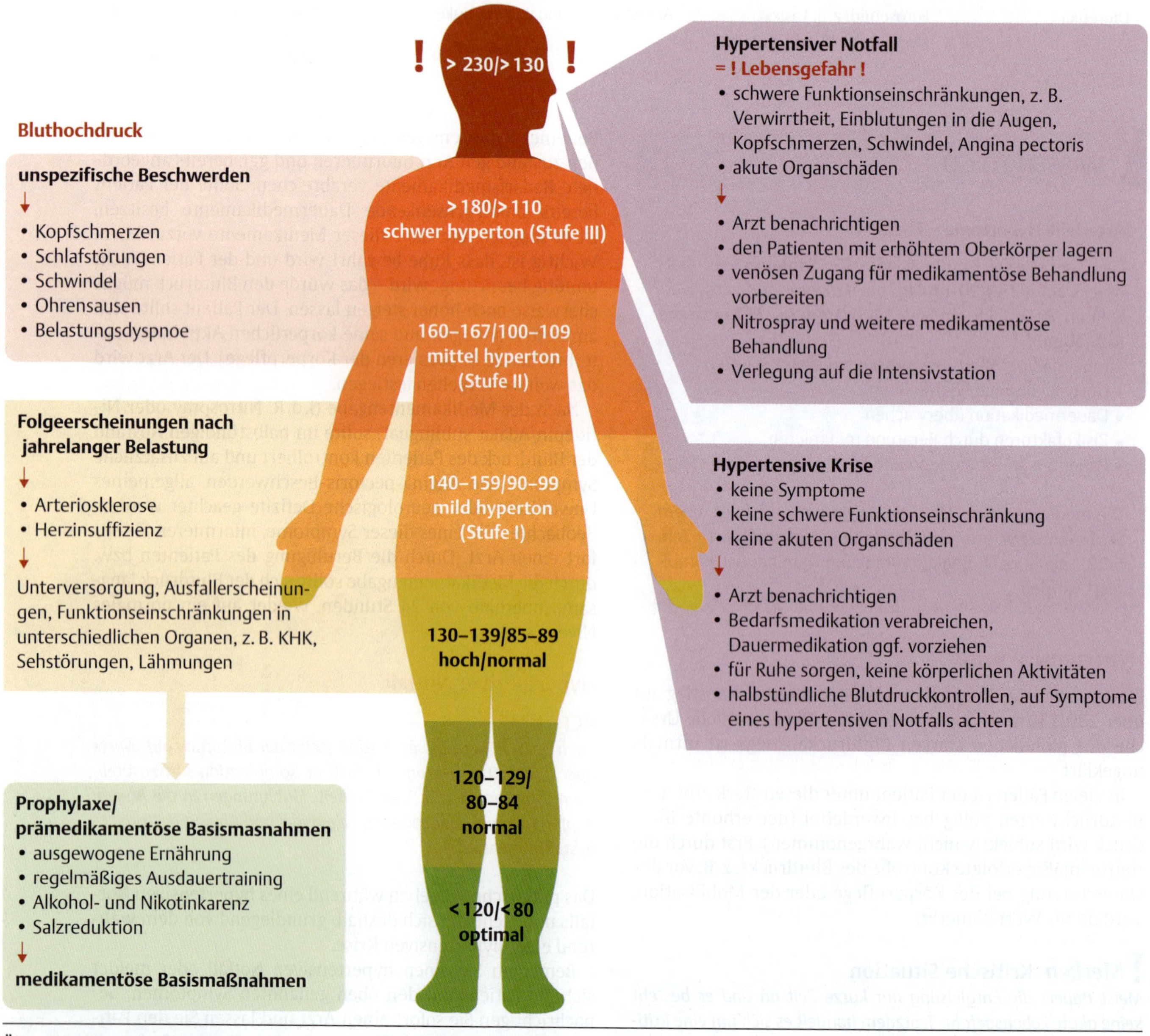

Bluthochdruck

unspezifische Beschwerden
- Kopfschmerzen
- Schlafstörungen
- Schwindel
- Ohrensausen
- Belastungsdyspnoe

Folgeerscheinungen nach jahrelanger Belastung
- Arteriosklerose
- Herzinsuffizienz

Unterversorgung, Ausfallerscheinungen, Funktionseinschränkungen in unterschiedlichen Organen, z. B. KHK, Sehstörungen, Lähmungen

Prophylaxe/ prämedikamentöse Basismaßnahmen
- ausgewogene Ernährung
- regelmäßiges Ausdauertraining
- Alkohol- und Nikotinkarenz
- Salzreduktion

medikamentöse Basismaßnahmen

! > 230/> 130 !

> 180/> 110 schwer hyperton (Stufe III)

160–167/100–109 mittel hyperton (Stufe II)

140–159/90–99 mild hyperton (Stufe I)

130–139/85–89 hoch/normal

120–129/ 80–84 normal

< 120/< 80 optimal

Hypertensiver Notfall = ! Lebensgefahr !
- schwere Funktionseinschränkungen, z. B. Verwirrtheit, Einblutungen in die Augen, Kopfschmerzen, Schwindel, Angina pectoris
- akute Organschäden

↓
- Arzt benachrichtigen
- den Patienten mit erhöhtem Oberkörper lagern
- venösen Zugang für medikamentöse Behandlung vorbereiten
- Nitrospray und weitere medikamentöse Behandlung
- Verlegung auf die Intensivstation

Hypertensive Krise
- keine Symptome
- keine schwere Funktionseinschränkung
- keine akuten Organschäden

↓
- Arzt benachrichtigen
- Bedarfsmedikation verabreichen, Dauermedikation ggf. vorziehen
- für Ruhe sorgen, keine körperlichen Aktivitäten
- halbstündliche Blutdruckkontrollen, auf Symptome eines hypertensiven Notfalls achten

Übersicht über Bluthochdruck, mögliche Komplikationen und Folgeerkrankungen.

Beobachtungskriterien

Die Patientenbeobachtung richtet sich nach der Hypertonieausprägung. Eine entscheidende Aufgabe ist die **Blutdrucküberwachung** des Patienten.

Bei gut eingestellter Hypertonie genügt die einmal tägliche Blutdruckmessung im Stationsalltag. Wird der Patient jedoch auf ein neues Medikament eingestellt oder ist er hypertensiv entgleist, sollte der Blutdruck mehrmals täglich gemessen werden. Während des hypertensiven Notfalls muss die Blutdruckkontrolle sogar alle 10–15 min erfolgen. Bei erstmaliger Messung oder während einer hypertensiven Krise sollte der Blutdruck an beiden Armen vergleichend gemessen werden. Normalerweise sollten beide Werte gleich sein. Leidet der Patient an arteriellen Stenosen, können die Blutdruckwerte links und rechts verschieden sein. Dies sollte dokumentiert und an den Arzt weitergegeben werden.

Pflegebasismaßnahmen

Da der Patient meist keine körperlichen Einschränkungen hat, fallen auch keine spezifischen Pflegebasismaßnahmen an. Die pflegerische Arbeit zentriert sich meist auf die **adäquate Patientenbeobachtung** und **Förderung der Compliance**. Liegt jedoch ein hypertensiver Notfall vor, muss der Patient Bettruhe halten. In diesem Fall sollte auf eine ruhige Patientenumgebung geachtet und hektisches Arbeiten vermieden werden. Die morgendliche Pflege sollte im Bett durchgeführt und auf das Nötigste beschränkt werden. Bei hypertonem Lungenödem richtet sich die Pflege nach den Vorgaben des akuten kardialen Lungenödems (S. 975).

Informieren, Schulen, Beraten

Der Patient wird über die **regelmäßige Einnahme der Medikamente** und mögliche **Nebenwirkungen** informiert. Der Patient wird z. B. darüber aufgeklärt, dass die Medikamente vorübergehend zu Mattigkeit und Leistungsabfall führen können. Er sollte wissen, dass er sich deswegen so fühlt, weil sein Körper sich an den hohen Blutdruck gewöhnt hat und sich erst wieder auf den normalen Blutdruck einstellen muss.

Der Patient sollte für die **Symptome einer hypertensiven Krise** sensibilisiert werden. Er muss in der Lage sein, plötzliche Kopfschmerzen, Schwindel oder Übelkeit in Zusammenhang mit seiner Erkrankung zu bringen und entsprechend zu reagieren.

Gesundheitsförderung und Alltagsbewältigung

Gesundheitsfördernde Maßnahmen sind bei arterieller Hypertonie von überragender Bedeutung, um den Blutdruck gut einzustellen und Folgeschäden zu vermeiden. Die Maßnahmen müssen auf den jeweiligen Patienten abgestimmt und in seinen Alltag integrierbar sein. Ohne eine dauerhafte Blutdrucksenkung und eine Änderung des Lebensstils ist die arterielle Hypertonie eine auf Dauer tödliche Erkrankung. Der Patient sollte sich darüber bewusst werden, dass der Erfolg der Therapie ganz entscheidend von seiner Mitarbeit abhängt. Folgende Punkte können in einem Beratungsgespräch besprochen werden:

- **Ausdauertraining:** Geeignete Sportarten sind Walken, Schwimmen, Laufen. Das Training sollte ca. 3-mal pro Woche für jeweils 30 Minuten absolviert werden. Auf eine anschließend kalte Dusche sollte aufgrund der eintretenden Stressreaktion aber verzichtet werden. Viele Patienten profitieren von einem Gruppentraining, das z. B. von den Krankenkassen angeboten wird.
- **Eingeschränkter Salzkonsum:** Der durchschnittliche Mitteleuropäer nimmt im Schnitt mindestens doppelt so viel Salz auf, wie er benötigt – und zu viel Salz erhöht den Blutdruck. Daher ist eine kochsalzarme Diät in der Hypertoniebehandlung unumstritten. Oftmals reicht es dabei schon, zusätzliches Salz am Mittagstisch bzw. salzreichen Aufschnitt wie Salami oder Schinken wegzulassen.
- **Gewichtsnormalisierung:** Eine Normalisierung des Körpergewichts auf einen BMI von 23–25 hat entscheidenden Einfluss auf die arterielle Hypertonie. Außerdem lassen sich hierdurch auch Erkrankungen wie Diabetes oder KHK positiv beeinflussen.
- **Angepasster Lebensstil:** Hierzu gehört der sparsame Konsum von Alkohol, Kaffee und Nikotin. Außerdem sollte der alltägliche Stress minimiert und Möglichkeiten des Ausgleichs geschaffen werden. Hierzu können z. B. der abendliche Spaziergang oder Entspannungstechniken zählen.
- **Leichte und fettarme Ernährung:** Patienten sollten wenig tierisches Fett zu sich nehmen. Alternativ kann z. B. Fisch empfohlen werden. Der Imbiss zwischendurch kann z. B. durch Obst und Gemüse ausgetauscht werden. Entsprechende Ernährungsberatungen werden von Krankenkassen und teilweise von großen Krankenhäusern angeboten.
- **Anleitung zum selbstständigen Blutdruckmessen:** Der Patient sollten seinen Blutdruck selbstständig überprüfen. Die ermittelten Werte sollten in einem Tagebuch festgehalten und dem Hausarzt vorgelegt werden. Die Messungen sollten an fest definierten Tagen morgens und abends jeweils vor der Medikamenteneinnahme erfolgen. Unter technischen Gesichtspunkten ist die Messung am Oberarm der Handgelenksmessung vorzuziehen. Es sollten nur Geräte mit dem Prüfsiegel der deutschen Hochdruckliga verwendet werden. Grundsätzlich ist auf die passende Manschettengröße zu achten (▶ Abb. 54.6).
- **Vermittlung an Selbsthilfegruppen:** Probleme lassen sich oftmals besonders gut in einer Gruppe aus Betroffenen lösen. Entsprechende Treffen werden u. a. über die Internetseiten der Deutschen Hochdruckliga (www.hochdruckliga.de) vermittelt.
- **Regelmäßige Besuche beim Hausarzt:** Um Spätschäden früh zu erkennen und um die medikamentöse Therapie zu optimieren, sollte jeder Patient regelmäßig seinen Hausarzt aufsuchen. Wenn möglich, sollte der Patient in eine Patientenschulung zur Hypertonie vermittelt werden.

Abb. 54.6 Blutdruckkontrolle.

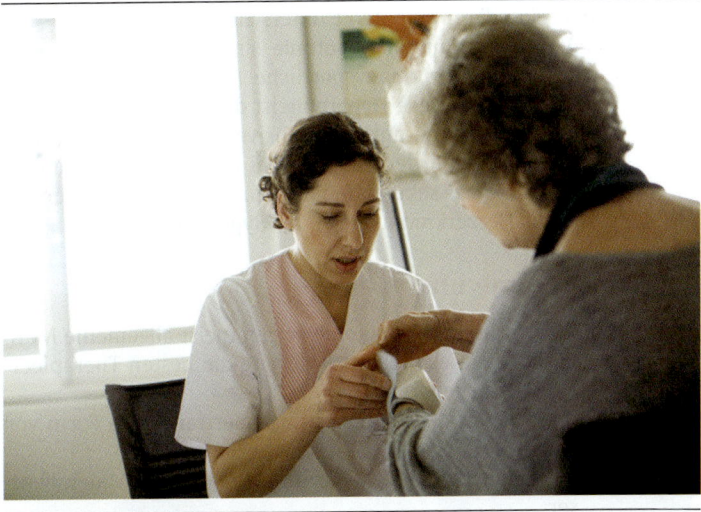

Der Patient sollte angeleitet werden, ein Blutdruckmessgerät anzuwenden, um seine Werte selbstständig zu überprüfen.

Pflege bei Erkrankungen des Kreislauf- und Gefäßsystems

WISSEN TO GO

Arterielle Hypertonie – Pflege

- **Pflegebasismaßnahmen**: Während eines hypertensiven Notfalls muss der Patient Bettruhe einhalten. Die Pflegemaßnahmen sollten sich auf das Nötigste beschränken.
- **Beobachtungskriterien**: Entscheidend ist die **Blutdrucküberwachung**: bei gut eingestellter Hypertonie 1-mal täglich, bei medikamentöser Neueinstellung und hypertensiver Entgleisung mehrmals täglich, beim hypertensiven Notfall alle 10–15 min. Bei erstmaliger Messung oder hypertensiver Krise an beiden Armen messen.
- **Informieren, Schulen, Beraten:** Den Patienten über regelmäßige Einnahme der Medikamente und mögliche Nebenwirkungen informieren, für die Symptome der hypertensiven Krise sensibilisieren. Aspekte der Gesundheitsförderung sind:
  – regelmäßiges Ausdauertraining
  – eingeschränkter Salzkonsum
  – Gewichtsnormalisierung
  – wenig Genussmittel; Stress minimieren
  – leichte, fettarme Ernährung
  – Anleitung zum Blutdruckmessen
  – Vermittlung an Selbsthilfegruppen
  – regelmäßige Hausarztbesuche

54.4.2 Arterielle Hypotonie

Grundlagen

Definition Arterielle Hypotonie
Eine Hypotonie liegt vor, wenn der systolische Blutdruck unter 100 mmHg abfällt. Hält dieser Zustand über längere Zeit an oder tritt er wiederholt auf, handelt es sich um eine chronische bzw. chronisch-rezidivierende Hypotonie. Kurzzeitig erniedrigte Blutdruckwerte werden als Hypotonus bezeichnet.

Eine arterielle Hypotonie ist nur dann behandlungsbedürftig, wenn der Blutdruck dauerhaft unter 100/60 mmHg sinkt und der Patient dabei Symptome verspürt bzw. darunter leidet. Häufig klagen die Patienten über Schwindel, Kollapsneigung, geringe Kältetoleranz und allgemeine Abgeschlagenheit. Genau wie bei der arteriellen Hypertonie wird die primäre Hypotonie (die keine erkennbare Ursache hat) von der sekundären Hypotonie unterschieden.

Von der **primären Hypotonie** sind meistens junge und schlanke Frauen ohne sportliche Aktivität betroffen. Die **sekundäre arterielle Hypotonie** ist dagegen meist Ausdruck einer fehlerhaften antihypertensiven Medikation und tritt meist zu Beginn der Therapie bei Hypertonie auf. Andere Ursachen einer sekundären Hypotonie können Hormonstörungen, Herzerkrankungen oder Hypovolämie sein.

Therapie und Pflege

Bei der primären Hypotonie zeigen meist allgemeine Maßnahmen zur Gesundheitsförderung die besten Therapieerfolge. Hierzu gehören:
- regelmäßiges körperliches Ausdauertraining in Form von Laufen oder Schwimmen
- ausreichende Flüssigkeitszufuhr in Form von Mineralwasser
- Wechselduschen, wenn diese vertragen werden
- Betätigung der Muskel-Venen-Pumpe während des Stehens bzw. vor dem Aufstehen

Bei starkem Schwindel können zusätzlich Sympathomimetika (z. B. Effortil) oder andere kreislaufstimulierende Substanzen (z. B. Korodin) in Form von Tropfen eingenommen werden. Bei der sekundären Hypotonie muss zunächst die Ursache der Erkrankung gefunden werden. Liegt diese in der aktuellen Medikation einer Hypertoniebehandlung, muss die Dosierung der Medikamente geändert werden.

Akuter Hypotonus • Bei einem akuten symptomatischen Hypotonus (Blutdruckabfall) ohne Kollaps sollte der Patient sich hinlegen. Wenn der Zustand nicht durch einen kardialen Schock bedingt ist, sollten die Beine hochgelagert werden. Der Patient sollte beruhigt werden und bei ausreichender Bewusstseinsklarheit ein Glas Wasser bekommen. Häufig bessert sich die Symptomatik dadurch rasch. Die Vitalparameter sollten danach regelmäßig kontrolliert werden. Gegebenenfalls kann eine geringe O_2-Gabe (2–4 l) unterstützend wirken.

WISSEN TO GO

Arterielle Hypotonie

Der systolische Blutdruck liegt **unter 100 mmHg**. Von der **primären Hypotonie** sind meistens junge, schlanke Frauen ohne sportliche Aktivität betroffen. Die **sekundäre arterielle Hypotonie** tritt bei fehlerhafter antihypertensiver Medikation, bei Hormonstörungen, Herzerkrankungen sowie Hypovolämie auf.

Bei der **primären Hypotonie** sind Maßnahmen der Gesundheitsförderung meist ausreichend, z. B. regelmäßiges Ausdauertraining, ausreichend Flüssigkeitszufuhr, Betätigung der Muskel-Venen-Pumpe.

Bei **starkem Schwindel** können Sympathomimetika oder andere kreislaufstimulierende Substanzen (z. B. Korodin) eingenommen werden. Bei der **sekundären Hypotonie** muss die **Ursache** gefunden und behandelt werden.

Bei einer **akuten Hypotonie ohne Kollaps** sollte der Patient sich hinlegen, die Beine hochlagern und ein Glas Wasser trinken.

54.4.3 Periphere arterielle Verschlusskrankheit

Grundlagen

Definition Periphere arterielle Verschlusskrankheit
Die periphere arterielle Verschlusskrankheit (pAVK) ist eine chronische Erkrankung des Gefäßsystems mit fortschreitenden, irreversiblen Verengungen oder Verschlüssen der Extremitätenarterien, meist infolge von arteriosklerotischen Ablagerungen.

Bei der peripheren arteriellen Verschlusskrankheit kommt es zu einer Verengung des arteriellen Gefäßlumens infolge von **Arteriosklerose**. Die **Risikofaktoren** sind deswegen die gleichen wie bei allen anderen kardiovaskulären Erkrankungen, also z. B. **Rauchen, Diabetes mellitus, arterielle Hypertonie, Bewegungsmangel, schlechte Blutfettwerte**. Siehe auch Infografik Arteriosklerose (S. 894).

Erkrankungen des Kreislauf- und Gefäßsystems

Das Blut kommt nicht mehr dahin, wo es gebraucht wird.

Im Unterschied zur venösen Thrombose sind bei der pAVK **meist beide Extremitäten** betroffen, in den allermeisten Fällen (> 90 %) die Beine. Es kann jedoch davon ausgegangen werden, dass aufgrund des systemischen Charakters der Arteriosklerose alle arteriellen Gefäße im Körper betroffen sind (▶ Abb. 54.7). Somit haben Patienten mit pAVK auch ein **erhöhtes Schlaganfall- und Herzinfarktrisiko**. Aus physikalischen Gründen wird die pAVK erst bei höhergradiger Verengung symptomatisch. In der Praxis ist es üblich, die Erkrankung nach dem Chirurgen Rene Fontaine anhand der Symptomatik einzuteilen (▶ Tab. 54.3).

Da das Gewebe unter Belastung mehr Sauerstoff braucht als in Ruhe, treten **die ersten Symptome meist beim Gehen** auf. Da die Schmerzen in Ruhe wieder nachlassen, bleiben die Betroffenen immer wieder stehen, bis die Schmerzen nachlassen. Das Beschwerdebild wird deshalb auch als „zeitweiliges Hinken" (**Claudicatio intermittens**) oder als „Schaufensterkrankheit" bezeichnet (▶ Abb. 54.8). Kommt es zur weiteren Einengung des Gefäßes, haben die Patienten auch **Schmerzen in Ruhe**. Bei sehr fortgeschrittener pAVK lassen sich keine Fußpulse mehr tasten – es besteht die Gefahr eines vollständigen arteriellen Verschlusses. Dieser ist für den Patienten potenziell lebensgefährlich und muss sofort stationär behandelt werden, siehe Akuter Arterienverschluss (S. 928).

Infolge der arteriellen Mangeldurchblutung sind die **Beine blass und kühl**. In fortgeschrittenen Stadien verfärben sich die Füße des Patienten **zunehmend dunkelblau** und nehmen an Umfang ab. Später kommt es infolge der Gewebsmangelernährung zu **Nekrosen/Gangränen** (Hautläsionen/Wunden). Typischerweise treten Gangräne zuerst an den Zehen oder an den Knöcheln als **Ulcus cruris arteriosum** auf. Mit der Zeit schreiten die Schäden jedoch zum Stamm hin fort.

Neben den klinischen Symptomen wird die Diagnose durch die Erhebung des Knöchel-Arm-Index, eine Doppleruntersuchung und einen Gehtest quantifiziert. Eine genaue Stenoselokalisierung erfolgt anhand einer Angiografie.

Tab. 54.3 Klassifikation der pAVK nach Fontaine.

Stadium	Symptome
I	keine Symptome, obwohl pAVK in Gefäßen nachweisbar (meist Zufallsbefund)
II	Claudicatio intermittens bei einer schmerzfreien Gehstrecke von
IIa	mehr als 200 m
IIb	weniger als 200 m
III	Schmerzen in Füßen und Zehen bereits in Ruhe (verstärkt bei Hochlagerung)
IV	Nekrosen/Gangrän der betroffenen Extremität („offene Stellen")

Abb. 54.7 Vorkommen der pAVK.

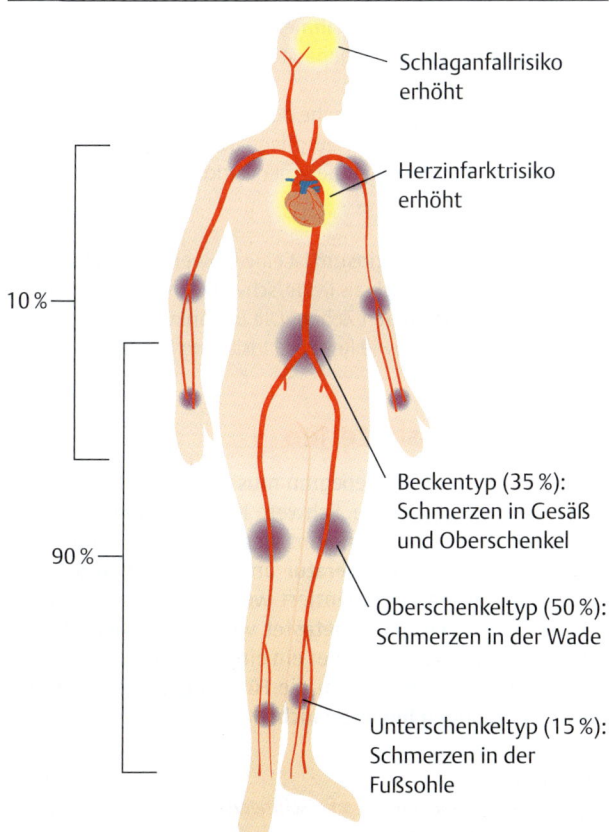

Die pAVK kommt zwar hauptsächlich in den Beinarterien vor, meist sind aber auch die Arterien in anderen Bereichen des Körpers von der Arteriosklerose betroffen. Das Risiko für einen Schlaganfall und einen Herzinfarkt ist deshalb erhöht.

Abb. 54.8 Schaufensterkrankheit.

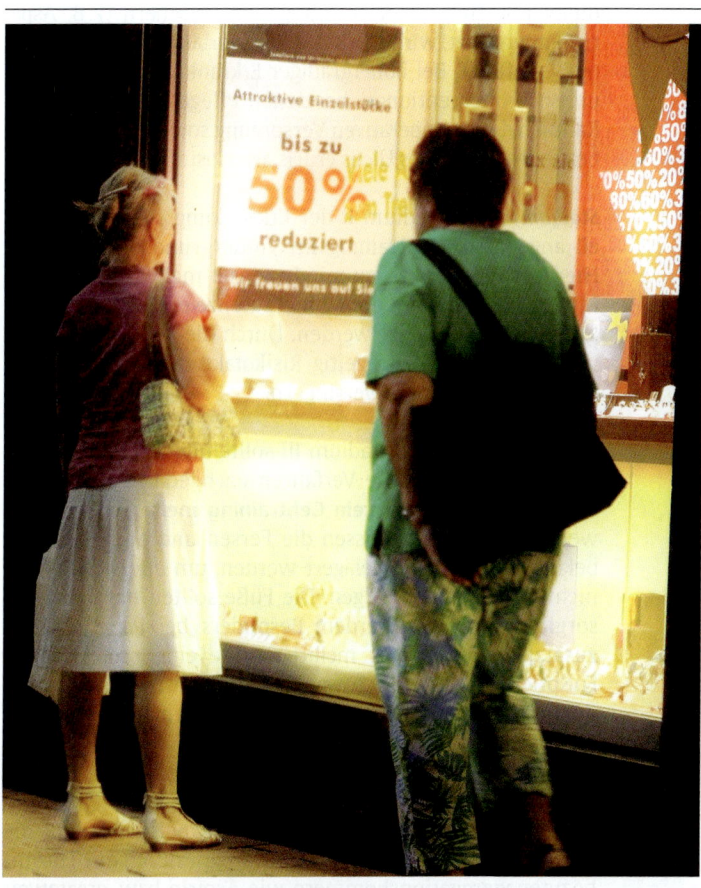

Was ist der Anlass zum Stehenbleiben? Die attraktiven Einzelstücke oder eine Claudicatio intermittens? © Stefanie Lindorf/fotolia.com

>
> **WISSEN TO GO**
>
> **pAVK – Grundlagen**
>
> Sie ist eine chronische Erkrankung, die meist die Beinarterien betrifft. Durch arteriosklerotische Ablagerungen entstehen fortschreitende, irreversible Verengungen oder Verschlüsse. Das umgebende Gewebe ist minderversorgt, wodurch Schmerzen, Gefühlsstörungen und schlecht heilende Wunden entstehen.
>
> Die **Risikofaktoren** entsprechen denen aller kardiovaskulären Erkrankungen. Dies sind: Rauchen, Diabetes mellitus, arterielle Hypertonie, Bewegungsmangel, schlechte Blutfettwerte. Die Einteilung erfolgt anhand der **Symptomatik** (▶ Tab. 54.3).
>
> Zur **Diagnostik** werden Knöchel-Arm-Index, Dopplersuchung, Gehtest und Angiografie angewendet.

Mitwirken bei der Therapie

Die Therapie der pAVK ist abhängig vom Stadium der Erkrankung. Neben einem günstigeren Krankheitsverlauf sollen durch die Therapie Folgeschäden vermieden werden. Dies geschieht in allen Stadien durch die Beratung des Patienten über präventive Maßnahmen. Risikofaktoren sollen erkannt und behandelt werden. Durch regelmäßiges Gehtraining kann die Bildung von Kollateralen (Ersatzgefäßen) gefördert und der Krankheitsverlauf günstig beeinflusst werden. Gleichzeitig kann durch eine Normalisierung von Gewicht und Blutzucker sowie durch Nikotinkarenz das Fortschreiten der Arteriosklerose vermindert werden.

Werden diese Maßnahmen durch eine Gerinnungshemmung mit Thrombozytenaggregationshemmern (z. B. Aspirin) unterstützt, wird der Krankheitsverlauf insgesamt günstig beeinflusst. Bei höhergradiger Erkrankung erfolgen chirurgische Interventionen, bei denen Pflegende Aufgaben im Rahmen der postoperativen Versorgung sowie bei der Wundbehandlung, z. B. des Ulcus cruris arteriosum, übernehmen.

Stadium II • Im Stadium II der Erkrankung steht das speziell angepasste Gehtraining im Vordergrund der Therapie. Hierbei sollte der Patient mindestens 3-mal wöchentlich 30 Minuten gehen. Wird die Schmerzgrenze erreicht, kann eine kurze Pause eingelegt werden. Durch die körperliche Aktivität lassen sich gleichzeitig Risikofaktoren wie Bluthochdruck oder Adipositas verringern.

Stadium III • Ab dem Stadium III sollte über angioplastische oder gefäßchirurgische Verfahren nachgedacht werden. In diesem Stadium darf **kein Gehtraining mehr** durchgeführt werden. Im Liegen müssen die Fersen und andere druckbelastete Stellen frei gelagert werden, um ein Ulcus cruris nicht noch zu begünstigen. Die Füße sollten mit Emulsion sorgfältig gepflegt werden. Besonders bei Patienten mit zusätzlichem Diabetes mellitus sollte eine professionelle Fußpflege durchgeführt werden. Bei Ruheschmerzen sollte darauf geachtet werden, dass der Patient eine ausreichende Bedarfsmedikation erhält.

Medikamente • Eine medikamentöse Therapie der pAVK ist schwierig und beschränkt sich derzeit meist noch auf die Antikoagulation (Hemmung der Blutgerinnung) mit Thrombozytenaggregationshemmern wie Aspirin bzw. ersatzweise Clopidogrel. Zusätzlich können verschiedene vasoaktive Substanzen eingesetzt werden, die die Durchblutung per Gefäßdilatation (Erweiterung) verbessern sollen. Ihre Wirksamkeit ist jedoch noch umstritten. Aktuell laufen Studien über die Wirksamkeit von ACE-Hemmern (z. B. Ramipril) im Rahmen einer pAVK-Behandlung.

Ulcus cruris arteriosum

Stirbt das Unterschenkelgewebe aufgrund arterieller Minderversorgung ab, kommt es langfristig zu einem Ulcus cruris arteriosum. Es ist eine der schwersten Komplikationen der pAVK und muss meist chirurgisch behandelt werden. Oft findet man es an stark beanspruchten Fußregionen wie den Zehen. Hier zeigt es sich als livide/schwarze, meist trockene, Nekrose. Im schlimmsten Fall kommt es zur Ablösung der gesamten Zehe – man spricht von Autoamputation.

Nach erfolgreicher Revaskularisierung durch eine Operation lässt sich das Ulcus cruris arteriosum durch konsequente Wundhygiene sowie ggf. durch Spalthautdeckung behandeln. Dabei wird die Durchblutung des Beines verbessert und es kann sich neues Gewebe bilden. Abgestorbenes Gewebe muss jedoch zuvor chirurgisch abgetragen worden sein. Die anschließende Wundbehandlung erfolgt mit speziellen Wundauflagen (S. 571). Die Extremität sollte im Allgemeinen tief gelagert werden.

>
> **WISSEN TO GO**
>
> **pAVK – Therapie**
>
> Zu den **Therapiezielen** gehört, die Krankheit günstig zu beeinflussen und Komplikationen zu verhindern. Medikamentös werden Thrombozytenaggregationshemmer eingesetzt. Pflegende informieren den Patienten über gesundheitsfördernde Maßnahmen und leiten ihn dazu an.
> - **Stadium II:** speziell angepasstes Gehtraining (3-mal wöchentlich 30 min)
> - **Stadium III:** angioplastische oder gefäßchirurgische Verfahren, Freilagern und Hautpflege der belasteten Stellen, bei Ruheschmerz Schmerzmedikation. **Kein Gehtraining mehr**!
>
> Das **Ulcus cruris arteriosum** ist eine schwere Komplikation der pAVK; es zeigt sich als livide/schwarze, meist trockene, Nekrose, häufig an den Zehen. Die Erkrankung wird meist durch Abtragung sowie Revaskularisierung behandelt.

Beobachtungskriterien

Besonders nach Therapiebeginn muss die **Durchblutung der Beine** überwacht werden. Schwere Komplikationen können auf diese Weise schnell erkannt werden. Hierzu sollten **täglich Hautfarbe**, **Hauttemperatur** und die **aktuellen Schmerzen** des Patienten dokumentiert werden. Zusätzlich sollten regelmäßig die **Fußpulse getastet** werden. Da viele Patienten an der Haut nur noch über ein eingeschränktes Schmerzempfinden verfügen, sollten die **Füße regelmäßig auf kleinere Verletzungen hin untersucht** werden.

ACHTUNG
Achten Sie besonders auf starke Schmerzen als Zeichen eines akuten Arterienverschlusses (S. 928).

Da außer den Beinarterien häufig auch andere Gefäße betroffen sind, sollten Pflegende auf Hinweise anderer kardiovaskulärer Erkrankungen wie Herzinfarkt, Mesenterialinfarkt und Schlaganfall achten.

Erkrankungen des Kreislauf- und Gefäßsystems

Pflegebasismaßnahmen

Körperpflege • Bei der täglichen Körperpflege sollte die Haut des Patienten besonders gut gepflegt und beobachtet werden. Wechselduschen oder Vollbäder sollten vermieden werden. Um ein Fortschreiten kleiner Wunden zu verhindern, sollten diese sofort professionell versorgt werden.

Kleidung • Die Kleidung muss ausreichend wärmen und den Patienten gleichzeitig nicht zum Schwitzen bringen. Besonders in Fuß-, Knie- und Beckenregion ist darauf zu achten, dass die Kleidung nicht zu eng sitzt und den Blutfluss zusätzlich einschränkt. Auf Gürtel sollte komplett verzichtet werden. Auch das Schuhwerk sollte nicht zu eng sitzen. Für Patienten mit fortgeschrittener pAVK wird speziell locker sitzendes und gepolstertes Schuhwerk durch das Sanitätshaus angeboten.

! Merken Keine MTS
Patienten mit pAVK dürfen keine medizinischen Thromboseprophylaxestrümpfe (MTS) zur routinemäßigen Thromboseprophylaxe angezogen bekommen. Durch die Kompression käme es zu einer zusätzlichen Verschlechterung der arteriellen Durchblutung. Dies würde die Erkrankung negativ beeinflussen.

Betten und Lagern • Die Beine sollten in Ruhe tief gelagert werden (▶ Abb. 54.9). Patienten mit Ulcus cruris arteriosum, bei denen noch keine Revaskularisierung erfolgt ist, müssen eingeschränkte Bettruhe halten.

ACHTUNG
Bei Patienten mit pAVK darf das betroffene Bein nicht hochgelagert werden! Das würde die Durchblutung erschweren und beim Patienten Schmerzen auslösen.

Mobilisieren • Patienten bis zum Stadium II sollten ein Gehtraining absolvieren. Allgemein müssen mögliche Verletzungen an Füßen und Beinen vorausschauend vermieden werden. Aus diesem Grund sollte der Patient nicht barfuß laufen und stets gut sitzendes Schuhwerk tragen.

WISSEN TO GO

pAVK – Pflegebasismaßnahmen und Beobachtungskriterien

Körperpflege
- Hautbeobachtung
- neue Wunden sofort versorgen
- keine Wechselduschen oder Vollbäder

Kleidung
- Schuhe und Kleidung sollten wärmen und locker sitzen
- **keine medizinischen Thromboseprophylaxestrümpfe**

Betten und Lagern
- Beine tief lagern, **nicht hochlagern**
- bei Ulcus cruris arteriosum ohne Revaskularisierung eingeschränkte Bettruhe

Mobilisieren
- Gehtraining bis zum Stadium II
- Verletzungen an Füßen und Beinen vermeiden

Beobachtung
- Durchblutung der Beine, täglich Hautfarbe, Hauttemperatur, Schmerzsituation
- kleinere Verletzungen an den Füßen
- starke Schmerzen als Zeichen eines akuten Arterienverschlusses

Abb. 54.9 Beintieflagerung.

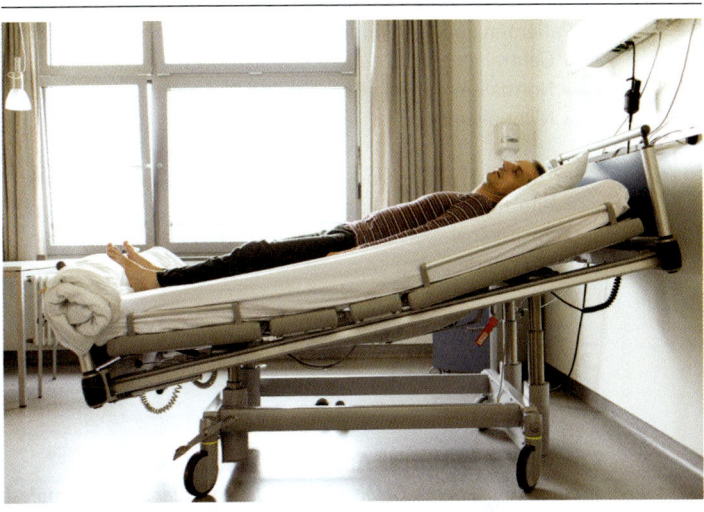

Bei einer pAVK sollten die Beine in Ruhe tief gelagert werden (Anti-Trendelenburg-Lagerung).

Informieren, Schulen, Beraten

Einen großen Teil der Therapie nimmt die **Reduktion der Risikofaktoren** ein. Der Patient muss aktiv daran arbeiten, seine Lebensgewohnheiten zu ändern. In einem Beratungsgespräch kann über die Risikofaktoren gesprochen und der Patient über **gesundheitsfördernde Maßnahmen** informiert werden, z. B. regelmäßiges Gehtraining, Nikotinkarenz, Normalisierung von Gewicht und Blutzucker.

Für viele Patienten ist es schwierig, ein begonnenes Gehtraining trotz Schmerzen fortzusetzen. Pflegende sollten sie darüber informieren, dass sich durch das Gehtraining neue Nebengefäße (Kollateralen) bilden und die Durchblutung der Beine dadurch gebessert wird. Wird das Gehtraining regelmäßig durchgeführt, lassen die Schmerzen nach einiger Zeit deutlich nach.

Gesundheitsförderung und Alltagsbewältigung

Wie bei jeder chronischen Erkrankung sind oftmals Nachsorge und Gesundheitsförderung nach der Entlassung aus der Klinik der Schlüssel zum Erfolg. Der Patient sollte daher **regelmäßig seinen Hausarzt aufsuchen**, um den Verlauf seiner Erkrankung zu kontrollieren. Außerdem sollten die im Krankenhaus erlernten Maßnahmen wie das **Gehtraining zu Hause fortgesetzt** werden. Hierbei können u. a. auch **Herzsportgruppen** beratend zur Seite stehen.

In Zusammenarbeit mit Krankenkassen und Sportvereinen sollte außerdem weiter an der Risikoreduktion gearbeitet werden. Ebenfalls müssen andere kardiovaskuläre Erkrankungen wie die koronare Herzkrankheit regelmäßig kontrolliert und behandelt werden. Um den Patienten bestmöglich zu unterstützen, können dem Patienten spezielle Informationsbroschüren mitgegeben werden, z. B. von der

54 Pflege bei Erkrankungen des Kreislauf- und Gefäßsystems

Deutschen Gesellschaft für Angiologie (www.dga-gefaessmedizin.de). Hier erfahren Patienten auch Aktuelles zu ortsansässigen Gefäßsportgruppen und niedergelassenen Angiologen.

WISSEN TO GO

pAVK – Informieren, Schulen, Beraten

Um Risikofaktoren zu minimieren, beraten Pflegende den Patienten über gesundheitsfördernde Maßnahmen:
- Gehtraining zur Bildung von Kollateralen
- Normalisierung von Gewicht und Blutzucker
- Nikotinkarenz

In der Nachsorge sind regelmäßige Arztbesuche sowie Weiterführen des Gehtrainings bzw. die Teilnahme an Sportmaßnahmen zur Reduktion der Risikofaktoren von großer Bedeutung.

54.4.4 Akuter Arterienverschluss

Grundlagen

Definition Akuter Arterienverschluss
Wenn ein arterielles Gefäß akut eingeengt oder sogar komplett verschlossen ist, spricht man von einem arteriellen Thrombus. Aus diesem Thrombus kann Material abreißen und mit dem Blutstrom in andere Kapillargebiete geschwemmt werden – der daraus resultierende Gefäßverschluss wird Embolie genannt. Das Material selbst wird als Embolus bezeichnet und kann aus körpereigenen (z. B. Blutgerinnsel oder Fett) oder fremden Substanzen (z. B. Luft oder Fremdkörper) bestehen.

Im Bereich der Gefäßerkrankungen ist der akute Arterienverschluss der **häufigste Notfall**. Meist liegt die **Ursache in kardialen Embolien**, die im Rahmen von Herzrhythmusstörungen entstanden sind. Zu etwa 20 % liegt die Ursache jedoch in einer **fortgeschrittenen pAVK mit vollständiger Verlegung** der Gefäßöffnung. Im Gegensatz zur chronischen pAVK, bei der die Ablagerungen in den Gefäßen nach und nach immer mehr zunehmen und das durch sie versorgte Gewebe entsprechend langsam unterversorgt wird, tritt beim akuten Verschluss einer Arterie die Symptomatik typischerweise **rasch und heftig** auf.

Blutgerinnsel aus dem Herzen verstopfen Arterien im Körper.

Die typischen Symptome in den **Extremitäten** können anhand des **6 P-Komplexes nach Pratt** abgeleitet werden:
- **P**ain = Schmerz
- **P**ulselessness = fehlende Pulse
- **P**aresthesia = Gefühlsstörungen
- **P**aleness = blasse und kühle Haut
- **P**aralysis = eingeschränkte Bewegung
- **P**rostration = Schocksymptome

In anderen Bereichen des Körpers hängen die Beschwerden vom **Versorgungsbereich der betroffenen Arterie** ab: Bei einem **Schlaganfall** kann es z. B. zu Bewusstseinsstörungen und anderen **neurologischen Defiziten** kommen. Hinweise auf eine **Lungenembolie** sind **Dyspnoe** und **Thoraxschmerzen**, siehe Schlaganfall (S. 1217) und Lungenembolie (S. 974).

Kommt es zu einem Verschluss der Darmgefäße, spricht man von einem Mesenterialinfarkt. Dieser verläuft normalerweise in mehreren Phasen. Zunächst kommt es zur sog. **Angina abdominalis**. Dieser meist chronische Vorbote zeigt sich häufig lediglich durch häufige Bauchschmerzen nach der Nahrungsaufnahme – und wird deshalb oft verkannt. Wird die Ursache nicht schon in diesem Stadium u. a. durch Risikoreduktion behoben, kann es später zum **akuten Infarkt** kommen. Dieser äußert sich durch **plötzlich einsetzende Bauchschmerzen, Fieber, Erbrechen, sinkenden Blutdruck und steigenden Puls**. Durch den eintretenden Gewebstod kommt es nach etwa 2 Stunden zu einer deutlichen Besserung der Symptome. Obwohl die Symptome fast verschwunden sind, **stirbt der betroffene Darmabschnitt weiterhin ab** („fauler Frieden"). Wird der Patient innerhalb von 6 Stunden nicht behandelt, können Darmbakterien durch die Schleimhaut wandern und eine **Bauchfellentzündung** (sog. Durchwanderungsperitonitis) hervorrufen, siehe Peritonitis (S. 1026). Außerdem kommt es durch die entstehenden Zerfallsprodukte zum paralytischen Ileus (S. 998).

▶ Abb. 54.10 zeigt Ihnen eine Übersicht über die möglichen Orte und Folgen eines akuten Arterienverschlusses.

ACHTUNG
Ein akuter Arterienverschluss ist immer ein Notfall. Je nach Lokalisation des Verschlusses sind die Extremität, das Organ oder ggf. sogar der gesamte Organismus vital bedroht.

Abb. 54.10 Akuter Arterienverschluss.

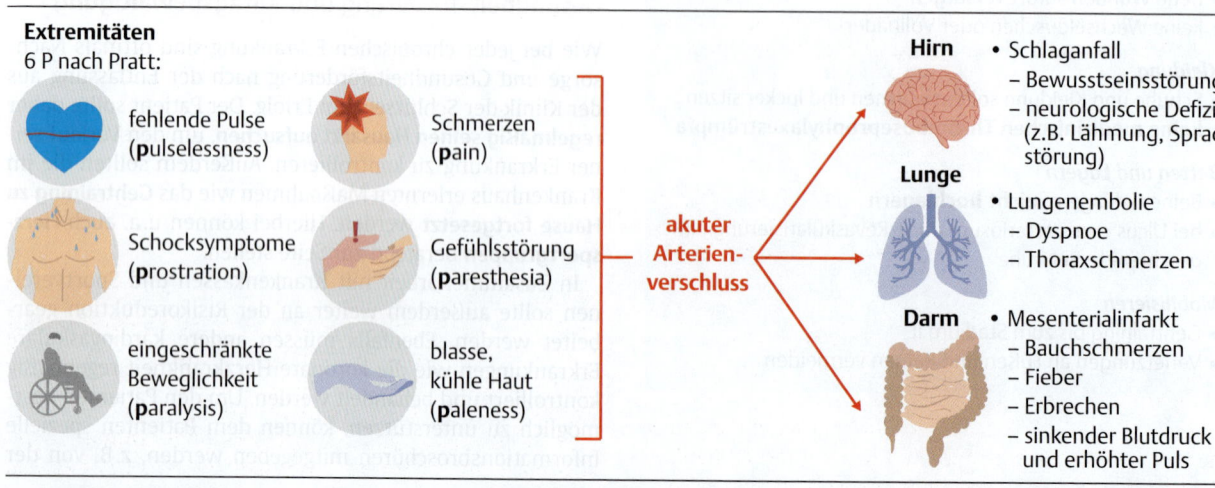

Je nachdem, welche Arterie verschlossen ist und welchen Teil des Körpers sie versorgt, sind die Beschwerden unterschiedlich.

! Merken Time is Tissue
Es gilt: „Time is tissue" = Zeit ist Gewebe bzw. konkret bei einem Schlaganfall: „Time is brain" = Zeit ist Gehirn.

WISSEN TO GO

Akuter Arterienverschluss – Grundlagen

Eine Arterie wird durch eine **Embolie** verschlossen. **Ursachen** sind meist kardiale Embolien bei Herzrhythmusstörungen oder eine fortgeschrittene pAVK. Symptome in den Extremitäten nach Pratt sind (6 P nach Pratt):
- **P**ain = Schmerz
- **P**ulselessness = fehlende Pulse
- **P**aresthesia = Gefühlsstörungen
- **P**aleness = blasse und kühle Haut
- **P**aralysis = eingeschränkte Bewegung
- **P**rostration = Schocksymptome

Je nach Versorgungsbereich der betroffenen Arterie kann es zu **Schlaganfall** oder **Lungenembolie** kommen. Bei akutem **Mesenterialinfarkt** treten plötzlich einsetzende **Bauchschmerzen, Fieber, Erbrechen, sinkender Blutdruck** und **steigender Puls** auf. Im weiteren Verlauf können bedrohliche Komplikationen wie Peritonitis und Ileus entstehen.

Therapie und Pflege bei akutem Verschluss in den Extremitäten

ACHTUNG
Bei einem akuten Verschluss sollte sofort ein Arzt verständigt und die Extremität tief gelagert werden.

Um Kälte, Wärme oder Druck zu vermeiden, sollte ein **Watteverband** angelegt werden. Weiterhin sollte ein **i. v.-Zugang** vorbereitet werden. Da der Patient evtl. operiert wird, sollte er nüchtern bleiben. Der Patient sollte möglichst nicht alleine gelassen und beruhigt werden. Sobald der Arzt eingetroffen ist, wird er dem Patienten ein **Schmerzmittel** spritzen und eine **Antikoagulation** mit Heparin beginnen (High-Dose-Therapie). In einigen Kliniken wird die Heparintherapie über eine Infusionsspritzenpumpe intravenös (i. v.) verabreicht. Zu den pflegerischen Aufgaben gehört es, die Infusionsspritze vorzubereiten und auf tägliche Laborkontrollen zu achten.

! Merken Nicht ausschalten
Bei High-Dose-Therapie müssen täglich Gerinnungskontrollen (pTT-Wert) erfolgen. Da dieser Wert während der Therapie stabil sein muss und sehr sensibel reagiert, darf eine Infusionsspritzenpumpe mit Heparin niemals ausgeschaltet werden.

In einigen Kliniken wird das Heparin subkutan (s. c.) verabreicht. Hierbei ist darauf zu achten, dass die Dosis meistens über der herkömmlichen Dosis (Low-Dose-Therapie) liegt und der Patient das Medikament mehrmals täglich gespritzt bekommt.

Zur Diagnosesicherung wird eine Angiografie bzw. eine Duplex-Sonografie durchgeführt. Bei gesichertem Befund erfolgt die Therapie normalerweise gemäß oben genannter Heparintherapie. Alternativ kann versucht werden, den Thrombus durch eine lokale **Thrombolysetherapie** aufzulösen oder im Rahmen einer Operation zu entfernen (**Embolektomie**). Liegt die Ursache in einer fortgeschrittenen pAVK, wird teilweise gleichzeitig ein Bypass angelegt. Hierbei verbindet der Gefäßchirurg die Leistenarterie (A. femoralis) über ein an anderer Stelle entnommenes Gefäß mit dem poststenotischen Gefäßbett. Wird eine entsprechende Therapie nicht rechtzeitig eingeleitet, besteht die Gefahr, dass das Bein amputiert werden muss.

Postoperative Versorgung nach Embolektomie/Bypass-OP

Die Vitalparameter werden regelmäßig kontrolliert und die betroffene Extremität hinsichtlich Hautfarbe und Hauttemperatur beobachtet. Weiterhin kontrollieren Pflegende regelmäßig die Fußpulse.

ACHTUNG
Im Rahmen der Thromboseprophylaxe dürfen keine medizinischen Thromboseprophylaxestrümpfe (MTS) angewendet werden. Durch diese würde die arterielle Versorgung zusätzlich eingeschränkt und die Wundheilung verzögert werden.

Das Bein muss leicht tief gelagert, keinesfalls darf es über Herzniveau gehoben werden. Die Gelenke sollten nicht über 30° gebeugt werden. Hierdurch wird gewährleistet, dass das operierte Gefäß nicht durch Beugung zusätzlich strapaziert wird.

Die Mobilisation wird auf Arztanordnung durchgeführt. Ein Abknicken des Beines im Sitzen sollte möglichst vermieden werden. Hierbei ist ein Liegerollstuhl sehr hilfreich. In diesem kann der Patient so gelagert werden, dass seine Gelenke nie um mehr als 30° abknicken. Insgesamt ähnelt die daraus resultierende Position der Herzbettlagerung.

! Merken Injektionen
An der betroffenen Extremität dürfen keine Infusionen oder Injektionen durchgeführt werden.

WISSEN TO GO

Akuter Arterienverschluss – Therapie und Pflege
- sofort einen Arzt verständigen, Extremität tief lagern
- Watteverband anlegen, i. v.-Zugang vorbereiten
- Patienten nüchtern lassen, möglichst bei ihm bleiben
- High-Dose-Therapie mit Heparin, Schmerzmedikation

Alternativ zur **Heparingabe** kann eine Thrombolysetherapie oder eine **Embolektomie**, evtl. inkl. Bypass, durchgeführt werden. Postoperative Maßnahmen:
- Vitalzeichen und Fußpulse kontrollieren
- Hautfarbe und -temperatur kontrollieren
- Bein tief lagern. Gelenke nicht > 30° beugen. Keine MTS!
- Patienten auf Arztanordnung mobilisieren
- keine Infusionen oder Injektionen an betroffener Extremität!

Mesenterialinfarkt

Hat der Arzt den Verdacht auf einen Mesenterialinfarkt, wird er oftmals zunächst eine Ultraschalluntersuchung durchführen. Sieht er in dieser verdickte und entzündete Darmschlingen, wird die Diagnose durch ein Kontrastmittel-CT gesichert. Bei gesichertem Befund muss der Darm operativ inspiziert werden, um anschließend **betroffene Darmabschnitte** zu **entfernen**. Gegebenenfalls erhält der Patient einen künstlichen Darmausgang (Enterostoma).

54 Pflege bei Erkrankungen des Kreislauf- und Gefäßsystems

Bei Mesenterialinfarkt ist der **frühzeitige Therapiebeginn** für die weitere Prognose **entscheidend**. Pflegende haben daher eine besondere Rolle im Rahmen der **Patientenbeobachtung**. Besonders bei kardial vorbelasteten Patienten muss auf typische Symptome geachtet und ggf. der Arzt benachrichtigt werden. Bei bestehendem Verdacht auf eine Durchblutungsstörung muss schnellstmöglich eine operative Intervention eingeleitet werden und der Patient darf weder essen noch trinken. Pflegende sind dann dafür zuständig, zügig die üblichen präoperativen Maßnahmen durchzuführen (S. 743). Der Patient sollte möglichst nicht alleine gelassen werden. Um evtl. Schockzeichen frühzeitig erkennen zu können, sollten die Vitalparameter alle 10 Minuten kontrolliert werden.

Während der postoperativen Phase darf die Kost nur langsam aufgebaut werden. Bei größeren Operationen erfolgt die unmittelbare postoperative Überwachung ggf. auf der Intensivstation.

WISSEN TO GO

Mesenterialinfarkt – Therapie und Pflege

Entscheidend ist der **frühzeitige Therapiebeginn**. Pflegende sollten besonders bei kardial vorbelasteten Patienten auf typische Symptome achten und den Arzt benachrichtigen. Die Diagnosesicherung erfolgt durch **Kontrastmittel-CT**, die Therapie durch eine **OP**.

Pflegende ergreifen die üblichen **präoperativen Maßnahmen**. Um **Schockzeichen** frühzeitig zu erkennen, messen sie alle 10 Minuten die Vitalparameter.

54.4.5 Aneurysma

Grundlagen

Definition Aneurysma
Von einem Aneurysma wird gesprochen, wenn die Gefäßwand einer Arterie lokal erweitert ist.

Durch die **Erweiterung** wird die **Gefäßwand sehr dünn** und kann, besonders bei hohem Blutdruck, einreißen. In diesem Fall würde es zu einer lebensbedrohlichen arteriellen Blutung kommen. Aneurysmen können u. a. durch **Arteriosklerose** neu entstehen – teilweise sind sie aber auch **angeboren**. Prinzipiell kann ein Aneurysma an jedem arteriellen Gefäß lokalisiert sein. Dabei unterscheidet man echte von falschen Aneurysmen. Bei einem **echten Aneurysma**, wie dem **Bauchaortenaneurysma**, werden alle 3 Wandschichten nach außen gedehnt.

Beim **falschen Aneurysma** (Aneurysma falsum oder spurium) ist die Gefäßwand nicht erweitert. Aufgrund eines kleinen Defekts in der Gefäßwand, z. B. durch eine Perforation, bildet sich **außerhalb des Gefäßes** ein Bluterguss (Hämatom), der nicht durch die Gefäßwand, sondern das umliegende Gewebe begrenzt ist, aber mit der Arterie über die Perforation in Verbindung steht. Häufigste Ursache ist eine **Arterienpunktion**.

Um eine Sonderform handelt es sich bei einem **dissezierenden Aneurysma** (Aneurysma dissecans). Dabei ist die innere Gefäßwand der Arterie eingerissen und Blut kann zwischen die einzelnen Schichten treten und sie dabei aufspalten (dissezieren). Dabei nimmt der Gefäßdurchmesser zwar auch zu, vorherrschendes Problem ist dabei jedoch der sich im Verlauf ggf. ausdehnende **Prozess der Wandaufspaltung**. In der Klinik wird dieses Aneurysma häufig auch nur als „Dissektion" bezeichnet.

Therapie und Pflege

Echtes Aneurysma • Sie betreffen meist Aorta oder große Arterien des Gehirns. Sind sie an einer Hirnarterie lokalisiert, können sie eine Subarachnoidalblutung auslösen (S. 1219). Pflegende sollten daher besonders bei Bluthochdruckpatienten auf plötzlich einsetzende Kopfschmerzen achten. Bei bekanntem Bauchaortenaneurysma sollte der Patient schweres Heben und starkes Pressen beim Stuhlgang vermeiden.

Falsches Aneurysma • Es tritt häufig nach Koronarangiografie an der Leistenarterie auf. Die Patienten berichten über eine plötzlich aufgetretene Schwellung im Leistenbereich. Die Behandlung erfolgt i. d. R. durch längerfristige Kompression mittels Druckverband. Verschließt sich das Aneurysma hierdurch nicht, kann es durch Thrombininjektion verschlossen werden. Nur sehr selten muss ein Aneurysma spurium operiert werden.

Aneurysma dissecans • Meist ist die thorakale Aorta (Brustabschnitt der Aorta) betroffen. Viele Patienten nehmen den „Riss" als starken Schmerz wahr, der über den Brustkorb in den Rücken ausstrahlt. Zur Diagnosesicherung wird ein Kontrastmittel-CT durchgeführt. Die Therapie erfolgt anschließend in großen gefäßchirurgischen Zentren durch rasche Operation. Zu den pflegerischen Erstmaßnahmen gehört die Vorbereitung eines i.v.-Zugangs, das Anschließen des Patienten an einen Überwachungsmonitor und die Koordination eines raschen Transports in die Röntgenabteilung. Der Transport sollte unter ständiger Reanimationsbereitschaft und in Begleitung des Arztes geschehen.

ACHTUNG
Zerreißt (rupturiert) ein unerkanntes Aneurysma, bedeutet das in der Mehrzahl der Fälle den sicheren Verblutungstod des Patienten. Eine Ruptur ist immer ein lebensbedrohlicher Notfall. Selbst ein im Krankenhaus rupturiertes Aneurysma führt oftmals schneller zum Tod, als lebensrettende operative Maßnahmen ergriffen werden können.

WISSEN TO GO

Aneurysma

Die Gefäßwand einer Arterie ist lokal erweitert. Wenn die Gefäßwand einreißt, kann eine lebensbedrohliche arterielle Blutung folgen. Ein Aneurysma kann angeboren sein oder durch Arteriosklerose neu entstehen.

- **echtes Aneurysma:** alle 3 Wandschichten sind gedehnt; kann Subarachnoidalblutung auslösen → bei Bluthochdruckpatienten auf plötzliche Kopfschmerzen achten
- **falsche Aneurysma:** Hämatom, z. B durch Punktion; häufig nach Koronarangiografie → auf plötzliche Schwellung im Leistenbereich achten
- **Aneurysma dissecans:** Gefäßwand ist gespalten; meist thorakale Aorta:
  - Symptom: starker Schmerz vom Brustkorb in den Rücken
  - Diagnose: Kontrastmittel-CT
  - Therapie: rasche Operation im Gefäßzentrum
  - Pflege: i.v.-Zugang vorbereiten, Monitor anschließen, Transport koordinieren

54.4.6 Raynaud-Syndrom

Grundlagen

Definition Raynaud-Syndrom
Das Raynaud-Syndrom (sprich: „räno") (RS) beschreibt eine anfallsartige Verengung der Fingerarterien. Meistens sind die Arterien des Daumens nicht betroffen.

Durch die **Mangeldurchblutung** kommt es zu **starken Schmerzen, bläulich/blasser Verfärbung der Finger** sowie zu **Sensibilitätsstörungen**. Hat sich die Gefäßverengung wieder gelöst, werden die Finger für kurze Zeit übermäßig stark durchblutet (**reaktive Hyperämie**). Der Patient empfindet dies als brennenden Schmerz mit nachfolgend kurzer Taubheit.

Die Ursache ist in 50% der Fälle unklar (**primäres RS**). Meistens werden die Attacken durch Kälte und psychische Belastung ausgelöst. Bei etwa jedem zweiten Patienten lässt sich eine konkrete Ursache ausmachen (**sekundäres RS**). Hier sind organische Veränderungen wie **Entzündungen** und **Gefäßablagerungen** für die Beschwerden verantwortlich, z. B. durch Kollagenosen (Bindegewebserkrankungen), Vaskulitiden (Gefäßentzündungen) oder eine vorbestehende pAVK (S. 924). Aber auch Medikamente (z. B. Betablocker) oder Drogen können Auslöser eines Raynaud-Syndroms sein.

Die Diagnosefindung erfolgt durch gefäßdarstellende Methoden wie Doppler-Duplex-Sonografie oder MR-Angiografie sowie durch verschiedene Funktionstests (z. B. Allen-Test, Faustschlussprobe) und den Kälteprovokationstest.

Therapie und Pflege

Die kausale Therapie liegt bei der **primären Form** im **Meiden auslösender Faktoren**. Pflegende informieren den Patienten darüber, dass er sich ausreichend vor Kälte schützen, Handschuhe tragen sowie Nässe meiden sollte. Einen weiteren prophylaktischen Effekt hat der Verzicht auf Nikotin. Teilweise kann auch eine **psychosomatische Therapie** helfen. Medikamentös können **Kalziumantagonisten** (z. B. Nifidepin) zum Einsatz kommen.

Bei der **sekundären Form** des RS wird die **Grunderkrankung behandelt**, z. B. eine pAVK.

54.4.7 Tiefe Venenthrombose

Grundlagen

Definition Tiefe Venenthrombose
Bei einer Thrombose ist der Innenraum eines Gefäßes durch ein Blutgerinnsel (Thrombus) verengt oder komplett verschlossen. Es können sowohl Arterien als auch Venen betroffen sein.

Im speziellen Fall der tiefen Venen an den Extremitäten spricht man von einer tiefen Venenthrombose (TVT) oder auch von einer Phlebothrombose, 90% davon betreffen Becken- oder Beinvenen.

Drei Faktoren spielen bei der Entstehung einer Thrombose eine wesentliche Rolle sog. (**Virchow-Trias**) (▶ Abb. 54.11):
1. **Kreislauffaktor:** verlangsamter Blutstrom, z. B. bei Immobilisierung, Bettlägerigkeit oder Herzinsuffizienz
2. **Wandfaktor:** Schäden der Gefäßwand, z. B. durch Verletzungen, Operationen, Entzündungen, Arteriosklerose
3. **Blutfaktor:** erhöhte Gerinnungsneigung des Blutes (sog. Hyperkoagulabilität), z. B. Thrombophilie, durch Schwangerschaft, hormonelle Kontrazeption, Exsikkose, Tumorerkrankungen

Abb. 54.11 Virchow-Trias.

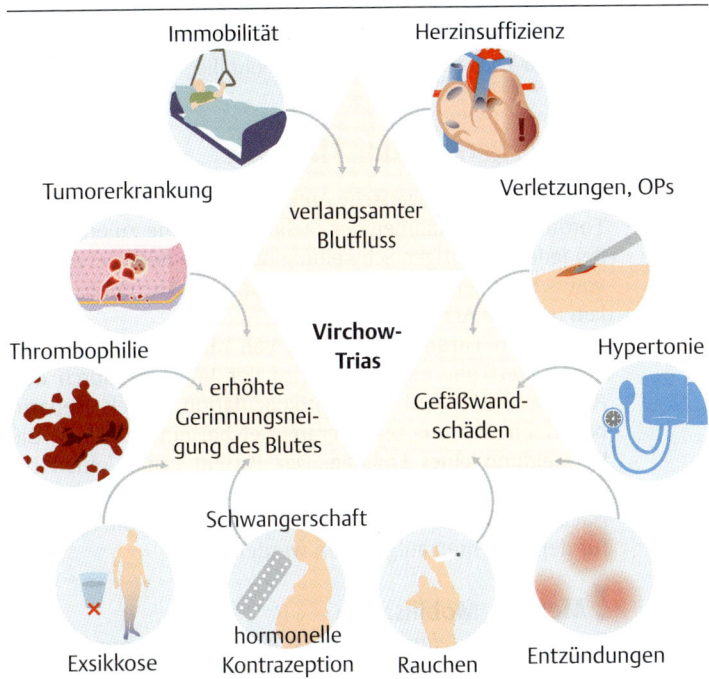

In diesem Abhängigkeitsdreieck trägt jeder Faktor zur Entstehung einer Thrombose bei.

Da der Blutfluss in den Beinen schwerkraftbedingt ohnehin schon verlangsamt ist und dieses Problem im Sitzen oder Stehen noch verstärkt wird, ist das Risiko der Gerinnselbildung in den Beinvenen deutlich größer als in anderen Körperbereichen.

Klinisch fällt eine tiefe Beinvenenthrombose meist durch die **einseitige Schwellung** des betroffenen Beines auf. Dabei gibt der Patient **Schmerzen** an und das Bein ist glänzend, rötlich verfärbt. Ein weiterer Hinweis kann eine **erhöhte Herzfrequenz** sein. In etwa der Hälfte der Fälle fehlen diese typischen Symptome, die Thrombose wird dann als „**klinisch stumm**" bezeichnet.

Der Verdacht einer Thrombose kann durch einfache Zeichen gefestigt werden, z. B. „**Meyer-Zeichen**" (Druckschmerz bei Kompression des Unterschenkels) oder „**Payr-Zeichen**" (Druckschmerz Fußsohle). Gesichert wird der Verdacht einer tiefen Beinvenenthrombose durch eine **Sonografie**.

ACHTUNG
Eine mögliche Komplikation einer unerkannten Venenthrombose ist das Ablösen von thrombotischem Material und dessen Einschwemmung in die Gefäße der Lunge (Lungenembolie). Diese Komplikation kann für den Patienten lebensbedrohlich sein.

WISSEN TO GO

Tiefe Venenthrombose – Grundlagen

Bei einer **Thrombose** ist der Innenraum einer Arterie oder Vene durch einen **Thrombus** verengt oder komplett verschlossen, bei einer **TVT** oder **Phlebothrombose** die tiefen Venen an den Extremitäten, 90% davon an **Becken- oder Beinvenen**. Ursachen (Virchow-Trias):
1. verlangsamter Blutstrom
2. Schäden der Gefäßwand
3. erhöhte Gerinnungsneigung des Blutes

Pflege bei Erkrankungen des Kreislauf- und Gefäßsystems

Symptome sind einseitige Schwellung, Schmerzen und glänzende, rötliche Verfärbung des Beines. **Diagnostik:** Mayer-Zeichen, Payr-Zeichen, Sonografie

Mitwirken bei der Therapie

Die wichtigste pflegerische Aufgabe ist es, Hinweise auf eine Thrombose im Rahmen der täglichen Routine zu erkennen. Bei jeder einseitigen Schwellung der Beine oder bei Angabe von Schmerzen sollten Pflegende an eine Thrombose denken und den Arzt informieren.

Liegt ein Thromboseverdacht vor, muss der Patient zunächst Bettruhe einhalten. Wird der Verdacht durch den Arzt bestätigt, wird eine Antikoagulation mittels Heparin begonnen. Vorrangiges Therapieziel bei einer TVT ist die **Vermeidung einer Embolie**. Der Patient erhält einen bis in die Leiste reichenden Kompressionsverband (S. 422). Nachdem dieser Verband angelegt wurde, kann die Bettruhe für den Patienten aufgehoben werden.

! Merken Mobilisation
Entgegen alten Lehrmeinungen ist heute keine strikte Bettruhe des Patienten unter Antikoagulation und Kompression mehr nötig. Studien zeigen, dass durch Mobilisation die Gefahr einer Lungenembolie nicht steigt (Hach-Wunderle et al. 2008).

Im weiteren Krankheitsverlauf muss der Patient das betroffene Bein zwischenzeitlich immer wieder hochlagern. Ist die Schwellung zurückgegangen, bekommt der Patient maßangefertigte Kompressionsstrümpfe verschrieben.

Medikamente

Bei gesicherter Thrombose erfolgt die medikamentöse Therapie i.d.R. durch die Gabe von **Heparin**, alternativ durch die orale Gabe von **Rivaroxaban** (z.B. Xarelto). Eine lokale Thrombolysebehandlung wird aufgrund zahlreicher Nebenwirkungen heutzutage praktisch nicht mehr durchgeführt. Bei der **Therapie mit Heparin** gibt es 2 Methoden:
- **niedermolekulare Heparine**, z.B. Clexane oder Mono-Embolex: 1- bis 2-mal täglich als s.c.-Injektion
- **Standardheparine**, z.B. Liquemin oder Heparin-Natrium: s.c. oder intravenös über eine Infusionsspritzenpumpe (Perfusor)

! Merken High-Dose-Heparinisierung
Die verwendete Heparindosis ist hier höher als bei der routinemäßigen Thromboseprophylaxe. Die Therapie wird daher auch High-Dose-Therapie genannt. Das Blutungsrisiko ist dementsprechend höher.

Mehr zur Pflege bei Antikoagulation mit Heparin lesen Sie im Kap. „Pflege bei Antikoagulation und Thrombolyse" (S. 732).

Sekundärprophylaxe • Um Thromboserezidive zu vermeiden, muss der Patient nach der Krankenhausbehandlung meistens noch für einige Zeit, max. für 12 Monate, Cumarinderivate (Falithrom oder Marcumar) bzw. Rivaroxaban (z.B. Xarelto) einnehmen. Um die optimale Dosierung zu finden, beginnt der Arzt meist schon in der Akutphase mit der Therapie. Die Wirkung des Medikaments setzt allerdings erst nach 4–5 Tagen ein. Pflegende klären den Patienten über die entsprechenden Risiken und den Umgang mit dem Medikament auf. Ausführliche Informationen zur pflegerischen Überwachung und Beratung unter einer Cumarintherapie erhalten Sie im Kap. „Pflege bei Antikoagulation und Thrombolyse" (S. 733).

WISSEN TO GO

Tiefe Venenthrombose – Therapie

Die medikamentöse Therapie besteht in der Gabe von Heparin (High-Dose-Therapie) mit anschließender Einstellung auf Cumarine zur Rezidivprophylaxe, seltener ist die Thrombolysetherapie. Bei der **Therapie mit Heparin** gibt es 2 Methoden:
- Clexane oder Mono-Embolex: 1- bis 2-mal täglich als s.c.-Injektion
- Liquemin oder Heparin-Natrium: intravenös über einen Perfusor

Der Patient muss über die Risiken und den Umgang mit den Medikamenten aufgeklärt werden.

Beobachtungskriterien

Krankheitsverlauf überwachen • Um den Therapieerfolg zu dokumentieren, muss der Krankheitsverlauf genau überwacht werden. Hierzu wird u.a. täglich der Umfang des betroffenen Beines gemessen. Es sollte immer an der jeweils dicksten Stelle im Bereich der Wade gemessen werden. Hierzu sollte die Messstelle am ersten Tag mit einem Filzstift markiert werden. Weiterhin sollten täglich Hautfarbe und Durchblutung des Beines kontrolliert und dokumentiert werden. Die individuellen Schmerzen des Patienten sollten täglich anhand einer numerischen Analogskala erfasst werden. Durch die regelmäßige Kontrolle der Vitalparameter erhält man u.a. Hinweise auf eine Lungenembolie.

Komplikationen erkennen • Zu den gefürchtetsten Komplikationen der tiefen Beinvenenthrombose zählt die **Lungenembolie** (S. 974). Wird diese nicht rechtzeitig erkannt, kann sie tödlich verlaufen. Aus diesem Grund sollten Pflegende typische Symptome erkennen können.

ACHTUNG
Zu den Symptomen einer Lungenembolie gehören Luftnot und Kurzatmigkeit, Tachykardie (beschleunigter Puls) und Blutdruckabfall, atemabhängige thorakale Schmerzen, Hustenreiz, blutiges Sputum. Nehmen Sie diese Symptome wahr, verständigen Sie sofort den Arzt.

Der Patient muss in einem solchen Fall Bettruhe halten und erhält mindestens 4 l/min Sauerstoff. Er sollte möglichst nicht alleine gelassen werden. Wird der Patient bewusstlos, werden nach negativer Pulskontrolle Reanimationsmaßnahmen eingeleitet. Bei gesicherter Lungenembolie kann der Patient von einer Thrombolysetherapie profitieren. Da diese nicht nach erfolgter i.m.-Injektion erfolgen darf, besteht bei Thrombosepatienten ein allgemeines Verbot intramuskulärer Injektionen.

Erkrankungen des Kreislauf- und Gefäßsystems

WISSEN TO GO

TVT – Beobachtungskriterien

- Verlauf überwachen: täglich Umfang, Farbe und Durchblutung des Beines kontrollieren
- Schmerzsituation erfassen
- Vitalparameter kontrollieren
- Lungenembolie erkennen: auf Luftnot und Kurzatmigkeit, Hustenreiz, blutiges Sputum, Tachykardie und Blutdruckabfall sowie atemabhängige thorakale Schmerzen achten. Treten Symptome auf, sofort Arzt verständigen, Sauerstoffgabe vorbereiten und Patienten überwachen

Pflegebasismaßnahmen

Körperpflege

Bei Patienten mit tiefer Beinvenenthrombose stellt sich oftmals die Frage, ob die Körperpflege im Bett oder am Waschbecken durchgeführt werden sollte. Lange Zeit galt die strenge Bettruhe von Thrombosepatienten als pflegerisches Dogma. Innerhalb der letzten 10 Jahre wurden jedoch mehrere Studien zu diesem Thema durchgeführt. Die Ergebnisse waren eindrücklich und leiteten ein Umdenken in der Thrombosebehandlung ein. So kam es bei Patienten, die nach begonnener Antikoagulations- und Kompressionsbehandlung mobilisiert wurden, nicht häufiger zu embolischen Ereignissen als bei Patienten, die strenge Bettruhe einhielten. Weiterhin stellten die Forscher fest, dass sich eine **frühzeitige Mobilisation** sogar **positiv auf Schmerzen und Schwellung** auswirkte (Hach-Wunderle et al. 2008).

Aus diesem Grund besteht bei Patienten mit tiefer Beinvenenthrombose **keine generelle Empfehlung für eine Körperpflege im Bett**. Dennoch kann es, gerade zu Beginn der Therapie, sinnvoll sein, Teilaspekte der Pflege (z. B. das Waschen der Beine) im Bett durchzuführen. Gründe hierfür können starke Schmerzen, ausgeprägte Schwellungen oder zahlreiche internistische Begleiterkrankungen sein, z. B. eine ausgeprägte Herzinsuffizienz. Das genaue Verfahren sollte deshalb mit dem behandelnden Arzt abgesprochen und die Mobilisation evtl. schriftlich angeordnet werden. Grundsätzlich sollte das betroffene Bein nur sehr behutsam gepflegt und **auf das Ausstreichen der Beine komplett verzichtet werden** (Emboliegefahr). Wenn möglich, kann der Patient das Bein auch während der Körperpflege hochlagern. Auf warmes und ausgedehntes Duschen bzw. auf ein Vollbad sollte verzichtet werden.

Mobilisation

Sobald eine Antikoagulationstherapie begonnen wurde und die Schwellung des Beines zurückgegangen ist, sollte der Patient viel laufen. Hierdurch wird die Muskel-Venen-Pumpe aktiviert und der venöse Rückstrom gefördert. Zwischenzeitlich sollte der Patient immer wieder kleinere Pausen einlegen und dabei die Beine hochlegen. Besonders in der Zeit nach der Akuttherapie trägt dieses Vorgehen zur Prophylaxe von Rezidiven bzw. eines postthrombotischen Syndroms bei (S. 934). Wichtig ist, dass die **Kompressionsstrümpfe kontinuierlich getragen werden** – nicht nur im Liegen. Mehrere Studien konnten zeigen, dass eine frühe Kompressionsbehandlung das Auftreten eines postthrombotischen Syndroms signifikant verringert. Dabei ist darauf zu achten, dass der Patient seine Strümpfe mindestens 2 Jahre lang täglich trägt. Bei ausgeprägter venöser Insuffizienz sollte sogar eine lebenslange Kompressionstherapie empfohlen werden (Hach-Wunderle et al. 2008).

Betten und Lagern

Um das Abschwellen des betroffenen Beines zu fördern, sollte es **im Bett hochgelagert werden**. Während der Akutphase muss die betroffene Extremität außerdem mit einem **Kompressionsverband** gewickelt werden (▶ Abb. 54.12). Pflegende sollten darauf achten, dass der Kompressionsverband an keiner Stelle einschneidet, das würde den venösen Rückstrom zusätzlich einschränken. Ist die Schwellung zurückgegangen, sollte der Patient medizinische Kompressionsstrümpfe der Klasse II–III tragen. Die Lieferung und Anpassung dieser Strümpfe erfolgt durch ein Sanitätshaus. Pflegende haben anschließend die Aufgabe, den Patienten in die Handhabung der Strümpfe einzuweisen und entsprechende Hilfestellung zu geben. Mehr dazu lesen Sie unter Thromboseprophylaxe im Kap. „Prophylaxen" (S. 419).

Abb. 54.12 Kompressionsverband.

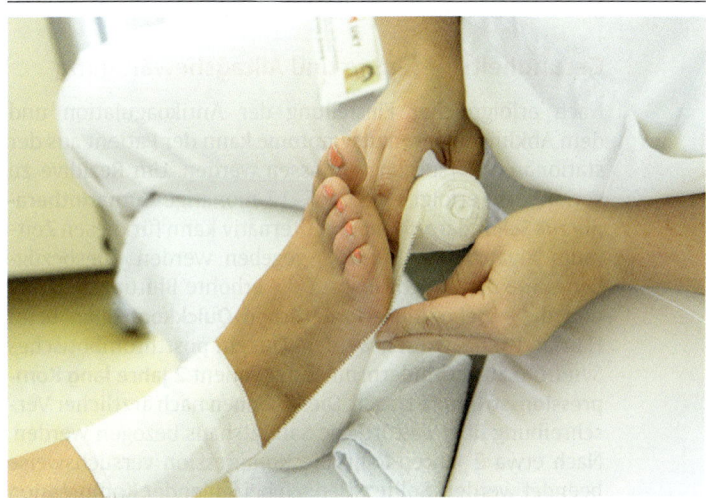

In der akuten Phase einer TVT erhält der Patient einen Kompressionsverband, der bis in die Leiste gewickelt wird.

Essen, Trinken und Ausscheiden

Um das Blut möglichst fließfähig zu machen, sollte der Patient **viel trinken**, mind. 2 Liter pro Tag. Davon ausgenommen sind Patienten mit entsprechenden Kontraindikationen wie Herz- oder Niereninsuffizienz. Wichtig ist außerdem eine geeignete **Obstipationsprophylaxe**, da das Pressen beim Stuhlgang vermieden werden sollte (Emboliephylaxe). Die Kost sollte vollwertig sein und die Verdauung anregen. Dies sollte durch ärztlich angeordnete Laxanzien evtl. zusätzlich unterstützt werden.

WISSEN TO GO

TVT – Pflegebasismaßnahmen

- **Körperpflege**: Kompressionsverband entfernen und im Bett wieder anlegen; kein Ausstreichen der Beine, kein warmes Duschen, kein Vollbad.
- **Mobilisierung**: Sobald die Antikoagulationstherapie beginnt und die Schwellung des Beines nachlässt, sollte der Patient viel laufen.

- **Betten und Lagern:** Bein im Bett hochlagern. In der Akutphase Kompressionsverband anlegen. Nach dem Abschwellen Patienten zur Anwendung medizinischer Kompressionsstrümpfe anleiten.
- **Essen, Trinken und Ausscheiden:** Der Patient sollte viel trinken, außer bei Herz- oder Niereninsuffizienz. Obstipationsprophylaxe durchführen, evtl. unterstützt durch Laxanzien.

Informieren, Schulen, Beraten

Viele Patienten verstehen den Therapieaufwand im Rahmen einer tiefen Beinvenenthrombose nicht. Bei der anschließenden Therapie mit Kompressionsstrümpfen müssen Pflegende oftmals noch größere Überzeugungsarbeit leisten, um den Patienten zur Mitarbeit zu aktivieren. Aus diesem Grund ist es wichtig, dass Pflegende den Patienten genau über seine Erkrankung und vor allem die möglichen Komplikationen, vor allem die Lungenembolie, aufklären und gleichzeitig vermitteln, wie wichtig die Behandlung ist.

Gesundheitsförderung und Alltagsbewältigung

Nach erfolgreicher Einstellung der Antikoagulation und dem Abklingen der Akutsymptome kann der Patient aus der stationären Versorgung entlassen werden. Um Rezidive zu verhindern, erfolgt eine ca. 6–12-monatige **Cumarintherapie zur Sekundärprävention**. Alternativ kann für diesen Zeitraum Rivaroxaban (Xarelto) gegeben werden. Diesbezüglich sollte der Patient u. a. auf die erhöhte Blutungsneigung und die **regelmäßig erforderlichen Quickkontrollen** beim Hausarzt hingewiesen werden. Um ein postthrombotisches Syndrom zu verhindern, muss der Patient **2 Jahre lang Kompressionsstrümpfe** tragen. Diese können nach ärztlicher Verschreibung über das örtliche Sanitätshaus bezogen werden. Nach etwa 2 Jahren kann die Kompression versuchsweise beendet werden. Sollte es jedoch bei fehlender Kompression zur Beinschwellung kommen, kann eine lebenslange Kompressionstherapie nötig sein.

Für seinen persönlichen Alltag muss der Patient auf die fortan erhöhte **Thrombosegefahr aufmerksam gemacht werden**. Um ein Rezidiv zu verhindern, sollten dem Patienten **konkrete Anleitungen zur Thromboseprophylaxe** gegeben werden. Hierzu gehören z.B. kreisende Fußbewegungen bei langem Sitzen sowie regelmäßige Spaziergänge. Fallen diese Maßnahmen dem Patienten in Gemeinschaft leichter, kann z.B. auf Nordic-Walking-Gruppen der Krankenkassen verwiesen werden. Nachdem die Antikoagulation mit Cumarinen abgesetzt wurde, kann vor langen Flug- oder Busreisen eine kurzzeitige Antikoagulation mit Heparin durch den Hausarzt erfolgen. Bei Frauen sollte auf die thromboseförderende Wirkung von oralen östrogenbetonten Antikontrazeptiva (sog. „Pille") und Nikotin hingewiesen werden (▶ Abb. 54.13).

Damit der Patient eine erneute Thrombose rechtzeitig erkennt, sollte er über die typischen Symptome wie Schwellung, Rötung, Schmerz und Überwärmung aufgeklärt werden. Beobachtet der Patient diese Symptome, muss er sofort den Hausarzt aufsuchen.

>
> **WISSEN TO GO**
>
> **TVT – Informieren, Schulen, Beraten**
>
> Den Patienten über Erkrankung und Komplikationen (z.B. Lungenembolie) aufklären. Aspekte der Gesundheitsförderung:
> - **Marcumartherapie:** erhöhte Blutungsneigung und Quickkontrollen
> - **Kompressionsstrümpfe:** 2 Jahre lang, evtl. lebenslang
> - **Anzeichen einer Thrombose:** Schwellung, Rötung, Schmerz, Überwärmung
> - **Thrombosegefahr:** Thromboseprophylaxe durch:
>   – Fußkreisen oder Sportprogramme
>   – Antikoagulation vor Flug- und Busreisen
>   – kein Nikotin, keine „Pille" bei Frauen

54.4.8 Chronisch venöse Insuffizienz/postthrombotisches Syndrom

Grundlagen

Definition CVI/postthrombotisches Syndrom
Die chronisch venöse Insuffizienz (CVI) ist ein Sammelbegriff für chronische Rückflussstörungen im venösen System. Die Ursache liegt in einer bleibenden Venenklappeninsuffizienz mit nachfolgender Venenabflussstörung. Sie kann sich nach länger bestehender Varikosis (Krampfadern) oder als Spätfolge einer Thrombose entwickeln. Bei Letzterem spricht man vom postthrombotischen Syndrom.

Nach ausgestandener Thrombose entwickeln ca. 30–40 % der Patienten ein sog. postthrombotisches Syndrom als Langzeitfolge. Es entwickelt sich langsam und oft erst Jahre nach der durchgemachten Thrombose. Durch die Rückflussstörungen kommt es zu chronischer Stauung, die sich mit der Zeit auch an der Haut bemerkbar macht. Die Symptomatik ist vom Stadium der Schädigung abhängig:

- **CVI Grad 1:** sog. Corona phlebectatica = Venenerweiterungen in der Haut am inneren Knöchel und Ödem (Phleboödem), Schweregefühl in den Beinen, nächtliche Wadenkrämpfe

Abb. 54.13 Risikofaktoren verringern.

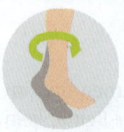
bei langem Sitzen Beine kreisen

viel Bewegung, z. B. Nordic Walking

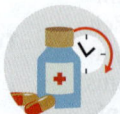
Medikation mit Hausarzt absprechen und regelmäßig einnehmen

als Frau Antibabypille meiden

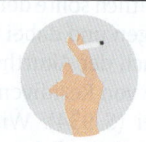
Rauchen aufgeben

Der Patient sollte wissen, wie er eine Thrombose in Zukunft vermeiden kann.

- **CVI Grad 2:** zusätzlich Pigmentveränderungen, z. B. bräunliche Verfärbung der Haut, Verhärtungen der Haut und der Subkutis (Unterhautfettgewebe) durch bindegewebigen Umbau, weiße Stellen, Ekzem im Bereich der Unterschenkel
- **CVI Grad 3:** „offenes Bein" = Ulcus cruris venosum; am häufigsten an der Unterschenkelinnenseite

Was nach einer Thrombose übrig bleiben kann.

Therapie und Pflege

Um das erweiterte Venenlumen zu verkleinern, wird dem Patienten ein **Kompressionsstrumpf** angelegt. Der Patient sollte viel laufen, um die Muskel-Venen-Pumpe zu aktivieren, und die Beine immer wieder hochlegen. Sitzende Tätigkeiten mit angewinkelten Beinen sollten auf ein Minimum reduziert werden, da sie den Venenabfluss zusätzlich behindern. Das weitere pflegerische/therapeutische Handeln entspricht dem bei Varikosis (S. 936).

Ulcus cruris venosum

Das Ulcus cruris venosum ist die Folge einer langjährigen venösen Insuffizienz. Stoffwechselendprodukte können nicht mehr aus dem Gewebe abtransportiert werden und greifen es an. Die entstehenden Wunden sind großflächig und oftmals von Ödemen begleitet (▶ Abb. 54.14). Im Unterschied zum Ulcus cruris arteriosum dominiert die feuchte Wundumgebung, die ein idealer Nährboden für Bakterien ist.

Die Wundbehandlung sollte mit flüssigkeitsabsorbierenden Schaummaterialien erfolgen und durch eine ausgebildete Wundmanagerin unterstützt werden. Genaueres zur Wundversorgung lesen Sie im Kap. „Wundmanagement" (S. 562).

Abb. 54.14 Ulcus cruris venosum.

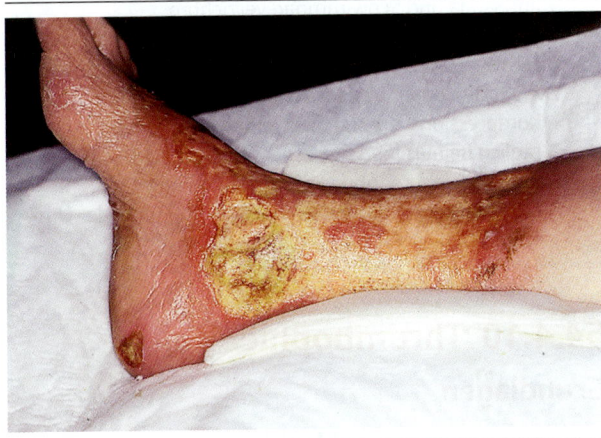

Besteht die venöse Insuffizienz sehr lange, entsteht ein Ulcus cruris venosum. *Aus: Füeßl HS, Middeke M. Duale Reihe Anamnese und klinische Untersuchung. Thieme 2014*

> **WISSEN TO GO**
>
> **Chronisch venöse Insuffizienz**
>
> Es bestehen chronische Rückflussstörungen im venösen System, z. B. nach Varikosis oder infolge einer Thrombose als sog. **postthrombotisches Syndrom**.
> - **CVI Grad 1:** Venenerweiterungen + Ödem am Innenknöchel, Schweregefühl, nächtliche Wadenkrämpfe
> - **CVI Grad 2:** Pigmentveränderungen, Verhärtungen an Haut und Subkutis, weiße Stellen, Unterschenkelekzem
> - **CVI Grad 3:** Ulcus cruris venosum
>
> Als **Therapie** werden Kompressionsstrümpfe angelegt. Die Patienten sollten viel laufen, die Beine oft hochlegen und möglichst wenig sitzen. Die Wundbehandlung des **Ulcus cruris venosum** erfolgt mit flüssigkeitsabsorbierenden Schaummaterialien.

54.4.9 Varikosis

Grundlagen

Definition Varikosis
Die oftmals allgemein als „Krampfader" bezeichnete Varize ist eine sackartige Erweiterung oberflächlicher Venen, meist der Beinvenen. Die entsprechende Krankheit heißt Varikosis.

Die Ursache ist in 95 % der Fälle unklar, weshalb man auch von primärer oder idiopathischer Varikosis spricht. Zu den begünstigenden Faktoren zählen **angeborene Bindegewebsschwäche**, **weibliches Geschlecht**, zunehmendes **Alter**, **sitzende oder stehende Tätigkeit** und **Bewegungsmangel**. Sekundäre Varizen können in Folge von Leberfunktionsstörungen in der Speiseröhre auftreten. Je nach Art der erweiterten Vene werden Varizen zusätzlich unterteilt in (▶ Abb. 54.15):
- **Besenreiservarizen:** kleinste, spinngewebsartige Varizen im Hautniveau mit einem Durchmesser < 1 mm. Sichtbar sind kranzartig, bläulich verfärbte Venenansammlungen. Eine Therapie ist i. d. R. nicht notwendig.
- **retikuläre Varizen:** netzartig angeordnete, varikös erweiterte oberfläche Venen mit einem Durchmesser von 2–4 mm
- **Stammvarizen:** Dies sind typische „Krampfadern". Betroffen sind die V. saphena magna (innerer Ober- und Unterschenkelbereich) oder die V. saphena parva (Rückseite des Unterschenkels).
- **Seitenastvarizen:** kleinere Äste der V. saphena magna oder der V. saphena parva.
- **Perforansvarizen:** Perforansvenen verbinden das oberflächliche mit dem tiefen Venensystem. Meist entwickeln sich Perforansvarizen aus einer unbehandelten Stammvarize.

Begleitende Beschwerden bei Varikosis sind häufig diffuses **Spannungs-, Druck-, Schwere-, Müdigkeitsgefühl in den Beinen**. Zusätzlich klagen die Patienten über Juckreiz, nächtliche Fuß- und Wadenkrämpfe sowie über **Schmerzen** im Bereich der Varizen. Typischerweise verschlechtern sich die Symptome im Tagesverlauf durch langes Stehen oder Sitzen. Durch die höheren Temperaturen sind die Beschwerden im Sommer oft ausgeprägter als im Winter. Neben dem klinischen Befund wird die Diagnose durch Doppler- und Duplexsonografie gesichert.

Abb. 54.15 Varikosis.

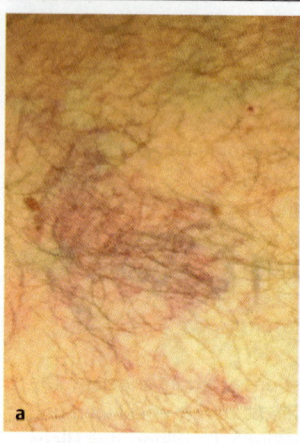
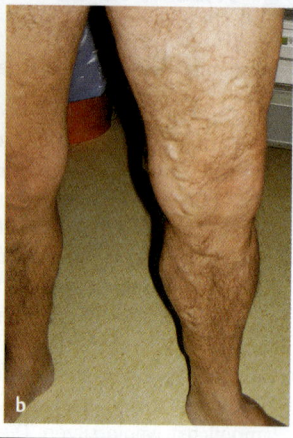

a Besenreiservarizen. *Aus: Arastéh K et al.: Duale Reihe Innere Medizin. Thieme 2013*
b Stamm- und Seitenastvarikose der V. saphena magna. *Aus: Huck K. Kursbuch Doppler- und Duplexsonographie. Thieme 2004*

> **WISSEN TO GO**
>
> **Varikosis – Grundlagen**
>
> Die Varize ist eine sackartige Erweiterung oberflächlicher Venen, meist an den Beinen. Die **Ursache** ist in 95 % der Fälle unklar. Zu den begünstigenden Faktoren zählen angeborene Bindegewebsschwäche, weibliches Geschlecht, zunehmendes Alter, sitzende oder stehende Tätigkeit und Bewegungsmangel.
>
> Begleitende Beschwerden sind ein diffuses Spannungs-, Druck-, Schwere- und Müdigkeitsgefühl in den Beinen, zusätzlich Juckreiz, nächtliche Fuß- und Wadenkrämpfe sowie Schmerzen. Neben dem klinischen Befund wird die **Diagnose** durch Doppler- und Duplexsonografie gesichert.

Therapie und Pflege

Therapeutisch lassen sich operative und konventionelle Wege verfolgen. Besonders wichtig ist in jedem Fall die Patientenberatung. Entscheiden sich Arzt und Patient gemeinsam für die nicht operative, konventionelle Therapie, gelten folgende Grundsätze der Patientenberatung:
- langes Sitzen und Stehen vermeiden
- viel gehen, um die Muskel-Venen-Pumpe zu aktivieren
- Kompression der erweiterten Venen durch spezielle Kompressionsstrümpfe
- enge Gürtel bzw. Bekleidung meiden, da hierdurch der venöse Abfluss behindert werden kann
- immer mal wieder die Beine hochlegen
- Obstipationsprophylaxe, um durch starkes Pressen den intravasalen Druck nicht zu erhöhen
- Tragen von schweren Lasten möglichst vermeiden
- auf Hitze in Sauna und Schwimmbad verzichten
- Wechselduschen

! Merken SL-Regel
Generell gilt bei Varikosis die SL-Regel:
Sitzen und Stehen ist schlecht – lieber laufen und liegen.

Für viele Patienten sind die erweiterten Venen an ihren Unterschenkeln auch ein optisches Problem. Bei einigen kann es hierdurch zur Einschränkung der Lebensqualität kommen. Besonders der Gang ins Schwimmbad kann dabei für viele Patienten ein unüberwindliches Hindernis sein. Auch aus diesem Grund kann die operative Entfernung der Krampfadern eine Therapieoption sein. Seitenastvarizen, retikuläre Varizen und Besenreiser können mittels Laser oder durch Sklerosierung **verödet** werden. Stammvarizen und Perforansvarizen werden operativ entfernt, meist durch das sog. **Varizenstripping**. Hierbei werden in Kniekehle oder Leiste jeweils kleine Schnitte gemacht, durch die der Arzt versucht, die Venen auf einen dünnen Katheter aufzufädeln. Anschließend wird der Katheter zusammen mit der Vene herausgezogen.

Beobachtungskriterien und Pflegebasismaßnahmen • Postoperativ gibt es einige pflegerische Besonderheiten. Meist wird noch im OP-Saal ein Kompressionsverband angelegt. Der Patient wird frühzeitig mobilisiert – meist noch am OP-Tag. In den ersten Tagen nach der OP sollte der Beinumfang täglich gemessen werden. Der Patient sollte möglichst wenig sitzen und lieber laufen und liegen. Im Liegen sollte das Bein hochgelagert werden, möglichst ohne Knick in Hüfte oder Knie. Ebenso sollte darauf geachtet werden, dass kein zusätzlicher Druck auf das betroffene Bein durch eng anliegende Kleidung ausgeübt wird. Beim Verbandwechsel sollte die intakte Haut mit pH-neutraler Emulsion gepflegt werden. Zusätzlich kann das Kühlen der Haut mit Umschlägen vorübergehend sinnvoll sein.

> **WISSEN TO GO**
>
> **Varikosis – Therapie und Pflege**
> - **Konservative Therapie:**
>   – viel Gehen, langes Sitzen und Stehen vermeiden
>   – Kompressionsstrümpfe
>   – Obstipationsprophylaxe
>   – keine schweren Lasten tragen
>   – auf Sauna und Schwimmbad verzichten
>   – Wechselduschen durchführen
> - **operative Therapie:** Stammvarizen und Perforansvarizen werden durch **Varizenstripping** entfernt. Danach:
>   – Kompressionsverband, frühzeitige Mobilisation
>   – täglich Beinumfang messen
>   – Bein hochlagern, ohne Knick in Hüfte/Knie
>   – regelmäßiger Verbandwechsel, evtl. kühlende Umschläge

54.4.10 Thrombophlebitis

Grundlagen

Definition Thrombophlebitis
Bei einer Thrombophlebitis ist eine oberflächliche Vene entzündet und teilweise oder vollständig durch einen Thrombus verlegt.

Häufig wird die Thrombophlebitis durch kleinste Verletzungen im Venenverlauf ausgelöst. Besonders häufig entsteht sie im Bereich zu **lange liegender Venenverweilkanülen**. Außerdem kann sie im Bereich von **Stammvarizen** als Komplikation entstehen.

Der Patient klagt über Schmerzen, Rötung des umliegenden Gewebes sowie einem derb tastbarem Venenstrang. Im Gegensatz zur tiefen Venenthrombose kommt es meist nicht zur Schwellung der kompletten betroffenen Extremität. Die Risikofaktoren einer Thrombophlebitis entsprechen denen einer tiefen Beinvenenthrombose, der Virchow-Trias (S. 931).

Die von Venenzugängen ausgehende Thrombophlebitis am Arm ist zwar schmerzhaft, aber meistens ungefährlich. Etwas anders sieht es dagegen an den **Beinen** aus. In etwa 20 % der Fälle breitet sich die Thrombose über Perforansvenen in das tiefe Venensystem aus. In der Folge kann es zur **Lungenembolie kommen** (S. 974).

Therapie und Pflege

Als erste pflegerische Maßnahme ist die Prophylaxe zu nennen. Periphere Venenzugänge sollten nur so lange liegen bleiben, wie sie auch wirklich gebraucht werden. Nach Hausstandard muss regelmäßig ein steriler Verbandwechsel durchgeführt werden (▶ **Abb. 54.16**). Um Patienten mit Varikosis vor einer Thrombophlebitis der Beine zu schützen, sollten sie zur regelmäßigen Bewegung angehalten werden und Kompressionsstrümpfe tragen.

Bei einer frischen Thrombophlebitis, die von einem **Venenzugang** ausgeht, muss dieser **sofort entfernt werden**. Die entzündete Stelle sollte anschließend gekühlt und mit antiseptischen Umschlägen (z. B. mit Lavanid, Rivanol, Octenisept) behandelt werden.

Bei einer Thrombophlebitis der Beine hängt das weitere Vorgehen von der genauen Lokalisation der thrombotisch-entzündlichen Veränderung ab. Ist die thrombosierte Stelle von der nächsten Perforansvene weit entfernt, sollte der Patient zum Gehen aufgefordert werden. Unterstützend können Heparinsalbenverbände und lokale Kühlung angewendet werden. Liegt das thrombotische Material dagegen **nahe an einer Perforansvene**, gilt das praktische Vorgehen bei tiefer Venenthrombose (S. 931).

> **WISSEN TO GO**
>
> **Thrombophlebitis**
>
> Eine oberflächliche Vene ist entzündet und durch einen Thrombus verlegt. Symptome sind Schmerzen und Rötung sowie ein derb tastbarer Venenstrang. Die Thrombophlebitis entsteht an lange liegenden Venenverweilkanülen oder an einer Stammvarize.
>
> Bei einer Thrombophlebitis am Arm wird der auslösende Venenzugang entfernt, die Stelle gekühlt und mit antiseptischen Umschlägen versorgt. Liegt die thrombosierte Stelle weit entfernt von einer Perforansvene, sollte der Patient viel gehen. Liegt der Thrombus nahe einer Perforansvene, besteht die Gefahr einer Lungenembolie und es wird wie bei tiefer Venenthrombose (S. 932) therapiert.

Abb. 54.16 Prophylaxe Thrombophlebitis.

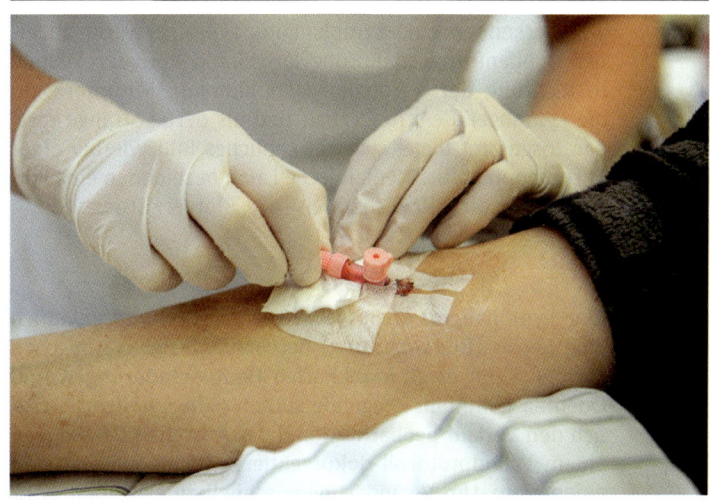

Regelmäßige sterile Verbandwechsel beugen einer Thrombophlebitis vor.

54.5 Erkrankungen der Lymphgefäße

54.5.1 Lymphangitis und Lymphadenitis

Grundlagen

Definition Lymphangitis/Lymphadenitis
Die Lymphangitis ist eine Entzündung der Lymphgefäße in Haut und Unterhaut. Eine entzündliche Schwellung der Lymphknoten bezeichnet man als Lymphadenitis.

Eine Lymphangitis tritt meist **im Rahmen einer lokalen Infektion** auf, z. B. durch Insektenstich, Verletzung oder Furunkel (▶ **Abb. 54.17**). Häufige Erreger sind Streptokokken und Staphylokokken. Aber auch andere Noxen können eine Lymphangitis auslösen, z. B. **paravasal** (neben dem Gefäß) **infundierte Medikamente**. Dabei gelangen die Noxen aus dem Zwischengewebsraum (Interstitium) in die Lymphgefäße, die sie bis zu den regionalen Lymphknoten

Abb. 54.17 Lymphangitis.

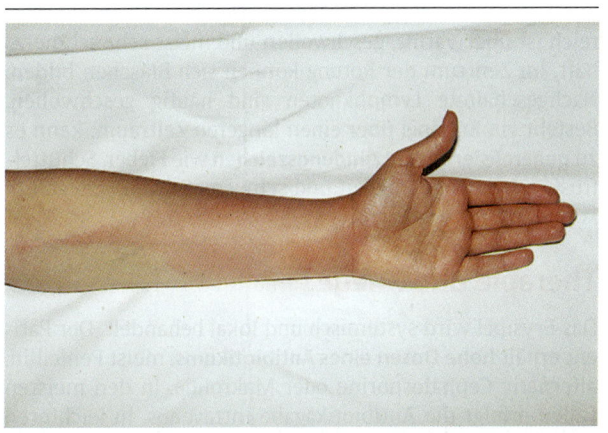

Das Foto zeigt eine Lymphangitis, die sich einen Tag nach einem Insektenstich entwickelt hat. *Aus: Füeßl HS, Middeke M. Duale Reihe Anamnese und klinische Untersuchung. Thieme 2014*

weitertransportieren. Im Rahmen einer Lymphangitis tritt deshalb häufig auch eine Lymphadenitis auf.

Sie erkennen eine Lymphangitis typischerweise an einer streifenförmigen Rötung ausgehend von der Wunde in Richtung der regionalen Lymphknoten. Mitunter sind die Lymphgefäße schmerzhaft und als derbe Stränge tastbar. Insgesamt bietet sich ein ähnliches Bild wie bei einer Thrombophlebitis. Medizinische Laien bezeichnen eine solche Rötung oft fälschlicherweise als „Blutvergiftung".

Therapie und Pflege

Eine Lymphangitis kann **Fieber** verursachen und ggf. auch eine **Sepsis** (Blutvergiftung) hervorrufen. Bei chronischen Formen kann es zu **krankhaften Hautveränderungen** und **Ödemen** kommen. Pflegende sollten daher mehrmals täglich den **Verlauf beobachten** und das **Aussehen der Haut** in einem Wundprotokoll **dokumentieren**, wenn möglich mit einem Foto. Um Veränderungen schnell zu erkennen, können sie außerdem die Rötung mit einem Filzstift auf der Haut nachzeichnen, um Veränderungen auf einen Blick zu erkennen.

Die betroffenen **Körperteile** werden **ruhiggestellt**. Außerdem **helfen antiseptische und kühlende Umschläge** (z. B. mit Lavanid, Rivanol, Octenisept). In schweren Fällen ist eine Antibiotikatherapie oder auch eine chirurgische Sanierung angezeigt.

54.5.2 Erysipel

Grundlagen

Definition Erysipel
Bei einem Erysipel (Wundrose) handelt es sich um eine örtlich begrenzte, bakterielle Entzündung von Haut und Unterhaut, die sich über die Lymphbahnen im Sinne einer flächigen Lymphangitis ausbreitet.

Die Erreger sind in den meisten Fällen **Streptokokken**, selten auch Staphylokokken. Als Eintrittspforten dienen lokale Hautläsionen, z. B. kleine Risswunden, Nagelpilzinfektionen oder über längere Zeit bestehende Lymphödeme (▶ Abb. 54.18).

In der Regel befindet sich das Erysipel an den Füßen oder Beinen, typischerweise am Unterschenkel. Es können aber auch andere Regionen betroffen sein, z. B. Gesicht oder Arme.

Charakteristisch ist die **scharf begrenzte, starke Rötung** mit flammenförmigen Ausläufen. Der betroffene Hautbereich ist überwärmt, geschwollen und meist sehr schmerzhaft. Im Zentrum der Rötung können sich Bläschen bilden. Nachgeschaltete Lymphknoten sind häufig geschwollen. Besteht ein Erysipel über einen längeren Zeitraum, kann es zu **generalisierten Entzündungszeichen** wie Fieber, Schüttelfrost, extremer Müdigkeit und schwerem Krankheitsgefühl kommen.

Therapie und Pflege

Das Erysipel wird systemisch und lokal behandelt. Der Patient erhält **hohe Dosen eines Antibiotikums**, meist Penicillin, alternativ Cephalosporine oder Makrolide. In den meisten Fällen erfolgt die Antibiotikagabe intravenös, in leichteren Fällen oral. Zusätzlich können dem Patienten mehrmals täglich **antiseptische Umschläge** (z. B. mit Octenisept oder Rivanol) angelegt werden. Sie unterstützen die Therapie lokal

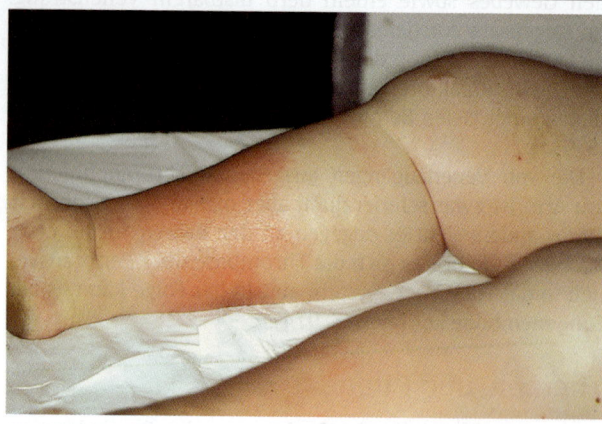

Abb. 54.18 Erysipel.

Bei dieser Patientin wurde die Haut durch ein chronisches Lymphödem geschädigt, sodass Erreger eindringen konnten. *Aus: Füeßl HS, Middeke M. Duale Reihe Anamnese und klinische Untersuchung. Thieme 2014*

und haben gleichzeitig einen kühlenden Charakter. Es muss darauf geachtet werden, dass die Umschläge nicht trocken werden. Darüber hinaus muss die Eintrittspforte der Bakterien identifiziert und saniert werden. Weist der Patient z. B. Mazerationen in den Zehenzwischenräumen auf, die durch Fußpilz hervorgerufen wurden, muss dort ein Antimykotikum appliziert werden.

Der Patient muss **Bettruhe einhalten**. Der erkrankte **Körperteil ist ruhig zu halten**. Ist der Unterschenkel betroffen, wird er hochgelagert. Ist das Gesicht betroffen, besteht die Gefahr, dass die Erreger über die Vena angularis in den Sinus cavernosus gelangen und es zu einer Sinusthrombose, Meningitis oder Enzephalitis kommt. Um das Risiko der Erregerausbreitung zu minimieren, darf der Patient nicht sprechen und nicht kauen; er bekommt flüssige Kost. Wegen des Kauverbots ist eine Parotitisprophylaxe notwendig (S. 429).

Ist der erkrankte Körperteil noch ödematös, nachdem die Entzündung zurückgegangen ist, erhält der Patient eine Lymphdrainage und einen Kompressionsverband.

Der **Entzündungsverlauf** muss **genau beobachtet** werden. Hierzu können die Ränder des entzündeten Areals markiert und Fotos gemacht werden. In den ersten 24 Stunden nach Beginn der Antibiotikagabe kann sich das entzündete Areal noch geringfügig vergrößern. Danach sollte es jedoch kleiner werden. **Körpertemperatur, Puls und Blutdruck sollten kontrolliert** werden. Wenn die Entzündung nach 24 Stunden nicht auf die Antibiotikagabe anspricht bzw. wenn sich der Zustand des Patienten verschlechtert, muss ein Arzt informiert werden.

WISSEN TO GO

Erysipel

Es ist eine örtlich begrenzte, **bakterielle Entzündung** (meist Streptokokken) von **Haut und Unterhaut** typischerweise am Unterschenkel. Charakteristisch ist die **scharf begrenzte, starke Rötung** mit flammenförmigen Ausläufen. Die Haut ist überwärmt, geschwollen und schmerzhaft.

Die **systemische Therapie** besteht meist in einer intravenösen **Antibiose** mit Penicillin. **Antiseptische Umschläge** ergänzen die Therapie. Die **Eintrittspforte** der Bakterien muss identifiziert und saniert werden.

Zur Behandlung gehören **Bettruhe, Hochlagern und Ruhigstellen des betroffenen Körperteils**. Bei einem Erysipel des Gesichts muss der Patient auf Kauen und Sprechen verzichten und erhält flüssige Kost sowie eine Parotisprophylaxe. Ödeme werden nach Entzündungsrückgang mit Lymphdrainagen und Kompressionsverbänden behandelt. Die Vitalwerte und der Entzündungsverlauf werden kontrolliert. Nach 24 Stunden sollte das Areal kleiner werden.

54.5.3 Lymphödem

Grundlagen

Definition Lymphödem
Ein Lymphödem ist eine sicht- bzw. tastbare Flüssigkeitsansammlung im Unterhautgewebe, die durch eine Behinderung des Lymphabflusses verursacht ist.

Dadurch kann eine enorme Schwellung bis zur Unförmigkeit entstehen. Nach ihrem Entstehungsmechanismus unterscheidet man eine primäre von einer sekundären Form. Beim selteneren **primären Lymphödem** sind die **Lymphgefäße** aufgrund einer **Entwicklungsstörung nicht** oder nur teilweise **angelegt** und die zwischengeschalteten **Lymphknoten fehlgebildet**.

In der Mehrzahl der Fälle handelt es sich jedoch um **sekundäre Lymphödeme** infolge eines mechanischen **Abflusshindernisses**, z. B. durch Tumoren, venöse Stauung, traumatische Zerstörung, Infektionen oder Bestrahlung. Ein typisches Beispiel ist das Lymphödem am Arm nach einer Brustamputation (Ablatio mammae).

Ein schweres Lymphödem beeinträchtigt Betroffene meist stark in ihrer Lebensqualität und kann zu **Behinderungen der Bewegung** sowie zu bakteriellen oder auch mykotischen (pilzbedingten) **Entzündungen** führen. Durch den hohen Proteingehalt in der Lymphe kann sich zudem eine sog. **Proteinfibrose** ausbilden. Hierbei lagert sich die eiweißreiche Lymphe in das Subkutangewebe ein. Es kommt es zu einer Verdickung der Haut sowie zu einer Neigung zu lokalen Entzündungen (**Ulzerationen**).

Eine **einseitige nicht schmerzhafte Schwellung** ohne Zeichen einer Phlebitis (Gefäßentzündung) weist auf ein Lymphödem hin. Typischerweise erscheint ein **Lymphödem** **blass und teigig** und ist **prall** mit Flüssigkeit gefüllt (▶ Abb. 54.18). Es lässt sich meist schwer bis gar nicht eindrücken – im Gegensatz zu kardial bedingten Ödemen. An den Beinen geht ein Lymphödem meist mit aufgetriebenen Zehen einher. Lässt sich über den Zehen keine Hautfalte mehr anheben, gilt das als Zeichen für ein Lymphödem (Stemmer-Zeichen).

Gesichert wird die Diagnose eines Lymphödems durch eine Ultraschalluntersuchung, ggf. werden die Lymphgefäße szintigrafisch untersucht oder mithilfe der MR-Angiografie dargestellt.

WISSEN TO GO

Lymphödem – Grundlagen

Flüssigkeitsansammlung im Unterhautgewebe durch einen behinderten Lymphabfluss. Es besteht eine nicht schmerzhafte Schwellung ohne Zeichen einer Phlebitis. Das Gewebe ist blass und teigig und prall gefüllt. Ein schweres Lymphödem kann zu bakteriellen oder mykotischen Entzündungen sowie zu einer Proteinfibrose führen. Die **Diagnose** wird durch eine Ultraschalluntersuchung, ggf. durch eine Szintigrafie oder MR-Angiografie gesichert.

Therapie und Pflege

Anders als beim venösen Stauungsödem wird das Lymphödems nur in Ausnahmefällen mit Diuretika behandelt. Auch sollten Betroffene ihre tägliche Trinkmenge nicht reduzieren. Eine **physikalische Therapie** ist hier das Mittel der Wahl, z. B. in Form von **regelmäßigen manuellen Lymphdrainagen** (▶ Abb. 54.19a), **Kompression** durch einen elastischen Stützverband oder Gummistrümpfe und gezielte **Bewegungsübungen**. Die manuelle Lymphdrainage ist eine spezielle Massagetechnik, die das Lymphgewebe auflockert und die Flüssigkeit in Richtung Bauch oder Brustraum befördert. Speziell ausgebildete Physiotherapeuten führen sie durch. In manchen Kliniken gibt es besondere Apparate für eine maschinelle Entstauungsbehandlung (▶ Abb. 54.19b). Dabei pumpen sich Manschetten wellenartig um die geschwollene Extremität mit Luft auf.

Der betroffene Körperteil sollte so oft wie möglich hochgelagert und es sollten keine Blutdruckmessungen oder Injektionen an ihm durchgeführt werden. Einengende

Abb. 54.19 Lymphdrainage.

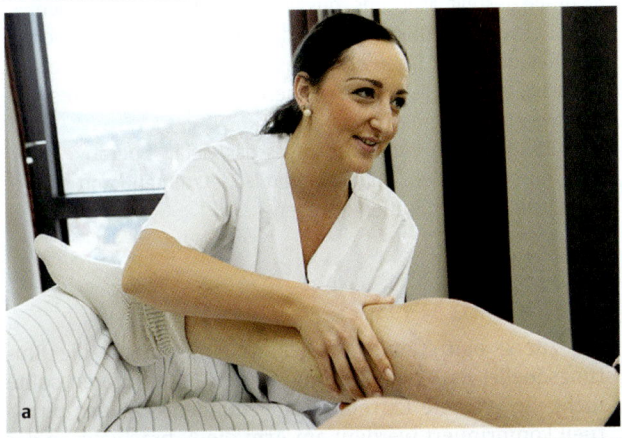
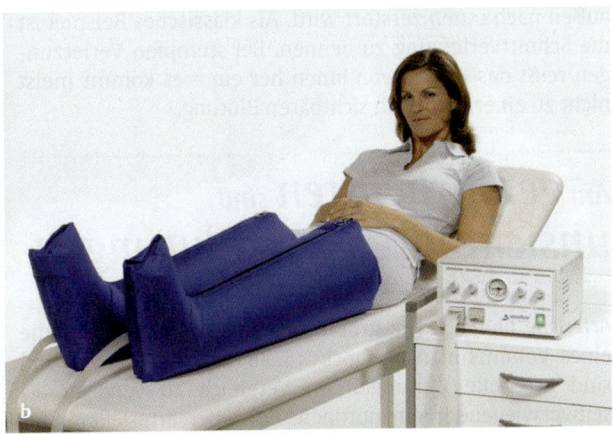

a Manuelle Lymphdrainage.
b Maschinelle Lymphdrainage. *Mit freundlicher Genehmigung der Bösl Medizintechnik GmbH, Aachen*

54 Pflege bei Erkrankungen des Kreislauf- und Gefäßsystems

Kleidungsstücke (oder auch Schmuck, Uhren usw.) sollten gelockert bzw. entfernt werden. Bewegung fördert den Lymphabfluss. Liegt eine lokale Entzündung vor, verordnet der Arzt unter Umständen Bettruhe. Ansonsten sind **allgemeine mobilisatorische Maßnahmen** angezeigt.

Die Patienten sollten wissen, dass starkes Übergewicht Lymphödeme an den Beinen verstärken kann. Auch langes Stehen oder Sitzen begünstigen es. Hingegen können entstauende Gymnastik, kalte Beinabgüsse, Wassertreten, Schwimmen und evtl. orthopädische Maßschuhe die Ödeme bessern. Unter Umständen verordnet ein Arzt dem Patienten außerdem eine apparative Entstauung für zu Hause.

Außerdem sollten Patienten mit schweren Lymphödemen in den Beinen unbedingt auch die Zwischenzehenräume täglich gründlich waschen, um Infektionen zu vermeiden. Wenn sie dazu nicht selbst in der Lage sind, sollte dafür und auch für das Schneiden und Pflegen der Fußnägel eine Unterstützung (durch einen Podologen) für zu Hause organisiert sein.

WISSEN TO GO

Lymphödem – Therapie und Pflege

Zur Behandlung wird **physikalische Therapie** angewendet, z. B. Lymphdrainagen, Kompressionsverbände und gezielte Bewegungsübungen.
- **Pflege**:
  – betroffenen Körperteil hochlagern
  – keine Blutdruckmessungen/Injektionen durchführen
  – alles, was eingeengt, lockern bzw. entfernen
  – bei lokaler Entzündung ggf. Bettruhe, ansonsten Mobilisation
- **Informieren, Schulen, Beraten**:
  – langes Stehen oder Sitzen vermeiden
  – entstauende Gymnastik, kalte Beinabgüsse, Wassertreten, Schwimmen
  – tägliche Pflege der Zwischenzehenräume, um Infektionen zu vermeiden

54.6 Arterielle und venöse Blutungen

Zur Blutung kommt es immer dann, wenn ein Gefäß verletzt wird. Dabei werden scharfe von stumpfen Gefäßverletzungen unterschieden. Von einer scharfen Gefäßverletzung wird immer dann gesprochen, wenn das Gefäßlumen von außen nach innen zerstört wird. Als klassisches Beispiel ist die Schnittverletzung zu nennen. Bei stumpfen Verletzungen reißt das Lumen von innen her ein – es kommt meist nicht zu einer äußerlich sichtbaren Blutung.

Am **gefährlichsten** *sind* **unsichtbare** *arterielle* **Blutungen**.

Arterielle Blutung • Die größte Gefahr einer Blutung ist die eines Volumenmangelschocks (S. 281). Aus diesem Grund sind arterielle Blutungen im Vergleich zu venösen als schwerwiegender einzuordnen. Bei einer arteriellen Blutung tritt das Blut meist in pulsierend, spritzender Form punktuell aus dem Gefäßlumen heraus. Aufgrund des hohen Drucks im arteriellen System kommt es deshalb schnell zum Verlust großer Blutmengen. Bei stumpfen arteriellen Verletzungen können sich mehrere Liter Blut in der Bauchhöhle ansammeln, ohne dass es zur sichtbaren Blutung nach außen kommt. Die Diagnose wird in diesem Fall durch CT oder Sonografie gestellt. Meistens muss der Patient operiert werden.

Venöse Blutung • Im Unterschied zur arteriellen Blutung ist die Blutungsquelle bei venösen Blutungen häufig nicht direkt lokalisierbar, sondern wird von einer flächigen Blutlache überdeckt. Das Blut fließt dabei aus der Wunde heraus und hat eine dunkelrote Farbe. Venöse Blutungen sehen aufgrund des flächigen Blutaustritts oftmals sehr gefährlich aus, können jedoch meist durch Kompression gestoppt werden.

Grundsätzliches • Grundsätzlich ist es wichtig, bei Blutungen die Ruhe zu bewahren und schnellstmöglich die Blutungsquelle zu finden. Anschließend sollte man versuchen, die Blutungsquelle zu komprimieren, und zusätzlich auf Begleitverletzungen von Knochen, Muskeln oder Nerven zu achten. Ein Kollege sollte den Arzt verständigen. Bei größeren Blutungen muss das Gefäß operativ verschlossen werden: über eine Ligatur mittels Naht, eine Verklebung mittels Fibrinkleber oder durch Koagulation mittels Elektrokauter. Bei sehr großen und anderweitig nicht zu beherrschenden Blutungen kann eine Kunststoffembolisation mittels Gefäßkatheter erfolgen. Hierbei führt der interventionelle Radiologe einen dünnen Katheter (ähnlich dem bei einer Koronarangiografie) bis in das betroffene Gefäß vor. Über diesen werden anschließend Kunststoffpartikel verabreicht, die im Gefäß kristallisieren und es dadurch verschließen. Das Verfahren wird eher selten angewendet.

WISSEN TO GO

Blutungen – Grundlagen

Voraussetzung für eine Blutung ist die **Verletzung eines Gefäßes**. Bei einer **scharfen Gefäßverletzung** wird das Gefäßlumen von außen nach innen zerstört. Bei stumpfen Verletzungen reißt das Lumen von innen her ein. Die größte Gefahr einer Blutung ist der **Volumenmangelschock**.

Bei einer **arteriellen Blutung** verläuft der Blutverlust in pulsierend, spritzender Form punktuell und kann sehr groß sein. Bei stumpfen arteriellen Verletzungen ist die Blutung nicht sichtbar. Die **Diagnose** wird hier durch CT oder Sonografie gestellt. Meistens muss der Patient operiert werden.

Bei **venösen Blutungen** wird die Blutungsquelle oft von einer Blutlache überdeckt. Das Blut hat eine dunkelrote Farbe. Venöse Blutungen können meist durch Kompression gestoppt werden.

Bei größeren Blutungen muss das Gefäß operativ verschlossen werden. Bei stumpfen Verletzungen kann eine Kunststoffembolisation erfolgen.

54.6.1 Arterielle Blutungen

Die zuerst eintreffende Pflegekraft komprimiert die Blutungsquelle. Bei einer Blutung an den Extremitäten sollte nicht die gesamte Extremität abgebunden, sondern punktuell komprimiert werden: am Arm die A. brachialis an der Innenseite des Oberarms, zwischen M. biceps brachii und

Oberarmknochen; am Bein die A. femoralis 3–4 Querfinger medial der Spina iliaca anterior superior. Die betroffene Extremität sollte hochgelagert werden. Eine zweite Pflegekraft legt einen Druckverband an, während die erste Pflegekraft weiter komprimiert. Nachdem der Druckverband angelegt ist, werden die periphere Durchblutung, Sensibilität und Motorik kontrolliert. Vitalzeichen und Bewusstseinslage werden beobachtet. Bei eintretender Schocksymptomatik wird der Patient in Kopftieflage gebracht, ein i.v.-Zugang und Infusionen vorbereitet und Sauerstoff gegeben.

54.6.2 Venöse Blutungen

Die Stelle des Blutaustritts wird großflächig komprimiert und von Blut gereinigt. Der Patient sollte beruhigt werden und ggf. besser „nicht hinschauen". Nachdem die Blutungsquelle genau lokalisiert wurde, wird sie punktuell für 5–10 Minuten komprimiert. Es sollte auf Begleitverletzungen von Muskeln, Nerven, Knochen geachtet und die betroffene Extremität hochgelagert werden.

Mein Patient Frau Engler: keine gute Idee!

Frau Engler dachte immer wieder: Hoffentlich kommt der Notarzt bald! Ihre Tochter hatte ihn eben alarmiert und lief immer wieder zur Haustür, um nach ihm Ausschau zu halten. Frau Engler lag auf dem Sofa und rang nach Luft, das Atmen fiel ihr immer schwerer, sie schwitzte und hatte Angst, dass es noch schlimmer würde. Schon abends hatte sie einen Druck im Kopf verspürt, dazu kam kurz darauf die Luftnot, die immer heftiger wurde. Frau Engler hatte dann ihren Blutdruck gemessen: Er lag über 230/120 mmHg! Darüber war sie sehr erschrocken und rief ihre Tochter zu Hilfe. Die beiden waren sehr erleichtert, als sie endlich den Rettungswagen vorfahren hörten. Ihre Tochter hatte recht: Die Medikamente einfach wegzulassen war wohl wirklich keine gute Idee gewesen.

Frau Englers Hausarzt hatte ihr vor einiger Zeit blutdrucksenkende Tabletten verschrieben. Bei einer Routineuntersuchung waren ihre Blutdruckwerte sehr hoch gewesen, woraufhin eine 24-Stunden-Blutdruckmessung durchgeführt wurde. Nach deren Auswertung stand fest: Frau Engler litt unter einer behandlungspflichtigen Hypertonie. Anfangs nahm sie ihre Medikamente auch pflichtbewusst und kontrollierte regelmäßig ihren Blutdruck. Das Messgerät hatte sie sich extra in der Apotheke gekauft. Allerdings war ihr seit Therapiebeginn morgens nach dem Aufstehen oft schwindelig und sie vermutete, dass dies mit den Tabletten zusammenhing. Außerdem litt sie neuerdings unter einem ständigen Hüsteln, dass sie als sehr unangenehm empfand. Sie dachte erst, sie sei erkältet, bis sie auf die Idee kam, den Beipackzettel ihres Medikamentes zu lesen. Dort stand, dass Husten als Nebenwirkung der Tabletten auftreten könnte. Deshalb entschied sie sich, die Medikamente nur noch einzunehmen, wenn der Wert bei der morgendlichen Blutdruckmessung über 120/80 mmHg lag. Ohne die Tabletten fühlte sie sich deutlich besser. Bis gestern Abend zumindest.

Als der Notarzt kam, ging alles sehr schnell: Eine erneute Blutdruckmessung bestätigte den Wert von über 230 mmHg. Sie bekam ein Spray in den Mund, über eine Maske verabreichte man ihr Sauerstoff, eine Nadel wurde gelegt und Medikamente gespritzt. Diese machten Frau Engler so müde, dass sie von der Fahrt ins Krankenhaus kaum etwas mitbekam. In der Klinik angekommen wurde ein EKG geschrieben und immer wieder der Blutdruck gemessen. Auch Blutproben wurden entnommen. Der Arzt meinte, sie müsse wohl einige Tage in der Klinik bleiben.

Nachdem sie von der Notaufnahme in ein Patientenzimmer verlegt worden war, erklärten ihr die beiden Pflegerinnen, dass sie ihre EKG-Kabel zunächst nicht loswürde. Ihre Herzfrequenz müsse weiterhin abgeleitet und auch der Blutdruck in engen Abständen kontrolliert werden. Aber das war Frau Engler recht, denn so etwas wie am Abend wollte sie nie mehr erleben.

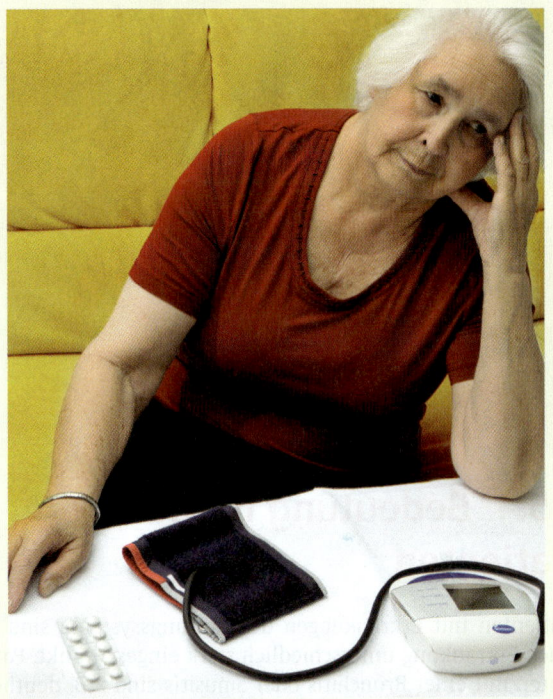
© Juergen Weidmann/fotolia.com

Was ist zu tun?

- Frau Engler wird vom Notarzt in die Klinik eingewiesen. Nach der Erstversorgung in der Notaufnahme wird sie auf eine internistische Station verlegt. Welche pflegerischen Maßnahmen führen Sie durch?
- Frau Engler verzichtete u. a. auf die Medikamenteneinnahme, weil sie am Morgen ein Schwindelgefühl verspürte und der von ihr gemessene Blutdruck unter 120/80 lag. Welche pflegerischen Sofortmaßnahmen führen Sie bei einem Patienten mit einem plötzlichen Blutdruckabfall durch?
- Frau Engler hatte durch den hohen Blutdruck Kopfschmerzen und Atemnot. Nennen Sie weitere Symptome, die bei einem hypertensiven Notfall auftreten können. Welche Erstmaßnahmen ergreifen Sie?
- Nennen Sie Themen, die Sie in einer Gesundheitsberatung mit Frau Engler besprechen würden.

55 Pflege bei Erkrankungen des Atemsystems

55.1 Bedeutung für den Patienten

Patienten mit Erkrankungen des Atmungssystems sind je nach Erkrankung unterschiedlich stark eingeschränkt. Patienten mit einer Bronchitis oder Sinusitis sind z.B. deutlich weniger durch ihre Erkrankung beeinträchtigt als Patienten mit chronisch-obstruktiven Lungenerkrankungen (COPD), Asthma bronchiale oder Mukoviszidose. Letzteren bleibt regelrecht die Luft weg – und damit auch der lebenswichtige Sauerstoff. **Atemnot** wirkt so **beängstigend** und **bedrohlich** auf den Menschen wie fast kein anderes Symptom. Für diese Menschen ist Atemnot Teil ihres Lebens, die sie nur mit der regelmäßigen Einnahme ihrer Medikamente und einer atemunterstützenden Therapie in den Griff bekommen.

Atemnot kann lebensbedrohlich wirken.

Bei Menschen mit deutlich eingeschränkter Lungenfunktion ist die **körperliche Belastbarkeit stark herabgesetzt**. Dies wirkt sich auf alle täglichen Aktivitäten aus. Der Beruf kann unter Umständen nicht mehr ausgeübt werden, Tätigkeiten im Haushalt können nur mit Mühe oder gar nicht mehr verrichtet werden. Oft fällt sogar das Waschen und Anziehen oder der Toilettengang schwer.

Bei der Pflege von Patienten mit Atemwegserkrankungen kommt es vor allem darauf an, die Patienten bei einem Atemnotsanfall, atemerleichternden Maßnahmen und der regelmäßigen Einnahme ihrer Medikamente anzuleiten und zu **unterstützen** und sie vor allem auch **psychisch** zu **begleiten**.

55.2 Auffrischer Anatomie und Physiologie

Die Hauptaufgabe des Atmungssystems ist der **Gasaustausch**, der in der **Lunge** stattfindet. Dabei tritt Sauerstoff aus der Atemluft in das Blut über, während Kohlendioxid aus dem Blut in die Atemluft abgegeben wird. Sauerstoff wird von den Körperzellen für die Energiegewinnung benötigt.

Atemwege und Lunge • Die Luft gelangt über die oberen und die unteren Atemwege in die Lunge:
- **oberen Atemwege**: Nase, Nasennebenhöhlen und Rachen
- **untere Atemwege**: Kehlkopf, Luftröhre, Bronchien und Bronchioli

Die Lunge besteht aus 2 **Lungenflügeln**. Der rechte Lungenflügel gliedert sich in 3, der linke in 2 Lungenlappen. Jeder Lungenflügel liegt in einer eigenen Brustfellhöhle. Zwischen den beiden Blättern des Brustfells (Pleura) liegt der **Pleuraspalt** mit der Pleuraflüssigkeit. Im Pleuraspalt herrscht Unterdruck. Zwischen den beiden Brustfellhöhlen befindet sich der **Mediastinum** (Mittelfellraum).

Nach ihrem Eintritt ins Lungengewebe verzweigen sich die Hauptbronchien in kleinere Bronchien und Bronchioli.

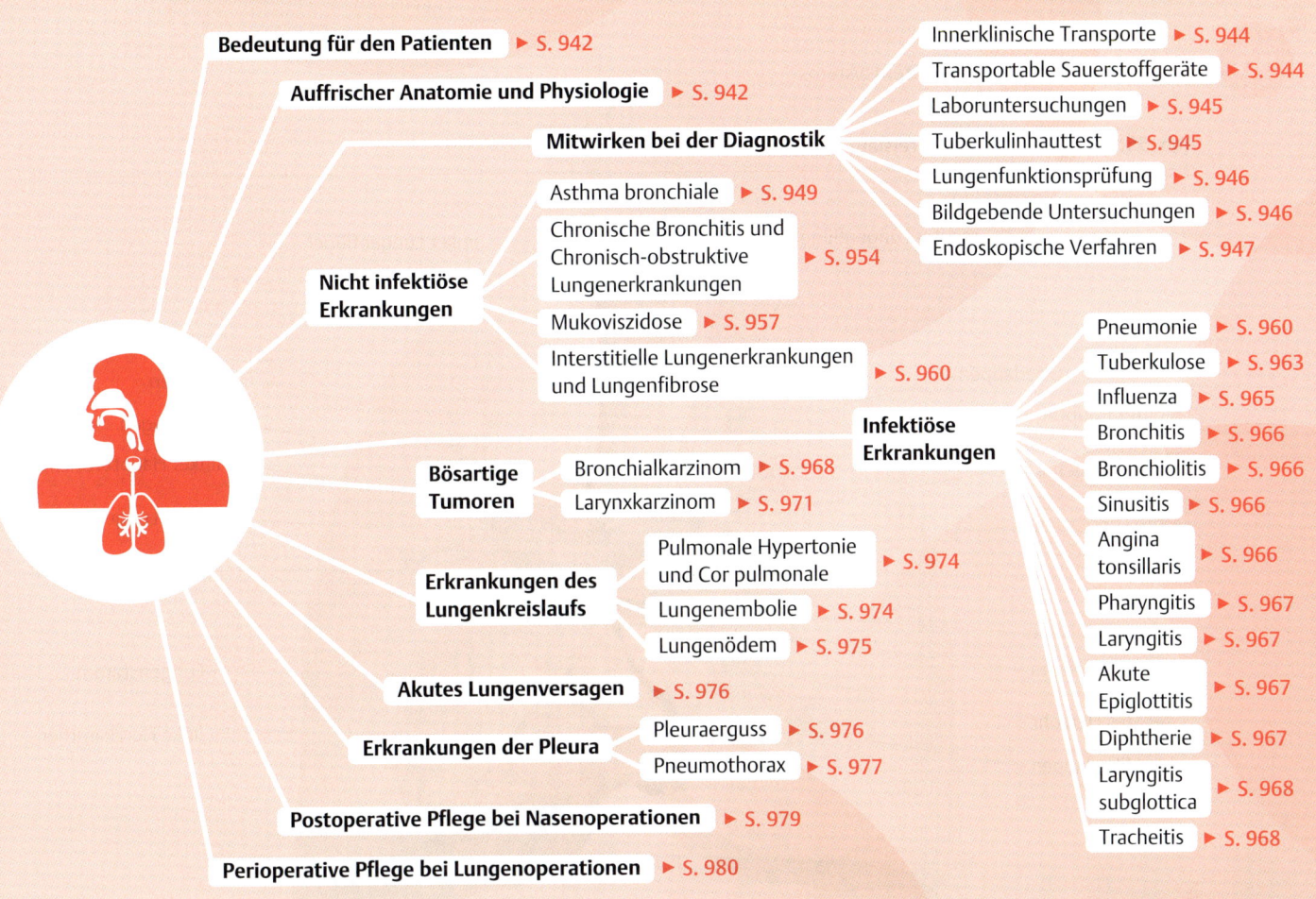

An die Bronchioli schließen sich die **Lungenbläschen** (Alveolen) an.

Blutversorgung • Die Funktionsgefäße der Lunge bilden den **Lungenkreislauf**: Der **Truncus pulmonalis** führt das sauerstoffarme, kohlendioxidreiche Blut aus dem rechten Ventrikel über die Lungenarterien zum Kapillarnetz, das sich um die Alveolen spannt. Dort kommt es zum Gasaustausch und die Lungenvenen transportieren das jetzt sauerstoffreiche, kohlendioxidarme Blut aus der Lunge zurück zum Herzen, genauer in den linken Vorhof.

Die **Bronchialgefäße** sind kleine Äste der Aorta. Sie versorgen als Eigengefäße das Lungengewebe mit Sauerstoff.

Atmung • Die **Atemfrequenz** liegt beim Erwachsenen bei 14–16 Atemzügen/min, bei Kindern bei 20–30 Atemzügen/min und bei Säuglingen bei 40–50 Atemzügen/min. Die Luftmengen, die während der Ein- und Ausatmung bewegt werden, werden als **Atemvolumina** bezeichnet. Sie können durch Lungenfunktionsprüfungen gemessen werden.

Bei der **Einatmung** (Inspiration) zieht sich das Zwerchfell als wichtigster Atemmuskel zusammen, wodurch sich der Brustraum erweitert. Da die Lunge der Bewegung der Brustwand folgt, wird sie gedehnt. Dadurch entsteht in der Lunge ein **Unterdruck**, und Luft wird eingesogen. Die Dehnbarkeit der Lunge wird als **Compliance** bezeichnet. Neben dem Zwerchfell sind auch die äußeren Zwischenrippenmuskeln an der Einatmung beteiligt.

Weil sich die Lunge aufgrund ihrer elastischen Eigenschaften von selbst zusammenzieht, erfolgt die **Ausatmung** (Exspiration) ohne Muskelbeteiligung. Nur bei verstärkter Ausatmung wird die Ausatmung durch Muskulatur unterstützt.

Die Atmung wird vom **Atemzentrum** reguliert. Den stärksten Anreiz für eine Steigerung der Atmung stellt ein **erhöhter Kohlendioxid-Partialdruck** im Blut dar.

Für den **Atemwegswiderstand** (Resistance) sind wegen ihres geringen Gesamtdurchmessers hauptsächlich die Luftröhre und die großen Bronchien verantwortlich. Die kleinen Bronchien und Bronchiolen können von Parasympathikus bzw. Sympathikus eng- bzw. weitgestellt und so ihr Atemwegswiderstand verändert werden.

Transport der Atemgase • Der in der Lunge aufgenommene **Sauerstoff** wird im Blut fast vollständig an das **Hämoglobin** der roten Blutkörperchen gebunden transportiert. Der überwiegende Teil des in den Kapillargebieten der Organe aufgenommenen **Kohlendioxids** wird im Blutplasma als **Bikarbonat** gelöst. Dieses wird bei Erreichen der Lunge wieder zu Kohlendioxid und abgeatmet.

Gasaustausch • Der Gasaustausch, d.h. die Aufnahme von Sauerstoff ins Blut und die Abgabe von Kohlenstoffdioxid aus dem Blut in die Ausatemluft, erfolgt in den Lungenbläschen (Alveolen). Bei diesem Vorgang spricht man von **Diffusion**. Die Versorgung der Alveolen mit Blut über die Blutgefäße ist die sog. **Perfusion**.

55 Pflege bei Erkrankungen des Atemsystems

Abb. 55.1 Lunge und Lungenkreislauf.

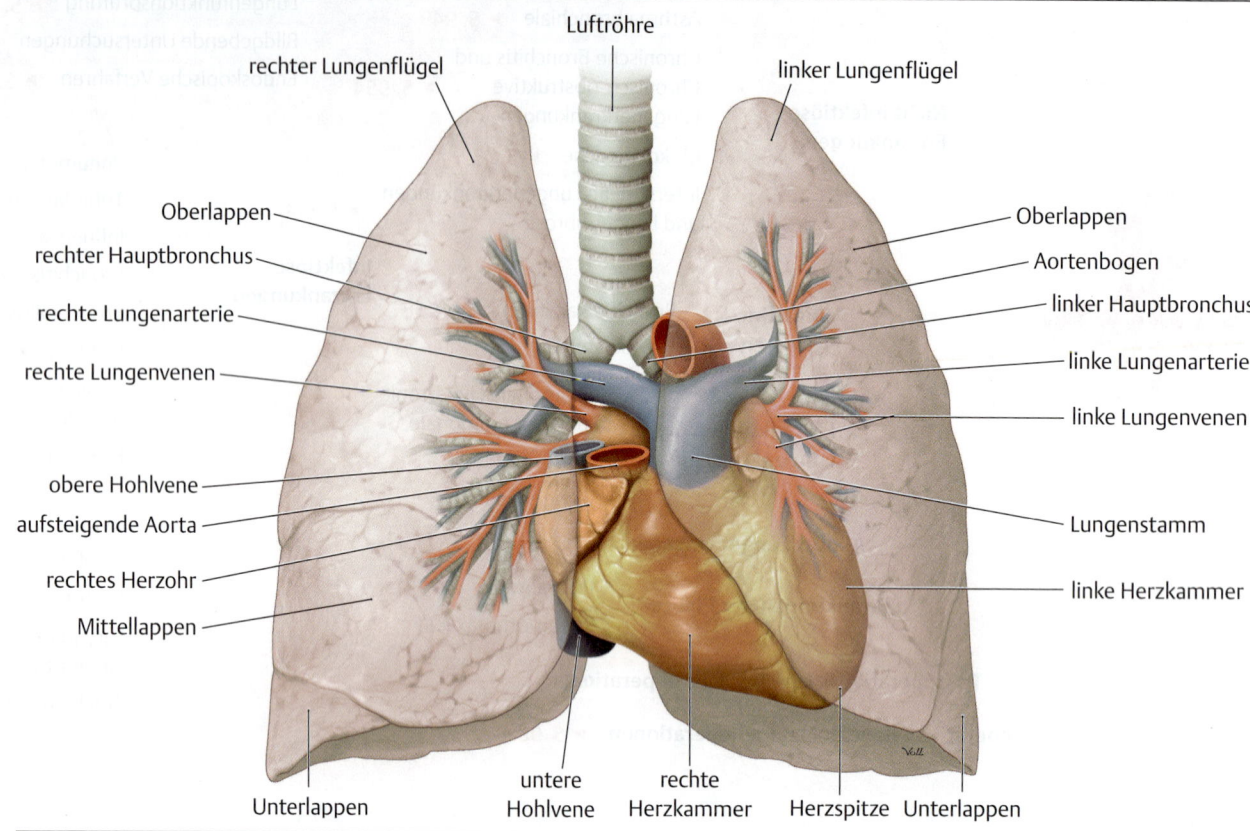

Lungenflügel, Lungengefäße und Bronchialbaum im Überblick. Gezeigt sind die Arterien (blau) und Venen (rot) des Lungenkreislaufs bis zu ihrem Übergang in die kleinen Segmentarterien. Die Gefäße des Körperkreislaufs sind entfernt. *Aus: Schünke M, Schulte E, Schumacher U. Prometheus LernAtlas der Anatomie. Thieme 2012*

55.3 Mitwirken bei der Diagnostik

Die Aufgaben des Pflegepersonals bei der Diagnostik von Erkrankungen des Atmungssystems sind vielseitig. Die meisten Untersuchungen führen zwar nicht Pflegekräfte selbst, sondern Ärzte oder speziell ausgebildetes Fachpersonal (z. B. Medizinisch-Technische Assistenten) durch, doch Pflegekräfte sind auch an diesen diagnostischen Maßnahmen organisatorisch beteiligt. Sie unterstützen die Ärzte dabei, die Patienten über das geplante Vorgehen aufzuklären, melden Untersuchungen an, bereiten die Patienten vor, bestellen die jeweiligen Transporte, assistieren bei manchen Untersuchungen und führen evtl. notwendige nachträgliche Maßnahmen durch. Dabei arbeiten sie eng mit allen anderen beteiligten Berufsgruppen zusammen.

55.3.1 Innerklinische Transporte

Für Patienten, die unter Dyspnoe (Luftnot) leiden, sind diagnostische Maßnahmen oftmals enorm belastend. Jede Bewegung führt zu einem veränderten Sauerstoffbedarf und zu Stress. Diese Patienten sollten daher zu jeder Untersuchung von einer erfahrenen Pflegekraft begleitet werden.

! Merken Belastung

Sprechen Sie mit dem Arzt, wenn Sie das Gefühl haben, ein Transport bzw. eine Untersuchung könne einen Patienten zu sehr belasten. In diesem Fall sollte zunächst der Zustand des Patienten durch eine geeignete Therapie stabilisiert werden.

55.3.2 Transportable Sauerstoffgeräte

Erhält ein Patient eine Sauerstofftherapie, muss diese auch während des Transports und der Untersuchung gewährleistet sein. Dafür stehen i. d. R. transportable Sauerstoffgeräte zur Verfügung. Vor dem Transport sollte darauf geachtet werden, dass die Gasflasche genügend Druck enthält.

Wie lange reicht der Sauerstoff? • Multiplizieren Sie das Volumen der Flasche mit dem in ihr vorhandenen Druck. Sie finden diesen Wert auf dem Manometer. Dadurch errechnen Sie das Volumen, das der in der Flasche enthaltene Sauerstoff bei einem normalen Luftdruck einnimmt (rein mathematisch müssten Sie das Ergebnis allerdings zuerst noch durch den normalen Luftdruck teilen. Weil dieser aber in etwa 1 bar beträgt, können Sie sich diesen Rechenschritt sparen). Wenn Sie nun das Ergebnis durch die Menge Sauerstoff teilen, die Sie pro Minute verabreichen möchten, kommen Sie auf die verfügbare Zeit in Minuten.

Beispiel Reicht der Sauerstoff?

Die Sauerstoffflasche hat ein Volumen von 25 l und einen Gasdruck von 60 bar. Sie rechnen:

25 l × 60 (bar/1 bar) = 1500 l

Es sind also noch 1500 Liter Sauerstoff verfügbar. Erhält der Patient 5 l/min Sauerstoff, reicht die Flasche noch für 300 min, also 6 h (1500 l / 5 l/min = 300 min).

55.3.3 Laboruntersuchungen

Bei Erkrankungen des Atemsystems sind unter anderem folgende Parameter von Bedeutung, die sich labortechnisch bestimmen lassen:
- Entzündungswerte, Tumormarker im Blut, Blutkultur
- Sauerstoff und Kohlendioxid und der pH-Wert im arteriellen Blut: Sauerstoffsättigung und Blutgasanalyse

Sauerstoffsättigung (sO_2) • Sie zeigt an, wie viel Prozent des gesamten Hämoglobins im Blut mit Sauerstoff beladen sind. Die Sauerstoffsättigung kann entweder direkt in einer Blutprobe oder nichtinvasiv mittels Pulsoxymeter bestimmt werden (S. 962).

Blutgasanalyse (BGA) • Sie ermöglicht Aussagen über die Gasverteilung von Sauerstoff und Kohlendioxid, den pH-Wert und den Säure-Basen-Haushalt. Die Analyse erfolgt anhand von arteriellem Vollblut (aus der Arteria radialis oder Arteria femoralis) oder aus Kapillarblut aus dem hyperämisierten (durchblutungsgeförderten) Ohrläppchen. Die Auswertung der Blutprobe erfolgt maschinell im Labor.

Sputum und Trachealsekret

Neben dem Blut kann auch das Sputum bzw. das Trachealsekret des Patienten auf evtl. Krankheitserreger und eine geeignete antibiotische Therapie hin untersucht werden.

Als Sputum (auch Auswurf oder Expektoration) bezeichnet man abgehustetes Bronchialsekret. Von einer Trachealsekret-Probe spricht man, wenn das Sekret durch Absaugen (S. 553), z. B. über ein Tracheostoma, gewonnen wird.

Sputum bzw. Trachealsekret enthalten normalerweise Schleimstoffe, Staubpartikel, Leukozyten, Epithelzellen und evtl. Mikroorganismen.

Gewinnen von Sputum • Am besten gelingt dies morgens, weil sich im Schlaf Sekret in den tiefen Atemwegen ansammelt. Das Material sollte möglichst vor einer Antibiotikatherapie gewonnen werden. Eine vorhergehende Inhalation mit Kochsalzlösung oder schleimlösende Medikamente (Expektoranzien) können bei Bedarf die Sekretabgabe steigern. Der Patienten sollte sich zunächst gründlich die Zähne putzen und den Mund ausspülen. Eine gute Mundhygiene verhindert, dass Bakterien der Mundschleimheut die Probe verunreinigen. Danach soll sich der Patient möglichst aufsetzen und aus den tiefen Atemwegen in ein steriles Gefäß abhusten und dieses anschließend sofort verschließen. Es kann hilfreich sein, wenn der Patient dabei die Hustentechnik Huffing einsetzt (S. 550).

Gewinnen von Trachealsekret • Hierzu gibt es vorgefertigte „Trachealsekretfallen". Das sind sterile Röhrchen, die zwischen Absaugkatheter und Absaugschlauch angeschlossen werden können. Die Technik des Absaugens finden Sie im Kap. „Pflegetechniken zur Unterstützung der Atmung" (S. 553).

Lagerung • Eine Sputum- bzw. Trachealsekret-Probe sollte möglichst umgehend ins Labor gebracht werden. Gelingt dies nicht, können sie bei Raumtemperatur ohne direkte Sonneneinstrahlung bis zu 4 Stunden, im Kühlschrank bis zu 24 Stunden gelagert werden, wobei bei tiefen Temperaturen kälteempfindliche Bakterien unter Umständen absterben. Der Zeitpunkt der Probenentnahme und das Aussehen des Sputums werden dokumentiert.

WISSEN TO GO

Gewinnen von Sputum und Trachealsekret

- **Sputum**:
  - Zeitpunkt: morgens, möglichst vor Antibiotikatherapie
  - evtl. vorher Inhalation
  - Zähne putzen und Mund ausspülen
  - aus den tiefen Atemwegen in ein steriles Gefäß abhusten
- **Trachealsekret**: über „Trachealsekretfallen", die zwischen Absaugkatheter und Absaugschlauch angeschlossen werden

55.3.4 Tuberkulinhauttest

Einen Tuberkulinhauttest nach Mendel-Mantoux führen Pflegekräfte auf ärztliche Anordnung bei Verdacht auf eine Tuberkulose bzw. zu deren Ausschluss auf der Station am Patienten durch. Der Test weist eine Reaktion des Immunsystems auf Tuberkulose-Bakterien (Mycobacterium tuberculosis) im Sinne einer Infektion nach. Der früher gebräuchliche Tuberkulin-Stempeltest wurde vor einigen Jahren durch den sog. Tuberkulinhauttest nach Mendel-Mantoux abgelöst.

Durchführung • Mit einer dünnen Kanüle wird intrakutan, also in die oberste Hautschicht, eine bestimmte Menge an Tuberkulin (Stoffwechselprodukt der Tuberkulose-Bakterien) in die Unterarm-Beugeseite des Patienten injiziert (▶ Abb. 55.2). Dabei entsteht eine kleine weißliche Papel, die aber nach kurzer Zeit wieder verschwindet.

Auswertung • Ob ein Tuberkulinhauttest positiv oder negativ ausgefallen ist, wertet ein Arzt 72 Stunden nach der Injektion aus. Pflegende sollten darauf achten, dass dies nicht vergessen wird. Wenn die Abwehrzellen des Patienten durch eine Tuberkulose-Infektion sensibilisiert sind, entsteht nach 2–7 Tagen an der betreffenden Hautstelle ein tastbares Knötchen. Überschreitet dieses Knötchen einen Durchmesser von 5 mm, ist das Ergebnis positiv.

Abb. 55.2 Mendel-Mantoux-Test.

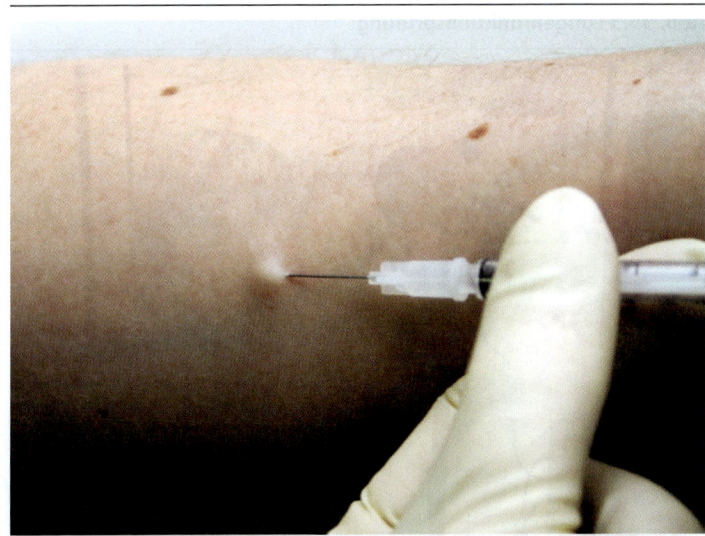

In die Unterarmbeugeseite wird intrakutan eine geringe Menge Tuberkulin gespritzt. Dabei entsteht eine kleine weißliche Hautpapel.

55 Pflege bei Erkrankungen des Atemsystems

Sicherheit des Testergebnisses • Da auch eine frühere Tuberkulose-Impfung zu einer Reaktion auf Tuberkulin führen kann, weist der Test bei geimpften Patienten eine Infektion nicht sicher nach. Weil er außerdem falsch negativ ausfallen kann, ist er als Screening-Methode, z. B. für Kontaktpersonen von Tuberkulosekranken, nur bedingt geeignet.

WISSEN TO GO

Tuberkulinhauttest

Der Test weist eine Immunreaktion auf Tuberkulose-Bakterien nach.
- **Durchführung:** Injektion von Tuberkulin intrakutan in die Unterarm-Beugeseite.
- **Auswertung:** nach 72 Stunden, es entsteht ein tastbares Knötchen. Ab 5 mm Durchmesser ist das Ergebnis positiv.

55.3.5 Lungenfunktionsprüfung

Die Lungenfunktionsdiagnostik („Lufu") ermittelt Parameter, die über die Volumenverhältnisse, die Elastizität (auch Dehnbarkeit oder Compliance genannt) und den Atemwiderstand der Lunge (auch Resistance genannt) Auskunft geben. Vereinfacht kann man sagen, es wird gemessen, wie viel Luft die Lungen aufnehmen und abgeben können und wie der Austausch zwischen CO_2 und O_2 funktioniert.

Die Lufu liefert keine konkreten Diagnosen. Vielmehr zeigt sie an, ob bei einem Patienten eine Ventilations- oder Diffusionsstörung vorliegt, um welche Form der Ventilationsstörung es sich handelt (obstruktiv oder restriktiv) und wie schwer die zugrunde liegende Lungenerkrankung ist.

Definition Störungen der Lunge
- *Ventilationsstörung = Störung der Lungenbelüftung*
- *Diffusionsstörung = Störung des Gasaustauschs*
- *Perfusionsstörung = Störung der Lungendurchblutung*

Bei restriktiven Ventilationsstörungen sind die Lungenvolumina und die Lungenelastizität vermindert, z. B. Lungenfibrose. Bei obstruktiven Ventilationsstörungen ist der Atemwiderstand erhöht, z. B. bei Asthma bronchiale. Zur Lufu gehören verschiedene Einzeluntersuchungen:
- **Spirometrie** und **Ganzkörperplethysmografie** messen die mechanische Leistungsfähigkeit der Lungen, d. h., sie bestimmen, welche Luftvolumina die Lunge ein- und ausatmen kann. Anhand der Messparameter können obstruktive und restriktive Ventilationsstörungen erfasst und voneinander abgegrenzt werden (▶ Abb. 55.3).
- **Diffusionskapazitätsmessung**: bestimmt den Sauerstoffaustausch in der Lunge. Mit ihrer Hilfe können Diffusionsstörungen aufgedeckt werden, bei denen in erster Linie der Austausch von Sauerstoff beeinträchtigt ist.
- **Belastungstests**: 6-Minuten-Gehtest und Spiroergometrie werden eingesetzt, um die körperliche Belastbarkeit und Leistungsfähigkeit eines Patienten zu objektivieren und den Erfolg einer eingeleiteten Therapie im Verlauf zu kontrollieren.

Für die Lungenfunktionsdiagnostik bedarf es keiner besonderen Vorbereitung. Der Patient braucht nicht nüchtern zu sein, sollte aber vor einer Spirometrie oder Ganzkörperplethysmografie keine großen Mengen essen oder trinken, weil das das Atemvolumen beeinträchtigen kann.

WISSEN TO GO

Lungenfunktionsprüfung

Es wird gemessen, wie viel Luft die Lungen aufnehmen und abgeben können und wie der Austausch zwischen CO_2 und O_2 funktioniert. Sie zeigt an, ob eine Ventilations- oder Diffusionsstörung vorliegt. Zur Lufu gehören:
- **Spirometrie** und **Ganzkörperplethysmografie**: bestimmen, welche Luftvolumina die Lunge ein- und ausatmen kann, machen Aussagen über obstruktive und restriktive Ventilationsstörungen
- **Diffusionskapazitätsmessung**: bestimmt den Sauerstoffaustausch in der Lunge
- **Belastungstests**: werden eingesetzt, um die körperliche Belastbarkeit und Leistungsfähigkeit festzustellen

55.3.6 Bildgebende Untersuchungen

Lungenszintigrafie

Es handelt sich genau genommen um **2 nuklearmedizinische Verfahren**. Mit dem einen kann die Perfusion (= Durchblutung) der Lungen, mit dem anderen die Ventilation (= Belüftung) der Lunge dargestellt werden. Man spricht daher auch von der **Lungenperfusionsszintigrafie** und von der **Lungenventilationsszintigrafie**. Beide Untersuchungen kombiniert helfen, eine **Lungenembolie** zu **diagnostizieren** oder auszuschließen.

Bei der Lungenperfusionsszintigrafie werden dem Patienten radioaktiv markierte Eiweißmoleküle injiziert, bei der Lungenventilationsszintigrafie atmet der Patient ein Luftgemisch ein, dem radioaktives Material beigemischt ist. Eine spezielle Kamera (sog. Gammakamera), die radioaktive Strahlung misst, macht während der Untersuchung Bilder von der Lunge, auf denen die radioaktive Aktivität sichtbar wird.

Es sind keine besonderen vor- oder nachbereitenden Maßnahmen nötig. Der Patient braucht nicht nüchtern zu sein.

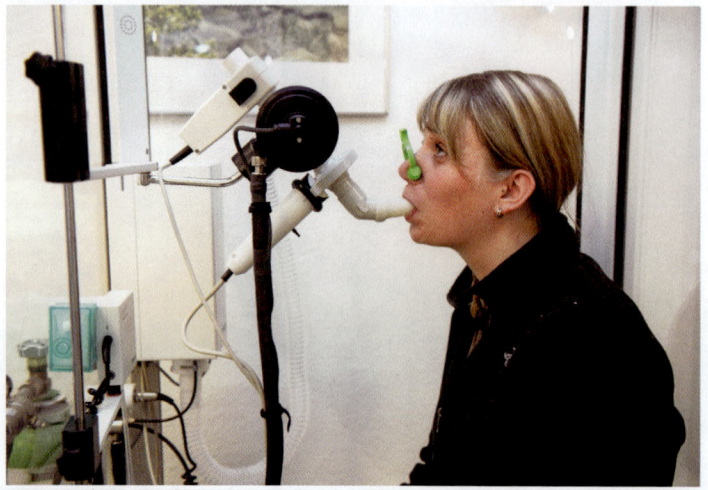

Abb. 55.3 Lungenfunktionsprüfung.

Mit der Ganzkörperplethysmografie können das Lungenvolumen, das Residualvolumen und die Atemwegswiderstände bestimmt werden.

Mitwirken bei der Diagnostik

Strahlenschutz • Die Halbwertszeit der bei einer Szintigrafie verabreichten radioaktiven Substanz beträgt nur wenige Stunden, d.h., sie zerfällt innerhalb kurzer Zeit. Die Strahlenbelastung durch eine Szintigrafie ist für den Patienten etwa so hoch wie die Strahlenbelastung, der ein Mensch jedes Jahr durch natürliche Radioaktivität ausgesetzt ist. Damit ist sie mit der einer Röntgenuntersuchung vergleichbar. Eine Aufnahme ist jedoch nur möglich, wenn die vom Patienten ausgehende Strahlung auch außerhalb seines Körpers messbar ist – der Patient strahlt also Radioaktivität ab. Einen engen Kontakt sollten Schwangere, Stillende oder Kleinkinder daher für einige Stunden nach der Untersuchung vermeiden. Eine Isolation des Patienten ist wegen der geringen Strahlendosis aber nicht nötig.

> **WISSEN TO GO**
>
> **Lungenszintigrafie**
>
> **2 nuklearmedizinische Verfahren**, mit denen die Perfusion und die Ventilation der Lunge dargestellt werden, um eine Lungenembolie zu diagnostizieren oder auszuschließen.
> - **Lungenperfusionsszintigrafie:** radioaktiv markierte Eiweißmoleküle werden injiziert
> - **Lungenventilationsszintigrafie:** Luftgemisch mit radioaktivem Material wird eingeatmet
>
> **Strahlenschutz:** Eine Isolation ist nicht nötig. Schwangere, Stillende oder Kleinkinder sollten für einige Stunden nach der Untersuchung engen Kontakt vermeiden.

55.3.7 Endoskopische Verfahren

Sie zählen zu den invasiven Maßnahmen, da bei diesen Verfahren in den Körper eingedrungen wird und sie daher ein gewisses Risiko bergen. Liegt keine akut lebensbedrohliche Indikation vor, muss ein Arzt den Patienten bzw. seine gesetzlichen Vertreter im Vorfeld über die invasive Untersuchung aufklären und ein schriftliches Einverständnis einholen.

Bronchoskopie

Eine Bronchoskopie ist eine **Spiegelung der Luftröhre** (Trachea) und der Bronchien. In der Regel wird sie mit flexiblen (sehr dünnen und biegsamen) Bronchoskopen durchgeführt (▶ Abb. 55.4). Über diese kann der Arzt die **Bronchien betrachten**, **Sekret absaugen**, **Fremdkörper entfernen**, **Proben entnehmen** und **Blutungen stillen**. Die Geräte verfügen über eine Kamera mit Lichtquelle, Zugänge zum Spülen und Absaugen sowie Arbeitskanäle zum Einführen weiterer Instrumente, um z.B. eine Probe entnehmen zu können.

In den meisten Kliniken gibt es eigene Abteilungen für endoskopische Untersuchungen, die über Untersuchungseinheiten mit entsprechenden Monitoren, Vorbereitungs- bzw. Aufwachräume und spezialisiertes Personal verfügen. Die Pflegekräfte der Station bereiten den Patienten vor, übernehmen seinen Transport und die Nachsorge (▶ Abb. 55.4).

In der Endoskopie erhält der Patient i.d.R. direkt vor der Untersuchung ein sedierendes Medikament, sodass er von dem Eingriff selbst nicht viel mitbekommt, z.B. Propofol, das nur wenige Minuten wirkt, oder Midazolam, dessen Halbwertszeit etwa 2 Stunden beträgt. Zusätzlich verwenden die Untersucher Lokalanästhetika für die Nase, den Rachen

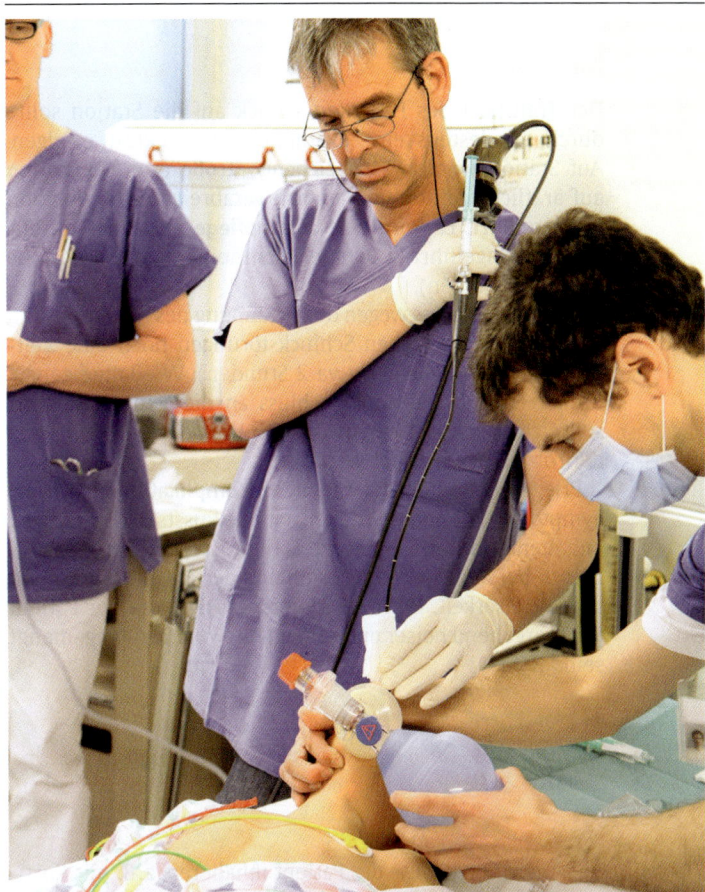

Abb. 55.4 Bronchoskopie.

Der Arzt führt das Bronchoskop über die Nase des Patienten ein. Über die Spritze am Handstück wird ein Lokalanästhetikum verabreicht, das die Stimmbänder betäubt. Auf diese Weise kann das Bronchoskop in die Trachea eingeführt werden, ohne dass ein Stimmbandkrampf entsteht. Während der Bronchoskopie kann es durch die Sedierung dazu kommen, dass der Patient nicht ausreichend atmet. Bevor der Arzt das Bronchoskop einführt, wird deshalb mit dem Ambu-Beutel Sauerstoff verabreicht. Sinkt während der Untersuchung die Sauerstoffsättigung, kann über den Ambu-Beutel nochmals Sauerstoff gegeben werden.

und den oberen Teil der Luftröhre. Mitunter bekommt der Patient außerdem weitere Medikamente verabreicht, z.B. Atropin. Es reduziert die Schleimbildung und erweitert die Bronchien, beschleunigt aber auch die Herzfrequenz. Normalerweise bleibt der Patient solange in der endoskopischen Abteilung, bis er vollständig orientiert ist und seine Vitalparameter stabil sind.

Komplikationen • Dies können sein: Sauerstoffmangel unter Bronchoskopie, Pneumothorax, Blutungen, Verengung der Atemwegs- und/oder Kehlkopfmuskulatur (Broncho-/Laryngospasmus), Schwellung im Bereich des Kehlkopfs (Larynxödem).

Vorbereitung

Gerinnungshemmende Medikamente sollten vor der Untersuchung auf ärztliche Anordnung pausiert werden. Der Patient benötigt einen intravenösen Zugang. Er sollte vor der Untersuchung mindestens 3–6 Stunden nichts essen und trinken (das Einführen des Bronchoskops kann Brechreiz auslösen) und 12–24 Stunden vorher nicht rauchen. Kurz vor der Untersuchung werden auf ärztliche Anordnung evtl. Nasentropfen zum Abschwellen der Schleimhaut verabreicht.

Nachbereitung

Der Transport des Patienten zurück auf die Station sollte durch mindestens eine examinierte Pflegekraft erfolgen. Auf Station werden **Vitalzeichenkontrolle** und **Monitoring** auf ärztliche Anordnung je nach verabreichter Medikation durchgeführt. Es wird eine **Nasenpflege** mit einer Nasensalbe durchgeführt (z. B. einer mentholhaltigen Nasensalbe zum Abschwellen).

Der Patient muss wegen der Betäubung des Kehlkopfs und der dadurch möglichen Schluckstörungen noch eine Zeitlang **nüchtern bleiben** (etwa 2 Stunden). Wie lange genau, ordnet ein Arzt an. Im Anschluss an die Nahrungskarenz sollte zunächst mit einem Schluck Wasser überprüft werden, ob sich der Patient verschluckt.

Pflegende sollten auf mögliche **Komplikationen achten**. Symptome können sein: Luftnot, Bewusstseinsstörungen, anhaltend blutiges Sputum, Stridor (pfeifendes Atemgeräusch bei der Einatmung), anhaltender Hustenreiz, anhaltende Heiserkeit. Nach der Untersuchung kann der Patient vorübergehend heiser und seinem Auswurf Blut beigemengt sein.

ACHTUNG
Informieren Sie einen Arzt, wenn eines oder mehrere dieser Symptome auftreten, und kontrollieren Sie die Vitalwerte des Patienten.

Auf Anordnung sollte der Patient inhalieren, z. B. mit Kortison. Nach Rücksprache mit dem zuständigen Arzt wird eine gerinnungshemmende Therapie fortgesetzt.

> **WISSEN TO GO**
>
> **Bronchoskopie**
>
> Spiegelung der Luftröhre und der Bronchien mit flexiblen Bronchoskopen. **Komplikationen:** Sauerstoffmangel unter Bronchoskopie, Blutungen, Broncho-/Laryngospasmus, Larynxödem, Pneumothorax
>
> *Vorbereitung*
> - gerinnungshemmende Medikamente pausieren
> - intravenösen Zugang legen
> - mind. 3–6h vorher nichts essen und trinken
> - 12–24 h vorher nicht rauchen
> - evtl. Nasentropfen zum Abschwellen der Schleimhaut verabreichen
>
> *Nachbereitung*
> - Transport des Patienten durch mind. 1 examinierte Pflegekraft
> - Vitalzeichenkontrollen und Monitoring
> - Nasenpflege
> - Patient bleibt etwa 2h nüchtern, erster Schluckversuch mit Wasser
> - Patient kann vorübergehend heiser, seinem Auswurf Blut beigemengt sein
> - auf Komplikationen achten: Luftnot, Bewusstseinsstörungen, anhaltend blutiges Sputum, Stridor, anhaltender Hustenreiz, anhaltende Heiserkeit

Pleurapunktion

Bei einer diagnostischen Pleurapunktion entnimmt ein Arzt eine kleine Menge eines Pleuraergusses für eine laborchemische Untersuchung, z. B. auf Proteingehalt, maligne Zellen und Mikroorganismen. Eine Pleurapunktion findet üblicherweise auf der Station statt. Wie eine Pleurapunktion durchgeführt wird und welches die pflegerischen Aufgaben dabei sind, lesen Sie im Kap. „Pflege bei Punktionen und Biopsien" (S. 519).

Thorakoskopie

Bei der Thorakoskopie wird die Brusthöhle endoskopisch untersucht und die Pleura beurteilt. Es gibt verschiedene Arten von Thorakoskopien:
- Im Rahmen **chirurgischer Thorakoskopien** führen Chirurgen im Operationssaal (unter Vollnarkose und Intubation der Patienten) unter endoskopischer Sicht operative Eingriffe durch.
- Bei **internistischen Thorakoskopien** untersuchen Internisten in der endoskopischen Abteilung die Pleura mit einem speziellen Endoskop und führen dabei evtl. kleinere Eingriffe durch, z. B. eine Pleurodese (Verklebung der Pleurablätter bei rezidivierenden Pleuraergüssen).

Bei Thorakoskopien kollabiert die betroffene Lungenseite während der Untersuchung, weil sich der Pleuraspalt mit Luft füllt. So können die Ärzte die Pleura besser betrachten und ggf. eine Probe entnehmen oder eine therapeutische Maßnahme durchführen. Nach der Untersuchung erhält der Patient daher eine Pleurasaugdrainage (Thoraxsaugdrainage). Sie erzeugt im Pleuraspalt einen Unterdruck, durch den sich Lungenfell und Rippenfell wieder einander annähern und die Lunge sich entfalten kann.

Komplikationen • Folgende können auftreten: Verletzung von Blutgefäßen (mit resultierendem Hämatothorax) oder Nerven, Verletzungen von Lungengewebe (mit daraus resultierendem rezidivierendem Pneumothorax), Infektionen (z. B. Pleuraempyem).

Vorbereitung • Gerinnungshemmende Medikamente sollten vor dem Eingriff pausiert werden. Der Patient benötigt einen intravenösen Zugang. Er sollte mindestens 8 Stunden vorher nichts essen und trinken und 12–24 Stunden vorher nicht rauchen.

Nachbereitung • Der Transport des Patienten zurück zur Station sollte durch mindestens eine examinierte Pflegekraft erfolgen. Die Vitalzeichenkontrollen und Monitoring werden dort auf ärztliche Anordnung durchgeführt. Sofort und etwa 24 Stunden nach der Thorakoskopie erfolgt eine Röntgenaufnahme des Thorax, um zu überprüfen, ob die Lunge ausreichend belüftet ist. Zu den pflegerischen Aufgaben gehört es, die Thoraxdrainage (S. 514) zu überwachen und auf mögliche Komplikationen zu achten. Symptome können sein: Verschlechterung der Atmung, Anzeichen eines Kreislaufschocks, Fieber. Informieren Sie bei Auftreten einen Arzt. Mit dem zuständigen Arzt wird abgesprochen, ab welchem Zeitpunkt eine gerinnungshemmende Therapie fortgesetzt werden soll.

WISSEN TO GO

Thorakoskopie

Bei der Thoraskopie wird die Brusthöhle endoskopisch untersucht und die Pleura beurteilt, evtl. werden chirurgische Eingriffe durchgeführt. Der Patient hat nach der Untersuchung eine Thoraxsaugdrainage. **Komplikationen:** Verletzung von Blutgefäßen oder Nerven, Verletzungen von Lungengewebe, Infektionen.

Vorbereitung
- gerinnungshemmende Medikamente pausieren
- intravenösen Zugang legen
- mindestens 8 h vorher nichts essen und trinken
- 12–24 h vorher nicht rauchen

Nachbereitung
- Transport des Patienten durch mindestens 1 examinierte Pflegekraft
- Vitalzeichenkontrollen und Monitoring auf Anordnung
- sofort und etwa 24 h nach der Thorakoskopie Röntgenaufnahme des Thorax
- Pflege der Thoraxsaugdrainage
- auf Komplikationen achten: Verschlechterung der Atmung, Anzeichen eines Kreislaufschocks, Fieber

Transthorakale Lungenbiopsie

Sitzt eine Gewebsveränderung peripher, sodass sie mit einem Bronchoskop nicht erreichbar ist, können Ärzte mithilfe einer Biopsieadel durch den Zwischenrippenraum eine Probe entnehmen. Mögliche Komplikationen sind Blutungen und ein Pneumothorax (S. 977). Die Patienten bleiben daher i.d.R. einen Tag zur Überwachung im Krankenhaus. **Wichtige Beobachtungsparameter** sind hier die Atem- und Pulsfrequenz, das Aussehen der Haut und die subjektive Empfindung der Atmung.

ACHTUNG
Verschlechtert sich die Atemsituation bei einem Patienten nach einer transthorakalen Lungenbiopsie, muss unverzüglich ein Arzt informiert werden.

Die **Allergiediagnostik** finden Sie im Kap. „Pflege bei Erkrankungen des Blut- und Immunsystems" (S. 1122).

55.4 Nicht infektiöse Erkrankungen

55.4.1 Asthma bronchiale

Grundlagen

Definition Asthma bronchiale
Asthma bronchiale ist eine chronisch-entzündliche Erkrankung der Atemwege, die durch eine Überempfindlichkeit (Hyperreaktivität) des Bronchialsystems und Atemwegsobstruktion gekennzeichnet ist. Asthma tritt typischerweise anfallsartig auf und zeigt sich durch akute Dyspnoe (Atemnot), die spontan oder durch entsprechende Behandlung zumindest teilweise reversibel (umkehrbar) ist.

Bei der Entstehung des Asthma bronchiale spielen neben einer **genetischen Veranlagung** exogene (äußere) Faktoren wie **Allergene**, **Virusinfektionen** oder **inhalative Reizstoffe** eine Rolle. Die Überempfindlichkeit (Hyperreaktivität) der Bronchien führt dazu, dass sie auf bestimmte Reize mit einer Einengung (Atemwegsobstruktion) reagieren und es zu einem typischen Asthmaanfall mit akuter Dyspnoe kommt. Drei Mechanismen verursachen dabei die Atemwegsobstruktion (▶ Abb. 55.5):

1. **Schleimhautödem:** entzündliche Schwellung der Bronchialschleimhaut
2. **Bronchospasmus/Bronchokonstriktion:** Verkrampfung der Bronchialmuskulatur
3. **Dyskrinie:** vermehrte Produktion zähen Schleims (Dyskrinie)

Nach den Auslösern der Asthmaanfälle unterscheidet man das **allergische** (extrinsische) Asthma vom **nicht allergischen** (intrinsischen) Asthma. Heute ist man mit dieser „Zweiteilung" etwas vorsichtiger, da nur 30 % aller Patienten an einer „rein" allergischen oder nicht allergischen Asthmaform leiden. Die meisten Asthmatiker entwickeln im Laufe ihres Lebens eine Mischform.

Beim Asthma ist zu viel Luft in der Lunge.

Allergisches (extrinsisches) Asthma bronchiale • Es beginnt meistens im Kindesalter und kommt häufig bei sog. Atopikern (S. 1147) vor. Die häufigsten Auslöser sind Pollen, Hausstaubmilben oder Tierhaare. Das allergische Asthma beruht auf einer IgE-vermittelten Allergie vom Soforttyp (S. 1145).

Nicht allergisches (intrinsisches) Asthma bronchiale • Das nicht allergische Asthma beginnt meistens im Erwachsenenalter. Ausgelöst wird es durch verschiedene unspezifische Reize, z.B. Virusinfektionen der Atemwege („Infektasthma"), kalte Luft, körperliche Anstrengung („Anstrengungsasthma"), Luftverschmutzung wie Zigarettenrauch oder Ozon, Medikamente wie NSAR (sog „Analgetikaasthma") oder β-Rezeptoren-Blocker und psychische Belastungen.

! Merken Asthmaformen
Im Säuglings- und Erwachsenenalter ist das Infektasthma am häufigsten. Bei Kinder und Jugendlichen überwiegt das allergische Asthma.

Das klassische Leitsymptom des Asthma bronchiale ist die plötzlich auftretende, anfallsartige **Dyspnoe** („Asthmaanfall"), die häufig von **trockenem Husten**, einem **Engegefühl** im Brustkorb, starker **Unruhe**, **Ängstlichkeit**, **Tachypnoe** (erhöhte Atmungsfrequenz) und **Tachykardie** (erhöhte Herzfrequenz) begleitet wird.

Die Einengung der Atemwege macht sich v.a. während der Exspiration (Ausatmung) bemerkbar. Während eines Asthmaanfalls kann die Exspiration so stark beeinträchtigt sein, dass die Luft nicht abgeatmet werden kann, und die Lunge überbläht mit der Gefahr eines Pneumothorax (S. 977) (▶ Abb. 55.5).

55 Pflege bei Erkrankungen des Atemsystems

Zu den wichtigsten Akutkomplikationen während des Asthmaanfalls zählen:
- **Status asthmaticus**: ein Anfall lässt sich trotz medikamentöser Behandlung nicht durchbrechen, es besteht die Gefahr einer lebensbedrohlichen respiratorischen Insuffizienz
- **Atemstillstand**

Wegweisend für die Diagnosestellung des Asthma bronchiale sind die typische Symptomatik, Aussagen zu Vorkommen von Asthmaanfällen, typische klinische Befunde, Veränderungen im Röntgenthoraxbild, typische Befunde in der Allergiediagnostik und vor allem in der Lungenfunktion.

Abb. 55.5 Asthma.

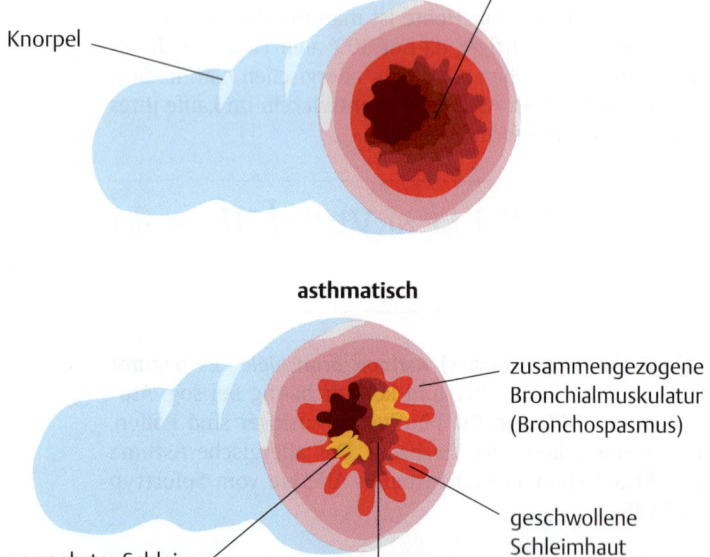

Auslösende Faktoren und Mechanismen eines Asthmaanfalls.

WISSEN TO GO

Asthma bronchiale – Grundlagen

Asthma ist eine chronisch-entzündliche Erkrankung, die durch eine Überempfindlichkeit des Bronchialsystems und eine Atemwegsobstruktion gekennzeichnet ist.
- **Ursachen**: 3 Mechanismen verursachen die Atemwegsobstruktion:
  1. **Schleimhautödem:** entzündliche Schwellung der Bronchialschleimhaut
  2. **Bronchospasmus/Bronchokonstriktion:** Verkrampfung der Bronchialmuskulatur
  3. **Dyskrinie:** vermehrte Produktion zähen Schleims
- **Asthmaformen:**
  - **allergisches (extrinsisches) Asthma:** beginnt meist im Kindesalter, häufigste Auslöser sind Pollen, Hausstaubmilben, Tierhaare
  - **nicht allergisches (intrinsisches) Asthma:** beginnt meist im Erwachsenenalter, ausgelöst durch unspezifische Reize, z. B. Virusinfektionen, kalte Luft, körperliche Anstrengung, Luftverschmutzung, Medikamente, psychische Belastungen

- **Symptome:** anfallsartige Dyspnoe, häufig von Husten, Engegefühl im Brustkorb, Unruhe, Ängstlichkeit, Tachypnoe und Tachykardie begleitet. Die Einengung der Atemwege macht sich v. a. während der Exspiration bemerkbar. Es besteht die Gefahr eines Pneumothorax.
- **Komplikationen:** Status asthmaticus, Atemstillstand

Mitwirken bei der Therapie

Die Therapie eines Asthma bronchiale zielt darauf ab, **Anfälle zu vermeiden**, aufgetretene **Anfälle zu durchbrechen** und eine **ausreichende Sauerstoffversorgung** zu gewährleisten. Sie besteht im Wesentlichen aus 3 Komponenten:
1. Vermeiden von Allergenen und anderen auslösenden Faktoren
2. medikamentöse Behandlung
3. atemunterstützende Maßnahmen

Obwohl es sich um eine chronische Entzündung handelt, spricht Asthma bronchiale i. d. R. gut auf die zur Verfügung stehenden Therapien an. So können medikamentös gut eingestellte Patienten oft ohne größere Einschränkungen mit ihrer Krankheit leben.

ACHTUNG
Ein Asthmaanfall ist immer eine lebensbedrohliche Situation.

Medikamente

Im Wesentlichen kommen 2 verschiedene Wirkstoffgruppen zum Einsatz. Das sind zum einen bronchienerweiternde Wirkstoffe (z. B. β_2-Sympathomimetika) und zum anderen entzündungshemmende Wirkstoffe (z. B. Kortison, richtig eigentlich „Kortisol", Kortison ist tatsächlich nur eine inaktive Vorstufe, aber der Begriff hat sich im Sprachgebrauch eingebürgert). In schweren Fällen ist außerdem eine Sauerstofftherapie notwendig.

Für die Patientenbeobachtung ist es wichtig, Wirkungen und Nebenwirkungen dieser Medikamente zu kennen. Auch eine gute Aufklärung und Schulung der Patienten durch Ärzte und Pflegekräfte ist wichtig, damit sie ihre Therapie zu Hause selbstständig durchführen und mit ihrer Krankheit bestmöglich zurechtkommen können.

β_2-Sympathomimetika • Der Sympathikus ist ein Teil des vegetativen Nervensystems. Er wirkt auf die Muskulatur der Bronchien entspannend. Dafür zuständig sind die β_2-Rezeptoren, die physiologisch von Adrenalin innerviert werden. β_2-Sympathomimetika wie Salbutamol haben eine ähnliche Wirkung wie das in Gefahrensituationen vermehrt produzierte Hormon Adrenalin. Sie wirken erweiternd auf die Bronchiolen, verursachen aber als Nebenwirkung dementsprechend Symptome, wie sie auch unter großer Angst entstehen, z. B. Anstieg der Herzfrequenz, Zittern. Es gibt kurzwirksame β_2-Sympathomimetika für die Behandlung eines akuten Anfalls und langwirksame als Dauertherapie.

ACHTUNG
Eine Überdosierung von β_2-Sympathomimetika kann Herzrasen verursachen.

Kortison • Kortison ist ein wichtiger Wirkstoff zur Dauertherapie von Asthma bronchiale. Er unterdrückt die überreaktiven entzündlichen Vorgänge in den Atemwegen. Kortisol ist ein körpereigenes Hormon, das auf viele Stoffwechsel-

Nicht infektiöse Erkrankungen

vorgänge wirkt und z. B. dem Körper unter Stress eine große Menge Energie zur Verfügung stellen soll. Medikamentös verabreicht kann es aber zahlreiche Nebenwirkungen haben. Weil es die körpereigene Abwehr hemmt, steigert es die Infektionsgefahr. Ab einer bestimmten Schwellendosis kann es außerdem zu Gewichtszunahme, Blutzuckererhöhung, Knochenerweichung, Hautveränderungen und bei Kindern zu Wachstumsstörungen kommen.

Angst vor Kortison • Viele Patienten und besonders Eltern kranker Kinder haben wegen der bekannten langfristigen Nebenwirkungen von Kortison Angst vor einer Behandlung mit diesem Wirkstoff. Bei einer inhalativen Verabreichung als Langzeittherapie reicht aber i. d. R. schon eine so geringe Dosis, dass systemische Nebenwirkungen kaum zu erwarten sind. Bei Kindern heilt die Erkrankung in vielen Fällen außerdem bis zur Pubertät aus, sodass eine Therapie nur vorübergehend nötig ist.

Applikation der Medikamente

Direkt in die Atemwege verabreicht, wirken Medikamente gegen Asthma bronchiale schnell und es ist eine geringere Dosierung notwendig als bei einer systemischen Anwendung. Für die inhalative Applikation stehen Dosieraerosole und Inhalationsgeräte zur Verfügung (▶ **Abb. 55.6**). In einem sehr frühen Stadium bekommen Patienten i. d. R. noch keine Dauer-, sondern nur eine Bedarfstherapie mit inhalativen $β_2$-Sympathomimetika. Wenn die Beschwerden sich häufen, wird als Basistherapie inhalatives Kortison eingesetzt und bei Bedarf zusätzlich $β_2$-Sympathomimetika. Als Notfallmedikament wirkt Kortison nur, wenn es systemisch verabreicht wird. Inhalationen mit $β_2$-Sympathomimetika können dagegen bei einem Anfall sehr schnelle Hilfe bringen. Bei einem schweren Asthmaanfall bekommt der Patient $β_2$-Sympathomimetika inhalativ (evtl. zusätzlich systemisch, also i. v.) und hochdosiertes Kortison systemisch (i. v.).

> **! Merken Inhalation**
> *Beachten Sie bei der inhalativen Verabreichung von Medikamenten durch einen Vernebler, dass die Wirkstoffe zu einem unbestimmten Anteil in die Raumluft gelangen. Achten Sie daher auf Frischluftzufuhr, insbesondere wenn andere Patienten anwesend sind.*

Bei einer inhalativen Kortisongabe lagert sich eine gewisse Menge des Wirkstoffs an die Mund- und Rachenschleimhäute an. Das kann unter anderem zu einer Pilzinfektion führen. Der Patient sollte sich daher nach jeder Inhalation mit Kortison den Mund- und Rachenraum spülen oder etwas essen bzw. sich die Zähne putzen. Weiterhin reduziert die Benutzung eines Spacers die Anlagerungen.

Wie Dosieraersole mit und ohne Spacer angewendet werden, lesen Sie im Kap. „Medikamentenmanagement" (S. 671).

Atemunterstützende Maßnahmen

Ein regelmäßiges Training der Atemmuskulatur, z. B. durch atemgymnastische Übungen und die Anwendungen von speziellen **exspiratorischen Atemtrainern** (S. 548), hat in der Behandlung des Asthma bronchiale einen wichtigen Stellenwert (▶ Abb. 55.12). Die Patienten können dadurch die Ausatmung während eines Anfalls verbessern. Außerdem sollten sie spezielle **Atem- und Hustentechniken** (Lippenbremse, schonendes „Hüsteln") und die Ausatmung unterstützende Positionen (z. B. Kutschersitz) kennen. Mehr

Abb. 55.6 Inhalation.

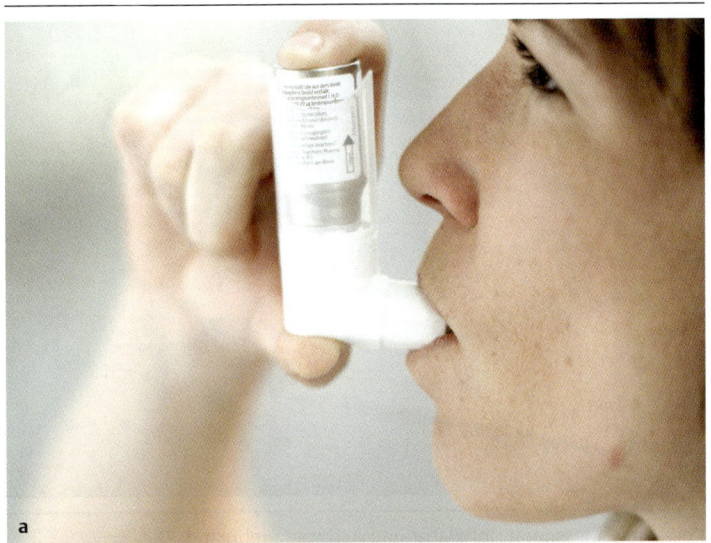

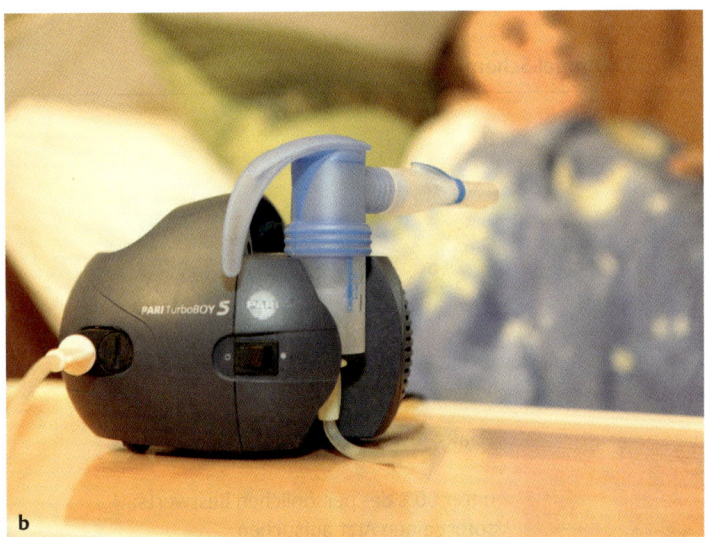

Nach der Inhalation von Kortison sollten sich die Patienten immer den Mund ausspülen.
a Dosieraerosol.
b Inhalationsgerät mit Vernebler.

zu den Atem- und Hustentechniken lesen Sie im Kap. „Pflegetechniken zur Unterstützung der Atmung" (S. 542). In manchen Fällen beeinflussen auch **warme Brustwickel** oder **Entspannungsübungen** die Atmung positiv.

Auch Atemmuskeln lassen sich trainieren.

Peak-Flow-Messung

Für die Verlaufskontrolle sind regelmäßige Peak-Flow-Messungen hilfreich. Dadurch lässt sich eine Verschlechterung unter Umständen registrieren, bevor der Patient sie subjektiv wahrnimmt. Der Patient wird von Pflegenden dazu angeleitet, die Werte mit einem Peak-Flow-Messgerät mehrmals täglich zu bestimmen und zu dokumentieren. Der Peak-Flow bezeichnet den **maximalen Exspirationsfluss**. Für die Messung gibt es kleine, handliche Geräte (▶ Abb. 55.7).

55 Pflege bei Erkrankungen des Atemsystems

Abb. 55.7 Peak-Flow-Messgerät.

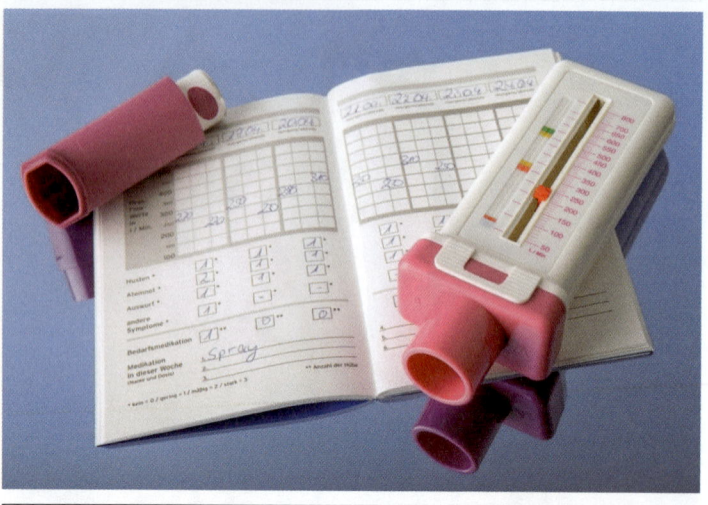

Peak-Flow-Messgerät, Inhalator und Asthmatagebuch. © fovito/fotolia.com

Abb. 55.8 Ampel-Schema.

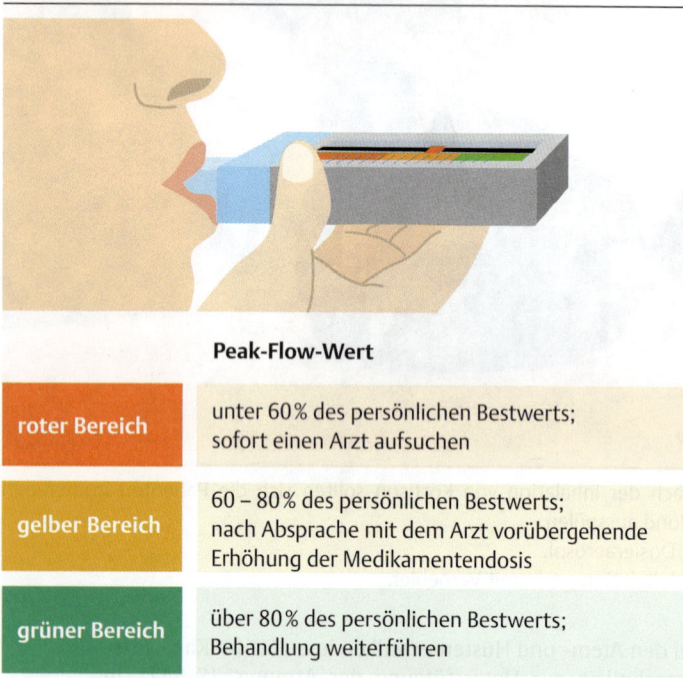

	Peak-Flow-Wert
roter Bereich	unter 60 % des persönlichen Bestwerts; sofort einen Arzt aufsuchen
gelber Bereich	60–80 % des persönlichen Bestwerts; nach Absprache mit dem Arzt vorübergehende Erhöhung der Medikamentendosis
grüner Bereich	über 80 % des persönlichen Bestwerts; Behandlung weiterführen

Der Patient sollte sich zur Messung aufrecht hinstellen, den Messzeiger auf 0 stellen, den Peak-Flow-Meter waagerecht an den Mund halten, tief einatmen und dann die Luft so kräftig und schnell wie möglich ausatmen (als ob er eine Kerze ausblasen möchte). Am besten führt er die Messung 3-mal hintereinander durch und trägt den höchsten Wert in sein Tagebuch ein.

Weichen die ermittelten Werte deutlich von den „Bestwerten" des Patienten ab (die er zuvor zusammen mit einem Arzt bestimmt hat), weist dies auf eine zunehmende Obstruktion hin (▶ Abb. 55.8).

Sofortmaßnahmen bei einem Asthmaanfall

Beispiel Asthmaanfall
Eine Patientin mit Asthma bronchiale hat geklingelt. Sie betreten das Zimmer und sehen sie – am Bettrand sitzend – unter äußerster Anstrengung nach Luft ringen. Bei der Ausatmung hören Sie pfeifende Atemgeräusche. Die Lippen und Fingerspitzen der Patientin sind bläulich verfärbt. Was tun Sie?

- *Betätigen Sie die Klingel*, damit weitere Hilfe kommt. Sorgen Sie dafür, dass unverzüglich ein Arzt informiert wird.
- *Fragen Sie die Patientin, ob sie bereits ihre Bedarfsmedikamente eingenommen hat*, z. B. β_2-Sympathomimetika oder Sauerstoff. Ist dies nicht der Fall, verabreichen Sie diese.
- *Vermeiden Sie ansonsten, der Patientin Fragen zu stellen.* Sie ist kaum in der Lage zu sprechen.
- *Der herbeigerufene Arzt verabreicht evtl. Kortison intravenös.*
- *Leiten Sie die Patientin dazu an, durch die „Lippenbremse" möglichst viel Luft auszuatmen.*
- *Helfen Sie der Patientin, eine geeignete Position einzunehmen.* Zur Unterstützung der Atemhilfsmuskulatur kann sie z. B. ihre Unterarme auf einem Tisch oder ihre Hände auf der Matratze abstützen.
- *Versuchen Sie, die Patientin zu beruhigen,* indem Sie ihr erklären, dass die Medikamente sehr schnell wirken. Unter Angst steigt der Sauerstoffbedarf! Lassen Sie sie möglichst nicht alleine.
- *Öffnen Sie das Fenster* (nicht bei starkem Pollenflug oder erhöhten Abgaswerten der Luft).

WISSEN TO GO

Asthma bronchiale – Therapie

Medikamente
- **bronchienerweiternde Wirkstoffe:** z. B. β_2-Sympathomimetika; erweitern die Bronchiolen, verursachen als Nebenwirkung Tachykardie, Zittern
- **entzündungshemmende Wirkstoffe:** z. B. Kortison; unterdrückt die überreaktiven entzündlichen Vorgänge, steigert jedoch die Infektionsgefahr

Therapie
- **frühes Stadium:** Bedarfstherapie bei Anfall mit inhalativen β_2-Sympathomimetika
- **gehäufte Beschwerden:** Basistherapie mit inhalativem Kortison, Bedarfstherapie mit β_2-Sympathomimetika
- **schwerer Asthmaanfall:** β_2-Sympathomimetika inhalativ und Kortison systemisch (i. v.)

Nach inhalativer Kortisongabe Mundraum spülen, etwas essen bzw. Zähne putzen. Die **Peak-Flow-Messung** dient der Verlaufskontrolle, der maximale Exspirationsfluss wird gemessen.

Atemunterstützende Maßnahmen
- Training der Atemmuskulatur
- Atem- und Hustentechniken
- warme Brustwickel, Entspannungsübungen

Sofortmaßnahmen bei Asthmaanfall
- Hilfe rufen, unverzüglich Arzt informieren
- Bedarfsmedikamente verabreichen
- evtl. Kortisongabe durch den Arzt
- Patient sollte wenig sprechen
- den Patienten zur „Lippenbremse" anleiten
- atemerleichternde Position unterstützen
- den Patienten beruhigen, nicht alleine lassen
- Fenster öffnen

Beobachtungskriterien

Vitalzeichen • Auch im anfallfreien Zustand kann die Pulsfrequenz durch die Dauermedikamente leicht erhöht sein. Während eines Anfalls ist sie schon aufgrund der gesteigerten Atemarbeit und der – immer mit großer Angst verbun-

Abb. 55.9 Dyspnoe.

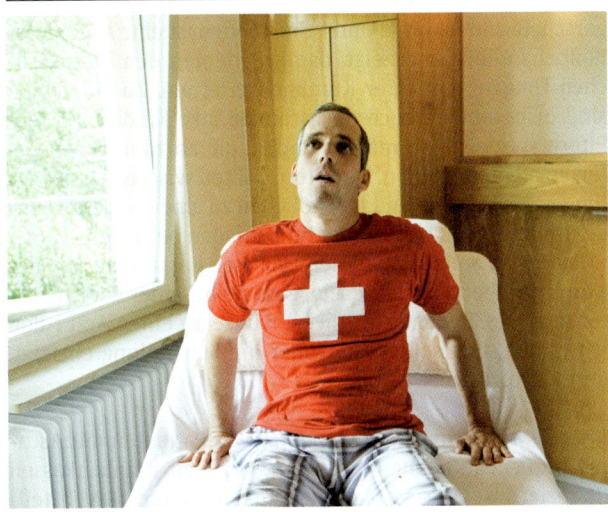

Bei einem Anfall setzt der Patient seine Atemhilfsmuskulatur ein, um die Exspiration zu unterstützen: Er sitzt aufrecht mit aufgestützten Armen.

denen – Dyspnoe meist deutlich erhöht. Wenn außerdem der Sauerstoffwert im arteriellen Blut sinkt, kann die Pulsfrequenz sehr hohe Werte erreichen. Die hohe Pulsfrequenz stellt hier eine Kompensation dar. Es wäre daher gefährlich, sie durch bestimmte Medikamente wie Betablocker (die zudem die Bronchien verengen) zu senken. Sie wird daher toleriert. Sinkt die Atemarbeit und steigt der Sauerstoffwert im Rahmen der Therapie, normalisiert sich dadurch auch die Pulsfrequenz wieder.

Atmung • Während eines Anfalls sind exspiratorisch (bei der Ausatmung) pfeifende Geräusche zu hören, die mitunter so laut sind, dass sie schon vor dem Zimmer zu hören sind. Die Atemfrequenz ist erhöht. Der Patient setzt seine Atemmuskulatur verstärkt ein – er sitzt aufrecht, mit leicht nach vorne geneigtem Oberkörper und aufgestützten Armen (▶ Abb. 55.9). Im anfallfreien Zustand sollten keine Atemgeräusche zu hören sein und die Atmung normofrequent und ohne größere Anstrengung erfolgen.

ACHTUNG
Wenn ein Asthma-Patient unter Luftnot leidet, müssen Sie umgehend einen Arzt benachrichtigen.

Sauerstoffsättigung • Unter einem schweren Anfall kann die Sauerstoffsättigung stark erniedrigt sein. In diesem Fall braucht der Patient eine Sauerstofftherapie, die als Bedarfsmedikation vom Arzt verordnet wurde.

Husten • Ein wiederkehrender anfallsartiger trockener Reizhusten ist häufig eines der ersten Symptome eines Asthma bronchiale. Ein über Monate anhaltender Husten mit vermehrtem Sputum spricht eher für eine Bronchitis.

Haut • Unter einem schweren Anfall kann es zu einer Zyanose kommen. Sie ist in jedem Fall ein Zeichen, dass der Patient Sauerstoff benötigt. Es sollte außerdem auf Ausschläge geachtet werden. Sie können ein Hinweis auf eine allergische Reaktion sein.

Compliance • Es sollte darauf geachtet werden, dass der Patient seine Basismedikamente regelmäßig und fachgerecht einnimmt.

Blutzucker • Nach einer systemischen Gabe von Kortisol steigt der Blutzucker. Vor allem bei insulinpflichtigen Diabetikern sollte er etwa 1–3 Stunden nach einer Kortison-Gabe kontrolliert werden. Der zuständige Arzt wird evtl. die Insulindosis entsprechend anpassen.

Sodbrennen • Auch Sodbrennen kann Asthma auslösen. Asthma-Patienten sollten gefragt werden, ob sie darunter leiden.

Intensivmedizinische Überwachung • Bei folgenden Zuständen ist so rasch wie möglich eine intensivmedizinische Überwachung notwendig:
- Die Luftnot ist so ausgeprägt, dass der Patient kaum mehr sprechen kann.
- Es liegt eine deutliche Zyanose vor.
- Das Bewusstsein der Patienten ist aufgrund der mangelnden Sauerstoffversorgung bereits eingeschränkt.
- Die Notfallmedikamente führen auch nach einigen Minuten nicht zu einer Besserung.

Der Patient sollte in sitzender Position transportfähig gemacht und ein transportables Sauerstoffgerät gerichtet werden.

Pflegebasismaßnahmen

Patienten mit einem Asthma bronchiale sollten möglichst nicht lange warten müssen, wenn sie klingeln. Eine Klingel sollte immer erreichbar sein.

Wenn keine weiteren Erkrankungen vorliegen, brauchen sich die Patienten in anfallfreien Intervallen nicht besonders zu schonen. **Regelmäßige Bewegung** bzw. Mobilisation kann sogar positive Effekte auf die Erkrankung haben. Es sind **keine besonderen Prophylaxen** notwendig.

ACHTUNG
Schon bei den geringsten Anzeichen eines Anfalls müssen alle Maßnahmen unterbleiben, die nicht primär dazu beitragen, die Atemsituation akut zu verbessern. Auch direkt im Anschluss an einen Anfall sollten die Patienten Anstrengungen möglichst vermeiden.

WISSEN TO GO

Asthma bronchiale – Beobachtungskriterien und Pflegebasismaßnahmen

Beobachtungskriterien
- **Vitalzeichen:** Im anfallfreien Zustand kann die Pulsfrequenz durch die Dauermedikamente leicht erhöht sein. Während eines Anfalls ist sie meist deutlich erhöht. Sie stellt eine Kompensation dar und wird toleriert.
- **Atmung:** Während eines Anfalls exspiratorisch pfeifende Geräusche und erhöhte Atemfrequenz. Der Patient setzt seine Atemmuskulatur ein und sitzt aufrecht. Bei Luftnot umgehend einen Arzt benachrichtigen.
- **Sauerstoffsättigung:** bei schwerem Anfall evtl. stark erniedrigt → Sauerstofftherapie
- **Husten:** anfallsweiser Reizhusten häufig erstes Symptom des Asthmas

55 Pflege bei Erkrankungen des Atemsystems

- **Haut:** bei schwerem Anfall evtl. Zyanose → Sauerstofftherapie
- **Blutzucker:** v. a. bei insulinpflichtigen Diabetikern etwa 1–3 Stunden nach einer Kortisongabe

Pflegebasismaßnahmen
- in anfallfreien Intervallen keine besondere Schonung
- bei geringsten Anzeichen eines Anfalls alle Maßnahmen unterlassen, die die Atemsituation nicht verbessern
- direkt nach Anfall Anstrengungen vermeiden

Informieren, Schulen, Beraten

Die wichtigsten speziellen Beratungsaspekte bei Patienten mit Asthma bronchiale sind:
- bei Bedarf Wissen über Ursachen, Symptome und Auslöser des Asthmas vermitteln
- über Wirkung und mögliche Nebenwirkungen der Medikamente aufklären
- den Patienten anleiten:
  – in der Anwendung eines Dosieraerosols, Inhaliergeräts, Peak-Flow-Meters
  – in atemunterstützenden Positionen und Atemtechniken (▶ Abb. 55.10)
- den Patienten informieren, wie er sich in einem akuten Asthmaanfall verhalten sollte

Wichtig ist, dass jeder Patient einen individuellen, symptomorientierten Behandlungsplan/Therapieplan besitzt, den er versteht und umsetzen kann.

Gesundheitsförderung und Alltagsbewältigung

Auch nach dem Aufenthalt in der Klinik sollten Patienten regelmäßig ihre Peak-Flow-Werte messen und außerdem Symptome wie Husten oder Atemnot sowie die angewendeten Medikamente und ihre Dosierung dokumentieren. Dafür eignen sich sog. **Asthmatagebücher**, die z. B. in Apotheken erhältlich sind.

Es gibt verschiedene Selbsthilfegruppen und andere Vereinigungen (z. B. die Deutsche Atemwegsliga), bei denen Asthma-Patienten Hilfe für ihren Alltag finden können. Sie beraten z. B. über Sport, Beruf, Reisen oder auch Schwangerschaft und Asthma. Unter Umständen ist eine Anschlussheilbehandlung angezeigt, damit Patienten den bestmöglichen Umgang mit ihrer Krankheit erlernen. Zu empfehlen sind insbesondere auch für asthmakranke Kinder und ihre Eltern spezielle **Asthmaschulungen**, die an zahlreichen Orten angeboten werden. Die Eltern sollten wissen, dass Schulungen bei Kindern und Jugendlichen zu einer besseren Lungenfunktion und weniger Asthmaanfällen beitragen.

Patienten sollten außerdem vor der Entlassung aus der Klinik darüber aufgeklärt sein, dass sie bei einer Verschlechterung ihres Zustands möglichst frühzeitig einen Arzt rufen bzw. aufsuchen sollten. Je früher die Behandlung einsetzt, desto erfolgreicher ist sie.

Disease-Management-Programm (DMP) • Patienten mit Asthma bronchiale können an einem, von den Krankenkassen finanzierten, Disease-Management-Programm (DMP) teilnehmen. In diesem Rahmen erhalten sie unter anderem Informationsbroschüren, telefonische Beratungsgespräche und Schulungen und werden automatisch an notwendige Arztbesuche erinnert. Wer daran Interesse hat, sollte seinen weiterbehandelnden Arzt (z. B. den Hausarzt) darauf ansprechen.

> **WISSEN TO GO**
>
> **Asthma bronchiale – Informieren, Schulen, Beraten**
>
> *Allgemeine Beratungsaspekte*
> - Ursachen, Symptome und Auslöser des Asthmas
> - Wirkung und Nebenwirkungen der Medikamente
> - anleiten: Dosieraerosol, Inhaliergerät, Peak-Flow-Meter, atemunterstützende Positionen, Atemtechniken, Verhalten bei akutem Asthmaanfall
>
> *Gesundheitsförderung und Alltagsbewältigung*
> - regelmäßig Peak-Flow-Werte messen
> - Asthmatagebuch: Husten, Atemnot, Medikamente, Dosierung
> - Selbsthilfegruppen und Vereinigungen
> - Anschlussheilbehandlung und Asthmaschulungen

55.4.2 Chronische Bronchitis und chronisch-obstruktive Lungenerkrankungen

Grundlagen

Definition Chronisch-obstruktive Lungenerkrankungen
Der Oberbegriff „chronisch-obstruktive Lungenerkrankung" („chronic obstructive pulmonary disease" = COPD) beschreibt chronische Erkrankungen der Lunge, die progredient (voranschreitend) verlaufen und durch eine nicht reversible Atemwegsobstruktion gekennzeichnet sind, die mit Dyspnoe einhergeht. Zur COPD zählen die chronisch-obstruktive Bronchitis und das obstruktive Lungenemphysem.

Die chronische Bronchitis mit ihren Folgen ist die häufigste chronische Lungenerkrankung. Ihre Häufigkeit nimmt mit steigendem Lebensalter zu. Männer sind etwa doppelt so

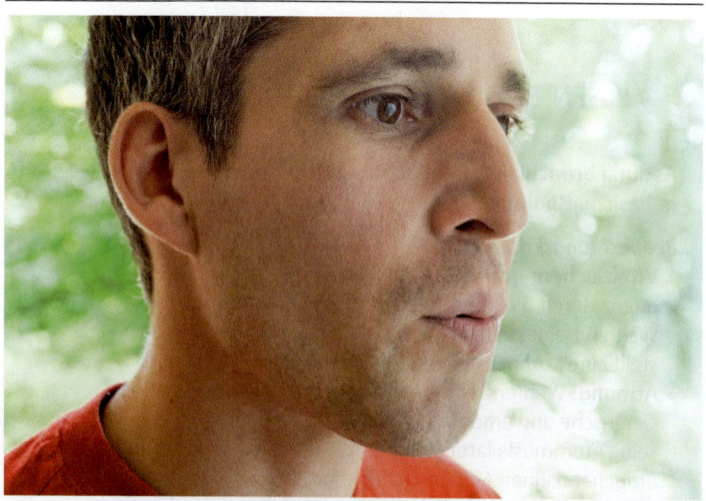

Abb. 55.10 Lippenbremse.

Bei der Lippenbremse atmet der Patient normal ein und pustet die Luft dann durch die fast geschlossenen Lippen wieder aus. Der dadurch entstandene Druck hält die verengten Bronchien offen und verhindert einen Kollaps der Atemwege.

häufig betroffen wie Frauen. Die COPD ist die vierthäufigste Todesursache weltweit.

Definition Chronische Bronchitis
Von einer chronischen Bronchitis spricht man, wenn ein Patient in den letzten 2 Jahren jährlich mindestens 3 Monate ohne Unterbrechung an Husten mit Auswurf gelitten hat.

Der mit Abstand wichtigste Risikofaktor für die Entwicklung einer chronischen Bronchitis und einer COPD ist das **Rauchen** (▶ Abb. 55.11). Die meisten COPD-Patienten sind aktive oder ehemalige Raucher.

Durch die Schadstoffe entwickelt sich zunächst eine **chronische Bronchitis** mit chronischer Entzündung der Bronchialschleimhaut und vermehrter Schleimbildung. Dies zeigt sich durch den typischen „Raucherhusten" mit morgendlichem Auswurf. Wird das Rauchen in diesem Stadium aufgegeben, ist der Zustand reversibel. Wird weitergeraucht, kommt es zu einer dauerhaften Einengung (Obstruktion) der Atemwege, die sich vor allem bei der Ausatmung bemerkbar macht – es besteht eine **chronisch-obstruktive Bronchitis**. Die Patienten verspüren Atemnot (Dyspnoe), zunächst nur bei Anstrengung, später auch in Ruhe.

Da das langjährige Rauchen zusätzlich die sog. Antiproteasen ($α_1$-Antitrypsin) in der Lunge inaktiviert, können die dadurch überwiegenden eiweißspaltenden Proteasen das Bindegewebe zwischen den Lungenbläschen irreversibel zerstören und es entsteht ein **Lungenemphysem**. Es entwickeln sich große, funktionsuntüchtige Lufträume (Emphysemblasen). Die Lunge überbläht, die Gasaustauschfläche ist drastisch vermindert.

Zu den typischen **Komplikationen** der COPD zählen die **Exazerbation** (akute Verschlechterung des Zustands, v.a. durch Infekte), **Hypoxämie** (Sauerstoffmangel) und **Hyperkapnie** (Kohlendioxidanreicherung) durch respiratorische Insuffizienz, die **pulmonale Hypertonie mit dem Cor pulmonale** (S. 974), die pulmonale **Kachexie**, **Bronchiektasen** (Aussackungen der Atemwege) und psychische Reaktionen auf die Erkrankung.

Zur Basisdiagnostik der COPD zählen neben Anamnese und körperlicher Untersuchung die Lungenfunktionsdiagnostik, das EKG, ein Röntgenthoraxbild und die Labordiagnostik mit einer Blutgasanalyse.

WISSEN TO GO

Chronische Bronchitis und COPD – Grundlagen

Zur COPD zählen die chronisch-obstruktive Bronchitis und das obstruktive Lungenemphysem. Rauchen ist der wichtigste Risikofaktor. Es entwickelt sich zunächst eine **chronische Bronchitis** mit vermehrter Schleimbildung. Wird weitergeraucht, kommt es zu einer dauerhaften Einengung der Atemwege (**chronisch-obstruktive Bronchitis**). Es besteht Dyspnoe, zunächst nur bei Anstrengung, später auch in Ruhe. Das langjährige Rauchen zerstört das Bindegewebe zwischen den Lungenbläschen und es entsteht ein **Lungenemphysem** mit großen, funktionsuntüchtigen Lufträumen (Emphysemblasen). Die Gasaustauschfläche ist drastisch vermindert. COPD = chronisch-obstruktive Bronchitis und Lungenemphysem.

Komplikationen: Exazerbationen, Hypoxämie, Hyperkapnie, pulmonale Hypertonie mit Cor pulmonale, pulmonale Kachexie und Bronchiektasen. Zur **Diagnostik** gehören: Anamnese, körperliche Untersuchung, Lungenfunktionsdiagnostik, EKG, Röntgen und Labordiagnostik.

Abb. 55.11 Rauchen.

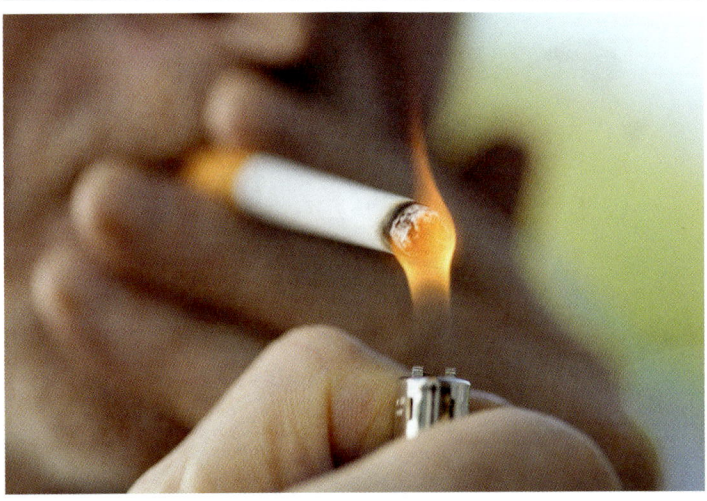

Rauchen ist mit Abstand der wichtigste Risikofaktor für chronisch-obstruktive Lungenerkrankungen. © ccvision

Mitwirken bei der Therapie

Die **medikamentöse Langzeittherapie** erfolgt nach einem **festgelegten Stufenplan**, der sich nach dem Schweregrad der COPD richtet. Dieser ergibt sich aus dem **aktuellen Obstruktionsgrad**, dem **Ausmaß der Luftnot** und der **Häufigkeit jährlicher Exazerbationen** (Verschlechterungen). Mittel der ersten Wahl sind wie beim Asthma bronchiale inhalative Bronchodilatatoren, um die Bronchien zu erweitern. Eingesetzt werden Anticholinergika und $β_2$-Sympathomimetika. Bei einer COPD sind inhalative Kortikoide wie Kortison als Dauertherapie erst dann empfohlen, wenn die Erkrankung bereits in einem weit fortgeschrittenen Stadium ist. Viele Patienten nehmen dauerhaft oder zumindest über einen längeren Zeitraum Kortikoide systemisch ein (hier ist ein Nutzen aber umstritten). Bei der COPD steht außerdem die Raucherentwöhnung im Vordergrund der Behandlung.

Rauchen und COPD • COPD ist eine fortschreitende Erkrankung, die in erster Linie durch Rauchen ausgelöst wird. Eine Einschränkung der Lungenfunktion ist i.d.R. nicht mehr rückgängig zu machen. Ein frühzeitiger Rauchverzicht ist daher unbedingt notwendig, um das Voranschreiten der Krankheit aufzuhalten. Generell sollten COPD-Patienten auch schadstoffbelastete Luft (z.B. durch Smog) möglichst meiden.

Atemunterstützende Maßnahmen • Hier gilt das Gleiche wie bei Patienten mit Asthma bronchiale (S. 952). COPD-Patienten sollten außerdem regelmäßig mit einem Atemphysiotherapiegerät trainieren, um ihren zähflüssigen Schleim besser zu lösen (▶ Abb. 55.12).

Therapie bei Exazerbation • Kommt es akut zu einer Verschlechterung des Krankheitsbilds, spricht man von einer Exazerbation. Sie wird meist durch Infekte ausgelöst. Je nach Schwere und Ursache der Exazerbation kommen bronchialerweiternde Medikamente, Atmung über die Lippenbremse, atmungserleichternde Körperhaltungen (z.B. Kutschersitz), systemisch verabreichtes Kortison, Antibiotika und eine Sauerstofftherapie zum Einsatz. Bei einer schweren Exazerbation muss der Patient unter Umständen auf einer Intensivstation maschinell beatmet werden. Um eine Infekt-

Abb. 55.12 Atemphysiotherapiegerät.

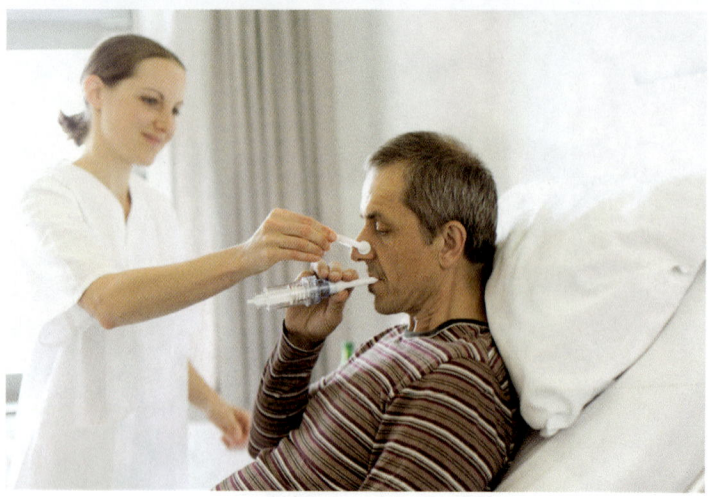

Atemphysiotherapiegeräte (hier Treshold PEP) erzeugen während der Ausatmung einen positiven Druck (PEP für engl. „Positive Expiratory Pressure" = positiver exspiratorischer Druck) kombiniert mit Vibrationen der Luftsäule. Dabei schützt der PEP – ähnlich wie bei der Lippenbremse – die Bronchien vor einem Kollaps. Die Druck- und Flussschwankungen helfen, das Sekret zu lösen.

Exazerbation möglichst zu vermeiden, sollten sich COPD-Patienten regelmäßig gegen Grippe (Influenza) impfen lassen.

Sauerstoff-Langzeittherapie und NIV-Therapie • Patienten mit chronischer Hypoxämie und einer persistierenden Sauerstoffsättigung < 55 mmHg erhalten eine Sauerstoff-Langzeittherapie per Nasenmaske oder -brille. Droht durch eine dauerhaft vermehrte Atemarbeit eine Erschöpfung, kann eine nicht invasive Beatmungstherapie (NIV-Therapie) durchgeführt werden, bei der der Patient mittels einer druckdichten Atemmaske bei der Atmung mechanisch unterstützt und die Atemmuskulatur dadurch entlastet wird. Die Atemmuskulatur kann sich dann z.B. während der Nacht erholen und so am Tage wieder „zur Verfügung" stehen.

ACHTUNG
Obwohl die Sauerstoffwerte im arteriellen Blut von Patienten mit einer COPD oft deutlich absinken, kann hier in manchen Fällen eine Sauerstoffgabe zu einem Atemstillstand führen. Da die Patienten oft dauerhaft einen erhöhten Kohlenstoffdioxidgehalt im Blut haben, kommt es bei ihnen zu einer Adaptation (Gewöhnung) und der Atemantrieb wird nicht mehr – wie normalerweise – über einen erhöhten Kohlenstoffdioxidgehalt, sondern über einen absinkenden Sauerstoffgehalt gesteuert. Eine Sauerstoffgabe kann bei ihnen deshalb zu einem verminderten Atemantrieb bis hin zum Atemstillstand führen.

Verabreichen Sie Sauerstoff daher nur auf ärztliche Anordnung und halten Sie die Dosierung genau ein, auch wenn der Patient darunter eine Zyanose aufweist.

Wenn Sie einem Patienten mit einer COPD in einem fortgeschrittenen Stadium auf ärztliche Anordnung Sauerstoff verabreichen, beobachten Sie für einige Minuten die Atmung des Patienten. Wenn er unter der Therapie eine Bradypnoe (verringerte Atmung) entwickelt, stellen Sie den Sauerstoff ab, warten Sie, bis die Atemfrequenz wieder ansteigt und informieren Sie einen Arzt. Halten Sie einen Ambu-Beutel bereit.

Bei einer Sauerstoff-Langzeittherapie sollte auch der Patient über dieses Risiko informiert sein und wissen, dass er die Dosierung auf keinen Fall eigenmächtig erhöhen sollte.

WISSEN TO GO

COPD – Therapie

- **frühzeitiger Rauchverzicht,** schadstoffbelastete Luft meiden
- **atemunterstützende Maßnahmen:** wie bei Patienten mit Asthma bronchiale (S. 952), zusätzlich mit Atemphysiotherapiegerät trainieren
- **Therapie bei Exazerbation:** die akute Verschlechterung wird meist durch Infekte ausgelöst. Je nach Schwere und Ursache werden bronchialerweiternde Medikamente, Lippenbremse, atmungserleichternde Körperhaltungen, systemisch verabreichtes Kortison, Antibiotika und Sauerstofftherapie eingesetzt. Bei schwerer Exazerbation ggf. maschinelle Beatmung auf Intensivstation.
- **Sauerstoffbehandlung:** Patienten mit chronischer Hypoxämie erhalten eine Sauerstoff-Langzeittherapie. Sauerstoff nur auf Anordnung verabreichen und Patienten beobachten.
- **NIV-Therapie:** nicht invasive Beatmungstherapie, bei der die Atmung mittels druckdichter Atemmaske mechanisch unterstützt und die Atemmuskulatur entlastet wird.

Beobachtungskriterien und Pflegebasismaßnahmen

Für alle Pflegemaßnahmen sollten bei einem Patienten mit COPD möglichst ausreichend Zeit eingeplant werden, damit ihnen bei **Luftnot jederzeit kleinere Pausen** ermöglicht werden können. Die Tätigkeiten sollten auf ein Mindestmaß reduziert werden, wenn der Patient noch nicht stabilisiert ist. Verordnete **COPD-Medikamente** sollten möglichst **direkt vor den Maßnahmen** verabreicht werden.

Vitalzeichen • Wie bei Asthma bronchiale kann die Pulsfrequenz durch die Dauermedikamente dauerhaft erhöht sein. Im Stadium einer Exazerbation ist sie meist deutlich erhöht. Wenn außerdem der Sauerstoffwert im arteriellen Blut sinkt, kann die Pulsfrequenz sehr hohe Werte erreichen. Sie wird als Kompensationsmechanismus toleriert.

Atmung • In einem fortgeschrittenen Stadium sind mitunter dauerhaft exspiratorisch pfeifende Geräusche zu hören und der Patient leidet schon bei minimaler Belastung unter starker Luftnot. Es gibt aber auch COPD-Patienten mit einer chronischen Hypoxie und Hyperkapnie (erniedrigtem Sauerstoff- und erhöhtem Kohlendioxidwert), die subjektiv kaum unter Luftnot leiden. Die Patienten sollten eine größere Anstrengung dennoch vermeiden. Die Pflegemaßnahmen sollten entsprechend angepasst werden, siehe Pflegebasismaßnahmen (S. 957).

Körperhaltung • Durch die chronische Überblähung der Lunge kann sich ein sog. „Fassthorax" ausbilden. Darunter versteht man einen starren Brustkorb, der in Inspirationsstellung fixiert ist.

Sauerstoffsättigung • Bei COPD-Patienten kann die Sauerstoffsättigung chronisch erniedrigt sein. Sauerstoff wird entsprechend ärztlicher Anordnung verabreicht. Es sollte darauf geachtet werden, dass die Therapie möglichst nicht unterbrochen wird.

Husten und Sputum • So gut wie alle COPD-Patienten leiden unter chronischem Husten mit Auswurf, dieser hat meist eine bräunliche Farbe und ist besonders morgens produktiv. Hier können sekretlösende Maßnahmen helfen.

Haut • Auf eine Zyanose als Zeichen eines Sauerstoffmangels sollte geachtet werden. Viele Patienten, die über viele Jahre systemisch Kortison einnehmen, haben eine sehr dünne, pergamentartige Haut, die extrem leicht verletzbar ist. Manche sprechen von „Kortisonhaut". Wenn Patienten eine Kortisonhaut haben, sollte bei allen Pflegemaßnahmen besonders vorsichtig vorgegangen werden. Bei diesen Patienten sollte nur hautfreundliches Pflaster verwendet und dieses möglichst langsam entfernt werden; wenn möglich, sollte auf Pflaster verzichtet und stattdessen Mullbinden oder elastische Netzverbände verwendet werden. Sonst reißt unter Umständen die dünne Haut mit ab. Läsionen sollten mit einer Fettgaze verbunden und der Verband häufig genug gewechselt werden, sodass er nicht austrocknet.

Compliance und Blutzucker: siehe Asthma bronchiale (S. 953).

WISSEN TO GO

COPD – Beobachtungskriterien und Pflegebasismaßnahmen

- **Zeit:** ausreichend einplanen, bei Luftnot kleinere Pausen einlegen; bei nicht stabilisierten Patienten alle Tätigkeiten aufs Nötigste reduzieren. Medikamente direkt vor Maßnahmen verabreichen.
- **Vitalzeichen:** Pulsfrequenz kann durch Dauermedikation dauerhaft, bei Exazerbation deutlich erhöht sein. Sie wird als Kompensationsmechanismus toleriert.
- **Atmung:** Im fortgeschrittenen Stadium oft dauerhaft exspiratorisch pfeifende Geräusche, starke Luftnot schon bei geringer Belastung.
- **Körperhaltung:** Durch die chronische Überblähung kann sich ein sog. „Fassthorax" ausbilden.
- **Sauerstoffsättigung:** Sie kann chronisch erniedrigt sein → Sauerstofftherapie
- **Husten und Sputum:** chronischer Husten mit Auswurf → sekretlösende Maßnahmen
- **Haut:** Viele Patienten haben eine sehr dünne, pergamentartige Haut, die extrem leicht verletzbar ist („Kortisonhaut"); eher Mullbinden oder elastische Netzverbände statt Pflaster verwenden, Läsionen mit Fettgaze verbinden.
- **Compliance und Blutzucker:** siehe Asthma bronchiale (S. 953).

Informieren, Schulen, Beraten

Spezielle Beratungsaspekte bei Patienten mit COPD sind:
- Den Patienten darüber informieren, wie wichtig ein frühzeitiger Rauchverzicht ist und ihn über mögliche Hilfen zur Raucherentwöhnung beraten, z. B. Programme der Krankenkassen, Selbsthilfegruppen.
- Den Patienten über Wirkung und mögliche Nebenwirkungen der Medikamente aufklären.
- Den Patienten anleiten:
  - in der Anwendung eines Dosieraerosols, Inhaliergeräts, Peak-Flow-Meters
  - in atemunterstützenden Positionen und Atemtechniken
- Dem Patienten erklären, dass eine regelmäßige Grippeimpfung vor einer Exazerbation schützen kann.

Rauchen? Besser *gar* nicht erst anfangen.

Gesundheitsförderung und Alltagsbewältigung

Wie Patienten mit einem Asthma bronchiale sollten auch COPD-Patienten **regelmäßig** ihre **Peak-Flow-Werte messen** und dokumentieren. Auch für sie gibt es **spezielle Schulungen** und ein **Disease-Management-Programm** (DMP).

Regelmäßige Bewegung, z. B. im Rahmen von Lungensportgruppen, und eine hochkalorische Ernährung können den Allgemeinzustand verbessern.

In einem fortgeschrittenen Stadium benötigen viele Betroffene dauerhaft eine Sauerstofftherapie bzw. ein Heimbeatmungsgerät. Darauf bereiten sie i. d. R. spezielle Zentren vor, z. B. Lungenkliniken mit einer „Heimbeatmungsstation".

WISSEN TO GO

COPD – Informieren, Schulen, Beraten

- mögliche Hilfen zur Raucherentwöhnung
- Wirkung und Nebenwirkungen der Medikamente
- anleiten: Dosieraerosol, Inhaliergerät, Peak-Flow-Meter, atemunterstützende Positionen, Atemtechniken
- spezielle Schulungen, Disease-Management-Programm (DMP)
- regelmäßige Bewegung; hochkalorische Ernährung

55.4.3 Mukoviszidose

Grundlagen

Definition Mukoviszidose
Die Mukoviszidose ist eine angeborene, genetisch bedingte Stoffwechselkrankheit, bei der die exokrinen Drüsen einen zu zähflüssigen Schleim produzieren. Betroffen sind v. a. die Lunge und die Bauchspeicheldrüse (Pankreas).

Der zähflüssige Schleim führt dazu, dass die **Ausfuhrgänge** der exokrinen Drüsen **verstopfen**. Im Grunde sind davon alle Drüsen betroffen. Die meisten Beschwerden entstehen aber durch die Schädigung von Lunge und Pankreas.

In der Lunge behindert der Sekretstau die bronchiale Selbstreinigung und **engt** die kleinen **Bronchien** und **Alveolen ein**. Die Patienten leiden an **chronischem Husten** und **Dyspnoe**. Durch den Schleim besteht ein idealer Nährboden für pathogene Keime, die immer wieder **Infektionen** auslösen. In diesen Phasen kommt es zu vermehrtem Husten mit Auswurf, verstärkter Atemnot und Fieber. Die chronisch-rezidivierenden Entzündungen führen mit der Zeit zu einer vollständigen **Zerstörung des Lungengewebes**. Es kann zu Lungenblutungen (Hämoptysen) oder zu einem **Pneumothorax** (S. 977) kommen. Im Verlauf droht den Patienten die Entwicklung einer chronischen **respiratorischen Insuffizienz** und eines **Cor pulmonale** (S. 974) mit Rechtsherzversagen.

55 Pflege bei Erkrankungen des Atemsystems

An der Bauchspeicheldrüse führt die „Verstopfung" der Ausführungsgänge langfristig zu einer **chronischen Pankreatitis** (S. 1019) mit einer zunehmenden fibrotischen (bindegewebigen) Umwandlung des Organs. Die Folge ist ein **Verlust der exokrinen Organfunktion** = exokrine Pankreasinsuffizienz mit chronischer Diarrhö, Fettstühlen, Blähungen und Gewichtsabnahme. Sind auch die insulinbildenden Zellen des Pankreas betroffen, entwickelt sich ein Diabetes mellitus.

In den meisten Fällen treten die Symptome schon im frühen Kindesalter auf. Die Erkrankung kann meist durch den Nachweis einer erhöhten Chloridkonzentration im Schweiß diagnostiziert werden.

> **WISSEN TO GO**
>
> **Mukoviszidose – Grundlagen**
>
> Sie ist eine angeborene, genetisch bedingte Stoffwechselkrankheit, bei der die exokrinen Drüsen einen zähflüssigen Schleim produzieren und die Ausfuhrgänge verstopfen.
> - **Lunge:** Bronchien und Alveolen sind eingeengt. Die Folge sind chronischer Husten, Atemnot und Infektionen, mit der Zeit vollständige Zerstörung des Lungengewebes.
> - **Pankreas:** langfristig chronische Pankreatitis mit fibrotischer Umwandlung des Organs, dadurch exokrine Pankreasinsuffizienz mit chronischer Diarrhö, Fettstühlen, Blähungen und Gewichtsabnahme, evtl. Diabetes mellitus

Mitwirken bei der Therapie

Die Mukoviszidose kann nicht geheilt werden. Derzeit zielt die Behandlung noch darauf ab, die **Beschwerden** zu **lindern** und die **Funktion der Organe** so lange wie möglich **aufrechtzuerhalten**. Die Therapie erfordert ein hohes Engagement des Patienten, sie kann täglich bis zu mehrere Stunden in Anspruch nehmen und bestimmt dadurch einen großen Teil der Zeit. Die wichtigsten Therapiesäulen sind:

- **Atemphysiotherapie** und **Inhalationen** zur Verflüssigung des zähen Schleims und Förderung des Sekretabflusses
- konsequente **antibiotische Behandlung** pulmonaler Infekte
- **Impfungen** zur Prophylaxe von Infektionen (Pertussis, Pneumokokken, Influenza, Haemophilus influenzae)
- **antiobstruktive Therapie:** Bei Spastik erhalten die Patienten inhalative β_2-Sympathomimetika.
- **hochkalorische, fett- und salzreiche Ernährung** zur Deckung des erhöhten Kalorienbedarfs und Ausgleich des gesteigerten Fett- und Salzverlusts
- **Substitution** von **Pankreasenzymen** (z. B. Lipase) und fettlöslichen **Vitaminen** (ADEK)
- **Sauerstoff-Langzeittherapie** bei Hypoxämie (erniedrigter Sauerstoffgehalt)
- letzte Therapieoption: **Lungentransplantation**

Atemphysiotherapie und Inhalationen

Lebensbedrohlich ist vor allem der zähe Schleim in den Bronchien, der die Atemwege verstopft und zu wiederkehrenden Infektionen führt. Therapeutische Maßnahmen haben dementsprechend unter anderem das Ziel, **Bronchialsekret** bestmöglich zu **mobilisieren** und dadurch **Atemwegsinfektionen** zu **vermeiden**.

Um des zähen Schleims einigermaßen Herr zu werden, verbringen die Patienten oft mehrere Stunden täglich mit Inhalationen (mit hypertoner Kochsalzlösung oder rekombinanter humaner DNAse), der Anwendung von Atemphysiotherapiegeräten (z. B. Flutter, Cornet), speziellen Atem- und Hustentechniken (z. B. Autogene Drainage) und verschiedenen Dehn- und Drainagelagerungen. Auch regelmäßiges Abklopfen, z. B. mit einer Thoraxklopfweste und Vibrationen können ihnen Erleichterung bringen.

> **! Merken Patienten als Experten**
> *Patienten bzw. bei Kindern deren Eltern sind für sich selbst und ihre Erkrankung mitunter gut geschulte „Pflegeexperten". Lassen Sie sich am besten von ihnen zeigen, wie Sie sie bei den verschiedenen Maßnahmen unterstützen können.*

Autogene Drainage • Bei der autogenen Drainage versuchen die Patienten „hinter den Schleim" zu atmen. Dazu atmen sie langsam durch die Nase ein, halten dann für einige Sekunden die Luft an und atmen danach zunächst passiv aus und anschließend aktiv mithilfe des Zwerchfells auf eine Weise aus, die den Schleim gezielt nach oben transportiert, wo er dann abgehustet werden kann.

Medikamente

Infekte müssen gezielt mit Antibiotika behandelt werden. Ein gefürchteter Keim bei Mukoviszidose-Patienten ist Pseudomonas aeruginosa, der hier oft zu chronischen Infektionen führt. Patienten mit **chronischer Pseudomonas-aeruginosa-Besiedlung** der Atemwege werden prophylaktisch mit **Tobramycin-Inhalationen** therapiert (jeden zweiten Monat 2-mal täglich über 4 Wochen).

Neben Medikamenten zur Inhalation, die den zähen Schleim lösen (Expektoranzien, z. B. Acetylcystein), werden bei spastischer Verengung der Bronchien Inhalationsmedikamente zur Erweiterung der Bronchien eingesetzt (**Bronchodilatatoren**), z. B. β_2-Sympathomimetika (▶ Abb. 55.13). Ausführliche Informationen zu den Medikamenten siehe Übersicht über die wichtigsten Medikamente (S. 978).

Wenn die exokrine Funktion der Bauchspeicheldrüse gestört ist, müssen **Pankreasenzyme** und fettlösliche **Vitamine** (ADEK) in Tablettenform substituiert werden.

Abb. 55.13 Inhalationsmedikamente.

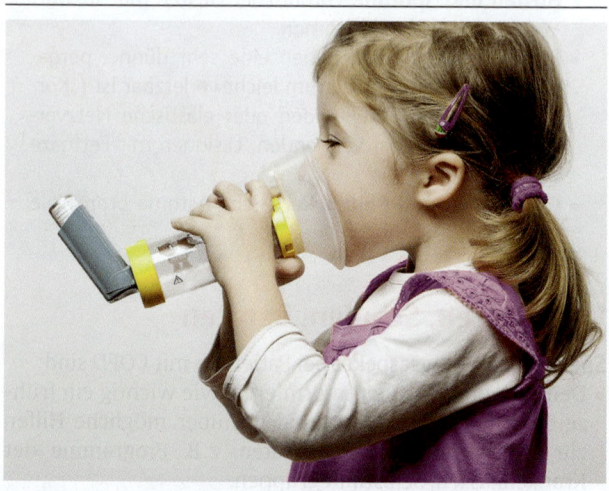

Bei Kindern sollten spezielle Inhalierhilfen (Spacer) verwendet werden, da es für sie schwierig ist, gleichzeitig mit dem Sprühstoß einzuatmen. © photomim/fotolia.com

Nicht infektiöse Erkrankungen

> **WISSEN TO GO**
>
> **Mukoviszidose – Therapie**
>
> *Atemphysiotherapie und Inhalationen*
> - Ziel: Bronchialsekret mobilisieren, Atemwegsinfektionen vermeiden
> - oft mehrere Stunden täglich Inhalationen, Atemphysiotherapie, Atem- und Hustentechniken, Dehn- und Drainagelagerungen, Abklopfen, Vibrationen
>
> *Medikamente*
> - bei Infekten gezielte Antibiotikatherapie
> - bei Patienten mit chronischer Pseudomonas-aeruginosa-Besiedlung prophylaktische Tobramycin-Inhalationen
> - Medikamente zur Inhalation lösen den zähen Schleim (Expektoranzien)
> - bei spastischer Verengung der Bronchien: Inhalationsmedikamente zur Erweiterung der Bronchien, z. B. β_2-Sympathomimetika
> - bei gestörter exokriner Funktion der Bauchspeicheldrüse: Substitution von Pankreasenzymen und fettlöslichen Vitaminen (ADEK)

Beobachtungskriterien und Pflegebasismaßnahmen

Der zähe Schleim bei Mukoviszidose verursacht oft rasselnde oder raue **Atemgeräusche**. Durch erfolgreiche sekretmobilisierende Maßnahmen sollten diese nachlassen.

Patienten mit Mukoviszidose haben infolge der exokrinen Pankreasinsuffizienz und der chronischen Lungenerkrankung einen erhöhten Kalorienbedarf und Fettverlust über den Stuhl. Die Ernährung sollte daher hochkalorisch und fettreich sein. Die Patienten bzw. ihre Angehörigen sollten eine Ernährungsberatung bekommen. Das **Körpergewicht** ist ein wichtiger Beobachtungsparameter. Bei einem Gewichtsverlust sollte evtl. hochkalorische Flüssigkost angeboten werden.

Haben die Patienten einen Diabetes mellitus entwickelt, sollte der **Blutzucker** entsprechend ärztlicher Anweisung kontrolliert werden.

Die Patienten verlieren aufgrund der Erkrankung über ihren Schweiß besonders viel Salz. Eine hohe Kochsalzzufuhr in der Ernährung ist deshalb wichtig. Besonders bei starkem Schwitzen sollten regelmäßig die Elektrolyte (S. 1060) im Blut bestimmt werden.

Besonderheit in der Pädiatrie • Fallen Neugeborene durch einen Darmverschluss oder Babys durch Wachstumsstörungen, Durchfälle oder chronischen Husten auf, sollten sie auf Mukoviszidose untersucht werden. Zwar testen einige Krankenhäuser heute Neugeborene bereits auf diese Krankheit, doch noch gibt es in Deutschland kein generelles Neugeborenen-Screening. Daher wird die Diagnose in manchen Fällen erst aufgrund von Symptomen gestellt.

Informieren, Schulen, Beraten

Spezielle Beratungsaspekte bei Patienten mit Mukoviszidose sind:
- Patienten darauf hinweisen, dass eine regelmäßige ärztliche Untersuchung besonders wichtig ist, um z. B. einen Diabetes mellitus frühzeitig zu erkennen.
- Patienten erklären, dass sie sich salz- und kalorienreich ernähren sollten.
- Patienten zu atemunterstützenden Maßnahmen anleiten.
- Patienten über Wirkung und mögliche Nebenwirkungen der Medikamente aufklären.

Gesundheitsförderung und Alltagsbewältigung

Die Lebenserwartung von an Mukoviszidose Erkrankten hängt maßgeblich von ihrer Compliance ab. Betroffene müssen die erforderlichen Maßnahmen täglich konsequent unter einem extrem hohen Zeitaufwand durchführen. Zum Erlernen bieten spezielle **Mukoviszidose-Zentren Schulungen** für Kinder und deren Eltern an. Außerdem gibt es spezielle **Kinder-Rehabilitations-Einrichtungen**. Auch **Kuren** können Mukoviszidose-Patienten und deren Eltern in Anspruch nehmen.

Eine **regelmäßige Bewegung** kann das Allgemeinbefinden der Betroffenen verbessern.

Insgesamt ist die Lebenserwartung von Mukoviszidose-Patienten in der Vergangenheit durch verbesserte Maßnahmen deutlich gestiegen. Heute liegt die mittlere Lebenserwartung bei über 40 Jahren. Es gibt in Deutschland daher mittlerweile auch einige Behandlungszentren für erwachsene Mukoviszidose-Patienten.

Listen dieser Behandlungs-, Reha- und Kurzentren finden sich im Internet unter www.mukoviszidose.de. Beratung und andere Hilfe finden Betroffene außerdem bei dem gemeinnützigen Verband Mukoviszidose e. V. – Bundesverband Cystische Fibrose (CF), im Internet unter www.muko.info.

> **WISSEN TO GO**
>
> **Mukoviszidose – Pflege**
>
> *Beobachtungskriterien und Pflegebasismaßnahmen*
> - **Atemgeräusche:** bei erfolgreichen sekretmobilisierenden Maßnahmen sollten rasselnde oder raue Atemgeräusche nachlassen
> - **Körpergewicht:** Patienten haben gesteigerten Energiebedarf und Fettverlust über den Stuhl, Ernährung sollte hochkalorisch und fettreich sein
> - **Blutzucker:** bei Diabetes mellitus Blutzucker kontrollieren
> - **Schweiß:** großer Salzverlust, Elektrolyte im Blut bestimmen
>
> *Informieren, Schulen, Beraten*
> - regelmäßige ärztliche Untersuchung
> - salz- und kalorienreiche Kost
> - atemunterstützende Maßnahmen
> - Wirkung und Nebenwirkungen der Medikamente
> - Mukoviszidose-Zentren und Rehabilitationseinrichtungen

55.4.4 Interstitielle Lungenerkrankungen und Lungenfibrose

Grundlagen

Definition Interstitielle Lungenerkrankungen
Eine Gruppe chronisch verlaufender Erkrankungen des Lungenparenchyms, die
- *nicht infektiös, aber entzündlich sind,*
- *unterschiedliche Ursachen haben,*
- *letztlich alle – unabhängig von ihrer Ursache – zu einer Lungenfibrose führen.*

Eine Lungenfibrose bezeichnet einen fortschreitenden narbigen Umbau des Lungengerüsts in Bindegewebe. Dadurch ist die Compliance (Dehnbarkeit) der Lunge herabgesetzt und es entwickelt sich eine restriktive Ventilationsstörung – der Gasaustausch ist maximal eingeschränkt.

! Merken Obstruktiv und restriktiv
- *Obstruktive Ventilationsstörung = Verengung der luftzuführenden Atemwege (Asthma und COPD)*
- *Restriktive Ventilationsstörung = Dehnungsverlust des Lungengewebes (fibrotischer Umbau der Lunge)*

Interstitielle Lungenerkrankungen können durch eine Vielzahl **unterschiedlicher Noxen und Grunderkrankungen** ausgelöst werden, z. B. inhalative Noxen wie Nitrogase, kreislaufbedingte Lungenschäden wie ARDS (S. 976) (akutes Lungenversagen) oder Systemerkrankungen wie Sarkoidose. Bei etwa der Hälfte der Patienten bleibt die Ursache unbekannt.

Definition Sarkoidose
Die Sarkoidose ist eine Multiorganerkrankung, die sich in 90 % der Fälle an der Lunge manifestiert. Dort führt sie zu einer interstitiellen Lungenerkrankung mit Dyspnoe, Reizhusten und Leistungsminderung und meist auch zu einer Schwellung der pulmonalen Hiluslymphknoten (bihiläre Lymphadenopathie).

Therapie und Pflege

Da die Vernarbungen des Lungengewebes irreversibel sind, konzentriert sich die Behandlung darauf, die **Ursachen zu beseitigen** (z. B. das Einatmen von Schadstoffen zu vermeiden) bzw. die **Grunderkrankung zu behandeln**, z. B. ARDS (akutes Lungenversagen). Gegen die Entzündung werden **Glukokortikoide** wie Kortison eingesetzt. Sobald sich eine Lungenfibrose ausgebildet hat, lässt sich die Erkrankung durch Glukokortikoide nicht mehr beeinflussen. Dann werden in erster Linie **Immunsuppressiva** (S. 1201) wie Azathioprin und Cyclophosphamid eingesetzt. In einem fortgeschritten Stadium benötigen Betroffene dauerhaft eine **Sauerstofftherapie**, in besonders schweren Fällen kann eine **Lungentransplantation** in Betracht kommen.

Pflegerische atemunterstützende Maßnahmen (S. 542) können das Wohlbefinden des Patienten verbessern. Der Patient wird über die korrekte Medikamenteneinnahme informiert, zu atemunterstützenden Maßnahmen angeleitet und evtl. bei der Sauerstoff-Langzeittherapie begleitet (▶ Abb. 55.14). Wichtig ist auch die Verlaufsbeobachtung der Erkrankung (Verschlechtert sich die Atmung?). Im Endstadium kommen palliative Maßnahmen zum Einsatz (S. 810).

> **WISSEN TO GO**
>
> **Interstitielle Lungenerkrankungen und Lungenfibrose**
>
> Sind chronisch verlaufende Erkrankungen des Lungenparenchyms, die nicht infektiös, aber entzündlich sind, unterschiedliche Ursachen haben und letztlich alle zu einer Lungenfibrose führen, bei der das Lungengerüst in Bindegewebe umgebaut wird. Die Compliance der Lunge ist herabgesetzt und es entwickelt sich eine restriktive Ventilationsstörung mit maximal eingeschränktem Gasaustausch.
>
> - **Ursachen:** z. B. eingeatmete Nitrogase, kreislaufbedingte Lungenschäden wie ARDS oder Systemerkrankungen wie Sarkoidose
> - **Therapie:**
>   – Ursache beseitigen, Grunderkrankung behandeln
>   – Medikamente: Kortison gegen die Entzündung, bei Lungenfibrose Immunsuppressiva
>   – im fortgeschrittenen Stadium dauerhafte Sauerstofftherapie
> - **Pflege:**
>   – Anleiten zur korrekten Medikamenteneinnahme und atemunterstützenden Maßnahmen
>   – evtl. Begleiten der Sauerstoff-Langzeittherapie

55.5 Infektiöse Erkrankungen

55.5.1 Pneumonie

Grundlagen

Definition Pneumonie
Unter einer Pneumonie (Lungenentzündung) versteht man eine Entzündung der Alveolen (Lungenbläschen) und/oder des Lungeninterstitiums (Lungenzwischengewebe). Sie wird durch Bakterien, Viren, Pilze oder Parasiten ausgelöst.

Pneumonien können nach verschiedenen Kriterien eingeteilt werden. Die größte Bedeutung in der klinischen Praxis hat die Einteilung in **ambulant erworbene Pneumonien** (**CAP** = community acquired pneumonia = außerhalb des Krankenhauses erworben) und **nosokomiale Pneumonien** (**HAP** = hospital acquired pneumonia = im Krankenhaus erworben).

Abb. 55.14 Sauerstoff-Langzeittherapie.

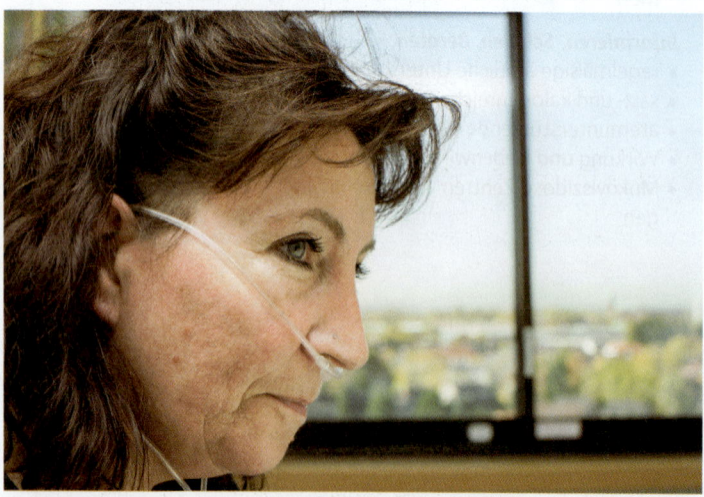

Ist die Lungenfibrose bereits fortgeschritten, benötigen die Betroffenen dauerhaft Sauerstoff.

Infektiöse Erkrankungen

Tab. 55.1 Symptome der typischen und atypischen Pneumonie im Vergleich.

	typische Pneumonie	atypische Pneumonie
Erkrankungsbeginn	plötzlich	schleichend
Fieber	hoch (bis 40 °C) mit Schüttelfrost	leicht erhöht
Husten	produktiv (gelblich-bräunlicher Auswurf)	trocken
Atemnot	von Beginn an ausgeprägt	langsam zunehmend
Begleitsymptome	Begleitpleuritis	„Grippesymptome"
Allgemeinbefinden	stark beeinträchtigt	mäßig beeinträchtigt

Die Pneumonie gehört zu den **häufigsten Infektionskrankheiten weltweit**. Das Erregerspektrum hängt vom Ort der Infektion, von vorbestehenden Grunderkrankungen und vom Immunstatus des Patienten ab. Überwiegend werden Pneumonien durch Bakterien hervorgerufen. Die häufigsten Erreger der **CAP** sind **Pneumokokken**, die typischen Erreger der **HAP** sind die sog. Hospitalkeime, z. B. **Staphylococcus aureus, Enterokokken, Klebsiellen**.

Stark immunsupprimierte Patienten sind besonders durch „opportunistische" Erreger gefährdet, die bei Menschen mit normaler Abwehrlage keine Infektion auslösen, z. B. Pilze wie Candida oder Aspergillus oder Viren wie Herpesviren.

Je nachdem, ob das Zwischengewebe (Interstitium) oder das Alveolargewebe betroffen ist, unterscheidet man zwischen einer **typischen Pneumonie** (alveoläre Lobärpneumonie) und einer **atypischen Pneumonie** (interstitiellen Pneumonie) (▶ Tab. 55.1).

Wegweisend bei der Diagnostik sind Anamnese, körperliche Untersuchung, Röntgenthorax, Erregernachweis, Blutuntersuchungen und Blutgasanalyse.

Mitwirken bei der Therapie

Die Therapie einer bakteriellen Pneumonie erfolgt im Wesentlichen medikamentös durch **Antibiotika**. Bei Pilzpneumonien kommen i. d. R. **Antimykotika** und bei viralen Pneumonien **Virostatika** zum Einsatz. Je nach Bedarf werden auch hustenreizstillende, schleimlösende und fiebersenkende Medikamente eingesetzt.

Pflegerische Maßnahmen zielen darauf ab, die Lungenbelüftung des Patienten zu verbessern, eine ausreichende Sauerstoffversorgung zu gewährleisten, Dyspnoe zu verhindern und Komplikationen frühzeitig zu erkennen. Patientenbeobachtung, eine an den Allgemeinzustand des Patienten angepasste Grundpflege und atemunterstützende Maßnahmen (S. 542) spielen eine wesentliche Rolle dabei, wie eine Lungenentzündung verläuft.

WISSEN TO GO

Pneumonie – Grundlagen und Therapie

Sie ist eine infektiöse Entzündung der Alveolen (typische Pneumonie) und/oder des Lungeninterstitiums (atypische Pneumonie, ▶ Tab. 55.1). Die häufigsten Erreger ambulant erworbener Pneumonien sind Pneumokokken, die typischen Erreger nosokomialer Pneumonien sind sog. Hospitalkeime, z. B. Staphylococcus aureus. Bei immunsupprimierten Patienten sind z. B. Pilze oder Viren die Ursache. **Diagnostik**: Röntgenthorax, Erregernachweis, Blutuntersuchungen, Blutgasanalyse. Die **Therapie** richtet sich nach dem Erreger:
- Bakterien: Antibiotika
- Pilze: Antimykotika
- Viren: Virostatika
- hustenreizstillende, schleimlösende, fiebersenkende Medikamente

Beobachtungskriterien

Die Beobachtungskriterien ergeben sich unter anderem aus den möglichen Komplikationen. Dazu zählen: Sepsis, septische Embolien (Erreger streuen in andere Organe), respiratorische Insuffizienz mit mangelnder Sauerstoffversorgung, Komplikationen durch Immobilität und Nebenwirkungen bzw. allergische Reaktionen unter einer Antibiotikatherapie.

Vitalzeichen • Sinkt der Sauerstoffgehalt im Blut, steigen kompensatorisch die Puls- und die Atemfrequenz. Bei einer Auffälligkeit von Puls- und Atemfrequenz sollte daher auch die Sauerstoffsättigung kontrolliert werden.

Sauerstoffsättigung • Bei einer Pneumonie kommt es zu einer Entzündung und zu Ödemen des Lungenparenchyms (Lungengewebe). Weil das Gewebe angeschwollen ist, müssen die Atemgase bei der Diffusion einen weiteren Weg durch die Zellwände überwinden. Weil Sauerstoff langsamer diffundiert als Kohlendioxid, ist bei einer Pneumonie oft der Gasaustausch von Sauerstoff gestört, während die Kohlendioxidwerte im Blut normal sind. Bei allen Patienten mit Pneumonie sollten initial und im weiteren Verlauf bei allen Auffälligkeiten oder Atembeschwerden die Sauerstoffsättigung bestimmt und ein Arzt informiert werden, wenn diese erniedrigt ist. In diesem Fall ist eine Sauerstofftherapie bzw. eine Dosisanpassung notwendig. In kritischen Fällen kann auch ein kontinuierliches Monitoring mittels Pulsoxymetrie notwendig sein (▶ Abb. 55.15).

Körpertemperatur und Flüssigkeitsbilanz • Pneumonien verursachen oft hohes Fieber. Es sollte auf die Trinkmenge bzw. Einfuhr, das Aussehen und die Menge des Urins geachtet und zusätzlich der Flüssigkeitsverlust durch evtl. starkes Schwitzen abgeschätzt werden.

Husten und Sputum • Anhaltender Husten gehört zu den klassischen Symptomen einer Pneumonie. Betrifft eine Pneumonie Bereiche der Lunge, die abseits der großen Bronchien liegen, kann die Erkrankung auch ohne Husten verlaufen. Eitriger Husten weist auf einen bakteriellen Infekt hin. Mitunter kann das Sputum Blut enthalten. Rostbraunes Sputum weist z. B. auf eine Pneumokokken-Pneumonie hin. Ein gestörter Hustenreiz kann zu Aspirationen und wiederkehrenden Pneumonien führen. Art und Häufigkeit des Hustens

Abb. 55.15 Pulsoxymetrie.

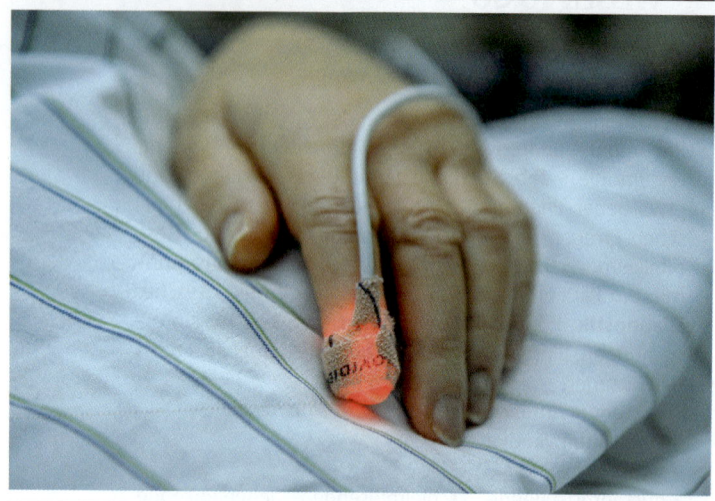

Der Pulsoxymeter (hier als Klebesensor, es gibt ihn auch als Fingerclip) hat auf der einen Seite eine definierte (Infra-)Rot-Lichtquelle, auf der anderen einen Lichtsensor. Je nachdem, wie viel Prozent des Hämoglobins mit Sauerstoff gesättigt sind, wird das durchstrahlende Rotlicht unterschiedlich absorbiert. Der Lichtsensor misst, welche Lichtteile absorbiert wurden, die Sauerstoffsättigung wird errechnet und auf einem Display angezeigt.

und Beschaffenheit und Menge des Sputums sollten beobachtet und dokumentiert werden.

Schmerzen • Wenn das Lungenfell beteiligt ist, verursacht dies starke Schmerzen beim Atmen und Husten. Dadurch entwickelt der Patient eine Schonatmung, die wiederum durch die Minderbelüftung und unterdrücktes Abhusten die entzündlichen Vorgänge in den Atemwegen begünstigt. Es sollte deshalb auf Anzeichen von schmerzhaftem Husten und Atmen geachtet werden. Auf ärztliche Anordnung sollten ausreichend Schmerzmittel verabreicht werden, sodass der Patient schmerzfrei tief einatmen und husten kann.

Aussehen der Haut • Es sollte auf eine Zyanose, Schweiß, Gänsehaut und Druckstellen geachtet werden. Ist die Keimflora der Haut unter einer Antibiotikatherapie gestört, können sich Pilze ansiedeln, z. B. Genitalpilz oder Mundsoor.

ACHTUNG
Im Rahmen einer allergischen Reaktion auf Antibiotika kann der Patient ein Arzneimittelexanthem entwickeln. Meist „blüht" dieses unter Reibung auf, z. B. beim Waschen. Neben Hautausschlägen kann es auch zu einem Anschwellen der Atemwege oder einem anaphylaktischen Schock kommen. Dabei handelt es sich um Notfälle, zu denen Sie sofort einen Arzt hinzurufen müssen.

! Merken Hautausschläge
Vergewissern Sie sich vor einer Antibiotikatherapie, ob bereits ein Hautausschlag vorhanden ist. Besonders Kinder neigen zu Hautausschlägen, die durch die Krankheitserreger selbst ausgelöst sind.

Stuhlgang • Unter einer Antibiotikatherapie kann es zu Diarrhöen kommen. Flüssigkeits- und Bewegungsmangel können zu Obstipation führen.

Allgemeinbefinden des Patienten • Patienten mit einer Pneumonie haben oft ein starkes Krankheitsgefühl: Sie fühlen sich müde, schwach und frieren viel.

> ### WISSEN TO GO
>
> **Pneumonie – Beobachtungskriterien**
> - **Vitalzeichen:** bei auffälliger Puls- und Atemfrequenz Sauerstoffsättigung bestimmen
> - **Sauerstoffsättigung:** Bestimmung initial, bei Auffälligkeiten, Atembeschwerden; ist sie erniedrigt, Arzt informieren
> - **Flüssigkeitsbilanz:** Ein- und Ausfuhr bestimmen, starkes Schwitzen bei hohem Fieber berücksichtigen
> - **Husten und Sputum:** Art und Häufigkeit des Hustens; Beschaffenheit und Menge des Sputums
> - **Schmerzen:** Den Patienten auf Schonatmung beobachten, ggf. Schmerzmittelverordnung durch den Arzt
> - **Aussehen der Haut:** Zyanose, Schweiß, Gänsehaut, Druckstellen, Pilzbefall und allergische Reaktionen
> - **Stuhlgang:** Durch Antibiotikatherapie kann es zu Diarrhöen kommen, Flüssigkeits- und Bewegungsmangel können zu Obstipation führen.

Pflegebasismaßnahmen

Hygiene • Viele Pneumonien sind von Erregern verursacht, die auch gesunde Menschen auf ihrer Haut tragen, z. B. Pneumokokken. In der Regel reichen die üblichen Hygienemaßnahmen daher aus (S. 304). In Ausnahmefällen werden besondere hygienische Maßnahmen ärztlich angeordnet, z. B. wenn eine Pneumonie durch MRSA ausgelöst wurde (S. 316). Bei manchen viralen Pneumonien wird der Patient „isoliert", um einer Ausbreitung der Erreger vorzubeugen. Maßnahmen der Isolierung finden Sie im Kap. „Hygiene" (S. 312).

Lagerung und Mobilisation • Patienten sollten mit erhöhtem Oberkörper gelagert werden, sodass sie möglichst leicht atmen können (▶ Abb. 55.16). Ein Patient mit einer Pneumonie sollte sich körperlich schonen und Bettruhe einhalten. So kann sein Immunsystem die Krankheit bestmöglich bekämpfen und sein Sauerstoffbedarf wird nicht durch Muskelarbeit unnötig gesteigert. Wenn nötig, wird der Patient bei der Nahrungsaufnahme und der Körperpflege unterstützt.

Abb. 55.16 Oberkörperhochlagerung.

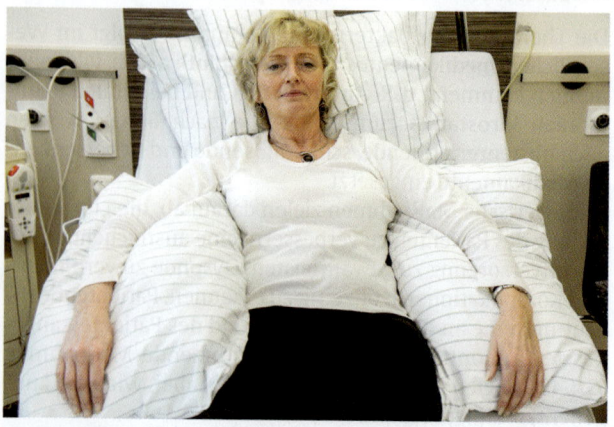

Die Patientin sollte möglichst leicht atmen können. Zur Unterstützung der Atemmuskulatur können die Arme zusätzlich mit Kissen unterlagert werden.

Infektiöse Erkrankungen

Beispiel **80-jährige Patientin**
Eine über 80-jährige Patientin entwickelt nach einem Lungenödem aufgrund einer schweren Herzinsuffizienz im Laufe ihres Krankenhausaufenthalts eine Pneumonie. Unter 3 l Sauerstoff/min hat die Patientin in Ruhe keine Luftnot, aber bei Belastung bekommt sie subjektiv nicht genug Luft. Die Patientin hat strenge Bettruhe und bekommt einen Blasendauerkatheter, um sich möglichst zu schonen.

Beispiel **30-jähriger Patient**
Ein etwa 30-jähriger Mann wird mit einer Lungenentzündung im Rahmen eines grippalen Infekts in das Krankenhaus aufgenommen. Der Patient fühlt sich akut sehr müde und kraftlos, ist aber sonst in einem sportlichen Zustand. Zwar solle er Bettruhe einhalten, darf aber mit Hilfe für einen Toilettengang aufstehen.

Beispiel **Kleinkind**
Die 5-jährige Marie hat seit einigen Tagen Fieber, Husten und Bauchschmerzen. Der Kinderarzt diagnostiziert eine Pneumonie, verordnet neben anderen therapeutischen Maßnahmen Bettruhe und rät den Eltern zu einem stationären Aufenthalt, wenn sich ihr Zustand verschlechtern sollte. In den darauffolgenden 2 Tagen ist das Mädchen noch schläfrig und bleibt freiwillig liegen. Danach bessert sich ihr Befinden und die Mutter hat Mühe, das Kind im Bett zu halten. Eine erneute Untersuchung beim Kinderarzt zeigt: Die Lungenentzündung hat sich gebessert. Marie darf wieder aufstehen, soll sich aber noch körperlich schonen.

Körpertemperatur • Es sollte (auch beim Waschen) darauf geachtet werden, dass der Patient einerseits nicht friert und andererseits keinem Wärmestau ausgesetzt ist. Befindet sich der Patient im Stadium eines Fieberanstiegs, sollte auf eine Waschung verzichtet werden. Ob fiebersenkende Maßnahmen angezeigt sind, muss der Arzt im Einzelfall abwägen. Informationen zu fiebersenkenden Maßnahmen finden Sie im Kap. „Pflege bei Fieber" (S. 758).

Flüssigkeits- und Nahrungsaufnahme • Der Flüssigkeitshaushalt sollte bilanziert und es sollte darauf geachtet werden, dass der Patient ausreichend trinkt. Besonders ältere Menschen haben oft kein ausreichendes Durstgefühl. Hinzu kommt die körperliche Schwäche, evtl. verbunden mit Atemnot. Das alles führt mitunter dazu, dass der Patient zu wenig Flüssigkeit zu sich nimmt. Bei einem Nierengesunden sollte der Urin hell sein. Patienten sollten nicht zum Essen überredet werden, wenn sie keinen Appetit haben.

Prophylaxen • Solange der Patient Bettruhe einhält, werden nach Bedarf Thrombose- und Dekubitusprophylaxen durchgeführt.

WISSEN TO GO

Pneumonie – Pflegebasismaßnahmen

- **Hygiene:** Standardhygienemaßnahmen, Ausnahmen sind Infektionen mit MRSA oder viral verursachte Pneumonien
- **Lagerung und Mobilisation:** Patient mit erhöhtem Oberkörper lagern, bei Bettruhe, Unterstützung bei Nahrungsaufnahme und Körperpflege
- **Körpertemperatur:** Pflegemaßnahmen bei Fieber
- **Flüssigkeitsaufnahme:** Flüssigkeitsbilanz, ausreichende Flüssigkeitszufuhr
- **Prophylaxen:** bei Bettruhe Thrombose- und Dekubitusprophylaxe

Informieren, Schulen, Beraten

Spezielle Beratungsaspekte bei Patienten mit Pneumonie sind:
- Patienten über Wirkung und mögliche Nebenwirkungen der Medikamente aufklären.
- Patienten in schonenden Hustentechniken und evtl. in der Anwendung von Atemphysiotherapiegeräten anleiten (S. 549).
- Ältere Patienten und Patienten mit chronischen Erkrankungen darüber informieren, dass Impfungen gegen Pneumokokken bzw. Grippe sie unter Umständen vor einer neuen Pneumonie schützen können.
- Den Patienten erklären, dass sie Erkältungen und andere Infektionen nicht „übergehen", sondern am besten im Bett auskurieren sollten, um ihrer Abwehr möglichst viel Energie zur Verfügung zu stellen.

Gesundheitsförderung und Alltagsbewältigung

Unter einer wirksamen Antibiotikatherapie verlaufen Pneumonien i. d. R. akut und heilen innerhalb weniger Wochen vollständig aus. Doch besonders die nosokomialen Lungenentzündungen können zu Komplikationen wie Sepsis führen oder einen chronischen Verlauf nehmen. Verläuft die Heilung verzögert, kann die Indikation für eine Anschlussheilbehandlung vorliegen.

Wenn eine Aspiration die Pneumonie verursacht hat, sind unter Umständen im Anschluss an den Krankenhausaufenthalt rehabilitative Maßnahmen erforderlich, um Schluckstörungen zu beheben und einer erneuten Aspiration vorzubeugen.

WISSEN TO GO

Pneumonie – Informieren, Schulen, Beraten

- Wirkung und Nebenwirkungen der Medikamente
- Grippeimpfungen
- Erkältungen und andere Infektionen auskurieren
- verzögerte Heilung kann Indikation für Anschlussheilbehandlung sein
- bei Aspirationspneumonie evtl. rehabilitative Maßnahmen, um Schluckstörungen zu beheben

55.5.2 Tuberkulose

Grundlagen

Definition Tuberkulose
Die Tuberkulose (Tbc) ist eine chronische, meldepflichtige Infektionskrankheit, die ein oder mehrere Organe befällt.

Die Tuberkulose wird durch Mykobakterien verursacht und durch Tröpfcheninfektion übertragen. Die Krankheit kann **generalisiert** verlaufen oder sich auf **ein Organ beschränken**. Die **häufigste Form** ist die **Lungentuberkulose**. In Deutschland ist Tuberkulose selten geworden, doch weltweit ist die Krankheit wieder auf dem Vormarsch. Die früher durchgeführte Impfung hat nur einen Teilschutz geboten und ist daher nicht mehr generell empfohlen.

Gelangen Tuberkelbakterien in die Lunge, bildet sich zunächst ein kleiner Infektionsherd (**Primärinfektion**). In vielen Fällen schaffen es Abwehrzellen, die Bakterien abzukapseln und ein Granulom zu bilden, in dem die Erreger jahrelang überleben können, ohne dem Organismus zu schaden

Abb. 55.17 Lungentuberkulose.

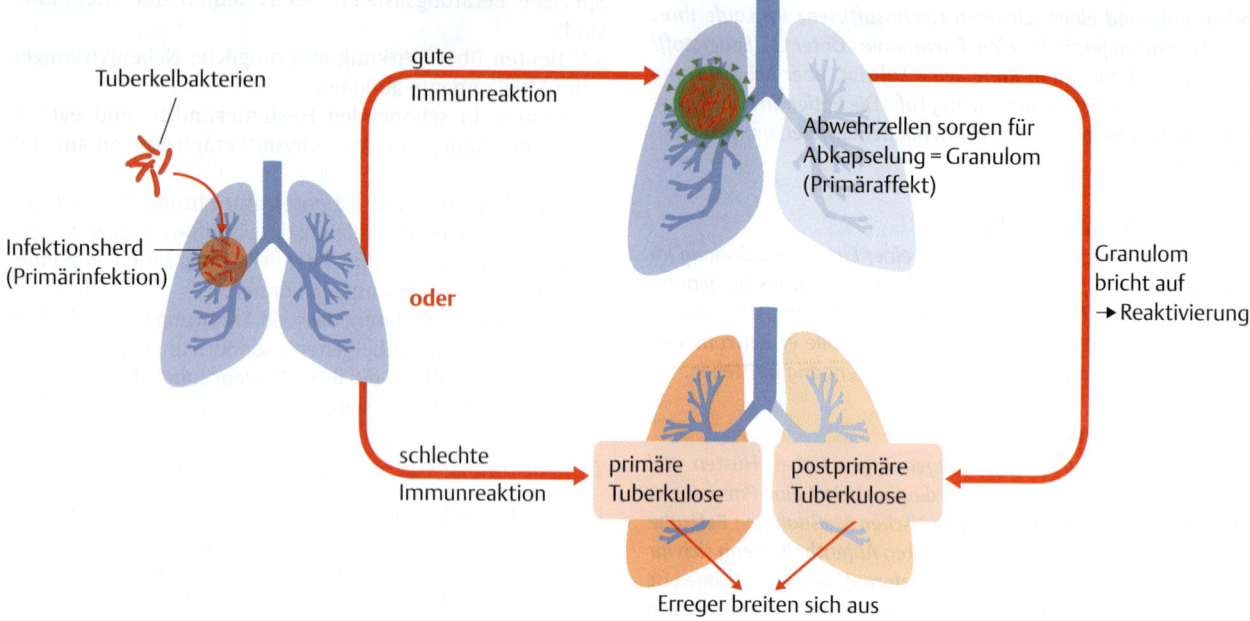

Gelangen Tuberkelbakterien in die Lunge, kommt es zur Primärinfektion. Ist die Immunabwehr gut, bildet sich ein Primäraffekt. Bei geschwächtem Immunsystem kommt es zu einer primären Tuberkulose. Bricht ein Primäraffekt auf, spricht man von postprimärer Tuberkulose.

(**Primäraffekt**). Bei gut funktionierendem Immunsystem kann die Infektion damit beendet sein.

Wenn sich die Erreger nicht abkapseln, sondern ausbreiten, entsteht eine **primäre Tuberkulose**. Sie tritt vorwiegend bei Kindern und Säuglingen und immungeschwächten Erwachsenen auf, z. B. bei Unterernährung, Alkoholkrankheit, HIV-Infektion. Eine **postprimäre Tuberkulose** (Reaktivierung) entsteht, wenn ein Primäraffekt bei einem Patienten mit geschwächtem Immunsystem aufbricht (▶ Abb. 55.17).

Symptome der Tuberkulose sind **Nachtschweiß, Gewichtsverlust, Husten** mit evtl. blutigem Auswurf und ein **schlechtes Allgemeinbefinden**. Die Diagnose erfolgt über Röntgen, ggf. CT, mikroskopische Nachweise von Mykobakterien bei offener Tbc z. B. über Sputum oder Urin, Tuberkulin-Hauttest bzw. Interferon-Gamma-Bluttest.

! Merken Aktive und offene Tuberkulose
Eine Tuberkuloseerkrankung ist
- *aktiv, wenn deutliche Symptome und/oder radiologische Zeichen vorhanden sind. Eine aktive Tuberkulose kann offen oder geschlossen sein.*
- *offen, wenn Erreger ausgeschieden werden und andere Menschen infizieren können. Patienten mit einer offenen Tuberkulose müssen isoliert werden.*
- *geschlossen, wenn die Erreger nicht auf natürlichem Weg aus dem Organismus gelangen.*

WISSEN TO GO

Tuberkulose – Grundlagen

Sie ist eine chronische, meldepflichtige Infektionskrankheit, durch Mykobakterien verursacht und durch Tröpfcheninfektion übertragen, häufigste Form = Lungentuberkulose.
- **Primäraffekt:** Bakterien bilden ein Granulom.
- **Primäre Tuberkulose:** Erreger breiten sich aus.
- **Postprimäre Tuberkulose:** Primäraffekt bricht auf.

Symptome: Nachtschweiß, Gewichtsverlust, Husten mit evtl. blutigem Auswurf und schlechtes Allgemeinbefinden. Die **Diagnostik** erfolgt durch Röntgen, mikroskopischen Nachweis, Tuberkulin-Hauttest bzw. Interferon-Gamma-Bluttest.

Therapie und Pflege

Entscheidend für die Tbc-Bekämpfung ist, die Krankheit frühzeitig zu erkennen, Patienten mit Verdacht auf eine offene Tbc zu **isolieren** und schnell effektiv zu behandeln. Außerdem müssen alle Personen, die in engem Kontakt zu einem Tuberkulosekranken gestanden haben, untersucht werden.

Die Therapie erfolgt durch **Antituberkulotika**, z. B. Isoniazid und Rifampicin. Antituberkulotika verursachen oft Nebenwirkungen, z. B. Nieren- oder Gehörschäden – auf entsprechende Symptome sollte geachtet werden. Wichtig ist, dass Infusionen nicht zu schnell einlaufen bzw. die Medikamente entsprechend der Anordnung eingenommen werden.

Hygienische Maßnahmen • Patienten mit einer offenen Tbc werden üblicherweise in einem Einzelzimmer isoliert. Bei der Pflege sollte ein Mundschutz verwendet werden, der auch sehr kleine Teilchen nicht passieren lässt (FFP2-Maske, bzw. FFP3-Maske bei resistenten Erregern) (▶ Abb. 55.18). Weil auch der Mundschutz keinen absoluten Schutz bietet, sollten abwehrgeschwächte und schwangere Personen und Kinder den Raum nicht betreten. Masken mit Ventil sind nur für das Personal und nicht für die Patienten vorgesehen, da sie die Ausatemluft nicht filtern. Der Patient muss bei Verlassen des Zimmers eine Maske ohne Ventil tragen.

Die Patienten sollten zum korrekten hygienischen Verhalten angeleitet werden. Sie dürfen z. B. unter keinen Umständen einen anderen Menschen anhusten, sondern sollten immer in ein Tuch husten und dies anschließend in einem Infektionsmüllbehälter entsorgen.

Abb. 55.18 FFP2-Maske.

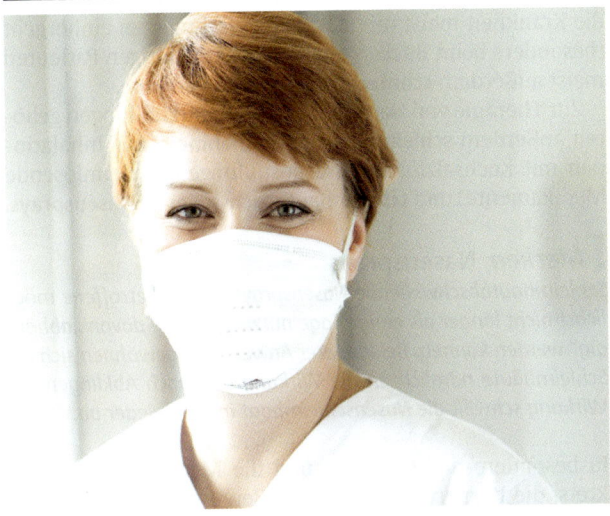

FFP2-Masken garantieren bei korrektem Gebrauch im Gegensatz zu den meisten OP-Masken einen dichten Sitz und lassen durch Aerosole (aerogen) übertragbare Erreger nicht passieren.

Weitere Maßnahmen • Unterernährte Patienten sollten sich hochkalorisch ernähren. Prophylaktische Maßnahmen werden entsprechend dem Allgemeinzustand des Patienten durchgeführt.

> **WISSEN TO GO**
>
> **Tuberkulose – Therapie und Pflege**
> - **Isolierung:** bei Verdacht auf offene Tbc Isolierung im Einzelzimmer
> - **Therapie:** Antituberkulotika, z. B. Isoniazid und Rifampicin
> - **Hygienische Maßnahmen:** Maßnahmen bei Isolation, FFP2-Maske
> - **Ernährung:** hochkalorisch bei unterernährten Patienten

55.5.3 Influenza

Grundlagen

Definition Influenza
Die Influenza („echte" Grippe) ist eine durch die Influenzaviren A und B ausgelöste hochfieberhafte Infektionserkrankung des Respirationstrakts.

Influenzaviren werden durch **Tröpfcheninfektion** übertragen und sind **hochansteckend**. Erkrankungen treten vor allem in den Wintermonaten auf. Charakteristisch für die Influenzaviren ist die rasche Entstehung neuer Virusvarianten durch ständige Veränderungen in ihrem Erbgut.

Etwa **50 %** der Patienten entwickeln die typischen Symptome einer leichten **Erkältungskrankheit**. Bei der anderen Hälfte der Infizierten verläuft die Influenza unter dem Bild der „klassischen echten Grippe": **hohes Fieber** (bis zu 40 °C), **Schüttelfrost**, bohrende **Kopf- und Gliederschmerzen** und ausgeprägtes Krankheitsgefühl. Nach ca. 1–2 Tagen treten dann die typischen Symptome eines respiratorischen Infekts hinzu: Schnupfen, trockener Husten mit zähem Auswurf und Schmerzen, Halsschmerzen, Heiserkeit. In der Regel klingen die Symptome nach etwa 1 Woche ab. Die meisten Patienten leiden aber danach noch mehrere Wochen an leichter Ermüdbarkeit und Kreislaufproblemen.

Therapie und Pflege

Üblicherweise erfolgt eine **stationäre Aufnahme nur bei schweren Verläufen**, die mit hohem Fieber und starkem Krankheitsgefühl einhergehen. Hier muss der Patient sich körperlich so gut es geht schonen, damit seinem Immunsystem möglichst viel Energie zur Verfügung steht. Eine **engmaschige Kontrolle** der **Körpertemperatur** und der **Flüssigkeitsbilanz** sind wichtige Aspekte der Pflege. Innerhalb der ersten 2 Tage können **Virostatika** helfen, die die Freisetzung der Viren aus befallenen Zellen hemmen.

Kommt es zu einer **bakteriellen Superinfektion**, sind **Antibiotika** angezeigt. Sie erkennen eine Superinfektion z. B. an eitrigem Auswurf. Pneumonien und Herzmuskelentzündungen sind mögliche Komplikationen. Auf Symptome dieser Erkrankungen sollte geachtet werden, z. B. Atemnot, Brustschmerzen, Herzrhythmusstörungen.

Definition Superinfektion
In der Medizin bezeichnet der Begriff Superinfektion eine Sekundärinfektion mit einem anderen Erreger. Am häufigsten folgt dabei auf eine virale Infektion eine bakterielle (bakterielle Superinfektion).

Isolierung • Um eine Übertragung auf andere zu verhindern, aber auch um den durch die Viruserkrankung geschwächten Patienten vor weiteren Krankheitserregern zu schützen, werden Influenza-Patienten isoliert. Die Maßnahmen der Isolierung finden Sie im Kap. „Hygiene" (S. 312).

Impfung • Besonders bei chronisch kranken, älteren und abwehrgeschwächten Menschen kann eine Grippe einen schweren Verlauf nehmen. Das Robert Koch-Institut empfiehlt diesen Personengruppen daher eine jährliche Impfung gegen die jeweils saisonalen Erreger. Auch medizinischem Personal rät es wegen der erhöhten Gefährdung zu einer Impfung.

> **WISSEN TO GO**
>
> **Influenza**
>
> Durch Influenzaviren ausgelöste hochfieberhafte und hochansteckende Infektionserkrankung des Respirationstrakts (Tröpfcheninfektion). **Therapie und Pflege:**
> - Isolierung
> - körperliche Schonung
> - Temperaturkontrollen, Flüssigkeitsbilanzierung
> - ggf. Virostatika,, bei bakterieller Superinfektion Antibiotika
> - Beobachtung auf Komplikationen: Atemnot, Brustschmerzen, Herzrhythmusstörungen
> - Impfung: jährlich bei chronisch Kranken, Älteren, Abwehrgeschwächten und medizinischem Personal

55.5.4 Bronchitis

Definition **Bronchitis**
Sind die Schleimhäute der unteren Atemwege entzündet, bezeichnet man dies als Bronchitis.

Mitunter geht der Bronchitis ein Infekt der oberen Atemwege voraus, der sich dann auf die Bronchien ausbreitet. Eine Bronchitis ist meist viral ausgelöst. Tritt im Verlauf eine bakterielle Superinfektion hinzu, kommt eine antibiotische Therapie in Betracht. Ansonsten steht die symptomatische Therapie im Vordergrund, z. B. schleimlösende bzw. hustenstillende, atemunterstützende und fiebersenkende Maßnahmen.

Eine Bronchitis heilt i. d. R. innerhalb von Tagen bis wenigen Wochen aus. Sie kann aber auch in eine chronische Form (S. 954) oder in eine Pneumonie (S. 974) übergehen.

55.5.5 Bronchiolitis

Definition **Bronchiolitis**
Die Bronchiolitis ist eine schwer verlaufende virale Schleimhautentzündung der kleinen Bronchien und Bronchiolen.

Die Bronchiolitis ist die häufigste Atemwegserkrankung im Säuglingsalter. Sie wird in den meisten Fällen durch das **Respiratory-Syncytial-Virus** (RS-Virus) verursacht, das durch Tröpfcheninfektion übertragen wird. Die kleinen Äste der Bronchien sind durch die Entzündung angeschwollen, dadurch kommt es zu einer **Störung der Be- und Entlüftung der Alveolen**. In schweren Fällen resultiert daraus ein erheblicher Sauerstoffmangel im Blut (respiratorische Insuffizienz) und eine Lungenüberblähung (weil die Luft nicht abgeatmet werden kann). Eine Bronchiolitis kann außerdem einen **chronischen Verlauf** nehmen und zu langfristigen Lungenschäden wie einer **Lungenfibrose** führen.

Neben den klassischen Erkältungssymptomen (Schnupfen, Husten) entwickeln die betroffenen Säuglinge Fieber, Tachypnoe (erhöhte Atemfrequenz), Atemnot mit „Nasenflügeln" und eine Zyanose.

Erkrankte Säuglinge brauchen viel Ruhe, Stress ist unbedingt zu vermeiden. Die Eltern sollten darüber aufgeklärt werden. Wichtig sind auch eine ausreichende Gabe von Flüssigkeit und Sauerstoff. Eine engmaschige Überwachung ist notwendig. Schwere Fälle sollten intensivmedizinisch behandelt werden.

55.5.6 Sinusitis

Grundlagen

Definition **Sinusitis**
Unter einer Sinusitis versteht man die Entzündung der Nasennebenhöhlen mit Sekretbildung. Sie kann akut verlaufen oder chronisch werden.

Typisches Symptom ist ein „**Gesichtsschmerz**", der sich verstärkt, wenn die Patienten ihren Kopf nach vorne beugen, die betroffenen Areale sind druckempfindlich. Je nach Schwere der Infektion und je nach Erreger kann das Nasensekret Eiter, evtl. auch Blut enthalten, die **Schleimhäute** sind **angeschwollen**. Die Sinusitis kann von Fieber begleitet werden.

Therapie und Pflege

Bei einer schweren und andauernden bakteriellen Nasennebenhöhlenentzündung kommen i. d. R. **Antibiotika** zum Einsatz. Sonst besteht die Gefahr, dass die Krankheit chronisch verläuft oder sich die Entzündung ausbreitet. Weil die Krankheit meist mit starken Kopfschmerzen einhergeht (besonders beim Bücken oder Husten), benötigen Patienten meist außerdem **schmerzstillende Medikamente**.

Zur Therapie von Nasennebenhöhlenentzündungen gehören außerdem **schleimlösende Maßnahmen** (z. B. Inhalationen mit Kochsalzlösung; Nasenspülungen, schleimlösende Medikamente) und **schleimhautabschwellende Nasensprays**.

! Merken **Nasensprays**
Schleimhautabschwellende Nasensprays sollten Betroffene möglichst nicht länger als einige Tage nutzen, weil sie davon „abhängig" werden können. Bei längerer Anwendung gewöhnen sich die Schleimhäute nämlich an die Wirkung und nach Abklingen der Wirkung schwillt die Nasenschleimhaut immer wieder an.

Insbesondere das Aussehen und die Menge des Nasensekrets, die Körpertemperatur, das Bewusstsein und das Allgemeinbefinden des Patienten sollten beobachtet werden.

Tipp • Wer zu Nasennebenhöhlenentzündungen neigt, kann durch eine einfache Yoga-Übung vorbeugen. Dabei hält er jeweils eine Nasenseite mit dem Daumen zu und atmet wechselseitig die Luft durch nur ein Nasenloch langsam und tief ein und wieder aus. Durch den verstärkten „kühlen" Luftstrom schwellen die Nasengänge ab.

55.5.7 Angina tonsillaris

Grundlagen

Definition **Angina tonsillaris**
Die Angina tonsillaris (Mandelentzündung) ist eine akute bakterielle Entzündung der Gaumenmandeln.

In den meisten Fällen wird sie ausgelöst durch β-hämolysierende **Streptokokken**, die durch **Tröpfcheninfektion** übertragen werden. Eine akute Mandelentzündung kann prinzipiell in jedem Lebensalter auftreten. Kinder sind aber besonders häufig davon betroffen. **Schluckbeschwerden**, Halsschmerzen, vergrößerte, gerötete, **belegte Mandeln** und **Fieber** sind typische Zeichen.

Abb. 55.19 Tonsillitis.

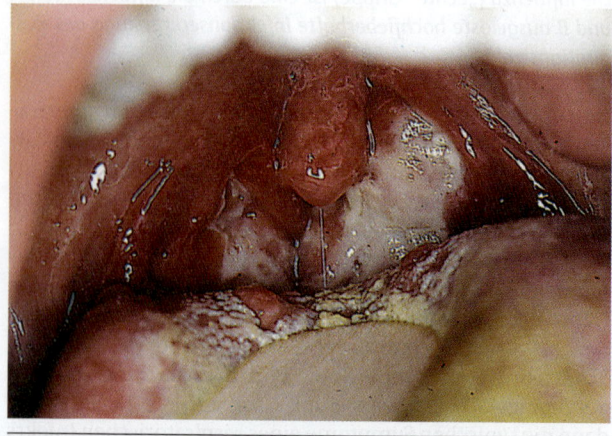

Die Gaumenmandeln sind vergrößert, gerötet und haben Fibrinbeläge. *Aus: Füeßl HS, Middeke M. Duale Reihe Anamnese und klinische Untersuchung. Thieme 2014*

Therapie und Pflege

Mandelentzündungen, die durch Streptokokken ausgelöst sind, können unbehandelt zu einem sog. Rheumatischen Fieber führen. Dabei greifen vom Immunsystem gebildete Antikörper körpereigenes Gewebe der Gelenke oder auch des Herzens an. Aus diesem Grund wird jede Streptokokken-Angina mit Antibiotika behandelt. Die Patienten sollten sich schonen und weiche Nahrung (Brei) zu sich nehmen. Folgende Maßnahmen können Halsschmerzen und Schluckbeschwerden lindern:
- Gurgeln mit Salbeitee (Salbei hat eine antibakterielle Wirkung) oder desinfizierenden Zusätzen
- Halswickel, z. B. mit Quark
- schmerzhemmende, desinfizierende Lutschtabletten
- warme Getränke, z. B. Salbeitee oder Kamillentee (entzündungshemmend)
- Eiswürfeln zum Lutschen

Wenn schwere Mandelinfektionen über einen längeren Zeitraum wiederkehrend auftreten, kann eine Tonsillektomie (chirurgische Entfernung der Gaumenmandeln) erforderlich werden.

Besonderheiten nach einer Tonsillektomie

Nach einer Tonsillektomie bildet sich im Bereich der Wunde ein Wundschorf, der sich nach etwa einer Woche ablöst. Zu diesem Zeitpunkt ist die **Gefahr von Nachblutungen** besonders groß. Folgende Faktoren können nach einer Tonsillektomie Nachblutungen begünstigen und sollten daher **vermieden** werden:
- eine Überwärmung des Halses, z. B. durch Rollkragen, heiße Vollbäder, Fönen
- hypertone Blutdruckwerte
- körperliche Anstrengung
- Schlucken von harten Speisen
- mentholhaltige Zahnpasta

Außerdem sollte auf eine **ausreichende Schmerztherapie** geachtet werden. Denn anders als bei anderen Operationen kann der Patient das Wundgebiet schlecht schonen. Er kann schließlich nicht auf das Schlucken verzichten.

ACHTUNG
Tritt eine Blutung auf, informieren Sie sofort einen Arzt, legen Sie dem Patienten einen Eisbeutel ins Genick und geben Sie ihm Eiswasserwürfel zum Lutschen.

WISSEN TO GO

Angina tonsillaris

Akute bakterielle (Streptokokken) Entzündung der Gaumenmandeln, durch Tröpfcheninfektion übertragen.
- **Symptome:** Schluckbeschwerden, Halsschmerzen, vergrößerte, gerötete, belegte Mandeln und Fieber
- **Therapie und Pflege:** Antibiotikagabe, Schonung, weiche Nahrung und Maßnahmen bei Halsschmerzen und Schluckbeschwerden
- **Besonderheiten nach einer Tonsillektomie:** ausreichende Schmerztherapie. Gefahr von Nachblutungen nach etwa 1 Woche besonders groß, daher vermeiden: Überwärmung des Halses, hypertone Blutdruckwerte, körperliche Anstrengung, Schlucken von harten Speisen, mentholhaltige Zahnpasta

55.5.8 Pharyngitis

Definition Pharyngitis
Bei der Pharyngitis ist die Rachenschleimhaut akut oder chronisch entzündet (Pharynx = Rachen).

Mitunter sind auch die Mandeln mitbetroffen. Die Ursache ist **meist viral**. Die Krankheit kann vor allem bei Kindern mit hohem **Fieber** einhergehen und sie erheblich beeinträchtigen. Sie heilt aber i. d. R. von allein vollständig aus. Eine bakterielle Infektion sollte durch einen Abstrich ausgeschlossen werden.

Um Schluckbeschwerden zu lindern, können bei einer Pharyngitis die gleichen Maßnahmen angewendet werden wie bei einer Angina tonsillaris (S. 967).

55.5.9 Laryngitis

Definition Laryngitis
Die Laryngitis ist eine Entzündung des Kehlkopfs.

Sie tritt meist im Rahmen eines **viralen Infekts** der Atemwege auf. Zu den Symptomen gehören **Kratzen** und **Schmerzen** im Bereich des Kehlkopfs und **Heiserkeit** bis zur Aphonie (Stimmlosigkeit). Eine virale Laryngitis heilt i. d. R. von allein aus. Sie kann aber zunächst in eine Tracheobronchitis (Entzündung der Luftröhre und der Bronchien) mit starkem Hustenreiz übergehen.

Zusätzlich zu oben aufgeführten Maßnahmen gegen Schluckbeschwerden (S. 967) können **Dampfinhalationen** helfen. Vor allem sollten Betroffene möglichst wenig und wenn, dann nur leise sprechen, um ihre Stimme zu schonen.

Bei wiederkehrenden bzw. anhaltenden Entzündungen im Bereich des Kehlkopfs sollten Betroffene sich auf einen **Reflux** von Magensaft untersuchen lassen.

55.5.10 Akute Epiglottitis

Definition Akute Epiglottis
Bei der akuten Epiglottitis handelt es sich um eine lebensbedrohliche eitrige Entzündung des Kehlkopfeingangs.

Im Gegensatz zu der viralen Laryngitis wird sie durch Bakterien ausgelöst, vor allem **Haemophilus influenzae Typ B**. Betroffen sind v. a. Kinder im Vorschulalter. Seit Einführung der „Hip"-Impfung ist die Erkrankung sehr selten geworden.

ACHTUNG
Da bei dieser Erkrankung die Gefahr einer starken Schwellung mit daraus resultierender Atemnot besteht, handelt es sich um einen Notfall. So schnell wie möglich sollten zum Abschwellen Kortisol (z. B. Kortison) gegeben werden und gleichzeitig eine hochdosierte Antibiotikatherapie begonnen werden.

55.5.11 Diphtherie

Definition Diphtherie
Die Diphtherie („echter Krupp") ist eine meldepflichtige Infektionserkrankung, die durch toxinbildende Stämme des Bakteriums Corynebacterium diphtheriae ausgelöst wird und zu einer schweren Entzündung des Nasen-Rachen-Raums und toxinbedingten Komplikationen führt.

Typisch für die sog. Rachendiphtherie sind die Bildung der charakteristischen **bräunlich grauen Pseudomembranen auf den Tonsillen** (Mandeln), **Fieber**, **Schluckbeschwerden**, schmerzhafter Husten, Kopfschmerzen, süßlich-fauliger Mundgeruch und eine deutliche **Schwellung des Halses** (sog. Cäsarenhals). Wenn die Membranen auf den Kehlkopf übergreifen (Kehlkopfdiphtherie), kommt es zu Heiserkeit, Atemnot und **bellendem Husten** („Krupp") mit akuter Erstickungsgefahr.

Durch die systemische Toxinwirkung können sich nach einigen Tagen **schwerwiegende Organkomplikationen** (Myokarditis, Schädigung der peripheren Nerven und der Niere) bis hin zum toxischen **Herz-Kreislauf-Versagen** entwickeln. Die wichtigste prophylaktische Maßnahme ist die aktive Impfung im Säuglingsalter.

Sobald der Verdacht auf eine Diphtherie besteht, erhalten die Patienten ein Antitoxin sowie Antibiotika und werden isoliert. Besonders wichtig ist die engmaschige Überwachung und Beobachtung auf Komplikationen. Die Maßnahmen der Isolierung finden Sie im Kap. „Hygiene" (S. 312).

55.5.12 Laryngitis subglottica

Grundlagen

Definition Laryngitis subglottica
Die subglottische Laryngitis (Pseudokrupp) ist eine Sonderform der Laryngitis (Kehlkopfentzündung). Durch eine akute Schwellung der Schleimhaut unterhalb des Kehlkopfs (subglottisches Gewebe) kommt es zu einer „Krupp-Symptomatik" mit Heiserkeit, Atemnot und bellendem Husten.

Die Laryngitis subglottica wird durch Viren verursacht. Weil bei kleinen Kindern der Kehlkopf noch sehr eng ist, tritt Pseudokrupp bei ihnen besonders häufig auf. Die Krankheit geht typischerweise mit einem **anfallsartigen bellenden Husten** und einem **inspiratorischen Stridor** (pfeifendes Atemgeräusch bei der Einatmung) einher. Die Anfälle treten meist in der Nacht auf.

Therapie und Pflege

Gegen die Schwellung helfen **entzündungshemmende Medikamente**, z.B. Kortikoide wie Kortison. In manchen Fällen ist eine Intubation notwendig, um die Atemwege offenzuhalten. Um im Notfall jederzeit schnelle Hilfe zu finden, sollten akut an Pseudokrupp erkrankte Kinder stationär aufgenommen werden. Pflegerische Maßnahmen
- Patienten beruhigen bzw. die Eltern auffordern, ihr Kind zu beruhigen. Unruhe und Panik kann den Stridor verstärken.
- Die Patienten sollten frische kalte Nachtluft einatmen. Ist das nicht möglich, sollte feuchte Tücher in der näheren Umgebung aufgehängt werden. Das kühlt und befeuchtet die Luft.
- Auf ärztliche Anordnung sollten Kaltinhalationen mit Adrenalin und/oder eine Sauerstofftherapie durchgeführt werden.

Neigt ein Kind zu Pseudokrupp, sollten seine Eltern unter Umständen für den Notfall vom Arzt verordnete Kortison-Zäpfchen zu Hause haben.

55.5.13 Tracheitis

Definition Tracheitis
Bei der Tracheitis ist die Luftröhre entzündet.

Sie kann im Rahmen von **Erkältungen** auftreten und ist in vielen Fällen mit einer **Laryngitis** kombiniert. Auch eingeatmete **Reizstoffe** sind eine mögliche Ursache. Die Patienten leiden unter **Reizhusten** und brennenden **Schmerzen** in der Luftröhre. Inhalationen und Antitussiva können hier Linderung bringen. Zur Therapie bei Stridor siehe Pseudokrupp (S. 968). Liegt ein bakterieller Infekt vor, sind Antibiotika die Therapie der Wahl.

Tracheitis sicca • Entzündet sich die Luftröhre bei tracheotomierten Patienten aufgrund einer unzureichenden Befeuchtung der Atemwege, spricht man von einer Tracheitis sicca. Hier bilden sich in der Trachea und im Tracheostoma Borken, die die Luftwege verlegen können. In diesem Fall sollte ein Arzt oder eine entsprechend geschulte Pflegekraft sofort die Kanüle wechseln, die Borken mit Kochsalzlösung lösen und absaugen.

55.6 Bösartige Tumoren

55.6.1 Bronchialkarzinom

Grundlagen

Definition Bronchialkarzinom
Das Bronchialkarzinom ist ein maligner (bösartiger) Tumor, der von den Epithelzellen der Bronchien und Alveolen ausgeht.

Der mit Abstand wichtigste Risikofaktor ist **langjähriges Rauchen**. Zu den weiteren Risikofaktoren zählen die allgemeine Luftverschmutzung (Feinstaubinhalation), lungenkrebserzeugende Stoffe am Arbeitsplatz (z.B. Asbest, Arsen oder Nickel, ionisierende Strahlung, polyzyklische aromatische Kohlenwasserstoffe) und eine familiäre Veranlagung. Tumoren der Lunge zählen in Deutschland zu den **häufigsten Krebstodesursachen**.

Die klassischen **Frühsymptome** wie chronischer **Husten** und **Auswurf** werden häufig nicht auf ein Karzinom zurückgeführt, da die meisten Patienten an einer begleitenden COPD (S. 954) leiden. Spezifische Symptome im fortgeschrittenen Stadium entstehen durch eine Kompression oder Infiltration (Eindringen) von Nachbarorganen. Hierzu zählen v.a.:
- Heiserkeit
- Schluckstörungen
- Atemnot
- Blutdruckabfall mit Schwindel
- obere Einflussstauung mit Halsvenenstauung und Schocksymptomatik

WISSEN TO GO

Bronchialkarzinom – Grundlagen

Maligner Tumor, der von den Epithelzellen der Bronchien und Alveolen ausgeht.
- **Risikofaktoren:** Zigarettenkonsum, Luftverschmutzung, lungenkrebserzeugende Stoffe am Arbeitsplatz, familiäre Belastung
- **Frühsymptome:** chronischer Husten und Auswurf
- **Spätsymptome:** Heiserkeit, Schluckstörungen, Atemnot, Blutdruckabfall mit Schwindel, Halsvenenstauung und Schocksymptomatik

Mitwirken bei der Therapie

Die Therapie von Bronchialkarzinomen richtet sich nach dem histologischen Ergebnis und dem Stadium der Erkrankung. Man unterscheidet zwischen **kleinzelligen** (SCLC) und **nichtkleinzelligen Bronchialkarzinomen** (NSCLC). Die kleinzelligen Karzinome metastasieren meist sehr früh.

Je früher die Krankheit erkannt wird, desto größer sind die Chancen auf eine Heilung. Hat der Tumor noch nicht metastasiert, besteht die Chance, dass Ärzte ihn **vollständig operativ entfernen** können. Zu pflegerischen Maßnahmen nach einer Lungenoperation siehe Perioperative Besonderheiten bei Lungenoperationen (S. 980).

Weitere Behandlungsoptionen sind **Bestrahlung**, **Chemotherapie** und andere Medikamente, die das Wachstum des Tumors hemmen sollen. Die pflegerischen Maßnahmen lesen Sie im Kap. „Pflege von Patienten mit malignen Tumoren" (S. 776).

Schon die Behandlung selbst kann für den Patienten eine große Belastung darstellen. Sie führt oft zu einer erheblichen Verschlechterung des Allgemeinbefindens. Außerdem birgt sie Risiken. So schädigt eine Bestrahlung nicht nur den Tumor, sondern auch empfindliches umliegendes Gewebe, sodass z. B. Ösophagotrachealfisteln entstehen können. Zu der Therapie gehört daher in vielen Fällen die **Behandlung von Nebenwirkungen** (wie Übelkeit) **und Komplikationen**.

Palliative Maßnahmen • In späteren Stadien ist ein kurativer Ansatz oft nicht mehr möglich. Dann kann eine Therapie darauf abzielen, die Lebenserwartung des Patienten zu verlängern. Ist die Krankheit sehr weit fortgeschritten, sind auch lebensverlängernde Maßnahmen unter Umständen nicht mehr angezeigt. Dann steht allein das körperliche und psychische Wohlbefinden des Menschen im Mittelpunkt der Behandlung. Zu den palliativen Maßnahmen gehören z. B. solche Maßnahmen, die den Schmerz und die Luftnot lindern. Mehr dazu lesen Sie im Kap. „Pflege des sterbenden Menschen – Palliative Care" (S. 810).

Psychoonkologie • In vielen Kliniken stehen heute Psychoonkologen zur Verfügung. Sie sind besonders geschult, Gespräche mit onkologischen Patienten zu führen und therapeutische Maßnahmen mit ihnen durchzuführen. Wirkt ein Patient depressiv oder verzweifelt, sollte der zuständige Arzt auf eine psychoonkologische Betreuung angesprochen werden.

Atemunterstützende Maßnahmen • Unabhängig von der Art der Therapie können regelmäßige Atemgymnastik und Atemtraining (z. B. mit einem Triflow) dabei helfen, die Lungenfunktion aufrechtzuerhalten bzw. zu verbessern (▶ Abb. 55.20). Auch weitere atemvertiefende und sekretmobilisierende Maßnahmen tragen in vielen Fällen zu einer Besserung des Krankheitsbilds bei, z. B. spezielle Lagerungen, atemstimulierende Einreibungen, Inhalationen oder Perkussion des Thorax. Mehr dazu lesen Sie im Kap. „Pflegetechniken zur Unterstützung der Atmung" (S. 542).

> **WISSEN TO GO**
>
> **Bronchialkarzinom – Therapie**
>
> Hat der Tumor noch nicht metastasiert, kann er evtl. vollständig operativ entfernt werden. Weitere Behandlungsoptionen sind Bestrahlung, Chemotherapie und andere Medikamente, die das Wachstum des Tumors hemmen sollen.
>
> - **Palliative Maßnahmen:** z. B. Schmerz und Luftnot lindernde Maßnahmen
> - **Psychoonkologie:** bei depressiven, verzweifelten Patienten
> - **atemunterstützende Maßnahmen:** regelmäßige Atemgymnastik und Atemtraining, atemvertiefende und sekretmobilisierende Maßnahmen

Beobachtungskriterien

Atmung und Sauerstoffsättigung • Der Patient sollte keine Luftnot leiden müssen. Wenn Atemfrequenz und Sauerstoffsättigung nicht im Normbereich sind, benötigt der Patient wahrscheinlich mehr Sauerstoff. Der behandelnde Arzt sollte informiert werden. Das Gleiche gilt, wenn der Patient eine Zyanose (Blaufärbung der Haut) aufweist.

Schmerzen • Der Patient sollte in der Lage sein, schmerzfrei tief durchzuatmen und zu husten. Bestehen Anzeichen auf Schmerzen, sollte der behandelnde Arzt informiert werden, damit die Schmerztherapie entsprechend angepasst werden kann.

Husten/Auswurf • Ein anhaltender Husten mit Auswurf ist ein Symptom der Krankheit. Das Sputum kann auch blutig sein. Ein Arzt sollte informiert werden, wenn sich das Aussehen ändert, also z. B. blutiges Sputum neu auftritt.

Allgemeinbefinden • Bei Patienten mit onkologischen Erkrankungen sollte immer ein besonderes Augenmerk auf das körperliche und psychische Allgemeinbefinden gerichtet werden. Denn es spielt eine wesentliche Rolle dabei, wie gut ein Patient seine Therapie verträgt. Für Patienten mit Tumoren der Lunge steht oft die Linderung ihrer Luftnot im Vordergrund. Ein Schlafmittel sollte angeboten werden, wenn der Patient nachts nicht schlafen kann. Auf den Ernährungszustand sollte ebenso geachtet werden. Wenn der Patient nicht genug isst oder wenn ihm übel ist, braucht er unter Umständen eine ergänzende intravenöse Ernährung.

Abb. 55.20 Atemtraining.

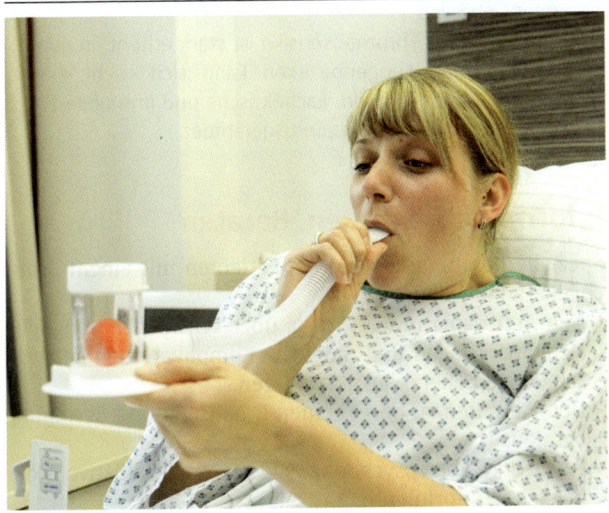

Um die Lungenfunktion aufrechtzuerhalten, sollten die Patienten regelmäßig mit einem inspiratorischen Atemtrainer üben. Die Patientin muss beim Einatmen den Ball so weit wie möglich in die Höhe bringen.

Pflege bei Erkrankungen des Atemsystems

> **WISSEN TO GO**
>
> **Bronchialkarzinom – Beobachtungskriterien**
> - **Atmung und Sauerstoffsättigung:** Sauerstoffgabe nach AO, wenn Atemfrequenz und Sauerstoffsättigung nicht im Normbereich sind oder Zyanose auftritt
> - **Schmerzen:** Patient sollte schmerzfrei tief durchatmen und husten können, ggf. Anpassung der Schmerztherapie
> - **Husten/Auswurf:** Sputum kann blutig sein. Ändert sich das Aussehen, Arzt informieren

Pflegebasismaßnahmen

Lagerung • Patienten mit Luftnot sollten so gelagert werden, dass ihnen das Atmen möglichst leichtfällt, also mit leicht erhöhtem Oberkörper, evtl. mit Unterlagerung der Arme (▶ Abb. 55.16).

Mobilisation • Hat der Patient körperliche Ressourcen, sollten diese durch Mobilisation unbedingt trainiert werden. Eine dem Zustand angepasste regelmäßige Bewegung verbessert unter Umständen Erschöpfungszustände und kann den Appetit und die Motivation des Patienten fördern (▶ Abb. 55.21). Der Patient sollte darüber informiert werden und Mobilisationsmaßnahmen mit ihm und einem Arzt abgesprochen werden. Beachtet werden sollte:
- Der Patient sollte nicht an die Grenzen seiner Leistungsfähigkeit gebracht werden. Das heißt: Er soll möglichst keine Luftnot leiden und sich nicht erschöpfen. Eine Mobilisation sollte vermieden bzw. abgebrochen werden, wenn dadurch Atem- oder Pulsfrequenz stark ansteigen und sich in Ruhe nicht schnell wieder normalisieren.
- Von anstrengenden Maßnahmen sollte abgesehen werden, wenn der Ernährungszustand des Patienten sie nicht zulässt. Hat er erheblich an Gewicht verloren, lassen seine Energiereserven keine größere Anstrengung zu.
- Hat der Patient Knochenmetastasen, können körperliche Aktivitäten möglicherweise zu Frakturen führen. Die Pflegeplanung sollten dementsprechend angepasst werden.

Abb. 55.21 Mobilisation.

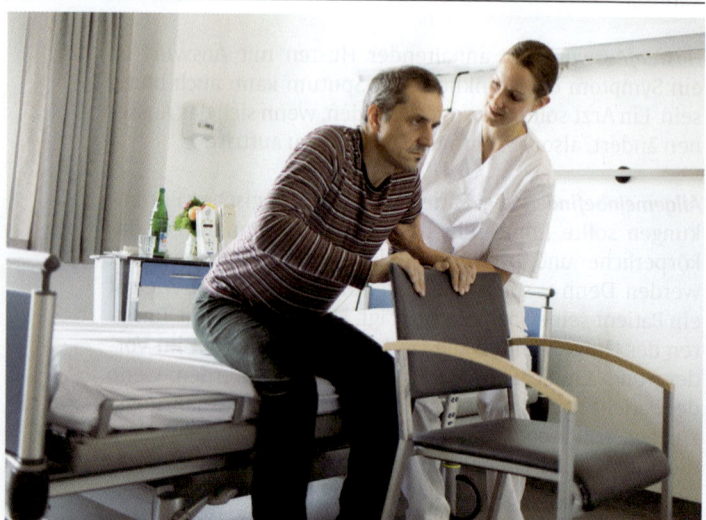

Bei der Mobilisation sollte der Patient so unterstützt werden, dass er sich nicht überfordert und Atem- und Pulsfrequenz nicht zu stark ansteigen.

Ernährung • Tumorpatienten leiden oft unter Appetitlosigkeit und sind dementsprechend unterernährt. Der zuständige Arzt kann gefragt werden, ob ein Patient im Bedarfsfall eine Wunschkost erhalten kann. Vielleicht gibt es Angehörige, die ihm gerne von außerhalb Speisen oder Getränke mitbringen, die er besonders mag. Frisches Obst oder kleinere Mahlzeiten können angeboten werden, aber der Patient sollte nicht zum Essen überredet werden.

Besonderheiten bei den Prophylaxen

Thrombose • Das Thromboserisiko ist bei an Krebs erkrankten Patienten stark erhöht. Das liegt zum einen daran, dass Tumoren gerinnungsaktive Substanzen ausschwemmen und Gefäßwände verändern können. Zum anderen weisen Betroffene häufig weitere Risikofaktoren wie einen Bewegungs- oder Flüssigkeitsmangel auf.

Pneumonie • Insbesondere wenn der Tumor Bronchien verlegt, kann sich in den minderbelüfteten Bezirken eine Pneumonie entwickeln. Atemunterstützende Maßnahmen (S. 542) sind daher auch zur Pneumonieprophylaxe angezeigt. Eine Bestrahlungstherapie kann außerdem zu toxisch entzündlichen Veränderungen des Lungengewebes führen. In diesem Fall spricht man von einer „Strahlenpneumonie".

Dekubitus • Krebserkrankung und Therapie führen oft zu einer Kachexie (krankhafte starke Abmagerung). Kachektische und immobile Patienten sind extrem gefährdet, einen Dekubitus zu entwickeln. Zusätzlich zu den „normalen" Lagerungen sollten mehrfach „Mikrolagerungen" durchgeführt werden, um den Patienten möglichst wenig zu belasten.

> **WISSEN TO GO**
>
> **Bronchialkarzinom – Pflegebasismaßnahmen**
> - **Lagerung:** atemerleichternde Lagerung.
> - **Mobilisation:** angepasste regelmäßige Bewegung verbessert Erschöpfungszustände, Appetit und Motivation:
>   – nicht an die Grenzen der Leistungsfähigkeit gehen
>   – bei Gewichtsverlust keine größere Anstrengung
>   – Gefahr von Frakturen bei Knochenmetastasen
> - **Ernährung:** Wunschkost oder mitgebrachte Speisen oder Getränke.
> - **Prophylaxen:** Thromboserisiko ist stark erhöht, in minderbelüfteten Lungenbezirken kann sich leicht eine Pneumonie entwickeln, kachektische und immobile Patienten sind extrem dekubitusgefährdet.

Informieren, Schulen, Beraten

Spezielle Beratungsaspekte bei Patienten mit einem Bronchialkarzinom sind:
- Den Arzt dabei unterstützen, über Wirkungen, mögliche Nebenwirkungen und mögliche Komplikationen der verschiedenen Therapien aufzuklären.
- Den Patienten zu den Themen Ernährung und Bewegung beraten.
- Bei Bedarf über psychoonkologische und palliative Möglichkeiten informieren.

Gesundheitsförderung und Alltagsbewältigung

Rehabilitation • Patienten mit einem Bronchialkarzinom brauchen, auch wenn die eigentliche Therapie abgeschlossen ist, weitere Betreuung. Eine anschließende Rehabilitation dient dazu, dass sie sich von ihrer Krankheit – aber auch von der Therapie – körperlich und psychisch erholen, um in ihren Alltag zurückkehren bzw. sich zu Hause selbstständig versorgen zu können. Im Rahmen einer Rehabilitation erhält der Patient außerdem Unterstützung in der Raucherentwöhnung und lernt, atemunterstützende Maßnahmen wie Atemübungen oder Inhalationen selbstständig durchzuführen. Sie sind vor allem bei operierten Patienten unter Umständen dauerhaft notwendig. Schon während des Klinikaufenthalts sollte der Sozialdienst oder die Pflegeüberleitung der Klinik informiert werden, damit diese frühzeitig entsprechende Schritte einleiten.

Nachsorge • Außerdem ist eine medizinische Nachsorge durch niedergelassene Lungenfachärzte erforderlich, z.B. um ein Rezidiv oder ein Tumorwachstum frühzeitig festzustellen. In der Regel finden diese Untersuchungen zunächst alle paar Monate und später jährlich statt. Vor der Entlassung sollte festgestellt werden, ob sich der Patient über das weitere Vorgehen ausreichend aufgeklärt fühlt, oder ob er noch Fragen hat.

Psychoonkologische Betreuung • Auch eine über den Klinikaufenthalt hinausgehende psychoonkologische Betreuung ist in vielen Fällen sinnvoll. Diese finden Patienten i.d.R. in den psychosozialen Krebsberatungsstellen, die es in fast allen Bundesländern gibt. Außerdem kann der Krebsinformationsdienst des Deutschen Krebsforschungszentrums empfohlen werden, der den Patienten bei Fragen zu ihrer Erkrankung gerne telefonisch, persönlich oder per E-Mail sogar anonym weiterhilft.

Palliative Betreuung • Wenn die Krankheit weit fortgeschritten ist, können die Sozialdienste der Kliniken auch eine weiterführende palliative Betreuung in die Wege leiten. Für Patienten, deren zu erwartende Lebenszeit gering ist und deren Angehörige sie zunächst oder dauerhaft nicht zu Hause versorgen können, gibt es die Möglichkeit einer Unterbringung in einem Hospiz.

WISSEN TO GO

Bronchialkarzinom – Informieren, Schulen, Beraten

- Ernährung und Bewegung
- Wirkungen, Nebenwirkungen und Komplikationen der Therapien
- psychoonkologische und palliative Möglichkeiten
- Rehabilitation zur körperlichen und psychischen Erholung
- Unterstützung bei der Raucherentwöhnung
- Anleitung bei atemunterstützenden Maßnahmen
- medizinische Nachsorge durch Lungenfachärzte

55.6.2 Larynxkarzinom

Grundlagen

Definition Larynxkarzinom
Das Larynxkarzinom (Kehlkopfkarzinom) ist ein maligner (bösartiger) Tumor der Kehlkopfschleimhaut.

Die mit Abstand wichtigsten Risikofaktoren sind **Rauchen** und Genuss von hochprozentigem **Alkohol**. Die meisten Kehlkopfkarzinome sind Plattenepithelkarzinome. Am häufigsten erkranken Männer im höheren Alter (> 60 Jahre). Abhängig von der Lokalisation unterscheidet man verschiedene Formen des Kehlkopfkarzinoms (▶ Tab. 55.2). Das Leitsymptom **Heiserkeit** tritt durch den Befall der Stimmbänder auf und zeigt sich deswegen nur beim Glottiskarzinom frühzeitig. Fortgeschrittene Karzinome können sich durch **Schmerzen** beim Schlucken, die typischerweise in die Ohren ausstrahlen, **Atemnot**, **Husten** und einen unangenehmen **Mundgeruch** bemerkbar machen.

Die Diagnose wird mithilfe einer Stroboskopie (Beurteilung der Stimmlippenfunktion) und Laryngoskopie („Kehlkopfspiegelung") mit Gewebeentnahme gestellt. Zur Bestimmung der Tumorausdehnung und Metastasensuche wird eine Sonografie sowie eine CT- und/oder MRT-Untersuchung durchgeführt.

Tab. 55.2 Übersicht über die verschiedenen Lokalisationen des Kehlkopfkarzinoms.

	supraglottisches Karzinom	Glottiskarzinom	subglottisches Karzinom
Häufigkeit	ca. 30% aller Kehlkopfkarzinome	ca. 65% aller Kehlkopfkarzinome	ca. 5% aller Kehlkopfkarzinome
Lokalisation	zwischen Kehlkopfeingang und Stimmlippen	Stimmbänder	zwischen dem Unterrand der Stimmlippe und dem Unterrand des Ringknorpels
Heiserkeit	**relativ spät**, wenn der Tumor die Stimmbänder infiltriert → Heiserkeit	**frühzeitig** auftretende, **fortschreitende Heiserkeit**	**relativ spät**, wenn Tumor Stimmbänder infiltriert → Heiserkeit
Metastasierung	frühzeitig	spät	frühzeitig
Prognose	schlecht → späte Diagnosestellung und frühzeitige Metastasierung	i.d.R. gut → frühzeitige Diagnosestellung und späte Metastasierung	schlecht → späte Diagnosestellung und frühzeitige Metastasierung

Pflege bei Erkrankungen des Atemsystems

WISSEN TO GO

Kehlkopfkarzinom – Grundlagen

Maligner Tumor der Kehlkopfschleimhaut. Wichtigste Risikofaktoren sind **Rauchen** und Genuss von hochprozentigem **Alkohol**. Verschiedene Formen des Kehlkopfkarzinoms siehe ▶ Tab. 55.2. Leitsymptom Heiserkeit zeigt sich nur beim Glottiskarzinom frühzeitig. Fortgeschrittene Karzinome können sich durch Schmerzen beim Schlucken, Atemnot, Husten und Mundgeruch bemerkbar machen. **Diagnostik:** Stroboskopie, Laryngoskopie, Sonografie, CT- und/oder MRT-Untersuchung.

Mitwirken bei der Therapie

Das Kehlkopfkarzinom kann nur durch eine vollständige operative Tumorentfernung geheilt werden. Je nach Lokalisation und Stadium eines Kehlkopfkarzinoms kommen neben Chemo- und Bestrahlungstherapie verschiedene Operationen infrage:

- **Laryngoskopie:** In einem frühen Stadium können Chirurgen in vielen Fällen krankes Gewebe durch eine minimalinvasive Operation mithilfe eines Laryngoskops über den Mund entfernen. Mitunter setzen sie dabei einen Laser ein (Laser-Chirurgie).
- **Chordektomie:** Bei einem Glottiskarzinom, das auf ein Stimmband beschränkt ist, wird das betroffene Band einseitig entfernt.
- **Kehlkopfteilresektion** (partielle Laryngektomie): Durch einen Schnitt am Hals werden unterschiedliche Anteile des Kehlkopfs entfernt.
- **Totale Laryngektomie:** Bei einer kompletten Entfernung des Kehlkopfs bekommt der Patient ein Tracheostoma (offener Luftröhrenschnitt), durch das er atmen kann. Hat sich der Krebs auf die Lymphknoten ausgebreitet, müssen diese ebenfalls entfernt werden (**Lymphknoten-Dissektion**). Eine einseitige oder beidseitige Halsausräumung mit Entfernung von Lymphknoten, Fett-, Nerven-, Muskel- und Venengewebe nennt man **Neck Dissection**. Meist schließt sich eine postoperative Nachbestrahlung an, die manchmal mit einer Chemotherapie kombiniert wird.

Durch die Behandlungen, aber auch durch die Krankheit selbst können Störungen auftreten, die eine besondere Therapie bzw. Pflege benötigen:

- Wegen der Gefahr von **Schwellungen im Bereich des Kehlkopfs** sollten Patienten nach Kehlkopfoperationen eine Zeit lang intubiert bleiben und auf einer Intensivstation überwacht werden.
- Durch Wundheilungsstörungen kann sich postoperativ eine **Pharynxfistel** ausbilden, durch die Speichel und flüssige Nahrung nach außen gelangt. Vor dem Ziehen der Magensonde sollte daher ein Schluckversuch mit Kontrastmittel durchgeführt werden.
- Weitere postoperative Komplikationen sind **Nachblutungen**, **Schluckstörungen**, **Stenosen** durch narbige Verwachsungen, **Tracheomalazien** (S. 974), **Lähmungserscheinungen** und **Infektionen**.
- Besonders nach einer Neck Dissection besteht die Gefahr von lebensgefährlichen postoperativen Komplikationen. Dazu zählen unter anderem **starke Blutungen** und ein **Hirnödem**.
- Treten **Schluckstörungen** auf, sollte ein Logopäde mit dem Patienten ein Schlucktraining durchführen. Aspiriert ein Patient anhaltend bei der Nahrungsaufnahme, besteht die Indikation zu einer PEG-Anlage.
- **Sprachstörungen** siehe Besonderheiten nach einer totalen Laryngektomie (S. 972).
- Im Rahmen einer Bestrahlung im Kehlkopfbereich können **Pilzinfektionen** auftreten. Diese werden mit Antimykotika therapiert.
- Maßnahmen bei **Schmerzen beim Schlucken** siehe Angina tonsillaris (S. 966).

ACHTUNG
Überwachen Sie Patienten nach einer Kehlkopfoperation auch nach dem Intensivaufenthalt engmaschig. Blutungen und andere Komplikationen können schon aufgrund der Lokalisation sehr schnell zu einem lebensbedrohlichen Zustand führen.

Besonderheiten nach einer totalen Laryngektomie

Nach einer vollständigen Entfernung des Kehlkopfs atmen die Patienten nicht mehr wie vorher durch Mund bzw. Nase, sondern durch das Tracheostoma. Die Patienten können daher nicht mehr sprechen, riechen und schmecken und oft auch nur eingeschränkt husten. Auch das Schlucken müssen sie erst wieder neu lernen, weil sich dieser Vorgang durch den fehlenden Kehlkopf verändert. Das bedeutet einen tiefgreifenden Einfluss auf fast alle Bereiche ihres Lebens. Daher ist eine ausführliche Aufklärung vorher unbedingt notwendig.

Postoperativ sollten ein Logopäde und ein Phoniater (Facharzt für Störungen der Stimme) frühzeitig mit dem Patienten ein Stimmtraining beginnen. Es gibt verschiedene Möglichkeiten, wieder sprechen zu lernen.

Ösophagusersatzstimme • Der Patient verschluckt Luft, die er anschließend kontrolliert in den Rachen presst („hochrülpst"). Die Töne entstehen durch die Vibrationen der physiologischen Ösophagusengen. Der Patient erlernt mit der Zeit, den Ringmuskel am oberen Ende der Speiseröhre willkürlich anzuspannen und zu entspannen und die Töne durch Artikulationsbewegungen in Sprache umzuwandeln. Ein Nachteil der Ösophagusersatzstimme ist, dass sie immer nur für kurze Zeit aufrechterhalten werden kann, bevor neue Luft geschluckt werden muss.

Stimmprothese • Sie bezeichnet einen operativ angelegten Shunt (Verbindung) zwischen Trachea und Ösophagus, über den beim Ausatmen – nach Verschluss des Tracheostomas (z. B. mit den Fingern) – durch ein Ventil Luft für die Stimmbildung in die oberen Atemwege gelangt und die Stimmbildung dann wie bei der Ösophagusersatzstimme erfolgen kann. Das Ventil verhindert, dass umgekehrt Speiseröhreninhalt in die Atemwege gelangt. Der Vorteil dieser Variante ist, dass der Betroffene das Pumpen der Luft in die Speiseröhre nicht erlernen muss. Er muss jedoch beim Sprechvorgang immer eine Hand benutzen, um die Öffnung im Hals zuzuhalten. Nachteilig ist der erhöhte Pflegeaufwand durch einen regelmäßigen Ventilwechsel.

Elektronische Sprechhilfe • Ein elektronischer Tongenerator wird von außen gegen den Hals gedrückt und die Luft im Ansatzrohr in Schwingung versetzt. Dadurch wird ein Ton erzeugt, der durch Artikulation in Sprache umgewandelt werden kann. Vorteil ist, dass der Patient keine besondere Technik erlernen muss. Nachteil ist, dass die Stimme sehr monoton und „roboterartig" klingt und der Patient auf ein funktionierendes Gerät angewiesen ist.

Weitere Besonderheiten bezüglich der Pflege tracheotomierter Patienten finden Sie im Kap. „Pflegetechniken zur Unterstützung der Atmung" (S. 542).

> **WISSEN TO GO**
>
> **Kehlkopfkarzinom – Therapie**
>
> Heilung nur durch vollständige operative Tumorentfernung, je nach Stadium durch Teilresektion oder komplette Entfernung des Kehlkopfs; bei befallenen Lymphknoten Neck Dissection. Chemo- und Bestrahlungstherapie schließen sich oft an.
>
> **Komplikationen:** Schwellungen, Pharynxfistel, Nachblutungen, Schluckstörungen, Stenosen, Tracheomalazien (S. 974), Lähmungserscheinungen, Infektionen, Hirnödem (nach Neck Dissection), Sprachstörungen, Pilzinfektionen.
>
> **Besonderheiten nach einer totalen Laryngektomie:** Die Patienten atmen durch das Tracheostoma. Sie können daher nicht mehr sprechen, riechen, schmecken, schlucken und oft auch nur eingeschränkt husten. Postoperativ erfolgt ein frühzeitiges Stimmtraining mit Logopäde und Phoniater. Möglichkeiten zur Wiederherstellung der Stimme: Ösophagusersatzstimme, Stimmprothese, elektronische Sprechhilfe.

Beobachtungskriterien

Atemfrequenz, Atemgeräusche, Sauerstoffsättigung • Diese sollten vor allem in einer frühen postoperativen Phase und bei allen Atembeschwerden engmaschig kontrolliert werden.

Stimme • Auf Heiserkeit und Stimmqualität bzw. Veränderungen der Stimme sollte geachtet werden.

Schlucken • Der Schluckvorgang des Patienten sollte genau beobachtet werden. Ist er deutlich zu erkennen? Verzieht der Patient schmerzhaft das Gesicht? Kommt er nur verzögert in Gang? Hustet der Patient nach dem Schlucken?

Sputum • Das Bronchialsekret kann nach Kehlkopfoperationen zunächst leicht blutig sein. Ein Arzt sollte informiert werden, wenn größere Blutbeimengungen vorhanden sind oder wenn Sputum eitrig aussieht. Es sollte darauf geachtet werden, dass der Patient leicht abhusten kann und das Sekret nicht zu zäh ist.

Beobachtungskriterien zum Allgemeinbefinden siehe Bronchialkarzinom (S. 969).

Pflegebasismaßnahmen

Bei Patienten, die nicht sprechen können, sollte für alle Pflegemaßnahmen möglichst mehr Zeit als üblich eingeplant werden. Die Patienten sollten immer einen Block und einen Stift zur Hand haben, falls sie in der Lage sind zu schreiben. Weiterhin gibt es Buchstabentafeln, Bildtafeln, Piktogramme und vorgedruckte Sätze in verschiedenen Sprachen und auch Computer, die einfach zu bedienen sind und durch die eine gute Kommunikation mit dem Patienten möglich ist.

Patienten, die Schmerzen beim Schlucken haben, sollte weiche Kost angeboten werden. Zur Pneumonie- und Atelektasenprophylaxe sollten atemvertiefende und sekretlösende Maßnahmen (S. 543 und S. 549) angewendet werden. Die Pflege von Patienten mit Tracheostoma finden Sie im Kap. „Pflegetechniken zur Unterstützung der Atmung" (S. 557). Die weiteren Maßnahmen entsprechen denen bei Bronchialkarzinom (S. 970).

> **WISSEN TO GO**
>
> **Kehlkopfkarzinom – Beobachtungskriterien und Pflegebasismaßnahmen**
>
> **Beobachtungskriterien:**
> - Atemfrequenz, Atemgeräusche, Sauerstoffsättigung
> - auf Heiserkeit und Stimmqualität bzw. Veränderungen der Stimme achten
> - Schluckvorgang beobachten
> - Sputum: bei größeren Blutbeimengungen, eitrigem Sputum, Arzt informieren
> - Allgemeinbefinden
>
> Bei der Pflege sollte mehr Zeit als üblich eingeplant werden. Der Patient sollte Hilfsmittel zur Verständigung bekommen. Weichkost bei Schluckbeschwerden, atemvertiefende und sekretlösende Maßnahmen zur Pneumonie- und Atelektasenprophylaxe. Weitere Maßnahmen entsprechen denen bei Bronchialkarzinom (S. 970).

Informieren, Schulen und Beraten

Spezielle Beratungsaspekte bei Patienten mit einem Kehlkopfkarzinom sind:
- Arzt dabei unterstützen, über Wirkungen, mögliche Nebenwirkungen und Komplikationen der verschiedenen Therapien aufzuklären.
- Informieren über mögliche postoperative Sprachstörungen und die verschiedenen Möglichkeiten, wieder sprechen zu lernen.
- Patienten in der Pflege ihres Tracheostomas (S. 557) schulen.
- Bei Bedarf über psychoonkologische und palliative Möglichkeiten informieren.

Gesundheitsförderung und Alltagsbewältigung

Bei Patienten mit einem Kehlkopfkarzinom spielt die Rehabilitation – aufgrund der durch die Krankheit bedingten erheblichen Beeinträchtigungen – eine besonders große Rolle. Sie beginnt in vielen Fällen bereits während des tumorchirurgischen Eingriffs, indem die Operateure versuchen, die Funktionen des Kehlkopfes operativ zu erhalten bzw. durch bestimmte Techniken zu ersetzen. Auch im weiteren Verlauf sollten rehabilitative Maßnahmen wie Stimmübungen schon in der Klinik und in Form einer stationären Rehabilitation so früh wie möglich erfolgen.

Eine zentrale Anlaufstelle für an Kehlkopfkrebs Erkrankte und deren Angehörige stellt der Bundesverband der Kehlkopfoperierten e. V. dar. Hier finden Patienten wertvolle Hilfe zum bestmöglichen Umgang mit der Erkrankung.

Palliative und psychoonkologische Hilfen siehe Bronchialkarzinom (S. 970).

55 Pflege bei Erkrankungen des Atemsystems

WISSEN TO GO

Kehlkopfkarzinom – Informieren, Schulen und Beraten
- Wirkungen, Nebenwirkungen und Komplikationen
- mögliche postoperative Sprachstörungen und Möglichkeiten der Kompensation
- Pflege des Tracheostomas
- psychoonkologische und palliative Möglichkeiten

Rehabilitative Maßnahmen, z. B. Stimmübungen, sollten so früh wie möglich erfolgen.

55.7 Erkrankungen des Lungenkreislaufs

55.7.1 Pulmonale Hypertonie und Cor pulmonale

Grundlagen

Physiologisch ist der Blutdruck in den arteriellen Lungengefäßen viel niedriger als der im großen Körperkreislauf. Doch auch hier kann er krankhaft über seine Normwerte ansteigen. Der medizinische Fachausdruck dafür ist **pulmonale Hypertonie**. In den meisten Fällen tritt eine pulmonale Hypertonie als **Komplikation einer anderen Erkrankung des Herzens oder der Lunge** auf. Das kann z. B. der Fall sein, wenn sich im Rahmen einer chronischen **Linksherzinsuffizienz** anhaltend Blut in die Lungengefäße zurückstaut, nach multiplen Verschlüssen kleinerer Lungengefäße (**Lungenembolien**), wenn sich bei COPD Gefäße durch Sauerstoffmangel kontrahieren oder sich bei interstitiellen Lungenerkrankungen Gefäße durch Entzündung verengen.

Auch die **Lunge** *kann unter* **Hochdruck** *leiden.*

Bleibt eine pulmonale Hypertonie langfristig bestehen, kann sich wiederum der rechte Ventrikel des Herzens durch die erhöhte Belastung erweitern und eine Muskelschwäche entwickeln (**Rechtsherzinsuffizienz**). In diesem Fall spricht man von einem **Cor pulmonale**.

Definition Pulmonale Hypertonie und Cor pulmonale
Von einer pulmonalen Hypertonie spricht man, wenn der mittlere Blutdruck in der Pulmonalarterie (Lungenschlagader) unter Ruhebedingungen auf > 20 mmHg und unter Belastung auf > 30 mmHg ansteigt.

Unter einem Cor pulmonale versteht man eine Hypertrophie (Vergrößerung) und/oder Dilatation (Erweiterung) der rechten Herzkammer, die durch die Rechtsherzbelastung bei einer pulmonalen Hypertonie entsteht.

Therapie und Pflege

Die Therapie der pulmonalen Hypertonie und des Cor pulmonale setzt sich aus mehreren Ansätzen zusammen: der **Behandlung der Herzinsuffizienz** (z. B. Diuretika, ACE-Hemmer) und des **Grundleidens** sowie der **medikamentösen Blutdrucksenkung** im Lungengefäßsystem.

Auch die pflegerischen Maßnahmen und Beobachtungskriterien orientieren sich an den Grunderkrankungen. Erste Hinweise auf ein Rechtsherzversagen beim Cor pulmonale sind Beinödeme, gestaute Halsvenen und eine Stauungsleber mit Aszites.

55.7.2 Lungenembolie

Grundlagen

Definition Lungenembolie
Als Lungenembolie (Synonym: Lungenarterienembolie) bezeichnet man den Verschluss einer oder mehrerer Lungenarterien durch einen Embolus (abgelöster Thrombus = Blutgerinnsel), der aus dem venösen System stammt.

In den allermeisten Fällen stammt das eingeschwemmte Blutgerinnsel aus einer tiefen Beinvenenthrombose (S. 931). Zu den Symptomen einer Lungenembolie gehören Luftnot und Kurzatmigkeit, Tachykardie (beschleunigter Puls) und Blutdruckabfall, atemabhängige thorakale Schmerzen, Hustenreiz, blutiges Sputum.

ACHTUNG
Eine schwere Lungenembolie (also der Verschluss eines oder mehrerer größerer Lungengefäße, auch fulminante Lungenembolie genannt) ist eine akut lebensbedrohliche Situation und damit eine Indikation für eine intensivmedizinische Überwachung. Tumorpatienten und Patienten, die eine größere Operation hinter sich gebracht haben, sind besonders gefährdet.

Therapie und Pflege

Bei Verdacht auf Lungenembolie wird der **Oberkörper** des Patienten **hochgelagert**. Der Patient erhält **Sauerstoff über eine Nasensonde** und **Morphinderivate** sowie **Benzodiazepine** gegen die Schmerzen und Angstgefühle. Bei Blutdruckabfall stehen die intravenöse Volumenzufuhr und die Gabe vasoaktiver Substanzen im Vordergrund, z. B. Adrenalin zur Erhöhung des Gefäßtonus und des Blutdrucks. Wichtig ist, dass bereits beim Verdacht auf eine Lungenembolie mit der Gabe von Heparin zur **Antikoagulation** (Gerinnungshemmung) begonnen wird, da der Therapieerfolg entscheidend von einem frühzeitigen Behandlungsbeginn abhängt.

Ist die Diagnose gesichert, richtet sich die weitere Therapie nach der Schwere der Lungenembolie. Grundsätzlich stehen 2 Ansätze zur Verfügung: die **Antikoagulation mit** verschiedenen **Heparinpräparaten**, die das Entstehen neuer Embolien verhindern soll, und die **systemische Thrombolyse** zur Wiedereröffnung des verschlossenen Gefäßes. Ausführliche Informationen finden Sie im Kap. „Pflege bei Antikoagulation und Thrombolyse" (S. 730).

Am 2.–5. Tag wird überlappend zur Heparingabe mit einer **Marcumartherapie** begonnen, die für mindestens 3–6 Monate fortgesetzt wird. Sie verfolgt das Ziel, auch in Zukunft das Auftreten thromboembolischer Ereignisse zu vermeiden (sog. Sekundärprophylaxe).

Erkrankungen des Lungenkreislaufs

WISSEN TO GO

Lungenembolie

Verschluss einer oder mehrerer Lungenarterien durch einen Embolus, der aus dem venösen System stammt. Plötzliche Luftnot oder Schmerzen beim Atmen deuten auf Lungenembolie hin. **Erstmaßnahmen bei Verdacht:**
- Oberkörperhochlagerung
- Sauerstoffgabe über Nasensonde
- Morphinderivate gegen Schmerzen
- Benzodiazepine gegen Angstgefühle
- bei Blutdruckabfall intravenöse Volumenzufuhr und Gabe vasoaktiver Substanzen
- Gabe von Heparin zur Antikoagulation

Therapie: Antikoagulation mit Heparinpräparaten oder systemische Thrombolyse. Sekundärprophylaxe mit Marcumar über 3–6 Monate.

55.7.3 Lungenödem

Grundlagen

Definition Lungenödem
Ein Lungenödem ist eine Ansammlung von Flüssigkeit im Zellzwischenraum (sog. interstitielles Lungenödem) und den Lungenbläschen (sog. alveoläres Lungenödem), die zu einer Störung des Gasaustausches führt.

Normalerweise tritt wegen des osmotischen Drucks innerhalb der Blutgefäße trotz der Durchlässigkeit ihrer Membranen nur sehr wenig Flüssigkeit in das umliegende Gewebe aus. Bei einem Lungenödem kommt es zu einem **erhöhten Austritt seröser Flüssigkeit** in das Lungengewebe. Es kann sich in Verbindung oder in Folge unterschiedlicher Grunderkrankungen entwickeln.

Verschiedene Mechanismen spielen dabei eine Rolle. Zu den häufigsten Formen gehört das **kardiale Lungenödem**. Hier führt meist eine **Linksherzinsuffizienz** zu einer **pulmonalen Hypertonie**, die dazu führt, dass Flüssigkeit aus den Kapillaren in das umliegende Gewebe gepresst wird. Aber auch eine **massive Überwässerung bei Niereninsuffizienz** oder ein zu **niedriger osmotischer Druck des Blutes** (z. B. bei Albuminmangel) kann ein Lungenödem auslösen. Außerdem kann eine **Schädigung der Gefäßwände** eine erhöhte Durchlässigkeit (Permeabilität) bedingen. Das ist z. B. nach einem Beinahe-Ertrinken oder bei einem toxischen Lungenödem nach Reizgasinhalation der Fall.

Wasser in der Lunge.

Zu den Symptomen eines Lungenödems gehören **Atemnot**, **rasselnde Atemgeräusche** und eine **Zyanose**. Die Patienten können nicht flach liegen und sind oft unruhig. Die Sauerstoffsättigung ist erniedrigt, Puls- und Atemfrequenz sind erhöht.

Therapie und Pflege

Die Patienten sollten sofort in **Herzbettlage** gebracht werden und **Sauerstoff** über eine Nasensonde erhalten. Pflegende sollten beruhigend auf den Patienten eingehen. **Morphinderivate** oder **Benzodiazepine** (Diazepam) können zur Beruhigung und gegen Schmerzen gegeben werden.

Für die Therapie ist es notwendig, die Ursache zu finden. Es sollte darauf geachtet werden, ob der Puls unregelmäßig oder deutlich beschleunigt ist. Bei einem Patienten mit einem akut aufgetretenen Lungenödem sollte unbedingt der Blutdruck gemessen werden. Ist er stark erhöht, liegt der Verdacht auf ein kardiales Lungenödem durch eine hypertensive Entgleisung (S. 921) nahe. In diesem Fall muss der Blutdruck dringend gesenkt werden. Ein akutes Lungenödem ist i. d. R. eine Indikation für eine **intensivmedizinische Überwachung**.

Zur Therapie eines kardialen Lungenödems gehören **Nitroglyzerin** (z. B. Nitrospray) **Diuretika**, **Morphium** und **Flüssigkeitsbeschränkung**. Mitunter müssen chronisch herzinsuffiziente Patienten so stark entwässert werden, dass sie ständig starken Durst haben und müde sind. Pflegende sollten den behandelnden Arzt informieren, wenn sie das Gefühl haben, der Patient leide unter der Situation. Ein klärendes Gespräch mit dem Patienten kann helfen, um gemeinsam über die weitere Therapie zu entscheiden und dadurch die Compliance zu fördern.

ACHTUNG
Patienten mit einem Lungenödem sind besonders gefährdet, als Komplikation eine Pneumonie zu erleiden, da sich Bakterien in den gestauten Regionen – bedingt durch dort vorhandene Zirkulationsstörungen – leichter ansiedeln können. Messen Sie mehrmals täglich die Körpertemperatur und achten Sie darauf, dass die Entzündungswerte im Blut kontrolliert werden.

WISSEN TO GO

Lungenödem

Ansammlung von Flüssigkeit im Zellzwischenraum (interstitielles Lungenödem) und den Lungenbläschen (alveoläres Lungenödem), die zu einer Störung des Gasaustausches führt.
- **Ursachen:** Linksherzinsuffizienz, Niereninsuffizienz, zu niedriger osmotischer Druck des Blutes, Schädigung der Gefäßwände
- **Symptome:** Atemnot, rasselnde Atemgeräusche, Zyanose, Unruhe, Patienten können nicht flach liegen, erniedrigte Sauerstoffsättigung, erhöhte Puls- und Atemfrequenz
- **Therapie:** intensivmedizinische Überwachung; ein kardiales Lungenödem wird mit Diuretika, Morphium, Herzbettlagerung, Flüssigkeitsbeschränkung behandelt
- **Beobachtungskriterien:** Puls, Blutdruck, Temperatur, Entzündungswerte
- **Komplikation:** Pneumonie

▶ **Abb. 55.22** zeigt Ihnen die möglichen Zusammenhänge der verschiedenen Erkrankungen des Lungenkreislaufs.

Abb. 55.22 Pulmonale Hypertonie.

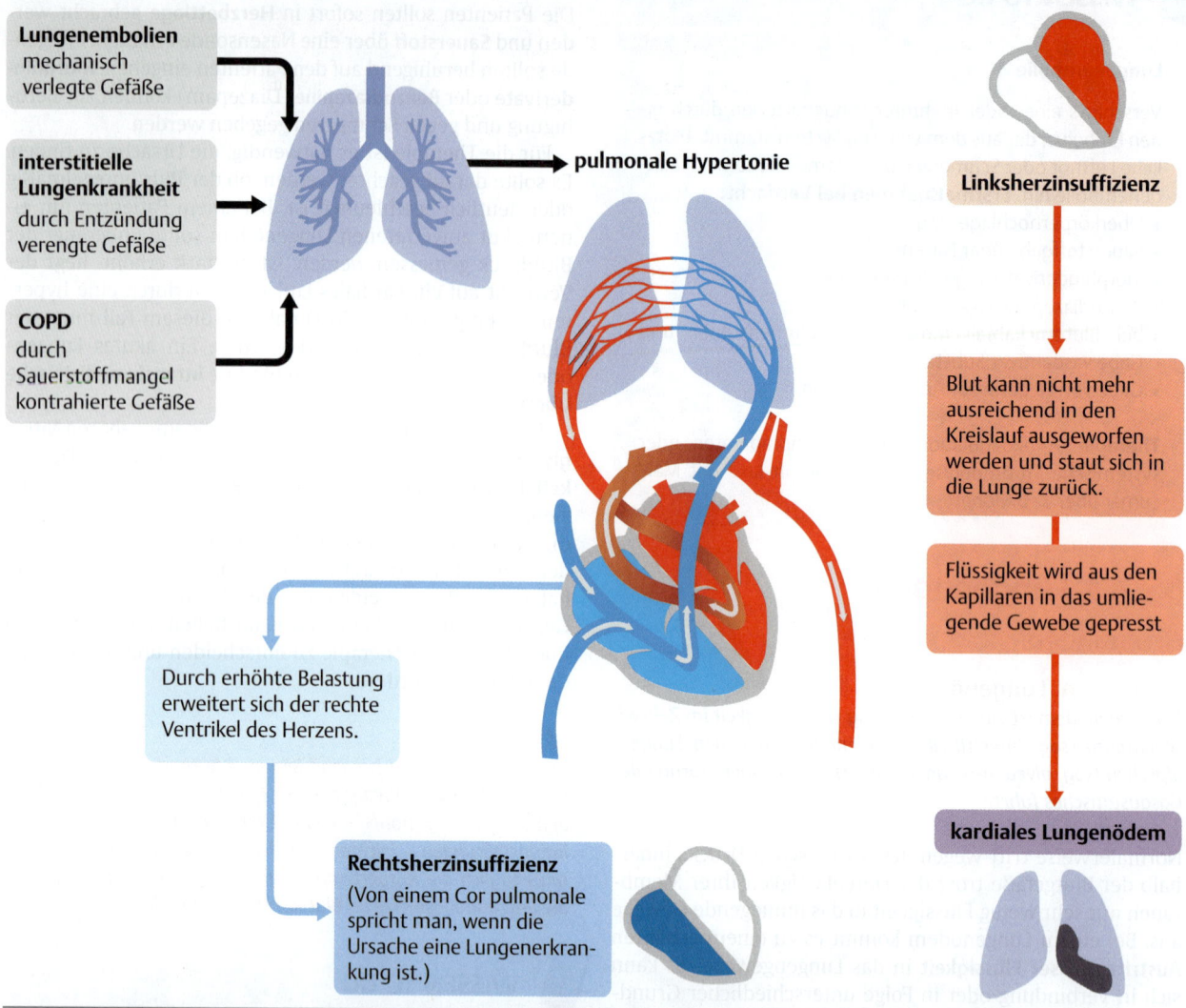

Die Übersicht zeigt die verschiedenen Erkrankungen des Lungenkreislaufs, wie sie miteinander zusammenhängen, welchen Einfluss andere Lungenerkrankungen und das Herz haben bzw. welche Folgen eine pulmonale Hypertonie auf das Herz hat.

55.8 Akutes Lungenversagen

Definition Akutes Lungenversagen
Beim akuten Lungenversagen (ARDS) (Acute Respiratory Distress Syndrome = akutes Atemnotsyndrom) handelt es sich um ein plötzliches Versagen der Lungenfunktion bei Patienten mit zuvor gesunder Lunge, das durch unterschiedliche Schädigungen des Lungengewebes entsteht.

Es ist eine seltene und leider in vielen Fällen tödlich verlaufende Krankheit, die meist in Zusammenhang mit einer anderen schweren Erkrankung auftritt, z. B. einer **Sepsis**, einem **Schock** oder einem **Polytrauma**. Auch die **Aspiration von Magensaft** oder eine **Langzeitbeatmung** kann zu einem akuten Lungenversagen führen.

Die Patienten klagen typischerweise über eine **akut einsetzende, rasch zunehmende Dyspnoe** und **Tachypnoe** (erhöhte Atemfrequenz), die innerhalb von wenigen Stunden zur Beatmungspflichtigkeit führen kann. Haut und Schleimhäute sind wegen des Sauerstoffmangels häufig **zyanotisch** verfärbt.

Bei der Therapie steht dementsprechend im Vordergrund, die unbelüfteten Bezirke wieder zu ventilieren. Dies geschieht überwiegend durch eine **maschinelle Beatmung** auf einer Intensivstation und möglichst frühzeitiger Bauchlagerung des Patienten.

55.9 Erkrankungen der Pleura

55.9.1 Pleuraerguss

Grundlagen

Definition Pleuraerguss
Unter einem Pleuraerguss versteht man eine pathologische Flüssigkeitsansammlung im Pleuraspalt.

Normalerweise liegen die beiden Lungenblätter (Brustfell = Pleura parietalis und Lungenfell = Pleura visceralis), die die Lunge umgeben, eng aufeinander. Nur so können sie den Sog, der im Thorax durch die Atembewegung entsteht, auf die Alveolen überleiten. Bei manchen Erkrankungen gelangt aber Flüssigkeit in den Pleuraspalt (Pleuraerguss). Das kann z. B. bei **entzündlichen** oder **bösartigen Veränderungen** der Fall sein, aber auch bei einer **Herzinsuffizienz**. Die verschiedenen Ursachen und Arten des Pleuraergusses fasst ▶ Tab. 55.3 zusammen.

Erkrankungen der Pleura

Tab. 55.3 Ursachen des Pleuraergusses.

Art des Pleuraergusses		Ursachen
Hydrothorax = seröser Pleuraerguss	Transsudat = klar, eiweißarm	dekompensierte Linksherzinsuffizienz, chronische Niereninsuffizienz, nephrotisches Syndrom, Leberzirrhose, chronische Mangelernährung, exsudative Enteropathien (Störungen, bei denen es im Bereich des Gastrointestinaltrakts zu einem Verlust von Proteinen und zu einem Lymphstau kommt)
	Exsudat = trüb, eiweißreich	Pneumonie, Tuberkulose, Malignome der Lunge, Pleura, Mamma, Ovarien, maligne Lymphome, bakterielle Infektionen der Bauchorgane, rheumatische Systemerkrankungen, Lungenembolie
Hämatothorax = Blut im Pleuraraum		Thoraxtrauma, ärztliche Eingriffe (thorakale Punktion), Aneurysmaruptur, Pleuramesotheliom, Gerinnungsstörungen
Chylothorax = Lymphflüssigkeit im Pleuraraum		Verletzungen des Ductus thoracicus (größtes Lymphgefäß im Körper), entzündliche bzw. tumoröse Lymphabflussstörungen

Ein großer Pleuraerguss behindert die Entfaltung der Lunge und kann dadurch die **Atmung erheblich beeinträchtigen**. Die Diagnose erfolgt i. d. R. zunächst über Abhören und Abklopfen des Brustkorbs. Ein Röntgen oder eine Ultraschalluntersuchung des Thorax bringen Sicherheit. Um die Ursache eines Pleuraergusses abzuklären, sollte jeder Erguss punktiert werden (sog. diagnostische Pleurapunktion [S. 948]).

Therapie und Pflege

Im Vordergrund der Therapie steht immer die **Behandlung der Grunderkrankung**, z. B. die medikamentöse Therapie von Nieren- oder Herzinsuffizienz. Dadurch bilden sich Transsudate, die ihren Ursprung in den meisten Fällen außerhalb der Lunge haben, i. d. R. ohne Folgen zurück. Bei **infektiösen Ergüssen** wird **antiinfektiv** behandelt, z. B. mit Antibiotika bei Pneumonie. Bei Patienten mit **Dyspnoe** wird eine **therapeutische Pleurapunktion** durchgeführt und der Erguss entfernt. So eine Entlastungspunktion verbessert eine durch einen Pleuraerguss bedingte Dyspnoe i. d. R. schnell. Jedoch läuft der Erguss unter Umständen wieder nach, wenn die Ursache nicht behoben wird. Die speziellen pflegerischen Aufgaben bei einer Pleurapunktion lesen Sie im Kap. „Pflege bei Punktionen und Biopsien" (S. 523).

Bei der Punktion kann eine Pleurasaugdrainage (Thoraxsaugdrainage) gelegt werden, um den Erguss kontinuierlich abzuleiten. Ausführliche Informationen zur Pflege bei Pleuradrainagen finden Sie im Kap. „Pflege von Patienten mit Sonden und Drainagen" (S. 514).

WISSEN TO GO

Pleuraerguss

Pathologische Flüssigkeitsansammlung im Pleuraspalt, ggf. mit Beeinträchtigung der Atmung.
- **Ursachen:** entzündliche/bösartige Veränderungen, Herzinsuffizienz (▶ Tab. 55.3).
- **Diagnostik:** Abhören und Abklopfen des Brustkorbs, Röntgen, Ultraschalluntersuchung des Thorax, Pleurapunktion (S. 948).
- **Therapie:** Behandlung der Grunderkrankung, z. B. medikamentöse Therapie von Nieren- oder Herzinsuffizienz, Antibiotikagabe bei infektiösen Ergüssen. Bei Patienten mit Dyspnoe erfolgt eine Pleurapunktion, evtl. wird eine Pleurasaugdrainage angelegt.

55.9.2 Pneumothorax

Grundlagen

Definition Pneumothorax
Als Pneumothorax bezeichnet man eine Ansammlung von Luft im Pleuraspalt.

Gelangt Luft in den Pleuraspalt, wird ähnlich wie bei einem Pleuraerguss der normalerweise während der Einatmung herrschende Unterdruck aufgehoben und das elastische **Lungengewebe fällt zusammen**. Ein Pneumothorax kann durch **Verletzungen der Pleura** entstehen, also z. B. im Rahmen eines Unfalls oder eines medizinischen Eingriffs (etwa bei der Anlage eines zentralen Venenkatheters in der Vena subclavia). Aber auch ein starkes Husten kann durch das **Platzen einer Emphysemblase** einen Pneumothorax verursachen.

Spannungspneumothorax • Bei einem kompletten Lungenkollaps kann sich durch die atemabhängigen Druckschwankungen im Brustkorb ein sog. Ventilmechanismus ausbilden: Beim Einatmen dringt die Luft durch eine Öffnung in den Pleuraspalt ein. Während der Ausatmung „verschließt" sich das Loch wie ein Ventil, sodass die Luft nicht mehr entweichen kann. Dadurch sammelt sich mit jedem Atemzug mehr Luft im Pleuraspalt und der Druck steigt stetig an. Das Mediastinum (Mittelfell) wird zur gegenüberliegenden (gesunden) Lungenseite abgedrängt, sodass auch der eigentlich gesunde Lungenflügel zusammengedrückt wird. Die Patienten entwickeln rasch eine respiratorische Insuffizienz mit ausgeprägter Dyspnoe und Zyanose. Wenn das Mediastinum auf die großen Gefäße drückt, wird der venöse Blutabfluss in das rechte Herz behindert und die Herzleistung kann urplötzlich rapide sinken (Blutdruckabfall und Kreislaufversagen).

Therapie und Pflege

Ein minimaler Pneumothorax verschwindet mit der Zeit von alleine wieder. Eine kleine Luftansammlung kann der Körper abbauen. Lässt sich eine Dyspnoe mit der Gabe von Sauerstoff nicht ausreichend beheben, wird eine Pleurapunktion mit Anlage einer Pleurasaugdrainage durchgeführt, die die Luft abpumpt (▶ Abb. 55.23). Ausführliche Informationen zur Pflege bei liegender Pleuradrainage finden Sie im Kap. „Pflege von Patienten mit Sonden und Drainagen" (S. 514).

55 Pflege bei Erkrankungen des Atemsystems

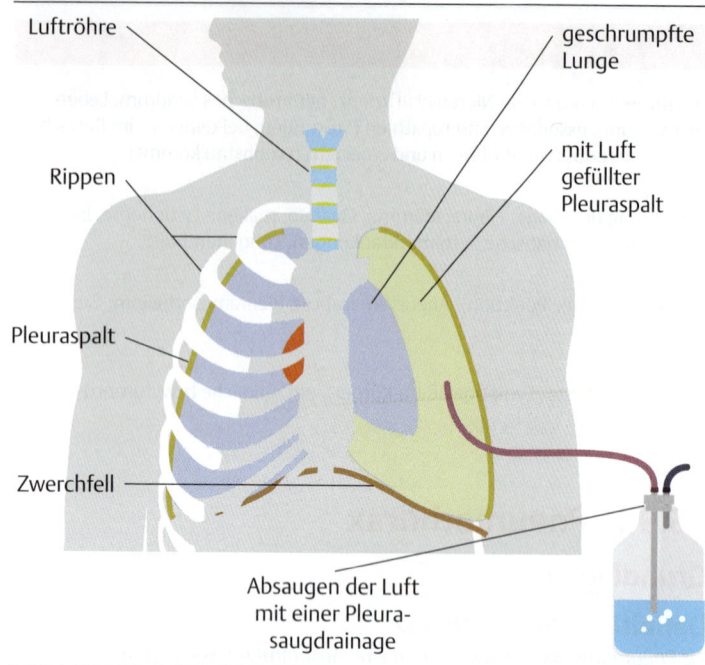

Abb. 55.23 Pleurasaugdrainage.

Die Pleurasaugdrainage pumpt die Luft aus dem Pleuraspalt ab, sodass sich die Lunge wieder entfalten kann.

ACHTUNG
Ein Spannungspneumothorax ist immer ein absoluter Notfall.

Bei einem Spannungspneumothorax kann nur die **sofortige Entlastung** durch eine Pleurapunktion die Kreislaufsituation wieder verbessern. Anschließend wird ebenfalls eine Pleurasaugdrainage angelegt. Eventuell ist langfristig eine Operation bzw. eine Verklebung der Pleurablätter (Pleurodese) notwendig.

Hautemphysem • Gelangt die Luft aus dem Pleuraspalt in das Unterhautfettgewebe, spricht man von einem Hautemphysem. Sie erkennen dies an einem typischen Knistern, wenn Sie mit den Fingern auf die Haut drücken. Ein Hautemphysem kann, muss aber nicht auf einen Pneumothorax hinweisen. Es kann auch eine Infektion mit gasbildenden Erregern dahinterstecken.

> **WISSEN TO GO**
>
> **Pneumothorax**
> Ansammlung von Luft im Pleuraspalt. Durch den fehlenden Unterdruck fällt das Lungengewebe zusammen.
> - **Ursachen:** Verletzung der Pleura, starker Husten (durch Platzen einer Emphysemblase)
> - **Therapie:** Minimaler Pneumothorax verschwindet meist von alleine. Lässt sich Dyspnoe mit Sauerstoffgabe nicht ausreichend beheben, erfolgt eine Pleurapunktion mit Anlage einer Thoraxdrainage (S. 514).
> - **Spannungspneumothorax:** akut lebensbedrohliche Notfallsituation, bei der der Druck im Pleuraspalt so stark ist, dass die großen Gefäße zum Herzen komprimiert werden (Blutdruckabfall und Kreislaufversagen). Es muss sofort eine Pleurapunktion erfolgen.

55.10 Übersicht der wichtigsten Medikamente

Die am häufigsten eingesetzten Medikamente bei Erkrankungen des Atemsystems sind:
- **Bronchodilatatoren**: Sie entspannen die Bronchialmuskulatur (Bronchialdilatation). Dadurch sinkt der Atemwegswiderstand und die gestörte Atmungsfunktion verbessert sich. Sie werden bei obstruktiven Atemwegserkrankungen, z. B. Asthma bronchiale, COPD und Mukoviszidose, eingesetzt (▶ Tab. 55.4).
- **Glukokortikoide:** Sie wirken antientzündlich und immunsuppressiv. Inhalative Glukokortikoide werden als Dauertherapie bei Asthma bronchiale eingesetzt. In der Langzeittherapie der COPD kommen sie erst im fortgeschrittenen Stadium bei Patienten mit rezidivierenden Exazerbationen zum Einsatz. Systemisch werden Glukokortikoide bei einem schweren Asthma-Anfall gegeben, während einer COPD-Exazerbation und als Immunsuppressivum bei Patienten mit interstitiellen Lungenerkrankungen (▶ Tab. 55.5).
- **Expektoranzien**: Sie wirken mukolytisch (der gebildete Schleim wird weniger zähflüssig) und/oder sekretolytisch (die Bronchialdrüsen bilden von vornherein einen dünn-

Tab. 55.4 Die wichtigsten Bronchodilatatoren.

Wirkstoffgruppe	häufig verwendete Wirkstoffe und Handelsnamen	Nebenwirkungen/Beobachtungskriterien
langwirksame β_2-Sympathomimetika	• Salmeterol: z. B. aeromax, Serevent • Formoterol: z. B. Foradil, Oxis	Tachykardie, Herzrhythmusstörungen, Blutdruckanstieg, Tremor, Hypokaliämie, Hyperglykämie, allergische Reaktionen
kurzwirksame β_2-Sympathomimetika	• Terbutalin: z. B. Aerudur, Bricanyl • Salbutamol: z. B. Sultanol, Salbupur, Broncho Spray	
langwirksame Anticholinergika	Tiotropiumbromid: z. B. Spiriva	Mundtrockenheit, Obstipation, Tachykardie, Miktionsstörungen mit Harnverhalt, Akkommodationsstörungen, allergische Reaktionen
kurzwirksame Anticholinergika	Ipratropiumbromid: z. B. Atrovent, Itrop	

Tab. 55.5 Die wichtigsten Glukokortikoide bei Erkrankungen des Atemsystems.

häufig verwendete Wirkstoffe und Handelsnamen	Nebenwirkungen/Beobachtungskriterien
inhalative Glukokortikoide: • Beclametasondipropionat: z. B. Beclometason-CT • Ciclesonid: z. B. Alvesco • Budenosid: z. B. Budecort • Fluticason: z. B. Atemur • Mometason: z. B. Asmanex	Husten, Bronchospasmus, Heiserkeit, Candida-Pilzinfektionen im Mund-Rachen-Raum (Soor) Mundsoor nach inhalativer Anwendung von Glukokortikoiden kann durch die Applikation vor einer Mahlzeit oder durch konsequente Mundspülung bzw. Zähneputzen nach jeder Inhalation vermieden werden.
systemische Glukokortikoide: • Prednisolon: z. B. Decortin-H • Prednison: z. B. Decortin	Osteoporose, Hautatrophie, Wundheilungsstörungen, Steroidakne, Myopathie mit Muskelatrophie, Steroid-Diabetes, Gewichtszunahme, Cushing-Syndrom, Wachstumsstörungen, Hypertonie, verminderte Infektabwehr, Glaukom, Katarakt, psychische Veränderungen (Reizbarkeit, Depression, Psychosen) Bei längerer Anwendung (> 1 Woche) dürfen Steroide nie abrupt abgesetzt werden. Durch die Einnahme wird die körpereigene Kortisolproduktion unterdrückt, sodass dem Patienten nach dem Absetzen eine akute iatrogene Nebenniereninsuffizienz droht. Aus demselben Grund benötigen die Patienten während einer Behandlung in Belastungssituationen (z. B. Infekte, Stress, Operationen) eine Dosiserhöhung, da ihr Körper nicht auf den erhöhten Bedarf reagieren kann, siehe auch hypophysäres Koma (S. 1100).

flüssigeren Schleim), sodass dieser leichter abtransportiert und abgehustet werden kann. Beispiele:
- Acetylcystein, z. B. ACC, Acemuc, Fluimucil
- Ambroxol, z. B. Mucosolvan, Bronchopront
- Bromhexin, z. B. Bisolvon, Lubrirhin
- **Antitussiva**: Sie hemmen den Hustenreflex und werden v. a. bei trockenem Reizhusten eingesetzt. Beispiele:
  - Codein, z. B. Codipront
  - Dihydrocodein, z. B. Paracodein
  - Pentoxyverin, z. B. Sedotussin
- **antiinfektiöse Medikamente**: Sie werden erregerspezifisch angewendet.

55.11 Postoperative Pflege bei Nasenoperationen

Für Eingriffe an der Nase gibt es funktionelle, aber auch ästhetische Gründe. Da eine gestörte äußere Form auch die Funktion beeinträchtigen kann, liegt oft auch eine kombinierte Indikation vor. Häufig durchgeführte Operationen sind z. B.:
- Korrektur der Nasenscheidewand (bei angeborener oder erworbener Verformung, die die Nasenatmung behindert oder zu wiederholten Nasennebenhöhlenentzündungen führt)
- Nasenbeinaufrichtung (nach Brüchen am knöchernen Nasengerüst)
- Entfernung von Nasenpolypen
- chronische Sinusitis

Definition Nasenpolypen
Nasenpolypen sind Ausstülpungen ödematös geschwollener chronisch entzündeter Schleimhaut aus Kieferhöhle oder Siebbeinzellen, die in die Nasenhöhle ragen und dort ggf. die Nasenatmung behindern.

Mögliche postoperative Komplikationen sind unter anderem: Blutungen, Beeinträchtigungen des Riechvermögens, Kopfschmerzen und Nasennebenhöhlenentzündungen.

Informieren, Schulen, Beraten • Viele Nasenoperationen werden heute ambulant durchgeführt. Die Patienten sollten daher ausreichend über die möglichen Komplikationen aufgeklärt sein. In diesen Fällen sollten die Patienten einen Arzt aufsuchen: bei stärkeren und anhaltenden Blutungen, bei hohem Fieber, bei starken Kopfschmerzen.

Um eine Blutung zu vermeiden, sollten Patienten in den ersten Tagen mit erhöhtem Oberkörper schlafen und auf keinen Fall heiß duschen. Außerdem sollten sie sich mehrere Wochen körperlich schonen und Saunabesuche und eine direkte Sonnenbestrahlung meiden.

Nasentamponade • Nach manchen Eingriffen tamponiert der Chirurg die Nase anschließend mit salbengetränkten Gazestreifen aus. Dabei unterscheidet man zwischen einer vorderen und hinteren Nasentamponade. Bei der vorderen müssen immer beide Nasenhöhlen tamponiert werden, um einen ausreichenden Druck zu erzeugen. Für die hintere zieht ein Arzt beide Enden eines Katheters über die Nase durch den Mund. Dann befestigt er die Tamponade an den Enden und platziert sie im hinteren Nasenraum, indem er den Katheter zurückzieht. Üblicherweise verbleiben Nasentamponaden postoperativ wenige Tage. Nach dem Ziehen versorgt ein Arzt einmal täglich die Nase, indem er Sekret und evtl. Borken absaugt.

Nasensalben • Nach dem Ziehen der Tamponaden werden außerdem verschiedene Nasensalben eingesetzt. Sie können abschwellende Wirkstoffe (z. B. Epinephrin) oder auch kühlende und schmerzlindernde Wirkstoffe (z. B. Menthol) beinhalten. Viele Kliniken haben dafür heute eine eigene Rezeptur. Der Nasenpflege kommt postoperativ auch deshalb eine besondere Bedeutung zu, weil die Nase auf Eingriffe oft mit verstärkter Krustenbildung reagiert. Eine fetthaltige Nasensalbe, mehrmals täglich eingebracht, beschleunigt die Heilung.

Eiskrawatte • Kommt es dennoch zu Blutungen, kann möglicherweise das Lutschen von Eiswürfeln oder eine Eiskrawatte helfen. Eine Eiskrawatte wird hergestellt, indem eine Kühlkompresse aus dem Eisfach in einen Schlauchverband gesteckt wird.

Weitere Maßnahmen • Mitunter kommen kortisonhaltige Nasensprays zum Einsatz, z. B. nach Polypenentfernung. In manchen Fällen verordnet ein Arzt Inhalationen oder Nasenspülungen mit isotoner Kochsalzlösung. Für Letzteres gibt es spezielle Gefäße, sog. Oliven. Der Patient sollte sich dazu über ein Waschbecken beugen, die Spülflüssigkeit in die Nase einlaufen lassen und dabei den Mund offen halten. So läuft die Spülflüssigkeit durch den Mund ab.

WISSEN TO GO

Nasenoperationen – Postoperative Pflege

- **Komplikationen:** Blutungen, Beeinträchtigungen des Riechvermögens, Kopfschmerzen, Nasennebenhöhlenentzündungen
- **Informieren, Schulen, Beraten:** Arzt aufsuchen: bei stärkeren und anhaltenden Blutungen, hohem Fieber, starken Kopfschmerzen. Schlafen mit erhöhtem Oberkörper, nicht heiß duschen. Für mehrere Wochen körperliche Schonung, keine Saunabesuche, keine direkte Sonnenbestrahlung
- **Nasentamponaden:** verbleiben postoperativ wenige Tage, nach dem Ziehen einmal täglich Sekret und evtl. Borken absaugen
- **Nasensalben:** nach dem Ziehen der Tamponaden abschwellende, kühlende und schmerzlindernde Nasensalben anwenden
- **Eiskrawatte:** Bei Blutungen kann Lutschen von Eiswürfeln oder Anlegen einer Eiskrawatte helfen.
- **Weitere Maßnahmen:** kortisonhaltige Nasensprays, Inhalationen, Nasenspülungen mit isotoner Kochsalzlösung

55.12 Perioperative Pflege bei Lungenoperationen

Lungenresektionen (Entfernung von Lungengewebe) gehören zu den am häufigsten durchgeführten Lungenoperationen. Man unterscheidet:
- **Segmentresektion:** Entfernung einer oder mehrerer Segmente
- **Lobektomie** bzw. **Bilobektomie:** Entfernung eines bzw. zweier Lungenlappen
- **Pneumektomie:** Entfernung eines kompletten Lungenflügels

Für diese Eingriffe ist eine Brustkorberöffnung, aber keine Herz-Lungen-Maschine erforderlich. Eine sog. **Keilresektion** (Entfernung eines keilförmigen Abschnitts aus einem Lungenlappen) können Chirurgen im Rahmen einer (videoassistierten) Thorakoskopie (Brustkorbspiegelung) durchführen.

55.12.1 Präoperative Pflege

Schon vor einer Lungenoperation sollten die Patienten zu **atemvertiefenden Maßnahmen** und dem richtigen Umgang mit einem **Atemtrainer** angeleitet werden. Nach einer Lungenoperation verändert sich die gesamte Atemsituation, und ein regelmäßiges Atemtraining ist wichtig, um die Lungenfunktion zu verbessern.

Der Patient sollte informiert werden: Eine ansonsten gesunde Lunge kann die Funktion von entferntem Gewebe im Lauf der Zeit bis zu einem gewissen Grad übernehmen. Die Leistungsreserven für den Gasaustausch sind so hoch, dass sogar Patienten nach einer Pneumektomie wieder zu einer normalen Leistungsfähigkeit gelangen können. Doch vor allem in der ersten postoperativen Zeit sollten Patienten nach Lungenresektionen sich nur vorsichtig belasten und im weiteren Verlauf diese Belastung langsam steigern.

55.12.2 Postoperative Pflege

Im Anschluss an die Operation kommt der Patient üblicherweise auf eine **Intensivstation**. Wenn alles gut verlaufen ist, kann er innerhalb kurzer Zeit extubiert werden und die Pflegekräfte beginnen damit, ihn zu **mobilisieren** und bei einem regelmäßigen **Atemtraining** zu unterstützen. Im Rahmen der Eingriffe können sich Atelektasen (Belüftungsdefizite) ausbilden. Das Atemtraining trägt zu einer besseren Belüftung bei und beugt Atelektasen vor. Durch die Operation ist das Verhältnis zwischen Belüftung und Durchblutung der Lunge verändert. Dadurch kommt es gewöhnlich zu einem Abfall der Sauerstoffsättigung, der eine vorübergehende **Sauerstofftherapie** notwendig macht.

> *Atemtraining dient der Prophylaxe.*

Auch in der anschließenden Pflege nach dem Intensivaufenthalt spielen Atemtraining, Mobilisation, Inhalationen und hustenunterstützende Maßnahmen eine wesentliche Rolle. Der Patient sollte möglichst **schmerzfrei atmen** und **husten** können und eine **normale Sauerstoffsättigung** aufweisen. Ausführliche Inhalte zu atemunterstützenden Maßnahmen lesen Sie im Kap. „Pflegetechniken zur Unterstützung der Atmung" (S. 542).

Thoraxdrainagen • Sie verbleiben postoperativ i. d. R. einige Tage und sollten engmaschig auf Nachblutungen kontrolliert werden. Es sollte auf das Aussehen des Sekrets geachtet und kontrolliert werden, ob die Drainagen Luft fördern. Ausführliche Informationen finden Sie im Kap. „Pflege von Patienten mit Sonden und Drainagen" (S. 504).

Besonderheiten bei der Lagerung • Patienten nach einer Pneumektomie sollten in der ersten Zeit nur auf der operierten Seite oder auf dem Rücken gelagert werden, um die Belüftung der gesunden Lunge bestmöglich zu gewährleisten. Nach einer Lobektomie ist das umgekehrt: Hier sollte der Patient möglichst nicht auf der operierten Seite liegen, um die Belüftung des verbliebenen Lungengewebes zu verbessern. Grundsätzlich sollte der Patient mit erhöhtem Oberkörper gelagert werden.

Kontrakturenprophylaxe • Hier liegt ein besonderes Augenmerk auf dem Schultergelenk der operierten Seite. Möglicherweise hindern Schmerzen den Patienten an einer ausreichenden Bewegung. Eine Physiotherapie sollte frühzeitig beginnen, wenn nötig unter Analgesie.

Perioperative Pflege bei Lungenoperationen

WISSEN TO GO

Lungenoperationen

Zur **präoperativen Pflege gehören:** Anleitung zu atemvertiefenden Maßnahmen und Umgang mit Atemtrainern.
Zur **postoperativen Pflege** gehören:
- **Intensivstation:** Bei gutem OP-Verlauf rasche Extubation, Mobilisation, Atemtraining. Bei Abfall der Sauerstoffsättigung vorübergehende Sauerstofftherapie.
- **Normalstation:** Atemtraining, Mobilisation, Inhalationen und hustenunterstützende Maßnahmen. Der Patient sollte möglichst schmerzfrei atmen und husten können und eine normale Sauerstoffsättigung aufweisen.
- **Thoraxdrainage:** auf Nachblutungen kontrollieren, Sekret beobachten
- **Besonderheiten bei der Lagerung:** nach Pneumektomie in der ersten Zeit Lagerung nur auf der operierten Seite oder auf dem Rücken. Nach einer Lobektomie möglichst nicht auf der operierten Seite lagern. Oberkörperhochlagerung.
- **Kontrakturenprophylaxe:** Besonders gefährdet ist das Schultergelenk der operierten Seite. Frühzeitige Physiotherapie.

Mein Patient Herr Kurt: erste Symptome lange ignoriert

Herr Kurt hat sich vor Kurzem seinen Traum erfüllt und mit 49 Jahren einen Neuanfang gewagt: Er hat sich mit einem kleinen Antiquitätenladen selbstständig gemacht. Mit der Unterstützung seiner Frau hat er es geschafft, sein Geschäft vor einer Woche zu eröffnen. Die Zeit zwischen den ersten Planungen und dem Moment, in dem auch das letzte schöne Stück fertig restauriert an seinem Platz stand, waren anstrengend gewesen. Währenddessen hat er einiges an Gewicht verloren und seinen Tabakkonsum noch weiter hochgeschraubt. Aber ein Antiquar ohne Pfeife? Das kann er sich nicht wirklich vorstellen.

Aber jetzt ist der Laden eröffnet, die Anspannung eigentlich weg – aber Herr Kurt fühlt sich trotzdem nicht wohl. Der Husten, der ihn seit Monaten begleitet, ist noch immer da, zusätzlich taucht hin und wieder ein stechender Brustschmerz auf. Das beunruhigt Herrn Kurt jetzt doch, denn er hatte eigentlich erwartet, dass sich alles nach der Geschäftseröffnung bessern würde. Doch das Gegenteil ist der Fall: Mittlerweile ist er beim Treppensteigen so kurzatmig, dass er öfter eine Pause machen muss. Er macht sich Gedanken, traut sich aber nicht, mit seiner Frau darüber zu sprechen, da er sie nicht beunruhigen möchte. Außerdem will er so kurz nach Eröffnung seines Ladens nicht wieder wegen Krankheit schließen. Nach langem Zögern beschließt Herr Kurt, seinen Hausarzt aufzusuchen. Seiner Frau sagt er aber lieber nichts ...

Dem Hausarzt schildert er seine momentane Situation und die auftretenden Beschwerden. Nach einer gründlichen Untersuchung will sich sein Arzt nicht festlegen und überweist ihn ins Krankenhaus zur näheren Abklärung. Herr Kurt begibt sich direkt ins Klinikum und ruft seine Frau an. Geschockt kommt sie sofort in die Klinik.

Währenddessen wird ihr Mann stationär aufgenommen und die ersten Untersuchungen werden eingeleitet. Zuerst wird Herrn Kurt Blut abgenommen und ein Röntgenthorax angefertigt. Dieses zeigt einen auffälligen Befund im Oberlappen der rechten Lunge, weshalb ein Termin für eine Computertomografie der Lunge gemacht wird. Und das als „dringend": Die Untersuchung soll auf jeden Fall noch im Laufe des Tages stattfinden. Für den nächsten Tag ist noch eine Bronchoskopie geplant, die – wie der behandelte Arzt dem inzwischen recht verunsicherten Herrn Kurt erklärt – genauso wie die CT zur weiteren Abklärung dienen soll.
Am nächsten Morgen bittet der Stationsarzt Herrn Kurt und dessen Frau zu einem Gespräch in sein Zimmer. Er hat keine guten Nachrichten: Das Ergebnis der Computertomografie weist darauf hin, dass Herr Kurt unter einem Lungentumor leidet. Die Sicherheit der Diagnose beträgt 90%. Er empfiehlt Herrn Kurt, umgehend mit der Therapie zu beginnen, sollte sich bei der Bronchoskopie die Diagnose erhärten.

Herr Kurt ist wie gelähmt, er schaut abwechselnd seine Frau und dann wieder den Stationsarzt an. Nur das Wort „Tumor" kreiselt in seinen Gedanken. Er weiß im Moment nicht, wie es weitergehen soll. Mit dem Laden, mit ihm, wird er das schaffen?

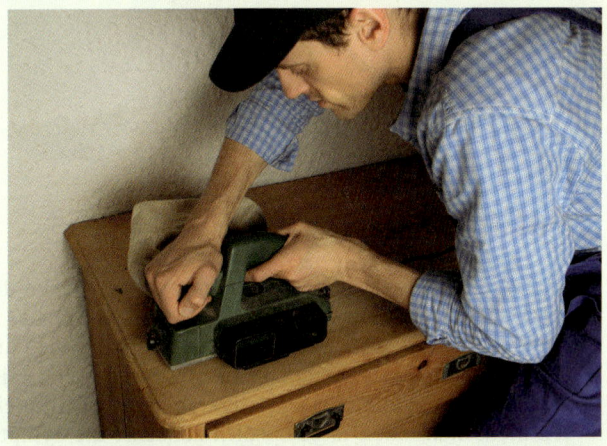

© RioPatuca Images/fotolia.com

Was ist zu tun?
- Bei Herrn Kurt wird am nächsten Tag eine Bronchoskopie durchgeführt. Welche pflegerischen Maßnahmen führen Sie zur Vor- und Nachbereitung aus? Welche Symptome deuten nach einer Bronchoskopie auf eine Komplikation hin und erfordern eine sofortige Information des Arztes?
- Nennen Sie pflegerische Maßnahmen, die Herrn Kurt unabhängig von der medizinischen Therapie helfen, seine Lungenfunktion aufrechtzuerhalten.
- Welche Prophylaxen sind bei Patienten mit Tumorerkrankungen besonders wichtig und warum?
- Nennen Sie verschiedene Themen eines Beratungsgesprächs, das sich mit Herr Kurt ergeben könnte.

56 Pflege bei Erkrankungen des Verdauungssystems

56.1 Bedeutung für den Patienten

Unser Verdauungssystem ist lebensnotwendig. Neben den großen Systemen Herz-Kreislauf und Atmung gehört es zu den **wichtigsten Systemen** unseres Körpers. So vielfältig die Aufgaben dieses Systems sind, so abwechslungsreich sind auch die Symptome seiner Erkrankungen. Den meisten Menschen fallen diesbezüglich zunächst die Symptome **Übelkeit** und **Erbrechen** ein. Oftmals kommen sie sporadisch in Form eines gastrointestinalen Infekts vor. Jeder von uns weiß, wie elend man sich mit Übelkeit fühlt – für manche Patienten gehören Übelkeit und Erbrechen zum Alltag. Besonders chronische Lebererkrankungen oder die Nebenwirkungen einer Chemotherapie sind dafür verantwortlich. Für solche Patienten kann bereits die morgendliche Versorgung am Waschbecken zum Albtraum werden. Zusätzlich müssen sie aufpassen, genügend Nährstoffe und Flüssigkeit aufzunehmen. Besonders, wenn der Patient allein durch Anblick und Geruch von Nahrung angewidert wird, kann die Nahrungsaufnahme für ihn nahezu unmöglich werden.

Aber nicht nur Übelkeit und Erbrechen können Ausdruck von Erkrankungen des Verdauungssystems sein. Teilweise sind die Erkrankungen symptomlos und führen beim Patienten zunächst zu keinem echten Krankheitsgefühl, z.B. bei **Darmkrebs**. Besonders auf viszeralchirurgischen Stationen ist diese Erkrankung weit verbreitet. Bei Diagnosestellung stehen viele der Patienten im mittleren bis höheren Lebensalter vor einer schier unlösbaren Aufgabe.

Doch auch schon jüngere Patienten können von Erkrankungen des Verdauungssystems betroffen sein. Zum Beispiel bei **chronisch-entzündlichen Darmerkrankungen,** bei denen die Patienten oft mehrmals täglich flüssigen, evtl. blutig tangierten Durchfall haben – in manchen Fällen sogar mehrmals in der Stunde. Dies kann die sozialen Aktivitäten der Patienten stark belasten.

Erkrankungen des Verdauungssystems sind oft schambesetzt.

Dies waren nur 3 Beispiele einer ganzen **Fülle von Erkrankungen** des Verdauungssystems. Viele der Symptome sind schambesetzt. Für den Patienten kann es sehr hilfreich, wenn Pflegende behutsam auf sie eingehen und ihnen individuellen Rückzugsraum geben. Oftmals können einfache Dinge, wie der persönliche Toilettenstuhl hinter einem vom Zimmer abgetrennten Vorhang, hier schon große Vorteile bringen.

56.2 Auffrischer Anatomie und Physiologie

Über das Verdauungssystem (▶ Abb. 53.1) wird der Körper mit Nährstoffen versorgt. Die Nahrung wird zuerst mechanisch zerkleinert und dann mithilfe der **Verdauungssäfte** in ihre einzelnen Bestandteile zerlegt. Die Verdauungssäfte enthalten vor allem Verdauungsenzyme und Stoffe, die für

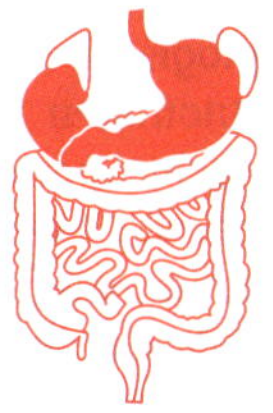

- Bedeutung für den Patienten ▶ S. 982
- Auffrischer Anatomie und Physiologie ▶ S. 982
- Mitwirken bei der Diagnostik
  - Verfahren mit Kontrastmittelgabe ▶ S. 984
  - Sonografie ▶ S. 986
  - Computertomografie ▶ S. 986
  - Magnetresonanztomografie ▶ S. 986
  - Endoskopische Untersuchungen ▶ S. 987
  - Funktionsdiagnostik ▶ S. 987
- Erkrankungen des Ösophagus
  - Gastroösophageale Refluxkrankheit ▶ S. 989
  - Ösophagusdivertikel ▶ S. 990
  - Ösophaguskarzinom ▶ S. 991
- Erkrankungen des Magens
  - Pylorushypertrophie ▶ S. 991
  - Gastritis und gastroduodenale Ulkuskrankheit ▶ S. 992
  - Magenkarzinom ▶ S. 995
  - Perioperative Pflege nach Gastrektomie ▶ S. 995
- infektiöse Gastroenteritiden
- Erkrankungen des Darmes
  - Chronisch-entzündliche Darmerkrankungen ▶ S. 996
  - Ileus ▶ S. 998
  - Appendizitis ▶ S. 1000
  - Reizdarmsyndrom ▶ S. 1001
  - Divertikulose und Divertikulitis ▶ S. 1002
  - Dickdarmpolypen ▶ S. 1003
  - Kolorektales Karzinom ▶ S. 1004
  - Hernien ▶ S. 1005
  - Hämorrhoiden ▶ S. 1005
  - Morbus Hirschsprung ▶ S. 1007
  - Glutensensitive Enteropathie ▶ S. 1007
  - Malassimilationssyndrom ▶ S. 1008
  - Perioperative Pflege bei Kolektomie ▶ S. 1008
- Erkrankungen der Leber
  - Hepatitis ▶ S. 1010
  - Leberzirrhose und Leberinsuffizienz ▶ S. 1013
  - Leberzellkarzinom ▶ S. 1019
- Erkrankungen von Pankreas und Galle
  - Pankreatitis ▶ S. 1019
  - Pankreaskarzinom ▶ S. 1022
  - Perioperative Pflege bei Pankreasresektion ▶ S. 1023
  - Cholelithiasis und Cholezystitis ▶ S. 1023
- Peritonitis ▶ S. 1026
- Leber- und Milzverletzungen ▶ S. 1027
- Übersicht über die wichtigsten Medikamente ▶ S. 1028

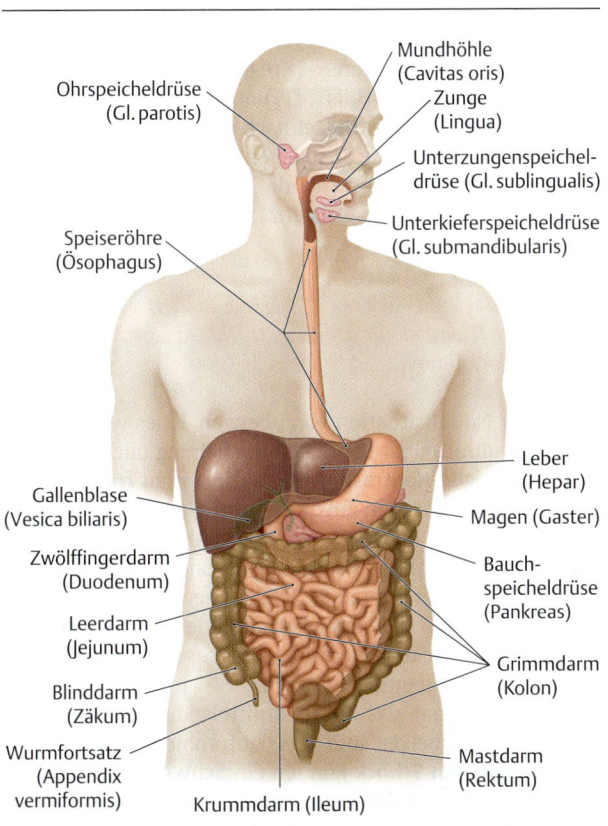

Abb. 56.1 Verdauungssystem.

Aus: Schünke M, Schulte E, Schumacher U. Prometheus LernAtlas der Anatomie. Thieme 2012

die Fettverdauung wichtig sind. Sie werden von der **Bauchspeicheldrüse** und der **Leber** gebildet und in den Dünndarm abgegeben.

Die Nahrungsbestandteile werden hauptsächlich über die **Darmschleimhaut** aufgenommen. Nahezu alle Stoffe, die im Darm aufgenommen werden, erreichen als erstes Organ die **Leber**. Diese entscheidet dann, ob die Stoffe direkt verbraucht, gespeichert, in andere Stoffe umgewandelt oder abgebaut werden. Unverdauliche Nahrungsbestandteile werden über den Stuhl ausgeschieden.

Bis auf die Mundhöhle, den Rachen und oberen Teil der Speiseröhre befinden sich alle Verdauungsorgane in der **Bauch-** und **Beckenhöhle**. Die Wand von Speiseröhre, Magen und Darm ist mit **Mukosa**, **Submukosa** und **Muskularis** dreischichtig aufgebaut. Die daraufliegende äußerste Schicht wird als **Serosa**, bei Organen ohne Bauchfellüberzug als **Adventitia** bezeichnet.

Speiseröhre • Durch die Speiseröhre (Ösophagus) gelangt die Nahrung aus der Mundhöhle in den Magen. Sie beginnt am Kehlkopf mit dem **Ösophagusmund** und **oberen Ösophagussphinkter**, zieht durch das Mediastinum und tritt durch das Zwerchfell in die Bauchhöhle. Am Ende der Speiseröhre befindet sich der **untere Ösophagussphinkter**, der verhindert, dass saurer Magensaft in die Speiseröhre gelangt.

Magen • Hier wird die Nahrung durch die Magenperistaltik weiter zerkleinert und mit dem Magensaft vermischt. Am Mageneingang (**Kardia**) mündet die Speiseröhre. Der **Magenfundus** liegt oberhalb der Kardia direkt unter dem Zwerchfell. Unterhalb der Kardia schließt sich der **Magenkörper** an. Er endet am **Magenpförtner (Pylorus)**. Dort befindet sich der Magensphinkter, der den Magen in Richtung Dünndarm verschließt. In der Magenschleimhaut liegen die

Magendrüsen. Sie produzieren täglich ca. 2 l Magensaft und sind aus verschiedenen Zelltypen aufgebaut:
- **Belegzellen:** Sie bilden **Salzsäure**.
- **Hauptzellen:** Sie bilden **Pepsinogen**, eine Enzymvorstufe für die Eiweißverdauung, und die **Magenlipase**, ein Enzym für die Fettverdauung.

Als Schutz vor der Magensäure sondern die Zellen der **Magenschleimhaut** ein schleimiges Sekret ab.

Dünndarm • Hier werden die Nahrungsbestandteile mithilfe des **Verdauungssaftes der Bauchspeicheldrüse**, der **Galle** und der **Enzyme des Bürstensaums** in kleine Bausteine zerlegt. Dies ist notwendig, weil vom Dünndarmepithel die Nährstoffe nur in Form von Einfachzuckern, Aminosäuren, Monoglyzeriden, Fettsäuren, Cholesterin und Phospholipiden aufgenommen werden können. Im Dünndarm werden außerdem Vitamine, Elektrolyte und der größte Teil des Wassers resorbiert. Die Nahrungsbestandteile, die im Dünndarm nicht verdaut werden können, heißen **Ballaststoffe**. Der Dünndarm besteht aus 3 Abschnitten:
- Duodenum (Zwölffingerdarm)
- Jejunum (Leerdarm)
- Ileum (Krummdarm)

Dickdarm • Hier entsteht durch weiteren Wasserentzug der **Stuhl** (Fäzes). Der Dickdarm besteht aus:
- **Blinddarm** (Zäkum) mit dem **Wurmfortsatz** (Appendix vermiformis)
- **Kolon** (Grimmdarm)
- **Rektum** (Mastdarm) und **Analkanal** (Canalis analis)

Bauchspeicheldrüse • Pro Tag stellt die Bauchspeicheldrüse (Pankreas) **1,5–2 l Verdauungssaft** her. Dieser enthält verschiedene **Enzyme**, die Proteine, Zucker, Fette und Nukleinsäuren der Nahrung spalten können. Die Bauchspeicheldrüse besitzt einen **exokrinen Anteil**, der den Verdauungssaft bildet, und einen **endokrinen Anteil**, der Insulin und Glukagon freisetzt. Die **exokrinen Drüsen** machen dabei den Hauptanteil des Pankreasgewebes aus. Von ihnen gelangt der Verdauungssaft über kleine Ausführungsgänge in den Hauptausführungsgang der Bauchspeicheldrüse, den **Wirsung-Gang** (Ductus pancreaticus), der ins **Duodenum** mündet.

Den endokrinen Anteil stellen die **Langerhans-Inseln** dar, die verstreut im exokrinen Gewebe liegen. Ihre Zellen bilden Hormone (u. a. Insulin und Glukagon), die ins Blut abgegeben werden. Alle Langerhans-Inseln zusammen werden als **Inselorgan** bezeichnet.

Leber • Die Hauptaufgaben der Leber sind der Kohlenhydrat-, Protein- und Fettstoffwechsel, die Entgiftung und die Bildung der Galle und der Plasmaproteine. Die Leberzellen (**Hepatozyten**) sind zu **Leberläppchen** angeordnet, von denen jedes eine funktionelle Einheit bildet. Sie bilden täglich ca. 850 ml Galle, die wichtig für die **Fettverdauung** ist.

Gallenblase • Hier wird die Galle, die nicht sofort in das Duodenum gelangt, gespeichert. Die Gallenblase (Vesica biliaris oder Vesica fellea) ist über Bindegewebe mit der **Unterseite der Leber** verbunden. Der Zu- und Abflussweg der Gallenblase ist der **Gallenblasengang** (Ductus cysticus). Er mündet in den **gemeinsamen Gallengang**, der sich meist kurz vor seiner Mündung in das Duodenum mit dem Ausführungsgang der Bauchspeicheldrüse vereinigt.

56.3 Mitwirken bei der Diagnostik

Der große **Vorteil** der gastrointestinalen Diagnostik ist die oft **leichte Zugänglichkeit** des zu untersuchenden Verdauungsabschnitts. So ist es mittels **Endoskopie** möglich, besonders die oberen und unteren Abschnitte des Verdauungssystems zu untersuchen. Häufig werden hierbei **histologische** (feingewebliche) **Proben** aus der Darmwand entnommen und anschließend im pathologischen Labor untersucht. Spezielle Pflegekräfte aus der Endoskopie assistieren bei der jeweiligen Untersuchung und überwachen die Vitalparameter des Patienten. Pflegende auf Station melden den Patienten zur Untersuchung an, beraten ihn ggf. in Bezug auf die diagnostische Maßnahme, bereiten ihn vor, führen nachsorgende Pflegemaßnahmen durch und beobachten den Patienten nach der Untersuchung.

56.3.1 Verfahren mit Kontrastmittelgabe

Definition Kontrastmittel
Kontrastmittel dienen bei bildgebenden Verfahren dazu, anatomische Strukturen besser erkennbar zu machen.

Das Kontrastmittel kann über verschiedene Wege verabreicht werden. Es kann **getrunken**, als **Einlauf** instilliert oder **intravenös** verabreicht werden. Die genaue Applikationsart richtet sich nach der zugrundeliegenden Untersuchung. Intravenös verabreichtes Kontrastmittel wird meist über die Nieren ausgeschieden und enthält häufig Jod. Deshalb darf es nur verabreicht werden, wenn Nieren- und Schilddrüsenwerte normwertig sind. Pflegende sollten deshalb darauf achten, die aktuellen Nieren- (Kreatinin und Harnstoff) und Schilddrüsenwerte (TSH, fT_3, fT_4) mit zur Untersuchung zu geben. Um das Kontrastmittel nach der Untersuchung auszuspülen, muss auf eine ausreichende Trinkmenge geachtet werden (1,5–2 l). Entsprechende Kontraindikationen (z. B. dekompensierte Herzinsuffizienz) sind zu beachten.

ACHTUNG
Kontrastmittel kann – vor allem, wenn es injiziert wird – zu einer allergischen Reaktion, im schlimmsten Fall zu einem anaphylaktischen Schock führen.

Um dieser Notfallsituation vorzubeugen, ist es wichtig, den Patienten unmittelbar vor der Untersuchung nach Allergien bzw. vorherigen **Kontrastmittelreaktionen** zu **fragen**. Auch wenn der Patient schon zuvor diesbezüglich befragt wurde, sollten Pflegende lieber einmal zu viel als einmal zu wenig nachfragen. Sie sollten sich dabei besonders auf Allergien hinsichtlich eingenommener Medikamente konzentrieren. Sonstige Allergien (z. B. auf Tierhaare oder Nahrungsmittel) spielen meist eine untergeordnete Rolle, sollten aber sicherheitshalber dokumentiert werden.

Nebenwirkungen des Kontrastmittels können Wärmegefühl, Juckreiz, Übelkeit und Kreislaufprobleme sein. Bei einem **allergischen Schock** können ein Schwindelgefühl und/oder spastischer Hustenreiz auftreten. Besonders Luftnot und Blutdruckabfall können schnell in eine Notfallsituation münden. Der Patient sollte wissen, dass es wichtig ist, jede Veränderung auch während der Untersuchung mitzuteilen.

Darstellung von Gallen- und Pankreasgängen

Definition ERCP

ERCP ist die Abkürzung für endoskopische retrograde Cholangiopankreatikografie (▶ Abb. 56.2). Bei dieser Untersuchung werden die Gallen- und/oder die Pankreasgänge nach Kontrastmittelgabe im Röntgenbild dargestellt. Der verabreichende Katheter wird über die Papilla Vateri im Duodenum (Zwölffingerdarm) eingeführt. Ist die Papille durch einen Stein verlegt, kann sie mittels Mini-Skalpell endoskopisch „geschlitzt" werden.

Definition PTC

PTC steht für perkutane transhepatische Cholangiografie. Sie wird durchgeführt, wenn eine ERCP nicht möglich ist. Bei dieser Untersuchung wird Kontrastmittel von außen über eine Nadel direkt in das Gallengangsystem injiziert und dieses anschließend im Röntgenbild sichtbar gemacht. Eine PTC wird nur selten angewendet.

Vorbereitung

Zu den pflegerischen Aufgaben vor der Untersuchung gehört es, Blut für angeordnete Laboruntersuchungen nach hausinternem Protokoll abzunehmen, die Blutröhrchen zu beschriften und an das Labor weiterzuleiten. Zur Untersuchung werden dem Patienten die **Laborergebnisse mitgeben**. Dies sind in der Regel Hb-Wert, Gerinnungswerte (Quick, PTZ, PTT, Thrombozytenzahl), Kreatinin und Harnstoff.

Ob der Patient nüchtern sein muss, richtet sich nach dem jeweiligen Hausstandard. Wenn der Patient keinen **intravenösen Zugang** hat, sollte dieser vor der Untersuchung vorbereitet werden. Er wird benötigt, um Medikamente oder intravenöses Kontrastmittel zu verabreichen. Sollte es zu einer allergischen Reaktion kommen, können über diesen Zugang auch Infusionslösungen und Notfallmedikamente verabreicht werden.

Der Patient sollte vor der Untersuchung **Zahnprothesen**, **Schmuck** und **Piercings entfernen**. Je nach Arztanordnung wird eine **Prämedikation** (z. B. Midazolam als Tablette) verabreicht und die **Vitalzeichen** kontrolliert. Auf Fragen und Ängste des Patienten sollte eingegangen werden. Kurz vor der Untersuchung bzw. bevor die Prämedikation verabreicht wird (die Wirkung tritt bereits nach ein paar Minuten ein), wird der Patient gebeten, noch einmal auf die Toilette zu gehen. Sollte der Patient prämediziert worden sein, muss er von einer examinierten Pflegekraft zur Untersuchung gebracht werden und sollte nicht laufen.

Nachbereitung

Auf der Station werden die **Vitalzeichen** in regelmäßigen Abständen **kontrolliert**. Nach einer ERCP muss insbesondere auch die **Körpertemperatur** des Patienten kontrolliert werden. Ein Anstieg der Körpertemperatur kann Hinweis auf eine Infektion sein, die durch die Untersuchung ausgelöst wurde. Bezüglich der genauen Überwachung bestehen meist hausinterne Standards. Je nach Protokoll besteht für den Patienten **Bettruhe**. Er sollte eine Urinflasche am Bett haben und eine Bettschüssel sollte in Reichweite stehen. Der Bauch des Patienten wird auf **Schwellungen** und **Abwehrspannung** kontrolliert.

Nach einer PTC müssen evtl. Verbände auf **Nachblutungen** hin kontrolliert werden. Der Patient wird nach Schmerzen gefragt und darüber informiert, dass das erste Aufstehen zusammen mit einer Pflegekraft erfolgen sollte.

Abb. 56.2 Endoskopisch retrograde Cholangio- und Pankreatikografie (ERCP).

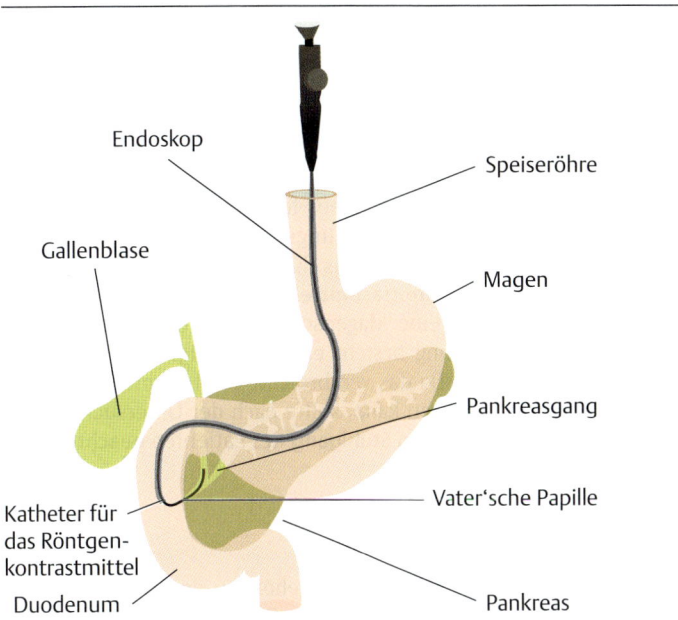

Das Endoskop wird über den Magen bis in den Zwölffingerdarm vorgeschoben. Hat das Endoskop den Mündungsgang von Gallenblase und Pankreas (Papilla Vateri = Vater'sche Papille) erreicht, wird der Katheter des Endoskops über die Vater'sche Papille in den Gallen- und/oder den Pankreasgang eingeführt. Das Kontrastmittel wird eingespritzt und anschließend im Röntgenbild sichtbar gemacht.

> **WISSEN TO GO**
>
> **Darstellung von Gallen- und Pankreasgängen – ERCP, PRC**
>
> Gallen- und Pankreasgänge werden mit Kontrastmittel sichtbar gemacht. Hierzu geht der Arzt mit dem Endoskop bis in das Duodenum. Anschließend wird über einen kleinen Katheter das Kontrastmittel über die Papilla Vateri in das Gangsystem injiziert (ERCP). Durch das „Schlitzen" der Papille können außerdem Steine aus dem Gangsystem entfernt werden. Hierdurch können Infektionen entstehen. Der Patient muss daher, neben der allgemeinen Erhebung von Blutdruck und Herzfrequenz, auch bzgl. der Körpertemperatur überwacht werden.
>
> Alternativ kann das Kontrastmittel durch die Haut direkt in das Gallengangsystem injiziert werden (PTC). Dieser Eingriff ist wesentlich aufwendiger und wird viel seltener durchgeführt. Nach der Untersuchung muss besonders auf Nachblutungen aus der Einstichstelle geachtet werden.

Darstellung des Dickdarms

Bei einer **Kolonkontrastaufnahme** wird der Dickdarm des Patienten mit Kontrastmittel gefüllt und anschließend auf einem Röntgenbild dargestellt. Das Kontrastmittel wird dabei meist über ein Darmrohr verabreicht. Vor der Untersuchung muss der Darm des Patienten gereinigt werden. Bei bestimmten Erkrankungen (z. B. Ileus) ist eine retrograde Reinigung mittels Klistier oder Darmeinlauf nicht erlaubt, dann wird ggf. auf eine Reinigung verzichtet. In diesen Fällen stimmen Pflegende die spezifischen Maßnahmen mit dem behandelnden Arzt ab. Nach der Untersuchung wird der Patient in Bezug auf Bauchbeschwerden und Stuhlgangveränderungen (Farbe, Blut) beobachtet. Ausführliche Informationen zum Darmeinlauf finden Sie im Kap. „Darmeinläufe und Stomapflege" (S. 528).

Darstellung der Magen-Darm-Passage

Beim **Röntgenbreischluck** wird die Passage eines Kontrastmittels (meist Barium) auf mehreren Einzelbildern oder in Form eines kurzen Videos festgehalten. Auf diese Weise können besonders Bewegungsstörungen und Hindernisse innerhalb des Darmlumens diagnostiziert werden. Das dafür verwendete **Kontrastmittel** muss vom Patienten **getrunken** oder über eine Magensonde verabreicht werden. Vor der Untersuchung besteht **eine 8-stündige Nahrungs- und Nikotinkarenz**. Da das verabreichte Kontrastmittel zu einer Obstipation führen kann, sollte nach der Untersuchung auf einen **regelmäßigen Stuhlgang** des Patienten **geachtet** werden.

56.3.2 Sonografie

Die Sonografie (Ultraschall) gehört zu den wichtigsten diagnostischen Maßnahmen bei Erkrankungen des Magen-Darm-Trakts. Sie kann entweder direkt durch die Bauchdecke (**transabdominell**) oder aber, in enger räumlicher Beziehung zum Organ, während einer Endoskopie erfolgen (**Endosonografie**) (▶ Abb. 56.3). Die Endosonografie wird besonders dann benutzt, wenn umgebende Lymphknoten eines Tumors beurteilt werden sollen. Zur besseren Darstellung von dorsal (am Rücken) liegenden Organen (z.B. Pankreas) ist es evtl. nötig, dass der Patient vor der Untersuchung nüchtern bleibt. Falls der Patient nicht stationär behandelt wird, sondern am Morgen der Untersuchung erst in das Krankenhaus kommt, sollte er rechtzeitig darüber informiert werden.

! Merken Sonografie vor Kontrastmittel
Sollten sowohl Sonografie als auch Untersuchungen mit oralem Kontrastmittel am gleichen Tag geplant sein, ist darauf zu achten, dass die Sonografie vor der Kontrastmitteluntersuchung stattfindet.

Auf **blähende Speisen** sollte vor der Untersuchung **verzichtet** werden. Neben entsprechender Instruktion des Patienten sowie der Anmeldung der Untersuchung haben Pflegekräfte bei der Abdomensonografie meist keine Aufgaben. Je nach Alter und Zustand des Patienten sollte der Patient beim An- und Ausziehen sowie beim Abwischen des Ultraschallgels unterstützt werden. Die Tätigkeiten bei geplanter Endosonografie richten sich nach den Prinzipien einer normalen Endoskopie (S. 987).

> **WISSEN TO GO**
>
> **Sonografie**
>
> Sie ist eine der entscheidenden Untersuchungstechniken bei Patienten mit gastrointestinalen Beschwerden. Meistens werden die Ultraschallwellen durch die Haut des Patienten direkt in den Bauch geschickt (**transabdominale Sonografie**). Alternativ kann sie aber auch über einen Ultraschallkopf am Endoskop durchgeführt werden (**Endosonografie**).

56.3.3 Computertomografie

Eine Computertomografie (CT) ohne Kontrastmittel erfordert meist keine speziellen pflegerischen Maßnahmen. Vor der Untersuchung sollte der Patient evtl. Schmuck ablegen. Für die Computertomografie des Abdomens können Zahnprothesen meist im Mund des Patienten verbleiben. Je nachdem, ob die Gabe von intravenösem Kontrastmittel geplant ist, sollte der Patient noch vor der Untersuchung einen venösen Zugang gelegt bekommen. Nach der Untersuchung mit intravenösem Kontrastmittel sollte auf eine ausreichende Trinkmenge (1,5–2 l) geachtet werden. Sollte der Patient diese Menge nicht trinken können, ist ggf. eine intravenöse Flüssigkeitszufuhr indiziert – Kontraindikationen sind zu beachten, z.B. Herz- oder Niereninsuffizienz.

Erhält der Patient für die Untersuchung orales Kontrastmittel, wird dieses meist in 1–1,5 Liter lauwarmem Tee verdünnt. Bei einigen Patienten kann diese Menge an Flüssigkeit Übelkeit verursachen. Ist dies der Fall, sollte der Arzt informiert und ein alternativer Weg der Untersuchung gefunden werden.

56.3.4 Magnetresonanztomografie

Die Untersuchung mittels Magnetresonanztomografie (MRT) ähnelt im Verlauf einer CT. Da die MRT jedoch nicht mit Röntgenstrahlung, sondern mit einem starken Magnetfeld arbeitet, dürfen keine magnetischen Gegenstände hineingenommen werden. Neben Sauerstoffflaschen, Stethoskopen und Gürtelschnallen sind dies auch implantierte Herzklappen, Herzschrittmacher und Gelenkprothesen. Außerdem sind auch große Tätowierungen eine Kontraindikation für die MRT. Metallhaltige Farbpigmente können sich erwärmen und evtl. Hautverbrennungen verursachen.

Vor der Untersuchung sollten eine Zahnprothese entfernt und Schmuck und Piercing abgelegt werden. Ist eine Untersuchung mit intravenösem Kontrastmittel geplant, sollte der Patient vor der Untersuchung einen intravenösen Zugang gelegt bekommen. Weil auch dieses Kontrastmittel über die Nieren ausgeschieden wird, ist auf eine ausreichende Trinkmenge nach der Untersuchung zu achten.

Abb. 56.3 Sonografie.

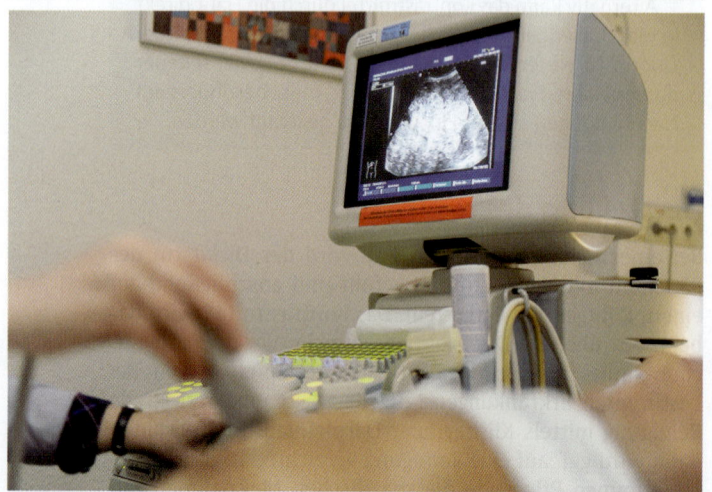

Transabdominelle Sonografie des Oberbauchs.

56.3.5 Endoskopische Untersuchungen

Hier werden unterschieden
- **Ösophagoskopie** zur Untersuchung des Ösophagus (Speiseröhre)
- **Gastroskopie** (Magenspiegelung) zur Untersuchung des Magens (Gaster)
- **Duodenoskopie** zur Duodenumuntersuchung
- **Ösophago-Gastro-Duodenoskopie (ÖGD):** Oft wird vom Ösophagus bis zum Duodenum alles gemeinsam untersucht.
- **Koloskopie** zur Untersuchung des Kolons (Dickdarm)
- **Rektoskopie** zur Untersuchung des Rektums (Mastdarm)
- **Proktoskopie** zur Untersuchung der analnahen Abschnitte des Darmes
- **Kapselendoskopie** mit einer verschluckbaren Kamerakapsel zur Untersuchung des gesamten Darmes (inklusive Dünndarm)

Pflegerische Maßnahmen

Die pflegerischen Maßnahmen unterscheiden sich bei den verschiedenen endoskopischen Untersuchungen (▶ Abb. 56.4).

Ösophago-, Gastro- oder Ösophago-Gastro-Duodenoskopie • Der Patient erhält am Vortag nur leichte Kost. Am Untersuchungstag besteht u. a. wegen möglicher Aspirationsgefahr während der Untersuchung Nahrungs- und Flüssigkeitskarenz. Vor der Untersuchung müssen Zahnprothesen und Zungenpiercings herausgenommen werden. Nach der Untersuchung ist der Patient aufgrund der leichten Sedierung oft noch schläfrig. Es sollte regelmäßig nach ihm geschaut und anfangs halbstündlich die Vitalparameter gemessen werden. Falls verfügbar, wird anfänglich die periphere Sauerstoffsättigung über ein Pulsoxymeter gemessen. Weil während der Untersuchung der Rachen des Patienten leicht betäubt wird, darf er nichts essen und trinken, bis er wieder vollständig wach ist und die Betäubung nachgelassen hat – i. d. R. 1–2 Stunden nach der Untersuchung.

Koloskopie • Sie ist von der Vorbereitung her am aufwendigsten. Besonders bei älteren Patienten sollte sie daher behutsam vorgenommen und ggf. auf 2 Tage aufgeteilt werden. Drei Tage vor der Untersuchung sollte der Patient keine körner-, faser- und kernhaltigen Speisen essen. Am Tag vor der Untersuchung wird entweder ein Darmeinlauf durchgeführt (S. 528) oder oral mit Lavage-Präparaten abgeführt. Die Lavage-Präparate (z. B. Klean-Prep) werden in 3–5 l Wasser aufgelöst und müssen vom Patienten über den Tag verteilt getrunken werden. Es gibt Menschen, denen schon vom Geruch der Trinklösungen schlecht wird. In ausgeprägten Fällen kann die Lösung deshalb über eine Magensonde gegeben werden. Dies muss mit dem Arzt abgesprochen werden. Ziel ist es, den Darm für die Untersuchung vollständig zu reinigen. Durch die große Menge an Trinklösung muss der Patient häufig abführen. Besonders ältere Menschen können damit, aufgrund sonstiger Gebrechen, erhebliche Schwierigkeiten haben. Das Patientenbett sollte deshalb mit einem Stecklaken ausgestattet sein und ein Toilettenstuhl sollte neben dem Bett stehen.

> *Der Darm muss vollständig gereinigt sein.*

Die Darmreinigung ist erst dann vollständig, wenn der Patient flüssig und „kamillenteeartig" abführt. Pflegende sollten sich den Stuhlgang des Patienten zeigen lassen, um die vollständige Darmreinigung zu überprüfen. Am Abend vor der Untersuchung darf der Patient nur noch Wasser und klare Brühe zu sich nehmen. Am Morgen der Untersuchung sollte er komplett nüchtern bleiben. Vor der Untersuchung sollte sich der Patient komplett (inklusive Unterwäsche) entkleiden und im Bett, nur mit Flügelhemd bekleidet, in die Abteilung gefahren werden. Nach der Untersuchung ist der Patient aufgrund der leichten Sedierung oft noch schläfrig. Es sollte regelmäßig nach ihm geschaut und anfangs halbstündlich die Vitalparameter gemessen werden.

Rekto- und Proktoskopie • Hier reichen zur Darmreinigung meist 1–2 Klistiere. Diese sollten 1–2 Stunden vor der Untersuchung gegeben werden. Am Vortag sollte der Patient nur leichte Kost zu sich nehmen. Nach der Untersuchung ist der Patient aufgrund der leichten Sedierung oft noch schläfrig. Es sollte regelmäßig nach ihm geschaut und anfangs halbstündlich die Vitalparameter gemessen werden.

Kapselendoskopie • Bei ihr fallen keine speziellen pflegerischen Maßnahmen an.

WISSEN TO GO

Endoskopische Untersuchungen am Magen-Darm-Trakt

Mittels der Endoskopie können die oberen (**Ösophago-Gastro-Duodenoskopie**) und unteren (**Prokto-, Rekto- und Koloskopie**) Anteile des Magen-Darm-Trakts untersucht werden. Ein besonderer Vorteil ist hierbei die direkte Beurteilung der Schleimhaut. Mittels Kapselendoskopie kann sogar der gesamte Dünndarm beurteilt werden.

Durch die leichte Sedierung ist der Patient nach der Untersuchung meist noch etwas schläfrig. Deshalb muss der Patient besonders nach der Untersuchung **genau überwacht** und seine Vitalparameter kontrolliert werden. Ist eine Koloskopie geplant, muss der Darm des Patienten zunächst mittels Lavage-Präparaten (z. B. Klean-Prep) vorbereitet werden. Der Patient sollte genauestens über die Durchführung informiert werden und ggf. einen persönlichen **Toilettenstuhl am Bett** erhalten.

56.3.6 Funktionsdiagnostik

Mithilfe der Funktionsdiagnostik können funktionelle Störungen am Magen-Darm-Trakt aufgedeckt werden. Hierunter fallen Krankheiten mit eingeschränkter Enzym- oder Verdauungsfunktion (z. B. Malassimilationssyndrom) oder die Abklärung von Refluxbeschwerden.

Ösophagomanometrie • Hierbei wird mittels nasogastraler Sonde der Druck in Magen- und Speiseröhre gemessen. Bei dieser Untersuchung wird der untere Ösophagussphinkter untersucht, sie dient primär zur Abklärung gastroösophagealer Refluxbeschwerden (S. 989). Die Untersuchung fin-

Abb. 56.4 Endoskopien.

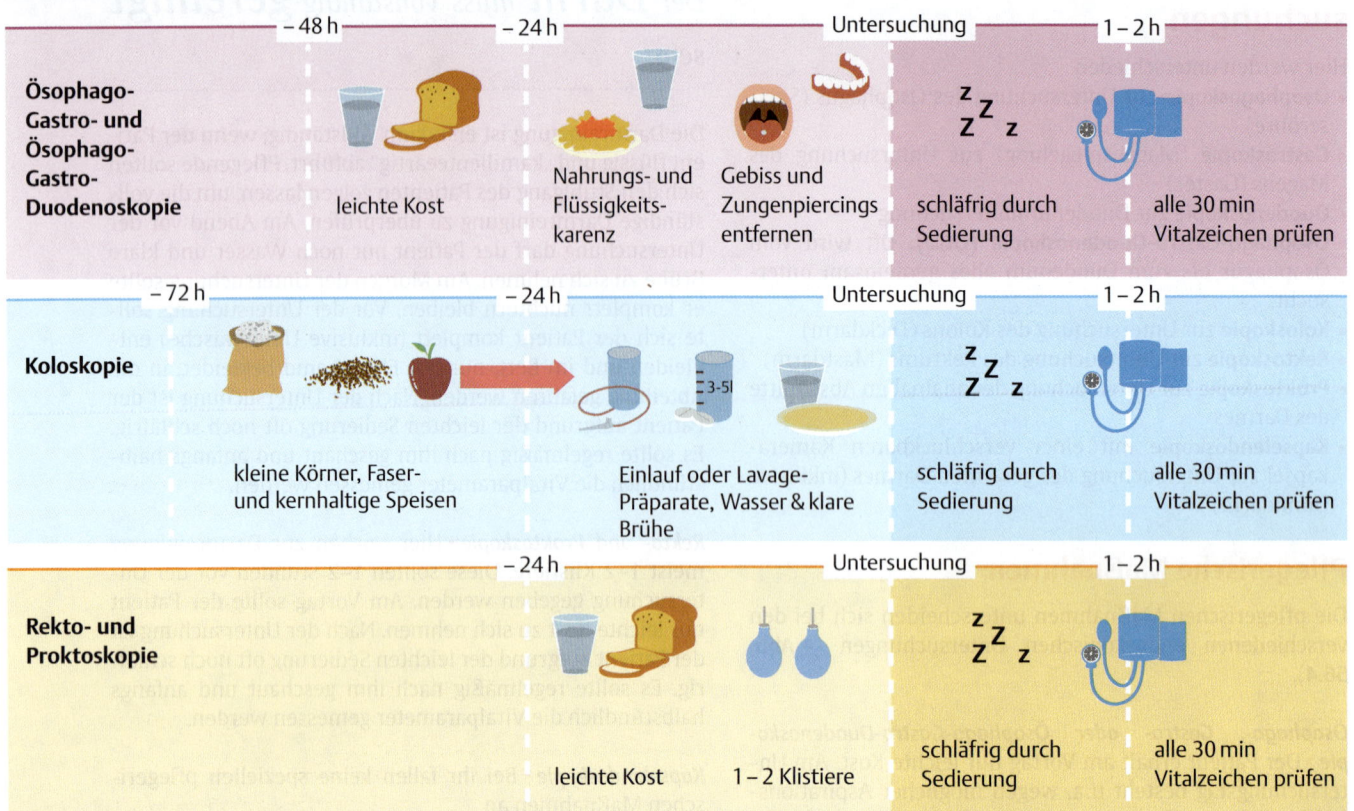

Pflegerische Maßnahmen bei den verschiedenen endoskopischen Untersuchungen des Verdauungstrakts.

det häufig in Kombination mit einer Gastroskopie statt. Die pflegerischen Maßnahmen entsprechen denen bei Gastroskopie (S. 987) und liegender nasogastraler Sonde (S. 509).

Langzeit-pH-Metrie • Um die Säureproduktion im Magen sowie ein evtl. Rückfließen von Magensaft in die Speiseröhre (gastroösophagealer Reflux) zu objektivieren, wird eine Langzeit-pH-Metrie durchgeführt. Hierbei erhält der Patient für 24 Stunden eine dünne nasogastrale pH-Mess-Sonde. Die pflegerischen Maßnahmen entsprechen denen bei liegender nasogastraler Sonde (S. 509). Für die Untersuchung sollten säurehemmende Medikamente ca. 1 Woche vorher pausiert werden.

Schilling-Test • Mittels Schilling-Test kann die Ursache eines Vitamin-B_{12}-Mangels abgeklärt werden. Dieser kann sowohl bei chronischer Gastritis (S. 992) oder Gastrektomie (S. 995) als auch bei Malassimilationssyndromen (S. 1008) auftreten. Eine weitere mögliche Ursache ist eine verminderte Vitaminzufuhr durch die Nahrung. Um Aufschluss über die Ursache zu bekommen, wird nach oraler Vitamin-B_{12}- bzw. anschließender Gabe von Intrinsic Factor der Vitaminspiegel im Blut kontrolliert (▶ Tab. 56.1).

D-Xylose-Test • Durch den D-Xylose-Test kann eine Kohlenhydratresorptionsstörung im Dünndarm diagnostiziert werden. Hierzu trinkt der Patient eine bestimmte Menge D-Xylose, ein mit dem Urin ausgeschiedenes Kohlenhydrat. Ist die Resorption im Dünndarm normal, kann der Stoff später im Urin des Patienten nachgewiesen werden.

H_2-Atemtest • Im Rahmen des H_2-Atemtests kann eine Laktoseintoleranz nachgewiesen werden. Hierzu wird nach der

Tab. 56.1 Ergebnisse und mögliche Ursachen des Schilling-Tests.

Testergebnis	Interpretation
Vitamin-B_{12}-Anstieg nach oraler Vitamin-B_{12}-Gabe	nahrungsbedingter Vitaminmangel
Vitamin-B_{12}-Anstieg erst nach Intrinsic-Factor-Gabe	Intrinsic-Factor-Mangel bei chronischer Typ-A-Gastritis
kein Vitamin-B_{12}-Anstieg nach Intrinsic-Factor-Gabe	Dünndarm-Resorptionsstörung

oralen Gabe von Laktose die H_2-Konzentration in der Ausatemluft gemessen. Bei Laktasemangel ist die Konzentration erhöht.

[75]SeHCAT-Test • Der Test wird durchgeführt, um die Resorption von Gallensäuren zu testen. Hierzu werden dem Patienten radioaktiv markierte Gallensäuren oral verabreicht. Anschließend wird deren Resorption nuklearmedizinisch ermittelt.

56.4 Erkrankungen des Ösophagus

56.4.1 Gastroösophageale Refluxkrankheit

Grundlagen

Definition Reflux
Das Wort „Reflux" kommt aus dem Lateinischen und kann wörtlich mit „Rückfluss" übersetzt werden. In der Medizin wird darunter das Zurückfließen von Flüssigkeiten (Blut, Magensaft, Urin) in das jeweils davor gelegene Organ bezeichnet. Dies kann sowohl von der Blase aus in die Harnleiter (vesikourethraler Reflux) als auch vom Magen in die Speiseröhre (gastroösophagealer Reflux) erfolgen. Ursächlich liegt fast immer ein unvollständiger Verschlussmechanismus vor.

Bei **mangelndem Verschluss des Magens** (gestörte Antirefluxbarriere) kann saures Sekret in die Speiseröhre aufsteigen. Hierdurch wird die **Schleimhaut** der Speiseröhre **gereizt** – der Patient empfindet Sodbrennen und häufiges, saures Aufstoßen. Im schlimmsten Fall kann sich aufgrund der ständigen Schleimhautreizung ein Karzinom entwickeln. Die Ursache für die gestörte Antirefluxbarriere ist meist unklar. Die Erkrankung wird begünstigt, wenn auf den Magen von unten her Druck ausgeübt wird, z. B. bei **Schwangerschaft** oder **Übergewicht**. Auch eine erhöhte Säureproduktion im Magen kann eine Refluxkrankheit auslösen. Ursachen hierfür sind z. B. Kaffee, Rauchen und Alkohol.

Anfangs kann eine solche Reizung noch relativ gut kompensiert werden und die Schleimhaut zeigt keine feingeweblichen (histologischen) Veränderungen. Dieser Zustand wird als **NERD** (non-erosive gastroesophageal reflux disease) bezeichnet. Kommt es auch weiterhin zum Reflux von Magensaft, kann sich das Epithel der Speiseröhre verändern (intestinale Metaplasie). Außerdem kommt es zur direkten Schädigung (Erosion) der gereizten Schleimhaut und es kann sich ein Ulkus entwickeln. In diesem Stadium wird die Erkrankung als **GERD** (gastroesophageal reflux disease) bezeichnet.

Die sichere Unterscheidung zwischen NERD und GERD kann nur durch feingewebliche Untersuchungen im Rahmen einer **Gastroskopie** gestellt werden. Ist diese unauffällig, kann der pH-Wert der Speiseröhre, mittels Sonde, über 24 Stunden gemessen werden, siehe Langzeit-pH-Metrie (S. 988).

> **WISSEN TO GO**
>
> **Gastroösophageale Refluxkrankheit – Grundlagen**
>
> Durch eine gestörte Antirefluxbarriere kommt es zu einem Rückfluss sauren Magensafts in die Speiseröhre. Es werden unterschieden:
> - NERD (non-erosive gastroesophageal reflux disease): gereizte Schleimhaut
> - GERD (gastroesophageal reflux disease): Schleimhautverletzungen (Erosionen)
>
> **Symptome**: retrosternale Schmerzen und Sodbrennen, häufiges, saures Aufstoßen, Dysphagien, Übelkeit und Erbrechen. **Diagnostik**: Gastroskopie, feingewebliche Proben, Langzeit-pH-Metrie

Mitwirken bei der Therapie

Veränderung der Lebensweise • Häufig kann ein großer Teil der Therapie bereits durch die Veränderung der Lebensweise bestritten werden. Hierzu gehört u. a. die Normalisierung des Körpergewichts, sorgsamer Umgang mit Alkohol und Kaffee sowie der Verzicht auf fettreiche Mahlzeiten. Pflegende sollten dem Patienten entsprechende Maßnahmen erläutern und ggf. auf Angebote von Krankenkassen oder Selbsthilfegruppen verweisen.

Säurehemmende Medikamente • Zusätzlich zu allgemeinen Veränderungen der Lebensweise bekommt der Patient säurehemmende Medikamente durch den Arzt verordnet, z. B. Protonenpumpenhemmer. Diese sollten im Stehen und mit reichlich kohlensäurearmem Wasser eingenommen werden. Auch wenn der Patient hierdurch rasch eine Symptombesserung verspürt, sollte er darauf hingewiesen werden, dass die Medikamente regelmäßig eingenommen werden müssen. Setzt der Patient die Medikation selbstständig ab, kommt es rasch zum Rezidiv.

Operative Therapie • Sie ist nur bei weit fortgeschrittener Erkrankung (z. B. ausgedehnten Ulzerationen) und einem Versagen der konservativen, medikamentösen Therapie nötig. Im Rahmen einer Fundoplicatio wird der Magenfundus manschettenförmig um den unteren Ösophagus genäht. Hierdurch wird der Druck auf die untere Speiseröhre erhöht und die gestörte Antirefluxbarriere wiederhergestellt. In den meisten Fällen wird diese Operation laparoskopisch durchgeführt. Neben allgemeinen präoperativen Maßnahmen (S. 743) erfolgt die Rasur des Patienten nach hausinternen Standards. Normalerweise erfolgt die Rasur von den Mamillen her abwärts bis in die obere Schamregion.

Am Vortag zur Operation sollte der Patient auf schwer verdauliche und blähende Speisen verzichten – ggf. wird in Absprache mit dem Arzt ein leichtes Abführmittel gegeben. Nach der Operation sollte der Patient noch für 6–8 Wochen auf schweres Heben verzichten. Auf eine adäquate postoperative Wundversorgung (S. 562) sowie das Entfernen der Fäden nach ca. 10–14 Tagen ist zu achten.

Pflegebasismaßnahmen

Der Patient sollte postoperativ mit **erhöhtem Oberkörper gelagert** werden – eine Knierolle entlastet die Bauchdecke. Nach der Operation liegt häufig eine nasogastrale Sonde. Diese wird zur Schienung des Operationsgebiets benötigt und sollte gut fixiert sein.

In Absprache mit dem Arzt sollte der Patient, nach anfänglicher Nahrungskarenz, nur **flüssige Nahrung** (Suppen und schluckweise Tee) zu sich nehmen. Die **Mobilisation** kann zügig, meist schon **am OP-Tag** beginnen. Um hierbei die Bauchdecke zu entlasten, sollte schon präoperativ das Aufstehen in **En-bloc-Technik** geübt werden (▶ Abb. 56.5). Um die Bauchdecke nicht zusätzlich durch starkes Pressen zu belasten sollte, neben den allgemeinen postoperativen Prophylaxen (z. B. Pneumonie und Thrombose), besonders auf **geschmeidigen Stuhlgang** geachtet werden.

Abb. 56.5 En-bloc-Technik.

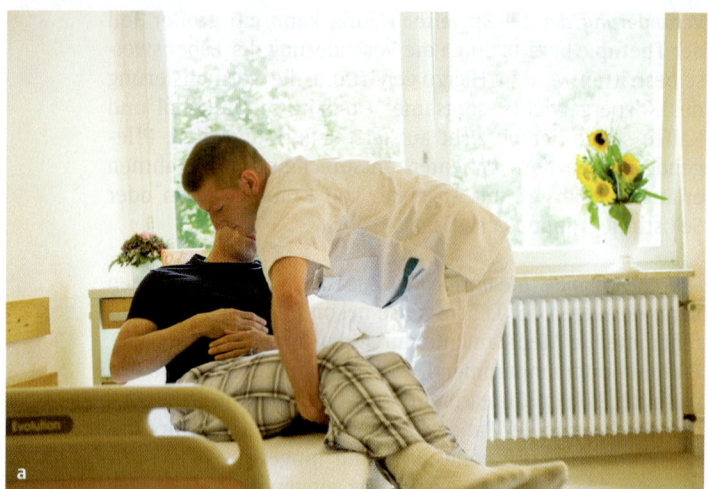

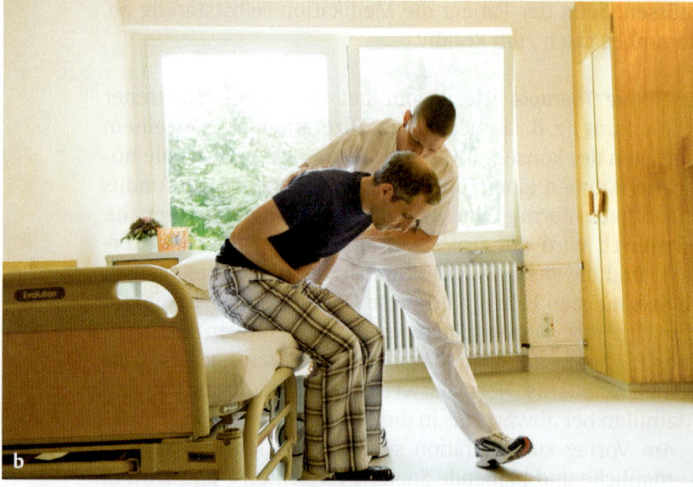

a Der Patient legt die Hände auf den Bauch und sollte seine Bauchmuskeln nicht anspannen. En bloc bedeutet, dass der Pfleger den Oberkörper des Patienten aufrichtet und gleichzeitig seine Beine über den Bettrand bewegt.
b Der Patient hält auch beim nachfolgenden Aufstehen weiterhin die Hände auf dem Bauch und entspannt seine Bauchmuskeln. Der Pfleger unterstützt ihn beim Aufstehen.

Informieren, Schulen, Beraten

Besonders der Umgang mit allgemeinen Maßnahmen zur Gesundheitsförderung sowie die regelmäßige Einnahme der verordneten Medikamente sind für die Langzeitprognose von Refluxpatienten entscheidend. Folgende Aspekte sollten daher in der Beratung einen Platz finden:
- Methoden zur Vermeidung von Refluxbeschwerden, z. B. Schlafen mit erhöhtem Kopf
- Reduktion vorhandener Risikofaktoren, z. B. Übergewicht
- Information zu Selbsthilfegruppen und Schulungsangeboten
- regelmäßige Kontrolluntersuchungen beim niedergelassenen Gastroenterologen

Gesundheitsförderung und Alltagsbewältigung

Der Patient sollte darauf hingewiesen werden, die tägliche Nahrungsaufnahme auf **mehrere kleine Mahlzeiten** zu verteilen und auf Kaffee und Alkohol zu verzichten. Um die Magensäureproduktion nicht zusätzlich anzuregen sollten die Mahlzeiten **fettarm** sein. Durch seinen Einfluss auf das vegetative Nervensystem kommt es auch durch Nikotin zu einer Anregung der Magensaftsekretion. Aus diesem Grund sollte der Patient möglichst wenig rauchen bzw. sich das **Rauchen** komplett **abgewöhnen**. Nach den Mahlzeiten sollte der Patient sich nicht hinlegen, um ein Zurücklaufen der angesäuerten Nahrung aus dem Magen zu verhindern. Zusätzlich kann der **Ösophagus** durch erhöhten Speichelfluss **gespült** werden, z. B. durch das Kauen von Kaugummi.

Übergewicht sollte möglichst **reduziert** werden. Hierzu kann auf vorhandene Angebote der Krankenkasse oder auf Selbsthilfegruppen verwiesen werden. Um auch langfristig den Stuhlgang zu regulieren, sollte auf die abführende Wirkung von Leinsamen oder eingelegten Pflaumen hingewiesen werden. Falls es dem Patienten möglich ist, kann er den nächtlichen Reflux durch das **Schlafen mit erhöhtem Oberkörper** vermeiden.

Ist es bereits zur intestinalen **Metaplasie** gekommen, muss der Patient **regelmäßig** hinsichtlich eines Speiseröhrenkarzinoms **überwacht** werden. Hierzu sollte er alle 1–4 Jahre, in Abhängigkeit vom histologischen Befund, eine Gastroskopie mit feingeweblicher Probenentnahme durchführen lassen. Ein solcher Eingriff ist meist beim niedergelassenen Gastroenterologen möglich. Dieser sollte auch die weiterführende Medikation überwachen und ggf. anpassen.

> **WISSEN TO GO**
>
> **Refluxkrankheit – Therapie und Pflege**
>
> Weil bei der gastroösophagealen Refluxkrankheit häufig schon konservative Behandlungsmethoden zum Erfolg führen, stehen **beratende Aspekte** im Vordergrund pflegerischen Handelns. Hierzu gehört neben der regelmäßigen Einnahme säurehemmender Medikamente besonders das Ablegen schädlicher Lebensgewohnheiten.
>
> Der Patient sollte auf die regelmäßige Einnahme der **Medikamente** hingewiesen werden und wissen, dass die Beschwerden nach einem Absetzen der Medikation rasch wieder zurückkommen. Außerdem sollte auf geeignete Maßnahmen zur **Gewichtsreduktion** und **Raucherentwöhnung** hingewiesen werden. Der Genuss von Alkohol und Kaffee sollte eingeschränkt werden. Gegen nächtliches Sodbrennen hilft häufig schon eine **Schlafposition** mit leicht erhöhtem Oberkörper.

56.4.2 Ösophagusdivertikel

Definition **Ösophagusdivertikel**
Ein Ösophagusdivertikel ist eine sackartige Ausstülpung der Ösophaguswand. Sie kann durch Druck (Pulsionsdivertikel) oder Zug (Traktionsdivertikel) entstehen.

Kleine Divertikel verursachen meist keine Beschwerden. Bei größeren kann es durch den Aufstau des Speisebreis im Divertikel zu **Dysphagie** (Schluckstörungen), **Fremdkörpergefühl**, **Hustenreiz** und **Mundgeruch** kommen.

Die Diagnostik erfolgt mithilfe des Ösophagusbreischlucks, bei der nach oraler **Kontrastmittelgabe** eine **Röntgenaufnahme** der Speiseröhre angefertigt wird. Bestehen Symptome, werden die Divertikel **operativ** entfernt. Pflegende bereiten den Patienten auf angeordnete Untersuchungen und evtl. auf eine Operation vor. Sie beobachten den Schluckvorgang und unterstützen ggf. beim Essen.

Erkrankungen des Magens

56.4.3 Ösophaguskarzinom

Grundlagen

Definition Ösophaguskarzinom
Das Ösophaguskarzinom ist ein maligner (bösartiger) Tumor, der von der Speiseröhrenschleimhaut ausgeht.

Neben **genetischen Faktoren** spielen **Alkohol**, **heiße Getränke** und **Nikotin** als Ursachen eine Rolle. Am häufigsten wenden sich die Patienten aufgrund unklarer **Schluckstörungen** an den Arzt. Weitere Symptome sind retrosternale **Schmerzen**, Bluterbrechen (**Hämatemesis**), Abgeschlagenheit, **Fieber**, Nachtschweiß und **Gewichtsverlust**. Weil das Ösophaguskarzinom meist erst sehr spät Symptome verursacht, kommen die Patienten oft in einem sehr reduzierten Allgemeinzustand in die Klinik.

Therapie und Pflege

Es muss eine **radikale Tumorentfernung** vorgenommen werden. Hierzu werden meist Thorax- und Bauchhöhle geöffnet. In der Operation wird der Ösophagus ganz oder teilweise entfernt. Anschließend wird die Nahrungspassage durch Magenhochzug oder das Einnähen von Dünndarmanteilen wiederhergestellt.

Postoperativ ist es wichtig, den Patienten im Bett mit dem **Oberkörper hochzulagern** (mindestens 30°), damit an der Anastomose (Verbindung) kein Zug durch Überstreckung des Kopfes entsteht. Zur Schonung der neu geschaffenen Verbindung hat der Patient postoperativ meist eine **Magensonde**. Über diese kann zum einen Nahrung zugeführt, zum anderen überflüssiges Sekret abgesaugt werden. Die Lage der Magensonde sollte nicht verändert werden, um keinen Druck auf die Anastomose auszuüben und eine Schädigung der neu geschaffenen Verbindung zu verhindern.

Sobald der Patient selbstständig atmet, muss eine intensive **Pneumonieprophylaxe** durchgeführt werden, d. h. atemunterstützende Maßnahmen und Frühmobilisation. Bei einer Thorakotomie haben die Patienten aufgrund der Operationstechnik (bei der die Rippen gespreizt werden) und der liegenden Thoraxdrainage starke Schmerzen. Hierdurch atmen sie häufig nur sehr flach. Deshalb ist eine gute, effektive **Schmerztherapie** sehr wichtig.

Aufgrund der Thorakotomie hat der Patient eine **Thoraxdrainage**. Es sollte auf die Sogeinstellung, Sekretmenge und Farbe des Sekrets geachtet werden (▶ Abb. 56.6), siehe Kap. 25 „Pflege von Patienten mit Sonden und Drainagen" (S. 513). Die **Vitalzeichen**, die Temperatur und evtl. die **periphere Sauerstoffsättigung** werden regelmäßig kontrolliert. Die **Infusionen** werden überwacht und **Verbandwechsel** nach hausinternem Standard durchgeführt. Es sollte eine **Thombose- und Parotitisprophylaxe** durchgeführt werden. Der Kostaufbau erfolgt nach einer Anastomosenkontrolle auf ärztliche Anordnung.

ACHTUNG
Eine Verschlechterung des Allgemeinzustands oder Fieber können Zeichen einer Anastomoseninsuffizienz sein. Benachrichtigen Sie sofort den Arzt, wenn Sie diese Anzeichen bei einem Patienten beobachten.

Abb. 56.6 Thoraxdrainage.

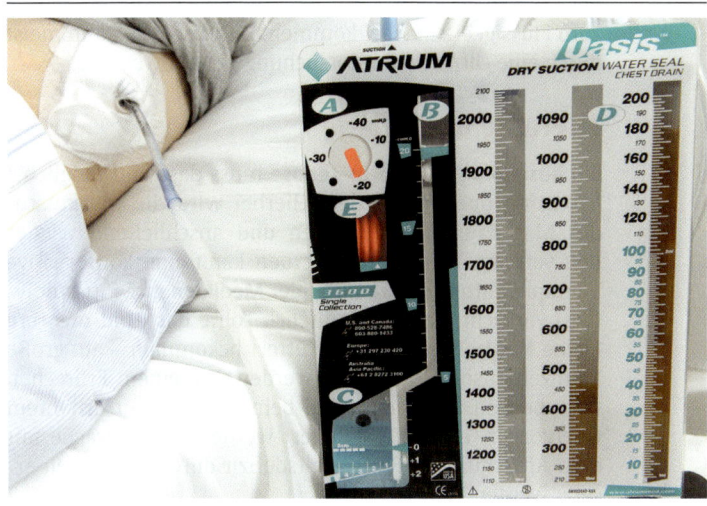

Nach der OP hat der Patient eine Thoraxdrainage. Zu den pflegerischen Aufgaben gehört es, regelmäßig den Sog, die Sekretmenge und die Farbe des Sekrets zu prüfen und zu dokumentieren.

WISSEN TO GO

Ösophaguskarzinom

Es ist ein maligner Tumor, der von der Speiseröhrenschleimhaut ausgeht. Neben **genetischen Faktoren** spielen **Alkohol, heiße Getränke** und **Nikotin** als Ursachen eine Rolle. Symptome wie Schluckstörungen treten oft sehr spät auf.

Der Tumor wird **radikal entfernt**. Postoperativ muss der **Oberkörper hochgelagert** werden. Der Patient hat eine **Magensonde**, über die Nahrung zugeführt und Sekret abgesaugt werden kann. Wichtig sind postoperativ die **Pneumonieprophylaxe**, eine effektive **Schmerztherapie** sowie **Thombose- und Parotitisprophylaxe**. Die **Thoraxdrainage** muss auf Sogeinstellung, Sekretmenge und Farbe des Sekrets kontrolliert werden. **Vitalzeichen**, Temperatur und evtl. **periphere Sauerstoffsättigung** werden regelmäßig kontrolliert. Der Kostaufbau erfolgt auf ärztliche Anordnung.

56.5 Erkrankungen des Magens

56.5.1 Pylorushypertrophie

Grundlagen

Definition Pylorushypertrophie
Es handelt sich um eine angeborene Verengung des Magenausgangs (auch Pylorusstenose oder hypertrophe Pylorusstenose genannt). Die Erkrankung entwickelt sich bereits zu Beginn der Schwangerschaft – im 1. Trimenon. Die genaue Ursache ist unklar – Jungen sind häufiger betroffen als Mädchen.

Durch die Verengung des Magenausgangs kann die **Nahrung nicht** adäquat in den Darm **weitergeleitet** werden. Hierdurch kommt es etwa eine halbe Stunde nach dem Essen zum explosionsartigen, **schwallartigen Erbrechen**. Die Kinder fallen i. d. R. schon in den ersten Lebenswochen mit diesem Symptom auf und sind schnell erschöpft. In der Folge des Erbrechens kann es zur Verschiebung der Blutsalze und zum Flüssigkeitsmangel kommen. Die Diagnose kann meist durch eine Ultraschalluntersuchung gestellt werden.

Therapie und Pflege

Bei **ausgeprägter Pylorusstenose** muss das Kind möglichst frühzeitig **operiert** werden. Hierbei wird die Muskulatur des Magenausgangs gespalten und anschließend wieder neu vernäht. Bei leichten Formen kann eine konservative Therapie mittels **entkrampfender Medikamente** (Spasmolytika) versucht werden. Zusätzlich sollte das Kind **mehrere kleine Mahlzeiten** pro Tag gefüttert bekommen – auf große Mahlzeiten sollte verzichtet werden. Um einem Erbrechen vorzubeugen, sollte das Kind beim Füttern mit erhöhtem Oberkörper (etwa 40°) gelagert werden. In Absprache mit dem Arzt muss ein Flüssigkeitsdefizit durch Infusionen ersetzt werden.

56.5.2 Gastritis und gastroduodenale Ulkuskrankheit

Grundlagen

Definition Gastritis und gastroduodenale Ulkuskrankheit
Bei der Gastritis handelt es sich um eine Entzündung der Magenschleimhaut.
Bei einem Ulkus handelt es sich um ein Geschwür, das bis in die Muskelschicht der Organwand reicht. Bei chronischen Geschwüren im Magen (Ulcus ventriculi) und Zwölffingerdarm (Ulcus duodeni) spricht man von der gastroduodenalen Ulkuskrankheit (Magengeschwür).

Die intakte Magenschleimhaut zeichnet sich durch ein Gleichgewicht zwischen schleimhautschützenden (z.B. Magenschleim) und schleimhautschädigenden Faktoren (z.B. Erreger, Magensäure) aus. Wird dieses **Gleichgewicht gestört**, kommt es zur **Magenschleimhautentzündung** (Gastritis) (▶ Abb. 56.7). Hierbei wird zwischen akuten und chronischen Formen unterschieden. Häufige **akute Formen** sind z.B. die Stressgastritis bei Intensivpatienten und die infektiöse Gastritis mit starkem Erbrechen. Häufig kommt es bei der akuten infektiösen Gastritis auch zu Durchfällen – das Krankheitsbild wird dann als **akute Gastroenteritis** bezeichnet.

Das *Gleichgewicht* ist *gestört*.

Die **chronische Gastritis** ist dagegen meist nicht infektiös und wird nach ihrer zugrunde liegenden Ursache in 3 Formen eingeteilt:
- **Typ-A-Gastritis**: Die zugrunde liegende Ursache ist hier **a**utoimmun bedingt. Meistens liegen spezielle Antikörper vor, die die Belegzellen des Magens zerstören. Hierdurch kommt es zu einer entzündlichen Atrophie der Magenschleimhaut. Zusätzlich finden sich häufig Antikörper gegen den im Magen gebildeten IntrinsicFactor.
- **Typ-B-Gastritis**: Hier entzündet sich die Magenschleimhaut durch eine Besiedlung des Magens mit dem **B**akterium Helicobacter pylori (Hp). Aus diesem Grund wird diese Form oft auch als Hp-Gastritis bezeichnet.
- **Typ-C-Gastritis**: Diese Form der Gastritis hat **c**hemische Ursachen. So kann z.B. die regelmäßige Einnahme von Ibuprofen und anderen nicht steroidalen Analgetika zu einer verminderten Produktion des schützenden Magenschleims führen. Die aggressive Magensäure führt anschließend zur Entzündung.

Abb. 56.7 Gastritis.

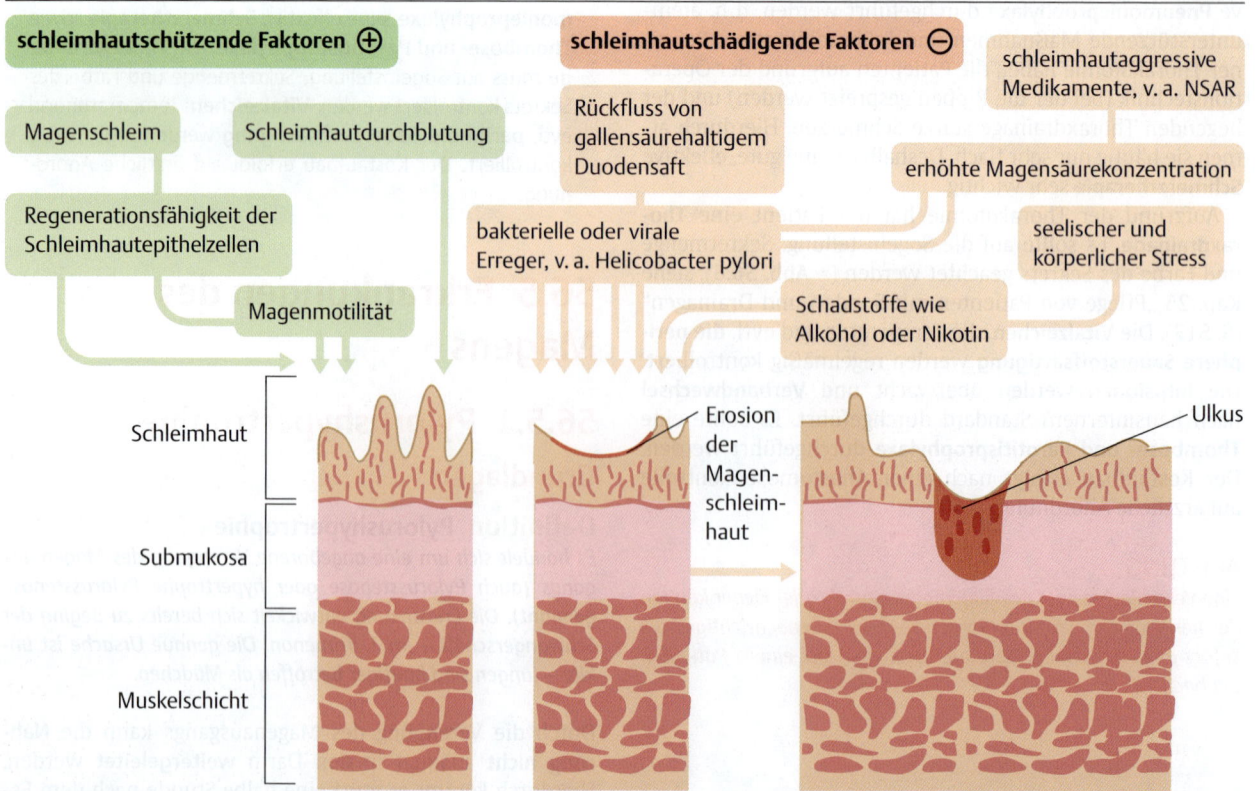

Ist das Gleichgewicht aus schleimhautschützenden und schleimhautschädigenden Faktoren gestört, entzündet sich die Magenschleimhaut.

Wird die Magenschleimhaut besonders stark geschädigt, kann sich hieraus ein Geschwür (Ulkus) entwickeln. Liegt dieses in Magen oder Zwölffingerdarm (Duodenum) vor, spricht man von der **gastroduodenalen Ulkuskrankheit** oder einfach einem **Magengeschwür**. Am häufigsten entstehen solche Ulzerationen auf dem Boden einer Typ-B-Gastritis, etwas seltener durch eine Typ-C-Gastritis.

ACHTUNG
Ein solches Ulkus kann anfangen zu bluten oder sogar die Magenwand durchbrechen. Er ist lebensgefährlich und muss zügig behandelt werden.

Doch auch die Typ-A-Gastritis kann **schwerwiegende Folgen** haben. Durch den Wegfall der gastrinhemmenden Salzsäure kommt es zur Wucherung endokriner Zellen – es kann ein **Magenkarzinom** entstehen. Liegen zusätzlich noch Antikörper gegen den im Magen produzierten Intrinsic Factor vor, kann sich eine **Anämie** (Blutarmut) entwickeln.

Die **Symptome** der akuten und chronischen Gastritis sind meist ähnlich. Lediglich ihre Intensität und Häufigkeit sind bei der akuten Form ausgeprägter. Zusätzlich sind bei der chronischen Form Langzeitschäden (z. B. Karzinom, Anämie) möglich. Zu den häufigsten, allgemeingültigen Symptomen gehören: **Übelkeit** und **Erbrechen**, **Sodbrennen** und saures **Aufstoßen**, **Appetitlosigkeit** und unspezifische **Oberbauchschmerzen**.

Eine **akute Gastritis** lässt sich meist schon durch den plötzlichen Begin von Übelkeit und Erbrechen allein anhand der **Symptome** diagnostizieren. Eine weitere Diagnostik ist in der Praxis meist nicht notwendig.

Anders sieht es hingegen bei der **chronischen Gastritis** aus. Weil die Patienten häufig lediglich über unspezifische Oberbauchschmerzen und allgemeines Unwohlsein klagen, sollte zur Diagnosesicherung eine **Magenspiegelung** durchgeführt werden. Durch die Entnahme **feingeweblicher** (histologischer) **Proben** kann hierbei auch zwischen A-, B- und C-Gastritis unterschieden werden. Außerdem gibt es nicht invasive Methoden zur Diagnostik von Helicobacter pylori. Hierzu gehören der **Nachweis des Hp-Antigens** im Stuhl, der Antikörpernachweis im Blut und der C^{13}-Atemtest.

WISSEN TO GO

Gastritis und gastroduodenale Ulkuskrankheit – Grundlagen

Ein Missverhältnis zwischen magenschützenden und -schädigenden Faktoren führt zur Gastritis. Die **akute Gastritis** äußert sich mit starkem **Erbrechen** und **Übelkeit** – heilt dann aber meist folgenlos aus. Die eher langwierig und unspezifisch verlaufende **chronische Gastritis** dagegen kann zu teilweise lebensbedrohlichen Komplikationen führen. Sie lässt sich unterteilen in:
- **Typ-A-Gastritis** – **a**utoimmun bedingte Form (Folge: Mangelanämie, Karzinom)
- **Typ-B-Gastritis** – **b**ervorgerufen durch das **B**akterium Helicobacter pylori (Folge: Ulkuskrankheit)
- **Typ-C-Gastritis** – verursacht durch **c**hemische Reize, z. B. Ibuprofen (Folge: Ulkuskrankheit)

Diagnostik: Magenspiegelung mit histologischer Probenentnahme der Schleimhaut, Nachweis von Helicobacter pylori

Mitwirken bei der Therapie
Akute Gastritis

Eine **akute Gastritis heilt** auch ohne Therapie meist innerhalb weniger Tage **folgenlos aus**. Besonders bei Kindern und älteren Menschen sollte auf eine sich entwickelnde Exsikkose geachtet werden, z. B. trockene, belegte Zunge, reduzierter Hautturgor („stehende Hautfalten").

Um diese Art von Komplikation zu vermeiden, sollte der Patient zum **Trinken** angehalten werden. Besonders geeignet sind kohlensäurearmes Wasser und lauwarme Tees (keine Früchtetees). Zusätzlich wird meist eine Nahrungskarenz in Form von „**Tee und Zwieback**" angeordnet. Teilweise kann es nötig sein, die über das Erbrechen verlorene Flüssigkeit in Form von Infusionen zu ersetzen. In Rücksprache mit dem Arzt können Medikamente gegen Übelkeit verabreicht werden, z. B. Vomex A, MCP.

Eine Sonderform – die **akute Stressgastritis** – erfordert zusätzlich eine besondere Prophylaxe. Sie tritt vorwiegend bei Patienten auf, die längere Zeit auf der Intensivstation behandelt werden. Neben den **medikamentösen Maßnahmen** in Form regelmäßiger Gaben von **Protonenpumpeninhibitoren** (Protonenpumpenhemmer, z. B. Omeprazol, Nexium), sollte dem Patienten ein möglichst ruhiges Umfeld geboten werden. Nähere Informationen zu den Medikamenten siehe Übersicht über die wichtigsten Medikamente (S. 1028).

Chronische Gastritis und Ulkuskrankheit

Triple-Therapie • Die chronische Gastritis und die Ulkuskrankheit werden bei einer Besiedlung mit Helicobacter pylori mittels der sog. Triple-Therapie therapiert. Diese besteht aus der 7-tägigen Gabe von 2 verschiedenen Antibiotika in Kombination mit einem Protonenpumpeninhibitor. Während der Therapie sollte der Patient hinsichtlich antibiotikatypische Nebenwirkungen beobachtet werden, z. B. neu aufgetretenes Erbrechen, Übelkeit, Ausschlag und Durchfall. Nebenwirkungen sollten an den Arzt weitergegeben werden.

Ernährung • Der Patient sollte über entsprechende Ernährung und den Verzicht von Alkohol und Kaffee aufgeklärt werden. In der akuten Phase sollten z. B. zuckerhaltige Nahrungsmittel, Milch sowie Gewürze, die die Magensäureproduktion anregen (z. B. Pfeffer, Senf), vermieden werden. Eine Ernährungsumstellung auf leichte Vollwertkost bzw. eine fett- und zuckerarme Ernährung kann den weiteren Verlauf positiv beeinflussen. Weiterhin sollten die Patienten vorzugsweise mehrere kleine Mahlzeiten über den Tag verteilt zu sich nehmen.

Vitamin-B_{12}-Gabe • Bei einigen Patienten ist durch die chronische Entzündung auch die im Magen stattfindende Produktion des Intrinsic Faktors eingeschränkt. Dieser dient zur Resorption von Vitamin B_{12} im Dünndarm. Aus diesem Grund erhalten viele Patienten mit chronischer Gastritis monatlich Vitamin-B_{12}-Spritzen durch den Hausarzt verabreicht.

Chirurgische Ulkustherapie • Die chirurgische Ulkustherapie (z. B. Billroth-Operation) ist durch den Erfolg der Protonenpumpeninhibitoren stark in den Hintergrund gerückt. Lediglich bei therapieresistenten Magengeschwüren oder Komplikationen in Form von Magendurchbruch, -blutung oder -karzinom wird noch operiert. Die präoperativen Maßnahmen entsprechen den allgemeinen Maßnahmen zur OP-Vorbereitung (S. 743). Nach der Operation sollte der Patient langsam mit dem Kostaufbau anfangen und wegen des verkleinerten Magenvolumens auf mehrere kleine Mahlzeiten pro Tag achten.

>
> ### WISSEN TO GO
>
> **Gastritis und gastroduodenale Ulkuskrankheit – Therapie**
>
> Eine akute Gastritis heilt meist ohne Therapie innerhalb weniger Tage ab. Bei älteren Menschen und Kindern sollte auf ausreichende Flüssigkeitszufuhr geachtet werden. Es empfehlen sich leicht gesüßte Tees und Zwieback. Der Verlust von Körpersalzen kann durch Salzstangen oder Brühe ersetzt werden.
>
> Die Therapie der **chronischen Gastritis** sowie der Ulkuskrankheit erfolgt durch medikamentöse Therapie mit **Protonenpumpenhemmern**. Liegt eine Typ-B-Gastritis vor, werden zusätzlich 7 Tage lang **Antibiotika** gegeben.

Beobachtungskriterien und Pflegebasismaßnahmen

Um Komplikationen (z. B. eine Blutung) frühzeitig zu erkennen, sollte der Patient angehalten werden, sich bei **Schmerzen** und **Veränderungen des Stuhlgangs** sofort zu melden. Die „Veränderungen" des Stuhlgangs beziehen sich sowohl auf die Farbe als auch auf die Konsistenz und Häufigkeit. Ist der Stuhlgang z. B. schwarz (sog. „Teerstuhl"), ist dies ein Hinweis auf eine Blutung im Magen. Die schwarze Farbe wird dabei durch die chemische Veränderung des Blutes im sauren Magen hervorgerufen. Beobachten Sie Teerstuhl, informieren Sie den Arzt.

ACHTUNG
Kommt es zu starken Blutungen oder zum Magendurchbruch, kann der Patient Blut erbrechen (= Hämatemesis). Dabei handelt es sich um eine lebensbedrohliche Situation. Lassen Sie den Patienten möglichst nicht alleine, lösen Sie Alarm über die Rufanlage aus und überwachen Sie Blutdruck und Herzfrequenz. Zusätzlich lagern Sie den Patienten in Schocklage und bereiten Infusionslösungen und einen intravenösen Zugang vor.

Das Erbrochene kann auch eine kaffeesatzartige Farbe haben, wenn es eine Weile im Magen verweilt hat. Das Hämoglobin der roten Blutkörperchen wurde dann durch die Magensäure in Hämatin umgewandelt – und Hämatin hat eine braune Farbe.

Nach einer **Magenoperation** werden **Blutdruck**, **Herzfrequenz** und **Temperatur** regelmäßig bzw. nach hausinternem Standard **kontrolliert**. Der Nahrungsaufbau erfolgt mit Tee und Zwieback (▶ Abb. 56.8). Häufige kleine Mahlzeiten sind für den Patienten meist besser verträglich. Der Patient sollte auf Alkohol, Kaffee und Nikotin verzichten, da diese Substanzen die magenschädigenden Faktoren begünstigen. Die Verträglichkeit der Nahrung sollte dokumentiert werden. Hierbei sollten folgende Fragen beantwortet werden: Wann und wo treten Schmerzen auf? Welche Nahrung verträgt der Patient besonders gut und in welchen Mengen?

Informieren, Schulen, Beraten

Der Patient wird je nach auslösendem Faktor der Gastritis bzw. dem Ulkus beraten. Hierbei sollte besonders auf folgende Themen eingegangen werden:

Abb. 56.8 Nahrungsaufbau.

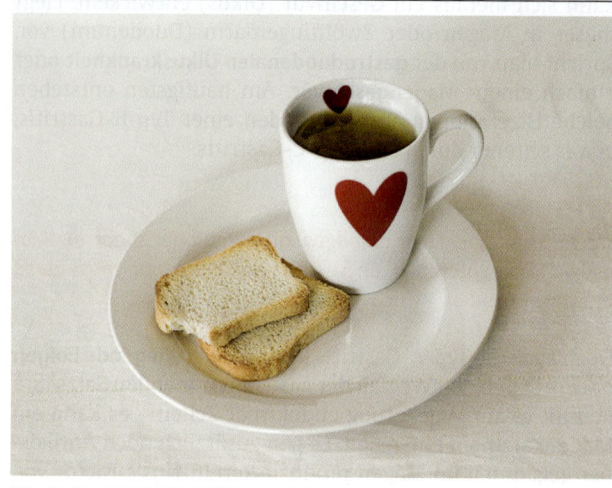

Der Nahrungsaufbau erfolgt mit Tee und Zwieback. © Rina H./ fotolia.com

- Einfluss magenschützender- und magenschädigender Faktoren
- regelmäßige Einnahme der verordneten Medikamente
- ggf. Einhaltung der regelmäßigen Termine zur Magenspiegelung

Gesundheitsförderung und Alltagsbewältigung

Durch Kommunikation mit dem Patienten können zusätzliche Informationen ermittelt werden, die für ergänzende Therapiemaßnahmen hilfreich sein können. Es ist z. B. wichtig zu wissen, zu welchem Zeitpunkt Schmerzen auftreten, in welcher Situation und unter welchen Rahmenbedingungen. Der Patient sollte sich **selbst beobachten**, um herauszufinden, welche Nahrung er in welchen Mengen verträgt. Sollte ihm dies schwerfallen, kann ihm empfohlen werden, ein **Essensprotokoll** zu führen.

Der Patient sollte darüber informiert werden, dass eine Ernährung mit vielen kleinen Mahlzeiten verträglicher ist als eine mit wenigen großen. Er sollte ganz genau über die Einnahme seiner Medikamente Bescheid wissen. Immer wiederkehrende Magenbeschwerden können auch in psychischen Problemen und ständigem Stress (z. B. im Beruf) begründet sein. Inwieweit dies auf den Patienten zutrifft, muss individuell geklärt werden. Gegebenenfalls können eine **Gesprächstherapie** oder Maßnahmen zur **Stressreduktion** empfohlen werden. Hierzu gehören z. B. Ausdauersport und Entspannungsübungen. Gegebenenfalls können regionale Gesprächs- und Psychotherapeuten empfohlen oder Angebote der Krankenkassen vermittelt werden.

>
> ### WISSEN TO GO
>
> **Gastritis und gastroduodenale Ulkuskrankheit – Pflege**
>
> *Beobachtungskriterien und Pflegebasismaßnahmen*
> - Schmerzen und Veränderungen des Stuhlgangs
> - Hämatemesis (Bluterbrechen)
> - nach Magenoperation Blutdruck, Herzfrequenz, Temperatur kontrollieren
> - Nahrungsaufbau mit Tee und Zwieback, häufige kleine Mahlzeiten

Erkrankungen des Magens

> *Informieren, Schulen, Beraten*
> - Einfluss magenschützender- und magenschädigender Faktoren
> - regelmäßige Einnahme der Medikamente
> - Verträglichkeit der Nahrung, Essensprotokoll
> - Maßnahmen der Stressreduktion

56.5.3 Magenkarzinom

Grundlagen

Definition Magenkarzinom
Das Magenkarzinom (Magenkrebs) ist ein maligner (bösartiger) Tumor, der von der Magenschleimhaut ausgeht; es handelt sich meist um ein Adenokarzinom.

Das Magenkarzinom verursacht genau wie das Ösophaguskarzinom meist erst **recht spät Beschwerden**. Der wichtigste Risikofaktor für ein Magenkarzinom ist die Besiedlung des Magens mit **Helicobacter pylori**. Über 90 % der Patienten mit Magenkarzinom haben in der Krankengeschichte einmal eine durch Helicobacter pylori ausgelöste Gastritis (S. 992) gehabt. Nitratreiche Nahrung (geräucherte, stark gesalzene oder gepökelte Speisen), ballaststoffarme Ernährung, Übergewicht, Alkohol- und Tabakkonsum erhöhen das Magenkrebsrisiko. Ebenso spielen genetische Faktoren eine Rolle (familiäre Häufung).

Therapie und Pflege

Ist das Karzinom noch nicht zu weit fortgeschritten, kann es **operativ entfernt** werden (Gastrektomie). Teilweise muss hierzu auch das untere Ende des Ösophagus mit reseziert werden. Kann das Karzinom nicht mehr operativ entfernt werden, wird nach den Maßnahmen palliativer Pflege gehandelt (S. 810). Zusätzlich richten sich die pflegerischen Maßnahmen nach den Vorgaben bei chronischer Gastritis (S. 993).

56.5.4 Perioperative Pflege nach Gastrektomie

Eine Gastrektomie ist häufig beim **Magenkarzinom** indiziert. Die Magenentfernung bei unkompliziertem Magengeschwür ist mittlerweile praktisch komplett durch die moderne Pharmakotherapie verdrängt worden. Nach der Entfernung des Magens wird der Zwölffingerdarm an die verbleibende Speiseröhre angenäht. Die Bildung eines „neuen Magens" ist im Rahmen besonderer Operationstechniken (Pouchtechnik) teilweise möglich. Durch die Entfernung des Magens fehlt der dort hergestellte Intrinsic Faktor. Dieser ist nötig, um Vitamin B_{12} aus der Nahrung aufzunehmen. Langfristig kann sich so ein Vitamin-B_{12}-Mangel entwickeln. Aus diesem Grund müssen Patienten nach Gastrektomie meist monatlich eine Vitamin-B_{12}-Spritze verabreicht bekommen.

Präoperative Pflege

Präoperativ wird der Patient nach dem hausinternem Standard abgeführt, die Rasur erfolgt i. d. R. von den Mamillen bis zu den Leisten einschließlich der Schambehaarung.

Postoperative Pflege

Nach einer Gastrektomie erfolgt die postoperative Überwachung meist auf der Intensivstation. Um die Bauchdecke des Patienten zu entlasten, sollte er mit dem **Oberkörper hochgelagert** (ca. 30°) werden. Zusätzlich wird hierdurch die Anastomose entlastet und vor Sekretstau geschützt. Wichtig ist eine **frühe Mobilisation**, mit der häufig bereits am ersten postoperativen Tag begonnen werden kann. Sie dient nicht nur der Thromboseprophylaxe und einer verbesserten Belüftung der Lungen (Pneumonieprophylaxe), sondern auch der Anregung der Darmtätigkeit. Zusätzlich sollte ein **Atemtraining** z. B. mittels Triflow durchgeführt werden (S. 548).

Der **Kostaufbau** erfolgt auf ärztliche Anordnung meist nach dem ersten Stuhlgang. Nach der Operation kann der Patient die Verträglichkeit der Nahrung meist verbessern, wenn er sie auf 6–8 kleine Mahlzeiten pro Tag aufteilt. Um den Magen nicht zusätzlich zu belasten, sollte während der Mahlzeiten nicht getrunken werden. Auf eine ausreichende Flüssigkeitszufuhr vor und nach den Mahlzeiten ist aber unbedingt zu achten. Der Patient muss durch **Selbstbeobachtung** lernen, welche Nahrung er verträgt. Hierbei kann das Führen eines **Ernährungsprotokolls** hilfreich sein (▶ Abb. 56.9).

Abb. 56.9 Ernährungsprotokoll.

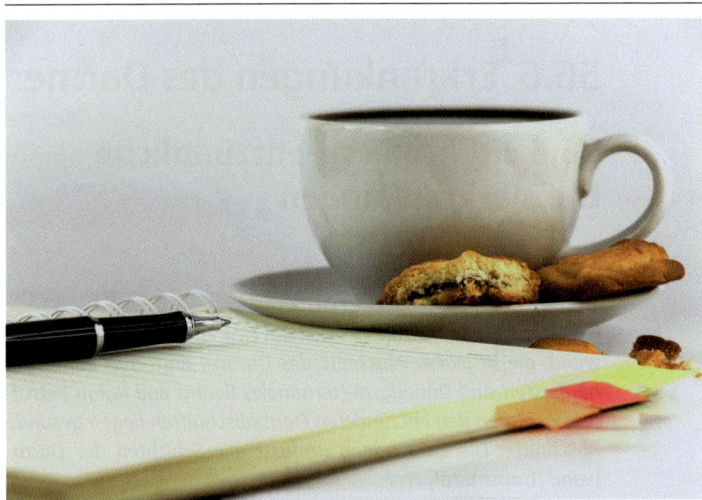

Es hilft dabei zu erkennen, welche Nahrung man gut verträgt und welche man in Zukunft lieber meiden sollte. © chaloemphan/fotolia.com

Dumping-Syndrom • Viele Patienten leiden nach der Operation unter Magenproblemen. Zu den häufigsten zählen das sog. Früh- bzw. Spätdumping, die 1–2 Jahren nach der Operation bei vielen Patienten aber von alleine wieder verschwinden:
- **Frühdumping:** Etwa 30 Minuten nach der Nahrungsaufnahme kommt es zu Schweißausbrüchen, Blutdruckabfall und Tachykardie. Die Ursache liegt im plötzlichen Nahrungseinstrom in den Magen und wird durch die fehlende Reservoirfunktion des Magens verursacht. Flaches Liegen nach der Mahlzeit sowie langsames Essen in kleinen Mengen schwächt die Symptome ab.
- **Spätdumping:** Etwa 2–4 Stunden nach der Mahlzeit kommt es zu einer Hypoglykämie (niedriger Blutzuckerspiegel). Die Ursache liegt in der vermehrten Insulinsekretion bei plötzlicher Kohlenhydratresorption. Die Ursache liegt ebenfalls in der fehlenden Reservoirfunktion des

Magens. Zur Prophylaxe werden wiederum häufige, kleine Mahlzeiten empfohlen.

WISSEN TO GO

Postoperative Pflege nach Gastrektomie

Eine Magenentfernung ist häufig beim **Magenkarzinom** indiziert. Häufig kann ein „neuer Magen" mit Pouchtechnik generiert werden. Vitamin-B_{12}-Substitution ist notwendig. Die Pflege umfasst:
- Oberkörperhochlagerung
- frühe Mobilisation und Atemtherapie
- Kostaufbau auf ärztliche Anordnung
- 6–8 kleine Mahlzeiten pro Tag
- ausreichende Flüssigkeitszufuhr
- Patienten zur Selbstbeobachtung anleiten
- evtl. Ernährungsprotokoll anlegen
- mögliche Magenprobleme, Dumping-Syndrom:
- **Frühdumping:** ca. 30 min nach der Nahrungsaufnahme kommt es zu Schweißausbrüchen, Blutdruckabfall und Tachykardie → flaches Liegen nach der Mahlzeit, langsames Essen in kleinen Mengen
- **Spätdumping:** etwa 2–4 h nach der Mahlzeit kommt es zu einer Hypoglykämie → häufige, kleine Mahlzeiten

56.6 Erkrankungen des Darmes

56.6.1 Chronisch-entzündliche Darmerkrankungen

Grundlagen

Definition Morbus Crohn
Bei Morbus Crohn handelt es sich um eine Entzündung der Darmwand, die in jedem Abschnitt des Darmes auftreten kann; am häufigsten sind Dünndarm (terminales Ileum) und Kolon betroffen. Zwischen den entzündeten Darmabschnitten liegen gesunde Abschnitte. Die Entzündung umfasst alle Schichten der Darmwand (transmural).

Definition Colitis ulcerosa
Die Colitis ulcerosa ist eine Darmwandentzündung, die ausschließlich den Dickdarm befällt und sich kontinuierlich von distal (Rektum) nach proximal (Kolon) ausbreitet. Die Entzündung tritt nur im Bereich der Schleimhaut auf – tiefere Wandschichten sind nicht betroffen.

Durch die Entzündung kommt es zu **Schmerzen und Durchfällen**. Die Schmerzen beginnen bei der Colitis ulcerosa meist im linken Unterbauch (Rektum und Sigma). Beim Morbus Crohn hingegen ist der Schmerzbeginn eher im rechten Unterbauch und kann mit einer chronischen Appendizitis (Blinddarmentzündung) verwechselt werden. Durch die ständige Entzündung kann es zur Ausbildung von **Darmengstellen** (Stenosen) kommen. Diese wiederum können Ursache eines Darmverschlusses (**Ileus**) sein.

Besonders bei der Colitis ulcerosa sind die abgesetzten Durchfälle häufig mit Blut versetzt – auch die Entstehung eines kolorektalen Karzinoms ist möglich. Außerdem können Symptome außerhalb des Magen-Darm-Trakts auftreten (**extraintestinale Symptome**), z. B. Augenentzündungen, Gelenkentzündungen und verschiedene Hautbilder – sie

Tab. 56.2 Morbus Crohn und Colitis ulcerosa im Vergleich.

Symptome	Morbus Crohn	Colitis ulcerosa
Durchfall-frequenz	3–6-mal pro Tag	bis zu 30-mal täglich
Stuhlbeimengung	meist keine	oft schleimig-blutig
Bauchschmerzen	kolikartig, vor allem im rechten Unterbauch	kolikartig, besonders im linken Unterbauch, v. a. vor und während des Stuhlgangs
extraintestinale Symptome	häufig	selten
Komplikationen	v. a. Fisteln, Abszesse, Stenosierungen, Malabsorptionssyndrom	toxisches Megakolon, Ulzera mit Darmblutungen, kolorektales Karzinom

sind beim Morbus Crohn häufiger als bei der Colitis ulcerosa. ▶ Tab. 56.2 zeigt die beiden Krankheiten im Vergleich.

Die genaue Ursache der Erkrankungen ist unbekannt. Es gibt jedoch Hinweise, dass bestimmte Genmutationen das Risiko für eine Erkrankung steigern (**genetische Faktoren**). Zusätzlich wird von einer Autoimmunerkrankung ausgegangen. Hierbei greift das normale Immunsystem aufgrund einer Überempfindlichkeit gesundes, körpereigenes Gewebe an und führt zur Entzündung (**immunologische Faktoren**). Es wird vermutet, dass der Ausbruch der Erkrankung durch zuvor durchgemachte Infekte beschleunigt wird (**Infektionen**).

Die Diagnose wird neben der Anamnese und der Beobachtung der typischen Symptome vorwiegend durch die **Darmspiegelung** gestellt. In etwa 10 % der Fälle kann nicht sicher zwischen Morbus Crohn und Colitis ulcerosa unterschieden werden.

WISSEN TO GO

Chronisch-entzündliche Darmerkrankungen – Grundlagen

Es handelt sich um autoimmunbedingte Entzündungen der Darmwand:
- **Morbus Crohn:** 3–6 Durchfälle pro Tag mit meist rechtsseitigen Unterbauchschmerzen; die Entzündung kann im gesamten Gastrointestinaltrakt vorkommen
- **Colitis ulcerosa:** bis zu 30 Durchfälle pro Tag mit begleitenden Schmerzen; auf den Befall des Dickdarms beschränkt

Mitwirken bei der Therapie

Die Therapie chronisch-entzündlicher Darmerkrankungen setzt sich aus allgemein supportiven (unterstützenden) und medikamentösen Maßnahmen zusammen. Die supportiven Maßnahmen beziehen sich auf beide Erkrankungen, bei der weiteren Therapie gibt es Unterschiede.

Erkrankungen des Darmes

Supportive Therapie • Hierzu gehören folgende Maßnahmen:
- **Ernährungsberatung:** Es gilt der Grundsatz: „Der Patient kann essen, was er verträgt." Allgemein sollten sich die Patienten ausgewogen ernähren und ggf. zu Beginn der Erkrankung ein Ernährungstagebuch führen. Hierdurch können nicht vertragene Lebensmittel meist rasch identifiziert werden. Während des akuten Krankheitsschubs sollten Patienten auf besonders ballaststoffreiche Kost verzichten – teilweise ist sogar eine kurzfristige parenterale Ernährung notwendig. 30 % der Patienten leiden zusätzlich unter einer Laktoseintoleranz. In diesem Fall sollten die Betroffenen auf herkömmliche Milchprodukte verzichten.
- **Psychologische Begleitung:** Sie ist besonders für die teils sehr jungen Patienten wichtig. Durch ständige Durchfälle kann es zur Einschränkung sozialer Aktivitäten kommen.

Colitis ulcerosa

Zur Standardtherapie der Colitis ulcerosa gehört die entzündungshemmende **5-Aminosalicylsäure** (5-ASA, z.B. Salofalk oder Pentasa). Sie kann lokal über Zäpfchen oder oral in Form von Tabletten verabreicht werden. Die **lokale Applikation** wird dann bevorzugt, wenn die **Erkrankung auf den Enddarm beschränkt** ist. Der Patienten wird ggf. bei der Verabreichung der Zäpfchen unterstützt bzw. zur selbstständigen Anwendung angeleitet. Sind die **Symptome stärker** ausgeprägt, wird die Therapie durch **Glukokortikoide** (z.B. Prednisolon) oder andere **Immunsuppressiva** (z.B. Azathioprin) unterstützt. Glukokortikoide können in Form von Budesonid-Schaum (Kortisonpräparat) auch lokal verabreicht werden. Weitere Informationen zu den Medikamenten siehe Übersicht über die wichtigsten Medikamente (S. 1028).

Im Unterschied zum Morbus Crohn ist die Colitis ulcerosa **durch die operative Entfernung des Dickdarms heilbar**. Da es sich hierbei um eine lebenseinschneidende und gefährliche Intervention handelt, muss der Eingriff vorher intensiv mit dem Patienten besprochen werden. Eine Operation sollte immer nur die letzte Therapiemöglichkeit sein. Teilweise ist bei der Operation die Anlage eines lebenslänglichen Enterostomas (künstlicher Darmausgang) unvermeidbar. Ausführliche Informationen zur pflegerischen Versorgung bei Enterostoma finden Sie im Kap. „Darmeinläufe und Stomapflege" (S. 533).

Morbus Crohn

Die medikamentöse Therapie des Morbus Crohn erfolgt meist **systemisch** in Tablettenform mit **Glukokortikoiden**. Alternativ werden **Salicylate** wie Sulfasalazin eingesetzt. Nur bei streng auf den Enddarm beschränkten Formen ist eine **lokale Therapie** mit Glukokortikoiden (meist Budesonid-Schaum) möglich. Weitere Informationen zu den Medikamenten siehe Übersicht über die wichtigsten Medikamente (S. 1028).

Im Gegensatz zur Colitis ulcerosa ist der Morbus Crohn **durch Operation nicht heilbar**. Kommt es jedoch während der Erkrankung zu Komplikationen wie Perforation oder Ileus, kann eine Operation erforderlich werden.

> **WISSEN TO GO**
>
> **Chronisch-entzündliche Darmerkrankungen – Therapie**
>
> *Supportive Maßnahmen*
> - **Ernährungsberatung:** „Der Patient kann essen, was er verträgt"; während des Krankheitsschubs Verzicht auf ballaststoffreiche Kost; teilweise kurzfristige parenterale Ernährung notwendig
> - **psychologische Begleitung:** besonders für sehr junge Patienten wichtig
>
> *Medikamentöse, operative Therapie*
> - **Colitis ulcerosa:** Standardtherapie mit 5-Aminosalicylsäure (5-ASA); Verabreichung lokal über Zäpfchen oder oral. Bei stärkeren Symptomen unterstützende Therapie durch Glukokortikoide oder andere Immunsuppressiva. Heilung durch vollständige Entfernung des Dickdarms möglich.
> - **Morbus Crohn:** systemische Therapie mit Glukokortikoiden oder Salicylaten. Eine Heilung ist nicht möglich.

Beobachtungskriterien und Pflegebasismaßnahmen

Schmerzen • Die Pflege richtet sich nach dem Allgemeinbefinden des Patienten. Hat dieser Schmerzen, sollte nach Lokalisation, Dauer und evtl. Auslösern gefragt werden. Da Schmerzen häufig kolikartig sind, sollte auch nach Verlauf, Begleiterscheinung (z.B. Bauchspannung, Übelkeit) und Intensität gefragt werden. Gegebenenfalls muss die Schmerztherapie angepasst werden. Bei plötzlich eintretenden Schmerzen sollte immer eine akute Entzündung oder Perforation als Ursache bedacht werden. Im akuten Schub kann eine bauchdeckenentspannende Lagerung zur Linderung der Schmerzen beitragen. Dem Patienten wird eine Knierolle angeboten und das Kopfteil des Bettes etwas hoch gestellt (▶ Abb. 56.10).

Ausscheiden • Vitalzeichen und Körpertemperatur werden regelmäßig kontrolliert. Häufigkeit, Farbe und Konsistenz des Stuhlgangs werden erfragt. Bei stärkeren Durchfällen

Abb. 56.10 Bauchdeckenentspannende Lagerung.

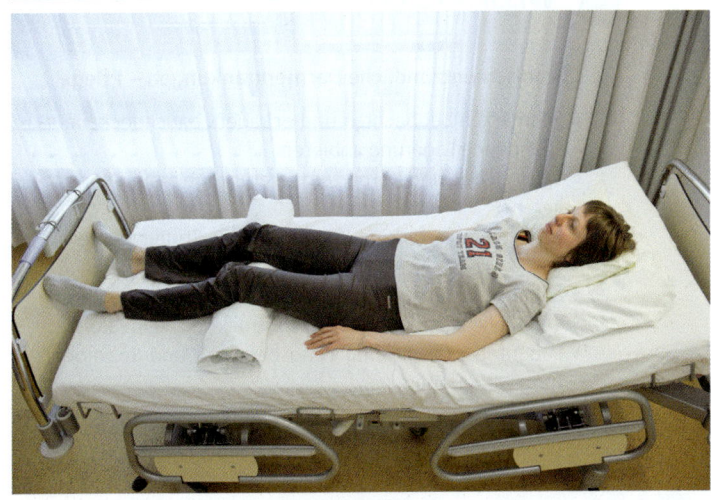

Im akuten Schub kann eine bauchdeckenentspannende Lagerung die Schmerzen lindern. Hierzu wird der Patientin eine Knierolle unter die Beine gelegt.

sollte darauf geachtet werden, dass der Patient genügend Flüssigkeit zu sich nimmt. Die Haut wird beobachtet, um eine Exsikkose rechtzeitig zu erkennen. Bei häufigen Durchfällen ist es für den Patienten eine Erleichterung, wenn er einen eigenen Toilettenstuhl neben dem Bett bereitgestellt bekommt. Je nach Zustand des Patienten wird er bei der Körperpflege unterstützt und die entsprechenden Prophylaxen werden durchgeführt.

Ernährung • Sollte für eine kurze Zeit auch eine parenterale Ernährung notwendig sein, wird regelmäßig ein Verbandwechsel des zentralen Venenkatheters durchgeführt. Bei einem Kostaufbau wird die Verträglichkeit der Nahrung kontrolliert. Meist wird mit einer Brühe und Tee begonnen, dann Zwieback gegeben und langsam mit fettarmer Kost gesteigert. Es sollte keine Rohkost gegeben werden.

Informieren, Schulen, Beraten

Die Erkrankungen nehmen in vielen Fällen einen chronischen Verlauf, die Kommunikation mit dem Patienten ist daher sehr wichtig, um ihn zu unterstützen. Je nach Wissensstand des Patienten sollten ihm **alle notwendigen Informationen** gegeben und seine **Fragen beantwortet** werden.

Bei Neuerkrankten sind viel Geduld und viele Gespräche über die Krankheit notwendig. Bei Patienten, die schon länger unter der Erkrankung leiden, ist es für das Vertrauensverhältnis wichtig, dass man in seinen **Aussagen klar bleibt**. Wenn eine Frage nicht beantwortet werden kann, sollte man sich zunächst informieren und dem Patienten die Antwort später geben. Es kann sinnvoll sein, den Patienten an eine **Ernährungsberatung** und oder **Sozialberatung** weiterzuleiten.

Eine Rehabilitation wird über den Sozialdienst beantragt. Informationen gibt es auch über die Deutsche Morbus Crohn/Colitis ulcerosa Vereinigung DCCV e.V. (www.dccv.de). Eine weitere Informationsquelle ist der Sozialverband VdK (www.vdk.de), der bei schweren Beeinträchtigungen Informationen zur Behindertenanerkennung geben kann. Dies kann sowohl für den Renteneintritt als auch nach einer Stomaanlage für den Patienten wichtig sein. Auch kann die Stiftung Darmerkrankungen hilfreich sein (www.stiftung-darmerkrankungen.de). Sie setzt sich besonders für die Belange junger Betroffener ein.

> **WISSEN TO GO**
>
> **Chronisch-entzündliche Darmerkrankungen – Pflege**
> - Schmerzen beobachten und erfragen, bauchdeckenentspannende Lagerung anbieten
> - Vitalzeichen und Körpertemperatur regelmäßig kontrollieren
> - Häufigkeit, Farbe und Konsistenz des Stuhlgangs erfragen
> - auf ausreichende Flüssigkeitszufuhr achten
> - Verträglichkeit der Nahrung kontrollieren, keine Rohkost
> - Patienten evtl. an Ernährungsberatung und Sozialberatung weiterleiten
> - über Selbsthilfegruppen informieren

56.6.2 Ileus

Grundlagen

Definition Ileus
Bei einem Ileus (Darmverschluss) ist die Darmpassage gestört – entweder durch ein mechanisches Hindernis (mechanischer Ileus) oder eine Lähmung der Darmmotorik (paralytischer Ileus). Einen unvollständigen (nicht voll ausgeprägten) Ileus bezeichnet man als Subileus.

Der Darmverschluss kann sowohl den Dünn- (Dünndarmileus) als auch den Dickdarm (Dickdarmileus) betreffen. Beim Dünndarm kann zusätzlich zwischen hohem (das Jejunum ist betroffen) und tiefem (das Ileum ist betroffen) Ileus unterschieden werden. Die Ursachen sind je nach Art des Ileus unterschiedlich:
- **mechanischer Ileus:** Das Darmlumen ist verlegt, z. B. durch Tumoren, Verwachsungen im Bauchraum, Hernien (▶ Abb. 56.11).
- **paralytischer Ileus:** Die Darmmotorik ist gestört, z. B. als Folge entzündlicher Prozesse im Bauchraum, z. B. bei Cholezystitis, Appendizitis. Aber auch Medikamente (z. B. Opiate), die z. B. im Rahmen einer Narkose verabreicht werden, können einen paralytischen Ileus verursachen.

Im Säuglings- und Kindesalter sind meist Missbildungen oder sog. Invaginationen für einen mechanischen Ileus verantwortlich. Dabei schiebt sich ein Darmteilstück in den dahinterliegenden Abschnitt und verlegt diesen – es kommt zur Passagestörung.

Nachdem der Körper den **Stillstand der Stuhlsäule** bemerkt hat, versucht er diesem Stillstand u. a. durch **verstärkte Sekretion von Flüssigkeit** entgegenzuwirken. Hierdurch

Abb. 56.11 Mechanischer Ileus.

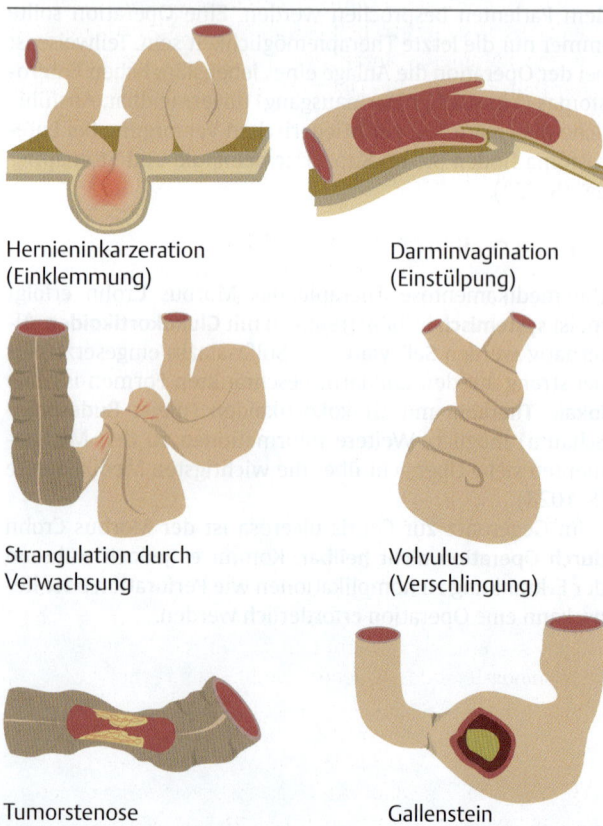

Hernieninkarzeration (Einklemmung)

Darminvagination (Einstülpung)

Strangulation durch Verwachsung

Volvulus (Verschlingung)

Tumorstenose

Gallenstein

Verschiedene Ursachen eines mechanischen Ileus.

kommt es relativ schnell zu einem **Mangel an Blutvolumen** – es droht ein Volumenmangelschock. Durch die Dehnung der Darmwand kann es zu Durchblutungsstörungen kommen, wodurch die **Darmschleimhaut geschädigt** wird. In der Folge können Bakterien die Darmwand durchwandern und eine **Peritonitis** (Bauchfellentzündung) hervorrufen – der Patient bekommt Fieber.

ACHTUNG
Die gefährlichste Komplikation ist die Perforation (Platzen) des Darmes. Hierbei handelt es sich um einen lebensgefährlichen Zustand, der umgehend operativ versorgt werden muss.

Die Symptome eines Ileus können sehr verschieden und auch in ihrer Intensität sehr unterschiedlich sein (▶ Abb. 56.12). Aus diesem Grund sollten Pflegende das Krankheitsbild „Ileus" stets im Hinterkopf haben und bei Unklarheiten den Arzt informieren. Besonders bei Patienten mit gastrointestinalen Tumoren, Demenz und nach Operationen kann es zum Ileus kommen. Auf folgende **Symptome** sollte geachtet werden: Bauchschmerzen, fehlenden oder stark verminderten Stuhlgang, Übelkeit und Erbrechen und Meteorismus (mit Luft aufgetriebener Bauch, sog. Trommelbauch).

Schreitet der Darmverschluss weiter fort und wird oral weiterhin Nahrung und Flüssigkeit zugeführt, kann sich Darminhalt bis in den Magen zurückstauen. Dort verursacht er starke Übelkeit und führt letztendlich zum Erbrechen von Stuhl (**Miserere**).

ACHTUNG
Besteht Verdacht auf einen mechanischen Ileus, sind Einläufe und Abführmittel kontraindiziert! Sie erhöhen die Gefahr einer Darmperforation, indem sie den Darm zusätzlich dehnen.

Der Verdacht auf einen Darmverschluss wird meist durch **Anamnese**, **körperliche Untersuchung** und die Symptome gestellt. Sind **vermehrt Darmgeräusche** zu hören, ist ein **mechanischer Ileus** wahrscheinlich. Fehlen die Darmgeräusche dagegen komplett („**Totenstille**"), liegt meist ein **paralytischer Ileus** vor. Um die Diagnose zu sichern und vor allem Rückschlüsse auf die genaue Ursache zu erlangen, werden weitere bildgebende Untersuchungen durchgeführt: Ultraschall, Röntgen, CT, Kolonkontrasteinlauf, Angiografie.

! Merken   Ileus versus Obstipation
Ileus darf nicht mit starker Obstipation oder Koprostase (Kotanstauung im Dickdarm) gleichgesetzt werden. Der Ileus ist eine lebensbedrohliche Erkrankung, starke Obstipation bzw. Koprostase sind es nicht.

WISSEN TO GO

Ileus – Grundlagen
Es liegt eine Störung des Stuhltransports vor. Diese kann entweder mechanisch (z. B. durch einen Tumor) oder paralytisch (z. B. in Folge entzündlicher Prozesse) bedingt sein. Zu den typischen **Symptomen** gehören Bauchschmerzen, verminderter oder fehlender Stuhlabgang, Übelkeit, Erbrechen und Meteorismus. Schreitet der Darmverschluss weiter fort, kann es zum Stuhlerbrechen (Misere) kommen. Eine lebensgefährliche Komplikation des Ileus ist die **Darmperforation**. Zur **Diagnostik** werden Ultraschall, Röntgen-Abdomen, CT und Kolonkontrasteinlauf eingesetzt.

Abb. 56.12 Ileus.

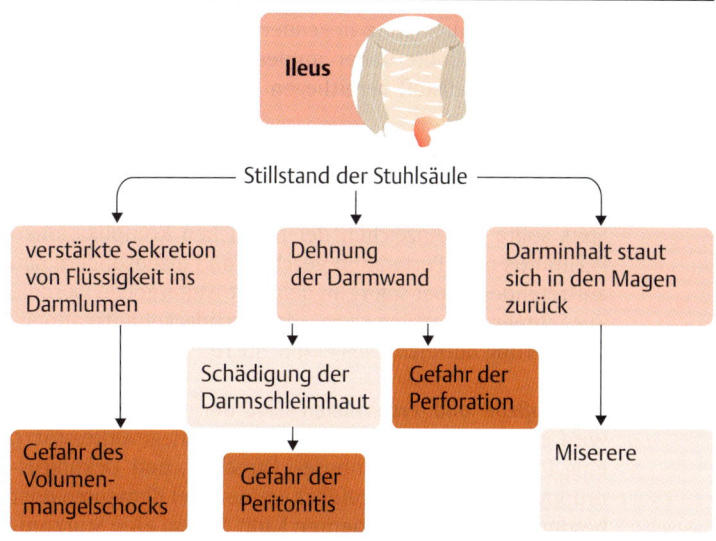

Verlauf und Gefahren des Ileus.

Mitwirken bei der Therapie

Da es sich bei einem Darmverschluss meist um ein hochakutes und lebensbedrohliches Krankheitsbild handelt, sollte die **Therapie möglichst schnell** eingeleitet werden. Das genaue therapeutische Vorgehen richtet sich dabei nach der Ursache des Darmverschlusses. Sowohl beim paralytischen als auch beim mechanischen Ileus wird dem Patienten eine **nasogastrale Magensonde** gelegt. Diese dient neben einer allgemeinen **Entlastung** auch der **Vorbeugung von Erbrechen**. Der Patient muss **Nahrungskarenz** einhalten, die nötige **Flüssigkeit** erhält er **durch Infusionen**.

Mechanischer Ileus • Liegt ein mechanischer Ileus vor, wird eine rasche Operation angestrebt. Wie dringlich die Operation dabei genau ist und ob ggf. bis zum nächsten Tag gewartet werden kann, ist von der Ausprägung der Symptome abhängig. Neben den allgemeinen präoperativen Maßnahmen wird in einigen Kliniken eine präoperative intravenöse Antibiose angeordnet. Stellt der Operateur während der OP fest, dass ein Teil des Darmes unwiderruflich geschädigt ist, wird er dieses Teilstück meist entfernen. In der Folge bekommt der Patient evtl. vorübergehend einen künstlichen Darmausgang (Enterostoma).

Paralytischer Ileus • Bei einem paralytischen Ileus wird nur dann operiert, wenn die zugrunde liegende Erkrankung (z. B. eine Entzündung der Gallenblase) es zwingend vorgibt. In allen anderen Fällen wird zumeist medikamentös therapiert und die Darmperistaltik mit Prokinetika (z. B. Neostigmin, Metoclopramid) angeregt, die dem Patienten per Infusion verabreicht werden. Zusätzlich muss der Darm durch abführende Maßnahmen entleert werden. Hierzu sind besonders gut Hebe-Senk-Einläufe geeignet. Wie sie durchführt werden, lesen Sie im Kap. „Darmeinläufe und Stomapflege" (S. 528).

Beobachtungskriterien und Pflegebasismaßnahmen

Nasogastrale Sonde • Die Erkrankung kann für den Patienten lebensbedrohlich sein. Pflegerisch wichtig ist u. a. die Beobachtung und Kontrolle der nasogastralen Sonde. Menge und

Farbe des abgeleiteten Sekrets müssen beobachtet und die Menge dokumentiert werden. Eine Flüssigkeitsbilanz sollte erstellt werden. Trotz liegender Sonde kann der Patient erbrechen. Es sollte daher immer eine Nierenschale und ausreichend Zellstoff bereitliegen und der Patient ggf. unterstützt werden.

Vitalzeichen und Schmerzen • Die Vitalzeichen werden regelmäßig kontrolliert und die Schmerzen des Patienten erfasst. Stets sollte auf Anzeichen der möglichen Komplikationen Peritonitis oder Perforation geachtet und insbesondere neu auftretendes Fieber sofort an den Arzt weitergeben werden. Zur Schmerzentlastung kann eine bauchdeckenentspannende Lagerung hilfreich sein (▶ Abb. 56.10).

Körperpflege und Prophylaxen • Hat der Patient Bettruhe, wird er je nach Zustand bei der Körperpflege unterstützt. Eine Pneumonie-, Thrombose-, Parotitis-, und Dekubitusprophylaxe sollte durchgeführt werden. Bei dementen oder besonders unruhigen Patienten kann ebenso eine Sturzprophylaxe sinnvoll sein.

Infusionen • Angeordnete Infusionen werden vorbereitet und überwacht. Bei einem liegenden zentralen Venenkatheter (ZVK) wird regelmäßig ein steriler Verbandwechsel durchgeführt.

> **WISSEN TO GO**
>
> **Ileus – Therapie und Pflege**
> - **mechanischer Ileus**: frühzeitige Operation, präoperativ nasogastrale Ablaufsonde, evtl. Antibiotikum i.v.; evtl. Anlage eines Enterostomas
> - **paralytischer Ileus**: Anregung der Darmperistaltik durch Medikamente und abführende Maßnahmen
>
> **Beobachtungskriterien und Pflegebasismaßnahmen**
> - Nasogastrale Sonde: Menge und Farbe des Sekrets beobachten
> - Flüssigkeitsbilanz erstellen
> - Vitalzeichen und Schmerzen kontrollieren
> - bei Schmerzen evtl. bauchdeckenentspannende Lagerung
> - auf Komplikationen wie Peritonitis oder Perforation achten
> - Pneumonie-, Thrombose-, Parotitis-, und Dekubitusprophylaxe durchführen
> - Infusionen vorbereiten und überwachen
> - evtl. Verbandwechsel ZVK

56.6.3 Appendizitis

Grundlagen

Definition Appendizitis
Bei der Appendizitis handelt es sich um eine Entzündung des Wurmfortsatzes (Appendix vermiformis).

Umgangssprachlich wird oft von einer Blinddarmentzündung gesprochen, obwohl nicht der Blinddarm (Zökum), sondern nur der Wurmfortsatz (Appendix vermiformis) entzündet ist. Meistens ist dieser bei der Appendizitis **durch Kotsteine** oder **Fremdkörper** (z. B. Kirschkerne) **verschlossen**. Dabei ist die Appendizitis eine typische Erkrankung

Abb. 56.13 Appendizitis.

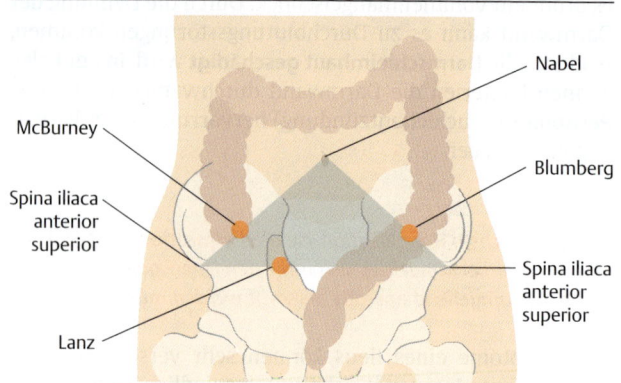

Die Patienten empfinden einen rechtsseitigen Unterbauchschmerz, der sich bei Druck auf den McBurney- oder Lanz-Punkt verstärkt. Auch bei Druck und plötzlichem Loslassen auf der entgegengesetzten Seite im linken Unterbauch empfindet ein Patient mit Appendizitis Schmerzen (Blumberg-Zeichen).

eher junger Menschen – viele Patienten erkranken innerhalb der ersten 3 Lebensjahrzehnte. Folgende Symptome deuten auf eine Appendizitis hin (▶ Abb. 56.13):
- **rechtsseitiger Unterbauchschmerz**: Die Symptome werden häufig bei Druck in den rechten Unterbauch verstärkt. Besonders druckempfindlich sind hierbei **McBurney-** und **Lanz**-Punkt.
- **kontralateraler Loslassschmerz** (Blumberg-Zeichen): Drückt man mit der Hand in den linken Unterbauch (kontralateral) und zieht die Hand anschließend plötzlich wieder hervor, kommt es zu Schmerzen.
- Schmerzen bei der rektalen Untersuchung
- **Fieber**: im Allgemeinen mit einer axillar/rektalen Temperaturdifferenz von über 1 °C
- Übelkeit, Erbrechen
- evtl. Durchfall

! Merken Individuelle Schmerzen
Die anatomische Lage des Wurmfortsatzes kann sehr unterschiedlich sein, wodurch der Schmerzort variieren kann. Besonders während der Schwangerschaft kann die Appendix sogar in den rechten Oberbauch verlagert sein und dort Schmerzen verursachen.

Um den Verdacht einer Appendizitis zu erhärten, werden die Entzündungswerte (bes. CRP und BSG) im Blut bestimmt und eine Sonografie (Ultraschall) gemacht.

ACHTUNG
Eine der gefährlichsten Komplikationen ist die Perforation des Wurmfortsatzes. Dabei tritt entzündliches Sekret in die Bauchhöhle aus und kann dort eine Entzündung des Bauchfells (Peritonitis) hervorrufen. Einen geplatzten „Blinddarm" erkennen Sie meist an einer plötzlich nachlassenden Schmerzsymptomatik mit anschließend sehr starken Allgemeinsymptomen (Fieber, Schüttelfrost, Schock, Atemnot).

Erkrankungen des Darmes

WISSEN TO GO

Appendizitis – Grundlagen

Es handelt sich um eine Entzündung des Wurmfortsatzes.
- **Symptome**: rechtsseitiger Unterbauchschmerz, kontralateraler Loslassschmerz, Schmerzen bei der rektalen Untersuchung, Fieber, Übelkeit, Erbrechen
- **Diagnostik**: Entzündungswerten im Blut, Sonografie
- **Komplikation**: Perforation des Wurmfortsatzes: meist plötzlich nachlassende Schmerzsymptomatik mit anschließend stärksten Allgemeinsymptomen

Mitwirken bei der Therapie

Bei gesicherter Appendizitis muss der Patient operiert und der **Wurmfortsatz entfernt** werden. Diese Operation kann i. d. R. **laparoskopisch** durchgeführt werden und erfordert nur einen Krankenhausaufenthalt von wenigen Tagen. Ist der **Blinddarm geplatzt**, muss der Bauch normalerweise mittels Schnitt im rechten Unterbauch eröffnet werden (**konventionelle Operation**). Die Appendix wird entfernt und der Bauch anschließend gespült.

Präoperativ wird die **Temperatur** des Patienten **axillar** und **rektal** gemessen. Zusätzlich werden allgemeine präoperative Maßnahmen durchgeführt (S. 743). Bis zur endgültigen Diagnosestellung oder Operation sollte der Patient nichts bzw. nur **Tee und Zwieback** zu sich nehmen.

Manchmal bietet die Situation keine klaren Anzeichen für eine Appendizitis. Trotzdem kann diese aber auch nicht sicher ausgeschlossen werden. In diesen Fällen bekommt der Patient oftmals intravenös Antibiotika und wird stationär überwacht.

Beobachtungskriterien und Pflegebasismaßnahmen

Die Diagnose Appendizitis führt in den meisten Fällen zu einer Operation. Nach der Operation erfolgt eine postoperative Überwachung (S. 751). Die **Vitalzeichen** werden regelmäßig kontrolliert und an den ersten 2 postoperativen Tagen die **Temperatur** überprüft. Außerdem wird die **Infusionstherapie** überwacht. Sollten während der Operation **Drainagen** eingelegt worden sein, werden diese regelmäßig auf Funktionsfähigkeit kontrolliert und zu Schichtbeginn die bis dahin geförderte Flüssigkeitsmenge der Drainagen dokumentiert.

Laparoskopie • Nach einer laparoskopischen Operation kann der Patient meist schon nach 4–5 Stunden kleine Schlucke Tee oder Wasser zu sich nehmen. Ab dem ersten postoperativen Tag verträgt er meist schon leichte Kost in Form von Weißbrot und Suppe.

Konventionelle Operation • Wurde die Operation konventionell durchgeführt, wird der Kostaufbau meistens etwas langsamer angegangen. Am Operationstag sollte der Patient noch nüchtern bleiben. Am ersten postoperativen Tag beginnt der Kostaufbau dann mit Tee. Teilweise weichen die Maßnahmen in verschiedenen Kliniken etwas vom o. g. Schema ab. Ist während der Operation eine Perforation des Blinddarms festgestellt worden, erhält der Patient häufig eine Antibiotikatherapie.

Informieren, Schulen, Beraten

Um die Bauchwunde zu schützen, sollte der Patient nach der Operation für 1–2 Wochen auf schweres Tragen verzichten. Ein Gewicht von ca. 5 kg sollte hierbei nicht überschritten werden. Mit Hobbysport kann nach einer laparoskopischen Operation ebenfalls nach etwa 2 Wochen wieder begonnen werden. Wurde hingegen konventionell operiert, sollte ein Abstand von 4 Wochen eingehalten werden. Bei Leistungssportarten verlängert sich die sportfreie Zeit und sollte individuell mit dem Arzt besprochen werden.

WISSEN TO GO

Appendizitis – Therapie und Pflege

Die **Appendix wird** meist laparoskopisch **entfernt**. Neben den allg. präoperativen Maßnahmen wird die **Temperatur axillar** und **rektal** gemessen. Der Patient sollte nichts bzw. nur **Tee und Zwieback** zu sich nehmen. Nach **Laparoskopie**:
- Vitalzeichen und Temperatur kontrollieren
- Infusionstherapie überwachen
- Drainagen kontrollieren
- nach 4–5 h kleine Schlucke Tee oder Wasser, ab dem ersten postoperativen Tag leichte Kost in Form von Weißbrot und Suppe
- 1–2 Wochen nach der Operation nichts Schweres tragen (> 5 kg)
- Sport nach etwa 2 Wochen

56.6.4 Reizdarmsyndrom

Grundlagen

Definition Reizdarmsyndrom
Das Reizdarmsyndrom ist eine sehr häufig vorkommende funktionelle Störung im Bereich des Dickdarms, die mit intermittierend auftretenden gastrointestinalen Beschwerden und Stuhlveränderungen einhergeht.

Frauen sind im Durchschnitt etwa doppelt so häufig betroffen wie Männer. Bei den gastrointestinalen Beschwerden stehen **Durchfälle**, **Verstopfung**, **Schmerzen** oder **Blähungen** im Vordergrund. Für die Symptome kann **keine fassbare organische Ursache** nachgewiesen werden. Bei vielen Patienten geht den Beschwerden eine gastrointestinale Infektion voraus. Psychische Belastungen können die Symptome verstärken.

Therapie und Pflege

Sind andere Erkrankungen des Bauchraums differenzialdiagnostisch bereits ausgeschlossen, liegt der Schwerpunkt der Therapie auf **psychotherapeutischen Maßnahmen**, z. B. Entspannungstechniken, Maßnahmen im Umgang mit Stress. Der Patient sollte wissen, dass die Symptome ernst genommen werden. Gleichzeitig sollte er daraufhin gewiesen werden, dass die Ursache der Symptome harmlos ist.

Bei diesen Patienten ist die Anamnese sehr wichtig. Es sollte ganz genau erfragt werden, wie, wann, wo und durch welche Auslöser der Schmerz bzw. die Symptome auftreten. Vielen Patienten hilft dabei das Führen eines **Ernährungstagebuchs**. Nahrungsveränderungen sollten vorgeschlagen werden. Leidet der Patient primär unter Durchfällen, kann das Einhalten kleiner Mahlzeiten evtl. Besserung bewirken. Steht dagegen die Obstipation im Vordergrund, sollte der Patient auf ballaststoffreiche Mahlzeiten, langsames Kauen und wenig Kohlensäure in den Getränken achten. Wärmeanwendungen können bei Bauchschmerzen beschwerdelindernd wirken, gegen Blähungen helfen z. B. Fencheltee und Zusätze wie Kümmel oder Anis.

In der ambulanten Weiterbehandlung sollte der Patient durch einen **psychosomatisch geschulten Hausarzt** betreut werden. Zusätzlich sollte ein Schwerpunkt in der Lösung psychisch belastender Situationen (Eheprobleme, Stress im Beruf usw.) liegen.

56.6.5 Divertikulose und Divertikulitits

Grundlagen

Definition Divertikulose/Divertikulitis
Bei der Divertikulose wölbt sich die Dickdarmschleimhaut an zahlreichen Stellen sackartig nach außen. Entwickelt sich im Bereich der Divertikel eine Entzündung, spricht man von einer Divertikulitis (▶ Abb. 56.14). Meist handelt es sich bei den Divertikeln um „falsche" Divertikel, bei denen sich nur die Schleimhaut durch Lücken in der Muskelschicht nach außen stülpt. Bei den echten Divertikeln stülpt sich die gesamte Darmwand nach außen.

Besonders häufig finden sich Divertikel im Sigma (Colon sigmoideum). Sie sind sehr häufig und liegen bei ca. 60 % der Patienten über 70 Jahren vor. Weil eine Divertikulose durch **ballaststoffarme Ernährung**, **Obstipation** und **wenig Bewegung** gefördert wird, wird sie zu den sog. **Zivilisationserkrankungen** gezählt.

Abb. 56.14 Divertikulose und Divertikulitis.

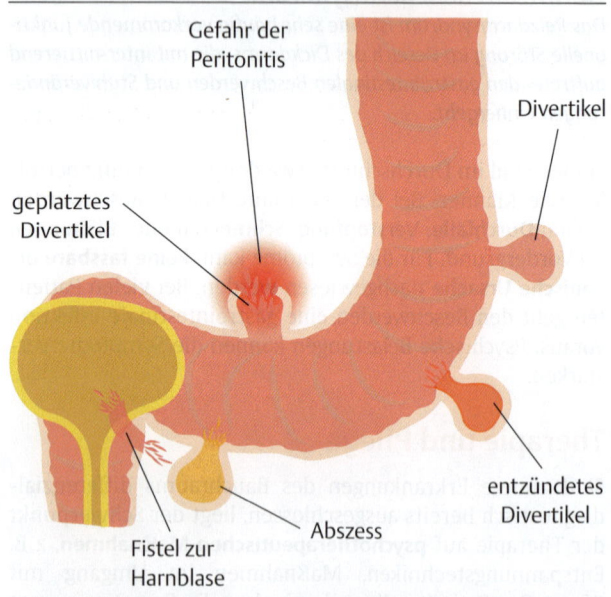

Die gesamte Darmwand stülpt sich bei den echten Divertikeln nach außen. Durch den im Divertikel gestauten Stuhl wird die Darmwand gereizt und das Divertikel kann sich entzünden. Die Entzündung kann sich ausbreiten und z. B. zu einem Abszess oder einer Fistel führen. Weiterhin kann als Komplikation eine Blutung oder schlimmstenfalls eine Perforation auftreten, die zu einer Peritonitis führt.

Das alleinige Vorliegen von Divertikeln hat meist keinen Krankheitswert. Erst wenn sich diese entzünden, muss behandelt werden. Weil die **Divertikulitis** meist im Sigma lokalisiert ist, kommt es zu typischen **linksseitigen Unterbauchschmerzen**. Weitere Beschwerden sind **Übelkeit** und **Erbrechen**, **Stuhlunregelmäßigkeiten** und **Fieber**. Die Beschwerden ähneln meist denen einer Appendizitis. Aus diesem Grund wird das Krankheitsbild manchmal auch als **Linksappendizitis** bezeichnet.

Wie bei jeder Darmentzündung kann es auch bei der Divertikulitis zur Perforation kommen. Um diese und andere Komplikationen (z. B. Fisteln, Abszesse) zu erkennen, werden folgende Untersuchungen durchgeführt: Entzündungswerte im Blut, Röntgen, Computertomografie (CT), Sonografie.

ACHTUNG
Im akut entzündlichen Zustand sollte keine Darmspiegelung durchgeführt werden. Durch die mechanische Reizung des Darmes kann es hierdurch zur Perforation entzündlicher Divertikel kommen. Gleiches gilt für die Anwendung von Darmrohren und Darmeinläufen während der akuten Erkrankung.

 WISSEN TO GO

Divertikulose und Divertikulitis – Grundlagen

Divertikel sind Ausstülpungen der Darmwand, meist im Colon sigmoideum. Sie werden durch ballaststoffarme Ernährung, wenig Bewegung und häufige Obstipation begünstigt. Behandlungsbedürftig sind sie nur, wenn sie sich entzünden (Divertikulitis). Neben Unterbauchschmerzen können Fieber, Erbrechen, Übelkeit und Stuhlunregelmäßigkeiten auftreten. Im akut entzündlichen Zustand kann es durch mechanische Reizung der Divertikel (Koloskopie, Darmrohr) zur Perforation kommen!

Mitwirken bei der Therapie

Divertikulose • Bei der asymptomatischen Divertikulose reicht meist die Umstellung auf ballaststoffreiche Kost, ausreichende Flüssigkeitszufuhr und Sport in Form von Walking oder Wandern. Kommt es hingegen zur Divertikulitis, muss meist antibiotisch behandelt werden. Zusätzlich können schmerzlindernde und entkrampfende Medikamente gegeben werden.

Divertikulitis • Bei einer leichten Divertikulitis genügt meist die ambulante Antibiotikatherapie durch den Hausarzt. In dieser Zeit sollte der Patient auf ballaststoffarme Ernährung achten. Sind die Beschwerden stärker oder ist nach 2–4 Tage noch keine Beschwerdefreiheit erreicht, muss der Patient stationär aufgenommen und intravenös mit Antibiotika behandelt werden. Zur Entlastung des Darmes besteht bei dem Patienten im akuten Stadium meist Nahrungskarenz.

Ist ein Divertikel geplatzt oder kommt es trotz konservativer Therapie immer wieder zu Entzündungen, wird eine Operation angestrebt. Dabei wird der befallene Darmabschnitt entfernt und der verbleibende Darm evtl. vorübergehend über ein Stoma ausgeleitet (S. 533).

Erkrankungen des Darmes

Beobachtungskriterien und Pflegebasismaßnahmen

Diese richten sich nach dem Zustand des Patienten. **Vitalparameter** und **Schmerzen** werden regelmäßig erfasst. Bei der konservativen Therapie sollte auf die regelmäßige **Medikamenteneinnahme** und die **Nahrungsverträglichkeit** geachtet werden. Weiterhin sollte die **Stuhlausscheidung** beobachtet werden.

Nach einer Operation werden die allgemeinen postoperativen Pflegemaßnahmen (S. 751) durchgeführt. Wenn der Patient ein Entlastungsstoma erhalten hat, wird er bei der Versorgung des Stomas unterstützt. Oft wird das Stoma nach 3 Monaten zurückverlegt. Ausführliche Informationen zur Versorgung eines Enterostomas finden Sie im Kap. „Darmeinläufe und Stomapflege (S. 533).

ACHTUNG
Eine mögliche Perforation zeigt sich durch erhöhte Schmerzen. Eine regelmäßige Schmerzerfassung ist deshalb sehr wichtig. Bei einer Perforation kann es zu einem sog. „brettharten" Abdomen kommen, die Vitalzeichen verändern sich. Informieren Sie sofort den Arzt.

Informieren, Schulen, Beraten

Eine Aufklärung des Patienten ist dringend notwendig. Er sollte auf eine ballaststoffreiche Ernährung und ausreichende Flüssigkeitszufuhr achten. Sind Herz und Nieren gesund, sollten täglich etwa 2 Liter Flüssigkeit aufgenommen werden. Der Patient sollte darüber aufgeklärt werden, dass er durch gesteigerte körperliche Bewegung auch die Darmmotilität steigern kann. Viele Krankenkassen bieten Sport- und Ernährungskurse an.

> **WISSEN TO GO**
>
> **Divertikulose und Divertikulitis – Therapie und Pflege**
>
> *Therapie*
> - **asymptomatische Divertikulose**: auf ballaststoffreiche Kost umstellen, ausreichende Flüssigkeitszufuhr und Sport
> - **Divertikulitis**: Antibiotika, ggf. schmerzlindernde und entkrampfende Medikamente, im akuten Stadium Nahrungskarenz, dann ballaststoffarme Ernährung. Bei geplatzten Divertikeln oder wiederkehrenden Entzündungen operative Entfernung des Darmabschnitts.
>
> *Pflege*
> - Vitalparameter und Schmerzen erfassen
> - auf regelmäßige Medikamenteneinnahme und Nahrungsverträglichkeit achten
> - Stuhlausscheidung beobachten
> - nach Operation allgemeine postoperative Pflegemaßnahmen, ggf. Versorgung des Stomas
> - Informieren und Beraten zu ballaststoffreicher Ernährung, ausreichender Flüssigkeitszufuhr, gesteigerter körperlicher Bewegung

56.6.6 Dickdarmpolypen

Definition Dickdarmpolypen
Bei Polypen handelt es sich um Schleimhautvorwölbungen in das Darmlumen – über 50% befinden sich im Bereich des Rektums (▶ Abb. 56.15).

Das Auftreten von Polypen nimmt mit dem **Alter** zu. **Einzelne Polypen** haben i.d.R. keinen **Krankheitswert** – **können aber mit der Zeit maligne (bösartig) entarten**. Bis zu 80% der kolorektalen Karzinome entstehen aus vorherigen Polypen. Diese eindrucksvolle Zahl macht deutlich, dass Polypen bereits abgetragen werden sollten, bevor sich aus ihnen ein Karzinom entwickelt. Aus diesem Grund wird empfohlen, ab dem 50. Lebensjahr alle 10 Jahre eine **prophylaktische Koloskopie** (Darmspiegelung) durchführen zu lassen.

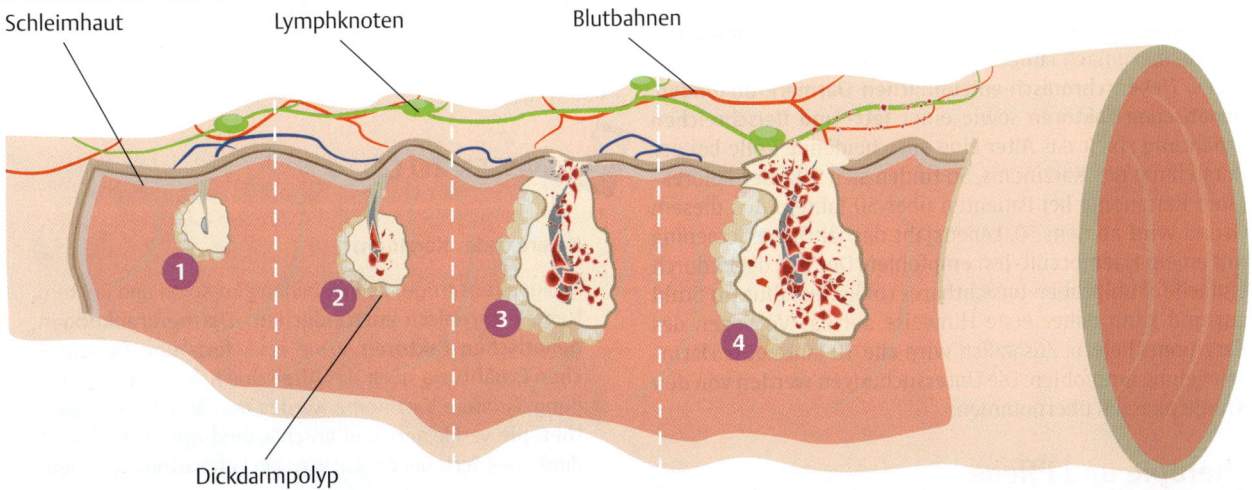

Abb. 56.15 Dickdarmpolypen.

Dickdarmpolypen sind Schleimhautvorwölbungen (1), die entarten können und sich dann vergrößern (2). Die entarteten Zellen vermehren sich und durchdringen die Darmwand (3). In einem fortgeschrittenen Stadium erreichen die Tumorzellen die Blut- und Lymphbahnen (4) und es können Metastasen in anderen Organen entstehen.

Abb. 56.16 Polypektomie.

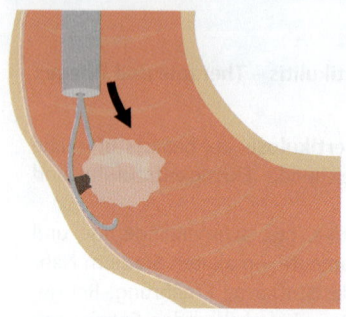 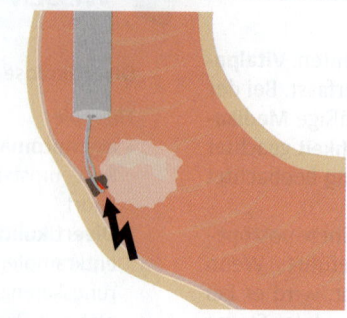 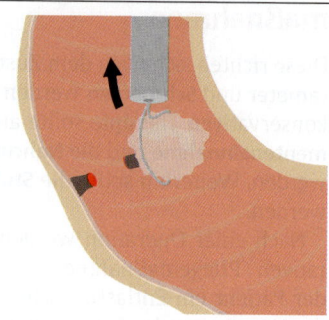

Die Dickdarmpolypen können endoskopisch mit einer Diathermieschlinge entfernt werden.

Werden bei der Koloskopie Dickdarmpolypen festgestellt, können diese während der Untersuchung mittels elektrischer Schlinge (sog. Diathermieschlinge) entfernt werden (▶ Abb. 56.16). Der abgetragene Polyp wird im Anschluss daran zur histologischen (feingeweblichen) Untersuchung in die Pathologie geschickt. Je nach Ergebnis sind in unterschiedlichen Abständen Nachuntersuchungen notwendig.

Durch eine bestimmte Genmutation (z. B. APC-Tumorsuppressorgen) neigen bestimmte Menschen zur Entstehung von Polypen. Das als **familiäre adenomatöse Polyposis** (FAP) bezeichnete Krankheitsbild zeigt sich durch ein **frühes Auftreten sehr vieler Polypen**. Bei den Betroffenen sollten bereits ab dem 10. Lebensjahr regelmäßig Darmspiegelungen mit Entfernung der Polypen durchgeführt werden. Nach dem Abschluss der Pubertät wird die **prophylaktische Entfernung des gesamten Dickdarms** empfohlen.

Die pflegerischen Aufgaben entsprechen denen einer normalen Koloskopie (S. 987). Auch wenn hierbei Polypen entfernt werden, sind i.d.R. keine weiteren Maßnahmen erforderlich. Wird im Rahmen einer FAP prophylaktisch der Darm entfernt, entsprechen die pflegerischen Maßnahmen denen bei einer Kolektomie (S. 1008).

56.6.7 Kolorektales Karzinom

Grundlagen

Definition Kolorektales Karzinom
Kolorektale Karzinome sind maligne (bösartige) Neubildungen im Kolon und Rektum.

Sie sind die **zweithäufigste krebsbedingte Todesursache** – bei Männern nach Lungenkrebs und bei Frauen nach Brustkrebs. Neben **chronisch-entzündlichen Darmerkrankungen, genetischen Faktoren** sowie einer **fett- und fleischreichen Ernährung** spielt das **Alter** eine entscheidende Rolle bei der Entstehung des Karzinoms. So finden sich 90% der kolorektalen Karzinome bei Patienten über 50 Jahren. Aus diesem Grund wird ab dem 50. Lebensjahr das jährliche Screening mit einem Haemoccult-Test empfohlen. Der Test deckt durch einfache Stuhlproben unsichtbares (okkultes) Blut im Stuhl auf und kann daher erste Hinweise auf das Vorliegen des Karzinoms liefern. Zusätzlich wird alle 10 Jahre eine Darmspiegelung empfohlen. Die Untersuchungen werden von den Krankenkassen übernommen.

Therapie und Pflege

Therapeutisch werden die Karzinome je nach Größe und Ausdehnung primär mittels **Chemotherapie** verkleinert – anschließend erfolgt eine **Operation**. Bei kleineren Tumoren kann auf die vorherige Chemotherapie verzichtet werden. Im Rahmen der Operation wird ein Enterostoma (künstlicher Darmausgang) angelegt (S. 533).

Der Patient muss für die angeordneten Untersuchungen vorbereitet werden. Eine Darmresektion bedeutet für den Patienten einen großen Eingriff in seine Lebensqualität. Es ist wichtig, dass der Patient mit Einfühlungsvermögen und Aufmerksamkeit behandelt wird. Präoperativ erhält der Patient ballaststoffarme Nahrung, bei einem sehr reduzierten Allgemeinzustand eine parenterale Ernährung (S. 727) über einen zentralen Venenkatheter (ZVK). Entsprechend der ärztlichen Anordnung werden abführende Maßnahmen durchgeführt.

ACHTUNG
Es ist sehr wichtig zu wissen, wo der Tumor sitzt – teilweise besteht Perforationsgefahr beim Einführen eines Darmrohrs zur Durchführung eines Darmeinlaufs.

Zur Operationsvorbereitung wird der Patient nach hausinternem Standard rasiert: i.d.R. von den Mamillen (Brustwarzen) bis zu den Leisten einschließlich der Schambehaarung; wenn eine Rektumresektion (Teilentfernung des Rektums) oder Rektumexstirpation (komplette Entfernung des Rektums) geplant ist, muss auch der Anal- und Gesäßbereich rasiert werden. Nach Aufklärung des Patienten durch den behandelten Arzt wird der Patient bei der Stomatherapie vorgestellt (S. 533).

Nach erfolgter Operation ist eine Überleitung zum Sozialdienst für eine Anschlussheilbehandlung wichtig. Es gibt für jedes Bundesland eine Krebsberatungsstelle, wo eine psychosoziale Beratung in Anspruch genommen werden kann. Pflegerische Maßnahmen siehe Perioperative Pflege bei Kolektomie (S. 1008).

WISSEN TO GO

Kolorektales Karzinom

Maligne (bösartige) Zellneubildung im Kolon und Rektum. Neben **chronisch-entzündlichen Darmerkrankungen, genetischen Faktoren** sowie einer **fett- und fleischreichen Ernährung** spielt das **Alter** eine Rolle bei der Entstehung. Größere Karzinome werden primär mittels **Chemotherapie** verkleinert und anschließend **operiert**, kleinere direkt operiert. Bei der OP wird ein Enterostoma angelegt.

Pflege
- ballaststoffarme Nahrung, evtl. parenterale Ernährung über ZVK
- Termin mit Stomatherapeuten
- abführende Maßnahmen auf Anordnung
- Rasur nach hausinternem Standard
- nach der OP Überleitung zum Sozialdienst für Anschlussheilbehandlung
- weitere Maßnahmen siehe Perioperative Pflege bei Kolektomie (S. 1008)

56.6.8 Hernien

Grundlagen

Definition Hernie
Unter einer Hernie versteht man eine Ausstülpung (= Bruchsack) des parietalen Peritoneums (Auskleidung der Innenseite der Bauchwand). Sie entsteht durch angeborene oder erworbene Lücken in der Bauchwand (= Bruchpforte).

Zu den häufigsten Ursachen der erworbenen Hernien zählen **Narbengewebe** (nach einer Operation am Abdomen) und eine generelle **Muskelschwäche**. Begünstigt wird die Ausstülpung durch einen **erhöhten Druck im Bauchraum**, z. B. durch chronische Obstipation, chronischen Husten, intraabdominelle Tumoren, Schwangerschaft. Im klinischen Alltag sind die sog. Leistenhernien am häufigsten (▶ Abb. 56.17).

ACHTUNG
Eine gefährliche Komplikation der Hernie ist die Inkarzeration, bei der die Baucheingeweide (meist Darm) in der Bruchpforte eingeklemmt werden. In der Folge einer Inkarzeration kann es zu einer Sauerstoffunterversorgung des entsprechenden Darmabschnitts kommen – der Darm stirbt ab. Aus diesem Grund ist eine inkarzerierte Hernie immer ein chirurgischer Notfall. Typische Zeichen für die Inkarzeration sind heftige Schmerzen, die von Übelkeit und Erbrechen begleitet werden.

Therapie und Pflege

Die Therapie besteht grundsätzlich in einem **operativen Verschluss der Bruchpforte** und einer **Rückführung des Darmes** in den Bauchraum. Häufig wird die ehemalige Bruchpforte zusätzlich noch durch ein Netz verstärkt. Diese Operation kann fast immer laparoskopisch durchgeführt werden. Die früher häufig angewendeten „Bruchbänder" und andere Hilfsmittel konnten in neuen Studien keinen Nutzen zeigen.

Der Patient wird gemäß dem allgemeinen präoperativen Prozedere für die Operation vorbereitet (S. 743). Nach der Operation benötigt es meist noch einige Zeit (ca. 6 Wochen), bis das Loch in der Muskelwand vollständig abgeheilt ist. Bis zu diesem Zeitpunkt sollte ein erhöhter intraabdomineller Druck vermieden werden. Aus diesem Grund bekommt der Patient meist vorsorglich leichte Abführmittel. Hierdurch wird der Stuhlgang geschmeidig und vermehrtes Pressen vermieden. Mit einem leichten Gegendruck der Hand auf der Wunde kann die Mobilisation des Patienten oft schon am Operationsabend begonnen werden.

Nach laparoskopischen Operationen sollte i. d. R. 2 Wochen kein Sport ausgeübt werden, nach konventionellen Operationen ungefähr 4 Wochen. Sowohl Sport als auch körperliche Belastung müssen mit dem Arzt geklärt werden, da die Gefahr von Rezidivhernien besteht.

Abb. 56.17 Hernien.

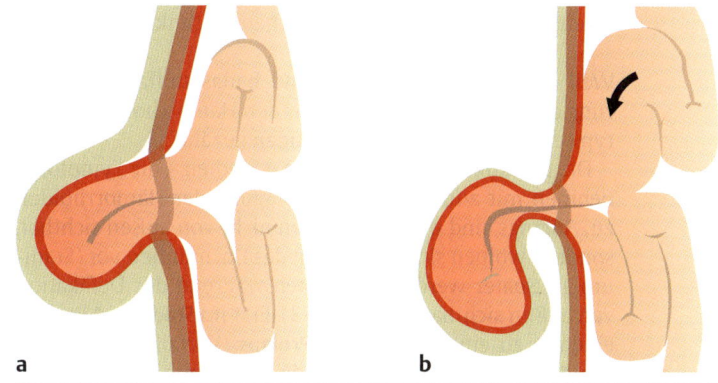

a Durch die Bruchpforte stülpt sich ein Teil des Darmes (Bruchinhalt) in die Peritonealaussackung (Bruchsack) vor.
b Eine Komplikation der Hernie ist die Einklemmung (Inkarzeration) des Darmabschnitts in der Bruchpforte.

Hiatushernie • Eine seltenere Hernie ist die sog. Hiatushernie. Dabei liegt die Bruchpforte nicht in der Bauchwand, sondern im Zwerchfell. Der darunterliegende Magen kann auf diese Weise bis in den Thorax rutschen. Eine Therapie ist nur dann erforderlich, wenn es zu Beschwerden kommt. Die pflegerischen Maßnahmen entsprechen denen bei anderen Hernien und werden durch die pflegerischen Maßnahmen bei gastroösophagealer Refluxkrankheit (S. 989) ergänzt.

WISSEN TO GO

Hernien

Eine Hernie ist eine Ausstülpung (= Bruchsack) des parietalen Peritoneums. Sie entsteht durch angeborene oder erworbene Lücken in der Bauchwand (= Bruchpforte). Eine gefährliche Komplikation und ein chirurgischer Notfall ist die Inkarzeration, bei der die Baucheingeweide in der Bruchpforte eingeklemmt werden. Die Therapie besteht grundsätzlich in einem **operativen Verschluss der Bruchpforte** und einer **Rückführung des Darmes** in den Bauchraum, meist laparoskopisch.

Nach der OP sollte ein erhöhter intraabdomineller Druck vermieden werden. Leichte Abführmittel halten den Stuhlgang geschmeidig. Bei der Mobilisation sollte leichter Gegendruck auf die Wunde ausgeübt werden. Zwei Wochen lang sollte kein Sport ausgeübt werden.

56.6.9 Hämorrhoiden

Grundlagen

Definition Hämorrhoiden
Hämorrhoiden sind knotige Erweiterungen des arteriovenösen Gefäßgeflechts (Plexus hämorrhoidalis) im Analkanal. Die Erkrankung ist sehr häufig.

Hämorrhoiden erscheinen als teils **derbe Knoten der Analschleimhaut**. Folgende Faktoren begünstigen die Entstehung von Hämorrhoiden:
- angeborene oder altersbedingte Bindegewebsschwäche
- chronisch erhöhter Druck im Bauchraum, z. B. bei chronischer Verstopfung, Schwangerschaft, Blasenentleerungsstörungen, Tumoren im Rektum, Aszites oder Pfortaderhochdruck,

- vorwiegend sitzende Tätigkeiten
- erhöhter Sphinkterdruck, z. B. bei übermäßigem Alkoholgenuss, Stress oder proktologischen Erkrankungen

Weil chronische Obstipation und ballaststoffarme Ernährung die Erkrankung fördern, werden Hämorrhoiden zu den typischen **Zivilisationserkrankungen** gezählt.

Die Erkrankung gliedert sich in 4 Stadien – die Symptome nehmen mit zunehmender Ausprägung der Hämorrhoiden zu. Anfangs sind die Gefäßknoten nicht von außen sichtbar, sondern wölben sich lediglich in das Darmlumen vor (Stadium 1). Später werden die Knoten während der Defäkation von außen sichtbar (Stadium 2/3). Erst im **Stadium 4** kommt es dann zu einem ständigen **Prolaps** (Vorfall) der Hämorrhoiden (▶ Abb. 56.18). Folgende **Symptome** sind möglich: rektale Blutung, Brennen, Jucken und Nässen der Analregion aufgrund von Entzündungen und unkontrollierter Schleim-/Stuhl- oder Gasabgang.

ACHTUNG

Jede rektale Blutung kann ebenso ein Hinweis auf ein Kolonkarzinom sein. Aus diesem Grund müssen rektale Blutabgänge immer genauer abgeklärt werden.

Sind die Hämorrhoiden von außen nicht zu erkennen, sind ein **Analekzem** und die typischen **Symptome erste Hinweise** auf die Erkrankung. Genaue Gewissheit kann allerdings lediglich über die Proktoskopie geliefert werden.

Mitwirken bei der Therapie

Genau wie die zugrunde liegenden Symptome richtet sich auch die Therapie nach dem festgestellten Schweregrad der Hämorrhoiden. Folgende Maßnahmen sind möglich:

- **Allgemeinmaßnahmen (alle Stadien):** Gewichtsreduktion bei Übergewicht und Stuhlregulierung durch ballaststoffreiche Ernährung, viel Flüssigkeit und Einnahme von Quellmitteln (Leinsamen, Flohsamen).
- **Lokaltherapie (Stadium 1):** adäquate Analhygiene (regelmäßiges Waschen mit Wasser nach dem Stuhlgang), Sitzbäder mit entzündungshemmenden Zusätzen (z. B. Kamille), vorübergehende Anwendung entzündungs- und schmerzstillender Salben und Zäpfchen (Achtung: bei Daueranwendung häufig Pilzinfektionen).
- **Sklerosierung (Stadium 2/3):** In den Hämorrhoidalknoten wird wiederholt (3–5-mal) ein Verödungsmittel gespritzt, wodurch die Knoten vernarben und die Blutzufuhr unterbrochen wird; die Knoten bilden sich zurück.
- **Gummibandligatur (Stadium 2/3):** Die Schleimhaut oberhalb des Hämorrhoidalknotens wird „angesaugt" und die Basis des Knotens durch Anlage eines Gummibands abgebunden. Dadurch wird die Blutzufuhr unterbrochen und die Hämorrhoiden gehen zugrunde.
- **Operative Versorgung (Stadium 4):** Die Hämorrhoiden werden unter Vollnarkose operativ ausgeschält und ihre Blutversorgung durch Abbinden (Ligatur) des zuführenden Arterienastes unterbunden (**Hämorrhoidektomie**).

Beobachtungskriterien und Pflegebasismaßnahmen

Der Patient wird über die schmerzstillenden und entzündungshemmenden Maßnahmen der Lokaltherapie informiert. Gegebenenfalls benötigt er bei der Anwendung von Salben oder Zäpfchen anfangs Hilfe.

Nach einer Operation wird die entsprechende postoperative Pflege durchgeführt (S. 751). Die unterstützende Pflege richtet sich nach dem Zustand des Patienten. Der Verband wird regelmäßig kontrolliert und insbesondere auf Nachblutungen geachtet. Vitalparameter und Temperatur werden überprüft, Schmerzen erfragt und die angeordnete Schmerzmedikation verabreicht.

Informieren, Schulen, Beraten

Eine Aufklärung des Patienten ist dringend notwendig. Der Patient sollte auf eine ballaststoffreiche Ernährung mit einer ausreichenden Flüssigkeitszufuhr von 1,5 bis 2,5 l am Tag achten. Er sollte darüber informiert werden, dass er durch gesteigerte körperliche Bewegung auch die Darmmotilität steigern kann. Viele Krankenkassen bieten Sport- und Ernährungskurse an. Weiterhin sollte in Bezug auf Gewichtsreduktion oder Ernährungsberatung an Programme der Krankenkassen verwiesen werden.

> **WISSEN TO GO**
>
> **Hämorrhoiden**
>
> Es sind knotige Erweiterungen des arteriovenösen Gefäßgeflechts im Analkanal. Typische Symptome sind: rektale Blutung, Brennen, Jucken und Nässen und unkontrollierter Schleim-/Stuhl- oder Gasabgang. Ab Stadium 2–3 sind die Hämorrhoiden von außen sichtbar. Diagnostische Klarheit bringt die Proktoskopie.
>
> - **Allgemeinmaßnahmen** (alle Stadien): Gewichtsreduktion, Stuhlregulierung, viel Flüssigkeit und Einnahme von Quellmitteln

Abb. 56.18 Hämorrhoiden.

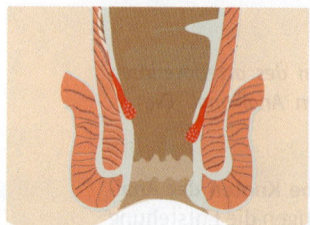
Stadium 1

Stadium 2

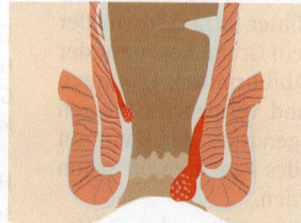
Stadium 3

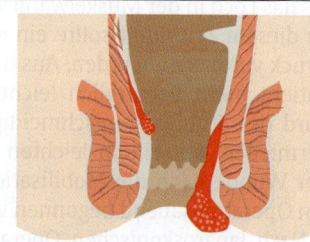
Stadium 4

Die verschiedenen Stadien der Hämorrhoiden. In Stadium 2 und 3 treten die Hämorrhoiden bei der Defäkation hervor, in Stadium 4 kommt es zu einem ständigen Prolaps.

- **Lokaltherapie** (Stadium 1): adäquate Analhygiene, Sitzbäder, entzündungs- und schmerzstillende Salben
- **Sklerosierung** (Stadium 2–3): Veröden der Hämorrhoiden durch Injektion.
- **Gummibandligatur** (Stadium 2–3): Abbinden des Hämorrhoidalknotens mit Unterbrechung der Blutzufuhr.
- **operative Versorgung** (Stadium 4)

Pflege
- bei der Anwendung von Salben oder Zäpfchen unterstützen
- postoperative Pflege nach OP: Verband kontrollieren, auf Nachblutungen achten, Vitalparameter und Temperatur überprüfen, Schmerzen erfragen, Schmerzmedikation verabreichen
- Aufklärung über ballaststoffreiche Ernährung, gesteigerte körperliche Bewegung, Gewichtsreduktion, Ernährungsberatung

56.6.10 Morbus Hirschsprung

Definition Morbus Hirschsprung
Der Morbus Hirschsprung (angeborenes Megakolon) ist eine angeborene Erkrankung der darmversorgenden Nerven, die zu einer spastischen Verengung eines Darmabschnitts führt. Die Darmabschnitte vor der Engstelle sind deutlich erweitert (Megakolon). Jungen sind deutlich häufiger betroffen als Mädchen.

ACHTUNG
Werden im Rahmen eines Morbus Hirschsprung Klistiere verabreicht, besteht eine hohe Gefahr, den Darm zu perforieren.

Die Symptome ähneln denen eines Ileus. Die betroffenen Kinder fallen meist bereits kurz nach der Geburt auf und müssen oft schon früh operiert werden. Bei einer Operation wird der entsprechende Darmabschnitt reseziert (entfernt) und unter Umständen ein künstlicher Darmausgang angelegt. Perioperative Maßnahmen siehe Kolektomie (S. 1008).

56.6.11 Glutensensitive Enteropathie

Grundlagen

Definition Glutensensitive Enteropathie
Die glutensensitive Enteropathie gehört zur großen Gruppe der Nahrungsmittelunverträglichkeiten. Im Erwachsenenalter ist die Erkrankung meist besser unter dem Begriff „Sprue" bekannt. Liegt die Unverträglichkeit bereits im Kindesalter vor, spricht man von „Zöliakie". Der Ausbruch der Erkrankung kann in jedem Lebensalter erfolgen.

Die Ursache der Erkrankung ist eine **Unverträglichkeit gegenüber** dem speziellen Eiweißanteil „Gluten". Die Aufnahme von Gluten führt bei den Betroffenen zu einer Immunreaktion des Darmes. Gluten kommt u. a. in Weizen, Dinkel und Roggen vor.

Nachdem die Patienten Gluten zu sich genommen haben, kommt es zu **Durchfällen, Übelkeit** und **Blähungen**. Je nach Ausprägung können diese Symptome aber auch fehlen. Einige Patienten fallen lediglich durch eine Eisenmangelanämie oder bläschenförmige, gerötete Hauterscheinungen (Dermatitis herpetiformis Duhring) auf. Langfristig bildet sich die Dünndarmschleimhaut zurück (Atrophie) und es kommt zu weiteren Problemen der Nahrungsmittelresorption. Zusätzlich kann sich ein Laktasemangel entwickeln, wodurch die Patienten keine Milchprodukte mehr vertragen (Laktoseintoleranz).

Die Diagnose wird neben dem Nachweis bestimmter Antikörper durch eine **Dünndarmbiopsie** gestellt. Bei unsicherem Befund kann ein **Glutenbelastungstest** durchgeführt werden.

Mitwirken bei der Therapie

Im pflegerischen Alltag haben Pflegende in den meisten Fällen mit Patienten zu tun, die die Diagnose schon gestellt bekommen haben und sich jetzt anderweitig in stationärer Behandlung befinden. Die Patienten wissen meist selbst am besten, was sie essen können und was nicht. Die Essensbestellungen sollten an die Auskünfte des Patienten angepasst werden und ggf. Rücksprache mit der Küche gehalten werden.

In manchen Fällen wird eine glutensensitive Enteropathie auch im Rahmen einer stationären Abklärung unklarer Darmbeschwerden gestellt. In einem solchen Fall wird der Patient gemäß den allg. Maßnahmen der **Gastroskopie** (S. 987) vorbereitet und anschließend seine Vitalwerte überwacht. Zusätzlich werden die angeordneten **Blutuntersuchungen** koordiniert. Gerade zu Beginn der Erkrankung kann es sein, dass dem Patienten verschiedene Spurenelemente fehlen und diese zugeführt werden müssen. Die angeordneten **Infusionen** müssen überwacht und auf eine regelmäßige **Medikamenteneinnahme** muss geachtet werden.

Beobachtungskriterien und Pflegebasismaßnahmen

Bei neu diagnostizierter glutensensitiver Enteropathie wird der Patient zu **Häufigkeit, Beschaffenheit und Aussehen seines Stuhlgangs** befragt. Bei Kindern werden die Eltern befragt. Bei einem schweren Krankheitsbild mit Gewichtsabnahme und Erbrechen und bei Kindern mit Gedeihstörungen wird eine **unterstützende Pflege** erforderlich sein. Prophylaxen werden entsprechend dem Zustand des Patienten durchgeführt.

Sowohl für den Patienten als auch für die Angehörigen ist es wichtig zu wissen, dass der Erfolg der Therapie einige Zeit in Anspruch nehmen kann. Der Patient muss ausprobieren, welche Produkte er verträgt. In vielen Fällen wird z.B. der Verzehr von Hafer vertragen, Dinkel und Weizen jedoch nicht.

Informieren, Schulen, Beraten

Je nach Alter des Kindes, sollten die Kinder zusammen mit ihren Eltern bereits im Krankenhaus eine **Ernährungsberatung** bekommen. Da die Erkrankung eine lebenslange Ernährungsumstellung erfordert, muss diese Beratung auch zu Hause gefestigt werden. Diese Beratung wird vom Arzt verschrieben, die Kosten werden von der Krankenkasse übernommen. Krankenkassen haben entweder eigene Berater oder geben Adressen heraus. Das **Einhalten der Diät** ist die wichtigste Therapiemaßnahme. Was der Patient verträgt, ist individuell verschieden und muss ausprobiert werden.

Gluten ist seit 2005 kennzeichnungspflichtig für alle Produkte der EU. Zusätzlich ist seit 2012 eine genaue Angabe des Glutengehalts in Nahrungsmitteln vorgeschrieben. Bei der Deutschen Gesellschaft für Zöliakie e.V. gibt

Abb. 56.19 Gluten.

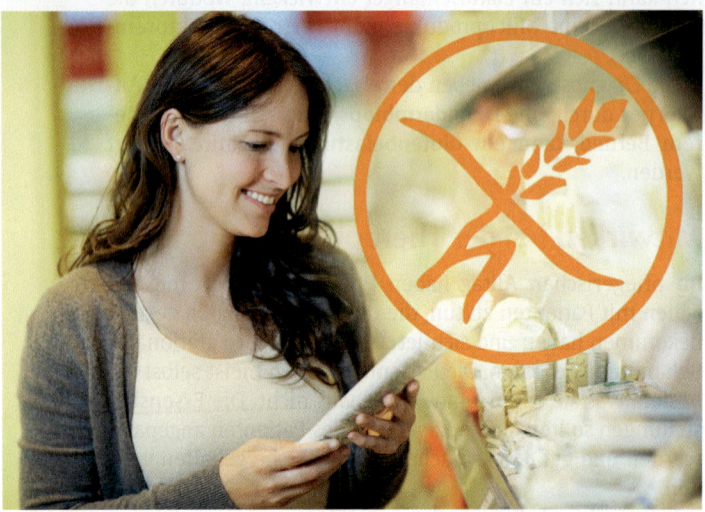

Symbol für glutenfreie Lebensmittel. *Foto: © Robert Kneschke/fotolia.com, Symbol: © Deutsche Zöliakie-Gesellschaft, Stuttgart*

es Informationen und Listen glutenfreier Nahrungsmittel. Weiterhin gibt es Internetseiten, die sich auf das glutenfreie Kochen spezialisiert haben. Auch kann der Patient sich Foren anschließen, in denen Patienten Informationen und Erfahrungen austauschen. Langfristig sollte der Patient regelmäßig seinen Arzt aufsuchen, um Mangelzustände frühzeitig zu erkennen.

> **WISSEN TO GO**
>
> **Glutensensitive Enteropathie**
>
> Bei der auch als Zöliakie bekannten Erkrankung kommt es durch eine Immunreaktion zur Unverträglichkeit gegen den Eiweißanteil Gluten. Neben Durchfall, Übelkeit und Blähungen können auch Hauterscheinungen auftreten. Die Diagnose wird über eine Dünndarmbiopsie gestellt. Ist die Diagnose gestellt, steht eine glutenfreie Ernährung im Vordergrund der Therapie.

56.6.12 Malassimilationssyndrom

Definition Malassimilationssyndrom
Das Malassimilationssyndrom ist eine chronische Verdauungsstörung, die durch eine gestörte Nährstoffverwertung ausgelöst wird.

Die Folge eines Malassimilationssyndroms sind Mangelernährung und chronische Durchfälle. Die Ursache hierfür kann in folgenden 2 Untergruppen zusammengefasst werden:
- **Maldigestion:** fehlende Aufspaltung der Nahrung durch Enzyme, z.B. bei Mangel an Pankreasenzymen (chronische Pankreatitis, Mukoviszidose), Mangel an Gallensäuren, z.B. bei Cholestase (Stau von Gallenflüssigkeit, z.B. bei Gallensteinen), Zustand nach Magenresektion
- **Malabsorption:** fehlende Aufnahme der bereits aufgespaltenen Nahrung, z.B. bei chronisch-entzündlichen Darmerkrankungen, Zöliakie

Die pflegerischen Aspekte richten sich nach der entsprechenden Grunderkrankung.

56.6.13 Perioperative Pflege bei Kolektomie

Die häufigste Indikation für eine Kolektomie (Darmresektion) ist das **kolorektale Karzinom**. Aus diesem Grund ist insgesamt nach den Vorgaben des kolorektalen Karzinoms vorzugehen (S. 1004).

Präoperative Pflege • Zur Operationsvorbereitung wird der Patient nach hausinternem Standard rasiert und ggf. abgeführt. Ist eine Enterostoma-Anlage (S. 533) geplant, sollte der Patient zur genauen Aufklärung bereits vor der OP einem Stomatherapeuten vorgestellt werden.

Postoperative Pflege • Postoperativ sind die allgemeinen Maßnahmen nach einer Operation durchzuführen (S. 743). Neben der Kontrolle der Vitalparameter gehört auch die Kontrolle des Stuhlgangs dazu. Der Patient sollte nach 4–7 Tagen erstmalig wieder Stuhlgang haben. Die Mobilisation erfolgt, wenn möglich, bereits ab dem 1. postoperativen Tag. Prophylaxen werden nach dem Zustand des Patienten durchgeführt. Besonders ist hierbei auf die Atemgymnastik z.B. mittels Triflow zu achten (S. 548).

Postoperative Komplikationen • Dazu gehören:
- Blutung
- Anastomoseninsuffizienz (faulig, stuhlig riechendes Sekret in den Drainagen, Fieber, abdomineller Druckschmerz, Anstieg der Entzündungswerte)
- Pneumonie
- Kreislaufprobleme
- Thrombose und Lungenembolie
- Verdauungsprobleme (Erbrechen, Obstipation, Ileus)
- Blasenentleerungs- und Potenzstörungen

Fast-Track-Konzept • Um die allgemeinen negativen Folgen der Operation (z.B. Bettruhe, Darmlähmung, Schmerzen, Übelkeit und Erbrechen) positiv zu beeinflussen und eine schnellere Erholung zu gewährleisten, hat sich in den letzten Jahren besonders im Bereich der Kolonchirurgie das Fast-Track Konzept etabliert, das nach folgenden Grundsätzen vorgeht:
- kurze präoperative Nahrungskarenz: Bis zu 6 Stunden vor der Operation dürfen die Patienten noch essen und trinken, bis 2 Stunden vor Beginn der Narkose gesüßten Tee.
- keine Darmspülung vor dem Eingriff
- minimalinvasive Operationstechnik, optimierte Narkose
- effektive Schmerztherapie mittels PCA-Pumpe
- frühe postoperative Mobilisation am OP-Tag
- frühe orale Ernährung (meist bereits am OP-Tag Joghurt oder Trinknahrung)

Für das Gelingen des Fast-Track-Konzepts ist es wichtig, dass die Patienten aktiv an ihrer Genesung mitarbeiten möchten und gut vorbereitet werden. Ebenso ist ein guter prä- und postoperativer Allgemeinzustand Voraussetzung.

> **WISSEN TO GO**
>
> **Perioperative Pflege bei Kolektomie**
>
> Neben den allg. **präoperativen** Maßnahmen:
> - nach hausinternem Standard rasieren und ggf. abführen
> - bei geplanter Enterostoma-Anlage Termin beim Stomatherapeuten

Die **postoperative Pflege** umfasst neben den allgemeinen Maßnahmen:
- Vitalparameter und Stuhlgang kontrollieren; nach 4–7 Tagen sollte ein Stuhlgang erfolgen
- Frühmobilisation möglichst ab dem 1. postoperativen Tag
- Prophylaxen nach Zustand
- auf postoperative Komplikationen achten: Blutung, Anastomoseninsuffizienz, Pneumonie, Kreislaufprobleme, Thrombose und Lungenembolie, Verdauungsprobleme, Blasenentleerungs- und Potenzstörungen

56.7 Infektiöse Gastroenteritiden

56.7.1 Grundlagen

Definition Infektiöse Gastroenteritiden
Infektiöse Gastroenteritiden (Magen-Darm-Infektionen) werden durch verschiedene Bakterien, Viren oder Parasiten hervorgerufen und gehen ggf. mit einer Schleimhautentzündung des Magens und des Darmes einher.

Die meisten Erreger werden **fäkal-oral** übertragen, in den häufigsten Fällen indirekt über kontaminierte Fleisch- und Eiprodukte bzw. verunreinigtes Trinkwasser. In **Deutschland** erworbene Gastroenteritiden werden am häufigsten durch **Viren** (v. a. Noro-, Rotavirus), Salmonellen, Campylobacter und enteropathogene E. coli hervorgerufen. Für einige der Erreger besteht Meldepflicht. Die meldepflichtigen Erreger finden Sie im Kap. „Hygiene" (S. 314). Der **Durchfall** wird – je nach Erreger – durch unterschiedliche **Mechanismen** hervorgerufen:
- **sekretorische Diarrhö** (nicht entzündlich): Elektrolyte und Wasser werden aktiv aus der Darmschleimhaut ins Darmlumen abgegeben (sezerniert). Die Schleimhaut selber wird nicht zerstört.
- **entzündlich-exsudative Diarrhö**: Die Darmschleimhaut wird durch die Erreger selbst oder durch deren Toxine geschädigt.
- **Enteritis mit systemischem Verlauf**: Einige Erreger sind in der Lage, die Darmschleimhaut zu durchdringen und über die Blut- und Lymphbahn in verschiedene Organe zu streuen. Hierzu zählen z. B. Salmonellen, Shigellen, Campylobacter und enteroinvasive E. coli (EIEC).

Symptome • Die Erreger wandern i. d. R. von oben nach unten im Magen-Darm-Trakt. Die ersten Symptome sind deswegen meist Appetitlosigkeit, Übelkeit und/oder Erbrechen. Nach einigen Stunden kommt dann Diarrhö hinzu. Durch die gesteigerte Kaliumausscheidung über den Darm oder das Erbrochene kann sich eine Hypokaliämie entwickeln, die mit Herzrhythmusstörungen einhergehen kann. Bei den entzündlichen Enteritiden kann die geschädigte Darmschleimhaut bluten und perforieren. Systemische Infektionen können zu einer **Sepsis** (S. 1409) und zu sekundären Organinfektionen führen.

! Merken HUS
Bei Infektionen mit enterohämorrhagischen E. coli (EHEC) kommt es in ca. 5 % der Fälle zu einem hämolytischen Urämiesyndrom (= HUS): Es ist gekennzeichnet durch akutes Nierenversagen (S. 1041), hämolytische Anämie (S. 1123) und Abfall der Thrombozytenkonzentration (Thrombozytopenie).

Erregernachweis • Ein Erregernachweis (z. B. aus einer Stuhlprobe) erfolgt bei chronischer Diarrhö (Dauer > 10 Tage), immunsupprimierten Patienten, Kindern (< 6 Jahre) bei stationärer Aufnahme aufgrund des Durchfalls und bestimmter Alarmzeichen (wie Fieber, blutiger Durchfall, Abwehrspannung der Bauchdecke).

> **WISSEN TO GO**
>
> **Infektiöse Gastroenteritiden – Grundlagen**
>
> Hierzulande sind Viren (v. a. Noro- oder Rotaviren), Salmonellen, Campylobacter und enteropathogene E. coli (EPEC) die häufigsten Erreger. Die Übertragung erfolgt **fäkal-oral**. Die Patienten zeigen zunächst Übelkeit und Erbrechen, später Durchfall. Die wichtigsten Komplikationen sind **Flüssigkeitsverluste** (bis hin zur Schocksymptomatik), **Herzrhythmusstörungen** infolge einer Hypokaliämie, **Darmperforation** und -blutung. Außerdem kann es zu einer **Sepsis** und Streuung der Erreger in andere **Organe** kommen.

56.7.2 Therapie und Pflege

! Merken Symptomatisch
Die wichtigsten symptomatischen Maßnahmen – insbesondere bei Säuglingen und Kleinkindern – sind die Flüssigkeitsgabe und der Ausgleich der Elektrolyte.

Bei leichten Verläufen kann die Zufuhr von **salzhaltigen** Flüssigkeiten (z. B. Suppen), **kaliumhaltigem** Obst (z. B. Bananen), Kohlenhydraten und einer entsprechenden **Trinkmenge** ausreichen. Bei ausgeprägter Symptomatik hat sich die Zufuhr kaliumhaltiger Glukose-Salz-Lösungen (sog. **Rehydratationslösungen**) bewährt. Diese stehen als Fertigprodukte (sog. WHO-Lösung) zur Verfügung und müssen ggf. intravenös verabreicht werden.

ACHTUNG
Bei ausgeprägten Durchfällen sollten die Elektrolyte (insbesondere Kalium) engmaschig kontrolliert werden.

Medikamentös können sog. **Antidiarrhoika** wie Loperamid (z. B. Imodium) die Darmmotilität herabsetzen und somit den Durchfall lindern. Sie sollten jedoch nur **kurzfristig** und bei bekannter Ursache des Durchfalls eingesetzt werden.

ACHTUNG
Bei schweren, fieberhaften Darminfektionen mit blutigem Stuhlgang sind diese Medikamente kontraindiziert, da sie durch die Hemmung der Magen-Darm-Peristaltik die Ausscheidung der Erreger über den Stuhl verzögern.

Eine **antibiotische Therapie** ist indiziert bei Patienten mit **schwerer bakterieller Darminfektion**, die mit hohem **Fieber** (> 39 °C) und **blutigen** Diarrhöen einhergeht und bei **Risikopatienten**, z. B. Säuglinge, ältere Patienten, AIDS-Patienten.
Zu den wichtigsten Komplikationen zählen Flüssigkeitsverluste (Exsikkose), die zu Kreislaufstörungen bis hin zur Schocksymptomatik führen können – gefährdet sind v. a. Säuglinge, Kleinkinder und ältere Menschen. Pflegende sollten auf Zeichen einer Dehydratation achten, z. B. trockene Schleimhäute und „stehende" Hautfalten. Weiterhin sollten sie engmaschig die Vitalparameter kontrollieren und darauf

56 Pflege bei Erkrankungen des Verdauungssystems

achten, dass die Hygienevorschriften eingehalten werden. Ausführliche Informationen zu den Hygienemaßnahmen bei bestimmten Erregern finden Sie im Kap. „Hygiene" (S. 314).

> **WISSEN TO GO**
>
> **Infektiöse Gastroenteritiden – Therapie und Pflege**
>
> Bei starkem Durchfall sind engmaschige **Elektrolytkontrollen** (v. a. Kalium) wichtig. Der Flüssigkeits- und Elektrolytverlust wird **ausgeglichen** – entweder durch salz- und kaliumhaltige Nahrung und zuckerhaltige Getränke oder durch spezielle kaliumhaltige Glukose-Salz-Lösungen. Antidiarrhoika sollten nur **kurzfristig** eingesetzt werden; bei fieberhafter, **blutiger** Diarrhö sind sie **kontraindiziert**. **Antibiotika** werden bei Patienten mit hohem Fieber, blutiger Diarrhö oder Risikopatienten verabreicht.

56.7.3 Clostridium-difficile-assoziierte Diarrhö = CDAD

Grundlagen

Definition CDAD
Wenn ein Patient während oder einige Tage nach der Einnahme von Antibiotika Durchfälle entwickelt, spricht man von einer antibiotikaassoziierten Diarrhö. Bei ca. 10–20 % der Patienten werden diese Durchfälle durch eine Infektion mit dem Bakterium Clostridium difficile hervorgerufen (sog. Clostridium-difficile-assoziierte Diarrhö = CDAD oder Clostridium-difficile-Infektion = CDI).

Clostridium difficile ist ein anaerobes Bakterium. An der Luft bildet es Sporen und kann so auch in Anwesenheit von Sauerstoff überleben. Clostridium difficile ist einer der häufigsten Erreger für **nosokomiale Infektionen** (Krankenhausinfektion). 20–40 % der Krankenhauspatienten sind mit dem Erreger besiedelt. Für gesunde Menschen ist es ein harmloses Darmbakterium, auch der überwiegende Anteil der Patienten bleibt asymptomatisch. Werden bei einer Antibiotikatherapie allerdings viele der natürlich ansässigen Darmbakterien zurückgedrängt, breitet sich Clostridium difficile sehr schnell aus und produziert Toxine (Gifte), die bei abwehrgeschwächten Patienten lebensbedrohliche Durchfälle auslösen können.

Patienten mit einer CDAD klagen über **Durchfälle** (ggf. **blutig**) und krampfartige **Unterbauchschmerzen**, die häufig von **Fieber** begleitet werden. Starke Flüssigkeits- und Elektrolytverluste können zu einer **Dehydratation** führen. Bei den Patienten sind die typischen **Exsikkosezeichen** zu erkennen, z. B. „stehende" Hautfalten, trockene Haut und Schleimhäute. Eine gefürchtete Komplikation ist das toxische Megakolon mit Perforation des Darmes. Auch eine Durchwanderungsperitonitis mit nachfolgender Sepsis ist möglich. Beide Komplikationen sind lebensbedrohlich und können im Multiorganversagen enden.

Die Diagnose erfolgt anhand einer **Blut-** und **Stuhluntersuchung** zum Erregernachweis, ggf. wird eine **Koloskopie** (S. 987) durchgeführt.

Therapie und Pflege

Die Patienten werden isoliert. Ausführliche Informationen zu Isolationsmaßnahmen und weitere Maßnahmen bei CDAD finden Sie im Kap. „Hygiene" (S. 312 und S. 314).

Wichtig sind die ausreichende Gabe von **Flüssigkeit** und der Ausgleich der **Elektrolytkonzentrationen**. Das auslösende Antibiotikum sollte **abgesetzt** werden.

> **ACHTUNG**
> *Die Sporen von Clostridium difficile werden durch Händedesinfektionsmittel nicht abgetötet. Die Hände müssen vor der Desinfektion gründlich gewaschen werden, um die Sporen abzuschwemmen. Da die Sporen sehr lange überleben, ist auch die Flächendesinfektion mit sporoziden Desinfektionsmitteln von Gegenständen (z. B. Blutdruckmanschetten, Stethoskope) sehr bedeutsam, um die Verbreitung des Bakteriums zu vermeiden.*

Bei einer Clostridium-difficile-assoziierten Diarrhö ist eine Therapie mit dem Antibiotikum **Metronidazol** indiziert. Bei Nichtansprechen wird **Vancomycin** verabreicht.

> **WISSEN TO GO**
>
> **Clostridium-difficile-assoziierte Diarrhö = CDAD**
>
> Clostridium difficile ist einer der häufigsten Erreger für **nosokomiale Infektionen**. Das Bakterium ist für Gesunde harmlos. Werden bei einer Antibiotikatherapie die natürlichen Darmbakterien aber zurückgedrängt, kann sich C. difficile vermehren und Toxine produzieren. Die Durchfälle sind ggf. **blutig** und die Patienten entwickeln **Fieber**. Gefürchtete Komplikationen sind das toxische Megakolon mit **Darmperforation** und die Durchwanderungsperitonitis mit **Sepsis**.
>
> Die Therapie besteht aus **Flüssigkeitsgabe** und Ausgleich der **Elektrolytkonzentration** und antibiotischer Behandlung.

56.8 Erkrankungen der Leber

56.8.1 Hepatitis

Grundlagen

Definition Hepatitis
Bei der Hepatitis handelt es sich um eine Entzündung der Leber (Hepar).

Die Ursache der Entzündung ist dabei unterschiedlich, z. B. verschiedene Viren, Gifte (z. B. Alkohol) oder angeborene Stoffwechselerkrankungen. Eine der **häufigsten Ursachen ist die Virusinfektion.** Hierbei spielen besonders die Virustypen A, B und C eine große Rolle (▶ Abb. 56.20):

- **Hepatitis-A-Virus**: Es wird fäkal-oral übertragen und betrifft meist Menschen, die in Ländern mit niedrigen Hygienestandards Urlaub gemacht haben. Es verursacht ausschließlich eine akute Hepatitis und kann nicht chronifizieren (chronisch werden).
- **Hepatitis-B- und C-Virus:** Sie werden häufig durch ungeschützten Geschlechtsverkehr übertragen. Das Risiko, sich beim Geschlechtsverkehr mit diesen Viren zu infizieren, liegt höher als beim HI-Virus (AIDS) und ist für Hepatitis B am größten – Gleiches gilt für Nadelstichverletzungen. Aus diesem Grund empfiehlt die STIKO (Ständige Impfkommission des Robert Koch-Instituts) u. a. für alle im medizinischen Bereich tätigen Personen die Impfung gegen Hepatitis A und B. Eine Impfung für den Virustyp C ist aktuell noch nicht möglich.

Akute Hepatitis • Sie wird oft durch Viren (meist Hepatitis A) oder Gifte (z. B. Knollenblätterpilz) ausgelöst und heilt meist innerhalb von 6 Monaten wieder aus. Weitere Ursachen sind die Zufuhr großer Mengen Paracetamol oder Alkohol. Die Symptome einer akuten Hepatitis ähneln meist denen eines einfachen Magen-Darm-Infekts. Viele Patienten klagen über allgemeines Unwohlsein, Fieber, rechtsseitige Oberbauchschmerzen, Übelkeit und Erbrechen (**Prodromalstadium**). Einige Wochen danach kommt es bei einigen Patienten zur Gelbsucht (Ikterus). Zusätzlich kann die Leber anschwellen und dadurch Schmerzen verursachen (**Stadium der hepatischen Organmanifestation**). Die sich anschließende Erholungsphase (**Rekonvaleszenz**) kann sich über mehrere Monate hinziehen. In dieser Zeit fühlt sich der Patient oft noch müde und kraftlos.

Chronische Hepatitis • Die Entzündung hält über 6 Monate lang an. Eine akute Hepatitis kann in eine chronische Form übergehen: 50–85% bei Hepatitis C, 10% bei Hepatitis B, (Robert Koch-Institut 2012). Eine weitere wichtige Ursache der chronischen Hepatitis ist die langjährige Alkoholsucht. Dabei kommt es auf dem Boden einer Fettleber zur Entzündung. Durch die ständigen Entzündungsreize kann sich ein Leberzellkarzinom entwickeln. Die chronische Virushepatitis ist der wichtigste Risikofaktor für ein Leberkarzinom. Außerdem führt die ständige Entzündungsreaktion zu einem fibrotischen (bindegewebigen) Umbau der Leber. Hierdurch verliert sie ihre eigentliche Funktion und es kann sich eine Leberzirrhose mit Leberinsuffizienz (S. 1013) entwickeln. Aus diesem Grund zeigen Patienten mit chronischer Hepatitis oft Zeichen einer Leberstauung (z. B. Caput medusae, Ösophagusvarizen). Ein weiteres häufiges Symptom ist, neben allgemeiner körperlicher Abgeschlagenheit, die Müdigkeit. Zusätzlich können unspezifische Oberbauchbeschwerden und ggf. ein Ikterus auftreten.

Zur **diagnostischen Abklärung** der chronischen Hepatitis gehört neben Anamnese (Sexual- und/oder Drogenkontakte, Auslandsreisen, Berufsanamnese) und Laboruntersuchungen evtl. zusätzlich eine Leberbiopsie mit histologischer Untersuchung. Eine genaue Ursachenabklärung ist für die weitere Behandlung entscheidend.

> **WISSEN TO GO**
>
> **Hepatitis – Grundlagen**
>
> Die Entzündung der Leber kann verschiedene Ursachen haben, z. B. Viren, Gifte, Stoffwechselstörungen.
> - **Virushepatitis:** Eine der häufigsten Ursachen sind die Hepatitisviren A, B und C:
>   - **Hepatitis A:** fäkal-orale Übertragung, akuter Verlauf
>   - **Hepatitis B:** vorwiegend sexuell übertragen, oft chronischer Verlauf
>   - **Hepatitis C:** vorwiegend durch Blut/Blut-Kontakte übertragen, meist chronischer Verlauf
> - **akute Hepatitis:** meist durch Hepatitis-A-Virus oder Vergiftungen ausgelöst. Die Entzündung heilt i. d. R. innerhalb von 6 Monaten aus. Symptome:
>   - Prodromalstadium: Fieber, allg. Unwohlsein, Übelkeit und Erbrechen
>   - hepatische Manifestation: evtl. Ikterus
>   - Rekonvaleszenz: Phase der Erholung
> - **chronische Hepatitis:** Entzündung ist nach 6 Monaten nicht ausgeheilt. Die Leber baut sich fibrotisch um – eine Leberzirrhose kann entstehen. Neben der infektiösen Hepatitis B und C gehört die langjährige Alkoholsucht zu den Ursachen. Symptome sind unspezifische Müdigkeit, rechtsseitige Oberbauchbeschwerden, ggf. Ikterus.
> - **Diagnostik:** Anamnese, Laboruntersuchungen, bildgebende Untersuchungen, Leberbiopsie

Mitwirken bei der Therapie

Die Therapie richtet sich nach der Schwere der Erkrankung. Außerdem ist die zugrunde liegende Ursache der Entzündung entscheidend.

Abb. 56.20 Virushepatitis.

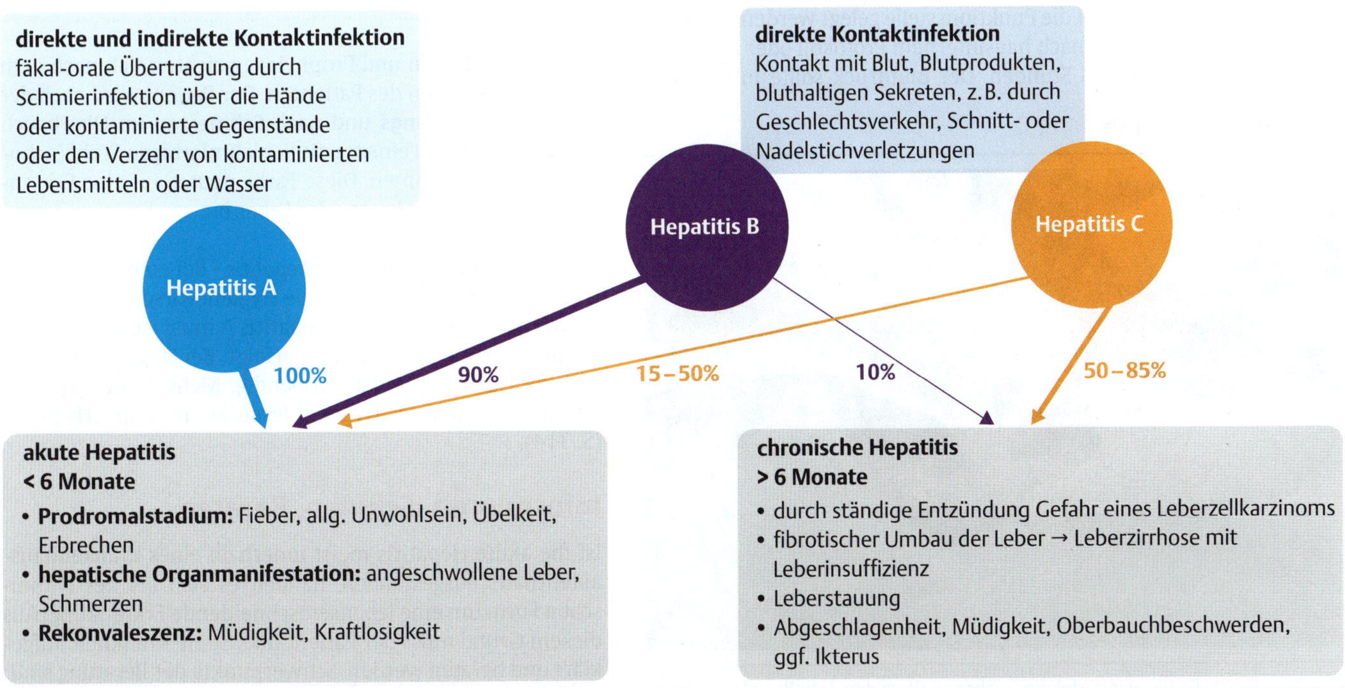

direkte und indirekte Kontaktinfektion
fäkal-orale Übertragung durch Schmierinfektion über die Hände oder kontaminierte Gegenstände oder den Verzehr von kontaminierten Lebensmitteln oder Wasser

direkte Kontaktinfektion
Kontakt mit Blut, Blutprodukten, bluthaltigen Sekreten, z. B. durch Geschlechtsverkehr, Schnitt- oder Nadelstichverletzungen

Hepatitis A — 100%
Hepatitis B — 90% / 15–50%
Hepatitis C — 10% / 50–85%

akute Hepatitis < 6 Monate
- **Prodromalstadium:** Fieber, allg. Unwohlsein, Übelkeit, Erbrechen
- **hepatische Organmanifestation:** angeschwollene Leber, Schmerzen
- **Rekonvaleszenz:** Müdigkeit, Kraftlosigkeit

chronische Hepatitis > 6 Monate
- durch ständige Entzündung Gefahr eines Leberzellkarzinoms
- fibrotischer Umbau der Leber → Leberzirrhose mit Leberinsuffizienz
- Leberstauung
- Abgeschlagenheit, Müdigkeit, Oberbauchbeschwerden, ggf. Ikterus

Die verschiedenen viralen Hepatitisformen, deren Übertragung und Verlauf.

Akute Virushepatitis • Die akute Virushepatitis wird i.d.R. symptomatisch behandelt. Nur bei der akuten Hepatitis C wird frühzeitig Interferon-α gegeben. Auf leberschädigende Stoffe muss verzichtet werden (Alkohol, leberschädigende Medikamente), der Patient sollte Bettruhe einhalten.

Chronische Virushepatitis • Die Therapie der chronischen Hepatitis B und C erfolgt mit verschiedenen Arten von Interferonen sowie antiviralen Substanzen. Diese können teilweise starke Nebenwirkungen haben. Hierzu gehören neben gastrointestinalen Beschwerden (Übelkeit und Erbrechen) auch Kopfschmerzen, Fieber und Blutbildveränderungen. Eine auf diesem Weg entwickelte Blutarmut (Anämie) kann den ohnehin schon eingeschränkten Patienten zusätzlich schwächen. Im Extremfall ist eine Bluttransfusion nötig (S. 497).

Bei chronischer Hepatitis kann der Patient unter starkem Juckreiz leiden. Dieser kann stellenweise und nach Rücksprache mit dem Arzt mit einem Xylocain-Gel behandelt werden. Das weitere Vorgehen bei chronischer Hepatitis entspricht dem bei Leberzirrhose und Leberinsuffizienz (S. 1013).

Leberbiopsie

Vorbereitung • Für eine Leberbiopsie muss der Patient nüchtern sein. Eine Rasur ist nur bei starker Behaarung notwendig. Patienten mit Lebererkrankungen haben oft Gerinnungsstörungen. Wie bei allen Punktionen müssen hier insbesondere die Gerinnungsparameter vor der Punktion überprüft sein.

Durchführung • Bei der Biopsie liegt der Patient auf dem Rücken, der rechte Arm wird kopfwärts gelagert. Nach einer Lokalanästhesie punktiert der Arzt unter sonografischer Kontrolle die Leber (▶ Abb. 56.21). Der Patient atmet maximal ein, hält die Luft an und der Arzt führt das Trokar bzw. die Biopsienadel (Hohlnadel) ein. Er setzt eine Spritze auf die Hohlnadel und zieht Lebergewebe auf. Danach wird die Nadel sofort wieder entfernt. Eine Biopsie kann auch laparoskopisch durchgeführt werden, diese Form der Untersuchung bedarf einer Kurznarkose.

Nachbereitung • Nach der Punktion kann zur Kompression ein Sandsack auf die Punktionsstelle gelegt werden. Die Bettruhe beträgt je nach hausinternem Protokoll oder ärztlicher Anweisung 4–6 Stunden. Der Blutdruck sollte mindestens halbstündlich kontrolliert werden, bei Auffälligkeiten öfter. Gleichzeitig wird der Verband überprüft und der Patient nach Schmerzen gefragt. Ein Kostaufbau erfolgt nach ärztlicher Anweisung nach 4–6 Stunden. Folgende Komplikationen können auftreten: Nachblutung, Infektionen, Galleleck, Peritonitis, allergische Reaktionen auf die Lokalanästhesie.

> **WISSEN TO GO**
>
> **Hepatitis – Therapie**
>
> - **akute Virushepatitis:** symptomatische Behandlung, nur bei der akuten Hepatitis C frühzeitige Behandlung mit Interferon-α; leberschädigende Stoffe werden abgesetzt, der Patient hat Bettruhe
> - **chronische Hepatitis B und C:** Gabe von Interferonen und antiviralen Substanzen. Nebenwirkungen: gastrointestinale Beschwerden, Kopfschmerzen, Fieber, Blutbildveränderungen.
> - Behandlung mit Xylocain-Gel bei starkem Juckreiz
>
> Das weitere Vorgehen bei chronischer Hepatitis entspricht dem bei Leberzirrhose und Leberinsuffizienz.

Beobachtungskriterien und Pflegebasismaßnahmen

Aufgrund der eingeschränkten Leberfunktion ist die Produktion von Glukose in der Leber (Glukoneogenese) eingeschränkt. Aus diesem Grund kann es bei längerer Nüchternheit zu einer **Hypoglykämie** (niedrigem Blutzuckerspiegel) kommen. Dies sollten Pflegende besonders dann im Hinterkopf haben, wenn ein Patient mit chronischer Hepatitis und Leberzirrhose bewusstlos aufgefunden wird. Näheres zur Hypoglykämie lesen Sie unter Diabetes mellitus (S. 1071).

Eine **Leberinsuffizienz** *kann zur* **Hypoglykämie** *führen.*

Pflegemaßnahmen und Prophylaxen richten sich nach dem Allgemeinbefinden des Patienten. Der Patient wird nach der Farbe des **Stuhlgangs** und nach **Schmerzen** im Oberbauch gefragt. Es kann zu einem gräulichlehmfarbigen Stuhl (acholischer Stuhl) kommen. Diese Farbe deutet auf eine Erkrankung von Galle, Pankreas oder Leber hin.

Hygienemaßnahmen bei Virushepatitis • Bei einer Virushepatitis ist es sehr wichtig, dass die Hygienevorschriften beachtet werden. Ein Patient mit Hepatitis A muss isoliert werden, da die Übertragung fäkal-oral erfolgt. Bei Hepatitis B und C ist eine Isolierung nicht notwendig. Mehr zu den speziellen Maßnahmen der Hygiene lesen Sie im Kap. „Hygiene" (S. 314).

Informieren, Schulen, Beraten

Ist die akute Hepatitis meist innerhalb eines Krankenhausaufenthalts ausgestanden, handelt es sich bei der chronischen Form um eine lebenseinschneidende Erkrankung. Aus diesem Grund muss der Patient über seine Krankheit aufgeklärt und beraten werden. Schwerpunkte der Beratung sind:

Abb. 56.21 Leberbiopsie.

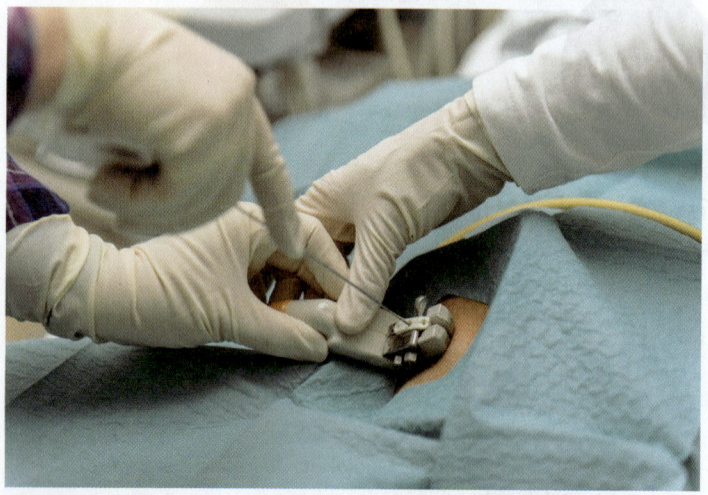

Der Arzt führt die Biopsienadel ein, während über den Schallkopf gleichzeitig ein Sonografiebild erstellt wird.

Erkrankungen der Leber

- Informationen zu Hygienemaßnahmen
- Empfehlung von Impfungen evtl. gefährdeter Familienangehöriger
- Kontakt zu Selbsthilfegruppen (insbesondere bei alkoholinduzierter Hepatitis)

Gesundheitsförderung und Alltagsbewältigung

Der Patient und seine Angehörigen sollten über die **notwendigen Hygienemaßnahmen**, die sie zu Hause fortführen müssen, informiert werden. Hierzu gehören bei noch nicht vollständig ausgestandener Hepatitis A die strenge Trennung von Hygieneartikeln sowie die mehrmals tägliche Desinfektion einer gemeinsamen Toilette. Bei Hepatitis B und C ist lediglich bei Kontakt mit Blut und anderen Körperflüssigkeiten auf ausreichende Desinfektion zu achten. Zusätzlich sollten auch im ambulanten Umfeld bei Kontakt mit Blut und Körperflüssigkeiten Handschuhe getragen werden. Hilfreich ist es, dem Patienten Informationsmaterial und Anleitungen zu den Hygienemaßnahmen mitzugeben.

Angehörige sollten auf **Impfungen** gegen die Virushepatitis aufmerksam gemacht werden. Handelt es sich bei dem Patienten um den Partner, sollte zusätzlich zur Verwendung von Kondomen geraten werden. Wenn der Auslöser der Erkrankung eine Alkoholsucht ist, sollte auf Kontaktstellen wie „Anonyme Alkoholiker" oder die „Deutsche Hauptstelle für Suchtfragen" hingewiesen werden. Bezüglich örtlicher Informationsangebote kann der Patient an die Sozialberatung weitergeleitet werden.

Bei der chronischen Hepatitis B und C muss der Patient daraufhin hingewiesen werden, dass es für ihn überlebenswichtig ist, seine Medikamente regelmäßig einzunehmen. Zusätzlich muss er die Medikation und den aktuellen Stand seiner Erkrankung regelmäßig (1–2-mal im Jahr) vom Arzt überprüfen lassen.

Impfung

Eine Impfung ist gegen die Hepatitis A und B möglich. Im Normalfall handelt es sich hierbei um eine aktive Impfung mit Hepatitis-Antigenen. Genaue Impfempfehlungen gibt die ständige Impfkommission (STIKO) am RobertKoch-Institut (www.rki.de) heraus. In diesen Richtlinien ist eine Hepatitis-A-Impfung nur für „gefährdete Personen" empfohlen. Zu diesem Personenkreis gehören u. a.:

- medizinisches Personal (bes. im Kontakt mit Kindern oder Infektionsmedizin)
- homosexuell aktive Männer und Menschen mit häufig wechselnden Geschlechtspartnern
- chronisch Kranke, z. B. Menschen mit Lebererkrankungen oder mit Hämophilie
- Reisende in Länder mit hoher Hepatitis-A-Rate, z. B. Südosteuropa, Afrika, Asien

Auch gegen die Hepatitis B kann geimpft werden. Im Kindesalter ist die Impfung für alle Kleinkinder empfohlen. Die Impfung setzt sich aus 4 Injektionen im Zeitraum zwischen dem 2. und 14. Lebensmonat zusammen. Für Erwachsene, die im Kindesalter nicht geimpft wurden, ist die Impfung für die gleichen Personengruppen empfohlen, die bei der Hepatitis-A-Empfehlung genannt wurden. Zusätzlich wird sie noch für alle Drogensüchtigen empfohlen, die Spritzen benutzen.

> **WISSEN TO GO**
>
> **Hepatitis – Pflege**
>
> - **Hygienemaßnahmen**:
>   - Hepatitis A: strenge Trennung von Hygieneartikeln, gemeinsam benutzte Toilette mehrmals täglich desinfizieren
>   - Hepatitis B und C: bei Kontakt mit Blut/Körperflüssigkeiten Desinfektion, Handschuhe tragen
> - Informieren zu **Impfungen** gegen Hepatitis A und B
> - Kontakt zu **Selbsthilfegruppen** vermitteln
> - Kontrolluntersuchungen mindestens 1-mal im Jahr

56.8.2 Leberzirrhose und Leberinsuffizienz

Grundlagen

Definition Leberzirrhose/Leberinsuffizienz
Bei der Leberzirrhose kommt es durch den ständigen Einfluss schädigender Faktoren (z. B. chronische Entzündung, Alkohol, Fett, Autoimmunerkrankungen) zu einem Untergang von Lebergewebe. Dabei wird das funktionstüchtige Lebergewebe durch funktionsuntüchtiges, fibrotisches (bindegewebiges) Gewebe ersetzt. Die daraus resultierende Funktionseinschränkung bezeichnet man als Leberinsuffizienz. Hierdurch kommt es zum Verlust der Leber als Entgiftungs- und Baustoffzentrale.

Symptome der Leberinsuffizienz • Zu den wichtigsten gehören:

- gesteigerte Blutungsneigung durch fehlende Herstellung von Gerinnungsfaktoren
- Gelbsucht (Ikterus) durch fehlenden Abbau von Hämoglobin
- Juckreiz u. a. durch gestörten Abbau giftiger Abfallprodukte des Körpers
- hormonelle Störungen durch eingeschränkte Syntheseleistung der Leber, z. B. Bauchglatze, Potenzstörungen und Gynäkomastie (Brustentwicklung) beim Mann, Menstruationsstörungen bei der Frau

Leberstauungszeichen • Außerdem kommt es aufgrund des narbigen Umbaus der Leber zu einem vorgelagerten Blutstau in der Pfortader (**portale Hypertension**). Das gestaute Blut muss sich andere Abflusswege suchen – es kommt zur Ausbildung von Umgehungskreisläufen. Die Folge sind **Leberstauungszeichen**:

- Krampfadern in Speiseröhre und Magen (Ösophagus- und Fundusvarizen)
- Hämorrhoiden
- verstärkte Venenzeichnung am Bauch – Caput medusae (Bauchwandvarizen)
- Ansammlung von abgepresstem Wasser im Bauchraum (Aszites)
- Vergrößerung der Milz (Hyperspleniesyndrom)

Leberhautzeichen • Weiterhin treten bei Leberzirrhose typische Hautveränderungen auf: Spider naevi, Lacklippen und Lackzunge, Palmar- und Plantarerythem (flächige Rötung auf den Hand- bzw. Fußinnenflächen) und Hautatrophie (sie zeigt sich durch sehr dünne Pergamenthaut).

1013

Komplikationen • Schreitet die Erkrankung weiter fort, können sich verschiedene Komplikationen entwickeln. So kann es durch den gestörten Abbau giftiger Substanzen zu psychiatrischen Symptomen (**hepatische Enzephalopathie**) oder sogar zur Bewusstlosigkeit (**Leberkoma**) kommen. Das klinische Erscheinungsbild ist meist dem einer Demenz ähnlich. Außerdem beeinflussen die giftigen Substanzen die Lungendurchblutung – es kommt zur Luftnot (**hepatopulmonales Syndrom**). Durch die Entstehung großer Mengen Aszites wird dem Körper viel Flüssigkeit entzogen. Hierdurch kann es zum Blutdruckabfall und später zur eingeschränkten Nierendurchblutung (**hepatorenales Syndrom**) kommen. Eine Komplikation der Leberzirrhose ist die Entstehung eines Leberkarzinoms.

ACHTUNG
Eine lebensgefährliche Komplikation ist die akute Ösophagusvarizenblutung.

Die ▶ Abb. 56.22 fasst alle Symptome und Komplikationen der Leberzirrhose zusammen.

Diagnostik • Bezüglich der Diagnostik steht die Beurteilung der Leberfunktion im Vordergrund. Außerdem gilt es, Zeichen der Leberstauung frühzeitig zu erkennen. Insgesamt werden somit durchgeführt:
- Laboruntersuchungen: Beurteilung von Leberenzymen (GOT/GPT), Gerinnungsfaktoren (Quick, pTT, INR) und Eiweißkonzentration (insb. Albumin)
- (Duplex-)Sonografie: portale Hypertension? Zeichen einer Fibrose?
- Endoskopie: Beurteilung von Ösophagusvarizen
- Leberbiopsie mit histologischer (feingeweblicher) Untersuchung

Schweregrade • Sowohl die Schwere der Erkrankung als auch deren **Prognose** wird mittels Child-Pugh-Score angegeben. Hierbei werden jeweils Punkte für die Kriterien Eiweißkonzentration im Blut (Albumin), Bilirubinkonzentration, Gerinnungsleistung (Quick/INR) wie auch das Ausmaß von Aszites und hepatischer Enzephalopathie vergeben. Je nach Punktwert ergeben sich 3 verschiedene Schweregradstufen:
- Child A – leichte Zirrhose mit guter Prognose
- Child B – mittelgradige Zirrhose mit 15 % Sterblichkeit innerhalb des nächsten Jahres
- Child C – schwere Zirrhose mit 65 % Sterblichkeit innerhalb des nächsten Jahres

> ### WISSEN TO GO
>
> **Leberzirrhose und Leberinsuffizienz – Grundlagen**
>
> Durch lang einwirkende schädigende Faktoren wird die Leber zunehmend fibrotisch umgebaut und verliert ihre Funktion – es entwickelt sich eine Leberinsuffizienz. Zu den wichtigsten **Symptomen** gehören gesteigerte Blutungsneigung, Ikterus, Juckreiz und hormonelle Störungen (▶ Abb. 56.22). Durch den fibrotischen Umbau kommt es weiterhin zu Leberstauungszeichen, z. B. Ösophagus-, Fundus- und Bauchwandvarizen und Aszites.
>
> Unter anderem durch die Anhäufung giftiger Stoffe kann es zu verschiedenen **Komplikationen** kommen, z. B. hepatische Enzephalopathie, hepatorenales Syndrom, hepatopulmonales Syndrom.
>
> Zur **Diagnostik** wird neben Laboruntersuchungen, Endoskopie und Sonografie häufig auch eine Leberbiopsie durchgeführt.

Abb. 56.22 Leberzirrhose.

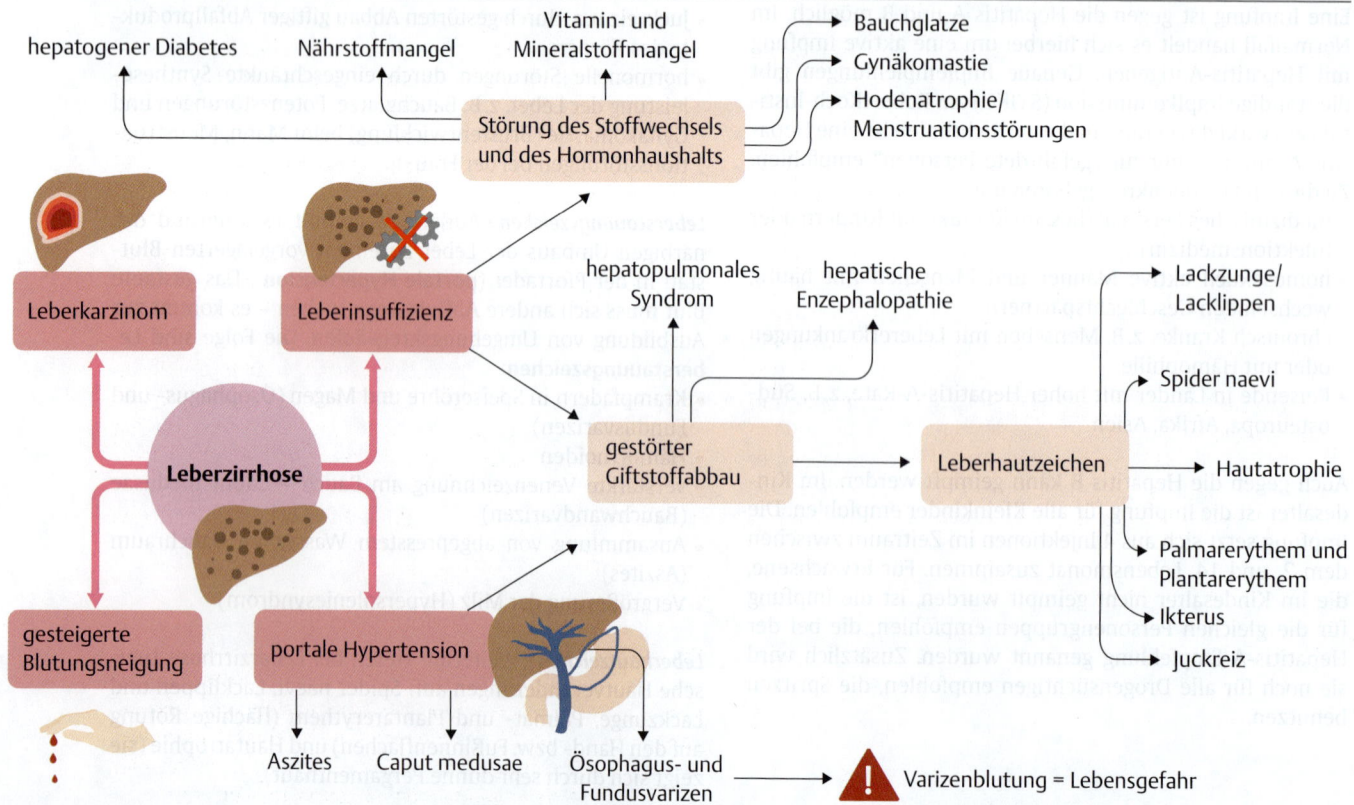

Die Symptome der Leberzirrhose mit Leberinsuffizienz sind vielfältig und zeigen sich an verschiedenen Stellen des Körpers.

Mitwirken bei der Therapie

Die Therapie bei Leberzirrhose und Leberinsuffizienz ist neben der ursächlichen Grunderkrankung auch immer vom Schweregrad (Child-Pugh-Kriterien) der Erkrankung abhängig. Dabei ruht die Therapie auf folgenden 4 Säulen:
1. **allgemeine präventive Maßnahmen:** z.B. Ernährungsberatung bei Aszites und hepatischer Enzephalopathie
2. **Therapie der Grunderkrankung:** Behandlung einer chronischen Virushepatitis (S. 1011) oder Alkoholabhängigkeit (S. 1390)
3. **Behandlung der Komplikationen:** Umgang mit hepatischer Enzephalopathie, Behandlung portaler Hypertension und Notfallmanagement bei akuter Varizenblutung
4. **Lebertransplantation** als einzig heilende (kurative) Therapieoption

Hepatische Enzephalopathie

Durch die zunehmende Leberinsuffizienz können giftige Substanzen (besonders Ammoniak) nicht mehr abgebaut werden und diffundieren in das Gehirn. Dort angekommen, führen die Substanzen zu (teilweise reversiblen) psychiatrischen bzw. neurologischen Symptomen. Anfangs lassen sich diese lediglich durch **spezielle Testverfahren** (z.B. Schriftprobe, Zahlenverbindungstest, Streichholztest) herausfinden. Gemeinsamer Grundsatz dieser Testungen ist die Prüfung von **Konzentrationsfähigkeit**, **Aufmerksamkeit** und **räumlicher Orientierung**.

Kommt es auch weiterhin zur Anhäufung neurotoxischer Substanzen, wird der Patient mehr und mehr schläfrig. Außerdem lässt die Gedächtnisleistung nach und die Hände fangen an zu zittern (Tremor). Im Endstadium der hepatischen Enzephalopathie ist der Patient dann tief bewusstlos und riecht nach „roher Leber" (Foetor hepaticus).

ACHTUNG
Da es bei Patienten mit Leberinsuffizienz zur hepatischen Enzephalopathie kommen kann, sollte auf psychiatrische bzw. neurologische Symptome geachtet und diese nicht als allgemeine Demenz bzw. Alkoholentzugssymptomatik abgetan werden. Jede Wesensveränderung sollte dem Arzt gemeldet werden.

Im Gegensatz zur Demenz handelt es sich bei der hepatischen Enzephalopathie um einen **potenziell reversiblen Zustand**, der u.a. durch Reduktion neurotoxischer Abbaustoffe behandelt werden kann. Damit diese erst gar nicht übermäßig entstehen, sollte auf eine **eiweißarme und kohlenhydratreiche Kost** geachtet werden. Grundsätzlich ist Eiweiß aus Pflanzen und Milch dem tierischen Eiweiß vorzuziehen. Damit das neurotoxische Ammoniak nicht aus dem Darm aufgenommen wird, kann die **regelmäßige Darmreinigung mit Laktulose** (Darmeinlauf) sinnvoll sein. Im Allgemeinen sollte auf **regelmäßigen** (d.h. täglichen) **Stuhlgang** geachtet werden. Der Patient sollte darauf hingewiesen werden, dass die Anwendung von Laktulose zu Blähungen und Übelkeit führen kann.

WISSEN TO GO

Leberzirrhose – hepatische Enzephalopathie

Sie entsteht durch die Anhäufung giftiger Substanzen. Neben Verwirrtheitszuständen kommt es zum Zittern der Hände – im fortgeschrittenen Stadium kann der Patient bewusstlos werden.

Im Unterschied zur Demenz handelt es sich um einen **reversiblen Zustand**. Prophylaktisch sollten Pflegende auf eine eiweißarme- und kohlenhydratreiche Kost des Patienten achten. Damit Ammoniak nicht aus dem Darm aufgenommen werden kann, sind im fortgeschrittenen Stadium von Lebererkrankungen neben allgemeiner Obstipationsprophylaxe auch Einläufe mit Laktulose zu empfehlen.

Portale Hypertension

Durch den fibrotischen Umbau der Leber hat das Blut Schwierigkeiten, seinen Weg durch die Leber zu finden – es kommt zum **Blutstau**. Weil insgesamt 75% des zur Leber transportierten Blutes durch die Pfortader (V. portae) fließen, steigt der Druck hier besonders stark an (portale Hypertension). Die entsprechenden Umgehungskreisläufe (Ausweichstraßen) führen jetzt mehr Blut als normal und schwellen an – es kommt zur **Varizenbildung**.

Eine gefürchtete Komplikation dieser Varizenbildung ist die akute Blutung aus stark gefüllten Umgehungskreisläufen (meist **Ösophagusvarizen**). Zusätzlich wird durch die portale Hypertension Wasser aus den Gefäßen in den Bauchraum abgepresst. In Verbindung mit einer verminderten Eiweißsynthese der Leber sinkt der kolloidosmotische Druck im Gefäßsystem (weil weniger Teilchen gelöst sind), Flüssigkeit diffundiert ins Gewebe und es entsteht **Aszites** (Bauchwasser).

TIPS • Eine mögliche Option, den Pfortaderdruck zu senken, ist eine sog. transjuguläre intrahepatische portosystemische Shuntanlage (kurz: TIPS). Hierbei werden mit einem vom Hals aus eingelegten venösen Katheter die Lebervenen aufgesucht und eine Kurzschlussverbindung zwischen Lebervenen und Pfortader hergestellt. Diese wird anschließend durch einen Kunststoffschlauch stabilisiert. Auf diesem Weg kann das Blut wieder besser die Leber passieren. Gleichzeitig wird es aber auch nicht mehr durch die Leber entgiftet. Aus diesem Grund können z.B. Symptome der hepatischen Enzephalopathie durch diese Maßnahme kurzfristig verstärkt werden.

Die pflegerischen Vorbereitungen zu dieser Intervention entsprechen denen bei der Anlage eines zentralen Venenkatheters (S. 476). In den Nachbereitung sollte der Patient besonders hinsichtlich neurologischer/psychiatrischer Symptome beobachtet und innerhalb der ersten 24 Stunden regelmäßig (alle 2–3 Stunden, ggf. auf Arztanordnung öfters) seine Vitalwerte kontrolliert werden.

Ösophagusvarizen

Je nach Quelle finden sich bei bis zu 60% der Patienten mit Leberzirrhose auch Ösophagusvarizen. Die Blutung aus diesen Gefäßen ist eine gefürchtete, **lebensgefährliche Komplikation**, die unbedingt verhindert werden muss. Hierzu stehen, neben der allgemeinen Drucksenkung in der Pfortader (z.B. durch TIPS), folgende Möglichkeiten zur Verfügung.

Medikamentöse Therapie • Meistens wird Propranolol eingesetzt, ein Betablocker, der den arteriellen Blutdruck senkt. Bei Einnahme dieses Medikaments kann es zu Blutdruckabfällen bis hin zum Kollaps kommen. Außerdem können sich bei dafür anfälligen Patienten die Bronchien verengen: Es kommt zur Dyspnoe. Treten diese Nebenwirkungen auf, sollte der Arzt verständigt werden. Der Patient sollte dafür sensibilisiert werden, dass die regelmäßige Einnahme der Tabletten ihn vor einer lebensgefährlichen Blutung schützen kann.

Endoskopische Behandlung der Varizen • Sie wird zum einen prophylaktisch, zum anderen aber auch bei der Behandlung der akuten Blutung angewendet. Zur Behandlung gibt es 2 Möglichkeiten:
- **Abbinden der Varize:** wird auch als „Ligatur" bezeichnet. Hierzu wird ein Endoskop in die Speiseröhre eingeführt und die entsprechende Krampfader aufgesucht. Das Gefäß wird in das Endoskop eingesaugt und anschließend mittels Gummiband abgebunden. Dadurch ist die Blutzufuhr in das Gefäß unterbrochen und die Gefahr einer Blutung gebannt. Durch die mangelnde Versorgung mit frischem Blut stirbt das Gefäß einige Zeit später ab und fällt zusammen mit dem Gummiband in Richtung Magen ab.
- **Veröden der Varize:** Hierbei wird über das Endoskop ein Medikament zur Blutgerinnung in die Varize gegeben. Dadurch gerinnt das Blut in diesem Abschnitt des Gefäßes und das Gefäß stirbt ab.

Pflegerisch wird der Patient wie für eine Gastroskopie vorbereitet (S. 987). Anschließend sollte der Patient, in Absprache mit dem behandelnden Arzt, evtl. für einige Tage nur breiige Kost zu sich nehmen.

Akute Varizenblutung • Aus medizinisch-praktischer Sicht ist das Vorgehen bei akuter Varizenblutung ähnlich dem Abbinden bzw. Veröden von Varizen. Bei unstillbarer Blutung kann für einige Zeit (maximal 6 Stunden) zusätzlich eine aufblasbare Drucksonde (Sengstaken-Blakemore-Sonde oder Linton-Nachlas-Sonde) in die Speiseröhre eingeführt werden (▶ Abb. 56.23). Diese muss alle 4–6 Stunden für wenige Minuten entblockt werden, um Druckgeschwüren innerhalb der Speiseröhre vorzubeugen.

ACHTUNG
Pflegerisch ist es besonders wichtig, eine solche Blutung zu erkennen und schnellstmöglich den Arzt zu informieren – es besteht Lebensgefahr!

Die Patienten werden normalerweise auf der Intensivstation behandelt. Die pflegerischen Erstmaßnahmen entsprechen denen des drohenden Volumenmangelschocks (S. 281):

Abb. 56.23 Ösophaguskompressionssonden.

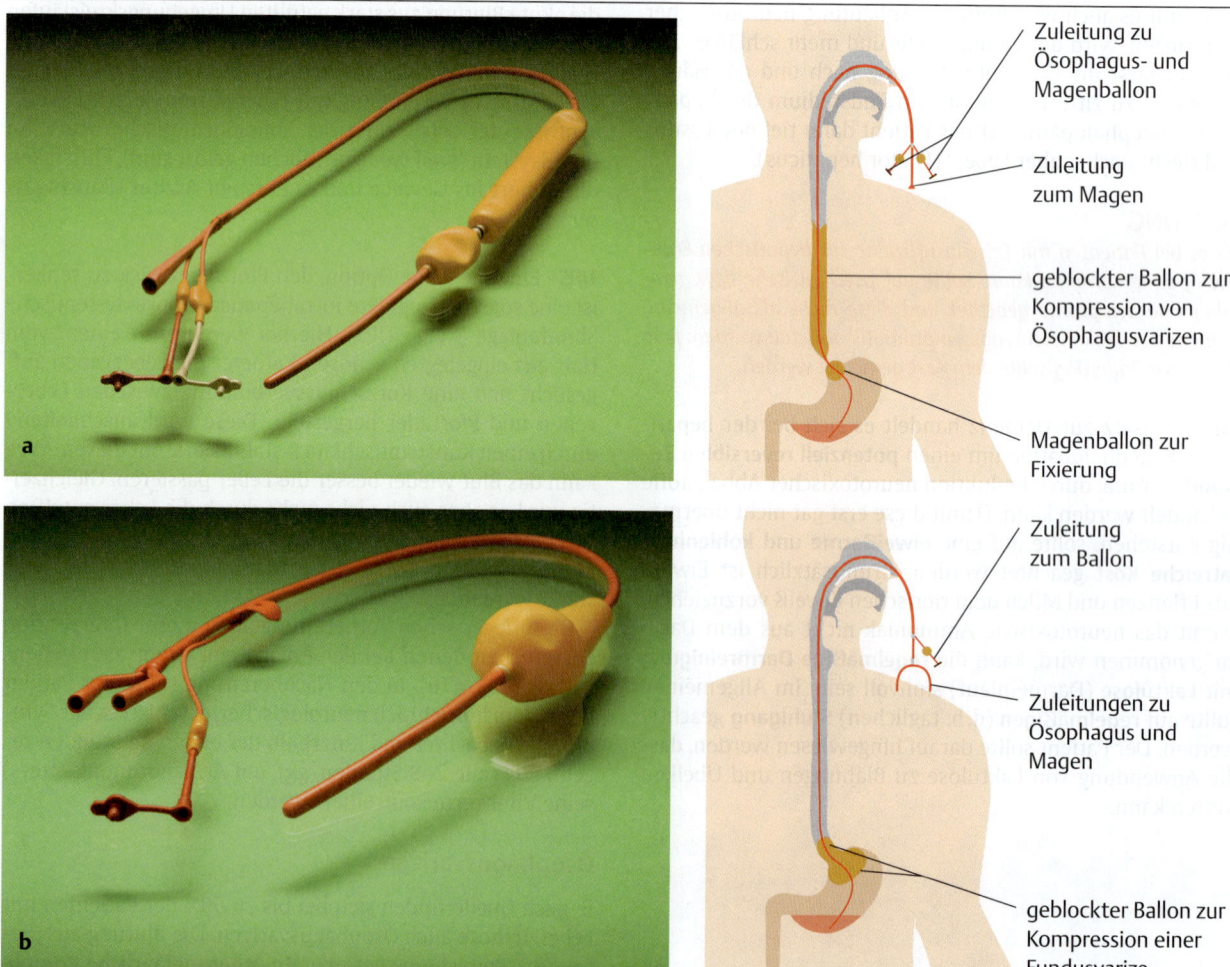

a Die Sengstaken-Blakemore-Sonde wird bei Ösophagusvarizen im oberen Bereich des Ösophagus verwendet. Der längliche, größere Ballon komprimiert die Varize, der kleinere Ballon dient zur Fixierung im Magen.
b Die Linton-Nachlas-Sonde dient zur Kompression von Fundusvarizen. Der schmale obere Teil des birnenförmigen Ballons liegt im Ösophagus, der bauchige untere Teil im Fundus des Magens.

Vorbereiten von großlumigen venösen Zugängen, Messen der Vitalparameter, Lagerung des Patienten in Schocklage und ggf. die Bereitstellung von Blutkonserven.

WISSEN TO GO

Leberzirrhose – Ösophagusvarizen

Neben der allgemeinen Behandlung der portalen Hypertension können die Varizen entweder medikamentös (z. B. mit Propranolol) und/oder endoskopisch behandelt werden:
- **Abbinden der Varize** – meistens durch Gummibandligatur
- **Veröden der Varize** – durch Injektion bestimmter Medikamente

Kommt es zur akuten Varizenblutung, besteht immer Lebensgefahr. Sie fällt meist durch heftiges, blutiges Erbrechen auf. Der Arzt sollte informiert und Behandlungsmaßnahmen des Volumenmangelschocks vorbereitet werden: Schockposition, Vorbereiten von Infusionen und Zugängen, Bereitstellung von Blutkonserven, Messen der Vitalparameter.

Aszites

Die Bildung von Aszites (Bauchwasser) ist ein typisches Symptom von Patienten mit fortgeschrittener Leberzirrhose. Die Patienten fallen meistens durch eine **Bauchumfangsvermehrung** sowie durch **Zunahme des Körpergewichts** auf. Hierdurch kann auch die Atmung eingeschränkt sein und der Patient verspürt **Dyspnoe** (Luftnot). Eine der gefürchtetsten **Komplikationen** ist die **bakterielle Bauchfellentzündung** (Peritonitis). Hierbei wandern Darmbakterien in das Bauchwasser ein und führen zur Entzündung – einige Patienten müssen auf der Intensivstation behandelt werden. Um dem vorzubeugen, muss der Aszites gewissenhaft behandelt werden. Folgende Therapien können angewendet werden:
- **Flüssigkeits- und Kochsalzbeschränkung**, um das Ausschwemmen von Wasser nicht zu behindern bzw. keine neue Flüssigkeit zuzuführen
- **Ausschwemmen überflüssigen Wassers** durch Gabe von Diuretika (entwässernde Medikamente; meist Spironolacton; evtl. Furosemid)
- **therapeutische** Aszitespunktion (S. 1017), um bestehendes Bauchwasser abzulassen
- **Senken der portalen Hypertension**, z. B. durch die Anlage eines TIPS (S. 1015)

Dabei wird im Allgemeinen nach einem Stufenschema vorgegangen, das sich nach der Menge des Aszites richtet.

Flüssigkeits- und Kochsalzbeschränkung • Bei geringem Aszites genügt eine Flüssigkeits- und Kochsalzbeschränkung. In Absprache mit dem Arzt sollte darauf geachtet werden, dass der Patient maximal 1,5 Liter Flüssigkeit pro Tag zu sich nimmt. Die täglich aufgenommene Menge Kochsalz sollte durch eine entsprechende Küchenbestellung auf 5 g pro Tag begrenzt werden. Die Therapie wird durch tägliches Wiegen überwacht.

Diuretikatherapie • Ist die festgestellte Menge an Aszites größer, wird der Arzt zusätzlich Diuretika anordnen (z. B. Spironolacton; evtl. Furosemid). Hierunter können sich die Blutsalze (Elektrolyte) verschieben, daher sollte auf typische Symptome wie Verwirrtheit (Hyponatriämie) und Herzrhythmusstörungen (Hypo-/Hyperkaliämie) geachtet werden, nähere Informationen, siehe Elektrolytstörungen (S. 1060). Durch die Anwendung entwässernder Medikamente kann außerdem eine bestehende hepatische Enzephalopathie verstärkt werden. Um die Nierenfunktion zu überwachen bzw. den Erfolg der entwässernden Therapie zu kontrollieren, wird ein Ein- und Ausfuhrprotokoll geführt. Das Protokoll kann durch tägliche Kontrollen des Körpergewichts ergänzt werden (▶ Abb. 56.24).

Aszitespunktion • Führen die bisher genannten Maßnahmen nicht zum erwünschten Erfolg, kann der Aszites mittels Punktion abgelassen werden. Hierbei wird mit einer sterilen Nadel und unter Ultraschallkontrolle in den Bauchraum des Patienten gestochen, um die Flüssigkeit abzulassen. Pflegende assistieren bei der Untersuchung und helfen dem Arzt beim sterilen Arbeiten. Das Material wird steril angereicht und die abgelassene Flüssigkeitsmenge dokumentiert. Vor dem Ablassen der Flüssigkeit sollte eine kleine Menge Aszites für das Labor in sterile Gefäße gefüllt werden.

Nach der Punktion werden die Vitalparameter des Patienten innerhalb der ersten 4 Stunden stündlich kontrolliert. In den darauf folgenden Tagen sollte 3-mal täglich die Körpertemperatur des Patienten gemessen werden. Dies ist wichtig, um eine evtl. durch die Punktion hervorgerufene Peritonitis (Bauchfellentzündung) frühzeitig zu erkennen. Um weitere Aszitesbildung zu vermeiden, erhält der Patient nach der Punktion evtl. Eiweißinfusionen (Albumin). Pflegende überwachen das Infusionsprogramm und melden Auffälligkeiten bei Blutdruck oder Herzfrequenz dem Arzt. Das begonnene Ein- und Ausfuhrprotokoll sollte für die nächsten Tage beibehalten werden, um einen erneuten Aszites frühzeitig zu erkennen.

WISSEN TO GO

Leberzirrhose – Aszites

- **Flüssigkeits- und Kochsalzbeschränkung,** max. 1,5 l Flüssigkeit, max. 5 g Kochsalz pro Tag
- **Ausschwemmen überflüssigen Wassers** durch Gabe von Diuretika. Die Therapie wird durch eine Ein- und Ausfuhrbilanz überwacht; evtl. durch tägliches Wiegen ergänzt
- **therapeutische Aszitespunktion,** um bestehendes Bauchwasser abzulassen. Nach der Punktion stündliche Überwachung der Vitalparameter, in den darauffolgenden Tagen 3-mal täglich Messung der Körpertemperatur.
- **Senkung der portalen Hypertension** z. B. durch die Anlage eines TIPS

Beobachtungskriterien und Pflegebasismaßnahmen

Prophylaxen • Die Prophylaxen richten sich nach dem Zustand des Patienten. Dekubitus-, Thrombose-, Parotitis-, Pneumonie- und Sturzprophylaxe sollten abhängig vom Schweregrad der individuellen Einschränkungen des Patienten durchgeführt werden.

Beobachtung auf Komplikationen • Eine weitere pflegerische Aufgabe ist die Patientenbeobachtung, um Komplikationen rechtzeitig zu erkennen. Eine Flüssigkeitsbilanzierung wird

Abb. 56.24 Körpergewicht.

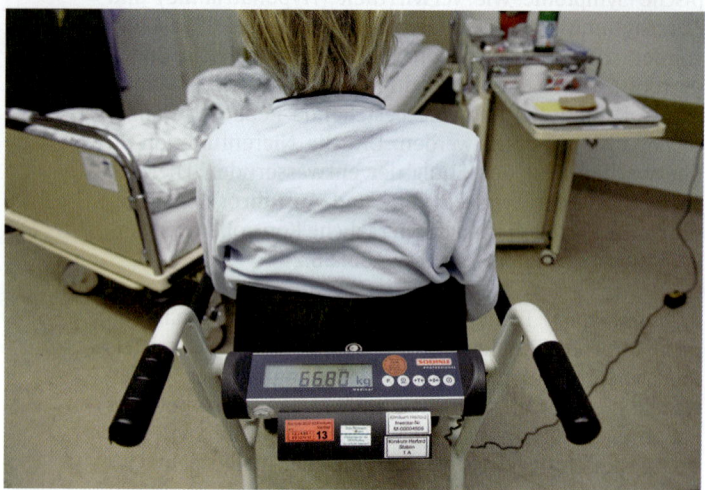

Das tägliche Erfassen des Körpergewichts kann zum einen dazu dienen, den Erfolg einer entwässernden Therapie zu kontrollieren, und zum anderen, um einen Aszites zu erkennen.

durchgeführt, um die Therapie mit Diuretika zu überwachen. Das Körpergewicht wird regelmäßig kontrolliert, um einen Aszites zu erkennen (▶ Abb. 56.24). Die Hautfarbe des Patienten sollte täglich beurteilt werden, um einen Ikterus zu erkennen. Die damit verbundene Gelbfärbung beginnt meist im Bereich der Augen (Skleren). Zusätzlich werden täglich etwaige Schmerzen gemäß visueller Analogskala erfragt und dem behandelnden Arzt gemeldet. Treten Symptome einer Leberinsuffizienz oder eine sich verschlechternde hepatische Enzephalopathie auf, werden diese ebenfalls an den Arzt weitergegeben. Auch starker Juckreiz kann ein Symptom einer sich verschlechternden Leberinsuffizienz sein. Hier können evtl. kühlende Cremes eine kurzzeitige Linderung bewirken.

Körperpflege • Bei der täglichen Körperpflege sollte besonders auf die teilweise hauchdünne Pergamenthaut von Patienten mit Leberzirrhose geachtet werden. Es sollten ausschließlich weiche Handtücher und möglichst keine Pflaster verwendet werden – alternativ können besser lockere Verbände benutzt werden. Viele Patienten mit Leberzirrhose leiden aufgrund der zunehmenden Leberinsuffizienz unter Gerinnungsstörungen. Es sollte daher auf fleckförmige Hauteinblutungen geachtet werden (Petechien).

Untersuchungen und Medikamente • Der Patient wird weiterhin auf angeordnete Untersuchungen (z. B. Aszitespunktion) vorbereitet. Danach sollten die Vitalzeichen (Herzfrequenz, Blutdruck, Temperatur) besonders sorgfältig überwacht und die Bewusstseinslage kontrolliert werden. Bei angeordneten Infusionen wird dessen Laufgeschwindigkeit überwacht. Zusätzlich sollte der Patienten auf die regelmäßige Einnahme seiner Medikamente (z. B. Propranolol bei Ösophagusvarizen) hingewiesen werden.

Informieren, Schulen, Beraten

Die häusliche Weiterbehandlung sowie die beratenden Aspekte bei Patienten mit Leberzirrhose lassen sich wie folgt zusammenfassen:

- **Vermeiden von Komplikationen,** z.B. durch Stärkung der eigenen Körperwahrnehmung des Patienten.
- **Einhaltung begonnener Therapien,** z.B. durch gewissenhafte Einnahme von Propranolol bei Ösophagusvarizen.
- **Einbeziehung von Angehörigen und Sozialstation,** um die weitere Behandlung auch bei hepatischer Enzephalopathie zu sichern.

Gesundheitsförderung und Alltagsbewältigung

Dem Patienten sollten wichtige **Ernährungsinformationen** mit nach Hause gegeben werden – ggf. werden Kontakte zur Ernährungsberatung vermittelt. Es ist auf eine vitaminreiche, kochsalzarme Diät zu achten. Außerdem sollten die Mahlzeiten eiweißarm sein. Für alle Patienten mit Leberzirrhose gilt ein **absolutes Alkoholverbot**. Um einen regelmäßigen Stuhlgang zu gewährleisten, können prophylaktisch abführende Maßnahmen (z.B. mit Laktulose) sinnvoll sein. Der Patient sollte außerdem darauf hingewiesen werden, sich **täglich zu wiegen** und Gewichtsveränderungen mit seinem Hausarzt zu besprechen. Die eingeleiteten Therapien sollten mindestens alle 3 Monate durch den weiterbehandelnden Arzt kontrolliert und überwacht werden. Der Patient sollte darüber informiert sein, bei **blutigem Erbrechen sofort den Rettungsdienst** zu rufen – dies kann Anzeichen einer Ösophagusvarizenblutung sein.

Bei Patienten, die auf eine Lebertransplantation warten, wird in den meisten Fällen der psychosoziale Dienst hinzugezogen. Außerdem gibt es eine Selbsthilfegruppe für Patienten vor und nach einer Lebertransplantation: Lebertransplantierte Deutschland e. V.

> **WISSEN TO GO**
>
> **Leberzirrhose – Pflege**
>
> *Beobachtungskriterien und Pflegebasismaßnahmen*
> - **Prophylaxen** nach Zustand des Patienten
> - **Komplikationen** erkennen:
>   – Flüssigkeitsbilanzierung
>   – Körpergewicht kontrollieren (Aszites?)
>   – Hautfarbe beurteilen (Ikterus? Fleckförmige Hauteinblutungen?)
>   – Schmerzen ermitteln
> - **Körperpflege**: weiche Handtücher, möglichst keine Pflaster
> - **Untersuchungen**: Vitalzeichen und Temperatur überwachen, Bewusstseinslage kontrollieren
> - **Infusionen**: Laufgeschwindigkeit überwachen
>
> *Informieren, Schulen, Beraten*
> - Vermeiden von Komplikationen: Stärkung der Körperwahrnehmung des Patienten, Gewichtskontrolle, Ernährungsberatung, kein Alkohol, abführende Maßnahmen
> - Angehörige und Sozialstation einbeziehen, um die weitere Behandlung zu sichern

56.8.3 Leberzellkarzinom

Grundlagen und Therapie

Definition Leberkarzinom
Das Leberzellkarzinom ist ein maligner (bösartiger) Tumor der Leber.

Das Leberzellkarzinom entwickelt sich in **80 %** aller Fälle auf dem Boden einer **Leberzirrhose**. Die Symptome entsprechen deswegen in den meisten Fällen denen der zugrunde liegenden Leberzirrhose (S. 1013). Die Diagnose ergibt sich aus der Anamnese (Leberzirrhose), Laboruntersuchungen und bildgebenden Verfahren (Sonografie, Computertomografie, Magnetresonanztomografie).

Das Leberzellkarzinom kann nur durch eine **vollständige chirurgische Entfernung** geheilt werden (Leberresektion).

Nicht operable Tumoren werden durch lokale Verfahren wie die **Radiofrequenzablation**, **perkutane Ethanolinjektion** oder **transarterielle Chemoembolisation** (Verschluss der tumorversorgenden Arterie) verkleinert. Eine **systemische Chemotherapie** kann das Leben verlängern.

Perioperative Pflege bei Leberresektion

Präoperative Pflege • Zur Vorbereitung einer Leberresektion werden die allgemeinen präoperativen Maßnahmen angewendet (S. 743). Die Rasur erfolgt nach hausinternem Standard auf der Station oder im OP von den Mamillen bis zu den Leisten inkl. Schambehaarung. Der Patient bekommt je nach hausinternem Standard am Vortag einen Darmeinlauf (S. 528), mittags leichte, abends flüssige Kost.

Postoperative Pflege • Postoperativ wird der Patient 1–2 Tage auf der Intensivstation überwacht. Nach hausinternem Standard werden die Vitalparameter erfasst, die Drainagen und die Operationswunde auf Nachblutungen überwacht. Des Weiteren werden Laborparameter wie Hämoglobin-Konzentration, Gerinnung, Elektrolyte, Ammoniak und Bilirubin erstellt. In regelmäßigen Abständen werden nach hausinternem Protokoll die Schmerzen und die Bewusstseinslage erfasst. Die Mobilisation erfolgt ab dem 1. postoperativen Tag, anfangs an die Bettkante, dann Stehversuch mit Mobilisation in den Sessel/Stuhl.

Der Kostaufbau erfolgt auf ärztliche Anordnung, zu Beginn mit Tee am 1. oder 2. postoperativen Tag. Der weitere Kostaufbau ist unter anderem abhängig vom 1. postoperativen Stuhlgang. Maßnahmen zur Behebung einer Darmatonie (Darmlähmung) müssen mit dem Operateur abgesprochen werden. Verbandwechsel erfolgen nach hausinternem Standard und hygienischen Richtlinien. Prophylaxen richten sich nach dem Zustand des Patienten. Ganz wichtig ist bei jedem Patienten die Pneumonieprophylaxe, da es aufgrund der Operationswunde zu einer Schonatmung kommen kann.

WISSEN TO GO

Leberzellkarzinom

Es entwickelt sich in 80 % aller Fälle auf dem Boden einer Leberzirrhose. Es kann nur durch Leberresektion geheilt werden. Nicht operable Tumoren werden durch Radiofrequenzablation, perkutane Ethanolinjektion oder transarterielle Chemoembolisation verkleinert. Eine systemische Chemotherapie kann das Leben verlängern.

Präoperative Pflege
- Rasur nach Standard, meist von den Mamillen bis zu den Leisten
- je nach Standard am Vortag ein Einlauf, mittags leichte, abends flüssige Kost

Postoperative Pflege
- 1–2 Tage Überwachung auf Intensivstation
- Vitalparameter erfassen, Drainagen/Operationswunde auf Nachblutungen beobachten
- Laborparameter erstellen
- Schmerzen und Bewusstseinslage erfassen
- Mobilisation ab dem 1. postoperativen Tag
- Kostaufbau auf Anordnung
- Pneumonieprophylaxe, weitere Prophylaxen je nach Zustand

56.9 Erkrankungen von Pankreas und Galle

56.9.1 Pankreatitis

Grundlagen

Definition Pankreatitis
Bei der Pankreatitis handelt es sich um eine Entzündung des Pankreas (Bauchspeicheldrüse).

Die Pankreatitis kann in eine akute und eine chronische Form unterteilt werden. Ähnlich wie bei der Gastritis zeigt sich die **akute Pankreatitis** häufig **symptomintensiver** als die chronische Form. Eines der wichtigsten Leitsymptome ist der **gürtelförmige Oberbauchschmerz** mit Ausstrahlung in Flanken und Rücken. Weitere Symptome sind **Erbrechen**, **Übelkeit**, **Fieber** und Meteorismus.

Komplikationen • Zu den wichtigsten Komplikationen zählen der paralytische Ileus, Stoffwechselentgleisungen (Hypokalzämie, Hyperglykämie, Hypokaliämie), Volumenmangelschock, Multiorganversagen und Bauchfellentzündung (Peritonitis). Außerdem kann es durch die Störung des Gallenflusses zum Ikterus kommen. Dieser ist zuerst meist durch eine Gelbfärbung der Skleren erkennbar. Weitere sichtbare Zeichen können bläuliche Flecken im Nabel- (Cullen-Zeichen) oder Flankenbereich (Grey-Turner-Zeichen) sein. Durch eine verstärkte Freisetzung durchblutungsfördernder Substanzen kann es außerdem zur Gesichtsrötung kommen. Durch die zunehmende Insuffizienz des Organs kommt es besonders bei chronischer Pankreatitis zur Maldigestion. Hierbei kann die Nahrung aufgrund fehlender Pankreasenzyme nicht mehr aufgespalten und damit verdaut werden – die Folge kann ein Nährstoffmangel sein.

Akute Pankreatitis • Die akute Pankreatitis ist meist Folge einer Choledocholithiasis (S. 1023) (Gallensteine im Gallengang). Durch den Verschluss des gemeinsamen Ausführungsgangs von Pankreas und Galle kann das enzymreiche Pankreassekret nicht mehr ablaufen. Hierdurch verweilen die inaktiven Enzymvorstufen zu lange in den Pankreasgängen und aktivieren sich – das Pankreas beginnt sich selbst zu verdauen (Autodigestion) und entzündet sich. Das daraus entstehende Ödem kann u.a. zum Volumenmangelschock führen, der durch verschiedene weitere Substanzen (sog.

Kinine) noch gefördert wird. Doch nicht nur Gallensteine können eine Pankreatitis verursachen (S. 1019).

Das Pankreas verdaut sich selbst.

Chronische Pankreatitis • Die chronische Pankreatitis ist häufig durch eine Alkoholabhängigkeit bedingt. Der Alkohol führt dabei über ein verändertes Pankreassekret zur Fibrosierung des Organs (Umbau der Pankreaszellen in Bindegewebe) und dadurch zum Sekretstau.

Diagnostik • Besonders den Sekretstau macht man sich bei der Diagnostik der Pankreatitis zunutze. Durch die verlängerte Verweildauer der Enzyme (bes. Lipase und Elastase) im Pankreasgangsystem treten diese vermehrt in das Blut über. Dort lässt sich die genaue Enzymhöhe durch eine Blutentnahme untersuchen. Unterstützt wird die Diagnostik durch bildgebende Verfahren wie Sonografie und CT.

WISSEN TO GO

Pankreatitis – Grundlagen

Das Pankreas ist entzündet. Die akute Pankreatitis wird meist durch den Pankreasgang verschließende Gallensteine (Choledocholithiasis) ausgelöst, die chronische durch eine chronische Alkoholkrankheit.
- **Symptome:** gürtelförmige Oberbauchschmerzen mit Ausstrahlung in den Rücken, Übelkeit, Erbrechen, Meteorismus, Stoffwechselentgleisungen, Ikterus, bläuliche Flecken in der Nabel- (Cullen-Zeichen) und Flankenregion (Grey-Turner-Zeichen)
- **Komplikationen:** Volumenmangelschock, Peritonitis, Multiorganversagen, paralytischer Ileus, Nährstoffmangel
- **Diagnostik:** Enzymbestimmung im Blut, Sonografie und CT

Mitwirken bei der Therapie

Wie jede Therapie richtet sich auch die der Pankreatitis nach der Ursache. Zusätzlich unterscheidet sie sich bei chronischer und akuter Form der Entzündung. So muss bei der akuten Pankreatitis aufgrund des dramatischen Krankheitsverlaufs meist aggressiv therapiert werden. Die Therapie der chronischen Entzündung beschränkt sich im beschwerdefreien Intervall auf die medikamentöse Gabe fehlender Enzyme.

Akute Pankreatitis

Bei einer akuten Pankreatitis geht es dem Patienten meistens so schlecht, dass er auf der Intensivstation überwacht werden muss. Während einer akuten Pankreatitis muss der Patient bis zur Schmerzfreiheit **Nahrungskarenz** halten und wird **parenteral** (unter Umgehung des Magen-Darm-Trakts, intravenös) **ernährt** – so ist das Pankreas ruhig gestellt. Aufgrund der hohen Osmolarität der Infusionslösungen wird die parenterale Ernährung über einen zentralen Venenkatheter gegeben, siehe parenterale Ernährung (S. 727). Zu den pflegerischen Aufgaben gehört, das Infusionsprogramm zu überwachen und sterile Verbandwechsel des zentralen Venenkatheters durchzuführen (▶ Abb. 56.25). Ebenfalls sollte mindestens 2-mal täglich der **zentrale Venendruck gemessen werden** (S. 480), bei Auffälligkeiten öfter. Auf diese Weise kann indirekt der Volumenstatus des Patienten beurteilt und das Infusionsprogramm ggf. durch den Arzt angepasst werden. Um den Volumenstatus genauer zu objektivieren, wird eine **Flüssigkeitsbilanz** erstellt (Komplikationen vermeiden).

ACHTUNG
Die akute Pankreatitis ist eine lebensgefährliche Krankheit. Aufgrund des zunächst häufig ödematösen Charakters der Pankreatitis kann der Patient viel Flüssigkeit verlieren (Entzug von Flüssigkeit aus dem Gewebe in das entzündete Pankreas) und hierdurch in einen Volumenmangelschock rutschen.

Eine **Thromboseprophylaxe** ist bei dem allgemein schlechten Allgemeinzustand des Patienten obligat. Um einen Stressulkus (S. 992) zu vermeiden, erhält der Patient einen intravenösen Magenschutz (**Protonenpumpenhemmer**). Um einen Ileus frühzeitig zu erkennen, muss jeder **Stuhlgang** genau dokumentiert werden. Um dem Patienten seine Schmerzen zu nehmen, bekommt er **intravenöse Schmerzmittel**. Zusätzlich hilft vielen Patienten eine **bauchdeckenentlastende Lagerung** mittels Knierolle (▶ Abb. 56.10). Um die Wirksamkeit der Medikamente zu überprüfen, sollte die jeweilige Schmerzstärke zu Schichtbeginn mittels visueller Analogschmerzskala erfasst werden (S. 694).

Abb. 56.25 Infusionsmanagement.

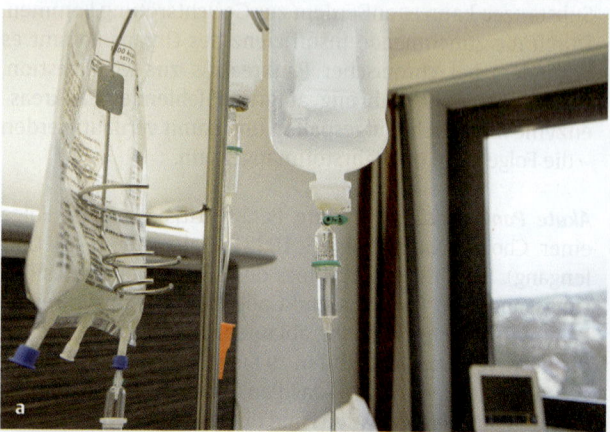
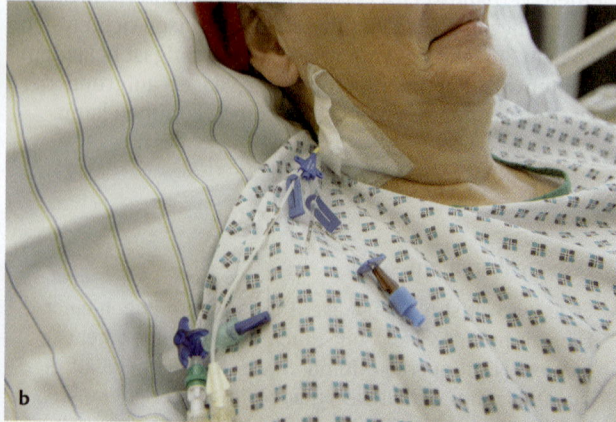

Bei der akuten Pankreatitis erhält der Patient verschiedene Infusionen über einen ZVK: parenterale Sondennahrung, Schmerzmittel und Protonenpumpenhemmer, ggf. Antibiotika.

Lange Zeit war die Anlage einer nasogastralen Ablaufsonde bei akuter Pankreatitis zwingend vorgeschrieben. Neuste Erkenntnisse haben jedoch gezeigt, dass diese nur dann nötig ist, wenn ein paralytischer Ileus (S. 998) vorliegt oder der Patient andauernd erbricht. Durch die liegende Sonde kann Flüssigkeit und auch Luft in einen angeschlossenen Beutel ablaufen. Der Beutel muss unter dem Patientenniveau hängen, damit das Magensekret passiv ablaufen kann.

Die weitere Therapie richtet sich nach der Ursache. Sind, wie in den meisten Fällen, Choledochussteine (Choledocholithiasis) die Ursache, können diese meist durch eine **ERCP** (S. 985) entfernt werden. Pflegende bereiten den Patienten entsprechend vor und achten auf eine adäquate Überwachung nach dem Eingriff. Gleichzeitig messen und dokumentieren sie die **Körpertemperatur** des Patienten 3-mal täglich, um am Fieber eine bakterielle Besiedlung der Bauchspeicheldrüse zu erkennen. Aus dem gleichen Grund erhält der Patient prophylaktisch **intravenöse Antibiotika**. In einigen Fällen muss das Pankreas auch operativ behandelt werden.

Trotz intensiver Therapie muss damit gerechnet werden, dass der Patient während der Erkrankung verstirbt. Je nach Ausmaß der möglichen Komplikationen liegt die Letalität bei bis zu 30 %.

Chronische Pankreatitis

Bei der chronischen Pankreatitis ist der chronische Alkoholmissbrauch die häufigste Ursache. Aus diesem Grund ist der **absolute Verzicht auf Alkohol** zunächst einmal die wichtigste Therapieoption. Die Erkrankung verläuft schubweise mit **an- und abschwellender Schmerzsymptomatik**. Die Therapie im akuten, schmerzintensiven Stadium ist mit der Therapie der akuten Pankreatitis identisch.

Im beschwerdefreien Intervall müssen dem Körper die **fehlenden endokrinen** (z. B. Insulin) und **exokrinen Substanzen** (z. B. Lipase) des Pankreas **medikamentös zugeführt** werden. Die Pankreasinsuffizienz hat folgende Symptome:
- unklarer und ungewollter Gewichtsverlust
- voluminöser und stinkender Stuhlgang – Fettstühle (Steatorrhö)
- Meteorismus und Blähungen
- Ödeme aufgrund von Eiweißmangel
- neurologische Auffälligkeiten aufgrund von Vitaminmangel

Weil die Enzyme lediglich zur Verdauung gebraucht werden, müssen sie **regelmäßig zu jeder Mahlzeit** eingenommen werden. Hierbei ist es wichtig, die Kapseln nicht zu öffnen oder zu mörsern, weil die empfindlichen Enzyme sonst durch die Magensäure zersetzt würden. Ist der Patient zusätzlich auf Insulin angewiesen, darf dieses nur in streng einzuhaltender Kombination mit den Enzymen gegeben werden, weil sonst Hypoglykämiegefahr besteht.

Sind die Schmerzen im akuten Schub medikamentös nicht mehr beherrschbar oder baut sich das Pankreas zunehmend zystisch/fibrotisch oder sogar bösartig um, besteht die Indikation zu einer **operativen Teilentfernung des Organs**.

Beobachtungskriterien und Pflegebasismaßnahmen

Körperpflege, Prophylaxen, Mobilisation • Bei einer akuten Pankreatitis wird der Patient anfangs Bettruhe haben. Toilettengänge müssen mit dem Arzt abgeklärt werden. Je nach Zustand des Patienten wird er bei der Mobilisation im Bett

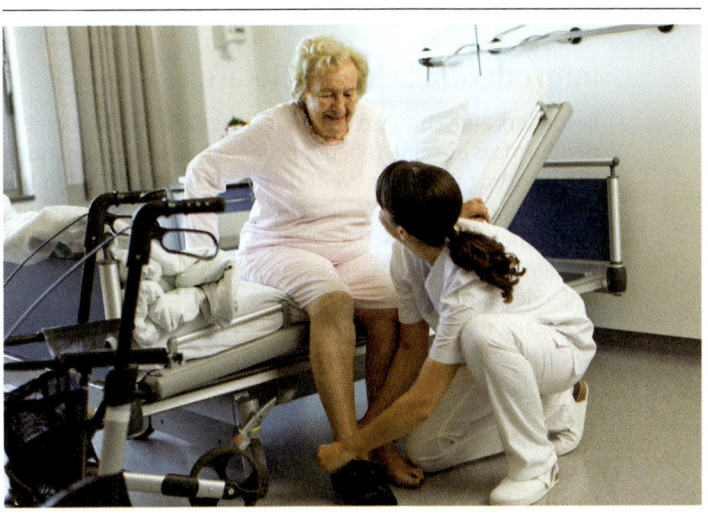

Abb. 56.26 Mobilisation.

Nach der akuten Phase sollte die Patientin wegen möglicher Kreislaufstörungen nicht allein aufstehen. Vor der Mobilisation sollte zudem der Blutdruck kontrolliert werden.

und bei der Körperpflege unterstützt und die obligaten Prophylaxen (Pneumonie-, Thrombose-, Dekubitusprophylaxe) durchgeführt. Ist der Patient sehr unruhig, ist auch eine Sturzprophylaxe erforderlich. Bei Nahrungskarenz sollte eine Soor- und Parotitisprophylaxe durchgeführt werden. Schmerzen des Patienten im Abdomen (Bauchbereich) werden erfragt und das Aussehen des Bauches beobachtet. Ist er z. B. glänzend, gespannt, wird sein Umfang größer? Diese Zeichen können Hinweis auf Komplikationen der Erkrankung sein. Informieren Sie bei Veränderungen den Arzt.

Kann der Patient nach einem akuten Schub wieder das Bett verlassen, sollte dabei Hilfestellung gegeben werden (▶ Abb. 56.26). Insbesondere wegen des evtl. durchgemachten Flüssigkeitsmangels kann es beim ersten Aufstehen zu Kreislaufstörungen kommen. Vor der Mobilisation sollte daher der Blutdruck kontrolliert und ggf. eine Kollegin zu Hilfe gerufen werden.

Ernährung und Ausscheidung • Ist das schmerzhafte Intervall vorüber, kann mit dem Kostaufbau begonnen werden. Dieser beginnt meist mit Tee und Zwieback und wird dann stufenweise gesteigert. Da Alkohol, Nikotin und Kaffee einen weiteren Krankheitsschub auslösen können, sollten sie gemieden werden. Fett wird der Nahrung in kleinen Mengen zugegeben. Mehrere kleinere Mahlzeiten sind für den Patienten am besten verträglich. Der Patient sollte sich selber beobachten und ermitteln, welche Nahrung er wie verträgt. Einigen Patienten hilft hierbei das Führen eines Nahrungsprotokolls. Ist bereits eine Pankreasinsuffizienz eingetreten, muss der Patient zu den Mahlzeiten Enzymkapseln (z. B. Kreon) einnehmen. Eine Insuffizienz entwickelt sich meistens schleichend. Der Patient sollte auf typische Symptome (S. 1021) beobachtet und ggf. der behandelnde Arzt informiert werden.

Psyche und Schmerzen • Eine weitere wichtige pflegerische Maßnahme ist die psychische Betreuung und Schmerzbeobachtung des Patienten. Besonders ständig wiederkehrende Schmerzen bei chronischer Pankreatitis können starke psychische Probleme verursachen. Zusätzlich sind psychiatrische Erkrankungen nicht selten Auslöser für eine Alkoholsucht. Es ist hilfreich, dem Patienten gegenüber Offenheit und Gesprächsbereitschaft zu zeigen und bei Bedarf einen psychiatrisch geschulten Arzt zu Hilfe zu holen.

Informieren, Schulen, Beraten

Besonders eine chronische Pankreatitis bedeutet für den Patienten, dass er seine Lebensgewohnheiten umstellen muss. Die Beratung und/oder Weiterleitung an andere Stellen beginnt im Krankenhaus. Wenn es einen Sozialdienst oder eine Pflegeüberleitung im Haus gibt, sollten diese verständigt werden. Die Beratungsaspekte beziehen sich besonders auf folgende Punkte:
- Umgang mit der Einnahme von Enzymen und Insulin
- Anpassung der Lebensgewohnheiten, ggf. Behandlung einer Alkoholerkrankung
- passende Ernährung und Vorbeugen weiterer, akuter Schübe

Gesundheitsförderung und Alltagsbewältigung

Die Nahrung sollte kohlenhydratreich, eiweißreich und fettarm sein. Mehrere kleine Mahlzeiten sind am besten verträglich. Die **Ernährungsberatung** im Krankenhaus sollte eingebunden werden. Auch viele Krankenkassen haben eine Ernährungsberatung oder geben entsprechende Adressen heraus. Wenn der Patient Pankreasenzyme einnehmen muss, sollte er darauf hingewiesen werden, dass diese nur dann ihren Zweck erfüllen, wenn sie während einer Mahlzeit eingenommen werden. Der Patient sollte auf seinen **Stuhlgang** (übel riechend, glänzend?), eine **Vergrößerung des Abdomens**, neu auftretende oder sich verändernde **Schmerzen achten** und umgehend seinem behandelnden Arzt berichten.

Wenn die Pankreatitis alkoholbedingt ist, sollte der Patient auf **Selbsthilfegruppen** wie die Anonymen Alkoholiker hingewiesen werden. Der Patient muss darauf aufmerksam gemacht werden, dass sich bei einem erneuten Konsum die Erkrankung verschlechtert und starke Schmerzen auftreten können. Die Sozialberatung im Krankenhaus sollte eingeschaltet werden.

Hat der Patient im Rahmen seiner Pankreatitis einen Diabetes mellitus entwickelt, sollte er zu einer **Diabetes-Sprechstunde** übergeleitet werden. Falls Diabetes-Selbsthilfegruppen vor Ort bestehen, sollte ihm entsprechendes Informationsmaterial mitgegeben werden.

> **WISSEN TO GO**
>
> **Pankreatitis – Therapie und Pflege**
>
> *Akute Pankreatitis*
> - Pankreas „ruhigstellen": Nahrungskarenz, parenterale Ernährung
> - Komplikationen vermeiden: Vitalparameter/ZVD kontrollieren, Bilanz, Stuhlgang beobachten
> - Schmerzen bekämpfen: Schmerzmittelgabe, Schmerzanamnese, Knierolle
>
> *Chronische Pankreatitis*
> - Behandlung des akuten Schubes wie bei akuter Pankreatitis
> - psychische Betreuung und Umgang mit Schmerzen
> - Alkohol-, Nikotin- und Kaffeekarenz
> - Substitution von Pankreasenzymen und Beobachtung hinsichtlich Pankreasinsuffizienz
>
> *Pflegebasismaßnahmen*
> - Hilfe bei der Körperpflege und Durchführung aller Prophylaxen
> - Kostaufbau und Ernährungsberatung
> - psychische Betreuung und Schmerzbeobachtung
>
> *Informieren, Schulen, Beraten*
> - Umgang mit der Einnahme von Enzymen und Insulin
> - Anpassung der Lebensgewohnheiten
> - Ernährungsberatung
> - Selbstbeobachtung

56.9.2 Pankreaskarzinom

Grundlagen

Definition Pankreaskarzinom
Das Pankreaskarzinom ist ein maligner (bösartiger) Tumor der Bauchspeicheldrüse.

Das Pankreaskarzinom hat eine **sehr schlechte Prognose**. Dies liegt hauptsächlich daran, dass die Frühsymptome sehr unspezifisch sind (sie ähneln denen einer chronischen Pankreatitis) und die Erkrankung meist erst in einem sehr fortgeschrittenen Stadium erkannt wird. Nach Diagnose überleben die meisten Patienten nur noch wenige Monate.

Therapie und Pflege

In den meisten Fällen (ca. 85 %) kann **keine kurative** (auf Heilung ausgerichtete) **Therapie** durchgeführt werden. Wird das Karzinom **früh erkannt**, erfolgt eine **Pankreasteilresektion**, ggf. mit zusätzlicher Milzentfernung.

Aufgrund der fehlenden Enzyme gestaltet sich die Ernährung nach der Operation oft problematisch. Die fehlenden Pankreasenzyme müssen dem Patienten in Tablettenform (z. B. Kreon-Kapseln) zugeführt werden. Besonders die Fettverdauung ist meistens eingeschränkt – einige Patienten klagen über Fettstühle (Steatorrhö). Aus diesem Grund wird eine fettarme, protein- und vitaminreiche Diät empfohlen.

Infolge der Pankreasentfernung haben vielen Patienten einen **postoperativen, insulinpflichtigen Diabetes** und benötigen teilweise hohe Insulindosen. Aus diesem Grund sollte unbedingt eine diabetische Ernährungsberatung für den Patienten und seine Angehörigen eingeleitet werden. Diese sollte bereits im Krankenhaus begonnen und über den Sozialdienst im häuslichen Umfeld fortgeführt werden. Über www.bauchspeicheldruese-pankreas-selbsthilfe.de sind Informationen zur Ernährung und Umgang mit der Erkrankung erhältlich. Eine Anschlussheilbehandlung ist aufgrund der Schwere der Erkrankung in Zusammenarbeit mit dem Sozialdienst und der Krankenkasse des Patienten anzustreben.

Erkrankungen von Pankreas und Galle

> **WISSEN TO GO**
>
> **Pankreaskarzinom**
>
> Es ist ein maligner Tumor der Bauchspeicheldrüse mit sehr schlechter Prognose. In den meisten Fällen kann **keine kurative Therapie** durchgeführt werden. Wird das Karzinom **früh erkannt**, erfolgt eine **Pankreasteilresektion**. Nach der OP müssen die fehlenden Enzyme zugeführt werden; eine fettarme, protein- und vitaminreiche Diät wird empfohlen. Viele Patienten haben einen **postoperativen, insulinpflichtigen Diabetes** und benötigen teilweise hohe Insulindosen.

56.9.3 Perioperative Pflege bei Pankreasresektion

Eine Operation am Pankreas erfolgt häufig aufgrund von **Tumoren**. Zusätzlich ist die **akute, nekrotisierende Pankreatitis** eine häufige OP-Indikation. Um die postoperativen Folgen zu minimieren, ist jeweils ein **größtmöglicher Organerhalt** anzustreben. Wird im Rahmen einer zusätzlichen Entfernung des Zwölffingerdarms bzw. bei chronischer Pankreatitis eine zusätzliche Drainage des Pankreassekrets nötig, sind verschiedene Drainageoptionen möglich.

Präoperative Pflege • Präoperativ wird der Patient nach hausinternem Standard vorbereitet. Am Tag vorher wird meist ein Reinigungseinlauf durchgeführt (S. 528). Ab mittags sollte der Patient nur noch flüssige Kost und ab 22:00 Uhr nur noch schluckweise Tee zu sich nehmen. Auch die Rasur richtet sich nach dem hausinternen Standard, meist wird der Patient von den Mamillen bis zur Leiste rasiert. Das weitere prä- und postoperative Prozedere ist zu anderen Operationen am Magen-Darm-Trakt identisch.

Postoperative Pflege • Postoperativ befindet sich der Patient oft auf einer Intensiv- oder Intermediate-Care-Station. Der Kostaufbau erfolgt nach einer Anastomosenkontrolle durch den Arzt mit Tee und Zwieback und leichten Suppen nach ca. 5–8 Tagen. Die Diät im weiteren Verlauf beinhaltet Alkoholkarenz, Substitution von Pankreasenzymen sowie eine fettarme, vitamin- und proteinreiche Ernährung. Eventuell ist eine Verteilung auf 6 kleine Mahlzeiten besser verträglich als die Zufuhr großer Nahrungsmengen.

> **WISSEN TO GO**
>
> **Perioperative Pflege bei Pankreasresektion**
>
> Sie erfolgt häufig aufgrund von **Tumoren**. Zusätzlich ist die **akute, nekrotisierende Pankreatitis** eine häufige OP-Indikation.
> - **präoperative Pflege:** Vorbereitung nach Standard, meist Reinigungseinlauf am Tag zuvor, ab mittags nur noch flüssige Kost, ab 22:00 Uhr nur noch schluckweise Tee; Rasur meist von den Mamillen bis zur Leiste
> - **postoperative Pflege:** postoperative Versorgung auf der Intensivstation; Kostaufbau nach Anastomosenkontrolle nach ca. 5–8 Tagen

56.9.4 Cholelithiasis und Cholezystitis

Grundlagen

Definition Cholelithiasis
Der Anhang „-lithiasis" kommt vom griechischen Wort „lithos" (der Stein) und bezeichnet das sog. Steinleiden. Je nachdem, in welchem Organ sich die Steine befinden, spricht man von Nephrolithiasis (Nierensteine), Urolithiasis (Blasen-/Harnleitersteine) oder von der hier aufgeführten Cholelithiasis (Gallensteine).

Die Gallenblase dient der Eindickung und Speicherung von Gallenflüssigkeit. Hierbei wird Wasser entzogen. Je nach Zusammensetzung der Gallenflüssigkeit entstehen dabei feste Steine – sog. **Gallensteine (Cholelithiasis)**. Befinden sich diese in der Gallenblase, wird das Krankheitsbild als **Cholezystolithiasis** bezeichnet. Bei Steinen innerhalb des Gallengangsystems spricht man von der **Choledocholithiasis**. Durch die ständige Reizung von Gallenblase und Gallengangssystem können sich diese entzünden.

Definition Cholezystitis
Eine Entzündung der Gallenblase wird als Cholezystitis bezeichnet. Sie entsteht zu 90% aufgrund vorhandener Gallensteine. Eine Entzündung des Gallengangsystem wird als Cholangitis bezeichnet.

Am häufigsten entstehen Gallensteine durch Ausfällung des wasserunlöslichen Cholesterins. Typische Risikofaktoren für ihre Entstehung lassen sich als die **6 Fs** zusammenfassen:
1. **F**emale (weiblich)
2. **F**air (hellhäutig)
3. **F**at (übergewichtig)
4. **F**orty (Alter über 40 Jahre)
5. **F**ertile (Geburt mehrerer Kinder)
6. **F**amily (familiäre Veranlagung)

Befinden sich die Steine ausschließlich in der Gallenblase (**Cholezystolithiasis**), verursachen sie zu 75% **keinerlei Symptome**. In dieser Situation ist eine Behandlung nicht notwendig. Erst wenn die Steine den Gallengang erreicht haben (**Choledocholithiasis**) oder eine Entzündung (**Cholezystitis**) hervorgerufen haben, verspüren die Patienten Symptome in Form **kolikartiger Schmerzen** – erst jetzt ist eine Behandlung notwendig (▶ Abb. 56.27).

Die Schmerzen strahlen meist in den Rücken und die rechte Schulter aus und werden durch **fettreiche Mahlzeiten ausgelöst**. Zusätzlich kann es zu Übelkeit und Erbrechen kommen. Wird der Gallengang durch den Stein komplett verschlossen, entwickelt sich infolge der Gallenabflussstörung ein **Ikterus** (Gelbsucht). In diesem Stadium ist die Gallenblase meist schon entzündet (Cholezystitis) und der Patient hat starke, krampfartige Schmerzen. Zusätzlich bekommt er Fieber. Die Gallenblase kann platzen (perforieren) und eine Peritonitis hervorrufen (S. 1026). Liegt der Stein sehr weit an der Gallengangsmündung, kann er zusätzlich den Gang der Bauchspeicheldrüse verlegen und eine Pankreatitis verursachen (S. 1019).

Liegen die Steine noch in der Gallenblase, sind sie meist mit dem Ultraschallgerät zu erkennen. Ist es zusätzlich schon zu einer Gallenabflussstörung gekommen, erscheint der große Gallengang (Ductus choledochus) als besonders kaliberstark (hat einen großen Durchmesser). Die genaue Lokalisation der Steine gelingt besonders gut mithilfe der ERCP (S. 985). Hierbei können die Steine teilweise auch entfernt werden.

1023

56 Pflege bei Erkrankungen des Verdauungssystems

Abb. 56.27 Cholelithiasis und Cholezystitis.

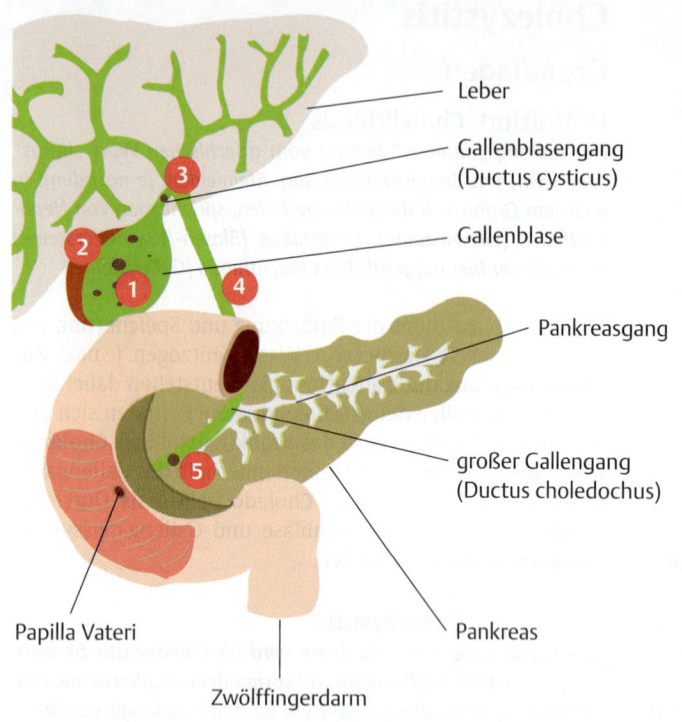

① **Cholezystolithiasis**
Gallenstein liegt in der Gallenblase.
→ meist keine Symptome

② **Cholezystitis**
Der Stein hat eine Entzündung hervorgerufen.
→ kolikartige Schmerzen
   evtl. Übelkeit, Erbrechen, Fieber
→ Komplikation: Platzen der Gallenblase → Peritonitis

③ **Choledocholithiasis**
Der Stein befindet sich im Gallengang.
→ kolikartige Schmerzen
   evtl. Übelkeit, Erbrechen, Fieber
→ ist der Gallengang komplett verschlossen → Gallenabflussstörung → Ikterus

④ **Cholangitis**
Das Gallengangsystem ist entzündet.

⑤ Der Stein verlegt den Pankreasgang.
→ Pankreatitis

Je nachdem, wo der Stein sich befindet, sind die Symptome und Komplikationen unterschiedlich.

> **WISSEN TO GO**
>
> **Cholelithiasis und Cholezystitis – Grundlagen**
>
> Das Gallensteinleiden (Cholelithiasis) lässt sich je nach Lokalisation der Steine gliedern in:
> - **Choledocholithiasis** – Gallensteine im Gallengang (Ductus choledochus)
> - **Cholezystolithiasis** – Steine in der Gallenblase
>
> Durch die ständige Reizung des Gallengangsystems kann sich außerdem eine Gallenblasenentzündung (**Cholezystitis**) oder Gallengangsentzündung (**Cholangitis**) entwickeln.
> - **Risikofaktoren** (6 × F): **F**emale (weiblich), **F**air (hellhäutig), **F**at (übergewichtig), **F**orty (Alter über 40 Jahre), **F**ertile (Geburt mehrerer Kinder), **F**amily (familiäre Veranlagung)
> - **Symptome:** kolikartige Schmerzen, Übelkeit und Erbrechen, Fieber
> - **Komplikationen:** Ikterus bei Gallengangsverschluss, Pankreatitis bei Verschluss des Pankreasgangs, Ileus bei Verlegung des Dünndarms durch den Stein
> - **Diagnostik:** Sonografie, ERCP

Mitwirken bei der Therapie

Nur die symptomatischen, akuten Formen werden therapiert. Der Patient hat in den meisten Fällen starke Schmerzen, die mit **krampflösenden Medikamenten** behandelt werden. Die Schmerzen führen häufig zu Schweißausbrüchen, Übelkeit und Erbrechen. Teilweise können die Schmerzen so stark sein, dass der Patient einen **Kreislaufkollaps** erleidet (vasovagale Synkope). Der Patient sollte deshalb **genau beobachtet** und in regelmäßigen Abständen die **Vitalzeichen** überprüft werden. Die Wirkung der Schmerzmedikation sollte erfragt und alle erfassten Daten dokumentiert werden.

Eine weitere wichtige Aufgabe ist das frühzeitige Erkennen von Komplikationen.

> **ACHTUNG**
> *Insbesondere bei der Cholezystitis kann es zum Platzen (Perforation) der Gallenblase kommen. Hierdurch gelangt das aggressive Gallensekret in die freie Bauchhöhle und verursacht eine Bauchfellentzündung (Peritonitis). Diese kann lebensgefährlich sein.*

Der Patient entwickelt in solch einer Situation oftmals Fieber und einen „bretthaften" Bauch. Die **Körpertemperatur** sollte daher **regelmäßig kontrolliert** werden. Selten kann der Gallenstein auch das Lumen des Zwölffingerdarms (Duodenum) verlegen, wodurch sich ein Dünndarmileus entwickeln kann.

Bei Patienten, die immer wieder starke Beschwerden haben, ist die operative Entfernung der Gallenblase (**Cholezystektomie**) anzustreben. Meistens wird diese Operation aber erst durchgeführt, wenn die akute Entzündung abgeklungen ist. Bei bereits eingetretenen Komplikationen ist eine operative Therapie zwingend notwendig.

Akute Cholezystitis und Cholangitis

Im akuten Verlauf sollte der Patient zunächst für **24 Stunden Nahrungskarenz** halten. Anschließend kann die Kost langsam mit Tee und Zwieback aufgebaut werden. Hierbei gibt es keine strenge Richtlinie – was der Patient verträgt, ist meistens auch erlaubt. Für seinen täglichen **Flüssigkeitsbedarf** erhält er **Infusionen**. Die Infusionen werden überwacht und der Patient im Umgang mit Infusionsständer und Schläuchen unterstützt.

Gegen die Schmerzen bekommt der Patient meist Buscopan und Novalgin als Kurzinfusion. Novalgin kann einen

Erkrankungen von Pankreas und Galle

starken Blutdruckabfall verursachen, daher sollte bei Einnahme der **Blutdruck regelmäßig kontrolliert** werden. Bezüglich der Gabe von Morphin bestehen unterschiedliche Meinungen, weil es hierunter zur Verkrampfung der Gallenmuskulatur kommen kann. Um die akute Entzündung der Gallenblase zu behandeln, erhält der Patient i.d.R. **intravenös Antibiotika**. Pflegende überwachen diese Therapie und achten auf antibiotikatypische Nebenwirkungen wie verstärkte Übelkeit, Hautausschlag oder Durchfall.

Liegt der Stein bei der akuten Cholangitis kurz vor der Mündung (Vater'sche Papille) des Gallengangs in den Zwölffingerdarm, kann der Stein häufig durch eine ERCP entfernt werden (S. 985). Da die Papille hierbei häufig durch einen kleinen Schnitt eröffnet werden muss, kann es zu Entzündungen kommen. Aus diesem Grund sollte danach regelmäßig die **Körpertemperatur** des Patienten kontrolliert werden.

Perioperative Pflege bei Cholezystektomie

Präoperative Pflege • Die operative Entfernung der Gallenblase wird als Cholezystektomie bezeichnet. In den meisten Fällen ist sie laparoskopisch möglich. Vor der Operation wird meistens eine ERCP und Gastroskopie durchgeführt, um Steine im Gallengangsystem genau zu lokalisieren. Zu den pflegerischen Aufgaben gehört es, den Patienten zu dieser Untersuchung anzumelden und nach der Untersuchung zu überwachen. Die präoperativen Vorbereitungen entsprechen der normalen präoperativen Pflege (S. 743). Die präoperative Rasur erfolgt von den Mamillen bis zu den Leisten. Wenn die Gallenblase sehr stark entzündet oder bereits perforiert ist, muss ein großer Bauchschnitt gemacht werden. Dabei wird bei der Operation in den meisten Fällen eine sog. T-Drainage in den großen Gallengang (Ductus choledochus) eingelegt. Sie dient dem ungehinderten postoperativen Gallenabfluss im evtl. noch geschwollenen Gallengangsystem.

Postoperative Pflege • Postoperativ wird der Patient entsprechend der allgemeinen postoperativen Pflege versorgt (S. 751). Entsprechend den Kreislaufverhältnissen kann nach einem laparoskopischen Eingriff die Mobilisation an die Bettkante bereits am Operationsabend erfolgen. Bei einem liegenden zentralen Venenkatheter (ZVK) werden der Verband und die Einstichstelle kontrolliert und der Verbandwechsel nach hausinternem Standard durchgeführt. Außerdem sollte auf den Stuhlgang geachtet werden.

Wurde bei der Operation eine T-Drainage eingelegt, wird diese, obwohl sie angenäht ist, zusätzlich mit Pflasterstreifen an der Bauchdecke fixiert, um Zug zu vermeiden. Nach 8–12 Tagen wird sie auf Arztanordnung zunächst für 24 Stunden abgeklemmt und bei ausbleibenden Komplikationen danach gezogen. Bei der laparoskopisch unkomplizierten Gallenblasenentfernung werden normalerweise keine Drainagen eingelegt.

Verlief die Operation unkompliziert, kann der Patient nach etwa 12 Stunden mit dem Kostaufbau beginnen. Nach anfänglichen Versuchen mit Tee und Zwieback ist je nach Verträglichkeit rasch normale Kost möglich. Um eine sich evtl. entwickelnde Pankreatitis frühzeitig zu erkennen, werden normalerweise am 2. postoperativen Tag die Bauchspeicheldrüsenenzyme Amylase und Lipase im Blut kontrolliert.

Beobachtungskriterien und Pflegebasismaßnahmen

Die Pflegemaßnahmen richten sich nach dem Zustand des Patienten. Ist er bettlägerig, braucht er evtl. Unterstützung bei der Körperpflege. Die Vitalzeichen werden überprüft und Schmerzen erfasst. Bei starken Schmerzen kann eine bauchdeckenentspannende Lagerung hilfreich sein (▶ Abb. 56.10). Um die Schmerzsituation des Patienten zu verbessern, ist es wichtig, ganz genau zu erfragen, was ihm wann hilft oder was die Schmerzen verschlimmert. Thrombose-, Pneumonie-, Dekubitus- und Sturzprophylaxe richten sich nach dem Zustand des Patienten. Bei einer Nahrungskarenz sollte eine Parotitisprophylaxe (S. 400) durchgeführt werden.

Informieren, Schulen, Beraten

Nach einer Cholezystektomie kann der Patient nach einer gewissen Zeit meist wieder normal essen. Lediglich auf besonders große und fettreiche Mahlzeiten sollte verzichtet werden. Außerdem sollte der Patient bei Übergewicht eine Gewichtsreduzierung anstreben. Dazu sollte der Patient seine sportlichen Aktivitäten erhöhen und auf eine ausreichende kalorienfreie Flüssigkeitszufuhr von ca. 2 Litern achten. Außerdem kann auf Sport- und Ernährungsprogramme der Krankenkassen verwiesen werden.

WISSEN TO GO

Cholethiasis und Cholezystitis – Therapie und Pflege

Akute Cholezystitis und Cholangitis
- 24 Stunden Nahrungskarenz, dann alles, was vertragen wird
- adäquate Schmerztherapie
- bei i.v.-Gabe von Novalgin auf möglichen Blutdruckabfall achten
- Infusionen und intravenöse Antibiotika überwachen
- nach ERCP Vitalparameter und Körpertemperatur überwachen
- auf Komplikationen achten („brettharter" Bauch, Fieber)

Pflege nach Cholezystektomie
- allgemeine postoperative Maßnahmen
- bei konventioneller Cholezystektomie eingelegten T-Drain nach 8–12 Tagen nach Rücksprache mit dem Arzt für 24h abklemmen und anschließend ziehen
- Kostaufbau nach ca. 12h mit Tee und Zwieback

Allgemeine Pflege
- Unterstützung und Prophylaxen je nach Zustand
- bei Nahrungskarenz Parotitisprophylaxe
- Vitalzeichen und Schmerzen kontrollieren, evtl. bauchdeckenentspannende Lagerung
- Informieren und Beraten zu fettarmer Ernährung, Gewichtsreduktion, sportlicher Aktivität

56.10 Peritonitis

56.10.1 Grundlagen

Definition Peritonitis
Bei der Peritonitis handelt es sich um eine Entzündung des Bauchfells. Diese kann entweder lokal begrenzt sein (lokale Peritonitis) oder sich über den gesamten Bauchraum erstrecken (generalisierte Peritonitis).

Eine **lokale Peritonitis** kann bei jeder lokalen Entzündung im Bauchraum vorkommen, wenn Bakterien die Organwand durchwandern und das Bauchfell befallen, z.B.:
- Perforation bakterieninfizierter Hohlorgane, z.B. Appendizitis, Magenulkus, Divertikulitis, Cholezystitis
- Schädigung der Darmwand mit Einwanderung von Bakterien in das Peritoneum, z.B. Ileus, Hernien, Mesenterialinfarkt
- spontane Peritonitis bei Aszites bzw. Leberzirrhose
- iatrogen (durch den Arzt) verursachte Peritonitis, z.B. nach Aszitespunktion, Operationen am Magen-Darm-Trakt

Typisch für die lokalisierte Peritonitis sind der **umschriebene Druckschmerz** und die **lokalisierte Abwehrspannung**. Wird die lokale Peritonitis nicht behandelt, kann sie sich als **generalisierte Peritonitis** auf den gesamten Bauchraum ausbreiten. Hierbei sind die Patienten **schwer krank**, haben oft **hohes Fieber** und werden meist auf der Intensivstation behandelt. Weil praktisch der gesamte Bauchraum entzündet ist, kommt es zu **starken Schmerzen** – das Abdomen ist bretthart. Durch Flüssigkeitsverschiebungen in den Bauchraum kann es außerdem zum **Volumenmangelschock** kommen.

ACHTUNG
Die Sterblichkeit ist bei Patienten mit generalisierter Peritonitis hoch. Wird die Erkrankung nicht behandelt, kann es zur Sepsis kommen.

Die Diagnostik umfasst Anamnese, körperliche Untersuchung und bildgebende Verfahren wie Sonografie, CT, Röntgenaufnahmen.

WISSEN TO GO

Peritonitis – Grundlagen

Eine **lokale Peritonitis** kann bei jeder lokalen Entzündung im Bauchraum vorkommen. Typisch sind **Druckschmerz** und **Abwehrspannung**. Wird nicht behandelt, kann sich eine **generalisierte Peritonitis** mit **hohem Fieber und starken Schmerzen** entwickeln. Die **Diagnostik** umfasst Anamnese, körperliche Untersuchung und bildgebende Verfahren wie Sonografie, CT, Röntgenaufnahmen.

56.10.2 Mitwirken bei der Therapie

Die Therapie einer Peritonitis richtet sich nach Ursache und Schwere der Erkrankung (▶ Abb. 56.28). Teilweise reicht es aus, dem Patienten intravenös **Breitbandantibiotika** zu verabreichen. Gleichzeitig muss die Ursache der Entzündung behandelt werden, z.B. Aszites. Ist die Entzündung weit fortgeschritten und hat sie sich bereits auf den gesamten

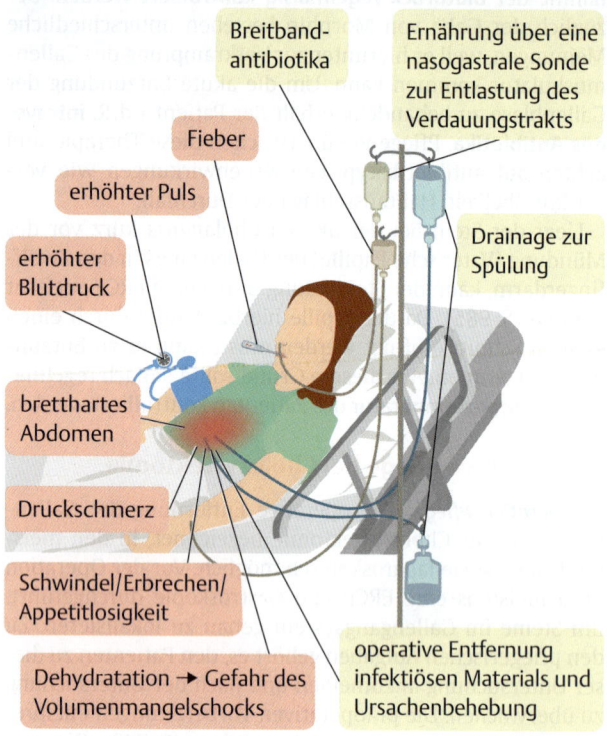

Abb. 56.28 Peritonitis.

Symptome (rot) und Therapiemaßnahmen (gelb) einer Bauchfellentzündung.

Bauchraum ausgebreitet, muss meist operiert werden. Eine Operation hat folgende Ziele:
- **Behandlung der auslösenden Ursache:** Nach der operativen Eröffnung des Bauchraums nimmt der Operateur zunächst einen Abstrich zum Erregernachweis. Anschließend wird der Entzündungsherd saniert. Ist z.B. die Appendix entzündet, wird diese während der Operation entfernt. Oftmals ist eine postoperative Überwachung auf der Intensivstation nötig.
- **Entfernung infektiösen Materials aus dem Bauchraum:** Während der Operation werden meist mehrere Spüldrainagen in den Bauchraum eingelegt. Auf diese Weise wird infektiöses Material aus dem Bauch entfernt.

Drainagen • Die Drainagen werden postoperativ auf ärztliche Anordnung gespült und eine genaue Spülbilanz erstellt. Der Spülkatheter hat 2 Lumen, in das eine wird die angegebene Flüssigkeitsmenge in der angegeben Zeit infundiert. Aus dem zweiten Lumen wird passiv die eingelaufene Spülflüssigkeit herausgeleitet. Die Bilanz wird erhoben, wenn die Flasche bzw. der Beutel mit der Spülflüssigkeit leer ist. Wenn die angeordnete Spülmenge noch nicht erreicht ist, wird zunächst eine neue Flasche mit Spülflüssigkeit angehängt. Danach wird die abgeleitete Flüssigkeitsmenge gemessen und dabei auf Farbe und Konsistenz geachtet. Die abgeleitete Menge muss der eingelaufenen Menge an Spülflüssigkeit entsprechen. Ist die auslaufende Menge geringer, muss der Arzt informiert werden.

ACHTUNG
Achten Sie darauf, dass die Spülinfusion auffällig gekennzeichnet ist, um Verwechslungen z.B. mit intravenösen Infusionslösungen zu vermeiden.

Nasogastrale Sonde • Patienten mit Peritonitis sind schwer kranke Menschen. Teilweise kann es daher nötig sein, kurzfristig eine parenterale Ernährung (unter Umgehung des Magen-Darm-Trakts) einzuleiten. Auch wenn die Ursache der Peritonitis z. B. in einer perforierten Magenwand liegt, sollte der Magen-Darm-Trakt für einige Zeit ruhiggestellt werden. Um die entstehenden Verdauungssäfte abzuleiten und den Verdauungstrakt so zu entlasten, erhält der Patient zusätzlich häufig eine nasogastrale Sonde. Durch die liegende Sonde kann Flüssigkeit und auch Luft in einen angeschlossenen Beutel abfließen.

!*Merken* **Sekretbeutel**
Damit das Sekret entlang der Schwerkraft ablaufen kann, müssen Sie darauf achten, dass der Beutel unter Patientenniveau hängt.

56.10.3 Beobachtungskriterien und Pflegebasismaßnahmen

Um Anzeichen eines Schocks zu erkennen, werden die **Vitalzeichen** des Patienten **regelmäßig** überwacht. Um den Infektionsverlauf zu beobachten, sollte mindestens 3-mal täglich die **Körpertemperatur** des Patienten und bei Auffälligkeiten entsprechend häufiger gemessen werden. Ebenso sollten mehrmals täglich die **aktuellen Schmerzen** erfasst werden. Viele Patienten haben während der Erkrankung eine Schmerzpumpe (S. 701), die individuelle Schmerzhöhepunkte abfangen kann.

Ein weiterer Schwerpunkt liegt auf der **Beurteilung des Abdomens**. Beim vorsichtigen Abtasten der Bauchdecke sollte auf Verhärtungen und auf glänzende Haut geachtet werden. Die Beurteilung der Darmtätigkeit gelingt mittels Stethoskop.

ACHTUNG
Sind keine Darmgeräusche zu hören, sollte ein Arzt informiert werden. Es besteht die Gefahr eines paralytischen Ileus (S. 999).

Je nach Zustand wird der Patient bei der **Körperpflege unterstützt** und die entsprechend notwendigen **Prophylaxen** durchgeführt. Der Zustand des Patienten kann sich sehr schnell verschlechtern. Es kann sich eine schwere Sepsis (S. 1409) entwickeln, dann muss der Patient sofort auf eine Intensivstation verlegt werden.

56.10.4 Informieren, Schulen, Beraten

Wegen der Schwere der Erkrankung sollte die Pflegeüberleitung oder der Sozialdienst eingeschaltet werden. Unter Umständen wird der Patient in eine Rehabilitationseinrichtung verlegt oder benötigt zu Hause Unterstützung durch einen häuslichen Pflegedienst. Hierzu sollte die familiäre Situation abgeklärt werden. Weitere Beratungsaspekte richten sich nach der Ursache – diese finden Sie bei der jeweiligen Erkrankung.

WISSEN TO GO

Peritonitis – Therapie und Pflege

Bei **lokaler Peritonitis** reichten meist eine intravenöse **Breitbandantibiotika**-Therapie und Behandlung der Ursache. Bei der **generalisierten Form** muss meist **operiert** werden. Dabei wird sowohl die Ursache behandelt (z. B. Appendix entfernt) als auch das infizierte Material entfernt. Meist werden mehrere Spüldrainagen in den Bauchraum eingelegt.

Die Drainagen werden postoperativ auf ärztliche Anordnung gespült und eine genaue Spülbilanz erstellt. Viele Patienten werden kurzfristig parenteral ernährt und haben zusätzlich eine nasogastrale Sonde, um Verdauungssäfte abzuleiten und den Verdauungstrakt zu entlasten.

Beobachtungskriterien und Pflegebasismaßnahmen
- Vitalzeichen und Körpertemperatur kontrollieren
- Schmerzen erfassen
- Abdomen beurteilen: Abtasten, Darmtätigkeit mit Stethoskop kontrollieren
- Körperpflege und Prophylaxen je nach Zustand
- Pflegeüberleitung oder Sozialdienst einschalten

56.11 Leber- und Milzverletzungen

56.11.1 Grundlagen

Durch ein stumpfes oder scharfes (penetrierendes) Trauma kann es zur Verletzung von Leber, Milz oder sonstigen Organen kommen. Häufig sind Autounfälle, bei denen der Fahrer das Lenkrad in den Bauch gerammt bekommt, oder Stürze auf Tischkanten ursächlich. Die genaue Lokalisation des Bauchtraumas entscheidet dabei über das Verletzungsmuster. Zur Milzruptur kann es außerdem in Rahmen chronischer Leukämien kommen.

Die Diagnose wird durch ein CT oder die Sonografie gestellt. Äußerlich wird meist ein ausgeprägtes Hämatom festgestellt. Die Patienten klagen über Schmerzen im rechten oder linken Oberbauch und können zusätzlich Luftnot haben. Zusätzlich kommt es zu einer Bauchumfangsvermehrung mit Abwehrspannung. Bei einem akuten Geschehen kann es zum Volumenmangelschock kommen.

56.11.2 Therapie und Pflege

Eine Verletzung von Leber oder Milz erfordert häufig eine Operation und die Verlegung des Patienten auf eine Intensivstation. In manchen Fällen muss das Organ im Rahmen der Operation entfernt werden. In anderen Fällen genügt die Versorgung mit Fibrinkleber oder das Einwickeln des Organs in ein resorbierbares Netz.

ACHTUNG
Nach dem auslösenden Ereignis (z. B. einem Autounfall) können die Patienten zunächst einige Stunden symptomarm sein, bevor der Kreislauf dekompensiert (versagt). Grund hierfür sind die anatomischen Gegebenheiten von Milz und Leber. Beide Organe verfügen über eine derbe Kapsel. Bei einigen Verletzungen bleibt die Kapsel zunächst intakt und lediglich das darunterliegende Gewebe wird zerstört. Durch die fortschreitende Blutung innerhalb

56 Pflege bei Erkrankungen des Verdauungssystems

des Organs steigt mit der Zeit aber der Druck auf die Kapsel, sodass diese letztlich ebenfalls reißt. Weil die so entstandene Ruptur über zwei Zeitpunkte hinweg vor sich geht, spricht man auch von der zweizeitigen Organruptur. Dementsprechend sind Patienten mit Bauchtrauma auch bei absoluter Symptomarmut genauestens zu überwachen.

Zur **postoperativen Pflege** zählen zunächst Kreislaufüberwachung, Infusionstherapie, Laboruntersuchungen, Verbandkontrollen sowie Verlaufsbeobachtungen von Bewusstseinslage, Schmerzen und Hautzustand. Wenn sich der Zustand des Patienten stabilisiert hat und Kreislauf und Laborparameter über einen längeren Zeitraum stabil sind, erfolgt die Verlegung auf die Normalstation. Prophylaxen sind an den Zustand des Patienten anzupassen.

Da sowohl Milz als auch Leber sehr nahe am Zwerchfell liegen, kann die Operationsnaht das tiefe Ein- und Ausatmen einschränken. Durch eine gute Schmerztherapie kann die Pneumonieprophylaxe und die Mobilisation frühzeitig und effektiv begonnen werden. Muss der Patient husten, kann es helfen, wenn der Patient einen leichten Gegendruck mit seinen Händen auf die Operationswunde ausübt. Aufgrund des traumatischen Ereignisses sind Gespräche und Aufklärung über den weiteren Verlauf notwendig. Die Milz übernimmt eine große Rolle in der Infektionsabwehr. Patienten, bei denen die Milz entfernt wurde, erhalten deshalb besondere Impfungen (Pneumokokken, Meningokokken, Haemophilus influenzae = HIB).

56.12 Übersicht über die wichtigsten Medikamente

In ▸ Tab. 53.1 zeigt die wichtigsten Medikamente, die bei Erkrankungen des Verdauungstrakts eingesetzt werden. In ▸ Tab. 56.4 finden Sie die wichtigsten Laxanzien (Abführmittel) im Überblick.

Tab. 56.3 Die wichtigsten Medikamente bei Erkrankungen des Verdauungstrakts.

Wirkstoffgruppe	häufig verwendete Wirkstoffe und Handelsnamen	Therapieziel/Anwendung	Nebenwirkungen/ Beobachtungskriterien/ zu beachten
Protonenpumpeninhibitoren = PPI (Protonenpumpenhemmer)	• Omeprazol: z. B. Antra • Esomeprazol: z. B. Nexium • Pantoprazol: z. B. Pantozol	• hemmen die Belegzellen der Magenschleimhaut → die Magensäuresekretion wird stark verringert • angewendet bei gastroösophagealer Refluxkrankheit, Gastritis und Ulkuskrankheit • bei Patienten mit schweren Erkrankungen (z. B. Pankreatitis) und nach Operationen zur Prophylaxe eines Stressulkus	gastrointestinale Beschwerden (z. B. Bauchschmerzen, Übelkeit, Durchfall, Blähungen), Kopfschmerzen, Müdigkeit und Schwindel
Spasmolytika	• Butylscopolamin: z. B. Buscopan • Metamizol: z. B. Novalgin	• senken den Tonus der glatten Muskulatur von Hohlorganen → wirken krampflösend • Novalgin ist ein Analgetikum (Schmerzmittel), es wirkt schmerzlindernd, entzündungshemmend, fiebersenkend und krampflösend • Spasmolytika werden bei krampfartigen Schmerzen von Hohlorganen eingesetzt, z. B. Gallenkolik, Darmkolik	• Butylscopolamin: Obstipation, verzögerte Entleerung der Harnblase bis hin zum Harnverhalt, Tachykardie, Trockenheit von Haut und Schleimhäuten, Erweiterung der Pupillen • Metamizol: in seltenen Fällen Überempfindlichkeitsreaktionen und Hautausschläge – z. B. Arzneimittelexantheme (S. 1319); es kann knochenmarkschädigend wirken und eine sog. **Agranulozytose** (S. 1132) auslösen • Metamizol kann (v. a. bei intravenöser Gabe) zu Blutdruckabfällen bis hin zum Schock führen; es sollte daher langsam verabreicht werden.

Tab. 56.3 Fortsetzung.

Wirkstoffgruppe	häufig verwendete Wirkstoffe und Handelsnamen	Therapieziel/Anwendung	Nebenwirkungen/Beobachtungskriterien/zu beachten
Prokinetika	• Metoclopramid: z. B. Paspertin • Domperidon: z. B. Motilium • Carbachol: z. B. Doryl • Neostigmin: z. B. Prostigmin • Prucaloprid: z. B. Resolor	• stimulieren die Peristaltik im Magen-Darm-Trakt → wirken motilitätsfördernd • eingesetzt bei funktionellen Motilitätsstörungen, z. B. Reizdarmsyndrom, Obstipation, paralytischer Ileus	• Metoclopramid: Müdigkeit, Schwindel, Bewegungsstörungen • Domperidon: Menstruationsstörungen, Impotenz, Herzrhythmusstörungen • Neostigmin, Carbachol: Bradykardie (erniedrigte Herzfrequenz), Hypotonie (erniedrigter Blutdruck), Schwitzen, Pupillenverengung • bei Patienten mit mechanischem Ileus, Blutungen oder Perforationen im Gastrointestinaltrakt sind Prokinetika kontraindiziert!
Glukokortikoide	• Budesonid: z. B. Budenofalk • Prednisolon: z. B. Decortin H • Prednison: z. B. Decortin	• Glukokortikoide sind Steroidhormone, die natürlicherweise in der Nebennierenrinde produziert werden; sie wirken antientzündlich und immunsuppressiv • eingesetzt bei chronisch-entzündlichen Darmerkrankungen, Budesonid lokal als Zäpfchen oder Rektalschaum, Prednisolon und Prednison systemisch	• bei systemischer Einnahme: Osteoporose, Hautatrophie, Wundheilungsstörungen, Steroidakne, Myopathie mit Muskelatrophie, Steroid-Diabetes, Gewichtszunahme, Cushing-Syndrom, Wachstumsstörungen, Hypertonie, verminderte Infektabwehr, Glaukom, Katarakt, psychische Veränderungen (Reizbarkeit, Depression, Psychosen) • bei längerer Anwendung (> 1 Woche) Steroide nie abrupt absetzen; die körpereigene Kortisolproduktion wird bei Einnahme unterdrückt, sodass dem Patienten nach Absetzen eine akute iatrogene Nebenniereninsuffizienz droht; aus demselben Grund benötigen die Patienten in Belastungssituationen (z. B. Infekte, Stress, Operationen) eine Dosiserhöhung, da ihr Körper nicht auf den erhöhten Bedarf reagieren kann, siehe auch hypophysäres Koma (S. 1100)
Salicylate	• Mesalazin bzw. 5-ASA: z. B. Salofalk • Sulfasalazin: z. B. Azulfidine	• wirken entzündungshemmend und immunsuppressiv • bei chronisch-entzündlichen Darmerkrankungen in Tablettenform oder lokal als Zäpfchen oder Rektalschaum	• gastrointestinale Beschwerden (z. B. Übelkeit, Durchfall), Erhöhung der Leberwerte, Hautausschläge • in seltenen Fällen Störungen der Blutbildung; u. a. ist eine **Agranulozytose** (S. 1132) möglich

Tab. 56.4 Die wichtigsten Laxanzien im Überblick.

Wirkstoffgruppe	Wirkstoffe und Handelsnamen	Wirkmechanismus	Indikation	Nebenwirkungen	zu beachten
Füll- und Quellstoffe (Ballaststoffe)	• Leinsamen • Weizenkleie • indischer Flohsamen	quellen bei Flüssigkeitsaufnahme auf → Stuhl wird weicher, Volumen des Darminhalts vergrößert sich → Entleerungsreflex	• Reizdarmsyndrom • Stuhlregulierung, z. B. bei Divertikulose, Hämorrhoiden	gut verträglich bei Einnahme mit viel Flüssigkeit	wird nicht ausreichend Flüssigkeit eingenommen, können Quellstoffe Schluckbeschwerden und Verstopfung bis hin zum Ileus auslösen
schleimhautreizende Laxanzien	• Bisacodyl: z. B. Dulcolax • Natriumpicosulfat: z. B. Laxoberal	regen die Dickdarmmuskulatur an, erhöhen die Motilität des Darmes	• kurzfristige Anwendung bei starker Obstipation • Darmentleerung vor diagnostischen und therapeutischen Eingriffen	gastrointestinale NW, z. B. Bauchkrämpfe, Durchfall, Übelkeit Elektrolytverschiebungen und Wasserverluste bei längerfristiger Einnahme Verstärkung der Obstipation	die Ausprägung der Elektrolytverschiebungen und der Wasserverluste wird kontrovers diskutiert
osmotisch wirkende Laxanzien	• Lactulose: z. B. Bifiteral • Glaubersalz • Sorbitol • Macrogol: z. B. Movicol	halten Wasser im Darmlumen zurück → Stuhl wird weicher; das Volumen des Darminhalts wird erhöht → Entleerungsreflex	• kurzfristige Anwendung bei starker Obstipation • Lactulose wird auch zur Therapie und Prophylaxe der hepatischen Enzephalopathie (S. 1015) eingesetzt	• siehe schleimhautreizende Laxanzien • zuckerhaltige Substanzen: Blähungen • das im Glaubersalz enthaltene Natrium wird im Darm resorbiert; bei längerfristiger Einnahme kann es zu Dehydratation, Ödemen und Bluthochdruck kommen	Macrogol ist vorteilhaft, da es keine Blähungen verursacht (wie zuckerhaltige Substanzen) und dem Gewebe weniger stark Wasser entzieht als Glaubersalz
Gleitmittel	Glycerol: z. B. Milax-Zäpfchen	werden lokal angewendet, bilden einen Gleitfilm auf der Darmschleimhaut und weichen den Stuhl auf	• kurzfristige Anwendung bei starker Obstipation • Darmentleerung vor diagnostischen und therapeutischen Eingriffen	lokale Reizerscheinungen der Haut	

Mein Patient Herr Kunze: Irgendwann ist es zu viel …

Herr Kunze ist Pharmavertreter und dadurch beruflich viel unterwegs. Seine Tage haben fast immer den gleichen Ablauf: tagsüber geschäftliche Termine und abends noch ausgedehnte Geschäftsessen mit Kunden. Das ständige Unterwegssein, die häufigen Übernachtungen in Hotels und die erzwungene Geselligkeit bei den Abendveranstaltungen steckt Herr Kunze mit seinen 53 Jahren nicht mehr so gut weg wie noch vor 10 Jahren. Alkohol macht es ihm etwas leichter, und er greift deshalb schon ab dem Mittagessen gern mal zu einigen Gläschen.

Seit einiger Zeit läuft es bei ihm nicht mehr so gut, er fühlt sich tagsüber müde und abgeschlagen. Und obwohl er an Gewicht verloren hat, scheint sein Bauch dicker geworden zu sein – seine Hosen sitzen in letzter Zeit ziemlich eng. Seit einigen Tagen schneiden auch seine Strümpfe ein. Neulich ist ihm beim Anziehen aufgefallen, dass er auf der Brust einen komischen roten sternförmigen Fleck hat. Außerdem sind seine Hände an den Ballen leicht gerötet.

Am Samstag – nach einem besonders ausufernden Geschäftsessen mit viel Alkohol – muss sich Herr Kunze mehrfach übergeben, im Erbrochenen ist Blut. Sein Stuhlgang ist an dem Tag beinahe schwarz. Am Abend ist er bei seiner Schwester und seinem Schwager eingeladen. Sein Schwager? Plötzlich kann er sich nicht mehr an dessen Namen erinnern. Aber Herr Kunze freut sich auf den Abend und um den Alkoholgeruch zu überdecken, trägt er großzügig Aftershave auf – er möchte gern kritische Blicke seines Schwagers vermeiden, der als Krankenpfleger im örtlichen Krankenhaus arbeitet.

Der Plan geht allerdings nicht auf. Im Laufe des Abends betrachtet ihn sein Schwager immer aufmerksamer: „Holger, du gefällst mir gar nicht. Deine Augen sind ganz gelb und deine Sprache klingt verwaschen. Pass auf, morgen hab ich eh Dienst, dann nehme ich dich mit und bitte den Arzt, dass er dich anschaut." Er weiß, dass Herr Kunze von selbst vermutlich nicht zum Arzt gehen wird, und Herr Kunze weiß, dass er aus der Nummer jetzt nicht mehr herauskommt; sein Schwager kann sehr hartnäckig sein. Also willigt er ein und geht am nächsten Morgen mit.

In der Ambulanz führt der Arzt Dr. Meyer eine ausführliche Anamnese und körperliche Untersuchung durch. Nach seinem Alkoholkonsum befragt, rückt Herr Kunze nicht ganz mit der Wahrheit heraus, weil es ihm peinlich ist. Dr. Meyer nimmt Herrn Kunze Blut ab, u.a. um die Leberwerte zu bestimmen. Dann muss Herr Kunze zur Sonografie und wegen des Bluterbrechens auch zu einer Magenspiegelung. Er ist beunruhigt und fragt Pfleger Samuel um Rat. Ihm gegenüber traut er sich auch, von seinem Alkoholkonsum zu erzählen. Er hat schon immer gern getrunken – meist 1 oder 2 Bier und ein paar Schnäpse. Nach seiner Scheidung vor 8 Jahren sei es dann doch ein bisschen mehr geworden … Nach den Untersuchungen lassen die Ergebnisse nicht lange auf sich warten. Dr. Meyer beschönigt sie nicht: Wegen des anhaltenden Alkoholmissbrauchs sei es bei Herrn Kunze zu einer Leberzirrhose mit Pfortaderhochdruck gekommen. Durch den Blutrückstau hätten sich u.a. Ösophagusvarizen gebildet, die das Bluterbrechen ausgelöst haben.

Herr Kunze wird zur Überwachung zunächst auf die Intensivstation aufgenommen. Nach einigen Tagen kann er auf die internistische Normalstation verlegt werden. Dort wird ihm erklärt, warum es so wichtig ist, dass er ab jetzt komplett auf Alkohol verzichtet. Auch seine Ernährung soll er in Zukunft umstellen. Eine Mitarbeiterin vom Sozialdienst war heute Morgen länger bei ihm im Zimmer und hat mit ihm über einen Entzug gesprochen.

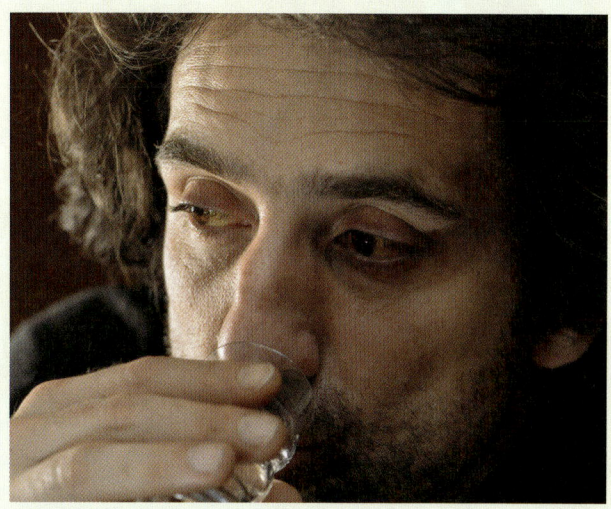
© viappy/fotolia.com

Was ist zu tun?

- Aus welchen Säulen besteht die Therapie einer Leberzirrhose?
- Bei einer Leberinsuffizienz kann es zur hepatischen Enzephalopathie kommen. Was sind die Symptome? Welche Maßnahmen können Sie ergreifen, damit es bei Herrn Kunze nicht dazu kommt?
- Eine weitere Komplikation sind Varizen. Wie kommt es dazu? Was haben Varizen mit Aszites zu tun? Welche Möglichkeiten gibt es, Aszites zu behandeln?
- Was kann medizinisch bei einer akuten Varizenblutung getan werden? Nennen Sie die pflegerischen Erstmaßnahmen.
- Welche Beobachtungskriterien müssen Sie bei Herrn Kunze überwachen, um Komplikationen möglichst schnell erkennen zu können?
- Was können Sie Herrn Kunze in einem Beratungsgespräch für seinen Alltag raten?

57 Pflege bei Erkrankungen der Niere und der ableitenden Harnwege, Störungen des Wasser-, Elektrolyt- und Säure-Basen-Haushalts

57.1 Bedeutung für den Patienten

Patienten mit Erkrankungen des Harnsystems sind auf unterschiedliche Art in verschiedenen Lebensbereichen eingeschränkt. Viele Nierenerkrankungen führen zu einem **Funktionsverlust der Niere** und damit zu einer Niereninsuffizienz. Funktionieren die Nieren nicht mehr richtig, können verschiedene Stoffe und Flüssigkeit unter Umständen nicht mehr ausgeschieden werden. Das bedeutet für die Patienten, dass sie z. B. nur eine **beschränkte Menge an Flüssigkeit** aufnehmen dürfen, sich an **strenge Diätvorschriften** halten und Flüssigkeitsaufnahme, **Körpergewicht und Urinmenge protokollieren** müssen.

Ist die Niere im Endstadium der Niereninsuffizienz nicht mehr funktionstüchtig, sind diese Patienten auf eine **Dialyse angewiesen**, die ihr Leben noch mehr einschränkt. Je nachdem, welche Art der Dialyse der Patient bekommt, bedeutet das unter Umständen, dass der Patient 3-mal die Woche 4–6 Stunden behandelt wird. Die Krankheit bestimmt das Leben dieser Patienten. Ihr Leben hängt von einer Maschine ab und sie müssen den Großteil ihrer Zeit in die Therapie ihrer Erkrankung stecken. Oft können diese Patienten ihren gewohnten Beruf nicht mehr ausüben oder müssen geliebte Freizeitaktivitäten weitgehend reduzieren.

Die Therapie bestimmt das Leben.

Patienten mit einem Blasentumor sind nicht nur mit der Diagnose Krebs konfrontiert, sondern müssen mitunter auch mit einem künstlichen Harnausgang leben. Sie stellen sich vielleicht Fragen wie: Sieht man den Beutel durch die Kleidung? Riecht man etwas? Was ist, wenn der Beutel nicht hält? Kann ich jetzt nicht mehr schwimmen gehen? Über Erkrankungen, die mit der Ausscheidung zu tun haben, redet keiner gerne. Hilfreich ist es, wenn Pflegende diesen Patienten ihre Gesprächsbereitschaft zeigen und ganz besonders auf das Schamgefühl der Patienten achten.

57.2 Auffrischer Anatomie und Physiologie

Die Hauptaufgabe der Niere ist die **Harnproduktion**. Darüber reguliert sie den Wasser- und Elektrolyt- und den Säure-Basen-Haushalt und reinigt und entgiftet den Körper. Außerdem ist die Niere durch **Hormonproduktion** (Renin, Erythropoetin) an der hormonellen Steuerung von Blutdruck, Blutbildung und Knochenstoffwechsel beteiligt.

Die Strukturen, die im Nierengewebe für die **Harnbildung** verantwortlich sind, sind die **Nephrone**. Sie setzen sich aus dem Nierenkörperchen und dem Nierenkanälchen zusammen. In den **Glomeruli** (Gefäßknäuel) der Nierenkörperchen wird der **Primärharn** aus dem Blutplasma abfiltriert (ca. 180 l/Tag). In den Nierenkanälchen (**Tubuli**) wird der Primärharn zum Sekundärharn konzentriert. Je nach Trinkmenge werden täglich ca. 1,5–2 Liter Urin produziert und ausgeschieden.

Stoffe, die vom Körper über die Niere ausgeschieden werden müssen sind sog. **harnpflichtige Substanzen**, z. B. **Harnstoff**, **Harnsäure** und **Kreatinin**.

- Bedeutung für den Patienten ▶ S. 1032
- Auffrischer Anatomie und Physiologie ▶ S. 1032
- Mitwirken bei der Diagnostik
  - Urinuntersuchungen ▶ S. 1034
  - Blutuntersuchungen ▶ S. 1036
  - Bildgebende Untersuchungen ▶ S. 1036
  - Nierenbiopsie ▶ S. 1037
- Erkrankungen der Niere und der ableitenden Harnwege
  - Glomerulonephritis ▶ S. 1038
  - Interstitielle Nephritis ▶ S. 1040
  - Nierenarterienstenose ▶ S. 1040
  - Nephrotisches Syndrom ▶ S. 1040
  - Akutes Nierenversagen ▶ S. 1041
  - Chronische Niereninsuffizienz ▶ S. 1043
  - Nierenersatztherapie – Dialyse ▶ S. 1045
  - Vesikoureteraler Reflux ▶ S. 1052
  - Chronische Pyelonephritis ▶ S. 1052
  - Nierentumoren ▶ S. 1052
  - Urolithiasis ▶ S. 1053
  - Akuter Harnwegsinfekt ▶ S. 1056
  - Blasentumoren ▶ S. 1057
- Störungen des Wasser-, Elektrolyt- und Säure-Basen-Haushalts
  - Störungen des Wasser- und Natriumhaushalts ▶ S. 1060
  - Störungen des Kaliumhaushalts ▶ S. 1062
  - Störungen des Kalziumhaushalts ▶ S. 1063
  - Störungen des Magnesiumhaushalts ▶ S. 1064
  - Störungen des Säure-Basen-Haushalts ▶ S. 1064
- Übersicht über die wichtigsten Medikamente ▶ S. 1065

Abb. 57.1 Aufbau der Niere.

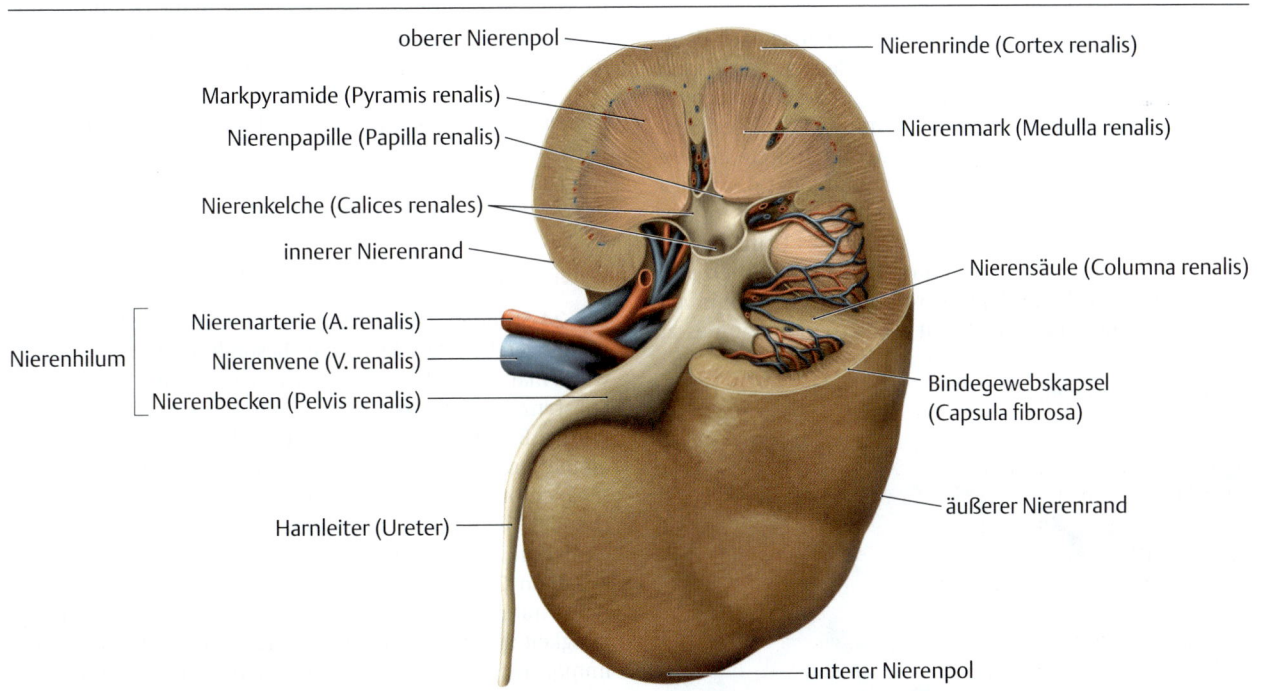

Rechte Niere von hinten betrachtet. Ein Teil des Nierengewebes wurde entfernt, um die Innenstruktur besser sichtbar zu machen. *Aus: Schünke M, Schulte E, Schumacher U. Prometheus LernAtlas der Anatomie. Thieme 2012*

57.3 Mitwirken bei der Diagnostik

57.3.1 Urinuntersuchungen

Urinuntersuchungen werden vom Arzt angeordnet. Er bestimmt dabei, was untersucht werden soll, z.B. Menge des Urins zur Bilanzierung, Urinschnelltest mit Teststreifen, Urinstatus im Labor mit oder ohne Sediment, bakteriologische Urinuntersuchung, Bestimmung spezifischer Werte im Urin, z.B. bestimmte Eiweiße oder bestimmte Zellen bei spezifischem Krankheitsverdacht. Pflegende sind insbesondere dafür verantwortlich, dass die Uringewinnung und, wenn notwendig, das Sammeln des Urins über 24 Stunden korrekt erfolgt und dass die gewonnenen Urinproben korrekt beschriftet ins Labor gelangen. Uricult- und Urinschnelltestuntersuchungen werden ggf. eigenverantwortlich von Pflegenden durchgeführt. Das spezifische Gewicht des Urins ist ein Maß für die Harnkonzentration. Daraus lässt sich z.B. ableiten, ob der Patient eine zu hohe Flüssigkeitszufuhr hat.

Gewinnen einer Urinprobe

Der erste Urin am Morgen nach dem Schlafen ist für die Diagnostik oft besonders gut geeignet. Aufgrund der fehlenden Flüssigkeitsaufnahme während der Nacht ist er konzentrierter und viele Substanzen lassen sich besser nachweisen. Egal wie der Urin gewonnen wird, die Probe sollte so schnell wie möglich, korrekt mit Namen und Geburtsdatum beschriftet, zusammen mit dem Untersuchungsauftrag dem Labor zugeleitet werden. Die häufigste Methode zur Uringewinnung ist der sog. Mittelstrahlurin (Spontanurin).

Mittelstrahlurin • Mobile Patienten bekommen je nach Hausstandard einen sauberen oder sterilen Becher. Steril sollte der Becher sein, wenn eine bakteriologische Untersuchung geplant ist. Die Genitalregion sollte mit einer milden Seife gereinigt werden. Der Patient lässt auf der Toilette ein wenig Urin, hält dann den Harnstrahl an und fängt danach ca. 20–50 ml Urin im Becher auf. Den restlichen Urin entleert der Patient in die Toilette. Der erste Teil des Urins enthält oft Bakterien, Leukozyten, Erythrozyten und Epithelzellen aus dem unteren Anteil der Harnröhre, die das Ergebnis verfälschen würden. Bei Frauen mit Menstruation kann es zu Blutbeimengungen kommen, die ebenfalls ein falsches Ergebnis hervorrufen.

Pflegende erläutern dem Patienten die genaue Vorgehensweise und beschriften den Becher mit Namen, Vornamen und Geburtsdatum des Patienten. Ein Umfüllen des Urins in ein anderes Behältnis/Röhrchen ist nicht notwendig. Es sollte aber darauf geachtet werden, dass das Urinbehältnis von außen sauber ist, da es wahrscheinlich durch mehrere Hände (Pflegekraft, Transport, MTL) geht. Der Becher muss so bald wie möglich ins Labor gebracht werden.

Katheterurin • Bei Patienten mit Dauerkatheter (transurethral oder suprapubisch) wird die Urinprobe aus der dafür vorgesehenen Entnahmestelle des Katheters entnommen (▶ Abb. 57.2). Entweder wird die Probe mittels einer sterilen Kanüle und Spritze (ca. 10 ml) entnommen und steril in das entsprechende Untersuchungsröhrchen gefüllt oder der Urin wird mithilfe eines Adapters gleich in das Untersuchungsröhrchen (Vacutainersystem) gefüllt. Der restliche Urin kann für Harnstreifentests oder Urinsediment verwendet werden.

Kinder im Wickelalter • Bei Kindern im Wickelalter können Auffangbeutel geklebt werden. Der äußere Genitalbereich wird zuvor gereinigt und die Haut gut abgetrocknet. Es gibt für Jungen und Mädchen unterschiedliche Beutel. Bei Jungen wird der Beutel über den Penis gestreift und die Klebefläche auf der Haut befestigt. Bei Mädchen wird der Beutel im Bereich des Dammes und der Schamlippen aufgeklebt. Danach werden die Kinder wieder angezogen. Wenn keine Kontraindikation vorliegt, sollten sie ausreichend zu trinken erhalten, um möglichst schnell eine Urinprobe zu erhalten. Nach ca. 30 Minuten kann nachgesehen werden, ob Urin im Beutel ist. Nach dem Entfernen des Beutels wird die Urinprobe mit einer sterilen Kanüle und Spritze aus dem Beutel entnommen und in das entsprechende Laborröhrchen gegeben.

Einmal-Katheterisierung • Zur Gewinnung von sterilem Urin wird sie heute nur noch selten durchgeführt. Jede Katheterisierung birgt die Gefahr der Keimverschleppung und wird deswegen nur nach strenger Indikation durchgeführt.

Gewinnen von 24-Stunden-Sammelurin

Der 24-Stunden-Sammelurin wird für verschiedene Untersuchungen benötigt. Er wird insbesondere dann gesammelt, wenn man herausfinden will, wie viel von einer bestimmten Substanz über 24 Stunden von der Niere ausgeschiedenen wird, z.B. Katecholamine bei Verdacht auf einen Katecholamine produzierenden Tumor in der Nebennierenrinde (Phäochromozytom) oder Eiweiße, die z.B. bei unzureichender Nierenfunktion ausgeschieden werden. Außerdem wird der 24-Stunden-Sammelurin benötigt, um die sog. **Kreatinin-Clearance** zu bestimmen, die die glomeruläre Filtrationsrate der Niere anzeigt und ein Maß für die Leistungsfähigkeit der Nieren ist. Zusätzlich zur Urinprobe wird dabei immer auch eine Blutprobe abgenommen und parallel die Kreatininwerte im Blut bestimmt.

Durchführung bei mobilen Patienten

Der Patient wird über die Maßnahme, deren Vorgehen, Dauer und Sinn aufgeklärt und erhält ein Sammelgefäß mit einem Volumen von ca. 2 Litern, am besten ein verschließbares Gefäß, um Geruchsbelästigungen vorzubeugen. In den meisten Kliniken stellt das Labor spezielle Sammelbehälter auf Anforderung zur Verfügung (▶ Abb. 57.3).

Abb. 57.2 Urinprobe gewinnen.

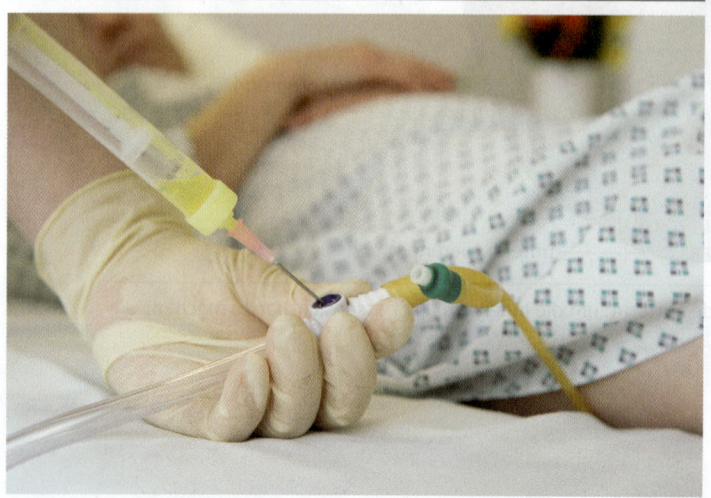

Entnahme von Urin bei liegendem Harnblasendauerkatheter.

Mitwirken bei der Diagnostik

Die Sammlung sollte morgens beginnen. Der Patient lässt den ersten Morgenurin in die Toilette ab und beginnt dann zu sammeln. Tag und Uhrzeit werden notiert. Der Patient lässt dann alle folgenden Urinportionen, einschließlich des Morgenurins am darauf folgenden Tag, in das Sammelgefäß ab. Danach ist die Sammlung beendet. Es kann für den Patienten hilfreich sein, wenn er die einzelnen Portionen in einem kleineren Becher auffangen und jeweils in das Sammelgefäß geben kann.

Nach Abschluss der Sammlung wird die Urinmenge abgemessen und dokumentiert. Damit die Bestandteile gleichmäßig verteilt sind, wird der Urin durchgemischt und eine Probe für das Labor abgenommen. Auf dem Laborschein werden **Sammelzeitraum** und **Sammelmenge** notiert. Der restliche Urin wird entsorgt.

Durchführung bei nicht mobilen Patienten

Bei nicht mobilen Patienten wird jede Urinportion aus der Urinflasche oder dem Steckbecken in das Sammelgefäß entleert. Bei Patienten mit liegendem Dauerkatheter wird der Dauerkatheterbeutel entleert, der Zeitpunkt notiert und von diesem Zeitpunkt an für 24 Stunden der Urin gesammelt. Nach 24 Stunden wird der Beutel geleert und daraus eine Probe ins Labor geschickt.

Abb. 57.3 24-Stunden-Sammelurin.

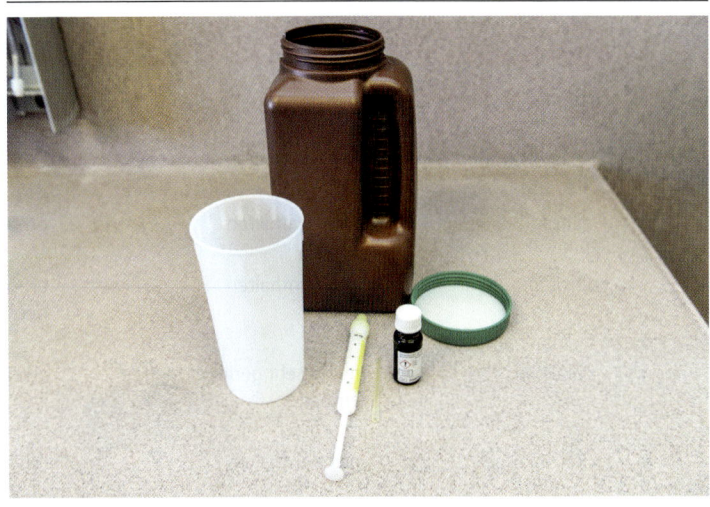

Sammelbehälter für 24-Stunden-Sammelurin. Für spezielle Untersuchungen (z. B. auf Katecholamine) ist dem Sammelgefäß ein Zusatz (z. B. Salzsäure) beigegeben.

Abb. 57.4 Urinschnelltest.

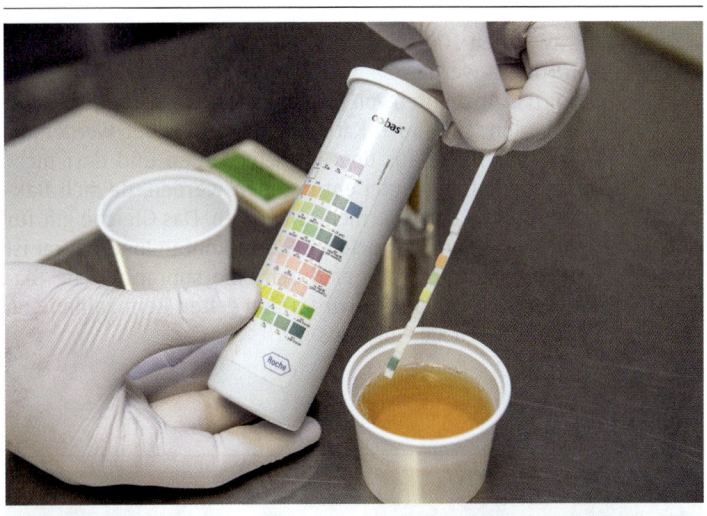

Der Teststreifen wird kurz in den Urin gehalten und dann mit der Skala verglichen.

WISSEN TO GO

Urinuntersuchungen

Urinuntersuchungen ordnet der Arzt an. Untersuchungsaspekte sind Menge, Urinstatus sowie das Vorhandensein von Sediment, Bakterien, Blut, Eiweiß oder Zellen im Urin.

Mittelstrahlurin
- äußeren Genitalbereich reinigen
- ein wenig Urin lassen, Harnstrahl anhalten
- ca. 20–50 ml Urin im Becher auffangen
- Dauerkatheter: Urinprobe aus der Entnahmestelle entnehmen
- Kinder im Wickelalter: Klebebeutel verwenden

Sammelurin
Es zeigt an, wie viel die Niere von einer bestimmten Substanz über 24 h ausscheidet, z. B. Katecholamine, Kreatinin-Clearance
- Morgenurin in die Toilette lassen, alle folgenden Urinportionen, einschließlich des Morgenurins des 2. Tages, sammeln
- Urinmenge abmessen und dokumentieren
- Urin durchmischen und Probe entnehmen
- Sammelzeitraum und Sammelmenge notieren

Urinschnelltest

Beim Urinschnelltest wird ein industriell hergestellter Teststreifen mit Urin benetzt. Je nachdem, welche Substanzen sich in erhöhter Konzentration im Urin befinden, verändern sich die Teststreifen entsprechend farblich. Der Teststreifen (Urinstix) wird für einen angegebenen Zeitraum in den aufgefangenen Mittelstrahlurin gehalten. Danach wird er herausgenommen und ausgewertet. Dafür wird er mit der Vergleichsskala verglichen, die sich auf dem Verpackungsröhrchen der Teststreifen befindet (▶ Abb. 57.4). ▶ Tab. 57.1 zeigt übliche Testfelder und was es bedeuteten könnte, wenn sie verfärbt sind.

Urinkultur-Untersuchung

Die Urinkultur-Untersuchung (Uricult-Test) zeigt an, ob und, wenn ja, wie viele Bakterien sich im Urin befinden. Für den Test wird Mittelstrahlurin in einem sauberen, möglichst sterilen Gefäß aufgefangen und ein industriell hergestellter Nährboden für Bakterien in das Gefäß eingetaucht (▶ Abb. 57.5). Falls Bakterien vorhanden sind, vermehren sie sich auf diesem Nährboden. Dazu wird der Nährboden in das passende Röhrchen zurückgetan, dieses wird beschriftet und 24 Stunden bei 37 °C im Brutschrank bebrütet. Zeigt der Nährboden nach dieser Zeit eine Bakterienzahl ≥ 100 000 Keime/ml, wird Urin zur bakteriologischen Untersuchung und Antibiotikaresistenzbestimmung ins Labor geschickt. Zur Bestimmung der Keimzahl wird der Nährboden mit Vergleichsbildern des Herstellers verglichen. Keimzahlen um 1000 Keime/ml gelten als Grenzbereich, da sie oft auf Verunreinigung des Urins durch die äußere Harnröhre oder den äußeren Urogenitalbereich zurückzuführen sind. Befunde,

57 Pflege bei Erkrankungen der Niere und der Harnwege, Störungen des Wasser-, Elektrolyt- und Säure-Basen-Haushalts

Tab. 57.1 Übliche Testfelder im Urinschnelltest.

Prüfwert	Norm	mögliche Bedeutung bei Veränderung
pH	4–8	Wert > 8 ist ein Hinweis auf einen möglichen Harnwegsinfekt
Leukozyten	nicht enthalten	erhöht: Hinweis auf Harnwegsinfekt
Nitrit	nicht enthalten	erhöht: Hinweis auf Harnwegsinfekt
Protein	nicht enthalten	erhöht: kann Hinweis auf verschiedene Störungen sein, z. B. Glomerulonephritis, nephrotisches Syndrom, diabetische Nephropathie u. a.
Glukose	nur in sehr geringer Menge enthalten	erhöht: Hinweis auf Diabetes mellitus
Ketonkörper	nicht enthalten	erhöht: Hinweis auf Diabetes mellitus
Bilirubin und Urobilinogen	nicht enthalten	erhöht: Hinweis auf Erkrankungen der Leber und/oder der Gallenwege bzw. kann auch Hinweis auf eine Hämolyse sein
Erythrozyten	nicht enthalten	kann verschiedene Ursachen haben: z. B. Harnwegsinfekt, Harnwegssteine, Tumor

die zwischen 1000 und 1 000 000 Keimen/ml liegen, sollten kontrolliert werden.

Für das Anzüchten von Bakterien aus dem Urin auf einem Nährboden kann auch Katheterurin verwendet werden. Er muss aber frisch aus dem Katheter laufen und darf nicht aus dem Auffangbeutel entnommen werden, da sich Bakterien bereits darin vermehren können. Das Gleiche gilt für den 24-Stunden-Sammelurin. **Sicher kontaminationsfrei** ist Katheter-rin nur, wenn er durch eine suprapubische Blasenpunktion gewonnen wird. Dann gelten Keimzahlen von 1000/ml bereits als infektiös.

Abb. 57.5 Urinkultur.

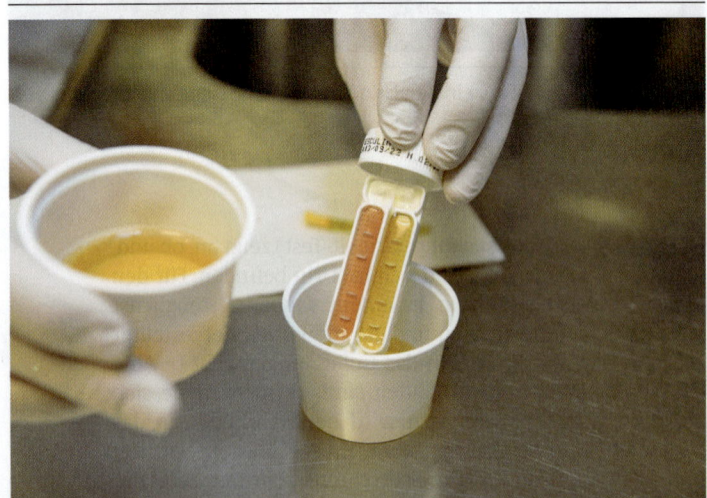

Der Nährboden wird mit frischem Urin übergossen oder in ein Gefäß mit Urin eingetaucht.

57.3.2 Blutuntersuchungen

Der Arzt ordnet die Blutuntersuchungen an. Um die Nierenfunktion zu überprüfen, sind folgende Parameter wichtig: Proteine, Kreatinin, Harnstoff, Harnsäure und Elektrolyte, vor allem Natrium, Kalium, Kalzium und Phosphat.

> **WISSEN TO GO**
>
> **Urin- und Blutuntersuchungen**
>
> - **Urinschnelltest**: Teststreifen in den Mittelstrahlurin halten und mithilfe der Vergleichsskala auswerten. Farbfelder geben Auskunft, welche Substanzen sich in erhöhter Konzentration im Urin befinden (▶ Tab. 57.1).
> - **Uricult**: Nährboden in ein steriles Gefäß mit Mittelstrahlurin tauchen, für 24 h bei 37 °C im Brutschrank bebrüten und danach die Keimzahl an einer Skala ablesen. Bei ≥ 100 000 Keimen/ml wird der Urin im Labor weiter untersucht.
> - **Blutuntersuchungen**: Wichtige Parameter sind Kreatinin, Harnstoff, Harnsäure und Elektrolyte, v. a. Natrium, Kalium, Kalzium und Phosphat.

57.3.3 Bildgebende Untersuchungen

Prinzipien und Indikationen

Häufige bildgebende Verfahren von Niere und ableitendem Harnsystem sind:
- **Sonografie**: Ultraschalluntersuchung der Niere
- **radiologische Verfahren**, z. B.:
  - **Röntgenleeraufnahme**: Röntgenaufnahme des Abdomens ohne Kontrastmittel, daher „leer"; röntgendichte Konkremente wie kalkhaltige Steine, Fremdkörper und Verkalkungen sind erkennbar

- **Computertomografie (CT), Kernspintomografie (MRT):** bei Verdacht auf kleine Harnsteine, Tumoren zur Bestimmung der Tumorausbreitung, zur Darstellung von Veränderungen an den ableitenden Harnwegen mithilfe von Kontrastmittelgabe, bei Verdacht auf Gefäßveränderungen
- **intravenöse (i. v.) Pyelo- oder Urografie** (= i.v.-Pyelogramm, Ausscheidungsurogramm AUG): Nach einer Röntgenleeraufnahme wird Kontrastmittel gespritzt, das einige Zeit später in einer erneuten Röntgenaufnahme das ableitende Harnsystem sichtbar macht.
- **Miktionszystourethrografie (MCU):** Kontrastmittel wird über einen Katheter durch die Harnröhre in die Blase injiziert. Der Patient muss die Blase entleeren. Während der Blasenentleerung werden Röntgenaufnahmen gemacht. Mit der Untersuchung wird festgestellt, ob ein Harnrückfluss aus der Blase in die Harnleiter oder gar in die Niere erfolgt.
- **Nierenfunktionsszintigrafie:** Durch i.v.-Gabe einer radioaktiv markierten Substanz kann mithilfe einer Gammakamera die Funktionsfähigkeit der Niere untersucht werden.
- **Urodynamik:** Hiermit können Füllung und Entleerung der Harnblase untersucht werden und unterschiedliche Formen der Harninkontinenz diagnostiziert werden. Die Blase wird über einen Katheter mit Flüssigkeit gefüllt. Danach wird über Sensoren der Druck in der Blase bzw. der Druck auf den Blasenschließmuskel gemessen. Anschließend wird die Harnblase entleert und die Stärke des Harnstrahls (Uroflow) gemessen. Aus den ermittelten Druckkurven lassen sich Rückschlüsse auf die Form der Harninkontinenz ziehen.
- **Urethrozystoskopie:** endoskopische Untersuchung der Harnblase. Das Endoskop wird unter Lokalanästhesie, evtl. auch unter Kurznarkose, über die Harnröhre in die Harnblase eingebracht. Eine Biopsie ist möglich.

Praktisches Vorgehen

Bei den bildgebenden Verfahren werden Pflegende ggf. zur Unterstützung hinzugezogen, wenn Patienten speziell gelagert werden müssen oder besondere Hilfe oder Betreuung benötigen.

Sonografie • Vor Ultraschalluntersuchungen sollten Pflegende daran denken, dass Patienten mit Obstipation oder starkem Meteorismus abführen müssen oder nach Rücksprache mit dem Arzt entblähende Medikamente erhalten. Zu viel Luft im Darm mindert die Beurteilung der Organe oder des Gefäßsystems.

Radiologische Verfahren mit Kontrastmittel • Bei röntgenologischen Untersuchungen mit Kontrastmitteln sollten sich Pflegende über Allergien des Patienten informieren und nach einem Allergiepass fragen. Bei häufiger Kontrastmittelgabe und Risikofaktoren wie Diabetes, Herzinsuffizienz, Proteinurie und Volumenmangel kann es zu einer Schädigung der Nierentubuli kommen. Als Prophylaxe können vor und nach der Kontrastmittelgabe auf Arztanordnung 1000 ml NaCl 0,9 % und Glukose 5 % sowie Acetylcystein gegeben werden. Die Patienten sollten nach der Untersuchung reichlich trinken, damit das Kontrastmittel rasch wieder ausgeschieden wird (Kontrastmittel schädigen u.a. das Nierengewebe).

Nierenfunktionsszintigrafie • Der Patient sollte in Rücksprache mit dem Arzt vor und nach der Untersuchung viel trinken, um Reste der radioaktiv markierten Substanzen rasch auszuscheiden. Pflegende sollten die angeordnete Flüssigkeitszufuhr überwachen.

Urodynamik • Die urodynamische Untersuchung ist psychisch eine große Herausforderung für den Patienten. Dabei wird die Blase des Patienten künstlich über einen Katheter gefüllt und er muss unter Kontrolle Wasser lassen. Es wird sehr direkt in die Intimsphäre des Patienten eingegriffen. Bei dieser Untersuchung sollten Pflegende ganz besonders auf einen sachlich-fachlichen, freundlich-diskreten Umgang mit dem Patienten achten. Auch das mögliche Untersuchungsergebnis Harninkontinenz ist ein schwieriger Befund für den Patienten und stellt ihn vor Herausforderungen, bei denen Pflegende ihn fachkompetent und empathisch unterstützen sollten. Weitere Informationen zur Harnkontinenzförderung lesen Sie im Kap. „Bei den Ausscheidungen unterstützen" (S. 391).

Urethrozystoskopie (Harnröhren- und Blasenspiegelung) • Der Patient muss für die Untersuchung nüchtern sein, die Aufklärungsunterlagen müssen vollständig mit in den Untersuchungsbereich gegeben werden, je nach Vorerkrankung wird ggf. eine Antibiose vor der Untersuchung angeordnet. Die Urethrozystoskopie gehört zu einer der Untersuchungen, die mit viel Angst vor Schmerzen und unangenehmen Gefühlen beim Patienten verbunden sind.

> **WISSEN TO GO**
>
> **Bildgebende Verfahren**
>
> - **Sonografie**: Patienten mit Obstipation oder Meteorismus müssen abführen oder auf Anordnung entblähende Medikamente erhalten.
> - **Radiologische Verfahren mit Kontrastmittel**: Patienten nach Allergien fragen. Bei jodhaltigem Kontrastmittel auf Arztanordnung Infusionstherapie durchführen, um eine Schädigung der Nierentubuli zu vermeiden.
> - **Nierenfunktionsszintigrafie**: Angeordnete Flüssigkeitszufuhr überwachen, damit der Patient Reste der radioaktiv markierten Substanzen ausscheidet.
> - **Urodynamik**: Die Blase wird per Katheter gefüllt und der Patient lässt unter Kontrolle Wasser, es wird stark in die Intimsphäre eingegriffen. Sehr wichtig ist der sachlich-fachliche, freundlich-diskrete Umgang mit dem Patienten.
> - **Urethrozystoskopie**: Der Patient muss nüchtern sein, Aufklärungsunterlagen vollständig mitgeben und Patienten, die sich schämen und Schmerzen fürchten, beistehen.

57.3.4 Nierenbiopsie

Bei der Nierenbiopsie wird Nierengewebe zur mikroskopischen Untersuchung entnommen. Dies erfolgt entweder offen unter Operationsbedingungen oder geschlossen unter Ultraschallkontrolle. Sie dient der genauen histologischen Untersuchung des Nierengewebes und es können Verdachtsdiagnosen wie Nierenzellkarzinom (S. 1052) und Glomerulonephritis (S. 1038) gesichert werden. Weitere allgemeine Informationen zur Biopsie finden Sie im Kap. „Pflege bei Punktionen und Biopsien" (S. 519).

Vorbereitung

Der Patient sollte für die Biopsie **nüchtern** sein. Wenn die Untersuchung unter Operationsbedingungen durchgeführt wird, ist ggf. eine Narkose notwendig. Aber auch unter geschlossenen Bedingungen ist es sicherer, wenn der Patient nüchtern ist. Denn falls es zu einer Blutung kommt und ein chirurgischer Eingriff nötig ist, wird auf diese Weise einer Aspiration vorgebeugt.

Nimmt der Patient blutdrucksenkende Medikamente ein, sollte er diese **auch vor** der Biopsie einnehmen, um Blutdruckspitzen zu vermeiden, die eine Nachblutung begünstigen könnten. Hierzu sollte aber auf jeden Fall Rücksprache mit dem Arzt gehalten werden.

Nimmt der Patient **blutverdünnende Medikamente** ein, müssen diese auf Arztanordnung vor der Biopsie **abgesetzt werden**, um das Blutungsrisiko zu verringern. Eine **aktuelle Blutgerinnung** des Patienten und die **Einverständniserklärung** müssen vorliegen.

Der Patient sollte unmittelbar vor der Untersuchung noch einmal Wasser lassen und zur Untersuchung mit einem Flügelhemd bekleidet werden. Der Transport zur Untersuchung erfolgt i. d. R. im Bett.

Nachbereitung

Der Patient hat für 24 Stunden **Bettruhe**. Das Patientenrufsystem sollte in erreichbarer Nähe sein und der Patient gemäß seinen Ressourcen versorgt werden. Die ersten 6 bis 8 Stunden sollte der Patient möglichst **flach auf dem Rücken** liegen, die Punktionsstelle kommt auf einem Sandsack zu liegen.

Nach der Untersuchung darf der Patient **2 bis 4 Stunden nicht essen**. Kurz vor Ablauf der Nahrungskarenz kontrolliert der Arzt die biopsierte Niere mittels Ultraschall. Liegen keine Anzeichen einer Nachblutung vor, darf der Patient essen.

Eine wichtige pflegerische Aufgabe nach der Biopsie ist die **Patientenüberwachung**.

Kreislaufkontrolle • Blutdruck und Herzfrequenz werden regelmäßig überprüft, anfangs in 30-minütigen Abständen. Systolische Blutdruckwerte < 100 mmHg können Anzeichen für eine Nachblutung sein, bei systolischen Blutdruckwerten > 160 mmHg besteht eine erhöhte Nachblutungsgefahr. Informieren Sie in beiden Fällen den zuständigen Arzt.

Nachblutungskontrolle • Die Einstichstelle wird regelmäßig kontrolliert. Gibt es Anzeichen für eine Nachblutung? Hat sich ein Hämatom gebildet? Treten Schmerzen beim Patienten auf, kann das ein Hinweis auf eine Nachblutung sein. Ist der Patient kaltschweißig, zeigt er Anzeichen eines Schocks, kann dies ebenfalls auf eine Nachblutung hinweisen. Auch Blutbeimengungen im Urin können ein Hinweis auf eine Nachblutung sein.

ACHTUNG
Informieren Sie bei Verdacht auf eine Nachblutung sofort den Arzt.

> **WISSEN TO GO**
>
> **Nierenbiopsie**
>
> Sie dient der histologischen Untersuchung des Nierengewebes. **Vorbereitung**: Patienten nüchtern lassen, blutdrucksenkende Mittel weiter verabreichen, blutverdünnende Mittel mind. 3 Tage vorher auf Anordnung absetzen. **Nachbereitung**:
> - Patienten während der 24-h-Bettruhe versorgen
> - auf Einhaltung der Nahrungskarenz von 2–4 h achten
> - Patienten für 6–8 h auf dem Rücken lagern
> - **Kreislaufkontrolle**: anfangs alle 30 min
>   – systolischer Blutdruck < 100 mmHg: Anzeichen für Nachblutung
>   – systolischer Blutdruck > 160 mmHg: erhöhte Nachblutungsgefahr
> - **Nachblutungskontrolle**: bei Hämatomen, Schockanzeichen und Blut im Urin Arzt informieren

57.4 Erkrankungen der Niere und des ableitenden Harnsystems

57.4.1 Glomerulonephritis

Grundlagen

Definition Glomerulonephritis
Glomerulonephritis ist ein Sammelbegriff für entzündliche Erkrankungen der Nierenkörperchen (Glomeruli und Bowman-Kapsel) (▶ Abb. 57.6).

Die Glomerulonephritis ist eine der häufigeren Ursachen für chronisches Nierenversagen. Man unterscheidet:
- **primäre Glomerulonephritis**: Die häufigste Form im Erwachsenenalter ist die sog. IgA-Glomerulonephritis, bei der sich ein bestimmtes Eiweiß, das Immunglobulin (= Ig) A in den Nierenkörperchen ablagert und zu einer Entzündung führt. Sie kann aber auch postinfektiös, am häufigsten infolge von Halsentzündungen (Scharlach, Mandelentzündung) auftreten. In den seltensten Fällen ist sie direkt infektiös, also bakteriell oder viral bedingt.
- **sekundäre Glomerulonephritis**: Sie tritt infolge einer anderen Grunderkrankung auf, z. B. bei Autoimmunerkrankungen wie systemischem Lupus erythematodes (S. 1208), Stoffwechselerkrankungen wie Diabetes mellitus (S. 1071), Infektionserkrankungen wie Hepatitis (S. 1010) oder bösartigen Tumorerkrankungen.

Nach Verlauf wird die akute von der chronischen Form unterschieden. Die **chronische Glomerulonephritis** zeichnet sich durch einen schleichenden Verlauf über Jahre aus. Eine sehr gefährliche Form ist die **rapid-progressive** (rasch voranschreitende) **Glomerulonephritis**, die innerhalb von Wochen oder Monaten zur Niereninsuffizienz führen kann.

Die Erkrankung kann lange Zeit asymptomatisch sein, da die gesunden Nierenkörperchen den Funktionsverlust der entzündeten zunächst noch ausgleichen können. Erst wenn mehr als die Hälfte der Nierenkörperchen durch die Entzündung zerstört sind, machen sich Symptome bemerkbar. Durch den entzündlichen Prozess wird die Filterfunktion der Niere beeinträchtigt. Die Harnmenge kann sich deutlich verringern (Oligurie) und Proteine und Erythrozyten können mit dem Urin ausgeschieden werden.

Durch die hohe Eiweißausscheidung kann der **Urin trübe und schaumig** aussehen (Proteinurie), bei einer Hämaturie ist der **Urin rot** verfärbt. Häufig klagen die Patienten über **Müdigkeit**, **Kopfschmerzen** und einen dumpfen Schmerz im Nierenlager. Häufig ist der Blutdruck erhöht.

Besteht eine Oligurie, kommt es zu einer starken Überwässerung der Patienten. **Ödeme** zeigen sich vor allem an den Lidern und im Bereich der Fußgelenke. Es besteht die **Gefahr eines Lungenödems**, vor allem bei Patienten mit einer Herzinsuffizienz.

! Merken **Nephritisches Syndrom**
Die Kombination aus Hämaturie, Ödemen und Bluthochdruck bezeichnet man auch als nephritisches Syndrom.

Es kann zu einem nephrotischen Syndrom (S. 1040) kommen, wobei nicht alle Symptome gleichzeitig auftreten müssen.

Diagnostisch geben die Urin- und Blutuntersuchung wichtige Hinweise. Die Sonografie der Niere zeigt meist eine Organschwellung. Gegebenenfalls erfolgt zur Ursachensuche bzw. bei fraglicher Diagnose eine Nierenbiopsie.

> **WISSEN TO GO**
>
> **Glomerulonephritis – Grundlagen**
>
> Sie ist eine entzündliche Erkrankung der Nierenkörperchen, meist durch Reaktionen des Immunsystems. Die geschädigte Filtermembran lässt Proteine und Erythrozyten in den Urin gelangen. Die Glomerulonephritis kann zu chronischem Nierenversagen führen. **Symptome**:
> - Hämaturie, Proteinurie, Oligurie
> - Kopfschmerzen, dumpfer Nierenschmerz
> - Lid- und Knöchelödeme
>
> **Diagnostik**: Urin- und Blutuntersuchung, Sonografie, Nierenbiopsie

Mitwirken bei der Therapie

Die Therapie richtet sich nach dem Stadium und den Ursachen der Erkrankung. Wichtig bei allen Formen der Erkrankung ist die konsequente **medikamentöse Einstellung** des **Bluthochdrucks**, um eine Verschlechterung der Nierenfunktion zu verhindern. Die Ödeme werden durch **Diuretikagabe** und **salzarme Kost** behandelt.

Bei einer **postinfektiösen** Glomerulonephritis sind konsequente **Antibiotikagabe** und das Einhalten von Bettruhe

Abb. 57.6 Glomerulonephritis.

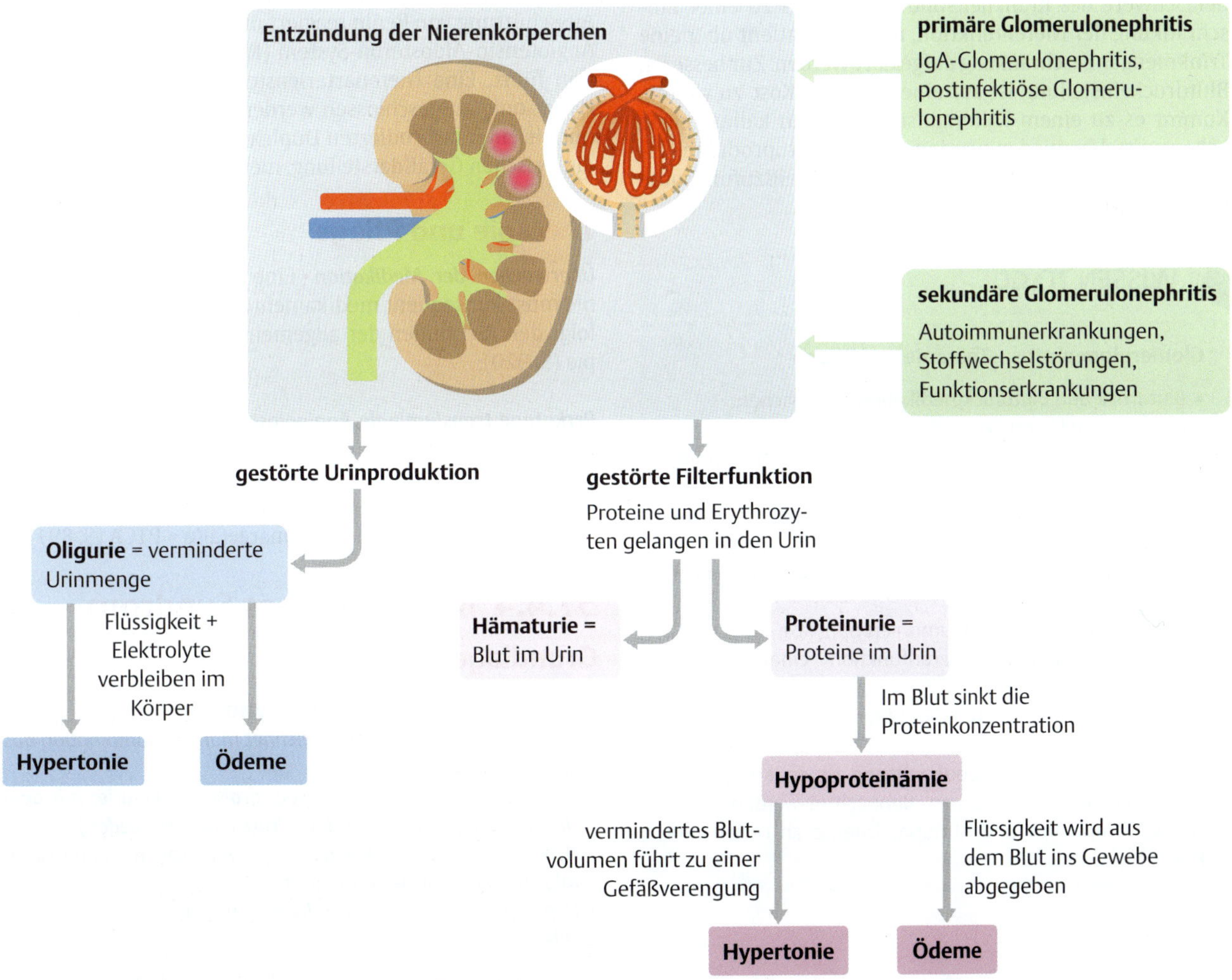

Ursachen, Verlauf und Symptome der Glomerulonephritis.

wichtig. Liegt eine **Autoimmunerkrankung** vor, kommen **Glukokortikoide** (S. 1201) und **Immunsuppressiva** (S. 1201) zum Einsatz, um das körpereigene Immunsystem zu bremsen. Sind Autoantikörper der Auslöser des Krankheitsbilds, kann ggf. auch ein Plasmaaustausch (Plasmapherese) durchgeführt werden.

Beobachtungskriterien

Die Patientenbeobachtung ist bei diesem Krankheitsbild eine der wichtigsten Maßnahmen, um Komplikationen rechtzeitig erkennen zu können. **Blutdruck**, **Puls**, **Temperatur** und **Atmung** müssen regelmäßig überwacht und dokumentiert werden. Ebenso muss täglich das **Körpergewicht** kontrolliert und dokumentiert werden, um rechtzeitig eine verstärkte Wassereinlagerung im Körper zu erkennen. Augenlider und Fußgelenke sollten regelmäßig auf **Ödeme** untersucht werden. Eventuell ordnet der Arzt an, eine 24-Stunden-Ein- und Ausfuhrbilanz zu erstellen. Der **Urin** sollte in Bezug auf Menge, Farbe und Beimengungen beobachtet werden.

Pflegebasismaßnahmen

Körperpflege und Prophylaxen • Je nach Schwere des Krankheitsbilds kann Mithilfe bei der Körperpflege notwendig sein, insbesondere bei Bettruhe. Wenn nötig, müssen Thrombose- und Pneumonieprophylaxe durchgeführt werden (S. 419 und S. 416). Insbesondere die medikamentöse Thromboseprophylaxe erfolgt auf Arztanordnung.

Essen und Trinken • Auch die Ernährung richtet sich nach der Schwere des Krankheitsbilds. Kommt es zu einer Einschränkung der Nierenfunktion, muss der Patient über eine Trinkmengenbeschränkung aufgeklärt werden. Zur besseren Blutdruckeinstellung ist auf eine salzarme Kost zu achten. Kommt es zu einem Kaliumanstieg, müssen kaliumreiche Lebensmittel gemieden werden, z. B. Vollkornprodukte, frisches Obst, Nüsse, Tomaten. Die tägliche Eiweißzufuhr sollte bei 0,8 g/kg Körpergewicht liegen.

> **WISSEN TO GO**
>
> **Glomerulonephritis – Therapie und Pflege**
> - Blutdruck und Blutdruckmedikation überwachen
> - bei Ödemen Diuretikagabe und salzarme Kost
> - bei postinfektiöser Glomerulonephritis: Antibiotika und Bettruhe
> - bei Autoimmunerkrankung: Glukokortikoide und Immunsuppressiva
> - Unterstützung bei der Körperpflege, besonders bei Bettruhe
> - ggf. Thrombose- und Pneumonieprophylaxe
> - bei eingeschränkter Nierenfunktion eingeschränkte Trinkmenge
> - tägliche Eiweißzufuhr 0,8 g/kg Körpergewicht
>
> Ziel der **pflegerischen Beobachtung** ist es, Komplikationen rechtzeitig zu erkennen. Beobachtet werden: Vitalwerte, Temperatur und Atmung, Ödeme an Lidern und Knöcheln, Urin.

57.4.2 Interstitielle Nephritis

Definition Interstitielle Nephritis
Bei der interstitiellen Nephritis (auch tubulointerstitielle Nephritis genannt) ist das das Interstitium der Niere, der Zwischenraum zwischen Harnkanälchen (Tubuli) und Glomeruli, entzündet.

Hauptursache sind **Unverträglichkeitsreaktionen auf Medikamente**, die chronische Form entsteht häufig durch die chronische Anwendung von Analgetika. Bei infektiösen Formen zeigen sich ggf. Fieber und Flankenschmerz. Häufig sind die Symptome unspezifisch. Wegweisend in der Diagnostik sind Anamnese (chronische Schmerzerkrankung?), Urinstatus, Kreatinin-Clearance, Blutuntersuchungen, ggf. Nierenbiopsie.

In den meisten Fällen reicht es aus, die Ursache auszuschalten, also z. B. das jeweilige Medikament abzusetzen. Ist die Niere schon massiv geschädigt und liegt bereits eine chronische Niereninsuffizienz (S. 1043) vor, muss diese behandelt werden.

57.4.3 Nierenarterienstenose

Grundlagen

Definition Nierenarterienstenose
Bei der Nierenarterienstenose ist die Nierenarterie verengt. Die häufigste Ursache ist die Arteriosklerose (= Verkalkung) der Nierenarterie (arteriosklerotische Nierenarterienstenose).

Häufiges Symptom ist eine sog. **renovaskuläre Hypertonie**, die entsteht, weil die Niere auf die Minderdurchblutung mit Ausschüttung von Renin reagiert und Renin über das Renin-Angiotensin-Aldosteron-System (RAAS) zur Gefäßkonstriktion führt. Eine Nierenarterienstenose muss bei unklarer Hypertonie ausgeschlossen werden. Sie wird diagnostiziert mittels einer farbcodierten Duplexsonografie bzw. einer radiologischen Gefäßdarstellung, meist mit Kontrastmittel.

Therapie und Pflege

Überwachen der Medikation • Eine renovaskuläre Hypertonie muss konsequent medikamentös behandelt werden und folgt den Richtlinien der allgemeinen Bluthochdrucktherapie (S. 920).

Perkutane transluminale Angioplastie • Eine verengte Arterie kann mittels perkutaner transluminaler Angioplastie über einen Katheter, der durch die Leiste eingeführt wird, erweitert werden. Das Verfahren ist vom Prinzip her vergleichbar mit einer Angioplastie der Koronargefäße = PTCA (S. 891).

57.4.4 Nephrotisches Syndrom

Grundlagen

Definition Nephrotisches Syndrom
Als nephrotisches Syndrom bezeichnet man die Kombination aus folgenden Symptomen:
- *Proteinurie über 3,5 g/Tag = sog. große Proteinurie: mit dem Urin werden pro Tag über 3,5 g Protein ausgeschieden)*
- *Hypoproteinämie: die Konzentration von Protein im Blut ist infolge der Proteinurie vermindert*
- *Hyperlipidämie: erhöhte Lipidwerte im Blut*
- *Ödeme*

Eine Proteinurie führt zur Hypoproteinämie und diese wiederum zu Ödemen.

Das nephrotische Syndrom ist keine eigenständige Erkrankung im herkömmlichen Sinne, sondern bezeichnet einen Symptomenkomplex. Zugrunde liegt eine geschädigte Filterfunktion der Glomeruli mit **vermehrter Proteinausscheidung** und einer **vermehrten Produktion von Lipoproteinen** durch die Leber. Die gestörte Filterfunktion der Niere kann verschiedene Ursachen haben, z.B. eine Glomerulonephritis (S. 1038) oder einen Diabetes mellitus.

Die Symptome entstehen u.a. durch den Eiweißmangel im Blut: **Ödeme**, **Thrombosen** durch Antithrombin-III-Mangel, erhöhte **Infektneigung** durch Verlust von Antikörpern. Die Diagnose erfolgt primär durch Urin- und Blutuntersuchung. Die Ursachensuche erfolgt je nach Verdachtsdiagnose.

Mitwirken bei der Therapie

Je nach Ursache muss die Grunderkrankung behandelt werden. Liegt eine Glomerulonephritis zugrunde, werden die dort aufgeführten Maßnahmen durchgeführt (S. 1039).

Medikamente

Die Medikamente zur ursächlichen Behandlung des nephrotischen Syndroms sind je nach Ursache unterschiedlich. Unabhängig von der Ursache werden aber auch die Symptome des nephrotischen Syndroms medikamentös behandelt:
- **ACE-Hemmer** bzw. **Angiotensin-II-Antagonisten:** zur Senkung des Bluthochdrucks, sie vermindern die Proteinurie, indem sie den Filtrationsdruck in den Nierenkörperchen reduzieren.
- **Diuretika:** zur Behandlung der Ödeme, je nach Art des Diuretikums ist hier auf die Nebenwirkungen zu achten (▶ Tab. 57.8).
- **Antikoagulanzien:** Je nach Ausmaß des nephrotischen Syndroms kommt es durch den Mangel an Antithrombin-III zu einem erhöhten Thromboserisiko. Auf Arztanordnung erfolgt aus diesem Grund auch eine medikamentöse Thromboseprophylaxe.
- **Antibiotika:** Durch den Verlust von Antikörpern kommt es zu einer erhöhten Infektneigung. Bereits bei ersten Anzeichen eines Infekts ist eine Antibiotikatherapie sinnvoll.
- **Lipidsenker:** Bei lange bestehendem nephrotischen Syndrom kann es durch die Hyperlipidämie notwendig werden, Lipisenker einzusetzen. Lipidsenker vom sog. Statintyp (Statine) bergen als Nebenwirkung die Gefahr von starken Muskelschmerzen. Entsprechende Äußerungen des Patienten müssen ernstgenommen und an den Arzt weitergeben werden.

Beobachtungskriterien

Puls, Blutdruck und Atmung müssen regelmäßig kontrolliert werden, um rechtzeitig kreislaufbelastende Auswirkungen einer möglichen Überwässerung zu erkennen. **Periphere Ödeme** müssen ebenso beobachtet werden wie Hinweise auf Lungenödem und/oder Pleuraerguss (Atemprobleme) oder Aszites (Zunahme des Bauchumfangs). Zusätzlich sollte das **Körpergewicht** täglich kontrolliert und eine **Flüssigkeitsbilanz** durchgeführt werden

Die Patienten sollten darauf aufmerksam gemacht werden, dass sie einer erhöhten **Infektionsgefahr** ausgesetzt sind. Regelmäßige **Temperaturkontrollen** sind wichtig. Bei ersten Infektzeichen wie leicht erhöhter Temperatur, Halsschmerzen oder Schnupfen sollte der Arzt informiert werden.

Pflegebasismaßnahmen

Körperpflege und Prophylaxen • Je nach körperlichem Zustand und Ursache des nephrotischen Syndroms ist ggf. körperliche Schonung oder sogar Bettruhe notwendig. Der Patient sollte in dieser Situation gemäß seinen Bedürfnissen bzw. Ressourcen bei der Körperpflege unterstützt und die notwendigen Prophylaxen durchgeführt werden. Da eine erhöhte Thrombosegefahr besteht, ist die Thromboseprophylaxe besonders wichtig, erste Anzeichen einer Thrombose müssen erkannt werden.

Essen und Trinken • Bezüglich der Ernährung wurde lange Zeit eine erhöhte Eiweißzufuhr bevorzugt, um den Eiweißverlust auszugleichen – was ja auch logisch klingt. Mittlerweile gibt es Studien, die zeigen, dass sich eine beschränkte Eiweißzufuhr positiv auf die Leistungsfähigkeit der Niere auswirken kann. Deswegen wird beim nephrotischen Syndrom eine tägliche Eiweißzufuhr von ca. 0,6–0,8 g/kg Körpergewicht empfohlen. Dabei sind pflanzliche Eiweiße (z.B. Soja) besser als tierische. Außerdem sollte die Nahrung aufgrund der Hyperlipidämie fettreduziert sein und einen hohen Anteil ungesättigter Fettsäuren (z.B. Omega-3-Fettsäure) und Ballaststoffe (Getreide, Getreideprodukte, Kartoffeln, Gemüse, Obst) enthalten. Bei erhöhten Kaliumwerten sollte allerdings kaliumreiches Obst und Gemüse gemieden werden, z.B. Bananen, Trockenfrüchte, Nüsse u.a. Gegebenenfalls muss eine Trinkmengenbeschränkung eingehalten werden.

> **WISSEN TO GO**
>
> **Nephrotisches Syndrom**
>
> Symptomkomplex aus Proteinurie über 3,5 g/Tag, Hypoproteinämie, Hyperlipidämie und Ödemen. Daneben entstehen durch den Eiweißmangel Thrombosen und Infekte. Ursache ist die geschädigte Filterfunktion der Glomeruli. Die Diagnose erfolgt durch Urin- und Blutuntersuchung.
>
> *Überwachen der Medikation*
> - ACE-Hemmer bzw. Angiotensin-II-Antagonisten
> - Diuretika (▶ Tab. 57.8)
> - medikamentöse Thromboseprophylaxe
> - Fettsenker und Antibiotika
>
> *Beobachtungskriterien*
> - Puls, Blutdruck Atmung, Temperatur
> - Ödeme, Lungenödem, Aszites
> - Körpergewicht, Flüssigkeitsbilanz
>
> *Pflegebasismaßnahmen*
> - unterstützen bei der Körperpflege
> - Thromboseprophylaxe
> - ggf. Beschränkung der Trinkmenge
> - Eiweißzufuhr 0,6–0,8 g/kg Körpergewicht

57.4.5 Akutes Nierenversagen

Grundlagen

Definition Akutes Nierenversagen

Beim akuten Nierenversagen (= akute Niereninsuffizienz) fällt die Nierenfunktion innerhalb weniger Stunden oder Tage aus. Das akute Nierenversagen kann ohne vorher bestehende Einschränkung der Nierenfunktion auftreten, aber auch als Folge einer schon lange fortschreitenden, chronischen Niereninsuffizienz. Es ist häufig reversibel, d.h., die Nieren können sich wieder erholen.

Man unterscheidet:
- **Prärenale Ursachen**: Sie lösen am häufigsten eine akute Niereninsuffizienz aus, z. B. Schock (großer Blutverlust!), kardiogener Schock und Sepsis (Blutvergiftung).
- **Renale Ursachen**: Die Niere ist bereits geschädigt, z. B. aufgrund einer Glomerulonephritis (S. 1038) oder einer interstitiellen Nephritis (S. 1040). Auch toxische Wirkungen von Medikamenten und Röntgenkontrastmitteln zählen zu den renalen Ursachen.
- **Postrenale Ursachen**: Sie liegen im System hinter der Niere, also in den ableitenden Harnwegen. Durch Stenosen (Hindernisse) in diesem Bereich kommt es zu einem Urinaufstau. Der aufgestaute Urin kann die Funktion der Niere beeinträchtigen, wenn er zu lange bestehen bleibt.

Leitsymptome sind **Oligurie** (Urinproduktion < 500 ml) oder **Anurie** (Urinproduktion < 100 ml) und **Ödeme**, ggf. inkl. Lungenödem und Hirnödem. Urinuntersuchungen, Blutuntersuchungen und Sonografie geben diagnostische Hinweise. Das Ansteigen der harnpflichtigen Substanzen (Kreatinin, Harnstoff, Harnsäure) im Blut zeigt ein Nierenversagen an, je nach Höhe der Werte geben sie auch Hinweise auf das Ausmaß des Nierenversagens. Ein schnelles Reagieren erfordern Hinweise auf Urämie (Harnvergiftung, Hinweise auf terminale Niereninsuffizienz), Hyperkaliämie (S. 1064) sowie auf ein Lungenödem. Daher erfolgt oft auch eine Röntgenthorax-Aufnahme, denn sie kann Hinweise auf ein (beginnendes) Lungenödem geben.

In einem späteren Stadium kann es auch zu einer **polyurischen Phase** kommen, in der die Niere Urin filtert, aber (noch) nicht konzentrieren kann. Die Patienten verlieren bis zu 10 l Flüssigkeit am Tag.

Um ein postrenales Abflusshindernisses auszuschließen, wird eine Sonografie der Niere durchgeführt.

WISSEN TO GO

Akutes Nierenversagen – Grundlagen

Die Nierenfunktion fällt plötzlich aus, meist infolge einer chronischen Niereninsuffizienz. Man unterscheidet **prärenale Ursachen** wie Schock und Sepsis von **renalen Ursachen** und **postrenalen Ursachen**, also Störungen der ableitenden Harnwege. Symptome sind Oligurie, Anurie und der Anstieg von harnpflichtigen Substanzen. In der **polyurischen Phase** verlieren die Patienten bis zu 10 l Flüssigkeit am Tag.

Mitwirken bei der Therapie

Die akute Niereninsuffizienz ist, wie im Namen schon enthalten, ein akutes Geschehen, bei dem es auf die Zeit ankommt. Je schneller die Ursache gefunden ist und therapiert werden kann, desto größer ist die Wahrscheinlichkeit, dass sich die Nieren wieder erholen. Bei der Therapie ist es daher vor allem wichtig, die Ursache zu beseitigen bzw. zu behandeln, z. B. eine Glomerulonephritis oder einen Schock.

Parallel werden die Symptome behandelt. Zum Einsatz kommen meist Diuretika. Weitere Maßnahmen sind abhängig vom Ausmaß der Niereninsuffizienz und werden eng mit dem Arzt abgestimmt. Gegebenenfalls wird vorübergehend auch eine Dialysebehandlung durchgeführt.

Beobachtungskriterien

Eine der wichtigsten Maßnahmen unabhängig von der Ursache ist die Patientenbeobachtung. Rechtzeitig zu erkennen, ob sich der Zustand des Patienten verschlechtert, ist sehr oft entscheidend. Dazu gehören in dieser Situation vor allem die **engmaschige Kontrolle der Vitalparameter Blutdruck, Puls, Atmung und ZVD**; oft erfolgt die Behandlung und Beobachtung auf der Intensivstation, sodass die Überwachung meist am Monitor geschieht.

Blutdruck- und Pulsschwankungen nach oben oder unten müssen sofort weitergegeben werden, ebenso wie eine veränderte Atmung oder die Aussage des Patienten, dass er Probleme bei der Atmung verspürt, z. B. Dyspnoe. Veränderungen der **ZVD-Werte** nach oben können auf eine erhöhte Volumenbelastung hinweisen und müssen ebenfalls weitergegeben werden. Wichtig ist auch die tägliche **Flüssigkeitsbilanzierung**.

Pflegebasismaßnahmen

Auch die Pflegebasismaßnahmen ergeben sich aus der Ursache und aus dem Ausmaß der Niereninsuffizienz.

Körperpflege und Prophylaxen • Patienten mit einem akuten Nierenversagen liegen meist auf der Intensivstation und benötigen entsprechende Unterstützung bei der Körperpflege und die entsprechenden Prophylaxen. Wie immer sind die Maßnahmen abhängig von der individuellen Situation des Patienten.

Essen und Trinken • Um die Niere zu schützen, erhalten die Patienten eine eiweißbeschränkte, meist natrium- und kaliumarme Kost. Die Flüssigkeitszufuhr richtet sich nach der Ausscheidungsleistung der Niere und ist meist eingeschränkt. Arbeitet die Niere polyurisch, ist sie dagegen erhöht. In der polyurischen Phase muss darauf geachtet werden, dass Natrium und Kalium zugeführt werden, wenn die Niere zu viel davon ausscheidet. Dies kann durch stark gesalzene Speisen und kaliumreiche Lebensmittel wie Bananen, Trockenobst und Nüsse erfolgen.

Gegebenenfalls muss der Patient parenteral ernährt werden S. 727. Dann gelten die gleichen Prinzipien. Es muss darauf geachtet werden, dass dem Patienten ausreichend Energie zugeführt wird.

WISSEN TO GO

Akutes Nierenversagen – Therapie und Pflege

- **Therapie**: Die Ursache muss rasch gefunden und therapiert werden. Symptomatisch werden Diuretika gegeben; ggf. ist eine Dialyse angezeigt.
- **Beobachtungskriterien**:
  - Vitalparameter und ZVD kontrollieren
  - bei RR- und Pulsschwankungen oder Dyspnoe Arzt informieren
  - Flüssigkeit bilanzieren
- **Pflegebasismaßnahmen**:
  - bei der Körperpflege unterstützen, Prophylaxen
  - eiweißbeschränkte, natrium- und kaliumarme Kost
  - bei Polyurie ggf. Zufuhr von Natrium und Kalium

Erkrankungen der Niere und des ableitenden Harnsystems

57.4.6 Chronische Niereninsuffizienz

Grundlagen

Definition Chronische Niereninsuffizienz
Die chronische Niereninsuffizienz ist ein irreversibler, dauerhafter Verlust der Funktion beider Nieren mit Anstieg harnpflichtiger Substanzen im Blut. Das chronische Nierenversagen entwickelt sich oft allmählich über Monate bzw. Jahre.

Die chronische Niereninsuffizienz ist häufig die Spätfolge eines **Diabetes mellitus** (sog. diabetische Nephropathie). **Chronische Entzündungen** wie die chronische Glomerulonephritis oder die chronische Pyelonephritis können ebenfalls zu einer chronischen Niereninsuffizienz führen. Weitere Ursachen können z. B. sein: jahrelange Einnahme von Schmerzmitteln (z. B. Paracetamol), Hypertonie, Harnsteine, polyzystische Nierenkrankheiten, Nierentumoren, Nierenarterienstenosen.

Die chronische Niereninsuffizienz ist zu Beginn häufig asymptomatisch. Je nach Fortschritt der Schädigung unterscheidet man verschiedene Stadien (▶ Abb. 57.7):

- **1. Stadium**: Nierenschädigung mit normaler Nierenfunktion, keine Symptome
- **2. Stadium**: Nierenschädigung mit leichter Nierenfunktionseinschränkung, ggf. Hypertonie
- **3. Stadium**: Nierenschädigung mit mittelschwerer Nierenfunktionseinschränkung, ggf. Hypertonie und renale Anämie
- **4. Stadium**: Nierenschädigung mit hochgradiger Nierenfunktionseinschränkung und deutlichen Folgeerscheinungen; beginnende Urämie. Typische Folgeerscheinungen, die alle von den Funktionen der Niere ableitbar sind, sind vor allem:
  - Ödeme bei verringerter Ausscheidung durch die Niere
  - Hypertonie durch den Versuch der Niere, durch vermehrte Reninausschüttung ihre eigene Durchblutung zu fördern
  - Anämie durch verminderte Bildung von Erythropoetin
  - krankhafte Veränderungen an den Knochen durch Störungen im Kalzium- und/oder Phosphathaushalt
- **5. Stadium** = terminale Niereninsuffizienz, sog. **Urämie**. Eine Urämie, auch Harnvergiftung genannt, kann das Endstadium einer chronischen Niereninsuffizienz sein (auch eines akuten Nierenversagens). Kennzeichen können sein: Schwäche, harnähnlicher Mundgeruch (Foetor uraemicus), Juckreiz, gelblich-bräunliche Hautfarbe, Hyperkaliämie, metabolische Azidose, Ödeme, renale Anämie, Vitamin-D_3-Mangel, urämische Enzephalopathie (krankhafte Veränderungen am Gehirn), Polyneuropathie (Störungen an den peripheren Nerven).

Die Diagnostik der chronischen Niereninsuffizienz hängt zum einen davon ab, welche Ursache man vermutet, zum anderen soll sie das Ausmaß der Niereninsuffizienz erfassen. Dazu erfolgen detaillierte Blut- und Urinuntersuchungen wie Kreatinin-Clearance, Serum-Kreatinin und Elektrolytbestimmung, vor allem das Kalium muss kontrolliert werden wegen der Gefahr einer Hyperkaliämie (S. 1062). Darüber hinaus erfolgt die Bestimmung von Urinsediment und Eiweiß im Urin. In der Sonografie werden die Nieren nach ihrem Erscheinungsbild beurteilt. Weitere diagnostische Maßnahmen erfolgen je nachdem, welche Ursache angenommen wird.

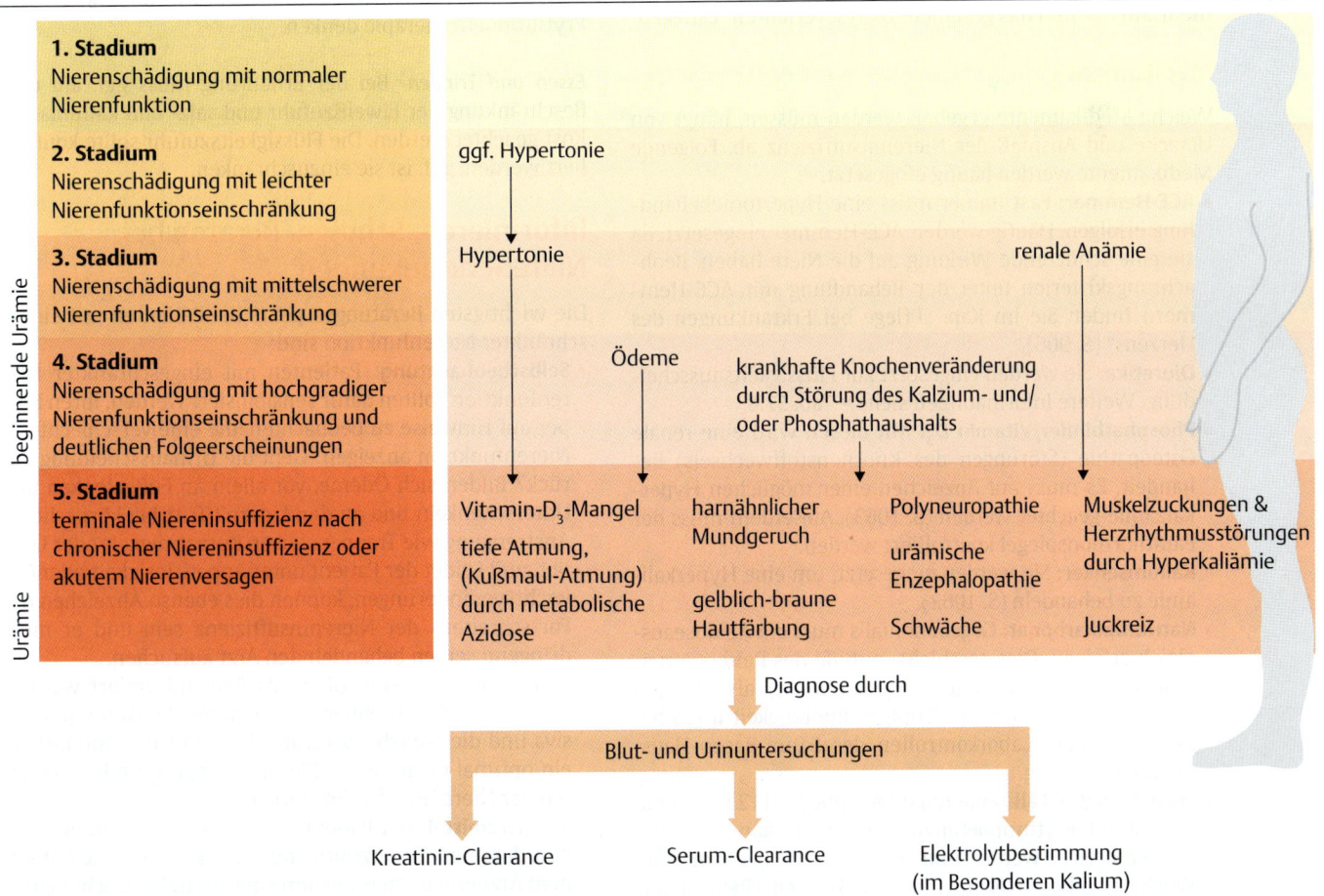

Abb. 57.7 Chronische Niereninsuffizienz.

WISSEN TO GO

Chronische Niereninsuffizienz – Grundlagen

Die Nierenfunktion geht irreversibel verloren; harnpflichtige Substanzen im Blut steigen an; oft Folge eines Diabetes mellitus oder einer chronischen Entzündung.
- 1. Stadium: normale Nierenfunktion, keine Symptome
- 2. Stadium: leichte Nierenfunktionseinschränkung, ggf. Hypertonie
- 3. Stadium: mittelschwere Nierenfunktionseinschränkung, ggf. Hypertonie, renale Anämie
- 4. Stadium: hochgradige Nierenfunktionseinschränkung mit Ödemen, Hypertonie, Anämie und Knochenveränderungen; beginnende Urämie
- 5. Stadium = terminale Niereninsuffizienz, **Urämie:**
  - Ödeme, Schwäche, harnähnlicher Mundgeruch
  - Juckreiz, gelblich-bräunliche Hautfarbe, Vitamin-D_3-Mangel
  - Hyperkaliämie, metabolische Azidose, renale Anämie
  - urämische Enzephalopathie und Polyneuropathie

Mitwirken bei der Therapie

Oberstes Ziel bei der chronischen Niereninsuffizienz ist es, das Fortschreiten der Niereninsuffizienz zu verhindern. Dazu muss vor allem die Ursache gut therapiert werden, z.B. gute Einstellung eines Diabetes mellitus und/oder einer Hypertonie. Darüber hinaus müssen alle auftretenden Folgeerscheinungen behandelt werden.

Bereits ab dem Stadium IV der chronischen Niereninsuffizienz sollte der behandelnde Nephrologe mit dem Patienten über eine Nierenersatztherapie (S. 1045) sprechen und gemeinsam mit ihm das geeignete Dialyseverfahren festlegen.

Medikamente

Welche Medikamente gegeben werden müssen, hängt von Ursache und Ausmaß der Niereninsuffizienz ab. Folgende Medikamente werden häufig eingesetzt.
- **ACE-Hemmer:** Fast immer muss eine Hypertoniebehandlung erfolgen. Häufig werden ACE-Hemmer eingesetzt, da sie eine schützende Wirkung auf die Niere haben. Beobachtungskriterien unter der Behandlung mit ACE-Hemmern finden Sie im Kap. „Pflege bei Erkrankungen des Herzens" (S. 906).
- **Diuretika:** Sie werden eingesetzt zur Flüssigkeitsausscheidung. Weitere Informationen siehe ▶ Tab. 57.8.
- **Phosphatbinder/Vitamin D_3:** Mit diesen wird eine renale Osteopathie (Störungen des Knochenstoffwechsels) behandelt. Es muss auf Anzeichen einer möglichen Hyperkalzämie geachtet werden (S. 1063). Außerdem muss der Parathormonspiegel kontrolliert werden.
- **Kaliumsenker:** Sie werden eingesetzt, um eine Hyperkaliämie zu behandeln (S. 1062).
- **Natriumbikarbonat:** Gegebenenfalls muss ein Azidoseausgleich erfolgen. Dies geschieht mithilfe des Puffers Natriumbikarbonat (Natriumhydrogenkarbonat) als Infusion oder Infusionszusatz. Die Tropfgeschwindigkeit muss beachtet werden, Laborkontrollen des Säure-Basen-Haushalts sind wichtig.
- **Erythropoetin:** Falls eine renale Anämie (S. 1123) besteht, kommt ggf. Erythropoetin zum Einsatz. Es kann s.c. oder i.v. verabreicht werden und wird i.d.R. 1- bis 3-mal pro Woche gegeben. Nebenwirkungen können Übelkeit, Erbrechen, Durchfall, Kopfschmerzen und grippeähnliche Symptome sein. Auch Thrombosen können sich unter der Therapie bilden. Auf Anzeichen ist zu achten.

Beobachtungskriterien

Puls, Blutdruck und Atmung müssen regelmäßig kontrolliert werden, um rechtzeitig kreislaufbelastende Auswirkungen einer möglichen Überwässerung zu erkennen. Periphere Ödeme müssen ebenso beobachtet werden wie Hinweise auf ein Lungenödem und/oder einen Pleuraerguss (Atemprobleme) oder einen Aszites (Zunahme des Bauchumfangs). Parallel zur Beobachtung dienen die tägliche Kontrolle des **Körpergewichts** sowie eine **Flüssigkeitsbilanzierung** dazu, eine Ödemansammlung zu erkennen.

Die Beobachtung der Haut ist bei Patienten mit einer chronischen Niereninsuffizienz wichtig: **Blässe** (Anämie) und **Juckreiz** sind z.B. mögliche Anzeichen einer beginnenden Urämie und deuten auf ein fortgeschrittenes Stadium der Niereninsuffizienz hin.

Darüber hinaus muss auf weitere Anzeichen einer Verschlechterung der Niereninsuffizienz geachtet werden. Dies können sein: **Knochenschmerzen** (krankhafte Veränderungen an den Knochen?), **Müdigkeit/Benommenheit** (beginnende Enzephalopathie?), **Taubheitsgefühle** oder **Kribbeln in den Beinen** (beginnende Polyneuropathie?).

Pflegebasismaßnahmen

Körperpflege und Prophylaxen • Wie immer sind die notwendigen Maßnahmen diesbezüglich abhängig vom Zustand des Patienten, der Schwere der Erkrankung und den individuellen Bedürfnissen bzw. Ressourcen. Pflegende sollten die notwendigen Prophylaxen durchführen und dabei insbesondere an die Thrombosegefahr bei Eiweißverlust oder unter Erythropoetintherapie denken.

Essen und Trinken • Bei der Ernährung muss ggf. auf eine Beschränkung der Eiweißzufuhr und salz- und kaliumarme Kost geachtet werden. Die Flüssigkeitszufuhr sollte kontrolliert werden, ggf. ist sie einzuschränken.

Informieren, Schulen, Beraten bei Nierenerkrankungen

Die wichtigsten Beratungsaspekte bei Patienten mit eingeschränkter Nierenfunktion sind:
- **Selbstbeobachtung:** Patienten mit eingeschränkter Nierenfunktion sollten dafür sensibilisiert werden, ihren Körper auf Hinweise zu beobachten, die eine verschlechterte Nierenfunktion anzeigen: Geht die Urinausscheidung zurück? Bilden sich Ödeme, vor allem an Fußgelenken und Unterschenkeln und an den Lidern? Tritt bei körperlicher Anstrengung wie Treppensteigen Kurzatmigkeit oder Luftnot auf? Leidet der Patient unter Appetitlosigkeit oder Gewichtsveränderungen, können dies ebenso Anzeichen des Fortschreitens der Niereninsuffizienz sein und er muss dringend seinen behandelnden Arzt aufsuchen.
- **Blutdruck:** Patienten sollten darüber informiert werden, wie wichtig die regelmäßige Einnahme der Antihypertensiva und die tägliche Kontrolle des Blutdrucks sind. Denn ein optimal eingestellter Blutdruck zögert ein Fortschreiten der Niereninsuffizienz hinaus.
- **Schmerzmittel:** Der Patient sollte darüber informiert werden, dass sie Schmerzmittel nur nach Rücksprache mit seinem Arzt einnehmen soll, um eine zusätzliche Schädigung

der Niere zu vermeiden. Körperliche Anstrengungen sollte der Patient ebenso vermeiden.
- **Ernährung:** Thema eines Beratungsgesprächs kann auch die Ernährung und Flüssigkeitsaufnahme sein. Oft muss die Flüssigkeitszufuhr beschränkt werden und auf eine salzarme und kaliumarme Kost geachtet werden. Tipps für den Patienten (S. 1049).

> **WISSEN TO GO**
>
> **Chronische Niereninsuffizienz – Therapie und Pflege**
>
> *Therapie*
> Ziel ist es, das Fortschreiten der Niereninsuffizienz zu verhindern. Sowohl die Ursache als auch die Folgeerscheinungen werden therapiert. Häufig eingesetzte Medikamente:
> - ACE-Hemmer zur Hypertoniebehandlung
> - Diuretika zur Flüssigkeitsausscheidung (▶ Tab. 57.8)
> - Phosphatbinder/Vitamin D_3 bei renaler Osteopathie
> - Kaliumsenker bei Hyperkaliämie
> - Natriumbikarbonat bei Azidose
> - Erythropoetin bei renaler Anämie
>
> Bereits ab dem Stadium IV sollte der behandelnde Nephrologe mit dem Patienten über eine Nierenersatztherapie (S. 1045) sprechen.
>
> *Pflegebasismaßnahmen*
> - bei der Körperpflege unterstützen
> - bei Eiweißverlust sowie Erythropoetintherapie v.a. Thromboseprophylaxe
>
> *Beobachtungskriterien*
> - Puls, Blutdruck, Atmung
> - Körpergewicht, Ödeme
> - Blässe, Juckreiz
> - Knochenschmerzen, Benommenheit, Taubheit
>
> *Beratungsaspekte*
> - Symptome einer verschlechterten Nierenfunktion
> - antihypertensive Therapie und RR-Kontrolle
> - Schmerzmitteleinnahmen ärztlich abklären
> - Flüssigkeitszufuhr und Eiweißzufuhr

57.4.7 Nierenersatztherapie – Dialyse

Definition Dialyse
Unter Dialyse (griech. „dialysis": Loslösung, Auflösung) versteht man die „künstliche" Entfernung von harnpflichtigen Substanzen (Stoffwechselprodukten) und Wasser aus dem Körper mittels technischer Geräte. Die Dialyse ist ein Blutreinigungsverfahren, das bei Nierenversagen zum Einsatz kommt.

In vielen Kliniken gibt es spezielle Dialyseabteilungen/Dialyseeinheiten. Es haben sich in den letzten Jahren aber auch viele ambulante Dialysezentren etabliert, um Patienten optimal versorgen zu können. In diesen Spezialeinrichtungen arbeiten zu einem großen Prozentsatz speziell ausgebildete Dialysefachpflegekräfte.
Dieses Kapitel soll Ihnen Einblick in diese wichtige Therapiemöglichkeit geben, damit Sie Patienten mit Dialysetherapien besser verstehen, evtl. Fragen beantworten und nachvollziehen können, wie sich das Leben bzw. der Alltag dieser Patienten verändert hat oder noch ändern wird.

Es können 2 verschiedene Dialysetechniken eingesetzt werden. Bei der **Hämodialyse** wird das Blut extrakorporal (außerhalb des Körpers) mithilfe eines Dialysegeräts und dem dazugehörenden Schlauchsystem und Dialysefilter (künstliche Niere) gereinigt. Bei der **Peritonealdialyse** (Bauchfelldialyse) wird das Blut im Körperinneren gereinigt.

Hämodialyse

Die Hämodialyse ist das am weitesten verbreitete Nierenersatzverfahren. Der Patient benötigt dafür einen großen Gefäßzugang. Am besten eignet sich dafür ein rechtzeitig (4–6 Wochen vorher) angelegter arteriovenöser Shunt (S. 1050) oder ein großlumiger künstlicher Gefäßzugang, z.B. ein Shaldon-Katheter für den temporären Einsatz. Dieser wird meist in die Vena jugularis oder im Notfall auch in die Vena femoralis gelegt. Für den längeren Einsatz werden sog. Vorhofkatheter verwendet, die zum besonderen Infektionsschutz durch den Brustmuskel getunnelt werden.

Shunt

Definition Shunt
Unter einem Shunt (engl. Kurzschluss) versteht man in der Nephrologie eine operativ angelegte Gefäßverbindung einer Arterie mit einer Vene.

Aufgrund dieses „Kurzschlusses" fließt nun durch die Vene arterialisiertes, sauerstoffreiches Blut (mehr Volumen fließt mit mehr Druck durch das Gefäß). Die Vene wird dadurch mehr beansprucht, das Gefäßlumen wird „kräftiger" und das Fassungsvermögen des Gefäßes steigt. Auf diese Weise ermöglicht ein Shunt, einen Blutfluss von 200–400 ml/min sicherzustellen, der für die Dialyse benötigt wird (▶ Abb. 57.8). Sehr häufig wird eine Verbindung von Arteria radialis und Vena cephalica oberhalb des Handgelenks am Unterarm gewählt (sog. Cimino-Shunt). Ist eine Shuntanlage in diesem Bereich nicht möglich, bleibt noch die Ellenbeuge oder der Oberarm.

> **ACHTUNG**
> *Die Shuntpunktion erfolgt ausschließlich in die Vene, die mit arteriellem Blut versorgt wird, und nie in den Shunt (Anastomose = Verbindungsstelle von Arterie und Vene).*

Abb. 57.8 Shunt.

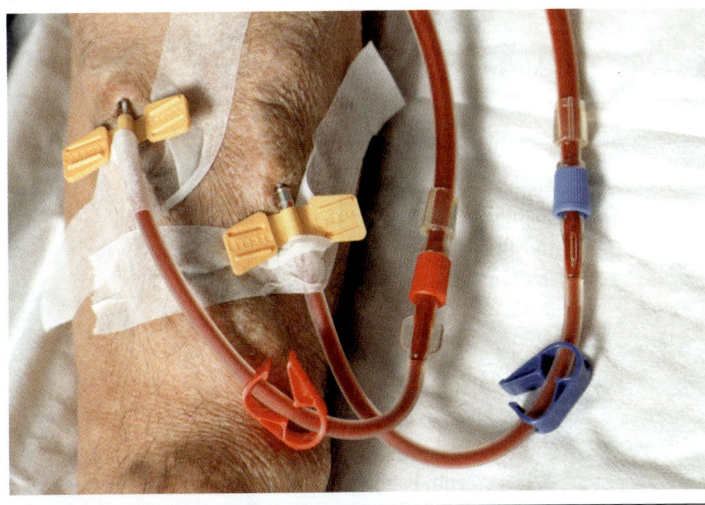

Shunt mit liegender arterieller (rot) und venöser (blau) Kanüle.

Pflege bei Erkrankungen der Niere und der Harnwege, Störungen des Wasser-, Elektrolyt- und Säure-Basen-Haushalts

Shuntpflege

Pflegende informieren den Patienten darüber, was er tun kann, um seinen Shunt zu pflegen:
- Der Shunt sollte täglich und insbesondere vor der Dialyse mit Wasser und Seife gereinigt werden. Um Verletzungen zu vermeiden, sollten jedoch keine Bürsten verwendet werden.
- Die Hautpflege sollte mit einer fetthaltigen Creme erfolgen, jedoch nicht direkt vor der Dialyse, da sonst die Pflaster zur Nadelfixierung nicht halten.
- Am Shuntarm darf keine Blutdruckmessung erfolgen.
- Am Shuntarm dürfen keine Blutentnahmen, Injektionen oder Infusionen erfolgen.
- Grobe Verschmutzungen und Verletzungen sollten vermieden werden, z. B. sollten lange Ärmel bei der Gartenarbeit getragen werden.
- Keine schweren Lasten heben.
- Keine einengenden Kleidungsstücke tragen, z. B. Ärmelbündchen.
- Direkte Sonneneinstrahlung sollte gemieden werden (Sonnenbrandgefahr).
- Zirkuläre Druckverbände am Shuntarm sollten vermieden werden.

Prinzip der Hämodialyse

Das Blut des Patienten wird durch eine Blutpumpe aus dem Gefäßsystem des Patienten über ein Schlauchsystem zum Dialysator (Dialysefilter) geleitet (▶ Abb. 57.9). Der Dialysator besteht aus einem starren Kunststoffgehäuse, in dem sich je nach Dialysatortyp bis zu 20000 eng parallel angeordnete Hohlfasern (Kapillaren) befinden. Durch die Hohlfasern fließt das Blut des Patienten. Die Hohlfasern werden während der Behandlung von der Dialysierlösung im Gegenstromprinzip umspült. Gegenstrom bedeutet, dass die Dialysierlösung in umgekehrter Richtung zum Blut fließt, um einen optimalen Stoffaustausch zu erreichen.

Die Dialysierlösung setzt sich zusammen aus hochreinem, enthärtetem Wasser, dem alle mineralischen Stoffe entzogen wurden, und einer an den Patienten angepassten Elektrolyt- und Bikarbonatkonzentration.

Die Wände der Hohlfasern bestehen aus einer semipermeablen Membran, durch die Moleküle bis zu einer bestimmten Molekülgröße diffundieren können. Die Membran ist für Wasser, Urämietoxine und Elektrolyte durchlässig. Blutzellen und Proteine können die Membran aufgrund ihrer Molekülgröße nicht passieren.

Die Beseitigung der Urämietoxine und des Wassers erfolgt bei der Hämodialyse durch die physikalischen Prozesse der Diffusion und Ultrafiltration.

Definition Diffusion
Bei der Diffusion findet ein Konzentrationsausgleich statt, in dem die Ionen (z. B. Kalium, Natrium, Phosphat, Kreatinin, Harnstoff) vom Ort der höheren Konzentration, aus dem Blut des Patienten, zum Ort der niedrigen Konzentration, in die Dialysierlösung diffundieren. Begrenzt wird diese Diffusion durch die Porengröße der semipermeablen Membran, daher spricht man auch von selektiver Diffusion.

Definition Ultrafiltration
Durch die Ultrafiltration wird dem Patienten überschüssige Flüssigkeit im Körper entzogen. Bei der Ultrafiltration herrscht eine Druckdifferenz zwischen dem Überdruck auf der Blutseite und dem Unterdruck auf der Dialyseseite. Durch diese Druckdifferenz werden Wassermoleküle aus dem Blut durch die semipermeable Membran in das Dialysat abfiltriert.

Das so gereinigte und filtrierte Blut fließt aus dem Dialysefilter über das Schlauchsystem zum Patienten zurück. Durch den Kontakt des Blutes mit unphysiologischen Fremdoberflächen, wie dem Dialyseschlauchsystem und dem Dialysefilter, kommt es zu einer Aktivierung der plasmatischen Blutgerinnung und zur erhöhten Thrombozytenaggregation. Dies würde zu einer erhöhten Blutgerinnselbildung im Dialysekreislauf führen, Blutgerinnsel würden den Dialysefilter verstopfen und die Passage des Blutes verhindern. Die Behandlung müsste beendet werden. Um dies zu verhindern, wird das Blut im Schlauchsystem antikoaguliert, z. B. durch Heparin.

ACHTUNG
Durch die Heparinisierung des Blutes kann es zur Blutungsneigung beim Patienten kommen, z. B. gastrointestinale Blutungen. Besondere Vorsicht ist bei operierten Patienten geboten. Die Heparindosierung erfolgt auf Anordnung des Arztes.

WISSEN TO GO

Hämodialyse – Grundlagen

Durch eine Blutpumpe wird das Blut des Patienten zum Dialysator geleitet und in dessen Hohlfasern von Dialysierlösung umspült. Bei der **Diffusion** durch eine **semipermeable Membran** werden aus dem Blut harnpflichtige Substanzen entfernt. Durch die **Ultrafiltration** wird überschüssige Flüssigkeit entzogen. Dann fließt das gereinigte und filtrierte Blut aus dem Dialysefilter über ein Schlauchsystem in den Blutkreislauf des Patienten zurück (▶ Abb. 57.9). Um Blutgerinnsel zu verhindern, wird das Blut im Schlauchsystem antikoaguliert. Dadurch kann es zur Blutungsneigung beim Patienten kommen.

Abb. 57.9 Hämodialyse.

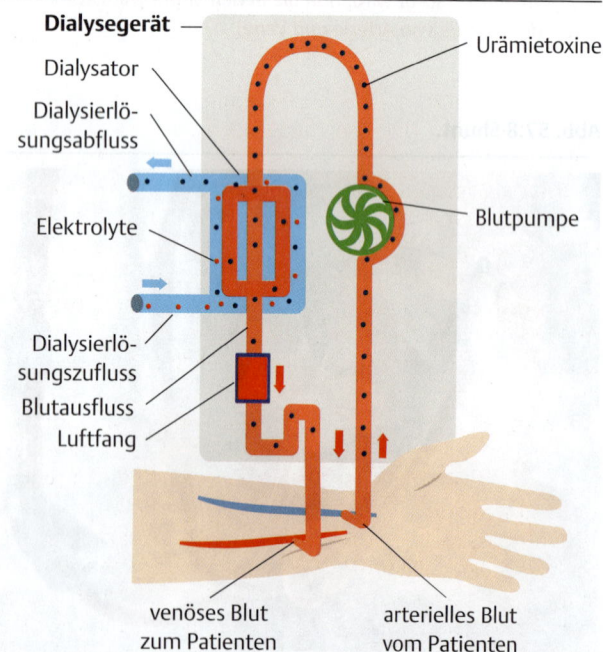

Schema der Hämodialyse.

Praktisches Vorgehen

Dialysepflichtige Patienten werden i.d.R. 3-mal pro Woche über 4–6 Stunden behandelt (▶ Abb. 57.10). Einige Dialysezentren bieten auch Nachtdialysen über 8 Stunden an, die vor allem berufstätigen Patienten die Möglichkeit bieten, ihren Beruf auszuüben. Circa 18 Liter Blut werden pro Stunde von den harnpflichtigen Substanzen während der Dialyse gereinigt – das Blut des Patienten durchläuft also mehrmals den Dialysator. Je länger ein Patient dialysiert, umso besser ist die Entgiftung und umso schonender der Flüssigkeitsentzug.

Andialysephase • Der Beginn der Dialyse muss für den Patienten schonend durchgeführt werden, denn die Dialyse ist eine sehr kreislaufbelastende Therapiemethode. Die Flüssigkeitsmenge, die wir unter normalen Umständen innerhalb von 24 Stunden ausscheiden, wird dem Patienten bei der Dialyse in kurzer Zeit (3–4 Stunden) entzogen. Je nach Standard der Einrichtung beginnt man mit 1–1,5 Stunden und erhöht diese Zeit täglich um 0,5–1 Stunde, bis die endgültige Dialysezeit erreicht ist – man nennt diese Phase auch Andialysephase. Der Blutfluss, also die Geschwindigkeit, mit der die Blutpumpe das Blut aus dem Patienten holt und durch das Dialysegerät transportiert, sollte zu Beginn der Dialyse nicht mehr als 200 ml/min betragen. Alle Dialyseparameter einschließlich der Ultrafiltration werden vom behandelnden Arzt festgelegt.

Trockengewicht • Nach der Andialysephase legt der Arzt das Trockengewicht oder auch Dialyseendgewicht (DEG) des Patienten fest. Unter Trockengewicht oder Dialyseendgewicht versteht man auch das Wohlfühlgewicht des Patienten, bei dem er z.B. keine Ödeme aufweist, keine Atemprobleme bestehen und der Hautturgor normal ist. Man kann auch sagen, das Trockengewicht ist das Körpergewicht des Patienten, bei dem eine optimale Flüssigkeitsbilanz für den Patienten besteht. Zur Festlegung des Trockengewichts nimmt der Arzt folgende Kriterien zur Beurteilung: Blutdruck, Hautturgor, Ödemstatus, Füllungszustand der Halsvenen, evtl. einen Röntgenthorax, um die Lunge zu beurteilen.

Flüssigkeitsentzug • Das Trockengewicht ist für das Pflegepersonal der grundlegende Parameter, um den Flüssigkeitsentzug bei der Dialyse einzustellen – denn nach der Dialyse sollte Patient wieder sein Trockengewicht erreicht haben. Der Patient wird vor jeder Dialyse gewogen, möglichst mit derselben Kleidung. Die Differenz zwischen dem gemessenen Gewicht und dem Trockengewicht ist die Ultrafiltrationsmenge für die Dialysebehandlung, also die Menge an Flüssigkeit, die dem Körper bei der Dialyse entzogen werden muss.

Elektrolytzusammensetzung • Mit der Zusammensetzung der Dialysespüllösung ist es möglich, direkten Einfluss auf die Diffusionsvorgänge während der Dialyse im Dialysator zu nehmen. Je niedriger eine bestimmte Teilchenkonzentration (z.B. Kaliumionen) in der Spüllösung ist, umso mehr Teilchen (Kaliumionen) werden aus dem Blut in diese Lösung diffundieren. Die Auswahl der Elektrolytzusammensetzung der Spüllösung richtet sich nach den Elektrolyten im Patientenblut. Deshalb werden vor jeder Dialyse die Elektrolyte im Patientenblut bestimmt.

Abb. 57.10 Dialyse.

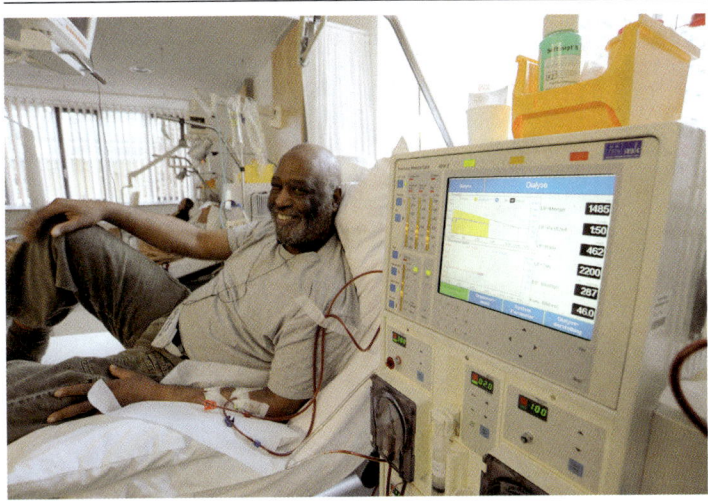

Patient bei der Dialyse.

> **WISSEN TO GO**
>
> **Hämodialyse – praktisches Vorgehen**
>
> Die Hämodialyse geschieht 3-mal die Woche über 4–6 Stunden. Dabei werden pro Stunde ca. 18 Liter Blut gereinigt und Flüssigkeit entzogen. Nach der Dialyse soll der Patient sein sog. Trockengewicht erreichen. Vor der Dialyse wird der Patient gewogen und der anzustrebende **Flüssigkeitsentzug** aus der Differenz zwischen dem gemessenen Gewicht und dem Trockengewicht berechnet. Vor der Dialyse wird die **Elektrolytzusammensetzung** im Patientenblut bestimmt und die Einstellung entsprechend gewählt.

Hämofiltration

Die Hämofiltration ist ein kontinuierliches Dialyseverfahren über 24 Stunden, das bei intensivpflichtigen Patienten mit einem akuten Nierenversagen angewandt wird. Der Flüssigkeitsentzug erfolgt kontinuierlich über 24 Stunden, was von kreislaufinstabilen Patienten besser vertragen wird (▶ Abb. 57.11).

Wie bei der Hämodialyse wird das Blut des Patienten über einen Hämofilter gepumpt und zum Patienten zurückgeführt. Der Aufbau des Hämofilters ist ähnlich dem des Dialysefilters. Das Blut fließt durch eng angeordnete Hohlfasern (Kapillaren), deren Membranwände mit Poren durchsetzt sind. Unter Einwirkung eines hydrostatischen Drucks wird aus dem Blut Plasmawasser durch die Kapillarmembran abgepresst. Im Plasmawasser gelöste Stoffe wie Elektrolyte, Harnstoff, Kreatinin und Phosphat werden mitgerissen. Großmolekulare Stoffe wie Blutkörperchen und Eiweiße können die Membran nicht passieren.

Die antreibenden Kräfte für diesen Vorgang sind Rollerpumpen an den Hämofiltrationsgeräten, die einen Druck vor bzw. im Filter aufbauen. Um einen hohen Flüssigkeits- und Substanzverlust zu verhindern, muss das abgepresste Ultrafiltrat einschließlich der gewünschten gelösten Stoffe durch die Zufuhr/Substitution von geeigneten Elektrolytlösungen ersetzt werden. Einen gewünschten Volumenentzug erreicht man, indem man die Substitution geringer hält, dies wird über die Geräteeinstellung gesteuert. Auch bei diesem Verfahren ist eine Antikoagulation des extrakorporalen

Abb. 57.11 Hämofiltration.

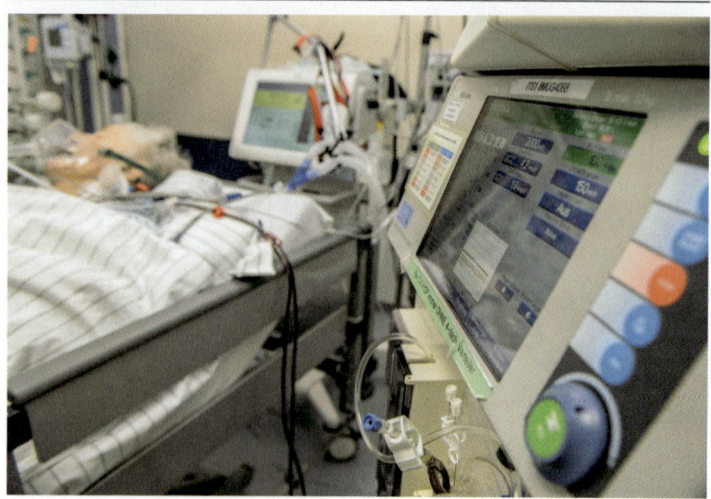

Bei der Hämofiltration erfolgt der Flüssigkeitsentzug kontinuierlich über 24 Stunden.

Kreislaufs notwendig, um ein Verstopfen des Filters durch Blutgerinnsel zu vermeiden.

Die Anordnungen für die Einstellung des Geräts trifft der behandelnde Arzt, den Aufbau des Geräts und die Durchführung der Behandlung übernimmt speziell geschultes Intensivpflegepersonal.

> **WISSEN TO GO**
>
> **Hämofiltration**
>
> Sie ist ein **kontinuierliches Dialyseverfahren** über 24 Stunden für intensivpflichtige Patienten mit akutem Nierenversagen. Wie bei der Hämodialyse wird das Blut des Patienten über einen Hämofilter gepumpt und zum Patienten zurückgeführt. Das abgepresste Ultrafiltrat muss einschließlich der gewünschten gelösten Stoffe durch Elektrolytlösungen ersetzt werden. Einen gewünschten Volumenentzug erreicht man, indem man die Substitution geringer hält. Auch hier ist eine Antikoagulation des Systems notwendig.

Komplikationen bei Hämodialyse und Hämofiltration

Hypovolämie

Der Blutdruckabfall ist eines der am häufigsten auftretenden Probleme während der Dialyse. Die Ursachen hierfür können unterschiedlich sein. So können kardiogene Störungen oder Blutungen auftreten oder der Blutdruckabfall kann direkt dialyseabhängig aufgrund des zu raschen Flüssigkeitsentzugs auftreten. Voraussetzung für einen stabilen Kreislauf ist, dass gleichmäßig Wasser aus dem Gewebe in das Blut des Patienten übertritt.

ACHTUNG
Ist der Flüssigkeitsentzug aus dem Blut zu hoch, kann das Wasser aus dem Gewebe nicht schnell genug in das Gefäßsystem diffundieren. Der Patient hat einen Volumenmangel im Gefäßsystem, auch wenn am Körper Ödeme zu erkennen sind. Erste Symptome können sein: Blässe, Kaltschweißigkeit, Übelkeit, Erbrechen und Bewusstseinstrübung.

Wichtig ist es, die Ursache so schnell wie möglich zu erkennen und auszuschalten. Als erste Maßnahme ist der Flüssigkeitsentzug zu reduzieren bzw. zu stoppen, eine Blutdruckmessung durchzuführen und wenn nötig, der Patient in Schocklage zu bringen. Der Arzt ist unmittelbar zu informieren. Nach Anordnung des Arztes kann Volumen über das Dialysesystem verabreicht werden oder evtl. langsam eine Injektion oder Infusion einer hochmolekularen Substanz (z. B. Glukose 40 %) durchgeführt werden.

Infektionen

Durch unsachgemäßen Umgang mit zentralvenösen Kathetern und Missachtung der hygienischen Richtlinien bei der Shuntpunktion kann es zu Infektionen des Gefäßzugangs kommen. Kontaminierte Blutschlauchsysteme oder Heparinlösungen können ebenso eine Infektion hervorrufen. Durch Hautverletzungen im Shuntbereich können Keime eindringen und zu einer Shuntinfektion führen.

Vor jeder Shuntpunktion bzw. vor jedem Katheteranschluss muss der Shunt oder die Punktionsstelle auf Infektionszeichen überprüft werden.

ACHTUNG
Ein infizierter Shunt darf nicht punktiert werden, an einen infizierten Katheter darf nichts angeschlossen werden, um eine Keimverschleppung und die Gefahr der Sepsis zu vermeiden.

Als Therapie wird häufig ein Antibiotikum verordnet. Ist die Infektion sehr ausgeprägt, muss ein temporärer zentralvenöser Katheter gelegt werden, um die Dialyse durchzuführen und den Shunt zu schonen.

Allergische Reaktionen

Während der Dialyse kommt das Blut des Patienten mit Fremdmaterialien in Kontakt, dies kann zu allergischen Reaktionen führen. Auslöser können sein: Materialien des Dialysefilters, Desinfektionsmittelrückstände am Schlauchsystem oder Medikamente, die während der Dialyse gegeben werden, z. B. Heparin oder Eisenpräparate. Zeichen hierfür sind: Juckreiz, Rötung der Haut bis zu Quaddelbildung, Hitzegefühl, Flush, erschwerte Atmung bis zur Schocksymptomatik wie Hypotonie und Tachykardie. Die allergischen Reaktionen treten meist zu Beginn der Dialyse auf. Entsprechende kausale und symptomatische Maßnahmen müssen durchgeführt werden, evtl. muss die Dialyse sogar abgebrochen werden. Bei der nächsten Dialyse versucht man, den auslösenden Faktor zu vermeiden.

Blutungen

Nach der Dialyse kann es zu **Nachblutungen aus dem Shunt** kommen. Der Patient sollte wissen, dass er sofort den Arzt oder das Pflegepersonal informiert. Die Blutungsstelle muss sofort effektiv komprimiert und nach der Ursache der Shuntblutung gesucht werden. Ursachen können eine Gerinnungsstörung oder ein ausgeprägtes Shuntaneurysma sein. Lässt sich die Blutung nicht stoppen, kann eine chirurgische Intervention erfolgen. Nach einer Gerinnungskontrolle sollte die Heparindosierung bei der nächsten Dialyse angepasst werden.

Aufgrund der Antikoagulation während der Dialyse kann es auch zu **gastrointestinalen** oder **intrazerebralen Blutungen** kommen. Bei Verdacht darauf ist die Dialyse sofort abzubrechen und eine sofortige Diagnostik mit anschließender Therapie einzuleiten.

>
> **WISSEN TO GO**
>
> **Dialyse – Maßnahmen bei Komplikationen**
> - **Hypovolämie**: Dialysestopp, ggf. Schocklage, Volumengabe
> - **Infektion**: Shuntinspektion, Hautdesinfektion; Antibiose bei infiziertem Gefäßzugang, ggf. Entfernung des Katheters
> - **allergische Reaktion**: Kreislaufüberwachung, ggf. Sauerstoffgabe, Dialysestopp, Gabe von Antiallergika nach Arztanordnung
> - **Blutung aus dem Shunt**: Abdrücken, ggf. Notfallmaßnahmen, Beseitigen der Ursache

Pflegerische Aufgaben bei der Hämodialyse

Vorbereitung des Patienten • Wenn der Patient stationär betreut wird, sollte sichergestellt werden, dass er vor der Dialyse die Möglichkeit hat, seine Körperpflege durchzuführen, ggf. wird er dabei unterstützt. Pflegende sollten dafür sorgen, dass er je nach Tageszeit seine Mahlzeiten und die täglichen Medikamente erhält bzw. diese ihm mit in die Dialyseeinrichtung gegeben werden. Der Patient sollte ggf. seine Hilfsmittel (Brille, Hörgeräte) sowie Beschäftigungsmaterialien (Zeitschriften, Rätselhefte, Laptop) mit zur Dialyse nehmen. 4–6 Stunden können ohne Beschäftigung sehr lang werden. Je nach Einrichtung werden die Patienten zur Dialyse abgeholt oder Pflegende der Station bringen den Patienten. In der Dialyseabteilung wird der Patient von den Dialysefachkräften übernommen. Diese wiegen den Patienten und messen Blutdruck und Puls.

Dialyse • Speziell geschultes Pflegepersonal übernimmt den Aufbau der Dialysegeräte und führt die Behandlung durch. Nach der Shuntpunktion oder Eröffnung des Katheters wird der Patient unter aseptischen Bedingungen an das Dialysegerät angeschlossen. Während der Dialyse wird der Blutdruck des Patienten in regelmäßigen Abständen überwacht und dokumentiert. Eine Pflegefachkraft muss sich immer im Patientenzimmer aufhalten, um die Patienten- und Geräteüberwachung zu gewährleisten.

Nachbereitung Shunt • Am Ende der Dialyse erhält der Patient das Blut aus dem Dialysekreislauf zurück, danach ist die Behandlung beendet. Die Shuntnadeln werden nacheinander entfernt und die Einstichstelle 15–20 Minuten komprimiert. Das Komprimieren kann nach einer Schulung vom Patienten selbst übernommen werden. Anschließend werden die Einstichstellen mit einer sterilen Kompresse abgedeckt und der Shunt mit einer elastischen Binde locker umwickelt. Es darf keine Dauerkompression auf den Shunt ausgeübt werden. Der Verband kann vom Patienten nach 12–24 Stunden entfernt werden.

Nachbereitung Dialysekatheter • Ein Dialysekatheter wird unter strikter Einhaltung der hygienischen Richtlinien mit physiologischer Kochsalzlösung durchgespült. Anschließend wird er mit einer standardisierten Lösung, bestehend aus Heparin und Kochsalzlösung geblockt, um einer Thrombosierung bis zur nächsten Dialyse vorzubeugen. Die Blockungsmenge richtet sich nach der Kathetergröße und ist auf dem Katheter vermerkt. Der Katheter wird komplett steril verbunden. Falls der Patient zu Hause duschen möchte, kann der Katheterverband noch zusätzlich mit einem wasserdichten Folienverband abgedeckt werden.

Nachbereitung Dialysegerät • Das gebrauchte Schlauchsystem wird komplett verworfen und das Dialysegerät flächendesinfiziert. Nach jeder Dialyse wird eine Maschinendesinfektion durchgeführt. Dieses automatische Programm wird an der Maschine eingestellt.

Informieren, Schulen, Beraten bei Nierenersatztherapie

Der chronischen Niereninsuffizienz geht oft ein langer Krankheitsweg voraus, auf dem der Patient viele Höhen und Tiefen durchlebt. Der Dialysebeginn stellt einen weiteren Tiefpunkt in seinem Krankheitsverlauf dar. Abhängig von der Dialysemaschine, dem medizinischen Personal und den festgelegten Dialysezeiten kann die Stimmung des Patienten zwischen Aggression und Hadern oder Zweifeln, bis zu depressiven Verstimmungen schwanken. Oft sind es auch Ängste, die den Patienten belasten, z. B. um seine eigene Zukunft und die seiner Familie. Auch berufliche Sorgen und finanzielle Probleme können den Patienten belasten. Pflegende sollten ein offenes Ohr für seine Probleme haben. Sozialverbände wie der VDK (Sozialverband VdK Deutschland e. V.) können eine Beratung in rechtlichen und sozialen Fragen geben. Pflegende können dem Patienten die Möglichkeit aufzeigen, die Anerkennung einer Schwerbehinderung zu beantragen, diese gibt ihm einen erweiterten Kündigungsschutz und finanzielle Entlastung bei Zuzahlungen. Gibt es einen Sozialarbeiter in der Klinik, ist es hilfreich, ihn als Experten hinzuziehen.

In zahlreichen **Selbsthilfegruppen** kann sich der Patient mit anderen Betroffenen austauschen und Rat holen. Auf der Internetseite des Bundesverbands Niere e. V. sind die Selbsthilfegruppen nach Bundesländern aufgelistet. Auch auf Urlaub und Reisen braucht der Patient nicht zu verzichten. Es gibt europaweit ein sehr dichtes Netz von Feriendialysen. Die Kosten der Dialyse werden i. d. R. von den Kassen übernommen.

Ernährung und Flüssigkeitsaufnahme

Vielen Patienten fällt es schwer, sich an die strenge Diät zu halten. Essen und Trinken ist nicht nur Nahrungsaufnahme, sondern hat auch gesellschaftlich einen hohen Stellenwert. Ein Treffen mit Freunden und Verwandten beinhaltet meist ein gemütliches Essen. Wichtig ist es, dem Patienten keine Verbotsregeln aufzustellen, sondern das richtige Maß zu vermitteln. Eine Handvoll Erdbeeren macht keine Hyperkaliämie – 1 Kilo Erdbeeren durchaus. Eine **Ernährungsberatung** für Patient und Partner oder Angehörige ist enorm wichtig. Eine Ernährungsumstellung ist oftmals ein langsamer Prozess. Pflegende sollten versuchen, den Patienten zu bestärken und ihm die Notwendigkeit der Nahrungsumstellung erklären.

> *Nur noch 1 Liter am Tag trinken.*

Die Flüssigkeitsaufnahme ist meist ein noch größeres Problem für den Patienten. Die Faustregel für die tägliche Flüssigkeitsaufnahme lautet: 500–800 ml/Tag zuzüglich der Restausscheidung. Da diese oftmals nur noch 200–300 ml/Tag beträgt, liegt die gesamte Trinkmenge pro Tag bei knapp 1 Liter und damit für viele Menschen deutlich unter der benötigten Menge. Viele Patienten kommen mit enorm hohen Gewichtszunahmen zur nächsten Dialyse, weil sie ihr Durstgefühl nicht bremsen können. Hohe Gewichtsabnahmen durch hohen Flüssigkeitsentzug während der Dialyse können aber zu massiven Kreislaufproblemen führen.

Tipps für den Patienten • Er sollte alle großen Gläser in seinem Haushalt verbannen, ein volles kleines Glas ist besser als ein großes, das er nur halb füllen darf. Suppe und Joghurt werden als Flüssigkeit gewertet, vielleicht kann er darauf verzichten. Der Patient sollte scharfe und salzige Speisen meiden, sie verursachen noch mehr Durst. Würzen kann man auch mit frischen Kräutern. Ebenso sind süße Limonaden keine geeigneten Durstlöscher. Zwischendurch Eiswürfel oder saure Bonbons zu lutschen, kann das Durstgefühl nehmen.

Der Patient sollte immer wieder darauf hingewiesen werden, dass er sein Herz-Kreislauf-System mit zu viel Flüssigkeit belastet. Es kann auch hilfreich sein, das der Patient ein Ernährungsprotokoll anfertigt. In diesem notiert der Patient im dialysefreien Intervall, welche Nahrungsmittel und Getränke er zu sich nimmt. Oftmals wird ihm dann erst bewusst, wo die Fehler liegen. Schulmeisterhaftes Auftreten muss unbedingt vermieden werden. Pflegende sollten versuchen, sich in den Patienten hineinzuversetzen und mit ihm gemeinsam nach Lösungen zu suchen.

WISSEN TO GO

Hämodialyse – Informieren, Schulen, Beraten

Die Dialysebehandlung stellt für den Patienten und sein Umfeld häufig eine große **Belastung** dar. Pflegende sollten ein offenes Ohr für die Sorgen des Patienten haben und ihn hinsichtlich Sozialverbänden, Schwerbehindertenrecht und Selbsthilfegruppen beraten.

Im Rahmen der Ernährungs- und Flüssigkeitsberatung lautet die **Faustregel für die Flüssigkeitsaufnahme**: 500–800 ml/Tag zuzüglich der Restausscheidung. Hier helfen Tipps wie die Verwendung von kleinen Gläsern sowie der Verzicht auf Salziges, Scharfes und Süßes. Ein Ernährungsprotokoll hilft, Fehler beim Essen und Trinken aufzuzeigen.

Peritonealdialyse

Prinzip • Im Gegensatz zur Hämodialyse findet die Peritonealdialyse im Körperinneren statt. Über einen dauerhaft in den Bauchraum implantierten Katheter werden 1,5–2,5 l einer sterilen Dialyselösung der Schwerkraft folgend in die Bauchhöhle eingebracht. Das Peritoneum (Bauchfell) dient dabei als natürliche Dialysemembran (▶ Abb. 57.12). Die Oberfläche des Peritoneums hat in etwa die Größe eines Hämodialysefilters und ist von einem verzweigten Kapillarnetz umgeben. Durch die semipermeable Membran der Kapillarwände diffundieren niedermolekulare Stoffe wie Elektrolyte, Harnstoff und Kreatinin mithilfe einer Dialyserlösung vom Ort der hohen Konzentration zum Ort der niedrigen Konzentration. Durch die osmotische Wirkung der glukosehaltigen Dialysatlösung wird überschüssiges Wasser entfernt. Hier wandern die Wassermoleküle vom Ort der niedrigen Konzentration zum Ort der hohen Konzentration. Die Dialyseflüssigkeit verbleibt über mehrere Stunden in der Bauchhöhle und wird 3- bis 5-mal täglich ausgewechselt.

Vorteile • Die Peritonealdialyse ist ein Heimdialyseverfahren, das der Patient selbstständig durchführen kann. Es bietet ihm eine größere Unabhängigkeit und flexiblere Tagesgestaltung. Erwachsene können einen Beruf ausüben

Abb. 57.12 Peritonealdialyse.

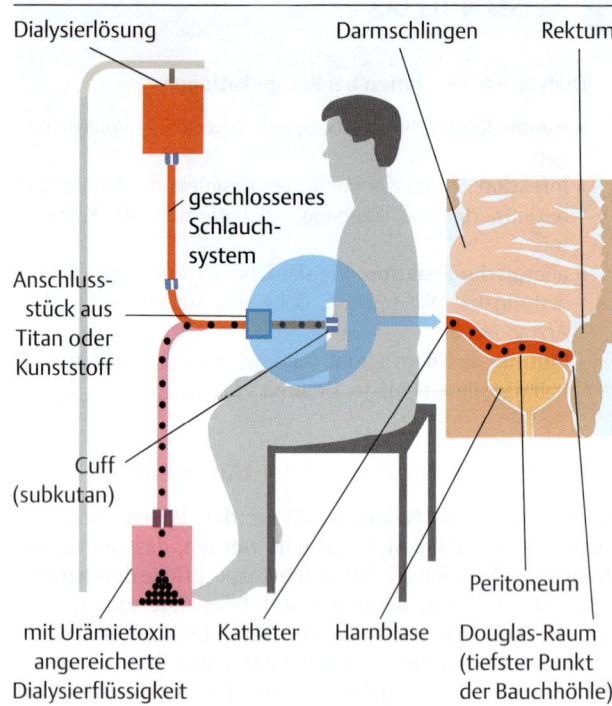

Prinzip der Peritonealdialyse.

und Kinder zur Schule gehen. Diätetische Einschränkungen sind meist nicht so streng, da die Peritonealdialyse rund um die Uhr, über 24 Stunden durchgeführt wird und somit eine permanente Entfernung der Urämietoxine stattfindet. Der kontinuierliche Volumenentzug ist schonender für das Herz-Kreislauf-System.

Voraussetzungen • Da der Patient die Behandlung selbstständig zu Hause oder auch am Arbeitsplatz durchführt, ist eine ausführliche Patientenschulung notwendig. Ein besonderes Augenmerk sollte auf den hygienisch korrekten Umgang mit dem Katheter gelegt werden, um einer Peritonitis (Bauchfellentzündung) vorzubeugen. Eine Peritonitis kann sehr gefährlich sein. Oft auftretende Peritonitiden können zum Verlust der Peritonealfunktion führen und eine Peritonealdialyse somit unmöglich machen. Um eine Peritonealdialyse durchführen zu können, muss der Patient kooperationsbereit und körperlich fit sein.

Kontraindikationen • Nicht geeignet ist die Peritonealdialyse für Patienten, die unter einer chronisch-entzündlichen Darmerkrankung, Divertikulitis, einer chronisch-obstruktiven Lungenerkrankung oder chronisch-entzündlichen Hauterkrankungen leiden. Auch bei starken Verwachsungen am Peritoneum nach Bauchoperationen oder bei bestehendem Kolo- oder Nephrostoma kann die Peritonealdialyse nicht durchgeführt werden.

Durchführung

Um eine Peritonealdialyse durchführen zu können, wird dem Patienten in einem minimalinvasiven chirurgischen Eingriff ein Peritonealdialysekatheter implantiert.

Bei der Peritonealdialyse läuft die sterile Dialyselösung mittels Schwerkraft (wie bei einer Infusion) aus dem Lösungsbeutel mittels eines Infusionssystems (meist schon am Beutel fixiert) in den Bauchraum ein. Das Einlaufen dauert ca. 15–20 Minuten. Danach wird der Katheter verschlossen und der Beutel (das Infusionssystem) dekonnektiert und mit einem sterilen Konus verschlossen. Die Dialyselösung verbleibt für die vorher festgelegte Zeit/Verweilzeit (Absprache Dialysearzt und Patient) im Bauchraum. Der Patient ist frei beweglich und kann seiner Beschäftigung nachgehen. Nach Ablauf der Verweilzeit muss die nun mit harnpflichtigen Substanzen angereicherte Dialyseflüssigkeit inklusive des überschüssigen Wasser wieder aus dem Bauchraum entfernt werden. Dazu wird an den Katheter ein steriles leeres Beutelsystem angeschlossen und diesmal unter Patientenniveau angebracht. So kann die Flüssigkeit aus dem Bauchraum mittels Schwerkraft herauslaufen. Das Auslaufen dauert wiederum ca. 15–20 Minuten.

Die Verweilzeit der Dialyseflüssigkeit und die Frequenz des täglichen Wechsels (Einlauf/Auslauf) muss je nach Transporteigenschaften des Peritoneums und der Restharnfunktion vom Arzt in Absprache mit dem Patienten festgelegt werden.

Das ausgelaufene Dialysat wird mit der Federwaage abgewogen. In der Regel ist die Auslaufmenge größer als die Einlaufmenge. Die Differenz zur Einlaufmenge ist die Ultrafiltration.

Grundsätzlich unterscheidet man zwischen der kontinuierlichen ambulanten Peritonealdialyse, kurz **CAPD** (engl. **c**ontinuous **a**mbulant **p**eritoneal **d**ialysis), die der Patient selbstständig durchführt, und der automatischen oder apparativen Peritonealdialyse **APD** (engl. **a**utomatic **p**eritoneal **d**ialysis). Bei der APD wird der Wechsel der Dialysatbeutel maschinell über einen Cycler gesteuert.

Bei der CAPD führt der Patient 3- bis 5-mal am Tag den Beutelwechsel selbstständig durch. Bei der APD schließt sich der Patient über Nacht an den Cycler an, der dann die Beutelwechsel übernimmt.

WISSEN TO GO

Peritonealdialyse – Grundlagen

Über einen dauerhaft implantierten Katheter wird Dialyseflüssigkeit in den Bauchraum gegeben. Dabei dient das **Kapillarnetz des Peritoneums** als Dialysemembran. Der Patient führt diese Dialyse selbstständig zu Hause durch. Da die Peritonealdialyse rund um die Uhr läuft, sind die Ernährungsregeln weniger streng und das Herz-Kreislauf-System wird geschont. Sehr wichtig ist der hygienische Umgang mit dem Katheter, sonst droht eine Peritonitis.
- **CAPD**: Beutelwechsel durch den Patienten 3- bis 5-mal am Tag
- **APD**: nächtlicher Beutelwechsel über den Cycler

Beutelwechsel und Pflege der Katheteraustrittsstelle

Im Prinzip können die Beutelwechsel überall dort durchgeführt werden, wo die hygienischen Verhältnisse es erlauben (zu Hause, am Arbeitsplatz, im Hotel). Optimalerweise steht dafür ein separater Raum zur Verfügung. Dort sollte regelmäßig staubgewischt, staubgesaugt und gut gelüftet werden. Der Zutritt für Haustiere sollte verboten sein. Fenster und Türen müssen während des Wechsels geschlossen sein, um Zugluft zu vermeiden.

Der Patient muss sensibilisiert werden, die **hygienischen Richtlinien einzuhalten**, um eine Infektion des Katheters und eine dadurch **drohende Peritonitis** zu **vermeiden**. Ist der Patient stationär im Krankenhaus, betreut die Dialyseabteilung den Patienten und ist ihm beim Wechsel der Beutel behilflich. Alle im Raum anwesenden Personen müssen einen **Mundschutz tragen**, um Kontaminationen der Konnektionsstelle durch Keime aus dem Nasen-Rachen-Raum zu vermeiden.

Dokumentation • Egal ob zu Hause oder in der Klinik, zur Therapiekontrolle sollten immer folgende Parameter in einem Protokoll notiert werden: Datum, Uhrzeit, Ein- und Auslaufmenge, Konzentration der Dialysatlösung, Körpergewicht – am besten immer morgens nach dem ersten Beutelwechsel – und 2-mal täglich der Blutdruck.

Katheteraustrittsstelle • Auf eine gute Körperhygiene ist unbedingt zu achten. Vor dem Duschen sollte der Verband entfernt werden. Frühestens 4–6 Wochen nach der Katheteranlage darf der Patient duschen – bei reizloser Katheteraustrittsstelle (▶ Abb. 57.13). Er sollte nur milde Shampoos verwenden. Beim Abtrocknen sollte die Katheteraustrittsstelle ausgespart werden. Der Katheteraustritt sollte mit sterilen Kompressen abgetrocknet und dann wie üblich desinfiziert und verbunden werden. Auf Vollbäder ist aus hygienischen Gründen zu verzichten. Ein täglicher Wechsel der Unterwäsche ist zu empfehlen.

WISSEN TO GO

Peritonealdialyse – Pflege

Beim Umgang mit dem Katheter sind Mundschutz, hygienische Händedesinfektion und Desinfektion der Arbeitsflächen Pflicht. Der **Beutelwechsel** muss in einem hygienisch geeigneten Raum durchgeführt werden. Zu hause ist darauf zu achten, dass der Raum frei von Schmutz, Staub und Zugluft ist. Es muss ein Mundschutz getragen werden.
Katheteraustrittsstelle:
- mit milder Seife duschen, vorher Verband entfernen
- Katheteraustritt mit sterilen Kompressen abtrocknen, desinfizieren und verbinden
- Unterwäsche täglich wechseln und auf Vollbäder verzichten

Abb. 57.13 Reizlose Katheteraustrittsstelle.

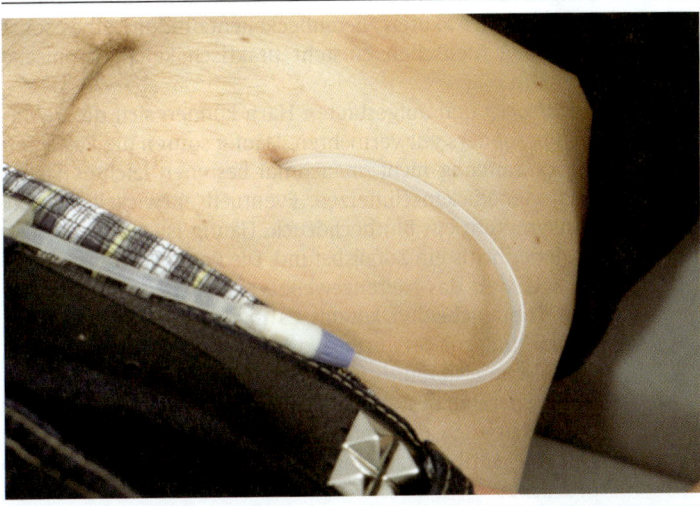

Die häufigste Komplikation einer Peritonealdialyse ist die Infektion der Katheteraustrittsstelle mit der Gefahr einer Peritonitis. Das Einhalten der hygienischen Richtlinien ist deshalb sehr wichtig: Bei Anzeichen einer Infektion sollte der Patient den Arzt aufsuchen.

57.4.8 Vesikoureteraler Reflux

Definition Vesikoureteraler Reflux
Der unphysiologische, also normalerweise nicht stattfindende Rückfluss von Harn aus der Blase in Richtung Ureteren (Harnleiter) und Nieren wird als vesiko-(Blase)-uretero-(Harnleiter)-renaler(Nieren)-Rückfluss (kurz VUR) bezeichnet oder auch einfacher als Refluxuropathie.

Beim VUR fließt der Harn nicht mehr richtig ab. Vielmehr staut er sich in Nieren oder Harnwegen auf oder fließt sogar von Blase und/oder Harnleiter wieder zurück in Richtung Nieren. In aufgestautem Harn vermehren sich Bakterien besonders gut, dadurch kann es zu chronischen Entzündungen im ableitenden Harnsystem kommen.

Der vesikoureterorenale Reflux kann angeboren (kongenital, **primärer VUR**) oder erworben (**sekundärer VUR**) sein, z.B. durch ein Hindernis in den Harnwegen oder eine neurogene Blasenfunktionsstörung. Ein VUR kommt auch bei Kindern vor und kann Ursache von häufigen Harnwegsinfekten sein. Diagnostiziert werden meist zunächst die häufigen Harnwegsinfekte und oder andere Symptome, die von der Niere ausgehen können. Bei Kindern fallen evtl. Entwicklungsstörungen auf. Sonografie und Miktionszystourethrografie sind Methoden, mit denen man erweiterte Harnwege bzw. den Reflux diagnostizieren kann.

Die Infekte werden mit Antibiotika behandelt, ggf. wird ihnen auch mit Antibiotika vorgebeugt. Eventuell erfolgt eine operative Korrektur bei Fehlmündung der Ureteren in die Blase. Die Prognose ist abhängig davon, ob man die Infekte in den Griff bekommt und das Nierengewebe nicht dauerhaft geschädigt wird.

57.4.9 Chronische Pyelonephritis

Definition Chronische Pyelonephritis
Eine chronische Pyelonephritis ist eine andauernde oder immer wiederkehrende (rezidivierende) Entzündung des Nierengewebes, bei der das Gewebe geschädigt wird.

Die häufigste Ursache ist der sog. **Reflux**, d.h. der Rückfluss von Urin aus der Blase in das harnableitende System bis zum Nierenbecken, z.B. durch Fehlbildungen, Harnabflussstörungen. Sie besteht daher oft schon seit dem frühen Kindesalter. Aus der akuten Nierenbeckenentzündung eines sonst gesunden Menschen entsteht praktisch keine chronische Form.

Im rück- und aufgestauten Harn können sich die Bakterien besonders gut vermehren. Häufig spüren die Patienten die Erkrankung nicht, manchmal bestehen leichtes Fieber und/oder Rückenschmerzen. Eventuell entwickelt sich als Erstsymptom ein Bluthochdruck. Häufig ist die chronische Pyelonephritis ein Zufallsbefund. Die Prognose hängt davon ab, wie weit das Nierengewebe geschädigt ist. Bei zu spätem Therapiebeginn kommt es infolge der zunehmenden Vernarbung zur Zerstörung von Nierengewebe und zu einer chronischen Niereninsuffizienz mit Dialysepflicht (S. 1043).

Die Therapie besteht in der Beseitigung der Ursache, also die Beseitigung der Abflussbehinderung. Zusätzlich erfolgen eine Antibiotikatherapie und eine Einstellung des Blutdrucks.

57.4.10 Nierentumoren

Grundlagen

Definition Nierentumoren
Nierentumoren sind benigne (gutartige) oder maligne (bösartige) Neoplasien (Zellneubildungen) der Nieren.

Die bösartigen Geschwulste überwiegen deutlich mit 95% aller Nierentumoren. Bei Erwachsenen ist der häufigste Tumor das **Nierenzellkarzinom** (**Hypernephrom**), im Kindesalter tritt der **Wilms-Tumor** am häufigsten auf. Bei den gutartigen Nierentumoren geht die Zellneubildung z.B. vom Fettgewebe aus (sog. Lipome) oder von Gefäßen und Muskelzellen (Angioleiomyome).

Das Nierenzellkarzinom entsteht durch Entartung von Nierenparenchym, meist der proximalen Tubuluszellen. Histologisch gesehen zählen sie zu den Adenokarzinomen. Metastasierungen erfolgen meist in die Lunge und in das Skelettsystem. Der Wilms-Tumor bei Kindern ist ein Tumor, der sich aus embryonalem Gewebe entwickelt.

Die Ursachen für die Entstehung des Tumors sind nicht genau bekannt. Als **Risikofaktoren** werden Rauchen, Übergewicht, Schmerzmittelabusus und eine Exposition mit Kadmium, Blei, Teer und Holzschutzmitteln gesehen. Gesicherte Faktoren sind eine **chronische Niereninsuffizienz** und eine **positive Familienanamnese**. Männer sind deutlich häufiger betroffen als Frauen.

Nierenzellkarzinome verursachen im Frühstadium meist keine Symptome. Sie wachsen allerdings infiltrierend, zerstören also das gesunde Nierengewebe und rufen dann im späteren Verlauf Symptome wie Hämaturie (Blut im Urin) und – seltener – Flankenschmerz hervor. Circa 60% der Tumoren werden heute als Zufallsbefund bei bildgebenden Verfahren (Sonografie, CT) entdeckt. Mittels CT/MRT werden sie genauer beurteilt. Zusätzlich erfolgt ein Staging (Stadieneinteilung), also die Beurteilung der Tumorausbreitung (Metastasierung) im Körper mittels Röntgenaufnahme des Thorax und einer Skelettszintigrafie bei Verdacht auf Knochenmetastasen.

Therapie und Pflege

Mit Fortschreiten der technischen Möglichkeiten versucht man heute i.d.R. eine minimalinvasive **Tumorresektion** mit Erhalt der gesunden Nierenanteile. Nur bei sehr ausgedehnten Tumoren ist eine **komplette Entfernung** der betroffenen Niere notwendig (Tumornephrektomie). Die Aufgaben der entfernten Niere werden dann vom gesunden Organ übernommen. Bei sehr kleinen Tumoren kann auch eine Nierenteilresektion durchgeführt werden.

Strahlen- und Chemotherapie sind gegen das Nierenzellkarzinom nahezu wirkungslos. In fortgeschrittenen Stadien wird eine Immuntherapie eingesetzt. Eine weitere Therapiemöglichkeit ist die **Radiofrequenzablation**. Dabei wird eine Sonde über die Haut unter Röntgenkontrolle direkt bis in den Tumor geschoben und das Tumorgewebe unter lokaler Hitzeeinwirkung „verkocht bzw. eingeschmolzen".

Die Therapie des Wilms-Tumors ist abhängig vom Alter des Kindes und vom Stadium der Erkrankung. Hier stehen Operation, Bestrahlung und Chemotherapie als wirksame Therapiemethoden zur Verfügung.

Die Patienten kommen i.d.R. zur Operation ins Krankenhaus. Zu den pflegerischen Aufgaben gehören dann die perioperative Versorgung und Betreuung (S. 743) und die Begleitung eines Tumorpatienten (S. 776).

WISSEN TO GO

Nierentumoren

Von allen Nierentumoren sind 95 % bösartige Geschwulste. Sie zählen zu den Adenokarzinomen und metastasieren in Lunge und Skelett. Der Wilms-Tumor bei Kindern entwickelt sich aus embryonalem Gewebe.

Als gesicherte **Risikofaktoren** gelten eine chronische Niereninsuffizienz und eine positive Familienanamnese. **Symptome** sind Hämaturie und Flankenschmerz. Als **Therapie** wird die befallene Niere operativ entfernt. Der Wilms-Tumor wird mittels Operation, Bestrahlung und Chemotherapie therapiert.

57.4.11 Urolithiasis

Grundlagen

Definition Urolithiasis
Bei der Urolithiasis (Harnsteinleiden) bilden sich Konkremente (Steine) in den Harnwegen (griech. lithos = Stein). Je nachdem, wo der Stein liegt, spricht man von Nephrolithiasis (Stein in der Niere), Ureterolithiasis (Stein im Harnleiter), Zystolithiasis (Stein in der Harnblase), Urethralithiasis (Stein in der Harnröhre).

Im klinischen Sprachgebrauch werden jedoch meist ausschließlich die Begriffe Urolithiasis und Nephrolithiasis verwendet.

Steine im Harnsystem bilden sich, wenn normalerweise im Urin **gelöste Stoffe** so hoch konzentriert sind, dass sie im Urin **kristallisieren**. Dies geschieht z. B. bei Erkrankungen wie Hyperparathyreoidismus (S. 1108) (zu viel Kalzium), Gicht (S. 1094) (zu viel Harnsäure), Morbus Crohn (S. 997) (zu viel Oxalat). Aber auch bei einer zu großen Zufuhr bestimmter Stoffe über die Nahrung (z. B. **zu viel Fleisch**) in Kombination mit **Bewegungsmangel** und einer zu **geringen Flüssigkeitszufuhr** kann es zu Harnsteinen kommen.

Zu einem Leiden werden Harnsteine erst dann, wenn sie eine gewisse Größe haben, die Harnwege blockieren oder zu wandern beginnen und das Harnsystem versucht, sie nach außen zu transportieren. Schmerzen bei Harnwegssteinen sind daher kolikartig und können extrem stark sein. Gegebenenfalls sind die Schmerzen begleitet von Übelkeit und Erbrechen. Verursacht der Stein eine Harnabflussstörung, kann zusätzlich ein Harnwegsinfekt entstehen.

Diagnostisch können die Steine ggf. über Sonografie und/oder über eine radiologische Kontrastmitteldarstellung sichtbar gemacht werden.

Mitwirken bei der Therapie

Bei Nierenkoliken steht die **intensive Schmerztherapie** im Vordergrund. Hier können Analgetika und Spasmolytika (krampflösende Medikamente) zum Einsatz kommen. Lokale Wärme kann lindernd wirken. Nach ärztlicher Absprache können Pflegende im kolikfreien Intervall z. B. feuchtwarme Wickel anwenden oder dem Patienten ein Vollbad vorbereiten. Damit die Steine ausgeschwemmt werden können, muss der Patient **viel trinken**, mind. 3–4 Liter. Schafft der Patient diese Trinkmenge nicht, können zusätzlich Infusionen gegeben werden. Treten Zeichen einer Harnwegsinfektion auf, erhält der Patient zusätzlich Antibiotika.

Bei zu großen Steinen (> 8 mm), Harnstau in das Nierenbecken, Auftreten eines fiebrigen Harninfekts oder starken Koliken, die mit Schmerzmittel nicht zu beherrschen sind, können sie z. B. durch eine **ESWL** (extrakorporale Stoßwellenlithotripsie) zertrümmert werden. Gegebenenfalls müssen sie **endoskopisch entfernt** werden, z. B. über eine perkutane Nephrolithotomie = PCNL oder Ureteroskopie. Nur sehr große Steine, die das Nierenhohlsystem komplett ausfüllen, werden durch eine offene Operation entfernt.

WISSEN TO GO

Urolithiasis

Steine liegen in Harnblase, Harnleiter oder Niere. Sie bilden sich, wenn Stoffe im Urin so hoch konzentriert sind, dass sie kristallisieren. **Symptome** wie starke kolikartige Schmerzen treten erst auf, wenn die Harnwege blockiert sind. Die **Diagnostik** erfolgt durch Sonografie bzw. Radiologie. **Therapie und Pflege**:
- Schmerztherapie mit Analgetika und Spasmolytika
- im kolikfreien Intervall ggf. lokale Wärme
- 3–4 l Flüssigkeitsaufnahme, ggf. über Infusionen
- bei Zeichen einer Harnwegsinfektion zusätzlich Antibiotika
- bei großen Steinen (> 8 mm), Harnstau in das Nierenbecken, Auftreten eines fiebrigen Harninfekts oder starken Koliken, ESWL (extrakorporale Stoßwellenlithotripsie) oder endoskopische Entfernung

Extrakorporale Stoßwellenlithotripsie

Definition Extrakorporale Stoßwellenlithotripsie
Die ESWL ist ein technisches Verfahren, bei dem von außen mittels mechanischer Druck- bzw. Stoßwellen Steine zertrümmert werden, sodass diese auf natürlichem Wege ausgeschieden werden können.

Vorbereitung • Wird bei einem Patienten eine ESWL durchgeführt, muss am Tag vor der Therapie Blut für die aktuellen Blutgerinnungswerte und ein kleines Blutbild abgenommen werden. Nimmt der Patient blutgerinnungshemmende Medikamente, müssen diese nach Rücksprache mit dem Arzt rechtzeitig abgesetzt werden. Am Tag vor der ESWL sollte der Patient blähende Speisen und Getränke meiden. Eventuell können entblähende Medikamente wie Lefax auf ärztliche Anordnung gegeben werden. Denn zu viel Luft im Darm könnte eine genaue Lokalisation des Steines erschweren. Die Entscheidung, ob der Patient nüchtern sein muss, ist abhängig von der Narkoseart.

Beobachtung nach der ESWL • Nach der ESWL sollte der Kreislauf des Patienten engmaschig überwacht werden. Weiterhin überwachen Pflegende die Infusionen zur Flüssigkeitszufuhr und bilanzieren die Ein- und Ausfuhr. 2–4 Stunden nach der ESWL darf der Patient wieder essen und trinken. Die Hautregion, durch die die Stoßwelle in den Körper eingedrungen ist, sollte auf Hämatombildung beobachtet werden.

ACHTUNG
Da bei der ESWL auch Nierengewebe geschädigt wird, kann es nach der Behandlung zu einer Hämaturie kommen. Der Patient sollte darüber informiert werden und sich melden, wenn er Blut im Urin bemerkt.

Abb. 57.14 Urin sieben.

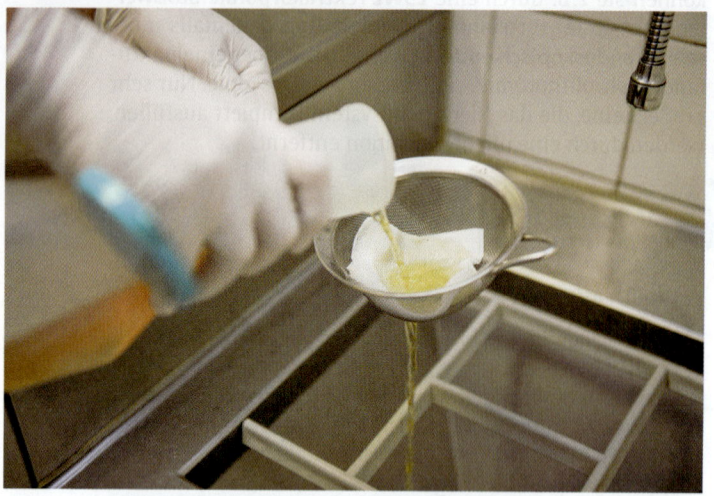

Der Urin wird nach der Behandlung gesammelt und gesiebt.

Steinausschwemmung • Der Urin muss nach der Behandlung gesammelt und gesiebt werden, um die zertrümmerten Steinteilchen aufzufangen und im Labor zu analysieren (▶ Abb. 57.14). Durch die abgehenden zertrümmerten Steine können erneut Koliken auftreten. Der Patient sollte darüber informiert werden und sich bei auftretenden Koliken melden. Auf Arztanordnung bekommt er dann Schmerzmittel.

Im weiteren Verlauf muss der Patient weiter viel Flüssigkeit (2–3 l) zu sich nehmen, um die Steine auszuschwemmen. Die Steine gehen i.d.R. in den nächsten 3–4 Tagen ab. Auch zu Hause sollte der Patient seinen Urin weiterhin auffangen und sieben, bis alle Steine abgegangen sind. Zur Prophylaxe einer Steinneubildung sollte der Patient auch danach noch 2–3 Liter Flüssigkeit täglich zu sich nehmen.

Perkutane Nephrolithotomie

Definition Nephrolithotomie
Die perkutane Nephrolithotomie (PCNL) ist ein minimalinvasiver Eingriff, bei dem der Arzt mithilfe eines Endoskops (Nephroskop) über die Haut direkt ins Nierenbecken vordringt und den Stein entfernt.

Vorbereitung • Muss bei dem Patienten eine PCNL durchgeführt werden, sollten die Körperhaare auf Arztanordnung in dem Bereich, wo der Eingriff stattfindet, entfernt werden. Wie bei der ESWL müssen die aktuellen Blutgerinnungswerte vorliegen. Der Patient muss am Tag des Eingriffs nüchtern sein, da eine Vollnarkose durchgeführt wird.

Beobachtung nach der PCNL • Nach dem Eingriff sollte der Kreislauf des Patienten engmaschig überwacht werden. Die Eintrittsstelle des Endoskops sollte regelmäßig auf eine Nachblutung kontrolliert werden. Wurde ein Nephrostomakatheter eingelegt, muss gewährleistet sein, dass der Urin ungehindert ablaufen kann. Pflegende sollten sicherstellen, dass der Katheter nicht geknickt und der Auffangbeutel nicht über Blasenniveau angebracht ist, es könnte zu einem Aufstau des Urins in das Nierenbecken kommen.

Ein- und Ausfuhr • Der Patient erhält anfangs Infusionen, damit die Niere gespült wird. Sobald er nach 4–6 Stunden wieder trinken darf, können die Infusionen reduziert werden. Die Trinkmenge sollte 2–3 Liter betragen. Auf Anordnung wird eine 24-h-Flüssigkeitsbilanz erstellt. Der Urin wird in einem Sammelgefäß gesammelt und anschließend gesiebt, um noch abgehende Steine aufzufangen.

Zystoskopie/Ureteroskopie

Nierensteine, die im mittleren und unteren Drittel des Ureters (Harnleiters) liegen, können durch eine Zystoskopie bzw. Ureteroskopie entfernt werden. Das Ureteroskop wird dabei über die Harnröhre in die Blase und von dort in den Ureter vorgeschoben. Der Arzt kann nun den Stein über das Endoskop mit einer Fasszange oder einem Körbchen entfernen. Ist der Stein zu groß, wird er durch eine transurethrale Lithotripsie zerkleinert.

Weist der Harnleiter Verletzungen auf, entscheidet der Arzt, ob eine Harnleiterschiene (kleines Plastikröhrchen) eingelegt wird. Diese sichert einen ungehinderten Abfluss des Urins und fördert die Abheilung des Gewebes. Haben die Steine den Harnleiter passiert, gehen sie i.d.R. mit dem Urin über die Harnblase und die Harnröhre ab.

Nach dem Eingriff sollte der Urin auf Blutbeimengung kontrolliert und bei positivem Befund der Arzt informiert werden. Auf Arztanordnung ist evtl. eine erhöhte Flüssigkeitszufuhr angezeigt. Die Temperatur wird regelmäßig kontrolliert und der Patient nach Schmerzen gefragt. Klagt der Patient über Schmerzen, wird der zuständige Arzt informiert.

Beobachtungskriterien und Pflegebasismaßnahmen

Solange keine Kontraindikation besteht, sollte der Patient täglich **3–4 Liter Flüssigkeit** zu sich nehmen. Gerade für ältere Menschen mit einem reduzierten Durstgefühl ist dies mitunter schwer zu schaffen. Die erhöhte Flüssigkeitszufuhr bewirkt, dass die Kristalle, die für die Steinbildung verantwortlich sind, ausgeschwemmt werden und vor allem kleine Steine und Nierengrieß über den Urin ausgespült werden. Der **Urin** muss in einem Sammelgefäß **aufgefangen** werden und anschließend durch ein Papiersieb **gesiebt** werden, um abgehende Steine für eine Steinanalyse zu gewinnen.

Um sicherzustellen, dass die erhöhte Trinkmenge auch wieder ausgeschieden wird, muss eine **24-h-Flüssigkeitsbilanz** erstellt werden. Der Patient sollte sich viel bewegen, z.B. Treppen steigen oder hüpfen. Durch die Bewegung lösen sich mitunter Steine und gehen spontan mit dem Urin ab. Lokale Wärme empfinden viele Patienten als wohltuend. Die Wärme kann krampflösend wirken, darf jedoch nur nach Rücksprache mit dem Arzt angewandt werden.

Um einen Harnwegsinfekt mit einer aufsteigenden Infektion des Nierenbeckens und der Gefahr der Urosepsis rechtzeitig zu erkennen, sind **regelmäßige Temperaturkontrollen** notwendig. Pflegende sollten auch auf Beschwerden achten, die der Patient beim Wasserlassen äußert: Pollakisurie (häufiger Harndrang mit geringer Urinmenge) oder Dysurie (Schmerzen und Brennen beim Wasserlassen) können Hinweise auf einen Harnwegsinfekt sein. Der Urin sollte auf Blutbeimengungen beobachtet werden (Mikro- oder Makrohämaturie).

Auf Arztanordnung bestimmen Pflegende den **pH-Wert des Urins** und das **spezifische Gewicht**, um den Säuregehalt des Urins zu ermitteln und die Konzentration der gelösten Substanzen im Harn festzustellen. Für einen Nachweis über die Konzentration und die Zusammensetzung der im Harn gelösten Substanzen wird ein 24-Stunden-Sammelurin benötigt (S. 1034).

▶ **Abb. 57.15** zeigt zusammenfassend die verschiedenen Harnsteine und deren Therapie.

Erkrankungen der Niere und des ableitenden Harnsystems

Abb. 57.15 Urolithiasis.

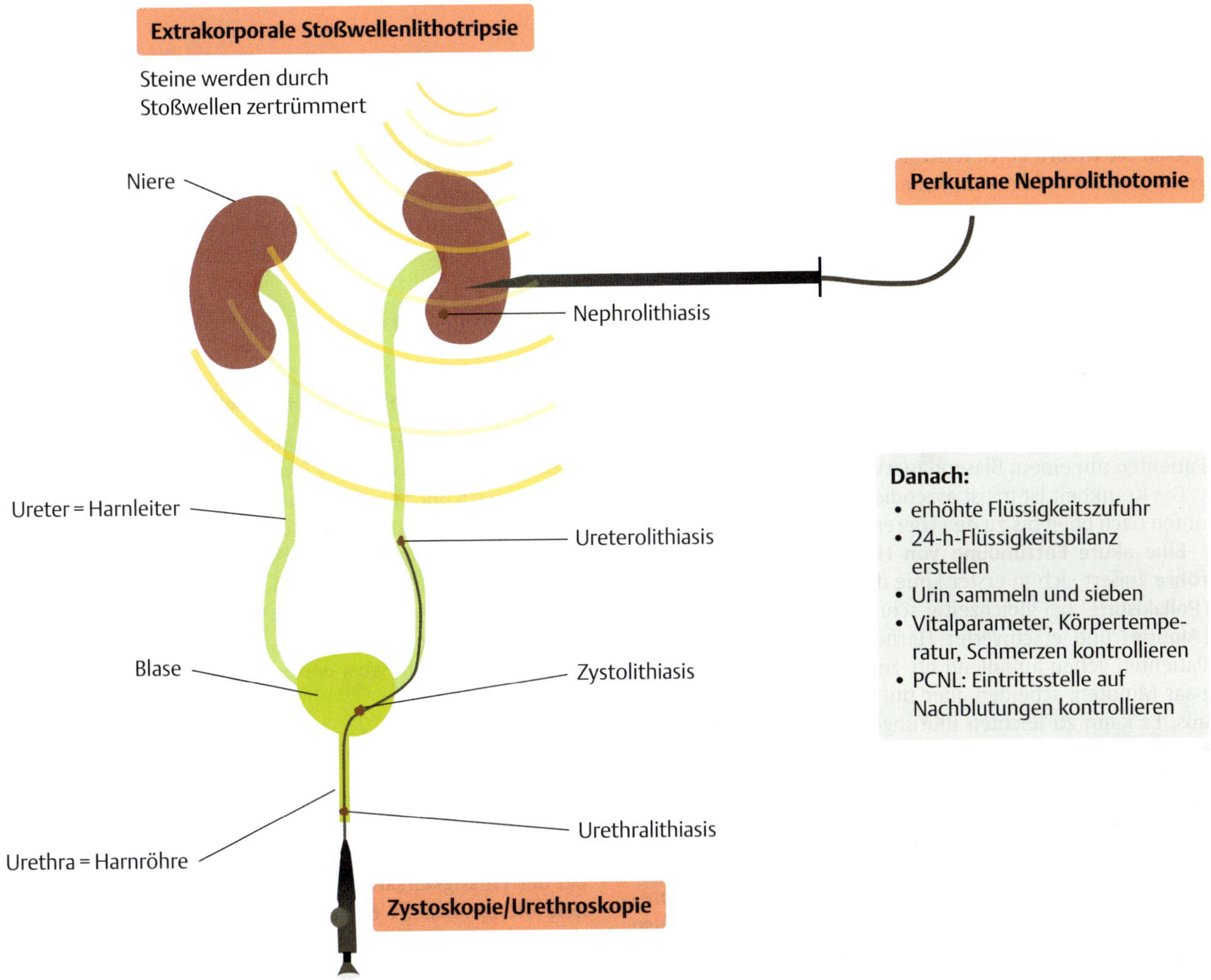

Übersicht über die verschiedenen Harnsteine, deren Therapie und die wichtigsten Beobachtungskriterien und Pflegebasismaßnahmen.

Informieren, Schulen, Beraten

Bevor der Patient entlassen wird, ist es notwendig, ihn dahingehend zu beraten, dass keine erneuten Nierensteine auftreten (Rezidivprophylaxe). Die tägliche Trinkmenge sollte 2–3 Liter betragen. Schwitzt der Patient viel und geht viel Wasser über die Haut verloren, sollte er die verlorene Flüssigkeit zusätzlich zu sich nehmen. Die Trinkmenge sollte über den gesamten Tag verteilt aufgenommen werden, auch abends oder nachts, um die nächtliche Harnkonzentration zu senken.

Viel Bewegung und eine Reduktion von Übergewicht durch eine ausgewogene ballaststoffreiche Ernährung sind anzustreben. Von extremen Hungerkuren ist dem Patienten abzuraten, da der Körper dabei vor allem Wasser verliert, was einen gegenteiligen Effekt hätte.

Für die Beratung ist es wichtig, die Zusammensetzung des Steines zu kennen:
- **Kalziumphosphatsteine:** Der Patient sollte Nahrungsmittel mit hohem Kalziumanteil meiden, z.B. Milchprodukte.
- **Kalziumoxalatsteine:** Lebensmittel mit einem hohen Anteil an Oxalsäure sollten vom Speiseplan gestrichen werden, z.B. Rhabarber, Spargel, Spinat, Schokolade, Erdnüsse, schwarzer Tee.
- **Harnsäuresteine:** Es ist ratsam, eine purinarme Ernährung anzustreben, d.h. auf Hülsenfrüchte, Innereien sowie Fleisch oder Wurst mit einem hohen Fettanteil zu verzichten.
- **Infektbedingte Steine:** Jeder Harnwegsinfekt sollte konsequent behandelt werden.

WISSEN TO GO

Urolithiasis – Pflege

Der Patient sollte 3–4 l Flüssigkeit zu sich nehmen. Der Urin wird aufgefangen und gesiebt. Weitere Maßnahmen:
- Flüssigkeitsbilanz erstellen
- regelmäßige Temperaturkontrollen
- auf Pollakisurie, Dysurie oder Hämaturie achten
- pH-Wert bestimmen
- 24-h-Sammelurin durchführen

Informieren, Schulen, Beraten: Ernährungsempfehlungen:
- **Kalziumphosphatsteine:** Verzicht auf Nahrungsmittel mit hohem Kalziumanteil
- **Kalziumoxalatsteine:** Verzicht auf Lebensmittel mit hohem Oxalsäureanteil
- **Harnsäuresteine:** purinarme Ernährung anstreben
- **infektbedingte Steine:** jeden Harnwegsinfekt konsequent behandeln

57.4.12 Akuter Harnwegsinfekt

Grundlagen

Definition Akuter Harnwegsinfekt
Akute Harnwegsinfektionen sind Entzündungen der ableitenden Harnwege, d.h. von Harnröhre, Harnblase, Harnleiter und Nierenbecken. Sie werden durch verschiedene Erreger hervorgerufen, in erster Linie durch Bakterien, insbesondere E. coli.

Harnwegsinfekte können in jedem Alter auftreten. Frauen sind aufgrund der Kürze der weiblichen Harnröhre häufiger betroffen als Männer. Begünstigende Faktoren sind außerdem **Hindernisse** oder **Fehlbildungen** der Harnwege, ein **geschwächtes Immunsystem**, hormonell **erweiterte Harnwege** während der Schwangerschaft. Harnwegsinfekte gehören zu den häufigsten Infektionen, die im Krankenhaus erworben werden (**nosokomiale Infektion**). Besonders gefährdet sind Patienten mit einem Blasendauerkatheter.

Die Krankheit ist meist **aszendierend** und breitet sich von unten nach oben bis zu den Nieren aus (▶ Abb. 57.16).

Eine **akute Entzündung von Harnblase** und/oder **Harnröhre** äußert sich in erster Linie durch häufigen Harndrang (**Pollakisurie**) bei gleichzeitig schmerzhaftem Wasserlassen (**Algurie**) und erschwerter Harnentleerung (**Dysurie**). Die Patienten gehen auffallend oft zur Toilette, manchmal alle paar Minuten, scheiden aber nur geringe Mengen an Urin aus. Es kann zu leichten Blutungen kommen (Hämaturie). Schmerzen im Unterbauch oder ein Druckschmerz oberhalb der Symphyse sowie Abgeschlagenheit sind weitere häufige Symptome bei Harnblasen- und Harnröhrenentzündungen.

Die **akute Pyelonephritis** ist das deutlich schwerere Krankheitsbild. In der Regel haben die Patienten Fieber, oft sogar hohes Fieber, manchmal verbunden mit Übelkeit und Erbrechen. Die Schmerzen äußern sich in der Flankengegend, also in der seitlichen Bauchregion bis zum Rücken.

ACHTUNG
Da die Niere gut durchblutet ist, können bei einer Pyelonephritis die Bakterien auch ins Blut gelangen. Diesen Übertritt von Bakterien aus dem Harnwegssystem ins Blut nennt man Urosepsis, er ist ein lebensbedrohlicher Zustand, siehe Sepsis (S. 1409).

Neben Anamnese und klinischer Untersuchung ist die Urinuntersuchung inkl. Bestimmung eines wirksamen Antibiotikums (Antibiogramm) die wichtigste Untersuchung. Die Sonografie wird eingesetzt, wenn nach der Ursache gesucht wird (Hindernis in den ableitenden Harnwegen?).

> **WISSEN TO GO**
>
> **Akuter Harnwegsinfekt – Grundlagen**
>
> Die ableitenden Harnwege sind entzündet. Auslöser sind meist Bakterien, insbes. E. coli. Die Krankheit steigt von unten nach oben bis zu den Nieren auf. Man unterscheidet Urethritis, Zystitis, Ureteritis, und Pyelonephritis.
>
> **Symptome** einer akuten Infektion von Harnblase bzw. Harnröhre sind Pollakisurie (häufiger Harndrang), Algurie (schmerzhaftes Wasserlassen) und Dysurie (erschwerte Harnentleerung) sowie Hämaturie. Bei einer akuten Pyelonephritis treten Fieber und Schmerzen in der Flanke auf.

Therapie und Pflege

Um die Harnwege zu spülen und dadurch die Keimzahl zu reduzieren, erhält der Patient reichlich **Flüssigkeit**, mindestens 3 Liter am Tag. Pflegende unterstützen den Patienten bei der Flüssigkeitsaufnahme und achten auf die angeordnete Menge. Schafft es der Patient mit einer Pyelonephritis nicht, seine Flüssigkeitsaufnahme zu steigern, kann eine Infusionstherapie durchgeführt werden. Die Infektion wird mit **Antibiotika** therapiert. Bei einer Pyelonephritis wird das Antibiotikum i.v. gegeben.

Hat der Patient **Fieber**, führen Pflegende die notwendigen Maßnahmen durch, siehe Pflege bei Fieber (S. 758). Bei hohem Fieber und schwerem Krankheitsbild hat der Patient Bettruhe. Pflegende unterstützen ihn je nach individueller Verfassung bei der Körperpflege und führen alle notwendigen Prophylaxen durch.

Die **Vitalzeichen** Puls und Blutdruck sowie die Körpertemperatur werden regelmäßig kontrolliert. Weiterhin sollten die **Ausscheidungen** beobachtet und eine **Flüssigkeitsbilanz** erstellt werden, um eine rückgängige Diurese bzw. ein drohendes akutes Nierenversagen sofort zu erkennen.

Prophylaxe von Harnwegsinfekten

Die beste Vorbeugung gegen einen Harnwegsinfekt ist die natürliche Spülung durch eine ausreichende Trinkmenge, falls diese nicht durch ärztliche Anordnungen eingeschränkt wurde, z.B. bei Herz- oder Niereninsuffizienz. Weitere Maßnahmen zum Schutz vor Harnwegsinfekten sind:

- strenge Indikationsstellung für das Legen eines Blasendauerkatheters
- einwandfreies hygienisches Arbeiten beim Legen und bei der Pflege eines Blasenkatheters
- Liegezeit eines Blasendauerkatheters so kurz wie möglich
- eine ausreichende und korrekte Intimpflege: bei der Genitalwaschung immer die Wischrichtung von der Symphyse zum Anus beachten, um das Verschleppen von Darmbakterien zu verhindern

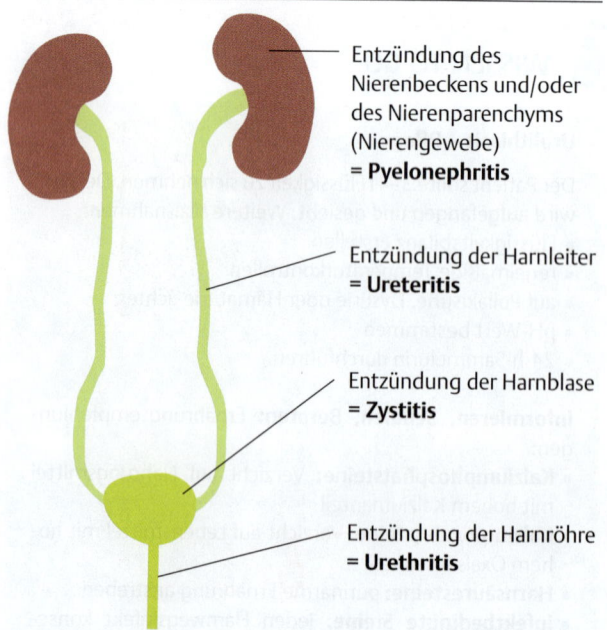

Abb. 57.16 Harnwegsinfekte.

Entzündung des Nierenbeckens und/oder des Nierenparenchyms (Nierengewebe) = **Pyelonephritis**

Entzündung der Harnleiter = **Ureteritis**

Entzündung der Harnblase = **Zystitis**

Entzündung der Harnröhre = **Urethritis**

Je nach Lokalisation der Entzündung unterscheidet man verschiedene Formen des Harnwegsinfekts.

- korrekte Händehygiene (Handschuhe) zum Schutz vor Keimverschleppung
- Harndrang nicht aufschieben
- täglicher Wechsel der Unterwäsche bzw. (bei direktem Kontakt) der Unterlage im Bett
- angepasster Wechselrhythmus der Inkontinenzvorlage
- Sauberkeit von Steckbecken, Toilettenstuhl und Toiletten
- warme Unterwäsche und warme Strümpfe (auch bei kurzen Aufenthalten außerhalb des Bettes)
- Vermeiden einer Unterkühlung beim Sitzen auf dem Toilettenstuhl oder der Toilette
- Angebot von säuernden Nahrungsmitteln und Getränken (z. B. Cranberrysaft, Johannisbeersaft, schwarzer Tee, Nierentee, ansäuerndes Mineralwasser)

WISSEN TO GO

Akuter Harnwegsinfekt – Therapie und Pflege

- 3 l Flüssigkeit pro Tag, ggf. Infusionen, Flüssigkeitsbilanz
- Antibiotikatherapie
- bei Fieber notwendige Maßnahmen durchführen, Patienten bei der Körperpflege unterstützen und alle notwendigen Prophylaxen durchführen
- Vitalzeichen und Körpertemperatur regelmäßig kontrollieren

57.4.13 Blasentumoren

Grundlagen

Definition Blasentumor
Blasentumoren sind benigne (gutartige) oder maligne (bösartige) Neoplasien (Zellneubildungen) in der Wand der Harnblase. Die Tumoren gehen in aller Regel von der Schleimhaut, dem Urothel, aus. Man unterscheidet das gutartige Blasenpapillom und das bösartige Harnblasenkarzinom.

Das sog. **Blasenpapillom** ist zunächst eine gutartige Verdickung der Schleimhaut. Es kann aber maligne entarten, also bösartig werden. Es gilt daher als sog. **Präkanzerose**, als eine Vorstufe des **Harnblasenkarzinoms** (Blasenkrebs), und wird deshalb meist vorsorglich durch Operation entfernt.

Als Hauptrisikofaktor für das Harnblasenkarzinom gilt das **Zigarettenrauchen**, auch das passive. Auch einige **chemische Stoffe**, die in Textilien oder Pflanzenschutzmitteln enthalten sind, können das Entstehen eines Blasentumors begünstigen. Ebenso gelten **häufige Blasenentzündungen** sowie die **Bilharziose** (eine Wurmkrankheit) als begünstigender Faktor. Männer sind insgesamt deutlich häufiger betroffen als Frauen, vor allem im höheren Lebensalter.

Blasentumoren verursachen möglicherweise über lange Zeit gar keine Symptome. Erstes Zeichen kann eine schmerzlose **Hämaturie** (Blut im Urin) sein. Mit einem bestimmten Urintest können Tumormarker identifiziert werden, die sehr früh Hinweise auf ein Blasenkarzinom geben können. Über Sonografie und i.v.-Urografie kann die Raumforderung erkennbar sein. Sicher diagnostiziert wird ein Blasenkarzinom über eine Urethrozystoskopie, bei der gleichzeitig Gewebe entnommen wird (Biopsie). Mithilfe von CT oder MRT untersucht man, ob der Tumor bereits das Nachbargewebe und andere Organe geschädigt hat.

WISSEN TO GO

Blasentumor – Grundlagen

Blasentumoren sind Zellneubildungen in der Wand der Harnblase. Man unterscheidet das bösartige Harnblasenkarzinom und das gutartige Blasenpapillom, das aber als Präkanzerose gilt. Als **Hauptrisikofaktor** für das Harnblasenkarzinom gilt das Zigarettenrauchen. Erstes **Symptom** kann eine schmerzlose Hämaturie sein. Zur **Diagnostik** dienen die Suche nach Tumormarkern im Urin sowie Sonografie und Urethrozystoskopie.

Therapie und Pflege

Die Therapie ist abhängig vom Ausmaß und Stadium des Tumors. Oberflächliche Tumoren werden i. d. R. durch eine **transurethrale Resektion**, also per Zugang durch die Harnröhre (Urethra) entfernt (TUR-Blase). Bei ausgedehnten, tief in die Muskelwand eingewachsenen Tumoren ist eine radikale Entfernung der Blase teilweise unumgänglich. Zur Prophylaxe eines Rezidivs folgt häufig eine Behandlung mit **Zytostatika**, die direkt in die Blase instilliert werden.

Transurethrale Resektion

Neben den allgemeinen perioperativen Maßnahmen gibt es nach einer TUR-Blase Folgendes zu beachten.

Spülkatheter • Die Patienten haben nach der Operation einen Spülkatheter. Diese Spülung muss kontinuierlich bis zum ersten postoperativen Tag laufen. Der Beutel muss regelmäßig geleert und die Farbe der Spülflüssigkeit regelmäßig kontrolliert werden (Makrohämaturie?) (▶ Abb. 57.17). Pflegende führen die Katheterpflege durch bzw. leiten den Patienten dazu an. Da die Harnröhre durch den liegenden Blasenkatheter vermehrt Sekret (z. B. Schleim, Blut) absondert, wird der Patient mit einer Netzhose und einer Einlage versorgt.

Lokale Chemotherapie • Viele Patienten erhalten postoperativ eine lokale Chemotherapie, bei der Zytostatika direkt

Abb. 57.17 Spülkatheter.

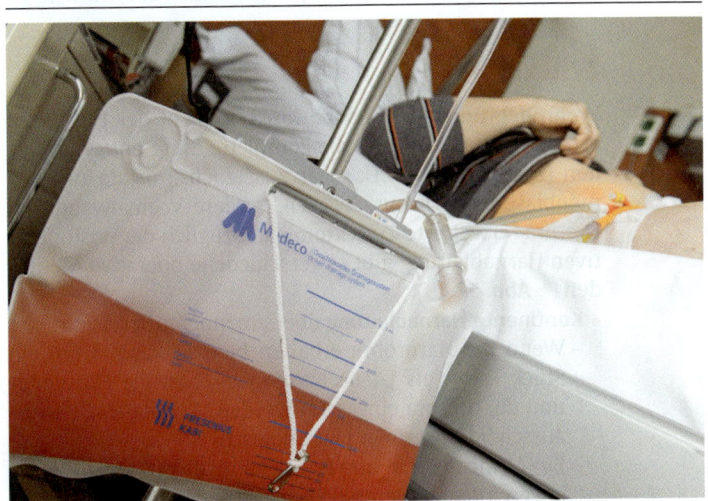

Nach der transurethralen Resektion liegt ein Spülkatheter, dessen Beutel regelmäßig geleert werden muss. Direkt nach der Operation zeigt sich eine Makrohämaturie mit sichtbarer Blutbeimengung.

über den Spülkatheter in die Blase instilliert werden. Zweck dieser lokalen Chemotherapie ist es, ggf. noch vorhandene Tumorzellen abzutöten. Die Patienten werden präoperativ vom Arzt aufgeklärt. Die Instillation darf erst erfolgen, wenn die Spülflüssigkeit hell ist, am besten innerhalb der ersten 4 postoperativen Stunden. In vielen Kliniken wird das Zytostatikum vom Pflegepersonal verabreicht. Dabei müssen Schutzkittel, Handschuhe und Schutzbrille getragen werden. Das Chemotherapeutikum wird oft fertig in einer Blasenspritze aus der Apotheke geliefert. Das Chemotherapeutikum sollte 1 Stunde in der Blase belassen werden.

ACHTUNG
Wenn der Patient starke Schmerzen hat, muss die Lösung früher abgelassen werden.

Während das Chemotherapeutikum wirkt, sollte sich der Patient, wenn möglich, öfters drehen, sodass die Lösung „überall" hinkommt. Nachdem das Chemotherapeutikum abgelassen wurde, muss der Urinbeutel gewechselt und entsprechend dem Hausstandard entsorgt werden (Zytostatikaabfälle = Gefahrenstoffe).

Katheterentfernung • In den meisten Fällen wird der Spülkatheter am 1. postoperativen Tag auf Arztanordnung entfernt. Danach sollte der Patient zum vermehrten Trinken angehalten werden, um die Blase zu spülen. Wenn die Miktion klappt und die Farbe des Urins hell ist, kann der Patient am 2. postoperativen Tag entlassen werden.

WISSEN TO GO

Blasentumor – Therapie und Pflege

Die Therapie oberflächlicher Tumoren erfolgt durch TUR (transurethrale Resektion) und die anschließende Behandlung mit Zytostatika. Nach der OP:
- Spülkatheter pflegen und überwachen
- Beutel regelmäßig leeren und auf Blutbeimengungen kontrollieren
- bei Instillation von Zytostatika:
  - Schutzkittel, Handschuhe und Schutzbrille tragen
  - Medikament 1 Stunde in der Blase belassen
  - Patient beim Lagern unterstützen
- nach Katheterentfernung Spontanmiktion überwachen

Zystektomie

Wenn der Tumor bereits die Muskelschicht der Harnblase erreicht hat, muss meist die komplette Blase entfernt werden (**Zystektomie**), u.U. sogar zusätzlich Prostata und Samenblase bzw. Uterus, Ovarien, vordere Vaginalwand und Urethra (**erweiterte Zystektomie**). Bezüglich der postoperativen Harnableitung gibt es verschiedene operative Methoden (▶ Abb. 57.18):

- **Kontinente Harnableitung** über ein inneres Reservoir:
  - Wenn die Harnröhre erhalten bleiben kann, kann ein Stück Darm als „neue Blase" zwischen die Harnleiter und die Urethra eingesetzt werden (Neoblase, die Urinausscheidung erfolgt physiologisch).
  - Ein Urinreservoir aus Darm kann direkt an die Haut angeschlossen werden (Pouch, der Patient entleert die „Blase" mittels Katheter).
  - Die Harnleiter werden in das Kolon implantiert (Harnleiterdarmimplantation, Urin und Stuhl werden gemeinsam ausgeschieden).
- **Inkontinente Harnableitung** über ein äußeres Reservoir: Die Harnleiter werden über ein Urostoma nach außen geleitet und der Urin in einem Beutel aufgefangen, z. B. Ileum-Conduit.

Die Entscheidung, welches operative Verfahren angewandt wird, fällt der Arzt gemeinsam mit dem Patienten und ggf. seinen Angehörigen. Entscheidend sind meist die anatomischen Gegebenheiten und die körperliche Verfassung des Patienten. Ausführliche Informationen über die verschiedenen Möglichkeiten der inkontinenten Harnableitung über ein Urostoma finden Sie im Kap. „Darmeinläufe und Stomapflege" (S. 528).

Perioperative Maßnahmen

Die pflegerischen Aufgaben liegen in der perioperativen Versorgung und Betreuung des Patienten. Bei diesen Patienten ist ein sehr sensibler Umgang gefragt. Denn sie sehen sich nicht nur mit der Diagnose Krebs konfrontiert, sondern müssen ggf. auch dauerhaft mit einem Urostoma leben. Pflegende sollten den Patienten über Selbsthilfegruppen und psychoonkologische Betreuung informieren. Bei der präoperativen Vorbereitung sollten die allgemeinen präoperativen Maßnahmen beachtet werden (S. 743).

Intraoperativ werden dem Patienten ein Blasendauerkatheter bei kontinenter Harnableitung bzw. Urostoma mit Auffangbeutel bei inkontinenter Harnableitung, Wunddrainage, Magensonde, Periduralkatheter zur Schmerzbehandlung und ein zentraler Venenkatheter gelegt. Oft bekommen die Patienten zur Infektionsprophylaxe intraoperativ eine i.v.-Antibiose. Diese muss ggf. mit in den OP gegeben werden. Nach der OP wird der Patient zunächst intensivmedizinisch überwacht (etwa 3–5 Tage).

Körperpflege und Mobilisation • Der Patient wird bei der Körperpflege unterstützt. Die Frühmobilisation beginnt i.d.R. am 1. postoperativen Tag und wird dann langsam gesteigert. Wegen der vielen Zu- und Ableitungen ist sie für den Patienten schwierig. Pflegende sollten ihn so gut wie möglich unterstützen und ihm die Angst davor nehmen, Zu- und Ableitungen „herauszureißen".

Katheter • Bei Neoblase wird der Blasendauerkatheter 2-mal täglich mit 50 ml NaCl 0,9 % gespült. Es sollte darauf geachtet werden, dass der Blasenkatheter bei einer Neoblase immer durchgängig ist, da das Darmgewebe viel Schleim absondert. Eine Besonderheit bei der postoperativen Versorgung von Urostomen sind die Splints (Ureterkatheter) (▶ Abb. 57.19). Sie dienen hauptsächlich dazu, die Harnleiter zu stützen und offen zu halten. Die Ureterkatheter werden 1-mal pro Schicht mit 2 ml NaCl 0,9 % durch eine Pflegefachkraft durchgespült, um einem Harnstau durch Verstopfung vorzubeugen. Die Ureterkatheter werden meist ab dem 10. postoperativen Tag entfernt. Sind die Katheter entfernt, sollte eine Stomaberatung für den Patienten vereinbart werden, am besten mit dem Sanitätshaus, das ihn auch zu Hause betreut. Der Patient kann so verschiedene Produkte kennenlernen und ausprobieren. Der Blasenkatheter bei Neoblase wird meist ab dem 11. postoperativen Tag entfernt.

Verbandwechsel und Urostoma • Die Hautschutzplatte wird am 1. postoperativen Tag gewechselt, sie kann bis zu 4 Tage geklebt bleiben, der Beutelwechsel sollte täglich erfolgen. Der Verbandwechsel des Bauchschnitts und der Wunddrainage erfolgt jeden 2. Tag. Das Urostoma wird täglich kontrolliert, anfangs sind die Hautschutzplatten des Urostomas oft noch undicht, weil das Wundgebiet noch geschwollen und deswegen uneben ist. Pflegende sollten den Patienten diesbezüglich beruhigen und in Absprache mit ihm verschiedene Platten ausprobieren, es gibt z. B. konvexe oder konkave Platten. Ab dem 6. postoperativen Tag sollte der Patient unter Anleitung die Hautschutzplatte und/oder den Beutel selber wechseln, um den Umgang zu lernen bzw. sicherer zu werden. Auch Angehörige sollten in die Anleitung einbezogen werden. Ausführliche Informationen zur Pflege eines Urostomas finden Sie im Kap. „Darmeinläufe und Stomapflege" (S. 528).

Ernährung und Ausscheidung • Am 1. postoperativen Tag wird die Magensonde meist entfernt. Der Patient darf schluckweise Tee oder stilles Wasser trinken. Am Abend des 2. operativen Tages bekommt er ein Laxans auf Arztanordnung. Erfolgt daraufhin am 3. postoperativen Tag der Stuhlgang, wird die Kost langsam aufgebaut (z. B. Kartoffelbrei, Reis, weiße Soße). Der genaue Ablauf der angegebenen Maßnahmen kann sich je nach Hausstandard unterscheiden.

Vitalzeichen und Medikamente • Die Vitalzeichen sollten an den ersten beiden Tagen mindestens 2-mal pro Schicht und ab dem 3. postoperativen Tag 1-mal pro Schicht gemessen werden. Je nach Hausstandard erhält der Patient in den ersten operativen Tagen Schleimlöser i. v., danach oral.

WISSEN TO GO

Pflege bei Zystektomie

Wenn der Tumor bereits die Muskelschicht der Harnblase erreicht hat, muss die Blase entfernt werden. Bezüglich der Harnableitung gibt es verschiedene Methoden:
- **Kontinente Harnableitung** über ein inneres Reservoir:
  - **Neoblase:** Urinreservoir aus Darm mit Erhalt der Harnröhre
  - **Pouch:** Urinreservoir aus Darm mit Anschluss an die Haut
  - **Harnleiterdarmimplantation:** Implantation der Harnleiter ins Kolon
- **Inkontinente Harnableitung** über ein äußeres Reservoir

Katheterversorgung
- Blasenkatheter bei Neoblase 2-mal täglich mit 50 ml NaCl 0,9 % spülen
- Splints (Ureterkatheter) 1-mal pro Schicht mit 2 ml NaCl 0,9 % spülen
- nach Entfernung Stomaberatung vereinbaren

Verbandwechsel und Urostoma
- Platte am 1. postoperativen Tag, Beutel täglich, Wund- und Drainageverbände jeden 2. Tag wechseln
- tägliche Kontrolle des Urostomas
- Patienten zum Wechsel von Hautschutzplatte und/oder der Beutel anleiten

Abb. 57.18 Zystektomie.

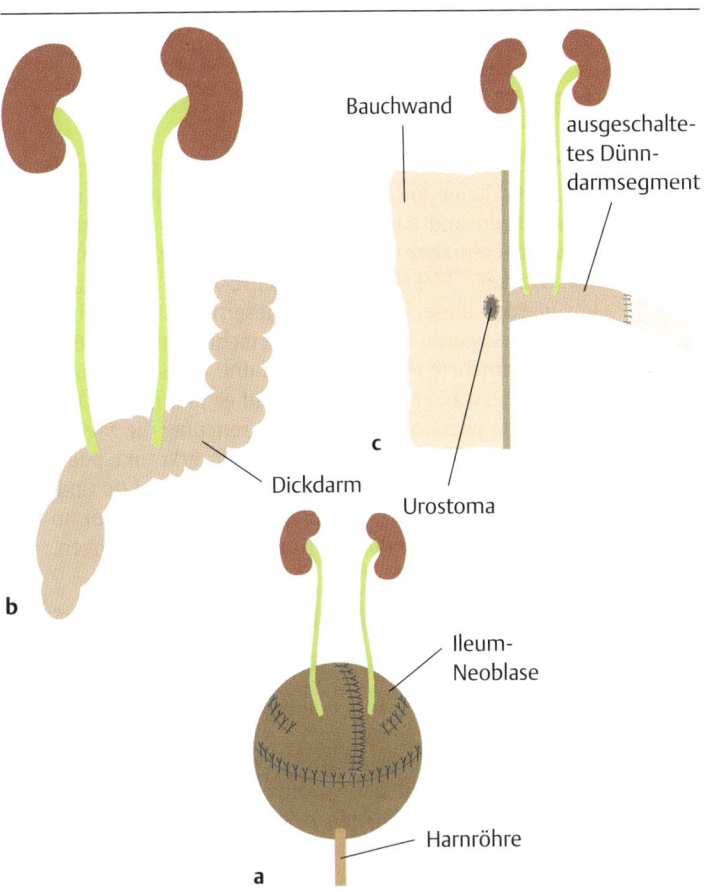

Nach einer Zystektomie gibt es verschiedene Möglichkeiten der Harnableitung.
a Ileum-Neoblase.
b Harnleiterdarmimplantation.
c Ileum-Conduit.

Abb. 57.19 Inkontinente Harnableitung mit Urostoma.

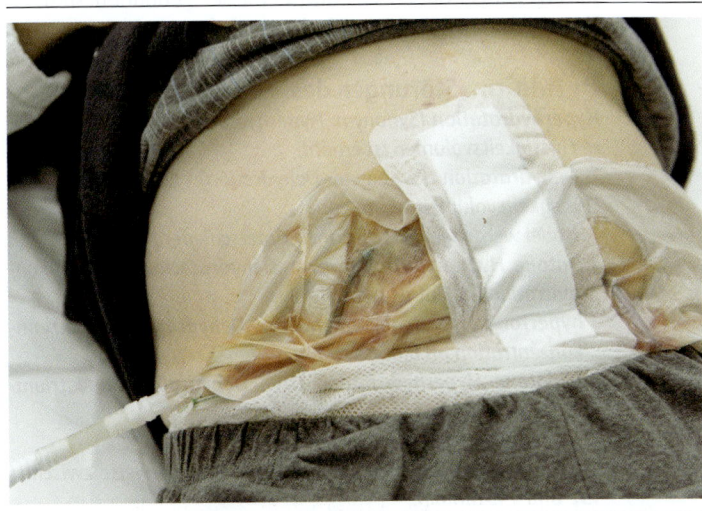

Urostoma postoperativ mit Splint (links), Urostomabeutel, Verband des Bauchschnitts und liegender Wunddrainage (rechts). Die Wunddrainage ist mit einem Beutel versorgt, um dem Patienten mehr Bewegungsfreiheit ohne störende Schläuche zu ermöglichen.

57.5 Störungen des Wasser-, Elektrolyt- und Säure-Basen-Haushalts

Störungen des Wasser-, Elektrolyt- und Säure-Basen-Haushalts sind keine Erkrankungen im eigentlichen Sinne, sondern Folgen und damit Symptome anderer Erkrankungen. Da die Nieren aber eine wichtige Rolle bei der Regulierung von Wasser-, Elektrolyt- und Säure-Basen-Haushalt spielen, werden diese Störungen in diesem Kapitel abgehandelt. Wenn die Nieren z.B. einen Überschuss an Wasser nicht durch vermehrte Harnproduktion und -ausscheidung regulieren, überwässert der Körper und es kommt zu Ödemen. Elektrolyte werden, ebenso wie Säuren, über die Nieren ausgeschieden. Sind die Nieren chronisch erkrankt oder akut geschädigt, scheiden sie z.B. zu wenig Elektrolyte und Säuren aus. Beide Stoffe sammeln sich dann im Körper an und führen zu unterschiedlichen Krankheitserscheinungen.

57.5.1 Störungen des Wasser- und Natriumhaushalts

Grundlagen

Das Gesamtkörperwasser eines Erwachsenen macht je nach Alter und Fettgehalt des Gewebes zwischen 45% und 70% des Gesamtkörpergewichts des Organismus aus. Die Gesamtkörperflüssigkeit verteilt sich auf den Intra- und Extrazellularraum, wobei der Extrazellularraum noch einmal in interstitiellen und intravasalen Raum unterteilt wird. Zwischen der Flüssigkeitsaufnahme, -bildung und -abgabe besteht ein physiologisches Gleichgewicht. Dieses kann durch verschiedene Ursachen gestört werden. Es kann zu viel oder zu wenig Wasser im Organismus vorhanden oder die Flüssigkeitsverteilung verschoben sein. So entstehen die pathologischen Zustände Hyperhydratation und Dehydratation. Zusätzlich kann es aufgrund der verschiedenen Transportvorgänge, die an das Körperwasser gebunden sind, zu Verschiebungen im Elektrolythaushalt kommen.

Definition Störungen des Wasserhaushalts

Hyperhydratation (Synonym: Hyperhydration): Das extrazelluläre Flüssigkeitsvolumen ist erhöht.

Dehydratation (Synonym: Dehydration): Das extrazelluläre Flüssigkeitsvolumen ist erniedrigt.

Dabei werden jeweils 3 Formen unterschieden:
- **isotone** Hyperhydratation bzw. Dehydratation: Natriumkonzentration im Blut ist normal
- **hypertone** Hyperhydratation bzw. Dehydratation: Natriumkonzentration im Blut ist erhöht
- **hypotone** Hyperhydratation bzw. Dehydratation: Natriumkonzentration im Blut ist erniedrigt

Die Natriumkonzentration im Blut liegt normalerweise zwischen 132 und 145 mmol/l.

Hyperhydratation • Ursachen einer Hyperhydratation sind vor allem Erkrankungen, bei denen der Körper den Wasserhaushalt nicht mehr richtig regulieren kann, z.B. Herzinsuffizienz, Leberzirrhose oder Niereninsuffizienz. Seltener ist eine zu hohe Zufuhr von Natrium die Ursache, z.B. durch Trinken von Meerwasser, die Gabe einer zu großen Menge an elektrolytfreier Infusion oder einer zu großen Menge an Blut bei einer Transfusion (Abb. 57.20).

Wenn der Körper zu viel Wasser enthält, äußert sich dies vor allem durch Ödeme, Gewichtszunahme und eine prall elastische, glänzende Haut. Die Patienten klagen über „schwere Beine", evtl. auch über Atembeschwerden (Lungenödem). Besonders gefährlich ist das Anschwellen von Gehirnzellen (Hirnödem). Dies äußert sich in zentralnervösen Störungen wie Bewusstlosigkeit und Krampfanfällen, Übelkeit und Erbrechen.

Dehydratation • Ursachen einer Dehydratation sind entweder eine zu geringe Aufnahme von Flüssigkeit oder ein zu hoher Verlust von Flüssigkeit oder die Kombination aus beidem. Häufig kommt dies bei älteren Menschen vor, insbesondere bei großer Hitze im Sommer. Kinder haben einen besonders hohen Flüssigkeitsumsatz. Ihr Wasser- und Elektrolythaushalt gerät daher besonders rasch aus dem Gleichgewicht. Weitere Ursachen für eine Dehydratation sind Flüssigkeits- und Volumenverluste durch hohes Fieber, Verbrennungen oder Verletzungen (hohe Blutverluste). Auch Medikamente, die Flüssigkeit ausschwemmen (Diuretika) oder starker Alkoholkonsum können zur Dehydratation führen. Erkrankungen, die mit hohem Wasser- und Elektrolytverlust einhergehen, sind z.B. Magen-Darm-Erkrankungen (Durchfall, Erbrechen), aber auch Diabetes mellitus und Diabetes insipidus (▶ Abb. 57.20).

Wenn dem Körper zu viel Wasser entzogen wird, macht sich dies zunächst ganz einfach durch vermehrten Durst bemerkbar.

> **! Merken** Exsikkose
>
> *Eine massive Dehydratation führt zu einer Exsikkose (Austrocknung). Haut (stehende Hautfalten) und Schleimhäute (Mundtrockenheit) sind trocken. Weitere Symptome sind Hypotonie (niedriger Blutdruck) und Tachykardie (schneller Herzschlag). Der Patient scheidet weniger Urin aus. Der Urin ist dunkelgelb, da er sehr stark konzentriert ist.*

Diagnostik • Um festzustellen, ob eine isotone, hypotone oder hypertone De- oder Hyperhydratation besteht, wird die Natriumkonzentration im Blut bestimmt. Vervollständigt wird die Diagnose durch eine Urinuntersuchung, bei der auch die Natriumkonzentration im Urin ermittelt wird, um festzustellen, ob die Niere evtl. zu viel Natrium ausscheidet.

WISSEN TO GO

Störungen des Wasserhaushalts – Grundlagen

Bei der Hyperhydratation ist das extrazelluläre Flüssigkeitsvolumen erhöht, bei der Dehydratation ist es erniedrigt. Es werden jeweils 3 Formen unterschieden:
- **isotone Form:** Natriumkonzentration im Blut normal
- **hypertone Form:** Natriumkonzentration im Blut erhöht
- **hypotone Form:** Natriumkonzentration im Blut erniedrigt

Die Natriumkonzentration im Blut liegt normalerweise bei 132–145 mmol/l.

- **Ursachen und Symptome Hyperhydratation:** vor allem Erkrankungen, bei denen der Körper den Wasserhaushalt nicht mehr richtig regulieren kann. Symptome sind Ödeme, Gewichtszunahme und eine pralle Haut, Gefahr von Lungenödem, Hirnödem.

Störungen des Wasser-, Elektrolyt- und Säure-Basen-Haushalts

- **Ursachen und Symptome Dehydratation**: zu geringe Aufnahme oder großer Verlust von Flüssigkeit, z. B. durch Fieber, Verbrennungen, Verletzungen, Diuretika, Durchfall, Diabetes. Symptome sind trockene Haut und Schleimhäute sowie Hypotonie, Tachykardie und konzentrierter Urin.

Therapie und Pflege

Hyperhydratation • Es wird versucht, die überschüssige Flüssigkeit auszuschwemmen, meist mithilfe von Diuretika (S. 1065). Bei fortgeschrittener Niereninsuffizienz kann eine Dialyse notwendig sein. Wird bei einer Diuretikatherapie zu viel Flüssigkeit ausgeschwemmt, kann dies zu einer Dehydratation führen. Pflegende sollten deshalb bei diesen Patienten auf Anzeichen einer Dehydratation achten.

Dehydratation • Die Flüssigkeitsgabe steht im Vordergrund. Je nachdem, wie schwer die Dehydratation ist und welche Ursache zugrunde liegt, erfolgt die Therapie durch vermehrtes Trinken und/oder die Gabe von Infusionen. Die Infusionen ordnet der Arzt an. Die Art und Menge der Infusion richtet sich nach dem Ausmaß der Dehydratation und der Natriumkonzentration des Blutes. Liegt z. B. eine hypertone Dehydratation vor, muss mit der Infusionslösung Natrium zugeführt werden.

ACHTUNG
Die gesteigerte Flüssigkeitszufuhr kann bei älteren Menschen dazu führen, dass eine bis dahin kompensierte Herzinsuffizienz in eine dekompensierte übergeht. Achten Sie deshalb auf Zeichen einer dekompensierten Herzinsuffizienz (S. 899), insbesondere Dyspnoe.

Dehydratationsprophylaxe

Pflegende sollten bei allen Patienten darauf achten, dass sie genügend Flüssigkeit zu sich nehmen. Besonders achtsam sollten sie bei Patienten mit erhöhtem Risiko für eine Dehydratation sein, z. B. ältere Patienten, Patienten mit Fieber, bei Diuretika- oder Abführmitteleinnahme, bei Durchfall und Erbrechen, Patienten mit Diabetes mellitus. Bei drohender Dehydratation sollte eine Flüssigkeitsbilanz erstellt werden. Der Arzt legt fest, welche Mindestmenge der Patient täglich zu sich nehmen sollte, Pflegende kontrollieren die Aufnahme. Bei manchen Patienten kann es sinnvoll sein, gemeinsam mit dem Patienten einen Trinkplan zu erstellen.

WISSEN TO GO

Hyper- und Dehydration – Therapie und Pflege

- **Hyperhydratation**: überschüssige Flüssigkeit ausschwemmen, meist mithilfe von Diuretika. Auf Anzeichen einer Dehydratation sollte geachtet werden.
- **Dehydratation**: durch Flüssigkeitsgabe therapiert. Zur **Dehydratationsprophylaxe** sollten Pflegende darauf achten, dass besonders Patienten mit erhöhtem Risiko genügend Flüssigkeit zu sich nehmen.

Abb. 57.20 Ursachen von Hyperhydratation und Dehydratation.

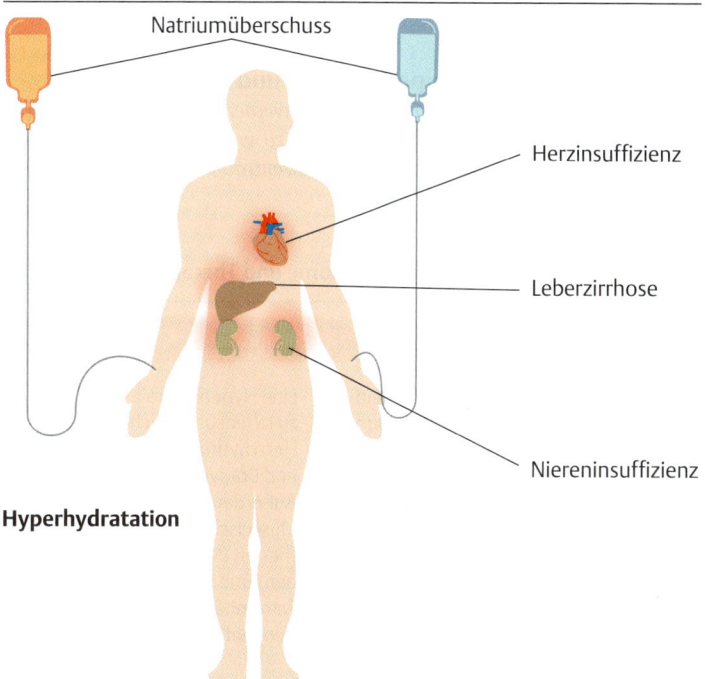

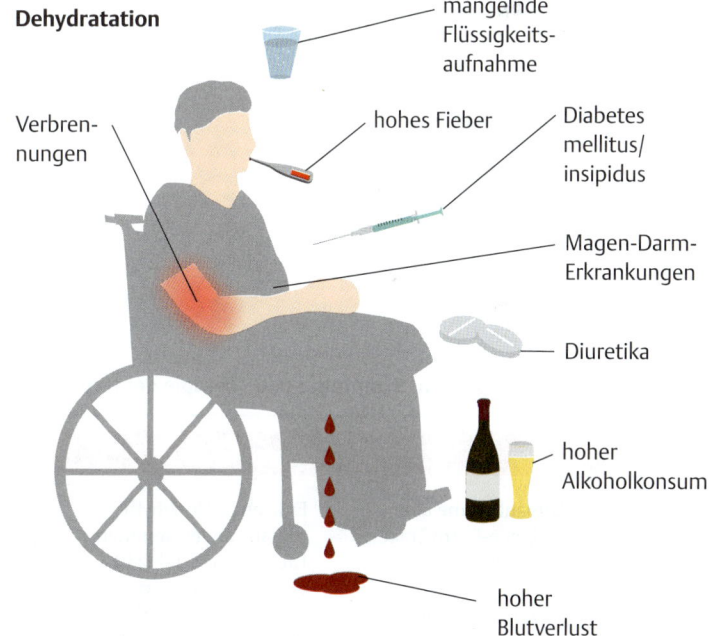

57.5.2 Störungen des Kaliumhaushalts

Definition Hyperkaliämie und Hypokaliämie
Störungen des Kaliumhaushalts werden als Hyperkaliämie (zu viel Kalium) oder Hypokaliämie (zu wenig Kalium) bezeichnet. Im Normalfall liegt die Kaliumkonzentration im Blut zwischen 3,5 und 5,5 mmol/l.

Ursachen, Symptome und Therapie der Hyperkaliämie sind in ▶ Tab. 57.2 zusammengefasst.

Ursachen, Symptome und Therapie der Hypokaliämie sind in ▶ Tab. 57.3 zusammengefasst.

Tab. 57.2 Ursachen, Symptome und Therapie einer Hyperkaliämie.

Ursachen	Symptome	Therapie	beachten
Regulation der Kaliumaufnahme und -ausscheidung ist gestört, z. B.: • akute oder chronische Niereninsuffizienz • Morbus Addison Zellschädigungen oder Zelluntergänge setzen Kalium aus den Zellen frei, z. B.: • schwere Quetschungen • Rhabdomyolyse (Auflösung von Muskelfasern) • rascher Tumorzerfall • Hämolyse (Auflösung von roten Blutkörperchen) weitere Ursachen: • Azidose des Blutes • Therapie mit kaliumsparenden Diuretika	Eine Hyperkaliämie kann zu lebensgefährlichen Herzrhythmusstörungen und Bradykardie führen. Außerdem treten häufig Muskelschwäche, Parästhesien (Missempfindungen) und Lähmungen der Extremitäten (Gliedmaßen) auf.	leichte Hyperkaliämie: • Verzicht auf kaliumreiche Nahrungsmittel • Absetzen von kaliumsparenden Diuretika • Ausgleich einer Azidose mit Bikarbonat • orale oder rektale Gabe von Ionenaustauschern, sie tauschen Natriumionen gegen Kaliumionen im Darm und verhindern eine Resorption	Wichtig ist, dass zum Ionenaustauscher Abführmittel (Laxanzien) gegeben werden, da es sonst zur Obstipation kommen kann.
		schwere Hyperkaliämie > 6 mmol/l: • Überwachung mittels Monitor-EKG • Gabe von Schleifendiuretika (nicht kaliumsparende Diuretika, z. B. Lasix) und kaliumsenkende Infusionen (Glukose + Insulin) • bei Niereninsuffizienz Dialyse • Als Sofortmaßnahme bei Herzrhythmusstörungen kann Kalziumglukonat i. v. gegeben werden (es macht die Herzmuskelzelle vorübergehend unempfindlich gegenüber Kalium) • Auch die Gabe von β_2-Sympathomimetika (Asthmaspray, z. B. Sultanol) führt kurzfristig zu einer Verschiebung des Kaliums von extra- nach intrazellulär und verhindert Arrhythmien.	Nimmt der Patient Digitalismedikamente ein, darf Kalziumglukonat nicht gegeben werden. Kalziumglukonat verstärkt die Wirkung von Digitalis.

Tab. 57.3 Ursachen, Symptome und Therapie der Hypokaliämie.

Ursachen	Symptome	Therapie	beachten
Kaliumaufnahme über den Magen-Darm-Trakt ist vermindert, z. B.: • Diarrhö • entzündliche Darmerkrankungen • massives Erbrechen • Laxanzienabusus Die Kaliumausscheidung über die Niere ist erhöht: • Therapie mit nicht kaliumsparenden Diuretika • Hyperaldosteronismus (= Vorhandensein von zu viel Aldosteron) • Natriumüberschuss weitere Ursachen: • Insulintherapie • Alkalose	Es kann zu Herzrhythmusstörungen kommen. Die Darmperistaltik ist verringert, die glatte Muskulatur erschlafft. Dies kann eine Obstipation bis hin zur Darmlähmung (paralytischer Ileus) verursachen.	leichte Hypokaliämie: • kaliumreiche Ernährung, z. B. Bananen, Obstsäfte, Vollkornprodukte • Kaliumchloridpräparate in Form von Brausetabletten • Ausgleich einer Alkalose	Da Kaliumsalze die Magenschleimhaut angreifen, müssen Kaliumchloridpräparate mit viel Flüssigkeit eingenommen werden.
		schwere Hypokaliämie: • intravenöse Gabe von Kaliumchlorid • permanente EKG-Monitor-Überwachung • engmaschige Kaliumkontrollen	Die intravenöse Zufuhr muss möglichst langsam und kontrolliert über eine Infusionsspritzenpumpe erfolgen (max. 20 mmol/h). Eine zu schnelle und zu hochdosierte Kaliumzufuhr kann beim Patienten zu Übelkeit und Erbrechen sowie zu Herzrhythmusstörungen bis hin zum Herzstillstand führen.

57.5.3 Störungen des Kalziumhaushalts

Definition Hyperkalzämie und Hypokalzämie
Störungen des Kalziumhaushaltes werden als Hyperkalzämie (zu viel Kalzium) oder Hypokalzämie (zu wenig Kalzium) bezeichnet. Im Normalfall liegt die Kalziumkonzentration im Blut bei 2,2 bis 2,6 mmol/l.

Die Ursachen, Symptome und Therapie der Hyperkalzämie sind in ▶ Tab. 57.4 zusammengefasst.

Die Ursachen, Symptome und Therapie der Hypokalzämie sind in ▶ Tab. 57.5 zusammengefasst.

Tab. 57.4 Ursachen, Symptome und Therapie der Hyperkalzämie.

Ursachen	Symptome	Therapie	beachten
• am häufigsten vermehrte Kalziumfreisetzung aus dem Knochen bei bösartigen Tumoren, z. B. Knochenmetastasen (S. 1186), Plasmozytom (S. 1134) • seltener verminderte Kalziumausscheidung über die Nieren, z. B. bei Niereninsuffizienz, Therapie mit Thiaziddiuretika (hemmen die Ausscheidung von Kalzium)	leicht erhöhte Kalziumspiegel sind meist symptomlos	• kalziumarme Diät: keine Milchprodukte • bei tumorbedingten Hyperkalzämien kann der Einsatz von Bisphosphonaten und Glukokortikoiden den Kalziumspiegel senken • Thiaziddiuretika absetzen	
	schwere Hyperkalzämie: • zentralvenös: Verwirrtheitszustände, Lethargie, Somnolenz bis zum Koma • gastrointestinal: Übelkeit, Erbrechen und Obstipation • renal: Polyurie • kardial: Herzrhythmusstörungen Die hyperkalzämische Krise (Kalzium > 3,4 mmol/l) ist eine lebensbedrohliche Situation für den Patienten. Die Patienten müssen auf einer Intensivstation überwacht und therapiert werden.	• bei guter Nierenfunktion Ausschwemmen des Kalziums mit Schleifendiuretika (z. B. Lasix) und viel Flüssigkeit • bei hyperkalzämischer Krise evtl. zusätzlich Kalzitonin • bei Nierenversagen Dialyse	• alle Elektrolyte im Blut kontrollieren, denn es geht nicht nur Kalzium, sondern auch Natrium und Kalium verloren

Tab. 57.5 Ursachen, Symptome und Therapie der Hypokalzämie.

Ursachen	Symptome	Therapie	beachten
mangelnde Aufnahme, z. B.: • Diarrhö • chronisch-entzündliche Darmerkrankungen (S. 996) • Zöliakie (S. 1007) erhöhter Bedarf, z. B.: • Schwangerschaft • osteoblastische Metastasen bei Prostata- oder Mammakarzinom weitere Ursachen: • hormonelle Störungen, z. B. Hypoparathyreoidismus (S. 1108) oder Vitamin-D-Stoffwechsel-Störungen • Therapie mit Schleifendiuretika	Die Zellen sind leichter erregbar, dadurch kann es zu folgenden Symptomen kommen: • Muskelkrämpfen • Parästhesien (Kribbeln, vor allem im Bereich des Mundes) • Laryngospasmus (Verkrampfung der Stimmritze des Kehlkopfs) Am Herz-Kreislauf-System kann es zu einer Hypotonie, zu Arrhythmien und zur Bradykardie kommen. Bei chronischem Verlauf kommt es zu trockener Haut, Haarausfall, brüchigen und rilligen Nägeln. Es können Knochenstoffwechselstörungen auftreten (Osteomalazie).	• kalziumreiche Nahrung: Milchprodukte und Käse • orale Gabe von Kalziumbrausetabletten • bei stark erniedrigten Kalziumspiegeln intravenöse Gabe von Kalzium	• Intravenöse Verabreichung von Kalzium sollte unter EKG-Überwachung durchgeführt werden, um Herzrhythmusstörungen zu erkennen. • Das Serumkalzium muss engmaschig kontrolliert werden.

57.5.4 Störungen des Magnesiumhaushalts

Definition Hypermagnesiämie und Hypomagnesiämie
Störungen des Magnesiumhaushalts werden als Hypermagnesiämie (zu viel Magnesium) oder Hypomagnesiämie (zu wenig Magnesium) bezeichnet. Im Normalfall liegt die Magnesiumkonzentration im Blut bei 0,75–1,05 mmol/l.

Ursachen, Symptome und Therapie der Hypermagnesiämie sind in ▶ Tab. 57.6 zusammengefasst.

Ursachen, Symptome und Therapie der Hypomagnesiämie sind in ▶ Tab. 57.7 zusammengefasst.

57.5.5 Störungen des Säure-Basen-Haushalts

Grundlagen

Definition Azidose und Alkalose
Der normale arterielle pH-Wert des Blutes liegt zwischen 7,37 und 7,43. Bei einer Azidose liegt er unter 7,37, der Körper ist übersäuert. Bei einer Alkalose liegt der arterielle pH-Wert über 7,43, es sind zu viele Basen vorhanden.

Schwankungen des pH-Werts werden kurzfristig v.a. vom **Bikarbonatpuffer** und die Abatmung von CO_2 (Kohlendioxid) über die **Lunge** abgefangen. Die langfristige Regulation erfolgt über die **Niere**. Kurzfristig werden überschüssige Säuren über eine gesteigerte Atmung, zu viele Basen über eine verminderte Atmung ausgeglichen. Die Nieren können die Ausscheidung von Wasserstoffionen bzw. Bikarbonationen beeinflussen und so in das Gleichgewicht zwischen sauren und basischen Stoffen eingreifen.

Bei einer Azidose oder einer Alkalose ist das Säure-Basen-Gleichgewicht im Körper gestört. Dies kann metabolische oder respiratorische Ursachen haben, also stoffwechselbedingt oder atmungsbedingt sein.

Azidose

Respiratorische Azidose • Kohlendioxid (welches als „Säure" im Organismus fungiert) wird nicht ausreichend über die Lunge abgeatmet. Ursachen sind:
- chronisch-obstruktive Lungenerkrankungen (S. 1065)
- Lähmung der Atemmuskulatur
- medikamentöse Senkung des Atemantriebs

Metabolische Azidose • Im Organismus fallen zu viele „saure" Stoffwechselprodukte an bzw. können nur unzureichend ausgeschieden oder abgepuffert werden. Dies kann folgende Ursachen haben:
- Der Stoffwechsel produziert zu viele Säuren, z.B. beim diabetischen Koma (diabetische Ketoazidose) bei Diabetes mellitus (S. 1071) oder bei Sauerstoffmangel mit erhöhter Laktatproduktion (Laktatazidose) bei Kreislaufversagen.
- Die Niere scheidet durch eine Niereninsuffizienz nicht genügend Säuren aus.
- Es ist nicht genügend Bikarbonat vorhanden, z.B. wenn durch Durchfall zu viel Bikarbonat verloren geht.

Tab. 57.6 Ursachen, Symptome und Therapie der Hypermagnesiämie.

Ursachen	Symptome	Therapie	beachten
• Niereninsuffizienz • intravenöse Magnesiumtherapie zur Wehenhemmung • Rhabdomyolyse (Muskelfaserauflösung) • Verbrennungen	Es können Übelkeit, Erbrechen, Obstipation und Muskelschwäche auftreten. Magnesium spielt bei der neuromuskulären Erregbarkeit eine große Rolle. Ab einer Magnesiumkonzentration >2 mmol/l kann es zu einer Blockade der Erregungsübertragung kommen. Dann kann es zu schlaffen Lähmungen, Hypotonie und Hypoventilation bis hin zur Magnesiumnarkose mit Somnolenz und Bewusstseinsstörungen, im schlimmsten Fall zum Herzstillstand kommen.	• bei leichter Hypermagnesiämie magnesiumarme Diät • bei guter Nierenfunktion Ausschwemmen des Magnesiums mit Schleifendiuretika (z.B. Lasix) und viel Flüssigkeit • bei medikamentöser Magnesiumüberdosierung kann als Gegenmittel Kalzium intravenös verabreicht werden • bei Nierenversagen Dialyse	Bei Gabe von Schleifendiuretika alle Elektrolyte im Blut kontrollieren, denn es geht nicht nur Kalzium, sondern auch Natrium und Kalium verloren.

Tab. 57.7 Ursachen, Symptome und Therapie der Hypomagnesiämie.

Ursachen	Symptome	Therapie	beachten
• verminderte Zufuhr bei Unter- oder Fehlernährung und Alkoholismus • verminderte Aufnahme bei Diarrhö, Erbrechen, Colitis ulcerosa (S. 996) oder Laxanzienabusus	Es können Muskelkrämpfe, Herzrhythmusstörungen, Übelkeit und Darmspasmen auftreten. Psychische Störungen können Reizbarkeit und Depression sein. In schweren Fällen können zerebrale Krampfanfälle, Bewusstseinsstörungen bis hin zum Koma auftreten.	• magnesiumreiche Ernährung, z.B. Bananen, Brokkoli, Bohnen, Erbsen, Nüsse, Haferflocken, Hirse, Reis • orale Magnesiumpräparate, z.B. Magnesium Verla • in schweren Fällen intravenöse Gabe von Magnesium	–

Bei einer Azidose stehen Symptome wie **Verlangsamung** und **Somnolenz** im Vordergrund. In ausgeprägten Stadien kann es zum Koma kommen. Bei Patienten mit metabolischer Azidose versucht der Organismus, die Azidose durch Mehratmung zu kompensieren. Beim ketoazidotischen Koma wird dies als **Kußmaul-Atmung** bezeichnet. Bei Patienten mit respiratorischer Azidose besteht Atemnot und Zyanose.

Die Diagnose erfolgt durch Anamnese, klinische Untersuchung und Blutgasanalyse.

Alkalose

Respiratorische Alkalose • Sie entsteht vor allem durch Hyperventilation (übermäßig gesteigerte Atmung), z.B. bei Angst- oder großen Erregungszuständen. Sie kann einen Kalziummangel zur Folge haben, durch den es zu Muskelkrämpfen kommen kann. Man spricht in diesem Zusammenhang auch von der Hyperventilationstetanie, die sich in der sog. Pfötchenstellung der Hände durch Krämpfe im Hand- und Unterarmbereich zeigt.

Metabolische Alkalose • Sie tritt vor allem bei Erbrechen auf, bei dem der Körper übermäßig viel Säuren verliert. Durch die Alkalose kommt es zur Verminderung des freien Kalziums im Blut. Es treten die gleichen Symptome wie bei einer Hypokalzämie (S. 1063) auf, d.h. vermehrte Erregbarkeit der Zellen mit nachfolgenden Muskelkrämpfen.

Die Diagnose erfolgt durch Anamnese, klinische Untersuchung und Blutgasanalyse.

Therapie und Pflege

Primär wird bei allen Formen versucht, die Ursache zu beseitigen.

Azidose • Die Grundkrankheit wird behandelt, also z.B. ein diabetisches Koma bei metabolischer Azidose oder die Atemstörung bei der respiratorischen Azidose. Auf ärztliche Anordnung wird die Azidose ggf. durch eine Infusion mit Natriumbikarbonat ausgeglichen. Bei respiratorischer Azidose kann es notwendig sein, den Patienten über eine Maske zu beatmen. In schweren Fällen kann eine intensivmedizinische Behandlung notwendig sein. Bei schwerer Niereninsuffizienz wird ggf. eine Hämodialyse durchgeführt (S. 1045).

Alkalose • Eine Säuregabe ist i.d.R. nicht erforderlich. Bei schweren Fällen metabolisch bedingter Alkalose werden Infusionen verabreicht. Bei der respiratorischen Alkalose durch Hyperventilation sollte der Patient beruhigt werden und in eine möglichst große Tüte atmen. Auf diese Weise nimmt er das überschüssige abgeatmete Kohlendioxid wieder auf und die Alkalose wird ausgeglichen.

> **WISSEN TO GO**
>
> **Störungen des Säure-Basen-Haushalt**
>
> *Azidose*
> - pH-Wert < 7,37: der Körper ist übersäuert
> - **respiratorische Azidose**: Kohlendioxid wird nicht ausreichend über die Lunge abgeatmet.
> - **metabolische Azidose**: Der Stoffwechsel produziert zu viele Säuren, die Niere scheidet nicht genügend Säuren aus oder es ist nicht genügend Bikarbonat vorhanden.
> - **Symptome**: Verlangsamung und Somnolenz, Veränderungen der Atemfrequenz und des Atemmusters
> - **Therapie**: Grundkrankheit behandeln, ggf. Infusion mit Natriumbikarbonat, bei respiratorischer Azidose evtl. Maskenbeatmung; in schweren Fällen intensivmedizinische Behandlung
>
> *Alkalose*
> - pH-Wert > 7,43: zu viele Basen
> - **respiratorische Alkalose**: vor allem bei Hyperventilation
> - **metabolische Alkalose**: vor allem bei Erbrechen
> - **Symptome**: Hypokalziäme → Muskelkrämpfe, Hyperventilationstetanie
> - **Therapie**: Säuregabe i.d.R. nicht erforderlich; in schweren Fällen Infusionen; bei Hyperventilation in Tüte atmen

57.6 Übersicht über die wichtigsten Medikamente

In der Nephrologie werden vor allem Antihypertensiva und Diuretika eingesetzt. Antihypertensiva deshalb, weil Nierenerkrankungen häufig zu Bluthochdruck führen, Diuretika, weil sie die Ausscheidungsfunktion der Niere steigern können. Die wichtigsten Diuretika zeigt Ihnen ▶ Tab. 57.8. Informationen zu den Antihypertensiva finden Sie im Kap. „Pflege bei Erkrankungen des Kreislauf- und Gefäßsystems" (S. 920).

Tab. 57.8 Die wichtigsten Diuretika bei Nierenerkrankungen.

Substanzklasse	häufig verwendete Wirkstoffe und Präparatebeispiel	Wirkmechanismus/Anwendung bei Nierenerkrankungen	Nebenwirkungen/Beobachtungskriterien
Schleifendiuretika	• Furosemid: z. B. Lasix • Torasemid: z. B. Torem • Piretanid: z. B. Arelix	• hemmen die Rückresorption von Natrium und Kalium und dadurch auch die Rückresorption von Wasser → erhöhte Flüssigkeitsausscheidung • am stärksten wirksamen Diuretika • Anwendung bei Niereninsuffizienz und zum Ausschwemmen von Ödemen aller Art (Lungenödem, Hirnödem, Leberödem)	• Blutdruckabfall → regelmäßige Kontrolle • Gefahr der Hypokaliämie mit Herzrhythmusstörungen → regelmäßige Kontrolle der Kaliumwerte • Magnesiumverlust → regelmäßige Kontrolle der Magnesiumwerte • Gefahr von Hörstörungen wegen einer veränderten Zusammensetzung der Endolymphe des Innenohrs
Thiaziddiuretika	• Hydrochlorothiazid: z. B. Esidrix • Chlorthalidon: z. B. Hygroton • Xipamid: z. B. Aquaphor	• hemmen die Rückresorption von Natrium → erhöhte Ausscheidung von Natrium und in der Folge auch Wasser • hemmen die Ausscheidung von Kalzium • bei eingeschränkter Nierenfunktion sind sie nicht wirksam • Anwendung bei Kalziumsteinen zur Senkung der Kalziumausscheidung	• relativ hoher Kaliumverlust, Gefahr der Hypokaliämie mit Herzrhythmusstörungen → regelmäßige Kontrolle der Kaliumwerte • Gefahr der Hyperkalzämie → regelmäßige Kontrolle der Kalziumwerte • greift in den Fettstoffwechsel ein, dadurch vorübergehende LDL-Cholesterin-Erhöhung
kaliumsparende Diuretika	• Triamteren: z. B. Dytide H • Amilorid: z. B. Amilorid	• hemmen die Rückresorption von Natrium → erhöhte Ausscheidung von Natrium und in der Folge auch Wasser • relativ schwach diuretisch • hemmen die Ausscheidung von Kalium → Kalium bleibt vermehrt im Körper • Anwendung bei nephrotischen Ödemen • werden meist in Kombination mit Thiaziden und Schleifendiuretika eingesetzt	Gefahr der Hyperkaliämie mit lebensgefährlichen Herzrhythmusstörungen → regelmäßige Kontrolle der Kaliumwerte

Mein Patient Frau Aumüller: Trinken nicht vergessen!

Maike ist ziemlich besorgt. Während ihrer Ausbildung wohnt sie in der kleinen Dachgeschosswohnung im Haus von Anna Aumüller, ihrer 75-jährigen Tante. Mit Tante Anna versteht sie sich richtig gut. Häufig sitzen die beiden abends noch in der Küche und Maike erzählt, was sie Neues gelernt hat. Seit 2 Tagen muss die Plauderstunde allerdings ausfallen, weil Tante Anna krank ist. Sie erbricht und hat starken Durchfall.

Maike lässt ihre Tante in diesem Zustand nicht gern allein, andererseits möchte sie an ihrem Ausbildungsplatz ungern fehlen. Sie stellt ihrer Tante morgens extra 2 Flaschen Wasser hin, damit Frau Aumüller nicht selbst in den Keller gehen muss. Als Maike abends nach Hause kommt, ist nur eine der beiden Flaschen angebrochen und die ist auch noch zu ¾ voll. Am Vortag war es genauso, obwohl Maike ihre Tante extra gebeten hatte, darauf zu achten, genug zu trinken.

Heute scheint Frau Aumüller außerdem ein bisschen verwirrt zu sein. Sie möchte unbedingt mit dem Hund raus – nur ist ihr Dackel Benno schon seit 10 Jahren tot. Das findet Maike nun wirklich besorgniserregend und fährt mit ihrer Tante zum Arzt. „Vielleicht sind es Noroviren, die gehen im Moment ja um", überlegt sie besorgt, als die beiden im Wartezimmer sitzen. „Aber eigentlich müsste ich es dann wohl auch haben, das sind ja hochansteckende Erreger ... Komisch."

Der Arzt zieht eine Hautfalte am Handrücken von Frau Aumüller hoch, die längere Zeit stehen bleibt. Die Blutdruckmessung ergibt einen zu niedrigen Druck bei hoher Herzfrequenz. Vorsichtshalber verlegt der Arzt Frau Aumüller zur weiteren Abklärung und Behandlung ins Krankenhaus.

Die Ärztin im Krankenhaus möchte unter anderem eine Urinprobe von Frau Aumüller untersuchen. Maikes Tante kann aber, auch nach mehreren Stunden, kein Wasser lassen – obwohl sie zwischenzeitlich etwas getrunken hat. In der Blutuntersuchung zeigt sich ein erhöhter Serum-Kreatinin-Wert. Außerdem sind Frau Aumüllers Elektrolyte nicht in Ordnung (es besteht eine Hyperkaliämie). Die Patientin wird zur Überwachung an einen Monitor angeschlossen. Die Diagnose lautet „akutes Nierenversagen". Die Ärztin meint, dass der Auslöser der Flüssigkeitsmangel aufgrund des Durchfalls und der geringen Trinkmenge gewesen sei.

Frau Aumüller muss stationär aufgenommen werden, um sie besser überwachen und ihr intravenös Flüssigkeit verabreichen zu können. Maike hat das Gefühl, ihre Tante ist in guten Händen. Trotzdem nimmt sie sich vor, sie häufig zu besuchen – allerdings nicht nur wegen Tante Anna, sondern auch, weil ihr der Pfleger, der Frau Aumüller heute betreut hat, ausgesprochen gut gefällt. Vielleicht kann sie ihre Besuche so legen, dass sie ihm häufiger begegnet ...

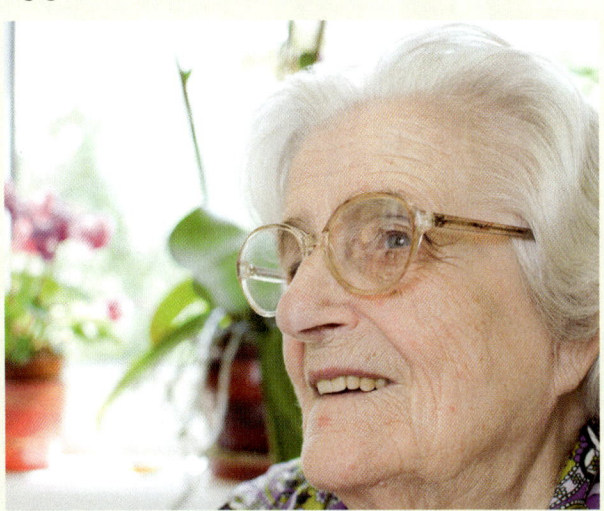
© Hunor Kristo/fotolia.com

Was ist zu tun?

- Welche Beobachtungskriterien sind bei einem akuten Nierenversagen besonders wichtig?
- Worauf können erhöhte zentrale Venendruckwerte hinweisen?
- Worauf muss bei der Ernährung von Frau Aumüller geachtet werden? Welche Speisen können gegeben werden, um ggf. die Kalium- und Natriumzufuhr zu erhöhen?
- Sie führen ein Beratungsgespräch mit Frau Aumüller: Was raten Sie ihr? Auf welche Hinweise ihres Körpers sollte sie achten, um eine verschlechterte Nierenfunktion zu erkennen?
- Wann ist der beste Zeitpunkt, eine Urinprobe (zur Diagnostik) zu nehmen und warum?

58 Pflege bei Erkrankungen des Hormonsystems, Stoffwechselstörungen und ernährungsbedingten Erkrankungen

58.1 Bedeutung für den Patienten

Der menschliche Organismus ist ein hochspezialisiertes System, in dem tausende Prozesse zeitgleich und fein aufeinander abgestimmt ablaufen müssen. Bewegungssystem, Nervensystem und Stoffwechsel z. B. müssen bestens miteinander vernetzt sein, um schnell und effektiv aufeinander reagieren und optimal arbeiten zu können. Dieses hochsensible Zusammenspiel reguliert u. a. das endokrine System, indem es durch Sekretion chemischer Botenstoffe, der Hormone, diese Prozesse steuert. Schon **kleinste Veränderungen** in diesem Regelsystem können **weitreichende Folgen für den Organismus** bedeuten, da gleich mehrere Zielorgane mitbetroffen sind.

So beeinflussen z. B. die Hormone der Hypophyse das Wachstum, die Fortpflanzung und den Stoffwechsel des Menschen. Pathologische Veränderungen können hier zu Wachstumsstörungen, Unfruchtbarkeit oder zu einem Diabetes insipidus centralis führen. Darüber hinaus wirken sich Veränderungen von Hunger, Durst, Schlaf, Sexualität oder Stimmung durch hormonelle Erkrankungen natürlich auch auf die Psyche des Patienten aus.

Fehlt ein Hormon, hat das weitreichende Folgen.

Das **hormonelle Regelsystem** ist also sehr **komplex** und Störungen führen leicht zu vielfältigen Symptomen. Sie umfassen schnell alle Lebensbereiche und beeinträchtigen massiv die Lebensqualität. Es kann zu lebensbedrohlichen Krisen bis hin zu komatösen Zuständen kommen, d. h. auch die existenziellen Belastungen sind unter Umständen sehr hoch.

Ähnlich ist es bei **Stoffwechselerkrankungen** wie dem Diabetes mellitus oder ernährungsbedingten Erkrankungen wie der Adipositas. Sie treten immer häufiger in den industrialisierten Ländern auf und beeinflussen massiv die Lebensqualität der Betroffenen. Die Patienten müssen nicht nur mit **Langzeitschäden** und **Funktionsstörungen** an verschiedenen Organen rechnen (Augen, Nieren, Herz und Blutgefäßen), sondern häufig auch Einschränkungen in ihrem sozialen Leben und ihrem Beruf hinnehmen.

Darum ist es wichtig, dass Pflegende bei der Pflege dieser Patienten nicht nur die medizinischen, sondern auch die psychischen, sozialen und existenziellen Komponenten dieser Erkrankungen mit berücksichtigen. Denn für die Patienten bedeutet eine solche Diagnose meist auch eine dauerhafte Veränderung bzw. Umorientierung in ihrem Leben und i. d. R. sind auch die Angehörigen mitbetroffen.

58.2 Auffrischer Anatomie und Physiologie

Die Bildung der meisten Hormone wird durch die sog. **Hypothalamus-Hypophysen-Achse** reguliert. Der Hypothalamus ist dabei die wichtigste Kontrollstation der Hormonausschüttung und die Schnittstelle zwischen Nerven- und Hormonsystem. Der Hypothalamus sendet zunächst **Releasing-Hormone** an die Hypophyse. Diese schüttet daraufhin

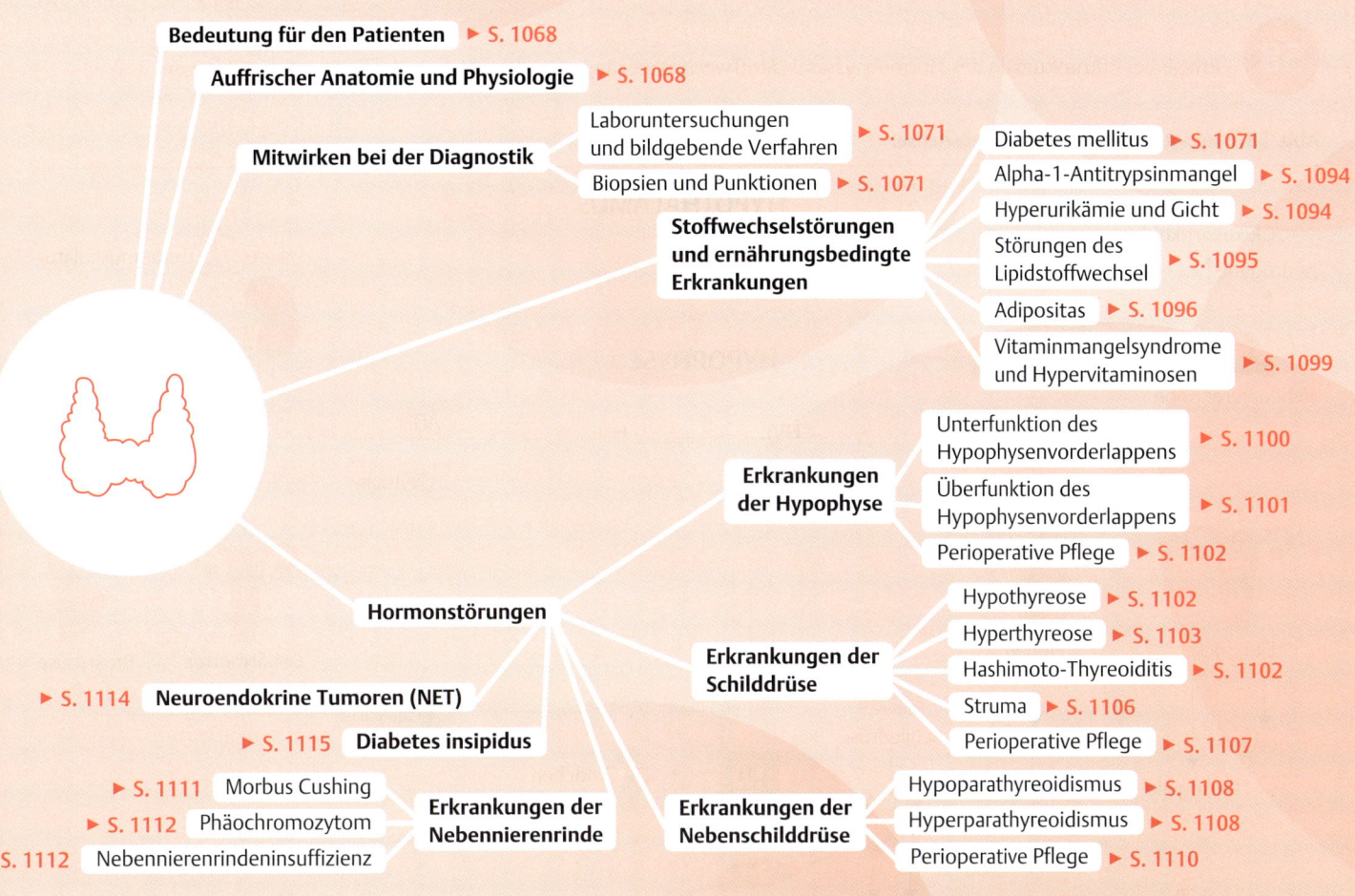

glandotrope Hormone aus, deren Ziel eine Hormondrüse ist. Sie lösen an der Drüse die Freisetzung der **effektorischen Hormone** aus, die dann letztlich die Funktion bestimmter Organe beeinflussen.

Der Hypothalamus schüttet Releasing-Hormone aus, wenn der Körper dem Gehirn signalisiert, dass die Konzentration eines bestimmten Hormons zu gering ist. Durch die Aktivierung der Hypothalamus-Hypophysen-Achse steigt die Freisetzung des Hormons aus der Hypophyse, bis es wieder in ausreichender Menge im Körper vorliegt. Sobald dies der Fall ist, wird die Freisetzung wieder gedrosselt. Diesen Mechanismus nennt man **negative Rückkopplung**.

Der **Hypothalamus** ist ein Teil des **Zwischenhirns**. Er liegt oberhalb der Sehnervenkreuzung und ist über den Hypophysenstiel mit der **Hypophyse** verbunden. Die Hypophyse unterteilt sich in 2 Lappen:
- Hypophysenvorderlappen (HVL, Adenohypophyse)
- Hypophysenhinterlappen (HHL, Neurohypophyse)

Eine Übersicht über die Regulation der Hormone durch die Hypothalamus-Hypophysen-Achse und deren Wirkung auf andere Organe zeigt ▶ Abb. 58.1.

Schilddrüse • Die Glandula thyreoidea ist über ihre Hormone an der Steuerung des Stoffwechsels, der Herzleistung, des Energie-, des Wärme- und des Kalziumhaushalts beteiligt. Die Schilddrüsenepithelzellen (Thyreozyten) stellen die Schilddrüsenhormone T3 (Trijodthyronin) und T4 (Tetrajodthyronin, Thyroxin) her. Für deren Bildung ist **Jod** erforderlich. Zwischen den Thyreozyten finden sich die **C-Zellen**. Sie produzieren das Kalzitonin.

Nebenschilddrüsen • Die meist 4 Nebenschilddrüsen (Glandulae parathyroideae) liegen in unmittelbarer Nachbarschaft zur Schilddrüse, sie werden auch Epithelkörperchen genannt. Sie bilden das Parathormon (PTH), das den Kalziumspiegel im Blut erhöht. Es ist damit der Gegenspieler von Kalzitonin. Es setzt Kalzium aus dem Knochen frei, erhöht die Kalziumrückresorption in der Niere und die Bildung von Kalzitriol (Vitamin-D-Hormon).

Nebennieren • Die beiden Nebennieren sind aus einer äußeren **Nebennierenrinde** (NNR) und einem inneren **Nebennierenmark** (NNM) aufgebaut. Rinde und Mark produzieren unterschiedliche Hormone:
- **NNR:** Glukokortikoide, Mineralokortikoide und männliche Geschlechtshormone
- **NNM:** Katecholamine

Die Ausschüttung der Hormone aus der **NNR** wird über die glandotropen Hormone der **Hypothalamus-Hypophysen-Achse** geregelt (Ausnahme: Mineralokortikoide!), die der **NNM-Hormone** über das **sympathische Nervensystem**.

Das wichtigste **Mineralokortikoid** ist **Aldosteron**. Es bewirkt eine **Blutdruckerhöhung**, indem es die Rückresorption von Wasser und Natrium und die Sekretion von Kalium in der Niere erhöht. Aldosteron wird über eine Aktivierung des Renin-Angiotensin-Aldosteron-Systems und bei Hyperkaliämie freigesetzt.

Das wichtigste **Glukokortikoid** ist **Kortisol**. Glukokortikoide (sog. **Stresshormone**) sorgen dafür, dass dem Körper in Belastungssituationen genug Energie zur Verfügung steht. Dazu erhöhen sie den Blutzuckerspiegel und fördern den Fett- und Proteinabbau. Außerdem wirken sie entzündungshemmend und unterdrücken die Immunabwehr.

Die Bildung der **männlichen Sexualhormone (Androgene)** in der NNR ist nur bei der **Frau** von größerer Bedeutung, da der Mann die Androgene (Testosteron) hauptsächlich im

58 Pflege bei Erkrankungen des Hormonsystems, Stoffwechselstörungen und ernährungsbedingten Erkrankungen

Abb. 58.1 Hypothalamus-Hypophysen-Achse.

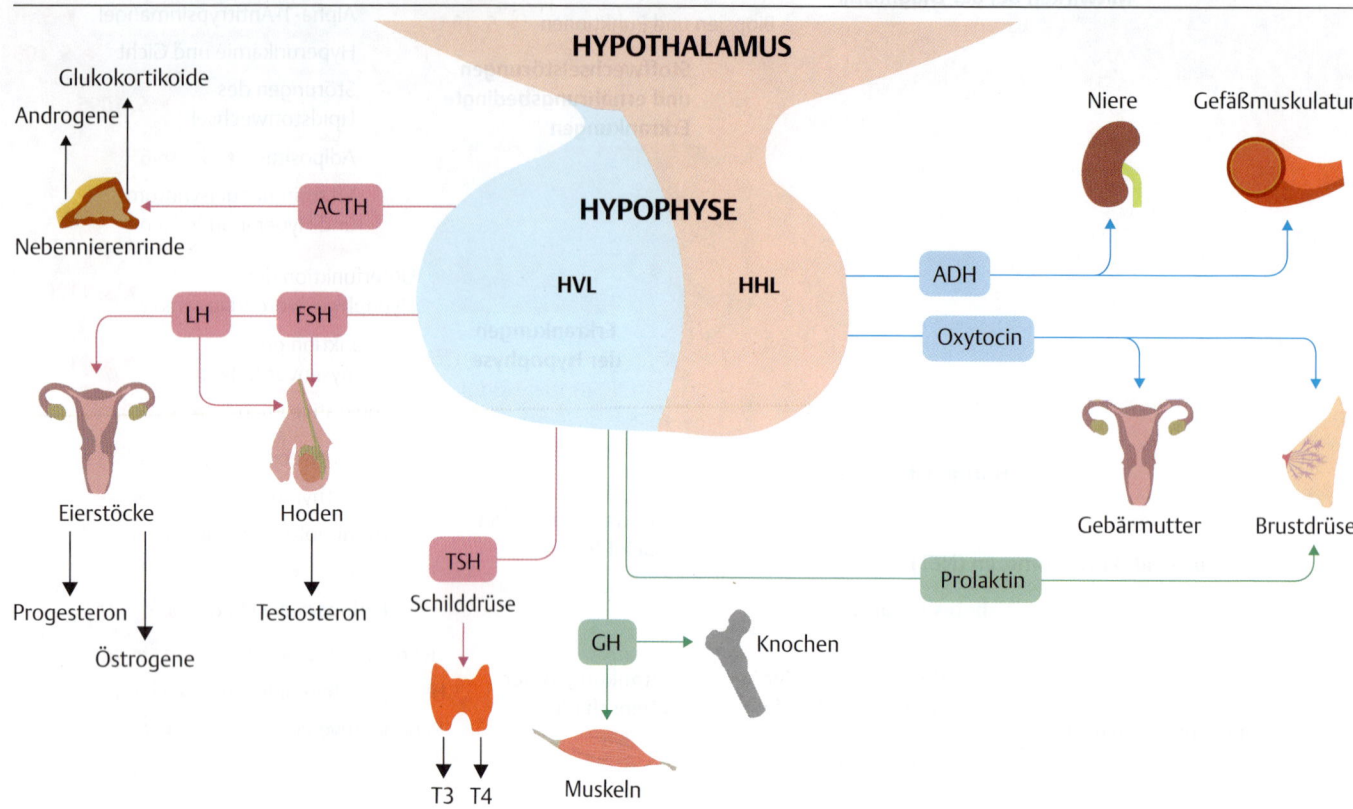

Hormone des Hypophysenvorderlappens (HVL)

Glandotrope Hormone
bewirken Hormonausschüttung in anderen Drüsen
ACTH = Adrenokortikotropes Hormon
TSH = Thyreoida-stimulierendes Hormon
FSH = Follikel-stimulierendes Hormon
LH   = Luteinisierendes Hormon

Effektorische Hormone
bewirken keine Hormonausschüttung
GH = Growth Hormone (Wachstumshormon), Somatotropin, Prolaktin

Hormone des Hypophysenhinterlappens (HHL)

ADH = Antidiuretisches Hormon
Oxytocin

Der Hypothalamus ist die wichtigste Kontrollstation für die Hormonausschüttung. Er sorgt dafür, dass die Hypophyse bestimmte Hormone freisetzt bzw. bei ausreichender Menge die Freisetzung drosselt.

Hoden produziert. Die Androgene werden bei der Frau größtenteils in weibliche Sexualhormone umgewandelt.

Die **Katecholamine Adrenalin** und **Noradrenalin** werden in Stresssituationen zeitlich noch vor den Glukokortikoiden ausgeschüttet. Sie versetzen den Körper in **Alarmbereitschaft**, indem sie
- den Blutzuckerspiegel erhöhen (Steigerung der Glykogenolyse),
- die Herzleistung steigern, den Blutdruck erhöhen und die Atemwege erweitern,
- die Aufmerksamkeit erhöhen und
- die Schweißbildung steigern.

58.3 Mitwirken bei der Diagnostik

Bei endokrinologischen, stoffwechsel- und ernährungsbedingten Erkrankungen bilden neben der Anamnese und der körperlichen Untersuchung vor allem **Labortests** und **bildgebende Verfahren** die Basis der Diagnostik. Pflegende unterstützen hierbei die Ärzte und das Fachpersonal bei der Durchführung, sie informieren die Patienten über die geplanten Maßnahmen, melden die Untersuchungen an, bereiten die Patienten vor, kümmern sich um die Transporte und ggf. auch um die notwendige Nachsorge.

Endokrinologische oder hormonelle Erkrankungen gehen häufig mit einem Über- oder Untergewicht einher. Daher müssen bei jeder Aufnahmeuntersuchung, aber auch als Verlaufskontrolle regelmäßig **Größe** und **Gewicht** des Patienten erfasst werden. Bei Verdacht auf eine Schilddrüsenerkrankung wird ggf. auch den **Halsumfang** gemessen. Der

Arzt tastet Hals und Schilddrüse ab (Palpation) und erhebt einen neurologischen Status.

58.3.1 Laboruntersuchungen und bildgebende Verfahren

Blutuntersuchungen • Um den Hormonstatus und Stoffwechselparameter bestimmen zu können, werden verschiedene Blutuntersuchungen durchgeführt. Hier können je nach Erkrankung folgende Laborwerte erhoben werden:
- Bei Schilddrüsenerkrankungen werden z.B. Trijodthyronin (T3), Thyroxin (T4), Thyreoidea-stimulierendes Hormon (TSH) und Thyreotropin-Releasing-Hormon (TRH) bestimmt.
- Bei einem Verdacht auf **Über- oder Unterfunktion der Nebenschilddrüsen** werden Kalzium-, Phosphat- und Parathormonspiegel bestimmt.
- Besteht ein Verdacht auf **Morbus Cushing**, muss der Kortisolspiegel mehrmals täglich bestimmt werden. Dieser kann im Blut, im Urin oder im Speichel mit dem sog. Dexamethason-Hemmtest nachgewiesen werden.
- Bei einem Verdacht auf **Diabetes mellitus** sind die Bestimmung des Blutzuckers (BZ) im Blut und im Urin, die Erstellung eines BZ-Tagesprofils oder ein oraler Glukose-Toleranztest (oGTT) wesentlich. Weitere Parameter (z.B. HBA1c, C-Peptid) sichern die Diagnose.
- Besteht der Verdacht auf einen **Diabetes insipidus**, wird ein Durstversuch durchgeführt, bei dem die Osmolarität im Blutplasma und im Urin getestet wird.
- Bei allen übrigen Stoffwechselstörungen werden verschiedene Blutparameter bestimmt, z.B. Harnsäurekonzentrationen bei Gicht, Blutfettwerte bei Fettstoffwechselstörungen.

Bildgebende Verfahren • Bei den bildgebenden Verfahren wird neben der Sonografie und dem Röntgen vor allem die Szintigrafie häufig angewendet. Auch die Computertomografie (CT) und die Magnetresonanztomografie (MRT) werden bei Verdacht auf raumfordernde Prozesse eingesetzt.

58.3.2 Biopsien und Punktionen

Ähnlich sieht es aus, wenn Biopsien entnommen werden müssen. Ist eine zytologische oder histologische Abklärung erforderlich, kann bei einer Schilddrüsenerkrankung evtl. eine **Feinnadelaspirationsbiopsie** notwendig werden. Bei unklaren Knochenerkrankungen muss ggf. eine **Gewebeprobe** aus dem **Beckenkamm** entnommen werden (S. 526). Beide Untersuchungen werden unter streng aseptischen Bedingungen in den jeweiligen Funktionsabteilungen bzw. im OP durchgeführt.

Feinnadelaspirationsbiopsie der Schilddrüse

Die **Feinnadelbiopsie** ist ein einfaches und risikoarmes Verfahren, um Zellproben aus auffälligem Gewebe zu entnehmen. An der Schilddrüse wird sie eingesetzt, um ein Tumorgeschehen, eine Entzündung oder einen kalten Knoten weiter abklären zu können. Unter **Ultraschallkontrolle** wird hierbei mit einer dünnen, feinen Hohlnadel das zu untersuchende **Gewebe punktiert** und eine entsprechende **Probe entnommen**. Das Biopsat wird anschließend **zytologisch** und **histologisch** untersucht. Die Punktion wird vom Arzt durchgeführt. Die pflegerischen Aufgaben erstrecken sich dabei auf die Vorbereitung, Assistenz und Patientenbeobachtung

während der Intervention sowie die Nachbereitung und anschließende Patientenbeobachtung. Grundsätzliches zur Assistenz lesen Sie im Kap. „Pflege bei Punktionen und Biopsien" (S. 519).

Die Punktion erfolgt im Liegen unter Ultraschallsicht. Der Hals und die Punktionsstelle werden gründlich desinfiziert. Anschließend punktiert der Arzt die Schilddrüse mit der dünnen Punktionsnadel und aspiriert die Gewebeprobe. Hierbei kann der Patient ein leichtes Druckgefühl verspüren. Der Patient sollte während der Punktion nicht schlucken, da sich dabei das Gewebe verschieben kann und eine Fehlpunktion möglich ist. Die Punktion selbst dauert nur einige Sekunden.

Nach der Punktion wird die Punktionsstelle gereinigt und anschließend mit Kompressen und Pflaster ein Druckverband angelegt.

Die **Feinnadelbiopsie** ist im Gegensatz zur Stanzbiopsie i.d.R. **schmerzfrei** und verursacht **kaum Komplikationen**. Gelegentlich können aber Schmerzen, Schwellungen, Blutungen oder Infektionen im Punktionsbereich auftreten. Daher muss die **Wunde** entsprechend **beobachtet** und auf Entzündungszeichen inspiziert werden.

> ### WISSEN TO GO
>
> **Hormonsystem, Stoffwechsel und Ernährung – Diagnostik**
>
> Neben der **Anamnese** und der **körperlichen Untersuchung** werden vor allem durch **Laboruntersuchungen** von Blut und Urin die Hormon- und Stoffwechselparameter bestimmt:
> - Schilddrüsenerkrankungen: T3, T4, TSH und TRH
> - Nebenschilddrüsen: Kalzium-, Phosphat- und Parathormonspiegel
> - Verdacht auf Morbus Cushing: Kortisolspiegel, Dexamethason-Hemmtest
> - Verdacht auf Diabetes mellitus: Blutzucker (BZ) im Blut und im Urin, BZ-Tagesprofil, oraler Glukose-Toleranztest (OGT), HBA1c, C-Peptid
> - Verdacht auf Diabetes insipidus: Durstversuch
>
> Bei den **bildgebenden Verfahren** werden häufig Sonografie und Szintigrafie sowie Röntgen, CT und ggf. MRT eingesetzt. Zur histologischen bzw. zytologischen Abklärung werden **Biopsien** und **Punktionen** durchgeführt. So kann bei einer Schilddrüsenerkrankung eine **Feinnadelaspirationsbiopsie** notwendig werden. Aufgaben der Pflege sind hierbei die Vorbereitung, Assistenz und Nachbereitung des Eingriffs sowie die Patientenbeobachtung während und nach der Intervention. Generell müssen Größe und Gewicht der Patienten regelmäßig kontrolliert werden.

58.4 Stoffwechselstörungen: Diabetes mellitus

58.4.1 Grundlagen

Definition Diabetes mellitus
Der Diabetes mellitus ist eine chronisch verlaufende Erkrankung, bei der der Glukosestoffwechsel gestört ist. Der Blutzucker (= Glukose im Blut) ist zu hoch, weil ein absoluter oder relativer Insulinmangel besteht. Im Volksmund heißt er auch

58 Pflege bei Erkrankungen des Hormonsystems, Stoffwechselstörungen und ernährungsbedingten Erkrankungen

„Zuckerkrankheit". Der griechisch-lateinische Fachausdruck Diabetes mellitus bedeutet „honigsüßer Durchfluss" und spielt auf den hohen Zuckergehalt im Urin eines Diabetikers an.

Je nachdem, wie es zum Insulinmangel kommt, unterscheidet man verschiedene Typen (▶ Abb. 58.2):

- **Typ-1-Diabetes:** Beim Typ-1-Diabetes sind die β-Zellen des Pankreas (Bauchspeicheldrüse) nicht mehr in der Lage, Insulin zu produzieren, da Autoantikörper diese Zellen als körperfremd erkennen und zerstören. Die Folge ist ein **absoluter Insulinmangel**. Der Typ-1-Diabetes beginnt hauptsächlich im Kinder- und Jugendalter, 5–10 % der Patienten mit Diabetes haben einen Typ-1-Diabetes.
- **Typ-2-Diabetes:** Hier ist die Bauchspeicheldrüse zwar in der Lage, normal Insulin zu produzieren, jedoch zeigen die Insulinrezeptoren der Körperzellen eine zunehmende **Resistenz** gegen das Insulin, sodass dessen Wirkung ausbleibt. Es besteht ein **relativer Insulinmangel**. Neben genetischen Faktoren sind Übergewicht, falsche Ernährung und Bewegungsmangel sehr starke Risikofaktoren. 90 % der Patienten mit Diabetes haben einen Typ-2-Diabetes, meist sind diese Patienten über 40 Jahre alt.
- **andere Diabetesformen:** Andere Diabetesursachen sind z. B. Medikamente (Kortison), Erkrankungen der Bauchspeicheldrüse, ein Morbus Cushing (S. 1111), eine vererbte β-Zell-Fehlfunktion (MODY) oder die Schwangerschaft (Gestationsdiabetes).

Klassische Insulinmangelsymptome sind **Polyurie** (häufiges Wasserlassen) und **Polydipsie** (gesteigertes Durstgefühl). An diesen Symptomen leidet vor allem der **Typ-1-Diabetiker**. Es können Symptome eines **Flüssigkeitsmangels** bestehen und die Patienten verlieren an Gewicht. Unspezifische Symptome sind **Müdigkeit**, Kraftlosigkeit, Konzentrationsstörungen und Kopfschmerzen.

Beim **Diabetes Typ 2** hat sich der Körper langsam an die erhöhten Blutzuckerwerte gewöhnt. Er zeigt lange Zeit nur unspezifische Symptome wie Müdigkeit und allgemeine **Leistungsminderung**. Häufig tritt der Diabetes Typ 2 im Rahmen des sog. metabolischen Syndroms auf. Bei diesem besteht neben dem Diabetes eine arterielle Hypertonie, Adipositas und eine Fettstoffwechselstörung.

Bei Patienten mit Diabetes mellitus können verschiedene akute Komplikationen auftreten. Aber vor allem nach längerer Zeit kann ein chronisch erhöhter Blutzucker zu zahlreichen Folgeerkrankungen führen.

Akute Komplikationen • Dies sind:
- **erhöhte Infektanfälligkeit:** Patienten mit Diabetes mellitus haben ein geschwächtes Immunsystem und neigen daher zu Infekten. Am häufigsten sind die Haut und die Harnwege betroffen.
- **plötzliche Überzuckerung (Hyperglykämie):** Eine Überzuckerung kann zum diabetischen Koma führen und ist ein Notfall.
- **plötzliche Unterzuckerung (Hypoglykämie):** Auch hier können die Patienten bewusstlos werden, eine Unterzuckerung ist potenziell lebensgefährlich.

Folgeerkrankungen • Je länger und je ausgeprägter die Blutzuckererhöhung besteht, umso eher treten Folgeerkrankungen auf. Ein chronisch erhöhter Blutzucker schädigt vor allem die kleinen und großen Arterien (Mikro- und Makroangiopathie) und die Nerven:

Abb. 58.2 Diabetes mellitus.

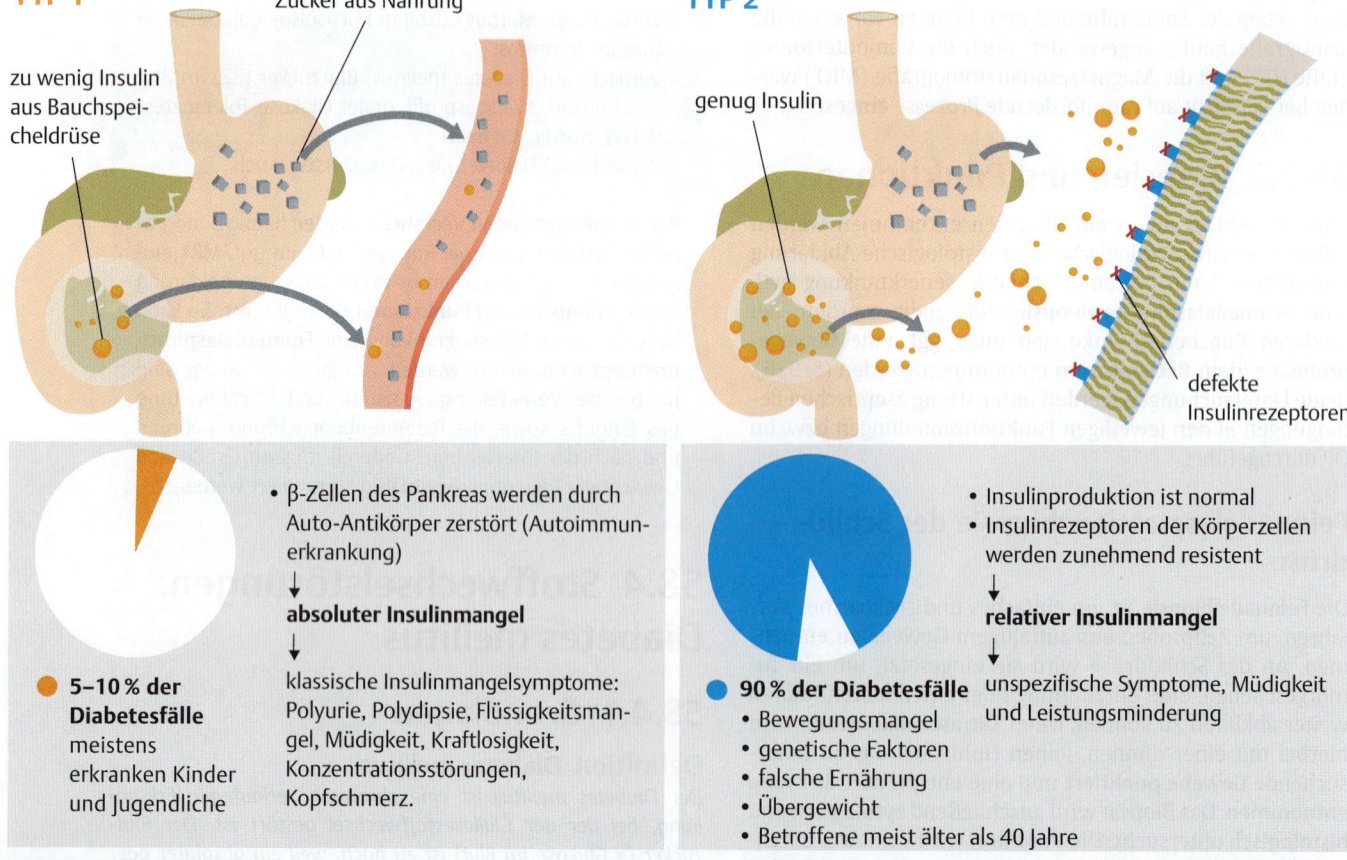

Die Ursachen und Symptome der beiden Diabetestypen im Vergleich.

- **diabetische Makroangiopathie**: Schädigung der großen und mittleren Blutgefäße durch Arteriosklerose, betroffen sind vor allem Herzkranz-, Hirn- und die großen Beinarterien:
  - koronare Herzkrankheit (KHK)
  - Schlaganfall
  - periphere arterielle Verschlusskrankheit (pAVK)
- **diabetische Mikroangiopathie**: Schädigungen der kleinen Blutgefäße, insbesondere der Kapillaren, führen zu verschiedenen Erkrankungen:
  - **diabetische Retinopathie**: Netzhautschäden, häufige Ursache für Erblindung
  - **diabetische Nephropathie**: Nierenschäden, häufige Ursache für Niereninsuffizienz und Nierenversagen
- **diabetische Neuropathie**:
  - Nervenschäden an sensorischen und motorischen Nerven treten vor allem im Bereich der Füße auf. Erste Anzeichen sind Kribbeln, Taubheitsgefühle, Schmerzen und Kältegefühle, später können Lähmungserscheinungen hinzukommen.
  - Nervenschäden an autonomen Nerven beeinträchtigen die Funktion verschiedener Organe, z. B. erhöhte Herzfrequenz in Ruhe, Blutdruckabfall im Stehen, Störungen der Magen- und Blasenentleerung, Erektionsprobleme.
- **diabetisches Fußsyndrom**: Es entsteht durch die diabetische Neuropathie und/oder Durchblutungsstörungen bei pAVK. Eine kleine Verletzung, die aufgrund der Neuropathie nicht als schmerzhaft empfunden und vom Patienten nicht bemerkt wird, infiziert sich. Liegt gleichzeitig eine Durchblutungsstörung vor, ist die Wundheilung verzögert. Es bilden sich Geschwüre, die Gewebe und Knochen angreifen.

WISSEN TO GO

Diabetes mellitus – Grundlagen

Er ist eine chronisch verlaufende Erkrankung, bei der der Glukosestoffwechsel gestört ist. Im Blut und im Urin sind die Glukoseanteile zu hoch. Man unterscheidet:
- **Typ-1-Diabetes**: Insulinproduzierende β-Zellen des Pankreas werden durch Autoantikörper zerstört → **absoluter Insulinmangel**. Symptome: Polyurie, Polydipsie, Flüssigkeitsmangel, ggf. Gewichtsverlust, Müdigkeit, Konzentrationsstörungen und Kopfschmerzen
- **Typ-2-Diabetes**: Insulinrezeptoren der Körperzellen entwickeln zunehmend eine Resistenz gegen Insulin → **relativer Insulinmangel**. Ursachen sind u. a. genetische Faktoren, Übergewicht, falsche Ernährung und Bewegungsmangel. Symptome sind eher unspezifisch, z. B. Müdigkeit, Leistungsminderung. Tritt gleichzeitig eine arterielle Hypertonie, Adipositas und eine Fettstoffwechselstörung auf, spricht man vom **metabolischen Syndrom**.

Komplikationen: Hypo- und Hyperglykämien können lebensbedrohlich sein. **Folgeerkrankungen**: Bei chronisch erhöhtem Blutzucker werden v. a. die kleinen und großen Arterien (Mikro- und Makroangiopathie) sowie die Nerven geschädigt:
- koronare Herzkrankheit (KHK), Schlaganfälle, pAVK
- diabetische Retinopathie
- diabetische Nephropathie
- diabetische Neuropathie
- diabetisches Fußsyndrom

58.4.2 Mitwirken bei der Diagnostik

Blutzuckerbestimmung

Der Blutzucker wird entweder in der Einheit mg/dl (Milligramm pro Deziliter) oder mmol/l (Millimol pro Liter) angegeben. In den alten Bundesländern wird i. d. R. die Einheit mg/dl verwendet, in den neuen Bundesländern (auch in den meisten anderen Ländern mit Ausnahme der USA) die Einheit mmol/l.

! Merken Umrechnung
1 mmol/l = 18 mg/dl

Bei einem gesunden Menschen liegt der Blutzuckerwert im nüchternen Zustand zwischen 60 und 100 mg/dl bzw. zwischen 3,3 und 5,6 mmol/l. Nach einer Mahlzeit steigt der Wert auf bis zu 140 mg/dl bzw. 7,8 mmol/l an.

Bei der Erstdiagnose sollte das Blut nicht über ein Blutzuckermessgerät gemessen, sondern venös abgenommen und in einem standardisierten Labor untersucht werden. Der Patient muss dabei nüchtern sein, Wasser und nicht zuckerhaltige Getränke darf er trinken.

Der Blutzucker sollte beim nüchternen Patienten unter 100 mg/dl (5,5 mmol/l) liegen. Liegt der Wert im Bereich von 100–125 mg/dl (5,5–6,9 mmol/l), liegt ein gestörter Nüchternblutzuckerwert vor. Beweisend für einen Diabetes mellitus ist ein **Nüchternblutzucker von ≥ 126 mg/dl (≥ 7 mmol/l)**. Zur Durchführung der BZ-Bestimmung siehe Insulintherapie: Blutzucker messen (S. 1082).

Im weiteren Text wird für den Blutzucker der Einfachheit halber nur noch die Einheit mg/dl aufgeführt.

Oraler Glukose-Toleranztest (oGTT)

Der oGTT wird eingesetzt, um die Gefährdung für einen Diabetes Typ 2 eines Patienten einzuschätzen oder um einen Diabetes Typ 2 zu erkennen. Beim oGTT wird getestet, wie stark der Blutzucker nach oraler Aufnahme einer definierten Glukoselösung ansteigt und wie schnell und wie stark er wieder abfällt. Ein Blutzuckeranstieg stimuliert die Bauchspeicheldrüse, das Hormon Insulin freizusetzen, das die Glukose aus dem Blut in die Körperzellen schleust, wodurch der Blutzucker gesenkt wird. Mit dem oGTT testet man, ob dieser Mechanismus gestört ist.

Beim oGTT darf der Patient 10 Stunden vorher keine Nahrung zu sich nehmen. Akute Infekte oder Erkrankungen dürfen nicht vorliegen. Am Anfang des Tests wird der Nüchternblutzuckerwert bestimmt. Hierzu wird dem Patienten venöses Blut entnommen und im Labor untersucht. Danach erhält der Patient eine Lösung mit 75 g Glukose, die er zügig austrinkt. In den nächsten 2 Stunden darf er keine körperliche Anstrengung unternehmen oder rauchen. Nach 1 und nach 2 Stunden werden noch einmal die Blutzuckerwerte aus dem venösen Blut bestimmt. Oft werden nur der Nüchternblutzuckerwert und der Wert nach 2 Stunden gemessen.

Sowohl ein erhöhter Nüchternblutzuckerwert als auch ein erhöhter 2-Stunden-Wert lassen einen Diabetes mellitus vermuten (▶ Abb. 58.3).

Abb. 58.3 Oraler Glukose-Toleranztest.

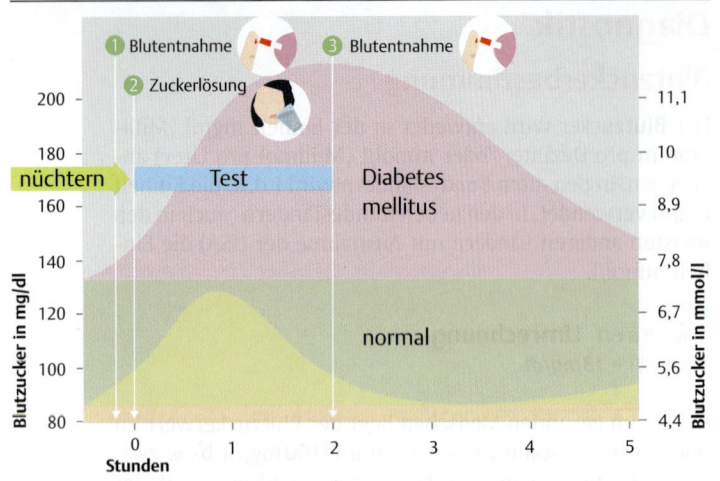

Die Kurven zeigen die Blutzuckerwerte eines Gesunden und eines Patienten mit Diabetes mellitus beim oGTT.

Weitere Untersuchungen

HbA1c-Messung • Die Messung des HbA1c ist alle 3 Monate sinnvoll. Der Patient muss bei der Blutabnahme nicht nüchtern sein. Als HbA1c bezeichnet man Hämoglobin, an das sich ein Molekül Glukose angelagert hat. Das geschieht in verstärktem Maß bei hohen Blutzuckerwerten, z. B. bei einem nicht optimal eingestellten Diabetes mellitus. Er ist ein Maß für den mittleren Blutzuckerwert der letzten 8 Wochen und wird deswegen auch als **Langzeitblutzucker** oder **Blutzuckergedächtnis** bezeichnet.

! Merken Blutzuckergedächtnis
Je öfter und je länger der Blutzuckerwert erhöht war, desto höher ist auch der HbA1c-Wert. Er ist also ein Indikator für die Qualität der Blutzuckereinstellung der letzten 8 Wochen. Der Normwert beträgt 4–6 % des Gesamt-Hb.

Weitere Laborwerte • Weitere Laborwerte wie Nierenwerte, Cholesterin und Fettwerte werden oft mitbestimmt. Bei jüngeren schlanken Menschen sollte auch über eine Diabetes-mellitus-Typ-1-Diagnostik nachgedacht werden – hierzu werden folgende Laborwerte bestimmt: Inselzellantikörper (ICA), Glutamatdecarboxylase AK (GAD-Ak), Insulinautoantikörper (IA-Ak).

BMI und Waist-to-Hip-Ratio • Der Patient sollte gewogen werden und im Verlauf weiterhin regelmäßig sein Gewicht kontrollieren. Der BMI und die Waist-to-Hip-Ratio (WHR, Taille-Hüft-Verhältnis) wird ermittelt. Die WHR zeigt an, wo die Fettdepots am Körper sitzen. Eine ungünstige, bauchbetonte Verteilung des Körperfetts kann langfristig das Risiko von Folgeerkrankungen erhöhen. Wie diese Werte ermittelt werden, lesen Sie im Kap. „Essen und Trinken anreichen, Körperlänge und -gewicht bestimmen, Flüssigkeitsbilanz erheben" (S. 369).

Untersuchung auf Folgeerkrankungen • Um Folgeerkrankungen des Diabetes zu erkennen, erfolgen weitere Untersuchungen. Die Füße werden inspiziert: Wunden, Hornhautstellen, Schwielen und Trockenheit werden dokumentiert. Die Fußpulse werden geprüft (Durchblutungsstörungen?). Mit einer am Knöchel aufgesetzten Stimmgabel wird die Sensibilität getestet und eine Neuropathie diagnostiziert.

Um eine diabetesbedingte Nephropathie (Nierenschaden) schon früh zu erkennen, werden die Albuminwerte im Urin überprüft. Größere Albuminmengen befinden sich im Urin, wenn die kleinen Blutgefäße in den Nierenkörperchen durch erhöhte Blutzuckerspiegel geschädigt sind (Mikroangiopathie). Der Albuminwert wird entweder im Sammelurin über 24 Stunden oder morgens anhand von Mittelstrahlurin getestet (S. 1034). Die 24-Stunden-Messung (S. 1034) ist genauer, erfordert aber deutlich mehr Aufwand. Vor der Abnahme sollte der Patient keinen Blaseninfekt haben. Der Patienten sollte vor der Abnahme übermäßige körperliche Anstrengung und eine stark eiweißhaltige Kost vermeiden. Bei der Messung anhand von Mittelstrahlurin sollte die Messung an einem anderen Tag noch einmal wiederholt werden. Bei einem auffälligen Geruch und Trübung des Urins sollte ein Urinstatus abgenommen werden.

WISSEN TO GO

Diabetes mellitus – Diagnostik

Der **Blutzucker (BZ)** wird in Milligramm pro Deziliter (mg/dl) oder in Millimol pro Liter (mmol/l) angegeben.
- Normalwerte: 60–100 mg/dl (3,3–5,6 mmol/l)
- gestörter Nüchternblutzuckerwert: 100–125 mg/dl (5,5–6,9 mmol/l)
- Diabetes mellitus: ≥ 126 mg/dl (≥ 7 mmol/l)

Für die erste **BZ-Bestimmung** sollte der Patient nüchtern sein und das Blut sollte venös abgenommen werden. Ein **oraler Glukose-Toleranztest (oGTT)** gibt Auskunft darüber, wie stark der Blutzucker nach einer oralen Glukoseaufnahme ansteigt und wie schnell und wie stark er wieder abfällt. Weitere Laboruntersuchungen sind u. a. die Messung von **HbA1c**, Nierenwerten, Cholesterin und Fettwerten.

Darüber hinaus werden **Gewicht**, **BMI** und das **Taille-Hüft-Verhältnis** regelmäßig ermittelt. Die Füße müssen inspiziert, die Fußpulse und die Sensibilität der Füße geprüft. Bei Verdacht auf eine diabetische Nephropathie werden die Albuminwerte im Urin bestimmt.

58.4.3 Mitwirken bei der Therapie

Da sich der Typ-1- und Typ-2-Diabetes in der Entstehungsursache unterscheiden, werden sie auch unterschiedlich behandelt. Das **Ziel** ist aber bei beiden Formen das gleiche: eine **normale Blutzuckerkonzentration**.

Durch das absolute Fehlen des körpereigenen Insulins beim Typ-1-Diabetes ist eine **lebenslange Insulintherapie absolut notwendig**. Die Insulinversorgung muss 24 Stunden am Tag gewährleistet sein und soll möglichst dem physiologischen Insulinspiegel angepasst werden. Mit einer guten Blutzuckereinstellung und wenigen Blutzuckerentgleisungen will man langfristig die Folgeerkrankungen verhindern.

Beim Typ-2-Diabetes produziert die Bauchspeicheldrüse zwar Insulin, durch die Resistenz der Insulinrezeptoren der Zellen kann es aber nicht mehr richtig wirken. Die Insulinresistenz ist ein komplexes Krankheitsbild mit hohem Risiko für Folgeerkrankungen. Durch eine **Lebensstiländerung** mit viel Bewegung, gesunder Ernährung, Gewichtsabnahme, Nichtrauchen und einer **guten Blutzuckereinstellung** soll dieses Risiko für Folgeerkrankungen vermindert werden. Die medikamentöse Diabetestherapie muss immer wieder neu angepasst werden. Des Weiteren sollten der Blutdruck und eine Fettstoffwechselstörung gut eingestellt werden.

Die **Säulen der Diabetestherapie** sind:
1. **Säule**: Ernährungsumstellung und Bewegung
2. **Säule**: medikamentöse Therapie
3. **Säule**: Schulung und Selbstkontrolle

Ernährungsumstellung und Bewegung

Die Umstellung der Ernährung ist eine Grundvoraussetzung für eine erfolgreiche Diabetestherapie. Die Patienten erhalten eine professionelle Ernährungsberatung. Bei der Ernährungsumstellung geht es nicht nur darum, den Zucker in der Nahrung zu reduzieren, sondern sich insgesamt kalorienreduziert, ausgewogen und vollwertig zu ernähren.

Regelmäßige Bewegung ist ebenso wichtig wie gesunde Ernährung (S. 1089). Denn um sich bewegen zu können, braucht der Muskel Glukose – der Blutzuckerspiegel sinkt, die Insulinempfindlichkeit der Zellen wird auf Dauer gesteigert. Auch Übergewicht und Bluthochdruck werden durch körperliche Aktivität positiv beeinflusst.

Weiterhin sollten die Patienten nicht rauchen und Alkohol nur in Maßen zu sich nehmen.

Medikamentöse Therapie

Die medikamentöse Therapie des **Diabetes Typ 1** erfolgt mit Insulin (S. 1075).

Die medikamentöse Diabetestherapie des **Diabetes Typ 2** erfolgt i. d. R. mit Metformin. Gerade bei übergewichtigen Patienten ist dieses Medikament sinnvoll, da es auch zur Gewichtsreduktion beiträgt. Der Therapieerfolg wird anhand des HbA1c-Werts überprüft. Ist der HbA1c-Wert zu hoch, passt man die Behandlung an und kombiniert mit weiteren Antidiabetika oder mit Insulin (▶ Abb. 58.4). Eine Übersicht über Antidiabetika finden Sie in ▶ Tab. 58.1.

WISSEN TO GO

Diabetes mellitus – Grundlagen der Therapie

Ziel ist die **normale Blutzuckerkonzentration**. Die Diabetestherapie ruht auf folgenden Säulen:
1. Ernährungsumstellung und Bewegung
2. medikamentöse Therapie
3. Schulung und Selbstkontrolle

Ursache und Therapieansatz unterscheiden sich beim Typ-1- und Typ-2-Diabetes:
- **Typ-1-Diabetes:** körpereigenes Insulin fehlt vollständig und muss lebenslang substituiert werden.
- **Typ-2-Diabetes:** Ernährungsumstellung und Bewegung sind Grundlage. Medikamentös werden Antidiabetika (i. d. R. Metformin) gegeben. Reicht Metformin nicht aus, werden Antidiabetika kombiniert oder zusätzlich Insulin gegeben.

Insulintherapie: Allgemein

Die Bauchspeicheldrüse eines gesunden Menschen gibt kontinuierlich geringe Mengen Insulin ab, um den Grundstoffwechsel zu regulieren – man spricht von der **basalen Sekretion**. Nach einer Mahlzeit schüttet sie eine größere Menge Insulin aus, um den plötzlichen Blutzuckeranstieg wieder auf den Normalwert zu bringen – dies wird **prandiale Sekretion** genannt (prandial = während des Essens). Bei der Insulintherapie versucht man, die physiologische Funktion der Bauchspeicheldrüse entweder komplett oder teilweise nachzuahmen – je nachdem, ob körpereigenes Insulin vorhanden ist oder nicht. Dabei werden verschiedene Insulinarten und -therapien eingesetzt.

Abb. 58.4 Therapie bei Diabetes mellitus.

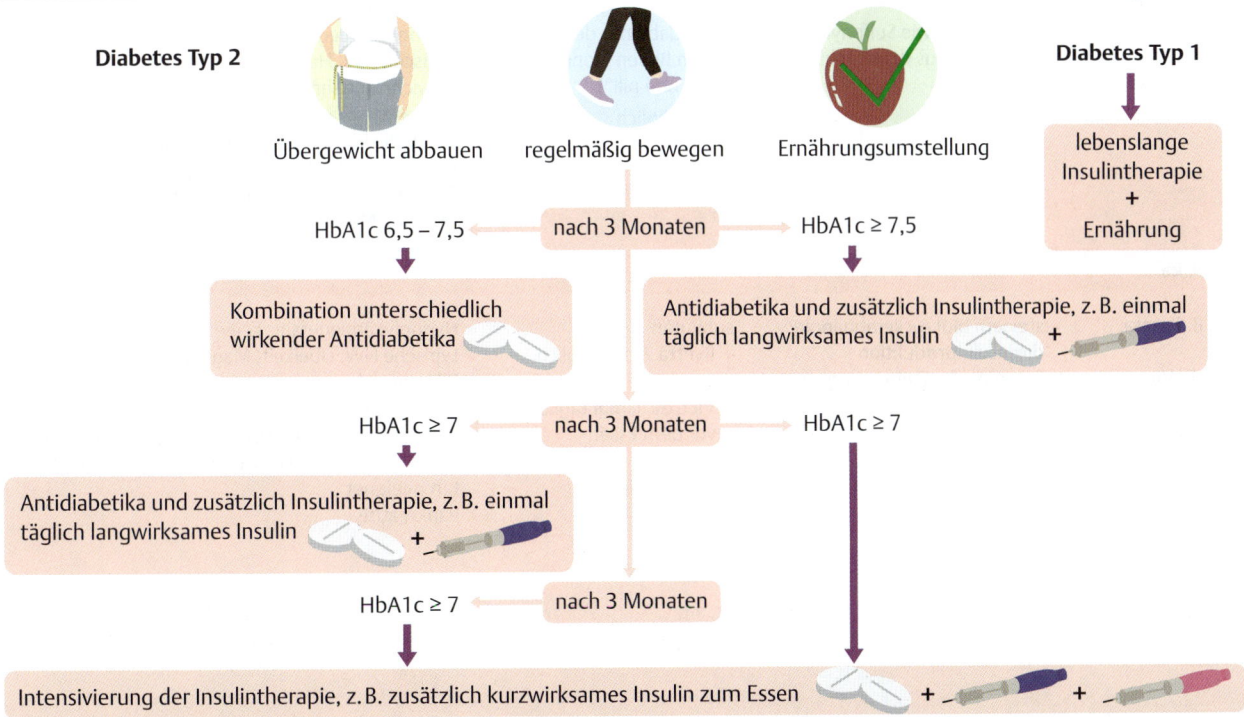

Der Diabetes Typ 1 muss wegen des absoluten Insulinmangels lebenslang mit Insulin behandelt werden. Beim Diabetes Typ 2 ist die Grundlage der Therapie die Ernährungsumstellung und regelmäßige Bewegung. Bei der medikamentösen Therapie geht man nach einem Stufenplan vor, man beginnt mit oralen Antidiabetika und überprüft alle 3 Monate den HbA1c-Wert. Liegt er weiterhin zu hoch, wird die Therapie angepasst.

Tab. 58.1 Übersicht über Antidiabetika bei Diabetes mellitus Typ 2.

Wirkstoffe und Handelsnamen	Wirkmechanismus	Applikationsform und Zeitpunkt der Gabe	Nebenwirkungen/Beobachtungskriterien/zu beachten
Biguanide			
Metformin: z. B. Glucophage	• verbessern die Glukoseaufnahme und die Glukoseverwertung in den Zellen • verzögern die Glukoseaufnahme im Darm → gutes Sättigungsgefühl → leichtere Gewichtsabnahme • hemmen die Glukosebildung in der Leber • senken Triglyzeridwerte im Blut und hemmen Aggregation von Thrombozyten → senken Komplikationsrate, z. B. KHK, Schlaganfall	• oral, nach dem Essen • zu Beginn 1-mal täglich, dann 2-mal täglich	• Hypoglykämiegefahr: keine • typische NW: Übelkeit, Magenbeschwerden, Blähungen • Laktazidose: sehr seltene, aber schwere NW mit Übelkeit, Erbrechen, Bauchschmerzen, Verwirrtheit bis zur Bewusstlosigkeit → Nierenwerte müssen regelmäßig kontrolliert werden • Therapiepause bei OPs und Untersuchungen mit Kontrastmittel (z. B. Koronarangiografie) i. d. R. 1 Tag davor und 1 Tag danach; bei schweren OPs und akuten schweren Erkrankungen wie Herzinfarkt, Schlaganfall, Schock auch länger (Gefahr der Laktazidose); ggf. vorübergehende Therapie mit Insulin
Sulfonylharnstoffe			
• Glibenclamid: z. B. Euglucon • Amaryl: z. B. Glimipirid • Glurenorm: z. B. Gliquidon	stimulieren β-Zellen des Pankreas → stärkere Produktion von Insulin	• oral, vor dem Essen • Glibenclamid 2-mal täglich • Glimepirid 1-mal täglich	• Hypoglykämiegefahr: sehr hoch, besonders nachts gefährlich, wenn sie nicht bemerkt wird, da es durch Gegenregulation des Körpers zu Schlaganfällen und Herzinfarkten kommen kann → darauf achten, dass tagsüber und abends genügend Kohlenhydrate gegessen werden (z. B. Schokoriegel vor dem Schlafengehen); bei Neueinstellung auch nachts gegen 2 Uhr den Blutzucker messen • typische NW: Hungergefühl mit der Gefahr der Gewichtszunahme und dadurch verschlechterter Stoffwechsellage • Therapiepause bei Eingriffen, für die der Patient nüchtern sein muss; ggf. vorübergehende Therapie durch Insulin
Glinide			
• Repaglinid: z. B. Novo-Norm • Nateglinid: z. B. Starlix	Glinide wirken wie Sulfonylharnstoffe, allerdings deutlich kürzer	orale Gabe mit dem ersten Bissen („one meal, one pill") 3-mal täglich	• Hypoglykämiegefahr: gering • typische NW: Hungergefühl mit der Gefahr der Gewichtszunahme und dadurch verschlechterter Stoffwechsellage; Magen-Darm-Beschwerden • durch die kurze Wirksamkeit genügt die Einnahme zu jeder Mahlzeit, keine Mahlzeit – keine Tablette → so kann flexibler gegessen und auch mal eine Mahlzeit ausgelassen werden
Inkretinmimetika			
• Exenatid: z. B. Byetta, Bydureon • Liraglutid: z. B. Victoza	• steigern blutzuckerabhängig die Insulinproduktion • hemmen die Freisetzung von Glukagon	subkutan • Byetta 2-mal täglich vor dem Essen • Victoza 1-mal täglich vor dem Essen • Bydureon 1-mal wöchentlich	• Hypoglykämiegefahr: keine • typische NW: Übelkeit, Magenbeschwerden, Blähungen • unterstützt eine Gewichtsreduktion durch eine verzögerte Magenentleerung → in Kombination mit Metformin für stark übergewichtige Patienten geeignet • Pankreatitis

Tab. 58.1 Fortsetzung.

Wirkstoffe und Handelsnamen	Wirkmechanismus	Applikationsform und Zeitpunkt der Gabe	Nebenwirkungen/Beobachtungskriterien/ zu beachten
Gliptine (DPP-4-Inhibitoren)			
• Sitagliptin: z. B. Januvia • Vildagliptin: z. B. Galvus • Saxagliptin: z. B. Onglyza	• steigern blutzuckerabhängig die Insulinproduktion • hemmen die Freisetzung von Glukose ins Blut • siehe Inkretinmimetika	oral, nach dem Essen Sitagliptin 1-mal morgens, Vildagliptin 2-mal täglich, Saxagliptin 1-mal morgens	• Hypoglykämiegefahr: keine • typische NW: Kopfschmerzen und Schwindel • Pankreatitis
α-Glukosidasehemmer			
Acarbose: z. B. Glucobay	hemmen die Glukoseaufnahme aus dem Darm ins Blut	oral, mit dem ersten Bissen	• Hypoglykämiegefahr: keine bei Monotherapie • typische NW: Blähungen und Durchfälle • wenn es in Kombination mit Sulfonylharnstoffen zu einer Hypoglykämie kommt, kann diese nur mit Traubenzucker behoben werden, alle anderen Zucker können wegen des Glukosidasehemmers nicht resorbiert werden
Glitazone (Insulinsensitizer)			
Pioglitazon: z. B. Actos	verbessern die Glukoseaufnahme in die Zellen	oral	• Hypoglykämiegefahr: keine • nur im Ausnahmefall verordnet • typische NW: Ödembildung

Insulintherapie: die verschiedenen Insuline

Insulin ist ein Eiweißhormon, das im Magen-Darm-Trakt zerstört würde und deshalb nicht oral verabreicht, sondern gespritzt wird – meist subkutan. Es gibt 3 Insulinarten:
1. **langwirksames Insulin** (Verzögerungsinsulin, Basalinsulin)
2. **kurzwirksames Insulin** (Bolusinsulin)
3. **Mischinsulin**

Langwirksame Insuline decken den Grundbedarf des Körpers an Insulin ab, sie bilden sozusagen die Basis und werden deshalb auch **Basalinsuline** genannt. **Kurzwirksame Insuline** puffern plötzliche Blutzuckeranstiege. Sie werden meist als Mahlzeiteninsuline eingesetzt oder um hohe Blutzuckerwerte zu korrigieren. Sie werden auch **Bolusinsuline** genannt. Bei Mischinsulinen sind kurzwirksame und langwirksame Insuline gemischt.

Alle Insuline werden nach Internationalen Einheiten (IE) dosiert. Stechampullen mit Insulin für Einwegspritzen sind in Deutschland erhältlich in den Konzentrationen 40 IE/ml und 100 IE/ml. Insulinampullen für Pens enthalten 100 IE/ml. Die Ampullen sind beschriftet mit U40- bzw. U100-Insulin, das U steht für das englische Wort „unit" = Einheit.

Kurzwirksame Insuline

Normalinsulin • Die Struktur entspricht dem Insulin des menschlichen Körpers. Die verschiedenen Präparate können alle gegeneinander ausgetauscht werden. Sowohl die Stechampullen als auch die Pens mit Normalinsulin sind mit einem gelben Strich farbcodiert. Eingesetzt werden sie meist als Mahlzeiteninsulin. Die Wirkung tritt bei subkutaner Verabreichung nach ca. 20–30 Minuten ein und diese Zeitspanne ist auch der optimale Spritz-Ess-Abstand. Bei einem Restaurantbesuch oder auch in der Klinik kann es allerdings besser sein, erst zu spritzen, wenn das Essen da ist. Denn wenn das Essen später kommt, das Insulin aber bereits wirkt, kann es zu einer Hypoglykämie kommen. Das Wirkende ist nach ca. 5–7 Stunden erreicht. Wird allerdings eine hohe Zahl von Einheiten verabreicht, wirkt das Normalinsulin länger. Eventuell wird dann noch eine Zwischenmahlzeit benötigt, um eine Hypoglykämie zu verhindern.

> **! Merken** Intravenöse Gabe
> *Normalinsulin ist das einzige Insulin, das auch intravenös gegeben werden kann. Dies erfolgt häufig bei hohem Insulinbedarf auf einer Intensivstation.*

Spritz-Ess-Abstand nicht nötig? • Eine Studie des Universitätsklinikums Jena hat gezeigt, dass es für die Stoffwechselleistung der Patienten keinen Unterschied macht, ob sie den Spritz-Ess-Abstand einhalten oder nicht (Müller 2013). Die Patienten sind insgesamt zufriedener, wenn sie auf den Spritz-Ess-Abstand verzichten können. Bei sehr hohen Ausgangswerten kann es allerdings von Vorteil sein, den Spritz-Ess-Abstand einzuhalten.

Kurzwirksame Insulinanaloga • Hier hat man die Struktur des Insulins so verändert, dass das Insulin direkt nach der subkutanen Injektion anfängt zu wirken. Ein Spritz-Ess-Abstand muss also nicht eingehalten werden. Bei einem niedrigen Blutzucker oder bei Menschen, bei denen man nicht genau weiß, ob sie etwas essen oder nicht, kann sogar nach dem Essen gespritzt werden. Die Insulinanaloga wirken nicht nur schneller, sondern auch kürzer, nach ca. 2–3 Stunden ist die Wirkung beendet. Dadurch sinkt das Hypoglykämierisiko. Eine Zwischenmahlzeit ist nicht nötig. Das Wirkprofil entspricht fast dem des menschlichen Körpers. Die Blutzuckerspitze nach dem Essen wird besser abgedeckt.

Tab. 58.2 Übersicht über die verschiedenen Insulinpräparate.

Insuline und Beispiele für Handelsnamen	Einsatzgebiet	Bemerkung	Wirkung
kurzwirksame Insuline (Bolusinsulin)			
Normalinsulin: z. B. Insuman Rapid, Actrapid, Huminsulin Rapid, Berlinsulin H Normal	Korrektur von hohen Blutzuckerwerten	• Spritz-Ess-Abstand: 20–30 min • kann auch intravenös gegeben werden	• Beginn: nach 20–30 min • Maximum: nach 2 h • Dauer: 5–7 h
kurzwirksame Insulinanaloga: • Insulin aspart: z. B. NovoRapid, • Insulin lispro: z. B. Humalog, Liprolog • Insulin glulisin: z. B. Apidra	• intensivierte Insulintherapie, Insulinpumpe • Korrektur von hohen Blutzuckerwerten	wirken schneller und kürzer kein Spritz-Ess-Abstand	• Beginn: nach 5–15 min • Maximum: nach 1 h • Dauer: 2–3 h
langwirksame Insuline (Verzögerungsinsuline, Basalinsuline)			
NPH-Insuline (Neutrale Protamin Hagedorn): z. B. Protaphane, Insuman Basal, Huminsulin Basal und Berlininsulin H Basal	Basistherapie bei Typ-2-Diabetes	• Insulin ist durch den Protaminzusatz trübe und muss vor jeder Injektion 20-mal durchgemischt werden! • bester Injektionszeitpunkt: 22 Uhr • kein körpereigenes Insulin: Gabe mind. 2-mal/Tag	• Beginn: nach 45–90 min • Maximum: nach 4–8 h • Dauer: 10–12 h
langwirksame Insulinanaloga Insulin detemir: z. B. Levemir, Insulin glargin: z. B. Lantus	• Basistherapie • intensivierte Insulintherapie	• Insulin ist klar und muss nicht durchgemischt werden. • Gabe 1-mal/Tag	• Beginn: nach 2–4 h • Maximum: nach 7–12 h • Dauer: Insulin detemir 12–16 h • Insulin glargin 20–24 h
Mischinsuline mit Normalinsulin: z. B. Actraphane, Insuman Comb, Huminsulin Profil III, Berlinsulin H 30/70 mit kurzwirksamen Insulinanaloga: z. B. Novomix, Humalogmix, Liprologmix	konventionelle Insulintherapie	• Kombination aus kurzwirksamen und langwirksamen Insulin (meist Verhältnis 30:70) • Die Insuline sind trüb und müssen 20-mal geschwenkt werden.	• Beginn: mit Normalinsulin nach 20–30 min; mit kurzwirksamen Insulinanaloga nach 5–15 min • Maximum: nach 4–8 h • Dauer: 10–12 h

Langwirksame Insuline

NPH-Insulin • Beim NPH-Insulin wird die Wirkung des Normalinsulins durch den Zusatz von Protamin verlängert (NPH = Neutrales Protamin Hagedorn). Eingesetzt wird es als Verzögerungs- bzw. Basalinsulin, um den Grundbedarf an Insulin zu decken. Durch den Protaminzusatz ist das Insulin trübe und muss vor jeder Injektion 20-mal durchmischt (geschwenkt) werden, sonst ist die Wirkung unberechenbar. Die PENs und Stechampullen aller NPH-Insuline haben eine grüne Farbmarkierung und können gegeneinander getauscht werden. Die Wirkung tritt nach 1 Stunde ein, das Wirkmaximum ist nach 6 Stunden und das Wirkende nach 12 Stunden erreicht.

Langwirksame Insulinanaloga • Hier wurde die Struktur des Insulins verändert, um die Wirkdauer zu verlängern. Die Insuline sind klar und müssen nicht gemischt werden. Eingesetzt werden sie als Basalinsuline. Oft werden sie auch eingesetzt zur Unterstützung der oralen Antidiabetika. Das Präparat Lantus hat eine Wirkdauer von ca. 24 Stunden. Der Zeitpunkt zum Spritzen ist variabel, sollte aber immer zur selben Uhrzeit erfolgen. Das Präparat Levemir hat eine Wirkdauer von ca. 16 Stunden und wird ähnlich wie NPH-Insulin vor dem Schlafengehen gespritzt. Der Vorteil dieser Insuline ist der flache Wirkspiegel mit der geringeren Gefahr einer Unterzuckerung.

Mischinsuline

Mischinsuline werden zusammengesetzt aus Normalinsulin oder kurzwirksamen Insulinanaloga und NPH-Insulinen. Meist sind sie 30/70 gemischt, d. h. 30 % kurzwirksames Insulin und 70 % NPH-Insulin. Es gibt auch 50/50-Mischungen. Die Insuline sind trüb und müssen vor der Injektion 20-mal geschwenkt werden. Mit Normalinsulin sollte das Mischinsulin 20–30 Minuten vor dem Essen gespritzt werden. Bei Analoga ist kein Spritz-Ess-Abstand notwendig. Eingesetzt werden die Mischinsuline hauptsächlich bei der konventionellen Therapie (S. 1080).

WISSEN TO GO

Diabetes mellitus – Insuline

Bei der Substitution von Insulin wird versucht, die physiologische Sekretion der Bauchspeicheldrüse nachzuahmen. Diese gibt neben kontinuierlich geringen Mengen (basale Sekretion) nach einer Mahlzeit größere Mengen Insulin ab (prandiale Sekretion). Drei verschiedene Insulinarten werden angewendet:
- **kurzwirksame Insuline (Bolusinsuline):**
  - Normalinsuline und kurzwirksame Insulinanaloga
  - puffern plötzliche Blutzuckeranstiege ab, z. B. nach Mahlzeiten
  - Stechampullen und PENs mit Normalinsulin sind gelb markiert
- **langwirksame Insuline (Verzögerungsinsuline, Basalinsuline):**
  - NPH-Insuline und langwirksame Insulinanaloga
  - zur Deckung des Grundbedarfs
  - PENs und Stechampullen mit NPH-Insulin sind grün markiert
  - müssen vor jeder Injektion 20-mal geschwenkt werden
- **Mischinsuline:**
  - kurz- und langwirksame Insuline gemischt
  - müssen vor der Injektion 20-mal geschwenkt werden

Alle Insuline werden nach Internationalen Einheiten (IE) dosiert. Stechampullen für Einwegspritzen sind mit 40 oder 100 IE/ml erhältlich. Insulinampullen für Pens enthalten 100 IE/ml.

Insulintherapie: die verschiedenen Therapiearten

Welche Insulintherapie durchgeführt wird, richtet sich zum einen nach der Art des Diabetes und zum anderen nach dem körperlichen und geistigen Zustand des Patienten.

Typ-1-Diabetes • Der Körper produziert kein eigenes Insulin. Der Körper benötigt also einerseits Insulin, das den Grundbedarf des Körpers deckt und andererseits Insulin, das einen plötzlichen Blutzuckeranstieg nach einer Mahlzeit abpuffert. Fast alle Menschen mit Typ-1-Diabetes behandeln sich heute mit der sog. **intensivierten konventionellen Therapie** (ICT). Bei starken Blutzuckerschwankungen kommt auch eine Insulinpumpentherapie infrage.

! Merken Keine Insulinpause
Bei einem absoluten Mangel an Insulin muss eine 24-Stunden-Abdeckung gewährleistet sein. Bei einer Insulinpause besteht die Gefahr einer gefährlichen Ketoazidose. Deshalb muss auch bei vorgegebener Nüchternheit z. B. im Krankenhaus immer das langwirksame Basalinsulin gespritzt werden.

Typ-2-Diabetes • Eine Insulintherapie ist notwendig, wenn Kontraindikationen für die orale Therapie vorliegen, z. B. bei Lebererkrankungen, Alkoholismus, Niereninsuffizienz oder wenn das individuelle Therapieziel des Patienten durch Lebensstiländerung und eine Therapie mit oralen Antidiabetika nicht (mehr) erreicht wird. Nach den Leitlinien der Deutschen Diabetes Gesellschaft sollte die Insulintherapie beginnen, wenn 2 orale Antidiabetika es nicht mehr schaffen, den HbA1c unter 7 % zu halten.

Individuelle Faktoren • Welche Therapieform eingesetzt wird, hängt von vielen Faktoren ab. Bei der Auswahl spielen nicht nur die Blutzuckerwerte eine Rolle, sondern auch Begleiterkrankungen, Lebensgewohnheiten, persönliche Fähigkeiten und die individuellen Bedürfnisse des Patienten. Wichtig ist, dass gemeinsam mit dem Patienten eine Therapie entworfen wird, die alle Faktoren berücksichtigt. Um die Folgeerkrankungen möglichst zu vermeiden oder gering zu halten, werden bei jüngeren Patienten sehr gute Blutzuckerwerte mit einem HbA1c um die 6,5 % angestrebt. Dabei sollten aber Unterzuckerungen vermieden werden. Bei alten und pflegebedürftigen Patienten soll die Lebensqualität im Vordergrund stehen. Eine gute Blutzuckereinstellung verbessert die Hirnleistung und verhindert eine Exsikkose. Eine Unterzuckerung begünstigt Stürze, Schlaganfälle und Herzinfarkte. Ein HbA1c von 8 % wird hier toleriert. Bei der Wahl der Therapie muss auch geschaut werden, wie der Patient damit zu Hause zurechtkommt.

Schulungen • Die Angst und die Unsicherheit vor einer Insulintherapie muss den Menschen durch konkrete Schulungen genommen werden. Sie sollten nach der Schulung in der Lage sein, selbst den Blutzucker zu messen, das Insulin nach Plan oder Tabelle zu spritzen, und sie sollten wissen, wie Kohlenhydrate und andere Nahrungsmittel auf den Blutzucker wirken. Bei Entgleisungen müssen die Patienten wissen, wie sie richtig reagieren und wie sie die Insulintherapie ihren Lebensverhältnissen anpassen können. Menschen, die geistig fit sind und flexibel leben möchten, kann die ICT empfohlen werden. Bei alten und pflegebedürftigen Menschen wird die einfachste, machbare Lösung gesucht. Die Angehörigen können mitgeschult werden oder das Insulin wird vom Pflegedienst gespritzt. Um die Insulintherapie besser beurteilen zu können, sollte der gemessene Blutzucker und das gespritzte Insulin in Blutzuckertagebüchern dokumentiert werden.

Basalunterstütze orale Therapie = BOT

Zu Beginn einer Insulintherapie wird bei Typ-2-Diabetes bei Fortschreiten der Erkrankung oft ein Basalinsulin zur Unterstützung der oralen Therapie eingesetzt. Die BOT ist vor allem bei Patienten mit einem erhöhten Nüchternblutzucker angezeigt. Bei der BOT wird um 22:00 Uhr ein NPH-Insulin oder ein langwirksames Insulinanaloga (z. B. Lantus, Levemir) gespritzt.

! Merken BOT-Einstellung
Bei nachlassender Insulinwirkung setzt die Leber nachts Glukose frei und sorgt so für eine morgendliche Blutzuckererhöhung. Um 2:00 Uhr sollte deswegen bei der Einstellung auf eine BOT der Blutzucker gemessen werden.

Es wird anfangs nur wenig Insulin gespritzt und dann langsam über Tage gesteigert, bis der Nüchternblutzucker zwischen 100–120 mg/dl erreicht wird.

Die BOT ist ein langsamer Einstieg in die Insulintherapie, bei der sich die Menschen in Ruhe damit vertraut machen, sich Insulin zu spritzen. Es wird als nicht so einschneidend angesehen. Ältere Menschen haben es leichter, wenn sie nur 1-mal am Tag die gleiche Dosis spritzen.

Supplementäre Insulintherapie = SIT

Bei Patienten mit Diabetes Typ 2, die nach dem Essen erhöhte Blutzuckerwerte haben, bietet sich diese Therapie an. Der Patient wird mit Metformin behandelt und spritzt zu den Mahlzeiten ein kurzwirksames Insulin. Das Basalinsulin produziert der Körper.

Konventionelle Therapie = CT

Bei der konventionellen Therapie wird **2-mal täglich ein Mischinsulin** gespritzt – vor dem Frühstück und vor dem Abendessen. Der kurzwirksame Anteil des Mischinsulins deckt Frückstück und Abendessen ab. Das Basalinsulin erreicht gegen Mittag sein Wirkmaximum und deckt so das Mittagessen ab. Der Vorteil ist, dass man mit 2-maligem Spritzen eine Insulinabdeckung von 24 Stunden erreicht. Der Blutzucker muss bei einer guten Einstellung nur 2-mal gemessen werden. Besonders eignet sich diese Therapie für ältere Menschen mit Typ-2-Diabetes, die einen **geregelten Tagesablauf** haben. **Mahlzeiten mit Kohlenhydraten** müssen **zu bestimmten Uhrzeiten** eingehalten werden und **Zwischenmahlzeiten** um 10:00 Uhr und 22:00 Uhr sind erforderlich. Häufig gibt es dadurch eine Gewichtszunahme.

Die vom Arzt festgelegte Dosis wird jeden Tag beibehalten, deswegen ist es nur eingeschränkt möglich, auf hohe Blutzuckerwerte zu reagieren. Manche Patienten haben für die Korrektur hoher Blutzuckerwerte zusätzlich noch einen PEN mit Normalinsulin. Mit diesem kann auch eine Extramahlzeit abgedeckt werden (sog. Kuchenspritze). Die Tagesdosis Insulin verteilt sich oft auf morgens ⅔ und abends ⅓.

Muss ein Patient nüchtern sein, wird das Morgeninsulin pausiert. Eine Blutzuckererhöhung kann mit Normalinsulin behandelt werden. Vor dem Mittagessen kann Normalinsulin gespritzt werden. Zum Abend dann wieder das Mischinsulin.

Intensivierte konventionelle Therapie = ICT

Bei der intensivierten Therapie wird der **physiologische Insulinspiegel** des Menschen **am besten nachgeahmt**. Der Grundbedarf wird durch ein Basalinsulin abgedeckt (NPH-Insulin oder langwirkende Insulinanaloga). Bei Typ-2-Diabetes wird oft 1-mal um 22:00 Uhr NPH-Insulin gespritzt. Die restliche Zeit wird durch das noch vorhandene eigene Insulin abgedeckt. Typ-1-Diabetiker müssen ein Basalinsulin mindestens 2-mal am Tag spritzen, um eine 24-Stunden-Abdeckung zu gewährleisten.

Abb. 58.5 Insulintherapie.

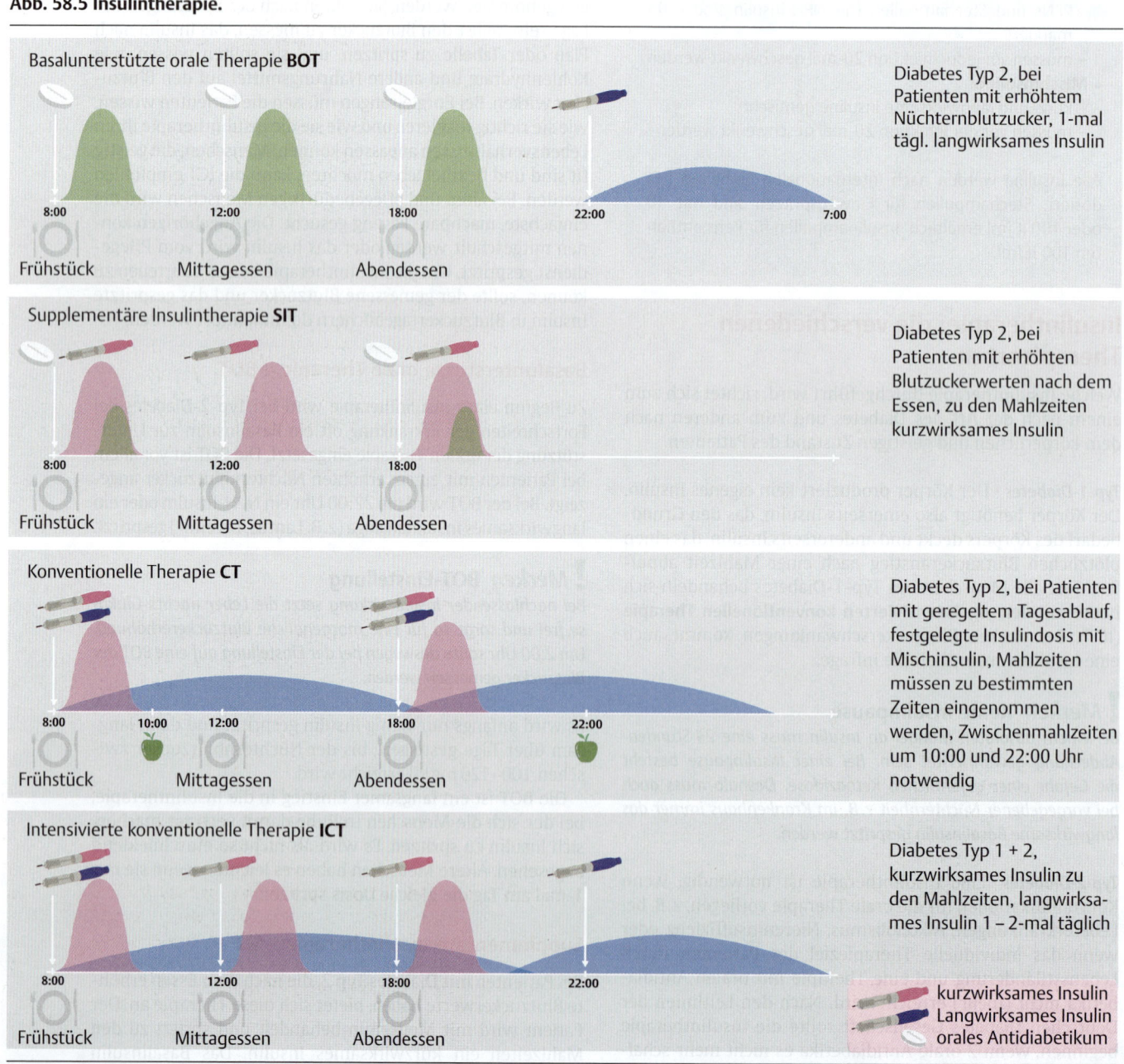

Die verschiedenen Insulintherapiearten.

Stoffwechselstörungen: Diabetes mellitus

Vor den Mahlzeiten wird als Bolus Normalinsulin oder die noch schneller wirkenden Insulinanaloga gespritzt. Mit dieser Therapie wird das **Insulin an das Leben angepasst** und nicht anders herum. Der Vorteil ist eine **uhrzeitenunabhängige Mahlzeiteneinnahme**. Einzelne Mahlzeiten können ausgelassen werden. Um die Dosis richtig zu wählen, muss die Kohlenhydratmenge der Mahlzeit, evtl. körperliche Betätigung und die aktuelle Blutzuckerhöhe berücksichtigt werden. Die **Selbstkontrolle des Blutzuckers** vor jeder Injektion eines Bolus ist deshalb Bestandteil der intensivierten Therapie. Ein weiterer Blutzuckertest kann 2 Stunden nach einer Mahlzeit sinnvoll sein, um zu überprüfen, ob die gespritzte Dosis richtig war.

ACHTUNG
Bei gesteigerter körperlicher Aktivität, bei Verdacht auf Unterzucker, bei Infekten sowie vor der Nachtruhe sind zum Schutz vor Unterzuckerungen weitere Blutzuckertests nötig.

Eingestellt auf die ICT werden meistens Menschen mit Typ-1-Diabetes und jüngere und flexiblere Menschen mit Typ-2-Diabetes. Nachteilig sind die häufigen Blutzuckerkontrollen und Insulininjektionen.

Eine Übersicht über die verschiedenen Insulintherapiearten zeigt ▶ Abb. 58.5.

Insulinpumpentherapie

Über eine kleine programmierbare Pumpe wird Insulin durch einen Katheter über eine im subkutanen Fettgewebe liegende Nadel verabreicht (▶ Abb. 58.6). Ein kurzwirksames Insulinanalog fließt kontinuierlich ein und wirkt dadurch als Basalinsulin. Vor den Mahlzeiten kann über eine Bolustaste eine eingegebene Menge an Insulin verabreicht werden. Die Nadel und der Katheter werden alle 3 Tage gewechselt. Große Blutzuckerschwankungen bei Typ-1-Diabetikern können durch die Programmierung über den Tag besser therapiert werden. Eine gefährliche Insulinpause kann nicht entstehen. Die Pumpe kann kurzzeitig, z. B. beim Duschen, abgekoppelt werden. Bei Untersuchungen im Krankenhaus oder kleineren OPs kann die Pumpe beim Patienten belassen bleiben.

Durch die hohen Kosten ist es aufwendig, eine Pumpe von der Krankenkasse bezahlt zu bekommen. Ganz selten werden Insulinpumpen bei Typ-2-Diabetes verordnet. Insulinpumpenträger erhalten eine intensive Schulung, um eigenverantwortlich mit ihr umgehen zu können. Für die Zukunft gibt es Systeme mit Dauerblutzuckermessung, die zusammen mit der Pumpe arbeiten.

WISSEN TO GO

Diabetes mellitus – Formen der Insulintherapie

Die Art der Insulintherapie richtet sich nach dem Diabetestyp, nach dem körperlichen und geistigen Zustand, den Bedürfnissen, Begleiterkrankungen und Lebensgewohnheiten des Patienten.
- **Basalunterstützte orale Therapie (BOT):** zur Unterstützung der oralen Antidiabetika wird ein Basalinsulin gegeben → für Typ-2-Diabetiker mit erhöhtem Nüchternblutzucker
- **supplementäre Insulintherapie (SIT):** zusätzlich zum Metformin spritzt der Patient zu den Mahlzeiten ein kurzwirksames Insulin → für Typ-2-Diabetiker, bei denen die BZ-Werte nach dem Essen erhöht sind

Abb. 58.6 Insulinpumpentherapie.

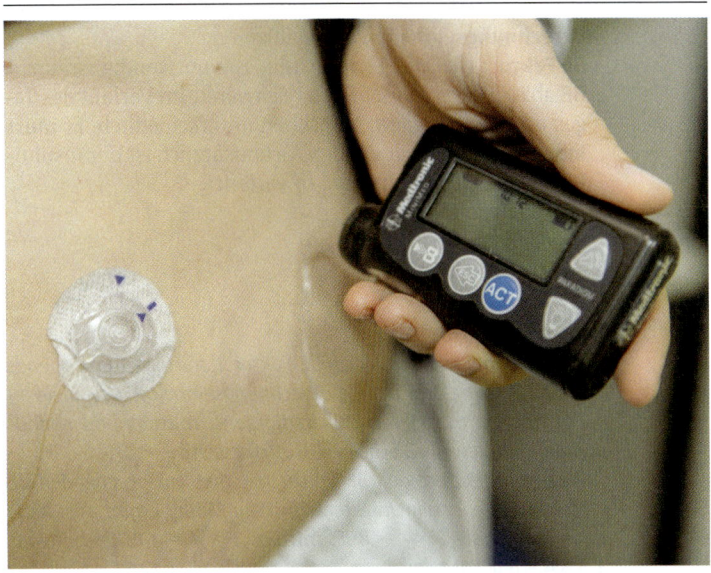

Die Insulinpumpe ist sehr klein und kann per Clip an der Kleidung befestigt werden, um den Patienten so wenig wie möglich einzuschränken.

- **konventionelle Therapie (CT):** vor dem Frühstück und dem Abendessen wird ein Mischinsulin gespritzt. Die Insulindosis ist festgelegt, Mahlzeiten müssen eingehalten werden → für Typ-2-Diabetiker mit geregeltem Tagesablauf
- **intensivierte konventionelle Therapie (ICT):** Der Grundbedarf wird durch ein Basalinsulin abgedeckt, zu jeder Mahlzeit wird ein kurzwirksames Bolusinsulin gespitzt. Zuvor muss der aktuelle BZ bestimmt und die Kohlenhydratmenge der Mahlzeit berechnet werden → für Typ-1-Diabetiker und jüngere Typ-2-Diabetiker
- **Insulinpumpentherapie:** über Pumpe wird kontinuierlich kurzwirksames Insulinanalog über einen Katheter verabreicht, zu den Mahlzeiten zusätzliches Insulin über eine Bolustaste → fast ausschließlich für Typ-1-Diabetiker

Insulintherapie: Berechnen des Bolusinsulins

Patienten, die mit einer ICT oder Insulinpumpentherapie behandelt werden, erlernen das Errechnen der benötigten Insulineinheiten (IE) des kurzwirksamen Insulins (Bolusinsulin) zu den Mahlzeiten und zur Korrektur von hohen Blutzuckerwerten.

Berechnen des Bolusinsulins zu den Mahlzeiten

Um die richtige Menge an Insulin zu errechnen, wird jede Mahlzeit in **Broteinheiten** bzw. **Berechnungseinheiten** (BE) eingeteilt. Der Begriff **Kohlenhydrateinheit** (KE) wird oft synonym benutzt.

Die Berechnungseinheiten ergeben sich aus der Kohlenhydratzusammensetzung der Nahrung. Eine BE entspricht etwa 12 g Kohlenhydraten, eine KE etwa 10 g Kohlenhydraten. Mehr zu den BE von verschiedenen Kohlenhydraten lesen Sie im Abschnitt Ernährung (S. 1089).

Um die genaue Insulindosis in Abhängigkeit von der Mahlzeit zu ermitteln, sind 2 Faktoren notwendig:
- **Berechnungseinheiten** der Mahlzeit
- **BE-Faktor**: Die Menge an Insulin, die notwendig ist, um 1 BE abzudecken. Dieser Faktor schwankt im Verlauf des Tages und ist bei jedem Menschen unterschiedlich. Er **muss individuell ermittelt werden**. Grundsätzlich ist der Insulinbedarf pro BE aber in etwa so verteilt:
  – 2–4 IE pro BE morgens
  – 1–2 IE pro BE mittags
  – 2–3 IE pro BE abends

Beispiel Bolusinsulin
Frau Müller hat morgens einen BE-Faktor 2, mittags 1 und abends 1,5. Eine Scheibe Brot hat die Berechnungseinheit 2. Wie viele Insulineinheiten muss Frau Müller morgens, mittags und abends spritzen, um jeweils 2 Scheiben Brot zu essen?

Man multipliziert den BE-Faktor mit den entsprechenden BE und erhält die Insulineinheiten. Für Frau Müller ergibt das: Morgens müsste sie 2 × 4 = 8 IE, mittags 1 × 4 = 4 IE und abends 1,5 × 4 = 6 IE spritzen.

Außer der Broteinheiten der Mahlzeiten müssen aber noch andere Faktoren berücksichtigt werden:
- **aktueller Blutzuckerwert**: Vor dem Spritzen muss der aktuelle Blutzuckerwert gemessen werden, um die Insulindosis bei Abweichungen vom Zielwert anzupassen.
- **Zielwert**: Der Zielwert für den Blutzucker wird für jeden Patienten individuell festgelegt.
- **Korrekturfaktor**: Er gibt an, um wie viel mg/dl 1 Insulineinheit (IE) den Blutzucker senkt. Er ist ebenfalls bei jedem Menschen unterschiedlich, liegt aber bei den meisten zwischen 30 und 50 mg/dl. Der Korrekturfaktor wird bei der Insulineinstellung jedes Patienten ausgetestet.

ACHTUNG
Weiterhin hängt der Insulinbedarf von der körperlichen Aktivität ab. Beim Sport braucht man z. B. weniger Insulin als ohne Bewegung. In Belastungssituationen, z. B. bei Fieber und Stress, benötigt man eine höhere Dosis Insulin.

Korrektur von hohen Blutzuckerwerten

Hohe Blutzuckerwerte unter einer Diabetestherapie entstehen z. B. bei Entgleisungen, akuten Erkrankungen, Infekten oder wenn die oralen Antidiabetika nicht auf Anordnung eingenommen werden. Um zu hohe Blutzuckerwerte auszugleichen, werden Korrektureinheiten Insulin gespritzt. Die Korrektureinheiten können zum Mahlzeiteninsulin hinzugerechnet werden. Um es den Patienten einfacher zu machen, gibt es Tabellen mit Blutzuckerwerten und den entsprechenden Insulineinheiten, die sie vor dem Essen spritzen können und die gleichzeitig korrigieren. Frühestens nach 2 Stunden sollte eine neue Korrektur erfolgen.

Beispiel Korrektur 1
Frau Müller misst morgens vor dem Frühstück einen Blutzuckerwert von 180 mg/dl. Ihr Zielwert liegt bei 100 mg/dl. Ihr Korrekturfaktor beträgt 40. Wie viel Insulin muss sie vor dem Frühstück spritzen, wenn sie 1 Scheibe Brot essen möchte?

Um die Scheibe Brot abzudecken, muss Frau Müller 4 IE Insulin spritzen. Um ihren Blutzucker auf den Zielwert von 100 mg/dl zu bringen, muss der Blutzucker um 80 mg/dl gesenkt werden. Bei einem Korrekturfaktor von 40 rechnet man 80 : 40 = 2 IE.

Frau Müller muss also insgesamt 6 IE spritzen.

Beispiel Korrektur 2
Bei Herrn Schmidt wird tagsüber ein Blutzucker von 270 mg/dl gemessen. Sein Zielwert liegt bei 120 mg/dl, sein Korrekturfaktor bei 30.

Der Blutzucker muss also um 150 mg/dl gesenkt werden: 150 : 30 = 5 IE. Um den Blutzucker auf den Zielwert zu bringen, müssen 5 IE gespritzt werden.

WISSEN TO GO

Diabetes mellitus – Insulineinheiten berechnen

Im Rahmen einer ICT oder Insulinpumpentherapie müssen vor jeder Injektion von Bolusinsulin die benötigten Insulineinheiten (IE) berechnet werden. Das kurzwirksame Insulin wird vor den Mahlzeiten und zur Korrektur von hohen Blutzuckerwerten gespritzt.

Um die Insulineinheiten zu errechnen, wird jede Mahlzeit in **BE** (Broteinheiten, Berechnungseinheiten) oder **KE** (Kohlenhydrateinheiten) eingeteilt. Dabei entspricht 1 BE 12 g Kohlenhydrate und eine KE 10 g. Berechnung der Insulindosis:
- **BE** der Mahlzeit × **BE-Faktor** (er gibt die notwendige Insulindosis pro BE an und ist individuell unterschiedlich)
- Beispiel: Eine Scheibe Brot hat 2 BE, der BE-Faktor ist 2. Daraus ergibt sich: 2 × 2 = 4 IE Insulin.

Neben den **BE der Mahlzeit** und dem **BE-Faktor** müssen auch **Zielwert** und **Korrekturfaktor** individuell ermittelt werden. Dabei gibt der Korrekturfaktor an, um wie viel mg/dl 1 IE den Blutzucker senkt. Schließlich muss auch der aktuelle Blutzucker vor dem Spritzen gemessen werden. Bei zu hohen BZ-Werten oder Entgleisungen müssen ggf. Korrektureinheiten gespritzt werden.

Insulintherapie: Blutzucker messen

Zur Kontrolle des Blutzuckers werden Blutzuckermessgeräte verwendet (▶ Abb. 58.7). Vor der Messung wäscht sich der Patient die Hände und trocknet sie gründlich ab. Die Hände werden desinfiziert und eine neue Lanzette in die Stechhilfe eingesetzt. Ein Teststreifen wird aus der Packung genommen und in das Gerät eingeführt. Die meisten Geräte codieren den Teststreifen automatisch. Es sollte geprüft werden, ob der Code in der Geräteanzeige mit dem auf der Packung übereinstimmt. Danach werden Handschuhe angezogen.

Um das Einstechen für den Patienten so schonend wie möglich zu machen, sollte zunächst eine geringe Einstichtiefe an der Stechhilfe eingestellt werden. Sollte der Blutstropfen nicht ausreichen, wird die nächsthöhere Einstellung gewählt. Die Stechhilfe wird an einer seitlichen Fingerbeere (weniger schmerzhaft als an der Fingerkuppe; außerdem wird so das Tastempfinden weniger beeinträchtigt) des Patienten aufgesetzt und der Auslöser gedrückt. Daumen oder Zeigefinger sollten nicht verwendet werden, weil sie im Alltag am meisten beansprucht werden. Der Finger wird **sanft** gedrückt, um einen ausreichend großen Blutstropfen zu bekommen – zu starkes Drücken setzt Lymphe frei und verdünnt die Blutprobe. Der Blutstropfen wird an den Teststreifen gehalten, sodass dieser in das Testfeld eingesogen wird. Das Gerät misst erst, wenn die Blutmenge ausreicht. Alternativ zur Fingerbeere kann das Blut aus dem Ohrläppchen des Patienten gewonnen werden.

Das restliche Blut am Finger des Patienten wird mit einem keimarmen Tupfer entfernt und der Blutzuckerwert in der

Abb. 58.7 Blutzucker messen.

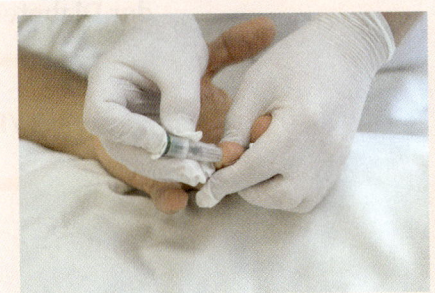
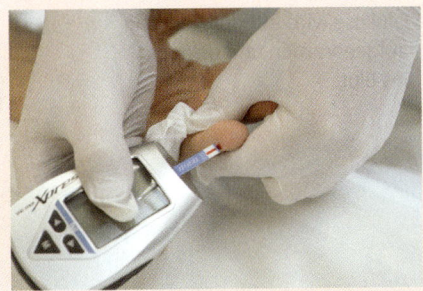
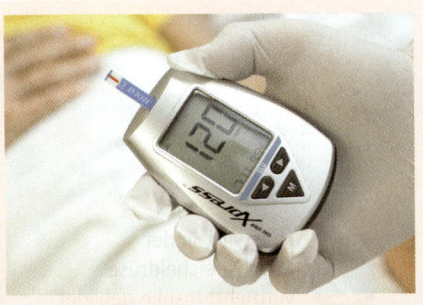

1. Die Stechhilfe wird an einer seitlichen Fingerbeere aufgesetzt und der Auslöser gedrückt.
2. Der Blutstropfen wird an den Teststreifen gehalten und automatisch in das Testfeld eingesogen.
3. Im Display wird der Blutzuckerwert angezeigt.

Abb. 58.8 Insulin-PEN.

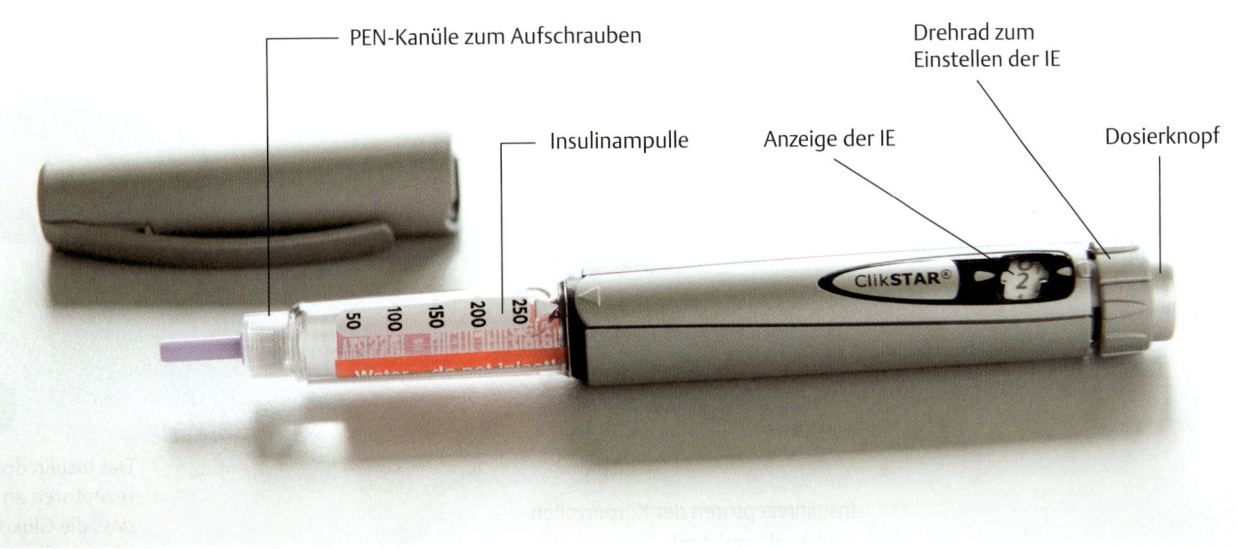

Aufbau eines Mehrweg-PENs.

Patientenakte und evtl. im Blutzuckertagebuch des Patienten dokumentiert.

> **WISSEN TO GO**
>
> **Diabetes mellitus – Blutzucker messen**
>
> - Hände desinfizieren, Hände des Patienten waschen und trocknen
> - Lanzette auf Stechhilfe aufsetzen und Teststreifen einführen
> - Codierung überprüfen, Handschuhe anziehen
> - Einstichtiefe einstellen, an der seitlichen Fingerbeere aufsetzen und Auslöser drücken
> - Finger sanft drücken, Blutstropfen an Teststreifen halten
> - Finger reinigen, BZ-Wert dokumentieren

Insulintherapie: Insulininjektion

Insulin kann subkutan oder i.v. (mit Normalinsulin) verabreicht werden. Normalerweise erfolgt die Gabe s.c. Die i.v.-Verabreichung beschränkt sich auf besondere Situationen wie Blutzuckersenkung bei starker Hyperglykämie oder Blutzuckerüberwachung perioperativ.

Bei der subkutanen Verabreichung gibt es insgesamt 3 Arten, unter denen je nach Vorliebe und Fähigkeiten des betreffenden Patienten ausgewählt werden kann. Insulin kann grundsätzlich mittels Insulin-PEN oder mit einer „normalen" **Insulinspritze** (Einweg) injiziert werden. Den Insulin-PEN gibt es als **Einweg-** und als **Mehrweg-PEN** (▶ Abb. 58.8). Der wichtigste Unterschied der 3 Methoden besteht im Handling.

Bei den Insulinspritzen wird die zu verabreichende Menge an Insulin für jede Injektion neu aus einer Stechampulle aufgezogen. Die Insulinspritzen besitzen eine Skalierung nach IE Insulin. Insulin-PENs dagegen enthalten Insulinampullen. Die zu spritzende Anzahl der Insulineinheiten wird eingestellt und muss nicht aufgezogen werden. Einmal-PENs werden entsorgt, wenn die Ampulle leer ist. Bei PENs, die länger in Gebrauch sind, werden leere Ampullen gegen volle ausgetauscht. Eine Ampulle enthält dabei 3 ml = 300 IE Insulin.

Insulin ist in Deutschland in den Konzentrationen 40 IE/ml und 100 IE/ml erhältlich. Durchstechflaschen und Insulinampullen für PENs enthalten U100-Insulin. Stechampullen gibt es als U40-Insulin und U100-Insulin.

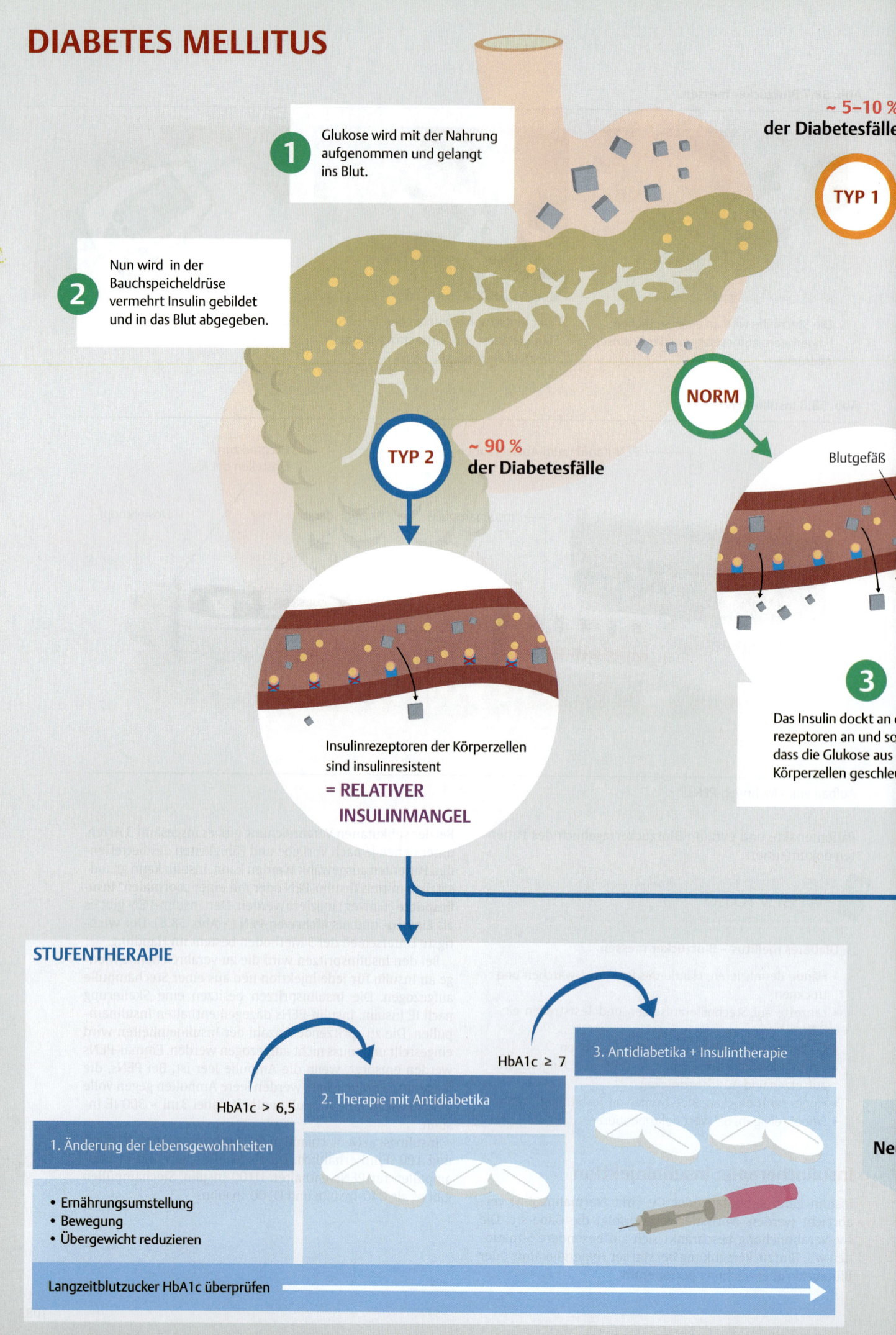

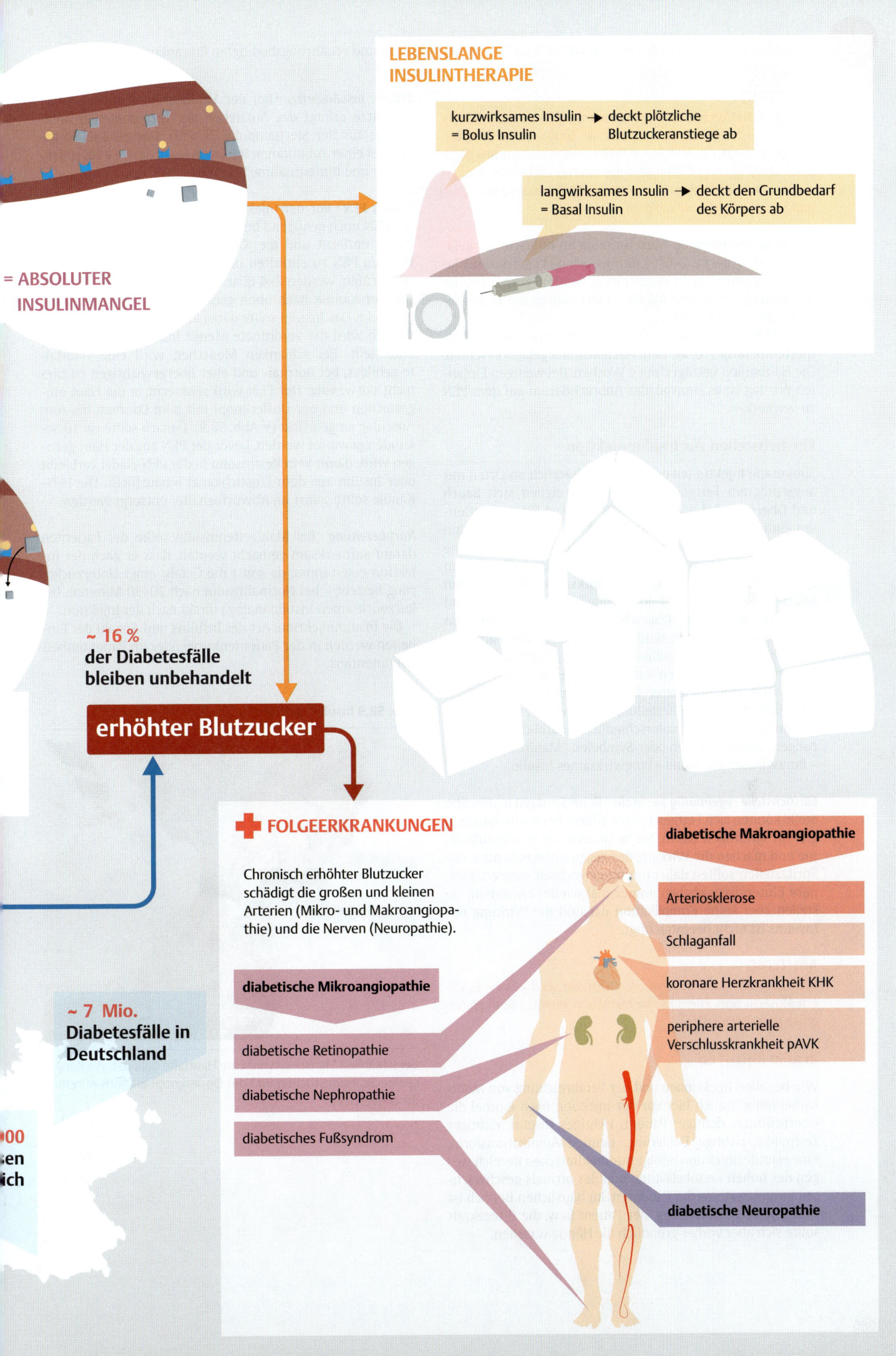

ACHTUNG

Falls die Injektion mit einer Spritze durchgeführt wird, muss unbedingt die zur Konzentration passende Spritze verwendet werden, da es sonst zu gefährlichen Fehldosierungen kommen kann. Denn U100-Insulin ist 2,5-mal konzentrierter als U40-Insulin, bei gleicher Menge würde man also eine viel höhere Dosis aufziehen und eine Hypoglykämie auslösen.

Lagerung und Handling • Insulin muss im Kühlschrank gelagert werden (bei ca. 2–8 °C), darf jedoch nicht gefrieren. Klares Insulin muss nicht durchmischt werden, trübes Insulin (Basalinsulin NPH und Mischinsulin) zum guten Durchmischen 20-mal schwenken.

Ein PEN in Gebrauch kann mit Namen versehen bei Zimmertemperatur z. B. auf dem Nachtschrank gelagert werden. Die Haltbarkeit beträgt dann 4 Wochen. Bei wenigen Einheiten pro Tag ist es sinnvoll, das Anbruchdatum auf dem PEN zu vermerken.

Einstichstellen zur Insulininjektion

Subkutane Injektionen erfolgen grundsätzlich an Orten mit ausgeprägtem Fettgewebe, am besten eignen sich **Bauch** und **Oberschenkel** oder das **Gesäß**. Sie sind für den Patienten einfach zu erreichen und die Gefahr einer Fehlinjektion in den Muskel ist gering. Um bei der Insulininjektion eine der jeweiligen Situation entsprechende optimale Resorption zu erreichen, ist es sinnvoll, **kurzwirksames Insulin in den Bauch** zu spritzen, da es dort schnell resorbiert wird, und **langwirksames in den Oberschenkel**, weil es dort langsam ins Blut aufgenommen wird. Beim Anleiten der Patienten ist es wichtig, herauszufinden, ob der Patient diese Differenzierung vornehmen kann. Wenn es ihn überfordert, sollte man ihn mit dieser Differenzierung nicht belasten oder ihm sinnvolle Hilfestellungen anbieten, z. B. die PENs zu kennzeichnen mit unterschiedlichen farblichen Markierungen, Beschriftungen oder Symbolen (Mahlzeitensymbol = kurzwirksames; Mond = langwirksames Insulin).

Einstichstelle regelmäßig wechseln • Beim Spritzen in dieselbe Stelle können sich Fettgeschwüre bilden, bei Rechtshändern z. B. oft am linken Bauch. Sie behindern die Insulinaufnahme und machen die Wirkung deswegen unberechenbar. Die Spritzstellen sollten daher immer gewechselt werden. Kleinere Blutergüsse können immer mal wieder entstehen, sie stellen aber keine Komplikation dar und die Wirkung des Insulins ist nicht beeinträchtigt.

ACHTUNG

Nicht gespritzt werden sollte in den Oberarm, da dort hauptsächlich Muskeln sind. Ebenso sollte niemals in Wunden oder Blutergüsse gespritzt werden.

Insulin injizieren

Wie bei allen Injektionen und der Verabreichung von Medikamenten gilt auch hier vor der Injektion noch einmal die Überprüfung: richtiger Patient, richtiges Insulin, richtiger Zeitpunkt, richtige Dosierung, richtige Applikationsform. Eine Hautdesinfektion erfolgt nur im klinischen Bereich wegen der hohen Keimbelastung und des oftmals geschwächten Immunsystems der Patienten. Im häuslichen Bereich ist sie i. d. R. nicht notwendig, der Patient bzw. die Pflegekraft sollte sich aber vorher gründlich die Hände waschen.

Mittels Insulinspritze • Bei der Verabreichung mittels Insulinspritze erfolgt das Aufziehen der verordneten Insulinmenge aus der Stechampulle (S. 459). Das genaue Vorgehen bei einer subkutanen Injektion lesen Sie im Kap. „Injektionen und Blutentnahme" (S. 460).

Mittels PEN • Vor der Injektion sollte überprüft werden, ob der PEN noch genügend befüllt ist. Danach wird die Schutzkappe entfernt und die Kanüle auf den PEN geschraubt. Um den PEN zu entlüften und seine Funktionsfähigkeit zu überprüfen, werden 2–4 IE am Drehrad eingestellt, der PEN mit der Kanüle nach oben gehalten und der Dosierknopf gedrückt. Das Insulin sollte dabei aus der Kanüle austreten. Danach wird die verordnete Menge Insulin am Drehknopf eingestellt. Bei schlanken Menschen wird eine Hautfalte gebildet, bei normal- und eher übergewichtigen ist dies nicht notwendig. Der PEN wird senkrecht in die Haut eingestochen und der Dosierknopf mit dem Daumen bis zum Anschlag eingedrückt (▶ Abb. 58.9). Danach sollte ca. 10 Sekunden gewartet werden, bevor der PEN aus der Haut gezogen wird, damit kein Restinsulin in der PEN-Nadel verbleibt oder Insulin aus dem Einstichkanal hinausfließt. Die PEN-Kanüle sollte sofort im Abwurfbehälter entsorgt werden.

Nachbereitung • Bei Mahlzeiteninsulin sollte der Patient darauf aufmerksam gemacht werden, dass er nach der Injektion essen muss, da sonst die Gefahr einer Unterzuckerung besteht – bei Normalinsulin nach 20–30 Minuten, bei kurzwirksamen Insulinanaloga direkt nach der Injektion.

Die Insulininjektion, Art des Insulins und Anzahl der Einheiten werden in der Patientenkurve oder im Patientenheft dokumentiert.

Abb. 58.9 Insulininjektion.

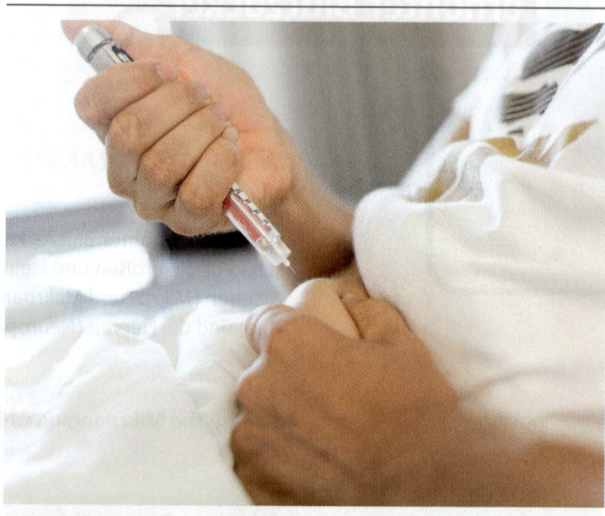

Bei schlanken Menschen wird eine Hautfalte gebildet, die Kanüle senkrecht eingestochen und der Dosierknopf bis zum Anschlag durchgedrückt.

Stoffwechselstörungen: Diabetes mellitus

WISSEN TO GO

Diabetes mellitus – Insulin injizieren

Insulin wird i. d. R. subkutan mit einem Insulin-PEN oder einer Insulinspritze injiziert. Es ist in den Konzentrationen 40 IE/ml und 100 IE/ml erhältlich. Bei Spritzen muss unbedingt die zur Konzentration passende Spritze verwendet werden. Zum Vorgehen:
- **Vorrat** im Kühlschrank lagern. Bei Gebrauch 4 Wochen bei Zimmertemperatur haltbar.
- **Einstichstellen:** Bauch, Oberschenkel oder Gesäß; kurzwirksames Insulin in den Bauch und langwirksames in den Oberschenkel injizieren. Einstichstellen regelmäßig wechseln und niemals in Wunden oder Blutergüsse spritzen.
- **Durchführung:** Hände waschen, im klinischen Bereich Haut desinfizieren und Handschuhe anziehen. Verabreichung mittels **Insulinspritze** ist im Kap. „Injektionen und Blutentnahme" beschrieben (S. 460). Beim **PEN** Schutzkappe entfernen, Kanüle aufschrauben, 2–4 IE am Drehrad einstellen, PEN nach oben halten und Dosierknopf drücken. Tritt Insulin aus, verordnete Insulinmenge einstellen. Hautfalte bilden und PEN senkrecht in die Haut stechen. Dosierknopf drücken, ca. 10 Sekunden warten und PEN entfernen.

Akute Hyperglykämie

Definition Hyperglykämie
Die akute Hyperglykämie ist ein plötzlicher Anstieg des Blutzuckerspiegels.

Sowohl Patienten mit Typ-1- als auch mit Typ-2-Diabetes können akut zu hohe Blutzuckerspiegel aufweisen, wenn der Stoffwechsel „entgleist", also z. B. die Insulindosis nicht richtig angepasst wurde oder andere Therapiefehler unterlaufen sind. Auch akute Erkrankungen, Infekte oder Stress können den Blutzucker erhöhen. Die Symptome sind zunächst meist unspezifisch. Die Menschen fühlen sich schwach und abgeschlagen. Häufig wird über Durst und häufiges Wasserlassen geklagt. Durch den Flüssigkeitsverlust kann es zu Bewusstseinsstörungen, im schlimmsten Fall zum lebensbedrohlichen diabetischen Koma kommen. Je nach Diabetestyp unterscheidet man dabei 2 Komatypen (▶ Abb. 58.10).

Ketoazidotisches Koma bei Typ-1-Diabetes • Aufgrund des absoluten Insulinmangels kommt es nicht nur zu einem erhöhten Blutzucker, sondern auch zu einem gesteigerten Abbau von Fetten und dadurch zur Bildung von Ketonkörpern. Diese Ketonkörper führen dazu, dass der pH-Wert des Blutes niedriger und damit „saurer" wird. Man spricht von einer Übersäuerung (= Azidose) des Körpers, und weil die Ketonkörper der Auslöser sind, von einer **Keto**azidose. Die Patienten zeigen „typische" Symptome einer Übersäuerung: Übelkeit, Erbrechen und Bauchschmerzen. Auffallend ist außerdem die vertiefte Atmung (sog. **Kußmaul-Atmung**), mit der der Körper versucht, den Säureüberschuss auszugleichen. Häufig riecht der **Atem** nach Azeton („obstartig").

Hyperosmolares Koma bei Typ-2-Diabetes • Da diese Patienten noch körpereigenes Insulin haben, entstehen keine Ketonkörper. Durch den erhöhten Blutzucker steigt aber die Osmolarität des Blutes (S. 485). Bei diesen Patienten stehen Symptome des Flüssigkeitsmangels im Vordergrund. Sie

Abb. 58.10 Hyperglykämie.

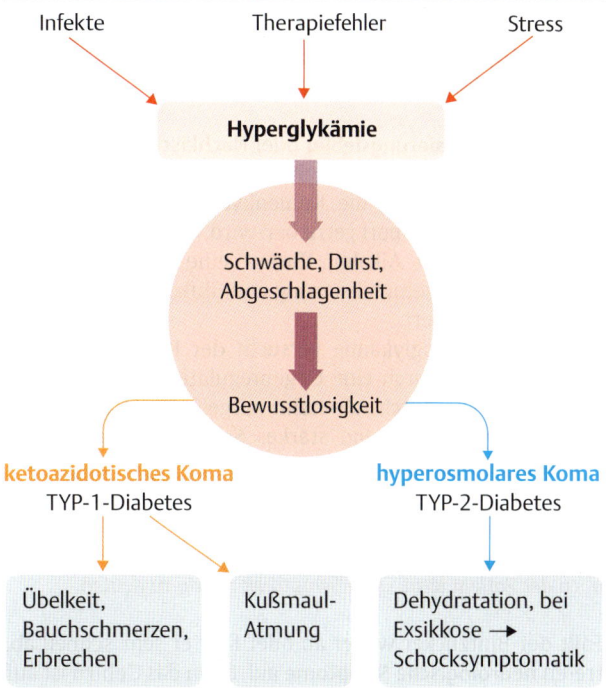

Symptome und Verlauf der Hyperglykämie bei Typ-1- und Typ-2-Diabetes.

sind dehydriert, ihre Haut ist warm und trocken. Bei Exsikkose kann es zum Blutdruckabfall mit Schocksymptomatik kommen.

Bei einer leichten Hyperglykämie wird der Blutzucker mit kurzwirksamen Insulin behandelt, entweder subkutan oder intravenös. Es sollte zuerst eine langsame Korrektur bis auf ca. 200 mg/dl erfolgen. Eine Exsikkose wird mit Infusionen behandelt. Der Elektrolythaushalt wird mit Elektrolytlösungen ausgeglichen.

ACHTUNG
Das diabetische Koma ist eine Notfallsituation. Die Patienten müssen umgehend auf der Intensivstation behandelt und engmaschig überwacht werden.

WISSEN TO GO

Diabetes mellitus – Hyperglykämie

Der Blutzuckerspiegel steigt plötzlich an. Ursache können falsche Insulindosen, Therapiefehler, akute Erkrankungen, Infekte oder Stress sein. Die Symptome sind Schwäche, Müdigkeit, Durst und vermehrter Harndrang. Es kann zu Bewusstseinsstörungen bis hin zum diabetischen Koma kommen:
- **Ketoazidotisches Koma bei Typ-1-Diabetes:** Der absolute Insulinmangel führt zu einer Ketoazidose mit Übelkeit, Erbrechen, Bauchschmerzen und einer vertieften Atmung (Kußmaul-Atmung) mit Azetongeruch.
- **Hyperosmolares Koma bei Typ-2-Diabetes:** Die Osmolarität des Blutes steigt, was zu Dehydratation und Exsikkose führt. Polyurie, Polydipsie und Blutdruckabfall können schließlich zu Schocksymptomen führen.

Bei leichter Hyperglykämie werden kurzwirksame Insuline gegeben. Eine Exsikkose wird mit Infusionen behandelt. Das diabetische Koma ist eine **Notfallsituation** und muss intensivmedizinisch behandelt werden.

Akute Hypoglykämie

Definition Hypoglykämie
Bei einer Hypoglykämie (= Unterzucker) handelt es sich um einen Blutzuckerabfall unter 50 mg/dl.

Häufig lösen **Dosierungsfehler** oder **Nachlässigkeiten** bei der Diabetestherapie eine Hypoglykämie aus, z.B. wenn eine Mahlzeit ausgelassen, die Kohlenhydratmenge falsch berechnet oder mehr Sport getrieben wird, ohne die Dosierung anzupassen. Auch Alkohol fördert eine Unterzuckerung, weil er die Glukosemobilisierung und Glukoseneubildung in der Leber behindert.

Bei einer Hypoglykämie versucht der Körper zunächst, den Blutzucker durch eine Gegenregulation mit Adrenalin anzuheben. Die durch Adrenalin ausgelösten Warnzeichen bzw. **Frühsymptome** sind starkes **Schwitzen**, **Tachykardie** (Herzrasen) und **Zittern**.

ACHTUNG
Es ist wichtig, dass Sie diese frühen Warnzeichen erkennen und auch der Patient lernt, diese Symptome richtig zu deuten.

Fällt der Blutzucker weiter ab oder fällt er sehr schnell ab, treten **neurologische Symptome** auf, denn das Gehirn ist auf Glukose angewiesen. Es kann zu **Kopfschmerzen**, **Müdigkeit**, **Seh- und Sprachstörungen**, psychischen Veränderungen (Angst, Unruhe) und sogar zu **Lähmungen** kommen. Eine **massive Hypoglykämie** führt zum **Krampfanfall** und zur gefährlichen **Bewusstlosigkeit** bis zum **Koma** und sehr schnell auch zum Untergang von Gehirnzellen (▶ Abb. 58.11).

Besonders gefährlich ist die Hypoglykämie bei Patienten, die eine **Hypoglykämiewahrnehmungsstörung** haben. Dies kann der Fall sein bei Patienten mit häufigen Hypoglykämien, aber auch nach einem langjährigen Diabetes, wenn das körpereigene Warnsystem durch Adrenalin abgestumpft ist. Diese Patienten merken die Unterzuckerung erst, wenn bereits Spätsymptome auftreten.

ACHTUNG
Bei der Hypoglykämie handelt es sich um einen potenziell lebensbedrohlichen Zustand. Bei einer unklaren Bewusstseinslage sollten Sie immer an eine Blutzuckerentgleisung denken, vor allem, wenn ein Diabetes bekannt ist. Ist der Patient noch klar und ansprechbar, gilt der Grundsatz: erst essen und dann messen. Handelt es sich um eine Hyperglykämie und nicht um eine Hypoglykämie, ist es nicht so tragisch, wenn der Blutzucker noch ein bisschen ansteigt.

Bei Anzeichen einer Hypoglykämie sollten sofort **schnell resorbierbare Kohlenhydrate** wie Limonade oder Traubenzucker gegeben werden. Meist verschwinden die Symptome dann schnell wieder. In aller Ruhe kann dann der Blutzucker gemessen werden. Hat der Patient das Bewusstsein verloren, sollten Atmung und Puls kontrolliert und ein Arzt gerufen werden. Intravenös wird hochprozentige Glukoselösung gespritzt und dann der Blutzucker gemessen. Eine Hypoglykämie wird in der Patientenakte dokumentiert.

Der Gegenspieler von Insulin ist **Glukagon**. Dieses kann bei einer Hypoglykämie in einer Notfallspritze subkutan gegeben werden, sie wird im Notfall häufig zu Hause eingesetzt. Hinterher sollte der Patient kohlenhydratreich essen. Danach sollte der Blutzucker noch einmal gemessen werden.

Chronisch schlecht eingestellte Patienten, die an einen hohen Blutzucker gewöhnt sind, können schon bei eigentlich normalen oder sogar leicht erhöhten Blutzuckerwerten Hypoglykämiesymptome zeigen. In diesen Fällen werden lediglich die Symptome behandelt und danach eine langsame Therapieverbesserung angestrebt.

! Merken Prophylaxe Hypoglykämie
Zur Prophylaxe von Hypoglykämien sollten die Patienten immer Traubenzucker bei sich haben, den sie bei den ersten Anzeichen einer Hypoglykämie zu sich nehmen können. Gerade bei älteren Menschen ist eine Unterzuckerung wegen der höheren Komplikationsrate, z.B. durch Stürze, sehr viel gefährlicher als leicht erhöhte Blutzuckerwerte.

Nächtliche Hypoglykämien • In der Einstellungsphase einer Insulintherapie und bei der Behandlung mit Sulfonylharnstoffen kann es bei Patienten mit Typ-2-Diabetes zu nächtlichen Hypoglykämien kommen. Auffällig sind niedrige morgendliche Blutzuckerwerte. Aber auch ein erhöhter morgendlicher Blutzucker kann auf eine nächtliche Hypoglykämie hinweisen, wenn dadurch eine Gegenregulation ausgelöst wurde (Somogyi-Phänomen). Weitere Symptome sind unruhiger Schlaf, starkes Schwitzen während des Schlafens oder morgendliche Abgeschlagenheit. Sinnvoll ist es, besonders in der Einstellungsphase nachts um 2 Uhr den Blutzucker zu messen.

Abb. 58.11 Hypoglykämie.

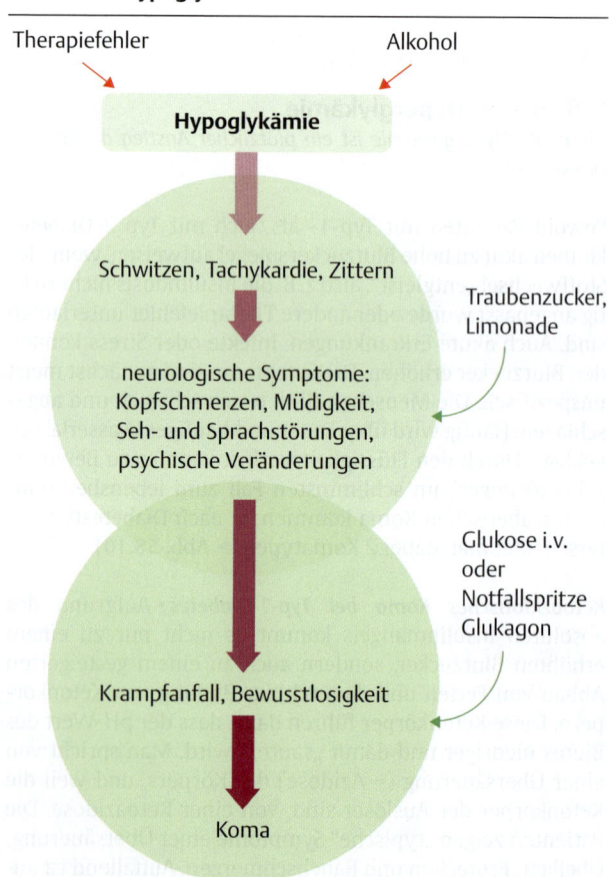

Symptome und Verlauf der Hypoglykämie.

WISSEN TO GO

Diabetes mellitus – Hypoglykämie

Der Blutzucker kann auf unter 50 mg/dl fallen. Ursachen sind häufig Dosierungsfehler, falsche BE-Berechnungen, ausgelassene Mahlzeiten, Sport oder Alkohol. Erste Symptome sind Schwitzen, Herzrasen und Zittern. Später können Kopfschmerzen, Müdigkeit, Seh- und Sprachstörungen, Angst, Unruhe und Lähmungen auftreten.

Im weiteren Verlauf kann es zum Krampfanfall mit Bewusstlosigkeit und ggf. zum Koma kommen. Der Zustand ist lebensbedrohlich! Bei den entsprechenden Anzeichen sollten daher sofort Kohlenhydrate gegeben werden (Limonade, Traubenzucker).

Als Prinzip gilt: erst essen, dann messen. Bei Bewusstlosigkeit sofort den Arzt informieren. Umgehend muss Glukoselösung und ggf. Glukagon verabreicht werden. Anschließend sollte der Patient kohlenhydratreich essen.

Ernährung bei Diabetes

Bis vor Kurzem gab es sehr strenge Regeln für die Ernährung von Menschen mit Diabetes. Da man erkannt hat, dass die Stoffwechsellage dadurch nicht verbessert wird, wurden einige Regeln gelockert. Spezielle Diabetikerlebensmittel wurden sogar verboten, da diese zum einem recht teuer waren und zum anderen teilweise mehr Kalorien hatten als normale Kost. Auch „Diät"- und „Light"-Produkte haben zum Teil mehr Kalorien. Empfohlen wird heute eine gesunde Mischkost mit viel Obst, Gemüse und Vollkornprodukten.

Die Ernährungsberatung erfolgt i. d. R. durch einen Diabetesberater. Je nach Diabetesyp und Diabetestherapie erstellt er nach einer ausführlichen Ernährungsanamnese zusammen mit dem Patienten einen individuellen Kostplan.

Therapie mit oralen Antidiabetika • Bei übergewichtigen Patienten mit Typ-2-Diabetes, die mit oralen Antidiabetika behandelt werden, stehen eine Gewichtsreduktion und eine langfristige Ernährungsumstellung im Vordergrund. Betroffene sollten zunächst das Gewicht um ca. 1 kg im Monat reduzieren. Dadurch werden Stoffwechsellage, Blutdruck und Blutfettwerte verbessert. Darüber hinaus kann langfristig nur eine Ernährungsumstellung zu einer gesunden Ernährung mit weniger Kalorien die Diabetestherapie unterstützen. Generell müssen die Patienten die Kohlenhydrate in ihrer Nahrung nicht berechnen. Sie sollten aber die unterschiedliche Blutzuckerwirksamkeit der verschiedenen Kohlenhydrate kennen und in ihrer Ernährung berücksichtigen.

Konventionelle Insulintherapie • Anders sieht es aus bei einer Insulintherapie. Bei einer festgelegten Insulindosis ist es wichtig, eine ausreichende Menge an Kohlenhydraten zu sich zu nehmen, um eine Hypoglykämie zu verhindern. Diese Patienten müssen über die verschiedenen Kohlenhydrate und deren Berechnung Bescheid wissen. Bei älteren Patienten empfiehlt es sich, genaue Tageskostpläne zu erstellen, um eine ausreichende Kohlenhydratmenge über den Tag verteilt sicherzustellen.

Intensivierte Insulintherapie • Diese Patienten berechnen die Insulindosis zu den Mahlzeiten anhand der Kohlenhydratmenge und des gemessenen Blutzuckerwerts. Sie müssen lernen, bei jeder Mahlzeit die Kohlenhydrate richtig zu berechnen und zwischen schnell und langsam resorbierbaren Kohlenhydraten zu unterscheiden.

Kohlenhydrate

Kohlenhydrate werden in BE (Broteinheiten, Berechnungseinheiten) bzw. KE (Kohlenhydrateinheiten) gerechnet. 1 BE enthält ca. 12 g Kohlenhydrate, eine KE etwa 10 g Kohlenhydrate. Der Kohlenhydratanteil der verschiedenen Lebensmittel ist unterschiedlich. Zur besseren Orientierung gibt es Tabellen zur Berechnung. Zumindest am Anfang sollte der Patient jedes Lebensmittel wiegen, um die BE möglichst genau zu berechnen. Spezielle Diätwaagen zeigen den Nährwert gängiger Lebensmittel an, darunter auch die Menge an Kohlenhydraten. Nach einiger Zeit sind viele Patienten so geübt, dass sie den BE-Gehalt einzelner Nahrungsmittel ziemlich genau abschätzen können.

Schnell und langsam resorbierbare Kohlenhydrate • Weiterhin ist es wichtig, zwischen schnell und langsam resorbierbaren Kohlenhydraten zu unterscheiden, denn verschiedene Kohlenhydrate lassen den Blutzucker unterschiedlich stark ansteigen. Vollkornprodukte bestehen z. B. aus relativ komplex aufgebauten Zuckern (Polysacchariden), die langsam resorbiert (aufgenommen) werden und deswegen zu einem langsamen Blutzuckeranstieg führen. Sie sollten einen Großteil der Nahrung ausmachen. Süßigkeiten, Kekse oder Eis bestehen aus einfachen Zuckern (Di- und Monosaccharide), die schnell resorbiert werden und zu einem schnellen Blutzuckeranstieg führen. Sie sollten wenig gegessen werden.

> **! Merken** Süßigkeiten erlaubt
> Süßigkeiten sind aber durchaus erlaubt, hier macht die Dosis das Gift. Ein Riegel Schokolade oder ein Eis dürfen gegessen werden, zu speziellen Anlässen auch Kuchen und Torten. Der Genuss sollte bei der Ernährung nie vergessen werden. Gerade auch bei älteren Patienten steht die Lebensqualität im Vordergrund.

Der früher in der Diabetestherapie verwendete Fruchtzucker (Fruktose) gilt mittlerweile als Dickmacher und wird nicht mehr empfohlen. Haushaltszucker in geringen Mengen ist erlaubt. Er sollte aber gut verpackt sein, also zusammen mit Fett oder Eiweiß verzehrt werden, da die Glukose dann langsamer ins Blut gelangt.

Glykämischer Index = GLYX • Gebräuchlich ist auch die Einteilung der Kohlenhydrate nach ihrem glykämischen Index. Je langsamer die Kohlenhydrate verdaut werden und ins Blut gelangen, desto niedriger ist der GLYX. Als Referenz zum glykämischen Index gilt Glukose mit einem Wert von 100. Hat ein Nahrungsmittel z. B. einen GLYX von 50, bedeutet das, dass es den Blutzuckeranstieg nur halb so schnell ansteigen lässt wie Glukose. Je niedriger der GLYX, desto langsamer der Blutzuckeranstieg.

Getränke • Auf stark zuckerhaltige Getränke und unverdünnte Fruchtsäfte sollte verzichtet werden. Unbedenklich getrunken werden kann Wasser, Tee und Kaffee mit Süßstoffen. Fruchtsäfte sollten stark verdünnt werden und Limonaden und Cola mit Süßstoff gesüßt sein. Durch eine größere Menge Alkohol wird die Glukoseneubildung in der Leber blockiert, dadurch besteht die Gefahr der Unterzuckerung. Alkohol sollte deswegen nur in Maßen getrunken werden.

WISSEN TO GO

Diabetes mellitus – Ernährung

Diabetestherapien werden begleitet von einer individuellen Ernährungsberatung und -planung. Dabei wird das Ernährungskonzept dem jeweiligen Therapieansatz angepasst:

- **Therapie mit oralen Antidiabetika:** Übergewichtige Typ-2-Diabetiker, die orale Antidiabetika nehmen, müssen ihr Gewicht langsam reduzieren und sich auf eine gesunde, kalorienarme Ernährung umstellen. Sie brauchen keine BE zu berechnen, sollten aber die Wirkung unterschiedlicher Kohlenhydrate auf den Blutzucker kennen und berücksichtigen.
- **Konventionelle Insulintherapie:** Ist der Patient insulinpflichtig, muss er nach dem Spritzen von Insulin ausreichend Kohlenhydrate zu sich zu nehmen, um eine Hypoglykämie zu verhindern. Hier ist die Berechnung der verschiedenen BE notwendig.
- **Intensivierte Insulintherapie:** Die Insulindosis wird nach der Kohlenhydratmenge der Mahlzeit und dem aktuellen Blutzucker berechnet. Die Patienten müssen die Kohlenhydrate richtig berechnen.

Generell sollte auf zuckerhaltige Getränke verzichtet werden. Fruchtsäfte sollten stark verdünnt werden. Erlaubt sind Wasser, Tee und Kaffee mit Süßstoff, Alkohol nur in Maßen.

58.4.4 Beobachtungskriterien

Die Patient sollten auf Anzeichen der **Akutkomplikationen** Hypoglykämie (S. 1088) und Hyperglykämie (S. 1087) beobachtet und die entsprechenden Maßnahmen eingeleitet werden.

Weiterhin sollte auf Anzeichen der Spätfolgen bzw. **Folgeerkrankungen** geachtet werden. Dabei sind vor allem folgende Beobachtungskriterien wichtig.

Hautbeobachtung

Die Hautbeobachtung ist von großer Bedeutung. Es sollte auf kleinste Veränderungen geachtet werden, insbesondere auf **Einrisse**, **Blasen** und **Wunden** an den Füßen. Gerade ältere Patienten bemerken Veränderungen an ihren Füßen nicht, z. B. aufgrund von Sehstörungen oder anderen Einschränkungen wie Knie- und Hüftleiden. Hinzukommt, dass viele Patienten bei einer bestehenden Neuropathie ihre Füße gar nicht mehr richtig spüren. Auch bei scheinbar kleinen Wunden besteht die Gefahr einer Infektion mit einer langwierigen Wundbehandlung und der **Gefahr eines diabetischen Fußsyndroms**. Patienten sollten auf die Gefahr einer unbemerkten Verletzung aufmerksam gemacht werden.

Bestehende Wunden sollten vermessen, dokumentiert und fotografiert werden. Es erfolgt eine fachgerechte Wundbehandlung (S. 562). Bei Wunden, die schon länger bestehen, sollte ein Wundabstrich zur Keimkontrolle gemacht werden. Es empfiehlt sich, einen Wundmanager hinzuziehen.

Blutdruck und Körpergewicht

Beobachtung des Körpergewichts und des Blutdrucks im Sinne der Prävention ist besonders wichtig. Ein **gut eingestellter Blutdruck verbessert die Blutzuckereinstellung** und senkt das Risiko für Folgeerkrankungen deutlich. Es wird ein **Blutdruck systolisch um die 130** angestrebt. Bei einer vorliegenden Nierenschädigung eher in Richtung 120. Der Blutdruck sollte bei der Kontrolle an beiden Armen gemessen werden. Über weitere Maßnahmen bei Hypertonie lesen Sie im Kap. „Pflege bei Erkrankungen des Kreislauf- und Gefäßsystems" (S. 920).

Mit einer **Gewichtsreduktion** kann auch ein besserer Blutdruck und eine bessere Blutzuckereinstellung erreicht werden. Der Patient sollte sein Gewicht wöchentlich kontrollieren. Sowohl Blutdruck als auch Gewicht sollten vom Patienten dokumentiert werden. Bei Wassereinlagerungen durch Herz- oder Niereninsuffizienz sollte täglich gewogen werden, um eine Dekompensation schneller zu erkennen.

Sehstörungen

Am Auge kann es durch starke Blutzuckerschwankungen zu Sehstörungen kommen. Deshalb sollte ein schlecht eingestellter Blutzucker nicht zu rapide gesenkt werden. Es sollte daran gedacht werden, dass Sehstörungen auch Anzeichen einer Hypoglykämie sein können. Symptome der diabetischen Retinopathie treten erst recht spät auf. Der Patient sollte jährlich zum Augenarzt gehen.

Depression

Eine depressive Stimmung verschlechtert durch Bewegungsmangel die Blutzuckereinstellung. Es sollte auf Anzeichen einer Depression oder depressiven Verstimmung geachtet werden. Bei Symptomen sollte dem Patienten Hilfe von außen angeboten werden.

Bereits bestehende Folgeerkrankungen

Falls eine **Herz- oder Niereninsuffizienz** besteht, sollte kontrolliert werden, ob sich **Ödeme** entwickeln, z. B. durch tägliches Wiegen. Bei Fußödemen kann es durch einschnürende Schuhe zu Druckstellen kommen. Auf eine **ausreichende Urinmenge** sollte geachtet werden, insbesondere wenn der Patient Diuretika einnimmt.

Auf **Atemnot** und **Zyanose** sollte geachtet werden, um eine **dekompensierte Herzinsuffizienz** (S. 899) rechtzeitig zu erkennen. Bei Übelkeit und/oder Druckgefühl im Magen sollte an einen stummen Herzinfarkt (S. 897) gedacht werden.

Bei einer vorliegenden **pAVK** (S. 924) kann man eine Verschlechterung z. B. über eine **Verringerung der schmerzfreien Wegstrecke** erkennen.

WISSEN TO GO

Diabetes mellitus – Beobachtungskriterien

Immer auf Anzeichen einer möglichen Hypoglykämie (S. 1088) oder Hyperglykämie (S. 1087) achten. Regelmäßig kontrollieren:

- **Haut:** v. a. an den Füßen auf Einrisse, Blasen oder Wunden achten
- **Blutdruck und Körpergewicht:** gute Werte sind wichtige Voraussetzung für eine gute BZ-Einstellung
- **Sehstörungen:** können Anzeichen einer Hypoglykämie sein oder durch starke Blutzuckerschwankungen entstehen

Sind bereits Folgeerkrankungen durch den Diabetes aufgetreten (z. B. KHK, Schlaganfall, pAVK, diabetische Retino-, Nephro- oder Neuropathie), müssen die Beobachtungskriterien entsprechend erweitert werden.

58.4.5 Pflegebasismaßnahmen
Körperpflege und Prophylaxen

Patienten mit Diabetes sind **infektionsgefährdeter** als andere. Durch die autonome Neuropathie und fehlende Schweißsekretion ist die **Haut** bei vielen Diabetikern **oft trocken**. Dadurch entstehen leicht Hautrisse, die als Eintrittspforte für Infektionserreger dienen können. Deshalb ist es besonders wichtig, auf eine **sorgfältige** und **hygienische Hautpflege** zu achten, um Pilzinfektionen und bakteriellen Infektionen der Haut vorzubeugen. Es sollten nur milde **pH-neutrale Seifen** verwendet werden. Lange heiße Bäder sind zu vermeiden, weil die Haut dadurch zu sehr austrocknet. Reine fetthaltige Cremes führen zu einer Überwärmung der Haut. Geeignet sind **harnstoffhaltige (Urea) Cremes**. Eine gute Hautpflege kann gegen Juckreiz bei trockener Haut helfen.

Mund- und Zahnpflege • Wichtig ist eine sehr gute Mund- und Zahnpflege wegen der größeren Gefahr von Karies. Auch der Zahnhalteapparat kann von Parodontitis betroffen sein. Es sollte auf Pilzerkrankungen und Soor (S. 1321) im Mund geachtet werden. Eine gute Mundpflege dient auch der Pneumonieprophylaxe. Regelmäßige Zahnarztbesuche sind bei Patienten mit Diabetes notwendig. Der Zahnarzt muss über die Diagnose Diabetes Bescheid wissen.

Gründliche Pflege von Hautfalten • Bei adipösen Menschen besteht in Hautfalten (z. B. in Leisten, unter der Brust) durch das Liegen von Haut auf Haut und starkes Schwitzen das Risiko von Pilzinfektionen mit Hautläsionen. Diese Bereiche müssen gründlich gewaschen und gründlich abgetrocknet werden. Durch Einlegen von Leinenläppchen oder Kompressen kann die Haut trocken gehalten werden. Bei Pilzerkrankungen helfen Antimykotikasalben. Diese sollen auch nach dem sichtbaren Verschwinden noch mindestens 1 Woche länger benutzt werden.

Intimpflege • Eine gute Intimpflege verhindert Blaseninfekte. Liegende Blasenkatheter erfordern eine sehr sorgfältige Blasenkatheterpflege (S. 447). Es sollte immer überlegt werden, ob der Katheter noch notwendig ist. Im Intimbereich ist auf Pilzinfektionen zu achten.

Fußpflege • Bei einer bestehenden pAVK (S. 924) dürfen zur Prophylaxe keine medizinischen Thromboseprophylaxestrümpfe angezogen werden. Hilfreich ist hier ein Gehtraining und Fußgymnastik. Die Füße sollten einmal täglich warm abgewaschen und gut abgetrocknet werden. Wichtig sind vor allem die Zehenzwischenräume. Dort verstecken sich häufig Wunden und Pilzinfektionen. Auch Nagelpilz ist häufig anzutreffen. Der Patient sollte lernen, seine Füße regelmäßig mithilfe eines Spiegels auf Wunden und Druckstellen zu kontrollieren. Gerade neuropathische Füße neigen durch verminderte Schweißbildung zu starker Trockenheit. Durch kleine Risse in der Haut kann es zu Wunden kommen. Gegen trockene und schuppende Haut helfen eine 5–10 % harnstoffhaltige Creme oder Pflegeschaum.

Unter starker Hornhaut (Hyperkeratose) kann sich eine Wunde befinden. Hornhautstellen können Druckgeschwüre verursachen und müssen von einem Podologen entfernt werden. Gleichzeitig solle er die Fußnagelpflege durchführen (▶ Abb. 58.12). Der Podologe sollte von der Deutschen Diabetes Gesellschaft DDG geprüft sein. Hornhauthobel oder Hornhautpflaster dürfen nicht verwendet werden. Geeignet sind Bimssteine. Fußnägel dürfen niemals mit scharfen Gegenständen oder spitzen Scheren gekürzt werden, um Verletzungen zu vermeiden.

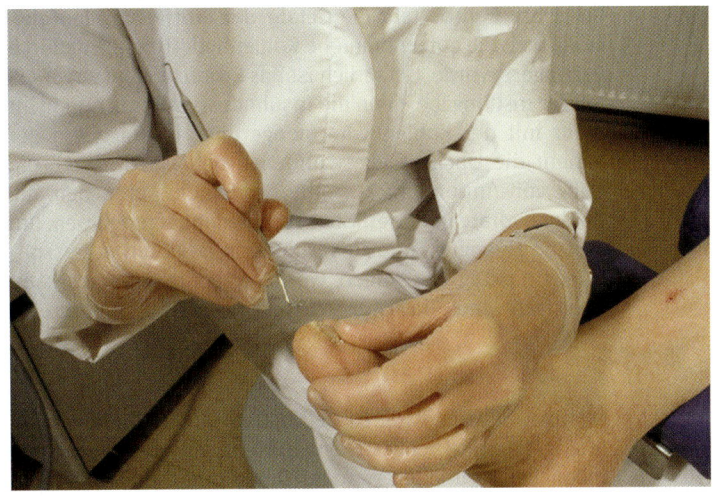

Abb. 58.12 Fußpflege.
Bei Patienten mit Diabetes mellitus ist die Fußpflege sehr wichtig, um Komplikationen wie das diabetische Fußsyndrom zu vermeiden. Sie sollte durch einen Podologen erfolgen.

ACHTUNG
Bei kalten Füßen dürfen niemals Wärmflaschen und Wärmedecken verwendet werden. Denn aufgrund der Gefühlsstörung besteht die Gefahr einer unbemerkten Verbrennung.

Betten, Lagern, guten Schlaf fördern

Bei einer schmerzhaften Neuropathie, die gehäuft in Ruhe auftritt, ist es besonders wichtig, dem Patienten zu raten, mit dem Rauchen aufzuhören, wenig Alkohol zu trinken und den Blutzucker und Blutdruck gut einzustellen. Zur medikamentösen Unterstützung gibt es Schmerzmittel, Antidepressiva und Wirkstoffe gegen Krampfanfall.

Immobile Menschen sollten auch nachts umgelagert werden. Gefährdete Stellen müssen freigelagert und regelmäßig kontrolliert werden. Da ein Dekubitus gerade bei Diabetespatienten schlechter heilt, ist die Prophylaxe ganz besonders wichtig.

Mobilisieren

Beim Mobilisieren gibt es keine großen Unterschiede zu anderen Patienten. Schwierigkeiten machen großes Übergewicht und Immobilität. Bei Wunden am Fuß muss eine Druckentlastung gewährleistet sein. Ein Entlastungsschuh sollte vom Orthopädieschuhmacher angepasst werden. Neuropathische Füße mit Deformierungen benötigen ebenfalls speziell angepasste Schuhe. Generell sollten die Schuhe kontrolliert werden. Es sollte darauf geachtet werden, dass Socken nicht einschnüren.

Bei einer Neuropathie werden Schuhe oft zu klein gekauft und bergen dann die Gefahr von Druckstellen. Ob die Schuhe zu klein sind, können Sie ganz einfach testen: Bitten Sie den Patienten, sich auf ein Stück Papier zu stellen und zeichnen Sie den Fuß nach. Die ausgeschnittene Schablone legen Sie in den Schuh und können nun sehen, ob er zu klein ist. Kontrollieren Sie auch, ob sich in den Schuhen Fremdkörper befinden.

❗ Merken Gesundheitsschuhe
Sogenannte Gesundheitsschuhe mit Fußbett sind bei einem neuropathischen Fuß ungeeignet. Ebenso Schuhe mit hohem Absatz.

Pflege bei Erkrankungen des Hormonsystems, Stoffwechselstörungen und ernährungsbedingten Erkrankungen

Übelkeit und Erbrechen

Bei Erbrechen besteht die **Gefahr der Stoffwechselentgleisung**, weil die aufgenommene Kohlenhydratmenge dadurch verringert wurde. Gefährlich ist das Erbrechen bei zuvor erfolgter Insulingabe, denn die Insulindosis stimmt nun nicht mehr mit der Kohlenhydratmenge überein. Nachdem der Patient die Übelkeit überwundenen hat – evtl. durch die Gabe von Antiemetika –, sollte der Patient versuchen, die **Kohlenhydrate über gesüßten Tee wieder aufzunehmen**, um so eine Hypoglykämie zu verhindern. Der Blutzucker sollte engmaschig kontrolliert werden. Im Krankenhaus kann auch intravenös eine Glukoselösung verabreicht werden.

Wasserlassen und Stuhlgang

Obstipation und dadurch bedingtes starkes Pressen beim Stuhlgang sollte bei bestehender Mikroangiopathie im Auge möglichst vermieden werden. Durch eine Neuropathie im Darm kann es zu **Obstipation** oder **Diarrhö** kommen. Bei Obstipation ist auf genügende Flüssigkeitszufuhr zu achten. Mit Milchzucker kann der Stuhlgang weicher gemacht werden. Mehr Bewegung hilft ebenfalls bei Obstipation.

Durch eine Neuropathie kann es im Magen weiterhin zu **Magenentleerungsstörungen** kommen. Dabei besteht die **Gefahr einer Hypoglykämie**, weil das Mahlzeiteninsulin bereits zu wirken beginnt, während sich das Essen noch im Magen befindet. Diese Patienten gelten bei einer Operation als nicht nüchtern. Es besteht ein hohes Narkoserisiko durch die Gefahr der Aspiration.

Durch den zuckerhaltigen Urin kann es bei Patienten mit Diabetes häufiger zu einer **Blaseninfektion** kommen (S. 1056). Bei Schmerzen beim Wasserlassen und auffälligem Geruch sollte immer ein Urinstatus gemacht werden. Zur Vermeidung eines Infekts sollte viel getrunken werden.

> **WISSEN TO GO**
>
> **Diabetes mellitus – Pflegebasismaßnahmen**
>
> - **Körperpflege und Prophylaxen:** pH-neutrale Seifen und harnstoffhaltige Cremes verwenden. Hautfalten gründlich waschen und trocknen. Auf gute Intimpflege achten und hygienisch vorgehen, um Infektionen zu vermeiden. Auf gründliche **Mund- und Zahnpflege** sowie Soorprophylaxe achten. Bei der **Fußpflege** Zehenzwischenräume gründlich reinigen und trocknen. Hornhautentfernung und Fußnagelpflege vom Podologen durchführen lassen. Verletzungen unbedingt vermeiden. Keine Wärmflaschen oder Wärmedecken einsetzen (Verbrennungsgefahr).
> - **Schlafen:** bei schmerzhafter Neuropathie ggf. Schmerzmittel oder Antidepressiva einsetzen. Dekubitusprophylaxe durchführen.
> - **Mobilisation:** bei Deformierungen oder Verletzungen am Fuß orthopädisch angepasste Schuhe tragen. Druckstellen vermeiden: Schuhe nicht zu klein, Socken nicht einschnürend.
> - **Übelkeit und Erbrechen:** Erbricht der Patient nach einer Insulingabe, besteht die Gefahr einer Hypoglykämie → Kohlenhydrate ersetzen.
> - **Wasserlassen und Stuhlgang:** Mikroangiopathie und Neuropathie können Obstipation, Diarrhö, Magenentleerungsstörungen, Blaseninfekte oder Schmerzen beim Wasserlassen verursachen → auf ausreichende Flüssigkeitszufuhr achten und die beobachteten Symptome melden.

58.4.6 Informieren, Schulen, Beraten

Schulung

Patienten mit Diabetes werden i. d. R. vom Hausarzt betreut. Der Hausarzt verordnet eine Schulung. Diese erfolgt meist durch geschulte Diabetesberater oder Diabetesassistenten. Diese sind oft bei Diabetologen in einer diabetologischen Schwerpunktpraxis (DSP) angestellt. Es gibt aber auch selbstständige Diabetesberater, die Kurse anbieten. Patienten mit ähnlichem Krankheitsbild werden oft in Kleingruppen geschult. Bei speziellen Problemen gibt es auch Einzelschulungen oder eine Beratung durch den Diabetologen. Es gibt spezielle Schulungsprogramme (z.B. Medias) mit verschiedenen Themenblöcken.

Schwerpunkte • Ein Schwerpunkt der Schulung ist, wie man durch bessere Ernährung und regelmäßige Bewegung die Erkrankung positiv beeinflussen kann. Die Handhabung und die Wirkung der Medikamente und das Insulin werden vermittelt. Patienten, die neu auf Insulin eingestellt werden, müssen so geschult werden, dass sie zu Hause mit der Insulintherapie zurechtkommen. Bei Patienten, die schon lange spritzen, ist es sinnvoll, die Insulininjektion hin und wieder zu überprüfen, um zu sehen, ob sich Fehler eingeschlichen haben.

Bedürfnisse und Lebensumstände • Auf die unterschiedlichen Bedürfnisse und Lebensumstände der Menschen muss Rücksicht genommen werden. Spezielle Erfordernisse wie Nachtarbeit oder eine Reise können individuell mit dem Patienten besprochen werden. Die Patienten müssen lernen, auch in außergewöhnlichen Situationen richtig zu handeln. Wichtig ist, dass die Patienten lernen, akute Gefahren zu erkennen.

58.4.7 Gesundheitsförderung und Alltagsbewältigung

Für die Pflege gibt es in der Gesundheitsförderung und Prävention des Diabetes ein großes Aufgabenfeld, besonders in der Schulung und Beratung von Patienten. Es gibt von der Deutschen Diabetes Gesellschaft eine Weiterbildung zum Diabetesassistenten und Diabetesberater. Demnächst sollen Krankenpfleger im Modellversuch eigenständig verantwortlich sein für die Diabetestherapie. Auch in der Diabetesprävention wird es neue Arbeitsfelder geben.

Entlassungsmanagement

Vor der Entlassung muss eine weiterführende Therapie gewährleistet sein. Es muss sichergestellt werden, dass der Patient zu Hause zurechtkommt. Dafür müssen folgende Dinge geregelt sein:
- Der Patient weiß, wie die Medikamente wirken, und kennt die Risiken des Diabetes.
- Er kann seine Therapie alleine durchführen, z.B. alleine Insulin spritzen und den Blutzucker messen.
- Bei unselbstständigen Patienten wird die Therapie von den Angehörigen übernommen oder es wird ein Pflegedienst organisiert.
- Der Patient hat die nötigen Medikamente und Hilfsmittel zu Hause.
- Der Patient hat einen Termin bei seinem Hausarzt.

- Der Patient hat eine Telefonnummer, die er bei Unklarheiten und Fragen anrufen kann.
- Es ist sichergestellt, dass bestehende Wunden weiter versorgt werden.

Disease-Management-Programm • Diabetes ist eine fortschreitende Erkrankung. Um die Folgeerkrankungen zu reduzieren, ist eine gute Blutzuckereinstellung erforderlich. Dafür wurde ein sehr erfolgreiches Disease-Management-Programm (DMP) Diabetes geschaffen. Der Hausarzt meldet den Patienten an. Alle 3 Monate wird die Therapie durch Messung des HbA1c, des Blutdrucks und des Gewichts kontrolliert. Nieren, Herz, Augen und Füße werden in vorgeschriebenen Abstand untersucht.

Rehabilitation • Eine Reha ist angezeigt bei Erstdiagnose Typ-1-Diabetes, bei anhaltender schlechter Einstellung des Blutzuckers, bei drohender Dialyse oder Verlust des Augenlichts. Die Kosten werden von der Krankenkasse oder dem Rentenversicherungsträger übernommen. Eine Anschlussheilbehandlung kann nach einem Herzinfarkt, Schlaganfall oder diabetischem Fußsyndrom erfolgen. Es gibt spezielle Kliniken mit Schwerpunkt Diabetes. Eine ambulante Reha ist auch möglich.

Informationen • Umfassende Informationen zum Thema Diabetes gibt es bei den Krankenkassen, bei Fachfirmen (z.B. von Blutzuckermessgeräten) oder im Internet. Unter www.diabetesde.org findet man die wichtigsten Informationen vom Dachverband. Auch Selbsthilfegruppen können dort gefunden werden. Regelmäßig gibt es einen Expertenchat. Der Deutsche Diabetiker Bund ist eine Patientenorganisation mit verschiedenen Landesverbänden.

Diabetes in den Alltag integrieren

Viele Menschen haben nach der Diagnose einer chronischen Krankheit Angst, ihren Arbeitsplatz zu verlieren. Je nach Krankheitsbild kann ein Schwerbehindertenausweis mit besserem Kündigungsschutz beantragt werden. Die Krankheit muss dem Arbeitgeber nicht mitgeteilt werden. Bei Arbeiten, wo es durch eine Therapie mit Hypoglykämiegefahr zu Eigen- oder Fremdgefährdung kommen kann (z.B. Busfahrer), muss im Einzelfall durch einen Arzt oder Sachverständigen geprüft werden, ob der Patient diese Arbeit weiter ausführen kann. Generell spricht aber bei einer guten Blutzuckereinstellung nichts gegen das Führen eines Fahrzeugs.

In der Familie ist es wichtig, dass der Mensch sich nicht alleine fühlt. Dazu ist es z.B. sinnvoll, für alle ein gesünderes Essen zu kochen. Für sportliche Aktivitäten muss Platz geschaffen werden. Bei großer körperlicher Anstrengung sollte die Gefahr einer Hypoglykämie bekannt sein. Die Motivation zum Sport kann deutlich gesteigert werden, wenn der Sport gemeinsam in einer Gruppe ausgeführt wird. Viele Sportvereine haben Angebote speziell auch für Ältere. Auch von Fitnessstudios profitieren die Menschen.

Bei einem Urlaub sollten ausreichend Insulin und Medikamente mitgenommen werden. Ein Diabetespass mit der aufgelisteten Therapie hilft bei der Versorgung auswärts und im Krankenhaus. Einen Notfallausweis sollten Menschen mit Diabetes immer dabei haben. Bei einer Therapie mit Insulin und Sulfonylharnstoffen sollte immer Traubenzucker mitgeführt werden. Auch Familienangehörige sollten lernen, Gefahren richtig einzuschätzen.

Allgemeine Maßnahmen zur Diabetesprävention

Die Häufigkeit der Diabeteserkrankungen hat in den vergangenen Jahren deutlich zugenommen. Das Wissen, Anwenden und Weitergeben von Maßnahmen, die den Ausbruch dieser Erkrankung verhindern oder aufhalten können, ist ein wichtiger Teil der präventiven Arbeit Pflegender.

Erwachsene

Grundsätzlich kann jeder für sich selbst etwas tun, indem er möglichst viele der allgemein anerkannten Regeln einer gesunden Ernährung einhält. Mit einer gesunden Ernährung mit viel Obst und Gemüse, weniger Fleisch, weniger Fast Food und Fertiggerichten fühlt sich jeder Körper besser. Der Genuss sollte auch bei einer gesunden Ernährung keinesfalls vergessen werden, denn viele Menschen sehen Essen als Belohnung. Dabei sollte der Genuss aber über den Geschmack und die Qualität der Lebensmittel erreicht werden und nicht über Masse.

Bei Erwachsenen gibt es unterschiedliche Risikoprofile bezüglich einer möglichen Diabeteserkrankung. Der sog. **FINDRISK-Test** der Deutschen Diabetes Stiftung (DDS) ist ein Test, über den mit einfachen Fragen zu erblicher Belastung, Alter, Übergewicht und Bluthochdruck das Diabetesrisiko ermittelt werden kann: www.diabetes-risiko.de/diabetesrisikotest.html. Menschen, die ein hohes Risiko haben, an Diabetes zu erkranken, sollten speziell geschult werden. Sie sollten lernen, wie sie durch Ernährung, langsamen Übergewichtsabbau und strukturierte Bewegungsprogramme den Ausbruch der Erkrankung ggf. verzögern oder gar vermeiden können.

Wenn eine Erkrankung des Gefäßsystems, insbesondere Arteriosklerose, oder ein Bluthochdruck vorliegt, sollte geprüft werden, ob zusätzlich auch ein Diabetes besteht.

Kinder und Jugendliche

Auch die Zahl der übergewichtigen Kinder und Jugendlichen steigt, gleichzeitig tritt der Typ-2-Diabetes immer häufiger bereits bei jüngeren Menschen auf (früher hieß er Altersdiabetes!). Aus diesen Gründen ist auch eine frühe Prävention bereits im Kindergarten und in der Schule sehr wichtig. Durch Fehlernährung und Bewegungsmangel wird der Grundstock für späteres Übergewicht und Diabetesrisiko gelegt. Unterstützt werden diese Entwicklungen durch gesundheitsbelastende Verhaltensweisen und äußere Umstände, die den betreffenden Familien oft gar nicht bewusst sind. Sogenannte „Kinderlebensmittel", die mit bunten Farben und Comicfiguren auf Kinderaugenhöhe im Supermarkt stehen, haben oft eine erhöhte Kalorienzahl aufgrund eines hohen Zucker- und/oder Fettanteils.

Wenn man z.B. täglich 500 ml Cola oder Süßgetränke zusätzlich zu seiner „normalen" Nahrungsaufnahme tränke, hätte man eine Gewichtszunahme von 1 Kilo im Monat. Aber auch andere Getränke wie Eistee, Energydrinks und Fruchtsäfte und Fruchtsaftmixgetränke haben ähnlich viele Kalorien wie Cola.

Zusätzlich steht häufig der vermehrten Kalorienzufuhr weniger Bewegung gegenüber. Während immer mehr Schwimmbäder geschlossen und Sportangebote gestrichen werden, nimmt der Fernseh- und Computerkonsum deutlich zu. Viele Kinder gehen nur noch selten zum Spielen an die frische Luft und so führt die Spirale aus Überernährung und Mangelbewegung zum Übergewicht mit Diabetesrisiko. Hierüber an geeigneten Stellen mit Sorgfalt und ohne erhobenen Zeigefinger zu informieren, ist ein wichtiger Ansatz, für diese Tatsachen zu sensibilisieren und möglicherweise zu einem Umdenken und veränderten Handeln zu motivieren.

>
> **WISSEN TO GO**
>
> **Diabetes mellitus – Informieren, Schulen und Beraten**
>
> Damit ein Diabetiker nach seiner Entlassung zu Hause zurechtkommt, muss vorher sichergestellt sein, dass der Patient
> - die Risiken des Diabetes kennt und weiß, wie die Medikamente wirken,
> - seine Therapie alleine durchführen kann bzw. Angehörige oder ein Pflegedienst das übernehmen,
> - die nötigen Medikamente und Hilfsmittel zu Hause hat,
> - von seinem Hausarzt weiterbetreut wird und bestehende Wunden weiterversorgt werden,
> - einen Ansprechpartner bei Problemen und Fragen hat.
>
> Darüber hinaus stehen dem Patienten Diabetikerschulungen, Disease-Management-Programme und ggf. Rehabilitationsprogramme zur Verfügung. Ziele sind neben der optimalen Blutzuckereinstellung eine umfassende Ernährungsberatung, die sichere Handhabung der Medikamente und des Insulins sowie das sichere Erkennen von Gefahrensituationen. Auch die Prävention und der Umgang mit Diabetes im Alltag sind zentrale Themen der Diabetesschulung und -beratung.

58.5 Weitere Stoffwechselstörungen und ernährungsbedingte Erkrankungen

58.5.1 Alpha-1-Antitrypsinmangel

Grundlagen

Definition Alpha-1-Antitrypsinmangel
Der Alpha-1-Antitrypsinmangel – auch Alpha-1-Proteasen-Inhibitormangel genannt – ist eine Erbkrankheit, bei der zu wenig Alpha-1-Antitrypsin, ein Eiweiß bzw. ein Glukoprotein, in der Leber gebildet wird. Dieser genetische Defekt führt zu Schädigungen des Lungen- und Lebergewebes.

Es kommt zu **Atemnot**, **Husten** und **Auswurf**. Bei starkem Sauerstoffmangel verfärbt sich die Haut blau (Zyanose) und es kann sich ein Lungenemphysem (S. 954) (Überblähung der Lunge) entwickeln. Seltener treten Symptome in der Leber auf. Hier kann sich eine chronische Hepatitis oder eine Leberzirrhose entwickeln, u. a. erkennbar an der Gelbfärbung der Haut (Ikterus).

Therapie und Pflege

Der Mangel an Antitrypsin kann durch eine **Substitution** des Alpha-1-Proteasen-Inhibitors ausgeglichen werden. Hierzu wird in der Regel 1-mal wöchentlich eine **Infusion mit Alpha-1-Antitrypsin** (z. B. Prolastin) verabreicht. Darüber hinaus müssen die Leber- und Lungenerkrankungen behandelt werden. Therapie und Pflege bei chronischer Hepatitis und Leberzirrhose siehe Pflege bei Erkrankungen des Verdauungssystems (S. 982), Therapie und Pflege bei Lungenfunktionsstörungen siehe Pflege bei Erkrankungen des Atemsystems (S. 942).

In fortgeschrittenem Stadium der Erkrankung kann eine Leber- oder Lungentransplantation notwendig werden.

58.5.2 Hyperurikämie und Gicht

Grundlagen

Definition Hyperuikämie und Gicht
Eine erhöhte Harnsäurekonzentration im Blut (> 7,0 mg/dl) nennt man Hyperurikämie. Kommt es deshalb zur Ablagerung von Harnsäurekristallen im Körper und zu Beschwerden, spricht man von Gicht.

Bei einer erhöhten Harnsäurekonzentration wird entweder zu viel Harnsäure produziert oder zu wenig Harnsäure ausgeschieden. Ist der Harnsäurestoffwechsel direkt gestört, spricht man von einer **primären Hyperurikämie**. Ist eine andere Grunderkrankung die Ursache, liegt eine **sekundäre Hyperurikämie** vor.

Definition Harnsäure und Purine
Harnsäure ist ein Abbauprodukt von Purinen. Je mehr Purine im Körper sind, desto mehr Harnsäure entsteht. Purine werden dem Körper von außen vor allem durch Fleischverzehr und Alkoholkonsum zugeführt.

Am Anfang treten keine Symptome auf. Durch die Ablagerung der Harnsäurekristalle kommt es später zu einem **akuten Gichtanfall** in den Gelenken, der meist durch den übermäßigen Genuss von Fleisch und Alkohol ausgelöst wird. Typischerweise ist das **Grundgelenk der Großzehe** betroffen (Podagra). Die Haut über dem Gelenk ist geschwollen, gerötet und überwärmt. Es bestehen sehr **starke Schmerzen**, der Patient kann mit dem Fuß nicht auftreten. Im weiteren Verlauf kann es immer wieder zu Gichtanfällen kommen, die durch symptomfreie Intervalle unterbrochen werden.

Besteht die Hyperurikämie jahrelang und hat sie zu dauerhaften Gelenkveränderungen und Schmerzen geführt, spricht man von einer **chronischen Gicht.** Hier finden sich Harnsäureablagerungen (sog. „**Gichttophi**") in den Weichteilen und Knochen sowie in der Niere.

Neben den typischen Symptomen führen Blutuntersuchungen zur Diagnose.

Therapie und Pflege

Eine Änderung der Ernährung bzw. des Lebensstils steht im Vordergrund der Therapie. Empfohlen wird eine **purinarme Kost**. Der Patient sollte wenig Fleisch essen und keine Innereien zu sich nehmen, ebenso keine Meeresfrüchte und Hülsenfrüchte. Auf Alkohol, insbesondere Bier, sollte er weitestgehend verzichten, zuckerhaltige Getränke sollten stark reduziert werden.

Wichtig ist es, dass der Patient eine **ausreichende Flüssigkeitsmenge** von mindestens 2 Litern täglich zu sich nimmt. Dadurch wird die Nierenfunktion verbessert und vermehrt Harnsäure ausgeschieden. Ansonsten sollten die Mahlzeiten nicht so üppig sein. Übergewichtige Patienten sollten versuchen, ihr **Gewicht** langsam zu **reduzieren**. Übergewicht und Gicht hängen oft zusammen. Das Risiko für einen Gichtanfall kann durch Reduzierung des Gewichts vermindert werden. Fasten sollte allerdings vermieden werden.

Akuter Gichtanfall • Vorrangiges Ziel ist es, die Schmerzen zu lindern. Hierzu werden vor allem nicht steroidale Antirheumatika (NSAR) gegeben. Neben der Schmerztherapie können kalte Umschläge auf das Gelenk und eine Hochlagerung helfen, z. B. Quarkauflagen (S. 740). Oft verursacht schon eine Bettdecke Schmerzen. Deshalb ist es wichtig, das betroffene Gelenk frei zu lagern. Eine Bettruhe wird empfohlen.

Prävention • Der Patient muss wissen, dass die Gefahr eines erneuten Gichtanfalls besteht und er diesen nur durch die Befolgung der Ernährungsgrundsätze verhindern kann. Können die Harnsäurewerte mit den diätetischen Maßnahmen nicht unter ≤ 9 mg/dl gesenkt werden, kann ein sog. Urikostatikum gegeben werden. Allopurinol ist dabei das Mittel der Wahl.

ACHTUNG
Im akuten Gichtanfall darf Allopurinol nicht genommen werden, da es den Anfall verstärken könnte.

> ### WISSEN TO GO
>
> #### Hyperurikämie und Gicht
>
> Harnsäure entsteht durch den Abbau von Purinen, aufgenommen v. a. durch Fleisch- und Alkoholkonsum. Ist die Konzentration im Blut erhöht (= **Hyperurikämie**), können sich Harnsäurekristalle ablagern. Dies kann zu Schmerzen, Rötungen, Schwellungen, Gelenküberwärmungen und damit zur **Gicht** führen. Häufig ist zunächst das Grundgelenk der Großzehe betroffen (Podagra). Bei chronischem Verlauf finden sich Harnsäureablagerungen auch in den Weichteilen, Knochen und den Nieren.
>
> Therapeutisch steht eine Ernährungsumstellung mit purinarmer Kost und ausreichender Flüssigkeitszufuhr im Vordergrund. Bei Übergewicht wird eine Gewichtsreduktion angestrebt. Die Schmerztherapie im akuten Gichtanfall besteht in der Gabe nicht steroidaler Antirheumatika (NSAR) sowie Kühlung, Hoch- und Freilagerung der betroffenen Gelenke. Gegebenenfalls wird ein Urikostatikum (z. B. Allopurinol) gegeben.

58.5.3 Lipidstoffwechselstörungen
Grundlagen

Definition Lipoproteine
Lipoproteine setzen sich aus Lipiden (Fetten) und Proteinen (Eiweiße) zusammen. Sie sind für den Transport von Fetten im Blut verantwortlich. Man unterscheidet (▶ Abb. 58.13):
- *Chylomikronen*
- *VLDL = Very-Low-Density-Lipoprotein*
- *LDL = Low-Density-Lipoprotein*
- *HDL = High-Density-Lipoprotein*

Definition Lipidstoffwechselstörungen
Bei Störungen im Fettstoffwechsel (Fettstoffwechselstörungen) ist die Konzentration der Lipoproteine im Blut verändert.
Einen Mangel an Lipoproteinen nennt man Hypolipoproteinämie. Liegt ein Ungleichgewicht der Lipoproteine im Blut vor, heißt dieser Zustand Dyslipoproteinämie. Sind die Lipoproteine im Blut erhöht, leidet der Patient an einer Hyperlipoproteinämie.

Die Dyslipoproteinämie und Hyperlipoproteinämie sind sehr häufige Krankheitsbilder. Sie sind eine bekannte Ursache für die Entwicklung einer Arteriosklerose, siehe Infografik Arteriosklerose (S. 894). Die Hypolipoproteinämien sind sehr viel seltener. Wenn im Folgenden von Fettstoffwechselstörungen gesprochen wird, dann sind die Dys- oder Hyperlipoproteinämien gemeint.

Primäre Fettstoffwechselstörungen haben ihre Ursache in einer genetischen Erkrankung, z. B. die familiäre Hypercholesterinämie. Die Patienten haben stark erhöhte LDL-Cholesterin-Werte und leiden bereits sehr früh an Arteriosklerose.

Sekundäre Fettstoffwechselstörungen entstehen durch ungesunden Lebenswandel, z. B. fettreiche Ernährung und übermäßigen Alkoholkonsum. Sie zählen zu den klassischen „Wohlstandskrankheiten". Begünstigende Faktoren sind Adipositas und Diabetes mellitus Typ 2, oft treten diese Krankheiten gemeinsam auf. Aber auch bestimmte Medikamente wie Östrogene und Glukokortikoide können zu einer sekundären Fettstoffwechselstörung führen.

Die meisten Patienten haben zunächst keine Beschwerden. Erste Symptome zeigen sich erst durch die Auswirkungen der Arteriosklerose. Es kommt zur koronaren Herzkrankheit (S. 893), peripheren arteriellen Verschlusskrankheit (S. 924) oder zum Schlaganfall (S. 1217). Weiterhin kann eine Leberverfettung und eine Bauchspeicheldrüsenentzündung (S. 1019) auftreten, da diese Organe mit

Abb. 58.13 Lipoproteine.

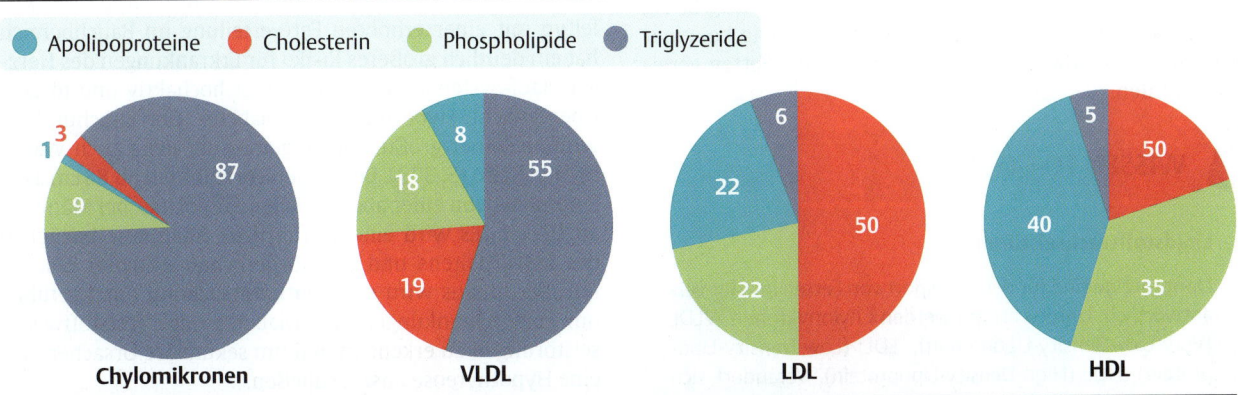

Alle Lipoproteine bestehen aus Apolipoproteinen, Cholesterin, Phospholipiden und Triglyzeriden, allerdings in unterschiedlichen prozentualen Verteilungen. Chylomikronen und VLDL enthalten vor allem Triglyzeride. LDL enthält vor allem Cholesterin, es sorgt dafür, dass Cholesterin in die Zellen gebracht wird. HDL sorgt im Gegenzug dafür, dass Cholesterin ausgeschieden wird.

der übermäßigen Produktion der Verdauungssäfte überlastet sind. Die Fette können sich auch an der Haut in unterschiedlicher Form einlagern, z.B. an Knie und Ellenbogen als gelbliche Fetthöcker (Xanthome) oder um das Auge herum (Xanthelasmen).

Im Blut werden die Triglyzeride und die Cholesterinwerte überprüft. Davor sollte der Patient 12 Stunden nichts gegessen haben. Je nachdem, was erhöht ist, liegt eine Hypertriglyzeridämie oder eine Hypercholesterinämie vor. Beim Cholesterin ist es wichtig, das HDL- vom LDL-Cholesterin zu unterscheiden. Besonders hoch ist das Arterioskleroserisiko bei **hohen LDL-** und **niedrigen HDL-Spiegeln**. Denn hohe HDL-Spiegel schützen den Körper vor Arteriosklerose, indem sie dafür sorgen, dass das Cholesterin aus dem Körper transportiert wird.

! **Merken** HDL und LDL
Welches das „gute" und welches das „schlechte" Cholesterin ist, kann man sich am besten so merken: HDL = Hab Dich Lieb, LDL = LiDerLich

Therapie und Pflege

Zunächst wird versucht, den Fettstoffwechsel durch einen gesunden Lebenswandel zu normalisieren. Dazu gehören **gesunde Ernährung**, viel **Bewegung** und eine langfristige **Gewichtsabnahme**. Es wird eine cholesterinarme Kost empfohlen mit wenig Fleisch, Milch und Eiern. Wichtig ist vor allem die Wahl der Fette. Gesättigte Fettsäuren erhöhen den Cholesterinspiegel und sind vor allem in tierischen Fetten enthalten, z.B. Wurst, Speck, Käse. **Günstig** sind die einfach **ungesättigte Fettsäuren** wie Olivenöl und Rapsöl. Besonders empfohlen wird die Omega-3-Fettsäure mit gefäßschützender Wirkung. Sie befindet sich hauptsächlich in Fisch, Walnussöl und Rapsöl.

Erst wenn es darüber nicht gelingt, die Blutfettwerte zu reduzieren, werden Medikamente eingesetzt, die den **LDL-Spiegel** im Blut senken. Die wichtigste Gruppe sind die **Statine**. Sind eher die **Triglyzeride** im Blut zu hoch, setzt man **Fibrate** oder **Nikotinsäure** ein. Die Zielwerte für die Blutwerte richten sich nach dem kardiovaskulären Risikoprofil des Patienten, also danach, wie weit die Arteriosklerose schon fortgeschritten ist. Liegt bei einem Patienten schon eine koronare Herzkrankheit vor, wird ein niedrigerer Zielwert angestrebt als bei einem Patienten mit einem geringen Risiko.

Zur Risikominimierung einer kardiovaskulären Erkrankung sollte außerdem ein bestehender Diabetes mellitus gut eingestellt sein. Auf das Rauchen als zusätzlichen Risikofaktor sollte verzichtet werden. Wenn bei einer erblichen Fettstoffwechselstörung die normale Therapie wenig Erfolg zeigt, kann mit einer Lipid-Apherese ähnlich wie bei einer Dialyse wöchentlich das Blut von schädlichen Fetten gereinigt werden.

WISSEN TO GO

Lipidstoffwechselstörungen

Lipoproteine sind für den Transport von Fetten im Blut verantwortlich. Unterschieden werden Chylomikronen, VLDL (Very-Low-Density-Lipoprotein), LDL (Low-Density-Lipoprotein), HDL (High-Density-Lipoprotein). Verändert sich die Konzentration der Lipoproteine im Blut, kann ein Mangel (Hypo-), eine Erhöhung (Hyper-) oder ein Ungleichgewicht (Dys-)Lipoproteinämie entstehen. Am häufigsten sind die Dys- und die Hyperlipoproteinämie.

- **Ursachen:** genetisch, fettreiche Ernährung und Alkoholkonsum; Adipositas und Diabetes mellitus Typ 2 wirken begünstigend
- **Symptome:** Arteriosklerose, koronare Herzkrankheit, periphere arterielle Verschlusskrankheit, Schlaganfall, Leberverfettung, Bauchspeicheldrüsenentzündung
- **Diagnostik:** Cholesterin- und Triglyzeridwerte im Serum; Unterscheidung zwischen HDL- (gutes Cholesterin) und LDL-Cholesterin (schlechtes Cholesterin)
- **Therapie:** cholesterinarme Diät, Bewegung, ggf. Gewichtsabnahme. Reicht das nicht aus, wird der LDL-Serumspiegel medikamentös gesenkt. Bei einer erblichen Fettstoffwechselstörung kann auch eine Lipid-Apherese (Blutwäsche) indiziert sein.

58.5.4 Adipositas

Grundlagen

Definition Adipositas und Übergewicht
Unter Adipositas versteht man eine deutliche Vermehrung des Fettgewebes im Körper. Übergewicht ist die Vorstufe von Adipositas. Zur Abgrenzung von Übergewicht und Adipositas dient der BMI.

Der Body-Mass-Index (BMI) ist definiert als Körpergewicht in kg/(Körpergröße in m)^2. Ab einem BMI ≥ 25 kg/m^2 spricht man von Übergewicht, bei einem BMI ≥ 30 kg/m^2 liegt eine Adipositas vor.

Adipositas ist insbesondere ein Problem der Industrieländer und hat in den letzten Jahren deutlich zugenommen. Die Adipositas ist vor allem deswegen gefährlich, weil sie das **Risiko für zahlreiche Folgeerkrankungen** deutlich erhöht, z.B. Bluthochdruck, koronare Herzkrankheit, Diabetes mellitus Typ 2, Fettstoffwechselstörungen.

Wenn mehr Kalorien aufgenommen als verbraucht werden (= positive Energiebilanz), führt das auf Dauer zu Übergewicht bzw. Adipositas. Am häufigsten tritt die **primäre Form** der Adipositas auf, bei der verschiedene Faktoren zusammen zu der Erkrankung führen: **genetische Faktoren**, ungesunder Lebensstil mit **Überernährung** und **wenig Bewegung**, psychische Faktoren wie Stress oder Frustration.

Die **sekundäre Form** tritt deutlich seltener auf. Bei ihr führt eine andere Grunderkrankung zu der Gewichtszunahme, z.B. **Hypothyreose** (S. 1102), **Morbus Cushing** (S. 1111), **Gehirntumoren**.

Um die Adipositas klassifizieren zu können, wird der BMI ermittelt (S. 378). Wichtig ist auch das Fettverteilungsmuster: Ist der Patient ein Apfel- oder Birnentyp? Der Apfeltyp mit einer erhöhten Fettverteilung im Bauchbereich hat ein deutlich größeres Risiko für Erkrankungen des Herz-Kreislauf-Systems. Das Bauchfett ist hochaktiv und fördert Übergewicht, Hypertonie und Diabetes. Der Bauchumfang wird an seiner größten Stelle gemessen, siehe auch Waist-to-Hip-Ratio (S. 379). Bei Frauen spricht man ab 88 cm Taillenumfang von einer abdominellen Adipositas, bei Männern ab 102 cm. Es wird eine ausführliche Anamnese bezüglich des Essverhaltens und der körperlichen Aktivität erstellt. Darüber hinaus wird eine **Blutuntersuchung** durchgeführt, um Folgeerkrankungen wie Diabetes oder Fettstoffwechselstörungen zu erkennen und um sekundäre Ursachen wie eine Hypothyreose auszuschließen.

Wenn Adipositas, Hypertonie, Fettstoffwechselstörung und Diabetes (sog. „tödliches Quartett") zusammen auftreten, wird ein **metabolisches Syndrom** diagnostiziert (▶ Abb. 58.14).

Abb. 58.14 Metabolisches Syndrom.

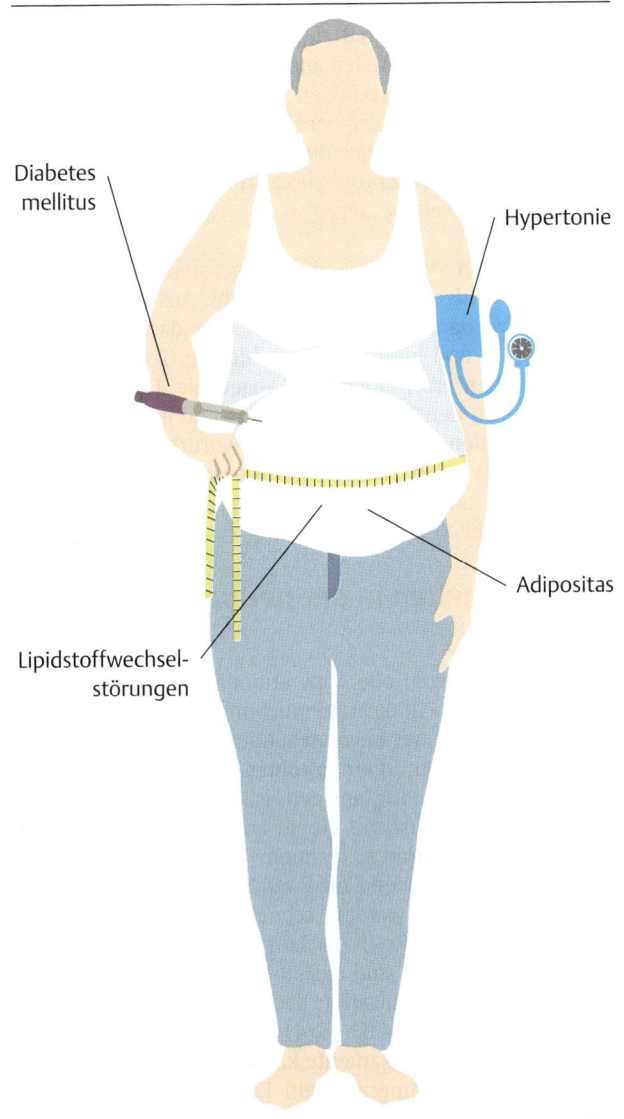

Bei einem metabolischen Syndrom, auch Syndrom X genannt, beeinflussen sich die Faktoren gegenseitig und verstärken sich. Das Risiko für einen Herzinfarkt oder einen Schlaganfall ist um das 4-Fache erhöht!

WISSEN TO GO

Adipositas – Grundlagen

Starkes Übergewicht mit deutlicher Vermehrung des Fettgewebes: Übergewicht BMI ≥ 25 kg/m², Adipositas BMI ≥ 30. Primäre Ursachen sind genetische Faktoren, Überernährung und Bewegungsmangel. Sekundäre Ursachen: Hypothyreose, Morbus Cushing oder Gehirntumoren.

Adipositas erhöht das Risiko für Folgeerkrankungen wie Bluthochdruck, koronare Herzkrankheit, Diabetes mellitus Typ 2 oder Fettstoffwechselstörungen. Dabei ist das Risiko für Herz-Kreislauf-Erkrankungen höher bei Patienten mit hohem Bauchfettanteil. Treten Adipositas, Hypertonie, Fettstoffwechselstörung und Diabetes gleichzeitig auf, spricht man vom **metabolischen Syndrom**. Hier ist das Herzinfarkt- und Schlaganfallrisiko 4-fach erhöht.

Weitere Stoffwechselstörungen und ernährungsbedingte Erkrankungen

Mitwirken bei der Therapie

Vorrangiges Ziel der Therapie ist es, das Risiko für Folgeerkrankungen zu reduzieren. Die Patienten werden dazu motiviert, mit viel Bewegung und gesunder Ernährung langfristig an Gewicht zu verlieren und dabei gleichzeitig bestehende Risikofaktoren wie Bluthochdruck, erhöhten Blutzucker oder Fettstoffwechselstörungen zu reduzieren. Die Therapie besteht aus:
- Ernährungsumstellung unter ärztlicher Kontrolle
- Bewegungstherapie
- Verhaltenstherapie, um beim Patienten eine positive Krankheitseinsicht zu erlangen

Ernährungsumstellung • Übergewichtige haben oft schon einige Diäten hinter sich gebracht. Meist mit kurzem Erfolg: Schon nach wenigen Wochen ist das alte Gewicht wieder erreicht oder sogar erhöht. Gerade bei sehr schnellen Gewichtsabnahmen besteht diese Gefahr des Jo-Jo-Effekts. Deshalb ist es wichtig, falsches Essverhalten zu korrigieren und durch eine Kostumstellung auf eine gesunde, kalorienreduzierte, ballaststoffreiche Ernährung eine langfristige Gewichtsreduktion zu erreichen. Es sollte ein realistisches Gewichtsziel festgelegt werden, ca. 1–2 Kilogramm pro Monat sind oft ausreichend.

Bewegungstherapie • Bevor stark Übergewichtige anfangen, Sport zu treiben, sollten Schäden an Herz und Lunge vom Arzt ausgeschlossen werden. Chronische Schmerzen durch Haltungsschäden und Überbelastung, insbesondere im Rücken und in den Gelenken, erschweren die körperliche Aktivität und sollten zuvor behandelt werden. Es sollte langsam mit dem Sport begonnen werden. Es kann z. B. ein erstes Ziel sein, mit einem Schrittzähler täglich 1000 Schritte mehr zu gehen und die Bewegung dann langsam zu steigern. Die Sportart sollte sich nach den Bedürfnissen und den Vorlieben des jeweiligen Patienten richten. Gelenkschonende Sportarten sind vorzuziehen, z. B. Nordic Walking, flottes Laufen, Schwimmen, Aquagymnastik oder Fahrradfahren.

Medikamentöse Therapie • Zusätzlich zur Basistherapie kann die Kalorienaufnahme auch medikamentös verringert werden, z. B. mit Orlistat, das die Fettaufnahme um 30 % reduzieren kann. Appetitzügler hemmen das Hungergefühl im Hypothalamus, haben jedoch große Nachteile, z. B. Abhängigkeitspotenzial, raschere Gewichtszunahme nach Therapieende.

Operative Therapie • Bei schwerer Adipositas können verschiedene operative Verfahren angewendet werden (bariatrische Chirurgie), z. B. durch eine Magenverkleinerung. Allerdings sollte der Patient vorher im Rahmen mehrerer Abnehmprogramme eine konservative Gewichtsreduktion versucht haben. Die Chirurgie sollte der letzte Ausweg in der Adipositastherapie sein.

Die Adipositaschirurgie ist deutlich erfolgreicher mit einer guten Vor- und Nachsorge. Dazu gehören umfangreiche Informationen über die OP, Anpassung von medizinischen Thromboseprophylaxestrümpfen, Einstellung des Rauchens und eine umfangreiche Ernährungsberatung darüber, was nach der OP gegessen werden darf. Eventuell sollte schon vor der OP eine entsprechende Beratung über die Ernährung nach der OP stattfinden. Auch eine psychologische Beratung vor der OP ist sinnvoll. Nach der Operation besteht die Gefahr eines Dumpingsyndroms (S. 995), bei der unverdaute Nahrung direkt in den Darm gelangt. Der Patient sollte nach der OP die Nahrungsmenge nur in kleinen Portionen zu sich nehmen und gut kauen. Weiterhin ist es wichtig, viel zu trinken. Um einem Eiweiß und Vitaminmangel vorzubeugen, ist auf eine gesunde abwechslungsreiche Ernährung zu achten.

Pflegebasismaßnahmen

Körperpflege • Bei der Körperpflege sollte darauf geachtet werden, dass die Haut gerade in den Falten mit einer milden Seife gewaschen und vor allem gut abgetrocknet wird. Auf Anzeichen einer Intertrigo (nässende Entzündung) sollte geachtet werden, speziell in den Hautfalten und bei Frauen unter den Brüsten. Es besteht die Gefahr einer Pilzbildung. Viele übergewichtige Menschen schwitzen sehr stark. Zum besseren Wohlbefinden sollten sie gerade an den stark schwitzenden Stellen auf eine gute Körperpflege achten. Deos mit antitranspiranter Wirkung helfen gegen Geruchsbildung. Geeignet ist eine luftdurchlässige Kleidung insbesondere aus Baumwolle, die täglich gewechselt werden sollte.

Betten, Lagern und guten Schlaf fördern • Damit der Bauch beim Schlafen nicht so stark auf die Lunge drückt, ist es von Vorteil, wenn der Oberkörper zum Schlafen leicht hochgelagert wird. Pflegende sollten auf Atempausen und lautes Schnarchen achten. Wenn diese Symptome auftreten, kann es nötig sein, die Sauerstoffsättigung zu überprüfen, um eine Hypoxie (Mangelversorgung mit Sauerstoff) zu erkennen. Bei chronischer Müdigkeit trotz ausreichenden Schlafs sollte in einem Schlaflabor eine Schlafapnoe getestet werden. Eventuell benötigt der Patient ein Schlafapnoegerät. Bei immobilen Patienten kann es durch das Liegen von Haut auf Haut zu Druckstellen kommen. Eine zu enge Schlafkleidung sollte vermieden werden. Spezielle OP-Hemden in Übergröße sollten vorrätig sein. Um eine Stigmatisierung des Patienten zu vermeiden, sollten sie das gleiche Muster und die gleiche Farbe haben wie alle anderen OP-Hemden.

Mobilisieren und Befördern • Das Mobilisieren schwergewichtiger Patienten stellt Pflegende oft vor große Probleme. Das Mobilisieren sollte gut geplant sein. Rückenschonendes Arbeiten ist hier für das Pflegepersonal absolut wichtig. Es sollte z. B. ein Lifter verwendet, die Mobilisation gemeinsam mit einer Kollegin durchgeführt werden und die Ressourcen des Patienten genutzt werden (▶ Abb. 58.15). Mehr dazu lesen Sie in den Kap. „Grundlagen der Kinästhetik" (S. 857) und „Lagern und Mobilisieren, Betten und guten Schlaf fördern" (S. 348). Manchmal sind normale Stühle und Rollstühle zu klein und müssen angepasst werden. Viele Betten sind nur bis 180 kg zugelassen. Bei Mehrgewicht muss ein spezielles Bett organisiert werden. Bei starken Krampfadern sollten zur Prophylaxe vor dem Aufstehen angepasste medizinische Thromboseprophylaxestrümpfe angezogen oder die Beine gewickelt werden.

Kommunikation • Viele Übergewichtige sind frustriert und haben ein schlechtes Selbstwertgefühl. Aus diesem Frust heraus wird dann oft gegessen. Es gibt dann ein kurzes Glücksgefühl und hinterher das schlechte Gewissen. Manche Menschen essen auch aus Langeweile. Das Essverhalten sollte von den Pflegenden erfragt und eine Essstörung erkannt werden. Es sollte offen und vorurteilsfrei darüber gesprochen werden. Häufig kommt es zu depressiven Verstimmungen oder einer Abkapselung. In manchen Fällen hilft eine psychologische Betreuung.

Besonderheiten in der perioperativen Pflege

Vor Untersuchungen oder Operationen ist abzuklären, bis zu welchem Gewicht der Untersuchungs- oder OP-Tisch zugelassen ist. Bei einer bevorstehenden Operation muss bei Übergewicht immer an ein **erhöhtes Narkoserisiko** gedacht und Vorbereitungen für eine evtl. schwierige Intubation getroffen werden. Es ist mit einem erhöhten Reflux mit der **Gefahr einer Aspiration** zu rechnen.

In der postoperativen Phase muss besonders auf **Atemstörungen** geachtet werden, schnell bilden sich Atelektasen (Belüftungsdefizite in der Lunge). Atemunterstützende Maßnahmen (S. 542) sind deshalb besonders wichtig. Eine möglichst frühe Mobilisation nach der Operation hilft bei der Pneumonieprophylaxe (S. 416). Durch ein schwierigeres Dosieren der Medikamente kann es zu einem Überhang an Schlaf- und Schmerzmitteln kommen. Deshalb muss der Patient **postoperativ intensiver überwacht** werden. Die Thrombosegefahr ist deutlich erhöht.

Beobachtungskriterien

Das **Gewicht** sollte 1-mal in der Woche kontrolliert und dokumentiert werden. Bei der **Blutdruckmessung** muss bei breiteren Oberarmen eine größere Manschette verwendet werden, da es sonst zu falschen Messergebnissen kommen kann. Ruhepuls und Belastungspuls werden regelmäßig gemessen und auf Zeichen einer belastungsabhängigen Atemnot geachtet. Die Beine sollte auf **Krampfadern** kontrolliert werden. Bestehende oder abgeheilte **Wunden** sind zu erfragen. Auf **Schmerzsymptome,** insbesondere im Rückenbereich und in den Gelenken, sollte ebenfalls geachtet werden.

Informieren, Schulen, Beraten

Um Patienten mit Adipositas beratend zur Seite stehen zu können, ist es wichtig, dass man sich frei von Vorurteilen macht und die Adipositas als Krankheit akzeptiert. Es sollte Verständnis für den Patienten aufgebracht werden. Viele übergewichtige Menschen bemühen sich intensiv, ihr Gewicht zu reduzieren und haben schon alles Mögliche ausprobiert – ohne Erfolg. Das kann sehr frustrierend sein. Neue wissenschaftliche Erkenntnisse zeigen, dass das Gehirn ein Übergewicht steuert (Buchtipp: Das egoistische Gehirn von

Abb. 58.15 Lifter.

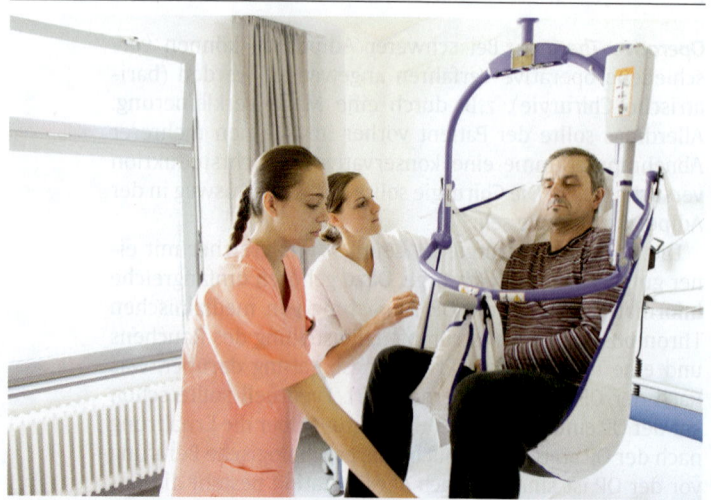

Rückenschonendes Arbeiten mit dem Lifter empfiehlt sich nicht nur bei adipösen Patienten.

Prof. Dr. Achim Peters). Dies erklärt das Scheitern vieler Diäten und macht ein Abnehmen umso schwieriger. Neue Therapieansätze versuchen deshalb, das Gehirn durch Stressabbau wieder neu zu steuern.

Adipositas als *Krankheit* akzeptieren.

Der Patienten sollte darin unterstützt werden, einen Misserfolg beim Abnehmen nicht als persönliche Niederlage anzusehen. Wichtig ist es, ihn weiter zu motivieren und ihm zu erklären, dass es eine Zeit dauern kann, bis Erfolge sichtbar werden. Er sollte wissen, dass es nicht das vorrangige Ziel ist, Normalgewicht zu erreichen, sondern den Lebensstil insgesamt positiv zu ändern und dadurch das Risiko für Folgeerkrankungen zu reduzieren. Menschen mit Übergewicht, die sich viel bewegen, leben gesünder als inaktive schlanke Menschen. Letztendlich ist es sinnvoller, ein höheres Gewicht zu akzeptieren, als seinen Körper ständig mit vielen belastenden Diäten zu quälen. Es gibt auch Studien, die ein längeres Leben mit einem BMI von 25–30 zeigen (Orpana et al. 2009; Flegal et al. 2005).

Die Patienten sollten über **spezielle Angebote für Übergewichtige** von Sportvereinen oder Krankenkassen informiert werden. In der Gruppe macht es deutlich mehr Spaß und mit dem Gemeinschaftsgefühl steigt die Motivation. Nach anfänglichen Schwierigkeiten merken die Menschen schnell, wie sich der Körper fitter anfühlt.

Prävention

Mit mehr Fastfoodketten stieg gerade in den westlichen Ländern das Übergewicht stark an. Die Größe der Portionen stieg in den letzten Jahren um über 50 %. Softdrinks werden in XXL angeboten. Dies verführt die Menschen, deutlich mehr zu essen und zu trinken. Es wird zu süß und fett und von allem zu viel gegessen. Im Gegenzug gibt es Berechnungen, nach denen der heutige Mensch nur ca. 600 Meter am Tag läuft. Viele Menschen sitzen über Stunden vor dem Fernseher oder Computer. Davon sind auch viele Kinder und Jugendliche betroffen. Zukünftig wird ein großer wirtschaftlicher Schaden entstehen, wenn immer mehr Menschen mit Folgeerkrankungen des Übergewichts behandelt werden müssen.

Deshalb ist es jetzt sehr wichtig, mehr Geld und Engagement in die Prävention zu stecken. Dies muss umfassend geschehen durch Politik, Wirtschaft, Ärzte und Pflegende, Krankenkassen, Sportorganisationen, Rundfunk und Presse, Lehrer und natürlich Eltern. Kleinere Erfolge gibt es schon, z.B. durch Gesundheitsprogramme und Screening der Risikofaktoren für Folgeerkrankungen von den Krankenkassen. Diese sollten gerade von Übergewichtigen regelmäßig in Anspruch genommen werden. Jetzt ist zu hoffen, dass den kleinen Schritten größere folgen. Letztendlich kann jeder mit einem gesunden Lebensstil etwas für seine Gesundheit tun.

> **WISSEN TO GO**
>
> **Adipositas – Therapie und Pflege**
>
> Therapeutisches Ziel ist die langfristige Gewichtsabnahme, um das Risiko für Folgeerkrankungen zu reduzieren. Neben der Basistherapie mit Ernährungsumstellung, Bewegungs- und Verhaltenstherapie können in schweren Fällen ggf. auch Medikamente oder verschiedene operative Verfahren indiziert sein.
>
> Bei der Pflege sind einige Besonderheiten zu beachten: Zunächst muss geklärt werden, ob Betten, Stühle, Untersuchungsliegen oder OP-Tische für das Gewicht zugelassen sind oder ob ggf. Spezialbetten gestellt werden müssen. Auch die Größen der OP-Hemden oder der Blutdruckmanschetten müssen ggf. angepasst werden.
>
> - **Beobachtung:** täglich Puls und Blutdruck kontrollieren; auf Atemnot, Schmerzsymptome, Krampfadern oder Wunden achten; Gewicht 1-mal wöchentlich kontrollieren
> - **Körperpflege:** milde Seifen benutzen und Hautfalten gründlich abtrocknen, auf Intertrigo oder Pilzinfektionen achten
> - **Schlaf fördern:** Oberkörper leicht hochlagern und auf Atempausen oder Schnarchen achten, ggf. Sauerstoffsättigung überprüfen und Schlafapnoe abklären lassen
> - **Mobilisation:** mindestens zu zweit arbeiten, ggf. Spezialbetten oder -stühle bereitstellen
> - **perioperative Pflege:** Narkoserisiko, Aspirations- und Thrombosegefahr sind erhöht; atemunterstützende Maßnahmen und frühe Mobilisation dienen der Pneumonieprophylaxe
> - **Kommunikation:** über das Essverhalten sprechen, um Essstörungen zu erkennen; sensibel vorgehen, ggf. psychologische Betreuung gewährleisten
> - **Information und Schulung:** Um eine dauerhafte Gewichtsreduktion zu fördern, sind die Betroffenen ausgiebig zu informieren, zu schulen und zu beraten. Eine positive Motivation ist hier wesentlich.

58.5.5 Vitaminmangelsyndrome und Hypervitaminosen

Definition Vitaminmangelsyndrome und Hypervitaminosen
Unter Vitaminmangelsyndromen versteht man Krankheiten, die durch einen Mangel an Vitaminen entstehen. Unter einer Hypervitaminose versteht man die übermäßige Zufuhr eines Vitamins.

Vitaminmangelsyndrome

Vitamine kann der Körper nicht selbst herstellen, sie müssen mit der Nahrung zugeführt werden. Sie sind wichtig für die Funktion vieler Stoffwechselvorgänge. Werden nicht genügend Vitamine aufgenommen, kommt es zu Mangelerscheinungen, z.B. durch Mangelernährung, einseitige Ernährung, Alkoholmissbrauch oder bei erhöhtem Bedarf, z.B. in der Schwangerschaft. Auch Resorptionsstörungen können Ursache sein, wenn der Körper das Vitamin nicht aufnehmen kann, z.B. wenn ein bestimmter Darmabschnitt entzündet ist oder Wechselwirkungen mit Medikamenten die Aufnahme verhindern.

In der Therapie wird zunächst die Ursache für die Mangelerscheinung ausfindig gemacht. Bei Unter- oder Fehlernährung sollte eine Ernährungsberatung erfolgen. Darüber hinaus wird das Vitamindefizit durch Vitaminpräparate unter ärztlicher Aufsicht wieder ausgeglichen.

Hypervitaminosen

Hypervitaminosen können nur bei fettlöslichen Vitaminen entstehen, vor allem Vitamin A und D. Ursache ist meist eine Zufuhr durch Vitaminergänzungsmittel. Vor allem Schwangere sollten bei der Anwendung von Vitamin-Präparaten vorsichtig sein. So verursacht z. B. ein Vitamin-A-Überschuss Schäden beim Embryo.

ACHTUNG
Aus diesem Grund dürfen Vitamin-A-Präparate keinesfalls in der Schwangerschaft eingenommen werden.

Bei Hypervitaminosen muss die übermäßige Zufuhr des Vitamins gestoppt werden.

58.6 Hormonstörungen: Erkrankungen der Hypophyse

Die Hormone der Hypophyse haben u. a. Einfluss auf das Wachstum, die Fortpflanzung und den Stoffwechsel des Menschen. Erkrankungen, die eine Über- oder Unterfunktion der Hirnanhangdrüse, also ein Zuviel oder Zuwenig an Hormonen verursachen, zeigen entsprechend vielseitige Krankheitsbilder und Symptome. Die ▶ Abb. 58.1 zeigt Ihnen, welche Hormone von der Hypophyse gebildet werden und welche Organe sie beeinflussen.

58.6.1 Unterfunktion des Hypophysenvorderlappens

Grundlagen

Definition Unterfunktion des Hypophysenvorderlappens
Bei einer Unterfunktion des Hypophysenvorderlappens ist die Hormonproduktion des Hypophysenvorderlappens vermindert bzw. fehlt komplett (= Hypophysenvorderlappeninsuffizienz) (▶ Abb. 58.16).

Verschiedene Ursachen können zu einer Unterfunktion des Hypophysenvorderlappens führen. Hierzu zählen z. B. **Tumoren**, die Druck auf die Hypophyse ausüben, **Verletzungen** wie ein Schädel-Hirn-Trauma, **Operationen**, **Bestrahlungen**, **Entzündungen** oder **Gefäßerkrankungen**.

Die **Symptome** zeigen sich meist erst **sehr spät**, wenn bereits fast die ganze Hypophyse zerstört ist. Je nachdem, wie weit die Zerstörung fortgeschritten ist, ist die Produktion unterschiedlicher Hormone vermindert bzw. fehlt ganz.

Werden **zu wenig Gonadotropine** (Geschlechtshormone = FSH und LH) gebildet, bleibt die **geschlechtliche Entwicklung zurück**. Bei Frauen entwickeln sich Schambehaarung und Brüste nur unvollständig, es kommt zu Zyklusstörungen, ggf. bleibt die Menstruation aus. Beim Mann entwickeln sich die Hoden nur unvollständig, es kann zu Störungen der Potenz und der Libido kommen. Wird **zu wenig Wachstumshormon** produziert, bleiben die Patienten kleinwüchsig (**Minderwuchs**).

Wird darüber hinaus **zu wenig TSH** (Thyreoideastimulierende Hormon) produziert, werden zu wenig Schilddrüsenhormone gebildet und die Patienten entwickeln alle Symptome einer **sekundären Hypothyreose** (S. 1102). Ähnliches gilt für den **Ausfall der ACTH-Produktion** (ACTH = adrenokortikotropes Hormon). Es entwickelt sich eine **sekundäre Nebennierenrindeninsuffizienz** (S. 1112) mit einem Mangel an Glukokortikoiden, der lebensbedrohlich werden kann.

Je nach Ausmaß der Hypophysenschädigung ergibt sich ein charakteristisches klinisches Bild. Darüber hinaus können die erniedrigten Hormonkonzentrationen im Blut gemessen werden.

Therapie und Pflege

Ziel der Therapie ist zunächst, die Ursache für die Hypophysenunterfunktion zu beseitigen. Infektionen werden möglichst medikamentös behandelt, Tumoren oder Metastasen werden, wenn möglich, operativ entfernt und ggf. auch chemotherapiert oder bestrahlt.

Die Unterfunktion selbst wird durch eine entsprechende **Hormonersatztherapie** behandelt. Glukokortikoide, Schilddrüsenhormone oder Geschlechtshormone müssen lebenslang substituiert werden. Die Patienten müssen die Hormone sehr gewissenhaft und regelmäßig einnehmen. Daher ist es wichtig, dass sie über ihre Erkrankung gut informiert und aufgeklärt werden. Pflegende sollten daher immer wieder prüfen, ob sich beim Patienten neue Fragen ergeben haben oder noch Informationsbedarf besteht. Gegebenenfalls können sie ihm auch Kontaktadressen und Selbsthilfegruppen vermitteln.

ACHTUNG
Eine Hypophysenvorderlappeninsuffizienz kann sehr gefährlich sein. Vor allem in Stresssituationen kann sich durch den Glukokortikoidmangel ein hypophysäres Koma mit verlangsamter Atmung und verlangsamtem Herzschlag, Blutdruck- und Blutzuckerabfall und Bewusstseinsstörungen entwickeln.

Daher bekommen die Patienten einen entsprechenden Notfallausweis ausgestellt, den sie immer bei sich tragen sollten. Die Betroffenen werden evtl. von Pflegenden angeleitet, sich die Hormone durch subkutane Injektion selbst zu verabreichen.

Hypophysäres Koma

In Stresssituationen, bei körperlichen Belastungen, fieberhaften Infektionen oder Operationen reagiert der Körper normalerweise, indem er vermehrt das Glukokortikoid Kortisol ausschüttet. Bei einer unbehandelten Hypopyhsenunterfunktion kann er das jedoch nicht, da zu wenig ACTH und damit zu wenig Glukokortikoide in der Nebennierenrinde gebildet werden. Daraus kann sich eine lebensbedrohliche Entgleisung entwickeln mit **Bradykardie** (erniedrigte Herzfrequenz), **Hypotonie** (erniedrigter Blutdruck), **Hautblässe** („alabasterfarbig"), **Muskelschwäche**, **Übelkeit**, **Erbrechen**, **Hypothermie** (erniedrigte Körpertemperatur) und **Hypoventilation** (erniedrigte Lungenbelüftung). Die Patienten zeigen Bewusstseinsstörungen bis hin zum Koma.

Treten diese Symptome auf, ergeben sich erste Verdachtsmomente auf ein hypophysäres Koma häufig durch den Notfallausweis oder Angaben der Angehörigen zur Medikamentenanamnese oder möglichen stressauslösenden Situationen. Beim ersten Verdacht muss unverzüglich die Notfallversorgung eingeleitet werden. Es sollte ein Arzt informiert werden. Der Patient muss umgehend auf die intensivmedizinische Station verlegt werden. Hier werden unverzüglich Hydrokortison i. v. verabreicht und eine Flüssigkeitssubstitution eingeleitet.

WISSEN TO GO

Unterfunktion des Hypophysenvorderlappens

Hormone des Hypophysenvorderlappens beeinflussen das Wachstum, die Fortpflanzung und den Stoffwechsel. Bei Hypophysenvorderlappeninsuffizienz werden aufgrund von Tumoren, Verletzungen, Bestrahlungen oder anderen Erkrankungen **zu wenig oder keine Hormone** produziert. Folgen:
- zu wenig **Geschlechtshormone** (Gonadotropine): Unterentwicklung der Geschlechtsorgane, Zyklusstörungen bzw. Potenzstörungen
- zu wenig **Wachstumshormone** (STH): Minderwuchs
- zu wenig **Thyreoidea-stimulierendes Hormon** (TSH): sekundäre Hypothyreose
- zu wenig **adrenokortikotropes Hormon** (ACTH): sekundäre Nebenniereninsuffizienz mit Glukokortikoidmangel

Stresssituationen, körperliche Belastungen oder Infekte können durch den erhöhten Glukokortikoidbedarf lebensbedrohlich werden und zum hypophysären Koma führen. Hier muss sofort intensivmedizinisch behandelt werden. Allgemein besteht die Therapie aus der Behandlung der Ursache und lebenslanger Substitution der Hormone. Die Patienten müssen sehr gut informiert und geschult werden sowie einen Notfallausweis bei sich tragen.

58.6.2 Überfunktion des Hypophysenvorderlappens

Grundlagen

Definition Überfunktion des Hypophysenvorderlappens
Bei einer Überfunktion des Hypophysenvorderlappens ist die Produktion der Hypophysenvorderlappenhormone erhöht (▶ Abb. 58.16).

Meist sind gutartige hormonproduzierende Adenome die Ursache. Am häufigsten tritt das **Prolaktinom** auf, das übermäßig viel **Prolaktin** ausschüttet. Bei der Frau führt dies zu Zyklusunregelmäßigkeiten, fehlender Menstruationsblutung und einem leichten Träufeln von Milch aus der Brustdrüse (Galaktorrhö). Das zu hohe Prolaktin äußert sich beim Mann mit einer **Impotenz** oder vergrößerten Brüsten (= **Gynäkomastie**).

Bei einer vermehrten Sekretion von **Wachstumshormonen** werden Kinder und Jugendliche, bei denen die Epiphysenfugen noch nicht geschlossen sind, sehr groß (**Riesenwuchs**, Gigantismus). Bei Erwachsenen hingegen, bei denen das Längenwachstum bereits abgeschlossen ist, wachsen Knochen und Organe dann in die Breite, die Patienten sehen plump aus, haben verdickte Finger und Zehen, auch Nase, Kinn und Ohren verändern sich. Wird eine solche **Akromegalie** nicht behandelt, sehen die Patienten unwiderruflich entstellt aus.

Abb. 58.16 Über- und Unterfunktion des Hypophysenvorderlappens.

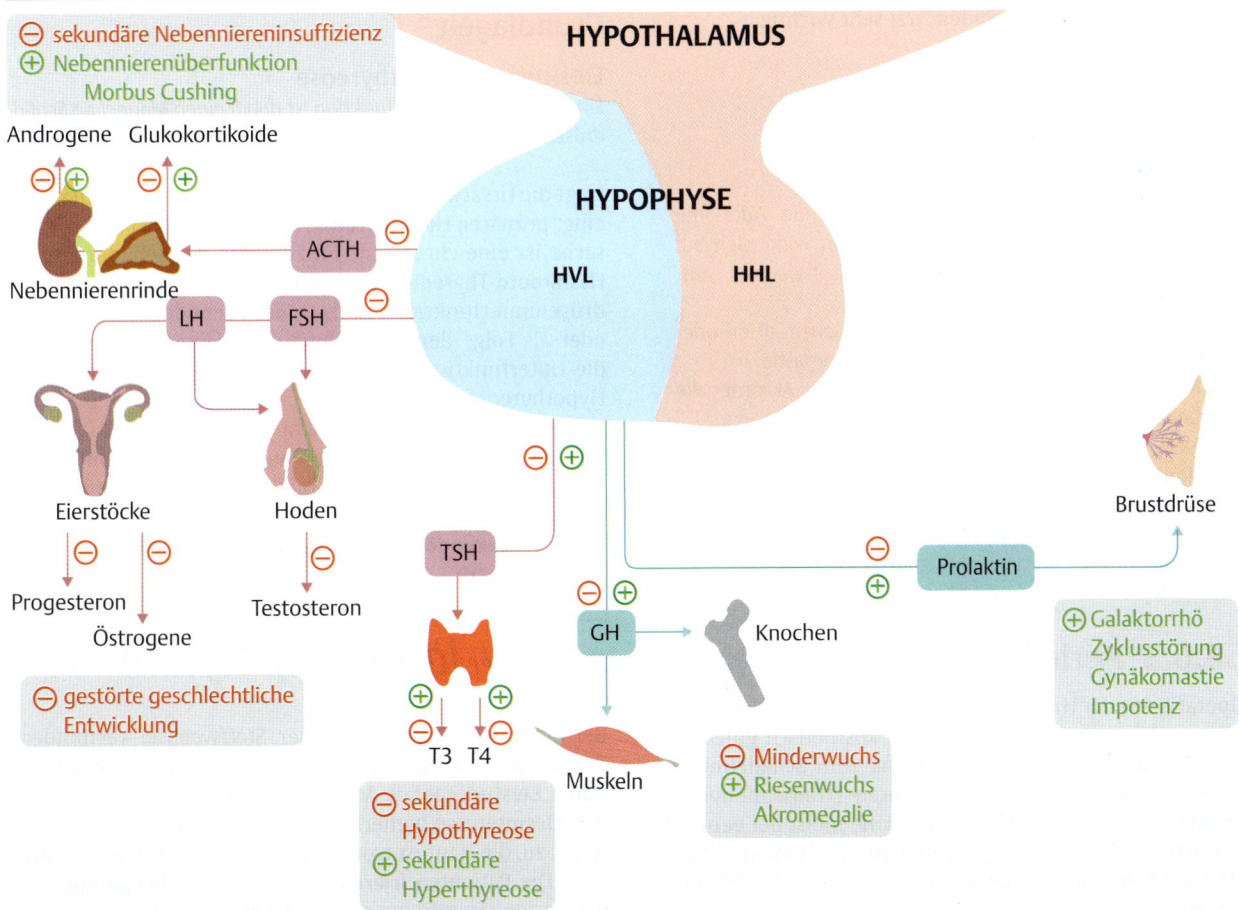

Je nachdem, welche Hormone des Hypophysenvorderlappens vermehrt oder vermindert ausgeschüttet werden, resultieren unterschiedliche Symptome an den jeweiligen Zielorganen.

Schließlich kann eine vermehrte Ausscheidung von ACTH eine **Nebennierenrindenüberfunktion** verursachen. Hierbei führt zu viel Kortisol im Blut zum sog. **Cushing-Syndrom** (S. 1111).

Meist hat man nach der Anamnese und der klinischen Untersuchung schon den Verdacht auf eine Hypophysenüberfunktion. Um die Diagnose zu sichern, wird eine Blutuntersuchung durchgeführt.

Therapie und Pflege

Das Prolaktinom behandelt man zunächst mit Medikamenten, das Wachstumshormon-produzierende Adenom operiert man gleich. Diese **Operation** ist jedoch risikoreich und birgt viele Komplikationen in sich, z. B. Meningitis, Liquorfisteln, Hypophyseninsuffizienz oder Diabetes insipidus. Eine engmaschige intensivmedizinische Versorgung und Pflege ist hier absolut wesentlich.

Darüber hinaus besteht bei inoperablen Patienten ggf. auch die Möglichkeit einer **Bestrahlung** des Tumors. Hier gehören zu den pflegerischen Aufgaben neben der Pflege der bestrahlten Haut auch die pflegerischen Maßnahmen bei möglichen Nebenwirkungen, z. B. Übelkeit, Erbrechen, Schleimhautentzündungen. Ausführliche Informationen zur Pflege bei Strahlentherapie finden Sie im Kap. „Pflege von Patienten mit malignen Tumoren" (S. 776).

Nicht zuletzt kann versucht werden, die gesteigerte Hormonproduktion der Hypophyse **medikamentös** zu hemmen.

Pflegerisch sollte auch auf die psychische Verfassung bei Patienten mit Akromegalie geachtet werden. Sie können Persönlichkeitsveränderungen, Gedächtnisprobleme und Depressionen entwickeln. Hier sind eine sorgfältige Beobachtung, Gesprächsbereitschaft und eine frühzeitige Rückmeldung an den behandelnden Arzt sehr wichtig.

> **WISSEN TO GO**
>
> **Überfunktion des Hypophysenvorderlappens**
>
> Meist sind gutartige, hormonproduzierende Adenome die Ursache. Die Hormonüberproduktion wirkt sich auf Wachstum, Geschlechtsorgane und Stoffwechsel aus. Möglich sind u. a.:
> - Zyklusunregelmäßigkeiten, fehlende Menstruation oder Galaktorrhö bzw. Impotenz oder Gynäkomastie
> - Riesenwuchs bei Kindern und Jugendlichen, Akromegalie bei Erwachsenen
> - Nebennierenüberfunktion mit zu hoher Kortisolproduktion und ggf. Cushing-Syndrom
>
> Das Prolaktinom behandelt man zunächst mit Medikamenten, das Adenom operiert man gleich.

58.6.3 Perioperative Pflege

Operationen der Hirnanhangsdrüse (Hypophyse) lassen sich schonend (minimalinvasiv) und mit kosmetisch günstigem Ergebnis durch die Nase mit Zugang zum Schädelinneren durch die Keilbeinhöhle durchführen (transsphenoidaler Zugang). Notwendig sind diese Eingriffe meist bei benignen (gutartigen) Tumoren (sog. Hypophysenadenomen). Pflegerisch sind vor und nach der Operation folgende Maßnahmen wichtig:
- Vitalparameterkontrolle
- Kontrolle und Bilanzierung der Urinausscheidung, Kontrolle der Flüssigkeitszufuhr

- ggf. unterstützende Überwachung des Patienten während des Durstversuchs
- ggf. perioperative Versorgung eines neurochirurgischen Eingriffs
- ggf. Schulung im Umgang mit der (Dauer-)Medikation (evtl. als Nasenspray)

Nach einer Hypophysenoperation ist eine langfristige Betreuung des Patienten durch verschiedene Fachärzte notwendig. Die Koordination wird i. d. R. vom Hausarzt übernommen, während der Endokrinologe für die Kontrolle der Hormone und die Ersatztherapie verantwortlich ist.

58.7 Hormonstörungen: Erkrankungen der Schilddrüse

Schilddrüsenerkrankungen sind in Deutschland sehr häufig. 30–50 % der Bevölkerung sind betroffen, Frauen 4-mal häufiger als Männer. Man unterscheidet zwischen Erkrankungen, bei denen der Hormonspiegel der Schilddrüsenhormone normal bleibt (**Euthyreose**) und Erkrankungen, bei denen der Hormonspiegel zu hoch oder zu niedrig ist. Hier spricht man von Überfunktion (**Hyperthyreose**) oder Unterfunktion (**Hypothyreose**).

Eine Vergrößerung der Schilddrüse wird unabhängig von der Stoffwechsellage als **Struma** (früher als Kropf) bezeichnet. Bleibt die Hormonausschüttung im Normbereich, spricht man von euthyreoter Struma (S. 1106).

58.7.1 Hypothyreose

Grundlagen

Definition Hypothyreose
Eine Schilddrüsenunterfunktion ist durch einen Mangel an Schilddrüsenhormonen charakterisiert.

Liegt die Ursache bei der Schilddrüse selbst, spricht man von einer **primären Hypothyreose**. Die mit Abstand häufigste Ursache ist eine chronische Entzündung der Schilddrüse, die **Hashimoto-Thyreoiditis** (S. 1103). Seltener tritt eine Schilddrüsenunterfunktion nach einer Schilddrüsenoperation oder als Folge der Behandlung einer Überfunktion auf. Ist die Unterfunktion angeboren, spricht man von konnataler Hypothyreose.

Schüttet die Hypophyse nicht ausreichend TSH (Thyreoidea-stimulierendes Hormon) aus, hat die Schilddrüse zu wenig „Anreiz", Hormone zu bilden. Es kommt somit sekundär zum Mangel an Schilddrüsenhormonen, man spricht von einer **sekundären Hypothyreose**. Sie ist deutlich seltener als die primäre.

Der Körper läuft auf Sparflamme.

Bei einer Hypothyreose ist der Stoffwechsel vermindert, der Körper läuft auf „Sparflamme". Dies macht sich anfangs durch Leistungsabfall, Müdigkeit, Konzentrationsschwäche und Desinteresse bemerkbar. Die Patienten nehmen an Gewicht zu, die Haut ist trocken und teigig, die Haare sind brüchig. Die Patienten **frieren** häufig, haben **Obstipation,** eine erniedrigte Herzfrequenz (**Bradykardie**) und einen niedrigen Blutdruck (**arterielle Hypotonie**). Oft ist auch die Stimme **heiser** und das Sprechen fällt schwer, da die Zunge an

Dicke zunimmt. Die Schilddrüse kann im Sinne einer **Struma** vergrößert sein.

Bei **älteren Menschen** werden die Symptome oft übersehen bzw. auf das „Alter geschoben". Wenn **Kinder** eine Schilddrüsenunterfunktion bekommen, leiden sie neben den Symptomen der Erwachsenen an einem vermindertem Wachstum, bekommen ihre Zähne verspätet und auch die Pubertät tritt erst später ein als normal.

Die Schilddrüsenunterfunktion stellt man mit einer **Blutuntersuchung** fest. Dabei misst man die Schilddrüsenhormone T3 (Trijodthyronin) und T4 (Thyroxin) und das von der Hypophyse gebildete TSH (thyreoideastimulierendes Hormon).

Mitwirken bei der Therapie

Das fehlende **Thyroxin** (T4) kann – unabhängig von der Ursache – **medikamentös substituiert** (ersetzt) werden. Die orale Einnahme von Thyroxin muss lebenslang erfolgen. Hier ist es sehr wichtig, dass der Patient entsprechend angeleitet wird. Er muss wissen, dass er das Thyroxin sehr regelmäßig einnehmen muss, dass die Therapie nicht unterbrochen werden darf und er jede Dosisänderung mit dem Arzt besprechen muss. Die Tablette sollte möglichst früh morgens, am besten 30 Minuten vor dem Frühstück, nüchtern eingenommen werden.

Damit sich der Körper langsam an die gesteigerte Stoffwechselaktivität gewöhnen kann, wird zu Beginn der Therapie die Dosis schrittweise angehoben (**einschleichende Dosierung**). Bei guter Verträglichkeit kann sie allmählich erhöht werden, bis die Menge der Schilddrüsenhormone im Blut auf einem normalen Niveau ist. Die Patienten erhalten einen **Behandlungspass** mit Kontrollzeiten und einem **Notfallplan**, der beachtet werden muss, wenn die Einnahme unterbrochen wurde.

ACHTUNG
Besonders wichtig ist die optimale Einstellung der Schilddrüsenunterfunktion in der Schwangerschaft, da sonst Entwicklungsstörungen beim Kind drohen.

Pflegebasismaßnahmen und Beobachtungskriterien

Puls und Blutdruck • Da die medikamentöse Neueinstellung eine Belastung für das Herz-Kreislauf-System darstellt, ist die pflegerische Überwachung und Kontrolle von Puls und Blutdruck sehr wichtig. Häufig werden zusätzliche EKGs angeordnet, um die Herztätigkeit regelmäßig zu überwachen und Rhythmusstörungen frühzeitig erkennen zu können.

Da die Patienten häufig müde und in ihrer Reaktion verlangsamt sind, sollten ausreichend Zeit und Ruhepausen bei der Pflege eingeplant werden.

Ernährung und Ausscheidung • Durch den verlangsamten Stoffwechsel kann auch die Aufnahme von Vitaminen und Mineralien vermindert sein, z.B. Folsäure, Vitamin B_{12}, Vitamin D, Eisen, Magnesium. Daher sollte auf eine vitaminreiche Kost geachtet werden. Bei Jodmangel sollten möglichst oft Seefisch oder Algenprodukte auf dem Speiseplan stehen. Nikotin und Alkohol sollte der Patient meiden. Neigt der Patient zur Obstipation, muss eine entsprechende Obstipationsprophylaxe durchgeführt werden (S. 426).

Körperpflege • Bei der Körperpflege sollte der Zustand der Haut des Patienten beachtet werden. Ist sie rau und trocken, sollte sie nur mit geeigneten Produkten (z.B. Wasser-in-Öl-Emulsionen) gewaschen und gepflegt und regelmäßig eingecremt werden. Auch die Haare sind häufig trocken und schwer zu kämmen. Die Räume sollten immer gut beheizt sein und der Patient gut zugedeckt sein. Gegebenenfalls kann eine zusätzliche Bettdecke oder ein angewärmtes Kornkissen angeboten werden.

Informieren, Schulen, Beraten

Auch bei der Hypothyreose ist eine ausführliche Information und Aufklärung des Patienten zur Erkrankung wesentlich für den Erfolg der Therapie. Nur wenn dem Betroffenen bewusst ist, dass er lebenslang ein lebenswichtiges Hormon ersetzen muss, kann die Substitutionstherapie gelingen. Das Thyroxin muss zudem regelmäßig und immer zur gleichen Tageszeit (frühmorgens nüchtern) eingenommen werden. Hierzu muss der Patient entsprechend angeleitet werden. Auch sollte er auf die regelmäßigen Kontrolluntersuchungen hingewiesen werden.

WISSEN TO GO

Hypothyreose

- Ursachen:
  - **primäre Hypothyreose**: die Schilddrüse produziert zu wenig Hormone (T3, T4)
  - **sekundäre Hypothyreose**: die Hypoyphyse schüttet zu wenig TSH aus → T3↓, T4↓
- **Symptome**: Verlangsamung des Stoffwechsels → abnehmende Leistungsfähigkeit, Müdigkeit, Konzentrationsschwäche, Gewichtszunahme, Obstipation, Bradykardie, Hypotonie
- **Diagnostik**: Bestimmung der Hormonspiegel im Blut (T3, T4, TSH)
- **Therapie**: lebenslange Substitution von Thyroxin; Einnahme der Tabletten morgens, noch vor dem Frühstück
- **Pflege**:
  - Zeit und Ruhepausen einplanen
  - Puls und Blutdruck überwachen, häufig zusätzlich EKG
  - auf vitaminreiche Kost achten, Nikotin und Alkohol meiden
  - evtl. Obstipationsprophylaxe durchführen
  - bei trockener Haut geeignete Produkte verwenden, regelmäßig eincremen
  - darauf achten, dass der Patient nicht friert

58.7.2 Hashimoto-Thyreoiditis

Grundlagen

Definition Thyreoiditis
Die Thyreoiditis ist eine Entzündung der Schilddrüse. Je nach Verlauf unterscheidet man akute, subakute und chronische Thyreoiditiden. Die chronische Form wird Hashimoto-Thyreoiditis genannt (benannt nach ihrem Entdecker Hakaru Hashimoto).

Die Hashimoto-Thyreoiditis tritt mit Abstand am häufigsten auf und ist die **häufigste Ursache** für eine **Hypothyreose** (S. 1102). Die chronische Entzündung des Drüsengewebes wird durch eine **Autoimmunerkrankung** verursacht, bei der die Schilddrüsenzellen durch Autoantikörper zerstört werden. Als Folge kann nicht mehr ausreichend Hormon produziert werden, es entsteht eine Hypothyreose.

Frauen sind wesentlich häufiger betroffen als Männer. Die Erkrankung zeigt zu Anfang keine Symptome. Erst im weiteren Verlauf, wenn eine gewisse Menge an Gewebe zerstört wurde, entwickelt sich eine Hypothyreose mit den klassischen Symptomen, z.B. Müdigkeit, Antriebsarmut, Gewichtszunahme, trockener Haut und trockenen Haaren, Obstipation.

Die Diagnose wird v.a. im Labor gestellt. Im Blut finden sich die typischen Autoantikörper gegen verschiedene Schilddrüsenbestandteile. Sonografie und Szintigrafie dienen der Bildgebung. Histologisch kann man eine Entzündung nachweisen.

Therapie und Pflege

Die Autoimmunerkrankung selbst ist nicht heilbar, jedoch kann die Hypothyreose durch lebenslange Substitution des Thyroxins behandelt werden. Näheres zur Therapie siehe Hypothyreose (S. 1039).

Die Patienten sollten bei ihrer Ernährung darauf achten, dass sie kein zusätzliches Jod zu sich nehmen, da dies den Autoimmunprozess zusätzlich anregt. Die Patienten sollten Jodsalz, jodierte Back- und Fleischwaren, jodhaltige Fertigprodukte sowie Seefisch und Algenprodukte meiden.

58.7.3 Hyperthyreose

Grundlagenwissen

Definition Hyperthyreose
Bei einer Schilddrüsenüberfunktion ist die Konzentration der Schilddrüsenhormone im Blut erhöht.

Die häufigste Ursache für eine Schilddrüsenüberfunktion ist ein gutartiger Tumor der Schilddrüse (= **Adenom**), der völlig unkontrolliert, d.h. **autonom**, Hormone bildet. Weiterhin kann ein **Morbus Basedow** die Ursache sein. Bei dieser Autoimmunerkrankung werden Antikörper gegen die Schilddrüse gebildet, die dem normalen TSH so sehr ähneln, dass sie die Schilddrüsenzellen permanent zur Produktion von Schilddrüsenhormonen stimulieren.

Bei einer Schilddrüsenüberfunktion läuft der Körper auf „Hochtouren" (▶ Abb. 58.17). Die Patienten leiden unter **Herzklopfen**, **Herzrasen**, **Unruhe** oder **Nervosität**. Häufig zittern die Betroffenen feinschlägig und schwitzen, ihre Haut fühlt sich warm und feucht an. Äußerlich können zudem Haarausfall und eine ungewollte Gewichtsabnahme auf eine Hyperthyreose hindeuten. Häufig sind die Patienten sehr angespannt, leiden an Angstzuständen und schlafen schlecht. Häufig besteht eine Struma (S. 1106).

Der Körper *läuft auf Hochtouren*.

Bei einem Morbus Basedow treten zusätzlich die Augen deutlich hervor (Exophthalmus) und die Lider und die Bindehaut sind entzündet und ggf. angeschwollen.

Die Hyperthyreose wird beim **älteren Menschen** oft übersehen, da die klassischen Symptome nicht im Vordergrund stehen. Ältere Patienten mit Hyperthyreose haben meist Herz- (Vorhofflimmern!) und Magen-Darm-Beschwerden. Werden Anzeichen von Schwäche, Gewichtsabnahme oder Herzrhythmusstörungen bei einem älteren Patienten beobachten, sollte daher immer auch an eine Schilddrüsenüberfunktion gedacht werden.

Die klinischen Symptome sind bei der Diagnose wegweisend und werden durch eine Blutuntersuchung sowie eine Untersuchung der Schilddrüse mittels Ultraschall und Szintigrafie bestätigt.

Mitwirken bei der Therapie

Medikamentöse Therapie

Die Behandlung richtet sich prinzipiell nach der Ursache der Hyperthyreose, dennoch ist der erste Therapieschritt, die Überfunktion zu beenden. Ist der „Normalzustand" der Schilddrüse hergestellt, wird eine weitere Behandlung angeschlossen (Radiojodtherapie, Schilddrüsenresektion).

Im ersten Schritt werden **orale Thyreostatika** gegeben, z.B. Thiamazol, Carbimazol. Sie sollen die **übermäßige Hormonproduktion hemmen** und die Schilddrüsenfunktion wieder normalisieren. Die Tabletten müssen äußerst regelmäßig und zur besseren Resorption am besten frühmorgens vor dem Frühstück eingenommen werden. Als Nebenwirkungen können Übelkeit, Magen-Darm-Beschwerden oder Hautausschläge auftreten. Treten Symptome auf, sollten diese frühzeitig an den Arzt gemeldet werden.

Nicht selten werden zusätzlich Betablocker (S. 906) verabreicht, um die Tachykardie zu normalisieren. Hier sollte besonderes Augenmerk auf die Vitalzeichen gelegt werden und Blutdruck und Puls regelmäßig kontrolliert werden.

Abb. 58.17 Hypo- und Hyperthyreose.

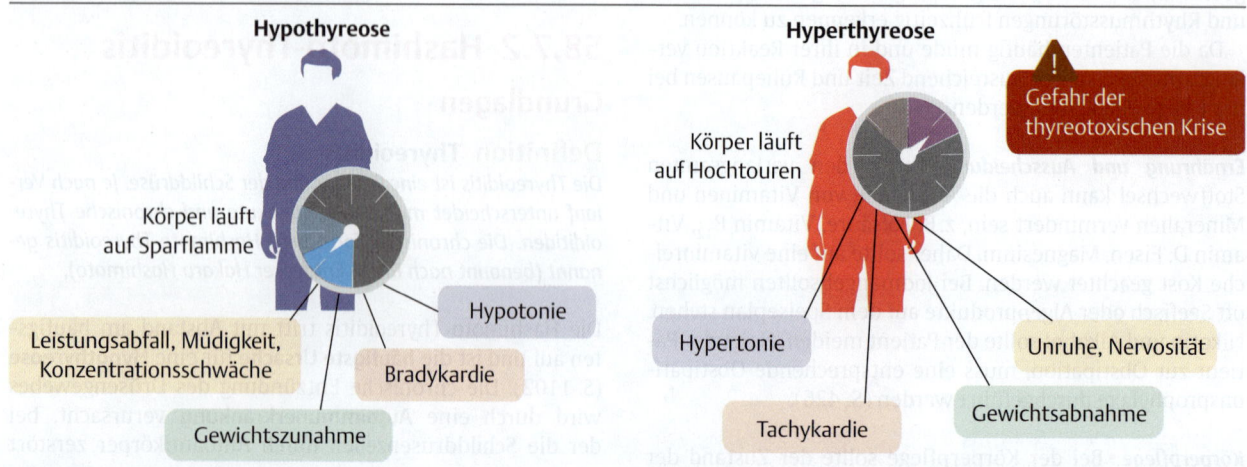

Die Symptome von Hypo- und Hyperthyreose im Vergleich.

> **ACHTUNG**
> *Eine seltene, aber bedrohliche Nebenwirkung ist die Agranulozytose, bei der die Granulozyten auf einen gefährlich niedrigen Wert abfallen, wodurch schwerwiegende Infektionen auftreten können. Tritt bei einem Patienten plötzlich Fieber auf, kann dies ein erstes Anzeichen sein.*

Radiojodtherapie

Bei verschiedenen Formen der Hyperthyreose, bei Morbus Basedow oder bei Schilddrüsenkarzinomen kann die nuklearmedizinische Radiojodtherapie indiziert sein. Diese wird in Deutschland nach der Strahlenschutzverordnung ausschließlich in speziellen nuklearmedizinischen Stationen mit Strahlenschutzeinrichtungen durchgeführt. Bei schwangeren und stillenden Frauen ist sie kontraindiziert.

Dem Patienten wird radioaktives Jod peroral verabreicht. Mit einer Halbwertszeit von 8 Tagen lagert sich das Jod in der Schilddrüse an und zerstört sie selektiv. Der Patient ist in dieser Zeit selbst radioaktiv, d. h. er darf die Station nicht verlassen, keine Besuche empfangen und auch Pflegende sollten Körperkontakte zum Selbstschutz möglichst meiden. Auch die Ausscheidungen, das Waschwasser usw. sind kontaminiert und müssen gesondert entsorgt werden. Die Betroffenen sind i. d. R. mobil und können sich weitgehend selbst versorgen (pflegeintensive Patienten werden nicht mit der Radiojodtherapie behandelt). Dennoch sind Pflegende in dieser Zeit die wichtigsten Kontaktpersonen. Für Gesprächs- und ggf. Beschäftigungsangebote werden die Betroffenen sehr dankbar sein.

Darüber hinaus sollte auf mögliche Nebenwirkungen geachtet werden. Am häufigsten tritt eine schmerzhafte Entzündungsreaktion der Schilddrüse auf (**Radiothyreoiditis**). Hier können Kühlung und entzündungshemmende Medikamente die Beschwerden lindern. In seltenen Fällen kann die Schwellung der Schilddrüse auch die Trachea betreffen und zu Atemnot führen. Auch hier sollten dem Patienten Kühlelemente angeboten und umgehend der Arzt informiert werden.

Im Anschluss an die Radiojodtherapie ist eine Ersatztherapie mit Schilddrüsenhormonen erforderlich, wenn zu viel Gewebe zerstört wurde.

Schilddrüsenresektion

Je nach Ursache der Hyperthyreose kann eine Operation sinnvoll sein. Bei autonomen Adenomen reicht es ggf. aus, nur das betroffene Areal zu entfernen. Ist die Schilddrüse jedoch insgesamt vergrößert, muss eine subtotale, d. h. fast vollständige Resektion der Schilddrüse durchgeführt werden. Der Patient muss dann postoperativ die Schilddrüsenhormone lebenslang oral ersetzen. Pflegerische Maßnahmen siehe Perioperative Besonderheiten bei Schilddrüsenoperationen (S. 1107).

Thyreotoxische Krise

Die Hyperthyreose kann bei maximaler Stimulierung des Organismus lebensbedrohlich werden. Es kommt zur thyreotoxischen Krise. Sie kann spontan oder nach Gabe von jodhaltigen Medikamenten auftreten, z. B. nach Kontrastmittelgabe. 30–50 % verlaufen tödlich.

> **! Merken Jodhaltige Kontrastmittel**
> *Da sich eine thyreotoxische Krise entwickeln kann, darf man jodhaltige Kontrastmittel bei bildgebenden Verfahren nur dann verabreichen, wenn man vorher den TSH-Wert bestimmt hat.*

Mögliche Zeichen einer thyreotoxischen Krise sind:
- Tachykardie, Herzrhythmusstörungen
- Fieber, Durchfall, Erbrechen
- starkes Zittern, Unruhe und Desorientierung
- später Bewusstseinsstörungen bis hin zum Koma

> **ACHTUNG**
> *Sollten Sie solche Anzeichen beim Patienten beobachten, müssen Sie umgehend den Arzt informieren. Gemeinsam mit ihm wird der Patient unter Reanimationsbedingungen auf die Intensivstation verlegt. Hier müssen dann die Lebensfunktionen stabilisiert werden: Tachyarrhythmie therapieren, Patienten sedieren, Körpertemperatur senken, Flüssigkeit und Elektrolyte substituieren usw.*

Pflegebasismaßnahmen und Beobachtungskriterien

Vitalzeichen • Die pflegerischen Maßnahmen bei einer Hyperthyreose basieren hauptsächlich auf dem hohen Grundumsatz der Betroffenen. Die Vitalzeichen werden regelmäßig kontrolliert, um schwerwiegende Herzrhythmusstörungen und Tachykardien frühzeitig erkennen und eine thyreotoxische Krise vermeiden zu können. Um der Unruhe und Nervosität entgegenzuwirken, sollte der Patient in einem möglichst ruhigen Zimmer untergebracht werden. Hektik sollte vermieden werden, ggf. kann sogar Bettruhe indiziert sein.

Ernährung • Der hohe Grundumsatz führt oft zu Diarrhö und Gewichtsverlust. Es entsteht ein Flüssigkeits- und Ernährungsdefizit. Dieses muss durch hochkalorische Nahrung und ausreichend Flüssigkeit ausgeglichen werden. Es sollte sichergestellt werden, dass die Patienten entsprechend ernährt werden und immer genügend Getränke für sie bereitstehen. Anregende Getränke wie Kaffee oder Tee sollten gemieden werden, um die Unruhe und Nervosität nicht noch zu steigern.

Augenpflege • Bei einem endokrinen Exophthalmus trocknen die Hornhäute leicht aus und es entstehen schnell Entzündungen im Bereich der Lider und der Bindehäute. Deshalb sollten ggf. künstliche Tränenflüssigkeit oder evtl. auch entzündungshemmende Augentropfen auf Anordnung regelmäßig verabreicht werden. Die Patienten können zum Schutz zusätzlich getönte Brillengläser tragen.

Informieren, Schulen, Beraten

Häufig haben die Patienten einen hohen Informations- und Aufklärungsbedarf, da sie den Zusammenhang zwischen ihren teilweise schweren Krankheitssymptomen und der Schilddrüse nicht immer nachvollziehen können. Dies ist aber wichtig, damit sie auch die Therapie verstehen und aktiv mittragen können. Daher ist eine ausführliche Information und Aufklärung durch Gespräche und entsprechendes Patienteninformationsmaterial notwendig. Auch der Umgang mit den Hormontabletten sollte mit den Betroffenen besprochen werden. Eine Anleitung zur regelmäßigen Einnahme der Medikamente ist wesentlich für den Erfolg der Therapie. Auch Wechselwirkungen mit anderen Medikamenten sollten thematisiert werden.

58 Pflege bei Erkrankungen des Hormonsystems, Stoffwechselstörungen und ernährungsbedingten Erkrankungen

Darüber hinaus müssen die Patienten motiviert werden, regelmäßig die Nachsorgeuntersuchungen wahrzunehmen.

> **WISSEN TO GO**
>
> **Hyperthyreose**
>
> Bei einer Überfunktion der Schilddrüse sind die Schilddrüsenhormone im Blut erhöht (T3 ↑, T4 ↑).
> - **Ursachen:** gutartiger, hormonbildender Tumor (**Adenom**) oder Autoimmunerkrankung (**Morbus Basedow**)
> - **Symptome:**
>   – Körper läuft auf „Hochtouren" → Herzklopfen, Herzrasen, Unruhe, Tremor und übermäßiges Schwitzen; evtl. Gewichtsabnahme, Haarausfall und Struma
>   – bei Morbus Basedow hervortretende Augen (Exophthalmus)
>   – bei älteren Patienten häufig Herz- und Magen-Darm-Beschwerden
>   – **thyreotoxische Krise:** lebensbedrohlich; bei Anzeichen von Tachykardie, Herzrhythmusstörungen, starkem Zittern, Unruhe oder Desorientierung sofort Arzt informieren; der Patient muss umgehend intensivmedizinisch versorgt werden.
> - **Therapie:** Normalisierung der Hormonproduktion durch orale Thyreostatika, Radiojodtherapie oder operative Schilddrüsenresektion
> - **Pflege:**
>   – Vitalzeichen überwachen
>   – regelmäßige, pünktliche Einnahme der Medikamente
>   – auf ausreichende Flüssigkeits- und Nahrungszufuhr achten
>   – bei Exophthalmus Augen ggf. mit künstlicher Tränenflüssigkeit befeuchten

58.7.4 Struma

Grundlagen

Definition Struma

Als Struma (Kropf) wird eine Vergrößerung der Schilddrüse bezeichnet. Bei Männern gelten Schilddrüsenvolumina > 25 ml als zu groß. Bei Frauen liegt der Grenzwert bei 18 ml.

Eine vergrößerte Schilddrüse ist in Mitteleuropa sehr häufig, ca. 30 % der Erwachsenen sind betroffen. Häufigste Ursache ist Jodmangel. Die Schilddrüse benötigt Jod, um Hormone zu produzieren. Bei Jodmangel vergrößern sich die Drüsenzellen der Schilddrüse, um die Produktion aufrechtzuerhalten. In den allermeisten Fällen ist die **Schilddrüse** zwar **vergrößert**, die **Stoffwechsellage** aber **normal**. Es besteht also keine Über- oder Unterfunktion. Man spricht auch von einer „euthyreoten" Struma.

Bei einer **diffusen Struma** ist das Schilddrüsengewebe gleichmäßig vergrößert. Bei einer **Knotenstruma** haben sich Knoten ausgebildet. Im Laufe der Zeit können sich autonome Bezirke in der Struma entwickeln, sodass es zu einer Schilddrüsenüberfunktion kommt (S. 1104).

Patienten mit einer Struma zeigen i. d. R. keine Symptome. Beschwerden treten meist erst dann auf, wenn die Struma so groß ist, dass sie auf benachbarte Strukturen drückt. Man kann das Ausmaß der Struma in 3 Grade einteilen:

- **Grad I:** fällt beim Blick auf den Hals nicht auf. Die vergrößerte Schilddrüse ist aber in der körperlichen Untersuchung **tastbar**.
- **Grad II:** ist bereits bei normaler Kopfhaltung **sichtbar**.
- **Grad III:** führt zu lokalen **Kompressionszeichen**: Beschwerden beim Schlucken, Fremdkörpergefühl im Hals und Luftnot bei Belastung.

Bei der Diagnostik wird zunächst eine körperliche Untersuchung durchgeführt. Größenausdehnung und Beschaffenheit der Struma werden im Ultraschall bestimmt (▶ Abb. 58.18). Um eine Funktionsstörung auszuschließen, wird eine Blutuntersuchung durchgeführt. Eine Schilddrüsenszintigrafie wird eingesetzt, um Knoten genauer zu untersuchen und zwischen autonomen Bezirken, Zysten und bösartigen Veränderungen (Schilddrüsenkarzinom) zu unterscheiden.

Abb. 58.18 Struma.

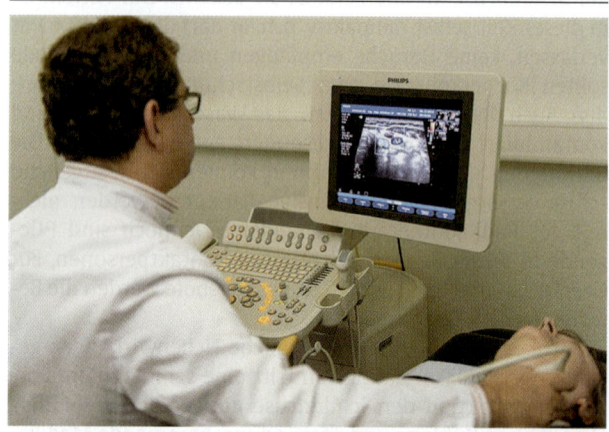

Über einen Ultraschall werden Größe und Ausdehnung der Struma bestimmt.

Therapie und Pflege

Die wichtigste Therapiemaßnahme ist die **Gabe von Jodid**, um den Jodmangel zu beheben. Erwachsene Patienten mit diffuser Struma erhalten 200 μg Jodid pro Tag, Kinder 100 μg pro Tag. Eine kombinierte Gabe von **Thyroxin mit Jod** kann zusätzlich dazu beitragen, die Schilddrüse zu verkleinern. Hier ist es wichtig, dass die Patienten die Tabletten regelmäßig einnehmen. Es ist wichtig, die Patienten über die Symptome einer Über- oder Unterfunktion aufzuklären, damit sie diese rechtzeitig erkennen und den Arzt aufsuchen können.

Die Indikation zur OP wird bei großer Knotenstruma, Verdacht auf Schilddrüsenkarzinom, Atemnot und Schluckbeschwerden oder bei Sprachstörungen gestellt. Die pflegerischen Maßnahmen finden Sie unter „Perioperative Besonderheiten bei Schilddrüsenoperationen" (S. 1107).

Ist eine Operation kontraindiziert oder handelt es sich um eine Rezidivstruma, kann eine Radiojodtherapie (S. 1105) durchgeführt werden.

Hormonstörungen: Erkrankungen der Schilddrüse

WISSEN TO GO

Struma

Eine Vergrößerung der Schilddrüse wird als Struma (Kropf) bezeichnet. Meist ist Jodmangel die Ursache. Bleibt die Stoffwechsellage dabei normal, spricht man von **euthyreoter Struma**. Das Schilddrüsengewebe kann gleichmäßig vergrößert sein (**diffuse Struma**) oder es können sich Knoten ausbilden (**Knotenstruma**). Symptome treten erst auf, wenn die Struma auf benachbarte Strukturen drückt: Schluckbeschwerden, Fremdkörpergefühl oder Luftnot sind möglich.

Die Diagnose wird anhand der körperlichen Untersuchung und einem Ultraschall erstellt, ggf. Schilddrüsenszintigrafie. Therapeutisch wird primär Jodid verabreicht, ggf. auch in Kombination mit Thyroxin, um die Schilddrüse zu verkleinern.

58.7.5 Perioperative Pflege

Indikationen für Schilddrüsenoperationen

Operative Eingriffe an der Schilddrüse werden u. a. bei folgenden Erkrankungen notwendig:
- Struma mit normaler Funktion (euthyreote Struma), mit Überfunktion (Hyperthyreose) und mit Unterfunktion (Hypothyreose)
- Morbus Basedow
- autonome Adenome
- Hashimoto-Thyreoiditis
- Schilddrüsenkarzinome

Am häufigsten wird eine **subtotale Resektion** durchgeführt, d. h., es werden nur Teile der vergrößerten Schilddrüse entfernt. Sie kann einseitig oder beidseitig durchgeführt werden. Nach einer beidseitigen Strumaresektion muss das Schilddrüsenhormon lebenslang medikamentös substituiert werden. Bei malignen Tumoren kann eine **Thyreoidektomie** notwendig sein, d. h., die Schilddrüse muss vollständig entfernt werden. Muss nur ein Schilddrüsenlappen komplett entfernt werden, spricht man von einer **Hemithyreoidektomie**. Bei gut abgekapselten solitären Knoten im Schilddrüsengewebe, bei autonomen Adenomen und Zysten kann auch eine **Enukleation** durchgeführt werden. Hierbei wird der Knoten (= Nukleus) operativ ausgeschält, das übrige gesunde Gewebe wird hingegen belassen.

Besondere präoperative Maßnahmen

Je nach Ausmaß der Schilddrüsenveränderungen können bei den Patienten Schluck- und Atembeschwerden auftreten. Engegefühle am Hals können Ängste auslösen. Darum sollte auf das Befinden des Patienten geachtet und auf Ängste, Nervosität und evtl. Schlafstörungen eingegangen werden. Die Vitalzeichen werden regelmäßig kontrolliert und insbesondere auf Tachykardien (beschleunigter Puls) oder Tachyarrhythmien (unregelmäßiger Puls) geachtet.

Zur weiteren präoperativen Vorbereitung gehören Laborkontrollen (u. a. TSH, T3/fT3, T4/fT4), ein Röntgenthorax und ein EKG. Aus rechtlichen Gründen muss auch ein HNO-Konsil erfolgen, um die Stimmbandfunktion bzw. den Nervus recurrens beurteilen zu können. Der Patient wird gewogen und evtl. der Halsumfang gemessen. Ist eine Rasur angeordnet, wird i. d. R. vom Kinn bis hinter die Ohren, der Hals und die Brust bis zu den Mamillen rasiert.

Besondere postoperative Maßnahmen

Lagerung • Der Oberkörper sollte um 45° erhöht gelagert werden, bei stabilen Patienten evtl. auch höher (▶ Abb. 58.19). Dadurch kann Wundsekret besser abfließen und ein Wundödem kann sich leichter zurückbilden. Außerdem wirkt die Lagerung atemerleichternd, druckentlastend und schmerzlindernd. Ein kleines Kissen oder eine Nackenrolle kann im Nacken platziert werden, um eine Überdehnung der OP-Wunde zu vermeiden.

Vitalzeichen und Atmung • Sie sollten regelmäßig kontrolliert werden (Hypertonie? Tachykardie? Tachypnoe? Stridor?). Störungen der Atmung können auf Schwellungen oder Nachblutungen hinweisen. Wichtig ist die Pneumonieprophylaxe, da die Patienten schmerzbedingt meist eine Schonhaltung einnehmen.

Verband und Drainagen • Der Verband sollte regelmäßig auf Nachblutungen kontrolliert werden. Ebenso sollten die Redonflaschen bzw. die Blutungsmengen überwacht werden.

Stimmfähigkeit • Ist der Patient heiser oder hat er Schwierigkeiten beim Sprechen oder Atmen, kann dies auf eine Rekurrensparese (Lähmung des Stimmbandnervs) hinweisen (▶ Tab. 58.3). Der Arzt sollte informiert werden.

Mobilisation und Körperpflege • Der Patient sollte angeleitet werden, Seitwärtsbewegungen des Kopfes mit dem gesamten Oberkörper durchzuführen. Er sollte ruckartige Körperbewegungen vermeiden. Am Abend des OP-Tages wird der Patient i. d. R. das erste Mal mobilisiert und ggf. bei der Körperpflege unterstützt, solange er noch nicht mobil ist und Kopfbewegungen noch schmerzhaft sind.

Essen und Trinken • Der Patient sollte beim Trinken unterstützt werden, denn falls er sich verschluckt, besteht Aspirationsgefahr. Wenn keine Schluckbeschwerden auftreten, kann auf Arztanordnung langsam mit dem Kostaufbau begonnen werden. Zwieback und andere krümelnde Produkte sollten gemieden werden. Auch hier besteht Aspirationsgefahr!

Abb. 58.19 Lagerung nach Schilddrüsenoperation.

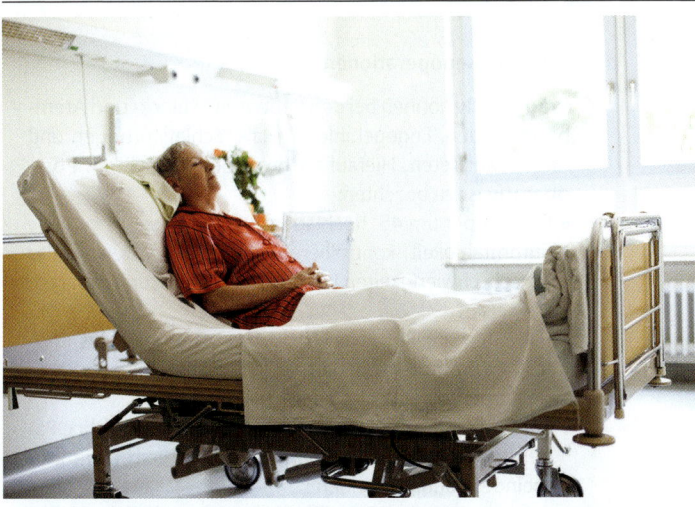

Die Lagerung erfolgt mit erhöhtem Oberkörper und einem zusätzlichen kleinen Kissen im Nacken.

Tab. 58.3 Komplikationen nach Schilddrüsenoperationen.

Komplikation	Anzeichen
Nachblutung nach innen	- Stridor - Dyspnoe - Zunahme des Halsumfangs
Nachblutung nach außen	- rasche Füllung der Redonflasche - durchgebluteter Verband - Schockzeichen
Lähmung des N. recurrens durch intraoperative Verletzung, Wundödem oder Nachblutung	- postoperative Zunahme der Heiserkeit - Sprechschwierigkeiten - Stimmlosigkeit - Atemnot
Hypoparathyreoidismus	- Unbehagen, Nervosität - Angstgefühl - Kribbeln (Ameisenlaufen) perioral und an den Fingern (Parästhesien) - tetanische Krämpfe mit Pfötchenstellung - Muskelzuckungen im Gesicht - Serumkalzium ist erniedrigt

Wichtig ist, dass Pflegende postoperative Komplikationen möglichst früh erkennen. ▶ Tab. 58.3 fasst daher die nötigen Beobachtungskriterien und pflegerischen Maßnahmen noch einmal zusammen.

Informieren, Schulen, Beraten

Häufig müssen nach einer Schilddrüsenoperation die Schilddrüsenhormone lebenslang medikamentös ersetzt werden. Der Patient sollte die Symptome einer Über- oder Unterfunktion kennen und sich an seinen behandelnden Arzt wenden, wenn sie auftreten. Anfänglich sollte der Patient alle 6 Wochen den Hormonstatus überprüfen lassen. Später reicht es aus, sich einmal im Jahr bzw. bei Auftreten von Symptomen beim Arzt vorzustellen.

Um Rezidiven vorzubeugen, sollte der Patient auf eine ausreichende Jodzufuhr achten. Er sollte jodiertes Speisesalz verwenden und 2-mal pro Woche Seefisch essen.

WISSEN TO GO

Schilddrüsenoperationen

Präoperativ können bei den Patienten Schluck- und Atembeschwerden, Engegefühle im Hals, Schlafstörungen und Ängste auftreten. Hierauf ist besonders zu achten. **Postoperativ** ist zu beachten:
- Oberkörper um 45° hochlagern
- Stimmfähigkeit kontrollieren: Heiserkeit, Atem- oder Sprachschwierigkeiten können auf eine Rekurrensparese hinweisen
- Patienten anleiten, bei Seitwärtsbewegungen des Kopfes den gesamten Oberkörper mitzuführen und ruckartige Körperbewegungen zu vermeiden
- auf Schluckbeschwerden achten (Aspirationsgefahr); Patienten ggf. beim Essen und Trinken unterstützen; krümelnde Produkte meiden
- auf postoperative Komplikationen achten (▶ Tab. 58.3)
- Patienten zur regelmäßigen Einnahme der Medikamente anleiten

58.8 Hormonstörungen: Erkrankungen der Nebenschilddrüse

58.8.1 Hypoparathyreoidismus

Grundlagen

Definition Hypoparathyreoidismus
Bei einem Hypoparathyreoidismus handelt es sich um eine Unterfunktion der Nebenschilddrüsen, die zu einem Mangel an Parathormon führt.

Häufigste Ursache ist eine **Operation im Halsbereich**, bei der die Nebenschilddrüsen geschädigt oder entfernt werden. Andere Ursachen sind **angeborene Erkrankungen**, bei denen die Nebenschilddrüse komplett fehlt (Di-George-Syndrom) oder **autoimmune Entzündungen** der Nebenschilddrüse.

Durch den Parathormonmangel ist der Kalziumspiegel im Blut erniedrigt und es zeigen sich die Symptome einer Hypokalzämie (S. 1063): Muskeln und Nerven sind übererregt, was sich durch Muskelkrämpfe und Tetanie äußert.

Therapie und Pflege

Bei einem akuten tetanischen Anfall muss es schnell gehen. Um das **Kalziumdefizit** rasch **auszugleichen**, wird Kalzium intravenös gespritzt. Es sollte jedoch langsam injiziert werden, da sonst Nebenwirkungen wie Hitzegefühl, Übelkeit oder Druckgefühl im Kopf auftreten können.

In der Langzeitbehandlung müssen Kalzium und Vitamin D lebenslang substituiert werden. Der Patient bekommt einen Notfallausweis und muss regelmäßig die Kalzium- und Phosphatwerte im Blut kontrollieren lassen.

58.8.2 Hyperparathyreoidismus

Grundlagen

Definition Hyperparathyreoidismus
Überfunktion der Nebenschilddrüsen, die zur gesteigerten Produktion von Parathormon führt (▶ Abb. 58.20).

Eine Überproduktion von Parathormon bewirkt, dass mehr Kalzium als normalerweise aus dem Darm aufgenommen und aus der Niere rückresorbiert und dass Kalzium aus den Knochen mobilisiert wird. Dies führt zu einer erhöhten Kalziumkonzentration im Blut (**Hyperkalzämie**) und in der Niere (es bilden sich **Nierensteine**) und zu einer geringeren Konzentration in den Knochen (sie werden **brüchig**). Eine hohe Kalziumkonzentration führt dazu, dass mehr Magensäure gebildet wird (**Magenschmerzen**). Über die Nieren geht außerdem viel Flüssigkeit verloren (**Polyurie**), wodurch die Patienten ein deutlich gesteigertes Durstgefühl (**Polydipsie**) haben. Weitere Symptome sind **Übelkeit** und **Erbrechen**.

! Merken Symptome
Die Symptome eines Hypoparathyreoidismus kann man sich mit folgendem Merksatz einprägen: „Stein-, Bein- und Magenpein".

Beim **primären Hyperparathyreoidismus** ist die Funktion der Nebenschilddrüse gestört. Häufigste Ursache ist ein Adenom (gutartiger Tumor). Auch eine Vergrößerung der

Hormonstörungen: Erkrankungen der Nebenschilddrüse

Abb. 58.20 Hyperparathyreoidismus.

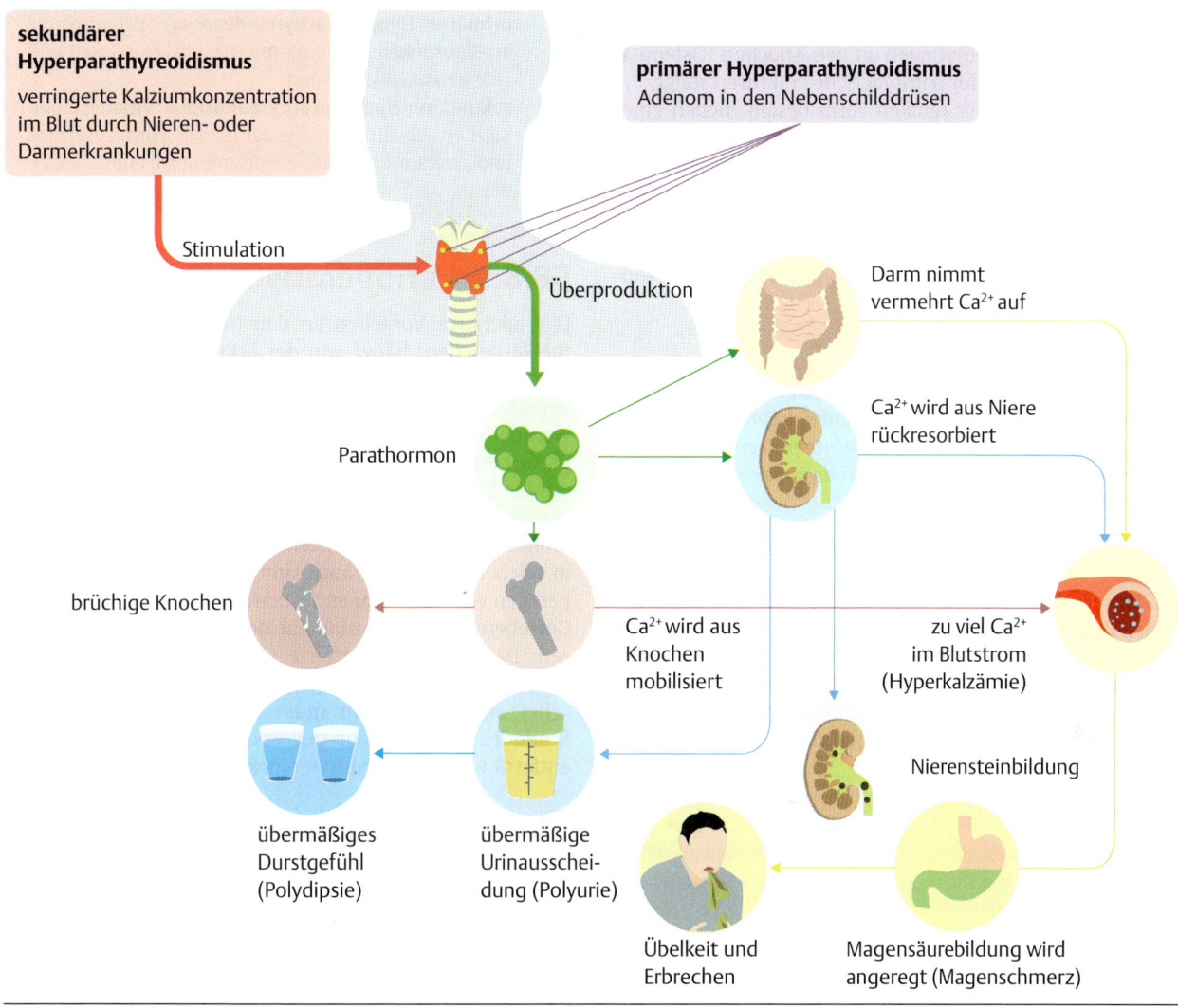

Die Überproduktion von Parathormon in den Nebenschilddrüsen betrifft den ganzen Körper.

Nebenschilddrüse kann der Grund sein, sehr selten ist ein Karzinom die Ursache.

Als **sekundären Hyperparathyreoidismus** bezeichnet man erhöhte Parathormon-Konzentrationen im Blut aufgrund einer dauerhaften Stimulation der Nebenschilddrüsen durch eine erniedrigte Kalziumkonzentration im Blut (Hypokalzämie), z. B. bei Nierenerkrankungen.

Die Blutuntersuchung zeigt erhöhte Werte für Kalzium und Parathormon an. Im Ultraschall werden Nierensteine diagnostiziert, Veränderungen der Knochen sieht man im Röntgenbild.

Therapie und Pflege

Primärer Hyperparathyreoidismus (pHPT)

Zunächst versucht man, das Kalzium im Blut akut zu senken. Während der Therapie muss darauf geachtet werden, dass der Patient eine **kalziumarme Diät** einhält, d. h. er darf keine Milch, keine Milchprodukte und kein kalziumreiches Mineralwasser zu sich nehmen. Der Patient muss **viel trinken**, denn durch die Polyurie sind die Patienten häufig dehydriert. Die **Ein- und Ausfuhrmengen** sollten beobachtet werden. Reicht die getrunkene Menge nicht aus, muss die Flüssigkeitszufuhr evtl. intravenös gesichert werden.

Der Tumor bzw. das hyperplastische Gewebe muss **operativ entfernt** werden. Nur bei asymptomatischem Verlauf kann auf eine OP zunächst verzichtet werden. Verschlechtert sich allerdings die Nierenfunktion oder nimmt die Knochendichte ab, sollte auf jeden Fall operiert werden.

Klagt der Patient über Appetitlosigkeit, Übelkeit oder Erbrechen, sollten entsprechende Maßnahmen eingeleitet werden. Auch auf **psychische Veränderungen** sollte geachtet werden. Bei depressiven Verstimmungen oder Erinnerungsstörungen sollte der Arzt informiert werden.

Die weitere Pflege orientiert sich an den klinischen Symptomen des Patienten bzw. daran, welches Organ durch die Hyperkalzämie mitbetroffen ist. Dies können z. B. die Nieren mit Nierensteinen und -koliken sein, der Magen-Darm-Trakt mit Ulzera (Geschwüren) oder der Bewegungsapparat mit Knochenschmerzen und vermehrten Frakturen. Auf jeden Fall gehören regelmäßige Kontrollen der Vitalzeichen und des Blutkalziumspiegels zur Basispflege.

Sekundärer Hyperparathyreoidismus

Bei der sekundären Form des Hypoparathyreoidismus verursacht ein **dauerhafter Mangel an Kalzium im Blut** eine vermehrte Ausschüttung des Parathormons. Die Hypokalzämie kann durch Krankheiten der Niere (**renale Form**) oder des Darmes (**gastrointestinale Form**) bedingt sein. Ist die Niere geschädigt, scheidet sie zu wenig Phosphat aus, es besteht eine Hyperphosphatämie. Weiterhin wird zu wenig Vitamin D gebildet. Vitamin-D- und Kalziummangel führen zu schmerzhaften Veränderungen an den Knochen (Osteomalazie) und die Gefahr für pathologische Frakturen steigt.

Die Therapie bei der renalen Form besteht neben einer **phosphatarmen Diät** vor allem in der medikamentösen Behandlung mit **Phosphatbindern** (z. B. Kalziumkarbonat) und Vitamin-D-Vorstufen. Bei der gastrointestinalen Form werden Vitamin D und Kalzium substituiert. Pflegende sollten vor allem auf die Einhaltung der Diät und die regelmäßige Medikamenteneinnahme achten und ggf. auch die Angehörigen informieren.

! **Merken** Prophylaxe
Allgemein ist es wichtig, bei allen Patienten mit einer Niereninsuffizienz regelmäßig die Phosphat- und Kalziumspiegel im Blut zu kontrollieren. So können erhöhte Werte früh erkannt und behandelt und ein sekundärer Hyperparathyreoidismus verhindert werden.

Hyperkalzämische Krise

Ein Hyperparathyreoidismus kann zu einem lebensbedrohlichen Krankheitsbild werden, wenn sich der Zustand plötzlich krisenhaft verschlimmert. Es kommt zum Nierenversagen und zu Bewusstseinsstörungen bis zum Koma. Gefährlich ist die Krise vor allem dann, wenn Herzrhythmusstörungen auftreten. Sie können zum plötzlichen Herztod führen.

ACHTUNG
Klagen die Patienten über Übelkeit, Erbrechen und Oberbauchschmerzen oder beobachten Sie eine erhöhte Harnausscheidung (Polyurie) und starken Durst (Polydipsie), müssen Sie sofort den Arzt informieren. Manchmal sind die Patienten auch schläfrig oder zeigen Anzeichen von Halluzinationen oder Bewusstseinsstörungen. Auch dann sollten Sie sofort reagieren und den Arzt informieren. Der Patient muss umgehend auf die Intensivstation verlegt werden.

Unter intensivmedizinischer Beobachtung wird die Kalziumausscheidung durch Furosemid (Lasix) erhöht und gleichzeitig der übermäßige Flüssigkeitsverlust durch Kochsalzinfusionen ausgeglichen. Gegebenenfalls muss eine Dialyse mit kalziumarmer Flüssigkeit durchgeführt werden.

WISSEN TO GO

Hyperparathyreoidismus
Produzieren die Nebenschilddrüsen zu viel Parathormon, steigt die Kalziumkonzentration im Blut und in den Nieren an, in den Knochen nimmt sie jedoch ab.
- **Ursachen:**
  - **primärer Hyperparathyreoidismus:** Adenome der Nebenschilddrüsen
  - **sekundärer Hyperparathyreoidismus:** Erkrankungen der Nieren oder des Darmes, die einen dauerhaften Mangel an Kalzium im Blut verursachen
- **Symptome:**
  - Übelkeit, Erbrechen, Polyurie (erhöhte Harnausscheidung), Polydipsie (gesteigerter Durst), Nierensteine, Magenschmerzen, Knochenbrüche
  - **hyperkalzämische Krise:** Herzrhythmusstörungen, Nierenversagen, Bewusstseinsstörungen bis hin zum Koma

- **Therapie und Pflege:**
  - **primärer Hyperparathyreoidismus:** Kalziumspiegel im Blut senken: kalziumarme Diät, viel Flüssigkeit und eine genaue Bilanzierung
  - **sekundärer Hyperparathyreoidismus:** Vitamin D und Kalzium substituieren, bei der renalen Form zusätzlich phosphatarme Diät und medikamentöse Phosphatbinder

58.8.3 Perioperative Pflege

Das operative Vorgehen an den Nebenschilddrüsen (Epithelkörperchen) hängt von der Erkrankung ab. Bei einem solitären Adenom reicht es oft aus, nur die erkrankte Nebenschilddrüse zu entfernen, alle übrigen können belassen werden. Sind aber alle 4 Epithelkörperchen von einer Hyperplasie betroffen, werden 3½ Epithelkörperchen entfernt und nur ein kleiner Rest bleibt erhalten (subtotale Parathyreoidektomie). Er reicht i. d. R. aus, um eine normale Parathormonbildung zu gewährleisten. Operationstechnisch kann es in solchen Fällen aber auch sinnvoll sein, alle 4 Epithelkörperchen vollständig zu entfernen und danach einen kleinen Geweberest in die Muskulatur des Unterarms zu verpflanzen. Das autotransplantierte Gewebe nimmt dann seine Funktion nach wenigen Tagen auf.

Bei einem Karzinom muss schließlich der betroffene Schilddrüsenlappen auf der erkrankten Seite vollständig entfernt werden (Hemithyreoidektomie).

Präoperative Maßnahmen

Liegt präoperativ eine Hyperkalzämie vor, muss der Kalziumspiegel zunächst gesenkt werden. Der Patient bekommt intravenös Flüssigkeit zugeführt und Furosemid, ggf. auch Kalzitonin und Bisphosphonate verabreicht. Pflegende sollten darauf achten, dass der Patient viel trinkt. Sie sollten die Ein- und Ausfuhrmengen bilanzieren und auf eine kalziumarme Diät achten. Bei Anzeichen einer hyperkalzämischen Krise (S. 1109) sollten sie sofort den Arzt informieren.

Postperative Maßnahmen

Ebenso wie bei den Schilddrüsenoperationen kann auch hier postoperativ eine Lähmung der Stimmbänder auftreten (**Rekurrensparese**). Pflegende sollten daher auf Heiserkeit, Sprach- oder Schluckstörungen des Patienten achten und ggf. den Arzt informieren. Auch Atemgeräusche beim Einatmen (**Stridor**) können auftreten.

Darüber hinaus kann es durch die Entfernung des Nebenschilddrüsengewebes postoperativ zu einer **Hypokalzämie** bis hin zu einem tetanischen Krampfanfall kommen. Anfänglich leiden die Patienten an Gefühlsstörungen, Kribbeln und Parästhesien um den Mund sowie an Armen und Beinen. Ein typisches Zeichen ist die Pfötchenstellung an der Hand, die dem eigentlichen Anfall vorausgeht. Im akuten tetanischen Anfall erleiden die Patienten dann einen generalisierten und schmerzhaften Muskelkrampf.

Pflegende sollten den Patienten daher genau beobachten. Sind Symptome erkennbar, sollten sie unverzüglich den Arzt informieren. Auf Anordnung richten sie eine i. v.-Injektion zur Kalziumsubstitution, die dann vom Arzt langsam injiziert wird.

Generell muss der Serumkalziumspiegel postoperativ engmaschig kontrolliert werden, d. h. etwa alle 6 Stunden in den ersten 3 Tagen.

Wurde bei der Operation ein Geweberest der Nebenschilddrüse in den Unterarm eingepflanzt, muss der Patient den Arm schonen und hochlagern. An diesem Arm darf kein Blutdruck gemessen oder Blut abgenommen werden. Bis das Autotransplantat angewachsen ist und seine Funktion übernimmt, muss Kalzium substituiert werden. Begleitend wird auch Vitamin D gegeben.

> **WISSEN TO GO**
>
> **Nebenschilddrüsenoperationen**
>
> - **Präoperative Pflege:**
>   - ggf. Kalziumspiegel senken → Flüssigkeitszufuhr, Medikamenteneinnahme und kalziumarme Diät überwachen
>   - bei Anzeichen einer hyperkalzämischen Krise (S. 1109) sofort Arzt informieren
> - **Postoperative Pflege:**
>   - auf Anzeichen von Heiserkeit, Atemgeräuschen, Sprach- oder Schluckstörungen achten → mögliche Rekurrensparese
>   - treten Gefühlsstörungen und Parästhesien auf, kann eine Hypokalzämie vorliegen und sich ein tetanischer Anfall entwickeln (typische Pfötchenstellung der Hand) → unverzüglich Arzt informieren und i. v.-Injektion zur Kalziumsubstitution vorbereiten
>   - Serumkalziumspiegel engmaschig kontrollieren

58.9 Hormonstörungen: Erkrankungen der Nebenniere

58.9.1 Morbus Cushing

Grundlagen

Definition Morbus Cushing
Beim Morbus Cushing (auch Cushing-Syndrom genannt) sind die Glukokortikoide (v. a. Kortisol) im Blut pathologisch erhöht (Hyperkortisolismus).

Dies kann durch eine erhöhte Zufuhr von außen bedingt sein, also exogene Ursachen haben, z.B. wenn über einen längeren Zeitraum Glukokortikoide wie Kortison eingenommen werden, z.B. bei Erkrankungen wie Psoriasis (S. 1313), Rheuma (S. 1200) oder Asthma (S. 949). Die Ursache kann aber auch endogen sein, also im Körper selbst liegen, z.B. wenn die Nebennierenrinde aufgrund eines Tumors zu viel Kortisol bildet.

Der hohe Kortisolspiegel im Blut verändert den Körper (▶ Abb. 58.21). Die Patienten nehmen zu und das Fett sammelt sich v. a. im Gesicht, am Nacken und am Körperstamm, während die Gliedmaßen durch Muskelschwund dünner werden. Das typische Erscheinungsbild ist: rotes, rundes **Vollmondgesicht**, **Stammfettsucht**, Nackenfalten, **blaurote Striae** (Dehnungsstreifen), **Akne**, Hirsutismus (männliches Haarverteilungsmuster bei der Frau) und vermehrte Einblutungen in die Haut (**Petechien**).

Darüber hinaus entwickeln die Patienten häufig eine **Hypertonie** (Bluthochdruck) und einen erhöhten Blutzuckerspiegel bzw. einen **Diabetes mellitus**. Bei Frauen können Zyklusstörungen und bei Männern Funktionseinschränkungen der Hoden (Hypogonadismus) auftreten. Nicht zuletzt

Abb. 58.21 Morbus Cushing.

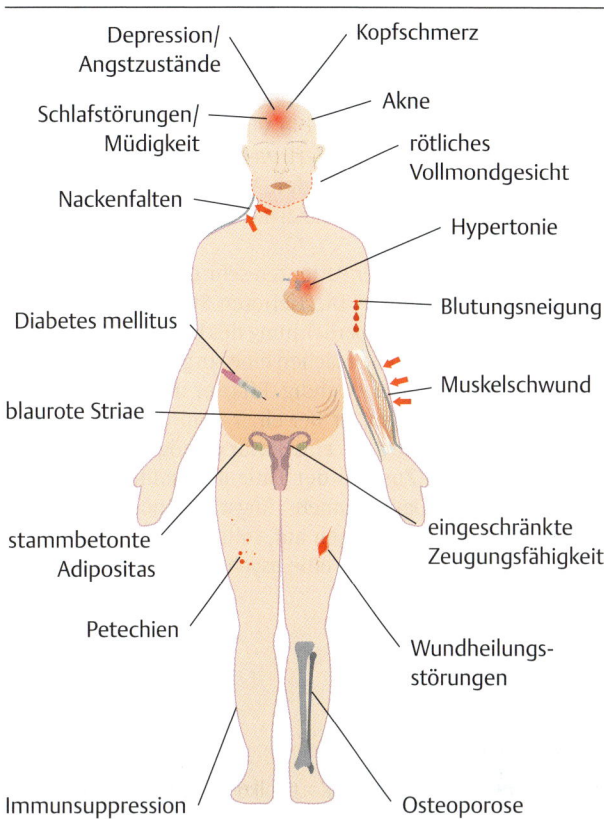

Der erhöhte Kortisolspiegel hat Auswirkungen auf den ganzen Körper.

leiden die Betroffenen häufig an Müdigkeit, depressiven Verstimmungen, Schlafstörungen und Angstzuständen.

Dexamethason-Hemmtest • Der erhöhte Kortisolspiegel kann mit diesem Test nachgewiesen werden. Der Patient nimmt um Mitternacht 2 mg Dexamethason oral ein. Am nächsten Morgen und am Nachfolgetag wird um 8 Uhr morgens der Kortisolspiegel im Blutplasma bestimmt. Dieser müsste nun morgens niedriger sein, da Dexamethason die Ausschüttung von ACTH (adrenokortikotropes Hormon) hemmt, siehe ▶ Abb. 58.1. Ist dies nicht der Fall, kann von einem Morbus Cushing ausgegangen werden. Die Diagnose wird durch die Bestimmung von freiem Kortisol im 24-Stunden-Sammelurin (S. 1034) und durch weitere Labortests gesichert. In bildgebenden Verfahren werden Tumoren sichtbar gemacht.

Mitwirken bei der Therapie

Therapiert werden kann ein Cushing-Syndrom nur, wenn die Ursache beseitigt wird. Bei einem exogenen Cushing-Syndrom muss die Kortisoldosis reduziert werden. Bei einem endogenen Cushing-Syndrom sind die Ursachen häufig Tumoren an der Nebenniere oder der Hypophyse. Diese müssen operativ entfernt werden (**Adrenalektomie** bzw. **Hypophysektomie**). Ist eine Entfernung nicht vollständig möglich, werden postoperativ Chemotherapeutika notwendig, ggf. muss eine Bestrahlungstherapie durchgeführt werden.

Müssen beide Nebennieren entfernt werden (bilaterale Adrenalektomie), müssen Glukokortikoide lebenslang substituiert werden.

Pflegebasismaßnahmen und Beobachtungskriterien

Das Krankheitsbild ist sehr vielfältig und die Pflegemaßnahmen richten sich nach den auftretenden klinischen Symptomen. Grundsätzlich müssen die **Vitalzeichen** und der **Blutzucker** engmaschig kontrolliert werden. Auch das **Gewicht** muss täglich kontrolliert werden. Weiterhin sollten die Patienten eine kalorien- und salzarme, aber kaliumreiche Kost bekommen.

Häufig ist die Haut der Patienten sehr dünn und es bilden sich schnell Blutergüsse. Die tiefroten Streifen in der Haut (Striae), die durch die Überdehnung des Unterhautfettgewebes entstehen, und Akne machen eine sorgfältige **Hautbeobachtung** und **-pflege** notwendig. Pflaster auf der Haut sollten vermieden werden. Ist bei einer Frau der Hirsutismus sehr ausgeprägt, sollte ggf. eine Rasur ermöglicht werden.

Der psychische Zustand der Patienten sollte beobachtet werden. Treten Depressionen, Angstzustände oder auch psychotische Veränderungen auf, sollte der Arzt informiert werden. Gegebenenfalls ist eine psychiatrische Beratung angezeigt.

> **WISSEN TO GO**
>
> **Cushing-Syndrom**
>
> Es ist durch eine zu hohe Kortisolkonzentration charakterisiert.
> - **Ursachen:**
>   - exogene Ursache: vermehrte Einnahme von Glukokortikoiden wie Kortison
>   - endogene Ursachen: Tumoren der Nebenniere oder der Hypophyse
> - **Symptome:** Stammfettsucht, Vollmondgesicht, Muskelschwäche und Bluthochdruck. Hinzu können Akne, Hirsutismus, Zyklusstörungen bei Frauen oder Hypogonadismus bei Männern sowie Depressionen oder Diabetes mellitus kommen.
> - **Therapie und Pflege:** Die Ursache wird therapiert. Die Pflege orientiert sich an der Symptomatik. Neben der Überwachung der Vitalfunktionen und der psychischen Verfassung ist auf eine gute Hautpflege sowie eine kalorien- und salzarme, aber kaliumreiche Kost zu achten.

58.9.2 Phäochromozytom

Grundlagen

Definition Phäochromozytom
Ein Phäochromozytom ist ein Tumor, der Katecholamine (= Adrenalin und Noradrenalin) produziert.

In 90 % der Fälle handelt es sich um ein gutartiges **Adenom** des Nebennierenmarks. Die Beschwerden ergeben sich aus der erhöhten Katecholaminproduktion des Tumors. Im Vordergrund steht die **arterielle Hypertonie** (Bluthochdruck). Weitere Beschwerden sind **Kopfschmerzen**, Herzrhythmusstörungen, **Schwitzen**, Zittern und innere Unruhe. Durch die gefäßverengende Wirkung des Adrenalins sind die Patienten sehr blass, was eigentlich untypisch für einen hohen Blutdruck ist. Die Symptome sind bei den Patienten unterschiedlich ausgeprägt, sie sind davon abhängig, wie viele Katecholamine der Tumor produziert.

Zur Diagnose werden verschiedene Blutuntersuchungen durchgeführt. Im CT oder MRT wird das Phäochromozytom sichtbar gemacht.

Therapie und Pflege

Die **operative Entfernung** des Tumorgewebes steht an erster Stelle. Inzwischen hat sich hier die minimalinvasive Schlüssellochtechnik durch laparoskopische Operationsverfahren durchgesetzt.

Der hohe Blutdruck muss aber vor der Operation unbedingt gesenkt werden, damit intraoperativ keine Blutdruckkrisen auftreten. Hierfür wird der Patient präoperativ über einen längeren Zeitraum mit α-Blockern therapiert, z.B. Phenoxybenzamin). Verläuft der Eingriff komplikationslos, normalisiert sich der Blutdruck i.d.R. wieder, eine weitere blutdrucksenkende Therapie ist dann postoperativ nicht mehr notwendig.

Präoperativ ist es wesentlich, dass Puls und Blutdruck engmaschig kontrolliert werden. Die Werte können dabei stark schwanken. Körperliche und psychische Belastungen des Patienten sollten vermieden werden, da diese ggf. eine hypertensive Krise (S. 921) auslösen können.

58.9.3 Nebennierenrindeninsuffizienz

Grundlagen

Definition Nebennierenrindeninsuffizienz
Bei einer Nebennierenrindeninsuffizienz (NNRI) ist die Nebennierenrinde nicht mehr in der Lage, ausreichend Hormone zu produzieren.

Die Ursache kann in der Nebennierenrinde selbst liegen, dann spricht man von der **primären NNRI** oder von **Morbus Addison**. Er wird z.B. ausgelöst durch Infektionen wie Tuberkulose, Tumoren der Nebennierenrinde oder autoimmunologische Prozesse. Bei einer **sekundären NNRI** liegt die Ursache in der Hypophyse, wenn diese zu wenig ACTH (adrenokortikotropes Hormon) ausschüttet, z.B. infolge eines Tumors, eines Traumas oder einer Infektion. Bei der primären NNRI sind alle Hormone der Nebennierenrinde beeinträchtigt (Glukokortikoide, Mineralokortikoide, Androgene), bei der sekundären Form nur die von der ACTH-Produktion der Hypophyse abhängigen Hormone der Nebennierenrinde (Glukokortikoide, Androgene) (▶ Abb. 58.22).

Zu Beginn der Erkrankung leiden die Betroffenen an **Appetitmangel** und **Übelkeit**, evtl. auch an Erbrechen. Sie fühlen sich schwach und müde, die **Leistungsfähigkeit sinkt**, sie nehmen an Gewicht ab. Frauen verlieren die Schambehaarung.

Beim **Morbus Addison** bestehen zusätzlich Symptome des Mineralokortikoidmangels: Der Blutdruck ist niedrig, sie sind dehydriert und haben Hunger auf Salziges. Typisch ist außerdem eine dunkle Verfärbung von Haut und Schleimhäuten (**Hyperpigmentierung**), besonders der Handlinien.

Bei der **sekundären Form** der NNRI fehlen weitere Hormone, die von der Hypophyse produziert werden. Dies kann sich z.B. durch eine Schilddrüsenunterfunktion, fehlende Menstruationsblutung bei Frauen, einen fehlenden Bartwuchs und Impotenz bei Männern bemerkbar machen.

Die Diagnose wird anhand von Blutuntersuchungen gestellt.

Therapie und Pflege

Bei Morbus Addison müssen lebenslang die **Glukokortikoide** und **Mineralokortikoide** substituiert werden. Bei der sekundären Nebenniereninsuffizienz reicht es, die Glukokortikoide zu ersetzen.

Glukokortikoide (vor allem Kortisol) werden durch Hydrokortison oder ähnliche Präparate (Kortisonacetat, Prednisolon) ausgeglichen. Da der Kortisolspiegel tageszeitabhängig schwankt und frühmorgens am höchsten ist, versucht man, durch 2–3 Teildosen über den Tag verteilt den natürlichen Rhythmus nachzuahmen.

Um den Patienten möglichst gut einstellen zu können, sollte er genau beobachtet und immer wieder nach seinem Befinden gefragt werden. Klagt er über Müdigkeit, Schwäche, Unruhe oder Übelkeit oder muss er sich gar übergeben, sollte der Arzt informiert werden. Der Blutdruck sollte regelmäßig kontrolliert werden, ein hoher Blutdruck kann Zeichen einer Kortisolüberproduktion sein.

Darüber hinaus ist es wichtig, dass die Betroffenen darüber informiert sind, dass bei körperlichen Belastungen (z. B. auch bei Diarrhö und Erbrechen), Infektionen oder Traumen der Bedarf an Kortisol steigt und die Dosis dann entsprechend angepasst werden muss. Geschieht dies nicht, kann es im schlimmsten Fall zur Addison-Krise kommen.

Addison-Krise

Besondere körperliche Belastungssituationen wie Operationen, Infektionen oder Unfälle können zu einer akuten Verschlechterung der Erkrankung führen. Denn in diesen Situationen benötigt der Körper mehr Kortisol als normalerweise: Es entsteht ein plötzlicher Hormonmangel. Dadurch fällt der Blutdruck massiv ab, der Harnfluss versiegt (Oligurie), die Patienten verlieren sehr viel Flüssigkeit (Exsikkose) und erleiden einen Schock mit Bewusstseinseintrübungen bis hin zum Koma.

ACHTUNG
Eine Addison-Krise ist lebensbedrohlich und muss sofort intensivmedizinisch behandelt werden. Auf der Intensivstation werden Glukokortikoide verabreicht und Volumen substituiert.

Aufgrund dieser Gefahr müssen alle Patienten mit einem Morbus Addison immer einen Notfallausweis bei sich tragen, der über die Erkrankung und die aktuelle Dosierung ihrer Medikamente Auskunft gibt. Der Patient muss ausführlich informiert und aufgeklärt werden.

Informieren, Schulen, Beraten

Die Patienten müssen sich regelmäßig zu Verlaufskontrollen bei ihrem behandelnden Arzt einfinden. Neben der Anamnese (gibt es Anzeichen für eine Über- oder Untersubstitution?) werden Körpergewicht, Vitalzeichen und Blutwerte kontrolliert. Auch der Notfallausweis wird überprüft und ggf. aktualisiert. Den Patienten werden strukturierte Schulungen angeboten, die über die Krankheit, die Therapie, die Dosisanpassung bei Stress oder bei Erbrechen und Diarrhö informieren. Die Angehörigen sollten einbezogen werden.

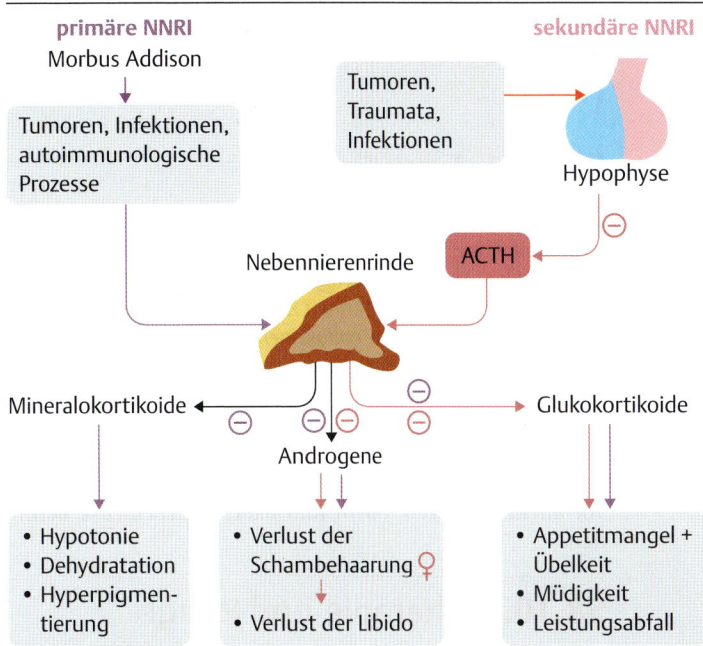

Abb. 58.22 Nebenniereninsuffizienz.

Bei der primären NNRI sind alle Hormone der Nebenniere betroffen, bei der sekundären nur die ACTH-abhängigen Hormone (Androgene und Glukokortikoide). Dementsprechend bestehen bei der primären NNRI (Morbus Addison) zusätzliche Symptome des Mineralokortikoidmangels.

WISSEN TO GO

Nebennierenrindeninsuffizienz (NNRI)

Kann die Nebennierenrinde nicht mehr ausreichend Hormone produzieren, entsteht eine Unterfunktion.

- **Ursachen:**
  - **primäre NNRI (= Morbus Addison):** Infektionen, Tuberkulose oder Tumoren an der Nebennierenrinde → Mangel an NNR-Hormonen: Glukokortikoide, Mineralokortikoide, Androgene
  - **sekundäre NNRI:** Hypophyse schüttet zu wenig ACTH aus → Mangel an Glukokortikoiden und Androgenen erniedrigt; evtl. weitere ACTH-abhängige Hormone beeinträchtigt
- **Symptome:**
  - **primäre NNRI:** Appetitmangel, Übelkeit, Leistungsschwäche, Gewichtsabnahme, Hypotonie und Hyperpigmentierung der Haut
  - **sekundäre NNRI:** Appetitmangel, Übelkeit, Leistungsschwäche, Gewichtsabnahme; evtl. zusätzlich Schilddrüsenunterfunktion, fehlende Menstruationsblutung bzw. fehlender Bartwuchs/Impotenz
- **Therapie und Pflege:**
  - **primäre NNRI:** Substitution der Gluko- und Mineralokortikoide
  - **sekundäre NNRI:** Substitution der Glukokortikoide
  - In körperlichen Belastungssituationen steigt der Kortisolbedarf, und es kann zur lebensgefährlichen **Addison-Krise** kommen. Der Blutdruck fällt massiv ab, Oligurie und Exsikkose führen zum Schock bis hin zum Koma. Glukokortikoide und Volumen müssen sofort substituiert werden. Der Patient muss ausführlich informiert und aufgeklärt werden und erhält einen Notfallausweis.

58.10 Hormonstörungen: Neuroendokrine Tumoren (NET)

58.10.1 Grundlagen

Definition Neuroendokrine Tumoren
Neuroendokrine Tumoren (NET) entwickeln sich aus neuroendokrinen Zellen. Sie können benigne (gutartig) oder maligne (bösartig) sein. Die neuroendokrinen Zellen sind zum Teil am Aufbau und an der Funktion von endokrinen Organen beteiligt, z.B. C-Zellen der Schilddrüse oder Inselzellen des Pankreas, oder sie befinden sich verstreut im Magen-Darm- und Atmungstrakt, in den Gonaden oder in der Haut.

Im Folgenden wird auf die Tumoren eingegangen, die sich vor allem in Magen, Darm und Bauchspeicheldrüse befinden.

58.10.2 Therapie und Pflege

Appendix-Karzinoid

Das Karzinoid der Appendix (Wurmfortsatz) ist der häufigste NET-Tumor. Der Tumor kann verschiedene Gewebshormone produzieren, am häufigsten aber **Serotonin**. Meistens wird der Tumor zufällig im Rahmen einer Appendektomie (operative Entfernung der Appendix) entdeckt, da er anfänglich keine Beschwerden verursacht. Klinisch auffällige Symptome treten erst auf, wenn der Tumor sich so weit ausgedehnt hat, dass es z.B. zu Stenosen im Magen-Darm-Bereich kommt (Ileus). Haben sich Metastasen (Tochtergeschwülste) in der Leber gebildet, kommt es zu den typischen Symptomen der übermäßigen Serotoninproduktion (vorher wurde das Serotonin von der Leber abgebaut), die auch als Karzinoidsyndrom bezeichnet werden: **Flush** (anfallsartige Rötung der Haut, v.a. im Gesicht), **Bauchschmerzen**, **Durchfälle** und **Asthma**.

Definition Serotonin
Serotonin ist ein Neurotransmitter des peripheren und zentralen Nervensystems. Im ZNS beeinflusst Serotonin Aufmerksamkeit, Stimmung und Körpertemperatur; im PNS fördert es u.a. die Magen-Darm-Motilität, die Konstriktion der Herzkranzgefäße und der Bronchialmuskulatur sowie die Vasodilatation (Gefäßerweiterung) in Haut und Skelettmuskulatur.

Daher ist eine ausgiebige **Patientenbeobachtung** und **Vitalzeichenkontrolle** wichtig. Der Patient sollte immer wieder nach seinem Befinden gefragt und alle Veränderungen dokumentiert werden. Nach Möglichkeit wird der Tumor operativ entfernt. Ist dies nicht möglich, kann mithilfe von Somatostatinanaloga versucht werden, die tumoreigene Hormonproduktion zu hemmen. Die Prognose hängt hier wesentlich davon ab, wann der Tumor erkannt wurde und ob bereits Metastasen in anderen Organen vorliegen.

Insulinom

Definition Insulinom
Das Insulinom ist ein insulinproduzierender Tumor des Pankreas und meistens benigne (gutartig).

Das Insulinom kommt **relativ selten** vor, ist aber gleichzeitig der häufigste endokrine Tumor des Pankreas. Das Insulinom produziert unabhängig vom Blutzuckerspiegel unkontrolliert Insulin, wodurch es häufig zu Hypoglykämien mit Blutzuckerwerten unter 50 mg/dl kommen kann (Normwert = 60–100 mg/dl). Die Patienten zeigen dann die klassischen Symptome einer Hypoglykämie (S. 1088): Heißhunger, **Schweißausbrüche**, **Herzrasen**, Zittern, und **Sehstörungen**. Nehmen sie Glukose zu sich, bessern sich die Symptome sehr schnell.

72-Stunden-Fastentest • Der wichtigste Nachweis für ein Insulinom ist der 72-Stunden-Fastentest. Bei diesem Hungerversuch darf der Patient für 48 bis maximal 72 Stunden keine Nahrung zu sich nehmen und nur Wasser trinken. Während dieser Testphase bekommt er über einen venösen Zugang alle 6 Stunden Blut abgenommen, um die Blutzucker- und Insulinspiegel zu kontrollieren. In dieser Zeit sollte darauf geachtet werden, dass der Patient keine Nahrung oder zuckerhaltigen Getränke zu sich nimmt. Er sollte genau beobachtet und die Vitalzeichen regelmäßig kontrolliert werden.

ACHTUNG
Zeigt der Patient erste Symptome einer Hypoglykämie, muss sofort der Arzt informiert werden. Der Versuch wird abgebrochen und der Patient bekommt Glukose zugeführt.

Eine Hypoglykämie gilt als Nachweis für ein Insulinom. Nach der Diagnosestellung muss eine Bildgebung erfolgen, um den Tumor zu lokalisieren.

Therapie • Die Therapie der Wahl ist die operative Entfernung des Insulinoms. Bei kleinen und gut zugänglichen Tumoren kann dies endoskopisch im Rahmen einer Bauchspiegelung durchgeführt werden.

Gastrinom

Definition Gastrinom
Ein Gastrinom ist ein gastrinproduzierender Tumor.

Gastrinome finden sich meistens an der **Bauchspeicheldrüse**, seltener im Duodenum. Durch das produzierte Gastrin wird im Magen **vermehrt Magensäure** gebildet. Das Übermaß an Magensäure greift die Magenschleimhaut an und es entstehen immer wieder **Magen- und Zwölffingerdarmgeschwüre**. Die Patienten haben häufig Magenschmerzen, Sodbrennen, Diarrhö und Teerstuhl (durch das zersetzte Blut aus dem Magen). Man spricht auch vom **Zollinger-Ellison-Syndrom**. Meist treten Gastrinome spontan auf, etwa die Hälfte ist maligne (bösartig).

Um die Diagnose zu stellen, wird der **Gastrinspiegel** im Blut bestimmt. Um den Tumor direkt nachzuweisen, sollte ein CT des Abdomens erfolgen.

Nach Möglichkeit wird der Tumor **komplett operativ entfernt**. Ist dies nicht möglich oder haben sich schon Metastasen (Tochtergeschwülste) in anderen Organen gebildet, kann versucht werden, die **Gastrinsekretion** (z.B. durch Octreotid) und die **Magensäureproduktion** (z.B. durch Protonenpumpenhemmer) **medikamentös** zu **hemmen**. Der Patient wird in diesem Fall angeleitet, die Medikamente auf Anordnung einzunehmen und auf evtl. Nebenwirkungen zu achten, z.B. Obstipation, Übelkeit, Erbrechen. Der Patient sollte motiviert werden, das Rauchen aufzugeben und Stress zu vermeiden. Gegebenenfalls ist eine unterstützende Diät angeordnet. Auch hierzu sollte der Patient beraten und bei der Umsetzung unterstützt werden.

> **WISSEN TO GO**
>
> **Neuroendokrine Tumoren (NET)**
>
> Karzinoide oder neuroendokrine Tumoren entwickeln sich aus neuroendokrinen Zellen. Diese finden sich z. B. in der Schild- oder Bauchspeicheldrüse, im Magen-Darm- und Atmungstrakt, in den Gonaden oder in der Haut. Beispiele sind:
> - **Appendix-Karzinoid:** häufigster NET-Tumor, produziert meist Serotonin; haben sich Metastasen in der Leber gebildet, kommt es zum Karzinoidsyndrom mit Flush, Bauchschmerzen, Diarrhö und Asthma
> - **Insulinom:** insulinproduzierender Tumor des Pankreas, relativ selten, meist gutartig → erhöhte Insulinproduktion verursacht Hypoglykämien
> - **Gastrinom:** gastrinproduzierender Pankreastumor; der Magen bildet vermehrt Magensäure, es entstehen Magen- und Zwölffingerdarmgeschwüre mit Magenschmerzen, Sodbrennen, Diarrhö und Teerstuhl (**Zollinger-Ellison-Syndrom**).
>
> Die Therapie besteht i. d. R. in der Entfernung der Tumoren. Ansonsten wird versucht, die Hormonproduktion medikamentös zu hemmen.

58.11 Hormonstörungen: Diabetes insipidus

58.11.1 Grundlagen

Definition Diabetes insipidus
Der Diabetes insipidus ist eine Erkrankung, bei der die Nieren den Harn nicht mehr ausreichend konzentrieren können. Sie wird entweder durch einen Mangel (Diabetes insipidus centralis) oder eine unzureichende Wirkung (Diabetes insipidus renalis) des antidiuretischen Hormons (ADH) ausgelöst (▶ Abb. 58.23).

Durch die ungenügende Konzentration des Harns ist die Rückresorption von Wasser gestört – die Betroffenen scheiden täglich bis zu 25 Liter Urin aus (**Polyurie**). Um die Wasserverluste auszugleichen, leiden die Patienten entsprechend unter starkem Durst und trinken sehr viel (**Polydipsie**).

Ursache bei einem Mangel ist der Hypophysenhinterlappen, der nicht genügend antidiuretisches Hormon (ADH) ausschüttet. Am häufigsten ist ein Tumor im Bereich des Hypothalamus oder der Hypophyse die Ursache. Beim Diabetes insipidus renalis reagiert die Niere selbst nicht mehr ausreichend auf das normale ADH.

Die Diagnose kann meist mithilfe von Urinuntersuchungen und des sog. Durstversuchs gestellt werden. Bildgebende radiologische Verfahren (Röntgen, CT, MRT) können einen Tumor in der Hypophyse als Ursache nachweisen.

Durstversuch • Bei diesem Versuch wird die Osmolarität im Blutplasma und im Urin gemessen. Nachdem die Osmolarität, d. h. die Menge der gelösten Teilchen im Blutplasma und im Urin gemessen worden ist, dürfen die Patienten eine Zeitlang nichts trinken. Wenn ausreichend ADH vorhanden ist, wird weniger und konzentrierterer Urin gebildet. Nimmt die Urinmenge jedoch nicht ab, spricht das für einen Diabetes insipidus. Gleichzeitig wird so die Konzentrationsfähigkeit der Niere getestet. Ist der Morgenurin wasserklar, liegt ein Diabetes insipidus vor.

Abb. 58.23 Diabetes insipidus.

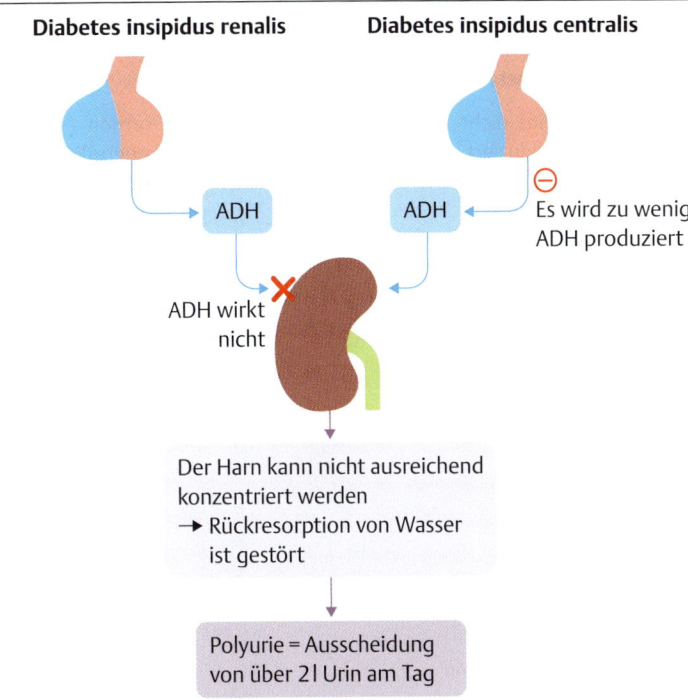

Diabetes insipidus renalis und centralis im Vergleich.

ACHTUNG
Wird der Kreislauf des Patienten bei diesem Versuch zu sehr belastet, muss der Test sofort abgebrochen und der Arzt informiert werden.

58.11.2 Therapie und Pflege

Zunächst muss dem Patienten ausreichend **Flüssigkeit zugeführt** werden, um den Wasserhaushalt auszugleichen und eine Dehydratation zu vermeiden, z. B. durch Infusionen. Ist die Diagnose gesichert, kann bei einem **Diabetes insipidus centralis** künstlich hergestelltes **ADH** zugeführt werden. Die Patienten bekommen meist Desmopressin in Form eines Nasensprays oder als Tablette verabreicht. Darüber hinaus muss die Ursache behandelt werden, z. B. Entfernung eines Tumors im Bereich der Hypophyse. Informationen zu den pflegerischen Maßnahmen finden Sie unter „Perioperative Pflege" (S. 1102).

Der **Diabetes insipidus renalis** ist deutlich schwieriger zu therapieren. Der Ausgleich des Wasserhaushalts ist essenziell. Auch hier steht aber, sofern möglich, die Behandlung der Grunderkrankung im Vordergrund.

Die übermäßige Harnausscheidung und der ständige Durst belasten die Patienten am Tag und in der Nacht (Polydipsie, Nykturie). Es kommt zu Kreislaufstörungen, Schlafstörungen und Gereiztheit. Trinken sie nicht genügend, um den Wasserverlust auszugleichen, trocknen Haut und Schleimhäute aus und es kommt zur Obstipation. Pflegende müssen daher vor allem auf die **Vitalparameter** achten und diese **engmaschig kontrollieren**. Weiterhin werden die **Flüssigkeitszufuhr** und die **Urinausscheidung** genauestens **bilanziert**.

58 Pflege bei Erkrankungen des Hormonsystems, Stoffwechselstörungen und ernährungsbedingten Erkrankungen

WISSEN TO GO

Diabetes insipidus

Wird nicht ausreichend antidiuretisches Hormon (ADH) produziert oder ist die Wirkung gestört, können die Nieren den Harn nicht mehr ausreichend konzentrieren. Die Patienten scheiden dann bis zu 25 l/Tag aus (Polyurie) und leiden starken Durst (Polydipsie).
- **Ursachen:**
  - **Diabetes insipidus centralis:** durch Tumoren im Hypothalamus oder der Hypophyse wird zu wenig ADH produziert
  - **Diabetes insipidus renalis:** Nieren reagieren nicht ausreichend auf das ADH
- **Diagnostik:** Urinuntersuchungen, Durstversuch, Röntgen, CT und MRT
- **Therapie und Pflege:**
  - ausreichende Zufuhr von Flüssigkeit; Vitalzeichenkontrolle und Flüssigkeitsbilanzierung
  - zentraler Diabetes insipidus: synthetisches ADH (Desmopressin) als Nasenspray oder Tablette; Tumorentfernung
  - renaler Diabetes insipidus: Grunderkrankung therapieren

Mein Patient Alina: Nie mehr etwas Süßes essen?

mail@alina.koch.de: Hey, Schwesterherz! Na, wie geht's Dir so in Kur? Sind doch sicher nur alte Leute da, oder? Ist Dir sehr langweilig? Ohne Dich ist es hier auch ziemlich ruhig, wir vermissen Dich sehr. Ich soll Dich auch von Oma grüßen, sie meint, Du sollst nichts Süßes mehr essen und Deine Tabletten immer nehmen, dann wird das schon, bei ihr klappt's ja auch. Also schreib mir, ich bin gespannt, was Du berichtest ... LG, Siska

mail@siska.koch.de: Hallo, ich habe wirklich viel zu berichten ... Hier ist es nicht halb so schlimm, wie ich es eigentlich erwartet hätte. Im Gegenteil. Alle sind nett, es gibt auch viele junge Leute, wir haben uns gleich zusammengetan, ich bin kaum allein. Und es tut mir gut zu sehen, dass ich nicht die Einzige bin, die sich mit einer Erkrankung wie dem Diabetes mellitus auseinandersetzen muss, sogar Kinder gibt es hier. Einfach wird es sicher nicht, ich muss einiges lernen: über meinen Diabetes, über Insulin und auch, was ich in Zukunft dazu beitragen kann, damit ich möglichst „normal" weiterleben kann. Aber die machen das hier toll, mittlerweile geht's mir schon viel besser. Du kannst Dich sicher noch an meine Panik erinnern, als ich erfuhr, dass ich Diabetes habe. Dann meine Recherchen im Internet, all die schlimmen Bilder von Wunden, die nicht heilen, nie mehr was Süßes essen, je mehr ich las, desto unsicherer wurde ich. Hier bekomme ich die Informationen, die ich brauche und die mir helfen. Das Schwächegefühl und der ständige Durst, unter dem ich so gelitten habe, sind auch schon weg. Sag Oma bitte, dass sie eine andere Form der Zuckerkrankheit hat, Tabletten gibt's für meine Form, Diabetes Typ 1, nicht, leider. Muss jetzt zur Ernährungsberatung. LG, Lina

mail@alina.koch.de: Hey, ich nochmal ... Ich bin so froh, dass es Dir wieder besser geht! Wenn ich was tun kann, schreib mir, ja? Kommst Du mittlerweile mit dem Blutzuckermessen und Spritzen zurecht? Hast Du eigentlich mal nachgefragt, ob wir unsere Reise machen können? Kannst Du mitkommen, trotz Deines Diabetes? LG, Siska

mail@siska.koch.de: Hallo Sis, ja, klappt schon alles ganz gut. Wegen unserer Reise frage ich nach, mich beschäftigen auch viele andere Dinge: Kann ich den Führerschein machen? Soll ich, wenn ich im Herbst meine Ausbildung beginne, meine Kollegen über die Erkrankung informieren? Werde ich einmal Kinder haben können? Ich bin froh, dass ich hier Gelegenheit habe, all das zu besprechen. Sehen wir uns am Wochenende? LG, Lina

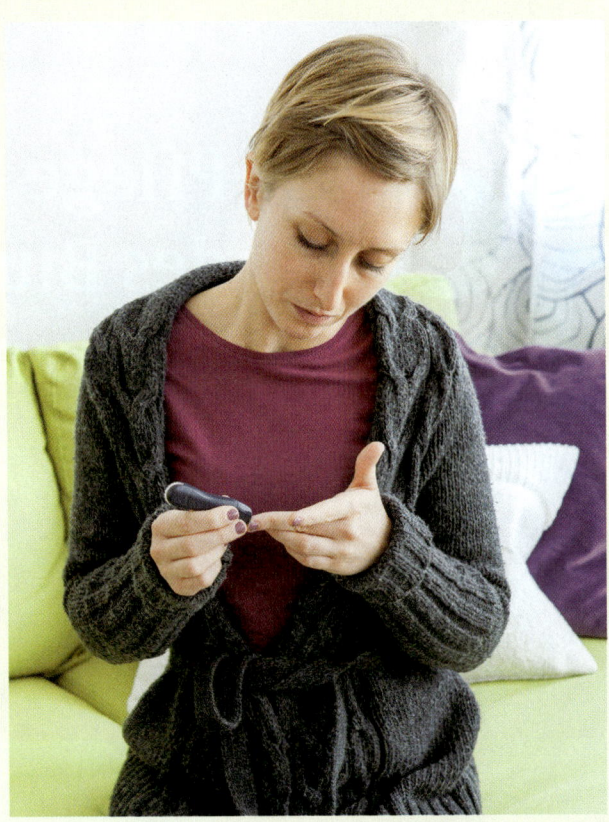

Foto: Kirsten Oborny, Thieme

Was ist zu tun?

- Alina hat einen Typ-1-Diabetes. Der Körper produziert kein eigenes Insulin. Welche Form der Insulintherapie wird bei ihr höchstwahrscheinlich eingesetzt? Was beinhaltet die Therapie?
- Alina wird sich Insulin spritzen müssen. Welche 3 Arten der Insulininjektion stehen zur Auswahl? Nennen Sie die möglichen Einstichstellen am Körper.
- Was ist eine Hypoglykämie? Wodurch wird sie ausgelöst? Nennen Sie die Frühsymptome und die Spätsymptome. Welche Erstmaßnahmen ergreifen Sie?
- Alina erhält in der Kur eine Ernährungsberatung. Dort wird sie lernen, die Insulindosis anhand der Kohlenhydratmenge und des gemessenen Blutzuckerwerts zu berechnen. Wie werden Kohlenhydrate berechnet? Was sind schnell und langsam resorbierbare Kohlenhydrate? Welche Faktoren müssen zusätzlich berücksichtigt werden?

59 Pflege bei Erkrankungen des Blut- und Immunsystems

59.1 Bedeutung für den Patienten

Ist das Blut, das den ganzen Körper durchfließt und ihn mit lebenswichtigen Stoffen wie etwa Sauerstoff versorgt, selbst erkrankt, hat das weitreichende Folgen für den Betroffenen. Egal, ob die Blutzellen, das Plasma, die Gerinnung oder Faktoren der Immunabwehr pathologisch verändert sind, die Erkrankung betrifft gleich den ganzen Körper, ist systemisch und nicht auf ein einzelnes Organ oder eine einzelne Körperstelle beschränkt. Entsprechend weitreichend sind die Folgen: Neben **Anämien** (Blutarmut) und **Leukämien** (maligne Tumorerkrankung des Blutes = Blutkrebs) können **Störungen der Blutgerinnung** zu erhöhter Blutungs- oder Thromboseneigung führen. Die Patienten bluten sehr schnell und stark oder ihnen droht ein gefährlicher Gefäßverschluss bzw. eine lebensbedrohliche Lungenembolie.

Ist das **Immunsystem betroffen**, funktioniert die **körpereigene Abwehr nicht mehr ausreichend**. Die Patienten sind den Angriffen von Bakterien, Viren und Pilzen schutzlos ausgeliefert. Sie infizieren sich immer wieder mit Erregern, die unter normalen Bedingungen vom Körper abgewehrt werden können. Besonders trifft dies auf **HIV-infizierte** Patienten zu. Diese nicht heilbare Viruserkrankung führt zu einer ausgeprägten Immunschwäche, die im finalen **AIDS**-Stadium auch maligne (bösartige) Tumorerkrankungen verursachen kann. Die Betroffenen sind nicht nur **körperlich massiv beeinträchtigt**, sondern auch **psychisch stark belastet** – nicht zuletzt auch, weil sie immer wieder soziale Ausgrenzungen erfahren, weil die Menschen sich vor einer Ansteckung fürchten.

Autoimmunerkrankungen oder **Allergien** gehen ebenso häufig mit **schwerem Krankheitsgefühl** und **deutlichen Beeinträchtigungen** des alltäglichen Lebens einher.

Oft handelt es sich bei Erkrankungen des Blut- oder Immunsystems um **schwere systemische Krankheitsbilder**, die nicht oder nur teilweise heilbar sind. Die körperlichen Einschränkungen und seelischen Belastungen sind dann entsprechend hoch. Neben einer guten Patientenbeobachtung und einer symptomorientierten **Pflege** ist es daher auch wichtig, die psychische Verfassung der Patienten zu beachten. Pflegende sollten für Fragen offen sein und Unterstützung anbieten, wenn ein Patient die Diagnose „Leukämie" oder „HIV-positiv" verkraften muss oder sich existenzielle Fragen stellt wie etwa „Wie kann ich mit dieser Krankheit leben?" oder „Wie lange kann ich damit leben?" Ebenso ist eine gute **Aufklärung** und Information der Patienten über ihre Erkrankung wichtig. Oft können so Unsicherheiten und Ängste vermieden werden.

59.2 Auffrischer Anatomie und Physiologie

59.2.1 Blut

Das Blut **transportiert** Atemgase, Nährstoffe, Stoffwechselprodukte, Elektrolyte und Hormone zu den Zielorganen. Mit seiner Fähigkeit zur **Gerinnung** verschließt es bei kleineren Gefäßverletzungen die Wunde. Viele seiner Bestandteile sind außerdem an der **Immunabwehr** beteiligt.

Das **Blutvolumen** eines Erwachsenen beträgt **6–8%** des Körpergewichts (bei 70 kg also **ca. 5 l**). Das Blut besteht zu **55%** aus **Blutplasma** und zu **45%** aus **Blutzellen** (▶ Abb. 59.1).

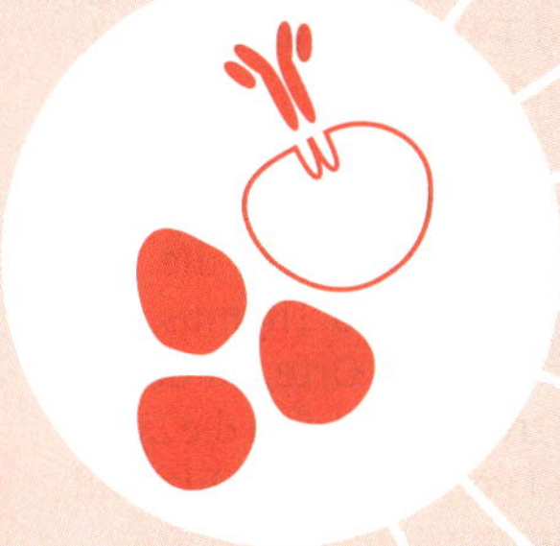

- Bedeutung für den Patienten ▶ S. 1118
- Auffrischer Anatomie und Physiologie
  - Blut ▶ S. 1118
  - Immunsystem ▶ S. 1120
  - Blutgerinnungssystem ▶ S. 1120
- Mitwirken bei der Diagnostik
  - Blutuntersuchungen ▶ S. 1120
  - Knochenmarkpunktion ▶ S. 1121
  - Lymphknotenbiopsie ▶ S. 1121
  - Allergietests ▶ S. 1122
- Erkrankungen der Erythrozyten
  - Anämie ▶ S. 1123
  - Polyglobulie und Polycythaemia vera ▶ S. 1126
- Erkrankungen der Leukozyten
  - Leukämien ▶ S. 1127
  - Agranulozytosen ▶ S. 1132
- Maligne Lymphome
  - Grundlagen ▶ S. 1133
  - Therapie und Pflege ▶ S. 1133
  - Multiples Myelom/Plasmozytom ▶ S. 1134
- Myelodysplastisches Syndrom ▶ S. 1134
- Gerinnungsstörungen
  - Gesteigerte Blutungsneigung ▶ S. 1135
  - Gesteigerte Thromboseneigung ▶ S. 1137
- Immundefekte
  - Grundlagen ▶ S. 1139
  - Mitwirken bei der Therapie ▶ S. 1139
  - HIV-Infektion und AIDS ▶ S. 1140
- Autoimmunerkrankungen ▶ S. 1144
- Allergien
  - Grundlagen ▶ S. 1145
  - Mitwirken bei der Therapie ▶ S. 1146
  - Beobachtungskriterien und Pflegebasismaßnahmen ▶ S. 1147
  - Informieren, Schulen, Beraten ▶ S. 1147

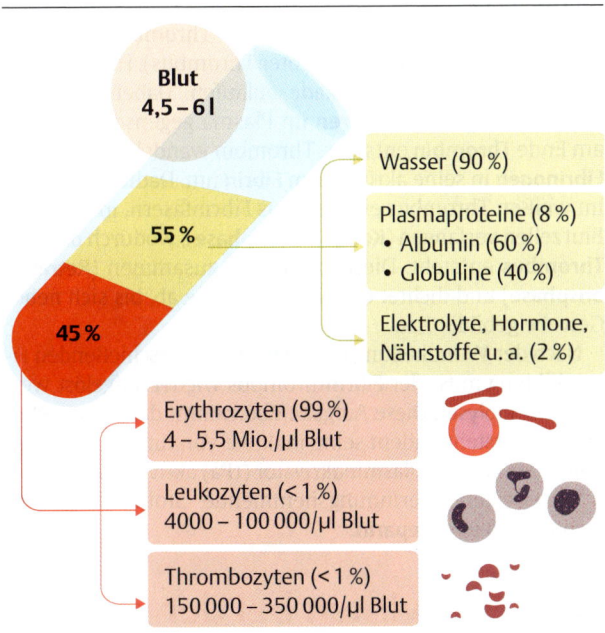

Abb. 59.1 Bestandteile des Blutes.

Die **Blutbildung** (Hämatopoese) findet im **roten Knochenmark** statt. Dort liegen die pluripotenten hämatopoetischen Stammzellen, die sich zu **jedem Blutzelltyp** weiterentwickeln können. Diese Möglichkeit wird aber von Teilung zu Teilung immer mehr eingeschränkt. Schon bei der 1. Teilung einer Stammzelle entsteht eine Zelle, die sich nur noch entweder zu Erythrozyten, Thrombozyten, Monozyten oder Granulozyten weiterentwickeln kann (**myeloische Vorläuferzelle**) oder zu Lymphozyten (**lymphatische Vorläuferzelle**). Welche der beiden Vorläuferzelle entsteht, wird über **Zytokine** aus dem Knochenmark gesteuert.

Blutplasma

Blut ohne Blutzellen wird als **Blutplasma** bezeichnet. Es besteht zu **90 %** aus **Wasser**, zu ca. **8 %** aus **Plasmaproteinen** und zu ca. **2 %** aus **Elektrolyten**. Seine Gesamtmenge beträgt 2,5–3 l.

Die Plasmaproteine setzen sich aus **Albumin** (60 %) und **Globulinen** (40 %) zusammen. Sie sind hauptverantwortlich für den **kolloidosmotischen Druck**. Außerdem dienen sie wasserunlöslichen Stoffen als **Transportproteine**. Auch Bestandteile des Komplement- und des Gerinnungssystems zählen zu den Plasmaproteinen. Plasma ohne Gerinnungsfaktoren wird als **Blutserum** bezeichnet.

Die **Globuline** werden in 4 Gruppen unterteilt: α_1-Globuline, α_2-Globuline, β-Globuline und γ-Globuline. Die γ-Globuline werden auch **Immunglobuline** (Ig) oder **Antikörper** genannt und sind Teil des Immunsystems.

Blutzellen

Man unterscheidet:
- rote Blutkörperchen (**Erythrozyten**): 4–5,5 Mio./μl Blut (ca. 99 % aller Blutzellen)
- weiße Blutkörperchen (**Leukozyten**): 4000–10 000/μl Blut
- Blutplättchen (**Thrombozyten**): 150 000–350 000/μl Blut

Der Anteil der Blutzellen am gesamten Blutvolumen ist der **Hämatokrit** (Hkt). Je höher der Hämatokrit, desto höher ist auch die **Viskosität** des Blutes, d. h. desto zäher fließt es.

Pflege bei Erkrankungen des Blut- und Immunsystems

Erythrozyten • Sie transportieren die Atemgase vom Gewebe zur Lunge bzw. umgekehrt. Für den Sauerstofftransport ist der Sauerstoff im Erythrozyten an den roten Blutfarbstoff (Hämoglobin, Hb), genauer gesagt an dessen Eisenatome (Fe^{2+}), gebunden. Wie viele der Bindungsstellen durch ein Sauerstoffatom besetzt sind, wird mit der Sauerstoffsättigung angegeben. Deren Normalwert liegt im arteriellen Blut bei 98 %, im venösen Blut bei ca. 75 %.

Thrombozyten • Die Blutplättchen sind an der Blutstillung beteiligt.

Leukozyten • Sie sind für die Abwehr von Erregern und körperfremden Stoffen zuständig und an der Entstehung von Entzündungen beteiligt. Zu den Leukozyten gehören:
- **Granulozyten:** Sie werden unterteilt in neutrophile, eosinophile und basophile Granulozyten. Ihre Hauptaufgabe ist die Phagozytose von Fremdstoffen. Dabei gehen sie zugrunde und bilden mit den Zelltrümmern gemeinsam den Eiter.
- **Monozyten und Makrophagen:** Monozyten kommen ausschließlich im Blut vor und zählen zu den Phagozyten. Treten sie ins Gewebe über, entwickeln sie sich zu den Makrophagen weiter. Auch die Makrophagen sind Phagozyten. Nach der Phagozytose schleusen sie Bruchstücke des phagozytierten Materials auf ihre Oberfläche und zeigen sie so den anderen Leukozyten (**Antigenpräsentation**). Außerdem setzen sie Chemokine frei. Makrophagen kommen in allen Organen vor.
- **Lymphozyten:** Man unterscheidet B-Lymphozyten (ca. 15 %), T-Lymphozyten (ca. 75 %) und natürliche Killerzellen (NK-Zellen, ca. 10 %).
  – **B- und T-Lymphozyten** gehören zur **spezifischen Immunabwehr**, d.h. sie entwickeln für jeden Erreger maßgeschneiderte „Waffen". Die B-Lymphozyten entwickeln sich komplett im Knochenmark, während die T-Lymphozyten zu ihrer weiteren Entwicklung aus dem Knochenmark in den Thymus wandern. Ihre Weiterentwicklung erfolgt in den sekundären lymphatischen Organen.
  – **NK-Zellen** (natürliche Killerzellen): Sie arbeiten nicht antigenspezifisch und gehören somit zum unspezifischen Teil des Immunsystems. Sie sind v.a. in der Abwehr von Virusinfektionen aktiv. Sie entdecken befallene Zellen und vernichten sie, indem sie **Zytotoxine** ausschütten. Man findet sie überwiegend im Blut, in der Leber und der Milz.
- **Mastzellen:** Sie kommen überwiegend im Bindegewebe vor. Sie spielen eine Rolle in der Immunabwehr, bei der Gerinnung und bei Allergien (IgE-assoziierte Histaminausschüttung bei Allergien des Soforttyps).
- **dendritische Zellen:** Sie befinden sich ausschließlich im Gewebe. Ihre wichtigsten Aufgaben sind die Phagozytose und v.a. die **Antigenpräsentation**. Dazu verlassen sie nach der Phagozytose das Gewebe und gelangen in die Lymphknoten, wo sie den Lymphozyten das Antigen zeigen.

59.2.2 Immunsystem

Das Immunsystem muss **Antigene** (Erreger, schädliche körperfremde Stoffe, veränderte Körperzellen) erkennen und beseitigen, darf aber gleichzeitig gesunde körpereigene Strukturen **nicht** angreifen. Man unterscheidet die angeborene (unspezifische) von der erworbenen (spezifischen) Abwehr.

Angeborene Abwehr • Sie ist sofort einsatzbereit und reagiert als Erste auf eingedrungene Antigene. Sie unterscheidet aber nicht zwischen den einzelnen Erregern. Die zellulären Anteile der angeborenen Abwehr sind die Phagozyten, die NK-Zellen und die Mastzellen, die humoralen Anteile sind das Komplementsystem, Zytokine und andere Stoffe.

Erworbene Abwehr • Sie produziert für jedes Antigen passende Abwehrmittel. Da dies einige Zeit in Anspruch nimmt, reagiert sie beim Erstkontakt mit einem Antigen später als die angeborene Abwehr. An der erworbenen Abwehr beteiligt sind als zelluläre Anteile die B- und T-Lymphozyten und als humorale Anteile die Antikörper und Zytokine.

Primäre und sekundäre lymphatische Organe • In den primären lymphatischen Organen entstehen und reifen die Abwehrzellen. Hierzu zählen Knochenmark und Thymus. Die sekundären lymphatischen Organe sind die Orte, an denen die Lymphozyten auf ihre Antigene treffen und sich die Lymphozyten vermehren. Dazu zählen Lymphknoten, Milz und MALT (Mandeln, Peyer-Plaques, Darmtonsille).

59.2.3 Blutgerinnungssystem

Durch die Blutgerinnung können kleine Gefäßwandschäden so lange abgedichtet werden, bis das zerstörte Gewebe wiederhergestellt ist. Sie läuft in 2 Schritten ab, der primären (**Blutstillung**) und der sekundären Hämostase (**Blutgerinnung**).

Bei der **Blutstillung** bildet sich ein Pfropf aus **Thrombozyten**, der die Gefäßverletzung vorübergehend verschließt. Zuerst verengt sich das Blutgefäß (**Vasokonstriktion**), was es den Thrombozyten erleichtert, sich an der verletzten Gefäßwand anzulagern. Bei der folgenden **Thrombozytenadhäsion** verbinden sich die Thrombozyten über den **Von-Willebrand-Faktor** mit den Bindegewebsfasern der Gefäßwand. Dadurch werden sie aktiviert und vernetzen sich (**Thrombozytenaggregation**). Innerhalb von ca. 3 Minuten entsteht so der **weiße Thrombus**.

Die **Blutgerinnung** ersetzt diesen Thrombozytenpfropf durch einen **Fibrinthrombus** (roter Thrombus). Hierfür muss zuerst die Gerinnungskaskade ablaufen. Dabei aktivieren sich die **Gerinnungsfaktoren** im Plasma gegenseitig, sodass am Ende **Thrombin** entsteht. Thrombin wandelt das inaktive **Fibrinogen** in seine aktive Form **Fibrin** um. Dadurch entsteht im weißen Thrombus ein Netz aus Fibrinfasern, in dem sich Blutzellen verfangen (**Koagulationsphase**), wodurch der **rote Thrombus** entsteht. Dieser zieht sich zusammen (**Retraktionsphase**) und dichtet das Gefäß so lange ab, bis sich neues Gewebe gebildet hat.

Nach der Wundheilung oder bei einer überschießenden Fibrinbildung muss der Fibrinthrombus wieder aufgelöst werden (**Fibrinolyse**). Diese Aufgabe übernimmt das Enzym **Plasmin**. Es entsteht, indem seine inaktive Vorstufe Plasminogen durch den Gewebsplasminaktivator (tPA) aktiviert wird.

Körpereigene gerinnungshemmende Stoffe sind **Antithrombin III** und **Heparin**.

59.3 Mitwirken bei der Diagnostik

59.3.1 Blutuntersuchungen

Blutuntersuchungen spielen in der Diagnostik bei fast allen Erkrankungen eine große Rolle. Wenn das Blut selbst erkrankt ist, ist das **große Blutbild** von besonderem Interesse. Es besteht aus dem **kleinen Blutbild** und dem **Differenzialblutbild**. Beim kleinen Blutbild werden die Anzahl der Erythrozyten, Leukozyten, und Thrombozyten und die Hämoglobinwerte sowie der Hämatokritwert bestimmt.

Beim Differenzialblutbild werden neben der Gesamtzahl auch die Untergruppen der Leukozyten näher bestimmt, z. B. die Zahl an Lymphozyten und Granulozyten.

Für die Pflege von Patienten mit Erkrankungen des Blutes ist es im Hinblick auf die Ergebnisse der Laboruntersuchungen wichtig zu wissen, dass Blutzellen bei diesen Patienten zwar in ausreichender oder sogar erhöhter Zahl vorhanden, in ihrer **Funktion aber erheblich eingeschränkt** sein können. Pflegende sollten daher betroffene Patienten auch bei „normalem" Blutbild auf mögliche Symptome beobachten, z. B. Müdigkeit oder Kurzatmigkeit bei einer Anämie.

In der Diagnostik von Bluterkrankungen bzw. Erkrankungen des Immunsystems (Immundefekte und Allergien) spielt die Antikörperdiagnostik eine wichtige Rolle. Sie erfolgt aus dem Serum des Patienten.

Für die Bestimmung des Blutbilds und die Antikörperdiagnostik sind keine besonderen Vorbereitungen nötig. Der Patient muss für die Blutentnahme auch nicht nüchtern sein.

WISSEN TO GO

Blutuntersuchungen

Bei Erkrankungen des Blutes und des Immunsystems wird häufig ein **großes Blutbild** angeordnet:
- **kleines Blutbild:** u. a. Erythrozyten-, Leukozyten-, Lymphozyten- und Thrombozytenzahl
- **Differenzialblutbild:** plus Untergruppen der Leukozyten, z. B. Lymphozyten und Granulozyten

Dabei ist nicht nur die Anzahl der Blutzellen zu beachten, sondern auch die Funktionsfähigkeit der Zellen. Diese kann ggf. eingeschränkt sein, sodass auch bei „normalem" Blutbild z. B. Anzeichen einer Anämie auftreten können. Gegebenenfalls wird auch eine **Antikörperdiagnostik** aus dem Serum notwendig.

59.3.2 Knochenmarkpunktion

Die Lebensdauer der Blutzellen ist relativ kurz, Leukozyten und Thrombozyten leben nur wenige Tage, Erythrozyten immerhin etwa 4 Monate. Aus den hämatopoetischen Stammzellen (auch Vorläuferzellen) entwickeln sich daher ständig neue Blutzellen, sodass ihre Anzahl normalerweise in etwa konstant bleibt. Blutstammzellen befinden sich vor allem im roten Knochenmark, dem Ort der Blutbildung (Hämatopoese).

Besteht der Verdacht, dass die Blutbildung gestört ist, können Ärzte rotes Knochenmark für eine Untersuchung entnehmen. In einer mikroskopischen Untersuchung werden die Knochenmarkzellen gezählt, ihre Form und ihre äußeren Zellmerkmale beschrieben und ihr Erbmaterial auf Veränderungen untersucht (**histologische** und **zytologische Untersuchung**).

Indikationen • Knochenmarkbiopsien dienen der Diagnose, der Stadieneinteilung und der Verlaufskontrolle von Krankheiten, die im Knochenmark ihren Ursprung haben, z. B. Leukämien (weißem Blutkrebs), oder die sich sekundär im Knochenmark ansiedeln, z. B. maligne Lymphome (Lymphdrüsenkrebs). Ihre Befunde sind oftmals für die Therapieplanung von großer Bedeutung.

Punktionsstellen • Rotes Knochenmark findet sich bei Erwachsenen in den platten, kurzen Knochen, bei kleinen Kindern auch noch in den langen Röhrenknochen. Üblicherweise punktieren Ärzte für eine Knochenmarkbiopsie den **Beckenkamm** (Darmbein) oder (seltener) das **Sternum** (Brustbein). Bei kleinen Kindern können sie die Probe auch aus dem **Schienbein** (Tibia) gewinnen.

Das Vorgehen bei einer Knochenmarkpunktion und pflegerische Aufgaben finden Sie im Kap. „Pflege bei Punktionen und Biopsien" (S. 526).

WISSEN TO GO

Knochenmarkbiopsie

Im roten Knochenmark findet die **Blutbildung** (Hämatopoese) statt. Bei Verdacht auf Erkrankungen des Knochenmarks oder des blutbildenden Systems wird eine Gewebeprobe aus dem Beckenkamm entnommen und **histologisch** und **zytologisch** untersucht. Durchführung siehe Pflege bei Punktionen und Biopsien (S. 526).

59.3.3 Lymphknotenbiopsie

Lymphknoten sind Teil des Lymphsystems. Sie sind biologische Filter, die Zelltrümmer, Krankheitserreger und Fremdkörper aus der Lymphe herausfiltern – sie dienen sozusagen als „Kläranlage" unseres Körpers. Makrophagen lösen die abgefilterten Stoffe durch Enzyme auf (phagozytieren sie). Außerdem speichern Lymphknoten Lymphozyten und bringen diese mit Antigenen in Verbindung. Je nach Beanspruchung können die normalerweise weniger als 1 mm großen Lymphknoten bis auf ca. 3 cm anschwellen. Meist ist es die Folge einer Infektion, kann aber auch Hinweis auf eine übermäßige Aktivität des Lymphsystems sein, z. B. bei Tumorerkrankungen. Unter Umständen können Lymphknotenschwellungen sehr schmerzhaft sein.

Möchte der Arzt genauere Informationen über die Ursache der Lymphknotenschwellung erhalten, kann er einen geschwollenen Lymphknoten punktieren und Zellen entnehmen.

Vorbereitung und Durchführung

Eine Lymphknotenbiopsie ist, so lange es sich nur um eine Probenentnahme handelt, ein kleiner Eingriff, den der Arzt im Normalfall auf Station vornehmen kann. Aufgabe der Pflegenden ist es, den Patienten und die benötigten Materialien vorzubereiten, während der Durchführung zu assistieren und den Patienten nach dem Eingriff zu überwachen:
- Vorbereiten des Materials.
- Information des Patienten über alle geplanten Tätigkeiten.
- Gerinnungswerte und Thrombozytenzahl des Patienten müssen vorliegen.
- Rasur des Punktionsbereichs je nach Lage des zu punktierenden Lymphknotens und Hausstandard.
- Kontrolle von Vitalparametern und Körpertemperatur.
- Anreichen des Materials während der Durchführung.

Nach dem Eingriff wird ein steriles Pflaster auf die Einstichstelle geklebt. Hilfreich kann es sein, einen Sandsack auf die Punktionsstelle zu legen, um Nachblutungen zu verhindern.

Nachsorge und Komplikationen

Auch bei einer Lymphknotenbiopsie können Nachblutungen, Hämatome und Infektionen auftreten. Bei der Nachsorge sollte entsprechend auf Folgendes geachtet werden:

- Patienten nach seinem Befinden fragen und auf Infektionszeichen wie erhöhte Temperatur, lokale Rötung, Schwellung und Schmerzen hin beobachten. Bei Auffälligkeiten sollte der Arzt informiert werden.
- Den Verband und dessen Umgebung mehrmals auf Nachblutungen und Hämatome kontrollieren. Im Halsbereich kann eine Nachblutung oder ein Hämatom besonders gefährlich werden und die Luftröhre einengen.

ACHTUNG
Bei auftretender Luftnot, sichtbarer Schwellung oder einem Hämatom informieren Sie daher umgehend den Arzt.

> **WISSEN TO GO**
>
> **Lymphknotenbiopsie**
>
> Bei der Entnahme einer Gewebeprobe aus einem Lymphknoten gibt es folgende pflegerischen Aufgaben:
> - Information des Patienten
> - Kontrolle der Vitalparameter, der Blutgerinnungswerte und der Thrombozytenzahl
> - ggf. Rasur des Punktionsbereichs
> - Vorbereitung der Materialien
> - Assistenz bei der Durchführung
> - Versorgung der Punktionsstelle nach dem Eingriff
> - Beobachtung der Punktionsstelle auf Nachblutungen, Hämatome und Entzündungszeichen
> - Kontrolle der Vitalzeichen
> - Schmerzbeobachtung und Schmerzmanagement

59.3.4 Allergietests

Unter einer Allergie versteht man eine überschießende Reaktion des Immunsystems auf eigentlich unschädliche Substanzen. Solche allergieauslösenden Stoffe (sog. Allergene) können z. B. Pollen, Milben, Tierhaare, aber auch diverse Lebensmittel oder Kosmetika sein. Das Immunsystem ist in diesen Fällen so sensibilisiert, dass es in Form einer Entzündung auf die entsprechende Substanz reagiert. Besteht der Verdacht auf eine Allergie, wird der Arzt zunächst den Patienten ausführlich zu Lebensgewohnheiten, familiärer Disposition, Vorerkrankungen, Krankheitsverlauf und Symptomen befragen. Es kann sehr hilfreich sein, wenn der Patient ein Tagebuch über seine Symptome führt. Oftmals haben Patient oder Arzt schnell eine bestimmte Substanz als Allergieauslöser in Verdacht. Um Gewissheit zu bekommen, stehen verschiedene Testmethoden zur Auswahl.

Immunglobulin E

Die Bestimmung der IgE erfolgt über eine venöse Blutentnahme. Erhöhte Werte des Immunglobulins E (IgE) lassen Rückschlüsse auf eine vorliegende Allergie zu, da diese Antikörper für allergische Reaktionen verantwortlich sind. Leider ist die Fehlerquote bei dieser Diagnostik hoch, da der IgE-Wert auch bei Parasitenerkrankungen ansteigt. Umgekehrt findet sich bei Allergien nicht immer ein erhöhter Wert. In der Allergologie spielt diese Laboruntersuchung dennoch eine Rolle, vor allem, wenn der Verdacht auf eine Allergie auf hauttestungeeignete Lebensmittel besteht oder andere Allergietests kein eindeutiges Ergebnis gebracht haben.

Pricktest

Beim Pricktest können bis zu 12 verschiedene Substanzen auf der Haut getestet werden. Die verschiedenen Allergene werden dabei auf die Innenseite des Unterarms aufgetragen und mit einer Lanzette durch leichtes Einstechen in die Oberhaut eingebracht (engl.: prick = Einstich). Bei der Durchführung sollten folgende Punkte berücksichtigt werden:

- Die Haut wird auf Veränderungen (z. B. Rötung, Schuppung, Narben) hin untersucht und desinfiziert. Der Patient wird informiert, dass es kurzzeitig zu schmerzhaften und juckenden Hautrötungen sowie zu Schwellungen im Testgebiet kommen kann.
- Der Unterarm wird mit Kugelschreiber beschriftet, d. h., die vorgesehenen Applikationsorte für die Allergene werden durchnummeriert. Der Abstand zwischen den Applikationsorten sollte mindestens 3 – 4 cm betragen (▶ Abb. 59.2).
- Die Substanzen werden auf die Haut aufgetragen und direkt danach wird die Haut mit einer speziellen Pricktest-Lanzette leicht eingestochen. Die Substanzen gelangen durch das Anstechen der Haut in das intrakutane Gewebe.
- Für eine sichere Beurteilung wird zusätzlich eine Kochsalzlösung als Negativkontrolle und Histamin als Positivkontrolle aufgetragen. Auf die Kochsalzlösung wird der Patient keine allergische Reaktion zeigen. An der Stelle, an der Histamin aufgetragen wurde, wird sich eine Quaddel bilden.
- Nach 15 – 20 Minuten liest der Arzt das Ergebnis ab. Hat sich eine Quaddel gebildet, die größer als 3 mm ist, ist das Ergebnis für die an dieser Stelle getestete Substanz positiv.

ACHTUNG
Es ist zwar selten, dass ein Patient nach einem Hauttest einen anaphylaktischen Schock mit Hypotonie (Blutdruckabfall), Tachykardie (erhöhter Herzfrequenz) und Dyspnoe (Atemnot) erleidet. Seien Sie aber auf eine solche Notfallsituation gefasst und halten Sie die entsprechende Notfallausrüstung bereit. Ein Arzt sollte während des Tests in erreichbarer Nähe sein.

Abb. 59.2 Pricktest.

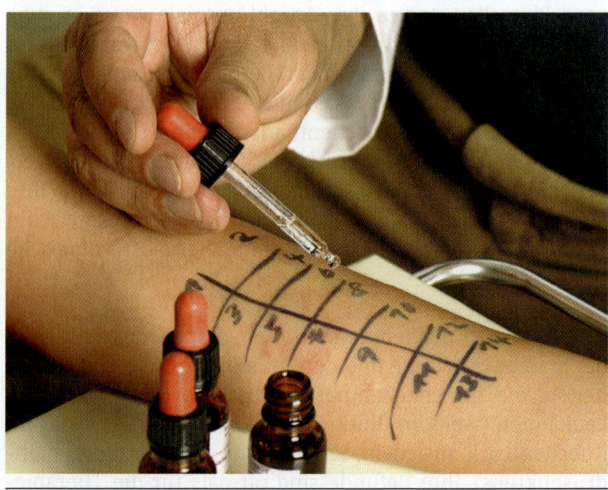

Auf dem Arm des Patienten wird genau markiert, wo welcher Stoff getestet wird. © MAST/fotolia.com

Provokationstest

Bei einem Provokationstest bekommt der Patient die zu testende Substanz z. B. inhalativ, in die Nase oder als Tablette verabreicht. Weil die Gefahr einer zentralen anaphylaktischen Reaktion hierbei viel höher ist als bei einem Pricktest, kommt der Provokationstest nur noch selten zum Einsatz. Er darf nur von einem Arzt durchgeführt werden. Es ist empfehlenswert, dass der Patient vor dem Provokationstest 5–7 Tage lang das zu testende Allergen (z. B. ein Lebensmittel) meidet. Die Symptome einer Allergie treten entweder sofort oder bis zu 48 Stunden nach der Verabreichung auf – abhängig vom Typ der vorliegenden Allergie. Man unterteilt in Sofort- und Spättypen, je nachdem, wie schnell die Symptome auftreten.

Der Patient sollte am Tag des Tests körperliche Anstrengung vermeiden und nach der Durchführung 2 Stunden den Aufsichtsbereich der Station oder Praxis nicht verlassen.

Im Anschluss an den Test und bevor er nach Hause geht, sollten Blutdruck und Puls des Patienten gemessen und dokumentiert werden.

ACHTUNG
Bei Auffälligkeiten oder auftretender Atemnot alarmieren Sie sofort den Arzt. Auch bei diesem Test muss eine Notfallausrüstung bereitstehen.

WISSEN TO GO

Allergietests

Bei einer Allergie besteht eine Überempfindlichkeit gegenüber einer eigentlich unschädlichen Substanz. Zur Identifizierung des Allergens ist eine ausführliche Anamnese notwendig. Weiterhin können folgende Tests durchgeführt werden:
- **Bestimmung des Immunglobulins E:** Erhöhte Werte des IgE-Antikörpers weisen auf eine allergische Reaktion hin.
- **Pricktest:** Verschiedene allergene Substanzen werden auf der Innenseite des Unterarms in die Oberhaut „eingestochen". Entwickelt sich eine allergische Reaktion (Quaddel), ist der Test positiv.
- **Provokationstest:** Der Patient nimmt das vermutete Allergen inhalativ, nasal oder oral auf. Die allergischen Symptome treten sofort oder bis zu 48 h danach auf. Die Gefahr eines anaphylaktischen Schocks ist hoch.

59.4 Erkrankungen der Erythrozyten

59.4.1 Anämie

Grundlagen

Definition **Anämie**
Eine Anämie liegt vor, wenn das Hämoglobin (Hb) und der Hämatokrit (Hkt) oder die Anzahl der Erythrozyten im Blut vermindert sind. Bei Männern trifft das etwa ab einem Hb < 14,0 g/dl und/oder einem Hkt < 41 % zu, bei Frauen etwa ab einem Hb < 12 g/dl und/oder einem Hkt < 37 %.

Anämien gehören zu den häufigsten Veränderungen des Blutbilds. Ursachen können sein:
- **Blutbildungsstörung:** Im Knochenmark wachsen zu wenige funktionsfähige Erythrozyten heran, z. B. bei Eisenmangel, Vitamin-B_{12}-Mangel, Folsäure-Mangel, Erythropoetinmangel (Hormon aus der Niere, das die Blutbildung steuert) oder bei Leukämie.
- **gesteigerter Abbau/Zerstörung** von Erythrozyten (= Hämolyse), z. B. bei Sichelzellanämie oder Kugelzellanämie oder durch mechanische Hindernisse wie künstliche Herzklappen, Giftstoffe, Infektionen, Stoffwechselerkrankungen oder Immunreaktionen (hämolytische Anämie)
- **akute** oder **chronische Blutungen**
- **Verteilungsstörung** („Hyperspleniesyndrom" bei vergrößerter Milz)

Die wichtigsten **Symptome** bei Anämien sind Blässe, Müdigkeit und Konzentrationsschwäche, ggf. auch Tachykardie (erhöhte Herzfrequenz), Schwindel, Kopfschmerzen oder Ohrensausen. Je nach Anämieform können auch Längsrillen an den Nägeln, Mundrhagaden, Gelbverfärbung der Haut und Skleren (Ikterus), Störungen der Blutgerinnung und Splenomegalie (Milzvergrößerung) auftreten.

Für die **Diagnose** ist das Blutbild wesentlich sowie die Bestimmung von Serum-Eisen, Transferrin und Ferritin, Vitamin B_{12}, Folsäure und Erythropoetin. Je nach Ursache der Anämie werden ggf. weitere Laboruntersuchungen angeordnet, z. B. Gerinnungsuntersuchungen, Blutausstrich, Knochenmarkuntersuchung und Coombs-Test (Nachweis von Antikörpern gegen Erythrozyten). Sehr wichtig ist die Suche nach der Blutungsquelle bei Verdacht auf eine chronische Blutungsanämie.

WISSEN TO GO

Anämie – Grundlagen

Bei einer Anämie sind **Hämoglobin (Hb)** und **Hämatokrit (Hkt)** oder die Anzahl der Erythrozyten im Blut erniedrigt. **Ursachen** können sein: Blutbildungsstörung im Knochenmark, gesteigerter Abbau von Erythrozyten (Hämolyse), Blutung. Die wichtigsten **Symptome** sind Blässe, Müdigkeit und Konzentrationsschwäche, ggf. auch Tachykardie, Schwindel, Kopfschmerzen, Ohrensausen.

Mitwirken bei der Therapie

Die Behandlung von Anämien hängt zum einen von der Ursache und zum anderen von der Schwere der Anämie ab. Ist die Blutarmut so stark ausgeprägt, dass der Patient Anzeichen eines Schocks hat, ist es das primäre Ziel, einen suffizienten Kreislauf herzustellen, Maßnahmen bei Schock siehe Kap. „Notfallsituationen" (S. 272). Ansonsten steht der Versuch, die Ursache zu erkennen und zu beheben im Vordergrund. Außerdem können Erythrozytenkonzentrate transfundiert oder Erythropoetin gegeben werden.

Transfusion von Erythrozytenkonzentraten (EKs)

Bei einer schweren Anämie, die zu ausgeprägten Symptomen führt, benötigt der Patient unter Umständen Erythrozytenkonzentrate (je nach Hb-Wert, Symptomen und Begleiterkrankung). Da diese trotz strenger Kontrollen immer ein Restrisiko bergen, z. B. HIV- oder Hepatitiserreger zu übertragen, stellen Ärzte die Indikation dazu sehr streng. Die Wirkung von Konserven klingt innerhalb weniger Tage ab, da

Pflege bei Erkrankungen des Blut- und Immunsystems

Erythrozyten nur eine kurze Lebensdauer haben. Ausführliche Informationen zur Transfusion finden Sie in Kap. 24 „Gefäßzugänge, Infusionen und Transfusionen" (S. 472).

> **! Merken** **Erythrozytenkonzentrate**
> EKs sollen nur dann transfundiert werden, „wenn Patienten ohne Transfusion durch eine anämische Hypoxie aller Voraussicht nach einen gesundheitlichen Schaden erleiden würden und eine andere, zumindest gleichwertige Therapie nicht möglich ist" (Bundesärztekammer 2008).

Erythropoetin

Erythropoetin ist ein Hormon, das in den Nieren hergestellt wird und das die Bildung von roten Blutkörperchen aus den Stammzellen beschleunigt. Bei einer Niereninsuffizienz ist seine Produktion beeinträchtigt. Aber auch bei anderen Anämien kann die Gabe von Erythropoetin dazu beitragen, den Bedarf an EKs zu senken. Allerdings haben verschiedene Studien gezeigt, dass die Gabe von Erythropoetin bei Patienten mit bestimmten onkologischen Erkrankungen die Bildung von Erythrozyten unter Umständen sogar negativ beeinflussen kann (FDA briefing document 2008; FDA = Food and Drug Administration; Lebensmittelüberwachungs- und Arzneimittelzulassungsbehörde der Vereinigten Staaten).

Erythropoetin wird üblicherweise subkutan über einen längeren Zeitraum appliziert (mehrere Injektionen pro Woche). Da der Erythrozytenzuwachs langsam vonstattengeht, ist die Erythropoetingabe nicht für die Akuttherapie geeignet.

> **! Merken** **Erythropoetin**
> Bei einer Überdosierung steigt das Thromboserisiko. Als Nebenwirkung kann der Blutdruck ansteigen. Auch allergische Reaktionen der Haut sind möglich.

Therapie bei Eisenmangel

Ursache einer Eisenmangelanämie ist in vielen Fällen eine Blutung. Dies kann z.B. bei Sickerblutungen im Magen-Darm-Trakt oder bei Frauen durch eine starke oder häufige Menses (Regelblutung) der Fall sein. Auch eine mangelhafte Ernährung kann zu einer Anämie führen. Besonders gefährdet sind Vegetarier, die nicht ausreichend eisenhaltige Lebensmittel zu sich nehmen. Ein hoher Eisenverbrauch führt vor allem bei Kindern mit raschem Wachstum und Schwangeren aufgrund des sich entwickelnden Fetus zu einem Eisenmangel und somit zu einer Anämie. Bei einem Eisenmangel des Ungeborenen kann eine Rhesusunverträglichkeit zwischen Mutter und Kind dahinterstecken.

Zur Therapie der Eisenmangelanämie gehört die medikamentöse Gabe von Eisen. Bei einem nachweisbaren Mangel sind auch die natürlichen Speicher bereits aufgebraucht. Daher erfolgt die Substitution i.d.R. über mehrere Monate, auch wenn der Hämoglobinwert bereits wieder im Normbereich liegt.

Applikation von Eisen • Wenn möglich wird das Eisen oral verabreicht, meist in Form von Eisentabletten. Diese sollten 1–2 Stunden **vor** einer Mahlzeit auf nüchternen Magen eingenommen werden, da das Eisen auf diese Weise am besten aufgenommen und verwertet wird. Zu den möglichen Nebenwirkungen der Therapie gehören Obstipation und Übelkeit. Pflegende sollten einen Arzt informieren, wenn sie auftreten. In diesem Fall wird er möglicherweise die Dosis reduzieren.

> **! Merken** **Eisenpräparate**
> Bei oraler Einnahme von Eisenpräparaten kann der Stuhl anthrazitfarben sein. Er sollte nicht mit Teerstuhl verwechselt werden (schwarzer Stuhl, der durch Blutungen im oberen Verdauungstrakt entsteht).

Nur in Ausnahmefällen (z.B. bei Resorptionsstörungen) kann Eisen intravenös verabreicht werden. Hier kommt es häufiger zu Nebenwirkungen. Auch allergische Reaktionen sind möglich.

Therapie bei Folsäure-, Vitamin-B_{12}-Mangel

Folsäure spielt bei der Blutbildung eine wichtige Rolle, muss aber zunächst von Vitamin B_{12} aktiviert werden. Weil Vitamin B_{12} durch eine Koppelung an den im Magen gebildeten Intrinsic Factor aus dem Darm in das Blut gelangt, führt auch ein Mangel an diesem Faktor langfristig zu einer Anämie.

Sowohl Folsäure als auch Vitamin B_{12} kann der Patient zu den Mahlzeiten als Tablette einnehmen. Bei Resorptionsstörungen (z.B. Mangel an Intrinsic Factor) kann Vitamin B_{12} auch intramuskulär injiziert werden.

Therapie bei autoimmunhämolytischen Anämien

Liegt die Ursache der Anämie in einer Autoimmunkrankheit (Hämolyse der Erythrozyten durch körpereigene Antikörper), kommen Medikamente zum Einsatz, die die körpereigene Abwehr unterdrücken (Immunsuppressiva). In manchen Fällen benötigt der Patient eine Zytostatikatherapie. Auch eine Entfernung der Milz kann unter Umständen helfen.

> **! Merken** **Autoimmunhämolytische Anämien**
> Bei ausgeprägten Hämolysen ist die Thrombosegefahr deutlich erhöht. Auch bei Bluttransfusionen treten bei autoimmunhämolytischen Anämien vermehrt Komplikationen auf. Sie sollten daher möglichst nicht durchgeführt werden.

WISSEN TO GO

Anämie – Therapie

Die Behandlung einer Anämie richtet sich nach der Ursache und nach der Schwere der Anämie:
- Bei Anzeichen eines Schocks wird der **Kreislauf** wiederhergestellt.
- Bei ausgeprägten Symptomen können **Erythrozytenkonzentrate** (akut) oder **Erythropoetin** (langfristig) verabreicht werden. Die Indikationen werden jedoch streng gestellt. Nebenwirkungen oder allergische Reaktionen sind möglich.
- Bei **Eisenmangelanämie** wird Eisen meist oral ersetzt. Die Tabletten sollten 1–2 h vor den Mahlzeiten eingenommen werden. Mögliche Nebenwirkungen sind Obstipation und Übelkeit. Darüber hinaus muss die Ursache gesucht und behoben werden.
- Bei **Folsäure- oder Vitamin-B_{12}-Mangelanämie** werden die fehlenden Stoffe oral ersetzt. Bei Resorptionsstörungen kann Vitamin B_{12} ggf. auch intramuskulär injiziert werden.
- Bei **autoimmunhämolytischen Anämien** wird die körpereigene Abwehr durch Immunsuppressiva unterdrückt, ggf. ist eine Zytostatikatherapie oder die Entfernung der Milz indiziert.

Beobachtungskriterien

Die **Vitalzeichen** sollten engmaschig kontrolliert werden, vor allem auch während Belastungssituationen, z. B. einer Mobilisation. Denn bei einer Anämie steigen aufgrund des relativen Sauerstoffmangels kompensatorisch Puls- und Atemfrequenz. Sinkt hingegen der Blutdruck infolge der Anämie, ist das ein Anzeichen für einen Schock.

Weiterhin sollte das Aussehen der **Haut** beobachtet werden: Eine Anämie führt zu blasser Haut (▶ Abb. 59.3). Vor allem an den Innenseiten der unteren Augenlider und an den Lippen ist das schon früh zu erkennen. Darüber hinaus sollte auf weitere Symptome einer Anämie geachtet werden, z. B. Müdigkeit, Mattigkeit oder Schwindel. Weiterhin wird der Patient während der Therapie auf mögliche **Nebenwirkungen** hin beobachtet. Vor allem bei Gabe eines Erythrozytenkonzentrats (und im weiteren Verlauf) sollte auf Zeichen einer Unverträglichkeit geachtet werden, z. B. Schüttelfrost, Blutdruckabfall, Luftnot, Fieber, evtl. Nierenversagen, siehe auch Transfusionszwischenfall (S. 502). Die **Ausscheidungen** sollten auf mögliche Blutbeimengungen kontrolliert werden. Insgesamt sollten sich die Symptome unter der Therapie bessern.

Abb. 59.3 Anämie.

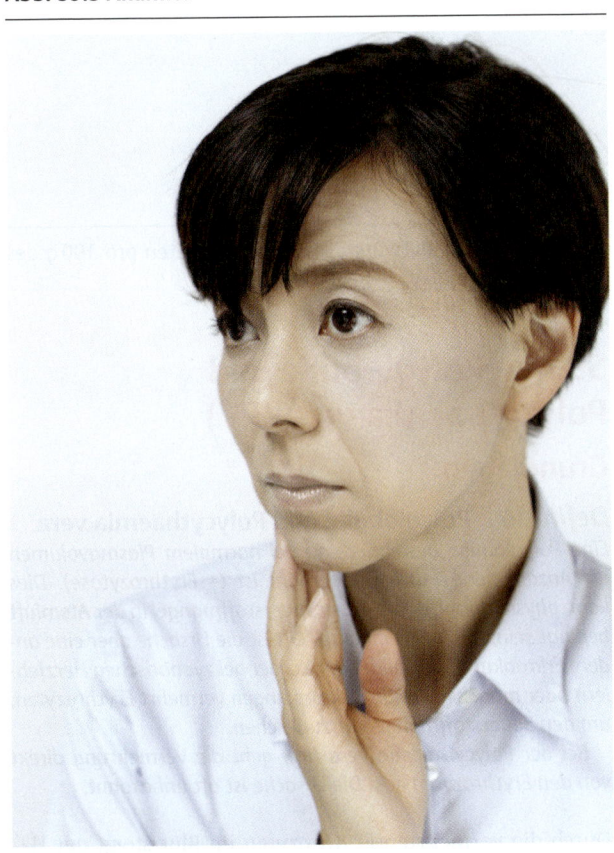

Eine Anämie führt zu auffallend blasser Haut. © *NOBU/fotolia.com*

Pflegebasismaßnahmen

Mobilisation • Ob ein anämischer Patient Bettruhe einhalten sollte, ist von seiner Belastungsfähigkeit und damit von der Schwere der Anämie und den Begleiterkrankungen abhängig. Der Arzt entscheidet, welche Mobilisationsmaßnahmen geeignet sind. Wird dem Patienten bei den Maßnahmen schwindelig, z. B. wenn er sich im Bett aufsetzt, oder steigen dabei sein Puls- und seine Atemfrequenz deutlich und anhaltend an, ist die Kollapsgefahr beim Aufstehen hoch. Angeordnete mobilisierende Maßnahmen und Prophylaxen sollten angepasst werden.

Flüssigkeitshaushalt • In jedem Fall sollte die Ein- und Ausfuhr bilanziert werden (S. 380), denn der Flüssigkeitshaushalt hat einen Einfluss auf den Hämoglobinwert des Blutes. So kann z. B. die Infusion großer Flüssigkeitsmengen zu einer Verdünnungsanämie führen, während unter diuretischer (entwässernder) Therapie der Hb-Wert i. d. R. steigt. Die Bilanz ist daher wichtig, um den Hb-Wert beurteilen zu können.

Ernährung • Patienten, die an einer Anämie leiden, sollten je nach Ursache darauf achten, viel Eisen, Folsäure bzw. Vitamin B_{12} über die Nahrung aufzunehmen (▶ Abb. 59.4):

- **Eisen** ist in vielen tierischen und pflanzlichen Lebensmitteln enthalten. Allerdings kann es oft nur zu einem geringen Anteil resorbiert werden, da es in einer schwer verwertbaren Form vorliegt. Chemiker unterscheiden zwischen 3-wertigem und 2-wertigem Eisen. Das 3-wertige, das in vielen pflanzlichen Produkten enthalten ist, ist schlechter löslich und damit weniger verfügbar als das 2-wertige Eisen, das vor allem in Fleisch enthalten ist. Für Vegetarier empfiehlt sich ein Glas Orangensaft zum Essen, denn Vitamin C steigert die Eisenaufnahme ins Blut.
- **Folsäure** kommt sowohl in tierischen als auch pflanzlichen Lebensmitteln vor, z. B. Innereien, grünem Blattgemüse, Hülsenfrüchten. Allerdings ist sie sehr hitze- und lichtempfindlich, sodass der Gehalt durch Lagerung und Aufwärmen von Mahlzeiten sinkt.
- **Vitamin B_{12}** ist fast ausschließlich in tierischen Lebensmitteln (z. B. Innereien, Fleisch, Fisch, Milchprodukte und Eier) enthalten. Bei Veganern ist daher die Zufuhr allein durch die Ernährung nicht gewährleistet.

Prophylaxen • Die prophylaktischen Maßnahmen richten sich nach der Mobilität des Patienten. Es ist auf die besondere Sturzgefahr bei anämischen Patienten zu achten. Die Patienten sollten darüber aufgeklärt und ggf. bei der Mobilisation unterstützt werden.

Informieren, Schulen, Beraten

Patienten, die unter einer chronischen Anämie leiden, müssen über die Notwendigkeit regelmäßiger Hb-Kontrollen informiert sein. Sie sollten außerdem dazu angeleitet werden, auch zu Hause langsam aufzustehen und sich dabei eine Möglichkeit zum Festhalten zu suchen, um die Sturzgefahr zu senken.

Abb. 59.4 Eisenhaltige Nahrungsmittel.

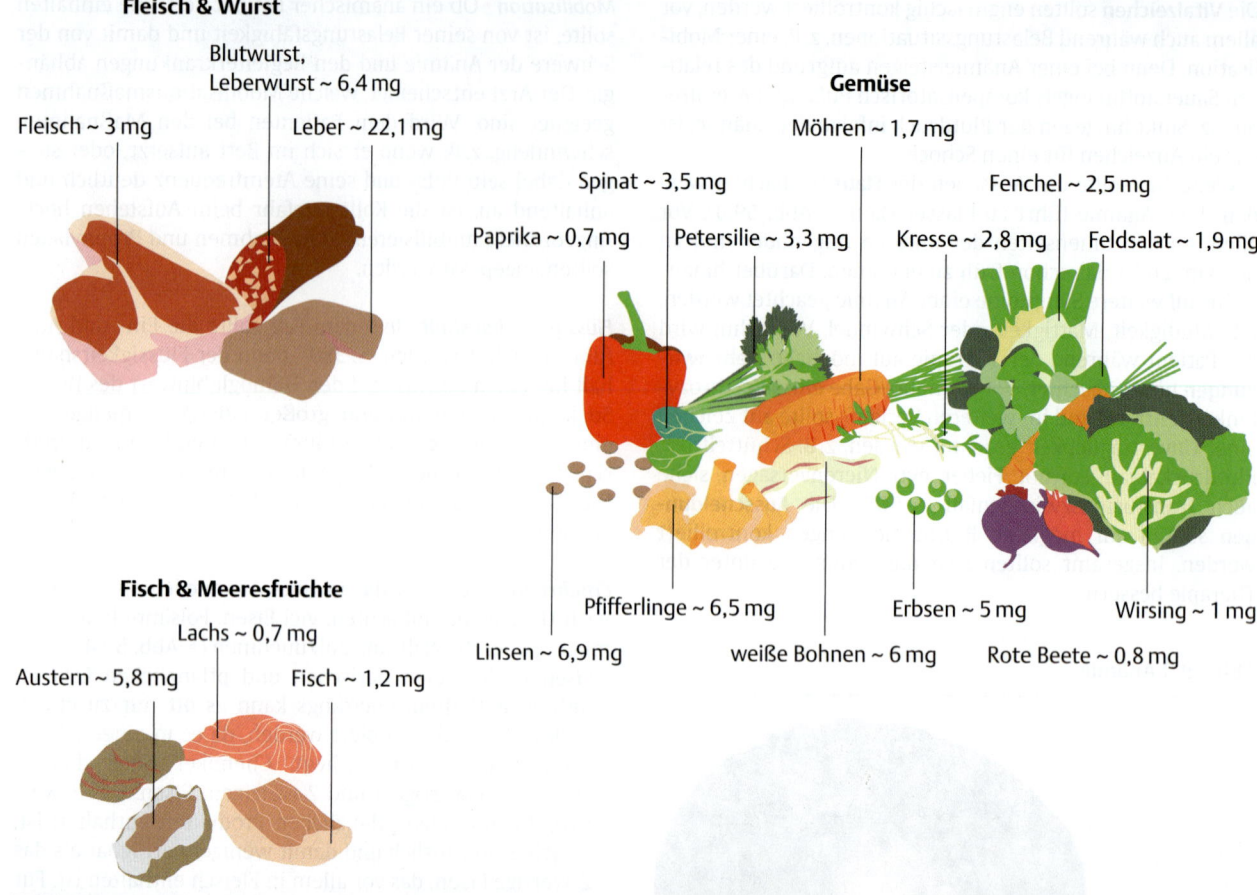

Zu den eisenhaltigsten Nahrungsmitteln zählen tierische Erzeugnisse wie Leber und Blutwurst. Die Angaben gelten pro 100 g des jeweiligen Lebensmittels.

> **WISSEN TO GO**
>
> **Anämie – Pflege**
>
> *Beobachtungskriterien:*
> - engmaschige Vitalzeichenkontrolle, v. a. bei Mobilisation
> - Aussehen der Haut
> - Symptome wie Müdigkeit, Mattigkeit, Schwindel oder Tachykardie
> - mögliche Blutbeimengungen in den Ausscheidungen
> - mögliche Nebenwirkungen der Therapie
> - Anzeichen eines Transfusionszwischenfalls bei Erythrozytenkonzentratgabe
>
> *Pflegebasismaßnahmen:*
> - **Mobilisation:** auf Belastungsfähigkeit achten, bei Schwindel, Übelkeit oder Atemnot Maßnahme abbrechen
> - **Flüssigkeitshaushalt:** Ein- und Ausfuhr bilanzieren
> - **Ernährung:** ausreichend Eisen, Folsäure bzw. Vitamin B_{12} zuführen
> - **Prophylaxen:** Sturzprophylaxe, alle weiteren Prophylaxen je nach der Mobilität

59.4.2 Polyglobulie und Polycythaemia vera (PV)

Grundlagen

Definition **Polyglobulie und Polycythaemia vera**
Eine Polyglobulie besteht, wenn bei normalem Plasmavolumen die Anzahl der Erythrozyten erhöht ist (= Erythrozytose). Dies kann physiologisch durch einen Sauerstoffmangel in der Atemluft bedingt sein, z. B. bei Höhenluft. Oft ist die Ursache aber eine andere Erkrankung, z. B. bildet der Körper bei zyanotischen Herzfehlern oder manchen Lungenerkrankungen vermehrt Erythrozyten, um den Sauerstoffmangel auszugleichen.

Bei der Polycythaemia vera (PV) geht die Vermehrung direkt von den Erythrozyten aus. Die Ursache ist oft unbekannt.

Durch die vermehrten Erythrozyten im Blut steigt der Hämatokrit und damit die Viskosität des Blutes, d. h., es wird „zähflüssiger". Das führt wiederum zu **Mikrozirkulationsstörungen** in den kleinen Endarterien, d. h., die Sauerstoffversorgung einzelner Organe wird gestört. Es treten Symptome des **Sauerstoffmangels** (z. B. Ohrensausen, Schwindel, Atemnot bei Belastung), ein gerötetes Gesicht, **hoher Blutdruck**, ggf. auch Angina-pectoris-Beschwerden, Thrombosen, Embolien und Blutungen auf (▶ Abb. 59.5). Auch der Hämoglobinwert ist erhöht. Die meisten Patienten sterben nach etwa 10–20 Jahren durch eine Blutung oder eine Thrombose.

Abb. 59.5 Symptome einer Polyglobulie oder Polycythaemia vera.

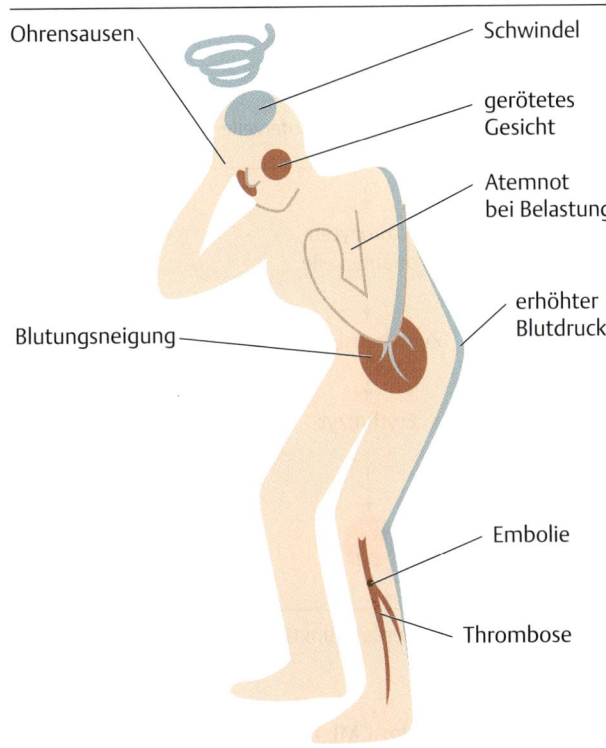

Therapie und Pflege

Mit steigendem Hämatokrit und erhöhter Viskosität des Blutes steigt auch das Thrombose- und Embolierisiko. Eine **Thromboseprophylaxe** ist daher bei Polyglobulien von enormer Wichtigkeit. Um das Verklumpen der Erythrozyten zu verhindern, werden **Thrombozytenaggregationshemmer** gegeben (z.B. Acetylsalicylsäure). Die mobilisatorischen Maßnahmen müssen an das Allgemeinbefinden des Patienten angepasst werden. Ansonsten richtet sich die Therapie und pflegerische Betreuung nach der Ursache:

- Haben sich aufgrund einer respiratorischen Störung **kompensatorisch mehr rote Blutkörperchen** gebildet, um die Sauerstoffversorgung zu gewährleisten, ist vor allem die **Grunderkrankung zu behandeln**. Ein wichtiger Parameter der Patientenbeobachtung ist hier die Sauerstoffsättigung.
- Ein **Flüssigkeitsmangel** als Ursache einer Polyglobulie muss durch die **Gabe von Flüssigkeit** ausgeglichen werden. Hier müssen Puls, Blutdruck und wenn möglich der zentrale Venendruck engmaschig kontrolliert werden. Auch die Ein- und Ausfuhr des Patienten ist zu bilanzieren.
- Tritt bei **Neugeborenen** eine Polyglobulie auf (z.B. durch eine übermäßige Transfusion aus der Nabelschnur bzw. der Plazenta bei einer späten Abnabelung), kann dies zu neurologischen, kardiologischen und respiratorischen Störungen führen. In schweren Fällen muss **Blut arteriell entnommen** und **durch Flüssigkeit ersetzt** werden.
- Bei einer **Polycythaemia vera** sind **regelmäßige Aderlässe** (300–500 ml Blut) mit Flüssigkeitsgabe die Therapie der Wahl. Während und nach der Maßnahme sollten die Kreislaufparameter engmaschig kontrolliert werden.
- Auch eine **Zytostatikatherapie** kann bei **Polycythaemia vera** in Betracht kommen, um die Produktion neuer Zellen zu hemmen.

WISSEN TO GO

Polyglobulie und Polycythaemia vera (PV)

Bei einer **Polyglobulie** ist die Anzahl der Erythrozyten im Blut erhöht (= Erythrozytose). Ursache kann ein äußerer Sauerstoffmangel (z.B. bei Höhenluft) oder ein innerer sein (z.B. durch Herz- oder Lungenerkrankungen). Bei der **Polycythaemia vera** (PV) geht die pathologische Vermehrung von den Erythrozyten aus.

Der Hämatokrit ist erhöht, das Blut ist zähflüssig. Mikrozirkulation und Sauerstoffversorgung werden gestört. Symptome sind u.a. Schwindel, Ohrensausen, Atemnot bei Belastung, gerötetes Gesicht, hoher Blutdruck. Die Gefahr von Thrombosen, Embolien und Blutungen ist sehr hoch. Therapiert wird durch regelmäßigen Aderlass, Gerinnungshemmung durch Thrombozytenaggregationshemmer und ggf. auch durch Zytostatika.

59.5 Erkrankungen der Leukozyten

59.5.1 Leukämien

Grundlagen

Definition **Leukämie**
Eine Leukämie („Blutkrebs") entsteht durch die unkontrollierte Vermehrung einzelner Vorstufen der Leukozyten im Knochenmark. Dabei verdrängen diese Vorläuferzellen (sog. „Blasten") im Knochenmark die normale Blutbildung und es entsteht ein Mangel an reifen und gesunden Leukozyten sowie Erythrozyten und Thrombozyten. Bei akuten Leukämien werden die unreifen Blasten aus dem Knochenmark in großer Zahl ins Blut ausgeschwemmt. Daher kommt auch der Name: „Leukämie" bedeutet übersetzt „weißes Blut".

Je nach Verlauf unterscheidet man **akute** und **chronische** Leukämien und je nach betroffenem Zelltyp differenziert man zwischen **lymphatischen** (die Lymphozyten betreffenden) und **myeloischen** (die Leukozyten, Erythrozyten und Thrombozyten betreffenden) Leukämien (▶ Abb. 59.6):

- akute lymphatische Leukämie = ALL
- akute myeloische Leukämie = AML
- chronisch myeloische Leukämie = CML

Die **chronisch lymphatische Leukämie (CLL)** wird heute nicht mehr zu den Leukämien gezählt, sondern zu den malignen Lymphomen, genauer gesagt zu den Non-Hodgkin-Lymphomen (S. 1133).

Akute Leukämien

Die akuten Leukämien ALL und AML sind schnell ablaufende, **maligne (bösartige) Neoplasien** (Neubildungen) des Blutsystems, die unbehandelt innerhalb weniger Monate zum Tod führen können.

Bei der **akuten lymphatischen Leukämie** vermehren sich im Knochenmark bestimmte Vorläufer der **Lymphozyten** unkontrolliert. Dabei können entweder die B-Lymphozyten (B-Linien ALL) oder die T-Lymphozyten (T-Linien ALL) betroffen sein. Bei der **akuten myeloischen Leukämie** stammen die Krebszellen aus der myeloischen Reihe, d.h., es sind entartete Vorläuferzellen der **Leukozyten**. Zum Teil sind auch die Vorläufer der Erythrozyten und der Thrombozyten betroffen.

Abb. 59.6 Angriffspunkte der Leukämie.

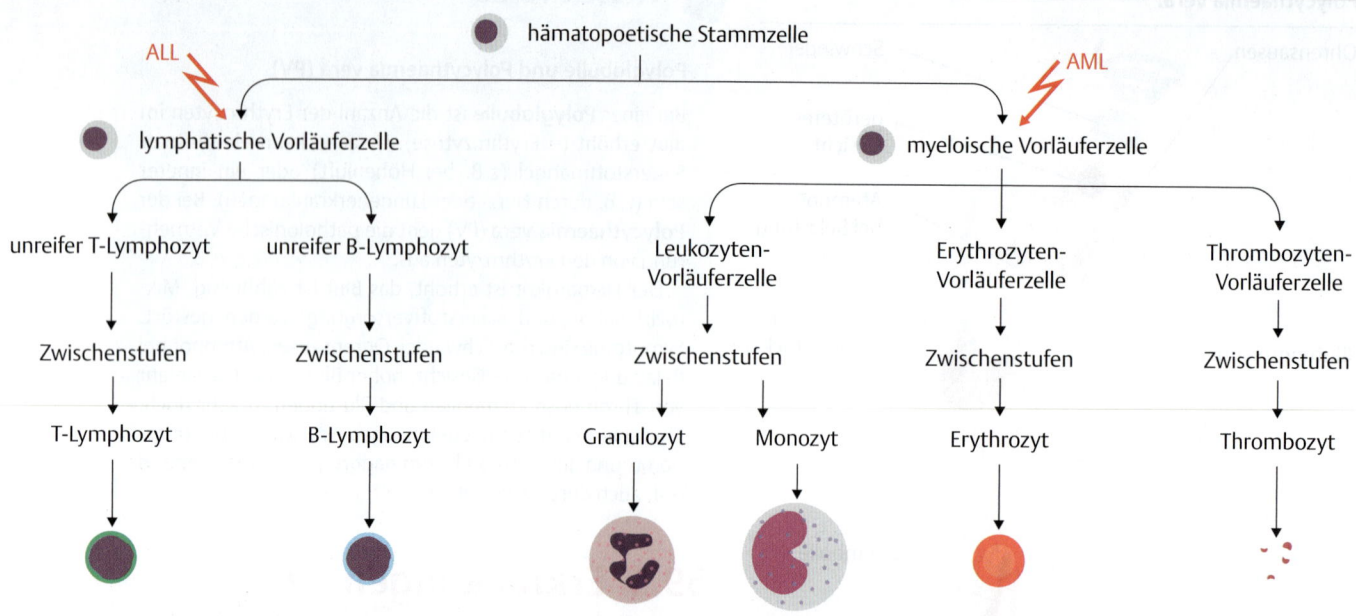

Die Leukämie unterbricht die vollständige Ausbildung funktionsfähiger Blutzellen. An deren Stelle werden funktionsuntüchtige Vorstufen ins Blut geleitet.

Die **ALL** tritt eher im **Kindesalter** auf, die **AML** häufiger bei **älteren Menschen**. Symptome sind schnell auftretende Schwäche und Abgeschlagenheit, Fieber und Nachtschweiß. Daneben bestehen Anämiesymptome, Infektanfälligkeit und Blutungsneigung. Auch Lymphknotenschwellung, Hepatosplenomegalie (vergrößerte Leber und Milz) und Knochenschmerzen können auftreten.

Die Diagnose muss durch ein großes Blutbild und eine Knochenmarkpunktion bestätigt werden. Zur genaueren Einordnung der Leukämie müssen eine zytogenetische Untersuchung und eine Immunphänotypisierung (Methode zur Analyse der genetischen Information auf der Oberfläche von Zellen) vorgenommen werden.

!Merken **Akute Leukämien**
ALL und AML sind schwere maligne Tumorerkrankungen, deren Diagnose und Symptome für den Patienten ebenso belastend sind wie die Therapie selbst. Die Pflege umfasst daher neben der körperlichen Versorgung auch die psychische Betreuung.

Chronisch myeloische Leukämie (CML)

Definition **Chronisch myeloische Leukämie**
Bei der CML vermehren sich die Vorläuferzellen der Leukozyten (v. a. Granulozyten) sehr stark.

Die Krankheit verläuft in 3 Phasen:
1. **chronische Phase:** Sie dauert etwa 3–6 Jahre. Es zeigen sich meist Müdigkeit, Erschöpfung und Nachtschweiß, ggf. auch eine Milzvergrößerung (Splenomegalie).
2. **Akzelerationsphase:** Es werden immer mehr unreife, nicht funktionsfähige Blasten im Knochenmark produziert und ins Blut ausgeschwemmt. Durch die verdrängende Wirkung im Knochenmark entwickelt sich zusätzlich ein Mangel an Erythrozyten (**Anämie**), die Funktion der Thrombozyten ist gestört, es kommt zu Blutungen und Hämatomen. Die Milzvergrößerung nimmt zu, manchmal haben die Patienten auch Fieber.
3. **Blastenkrise:** Die Patienten zeigen die Symptome einer **akuten Leukämie**.

Typisches Merkmal der CML ist das „**Philadelphia-Chromosom**" – eine fehlerhafte genetische Veränderung des Chromosoms 22, die bei 90 % der CML-Patienten nachweisbar ist.

Zur Diagnostik ist v. a. das große Blutbild wichtig. Die Gesamtzahl der Leukozyten (v. a. Granulozyten) ist stark erhöht (**Leukozytose**). Darüber hinaus sichern Blutausstrich, Knochenmarkpunktion und ggf. eine zytogenetische Untersuchung die Diagnose.

> **WISSEN TO GO**
>
> **Leukämie – Grundlagen**
>
> Bei Leukämie kommt es zur unkontrollierten Vermehrung von Leukozyten und ihrer Vorläuferzellen. Die unreifen Zellen (Blasten) breiten sich im Knochenmark aus und stören die Blutbildung. Es entsteht ein Mangel an reifen und gesunden Leukozyten, Erythrozyten und Thrombozyten. Man unterscheidet:
> - akute lymphatische Leukämie = ALL
> - akute myeloische Leukämie = AML
> - chronisch myeloische Leukämie = CML
>
> **Die akuten Leukämien verlaufen schnell, sind hoch maligne und können** innerhalb weniger Monate zum Tod führen. Symptome sind Schwäche, Abgeschlagenheit, Fieber, Nachtschweiß, auch Lymphknotenschwellung, Hepatosplenomegalie oder Knochenschmerzen. Hinzu kommen häufig Anämiesymptome, Infektanfälligkeit und Blutungsneigung.
>
> Die chronisch myeloische Leukämie verläuft langsamer, zeigt am Anfang kaum Symptome und in der letzten Phase die der akuten Leukämie. Die CLL gehört zu den **Non-Hodgkin-Lymphomen**.

Mitwirken bei der Therapie

Leukämien werden üblicherweise mit einer intensiven **Chemotherapie** in mehreren Zyklen und je nach Form der Erkrankung mit einer anschließenden Erhaltungs-Chemotherapie über etwa 1 Jahr behandelt. Aufgrund der höheren Infektanfälligkeit der Patienten sind ggf. auch **Impfungen** gegen bestimmte Erreger (Pneumokokken und Influenza), die Gabe von **Immunglobulinen** oder **Antibiotikatherapien** indiziert. Die Pflege von Patienten bei Chemotherapie finden Sie im Kap. „Pflege von Patienten mit malignen Tumoren" (S. 776).

Knochenmark- und Stammzelltransplantation

Kommt es durch die Chemotherapie nicht zu einer Remission (Nachlassen von Krankheitssymptomen) oder tritt ein Rezidiv auf, kann eine Stammzelltransplantation notwendig werden. Stammzellen sind undifferenzierte Zellen, aus denen sich alle Zelltypen des Körpers bilden können – sie sind pluripotent. Stammzellen befinden sich vor allem im Knochenmark von großen Knochen. Sie bilden rote (Erythrozyten) und weiße (Leukozyten) Blutkörperchen sowie Blutplättchen (Thrombozyten).

Konditionierung • Bevor der Patient neue, funktionierende Stammzellen erhalten kann, bekommt er eine hochdosierte Chemotherapie oder wird bestrahlt. Ziel ist es, die Krebszellen im Knochenmark zu zerstören und das Immunsystem des Patienten auszuschalten, um eine Abwehrreaktion gegen die neuen Stammzellen zu verhindern. Die auf die Stammzelltransplantation vorbereitende Chemotherapie oder Bestrahlung nennt man auch Konditionierung (nähere Informationen unter www.krebsinformationsdienst.de).

Zwei Formen der Stammzelltransplantation • Nach Abschluss der Konditionierung beginnen die Ärzte mit der Stammzelltransplantation. Man unterscheidet 2 Formen, die autologe und die allogene Stammzelltransplantation (▶ **Abb. 59.7**). Autolog bedeutet, dass die Stammzellen vom Empfänger selbst stammen. Bei der allogenen Transplantation gibt es einen oder mehrere Spender. Ein geeigneter Spender ist eine Person, deren Gewebemerkmale (die sog. „Histokompatibilitätsantigene", kurz HLA) mit denen des Erkrankten identisch sind oder zumindest zusammenpassen. 30–40 % der Patienten finden einen HLA-identischen Familienspender. Für 70 % der übrigen Patienten findet man einen HLA-gematchten (HLA-passenden) Fremdspender – aber oft erst nach einiger Zeit (Siegmund-Schultze 2012). Diese Patienten sind darauf angewiesen, dass sich Menschen als Spender zur Verfügung stellen bzw. sich als Stammzellspender registrieren lassen: www.dkms.de/de.

Allogene Transplantation • Bei Leukämien erreichen allogene Transplantationen oft bessere Ergebnisse, obwohl die Patienten danach für etwa 100 Tage immunsuppressive Medikamente einnehmen müssen, damit es nicht zu schwerwiegenden Abstoßungsreaktionen kommt. Allogene Stammzellen bergen aber nicht die Gefahr, eine Leukämie erneut zu übertragen. Außerdem ist eine Abstoßungsreaktion in geringem Ausmaß vonseiten der transplantierten Zellen sogar erwünscht („Transplantat-gegen-Empfänger-Reaktion", englisch „Graft-versus-Host-Disease" = GvHD), weil die transplantierten Zellen evtl. verbliebene Krebszellen zerstören können.

Bei der Spende ist es heutzutage üblich, dass der Arzt die Stammzellen aus dem Blut des Spenders entnimmt. Dazu bekommt der Spender Wachstumsfaktoren verabreicht, die den Anteil der Stammzellen in seinem Blut erhöhen. Danach werden die Stammzellen über einen Venenkatheter mithilfe eines Apheresegeräts gewonnen. Nur noch selten führen Ärzte bei einem Spender eine Knochenmarkspende mittels einer invasiven Knochenmarkpunktion durch (S. 1121).

Autologe Stammzelltransplantation • Bei der autologen Stammzelltransplantation bekommt der Patient vor Beginn der hochdosierten Chemotherapie selbst Wachstumsfaktoren, damit Stammzellen in ausreichender Zahl aus seinem Blut gewonnen werden können. Eine anschließende spezi-

Abb. 59.7 Stammzelltransplantation.

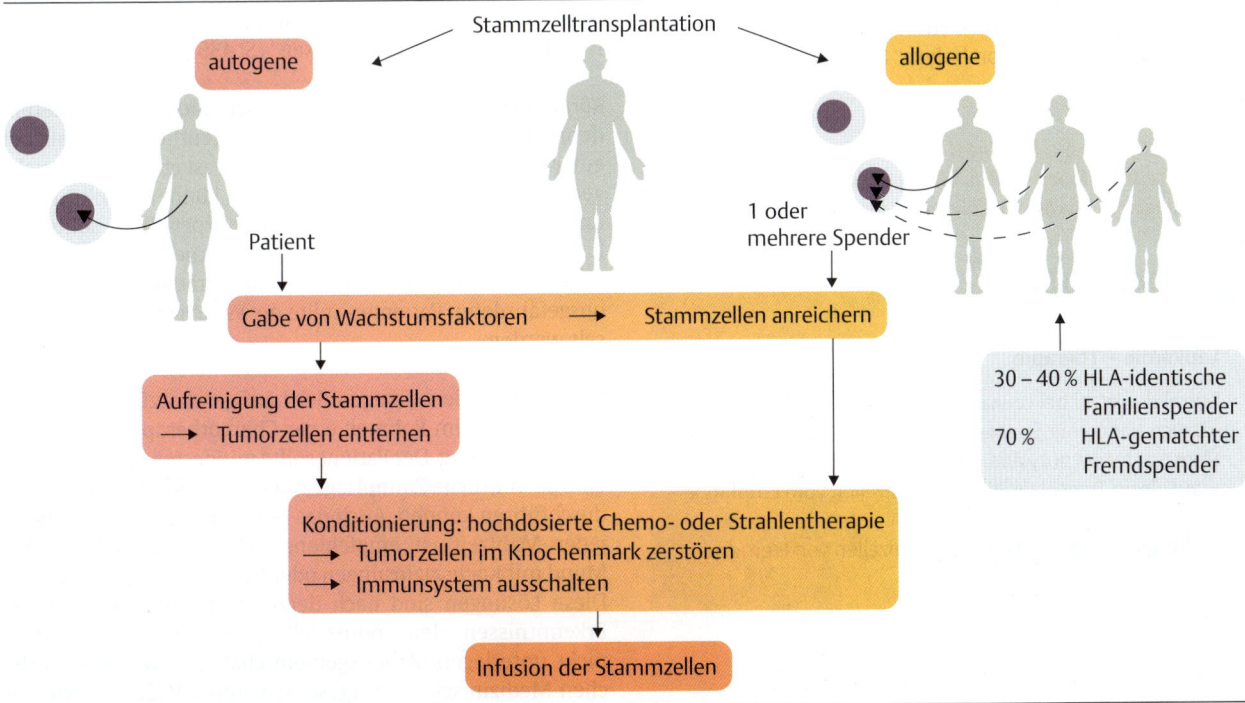

elle Aufreinigung soll sie von Tumorzellen befreien. Hat der Patient die hochdosierte Chemotherapie abgeschlossen, werden ihm die eingefrorenen Stammzellen in Form einer intravenösen Infusion zurückgegeben.

Einen bisher geringen Stellenwert haben Stammzellen aus dem nach einer Geburt gespendeten **Nabelschnurblut** Neugeborener. Sie sind nur für erkrankte Kinder oder Jugendliche geeignet, da die Zahl der Stammzellen für Erwachsene meist nicht ausreicht.

Engraftment • Nach Transplantation dauert es i.d.R. 2–3 Wochen, bis die Stammzellen im Knochenmark angewachsen sind und neue Blutzellen bilden. Dieses Anwachsen bezeichnen Mediziner als „Engraftment". Erst nach dem vollständigen Anwachsen der Stammzellen normalisiert sich das Blutbild des Patienten.

Pflege bei Knochenmark- und Stammzelltransplantation

Durch das geschädigte Blutabwehrsystem (Mangel an weißen Blutkörperchen = Leukozytopenie), die hochdosierte Chemotherapie und die immunsuppressive Medikamente bei der allogenen Stammzelltherapie sind Leukämiepatienten besonders **infektionsgefährdet**. Sogar aus harmlos erscheinenden Entzündungen kann sich schnell eine lebensbedrohliche Sepsis entwickeln (S. 1409). Wenn die Leukozytenzahl im Blut des Erkrankten unter 1000/µl sinkt, ist eine **Schutzisolation** empfehlenswert. Diese „Umkehrisolation" soll den Patienten vor Keimen schützen. Nähere Informationen zu den Maßnahmen der Isolation finden Sie im Kap. „Hygiene" (S. 312).

Mehrmals täglich sollte eine Mundpflege mit Zahnreinigung und mindestens 2-mal täglich eine Intimpflege durchgeführt werden. Bei Leukämiepatienten besteht insbesondere nach einer Stammzelltransplantation eine erhöhte **Blutungsgefahr**. Denn bis sich das Blutbild nach dem Anwachsen der Stammzellen normalisiert, fehlen dem Patienten nicht nur Leukozyten, sondern auch Erythrozyten und Thrombozyten. Die fehlenden Thrombozyten führen zu einer herabgesetzten Blutstillung, sodass Blutungen verstärkt auftreten können. Der Patient sollte Verletzungen unbedingt vermeiden. Nähere Informationen zur Pflege von Patienten mit erhöhtem Blutungsrisiko finden Sie im Kap. „Pflege bei Antikoagulation und Thrombolyse" (S. 730).

ACHTUNG
Ist die Blutgerinnung bei einem Patienten verzögert, sind intramuskuläre Injektionen kontraindiziert. Sie können zu schweren Einblutungen in den Muskel führen.

WISSEN TO GO

Leukämie – Therapie

Mittel der Wahl bei Leukämien ist die Chemotherapie. Zusätzlich kann eine Strahlentherapie oder eine Stammzelltransplantation notwendig sein:
- **autologe** Transplantation: Stammzellen vom Empfänger selbst
- **allogene** Transplantation: Stammzellen von Fremdspendern

Bei Leukämien wird meist allogen transplantiert. Die Entnahme erfolgt meist aus dem Blut, nur noch selten durch Punktion des Knochenmarks. Der Patient muss anschließend Immunsuppressiva einnehmen, um eine Abstoßungsreaktion zu vermeiden. Die Patienten sind hoch **infektionsgefährdet**. Daher wird meist eine „Umkehrisolation" angeordnet, um den Patienten vor Keimen zu schützen.

Beobachtungskriterien

Bei Patienten mit einer Leukämie muss besonders auf Symptome eines **Infekts**, einer **Blutung** und einer **Anämie** geachtet werden. Einmal täglich sollten Schleimhäute und Haut auf Infektionszeichen wie Rötungen, Schwellungen, schmerzhafte Stellen und Läsionen begutachtet werden. Hautfalten und die Zehenzwischenräume sind besonders gefährdet durch Pilzinfektionen. Weiterhin sollte auf kleine Einblutungen (Petechien) und blaue Flecke (Hämatome) geachtet werden.

Transplantat-gegen-Empfänger-Reaktion • Patienten nach einer allogenen Stammzelltransplantation müssen auf Symptome einer Transplantat-gegen-Empfänger-Reaktion beobachtet werden. Diese äußert sich vor allem durch Dermatitis (juckende Hautausschläge), Gastroenteritis (Entzündungen im Magen-Darm-Trakt) mit Nausea (Übelkeit), Emesis (Erbrechen), Diarrhö (Durchfall) und bei einem Teil der Patienten in einer gestörten Leberfunktion (erhöhte Leberwerte, Ikterus).

Pflegebasismaßnahmen

Mobilisation • Art und Umfang der Mobilisation richtet sich nach dem Befinden des Patienten. Durch die niedrige Anzahl roter Blutkörperchen ist der Patient wahrscheinlich sehr leistungsschwach und es kann Schwindel auftreten. Pflegende sollten darauf achten, dass der Patient sich erst langsam aufsetzt und nur aufsteht, wenn er sich nicht schwindelig fühlt. Vorher ist die Kontrolle der Vitalzeichen ratsam. Wegen der erhöhten Blutungsgefahr sollten im Rahmen der Sturzprophylaxe mögliche Stolperfallen entfernt und darauf geachtet werden, dass der Patient nur mit festem Schuhwerk aufsteht. Nähere Informationen zur Sturzprophylaxe finden Sie im Kap. „Prophylaxen" (S. 435).

Körperpflege • Der Patient sollte sich nicht nass rasieren, denn die Verletzungsgefahr ist dabei deutlich höher als bei einer Trockenrasur. Bei der Nagelpflege ist ebenfalls Vorsicht geboten. Schon kleinste Verletzungen können zu Blutungen und Entzündungen führen. Bei der Körperpflege sollte der Patient vor allem Hautfalten gut abtrocknen und sich regelmäßig eincremen, um Hautrisse zu vermeiden. Bei infektionsgefährdeten Patienten sollte die Wäsche täglich gewechselt werden.

Mundpflege • Sie ist wegen der häufigen Entzündungen der Schleimhäute im Rahmen einer Chemotherapie von besonderer Bedeutung. Der Patient sollte mindestens 3-mal täglich eine ausführliche Zahnpflege mit einer weichen Zahnbürste durchführen können. Auch das Ausspülen des Mundes nach jeder Mahlzeit ist empfehlenswert. Zusätzlich kann der Mund mit Kochsalzlösungen oder Salbeisud gespült werden. Diese Lösungen sind nach derzeitigen wissenschaftlichen Erkenntnissen den industriell gefertigten Spüllösungen nicht unterlegen (Arbeitsgemeinschaft der Wissenschaftlichen Medizinischen Fachgesellschaften e.V. 2010). Wichtig ist eine genaue Inspektion der Mundschleimhaut, am besten mit einer Taschenlampe. Bei Patienten, deren Leukozytenanzahl unter 1000 µl gesunken ist, verordnen Ärzte mitunter prophylaktisch ein lokales Pilzmittel (Antimykotikum). Weitere Informationen zur Mundpflege finden Sie im Kap. „Pflege von Patienten mit malignen Tumoren" (S. 776).

Ausscheidungen • Der Patient sollte darauf hingewiesen werden, auf Blut in Urin oder Stuhl zu achten. Bei Unsicherheit ist ein Hämoccult-Test empfehlenswert, er weist Blut im Stuhl eindeutig nach. Blasenverweilkatheter können Eintrittsstelle für Bakterien sein. Es sollte daher soweit möglich bei infektionsgefährdeten Patienten auf eine längerfristige Blasenkatheterisierung verzichtet und eine sorgfältige Intimpflege durchgeführt werden.

Ernährung • Bei der Auswahl der Speisen sollte der Patient auf ungeschältes Obst, rohes Gemüse, Fisch, Fleisch, Frischmilch, Schimmelpilzprodukte, Nüsse, Sprossen, Eier und Geflügel verzichten. Alle diese Speisen enthalten häufig Keime, die für immungeschwächte Patienten bedrohlich sein können. Scharf gewürzte Speisen reizen anfällige Schleimhäute. Weiche Speisen vermeiden weitere Reizungen und Verletzungen. Getränke sollten nicht aus Zapfanlagen stammen. Es sollte nur frische, abgefüllte Getränke und nur frisch abgekochtes Wasser für Tee und Kaffee verwendet werden.

Bei der Zubereitung von Speisen sollte sehr hygienisch gearbeitet und Haltbarkeitsdaten bzw. Vorgaben zur Aufbewahrung der Speisen genauestens eingehalten werden. Von längerem Warmhalten oder dem Aufwärmen von Speisen ist abzuraten.

Prophylaxen und Hygiene • Abwehrgeschwächte Patienten sind für jegliche Infektion anfällig, deshalb sollte unbedingt eine Pneumonieprophylaxe (S. 416), Parotitisprophylaxe (S. 429) und Zystitisprophylaxe (S. 1056) durchgeführt werden. Der Patient sollte nach jedem Kontakt mit anderen Personen und nach dem Toilettengang eine hygienische Händedesinfektion durchführen.

Informieren, Schulen, Beraten

Patienten mit Leukämie sollten hinsichtlich der erhöhten Blutungs- und Infektionsgefahr informiert und beraten werden. Die Patienten sollten wissen, wie sie Verletzungen vermeiden, wie wichtig eine sorgfältige Mundpflege ist und dass sie auf Hinweise einer Blutung achten sollten. Pflegende leiten den Patienten z. B. in hygienischen Maßnahmen an und informieren ihn über eine geeignete keimarme Ernährung.

Gesundheitsförderung und Alltagsbewältigung

Nach dem Krankenhausaufenthalt kann der Patient eine **Anschlussheilbehandlung** wahrnehmen, um die Genesung und Erholung voranzutreiben. Es gibt verschiedene Rehabilitationseinrichtungen, die sich auf onkologische Patienten spezialisiert haben. Der Sozialdienst kennt die in Frage kommenden Rehabilitationseinrichtungen in der Nähe und hilft dem Patienten bei der Beantragung der Anschlussheilbehandlung.

Möchten der Patient oder seine Angehörigen **weitere Informationen** über die Erkrankung, mögliche Therapien und das Leben mit Leukämie, finden sie im Internet diverse nützliche Informationen. Empfehlenswert sind die Internetseiten der deutschen Krebsgesellschaft (www.krebsgesellschaft.de), der Deutschen Leukämie und Lymphom Hilfe e. V. (www.leukaemie-hilfe.de) und des Krebsinformationsdienstes (www.krebsinformationsdienst.de). Neben leicht verständlichen und wissenschaftlich fundierten Informationen über die Erkrankung finden sie auf diesen Seiten auch viele Tipps zur Bewältigung des Alltags. Wo sie eine Selbsthilfegruppe in ihrer Nähe finden, können sie ebenfalls diesen Seiten entnehmen.

Das Robert Koch-Institut liefert wichtige Hinweise zum Umgang mit Hygiene für infektionsgefährdete Patienten unter www.rki.de. Alltägliche Themen wie das Benutzen von öffentlichen Verkehrsmitteln, der Umgang mit Haustieren und Gartenarbeit finden in den Empfehlungen ebenfalls Beachtung. Allerdings ist der Artikel sehr lang und mit vielen wissenschaftlichen Details versehen, sodass er nicht unbedingt zur Eigenrecherche der Betroffenen geeignet ist.

Wichtig ist, dass die Patienten potenzielle **Infektionsquellen** meiden. Das fängt schon beim Händeschütteln an. Immungeschwächte Patienten sollten versuchen, den Körperkontakt zu anderen gering zu halten und Menschenansammlungen, z. B. in öffentlichen Verkehrsmitteln, meiden (▶ Abb. 59.8). Die Überprüfung des **Impfschutzes** ist empfehlenswert, bei immungeschwächten Patienten empfiehlt das Robert Koch-Institut auch eine Grippeschutzimpfung.

Ein Leukämiepatient muss nach Abschluss der Therapie weiterhin regelmäßig zu **Kontrolluntersuchungen**, damit der Arzt Rückfälle oder Folgekrankheiten frühzeitig erkennen kann.

Abb. 59.8 U-Bahn fahren.

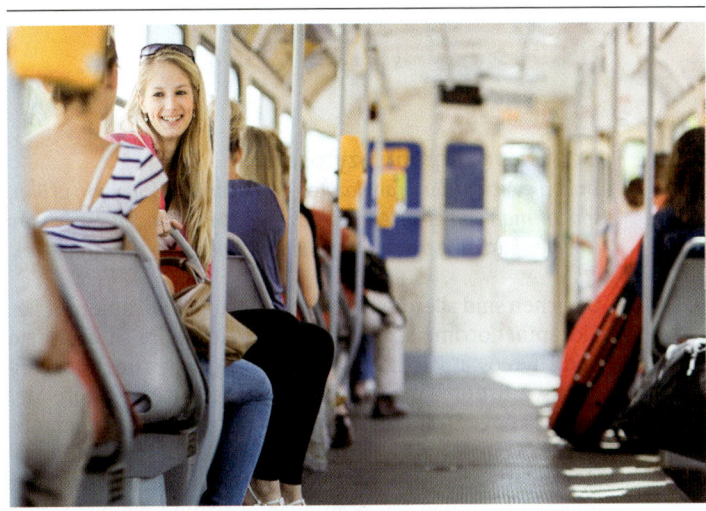

Wie findet man sich in einer Welt zurecht, in der jeder Keim eine Bedrohung darstellen kann? © *lightpoet/fotolia.com*

> **WISSEN TO GO**
>
> **Leukämie – Pflege**
>
> - **Beobachtungskriterien:**
>   - Rötungen, Schwellungen, Schmerzen und Läsionen
>   - Pilzinfektionen in Hautfalten/Zehenzwischenräumen
>   - Hämatome und Petechien
>   - Anzeichen von Blässe, Müdigkeit, Schwindel, Atemnot
>   - Transplantat-gegen-Empfänger-Reaktion: Hautausschläge, Entzündungen im Magen-Darm-Trakt, Übelkeit, Erbrechen, Durchfall

Pflege bei Erkrankungen des Blut- und Immunsystems

- **Mobilisation:** Allgemeinbefinden des Patienten berücksichtigen, auf Schwindel und mögliche Sturzgefahr achten, RR und Puls vorher kontrollieren
- **Körperpflege:**
  – keine Nassrasur, nur Trockenrasur
  – Mund- und Zahnpflege mehrmals täglich, Mundschleimhaut regelmäßig inspizieren
  – Hautfalten gut abtrocknen und eincremen, Hautrisse vermeiden
  – Wäsche täglich wechseln
  – Patienten zur hygienischen Händedesinfektion anleiten
- **Ausscheidungen:**
  – auf Beimengungen von Blut in Urin oder Stuhl achten
  – auf Blasenverweilkatheter möglichst verzichten
- **Ernährung:**
  – auf potenziell keimbelastete Lebensmittel verzichten: ungeschältes Obst, rohes Gemüse, Fisch, Fleisch, Frischmilch, Schimmelpilzprodukte, Nüsse, Sprossen, Eier
  – nur frische, abgefüllte Getränke und abgekochtes Wasser
  – auf Hygiene und fachgerechte Aufbewahrung achten
- **Prophylaxen und Beratung:**
  – Pneumonie-, Parotitis- und Zystitisprophylaxe
  – potenzielle Infektionsquellen meiden; Impfschutz prüfen
  – regelmäßige Kontrolluntersuchungen

59.5.2 Agranulozytosen

Grundlagen

Definition **Agranulozytosen**
Sinkt die Anzahl der Granulozyten auf unter 500 Zellen pro µl Blut, spricht man von einer Agranulozytose. Meist handelt es sich um eine Verringerung der neutrophilen Granulozyten (Neutropenie).

Ursachen sind **allergische Reaktionen** auf Medikamente (z. B. Clozapin, Cotrimoxazol, Metamizol, Ticlopidin, Sulfasalazin und Thyreostatika) oder direkte **Schädigungen** des **Knochenmarks**, z. B. durch myeloablative (knochenmarkzerstörende) Chemo- oder Strahlentherapien. Bei einem drastischen Abfall der Leukozytenzahlen bricht die körpereigene Immunabwehr zusammen. Dann können sich bakterielle und virale Infektionen sowie Mykosen ausbreiten und bis zur Sepsis führen (S. 1409). Die Symptome treten meist plötzlich auf und führen schnell zu einer lebensbedrohlichen Situation. Grippeähnliche Symptome, Schüttelfrost, Herzrasen und hohes Fieber verursachen ein schweres Krankheitsgefühl. Entzündungen der Mund- und Rachenschleimhaut sind typisch. Durch die fehlenden Immunzellen sind die Patienten stark **infektionsgefährdet**.

! Merken Agranulozytose
Denken Sie bei plötzlich einsetzenden grippeähnlichen Symptomen mit rasch fortschreitenden Ulzerationen an den Schleimhäuten an eine Agranulozytose.

Da eine Neutropenie bei vielen Tumortherapien auftritt, wird bei Patienten mit Zytostatika- und/oder Bestrahlungstherapie das **Blutbild** sorgfältig überwacht. Zur Diagnostik nicht tumorbedingter Neutropenien sind eine genaue Anamnese (inklusive der Medikamente) und eine **körperliche Untersuchung** notwendig. Weitere Labordiagnostik und eine **Knochenmarkuntersuchung** können Aufschluss über evtl. Blutbildungsstörungen geben.

Therapie und Pflege

Besteht der Verdacht auf eine medikamenteninduzierte Agranulozytose, müssen alle Wirkstoffe, die die Krankheit auslösen können, sofort abgesetzt werden. Zur Therapie gehören außerdem Breitbandantibiotika, Antimykotika und evtl. die Injektion eines gentechnisch hergestellten Wachstumsfaktors (z.B. Neupogen), der die Produktion von weißen Blutkörperchen (Leukopoese) fördert. Weiterhin wird der Patient zum Schutz vor Erregern isoliert. Näheres zur Umkehrisolation lesen Sie im Kap. „Hygiene" (S. 312).

Für die Pflege steht im Vordergrund, den Patienten vor Krankheitserregern zu schützen, da die Sepsisgefahr sehr hoch ist. Die Temperatur sollte engmaschig kontrolliert werden.

Körperpflege • Der Patient sollte nach jedem Essen die Zähne putzen und den Mund mit Kochsalzlösung, Salbeisud oder einer desinfizierenden Mundspüllösung ausspülen. Pflegende sollten das Aussehen der Schleimhäute im Mund- und Rachenraum genau beobachten und auch auf Hautläsionen im Intimbereich achten.

Informieren, Schulen, Beraten • Wenn die Patienten aus dem Krankenhaus nach Hause entlassen werden, ist es wichtig, dass sie wissen, welches Medikament die Ursache für die Agranulozytose war. Der Patient muss dieses Medikament in Zukunft meiden. Der Name und Wirkstoff des Medikaments wird in einem Allergiepass vermerkt, den der Patient immer bei sich tragen sollte (▶ Abb. 59.9).

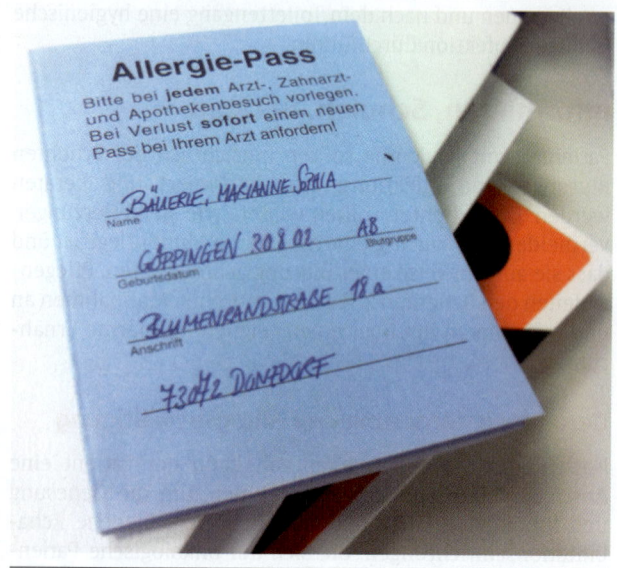

Abb. 59.9 Allergiepass.

WISSEN TO GO

Agranulozytose

Die Granulozyten im Blut sind stark verringert. Sind die neutrophilen Granulozyten betroffen, spricht man von Neutropenie. Auslöser können Medikamente, Chemo- oder Strahlentherapien sein. Die grippeähnlichen Symptome treten meist plötzlich auf. Typisch sind Ulzerationen an Mund und Rachen. Zudem sind die Patienten hoch **infektions- und sepsisgefährdet**.

Die Therapie besteht im Absetzen der auslösenden Medikamente, der Gabe von Breitbandantibiotika und im strengen Infektionsschutz durch Umkehrisolierung. Wichtig ist eine ausgiebige Zahn- und Mundpflege.

59.6 Maligne Lymphome

59.6.1 Grundlagen

Definition **Maligne Lymphome**
Unter dem Begriff „maligne Lymphome" wird eine Gruppe (ca. 50 Unterarten) von bösartigen Erkrankungen zusammengefasst, bei denen es zu einer raschen und unkontrollierten Vermehrung von Zellen des lymphatischen Systems kommt und deren wichtigstes Symptom vergrößerte Lymphknoten sind („Lymphom" = Lymphknotenvergrößerung). Sie werden eingeteilt in Hodgkin-Lymphome und Non-Hodgkin-Lymphome (NHL), wobei den NHL die sog. Hodgkin-Zellen fehlen.

Während sich beim **Hodgkin-Lymphom** mutierte **B-Lymphozyten** in den Lymphknoten entwickeln, lösen beim wesentlich häufiger vorkommenden **Non-Hodgkin-Lymphom** genetische Veränderungen in den **B- oder T-Zellen** die Umwandlung in bösartige Zellen aus. Je nachdem, wie ausgereift die entarteten Zellen sind, wachsen die Lymphome unterschiedlich schnell. Daher unterscheidet man schnell wachsende, **hoch maligne** Lymphome und langsam wachsende, **niedrig maligne** Lymphome.

Lymphome zeigen sich vor allem durch eine schmerzlose, derbe, z. T. massive **Lymphknotenschwellung**, v. a. im Halsbereich. Weiterhin können **Milz- oder Lebervergrößerungen** (Spleno- bzw. Hepatomegalie) auftreten. Dadurch, dass die normale Blutbildung gestört ist, steigen das Infektionsrisiko und die Blutungsneigung. Weiterhin kann sich eine Anämie entwickeln (S. 1123). Als B-Symptomatik bezeichnet man zusätzliche Symptome wie **Gewichtsverlust**, **Nachtschweiß** oder **Fieber**.

Die Diagnose wird durch eine **Lymphknotenentnahme** mit histologischer Untersuchung gesichert. Die einkernigen Hodgkin-Zellen und die mehrkernigen „**Sternberg-Reed-Zellen**" treten nur beim **Hodgkin-Lymphom** auf. In den Non-Hodgkin-Lymphomen sind sie nicht nachweisbar. Sie sind daher ein wichtiges diagnostisches Kennzeichen für das Hodgkin-Lymphom.

Ist ein Hodgkin-Lymphom oder ein Non-Hodgkin-Lymphom diagnostiziert, erfolgt eine genaue Stadieneinteilung der Erkrankung („Staging"). Dabei ist entscheidend, wie viele Lymphknoten in welchen Körperregionen befallen sind und ob u. a. eine B-Symptomatik vorliegt. Aufgrund dieser Ergebnisse wird dann das weitere therapeutische Vorgehen festgelegt.

WISSEN TO GO

Lymphome – Grundlagen

Lymphome sind maligne Tumorerkrankungen des Lymphsystems. Man unterscheidet **Hodgkin-Lymphom** und **Non-Hodgkin-Lymphom (NHL)**. Symptome: Lymphknotenvergrößerungen, Milz- und Lebervergrößerungen (Spleno- bzw. Hepatomegalie); B-Symptomatik: Gewichtsverlust, Nachtschweiß und Fieber.

59.6.2 Therapie und Pflege

Maligne Lymphome wachsen mitunter sehr schnell. Doch gerade weil ihre Zellen sich so rasch teilen, sprechen sie in vielen Fällen auch gut auf Chemo- und Strahlentherapien an. Je nach Form und Stadium des Lymphoms hat ein großer Anteil der Patienten daher eine gute Prognose, wieder völlig gesund zu werden.

! Merken Zuspruch
Ein wichtiger Aspekt in der Pflege ist, die Patienten während der Behandlung zu motivieren und ihnen Mut zuzusprechen.

Therapieoptionen

Meist erhalten die Patienten bei der Chemotherapie eine Kombination aus verschiedenen Zytostatika in mehreren Zyklen. Außerdem kommen lokale Bestrahlungen infrage, um z. B. nach einer Chemotherapie evtl. noch vorhandene Tumorzellen zu zerstören. Detaillierte Informationen zur Pflege von Patienten bei Chemotherapie lesen Sie im Kap. „Pflege von Patienten mit malignen Tumoren" (S. 776).

Antikörpertherapie • Die körpereigene Abwehr spielt eine große Rolle in der Beseitigung entarteter Zellen. Doch bei Tumorerkrankungen tricksen die Krebszellen das Immunsystem durch bestimmte Mechanismen aus. Hier setzen moderne Antikörpertherapien an. Sie versuchen, das Immunsystem dazu zu bringen, die Krebszellen zu zerstören. Bei der Radioimmuntherapie werden dem Patienten radioaktiv angereicherte Antikörper injiziert, die gezielt an bestimmte Oberflächenstrukturen von Lymphomzellen binden. Auf diese Weise wird der Tumor sozusagen innerlich bestrahlt und zerstört.

ACHTUNG

Obwohl solche Antikörpertherapien sehr spezifisch wirken, können sie Nebenwirkungen haben, z. B. akneähnliche Hautausschläge, grippeähnliche Symptome, Blutbildveränderungen, Bluthochdruck, erhöhte Blutungsneigung. Auch allergische Reaktionen sind möglich, z. B. Hautausschlag, Atembeschwerden, Brustenge. Wenn solche Symptome auftreten, sollte sofort ein Arzt benachrichtigt werden.

Integrierte Versorgung von Patienten mit malignen Lymphomen (IVML) • Manche Krankenkassen bieten diese Versorgung an. Dabei soll für die Betroffenen ein individuelles Therapiekonzept auf dem aktuellen Stand der Wissenschaft erstellt werden. Interessierte erfahren darüber mehr beim „Kompetenznetz – Maligne Lymphome", im Internet unter www.lymphome.de. Hier finden sich auch viele Informationen über die Erkrankung und Adressen von Selbsthilfegruppen.

Informieren, Schulen, Beraten

Eine gute Aufklärung der Patienten ist wichtig, weil die Behandlung oft ambulant durchgeführt wird (▶ Abb. 59.10). Maligne Lymphome treten auch relativ häufig in jüngerem Alter auf. Die Patienten sollten dann z.B. bereits vor der Behandlung darüber aufgeklärt sein, dass Chemo- und Strahlentherapien zu Infertilität führen können. Möglicherweise möchten sie Samen bzw. Eizellen entnehmen und für den Fall eines späteren Kinderwunschs aufbewahren lassen.

Weil das Risiko eines Rezidivs (Rückfalls) lebenslang bestehen bleibt, sind **regelmäßige Nachsorgeuntersuchungen** enorm wichtig. Außerdem sollten Betroffene **Krebsvorsorgeuntersuchungen** wahrnehmen, denn durch die Therapie steigt das Risiko für Zweittumoren.

Abb. 59.10 Aufklärung.

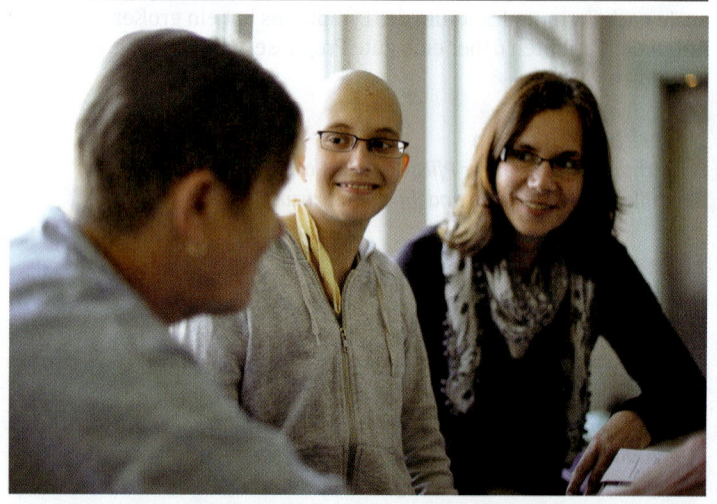

59.6.3 Multiples Myelom/Plasmozytom

Definition **Multiples Myelom/Plasmozytom**
Das Multiple Myelom ist ein Non-Hodgkin-Lymphom. Entartete Plasmazellen (ausdifferenzierte B-Lymphozyten) breiten sich im Knochenmark aus. Sie bilden große Mengen identischer, funktionsloser Antikörper (monoklonales Immunglobulin oder Paraprotein) und weiterhin Stoffe, die knochenaufbauende Zellen (Osteoblasten) hemmen und knochenabbauende Zellen (Osteoklasten) fördern. Bei einem einzelnen Herd spricht man von einem solitären Plasmozytom.

Multiple Myelome sind **nicht heilbar**. Chemo-, Strahlen- und Antikörpertherapien können aber Tumorgewebe zurückdrängen und die Lebenserwartung deutlich verbessern.

Bei der Pflege von Patienten mit multiplen Myelomen sollte auf Anzeichen einer Anämie und Gerinnungsstörungen geachtet werden. Auch eine erhöhte Infektanfälligkeit ist möglich. Außerdem kann die Erkrankung zu Knochengewebsauflösung, Knochenschmerzen und pathologischen Brüchen führen, die mitunter eine Operation notwendig machen. Mobilisatorische Maßnahmen sollten daher zuerst mit einem Arzt besprochen werden.

> **WISSEN TO GO**
>
> **Maligne Lymphome – Therapie und Pflege**
> - **Therapie:** Chemo- und Strahlentherapie, Radioimmuntherapie, Antikörpertherapie
> - **Aufklärung:** Sehr wichtig, v.a. wenn ambulant therapiert wird. Die Gefahr eines Rückfalls besteht lebenslang, daher sind regelmäßige Nachsorge- und weitere Krebsvorsorgeuntersuchungen sehr wichtig.
> - **Pflege bei Plasmozytom:** Hier ist v.a. auf Anzeichen einer Anämie, einer Infektion oder auf Gerinnungsstörungen zu achten. Es können Knochengewebsauflösung, Schmerzen und pathologische Brüche auftreten. Mobilisation vorher mit dem Arzt besprechen.

59.7 Myelodysplastisches Syndrom (MDS)

Definition **Myelodysplastisches Syndrom**
Bei einem myelodysplastischen Syndrom kann das Knochenmark keine reifen Blutzellen bilden. Die myeloischen Stammzellen sind genetisch verändert und es entwickeln sich „dysplastische" Blutzellen, die in ihrer Form und Funktion verändert sind.

Erythrozyten, Leukozyten oder Thrombozyten sind nicht funktionsfähig, es kommt zu einer **Anämie**, **Thrombozytopenie** (Mangel an Thrombozyten) und einer **Leukozytopenie** (Mangel an Leukozyten). Die Patienten sind – ähnlich wie bei einer Leukämie – extrem infektions- und blutungsgefährdet und leiden typischerweise unter Müdigkeit, Leistungsminderung, Blutungen (Hämatome), Fieber und Infekten.

Wird das MDS durch eine Bestrahlung oder eine Chemotherapie ausgelöst, bezeichnet man es als **sekundäres MDS**. Nach Jahren kann sich aus dem MDS auch eine akute myeloische Leukämie (S. 1127) entwickeln.

Neben Anamnese, körperlicher Untersuchung und **Blutbild** ist die **Knochenmarkuntersuchung** diagnoseweisend.

Therapie und Pflege • Bisher gibt es keine kurative Behandlung. Stattdessen zielen Therapien darauf ab, Symptome zu lindern. Dies gelingt z.B. durch die Gabe von Substanzen, die die Blutbildung stimulieren (je nach Blutbild die Erythropoese, Leukopoese oder Thrombopoese). Die Pflegebasismaßnahmen entsprechen denen der Pflege von Patienten mit Leukämie (S. 1129).

Informieren, Schulen, Beraten • MDS betrifft vor allem ältere Menschen. Durch die immer wieder auftretende Anämie und durch die Nebenwirkungen der Medikamente fühlen sich die Patienten häufig sehr schwach und können deshalb ihren Alltag nicht mehr alleine bewältigen. Vor der Entlassung aus dem Krankenhaus sollte deshalb zusammen mit Patient, Angehörigen und Sozialdienst überlegt werden, ob der Patient zu Hause gut versorgt ist und welche Hilfen und Alternativen es gibt. Die Patienten müssen regelmäßig Blutkontrollen durchführen lassen. Einige Patienten benötigen regelmäßige Bluttransfusionen.

Auf der Internetseite der deutschen Leukämie- und Lymphom-Hilfe (www.leukaemie-hilfe.de) finden sich zudem nützliche Informationen, z.B. die Adressen von Selbsthilfegruppen.

59.8 Gerinnungsstörungen

An der Blutgerinnung (Hämostase) sind verschiedene im Blutplasma zirkulierende Gerinnungsfaktoren und die Thrombozyten beteiligt. Ist der Prozess der Blutgerinnung gestört, kann es zu einer **gesteigerten Blutungsneigung** oder zu einer **gesteigerten Thromboseneigung** kommen. Manchmal tritt auch beides gleichzeitig auf.

59.8.1 Gesteigerte Blutungsneigung

Grundlagen

Zu den Erkrankungen mit erhöhter Blutungsneigung, den **hämorrhagischen Diathesen**, gehören u.a.
- **Thrombozytopenien oder -pathien**, bei denen die Blutungsneigung durch zu wenige (-penie) oder funktionsuntüchtige (-pathie) Thrombozyten verursacht wird;
- **Koagulopathien,** bei denen die Blutungsneigung durch fehlerhafte oder mangelnde Gerinnungsfaktoren verursacht wird, z.B. das Von-Willebrand-Jürgens-Syndrom, Hämophilie und Verbrauchskoagulopathie;
- **vaskuläre hämorrhagische Diathesen,** das sind Gefäßerkrankungen, bei denen die Durchlässigkeit der kleinen Blutgefäße erhöht ist. Sie können z.B. durch Gefäßentzündungen (Vaskulitiden), durch angeborene Erweiterungen der Gefäße (Teleangiektasien), durch eine Langzeit-Kortisontherapie oder einen Vitamin-C-Mangel entstehen.

Thrombozytopenien/Thrombozytopathien

Thrombozytopenien bzw. -pathien sind die häufigste Ursache einer erhöhten Blutungsneigung. Sinkt die Anzahl der Thrombozyten im Blut unter 140000/μl, spricht man von einer Thrombozytopenie. Die Ursachen sind vielfältig:
- Entweder ist die **Bildung der Thrombozyten gestört**, z.B. durch ein Karzinom, ein malignes Lymphom (S. 1133) oder bei Leukämie (S. 1127),
- der **Verbrauch an Thrombozyten steigt an**, z.B. bei einer Verbrauchskoagulopathie, bei Autoimmunerkrankungen (S. 1144) oder bei einer HIV-Infektion (S. 1140) oder
- die **Reifung der Thrombozyten** ist gestört, z.B. durch einen Vitamin-B$_{12}$- oder Folsäuremangel.
- Die Thrombozyten können auch direkt z.B. als **Nebenwirkungen von medikamentösen Therapien** zerstört werden, z.B. durch nicht steroidale Antirheumatika (NSAR wie Aspirin, Ibuprofen, COX-Hemmer).
- Gefährlich ist die **Heparin-induzierte Thrombozytopenie** (HIT), bei der es zu paradoxen Gefäßverschlüssen und thromboembolischen Geschehen kommt.
- Aber auch durch **extrakorporale Blutzirkulation** können Thrombozytopathien ausgelöst werden, z.B. bei einer Dialyse oder bei Einsatz der Herz-Lungen-Maschine.
- Ebenso können Erkrankungen wie **Verbrennungen, Urämie, Lebererkrankungen** und **hämatologische Systemerkrankungen** Auslöser sein.

Je nach Form und Schweregrad treten kleine fleckförmige (**Purpura**) oder punktförmige Blutungen in der Haut und der Schleimhaut (**Petechien**), Epistaxis (Nasenbluten) und Zahnfleischblutungen auf.

Koagulopathien

Sind bestimmte Gerinnungsfaktoren nicht ausreichend vorhanden, fehlen oder sind in ihrer Funktion gestört, spricht man von einer Koagulopathie. Sie kann angeboren (z.B. Von-Willebrand-Jürgens-Syndrom, Hämophilie) oder erworben sein (z.B. durch Lebererkrankungen oder durch Vitamin-K-Mangel). Bei der Hämophilie ist die Wundheilung gestört und es können spontane und großflächige Blutungen (z.B. in Muskulatur und Gelenken) auftreten. Beim **Von-Willebrand-Jürgens-Syndrom** neigen die Patienten weniger zu spontanen Blutungen, dennoch kann es bei Verletzungen oder operativen Eingriffen zu schweren Nachblutungen kommen.

ACHTUNG
Ein schweres und lebensbedrohliches Krankheitsbild verursacht die Verbrauchskoagulopathie, auch disseminierte intravasale Koagulopathie (DIC) genannt. Hierbei bilden sich z.B. aufgrund eines Schocks oder einer Verletzung im ganzen Körper kleine Thromben. Der Körper „verbraucht" hierfür fast alle Gerinnungsfaktoren und Thrombozyten. Diese fehlen im Anschluss und es kommt zu starken Blutungen, die nur schwer gestillt werden können. Es muss sofort intensivmedizinisch behandelt werden, denn es droht ein Multiorganversagen!

WISSEN TO GO

Gesteigerte Blutungsneigung – Grundlagen

Ist die Blutungsneigung erhöht, spricht man von **hämorrhagischen Diathesen**. Hierzu gehören:
- Thrombozytopenien und -pathien
- Koagulopathien
- vaskuläre hämorrhagische Diathesen

Am häufigsten ist die **Thrombozytopenie**. Die niedrige Anzahl der Thrombozyten führt zu spontanen, punkt- oder fleckförmigen Hautblutungen (Petechien, Purpura). Bei den **Koagulopathien** verursachen fehlerhafte oder mangelnde Gerinnungsfaktoren die Blutungsneigung, z.B. Hämophilie, Von-Willebrand-Jürgens-Syndrom.

Mitwirken bei der Therapie

Bei erworbenen Gerinnungsstörungen wie der Verbrauchskoagulopathie oder der Thrombozytopenie steht die Behandlung der Grunderkrankung im Vordergrund. Thrombozytenkonzentrate können bei akuten Blutungen, in lebensbedrohlichen Situationen oder vor invasiven Eingriffen verabreicht werden.

! Merken Thrombozytenkonzentrate
Beachten Sie, dass Thrombozytenkonzentrate sehr lagerungsunbeständig sind und deshalb erst kurz vor der Verabreichung bei der Blutbank bestellt werden sollten.

Bei angeborenen Gerinnungsstörungen werden bei Erwachsenen i.d.R. nur vor invasiven Eingriffen oder bei akuten Blutungen bzw. Verletzungen Konzentrate mit Gerinnungsfaktoren substituiert. Steht der entsprechende Gerinnungsfaktor nicht zur Verfügung, kann in Notfällen auch FFP („Fresh frozen Plasma", engl. für „gefrorenes Frischplasma") verabreicht werden. Das FFP enthält eine Mischung aus Enzymen und Inhibitoren und ersetzt somit mehrere Gerinnungsfaktoren. Die Gabe von FFP fällt unter das Transfusionsgesetz (S. 497). Es muss **blutgruppenkompatibel** verabreicht und auf die bekannten Unverträglichkeitssymptome bei Transfusionen geachtet werden (S. 502).

Pflege bei Erkrankungen des Blut- und Immunsystems

! Merken Sofort handeln
Wichtig ist, dass bei einem Patienten mit bekannter Koagulopathie bei jedem unklaren Krankheitsbild von einer Blutung ausgegangen und sofort mit der Substitution des entsprechenden Gerinnungsfaktors begonnen werden muss. Die Substitutionstherapie geht vor, eine genaue diagnostische Abklärung steht hintenan.

Beobachtungskriterien

Das Hauptaugenmerk richtet sich auf Anzeichen einer **Blutung**. Zeigt der Patient Zeichen eines **Schocks** wie Blässe, Kaltschweißigkeit, einen hohen Puls und einen niedrigen Blutdruck, sollte an eine akute innere Blutung gedacht werden. Auch **Verhaltensänderungen** können eine Blutung anzeigen.

ACHTUNG
Verminderte Vigilanz oder Bewusstlosigkeit treten häufig bei intrazerebralen Blutungen auf. Informieren Sie sofort einen Arzt, denn eine solche Blutung kann lebensbedrohlich sein.

Akut auftretende **Schmerzen** können Hinweise auf Blutungen z. B. im Gelenk-, Kopf- oder Bauchbereich sein. Vor allem nach invasiven Eingriffen ist eine engmaschige Kontrolle von Einstichstellen, Wunden und Drainagen auf Nachblutungen sehr wichtig.

Pflegebasismaßnahmen

Wegen der Verletzungsgefahr sollte auf rektale Messungen der Temperatur verzichtet werden. Auch Darmeinläufe und Klistiere bergen die Gefahr von Verletzungen im Enddarm. Besser ist es, wenn z. B. durch die Gabe von Laktulose der Stuhl weich gehalten und auf diese Weise einer Obstipation vorgebeugt wird. Der Patient sollte sich nicht nass, sondern trocken rasieren. Eine weiche Zahnbürste mit abgerundeten Borsten beugt Zahnfleischbluten vor. Wenn der Patient seine Nase nur vorsichtig putzt und die Nasenschleimhäute mit Nasensalbe geschmeidig hält, reduziert sich die Gefahr von Nasenbluten.

Die Patienten sollten auf heiße, stark gewürzte und harte Speisen verzichten, damit die Schleimhaut im Mund-Rachen-Raum nicht gereizt oder verletzt wird. Mögliche Stolperfallen sollten entfernt werden, um Stürze zu vermeiden.

ACHTUNG
Bei einem blutungsgefährdeten Patienten darf auf keinen Fall eine intramuskuläre Injektion durchgeführt werden. Schwere Einblutungen in den Muskel können die Folge sein.

▶ Abb. 59.11 zeigt die Ursachen und Maßnahmen einer gesteigerten Blutungsneigung als Übersicht.

Informieren, Schulen, Beraten

Patienten mit einer erhöhten Blutungsneigung sollten immer einen **Notfallausweis** mit sich tragen. Kommt es z. B. zu einer Bewusstlosigkeit, kann ein solcher Ausweis wichtige Informationen zur Diagnosestellung und Therapie liefern.

Obwohl die Patienten ein möglichst normales Leben führen können, müssen sie sich in einigen Lebensbereichen an ihrer Krankheit orientieren. So sind Berufe mit einem hohen Verletzungsrisiko für Erkrankte eher ungeeignet. Beim **Zahnarztbesuch** oder kleinen **chirurgischen Eingriffen** müssen Patienten mit einer veränderten Blutgerinnung im Vorfeld stets abklären, ob eine vorübergehende **Einnahme von Gerinnungsfaktorenkonzentraten** notwendig ist. Solche Eingriffe sollten möglichst immer mit einem Arzt besprochen werden, der Erfahrung mit hämorrhagischen Diathesen hat. Erkrankte Frauen sollten einen in diesem Bereich erfahrenen Gynäkologen kontaktieren, wenn eine Schwangerschaft geplant ist.

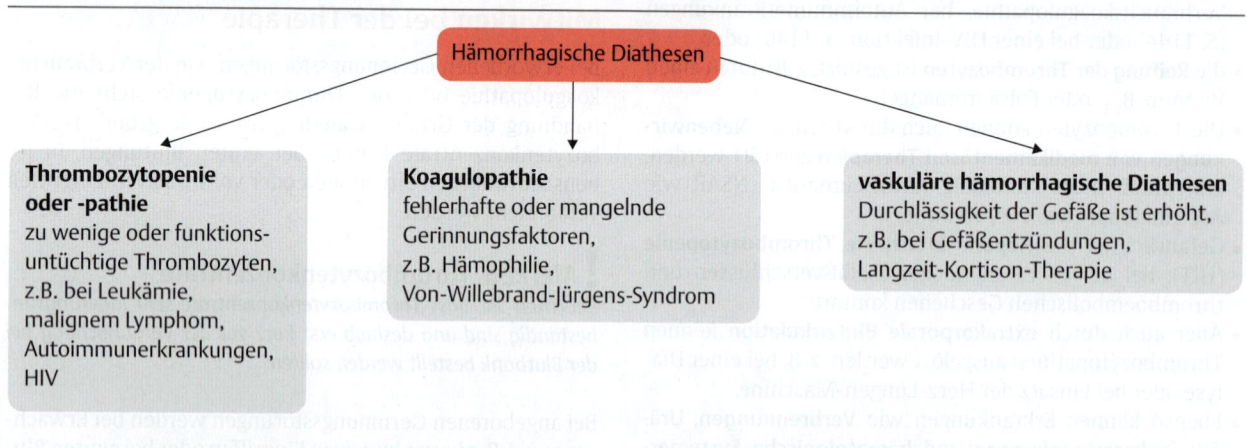

Abb. 59.11 Gesteigerte Blutungsneigung.

Die Deutsche Hämophiliegesellschaft (www.dhg.de) hat eine Liste mit Hämophiliezentren, Selbsthilfegruppen und Beratungsstellen auf ihrer Internetseite veröffentlicht. Hilfreich ist auch der dort zu findende Medikamentenplan für die Hausapotheke. So sind z. B. **acetylsalicylsäurehaltige Präparate oder nicht steroidale Antirheumatika** für diese Patienten wegen der Gefahr einer Magen-Darm-Blutung **kontraindiziert**.

Bei **Reisen** sollten die Betroffenen eine **ausreichende Menge an Gerinnungsfaktoren** bei sich tragen. Häufig benötigen sie eine Zollbescheinigung für diese Präparate. Auch dazu findet sich alles Wissenswerte auf der Internetseite der deutschen Hämophiliegesellschaft.

Bei der Freizeitgestaltung sollten die Patienten **verletzungsträchtige Sportarten** wie Kampfsport, Fußball und Reiten **meiden**. Das Tragen von Gelenkschützern und Schutzhelmen beim Sport ist unbedingt ratsam. Mittlerweile gibt es Sportgruppen speziell für Hämophiliekranke. Näheres dazu unter www.haemophilia-exercise.de.

WISSEN TO GO

Hämorrhagische Diathesen – Therapie und Pflege

Bei Thrombozytopenie und Verbrauchskoagulopathie steht die Behandlung der Grunderkrankung im Vordergrund. Bei akuten Blutungen können Thrombozytenkonzentrate verabreicht werden. Bei angeborenen Gerinnungsstörungen werden vor invasiven Eingriffen ggf. Gerinnungsfaktoren substituiert.
- **Beobachtungskriterien:**
  - Blutungen, Schmerzen, Verhaltensänderungen, Bewusstsein
  - Wundkontrolle bei Verletzungen oder invasiven Eingriffen
  - Kontrolle auf Unverträglichkeitssymptome bei Gabe von FFP
- **Pflegebasismaßnahmen:**
  - keine rektale Temperaturmessung, Einläufe, Klysmen, keine Nassrasur
  - weiche Zahnbürste verwenden
  - Nase nur vorsichtig putzen, ggf. Nasensalben anwenden
  - Sturzprophylaxe durchführen, Stolperfallen entfernen
  - keine i. m.-Injektionen
- **Informieren, Schulen, Beraten:**
  - immer einen Notfallausweis mit sich führen
  - Berufe, Hobbys und Sportarten mit hohem Verletzungsrisiko meiden
  - Zahnarztbesuche oder chirurgische Eingriffe mit Arzt absprechen
  - keine acetylsalicylsäurehaltigen Präparate oder nicht steroidale Antirheumatika
  - bei Reisen ausreichend Gerinnungsfaktoren dabei haben

59.8.2 Gesteigerte Thromboseneigung

Grundlagen

Definition **Thrombophilie**
Bei einer Thrombose ist ein Gefäß durch ein Blutgerinnsel (Thrombus) verengt oder komplett verschlossen. Angeborene und erworbene Erkrankungen mit einer gesteigerten Thromboseneigung werden unter dem Begriff Thrombophilie zusammengefasst.

Mit der Bildung von Blutgerinnseln (**Thromben**) versucht der Körper durch Verletzungen entstandene Lecks in der Gefäßwand zu verschließen. Wird dieser physiologische Gerinnungsprozess jedoch gestört oder kann er nicht rechtzeitig gestoppt werden, kann der Thrombus so stark anwachsen, dass er zum vollständigen Verschluss des Gefäßes führt. Thrombosen können sowohl Venen als auch Arterien betreffen. Hauptauslöser sind **3 Mechanismen**, die als **Virchow-Trias** (benannt nach Rudolf Virchow) zusammengefasst werden:
1. **Kreislauffaktor:** verlangsamter Blutstrom, z. B. bei Immobilität, Bettlägerigkeit oder Herzinsuffizienz
2. **Wandfaktor:** Schäden der Gefäßwand, z. B. durch Verletzungen, Operationen, Entzündungen, Arteriosklerose
3. **Blutfaktor:** erhöhte Gerinnungsneigung des Blutes (Hyperkoagulabilität), z. B. **Thrombophilie**, bei Schwangerschaft, hormoneller Kontrazeption, Exsikkose, Tumorerkrankungen

Die Ursachen einer **Thrombophilie** können sowohl angeboren (vererbt) als auch erworben sein. Die wichtigsten sind folgende.

APC-Resistenz • Sie wird auch „Faktor-V-Leiden-Mutation" genannt und ist die häufigste vererbte (hereditäre) Thrombophilie. Ursache ist eine vererbte Mutation des Gerinnungsfaktors Va, der dadurch nicht mehr „gebremst" werden kann. Die Krankheit kann nicht geheilt werden, man kann nur versuchen, Thrombosen zu vermeiden und eine frühzeitige Thromboseprophylaxe durchzuführen (S. 419).

Antithrombin-Mangel • Antithrombin wirkt bei der Blutgerinnung normalerweise als „Bremse" und verhindert eine überschießende Gerinnung. Ein Mangel kann vererbt oder erworben sein, z. B. durch massive Blutungen, nephrotisches Syndrom (S. 1040), Sepsis (S. 1409).

Protein-C- und Protein-S-Mangel • Der Mangel an diesen beiden Proteinen bewirkt eine abgeschwächte Inaktivierung von bestimmten Gerinnungsfaktoren. Grund für den Mangel ist häufig ein Vitamin-K-Mangel (die Bildung beider Proteine ist Vitamin-K-abhängig).

Thrombotisch-thrombozytopenische Purpura (TTP) • Die Ursache ist meist ungeklärt (idiopathisch). Neben der Thrombose entwickeln sich eine hämolytische Anämie, eine Thrombozytopenie, hohes Fieber, Krampfanfälle, Seh- und Sprachstörungen. Diese Autoimmunerkrankung führt ohne Therapie in 90 % der Fälle zum Tod. Eine schnelle Therapie ist unerlässlich. Eingesetzt werden Plasmapherese (= Plasmatausch, dabei wird das Plasma des Patienten entweder gegen eine Proteinlösung = Humanalbumin oder gegen das Plasma eines gesunden Spenders getauscht), Gabe von FFP (Fresh Frozen Plasma), immunsuppressive Therapie mit Glukokortikoiden (z. B. Prednison).

59 Pflege bei Erkrankungen des Blut- und Immunsystems

ACHTUNG
Die gefährlichste Komplikation der Thrombose ist die Lungenembolie (S. 974). Löst sich ein Thrombus von der Gefäßwand und gelangt in den Lungenkreislauf, kann er dort die Lungenarterie verschließen. Der Patient bekommt akute Dyspnoe, Schmerzen in der Brust und Tachykardie. Schnell entwickelt sich ein Schocksyndrom und es besteht Lebensgefahr.

WISSEN TO GO

Thrombose/Thrombophilie – Grundlagen

Eine **Thrombose** bezeichnet eine Verengung oder einen kompletten Verschluss eines Gefäßes durch ein Blutgerinnsel (Thrombus). Sowohl Venen als auch Arterien können betroffen sein. **Thrombophilie** beschreibt angeborene und erworbene Erkrankungen, die mit einer erhöhten Neigung zu Thrombosen einhergehen.

Eine Thrombophilie kann angeboren oder erworben sein. Wichtige Erkrankungen sind APC-Resistenz (auch „Faktor-V-Leiden-Mutation"), Antithrombin-Mangel, Protein-C- und Protein-S-Mangel und Thrombotisch-thrombozytopenische Purpura (TTP).

Mitwirken bei der Therapie

Bei erworbenen Thrombophilien wird, wenn möglich, die Ursache behandelt, z. B. bei einem Autoimmungeschehen mit Immunsuppressiva (S. 1201). Ansonsten steht die **Thromboseprophylaxe** (S. 419) im Mittelpunkt der Therapie.

Ob ein Patient mit einer Thrombophilie eine dauerhafte **Antikoagulationstherapie** (S. 730) benötigt, hängt von der Ausprägung der Erkrankung ab. Unter bestimmten Umständen, z. B. in der Schwangerschaft, im Rahmen operativer Eingriffe, bei Immobilisierung und langen Reisen wird eine vorübergehende Antikoagulationstherapie jedoch empfohlen.

Beobachtungskriterien

Thrombosegefährdet sind vor allem die Beinvenen. Aber auch an Venenverweilkanülen oder anderen invasiven Zugängen bilden sich bei Patienten mit einer gesteigerten Blutgerinnung häufig Thromben. Deshalb müssen die Extremitäten der Patienten und die Anlageorte von Venenverweilkanülen und venösen Kathetern genauestens auf folgende Symptome kontrolliert/beobachtet werden:
- Schwellungen
- Überwärmung
- bläulich-rot verfärbte glänzende Haut
- Schmerzen, z. B. in den Extremitäten oder den Fußsohlen
- Druckschmerz im Verlauf der betroffenen Vene

ACHTUNG
Denken Sie bei Dyspnoe, stechenden thorakalen Schmerzen, massiv gestauten Halsvenen, niedrigem Blutdruck oder hohem Puls sofort an eine Lungenembolie (S. 974). Lagern Sie den Oberkörper des Patienten hoch (halbsitzende Lagerung), rufen Sie umgehend den Arzt und stellen Sie alles für die Notfallversorgung bereit.

Pflegebasismaßnahmen

Prophylaxen • Pflegerische Maßnahmen zur Thromboseprophylaxe (S. 419) sollten äußerst sorgfältig und gründlich durchgeführt werden. Als alleinige Thromboseprophylaxe sind medikamentöse Thromboseprophylaxestrümpfe (MTS)

nicht ausreichend (The CLOTS Trials Collaboration 2009, Kröger et al. 2011).

Mobilisation • Eine häufige und frühe Mobilisation ist z. B. nach invasiven Eingriffen sehr wichtig. Nicht nur das Aufstehen, sondern auch Bewegungsübungen im Bett aktivieren die Muskeln. Die Aktivierung der Muskelpumpe fördert den venösen Rückfluss und reduziert das Thromboserisiko. Atemtraining (S. 548) fördert ebenfalls den venösen Rückfluss durch den im Körper entstehenden Unterdruck während des Einatmens. Der Patient sollte motiviert werden, die Bewegungs- und Atemübungen so oft wie möglich selbstständig durchzuführen. Langes Sitzen mit abgeknickten oder überschlagenen Beinen (Schreibtischarbeit, lange Flüge, Bahn- und Autoreisen) ist besonders risikoreich und sollte vermieden werden. Günstig ist es, die Beine häufiger erhöht zu lagern, um den venösen Rückstrom zu fördern.

Ernährung • Es sollte auf eine ausreichende Trinkmenge geachtet und eine Flüssigkeitsbilanz erstellt werden. Bei Flüssigkeitsmangel steigt das Thromboserisiko. Übergewichtige Patienten sollten nach Möglichkeit eine Gewichtsreduktion anstreben.

Kleidung • Der Patient sollte keine einschnürende oder einengende Kleidung tragen. Insbesondere Strümpfe haben häufig einen festen Bund, der den venösen Rückfluss behindern kann.

Informieren, Schulen, Beraten

Patienten mit einer gesteigerten Thromboseneigung sollten auf **Nikotin verzichten**, da die nikotinbedingten Gefäßveränderungen ein zusätzliches Risiko bergen. Gleiches gilt für die Einnahme von **oralen Kontrazeptiva** (z. B. die Antibabypille) und Östrogenen. Gynäkologen beraten über alternative Verhütungsmittel.

Da auch eine Schwangerschaft die Gefahr einer Thrombose erhöht, müssen Frauen mit Thrombophilie die prophylaktischen Maßnahmen besonders sorgfältig durchführen.

Durch langes Sitzen, z. B. auf Flugreisen oder während langer Autofahrten, entfällt die Muskelpumpe und die Thrombosegefahr steigt. Hier können Bewegungsübungen helfen. Zusätzlich sollten Menschen mit erhöhter Thromboseneigung sich mit ihrem Arzt über eine **medikamentöse Thromboseprophylaxe** unterhalten, wenn sie eine längere **Reise** planen.

Patienten, die auch nach der Entlassung aus der Klinik Antikoagulanzien einnehmen, sollten ihre Blutgerinnung regelmäßig kontrollieren lassen.

▶ Abb. 59.12 zeigt die Ursachen und Maßnahmen der gesteigerten Thromboseneigung in der Übersicht.

WISSEN TO GO

Thrombose/Thrombophilie – Therapie und Pflege

Bei erworbenen Thrombophilien wird nach Möglichkeit die Ursache behandelt, ansonsten ist die Thromboseprophylaxe wichtigste Therapie.
- **Beobachtungskriterien:**
  - Beinvenen und Zugänge kontrollieren
  - Schwellungen, bläulich rote glänzende Haut, Druckschmerz im Venenverlauf oder Schmerzen in den Extremitäten/Fußsohlen
  - bei akuter Luftnot, Brustschmerzen, gestauten Halsvenen, niedrigem RR, hohem Puls oder Tachykardie an Lungenembolie denken

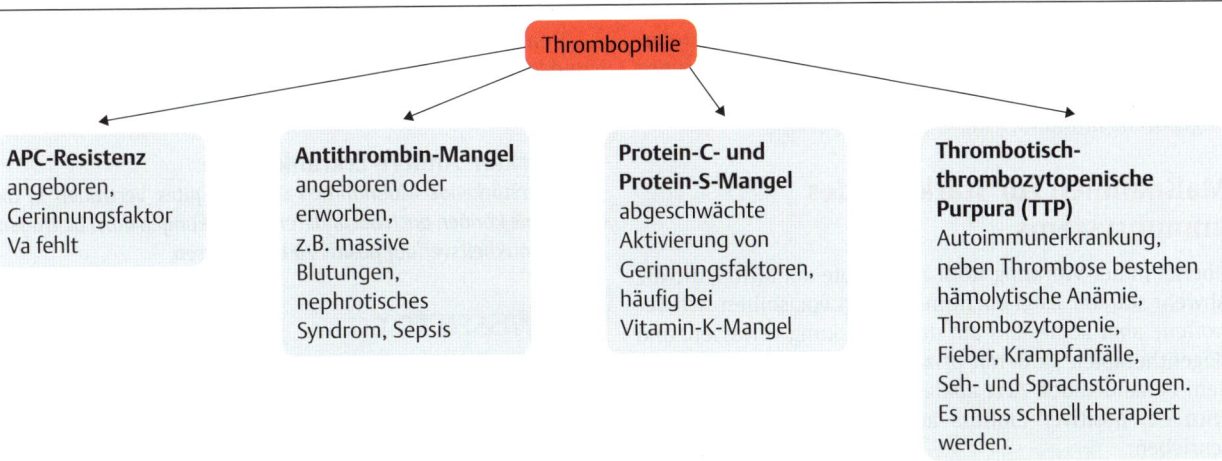

Abb. 59.12 Gesteigerte Thromboseneigung.

Pflegemaßnahmen:

Thromboseprophylaxe
- MTS
- Frühmobilisation nach invasiven Eingriffen
- Aktivierung der Muskelpumpe durch Bewegungsübungen
- ausreichende Flüssigkeitszufuhr
- kein Nikotin, keine oralen Kontrazeptiva
- evtl. Antikoagulationstherapie

auf Thrombosen achten
- Beinvenen, Venenverweilkanülen, andere invasive Zugänge beobachten auf Schwellungen, Überwärmung, bläulich rot verfärbte glänzende Haut, Schmerzen
- bei Dyspnoe, stechenden thorakalen Schmerzen, massiv gestauten Halsvenen, niedrigem Blutdruck oder hohem Puls sofort an eine Lungenembolie denken und Oberkörper hochlagern

- **Pflegebasismaßnahmen:**
  - Thromboseprophylaxe
  - Mobilisation: Frühmobilisation nach invasiven Eingriffen, Aufstehen, Bewegungsübungen im Bett, Atemtraining
  - Ernährung: ausreichende Flüssigkeitszufuhr
  - Kleidung: sollte nicht einschnüren oder einengen
- **Informieren, Schulen, Beraten:**
  - kein Nikotin, keine Kontrazeptiva/Hormone
  - langes Sitzen vermeiden, Bewegungsübungen, ggf. Antikoagulanzien
  - bei Antikoagulanzieneinnahme Blutgerinnung regelmäßig kontrollieren

59.9 Immundefekte

59.9.1 Grundlagen

Definition **Immundefekte**
Als Immundefekte bezeichnet man Krankheiten, bei denen die Abwehrfunktion des Körpers geschwächt ist. Diese können erworben oder angeboren sein. Erworbene Immundefekte können durch Infektionen (z. B. HIV = humanes Immundefizienz-Virus, CMV = Zytomegalievirus), durch Beeinträchtigung der Blutbildung im Knochenmark (z. B. bei Leukämien) oder iatrogen (durch ärztliche Maßnahmen wie eine Chemotherapie) verursacht werden.

Bei angeborenen Immundefekten ist das Immunsystem bereits in seiner Entwicklung beeinträchtigt, meist sind bestimmte Immunzellen fehlerhaft und können ihre Funktion nicht richtig ausüben. Der häufigste angeborene Immundefekt ist der IgA-Mangel.

Folge der Immundefekte ist eine **erhöhte Anfälligkeit für Infekte**. Die Patienten infizieren sich häufiger und schwerer mit Erregern – auch mit solchen Erregern, die bei Gesunden keine Symptome auslösen (opportunistische Erreger). Immundefekte können aber auch zu Autoimmunerkrankungen (S. 1144) oder Tumoren führen.

59.9.2 Mitwirken bei der Therapie

Die Störungen der Abwehr können verschiedene Bereiche des Immunsystems betreffen. Bei den angeborenen sind häufig Lymphozyten nicht – oder nur ungenügend – in der Lage, Immunglobuline (Antikörper) zu bilden. Neben der bedarfsmäßigen Gabe von Antibiotika, Virostatika und antimykotischen Wirkstoffen besteht die Therapie darin, regelmäßig **Antikörper** zu verabreichen. In manchen Fällen kann eine **Stammzelltransplantation** (S. 1129) in Betracht kommen. Die übertragenen Stammzellen bilden dann im Körper des Patienten gesunde Lymphozyten.

Außerdem gibt es die Möglichkeit einer **Gentherapie**, bei der die Funktion eines defekten Gens durch Einbringen von gesundem Erbmaterial wiederhergestellt wird. Diese Behandlung ist aber noch nicht allgemein zugelassen und wird nur in Ausnahmefällen durchgeführt.

! Merken Hygiene
Bei Patienten mit Immundefekten ist der Infektionsschutz besonders wichtig. Die Hygieneregeln müssen streng eingehalten werden.

Es ist wichtig, angeborene **Immundefekte frühzeitig** zu **erkennen**, damit es nicht zu Langzeitschäden (z. B. in der Lunge) kommt. Auch gesunde Kinder können viele Male im Jahr einen Infekt erleiden. Kommt es aber wiederholt zu schweren Infekten, z. B. eitrigen Ohr- oder Lungenentzündungen, kann dies auf einen Immundefekt hinweisen.

Bei Verdacht auf einen Immundefekt kann eine Verlegung in ein spezielles **Immundefektzentrum** in Betracht kommen. Eine Liste der Zentren in Deutschland findet sich im Internet unter www.immundefekte.info. Eine Selbsthilfegruppe für angeborene Immundefekte ist die „Deutsche Selbsthilfe Angeborene Immundefekte e.V. (D.S.A.I. e.V.)".

Maßnahmen zur Stärkung des Immunsystems

Überall in der Werbung stößt man heute auf Mittel, die die Abwehr stärken. Liegt ein Immundefekt vor, sollten sich Betroffene aber keinesfalls auf deren Wirkung verlassen, und „Eigentherapien", z.B. mit pflanzlichen Mitteln, immer mit dem behandelnden Arzt abklären. Folgenden Maßnahmen wird ein positiver Einfluss auf das Immunsystem zugeschrieben:
- Regelmäßige **Bewegung** an der frischen Luft.
- Eine ausgewogene und vitaminreiche **Ernährung** mit viel frischem Obst und Gemüse.
- Einnahme von **Probiotika**. Sie enthalten lebende Bakterien und manchmal auch bestimmte Pilze. Als Nahrungsergänzungsmittel oder in Form von Milchprodukten sollen sie helfen, eine gesunde Darmflora aufzubauen bzw. zu erhalten und die Abwehr zu unterstützen. Der präventive Nutzen ist umstritten, sie kommen aber z.B. nach einer Antibiotikagabe oder bei Durchfällen zum Einsatz.
- Eine ausgewogene „**Work-Life-Balance**" mit ausreichenden Ruhephasen und einer „entspannenden Freizeitgestaltung" (z.B. Spazierengehen, Yoga).
- Regelmäßige **Kneipp-Anwendungen** mit kaltem und warmem Wasser (z.B. Wechseldusche).
- **Saunagänge**. Durch das kurzfristige Anheben der Körpertemperatur können sie das Immunsystem anregen.
- Viel **Ruhe** und **Flüssigkeit** (z.B. in Form von Kräutertees), v.a. wenn ein Infekt bereits eingetreten ist.
- **Lebensmittel** wie Anis, Fenchel, Salbei, Ingwer, Eukalyptus, Holunder. Ihnen wird eine abwehrstärkende Wirkung zugesprochen. Sie werden als Hausmittel oft bei Infekten z.B. zum Gurgeln, Inhalieren oder als Tee eingesetzt.

All diese Maßnahmen können möglicherweise dazu beitragen, das Beste aus einem Immunsystem herauszuholen. Sind aber Abwehrzellen z.B. nicht in der Lage, Antikörper zu bilden, können sie keine Antikörpertherapie ersetzen!

ACHTUNG
Bei Patienten mit einer schwerer Immunsuppression dürfen keine Probiotika eingesetzt werden, da es bei ihnen zu einer Bakteriämie (Einschwemmen von Bakterien in das Blut) durch die probiotischen Keime kommen kann.

Psyche und Immunsystem

In dem Buch „Gesund oder krank – Das Immunsystem entscheidet" von Arnold Hilgers und Inge Hofmann (Springer, Heidelberg 1995) heißt es: „Gehirn und Immunsystem sprechen die gleiche chemische Sprache". Damit ist gemeint, dass das Gehirn und das Immunsystem sich durch die Produktion von Botenstoffen wie Hormonen gegenseitig beeinflussen. Stresshormone wie Kortisol schwächen z.B. das Immunsystem. Dopamin (im Volksmund auch als Glückshormon bezeichnet) beeinflusst das Immunsystem positiv. Weil diese Botenstoffe ebenfalls eine Wirkung auf die Psyche haben, ist der Einfluss der Psyche auf das Immunsystem somit unbestritten: Positive Gefühle stärken das Immunsystem, negative Gefühle oder Stress hemmen es. Auch die – durch Studien belegte – Wirkung von Placebos zeigt dies.

Den Einfluss der Psyche kann man auch in der Therapie und Pflege nutzen und z.B. die Therapie betreffend eine positive Sprache sprechen.

> **! Merken Andere Erkrankungen**
> *Abwehrstärkende Maßnahmen und ein gutes Vertrauen in die Therapie können auch bei anderen Erkrankungen dazu beitragen, den Krankheitsverlauf positiv zu beeinflussen.*

> **WISSEN TO GO**
>
> **Immundefekte**
>
> Immundefekte sind Einschränkungen der körpereigenen Abwehrfunktion. Sie können angeboren (z.B. IgA-Mangel) oder erworben sein (z.B. durch HIV-Infektion, Leukämie, Chemotherapie). Folge ist eine erhöhte **Infektanfälligkeit**. Es können sich aber auch Autoimmunerkrankungen (S. 1118) oder Tumoren daraus entwickeln. Die **Therapie** besteht aus:
> - Infektionsschutz und strenge Hygiene
> - Behandlung des Infekts, z.B. durch Antibiotika, Virostatika, antimykotische Wirkstoffe
> - Verabreichung von Immunglobulinen bei Antikörpermangel
> - ggf. Stammzelltransplantation

59.9.3 HIV-Infektion und AIDS

Grundlagen

Definition HIV und AIDS
Eine HIV-Infektion ist eine Infektion mit dem humanen Immundefizienz-Virus, die durch den Befall von Immunzellen (v.a. T-Helferzellen = T-Lymphozyten) zu einer schweren Immunschwäche führt. Das Endstadium wird AIDS genannt (acquired immunodeficiency syndrome = erworbenes Immunschwächesyndrom).

Weltweit sind etwa 40 Millionen Menschen mit dem HI-Virus infiziert. Während die Infektion in den Industrieländern durch die retrovirale Therapie inzwischen jahrelang gut kontrolliert werden kann, stellt sie in den Entwicklungsländern ein großes Problem dar, da dort hinreichende Therapieangebote meist fehlen.

Hauptübertragungswege • Dies sind
- sexueller Kontakt
- Kontakt mit dem Blut eines Infizierten:
  - häufig durch i.v.-Drogenmissbrauch
  - selten durch Verletzungen im medizinischen Bereich, z.B. Nadelstichverletzungen
  - selten durch Übertragung des Virus über verunreinigte Blutprodukte
- Übertragung von der Mutter auf das Kind

HIV-infektionsgefährdet sind vor allem Menschen aus Ländern mit hoher Infektionsrate, homo- und bisexuelle Männer, i.v.-Drogensüchtige, Prostituierte und Neugeborene von infizierten Frauen.

Risikolose Kontakte • Keine Risiken bestehen bei:
- Körperkontakten im alltäglichen sozialen Miteinander
- gemeinsamer Nutzung von Geschirr und Besteck, Nahrungsmitteln und Getränken

- gemeinsamer Nutzung von sanitären Einrichtungen
- Kontakt mit Speichel (Küssen) und Tränenflüssigkeit HIV-positiver Personen
- Insektenstichen

Phasen der HIV-Infektion • Dies sind:
- **Infektion = akute HIV-Krankheit** (4–8 Wochen): Das Erkrankungsbild ähnelt dem Pfeiffer-Drüsenfieber (S. 1416) mit Fieber, Lymphknotenvergrößerungen, Gliederschmerzen und Angina.
- **asymptomatische Latenzphase** (etwa 10 Jahre, bei schlechten Lebensbedingungen und bei Kindern auch deutlich kürzer): Während sich das Virus in den Zellen vermehrt, ist das Immunsystem noch stark genug, sich gegen opportunistische Infektionen zu wehren.
- **symptomatische Phase:** In diesem Stadium nimmt die Anzahl der Viren zu und die der immunkompetenten Zellen ab, sodass die Infektanfälligkeit steigt. Symptome der chronischen HIV-Infektion zeigen sich meist als unspezifische Störungen des Allgemeinbefindens, als Veränderungen an Haut und Schleimhäuten und als gastrointestinale Beschwerden. Es können generalisierte Lymphknotenschwellungen auftreten (Lymphadenopathie-Syndrom = LAS).
- **AIDS** mit den sog. „AIDS-definierenden Erkrankungen"

! Merken Opportunistische Infektionen
Typisch für jede Immunschwäche ist das Auftreten „opportunistischer Infektionen". Das sind Infektionen mit Erregern, die bei Immungesunden keine Infektion hervorrufen, sondern sozusagen die Gelegenheit bei einem abgeschwächten Abwehrsystem nutzen („opportunistisch").

AIDS-definierende Erkrankungen • Im fortgeschrittenen Stadium treten sog. AIDS-definierende Erkrankungen auf. Hierzu zählen u. a. Pilzinfektionen (z. B. Pneumocystis-jiroveci-Pneumonie, Candida-albicans-Befall), Virusinfektionen (z. B. Herpes-Infektionen), bakterielle Infektionen (z. B. Pneumonien, Tuberkulose) sowie bestimmte Tumorerkrankungen, z. B. Kaposi-Sarkom, Non-Hodgkin-Lymphome (S. 1133). Schließlich zeigen auch das Wasting-Syndrom und die HIV-assoziierte Enzephalopathie das Stadium AIDS an. Beim Wasting-Syndrom (wasting = dahinsiechen, welken) verlieren die Patienten ungewollt über 10% an Gewicht und haben chronischen Durchfall oder Fieber und Abgeschlagenheit. Bei der HIV-assoziierten Enzephalopathie (HIVE) wird das ZNS durch direkten Angriff der HI-Viren auf das Bindegewebe im Gehirn zerstört.

Suchtest • Bereits etwa 2 Wochen nach Ansteckung kann eine HIV-Infektion nachgewiesen werden. Die Diagnose erfolgt typischerweise durch den Nachweis spezifischer Antikörper. Die Suchtests werden 2-mal durchgeführt, bei positivem Ergebnis erfolgt ein weiterer Bestätigungstest. Nachgewiesen werden können Virusbestandteile und Antikörper gegen HIV (HIV-Serologie).

! Merken HIV-Test
HIV-Tests erfordern die Einwilligung des Betroffenen.

Schnelltest • Um nach einer Nadelstichverletzung schnell herauszufinden, ob ein Patient HIV-positiv ist, gibt es Schnelltests, die innerhalb von Minuten ein Ergebnis liefern können. Das ist wichtig, falls eine Postexpositionsprophylaxe (antiretrovirale medikamentöse Therapie) erfolgen muss.

Verlaufskontrolle • Steht eine HIV-Infektion fest, muss eine ständige Kontrolle des Krankheitsverlaufs gewährleistet werden. Dazu werden u. a. die Viruslast und die Anzahl der T-Helferzellen im Blut bestimmt und auch der Serumspiegel der antiretroviralen Medikamente regelmäßig kontrolliert.

WISSEN TO GO

HIV-Infektion – Grundlagen

Eine Infektion mit dem HI-Virus führt zu einer schweren Immunschwäche, die im Endstadium als AIDS (acquired immunodeficiency syndrome) bezeichnet wird. Hauptübertragungswege sind sexueller Kontakt, Kontakt mit Blut eines Infizierten und Übertragung von der Mutter auf das Kind. **Verlauf**:
- Infektion = akute HIV-Krankheit (4–8 Wochen)
- asymptomatische Latenzphase (etwa 10 Jahre)
- symptomatische Phase
- AIDS

Im fortgeschrittenen Stadium treten **AIDS-definierende Erkrankungen** auf. Hierzu zählen Pilz-, Virus- oder Bakterieninfektionen, Tumorerkrankungen (z. B. Kaposi-Sarkom, Non-Hodgkin-Lymphome), Wasting-Syndrom und HIV-assoziierte Enzephalopathie. Die Diagnostik erfolgt durch Schnell- und Suchtests.

Mitwirken bei der Therapie

HIV und AIDS können nicht geheilt werden. Aber heutzutage wird in den westlichen Ländern der Ausbruch von AIDS immer seltener. Die Medikamente, die zur Behandlung von HIV zur Verfügung stehen, sind so wirksam, dass HIV-Infizierte bei frühzeitiger und konsequenter Behandlung eine nahezu normale Lebenserwartung haben.

Man nennt die Therapie von HIV-Infizierten **Antiretrovirale Therapie (ART)**. Um die beste Wirksamkeit zu garantieren, gibt der Arzt immer mehrere Präparate mit unterschiedlicher Wirkweise als Kombinationstherapie. Ziel ist es, die Viruslast (Anzahl der Viren im Blut) bei dem Infizierten so niedrig wie möglich zu halten.

Nebenwirkungen

Die Medikamente haben zahlreiche Nebenwirkungen. Häufig klagen die Patienten über **Übelkeit (Nausea)**, **Erbrechen (Emesis)** und **Durchfälle (Diarrhö)**. Das Problematische ist, dass Erbrechen und Durchfall die Aufnahme der Wirkstoffe erschweren und auch den Elektrolyt- und Flüssigkeitshaushalt des Patienten stören. Diese Beschwerden treten aber meist nur in den ersten 3 Monaten nach Behandlungsbeginn auf und verschwinden von alleine.

Eine weitere mögliche Nebenwirkung ist eine **Störung des Fettstoffwechsels**, die mit einer Erhöhung der Blutfettwerte und einer Umverteilung des Körperfetts einhergeht. Das Fettgewebe der Extremitäten und des Gesichts bildet sich zurück, am Körperstamm nimmt es zu. Wenn eine solche Fettstoffwechselstörung auftritt, ist ein Umstellen der Medikamente ratsam.

Daneben können die antiviralen Medikamente **Niere und Leber schädigen**, der Arzt kontrolliert deshalb regelmäßig die Nieren- und Leberwerte im Blut. Wenn die Werte in einem kritischen Bereich liegen, muss der Arzt gemeinsam mit dem Patienten überlegen, wie weit die Schädigungen toleriert werden können und ob auf ein anderes Medikament umgestiegen werden muss. Auch eine **erhöhte Blutungsneigung** (S. 1135) kann auftreten. Die Patienten sollten dies wissen und sich entsprechend verhalten, sich z. B. vor Verletzungen schützen.

Außerdem schädigen einige Präparate die Nervenbahnen des zentralen Nervensystems und führen zu **Polyneuropathien** oder verursachen Erregungszustände und heftige Träume. Der Patient sollte informiert werden, dass solche Phänomene auftreten können. Es ist wichtig, dass der Patient auftretende Nebenwirkungen einordnen kann.

Beratung und Compliance

Das Schwierige an der HIV-Therapie ist, dass die Patienten die Medikamente **sehr gewissenhaft** einnehmen müssen. Häufig führen HIV-Positive aber kein geregeltes Leben, z. B. weil sie drogenabhängig sind. Hinzu kommt, dass symptomfreie Patienten den Nutzen der Therapie nicht direkt spüren. Im Anfangsstadium fühlen sich die Patienten gesund und haben keinen Leidensdruck.

Auch auftretende Nebenwirkungen können negativen Einfluss auf die Mitarbeit des Patienten haben. Bei der Therapie von Patienten mit einer HIV-Infektion ist deshalb eine **gute Beratung** unerlässlich. Allein das Pausieren der Medikamente kann zu einer Gefährdung der gesamten Therapie führen, denn nach wenigen Wochen ist die Viruslast wieder so hoch wie zu Beginn der Therapie.

Durch ein Pausieren der Medikamente erhöht sich auch die Gefahr einer Resistenz gegen die Medikamente. Um diese Resistenzen frühzeitig erkennen zu können, müssen die Patienten unter laufender Therapie alle 3 Monate die Viruslast und die T-Helferzellen im Blut kontrollieren lassen. Bei entstandener Resistenz muss die Therapie umgestellt werden.

> **WISSEN TO GO**
>
> **HIV-Infektion – Therapie**
>
> HIV und AIDS sind nicht heilbar, die **Antiretrovirale Therapie (ART)** ermöglicht aber bei frühzeitiger und konsequenter Behandlung eine fast normale Lebenserwartung für die Betroffenen. Bei dieser Kombinationstherapie werden mehrere Präparate unterschiedlicher Wirkweise eingesetzt. Ziel ist es, die Viruslast so niedrig wie möglich zu halten.
>
> Viele Medikamente haben auch viele **Nebenwirkungen.** Beispiele sind Übelkeit, Erbrechen, Durchfälle, Fettstoffwechselstörungen, Leber- und Nierenschädigungen, erhöhte Blutungsneigung oder Schädigungen des Nervensystems (z. B. Polyneuropathien).
>
> Die Medikamente müssen konsequent eingenommen werden. Die Therapie erfordert daher eine hohe **Compliance** der Patienten. Eine gute Information und Beratung der Betroffenen sind daher wesentlich für den Erfolg.

Beobachtungskriterien und Pflegebasismaßnahmen

Nach Erhalt der Diagnose bricht für die Patienten mit einer HIV-Infektion häufig das ganze Leben zusammen. Es ist wichtig, das Verhalten der Betroffenen zu beobachten und **Suizidgedanken** immer ernst zu nehmen. Die psychische Unterstützung des Patienten steht vor allem zu Beginn der Erkrankung im Mittelpunkt der Pflege.

Während der antiretroviralen Therapie sollten auf die beschriebenen **Nebenwirkungen** und auf **allergische Reaktionen** geachtet werden, insbesondere auf Zeichen eines anaphylaktischen Schocks (S. 1145).

Sobald der Patient erste Symptome der Krankheit zeigt, ist er zunehmend infektionsgefährdet. Schon harmlos erscheinende Symptome und erste **Anzeichen einer Infektion** wie Schmerzen, Unwohlsein oder erhöhte Temperatur müssen ernst genommen werden. Pflegende sollten sie sorgfältig dokumentieren und ihre Beobachtungen dem Arzt mitteilen.

Wenn der Patient in das letzte Stadium der Krankheit eintritt, zeigt er ein Vollbild von AIDS. Verschiedene Infektionen treten dann gleichzeitig auf und erfordern eine engmaschige Beobachtung des Patienten. **Neu auftretende Krankheitssymptome**, die frühzeitig erkannt werden, können behandelt werden, bevor sich die Infektion ausbreitet.

Eigenschutz

Wenn bei der Pflege die Maßnahmen der Standardhygiene (S. 304) eingehalten, der direkte Kontakt zu Körperflüssigkeiten gemieden und Nadelstichverletzungen vermieden werden, besteht für Pflegende keine erhöhte Ansteckungsgefahr.

Sollte es trotzdem zu einer Verletzung mit einem HIV-kontaminierten Gegenstand kommen, kann durch eine

Abb. 59.13 Verlauf der HIV-Infektion.

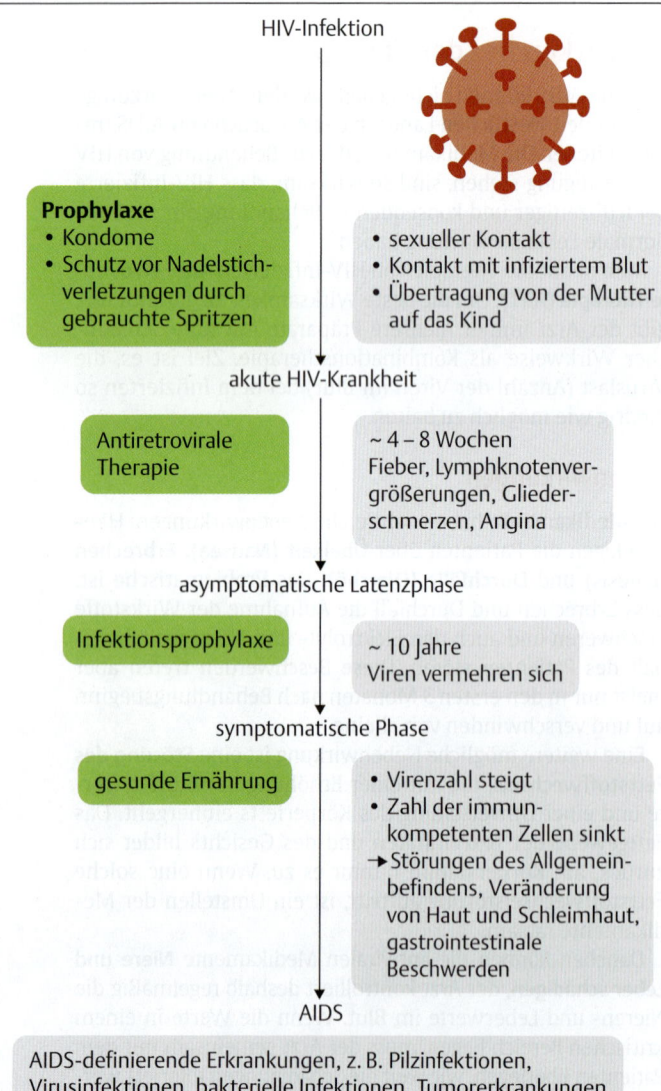

Immundefekte

4-wöchige antiretrovirale Kombinationstherapie das Ansteckungsrisiko erheblich verringert werden (**Postexpositionsprophylaxe**).

Körperpflege

Bei der Körperpflege steht die **Haut- und Schleimhautbeobachtung** im Vordergrund. Zur besseren Beobachtung des Mundraums sollte eine Taschenlampe verwendet werden. Veränderungen und Entzündungen können erste Symptome der Krankheit oder Hinweise auf eine Unverträglichkeit der Medikamente sein. Der Patient sollte angehalten werden, diese Hautkontrollen auch zu Hause täglich durchzuführen. Er sollte genau darüber informiert werden, worauf er achten muss.

Bei der **Mundpflege** sollte der Patient sehr gründlich sein und sich 3-mal täglich die Zähne putzen.

Tritt im Verlauf der Erkrankung eine Entzündung der Schleimhäute (Mukositis) oder eine Pilzinfektion (Soor) auf, können Mundspüllösungen oder Kochsalzlösungen verwendet werden. Im Kap. „Pflege von Patienten mit malignen Tumoren" lesen Sie Näheres zur Mundpflege bei Mukositis (S. 776) sowie zur Pflege bei Mundsoor (S. 787).

Ausscheidung und Ernährung

Da Diarrhö sowohl Anzeichen einer Medikamentennebenwirkung als auch ein erstes Krankheitssymptom sein kann, sollte die **Stuhlausscheidung** beobachtet werden. Stuhlproben können die Ursache der Diarrhö genauer bestimmen.

Solange der Patient beschwerdefrei ist, sollte er sich ausgewogen und **gesund ernähren**. Beim Auftreten von Krankheitssymptomen oder Medikamentennebenwirkungen sollte er verstärkt auf seine Ernährung achten. Durch Erbrechen und Durchfälle als Folge der Therapie oder als Krankheitssymptom kann es zu einer Mangelernährung kommen. Hinzu kommt im fortgeschrittenen Stadium der Infektion häufig eine Einschränkung der Nahrungsaufnahme durch Entzündungen der Schleimhäute. Die **Ein- und Ausfuhr** sowie das **Gewicht** des Patienten sollten regelmäßig erhoben und dokumentiert werden.

Wenn die orale Nahrungsaufnahme nicht ausreichend ist, muss der Patient parenteral ernährt werden (S. 727).

> **! Merken** Ernährung
>
> *Der Verzicht auf heiße und scharf gewürzte Speisen ist wichtig, um die Schleimhäute nicht zusätzlich zu reizen. Patienten mit einer schlechten Immunabwehr sollten auch rohes Obst und Gemüse, Milchprodukte, Schimmelpilzprodukte, Fisch, Geflügel, Eier und Nüsse meiden.*

Prophylaxen

Im Endstadium der Krankheit erkranken die Patienten häufig an einer Pneumonie. Die **Pneumonieprophylaxe** spielt daher mit zunehmender Immunschwäche eine wichtige Rolle.

Wegen der Hautveränderungen und der im Verlauf der AIDS-Erkrankung zunehmenden Immobilität, sind Patienten mit AIDS **dekubitusgefährdet**. Im Endstadium ist die Wundheilung des HIV-Patienten meist gestört, deshalb heilen Wunden und entstandene Dekubiti sehr schlecht.

Mit zunehmender Immunschwäche ist auch die **Parotitis-** und **Zystitisprophylaxe** wichtig.

>
>
> **WISSEN TO GO**
>
> **HIV-Infektion – Beobachtungskriterien und Pflegebasismaßnahmen**
>
> - **Beobachtungskriterien:**
>   - Verhalten, psychische Verfassung
>   - Nebenwirkungen und allergische Reaktionen
>   - Symptome von Infektionen und AIDS-definierenden Erkrankungen
> - **Eigenschutz:**
>   - Standardhygiene einhalten
>   - direkten Kontakt zu Körperflüssigkeiten meiden
>   - Schutz vor Nadelstichverletzungen
> - **Körperpflege:**
>   - täglich Haut- und Schleimhaut kontrollieren
>   - gründliche Mundpflege
> - **Ausscheidungen:** bei Diarrhö Stuhlausscheidung beobachten, ggf. Stuhlproben nehmen
> - **Ernährung:**
>   - ausgewogene und gesunde Ernährung
>   - auf rohes Obst und Gemüse, Milchprodukte, Schimmelpilzprodukte, Fisch, Fleisch, Geflügel, Eier, Nüsse, heiße oder scharf gewürzte Speisen verzichten
>   - Ein- und Ausfuhr sowie Gewicht kontrollieren, evtl. parenterale Ernährung
> - **Prophylaxen:** je nach Stadium Pneumonie-, Parotitis-, Zystitis- und Dekubitusprophylaxe

Informieren, Schulen, Beraten

Trotz zahlreicher Aufklärungskampagnen sind auch in unserer modernen Gesellschaft noch viele Vorurteile gegen Menschen mit einer HIV-Infektion verbreitet (▶ Abb. 59.14). Aus Angst, sich anzustecken, und durch fehlendes Wissen über die Übertragungswege von HIV werden Erkrankte von ihren Mitmenschen oft gemieden. Wer die Diagnose „HIV-positiv" erhält, muss sich gut überlegen, wem er davon erzählen möchte. Dem Arbeitgeber? Allen Arbeitskollegen oder nur ausgewählten Kollegen? Der gesamten Familie oder nur dem Partner? Hilfe und Unterstützung bei solchen Fragen finden Betroffene bei der **deutschen AIDS-Hilfe**. Unter www.aidshilfe.de finden sich Telefonnummern, Onlineportale,

Abb. 59.14 Öffentliches Bewusstsein.

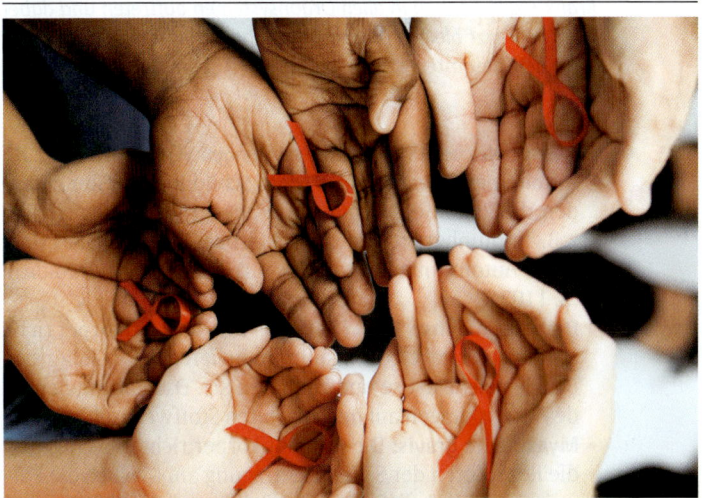

© michaeljung/fotolia.com

Selbsthilfegruppen und persönliche Anlaufstellen zur Beratung rund um HIV. Auch Informationen zur Krankheit sowie zur antiretroviralen Therapie sind auf der Internetseite gut verständlich dargestellt.

Mittlerweile gibt es viele **HIV-Ambulanzen**, die meist an den Krankenhäusern angesiedelt sind. Dort finden Betroffene ebenfalls Ansprechpartner und Ärzte, die Erfahrung mit der antiretroviralen Therapie haben. Ziel der Therapien ist es, ein möglichst langes Leben mit möglichst wenigen Einschränkungen zu ermöglichen. Trotzdem müssen Menschen mit HIV in einigen Lebensbereichen, z. B. der Sexualität und bei der Gründung einer Familie, einige Dinge beachten, um den Partner nicht anzustecken (z. B. Kondome verwenden). Außerdem sollte ein Patient mit HIV ein möglichst **gesundheitsbewusstes Leben** führen, um sein Immunsystem nicht zusätzlich zu schwächen. Regelmäßige Arzttermine zur Blutabnahme und Vorsorgeuntersuchungen sowie ein guter Impfschutz helfen zusätzlich, den Ausbruch der Krankheit so lange wie möglich zu vermeiden.

WISSEN TO GO

HIV-Infektion – Informieren, Schulen, Beraten

Wichtig ist eine fundierte Information und Aufklärung der Betroffenen zur Erkrankung, zum Verlauf, zur Therapie und zur notwendigen Mitarbeit (Compliance). Hilfe und Unterstützung bieten auch die Deutsche AIDS-Hilfe sowie weitere Beratungsstellen und Selbsthilfegruppen an.

Die Patienten sollten über **Präventionsmaßnahmen** informiert sein, um die Gefahr einer HIV-Übertragung zu minimieren, z. B. Ansteckungswege, geschützter Sexualverkehr, Gebrauch von Schutzhandschuhen usw.

Eine gesunde Lebensweise, ein guter Impfschutz, regelmäßige Blutkontrollen und Vorsorgeuntersuchungen sind ebenfalls wesentlich für den Therapieerfolg.

59.10 Autoimmunerkrankungen

Definition Autoimmunerkrankung
Bei einer Autoimmunerkrankung richtet der Körper seine Immunabwehr gegen körpereigene Strukturen, die fälschlicherweise als fremd erkannt werden, und bildet Autoantikörper. Autoimmunerkrankungen können in allen Organsystemen auftreten und dabei lokal begrenzt bleiben (organspezifische Autoimmunerkrankung) oder den gesamten Körper betreffen (systemische Autoimmunerkrankung).

Organspezifische Autoimmunerkrankungen • Dazu gehören z. B.:
- **Autoimmunerkrankungen der Schilddrüse:** Hier werden die Zellen der Schilddrüse angegriffen und zerstört, z. B. Immunhyperthyreose = Morbus Basedow (S. 1104) oder Autoimmunthyreoiditis = Hashimoto-Thyreoiditis (S. 1103).
- **Diabetes mellitus Typ 1** (S. 1071): Die Autoantikörper richten sich hier gegen die insulinproduzierenden β-Zellen der Bauchspeicheldrüse und zerstören sie. Das hat gravierende Auswirkungen auf den gesamten Stoffwechsel.
- **Myasthenia gravis:** Die Autoantikörper richten sich gegen die Rezeptoren der Signalübertragung am Muskel, die Folge ist eine Muskelschwäche, vor allem am Oberkörper und bei Belastung.
- **Autoimmunhämolyse:** Die Autoantikörper greifen die Erythrozyten an und führen zu deren schnellerem Abbau und dadurch zu einer Anämie.
- **Perniziöse Anämie/Typ-A-Gastritis** (S. 992): Autoantikörper wenden sich gegen den Intrinsic Factor, der in den Belegzellen des Magens gebildet wird und für die Aufnahme von Vitamin B_{12} benötigt wird. Die Autoantikörper verhindern, dass der Körper mit Vitamin B_{12} versorgt wird, es entsteht eine Anämie.
- **Multiple Sklerose** (S. 1239): Es wird angenommen, dass die Multiple Sklerose (MS, entzündliche Erkrankung des ZNS) einen autoimmunen Ursprung hat.
- **Colitis ulcerosa** (S. 996): chronisch-entzündliche Darmerkrankung, die zu Läsionen (Ulzerationen) an der Darmschleimhaut führt, wahrscheinlich aufgrund überschießender T-Lymphozytenaktivität in der Darmschleimhaut.
- **Morbus Crohn** (S. 996): chronisch-entzündliche Erkrankung des gesamten Verdauungstrakts. Die Ursache ist nicht geklärt, bei einigen Patienten wurden Antikörper gegen die RNA von Darmzellen nachgewiesen.

Ausführliche Informationen zu den organspezifischen Autoimmunerkrankungen finden Sie im jeweiligen Kapitel auf der in Klammern angegeben Seite.

Systemische Autoimmunerkrankungen • Zu diesen gehören die **rheumatologischen Erkrankungen**, z. B.:
- **rheumatoide Arthritis** (S. 1203) (**RA**): Die Autoantikörper und weitere Mediatoren des Immunsystems richten sich gegen die Gelenkschleimhaut (Synovia). Die Folge ist eine Gelenkentzündung. Über weitere Immunreaktionen können auch innere Organe geschädigt werden.
- **Autoimmunerkrankungen des Bindegewebes = Kollagenosen** (S. 1208): Die Zielstrukturen der Autoantikörper befinden sich im Bindegewebe und damit in fast allen Körperbereichen und vielen inneren Organen.
- **Systemischer Lupus erythematodes = SLE** (S. 1208): Neben starken Allgemeinbeschwerden sind hier vor allem folgende Strukturen von entzündlichen Veränderungen betroffen: Gelenke, Haut, Herz, Lunge, Nieren, ZNS.
- **Autoimmunerkrankungen der Gefäße:** Bei diesen primären **Vaskulitiden** unterscheidet man Vaskulitiden kleiner, mittelgroßer und großer Gefäße.

Neben der Anamnese und körperlichen Untersuchung wird die **Diagnose** vor allem durch den Nachweis von Autoantikörpern im Blut gestellt. Ausführliche Informationen zu den rheumatologischen Erkrankungen finden Sie im Kap: „Pflege bei Erkrankungen des Bewegungssystems" (S. 1200).

WISSEN TO GO

Autoimmunerkrankungen

Bei einer Autoimmunerkrankung richtet der Körper seine Immunabwehr gegen körpereigene Strukturen und bildet Autoantikörper. Autoimmunerkrankungen können in einzelnen Organen lokal begrenzt (organbezogen) auftreten oder den ganzen Körper erfassen (systemisch).

Wichtige Beispiele für **organbezogene** Autoimmunerkrankungen sind Morbus Basedow, Hashimoto-Thyreoiditis, Diabetes mellitus Typ 1 und perniziöse Anämie/Typ-A-Gastritis.

Zu den **systemischen** Autoimmunerkrankungen gehören rheumatologische Erkrankungen, z. B. rheumatoide Arthritis, Kollagenosen sowie SLE.

59.11 Allergien

59.11.1 Grundlagen

Definition **Allergie**
Eine Allergie ist eine erworbene Hypersensitivitätsreaktion (Überempfindlichkeitsreaktion) des Immunsystems auf Umweltstoffe. Diese sog. Allergene (z. B. Pollen, Staub, Milben) sind grundsätzlich unschädlich, lösen jedoch bei sensibilisierten Menschen allergische (anaphylaktische) Reaktionen aus. Diese sind i. d. R. harmlos, können jedoch auch einen lebensbedrohlichen anaphylaktischen Schock verursachen.

Allergene können über verschiedene Wege in den Körper aufgenommen werden (▶ Abb. 59.15):
- **Luft:** Inhalationsallergene, z. B. Gräserpollen, Birkenpollen
- **Nahrung:** Ingestionsallergene, z. B. Haselnüsse, Äpfel, Medikamente
- **Haut:** Kontaktallergene, z. B. Nickel
- **Blut:** Injektionsallergene, z. B. Insektengift, Medikamente oder Kontrastmittel

Pathophysiologie • Nach Coombs und Gell unterscheidet man **4 Haupttypen** einer **Hypersensitivitätsreaktion**:
1. **Typ I = Allergie vom Soforttyp:** IgE-Antikörper erkennen Antigene und setzen Histamin aus Mastzellen frei. Symptome sind: Rötung, Ödeme, Juckreiz, Atemnot, Übelkeit, Erbrechen, Durchfall, Hautreaktionen; bei systemischer Reaktion anaphylaktischer Schock.
2. **Typ II:** Antikörper verbinden sich mit Zellen, die Antigene an ihrer Oberfläche tragen; es bildet sich ein Immunkomplex. Beispiel ist der Transfusionszwischenfall.
3. **Typ III:** Die Immunkomplexe entstehen aus frei zirkulierenden Antigenen und Antikörpern. Die Komplexe lagern sich im Gewebe ab und verursachen Schäden in Gelenken, Haut und Blutgefäßen, z. B. Systemischer Lupus erythematodes (S. 1208).
4. **Typ IV = Allergie vom Spättyp:** Hierbei handelt es sich um Immunreaktionen von T-Lymphozyten, die sensibilisiert sind auf bestimmte Antigene und bei deren Auftreten verschiedene Reaktionen im Körper ablaufen, z. B. lokale Entzündungen und Durchlässigkeit von Gefäßwänden. Typische Beispiele sind Kontaktallergien (z. B. Chrom und Nickel) oder die glutensensitive Enteropathie (Zöliakie).

Anaphylaktische Reaktion

Bei einer **anaphylaktischen Reaktion** handelt es sich in den meisten Fällen um eine schwere Immunreaktion vom Typ I (Histaminfreisetzung über IgE). Wichtige Auslöser können Medikamente (z. B. Penicillin), Insektengifte, Nahrungsmittel (z. B. Erdnüsse) oder Röntgenkontrastmittel sein. Die **schwerste Form** der anaphylaktischen Reaktion ist der **anaphylaktische Schock** mit Herz-Kreislauf-Versagen. ▶ Abb. 59.16 zeigt die möglichen Symptome und Schweregrade beim Ablauf einer anaphylaktischen Reaktion.

! *Merken* **Komplikationen**
Je schneller sich nach Kontakt mit dem Allergen die Symptome einer anaphylaktischen Reaktion entwickeln, desto wahrscheinlicher sind schwere Komplikationen.

Abb. 59.15 Allergene.

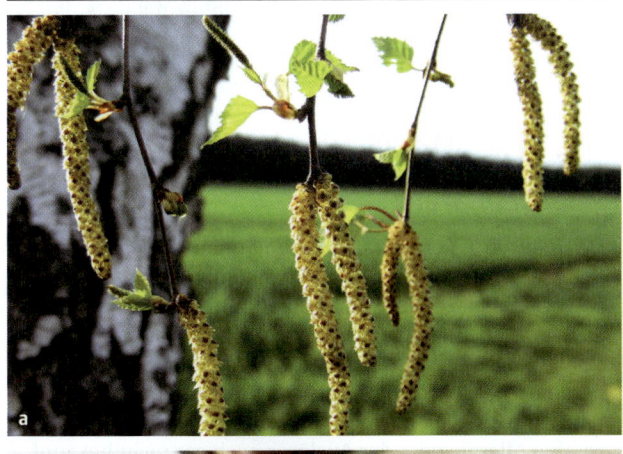
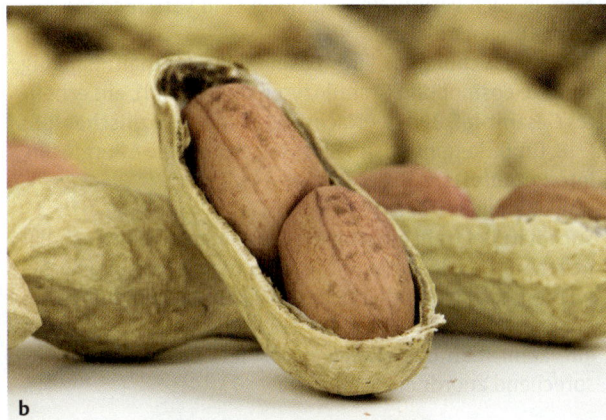
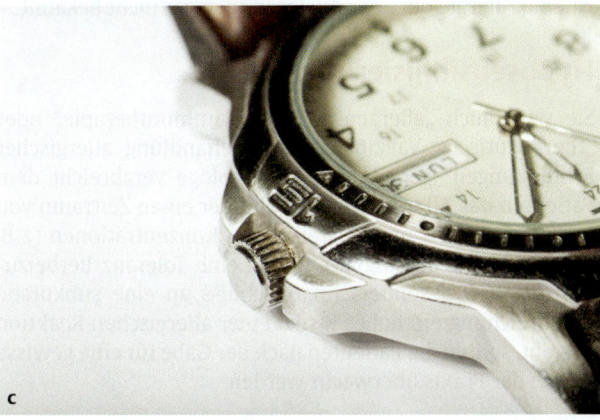
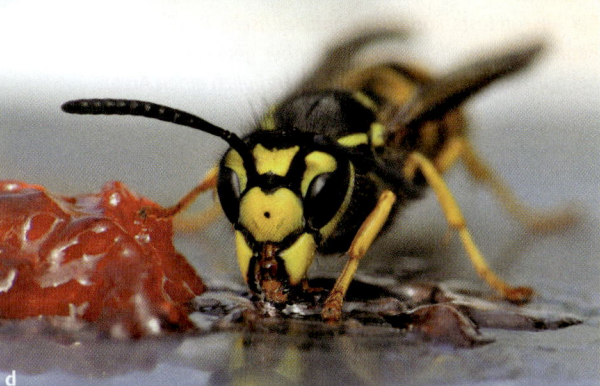

a Inhalationsallergen: Birkenpollen. © *beatwerk/fotolia.com*
b Ingestionsallergen: Erdnüsse. © *SONI IMAGES WORK/fotolia.com*
c Kontaktallergen: Nickel in Uhren. © *fasphotographic/fotolia.com*
d Injektionsallergen: Wespengift. © *pixelnest/fotolia.com*

Pflege bei Erkrankungen des Blut- und Immunsystems

Abb. 59.16 Anaphylaktische Reaktion.

1	leichte Allgemeinreaktion	• Unruhe • großflächige Rötungen an Hals, Gesicht und Oberkörper („Flush") • Urtikaria (Quaddeln, Nesselsucht) • geschwollene Schleimhäute • Juckreiz
2	ausgeprägte Allgemeinreaktion	• Tachykardie (Pulsfrequenz > 100) • Blutdruckabfall und Atemnot • Übelkeit und Erbrechen
3	bedrohliche Allgemeinreaktion	• asthmaartige Atembeschwerden (Bronchospasmus) • beginnendes Kreislaufversagen (Schock, Umkippen) • getrübtes Bewusstsein • Erbrechen und Einkoten
4	vitales Organversagen	• vollständiger Kreislaufstillstand

ACHTUNG
Allergische Reaktionen sind im klinischen Alltag durch die vielfältige Gabe von Medikamenten ein häufiges Phänomen. Treten die oben genannten Symptome plötzlich und heftig auf, sollten Sie schnellstmöglich einen Arzt hinzuziehen. Es muss umgehend die Notfallversorgung eingeleitet werden.

Diagnostik • Bei der allergologischen Diagnostik geht es hauptsächlich darum, das auslösende Antigen zu identifizieren. Je nach vermutetem Auslöser sind verschiedene Allergietestungen möglich:

- **Blutuntersuchungen:** Eine **Eosinophilie** (verhältnismäßig zu viele eosinophile Granulozyten im Blutbild), ein erhöhtes **Gesamt-IgE** und der Nachweis **allergenspezifischer IgEs** (z.B. für Birkenpollen) im Blut weisen auf eine Allergie hin.
- **Intrakutantests**, z.B. der Pricktest (S. 1122)
- **Provokationstests** (S. 1123)
- **Suchdiät:** Bei Nahrungsmittelallergien kann eine Suchdiät helfen, das auslösende Allergen zu identifizieren. Hierbei werden nach einer allergiefreien Phase nach und nach Lebensmittel getestet. Treten wieder allergische Reaktionen auf, kann man das allergieauslösende Lebensmittel entsprechend zuordnen.

ACHTUNG
Bei Allergietests können anaphylaktische Reaktionen auftreten. Beobachten Sie den Patienten daher genau und informieren Sie bei auftretenden Symptomen unverzüglich einen Arzt.

WISSEN TO GO

Allergie – Grundlagen

Eine **Allergie** ist eine Überreaktion des Immunsystems auf einen an sich harmlosen Umweltstoff. Die Allergene können über die **Luft** (Inhalationsallergene), die **Nahrung** (Ingestionsallergene), die **Haut** (Kontaktallergene) oder das **Blut** (Injektionsallergene) aufgenommen werden.

Unterschieden werden 4 Haupttypen von **Hypersensitivitätsreaktionen**. Am häufigsten ist die **Typ-I-Allergie** bzw. die **Allergie vom Soforttyp**. Mögliche Symptome sind Rötung, Ödeme, Juckreiz, Atemnot, Übelkeit, Erbrechen, Durchfall, Hautreaktion. Schwerste Komplikation ist die systemische Reaktion und der anaphylaktische Schock mit Blutdruckabfall, ggf. mit Kreislauf- und Atemstillstand.

Zur Diagnostik werden u.a. folgende Untersuchungen durchgeführt: Blutuntersuchungen, Intrakutantests, Provokationstests und Suchdiäten.

59.11.2 Mitwirken bei der Therapie

Allergenkarenz

Das A und O in der Therapie von Allergien ist, den Kontakt zu den jeweiligen Allergenen und damit allergische Reaktionen zu vermeiden. Leider ist dies nicht immer zu 100% möglich. So kann sich z.B. niemand zuverlässig vor Hausstaubmilben schützen. Bei Lebensmittelallergien, z.B. auf Erdnüsse, können die Allergene unwissentlich mit der Nahrung (etwa einem Schokoriegel) aufgenommen werden. In anderen Fällen ist eine Allergie oder der Auslöser noch gar nicht bekannt.

Hyposensibilisierung

Sie wird auch „allergenspezifische Immuntherapie" oder „therapeutische Vakzination zur Behandlung allergischer Erkrankungen" genannt. Ein Allergologe verabreicht dem Patienten das Allergen wiederholt über einen Zeitraum von mehreren Jahren und in steigenden Konzentrationen (z.B. subkutan oder sublingual), um so eine Toleranz herbeizuführen. Weil besonders im Anschluss an eine subkutane Verabreichung ein hohes Risiko einer allergischen Reaktion besteht, sollten die Patienten nach der Gabe für eine gewisse Zeit in der Praxis überwacht werden.

Medikamentöse Therapie

Glukokortikoide • Treten allergische Reaktionen auf, ist eine medikamentöse Behandlung notwendig. Wie bei Autoimmunerkrankungen auch, kommen hier Glukokortikoide (z. B. Kortison) zum Einsatz, weil sie den entzündlichen Veränderungen sehr rasch entgegenwirken.

Antihistaminika • Histamin ist ein Botenstoff, der z. B. bei Verbrennungen, aber auch bei Allergien produziert wird und unter anderem zu einer Erweiterung der kleinen Blutgefäße, einer vermehrten Durchlässigkeit der Gefäßwände, Juckreiz, einer Verengung der Bronchien und einer vermehrten Produktion von Magensäure führt. Antihistaminika hemmen diese Vorgänge. Da sich die Rezeptoren für Histamin an den einzelnen Organen voneinander unterscheiden, können Antihistaminika je nach Wirkstoff gezielt an bestimmten Organen wirken. Bei Allergien spielen die H_1-Rezeptoren eine Rolle.

Dementsprechend kommen hier **H_1-Rezeptorenblocker** (H_1-Antihistaminika) zum Einsatz. Sie wirken unter anderem an den Blutgefäßen und den Bronchien und unterdrücken vor allem Hautausschläge, Juckreiz, Rhinitis und Konjunktivitis. Beispiele:
- H_1-Antihistaminika der 1. Generation:
  – Clemastin, z. B. Tavegil
  – Dimetinden, z. B. Fenistil
- H_1-Antihistaminika der 2. Generation:
  – Cetirizin, z. B. Zyrtex
  – Fexofenadin, z. B. Telfast
  – Loratadin, z. B. Lorano

! Merken Nebenwirkung
Antihistaminika können zu starker Müdigkeit führen. Der Patient muss auf die Einschränkung der Fahrtüchtigkeit hingewiesen werden.

Maßnahmen bei anaphylaktischem Schock

Sind im Rahmen eines allergischen Geschehens vom Typ I die Blutgefäße durch Histamin und andere Botenstoffe so weit gestellt, dass es zu einem deutlichen Blutdruckabfall kommt (Schweregrad 3 und 4 in ▶ Abb. 59.16), spricht man von einem **anaphylaktischen Schock** (allergischen Schock). Die Histaminwirkung kann gleichzeitig zu einer massiven Obstruktion (Verengung) der Bronchien führen.

ACHTUNG
Der Kontakt mit einem Allergen kann bei Allergien vom Typ I innerhalb von Sekunden zu Symptomen und unbehandelt innerhalb kürzester Zeit zu einem anaphylaktischen Schock bis hin zu einem Kreislaufstillstand führen.

Erstmaßnahmen • Dies sind:
- Der Patient sollte umgehend in Schocklage bzw. in Oberkörperhochlage gebracht werden, wenn eine Atemnot vorliegt.
- Die Allergenzufuhr sollte möglichst unterbrochen werden, z. B. bei einer Antibiotikainfusion.
- Der Patient sollte beruhigt und ein Arzt gerufen werden.

Im Rahmen der Notfallversorgung werden bei einem anaphylaktischen Schock neben Antihistaminika hochdosiert Kortison, Flüssigkeit und **Adrenalin** verabreicht. Das Notfallmedikament Adrenalin ist ein Hormon, das zu einem Anstieg von Blutdruck- und Herzfrequenz und einer Erweiterung der kleinen Bronchien führt.

59.11.3 Beobachtungskriterien und Pflegebasismaßnahmen

Bei jedem Patienten, insbesondere bei Patienten, die zu Allergien neigen (Atopiker), sollten Pflegende auf **allergische Symptome** achten. Bei einer allergischen Reaktion sollten die Vitalzeichen engmaschig kontrolliert werden, um frühzeitig eine Kreislaufreaktion zu erkennen.

Jeder Patient sollte nach Allergien bzw. einem **Allergiepass** gefragt und bekannte Allergien möglichst auffällig dokumentiert werden, z. B. auf einem Pflaster auf der Patientenakte.

Bei Atopikern muss darauf geachtet werden, dass Pflegemittel und Ernährung möglichst frei von Allergenen sind. Bei einer problematischen Haut sollte ggf. ein Dermatologe in die Planung der Pflege einbezogen werden. Notfallmedikamente für einen allergischen Anfall sollten jederzeit in greifbarer Nähe sein.

59.11.4 Informieren, Schulen, Beraten

Mit Patienten, die schon einmal einen anaphylaktischen Schock erlitten haben, sollte besprochen werden, wie sie die Allergene in Zukunft bestmöglich meiden können. Sie sollten zur Sicherheit jederzeit einen **Notfallausweis** mit sich führen. Außerdem werden sie bzw. bei Kindern ihre Eltern üblicherweise mit einer Notfallapotheke ausgestattet, die ebenfalls jederzeit griffbereit sein sollte (auch z. B. im Kindergarten oder der Schule). Die **Notfallapotheke** sollte ein Antihistaminikum, ein Kortisonpräparat und eine Adrenalinfertigspritze zur Selbsttherapie enthalten.

Die Arbeitsgruppe „Anaphylaxie" der Deutschen Gesellschaft für Allergologie und Klinischen Immunologie bietet spezielle Schulungen an, die Betroffenen und deren Angehörigen Kenntnisse über die Erkrankung und ein kompetentes Notfallmanagement vermitteln. Bereits in der Klinik sollte mit einer **intensiven Aufklärung** begonnen werden.

WISSEN TO GO

Allergien – Therapie und Pflege

- **Therapie:**
  – Kontakt mit dem jeweiligen Allergen meiden (**Allergenkarenz**).
  – bei allergischen Reaktionen **Glukokortikoide** (Kortison) und **H_1-Antihistaminika**, beim anaphylaktischen Schock zusätzlich **Adrenalin** i. v.
  – langfristig ist eine **Hyposensibilisierung** möglich
- **Beobachtungskriterien:**
  – allergische Symptome
  – bei allergischer Reaktion Vitalzeichen überwachen, Arzt informieren
- **Pflegebasismaßnahmen:**
  – nach Allergien und Allergiepass fragen
  – auf allergenfreie Produkte achten
  – Notfallmedikamente bereithalten
  – bei **anaphylaktischer Reaktion** schnell reagieren, Arzt informieren, bei Schocksymptomatik Schocklage bzw. Oberkörperhochlage bei Atemnot; Notfallmaßnahmen und ggf. Reanimation einleiten
- **Informieren, Schulen, Beraten:** Allergene meiden, Notfallmanagement, Selbsthilfegruppen

Mein Patient Herr Dreher: So schnell kann's gehen

Hallo Horst,

endlich komme ich dazu, dir zu antworten. Christa und den Kindern geht es gut, Timo ist mit der Werkrealschule fast fertig, Sina überlegt noch, was sie studieren will. Die lange Pause hat einen Grund:

Seit ein paar Monaten hab ich doch nachts so stark geschwitzt, ich war klitschnass und fertig wie nach einer Runde auf dem Bolzplatz. Fieber hatte ich auch hin und wieder und irgendwie war ich einfach schlapp. Dieter, mein Kollege, meinte dann, ich sei so dünn geworden und ob ich eine Diät machte. Du kennst mich, ich und Diät. Nein! Kilos verloren hab ich aber schon. Und mit 58 ist man da ja eher froh drüber.

Ja und dann hab ich auf einmal total hohes Fieber bekommen, und das Atmen ging so schwer. Christa hat mich zu unserer Hausärztin Dr. Arras gefahren. Lungenentzündung. Und dann ging die nicht weg! Dr. Arras hat mich schließlich ins Krankenhaus geschickt, und ich hatte wohl auch ziemlich schlechte Blutwerte.

Und dann ging's los: Antibiotika über einen Schlauch in mich rein, ein „Differenzialblutbild" (Wörter gibt's) wegen der komischen Blutwerte usw. Meine Lymphknoten waren wohl geschwollen und dann war noch meine Milz vergrößert. Na und wegen irgendwelcher speziellen Blutwerte haben sie eine Knochenmarkpunktion gemacht! Ganz ehrlich: Ich hatte ganz schön Muffensausen wegen der ganzen Untersuchungen und dann soll ja die Knochenmarkpunktion auch kein Zuckerschlecken sein. Ich meine, die stechen da mit einer Nadel in dein Becken. Ging dann aber.

Tja, und dann kam der Hammer. Ich hab Leukämie! Und zwar eine akute myeloische Leukämie. Gleich nach der Diagnose hab ich mit der Chemo angefangen und sie suchen einen Stammzellspender für mich. Timo und Sina haben sie schon getestet.

So schnell kann's gehen! Ich muss das alles erst mal verdauen und sehen, wie es weitergeht. Derweil warte ich noch darauf, dass mir die Haare ausfallen und ich aussehe wie der Siggi.

Pass gut auf dich auf, Grüße an Ramona und die Kinder,
Michael

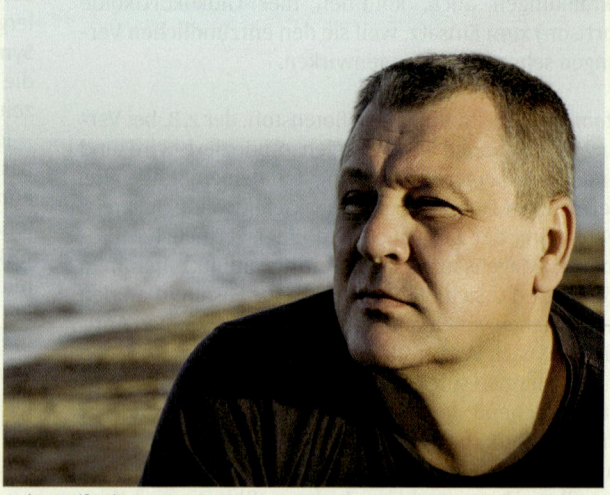
© danr13/fotolia.com

Was ist zu tun?

- Herr Dreher leidet an einer akuten myeloischen Leukämie und wird mit einer Chemotherapie behandelt. Welche Kriterien müssen Sie als Pflegefachkraft bei Patienten mit Leukämie besonders beobachten? Was sind die Symptome einer „Transplantat-gegen-Empfänger-Reaktion"?
- Warum ist die Mundpflege bei Patienten mit Chemotherapie besonders wichtig? Wie sollte sie aussehen?
- Auf welche Speisen sollte ein Patient mit Chemotherapie verzichten und warum?
- Wenn die Chemotherapie keinen Erfolg zeigt oder ein Rezidiv eintritt, kann eine Stammzelltransplantation nötig sein. Wodurch sind Patienten bei einer Stammzelltherapie besonders bedroht? Welche pflegerischen Maßnahmen sollten Sie ergreifen, und was sollte der Patient vermeiden?
- Worauf sollten der Patient und seine Angehörigen im Alltag besonders achten?

60 Pflege bei Erkrankungen des Bewegungssystems

60.1 Bedeutung für den Patienten

Bewegung tut gut! – Kaum etwas fördert unsere Gesundheit und unser Wohlbefinden so sehr wie Bewegung und Sport. Ob alltägliches Laufen und Treppensteigen oder Sportarten wie Radfahren Schwimmen oder Tanzen – durch die Bewegung bleiben Muskeln und Gelenke beweglich, Atmung, Herz und Kreislauf werden gefördert und der Stoffwechsel kommt in Schwung. Nicht zuletzt können wir so auch Übergewicht vermeiden und das Risiko für Krankheiten wie Herzinfarkt, Schlaganfall oder Diabetes mellitus deutlich senken.

Aber was ist, wenn Muskeln, Knochen, Gelenke, Sehen oder Bänder verletzt oder erkrankt sind und unser Körper nicht mehr jede Bewegung mitmacht? Wenn z. B. Knochen brechen, Muskeln, Bänder oder Sehnen reißen, Gelenke sich chronisch entzünden oder Krankheiten wie Arthrose oder Osteoporose zu schmerzhaften Deformierungen führen?

Erstes und wichtigstes Leitsymptom ist die **Bewegungseinschränkung**. Die Patienten können sich nicht mehr frei bewegen und sind je nach Ausmaß in ihrer Mobilität und auch in ihrer Lebensqualität eingeschränkt. Bei einem einfachen Beinbruch, der innerhalb weniger Wochen vollständig abheilt, ist das nicht schlimm. Dauert die Immobilität aber über Wochen und Monate an, oder ist gar irreversibel, kann dies zu vielschichtigen Problemen führen. Die Betroffen können z. B. ihren Arbeitsplatz oder gar Freunde oder andere soziale Kontakte verlieren. Unter Umständen müssen Hilfsmittel eingesetzt und die Wohnung der Behinderung entsprechend umgestaltet werden. Schließlich leiden die Patienten **Schmerzen** und nicht selten auch psychisch an den Folgen der körperlichen Beeinträchtigung und dem Verlust der Selbstständigkeit und Beweglichkeit.

Die **Ursachen** solcher Erkrankungen des Bewegungsapparats sind vielfältig. Sie können **traumatisch** bedingt sein, also z. B. durch Verkehrsunfälle oder Sportverletzungen entstehen. Die Folge sind Frakturen, Luxationen, Bänder- oder Muskelrisse. Aber auch dauerhafte Über- und Fehlbelastungen oder altersbedingte Verschleißerscheinungen können den Haltungs- und Bewegungsapparat empfindlich stören und in seiner Funktion einschränken. Daraus entwickeln sich **orthopädische Erkrankungen** wie Arthrose, Bandscheibenvorfälle, Osteoporose oder Skoliosen. Auch Wachstumsstörungen im Kindes- und Jugendalter können z. B. zu Deformierungen der Wirbelkörper führen und die Wirbelsäule in ihrer Form und Stabilität nachhaltig schädigen (Morbus Scheuermann). Schließlich verursachen auch **rheumatische Erkrankungen** Entzündungen und degenerative Veränderungen an den Knochen bzw. an der Wirbelsäule (Morbus Bechterew), den Gelenken (rheumatoide Arthritis) oder an den Weichteilen, z. B. bei den Kollagenosen oder der Sklerodermie.

Erkrankungen des Bewegungssystems betreffen somit die 3 großen medizinischen Fachrichtungen **Traumatologie, Orthopädie und Rheumatologie**. Im Folgenden werden daher Muskel-, Knochen- und Gelenkerkrankungen aus diesen Fachbereichen vorgestellt. Allen betroffenen Patienten sind eine mehr oder weniger deutliche Bewegungseinschränkung und Schmerzen gemeinsam.

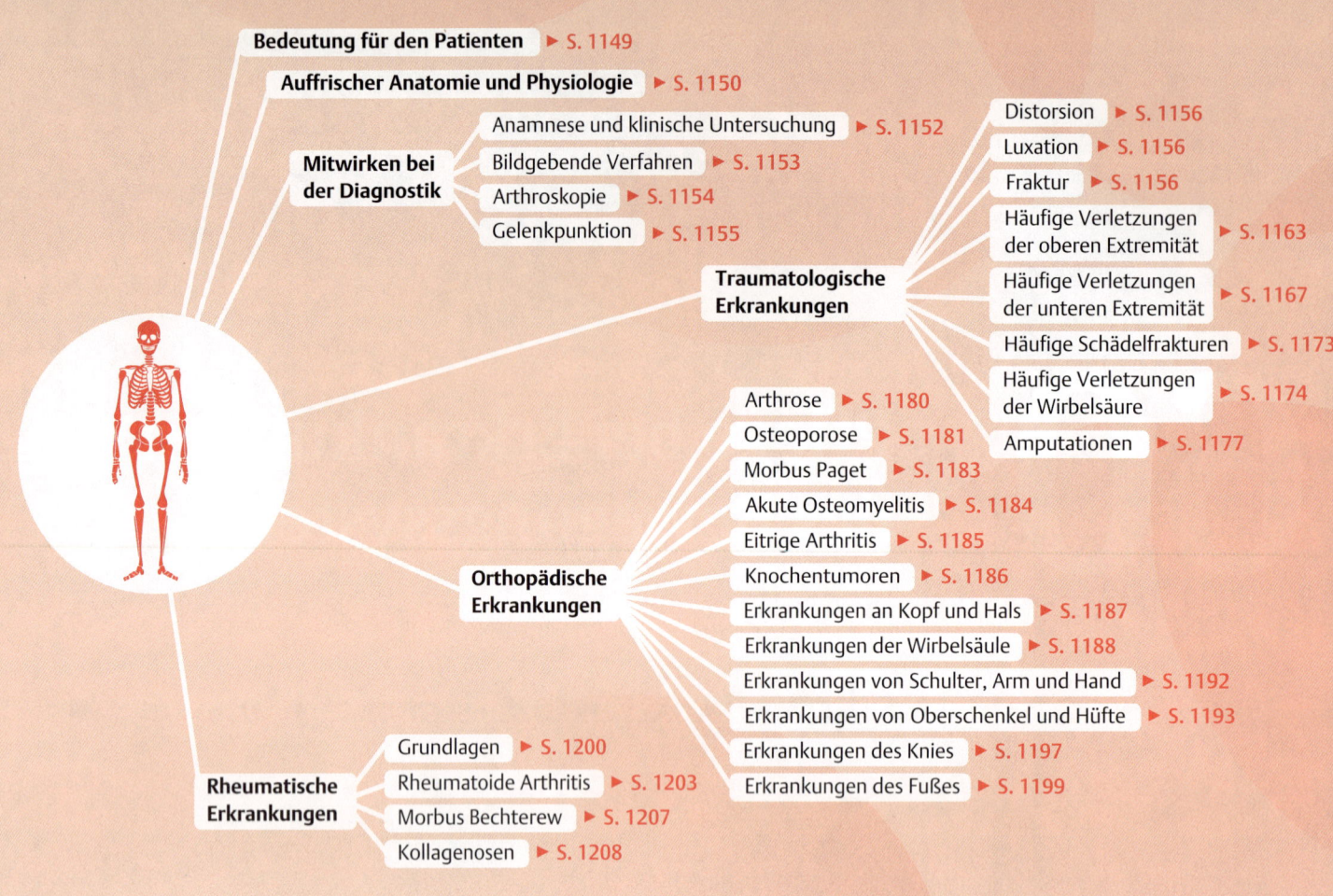

60.2 Auffrischer Anatomie und Physiologie

Das Bewegungssystem besteht aus dem sog. **Stützapparat** (Knochen, Knorpel, Gelenke und Bänder) und der **Skelettmuskulatur**. Im Gegensatz zur glatten Muskulatur der Organe ist die Skelettmuskulatur quergestreift und kann willkürlich gesteuert werden.

Knochen • Sie **stabilisieren** den Körper, **schützen** die Organe und **speichern** nahezu das gesamte Körperkalzium. Außerdem enthalten sie das **Knochenmark**.

Bei den **Röhrenknochen** (z.B. Oberschenkelknochen) verbindet ein langer Knochenschaft (Diaphyse) die beiden Knochenenden (Epiphysen) miteinander. An den Übergangsstellen von Dia- in Epiphysen liegt die Wachstumsfuge (Metaphyse, „Epiphysenfuge").

Weitere Knochentypen sind die **kurzen Knochen** (z.B. Handwurzelknochen), die **platten Knochen** (z.B. Beckenknochen) und die **unregelmäßigen Knochen** (z.B. Wirbelknochen). **Luftgefüllte Knochen** enthalten einen kleinen, luftgefüllten Hohlraum (z.B. Stirnbein mit Stirnhöhle).

Knochen bestehen aus der **Knochengrundsubstanz** (Mineralstoffe, Proteine, Kollagenfasern) und den **Knochenzellen**. Die Osteoklasten und -blasten sorgen dafür, dass das Knochengewebe ständig umgebaut wird.

Beim reifen Knochen bildet die **Kompakta** die äußere Schicht, im Inneren des Knochens liegt die **Spongiosa**. Diese besteht aus feinen Knochenbälkchen (Trabekeln), zwischen denen sich kleine Hohlräume befinden. Dort, wo die Trabekel fehlen, entsteht ein größerer Hohlraum, die **Markhöhle**. In der Spongiosa und der Markhöhle liegt das Knochenmark. Das **rote Mark** bildet die Blutzellen. Im Lauf der Zeit wandelt es sich in **gelbes Mark (Fettmark)** um. Beim Erwachsenen enthalten nur noch die kurzen und die platten Knochen und einige Röhrenknochenepiphysen rotes Mark.

Von außen wird der Knochen von der äußeren Knochenhaut (**Periost**) umgeben, die Hohlräume werden von der inneren Knochenhaut (**Endost**) ausgekleidet. Der Knochen wird über kleine Arterien versorgt, die durch die Knochenhaut und die Kompakta ins Knocheninnere ziehen. In der Spongiosa bilden ihre Äste ein dichtes Gefäßnetz.

Knorpel • Weil Knorpelgewebe **druck-** und **zugelastisch** ist, wirkt es an vielen Stellen des Körpers als Stoßdämpfer (z.B. Zwischenwirbelscheiben). Da Knorpel keine Gefäße enthält und deshalb über **Diffusion** ernährt werden muss, erholt er sich nach Verletzungen meist nur unvollständig.

Gelenke • Gelenke verbinden 2 oder mehr Knochen miteinander. Die **echten Gelenke** setzen sich aus Gelenkkopf, Gelenkpfanne und Gelenkspalt zusammen und sind von einer Gelenkkapsel umgeben, welche die Gelenkflüssigkeit (Synovia) enthält. Nach der Form der Gelenkpartner unterscheidet man Kugelgelenk, Sattelgelenk, Eigelenk, Scharniergelenk, Radgelenk und planes Gelenk.

Sehnen • Die meisten Muskeln sind über **Ursprungs-** und **Ansatzsehnen** mit dem Knochen verbunden. Sehnen bestehen aus **kollagenem Bindegewebe** und werden über Diffusion versorgt.

Einige Sehnen verlaufen streckenweise in Bindegewebshüllen. Diese **Sehnenscheiden** schützen die Sehnen und dienen als Führungskanal. Auch **Haltebänder** sichern den korrekten Verlauf einer Sehne, indem sie dafür sorgen, dass die Sehne dicht am Knochen bleibt. Wenn Sehnen über Knochenvorsprünge ziehen, werden sie dort häufig von einem

Abb. 60.1 Skelettsystem.

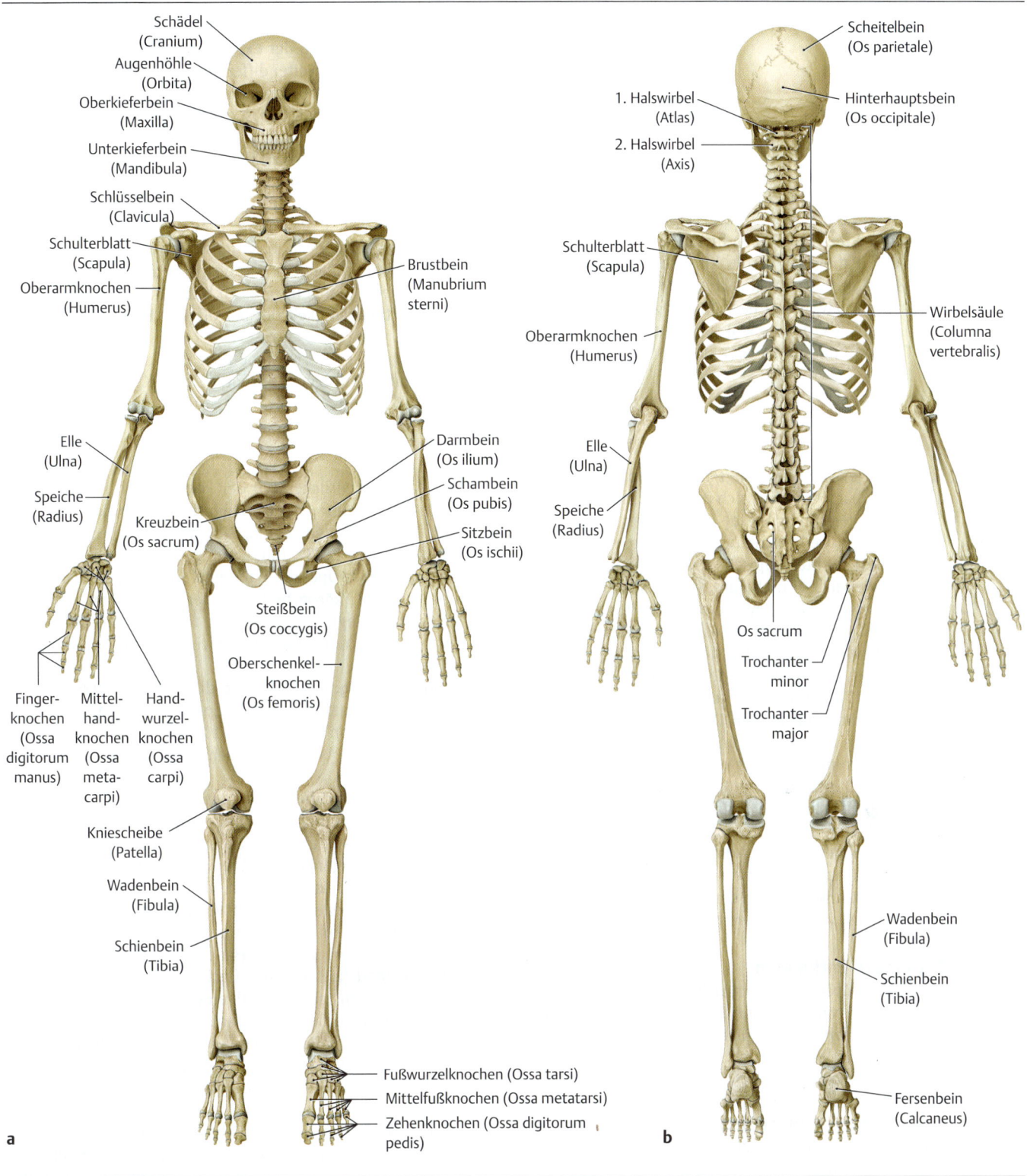

a Übersicht von vorne.
b Übersicht von hinten.

Aus: Schünke M, Schulte E, Schumacher U. Prometheus LernAtlas der Anatomie. Thieme 2012

Schleimbeutel unterlagert, der als Polster dient. **Sesambeine** sind kleine, in die Sehne eingebettete Knochen.

Skelettmuskulatur • Die Skelettmuskulatur dient dazu, den Körper zu **bewegen** bzw. in einer bestimmten Position zu **halten**. Sie ist auch wichtig für den **Wärme-** und den **Glukosehaushalt**. Nach den Mahlzeiten nimmt die Muskulatur **Blutglukose** auf und senkt so den Blutzuckerspiegel. Außerdem erzeugt sie bei der ATP-Bildung für die Muskelarbeit **Wärme**. Wenn man sich bewegt, macht diese Wärme einen großen Anteil der Gesamtkörperwärme aus.

Jeder einzelne Muskel wird von einer eigenen **Muskelfaszie** aus kollagenem Bindegewebe umhüllt. Alle Muskeln gemeinsam umgibt die **allgemeine Körperfaszie**.

Muskeln, die eine bestimmte Bewegung verursachen, werden (für diese Bewegung) als **Agonisten** bezeichnet. Muskeln, die dieser Bewegung entgegenwirken, heißen **Antagonisten**.

60.3 Mitwirken bei der Diagnostik

Die Diagnostik bei Erkrankungen des Bewegungssystems stützt sich hauptsächlich auf den **körperlichen Untersuchungsbefund** sowie auf die Ergebnisse der **bildgebenden Verfahren**. Pflegende haben hier im Wesentlichen die Aufgabe, den Patienten für die klinischen und bildgebenden Untersuchungen vor- und nachzubereiten und ihn genau zu beobachten bzw. ihn je nach Bedarf zu unterstützen. Darüber hinaus werden Gelenkspiegelungen (Arthroskopien) und Gelenkpunktionen in der Diagnostik eingesetzt.

60.3.1 Anamnese und klinische Untersuchung

Erkrankungen am Bewegungssystem sind oft schon äußerlich erkennbar. Egal, ob es sich um eine unfallbedingte traumatische Verletzung wie eine Fraktur oder um eine chronische degenerative Erkrankung wie Arthrose handelt, häufig zeigen die Patienten typische **Leitsymptome** wie Schmerzen, Schwellungen und Funktionseinschränkungen bzw. Veränderungen in der Bewegung und Haltung. Sind Weichteile wie Haut oder Muskeln zusätzlich betroffen, bluten die Patienten evtl. oder es bilden sich Hämatome.

Je nach Ausmaß der Verletzung und der Schmerzen braucht der Patient entsprechend Hilfe bei der **richtigen Lagerung** und beim **Auskleiden**. Die Lagerung richtet sich dabei grundsätzlich nach der Art und Lokalisation der Verletzung bzw. Erkrankung. Bei einer Radiusfraktur kann der Patient z. B. im Sitzen behandelt werden. Ist aber voraussichtlich das Sprunggelenk gebrochen, sollte er liegend gelagert werden, um die verletzte Region zu entlasten und die klinische Untersuchung zu ermöglichen. Beim Entkleiden ist es wichtig, immer zunächst die gesunde Seite zu entkleiden und erst danach die kranke Seite. So können schmerzhafte Bewegungen möglichst vermieden werden.

> **❗ Merken Entkleiden**
> Um nichts zu übersehen, ist es wichtig, dass die verletzte Körperregion immer entkleidet wird. Bei starken Schmerzen sollte der Patient Schmerzmittel bekommen oder die Kleidungsstücke müssen zerschnitten werden.

Nach der Erstversorgung mit Kontrolle der Kreislaufparameter folgt die **ärztliche Anamnese**. Der Arzt stellt Fragen zum Unfallhergang oder zum Krankheitsverlauf, zu aktuellen Symptomen und Begleitsymptomen sowie zu den Schmerzen, z. B. zu Art, Lokalisation, Qualität und Intensität. Zeitgleich oder danach folgt die klinische Untersuchung.

Inspektion und Palpation

Durch Inspektion und Palpation überprüft der Arzt u. a. folgende Aspekte:
- **Zustand der verletzten Region:** Sind z. B. Deformitäten bei Frakturen erkennbar oder sind Blutungen bzw. Hämatome, Schwellungen oder andere Weichteilverletzungen feststellbar? Zeigen sich evtl. Infektionszeichen wie Rötungen oder Überwärmung?
- **Körperhaltung:** Untersucht werden z. B. Schulter- oder Beckengradstand, Beinlängendifferenz oder mögliche Wirbelsäulenverkrümmungen.
- **Form und Stellung der Extremitäten:** Liegen z. B. Achsabweichung oder Seitendifferenz vor? Sind Schwellungen oder Verschmälerungen erkennbar?
- **Bewegung:** Wo und wie ist der Patient in seiner Bewegung eingeschränkt. Kann er z. B. auftreten oder selbstständig aufstehen? Funktioniert das Greifen mit den Händen oder kann er die Wirbelsäule beugen und den Rumpf drehen?

Im Rahmen der **Palpation** ertastet der Arzt mögliche Schwellungen oder eine Druckschmerzhaftigkeit. Kann er eine Stufenbildung oder pathologische Beweglichkeit ertasten, deutet dies auf eine Fraktur hin. Darüber hinaus prüft er die **Funktionsfähigkeit** der betroffenen Extremität oder des Gelenks.

Ausführliche Informationen zur Erstversorgung nach Unfällen oder Verletzungen finden Sie im Kap. „Notfallsituationen" (S. 294).

DMS-Kontrolle

Ein ganz wesentlicher Teil der körperlichen Untersuchung umfasst die **Prüfung der Durchblutung, Motorik und Sensibilität** der betroffenen Region. Die **DMS-Kontrolle** (auch pDMS für „periphere DMS") muss zwingend bei jeder Verletzung und nach jeder Operation durchgeführt werden. Dabei wird immer **distal (körperfern)** der Verletzung bzw. distal der erkrankten Region geprüft, um festzustellen, ob auf der distalen Seite der Verletzung noch Blut und Nervensignale ankommen:
- **Durchblutung:** Der Puls wird distal der Verletzung ertastet. Sind Hautfarbe und Temperatur normal oder fühlt sich die Region kalt an und ist blass? Verspürt der Patient ein Kribbeln? Wenn ja, spricht dies für eine mangelnde Durchblutung.
- **Motorik:** Zur Prüfung muss der Patient die Extremität distal der Verletzung aktiv bewegen. Wenn möglich, wird auch die Bewegungsfähigkeit gegen Widerstand getestet. Einschränkungen können hier auf mögliche Beschädigungen von motorischen Nerven, Muskulatur und Sehnen hinweisen, z. B. bei einer Schnittverletzung.
- **Sensibilität:** Um Gefühlsstörungen in der distalen Region auszuschließen, wird die Haut dort mit einem stumpfen Gegenstand (z. B. mit der flachen Hand) und mit einem spitzen Gegenstand (z. B. mit einem Stift) bestrichen. Ebenso die gesunde Gegenseite (am besten beide Seiten gleichzeitig). Fühlt der Patient die Berührungen auf beiden Seiten gleich stark? Verspürt er Unterschiede oder ein Taubheitsgefühl, deutet dies auf Sensibilitätsstörungen hin.

Häufig werden im weiteren Behandlungsverlauf regelmäßige DMS-Kontrollen angeordnet. Dann übernehmen Pflegende die Prüfung von Puls, Hautfarbe, Temperatur, Gefühlsempfinden und Beweglichkeit distal der Verletzung und dokumentieren die Ergebnisse in der Patientenkurve.

> **ACHTUNG**
> *Bei jeder Veränderung sollte der Arzt sofort informiert werden. Bei Kribbeln und Taubheitsgefühl muss unverzüglich gehandelt werden, denn es sind Anzeichen einer Minderdurchblutung oder eines Gewebsuntergangs.*

WISSEN TO GO

Mitwirken bei der Diagnostik

Sie stützt sich v. a. auf die **Anamnese**, die **klinische Untersuchung** und die **bildgebenden Verfahren**. Zudem wird die **Funktionsfähigkeit** der betroffenen Extremität überprüft und die **DMS-Kontrolle** durchgeführt:
- **Durchblutung:** peripheren Puls tasten, Hautfarbe prüfen und Hauttemperatur fühlen. Kalte, blasse Haut oder Kribbeln = mangelnde Durchblutung.
- **Motorik:** Extremität distal der Verletzung aktiv bewegen lassen. Bei Einschränkungen können Nerven, Muskulatur oder Sehnen beschädigt sein.
- **Sensibilität:** Mit der flachen Hand oder einem Stift über die Haut streichen und den Patienten fragen, was er spürt. Das gleiche auf der gesunden Gegenseite durchführen (wenn möglich gleichzeitig). Fühlen sich die Berührungen für den Patienten auf beiden Seiten gleich an? Unterschiede oder Taubheitsgefühle deuten auf Sensibilitätsstörungen hin.

Mögliche **Leitsymptome** bei Erkrankungen des Bewegungssystems sind:
- Schmerzen, Schwellungen
- ggf. Blutungen, Hämatome und Durchblutungsstörungen
- Bewegungs- und Funktionseinschränkungen, ggf. Deformitäten
- Sensibilitätsstörungen und neurologische Ausfälle

60.3.2 Bildgebende Verfahren

Bei Erkrankungen des Bewegungssystems werden vor allem folgende Verfahren eingesetzt:
- **Röntgen:** I. d. R. werden Standardaufnahmen in 2 Ebenen angefertigt (eine von vorne, eine von der Seite), nur bei speziellen Fragestellungen werden zusätzlich gehaltene Aufnahmen (dabei wird eine Extremstellung des Gelenks provoziert, bei der eine Fehlstellung sichtbar wird) oder Funktionsaufnahmen angefertigt.
- **Sonografie:** Mit der Ultraschalluntersuchung lassen sich vor allem die Weichteile und die Gelenke gut darstellen und beurteilen. Diese strahlenfreie Untersuchung ist insbesondere bei Kindern und Schwangeren gut einsetzbar.
- **Magnetresonanztomografie** (MRT): Sie eignet sich vor allem für die Darstellung von Weichteilen, Bändern oder Gelenkstrukturen. Da die Untersuchung strahlenfrei ist, kann ein MRT bei nahezu allen Patienten durchgeführt werden. Einzige Ausnahme sind Patienten mit magnetischem Material im Körper, i. d. R. Metall. Bei künstlichen Gelenken kann man im dazugehörenden Pass nachschauen, ob ein MRT möglich ist oder nicht. Das Gleiche gilt für Herzschrittmacher, Zahnimplantate, Portsysteme, künstliche Herzklappen, Gefäßprothesen und ggf. auch Piercings. Jeder Patient sollte danach gefragt werden, weil es zu lebensgefährlichen Verletzungen kommen kann.
- **Computertomografie** (CT): Sie eignet sich besonders zur Darstellung des kompakten Knochens und feinster Knochenveränderungen. Es hat eine deutlich höhere Strahlenbelastung als konventionelles Röntgen. Metalle müssen vor der Untersuchung entfernt werden, z. B. Zahnprothesen, Hörgeräte. Bei einem CT mit Kontrastmittel (KM) müssen zuvor die Schilddrüsenwerte (TSH, Kreatinin) kontrolliert werden. Weisen sie auf eine latente Hyperthyreose hin, muss die Schilddrüse vor der KM-Gabe blockiert werden, damit es nicht zu einem schlagartigen Anstieg der Thyroxinproduktion und damit ggf. zu einer plötzlichen Hyperthyreose oder gar einer thyreotoxischen Krise kommt (S. 1105). Hierzu werden i. d. R. vor und nach dem CT Irenat-Tropfen nach Anordnung verabreicht. Nach dem CT muss der Patient viel trinken, um das Kontrastmittel wieder auszuscheiden. Auf mögliche Nebenwirkungen muss geachtet werden: Durchfall, Blähungen und Übelkeit, Haut-, Weichteil- oder Nervenschäden, allergische Reaktionen, anaphylaktischer Schock.

Knochenszintigrafie

Sie dient dem Nachweis von Knochenanteilen, die einen erhöhten Knochenstoffwechsel aufweisen, z. B. bei Knochentumoren, Osteomyelitis (Knochenmarkentzündung) oder in den Heilungszonen bei Knochenbrüchen. Dazu wird dem Patienten eine Lösung mit **radioaktiven Teilchen** injiziert, die sich vor allem an Orten mit erhöhtem Knochenstoffwechsel anlagern. Die Untersuchung verläuft ähnlich wie ein CT, nur dass kein Kontrastmittel, sondern eine geringe Menge eines kurzlebigen radioaktiven Isotops (^{99m}Tc) verabreicht wird. Die Aufzeichnung dauert 15–30 Minuten. Die Patienten benötigen einen venösen Zugang, sie müssen aber nicht nüchtern sein.

Nach der **Injektion des radioaktiven** Isotops braucht das Mittel etwa 2 Stunden, um sich im Körper zu verteilen. Erst dann kann die Aufzeichnung beginnen. Während dieser Wartezeit sollte der Patient dazu angehalten werden, **ausreichend zu trinken** – am besten Mineralwasser. Er darf auch nur die Toilette im nuklearmedizinischen Wartebereich benutzen, denn der Urin ist – wenn auch nur gering – radioaktiv. Direkt vor der Untersuchung sollte der Patient die Harnblase noch einmal entleeren.

Für das CT braucht sich der Patient nicht auszuziehen, sollte aber alle **metallischen Gegenstände entfernen**. Für die Aufzeichnung wird er auf einer Liege gelagert, die dann durch eine recht große Geräteöffnung fährt.

Nach der Untersuchung muss der Patient reichlich Wasser **trinken** und die **Harnblase häufig entleeren**, damit das radioaktive Isotop schnellstmöglich ausgeschieden wird. Für mindestens 2 Stunden nach der Untersuchung sollte er den Kontakt mit Kindern und Schwangeren meiden. Die Kleidung sollte nach 2 Stunden oder so bald wie möglich gewechselt und sofort gewaschen werden. Bei inkontinenten Patienten ist ein Katheter- oder Beutelwechsel nicht notwendig. Werden Inkontinenzhosen getragen, sollten diese nicht in geschlossenen Räumen aufbewahrt werden.

Osteodensitometrie

In der Orthopädie wird zur Früherkennung einer Osteoporose oder zur Diagnostik einer Arthrose die Knochendichtemessung (Osteodensitometrie) eingesetzt. Sie gibt Auskunft über die **Struktur und Festigkeit des Knochens** und damit über das **Frakturrisiko** des Patienten. Das am häufigsten angewandte Verfahren ist das duale Röntgen-Absorptions-Verfahren DXA (engl. dual x-ray absorptiometry), ein Röntgenverfahren mit einer sehr geringen Strahlenbelastung.

Für die Untersuchung ist **keine besondere Vorbereitung** notwendig. Die Patienten sollten jedoch alle Unterlagen mitbringen und zur Untersuchung alle metallischen Gegenstände entfernen.

WISSEN TO GO

Knochenszintigrafie und Knochendichtemessung

- **Knochenszintigrafie:** Mithilfe einer radioaktiven Substanz werden im Knochen Bereiche mit erhöhtem Stoffwechsel bestimmt, z.B. bei Frakturen, Entzündungen oder Tumorerkrankungen. Nach der Injektion des radioaktiven Isotops muss man 2 h warten, viel trinken und alle metallischen Gegenstände entfernen. Nach der Untersuchung muss der Patient viel trinken. Die Kleidung sollte möglichst gewechselt und sofort gewaschen werden.
- **Knochendichtemessung:** Zur Früherkennung einer Osteoporose, keine besondere Vorbereitung notwendig, alle metallischen Gegenstände entfernen.

60.3.3 Arthroskopie

Prinzip und Vorgehen

Die Arthroskopie ist eine **Gelenkspiegelung,** bei der das Arthroskop in die Gelenkhöhle eingeführt wird. Sie ist damit eine invasive Form der Diagnostik. Gleichzeitig kann diese endoskopische Untersuchung aber auch therapeutisch genutzt werden.

Die Untersuchung wird im Rahmen einer **kleinen OP** unter sterilen Bedingungen durchgeführt, i.d.R. erfolgt eine **Vollnarkose** oder eine **Spinalanästhesie**.

Während der Arthroskopie wird über einen Schnitt eine **Kamera in die Gelenkkapsel eingeführt** und damit der Gelenkspalt und die Gelenkflächen eingesehen. Das Bild der Kamera wird auf einen großen Bildschirm übertragen, über den der Operateur auch seine Bewegungen steuert; oft besteht die Möglichkeit, Bilder auszudrucken. Über einen zweiten Schnitt kann eine entsprechende Pinzette oder eine Bipolarenzange eingeführt werden, um evtl. **Gewebeproben zu entnehmen** oder **Blutungen zu koagulieren**. Über diesen zweiten Eingang werden auch **Spülungen** vorgenommen. Ist eine Nachblutung oder vermehrte Sekretion von Flüssigkeit zu erwarten, wird eine Drainage i.d.R. mit Sog eingelegt (S. 754). Die Kapsel und der Hautschnitt werden anschließend genäht und mit Pflastern verbunden.

Perioperative Pflege

Zur allgemeinen perioperativen Pflege siehe Kap. „Perioperative Pflege" (S. 743). Im Folgenden werden die Besonderheiten bei einer Arthroskopie am Kniegelenk ausgeführt.

Präoperative Pflege

Wichtig ist vor allem, mit dem Patienten vorab den Umgang mit **Schmerzen** zu besprechen. Er sollte darauf hingewiesen werden, sich bei Schmerzen frühzeitig zu melden und nicht abzuwarten, bis er es „nicht mehr aushält".

Auch die **postoperative Mobilisation** sollte bereits vor der Untersuchung mit dem Patienten besprochen und eingeübt werden, sodass er bestimmte Bewegungsabläufe bereits trainieren kann. Je nach Krankenhaus führt dies eine Pflegekraft oder ein Physiotherapeut durch. Wichtig hierbei ist, den Patienten anzuleiten, sich über die betroffene Seite aufzusetzen bzw. aufzustehen. Am besten gelingt dies, wenn er sich auf die Seite dreht, die Beine aus dem Bett streckt und sich dann mit den Armen in Sitzposition „drückt".

Ebenso sollte das **Gehen mit Unterarmgehstützen** und anderen Hilfsmitteln bzw. der Dreipunktgang präoperativ eingeübt werden. Denn Arthroskopien werden häufig ambulant durchgeführt bzw. die Patienten werden schon am 1. postoperativen Tag entlassen.

Am OP-Tag wird der Patient je **nach Hausstandard** vorbereitet. Das betroffene Knie wird häufig vom operierenden Arzt mit einem **speziellen Stift markiert**. Pflegende kontrollieren hier i.d.R., ob die Maßnahme rechtzeitig durchgeführt wurde. Eine **Rasur** im Kniebereich wird nur noch in Ausnahmefällen (z.B. bei starker Behaarung) durchgeführt. Darüber hinaus werden das Patientenzimmer entsprechend dem Hausstandard vorbereitet und Lagerungsmaterialien sowie evtl. eine Knieschiene bereitgelegt. Inzwischen wird die erste Knieschiene meist im OP individuell angepasst und kann postoperativ direkt angewendet werden.

Postoperative Pflege

Nach der OP wird das operierte Gelenk hochgelagert und gekühlt (▶ Abb. 60.2). Pflegende kontrollieren regelmäßig den Wundverband und die Redondrainagen auf Nachblutungen (S. 754). Sie überprüfen auch die Durchblutung, Motorik und Sensibilität der betroffenen Extremität regelmäßig (DMS-Kontrolle):

- **Durchblutung:** Pflegende achten auf die Hautfarbe, die Körpertemperatur (Vergleich mit der nicht operierten Seite) und tastet die Pulse, z.B. am Fuß.
- **Motorik:** Kann der Patient die betroffene Extremität vollständig bewegen? Bei Kniearthroskopien wird zudem das Anheben und Strecken des Fußes kontrolliert, um eine evtl. vorhandene Peroneuslähmung frühzeitig erkennen zu können.
- **Sensibilität:** Hat der Patient ein „normales" Gefühl in der operierten Extremität oder fühlt sie sich pelzig oder taub an? Wichtig hierbei ist: Da arthroskopische Eingriffe häufig in Spinalanästhesie durchgeführt werden, kann es zunächst zu Gefühlseinschränkungen kommen. Diese klingen aber ab, sobald die Wirkung der Anästhesie nachlässt.

Darüber hinaus wird der Patient regelmäßig nach der Schmerzintensität gefragt. Analgetika werden nach Anordnung verabreicht. Bei Infektionszeichen wie Rötungen, Schwellungen, übermäßigen Schmerzen oder Überwärmung muss sofort der Arzt informiert werden. Wird der Eingriff ambulant durchgeführt, ist der Patient entsprechend aufzuklären. Vor allem bei Infektionszeichen, aber auch bei Auftreten von Kreislaufproblemen muss er sich sofort bei einem Arzt vorstellen. Ist der Patient immobil, muss eine ausreichende Thromboseprophylaxe gewährleistet werden.

Die Redondrainagen werden i.d.R. am 1. postoperativen Tag gezogen. Je nach Krankenhaus übernimmt dies entweder der Stationsarzt oder die Pflegekraft. Die Mobilisation erfolgt nach Anordnung.

WISSEN TO GO

Arthroskopie

Die endoskopische Gelenkspiegelung ist eine invasive Untersuchungsmethode, die unter sterilen OP-Bedingungen unter Vollnarkose oder Spinalanästhesie durchgeführt wird. Sie kann sowohl diagnostisch als auch therapeutisch genutzt werden.

Abb. 60.2 Arthroskopie.

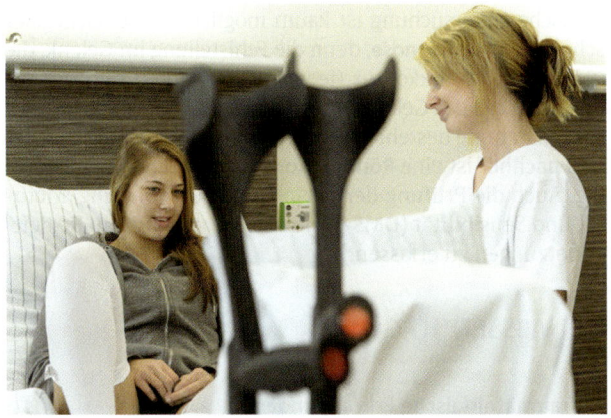

Nach der Arthroskopie wird das Bein, in diesem Fall das linke, hochgelagert und gekühlt. Es wird regelmäßig eine DMS-Kontrolle durchgeführt und die Patientin nach Schmerzen gefragt.

Vorbereitung:
- Patienten über den Umgang mit Schmerzen informieren
- postoperative Mobilisation einüben
- am OP-Tag allg. präoperative Vorbereitung nach Standard

Nachbereitung:
- operiertes Gelenk hochlagern und kühlen
- Wundverband und Redondrainagen kontrollieren, auf Nachblutungen achten
- DMS-Kontrollen durchführen
- Schmerzintensität erfragen, Schmerzmittel nach Anordnung verabreichen
- bei Entzündungszeichen oder Schmerzen Arzt informieren
- bei immobilen Patienten auf Thromboseprophylaxe achten
- Mobilisation nach Anordnung durchführen

60.3.4 Gelenkpunktion

Die Punktion eines Gelenks kann aus diagnostischen oder therapeutischen Gründen sinnvoll sein. Zur **Diagnostik** wird über eine Nadel Gelenkflüssigkeit entnommen und im Labor mikroskopisch (z. B. auf Entzündungs- oder Tumorzellen), mikrobiologisch (z. B. auf Bakterien) und ggf. serologisch (z. B. auf Viren) untersucht. **Therapeutisch** wird die Punktion z. B. bei Gelenkergüssen eingesetzt. Durch Absaugen der übermäßigen Gelenkflüssigkeit wird so der Druck in der Gelenkkapsel reduziert. Auch Medikamente können auf diese Weise in das Gelenk eingebracht werden.

ACHTUNG
Eine Gelenkpunktion muss immer unter sterilen Bedingungen erfolgen, da jede Keimverschleppung in das Gelenk, meistens die Gelenkkapsel, unter allen Umständen vermieden werden muss.

Der Patient wird i. d. R. auf dem Rücken gelagert und das zu punktierende Gelenk so positioniert, dass der Gelenkspalt möglichst groß ist. So wird beim Knie z. B. eine Knierolle mit ca. 20 cm Durchmesser untergelegt. Auch unter die Punktionsstelle muss nach dem sterilen Abwaschen ein steriles Tuch untergelegt werden, um eine möglichst keimarme Umgebung zu schaffen.

Während der Punktion trägt der Arzt **sterile Schutzkleidung** (sterile Handschuhe, Kopfhaube und Mundschutz). Pflegende assistieren bei der Durchführung und beobachten den Patienten währenddessen. Falls notwendig, wirken sie beruhigend auf ihn ein. Hat der Arzt Gelenkflüssigkeit zur weiteren Untersuchung entnommen, müssen entsprechende Laborröhrchen oder Punktatgefäße bereitgestellt werden. Diese werden mit Labor- oder Namensetiketten beklebt und der Anforderungsschein wird entsprechend ausgefüllt.

Nach der Punktion wird das Pflaster auf die Punktionsstelle geklebt und für kurze Zeit (ca. 20 min) ein **Druckverband** angelegt und das **Gelenk hochgelagert**. Der Patient wird darüber aufgeklärt, dass der Verband 24 Stunden belassen werden muss und nicht durchnässen sollte (keine Dusche, kein Vollbad). Er wird zusätzlich darüber informiert, dass er sich bei Nachblutungen oder bei Entzündungszeichen wie Schmerzen, Schwellungen, Rötung oder Überwärmung sofort melden muss.

 WISSEN TO GO

Gelenkpunktion

Die Punktion kann diagnostisch (z. B. bei Verdacht auf Entzündungen oder Tumoren) oder therapeutisch (z. B. bei Gelenkergüssen) indiziert sein. Sie darf nur unter **sterilen Bedingungen** erfolgen. **Durchführung:**
- Den Patienten so lagern, dass der Gelenkspalt möglichst groß ist.
- Punktionsstelle steril abwaschen und steriles Tuch unterlegen
- dem Arzt assistieren, den Patienten beobachten; ggf. beruhigen
- Punktionsstelle mit sterilem Pflasterverband versorgen; Druckverband anlegen; Gelenk hochlagern
- auf Nachblutungen oder Infektionszeichen achten

60.4 Traumatologische Erkrankungen

Definition **Trauma**
Ein Trauma (griech. trauma = Verletzung, Wunde) ist eine durch Gewalteinwirkung entstandene Verletzung des Körpers (oder der Psyche).

Die Traumatologie ist die Wissenschaft von **Verletzungen** und **Wunden**. Sie beschäftigt sich mit deren Prävention, Entstehung und Behandlung. Traumatologische Erkrankungen des Bewegungssystems werden in der **Unfallchirurgie** versorgt. Sie bildet gemeinsam mit der Orthopädie ein medizinisches Fachgebiet. Zur Erstversorgung siehe Kap. „Notfallsituationen" (S. 292).

Im Folgenden werden häufig vorkommende Verletzungen am Bewegungsapparat behandelt, z. B. **Distorsionen** (Verstauchungen), **Luxationen** (Verrenkung in einem Gelenk) und **Knochenfrakturen**. Auch **Weichteilverletzungen** (z. B. Sehnen- oder Bandverletzungen) und **Amputationen** werden vorgestellt. Die Behandlung und Pflege bei **Wunden** wird hingegen im Kap. „Wundmanagement" eingehend beschrieben (S. 562).

60.4.1 Distorsion

Definition **Distorsion**
Bei einer Distorsion kommt es durch eine äußere Krafteinwirkung (z. B. durch einen Sturz) zu einer Zerrung bzw. Verstauchung eines Gelenks. Dabei wird die Gelenkkapsel verletzt und die Bänder, die das Gelenk stabilisieren, werden überdehnt bzw. gezerrt. Häufig sind Handgelenk, Sprunggelenk, Knie oder die Halswirbelsäule (HWS-Schleudertrauma) betroffen.

Die **typischen Symptome** einer Distorsion sind Schmerzen, Bewegungseinschränkung und lokale Schwellung, Hämatombildung, ggf. besteht ein Gelenkerguss (▶ Abb. 60.3). Die **Diagnose** lässt sich meist schon aufgrund des **Unfallhergangs** und der **Symptome** stellen. Das betroffene Gelenk wird aber i.d.R. geröntgt, um eine Fraktur ausschließen zu können. Beim **Röntgen** kann auch ein knöcherner Bandausriss sicher ausgeschlossen werden.

Die **Therapie** besteht aus **kühlenden elastischen Verbänden**, **Hochlagerung** und **Schonung**. Gegebenenfalls ist eine kurzzeitige Schmerztherapie sinnvoll. Wichtig ist weiterhin ein schmerzadaptiertes Entlasten (ggf. mit Antikoagulation), Kühlung und die Ruhigstellung bzw. die Unterstützung des Gelenks mit einer Sprunggelenksorthese.

Abb. 60.3 Distorsion.

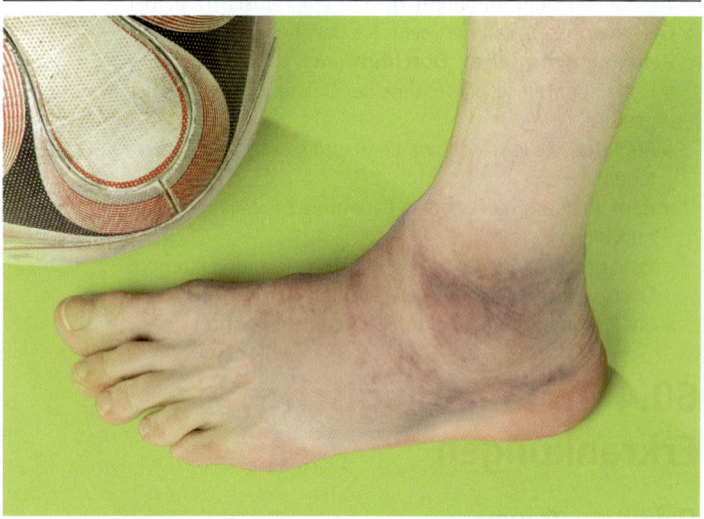

Typisches Bild einer Distorsion am Sprunggelenk mit Schwellung und Hämatom. © Leo images/fotolia.com

60.4.2 Luxation

Definition **Luxation**
Eine traumatische Luxation (Verrenkung, Ausrenkung) ist eine schwere Gelenkverletzung aufgrund einer hohen, meist indirekten Gewalteinwirkung, z. B. durch einen Verkehrsunfall. Dabei verlieren die Gelenkflächen vollständig den Kontakt zueinander, d. h., der Gelenkkopf verschiebt sich aus der Gelenkpfanne (vollständige Luxation). Meist reißen hierbei auch die Gelenkkapsel und die stabilisierenden Bänder. Weitere Begleitverletzungen an Knochen, Knorpel, Gefäßen und Nerven sind möglich. Haben die Gelenkflächen noch teilweise Kontakt, spricht man von einer unvollständigen Luxation (= Subluxation).

Fast alle Gelenke können betroffen sein. Am **häufigsten** sind jedoch **Schulter-** und **Ellenbogenluxationen**. Die Patienten haben massive **Schmerzen**, eine Bewegung im Gelenk ist **nicht möglich**. Entsprechend deutlich ist die Schonhaltung. Eine klinische Untersuchung ist kaum möglich, meist reicht aber schon die **Blickdiagnose**, denn die Fehlstellung im Gelenk, die veränderte Gelenkkontur (leere Gelenkpfanne) und die abnormale Lage des Gelenkkopfes sind deutlich zu erkennen.

Die Therapie besteht in der **Reposition des Gelenks**. Vorher und nachher ist eine **Röntgenkontrolle** in 2 Ebenen notwendig. Auch die Prüfung der peripheren Durchblutung, Motorik und Sensibilität (**DMS-Kontrolle**) ist wichtig, um Begleitverletzungen zu erfassen.

WISSEN TO GO

Traumatologische Erkrankungen

Ein Trauma ist eine durch **Gewalteinwirkung** entstandene Verletzung des Körpers (oder der Psyche).
- **Distorsion:** Zerrung/Verstauchung eines Gelenks, die Gelenkkapsel wird verletzt und die Bänder werden überdehnt. Symptome sind Schmerzen, Bewegungseischränkung, lokale Schwellung, Hämatombildung, ggf. Gelenkerguss. Die Therapie besteht aus Kühlung, Hochlagerung, Schonung, ggf. Schmerztherapie.
- **Luxation:** Ver- bzw. Ausrenkung eines Gelenks, der Gelenkkopf verschiebt sich aus der Gelenkpfanne. Symptome: starke Schmerzen, Schonhaltung, keine Gelenkbewegung. Das Gelenk wird reponiert, weiterhin Röntgen- sowie DMS-Kontrolle.

60.4.3 Fraktur

Definition **Fraktur**
Als Fraktur (Knochenbruch) wird eine Kontinuitätsunterbrechung des Knochens bezeichnet. Zwei (oder auch mehrere) Knochenbruchstücke (Fragmente) sind durch einen Bruchspalt (oder mehrere) voneinander getrennt. Sind die Bruchstücke gegeneinander verschoben, liegt eine Fraktur mit Dislokation vor.

Ist die Kontinuität nur teilweise unterbrochen, spricht man von einer unvollständigen (inkompletten) Fraktur, z. B. bei einer Fissur oder einer Grünholzfraktur im Kindesalter.

Einteilung

Um einen Patienten mit einer Knochenfraktur professionell versorgen zu können, müssen zunächst wichtige Fragen zur Fraktur beantwortet werden. Wichtig sind folgende Informationen (▶ Abb. 60.4):
- Was ist die Ursache der Fraktur?
- Handelt es sich um eine offene oder eine geschlossene Fraktur?
- Wie viele Bruchstücke (Fragmente) gibt es?
- Wie verläuft die Frakturlinie?
- Liegt eine Verschiebung der Bruchstücke vor (Dislokation)?
- Ist ein Gelenk beteiligt?

Weitere Einteilungskriterien • Darüber hinaus werden Knochenbrüche auch nach folgenden Kriterien unterteilt:
- **Entstehungsmechanismus:** Je nachdem, wie welche mechanische Kraft auf den Knochen eingewirkt und zur Fraktur geführt hat, unterscheidet man z. B. **Biegungsbruch, Dreh-, Spiral-** oder **Rotationsbruch.**
- **Gelenkbeteiligung:** Ist die Fraktur nahe am Gelenk? Reicht die Fraktur in das Gelenk? Sind knorpeltragende Gelenkteile gebrochen und die beteiligten Knochen gleichzeitig

Abb. 60.4 Klassifikation von Frakturen.

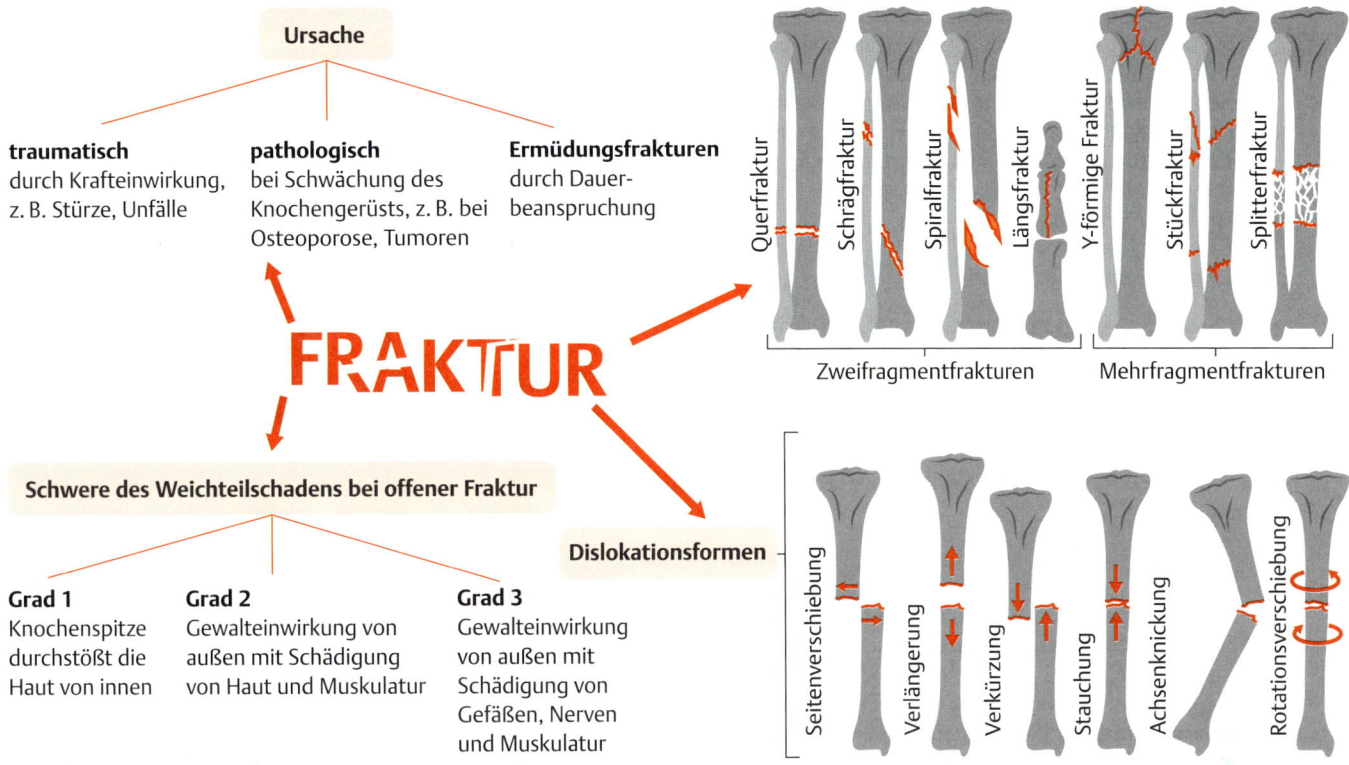

luxiert, d. h. aus ihrem Gelenkgefüge gelöst, spricht man von einer **Luxationsfraktur**.
- **Fraktur beim Kind:** Eine besondere Frakturform bei Kindern ist die **Grünholzfraktur**. Hierbei kommt es zu einem unvollständigen Biegungsbruch im Knochenschaft, bei dem die Knochenhaut, das Periost, ganz oder teilweise erhalten bleibt. Die Bruchform ähnelt der eines frischen grünen Holzzweigs, daher der Name.

Alle genannten Einteilungskriterien spielen eine wesentliche Rolle bei der Entscheidung, wie die Fraktur therapiert werden muss. Pflegenden geben sie Hinweise darauf, was den Patienten erwarten wird, was er womöglich durchlebt hat und durchlebt und welche akuten Gefahren im Moment bestehen, z. B. Infektionsgefahr bei offener Fraktur.

Symptome

Unsichere Frakturzeichen • Im Bereich um die Fraktur kommt es praktisch immer zu
- (Druck-)Schmerzen
- Schwellung
- Funktionseinschränkung
- evtl. zu Hämatomen oder Sensibilitätsstörungen

Diese Symptome werden als unsichere Frakturzeichen bezeichnet, da sie nicht nur bei einer Fraktur vorkommen, sondern auch andere Ursachen haben können, z. B. eine Entzündung oder Weichteilprellung.

Sichere Frakturzeichen • Sichere Zeichen eines Knochenbruchs sind:
- Fehlstellungen durch Verschiebung der Fraktur
- abnorme Beweglichkeit
- fühl- oder hörbares Knochenreiben (Krepitation)
- offene Frakturen mit Durchspießung der Haut

ACHTUNG
Frakturen mit Gefäßverletzungen können mit einem großen Blutverlust einhergehen. Bei geschlossenen Frakturen wird der Blutverlust möglicherweise erst spät durch Schwellung und Hämatom sichtbar. Bei Oberarmfrakturen können Blutverluste von bis zu 1 Liter, bei Oberschenkelfrakturen bis zu 2 Liter und bei Beckenfrakturen bis zu 4 Liter auftreten. In der Folge kann es zu einem lebensbedrohlichen Volumenmangelschock kommen.

WISSEN TO GO

Frakturen – Grundlagen

Eine **Fraktur** bezeichnet einen **Knochenbruch**. Dabei sind die Bruchstücke (Fragmente) durch eine oder mehrere Bruchspalten voneinander getrennt. **Einteilung:** Frakturen werden u. a. eingeteilt nach:
- **Ursache:** traumatisch oder spontan
- **begleitende Weichteilverletzung:** geschlossen oder offene
- **Dislokation:** nicht disloziert oder disloziert
- **Verlauf der Frakturlinien:** T- oder Y-förmig, Längs-, Quer-, Schräg- oder Spiralfrakturen
- **Anzahl der Fragmente:** einfache Frakturen, Mehrfragmentfrakturen, Trümmerfrakturen, Stückfrakturen
- **Entstehungsmechanismus:** Biegungsbruch, Dreh-, Spiral- oder Rotationsbruch
- **Vollständigkeit:** komplett oder inkomplett

Sichere Frakturzeichen sind: Fehlstellung, abnorme Beweglichkeit, Knochenreiben (Krepitation), offene Fraktur.

Konservative Therapien

Eine ausschließlich konservative Behandlung ist i. d. R. nur bei Frakturen möglich, die geschlossen sind und die gerade stehen oder geschlossen reponiert werden können, z. B. bei Rippenfrakturen oder unkomplizierten Radiusfrakturen. Unter der konservativen Therapie versteht man die **Heilung einer Fraktur durch Ruhigstellung** mithilfe folgender Maßnahmen:
- Gips oder Schiene
- Extension
- Fixateur externe

Indikationen zur konservativen Behandlung werden bei Frakturen im Kindesalter in ca. 90 % der Fälle gestellt, da hier Stellungsfehler im Wachstum noch ausgeglichen werden können. Auch bei Patienten, die nicht Narkose- bzw. OP-fähig sind, ist nur eine konservative Behandlung möglich. Oft ist hier eine Ruhigstellung bis zur endgültigen Versorgung nötig.

Gipsbehandlung

Eine Gipsbehandlung kann oft **ambulant** erfolgen und ist nur bei **geschlossenen Frakturen** ohne große Weichteilverletzungen möglich.

Patienten mit **Ruhigstellung** der Beine sollten zur **Thromboseprophylaxe** Antikoagulanzien (zur Hemmung der Blutgerinnung) erhalten. Bei **Armgipsen** darf **keine Armschlinge** getragen werden, damit es nicht zu Fehlhaltungen und Muskelschwund kommt. Frische Frakturen sollten immer in **Herzhöhe** oder zumindest erhöht **gelagert** werden, um den venösen Abfluss zu verbessern und ein schnelleres Abschwellen zu erreichen. Auch eine **Kühlung** durch den Gips hindurch ist möglich und sinnvoll. Die **Finger** und **Zehen** sollten regelmäßig **bewegt** werden.

Es darf nur in **Funktionsstellung** gegipst werden (▸ Abb. 60.5, ▸ Abb. 60.6). Dies sind
- in der **Ellenbeuge 90°** (Ausnahme: Cuff-and-Collar-Gipse, wie sie bei Kleinkindern mit nicht dislozierten suprakondylären Humerusfrakturen angewendet werden. Hierbei wird eine Schlinge oder ein dickerer Stülper, z. B. aus Frottee, um Hals und Handgelenk (= cuff and collar) gelegt. Die Funktionsstellung beträgt hier 45°),
- im **Handgelenk 160°** in Supinationsstellung (Ausnahme: Böhler-Gips, hier werden die Finger in 90° eingegipst),
- im **Knie 160°**,
- im oberen **Sprunggelenk 90°**.

> **! Merken** Gipsen
> *Äußert der Patient ein Druckgefühl oder Schmerzen, muss der Gips kontrolliert und ggf. neu angelegt werden. Als Grundregel gilt: Der Patient im Gips hat immer recht.*

Das Anlegen, Spalten und Entfernen eines Gipses wird eingehend im Kap. 30 „Verbandtechniken" dargestellt (S. 591). Wichtig ist, dass der erste Gips nach einer **frischen Fraktur immer gespalten** bzw. **mit Longuette** (Gipsschiene) angelegt wird, damit ausreichend Platz vorhanden ist, wenn die verletzte Region noch anschwillt. Dabei müssen alle Schichten der Polsterung aufgeschnitten werden, damit nichts einschnüren kann. Es ist zudem überaus wichtig, dass alle Patienten, die einen Gips erhalten, darüber aufgeklärt werden, dass sie auf die **Durchblutung**, die **Motorik** und die **Sensorik achten** und dass sie sich bei Verschlechterung sofort vorstellen müssen. Ist die Schwellung abgeklungen, können zirkuläre Kunststoffgipse verwendet werden.

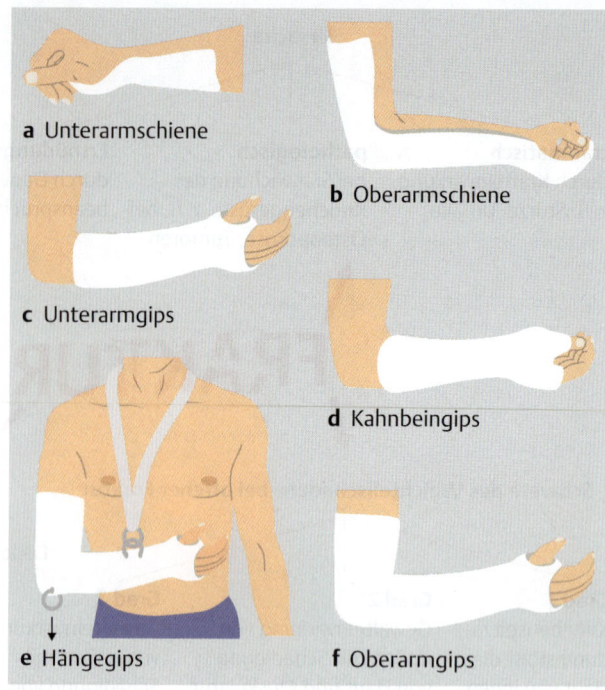

Abb. 60.5 Beispiele für Gipsbehandlungen des Arms.

a Unterarmschiene
b Oberarmschiene
c Unterarmgips
d Kahnbeingips
e Hängegips
f Oberarmgips

Bei **frischen Ober- und Unterschenkelfrakturen** darf der gespaltene Gips **nicht belastet** werden, denn es ist immer ein **Liegegips**. Diese Patienten brauchen Unterarmgehstützen. Sie müssen in der Höhe richtig eingestellt sein und der Patient muss eingewiesen werden, damit korrekt zu laufen.

Die Patienten müssen zudem darauf hingewiesen werden, dass sie mit einem Gips **nicht Auto fahren** dürfen. Auch nicht mit einem Unterarmgips.

> ### WISSEN TO GO
>
> **Frakturen – konservative Therapien**
>
> Werden Frakturen konservativ behandelt, wird die Fraktur ruhiggestellt, z. B. durch einen Gips, eine Schiene, eine Extension oder einen Fixateur externe. **Indikationen** für die konservative Therapie sind:
> - geschlossene, nicht dislozierte Frakturen oder Frakturen, die geschlossen reponiert werden können
> - Frakturen im Kindesalter
> - Patienten, die nicht narkose- bzw. OP-fähig sind
>
> *Gipsbehandlung*
> - nur bei geschlossenen Frakturen ohne große Weichteilverletzungen
> - nur in Funktionsstellung gipsen
> - Gips muss bei frischen Frakturen vollständig gespalten werden
> - Extremität anschließend lagern, ggf. kühlen
> - bei Armgipsen keine Armschlinge tragen
> - Finger und Zehen regelmäßig bewegen
> - DMS-Kontrolle regelmäßig durchführen
> - Gipse bei frischen Ober- und Unterschenkelfrakturen sind Liegegipse, das Bein darf nicht belastet werden, die Patienten brauchen Unterarmgehstützen
> - ist die Schwellung abgeklungen, können zirkuläre Kunststoffgipse verwendet werden

Traumatologische Erkrankungen

Abb. 60.6 Beispiele für Gipsbehandlungen des Beines.

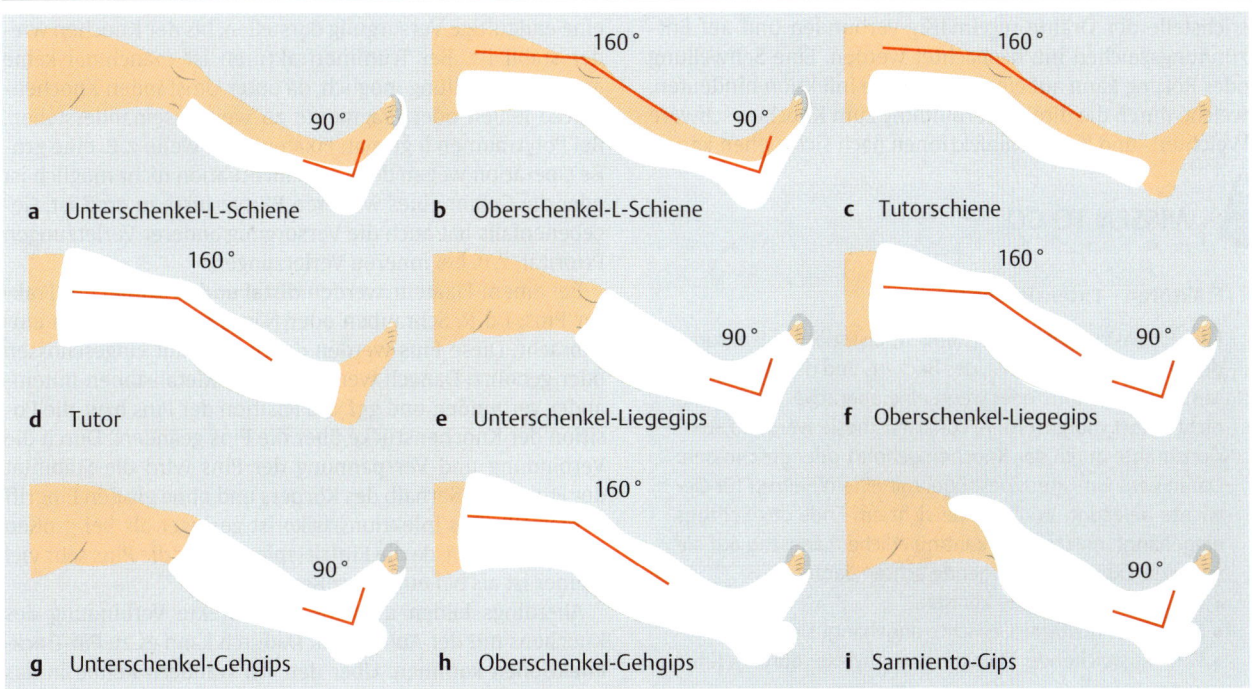

Extensionsbehandlung

Definition Extension
Bei einer Extension (lat. extendere = auseinanderziehen) wird die verletzte Extremität gestreckt, d. h., es wird ein kontinuierlicher Längszug ausgeübt, sodass die Fragmente auseinandergezogen bzw. wieder in die richtige Position gebracht werden (▶ Abb. 60.7).

Verkürzungen sollen so verhindert werden. Meist werden Streckbehandlungen bei **Frakturen der unteren Extremitäten**, des **Beckens** und der **Halswirbelsäule** durchgeführt, wenn sich die Fragmente verschoben haben oder die Gefahr besteht, dass sie sich durch den Muskelzug verschieben.

Die Extensionsbehandlung wird außerdem eingesetzt, wenn eine operative Versorgung der Fraktur nicht gleich möglich ist. Sie dient dann der Ruhigstellung bis zur OP. Durch den Zug ist normalerweise keine Bewegung möglich.

ACHTUNG
Eine Extensionsbehandlung ist keine stabile Versorgung: Werden falsche Bewegungen ausgeführt, können sich die Fragmente verschieben.

Durchführung • Beim Anlegen einer Extension sollten Arzt und Pflegekraft zusammenarbeiten. Als Erstes werden die Extensionsdrähte befestigt, d. h., sie werden in Lokalanästhesie durch den Knochen gebohrt oder geschossen. Daran wird der Extensionsbügel befestigt, an welchem die Schnüre für die Gewichte angebracht werden. Das Bein liegt dabei auf einem gepolsterten Extensionstisch, der am Bett oder an einer Liege befestigt werden kann. Die Lagerung erfolgt 40–60 cm über Betthöhe und in Funktionsstellung, d. h. in leichter Abduktion und Außenrotation. Das Knie kann bei Femurfrakturen in einem Winkel 30–45° gelagert werden. Auf Fersenfreilagerung muss geachtet bzw. die Achillessehne gepolstert werden. An dem Extensionstisch ist das Gestänge für die Seilrolle und die Gewichte befestigt. Die Schnüre werden vom Bügel über eine Rolle nach unten umgeleitet, dort wird dann ein Gewicht eingehängt, man benutzt i. d. R. ca. 10–15 % des Körpergewichts. Bei Beckenfrakturen müssen evtl. beide Beine in eine Extension.

Abb. 60.7 Extensionsbehandlung.

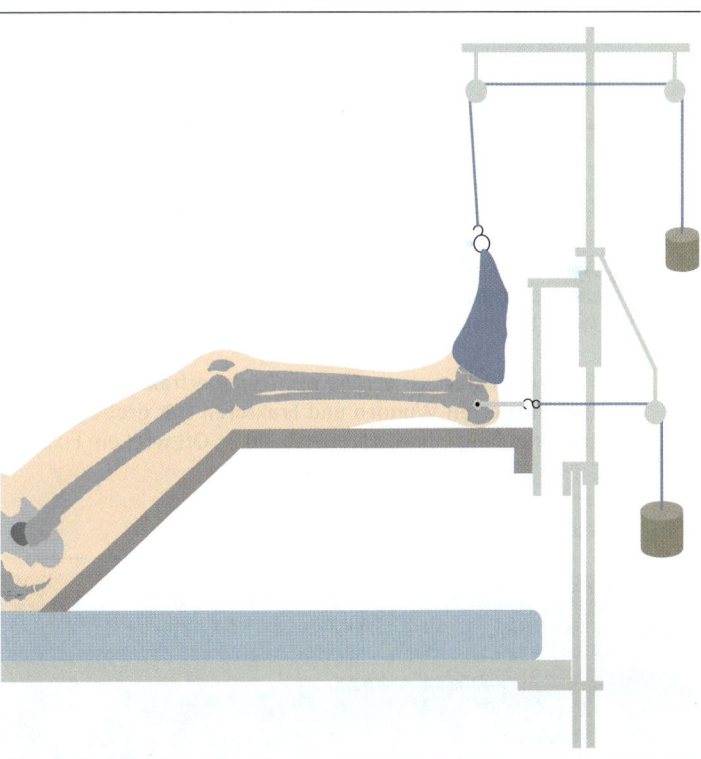

Die Abbildung zeigt die Extensionsbehandlung einer Unterschenkelfraktur, die Extensionsdrähte sind hier im Fersenbein befestigt. Zur Spitzfußprophylaxe wird der Fuß mit einem Schlauchverband versehen und in 90° fixiert.

Beobachtungskriterien • Pflegende sollten darauf achten, dass die Schnüre immer frei laufen können und nirgends hängen bleiben. Auch die Kontrolle der richtigen Gewichte gehört zu ihren Aufgaben. Sie sollten darauf achten, dass der Patient von den Gewichten nicht an das Fußende des Bettes gezogen wird. Da sich die Patienten i. d. R. nicht hinsetzen oder richtig drehen können, muss auf eine ausreichende Dekubitusprophylaxe geachtet werden. Da jedes Drehen für den Patienten sehr schmerzhaft ist, kann es notwendig sein, einen Blasendauerkatheter anzulegen. Zudem muss die Einstichstelle der Drähte regelmäßig verbunden und auf Entzündungszeichen hin beobachtet werden. Eine Schwellung oder Rötung kann auf eine beginnende Infektion hindeuten, welche durch die direkte Verbindung zum Knochen schwere Weichteil- und Knocheninfektionen nach sich ziehen kann.

> **WISSEN TO GO**
>
> **Frakturen – Extensionsbehandlung**
>
> Eine Extension wird bei instabilen, dislozierten Frakturen der unteren Extremitäten, des Beckens und der Halswirbelsäule durchgeführt oder wenn eine operative Versorgung nicht sofort möglich ist. In Lokalanästhesie werden Extensionsdrähte durch den Knochen gebohrt oder geschossen. Daran wird ein Extensionsbügel mit einem Seilzug für Gewichte befestigt. Wird das Gewicht am Ende des Seilzugs eingehängt, entsteht ein kontinuierlicher Längszug auf die verletzte Extremität. Pflegende achten darauf, dass
> - die Schnüre frei laufen können,
> - immer die richtigen Gewichte angehängt sind,
> - eine ausreichende Dekubitusprophylaxe durchgeführt wird,
> - die Einstichstelle regelmäßig versorgt und auf Entzündungszeichen hin kontrolliert wird,
> - bei Schwellung oder Rötung sofort der Arzt informiert wird, da schwere Weichteil- und Knocheninfektionen drohen.

Fixateur externe

Definition **Fixateur externe**
Durch den Fixateur externe (äußerer Spanner, äußerer Festhalter) werden die Frakturstücke von außen an der richtigen Stelle fixiert. Die Fraktur ist komplett ruhiggestellt. Die Fragmente können sich nicht verschieben und auch ausheilen, wenn evtl. einige kleine Stücke fehlen.

Fixateurs externes werden bei **Trümmerfrakturen**, **offenen und infizierten Wunden** und **Frakturen mit großer Weichteilverletzung** eingesetzt (▶ Abb. 60.8). Oft wird ein Fixateur nur vorübergehend angelegt, bis die Weichteilverletzungen und Infektionen abgeheilt sind. Ein Fixateur kann aber auch eine endgültige Versorgung darstellen, bis der Knochen wieder stabil ist. Bei Trümmerfrakturen ist manchmal keine andere Behandlung möglich, da unter Umständen Knochenstücke fehlen oder Fragmente zu weit auseinanderstehen. Bei Polytraumen legt man Fixateure an, wenn z.B. eine große Operation wegen der Kreislaufsituation nicht möglich ist oder die Gefahr eines weiteren Blutverlusts zu groß ist. Gegebenenfalls hat auch die Versorgung anderer Verletzungen Priorität, z.B. bei inneren Verletzungen.

Bei einem Fixateur werden **distal und proximal** der Fraktur Pins, i.d.R. Schrauben oder Nägel, in den Knochen eingebracht. Diese Pins werden durch die Haut eingeschossen oder gebohrt. Danach werden sie mit Metallstäben miteinander verbunden und ggf. die Position der Pins bzw. die Position der Knochenstücke über die Pins geändert. Durch die Verbindung und Verspannung der Pins wird die Stabilität der Fraktur außerhalb des Körpers und ohne großen Eingriff hergestellt. Das Infektionsrisiko ist geringer als bei großen Osteosynthesen, da die Eintrittspforte über die Pins sehr viel kleiner ist als bei einem großen Schnitt.

Allerdings bilden die Pins eine direkte Verbindung des Knochens mit der Außenwelt. Dadurch kann es zu **Pin-Track-Infektionen** kommen. Über den Pin wandern Keime in das Weichteilgewebe ein und verursachen hier eine lokale Entzündung. Die Keime wandern weiter in die Tiefe und damit in den Knochen und können hier schwerwiegende Infektionen verursachen. Im schlimmsten Fall entwickelt sich eine Ostitis (Knochenentzündung). Die Entzündung kündigt sich durch Rötung, Schwellung, vermehrte Schmerzen oder durch das Austreten einer serösen Flüssigkeit an. Kleine Infektionen können durch desinfizierende Verbände behandelt werden, bei größeren ist eine operative Versorgung nötig.

Beobachtungskriterien und Pflegebasismaßnahmen • Da die Bewegung oft stark eingeschränkt ist, muss eine Dekubitus-, Pneumonie-, Sturz-, Kontrakturen-, und ganz wichtig eine Thromboseprophylaxe betrieben werden. Da eine Extremität völlig immobil ist und die andere nur zum Teil bewegt werden kann, ist die Thrombosegefahr groß. Dazu kommt, dass nach einer Operation die Gerinnung gestört sein kann. Durch die Stäbe besteht zudem eine erhöhte Verletzungsgefahr. Weiterhin werden die Patienten bei der Körperpflege und den Ausscheidungen unterstützt. Der Patient ist sehr stark in seiner Selbstständigkeit eingeschränkt und benötigt zudem eine intensive psychische Unterstützung.

Die Verbandwechsel nehmen hier einen großen Teil der Pflege ein, da sie i.d.R. jeden oder mindestens jeden 2. Tag erfolgen. Die Durchführung erfolgt nach demselben Schema wie bei normalen Verbandwechseln, siehe Wundmanagement (S. 580). Die Pins werden dabei wie folgt behandelt:
- Pins je nach Klinikstandard mit in NaCl-Lösung oder Desinfektionsmittel getränkten sterilen Kugeltupfern mechanisch reinigen und von Schorf befreien
- Durchtrittsstellen mit Hautdesinfektionsmittel desinfizieren, mit einer Schlitzkompresse abdecken und mit einer Mullbinde verbinden

Wichtig bei Patienten mit einem Fixateur externe ist wiederum die DMS-Kontrolle (S. 1152), also die Prüfung, ob die Durchblutung, Motorik und Sensorik distal der Verletzung an der betroffenen Extremität gewährleistet ist.

Abb. 60.8 Fixateur externe.

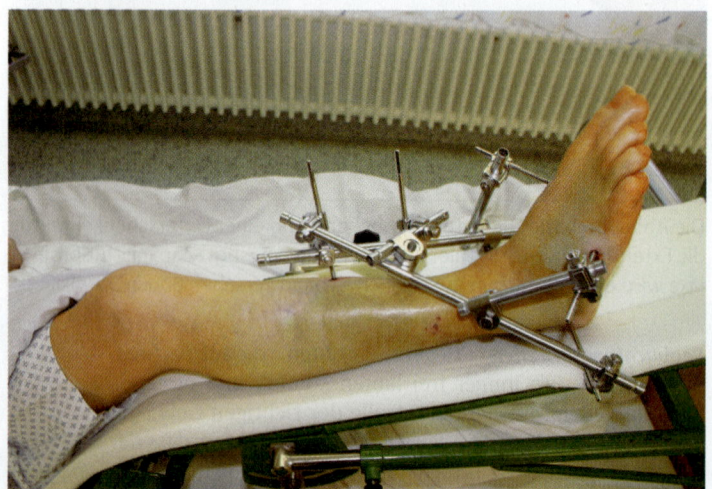

Fixateur externe am Unterschenkel bei komplizierter Sprunggelenkfraktur.

Traumatologische Erkrankungen

ACHTUNG
Die Gefahr von Durchblutungs- oder Sensibilitätsstörungen oder Einschränkungen in der Beweglichkeit sind bei einem Fixateur externe sehr groß, Veränderungen müssen hier entsprechend schnell bemerkt und behandelt werden.

WISSEN TO GO

Frakturen – Fixateur externe

Distal und **proximal** der Fraktur werden Pins in den Knochen eingebracht und über außen angebrachte Metallstäbe fest miteinander verbunden. Die Fraktur wird dadurch ruhiggestellt und stabilisiert. Fixateurs externes werden bei Trümmerfrakturen, offenen und infizierten Wunden und Frakturen mit großer Weichteilverletzung eingesetzt. Bei Polytraumen können sie als Überbrückung dienen, bis eine operative Versorgung möglich ist. Zu den Aufgaben der Pflege gehören Dekubitus-, Pneumonie-, Kontrakturen und Thromboseprophylaxe, Lagerung des Patienten, regelmäßige Verbandwechsel und DMS-Kontrolle (S. 1152).

Operative Therapien – Osteosyntheseverfahren

Definition Osteosynthese
Bei einer Osteosynthese wird die Fraktur operativ reponiert und anschließend mithilfe eines Implantats, das i. d. R. aus Metall ist, in der richtigen Stellung fixiert.

Indikationen für ein solches operatives Vorgehen sind z. B. **offene Frakturen**, begleitende Nerven- und Sehnenverletzungen oder **Frakturen**, die sich geschlossen **nicht reponieren** lassen.

Vor- und Nachteile • Der große Vorteil einer Osteosynthese ist, dass die betroffene Extremität oft schon gleich nach der OP übungsstabil ist, d. h., es kann sofort mit Bewegungsübungen begonnen werden. Die Gefahren einer Versteifung oder eines Muskelschwunds sind damit deutlich geringer. Auch die Thrombosegefahr ist deutlich reduziert, wenn z. B. das Bein frühzeitig bewegt werden kann. Ist die operierte Fraktur so stabil, dass sie auch schon frühzeitig belastet werden kann, sind die genannten Risiken noch geringer. Nachteil der Osteosynthese ist jedoch, dass meist eine 2. Operation zur Metallentfernung notwendig ist. Bei jeder Operation bestehen Operationsrisiken durch die Narkose, Nachblutungen und Infektionen.

Osteosyntheseverfahren • Dies sind (▶ Abb. 60.9):
- **Schraubenosteosynthese:** Hierbei werden 2 Frakturteile mit Zugschrauben aneinander gedrückt.

Abb. 60.9 Osteosyntheseverfahren.

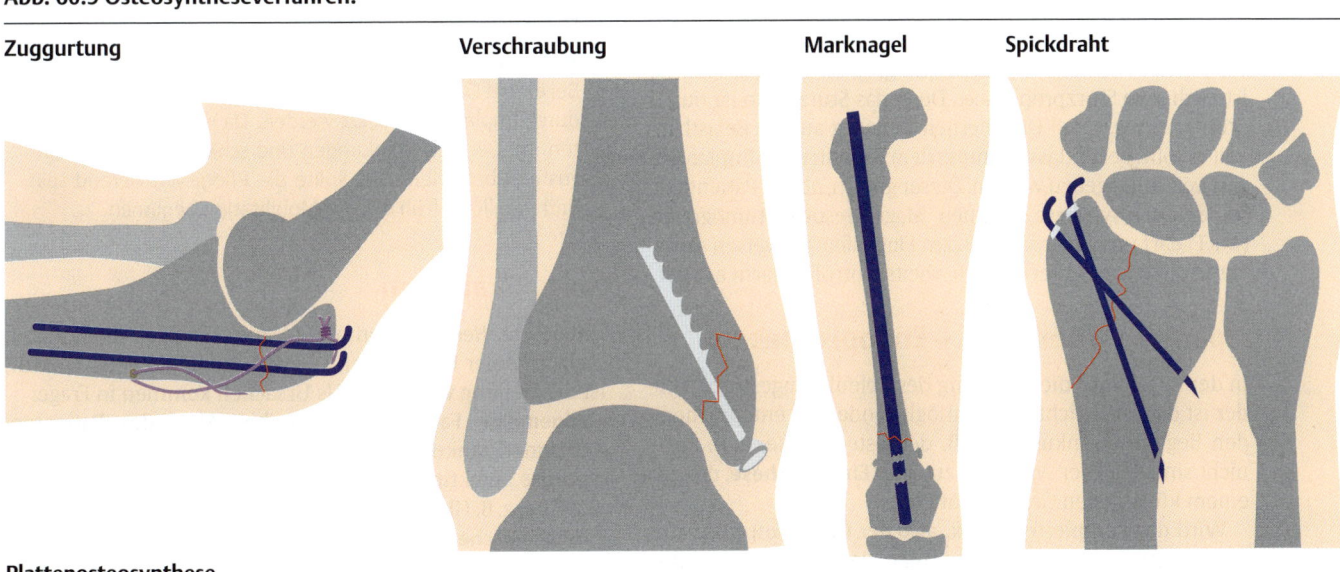

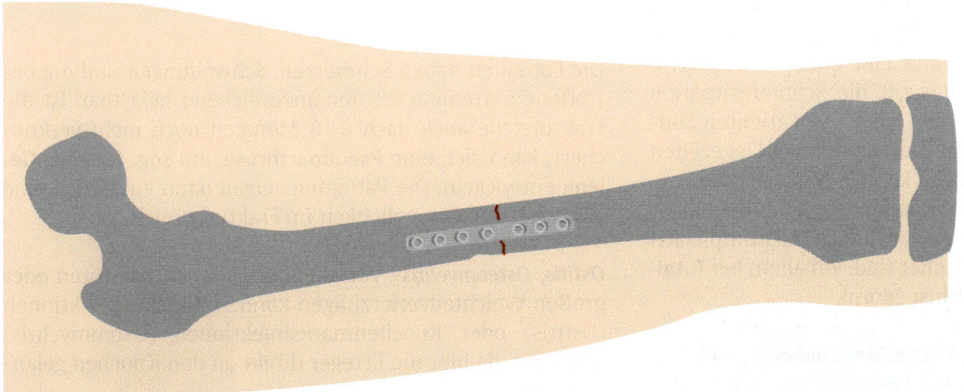

- **Plattenosteosynthese:** Frakturierte Röhrenknochen werden durch eine Metallplatte außen am Knochen gestützt und diese wird ober- und unterhalb der Fraktur mit Zugschrauben im Knochen verschraubt.
- **Marknagel:** Er stützt Frakturen der Röhrenknochen (Oberschenkel- und Unterschenkelschaftfrakturen) von innen, er wird oberhalb der Fraktur in den Markraum eingebracht und bis über die Fraktur vorgeschoben.
- **Spickdrähte:** Sie werden zur Fixierung von Knochenteilen eingesetzt. Diese Art der Osteosynthese ist nur lagerungsstabil, d. h. es muss hinterher noch eine Ruhigstellung (i. d. R. mit Gips) erfolgen. Spickdrähte werden vor allem bei Kindern eingesetzt.
- **Zuggurtosteosynthese:** Sie wird typischerweise am Ellenbogen (Olekranonfraktur) oder an der Patella (Kniescheibe) verwendet, da sie durch die Drahtschlingen auch an der gebogenen Oberfläche des Olekranons (Knochenansatz der Trizepssehne) bzw. der Patella Kompression auf den Bruchspalt ausüben kann.
- **Dynamische Hüftschraube:** Schraube zur Stabilisierung bei Schenkelhalsfrakturen. Durch das Gleitlaschenprinzip kann der Schraubenschaft im Plattenzylinder gleiten. Bei Belastung des Beines wird Druck auf den Frakturspalt ausgeübt, wobei die Platte und die Schraube im Inneren die Stabilität geben.

Beobachtungskriterien und Pflegebasismaßnahmen • Nach der Operation sind die Lagerung und Wundkontrolle bzw. Beobachtung auf Schwellung, Schmerzen, Entzündungszeichen und die DMS-Kontrolle sehr wichtig. Zusammen mit dem Arzt und dem Physiotherapeuten wird die Mobilisierung geplant und durchgeführt. Bei den Prophylaxen muss postoperativ an Thrombose, Pneumonie, Kontrakturen und auch an Dekubitus bei noch teilweiser Immobilität gedacht werden. Wichtig ist auch eine Sturzprophylaxe. Denn das Sturzrisiko ist durch Schmerz, Angst und Unsicherheit in Bezug auf die Belastbarkeit erhöht. Bei Entlassung muss dem Patienten ein Implantat-Ausweis mitgegeben werden. Dieser gibt an, ob der Patient mit seiner Osteosynthese in einen Magnetresonanztomografen (MRT) darf und ob er sich z. B. am Flughafen ausweisen muss, wenn die Prothese bei der Sicherheitskontrolle Alarm auslöst.

Operative Therapien – Endoprothesen

In der Regel wird die Erhaltung des Gelenks angestrebt. Leider ist das aber nicht immer möglich oder bei entsprechenden Begleiterkrankungen, z. B. der Osteoporose, evtl. auch nicht sinnvoll. Hier wird man zu einer **Endoprothese**, d. h. zu einem künstlichen Gelenkersatz raten.

Wird das komplette Gelenk, also der Gelenkkopf und die Gelenkpfanne ersetzt, spricht man von einer **Totalendoprothese** (TEP). Dieses Verfahren hat vor allem bei älteren Menschen mit Osteoporose oder Arthrose den Vorteil, dass damit häufig auch die Quelle für ihre Gelenkschmerzen behoben bzw. entfernt werden kann. Eine Endoprothese wird deshalb auch verwendet, wenn z. B. die Schmerzsituation nicht mehr anders gelöst werden kann. Die Patienten können zudem sehr schnell mobilisiert und lange Liegezeiten mit all ihren Folgeerscheinungen können reduziert werden. Der Nachteil ist, dass die Operation um einiges aufwendiger ist als bei den anderen Verfahren und auch die Komplikationsrisiken um ein Vielfaches höher sind. Vor allem bei **Totalendoprothesen** ist der Blutverlust enorm.

Beobachtungskriterien und Pflegebasismaßnahmen • Bei diesem Verfahren sind meist ältere Patienten mit evtl. multiplen Vorerkrankungen betroffen. Häufig müssen sie postoperativ bei der Körperpflege und der Nahrungsaufnahme unterstützt werden. Gleichzeitig sollten Pflegende darauf achten, dass den Patienten nicht alles abgenommen wird und eine aktivierende Pflege betrieben wird. Nur so können die Patienten nach der OP wieder in ein selbstständiges Leben zurückfinden.

Das Risiko für eine Pneumonie, einen Dekubitus oder eine Thrombose ist bei älteren Patienten nach einer Endoprothese hoch, was wiederum auf die oft vorhandenen Begleiterkrankungen oder den schlechten Allgemeinzustand der Patienten zurückzuführen ist. Darum steht auch hier die Frühmobilisation zur Prophylaxe besonders im Vordergrund.

WISSEN TO GO

Frakturen – operative Therapien

Osteosyntheseverfahren
Im Rahmen einer Osteosynthese wird die Fraktur operativ reponiert und mithilfe eines Implantats (Schrauben oder Platten) in der richtigen Stellung fixiert. **Indikationen** für Osteosyntheseverfahren sind offene Frakturen, begleitende Nerven- und Sehnenverletzungen oder Frakturen, die sich geschlossen nicht reponieren lassen. **Vorteil** ist die schnellere Beweglichkeit und ggf. sogar Belastbarkeit der betroffenen Extremität. **Nachteil** ist die Notwendigkeit einer 2. Operation, um die Schrauben und Plattenimplantate zu entfernen. Postoperativ sind Kreislaufkontrolle, Lagerung, Wund- und DMS-Kontrolle wichtig. Zudem muss auf die Prophylaxen und eine frühzeitige Mobilisation geachtet werden.

Endoprothesen
Bei einem Gelenkersatz können ein oder beide Gelenkteile durch Implantate ersetzt werden. Da meist ältere Patienten mit Begleiterkrankungen und schlechtem Allgemeinzustand betroffen sind, sollte die Pflege aktivierend sein und möglichst früh mit der Mobilisation beginnen.

Komplikationen

Verzögerte Heilung • Kommt es auch nach 4–6 Monaten nicht zu einer knöchernen Überbrückung bei einer Fraktur, ist die Heilung verzögert. Als Ursachen kommen in Frage:
- **allgemeine Faktoren:** z. B. hohes Alter des Patienten, Grunderkrankungen wie Diabetes mellitus oder Osteoporose, Infektionserkrankungen oder bestimmte Medikamente, z. B. Glukokortikoide, Zytostatika
- **mechanische Faktoren:** z. B. mangelnder Kontakt der Frakturenden oder unzureichende Ruhigstellung der Fraktur
- **lokale Faktoren:** z. B. schlechte Durchblutung, Gewebsverlust oder Infektionen

Die Patienten haben Schmerzen, Schwellungen und die betroffene Extremität ist nur unzureichend belastbar. Ist die Frakturstelle auch nach 6–8 Monaten noch nicht verknöchert, kann sich eine **Pseudoarthrose**, ein sog. **falsches Gelenk** entwickeln. Die Patienten zeigen dann zusätzlich eine abnorme Überbeweglichkeit im Frakturbereich.

Ostitis, Osteomyelitis • Vor allem bei offenen Frakturen oder großen Weichteilverletzungen können Knocheninfektionen (Ostitis) oder Knochenmarksinfektionen (Osteomyelitis) auftreten, da hier die Erreger direkt an den Knochen gelangen können.

Traumatologische Erkrankungen

Kompartmentsyndrom = Muskellogen-Syndrom • Kommt es infolge eines Traumas zu einem Hämatom oder einem Ödem innerhalb einer von Faszien umhüllten Muskelkammer, steigt der Druck in dieser Muskelloge stark an. Dadurch wird die Durchblutung gestört, die Muskelzellen schwellen weiter an. Das erhöht wiederum den Druck und stört zunehmend die Durchblutung. So entsteht ein Teufelskreis, der zur Kompression von Blutgefäßen (v. a. Venen) und Nerven führt. Die Patienten haben starke Schmerzen, Schwellungen und die Extremität nimmt an Umfang zu. Sensibilitätsstörungen und später auch Lähmungen können hinzukommen. Sterben die Muskelzellen ab, lässt der Schmerz wieder nach.

ACHTUNG
Ein akutes Kompartmentsyndrom ist immer ein Notfall und muss schnellstmöglich behandelt werden, um Folgeschäden zu vermeiden.

Darum werden bereits bei einem Verdacht auf ein Kompartmentsyndrom zur Druckentlastung alle Verbände abgenommen. Bei gesicherter Diagnose wird eine Fasziotomie durchgeführt, d. h. die Faszie wird operativ gespalten, um den Druck in der Loge zu reduzieren.

CRPS = komplexes regionales Schmerzsyndrom • Beim CRPS (engl. complex regional pain syndrome) entwickeln sich als Folgen einer Fraktur vermutlich neurovegetative Fehlregulationen, die wiederum zu peripheren Durchblutungsstörungen von Knochen und Weichteilen führen (Synonym: Sudeck-Syndrom). Das CRPS kann zu Entzündungen mit Schwellungen und Schmerzen, zu Dystrophien und damit zu einem Abbau von Muskulatur und Fettgewebe bis hin zur völligen Gelenkversteifung führen. Die Therapie besteht in der Gabe von NSAR (nicht steroidale Antirheumatika) und Glukokortikoiden, einer Sympathikusblockade sowie Physio- und Ergotherapie.

Wichtig ist vor allem die Prävention. Eine ausreichende Ruhigstellung und Schmerztherapie gleich zu Beginn sowie eine frühzeitige Bewegungstherapie sind hier wesentlich.

WISSEN TO GO

Komplikationen bei Frakturen

- **Verzögerte Heilung:** nach 4–6 Monaten noch keine knöcherne Überbrückung
- **Pseudarthrose (falsches Gelenk):** Fraktur ist nach 6–8 Monaten nicht knöchern geschlossen
- **Ostitis**, **Osteomyelitis:** v. a. bei offenen Frakturen oder großen Weichteilverletzungen
- **Kompartmentsyndrom:** Hämatome oder Ödeme verursachen einen Druckanstieg in den Muskellogen, Blutgefäße und Nerven werden komprimiert. Es bestehen Schmerzen, Schwellungen, Sensibilitätsstörungen und ggf. Lähmungen. Bei Verdacht muss sofort der Arzt informiert werden. Alle Verbände müssen entfernt werden, ggf. wird eine Fasziotomie notwendig.
- **CRPS:** Es kommt zu peripheren Durchblutungsstörungen. Je nach Stadium führen diese zu Entzündungen, Dystrophien oder gar zur völligen Gelenkversteifung. Eine rasche Therapie mit NSAR und Glukokortikoiden, einer Sympathikusblockade sowie Physio- und Ergotherapie ist wichtig. Präventiv wirken eine ausreichende Ruhigstellung und Schmerztherapie sowie eine frühzeitige Bewegungstherapie.

Rehabilitation

Damit das verletzte Körperteil so schnell wie möglich wieder funktionsfähig und der Patient mobil bzw. selbstständig ist, wird schon im Krankenhaus mit der Rehabilitation begonnen. Hierzu bewegt z. B. ein Physiotherapeut die Extremitäten und unterstützen Pflegende den Patienten bei der Mobilisation und anderen täglichen Verrichtungen bzw. leiten ihn zur selbstständigen Durchführung an.

60.4.4 Häufige Verletzungen der oberen Extremität

Schulterluxation

Grundlagen

Das Schultergelenk ist das beweglichste Gelenk des Menschen und am häufigsten von Luxationen betroffen. Traumatische Luxationen entstehen meist durch einen Sturz auf den Arm oder die Schulter. Dabei luxiert der Oberarmkopf fast immer **nach vorne** (ventral). Äußerlich ist die veränderte Schulterkontur deutlich erkennbar. Die Diagnose wird durch eine Röntgenaufnahme in 2 Ebenen gesichert.

Therapie und Pflege

Schulterluxationen werden i. d. R. nicht operativ versorgt, da meist eine geschlossene **Reposition** möglich ist. Gelingt dies jedoch nicht, muss die Schulter in einem kurzen Eingriff wieder in die richtige Position gebracht werden. Auch wenn die Verletzungen am Bandapparat so groß sind, dass eine OP notwendig wird, kann man die Reposition im Rahmen dieser OP durchführen. Bei Patienten, deren Schulter schon mehrfach luxiert ist, wird man ebenfalls zu einer Operation raten, in der die zu langen und überdehnten Bänder gekürzt bzw. bei einem Abriss wieder fixiert werden. Nach der Reposition wird die Schulter mithilfe eines **Gilchrist-Verbands** ruhiggestellt (▶ Abb. 60.10); ohne OP für etwa 6 Wochen, nach einer OP evtl. auch kürzer.

Beobachtungskriterien und Pflegebasismaßnahmen • Pflegerisch ist es wichtig, den Arm hochzulagern, um die Durchblutung zu fördern und die Abschwellung anzuregen. Bei starker Schwellung und Hämatombildung sollte die Schulter gekühlt werden. Je nach Allgemeinzustand des Patienten ist

Abb. 60.10 Gilchrist-Verband.

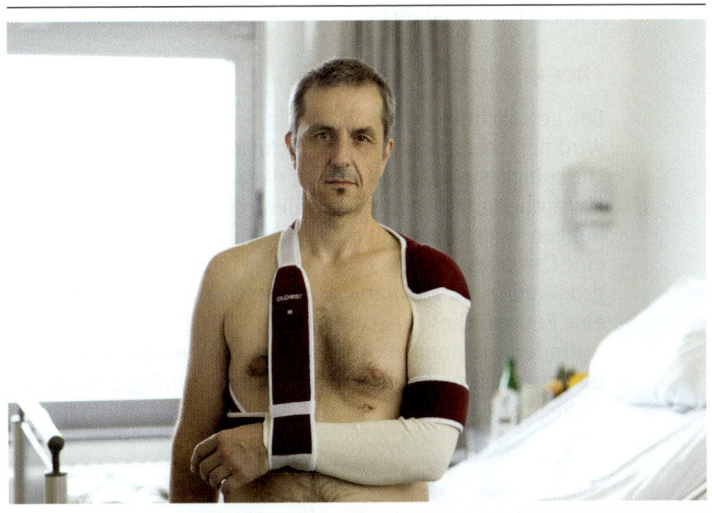

60 Pflege bei Erkrankungen des Bewegungssystems

ggf. eine Unterstützung bei der Körperpflege und der Nahrungsaufnahme nötig. Bei der Patientenbeobachtung muss auf Schwellungen, Hämatome und Entzündungszeichen im OP-Gebiet geachtet und im betroffenen Arm muss immer wieder die Durchblutung, Motorik und Sensorik überprüft werden = DMS-Kontrolle (S. 1152).

Informieren, Schulen, Beraten • Nach seiner Entlassung sollte der Patient in den ersten Wochen den Arm möglichst ruhighalten und ihn auch danach noch für die nächsten Monate nur teilweise belasten. So sollte er z.B. mit dem Arm nicht mehr als 2 – 3 kg heben und vor allem sollte er ihn nicht über 90° bzw. über Schulterniveau anheben, da sonst die Gefahr einer erneuten Luxation besteht.

WISSEN TO GO

Schulterluxation

Sie entstehen häufig durch einen Sturz auf den Arm oder die Schulter. Dabei luxiert der Oberarmkopf meist **nach vorne**.
- **Symptome:** massive Schmerzen, Bewegungsunfähigkeit
- **Therapie:** sofortige Reposition, Ruhigstellung mit Gilchrist-Verband
- **Pflege:** Arm hochlagern und ggf. kühlen, auf Schwellungen, Hämatome und Entzündungszeichen achten, regelmäßige DMS-Kontrolle, evtl. Unterstützung bei den täglichen Aktivitäten

Proximale Humerusfraktur

Grundlagen

Hierzu zählen die **Humeruskopffrakturen** (Oberarmkopffraktur) und die **subkapitalen Humerusfrakturen** (hier liegt die Fraktur „unterhalb" des Oberarmkopfes). Solche Brüche entstehen entweder durch einen Sturz direkt auf die Schulter oder indirekt durch einen Sturz auf den ausgestreckten Arm. Häufig treten subkapitale Humerusfrakturen bei älteren Patienten mit Osteoporose auf.

Die Patienten haben starke **Schmerzen** im Schulterbereich und können den **Arm nicht mehr bewegen** bzw. anheben. Schnell zeigt sich ein ausgeprägtes **Hämatom** am Oberarm. Die klinische Untersuchung und das Röntgenbild sichern die Diagnose. Wichtig ist auch die Überprüfung der Sensibilität im Bereich der Schulter und der peripheren Durchblutung, da Begleitverletzungen von N. axillaris, A. radialis und A. ulnaris auftreten können.

Therapie und Pflege

Bei gestauchten oder nur wenig verschobenen Frakturen wird der Oberarm mit einem **Gilchrist**-Verband für ca. 1 Woche ruhiggestellt (▶ Abb. 60.10); danach kann bereits mit der Physiotherapie begonnen werden. Bei größeren Verschiebungen oder Abrissfrakturen des Tuberculum majus wird eine Osteosynthese (S. 1161) durchgeführt. Besteht eine ausgedehnte Trümmerfraktur, muss der Oberarmkopf ggf. durch eine Endoprothese ersetzt werden (S. 1162).

Kinder mit einer solchen Fraktur werden i.d.R. konservativ behandelt und der Gilchrist-Verband wird ggf. teilweise eingegipst.

! Merken Physiotherapie
Um einem Versteifen der Schulter vorzubeugen, ist es vor allem bei Kindern und älteren Menschen wichtig, dass möglichst schnell mit der Physiotherapie begonnen wird.

Humerusschaftfraktur

Grundlagen

Der Schaft des Oberarms bricht meist nur bei einem direkten Schlag oder Sturz auf den Oberarm. Dabei kann auch der N. radialis mitverletzt werden, da er nahe am Humerus verläuft. Die Patienten zeigen die **typische Frakturympto-matik**: Schmerzen, Schwellung, Bewegungseinschränkung und Schonhaltung. Ist der N. radialis beteiligt, können auch Sensibilitätsstörungen oder eine **Lähmung** (sog. **Fallhand**) auftreten. Darum sollte zur Diagnostik neben der klinischen Untersuchung und dem Röntgenbild auch eine neurologische Untersuchung durchgeführt werden.

Therapie und Pflege

Bei **offenen Frakturen** muss ein **Fixateur externe** angelegt werden (S. 1160). Bei **geschlossenen Frakturen** kommt es darauf an, wie der Bruch steht und ob die Nerven und Gefäße geschädigt sind. Steht der **Bruch schräg** und ist von einer großen Schädigung des umliegenden Gewebes auszugehen, muss eine **operative Versorgung** erfolgen. Dies kann eine Osteosynthese mit einer Platte oder einem Marknagel sein (S. 1161). Steht der **Bruch gerade**, kann eine **konservative Behandlung** mit einem Gilchrist- oder Desault-Verband (S. 595) in Betracht gezogen werden. Aber das kommt eher selten vor.

WISSEN TO GO

Frakturen am Oberarm

Proximale Humerusfraktur: Humeruskopf- oder subkapitale Humerusfrakturen entstehen durch einen Sturz direkt auf die Schulter oder indirekt durch einen Sturz auf den ausgestreckten Arm.
- **Symptome:** Schmerzen, Arm kann nicht bewegt werden
- **Therapie:** Ruhigstellung mit **Gilchrist-Verband**, osteosynthetische Versorgung
- **Pflege:** frühe Mobilisierung bzw. Physiotherapie

Humerusschaftfraktur: Ursache ist meist ein direkter Schlag oder Sturz auf den Oberarmschaft.
- **Symptome:** Schmerzen, Schwellung, Bewegungseinschränkung, evtl. **Fallhand**
- **Diagnose:** klinische und neurologische Untersuchung, Röntgen
- **Therapie:** bei offenen Frakturen Fixateur externe, bei geschlossenen Frakturen i.d.R. Osteosynthese

Ellenbogenluxation

Grundlagen

Damit es zu einer Luxation des **humeroulnaren Gelenks** (**Oberarm-Elle-Gelenk**) kommt, ist ein **erhebliches Trauma** notwendig, z.B. ein heftiger Sturz auf den ausgestreckten supinierten Arm oder ein Verkehrsunfall. Sofort treten **starke Schmerzen** und eine federnd fixierte **Fehlstellung** des Gelenks auf. Die Diagnose wird anhand der klinischen

Untersuchung und des Röntgens gestellt. Bei Begleitverletzungen wird ggf. ein CT angeordnet.

Bei einer Ellenbogenluxation **im Erwachsenenalter** erfolgt die **Reposition** sofort in Narkose. Anschließend wird der Arm für 2–3 Wochen in einem **Oberarmgips** fixiert, damit Begleitverletzungen ausheilen können, z. B. Band- oder Kapselrisse.

Chassaignac-Luxation

Eine Besonderheit ist die Ellenbogenluxation **bei Kindern bis zu 4 Jahren**. Hier kann es durch plötzlichen, heftigen Zug am ausgestreckten Arm des Kindes zu einer **Subluxation des Radiusköpfchens** kommen. Dabei springt das Radiusköpfchen aus dem Gelenk unter das Ringband und klemmt hier fest. Der Arm ist gestreckt und einwärts gedreht, die Kinder bewegen ihn nicht mehr (Chassaignac-Lähmung).

Durch Beugung und Drehung (**Supination**) des Unterarms kann das Köpfchen reponiert werden. Eine anschließende **Ruhigstellung** ist **nicht notwendig**. Die Eltern sollten allerdings über den Entstehungsmechanismus aufgeklärt werden, damit eine solche schmerzhafte Luxation nicht wieder auftritt.

Unterarmschaftfraktur

Grundlagen

Bei Brüchen am Unterarmschaft kann entweder nur die Ulna (Elle) oder nur der Radius (Speiche) betroffen sein. In der Regel sind es aber beide. Ursache ist meist eine direkte oder indirekte **Gewalteinwirkung**. Ein häufiger Entstehungsmechanismus ist die **Parierfraktur** der Ulna: Wird der Arm zum Schutz vor einem Schlag (z. B. mit einem Stock) über den Kopf genommen und dann getroffen, entsteht eine typische Biegefraktur am Ulnaschaft.

Neben **Schmerzen**, **Schwellung** und **Bewegungseinschränkung** zeigt sich bei einem kompletten Bruch von Ulna und Radius eine abnorme Beweglichkeit im Unterarm. Hand- und Ellenbogengelenk müssen ebenfalls untersucht werden, da evtl. Begleitverletzungen auftreten können.

Therapie und Pflege

Sofern die Frakturen nicht disloziert sind, werden sie (vor allem bei Kindern) mit einem **Oberarmgips** für 4–6 Wochen versorgt. Bei verschobenen Frakturen oder größerem Achsenknick muss eine **Osteosynthese** durchgeführt werden (S. 1161). Beim Erwachsenen werden hierfür meist Platten verwendet, bei Kindern reichen oft Spickdrähte. Danach muss für etwa 4–6 Wochen ein Oberarmgips getragen werden.

Zu den pflegerischen Aufgaben gehört es, den Arm zu kühlen, den Patienten beim Lagern und anderen Aktivitäten zu unterstützen, regelmäßige DMS-Kontrollen durchzuführen und auf eine adäquate Schmerztherapie zu achten.

Wird eine Osteosynthese durchgeführt, erfolgt die normale prä- und postoperative Pflege (S. 743). Nach der Operation wird immer ein gespaltener Gips angelegt, der am 1. postoperativen Tag abgenommen wird. Es erfolgt ein Verbandwechsel der OP-Wunden. Nach 5–7 Tagen wird ein zirkulärer Gips angelegt.

ACHTUNG
Bei Unterarmfrakturen ist die Gefahr des Kompartmentsyndroms (S. 1162) besonders hoch, da die Muskellogen sehr eng und straff sind.

Distale Radiusfraktur

Grundlagen

Die distale Radiusfraktur ist die häufigste Fraktur beim Erwachsenen. Sie entsteht meist durch einen Sturz auf die Hand. Dabei bricht die Speiche nahe des Handgelenks. Je nach Unfallhergang unterscheidet man:
- **Colles-Fraktur:** Die Speiche bricht bei überstreckter Hand, z. B. bei einem Sturz auf die Handfläche.
- **Smith-Fraktur:** Die Speiche bricht bei gebeugter Hand, z. B. bei einem Sturz auf den Handrücken.

Die klassischen Symptome **Schmerzen** (Druckschmerz), **Schwellung** und **Bewegungseinschränkungen** zeigen sich im Bereich des Handgelenks, vor allem daumenseitig. Bei dislozierten Frakturen ist ggf. auch eine Fehlstellung erkennbar. Neben der klinischen Untersuchung sichert ein Röntgenbild in 2 Ebenen die Diagnose.

Therapie und Pflege

Gut stehende Frakturen oder solche, die sich gut reponieren lassen, können konservativ mit Ruhigstellung durch einen **Unterarmgips** für 4–6 Wochen behandelt werden. Vor allem Kinder werden so therapiert. Ist eine Reposition notwendig, erfolgt diese i. d. R. nach dem Aushängen mit Extensionshülsen, auch „Mädchenfänger" genannt. Anschließend wird der Arm mit einem Unterarmgips für 4–6 Wochen ruhiggestellt. Dabei wird ausnahmsweise nicht das nächste Gelenk, der Ellenbogen, mit eingegipst. Wichtig ist, dass die Gelenkwinkel richtig stehen. Verschobene Frakturen oder Frakturen, die nach Reposition erneut abzurutschen drohen, werden operativ mit Spickdrähten versorgt.

Reposition mit Extensionshülsen • Der Patient wird flach gelagert und muss mit der betroffenen Seite ganz an den Rand der Liege rutschen, der Arm ist entkleidet und wird in der Schulter um 90° vom Oberkörper abduziert, Schlüsselbein und Oberarm bilden eine Linie. Der Ellenbogen wird um 90° gebeugt, sodass die Finger nach oben in die Luft zeigen. Der Oberarm wird gepolstert, da hier die Gewichte angebracht werden. Dann werden Daumen, Zeige- und Mittelfinger in die dafür vorgesehenen Zugkörbe eingespannt und in die Extensionshülse eingehängt (▶ Abb. 60.11).

In die Bruchstelle wird steril ein Lokalanästhetikum eingespritzt. Nach der Einwirkzeit wird am Oberarm über die Polsterung die Manschette für die Gewichte angebracht – je nach Patient und zu erwartender Muskelkraft ein Gewicht von ca. 10–15 kg. Der Arm wird für ca. 15 Minuten ausgehängt. Danach wird der Bruch vom Arzt noch zusätzlich durch Druck auf die Bruchstelle von außen reponiert, sofern sie durch das Aushängen nicht schon von allein richtig steht. Dies kann durch ein mobiles Röntgengerät sofort kontrolliert werden. Danach erfolgt die Anlage eines gespaltenen Gipses.

ACHTUNG
Bei einer konservativen Therapie ist unbedingt eine Röntgenkontrolle notwendig, da ein Abkippen der Fraktur auch noch 1–2 Wochen nachträglich möglich ist. Denn stehen die Gelenkflächen nach der Ausheilung nicht in der korrekten Position zueinander, droht eine sekundäre Arthrose oder ein CRPS (S. 1163).

60 Pflege bei Erkrankungen des Bewegungssystems

Abb. 60.11 Reposition mit Extensionshülse.

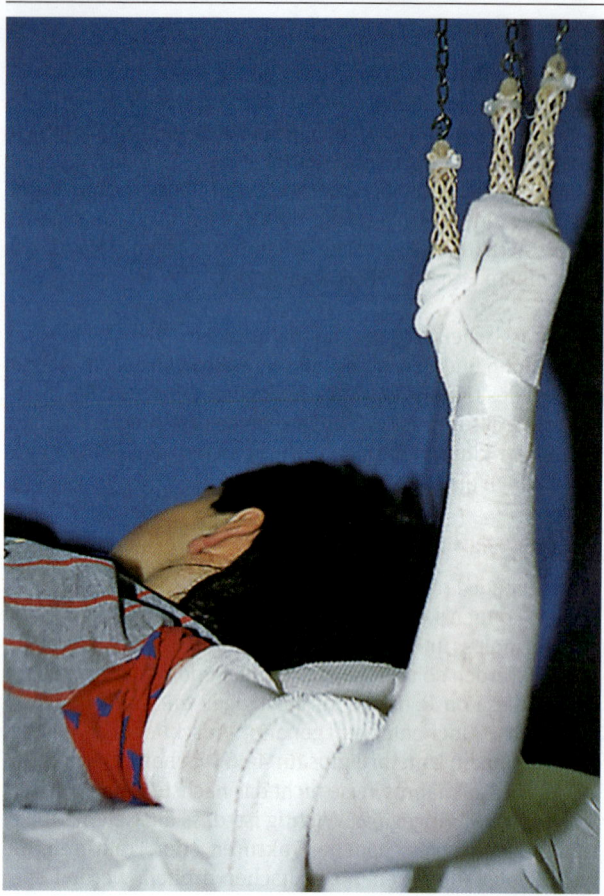

Daumen, Zeige- und Mittelfinger werden in die Extensionshülsen eingehängt, mit Gewichten beschwert und die Fraktur auf diese Weise reponiert. *Aus: Paetz B. Chirurgie für Pflegeberufe. Thieme 2013*

WISSEN TO GO

Distale Radiusfraktur

Ein Bruch der Speiche nahe dem Handgelenk entsteht am häufigsten durch einen Sturz auf die Handfläche bei überstreckter Hand (**Colles-Fraktur**) oder auf den Handrücken bei gebeugter Hand (**Smith-Fraktur**).
- **Symptome:** Schmerzen, Schwellung, Bewegungseinschränkungen
- **Therapie:** Ruhigstellung im Unterarmgips für 4–6 Wochen. Bei dislozierten Brüchen zunächst Reposition „durch Aushängen". Instabile Frakturen werden i. d. R. operiert und mit Spickdrähten stabilisiert.
- **Komplikationen:** erneute Verschiebung der Bruchstücke, CRPS, sekundäre Handgelenkarthrose

Handwurzelfrakturen

Grundlagen

Bei den Handwurzelknochen bricht am häufigsten das Kahnbein. Ursache ist meist ein Sturz auf die dorsal überstreckte Hand, d. h. auf die Handfläche.

Neben Schmerzen, Schwellung und Bewegungseinschränkung ist ein typisches **Leitsymptom** der **Druckschmerz im Speichengrübchen**, auch **Tabatière** genannt; das ist eine Vertiefung am daumenseitigen Handgelenk, die sichtbar wird, wenn man den Daumen nach hinten überstreckt (früher wurde diese Grube für den Schnupftabak verwendet, daher der Name). Da die Frakturen auf dem Röntgenbild häufig schlecht sichtbar sind, wird bei Verdacht ggf. ein **CT** oder MRT angeordnet.

Therapie und Pflege

Die konservative Therapie ist langwierig. Sie umfasst bis zu **12 Wochen Ruhigstellung** mit einem **Unterarmgips** mit Daumeneinschluss (**Kahnbeingips**). Um die lange Ruhigstellung zu umgehen, werden die Frakturen immer häufiger operativ versorgt. Nach einer **Osteosynthese** mittels Spickdrähten (S. 1161) muss der Patient dann i. d. R. nur noch für **3 Wochen** einen **Kahnbeingips** tragen.

Mittelhand- und Fingerfrakturen

Grundlagen

Die **Mittelhandknochen** brechen meist bei einem Faustschlag gegen einen festen Gegenstand (z. B. Schlag gegen die Wand, Boxen) oder bei Stürzen. Sofort stellen sich Schmerzen, Schwellungen am Handrücken und Bewegungseinschränkungen ein. Fehlstellungen werden zum Teil erst sichtbar, wenn die Finger maximal gebeugt werden (Faustschluss).

Fingerfrakturen entstehen meist durch Anpralltraumen, z. B. ein Schlag gegen die Wand. Hier können neben Schmerzen, Schwellungen und Bewegungseinschränkungen Stufenbildung, Achsabweichungen und Fehlstellungen auftreten.

Therapie und Pflege

Mittelhand- und Fingerfrakturen müssen häufig operiert werden, da in vielen Fällen ein Rotationsfehler vorliegt. Die Anlage eines Gipses erfolgt i. d. R. nur zur Ruhigstellung bis zu Operation. Bei Fingerfrakturen kommt es drauf an, welches Glied betroffen ist. Bei Endgliedfrakturen reicht oft eine Schiene, wenn der Bruch nicht verschoben ist.

Sehnenverletzungen der Hand

Verletzungen der Handsehnen können traumatisch (z. B. durch eine Schnittverletzung) oder auch spontan im Rahmen einer degenerativen rheumatischen Erkrankungen entstehen. Je nachdem, ob die **Streck-** oder die **Beugesehne** verletzt ist, kann der betroffene Finger nur noch eingeschränkt oder gar nicht mehr aktiv gestreckt oder gebeugt werden.

Strecksehnenverletzungen • Sind die Strecksehnen des Fingerendglieds betroffen, reicht eine konservative Behandlung mit einer Stack'schen Schiene über 6 Wochen aus (▶ Abb. 60.12a.). Alle anderen Strecksehnenverletzungen müssen operativ versorgt werden, d. h., die Sehnenenden werden wieder zusammengenäht. Die Naht darf anschließend für etwa 4–6 Wochen nicht belastet werden.

Beugesehnenverletzungen • Diese müssen immer operativ behandelt werden, d. h., die Sehnenenden werden zusammengenäht. Anschließend wird eine Kleinert-Gipsschiene angelegt (▶ Abb. 60.12b). Diese erlaubt zwar eine aktive Streckung des Fingers, aber die Beugung ist nur passiv über ein im Fingernagel verankertes Gummiband möglich. Die Heilungstendenzen sind sehr gut, nur Vernarbungen können nachträglich zu Funktionseinschränkungen führen.

Traumatologische Erkrankungen

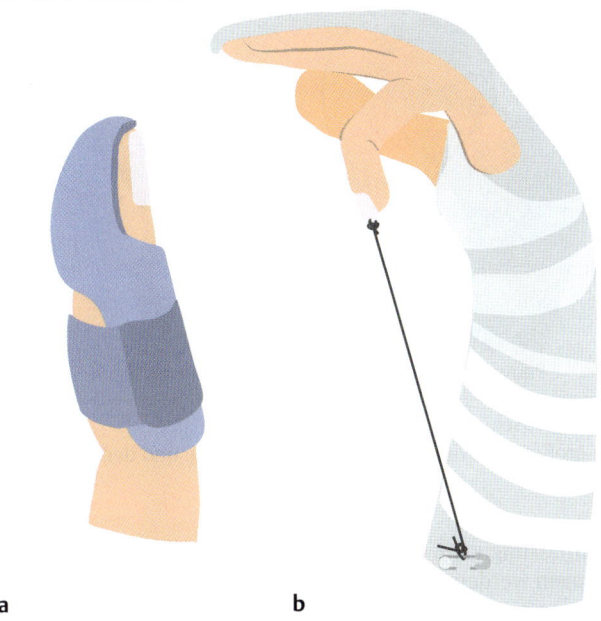

Abb. 60.12 Sehnenverletzungen der Hand.

a   b

a Stack'sche Schiene bei einer Sehnenverletzung des Fingerendglieds.
b Kleinert-Gipsschiene. Der Finger wird passiv über ein Gummiband gebeugt und kann vom Patienten aktiv gestreckt werden.

60.4.5 Häufige Verletzungen der unteren Extremität

Beckenrandfraktur

Zu den Frakturen des Beckenrands gehören u. a. Beckenschaufelfrakturen, Kreuzbeinfrakturen, Steißbeinfrakturen und Sitzbeinfrakturen. Die Stabilität und Funktion des Beckens bleiben bei diesen Frakturen erhalten, d. h. der Patient kann das Becken belasten.

Die Behandlung besteht in **kurzfristiger Bettruhe** (nicht mehr als ein paar Tage) und der Gabe von **Schmerzmitteln**, damit eine schnelle Mobilisation möglich ist. Sie ist wichtig, um einer Thrombose, Pneumonie, Kontraktur oder einem Dekubitus vorzubeugen und um einen Muskelabbau zu vermeiden. Die Brüche heilen i. d. R. problemlos aus.

Beckenringfraktur

Grundlagen

Beckenringfrakturen entstehen i. d. R. nur durch hohe Gewalteinwirkung, z. B. bei einem Verkehrsunfall. Häufig sind die Patienten polytraumatisiert und haben massive Begleitverletzungen, z. B. Verletzungen an den urogenitalen Organen, an Nerven oder Blutgefäßen. Bei einigen Frakturformen ist auch die Stabilität des Beckens beeinträchtigt.

Kommt es im Bereich der Symphyse zu einer Auseinandersprengung der Schambeinfuge um mehr als 2,5 cm, spricht man von einer **Symphysensprengung.** Leitsymptome sind starke Schmerzen, Bewegungseinschränkung, Prellungsmarken und Hämatome.

Therapie und Pflege

Stabile vordere oder hintere **Beckenringfrakturen** werden **konservativ** mit 6–12 Wochen **Bettruhe** und einer langsamen, schmerzabhängigen Mobilisation behandelt. Bei **Symphysensprengungen** und bei **instabilen**, dislozierten **Frakturen** muss eine **operative Versorgung** erfolgen. In der Regel wird die Kontinuität des Beckens mit Plattenosteosynthese wiederhergestellt (S. 1161), nur ganz selten wird bei Polytraumen ein Fixateur externe angelegt (S. 1160).

Wichtig ist die rasche **Behandlung der Begleitverletzungen**. Häufig bestehen zusätzlich Verletzungen der Harnleiter, der Harnröhre und der Blase. Bei Frauen können auch Verletzungen der Gebärmutter auftreten. Diese müssen in aller Regel von der jeweiligen Fachabteilung operativ versorgt werden. Die Prognose fällt je nach Schwere der Verletzung aus. Bei konservativ therapierten Frakturen ist die Thrombose-, Dekubitus-, Kontraktur- und Pneumoniegefahr durch die längere Liegezeit höher als bei operierten Frakturen. Das gilt vor allem für ältere Patienten.

Der Patient sollte **flach gelagert** werden. Eine **Drehung** oder Beugung **im Becken** sollte **vermieden** und der Patient immer nur **en bloc gedreht** werden (S. 1175). Es kann sinnvoll sein, einen Blasendauerkatheter anzulegen, um Drehungen des Beckens möglichst zu verhindern.

In jedem Fall sollte der Patient die Möglichkeit haben, nach dem Krankenhausaufenthalt eine Reha-Maßnahme wahrzunehmen, da durch das lange Liegen die Muskeln stark abgebaut werden und ein gezieltes Training notwendig ist, um sie wieder aufzubauen.

> **WISSEN TO GO**
>
> **Beckenfrakturen**
>
> Unterschieden werden Beckenrand- und Beckenringfrakturen:
> - Bei Brüchen am **Beckenrand** bleibt die Stabilität des Beckens erhalten.
> - Frakturen am **Beckenring** entstehen nur bei hoher Gewalteinwirkung, die Patienten sind häufig polytraumatisiert und haben massive Begleitverletzungen.
>
> Neben der raschen Versorgung der Begleitverletzungen können stabile Frakturen konservativ mit Bettruhe und anschließender schmerzabhängiger Mobilisation behandelt werden. Bei instabilen, dislozierten Frakturen und Symphysensprengungen muss die Kontinuität des Beckens mit Plattenosteosynthesen wiederhergestellt werden. Während der 6–12 Wochen Ruhigstellung sind die Prophylaxen wichtige pflegerische Aufgaben.

Schenkelhalsfraktur

Grundlagen

Vor allem ältere Menschen mit Osteoporose laufen Gefahr, sich bei einem Sturz auf die Hüfte oder das Bein eine Schenkelhalsfraktur (**SHF**) zuzuziehen. Dabei bricht der Oberschenkelknochen zwischen Hüftkopf und Trochanter major.

Je nach Lage des Bruchspalts unterscheidet man **laterale SHF** (der Bruch liegt außerhalb der Hüftgelenkkapsel) und **mediale SHF** (Bruch liegt innerhalb der Hüftgelenkkapsel). Die wesentlich häufiger vorkommenden medialen Frakturen werden unterteilt nach Pauwels Grad I–III (▶ Abb. 60.13). Dabei sind Grad-I-Frakturen weitgehend stabil, bei

60 Pflege bei Erkrankungen des Bewegungssystems

Abb. 60.13 Schenkelhalsfrakturen.

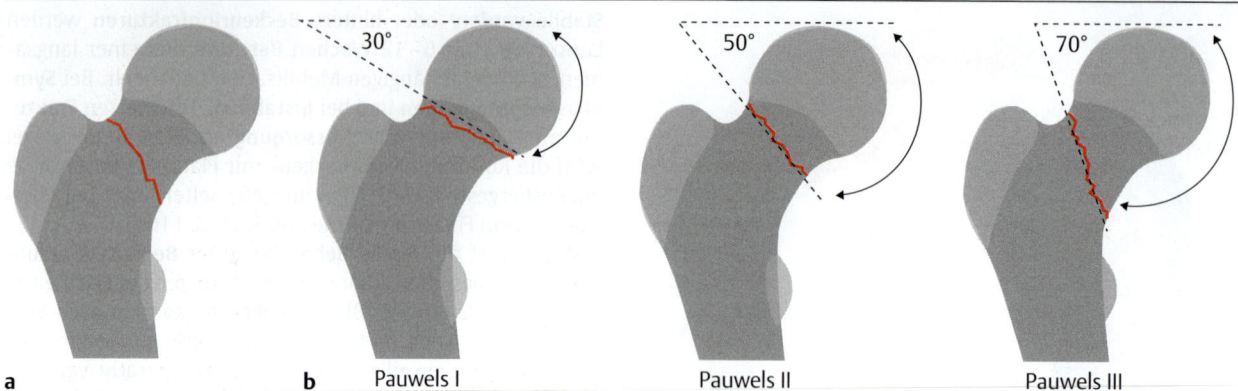

a   b Pauwels I   Pauwels II   Pauwels III

a Laterale Schenkelhalsfraktur. Der Bruch liegt außerhalb der Hüftgelenkkapsel.
b Unterteilung der medialen Schenkelhalsfrakturen nach Pauwels. Je größer der Winkel zwischen der Bruchlinie und der Horizontalen, desto instabiler ist die Fraktur.

Grad-III-Frakturen hingegen besteht die Gefahr, dass die Fragmente dislozieren.

Die Patienten haben **starke Schmerzen** in der Hüfte und können das Bein meist nicht mehr bewegen. Ein typisches Zeichen ist die **Verkürzung** und **Außenrotation des Beines**. Röntgenaufnahmen der betroffenen Hüfte und eine Beckenübersichtsaufnahme sichern die Diagnose.

Therapie und Pflege

Früher sind die älteren Patienten während einer konservativen Therapie häufig an den Folgen der langen Immobilität (z. B. Pneumonie, Thromboembolie, Dekubitus) verstorben, darum werden heute Schenkelhalsfrakturen **fast immer operiert**, um eine schnelle Belastungsstabilität zu erreichen und damit eine schnelle Mobilisation zu ermöglichen.

Operativ stehen 2 Behandlungsoptionen zur Verfügung: **hüftkopferhaltende** Operation oder Einsatz einer **Endoprothese**. Der Hüftkopf kann nur erhalten werden, wenn der Patient in der Lage ist, nach der OP das verletzte Bein für ca. 3 Monate zu entlasten. Sonst muss eine Endoprothese eingesetzt werden, um eine sofortige Stabilität zu erhalten. Der Gelenkersatz kann entweder nur den Hüftkopf (**Hemiendoprothese, HEP**) oder den Hüftkopf und die Hüftpfanne betreffen (**Totalendoprothese, TEP**). Bei älteren Patienten werden i. d. R. **zementierte Prothesen** eingesetzt, da sie eine sofortige postoperative Vollbelastung erlauben und damit die Komplikationen einer längeren Bettlägerigkeit (wie Pneumonie und Thrombosen) deutlich reduzieren.

❗ Merken Vor- und Nachteile
Vorteil der hüftkopferhaltenden Methode ist, dass die Nachteile einer Prothese (Lockerung, Verschleiß, Infektionsrisiko) vermieden werden können. Nachteilig sind aber die lange Entlastungsphase und die möglicherweise schwierigere Rehabilitation.

Besonderheiten der perioperativen Pflege • Das Bein wird direkt nach der OP in einer Schiene gelagert, die das Bein in leichter Abduktionsstellung hält und so den Hüftkopf in die Pfanne drückt. Diese Position muss auch beim Bewegen des Patienten (z. B. beim Drehen oder Aufstehen) eingehalten werden. Da die Luxationsgefahr hoch ist, darf das Bein nicht nach innen oder außen rotiert werden.

Eine rasche Frühmobilisation des Patienten ist sehr wichtig. Diese erfolgt immer in Zusammenarbeit mit den Physiotherapeuten. Für die Mobilisation und auch nach der Entlassung kann eine entsprechende Antirotationshose getragen werden. Sie verhindert Bewegungen, die eine Hüftluxation auslösen könnten.

Eine anschließende Reha wird fast immer durchgeführt und ist in jedem Fall zu empfehlen. Ausführliche Informationen zur Pflege nach Einsatz einer Totalendoprothese (Hüft-TEP) lesen Sie im Abschnitt Koxarthrose (S. 1193).

Oberschenkelschaftfraktur

Grundlagen

Diese Frakturen entstehen durch **große Gewalteinwirkung**, z. B. durch einen Autounfall oder einen Sturz aus großer Höhe. Nur bei älteren Patienten mit einer **Hüftkopfprothese** sind auch schon bei geringem Trauma sog. periprothetische Knochenbrüche direkt neben der Prothese möglich.

Da die Gewalteinwirkung i. d. R. sehr groß ist, muss der Patient unbedingt auf mögliche Begleitverletzungen hin untersucht werden. Denn weitere Weichteilverletzungen können zu großen Blutungen führen, auch ausgedehnte Nervenverletzungen und die Entwicklung eines Kompartmentsyndroms (S. 1162) sind möglich. Zur Diagnosesicherung wird u. a. ein Röntgenbild in 2 Ebenen angefertigt.

Therapie und Pflege

Die Therapie besteht immer aus der operativen Versorgung mit **Marknagel- oder Plattenosteosynthese** (S. 1161). Nur bei Kindern unter 7 Jahren kann konservativ mit einer **Over-Head-Extension** mit Heftpflaster therapiert werden. Dabei werden die Beine in die Höhe extendiert. Die Hüfte ist um 90° gebeugt. Bei offenen Frakturen wird i. d. R. erst ein Fixateur externe angebracht (S. 1160).

Da die operativen Begleiterscheinungen wie hoher Blutverlust und lange OP-Dauer hier sehr erheblich sein können, werden die Patienten **postoperativ zunächst auf einer Intensivstation** weiter versorgt. Bei einer Osteosynthese mit einem Marknagel ist das Bein nach der OP sofort belastungsstabil, bei der Plattenosteosynthese ist es nur übungsstabil und muss für ca. 4 Monate entlastet werden. Die Frakturen heilen i. d. R. gut, da es keine Gelenkbeteiligung gibt, allerdings ist auch hier bei offenen Frakturen die Gefahr der Infektion sehr groß.

WISSEN TO GO

Oberschenkelfrakturen

Schenkelhalsfraktur (SHT): Der Oberschenkelknochen (Femur) bricht zwischen Hüftkopf und Trochanter major. Ursache ist meist ein Sturz auf die Hüfte oder das Bein. Betroffen sind v. a. ältere Menschen mit Osteoporose.
- **Symptome:** Schmerzen, Bein ist verkürzt und nach außen rotiert
- **Therapie:** meist operativ; kann der Hüftkopf erhalten werden, muss das Bein für ca. 3 Monate entlastet werden, ist dies nicht möglich, wird eine Hemiendoprothese (HEP) oder eine Totalendoprothese (TEP) eingesetzt
- **Pflege:** Postoperativ wird das Bein in **Abduktion** gelagert. Innen- und Außenrotationen sind zu vermeiden, ggf. kann eine **Antirotationshose** getragen werden. Wichtig ist die frühe Mobilisation.

Oberschenkelschaftfraktur: Entsteht meist durch große Gewalteinwirkung; häufig mit Begleitverletzungen von Gefäßen, Nerven und Weichteilen.
- **Symptome:** Frakturzeichen, je nach Begleitverletzung massive Blutungen
- **Therapie:** Stabilisierung mit Marknagel oder Plattenosteosynthese, bei Kindern unter 7 Jahren ggf. Over-Head-Extension
- **Pflege:** zunächst intensivmedizinische Versorgung; je nach OP-Verfahren ist das Bein sofort belastungsstabil (Marknagel) oder übungsstabil (Plattenosteosynthese); bei offenen Frakturen Infektionsgefahr beachten

Patellafraktur

Grundlagen

Die Patella (Kniescheibe) bricht meist durch einen Sturz aufs gebeugte Knie oder durch ein Anpralltrauma bei einem Verkehrsunfall. Dabei kann die Patella längs oder quer frakturieren. Die Patienten können das Knie **nicht mehr strecken bzw. gestreckt halten**. Neben den üblichen Frakturzeichen wie Schmerzen, Schwellungen und Funktionseinschränkungen können auch Blutungen und ggf. ein Gelenkerguss auftreten. Häufig kommen äußere Verletzungen wie Schürfwunden hinzu. Zur weiteren Diagnose wird ein Röntgenbild erstellt.

Therapie und Pflege

Patellafrakturen werden i.d.R. mit einer **Zuggurtosteosynthese** operativ versorgt (▶ Abb. 60.14). Nur bei nicht verschobenen Längsfrakturen kann konservativ mit einer Ruhigstellung im Kniegelenk von 4–6 Wochen behandelt werden, i.d.R. mit einer orthopädischen Schiene. Nach den 6 Wochen ist eine gezielte Physiotherapie wichtig, um den Muskelaufbau zu fördern und die Gelenksteifheit möglichst schnell wieder zu beseitigen.

Alle anderen Frakturen werden i.d.R. operiert und dadurch eine Stufenbildung im Gelenk mit späterer Arthrose verhindert. Die Patienten können postoperativ sofort mit der Physiotherapie zum Muskelaufbau und zur Kontrakturprophylaxe beginnen, eine Vollbelastung ist aber auch hier erst nach 6 Wochen möglich. Eine Patellafraktur verheilt i.d.R. problemlos. Nur bei Stufenbildung kann sich nach Jahren eine Arthrose entwickeln.

Die betroffene Extremität sollte in **Streckstellung gelagert** werden, es sollte **kein Zug auf die Patella** ausgeübt werden.

Abb. 60.14 Patellafraktur.

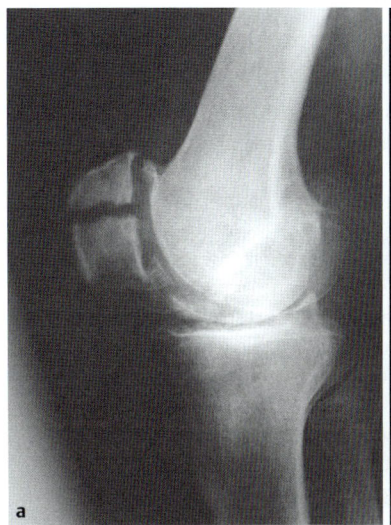
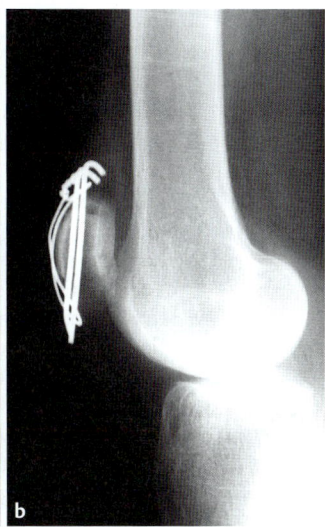

a Querbruch der Kniescheibe mit deutlich sichtbarem Frakturspalt.
b Zuggurtosteosynthese der Fraktur.
Aus: Paetz B. Chirurgie für Pflegeberufe. Thieme 2013

Das Knie wird in einer Orthese ruhiggestellt, eine **Thromboseprophylaxe** ist deshalb erforderlich. Zu den pflegerischen Aufgaben gehören die normale prä- und postoperative Pflege (S. 743), die Unterstützung bei der Mobilisation mit Unterarmgehstützen, Verbandwechsel und Wundkontrollen (DMS-Kontrolle, Entzündungszeichen).

Kreuzbandruptur

Grundlagen

Das vordere und hintere Kreuzband stabilisieren das Kniegelenk bei Bewegungen. Kreuzbandrupturen entstehen meist durch eine Verdrehung im Knie unter Belastung, z.B. bei Sportarten wie Fußball, Handball oder Skilaufen. Dabei ist das **vordere Kreuzband** häufiger betroffen als das hintere. Die Symptome sind Schmerzen, Schwellung und Kniegelenkerguss. Der Patient kann das Knie evtl. noch belasten, aber die **Instabilität** im Knie führt zu einer deutlichen Gangunsicherheit. Neben der klinischen Untersuchung wird zum Ausschluss einer Fraktur eine Röntgenaufnahme gemacht und ggf. ein MRT zum Ausschluss weiterer Begleitverletzungen angeordnet.

Therapie und Pflege

Eine Kreuzbandruptur wird heute fast nur noch konservativ behandelt, d.h. **Ruhigstellung in einer Kniegelenkorthese** und anschließend intensive **Physiotherapie** zum Muskelaufbau. Nur bei jüngeren Patienten, vor allem bei Sportlern, wird eine Kreuzbandplastik durchgeführt. Dabei wird z.B. ein Stück der Patellasehne an die ursprüngliche Stelle des Kreuzbands transplantiert. Der Eingriff erfolgt arthroskopisch (S. 1154).

Ist der Muskelaufbau erfolgreich, wird der Patient nicht merken, dass er kein Kreuzband mehr hat. Ist dies aber nicht der Fall, kann die Stabilität im Knie nicht mehr vollständig hergestellt werden. Um das zu vermeiden, ist die postoperative Physiotherapie sehr wichtig. Auch sollten die Patienten anschließend für einige Zeit beim Sport eine Stützbandage tragen, um das Knie zu unterstützen. Allerdings darf das kein Dauerzustand werden, da dies sonst zu einem erneuten Muskelabbau führt.

60 Pflege bei Erkrankungen des Bewegungssystems

> **WISSEN TO GO**
>
> **Knieverletzungen**
>
> **Patellafraktur:** Ursache ist meist ein Sturz aufs gebeugte Knie oder ein Anpralltrauma.
> - **Symptome:** Knie kann nicht mehr gestreckt werden, Schmerzen, Schwellungen, Hämatome, ggf. Kniegelenkerguss
> - **Therapie:** stabile, nicht dislozierte Längsfrakturen werden mit orthopädischer Schiene ruhiggestellt; alle anderen werden mit einer **Zuggurtosteosynthese** versorgt
> - **Pflege:** prä- und postoperative Pflege, Unterstützung bei der Mobilisation, Verbandwechsel und Wundkontrollen
>
> **Kreuzbandruptur:** Verletzungen am vorderen oder hinteren Kreuzband entstehen häufig bei einer Verdrehung im Knie unter Belastung.
> - **Symptome:** Schmerzen, Schwellung, Kniegelenkerguss, Instabilität
> - **Therapie:** Ruhigstellung in Kniegelenkorthese, Physiotherapie

Tibiakopffraktur

Grundlagen

Häufige Ursachen einer Tibiakopffraktur (Schienbeinkopfbruch) sind Stürze aus großer Höhe, Skiunfälle oder wenn ein Fußgänger von einem Auto angefahren wird. Die Patienten haben Schmerzen, Schwellungen und können den **Unterschenkel nicht mehr bewegen** oder belasten. Bei Blutungen ins Gewebe besteht die Gefahr eines Kompartmentsyndroms (S. 1162).

In der klinischen Untersuchung zeigen sich neben den allgemeinen Frakturzeichen häufig auch begleitende Bandverletzungen des Knies. Zur weiteren Diagnostik werden Röntgenbilder, ggf. auch ein CT und MRT angefertigt.

Therapie und Pflege

Die meisten Brüche des Schienbeinkopfs werden operativ durch **Reposition und Osteosynthese** versorgt, nur selten reicht bei nicht dislozierten, stabilen Brüchen ein Oberschenkelgips aus. In beiden Fällen dauert es jedoch 3–4 Monate, bis der Patient das Bein wieder voll belasten kann. Nach der Operation und 6 Wochen Ruhigstellung im Gips muss baldmöglichst mit der **Physiotherapie** begonnen werden. Bei älteren Patienten kann auch eine anschließende Rehabilitation sinnvoll sein. Die Frakturen verheilen i.d.R. vollständig, nur wenn die Gelenkfläche nicht wieder richtig angehoben werden konnte, besteht die Gefahr einer sekundären Arthrose.

Die pflegerischen Aufgaben umfassen hier die normale perioperative Versorgung und Überwachung (S. 743), die Durchführung der Prophylaxen und die Unterstützung bei der Körperpflege und Mobilisation.

Unterschenkelschaftfraktur

Grundlagen

Es können entweder die Tibia oder die Fibula betroffen sein, meist sind aber beide frakturiert. Solche kompletten Frakturen entstehen häufig bei Sportunfällen (z.B. Snowboarden, Fußball, Fahrrad) oder bei Verkehrsunfällen. Isolierte Fibulafrakturen treten auch im Rahmen von Knöchelverletzungen auf. Diese Patienten können häufig noch laufen. Bei kompletten Frakturen ist das nicht mehr möglich. Die Patienten haben starke Schmerzen und können die Extremität nicht mehr bewegen oder belasten.

Klinisch sind sichere und unsichere **Frakturzeichen** zu erkennen (S. 1157). Häufig sind auch die umliegenden Weichteile mitverletzt. Da die Knochen (vor allem das Schienbein) sehr nah unter der Haut liegen, kommt es oft zu offenen Frakturen. Starke Schmerzen, eine pralle Schwellung und eine Zunahme des Unterschenkelumfangs können auf ein Kompartmentsyndrom hindeuten (S. 1162).

Therapie und Pflege

Bei **isolierten Fibulafrakturen** ist die Stabilität des Unterschenkels nicht beeinträchtigt, ein **Zinkleimverband** für 1–2 Wochen ist ausreichend, eine Belastung ist sofort möglich.

Bei **geschlossenen, nicht dislozierten Frakturen** bei **Kindern** wird ein **Oberschenkelliegegips** für 2–4 Wochen angelegt, danach noch für etwa 2 Wochen ein Gehgips. Frakturen bei **Erwachsenen** werden in aller Regel mit einer **Osteosynthese** versorgt (S. 1161). Diese kann durch Marknagel oder Plattenosteosynthese erfolgen. Die **prä- und postoperative Pflege** steht im Vordergrund, da die Patienten das Krankenhaus oft nach ein paar Tagen verlassen.

Bei größeren und offenen Frakturen wird ein **Fixateur externe** angelegt (S. 1160), hier sind die Hauptaufgaben der Pflege die Verbandwechsel (S. 579) und das Wundmanagement (S. 562). Die Prognosen sind je nach Fraktur sehr unterschiedlich. Von vollständiger Heilung bis hin zu schweren Knocheninfektionen mit Amputation bei offenen Frakturen ist alles möglich. Wichtig ist die anschließende Physiotherapie, um den Wadenmuskel wieder aufzubauen und zu stärken.

> **WISSEN TO GO**
>
> **Unterschenkelfrakturen**
>
> **Tibiakopffraktur:** Ein Bruch des Schienbeinkopfes entsteht z. B. bei Stürzen aus großer Höhe, Ski- oder Verkehrsunfällen.
> - **Symptome:** Schmerzen, Schwellungen, Funktionseinschränkungen, ggf. Begleitverletzungen
> - **Therapie:** meist operative Reposition und Osteosynthese, 6 Wochen Ruhigstellung im Gips, dann Physiotherapie
> - **Pflege:** perioperative Pflege, Prophylaxen, Unterstützung bei Körperpflege und Mobilisation
>
> **Unterschenkelschaftfraktur:** Meist sind Tibia **und** Fibula gebrochen, Ursache sind häufig Sport- oder Verkehrsunfälle.
> - **Symptome:** sichere und unsichere Frakturzeichen, häufig offene Frakturen
> - **Therapie:** bei isolierten Fibulafrakturen Zinkleimverband; bei Kindern mit geschlossenen, nicht dislozierten Frakturen Oberschenkelgips; bei Erwachsenen Osteosynthese oder Fixateur externe
> - **Pflege:** perioperative Pflege inklusive Verbandwechsel, Prophylaxen, Unterstützung bei Körperpflege und Mobilisation

Traumatologische Erkrankungen

Malleolarfraktur

Grundlagen

Frakturen im Bereich des Knöchels (Malleolus = Knöchel) sind die häufigsten Brüche der unteren Extremität. Sie entstehen durch plötzliches Umknicken mit dem Knöchel nach innen oder außen. Dabei kann der **Innenknöchel** (Tibia) und/ oder der **Außenknöchel** (Fibula) brechen. Oft sind auch die gelenkstabilisierenden Bänder betroffen.

> **! Merken** Sprunggelenkfraktur
> Innen- und Außenknöchel gehören zum oberen Sprunggelenk. Darum werden Malleolarfrakturen häufig auch als Fraktur des oberen Sprunggelenks (OSG-Frakturen) bezeichnet.

Frakturen des **Außenknöchels** unterteilt man nach **Weber** in die Kategorien **A–C** (▶ Abb. 60.15).

Die Patienten klagen über starke Schmerzen, Bewegung und Belastung sind kaum bzw. gar nicht möglich. Äußerlich zeigt sich schnell eine massive Schwellung und ggf. ein Hämatom. Zur Diagnose werden neben der klinischen Untersuchung Röntgenbilder in 2 Ebenen, zur OP-Planung evtl. noch ein CT benötigt.

Therapie und Pflege

Nur Weber-A-Frakturen, die nicht disloziert sind, können konservativ mit einem Unterschenkelgips für 6 Wochen behandelt werden. Alle anderen müssen **osteosynthetisch** mittels Platten, Schrauben oder Zuggurtung versorgt werden. Die Pflege kümmert sich um die **perioperative Versorgung**. Hierzu gehören u. a. auch das Anlegen einer Unterschenkelschiene und die Anleitung zum Dreipunktgang mit Unterarmgehstöcken. Erfolgt die Therapie ambulant, müssen die Patienten auch zu Hause eine Thromboseprophylaxe durchführen. Sie sollten daher ggf. zur korrekten **subkutanen Injektion** mit Heparin angeleitet werden.

Bandverletzungen des Sprunggelenks

Grundlagen

Egal, ob es sich um eine **Distorsion** (Zerrung oder Stauchung) der Sprunggelenkbänder oder um eine **Ruptur des Außenbands** handelt, die Ursache der Verletzungen ist meist ein **Supinationstrauma**, d. h., der Patient ist nach außen mit dem Knöchel umgeknickt. Er hat Schmerzen, eine Schwellung im Gelenkbereich und eine deutliche Bewegungseinschränkung. Die Diagnostik erfolgt anhand der klinischen Symptome, zum Ausschluss einer Fraktur wird geröntgt.

Therapie und Pflege

Therapeutisch erhalten Distorsionen und Bänderrisse am Sprunggelenk heute meist die gleiche **konservative Behandlung**. Nur noch selten werden Bänderrisse bei deutlicher Instabilität operativ versorgt. Die Therapie erfolgt ambulant und besteht in der Anlage einer **Sprunggelenksorthese** für 4–6 Wochen (▶ Abb. 60.16). Zudem sollte der Fuß **hochgelagert** und **gekühlt** werden. In den ersten Tagen kann mithilfe von Unterarmgehstützen eine **Entlastung** erfolgen, es sollte aber so schnell wie möglich **schmerzadaptiert belastet** werden. Ein knöcherner Bandausriss, bei dem auch der Knochen beteiligt ist, kann operativ gespickt werden. Auch danach wird eine Orthese für 6 Wochen getragen.

Abb. 60.15 Sprunggelenksfrakturen.

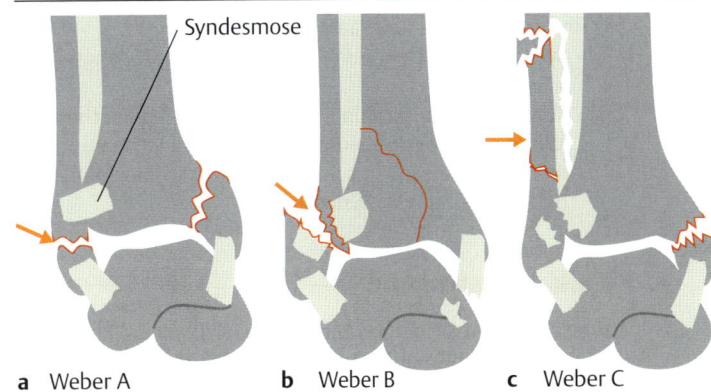

a Weber A b Weber B c Weber C

Bei der Einteilung nach Weber wird die Lage und Höhe des Bruchspalts beurteilt und ob die Syndesmose, eine wichtige Bandverbindung zwischen Tibia und Fibula, intakt ist oder nicht.

Abb. 60.16 Sprunggelenkorthese.

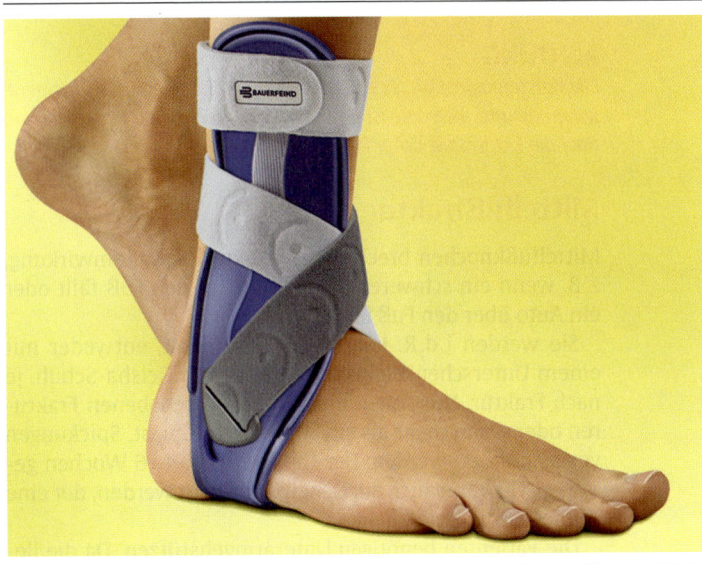

Die Schiene stabilisiert die Außenbänder und verhindert ein Umknicken. Unter der Orthese (MalleoLoc) sollte ein Strumpf getragen werden. *Quelle: Bauerfeind AG, Zeulenroda-Triebes*

Die Physiotherapie spielt auch hier eine große Rolle, um mithilfe der Muskeln eine ausreichende Stabilität im Gelenk zu erzielen

WISSEN TO GO

Verletzungen des Sprunggelenks

Malleolarfraktur: Brüche am **Innen-** (Tibia) und/oder am **Außenknöchel** (Fibula) entstehen meist durch Umknicken des Fußes. Frakturen des **Außenknöchels** werden **nach Weber in A–C eingeteilt**.
- **Symptome:** starke Schmerzen, Schwellung, Bewegungseinschränkung
- **Therapie:** nicht dislozierte Weber-A-Frakturen mit Unterschenkelgips, alle anderen operativ
- **Pflege:** Unterschenkelgipsschiene, perioperative Pflege, Anleitung zum Dreipunktgang mit Unterarmgehstützen, ggf. Anleitung zur Thromboseprophylaxe

1171

> **Bandverletzungen des Sprunggelenks:** Ursache ist fast immer ein Supinationstrauma
> - **Symptome:** Schmerzen, Schwellung, Bewegungseinschränkung
> - **Therapie:** Ruhigstellung mit **Sprunggelenkorthese**, Kühlung und Hochlagerung, ggf. Entlastung durch Unterarmgehstützen. So bald wie möglich schmerzabhängige Belastung und Physiotherapie.

Kalkaneusfraktur

Typischerweise bricht das Fersenbein (Kalkaneus) bei einem Sturz auf die Füße aus großer Höhe. Dabei drückt sich das Sprungbein (Talus) in das Fersenbein und wird mitverletzt. Die Patienten haben Schmerzen und Schwellungen.

Diese Frakturen müssen i.d.R. osteosynthetisch versorgt werden (S. 1161). Mit der Teilbelastung kann je nach Frakturausdehnung nach Arztanordnung etwa 8–10 Wochen nach der OP begonnen werden. Nach ca. 12 Wochen sollte eine Vollbelastung möglich sein. Beides natürlich nur schmerzadaptiert.

ACHTUNG
Die Kalkaneusfraktur ist sehr schmerzhaft. Eine adäquate Schmerzkontrolle und -therapie ist deshalb sehr wichtig. Bis zur Ausheilung darf die Extremität unter keinen Umständen voll belastet werden.

Mittelfußfraktur

Mittelfußknochen brechen bei direkter Gewalteinwirkung, z.B. wenn ein schwerer Gegenstand auf den Fuß fällt oder ein Auto über den Fuß fährt.

Sie werden i.d.R. **konservativ behandelt**, entweder mit einem Unterschenkelgips oder mit einem Geisha-Schuh, je nach Fraktur. Nur selten müssen bei verschobenen Frakturen oder wenn mehr als ein Strahl betroffen ist, Spickungen vorgenommen werden. Der Gips wird ca. 4–6 Wochen getragen. Oft kann auch ein Gehgips angelegt werden, der eine Teilbelastung ermöglicht.

Die Patienten benötigen Unterarmgehstützen. Da die Behandlung oft ambulant erfolgt, müssen die Heparin-Injektionen meist durch den Patienten selbst oder durch Angehörige ausgeführt werden. Hier sollten Pflegende auf eine entsprechende Einweisung achten. In der Regel heilen die Frakturen ohne Folgeschäden aus. Mit dem Tragen von Absatzschuhen sollte man etwa 12 Wochen warten.

Geisha-Schuh • Er wird bei Frakturen der Mittelfußknochen und bei Frakturen der großen Zehe angewendet. Er ist i.d.R. ein Gehgips ohne Sprunggelenkseinschluss. Durch Eingipsen verschiedener Gehsohlen besteht die Möglichkeit einer Vorfußentlastung. Er hat den Vorteil, dass die Muskelpumpe im Unterschenkel aktiv bleibt und keine Antikoagulation (Blutgerinnungshemmung, z.B. durch Heparin) erfolgen muss.

Zehenfraktur

Brüche eines Groß- oder Kleinzehknochens entstehen häufig durch direkte Gewalteinwirkung, z.B. ein Anpralltrauma.

Die Therapie besteht meist in der **konservativen Ruhigstellung** und **Stabilisierung** des betroffenen Zehs. Bei Verletzungen der 2. bis 5. Zehe wird der gebrochene Zeh durch einen **Tapeverband** an den nächstgrößeren Zeh fixiert und damit gestützt (▶ Abb. 60.17). Bei Brüchen der **Großzehe** kann evtl. eine **Spickung mit einem Draht** erfolgen, bei kleineren Frakturen reicht aber u.U. auch hier die Stützung mit dem 2. Zeh.

Abb. 60.17 Zehenfraktur.

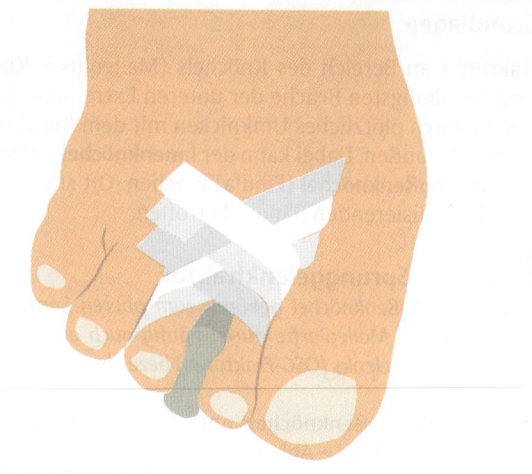

Zwischen den Zehen wird zur Druckstellenvermeidung eine kleine Kompresse eingelegt und dann ein Pflasterzügelverband (Dachziegelverband) angelegt.

Der Patient sollte den Fuß schmerzabhängig belasten, daher werden ggf. Unterarmgehstützen verordnet. Nach 1–2 Wochen sollte ein normales Gehen wieder möglich sein. Zehenfrakturen verheilen i.d.R. problemlos.

> **WISSEN TO GO**
>
> **Frakturen am Fuß**
>
> Im Fußbereich kommt es häufig zu Frakturen des Fersenbeins (Kalkaneusfraktur), der Mittelfußknochen, der Groß- oder Kleinzehknochen. Ursache ist meist eine direkte Gewalteinwirkung.
> - **Symptome:** Schmerzen, Schwellung, Bewegungseinschränkung, ggf. Hämatom
> - **Therapie:** Kalkaneusfrakturen werden i.d.R. osteosynthetisch stabilisiert. Frakturen am Mittelfuß oder an den Zehen werden meist konservativ behandelt, d.h. Ruhigstellung durch **Unterschenkelgips, Geisha-Schuh** oder im Zehenbereich durch **Dachziegel-Tapeverband**.

Achillessehnenruptur

Grundlagen

Die Achillessehne verbindet das Fersenbein mit der Wadenmuskulatur. Sie reißt meist beim Sport, wenn z.B. die Wadenmuskulatur plötzlich angespannt wird (z.B. bei einem Sprint-Start) oder abrupt abgebremst werden muss (z.B. beim Squashspielen). Häufig ist die Sehne durch Überlastung bereits vorgeschädigt und die plötzliche Bewegung führt zum teilweisen oder vollständigen Abriss. Oft ist dabei ein deutlicher Knall zu hören.

Die Patienten können zwar noch gehen, aber sie können **nicht mehr auf den Zehenspitzen** stehen und der **Knöchel ist instabil**. Die Diagnose lässt sich oft schon klinisch durch Inspektion und Palpation stellen. Eine Sonografie und ein Röntgenbild zum Ausschluss einer knöchernen Beteiligung sichern den Befund.

Therapie und Pflege

Drei Viertel aller Achillessehnenrupturen müssen **operiert werden**, um die Funktion der Sehne vollständig wiederherzustellen. Hinterher ist es wichtig, den Fuß in **Spitzfuß-**

Traumatologische Erkrankungen

stellung ruhigzustellen, um einen Zug an der Sehnennaht zu verhindern. Dafür kann entweder ein Gips oder eine spezielle Schiene verwendet werden. Diese müssen für etwa 2–4 Wochen getragen werden.

Liegen die Sehnenenden so, dass sie von allein wieder zusammenwachsen, genügt die Ruhigstellung in Spitzfußstellung. Danach wird ein Gips oder eine Schiene in **Nullstellung** (anatomische Normalstellung) getragen. Nach der Gipsbehandlung bekommt der Patient i.d.R. einen Spezialschuh (▶ Abb. 60.18). Er ähnelt einem Gips, ist aber aus Plastik und hat ein Vakuumbett.

Zu den pflegerischen Aufgaben gehören die prä- und postoperative Pflege, den Spezialschuh nach Arztanordnung auf die korrekte Gradzahl der Erhöhung einzustellen, den Patienten bei der korrekten Anlage des Schuhs anzuleiten und bei der Mobilisation zu unterstützen.

Abb. 60.18 Spezialschuh.

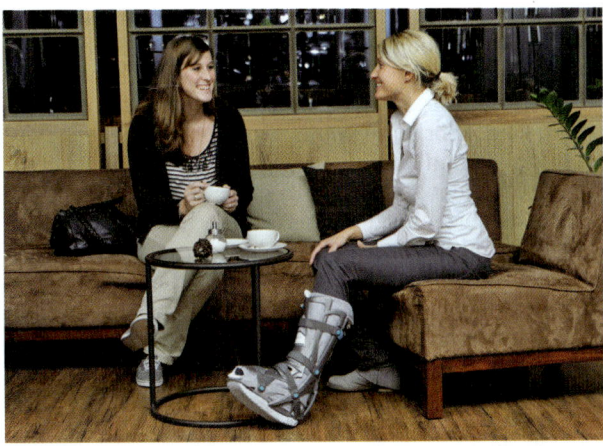

Der Spezialschuh (hier der VACOped) ermöglicht eine frühzeitige, risikoarme Belastungssteigerung und gleichzeitig eine gewisse Beweglichkeit im oberen Sprunggelenk. *Quelle: OPED GmbH, Valley*

60.4.6 Häufige Schädelfrakturen

Bei Schädelfrakturen unterscheidet man zwischen Frakturen der Schädelbasis, der Schädelkalotte und des Gesichtsschädels.

Schädelbasisfraktur

Grundlagen

Schädelbasisfrakturen entstehen meist durch stumpfe Gewalteinwirkung, z.B. bei Verkehrsunfällen. Typische Symptome sind Blutergüsse um ein oder beide Augen (**Monokel- oder Brillenhämatom**) (▶ Abb. 60.19). Zur Sicherung der Diagnose wird meist ein kranielles CT (cCT) angeordnet.

Therapie und Pflege

In der Regel wird nur bei Hirnverletzungen oder bei dauerhaftem Austritt von Liquor operiert. Um sicherzugehen, dass es sich um Liquor handelt, kann man einen **Blutzucker-Test** mit einem Glukoseteststreifen (BZ-Stix) machen. Dieser muss positiv sein, da Liquor – im Gegensatz zu Nasensekret oder Speichel – einen hohen Zuckerhalt hat. Ein weiteres Anzeichen für eine Liquorrhö ist eine Blutlache oder Blut auf einer Kompresse mit einem hellen Hof am Rand.

Die Prognose und Pflege hängt von den Begleitverletzungen ab. Die **Brillen- oder Monokelhämatome** sollten **gekühlt** und der **Oberkörper** der Patienten **hochgelagert** werden. Die

Abb. 60.19 Schädelbasisbruch.

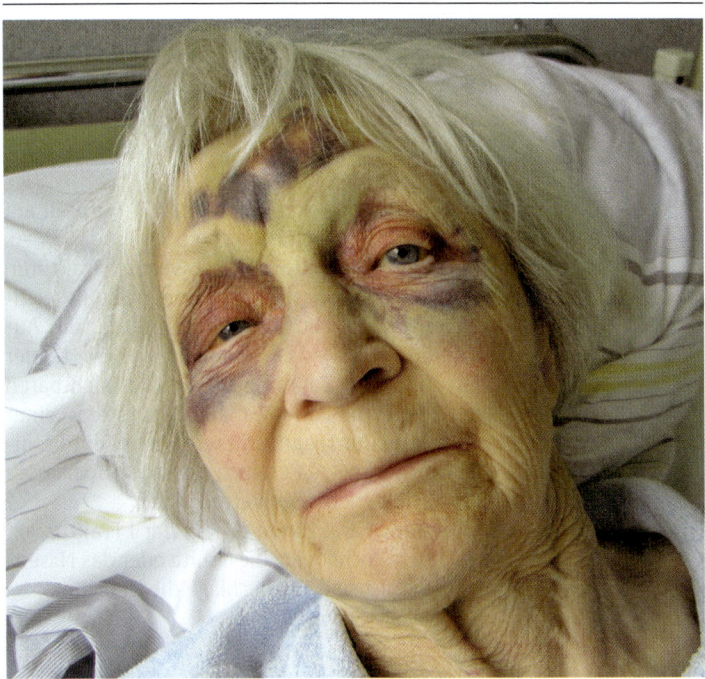

Typisches Brillenhämatom an beiden Augen bei Schädelbasisbruch.
Aus: Paetz B. Chirurgie für Pflegeberufe. Thieme 2013

Patienten werden neurologisch überwacht, eine engmaschige Kontrolle der Vitalzeichen und der Pupillenreaktionen ist wichtig.

Kalottenfraktur

Grundlagen

Eine Fraktur der Schädelkalotte (**Schädeldachbruch**) entsteht meist durch stumpfe Gewalteinwirkung, z.B. durch einen Schlag auf den Kopf, einen Sturz oder auch bei Schussverletzungen. Man unterscheidet rissförmige, geschlossene und Impressionsfrakturen.

Am Kopf sind Prellmarken und Wunden, ggf. auch eine Frakturlinie oder eine Impression erkennbar. Ein Röntgenbild, ggf. ein CT und eine neurologische Untersuchung sichern den Befund.

Therapie und Pflege

Bei **rissförmigen und geschlossenen Frakturen** ist i.d.R. keine spezielle Therapie erforderlich. Der Patient wird aber überwacht und auf Anzeichen eines Schädel-Hirn-Traumas oder einer Commotio cerebri (= Gehirnerschütterung) hin beobachtet (S. 1236). Die Patienten sollten mit erhöhtem Oberkörper gelagert werden.

Von einer **Impressionsfraktur** spricht man, wenn ein Frakturstück in den Schädel hineingedrückt wurde. Impressionsfrakturen müssen immer operativ versorgt werden, um die Impression anzuheben und ggf. darunterliegende Hämatome auszuräumen. Wenn die Dura mater verletzt wurde, muss sie geschlossen werden. Patienten mit solchen Verletzungen müssen **intensivmedizinisch** überwacht und versorgt werden. Hierbei muss vor allem auf neurologische Symptome und Anzeichen eines Hirndruckanstiegs geachtet werden. Steigt der intrakranielle Druck an, kann es zu Kopfschmerzen, Übelkeit, Erbrechen und Bradykardie bis hin zu Krampfanfällen, Atemstörungen und Bewusstseinstrübungen bis hin zum Koma führen. Die Prognose hängt auch hier von der Ausdehnung der Verletzungen ab.

60 Pflege bei Erkrankungen des Bewegungssystems

! Merken Kopfverletzungen
Bei jeder Kopfverletzung muss eine neurologische Untersuchung durchgeführt werden.

Gesichtsschädelfrakturen

Grundlagen

Die Ursachen sind meist direkte Traumen, z. B. Aufprall auf das Lenkrad, Faustschlag. Man unterscheidet:
- **Zentrale Mittelgesichtsfrakturen:** schwerste Frakturen mit gleichzeitiger Schädelbasisfraktur und großen Weichteilverletzungen im Gesicht. Betroffen sind u. a. die Augenhöhlenwände (Orbita), das Nasenbein, der Oberkiefer inkl. Gaumen und oberer Zahnreihe. Neben den sichtbaren Verletzungen zeigen die Patienten auch Symptome einer Schädelbasisfraktur. Zur Diagnostik wird meist ein kranielles CT (cCT) angeordnet, da es auch Aussagen über mögliche intrakranielle Verletzungen ermöglicht.
- **Isolierte Mittelgesichtsfrakturen:** es liegt nur 1 Fraktur vor, z. B. ist das Jochbein/Jochbogen, die Orbita oder das Nasenbein gebrochen. Meist sind Faustschläge die Ursache.

Therapie und Pflege

Frakturen des Gesichtsschädels müssen i. d. R. **umgehend operiert werden**, vor allem, wenn Sehstörungen (z. B. Doppelbilder) auftreten. Eine Folge kann auch der Verlust des Geruchssinns sein, was für die Patienten sehr belastend ist, da sie nur noch sehr eingeschränkt schmecken können.

Bei diesen Patienten sind Empathie, Feingefühl und psychologisches Verständnis der Pflegenden gefragt, denn diese Verletzung ist mit sehr viel Angst verbunden (Verlust des Geruchs- bzw. Sehsinns, Entstellung durch Verletzung im Gesicht). Es sollten engmaschige Kontrollen auf Veränderungen erfolgen, z. B. in Bezug auf das Sehvermögen, Vitalparameter, Blutungen. Der Patient wird in 30°-Oberkörperhochlagerung gelagert, die Verletzungen werden gekühlt, um Schwellungen zu verhindern bzw. zu verringern. Eventuell aus Nase und Ohren austretende Flüssigkeit sollte auf Liquor getestet werden, siehe Blutzucker-Test (S. 1173).

> **WISSEN TO GO**
>
> **Schädelfrakturen**
>
> *Schädelbasisfraktur*
> - **Symptome:** Monokel- oder Brillenhämatom, retroaurikuläres Hämatom, Blut- und/oder Liquorfluss aus Nase, Mund und Ohr
> - **Therapie:** Patienten engmaschig vital und neurologisch überwachen, Oberkörper hochlagern, Brillen- und Monokelhämatome kühlen
>
> *Kalottenfraktur (Schädeldachbruch)*
> - **Symptome:** ggf. Prellmarken und Wunden am Kopf, evtl. Frakturlinie oder Impression sichtbar
> - **Therapie:** Bei **rissförmigen und geschlossenen Frakturen** wird der Patient überwacht und auf Anzeichen eines SHT hin beobachtet. Der Oberkörper wird hochgelagert. Bei einer **Impressionsfraktur** muss operiert werden.
>
> *Gesichtsschädelfrakturen*
> - **zentrale Mittelgesichtsfrakturen:** meist bei polytraumatisierten Patienten, mehrfache Gesichtsfrakturen, Weichteilverletzungen und Schädelbasisfraktur

- **isolierte Mittelgesichtsfrakturen:** nur 1 Fraktur, z. B. am Jochbein/Jochbogen, Nasenbein
- **Therapie:** umgehende OP, vor allem bei Sehstörungen

60.4.7 Häufige Verletzungen der Wirbelsäule

Distorsion der Halswirbelsäule

Eine Distorsion (Verstauchung) der HWS (Schleudertrauma) tritt häufig bei Auffahrunfällen auf, da durch den abrupten Aufprall die Halswirbelsäule zuerst rasch gebeugt und anschließend deutlich überstreckt wird. Bei diesen Beschleunigungs- bzw. Schleuderbewegungen werden die Weichteile und Bänder an der HWS geschädigt.

Die Patienten klagen direkt nach dem Unfall oder zum Teil auch erst am nächsten Tag über **Schmerzen** und **Bewegungseinschränkungen** am **Hals** und **Nacken**. Diese können in die Schultern und Arme ausstrahlen. Hinzu können Kopfschmerz, Übelkeit, Schwindel oder Zittern kommen.

Um eine knöcherne Verletzung auszuschließen, wird i. d. R. die HWS in 2 Ebenen geröntgt, bei länger andauernden Beschwerden sollte ein MRT durchgeführt werden.

Die **Therapie** erfolgt **konservativ**. Schonung, Schmerzmittel und muskelentspannende Medikamente fördern die Heilung. Die Anlage einer weichen Halskrawatte (Schanz-Krawatte) ist nicht zwingend notwendig, kann aber zur Schmerzlinderung beitragen.

Frakturen der Wirbelsäule

Grundlagen

Frakturen der Hals-, Brust- oder Lendenwirbelsäule können traumatisch oder auch pathologisch bedingt sein. **Traumatische Frakturen** an der HWS entstehen z. B. durch einen Kopfsprung ins flache Wasser oder durch Auffahrunfälle. Auch Frakturen der BWS und LWS entstehen häufig bei Verkehrsunfällen, aber auch beim Sport oder einem Sturz aus großer Höhe. **Pathologische Frakturen** finden sich häufig bei Osteoporose oder bei Knochentumoren (meist Metastasen). Hier reicht oft schon eine Bagatellverletzung aus, um den vorgeschädigten Wirbelkörper zu frakturieren. Der Wirbelbruch kann den Wirbelkörper, den Dornfortsatz und den Wirbelbogen betreffen. Wichtig ist die Unterscheidung in eine stabile oder instabile Fraktur.

Stabile Frakturen • Die Hinterkante des Wirbelkörpers ist intakt, d. h., es besteht keine Gefahr, dass das Rückenmark durch Knochenfragmente verletzt werden könnte. Die häufigsten Symptome sind hier Druck-, Klopf- und Bewegungsschmerzen. Bei HWS-Frakturen treten häufig auch neurologische Symptome (z. B. Taubheit, Lähmungen) an Nacken oder Armen auf, manchmal sind sie aber auch völlig symptomlos.

Instabile Frakturen • Sie sind wesentlich gefährlicher, weil bei ihnen eine Verschiebung der Fragmente oder ein Zusammenfallen des Wirbelkörpers droht oder bereits geschehen ist. Hier ist auch die Hinterkante des Wirbelkörpers beschädigt, d. h. Knochenfragmente können hier das Rückenmark schädigen. Als Hauptsymptome zeigen sich Spontan- und Bewegungsschmerz, Belastungsunfähigkeit sowie Fehlstellungen des Rumpfes.

ACHTUNG
Bei instabilen Frakturen an der Hals-, Brust- oder Lendenwirbelsäule besteht ein hohes Risiko für Verletzungen des Rückenmarks. Sie können zu schweren neurologischen Ausfällen bis hin zum Querschnittsyndrom (S. 1255) oder gar zum Tod führen.

Zur **Diagnostik** gehören eine sorgfältige **neurologische Untersuchung**, Röntgen und CT für die Beurteilung von knöchernen Verletzungen sowie ein MRT für Rückenmarkverletzungen. Nach der Notfallversorgung und der Diagnostik wird entschieden, ob es sich um eine stabile oder instabile Fraktur handelt. Dementsprechend unterscheiden sich Therapie und Pflege.

> ### WISSEN TO GO
>
> **Wirbelsäulenfrakturen – Grundlagen**
>
> Es kann der Wirbelkörper, der Dornfortsatz und/oder der Wirbelbogen gebrochen sein.
> - Bei **stabilen Frakturen** besteht keine Gefahr für das Rückenmark. Häufige Symptome sind Druck-, Klopf- und Bewegungsschmerzen.
> - Bei **instabilen Frakturen** droht eine Verschiebung der Fragmente oder ist bereits eingetreten. Knochenfragmente können das Rückenmark schädigen. Neben Spontan- und Bewegungsschmerz, Belastungsunfähigkeit und Fehlstellungen des Rumpfes können Taubheitsgefühle und Lähmungen auftreten, die bis zur kompletten Querschnittlähmung und zum Tod führen können.

Stabile Frakturen – Therapie

Da hier keine Gefahr für das Rückenmark besteht, können diese Frakturen i.d.R. **konservativ** versorgt werden. Das heißt, die Patienten müssen zunächst 1–2 Wochen **strenge Bettruhe** einhalten, dürfen nicht aufstehen und müssen **flach gelagert** werden (ein Kissen darf nur bei Frakturen der BWS oder LWS verwendet werden). Der Oberkörper darf maximal um 30° hochgelagert werden. Nur in Ausnahmefällen ist nach Absprache mit dem Arzt eine höhere Lagerung möglich, z. B. bei Patienten mit gleichzeitiger Atemproblematik. Bei stabilen Frakturen der HWS wird diese zusätzlich mit einer weichen Zervikalstütze, z. B. mit einer Schanz- oder Camp-Krawatte, ruhiggestellt.

Stabile Frakturen – Beobachtungskriterien und Pflegebasismaßnahmen

Der Patient wird bei der Nahrungsaufnahme, der Körperpflege und den Ausscheidungen unterstützt. Die Blasenfunktion und die Darmtätigkeit werden beobachtet. Zum Essen sollte möglichst das gesamte Bett aufrecht gestellt werden (Beintieflagerung). Sind Drehungen notwendig (z. B. um sich auf die Bettschüssel zu setzen), dürfen diese nur **ohne Verdrehung** der Wirbelsäule stattfinden, d. h., der Patient muss sich **en bloc** (als Ganzes) drehen.

En-bloc-Drehung • Die Drehung erfolgt so, als hätte man einen Stock verschluckt, die Wirbelsäule bleibt starr. Diese Mobilisation sollte mit mind. 2, besser mit 3 Pflegenden erfolgen. Der Patient sollte sich möglichst steif machen, indem er die Bauch- und Rückenmuskeln anspannt. Die Arme sollte er vor der Brust verschränken. Ist dies nicht möglich, legt die Pflegekraft die Arme auf die Brust und hält sie dort. Dann fasst die erste den Patienten an Schulter und Hüfte und die zweite an Hüfte und Knien, eine dritte Pflegekraft hält den Kopf. Dann wird gleichzeitig auf eine Seite gedreht. Liegt der Patient auf der Seite, reicht es aus, wenn eine Pflegekraft den Patienten hält, während die anderen pflegerische Maßnahmen in dieser Position durchführen.

Neurologischer Status • Während der Therapie ist es wichtig, von Anfang an den neurologischen Status engmaschig zu prüfen und zu dokumentieren: Treten Taubheitsgefühle oder Gefühlsstörungen neu auf oder verschlimmern sie sich? Besteht plötzlich eine Inkontinenz? Kann noch alles mit derselben Kraft bewegt werden? Sind Durchblutung, Motorik und Sensorik der betroffenen Bereiche (z. B. der Beine) erhalten? Eine regelmäßige DMS-Kontrolle (S. 1152) ist hier wesentlicher Teil der Pflege.

ACHTUNG
Bei Veränderungen müssen Sie sofort den Arzt informieren, da sie auf eine Einengung des Rückenmarks hindeuten können.

Ernährung, Körperpflege und Ausscheidung • Die Patienten liegen meistens in speziellen Betten, die zur Nahrungsaufnahme und zur Umlagerung um 45° komplett gekippt werden können. Die Körperpflege muss oft vollständig übernommen werden. Die Patienten erhalten meist einen Blasendauerkatheter.

Prophylaxen • Da die lange Liegezeit auch ein großes Pneumonie-, Dekubitus- und Thromboserisiko mit sich bringt, müssen die Prophylaxen sorgfältig betrieben werden. Eine Antidekubitusmatratze darf aber nur in Absprache mit dem Arzt verwendet werden, da durch die Weichlagerung evtl. die Wirbelsäule nicht ausreichend unterstützt wird.

Mobilisation • Sie erfolgt nach 1–2 Wochen nur nach Arztanordnung und i.d.R. zusammen mit der Physiotherapie. Man beginnt mit Übungen zur Stärkung der Muskulatur und geht dann zu aktiven Bewegungsübungen in Bauch- oder Rückenlage über. Das Aufstehen sollte nur mit gerader Wirbelsäule erfolgen, bei ersten Gehversuchen sollte ein Gehwagen zum Abstützen benutzt werden (▶ Abb. 60.20). Das Sitzen sollte möglichst lange vermieden werden. Wichtig sind auch hier die regelmäßigen DMS-Kontrollen und die entsprechende Dokumentation.

Abb. 60.20 Gehwagen.

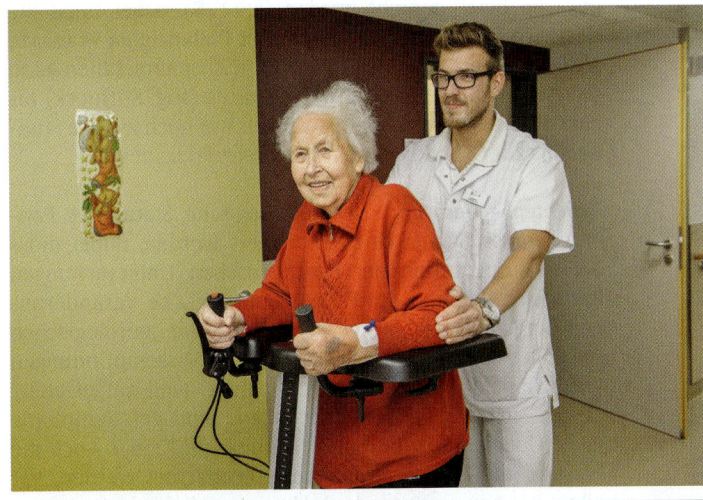

Damit die Wirbelsäule möglichst gerade bleibt, sollten erste Gehversuche mithilfe eines Gehwagens erfolgen.

> **WISSEN TO GO**
>
> **Stabile Wirbelsäulenfrakturen – Therapie und Pflege**
>
> Sie können i. d. R. **konservativ** versorgt werden:
> - 1–2 Wochen **strenge Bettruhe** und **Flachlagerung**
> - den Patienten nur **achsengerecht en bloc drehen**
> - zum Essen **Beintieflagerung**
>
> Die Pflege umfasst
> - Vitalzeichen und Schmerzen kontrollieren, DMS-Kontrolle (S. 1152)
> - Pneumonie-, Dekubitus- und Thromboseprophylaxe
> - Unterstützung bei Nahrungsaufnahme, Körperpflege und Ausscheidung
> - Überprüfung der Blasenfunktion und Darmtätigkeit
> - Unterstützung bei der Mobilisierung nach Anordnung

Instabile Frakturen – Therapie

Diese Frakturen werden, egal welcher Teil der Wirbelsäule betroffen ist, i. d. R. **operativ versorgt**. Eine konservative Behandlung kommt nur bei nicht operablen Patienten infrage, denn bei einer instabilen Fraktur der BWS oder der LWS sind mindestens 6 Wochen strenge Bettruhe notwendig. Die Risiken einer Pneumonie, einer Thrombose und eines Dekubitus sind hier enorm hoch.

Frakturen an der HWS werden i. d. R. sehr schnell operiert, nach Möglichkeit noch am selben Tag. Die operative Stabilisierung kann sowohl einzeitig als auch zweizeitig durchgeführt werden:
- Beim **einzeitigen Vorgehen** wird die Wirbelsäule nur von vorne oder von hinten stabilisiert. In nur einer Operation kann man so eine Bewegungsstabilität erreichen.
- Beim **zweizeitigen Vorgehen** wird mit der 1. OP eine Lagerungsstabilität und erst mit der 2. Operation die Bewegungsstabilität erreicht. Dieses Verfahren wird bei Wirbelkörperfrakturen mit einer relevanten Höhenminderung oder bei Kompressionsfrakturen verwendet.

Instabile Frakturen – Beobachtungskriterien und Pflegebasismaßnahmen

Bis zur OP hat der Patient **strenge Bettruhe**, er muss ganz **flach liegen** und nur in Ausnahmefällen darf eine 30°-Oberkörperhochlagerung durchgeführt werden. Der Patient darf nur „**en bloc**" gedreht werden (S. 1175), dabei muss die Halswirbelsäule zusätzlich mit einer **Philadelphia-Krawatte** fixiert werden (▶ Abb. 60.21). Nur in Ausnahmefällen kann die HWS-Schiene des Rettungsdienstes (sog. Stiffneck) bis zur OP belassen werden, z. B. wenn es nur noch wenige Stunden bis zur OP sind oder ein Wechsel zu riskant wäre.

Patientenbeobachtung • Der neurologische Status des Patienten muss engmaschig kontrolliert werden, dabei muss die Dokumentation der neurologischen Untersuchungen berücksichtigt und der Patient auf mögliche Veränderungen hin genau beobachtet werden. Welche neurologischen Ausfälle oder Parästhesien (körperliche Missempfindungen wie Kribbeln, Ameisenlaufen, Taubheit) sind aufgetreten? Zeigen sich aktuelle Veränderungen? Sind ggf. Symptome eines Querschnittsyndroms erkennbar (S. 1255)? Auch die Blasen- und Darmfunktion muss beobachtet werden, vor allem bei neu auftretender Inkontinenz. Bei solchen Symptomen muss umgehend ein MRT durchgeführt werden, um die Ausdehnung der Weichteilverletzungen beurteilen zu können.

Abb. 60.21 Philadelphia-Krawatte.

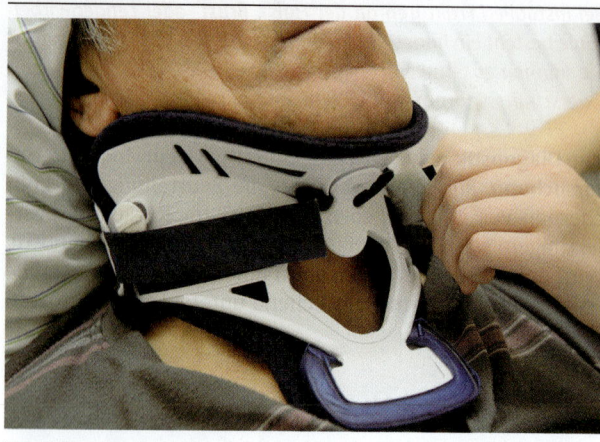

Wird der Patient gedreht, muss zum Schutz der Halswirbelsäule eine Philadelphia-Krawatte angelegt werden.

Postoperative Pflege • Sie ist je nach angewendetem Verfahren unterschiedlich. Beim zweizeitigen Operieren ist der Patient nach der 1. OP nur lagerungsstabil, d. h., er darf weiterhin nur flach gelagert werden und benötigt Unterstützung bei allen Tätigkeiten, z. B. der Körperpflege, dem Essen oder der Ausscheidung. Beim einzeitigen Vorgehen wird nach der Operation gleich die Bewegungsstabilität erreicht, d. h., der Patient kann sich drehen und muss nicht mehr absolut flach gelagert werden. Ein Aufstehen ist bereits nach wenigen Tagen möglich. Wichtig ist auch nach der OP die genaue Beobachtung der neurologischen Situation und die regelmäßige Prüfung der Durchblutung, Motorik und Sensibilität = DMS-Kontrolle (S. 1152).

Ausscheidung • Ein mögliches Pflegeproblem stellt neben den vorhandenen Pneumonie-, Dekubitus- und Thromboserisiken die Darmparalyse dar. Eine solche Darmlähmung kann auftreten, da die Patienten i. d. R. starke Schmerzmittel, oft auch Opiate, erhalten. Aber auch wenn die Operation von vorne, d. h. durch den Bauch erfolgte, können postoperative Störungen der Darmtätigkeit verursacht werden. Darum ist auf einen regelmäßigen Stuhlgang der Patienten zu achten. Auch ein Harnverhalt ist wegen des evtl. gelegten Blasendauerkatheters und der Irritation im Bauch möglich und kann sehr schmerzhaft sein.

Rehabilitationsmaßnahmen • Nach der Entlassung aus dem Krankenhaus sollten die Patienten Rehabilitationsmaßnahmen wahrnehmen, um den Muskelaufbau zu fördern und um Bewegungsmuster zu erlernen, die die Wirbelsäule schonen (z. B. rückenschonendes Arbeiten). Müssen die Patienten dauerhaft mit Einschränkungen in der Mobilität zurechtkommen, können sie hier lernen, wie sie ihre Selbstständigkeit möglichst erhalten. Sportarten, die Erschütterungen der Wirbelsäule mit sich bringen (z. B. Reiten) oder zu ruckartigen Drehbewegungen führen (z. B. Tennis), sollten mindestens 6 Monate bzw. auf Arztanordnung nicht ausgeführt werden.

Traumatologische Erkrankungen

WISSEN TO GO

Instabile Wirbelsäulenfrakturen – Therapie und Pflege

Das Rückenmark kann verletzt sein oder verletzt werden. Es drohen neurologische Ausfälle bis zur Querschnittlähmung, ggf. sogar der Tod. Es besteht absolute OP-Indikation.
- bis zur OP **strenge Bettruhe** mit Flachlagerung und En-bloc-Drehung
- bei HWS-Frakturen **Philadelphia-Krawatte**
- Vitalparameter, Schmerzen, neurologischen Status kontrollieren, DMS-Kontrolle
- auf **Blasen- und Darmfunktion** achten

Postoperative Pflege:
- **einzeitiges Vorgehen:** nach OP Bewegungsstabilität, Kontrolle der Vitalparameter, neurologischer Status und DMS-Kontrolle
- **zweizeitiges Vorgehen:** nach OP nur Lagerungsstabilität; Unterstützung bei Körperpflege, Nahrungsaufnahme und Ausscheidung. Erst nach 2. OP Bewegungsstabilität.

Schwerpunkte sind die Pneumonie-, Dekubitus- und Thromboseprophylaxen. Bei möglicher Darmparalyse oder Blasenatonie benötigt der Patient ggf. Hilfe durch Abführmaßnahmen oder Katheterisierung.

60.4.8 Amputationen

Grundlagen

Definition **Amputation**
Eine Amputation ist die Abtrennung einer Gliedmaße (oder von Teilen davon) im knöchernen Bereich. Wird die Gliedmaße auf Höhe eines Gelenks abgetrennt, spricht man von einer Exartikulation. Man unterscheidet traumatische (verletzungsbedingte) und therapeutische (chirurgische) Amputationen.

Traumatische Amputation • Werden bei schweren Unfällen Gliedmaßen teilweise oder ganz abgetrennt oder abgerissen, spricht man von einer traumatischen Amputation. Kann die abgetrennte Gliedmaße gefunden und mit in die Klinik gebracht werden, können spezialisierte Chirurgen das Amputat evtl. replantieren, d. h. wieder „annähen". Günstige Voraussetzungen hierfür sind glatte Schnittränder, wenig Weichteilquetschung und saubere Wundverhältnisse. Vorerkrankungen mit Durchblutungsstörungen verringern die Erfolgsaussichten. Kann das Amputat nicht mehr replantiert werden, muss die Wunde wie bei einer therapeutischen Amputation verschlossen werden.

! Merken Amputat
Bis zum Eintreffen in der Klinik sollte die abgetrennte Gliedmaße (Amputat) möglichst sauber, trocken und kühl gelagert werden (aber nicht direkt auf Eis).

Therapeutische Amputation • Aus therapeutischen Gründen werden Amputationen nur bei schweren Erkrankungen wie bösartigen Tumoren, schweren Infektionen oder Nekrosen durchgeführt. Häufigste Ursache ist die pAVK (periphere arterielle Verschlusskrankheit), insbesondere bei Patienten mit Diabetes mellitus. Die Durchblutungsstörungen führen zu einem Absterben von Gewebe, vor allem an der unteren Extremität. Häufig entstehen hierbei zusätzlich schwer zu behandelnde Infektionen.

Muss aus therapeutischen Gründen eine operative Amputation durchgeführt werden, wird so wenig wie möglich von der Extremität entfernt, damit für den Patienten möglichst viele Funktionen erhalten bleiben und die Prothesenversorgung optimal angepasst werden kann. Der Knochenstumpf wird daher mit einem gesunden Muskel- und Hautmantel umhüllt und die Hautnaht nach Möglichkeit seitlich des Stumpfes angebracht, damit die Prothese später nicht direkt auf die Narbe drückt und so Schmerzen oder Wundinfektionen verursachen kann.

Prothesenversorgung • Nach einer Amputation sollte die Versorgung mit einer Prothese möglichst frühzeitig erfolgen. Ziel ist es, die Mobilität und Selbstständigkeit des Patienten wiederherzustellen. Jede Prothese wird individuell nach den Bedürfnissen und Fähigkeiten des Patienten ausgewählt und an die Form des Stumpfes angepasst. Der Patient muss sorgfältig im Umgang mit seiner Prothese und vor allem in der Hautpflege seines Stumpfes geschult werden.

Komplikationen • Neben den allgemeinen OP-Komplikationen wie Wundschmerz, Nachblutung, Wundheilungsstörungen und Wundinfektionen können bei Amputationen auch spezielle Komplikationen auftreten. Hierzu gehören:
- **Phantomschmerzen,** d. h., der Patient verspürt Schmerzen in dem Körperteil, das amputiert wurde, z. B. im Unterschenkel
- **Stumpfschmerzen,** z. B. durch Wundinfektionen, Durchblutungsstörungen oder Neurombildung (Nervenaussprossung, ausgehend von durchtrennten Nervenenden)
- **Hautprobleme** durch die Prothese, z. B. Entzündungen, Kontaktekzem, Pilzbefall oder Druckschäden (Dekubitus)
- **Kontrakturen** an benachbarten Gelenken, z. B. eine Kontraktur im Kniegelenk nach einer Unterschenkelamputation

WISSEN TO GO

Amputationen – Grundlagen

Die teilweise oder vollständige Abtrennung einer Gliedmaße im knöchernen Bereich bezeichnet man als **Amputation**. Eine Abtrennung auf Höhe eines Gelenks als **Exartikulation**. Unterschieden werden verletzungsbedingte **traumatische** Amputationen und **therapeutisch** bedingte chirurgische Amputationen. Eine **Prothese** sollte so früh wie möglich angepasst werden. Komplikationen bei Amputationen sind u. a.:
- Nachblutungen
- Phantomschmerzen, Stumpfschmerzen
- Wundheilungsstörungen und -infektionen
- Hautprobleme durch die Prothese
- Kontrakturen an benachbarten Gelenken

Beobachtungskriterien und Pflegebasismaßnahmen

Ausführliche Informationen zur allgemeinen prä- und postoperativen Versorgung finden Sie im Kap. „Perioperative Pflege" (S. 743).

Präoperative Vorbereitung

Bei therapeutischen Amputationen handelt es sich häufig um geplante Eingriffe, d. h., die Patienten können sich vorher auf den Eingriff und seine Folgen psychisch und körperlich in gewisser Weise vorbereiten. So können sie präoperativ z. B. schon den **Umgang mit Unterarmgehstützen** erlernen oder durch ein **gezieltes Training** den Aufbau bestimmter Muskelgruppen gezielt fördern. Das verhindert eine postoperative Überbeanspruchung der Muskeln und damit Muskelkater.

Um die Situation psychisch bewältigen zu können, sind **präoperative Beratungsgespräche** und ausführliche Informationen zur Prothesenversorgung sinnvoll. Es sollte auch ein Psychologe hinzugezogen werden. Schließlich kann auch die Vermittlung von Kontakten, Selbsthilfegruppen oder sozialen Diensten die Bewältigung der neuen Lebenssituation schon vor der Operation fördern.

Postoperative Maßnahmen

Nachblutung erkennen • Bei einer chirurgischen Amputation, aber auch bei einer replantierten traumatisch amputierten Gliedmaße ist die Gefahr von Nachblutungen sehr hoch, da im betroffenen Bereich alle Blutgefäße durchtrennt waren. Postoperativ müssen daher neben den Vitalzeichen die Durchblutung und die Drainagen engmaschig überprüft werden. Bei den Saugdrainagen muss vor allem der Sog kontrolliert werden (S. 754).

Wurde intraoperativ ein Stumpfgips angelegt, ist die Überwachung des Wundgebiets schwierig. Ein Stumpfgips wird angelegt, um den Stumpf frühzeitig zu konditionieren, zu schützen und um der Bildung von Ödemen vorzubeugen. Hier muss besonders auf Schmerzen, Temperaturanstieg oder Sekretbildung im Stumpfbereich geachtet werden. Bei solchen Anzeichen muss umgehend der Arzt informiert werden. Die Kontrollen sollten in den ersten 8 Stunden ca. jede halbe Stunde und für weitere 48 Stunden ca. jede Stunde erfolgen.

Lagern • Die postoperative Lagerung des Stumpfes verfolgt 2 Ziele:
- Vermeidung eines Wundödems
- Vorbeugung von Kontrakturen in den Nachbargelenken

Um das Wundgebiet zu entlasten und einem Wundödem vorzubeugen, wird der Stumpf postoperativ für mindestens 24 Stunden auf einem kleinen Kissen **hochgelagert**. Bei Patienten mit Durchblutungsstörungen wird der Stumpf horizontal oder tiefer gelagert, um die Durchblutung zu fördern.

Zudem muss eine Kontraktur in den Nachbargelenken verhindert werden. Betroffen ist häufig die Hüfte (nach Oberschenkelamputation) oder das Knie (nach Unterschenkelamputation). Da die Beugemuskulatur stärker ist als die Streckmuskulatur, wird die betroffene Extremität in **Streckstellung** gelagert. Hierzu können Sandsäckchen oder andere Hilfsmittel verwendet werden. Bei Oberschenkelamputationen wird der Stumpf flach und gestreckt gelagert, das Hüftgelenk bleibt in Nullstellung. Zur Streckung kann der Patient zeitweise auch die Bauchlage einnehmen. Längeres Sitzen am Bettrand sollte unbedingt vermieden werden. Bei Amputationen am Finger reicht eine Schienung des Stumpfes, um ihn kontinuierlich in Streckstellung zu halten.

Schmerzmanagement • In den ersten postoperativen Tagen haben die Patienten starke Schmerzen im Stumpfbereich und evtl. auch Phantomschmerzen in der amputierten Gliedmaße. Die Schmerzen können gleich nach der Operation auftreten oder erst Wochen oder Monate später. Wichtig ist eine frühzeitige und umfassende Schmerztherapie. Voraussetzung dafür sind eine gute Patientenbeobachtung und eine kontinuierliche Schmerzerfassung. Pflegende sollten einen engen Kontakt zum Patienten pflegen, ihn beobachten und mithilfe von Schmerzskalen regelmäßig die Schmerzen erfassen, sodass die Schmerztherapie zeitnah angepasst werden kann. Darüber hinaus achten Pflegende auf die Umsetzung der ärztlichen Anordnungen und darauf, dass die Analgetika rechtzeitig verabreicht werden.

ACHTUNG
Phantomschmerzen sollten schnell und konsequent behandelt werden, da sie nach längerer Zeit nur noch schwer zu beeinflussen sind.

Verbandwechsel • Am 2. postoperativen Tag wird i. d. R. der erste aseptische Verbandwechsel durchgeführt (S. 581). Dabei wird die Wunde auf mögliche Hämatome, Ödeme und Infektionszeichen (z. B. Rötung, Schwellung, Schmerzen) hin kontrolliert. Auch wird geprüft, ob Anzeichen einer Nahtschwäche erkennbar sind. Bis zum Abheilen der Stumpfwunde wird täglich ein aseptischer Verbandwechsel durchgeführt und anschließend der Stumpf bandagiert.

! Merken Erster Verbandwechsel
Beim ersten Verbandwechsel sieht auch der Patient seinen Amputationsstumpf zum ersten Mal. Das kann sehr belastend für ihn sein. Achten Sie auf ein entsprechend einfühlsames Vorgehen und eine sensible Kommunikation.

Stumpf wickeln • Das Wickeln ist in zweierlei Hinsicht wichtig: Es dient der Ödemprophylaxe und gleichzeitig der Formung des Stumpfes. Ziel ist es i. d. R., eine prothesengerechte konische Form zu erreichen. Der Stumpf wird hierfür in Achtertouren mit elastischen Kurzzugbinden gewickelt; der Druck nimmt dabei nach oben hin kontinuierlich ab. Die Gestaltung und Intensität der Bandagierung bestimmt der Arzt. Die Stumpfbandagierung am Unterschenkel wird im Kap. „Verbandtechniken" ausführlich beschrieben (S. 589).

Hautpflege • Die Pflege der Haut ist nach einer Amputation besonders wichtig, da sie im Wundgebiet sehr empfindlich ist und zudem für die Belastung einer Prothese vorbereitet werden muss. Denn nur bei intakter Haut kann eine Prothese angepasst und getragen werden. Zur Hautpflege gehören folgende Aspekte:
- **Inspektion der Haut:** Täglich vor dem Wickeln wird die Wunde/Narbe und die umgebende Haut genau beobachtet. Bei Hautreizungen, Druckstellen oder Anzeichen einer Nahtinsuffizienz muss sofort reagiert werden.
- **Hautreinigung:** Die Haut wird täglich mit warmem Wasser und einer milden Seife gereinigt. Dabei darf sie nicht aufweichen. Seifenreste müssen vollständig abgespült und die Haut muss sorgfältig getrocknet werden. Bei starker Schweißbildung können zusätzliche Stumpfbäder mit Salbei angewendet werden.
- **Hautpflege:** Hautcremes sollten nur bei sehr trockener Haut aufgetragen werden. Zu empfehlen sind Wasser-in-Öl-Lotionen. Wichtig ist, den Stumpf nicht vor dem Anziehen der Prothese zu cremen, um eine Mazeration zu vermeiden. Er sollte möglichst nur abends eingecremt werden. Zur Narbenpflege kann pH-neutrale, unparfümierte Salbe verwendet werden.

Stumpfhaut abhärten • Damit die Haut den hohen Druckbelastungen und Reizen durch die Prothese standhält, kann nach Abheilung der Wunde versucht werden, die Stumpfhaut abzuhärten. Hierzu kann man
- nach dem Waschen die Stumpfhaut kräftig abfrottieren oder abreiben,

Traumatologische Erkrankungen

- die Haut mit einer weichen Bürste abbürsten,
- kaltwarme Wechselbäder anwenden, um die Durchblutung anzuregen,
- Luft und Licht einwirken lassen oder
- den Stumpf in Materialien wie Sand oder Erbsen oder in einer speziellen Knetmasse bewegen lassen.

Mobilisation • Eine frühe Mobilisation verringert das Dekubitus-, Thrombose- und Pneumonierisiko und stabilisiert den Kreislauf. Je nachdem, welche Extremität betroffen ist, benötigt der Patient Hilfe bei der Körperpflege und beim Essen oder bei Veränderungen der Körperlage im Bett bzw. beim Stehen oder Gehen. Wie viel Unterstützung der Patient benötigt und wie schnell bzw. wie intensiv er mobilisiert werden kann, hängt dabei auch von der Schmerzsituation und der körperlichen Verfassung des Patienten ab.

Psychische Unterstützung • Der Verlust eines Körperteils und evtl. Phantomschmerzen stellen eine hohe psychische Belastung für den Patienten dar. Das veränderte Körperbild, die täglichen Einschränkungen und die langwierigen Schmerzen können sein Selbstwertgefühl verändern und ihn seelisch überfordern. Er sollte daher auch in psychologischer Hinsicht einfühlsam betreut und positiv unterstützt werden. Schmerzäußerungen sollten immer ernst genommen werden. Gegebenenfalls ist es sinnvoll, einen Psychologen hinzuzuziehen.

Prothesenversorgung

Definition **Prothese**
Prothesen sind ein künstlicher Ersatz für den fehlenden Körperteil. Sie ermöglichen neben dem optischen Ausgleich vor allem auch die Wiederherstellung der Geh-, Steh- und Greiffähigkeit für den Patienten.

So bald wie möglich sollte der Patient einen **Prothesenstrumpf** tragen und nach Abschluss der Wundheilung auch baldmöglichst eine erste **Übungsprothese** bekommen, um erste Geh-, Steh- oder Greifübungen ausführen zu können. Ziel ist es, die Mobilität und Selbstständigkeit des Patienten wiederherzustellen. Dafür wird jede Prothese individuell nach den Bedürfnissen und Fähigkeiten des Patienten ausgewählt und an die Form des Stumpfes angepasst. Seine endgültige Form erreicht der Stumpf nach etwa 6–12 Monaten. Dann kann der Orthopädietechniker die **dauerhafte Prothese** anpassen. Der Patient muss sorgfältig im Umgang mit seiner Prothese und in der Hautpflege seines Stumpfes geschult werden.

Informieren, Schulen, Beraten

Nach der Entlassung sind für den Patienten Rehabilitationsmaßnahmen unumgänglich, um ihn im Umgang mit seiner Prothese zu schulen und ihn bei der Alltagsbewältigung zu unterstützen und zu fördern. In speziellen Trainings lernen z. B. Patienten mit Beinprothesen das Gehen in unebenem Gelände, das Treppensteigen oder das Überwinden von Hindernissen (▶ Abb. 60.22). Den Patienten werden auch Sportmöglichkeiten mit der Prothese aufgezeigt. Der Umfang und die Möglichkeiten der Reha-Maßnahmen orientieren sich dabei an der Kondition des Patienten und am Ausmaß der Einschränkungen. Muss sich der Patient beruflich neu orientieren, sind Umschulungs- oder Fortbildungsmaßnahmen möglich. Auch eine psychologische Unterstützung sollte nach Möglichkeit fortgeführt werden.

Abb. 60.22 Prothesenversorgung.

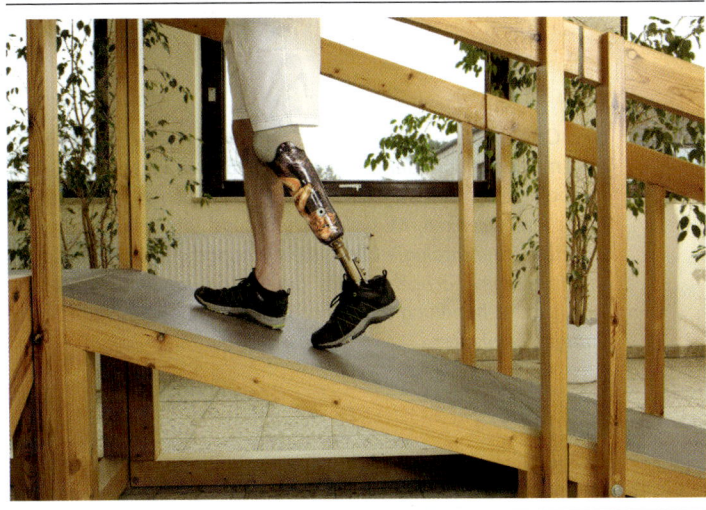

In der Rehabilitation lernt der Patient z. B., mit der Prothese eine Steigung zu bewältigen. © belahoche/fotolia.com

WISSEN TO GO

Amputationen – Beobachtungskriterien und Pflegebasismaßnahmen

Präoperative Vorbereitung:
- Bei geplanten Eingriffen kann der Patient bestimmte Techniken vorab erlernen.
- Gezieltes Training fördert den Muskelaufbau und vermeidet postoperative Überbelastung.
- Präoperative Beratungsgespräche und Informationen zur Prothesenversorgung unterstützen die psychische Vorbereitung.

Postoperative Maßnahmen:
- Vitalzeichen kontrollieren
- Nachblutungen überwachen, Drainagen kontrollieren
- Wundbereich auf Schmerzen, Temperatur oder Sekretbildung hin beobachten
- Extremität lagern:
  – Stumpf in den ersten 24 h hochlagern (nicht bei Durchblutungsstörungen)
  – Extremität in Streckstellung lagern
- Schmerzmanagement
- Verbandwechsel
- Stumpf wickeln
- Hautpflege
- Stumpfhaut abhärten
- Prophylaxen
- Patienten psychisch begleiten

60 Pflege bei Erkrankungen des Bewegungssystems

60.5 Orthopädische Erkrankungen

Definition **Orthopädie**
Die Orthopädie (griech. orthos = aufrecht, richtig) beschäftigt sich mit Form- und Funktionsfehlern des Bewegungssystems, d. h., sie befasst sich mit angeborenen und erworbenen Störungen an Knochen, Gelenken, Muskeln, Sehnen und Bändern. Zusammen mit der Traumatologie bildet die Orthopädie ein gemeinsames medizinisches Fachgebiet, das die Entstehung und Prävention sowie die Behandlung und Rehabilitation orthopädischer Erkrankungen beinhaltet.

60.5.1 Arthrose

Grundlagen

Definition **Arthrose**
Die Arthrose (lat. Arthrosis deformans) ist eine schmerzhafte degenerativ-rheumatische Erkrankung in den Gelenken. Dabei kommt es zur allmählichen Zerstörung des Gelenkknorpels, später entwickelt sich daraus eine schmerzhafte Gelenkentzündung, die zur Schrumpfung der Gelenkkapsel bis hin zur Verformung und völligen Einsteifung des Gelenks führen kann.

Je nach Ursache unterscheidet man:
- **Primäre (idiopathische) Arthrose:** Sie entsteht aufgrund eines minderwertigen Knorpelgewebes. Die Ursachen hierfür sind unbekannt.
- **Sekundäre Arthrose:** Sie entsteht aufgrund einer vorangegangenen Erkrankung bzw. durch Über- oder Fehlbelastung des Gelenks. Ursachen bzw. Risikofaktoren sind hier z. B.:
  - Übergewicht, Leistungssport oder schwere Arbeit
  - Fehlstellungen, z. B. X-Beine oder O-Beine
  - Frakturen, bei denen sich nach der Abheilung Stufen in der Gelenkfläche gebildet haben (posttraumatische Arthrose)
  - Stoffwechselerkrankungen, z. B. Gicht
  - endokrine Erkrankungen, z. B. Schilddrüsenunterfunktion

Man unterscheidet **Monoarthrose** (nur ein Gelenk ist befallen), **Oligoarthrose** (2–4 Gelenke sind betroffen) und **Polyarthrose** (mehr als 5 Gelenke sind befallen). Häufig sind das Hüftgelenk (Koxarthrose) oder das Kniegelenk (Gonarthrose) betroffen.

Typische **Symptome** sind Schmerzen (zu Beginn Morgensteifigkeit und Anlaufschmerzen, später Belastungsschmerzen bis hin zum Ruheschmerz), Muskelverspannungen, Gelenkschwellungen, Bewegungseinschränkungen und Deformitäten. Während **akuter Entzündungsphasen** kann es zur Überwärmung und zum Gelenkerguss kommen. Hinzu kommen akute Schmerzen und Schwellungen. Während des Krankheitsverlaufs nehmen die Symptome langsam, aber stetig zu.

Die **Diagnose** wird aufgrund der Anamnese, der klinischen Untersuchung und durch Röntgen gestellt.

Therapie und Pflege

Zur Schmerzlinderung und Entzündungshemmung werden NSAR (nicht steroidale Antirheumatika) wie Ibuprofen eingesetzt. Darüber hinaus werden auch orthopädische Maßnahmen (z. B. Schuheinlagen), Physiotherapie, Massagen und physikalische Maßnahmen (Wärmeanwendung bei chronischen Schmerzen und Kälteanwendung in den akuten Schmerzphasen) eingesetzt. Bei akuten Arthrosen werden die schmerz- und entzündungshemmenden Medikamente ggf. auch direkt ins betroffene Gelenk gespritzt.

Wichtig ist auch die **Prävention.** Um einer weiteren Verschlechterung vorzubeugen, müssen die Ursachen – soweit bekannt – behoben werden, z. B. Gewichtsabnahme bei Adipositas oder operative Korrektur von X-Beinen oder Knochenstufen in Gelenken nach Frakturen.

Konservative Therapie

Die Pflege umfasst bei den konservativen Therapieverfahren vor allem folgende Schwerpunkte:
- **Patientenbeobachtung:** Wichtige Aspekte sind hier:
  - Schmerzen (akut oder bei der Mobilisation)
  - Bewegungseinschränkungen, z. B. beim Gehen
  - Schonhaltungen oder Schonatmung
  - Durchblutung, Motorik und Sensibilität = DMS-Kontrollen (S. 1152)
  - Infektionszeichen
- **Überwachung der medikamentösen Therapie:** Wurden schmerz- und entzündungshemmenden Medikamente verabreicht, muss kontrolliert werden, ob die Schwellung zurückgeht und der Patient eine Schmerzlinderung verspürt. Zudem muss auf Nebenwirkungen geachtet werden. Vor allem bei der Gabe von NSAR (z. B. Ibuprofen) kann es zu Magenbeschwerden bis hin zu Ulzerationen kommen. Hier werden ggf. zusätzlich Protonenpumpenhemmer (z. B. Pantozol) nach Anordnung verabreicht.
- **Lagerung des Patienten:** Eine Hochlagerung oder Ruhigstellung der betroffenen Extremität kann sowohl schmerzlindernd als auch therapeutisch wirken. Bei der Ruhigstellung muss jedoch darauf geachtet werden, dass sie nur so kurz wie möglich andauert, denn relativ schnell bilden sich die Muskeln zurück. Somit nimmt auch die Mobilität des Betroffenen entsprechend schnell ab. Zudem kann eine Ruhigstellung zu Kontrakturen führen. Die Lagerungshilfsmittel sollten daher nach dem Prinzip „So viel wie nötig, so wenig wie möglich" eingesetzt werden. Generell müssen hier die hauseigenen Standards berücksichtigt werden.
- **Mobilisation:** Sie ist ein wichtiger Bestandteil der Therapie und Pflege. Gezielte aktive und passive Bewegungsübungen fördern die Durchblutung und kräftigen die Muskulatur. Dadurch fördern sie die Heilung und beugen Begleiterkrankungen wie Thrombose oder Kontrakturen vor. Auch schmerzbedingte Fehlbelastungen können so teilweise korrigiert und Folgeerkrankungen reduziert werden, z. B. eine Arthrose in einem nicht betroffenen Gelenk.

Operative Therapie

Nehmen die Schmerzen und Bewegungseinschränkungen zu, muss i. d. R. operiert werden. Möglich ist hier z. B. eine **Entfernung** der chronisch entzündeten **Gelenkinnenhaut** (Synovia) oder von **Osteophyten** (Randwulstbildungen am Knochen). Eine **Gelenksversteifung** (Arthrodese) ist nur an der Wirbelsäule, den Hand-/Finger-/Zehengelenken oder am Sprunggelenk sinnvoll. Bei einer Arthrose an der Hüfte (Koxarthrose) wird häufig ein künstliches Hüftgelenk, eine Endoprothese, eingesetzt.

Während die konservativen Therapien bei Arthrose überwiegend im ambulanten Bereich durchgeführt werden, begegnen Pflegekräfte im klinischen Alltag vor allem Patienten mit Arthrose im Hüftgelenk, der Koxarthrose (S. 1193), oder im Kniegelenk, der Gonarthrose (S. 1198).

Orthopädische Erkrankungen

WISSEN TO GO

Arthrose

Die **Arthrose** ist eine **degenerativ-rheumatische Gelenkerkrankung**. Der Gelenkknorpel wird allmählich zerstört, im Verlauf entwickelt sich eine schmerzhafte Gelenkentzündung, die bis zur Verformung und Einsteifung des Gelenks führen kann.

Während bei der **primären idiopathischen Arthrose** keine Ursachen erkennbar sind, entsteht die **sekundäre Arthrose** meist durch Überbelastung, Fehlstellungen, Frakturen, Stoffwechselerkrankungen oder endokrine Erkrankungen. Typische **Symptome** sind Morgensteifigkeit, Anlauf- und später Belastungsschmerzen, Gelenkschwellungen, Muskelverspannungen, Bewegungseinschränkungen und Deformitäten. Die **konservative Therapie** umfasst:
- Gabe von NSAR zur Schmerzlinderung und Entzündungshemmung
- Physiotherapie, Massage, physikalische Maßnahmen
- orthopädische Schuheinlagen
- wenn möglich Behebung der Ursache

Die Pflege beinhaltet vor allem die Patientenbeobachtung, die Überwachung der medikamentösen Therapie, die korrekte Lagerung, die Kontrolle der Hilfsmittel und Verbände sowie die Mobilisation.

Die **operativen** Möglichkeiten sind u.a.: operative Sanierung des Gelenks, Gelenkversteifung (Arthrodese) oder Gelenkersatz (Endoprothese).

60.5.2 Osteoporose

Grundlagen

Definition **Osteoporose**
Osteoporose ist ein krankhafter Knochenschwund, bei dem mehr Knochensubstanz abgebaut als neu gebildet wird. Dadurch sinkt die Knochendichte und das Frakturrisiko steigt massiv.

Am häufigsten sind ältere Frauen betroffen, in Deutschland sogar fast jede 3. Frau über 60 Jahre. Im fortgeschrittenen Stadium ist die Knochensubstanz häufig soweit reduziert, dass die Knochen auch ohne adäquates Trauma brechen (**pathologische Frakturen**).

!*Merken* **Pathologie**
Osteoporose ist keine normale Alterserscheinung, sondern immer krankhaft. Der normale physiologische Knochenabbau im Alter (Altersatrophie) führt nicht zu pathologischen Frakturen.

Je nach Ursache unterscheidet man:
- **Primäre Osteoporose:** Sie macht etwa 95% der Fälle aus, die Ursachen sind unbekannt. Betroffen sind Frauen nach den Wechseljahren (postmenopausale Osteoporose) und Patienten über 70 Jahre (senile Osteoporose). Bekannte **Risikofaktoren** sind weibliches Geschlecht, höheres Lebensalter, helle Hautfarbe, schlanke Figur, geringe Sonnenexposition (Vitamin-D-Mangel), wenig Bewegung, Rauchen und kalziumarme Ernährung.
- **Sekundäre Osteoporose:** Hier sind die Ursachen bekannt, möglich sind u.a. Schilddrüsenüberfunktion, Diabetes mellitus, lange Kortisontherapie, lange Immobilität,

chronische Nierenerkrankungen mit Kalziumverlust oder chronische Pankreas- bzw. Darmerkrankungen (verminderte Kalziumaufnahme, Malabsorption).

Die Osteoporose selbst verursacht noch keine **Symptome**. Erst wenn es im fortgeschrittenen Stadium zu Knochenbrüchen und Wirbelkörperverformungen kommt, zeigen die Patienten deutliche, äußerlich sichtbare Veränderungen (▶ Abb. 60.23):
- Es kann sich ein Rundrücken (Kyphose, sog. „Witwenbuckel") oder ein Kugelbauch entwickeln.
- Der Körperrumpf schrumpft, die Patienten werden kleiner.
- Durch den Größenverlust kommt es zu charakteristischen Hautfalten, die vom Rücken zu den Flanken ziehen (sog. **Tannenbaumphänomen**).

Am häufigsten klagen die Patienten aber über Rückenschmerzen, die vor allem durch Fehlhaltungen und Muskelverspannungen bedingt sind.

Die Basisdiagnostik zur Früherkennung umfasst neben der Anamnese und klinischen Untersuchung verschiedene Blutuntersuchungen und die Messung der Knochendichte (S. 1153). Bei akuten Beschwerden (z.B. Rückenschmerzen) wird geröntgt. Allerdings sind im Röntgenbild nur späte Stadien der Osteoporose sichtbar. Die Diagnose wird häufig im Rahmen einer Knochenfraktur gestellt.

Abb. 60.23 Osteoporose.

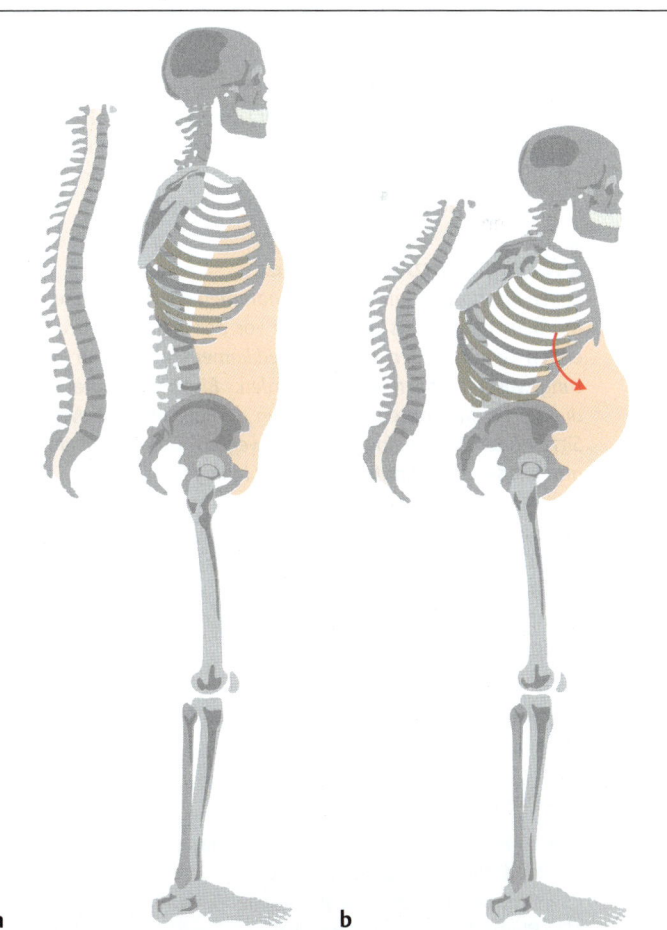

a Physiologische Körperhaltung.
b Durch Knochenbrüche und Wirbelkörperverformungen kommt es zu einem Rundrücken und einem Kugelbauch, die Patienten werden kleiner.

WISSEN TO GO

Osteoporose – Grundlagen

Osteoporose ist ein **krankhafter Knochenschwund**. Die Knochendichte sinkt und das **Frakturrisiko** steigt. Betroffen sind meist Frauen nach der Menopause oder im höheren Alter. Bei der **primären Osteoporose** (95 %) ist die Ursache unbekannt, mögliche **Risikofaktoren** sind weibliches Geschlecht, höheres Lebensalter, helle Hautfarbe, schlanke Figur, Vitamin-D-Mangel, wenig Bewegung, Rauchen und kalziumarme Ernährung. Die **sekundäre Osteoporose** ist Folge einer Vorerkrankung (z. B. Schilddrüsenüberfunktion, Diabetes mellitus), langer Kortisontherapie, Immobilität, chronischer Nieren-, Pankreas- und Darmerkrankungen.

Osteoporose selbst verursacht keine **Symptome**, aber infolge der Frakturen und Wirbelkörperverformungen kommt es zu Rückenschmerzen, Größenverlust, Rundrücken („Witwenbuckel") und Tannenbaumphänomen.

Mitwirken bei der Therapie

Auftretende **Frakturen** werden je nach Form und Lokalisation konservativ oder operativ behandelt. Bei Bedarf wird ein Mieder oder Korsett zur Entlastung der Wirbelsäule angelegt. Wichtig ist eine **gute Schmerztherapie**, damit die Patienten schnell wieder mobilisiert werden können. Auch physikalische Therapie (z. B. Massagen, Wärmebehandlung) und Physiotherapien werden zur Behandlung und Prävention eingesetzt.

Um den Knochenabbau zu hemmen und den -aufbau zu fördern, werden u. a. **Kalzium**, **Vitamin D** und **Bisphosphonate** (z. B. Alendronat, Risedronat) eingesetzt. Je nach Präparat können die Bisphosphonate oral eingenommen werden, oder sie werden als Kurzinfusion verabreicht.

! Merken Bisphosphonate
Sollen Bisphosphonate oral eingenommen werden, müssen diese morgens mindestens 30 Minuten vor der ersten Mahlzeit, dem ersten Getränk oder anderen Medikamenten und nur mit Leitungswasser eingenommen werden. Bisphosphonate können die Speiseröhre reizen und müssen deshalb mit viel Wasser im Sitzen oder Stehen eingenommen werden. Der Patient darf sich anschließend 30 Minuten lang nicht hinlegen.

Es sind weitere medikamentöse Therapien (z. B. mit Strontiumranelat, Parathormon-Präparaten) oder auch Hormontherapien bei Frauen z. B. mit Raloxifen möglich. Bei einer sekundären Osteoporose muss zusätzlich die Ursache therapiert werden!

WISSEN TO GO

Osteoporose – Therapie

- konservative oder operative Versorgung der Frakturen und Wirbelkörperdeformitäten
- Schmerztherapie, physikalische Therapie, Massagen, Physiotherapie und Mobilisation
- medikamentöse Therapie: **Kalzium, Vitamin D** und **Bisphosphonate** sollen den Knochenabbau hemmen und den -aufbau fördern

Beobachtungskriterien

Hier sind wesentlich:
- Überwachung und Kontrolle der Medikamenteneinnahme und Beobachtung auf Wirkungen und Nebenwirkungen (ggf. Vitalzeichenkontrolle).
- Überwachung der Schmerzmedikation. Patienten regelmäßig nach Schmerzen fragen und Veränderungen zeitnah an den Arzt rückmelden. Siehe Schmerzmanagement (S. 687).
- Bei Frakturen ggf. Gipsverbände kontrollieren oder beim Tragen eines Korsetts oder Mieders den korrekten Sitz überprüfen.
- Bewegung und Haltung des Patienten beobachten. Ist der Patient trotz seiner körperlichen Einschränkung (z. B. Rundrücken) gehsicher? Kann er seinen Alltag selbstständig bewältigen oder benötigt er Hilfe bzw. Hilfsmittel? Wie hoch ist die Sturzgefahr einzuschätzen?

Pflegebasismaßnahmen

Je nachdem, wie stark der Patient in seiner Bewegung eingeschränkt ist und wie stark seine Schmerzen sind, benötigt er mehr oder weniger Unterstützung bei der Körperpflege, dem An- und Auskleiden, der Nahrungsaufnahme oder der Ausscheidung.

ACHTUNG
Bei allen Maßnahmen muss berücksichtigt werden, dass das Frakturrisiko sehr hoch ist. Ein Sturz oder eine andere unbedachte Bewegung müssen daher unbedingt vermieden werden.

Bei Stürzen kommt es häufig zu Schenkelhals- oder Wirbelkörperfrakturen. Diese sind sehr schmerzhaft und haben meist schwerwiegende und dauerhafte Folgen für die Betroffenen.

Größe und Gewicht bestimmen • Da bei Kachexie der Körper die Kalziumreserven im Knochen nutzt, muss der BMI bei betroffenen Patienten regelmäßig überprüft werden (S. 378). Hierzu muss der Patient gewogen und die Körpergröße festgestellt werden.

Lagerung • Wenn möglich, wird der Patient angehalten, sich selbst zu lagern. Dabei sollten so wenig Lagerungsmaterialien wie möglich eingesetzt werden, um einem Bewegungsmangel vorzubeugen.

Mobilisation • Der Patient sollte immer langsam mobilisiert und angeleitet werden, hastige Bewegungen sind zu vermeiden. So kann das Sturzrisiko gesenkt werden. Bei Schmerzen können Bewegungskonzepte wie die Kinästhetik (S. 857) hilfreich sein, um dem Patienten z. B. ein möglichst schmerzarmes Aufstehen zu ermöglichen. Da sich die Mobilisation kräftigend auf den Körper auswirkt, sollten Pflegende und auch Physiotherapeuten besonders auf eine ausreichende Bewegung des Patienten achten.

Ernährung • Pflegende unterstützen den Patienten soweit nötig beim Essen und Trinken und beraten ihn hinsichtlich der Ernährung. Diese sollte kalzium- und Vitamin-D-reich sein. Empfehlenswert sind daher z. B. Milchprodukte, grünes Gemüse und natriumarmes Mineralwasser. Reduziert werden sollten hingegen Koffein, Salz und sog. „Kalziumräuber" wie Wurst, Fleisch, Schokolade, Cola und Alkohol.

Prophylaxen • Aufgrund des Bewegungsmangels sind die Pneumonie- und bei bettlägerigen Patienten auch die Deku-

bitusprophylaxe essenziell. Eine ganz wesentliche Aufgabe der Pflege ist zudem die **Sturzprophylaxe**. Hier sollten folgende Maßnahmen umgesetzt werden:
- Wohnung optimieren, Stolperfallen entfernen, z.B. für gutes Licht sorgen, Bettgriffe oder Haltegriffe in der Badewanne anbringen, lose Teppiche entfernen.
- Regelmäßige Bewegung ermöglichen, um Muskelkraft und Koordination zu fördern.
- Spezielle Kurse für Osteoporose-Patienten wahrnehmen, z.B. „Falltraining".
- Beweglichkeit fördern durch Physiotherapie und/oder physikalische Therapie.
- Sehschärfe überprüfen und ggf. (neue) Brille anfertigen lassen.
- Gehhilfen nach Bedarf einsetzen, z.B. Gehstöcke, Rollatoren.
- Hüftprotektoren tragen (gibt es bereits eingenäht in spezielle Unterwäsche) (▶ Abb. 60.24).

Pflegende ermitteln das individuelle Sturzrisiko und beraten den Patienten z.B. über die zur Verfügung stehenden Hilfsmittel oder über weitere präventive Maßnahmen. Siehe auch Sturzprophylaxe (S. 435).

Abb. 60.24 Hüftprotektoren.

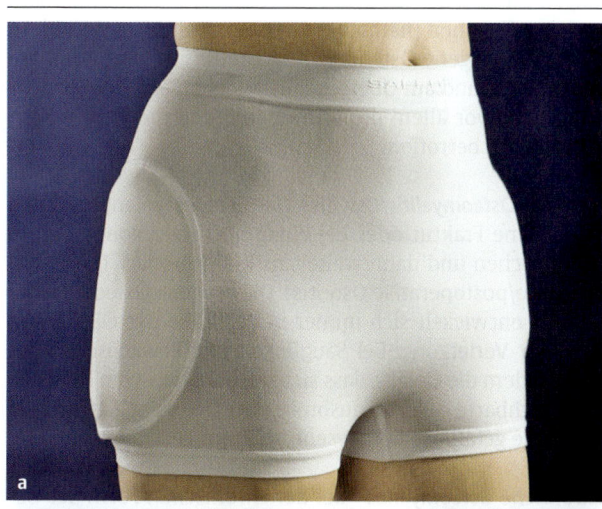

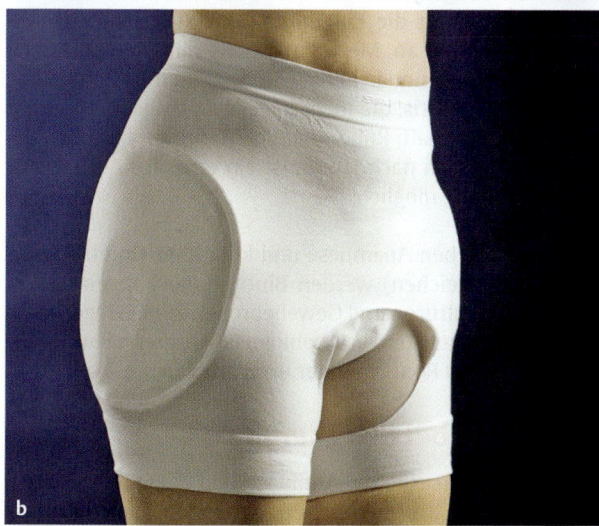

a Baumwollhose mit fest eingenähten Protektoren (SAFEHIP AirX Kompakt).
b Das offene Modell kann beim Toilettengang anbehalten werden (SAFEHIP AirX Open).
Quelle: Rölke Pharma GmbH, Hamburg

Informieren, Schulen, Beraten

Bei der Gesundheitsförderung und Alltagsbewältigung kommt Pflegenden vor allem eine beratende und koordinierende Rolle zu. Neben der enorm wichtigen **Sturzprävention** und einer guten **Ernährungsberatung** ist es im Hinblick auf die Zeit nach dem Klinikaufenthalt evtl. sinnvoll,
- ein Sanitätshaus hinzuzuziehen, um den Hilfsmittelbedarf zu ermitteln und den Patienten ausführlich zu „Knochenaufbauhilfen" wie Ergometern, Laufbändern usw. informieren zu können,
- auch über den Krankenhausaufenthalt hinaus weiterhin Physiotherapie zu machen,
- eine Ernährungsberatung zu vermitteln, um den Patienten weiter zu schulen,
- ggf. den Sozialdienst einzuschalten, um eine Rehabilitation bzw. eine Pflegestufe zu beantragen.

Da es sich um eine chronische Erkrankung handelt, geht diese auch mit einer starken psychischen Belastung einher. Daher kann auch die Vermittlung von Selbsthilfegruppen hilfreich sein.

WISSEN TO GO

Osteoporose – Pflege

Beobachtungskriterien:
- Medikamenteneinnahme überwachen, auf Wirkungen und Nebenwirkungen achten
- Schmerzmedikation überwachen und regelmäßig Schmerzintensität erfassen
- ggf. Gipsverbände, Korsetts oder Mieder auf korrekten Sitz kontrollieren
- Haltung des Patienten beobachten und mögliches Sturzrisiko einschätzen

Pflegebasismaßnahmen:
- Patienten bei der Körperpflege, dem An- und Auskleiden, der Nahrungsaufnahme oder der Ausscheidung nach Bedarf unterstützen
- Lagerung und vorsichtige Mobilisation
- **Ernährung:** kalzium- und Vitamin-D-reiche Lebensmittel empfehlen
- Thrombose-, Pneumonie- und ggf. Dekubitusprophylaxe
- Sturzprophylaxe

Informieren, Schulen, Beraten: Neben der Sturzprävention und Ernährungsberatung sollte vor der Entlassung ggf. ein Sanitätshaus wegen des Hilfsmittelbedarfs, ein Ernährungsexperte und evtl. der Sozialdienst eingeschaltet werden. Auch Selbsthilfegruppen können vermittelt werden.

60.5.3 Morbus Paget

Grundlagen

Definition **Morbus Paget**
Bei Morbus Paget (Osteodystrophia deformans) sind einzelne Knochen von einem massiv beschleunigten Knochenabbau betroffen. Zur Reparatur bildet sich ein neuer, aber minderwertiger Faserknochen.

Die Patienten sind meist über 40 Jahre. Aus noch unbekannter Ursache kommt es zu einer **Störung des Knochenstoff-**

wechsels. Osteoklasten bauen an einzelnen Stellen des Knochens verstärkt Knochensubstanz ab, und die Osteoblasten versuchen, diesen Substanzverlust durch verstärkten Knochenaufbau zu reparieren. Der neue Faserknochen ist aber minderwertiger und weniger stabil. Bei Belastung verbiegt er sich oder bricht.

> ! *Merken* **Osteoklasten/Osteoblasten**
> *Osteoklasten klauen (Knochenabbau) und Osteoblasten bauen (Knochenaufbau).*

Häufigstes Symptom ist der **Rückenschmerz**, möglich sind auch diffuse Schmerzen am gesamten Bewegungssystem (Knochen, Muskeln, Gelenke). Im Verlauf kommt es zu knöchernen Verformungen und pathologischen Frakturen. Ist der Schädelknochen betroffen, wächst der Kopfumfang und es kann zu Kopfschmerzen, Hör- und Sehstörungen oder erhöhtem Hirndruck kommen. Die Diagnostik stützt sich primär auf das Röntgen, die Knochenszintigrafie und die Labordiagnostik.

Therapie und Pflege

Morbus Paget ist **nicht heilbar**, die Behandlung zielt darauf ab, die Knochenschmerzen zu reduzieren (z. B. durch NSAR, Physiotherapie und ggf. durch Anlage eines Korsetts) und den Knochenabbau durch Gabe von Bisphosphonaten und Kalzitonin (z. B. Karil) zu verlangsamen.

Da es sich um eine chronische Erkrankung handelt, liegt der Fokus der Pflege auf der **Beratung** und **Begleitung** der Betroffenen während der Behandlung sowie dem Einsatz von Hilfsmitteln wie Orthesen. Bei der oralen Gabe von Bisphosphonaten muss auf die korrekte Einnahme geachtet werden, siehe Merke Bisphosphonate (S. 1182). Zudem sollte wegen des erhöhten Frakturrisikos das Sturzrisiko erfasst und Maßnahmen zu Prävention getroffen werden. Siehe auch Sturzprophylaxe (S. 435).

> **WISSEN TO GO**
>
> **Morbus Paget**
>
> Morbus Paget ist eine Knochenerkrankung mit pathologisch gesteigertem Knochenumbau. An einzelnen Stellen des Knochens wird verstärkt Knochensubstanz abgebaut. Zur Reparatur bildet sich neuer, aber minderwertiger Faserknochen, der anfällig ist für Verbiegungen und Frakturen. Die Schmerzen sind entweder lokal begrenzt (häufig am Rücken) oder auch diffus am gesamten Bewegungssystem (Knochen, Muskeln, Gelenke). Im Verlauf entwickeln sich knöcherne Verformungen und pathologischen Frakturen.
>
> Morbus Paget ist nicht heilbar, Ziele der Behandlung sind die Reduzierung der Knochenschmerzen (z. B. durch NSAR, Physiotherapie, Korsett) und die Verlangsamung des Knochenabbaus durch Gabe von Bisphosphonaten (S. 1182) und Kalzitonin. Wesentliche Aspekte der Pflege sind die Überwachung und Kontrolle der Medikamenteneinnahme, Beratung und Begleitung, Anleitung zum Umgang mit Hilfsmitteln und Sturzprophylaxe.

60.5.4 Akute Osteomyelitis
Grundlagen

Definition **Osteomyelitis**
Osteomyelitis ist eine infektiöse Entzündung des Knochenmarks. Ursache ist meist eine Infektion mit Bakterien (Staphylococcus aureus, Streptokokken, Salmonellen), Viren oder Pilzen. In der Regel entwickelt sich daraus eine Entzündung des gesamten Knochens (Osteitis). Ist ein Wirbelkörper entzündet, spricht man von Spondylitis, bei Mitbeteiligung der Bandscheibe von Spondylodiszitis.

Die Patienten zeigen Anzeichen einer schweren Allgemeinerkrankung mit **Fieber** und **Schüttelfrost**. Die betroffene Gliedmaße schmerzt. Manchmal, aber nicht immer sind Entzündungszeichen sichtbar. Benachbarte Gelenke können einen Erguss bilden, Wunden ein eitriges Sekret absondern. Sind die Wirbelkörper betroffen (**Spondylitis**), klagen die Patienten über Rückenschmerzen. Die Infektion des Knochenmarks kann endogen („von innen") oder exogen („von außen") erfolgen.

Endogene Osteomyelitis/Osteitis • Durch eine schwere Allgemeininfektion (z. B. eine eitrige Mandelentzündung) gelangen die Erreger ins Blut und von dort ins Knochenmark und den Knochen (hämatogene Osteomyelitis). Bei Kindern tritt die endogene Osteomyelitis/Osteitis am häufigsten am Schienbein- und am Oberschenkelknochen auf. Bei Erwachsenen sind vor allem die Wirbelsäule und die langen Röhrenknochen betroffen.

Exogene Osteomyelitis/Osteitis • Die Erreger gelangen durch eine offene Fraktur oder bei einer Operation von außen in den Knochen und dann weiter ins Knochenmark (posttraumatische/postoperative Osteitis). Die exogene Osteomyelitis/Osteitis entwickelt sich immer in der Nähe des OP-Gebiets bzw. der Verletzung. Bei Säuglingen und Erwachsenen besteht zudem die Gefahr, dass sich die Infektion vom Knochen in benachbarte Gelenke ausbreitet (Kinder über 2 Jahre sind durch die gefäßlose Epiphysenfuge davor geschützt).

Chronische Osteomyelitis • Bei der chronischen Form der Osteomyelitis dauert die Entzündung im Knochenmark länger als 6 Wochen an. Meist entwickelt sich die chronische Osteomyelitis sekundär infolge einer akuten posttraumatischen Osteomyelitis, die nicht abheilt. Dabei ist der Verlauf äußerst wechselhaft, Ruhe- und Entzündungsphasen wechseln sich ab. Auch nach Jahren ist ein erneutes Aufflackern der Entzündung möglich.

Diagnostik • Neben Anamnese und klinischer Untersuchung (lokale Infektzeichen) werden Blutuntersuchungen durchgeführt, Blutkulturen und Gewebeproben zum Erregernachweis entnommen und mikrobiologisch untersucht. Sonografie, MRT und Röntgenbilder unterstützen die Diagnose.

Mitwirken bei der Therapie

Als Erstes erfolgt eine **i. v.-Antibiose** und eine **Ruhigstellung** des betroffenen Knochens. Bei posttraumatischer Osteomyelitis/Osteitis muss die infizierte Wunde gründlich gereinigt und saniert werden, d. h., eingebrachte Osteosynthesen werden falls notwendig entfernt oder ausgetauscht, Nekrosen werden beseitigt, die Wunde wird gespült und mit lokalen Antibiotika therapiert. Oder es wird eine **Spül-Saug-Drainage** angelegt, über die die Wunde auf Station kontinuierlich gespült wird. Eventuell wird auch eine **Vakuumtherapie** (**VAC-Therapie**) eingesetzt, bei der die Wunde luftdicht abgeklebt und das infizierte Sekret über eine Pumpe abgesaugt wird. Der Sog regt zudem das Zellwachstum an und fördert damit die Wundheilung.

Für die aufwendige und langwierige Wundsanierung sind oft **mehrere OPs** notwendig. Die Patienten müssen anschließend **Bettruhe** einhalten, ggf. wird eine gezielte Physiotherapie verordnet, um Gelenkeinsteifungen bzw. Kontrakturen zu vermeiden. Ist die Wundbehandlung nicht erfolgreich und droht eine Ausbreitung der Infektion, muss ggf. amputiert werden.

Beobachtungskriterien und Pflegebasismaßnahmen

Da die Symptome nicht unbedingt spezifisch sind, sollten allgemeine Symptome wie Fieber, Abgeschlagenheit oder Müdigkeit, und auch lokale Entzündungszeichen (Rötung, Schwellung, Überwärmung, Schmerz, Bewegungseinschränkung) am betroffenen Gelenk möglichst früh erkannt werden. Zudem ist die postoperative Wundbeobachtung und -beurteilung sehr wichtig, um Veränderungen oder neue Entzündungen frühzeitig bemerken zu können.

Die Patienten mit Osteomyelitis werden meist auf speziellen septischen Stationen behandelt, um Ansteckungen anderer Patienten zu vermeiden. Auch die Verbandwechsel werden bei infizierten Wunden nach septischen Kriterien durchgeführt. Die verwendeten Materialien werden anschließend als infektiöses Material entsprechend entsorgt. Weitere Informationen hierzu finden Sie im Kap. „Wundmanagement" (S. 581).

Bei der **Redondrainage** (S. 754) wird die Tropfgeschwindigkeit der Spülflüssigkeit kontrolliert und die Spülflüssigkeit ggf. gewechselt. Menge und Aussehen der abgesaugten Flüssigkeit werden dokumentiert und die Redonflaschen regelmäßig gewechselt (▶ Abb. 60.25). Der Wundverband wird regelmäßig darauf kontrolliert, ob Wund- oder Spülflüssigkeit auslaufen bzw. die Drainage noch korrekt liegt.

Die Patienten müssen oft über längere Zeit **strenge Bettruhe** einhalten. Dadurch sind sie in ihren alltäglichen Aktivitäten stark eingeschränkt und benötigen z.B. **Unterstützung** beim Lagern, Waschen, Kleiden, beim Essen oder bei der Ausscheidung. Durch die Immobilität der Patienten sind natürlich auch die **Prophylaxen** ein wichtiger Teil der Pflege (vor allem die Thrombose- und Pneumonieprophylaxe).

Abb. 60.25 Spül-Saug-Drainage.

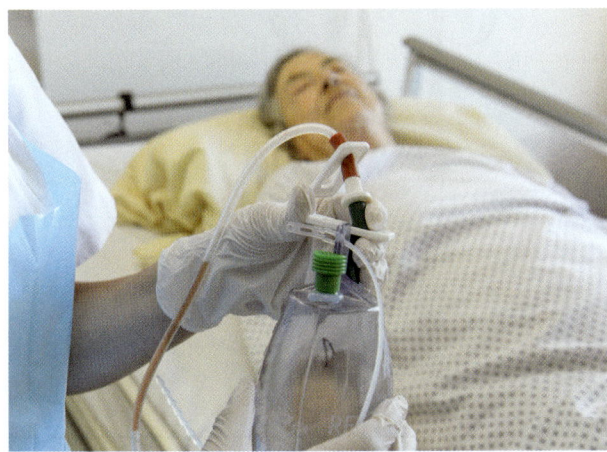

Eine neue Redonflasche wird angeschlossen.

Nicht zuletzt stellt die lange und schwierige Behandlung für die Patienten auch **psychisch** eine Herausforderung dar. Der möglicherweise über Wochen und Monate andauernde Krankenhausaufenthalt, die Schmerzen und die Ungewissheit können zu Stimmungsschwankungen und Ängsten führen. Eine verständnisvolle und **einfühlsame Begleitung** vonseiten der Pflege sind hier wesentlich für den Therapieerfolg.

> ### WISSEN TO GO
>
> **Osteomyelitis**
>
> Sie ist eine infektiöse, meist bakterielle Entzündung des **Knochenmarks**. In der Regel ist auch der Knochen infiziert und entzündet (**Osteitis**). Die Infektion erfolgt entweder **endogen** über den Blutweg (hämatogene Osteomyelitis) oder **exogen** durch eine offene Fraktur oder Operation (posttraumatische/postoperative Osteitis). **Hauptsymptome** sind schweres Krankheitsgefühl, Fieber, Schüttelfrost, starke Schmerzen, ggf. Entzündungszeichen.
> - **Therapie:** i.v.-Antibiose und Ruhigstellung; bei posttraumatischer Osteomyelitis operative Wundreinigung und -spülung, Anlage von Saug-Spül-Drainagen, Aufbringen lokaler Wundtherapeutika, ggf. Vakuumtherapie, Amputation
> - **Beobachtungskriterien:** Allgemeinbefinden, Vitalzeichen, Entzündungszeichen, Wundbeobachtung und -beurteilung
> - **Pflegebasismaßnahmen:**
>   – strenge Bettruhe sicherstellen
>   – Patienten beim Lagern, Waschen, Kleiden, Essen und der Ausscheidung unterstützen
>   – Verbandwechsel durchführen, ggf. Spül-Saug-Drainagen kontrollieren und Flaschen wechseln
>   – Prophylaxen durchführen
>   – Patienten psychisch unterstützen und begleiten

60.5.5 Eitrige Arthritis

Grundlagen

Definition **Eitrige Arthritis**
Die eitrige Arthritis (auch infektiöse, septische oder bakterielle Arthritis genannt) ist eine akute eitrige Gelenkentzündung, die durch Bakterien verursacht wird. Die Eiteransammlung im Gelenk (Gelenkempyem, Pyarthros) führt zur Entzündung des kompletten Gelenks (Panarthritis). Ohne schnelle Behandlung (Notfall-OP!) wird das Gelenk durch die Entzündung zerstört.

Häufig sind offene Gelenkverletzungen und ärztliche Eingriffe wie Injektionen, Punktionen oder Operationen die Ursache (**exogene Infektion**). Seltener kommt es zu einer endogenen Infektion über das Blut, z.B. bei einer hämatogenen (endogenen) Osteomyelitis (S. 1184). Besonders betroffen sind Patienten mit einer **Abwehrschwäche** oder mit **Diabetes mellitus**.

Das betroffene Gelenk ist hochrot, geschwollen und überwärmt, der Patient hat **stärkste Schmerzen** und fürchtet jede Bewegung. Oft hat er auch Fieber. Am häufigsten sind Knie- und Hüftgelenk betroffen.

In der klinischen Untersuchung zeigen sich die **klassischen Entzündungszeichen**. Im Blut sind CRP und die Leukozyten erhöht. Eine Gelenkpunktion ermöglicht eine bakteriologische Untersuchung des Punktats. Röntgenbilder weisen erst in Spätstadien Auffälligkeiten nach.

Mitwirken bei der Therapie

Das Gelenk kann nur durch eine **frühzeitige** Behandlung vor einer Zerstörung bewahrt werden. Sie umfasst:
- sofortige Antibiose über mehrere Wochen.
- Operative Sanierung des Gelenks: In einer offenen OP oder in einer Arthroskopie (S. 1154) wird das Gelenk vom Eiter gesäubert und ausgiebig gespült. Entzündete Gelenkhaut wird entfernt (Synovektomie) und Spül-Saug-Drainagen werden eingelegt, um das Gelenk weiter zu reinigen.
- Nach der OP ist eine frühfunktionelle Physiotherapie sinnvoll, z. B. mit einer motorischen Bewegungsschiene.

Wird zu spät mit der Therapie begonnen, ist das Gelenk nicht mehr zu retten. Dann muss es evtl. operativ versteift werden, oder es wird nach Abheilung des Infekts eine Gelenkendoprothese eingesetzt.

Beobachtungskriterien und Pflegebasismaßnahmen

Das betroffene Gelenk wird auf Entzündungszeichen wie Schwellung, Rötung und Überwärmung und evtl. entstandene Luxationen hin beobachtet. Da es sich um ein sehr schmerzhaftes Krankheitsbild handelt, wird der Patient auf Schmerzen beobachtet bzw. Schmerzen beim Patienten erfragt und die Schmerztherapie entsprechend angepasst.

Betroffene Patienten sind in ihrer Bewegung stark eingeschränkt. Sie benötigen Unterstützung bei der Mobilisation, der Körperpflege und anderen täglichen Aktivitäten. Gegebenenfalls wird das betroffene Gelenk gekühlt. Nach erfolgter Operation wird der Patient postoperativ überwacht (S. 751).

> **WISSEN TO GO**
>
> **Eitrige Arthritis**
>
> Dabei handelt es sich um eine akute bakterielle Gelenkentzündung mit Eiteransammlung im Gelenk (Gelenkempyem, Pyarthrose), meist exogen hervorgerufen durch offene Gelenkverletzungen, Injektionen, Punktionen oder OPs. Es bestehen klassische Entzündungszeichen, ggf. Fieber.
> - **Therapie:** Antibiose und operative Sanierung des Gelenks, anschließend Physiotherapie; ggf. Versteifung des Gelenks oder eine Gelenkendoprothese
> - **Beobachtungskriterien:** betroffenes Gelenk auf Entzündungszeichen und evtl. entstandene Luxationen beobachten, Schmerzbeobachtung, ggf. postoperative Überwachung (S. 751)
> - **Pflegebasismaßnahmen:** bei Mobilisation, Körperpflege und anderen Aktivitäten unterstützen, ggf. Gelenk kühlen

60.5.6 Knochentumoren

Knochenmetastasen

Grundlagen

> **Definition** Knochenmetastasen
>
> Knochen- oder Skelettmetastasen sind Knochentumoren, die durch Absiedelung oder Streuung von bösartigen Tumoren aus anderen Organen oder Geweben entstehen. Sie werden daher auch als sekundäre Knochentumoren bezeichnet. Vor allem Brust-, Prostata-, Lungen-, Nieren- oder Schilddrüsenkrebs metastasieren in den Knochen (▶ Abb. 60.26).

Die Tumorzellen des Primärtumors gelangen vor allem über den Blutweg (**hämatogen**) in die Knochen. Dort können sie den **Knochen auflösen** (osteolytische Metastasen) und dadurch die Belastbarkeit des Knochens herabsetzen. Das kann zu pathologischen Frakturen mit Schmerzen und neurologischen Ausfällen bis hin zur Querschnittlähmung führen. Oder die Tumorzellen bilden **neue Knochensubstanz** (osteoblastische Metastasen) und können damit ebenfalls neurologische Ausfälle verursachen, wenn z. B. die neue Knochensubstanz auf die Spinalnerven drückt.

Am häufigsten sind die **Wirbelsäule**, das Becken und der Oberschenkel betroffen. Klagen Tumorpatienten über Rückenschmerzen oder Beschwerden in anderen Knochenbereichen, sollte immer eine entsprechende **Diagnostik** gestartet werden. Durch Blutuntersuchungen, Röntgen und vor allem durch die **Knochenszintigrafie** können Metastasen lokalisiert werden. Zudem muss der Primärtumor gefunden werden. Nur so ist eine zielgerichtete Therapie der zugrunde liegenden Krebserkrankung möglich. Zur **Diagnostik des Primärtumors** sind neben der Anamnese und klinischen Untersuchung vor allem die Bestimmung von Tumormarkern im Blut sowie ein CT wesentlich. Lässt sich kein Primärtumor entdecken, kann eine Biopsie der Knochenmetastase Hinweise auf das Ursprungsgewebe geben.

Therapie und Pflege

Die Behandlung von Knochenmetastasen ist **fast immer palliativ** und dient primär der **Schmerzlinderung** und der **Knochenstabilisierung**. Ist der Ursprungstumor gefunden,

Abb. 60.26 Knochenmetastasen.

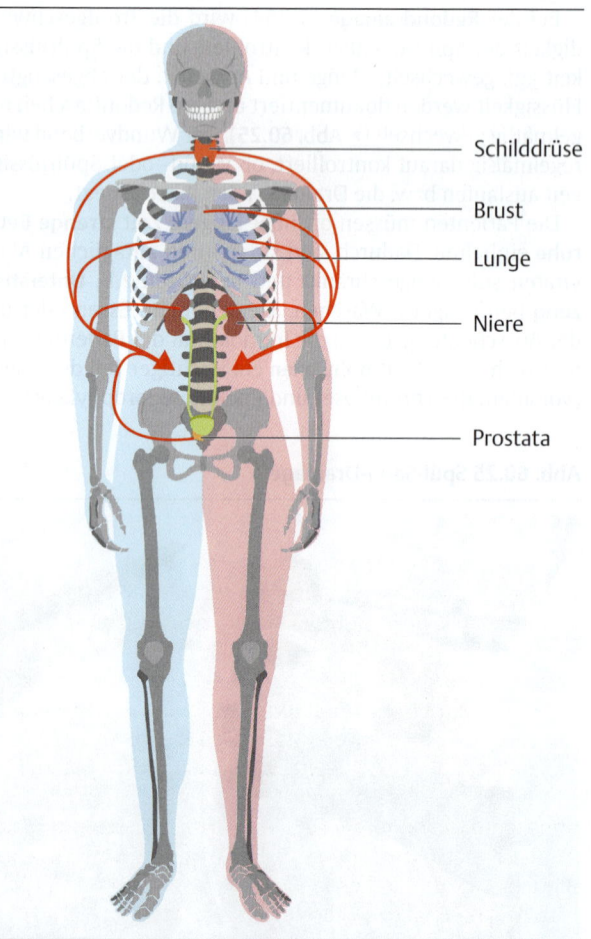

Die häufigsten Primärtumoren, die in den Knochen metastasieren.

orientiert sich an ihm die bestmögliche Therapie, z.B. Chemotherapie, Hormonbehandlung, Bestrahlung und/oder Operation. Diese wirkt sich auch auf die Knochenmetastasen aus. Bei zahlreichen Metastasen in der Wirbelsäule kann eine Strahlentherapie die Rückbildung der Metastasen erreichen und so schmerzlindernd und knochenstabilisierend wirken. Ist bereits eine Fraktur aufgrund der Metastasen aufgetreten, muss diese chirurgisch versorgt werden. Bei einigen Arten der Metastasen können Bisphosphonate das Frakturrisiko senken. Hier müssen die Einnahmeregeln beachtet werden, siehe Merke Bisphosphonate (S. 1182). Einzelne Metastasen werden bei jüngeren Patienten gelegentlich auch operativ entfernt.

Wie bei der Therapie, so ist auch der **pflegerische Ansatz** bei Patienten mit Knochenmetastasen meist **palliativer** Natur. Die pflegerischen Maßnahmen sollten mit Bedacht ausgewählt werden und sich primär an den Bedürfnissen und Wünschen des Patienten orientieren. So liegt der Fokus häufig auf einer guten Schmerztherapie und einer guten psychischen Begleitung. Hier können z.B. Krankenhausseelsorger und Psychologen hinzugezogen werden. Je nach Krankheitsstadium kann auch eine Verlegung in ein Hospiz indiziert sein. Aufgrund der erhöhten Frakturneigung sollten ggf. eine Sturzrisikoerfassung erfolgen und notwendige präventive Maßnahmen umgesetzt werden, siehe Sturzprophylaxe (S. 435). Nähere Informationen finden Sie im Kap. „Pflege von Patienten mit malignen Tumoren" (S. 776) bzw. „Pflege des sterbenden Patienten - Palliative Care" (S. 810).

WISSEN TO GO

Knochenmetastasen

Knochenmetastasen sind sekundäre Knochentumoren, die durch Streuung von bösartigen Tumoren aus anderen Organen oder Geweben entstehen. Sie können pathologische Frakturen mit Schmerzen und neurologische Ausfälle bis hin zur Querschnittlähmung verursachen.
- **Therapie:** Fast immer palliativ mit primärer Schmerzlinderung, ggf. wird der Primärtumor operativ, mit Chemotherapie oder Bestrahlung behandelt. Evtl. werden Bisphosphonate verabreicht, um den Knochenabbau zu hemmen.
- **Pflege:** palliative Pflege, Schmerztherapie, Sturzprophylaxe, psychische Begleitung

Primäre Knochentumoren

Grundlagen

Definition **Primäre Knochentumoren**
Primäre Knochentumoren entstehen direkt aus Knochengewebe. Sie sind häufiger benigne (gutartig) als maligne (bösartig).

Primäre Knochentumoren treten oft bei jungen Menschen unter 30 Jahren auf. Insgesamt machen sie aber nur ca. **1% aller Knochentumoren** aus. Die **Ursachen** für primäre Knochentumoren sind weitgehend unbekannt. Je nach Ursprungsgewebe unterscheidet man Knochen-, Knorpel- und Knochenmarkstumoren. Zu den malignen Knochentumoren zählt z.B. das **Osteosarkom** und zu den malignen Knochenmarkstumoren das **Ewing-Sarkom**. Der häufigste maligne Knorpeltumor ist das **Chondrosarkom**.

Primäre Knochentumoren sind **lange asymptomatisch**. Es können unspezifische Schmerzen, Bewegungseinschränkungen und Schwellungen auftreten, aber es gibt **keine eindeutigen Leitsymptome**. Erst im fortgeschrittenen Stadium kommt es zu pathologischen Frakturen und zur sog. B-Symptomatik (Fieber, Nachtschweiß und Gewichtsabnahme).

Die **Diagnostik** stützt sich bei einem Verdacht auf einen primären Knochentumor vor allem auf die radiologischen Verfahren wie Röntgen, CT, MRT und die Knochenszintigrafie. Die Blutwerte sind i.d.R. unauffällig. Zur Diagnosesicherung kann eine Biopsie sinnvoll sein.

Therapie und Pflege

Die Therapie orientiert sich bei **gutartigen Tumoren** u.a. an der Symptomatik. Bei Schmerzen, Schwellungen oder Größenzunahme des Tumors wird i.d.R. operiert. Bei **malignen Tumoren** richtet sich die Therapie u.a. nach dem Stadium des Tumors. In festgelegten Behandlungsplänen (Therapieprotokollen) werden je nach Tumor **Operation**, **Chemotherapie** und **Strahlentherapie** in unterschiedlicher Reihenfolge miteinander kombiniert. Entsprechend richtet sich der Pflegebedarf nach der gewählten Therapieform. Ausführliche Informationen zur Pflege finden Sie im Kap. „Pflege von Patienten mit malignen Tumoren" (S. 776).

WISSEN TO GO

Primäre Knochentumoren

Sie entstehen direkt aus Knochengewebe und können benigne oder maligne (z.B. Osteosarkom, Ewing-Sarkom) sein. Sie sind lange asymptomatisch, später entstehen ggf. pathologische Frakturen. Bei gutartigen Tumoren wird oft symptomorientiert behandelt. Bei bösartigen Tumoren richtet sich die Therapie nach dem Tumorstadium. Meist wird eine Kombination von Operation, Chemotherapie oder Bestrahlung umgesetzt.

60.5.7 Erkrankungen an Kopf und Hals

Muskulärer Schiefhals

Grundlagen

Definition **Muskulärer Schiefhals**
Der muskuläre Schiefhals (Torticollis muscularis) ist eine Fehlstellung des Kopfes, die durch eine Verkürzung des M. sternocleidomastoideus entsteht. Dabei ist der Kopf zur betroffenen Seite hin geneigt und zur gesunden Seite hin gedreht.

Diese Schiefstellung ist entweder **angeboren** oder sie **entwickelt sich in den ersten Lebenstagen**. Ursache kann eine falsche Lagerung des kindlichen Kopfes (intrauterin oder nach der Geburt) sein oder eine Geburtsverletzung am M. sternocleidomastoideus. Neben der schiefen Kopfhaltung ist auch die Beweglichkeit des kindlichen Kopfes (d.h. der Halswirbelsäule) eingeschränkt. Die Diagnose wird anhand des klinischen Bildes gestellt. Eine Behandlung ist unbedingt notwendig, da sich sonst Halswirbelsäule und Gesichtsschädel asymmetrisch entwickeln.

Therapie und Pflege

Wird der Schiefhals frühzeitig erkannt, kann der Säugling **konservativ** behandelt werden. Hierzu zählen neben der **Physiotherapie** auch verschiedene **Dehnungsübungen** und Lagerungstechniken. So wird das Kind z.B. in der sog.

gegensinnigen Lagerung gebettet. Auf der Seite der Fehlhaltung werden uninteressante Reize gesetzt, z.B. eine weiße Wand. Auf der Gegenseite hingegen regen akustische oder visuelle Reize das Kind an, den Kopf aktiv in Richtung der nicht betroffenen Seite zu bewegen, z.B. durch Ansprache, Spielzeug oder Musik. Hierdurch wird der verkürzte Muskel gedehnt. Zusätzlich können die Eltern physiotherapeutische Übungen erlernen, die sie dann mit dem Kind durchführen.

Kommt es zu keiner deutlichen Verbesserung und besteht am Ende des 1. Lebensjahrs immer noch ein Schiefhals, wird der verkürzte Muskel **operativ durchtrennt**. Anschließend muss die Halswirbelsäule für einige Wochen ruhiggestellt werden, z.B. mit einem Gipsverband oder einer Halskrawatte. Diese müssen regelmäßig auf Verrutschen oder auf Druckstellen hin überprüft werden. Auch Dehnungs- und Bewegungsübungen müssen über mehrere Monate angeschlossen werden, bis eine normale Beweglichkeit der HWS und eine normale Kopfhaltung erreicht sind.

Pflegende unterstützen die konservative Therapie, indem sie das Kind durch verschiedene Reize dazu anregen, den Hals von der Seite der Fehlhaltung „wegzubewegen". Sie beraten und begleiten auch die Eltern und beziehen diese aktiv in die Therapie ein. Muss operiert werden, sind die Eltern häufig sehr besorgt. Auch hier sollten Pflegende gesprächsbereit sein und die Angehörigen soweit möglich in die Pflegeprozesse einbeziehen.

60.5.8 Erkrankungen der Wirbelsäule

Grundlagen

Zu den häufigsten Erkrankungen im Bereich der Wirbelsäule zählen **degenerative Erkrankungen** wie der **Bandscheibenvorfall** oder das **LWS-Syndrom**, Deformitäten wie die **Skoliosen** und Instabilitäten wie das **Wirbelgleiten** (Spondylolisthesis).

Die Grundlagen der **konservativen Therapie** sind bei fast allen Krankheitsbildern die **Schmerz- und Physiotherapie** und ggf. die Anpassung eines **Korsetts**. Nur bei schweren Verläufen ist eine operative Intervention sinnvoll. Somit liegen die Aufgaben der Pflegekräfte häufig im administrativen Bereich (Organisation der diversen Therapien wie Physiotherapie usw.). Da sie meist längeren Patientenkontakt haben, liegt das pflegerische Augenmerk außerdem darauf, Schmerzen und evtl. auftretende Über- oder Unterforderungen des Patienten zu erkennen und weiterzugeben. Pflegende führen regelmäßig DMS-Kontrollen (S. 1152) durch und achten auf Veränderungen nach Belastungen, z.B. der Physiotherapie.

Orthopädische Stationen haben i.d.R. streng festgelegte Standards dafür, wann und wie ein Patient mobilisiert werden darf, welche Hilfsmittel zum Einsatz kommen usw. Je nach Standard bzw. Arztanordnung darf der Patient mit oder ohne Korsett, selbstständig oder nur mithilfe einer Pflegekraft aufstehen.

Stabilitätsgrad nach Wirbelsäulenoperationen • Die wichtigste Frage nach Operationen an der Wirbelsäule ist: Wie stabil ist die Wirbelsäule? Wie darf sie bewegt werden? Wichtig für die Pflege ist hier die Einteilung nach folgenden Kategorien:
- **Instabilität:** keine Mobilisation
- **Drehstabilität:** Patienten dürfen en bloc auf die Seite gedreht werden, z.B. zur Hautbeurteilung, zur Körperpflege oder zum Verbandwechsel
- **Lagerungsstabilität:** eine längere Seitenlagerung ist möglich, z.B. zur Dekubitusprophylaxe
- **Mobilisationsstabilität:** Mobilisation, i.d.R. mit angelegtem Korsett, ist möglich, zunächst mithilfe bzw. unter Beobachtung einer Pflegekraft oder eines Physiotherapeuten
- **Belastungsstabilität:** Mobilisation ohne Korsett möglich

Zudem gibt es nach Wirbelsäulenoperationen einige Besonderheiten hinsichtlich der Lagerung und Mobilisation, die Pflegekräfte beachten müssen:

Flache Rückenlagerung • Häufig müssen die Patienten in flacher Rückenlage gelagert werden. Der Patient wird über die Maßnahme informiert und die Betthalterung bzw. der Bettbügel entfernt. Bei einigen Betten kann die Kopfteilverstellung deaktiviert werden. Je nach Operation ist eine minimale Kopfteilanhebung um bis zu 20° erlaubt. Zum Essen, zur Körperpflege usw. wird das gesamte Bett schräg gestellt = Anti-Trendelenburg-Lagerung (S. 350). Dabei können Kissen unter den Füßen das Gefühl, nach unten zu rutschen, verringern. Da die Patienten häufig längere Zeit auf dem Rücken liegen müssen, sollten die Dekubitus- und Pneumonieprophylaxe (S. 400 und S. 416) hier verstärkt durchgeführt werden.

En-bloc-Drehung und Aufstehen • Postoperativ müssen die Patienten ein „Verdrehen" der Wirbelsäule vermeiden. Das bedeutet, sie werden angehalten, sich beim Drehen im Bett im Rücken möglichst „steif" zu machen und werden „en bloc" gelagert, zumeist von 2 Pflegekräften/Physiotherapeuten (▶ Abb. 60.27). Zusätzlich erhalten die Patienten häufig ein auf sie abgestimmtes Stützkorsett. Je nach Operation bzw. nach Krankenhausstandard kann es bei der Erstmobilisation auch ausreichend sein, 1 oder 2 elastische Bauchbinden um

Abb. 60.27 Aufstehen.

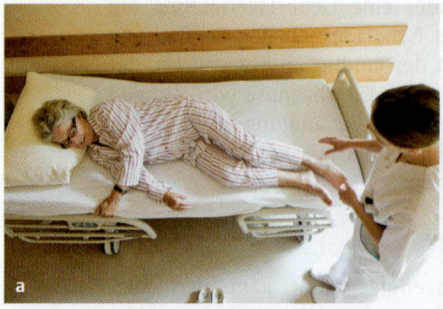
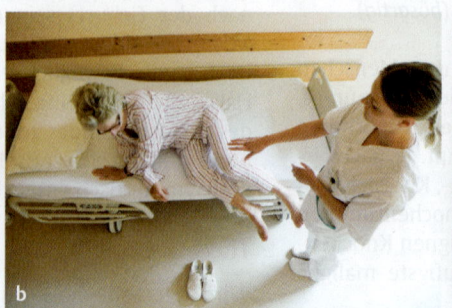
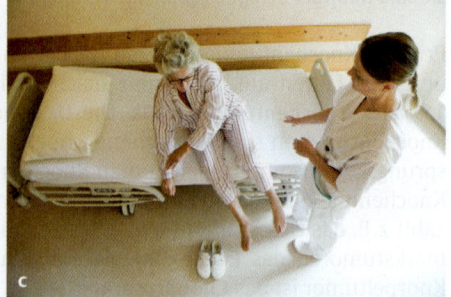

Die Patienten beugt leicht die Knie, dreht sich en bloc auf die Seite, bewegt die Beine aus dem Bett und drückt sich anschließend mit dem Ellenbogen und den Händen in eine sitzende Position.

den Brustkorb zu legen, um so die Möglichkeit bzw. Gefahr einer Rotation zu reduzieren.

Einsatz von Hilfsmitteln • Zusätzlich kommen Hilfsmittel wie Stehhilfen („Bügelstehhilfen"), hohe Nachttische und höhenverstellbare Betten zum Einsatz.

Rückenschule • Nach Wirbelsäulenoperationen haben Patienten meist einen Anspruch auf eine Anschlussheilbehandlung (AHB). Hier lernen sie unter anderem rückenschonende Verhaltensweisen, z. B. das Vermeiden von langem und tiefem Sitzen sowie rückenschonendes Anheben und Tragen von Lasten. Wichtig ist auch, den Patienten darauf hinzuweisen, die Rückenmuskulatur auch nach der Reha zu stärken (z. B. in speziellen Rückenkursen), um ein Wiederauftreten der Beschwerden zu vermeiden.

Morbus Scheuermann

Grundlagen

Definition **Morbus Scheuermann**
Morbus Scheuermann beschreibt eine Wachstumsstörung der Wirbelkörper im Kindes- oder Jugendalter. Klinisch zeigt sich ein Rundrücken (Kyphose). Daher wird die Erkrankung auch juvenile Kyphose oder Adoleszenz-Kyphose genannt.

Die Ursachen der Knochenwachstumsstörung sind weitgehend unbekannt. Es kommt zu Schädigungen der Grund- und Deckplatten mehrerer Brustwirbelkörper. In der Folge kommt es zu einer **Deformierung der Wirbelkörper** (Keilwirbel), die sich klinisch als Rundrücken bemerkbar macht.

Die Kinder oder Jugendlichen haben häufig keine Beschwerden, nur selten treten Rückenschmerzen auf. Lediglich die „schlechte Haltung" bzw. der Rundrücken fallen auf. Die Diagnose umfasst daher vor allem die klinische Untersuchung sowie das Röntgen der Brustwirbelsäule.

Therapie und Pflege

In leichteren Fällen reicht eine **spezielle Physiotherapie** (Scheuermann-Gymnastik). Bei ausgeprägten Kyphosen muss eine **Rumpf-Orthese** (Korsett) getragen werden. Nur selten ist die Deformität der Wirbelsäule so schwer, dass sie operativ korrigiert werden muss.

Die Jugendlichen sollten Fehlbelastungen wie langes, gebeugtes Sitzen oder Heben schwerer Lasten vermeiden. Darauf sollten sie auch bei der Berufswahl achten. Auch Sportarten wie Radfahren, Ball- oder Kampfsportarten sind ungeeignet, da sie die Wirbelsäule belasten. Geeignet ist hingegen Schwimmen.

Die pflegerische Betreuung umfasst die **Anleitung und Beratung** der jungen Patienten zum **wirbelsäulenschonenden Bewegen**. Pflegende sollten darauf achten, dass die Patienten nicht lange sitzen und Fehlbelastungen vermeiden. Müssen die Betroffenen eine Orthese tragen, kontrollieren sie den korrekten Sitz und prüfen, ob sich Druckstellen bilden. Bei Schmerzen sollte der Patient entsprechend beobachtet werden.

Nach Abschluss des Wachstums schreitet der Morbus Scheuermann nicht weiter voran. Allerdings bleiben die bis dahin entstandenen Veränderungen an der Wirbelsäule bestehen und können später zu chronischen Beschwerden führen.

Skoliosen

Grundlagen

Definition **Skoliosen**
Eine Skoliose ist eine Fehlstellung der Wirbelsäule, bei der diese zur Seite hin verbogen bzw. gekrümmt ist (griech. skolios = krumm) und einzelne Wirbelkörper verdreht sind (Torsion). Skoliosen entstehen fast immer während der Wachstumsphase, daher werden sie auch als Wachstumsdeformität bezeichnet.

Die Ursachen für **primäre Skoliosen** sind weitgehend unbekannt (idiopathische Skoliosen). Betroffen sind meist Mädchen in der Pubertät. **Sekundäre Skoliosen** entstehen erst infolge von anderen Erkrankungen, die die Veränderung der Wirbelkörperform verursachen, z. B. angeborener Fehlbildungen der Wirbel, neurogener oder myogener Störungen, z. B. Muskeldystrophien. Schließlich kann auch im Alter eine Skoliose durch degenerative Wirbelsäulenveränderungen (z. B. Osteoporose oder Arthrose) neu auftreten (**degenerative, senile Skoliose**). Typisches Merkmal ist hier der sog. Altersrundrücken.

Die Skoliose verursacht bei Jugendlichen kaum **Beschwerden**. Schmerzen treten erst auf, wenn es zu einer jahrelangen Fehlbelastung mit Knochen- und Gelenkschäden kommt. Nur bei extremen Skoliosen kann es zu Funktionseinschränkungen von Herz und Lunge und zu Magen-, Darm- und Nierenfunktionsstörungen kommen.

Die **Diagnose** wird maßgeblich durch die klinische Untersuchung und durch Röntgenaufnahmen in 2 Ebenen im Stehen erstellt.

Therapie und Pflege

Die meisten Skoliosen können **konservativ** therapiert werden. Bei einer leichten Form reichen **Physiotherapie** und sportliche Aktivitäten zur Korrektur aus. Bei einer mittelgradigen Skoliose muss zusätzlich ein individuell angepasstes **Korsett** getragen werden (▶ Abb. 60.28). Dieses muss fast rund um die Uhr getragen und darf nur zur Körperpflege abgelegt werden. Pflegende unterstützen und leiten den Patienten beim An- und Ausziehen der Orthese an. Zudem beobachten und kontrollieren sie die Haut, um mögliche Hautreizungen und Druckstellen frühzeitig zu erkennen.

! *Merken* **Psychische Belastung**
Da die Skoliose eine Wachstumsstörung ist, müssen die Patienten bis zum Abschluss des Wachstums die Physiotherapie durchführen und/oder das Korsett kontinuierlich tragen. Für viele Jugendliche bedeutet dies eine hohe psychische Belastung. Zur Bewältigung kann die Anbindung an Selbsthilfegruppen sehr hilfreich sein.

Bei hochgradigen Skoliosen muss die Wirbelsäule **operativ** begradigt werden. Dazu müssen einzelne Wirbelsäulensegmente versteift werden (**Spondylodese**), wodurch die Patienten die Wirbelsäule nicht mehr so gut bewegen können.

Die Mobilisation des Patienten erfolgt nach Arztanordnung, meist am 2. oder 3. postoperativen Tag mit angelegtem Korsett – auf den jeweiligen Stabilitätsgrad muss geachtet werden (S. 1188). Zu den pflegerischen Aufgaben gehören regelmäßige DMS-Kontrollen (S. 1152) und die allgemeine postoperative Überwachung wie Vitalzeichenkontrolle, Verbandkontrolle, Drainagenkontrolle.

60 Pflege bei Erkrankungen des Bewegungssystems

WISSEN TO GO

Skoliosen

Eine **Skoliose** ist eine Seitverbiegung der Wirbelsäule mit Torsion der Wirbelkörper. Beschwerden entstehen erst, wenn die Skoliose durch die lange Fehlbelastung zu Knochen- und Gelenkschäden führt. Die Therapie erfolgt meist konservativ mit Physiotherapie und Tragen einer Orthese. Nur bei hochgradigen Skoliosen ist eine operative Korrektur mit Versteifung einzelner Wirbelsäulensegmente (**Spondylodese**) notwendig. **Pflege:**
- Patienten beim An- und Ablegen des Korsetts unterstützen bzw. dazu anleiten
- mental unterstützen und informieren
- Haut auf mögliche Hautreizungen und Druckstellen beobachten
- perioperative Pflege: Mobilisation am 2. oder 3. postoperativen Tag nach Arztanordnung, DMS-Kontrolle, allg. postoperative Überwachung

Abb. 60.28 Cheneau-Korsett.

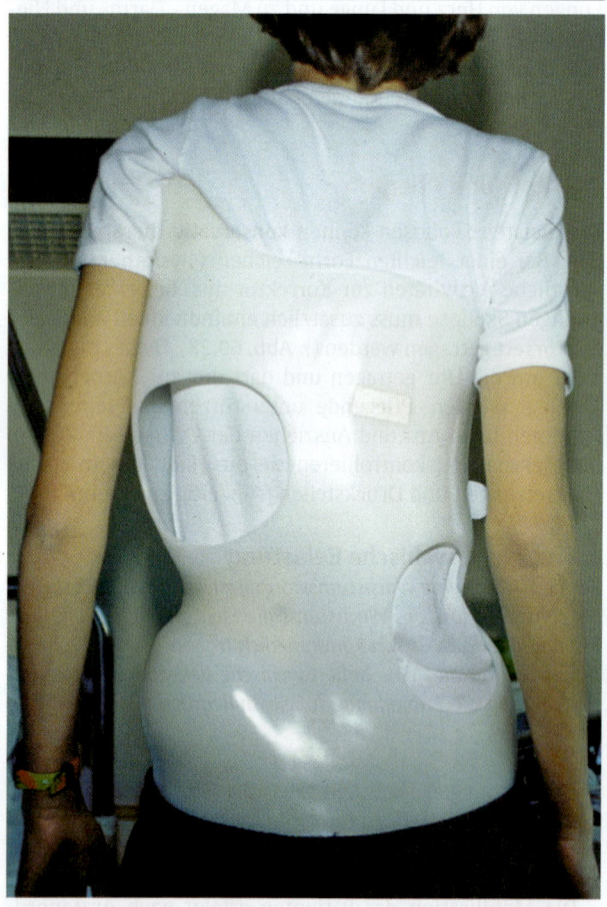

Die Aussparungen und Freiräume im Korsett geben dem Patienten Freiraum zur aktiven Korrektur der Deformität. Das Korsett wird 23 Stunden am Tag getragen und darf zu sportlichen Aktivitäten und zur Körperpflege abgelegt werden.

Aus: Wülker N. Taschenlehrbuch Orthopädie und Unfallchirurgie. Thieme 2010

Degenerative Wirbelsäulenerkrankungen
Grundlagen

Definition **Degenerative Wirbelsäulenerkrankungen**
Hierzu zählen alle Erkrankungen bzw. Beschwerden, die durch den Verschleiß der Wirbelsäule entstehen. Die Beschwerden können die Bandscheiben, die Wirbelkörper, die Wirbelgelenke, die Muskeln oder die Bänder betreffen.

Mit zunehmendem Alter kommt es an der Wirbelsäule zu Verschleißerscheinungen und degenerativen Veränderungen (▶ Abb. 60.29). In den **Bandscheiben** verringert sich z. B. der Wassergehalt, sie werden flacher, weniger elastisch und bekommen Risse. Der betroffene Wirbelsäulenbereich lockert sich und wird überbeweglich und instabil. Mögliche Folgen sind **Bandscheibenerkrankungen** (S. 1257) und Spondylolisthesis (S. 1191).

Die Wirbelsäule reagiert auf die Lockerung mit der Bildung von Randzacken an den **Wirbelkörpern** (**Spondylose**). Dadurch versteift die Wirbelsäule ein wenig, der Wirbelsäulenlockerung wird entgegengewirkt und die chronischen Beschwerden der Patienten bessern sich oft wieder.

Des Weiteren kommt es aber auch zu arthrotischen Veränderungen an den **Wirbelgelenken** (**Spondylarthrose**), die Beschwerden verursachen können. In der Folge gibt es auch hier Knochenanbauten, die bis zu einer **Spinalkanalstenose** (Wirbelkanalverengung) führen können.

Die genannten Krankheitsbilder können isoliert oder gemeinsam auftreten. Am häufigsten ist die Lendenwirbelsäule

Abb. 60.29 Degenerative Wirbelsäulenerkrankungen.

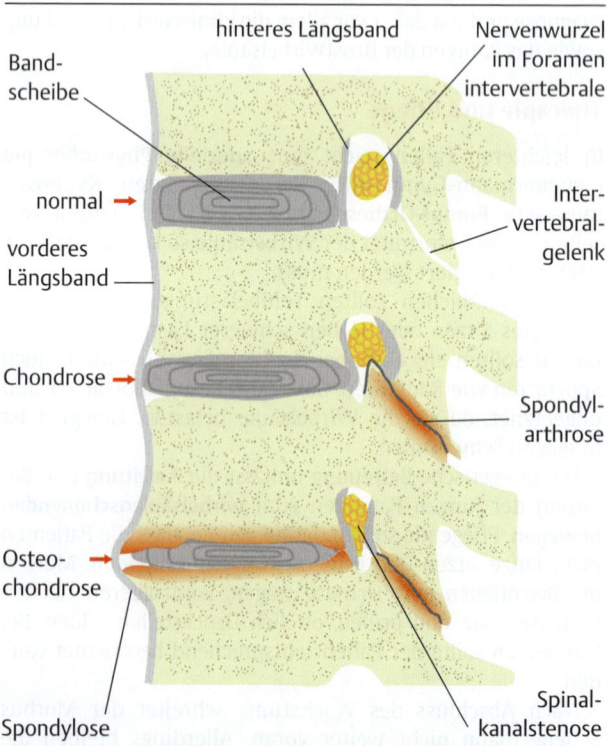

Bei der Chondrose liegt ein Höhenverlust der Bandscheiben vor, bei der Osteochondrose tritt zusätzlich eine knöcherne Reaktion mit den benachbarten Wirbeln auf. Bei der Spondylose bilden sich Randzacken an den Wirbelkörpern, bei der Spondylarthrose bestehen arthrotische Veränderungen an den Wirbelgelenken. Weiterhin kann es zu Spinalkanalstenosen kommen.

betroffen. Man spricht hier auch vom **degenerativen LWS-Syndrom**.

Das **Hauptsymptom** sind Rückenschmerzen, häufig begleitet von Muskelverspannungen und Schonhaltung. Die Schmerzen verschlimmern sich bei längerer Belastung und lassen i. d. R. nach, wenn z. B. die Lendenlordose vermindert wird, z. B. bei Stufenbettlagerung.

Zur **Diagnostik** ist neben der Anamnese die klinische Untersuchung wichtig. Bei Rückenschmerzen muss auch auf neurologische Ausfälle hin untersucht werden. Zusätzlich werden Röntgenbilder und das MRT zur Bildgebung eingesetzt.

Therapie und Pflege

Degenerative Wirbelsäulenerkrankungen werden i. d. R. **konservativ therapiert**. Im akuten Stadium kommen zum Einsatz:
- NSAR (S. 1202) zur Schmerz- und Entzündungshemmung
- Wärme- oder Kälteanwendungen
- Injektionen mit Lokalanästhetikum oder Glukokortikoiden
- Stufenbettlagerung bei Beschwerden in der Lendenwirbelsäule (▶ Abb. 60.30)

In der akuten Phase haben die Patienten Schmerzen bei jeder Art von Bewegung. Pflegende unterstützen sie daher soweit notwendig bei den täglichen Aktivitäten. Sie kontrollieren die Medikamenteneinnahme und beobachten die Schmerzentwicklung des Patienten. Sie unterstützen ihn bei der Mobilisation, denn der Patient sollte sich so bald wie möglich wieder bewegen, auch wenn ihm dies schmerzbedingt zunächst widerstrebt.

Darüber hinaus ist eine gezielte **Physiotherapie** zum Aufbau der Rücken- und Bauchmuskulatur wichtig. In der **Rückenschule** erlernt der Patient zudem Verhaltensweisen für den Alltag (z. B., wie Getränkekisten angehoben werden sollen), um weiteren Schmerzanfällen vorbeugen zu können.

Operationen sind nur selten hilfreich, möglich sind u. a. Wirbelkanaldekompressionen (Entfernung von Verknöcherungen und störendem Weichgewebe), Bandscheibenoperationen und -prothesen, Versteifungsoperationen (Spondylodese).

Abb. 60.30 Stufenbettlagerung.

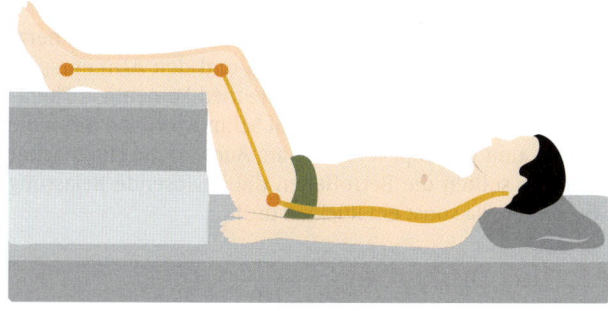

Bei Schmerzen in der Lendenwirbelsäule kann eine Stufenbettlagerung schmerzlindernd wirken.

WISSEN TO GO

Degenerative Wirbelsäulenerkrankungen

Altersbedingte Verschleißerscheinungen an den Bandscheiben, den Wirbelkörpern und -gelenken sowie den Bändern und Muskeln führen zu verschiedenen Krankheitsbildern. Am häufigsten ist die Lendenwirbelsäule betroffen (degeneratives LWS-Syndrom). Es treten Rückenschmerzen, Muskelverspannungen und Schonhaltungen auf.
Therapie:
- NSAR zur Schmerz- und Entzündungshemmung
- Wärme- oder Kälteanwendungen
- Injektionen mit Lokalanästhetikum oder Kortikosteroiden
- ggf. Stufenbettlagerung zur Entlastung bei LWS-Syndrom
- zusätzlich Physiotherapie und Rückenschule
- Operationen sind nur selten hilfreich.

Pflege: Die Patienten haben starke Schmerzen und nehmen eine Schonhaltung ein. Pflegende unterstützen sie bei den täglichen Aktivitäten, überwachen die Medikamenteneinnahme und beobachten die Schmerzentwicklung. Zudem mobilisieren sie den Patienten möglichst früh, je nach Standard.

Spondylolyse und Spondylolisthesis

Grundlagen

Definition **Spondylolyse und Spondylolisthesis**
Bei einer Spondylolyse („Wirbellösen") bildet sich ein Spalt zwischen dem oberen und unteren Gelenkfortsatz eines Wirbelbogens. Am häufigsten ist der 5. Lendenwirbel betroffen.

Die Spondylolyse kann zur Spondylolisthesis, dem „Wirbelgleiten", führen. Dabei verschiebt sich der betroffene Wirbel gegen den benachbarten Wirbel nach vorn (ventral).

Der Spalt im Wirbelbogen kann durch angeborene Fehlbildungen entstehen oder durch Unfälle oder Abnutzung (z. B. Turnen, Balletttanzen) verursacht werden. Durch den Spalt wird der Wirbelkörper abnormal beweglich. Ein betroffener Wirbel kann dann vom Wirbel darunter abrutschen (**Spondylolisthesis**) und dadurch Beschwerden verursachen.

Die Spondylolyse ist i. d. R. beschwerdefrei. Kommt es zu einem Verrutschen der Wirbel, treten belastungsabhängige Rückenschmerzen auf, die in Gesäß oder Oberschenkel ausstrahlen können. Selten kommt es auch zu neurologischen Ausfällen durch Nervenkompression. Viele Patienten haben trotz Wirbelgleiten keine Beschwerden.

Zur Diagnostik werden Röntgenbilder erstellt. Zudem zeigt sich bei einem ausgeprägten Wirbelgleiten ein starkes Hohlkreuz beim Patienten.

Therapie und Pflege

Solange der Patient keine Beschwerden hat, ist i. d. R. auch keine Therapie notwendig. Es werden Verlaufskontrollen durchgeführt und vorbeugend sollte der Patient die Rumpfmuskulatur stärken. Bei Schmerzen bekommt er Schmerzmittel, Physiotherapie und ein Lendenmieder individuell angepasst. Pflegende haben hier die Aufgabe, den Patienten auf Schmerzen hin zu beobachten und die Schmerzmitteleinnahme zu überwachen. Indem sie den Patienten z. B. bei der Körperpflege beobachten, können sie zudem eine

Progression der Erkrankung und evtl. auftretende neurologische Ausfälle frühzeitig erkennen und weiterleiten.

Nur Patienten mit einer ausgeprägten Instabilität bzw. einer Nervenwurzelkompression müssen operiert werden. Hier werden die betroffenen Wirbel mit Metallimplantaten versteift (Spondylodese).

Nach einer Operation führen Pflegende regelmäßig DMS-Kontrollen durch und erfassen regelmäßig die Schmerzen – es besteht ein erhöhtes Pneumonierisiko durch Schonatmung aufgrund von Schmerzen. Sie achten auf die Blasen- und Darmtätigkeit. In der Regel sind die Patienten mit einem Blasendauerkatheter versorgt.

60.5.9 Erkrankungen von Schulter, Arm und Hand

Tendinosis calcarea

Grundlagen

Definition **Tendinosis calcarea**
Bei der Tendinosis calcarea („Kalkschulter") finden sich Kalkablagerungen an den Sehnenansätzen im Schultergelenk. Die Kalkherde können sich in den Subakromialraum entleeren und eine Bursitis subacromialis (subakromiale Schleimbeutelentzündung) auslösen.

Ursache für die Kalkablagerungen ist häufig eine **verminderte Durchblutung der Sehnen** der Rotatorenmanschette. Am häufigsten betroffen ist die Sehne des M. supraspinatus.

Eine Tendinosis calcarea kann **lange Zeit beschwerdefrei** sein oder über längere Zeit **dumpfe Schmerzen** in der Schulter verursachen. Erst wenn sich auch eine akute Schleimbeutelentzündung (Bursitis) entwickelt, werden die Schmerzen heftig. Der Patient kann den Arm vor Schmerzen kaum noch bewegen und hält ihn in Schonhaltung. Oft klingen die Beschwerden nach dieser akuten Attacke spontan wieder ab. Im Verlauf der Krankheit wechseln sich häufig schmerzhafte und schmerzfreie Phasen ab.

Die **Diagnose** wird durch Ultraschall und Röntgenaufnahmen gestellt.

Therapie und Pflege

Die sich die Verkalkungen häufig spontan wieder auflösen, wird i.d.R. zunächst **konservativ therapiert**. In der akuten Entzündungsphase kommen nicht steroidale Antirheumatika (NSAR), Injektionen mit Lokalanästhetikum oder Glukokortikoiden und Kältetherapien zum Einsatz. In chronischen Phasen sind Ultraschalltherapie und Elektrotherapie (extrakorporale Stoßwellentherapie) hilfreich. Ist die konservative Therapie über längere Zeit erfolglos, wird der Kalk operativ, meist im Rahmen einer minimalinvasiven Arthroskopie (S. 1154), entfernt.

Während der akuten Entzündungsphase haben die Patienten starke Schulterschmerzen. Im betroffenen Gelenk sind Schwellungen und ggf. eine Überwärmung zu beobachten. Pflegende sollten daher den Patienten hinsichtlich seiner Schmerzen gut beobachten und die Schulter auf Entzündungszeichen hin kontrollieren.

Im Rahmen der Therapie überwachen Pflegende die medikamentöse Therapie (achten z.B. bei Gabe von NSAR auf Magenbeschwerden) und überprüfen nach Injektionen die Einstichstellen (z.B. bei Glukokortikoiden). Muss der Patient operiert werden, so liegt der Fokus der Pflege auf der perioperativen Pflege mit Wundbeobachtung und DMS-Kontrollen am betroffenen Arm. Zudem benötigt der Patient pflegerische Unterstützung, solange er in der Bewegung eingeschränkt ist.

Tennis- und Golfer-Ellenbogen

Grundlagen

Definition **Tennis- und Golfer-Ellenbogen**
Tennis-Ellenbogen (Epicondylitis humeri radialis): Eine durch Überbelastung verursachte Entzündung am Ursprung der Hand- und Fingerstrecker führt zu Schmerzen am radialen Ellenbogen.

Golfer-Ellenbogen (Epicondylitis humeri ulnaris): Hier entwickelt sich die Entzündung am Ursprung der Hand- und Fingerbeuger und führt zu Schmerzen am ulnaren Ellenbogen.

Ursache für diese Schmerzsyndrome ist eine **chronische monotone Überbelastung** der Hand- und Fingermuskulatur. Betroffen sind Menschen, die monotone manuelle Tätigkeiten durchführen, z.B. Fabrikarbeiter, Musiker oder Menschen, die viel am Computer arbeiten. **Nur selten sind es Tennis- oder Golfspieler.**

Der Tennis-Ellenbogen ist sehr häufig, der Golfer-Ellenbogen eher selten. Die Patienten klagen über **Schmerzen am Ellenbogen**, die evtl. in den Ober- oder Unterarm ausstrahlen können. Die Schmerzen treten in Ruhe und bei Bewegung auf. Die betroffene Ellenbogenseite ist berührungsempfindlich oder gar druckschmerzhaft.

Für die **Diagnostik** ist die klinische Untersuchung wegweisend. Röntgenbilder dienen dem Ausschluss anderer Erkrankungen.

Therapie und Pflege

Die **konservative** Therapie umfasst Folgendes:
- schmerzauslösende Belastungen und Tätigkeiten vermeiden
- orale Schmerzmittel verabreichen, ggf. Lokalanästhetika und Glukokortikoide injizieren
- Salben- oder **Tapeverbände** am Ellenbogen anlegen
- evtl. Elektrotherapie (Stoßwellentherapie), physikalische Therapie (Kälteanwendung) oder spezielle Bandagen (sie sollen durch gezielten Druck die Sehnenansätze entlasten)
- Bei andauernden Beschwerden kann der Ellenbogen in einem **Oberarmgips** mit Fingereinschluss für 2–3 Wochen komplett **ruhiggestellt werden**. Beim Tennis-Ellenbogen wird dabei die Hand in leichter Streckung, beim Golfer-Ellenbogen in leichter Beugung eingegipst. Anschließend folgt eine Physiotherapie.

Bleibt die konservative Therapie nach 6–12 Monaten erfolglos, muss ggf. operiert werden.

Pflegende achten darauf, dass die Patienten die schmerzauslösenden Tätigkeiten vermeiden und den Arm entsprechend schonen. Sie überwachen die medikamentöse Therapie, beobachten den Patienten auf Schmerzen und legen die Salben- und ggf. Tapeverbände an. Auch nach erfolgreicher Therapie sollten die Betroffenen die auslösende Belastung vermeiden, da sonst ein Rückfall droht.

Morbus Dupuytren

Grundlagen

Definition **Morbus Dupuytren**
Aus unbekannter Ursache schrumpft bei Morbus Dupuytren die Hohlhandfaszie (Palmaraponeurose). Es bilden sich derbe Stränge und Knoten in der Handfläche und die betroffenen Finger werden in Beugestellung fixiert (Beugekontraktur).

Durch die Schrumpfung der Faszie werden die **Finger in Beugestellung gezwungen** und können nicht mehr gestreckt werden. Meist sind Ringfinger und kleiner Finger betroffen (4. und 5. Strahl), oft auch an beiden Händen. Die Erkrankung tritt vor allem bei Männern über 50 Jahre auf. In der Regel verursacht die Schrumpfung keine Schmerzen. Im Spätstadium wird jedoch die Funktion der Hand durch die gebeugten Finger zunehmend beeinträchtigt und die Patienten haben Schmerzen beim Ergreifen harter Gegenständen.

Die Diagnose wird klinisch gestellt: In der Handfläche sind die Knoten und derben Stränge sicht- und tastbar.

Therapie und Pflege

Bisher gibt es keine konservative Therapie, die die Symptome bessert. Bei Schmerzen oder starker Funktionseinschränkung der Hand im Alltag wird **operiert**. Dabei werden die betroffenen Anteile der Hohlhandfaszie entfernt.

Postoperativ wird die Hand hochgelagert und gekühlt. Pflegende prüfen regelmäßig die Durchblutung, Motorik und Sensorik der Hand bzw. Finger (DMS-Kontrolle) und führen die Verbandwechsel nach Anordnung durch. Da die betroffene Hand zunächst nicht belastet werden darf, benötigen die Patienten Unterstützung bei den täglichen Aktivitäten.

60.5.10 Erkrankungen von Oberschenkel und Hüfte

Koxarthrose

Grundlagen

Ausführliche Informationen zur Arthrose allgemein und zu deren Therapie finden Sie unter Arthrose (S. 1180).

Definition Koxarthrose
Bei einer Koxarthrose (Hüftgelenkarthrose) kommt es zu einem degenerativen Verschleiß des Gelenkknorpels im Hüftgelenk.

Die **primäre Form** entwickelt sich vor allem bei Patienten, die älter als 50 Jahre sind. Hier kommt es ohne erkennbare Ursache zur einer Abnutzung des Knorpelgewebes. Die **sekundäre Koxarthrose** entsteht als Folge von Überbelastung (z. B. durch Übergewicht, Leistungssport) oder durch Fehlstellungen (z. B. angeborene Hüftdysplasie, X- und O-Beine) und Gelenkschäden nach Unfällen. Diese Form tritt daher auch bei jungen Patienten auf.

Die **Hauptsymptome** sind **belastungsabhängige** Schmerzen am Hüftgelenk und **Bewegungseinschränkungen**. Auch Oberschenkel und Knie können schmerzen. Im Verlauf nehmen die Beschwerden zu und es können sich Kontrakturen der Hüftbeugemuskulatur entwickeln. In der Folge kippt das Becken nach vorne und die Lendenwirbelsäule muss zum Ausgleich eine Hyperlordose formen. Das führt zu Beschwerden in der LWS.

Für die **Diagnose** ist die klinische Untersuchung wesentlich. Zur Diagnosesicherung wird meist ein Röntgenbild erstellt.

Mitwirken bei der Therapie

Die **primäre Koxarthrose** wird so lang wie möglich **konservativ** therapiert, d. h., neben **Schmerzlinderung** und **Entzündungshemmung** durch nicht steroidale Antirheumatika (NSAR) werden vor allem **physikalische Maßnahmen, Physiotherapie** und **Massagen** eingesetzt. Zudem können ein Pufferabsatz im Schuh auf der betroffenen Seite und ein Handstock auf der Gegenseite die Belastung im erkrankten Hüftgelenk senken.

Reichen die konservativen Maßnahmen nicht mehr aus und ist der Patient ist im Alltag zu sehr durch Schmerzen und Bewegungseinschränkungen belastet, entscheiden sich Orthopäde und Patient häufig für einen künstlichen Hüftgelenkersatz, eine **Hüftendoprothese**. In der Regel wird eine **Totalendoprothese** (**TEP**) eingesetzt, d. h., Gelenkkopf **und** Gelenkpfanne werden ausgetauscht (▶ Abb. 60.31). Dabei können die Prothesen mit oder ohne Zement in den Knochen eingebracht werden. Patienten über 65 Jahre profitieren von einer zementierten Hüft-TEP. Sie ist direkt nach der OP voll belastbar, die Rehabilitationszeit kann dadurch verkürzt und Komplikationen durch Immobilität wie Pneumonie oder Thrombose können vermieden werden. Eine Prothesenwechseloperation ist allerdings wesentlich aufwendiger als bei einer nicht zementierten Hüfte. Bei jungen Patienten wird deswegen vorzugsweise eine nicht zementierte Hüft-TEP eingesetzt.

Eine **Hemiendoprothese** (**HEP**), bei der nur der Hüftkopf ersetzt wird, wird bei Koxarthrose nur selten gewählt. Bei **sekundärer Koxarthrose** kann ggf. auch **hüfterhaltend** operiert werden.

Da die meisten Patienten mit Koxarthrose eine Totalendoprothese erhalten, wird im Folgenden die Pflege eines Patienten nach Einsatz einer Totalendoprothese (**Hüft-TEP**) näher beschrieben.

Abb. 60.31 Koxarthrose.

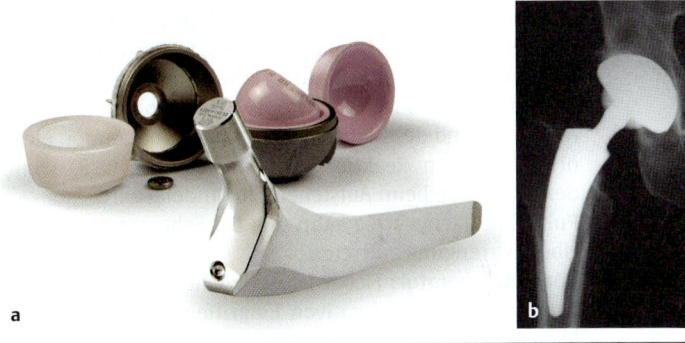

a Modulsystem für eine Hüft-TEP. *Quelle: ImplanTec GmbH Mödling, Österreich*
b Zementfreie Hüftendoprothese im Röntgenbild. *Aus: Paetz B. Chirurgie für Pflegeberufe. Thieme 2013*

> **WISSEN TO GO**
>
> **Koxarthrose – Grundlagen**
>
> Die **primäre, idiopathische** Form tritt meist bei älteren Patienten über 50 Jahre auf, die **sekundäre Form** auch bei jüngeren Patienten. Es bestehen belastungsabhängige Schmerzen in der Leiste und Bewegungseinschränkungen. Die Diagnose erfolgt durch Anamnese, klinische Untersuchung und Röntgen.
>
> **Therapie: konservativ** mit NSAR, physikalischen und orthopädischen Maßnahmen, Physiotherapie und Massagen. Bei zunehmenden Beschwerden wird **operativ** behandelt: **gelenkerhaltende** Operationen oder Hüftendoprothese, meist **Totalendoprothese** (**TEP**).

Beobachtungskriterien nach Hüft-TEP

Nachdem der Patient aus dem Aufwachraum abgeholt worden und in seinem Patientenzimmer auf Station angekommen ist, müssen postoperativ die Bewusstseinslage, Schmerzen sowie die Atem- und Kreislauffunktionen engmaschig überwacht werden.

DMS-Kontrolle am OP-Tag • Die Durchblutung, Motorik und Sensibilität werden regelmäßig kontrolliert. Wurde der Eingriff in Periduralanästhesie durchgeführt, können Einschränkungen der Motorik und Sensibilität dadurch bedingt sein. Meist werden die Patienten jedoch schon im Aufwachraum von einem Anästhesisten besucht und erhalten erst dann eine medikamentöse Schmerztherapie (über einen Periduralkatheter), wenn die DMS-Kontrolle in Ordnung war. Bei Vollnarkose erhalten die Patienten zur Schmerztherapie häufig eine PCA-Pumpe = Patient controlled Analgesia (S. 701). Ausführliche Informationen hierzu finden Sie im Kap. „Schmerzmanagement" (S. 687).

Intraoperativ kann es zu Schäden des N. ischiadicus und des N. femoralis kommen. Um die Funktion dieser Nerven zu prüfen, soll der Patient das Bein leicht beugen und dann durchdrücken. Auch der Fuß sollte angehoben und gestreckt werden (am besten gegen die Hand der Pflegekraft). Ist dies nicht möglich, sollte der Arzt informiert werden.

Vitalparameter und Körpertemperatur kontrollieren • Hierzu gehören:
- **Blutdruck:** Eine Hypertonie (Bluthochdruck) kann z.B. bei Schmerzen oder bei Überanstrengung während der Mobilisation auftreten. Der Blutdruck fällt hingegen bei einer akuten Blutung oder bei postoperativem Volumenmangel. Auch während der Mobilisation kann er im Rahmen einer orthostatischen Reaktion plötzlich abfallen, z.B. wenn dem Patienten beim Aufstehen schwindelig wird.
- **Puls:** Eine Tachykardie kann u.a. bei Schmerzen oder bei Überanstrengung auftreten.
- **Körpertemperatur:** Fieber ist ein wichtiges Infektionszeichen. Aber: Nach operativen Eingriffen kann es zu einer leichten Temperaturerhöhung innerhalb der ersten Tage kommen. Dabei handelt es sich um Resorptionsfieber, das kein Zeichen einer Infektion, sondern durch körpereigene Umbauvorgänge bedingt ist.

Wundbeobachtung • Sofern es sich nicht um einen septischen Prothesenwechsel nach einer Infektion handelt (diese werden zumeist auf speziellen „septischen" Stationen versorgt), gilt die Wunde primär als aseptisch und wird i.d.R. alle 2 Tage unter streng aseptischen Bedingungen verbunden. Siehe hierzu Kap. „Wundmanagement" (S. 580). Die Wundkontrolle umfasst u.a.:
- **Kontrolle der Wundnaht:** Sind die Wundränder vollständig adaptiert? Ist die Naht trocken und gut durchblutet? Oder sind Anzeichen für eine Infektion erkennbar, z.B. Rötungen oder Schwellungen?
- **Beurteilung des Wundgebiets:** Die Wunde muss regelmäßig auf Hämatome, Ödeme und Infektionszeichen hin überwacht werden. Kleinere Hämatome im Bereich des Oberschenkels und der Leiste sind eine normale Folge der Operation. Bei Anzeichen von Rötungen, Schwellungen oder Überwärmung muss hingegen umgehend der Arzt informiert werden.
- **Kontrolle der Redondrainage:** Hierzu gehört u.a.:
  – Sicherstellen, dass das Sekret ungehindert abfließen kann, z.B. prüfen, dass der Drainageschlauch nicht abgeknickt ist und kein Zug auf die Drainage ausgeübt wird
  – Menge und Farbe der geförderten Flüssigkeit regelmäßig beurteilen (z.B. blutig, serös, eitrig) und protokollieren, ggf. Redonflasche wechseln (S. 757)

! Merken Wundbeobachtung
Die Wundkontrolle ist bei einer Hüft-TEP sehr wichtig, da eine Wundinfektion eine gefürchtete Komplikation ist und weitreichende Folgen haben kann.

Um die Schwellungen und Hämatome im Wundgebiet zu reduzieren, wird das Bein regelmäßig gekühlt. Aber: Voraussetzung hierfür ist eine vollständig vorhandene Sensorik, da die Patienten sonst nicht merken, wenn das Bein „unterkühlt". Später erhalten die Patienten häufig Lymphdrainagen, um die Schwellungen im operierten Bein weiter zu reduzieren.

Beobachtung auf Komplikationen • Es können folgende Komplikationen auftreten:
- akute Blutung
- Hüftluxation
- Gefäß- und Nervenverletzungen
- Infektion der Prothese
- Lockerung der Prothese

Bei **akuten Blutungen** legt der Orthopäde möglichst schnell Druckverbände an. Ist die Blutung jedoch nicht zu stillen oder zeigt der Patient Schockzeichen wie Hypertonie (erhöhter Blutdruck), Tachykardie (erhöhte Herzfrequenz) oder Tachypnoe (erhöhte Atemfrequenz), muss er umgehend intensivmedizinisch versorgt werden. Gegebenenfalls ist eine erneute Operation indiziert.

ACHTUNG
Die Gefahr einer Hüftluxation ist unmittelbar nach der OP sehr groß und kann z.B. durch falsche Lagerung oder eine falsche Bewegung ausgelöst werden. Die Patienten dürfen daher postoperativ die Hüfte um nicht mehr als 90° beugen, keine Innen- oder Außenrotationen durchführen sowie die Beine nicht übereinander schlagen.

WISSEN TO GO

Hüft-TEP – Beobachtungskriterien

Nach einer Hüft-TEP sind postoperativ folgende Beobachtungsaspekte wichtig:
- **Kontrolle der Bewusstseinslage** sowie der Atem- und Kreislauffunktionen
- **DMS-Kontrollen**
- **Schmerzbeobachtung** und Schmerzerfassung
- **Prüfung des N. ischiadicus und N. femoralis:** Bein leicht beugen und dann durchdrücken, Fuß anheben und gegen die Hand der Pflegekraft strecken. Bei Unvermögen Arzt informieren.
- **Wundbeobachtung:** regelmäßige Beurteilung der Wundnaht und des Wundgebiets auf Infektionszeichen, Kontrolle der Redondrainagen und des geförderten Sekrets
- **Beobachtung auf Komplikationen:** akute Blutungen, Hüftluxation, Gefäß- und Nervenverletzungen, Infektion oder Lockerung der Prothese

Wegen der Gefahr der Hüftluxation dürfen die Patienten die Hüfte nicht mehr als 90° beugen, keine Innen- oder Außenrotationen durchführen sowie die Beine nicht übereinander schlagen.

Pflegebasismaßnahmen

Flüssigkeit bilanzieren, Gewicht bestimmen • Müssen die Patienten postoperativ gewogen werden (etwa zur Flüssigkeitsbilanzierung oder bei Ödembildung), so wird zur Unfallverhütung meist eine Sitzwaage eingesetzt.

ACHTUNG
Auch beim Wiegen darf die Hüfte um nicht mehr als 90° gebeugt werden.

Körperpflege und Bekleidung • Postoperativ muss auf eine gute Körperhygiene geachtet werden, um Wundinfektionen vorzubeugen. Vor der Erstmobilisation werden die Patienten zunächst im Bett versorgt. Hierbei ist darauf zu achten, den Oberkörper nicht zu hoch zu lagern (je nach Klinikstandard sind 45–60° Beugung in der Hüfte erlaubt). Meist ist es hilfreich, das gesamte Bett zu kippen. Da die Patienten meist einen Blasenkatheter haben, muss auf eine adäquate Intimpflege geachtet werden, um Harnwegsinfekten vorzubeugen. Das Waschen der Beine wird durch Pflegende durchgeführt. Können die Patienten am Waschbecken versorgt werden, muss auch hier auf die korrekte Mobilisation geachtet werden. Eventuell ist eine Mobilisation in einen hohen Toilettenstuhl möglich.

Beim Be- und Entkleiden ist ebenfalls darauf zu achten, dass der Patient die Hüfte um nicht mehr als 90° beugt. Darum benötigt er i.d.R. Unterstützung beim An- und Ausziehen.

Hat der Patient postoperativ eine Beinlängendifferenz, muss diese ggf. durch Schuheinlagen oder Schuherhöhungen ausgeglichen werden. Diese orthopädischen Einlagen werden jedoch oft erst in der Rehaklinik eingesetzt, da die Beindifferenz auch durch Schonhaltung bedingt sein kann und sich im Verlauf der Heilung dann ohne Korrektur wieder normalisiert.

Betten, lagern, Schlaf fördern • Im Bett dürfen die Patienten zunächst nur mit um 45–60° erhöhtem Oberkörper gelagert werden. Sie dürfen zunächst auch nur auf der nicht betroffenen Seite und auf dem Rücken liegen. Eine vorsichtige Seitenlagerung auf die operierte Seite ist je nach Krankenhausstandard meist erst nach dem Entfernen der Drainagen möglich. Und auch hier gilt: Das betroffene Bein darf nicht nach innen und außen rotiert werden, die Beine dürfen nicht überkreuzt und nicht zu sehr in Abduktionsstellung (Abspreizen des Beines von der Körpermitte) gelagert werden, da sonst die operierte Hüfte luxieren kann. In Seitenlage kann ein Kissen zwischen die Beine gelegt werden, je nach Hausstandard werden auch Lagerungsschienen eingesetzt.

Mobilisation • Die Erstmobilisation erfolgt meist am ersten postoperativen Tag mithilfe von Pflegenden, evtl. mit Unterstützung von Physiotherapeuten. Der Patient wird über die betroffene Seite mobilisiert: Zunächst „rutscht" er an die Bettkante, das operierte Bein wird durch die Pflegekraft gehalten (▶ Abb. 60.32). Nun dreht sich der Patient in eine sitzende Position. Beim Aufrichten des Oberkörpers benötigt er evtl. Unterstützung. Wichtig dabei ist, immer auch auf Zeichen einer orthostatischen Reaktion zu achten – also auf Blässe, Blutdruckabfall, Tachypnoe (erhöhte Atemfrequenz), Schweißausbruch. Sollten diese Zeichen auftreten, muss die Mobilisation sofort abgebrochen und der Patient kurzzeitig in Trendelenburg-Lagerung (S. 350) gebracht werden, d.h. das Bett wird schräg gestellt bzw. so gekippt, dass der Kopf die tiefste Position des Körpers einnimmt (sog. Autotransfusionslagerung).

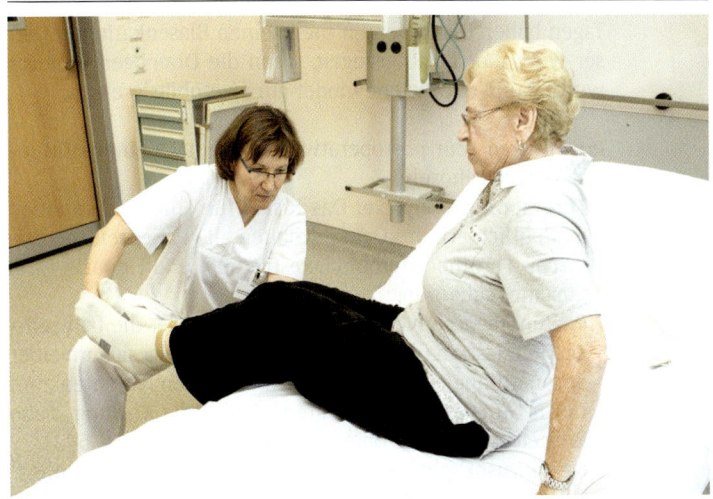

Abb. 60.32 Mobilisation.

Bei der Mobilisation wird das operierte Bein von der Pflegenden gehalten, um eine Luxation zu verhindern. Bei dieser Aufnahme handelt es sich um eine Mobilisation mehrere Tage nach der Hüft-TEP.

Sitzt der Patient am Bettrand, soll er zunächst tief durchatmen und sich aufrichten (das dient der Atelektasen- und Pneumonieprophylaxe und fördert den Kreislauf). Danach kann der Patient kurz aufstehen. Bei der Erstmobilisation wird der Patient von Pflegenden bzw. Physiotherapeuten unterstützt. Im weiteren Verlauf sollte der Patient beim Aufstehen Unterarmgehstützen verwenden. Hierbei ist darauf zu achten, wie das Bein nach Arztanordnung belastet werden darf, z.B. Teil- oder Vollbelastung. Bei zementierter TEP darf direkt nach der OP voll belastet werden. Ist nur eine Teilbelastung erlaubt, kann es hilfreich sein, eine Waage zu benutzen, damit der Patient einschätzen kann, wie sehr er sein Bein gerade belastet.

Das Gehen mit **Unterarmgehstützen** wird mit den Physiotherapeuten eingeübt. Die Patienten lernen z.B. den Dreipunkt- oder den Vierpunktgang möglichst schon vor der OP.

Postoperativ ist das selbstständige Anheben des betroffenen Beines zunächst nicht möglich. Hier behelfen sich viele Patienten, indem sie den Fuß des nicht betroffenen Beines unter den anderen schieben, um das operierte Bein zu unterstützen. Solange die Beine nicht überschlagen werden, ist diese Methode erlaubt. Sie wird hauptsächlich von jüngeren, mobileren Patienten, z.B. zum Aufstehen oder zum Lagewechsel angewendet.

Essen und Trinken • Die Patienten haben infolge der großen Operation einen erhöhten Energiebedarf. Wichtig ist, dass beim Einnehmen der Mahlzeiten im Bett die Lagerungsvorgaben beachtet werden.

Übelkeit und Erbrechen • Häufig sind bereits Bedarfsmedikamente bei postoperativer Übelkeit auf dem Überwachungsbogen vermerkt. Bei Erbrechen muss darauf geachtet werden, dass sich die Patienten nicht zu sehr mit dem Oberkörper aufrichten (erlaubt sind 45–60°). Hier kann eine Seitenlagerung auf die nicht betroffene Seite helfen. Dabei sollte darauf geachtet werden, dass das operierte Bein nicht luxiert.

Ausscheiden • Durch die Immobilität und die Einnahme der Analgetika kann die Darmtätigkeit reduziert sein. Meist sind die Patienten deswegen besorgt, jedoch reguliert sich der Stuhlgang in den ersten Tagen oft schon ohne zusätzliche Medikamente, sobald die Patienten wieder häufiger mobili-

Pflege bei Erkrankungen des Bewegungssystems

siert werden. In der Toilette muss auf eine ausreichende Sitzhöhe geachtet werden (Toilettensitzerhöhung). In den ersten Tagen haben die Patienten meist einen Blasenkatheter. Dieser wird aber i.d.R. gezogen, wenn die Drainagen entfernt wurden und der Patient wieder gut zu mobilisieren ist.

Prophylaxen ▪ Zur postoperativen Pflege nach einer Hüftendoprothese gehören:
- **Thromboseprophylaxe:** Das Risiko für Thromboembolien ist deutlich erhöht. Daher erhalten alle Patienten medizinische Thromboseprophylaxestrümpfe und Heparin (z. B. Clexane) subkutan.
- **Pneumonieprophylaxe:** Wesentlich sind hier die frühzeitige Mobilisation und eine ausreichende Analgesie, um einer Schonatmung entgegenzuwirken. Auch den Patienten zum tiefen Durchatmen anzuhalten, fördert die Atmung, siehe Pflegetechniken zur Unterstützung der Atmung (S. 542).
- **Dekubitusprophylaxe:** Hier ist auf häufige Lagerungswechsel und ggf. auch Mikrolagerungen in den ersten Tagen zu achten. Die Haut sollte regelmäßig auf Rötungen und Veränderungen hin kontrolliert werden.
- **Kontrakturenprophylaxe:** Eine frühzeitige, häufige Mobilisation beugt Kontrakturen vor. Auch passives Bewegen ist hilfreich. Bei Bedarf können Lagerungshilfsmittel, z. B. zur Spitzfußprophylaxe, eingesetzt werden.
- **Sturzprophylaxe und Unfallverhütung:** Nach einer Hüftoperation besteht ein erhöhtes Sturzrisiko. Die Patienten werden daher angehalten, in den ersten Tagen nicht alleine aufzustehen. Zudem sollen sie festes Schuhwerk tragen, am besten mit Klettverschlüssen, damit diese mit der Greifzange geöffnet und geschlossen werden können. Damit die Patienten auch in den kommenden Wochen und Monaten keine unerlaubten Hüftbewegungen vornehmen und um Unfälle zu vermeiden, können verschiedene Hilfsmittel eingesetzt werden. Hierzu gehören u.a. Unterarmgehstützen und Greifzangen (z. B. um Dinge vom Boden aufzuheben), Toilettensitzerhöhungen und bei Bedarf elektrische Umlagerungshilfen und Betthalterungen (▶ Abb. 60.33). Auch lange Schuhlöffel haben sich bewährt. In der Regel erhalten die Patienten aber bereits vor der Operation eine Liste mit Dingen, die postoperativ für sie notwendig bzw. hilfreich sind.

Informieren, Schulen, Beraten

Pflegende informieren und beraten die Patienten z. B. über:
- richtige Lagerung und Bewegung
- die notwendigen Prophylaxen
- Maßnahmen der Sturzprophylaxe
- mögliche Hilfsmittel für den Alltag, z. B. Greifzangen, Schuhlöffel

In der (meist stationären) Rehabilitation liegt der Fokus vor allem auf der Gangschule mit Unterarmgehstützen: Die Umstellung von Dreipunkt- auf Vierpunktgang sowie der Wechsel von Teil- zu Vollbelastung sind hier wichtige physiotherapeutische Ziele. Auch werden alltägliche Dinge trainiert, z. B. das Heben von Lasten. Zudem werden die Patienten im Umgang mit Hilfsmitteln, z. B. der Sitzerhöhung oder der Greifzange, geschult.

Darüber hinaus kann im Einzelfall eine Gewichtsreduktion (durch Bewegung, Ernährungsumstellung) Teil der Anschlussheilbehandlung (AHB) sein. Dem Patienten werden auch geeignete Sportarten wie Schwimmen (vollständige Wundheilung vorausgesetzt) und Radfahren empfohlen.

In manchen Fällen dauert es bis zu 12 Monate, bis die Patienten wieder „voll" mobil sind. Bei zementierten Endoprothesen ist die Mobilität i.d.R. schneller wieder erreicht. Jüngere Patienten sind – je nach Anforderungen im Beruf – evtl. noch eine Zeit lang arbeitsunfähig, z. B. so lange sie noch keine schweren Lasten heben dürfen.

> ### WISSEN TO GO
>
> #### Hüft-TEP – Pflege
>
> **Pflegebasismaßnahmen:** Wichtig ist, dass der Patient **keine unerlaubten Bewegungen** macht. Die Hüfte darf nicht um mehr als 90° gebeugt werden, das Bein nicht innen- oder außenrotiert und die Beine dürfen nicht übereinandergeschlagen werden. Weitere zentrale Punkte der Pflege sind:
> - **Lagerung:** Der Oberkörper darf im Bett nur um 45–60° hochgelagert werden; zunächst nur Rückenlagerung und auf der nicht betroffenen Seite; erst nach Entfernen der Drainagen vorsichtige Seitenlagerung auf die betroffene Seite
> - **Mobilisation:** Patienten über betroffene Seite mobilisieren, auf Kreislaufschwäche achten, ggf. Mobilisation abbrechen und nach Trendelenburg lagern; beim Aufstehen und Gehen mit Unterarmgehstützen auf Teil- oder Vollbelastung achten
> - **Ausscheidung:** Toilettensitzerhöhung muss vorhanden sein
> - **Prophylaxen:** Thrombose-, Pneumonie-, Dekubitus- und Kontrakturenprophylaxe, Sturzprophylaxe
>
> #### Informieren, Schulen, Beraten
> - richtige Lagerung und Bewegung
> - notwendige Prophylaxen
> - Maßnahmen der Sturzprophylaxe
> - mögliche Hilfsmittel für den Alltag, z. B. Greifzangen, Schuhlöffel

Abb. 60.33 Unterarmgehstützen.

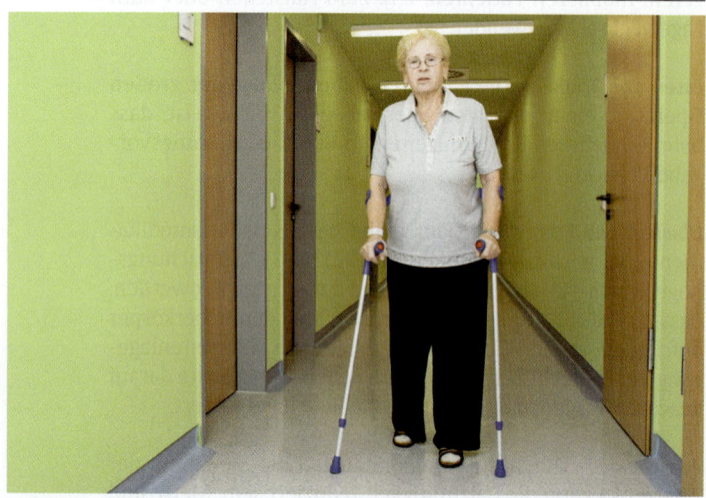

Um unerlaubte Hüftbewegungen zu vermeiden, verwendet die Patientin beim Gehen Unterarmgehstützen.

Coxitis fugax

Definition **Coxitis fugax**
Die Coxitis fugax („flüchtige Hüftentzündung") ist eine Entzündung des Hüftgelenks und wird auch als Hüftschnupfen bezeichnet. Oft tritt sie 2–3 Wochen nach einem Allgemeininfekt auf, z. B. einem viralen Atemwegsinfekt oder einer Magen-Darm-Grippe.

Betroffen sind vor allem Kinder im Alter von 3–8 Jahren. Die Kinder klagen über **Leisten- und Knieschmerzen** bei Belastung. Manche Kinder fallen dadurch auf, dass sie nicht mehr laufen wollen, sondern nur noch im Sitzen spielen. Das Allgemeinbefinden ist aber nicht beeinträchtigt. Im Ultraschall zeigt sich ein Erguss im Hüftgelenk.

Zur Therapie wird das Gelenk wenige Tage geschont (z. B. Bettruhe) und nicht steroidale Antirheumatika (NSAR) gegeben, z. B. Paracetamol. Die Pflegenden überwachen die Schmerztherapie und achten darauf, dass die Kinder die Bettruhe einhalten. Die Coxitis fugax heilt i. d. R. nach einer Woche spontan aus.

Morbus Perthes

Grundlagen

Definition **Morbus Perthes**
Morbus Perthes (juvenile Hüftkopfnekrose) ist eine Erkrankung des kindlichen Hüftkopfs, bei der Knochengewebe (Nekrose) am Hüft- bzw. Oberschenkelkopf (Femur) abstirbt.

Die Erkrankung trifft i. d. R. Kinder zwischen dem 5. und 8. Lebensjahr, Jungen sind 4-mal häufiger betroffen als Mädchen. Die **Ursachen** sind noch **weitgehend unbekannt**. Es liegt keine Infektion bzw. Entzündung vor. Durchblutungsstörungen am Hüftkopf führen dazu, dass der Knochenkern allmählich abstirbt und nekrotisch wird. Der Körper reagiert darauf, indem er das abgestorbene Gewebe ab- und neues Knochengewebe aufbaut. Während dieser Umbauphase ist der Hüftkopf weniger stabil und kann sich unter Belastung verformen.

Zu Beginn der Erkrankung hinken die Kinder, später kommen Knie- und Hüftschmerzen hinzu. Die Beweglichkeit wird zunehmend eingeschränkt und das Hinken verstärkt sich (**Schonhinken**).

Die **Diagnose** lässt sich im Frühstadium durch ein MRT stellen. Später sind im Röntgenbild Knochenveränderungen sichtbar und im Ultraschall zeigt sich ggf. ein Gelenkerguss.

Therapie und Pflege

Ziel der Behandlung ist es, die **Verformung des Hüftkopfs zu verhindern**. Bei Kindern unter 5 Jahren reichen i. d. R. Physiotherapie und das Vermeiden springender Bewegungen aus. Der Verlauf wird regelmäßig kontrolliert. Bei Kindern über 5 Jahre oder wenn der Hüftkopf schon stark verformt ist, wird i. d. R. operiert.

Wegen der Mobilitätseinschränkungen benötigen die Patienten Unterstützung bei den täglichen Aktivitäten. Da die Erkrankung häufig sehr schmerzhaft ist, ist eine adäquate Schmerztherapie sehr wichtig, siehe Schmerzmanagement (S. 687).

Idiopathische Hüftkopfnekrose des Erwachsenen

Grundlagen

Definition **Idiopathische Hüftkopfnekrose**
Auch beim Erwachsenen führen Durchblutungsstörungen unbekannter Ursache (idiopathisch) zu einer Nekrose am Hüftkopf.

Betroffen sind vor allem Männer im mittleren Lebensalter. Die Durchblutungsstörungen führen dazu, dass der Hüftkopf mangelversorgt ist. Er stirbt ab und die Gelenkfläche bricht ein. Der Hüftkopf wird deformiert und es entsteht eine Hüftgelenknekrose. Bei 50 % der Patienten sind beide Hüftgelenke betroffen. Mögliche Risikofaktoren sind Fettstoffwechselstörung, Alkoholabusus, lange Kortison- oder Zytostatikatherapie und Bestrahlung.

Hauptsymptome sind **Schmerzen** bei Belastung in der Leiste, ggf. auch im Knie, und **Bewegungseinschränkungen**. Einige Patienten hinken schmerzbedingt. Die **Diagnose** wird mittels Röntgenbild gestellt. Frühstadien lassen sich im MRT erkennen.

Therapie und Pflege

In der Regel wird **operiert**. In frühen Stadien wird der Hüftkopf angebohrt, um den intraossären Druck (= innerhalb des Knochens) zu senken und die Durchblutung zu fördern. Bei mittleren Erkrankungsstadien kann eine **Umstellungsosteotomie** durchgeführt werden, um die Nekrosestelle aus der Hauptbelastungszone herauszudrehen. Auch werden **Knochentransplantationen** (Spongiosaplastik) vorgenommen. Bei fortgeschrittener Nekrose wird eine **Hüftendoprothese** eingesetzt.

Im Anschluss an die OP müssen die Patienten die Hüfte mehrere Wochen komplett entlasten, anschließend ist für wenige Monate nur Teilbelastung erlaubt (außer bei zementierten Endoprothesen, da darf direkt nach der OP voll belastet werden). Ausführliche Informationen zur Pflege bei Hüftendoprothese siehe Pflege nach Hüft-TEP (S. 1194).

60.5.11 Erkrankungen des Knies

Genu varum und valgum

Grundlagen

Definition **Genu varum und valgum**
Genu varum (O-Beine) und Genu valgum (X-Beine) sind angeborene oder erworbene Fehlstellungen der Beinachse.

Die O- bzw. X-Beinstellungen entstehen i. d. R. durch Fehlstellungen im Knie, sie können aber auch durch Veränderungen in der Hüfte oder durch verbogene Oberschenkel- oder Unterschenkelknochen verursacht werden. Man spricht dann von einer **Varus-Stellung (O)** oder einer **Valgus-Stellung (X)** der betroffenen Region.

Eine Ausnahme bilden Säuglinge und Kinder bis ca. 6 Jahre. Bei Kleinkindern sind O-Beine, bei Kindergartenkindern X-Beine Teil der normalen physiologischen Beinentwicklung. Erst, wenn der Befund nach dem Grundschulalter noch besteht, sollte eine Therapie erwogen werden.

Die Fehlstellungen selbst verursachen i. d. R. keine Beschwerden. Die Kniegelenke werden allerdings falsch belastet und es kann sich frühzeitig eine Arthrose an den überlasteten Knorpelstellen im Gelenk bilden. Man spricht dann von einer **Varus- oder Valgus-Gonarthrose** (S. 1198).

Pflege bei Erkrankungen des Bewegungssystems

Therapie und Pflege

Wird durch die Fehlstellung das Kniegelenk falsch belastet, sollte therapiert werden. Kleinere Fehlstellungen werden **konservativ** mit **Physiotherapie** und/oder **orthopädischem Schuhwerk** (Schuhaußenrand-/Schuhinnenranderhöhung) behandelt. Bei ausgeprägter Fehlstellung muss eine **operative Umstellungsosteotomie** an der Tibia vorgenommen werden, um eine frühzeitige Arthrose zu verhindern.

Die perioperative Pflege umfasst hier u.a. regelmäßige Wund- und DMS-Kontrollen. Zudem sollten die Betroffenen über geeignete Sportarten beraten werden, z.B. Schwimmen.

Gonarthrose

Grundlagen

Ausführliche Informationen zur Arthrose allgemein und zu deren Therapie finden Sie unter Arthrose (S. 1180).

Definition Gonarthrose
Bei der Gonarthrose ist das Kniegelenk vom degenerativen Verschleiß des Gelenkknorpels betroffen.

Vor allem Menschen über 65 Jahre leiden an der Arthrose (S. 1180) im Kniegelenk. Ursache ist häufig eine **Beinachsenfehlstellung**, wie sie bei O- oder X-Beinen vorkommt. Diese führt zu einer einseitigen Belastung des Kniegelenks und damit zu einem vorzeitigen Verschleiß der überbelasteten Knorpelstellen. Man spricht von einer **Varus- oder Valgus-Gonarthrose**.

Hauptsymptome sind **Bewegungsschmerzen** und **Gelenksteife** im Knie. Die Beschwerden verschlechtern sich mit der Zeit. Später klagen die Patienten auch in Ruhe über Schmerzen. Kommt eine Entzündung dazu (aktivierte Arthrose), finden sich zusätzlich auch Druckschmerzen, Schwellungen, Rötungen und Überwärmung im Kniebereich.

Die **Diagnose** wird über die Anamnese, die klinische Untersuchung und das Röntgenbild gestellt.

! Merken Knieschmerzen
Bei Knieschmerzen muss immer eine Erkrankung der Hüftgelenke ausgeschlossen werden, denn bei jedem 5. Patienten löst ein Hüftproblem die Knieschmerzen aus.

Mitwirken bei der Therapie

Die Therapieprinzipien sind ähnlich wie die bei Arthrose bzw. Koxarthrose. Die konservative Behandlung (S. 1180) umfasst die medikamentöse Therapie mit NSAR sowie physikalische Maßnahmen, Physiotherapie und Massagen. Zudem kann eine mechanische Entlastung durch einen Gehstock auf der Gegenseite sowie einen Pufferabsatz und eine einseitige Sohlenerhöhung auf der betroffenen Seite erreicht werden. Die operativen Möglichkeiten sind:

- **kniegelenkerhaltende Operationen:** Sie sind v.a. bei sekundären Gonarthrosen möglich, die als Folge von Fehlstellung und Fehlbelastung im Kniegelenk entstanden sind.
- **Gelenktoilette:** Im Rahmen einer Arthroskopie (S. 1154) können mechanisch störende Knochenrandwülste abgetragen und der Knorpel geglättet werden (Knorpel-Shaving).
- **Kniegelenk-Endoprothese:** Sie werden vor allem bei älteren Patienten mit primärer Arthrose oder bei jüngeren Patienten mit sekundärer Arthrose notwendig. Dabei wird meist nicht das ganze Kniegelenk ausgetauscht, sondern es wird nur die defekte Gelenkoberfläche künstlich ersetzt (Schlittenprothese) (▶ Abb. 60.34). Komplette künstliche Kniegelenke (Scharnierprothesen) werden nur bei weit fortgeschrittener Arthrose eingesetzt (Knie-TEP).
- **Arthrodese:** Eine Versteifung des Kniegelenks wird nur noch selten durchgeführt.

Abb. 60.34 Gonarthrose.

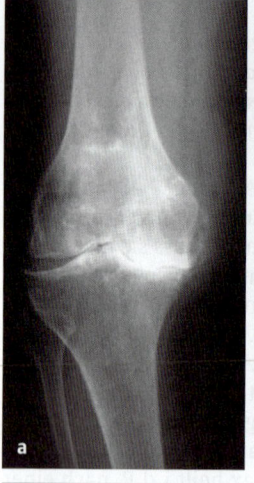
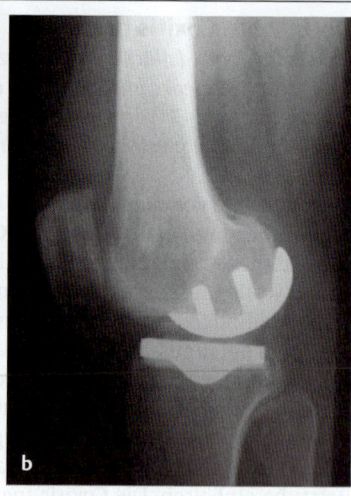

a Röntgenbild einer Kniegelenkarthrose mit deutlich sichtbarem Verschleiß des Gelenkknorpels.
b Röntgenbild einer Kniegelenk-Endoprothese (Schlittenprothese).

Aus: Paetz B. Chirurgie für Pflegeberufe. Thieme 2013

Beobachtungskriterien und Pflegebasismaßnahmen

Die Beobachtungskriterien (S. 1194) und die Pflegebasismaßnahmen (S. 1195) bei Endoprothesen am Knie unterscheiden sich nur wenig von denen bei Hüftendoprothesen; deshalb werden hier nur die Unterschiede beschrieben.

Lagerung • Das betroffene Kniegelenk wird immer hoch- und freigelagert. Die Patienten empfinden es meist als angenehmer, wenn das Bein leicht angewinkelt gelagert wird. Diese Ruhigstellung kann jedoch schon nach kurzer Zeit zu Kontrakturen der Sehnen und Muskeln führen. Bewegungseinschränkungen und Immobilität können die Folgen sein. Eine adäquate Schmerztherapie und das regelmäßige Bewegen des betroffenen Beines sind daher essenziell.

Schmerzen und Mobilisation • Eine Knie-TEP wird von den Patienten meist als schmerzhafter empfunden als eine Hüft-TEP. Das Bewegen des Knies erfolgt sowohl aktiv durch den Patienten als auch passiv mithilfe einer Kniebewegungsschiene. Bei dieser stellt der Physiotherapeut die durch den Arzt vorgegebene maximale Beugung und Streckung ein. Hat der Patient Schmerzen, kann eine frühzeitige Analgesie hilfreich sein, z.B. 30 Minuten vor der Übung. Kommt es dennoch zu Kontrakturen im Kniebereich und sind diese auch durch forcierte Physiotherapie oder Mobilisation mit einer Kniebewegungsschiene nicht mehr behandelbar, so muss das Knie evtl. in Narkose mobilisiert werden.

Ansonsten haben die Patienten bei der Mobilisation i.d.R. keine weiteren Einschränkungen. Das Knie darf relativ schnell wieder voll belastet werden und die Patienten dürfen sich auch im Bett drehen und lagern, wie sie es von zu Hause aus kennen. Manche Patienten empfinden es als schmerzlindernd, wenn ein Kissen zwischen die Beine gelegt wird. Vor der Entlassung aus der Klinik sollten die Patienten im Normalfall das Knie um ca. 60° beugen können.

> **WISSEN TO GO**
>
> **Gonarthrose**
>
> Die **Arthrose im Kniegelenk** tritt v. a. bei Menschen über 65 Jahren auf. Ursache sind meist Fehlstellungen der Beinachse durch O- oder X-Beine = Varus- oder Valgus-Gonarthrose. Es bestehen Gelenksteifigkeit, Bewegungsschmerzen, später Ruheschmerzen.
>
> Bei primärer Gonarthrose wird zunächst **konservativ** mit NSAR-Medikamenten, Physiotherapie, Massagen, physikalischen und orthopädischen Maßnahmen therapiert. **Operativ** sind kniegelenkerhaltende Operationen, Gelenktoilette oder Kniegelenk-Endoprothese möglich. **Pflege:** Grundsätzlich wie bei der Hüft-TEP. Außer:
> - **Lagerung:** Das Kniegelenk immer hoch und frei lagern, ggf. leicht anwinkeln. Dabei auf frühzeitige Mobilisation achten, da sich schnell Kontrakturen bilden.
> - **Mobilisation:** Das Knie wird aktiv durch den Patienten und passiv mithilfe einer Kniebewegungsschiene bewegt.

Meniskusschäden

Grundlagen

Definition **Meniskusschäden**
Meniskusschäden werden entweder durch Degeneration (Verschleiß) oder durch Unfälle (Einrisse oder Rupturen) verursacht. Der Innenmeniskus ist insgesamt 3-mal häufiger betroffen als der Außenmeniskus.

Mit zunehmendem Alter ist ein gewisser Verschleiß der Menisken normal. Wird das Kniegelenk jedoch überbeansprucht (z. B. bei Leistungssportlern), kommt es schon vorzeitig zur **degenerativen Läsionen** am Gewebe. Meniskusrisse oder -rupturen können auch durch **Unfälle**, d. h. ohne Vorschädigung, entstehen. Ursachen sind dann meist Sportunfälle, z. B. beim Skifahren oder beim Fußballspielen.

Akute Meniskusrisse verursachen plötzlich einschießende **stechende Schmerzen** und **Bewegungseinschränkungen** im Knie (meist Streckhemmung), das Gelenk schwillt an und entwickelt einen Erguss. Bei degenerativen Veränderungen am Meniskus sind die Schmerzen eher unspezifisch und belastungsabhängig. Bei bestimmten Bewegungen können auch akute, schmerzhafte Gelenkblockaden auftreten. Die Patienten können das Knie dann nicht mehr beugen oder strecken.

Für die **Diagnostik** ist vor allem die klinische Untersuchung wichtig. Röntgen und ggf. ein MRT sichern die Diagnose.

Therapie und Pflege

Eine konservative Therapie mit Entlastung, Kühlung und Schmerztherapie (NSAR) ist nur bei geringen Läsionen ohne „Gelenk-Blockaden" möglich, allerdings nur selten dauerhaft erfolgreich.

In der Regel werden frische Meniskusverletzungen, Gelenkblockaden und große Risse operiert. Im Rahmen einer Arthroskopie kann der Meniskus genäht werden (**Menis-**

kusrefixation) oder er muss teilweise oder ganz entfernt werden (**partielle bzw. subtotale/totale Meniskektomie**). Dann werden zum Teil Kollagen-Meniskusimplantate eingesetzt, um das Arthroserisiko zu reduzieren.

Die Pflege umfasst alle prä- und postoperativen Maßnahmen bei einer **Arthroskopie** (S. 1154). Erhalten die Patienten postoperativ eine Knieschiene, muss deren Sitz regelmäßig überprüft werden. Zusätzlich sollten Pflegende darauf achten, dass die vom Orthopäden vorgegebenen Bewegungseinschränkungen (z. B. beim Beugen des Knies) eingehalten werden.

60.5.12 Erkrankungen des Fußes

Hallux valgus

Grundlagen

Definition **Hallux valgus**
Der Hallux valgus (wörtlich: „krumme Großzehe") bezeichnet eine Zehenfehlstellung, bei der die Großzehe im Grundgelenk zu den Nachbarzehen hin abknickt und gleichzeitig nach innen gedreht ist (Innenrotation).

Der Hallux valgus ist meist **erworben** und kommt sehr häufig vor, insbesondere bei Frauen ab dem 50. Lebensjahr. Die Erkrankung tritt familiär gehäuft auf, aber auch **Spreizfüße** und enges **Schuhwerk** tragen zur Entstehung bei.

Mit zunehmender Fehlstellung verändert sich die Zugrichtung der Sehnen und sie ziehen den Zeh noch weiter in die Fehlstellung. Dadurch kommt es zur Fehlbelastung. Diese verursacht **Entzündungen** (Bursitis) und später auch eine **Arthrose** im Großzehengrundgelenk. Die Patienten leiden an Schmerzen an der Großzehe bei Belastung. Das Schuhwerk drückt und es kommt zu Reibungen und Reizungen zwischen Ballen und Schuhwerk. Rötungen, Schwielen und Hautdefekte sind die Folge. Ist das Gelenk bereits arthrotisch verändert, ist auch die Beweglichkeit eingeschränkt.

Die Diagnose wird klinisch gestellt. Zur genauen Einschätzung der Fehlstellung werden **Röntgenbilder unter Belastung** (im Stehen) angefertigt.

Therapie und Pflege

Mit **konservativen** Maßnahmen (weiter Vorfußbereich, Einlagen) kann man die Beschwerden lindern, nicht aber die Fehlstellung korrigieren oder das Fortschreiten der Erkrankung verhindern. Eine **Operation** ist daher die Therapie der Wahl. Dabei gibt es verschiedene Operationstechniken. Grundsätzlich kann man **gelenkerhaltend** operieren, wenn das Großzehengrundgelenk noch frei beweglich ist und keine Arthrose vorliegt. Dabei wird z. B. ein Knochenkeil entnommen oder der Knochen durchtrennt und die Knochenteile anschließend wieder anatomisch korrekt fixiert (z. B. durch Schrauben). Sonst muss das Gelenk künstlich ersetzt oder versteift werden (**Arthrodese**).

Pflegende sorgen präoperativ für eine hygienische Reinigung der Füße. Bei Patienten mit Diabetes mellitus muss ggf. ein Fußpfleger hinzugezogen werden.

Nach jeder OP muss der Patient die Großzehe für einige Wochen entlasten. Meist geschieht das mit einem **Vorfußentlastungsschuh**. **Bewegungsübungen** können mit diesem Schuh trotzdem ausgeführt werden (▶ Abb. 60.35). Postoperativ wird die betroffene Extremität in einer Hallux-Schiene hochgelagert und gekühlt.

ACHTUNG
Nach einer Lokal- oder Periduralanästhesie muss die Sensibilität im betroffenen Fuß kontrolliert werden, bevor gekühlt wird. Regelmäßige DMS-Kontrollen sind daher wichtig.

Wurden Spickdrähte verwendet und ragen diese aus der Wunde, besteht zusätzlich die Gefahr einer Pin-Track-Infektion (S. 1160) (Bohrlochosteomyelitis). Darum müssen regelmäßig Verbandwechsel durchgeführt werden und die Einstichstellen auf Entzündungs- und Infektionszeichen hin beobachtet werden. Dürfen die Patienten mobilisiert werden (mit Vorfußentlastungsschuh), empfiehlt sich zusätzlich die Polsterung mit Watte, um ein Anstoßen mit den Drähten zu vermeiden.

Abb. 60.35 Vorfußentlastungsschuh.

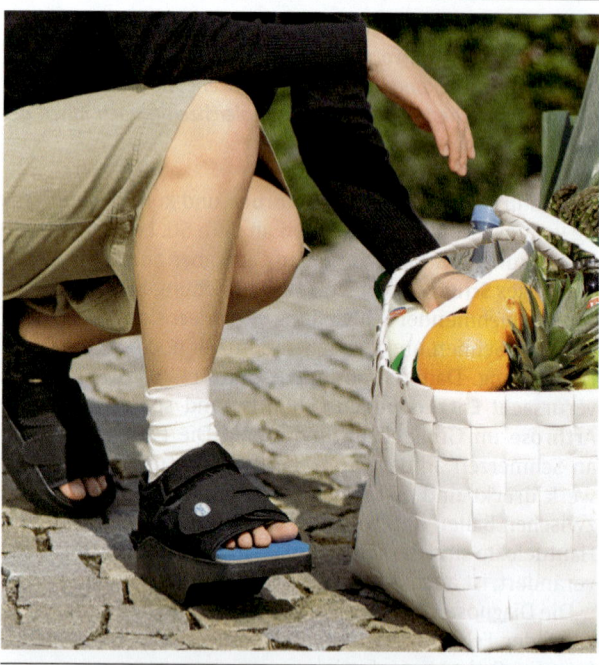

Der Vorfußentlastungsschuh ist an den Zehen offen und leicht erhöht. *Quelle: DARCO (Europe) GmbH, Raisting*

WISSEN TO GO

Hallux valgus

Zehenfehlstellung, bei der die Großzehe im Grundgelenk zu den Nachbarzehen hin abknickt und gleichzeitig nach **innen gedreht** ist. Es bestehen Belastungsschmerzen sowie Rötungen, Schwielen und Hautdefekte am Grundgelenk. Bei Arthrose ist auch die Beweglichkeit eingeschränkt. Es wird fast immer operiert: gelenkerhaltende OP oder Arthrodese. **Pflege:**
- präoperativ Füße gründlich reinigen
- postoperativ Fuß in einer Hallux-Schiene hochlagern und kühlen
- regelmäßige DMS-Kontrollen durchführen
- Wundbeobachtung und Verbandwechsel durchführen. Bei Spickdrähten auf mögliche Pin-Track-Infektion (S. 1160) achten
- zur Mobilisation Vorfußentlastungsschuh anziehen

60.6 Rheumatische Erkrankungen

60.6.1 Grundlagen

Definition Rheumatische Erkrankungen
Unter den Erkrankungen des rheumatischen Formenkreises werden zahlreiche, sehr unterschiedliche entzündliche und degenerative Erkrankungen im Bereich der Gelenke, Sehnen, Knochen, Muskeln und des Bindegewebes zusammengefasst. Die rheumatischen Erkrankungen können in 4 Hauptgruppen eingeteilt werden:

1. *entzündlich-rheumatische Erkrankungen des Bewegungssystems*
2. *degenerative Gelenk- und Wirbelsäulenerkrankungen, z. B. Gonarthrose (S. 1198), Koxarthrose (S. 1193)*
3. *Weichteilrheumatismus, z. B. Fibromyalgie (Faser-Muskel-Schmerz mit ungeklärter Ursache und ungeklärtem Pathomechanismus)*
4. *Stoffwechselerkrankungen mit rheumatischen Beschwerden, z. B. Gicht (S. 1094)*

Bei rheumatischen Erkrankungen sind unterschiedliche **Strukturen des Binde- und Stützgewebes** entzündlich erkrankt. Da nahezu überall im Körper Binde- oder Stützgewebe vorkommt, können fast alle Bereiche oder Organe betroffen sein. Insgesamt umfassen die rheumatischen Erkrankungen mehr als 100 unterschiedliche Krankheitsbilder. Im weiteren Verlauf soll es um die **entzündlich-rheumatischen Erkrankungen des Bewegungssystems** gehen.

Warum genau es zu den rheumatischen Entzündungen kommt, ist nicht bekannt. Es wird vermutet, dass die genetische Veranlagung des Patienten und Infektionen mit bestimmten Bakterien oder Viren eine Rolle spielen. Viele der entzündlich-rheumatischen Erkrankungen sind **autoimmun bedingt**, d. h., das Immunsystem richtet sich ohne erkennbaren Grund gegen körpereigene Gewebe und greift diese an. Zu den entzündlich-rheumatischen Erkrankungen des Bewegungssystems gehören z. B.:
- rheumatoide Arthritis (S. 1203)
- Morbus Bechterew (S. 1207)
- reaktive Arthritis (Reiter-Syndrom, Gelenkentzündung nach einer bakteriellen Infektion, meist Darm- oder Harninfekt)
- Psoriasis-Arthritis (Schuppenflechte mit Gelenkbeteiligung)
- Polymyalgia rheumatica (Gefäßentzündung = Vaskulitis im Bereich der Schulter- und Beckengürtelmuskulatur)
- Kollagenosen, z. B. systemischer Lupus erythematodes (S. 1208), Polymyositis und Dermatomyositis, systemische Sklerodermie (S. 1209)

Rheumatische Erkrankungen verlaufen meist chronisch. Die Beschwerden können sich dabei zwischen Ruhephasen, Symptomschüben und z. T. auch lebensbedrohlichen Symptomen abwechseln. **Leitsymptome** rheumatischer Erkrankungen sind zumeist chronische **Schmerzen** und **Bewegungseinschränkungen**, im Verlauf auch **Deformierungen** (Verformungen, Fehlstellungen) von Gelenken und Kontrakturen von Sehnen und Muskeln.

Alltägliche Dinge fallen immer schwerer und schränken das Berufs- und Privatleben zunehmend ein. Nahezu die Hälfte der „Rheumatiker" benötigt dauerhaft Hilfe. Insgesamt machen sie etwa 12 % der Pflegebedürftigen aus.

Diagnostik

Neben der Anamnese, der klinischen Untersuchung und den bildgebenden Verfahren (Röntgen, Ultraschall, CT, Knochenszintigrafie) werden zur Rheumadiagnostik folgende **Blutwerte** bestimmt:

- **Entzündungsparameter:** Sie helfen, die Schwere einer Entzündung einzuschätzen:
  - C-reaktives Protein (CRP)
  - Leukozytenzahl (im Rahmen eines großen Blutbilds)
  - Eiweiß-Elektrophorese
- **Autoantikörper:** Der Nachweis bestimmter Autoantikörper hilft bei der Differenzialdiagnostik sowie bei der Verlaufsbeobachtung. Allerdings sind die Autoantikörper nicht bei allen Rheumakranken, dafür aber auch bei einigen gesunden Menschen im Blut nachweisbar.
  - **Rheuma-Faktor (RF):** Der RF ist bei mehreren rheumatischen Erkrankungen nachweisbar, bei einigen Erkrankungen hilft die Abwesenheit des RF bei der Diagnosefindung.
  - **Antikörper gegen citrullinierte Peptide (APCA, Anti-CCP oder CCP-Ak):** bei rheumatoider Arthritis (S. 1203) nachweisbar.
  - **Antinukleäre Antikörper (ANA):** bei allen Kollagenosen (S. 1208) nachweisbar.
  - **Doppelstrang-DNA-Antikörper** und **Anti-Sm-Antikörper:** spezifisch für SLE (S. 1208).
  - **Anti-Scl-70-Antikörper:** bei Sklerodermie nachweisbar.
- **HLA-Antigene:** Die humanen Leukozyten-Antigene sind an jeder Immunreaktion beteiligt. Es gibt verschiedene HLA-Antigene. In der Rheumatologie wird vor allem das **HLA-B27-Antigen** bestimmt; es ist unter anderem nachweisbar bei 95 % der Patienten mit Morbus Bechterew (S. 1207) und bei 60 % der Patienten mit reaktiver Arthritis.

Da bei einigen rheumatischen Erkrankungen auch andere Organe befallen sein können, sollten zusätzlich insbesondere die **Augen** und die **Haut** (Rheumaknoten, Psoriasis) untersucht werden.

WISSEN TO GO

Rheumatologie – Grundlagen

„Erkrankungen des rheumatischen Formenkreises" ist ein Sammelbegriff für zahlreiche entzündliche und degenerative Erkrankungen im Bereich der Gelenke, Sehnen, Knochen, Muskeln und des Bindegewebes.

Zu den **entzündlich-rheumatischen Erkrankungen des Bewegungssystems** gehören z. B. rheumatoide Arthritis, Morbus Bechterew und verschiedene Kollagenosen. Sie verlaufen meist chronisch und schubweise, d. h., Ruhephasen und akute Entzündungsphasen wechseln sich ab. Es bestehen Schmerzen und Bewegungseinschränkungen, im Verlauf auch Deformierungen von Gelenken und Kontrakturen von Sehnen und Muskeln. Bei der Diagnostik ist v. a. die Rheuma-Serologie maßgeblich.

Therapie

Ein Grundfeiler der Behandlung ist die **medikamentöse Therapie**. Sie besteht darin, die Aktivität des Immunsystems zu dämpfen (**immunsuppressive Therapie**) und Entzündungszeichen in akuten Phasen zu mildern (**antiphlogistische/ antiinflammatorische Therapie**). Darüber hinaus werden Physiotherapie und physikalische Therapien (im akuten Entzündungsschub Kälteanwendungen, im Intervall Wärmeanwendungen) eingesetzt. Auch intraartikuläre Injektionen, Operationen, z. B. Synovektomien (Entfernung der Gelenkinnenhaut), Osteotomien (Durchtrennung von Knochen bzw. Entfernung von Knochenfragmenten) oder Arthrodesen (Gelenkversteifungen) und Ergotherapien werden in der Rheumatologie angewendet.

Basistherapeutika

Die Grundlage der medikamentösen Therapie bilden in der Rheumatologie die Basistherapeutika, die **langwirksamen Rheumamedikamente**. Sie müssen **regelmäßig** und **langfristig** eingenommen werden. Sie können die Erkrankungen nicht heilen, unterdrücken aber die entzündlichen Prozesse und verhindern oder verlangsamen so die Schädigung an Gelenken und Organen. Sie wirken meist erst nach einiger Zeit. Zu den Basistherapeutika gehören verschiedene Immunsuppressiva.

Immunsuppressiva setzen an unterschiedlichen Mechanismen des Immunsystems an. Sie können z. B. die Aktivität von Abwehrzellen dämpfen oder sie daran hindern, sich zu vermehren (**antiproliferativ**). Beides bremst aber nicht nur die unerwünschte Hyperaktivität des Immunsystems, sondern auch seine normale Funktion. Patienten, die Immunsuppressiva einnehmen, sind daher besonders gefährdet, Infektionen zu erleiden.

Zusätzlich zu der erhöhten Infektionsgefahr unter Immunsuppressiva können die jeweiligen Wirkstoffe weitere spezifische, zum Teil schwerwiegende Nebenwirkungen verursachen. Um dies möglichst zu vermeiden, erhalten Patienten mit Autoimmunerkrankungen i. d. R. eine Kombination aus verschiedenen Wirkstoffen, angepasst an den individuellen Befund und Krankheitsverlauf. ▸ Tab. 60.1 gibt eine Übersicht über verschiedene Basistherapeutika.

ACHTUNG

Kalzineurinhemmer wie Ciclosporin haben einen sehr engen Wirkungsbereich und müssen exakt dosiert werden. Auch die verordneten Einnahmezeiten sollte der Patient genau einhalten. Denn schon eine geringe Überdosierung kann zu schwerwiegenden Folgen führen, z. B. Nierenversagen. Der Wirkspiegel im Blut muss regelmäßig bestimmt und die Dosis individuell angepasst werden. Nebenwirkungen verschwinden bzw. nehmen i. d. R. ab, wenn die Dosis reduziert wird.

Medikamente in akuten Phasen

In akuten Schmerz- und Entzündungsphasen werden zusätzlich zur Basistherapie Glukokortikoide (Kortikosteroide) und nicht steroidale Antirheumatika (Antiphlogistika) eingesetzt.

Glukokortikoide • Sie wirken sowohl immunsuppressiv als auch antiphlogistisch (z. B. Kortison). Allerdings können sie sehr viele z. T. schwerwiegende Nebenwirkungen haben – besonders, wenn sie über einen längeren Zeitraum hochdosiert eingenommen werden –, z. B. Wundheilungsstörungen, erhöhtes Infektionsrisiko, Osteoporose, Hautveränderungen, Magen-Darm-Geschwüre, hormonelle Störungen, erhöhte Blutzuckerwerte.

Trotz der zahlreichen möglichen Nebenwirkungen haben Glukokortikoide einen hohen Stellenwert in der Behandlung vieler Autoimmunerkrankungen. Weil sie Beschwerden i. d. R. sehr schnell lindern, verordnen Ärzte sie mitunter vorübergehend, um die Zeit, bis andere Medikamente wirken, zu überbrücken.

Pflege bei Erkrankungen des Bewegungssystems

Tab. 60.1 Basistherapeutika (langwirksame Rheumamedikamente) bei Autoimmunerkrankungen.

Wirkstoffgruppe	häufig verwendete Wirkstoffe und Handelsnamen	Nebenwirkungen	zu beachten
Zytostatika (Chemotherapeutika)	Methotrexat (MTX): Lantarel, Neotrexat Azathioprin: Azafalk, Imurel Cyclophosphamid: z. B. Endoxan	• Übelkeit, Erbrechen • Haarausfall • Schädigung der Mundschleimhaut • Knochenmarksuppression • Leberschädigung • Infektanfälligkeit • Pneumonitis	• abendliche Einnahme verringert die Übelkeit • nicht zusammen mit NSAR einnehmen, erhöht die Toxizität von MTX • erhöhte Sonnenempfindlichkeit • kein Alkohol • Husten kann Hinweis auf die Nebenwirkung Pneumonitis sein
Kalzineurinhemmer	Ciclosprin A: Sandimmun, Immunosporin	• Nierenschädigung • Übelkeit, Erbrechen • verstärkter Haarwuchs • Zahnfleischwucherungen • Zittern	• kein Grapefruitsaft, verstärkt die Ciclosporin-Wirkung; • Wechselwirkungen mit zahlreichen anderen Medikamenten, z. B. Antibiotika, Diclofenac, NSAR, „Pille"
Pyrimidin-Synthese-Hemmer	Leflunomid: Arava	• Magen-Darm-Beschwerden • Kopfschmerzen • Schwindel • Haarausfall • Haut- und Blutbildveränderungen	• kein Alkohol • regelmäßige Laborkontrollen • bei Schwangerschaften nach Therapieende kann es noch 2 Jahre lang zu Missbildungen beim Fetus kommen • mit Aktivkohle und Colestyramin kann die Wirkung von Leflunomid eliminiert werden
Antikörper/Biologika/TNF-Blocker Antikörper werden infundiert bzw. subkutan verabreicht	Etanercept: Enbrel Adalimumab: Humira Infliximab: Remicade Rituximab: MabThera	• allergische Reaktionen • Kopfschmerzen • Infektanfälligkeit	• Etanercept: s. c.-Gabe • Adalimumab: s. c.-Gabe • Infliximab: i. v. als Kurzinfusion • Rituximab: zur Vorbeugung infusionsbedingter Reaktionen wird kurz vor der i. v.-Infusion ein Antihistaminikum plus Antipyretikum plus Glukokortikoid gegeben

Nicht steroidale Antirheumatika • Sie haben eine entzündungshemmende, fiebersenkende und schmerzstillende Wirkung. Antirheumatika, die nicht zu den Kortikosteroiden (Glukokortikoiden) gehören, nennt man nicht steroidale Antirheumatika (NSAR) oder nicht steroidale Antiphlogistika (NSAIDs, engl. für „nonsteroidal anti-inflammatory drugs"). Zu ihnen gehören z. B. Diclofenac und Acetylsalicylsäure.

! Merken Schleimhautschutz

NSAR können Magen-Darm-Geschwüre und andere Nebenwirkungen auslösen. Sie sollten möglichst nicht dauerhaft angewendet werden. Wenn eine längerfristige Einnahme dennoch notwendig ist, sollten Patienten einen Protonenpumpenhemmer als Schleimhautschutz erhalten, z. B. Omeprazol.

Eine Übersicht über die Therapie entzündlich-rheumatischer Erkrankungen gibt ▶ Abb. 60.36.

WISSEN TO GO

Rheumatologische Erkrankungen – Therapie

Die Rheumatherapie basiert primär auf medikamentöser Therapie, Physiotherapie, physikalischer Therapie und Bewegung. Basistherapeutika bilden die Grundlage der Therapie. Sie müssen regelmäßig und langfristig eingenommen werden. Sie dämpfen die Aktivität des Immunsystems (Immunsuppression) und verhindern oder verlangsamen so die Schädigung an Gelenken und Organen. Zu ihnen gehören z. B. Zytostatika, Kalzineurinhemmer, Pyrimidin-Synthese-Hemmer, Antikörper/Biologika. In akuten Entzündungsphasen werden zusätzlich zur Basistherapie nicht steroidale Antirheumatika und Glukokortikoide eingesetzt.

Abb. 60.36 Therapie bei entzündlich-rheumatischen Erkrankungen.

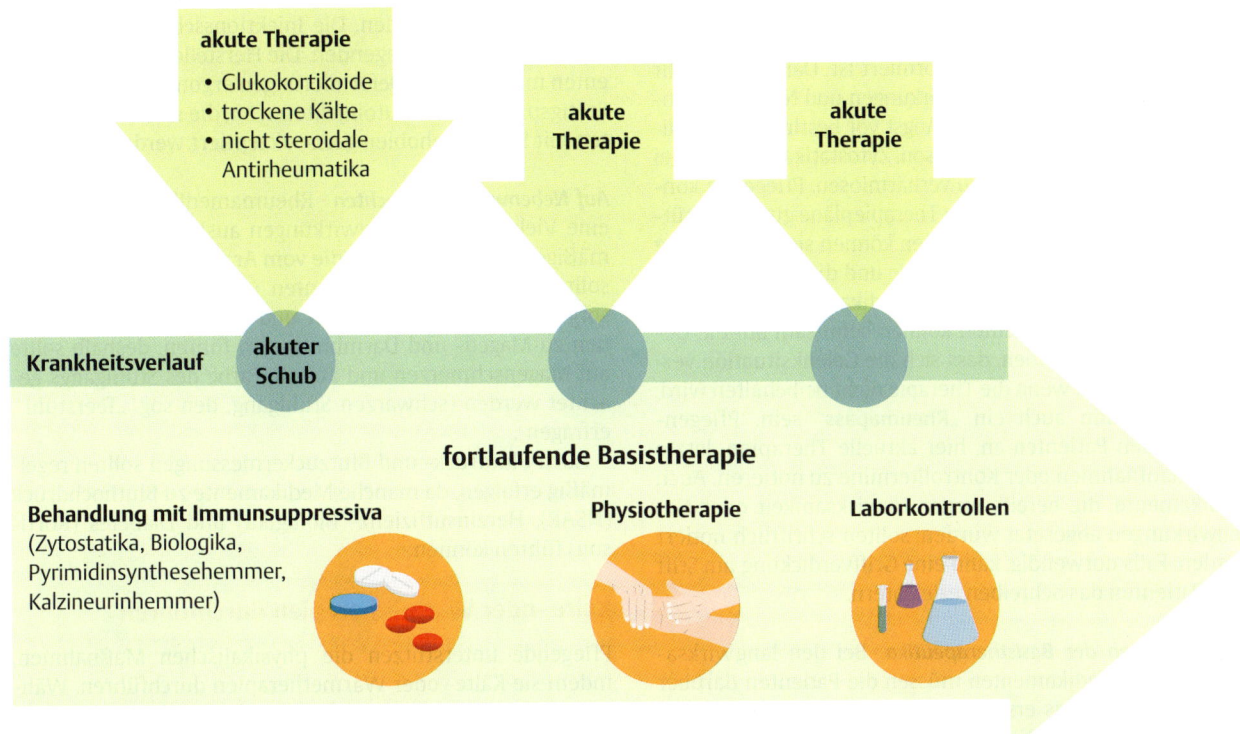

60.6.2 Rheumatoide Arthritis

Grundlagen

Definition **Rheumatoide Arthritis**
Die rheumatoide Arthritis (RA) oder chronische Polyarthritis (cP) ist eine systemische rheumatische Erkrankung der Gelenke mit chronischem Verlauf. Kennzeichnend ist der entzündliche Befall mehrerer Gelenke (Polyarthritis) mit symmetrischer Verteilung. Im Spätstadium treten auch Entzündungen mit Schädigungen an inneren Organen auf.

Am häufigsten erkranken Frauen um das 40. Lebensjahr. Aus unbekannter Ursache kommt es zu einer Autoimmunreaktion, die zur Zerstörung der Gelenke führt. Besonders häufig sind Hände, Füße und Knie betroffen, gefolgt von Schultern, Ellenbogen, Halswirbelsäule und Hüfte. Typischerweise sind mehrere Gelenke befallen (**Polyarthritis**), bei jüngeren Patienten kann zu Beginn auch nur ein großes Gelenk betroffen sein, z. B. Knie- oder Schultergelenk (**Monarthritis**).

Zu Beginn klagen die Patienten über **Morgensteifigkeit**, symmetrische **Schwellungen** (vor allem an den Fingergrund- und Fingermittelgelenken) und rasche **Ermüdbarkeit**. Meist schreitet die Erkrankung nur langsam voran. Nach Wochen bis Monaten kommt es zu **Ruheschmerzen**, **Bewegungseinschränkungen** und **Druckempfindlichkeit** im betroffenen Gelenk. Allgemein leiden die Patienten an **Fieberschüben**, Erschöpfung und Gewichtsverlust.

Im weiteren Verlauf werden die Gelenke allmählich zerstört, sie deformieren, steifen ein und es bilden sich **Kontrakturen**. Begleitend treten Sehnenscheidenentzündungen (Tendosynovitis) oder Schleimbeutelentzündungen (Bursitis) auf. In Gelenknähe bilden sich subkutane **Rheumaknoten**. Auch **innere Organe** können befallen sein und sich entzünden:

- **Lunge:** mögliche Folgen sind z. B. Pneumonie, Pleuritis und Fibrose
- **Herz:** mögliche Folgen sind z. B. Myokarditis und Perikarditis
- **Augen:** mögliche Folgen sind z. B. Keratokonjunktivitis, Skleritis und Uveitis

Neben der Rheumadiagnostik (S. 1201) werden Leber- und Nierenwerte bestimmt, weil sie für die Therapie entscheidend sein können. Vor einer geplanten Gelenkpunktion muss zudem der Gerinnungsstatus ermittelt werden.

WISSEN TO GO

Rheumatoide Arthritis (RA) – Grundlagen

Rheumatisch-entzündliche Erkrankung der Gelenke mit chronischem Verlauf. Auslöser ist eine Autoimmunreaktion, die allmählich zur Zerstörung der Gelenke führt. Zu Beginn bestehen Morgensteifigkeit, Schwellungen und rasche Ermüdbarkeit, später Ruheschmerzen, Bewegungseinschränkungen und Druckempfindlichkeit; im Verlauf Deformierungen und Kontrakturen.

Die Diagnose wird anhand der Rheumadiagnostik, inkl. der Leber- und Nierenwerte, erstellt, ggf. Gerinnungsstatus, evtl. Gelenkpunktion.

Mitwirken bei der Therapie

Neben der **medikamentösen Therapie** (S. 1201) gehören **physikalische Maßnahmen** und **Physiotherapie** zur Behandlungsstrategie. Für ein akut entzündetes Gelenk kann auch eine vorübergehende Schonung und Ruhigstellung mit einer Schiene oder einem Gipsverband notwendig sein.

Pflege bei Erkrankungen des Bewegungssystems

Medikamente

Der Therapieerfolg ist nur dann gewährleistet, wenn der Patient über die Medikamente und über die Notwendigkeit der **regelmäßigen Einnahme** informiert ist. Dabei ist es sehr wichtig, die Betroffenen über Wirkungen und Nebenwirkungen aufzuklären und ihnen die Angst vor bestimmten Medikamenten zu nehmen (z. B. Kortison, Zytostatika), ohne dabei mögliche Nebenwirkungen zu verharmlosen. Pflegende können hier die oft sehr komplexen Therapiepläne gut unterstützen. Im Gespräch mit den Patienten können sie in Erfahrung bringen, ob die Behandlungsstrategie und die Notwendigkeit der regelmäßigen Einnahme der Medikamente verstanden wurden. Skeptische Patienten können behutsam auf die Gefahr hingewiesen werden, dass sich die Gelenksituation verschlimmern kann, wenn die Therapie nicht beibehalten wird.

Hilfreich kann auch ein „**Rheumapass**" sein. Pflegende leiten den Patienten an, hier aktuelle Therapien, letzte Röntgenaufnahmen oder Kontrolltermine zu notieren. Auch Medikamente, die bereits wegen Unwirksamkeit oder Nebenwirkungen abgesetzt wurden, sollten schriftlich notiert werden. Falls notwendig, kann eine Griffverdickung am Stift dem Patienten das Schreiben erleichtern.

Besonderheiten der Basistherapeutika • Bei den langwirksamen Rheumamedikamenten müssen die Patienten darüber informiert sein, dass erst nach Wochen oder Monaten mit einer Wirkung zu rechnen ist. Diese Zeitspanne muss unter Umständen mit symptomatischen Medikamenten wie Glukokortikoiden oder nicht steroidalen Antirheumatika (NSAR) überbrückt werden.

Die Therapie wird durch regelmäßige Laborkontrollen und Untersuchungen durch den Hausarzt überwacht. Die Häufigkeit ist von der Wahl des Medikaments und der Behandlungsdauer abhängig. **Therapieüberwachungsbögen** stehen für Patienten und Ärzte zur Verfügung, z. B. von der Deutschen Gesellschaft für Rheumatologie e. V. im Internet: www.dgrh.de/therapieueberwachen.html. Pflegende sollten darauf achten, dass die Patienten vor der Entlassung entsprechende Merkblätter ausgehändigt werden.

Besonderheiten bei Methotrexat • Das Basistherapeutikum Methotrexat (MTX) wird anfangs am häufigsten eingesetzt, da es sehr wirksam und bewährt ist. In der Rheumatologie wird es nur 1-mal pro Woche gegeben (als Tablette oder Injektion). Häufigste Nebenwirkungen sind Übelkeit, Haarausfall und Entzündungen der Mundschleimhaut. Man kann den Patienten empfehlen, die Dosis abends einzunehmen bzw. zu spritzen, so verschlafen sie unter Umständen die Übelkeit. Häufig werden auch zusätzlich 5 mg Folsäure/Woche verordnet. Dabei müssen die Patienten darüber informiert werden, dass sie diese frühestens 24 Stunden nach der MTX-Gabe einnehmen dürfen, da sonst die Wirkung aufgehoben wird. Am wichtigsten ist allerdings, sicherzustellen, dass dieses Medikament nicht täglich verabreicht wird. Bei Überdosierung kommt es zu schweren Nebenwirkungen durch Schleimhautentzündungen, z. B. offene Mundschleimhaut, blutige Durchfälle und Schmerzen durch Entzündungen des Magen-Darm-Trakts.

Besonderheiten bei Antikörpern/Biologika • Sie werden in regelmäßigen Abständen als Infusion von unterschiedlicher Dauer verabreicht. Vor der Infusion erhalten die Patienten nach ärztlicher Anordnung eine Prämedikation, z. B. bei Rituximab. Die Vitalzeichen müssen während der Infusion regelmäßig kontrolliert werden. Da es zu allergischen Reaktionen kommen kann, muss eine Notfallversorgung möglich sein.

Injektionsschulung • Subkutan zu verabreichende Medikamente können nach ausreichender Schulung vom Patienten selbst appliziert werden. Die Injektionsschulung gehört zu den Aufgaben der Pflegenden. Die Hersteller bieten für Patienten mit stärkeren Deformierungen ergonomisch geformte Fertigspritzen oder Autoinjektoren an, die selbst von Patienten mit Spritzenphobien gerne akzeptiert werden.

Auf Nebenwirkungen achten • Rheumamedikamente können eine Vielzahl von Nebenwirkungen auslösen. Neben regelmäßigen Laborkontrollen, die vom Arzt angeordnet werden, sollten Pflegende den Patienten (und dieser sich selbst) sorgfältig überwachen. NSAR und Kortisonpräparate können zu Magen- und Darmblutungen führen, deshalb sollte auf Magenschmerzen und auf die Farbe des Stuhlgangs geachtet werden (schwarzen Stuhlgang, den sog. „Teerstuhl", erfragen).

Auch Blutdruck- und Blutzuckermessungen sollten regelmäßig erfolgen, da manche Medikamente zu Bluthochdruck (NSAR), Herzinsuffizienz (Biologika) und Diabetes (Kortison) führen können.

Kälte- oder Wärmetherapien durchführen

Pflegende unterstützen die physikalischen Maßnahmen, indem sie Kälte- oder Wärmetherapien durchführen. Während eines **akuten Entzündungsschubs** empfinden die Patienten meist trockene **Kälte als wohltuend**. Dabei muss darauf geachtet werden, dass die Eispackungen nie direkt auf die Haut aufgelegt werden, sondern immer ein Tuch unter die Gelpacks gelegt wird, um Erfrierungen zu vermeiden. Die Kühlung sollte nicht länger als 15–20 Minuten andauern.

Patienten mit **Sekundärarthrosen** empfinden häufig **Wärme als angenehmer**. Hier muss die Temperatur so gewählt werden, dass keine Verbrennungen entstehen. Verschiedene Korn- oder Kernkissen können in der Mikrowelle erwärmt werden und z. B. an Schultern aufgelegt werden. Bewegung im erwärmten Vogelsand kann wohltuend bei einer Arthrose der Finger wirken.

WISSEN TO GO

Rheumatoide Arthritis – Mitwirken bei der Therapie

Medikamentöse Therapie:
- Patienten über Medikamente, Dosierungen, Einnahmezeiten, Wirkungen und Nebenwirkungen informieren
- im „**Rheumapass**" aktuelle Therapien, Kontrolltermine oder unverträgliche Medikamente schriftlich notieren
- auf **Nebenwirkungen** achten und Patienten zur Selbstkontrolle anleiten, regelmäßig Blutdruck und Blutzucker kontrollieren
- Patienten zur selbstständigen subkutanen Injektion anleiten

Physikalische Therapie: Kälte- oder Wärmeanwendungen durchführen: während eines akuten Schubs trockene Kälte, bei Sekundärarthrosen Wärme

Rheumatische Erkrankungen

Beobachtungskriterien und Pflegebasismaßnahmen

Notfall allergische Reaktion • Wie oben erwähnt, kann es bei der Therapie mit Antikörpern zu allergischen Reaktionen kommen. Zeigt der Patient Anzeichen von Atemnot, Schüttelfrost, Schwindelgefühl oder Unwohlsein, muss sofort die laufende Infusion gestoppt werden. Wenn möglich, sollte eine Pflegeperson beim Patienten bleiben und eine zweite den Arzt verständigen. Die Vitalparameter müssen gemessen und Sauerstoff verabreicht werden. Notfallmedikamente und Infusionen sollten umgehend zur Verfügung stehen. Siehe auch Anaphylaktische Reaktion (S. 1145).

Sturzprophylaxe und Unfallverhütung • Durch die Schmerzen und Fehlhaltungen sind Patienten mit RA häufig in ihren Bewegungen so eingeschränkt, dass die Sturzgefahr deutlich erhöht ist. Durch zusätzliche Osteoporose sind Stürze besonders gefährlich. Pflegende sollten daher besonders darauf achten, dass die Patienten Böden erst wieder betreten, wenn diese nach einer Reinigung wieder getrocknet sind, dass in den Duschen rutschfeste Matten verwendet werden und dass die Patienten rutschfestes Schuhwerk tragen.

Viele der Patienten benötigen einen Sitzwagen. Hier sollte darauf geachtet werden, dass die Bremsen immer angezogen sind. Die Zimmer sollten aufgeräumt sein, damit Hilfsmittel wie Gehstützen, Rollatoren usw. immer gut erreichbar sind. Auch Haltestangen entlang der Wände sind mittlerweile fast überall vorhanden. Sie werden allerdings häufig durch Pflegewagen oder unbenutzte Betten verstellt. Pflegende sollten hier unbedingt darauf achten, dass sich die Patienten auf der Station durchgehend festhalten können.

Körperpflege und Bekleidung • Leitsymptom bei der rheumatoiden Arthritis sind Schmerzen und Morgensteifigkeit, die es dem Patienten häufig erst in den Mittagsstunden erlauben, sich ausreichend zu bewegen. Um ihnen die Selbstständigkeit zu bewahren, sollten Pflegende Folgendes beachten:
- Medikamente wie Kortison möglichst früh am Morgen einnehmen lassen. Dafür sollten sie am besten schon abends vorher bereitgestellt werden. Wird eine Scheibe Brot oder ein Joghurt dazugestellt, müssen die Medikamente nicht nüchtern eingenommen werden. Neuere retardierende Kortisonpräparate (z.B. Lodotra) ermöglichen auch eine Einnahme am Abend.
- Die Zeit für die Morgentoilette sollte so geplant werden, dass der Patient sich aktiv beteiligen kann. Pflegende sollten mit dem Patienten vorher absprechen, welche Tätigkeiten er selbstständig durchführen kann und bei welchen er Hilfe benötigt. Sie sollten ihre Unterstützung soweit notwendig anbieten und die vom Patienten selbst ausgeführten Maßnahmen überprüfen. Falls notwendig, können Hilfsmittel mit langen und dicken Griffen eingesetzt werden, durch die sich auch Patienten mit Griffdefiziten gut selbst helfen können.
- Die Patienten sollten darauf hingewiesen werden, dass sie Kleidung und Schuhe mit langen Reiß- oder Klettverschlüssen wählen, anstelle von Knöpfen oder Schuhbändern. Auch vorne verschließbare BHs und Oberteile sind günstiger als solche, die über den Kopf gezogen werden müssen. Alternativ kann eine Knöpfhilfe verwendet werden (▶ Abb. 60.37a).

Betten, lagern, Schlaf fördern • Die Höhe der Bettkante sollte so eingestellt sein, dass der Patient ohne Kraftaufwand in den Beinen aufstehen kann. Häufig sind die Schmerzen nachts stark, hier können speziell angefertigte Nachtschienen den Nachtschlaf erleichtern. Aber nicht jeder kommt mit dem Anlegen der Schienen zurecht, daher müssen die Patienten hier evtl. unterstützt werden.

Essen und Trinken • Unterstützung bei der Nahrungsaufnahme ist meist nicht notwendig. Allerdings kann es notwendig sein, Fleisch oder härtere Speisen zu schneiden. Pflegende sollten immer Hilfe anbieten, dabei aber den Patienten nicht unterfordern. Flaschen sollten bereits geöffnet sein, wenn sie ans Bett gestellt werden. Falls der Patient das nicht wünscht und keine speziellen Schrauböffner vorhanden sind, können sich die Patienten auch herkömmliche Haushaltszangen oder Nussknacker mitbringen lassen Eventuell kann man den Patienten ein kleines spitzes Messer zur Verfügung stellen. Damit lässt sich der Aludeckel von Joghurtbechern oder Marmeladenportionspackungen aufschneiden und muss nicht von Hand abgezogen werden.

Ausscheiden • Die Toiletten müssen vor allem bei Patienten mit Knieproblemen ausreichend hoch sein, außerdem sollten Haltegriffe vorhanden sein. Verfügt die Station über eine Behindertentoilette, kann der Patient ggf. diese benutzen. Pflegekräfte sollten auch bei der Säuberung ihre Hilfe anbieten, falls dies für den Patienten nur schwer möglich ist. Hier gilt es zu bedenken, dass es für viele Patienten nicht einfach ist, auf diesem Gebiet um Hilfe zu bitten.

Fußpflege • Bei Deformierungen an den Füßen kann es leicht zu Druckgeschwüren kommen. Neben einer guten Schuhversorgung ist daher eine sorgfältige Fußpflege sehr wichtig. Pflegende sollten die Füße der Patienten genau inspizieren und kleinste Rötungen und Druckstellen gut versorgen. Die Haut muss sorgfältig abgetrocknet und gepflegt werden. Tipp: Saugfähige Wattepads mit längerem Stiel für die Zehenzwischenräume verwenden. Die Fußnägel müssen regelmäßig gekürzt werden. Um die Haut geschmeidig zu halten, sollte sie regelmäßig eingecremt und Hornhaut vorsichtig entfernt werden. Bei Diabetikern sollte unbedingt eine podologische Fachkraft hinzugezogen werden.

WISSEN TO GO

Rheumatoide Arthritis – Beobachtungskriterien und Pflegebasismaßnahmen

Notfall allergische Reaktion:
- Bei Atemnot, Schüttelfrost oder Schwindel sofort Infusion stoppen und Arzt informieren
- Vitalparameter kontrollieren und Sauerstoff verabreichen
- Notfallmedikamente und Infusionen bereitstellen
- Notfallversorgung nach Hausstandard durchführen

Körperpflege:
- Patienten rechtzeitig die Medikamente einnehmen lassen und ihnen morgens ausreichend Zeit lassen, bis Schmerzen und die Morgensteifigkeit nachgelassen haben
- Patienten bei der Körperpflege nur soweit notwendig unterstützen, evtl. Hilfsmittel einsetzen
- praktische Kleidung und Schuhe, möglichst mit Reiß- oder Klettverschlüssen wählen
- sorgfältige Fußpflege; bei Deformierungen auf Rötungen und Druckstellen beobachten; für gute Polsterung und angemessenes Schuhwerk sorgen

Schlaf fördern:
- Betthöhe so einstellen, dass Patienten ohne Kraftaufwand aufstehen können
- evtl. Nachtschienen anlegen

Ernährung und Ausscheidung:
- bei der Nahrungsaufnahme soweit notwendig unterstützen
- bei den Toiletten auf ausreichende Höhe und Haltegriffe achten

Mobilisation:
- auf Sturzprophylaxe und Unfallverhütung achten
- Hilfsmittel in erreichbare Nähe stellen
- Festhaltemöglichkeiten nicht zustellen

Informieren, Schulen, Beraten

Spezielle Beratungsaspekte bei Patienten mit rheumatoider Arthritis sind z. B.:
- über Wirkung und mögliche Nebenwirkungen der Medikamente aufklären
- Patienten zur subkutanen Injektion von Antikörpern/Biologika anleiten
- Patienten in der Verwendung der Hilfsmittel und im Führen eines Rheumapasses anleiten (▶ Abb. 60.37)
- Patienten im Umgang mit Schmerz beraten

Die rheumatoide Arthritis ist eine chronische Erkrankung, die den Betroffenen in vielen Lebensbereichen beeinflusst und beeinträchtigt. Die Diagnose stellt ihn vor eine Reihe von Herausforderungen im Alltag. Fragen wie „Kann ich meinen Beruf weiter ausüben?" oder „Wie kann ich meine Familie versorgen?" stehen anfangs oft im Vordergrund. Die Angst davor, möglicherweise invalide und unselbstständig zu werden, kann im Verlauf der Erkrankung immer größer werden. Daher sollte bereits im Krankenhaus ein Kontakt mit einem Sozialdienst angeregt werden, um Fragen nach Rehabilitationsmaßnahmen und Möglichkeiten der Alltagsbewältigung anzusprechen.

Ergotherapie • Neben der Behandlung durch einen Facharzt ist der frühzeitige, regelmäßige Kontakt zu Physiotherapeuten von entscheidender Bedeutung. Eine ergotherapeutische Schulung kann bei der Bewältigung des Alltags und des Berufslebens gute Dienste leisten. Ergotherapeuten geben viele kleine Tipps, die den Alltag leichter machen, ohne dass das Umfeld komplett verändert werden muss.

Selbsthilfegruppen • Sehr sinnvoll ist die Kontaktaufnahme zu einer Selbsthilfegruppe oder zu Patientenverbänden wie der Deutschen Rheumaliga (http://www.rheuma-liga.de), die in vielen Orten eine Niederlassung haben. Hier können neben dem Erfahrungsaustausch und der Beratung viele Informationsveranstaltungen besucht werden.

Ernährung und Genussmittel • Obwohl viele Patienten berichten, dass sie nach dem Verzehr bestimmter Lebensmitteln (häufig nach Schweinefleischgenuss) Schübe beobachten, gibt es keine wissenschaftlichen Beweise für den Nutzen einer speziellen „Rheumadiät". Insgesamt sollten die Patienten Übergewicht vermeiden bzw. reduzieren. Meist wird ausgewogene mediterrane Mischkost mit ausreichend Ballaststoffen empfohlen. Zur Vermeidung einer Osteoporose sollte die Kost zusätzlich kalziumreich sein.

Alkohol sollte selbst bei normalen Leberwerten nicht regelmäßig genossen werden, da viele Medikamente die Leber ohnehin belasten. Raucher sollten unbedingt den Zigarettenkonsum einstellen, da Studien zeigen, dass Rauchen die Prognose der rheumatoiden Arthritis negativ beeinflusst.

WISSEN TO GO

Rheumatoide Arthritis – Informieren schulen, beraten
- Patienten über Wirkung und Nebenwirkungen der Medikament aufklären
- Patienten zur subkutanen Injektion anleiten
- Patienten in der Verwendung der Hilfsmittel und im Führen eines Rheumapasses anleiten
- Möglichkeiten der Rehabilitation und der Alltagsbewältigung möglichst früh besprechen und einleiten

Abb. 60.37 Hilfsmittel.

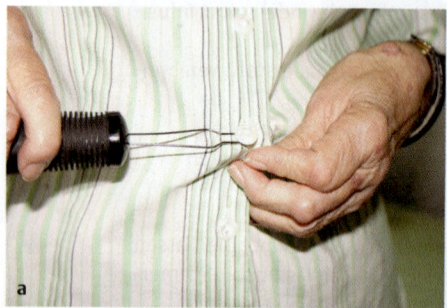
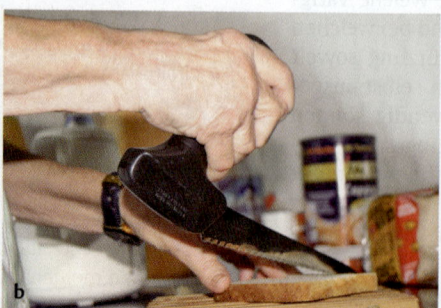
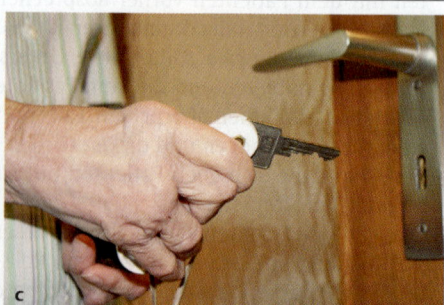

Es gibt zahlreiche Hilfsmittel, die das Leben eines Patienten mit rheumatoider Arthritis leichter machen können.

60.6.3 Morbus Bechterew

Grundlagen

Definition **Morbus Bechterew**
Morbus Bechterew (Spondylitis ankylosans) ist eine chronische, entzündlich-rheumatische Erkrankung, die sich vor allem an der Wirbelsäule manifestiert. Durch rezidivierende (wiederkehrende) Entzündungen an den Wirbelgelenken, den Iliosakralgelenken und am Bandapparat der Wirbelsäule kommt es zu einer fortschreitenden Verknöcherung und Verkrümmung der Wirbelsäule.

Die Krankheit beginnt meist schon im Alter zwischen 15 und 35 Jahren, bei Männern sind die Symptome oft ausgeprägter. Die Ursachen sind weitgehend unbekannt, vermutet wird eine **genetische Disposition**. Die rheumatischen Entzündungen der Wirbelsäulengelenke und der Iliosakralgelenke führen langsam zu einer Verkalkung der Wirbelsäule. Diese verläuft von unten nach oben, d.h., die Halswirbelsäule ist als Letztes betroffen.

Die Erkrankung verläuft in **Schüben**, d.h. Ruhephasen wechseln sich mit Phasen der Verschlechterung ab. Mögliche **Frühsymptome** sind tiefsitzende **Rückenschmerzen**, **Gesäßschmerzen**, ggf. auch Fersenschmerzen. Im Krankheitsverlauf bildet sich ein Rundrücken (Kyphose) und die Wirbelsäule ist zunehmend in der Beweglichkeit eingeschränkt (▶ Abb. 60.38). Im **Endstadium** ist **keine Bewegung** in der nach vorne gebeugten Wirbelsäule mehr möglich. Durch die Versteifung der Brustwirbelsäule wird zusätzlich die Atmung behindert.

Da die Symptome zu Beginn der Erkrankung eher unspezifisch sind, wird die Erkrankung oft erst in späterem Stadium erkannt. Die **Diagnostik** stützt sich neben der Anamnese und der klinischen Untersuchung vor allem auf die Röntgenbefunde. Laborchemisch lässt sich fast immer das HLA-B27-Gen nachweisen. Träger dieses Gens haben eine ca. 90-fach höhere Wahrscheinlichkeit, an Morbus Bechterew zu erkranken. Die Entzündungszeichen können erhöht oder im Normbereich liegen. Der Rheumafaktor ist negativ.

Mitwirken bei der Therapie

Spondylitis ankylosans ist nicht heilbar. Neben der **medikamentösen Therapie** sind **tägliche Bewegungsübungen** und physikalische Therapien (z.B. Wärme/Kälte, Ultraschall) sehr wichtig. Damit können drohende Haltungsschäden verlangsamt oder bestehende verbessert werden. In akuten Schüben können nicht steroidale Antirheumatika (NSAR) die Schmerzen lindern und die Entzündung hemmen. Glukokortikoide können intraartikulär (= ins Gelenk) injiziert werden. Bei extremen Fehlstellungen der Wirbelsäule kann im Endstadium eine operative **Aufrichtungsosteotomie** sinnvoll sein.

Beobachtungskriterien und Pflegebasismaßnahmen

Vor den Anwendungen der Physiotherapie sollte der Patient möglichst schmerzfrei sein. Neben der Überwachung und Durchführung der angeordneten **Schmerztherapie** können Pflegende den Patienten durch **Wärme-** (lockert die Muskulatur der Wirbelsäule) oder **Kälteanwendungen** (z.B. bei der Mitbeteiligung eines peripheres Gelenks) unterstützen.

Schmerzen werden auch häufig durch Entzündungen an den Sehnen, den Sehnenansätzen oder den Bändern verursacht (Enthesitiden). Oft ist die Ferse bzw. der Achillessehnenansatz betroffen. Die Enthesitiden reagieren auch auf Druck, d.h., die Schuhe sollten möglichst weich sein bzw. sollte bei Einlagen auf eine Weichbettung geachtet werden.

Im akuten Schub ist der Nachtschlaf erheblich gestört, da die Rückenschmerzen meist in den frühen Morgenstunden einsetzen. Bewegung schafft meist Linderung. Pflegende sollten den Patienten daher ermöglichen, auch nachts umherzugehen, ohne Mitpatienten stören zu müssen.

Patienten im fortgeschrittenen Stadium sind durch die Versteifung der Wirbelsäule in ihrer Beweglichkeit in allen Ebenen eingeschränkt: Drehung des Halses, Bücken, Seitneigen, Aufstehen in Rückenlage. Pflegende sollten mit dem Patienten absprechen, bei welchen Bewegungen und Tätigkeiten sie Hilfe benötigen.

Informieren, Schulen, Beraten

Die schmerzgeplagten Patienten sind oft nur schwer davon zu überzeugen, dass die physiotherapeutische Behandlung von größter Wichtigkeit ist. Pflegende sollten daher in Zusammenarbeit mit den Physio- und Ergotherapeuten immer wieder betonen, wie wichtig es ist, die Übungen auch nach Entlassung weiterzuführen.

Die physiotherapeutischen Übungen müssen täglich auch in Eigenregie durchgeführt werden. Neben den Ergotherapeuten informieren auch Selbsthilfegruppen und Selbsthilfeverbände (z.B. www.bechterew.de) über spezielle Gymnastikprogramme und geben Tipps für die sinnvolle Umgestaltung des Arbeitsplatzes, die richtige Schlafhaltung und die geeignete Umgestaltung des Alltags.

Abb. 60.38 Morbus Bechterew.

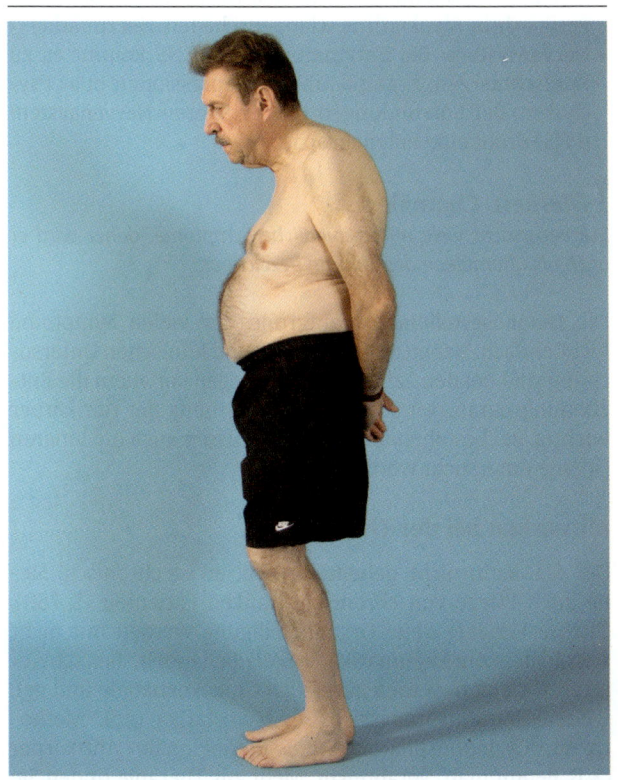

Typische Haltung bei Morbus Bechterew. *Aus: Gruber A, Donhauser-Gruber U. Rheuma. Thieme 2013*

WISSEN TO GO

Morbus Bechterew

Spondylitis ankylosans ist eine entzündlich-rheumatische Erkrankung, bei der rezidivierende Entzündungen zu einer fortschreitenden Verkalkung, Verknöcherung und Verkrümmung der Wirbelsäule führen. Die Ursache ist weitgehend unbekannt. Die Krankheit verläuft schubweise, zu Beginn tiefsitzende Rückenschmerzen, Gesäßschmerzen, ggf. Fersenschmerzen, später Ausbildung eines Rundrückens (Kyphose), zunehmende Bewegungseinschränkungen in der Wirbelsäule, im Endstadium völlige Versteifung der Wirbelsäule. Basis der Therapie sind tägliche physiotherapeutische Übungen und physikalische Therapien. Im akuten Schub werden NSAR und ggf. Glukokortikoide gegeben. **Pflege**:
- Schmerztherapie überwachen und Patienten zur Physiotherapie anregen
- Wärme- oder Kälteanwendungen durchführen
- auf gut gepolsterte Schuhe achten
- bei nächtlichen Schmerzen Umhergehen ermöglichen
- Patienten soweit notwendig bei täglichen Aktivitäten unterstützen
- Patienten über Selbsthilfegruppen und -verbände informieren

60.6.4 Kollagenosen

Grundlagen

Definition **Kollagenosen**
Kollagenosen (Bindegewebserkrankungen) sind entzündlich-rheumatische Erkrankungen des Bindegewebes. Bei diesen Autoimmunerkrankungen richten sich Autoantikörper gegen das Bindegewebe, das sich in fast allen Körperbereichen und vielen inneren Organen befindet. Es kommt zu Immunreaktionen in der Haut, dem Subkutangewebe, der Muskulatur und vielen inneren Organen.

Die genauen Ursachen sind noch unbekannt. Kollagenosen sind vor allem wegen der möglichen **Schäden an inneren Organen** gefürchtet. Sie können aber auch **rheumatische Beschwerden** an den Gelenken verursachen. Eine häufige Begleiterscheinung ist das **Raynaud-Syndrom**, eine meist durch Kälte ausgelöste, anfallsartige Arterienverengung an den Fingern oder Zehen. Durch die Mangeldurchblutung wird die Haut weiß und kalt, anschließend blau und wieder rot. Die Gliedmaßen schmerzen. Allen Kollagenosen gemeinsam sind die antinukleären Antikörper (**ANA**) im Blut. Zu den Kollagenosen zählen z.B. systemischer Lupus erythematodes (SLE), Polymyositis, Dermatomyositis und systemische Sklerose (Sklerodermie).

Systemischer Lupus erythematodes

Grundlagen

Definition **Systemischer Lupus erythematodes**
Der systemische Lupus erythematodes (SLE) ist eine chronisch-entzündliche Autoimmunerkrankung, die zu Schädigungen an der Haut, den Gelenken, den Blutgefäßen sowie den inneren Organen und am ZNS führen kann.

Die Autoantikörper verursachen Entzündungen in den Wänden von Blutgefäßen (**Vaskulitiden**) verschiedener Gewebe und führen dadurch zur Schädigung zahlreicher Organe. Die Erkrankung verläuft schubweise, mit zum Teil sehr schweren Krankheitsphasen. **Auslöser** der Erkrankung sind bei einer entsprechenden genetischen Veranlagung **Umweltfaktoren**, z.B. Virusinfektionen, Sonnenstrahlung, Hormone (z.B. Östrogene) und Medikamente. Meist erkranken Frauen zwischen 25 und 35 Jahren.

Die **Symptome** hängen stark davon ab, welche Organsysteme betroffen sind. Möglich sind:
- **allgemein**: starkes Krankheitsgefühl mit grippeähnlichen Beschwerden und Fieber.
- **Gelenke**: Arthritis und/oder Arthralgie (Gelenkschmerzen) eines oder mehrerer Gelenke, v.a. im Hand- oder Kniebereich. Bei Sehnen- oder Muskelbeteiligung können Verformungen (Deformitäten) auftreten.
- **Haut**: Bei 80% der Patienten zeigt sich eine scharf begrenzte schmetterlingsförmige Rötung im Gesicht (**Schmetterlingserythem**). Auch am Körper sind Erytheme, vernarbende Plaques, Hautblasen und Ulzerationen (Geschwüre) möglich. Die Haut reagiert sensibel auf Sonneneinstrahlung. In Mund und Nase treten Schleimhautgeschwüre auf. Zwei Drittel der Patienten leiden unter Haarausfall.
- **innere Organe**: Richten sich die Antikörper gegen innere Organe, entzünden sich diese und werden geschädigt. Betroffen sein können die Nieren (Lupus-Nephritis), die Lungen (Lupus-Pneumonitis) oder das Herz (z.B. Endokarditis, Perikarditis, Myokarditis, Klappenschäden, Herzinfarkt).
- **Nervensystem**: Bei Entzündungen im ZNS kommt es zu Kopfschmerzen, Krampfanfällen, Depressionen oder Psychosen. Bei Entzündungen im peripheren Nervensystem (PNS) droht eine Polyneuropathie.

!*Merken* **Chamäleon**
SLE verursacht viele unterschiedliche Symptome, daher wird er auch als Chamäleon der Medizin bezeichnet.

Die **Diagnosestellung** ist aufgrund der vielen Symptome nicht einfach. Neben der Anamnese und klinischen Untersuchung sind bei den Laboruntersuchungen vor allem die Entzündungsparameter sowie die Bestimmung der Antikörper wichtig. Bei bestehender Diagnose müssen auch die inneren Organe untersucht werden.

Mitwirken bei der Therapie

Der SLE kann **nicht geheilt** werden, er ist chronisch. Siehe auch Pflege von chronisch kranken Patienten (S. 769). Leichte Verläufe ohne Organbeteiligung werden mit nicht steroidalen Antirheumatika (NSAR) behandelt. Bei schwereren Verläufen werden zusätzlich Glukokortikoide und ggf. weitere Immunsuppressiva wie Zytostatika (z.B. Methotrexat, Cyclophosphamid) und monoklonale Antikörper (z.B. Belimumab) verabreicht. Mehr zur Therapie finden Sie im Abschnitt Grundlagen Rheumatologie (S. 1201).

Beobachtungskriterien und Pflegebasismaßnahmen

Pflegende achten bei Patienten mit SLE darauf, dass diese möglichst **keiner direkten Sonnenstrahlung** ausgesetzt sind. Sonne kann einen Schub auslösen. Daher sollte das Bett nicht am Fenster stehen. Ebenso sollten längere Wartezeiten in Bereichen mit künstlichem UV-Licht vermieden werden.

Ansonsten richtet sich die Pflege des Lupus-Patienten nach dem momentan vorherrschenden Krankheitsgeschehen, da sich der SLE praktisch in jedem Organ manifestieren kann. Wichtig ist eine sorgfältige Beobachtung der **Vitalzeichen**, um eine Herz-Kreislauf- oder Nierenbeteiligung zu erkennen. **Fieber** kann ein Anzeichen für einen akuten Lupus-Schub sein und darf nicht übersehen werden. Eine regelmäßige **Gewichtskontrolle** ist notwendig, um Wassereinlagerungen zu erkennen, die auf eine Niereninsuffizienz hindeuten können. Ein schäumender Urin kann Zeichen einer Eiweißausscheidung sein; es sollte immer wieder erfragt werden.

Die **medikamentöse Therapie muss überwacht** und der Patient auf Wirkungen und Nebenwirkungen hin beobachtet werden. Hierzu gehört auch eine ausführliche Beobachtung und Erfassung des **Schmerzgeschehens**.

Nicht zuletzt muss bedacht werden, dass die **psychische Belastung** für Patienten mit SLE oft sehr hoch ist. Hier kann der Kontakt zu Selbsthilfegruppen hilfreich sein und den Betroffenen sinnvolle Unterstützung bieten, z.B. www.lupus-rheumanet.de.

WISSEN TO GO

Systemischer Lupus erythematodes

SLE ist eine systemische, chronisch-entzündliche Autoimmunerkrankung, die zu Schädigungen an Haut, Gelenken, Blutgefäßen, inneren Organen und am ZNS führt. Mögliche Auslöser sind genetische Veranlagung, Virusinfektionen, Sonnenstrahlung, Hormone und Medikamente.
- **Allgemein:** starkes Krankheitsgefühl, Fieber
- **Gelenke:** Arthritis und/oder Arthralgie, ggf. Deformierungen
- **Haut:** z.B. „Schmetterlingserythem" im Gesicht, Eryteme am Körper
- **Herz:** Endokarditis, Perikarditis, Myokarditis, Klappenschäden, Herzinfarkt
- **Lunge:** „Lupus-Pneumonitis"
- **Nieren:** „Lupus-Nephritis"
- **ZNS:** Kopfschmerzen, Krampfanfälle, Depressionen, Psychosen, ggf. Polyneuropathie

Therapie: Leichte Verläufe werden mit nicht steroidalen Antirheumatika (NSAR) behandelt, bei schwereren zusätzlich Glukokortikoide und ggf. weitere Immunsuppressiva wie Zytostatika und monoklonale Antikörper. **Pflege:**
- direkte Sonneneinstrahlung vermeiden
- Vitalzeichen und Gewicht regelmäßig kontrollieren
- Patienten auf Schmerzen und (Neben-)Wirkungen der Medikamente hin beobachten
- Urinausscheidung beobachten und auf Ödeme achten
- Pflege am Krankheitsgeschehen orientieren und Patienten psychisch unterstützen

Systemische Sklerodermie

Grundlagen

Definition Systemische Sklerodermie
Die systemische Sklerodermie (progressive systemische Sklerose) ist eine Autoimmunerkrankung des kollagenen Bindegewebes. Dabei verhärtet sich das Bindegewebe in der Haut (z.B. Gesicht und Hände), in den Blutgefäßen und den inneren Organen (z.B. Lunge, Speiseröhre, Nieren).

Die Autoimmunreaktion löst eine Entzündung aus und verursacht eine starke Vermehrung des Bindegewebes (**Fibrose**). Dadurch kommt es zu einer zunehmenden **Sklerose** (Verhärtung) der Haut, der Blutgefäße und der inneren Organe. Der Patient wird vom Bindegewebe zunehmend „eingemauert", bis er sich nicht mehr bewegen kann und die betroffenen inneren Organe versagen. Die Ursachen der Erkrankung sind noch weitgehend unbekannt, meist sind Frauen zwischen dem 30. und 50. Lebensjahr betroffen. Die Erkrankung ist sehr selten, die Häufigkeit beträgt ca. 1–25 pro 100000 Menschen.

Symptome an der Haut treten bei allen Patienten auf. Der Befall beginnt distal und breitet sich langsam nach zentral aus. An den **Händen und im Gesicht** finden sich folgende Befunde:
- Das **Raynaud-Syndrom** ist oft das erste Zeichen der Krankheit. Anfallsartige Arterienverengungen – meist durch Kälte verursacht – führen zu Durchblutungsstörungen, die Finger werden weiß, kalt, gefühllos und schmerzen.
- **Ödeme** und Rötungen an den betroffenen Fingern, die Haut ist straff gespannt („Wurstfinger"). Die Patienten beschreiben „ein Engerwerden der Haut". Später atrophiert die Haut immer mehr, wird dünn und glänzt. Durch die schrumpfende Haut werden die Gelenke in Beugehaltung fixiert und verschmälert (sog. Krallen- bzw. Madonnenfinger).
- Das Gesicht wirkt **maskenhaft**. Die Straffung der Haut beeinträchtigt die Mimik, die Stirn kann nicht mehr gerunzelt werden.
- Der Mundöffnung verkleinert sich (**Mikrostomie**), es entstehen vermehrt Hautfalten um den Mund herum („Tabaksbeutelmund"), die Lippen verschmälern sich.
- Das Zungenbändchen verkürzt sich, die Patienten können die Zunge nicht mehr anheben oder herausstrecken. Zudem wird die Mundschleimhaut trocken.
- Die Augenlider können nicht mehr richtig geschlossen werden, die Augen werden trocken. Siehe Sjögren-Syndrom (S. 1211).

An den **Gelenken** können Schmerzen und Schwellungen, später Fehlstellungen und Einsteifungen der betroffenen Gelenke auftreten. Sind Schultergürtel und Brustkorb betroffen, kommt es zu Bewegungseinschränkungen. Es entwickeln sich **Atembeschwerden**. Auch **innere Organe** können befallen sein (▶ Abb. 60.39).

Zur **Diagnostik** ist die klinische Untersuchung richtungsweisend. Weiterhin werden ein Antikörpernachweis im Blut, eine Biopsie des Gewebes und eine internistische Untersuchung durchgeführt.

Abb. 60.39 Symptome der systemischen Sklerodermie.

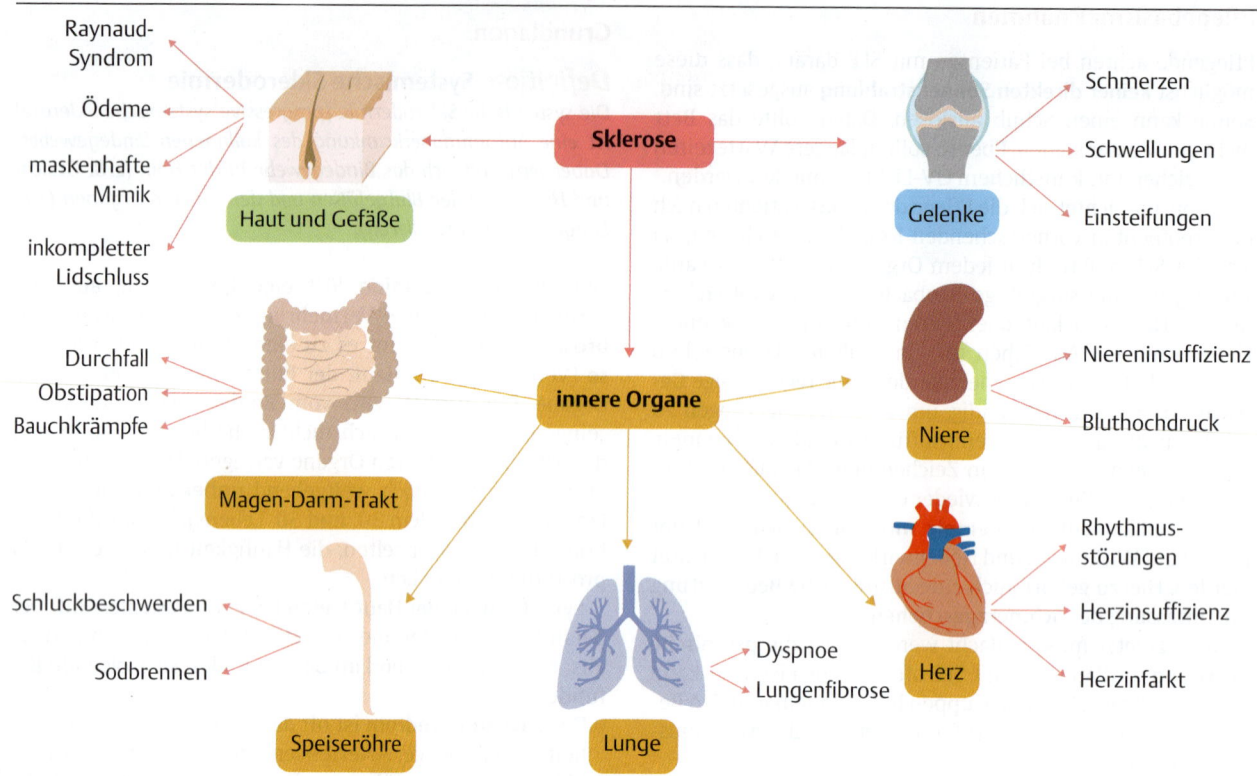

WISSEN TO GO

Systemische Sklerodermie – Grundlagen

Diese Autoimmunerkrankung des Bindegewebes führt dazu, dass sich das Bindegewebe in der Haut, den Blutgefäßen und den inneren Organen immer weiter verhärtet. Der Patient wird zunehmend „eingemauert", bis er sich nicht mehr bewegen kann und die betroffenen inneren Organe versagen (▶ Abb. 60.39). Die Ursachen sind weitgehend unbekannt.

Mitwirken bei der Therapie

Die Erkrankung kann nicht geheilt werden. Die Therapie ist schwierig und es gelingt nur selten, die Erkrankung zu stoppen. Die **medikamentöse Therapie** umfasst folgende Punkte:
- entzündungshemmende Therapie durch Glukokortikoide und Immunsuppression durch Immunsuppressiva wie Zytostatika, z. B. Methotrexat bzw. Cyclophosphamid
- Drosselung der Bindegewebsvermehrung (antifibrotische Therapie), z. B. mit Penicillinamin
- Durchblutungsförderung durch Thrombozytenaggregationshemmer (z. B. Acetylsalicylsäure) oder durch gefäßerweiternde Mittel (z. B. Prostavasin)

Durch **Physiotherapie, physikalische Therapie** (z. B. Massagen) und **Ergotherapie** können die Bewegungseinschränkungen hinausgezögert werden. Der Verlauf ist sehr unterschiedlich. Die Erkrankung kann sich entweder über Jahre hinweg langsam verschlechtern oder auch schon nach wenigen Monaten zum Tode führen.

Beobachtungskriterien und Pflegebasismaßnahmen

Patienten mit Sklerodermie haben morgens Anlaufschwierigkeiten. Morgensteifigkeit, Muskelschwäche und Gelenkschmerzen erschweren das Aufstehen. Um ihnen auch in der Klinik die Selbstständigkeit zu bewahren, sollte ihnen daher **ausreichend Zeit** gelassen werden. Physiotherapeutische **Handübungen** sind sehr wichtig und sollten bereits morgens im Bett begonnen werden. Untersuchungstermine sollten möglichst erst für den späten Vormittag geplant werden.

Die **Haut** und die **Ausscheidungen** sollten **beobachtet** und der **Blutdruck** regelmäßig überwacht werden (als evtl. Zeichen einer Nierenbeteiligung).

Körperpflege und Bekleidung • Die Haut der Patienten ist extrem empfindlich. Bei der Körperpflege muss darauf geachtet werden, dass sie nicht durch aggressive Waschsubstanzen gereizt wird. Der Patient sollte darüber informiert werden, dass er keine herkömmlichen Seifen verwenden sollte. Besser geeignet sind W/Ö-Emulsionen, diese bilden eine reichhaltige Schutzschicht, die die Haut nachhaltig vor dem Austrocknen schützt. Zusätzlich sollte die Haut durch regelmäßiges Eincremen geschmeidig gehalten werden. Starkes Reiben und Drücken sind zu vermeiden. Es sollte immer warmes Wasser verwendet werden. Es sollte aber keinesfalls zu heiß sein, da dies die Haut noch mehr austrocknet. Auf eine sorgfältige Zahnpflege muss geachtet werden. Die Zähne sollten möglichst nach jeder Mahlzeit mit einer weichen Zahnbürste gereinigt werden. Eine Munddusche kann vor allem im vorgeschrittenen Stadium von Vorteil sein. Wegen der Gefahr eines sekundären Sjögren-Syndroms (S. 1211) sollte der Speichelfluss durch Kauen von zuckerfreiem Kaugummi oder Lutschen von Bonbons gefördert werden.

Die Bekleidung muss warm sein und locker sitzen, vor allem Schuhe dürfen nicht zu eng sein, um Druckstellen und

Durchblutungsstörungen mit nachfolgenden Nekrosen zu vermeiden. Der Patient sollte möglichst immer Handschuhe tragen. Hat der Patient bereits Schäden an den Fingern (sog. **Rattenbissnekrosen**), müssen diese steril und trocken verbunden werden.

Sklerodermie-Patienten **frieren** sehr leicht. Darum muss auch das Patientenzimmer immer warm gehalten werden. Es sollte nur gelüftet werden, wenn der Patient nicht im Zimmer ist. Anschließend sollte nicht vergessen werden, die Heizung wieder aufzudrehen. Eventuell sollten Mitpatienten informiert werden.

Mobilisieren und Befördern • Lange Wartezeiten in zugigen Gängen und Funktionsbereichen sind unbedingt zu vermeiden. Pflegende sollten daher möglichst im Vorfeld sicherstellen, dass diese Patienten nicht zu früh abgerufen werden. Sie sollten den Patienten daran erinnern, Handschuhe und warme Socken zu tragen bzw. mitzunehmen. Sie können ihm auch eine zusätzliche Decke mitgeben.

Essen und Trinken anreichen • Durch die Erkrankung kommt es zu einer Verengung der Mundöffnung, die Zähne können sich lockern. Häufig haben die Patienten auch retrosternale Schmerzen beim Schlucken und leiden unter Sodbrennen. Pflegende sollten herausfinden, welche Speisen der Patient verträgt. Möglicherweise muss passierte oder flüssige Kost bestellt werden. Besteht eine Refluxösophagitis (S. 989), sollte der Patient darauf hingewiesen werden, dass er sich nicht unmittelbar nach dem Essen hinlegen sollte. Es ist auch darauf zu achten, dass die Abendmahlzeiten nicht zu spät serviert werden, um genügend Abstand zur Schlafenszeit zu gewährleisten. Auch ein Beratungsgespräch mit einem Ernährungsberater oder Diätassistenten sollte evtl. angeboten werden.

Schlaf fördern • Durch einen erschwerten Lidschluss haben die Patienten oft erhebliche Schlafprobleme. Sie schlafen meist schlechter ein und wachen auch häufig früher auf. Durch den inkompletten Lidschluss trocknen die Schleimhäute sehr leicht aus. Augencremes bzw. Gels können Linderung verschaffen, auch in Kombination mit einer Schlafbrille. Bei schweren Fällen können Salbenverbände notwendig werden. Wegen der Mundtrockenheit sollten am Bettrand ungesüßte warme Getränke bereitstehen.

! *Merken* **Psychologische Betreuung**
Sklerodermie-Patienten müssen lebenslang behandelt und betreut werden. Sie leiden körperlich schwer unter der Erkrankung und die psychische Belastung ist sehr hoch. Daher sollte auch auf eine gute psychologische Betreuung geachtet werden. Siehe auch Pflege des chronisch kranken Patienten (S. 769).

WISSEN TO GO

Systemische Sklerodermie – Therapie und Pflege

Die Erkrankung ist unheilbar. Die **medikamentöse** Therapie umfasst Immunsuppression und Entzündungshemmung, antifibrotische Therapie und Durchblutungsförderung. **Physiotherapie, physikalische Therapie** und **Ergotherapie** helfen, die Bewegungseinschränkungen hinauszuzögern.

Körperpflege und Bekleidung:
– Haut nur mit W/Ö-Emulsionen mit warmem Wasser waschen, regelmäßig cremen, Scherkräfte vermeiden
– Rattenbissnekrosen an den Fingern steril verbinden
– auf warme lockere Kleidung achten
– enge Schuhe, Druckstellen und Durchblutungsstörungen unbedingt vermeiden
– auf gründliche Mundpflege achten, Speichelfluss fördern
• **Mobilisieren und Befördern:**
– ausreichend Zeit lassen
– Untersuchungstermine später am Tag, keine langen Wartezeiten
– Patient zu physiotherapeutischen Handübungen anregen
• **Essen und Trinken:** verträgliche Speisen mit dem Patienten absprechen, evtl. passierte oder flüssige Kost bestellen, ggf. Ernährungsberater oder Diätassistenten hinzuziehen
• **Schlaf fördern:** Lidschluss unterstützen, Austrocknen der Schleimhäute vermeiden

Sjögren-Syndrom

Grundlagen

Definition **Sjögren-Syndrom**
Das Sjögren-Syndrom (auch Sicca-Syndrom) ist eine rheumatisch-entzündliche Autoimmunerkrankung, bei der die exokrinen Drüsen dauerhaft entzündet sind, z.B. Tränen- und Speicheldrüsen.

Durch die Autoimmunreaktion entzünden sich die Drüsen und produzieren daraufhin deutlich weniger Sekret. Meist sind Tränen- und Speicheldrüsen betroffen, es können aber auch Drüsen im Bereich des Magen-Darm-Trakts oder der Harn- und Geschlechtsorgane chronisch entzündet sein. Das Sjögren-Syndrom kann allein (**primäres Sjögren-Syndrom**) oder als Begleiterkrankung einer anderen Autoimmunerkrankung auftreten, z.B. bei rheumatoider Arthritis (S. 1203), SLE (S. 1208) oder Sklerodermie (S. 1209) (**sekundäres Sjögren-Syndrom**). 90 % der Patienten sind weiblich. Die Erkrankung ist sehr selten, Schätzungen zufolge erkranken ca. 4 von 100 000 Menschen daran.

Leitsymptome sind **trockene Augen** (Keratoconjunctivitis sicca) und **Mundtrockenheit** (Xerostomie), begleitet von einer Schwellung der Speicheldrüsen. Durch die reduzierten Drüsenaktivitäten kommt es zu Reizhusten, Heiserkeit und bei Frauen zu trockener Vaginalschleimhaut. Auch allgemeine Symptome wie erhöhte Temperatur, Muskelschmerzen und Gelenkschmerzen (**Arthralgien**) sind möglich. Begleitend kann es zum Raynaud-Phänomen oder zu Vaskulitiden (Gefäßentzündungen) kommen. Schließlich können auch innere Organe befallen sein, z.B. Lunge, Leber, Niere sowie das ZNS.

Die **Diagnostik** umfasst neben der klinischen Untersuchung verschiedene Blutuntersuchungen mit Antikörperbestimmung, Augenuntersuchungen mit Messung der Tränensekretion (Schirmer-Test), Sonografie, Szintigrafie, MRT und Röntgenkontrastmitteldarstellung (Sialografie) der Speicheldrüsen, ggf. Biopsien der Speichel- oder Tränendrüsen.

Therapie und Pflege

Die Erkrankung ist nicht heilbar. Die Therapie erfolgt in erster Linie symptomatisch:

- **Augen:** Künstliche Tränenflüssigkeit, Luftbefeuchtung und das Tragen von weichen Kontaktlinsen oder Sonnenbrillen können vor Austrocknung schützen.
- **Mund:** Die Patienten sollen viel und häufig trinken. Zuckerfreier Kaugummi regt die Speichelproduktion an, evtl. kann künstlicher Speichel eingesetzt werden. Die Zahn- und Mundpflege muss gewissenhaft und möglichst nach **jedem** Essen durchgeführt werden. Dabei sollten weiche Bürsten und Mundwässer verwendet werden.
- **Medikamente:** Das Parasympathikum Pilocarpin (oral oder Augentropfen) kann die Augen- und Mundtrockenheit symptomatisch lindern.
- **Luftwege:** Auch hier wirken befeuchtende Nasensprays oder -gele und eine hohe Luftfeuchtigkeit gegen die Austrocknung der Schleimhäute. Ganz wesentlich ist, dass der Patient möglichst nicht raucht (weder aktiv noch passiv).
- **Vaginaltrockenheit:** Meist werden entsprechende Zäpfchen, Gele oder Cremes angewendet.
- **Gelenkbeschwerden:** Nicht steroidale Antirheumatika (NSAR) lindern die Schmerzen und hemmen die Entzündung.

Bei einem sekundären Sjögren-Syndrom muss die rheumatische Ersterkrankung therapiert werden. Beim Befall von inneren Organen werden Glukokortikoide und Immunsuppressiva (z. B. Zytostatika) eingesetzt.

> **WISSEN TO GO**
>
> **Sjögren-Syndrom**
>
> Das **Sjögren-** oder **Sicca-Syndrom** ist eine Autoimmunerkrankung mit chronischer Entzündung der Tränen- und Speicheldrüsen. Die Erkrankung kann allein (**primär**) oder infolge einer anderen rheumatischen Erkrankung auftreten (**sekundär**). Leitsymptome sind trockene Augen (Keratoconjunctivitis sicca) und trockener Mund (Xerostomie) mit Schwellung der Speicheldrüsen. Aber auch andere Schleimhäute und innere Organe können betroffen sein.
>
> Die Erkrankung kann nur symptomatisch behandelt werden. Bei sekundärem Sjögren-Syndrom muss die Ersterkrankung therapiert werden.

Mein Patient   Herr Krüger: Wiedersehen mit einem alten Bekannten

Herr Krüger arbeitet seit Kurzem wieder auf „seiner" Station, einer Station für Orthopädie. Heute hat er Spätdienst. Es ist sein erster Dienst nach einer monatelangen Pause, die er wegen seiner schweren Knieverletzung einlegen musste. Vor einem halben Jahr hatte er sich beim Judotraining das linke Knie schwer verletzt. Das vordere Kreuzband, das Innenband und der Innenmeniskus waren ab! Herr Krüger musste operiert werden, die Bänder wurden arthroskopisch rekonstruiert. Anschließend ging es in die Reha, wo er jeden Tag Physiotherapie bekam. Mittlerweile ist er beinahe wieder so belastungsfähig wie vor der Verletzung, nur mit Judo darf er noch nicht wieder anfangen. Auch bei der Arbeit läuft es schon ganz gut. Anfangs hatte Herr Krüger Bedenken, dass er vom ständigen „Auf-den-Beinen-Sein" Schmerzen oder einen Erguss bekommen könnte. Man weiß ja schließlich nie. Das Knie hält aber gut und ist völlig reizfrei.

Plötzlich wird er aus seinen Gedanken gerissen, jemand aus Zimmer 3 hat geklingelt. Als Herr Krüger in das Zimmer geht, erkennt er seinen ehemaligen Judo-Jugendtrainer im Bett an der Wand. „Mensch, Thomas, du hier!", grüßt ihn sofort sein früherer Coach Dokic. „Schön, hier ein bekanntes Gesicht zu sehen." Sofort beginnt Herr Dokic, seine Krankengeschichte zu erzählen. Sein rechtes Knie sei total im Eimer, er sei schon bei mehreren Orthopäden gewesen, aber man könne wohl nichts mehr machen. Er brauche ein neues Kniegelenk, die Arthrose sei schon zu stark, das hätten alle übereinstimmend gesagt. „Der Leistungssport früher, die vielen Verletzungen und die falsche Belastung sind schuld, sagen die Ärzte", stöhnt Herr Dokic, „das Knie ist komplett verschlissen. Pass du bloß auf, dass es dir in 20 Jahren nicht auch so ergeht ..." Herr Krüger zieht einen Stuhl ans Bett heran und versucht seinem Ex-Trainer zu erklären, was auf ihn zukommen wird, und beruhigt ihn: „Eine Knie-Totalendoprothese, auch Knie-TEP, ist ein häufiger Eingriff. Du wirst sehen, nach der OP bist du schnell wieder auf den Beinen. Am zweiten Tag fängt schon die Physiotherapie an und dann geht's schnell weiter mit der Reha. Nach ein paar Monaten ist Sport auch kein Problem mehr, Radfahren und Schwimmen sind z.B. ein schöner Ausgleich."

Das Gespräch hilft Herrn Dokic. „Oh ja, dann werde ich mir nach der Reha gleich ein neues Fahrrad anschaffen und in die Pedale treten." Als Herr Krüger aus dem Zimmer geht, muss er schmunzeln, genauso kennt er seinen Trainer von früher.

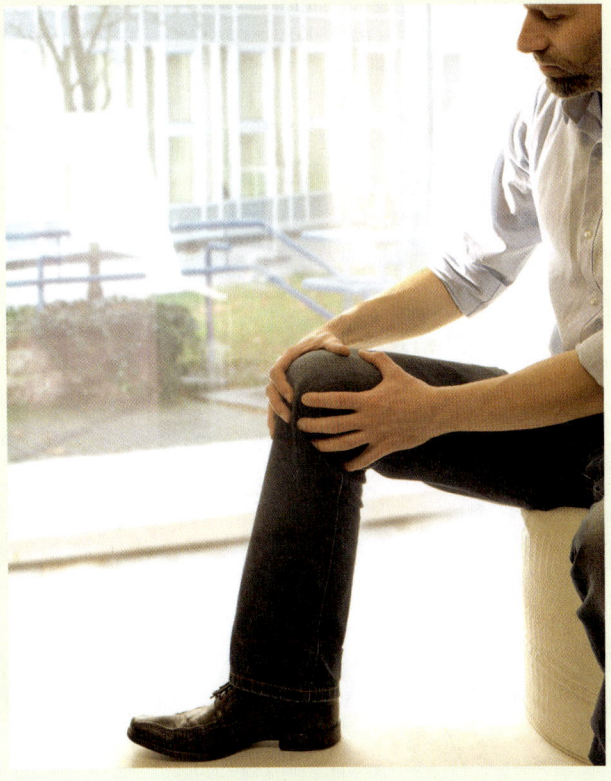
© Andreas Berheide/fotolia.com

Was ist zu tun?

- Welche Maßnahmen umfasst die konservative Therapie bei Arthrose? Welche Beobachtungskriterien sind bei einem Patienten mit Arthrose und konservativer Therapie zu beachten?
- Herr Dokic wird mit einer Knie-Totalendoprothese behandelt. Wann erfolgt die Erstmobilisation? Welche Beobachtungskriterien sind nach der OP wichtig? Wie sollte Herr Krüger das Bein von Herr Dokic nach der Operation lagern?
- Herr Dokic fragt Herrn Krüger, ob er sein Bein nach der Operation lange ruhig halten muss. Was wird Herr Krüger antworten? Welche Prophylaxen sind nach einer Knie-TEP wichtig und warum?

61 Pflege bei Erkrankungen des Nervensystems

61.1 Bedeutung für den Patienten

Erkrankungen des Nervensystems können sich an vielen Stellen des Körpers bemerkbar machen, vom Gehirn (z. B. Kopfschmerzen) bis zu peripheren Nerven (z. B. Lähmungen in den Armen oder Beinen). Einige Erkrankungen sind angeboren, z. B. Neuralrohrdefekte, die meisten entwickeln sich jedoch erst im Laufe des Lebens, z. B. Multiple Sklerose, Epilepsie, Meningitis oder Demenz. Die Diagnose bringt viele Patienten in eine Ausnahmesituation, die meisten fragen sich, ob und wie das Leben weitergehen wird.

Plötzlich auftretende Erkrankungen wie der Schlaganfall **stellen ein ganzes Leben auf den Kopf**. Das eigentliche Geschehen dauert nur wenige Sekunden, die Therapie der Lähmungen und Sprachstörungen dagegen je nach Schweregrad Monate bis Jahre. Häufig geschieht ein Schlaganfall relativ überraschend, die Verunsicherung danach ist entsprechend groß. Nach Herz- und Krebserkrankungen sind **Schlaganfälle** die **dritthäufigste Todesursache** in Deutschland.

Bei vielen Erkrankungen ist die **Motorik in Mitleidenschaft gezogen**, z. B. bei Morbus Parkinson, der Amyotrophen Lateralsklerose und dem Bandscheibenvorfall. Geistig weitgehend wache und klare Patienten sind **auf die Hilfe anderer Menschen angewiesen**, auch das ist für die Patienten eine große Umstellung.

Im Falle einer Demenz **verlieren die Patienten** mit der Zeit ihre Erinnerungen und damit **ihre eigene Geschichte**. Auch die Persönlichkeit verändert sich. Damit umzugehen ist für die Betroffenen, ihre Angehörigen und die Pflegenden eine große Herausforderung.

Bei Erkrankungen wie Multipler Sklerose, Amyotropher Lateralsklerose oder der Demenz weiß der Betroffene um die Unheilbarkeit und die fortschreitende Verschlimmerung der Symptome. Dieses Wissen kann **psychisch sehr belastend** sein.

Pflege bei Erkrankungen des Nervensystems geht über die körperliche Pflege weit hinaus. Pflegende fördern Patienten in ihren Alltagsaktivitäten, um die **Selbstständigkeit** zu **verbessern**. Die Bedürfnisse der Pflegebedürftigen und ihre individuellen Ziele müssen einbezogen werden. Insbesondere nach einem Schlaganfall sind die **Aktivierung** des Patienten, die Haltungskontrolle und die Förderung der Wahrnehmung wichtige pflegerische Konzepte. Pflegende informieren die Patienten über ihre Erkrankung und können so Ängste nehmen. Sie weisen auf Selbsthilfegruppen hin, hören zu und zeigen Wege auf, wie mit der Erkrankung umgegangen werden kann.

61.2 Auffrischer Anatomie und Physiologie

61.2.1 Aufgaben und Gliederung des Nervensystems

Das Nervensystem steuert die **Bewegungen** und die **Organfunktionen**. Morphologisch wird das Nervensystem eingeteilt in (▶ Abb. 61.1):
- **zentrales Nervensystem (ZNS):** Gehirn und Rückenmark, im Gehirn Reizverarbeitung, im Rückenmark Weiterleiten von Informationen vom und an das Gehirn.

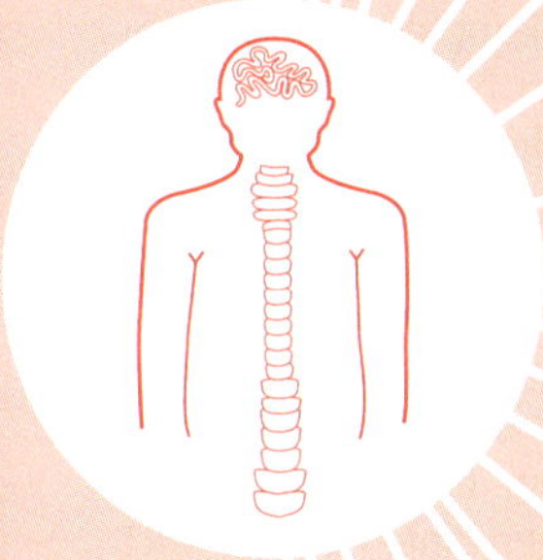

- Bedeutung für den Patienten ▶ S. 1214
- Auffrischer Anatomie und Physiologie ▶ S. 1214
- Mitwirken bei der Diagnostik ▶ S. 1216
- Schlaganfall – Hirninfarkt und Hirnblutung
  - Hirninfarkt und zerebrale Ischämie ▶ S. 1217
  - Hirnblutungen ▶ S. 1218
  - Mitwirken bei der Therapie des Schlaganfalls ▶ S. 1219
  - Pflegebasismaßnahmen – Pflege nach Bobath ▶ S. 1223
  - Symptomorientierte Pflege ▶ S. 1226
  - Informieren, Schulen, Beraten ▶ S. 1234
- Hydrozephalus ▶ S. 1234
- Schädel-Hirn-Trauma ▶ S. 1236
- Entzündlich-infektiöse Erkrankungen
  - Meningitis ▶ S. 1237
  - Enzephalitis ▶ S. 1238
  - Durch Zecken übertragene Infektionen des ZNS ▶ S. 1238
- Multiple Sklerose ▶ S. 1239
- Epileptische Anfälle und Epilepsie ▶ S. 1241
- Basalganglienerkrankungen
  - Parkinson-Syndrom ▶ S. 1243
  - Chorea Huntington ▶ S. 1246
- Demenz ▶ S. 1247
- Hirntumoren ▶ S. 1253
- Motorische Degenerationen
  - Amyotrophe Lateralsklerose ▶ S. 1246
  - Spinale Muskelatrophie ▶ S. 1247
- Querschnittsyndrom ▶ S. 1255
- Bandscheibenvorfall ▶ S. 1257
- Spinalkanalstenose ▶ S. 1260
- Kopf- und Gesichtsschmerzen
  - Spannungskopfschmerz ▶ S. 1261
  - Migräne ▶ S. 1261
  - Trigeminusneuralgie ▶ S. 1263
- Erkrankungen peripherer Nerven
  - Guillain-Barré-Syndrom ▶ S. 1263
  - Karpaltunnelsyndrom ▶ S. 1264
- Anlage- und Entwicklungsstörungen
  - Neuralrohrdefekte ▶ S. 1265
  - Infantile Zerebralparese ▶ S. 1266
- Neuromuskuläre Übertragungsstörungen: Myasthenia gravis ▶ S. 1267
- Übersicht über die wichtigsten Medikamente ▶ S. 1268

Abb. 61.1 Zentrales und peripheres Nervensystem.

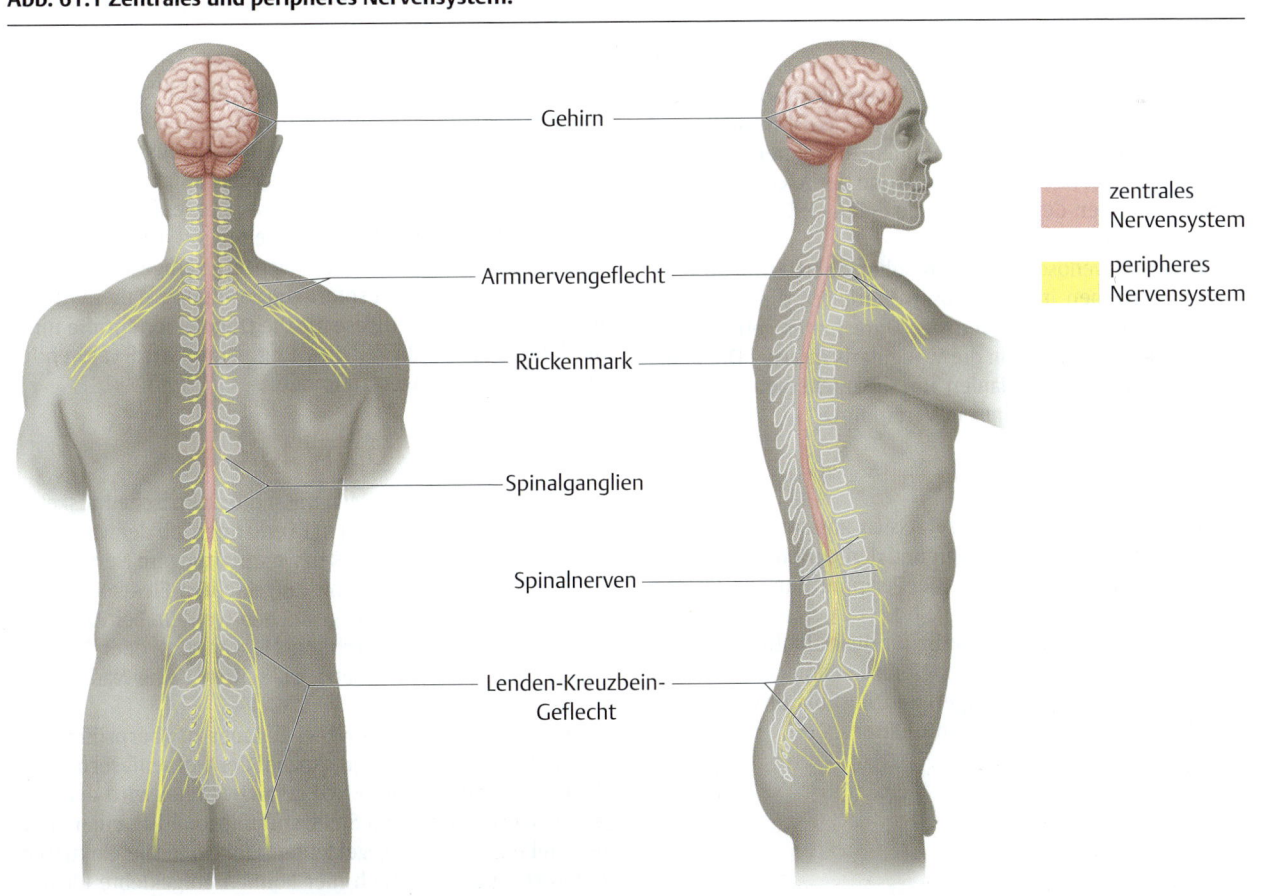

Das zentrale Nervensystem (ZNS) besteht aus Gehirn und Rückenmark. Es geht in das periphere Nervensystem (PNS) über, das die Reize vom ZNS in die Peripherie bzw. umgekehrt transportiert. Das PNS ist nicht komplett dargestellt. *Aus: Aumüller G et al. Duale Reihe Anatomie. Thieme 2010.*

- **peripheres Nervensystem (PNS):** alle anderen Nervenstrukturen, Weiterleiten von Informationen von der Peripherie zum Gehirn und umgekehrt.

Zentrales Nervensystem

- **Gehirn:** (Encephalon) unterteilt sich in Großhirn, Zwischenhirn, Hirnstamm und Kleinhirn.
- **Rückenmark:** liegt im Wirbelkanal, schließt sich an den Hirnstamm an und ist in 32 Segmente unterteilt.
- **Meningen** (Bindegewebshüllen): Gehirn und Rückenmark werden schützend von 3 Meningen umgeben:
  - **Dura mater:** äußerste Hülle, besteht aus 2 Schichten, im Bereich des Rückenmarks liegt zwischen beiden Schichten der sog. **Epiduralraum**.
  - **Arachnoidea** (Spinnengewebshaut): mittlere Hülle, liegt der Dura mater direkt an.
  - **Pia mater:** innere Hülle, von Arachnoidea ist sie durch den **Subarachnoidalraum** getrennt, der zahlreiche Gefäße enthält. Die Pia mater liegt der Oberfläche von Gehirn und Rückenmark unmittelbar auf.
- **Liquor cerebrospinalis:** umgibt das Gehirn und das Rückenmark, übernimmt im ZNS die Aufgabe der Lymphe und schützt es vor Erschütterungen. Der Liquor befindet sich im **Subarachnoidalraum**, in den **Hirnventrikeln** und im **Zentralkanal** des Rückenmarks.
- **Hirnkerne:** Die **Basalkerne** im Großhirn koordinieren in Zusammenarbeit mit dem Zwischenhirn, dem Hirnstamm und den **Kleinhirnkernen** den **Bewegungsablauf**. Ihr Neurotransmitter ist u.a. Dopamin. Auch das **Kreislaufzentrum** und das **Atemzentrum** im verlängerten Mark setzen sich aus Hirnkernen zusammen. Hirnkerne im Mittelhirn sind u.a. die Substantia nigra.

Hirn- und Rückenmarkgefäße

- **Hirnarterien:** stammen aus der **A. carotis interna** oder der **A. vertebralis**. Aus ihnen gehen die **A. cerebri media** und die **A. basilaris** hervor. Diese bilden zusammen mit ihren Abgängen, der **A. cerebri anterior** und der **A. cerebri posterior**, am Boden der Schädelhöhle einen Gefäßring (Circulus arteriosus cerebri).
- **Hirnvenen:** venöses Blut fließt über oberflächliche oder tiefe Hirnvenen in die venösen Blutleiter, die **Hirnsinus**. Deren Wände werden von der Dura mater gebildet. Sie leiten das Blut weiter in die V. jugularis interna. Die **oberflächlichen Venen** verlaufen im Subarachnoidalraum, sie stehen mit dem Hirnsinus in Verbindung.

Peripheres Nervensystem

- **Peripheres Nervensystem:** setzt sich zusammen aus den **Hirnnerven**, den **Spinalnerven** und den **peripheren Nerven** und leitet Informationen aus der Peripherie an das ZNS (an Muskeln und Organen).
- **Hirnnerven:** sind u.a. zuständig für die Aufnahme der Sinneswahrnehmungen (Sehen, Hören, Schmecken, Gleichgewicht), für die Bewegungen der Muskulatur des Kopfes und zur Regulation der Organfunktion.

61.3 Mitwirken bei der Diagnostik

61.3.1 Bildgebende Verfahren

Um Ursachen und Orte einer Erkrankung des Gehirns herauszufinden, werden zu Beginn meist bildgebende Verfahren eingesetzt. Eine gute anatomische Übersicht über das Gehirn erhält man mit der **Computertomografie (CT)** oder der **Magnetresonanztomografie (MRT)**. Die CT nutzt Röntgenstrahlen, die MRT Unterschiede im Magnetfeld, daher gibt es bei der MRT-Untersuchung keine Strahlenbelastung. Manche Patienten empfinden die Enge der Geräte als belastend, Pflegende sollten daher beruhigend auf sie einwirken. Mehr zu den Vorbereitungen einer CT oder MRT-Untersuchung finden Sie im Kap. „Pflege bei Erkrankungen des Verdauungssystems" (S. 986).

Um die Gefäße sichtbar zu machen, wird eine **Angiografie** genutzt, entweder mittels CT oder MRT. Häufig wird zusätzlich ein Kontrastmittel injiziert. Pflegende müssen dabei auf allergische Reaktionen achten, z.B. Hitzegefühl, Hautausschlag, Juckreiz, Niesen. Eine häufige Komplikation ist das Nierenversagen, insbesondere bei Patienten mit Diabetes oder Niereninsuffizienz und bei dehydrierten Patienten. Vor der Untersuchung sollten Schilddrüsen- und Kreatininwert im Blut bestimmt werden. Pflegende sollten nach der Untersuchung auf eine ausreichende Flüssigkeitszufuhr achten, damit das Kontrastmittel über die Nieren ausgeschieden werden kann. Pflegende achten auf Nachblutungen und raten dem Patienten, etwa 24 Stunden nach der Untersuchung Bettruhe einzuhalten.

Konventionellere **Röntgenaufnahmen** sind nicht so teuer wie CT oder MRT, dafür können sie den Körper durch Strahlen belasten und die Auflösung ist geringer. Auch hier werden häufig Kontrastmittel geschluckt oder injiziert. Pflegende sollten störende Verbände, Schienen und Metallgegenstände vom Patienten (Schmuck, Schlüssel) entfernen und ggf. Schlauch- und Infusionssysteme sichern.

Neben der MRT ist eine weitere strahlenbelastungsfreie Methode die **Sonografie**. Sie arbeitet mit Ultraschall und kann auch bei Kindern und Schwangeren eingesetzt werden. Die Bilder stehen meist sofort zur Verfügung, daher wird sie häufig in Notfällen eingesetzt. Die **Dopplersonografie** misst die Fließgeschwindigkeit des Blutes und wird verwendet, um Gefäßverengungen zu finden.

61.3.2 Elektrophysiologie

Die **Elektromyografie** (EMG) misst die elektrische Muskelaktivität. Mit ihrer Hilfe kann man erkennen, ob der Muskel erkrankt ist oder ob evtl. die Reizweiterleitung im Nerv gestört ist. Man misst entweder mit aufgeklebten Elektroden oder Nadeln, die in den Muskel gestochen werden. Bei Patienten, deren Blutgerinnung durch eine Erkrankung oder Medikamente deutlich herabgesetzt ist, sollten keine Nadeln verwendet werden.

Um die Funktion eines Nervs genauer zu überprüfen (z.B. Nervenleitgeschwindigkeit, Anzahl der Nervenfasern), wird die **Elektroneurografie** (ENG) genutzt. Dabei wird der Nerv meist elektrisch an einer Stelle stimuliert und an einer anderen Stelle mit einer aufgeklebten Elektrode die elektrische Antwort gemessen. Auch hier können aufgeklebte Elektroden oder Nadeln zum Einsatz kommen.

Die gesamte elektrische Aktivität des Gehirns misst die **Elektroenzephalografie** (EEG). Dabei werden Elektroden auf die Kopfhaut oder bei einer Operation direkt auf das Hirnareal platziert.

Das **Elektrokardiogramm** (EKG) misst die elektrische Aktivität des Herzens. Meist werden dazu Elektroden auf die Haut aufgeklebt. Mehr zur Funktionsweise und dem Vorgehen finden Sie im Kap. „Pflege bei Erkrankungen des Herzens" (S. 886).

61.3.3 Weitere Diagnoseverfahren

Um den Liquor zu untersuchen, wird bei einer **Lumbalpunktion** mit einer Hohlnadel Liquor aus dem Lumbalkanal im Bereich der Lendenwirbelsäule entnommen. Nachgewiesen werden können u. a. Antikörper, Tumorzellen, entzündliche Erkrankungen oder eine Subarachnoidalblutung. Wie eine Punktion durchgeführt wird und worauf Sie achten müssen, finden Sie im Kap. „Pflege bei Punktionen und Biopsien" (S. 519).

Bei einer **Muskelbiopsie** wird Gewebe aus einem Muskel entnommen und untersucht, z.B. auf Entzündungen oder Atrophien. Die Muskelbiopsie wird meist unter Lokalanästhesie durchgeführt, bei Kindern ggf. unter Vollnarkose. Entnommen wird das Gewebe entweder durch einen Schnitt aus dem freigelegten Muskel oder über eine Biopsienadel. Blutverdünnende Medikamente sollten vor dem Eingriff abgesetzt werden. Pflegende achten auf Nüchternheit bei Vollnarkose und nach dem Eingriff auf Wundheilung und Nachblutungen. Nach dem Nachlassen der Betäubung kann Wundschmerz auftreten. Der betroffene Muskel sollte in den Tagen nach dem Eingriff geschont werden.

Mit einer **Blutuntersuchung** wird eine Erkrankung des Blutes oder des Immunsystems abgefragt, eine erhöhte Leukozytenzahl deutet z.B. auf eine Entzündung oder Infektion hin. Genaueres finden Sie im Kap. „Pflege bei Erkrankungen des Blut- und Immunsystems" (S. 1120). Bei einer **Antikörperdiagnostik** wird das Serum des Patienten untersucht.

61.4 Schlaganfall – Hirninfarkt und Hirnblutung

Eine Vielzahl von Begriffen beschreibt die Ursachen für eine Symptomatik, die im Folgenden unter dem Oberbegriff „Schlaganfall" behandelt wird.

Definition Schlaganfall
Die Bezeichnung Schlaganfall bezeichnet das plötzliche (schlagartige) Auftreten von Symptomen wie Hemiplegie (Halbseitenlähmung), Bewegungs-, Sprach- und Bewusstseinsstörungen. Synonyme sind Apoplex (von griech. apoplexia = Schlag), Hirnschlag oder zerebraler Insult. Die Ursache für einen Schlaganfall ist entweder ein Hirninfarkt oder eine Hirnblutung.

Die häufigste Ursache für das klinische Bild des Schlaganfalls sind Hirninfarkte (80%).

Zeitliche Unterteilung • Ein Schlaganfall kann nach dem zeitlichen Verlauf und dem Voranschreiten der Symptomatik unterteilt werden (Leitlinie der Deutsche Gesellschaft für Allgemeinmedizin und Familienmedizin DEGAM 2012). Folgende Bezeichnungen werden oder wurden genutzt:
- **TIA** (Transitorische Ischämische Attacke): neurologische Störung dauert weniger als 24 Stunden, ist im CT nicht zu sehen, kann einen Schlaganfall ankündigen
- **Completed Stroke** (vollendeter Schlaganfall): neurologische Störung dauert länger als 24 Stunden
- **Progressive Stroke** (voranschreitender Schlaganfall): im Verlauf zunehmende Symptomatik
- **PRIND** (prolongiertes reversibles ischämisches neurologisches Defizit): neurologische Störung dauert länger als 24 Stunden, aber kürzer als 3 Wochen. Begriff gilt als überholt.

61.4.1 Hirninfarkt und zerebrale Ischämie

Definition Hirninfarkt
Von einem Hirninfarkt spricht man, wenn Nervenzellen im Gehirn infolge von Sauerstoffmangel absterben. Die Ursache für den Sauerstoffmangel ist eine Ischämie.

Definition Ischämie
Eine zerebrale Ischämie ist die Verminderung oder Unterbrechung der Durchblutung und daher der Sauerstoffversorgung des Gehirns infolge mangelnder arterieller Blutzufuhr.

Zerebrale Ischämien können unterteilt werden in:
- **arterielle Ischämien:** Thromben in oder Verengungen von arteriellen Blutgefäßen im Gehirn
- **Hirnvenen- und Sinusvenenthrombosen:** Thromben in oder Verengung einer der großen venösen Blutgefäße zwischen den beiden Blättern der harten Hirnhaut

Die Ursachen für eine zerebrale Ischämie sind häufig **Verengungen der Gefäßwände** und **Verschlüsse durch Thromben** (▶ Abb. 61.2), z.B. durch Blutgerinnsel oder Arteriosklerose, siehe Infografik Arteriosklerose (S. 894).

Definition Arteriosklerose
Arteriosklerose ist eine Verengung oder ein Verschluss der arteriellen Gefäße durch Ablagerung z. B. von Fett, Bindegewebe und Kalk in den Blutgefäßen. Sie ist der wichtigste Risikofaktor für eine zerebrale Ischämie.

Arteriosklerose tritt häufig auf bei Bluthochdruck, Diabetes mellitus, Nikotinkonsum, erhöhten Blutfetten und einer positiven Familienanamnese. Ischämien können je nach Lokalisation der Sauerstoffunterversorgung u.a. zu Sehstörungen, Schwindel, Bewegungsstörungen, Hemi- oder Tetraparesen bzw. Hemiplegien, Gesichtsfeldausfällen, Sprachstörungen, Schluckstörungen oder Bewusstseinstrübungen führen.

Definition Paresen und Plegien
Hemiparese ist die unvollständige Lähmung einer Körperhälfte, Tetraparese die unvollständige Lähmung aller 4 Extremitäten.
Eine Plegie ist eine vollständige Lähmung.

Nach Möglichkeit sollte jeder Schlaganfall-Patient in einer Stroke Unit („stroke" ist die englische Bezeichnung für Schlaganfall) versorgt werden. Zur Abklärung u.a. des Ortes der Minderdurchblutung gehört eine umfassende **ärztliche Anamnese**, die Überprüfung des Blutbilds durch das **Labor**, und – wenn es der Zustand des Patienten zulässt – die Untersuchung mit **bildgebenden Verfahren** (CT, MRT). Um eine mögliche kardiale Emboliequelle (Blutgerinnsel aus dem Herzen) abzuklären, sollte ein **Elektrokardiogramm (EKG)** und ggf. eine **Echokardiografie** gemacht werden. Je nach Vorerkrankung und klinischem Verdacht können weitere Untersuchungen wie Gerinnungsanalysen hinzukommen.

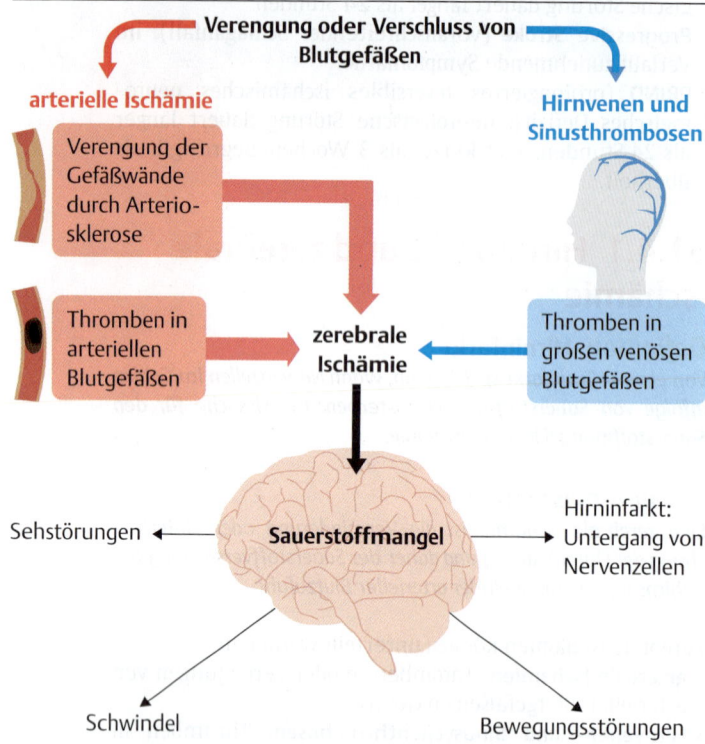

Abb. 61.2 Hirninfarkt.

Vom arteriellen oder venösen Verschluss zum Hirninfarkt.

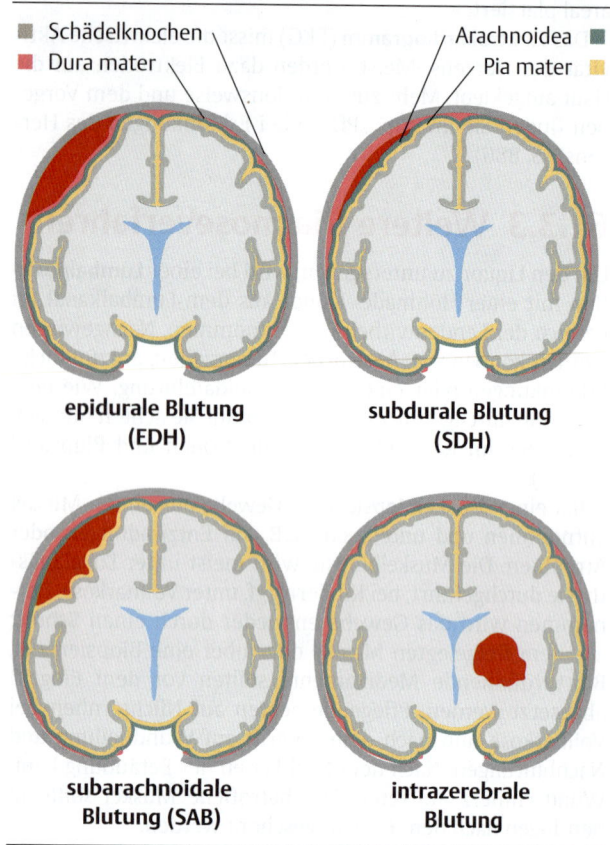

Abb. 61.3 Blutungen des Gehirns.

Sinusvenenthrombose

Definition Sinusvenenthrombose
Bei einer Sinusvenenthrombose (SVT) sind die großen venösen Blutgefäße des Gehirns durch einen Thrombus verengt oder verschlossen.

Als Folge des Verschlusses erhöht sich die Blutmenge in der Region. Dadurch steigt der venöse Druck und die arterielle Blutzufuhr wird gedrosselt. Als Folge entsteht eine Ischämie. Risikofaktoren für eine Thrombose sind **Hyperkoagulabilität** (erhöhte Gerinnungsneigung des Blutes), **Autoimmunerkrankungen, lokale entzündliche Prozesse** (z. B. eine Otitis), **Schwangerschaft** (v. a. nach der Entbindung), **Einnahme von oralen Kontrazeptiva** (insbesondere in Kombination mit Nikotinabusus und/oder Kortison), **Tumoren** und **Dehydratation**. Zu Beginn sind die Symptome meist unspezifisch, typisch sind (starke) **Kopfschmerzen** und **Krampfanfälle**. Dazu können **Lähmungen, Sensibilitätsstörungen, Hirnnervenausfälle** oder **Sehstörungen** kommen. Fieber deutet auf eine entzündliche Ursache hin.

Um eine Sinusvenenthrombose zu bestätigen oder auszuschließen, werden **CT**- und **MRT**-Aufnahmen genutzt. Eine Angiografie ist zur Diagnostik meist nicht erforderlich, kommt aber zum Einsatz, wenn ein interventioneller Eingriff geplant ist.

ACHTUNG
Eine Sinusvenenthrombose ist ein lebensbedrohliches Krankheitsbild.

61.4.2 Hirnblutungen

Hirnblutungen können je nach Lokalisation unterteilt werden in intrazerebrale und extrazerebrale Hirnblutungen, siehe ▶ Abb. 61.3.

Definition Hirnblutungen
Intrazerebrale Blutungen sind Blutungen aus einem Blutgefäß innerhalb des Gehirns.

Extrazerebrale Hirnblutungen sind Blutungen im Bereich der Hirnhäute. Abhängig von der Lokalisation der Blutung werden extrazerebrale Blutungen weiter unterteilt in:
- *Einblutung in den Epiduralraum*
- *Einblutung in den Subduralraum*
- *Einblutung in den Subarachnoidalraum*

Intrazerebrale Hirnblutungen

Der wichtigste Risikofaktor für intrazerebrale Blutungen (ICB) ist **Bluthochdruck**, insb. bei einer Therapie mit **Antikoagulanzien** (Blutgerinnungshemmer), z. B. Marcumar. Andere Risiken sind **Gefäßmissbildungen** (z. B. Aneurysma), **Tumoren, Schädel-Hirn-Traumata** und **Infarkte**.

Definition Aneurysma
Ein Aneurysma ist eine spindel- oder sackförmige, örtlich begrenzte und dauerhaft bestehende bleibende Erweiterung einer Arterie.

Bei einer Hirnblutung tritt Blut aus den Gefäßen in das Hirngewebe ein. Dieses Blutgerinnsel verdrängt das umliegende Hirngewebe und der **Druck erhöht** sich. Das Gehirn kann aufgrund der knöchernen Begrenzung durch den Schädel jedoch nur nach unten ausweichen. Dabei kann es zu gefährlichen „**Einklemmungen**" des Hirngewebes in bestehende knöcherne Strukturen und zum Absterben von Nervenzellen kommen. Symptomatisch zeigen betroffene Patienten **Störungen der Bewegung, des Sehsystems, der Sprache und des Bewusstseins**. Zudem kann es zu **Kopfschmerzen, Übelkeit und Erbrechen** kommen. Im **CT** oder **MRT** ist eine intrazerebrale

Blutung meist sofort nachweisbar. Um die Blutungsquelle zu klären, wird eine **Angiografie** durchgeführt.

Extrazerebral: Subarachnoidalblutung

Definition Subarachnoidalblutung
Die Subarachnoidalblutung (SAB) ist eine arterielle Blutung unterhalb der Arachnoidea (Spinngewebshaut), einer der Hirnhäute, die das Gehirn umhüllen. Das Blut sammelt sich im Subarachnoidalraum.

Häufigste Ursache ist das Einreißen eines **Aneurysmas**. Weitere, aber seltenere Ursachen sind Gefäßmissbildungen, Gefäßentzündungen (Vaskulitiden), Tumoren und eine Aufspaltung der Gefäßwand der A. carotis oder intrakranieller Arterien. Für eine Subarachnoidalblutung charakteristisch sind plötzliche, **extreme Kopfschmerzen ("Vernichtungskopfschmerz")**, **Übelkeit** und **Erbrechen**. Weitere Anzeichen sind **Nackensteifigkeit**, **Bewusstseinsstörungen** und **Krampfanfälle**. Ist die Nackensteifigkeit schmerzhaft, wird sie als **Meningismus** bezeichnet. Etwa 50% der Patienten haben 1–3 Wochen vor dem akuten Ereignis heftige Kopfschmerzen und eine "Nackenverspannung".

Um eine Subarachnoidalblutung nachzuweisen, sollte so schnell wie möglich ein **CT** durchgeführt werden. Bei unauffälliger Bildgebung, aber weiterhin bestehendem Verdacht muss sich eine **Lumbalpunktion** anschließen. Bildgebende Verfahren der Gefäße wie **Digitale Subtraktionsangiografie oder CT- bzw. MRT-Angiografie** ermöglichen die Lokalisation der Blutungsquelle.

Extrazerebral: Epidurales Hämatom

Definition Epidurales Hämatom
Das epidurale Hämatom (EDH) wird ausgelöst durch eine Blutung zwischen Schädelknochen und Dura mater (harte Hirnhaut).

Häufigste Ursache ist ein **Schädel-Hirn-Trauma**, bei Kindern auch eine venöse Blutung aus dem Frakturspalt. Typische Symptome sind **Kopfschmerzen, Erbrechen** und **Bewusstseinsstörungen**. Später können **epileptische Anfälle**, **Pupillenstörungen** und sog. **zerebrale Herdsymptome** hinzukommen, z. B. Lähmungen, Krampfanfälle. Da bei Patienten mit Schädel-Hirn-Trauma immer an eine Epiduralblutung gedacht werden sollte, müssen die betreffenden Patienten **sehr gut überwacht**, und Bewusstseinszustand (Glasgow-Koma-Skala, ▶ Tab. 61.2), Pupillenreaktion sowie entstehende Hemiparesen regelmäßig überprüft werden. Mit einem **CT** kann eine Blutung und eine evtl. zugrunde liegende Schädelfraktur bestätigt werden.

ACHTUNG
Als Komplikation bei der Epiduralblutung gefürchtet ist die zerebrale Einklemmung. Sie kann zum sofortigen Tod des Patienten führen.

Definition Zerebrale Einklemmung
Bei einer zerebralen Einklemmung wird Hirngewebe in Strukturen der harten Hirnhaut oder das Foramen magnum (großes Hinterhauptloch) eingeklemmt. Dadurch wird das Gehirn stark komprimiert und das Gewebe geschädigt. Betroffen sind entweder das Mittelhirn (obere Einklemmung) oder Teile des Kleinhirns und die Medulla oblongata (untere Einklemmung).

Extrazerebral: Subdurales Hämatom

Definition Subdurales Hämatom
Das subdurale Hämatom (SDH), auch Subduralblutung genannt, wird verursacht durch eine Blutung zwischen den Hirnhäuten Dura mater (harte Hirnhaut) und Arachnoidea (Spinngewebshaut).

Ursache der akuten Subduralblutung ist ein Schädel-Hirn-Trauma. Ein chronisches Subduralhämatom entsteht vermehrt bei Alkoholmissbrauch, hohem Lebensalter, Stoffwechsel- und Gefäßerkrankungen und Antikoagulanzientherapie. Hier können erste Symptome – meistens **Kopfschmerzen** – erst Wochen bis Monate nach dem auslösenden Trauma auftreten. Eine **akute Subduralblutung** äußert sich in einer schnell fortschreitenden **Bewusstseinstrübung**, einer einseitig **lichtstarren Pupille** und einer **Hemiparese**. Das **CT** (ggf. mit **Kontrastmittelgabe**) ist das bildgebende Verfahren der Wahl bei Verdacht auf Subduralblutung.

> ### WISSEN TO GO
>
> **Schlaganfall – Hirninfarkt und Hirnblutung**
>
> Plötzliches Auftreten von Symptomen wie Hemiplegie (Halbseitenlähmung), Bewegungs-, Sprach- und Bewusstseinsstörungen durch Hirninfarkt oder Hirnblutung (hier auch extreme Kopfschmerzen); auch Apoplex, Hirnschlag oder zerebraler Insult genannt.
> - **Hirninfarkt:** verminderte arterielle Blutzufuhr im Gehirn (= zerebrale Ischämie) durch arteriosklerotische Thromben in arteriellen Gefäßen (arterielle Ischämie) oder im Hirnsinus (Hirnnerven- und Sinusvenenthrombosen)
> - **Hirnblutung:** z. B. durch Aneurysma, Schädel-Hirn-Trauma
>   – intrazerebrale Hirnblutungen: aus einem Blutgefäß innerhalb des Gehirns
>   – extrazerebrale Hirnblutungen: im Bereich der Hirnhäute: Subarachnoidalblutung, epidurales Hämatom, subdurales Hämatom
>
> **Diagnostik:** Versorgung in Stroke Unit, ärztliche Anamnese, Überprüfung des Blutbilds, Untersuchung mit bildgebenden Verfahren (z. B. CT, MRT)

61.4.3 Mitwirken bei der Therapie des Schlaganfalls

In der **Akutphase** eines Schlaganfalls geht es um Schadensbegrenzung. Sowohl Hirninfarkt als auch Hirnblutung schädigen Gewebe im Gehirn, entweder durch Sauerstoffmangel oder durch mechanische Verletzungen. Voraussetzung für die Behandlung eines Schlaganfalls ist die Abklärung, ob es sich um eine Hirnblutung oder einen Hirninfarkt handelt, da es Unterschiede in der Therapie gibt.

Hirninfarkt • Bei einem Hirninfarkt liegt um das durch Sauerstoffmangel abgestorbene Gewebe eine Zone, die sog. **Penumbra** (Halbschatten, auch Periinfarktareal). Die Zellen in diesem Randgebiet sind beeinträchtigt, aber noch nicht irreversibel geschädigt. Wird der **Sauerstoffmangel relativ schnell behoben**, erholen sich die Zellen. Nach einer bestimmten Zeit ohne Sauerstoff sterben sie hingegen ab. Je früher mit der Behandlung begonnen wird, z. B. mit durchblutungsfördernden Medikamenten, umso höher sind die Überlebenschancen des Betroffenen und die Wahrscheinlichkeit, dass die neurologischen Ausfälle begrenzt bleiben und sich ggf. wieder zurückbilden.

> **! Merken** Time is Brain
> Der Mensch besitzt etwa 130 Milliarden Neuronen im Gehirn. In jeder Minute, in der ein Hirninfarkt mit Verschluss eines großen Gefäßes nicht behandelt wird, gehen im Durchschnitt 1,9 Millionen Neuronen verloren. In jeder Stunde, in der nicht behandelt wird, stirbt im Gehirn die Menge Neuronen, die es sonst bei normaler Alterung in etwa 3,6 Jahren verloren hätte (rund 120 Millionen Neurone). Daher muss die Behandlung in der Akutphase so schnell wie möglich erfolgen – nach der Devise „time is brain" („Zeit ist Gehirn").

Hirnblutung • Im Gegensatz zum Hirninfarkt gibt es am Rand der Hirnblutung keine Penumbra. Im Falle einer Blutung muss geklärt werden, ob ein **Aneurysma** (S. 1219) die Ursache ist. Eine **Hirnblutung** kann im Unterschied zu einem Hirninfarkt **nicht mit durchblutungsfördernden Maßnahmen behandelt** werden.

Akuttherapie bei Schlaganfall

Die erste Maßnahme bei Verdacht auf Schlaganfall ist, mithilfe von bildgebenden Verfahren (CT oder MRT) die Ursache zu klären, damit eine passende Therapie gewählt werden kann. Bei Hirninfarkt ist dies die Thrombolyse, bei einer Hirnblutung eine Gefäßoperation und evtl. eine Ventrikeldrainage. Des Weiteren werden die Vitalfunktionen gesichert und eine Basis-Labordiagnostik durchgeführt: Blutzucker, Elektrolyte, Nierenwerte, Blutbild, Blutgerinnungswerte, ggf. Lipide. Durch ein EKG-Monitoring kann eine häufig vorliegende Begleiterkrankung des Herzens (z.B. Herzrhythmusstörungen) erkannt werden. Ist die Ursache festgestellt, werden spezifische therapeutische und pflegerische Maßnahmen durchgeführt. Einige Kontrollen und Maßnahmen sind bei allen Ursachen gleich, dazu gehören folgende:

Vitalfunktionen • Der neurologische Status wird kontrolliert und die Vitalfunktionen Atmung, Blutdruck und Puls werden überwacht. Der Blutdruck ist engmaschig zu kontrollieren, empfohlen wird anfangs eine Messung alle 5 Minuten über Monitoring. Zu hohe Blutdruckwerte sowie Pulsrhythmusstörungen sind unverzüglich dem diensthabenden Arzt zu melden. Eventuell müssen die Atemwege freigehalten und Sauerstoff verabreicht werden, z.B. über eine Nasensonde oder über eine Intubation. Bei Hirninfarkten wird eine Sauerstoffversorgung von 95–100 % angestrebt, um eine ausreichende Versorgung der Penumbra zu gewährleisten.

> **Definition** Neurologischer Status
> Der neurologische Status ist das Ergebnis von Anamnese und körperlichen neurologischen Untersuchungen durch den Arzt zur Erhebung eines Befundes. Dabei geht der Arzt nach einem festen Schema vor. Es werden zentral- und periphernervöse Funktionen untersucht, u.a.: Vigilanz, Gedächtnis, Motorik, Sensorik, Reflexe, Hirnnerven.

Blutzucker • Blutzuckermessungen erfolgen z.B. mit BZ-Sticks. Eine zu starke Erhöhung (Hyperglykämie) oder Erniedrigung (Hypoglykämie) des Blutzuckers vergrößert das Infarktareal im Gehirn. Eine Hyperglykämie sollte durch die Gabe von Insulin auf etwa 160 mg/dl gesenkt werden.

Diabetes mellitus ist ein Risikofaktor für Ischämien und liegt bei 20 % aller Schlaganfallpatienten vor. Über 50 % der Schlaganfallpatienten haben erhöhte Blutzuckerwerte. Hypoglykämien werden durch orale Gabe von Traubenzucker oder intravenöse Gabe von Glukose behandelt.

Körpertemperatur • Bereits ein Anstieg der Körpertemperatur um 1 °C kann das Gewebe im Infarktareal schädigen. Temperaturanstiege können u.a. durch eine Schädigung des Regelzentrums der Thermoregulation im Gehirn ausgelöst werden (S. 332). Ein Temperaturanstieg über 37,5 °C sollte vermieden werden. Eine erhöhte Temperatur wird z.B. durch Wadenwickel oder Antipyretika wie Paracetamol gesenkt.

Prophylaxen • Jeder zweite Schlaganfall führt unmittelbar nach dem Ereignis zu Schluckstörungen (S. 1228). Dadurch kann Nahrung oder bakteriell belasteter Speichel in die Luftröhre gelangen und sich eine Aspirationspneumonie (Lungenentzündung) entwickeln. Zudem besteht Erstickungsgefahr. Nahrung darf daher oral nur bei ausreichender Schluckfunktion verabreicht werden. Zur Pneumonieprophylaxe werden die Patienten frühzeitig mobilisiert und eine Atemtherapie durchgeführt (S. 548). Eine frühzeitige Mobilisation dient auch der Thromboseprophylaxe. Ist eine frühe Mobilisation nicht möglich, helfen aktive oder passive Übungen im Rahmen der Physiotherapie, medizinische Thromboseprophylaxestrümpfe oder ggf. auch eine Antikoagulationstherapie mit Heparin. Auch zur Vermeidung von Dekubitus ist die Mobilisation wichtig. Nähere Informationen finden Sie im Kap. „Prophylaxen" (S. 400).

> **WISSEN TO GO**
>
> **Schlaganfall – Akuttherapie**
>
> Voraussetzung ist Ursachenabklärung in Hirnblutung oder Hirninfarkt durch bildgebende Verfahren (CT, MRT). Die Behandlung muss so schnell wie möglich erfolgen („time is brain")
> - **Hirninfarkt:** Behebung des Sauerstoffmangels z.B. durch durchblutungsfördernde Medikamente, Thrombolyse
> - **Hirnblutung:** Abklären, ob Aneurysma Auslöser war; keine durchblutungsfördernden Maßnahmen; Gefäßoperation und evtl. Ventrikeldrainage
> - **beide:** Sicherung der Vitalfunktionen, Basis-Labordiagnostik (Blutzucker, Elektrolyte, Nierenwerte, Blutbild, Blutgerinnungswerte, ggf. Lipide), EKG-Monitoring, spezifische therapeutische und pflegerische Maßnahmen, Überwachung der Körpertemperatur, Prophylaxen (u.a. Pneumonie, Thrombose)

Maßnahmen bei erhöhtem Hirndruck

Ein erhöhter Hirndruck – auch erhöhter intrakranieller Druck oder erhöhter ICP genannt – kann auf verschiedene Weise gesenkt werden. Dazu gehört die Lagerung mit **erhöhtem Oberkörper** (ca. 30°). Wird die Kopfposition über 45° erhöht, besteht die Gefahr einer Durchblutungsminderung. Der Kopf sollte sich in einer Mittelposition befinden, **Drehung oder Dehnung des Kopfes** sollten vermieden werden, um einen venösen Rückstau und eine daraus folgende Erhöhung des Hirndrucks zu verhindern. Auf eine seitliche Lagerung zur Dekubitusprophylaxe muss verzichtet werden.

Sollten Lagerungsänderungen keine Drucksenkung erbringen, kann operativ zur Ableitung des Liquors (Gehirnwasser) und zur Vermeidung eines Hydrozephalus (S. 1234) („Wasserkopf") ein Liquorshunt (auch Zerebralshunt) oder eine externe Ventrikeldrainage gelegt werden. Ein Liquorshunt verläuft intern und leitet den Liquor in den rechten Herzvorhof oder die Bauchhöhle. Bei einer externen Ventrikeldrainage wird der Liquor nach außen geleitet, daher besteht ein höheres Infektionsrisiko durch von außen eindringende Keime (▶ Abb. 61.4).

Die Hirndurchblutung wird gemessen mit Transkranieller Dopplersonografie (TCD), der Hirndruck durch den Druckaufnehmer.

Externe Ventrikeldrainage • Bei der Pflege von Patienten mit externer Ventrikeldrainage sind mehrere wichtige Punkte zu beachten:
- chirurgische Händedesinfektion (S. 305) vor jeglicher Arbeit am Drainagesystem oder Katheter
- sterile Handschuhe tragen
- bei der Lagerung des Patienten darauf achten, dass der Druckaufnehmer in der richtigen Höhe platziert wird; diese ist abhängig von der Indikation, der täglichen Drainagemenge und der ärztlichen Anordnung; dasselbe gilt für die Abtropfkammer
- das Schlauchsystem muss freiliegen und ein ungehinderter Abfluss des Liquors gesichert sein
- beim Transport oder Umlagern immer den Filter der Mischkammer abklemmen, sonst kann die Mischkammer feucht werden und der Druckausgleich in der Mischkammer funktioniert nicht mehr; der Liquor kann nicht mehr abfließen und der Hirndruck steigt
- Sekretbeschaffenheit prüfen und ggf. der Arzt informieren (blutig, serös, eitrig, trübe).
- Wundverband und Einstichstelle auf Nachblutungen oder Liquoraustritt kontrollieren, regelmäßig aseptischen Wundverbandwechsel (S. 581) durchführen
- bei einer externen Liquordrainage besteht hohe Infektionsgefahr, daher auf Anzeichen von Infektionen (z. B. Fieber) achten

Weitere Maßnahmen • Um den Hirndruck zu senken, können außerdem folgende Maßnahmen angewendet werden:
- Osmotherapie mit Mannitol oder Glycerol (dabei wird dem Körper Flüssigkeit entzogen)
- kurzfristige Hyperventilation (diese senkt den CO_2-Druck, wodurch die Blutgefäße kontrahieren und sich der arterielle Druck verringert)
- operative Entfernung der Blutung aus dem Gehirn mit/ohne operative vorübergehende Entfernung der Schädeldecke (Kraniektomie) zur Druckentlastung. Dieser Eingriff wird häufig nur auf einer Gehirnseite durchgeführt und dann als Hemikraniektomie bezeichnet

Erhöhtem Hirndruck vorbeugen • Allgemein sollten Pflegende darauf achten, einen intrazerebralen Druckanstieg zu vermeiden:
- Pflegende sollten dem Patienten Ruhe vermitteln. Um die Angst zu nehmen, hilft es, den Patienten ausführlich zu informieren.
- Der Patient sollte eine effektive Schmerzbehandlung erhalten.
- Der Patient sollte Drücken und Pressen, v. a. beim Stuhlgang, vermeiden. Ein weicher Stuhl sollte daher angestrebt werden.
- Bei Übelkeit sollte er ggf. ein Antiemetikum erhalten.

Abb. 61.4 Externe Ventrikeldrainage.

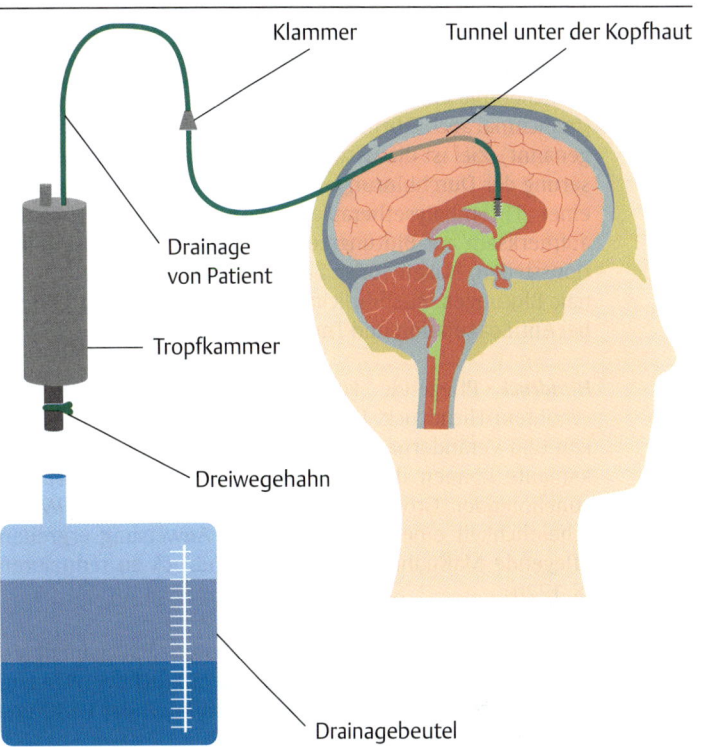

Externe Ventrikeldrainage mit Tropfkammer, Dreiwegehahn und Drainagebeutel.

- Um den Patienten zu schonen, sollten Pflegende die Körperpflege übernehmen. Das Wasser sollte eine angenehme Temperatur haben, da Reize durch zu kaltes oder zu heißes Wasser ebenfalls zu einem Druckanstieg führen können.

WISSEN TO GO

Schlaganfall – Maßnahmen bei erhöhtem Hirndruck

- **Lagerung:** erhöhter Oberkörper (ca. 30°, nicht über 45°), Kopf in Mittelposition, keine Drehung oder Dehnung des Kopfes, keine seitliche Lagerung zur Dekubitusprophylaxe
- **operativ:** Liquorshunt (auch Zerebralshunt) oder externe Ventrikeldrainage
- **Maßnahmen, um Hirndruck zu senken:**
  - Osmotherapie mit Mannitol oder Glycerol
  - kurzfristige Hyperventilation
  - operative Entfernung der Blutung aus dem Gehirn mit/ohne operative vorübergehende Entfernung der Schädeldecke (Kraniektomie)
- **erhöhten Hirndruck vermeiden:** Ruhe, Schmerzbehandlung, kein Drücken oder Pressen (Stuhlgang), ggf. Antiemetikum, Patienten schonen

Spezielle Maßnahmen bei Hirninfarkt

Blutdruck • Damit eine gute Hirndurchblutung gewährleistet ist, wird von ärztlicher Seite ein eher höherer Blutdruckwert toleriert. Ein zu niedriger Blutdruck wird ggf. angehoben, entweder durch Gabe von Volumen (Infusionen) oder von Katecholaminen oder Sympathomimetika. Ein kritisch erhöhter Blutdruck sollte langsam gesenkt werden, eine zu schnelle Senkung verschlechtert im Fall des Hirninfarkts die Durchblutung der Penumbra. Nach 2–3 Tagen kann der Blutdruck auf Normalwerte gesenkt werden.

Thrombolysetherapie • Nach einem Hirninfarkt kann als Akuttherapie eine Thrombolysetherapie eingesetzt werden (manchmal auch Fibrinolysetherapie oder kurz Lysetherapie genannt). Ziel ist die Beseitigung des Thrombus zur Verbesserung der Durchblutung und Rettung der Penumbra. Nach einer Thrombolysetherapie sollten Pflegende besonders aufmerksam auf Blutungszeichen kontrollieren, z. B. Injektionsstellen, Nasen- oder Zahnfleischbluten, gastrointestinale Blutungen. Ausführliche Informationen im Kap. „Pflege bei Antikoagulation und Thrombolyse" (S. 730).

Hirndruck • Pflegende kontrollieren auf Anzeichen von erhöhtem Hirndruck. Dazu gehören Kopfschmerzen, Übelkeit und Veränderungen der Pupillen (Vorsicht, auch Medikamente können die Weite der Pupillen verändern). Mit zunehmender Größe des Infarktareals steigt die Wahrscheinlichkeit eines Hirnödems. Auf Anweisung ergreifen Pflegende Maßnahmen, um den Hirndruck zu reduzieren (S. 1220).

Sekundärprophylaxe • Um einen erneuten Schlaganfall zu vermeiden, verabreichen Pflegende auf ärztliche Anweisung z. B. Acetylsalicylsäure (ASS). Diese verhindert das Verklumpen der Thrombozyten (Blutplättchen).

Flüssigkeitshaushalt • Pflegende sollten auf einen ausgeglichenen Flüssigkeitshaushalt achten. Dazu wird eine Flüssigkeitsbilanz erstellt (S. 380).

Spezielle Maßnahmen bei Sinusvenenthrombose

Um den Thrombus aufzulösen, wird eine **Antikoagulationstherapie** durchgeführt (S. 730). Auf Anordnung wird z. B. Heparin verabreicht. Bei 40–50 % aller Patienten mit Sinusvenenthrombose treten **epileptische Anfälle** auf. Behandelt werden sie z. B. medikamentös mit Antikonvulsiva, siehe auch Epileptische Anfälle und Epilepsie (S. 1241).

ACHTUNG
Bei einem epileptischen Anfall muss sofort der Arzt verständigt werden.

Spezielle Maßnahmen bei intrazerebraler Hirnblutung

Ein zu hoher **Blutdruck** sollte auf einen systolischen Wert **unter 140 mmHg** gesenkt werden, da die Gefahr von Nachblutungen bestehen. Pflegende **überwachen den Hirndruck**, indem sie auf Kopfschmerzen, Übelkeit und Veränderungen der Pupillen achten. Gegebenenfalls müssen Maßnahmen ergriffen werden, um den Hirndruck zu senken (S. 1220). Bei Patienten mit erhöhtem Hirndruck sollte **Fieber vermieden** und ggf. auf Anweisung gesenkt werden. Mehr dazu finden Sie im Kap. „Pflege bei Fieber" (S. 758).

! Merken Blutdruck
Bei einem Hirninfarkt wird der Blutdruck leicht erhöht gehalten, bei einer Hirnblutung wird der Blutdruck gesenkt.

Spezielle Maßnahmen bei Subarachnoidalblutung

Pflegende überwachen und kontrollieren den Blutdruck. Ziel ist ein **mittlerer arterieller Blutdruck** (MAD) zwischen **60 und 90 mmHg**. Nähere Informationen zum MAD finden Sie im Kap. „Vitalparameter und Körpertemperatur beobachten und kontrollieren" (S. 325).

Wenn ein **Aneurysma** die Ursache für eine Subarachnoidalblutung ist, muss es sofort ausgeschaltet werden. Hierfür stehen 2 Methoden zur Verfügung: das Abklemmen des Aneurysmas vom Gefäß (Clipping) oder der Verschluss des Aneurysmas durch Platinspiralen (Coiling) (▶ Abb. 61.5).

Pflegende **überwachen den Hirndruck**, indem sie auf Kopfschmerzen, Übelkeit und Veränderungen der Pupillen achten. Gegebenenfalls müssen Maßnahmen ergriffen werden, um den Hirndruck zu senken (S. 1220). **Fieber sollte vermieden** und ggf. auf Anweisung gesenkt werden. Mehr dazu finden Sie im Kap. „Pflege bei Fieber" (S. 758).

Vasospasmen

Eine häufige Komplikation sind Vasospasmen (krampfartige Verengungen der Blutgefäße). Sie setzen etwa nach 4–7 Tagen ein und sollten verhindert werden, da sie wegen einer Minderdurchblutung des betroffenen Areals zu erneuten neurologischen Ausfällen führen. Ihr Auftreten wird mithilfe der transkraniellen Dopplersonografie überwacht. Vasospasmen können mit Kalziumantagonisten (z. B. Nimodipin, Nifedipin) oder der Triple-H-Therapie behandelt werden.

Triple-H-Therapie • Sie ist eine Kombination aus forcierter Hypervolämie (Erhöhung des Blutvolumens), Hämodilution (Verminderung des Erythrozytenvolumens) und induzierter Hypertension (Erhöhung des zerebralen Perfusionsdrucks). Ziel ist die Steigerung der zerebralen Durchblutung und eine Verbesserung der Zirkulation durch einen erhöhten Blutdruck. Hypervolämie wird z. B. durch Gabe von isotoner

Abb. 61.5 Coiling und Clipping von Aneurysmen.

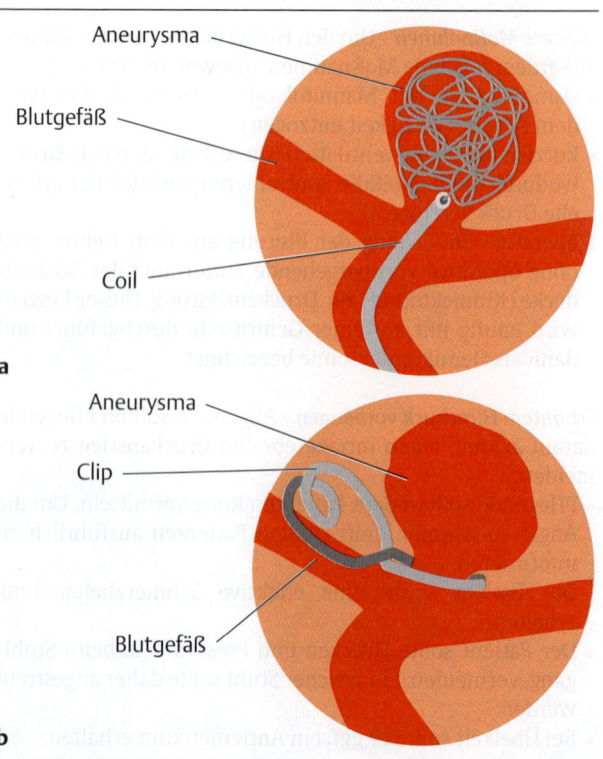

Kochsalzlösung erreicht, zur Hypertension kann Dopamin oder Noradrenalin verabreicht werden. Bei der Triple-H-Therapie muss der Patient auf die Intensivstation verlegt werden. Der Oberkörper wird um 30° erhöht gelagert, die Bettruhe muss strikt eingehalten werden. Pflegende sollten für eine Regulierung des Stuhlgangs sorgen, der Patient soll Drücken und/oder Pressen vermeiden.

Spezielle Maßnahmen bei Epidural- und Subduralblutungen

Epidural- und Subduralblutungen sind fast immer Folgen eines Schädel-Hirn-Traumas. Ziel der Behandlung ist es, das Ausmaß der Hirnschädigung durch den erhöhten Hirndruck zu begrenzen (S. 1220). Dazu wird das Gehirn entweder operativ, z.B. durch eine Kraniektomie, oder nicht operativ, z.B. durch Oberkörperhochlagerung oder Osmotherapie entlastet.

> **WISSEN TO GO**
>
> **Schlaganfall – spezielle Maßnahmen der Therapie**
>
> - **Hirninfarkt**
>   - Blutdruck eher zu hoch als zu niedrig, nach 2–3 Tagen auf Normalwerte senken
>   - Thrombolysetherapie: auf Blutungszeichen achten
>   - auf erhöhten Hirndruck achten (Kopfschmerzen, Übelkeit, Pupillen)
>   - Sekundärprophylaxe: ggf. Gabe von z.B. Acetylsalicylsäure
>   - Flüssigkeitsbilanz erstellen
> - **Sinusvenenthrombose**
>   - Antikoagulationstherapie, z.B. Heparin
>   - Epilepsie: ggf. medikamentöse Behandlung mit Antikonvulsiva
> - **intrazerebrale Hirnblutung**
>   - Blutdruck: systolischer Wert unter 140 mmHg
>   - auf erhöhten Hirndruck kontrollieren
>   - Fieber vermeiden
> - **Subarachnoidalblutung**
>   - mittlerer arterieller Blutdruck zwischen 60 und 90 mmHg
>   - Aneurysma sofort beseitigen durch Clipping oder Coiling
>   - Vasospasmen: Oberkörper um 30° erhöht lagern, strikte Bettruhe, Stuhlgang regulieren, Drücken/Pressen vermeiden
>   - auf erhöhten Hirndruck kontrollieren
>   - Fieber vermeiden
> - **Epidural- und Subduralblutungen:** Hirndruck reduzieren, ggf. Oberkörper um 30° erhöht lagern, ggf. Osmotherapie

61.4.4 Pflegebasismaßnahmen – Pflege nach Bobath

Definition **Bobath-Konzept**
Das Bobath-Konzept ist ein weltweit angewendetes bewegungstherapeutisches Behandlungskonzept zur Rehabilitation von Menschen mit Erkrankungen des ZNS, die mit Bewegungsstörungen, Lähmungserscheinungen und Spastik einhergehen.

Je nach Ausprägung der Hirnschädigung sind die Patienten mehr oder weniger in allen Aktivitäten des Lebens beeinträchtigt und benötigen pflegerische Unterstützung. Das Bobath-Konzept wird hauptsächlich angewandt bei Schlaganfall mit Halbseitenlähmung. Bei allen pflegerischen Maßnahmen bzw. beim Bewegen des Patienten hat das Bobath-Konzept die Ziele, den Patienten in seiner Aktivität, Haltungskontrolle und Körperwahrnehmung zu fördern und normale Bewegungsabläufe anzubahnen. Um diese Ziele zu erreichen, ist es sehr wichtig, dass alle an der Therapie Beteiligten das Konzept konsequent umsetzen. Ausführliche Informationen zum Bobath-Konzept, dessen Grundprinzipien, Ziele und Maßnahmen zur Lagerung und Mobilisation finden Sie im Kap. „Grundlagen des Bobath-Konzepts" (S. 872).

Beim Waschen und Kleiden unterstützen

In die Waschung nach Bobath fließen zum Teil auch Aspekte der basalen Stimulation (S. 864) ein, z.B. die Initialberührung. In einem frühen Stadium führt die Pflegekraft die Ganzkörperwaschung meist vollständig durch. Bei zunehmender Aktivität des Patienten kann sie sich zurücknehmen und die Hand des Patienten führen, während er sich wäscht. Beim Waschen sollte der Patient möglichst eine sitzende Position einnehmen. Durch geführte Waschbewegungen lassen sich die Eigenaktivität und Rehabilitation des Patienten gezielt fördern. Die Pflegekraft sollte stets darauf achten, dass sie eine größtmögliche Förderung anbietet, ohne den Patienten zu überfordern.

Die Pflegekraft sollte möglichst ständig Körperkontakt halten. Handlungen werden verbal und mittels Initialberührung angekündigt. Pflegekräfte sollten abgehackte oder punktuelle Berührungen (z.B. mit den Fingerspitzen) vermeiden und stattdessen mit konstantem Druck arbeiten. Allerdings sollten streichelnde Bewegungen vermieden werden, insbesondere an den Händen, Fingern und Handinnenflächen. Pflegende sollten die Handinnenflächen gezielt berühren und die Reaktion des Patienten auf diese Berührung beobachten.

Das weitere Handling hängt von der Reaktion des Patienten ab. Baut der Patient zu viel Tonus (Muskelspannung) auf, müssen Pflegende die Reize verändern. Die Wassertemperatur wird aufgrund der Sensibilitäts- und Wahrnehmungsstörungen immer mit der weniger betroffenen Hand des Patienten überprüft. Pflegende können die Wahrnehmung während der Waschung fördern, indem sie zu Beginn die Waschung mit verbalen Ansagen begleiten, z.B. „Jetzt wasche ich Ihren linken Arm." Die Handlungen beim Waschen und Kleiden müssen immer auf den Zustand des Patienten abgestimmt sein.

Körperwaschung im Bett

Bei geringer Körperkontrolle des Patienten führen Pflegende die Körperwaschung im Bett durch. Dabei steht die Pflegekraft möglichst auf der mehr betroffenen Körperseite des Patienten. Der Patient muss auf diese Weise über die mehr betroffene Seite schauen. Dadurch integriert der Patient diese Körperseite in seine Körperwahrnehmung. Für eine betonte und umschließende Berührung kann die Pflegekraft für jede Hand einen Waschlappen verwenden und mit beiden Händen gleichzeitig waschen. Durch geführte Bewegungen kann der Patient in die Waschung mit einbezogen werden und nimmt sie so intensiver wahr. Wichtig ist, dass immer der gleiche Ablauf eingehalten wird.

Da das Gesicht die sensibelste Zone ist, sollte nicht mit der Waschung des Gesichts begonnen werden. Hat die Pflegefachkraft eine vertrauensvolle Beziehung zum Patienten

Pflege bei Erkrankungen des Nervensystems

und ist es diesem recht, kann man aber auch mit der Gesichtswaschung anfangen. Die Pflegekraft wäscht den Patienten von der weniger betroffenen zur mehr betroffenen Körperseite mit Betonung der Körpermittellinie. Die Pflegekraft kann beim Waschen mit der weniger betroffenen Hand beginnen, von dort wäscht sie den Arm bis zur Schulter. Von der weniger betroffenen Schulter wäscht sie weiter mit leichtem Druck über den oberen Brustbereich zur Schulter auf der mehr betroffenen Seite hin. Dort reinigt sie die betroffene Schulter und geht über den Arm bis zu den Fingerspitzen. Nach demselben Prinzip werden Brust, Beine, Füße und Rücken gewaschen. Auch der Intimbereich wird auf diese Weise gereinigt.

Das Nachmodellieren der Finger- bzw. Zehenspitzen sollte vorsichtig erfolgen, da erhöhte Spastizität bestehen kann. Dabei sollte die Waschung nicht aussetzen. Zum Abtrocknen sollte ein raues Handtuch benutzt werden. Abtrocknen und Eincremen geschehen nach der gleichen Vorgehensweise wie das Waschen.

Haben Pflegende für den Patienten die richtige Stimulationsform gefunden, werden sie schnell merken, dass es ihm guttut und er das neue Körpergefühl genießt. In der ersten Zeit schläft der Patient häufig im Anschluss an die Waschung entspannt ein. Durch eine Nestlagerung kann über das Spüren von Begrenzung zusätzlich das Körperbewusstsein gefördert werden.

Waschen am Waschbecken

Die Körperwaschung am Waschbecken (▶ Abb. 61.6) sollte so früh wie möglich durchgeführt werden, um die Selbstständigkeit des Patienten zu fördern. Der Patient sollte folgende Voraussetzungen erfüllen, bevor das Waschen am Waschbecken stattfinden kann:
- stabiler Kreislauf
- Kopfkontrolle möglich
- die Rumpfstabilität muss so hoch sein, dass der Patient sitzen kann
- Beckenbeweglichkeit nach vorne
- Kontakthalten der Füße zum Boden
- Beweglichkeit mindestens eines Arms
- gewisse Aufmerksamkeit

Sollten die Voraussetzungen für das Sitzen nicht gegeben sein, ist es günstiger, die Körperpflege im Bett durchzuführen.

Zudem sollte keine Wahrnehmungsstörung vorliegen, die einen unachtsamen Umgang mit der betroffenen Schulter zur Folge hätte. Im Zweifelsfall bleibt der betroffene Arm auf dem Schoß des Patienten liegen.

Standsequenzen • Pflegende sollten Standsequenzen am Waschbecken einschließen, z.B. beim Zähneputzen oder Rasieren, sobald folgende Voraussetzungen für das Stehen gegeben sind:
- Gleichgewichtskontrolle
- genügend Tonus mit Kniekontrolle im betroffenen Bein
- sowie stabiles Sprunggelenk des betroffenen Beines

Stehen fördert die Patienten in ihrer Selbstständigkeit, da es das Gleichgewicht schult und einen Haltungstonus aufbaut.

An- und Auskleiden

Die Unterstützung des An- und Auskleidens orientiert sich an den normalen Bewegungen, den Fähigkeiten des Patienten und Faktoren, die Bewegung erleichtern, z.B. praktische

Abb. 61.6 Waschen am Waschbecken.

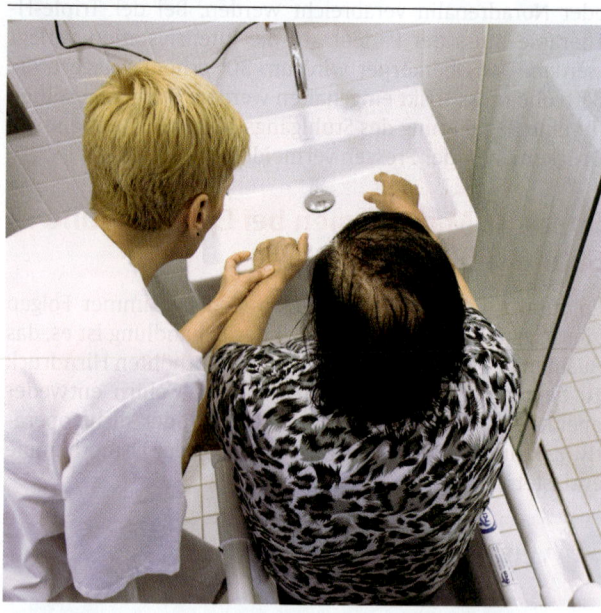

Beim Waschen am Waschbecken liegt der betroffene Arm nur dann auf dem Waschbeckenrand oder im Waschbecken, wenn der Patient eine ausreichende Rumpfstabilität hat und die Schulter bewegungsfähig ist. Alternativ kann er auf einem Kissen auf einem Stuhl seitlich neben dem Körper liegen.

Kleidung, Hilfsmittel oder ein Spiegel, um die Bewegung zu überprüfen.

Können Patienten nicht stehen, muss der Unterkörper im Bett angekleidet werden. Wenn der Patient ausreichend Stabilität zum Sitzen hat und Stehen mit Unterstützung möglich ist, kann er seinen Unterkörper im Sitzen auskleiden. Bei An- und Auskleiden im Sitzen gilt generell, dass die Füße Bodenkontakt haben müssen, damit sich der Oberkörper des Patienten bewegen kann. Zum Hochziehen der Hose kann der Patient sich kurz hinstellen. Für Patienten, die eine gute Rumpfstabilität haben, sollten Pflegekräfte beim An- und Auskleiden, wie beim Waschen (S. 1223), immer wieder Standphasen miteinbeziehen.

Pflegende sollten beim Ankleiden immer mit der mehr betroffenen Seite beginnen (▶ Abb. 61.7). Patienten können beim Anziehen von Hose, Unterhose und Socken das mehr betroffene Bein über das weniger betroffene schlagen, dies wirkt spastikhemmend. Beim Entkleiden beginnt die Pflegekraft immer mit der weniger betroffenen Seite.

Unterstützen beim Essen und Trinken

Bei der Nahrungsaufnahme sollte sich die Pflegekraft immer auf der gleichen Ebene wie der Patient befinden, damit der Patient keine unphysiologische Kopfhaltung einnehmen muss, wenn das Essen von zu weit oben oder unten gereicht wird. Pflegende sollten möglichst den Arm des Patienten führen (▶ Abb. 61.8).

Nahrungsmengen sollten klein portioniert und auf einem Plastiklöffel gegeben werden. Ein Metalllöffel kann durch seine Kälte und Härte einen Beißreflex fördern. Wenn möglich führt die Pflegekraft die Hand des Patienten zum Mund und den Löffel auf das vordere Zungendrittel. Die Zungenspitze wird dabei mit dem Löffel etwas heruntergedrückt, um ein reflektorisches Herausdrücken der Nahrung mit der Zunge zu reduzieren. Der Patient sollte in Ruhe schlucken und nachschlucken können.

Schlaganfall – Hirninfarkt und Hirnblutung

Abb. 61.7 Beim Ankleiden unterstützen.

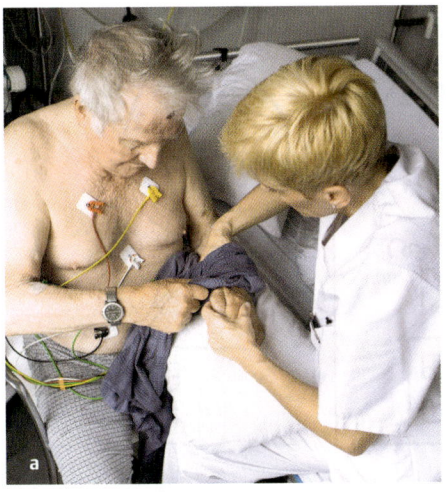 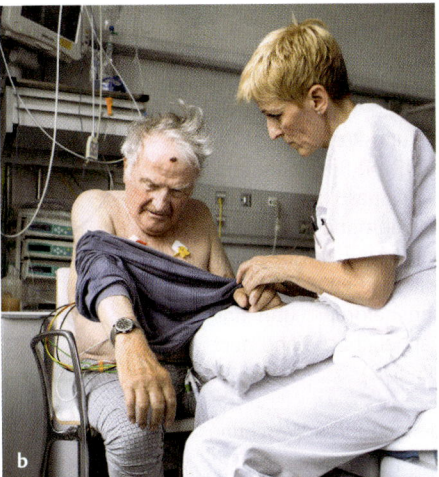 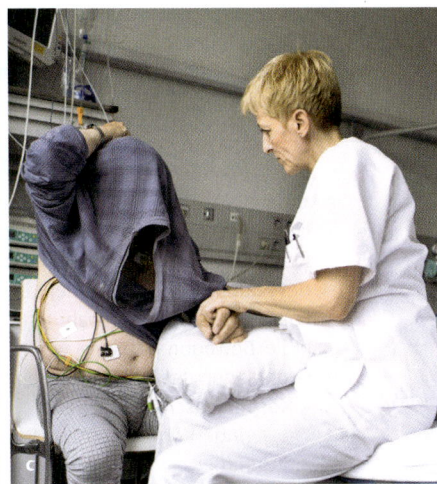

a Es wird mit dem Ankleiden am mehr betroffenen Arm begonnen und der mehr betroffene Arm gemeinsam in die vorbereitete Mulde des Ärmels geleitet.
b Danach folgt der weniger betroffene Arm.
c Zuletzt streift sich der Patient mit oder ohne Unterstützung der Pflegefachkraft das Kleidungsstück über den Kopf.

Aus: Friedhoff M, Schieberle D. Praxis des Bobath-Konzepts. Thieme 2014

Abb. 61.8 Essen und Trinken.

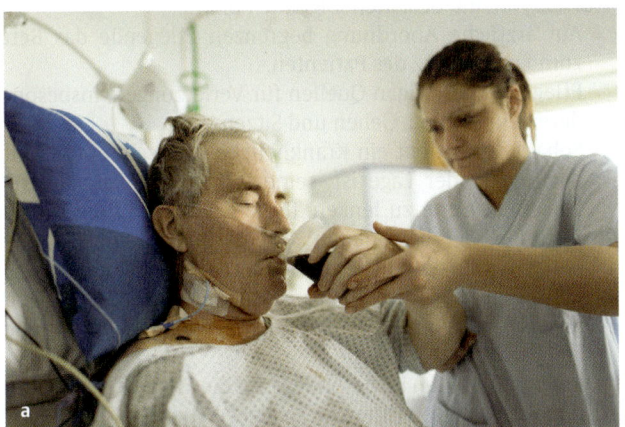 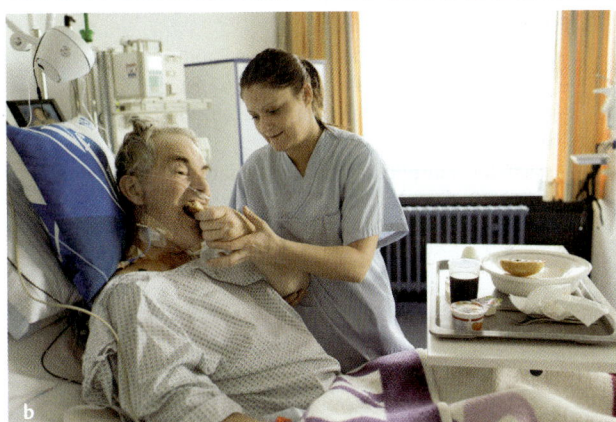

a Führen des Arms beim Trinken.
b Führen des Arms beim Essen.

An jede Nahrungsaufnahme sollte sich eine sorgfältige Mundpflege anschließen. Besonders wichtig ist es, Speisereste zu entfernen und die Wangen zu reinigen, da sich Nahrungsreste in den Wangentaschen ansammeln können.

Hilfsmittel • Da viele Patienten noch nicht alleine essen können, brauchen sie Unterstützung. Für Pflegende ist es oft schneller und leichter, dem Patienten das Essen mit dem Löffel anzureichen, anstatt ihm beim Vorbereiten der Speisen sowie beim Essen zu unterstützen. Dies fördert jedoch weder die Selbstständigkeit noch die vorhandenen Ressourcen des Patienten. Ess- und Trinkhilfen, wie aufsteckbare Griffvorrichtungen für Becher und Gläser, spezielle Trinkbecher mit 2 Henkeln oder ein sog. Einhänderbrett ermöglichen dem Patienten eine selbstständige Nahrungs- und Flüssigkeitsaufnahme (▶ Abb. 61.9). Entscheidend für die Auswahl der Hilfsmittel sind der Wunsch des Patienten sowie seine Fähigkeiten. Ess- und Trinkhilfen werden deshalb so gewählt, dass sie die gesunden Anteile des Patienten fördern und sogleich seine Selbstständigkeit erhalten bzw. fördern.

Abb. 61.9 Einhänderbrett.

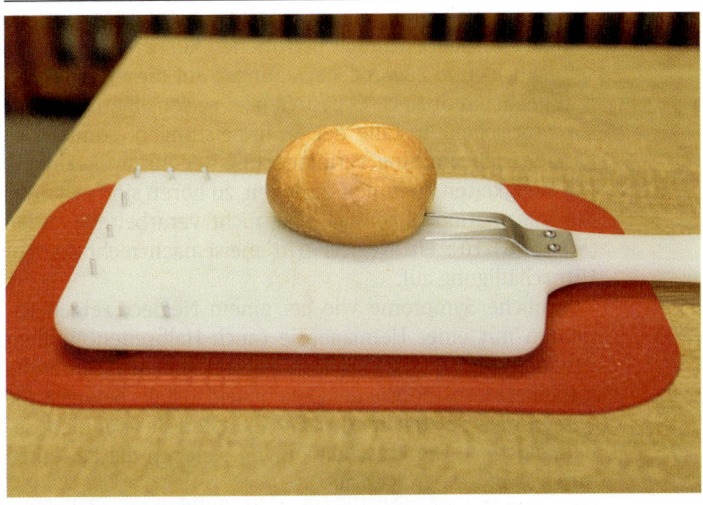

Mit einem Einhänderbrett können Betroffene ihr Essen selber vor- und zubereiten.

61 Pflege bei Erkrankungen des Nervensystems

> **WISSEN TO GO**
>
> **Schlaganfall – Pflegebasismaßnahmen: Bobath-Konzept**
>
> Bewegungstherapeutisches Behandlungskonzept zur Rehabilitation bei Erkrankungen des ZNS mit Bewegungsstörungen, Lähmungserscheinungen und Spastik; hauptsächlich bei Schlaganfall mit Halbseitenlähmung eingesetzt. Bei allen pflegerischen Maßnahmen bzw. beim Bewegen des Patienten wird der Patient in seiner Aktivität, Haltungskontrolle und Körperwahrnehmung gefördert und normale Bewegungsabläufe werden angebahnt. Siehe auch Grundlagen des Bobath-Konzepts (S. 872).
> - **Körperwaschung im Bett**
>   - geringe Körperkontrolle: Pflegende führen Waschung durch
>   - Pflegekraft steht möglichst auf mehr betroffener Seite
>   - von der weniger betroffenen zur betroffenen Körperseite mit Betonung der Körpermittellinie waschen (von Hand zu Arm zu Schulter)
> - **Waschen am Waschbecken:** Voraussetzungen sind stabiler Kreislauf, Kopfkontrolle, stabile Rumpfhaltung im Sitzen, Beckenbeweglichkeit nach vorne, Kontakthalten der Füße zum Boden, Beweglichkeit von mindestens einem Arm und Aufmerksamkeit des Patienten.
> - **Essen und Trinken:**
>   - Pflegekraft auf gleicher Ebene wie Patient
>   - Arm des Patienten führen (▶ Abb. 61.8)
>   - Nahrungsmengen klein portionieren, Plastiklöffel verwenden
>   - nach der Nahrungsaufnahme sorgfältige Mundpflege
>   - selbstständige Nahrungsaufnahme durch Hilfsmittel unterstützen

61.4.5 Symptomorientierte Pflege

Wahrnehmungsstörungen

Neglect

Definition Neglect oder Hemineglect
Patienten mit einem Neglect (auch Hemineglect genannt) verhalten sich so, als ob eine Seite des Körpers und Raumes nicht existierte.

Patienten mit einem Neglect reagieren nicht oder nur vermindert auf Reize von der betroffenen Körper- und Raumseite. Such- und Zuwendebewegungen auf dieser Seite sind maßgeblich reduziert. Es bestehen keine sensiblen und sensomotorischen Ausfälle der Sinnesleistungen, sondern es handelt sich um eine Verminderung der Aufmerksamkeit. Die Fähigkeiten zu fühlen, zu sehen, zu hören sind erhalten, die Informationen können aber nicht verarbeitet werden (▶ Abb. 61.10). Ein Neglect tritt meist nach rechtsseitiger Hirnschädigung auf.

Ähnliche Symptome wie bei einem Neglect zeigen Patienten mit einer Hemianopsie (auch Halbseitenblindheit genannt). Im Unterschied zum Neglect sind sich Patienten mit einer Hemianopsie des Gesichtsfeldausfalls bewusst. Sie wissen, dass der Teil des Gesichtsfelds, den sie akut nicht sehen, existiert. Die Einschränkungen gleichen die Patienten durch Kopfbewegungen aus.

Abb. 61.10 Neglect-Zeichentest.

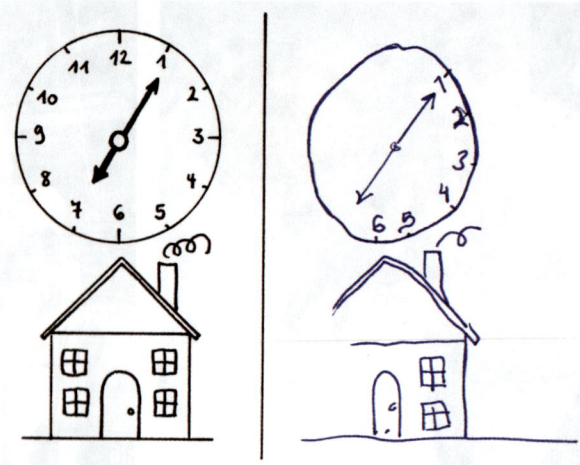

Links die Vorlage, rechts Zeichnungen eines Neglect-Patienten.

ACHTUNG
Patienten mit einem Neglect haben eine erhöhte Sturzgefahr.

Um Stürze zu vermeiden und die Wahrnehmung zu fördern, wenden Pflegende Maßnahmen der Sturzprophylaxe (S. 435) an und beachten folgende Punkte:
- Auf ärztliche Anordnung begrenzen Pflegende das Bett zum Eigenschutz des Patienten.
- Pflegende beseitigen Quellen für Verletzungen, insbesondere beim Stehen, Gehen und Sitzen.
- Sobald der Patient ein Krankheitsbewusstsein entwickelt hat und in der Lage ist, seine Aufmerksamkeit auf die betroffene Seite zu lenken, fördern Pflegende die Wahrnehmung der betroffenen Körper- und Raumhälfte. Sie können z. B. den Patienten führen und anleiten, seine betroffene Körperseite anzufassen und in Bewegungen miteinzubeziehen, oder den Nachttisch auf die betroffene Seite stellen.
- Pflegende sollten insbesondere auf die Pflege der betroffenen Körperseite achten, da Neglect-Patienten diese meist nicht waschen oder abtrocknen, sich dort nicht rasieren und sich die Haare auf der betreffenden Seite nicht kämmen.
- Patienten essen eventuell nur eine Seite des Tellers leer und wundern sich über die kleinen Portionen. Pflegende sollten in diesem Fall den Teller der Betreffenden drehen.
- Bei einem stark ausgeprägten Neglect kann der Patient auf der mehr betroffenen Seite in A-Lagerung oder Seitenlagerung gelagert werden. Durch den körpereigenen Druck wird die Wahrnehmung der betroffenen Seite gefördert.

> **WISSEN TO GO**
>
> **Schlaganfall – Pflege bei Neglect**
>
> Der Patient missachtet eine Seite des Körpers/Raumes, ist sich dessen nicht bewusst. Nicht zu verwechseln mit Hemianopsie (Patient weiß um Gesichtsfeldausfall). **Pflegemaßnahmen** u. a. aufgrund erhöhter Sturzgefahr:
> - auf ärztliche Anordnung Bett begrenzen
> - Verletzungsquellen beseitigen
> - Wahrnehmung fördern: bei Pflege (Waschen/Essen) insb. auf mehr betroffene Körperseite achten; ggf. Lagerung auf mehr betroffener Seite

Pusher-Syndrom

Definition **Pusher-Syndrom**
Beim Pusher-Syndrom ist die subjektive Mittellinie des Patienten verschoben. Er drückt und schiebt seinen Körper aktiv zur mehr betroffenen Seite hin, um die Mittellinie vermeintlich richtig darzustellen (▶ Abb. 61.11). Das Pusher-Syndrom weist auf ein gestörtes Körperbild hin.

Die Symptome können im Liegen, Sitzen oder Stehen auftreten. Der Patient leidet meistens unter einer rechtshemisphärischen Läsion mit begleitendem Neglect-Syndrom. Den Patienten ist die Wahrnehmungsverschiebung meist nicht bewusst. Sie können sogar das Gefühl haben, dass sie von der Pflegekraft umgeworfen werden, wenn diese die Haltung korrigiert. Der Umgang mit Patienten, die eine Pusher-Symptomatik aufweisen, ist sehr problematisch, da erhöhte Sturzgefahr besteht. Typische Symptome sind u. a.:

- Patient drückt mit der weniger betroffenen Seite zur mehr betroffenen Seite.
- Zur Standsicherung stellt der Patient häufig das mehr betroffene Bein vor das weniger betroffene Bein, was zu Instabilität führen kann.
- Der Tonus der mehr betroffenen Seite ist erniedrigt, dadurch verlängert sich der Rumpf auf der mehr betroffenen Seite.

Die Maßnahmen der Pflege entsprechen denen bei Hemiplegie nach einem Schlaganfall. Zusätzliche Maßnahmen umfassen:

- Pflegende können beim Sitzen auf der Bettkante die weniger betroffene Hand des Patienten mehrfach an der Matratze entlang führen, um Gleichgewicht und Orientierung zu stärken.
- Wenn der Patient seinen weniger betroffenen Arm auf einer festen Oberfläche, z. B. einem Tisch, ablegt, erhält er einen Orientierungspunkt, z. B. können Pflegende den weniger betroffenen Arm des Patienten auf die Matratze legen, wenn dieser auf einem Stuhl neben dem Bett sitzt.
- Der Patient sollte zunächst nur für kurze Zeit im Rollstuhl oder Stuhl sitzen.
- Das Becken des Patienten sollte beim Sitzen symmetrisch ausgerichtet sein.
- Die Pflegefachkraft sitzt oder steht auf der weniger betroffenen Seite des Patienten, um die Aufmerksamkeit und auch den Rumpf auf die weniger betroffene Seite zu lenken.
- Mithilfe des sog. Visuellen Feedback-Trainings lernt der Patient, senkrechte Strukturen (z. B. Türrahmen) als senkrecht zu erkennen und mit der eigenen Körperposition abzugleichen.

Abb. 61.11 Patientien mit Pusher-Syndrom.

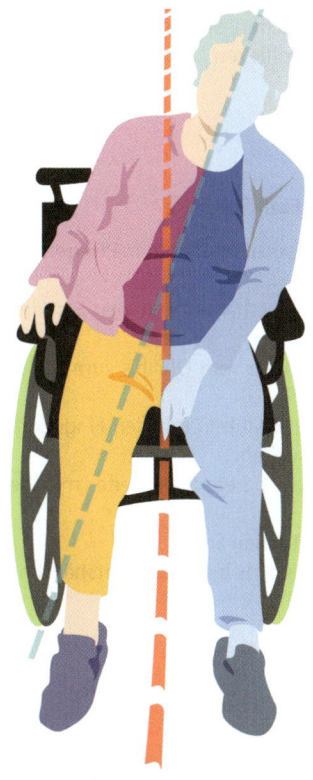

subjektive Mittellinie
- das Gewicht ist auf der mehr betroffenen Seite
- der Rumpf ist nach rechts rotiert
- der rechte Arm drückt auf der Armlehne den Oberkörper noch weiter nach links
- der Kopf ist ebenfalls nach rechts gedreht
- linker Arm und linkes Bein werden nicht beachtet

echte Mittellinie

WISSEN TO GO

Schlaganfall – Pflege bei Pusher-Syndrom

Die subjektive Mittellinie des Patienten ist verschoben. Die Patienten drücken/schieben Körper zum „Ausgleich" aktiv zur mehr betroffenen Seite. **Pflegerische Maßnahmen** entsprechen denen bei Hemiplegie nach Schlaganfall, zusätzlich:
- Beim Sitzen auf der Bettkante Hand an Matratze entlangführen → Orientierung
- Wahrnehmung fördern, z. B. Patient mit weniger betroffenen Seite zur Wand setzen, Pflegende stehen auf der weniger betroffenen Seite, Visuelles Feedback-Training
- nur für kurze Zeit in den Rollstuhl setzen
- Becken beim Sitzen symmetrisch ausrichten

Zentrale Fazialisparese

Definition **Zentrale Fazialisparese**
Nach einem Schlaganfall kommt es zu einer zentralen Fazialisparese, einer Lähmung der Gesichtsmuskulatur. Die Lähmung betrifft hauptsächlich die Gesichtsseite gegenüber der geschädigten Hirnhemisphäre, v. a. Mund- und Wangenmuskulatur.

Je nach Ausprägung kommt es zu folgenden Symptomen:
- herabhängender Mundwinkel auf der betroffenen Seite
- Speichel läuft aus dem Mundwinkel, Mund kann nicht mehr geschlossen werden
- die Augenlider können nicht mehr geschlossen werden
- der Patient kann seine Mimik nicht entsprechend dem Gesagten einsetzen

Bei einer Fazialisparese ist es wichtig, neben der ggf. erforderlichen Augenpflege und der entsprechenden Krankengymnastik den Gesichtsbereich so früh wie möglich zu stimulieren. Ein Logopäde sollte mit einbezogen werden. Folgende Pflegemaßnahmen können Pflegekräfte bei einer Fazialisparese anwenden:
- Ausstreichen beider Gesichtshälften mit den Handflächen
- Vibration mit beiden Händen vom Ohr bis zum Mundwinkel
- Druckpunkte an den Mundwinkeln mit den Fingerkuppen der Mittelfinger aufsuchen
- Beklopfen der gesamten paretischen Seite mit der Fingerkuppe
- leichtes Kneifen der paretischen Seite
- Wiederholen des Ausstreichens beider Gesichtshälften

Diese Stimulation sollten Pflegende 1–3-mal täglich über 14 Tage durchführen. Auch Angehörige können sie schnell erlernen und sollten deshalb auf jeden Fall einbezogen werden. Damit Patienten die Routine erlernen, können Pflegende ihnen einen Spiegel reichen. So können Patienten sich selbst beobachten und kontrollieren.

WISSEN TO GO

Schlaganfall – Pflege bei Fazialisparese

Halbseitige Lähmung der Gesichtsmuskulatur. **Pflegemaßnahmen**:
- Ausstreichen beider Gesichtshälften mit den Handflächen
- Vibration mit beiden Händen vom Ohr bis zum Mundwinkel
- Druckpunkte an den Mundwinkeln mit den Fingerkuppen der Mittelfinger aufsuchen
- Beklopfen der gesamten paretischen Seite mit der Fingerkuppe
- leichtes Kneifen der paretischen Seite
- Wiederholen des Ausstreichens beider Gesichtshälften

Dysphagien

Definition Dysphagien
Dysphagien sind Schluckstörungen.

Beim Verabreichen der Nahrung kommt es häufig zum unbemerkten Verschlucken (stille Aspiration). Die Ursache für Schluckstörungen ist der Ausfall oder der verspätete Einsatz des Schluckreflexes. Schluckstörungen können zu einem mangelnden oder fehlenden Nahrungs- und Flüssigkeitstransport in die Speiseröhre und den Magen führen.

Symptome • Die Symptome von Dysphagien können vielfältig sein:
- häufiges Verschlucken, Husten, Würgen nach dem Essen
- Kloßgefühl im Hals, Gefühl, die Nahrung bleibe stecken
- Herausfließen von Speichel oder Nahrungsresten aus dem Mund
- Ansammlung von Speiseresten in den Wangentaschen
- Auftreten primitiver Reflexe: Saug-, Schluck-, Beißreflex
- schwacher bis fehlender Mundschluss
- Unfähigkeit, den Schluckakt auszulösen
- gestörte Speichelkontrolle
- Nahrungsverweigerung
- kein Schluckreflex tastbar oder sichtbar
- Schmerzen im Hals

Folgen • Infolge der Schluckstörung kann es zu erheblichen Problemen kommen:
- Aspiration mit möglicher Aspirationspneumonie
- „stille" Pneumonie
- Mangelernährung und Dehydratation

Wenn Pflegende bei einem Patienten eine Schluckstörung vermuten, sollte durch einen Logopäden und/oder einen HNO-Arzt eine Schluckanalyse durchgeführt werden. Nur bei vorhandenen Schluckreflexen (Schluckreflex und Hustenreflex) darf in enger Absprache mit dem behandelnden Logopäden ein Schlucktraining erfolgen.

Definition NOD-Stufenkonzept
Das NOD-Stufenkonzept wird zur Diagnostik und Therapie von Schluckstörungen genutzt. NOD steht für „neurogene oropharyngeale Dysphagie". Zur Erfassung des Dysphagiegrads werden u. a. untersucht:
- *Penetration: Eindringen von Speisen in angrenzendes Gewebe oder Nachbarorgane*
- *Aspiration: Eindringen von Speisen o. Ä. in die Atemwege*
- *Leaking: vorzeitiges Hinabgleiten von Flüssigkeiten in den Rachen vor Auslösung des Schluckreflexes*
- *Retention: Ansammlung von Nahrungsreste in Mundhöhle und Wangentaschen*

Aus den Untersuchungsergebnissen leiten sich die Behandlungsstufen ab, z. B. verschiedene Schluckkostformen.

Maßnahmen bei einer bestehenden Dysphagie

Bei einer bestehenden Dysphagie sollten Patienten bei der Nahrungsaufnahme angeleitet und überwacht werden (▶ Abb. 61.12). Ein Essprotokoll hilft, Malnutrition oder Dehydratation vorzubeugen. Pflegende kontrollieren die Flüssigkeitsaufnahme und -ausscheidung und führen eine Flüssigkeitsbilanz. Pflegende sollten mindestens 4-mal täglich mundhygienische Maßnahmen anwenden und 2-mal täglich die Körpertemperatur kontrollieren. 2-mal pro Woche sollte das Gewicht kontrolliert werden.

Bei der Nahrungsaufnahme können zur Unterstützung Hilfsmittel wie Plastiklöffel, spezielle Tassen, Spezialbesteck und Strohhalme eingesetzt werden.

Der Patient sollte eine gute Sitzposition haben, die Sitzhaltung sollte aufrecht sein, der Oberkörper gerade und die Füße sollten Bodenkontakt haben. Der Kopf sollte leicht nach vorne geneigt sein. Bei eingeschränkter Kopfkontrolle können Pflegende den Patienten mit einem kleinen Kissen oder einer Nackenrolle unterstützen. Nach der Nahrungsaufnahme sollten Pflegende den Patienten noch etwa 20 Minuten sitzen lassen, um einen Reflux zu verhindern. An die Nahrungsaufnahme sollte sich die Mundpflege anschließen.

Schluckkostformen

Schluckkostformen (SKF) werden auch Phasen genannt. Man unterscheidet:
- **Schluckkostform „Sonde":** wird bei Patienten mit massivem Verschluckrisiko eingesetzt. Diese Patienten können nicht schlucken. Die Nahrung wird über eine Sonde, z. B. nasogastral oder über eine perkutan-endoskopische Sonde (PEG), verabreicht, eine orale Ernährung findet nicht statt. Ist der Patient noch nicht belastbar und kann höchstens 2-ma für kürzere Zeiten außerhalb des Bettes sitzen, kann die Mahlzeit im Bett eingenommen werden.
- **Schluckkostform „passiert":** wird eingesetzt bei Patienten mit schwerem Verschluckrisiko, deren Schluckfähigkeiten sehr stark eingeschränkt sind. Nicht geeignet sind Speisen mit körniger, faseriger oder klebriger Konsistenz wie Cremesuppen mit Einlagen, Nudeln oder faseriges Fleisch. Geeignet sind feinstpassierte Kost, homogene, glatte Breie und sog. Förmchenkost (angedickte Speisen, die in Förmchen passen), z. B. feines Kartoffel- oder Gemüsepüree, Götterspeise und feine cremige Suppen.
- **Schluckkostform „weichgekocht":** wird eingesetzt bei Patienten mit einem mittleren Verschluckrisiko, deren Schluckvermögen mäßig eingeschränkt ist. Geeignet sind grob pürierte, breiig weich gekochte Kost und sehr leicht mit der Zunge zerdrückbare Speisen, z. B. weiches Brot

Abb. 61.12 Schluckkostform „weichgekocht".

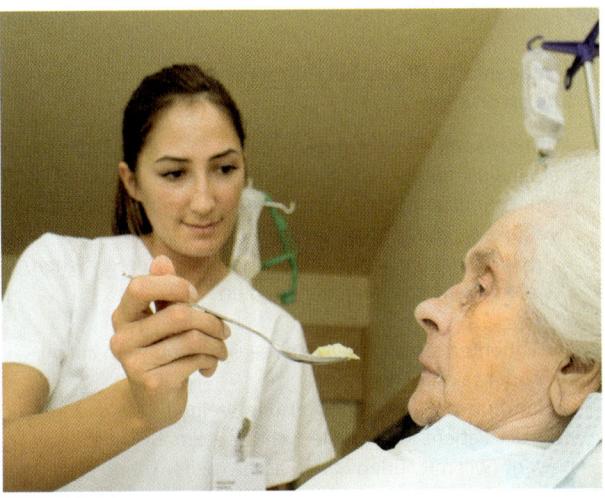

ohne Rinde, pürierte Beilagen mit extra Soße, Grießbrei, püriertes Fleisch oder Fruchtmus und Pudding.
- **Schluckkostform „mit Konsistenzeinschränkung":** wird eingesetzt bei Patienten mit leichtem Verschluckrisiko. Das Schlucken ist bei fester Nahrungskonsistenz nicht immer möglich. Geeignet sind weich gekochte Kost und alle Speisen, die sich mit der Zunge zerdrücken lassen, z. B. Kartoffelklöße, weichgekochte Kartoffeln, weichgekochte Gemüse ohne Fasern (z. B. Möhren, Brokkoli, Kohlrabi, Fenchel, Blumenkohl), weiches Fleisch, Wurst, Fisch und weiches Obst.
- **Schluckkostform „Normalkost":** bei Patienten ohne Verschluckrisiko. Kauen und Schlucken sind ohne Einschränkung möglich. Verabreicht wird Normalkost. Bei Patienten mit Verdacht auf Schluckstörungen sollte die orale Ernährung evtl. zunächst mit eingeschränkter Normalkost begonnen werden, d. h. keine stark bröselnden, stark faserigen oder stark körnigen Speisen.

F.O.T.T. Facio-orale Trakt-Therapie • Sie umfasst Maßnahmen u. a. aus der Sprachtherapie, dem Bobath-Konzept und der basalen Stimulation. Eingesetzt werden kann sie bei Problemen beim Atmen, Schlucken, Essen und Trinken sowie der verbalen und nonverbalen Kommunikation. F.O.T.T ist integriert in ein 24-Stunden Konzept. Ziele sind u. a.:
- Verbesserung der Sensibilität und Wahrnehmung im oralen Bereich
- Anbahnung des physiologischen Schluckakts
- Verbesserung des Tonus der am Schluckprozess beteiligten Muskulatur
- Vermeiden von Sekundärproblemen, wie z. B. Hypertonus oder Beißen

Um F.O.T.T. anwenden zu können, werden entsprechende Fort- und/oder Weiterbildungen benötigt.

> **WISSEN TO GO**
>
> **Schlaganfall – Pflege bei Dysphagien**
>
> Dysphagien sind Schluckstörungen. Die wichtigsten **Symptome** sind häufiges Verschlucken, Husten, Würgen nach dem Essen, Herausfließen von Speichel oder Nahrungsresten aus dem Mund, Auftreten primitiver Reflexe (Saug-, Schluck-, Beißreflex), schwacher/fehlender Mundschluss. **Pflegemaßnahmen** sind u. a.:
> - auf unbemerktes Verschlucken achten
> - Schlucktraining in Absprache mit Logopäden
> - bei Nahrungsaufnahme anleiten
> - Nahrungs- und Flüssigkeitsaufnahme protokollieren
> - 4-mal täglich mundhygienische Maßnahmen
> - 2-mal wöchentlich Gewicht kontrollieren

Aufmerksamkeitsstörungen

Fast alle Patienten mit einer Hirnläsion zeigen Defizite bei der Aufmerksamkeit. Die Patienten schlafen in der Frühphase der Erkrankung viel und reagieren nur mühsam auf verbale oder taktile Ansprache. Ein Grund ist die niedrige Geschwindigkeit der Informationsverarbeitung. Die Patienten sind nicht in der Lage, Reize zu filtern und Wichtiges von Unwichtigem zu unterscheiden. Kommt es zu einer Reizüberflutung, z. B. durch Gespräche im Raum, Radio, diffuses Anfassen oder evtl. durch automatische Blutdruckmessungen, sind sie nicht in der Lage, diese zuzuordnen und zu verarbeiten. Die Patienten reagieren evtl. entweder mit Rückzug in sich selbst oder mit Unruhe bis hin zum Schreien.

Auch im späteren Verlauf sind die Patienten zwar wacher, aber leicht ablenkbar. Begonnene Tätigkeiten werden zum Teil unterbrochen oder kommen nicht zum Ende. Patienten mit Aufmerksamkeitsstörungen zeigen immer auch eine Konzentrationsstörung.

Definition Anosognosie
Anosognosie ist das Nichterkennen von Krankheit durch Patienten mit Hirnschädigung.

Bei einer Anosognosie kann der Patient seine Krankheitszeichen, körperliche Defizite und seine Fähigkeiten nicht einschätzen. Er erkennt z. B. nicht, dass er Lähmungen hat oder blind ist. Für die Pflegekraft kann es schwierig sein, die momentane Situation des Patienten vollständig zu erfassen.

Definition Agnosie
Agnosie ist die Unfähigkeit, Sinneseindrücke zu erkennen oder zu deuten, z. B. Hören, Sehen, Fühlen. Das jeweilige Sinnesorgan (z. B. Gehör, Augen, Tastsinn) ist nicht beeinträchtigt.

Für die pflegerischen Maßnahmen ist es wichtig, dass bei diesen Patienten immer entsprechende zusätzliche Informationen angeboten werden, z. B. verbal auf Gegenstände hinweisen. Die über andere funktionsfähige Bereiche gegebenen Reize helfen den Patienten bei der Orientierung und der Selbstständigkeit.

61 Pflege bei Erkrankungen des Nervensystems

Apraxie

Definition **Apraxie**
Apraxie (Handlungsstörung) bezeichnet die Unfähigkeit, erlernte, zweckmäßige und zielgerichtete Bewegungen durchzuführen, obwohl die Wahrnehmung und Bewegungsfähigkeit selbst intakt sind und auch keine physiologische Schwäche vorliegt (z. B. eine Lähmung).

Die Apraxie ist ein Handlungs- und Planungsdefizit, das zu falschen Reaktionen und Handlungen führt. Patienten benutzen z. B. die Füße, um die Urinflasche zu greifen. Probleme, die bei Patienten mit Wahrnehmungsstörungen bei praktischen Aktivitäten erkennbar werden, sind z. B.:

- Schwierigkeiten, mit der Handlung zu beginnen
- Schwierigkeiten, mit einer Handlung fortzufahren oder sie zu stoppen
- Schwierigkeiten, Handlungen nach Aufforderung zu imitieren
- Schwierigkeiten, eine sinnvolle Reihenfolge einzuhalten
- zu geringe Kraftanwendung bei der Ausführung von Handlungen
- zu schnelle oder langsame Handlungsausführung
- Unsicherheit, welche Gegenstände für welche Handlungen benutzt werden
- fehlende Aufmerksamkeit
- zu hoher oder zu niedriger Muskeltonus
- Probleme bei der Zeiteinteilung oder beim Abschätzen von Distanzen
- Gedächtnisprobleme

WISSEN TO GO

Schlaganfall – Pflege bei Aufmerksamkeits- und Handlungsstörungen

Aufmerksamkeitsstörungen haben fast alle Patienten mit einer Hirnläsion, z. B.
- Anosognosie: Patient kann seine Krankheitszeichen und Fähigkeiten nicht erkennen
- Agnosie: Patient kann Sinneseindrücke (Hören, Sehen, Tasten) nicht erkennen oder deuten

Die Patienten schlafen viel und reagieren mühsam auf verbale oder taktile Ansprache.

Handlungsstörungen (Apraxie) zeigen sich dadurch, dass der Patient Körperteile nicht zweckmäßig nutzt bzw. bewegt (will mit Füßen nach Flasche greifen); eine physiologische Beeinträchtigung (Lähmung o. Ä.) liegt nicht vor.

Pflegende sollten den Patienten zusätzliche Informationen geben und (noch) funktionsfähige Bereiche nutzen.

Sprachstörungen: Aphasie

Definition **Aphasie**
Aphasien sind durch Hirnschäden erworbene Störungen der Sprache.

Bei einer Aphasie können die Gedanken nicht mehr in den Worten und der Grammatik normaler Sprache ausgedrückt werden. Teilweise werden weder akustisch noch visuell präsentierte Wörter und Sätze verstanden. Die Ursache einer Aphasie ist meist eine akute Durchblutungsstörung (S. 1217)

Tab. 61.1 Die verschiedenen Aphasien und die jeweiligen Beeinträchtigungen des Sprachvermögens.

Vermögen	Broca-Aphasie (motorische Aphasie)	Wernicke-Aphasie	Amnestische Aphasie	Globale Aphasie
Sprachverständnis	weniger beeinträchtigt	erheblich beeinträchtigt	wenig oder nicht beeinträchtigt	erheblich beeinträchtigt
Sprachproduktion	stark beeinträchtigt	meist gesteigert	wenig oder nicht beeinträchtigt	stark beeinträchtigt
Sprachanstrengung	groß	gering, müheloses Sprechen	Wortfindungsstörungen	groß
Sprachmelodie	erheblich beeinträchtigt	unverändert	unverändert	erheblich beeinträchtigt
Satzbau	erheblich beeinträchtigt, kurze Sätze, Telegrammstil, evtl. nur einzelne Wörter	durcheinander	Satzunterbrechung oder Satzabbruch durch Suche nach Wörtern; viele Floskeln und Füllwörter	erheblich beeinträchtigt; nur einzelne Wörter werden gesprochen
Laute und Worte	evtl. Lautvertauschung	Bildung neuer Laute, Silben und Wörter z. B. durch Umstellung oder Wiederholung; Wortvertauschung	Suchen von Worten; Umschreiben des nicht gefundenen Begriffes	Stereotypen, ständige Wiederholungen, z. B. dadada
Lesen	erheblich beeinträchtigt	erheblich beeinträchtigt	wenig oder nicht beeinträchtigt	praktisch nicht möglich
Schreiben	nicht beeinträchtigt	erheblich beeinträchtigt	beeinträchtigt	praktisch nicht möglich

aufgrund eines Gefäßverschlusses oder einer Einblutung ins Sprachzentrum des Gehirns. Bei Aphasie-Patienten ist häufig zusätzlich die Gestik gestört. ▶ Tab. 61.1 zeigt einen Überblick über die verschiedenen Formen der Aphasie.

Umgang mit Aphasikern • Pflegende sollten dafür sorgen, dass so früh wie möglich mit der Sprachtherapie begonnen wird.

! *Merken* **Ernstnehmen**
Aphasie-Patienten haben keine Defizite in ihrer Intelligenz. Ein Aphasie-Patient muss spüren, dass er ernst genommen wird. Pflegende informieren die Angehörigen, dass sie den Patienten nicht unter Druck setzen, sondern ihn respektieren und ggf. auffangen.

Ruhe und Geduld helfen weiter, ebenso kurze und einfache Sätze. Pflegende sollten langsam, deutlich und in normaler Lautstärke sprechen. Der Patient wird einbezogen, man sollte nie über seinen Kopf hinweg sprechen. Fragen sollten mit Ja oder Nein beantwortet werden können. Pflegende sollten den Patienten nicht verbessern. Wenn der Patient etwas nicht versteht, kann die Pflegekraft versuchen, den Inhalt auf eine andere Weise zu vermitteln, z. B. über Gestik, Mimik oder unter Zuhilfenahme von Bildern, Zeichnungen oder Buchstabentafeln. Wenn die Pflegekraft den Patienten nicht versteht, sollte sie kein Verständnis vortäuschen. Helfen kann z. B. ein neuer Ansatz („Wir finden es heraus – fangen Sie noch mal von vorne an").

Sprachstörungen: Dysarthrie

Definition **Dysarthrie**
Dysarthrien sind neurologisch bedingte erworbene Störungen der Sprachmotorik, insbesondere der motorischen Teile, die an der Ausführung von Sprechbewegungen beteiligt sind.

Bei einer Dysarthrie werden im Gegenteil zur Aphasie die Sprechbewegungen nicht mehr richtig gesteuert und ausgeführt. Die Sprache ist undeutlich und verwaschen, Wortwahl und Wortverständnis bleiben erhalten. Häufig tritt aber eine Dysarthrie zusammen mit einer Aphasie und/ oder einer Schluckstörung auf.

WISSEN TO GO

Schlaganfall – Pflege bei Sprachstörungen

- **Aphasien:** Störungen der Sprache; Patienten können keine normalen Wörter nutzen und machen grammatikalische Fehler; sie verstehen weder akustisch noch visuell präsentierte Wörter/Sätze.
- **Dysarthrien:** Störungen der Sprachmotorik; die Sprache ist undeutlich und verwaschen, die Wortwahl ist aber korrekt und das Wortverständnis intakt.

Pflegemaßnahmen bei beiden sind u. a.:
- so früh wie möglich mit der Sprachtherapie beginnen
- Ruhe und Geduld im Umgang
- kurze, einfache Sätze
- langsam, deutlich, in normaler Lautstärke sprechen
- Ja/Nein-Fragen stellen
- Mimik, Gestik, Bilder, Zeichnungen nutzen
- Verständnis nicht vortäuschen
- ggf. neu ansetzen

Schmerzhafte Schulter vermeiden

Eine schmerzhafte Schulter zählt zu den häufigsten Komplikationen bei Hemiplegie (▶ Abb. 61.13). Die Ursache sind unphysiologische Bewegungen. Beeinträchtigungen des Gehirns können die Balance der Muskelspannung der einzelnen Muskelgruppen stören. Einige Muskeln sind zu schwach angespannt (hypoton), andere sind zu sehr angespannt (hyperton). An der Schulter kann sich daraus eine unphysiologische Armstellung ergeben. Bei Bewegung des Arms oder bei der Mobilisation (Mitbewegung des Arms) kann es durch ein Reiben von Knochen auf Knochen zu schmerzhaften Verletzungen kommen, z. B. dem Einklemmen von Weichteilen und darauf folgenden Entzündungen.

Bei Pflegetätigkeiten wie An- und Ausziehen (▶ Abb. 61.7) oder Waschen der Achsel sollten Pflegende den Arm z. B. durch Greifen am Oberarm in Höhe des Ellbogengelenks schützend führen. Äußert der Patient Schmerzen bei der Bewegung der Schulter, sollten Pflegende sofort hellhörig werden, andernfalls kann der Patient in einen Teufelskreis gelangen. Durch die Angst vor den Schmerzen wird der Patient Bewegung vermeiden und sich weiter versteifen, was zu einer Verschlechterung der Ausgangslage führt.

Prophylaxe • Vorbeugen können Pflegende mit folgenden Maßnahmen:
- Den betroffenen Arm immer körpernah anfassen und wenig bewegen.
- Den betroffenen Arm bei der Bewegung nach vorne oben in Außenrotation führen. Pflegende fassen den Arm nahe der Achselhöhle und bewegen den nach innen gedrehten Arm leicht nach außen. Die Schulter des Patienten sollte dabei nicht nach oben geschoben werden.
- Bei allen Bewegungen nehmen Pflegende dem Patienten unterstützend Armgewicht ab (z. B. halten sie den Arm am Handgelenk). Gleichzeitig ist es wichtig, dass die Pflegekraft den Arm in die Bewegungsabläufe integriert.

Schmerzhafte Schulter durch Subluxation

Definition **Subluxation**
Subluxation ist die unvollständige Ausrenkung eines Gelenks. Der Gelenkkopf befindet sich noch teilweise in der Gelenkpfanne.

Die schmerzhafte Schulter auf der betroffenen Seite entsteht durch Subluxation des Oberarmkopfes infolge des veränderten Muskeltonus. Normalerweise wird das Schulterblatt durch den Ruhetonus der am Schulterblatt ansetzenden Muskulatur stabilisiert. Durch die auftretende Lähmung kann die Muskulatur das Schultergelenk nicht mehr halten und das Eigengewicht zieht den Oberarmkopf aus der Gelenkpfanne nach unten. In den entstehenden Spalt zwischen Oberarmkopf und Pfanne kann z. B. die Muskulatur eingeklemmt werden. Eine Subluxation verursacht primär keine Schmerzen und der Patient wird die Subluxation eventuell nicht bemerken. Daher müssen Pflegende umso aufmerksamer sein.

Prophylaxe • Vorbeugen können Pflegende mit folgenden Maßnahmen:
- Nie am Arm oder unter der Achsel greifen.
- Pflegende beziehen den betroffenen Arm in alle Bewegungsabläufe ein und leiten den Patienten hierzu an.
- Pflegende heben den Arm nur mit Unterstützung des Ellenbogens an. Pflegende leiten den Patienten an, den betroffenen Arm beim Anheben mit dem weniger betroffenen Arm am Handgelenk zu unterstützen.

Abb. 61.13 Teufelskreis Schulterschmerz.

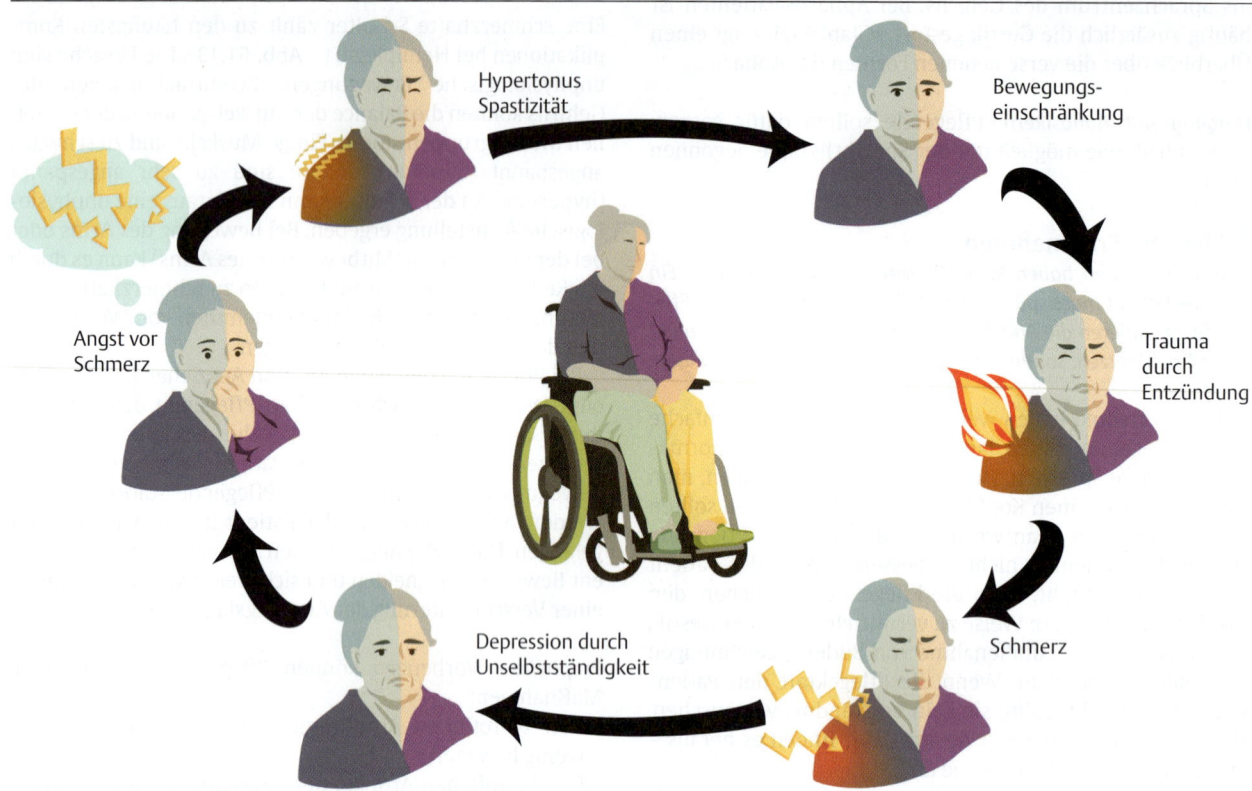

Wenn Pflegekräfte nicht von Beginn an auf eine gute Schulterposition achten, kann ein Kreislauf aus Schmerzen, Bewegungseinschränkung und Spastizität entstehen.

- Liegt der Patient auf der betroffenen Seite, soll er nicht auf dem Oberarmkopf liegen, der betroffene Arm wird bequem unterlagert. Der Arm muss nicht in Streckung gelagert werden. Der Arm liegt im Gesichtsfeld des Patienten.
- Beim Drehen schützen Pflegende die Schulter, indem sie z. B. darunterfassen und sie in die Drehung mitnehmen.
- Pflegende entlasten die Schulter und nehmen bei Lagerung und ggf. Mobilisation das Gewicht des Kopfes ab, i. d. R. geschieht dies durch ein doppelt gefaltetes großes Kissen.

Schulter-Arm-Syndrom der betroffenen Seite

Die betroffene Hand neigt zum ödematösen Anschwellen. Dies wird verursacht durch den veränderten Muskeltonus, eine gestörte Blut- und Lymphzirkulation sowie durch eventuelle Mikrotraumen.

Prophylaxe • Vorbeugen können Pflegende mit folgenden Maßnahmen:
- korrekte Lagerung, d. h., der Venenabfluss auf den Handrücken darf nicht behindert werden, das Handgelenk sollte nicht zur Handinnenfläche abknicken. Der Handrücken liegt auf.
- Die Hand sollte leicht höher gelagert werden als der Ellenbogen.
- Pflegende lenken die Aufmerksamkeit des Patienten immer wieder auf die Hand und den gelähmten Arm.
- Pflegende achten beim Abstützen im Sitz auf dem betroffenen Arm auf die Handposition.

- Pflegende führen passive Bewegungen nur sehr sanft und angepasst an die Beweglichkeit der weniger betroffenen Seite durch.

WISSEN TO GO

Schlaganfall – Schmerzhafte Schulter vermeiden

Eine der häufigsten Komplikationen bei Hemiplegie durch unphysiologische Bewegungen, gestörte Balance der Muskelspannung. **Pflegemaßnahmen** sind u. a.:
- Arm bei Tätigkeiten wie An-, Ausziehen oder Waschen schützend führen
- betroffenen Arm körpernah anfassen und wenig bewegen.
- betroffenen Arm bei Bewegung nach vorne oben in Außenrotation führen, Schulter des Patienten dabei nicht nach oben schieben
- **Subluxation:** Gelenk ist unvollständig ausgerenkt. Prophylaxe:
  – nie am Arm oder unter der Achsel greifen
  – Arm nur mit Unterstützung des Ellenbogens anheben
  – Patient auf der mehr betroffenen Seite nicht auf den Oberarmkopf legen
  – Schulter durch Lagerungsmaterial entlasten
- **Schulter-Arm-Syndrom:** ödematöses Anschwellen der mehr betroffenen Hand durch gestörte Blut- und Lymphzirkulation. Prophylaxe:
  – korrekte Lagerung (Venenabfluss auf Handrücken nicht einschränken)
  – Hand höher lagern als Ellenbogen

Schmerzhafter Hüfte vorbeugen

Die Gesäßmuskeln stabilisieren das Becken und die Gelenke. Bei einer Hemiparese ist u. a. ein Gesäßmuskel gelähmt, was bei einer schlaffen Lähmung zu einem Absinken der betroffenen Beckenseite und damit zur Beckenasymmetrie führt. Durch das Eigengewicht des Beines in Kombination mit der Schwerkraft fällt das betroffene Bein bei einer schlaffen Lähmung in eine sog. Abduktion (Seitwärtsbewegung weg vom Körper). Zusätzlich kommt es zur Außenrotation (Außendrehung) und einer Beugung im Knie. Der Oberschenkelkopf sinkt ab, und es kann bis zur Subluxation des Oberschenkelkopfs kommen (▶ Abb. 61.14a). Wird die Fehlstellung beim Handling oder der Lagerung nicht korrigiert, wird sie durch die zunehmende Anspannung der Muskulatur weiter verstärkt. Bei der Beugung des Beines in dieser Fehlstellung kann es zu Verletzungen im Hüftgelenk und evtl. zu schmerzhaften Entzündungen oder Quetschungen kommen.

Prophylaxe • Vorbeugen können Pflegende mit folgenden Maßnahmen:
- Die Pflegekraft lagert das Hüftgelenk in Mittelstellung (▶ Abb. 61.14b).
- Befindet sich das betroffene Bein beim Liegen in Rückenlage oder beim Sitzen in Außenrotation, Abduktion und Beugung sollte die Pflegekraft zur Stabilisierung ein Handtuch oder alternativ ein kleines Kissen unter den Trochanter (Röhrenknochen des Oberschenkels) anpassen. Dadurch wird das Bein seitlich abgestützt und die Beckenasymmetrie korrigiert.
- Kissen sollten nicht unter den Beinen, vor allem nicht unter dem betroffenen Bein oder Knie, liegen.
- Zur Entlastung der Fersen kann ein doppelt gefaltetes Handtuch unter die Fußgelenke gelegt werden.
- Um Kontrakturen vorzubeugen, kann eine Kontrakturenprophylaxe angewendet werden, mehr dazu finden Sie im Kap. „Prophylaxen" (S. 423).
- Zur Zentrierung des Oberschenkelkopfs in der Hüftpfanne sollte die Pflegekraft den Patienten immer mit beidseits aufgestellten Beinen drehen. Die betroffene Hüfte kann gestreckt bleiben, muss aber mit rotiert werden.
- Wenn die Pflegekraft den Patienten auf die Seite lagert, sollte sie darauf achten, dass das Lagerungsmaterial bis zum Hüftgelenk anmodelliert wird.
- Bei der Seitenlage wird das obere Bein angewinkelt mit ca. 90° in Knie und Hüfte gelagert. Oberes Bein und Fuß werden mit Lagerungsmaterial stabilisiert, wie bei der stabilen Seitenlage. Der Fuß sollte nicht frei hängen. Das Lagerungsmaterial muss stabil genug sein, um das Gewicht des Beines zu tragen. Einzelne Kissen sind weniger geeignet, besser ist eine gefaltete Bettdecke.

WISSEN TO GO

Schlaganfall – Schmerzhafte Hüfte vermeiden

Ursache ist die Lähmung von Gesäßmuskeln durch die Hemiparese. Die betroffene Beckenseite sinkt ab, es kommt zur Beckenasymmetrie, Bein fällt in Abduktion (seitlich weg vom Körper), Außenrotation, Beugung im Knie. Schlimmstenfalls kommt es zur Subluxation am Oberschenkel, Entzündungen und Schmerzen. **Prophylaxe:**
- Hüftgelenk in Mittelstellung lagern
- Bein weit oben am Oberschenkel anfassen und nahe am Gelenk zentrieren

---

- bei Rückenlage/Sitzen betroffenes Bein mit Lagerungsmaterial stabilisieren (keine Kissen unter dem betroffenen Knie)
- Drehung immer mit beidseits aufgestellten Beinen, betroffene Hüfte muss mit rotieren
- in Seitenlage oberes Bein in 90° in Knie und Hüfte anwinkeln und mit Lagerungsmaterial stabilisieren, Fuß sollte nicht frei hängen

Abb. 61.14 Schmerzhafter Hüfte vorbeugen.

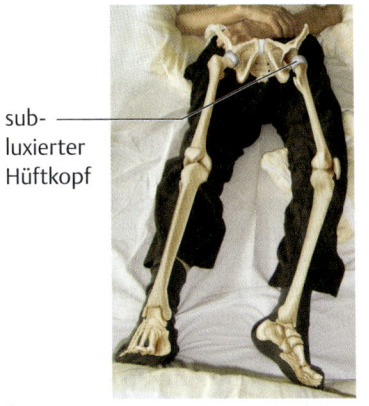 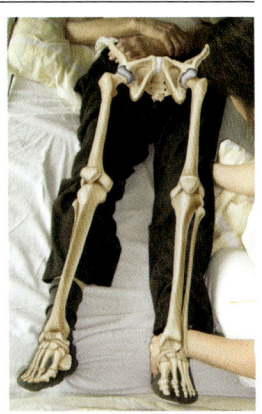

a   b

a Typische Beinposition bei einer Hemiparese: Der Hüftkopf liegt nicht in der Pfanne, das Bein dreht sich nach außen und fällt vom Körper weg.
b Vor jeder Bewegung wird das Bein in eine günstige Ausgangsposition gebracht. Der Oberschenkel wird mit beiden Händen umfasst und nach innen gedreht, sodass das Bein wieder gerade liegt.

Rezidivprophylaxe

Definition Rezidiv
Als Rezidiv (Rückfall) bezeichnet man das Wiederauftreten einer Krankheit.

Vor allem bei höheren Altersgruppen ist das Risiko für einen erneuten Schlafanfall sehr groß. Bei 20–30 % aller Hirninfarkte handelt es sich um ein Rezidiv. Die Rezidivprophylaxe, die langfristige Verhütung eines erneuten Schlaganfalls, beinhaltet:
- **Kontrolle der Risikofaktoren:** Die Senkung des Blutdrucks bei erhöhtem Blutdruck (Hypertonie), die Blutzuckereinstellung bei Diabetes mellitus und der Verzicht auf Nikotin sind die wichtigsten Maßnahmen.
- **Hemmung der Blutgerinnung:** Thrombozyten-Aggregationshemmer wie Acetylsalicylsäure hemmen die Blutgerinnung. Bei Patienten, die aufgrund von Vorhofflimmern oder Thromben in den Herzhöhlen eine stärkere Hemmung der Blutgerinnung benötigen, werden Antikoagulanzien wie Marcumar eingesetzt.
- **Karotisoperation:** eine Verengung der Halsschlagader (Karotisstenose) auf der vom Hirninfarkt betroffenen Seite wird angiografisch (PTA) oder durch eine Operation beseitigt.

61.4.6 Informieren, Schulen, Beraten

Aufnahme und Entlassung • Pflegende sollten bereits während des Aufnahmeprozesses das häusliche Umfeld des Patienten erfragen. Gegebenenfalls werden die Angehörigen oder der Sozialdienst einbezogen. Im persönlichen Gespräch mit dem Patienten und dessen Angehörigen wird der Bedarf an Versorgung nach der Entlassung ermittelt, z. B. Anschlussrehabilitation oder geriatrische Rehabilitation. Die Indikation für eine Rehabilitation und deren Anordnung wird mit dem Arzt abgeklärt. Die Koordination mit den jeweiligen Einrichtungen (Heim, Kurzzeitpflege oder häusliche Verhältnisse) erfolgt unter Berücksichtigung der Wünsche des Patienten durch einen Case Manager bzw. den Sozialdienst.

Angehörige schulen • Angehörige werden geschult, damit nach der Entlassung eine umfassende Betreuung gewährleistet ist. Es ist daher wichtig, dass Pflegende die Angehörigen bereits während des stationären Aufenthalts in die pflegerischen Maßnahmen integrieren und anleiten. Pflegende können die Angehörigen unterstützen, indem sie ihnen z. B. individuelle Bewegungsunterstützung aufzeigen. Inhalte einer Angehörigenschulung (angepasst an den Zustand des jeweiligen Patienten) können z. B. sein:

- grundpflegerische Versorgung
- Lagerung und Transfer
- Ausscheidung, Versorgung von Kathetern, Unterstützung bei der Auswahl der individuellen Inkontinenzartikel
- Umgang mit PEG-Sonden, Sondenkost usw.
- Sensibilisierung für prophylaktische Maßnahmen: Dekubitusrisiko, Thromboserisiko, Pneumonierisiko und Kontrakturenrisiko, um weitere Komplikationen zu vermeiden. Mehr hierzu finden Sie im Kap. „Prophylaxen" (S. 400).

Weitere Informationen und Hilfsangebote • Pflegende weisen Patienten und Angehörige auf weitere Informationen und Hilfsangebote zum Thema Schlaganfall hin, wie:

- **Hausnotruftelefon:** bietet Sicherheit rund um die Uhr in der eigenen Wohnung, Anfrage bei Malteser Hilfsdiensten oder Diakonischem Werk
- **Ernährung:** möglichst vitaminreich und fettreduziert, zahlreiche Krankenkassen bieten Ernährungsberatungen an
- **Behindertensport:** Sportliche Betätigung dient nicht nur der Vorbeugung, sondern trägt auch zum Wohlbefinden bei, sollte aber mit dem Arzt abgesprochen werden. Häufig gibt es Selbsthilfegruppen.
- **Freizeit und Begegnung:** Gespräche und Teilnahme am gesellschaftlichen Leben sind besonders wichtig. Informationen über Angebote und Möglichkeiten innerhalb des Wohnortes lassen sich u. a. bei Wohlfahrtsverbänden und Kirchengemeinden finden.
- **Finanzielle Unterstützung:** durch u. a. Pflegegeld, Schwerbehindertenausweis, Unterstützung bei der Wohnraumanpassung und mehr

61.5 Hydrozephalus

61.5.1 Grundlagen

Definition Hydrozephalus
Bei einem Hydrozephalus („Wasserkopf") sind die Liquorräume im Gehirn erweitert und das Hirngewebe geht zurück.

Ein Hydrozephalus wird verursacht durch eine Störung in der Liquorproduktion, Liquorzirkulation oder Liquorresorption. Durch die Erweiterung der Liquorräume kommt es zu einem Schwund an Hirngewebe. Je nach Entstehung können 2 Formen des Hydrozephalus unterschieden werden, der Hydrocephalus occlusus und der Normaldruckhydrozephalus.

Definition Hydrocephalus occlusus
Bei einem Hydrozephalus occlusus sind die Liquorkanäle durch Entzündungen, Blutungen oder Tumoren verklebt oder verengt und der Liquor kann nicht mehr abfließen. Der Hirndruck ist erhöht. Der gestörte Abfluss führt zu Liquorstauungen vor der Engstelle.

Definition Normaldruckhydrozephalus
Der Normaldruckhydrozephalus wird verursacht durch eine Liquorresorptions- oder abflussstörung. Der Hirndruck ist nicht oder nur gering erhöht.

Die reduzierte Liquorresorption kann z. B. durch eine Subarachnoidalblutung, Meningitis oder Strahlentherapie des Gehirns ausgelöst werden. Häufige Begleiterscheinungen sind Bluthochdruck, Erkrankungen der Hirngefäße sowie Diabetes mellitus. Gekennzeichnet ist der Normaldruckhydrozephalus durch 3 typische klinische Erscheinungsformen (Trias), die etwa bei der Hälfte aller Patienten auftritt:
1. Gangstörungen (Gangunsicherheit, kleinschrittiger Gang)
2. Demenz
3. Harninkontinenz

Diagnostiziert werden Hydrocephalus occlusus und Normaldruckhydrozephalus über den klinischen Befund und bildgebende Verfahren (CT, MRT). Ein Liquorablassversuch hilft, eine Liquorresorptionsstörung zu bestätigen.

61.5.2 Therapie und Pflege

Sowohl bei einem Hydrocephalus occlusus als auch bei einem Normaldruckhydrozephalus ist es am wichtigsten, die **Liquorresorption zu normalisieren**. Dies kann vorübergehend über eine externe Ventrikeldrainage oder durch den Einbau eines intern verlaufenden Liquorshunts erreicht werden (▶ Abb. 61.15).

Am häufigsten angewendet wird der ventrikuloperitoneale Shunt, bei dem der Liquor in die Bauchhöhle geleitet wird. Seltener ist der sog. ventrikuloatriale Shunt, der den Liquor in den rechten Herzvorhof leitet. Bei diesem Eingriff ist eine lange Nachbetreuung der Patienten nötig. Bei einer externen Ventrikeldrainage wird ein Loch in den Schädel gebohrt und ein Seitenventrikel des Gehirns punktiert. Der Liquor wird über einen externen Katheter aufgefangen.

WISSEN TO GO

Hydrozephalus – Grundlagen

Liquorräume im Gehirn sind erweitert, Gehirngewebe geht zurück. Zwei Formen werden unterschieden:
- **Hydrocephalus occlusus:** Aufgrund von Entzündungen, Blutungen, Tumoren kann Liquor nicht mehr abfließen, Hirndruck ist erhöht (Übelkeit, Erbrechen, Apathie)
- **Normaldruckhydrozephalus:** Z. B. durch Subarachnoidalblutung, Meningitis, Strahlentherapie kann Liquor nicht resorbiert werden oder abfließen, Hirndruck ist nicht oder nur gering erhöht; Symptome sind Gangstörungen, Demenz, Harninkontinenz (Trias)

Um die Liquorresorption zu normalisieren, wird eine externe Ventrikeldrainage oder ein interner Liquorshunt gelegt.

Postoperative Pflege nach Liquorshunt-Operation

Etwa einen Tag nach der Liquorshunt-Operation kann der Patient nach Rücksprache mit dem Arzt aufstehen. Pflegende sollten den Arzt rufen, wenn folgende Symptome auftreten: Kopfschmerzen, Übelkeit, Schwindel, Erbrechen, Sehstörungen, Schläfrigkeit, Schmerzen im Bauchraum. Zudem sollten Pflegende mögliche Komplikationen im Auge behalten:

Nachblutungen • Gelegentlich treten Nachblutungen unter der Haut, unter den Schädelknochen und im Gehirn auf. In seltenen Fällen kann der im Gehirn gelegene Katheter Krampfanfälle auslösen.

Allergische Reaktionen • Pflegende sollten auf allergische Reaktionen auf Kontrastmittel oder Medikamente achten. Anzeichen sind u. a. Hautausschlag, Juckreiz oder Brechreiz. Mehr Informationen hierzu finden Sie im Kap. „Pflege bei Erkrankungen des Blut- und Immunsystems" (S. 1145).

Infektionen • Eine mögliche Komplikation sind Infektionen, die z. B. oberflächliche Wundheilungsstörungen auslösen können. Zudem können sich Keime am und im Schlauchsystem festsetzen oder in das Ventilsystem gelangen.

Bei einem ventrikuloperitonealen Shunt (Bauchhöhle) können Infektionen eine Peritonitis (Entzündung des Bauchfells) auslösen mit Bauchschmerzen, nachfolgenden Verwachsungen, Zystenbildung sowie Darmfunktionsstörungen bis hin zum Ileus (Darmverschluss).

ACHTUNG
Eine Keimbesiedelung an der Kunststoffoberfläche des Ventilsystems kann bei einem ventrikuloatrialen Shunt (Herzvorhof) eine Sepsis oder eine Endokarditis (Herzinnenhautentzündung) auslösen.

Weitere Komplikationen des ventrikulo-atrialen Shunts sind Lungenfunktionsstörungen, seltener Nierenentzündungen. Bei beiden Shunt-Systemen kann es zu einer Meningitis (Hirnhautentzündung) kommen.

Erhöhter und erniedrigter Hirndruck • Treten bei den Patienten Zeichen erhöhten Hirndrucks auf, z. B. Kopfschmerzen, Übelkeit, Erbrechen oder Apathie, sollten Pflegende u. a. das Shuntsystem überprüfen. Der Katheter könnte gerissen oder

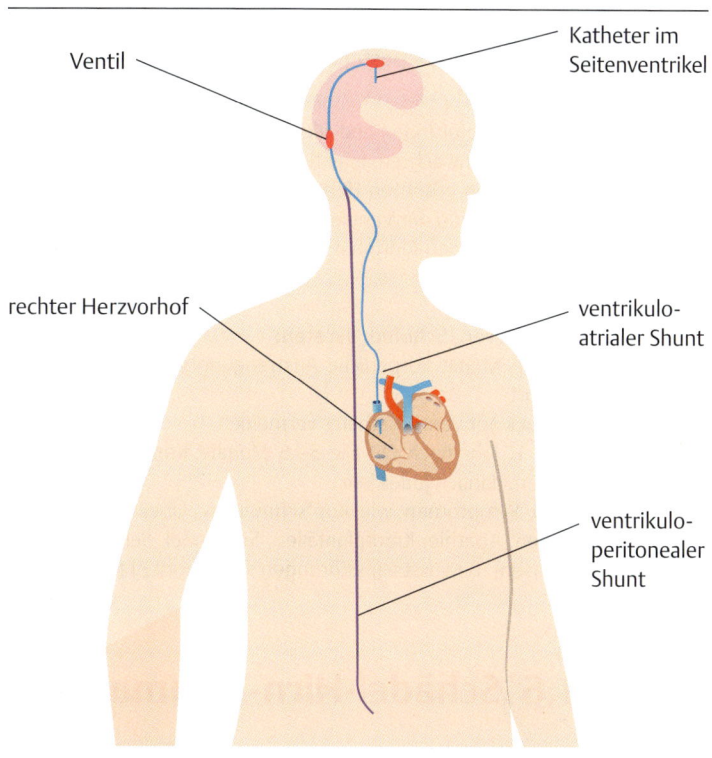

Abb. 61.15 Schematische Darstellung eines ventrikuloperitonealen und ventrikuloatrialen Shunts.

an Verbindungsstellen abgeglitten sein. Eine Fehlfunktion der Ventile kann u. a. zu einer Unterdrainage und damit zu einem ungenügenden Abfluss von Liquor und einem Anstieg des Hirndrucks führen. Auch eine Überdrainage ist möglich. Bei einer Überdrainage fließt zu viel Liquor ab und die Patienten leiden unter erniedrigtem Hirndruck. Zusätzlich können Venen beschädigt und Blutungen ausgelöst werden. Die entsprechenden Symptome sind Kopfschmerzen, die im Liegen abnehmen, da in dieser Lage weniger Liquor abfließt.

Informieren, Schulen, Beraten

Innerhalb des ersten Monats sollte der Patient körperliche Anstrengung vermeiden und auf Sport verzichten. Druck aller Art auf das Ventil und den Katheter sind unbedingt zu vermeiden. Bis zu 12 Monate nach der Operation wird der Patient alle 3–6 Monate untersucht, danach sollte er einmal im Jahr zu einer Kontrolluntersuchung.

ACHTUNG
Treten Symptome wie Kopfschmerzen, Übelkeit, Erbrechen, Apathie, Krampfanfälle, Schwindel, Sehstörungen sowie Gang-, Blasen- oder Bewusstseinsstörungen auf, muss sofort ein Arzt gerufen werden.

Der Patient bekommt einen Ventil-Pass, der u. a. folgende Angaben enthält: Name des Inhabers, Art des Shuntsystems, Name des Herstellers, Datum der Erstimplantation, Daten von evtl. Revisionen sowie Name und Adresse des jeweiligen Operateurs und der Klinik. Der Patient sollte den Ventil-Pass zusammen mit seinem Personalausweis stets bei sich tragen.

Verreisen mit einem Ventil ist grundsätzlich möglich, allerdings sollte der Ventil-Pass mitgenommen werden und der Patient vorher Rücksprache mit seinem Arzt halten.

WISSEN TO GO

Hydrozephalus – postoperative Pflege nach Shuntoperationen

- auf Nachblutungen und allergische Reaktionen achten
- auf Hygiene achten, Infektionen vermeiden
- Anzeichen erhöhten Hirndrucks: Shuntsystem überprüfen, Funktion der Ventile überprüfen
- Anzeichen erniedrigten Hirndrucks: Ventrikelfunktion überprüfen

Informieren, Schulen, Beraten:
- im 1. Monat körperliche Anstrengung vermeiden, kein Sport
- Druck auf Ventil/Katheter vermeiden
- im 1. Jahr nach OP alle 3–6 Monate Kontrolluntersuchen, danach jedes Jahr
- bei Symptomen wie Kopfschmerzen, Übelkeit, Erbrechen, Apathie, Krampfanfällen, Schwindel, Seh-, Gang-, Blasen-, Bewusstseinsstörungen sofort zum Arzt

61.6 Schädel-Hirn-Trauma

61.6.1 Grundlagen

Definition **Schädel-Hirn-Trauma**
Ein Schädel-Hirn-Trauma ist eine Verletzung des Gehirns, ausgelöst durch Gewalteinwirkung. Die Funktion des Gehirns kann beeinträchtigt sein.

Schädel-Hirn-Traumata werden eingeteilt in offene und geschlossene. Bei einem offenen Schädel-Hirn-Trauma ist die harte Hirnhaut verletzt. Es gibt eine direkte Verbindung zwischen Außenluft und Gehirn. Dadurch besteht ein hohes Infektionsrisiko und es muss schnell operiert werden. Bei einem geschlossenen Schädel-Hirn-Trauma sind die Hirnhäute intakt. Es wird auch gedecktes Schädel-Hirn-Trauma genannt. Die Schwere eines Schädel-Hirn-Traumas kann auf Basis der Glasgow-Koma-Skala (GCS) eingeteilt werden. Dabei werden Punkte vergeben für 3 Aspekte: Augenöffnen, beste sprachliche und beste motorische Reaktion (▶ Tab. 61.2). Daneben existiert noch die Einteilung nach Tönnis & Loew in 3 Schweregrade. Diese Einteilung ist jedoch frühestens nach 3 Wochen (retrospektiv) anwendbar:

- **Commotio cerebri** (Gehirnerschütterung): kurzzeitige Bewusstseinsstörung, evtl. Übelkeit und Erbrechen, keine erkennbaren Veränderungen im CT, keine morphologische Schädigung
- **Contusio cerebri** (Gehirnprellung): im CT oder MRT lokalisierbare Veränderungen, substanzielle Hirnschädigung
- **Compressio cerebri** (Gehirnquetschung): sekundäre Hirnschädigung durch einen erhöhten Hirndruck; dieser entsteht, wenn das Gehirn nach einer Verletzung anschwillt (Hirnödem)

Immer kommt es bei einem Schädel-Hirn-Trauma zu einer Bewusstseinsstörung, die unterschiedlich lange dauern kann. Zudem kann es zu einer Amnesie (Erinnerungslücke) kommen, die die Zeit vor (retrograde Amnesie) oder nach (anterograde Amnesie) dem Trauma betrifft. Auch Kopfschmerzen, Schwindel, Übelkeit und neurologische Ausfälle wie Lähmungen oder Sensibilitätsstörungen können auftreten. Diagnostiziert wird das Schädel-Hirn-Trauma über die Anamnese und bildgebende Verfahren (CT, MRT). Um einen epileptischen Anfall als Ursache auszuschließen, kann ein EEG durchgeführt werden.

61.6.2 Therapie und Pflege

Nach jeder Art von Schädel-Hirn-Trauma sollten Betroffene mindestens 24 Stunden lang stationär überwacht werden. Je nach Schweregrad können die Betroffenen anschließend unter Aufsicht nach Hause entlassen werden oder bleiben weiter in der Klinik. Im Falle leichter Schädel-Hirn-Traumen können Kopfschmerzen mit Analgetika (Ausnahme Acetylsalicylsäure wegen des gerinnungshemmenden Effekts), Schwindelgefühle mit Antivertiginosa sowie Übelkeit/Erbrechen mit Antiemetika behandelt werden. Die Bettruhe muss nur bei starken Kopfschmerzen eingehalten werden. Schon nach wenigen Tagen sollten Pflegende und Physiotherapeuten mit der Mobilisation beginnen.

Tab. 61.2 Glasgow-Koma-Skala.

zu bewertende Reaktion	beobachtete Reaktion	Punktzahl
Augenöffnen	spontan	4
	auf Aufforderung	3
	auf Schmerzreiz	2
	kein Augenöffnen	1
beste sprachliche Antwort	vollständig orientiert	5
	unvollständig orientiert	4
	verworren	3
	unverständlich	2
	keine	1
beste motorische Antwort	adäquat	6
	gezielte Abwehr	5
	unvollständige Abwehr	4
	Beugesynergien	3
	Strecksynergien	2
	keine Bewegung	1

Je nach Punktsumme wird der Patient in einen Schweregrad eingeteilt:
- GCS 15–13: leichtes Schädel-Hirn-Trauma
- GCS 12–9: mittelschweres Schädel-Hirn-Trauma
- GCS ≤ 8: schweres Schädel-Hirn-Trauma

Mittelschwere Schädel-Hirn-Traumata werden auf der Intensivstation überwacht und versorgt, meist werden ein zentraler Venenkatheter, eine Magensonde und ein Blasenkatheter gelegt. Bei einem schweren Schädel-Hirn-Trauma muss der Hirndruck überwacht werden. Die Patienten werden häufig intubiert und beatmet. In beiden Fällen sollten Pflegende die Augenmotorik, Pupillenreaktionen, allgemeine Motorik sowie Sensibilität und Reflexe beobachten.

WISSEN TO GO

Schädel-Hirn-Trauma

Verletzung und Funktionsbeeinträchtigung des Gehirns durch Gewalteinwirkung. Unterteilt in **offenes** und **geschlossenes Schädel-Hirn-Trauma**. Letzteres wird weiter unterteilt:
- **Commotio cerebri** (Gehirnerschütterung)
- **Contusio cerebri** (Gehirnprellung)
- **Compressio cerebri** (Gehirnquetschung)

Neuere Einteilung nach Glasgow-Koma-Skala (GSC) (▶ Tab. 61.2). **Symptome** sind Bewusstseinsstörung, Amnesie, Kopfschmerzen, Schwindel, Übelkeit, neurologische Ausfälle. **Pflegemaßnahmen**:
- mind. 24 Stunden stationäre Überwachung, Bettruhe
- ggf. auf Anordnung Analgetika (keine Acetylsalicylsäure), Antivertiginosa, Antiemetika
- mittelschweres Trauma: ggf. Intensivstation mit ZVK, Magensonde, Blasenkatheter
- schweres Trauma: Hirndruck überwachen, Intubation, Beatmung,
- Augenmotorik, Pupillenreaktion, Motorik, Sensibilität und Reflex überwachen

61.7 Entzündlich-infektiöse Erkrankungen

61.7.1 Meningitis

Grundlagen

Definition **Meningitis**
Meningitis ist eine ZNS-Infektion mit überwiegendem Befall der Hirn- und Rückenmarkshäute (Meningen).

Eine akute Meningitis kann durch Bakterien oder Viren ausgelöst werden, eine chronische Meningitis zusätzlich durch Pilze oder Parasiten. Die Symptome einer Meningitis ähneln zu Beginn denen einer Grippe. Leitsymptome der Meningitis sind (starke) **Kopfschmerzen**, **Nackensteifigkeit**, (hohes) **Fieber**, **Lichtempfindlichkeit**, **Übelkeit** und **Erbrechen** (▶ Abb. 61.16). Bei einer bakteriellen Meningitis sind die Symptome stärker, bei einer viralen Meningitis schwächer ausgeprägt. Eine Bewusstseinsstörung oder zerebrale Krampfanfälle weisen auf eine zusätzliche Entzündung des Hirngewebes (Enzephalitis) hin.

Zur Diagnose wird die Nackensteifigkeit in einer neurologischen Untersuchung mittels der sog. klinischen Meningitiszeichen abgefragt (Brudzinski-Zeichen, Kernig-Zeichen, Lasègue-Zeichen). Der Erregernachweis erfolgt über die Entnahme von Liquor (Lumbalpunktion) und deren mikroskopische und laborchemische Untersuchung. Eine Computertomografie des Kopfes erhärtet den Befund.

Mitwirken bei der Therapie

Finden sich im Liquor Nachweise auf einen bakteriellen Erreger, wird sofort mit einer hochdosierten, intravenösen **Antibiotikatherapie** begonnen, auch wenn das verursachende Bakterium noch nicht identifiziert ist. Virale Erreger können zum Teil mit Virostatika wie Aciclovir oder Zovirax behandelt werden.

Beobachtungskriterien und Pflegebasismaßnahmen

Bei Licht- und Geräuschempfindlichkeit des Patienten sollten Pflegende den Raum abdunkeln und eine ruhige Umgebung schaffen. Sie sollten die Vitalzeichen des Patienten engmaschig überwachen und den Symptomverlauf

Abb. 61.16 Meningitissymptome.

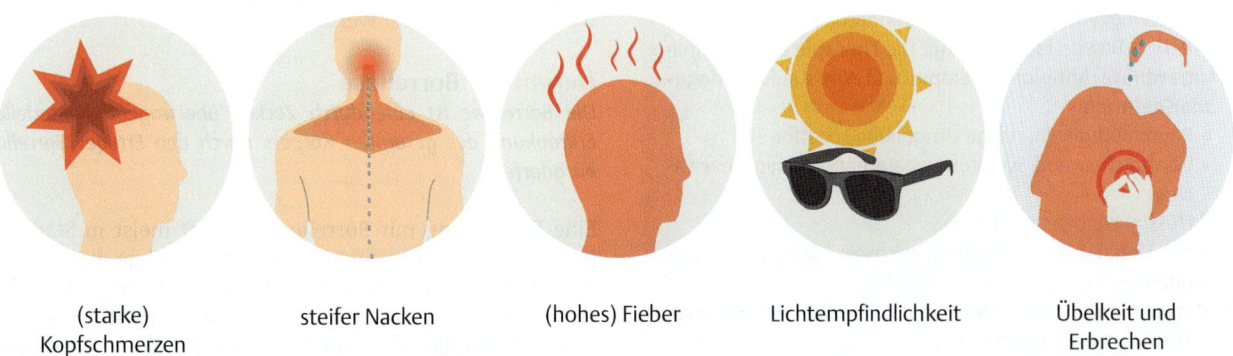

(starke) Kopfschmerzen | steifer Nacken | (hohes) Fieber | Lichtempfindlichkeit | Übelkeit und Erbrechen

Zu Beginn sind die Symptome einer Meningitis eher unspezifisch. Beschwerden wie Kopfschmerzen und Nackensteifigkeit sind jedoch deutliche Hinweise.

(Kopfschmerzen, Nackensteife, Hirndruckzeichen) überprüfen. Sie sollten eine Flüssigkeitsbilanz erstellen und den Elektrolythaushalt im Blick haben, insbesondere bei Fieber. Ab einer Temperatur von 39 °C aufwärts werden auf ärztliche Anordnung ggf. fiebersenkende Maßnahmen ergriffen, siehe Kap. „Pflege bei Fieber" (S. 758).

Pflegende übernehmen ggf. die komplette Körperpflege. Hat der Patient Fieber, sollte die Wäsche häufig gewechselt und für leichte Kleidung gesorgt werden. Schwitzt der Patient viel, kann die Haut austrocknen. Pflegende sollten daher auf eine adäquate Hautpflege achten. Zur Aktivierung kann eine Körperwaschung gegen die Haarwuchsrichtung mit Pfefferminzöl angewandt werden, siehe Belebende Ganzkörperwaschung (S. 343).

Folgende Prophylaxen sollten Pflegende beachten; siehe auch Kap. „Prophylaxen" (S. 400):
- Intertrigoprophylaxe
- Soor und Parotitisprophylaxe:
- regelmäßige (6–8-mal tgl.) Mundpflege, um die Schleimhaut feucht zu halten
- Pneumonieprophylaxe
- Thromboseprophylaxe
- Dekubitusprophylaxe

Meist wird der Patient vorerst parenteral ernährt. Pflegende sollten die (ZVK-)Einstichstelle beobachten und einen aseptischen Verbandwechsel durchführen.

Hygienemaßnahmen • Solange die Erreger noch nicht bekannt sind, wird von einem Erreger ausgegangen, der die strengsten Maßnahmen erfordert. Der Patient wird daher isoliert und in einem Einzelzimmer untergebracht. Bei der Meningitis gelten die allgemeinen Maßnahmen zur Isolation, die Sie im Kap. „Hygiene" finden (S. 312).

Pflegende müssen für Eigenschutz sorgen und soweit möglich weitere Infektionswege unterbinden. Pflegende tragen daher einen **Mund-Nasen-Schutz, Schutzkittel und Handschuhe** bei möglichem Kontakt mit erregerhaltigem Material, kontaminierten Objekten oder erkrankten Personen. Das Wechseln der Schuhe ist nicht erforderlich. Die Schutzmaßnahmen sollten bis 24 Stunden nach Beginn einer wirksamen Therapie andauern.

WISSEN TO GO

Meningitis

ZNS-Infektion mit überwiegendem Befall der Hirn- und Rückenmarkshäute (Meningen) durch Bakterien, Viren, Pilze oder Parasiten. **Symptome** sind u. a. Kopfschmerzen, Nackensteifigkeit, Fieber, Lichtempfindlichkeit, Übelkeit, Erbrechen, Bewusstseinsstörung. Die **Therapie** erfolgt durch intravenöse Antibiotikatherapie und Virostatika. **Pflegemaßnahmen**:
- Raum abdunkeln, ruhige Umgebung schaffen
- Vitalzeichen und Symptomverlauf engmaschig überwachen
- Flüssigkeitsbilanz erstellen
- bei Fieber häufig Kleidung wechseln, adäquate Hautpflege
- Prophylaxen (Intertrigo, Soor, Parotitis, Pneumonie, Thrombose, Dekubitus)

Solange der Erreger nicht bekannt ist, wird der Patient isoliert und strengste Hygiene eingehalten.

61.7.2 Enzephalitis

Definition **Enzephalitis**
Enzephalitis ist eine ZNS-Infektion mit überwiegendem Befall des Hirngewebes (und nicht „nur" der Hirnhäute wie bei der Meningitis).

Eine Enzephalitis kann durch die gleichen Erreger wie eine Meningitis verursacht werden, die häufigste Ursache ist eine **Virusinfektion**, z. B. durch Herpes-, Polio- oder Tollwutviren. Eine weitere Ursache kann eine fehlgeleitete Immunantwort nach einer Mumps-, Masern-, Röteln- oder Windpockeninfektion sein. Auch Bakterien können eine Enzephalitis verursachen, eher selten sind Pilze und Parasiten an der Entstehung beteiligt.

Symptome sind (hohes) **Fieber**, **Schüttelfrost** und **Kopfschmerzen**, plötzliche **Verwirrtheit**, **Bewusstseinstrübungen**, **neurologische Ausfälle** (Halbseitenlähmung, Sprachstörungen) oder **epileptische Anfälle**. Eine bakterielle Enzephalitis wird durch eine Liquoruntersuchung diagnostiziert, die Diagnose einer viralen Enzephalitis erfolgt zunächst über die klinischen Symptome, dann über eine Blutuntersuchung und weitere Laboruntersuchungen.

Eine bakterielle Enzephalitis wird mit Antibiotika behandelt, eine virale Enzephalitis mit spezifisch gegen Viren gerichteten Medikamenten wie Aciclovir. Die weitere Therapie gleicht der der Meningitis.

61.7.3 Durch Zecken übertragene Infektionen des ZNS

Grundlagen

Die virale Frühsommer-Meningoenzephalitis (FSME) und die bakterielle Borreliose werden von Zecken übertragen.

Definition **FSME**
Die Frühsommer-Meningoenzephalitis (FSME) ist eine durch Viren (Flavovirus) übertragene Entzündung des Gehirns, des Rückenmarks und der Hirnhäute.

Die Inkubationszeit beträgt bis zu 3 Wochen, dann kommt es bei 10–30% der Infizierten zu unspezifischen Kopf- und Gliederschmerzen. Diese Symptome werden oft mit denen eines grippalen Infekts verwechselt. Im weiteren Verlauf kommen (hohes) Fieber und die typischen Symptome einer Meningitis, Enzephalitis und/oder einer sog. Meningoenzephalomyelitis hinzu. Die Diagnose wird erstellt über den Nachweis von FSME-Antikörpern im Liquor oder Blutserum. Eine Erkrankung mit FSME muss dem Gesundheitsamt namentlich gemeldet werden.

Definition **Borreliose**
Die Borreliose ist eine durch Zecken übertragene bakterielle Erkrankung des gesamten Körpers durch den Erreger Borrelia burgdorferi.

Eine Erkrankung mit Borreliose verläuft meist in Stadien. Im Frühstadium entwickelt sich einige Tage nach dem Zeckenstich an der betroffenen Stelle eine sog. Wanderröte, eine sich ausbreitende, ringförmige Hautrötung um die Einstichstelle, die im Verlauf zentral abblasst. Bei einem Teil der Betroffenen kommt es Wochen bis Monate später zu Fieber, Müdigkeit, und neurologischen Symptomen. Die Betroffenen leiden an einer Meningitis. Im Spätstadium können sich als Spätkomplikationen eine Polyneuritis und eine sog. Enzephalomyelitis mit schweren Gangstörungen entwickeln. Borreliose wird meist über die typischen Symptome wie die Wanderröte diagnostiziert. Des Weiteren kann die Borreliose im Serum oder mittels einer Lumbalpunktion nachgewiesen werden.

Therapie und Pflege

Bei einer Erkrankung mit FSME werden nur die Symptome, nicht die Ursache therapiert. Die pflegerischen Maßnahmen sind im Abschnitt Meningitis (S. 1237) zu finden. Borreliose wird mit Antibiotika behandelt, z. B. Betalaktamen oder Tetrazyklinen.

Informieren, Schulen, Beraten

Zecken sind nur in bestimmten Regionen in Deutschland (z. B. Süddeutschland), Österreich oder der Schweiz in höherer Zahl vom Erregervirus der FSME befallen. Das Robert Koch-Institut veröffentlicht regelmäßig eine Karte der Risikogebiete in Deutschland (www.rki.de). Personen, die in Risikogebieten wohnen oder dorthin reisen, sollten sich impfen lassen. Geschlossene, helle Kleidung hilft, Zeckenstiche zu vermeiden. Insekten-Repellents, z. B. Autan, bieten für begrenzte Zeit Schutz. Unterholz, Dickicht, Strauchwerk oder hohes Gras sollten, wenn möglich, gemieden werden. In Risikogebieten wird nach Aufenthalten in der Natur ein sorgfältiges Absuchen nach Zecken empfohlen.

Bei Zeckenbefall muss die Zecke umgehend und möglichst vollständig entfernt werden. Wird die Zecke unvollständig entfernt, drohen Entzündungen. Man greift mit einer Pinzette oder einer speziellen Zeckenzange oder -karte die Zecke nahe der Hautoberfläche, möglichst an ihren Mundwerkzeugen und niemals im vollgesogenen Körper. Dann zieht man das Tier langsam und gerade heraus. Auf keinen Fall darf die Zecke vor dem Entfernen mit Öl oder Klebstoff beträufelt werden, da sie sonst Speichel und damit den Erreger in die Haut abgibt. Nach der Entfernung muss die Wunde desinfiziert werden. Die Einstichstelle muss in den nächsten 4 Wochen beobachtet werden, um anhand eines evtl. auftretenden kreisförmigen, sich vergrößernden, rotgerandeten Ausschlags um die Einstichstelle eine Borrelien-Infektion rechtzeitig zu erkennen.

61.8 Multiple Sklerose

61.8.1 Grundlagen

Definition **Multiple Sklerose**
Multiple Sklerose (MS) ist eine chronische Autoimmunerkrankung des zentralen Nervensystems, die an mehreren Stellen gleichzeitig auftreten kann (▶ Abb. 61.17). Dabei kommt es zu Entzündungen des Myelins (Markscheiden) im ZNS, wodurch es zu Demyelinisierungen der Nerven und entsprechenden klinischen Symptomen kommt.

Die Ursachen sind nicht eindeutig geklärt. Es erkranken doppelt so häufig Frauen wie Männer. Die Symptome sind vielfältig, da die Entzündungen im gesamten Nervensystem auftreten können. Bestimmte Symptome treten aber häufiger auf, insbesondere zu Beginn der Erkrankung:
- **Sensibilitätsstörungen:** „Ameisenlaufen", ein „pelziges Gefühl", Gefühlsstörungen bei Berührungen oder ein vermindertes Schmerzempfinden gelten als häufigste Frühsymptome.

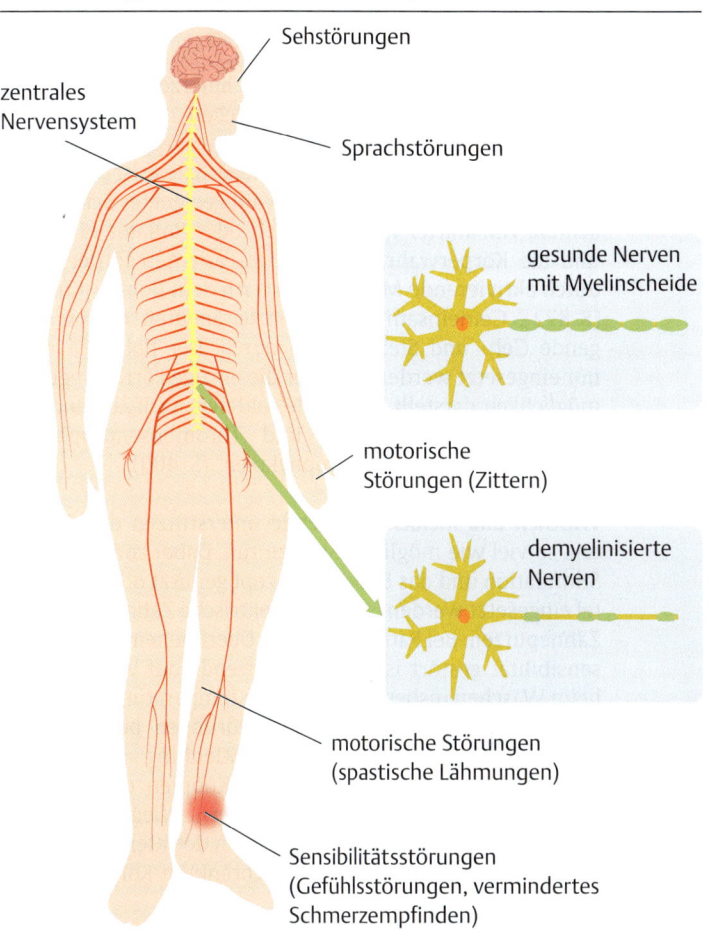

Abb. 61.17 Typische Symptome bei Multipler Sklerose.

- **Sehstörungen:** bei vielen Patienten treten Sehverschlechterungen (z. B. verschwommenes Sehen) aufgrund der Entzündung des Sehnervs als erstes Frühsymptom auf.
- **motorische Störungen:** spastische Lähmungen der Extremitäten und Zittern bei zielgerichteten Bewegungen (Intentionstremor) gehören zu den typischen motorischen Symptomen.

Die Symptome der Multiplen Sklerose treten häufig in Schüben auf und bilden sich vollständig oder unvollständig zurück. Diagnostiziert wird die Multiple Sklerose über bildgebende Verfahren (MRT), einer Erhöhung des Gesamteiweißes und das Vorkommen von Antikörpern im Liquor sowie die Messung visuell evozierter Potenziale.

61.8.2 Mitwirken bei der Therapie

Akute Krankheitsschübe werden medikamentös durch die Gabe von hochdosierten Glukokortikoiden (z. B. Methylprednisolon) behandelt. Einem neuen Schub wird vorgebeugt, indem man das Immunsystem durch die Gabe von Immunmodulatoren bzw. Immunsuppressiva beeinflusst, z. B. Beta-Interferon, Glatirameracetat, monoklonaler Antikörper (z. B. Natalizumab) oder Chemotherapeutika (Mitoxantron). Alle medikamentösen Therapien verzögern den Krankheitsverlauf, halten ihn aber nicht auf. Die symptomatische Behandlung umfasst zudem Physiotherapie zur Erhaltung der Muskelkraft und der Bewegungsfähigkeit und Ergotherapie.

61.8.3 Beobachtungskriterien und Pflegebasismaßnahmen

Bewegung • Zur Behandlung von Schmerzen wie Rücken- oder Muskelschmerzen verabreichen Pflegende auf Anordnung Analgetika. Durch die Kraftlosigkeit, schnelle Ermüdung und eine mögliche Fußheberparese ist der Patient sturzgefährdet. Pflegende sollten auf geeignetes Schuhwerk achten, Hilfsmittel wie Gehwagen oder Rollator einsetzen und die Körperwahrnehmung des Patienten fördern, z. B. durch aktivierende Maßnahmen nach dem Bobath-Konzept (S. 872). Gemeinsam mit Physiotherapeuten führen Pflegende Geh- und Stehübungen durch. Der Rollstuhl sollte nur eingesetzt werden, wenn er die einzige Fortbewegungsmöglichkeit darstellt. Pflegende sollten je nach Zustand eine Dekubitus-, Kontrakturen- und Thrombosenprophylaxe durchführen, siehe Kap. „Prophylaxen" (S. 400).

Waschen und Kleiden • Pflegende unterstützen den Patienten, so viel wie möglich selber zu tun. Dabei können basale Stimulation und das Bobath-Konzept genutzt oder Hilfsmittel eingesetzt werden, z. B. eine elektrische Zahnbürste beim Zähneputzen. Bei Patienten, deren Oberflächen- und Tiefensensibilität gestört ist, sollten Pflegende auf Wunden und beim Waschen insbesondere auf die Temperatur des Waschwassers achten. Feinmotorische Störungen beim Ankleiden können durch entsprechende Kleidung ausgeglichen werden, z. B. Reißverschlüsse statt Knöpfen oder Schuhe mit Klettverschluss statt Schuhbändern. Pflegende sollten den Patienten anleiten, beim Anziehen der Kleidungsstücke mit der motorisch stärker eingeschränkten Körperseite zu beginnen.

Essen und Trinken • Hilfsmittel wie verdickte Besteckgriffe oder Anti-Rutsch-Folie-Becher helfen bei Kraftlosigkeit, Spastik, Koordinationsstörungen und Intentionstremor. Pflegende sollten die Nahrung nur anreichen, wenn es der Zustand des Patienten notwendig macht. Pflegende sollten den Patienten motivieren, täglich mindestens 1,5 Liter Flüssigkeit zu trinken.

Kommunizieren • Häufig entwickeln die Patienten eine verwaschene undeutliche Sprache. Pflegende sollten den Patienten motivieren, aktiv zu kommunizieren. Zusammen mit Logopäden werden Sprachübungen durchgeführt.

Ausscheiden • Viele Patienten leiden unter Blasenentleerungsstörungen wie Inkontinenz oder Harnverhalt. Bei häufigem Harndrang empfiehlt sich ein Miktionsprotokoll und regelmäßiges Toilettentraining (S. 391). Besteht eine Inkontinenz, sollte auf einen Blasenverweilkatheter (transurethraler Dauerkatheter) wegen des Risikos chronischer Infektionen verzichtet werden. Bei Restharn sollte die Restharnmenge regelmäßig mit einer Restharn-Sonografie gemessen werden. Eventuell verabreichen Pflegende auf ärztliche Anordnung Spasmolytika (krampflösendes Arzneimittel). Bleiben alle Maßnahmen erfolglos, kann sich der Patient mithilfe eines sterilen Einmalkatheters selbst katheterisieren. Zur späteren Versorgung kann ein suprapubischer Katheter gelegt werden (S. 450).

Der Urin sollte täglich bezüglich Farbe und Geruch begutachtet werden. Bei Verdacht auf eine Infektion sollte eine Urinuntersuchung zum Nachweis von Bakterien im Urin durchgeführt werden, siehe Uricult-Test (S. 1035).

Bei Obstipation aufgrund mangelnder Bewegung achten Pflegende auf ballaststoffreiche Kost und ausreichende Flüssigkeitszufuhr. Es können natürliche Abführmittel angewendet werden. Bei Stuhlinkontinenz wird ein individuelles Toilettentraining durchgeführt (S. 391). Wichtig ist eine sorgfältige Haut- und Intimpflege.

Atmung • Bei fortschreitender Erkrankung sind die Patienten zum Teil nicht mehr in der Lage, ausreichend tief durchzuatmen und Bronchialsekret abzuhusten. Dadurch besteht das Risiko für unbelüftete Abschnitte in der Lunge (Atelektasen) und Pneumonie. Zur Pneumonieprophylaxe sollte auf ausreichende Flüssigkeitszufuhr geachtet werden. Atemunterstützende Maßnahmen (S. 542) wie Sekretmobilisierung und atemerleichternde Lagerung erleichtern das Abhusten. Pflegende sollten vermeiden, dass der Patient hyperventiliert, da dies Stress für den Körper bedeutet.

61.8.4 Informieren, Schulen, Beraten

Die Patienten sollten übermäßige Wärme z. B. durch heiße Bäder, Sonneneinstrahlung oder Fieber meiden, da dies zu einer Verschlechterung der Krankheitssymptomatik führen kann. Pflegende sollten den Patienten raten, auf eine vitaminreiche vollwertige Kost zu achten und Über- oder Untergewicht zu vermeiden. Während einer Glukokortikoidtherapie ist wegen der möglichen Nebenwirkungen eine salz- und zuckerarme Kost zu empfehlen.

Teilweise leiden die Patienten an schneller Ermüdung (Fatigue). Die Patienten sollte die tägliche Belastung anpassen, indem sie z. B. Ruhepausen einlegen. Über-, aber auch Unterforderung sollte vermieden werden.

Bei Frauen sind Schwangerschaften möglich, sollten aber geplant werden. Gegebenenfalls muss die Medikation verändert werden.

Pflegende sollten auf Hilfsangebote durch Sozialarbeiter und Psychologen hinweisen. Die DMSG (Deutsche Multiple Sklerose Gesellschaft, www.dmsg.de) vertritt die Belange von Menschen, die an Multipler Sklerose erkrankt sind, und bietet Beratungsangebote in privaten, beruflichen, rechtlichen und medizinischen Fragen.

WISSEN TO GO

Multiple Sklerose (MS)

Chronische Autoimmunerkrankung des ZNS, bei der die Nerven durch Entzündungen des Myelins demyelinisiert werden. **Ursachen** sind unklar. Es kommt zu Sensibilitätsstörungen (Ameisenlaufen), Gefühlsstörungen bei Berührungen, vermindertem Schmerzempfinden, Sehstörungen und motorischen Störungen (Lähmungen, Zittern). Die **Therapie** erfolgt medikamentös durch Glukokortikoide, Immunmodulatoren bzw. Immunsuppressiva. **Pflegemaßnahmen:**

- auf Anordnung Analgetika
- Patient sturzgefährdet: festes Schuhwerk, Hilfsmittel (Gehwagen, Rollator), Körperwahrnehmung schulen
- Geh- und Stehübungen mit Physiotherapeuten
- Prophylaxen (Dekubitus, Kontrakturen, Thrombose, Pneumonie)
- Sprachübungen mit Therapeuten
- Miktionsprotokoll und Toilettentraining bei Inkontinenz/ Harnverhalt

61.9 Epileptische Anfälle und Epilepsie

61.9.1 Grundlagen

Definition **Epileptischer Anfall**
Ein epileptischer Anfall ist eine vorübergehende, plötzlich auftretende Funktionsstörung des zentralen Nervensystems, die durch eine anormale neuronale Aktivität des Gehirns ausgelöst wird.

Die Symptome eines epileptischen Anfalls sind vielfältig und reichen von Muskelzuckungen, Muskelkrämpfen, Nesteln, Schlucken, Schmatzen bis hin zu unerklärbaren Geruchswahrnehmungen und „Weggetreten-Sein". Teilweise kommt es zum Verlust des Bewusstseins. Anfälle können schon durch leichte Reize, aber auch ohne erkennbaren Auslöser entstehen.

Definition **Epilepsie**
Epilepsie ist eine chronische Erkrankung des Gehirns, bei der es zu wiederholten epileptischen Anfällen ohne erkennbaren Auslöser kommt.

Epilepsie ist keine Erbkrankheit, die genetische Disposition (genetische Veranlagung) ist jedoch wahrscheinlich. Für nahe Verwandte von Epileptikern bedeutet das ein erhöhtes Krankheitsrisiko. Nicht immer gibt es eine Ursache für eine Epilepsie. Bei der sog. symptomatischen Epilepsie ist die Ursache nachweisbar. Zu diesen gehören u.a.:

- Sauerstoffmangel im Gehirn während der Schwangerschaft oder der Geburt
- Durchblutungsstörungen im Gehirn, z.B. nach einem Schlaganfall
- Gehirntumoren
- Verletzungen des Gehirns durch Unfälle
- Entzündungen des Gehirns (z.B. Meningitis, Enzephalitis)

Unterteilung

Epileptische Anfälle lassen sich u.a. nach der Verlaufsform unterteilen, siehe ▶ Tab. 61.3.

61.9.2 Mitwirken bei der Therapie

Akuttherapie

Bei einem epileptischen Anfall sollten Pflegende **unverzüglich den Arzt rufen** und versuchen, Ruhe zu bewahren – auch bei Unruhe anderer Anwesender. Zusätzlich zum Arzt kann nach einem Kollegen gerufen werden. Der Arzt bleibt normalerweise nur zur Sicherheit (Risiko des Status epilepticus). Der Patient darf auf keinen Fall alleine gelassen

Tab. 61.3 Verlaufsformen epileptischer Anfälle.

Anfallstyp	klinische Merkmale
Partielle/fokale Anfälle (nur ein Teil des Gehirns ist betroffen)	
einfach partielle Anfälle	• ohne begleitende Bewusstseinsstörung • motorisch: Muskelzuckungen einzelner Muskelgruppen, ggf. auch ganze Halbseite • sensibel: Kribbeln, ggf. auch sich „ausbreitend" • sensorisch: z.B. Lichtblitze, Sehverlust, Ohrgeräusche
komplex partielle Anfälle	• mit begleitender Bewusstseinsstörung • Automatismen wie Schmatzbewegungen oder starrer Blick • Dämmerzustand nach dem eigentlichen Anfall mit Amnesie für den Anfall
sekundär generalisierte Anfälle	• siehe Grand-Mal-Anfall
Generalisierte Anfälle (das gesamte Gehirn ist betroffen)	
Petit-Mal-Anfälle	• myoklonische Anfälle: kurzzeitige, unrhythmische Zuckungen von einzelnen Muskeln oder Muskelgruppen • Absencen: plötzliche „Abwesenheit" der Betroffenen von ca. 10 Sekunden, häufig ohne Muskelzuckungen; meist im frühen Schulalter • atonische (astatische) Anfälle: plötzlicher Tonusverlust der Muskulatur, sodass es zu Stürzen kommt; meist im Kleinkindalter • tonische Anfälle: Sekunden bis Minuten andauernde Muskelanspannung • klonische Anfälle: rhythmische Muskelzuckungen im Gesicht und an den Extremitäten • Blitz-Nick-Salaam-Anfälle (BNS): bei Säuglingen auftretende Kombination aus plötzlicher Streckung der Extremitäten („Blitz"), kurzer Anspannung der Kopfbeuger („Nick") und Vorbeugung des Oberkörpers („Salaam"; orientalischer Gruß)
Grand-Mal-Anfälle	• am Anfang meist Beugung von Kopf, Rumpf, Extremitäten • anschließend Übergang in Streckung • Übergang in Muskelzuckungen am ganzen Körper • vegetative Beteiligung mit vermehrtem Speichelfluss, erhöhter Herzfrequenz und Blutdruckanstieg • evtl. kurzzeitiger Atemstillstand mit Zyanose • kurzzeitig fehlende Lichtreaktion der Pupillen • am Ende des Anfalls häufig Urin- und/oder Stuhlabgang • Dämmerzustand nach dem Anfall mit Amnesie für den Anfall

werden und sollte zudem vor Verletzungen geschützt werden. Dazu werden u.a. Stühle oder scharfkantige Gegenstände aus der Reichweite des Patienten gestellt und ggf. eine Brille abgenommen. Der Kopf kann durch ein Kissen, ein zusammengerolltes Kleidungsstück oder eine Decke unter dem Kopf vor wiederholtem Aufprall auf den Boden geschützt werden.

ACHTUNG
Pflegende sollten nicht versuchen, den Patienten während eines Krampfes ins Bett zu legen oder einen beginnenden Anfall zu verhindern oder zu unterbrechen (Ausnahme: Status epilepticus). Man darf nicht auf den Betroffenen einreden, ihn nicht schütteln oder festhalten und keine Mundkeile einsetzen. Eventuell verkrampfte Hände sollten nicht geöffnet werden. All dies erhöht die Verletzungsgefahr.

Allerdings sollte versucht werden, den Patienten aus einer potenziellen Gefahrenzone zu bringen, z.B. einer Treppe. Dabei sollte er nicht an den Armen gezogen werden, da sonst ein Ausrenken des Schultergelenks droht. Während eines Anfalls darf nicht versucht werden, dem Patienten Medikamente, Flüssigkeit oder Sonstiges zu verabreichen, mit Ausnahme des Status epilepticus (S. 1242).

Pflegende sollten bei dem Betroffenen bleiben, bis der Anfall vorbei ist. Sie beobachten die Dauer, den Anfallstyp, den Verlauf, ggf. die Heftigkeit des Sturzes und ob der Kopf verletzt wurde.

Sofern ein einzelner epileptischer Anfall nicht länger als 3 Minuten andauert, muss nicht sofort medikamentös behandelt werden. Antikonvulsiva sollten erst eingesetzt werden, wenn der Anfall länger als 5 Minuten andauert.

Maßnahmen nach dem Anfall

Wenn der Patient nicht bei Bewusstsein ist, sollten Pflegende ihn so schnell wie möglich in die stabile Seitenlage bringen (S. 285). Dadurch werden die Atemwege freigehalten und verhindert, dass Speichel oder Erbrochenes in Luftröhre und Lungen gelangen. Bei Erbrechen sollten Pflegende nach dem Anfall den Mund auswischen, um eine Aspiration zu verhindern. Die Kleidung des Patienten kann gelockert werden, um die Atmung zu erleichtern. Nach einem Sturz sollte der Patient zunächst auf gefährliche Verletzungen überprüft werden, die umfangreichere Untersuchung kann meist später erfolgen. Wichtig ist eine genaue Dokumentation des Vorfalls.

Notfall Status epilepticus

Definition Status epilepticus
Dauern die epileptischen Anfälle länger als 5–10 Minuten oder erlangt der Patient zwischen mind. 2 einzelnen Anfällen nicht mehr das Bewusstsein, spricht man von einem Status epilepticus.

ACHTUNG
Der Status epilepticus ist ein lebensbedrohlicher Notfall und muss medikamentös unterbrochen werden.

Die Erstversorgung eines Status epilepticus verläuft größtenteils wie bei einem epileptischen Anfall. Pflegende assistieren dem Arzt u.a. bei:
- Gabe von Sauerstoff, anfangs 4–6 Liter nach ärztlicher Anordnung
- Durchführung einer Blutgasanalyse
- Vorbereiten des Materials zum Legen eines venösen Zugangs
- Aufziehen der Medikamente nach ärztlicher Anordnung
- Bereitstellen des Notfallkoffers
- Bereitlegen des Guedel-Tubus und des Intubationsbestecks

Nach einem Status epilepticus sollten Pflegende
- regelmäßig die Vitalzeichen, das Bewusstsein und die Pupillen kontrollieren,
- auf genügende Flüssigkeitszufuhr achten und
- das Umfeld des Patienten so gestalten, dass er Ruhe und Entspannung bekommt.

Medikamentöse Therapie

Bei nachgewiesenen und behandelbaren Ursachen sollte sich die Therapie zunächst darauf konzentrieren, die Auslöser zu vermeiden (z.B. Medikamente absetzen oder umstellen). Bei Gelegenheitsanfällen muss keine weitere Therapie erfolgen. Bei wiederholten epileptischen Anfällen kann eine medikamentöse Therapie mit Antikonvulsiva begonnen werden.

Während einer Antikonvulsivatherapie sind regelmäßige **Kontrolluntersuchungen** notwendig, um den Therapieerfolg und evtl. Nebenwirkungen zu erfassen.

Definition Antikonvulsiva
Antikonvulsiva, auch Antiepileptika genannt, sind Medikamente, die das Auftreten epileptischer Anfälle unterdrücken.

▶ Tab. 61.4 gibt eine Übersicht über die gebräuchlichsten Antikonvulsiva und ihre häufigsten Nebenwirkungen.

Informieren, Schulen, Beraten

Medikamenteneinnahme • Der Patient sollte nie ohne ärztliche Absprache die Dosis verändern oder das Medikament absetzen. Vor der Einnahme zusätzlicher Medikamente muss stets der Arzt befragt werden, da die Gefahr von Wechselwirkungen besteht.

Anfallsauslöser • Alle Situationen und Faktoren, die einen Anfall auslösen können, sollen vermieden werden. Dazu zählen:
- Stressfaktoren
- Lichtreize (z.B. Fernsehen, Konzerte oder Veranstaltungen mit Lichtspielen, Videospiele)
- größere Mengen Alkohols, da sich Alkohol und Medikamente in ihren Nebenwirkungen gegenseitig verstärken können
- Hochleistungssport und Schwimmen ohne Aufsicht aufgrund der Verletzungsgefahr

Anfallskalender • Ein Anfallskalender kann helfen, die auslösenden Faktoren herauszufinden. In den Kalender werden besondere Vorkommnisse, Belastungen, Medikamente (auch Dosierung oder Kombination) und alle Anfälle eingetragen.

Straßenverkehr • Der Erhalt des Führerscheins ist möglich, allerdings nur nach 2 Jahren Anfallsfreiheit und einem negativen Epilepsiebefund im EEG. Der Führerschein wird meist zunächst auf 1 Jahr befristet, dann erfolgt eine Kontrolluntersuchung.

Beruf • Berufe mit erhöhter Selbst- und Fremdgefährdung sollten gemieden werden (z.B. Dachdecker, Busfahrer), ebenso Berufe mit Nacht- oder Schichtarbeit.

Schwangerschaft • Bei einer geplanten Schwangerschaft sollte Rücksprache mit dem Arzt gehalten werden, u.a. über

Tab. 61.4 Übersicht über die wichtigsten Antikonvulsiva.

häufig verwendete Wirkstoffe und Handelsnamen	Nebenwirkungen/Beobachtungskriterien
primär empfohlene Antikonvulsiva	
Carbamazepin: z. B. Sirtal, Tegretal	Müdigkeit, Schwindel, Übelkeit, Tremor, Diarrhö, Hautausschlag, Psychosen, Störung der kardialen Erregungsleitung (→ Herzrhythmusstörung)
Gabapentin: z. B. Neurontin	Müdigkeit, Schwindel, Ataxie, Gewichtszunahme
Lamotrigin: z. B. Lamictal	Schwindel, Übelkeit, Doppelbilder, Ataxie, Allergie, selten schwerwiegendes Exanthem
Levetiracetam: z. B. Keppra	Müdigkeit, Schwindel
Phenobarbital: z. B. Luminal	Müdigkeit/Sedierung, Hautausschlag
Phenytoin: z. B. Phenhydan	Müdigkeit, Tremor, Doppelbilder, Ataxie, Nystagmus, Osteomalazie, Zahnfleischhyperplasie, Hypertrichose
Pregabalin: z. B. Lyrica	Müdigkeit, Schwindel, Ataxie, Ödeme
Topiramat: z. B. Topamax	Müdigkeit, Schwindel, Doppelbilder, kognitive Veränderungen
Valproat: z. B. Orfiril	Tremor, Gewichtszunahme, Haarausfall, Lebertoxizität
Benzodiazepine	
Clonazepam: z. B. Rivotril	Müdigkeit, Schläfrigkeit, Abhängigkeit,
Diazepam: z. B. Valium	Müdigkeit, Schläfrigkeit, Abhängigkeit
Lorazepam: z. B. Tavor	Müdigkeit, Schläfrigkeit, Abhängigkeit

Medikamentenwechsel, Einstellung der Therapie, Umgang mit Geburtsstress und evtl. einem erhöhten Auftreten von Anfällen.

Reisen und Impfungen • Bei Fernreisen sollte wegen der Medikamenteneinnahme auf Zeitverschiebungen geachtet werden. Flugreisen sind möglich, einige Fluggesellschaften verlangen ein ärztliches Attest mit Auskunft über Anfallstyp, Medikamente, allgemeine Verhaltensregeln und Notwendigkeit einer Begleitperson. Impfungen sollten mit einem Arzt abgeklärt werden.

WISSEN TO GO

Epileptische Anfälle und Epilepsie – Grundlagen und Akuttherapie

Ein **epileptischer Anfall** ist eine vorübergehende, plötzlich auftretende Funktionsstörung des zentralen Nervensystems, die durch eine anormale neuronale Aktivität des Gehirns ausgelöst wird. **Symptome** sind z. B. Muskelzuckungen, Muskelkrämpfe, Geruchswahrnehmungen und Bewusstseinsverlust. Anfälle lassen sich nach Verlauf unterteilen (▶ Tab. 61.3). Die **Epilepsie** ist eine chronische Erkrankung des Gehirns mit wiederholten epileptischen Anfällen. Der **Status epilepticus** ist ein lebensbedrohlicher Notfall, bei dem die Anfälle länger als 5–10 min dauern oder der Patient zwischen mind. 2 einzelnen Anfällen ohne Bewusstsein bleibt.

- **Akuttherapie:**
  - unverzüglich Arzt rufen
  - Patienten nicht alleine lassen, vor Verletzung schützen
  - Anfall nicht unterbrechen, Ausnahme: Status epilepticus
  - ggf. Kopf mit Kissen/Decke schützen
  - keine Medikamente während des Anfalls verabreichen, Ausnahme: Status epilepticus
- **nach dem Anfall:**
  - Patienten in stabile Seitenlage bringen
  - Atemwege freihalten/freimachen
  - auf gefährliche Verletzung prüfen

Die **medikamentöse Therapie** erfolgt mit Antikonvulsiva (▶ Tab. 61.4)

61.10 Basalganglienerkrankungen

61.10.1 Parkinson-Syndrom

Grundlagen

Definition **Parkinson-Syndrom**
Das Parkinson-Syndrom ist eine degenerative Erkrankung des Nervensystems, die unwillkürliche Bewegungsabläufe hervorruft und willkürliche Bewegungsabläufe stört. Daher auch der Name Schüttellähmung.

61 Pflege bei Erkrankungen des Nervensystems

Am Parkinson-Syndrom Erkrankte zeigen eine typische Symptom-Trias aus Muskelsteifheit (**Rigor**), Verlangsamung der Bewegungen (**Bradykinese**) bis hin zur Bewegungsarmut (Akinese) sowie einem Ruhezittern (**Ruhetremor**). Drei Formen des Parkinson-Syndroms können unterschieden werden:

1. **idiopathisches Parkinson-Syndrom:** eigentliche Parkinson-Erkrankung, auch Morbus Parkinson genannt. In der Substantia nigra im Mittelhirn sterben Nervenzellen, die den Neurotransmitter Dopamin herstellen. Dadurch kommt es zu einem Mangel an Dopamin. Die Ursache ist unklar.
2. **symptomatisches Parkinson-Syndrom:** hat klinisch eine ähnliche Symptomatik wie Morbus Parkinson, die Ursache ist aber bekannt, z.B. bestimmte Medikamente (v.a. Neuroleptika), Vergiftungen (v.a. Kohlenmonoxid), Tumoren, Stoffwechselkrankheit Morbus Wilson, Trauma.
3. **idiopathisch-degeneratives Parkinson-Syndrom:** Es treten Parkinson-ähnliche Symptome im Rahmen anderer Erkrankungen des ZNS auf, z.B. bei Morbus Alzheimer, der Lewy-Körperchen-Erkrankung und Multisystematrophien.

Vom Parkinson-Syndrom Betroffene gehen in leicht gebückter Haltung, das Gesicht ist maskenhaft, der Gang schlurfend (▶ Abb. 61.18). Das Starten und Beenden von Bewegungen fällt den Patienten schwer. Durch die erhöhte Talgproduktion glänzt das Gesicht (Salbengesicht). Dazu kann es zu psychischen Beeinträchtigungen wie Stimmungsschwankungen, Depressivität und kognitiven Störungen kommen. Diagnostiziert wird Parkinson anhand der klinischen Symptomatik und einem Test, ob nach Gabe von L-Dopa die Symptome zurückgehen.

Abb. 61.18 Typische Symptome des Parkinson-Syndroms.

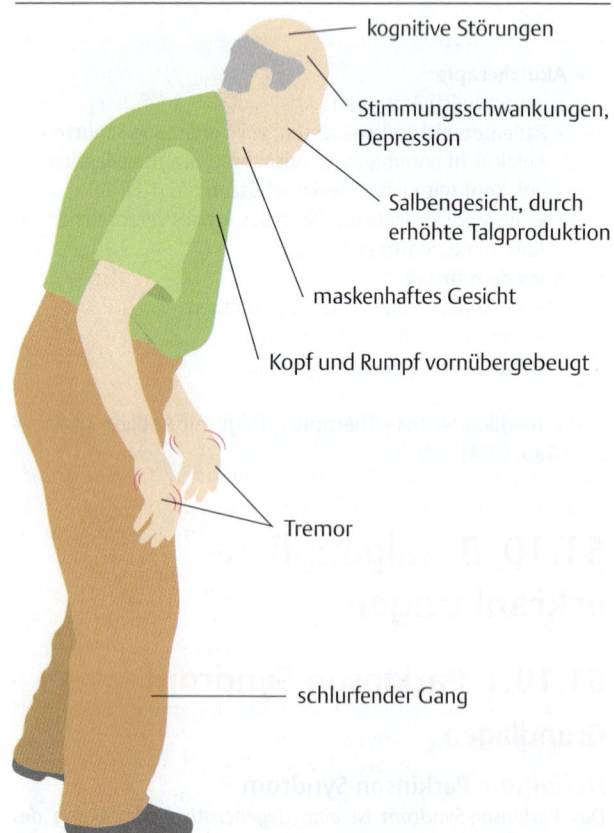

Mitwirken bei der Therapie

Bei symptomatischen Parkinson-Syndromen ist u.U. eine kausale Therapie möglich (z.B. Absetzen von Neuroleptika), beim eigentlichen Morbus Parkinson ist eine Heilung aktuell nicht möglich. Stattdessen versucht man, den Krankheitsverlauf zu verzögern und die Symptome zu lindern. Hauptansatzpunkt der medikamentösen Therapie die Behebung des Dopamin-Mangels. Einen Überblick über die gebräuchlichsten Medikamente zur Behandlung von Morbus Parkinson und ihre klinisch relevanten Nebenwirkungen bietet ▶ Tab. 61.5.

Pflegebasismaßnahmen

Bewegung

Pflegende unterstützen den Physiotherapeuten bei der Bewegungstherapie. Sie greifen alltägliche Bewegungsabläufe des Patienten auf und trainieren diese gezielt. Pflegende sollten den Bewegungsablauf vorher mit dem Patienten besprechen, Pausen gewähren und realistische Ziele setzen. Der Patient darf nicht überfordert werden.

Häufig ist der Patient nicht in der Lage, den ersten Schritt beim Gehen zu machen, er wirkt eingefroren (sog. „freezing"). In dieser Situation kann er versuchen, einen Schritt zur Seite zu machen oder auf der Stelle zu treten und anschließend sofort weiterzugehen. Eine andere Möglichkeit ist der Storchengang (Hochreißen der Beine). Auch optische und akustische Reize können Bewegungsanreize geben, Beispiele hierfür sind u.a.:

- Marschmusik oder Taktgeber im iPod oder Smartphone, Einüben von Selbstkommandos,
- über einen Stock oder Papierstreifen steigen oder
- ein spezieller Freezing-Gehstock (▶ Abb. 61.19).

Gehtraining • Der Patient sollte aufrecht stehen können. Beim Gehen muss auf die Schrittlänge des Patienten geachtet werden, um Trippelschritte zu verhindern. Die Fersen sollen zuerst aufsetzen, der Fuß soll abrollen. Dadurch wird Schlurfen verhindert. Beim Umdrehen soll der Patient einen kleinen Bogen gehen und sich nicht eng mit vielen kleinen Schritten auf der Stelle drehen. Auch hier helfen optische Hilfsmittel wie Querstreifen oder Schachbrettmuster auf dem Boden, Rhythmus und Musik oder das Reichen einer Hand. Weitere Hilfsmittel sind Gehwagen oder Unterarmwagen.

Abb. 61.19 Freezing-Gehstock.

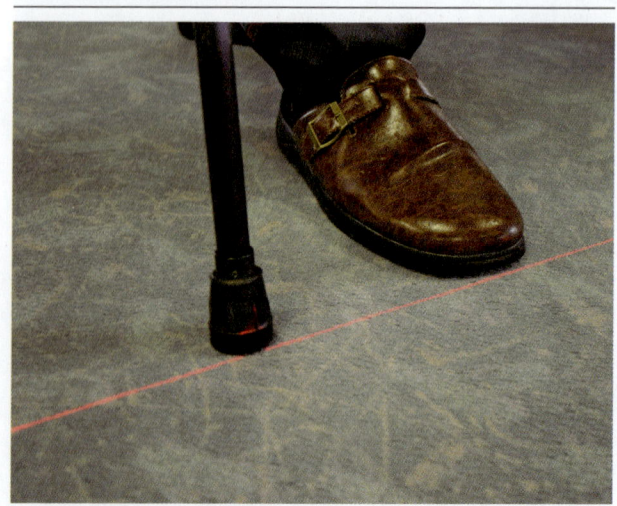

Tab. 61.5 Die gebräuchlichsten Medikamente bei Morbus Parkinson.

Wirkstoffgruppe	Wirkstoff (Handelsname)	Nebenwirkungen/Beobachtungskriterien
Dopaminagonisten	• Bromocriptin: z. B. Kirim • Lisurid: z. B. Dopergin • Cabergolin: z. B. Cabaseril • Pergolid: z. B. Parkotil • Piribedil: z. B. Clarium • Pramipexol: z. B. Sifrol • Ropirinol: z. B. Requip • Rotigotin: z. B. Neupro	Übelkeit, Schwindel, Hypotonie, psychotische Symptome, Zwangsstörungen (Kaufrausch)
L-Dopa-Präparate	• L-Dopa + Benserazid: z. B. Madopar • L-Dopa + Carbidopa: z. B. Nacom	Bewegungsstörung (Hyperkinesien), psychotische Symptome, Depression, Magen-Darm-Beschwerden
MAO-B-Hemmer	• Rasagilin: z. B. Azilect • Selegilin: z. B. Deprenyl • Xilopar: z. B. Selegilin	Mundtrockenheit, Schwindel, Blasenstörung, Ödeme, Psychose, Blutdruckstörung
COMT-Hemmer	• Entacapon: z. B. Comtess • Tolcapon: z. B. Tasmar	Magen-Darm-Beschwerden, Bewegungsstörung (Dyskinesien), Verfärbung des Urins
NMDA-Antagonisten	Amantadin: z. B. PK-Merz	Ödeme, psychotische Symptome, Übelkeit, Erbrechen, Durchfall, Miktionsstörungen
Anticholinergika	• Biperiden: z. B. Akineton • Metixen: z. B. Tremarit • Trihexyphenidyl: z. B. Artane	Mundtrockenheit, Harnverhalt, Darmträgheit, erhöhter Augeninnendruck (nur noch selten eingesetzt)

Auf Knopfdruck erscheint ein roter Laserstrahl am Boden. Der Patient tritt über dieses optische Zeichen und kann dadurch die Starthemmung unterbrechen. Es gibt diesen Stock auch in einer mechanischen Version, bei der auf Knopfdruck eine rote Querstange aus dem unteren Teil des Stockes aufklappt.

Essen und Trinken

Insbesondere im Spätstadium erschweren Bewegungshemmungen und Zittern die Nahrungsaufnahme. Hier können Hilfsmittel eingesetzt werden wie
- Besteck mit verdickten Griffflächen,
- Teller mit erhöhtem Rand,
- Antirutschmatten und
- stabile Gläser mit Strohhalm.

! Merken L-Dopa Einnahme
L-Dopa-haltige Medikamente müssen mindestens eine halbe Stunde vor oder nach einem eiweißreichen Essen und dürfen nicht mit Milch, Quark oder Joghurt eingenommen werden. Bei der Aufspaltung von Eiweißen im Verdauungstrakt entstehen Aminosäuren, die wiederum die Aufnahme von L-Dopa verhindern.

Übermäßiges Schwitzen führt zu Elektrolyt- und Flüssigkeitsverlust. In extremen Fällen kann es zu Kalium- und Natriummangel und somit zu Krämpfen und Übelkeit kommen. In diesem Fall kann z.B. eine Brühe verabreicht werden. Pflegende achten auf ausreichende Flüssigkeitszufuhr. Bei hohen Temperaturen sollte die orale Flüssigkeitszufuhr auf 3 Liter angehoben werden, wenn keine Kontraindikationen wie Herz- oder Niereninsuffizienz bestehen.

Prophylaxen

Um einer Pneumonie vorzubeugen, führen die Pflegekräfte regelmäßig Atemübungen durch (S. 548). Parkinson-Patienten haben häufig aufgrund der Akinese eine oberflächliche Atmung. Bei Schluckproblemen hilft ein Schlucktraining durch die Logopädie. Durch das übermäßige Schwitzen sind die Patienten erkältungsgefährdet. Pflegende sollten beim Patienten auf schweißdurchlässige, leichte Kleidung achten. Die übermäßige Talgproduktion erhöht die Gefahr von Hautpilzinfektionen, daher ist eine gründliche Körperhygiene sehr wichtig. Bei immobilen Patienten führen Pflegende eine Dekubitusprophylaxe durch (S. 400).

Informieren, Schulen, Beraten

Auch nach der Entlassung sollten Physiotherapie und Logopädie fortgesetzt werden. Halbjährliche Zahnarztkontrollen sind sinnvoll, v.a. bei den sog. oromandibulären Dyskinesien (abnorme, unwillkürliche Bewegungen der Zunge und des Kiefers), da sich Zahnprothesen durch die Bewegungen lockern können.

Sport wie Radfahren, Tennis, Wandern, und speziell Nordic Walking eignet sich sehr gut zur Verbesserung der Beweglichkeit. Die Arme schwingen beim Gehen mit fortschreitender Krankheit immer weniger mit, durch den Einsatz der Stöcke bei Nordic Walking werden die Arme aktiv in die Gehbewegung mit einbezogen.

Weitere Informationen bieten die Deutsche Parkinson Vereinigung (www.parkinson-vereinigung.de) und das Kompetenznetzwerk Parkinson (www.kompetenznetz-parkinson.de).

> **WISSEN TO GO**
>
> **Parkinson-Syndrom**
>
> Erkrankung des Nervensystems, die unwillkürliche Bewegungsabläufe hervorruft und willkürliche Bewegungsabläufe stört. Drei Formen werden unterschieden:
> - **idiopathisch:** eigentliche Parkinson-Erkrankung (**Morbus Parkinson**), **Ursache** unklar, zu wenig Dopamin vorhanden
> - **symptomatisch:** bekannte **Ursache**, z. B. Medikamente, Vergiftungen, Tumoren, Trauma
> - **idiopathisch-degenerativ:** Parkinson-ähnliche Symptome im Rahmen anderer Erkrankungen des ZNS, z. B. Morbus Alzheimer
>
> **Symptome** sind u. a.: Muskelsteifheit (Rigor), Verlangsamung der Bewegungen (Bradykinese), Bewegungsarmut (Akinese), Ruhetremor, Starthemmung bei Bewegungen, maskenhaftes Gesicht. Eine kausale **Therapie** ist nur beim symptomatischen Parkinson möglich; beim idiopathischen wird der Dopamin-Mangel durch Medikamente ausgeglichen (▶ Tab. 61.5). **Pflegemaßnahmen**:
> - bei Bewegung unterstützen (Impulse geben)
> - Gehtraining
> - Hilfsmittel bei Essen und Trinken (spezielles Besteck/Geschirr, Antirutschmatten)
> - L-Dopa nicht mit Milchprodukten verabreichen
> - auf Flüssigkeitszufuhr achten
> - Prophylaxen (Pneumonie, Dekubitus)

61.10.2 Chorea Huntington

Grundlagen

Definition Chorea Huntington
Chorea Huntington ist eine Erkrankung des Nervensystems, bei der es zum Untergang von hemmenden (GABAergen) Neuronen in Endhirn- und Zwischenhirnkernen kommt. Der Verlust führt zur Enthemmung anderer Hirngebiete und äußert sich in plötzlichen und willkürlichen Bewegungen, im fortgeschrittenen Stadium auch in Demenz.

Im Gegensatz zum Parkinson-Syndrom, wo ein „Zuwenig" an Bewegung vorherrscht, ist die Chorea Huntington durch ein „Zuviel" an Bewegung geprägt. Die Ursache für den Neuronenverlust ist ein **Gendefekt**, der mit einem Gentest nachgewiesen werden kann. Die ersten Symptome treten meist zwischen dem 30. und dem 50. Lebensjahr auf. Als frühe Zeichen zeigen sich an Armen und Beinen und im Gesicht **Zuckungen** und unwillkürliche Bewegungen (**Hyperkinesien**), im späteren Krankheitsverlauf sind auch andere Muskelgruppen betroffen. Zusätzlich kommt es zu **Persönlichkeitsveränderungen** und **Demenz**.

Therapie und Pflege

Chorea Huntington ist nicht heilbar. Die therapeutischen Maßnahmen sollen die Symptome lindern und den Krankheitsverlauf verzögern. Einen sehr wichtigen Teil der Therapie nimmt die Physiotherapie ein. Sie hilft den Patienten, mit den Hyperkinesien umzugehen. Zusätzlich können zur Hemmung der Hyperkinesien Neuroleptika eingesetzt werden.

Durch die übermäßige Bewegung besteht erhöhter Kalorienbedarf. Pflegende sollten auf eine ausreichende Kalorienzufuhr achten und eine regelmäßige Gewichtskontrolle durchführen. Eventuell wirken Pflegekräfte mit bei Bewegungs- und Gleichgewichtstherapie, Atemtherapie, Sprechtraining, Schlucktraining und Toilettentraining.

Viele Patienten verspüren große Lust auf süßes Essen. Dem kann großzügig nachgegeben werden, da es dadurch im Gehirn zu einer höheren Zuckerkonzentration kommt und Zuckermangel in den Gehirnzellen beim Untergang der Neuronen eine entscheidende Rolle spielt.

> **WISSEN TO GO**
>
> **Chorea Huntington**
>
> Erkrankung des Nervensystems, bei der die hemmenden GABAergen Neuronen aufgrund eines Gendefekts zugrunde gehen. Dadurch kommt es zu plötzlichen, willkürlichen Bewegungen, im fortgeschrittenen Stadium zu Demenz. Chorea Huntington ist nicht heilbar. **Pflegemaßnahmen**:
> - auf ausreichende Kalorienzufuhr achten (Bewegung erhöht Kalorienbedarf), regelmäßige Gewichtskontrolle
> - Mitwirken bei Bewegungs- und Gleichgewichtstherapie, Atemtherapie, Sprechtraining

61.11 Motorische Degenerationen

61.11.1 Amyotrophe Lateralsklerose

Grundlagen

Definition Amyotrophe Lateralsklerose
Die amyotrophe Lateralsklerose (ALS) ist eine Erkrankung des ZNS, bei der Motoneurone – Neurone, die für „Bewegungs-Informationen" verantwortlich sind – im Gehirn und Rückenmark (Pyramidenbahn) zugrunde gehen.

Die Ursachen der Erkrankung sind nicht bekannt. Meist tritt sie sporadisch auf, nur selten gibt es eine familiäre Häufung. Am häufigsten tritt die Erkrankung ab dem 50. Lebensjahr auf. Nur selten sind jüngere Erwachsene betroffen. Durch den Untergang der Motoneurone kommt es zu **Lähmungen** der betroffenen Muskeln. Zu Beginn zeigen sich meist in den Händen Muskelzuckungen (Faszikulationen) und Lähmungserscheinungen, später auch an Armen und Beinen. Die Patienten leiden zudem an **Schluck- und Sprechstörungen**. Typisch ist das gleichzeitige Auftreten von spastischen (mit gesteigerten Reflexen) und schlaffen Lähmungen (mit abgeschwächten Reflexen). Lebensbedrohlich ist der Befall der Atemmuskulatur. Die Sensibilität ist nicht gestört, kognitive Fähigkeiten bleiben erhalten. Diagnostiziert wird ALS über die klinische Symptomatik und durch neurophysiologische Untersuchungen (Elektromyografie, Neurografie).

Therapie und Pflege

ALS ist nicht heilbar. Bei der Hälfte der Betroffenen liegt die Überlebenszeit nach der Diagnose zwischen 36 und 48 Monaten. Zur Behandlung der Symptome kann eine Vielzahl von Therapien angewandt werden, u. a. Physiotherapie und Logopädie. Pflegende sollten die gängigen Prophylaxen anwenden, wie sie im Kap. „Prophylaxen" beschrieben sind (S. 400).

61.11.2 Spinale Muskelatrophie

Definition **Spinale Muskelatrophie**
Spinale Muskelatrophien (SMA) sind eine Gruppe von Krankheitsbildern, die unterschiedliche Symptome (u. a. Muskelzittern und Lähmungen) haben. Sie werden ausgelöst durch das Zugrundegehen einer bestimmten Gruppe von Motoneuronen im Rückenmark und z. T. im Hirnstamm.

Die Ursachen sind genetische Defekte. Die Krankheitsbilder unterscheiden sich, je nachdem, wo die Motoneurone zugrunde gehen. Symptome sind u.a. **Muskelzittern, Muskelzuckungen** (Faszikulationen) und schlaffe **Lähmungen**. Diagnostiziert werden spinale Muskelatrophien über die klinischen Symptome, Elektromyografie, Neurografie und Muskelbiopsie sowie ggf. eine genetische Diagnostik.

Wie bei der ALS gibt es keine Therapie der Ursachen und damit auch keine Heilung. Die Therapie konzentriert sich auf die Symptome. Physio-, Ergo- und Sprachtherapeuten arbeiten eng mit den Pflegekräften zusammen. Ein wichtiger Bestandteil der Therapie sind Atemübungen (S. 548).

WISSEN TO GO

Motorische Degenerationen

- **Amyotrophe Lateralsklerose (ALS):** Motoneurone in Gehirn und Rückenmark gehen zugrunde. Zu Beginn treten meist Muskelzuckungen (Faszikulationen) auf, dazu kommen Schluck- und Sprachstörungen, typisch sind spastische und schlaffe Lähmungen → Lähmung der Atemmuskulatur ist lebensbedrohlich.
- **Spinale Muskelatrophie:** Motoneurone im Rückenmark und z. T. im Hirnstamm gehen zugrunde. Es treten Muskelzittern, Muskelzuckungen (Faszikulationen) und schlaffe Lähmungen auf.
- **Therapie und Pflege:** Beide Krankheiten sind nicht heilbar. Pflegende arbeiten mit Physio-, Ergo- und Sprachtherapeuten zusammen, sollten gängige Prophylaxen beachten.

61.12 Demenz

61.12.1 Grundlagen

Definition **Demenz**
Demenz beschreibt den Verlust von erworbenen kognitiven (geistigen) und sozialen Fähigkeiten. Die Ursache ist eine Erkrankung des Gehirns.

Die Häufigkeit, an einer Demenz zu erkranken, liegt bei den 65- bis 69-Jährigen bei etwa 1,5 %, verdoppelt sich im Abstand von jeweils etwa 5 Altersjahren und steigt bei den 90-Jährigen und Älteren auf über 30 % an (RKI, 2005). Betroffene Fähigkeiten sind z. B. Gedächtnis, Denken, Orientierung, Lernfähigkeit, Sprache und Urteilsvermögen. Zudem treten Störungen des Sozialverhaltens, der emotionalen Kontrolle und der Motivation auf. ▶ Tab. 61.6 zeigt eine Übersicht der typischen Primärsymptome und die daraus häufig entstehenden Sekundärsymptome.

Tab. 61.6 Primärsymptome der Demenz und daraus entstehende Sekundärsymptome.

Primärsymptome	Sekundärsymptom
durch die Gedächtnisstörung, die Agnosie oder die Störung der Urteilsfähigkeit entsteht →	Orientierungsstörung: räumliche, zeitliche, situative und zur Person
durch die Wahrnehmung der Symptome und ihrer Folgen entsteht →	reaktive Depression
aufgrund der Orientierungslosigkeit entsteht →	Angst
durch die gestörte Einschätzung der Situation, als Reaktion auf Angst, entsteht →	Aggressivität
durch den Versuch, sich die eigene Situation zu erklären (wieso finde ich nichts? – weil andere es verstecken!), entstehen →	Wahnideen, Wahnvorstellungen
durch die Amnesie, um Lücken auszufüllen, um sich selbst noch wahrzunehmen, entstehen →	Perseverationen, sich monoton wiederholende Bewegungen, z. B. Schaukeln, Nesteln, Sich-Kratzen, stundenlanges Tischabwischen
aufgrund von Resignation in einer unerklärlichen Situation entstehen →	Apathie, Rückzug in die Vergangenheit
durch die Unfähigkeit, die Toilette zu finden, oder die Unfähigkeit, eigene Bedürfnisse richtig einzuschätzen, entstehen →	Stuhl- und Harninkontinenz

nach Köther I. Altenpflege. Thieme 2011

Demenz vom Alzheimer-Typ

Definition **Demenz vom Alzheimer Typ**
Bei einer Demenz vom Alzheimer Typ (Morbus Alzheimer, DAT) kommt es zu einem Verlust von Gehirngewebe in der Hirnrinde. Eine genaue Ursache ist bis heute nicht bekannt, beteiligt sind aber wahrscheinlich mehrere Gene und Umweltfaktoren.

Zwei Drittel aller Demenzen sind Demenzen vom Alzheimer-Typ (RKI, 2005). Typisch hierfür ist der Untergang von Axonen, die Ablagerung von sog. Beta-Amyloid-Peptiden (Molekül aus Aminosäuren) v. a. um Gefäße herum sowie die Ablagerung von sog. Tau-Proteinen innerhalb der Nervenzellen. Die Anzeichen für diesen Typ sind vielfältig, zu den ersten Symptomen zählt häufig eine schleichende Vergesslichkeit. Hinzu kommen Gedächtnis- und Konzentrationsstörungen, die an Intensität zunehmen, in späteren Stadien auch Schlaflosigkeit, Unruhe, Angst, Inkontinenz und Erregungszustände. Die Persönlichkeit des Betroffenen beginnt, sich zu verändern. Die Patienten nehmen die fortschreitende Erkrankung bewusst wahr, was häufig zu einer aggressiven und/oder depressiven Verstimmung führt. Im Spätstadium sind die Patienten intensiv pflegebedürftig. Das Gedächtnis ist stark beeinträchtigt, Angehörige, Partner und Freunde werden nicht mehr erkannt.

Abb. 61.20 Uhren-Zeichen-Test.

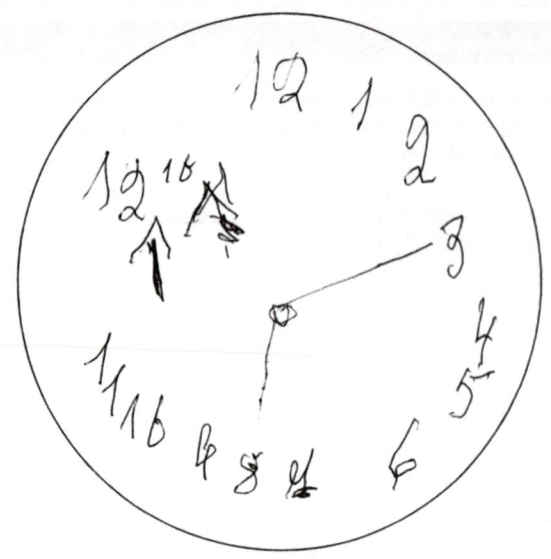

Der Patient wird aufgefordert, in einen Kreis ein Ziffernblatt und die Zeigereinstellung für 11:10 Uhr einzuzeichnen. Die Darstellung lässt Rückschlüsse auf das Ausmaß der demenziellen Erkrankung zu.

Diagnostiziert wird Morbus Alzheimer mithilfe von mehreren Untersuchungen, darunter psychiatrische und neurologische Tests, bei denen Intelligenz, Sprache, Gedächtnis und Motorik überprüft werden, z.B. der Uhren-Zeichen-Test (▶ Abb. 61.20) oder der Mini-Mental Status-Test (MMST). Bei einer Liquoruntersuchung werden erhöhte Konzentrationen von Tau-Proteinen und Beta-Amyloid Peptiden nachgewiesen. Veränderungen im Gehirn werden mit bildgebenden Verfahren (CT, MRT) erkannt.

Vaskuläre Demenz

Definition **Vaskuläre Demenz**
Während bei der Alzheimer-Demenz die Hirnrinde befallen ist (sog. kortikale Demenz), sind bei der vaskulären Demenz die Hirnbereiche unterhalb der Hirnrinde betroffen (sog. subkortikale Demenz). Sie wird auch Multi-Infarkt-Demenz (MID) oder arteriosklerotische Demenz genannt.

Die Ursache für eine vaskuläre Demenz sind chronische **Durchblutungsstörungen** durch arteriosklerotische Gefäßveränderungen, die zu kleinen Hirninfarkten und in der Folge zu einem Untergang von Hirngewebe führen.

Symptome einer vaskulären Demenz sind häufig Störungen des Antriebs, der Konzentration sowie der Stimmung, z.B. ein sehr rascher Wechsel von Lachen und Weinen. Die (kleinen) Hirninfarkte führen zu fokal-neurologischen Ausfällen wie Halbseitenlähmung, Sprachstörung, Gangstörung und gesteigerten Muskeleigenreflexen. Eine vaskuläre Demenz verläuft meist schubförmig. Die Persönlichkeit und das Sozialverhalten bleiben bei einer vaskulären Demenz erhalten.

Diagnostiziert wird die vaskuläre Demenz über die Anamnese und bildgebende Verfahren (CT, MRT). Nach der Alzheimer-Demenz ist die vaskuläre Demenz die zweithäufigste Demenzform.

! *Merken* **Abgrenzung zum Delir**
Das Delir wird auch akuter Verwirrtheitszustand oder akute exogene Psychose genannt. Hierbei treten akut Gedächtnis-, Orientierungs- und Bewusstseinsstörungen bis zu 6 Monate lang auf. Die Ursachen können Hirnerkrankungen wie Infarkte oder Hirnblutungen, Allgemeinerkrankungen wie Störungen des Elektrolythaushalts, Herz-Kreislauf-Erkrankungen oder auch Medikamentenwirkungen sein. Auch Medikamentenüberdosierungen, Vergiftungen oder Entzugserscheinungen können ein Delir auslösen. Vor allem bei älteren Patienten kann das Auftreten eines Delirs mit einer Demenz verwechselt werden. Die möglichen Ursachen sollten daher genau abgeklärt werden.

> **WISSEN TO GO**
>
> **Demenz – Grundlagen**
>
> - **Demenz vom Alzheimer-Typ (DAT).** Verlust von Gewebe in der Hirnrinde (kortikale Demenz) ohne bekannte Ursache; Patienten verlieren erworbene kognitive und soziale Fähigkeiten, z.B. Gedächtnis, Orientierung, Lernfähigkeit, Sprache, Sozialverhalten, Persönlichkeit, emotionale Kontrolle (▶ Tab. 61.6).
> - **Vaskuläre Demenz:** Verlust von Gewebe unterhalb der Hirnrinde durch Durchblutungsstörungen und kleine Hirninfarkte infolge arteriosklerotischer Gefäßveränderungen (subkortikale Demenz, Multi-Infarkt-Demenz, arteriosklerotische Demenz). **Symptome**: häufig Störungen von Antrieb, Konzentration; fokal-neurologische Ausfälle (Halbseitenlähmung, Sprach-, Gangstörung). Verläuft meist schubförmig, Persönlichkeit und Sozialverhalten bleiben erhalten.

61.12.2 Mitwirken bei der Therapie

Die Therapie der Ursachen ist bei der Demenz vom Alzheimer-Typ nicht möglich. Bei der vaskulären Demenz kann der weitere Verlauf aufgehalten werden, indem man die Risikofaktoren für die arteriosklerotischen Gefäßveränderungen minimiert, z.B. Blutdruckeinstellung bei Hypertonie oder Stoffwechselkontrolle bei Diabetes mellitus. Wichtig ist die nicht medikamentöse Therapie wie Physiotherapie, Ergotherapie und Logopädie. Eine grundlegende Maßnahme bei Patienten mit Demenz besteht darin, dem Betroffenen Orientierungshilfen zu geben, damit er sich im Alltag zurechtfinden kann.

Orientierungsstörung zur eigenen Person

Da ein Demenzpatient evtl. seinen eigenen Namen nicht mehr kennt, sollten Pflegekräfte bei der Begrüßung auch den Nachnamen des Patienten erwähnen, um Sicherheit zu vermitteln. Zeigt sich keine Reaktion, kann auch ein Kosename aus der Kindheit genutzt werden. Hier können Angehörige helfen. Verheiratete oder Verwitwete können mit dem Geburtsnamen angesprochen werden. Die Anrede mit dem Vornamen bedeutet aber nicht automatisch, dass der demente Patient auch geduzt werden darf.

Zeitliche Orientierungsstörung

Patienten mit einer zeitlichen Orientierungsstörung kennen das aktuelle Datum oder die Jahreszeit nicht. Ein großer Wandkalender mit gut lesbaren Ziffern kann hilfreich sein. Das aktuelle Datum und der Wochentag sollten immer wieder erwähnt werden. Pflegekräfte sollten den Patienten immer tageszeitgemäß begrüßen („Guten Morgen/Abend Frau Meier") oder ihn auf die Lichtverhältnisse aufmerksam machen („Frau Meier, sehen Sie mal, wie schön die Sonne heute Mittag scheint!").

Auch die „innere Uhr" kann gestört sein. Als Folge tritt unter anderem eine Schlafumkehr ein, d. h., der Patient ist nachts wach, läuft evtl. umher und schläft dafür tagsüber. Ein möglichst abwechslungsreicher Tagesablauf und viel Bewegung können helfen. Atemstimulierende Einreibungen (S. 547), beruhigende Waschungen (S. 343) und Schlafrituale am Abend (z. B. feste Zeiten oder ein Glas Milch) erleichtern das Einschlafen.

Den Betroffenen fällt es schwer, Zeiträume richtig einzuschätzen, und sie werden vielleicht schnell ungeduldig. Pflegekräfte sollten einen dementen Patienten z. B. nicht alleine vor einem Untersuchungszimmer warten lassen. Hinweise wie „Es dauert nur 5 Minuten" sind wirkungslos, da diese Informationen wieder vergessen werden. Ein biografiebezogenes Gespräch kann diese Situationen gut überbrücken und bietet dem dementen Patienten Sicherheit.

Räumliche Orientierungsstörung

Pflegekräfte sollten Patienten mit einer räumlichen Orientierungsstörung immer begleiten. Gegenstände und Orte (z. B. Toilette) können mit gut lesbaren Schildern („WC") oder der Abbildung einer Toilette markiert werden. Auch ein Schild am Kleiderschrank oder ein Foto des Patienten an der Zimmertür können die Orientierung fördern. Kleinere private Gegenstände (z. B. ein Familienfoto) auf dem Nachttisch können Sicherheit vermitteln (▶ Abb. 61.22). Es kann immer wieder vorkommen, dass demente Patienten versuchen, die Station oder das Krankenhaus zu verlassen, z. B. weil sie meinen, zur Arbeit gehen oder die Kinder versorgen zu müssen (sog. Hinlauftendenz). Pflegekräfte sollten nicht versuchen, den Patienten mit der Realität zu konfrontieren, da er in seiner Wahrnehmung vollkommen rational handelt. Mithilfe eines biografiebezogenen Gesprächs kann die Tendenz reduziert werden.

Beispiel Biografiebezogenes Gespräch
Statt „Frau Meier, Sie sind doch schon 84 Jahre alt! Sie müssen gar nicht mehr in die Arbeit" können Sie auch sagen „Frau Meier, Sie waren bestimmt schon immer besonders fleißig und pünktlich. Ein Glück, dass Sie heute frei haben." Hierdurch wird das Pflichtbewusstsein der Patientin wertgeschätzt und sie fühlt sich verstanden. Wenn Sie Zeit für ein (biografiebezogenes) Gespräch haben, entspannt sich die Situation häufig von selbst.

Menschen mit Demenz gehen oft scheinbar ziellos über die Flure und öffnen jede Tür, u. a. zu einem Ausgang oder Treppenhaus. Durch die Beeinträchtigung der kognitiven Fähigkeiten können die Patienten Gefahren nicht mehr korrekt einschätzen und betreten z. B. das Treppenhaus, auch wenn sie alleine keine Treppen mehr steigen können. Aus diesem Grund kann es sinnvoll sein, Türen zu „verstecken".

Beispiel Türen verstecken
Eine Tür, die mit einem Vorhang verhangen wird oder die mit einer selbstklebenden Folie in der Farbe der Wand beklebt ist, wird von einem Menschen mit Demenz nicht mehr als Tür wahrgenommen. Folglich wird er auch nicht versuchen, sie zu öffnen.

Trotz aller Vorsicht wird es auch Fälle geben, in denen ein Patient mit Demenz das Krankenhaus unbemerkt verlassen kann. Folgende Maßnahmen können helfen, die Risiken gering zu halten:
- Den Patienten „erkennbar" machen. Ein Aufnäher mit der Adresse des Krankenhauses in der Kleidung (z. B. im Hemdkragen oder in der Innenseite einer Jacke) oder eine Halskette mit einem Namensschild und der Telefonnummer der Angehörigen helfen Passanten dabei, den Patienten wieder zurückzubringen.
- In der Patientenakte sollte ein aktuelles Foto für die Polizei enthalten sein. Pflegende können auch die Kleidung des Patienten in der Patientenakte festhalten. In der Pflegeplanung sollten die Hinlauftendenz und alle getroffenen Maßnahmen vermerkt werden.

In einigen Fällen, z. B. bei Selbst- oder Fremdgefährdung, können freiheitsbeschränkende Maßnahmen unumgänglich sein (S. 1380). Pflegekräfte sollten jedoch immer bedenken, dass diese Maßnahmen das allerletzte Mittel darstellen müssen und nur angewendet werden dürfen, wenn alle pflegerischen Interventionen keine Wirkung mehr zeigen.

Situative Orientierungsstörung

Bei einer situativen Orientierungslosigkeit ist der Patient nicht mehr in der Lage, Situationen sinnvoll zu erfassen. Er sitzt z. B. vor seinem Essen, weiß aber nicht mehr, was zu tun ist. Es ist daher wichtig, einen dementen Patienten auch bei scheinbar einfachen Tätigkeiten zu beaufsichtigen oder ihn bei Bedarf anzuleiten. Pflegekräfte sollten genau überwachen, ob der Patient noch alleine essen und trinken kann und es auch tut. Mundgerecht vorbereitetes Essen, insbesondere passierte Kost, wird von einem dementen Patienten vielleicht nicht mehr als Nahrung erkannt. Hier ist es erforderlich, mit biografischen Reizen zu arbeiten. Pflegekräfte sollten versuchen, herauszufinden, was der Patient früher gerne gegessen hat oder welche Rituale für ihn vor den Mahlzeiten üblich waren. Hierdurch können Erinnerungen geweckt und es kann eine Verbindung zur Nahrungsaufnahme hergestellt werden.

Pflegemaßnahmen können den dementen Patienten verunsichern, wenn er sie nicht richtig erfasst. Wird die Verunsicherung zu groß, lehnt der Patient die Pflegemaßnahme evtl. ab und wehrt sich. In diesem Zusammenhang wird von **herausforderndem Verhalten** gesprochen. Pflegekräfte sollten dieses Verhalten gar nicht erst entstehen lassen, z. B. indem anstehende Tätigkeiten immer angekündigt und in kurzen, einfachen Sätzen erklärt werden. Körperkontakt (z. B. eine Hand an die Schulter des Patienten legen) vermittelt ebenfalls Sicherheit, siehe hierzu auch Allgemeine Kommunikationsgrundlagen (S. 121).

Beispiel Herausforderndes Verhalten
Frau Meier, eine 84-jährige Patientin mit Demenz, reagiert völlig aufgebracht, als eine Pflegekraft einen Verband an ihrem Unterschenkel wechseln möchte. Sie ruft laut: „Hilfe, die wollen mich umbringen!" Statt „Aber Frau Meier, hier will Sie doch keiner umbringen. Ich muss doch nur das Ulcus cruris an Ihrem Unterschenkel verbinden" kann die Pflegekraft sagen: „Frau Meier, ich verstehe, dass Sie Angst bekommen haben. Das Bein tut Ihnen sicherlich weh, oder?" Anschließend kann die Pflegekraft in einem beruhigenden Gespräch versuchen, die Spannung dieser Situation abzubauen. Sie kann in kurzen, einfachen Sätzen erläutern, was sie tun möchte, und den Patienten z. B. darauf vorbereiten, dass die Versorgung der Wunde möglicherweise etwas schmerzhaft sein wird.

Medikamenteneinnahme

Während des Krankenhausaufenthalts ist es die Aufgabe der Pflegenden, die korrekte Einnahme der Medikamente zu gewährleisten und ggf. zu überwachen. Aufgrund der Symptomatik bei demenziellen Erkrankungen (u. a. mangelnde Konzentration, fehlende zeitliche und situative Orientierung) kann es erforderlich sein, den Patienten zur Einnahme der Medikamente aufzufordern und ihn, wenn notwendig, hierbei zu unterstützen. Pflegende sollten so lange beim Patienten bleiben, bis er die notwendigen Medikamente tatsächlich eingenommen hat.

! **Merken** Medikamentengabe
Auch wenn der Patient bereits kognitive Defizite aufweist und die Pflegende die Medikamentengabe für ihn übernimmt, hat er das Recht zu erfahren, wann er Medikamente bekommt.

Werden Medikamente mit dem Essen eingegeben, sollten die Pflegekräfte den Patienten informieren, dass sich z. B. eine Tablette auf dem Löffel befindet. Sonst wird er diesen Fremdkörper evtl. einfach wieder ausspucken. Teilweise kann es notwendig sein, die Medikamente zu mörsern, um das Schlucken zu erleichtern, z. B. bei einer Dysphagie (Schluckstörung). Hier muss zunächst geprüft werden, ob das jeweilige Präparat gemörsert werden darf. Auch in diesem Fall muss der Patient anschließend darüber informiert werden, dass er nun seine Medikamente bekommt.

Psychosoziale Therapie

Verschiedene Therapieformen sind schwerpunktmäßig auf die psychosozialen Bedürfnisse der Patienten ausgerichtet und sollten insbesondere auf geriatrischen und gerontopsychiatrischen Stationen zum Einsatz kommen.

Realitätsorientierungstraining (ROT)

Mit dieser Therapieform soll die Gedächtnisleistung gefördert und die Orientierung des Patienten verbessert werden (unter anderem durch Orientierungshilfen, die ein Teil dieser Therapieform sind). Das zentrale Element ist hierbei der Realitätsbezug, d. h., der Patient erhält bei jeder Gelegenheit grundlegende Informationen zu seiner Person sowie zu Zeit, Ort und Situation. Dem Patienten werden im Rahmen von Pflegemaßnahmen einfache Fragen gestellt, um ihm die Möglichkeit zur Selbstbestimmung zu geben und um ihm Erfolgserlebnisse zu bieten. Dabei werden richtige Antworten immer direkt positiv bestärkt.

Validation

Validation ist eine Gesprächsform mit Demenzbetroffenen, die von Naomi Feil konzipiert und von Nicole Richard unter dem Namen „Integrative Validation" (IVA) weiterentwickelt worden ist. Validation ist eine spezielle Kommunikationstechnik, bei der das individuelle Erleben des Menschen mit Demenz in den Vordergrund rückt. Es wird weniger auf der Inhaltsebene, sondern mehr auf der Beziehungsebene kommuniziert. Hierfür ist es besonders wichtig, dass die Gefühle und Antriebe des Betroffenen wahrgenommen und respektiert sowie in kurzen Sätzen wiedergegeben werden. Antriebe sind z. B. Pflicht- oder Verantwortungsbewusstsein, Ehrgeiz, Pünktlichkeit oder Genauigkeit. Anschließend kann ein Gespräch auf einer allgemeineren Ebene geführt werden. Der Mensch mit Demenz fühlt sich hierdurch verstanden und angenommen („Da ist jemand, der versteht, was ich fühle!"). Diese Methode kann das Vertrauensverhältnis zwischen Patient und Pflegenden verbessern und das Wohlbefinden steigern.

Beispiel **Validation**
Herr Berthold ist nach dem Aufwachen sehr unruhig. Als die Pflegekraft ihm einen Kaffee anbietet, wird er laut: „Jetzt lass mich doch endlich gehen, ich muss zur Arbeit!" Anstatt Herrn Berthold zu korrigieren, kann die Pflegekraft direkt die Gefühle und Antriebe ansprechen, die hinter dieser Aussage erkennbar sind: „Sie sind immer sehr pünktlich!", „Sie waren schon immer so fleißig!" oder „Auf Sie kann man sich einfach immer verlassen!" Anschließend kann die Pflegekraft mit Herrn Berthold z. B. ein Gespräch über seine Arbeit führen oder darüber, wie wichtig Pünktlichkeit ist. Wenn sie das richtige Gefühl und den richtigen Antrieb anspricht, wird sich Herr Berthold gerne auf das Gespräch einlassen, da seine Gefühle und Antriebe eine viel höhere Bedeutung für ihn haben als der Inhalt seiner ursprünglichen Aussage.

Pflegekräfte sollten sich nicht entmutigen lassen, wenn ein Patient nicht so reagiert, wie sie es sich vorgestellt haben. Sie können überprüfen, ob sie tatsächlich das richtige Gefühl bzw. den richtigen Antrieb angesprochen haben, und versuchen es einfach noch einmal. Auch wenn Pflegekräfte keinen Erfolg haben sollten, ist es besser, das Erleben des Patienten wertzuschätzen und zu respektieren, als korrigierend auf ihn einzuwirken.

10-Minuten-Aktivierung

Menschen mit Demenz können sich nur für eine begrenzte Zeit konzentrieren. Die 10-Minuten-Aktivierung nutzt diesen Zeitraum und kann auch bei knappen Zeitressourcen der Pflegenden fast täglich eingesetzt werden. Für die 10-Minuten Aktivierung werden in verschiedenen Themenkästen (z. B. Schuhkartons) Materialien zu unterschiedlichen Themen gesammelt (▶ Abb. 61.21). Für das Thema „Kochen" kann die Kiste z. B. einen Kochlöffel, getrocknete Kräuter, einen Küchenschwamm und weitere Küchenutensilien enthalten. Folgende Aspekte sind zu beachten:
- Das Thema sollte für den Patienten so gewählt werden, dass er der „Experte" ist. Das heißt, er sollte Interesse an dem Thema haben und etwas dazu erzählen oder erklären können.

Abb. 61.21 10-Minuten-Aktivierung.

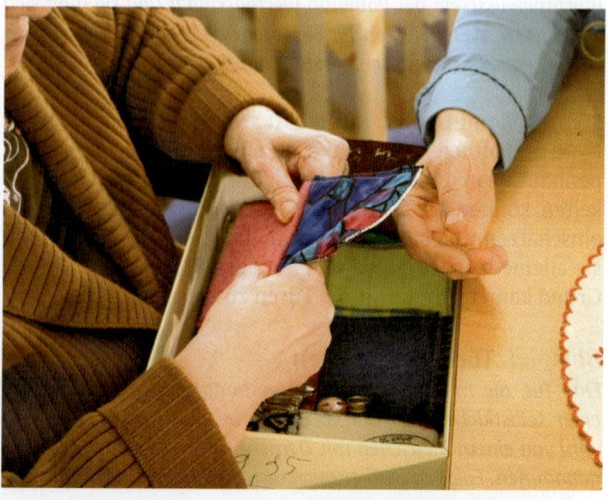

Wenn die Patientin ihr Leben lang ihre Kleider selber genäht hat, dann wecken Stoffreste, Fäden, Fingerhut und Nadelkissen viele Erinnerungen.

- Nach Möglichkeit sollte für jeden Sinn etwas in der Themenkiste sein, also Gegenstände, die der Patient anfassen, riechen, schmecken, sehen und hören kann.
- Es geht nicht immer darum, dass der Patient aktiv etwas mit den Gegenständen tut. Bereits wenn ihm Fragen gestellt werden oder er etwas riechen oder anfassen kann, werden Erinnerungen geweckt.

Der Vorteil ist, dass die Pflegenden nur wenig Vorbereitungszeit brauchen. Zudem kann die Methode spontan angewendet und jederzeit an die jeweiligen Patienten angepasst werden. Mit der 10-Minuten-Aktivierung werden das Gedächtnis sowie das Auffassungs-, Erinnerungs- und Konzentrationsvermögen des Patienten gefördert. Durch einfache Angebote und den klar begrenzten zeitlichen Umfang wird eine kognitive Überforderung des Patienten vermieden.

Erinnerungspflege

Die Erinnerungspflege ist nicht nur ein Aktivierungsangebot, sondern auch ein wichtiger Bestandteil der täglichen Zusammenarbeit von Pflegenden und Menschen mit Demenz. Die Biografie des Patienten ist die Grundlage, die von den Pflegenden bei allen Pflege- und Betreuungsmaßnahmen berücksichtigt werden sollte.

Die Lebensgeschichte zu kennen, erleichtert den Zugang.

Bei gezielten Aktivitäten können bestimmte Gegenstände oder Fotos genutzt werden, um den Patienten z. B. an seine berufliche Tätigkeit oder seine liebste Freizeitbeschäftigung zu erinnern (▶ Abb. 61.22). Bei den täglichen Pflegemaßnahmen können Erinnerungen geweckt werden, indem z. B. das Deo und die Seife aus dem Zuhause des Patienten verwendet werden. Die Erinnerungspflege kann zwar die kognitiven Fähigkeiten des Patienten nicht verbessern, fördert aber sein Wohlbefinden und damit seine Ressourcen.

Biografiearbeit

Die Biografie eines Menschen ist die Grundlage für eine förderliche Beschäftigung und Aktivierung von Menschen mit Demenz. Validation, 10-Minuten-Aktivierung und Erinnerungspflege lassen sich nur dann als therapeutisch sinnvolles Mittel einsetzen, wenn die Biografie des Menschen mit Demenz bekannt ist. Dieses Wissen liefert die notwendigen Ansatzpunkte für eine aktivierende Kommunikation und Interaktion. Die Biografie eines Menschen ist mehr als nur die Ansammlung von Eckdaten, wie Name, Geburtsort, Ausbildung und Beruf. Am hilfreichsten sind meist die „kleinen Lebensgeschichten", da diese häufig noch länger abrufbar sind und eine positive Wirkung auf den Menschen haben.

Beispiel Biografiearbeit
Die 85-jährige Frau Müller leidet unter einer fortgeschrittenen Demenz und spricht nur noch sehr selten. Sie reagiert weder auf ihren Nachnamen noch auf ihren Vornamen. Auch bei ihrem Geburtsnamen zeigt sie keine Reaktion. Von Frau Müllers Tochter erfährt die Pflegekraft, dass ihre Mutter bis zu ihrem 70. Lebensjahr in einem Kiosk Lottoscheine verkauft hat und von allen nur „Lottofee" genannt wurde. Die Pflegekraft kann Frau Müller mit ihrem altbekannten Spitznamen ansprechen und evtl. eine 10-Minuten-Aktivierung zu diesem Thema durchführen.

Abb. 61.22 Erinnerungen wecken.

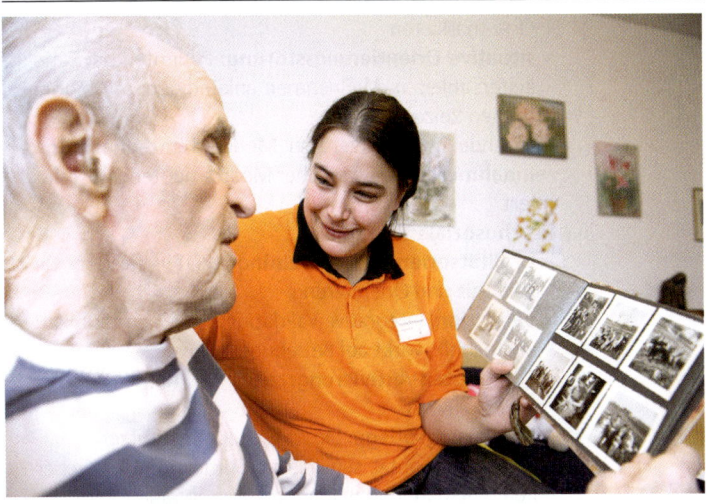

Fotos können helfen, die Erinnerung an das eigene Leben und die eigene Identität lebendig zu halten. Dies gibt den Erkrankten Sicherheit.

Snoezelen

Diese Methode wurde in den Niederlanden als Freizeitaktivität in der Pflege von Menschen mit Behinderung entwickelt. Seit vielen Jahren wird sie auch bei Menschen mit Demenz angewendet. „Snoezelen" (ausgesprochen „snuselen") ist ein Kunstwort und besteht aus den niederländischen Wörtern „snuffelen" (= schnüffeln) und „doezelen" (= dösen). Snoezelen nutzt sensorische Stimulation, um Sicherheit zu vermitteln, Entspannung zu ermöglichen und Aggressionen abzubauen.

Pflegende können spezielle Snoezelenräume – eher auf gerontopsychiatrischen Stationen üblich – oder Snoezelenwagen nutzen. Snoezelenwagen sind mobil und daher auf allen Stationen einsetzbar. Auf diesen Wagen können sich u. a. Lichtspiele und -projektoren, Duftlampen, Kuscheltiere oder Spiegelkugeln befinden. Der Wagen wird vorübergehend im Zimmer des Patienten aufgestellt und dem Patienten werden visuelle, akustische und olfaktorische Reize geboten. So lässt sich eine sensorische Deprivation vermeiden (S. 432). Grundsätzlich sind Snoezelenräume eher für Menschen mit einer Demenz im Anfangsstadium geeignet, Snoezelenwagen können auch bei einer schweren Demenz eingesetzt werden.

> **WISSEN TO GO**
>
> **Demenz – Mitwirken bei der Therapie**
>
> Bei der **vaskulären Demenz** kann der Verlauf aufgehalten werden, z. B. durch Blutdruckeinstellung bei Hypertonie und Stoffwechselkontrolle bei Diabetes mellitus. Beim **Alzheimer**-Typ ist eine Ursachentherapie nicht möglich. Wichtig ist eine nicht medikamentöse Therapie, z. B. Physio-, Ergotherapie, Logopädie. **Biografiearbeit** ist die Grundlage für alle folgenden Therapien.
> - Pflegende geben Orientierungshilfen bei:
>   - **Orientierungsstörung zur eigenen Person:** Namen, Nachnamen und Kosenamen nutzen (nicht duzen)
>   - **zeitliche Orientierungsstörung:** tageszeitgemäß begrüßen, z. B. auf Lichtverhältnisse aufmerksam machen, Zeitangaben (noch 5 Minuten) sind nutzlos

61 Pflege bei Erkrankungen des Nervensystems

- **räumliche Orientierungsstörung:** Gegenstände und Orte markieren
- **situative Orientierungsstörung:** Patienten bei Tätigkeiten anleiten, Maßnahmen ankündigen, mit biografischen Reizen arbeiten
• Pflegende unterstützen bei **Medikamentengabe und -einnahme**, Patient wird über Medikamentengabe informiert
• **Psychosoziale Therapie**
  - **Realitätsorientierungstraining** (ROT): fördert Gedächtnis und Orientierung
  - **Validation**/Integrative Validation (IVA): Kommunikationstechnik, wirkt auf Beziehungsebene
  - **10-Minuten-Aktivierung:** z. B. mit Themenkästchen für ca. 10 min
  - **Erinnerungspflege:** biografische Daten nutzen
  - **Snoezelen:** nutzt sensorische Stimulation für Sicherheit, Entspannung und Aggressionsabbau

61.12.3 Pflegebasismaßnahmen

Grundsätzlich sollte der Patient mit Demenz so viel wie möglich selbst übernehmen. Daher ist eine gezielte Beaufsichtigung und Anleitung notwendig, siehe Grundlagen der Pflege im Alter – Menschen mit Demenz im Krankenhaus (S. 646). Die Pflege von Menschen mit Demenz kann sehr anspruchsvoll sein und erfordert insbesondere bei den folgenden Pflegebasismaßnahmen besondere Kenntnisse.

Essen und Trinken

Menschen mit Demenz haben häufig Probleme mit der Energie- und Flüssigkeitszufuhr. Ursachen können u. a. ein gesteigerter Kalorienverbrauch durch Unruhe und erhöhten Bewegungsdrang, Sprachstörungen (Hunger und Durst können nicht mehr verbal geäußert werden), Schluckstörungen oder Störungen des Geruchs- und Geschmackssinns sein. Um Anzeichen einer Unterernährung bzw. einer Dehydratation rechtzeitig zu erkennen, sollten Pflegende Nahrungs- und Trinkprotokolle führen und auf Zeichen von Exsikkose achten, z. B. Trockenheit der Haut, Bewusstseinsstörungen. Pflegende können die Ernährung durch folgende Maßnahmen positiv beeinflussen:

• Die Mahlzeiten sollten sich an der Biografie des Patienten orientieren, d. h., die Ernährungsgewohnheiten, Vorlieben und Abneigungen müssen bekannt sein, da unbekannte Speisen (z. B. asiatische Gerichte) häufig abgelehnt werden.
• Das Frühstück sollte besonders reichhaltig sein, da Menschen mit Demenz häufig morgens am meisten essen.
• Das Essen sollte appetitlich angerichtet werden und muss als solches erkennbar sein. Passierte Kost kann z. B. von Menschen mit Demenz in vielen Fällen nicht als Mahlzeit erkannt werden und wird somit auch nicht gegessen.
• Das Essen sollte farblich kontrastieren, um die einzelnen Bestandteile deutlich erkennbar zu machen, z. B. kann neben dem Kartoffelbrei Erbsen- und Möhrengemüse angerichtet werden. Das Geschirr sollte einen klaren Kontrast aufweisen, z. B. durch einen farbigen Tellerrand. Hierdurch wird die Wahrnehmung gefördert und der Betroffene kann länger selbstständig essen.
• Durch den veränderten Geschmacks- und Geruchssinn werden salzige oder bittere Nahrungsmittel häufig abgelehnt. Die Mahlzeiten sollten daher bei Bedarf eher süß abgeschmeckt als überwürzt werden.

Abb. 61.23 Fingerfood.

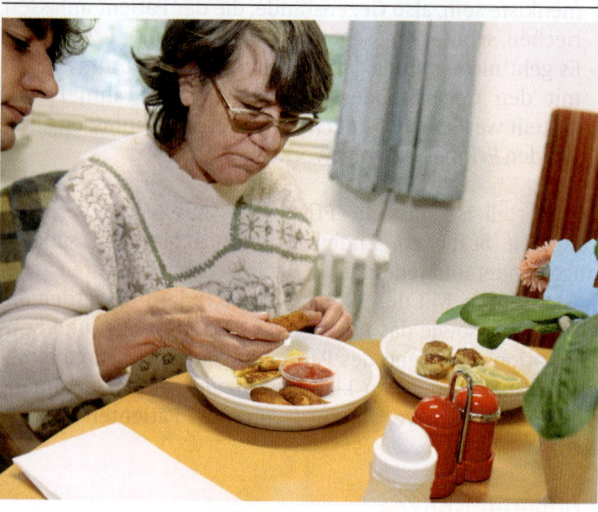

Wenn das Essen mit Messer und Gabel nicht mehr möglich ist, sind mundgerechte Häppchen, sog. Fingerfood, ideal. Dem Patienten bleibt ein Stück Selbstständigkeit erhalten.

• Wenn ein Patient seine Mahlzeiten nicht mehr mit dem Besteck zu sich nehmen kann, ist das sog. „Fingerfood" vorzuziehen. Hierbei handelt es sich um mundgerecht zubereitete Speisen, die mit den Fingern gegessen werden können (▶ Abb. 61.23). Diese Mahlzeiten können auch gut im Gehen gegessen werden, was insbesondere bei unruhigen Bewohnern mit hohem Bewegungsdrang hilfreich ist.

> **! Merken Zum Essen auffordern**
> *Wegen der kognitiven Einschränkungen vergessen Patienten manchmal die Nahrungsaufnahme. Nimmt ein Patient kein Essen zu sich, bedeutet das nicht zwingend, dass er keinen Hunger hat. Pflegende sollten diese Patienten daher beim Essen beaufsichtigen und ggf. zur Nahrungsaufnahme und zum Trinken auffordern.*

Prophylaxen

Bei Patienten mit Demenz sollten – neben den allgemeinen Prophylaxen – der Sturzprophylaxe (S. 435) sowie der Pneumonieprophylaxe (S. 416) besondere Aufmerksamkeit gewidmet werden. Allein durch die eingeschränkte Merkfähigkeit (Störung des Kurzzeitgedächtnisses) steigt die Sturzwahrscheinlichkeit auf 50 %. Bei Inkontinenz und Einschränkungen der Sehfähigkeit steigt sie noch weiter an (auf ca. 70 %). Auch aufgrund des teilweise erhöhten Bewegungsdrangs von Menschen mit Demenz sind die Maßnahmen zur Sturzprophylaxe besonders wichtig. Die Pneumonieprophylaxe ist zwingend erforderlich, da Pneumonien bei fortgeschrittener Demenz die häufigste Todesursache sind. Mit fortschreitender demenzieller Erkrankung nehmen die Mobilität und damit die Muskulatur (auch die Atemmuskulatur) ab.

61.12.4 Informieren, Schulen, Beraten

Medikamentenberatung

Pflegende sollten Angehörige und Bezugspersonen über die Wirkung, mögliche Nebenwirkungen und die korrekte Einnahme der verordneten Medikamente aufklären. Pflegende beraten zudem, wie die Medikamentenversorgung nach der Krankenhausentlassung sichergestellt werden kann. Die Angehörigen oder Bezugspersonen müssen in der Lage sein, die Medikamente korrekt vorzubereiten und zu verabreichen, wenn der Patient dies selbst nicht mehr kann.

Alltagsbewältigung

Die Erkrankung stellt sowohl für die Betroffenen als auch für die Angehörigen und Bezugspersonen eine große Belastung dar und ist häufig mit Veränderungen des gewohnten Lebens verbunden. Daher sollten Pflegende über das Krankheitsbild, den Verlauf und die möglichen Symptome informieren.

In vielen Fällen werden die Patienten nach ihrem Krankenhausaufenthalt wieder in die häusliche Umgebung entlassen. Insbesondere im Anfangsstadium einer Demenz kann dies problemlos möglich sein. Die vertraute Umgebung bietet Sicherheit und der gewohnte Tagesablauf kann fortgesetzt werden. Ist die Erkrankung jedoch vorangeschritten, sind die Betroffenen auf Unterstützung angewiesen. In diesem Fall kommt das Entlassungsmanagement oder Case Management zum Tragen. Das Entlassungsmanagement stellt sicher, dass die Angehörigen eine bedarfsgerechte Versorgung des Patienten gewährleisten können. Für Angehörige können u. a. folgenden Informationen von zusätzlichem Nutzen sein:

- **Hilfsmittelversorgung:** Der zuständige Hausarzt kann bestimmte Hilfsmittel verordnen. Wenn die Hilfsmittel ausschließlich der Erleichterung der häuslichen Pflege dienen, können sie bei der Pflegekasse des Patienten beantragt werden.
- **Wohnberatung:** Wenn aufgrund der Demenz ein Umbau der Wohnung oder ein Umzug nötig sind, bieten Wohnberatungsagenturen kostenfreie Beratung an. Informationen dazu gibt es meist im örtlichen Rathaus oder über die Krankenkassen.
- **Pflegeberatung:** Pflegestützpunkte beraten zur Frage der Pflege von Menschen mit Demenz. Das Rathaus oder die Krankenkassen können den nächstgelegenen Pflegestützpunkt nennen. Die Deutsche Alzheimer Gesellschaft e.V. (www.deutsche-alzheimer.de) bietet ein umfangreiches und kostenfreies Beratungs- und Informationsangebot mit u. a. örtlichen Beratungsstellen, Alzheimer-Telefon oder E-Mail-Beratung.
- **Angehörigenschulungen:** Ansprechpartner für Angehörigenschulungen sind die Krankenkassen. Die Schulungen informieren über die Erkrankung und den Umgang mit den Betroffenen. Die Teilnahme ist empfehlenswert, da sie die Lebensqualität der Betroffenen und der pflegenden Angehörigen erhalten und steigern können.

Entlastungsangebote

Die Pflege eines Menschen mit Demenz kann viele Jahre andauern und physisch sowie psychisch stark belastend sein. Aus diesem Grund sollten Angehörige und Bezugspersonen über mögliche Entlastungsangebote informiert werden.

- **Kurzzeitpflege:** Insbesondere unmittelbar nach der Krankenhausentlassung können die Angehörigen die Pflege aus organisatorischen Gründen evtl. noch nicht gewährleisten. Zur Entlastung kann in dieser Zeit die Kurzzeitpflege als sog. Krankenhaus-Anschlusspflege genutzt werden. Der Patient wird für kurze Zeit in speziellen Einrichtungen versorgt. Angehörige können Kurzzeitpflege z. B. bei Krankheit, Überforderung oder auch Urlaub für die Dauer von maximal 4 Wochen pro Jahr in Anspruch nehmen. Die Leistungen werden bei der Pflegekasse beantragt.
- **Verhinderungspflege:** Angehörige können Verhinderungspflege nach den ersten 6 Monaten Pflegetätigkeit für maximal 4 Wochen pro Jahr beantragen. Im Unterschied zur Kurzzeitpflege findet die professionelle Pflege zu Hause statt. Verhinderungspflege kann tage- oder stundenweise stattfinden. Die Leistungen werden bei der Pflegekasse beantragt.
- **Häusliche Krankenpflege:** Wenn die Übernahme der täglichen Pflege durch pflegende Angehörige nicht (mehr) möglich ist, kann die Versorgung des Betroffenen evtl. durch die häusliche Krankenpflege sichergestellt werden. Der Betroffene kann damit in seiner häuslichen Umgebung bleiben. Informationen hierzu erhalten pflegende Angehörige bei den jeweiligen Kranken- und Pflegekassen.
- **Selbsthilfegruppen:** In vielen Orten gibt es Selbsthilfegruppen zum Erfahrungsaustausch von pflegenden Angehörigen. Insbesondere bei psychischen Belastungen sind diese Angebote sehr sinnvoll. Informationen hierzu erhalten die Angehörigen z. B. über die Deutsche Alzheimer Gesellschaft e.V.

! Merken Versorgungsübernahme
Nicht immer können die Angehörigen die Versorgung des an Demenz erkrankten Menschen übernehmen. Die Pflege durch Angehörige kann daher nicht vorausgesetzt werden. Es ist wichtig zu prüfen, ob die häusliche Versorgung tatsächlich sichergestellt ist oder ob Kontakt zu einem ambulanten Pflegedienst oder einer stationären Pflegeeinrichtung hergestellt werden muss.

WISSEN TO GO

Demenz – Pflegebasismaßnahmen, Informieren, Schulen, Beraten

Pflege demenziell erkrankter Menschen kann sehr aufwendig sein, besondere Kenntnisse sind nötig, u. a. bei:
- **Essen und Trinken:** Nahrungs- und Trinkprotokolle führen; Biografie beachten, Essen anrichten (nach Farbe, Größe), eher süß würzen als salzig oder bitter
- **Prophylaxen:** insbesondere Sturz- und Pneumonieprophylaxe

Informieren, Schulen, Beraten
- **Medikamente:** Einnahme, Nebenwirkungen
- **Alltagsbewältigung:**
  – Krankheitsbild, Verlauf und Symptome
  – ggf. Entlassungsmanagement oder Case Management
  – Hilfsmittelversorgung
  – Wohnberatung und Pflegeberatung
- **Entlastungsangebote** für Angehörige: Kurzzeitpflege, Verhinderungspflege, häusliche Krankenpflege und Selbsthilfegruppen.

61.13 Hirntumoren

61.13.1 Grundlagen

Definition Hirntumor
Hirntumoren sind benigne (gutartige) oder maligne (bösartige) Neoplasien (Zellneubildungen) von Gehirngewebe.

Gehirntumoren lassen sich unterscheiden in **primäre Tumoren**, die sich aus Gewebe des Gehirns entwickeln, und **sekundäre Tumoren**, die Metastasen (**Tochtergeschwülste**) anderer Tumoren sind. Bösartige Gehirntumoren wachsen in das gesunde Gewebe hinein und zerstören es, während gutartige Gehirntumoren Schäden durch Schwellungen verursachen.

Die neurologischen Ausfälle und der Krankheitsverlauf hängen von der Art des Tumors, seiner Wachstumsgeschwindigkeit und seiner Lokalisation ab. Die Symptome haben eine große Bandbreite und reichen von **psychischen Auffälligkeiten** wie Wesensveränderungen oder Konzentrationsstörungen über **Lähmungen** und **Sensibilitätsstörungen** bis zu **epileptischen Anfällen** (S. 1241). Erste Warnzeichen sind – meist diffuse – Kopfschmerzen, Übelkeit und Erbrechen. Diese weisen auf einen erhöhten Hirndruck hin, der durch den Tumor verursacht werden kann. Diagnostiziert wird ein Hirntumor mittels Anamnese, körperlicher Untersuchung und bildgebender Verfahren (MRT). Durch eine Gewebeprobe wird die Art des Tumors bestimmt.

61.13.2 Therapie und Pflege

Das Ziel der Therapie ist die **vollständige Entfernung** des Tumors. Dies ist jedoch nicht bei allen Tumoren möglich, z. B. wenn die Region nur schwer oder gar nicht zugänglich ist oder der Tumor nur schwer von gesundem Gewebe abgegrenzt werden kann. In diesen Fällen oder auch zusätzlich zu einer operativen Therapie werden Strahlen- und/oder Chemotherapie eingesetzt. Die entsprechende Pflege finden Sie im Kap. „Pflege von Patienten mit malignen Tumoren" (S. 776).

61.13.3 Informieren, Schulen, Beraten

Die Diagnose „Hirntumor" ist für den Betroffenen und die Angehörigen eine große psychische Herausforderung. Informationen und Beratung sowie Verweise auf Selbsthilfegruppen und Foren finden sich u. a. bei der Deutschen Hirntumor Hilfe e.V. (www.hirntumorhilfe.de) und dem Krebsinformationsdienst des Deutschen Krebsforschungszentrums (www.krebsinformationsdienst.de). Auch eine psychoonkologische Beratung kann ggf. weiterhelfen. Hier bietet der Krebsinformationsdienst z.B. eine Suche nach ambulant tätigen Psychoonkologen.

61.13.4 Postoperative Pflege bei Hirntumoren

Für eine gründliche Überwachung und um mögliche Komplikationen frühzeitig zu erkennen, werden die Patienten auf der Intensivstation aufgenommen. Hier findet ein intensives Monitoring statt (u. a. Überwachung der Vitalfunktionen und Hirndruckmessung über Drucksonden oder externe Liquordrainagen). Um ein Hirnödem zu vermeiden, wird regelmäßig der zentrale Venendruck gemessen. Die Flüssigkeitszufuhr muss dementsprechend geregelt werden. Viele Patienten haben einen Blasenkatheter, daher gehört meist auch die Kontrolle der Urinausscheidung zu den Aufgaben der Pflegenden. Die Atmung muss überwacht werden, da das Atemzentrum durch erhöhten Hirndruck oder das ehemalige Tumorgebiet gestört sein kann. Pflegende sollten insbesondere die neurologischen Symptome im Blick haben, da sie Hinweise auf Blutungen oder Hirndruckanstiege liefern können. Genaueres zu Anzeichen von und Pflege bei erhöhtem Hirndruck finden Sie im Abschnitt Maßnahmen bei erhöhtem Hirndruck (S. 1220). Die Bewusstseinslage kann mit der Glasgow-Koma-Skala überprüft werden (▶ Tab. 61.2).

Atmung • Falls abgesaugt werden muss, sollten Pflegende dies in Kopfmittelstellung vornehmen und nicht länger als 15 Sekunden. Um häufiges Absaugen zu vermeiden, sollte darauf geachtet werden, dass die Luft ausreichend feucht und temperiert ist. Ausführliche Information zum Absaugen finden Sie im Kap. „Pflegetechniken zur Unterstützung der Atmung" (S. 553).

Waschen, Kleiden, Körperpflege • Beim Waschen sollten Pflegende darauf achten, dass das Wasser angenehm temperiert ist. Weiterhin sollten sie Hektik vermeiden. Beim Waschen und Ankleiden können Konzepte wie Bobath (S. 1223) und Basale Stimulation (S. 864) angewendet werden. Hat der Patient eine nasal liegende Magensonde, sollte die Pflegekraft die Nasenschleimhaut mit angefeuchteten Watteträgern reinigen oder Bepanthensalbe auftragen. Weitere Pflegemaßnahmen finden Sie im Kap. „Pflege von Patienten mit Sonden und Drainagen" (S. 509). Bei allen Tätigkeiten sollte auf Infektionen und Druckstellen geachtet werden, um z.B. einen Dekubitus zu vermeiden.

Prophylaxen • Bei Patienten mit Hirntumoren gilt es, die üblichen Prophylaxen zu beachten. Dazu gehört die Verhinderung von Kontrakturen, Thrombosen, Dekubitus, Pneumonie, Soor und Parotitis, Zystitis sowie Obstipation. Ausführlichere Informationen zu den verschiedenen Prophylaxen finden sich im Kap. „Prophylaxen" (S. 400).

Essen und Trinken • Die pflegerischen Maßnahmen bei der Ernährung von Patienten mit Hirntumoren entsprechen den allgemeinen nach Operationen. Diese finden Sie im Kap. „Perioperative Pflege" (S. 751).

WISSEN TO GO

Hirntumoren

Hirntumoren sind benigne (gutartige) oder maligne (bösartige) Neoplasien (Zellneubildungen) des Gehirngewebes. Als **Symptome** treten u. a. auf: psychische Auffälligkeiten, Lähmungen, Sensibilitätsstörungen, epileptische Anfälle; erstes Warnzeichen sind meist Kopfschmerzen, Übelkeit und Erbrechen. Eine vollständige Entfernung des Tumors ist nicht immer möglich; zusätzlich werden Strahlen- oder Chemotherapie eingesetzt.

Postoperative Pflege bei Hirntumoren:
- Vitalfunktionen, Hirndruck, Venendruck überwachen
- ggf. Blasenkatheter, Drucksonden, Drainage überwachen
- Flüssigkeitsprotokoll erstellen
- Atmung überwachen, ggf. absaugen
- auf neurologische Symptome achten (Hinweis auf Blutungen, erhöhter Hirndruck)
- Waschen, Kleiden, Körperpflege: ggf. Bobath-Konzept, Basale Stimulation anwenden, Dekubitusprophylaxe, Hektik vermeiden

61.14 Querschnittsyndrom

61.14.1 Grundlagen

Definition **Querschnittsyndrom**
Bei einem Querschnittsyndrom (Querschnittlähmung) ist das Rückenmark im Querschnitt teilweise oder vollständig geschädigt. Die Nervenleitung ist unterbrochen.

Die Ursachen können ein Unfall, Tumorwachstum, Entzündungen, Durchblutungsstörungen oder andere spezielle Erkrankungen wie Multiple Sklerose sein. Am häufigsten ist die Querschnittlähmung infolge eines Unfalls, die sog. **traumatische Querschnittlähmung**. Durch die akute Rückenmarkschädigung wird die spinale Nervenleitung (spinaler Schock) unterbrochen und die von den betroffenen Nerven versorgte Region (unterhalb der Schädigung) ist nicht mehr funktionsfähig.

Eine Schädigung ist auf jeder Segmenthöhe möglich. Die Symptome und ihre Dauer sind abhängig von der Art, dem Ort und dem Ausmaß der Schädigung. Betroffen sind die Motorik, die Sensibilität und das vegetative Nervensystem. Typisch sind z.B. eine **schlaffe Lähmung** kurz nach dem Trauma, **Empfindungsstörungen** oder -verlust unterhalb des „Querschnittsegments" und **Störungen von Blasen- und Darmfunktion**. Bei Verletzungen des Rückenmarks oberhalb des 4. Halswirbelkörpers kann es neben der Tetraparese (der Lähmung aller 4 Extremitäten) zum Ausfall des Atem- oder Kreislaufzentrums sowie einer Zwerchfelllähmung kommen. Zur Diagnose werden Funktionen und Reflexe geprüft und im zeitlichen Verlauf dokumentiert. Um das Ausmaß der Verletzung zu bestimmen, werden bildgebende Verfahren wie CT oder MRT genutzt.

61.14.2 Mitwirken bei der Therapie

Die Therapie einer Rückenmarksverletzung besteht aus einer ursachenbezogenen Akut- und einer Langzeitbehandlung. Bereits am Unfallort muss der Patient möglichst ruhig gelagert werden, ggf. müssen die Vitalfunktionen gesichert werden. Der Transport erfolgt auf einer Vakuummatratze und unter Anlage einer Zervikalstütze zur Sicherung der Halswirbelsäule (▶ Abb. 61.24). Eine nachweisbare Rückenmarkkompression muss umgehend operativ entlastet und die Wirbelsäule stabilisiert werden. Neben Schmerzmitteln wird häufig hochdosiert Kortison verabreicht. Im Anschluss an die Akuttherapie beginnt die lange Phase der Rehabilitation in Spezialzentren mit einem Programm aus Physio- und Ergotherapie, mit dem Ziel, die verbliebenen Körperfunktionen zu verbessern und die Re-Integration in den Alltag und das soziale Leben zu erreichen.

WISSEN TO GO

Querschnittsyndrom – Grundlagen und Therapie

Eine teilweise oder vollständige Schädigung des Rückenmarks (im Querschnitt) und der Nervenleitung führt zum Querschnittsyndrom (Querschnittlähmung). **Ursachen** können Unfall, Tumorwachstum, Entzündungen, Durchblutungsstörungen oder spezielle Erkrankungen (Multiple Sklerose) sein. **Symptome:** Die von den betroffenen Nerven versorgte Region ist nicht mehr funktionsfähig, es treten Lähmungen, Empfindungsstörungen, Blasen- und Darmfunktionsstörungen auf. **Therapie:**
- ursachenbezogene Akut- und Langzeitbehandlung
- bei Unfall ruhig lagern, Vitalfunktion überprüfen
- Transport auf Vakuummatratze mit Zervikalstütze
- Rückenmark wird operativ entlastet und Wirbelsäule stabilisiert
- Schmerzmittel- und Kortisongabe
- Rehabilitation mit Physio- und Ergotherapie

61.14.3 Beobachtungskriterien und Pflegebasismaßnahmen

Die Wirbelsäule wird stabilisiert und darf in dieser Zeit nicht bewegt werden. Es dürfen keine Scher- oder Rotationskräfte auf die Wirbelsäule einwirken, jeder Drehvorgang sollte mit 2–3 Pflegekräften erfolgen (▶ Abb. 61.25). Die pflegerischen Maßnahmen in dieser Zeit werden individuell angepasst. Bei der Rehabilitation in Spezialzentren können verschiedene Therapieformen angewendet werden. Das Bobath-Konzept (S. 872) z.B. kann zum Wiedererlernen der verlorengegangenen Bewegungsabläufe, zur Verbesserung der

Abb. 61.24 Zervikalstütze.

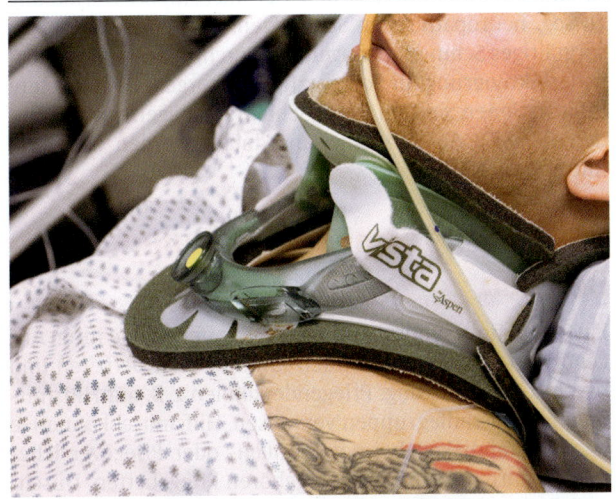

Eine Zervikalstütze stützt und entlastet die Halswirbel.

Abb. 61.25 En-bloc-Drehen.

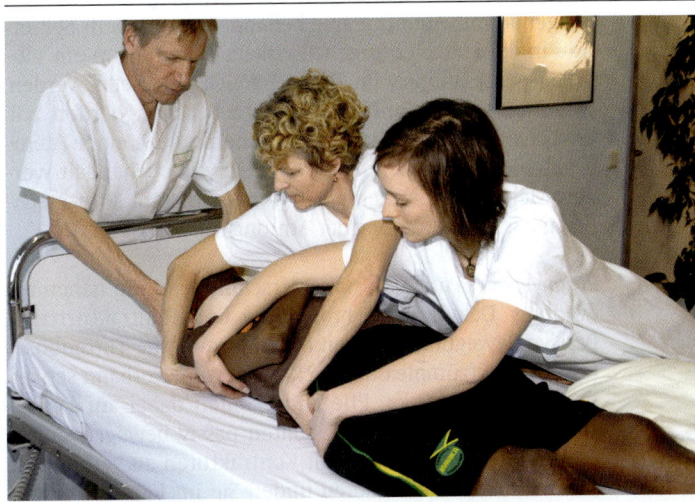

Jeder Drehvorgang erfolgt mit 3 Pflegenden: Kopf, Thorax und Becken werden zeitgleich in die linke Seitenlage gedreht.

Koordination und zur Minderung von Spastiken eingesetzt werden. Basale Stimulation (S. 864) kann helfen, die Körper- und Umgebungswahrnehmung zu fördern.

Temperatur • Da das Temperaturempfinden und evtl. die Schweißsekretion gestört sind, müssen Pflegende auf eine angemessene Raum- und Wassertemperatur achten. Um Überwärmung und Unterkühlung zu verhindern, muss die Körpertemperatur kontrolliert werden.

Ausscheidung • Je nach Verletzungshöhe ist die Blasenentleerung gestört. Pflegende sollten auf regelmäßige und vollständige Entleerung der Blase achten. Wenn keine Spontanmiktion möglich ist, sollten Pflegende auf Anordnung des Arztes mittels eines sterilen Einmalkatheters die Harnblase in regelmäßigen Intervallen entleeren (**intermittierender Fremdkatheterismus**). Dabei besteht erhöhte Gefahr von Harnwegsinfekten. Wenn ein Dauerkatheter gelegt wird, sollte möglichst ein suprapubischer Blasenkatheter gewählt werden. Ein transurethraler Dauerkatheter sollte nicht länger als 48 Stunden liegen. Mehr Informationen finden Sie im Kap. „Umgang mit Blasenkathetern" (S. 442).

Bei Störungen des Darmentleerungsreflexes bestehen die pflegerischen Maßnahmen aus einer regelmäßigen Entleerung des Darmes, einem regelmäßigen Abführrhythmus, dem Einsatz von Laxanzien und Einläufen und einer evtl. Nahrungskarenz. Auf ärztliche Anordnung können Medikamente verabreicht oder eine Magensonde gelegt werden. Mehr zu den Maßnahmen bei Störungen der Darmentleerung finden Sie im Kap. „Bei den Ausscheidungen unterstützen" (S. 387).

Mobilisation • Pflegende sollten Patienten mit Querschnittsyndrom regelmäßig umlagern, um die Wahrnehmung zu fördern und das Dekubitusrisiko zu senken. Daher sollte auch die Haut aufmerksam beobachtet werden. Die Nestlagerung (S. 352) hilft dem Patienten, die Grenzen seines Körpers zu spüren. Sobald die Wirbelsäule stabilisiert ist, können die Patienten im Bett sitzen oder mit einem Stehbrett (Kipptisch) ans Stehen gewöhnt werden. Für Geh- und Sitzübungen können Pflegende Gehschienen oder den Rollstuhl einsetzen. Verschiedene Hilfsmittel helfen beim Einüben von Restfunktionen der Hände, z.B. Griffverdickungen oder Greifzangen, ebenso wie das Antrainieren einer Funktionshand.

Atmen • Atemnervlähmungen bei Tetraplegikern können Pflegende mit Atemtherapie behandeln, um einem Sekretstau in der Lunge entgegenzuwirken. Zudem kann ein Vibrationsgerät (Vibrax) im Thoraxbereich eingesetzt werden, allerdings sollten Kontraindikationen beachtet werden, z.B. Wirbelverletzungen. Auf ärztliche Anordnung können Atemprobleme medikamentös mit Sekretolytika behandelt werden. Mehr zur Atemtherapie finden Sie im Kap. „Pflegetechniken zur Unterstützung der Atmung" (S. 548).

Prophylaxen • Patienten mit Querschnittsyndrom haben ein erhöhtes Dekubitus-, Thrombose- und Kontrakturrisiko. Passive Bewegungsübungen und medizinische Thromboseprophylaxestrümpfe oder ein Kompressionsverband senken das Thromboserisiko. Pflegende sollten dabei auf Druckstellen achten. Die Gelenke sollten passiv bewegt werden, um ein Versteifen und damit Kontrakturen zu verhindern. Mehr Informationen hierzu finden Sie im Kap. „Prophylaxen" (S. 423).

Sexualität • Je nach Höhe der Verletzung des Rückenmarks kann die Sexualität mehr oder weniger beeinträchtigt sein. Gesprächstherapien können hier hilfreich sein. Bei Männern kann die Fähigkeit zur Erektion oder Ejakulation aufgehoben oder gestört sein (erektile Dysfunktion). Pflegende können verschiedene Hilfsmittel empfehlen, um eine sexuelle Partnerschaft für den Patienten zu ermöglichen. Bei Frauen normalisiert sich der Menstruationszyklus nach etwa einem halben Jahr. Eine Schwangerschaft ist möglich und kann ausgetragen werden, gynäkologische Betreuung mit spezieller Erfahrung ist jedoch erforderlich.

Blutdruck und Herztätigkeit • In der akuten Phase nach der Rückenmarksverletzung kommt es wegen des Verlusts der Autoregulation des Blutdrucks zur Hypotonie (erniedrigter Blutdruck). Dies kann mehrere Tage bis Monate andauern. Auch bei Verletzungen ab Th 6 (Thorakalwirbel 6) kann es bei Lagewechseln zu einem schnellen Blutdruckabfall kommen (orthostatische Hypotonie). In diesem Fall helfen medizinische Thromboseprophylaxestrümpfe, eine ausreichende Flüssigkeitsversorgung, regelmäßige Mobilisation und ggf. kurzzeitige medikamentöse Therapie. Mehr zu den pflegerischen Maßnahmen bei Hypotonie finden Sie im Kap. „Pflege bei Erkrankungen des Kreislauf- und Gefäßsystems" (S. 924).

Bei Querschnittverletzungen im oberen Bereich des Rückenmarks (Thorakalwirbel 7 und darüber) besteht das Risiko der Blutdruckdysregulation, z.B. der autonomen Dysflexie. Dabei steigt der Blutdruck nach einem unspezifischen Reiz extrem an. Pflegende sollten die Patienten genau beobachten und die Vitalwerte regelmäßig kontrollieren, siehe Kap. „Vitalparameter und Körpertemperatur beobachten und kontrollieren" (S. 320).

ACHTUNG
Durch Verletzung oder Irritation des N. sympathicus kann es u.a. zu einem plötzlichen Herzstillstand (Asystolie) kommen. Patienten müssen konsequent am Monitor überwacht werden, insbesondere in den ersten Tagen nach der Rückenmarksverletzung.

Auch eine Verlangsamung der Herzschlagfrequenz unter 60 Schläge/min (Bradykardie) kann auftreten. Hier wird eine medikamentöse Therapie, selten ein Herzschrittmacher zur Behandlung eingesetzt.

Schmerzen • Durch die Irritation einzelner Nerven kommt es unterhalb und auf der Höhe der Rückenmarksverletzung zu sog. neuropathischen Schmerzen. Pflegende sollten ein sorgfältiges Schmerzmanagement durchführen und vor jeglicher Aktivierung für Schmerzfreiheit sorgen. Detailliertere Informationen sind im Kap. „Schmerzmanagement" zu finden (S. 687). Auf ärztliche Anordnung werden Schmerzmittel verabreicht.

61.14.4 Informieren, Schulen, Beraten

Ein Querschnittsyndrom führt bei Betroffenen und ihren Angehörigen zu einschneidenden funktionellen Defiziten und psychischer Belastung. Pflegende können z.B. auf Hilfsmittel und Selbsthilfegruppen verweisen. Hilfsmittel können je nach Zuständigkeit bei der Kranken- oder Pflegeversicherung beantragt werden, dazu gehören Pflegebetten, Dusch- und Toilettenstühle oder Haltegriffe. Die Wohnung kann barrierefrei umgebaut werden. Bei der Pflegeversicherung können Pflegebedürftige einen Zuschlag beantragen, nach einem Unfall unterstützt die gesetzliche Unfallversicherung die Umbaumaßnahmen. Auch die Rentenversicherung kann in einigen Fällen angefragt werden.

WISSEN TO GO

Querschnittsyndrom – Beobachtungskriterien und Pflegebasismaßnahmen

- **Allgemein:** Wirbelsäule stabilisieren, keine Scher- oder Rotationsbewegungen, Drehung nur mit 2–3 Pflegekräften, Bobath-Konzept, Basale Stimulation anwenden
- **Körperpflege und Ausscheidung:**
  - auf Raum-, Wasser-, Körpertemperatur achten
  - auf vollständige, regelmäßige Entleerung der Blase achten, ggf. sterilen Einmalkatheter nutzen, bei Bedarf Dauerkatheter
  - ggf. regelmäßig Darm entleeren, Abführrhythmus, Laxanzien, Einläufe, evtl. Nahrungskarenz
- **Mobilisation und Atmen:** Patienten regelmäßig umlagern (Dekubitusrisiko), Geh- und Sitzübungen durchführen; Atemtherapie durchführen
- **Prophylaxen:** Bewegungsübungen, MTS oder Kompressionsverband einsetzen; Gelenke passiv bewegen
- **Blutdruck und Herztätigkeit:** evtl. Hypotonie in der akuten Phase durch Verlust der Autoregulation; bei Blutdruckabfall durch Lagewechsel MTS einsetzen, ausreichende Flüssigkeitsversorgung, Mobilisation und ggf. kurzzeitige medikamentöse Therapie; Vitalwerte regelmäßig kontrollieren
- **Schmerzen:** Schmerzassessment, vor Aktivierung für Schmerzfreiheit sorgen

61.15 Bandscheibenvorfall

61.15.1 Grundlagen

Definition **Bandscheibenvorfall**
Bei einem Bandscheibenvorfall (Nucleus-pulposus-Prolaps) bewegt sich Bandscheibengewebe aus den normalen anatomischen Strukturen heraus und gelangt in den Wirbelkanal.

Klinisch auffällig wird ein Bandscheibenvorfall, sobald er auf eine austretende Nervenwurzel drückt. Es kommt zu einem sog. **Nervenwurzelkompressionssyndrom** oder **radikulären Syndrom**. Am häufigsten sind Bandscheibenvorfälle im Bereich der Lendenwirbelsäule, gefolgt von der Halswirbelsäule. Im Bereich der Brustwirbelsäule sind sie selten. Risikofaktoren sind v.a. Übergewicht, chronische schwere körperliche Belastung und Bewegungsmangel.

Bandscheibenvorfälle unterscheiden sich in Protusion, Prolaps und Sequester (▶ Abb. 61.26). Bei einer **Protusion** wölbt sich der feste äußere Faserring der Bandscheibe hervor, ist aber noch intakt. Beim **Prolaps** (Diskushernie) ist der äußere Faserring perforiert und der weiche, gallertige, innere Kern tritt aus. Wenn das ausgetretene Bandscheibenmaterial keine Verbindung mehr zur ursprünglichen Bandscheibe hat und frei im Wirbelkanal liegt, spricht man von einem **Sequester**.

Die Symptome hängen davon ab, wo die Bandscheibe auf die Nervenstrukturen „drückt". Typisch sind **Rückenschmerzen**. Nimmt der Druck auf die Nerven zu, kommen ausstrahlende oder ziehende Schmerzen hinzu. Im weiteren Verlauf

Abb. 61.26 Bandscheibenvorfälle.

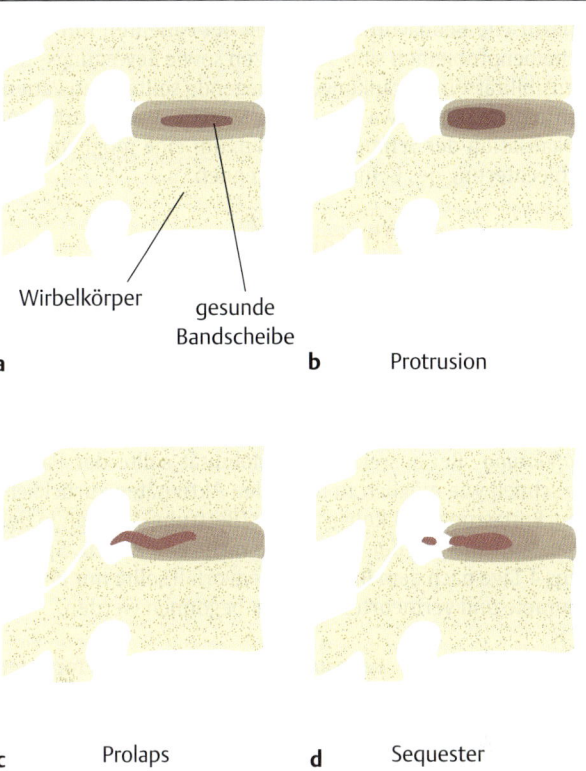

a Wirbelkörper / gesunde Bandscheibe
b Protrusion
c Prolaps
d Sequester

sind auch **neurologische Ausfälle** wie Empfindungsstörungen und Lähmungen möglich. Wegen der Schmerzen nimmt der Patient häufig eine Schonhaltung ein.

ACHTUNG
Beim Konus- oder Cauda-Syndrom ist das gesamte Nervenbündel im Wirbelkanal, die sog. Cauda, durch einen Bandscheibenvorfall betroffen. Beide Beine, die Blase, der Enddarm und die Geschlechtsorgane können gelähmt sein, die Analregion und beide Oberschenkelinnenseiten zeigen Sensibilitätsstörungen (sog. Reithosenanästhesie). Dieser Zustand ist gefährlich und muss so schnell wie möglich erkannt werden. Eine Operation ist zwingend innerhalb weniger Stunden erforderlich. Verständigen Sie bei Verdacht sofort den Arzt.

Auch bei andauernden, nicht beeinflussbaren Schmerzen und Lähmungen sollte möglichst bald operiert werden, um die Nervenwurzel zu entlasten. Bleibt eine Nervenwurzel längere Zeit durch einen Bandscheibenvorfall eingeklemmt und gequetscht, entwickelt sich innerhalb der Nervenwurzel eine Narbe und es kann zu Missempfindungen, Schmerzen oder Lähmungserscheinungen kommen. Gefährlich ist auch der sog. Wurzeltod. Dabei ist der Druck auf die Nervenwurzel so stark, dass die Schmerzleitung unterbrochen wird. Das kann zur möglicherweise falschen Annahme führen, die Situation habe sich verbessert. Die Schmerzen gehen zwar zurück, gleichzeitig tritt aber eine Lähmung ein. Ein Bandscheibenvorfall wird durch die Anamnese und die körperliche Untersuchung, sowie mithilfe bildgebender Verfahren wie Röntgen, CT und MRT diagnostiziert.

61.15.2 Mitwirken bei der Therapie

Spezifische Beobachtungskriterien bei Patienten mit Bandscheibenproblemen sind Schmerzen sowie Bewegungs- und Sensibilitätseinschränkungen. Pflegende sollten den Patienten regelmäßig (etwa 1-mal pro Schicht) nach Stärke und Lokalisation der Schmerzen fragen, um eine mögliche Verschlechterung des Befunds zu erkennen.

Konservative Therapie

Wenn keine Lähmungen vorliegen und die Schmerzen erträglich sind, wird konversativ, d.h. ohne Operation behandelt. Wichtige Bestandteile der Therapie sind Aufklärung, Rückenschule und Bewegungstherapie, physikalische und manuelle Therapie und ggf. Pharmakotherapie.

Aufklärung • Bei ausreichender Mobilität sollte der Patient so schnell wie möglich zu normalen Aktivitäten zurückkehren, Entlastung und Ruhigstellung (Bettruhe) werden in den meisten Fällen in der Akutphase nicht empfohlen. Spätestens 4 Tage nach dem Bandscheibenvorfall sollte mit Physiotherapie und vermehrter Aktivität begonnen werden.

Rückenschule und Bewegungstherapie • Physiotherapeuten übernehmen die Unterweisung der Patienten in bandscheibenschonenden Bewegungsabläufen als sog. Rückenschule. Pflegende unterstützen die physiotherapeutischen Maßnahmen, indem sie u.a. Bewegungsabläufe mit dem Patienten trainieren. Der Patient soll z.B. beim Bücken in die Hocke gehen, Drehbewegungen unter Belastung vermeiden und bei jeder Tätigkeit eine möglichst gestreckte Haltung einnehmen. Pflegende sollten insbesondere beim Sitzen, Bücken und Anziehen auf eine Streckstellung der Wirbelsäule achten. Bis sich das gelockerte Bandscheibengewebe festigt, können mehrere Wochen vergehen.

Physikalische und manuelle Therapie • Lokale Wärmebehandlungen (Fangopackungen) und Massagen können helfen, Schmerzen zu lindern.

Pharmakotherapie • Damit der Bandscheibenvorfall schrumpft, kann eine periradikuläre Infiltration angewandt werden. Dabei wird ein Gemisch aus einem Kortisonpräparat und einem lokalen Betäubungsmittel mit einer Injektionsnadel in die unmittelbare Nähe der Wirbelgelenke oder der Nervenwurzel gespritzt. Pflegende sollten den Patienten und die Einstichstelle nach dem Eingriff auf evtl. Nebenwirkungen nach Gabe des Kortisonpräparats beobachten. Dazu zählen Gesichtsröte, vermehrtes Schwitzen, erhöhter Blutdruck und erhöhte Blutzuckerwerte. Weiterhin können unterstützend zu anderen Therapien auf Arztanweisung Schmerzmittel und Muskelrelaxanzien verabreicht werden.

61.15.3 Beobachtungskriterien und Pflegebasismaßnahmen

Generell sind bei den Pflegebasismaßnahmen bei Patienten mit Bettruhe folgende Besonderheiten zu beachten.

Körperpflege, Lagerung und Mobilisation

Die Körperpflege sollte im Stehen durchgeführt werden. Pflegende übernehmen die Waschung der Beine. Dabei sollten sie die Fersen auf Rötungen und allgemein auf Dekubitus kontrollieren. Zudem sollten sie besonders auf die Wassertemperatur achten, da bei einem Bandscheibenvorfall auch Sensibilitätsstörungen auftreten können.

Bettruhe soll das gelockerte Bandscheibengewebe beruhigen und festigen. Ziel der Lagerung ist es, den Druck zu verringern und das Bandscheibengewebe zu festigen. In der sog. Stufenlagerung ist der Druck am geringsten (▶ Abb. 61.27). Der Patient sollte nur zu den Toilettengängen aufstehen. Die Matratze darf keine Kuhle bilden.

Patienten sollten zu Anfang jede Stunde nur 5 Minuten aktiv sein, z.B. für den Toilettengang. Pflegende sollten darauf achten, dass die Patienten nicht zu viel laufen.

Abb. 61.27 Stufenlagerung.

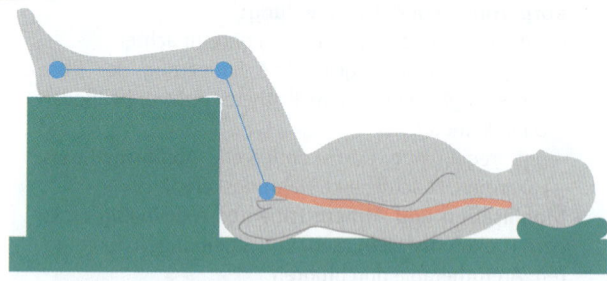

Bei der Stufenlagerung liegt der Patient in Rückenlage mit angewinkelten Hüft- und Kniegelenken. Ein eventuell bestehendes Hohlkreuz wird aufgehoben.

Ausscheidung

Durch die verminderte Bewegung sowie die Gabe von Analgetika und bei operativer Therapie von Narkosemitteln kann die Darmtätigkeit beeinträchtigt sein. Damit der Stuhl weicher wird und der Patient nicht zu lange sitzend auf der Toilette verbringt, können vom Arzt Laxanzien verabreicht werden. Durch die sitzende Haltung wird Druck auf die Wirbelsäule ausgeübt, was vermieden werden sollte.

61.15.4 Informieren, Schulen, Beraten

Pflegende sollten Patienten darüber informieren, dass Bandscheibenvorfälle wiederholt auftreten können. Im Falle der konservativen Therapie werden daher die in der Klinik eingeleiteten Maßnahmen durch ein ambulantes Therapieteam oder ggf. auch als Zwischenstufe in einer Anschlussheilbehandlung weitergeführt.

An die Entlassung schließen sich physiotherapeutische Übungen zum schonenden Muskelaufbau und zur Stabilisierung von Bandscheibe und Wirbelsäule an. Wenn Muskeln und Bänder gestärkt sind, kann der Patient auch wieder Sport treiben – vorausgesetzt, er ist schmerzfrei und in guter Kondition. Zu den empfehlenswerten Sportarten nach einem Bandscheibenvorfall zählen Wandern, Laufen (auf gutes Schuhwerk achten), Tanzen und Gymnastik sowie Wassergymnastik und Schwimmen. Beim Brustschwimmen sollte der Patient darauf achten, den Kopf nicht dauerhaft in den Nacken zu legen. Ungeeignete Sportarten sind Tennis, Reiten, Inlineskaten, Kegeln, Skifahren, Bodybuilding sowie Kampfsportarten.

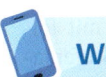
WISSEN TO GO

Bandscheibenvorfall

Das Bandscheibengewebe bewegt sich aus den normalen anatomischen Strukturen heraus und gelangt in den Wirbelkanal. Dabei kann es auf austretende Nervenwurzeln drücken (Nervenwurzelkompressionssyndrom/radikuläres Syndrom). **Symptome**: u. a. Rückenschmerzen, neurologische Ausfälle (Lähmungen). **Therapie**: ggf. schnelle Operation, konservative Therapie beinhaltet Schmerztherapie, Physiotherapie, ggf. Bettruhe und evtl. periradikuläre Infiltration (damit der Bandscheibenvorfall schrumpft).

Pflegende achten auf Schmerzen, Bewegungs-, Sensibilitätseinschränkungen und trainieren Bewegungsabläufe. Bei Patienten mit Bettruhe achten auf:
- **Körperpflege, Lagerung und Mobilisation**: Körperpflege im Stehen; Bettruhe soll das gelockerte Bandscheibengewebe beruhigen und festigen, Dekubitusprophylaxe; zu Beginn nur 5 min/h Aktivität
- **Ausscheidung**: ggf. Laxanzien, um langes Sitzen auf der Toilette zu vermeiden

61.15.5 Postperative Pflege bei Bandscheibenvorfällen

Entscheidend für eine Operation sind klinische Befunde und die Übereinstimmung von klinischer Symptomatik und Bildgebung. Die präoperative Versorgung entspricht dem allgemeinen präoperativen Vorgehen (S. 743).

OP-Tag

Es gelten die allgemeinen postoperativen Maßnahmen und Beobachtungskriterien wie Vigilanz, Vitalzeichen, postoperative Schmerzen und Nachblutung, detaillierter beschrieben im Kap. „Perioperative Pflege" (S. 751). Daneben gibt es spezifische postoperative Beobachtungskriterien.

Dazu gehören insbesondere die **Kontrolle der Schmerzstärke der Wund- und Rückenschmerzen** sowie die **Nachblutungskontrolle** über die meist intraoperativ angelegte **Redon-Saugdrainage**. Alle 2–3 Stunden sollten Pflegende den Verband kontrollieren. Selten kann Liquor über die Redondrainage ablaufen, erkennbar ist dies durch eine deutlich hellere Absonderung. Nach Übernahme aus dem Aufwachraum wird von der Pflegkraft eine Kontrolle der Extremitäten durchgeführt. Um eine evtl. **Kraftminderung** oder eine **sensorische Störung** festzustellen, bittet die Pflegekraft den Patienten, mit seinen unteren Extremitäten gegen ihre Hände zu drücken. Der Patient wird gefragt, ob sich die Zehen „pelzig" anfühlen. Die **motorische Funktion** kann überprüft werden, indem der Patient die Füße und Zehen hebt und senkt.

Pflegende sollten die **Blasentätigkeit überwachen**, der Patient sollte 8–10 Stunden nach der Operation Spontanurin lassen. Sonst kann eine Einmalkatheterisierung auf Anordnung des Arztes durchgeführt werden, siehe Kap. „Umgang mit Blasenkathetern" (S. 442). Der Patient wird postoperativ zunächst in **Rückenlage gelagert**, und auf Wunsch durch die Pflegenden in eine gerade Seitenlage gebracht. Zur Stabilisierung im Rückenbereich kann ein großes Kissen dienen. Der Patient sollte nicht auf dem Drainageschlauch liegen, der Sekretabfluss muss gewährleistet sein.

Die postoperative Mobilisation beginnt je nach Standard ca. 6–8 Stunden nach der Operation. Das Aufstehen im Bett erfolgt über die Seite ohne Belastung der Wirbelsäule mit Unterstützung der Arme, siehe En-bloc-Drehen und Aufstehen, ▶ Abb. 60.27 (S. 1188).

ACHTUNG
Neu auftretende oder zunehmende Lähmungen oder Gefühlsstörungen im Gesäß und/oder Afterbereich müssen unverzüglich dem Arzt gemeldet werden.

Erster postoperativer Tag

Am ersten postoperativen Tag wird der Schmerz mittels Schmerzskala erneut erfasst (▶ **Schmerzskalen**). Die Redondrainage wird aufgrund des erhöhten Infektionsrisikos innerhalb von 24 Stunden unter aseptischen Bedingungen entfernt. Es erfolgen der erste Verbandwechsel und die Wundkontrolle, ebenfalls unter streng aseptischen Bedingungen, mehr dazu im Kap. „Wundmanagement" (S. 579). Sekretmenge und Beschaffenheit der Wunde werden dokumentiert.

Weitere postoperative Betreuung

Pflegende sollten in den ersten Tagen nach der Operation auf folgende Punkte achten:
- Die Ruhephasen sollten die Belastungsphasen überwiegen.
- Der Patient sollte keine Treppen steigen.
- Der Patient sollte sowohl den Lagewechsel im Liegen als auch das Aufstehen einüben sowie Sicherheit im Gehen und bei den ganz normalen alltäglichen Bewegungsabläufen gewinnen. Sowohl Rücken- als auch Seitenlage sind erlaubt.
- Ab dem 3. postoperativen Tag darf geduscht werden. Der Patient wird dafür mit einem Duschpflaster (wasser- und bakteriendichter Verband mit durchsichtiger absorbierender Wundauflage) versorgt.
- In den ersten 4–6 Wochen sollte der Patient eine sitzende Position vermeiden, da das Sitzen die Bandscheibe stark belastet. Zum Lagewechsel aus dem Liegen in den Stand und zu Toilettengängen kann der Patient kurzzeitig eine sitzende Position einnehmen. Pflegende müssen dabei darauf achten, dass die Wirbelsäule an sich gerade ist. Zur Essensaufnahme in der Klinik dient der hochgestellte Nachtschrank.
- Begleitsymptome und/oder „Restsymptome" vor der Operation werden, wenn möglich, behandelt:
  – Muskuläre Verspannungen können physiotherapeutisch betreut werden.
  – Sensorische Beeinträchtigungen wie Taubheits- und Kribbelgefühle benötigen Zeit, um zurückzugehen, da sich die vor der Operation druckbelasteten Nerven erholen müssen.
  – Lähmungserscheinungen (Kraftverlust) können je nach Schweregrad mit Elektrotherapie und durch aktive Physiotherapie behandelt werden.

WISSEN TO GO

Bandscheibenvorfall – postoperative Pflege

OP-Tag: achten auf:
- Vigilanz, Vitalzeichen, Schmerzen, Nachblutung, Drainagen, Verbände
- Kontrolle von Motorik und Sensorik
- Blasentätigkeit (ggf. Einmalkatheter)
- postoperative Mobilisation etwa 6–8 Stunden nach OP, Wirbelsäule nicht belasten
- neue oder zunehmende Lähmungen/Gefühlsstörungen sofort melden

1. postoperativer Tag:
- Schmerz erfassen
- Redondrainage entfernen
- Verbandwechsel, Wundkontrolle (Sekretmenge, Beschaffenheit)

Weitere postoperative Betreuung:
- Ruhephasen sollten Belastungsphasen überwiegen
- keine Treppen steigen
- Lagewechsel im Liegen, Aufstehen, Gehen, alltägliche Bewegungsabläufe üben
- Duschen mit Duschpflaster ab dem 3. postoperativen Tag
- 4–6 Wochen nach OP Sitzen vermeiden

Informieren, Schulen, Beraten

Pflegende helfen dem Patienten, sich auf die Zeit nach der Entlassung vorzubereiten. Der Körper benötigt ca. 6 Wochen zur Abheilung des operierten Bereichs, bevor er eine vermehrte Belastung toleriert. In dieser Zeit wird das während des stationären Aufenthalts eingeübte Konzept zur Bewältigung der Alltagsbewegungen weitergeführt, entweder in einer ambulanten Rehabilitationsmaßnahme zu Hause oder in Form einer stationären Anschlussheilbehandlung. Bereits in der Klinik sollte der Patient daher mithilfe der Physiotherapeuten und der Pflegenden lernen, welche Bewegungsabläufe für ihn schädlich sind und welche Bewegungen die Wirbelsäule möglichst wenig belasten.

Nach Ablauf der 6 Wochen können die Belastungsphasen überwiegen. Dabei sollten Schmerzfreiheit und Wohlbefinden im Vordergrund stehen. Die Wirbelsäule kann wieder bewegt werden, einseitige Dauerbelastungen wie längeres Sitzen in einer unbequemen Sitzposition oder Heben von Gegenständen mit gebeugter Wirbelsäule müssen aber vermieden werden. Auch sportliche Betätigung wie Schwimmen oder Radfahren ist wieder möglich. Etwa 3 Monate lang sollte auf das Tragen von hohen Schuhen verzichtet werden. Weitere Faktoren, die bei einem Bandscheibenvorfall zur Genesung beitragen, sind u.a.: eine im Härtegrad angepasste Matratze, Spaziergänge und Entspannungsübungen.

ACHTUNG
Wenn der Patient zu Hause Beschwerden bemerkt, soll er sich folgende Fragen beantworten: Liegen Sensibilitätsstörungen im Anal- oder Genitalbereich vor? Gibt es Probleme beim Wasserlassen oder bei der Darmentleerung? Dauern die starken Schmerzen lange an? Sobald eine dieser Fragen mit „Ja" beantwortet wird, sollte der Patient sofort zum Arzt.

Andernfalls kann er versuchen, die Beschwerden mit folgenden Maßnahmen in den Griff zu bekommen: Stufenlagerung, Entspannung, Schmerzmedikation nach ärztlicher Rücksprache oder ggf. Wärme oder Kälte.

Die Wiedereingliederung ins Berufsleben kann durch eine physiotherapeutische Betreuung erleichtert werden. Inhalte dieser Betreuung sollten u.a. sein:
- Gestaltung des Aufbautrainings
- muskuläre Entspannungstechniken
- Hinweise zur Umorganisation des Arbeitsplatzes, z.B. höhenverstellbare Schreibtische

Abhängig vom Beruf und dem individuellen Befinden besteht auch bei Tätigkeiten mit starker körperlicher Belastung die Möglichkeit der schrittweisen Wiedereingliederung.

WISSEN TO GO

Bandscheibenvorfall – Informieren, Schulen, Beraten

- Rehabilitation zu Hause oder stationäre Anschlussheilbehandlung
- vermehrte Belastung ca. 6 Wochen nach OP vermeiden
- Dauerbelastungen (langes Sitzen) und Anheben schwerer Gegenstände vermeiden
- 3 Monate lang keine hohen Schuhe tragen
- auf Sensibilitätsstörungen und Schmerzen achten
- schrittweise Wiedereingliederung in den Beruf

61.16 Spinalkanalstenose

61.16.1 Grundlagen

Definition **Spinalkanalstenose**
Bei der Spinalkanalstenose ist der Spinalkanal (Wirbelkanal) durch Weichteilgewebe oder Knochengewebe eingeengt.

Vor allem ältere Menschen sind betroffen. Die meisten Stenosen liegen auf der Höhe L4/L5 und L3/L4. Man unterscheidet zwischen **zentraler Stenose** – eingeengtem Wirbelkanal und **foraminaler Stenose** – eingeengtem Foramen intervertebrale (Zwischenwirbelloch, durch das der jeweilige Spinalnerv dem Wirbelkanal verlässt).

Eine Unterform der foraminalen Stenose ist die sog. **Rezessusstenose**. Die Patienten klagen über segmentale Ausfälle analog einem Bandscheibenvorfall und über Schmerzen v.a. beim Gehen. Eine Gehstrecke von ca. 100 Meter kann nicht ohne längere Pausen bzw. Hinken absolviert werden, man spricht dabei auch von einer Claudicatio spinalis. Beugt sich der Patient nach vorne, als stütze er sich auf einem Einkaufswagen ab, wird der Spinalkanal etwas weiter und die Beschwerden lassen nach. Eine zervikale Stenose (Verengung der Halswirbelsäule) führt zu einer Myelopathie (Schädigung des Rückenmarks) und muss operiert werden.

61.16.2 Therapie und Pflege

Bei der Therapie steht die Schmerzreduktion im Vordergrund. Nach erfolglosen Therapieversuchen oder bei fortschreitender Symptomatik wird der Wirbelkanal durch verschiedene operative Techniken erweitert. Die Prognose nach einer Operation ist gut. Pflegerisch gelten die gleichen Maßnahmen und Vorgehensweisen wie bei einem Bandscheibenvorfall (S. 1258).

61.17 Kopf- und Gesichtsschmerzen

61.17.1 Spannungskopfschmerz

Grundlagen

Definition **Spannungskopfschmerz**
Spannungskopfschmerzen sind Kopfschmerzen mittlerer Intensität ohne neurologische Begleitsymptome und ohne fassbare Ursache. Begleiterscheinungen (Lärmempfindlichkeit) können auftreten.

Spannungskopfschmerz ist die **häufigste Kopfschmerzart**. Er wird unterschieden in episodischen Spannungskopfschmerz (tritt an weniger als 15 Tagen im Monat und weniger als 180 Tagen im Jahr auf) und chronischen Spannungskopfschmerz (tritt an mehr als 15 Tagen im Monat und mehr als 180 Tagen im Jahr auf). In beiden Fällen typisch sind **beidseitige**, **drückend-ziehende**, **nicht pulsierende**, **leichte** bis **mäßige Kopfschmerzen**, die sich wie ein „zu enger Hut" anfühlen. Körperliche Aktivität wirkt nicht schmerzverstärkend. Lärm- oder Lichtempfindlichkeit können auftreten, normalerweise kommt es aber weder zu Übelkeit noch zu Erbrechen. Spannungskopfschmerzen werden über die Anamnese diagnostiziert.

Therapie und Pflege

Der episodische Spannungskopfschmerz kann temporär medikamentös mit Analgetika (nicht steroidale Antirheumatika = NSAR, z. B. Paracetamol, Ibuprofen) oder mithilfe von Entspannungsverfahren behandelt werden. Pflegende können Patienten mit episodischen Spannungskopfschmerzen zur Linderung etwa Stirn und Schläfen mit Pfefferminzöl einreiben (2-mal im Abstand von 15 Minuten) oder einen kalten Waschlappen auf die Stirn legen. Eventuell hilft es, das Krankenzimmer abzudunkeln.

Analgetika sollten beim chronischen Spannungskopfschmerz nicht oder nur kurzfristig eingesetzt werden. Patienten erhalten stattdessen zur Prophylaxe z. B. Amitriptylin, Doxepin oder Imipramin über einen längeren Zeitraum. Pflegende sollten Patienten mit chronischen Spannungskopfschmerzen darauf hinweisen, dass sie keine Selbstmedikation vornehmen sollten. Bei Dauergebrauch besteht bei NSAR die Gefahr des medikamenteninduzierten Kopfschmerzes. Der Therapieeffekt bei prophylaktischer Behandlung tritt z. T. frühestens nach 6 Wochen ein, die Nebenwirkungen wie Mundtrockenheit, Akkommodations- und Miktionsstörungen können jedoch von Anfang an bestehen.

Informieren, Schulen, Beraten

Mit einem Kopfschmerztagebuch können Betroffene nachvollziehen, bei welchen Tätigkeiten oder in welchen Situationen die Kopfschmerzen auftreten. Auch die Medikamenteneinnahme sollte im Tagebuch erfasst werden. Eine Vorlage ist beim Deutschen Grünen Kreuz für Gesundheit e. V. erhältlich: http://dgk.de.

Einfache Tipps können helfen, die Entstehung von arbeitsbedingten Spannungskopfschmerzen zu vermeiden, z. B.: Pausen beim Arbeiten einlegen, für Frischluft sorgen und evtl. den Arbeitsplatz (Sitzhaltung, Monitorentfernung) optimieren.

Zudem können Ausdauersport, Kreislauftraining, regelmäßiges und ausreichendes Essen, Entspannungsübungen, Physiotherapie mit Training der Halswirbel- und Schultermuskulatur oder eine verbesserte Schlafhygiene helfen.

61.17.2 Migräne

Grundlagen

Definition **Migräne**
Migräne besteht aus starken, häufig einseitigen Kopfschmerzattacken, die von Übelkeit, Licht- und Lärmempfindlichkeit sowie gelegentlich von Erbrechen begleitet werden.

Migräneanfälle können Stunden andauern und sich wiederholen. Die ersten Migräneattacken treten meist zwischen dem 15. und 25. Lebensjahr auf und sind bei Frauen häufiger als bei Männern. Die Ursache für Migräne ist wahrscheinlich eine **genetische Veranlagung**, die zu einer erhöhten kortikalen Erregbarkeit und Empfindlichkeit für Schmerzreize führt. Ein Migräneanfall kann durch innere oder äußere Einflüsse ausgelöst werden, dazu zählen u. a.:
- Änderungen im Biorhythmus, z. B. Schlaf-wach-Rhythmus
- Hormonveränderungen, z. B. Menstruation
- psychische Belastungen, z. B. Stress nach Ruhe
- Ernährung, z. B. Alkohol
- äußere Einflüsse, z. B. Lärm

Ein Migräneanfall kündigt sich bei etwa der Hälfte der Betroffenen durch eine Phase (Prodromalphase) mit **Plus- und Minussymptomen** an. Zu den Plussymptomen zählen u. a. Heißhunger, Überaktivität und Euphorie, zu den Minussymptomen u. a. Gereiztheit, Müdigkeit und Obstipation. Einige Stunden oder wenige Tage nach dieser Phase beginnt ein Migräneanfall (▶ Abb. 61.28). Dieser kann **mit oder ohne Aura** ablaufen. Bei Anfällen mit Aura kommen zu den Kopfschmerzen visuelle Phänomene (z. B. Flimmerskotom), Lähmungen und Sprachstörungen hinzu. Die Aura tritt meist vor den Kopfschmerzen auf und dauert weniger als eine Stunde. Die Dauer der Kopfschmerzphase beträgt meist zwischen 4 und 72 Stunden, eine längere Dauer bezeichnet man als Migräne-Status.

! Merken Kinder und Migräne
Migräne kann auch bei Kindern auftreten. Die Symptome sind aber meist nicht die klassischen. Die Kinder – v. a. Kleinkinder – klagen vielmehr über wiederkehrende Bauchschmerzen und Schwindel. Erst ab einem Alter von etwa 10 Jahren ähneln die Symptome denen der Erwachsenen.

Diagnostiziert wird die Migräne über die Anamnese. Labor- und weitere Untersuchungen (z. B. MRT) dienen dem Ausschluss anderer Erkrankungen. Ein Kopfschmerztagebuch, in dem Attacken, Anzeichen, Symptome, Begleiterscheinungen und die Dauer aufgeführt sind, hilft bei der Diagnose.

Therapie und Pflege

Die Therapie gliedert sich in eine Akuttherapie der Schmerzattacken und die Migräneprophylaxe.

Während der **Akuttherapie** werden meist ein Analgetikum und frühzeitig ein Antiemetikum gegeben, damit die Schmerzmedikation nicht wieder erbrochen wird. Wenn die Analgetika nicht ausreichen oder die Patienten an starken Schmerzen leiden, sind Triptane angezeigt, z. B. Sumatriptan.

Abb. 61.28 Migräneankündigung und -verlauf.

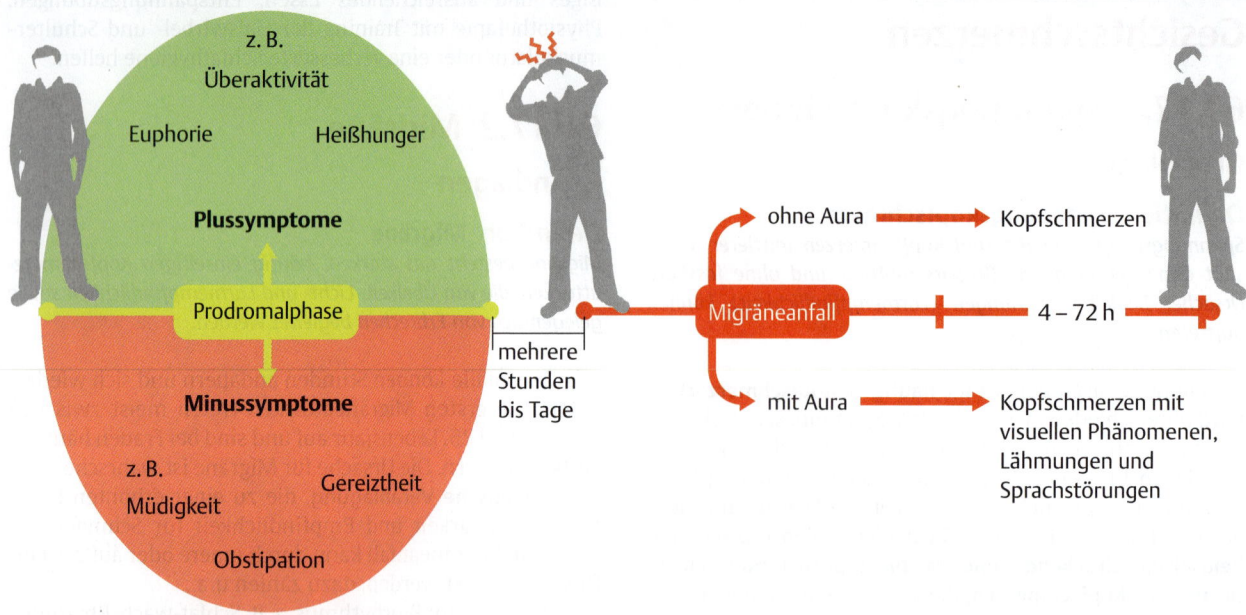

Im Verlauf eines Migräneanfalls können mehrere Phasen unterschieden werden. Dazu zählen die Prodromalphase, die Auraphase (nicht bei allen Patienten vorhanden) und die eigentliche Kopfschmerzphase.

ACHTUNG
Die chronische Einnahme von Triptanen kann zur Zunahme der Migräneattacken führen (medikamenteninduzierter Kopfschmerz). Die Einnahme sollte deshalb auf etwa 10 Tage pro Monat begrenzt werden.

Da der häufige Gebrauch von Analgetika einen medikamenteninduzierten Kopfschmerz verursachen kann, werden **prophylaktische Maßnahmen** nur ergriffen, wenn die Migräneattacken bestimmte Kriterien erfüllen, u. a. sind dies: Die Attacken kommen häufiger als 3-mal im Monat vor, sie dauern meist länger als 48 Stunden. Es finden 2 Attacken mit schwerer Symptomatik trotz Therapie statt und die Medikamente zur Akuttherapie werden nicht vertragen. Die Maßnahmen zur Migräneprophylaxe umfassen Medikamente wie Betablocker (S. 907) oder Antikonvulsiva (S. 1242) sowie nicht medikamentöse Maßnahmen wie Ausdauersport und das Vermeiden von auslösenden Faktoren.

Eine wichtige pflegerische Maßnahme während der Schmerzattacke ist das Schmerzmanagement (S. 687). Des Weiteren bereiten Pflegende eine Infusionstherapie vor und verabreichen Medikamente auf ärztliche Anordnung. Da Licht und Geräusche den Patienten belasten können, sollten Pflegende Lärm vermeiden und wenn möglich den Raum abdunkeln. Nimmt der Patient zu wenig Flüssigkeit auf oder leidet er unter Durchfall, assistieren Pflegende bei einer übergangsweisen Flüssigkeitszufuhr durch eine Infusionstherapie.

Informieren, Schulen, Beraten

Mithilfe eines Migränetagebuchs können Patienten nachvollziehen, unter welchen Umständen die Attacken auftreten. Ein strukturierter und regelmäßiger Tagesablauf kann helfen, Migräneattacken zu vermeiden.

Sport kann Ausgleich und Entspannung schaffen. Für Migränepatienten gut geeignet sind Ausdauersportarten wie Laufen, Walken, Schwimmen und Radfahren. Die Patienten sollten aber Überanstrengung vermeiden.

Entspannungstechniken wie Yoga, autogenes Training oder progressive Muskelentspannung nach Jacobson wirken Migräneattacken entgegen, indem sie Muskelverspannungen lösen und die Reaktion auf Stress lindern. Bei einigen Patienten hat sich Akupunktur als hilfreich erwiesen. Beim sog. Biofeedback erhält der Patient Rückmeldung über den Verspannungsgrad seiner Muskulatur. So kann er ggf. migränefördernde Verspannungen vermeiden. Eine für Migränepatienten entwickelte Verhaltenstherapie ist die sog. Konkordanztherapie. Patienten sollen lernen, den eigenen Körper besser wahrzunehmen und Stress zu vermeiden.

Patienten können Körperschmerzseminare in speziellen Schmerzkliniken besuchen, um im akuten Anfall besser mit den Attacken umgehen zu können.

Weitere Informationen bieten die Deutsche Migräne- und Kopfschmerzgesellschaft (www.dmkg.de) und die Stiftung Kopfschmerz (www.stiftung-kopfschmerz.de).

WISSEN TO GO

Kopf- und Gesichtsschmerz – Migräne

Dies sind starke, häufig einseitige Kopfschmerzattacken, begleitet von Übelkeit, Licht- und Lärmempfindlichkeit sowie gelegentlich Erbrechen. Äußere und innere Einflüsse können Anfälle auslösen, u. a. Änderungen von Biorhythmus, Hormonhaushalt, Psyche, Ernährung. Anfälle können mit oder ohne vorherige Aura ablaufen (visuelle Phänomene, Lähmungen, Sprachstörungen).

Therapie und Pflege: gegliedert in
- Akuttherapie: Gabe von Analgetikum, Antiemetikum, ggf. Triptane
- prophylaktische Maßnahmen z. B. mit Betablocker, Antikonvulsiva
- **Pflegemaßnahmen:** Schmerzmanagement, ggf. Raum abdunkeln, Flüssigkeitsprotokoll

> **Informieren, Schulen, Beraten:**
> - Migränetagebuch führen, um Auslöser zu finden
> - Sport schafft Ausgleich und Entspannung
> - Entspannungstechniken (Yoga, autogenes Training) wirken Migräneattacken entgegen
> - spezielle Schmerzkliniken bieten Seminare an

61.17.3 Trigeminusneuralgie

Grundlagen

Definition Trigeminusneuralgie
Die Trigeminusneuralgie ist ein meist einseitiger, attackenartiger, starker Gesichtsschmerz im Versorgungsgebiet des Nervus trigeminus (V. Hirnnerv). Die Erkrankung ist chronisch.

Es handelt sich um eine seltene Erkrankung. Je nach Ursache können 2 Formen unterschieden werden. Bei der sog. **idiopathischen Form** ist die Ursache noch nicht geklärt, möglicherweise wird der Nerv durch eine Gefäßschlinge eingeklemmt. Die Ursachen der **symptomatischen Form** können z. B. Multiple Sklerose, Gefäßläsionen, Herpes-zoster-Infektionen oder Schädelbasisfrakturen sein.

Typisches Symptom ist ein sehr **heftiger, plötzlich eintretender** („messerstichartig") **sekundenlanger Schmerz** im Versorgungsbereich des Trigeminusnervs. Die Attacken können bis zu 100-mal am Tag und über Wochen und Monate hinweg stattfinden und von vegetativen Symptomen wie Hautrötungen, oder Tränen-, Nasen- und Speichelsekretion begleitet sein. Sprechen, Kauen, Schlucken, Berührungen im Gesicht oder ein (kalter) Luftzug können die Schmerzanfälle auslösen.

Die Diagnose findet über die Anamnese und den klinischen Befund statt. Bildgebende Verfahren (MRT) können bei der Ursachensuche helfen, Entzündungen als Ursache können mit einer Liquoruntersuchung ausgeschlossen werden.

Therapie und Pflege

Die Trigeminusneuralgie wird medikamentös mit Antikonvulsiva behandelt (S. 1242).

! Merken Analgetika
Klassische Analgetika sind bei der Trigeminusneuralgie nicht wirksam.

Bestehen die Schmerzen trotz der medikamentösen Therapie fort, kann ggf. ein operativer Eingriff helfen. Ist eine Gefäßschlinge die Ursache, wird diese vom Nerv „entfernt". Alternativ wird das Ganglion (Nervenknoten) ausgeschaltet, welches zum N. trigeminus gehört. Aus Angst vor Schmerzen verzichten manche Patienten auf Essen und Trinken, es drohen Dehydration und Mangel- oder Fehlernährung. Pflegende sollten auf eine ausreichende Flüssigkeitszufuhr und Kalorienaufnahme achten, um weitere Komplikationen zu verhindern.

Informieren, Schulen, Beraten

Da der Patient auf den Verlauf der Erkrankung nur wenig Einfluss nehmen kann, die Schmerzen aber teilweise sehr stark sind, kann die Trigeminusneuralgie sehr belastend sein. Kontakte zu Selbsthilfegruppen können in dieser Situation helfen. Allgemeine Informationen lassen sich u.a. bei der Deutschen Schmerzliga e.V. (www.schmerzliga.de) und bei der Deutschen Migräne- und Kopfschmerzgesellschaft (www.dmkg.de) finden.

61.18 Erkrankungen peripherer Nerven

61.18.1 Guillain-Barré-Syndrom

Grundlagen

Definition Guillain-Barré-Syndrom
Das Guillain-Barré-Syndrom ist eine akute entzündliche Erkrankung zahlreicher peripherer Nerven und Nervenwurzeln (Polyneuroradikulitis), bei der die Myelinscheiden der Nervenfasern durch eine Autoimmunreaktion zerstört werden.

Die genauen Ursachen sind nicht bekannt. Wahrscheinlich wird die **autoimmune Reaktion** gegen die Myelinscheiden der peripheren Nerven ausgelöst durch eine **bakterielle oder virale Infektion** (Herpesviren, Campylobacter-Bakterien). Typische Symptome sind **Lähmungen** (zunächst Füße oder Beine, später Hände und Arme), seltener Sensibilitätsstörungen und Störungen des vegetativen Nervensystems.

ACHTUNG
Gefährlich werden die Lähmungserscheinungen, wenn sie auf die Atemmuskulatur übergreifen. Bei Beteiligungen des vegetativen Nervensystems kann es zu lebensbedrohlichen Herzrhythmusstörungen (v. a. Bradykardie) kommen.

Die Diagnose erfolgt über die Anamnese und die klinischen Symptome. Dazu kommen Liquoruntersuchung, Elektroneurografie und -myografie. Mit einem EKG werden Rhythmusstörungen erfasst, die Messung der Vitalkapazität lässt eine Beeinträchtigung der Atemmuskulatur erkennen. Meist verschwinden die Lähmungen innerhalb von Wochen bis Monaten, bei etwa 15% der Patienten bleiben Defizite bestehen.

Mitwirken bei der Therapie

Abhängig vom Ausmaß der Symptome muss der Patient intensivmedizinisch überwacht und behandelt werden (Monitor, ggf. Beatmung). In schwerwiegenden Fällen kann die zugrunde liegende Autoimmunreaktion durch z.B. Immunglobuline, Plasmapherese oder Immunadsorption behandelt werden. Eine Erkrankung mit dem Guillain-Barré-Syndrom ist einschneidend für die Patienten, da bis dahin gesunde Menschen innerhalb weniger Tage, manchmal auch Stunden pflegebedürftig werden. Pflegende sollten auf die gute Prognose verweisen. In den meisten Fällen sind die Symptome vorübergehend. Informationen bietet auch die Deutsche GBS Initiative (www.gbsinfo.de).

Beobachtungskriterien und Pflegebasismaßnahmen

Prophylaxe • Pflegende sollten bei Patienten mit Guillain-Barré-Syndrom eine Reihe von Prophylaxen beachten. Dazu gehört die Vermeidung von Kontrakturen, Thrombosen, Dekubitus, Pneumonie, Intertrigo, Soor, Parotitis, Zystitis sowie Obstipation. Ausführlichere Informationen zu den verschiedenen Prophylaxen finden sich im Kap. „Prophylaxen" (S. 400). Wegen der potenziellen Lähmung der Atemmuskulatur sollten ein Absauggerät sowie Geräte zur Intubation und Beatmung bereit stehen.

Herz-Kreislauf-Kontrolle • Patienten mit Guillain-Barré-Syndrom müssen aufgrund des Risikos von Blutdruckschwankungen und Herzrhythmusstörungen kontinuierlich mittels EKG und Blutdruckmessungen überwacht werden. Bei Bedarf wird ein passagerer Herzschrittmacher eingesetzt (S. 905).

Schmerzmanagement • Durch Sensibilitätsstörungen kann es zu Schmerzen, Missempfindungen und Überempfindlichkeiten kommen. Pflegende sollten mehrmals am Tag die Schmerzen erfassen. Sie sollten nicht nur verbale Äußerungen berücksichtigen, sondern auch vegetative Anzeichen wie einen erhöhten Puls, beschleunigte Atmung und Schwitzen.

Waschen, Kleiden, Körperpflege • Pflegende sollten beachten, dass Berührungen bei der Körperpflege und beim Ankleiden für die Patienten schmerzhaft sein können. Teilweise schwitzen die Patienten stark und es kommt zu Schuppenbildung der Kopfhaut. Bei der Körperpflege sollte auf juckende, brennende Hautveränderungen in den Hautfalten geachtet werden (Intertrigoprophylaxe). Durch fehlende Kau- und Schluckbewegungen werden die Speicheldrüsen unzureichend angeregt und die natürliche Reinigung der Mundhöhle kann beeinträchtigt sein. Pflegende sollten auf eine gründliche Mundhygiene achten.

Übermäßiges Schwitzen muss bei der Flüssigkeitsbilanzierung beachtet werden. Die Temperatur sollte regelmäßig kontrolliert werden, da übermäßiges Schwitzen den Körper auskühlen kann. Pflegende sollten die Bettwäsche und Kleidung täglich wechseln. Waschungen mit Pfefferminze oder der Einsatz von Salbeipräparaten können hilfreich sein, da beide ein Gefühl von Frische vermitteln.

Bei Patienten mit einer Fazialislähmung bleibt der Lidschlagreflex aus, die Tränenflüssigkeit wird nicht mehr ausreichend verteilt, und es besteht die Gefahr, dass die Augen austrocknen. Daher sollten in diesem Fall Augentropfen verabreicht werden.

Essen und Trinken • Patienten können Probleme beim Kauen und Schlucken haben sowie unter Bauchschmerzen, Übelkeit und Magenentleerungsstörungen leiden. Dennoch sollte so lange wie möglich eine normale physiologische Ernährung angestrebt werden. Pflegende können bei der Nahrungsaufnahme helfen, indem sie die Patienten in eine geeignete Sitzposition bringen, mehrere kleine Mahlzeiten anbieten und dem Patienten Zeit geben. Patienten mit Schluckstörungen dürfen nicht alleine gelassen werden. Hier können Pflegende pürierte Kost anbieten und Flüssigkeiten andicken. Bei besonders schweren Fällen wird eine Ernährungssonde eingesetzt. Bei leichten Refluxproblemen kann eine Ernährungsumstellung helfen: wenig fetthaltige oder scharfe Nahrungsmittel, viele kleine Mahlzeiten, nicht unmittelbar vor dem Zubettgehen essen, Übergewicht vermeiden. Bei schweren Refluxproblemen helfen Medikamente (Protonenpumpenhemmer) oder eine OP.

Ausscheiden • Pflegende sollten beachten, dass bei Obstipation die Gefahr eines Ileus (Darmverschlusses) besteht. Der Verdacht auf Blasenentleerungsstörungen wird mit einer Restharnsonografie abgeklärt. Zur längerfristigen Harnableitung kann ein Dauerkatheter gelegt werden. Weitere Informationen finden Sie im Kap. „Umgang mit Blasenkathetern" (S. 442).

> **WISSEN TO GO**
>
> **Erkrankungen peripherer Nerven – Guillain-Barré-Syndrom**
>
> Eine Autoimmunreaktion zerstört die Myelinscheiden der Nervenfasern, periphere Nerven und Nervenwurzeln entzünden sich akut (Polyneuroradikulitis). **Symptome:** Lähmungen, seltener Sensibilitätsstörungen, Störungen des vegetativen Nervensystems; Gefahr durch Lähmung der Atemmuskulatur und durch Herzrhythmusstörungen. **Therapie:** Behandlung mit Immunglobulinen, Plasmapherese, Immunadsorption; ggf. intensivmedizinische Überwachung (Monitor, Beatmung).
>
> **Beobachtungskriterien und Pflegebasismaßnahmen:**
> - insb. Prophylaxe von Kontrakturen, Thrombose, Dekubitus, Pneumonie, Intertrigo, Soor, Parotitis, Zystitis, Obstipation
> - Herz-Kreislauf-Kontrolle (EKG, Blutdruckmessungen), Risiko von Blutdruckschwankungen, Herzrhythmusstörungen
> - Schmerzmanagement (Missempfinden, Überempfindlichkeit)
> - Flüssigkeitsbilanzierung (übermäßiges Schwitzen), bei Fazialislähmung auf Befeuchtung der Augen achten
> - Ausscheidungen: Obstipation verhindern, auf Blasenentleerung achten

61.18.2 Karpaltunnelsyndrom

Grundlagen

Definition **Karpaltunnelsyndrom**
Ein Karpaltunnelsyndrom (Medianuskompressionssyndrom) entsteht, wenn der Nervus medianus im Karpaltunnel eingeengt und komprimiert wird (▶ Abb. 61.29).

Mögliche Ursachen für eine Schwellung können **entzündliche Prozesse** (rheumatische Erkrankungen), **Verletzungen**, **Ödembildung** oder **Diabetes mellitus** sein. Die Symptome sind **Kribbeln**, **Schmerzen** oder Taubheitsgefühl in der Hand („Hand ist eingeschlafen"), von dem die Patienten zu Beginn der Erkrankung häufig nachts aufwachen. Auch längere Beugung des Handgelenks (z.B. Auto- oder Fahrradfahren, Telefonieren) löst die Empfindungsstörungen aus. Später nimmt das Taubheitsgefühl in Intensität und Dauer zu. Die Feinmotorik und die Kraft der Hand lassen nach und es kann bis zu einer Atrophie (Schrumpfung) des Daumenballens kommen, da die Muskulatur nicht mehr vom N. medianus versorgt wird. Diagnostiziert wird das Karpaltunnelsystem über Anamnese und klinische Untersuchung.

Therapie und Pflege

Zu Beginn oder bei leichten Fällen kann eine konservative Therapie ausreichend sein, bei der die Hand in einer Unterarmschiene ruhiggestellt wird. Zusätzlich werden entzündungshemmende Medikamente verabreicht, z.B. Diclofenac. Bleiben die Beschwerden bestehen oder verschlechtern sie sich, wird das „Dach", das Retinaculum flexorum, operativ durchtrennt („gespalten"), um den Druck von dem N. medianus zu nehmen.

Abb. 61.29 Karpaltunnel.

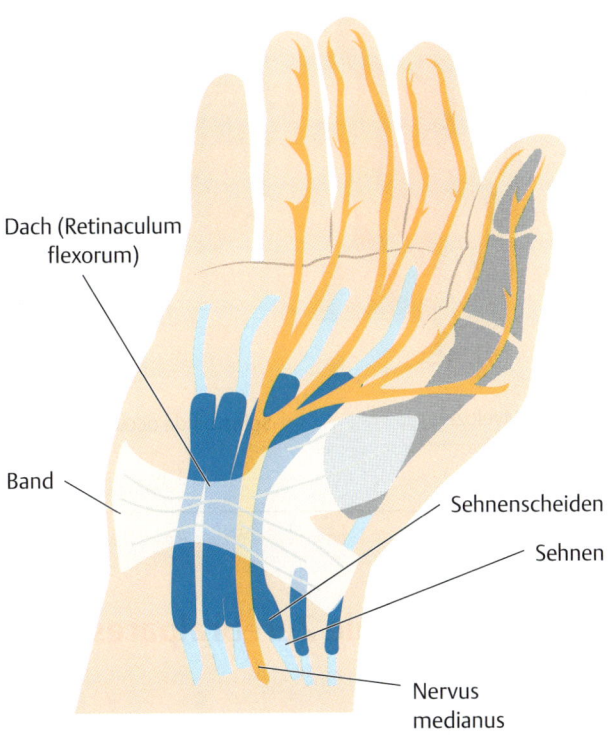

Der Karpaltunnel besteht aus dem Unterarm- und dem Handwurzelknochen sowie einem Dach (Retinaculum flexorum) aus sehnenartigem Gewebe und liegt im Bereich des Handgelenks. In ihm verlaufen der Nervus medianus und die Sehnen der Fingerbeugemuskulatur. Schwellen der Nervus medianus oder die Beugesehnen an, so wird der Nerv komprimiert.

Postoperative Pflege • Nach der Operation führen Pflegende ein Schmerzmanagement durch. Der operierte Arm sollte konsequent hochgelagert werden, um Schwellungen zu vermeiden. Nach der Operation wird die Hand mit einem festen Verband ruhiggestellt. Operationsbedingt kann es trotz Hochlagerung zu Schwellungen kommen. Pflegende sollten überprüfen, ob der Verband einengend wirkt. Dazu wird bei der Verbandskontrolle auf die Durchblutung der Finger geachtet. Sind diese blau oder gefühllos, muss sofort der Arzt verständigt werden. Bereits nach der Operation sollte der Patient beginnen, die Finger zu bewegen (Finger strecken und zur Faust ballen). Der Arm sollte aktiv und nicht in einer Trageschlinge gehalten werden. Pflegende sollten den Patienten darauf hinweisen, dass die Hand nicht nach unten hängen sollte. Bei Nachblutungen oder Hämatomen wird der Arzt verständigt. Der Verbandwechsel erfolgt i.d.R. am 1. Tag nach der Operation.

Informieren, Schulen, Beraten

Bei normalem Wundverlauf wird der Patient üblicherweise am 1. Tag nach der Operation entlassen. Um den 12. bis 14. Tag werden die Fäden entfernt. Bei normalem Verlauf schließt sich nach ca. 3–6 Monaten eine neurologisch-physiologische Kontrolluntersuchung an.

Der Patient sollte die Hand hochlagern oder hochhalten (über Herzniveau). Etwa 3 Tage nach der Operation kann er mit sanften Bewegungsübungen ohne Belastung beginnen. Die weitere Behandlung übernimmt der Hausarzt. Der Patient sollte unverzüglich den Arzt informieren bei Schmerzen, Bewegungs- und Gefühlsstörungen (Kribbeln, Taubheitsgefühl) und bei bläulichen Verfärbungen der Haut, der Finger oder der Nägel. Die Ursache können Durchblutungs- oder Nervenstörungen sein, die aufgrund der Gefahr dauerhafter Schäden sofort behandelt werden müssen. Bei bereits fortgeschrittener Erkrankung und Muskelschwund kann Physiotherapie helfen.

> **WISSEN TO GO**
>
> **Karpaltunnelsyndrom**
>
> Der Nervus medianus wird im Karpaltunnel eingeengt und komprimiert. **Ursachen** sind entzündliche Prozesse, Verletzungen, Ödembildung, Diabetes mellitus. **Symptome:** Kribbeln, Schmerzen, Taubheitsgefühl in der Hand, Atrophie des Daumenballens. **Therapie:** in leichten Fällen konservative Therapie (Hand ruhigstellen), entzündungshemmende Medikamente, ansonsten Operation.
>
> **Postoperative Pflege:**
> - Schmerzmanagement
> - Hand über Herzniveau lagern oder halten
> - Hand ruhigstellen, Verband kontrollieren und wechseln
> - Patient soll Finger nach OP bewegen, Arm nicht in Trageschlinge
> - auf Nachblutungen/Hämatome achten

61.19 Anlage- und Entwicklungsstörungen

61.19.1 Neuralrohrdefekte

Grundlagen

Definition **Neuralrohrdefekte**
Neuralrohrdefekte sind Fehlbildungen des Rückenmarks und des Gehirns. Sie entstehen, wenn sich das Neuralrohr in der Frühschwangerschaft (5.–6. SSW) nicht korrekt schließt.

Das Neuralrohr ist eine frühe Entwicklungsstufe des Nervensystems. Aus ihm entwickeln sich Rückenmark und Gehirn. Die möglichen Ursachen für eine Entwicklungsstörung des Neuralrohrs sind noch nicht ganz geklärt und reichen von Folsäuremangel über Diabetes bis zu möglichen genetischen Defekten. Ein häufiger Neuralrohrdefekt ist u.a. die Spina bifida („Spaltwirbel" oder „Wirbelspalt"). Sie tritt meist im Bereich der Lendenwirbelsäule und des Kreuzbeins auf. Es lassen sich verschiedene Formen unterscheiden (▶ Abb. 61.30). Die **Spina bifida occulta** ist eine Wirbelbogen-Spaltbildung ohne Beteiligung des Rückenmarks oder der Rückenmarkshäute und nach außen nicht sichtbar. Die betroffenen Kinder sind klinisch unauffällig. Bei der **Spina bifida aperta** sind Rückenmark und Rückenmarkshäute in unterschiedlichen Ausprägungen betroffen. Bei der **Meningozele** ist das Rückenmark intakt, lediglich die Rückenmarkshäute sind vorgewölbt. Die häufigste Form ist die **Meningomyelozele**. Hier sind Rückenmarkshäute und Rückenmark vorgewölbt, aber noch verschlossen. Die schwerste Form ist die **Myelozele**. Hier liegt das neurale Gewebe offen an der Oberfläche.

Bei Meningomyelozele und Myelozele kommt es immer zu neurologischen Ausfällen. Am häufigsten ist das **Querschnittsyndrom** mit Lähmungen sowie Blasen- und Darmentleerungsstörungen. Vielfach sind die **Füße fehlgebildet**

Abb. 61.30 Neuralrohrdefekte.

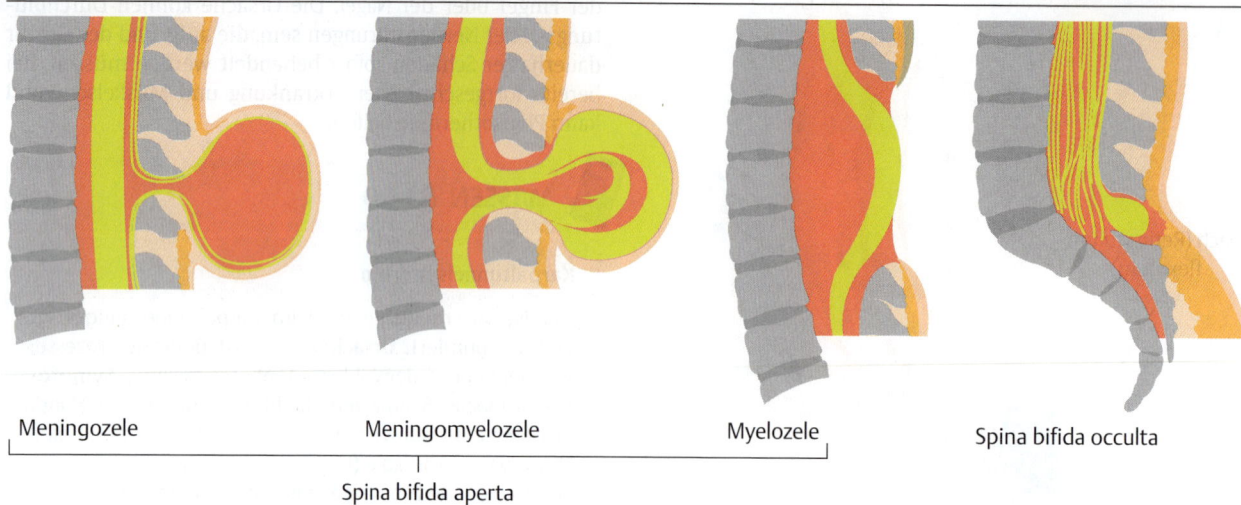

Meningozele | Meningomyelozele | Myelozele | Spina bifida occulta

Spina bifida aperta

Neuralrohrdefekte können verschiedene Ausprägungen haben. *Nach: Stein R, Beetz R, Thüroff JW. Kinderurologie in Klinik und Praxis. Thieme 2011*

oder es kommt zu Fehlstellungen. Auch die Wirbelsäule kann verkrümmt sein (**Skoliose**). Die betroffenen Kinder sind auf umfassende Hilfe angewiesen. Die Diagnose der Spina bifida aperta ist im klinischen Erscheinungsbild eindeutig. Auf eine Spina bifida occulta weisen Hautveränderungen im Lumbalbereich der Wirbelsäule hin. Bildgebende Verfahren wie Sonografie oder MRT können den Befund bestätigen.

Therapie und Pflege

Um Infektionen zu vermeiden, muss eine offene Spina bifida so schnell wie möglich operativ verschlossen werden.

Bei Blasen- oder Mastdarmstörungen kann ein Katheter gelegt werden. Skoliose und Fußfehlstellungen können mit orthopädischen Hilfen oder ggf. Operationen behandelt werden. Ein interdisziplinäres Team aus Pädiatern, Neuropädiatern, Physiotherapeuten, Urologen, Ergotherapeuten u. a. sollte sich um Kinder mit Spina bifida kümmern. Hilfsmittel wie Rollstühle, Gehschienen, Stehapparate und mehr können den Kindern ein relativ eigenständiges Leben ermöglichen. Im sensibilitätsgestörten Lähmungsbereich besteht ein erhöhtes Dekubitusrisiko. Pflegende sollten daher u. a. auf eine sorgfältige Dekubitusprophylaxe achten (S. 400).

Kommt es zu einem Verschlusshydrozephalus, ist eine Shuntoperation nötig. Pflegende sollten auf Hirndrucksymptomatik (S. 1220) achten.

Informieren, Schulen, Beraten

Zum Schutz des oberen Harntrakts und zu dessen Funktionserhalt ist eine regelmäßige Kontrolle der Nierenfunktion nötig (Nierenultraschall, Bestimmung der Kreatinin-Clearance usw.). Bewegungsmangel kann u. a. zu Adipositas führen, eine Ernährungsberatung kann hier helfen.

Informationen zu Hilfsangeboten für Menschen mit Spina bifida bietet u. a. die Arbeitsgemeinschaft Spina Bifida und Hydrocephalus e. V. (www.asbh.de).

Um einem Neuralrohrdefekt vorzubeugen, ist die Aufnahme von Folsäure vor und während einer Schwangerschaft wichtig. Folsäure ist z. B. in Gemüsen wie Tomaten, Spargel und Spinat oder Obstsorten wie Apfelsinen und Bananen oder auch in Roggen- und Vollkornprodukten enthalten.

61.19.2 Infantile Zerebralparese

Grundlagen

Definition **Infantile Zerebralparese**
Die infantile Zerebralparese ist ein Sammelbegriff für viele Krankheitsbilder. Ursache ist eine Schädigung des Gehirns vor, während oder nach der Geburt, z. B. durch mangelnde Sauerstoffversorgung.

Die infantile Zerebralparese kann Folge von **Fehlbildungen**, **Entwicklungsstörungen**, **perinatalen Problemen** (Hirnblutung) oder **Entzündungen** sein. Die Symptome sind sehr unterschiedlich, am häufigsten sind **spastische Bewegungsstörungen**. Typisch sind auch unwillkürliche Bewegungen. Intelligenz und Lernfähigkeit können gemindert sein, manchmal kommt es zu Verhaltensauffälligkeiten. Die Diagnose erfolgt über Anamnese und klinische Untersuchung. Weitere Untersuchungen wie MRT, Liquorpunktion und Blutanalyse helfen, die Ursachen genauer abzuklären.

Therapie und Pflege

Die Spastiken werden meist mit Physiotherapie, unter Umständen auch medikamentös behandelt. So wirkt z. B. Baclofen Krampfanfällen und Spastiken entgegen. Sehr starke Spastiken können ab dem 4. Lebensjahr mit einer Baclofen-Pumpe behandelt werden. Möglich sind auch operative Maßnahmen, z. B. die Verlängerung der Sehnen, um die Motorik zu verbessern.

Physiotherapie und Ergotherapie verbessern die Muskelkontrolle und damit z. B. den Gang. Sprachtherapie unterstützt beim verständlichen Sprechen und mindert Schluckbeschwerden.

Sehr wichtig ist die Beratung und Unterstützung der Eltern, damit diese für ihr Kind alle Therapie- und Hilfsangebote erhalten und nutzen können und die Zusammenarbeit zwischen Kind, Eltern und Therapeuten gut funktioniert. Die Wahl der Therapie und der Methode richtet sich nach der Schwere der Behinderung und dem Alter des Kindes. Informationen bietet u. a. der Förderverein Rege e. V. (www.rege-ev.de).

Der erwachsene Patient • Die pflegerische Versorgung des erwachsenen Patienten mit infantiler Zerebralparese im Krankenhaus entspricht der Versorgung von Patienten ohne Einschränkung. Pflegende sollten besonderes Augenmerk auf die Dekubitusprophylaxe richten, da die Patienten durch die Bewegungseinschränkungen eher gefährdet sind.

61.20 Neuromuskuläre Übertragungsstörungen: Myasthenia gravis

61.20.1 Grundlagen

Definition *Myasthenia gravis*
Myasthenia gravis ist eine Autoimmunerkrankung, bei der die Übertragung von neuronalen Signalen auf Muskelzellen gestört ist.

Hier besetzen Antikörper Rezeptoren, die eigentlich für den Botenstoff Acetylcholin bestimmt sind. Dieser vermittelt Signale von Nervenzellen auf den (quergestreiften) Muskel. Sind die Rezeptoren blockiert, kann der **Muskel nicht mehr ausreichend kontrahieren**. Die genaue Ursache für Myasthenia gravis ist noch nicht geklärt. Die Antikörper werden in der Thymusdrüse gebildet, welche bei vielen Erkrankten vergrößert ist.

Das häufigste Symptom ist eine unter Belastung zunehmende **Muskelschwäche**. Erste Anzeichen treten häufig an den Augen- oder Schlundmuskeln auf, z.B. hängende Augenlider (▶ Abb. 61.31), Doppelbilder oder Schluckstörungen. In schweren Fällen kann die gesamte Skelettmuskulatur betroffen sein. Die Symptome nehmen meist im Laufe des Tages zu.

ACHTUNG
Myasthenia gravis kann lebensbedrohlich werden bei einer generalisierten Muskelschwäche unter Beteiligung der Atemmuskulatur (myasthene Krise). Auslöser sind meist Infekte oder Medikamente, die zu einem Mangel an Acetylcholin führen. Verständigen Sie in diesem Fall sofort den Arzt.

Seltener ist die cholinerge Krise durch eine Therapie mit Acetylcholinesterasehemmer. Anzeichen hierfür sind Muskelschwäche, Bradykardie, gerötete und warme Haut. Auch in diesem Fall muss sofort der Arzt verständigt werden. Die Diagnose erfolgt über die Anamnese und klinische Tests. Eine Elektroneurografie kann die zunehmende Übertragungsstörung nachweisen, Labordiagnosen zeigen die entsprechenden Antikörper. Ein Thorax-CT kann eine Vergrößerung oder einen Tumor des Thymus ausschließen.

61.20.2 Mitwirken bei der Therapie

Die Therapie umfasst operative und medikamentöse Maßnahmen. Wird ein vergrößerter Thymus festgestellt, so wird dieser meist operativ entfernt. Medikamente wie Acetylcholinesterasehemmer erhöhen die Konzentration von Acetylcholin im Körper, sind aber als Therapie alleine nicht ausreichend. Eine dritte Maßnahme ist die Unterdrückung des Immunsystems. Medikamente wie Kortison, oder auch Methoden wie die Plasmapherese oder die Immunadsorption sollen die Zahl der Antikörper reduzieren.

61.20.3 Beobachtungskriterien und Pflegebasismaßnahmen

Mobilisation und Körperpflege • Pflegende sollten den Patienten gut beobachten. Eine zunehmende Muskelschwäche kündigt sich oft durch Angst und Unruhe an. Zudem sollten die tageszeitlichen Schwankungen der Belastungsfähigkeit erkannt und berücksichtigt werden. Durch die Muskelschwäche ist die Gefahr von Stürzen erhöht. Durch die schwache Nackenmuskulatur können die Patienten teilweise den Kopf nicht mehr selber halten. Pflegende sollten bei Pflegemaßnahmen daher den Kopf abstützen, z.B. bei der Oberkörperhochlagerung. Bei der Körperpflege kann ein Duschstuhl oder ein Stuhl mit Lehne für die Waschung am Waschbecken eingesetzt werden.

Essen und Trinken • Da der Patient ggf. nicht mehr richtig kauen und schlucken kann, wenden Pflegende Maßnahmen bei Schluckstörungen an (S. 1228). Da die Symptome der Myasthenia gravis am Morgen noch weniger ausgeprägt sind, können Pflegende die hauptsächliche Kalorienzufuhr auf das Frühstück legen.

Atmen • Bei Atemproblemen können Pflegende die Oberkörperhochlagerung anwenden. Die Vitalkapazität sollte 4-mal täglich gemessen werden, eine Spirometrie (Messung von Lungen- und Atemvolumen) sollte je nach ärztlicher Anweisung 1-2 mal täglich erfolgen. Der Patient sollte dabei aufrecht sitzen, eine liegende, gekrümmte oder anlehnende Position ergeben niedrigere Werte. Pflegende wenden Dekubitus- und Pneumonieprophylaxe an.

61.20.4 Informieren, Schulen, Beraten

Patienten können einen kostenlosen Notfallpass für Menschen mit neuromuskulären Erkrankungen bei der Deutschen Myasthenie Gesellschaft (http://www.dmg-online.de/) oder der Deutschen Gesellschaft für Muskelkranke (http://www.dgm.org/) erhalten.

Alkohol, Nikotin und Kaffee sollten nur in Maßen konsumiert werden, da sie zu einer Verschlechterung der Symptomatik führen können. Eine Schwangerschaft ist grundsätzlich möglich, da Myasthenia gravis nicht vererbt wird und die Muskeln der Gebärmutter nicht von der Muskelschwäche betroffen sind.

Abb. 61.31 Hängendes Augenlid bei Myasthenia gravis.

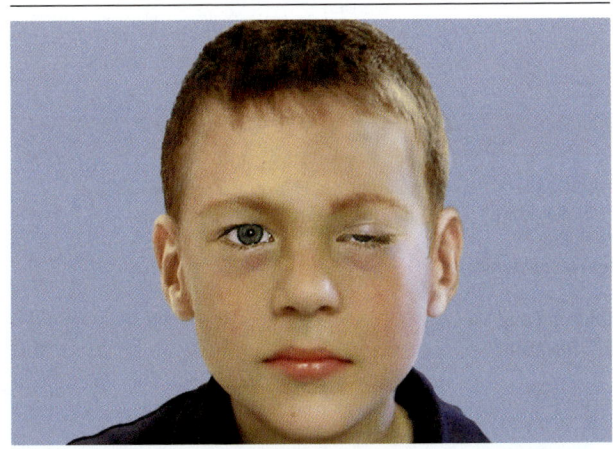

10-jähriger Junge mit Myasthenia gravis.

61 Pflege bei Erkrankungen des Nervensystems

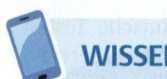

WISSEN TO GO

Neuromuskuläre Übertragungsstörungen – Myasthenia gravis

Autoimmunerkrankung, bei der die Übertragung von neuronalen Signalen auf Muskelzellen durch Antikörper gestört ist und der Muskel nicht mehr kontrahieren kann. **Symptome:** zunehmende Muskelschwäche, hängende Augenlider, Doppelbilder, Schluckstörungen, teilweise gesamte Skelettmuskulatur betroffen; lebensbedrohlich bei Beteiligung der Atemmuskulatur (myasthene Krise). Symptome nehmen meist im Laufe des Tages zu. **Therapie:** operative (Entfernen des Thymus) und medikamentöse Maßnahmen, Unterdrückung des Immunsystems (Kortison, Plasmapherese, Immunadsorption).

Beobachtungskriterien und Pflegebasismaßnahmen:
- Mobilisation und Körperpflege: tageszeitlich unterschiedliche Belastungsfähigkeit bedenken, Sturzgefahr, evtl. Kopf abstützen (schwache Nackenmuskulatur), Waschen mit Stuhl
- Essen und Trinken: Maßnahmen bei Schluckstörungen, hauptsächliche Kalorienzufuhr beim Frühstück (Symptomatik noch nicht so ausgeprägt)
- Atmen: Oberkörperhochlagerung, Vitalkapazität messen

61.21 Übersicht über die wichtigsten Medikamente

Pflegende spielen eine wichtige Rolle bei der Kontrolle der medikamentösen Therapie. Sie achten auf mögliche Nebenwirkungen und erklären den Patienten und ggf. Angehörigen die korrekte Einnahme. Zudem sollten sie den Wirkmechanismus kennen und erklären können. Die wichtigsten Medikamente bei der Therapie von Erkrankungen des Nervensystems zeigt ▶ Tab. 61.7.

Tab. 61.7 Übersicht über die wichtigsten Medikamente bei der Therapie von Erkrankungen des Nervensystems.

Wirkstoffgruppe	häufig verwendete Wirkstoffe und Handelsnamen	Wirkmechanismus	Nebenwirkungen/Beobachtungskriterien
Hirninfarkt			
Thrombozytenaggregationshemmer	• Acetylsalicylsäure: z. B. Aspirin • Clopidogrel (bei Acetylsalicylsäure-Unverträglichkeit): z. B. Clopidogrel	hemmt das Verklumpen von Thrombozyten und beugt so der Entstehung von Blutgerinnseln (Thromben) vor	• Acetylsalicylsäure: Magen-Darm-Beschwerden wie Sodbrennen, Übelkeit, Erbrechen, Bauchschmerzen, gelegentlich Überempfindlichkeitsreaktionen, selten Blutungen • Clopidogrel: Durchfall, Bauchschmerzen, Verdauungsstörungen oder Sodbrennen, gelegentlich Kopfschmerzen, selten Schwindel
Hirninfarkt, Sinusvenenthrombose			
Antikoagulanzien	• Phenprocoumon: z. B. Marcumar • Heparin: z. B. Heparin	• Behandlung und Vorbeugung der Thrombose • Behandlung und Vorbeugung einer Embolie	• erhöhte Blutungsneigung (insb. intrakranielle Blutungen) → Gerinnungsparameter müssen regelmäßig kontrolliert werden • Phenprocoumon nicht in den ersten 48 Stunden nach einem Hirninfarkt verabreichen
Blutungen im Gehirn, Meningitis			
Kalziumantagonisten	Nifedipin: z. B. Adalat	• Hemmung der Kontraktionskraft des Herzens → Schlagkraft und Schlagfrequenz sinken → Sauerstoffbedarf des Herzens und Blutdruck sinken • bei Subarachnoidalblutung und Meningitis: Schutz vor Vasospasmen	Gefahr der Hypotonie → regelmäßige Kontrolle des Blutdrucks

Tab. 61.7 Fortsetzung.

Wirkstoffgruppe	häufig verwendete Wirkstoffe und Handelsnamen	Wirkmechanismus	Nebenwirkungen/Beobachtungskriterien
Multiple Sklerose			
Glukokortikoid (Nebennierenrindenhormon)	Methylprednisolon: z. B. Methylprednisolon	• hemmt das Immunsystem • wird meist bei akutem Schub verabreicht	Vollmondgesicht, Fettsucht
Beta-Interferon	Interferon beta-1b: z. B. Betaferon	hemmt das Immunsystem	Fieber, Schüttelfrost, Abgeschlagenheit
Immunomodulator	Glatirameracetat: z. B. Copaxone	hemmt das Immunsystem	Rötung, Schmerzen, Jucken an der Injektionsstelle, Luftnot, Brustenge, Herzrasen, Angstgefühl
monoklonale Antikörper	Natalizumab: z. B. Tysabri	hemmt Entzündungsprozesse	Überempfindlichkeitsreaktionen
Zytostatikum (Chemotherapeutikum)	Mitoxantron: z. B. Ralenova	• hemmt u. a. das Immunsystem • wird auch in der Chemotherapie eingesetzt	Haarausfall, Knochenmarkrepression, allerg. Reaktionen (Exanthem, Atemnot, Blutdruckabfall), Müdigkeit
Demenzen			
Acetylcholinesterasehemmer	Donepezil: z. B. Donepezil	verzögerter Abbau von Acetylcholin, → steht länger zur Verfügung → Kompensation des Acetylcholin-Defizits	Durchfall, Übelkeit, Kopfschmerzen, Muskelkrampf, Müdigkeit, Schlaflosigkeit, Erkältung, Appetitlosigkeit, Halluzinationen
NMDA-Antagonist	Memantin: z. B. Memantin	wirkt wie Glutamat → Verbesserung der durch Glutamat vermittelten Signalweiterleitung	Kopfschmerzen, Schläfrigkeit, Verstopfung, erhöhte Leberfunktionswerte, Schwindel, erhöhter Blutdruck
Migräne			
Antiemetika	• Metoclopramid: z. B. Paspertin • Domperidon: z. B. Motilium	• Dopamin-Antagonisten → wirken so antiemetisch • werden verabreicht, damit Schmerzmedikamente nicht erbrochen werden	• Metoclopramid: Hautausschlag • Domperidon: Magen-Darm-Störungen, Hormonstörungen (erhöhter Prolaktin-Spiegel)
nicht steroidale Antirheumatika (NSAR), ausreichend hoch dosiert, wegen Übelkeit/Erbrechen am besten parenteral	• Acetylsalicylsäure: z. B. Aspirin • Paracetamol: z. B. Ben-u-ron • Diclofenac: z. B. Voltaren	hemmen die Entstehung von Prostaglandinen (Schmerz-Botenstoffen)	• Acetylsalicylsäure: Magen-Darm-Beschwerden wie Sodbrennen, Übelkeit, Erbrechen, Bauchschmerzen, gelegentlich Überempfindlichkeitsreaktionen, selten Blutungen • Paracetamol: allergische Reaktion • Diclofenac: Magen/Zwölffingerdarm-Geschwüre, Erbrechen
Triptane	Sumatriptan: z. B. Sumatriptan	Serotonin-Rezeptor-Agonist	Parästhesien der Extremitäten, Engegefühl in Brust/Hals, Kältegefühl, Hypotonie, Bradykardie, Tachykardie, Müdigkeit, Schwindel

61 Pflege bei Erkrankungen des Nervensystems

Mein Patient Frau Klein: Glück gehabt?

Heute ist der 2. Tag auf der Station zur neurologischen Rehabilitation für Simone Mohr. Sie ist Gesundheits- und Krankenpflegerin am Beginn des 3. Ausbildungsjahres. Simone freut sich ganz besonders auf die kommende Zeit. Zum einen, weil sie im Unterricht die neurologischen Krankheitsbilder spannend fand, zum anderen, weil sie gerne ihre praktischen Kenntnisse zu Basaler Stimulation, Kinästhetik und dem Bobath-Konzept anwenden und vertiefen möchte.

Jetzt geht es aber endlich zum Patienten. Gemeinsam mit ihrer Ansprechpartnerin Frau Minke betreut Simone die 32-jährige Frau Klein. Diese hatte vor 2 Monaten eine Hirnblutung und ist schon seit 6 Wochen auf der Reha-Station. Ihre Geschichte und die Tatsache, dass sie so jung ist, gehen Simone sehr nahe. Frau Klein erzählt, dass sie eines Morgens buchstäblich „der Schlag" getroffen hat. „Schon beim Aufstehen habe ich mich komisch gefühlt, irgendwie schwindelig, und ich hatte ziemlich starkes Kopfweh. Ich habe dann meine Kleine zur Schule gebracht, und danach musste ich mich wieder hinlegen, so schlimm ging es mir. Normalerweise lege ich mich ja nach dem Aufstehen nicht noch mal ins Bett! Und ab da weiß ich nichts mehr. Erst nach einer Woche bin ich im Krankenhaus wieder aufgewacht. Na ja, wenn man von Aufwachen reden kann. Ich konnte nicht mehr sprechen, und meine rechte Seite war völlig gelähmt und taub. Furchtbar war das. An viel mehr kann ich mich eigentlich gar nicht mehr erinnern." Mittlerweile geht es Frau Klein glücklicherweise besser, sie kann wieder sprechen und ihr rechtes Bein bewegen. Der Arm macht aber noch nicht ganz mit, und es fällt ihr schwer, sich zu konzentrieren.

„Die Ärzte haben mir gesagt, dass ich ein Aneurysma im Gehirn hatte, das ganz plötzlich geplatzt ist. Woher das kommt, wussten sie auch nicht sicher, vielleicht hatte ich es schon seit meiner Geburt. Sie meinten auch, ich hätte riesiges Glück gehabt, viele überleben so eine Blutung gar nicht. Und auch, dass ich ziemlich schnell Fortschritte mache. Ach ja, aber manchmal geht es so langsam und es ist so mühsam, es gibt Tage, da hab ich einfach keine Lust mehr. Sie sagen, es sieht ganz gut für mich aus, wird eben noch anstrengend. Ach Frau Mohr, aber abends, da kommen die Fragen: Was, wenn es nicht besser wird? Wie geht es mit der Arbeit weiter? Kann ich überhaupt wieder hin? Wir brauchen doch das Geld. Und ich will nicht, dass mich die Leute komisch anschauen, wenn ich meinen Arm nicht normal bewegen kann. Das quält mich manchmal richtig."

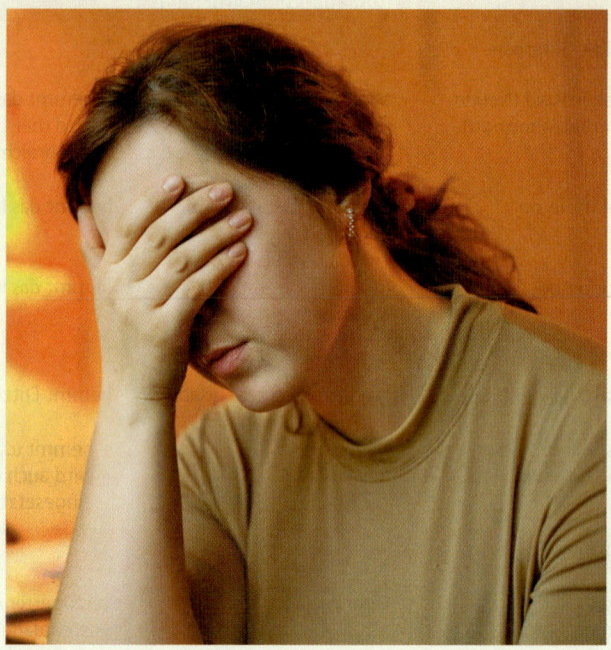

© Mykola Velychko/fotolia

Was ist zu tun?

- Frau Klein hatte eine Hirnblutung durch ein Aneurysma. Welche Kontrollen und Maßnahmen gehören zu der Akuttherapie nach einem Schlaganfall?
- Was kann Simone tun, um einen Anstieg des intrakraniellen Hirndrucks zu vermeiden?
- Wenn der Hirndruck dennoch ansteigt, wie sollte Frau Klein gelagert werden? Worauf sollte Simone dabei achten? Welche weiteren Behandlungen kennen Sie, um einen erhöhten Hirndruck zu senken?
- Zur Behandlung des Schlaganfalls hat sich das Bobath-Konzept etabliert. Beschreiben Sie kurz das Bobath-Konzept. Was sind die Ziele?

62 Pflege bei Erkrankungen der Sinnesorgane

62.1 Pflege bei Erkrankungen des Auges

62.1.1 Bedeutung für den Patienten

80% der Informationen werden durch das Auge aufgenommen. Ist das „Fenster zur Welt" teilweise oder ganz geschlossen, stehen dem Betroffenen nur noch wenige Sinne zur Verfügung, um sich in seiner Umgebung zurechtzufinden. Deshalb ist er stark verletzungsgefährdet – zu Hause und erst recht außerhalb davon. Schon in der gewohnten häuslichen Umgebung sind viele Gegenstände nun Gefahrenquellen: Messer, elektrische Geräte, all die Hindernisse, an denen der Sehbehinderte sich stoßen oder über die er stürzen kann, z.B. Möbelstücke, Teppichläufer, Treppenstufen, Türschwellen, geschlossene oder halboffene Türen, im Weg stehende Gegenstände. Außerhalb der Wohnung steigern „unbekannte Variablen" die Verletzungsgefahr, z.B. unachtsame Passanten, Fahrrad- und Autofahrer, Verkehrsschilder oder auf dem Gehweg abgestellte Mülltonnen, Fahrräder oder Autos.

Autofahren ist nicht mehr möglich, aber auch eine Vielzahl anderer Aktivitäten ist erschwert oder unmöglich, z.B. Lesen, Schreiben, Spazierengehen, Handarbeiten oder Sport, aber auch alltägliche Tätigkeiten wie Einkaufen oder Putzen, unter Umständen sogar das Essen und Trinken. Der Sehbehinderte ist also wahrscheinlich auf fremde Hilfe angewiesen. Bei andauernder ausgeprägter Sehbehinderung kann die Einschränkung oder gar der Verlust der Arbeitsfähigkeit bzw. der Hobbys zu Vereinsamung führen und eine Depression auslösen. Das Gefühl der Isolation wird dadurch verstärkt, dass der Sehbehinderte die Mimik seiner Gesprächspartner nur eingeschränkt oder nicht wahrnehmen kann.

62.1.2 Auffrischer Anatomie und Physiologie

Das Auge besteht aus einem **lichtbrechenden Apparat** (Hornhaut, Kammerwasser, Linse und Glaskörper), über den ein umgekehrtes Bild des Gesehenen auf die Netzhaut projiziert wird (▶ Abb. 62.1). Dort werden die Lichtreize in elektrische Impulse umgewandelt. Hinzu kommt der **Hilfsapparat** des Auges; Strukturen, die für die Funktion erforderlich sind: Lider, äußere Augenmuskeln, Bindehaut und Tränenapparat.

Augenlider (Palpebrae) • Sie schützen das Auge vor Schäden und dienen als Lichtschutz. Am Lidrand, an dem auch die Wimpern ansetzen, liegen die Lidranddrüsen (Moll- und Zeis-Drüsen). Im Oberlid sitzen die Meibom-Drüsen, deren Sekret den Tränenfilm vor schneller Verdunstung schützt.

Tränenapparat • Er besteht aus den Tränendrüsen und den Tränenwegen. Die Tränendrüsen (Glandulae lacrimales) am äußeren oberen Augenhöhlenrand produzieren die Tränenflüssigkeit, die mit dem Lidschlag über die Kornea verteilt wird. Die Tränenflüssigkeit gelangt über die Tränenpünktchen im inneren Augenwinkel und die Tränenkanälchen in den Tränensack. Von dort fließt sie über den Tränen-Nasen-Gang in die Nasenhöhle.

Augapfel (Bulbus) • Er liegt im Fettpolster der knöchernen Augenhöhle (Orbita). Am Augapfel setzen 4 gerade und 2 schräge Augenmuskeln an, die den Augapfel und damit die

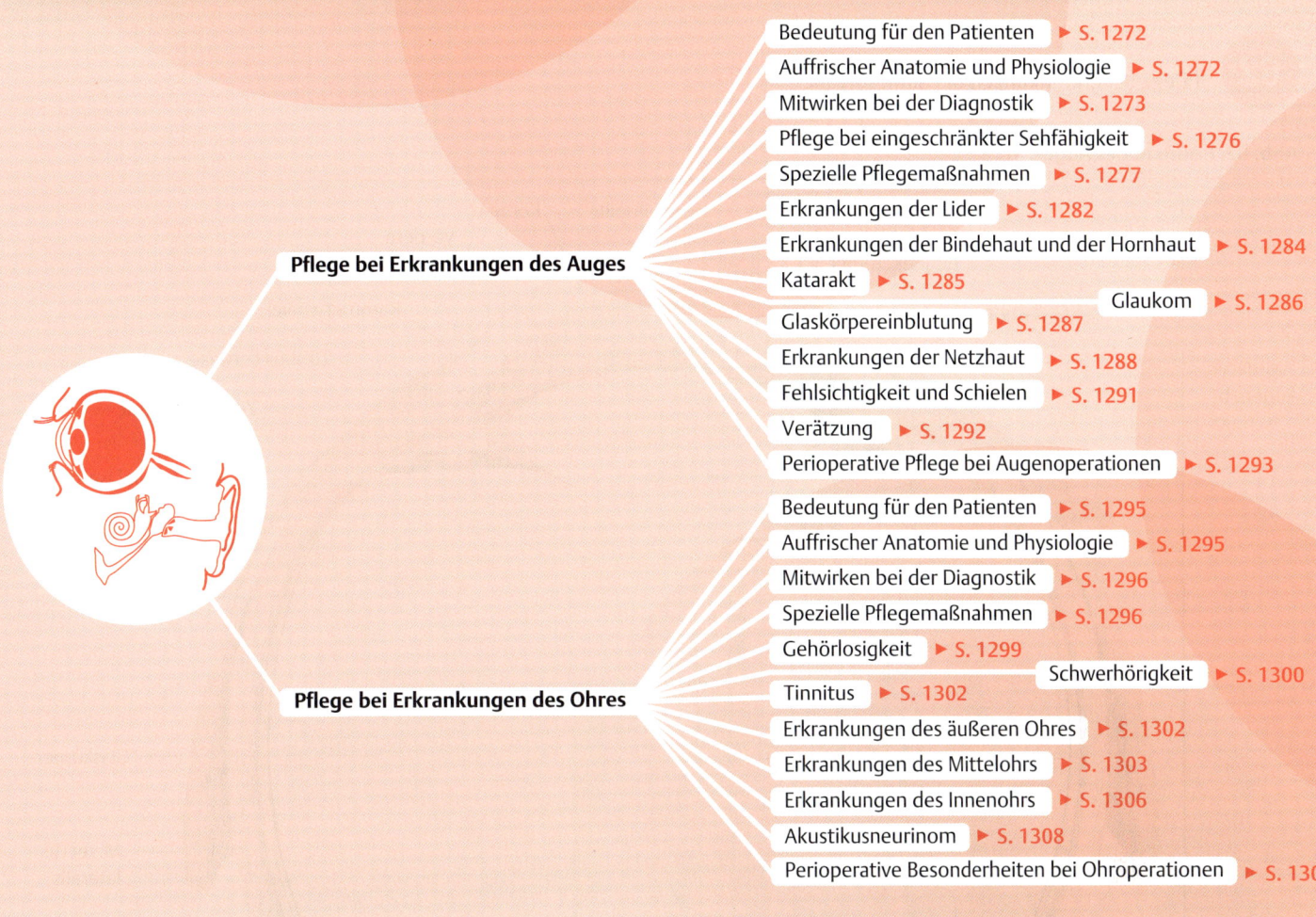

Blickrichtung steuern. Im Inneren des Augapfels liegen die Linse und der Glaskörper. Die Bulbuswand ist dreischichtig aufgebaut:

- **äußere Augenhaut** mit Hornhaut (Kornea) und Lederhaut (Sklera): schützt den Augapfel vor Verformung
- **mittlere Augenhaut** (Uvea) mit
  – Iris (Regenbogenhaut): enthält Muskelfasern, die die Pupillenweite steuern
  – Ziliarkörper (Strahlenkörper): reguliert über die Zonularfasern die Wölbung der Linse und bildet das Kammerwasser
  – Aderhaut (Choroidea): ist für die Durchblutung verantwortlich
- **innere Augenhaut** (Retina, Netzhaut): enthält die Sinneszellen des Auges (Photorezeptoren), besonders viele finden sich in der Makula („gelber Fleck") in der Mitte der Retina

Im Zentrum der Makula liegt die Stelle des schärfsten Sehens, die Fovea centralis. Dicht neben der Makula tritt der Sehnerv (Nervus opticus) ins Auge ein. Hier entsteht der sog. „blinde Fleck", da sich an der Eintrittsstelle des Sehnervs keine lichtempfindlichen Zellen befinden.

Während die äußere Augenhaut durchgehend ist, lassen die mittlere und die innere Augenhaut an der Vorderseite des Augapfels ein Loch frei, die **Pupille**.

Augenkammern • Die vordere Augenkammer wird vorn von der Kornea und hinten von Iris und Linsenvorderfläche begrenzt. Die hintere Augenkammer liegt zwischen Irisrückseite, Linse, Ziliarkörper und Glaskörper. Die Augenkammern sind mit Kammerwasser gefüllt. Es gelangt aus der hinteren Augenkammer durch die Pupille in die vordere.

Bindehaut (Konjunktiva) • Sie bedeckt die Innenseite der Lider. Die Kornea wird nicht von Bindehaut bedeckt. In der Bindehaut liegen kleine Gefäße und Becherzellen, die an der Bildung der Tränenflüssigkeit beteiligt sind.

Blutversorgung und Innervation • Das Auge wird arteriell von Ästen die A. ophthalmica versorgt, die aus der A. carotis interna stammt. Das venöse Blut fließt über die Sinus des Gehirns in der Dura mater ab. Die optischen Reize werden vom Sehnerv (N. opticus) von der Netzhaut in Richtung ZNS geleitet.

Gesichtsfeld • Ist der Bereich, der ohne Bewegung des Kopfes gesehen werden kann. Es beträgt beim Menschen etwa 175°, wobei sich das Gesichtsfeld des linken und des rechten Auges stark überschneiden.

62.1.3 Mitwirken bei der Diagnostik

Die meisten Untersuchungen am Auge werden vom Arzt durchgeführt. Um dem Patienten ggf. die Angst vor der Untersuchung nehmen zu können, sollten Pflegende deren Zweck und Ablauf kennen (▶ Tab. 62.1). Auf Station bereitet das Pflegepersonal den Patienten für die Messung des Augeninnendrucks und die Untersuchung des Augenhintergrunds vor und übernimmt die ggf. nötige Nachsorge.

Messung des Augeninnendrucks • Vor einer Applanationstonometrie wird die Hornhaut mit Fluorescein angefärbt und mit einem Lokalanästhetikum betäubt. Vorgehen siehe Applikation von Augentropfen (S. 1277). In der Regel verwendet man hierzu ein Kombipräparat, z.B. Fluorescein 0,08%,

Abb. 62.1 Aufbau des Auges.

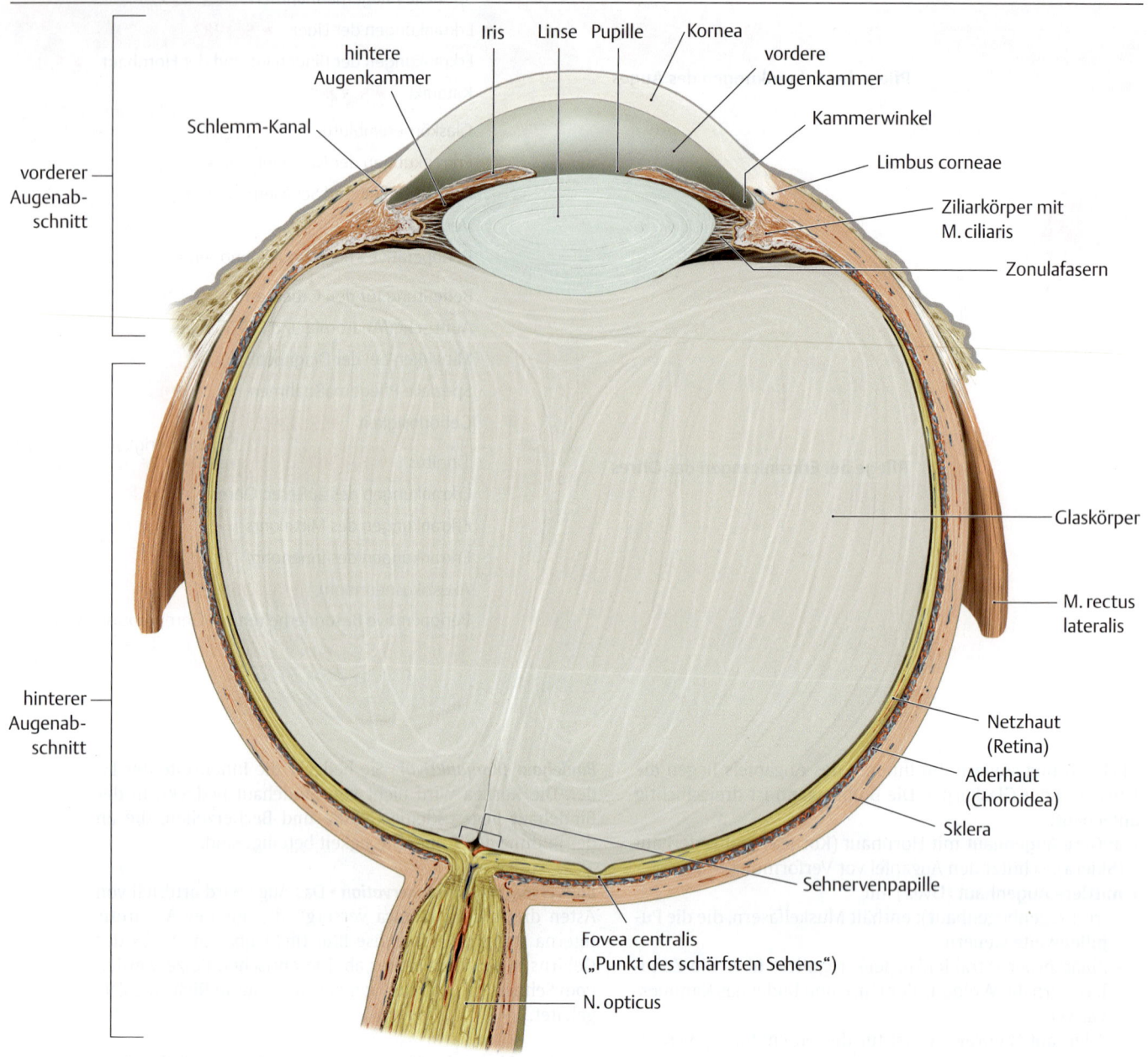

Der Augapfel wurde auf der Horizontalebene geteilt, Blick von oben auf die untere Hälfte des rechten Auges. *Aus: Schünke M, Schulte E, Schumacher U. Prometheus LernAtlas der Anatomie. Thieme 2012.*

Oxybuprocain 0,4%, das in konservierungsmittelhaltiger und -freier Form erhältlich ist. Bei einer Konservierungsmittelallergie verabreicht man ein konservierungsmittelfreies Präparat. Sollte sich die Zeit bis zur Messung verlängern, muss erneut getropft werden. Nach der Messung werden die Augen ausgespült. Dabei werden unsterile Zellstofftupfer unter das Auge gehalten, der Patient legt den Kopf in den Nacken und leicht zur Seite und das Auge wird von seitlich oben mit NaCl-0,9%-Lösung mehrmals ausgespült.

Untersuchung des Augenhintergrunds • Damit der Arzt den Augenhintergrund optimal einsehen kann, verabreicht das Pflegepersonal dem Patienten pupillenerweiternde Augentropfen, z. B. das Sympathomimetikum Phenylephrin (z. B. Neosynephrin POS 5%) und das Parasympatholytikum Tropicamid (z. B. Mydriaticum Stulln UD). Im Fall einer Konservierungsmittelallergie lässt man Neosynephrin 5% weg. Oft reicht die einmalige Gabe beider Augentropfen aus, gelegentlich muss erneut getropft werden, bis die Pupillen ausreichend erweitert sind.

ACHTUNG
Bei wenigen Patienten reagiert die Pupille nicht oder nur gering. In diesem Fall sollte der Arzt informiert werden.

Der Patient wird darüber informiert, dass die Tropfen das Sehvermögen – hauptsächlich in der Nähe – und die Hell-Dunkel-Anpassung beeinträchtigen und es 4–5 Stunden dauert, bis ihre Wirkung nachlässt. Ambulant einbestellte Patienten dürfen deshalb in diesem Zeitraum kein Auto steuern.

Pflege bei Erkrankungen des Auges

Tab. 62.1 Übersicht über die gängigsten Untersuchungsmethoden am Auge.

Untersuchungsmethode	Prinzip/Bemerkung
äußere Betrachtung des Auges	Suche nach krankhaften Veränderungen, z. B. Rötung der Bindehaut, Hervortreten des Augapfels, Fehlstellung der Lider
Sehschärfenprüfung (Visusprüfung)	Geprüft wird, in welcher Entfernung jedes Auge Sehzeichen abnehmender Größe in der Ferne und in der Nähe erkennt – in der Ferne (Sollentfernung 5 m) z. B. Buchstaben- und Zahlenreihen, in der Nähe (Sollentfernung 30–40 cm) Textabschnitte. Der Quotient aus der Entfernung, in der der Untersuchte die Sehzeichen erkennt, und der Sollentfernung ergibt die Sehschärfe (z. B. 5 m/5 m = 1 = 100 %, 3 m/5 m = 0,6 = 60 %).
Bestimmung der Brechkraft des Auges (Refraktometrie)	Sie wird bei allen Patienten durchgeführt. Ein Computer projiziert ein Testbild auf die Netzhaut jedes Auges, stellt dieses scharf und berechnet dabei, welche zusätzliche Brechkraft bei suboptimaler Sehschärfe nötig ist, damit das Auge das Testbild scharf sieht.
Spaltlampenuntersuchung	Die Spaltlampe, ein Mikroskop mit einer spaltförmigen Lichtquelle, liefert ein sehr genaues Bild der Bestandteile des Auges. Der Patient sitzt dem Untersucher gegenüber vor dem Gerät und drückt den Kopf an die Kinn- bzw. Stirnstütze. Setzt der Untersucher ein Kontaktglas (eine Lupe mit integriertem Spiegel) auf die durch Tropfen betäubte Hornhaut, kann er auch den hinteren Augenabschnitt beurteilen. Es ist wichtig, bei dieser Untersuchung ein hornhautpflegendes Gel zu benutzen, um Schäden an der Hornhaut zu vermeiden.
Messung des Augeninnendrucks (Tonometrie)	Der Augeninnendruck wird in der Klinik bei allen Patienten und nach allen OPs untersucht. Ein erhöhter Augeninnendruck ist ein Risikofaktor für ein Glaukom, es besteht ein erhöhtes Risiko bei älteren Patienten. In Praxen wird er als Vorsorgemaßnahme gemessen, dort i. d. R. als individuelle Gesundheitsleistung. Meist erfolgt die Messung mittels Applanationstonometer an der Spaltlampe: Ein Messstempel drückt die Hornhaut ein und misst den hierzu notwendigen Druck. Die Hornhaut wird für diese Untersuchung durch Tropfen betäubt und angefärbt (um den Kontakt zwischen Messstempel und Hornhaut sichtbar zu machen). Alternativ wird in Praxen bestimmt, wie stark ein kurzer Luftstoß die Hornhaut verformt. In der Klinik wird gelegentlich der Augeninnendruck auch dadurch gemessen, dass der Patient mit geschlossenen Augen nach unten blickt und der Arzt leicht auf das Oberlid drückt. Dies wird angewandt, wenn der Patient die Augen nicht genügend öffnen kann oder das Aufsetzen des Tonometerköpfchens einen zu starken Reiz für die durch Entzündungen oder Operationen geschädigte Hornhaut darstellt.
Untersuchung des Augenhintergrunds (Ophthalmoskopie, Funduskopie)	Um den Augenhintergrund beurteilen zu können, muss die Pupille weitgetropft werden. Der Untersucher benutzt ein Kontaktglas an der Spaltlampe oder einen Augenspiegel (eine Lichtquelle mit Spiegel und Lupe), evtl. zusätzlich eine starke Lupe. Mit dem Augenspiegel allein müsste er sehr nah an das Patientenauge herankommen und sähe nur einen kleinen Ausschnitt des Augenhintergrunds. Mit der zusätzlichen Lupe sind der Abstand zum Patientenauge und der einsehbare Augenhintergrundausschnitt größer.
Gesichtsfeldprüfung (Perimetrie)	Netzhauterkrankungen, Schäden des Sehnervs (Glaukom) oder des Gehirns können das Gesichtsfeld (das, was man mit unbewegtem Auge wahrnimmt) einschränken. Der Patient sitzt vor einem halbkugelförmigen Bildschirm. Ein Auge ist abgedeckt, mit dem anderen fixiert er einen festen Punkt im Zentrum der Halbkugel. Ein Computer erzeugt Lichtpunkte unterschiedlicher Helligkeit und Position in der Halbkugel, der Patient zeigt durch Knopfdruck an, wann er sie wahrnimmt. Aus den wahrgenommenen Punkten errechnet der Computer das Gesichtsfeld.
Untersuchung der Tränensekretion	Bei trockenem bzw. rotem Auge wird der Schirmer-Test durchgeführt: In den unteren Bindehautsack jedes Auges wird ein Streifen Lackmuspapier eingelegt, der Untersuchte schließt die Augen und nach 5 min wird gemessen, wie viele Millimeter des Streifens die alkalische Tränenflüssigkeit blau verfärbt hat (normalerweise 10–20 mm). Die Zusammensetzung des Tränenfilms prüft der Augenarzt an der Spaltlampe, indem er ihn mit dem Farbstoff Fluorescein anfärbt und misst, nach wie vielen Sekunden (ohne Lidschlag!) der Tränenfilm aufreißt.

62 Pflege bei Erkrankungen der Sinnesorgane

> **WISSEN TO GO**
>
> **Vorbereitung der Tonometrie bzw. der Ophthalmoskopie**
>
> Vor der Messung des Augeninnendrucks mittels **Applanationstonometer** (Verformung der Hornhaut durch einen Messstempel) verabreicht das Pflegepersonal dem Patienten Augentropfen, die die Hornhaut anfärben und betäuben.
>
> Damit der Arzt den **Augenhintergrund** optimal einsehen kann, verabreicht das Pflegepersonal dem Patienten vorab pupillenerweiternde Augentropfen. Es ist wichtig, dem Patienten mitzuteilen, dass Sehvermögen und Hell-Dunkel-Anpassung hierdurch für 4–5 Stunden eingeschränkt sind.

62.1.4 Pflege bei eingeschränkter Sehfähigkeit

Es ist wichtig, Sehbehinderten zu vermitteln, dass sie respektiert werden und alle nötigen Hilfestellungen – insbesondere Sturzprophylaxe – erhalten, unabhängig davon, ob die Sehbehinderung seit Kurzem oder schon länger besteht. Genauso wichtig ist, niemandem Hilfe „aufzudrängen", denn nicht jeder Sehbehinderte wünscht Unterstützung. Dies ist als Selbstständigkeit zu werten und zu akzeptieren. Wird die Sehbehinderung länger andauern, ist es wichtig, dass der Patient so unabhängig von der Hilfe anderer ist wie möglich.

! Merken Anforderung
Die Unterstützung sehbehinderter Patienten stellt besonders hohe Anforderungen an Pflegende. Feingefühl und Einfühlungsvermögen sind wichtig, da bei jedem sehbehinderten Menschen andere Sinne geschärft sind und die Umgebung deshalb individuell unterschiedlich wahrgenommen wird.

Wird ein sehbehinderter Patient auf Station aufgenommen, müssen Pflegende ihn mit seiner Umgebung vertraut machen – siehe Fallbeispiel „Patient mit Erblindung" (S. 1277). Genauso wichtig ist es, ihm das Essen nicht nur hinzustellen, sondern ihm mitzuteilen, dass das Essen da ist und wo es steht. Benötigt er beim Essen Unterstützung, führt man ihm, wenn nötig, die Hand zum Wasserglas oder zum Teller, um die Position anzuzeigen. Eine Hilfestellung kann sein, mit dem Löffel an das Glas zu klopfen oder die Position der Speisen auf dem Teller zu beschreiben („Fleisch bei 6:00 Uhr, Kartoffeln bei 9:00 Uhr"). Beim Transfer vom Bett in einen Rollstuhl beschreibt man dem Patienten genau, wo und wie der Stuhl steht, und lässt ihn den Stuhl ertasten.

Goldene Regeln • Die folgenden „goldenen" Regeln helfen dem Patienten, sich trotz seines eingeschränkten Sehvermögens in der neuen Umgebung zurechtzufinden und vor Verletzungen geschützt zu sein:
- Vor Betreten des Patientenzimmers anklopfen und kurz warten; vor Verlassen des Zimmers dies ankündigen.
- Den Patienten stets mit seinem Namen ansprechen, den eigenen Namen immer nennen und den Patienten vor jeder Maßnahme über deren Zweck und Ablauf informieren (alles in normaler Zimmerlautstärke).
- Bei Visite die Anwesenden vorstellen.
- Medikamente oder Ähnliches immer an denselben Platz auf dem Nachtschrank legen, Kleidung, Schuhe bzw. Toilettenartikel immer an denselben, vom Patienten vorgesehenen Platz im Schrank, am Bett bzw. im Badezimmer legen, damit der Patient sie finden kann.
- Lichtverhältnisse den Wünschen des Patienten anpassen und die Klingel, Lichtschalter, Türrahmen, Schranktüren u. a. so markieren, dass er sie optimal wahrnehmen kann.
- Türen (auch die der Schränke) im Patientenzimmer stets schließen, um die Verletzungsgefahr zu minimieren.

Patienten führen • Der sehbehinderte Patient muss zu Untersuchungen begleitet und dabei geführt werden. Es gibt folgende Arten, einen Patienten zu führen (▶ Abb. 62.2):
- Die Pflegeperson steht hinter dem Patienten und legt die Hände auf seine Schultern.
- Der Patient greift von hinten an den angewinkelten Unterarm der Pflegeperson.
- Der Patient hält sich an der Schulter der Pflegeperson fest.
- Die Pflegeperson fasst beide Hände des Patienten.

Hat der Patient eine oder beide Hände frei, soll er die Arme anwinkeln und etwas nach vorne strecken, sodass er sich bei einer Kollision abfangen kann.

! Merken Patienten führen
Pflegende sagen Richtungswechsel rechtzeitig an, weisen auf Schwingtüren, Bodenunebenheiten o. Ä. rechtzeitig hin und räumen Hindernisse aus dem Weg. Im Untersuchungszimmer sollten Pflegende dem Patienten beim Hinsetzen helfen (Stuhl ertasten lassen) und alle Anwesenden vorstellen.

Abb. 62.2 Verschiedene Möglichkeiten, eine Patientin mit Sehbehinderung zu führen.

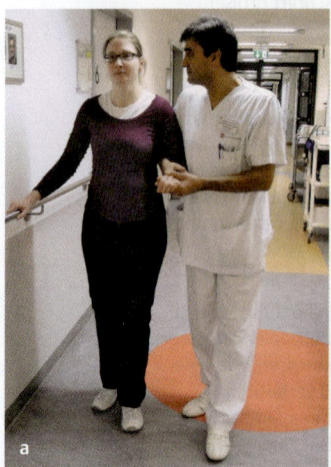
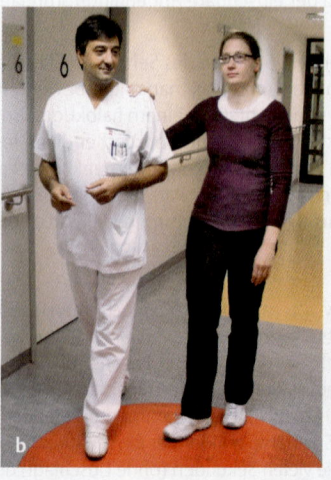
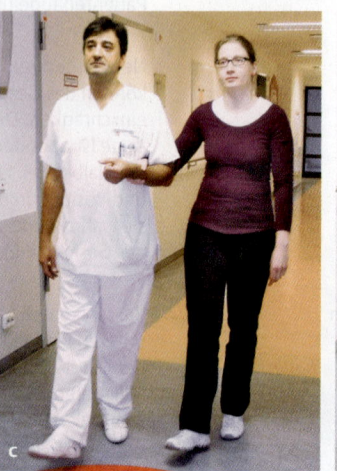
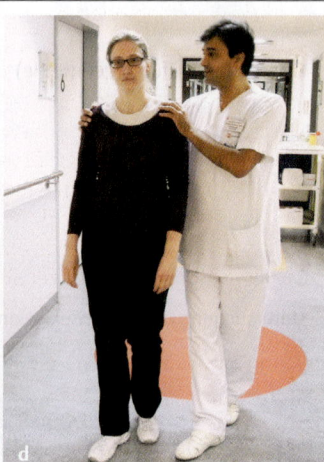

a   b   c   d

Neu eingetretene Sehbehinderung

Eine kürzlich eingetretene Sehbehinderung oder Erblindung ist für den Patienten ein einschneidendes Ereignis. Es ist sehr wichtig, ihn nicht nur physisch, sondern auch psychisch zu unterstützen und mit der fremden Umgebung vertraut zu machen. Das folgende Fallbeispiel zeigt, wie dies geschehen kann.

Beispiel Patient mit Erblindung

Michael Schulz hatte einen Arbeitsunfall: Beide Augen haben Kontakt mit hochprozentiger Säure bekommen, als er ein Industrierohr reinigen wollte. Er wird von Schwester Tanja aus der Notaufnahme auf die Station gebracht. Als sie ihn an Pfleger Stefan übergibt, nennt sie dessen Namen. Pfleger Stefan erklärt Herrn Schulz, wo er ist, zeigt ihm den Handlauf an der Wand und führt ihn in sein Zimmer. Dort geht er mit ihm langsam durch den Raum, zeigt das Bad, den Schrank, das Bett und vor allem die Klingel. Er erklärt ihm, er solle sich melden, sobald er Hilfe braucht. Er rät ihm außerdem, geschlossene Schuhe zu tragen, um die Sturzgefahr zu verringern. Therapeutische Maßnahmen erläutert Pfleger Stefan Herrn Schulz zuerst genau. Dann führt er sie langsam durch, um Herrn Schulz nicht zu verunsichern – er sieht ja nicht, was mit ihm geschieht. Durch die langsame, ruhige Ansprache bzw. die Erläuterungen beruhigt sich Herr Schulz, lernt, sich zu orientieren, und beginnt, Vertrauen zu fassen. Zu einer Kontrolluntersuchung holt Pfleger Stefan Herrn Schulz im Zimmer ab. Dabei beachtet er die goldenen Regeln. Bei der Dienstübergabe geht er auf Herrn Schulz' psychische Situation ein. Er bittet die Kollegen, ihn zu beobachten (z.B. wenn sie Maßnahmen bei seinem Bettnachbarn durchführen), um Veränderungen rechtzeitig zu bemerken und reagieren zu können.

Die Betroffenen sind häufig stark traumatisiert und oft labil. Deshalb ist es hilfreich, ruhig mit ihnen zu reden, Scherze zu vermeiden, optimistisch aufzutreten und Gesprächsbereitschaft zu zeigen. Letzteres signalisiert dem Patienten, dass er nicht alleingelassen wird.

Die kürzlich eingetretene Sehbehinderung erschwert es den Betroffenen, ihre Hobbys auszuüben (z.B. Lesen, Handarbeiten, Spaziergänge) und schränkt ihre Möglichkeiten der Kommunikation ein (z.B. Schreiben). Deshalb ist es wichtig, ihnen Zugang zu Radio bzw. CDs/DVDs zu verschaffen und den Kontakt zu Angehörigen und Bekannten sowie zu mobileren Patienten zu fördern, die die Betroffenen „unter ihre Fittiche nehmen" und ihnen mehr Mobilität ermöglichen können.

Informieren, Schulen, Beraten • Ist aufgrund von Diagnose und Prognose von einer länger andauernden oder dauerhaften starken Sehbehinderung auszugehen, sollte das Pflegepersonal
- dem Patienten auf Wunsch Kontaktdaten von Sehbehindertenorganisationen (z.B. Deutscher Blinden- und Sehbehindertenverband e.V., www.dbsv.org) und Selbsthilfegruppen (z.B. Bund zur Förderung Sehbehinderter e.V., www.bfs-ev.de oder dem Sozialverband VdK Deutschland e.V., www.vdk.de/deutschland) zur Verfügung stellen,
- den Sozialdienst rechtzeitig einschalten, damit der Patient zu Hause die nötigen Hilfestellungen erhält.

Diverse Sehhilfen sind verfügbar, u.a. Brillen mit Vergrößerung, Lupen jeder Art, sprechende Uhren/Wecker/Waagen/Blutdruckmessgeräte sowie extra große Tastaturen bzw. Schreibblöcke. Der Sozialdienst vermittelt Maßnahmen der medizinischen, beruflichen (in diesem Fall das Berufsförderungswerk) und sozialen Wiedereingliederung. Hier bekommen Eltern Beratung über Hilfestellungen für ihr Kind. Dabei steht die Frühförderung im Mittelpunkt. Hilfen gibt es durch Heilpädagogen, Erzieher mit langjähriger Erfahrung mit sehbehinderten Kindern, Sonderpädagogen, Sozialpädagogen und/oder Psychologen.

Länger bestehende Sehbehinderung

Patienten mit Erkrankungen, die zu einem schleichenden Sehverlust führen, haben sich ihre häusliche Umgebung eingeprägt und kommen dort oft sehr gut allein zurecht. Das Krankenhaus stellt jedoch eine neue Umgebung dar. Deshalb sind alle Punkte zu beachten, die bei kürzlich eingetretener Sehbehinderung aufgeführt sind.

Nicht jeder Patient mit länger bestehender Sehbehinderung wünscht Hilfe von Pflegenden. In diesem Fall ist es wichtig, ihm mitzuteilen, dass er jederzeit Hilfe anfordern kann, und ihn zu beobachten (z.B. während pflegerischer Maßnahmen beim Nachbarpatienten), um ggf. helfen zu können. So fördert das Pflegepersonal seine Selbstständigkeit und lässt ihn trotzdem nicht allein.

WISSEN TO GO

Pflege bei eingeschränkter Sehfähigkeit

Folgende Aspekte sind bei eingeschränkter Sehfähigkeit besonders wichtig:
- Patienten stets mit Namen ansprechen, eigenen Namen immer nennen, ggf. weitere Anwesende vorstellen
- neu aufgenommenen Patienten im Zimmer herumführen, es beschreiben und ihn seine Umgebung ertasten lassen; sicherstellen, dass der Patient die Klingel findet
- Maßnahmen vor der Durchführung erläutern
- Verletzungsgefahr minimieren:
  - (Schrank-)Türen stets schließen
  - Patienten außerhalb ihres Zimmers stets führen und dabei Richtungswechsel und potenzielle Hindernisse rechtzeitig ankündigen
- Medikamente o.Ä. stets an denselben Platz legen
- Kommunikation und Beschäftigung fördern
- psychische Unterstützung geben, wenn erwünscht

62.1.5 Spezielle Pflegemaßnahmen

Applikation von Augentropfen bzw. Augensalbe

Vorbereitung

Nach der Händedesinfektion werden folgende Materialien auf einem desinfizierten Tablett bereitgelegt:
- Augentropfen und/oder Augensalbe
- Zellstofftupfer, unsteril
- Einmalhandschuhe
- Abwurfschale

Der Patient wird über die anstehende Maßnahme informiert und gebeten, sich hinzusetzen oder hinzulegen, die Arme entspannt neben den Körper und den Kopf leicht in den Nacken zu legen. In dieser Zeit werden die Einmalhandschuhe angezogen.

! Merken Applikation von Augenmedikamenten

Pflegende beachten:
- *die 6-R-Regel: richtiger Patient, richtiger Applikationsort, richtiges Medikament zum richtigen Zeitpunkt in der richtigen Dosierung, richtig dokumentiert*
- *das Verfallsdatum: Die meisten Augentropfen und -salben sind nach Anbruch nur 4 Wochen haltbar, manche Salben nur 1 Woche. Das Haltbarkeitsdatum steht auf der Verpackung oder in der Packungsbeilage. Auf jeder neu eröffneten Tropfenflasche bzw. Salbentube wird das Datum der ersten Anwendung gut leserlich mit einem wasserfesten Stift oder auf ein aufgeklebtes Pflaster notiert. Wird der Patient mit angebrochenen Tropfen oder Salben entlassen, weisen Pflegende auf das Verfallsdatum hin.*
- *Jeder Patient hat seine eigenen Tropfen oder Salben.*

Durchführung

Die Pflegekraft stellt sich auf die Seite des zu behandelnden Auges neben den Patienten und bittet den Patienten, das Auge zu öffnen – ggf. hilft sie ihm, indem sie vorsichtig Ober- und Unterlid auseinanderzieht – und den Blick zur Decke zu richten. Der Blick nach oben verhindert, dass Augentropfen oder -salben in Kontakt mit der empfindlichen Hornhaut kommen und den Hornhautreflex auslösen, durch den sich das Auge blitzartig schließt.

Sind sowohl Augentropfen als auch Augensalbe zu verabreichen, beginnt man mit den Augentropfen und hält einen Zeitabstand von ca. 5 Minuten ein. Sind mehrere Augentropfen zu verabreichen, so beginnt man mit denjenigen, die der Patient als angenehmer empfindet.

Muss der Patient zu Hause Augentropfen oder Augensalbe applizieren, wird er bzw. werden seine Angehörigen hierzu angeleitet.

Applikation von Augentropfen • Mit der freien Hand wird ein Tupfer an das Unterlid gelegt und das Unterlid mit dem Tupfer leicht nach unten gezogen. Wenn der Patient sitzt, stützt man sich mit der Hand, die die Tropfenflasche hält, am oberen Teil der Wange neben dem Auge ab (▶ Abb. 62.3). Liegt der Patient, ist die Tropfengabe meist ohne Abstützen möglich, ggf. kann wieder der obere Teil der Wange genutzt werden. In beiden Fällen lässt man einen Tropfen „aus freiem Fall" in den unteren Bindehautsack (die Vertiefung des heruntergezogenen Unterlids) fallen. Die Flaschenöffnung darf wegen Kontaminationsgefahr nicht mit dem Auge in Kontakt kommen. Sollte es dennoch passieren, muss bei infektiösen Patienten die Flasche/Tube verworfen werden.

Der Patient wird gebeten, das Auge zu schließen (ohne es zuzukneifen) und es für 0,5–1 Minute geschlossen zu lassen, um zu verhindern, dass die Tropfen zu schnell aus dem Auge laufen. Überschüssige Tropfen werden mit dem Zellstofftupfer unterhalb des Unterlids aufgefangen und der Tupfer wird entsorgt. Der Patient sollte ebenso vorgehen, wenn das Auge tränt. Keinesfalls dürfen Taschentücher, Servietten oder Ähnliches als Tropfen- und Tränenfänger verwendet werden, denn dabei besteht die Gefahr, Keime zu übertragen.

! Merken Ring entfernen

Nach dem Öffnen des Fläschchens sollte der Ring, mit dem der Deckel befestigt ist, entfernt werden. Er könnte beim Verabreichen ins Auge fallen und Verletzungen hervorrufen.

Nach Gebrauch muss die Tropfenflasche schnellstmöglich verschlossen werden, um eine Kontamination zu vermeiden. Das benutzte Material wird nach Klinikstandard entsorgt und das Tablett desinfiziert.

Applikation von Augensalbe • Dazu zieht man das Unterlid mit dem kleinen Finger herunter und hält es dann mit Daumen und Zeigefinger locker so fest, dass eine kleine Kuhle entsteht. In diese Kuhle bringt man einen ca. 0,5–1 cm langen Salbenstrang ein, ohne das Auge mit der Öffnung der Salbentube zu berühren (▶ Abb. 62.4). Dabei sollte man die Salbe möglichst in die Mitte des Bindehautsacks applizieren und die nasale Seite möglichst meiden, um ein Eindringen in den Tränenweg zu verhindern. Die Salbe kann sonst evtl. nicht ausreichend wirken oder dort abfließen.

Der Patient wird gebeten, das Auge zu schließen. In dem Moment, in dem sich das Auge schließt, lässt man das Unterlid los. So wird gewährleistet, dass die Salbe zum größten Teil im Bindehautsack verbleibt.

Nach Gebrauch muss die Salbentube schnellstmöglich verschlossen werden, um eine Kontamination zu vermeiden.

Abb. 62.4 Augensalbe applizieren.

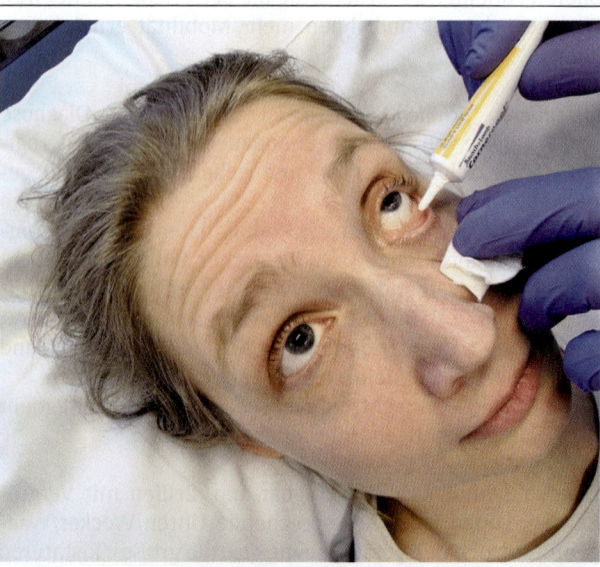

Damit Augensalbe gut wirken kann, ist es wichtig, sie präzise in den unteren Bindehautsack zu applizieren.

Abb. 62.3 Augentropfen applizieren.

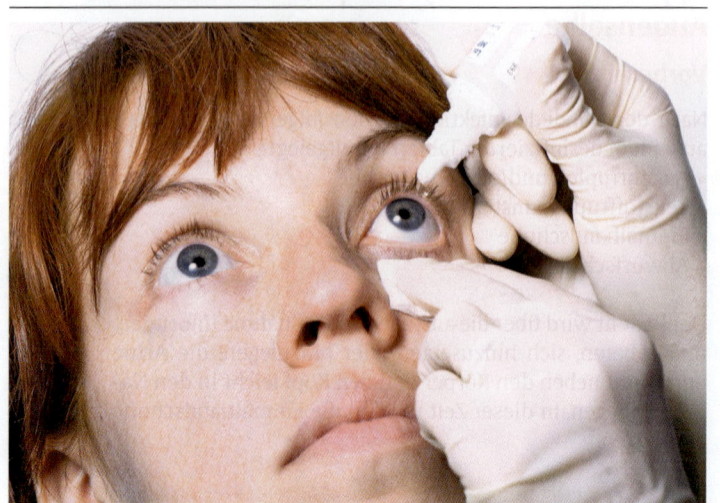

Pflege bei Erkrankungen des Auges

WISSEN TO GO

Applikation von Augentropfen bzw. Augensalbe

Augentropfen werden – auch die, die zur Betäubung der Hornhaut bestimmt sind – ebenso wie Augensalbe in den unteren Bindehautsack appliziert, während der Patient nach oben blickt. Anschließend soll der Patient das Auge langsam und ohne Anspannung für einige Sekunden schließen. Wichtig ist, eine Kontamination des Augenmedikaments zu vermeiden. Deshalb darf die Öffnung der Tropfenflasche bzw. Salbentube das Auge nicht berühren und muss die Flasche bzw. Tube schnellstmöglich wieder verschlossen werden. Verfallsdatum beachten!

Augenpflege

Augenpflege ist eine spezielle Form der Reinigung bzw. Befeuchtung der Augen. Sie kommt zum Einsatz
- bei Entzündungen der Lider, der Bindehaut oder der Hornhaut, um entzündliches Sekret zu entfernen. Bei erregerbedingten Entzündungen dient dies zugleich dazu, die Zahl der Erreger zu vermindern.
- nach Augenverletzung oder -operation, um Wundsekret zu entfernen,
- nach Applikation von Augensalbe oder Augentropfen, um Reste zu entfernen,
- zur Hygiene bei inkomplettem Lidschluss, da dabei Teile der Bindehaut nicht durch den natürlichen Tränenfilm gereinigt werden, der befeuchtend und schützend wirkt.

Durchgeführt wird sie i. d. R. 2-mal täglich, bei Verklebungen – wie sie bei Entzündungen häufig sind – mindestens 3-mal täglich und bei Bedarf.

Vorbereitung • Nach der Händedesinfektion werden folgende Materialien bereitgelegt:
- 2–3 Packungen sterile Pflaumentupfer
- sterile 0,9%ige NaCl-Lösung
- Einmalhandschuhe
- Nierenschale zur Entsorgung gebrauchter Tupfer

Der Patient wird über Zweck und Ablauf der Augenpflege informiert und gebeten, sich hinzusetzen oder hinzulegen. Die Pflegekraft zieht sich Handschuhe an, befeuchtet Pflaumentupfer über der Nierenschale mit Kochsalzlösung und bittet den Patienten, die Augen zu schließen.

Durchführung • Für jedes Auge muss zur Reinigung ein frischer steriler Tupfer oder eine sterile Kompresse verwendet werden. Bei einem nicht infizierten Auge ist die Wischrichtung von der Außenseite des Augenlids nach innen. Dazu setzt man eine unberührte, flüssigkeitsgetränkte Fläche des Tupfers auf die Haut des äußeren Augenwinkels zwischen Ober- und Unterlid auf und wischt in Richtung Nase. Beim infizierten Auge ist die Wischrichtung von innen nach außen. Dort angekommen, dreht oder wechselt man den Tupfer, sodass keine Keime verschleppt werden, und wiederholt den Vorgang am Unterlid bei geöffnetem Auge. Gelegentlich ist es nötig, die Wimpern gesondert zu reinigen.

ACHTUNG
Sollten die Augen extrem verklebt sein, dürfen sie keinesfalls mit Gewalt geöffnet werden.

Um das verkrustete Sekret einweichen zu lassen, nimmt man einen getränkten Tupfer auseinander, faltet ihn zu einem kleinen Rechteck und legt ihn für 10–15 Minuten auf das geschlossene Lid. Anschließend wischt man das Sekret wie oben beschrieben mit einem neuen getränkten Tupfer ab.

WISSEN TO GO

Augenpflege

Augenpflege dient dazu, das Auge von Medikamentrückständen oder entzündlichem bzw. Wundsekret zu befreien. Unter strenger Beachtung der Hygienestandards werden mit steriler Kochsalzlösung getränkte sterile Pflaumentupfer über den Lidrand bewegt. Die Wischrichtung ist von außen nach innen, bei einem infizierten Auge von innen nach außen. Nach jedem Wischvorgang wird der Tupfer gedreht oder gewechselt, um Keimverschleppung zu verhindern.

Lidkantenpflege

Bei der Lidkantenpflege (Lidrandhygiene) werden die Lidränder gereinigt und von entzündlichem Sekret der Lidranddrüsen befreit. Bei akuter Infektion der Lidranddrüsen dient dies auch dazu, die Erregerzahl zu vermindern.

Vorbereitung • Als Flüssigkeit eignet sich abgekochtes Wasser oder schwarzer Tee. Schwarzer Tee enthält Gerbstoffe, die entzündungshemmend wirken und das Sekret der Meibom-Drüsen (Talgdrüsen am Rand der Augenlider) verflüssigen. Der Tee wird bei jeder Lidkantenpflege neu angesetzt und sofort danach weggeschüttet.

ACHTUNG
Bei frisch operierten Patienten wird Tee nicht angewendet. Zudem sollte auf keinen Fall Kamillentee angewandt werden, da er austrocknend wirkt und in vielen Fällen Allergien auslöst. Auch nicht abgekochtes Leitungswasser darf nicht verwendet werden, da sich darin viele Keime befinden, die Infektionen auslösen könnten.

Falls schwarzer Tee verwendet wird, lässt man einen Beutel schwarzen Tees in einer Tasse mit heißem Wasser 1 Minute ziehen und den Tee abkühlen, bis er nicht mehr heiß, aber noch gut warm ist. Dann stellt man auf einem Tablett außerdem folgende Materialien bereit:
- 2–3 Packungen Pflaumentupfer
- 2–3 unsterile Watteträger
- Einmalhandschuhe
- Nierenschale zur Entsorgung gebrauchter Tupfer

Der Patient wird über Zweck und Ablauf der Lidkantenpflege informiert und gebeten, sich hinzusetzen oder hinzulegen. Die Pflegekraft desinfiziert sich die Hände und zieht sich Handschuhe an.

Durchführung • Ein Pflaumentupfer wird auseinandergenommen, zu einem kleinen Rechteck gefaltet, kurz in den Tee gelegt und ausgedrückt. Der Patient wird gebeten, die Augen zu schließen, und der Tupfer wird auf das geschlossene Lid gelegt. Nach 10 Minuten wird der Tupfer entfernt und der Lidrand vorsichtig mit einem Watteträger in Richtung Nase ausgestrichen. Dabei dreht man den Watteträger, um die abgelösten Keime nicht wieder auf den Lidrand zu bringen. Anschließend appliziert man ggf. eine angeordnete antibiotische Salbe und legt evtl. ein Eycopad (S. 1281) zum Schutz des Auges an.

62 Pflege bei Erkrankungen der Sinnesorgane

> **WISSEN TO GO**
>
> **Lidkantenpflege**
>
> Lidkantenpflege befreit die Lidränder von entzündlichem Sekret der Lidranddrüsen. Zuerst wird das Sekret verflüssigt: Mit möglichst warmem Wasser oder schwarzem Tee getränkte Pflaumentupfer werden für ca. 10 Minuten auf das geschlossene Lid gelegt. Dann wird das Sekret mit einem Watteträger vom Lidrand entfernt, und zwar vom äußeren Lidrand zur Nase hin und unter Drehung des Watteträgers (verhindert Keimverschleppung).

Augenspülung

Augenspülungen werden auf Arztanordnung durchgeführt, wenn das Auge in Kontakt mit Chemikalien gekommen ist, z. B. bei Verätzung (S. 1292).

Vorbereitung • Folgende Materialien werden bereitgestellt:
- Tropfanästhetikum zur Betäubung der Hornhaut (z. B. Novesine oder Conjuncain)
- 500 ml Augenspüllösung (z. B. Ringer-Laktat)
- ggf. Lidsperrer (wird sehr selten verwendet)
- ggf. Spüllinse
- sterile Tupfer
- Nierenschale

Der Patient wird über Zweck und Ablauf der Augenspülung informiert. Zum Schutz vor Nässe wird ein Stuhl oder eine Liege abgedeckt, der Patient gebeten, sich hinzusetzen oder hinzulegen, und auch der Patient zum Schutz vor Nässe abgedeckt. Die Pflegekraft zieht zum Eigenschutz Handschuhe an.

Durchführung • Nach Arztanordnung wird ein Tropfanästhetikum auf die Hornhaut des betroffenen Auges appliziert. Dies verhindert die Auslösung des Hornhautreflexes (Lidschluss bei Kontakt der Spüllösung mit der Hornhaut). Nachdem der Arzt Ober- und Unterlid „umgelegt" hat, um evtl. Fremdkörper zu entfernen, bittet man den Patienten, den Kopf auf die betroffene Seite zu neigen, damit die kontaminierte Augenspüllösung nicht in das gesunde Auge fließen kann, und sich die Nierenschale zum Auffangen der Lösung an den Unterkiefer zu halten. Hat der Arzt keinen Lidsperrer eingesetzt, spreizt eine assistierende Pflegekraft die Augenlider des Patienten mithilfe von Tupfern auseinander. Nun lässt man die Augenspüllösung aus ca. 10 cm Entfernung über das Auge und in den unteren Bindehautsack fließen.

Nach Beendigung der Spülung wird das Gesicht und das Auge unterhalb des Unterlids abgetrocknet und der Patient nach seinem Befinden gefragt. Während der Spülung soll der Patient nacheinander nach unten, links, rechts und oben blicken. Alternativ kann die Spüllösung durch einen Arzt über eine Spüllinse ins Auge eingebracht werden (▶ Abb. 62.5).

Nachbereitung • Auf Arztanordnung erhält der Patient Augentropfen oder ein Eycopad (S. 1281).

> **WISSEN TO GO**
>
> **Augenspülung**
>
> Augenspülungen werden durchgeführt, wenn das Auge mit Chemikalien in Kontakt gekommen ist. Zunächst wird die Hornhaut betäubt. Das Auge wird durch eine Assistenz oder einen Lidsperrer offen gehalten und mit 500 ml Augenspüllösung gespült, entweder aus 10 cm Entfernung oder mithilfe einer Spüllinse. Während der Spülung blickt der Patient nacheinander nach unten, links, rechts und oben.

Umgang mit Kontaktlinsen

Unter Umständen müssen Pflegende einem Patienten helfen, seine Kontaktlinsen einzusetzen bzw. herauszunehmen und sie zu pflegen. Vor dem Umgang mit Kontaktlinsen werden die Hände desinfiziert und Handschuhe angezogen.

Einsetzen der Kontaktlinsen • Die Linse wird aus dem Behälter genommen, ggf. mit der vom Hersteller vorgesehenen Spülflüssigkeit abgespült und mit der gewölbten Seite auf den Zeigefinger gelegt. Dabei sollte die Seite der Kontaktlinse, die in Kontakt mit der Hornhaut treten wird, nicht berührt werden (Gefahr der Keimverschleppung). Mit der freien Hand zieht man das Ober- und das Unterlid des Auges leicht auseinander, lässt den Patienten geradeaus blicken und setzt die Linse vorsichtig auf die Hornhaut auf. Dann bittet man den Patienten, das Auge langsam zu schließen, damit die Linse ihre Position einnehmen kann, und anschließend zu blinzeln, um die Position der Linse zu überprüfen. Sitzt die Linse nicht richtig, verspürt der Patient ein Fremdkörpergefühl und sieht verzerrt. Dann lässt man den Patienten das Auge schließen und schiebt die Linse durch sanften Druck an die korrekte Position. Anschließend schüttet man die Flüssigkeit im Kontaktlinsenbehälter weg, spült den Behälter (Patienten fragen, womit) und trocknet ihn.

Abb. 62.5 Augenspülung mithilfe einer Spüllinse.

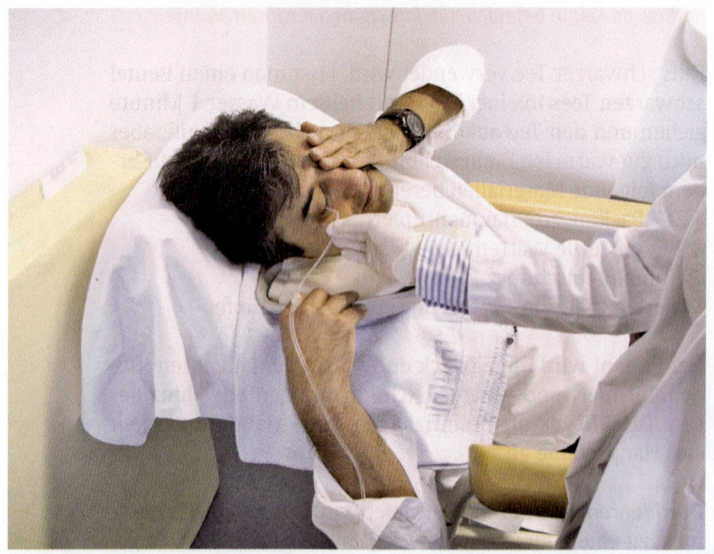

Die Spüllinse ist gewölbt und an ihrem höchsten Punkt mit einem kleinen Schlauch versehen, der das Ansatzstück für den Infusionsschlauch der Augenspüllösung trägt. Zum Einsetzen der Linse wird zunächst das Unterlid heruntergezogen und die untere Kante der Linse vorsichtig auf die Bindehaut aufgebracht. Beim Hochziehen des Oberlids schiebt sich die Linse meist von selbst unter das Oberlid und liegt dann auf dem Auge. Der Infusionsschlauch wird an das Ansatzstück angeschlossen und die Infusion langsam aufgedreht.

Pflege bei Erkrankungen des Auges

ACHTUNG
Auf keinen Fall dürfen Kontaktlinsen oder Behälter mit Leitungswasser in Berührung kommen, da sich darin Keime befinden, die an einer leicht beschädigten Hornhaut – z.B. durch Mikroverletzungen beim Einsetzen und Rausnehmen – Infektionen hervorrufen können.

Herausnehmen der Kontaktlinsen • Mit der freien Hand zieht man das Ober- und das Unterlid des Auges leicht auseinander. Weiche Kontaktlinsen hebt man von der Hornhaut ab, indem man sie mit Daumen und Zeigefinger vorsichtig am rechten und linken Rand zusammendrückt. Harte Linsen hebt man von der Hornhaut ab, indem man sie vom Unterlid aus vorsichtig schräg gegen das Oberlid drückt (anschließend in der Hohlhand auffangen). Dann legt man die Linse in den für sie vorgesehenen, mit frischer Flüssigkeit gefüllten Behälter (rechte und linke Linse nicht verwechseln). Bei weichen Kontaktlinsen ist darauf zu achten, dass sie sich nicht umstülpen, sonst verspürt der Patient beim nächsten Einsetzen ein Fremdkörpergefühl.

Augenverbände

Ein Augenverband dient dazu, das erkrankte oder verletzte Auge zu schützen, Sekret aufzufangen und/oder die Heilung zu unterstützen. Je nachdem, welchen Zweck der Verband erfüllen soll, ordnet der Arzt eine der 4 im Folgenden beschriebenen Verbandformen an.

Eycopad

Das Eycopad ist ein Verband aus Watte, der mit Verbandvlies ummantelt ist. Er dient zum Auffangen von Sekret und zum Schutz vor äußeren Einflüssen.

Zum Anlegen des Eycopad klebt man auf der Seite der Vliesnaht 2 schmale Pflasterstreifen von je ca. 10 cm Länge in einem Abstand von etwa 3 cm auf, zieht sich Handschuhe an und bittet den Patienten, sich auf den Rücken ins Bett zu legen. Das Eycopad wird vorsichtig – ohne die dem Auge zugewandte Seite zu berühren – so auf das Auge gelegt, dass es mit der Nase abschließt, es wird sanft angedrückt und die Pflasterstreifen werden auf der Haut befestigt (▶ Abb. 62.6). Der Patient kann sich wieder aufsetzen.

Abb. 62.6 Eycopad.

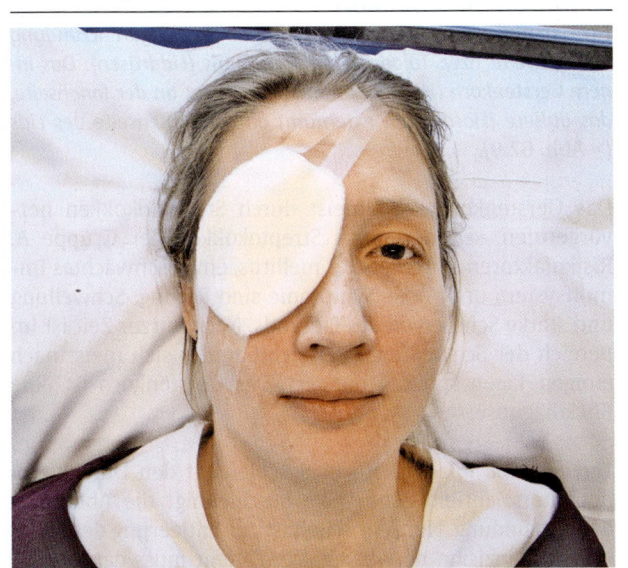

! Merken Verbandwechsel
Sondert das Auge viel Sekret ab, ist es wichtig, den Verband häufiger zu wechseln, um Re-Infektionen zu vermeiden. Das Eycopad kann nur einmal verwendet werden und wird in den infektiösen Müll entsorgt.

Lochklappe

Die Lochklappe ist ein leicht gewölbter Kunststoffverband, der direkt (ohne zusätzliches Verbandmaterial) auf das Auge aufgebracht wird, um es nach einer Operation (z.B. Kataraktoperation oder Hornhauttransplantation) vor Zugluft, Druck oder Infektion zu schützen (▶ Abb. 62.7). Die Klappe enthält mehrere kleine Löcher, die dem Patienten die Orientierung im Raum ermöglichen. Sie ist meist Teil des Verbands, mit dem die Patienten aus dem Operationssaal kommen. Die Lochklappe kann nach Benutzung in Desinfektionslösung gelegt und wiederverwendet werden.

Abb. 62.7 Lochklappe.

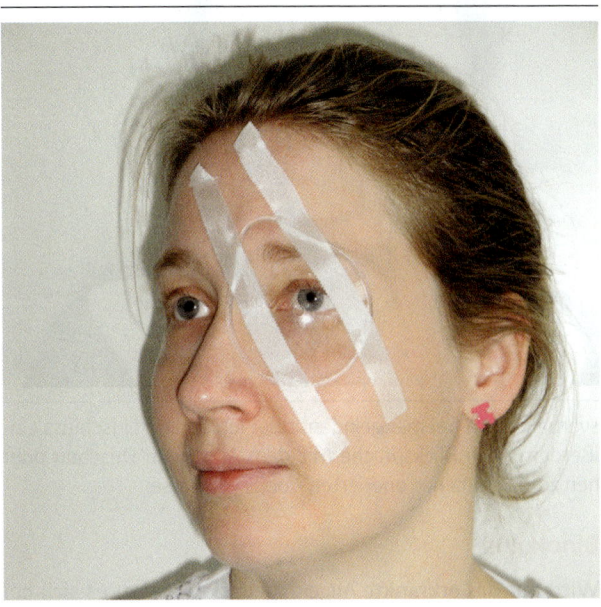

Zum Anlegen der Lochklappe klebt man auf die nach außen gewölbte Seite 2 schmale Pflasterstreifen von je ca. 10 cm Länge in einem Abstand von etwa 3 cm auf.

Druckverband

Ein Druckverband wird auf ärztliche Anordnung angelegt, z.B. nach Entfernung des Augapfels aufgrund eines Tumors, nach Dekompression-OPs (zur Druckentlastung), bei Entzündung oder Verletzung des Augeninneren und nach Lid-OPs, um Nachblutungen zu verhindern und die Lidschwellung möglichst gering zu halten.

Ein Eycopad wird in der Mitte gefaltet, auf der Seite mit der Naht ein schmaler, ca. 10 cm langer Pflasterstreifen angebracht, das Eycopad mit der Naht nach außen auf das geschlossene Auge aufgebracht und die Pflasterstreifen auf der Haut befestigt, während man leichten Druck auf das Eycopad ausübt. Darüber bringt man ein weiteres Eycopad an, das mit Fixomull fest aufgeklebt wird.

! Merken Druck
Der Patient sollte Druck, aber keine Schmerzen verspüren. Das Pflaster wird so zugeschnitten, dass der Verband hält, das Pflaster aber keine Haare erfasst.

Uhrglasverband

Ein Uhrglasverband besteht aus durchsichtigem, uhrglasförmigem Plexiglas, das von einem breiten, mit Schutzfolien versehenen Heftpflasterstreifen umgeben ist (▶ Abb. 62.8). Das Heftpflaster dichtet das Auge ab. Dadurch entsteht unter dem Verband eine feuchte Kammer, die verhindert, dass die Hornhaut austrocknet. Der Verband wird nach Entfernen der Schutzfolien im Liegen angebracht.

Uhrglasverbände mit kleinen Löchern an der Unterseite werden im Operationssaal angebracht, wenn das einzige noch sehende Auge operiert worden ist, damit der Patient nach der Operation überhaupt noch sehen kann.

Abb. 62.8 Uhrglasverband.

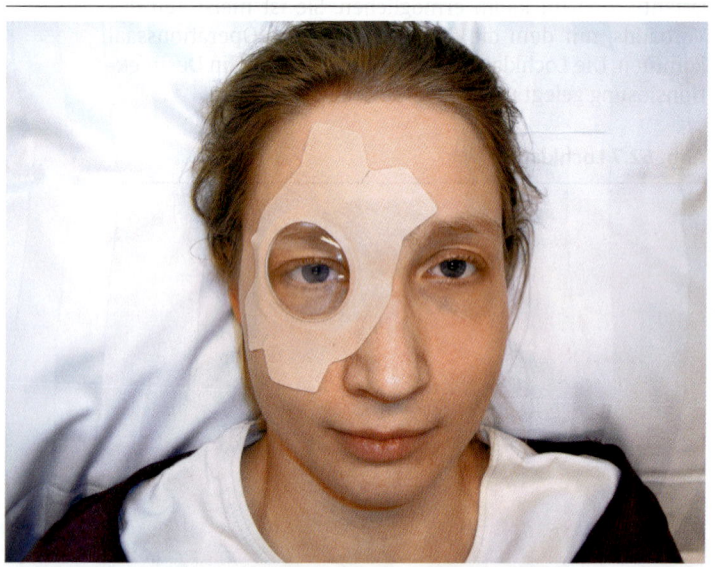

Der Uhrglasverband wird bei mangelndem oder fehlendem Lidschluss eingesetzt, außerdem nach Rücksprache mit dem Arzt beim Duschen oder Haarewaschen zum Schutz des operierten Auges vor Nässe.

Binokulus

Wird nur das erkrankte Auge abgedeckt, bewegt es sich bei Bewegungen des anderen Auges automatisch mit. Beim Binokulus wird ein Eycopad auf beide Augen geklebt. Er wird i.d.R. nur verwendet, wenn es absolut notwendig ist, das erkrankte Auge komplett ruhigzustellen. Ein Patient mit einem Binokulus ist praktisch blind und bedarf deshalb einer intensiven pflegerischen Unterstützung durch Pflegende, siehe Sehbehinderung (S. 1277).

Verbandwechsel

Vorbereitung • Folgende Materialien werden bereitgestellt:
- Verbandmaterial, z.B. Eycopad oder Lochklappe
- Pflasterstreifen
- 2–3 Packungen sterile Pflaumentupfer
- sterile 0,9%ige NaCl-Lösung
- Einmalhandschuhe
- Nierenschale zur Entsorgung gebrauchter Tupfer

Der Patient wird über Zweck und Ablauf der Maßnahme informiert und gebeten, sich hinzusetzen oder hinzulegen. Es werden Handschuhe angezogen und Pflaumentupfer über der Nierenschale mit NaCl-Lösung befeuchtet.

Durchführung • Um den alten Verband zu entfernen, setzt man nach vorheriger Händedesinfektion mit der freien Hand die Haut am Pflasterrand leicht unter Spannung und löst mit der anderen Hand vorsichtig das Pflaster. Der Verband wird entsorgt, eine Lochklappe wird abgelegt, um sie später zu desinfizieren. Man bittet den Patienten, die Augen zu schließen, setzt eine unberührte, flüssigkeitsgetränkte Fläche des Tupfers auf die Haut des äußeren Augenwinkels zwischen Ober- und Unterlid auf und wischt in Richtung Nase, ohne Druck auf das Auge auszuüben. Dort angekommen, dreht oder wechselt man den Tupfer, um Keime nicht zu verschleppen, und wiederholt den Vorgang.

ACHTUNG
Sollten die Augen extrem verklebt sein, dürfen sie keinesfalls mit Gewalt geöffnet werden.

Um das verkrustete Sekret einweichen zu lassen, nimmt man einen getränkten Tupfer auseinander, faltet ihn zu einem kleinen Rechteck und legt ihn für 10–15 Minuten auf das geschlossene Lid. Anschließend wischt man das Sekret wie oben beschrieben mit einem neuen getränkten Tupfer ab.

Nun legt man den neuen Verband an, wie bei den verschiedenen Verbandformen beschrieben.

> **WISSEN TO GO**
>
> **Augenverbände**
>
> - **Eycopad:** sterile, ovale Augenkompresse zum Auffangen von Sekret und zum Schutz des Auges vor äußeren Einflüssen
> - **Lochklappe:** mit Löchern versehene Kunststoffkappe, die nach einer Operation angebracht wird, um das Auge vor äußeren Einflüssen zu schützen
> - **Druckverband:** besteht aus 2 Eycopads und wird nach Entfernung des Augapfels (Enukleation) angebracht, um Nachblutungen zu verhindern und die Lidschwellung zu minimieren
> - **Uhrglasverband:** von Heftpflaster umgebene Plexiglaskappe, die das Auge luftdicht abschließt und die Hornhaut feucht hält

62.1.6 Erkrankungen der Lider

Gerstenkorn

Definition **Gerstenkorn**
Ein Gerstenkorn (Hordeolum) ist eine akute eitrige Entzündung der Schweiß- bzw. Talgdrüsen des Lidrands (Liddrüsen). Das innere Gerstenkorn (Hordeolum internum) liegt an der Innenseite, das äußere (Hordeolum externum) an der Außenseite des Lids (▶ Abb. 62.9).

Das Gerstenkorn wird meist durch Staphylokokken hervorgerufen, seltener durch Streptokokken der Gruppe A. Risikofaktoren sind Diabetes mellitus, ein geschwächtes Immunsystem und Akne. Symptome sind Rötung, Schwellung und starke Schmerzen des Lidrands. Nach kurzer Zeit ist im Bereich der Schwellung Eiter sichtbar, der sich meist nach einigen Tagen spontan entleert. Das Gerstenkorn ist eine Blickdiagnose.

Therapie und Pflege • Rotlicht beschleunigt den Durchbruch des Eiters, antibiotische Salbe beschleunigt die Abheilung der Entzündung. Nur sehr selten ist zur Entleerung des Eiters eine Stichinzision notwendig. Der Patient muss darüber informiert werden, dass er das Auge keinesfalls mit den Fingern

Pflege bei Erkrankungen des Auges

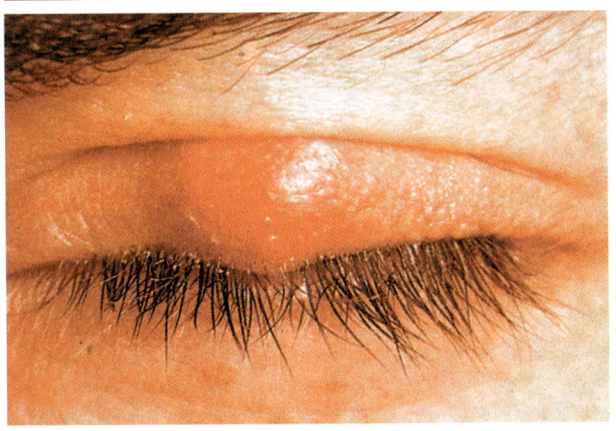

Abb. 62.9 Gerstenkorn.

Aus: Lang K. Augenheilkunde. Thieme 2014

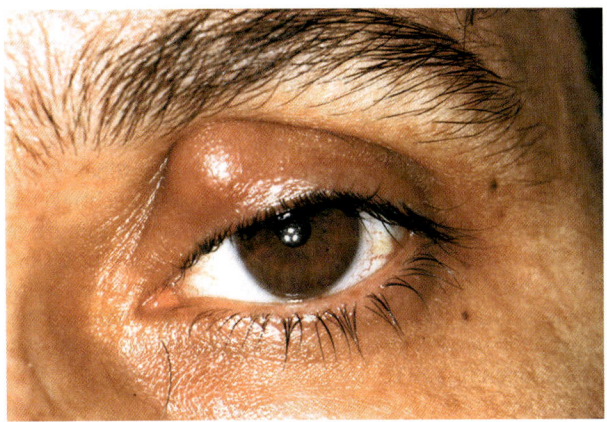

Abb. 62.10 Hagelkorn.

Aus: Lang K. Augenheilkunde. Thieme 2014

berühren darf, weil er dadurch Keime verschleppen würde. Er kann Sekret unterhalb des Auges mit einem Zellstofftupfer abtupfen. Anschließend muss er den Tupfer entsorgen, denn bei erneuter Verwendung besteht die Gefahr der Re-Infektion.

Hagelkorn

Definition **Hagelkorn**
Das Hagelkorn (Chalazion) ist eine chronische Entzündung einer Talgdrüse des Lids.

Ursache der i.d.R. nicht infektiösen Entzündung ist die Verstopfung des Ausführungsgangs einer Talgdrüse. Das sich aufstauende Sekret äußert sich als langsam wachsender, fester, i.d.R. schmerzloser, ggf. geröteter Knoten (▶ Abb. 62.10). Er kann mit Fremdkörpergefühl einhergehen. Die Diagnose wird durch Inspektion und Palpation gestellt.

Therapie und Pflege • Eine wichtige, die Rückbildung unterstützende Maßnahme ist die Lidkantenpflege (S. 1279). Meist bildet sich der Knoten innerhalb von Wochen spontan zurück. Ist dies nicht der Fall, wird er (ambulant) unter Lokalanästhesie entfernt.

Ptosis

Definition **Ptosis**
Als Ptosis bezeichnet man das Herunterhängen eines oder beider Oberlider.

Bei der angeborenen Ptosis sind die für den Oberlidheber zuständigen Nervenzellen nicht angelegt. Andere Ursachen der Ptosis sind die Schädigung der Nervenzellen oder des Axons des Nervus oculomotorius (Okulomotoriusparese) oder des sympathischen Grenzstrangs im Halsbereich, Muskelerkrankungen wie die Myasthenia gravis (S. 1267), eine Verletzung des Oberlidhebers oder seine Atrophie im Alter.

Therapie und Pflege • Die Myasthenie wird medikamentös behandelt. Die Okulomotoriusparese kann Zeichen eines Schlaganfalls sein und muss von einem Neurologen mit einer Bildgebung des Kopfes abgeklärt werden. Bei Verletzung des Oberlidhebers wartet man zunächst ab, ob sich die Ptosis zurückbildet. In allen anderen Fällen wird das Lid durch Verkürzung des Oberlidhebers angehoben. Maßnahmen der postoperativen Pflege siehe Perioperative Pflege bei Augenoperationen (S. 1293).

Entropium

Definition **Entropium**
Beim Entropium ist der Lidrand – meist der des Unterlids – nach innen gedreht.

Ursache ist meist ein muskuläres Ungleichgewicht als Folge des Alterns, selten eine Narbe infolge einer Verletzung, Operation oder Entzündung. Durch die Einwärtsdrehung des Lidrands scheuern die Wimpern auf der Binde- und Hornhaut (Trichiasis) und können die Hornhaut verletzen. Aufgrund der Bindehautreizung ist das Auge gerötet, tränt und der Patient verspürt ein ständiges Fremdkörpergefühl. Das Entropium ist eine Blickdiagnose.

Therapie und Pflege • Vorübergehend lässt sich die Stellung des Lids mithilfe eines Heftpflasterstreifens korrigieren. Die endgültige Korrektur besteht in einer sichelförmigen Lid-Inzision, einer lateralen Refixation oder horizontalen Lidspaltung. Maßnahmen der postoperativen Pflege siehe Perioperative Pflege bei Augenoperationen (S. 1293).

Präoperativ und nach dem ersten Verbandwechsel werden auf Arztanordnung benetzende Augentropfen (z.B. Artelac Splash) oder andere hornhautpflegende Medikamente (z.B. Corneregel) verabreicht und ein Eycopad oder Uhrglasverband angelegt, um Schäden an der Hornhaut zu verhindern bzw. zu behandeln.

Ektropium

Definition **Ektropium**
Beim Ektropium ist der Lidrand – meist der des Unterlids – nach außen gedreht.

Die häufigste Ursache ist ein muskuläres Ungleichgewicht, das meist eine Folge des Alterns, seltener einer Fazialislähmung ist. Selten ist das Ektropium durch eine Narbe (Folge einer Verletzung, Operation oder Entzündung) bedingt.

Mit dem Unterlid ist das Tränenpünktchen nach außen gekehrt, wodurch die Tränen über die Wange abfließen und die Gefahr einer Infektion der Tränenwege besteht. Bei Fazialisparese ist der Lidschluss beeinträchtigt (Lagophthalmus = Hasenauge, so bezeichnet, weil Hasen das Auge auch beim Schlafen nicht vollständig schließen). Da sich das Auge nicht mehr komplett schließen lässt, reißt der Tränenfilm auf und die Hornhaut trocknet aus. Dies äußert sich durch Augenbrennen, Trockenheits- und Fremdkörpergefühl und kann zu einer Entzündung und einem Geschwür der Hornhaut führen. Das Ektropium ist eine Blickdiagnose.

Therapie und Pflege • Ist das Ektropium eine Altersfolge oder durch eine Narbe bedingt, wird es operativ korrigiert, z. B. durch eine Keilexzision am Unterlid. Bei Fazialislähmung wartet man zunächst ab, ob sie sich zurückbildet, und schützt die Hornhaut vor Austrocknung: tagsüber durch benetzende Augentropfen (z. B. Artelac) oder feuchtigkeitsspendende Augengels (z. B. Corneregel) und Augenpflege (S. 1279), nachts durch Augensalbe sowie ggf. einen Uhrglasverband (S. 1282). Bleibt die Lähmung bestehen, wird der Lidschluss operativ wiederhergestellt. Maßnahmen der postoperativen Pflege siehe Perioperative Pflege bei Augenoperationen (S. 1293).

62.1.7 Erkrankungen der Bindehaut und der Hornhaut

Konjunktivitis

Grundlagen

Definition **Konjunktivitis**
Die Konjunktivitis ist eine Entzündung der Bindehaut. Ist die Hornhaut ebenfalls entzündet, spricht man von einer Keratokonjunktivitis.

Die Konjunktivitis gehört zu den häufigsten Krankheiten des Auges. Ursachen sind
- Erreger: v. a. Bakterien (insbesondere Staphylo- und Streptokokken) und Viren (z. B. Adenovirus, Herpes-simplex-Virus), selten Pilze;
- Rauch, Staub, En- oder Ektropium, Allergien, verminderte Tränensekretion, nicht oder nicht ausreichend korrigierte Fehlsichtigkeit.

ACHTUNG
Eine infektiöse Konjunktivitis ist hoch ansteckend.

In der Regel sind beide Augen gerötet, jucken oder brennen (▶ Abb. 62.11). Der Patient verspürt ein Fremdkörpergefühl („Sandkörner im Auge") und ist verstärkt lichtempfindlich bis hin zum Lidkrampf. Die Bindehaut ist geschwollen und das Auge sondert vermehrt Sekret ab, das wässrig, schleimig oder eitrig sein kann. Am Morgen sind die Augenlider verklebt.
Die Konjunktivitis ist eine Blickdiagnose. Besteht der Verdacht auf eine Infektion und gibt die Anamnese keine Hinweise auf den Erreger (z. B. bei Erkältung auf den Adenovirus), wird ein Abstrich von der Bindehaut genommen. Eine Beteiligung der Hornhaut wird ausgeschlossen (Spaltlampenuntersuchung).

Therapie und Pflege

Die Therapie richtet sich nach der Ursache. Ist die Bindehautentzündung durch einen chronischen Reiz bedingt, wird dieser, wenn möglich, beseitigt bzw. bei Allergie gemieden. Bei trockenem Auge wird die Tränenflüssigkeit durch benetzende Augentropfen ersetzt.
Bei infektiöser Konjunktivitis verabreicht man antibiotische, virostatische oder antimykotische Augentropfen – ggf. in Kombination, solange das Ergebnis des Bindehautabstrichs aussteht. Die häufige Applikation der Tropfen, nicht selten auch in der Nacht, hat zur Folge, dass der Patient nicht gut schlafen kann und dementsprechend müde, häufig auch

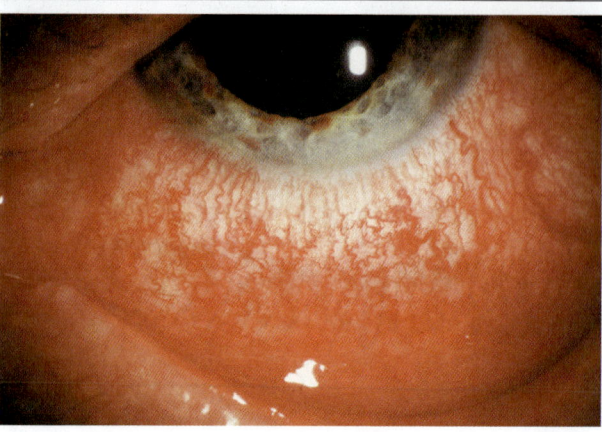

Abb. 62.11 Konjunktivitis.
Die Bindehautgefäße sind deutlich sichtbar und hellrot gefüllt.
Aus: Lang K. Augenheilkunde. Thieme 2014

psychisch angeschlagen ist. Darauf sollten Pflegende Rücksicht nehmen. Zur Senkung der Keimzahl wird 3-mal am Tag und bei Bedarf eine Augenpflege durchgeführt (S. 1279). Ist nur ein Auge betroffen, empfiehlt es sich, zum Auffangen des Sekrets ein Eyecopad zu applizieren. Bei Lichtempfindlichkeit sollte der Patient eine Sonnenbrille tragen.

! *Merken* **Hygiene**
Höchstes Gebot bei der Pflege von Patienten mit einer infektiösen Konjunktivitis ist es, die Hygienestandards (Händedesinfektion, bei allen Tätigkeiten Handschuhe tragen!) und Vorgaben der Isolation einzuhalten (S. 312).

Isolationsmaßnahmen • Nur Patienten mit identischem Erreger dürfen sich ein Zimmer teilen; keinesfalls dürfen Patienten, die operiert werden oder wurden, mit dem Infizierten in Kontakt kommen. Wichtig ist, den Patienten darauf hinzuweisen, dass er das Auge nicht mit den Fingern berühren darf, da er sonst die Erreger verschleppen würde. Er sollte Sekret unterhalb des Auges mit einem Zellstofftupfer abtupfen und den Tupfer dann entsorgen (Gefahr der Re-Infektion).

Entlassungsmanagement • Unabhängig von der Ursache der Konjunktivitis gilt: Ist die Entlassung absehbar, ist zu klären, wer dem Patienten zu Hause die Augentropfen appliziert. Gegebenenfalls muss der Sozialdienst eingeschaltet werden, damit ein ambulanter Pflegedienst dies übernimmt.

Keratitis

Definition **Keratitis**
Die Keratitis ist eine Entzündung der Hornhaut. Ist die Bindehaut ebenfalls entzündet (häufig!), spricht man von einer Keratokonjunktivitis.

Ursachen der Hornhautentzündung sind:
- Erreger: v. a. Bakterien (insbesondere Staphylo- und Streptokokken) und Viren (z. B. Adenovirus, Herpes-simplex- und Varizella-Zoster-Virus). Aber auch Akanthamöben, die im Leitungswasser vorkommen und normalerweise nicht schädlich sind, können eine Keratitis auslösen, wenn Kontaktlinsen in Kontakt mit Leitungswasser kommen. Sie gelangen dann über die Kontaktlinse durch einen kleinen Defekt in die Hornhaut und infizieren sie. Risikofaktoren sind Hornhautverletzungen (z. B. Hornhauterosion), Immunsuppression und Diabetes mellitus.

- verminderte Tränensekretion (trockenes Auge oder Abflussstörung im Bereich der Tränenwege), unvollständiger Lidschluss (Ektropium, insbesondere bei Fazialislähmung)

ACHTUNG
Eine infektiöse Keratitis ist hoch ansteckend.

Symptome der Keratitis sind Schmerzen, Augenrötung, Fremdkörpergefühl, Tränen der Augen (Ausnahme: trockenes Auge), erhöhte Lichtempfindlichkeit bis hin zum Lidkrampf und – bei bakterieller Keratitis – Eiteransammlung in der Vorderkammer. Gegebenenfalls ist das Sehvermögen beeinträchtigt.

Bei bakterieller Keratitis kann es zu einer schnell fortschreitenden Einschmelzung der Hornhaut kommen (Ulcus corneae serpens = kriechendes Hornhautgeschwür), die zum Durchbruch (Perforation) der Hornhaut führen kann.

Die Diagnose wird durch Untersuchung der betäubten Hornhaut an der Spaltlampe sowie Hornhaut- und Bindehautabstrich gestellt. Die Hornhaut wird dabei nur auf Anordnung betäubt; bei manchen Erregern ist eine Betäubung kontraindiziert.

Therapie und Pflege

Bei trockenem Auge oder Fazialislähmung besteht die Therapie in benetzenden Augentropfen und Augenpflege (tags) bzw. Augensalbe und ggf. Uhrglasverband (nachts).

Die Therapie- und Pflegemaßnahmen bei infektiöser Keratitis entsprechen denen bei infektiöser Konjunktivitis (S. 1284). Der Heilungsprozess verläuft umso schneller, je besser der Patient seine Augen schont, indem er z. B. eine Sonnenbrille trägt, auf Fernsehen oder Arbeit am Computerbildschirm verzichtet und Kontaktlinsen erst wieder einsetzt, wenn die Keratitis vollständig abgeklungen ist.

Bei Perforation der Hornhaut ist eine Operation unumgänglich. Dabei können einzelne Hornhautschichten, Teile der Hornhaut oder auch die gesamte Hornhaut transplantiert werden. Maßnahmen der postoperativen Pflege siehe Perioperative Pflege bei Augenoperationen (S. 1293).

WISSEN TO GO

Konjunktivitis und Keratitis

Eine Entzündung der Bindehaut (Konjunktivitis) oder Hornhaut (Keratitis) ist häufig bakteriell, viral oder durch verminderte Tränensekretion bedingt. Weitere Ursachen sind Allergie (Konjunktivitis) und unvollständiger Lidschluss (Keratitis).

Für beide Entzündungen sind gerötete, tränende Augen, Fremdkörpergefühl und Lichtempfindlichkeit typisch. Bei Konjunktivitis sondert das Auge Sekret ab, bei Keratitis schmerzt es. Die Therapie bzw. die pflegerischen Maßnahmen richtet/richten sich nach der Ursache:
- Infektion: antibiotische oder antivirale Augentropfen, Beachtung der Hygiene- und Isolationsvorschriften, bei Konjunktivitis Augenpflege zur Keimreduktion und Eycopad zum Auffangen des Sekrets
- verminderte Tränensekretion oder unvollständiger Lidschluss: tags benetzende Augentropfen, nachts Augensalbe und ggf. Uhrglasverband

Hornhauterosion

Definition **Hornhauterosion**
Eine Hornhauterosion ist ein Defekt des Hornhautepithels.

Der Epitheldefekt kann durch Fremdkörper (z. B. Splitter, Fingernagel, Zweig, scheuernde Wimpern) oder UV-Strahlung (z. B. Schweißen, starker Sonnenschein; sog. Keratitis electrica) hervorgerufen werden.

Er äußert sich durch starke Schmerzen und starken Tränenfluss, Fremdkörpergefühl, Rötung, Lichtempfindlichkeit, oft Lidkrampf und evtl. eine Sehverschlechterung. Bei bakterieller Infektion des Epitheldefekts kann die Hornhaut einschmelzen. Die Diagnose wird durch Anfärben der Hornhaut und Untersuchung an der Spaltlampe gestellt.

Therapie und Pflege • Befindet sich ein Fremdkörper im Auge, wird er vom Arzt entfernt. Zur Prophylaxe der bakteriellen Infektion verabreichen Pflegende auf Arztanordnung antibiotische Augentropfen oder eine Augensalbe. Oft wird der Epitheldefekt durch eine weiche Kontaktlinse abgedeckt. Zur Schmerzlinderung wird das Auge gekühlt (das Kühlpack wird in einen Waschlappen gelegt und für max. 10 Minuten auf das geschlossene Auge gelegt) und ggf. Paracetamol oder ein anderes nicht steroidales Antirheumatikum (NSAR) auf Arztanordnung verabreicht. Bei starker Tränenbildung, zum Schutz des Auges vor Luftzug o. Ä. wird das betroffene Auge nach Absprache mit dem Arzt mit einem Eycopad verbunden (S. 1281). Möglicherweise ordnet der Arzt einen Binokulus an (S. 1282).

62.1.8 Katarakt

Grundlagen

Definition **Katarakt**
Unter einer Katarakt (grauer Star) versteht man die Eintrübung der Augenlinse.

Die Trübung entsteht, wenn der **Stoffwechsel der Linse gestört** ist. Am häufigsten ist die Stoffwechselstörung eine Folge des Alterns (Cataracta senilis, ca. ab dem 60. Lebensjahr). Weitere Ursachen sind Diabetes mellitus, Stoffwechselstörungen, Bestrahlung, Dialyse, eine Infektion des Ungeborenen in den ersten 3 Monaten der Schwangerschaft (z. B. Röteln), die langfristige Einnahme (> 1 Jahr) von Glukokortikoiden sowie Augenverletzungen (z. B. Augapfelprellung) oder -operationen (z. B. Glaukomoperation, Entfernung des Glaskörpers).

Die Linsentrübung beeinträchtigt die Sehschärfe und die Farbwahrnehmung: Der Betroffene sieht verschwommen „wie durch graue Nebelschwaden", insbesondere in der Nähe (beim Lesen), und wird verstärkt geblendet (▶ Abb. 62.12). Die Diagnose wird an der Spaltlampe gestellt.

Therapie und Pflege

Eine angeborene Linsentrübung wird in jedem Fall behandelt, um das Sehvermögen des Kindes zu erhalten. Bei Diabetes mellitus lässt sich das Fortschreiten der Linsentrübung durch optimale Einstellung des Blutzuckers aufhalten. Ansonsten gilt: Die Operation ist angezeigt, sobald die Linsentrübung das Sehvermögen so stark beeinträchtigt, dass im Alltag Probleme auftreten, z. B. beim Lesen, im Straßenverkehr, am Arbeitsplatz.

Sind beide Augenlinsen getrübt, wird die stärker getrübte zuerst operiert. Bei der Standardoperation, der **extrakapsulären Kataraktextraktion** (ECCE), bleibt der hintere Anteil der Linsenkapsel erhalten: Die Hülle der Linsenkapsel

62 Pflege bei Erkrankungen der Sinnesorgane

Abb. 62.12 Fehlsichtigkeit bei Katarakt.

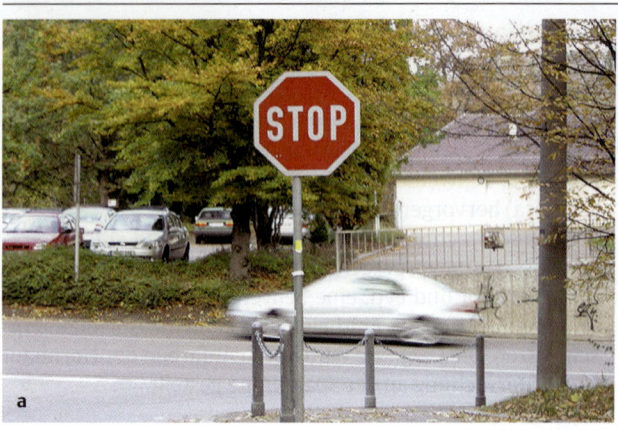
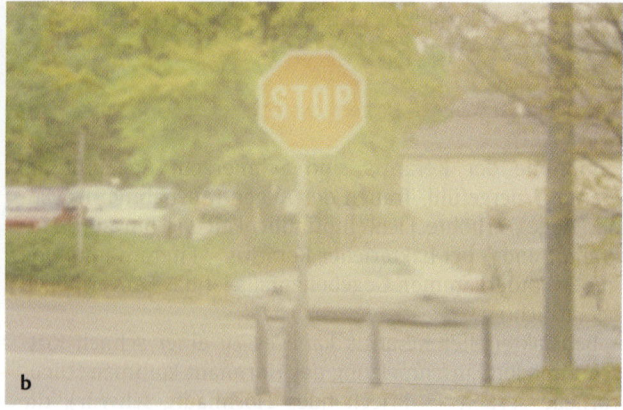

Links der Seheindruck ohne, rechts mit Katarakt. *Aus: Lang K. Augenheilkunde. Thieme 2014*

wird eröffnet und der getrübte Linsenkern durch Ultraschall verflüssigt und abgesaugt (Phakoemulsifikation). An seiner Stelle wird eine künstliche Linse eingesetzt und am hinteren Anteil der Linsenkapsel verankert. Diese Operation wird i.d.R. unter Lokalanästhesie ambulant oder kurzstationär durchgeführt.

Zu den Pflegemaßnahmen siehe Perioperative Pflege bei Augenoperationen (S. 1293). Es ist möglich, dass in den ersten Tagen nach der Operation ein leichtes Fremdkörpergefühl auftritt und das operierte Auge berührungsempfindlich ist. Der Heilungsverlauf nach der Kataraktoperation dauert i.d.R. 4–6 Wochen. Erst danach ist die endgültige Sehschärfe erreicht und es kann ein neues Brillenglas angepasst werden.

Im hinteren Anteil der Linsenkapsel, der im Auge verbleibt, kann sich Monate bis Jahre nach der Operation eine Trübung entwickeln (**Nachstar**), die sich mittels Laser beseitigen lässt.

> **WISSEN TO GO**
>
> **Katarakt (grauer Star)**
>
> Eine Trübung der Linse entsteht, wenn deren Stoffwechsel gestört ist – am häufigsten als Altersfolge, seltener bei Diabetes mellitus, nach einer Augenoperation oder -verletzung. Der Patient sieht verschwommen und wird verstärkt geblendet. Die Therapie ist operativ: Der getrübte Linsenkern wird entfernt und eine Kunstlinse eingesetzt.

62.1.9 Glaukom

Grundlagen

Definition **Glaukom**
Als Glaukom (grüner Star) bezeichnet man die Folgen einer Reihe von Erkrankungen, die zu einer Schädigung des Sehnervs und dadurch unbehandelt zur Erblindung führen.

Die Schädigung des Sehnervs ist die zweithäufigste Ursache für Erblindung in den Industrieländern. Sie ist auf **Durchblutungsstörungen des Sehnervs** zurückzuführen (▶ Abb. 62.13). Meist sind sie die Folge eines erhöhten Augeninnendrucks, der wiederum durch **verminderten Abfluss des Kammerwassers** bedingt ist. Das Kammerwasser fließt im Kammerwinkel (zwischen Hornhaut und Iris) durch das Trabekelwerk, eine Art Filter, ab. Man unterscheidet folgende Formen des Glaukoms:

Abb. 62.13 Fehlsichtigkeit bei Glaukom.

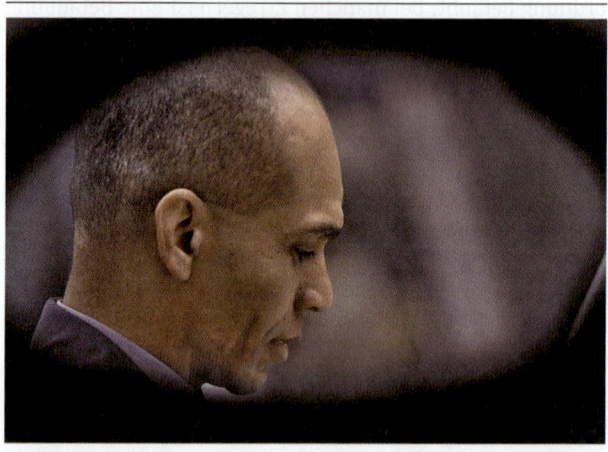

Der fortschreitende Verlust von Sehnervenfasern führt dazu, dass Anteile des Gesichtsfelds ausfallen. Dabei wird es von außen bogenförmig eingeengt.

- **Offenwinkelglaukom:** Bei der häufigsten Form verstopfen Ablagerungen das Trabekelwerk mit steigendem Lebensalter zunehmend, sodass der Augeninnendruck langsam ansteigt. Das Erkrankungsrisiko ist ab dem 40. Lebensjahr erhöht, ab dem 60. Lebensjahr stark erhöht.
- **Winkelblockglaukom:** Bei dieser Form ist der Kammerwinkel verengt. Beim akuten Winkelblockglaukom (Glaukomanfall) wird der Kammerwinkel bei Pupillenerweiterung (z.B. bei Erschrecken, Aufregung) verlegt – „blockiert", genau wie der Abfluss des Kammerwassers – und der Augeninnendruck steigt plötzlich stark an.
- **Normal- bzw. Niedrigdruckglaukom:** Selten treten Durchblutungsstörungen des Sehnervs bei normalem oder sogar vermindertem Augeninnendruck auf. Man vermutet, dass bei dieser Form der individuelle Augeninnendruck für den betroffenen Sehnerv zu hoch ist.

Die Diagnostik umfasst die Messung des Augeninnendrucks, die Untersuchung des Kammerwinkels an der Spaltlampe, die Untersuchung des Augenhintergrunds und die Gesichtsfeldprüfung.

Akutes Winkelblockglaukom – Glaukomanfall • Bei plötzlicher Zunahme des Augeninnendrucks treten am betroffenen Auge schlagartig sehr starke Schmerzen und ein Druckgefühl auf. Die Schmerzen strahlen in den Kopf aus – bei „Augenpatienten" mit Kopfschmerzen sollte deshalb immer auch an erhöhten Augeninnendruck gedacht werden – und das Sehvermögen des Auges ist stark beeinträchtigt. Begleitsymptome wie Bauchschmerzen, Übelkeit und Erbrechen sind häufig. Das Auge ist gerötet, die Pupille weit und der Augapfel hart.

ACHTUNG
Das akute Winkelblockglaukom (Glaukomanfall) ist ein Notfall und muss schnellstmöglich behandelt werden. Es besteht die Gefahr einer irreversiblen Sehnervschädigung.

Therapie und Pflege
Ziel der Therapie ist, den Augeninnendruck zu senken und dadurch die Durchblutung des Sehnervs zu verbessern.

Medikamentöse Therapie
Die medikamentöse Therapie ist bei allen Glaukomformen die erste Option. Parasympathomimetika (z.B. Pilocarpin) und Prostaglandine verbessern den Abfluss des Kammerwassers, Alpha-2-Agonisten, Karboanhydrasehemmer und Betablocker vermindern die Produktion von Kammerwasser. Sie werden zunächst einzeln, bei mangelndem Erfolg in Kombination als Augentropfen appliziert. Bei chronischem Glaukom ist entscheidend, dass der Patient sie regelmäßig anwendet.

Operative Therapie
Chronisches Offenwinkelglaukom • Sollte der Augeninnendruck bei chronischem Offenwinkelglaukom medikamentös nicht ausreichend zu regulieren sein, kann ein Laser eingesetzt werden, um
- das Trabekelwerk „aufzulockern" und so den Abfluss des Kammerwassers zu verbessern,
- Ziliarkörpergewebe zu veröden und dadurch die Kammerwasserproduktion zu vermindern.

Zeigt dies keinen Erfolg, kann chirurgisch ein Filterkissen eingesetzt werden, das den Abfluss des Kammerwassers gewährleistet. Bei dieser OP wird die Bindehaut an der Grenze zur Hornhaut etwa 6 mm eröffnet. Danach wird eine kleine Klappe in die Lederhaut präpariert, ein Stück des darunter liegenden Trabekelwerks entfernt und dadurch ein künstlicher Abfluss für das Kammerwasser geschaffen. Die Bindehaut wird daraufhin wieder wasserdicht an der Hornhaut vernäht. Das Kammerwasser kann durch die Öffnung im Trabekelwerk unter der Klappe und unter der Bindehaut entlang fließen und wird dann resorbiert. Es entsteht ein sog. „Sickerkissen".

Winkelblockglaukom • Nach Abklingen des Glaukomanfalls wird chirurgisch oder mittels Laser eine Öffnung in der Iris geschaffen, durch die das Kammerwasser bei weiter Pupille aus der Hinter- in die Vorderkammer gelangen kann. Dies verhindert eine erneute Verlegung des Kammerwinkels.

Pflegemaßnahmen
Zu den allgemeinen Maßnahmen bei **Glaukomoperation** siehe Perioperative Pflege bei Augenoperationen (S. 1293). **Postoperativ** kontrolliert der Arzt den Augeninnendruck. Zur Nacht des 1. postoperativen Tages wird eine Lochklappe aufgeklebt (S. 1281), um zu vermeiden, dass der Patient sich versehentlich ans Auge fasst. Dies würde das Auge gefährden, da der Augendruck nach der Operation oft niedrig ist und Berührungen (Fingernägel) schneller zu Verletzungen führen können. Je nach Augendruck kann der Patient die Lochklappe auch im weiteren Verlauf benötigen. Dies wird vom Arzt angeordnet.

Injektion von 5-Fluorouracil • Nach Einsatz eines Filterkissens ordnet der Arzt ggf. die Injektion von 5-Fluorouracil (Zytostatikum) an, die den physiologischen Prozess der Vernarbung des Filterkissens verhindert. Pflegende bereiten die Injektion vor und nach und assistieren bei der Injektion.

❗ Merken Zytostatika
Pflegende müssen bei der Vorbereitung der Injektion die Verhaltensregeln beim Umgang mit Zytostatika beachten (S. 789).

Die Spritze wird aus dem Tiefkühlfach genommen, langsam aufgetaut und die Verpackung vorsichtig geöffnet. Zur Betäubung der Bindehaut werden z.B. Tetracain-Augentropfen 4-mal im Abstand von je 10 Minuten verabreicht, bevor der Arzt die Injektion des Zytostatikums vornimmt. Nach der Injektion wird Bepanthen-Augensalbe in den unteren Bindehautsack appliziert und das Auge für ca. 30–60 Minuten mit einem Eycopad abgedeckt. Die Injektionsspritze wird unter Beachtung der Entsorgungsrichtlinien für Zytostatika entsorgt (S. 791).

WISSEN TO GO

Glaukom (grüner Star)
Durchblutungsstörungen des Sehnervs schädigen ihn und führen zu Gesichtsfeldausfällen und Sehverschlechterung. Unbehandelt droht Erblindung. Der wichtigste Risikofaktor ist ein erhöhter Augeninnendruck.
- **Offenwinkelglaukom** (häufigste Form): Ablagerungen behindern den Abfluss des Kammerwassers → langsamer Anstieg des Augeninnendrucks
- **Winkelblockglaukom**: Kammerwasser kann bei Pupillenerweiterung nicht abfließen und der Augeninnendruck steigt plötzlich stark an (Glaukomanfall = Notfall!)
- **Normal- bzw. Niedrigdruckglaukom**: Durchblutungsstörungen am Sehnerv bei normalem bzw. vermindertem Augeninnendruck

Die Therapie besteht in der Senkung des Augeninnendrucks. Erste Therapieoption sind Medikamente (Augentropfen). Beim akuten Winkelblockglaukom wird nach Abklingen des Anfalls die Zirkulation des Kammerwassers operativ optimiert, bei Offenwinkelglaukom die Kammerwassermenge vermindert. Für die Nacht des 1. postoperativen Tages erhält der Patient eine Lochklappe.

62.1.10 Glaskörpereinblutung

Grundlagen

Definition Glaskörpereinblutung
Unter einer Glaskörpereinblutung versteht man das Eindringen von Blut aus Blutgefäßen des Auges – meist der Netzhaut – in den Glaskörper.

Der Glaskörper ist eine geleeartige, durchsichtige Masse, die den Hohlraum zwischen Rückfläche der Linse und Netzhaut ausfüllt. Ursachen für Einblutungen in den Glaskörper sind z.B.
- **hintere Glaskörperabhebung**: Hebt sich der hintere Glaskörper als Alterserscheinung, bei starker Kurzsichtigkeit oder als Folge einer Augenverletzung von der Netzhaut ab, können an den Stellen, an der der Glaskörper an der Netzhaut befestigt ist, Gefäße einreißen.
- **Netzhautablösung** (S. 1288)

- **Verschluss einer zentralen Netzhautvene** oder **diabetische Retinopathie** (S. 1290): Hier führen multiple Gefäßverschlüsse zu Sauerstoffmangel und dadurch zur Bildung neuer Blutgefäße, aus denen es leicht blutet.

Der Patient nimmt die Glaskörpereinblutung als plötzliche Trübung („dunkles Schneegestöber", „Rußregen") in seinem Gesichtsfeld wahr. Je nach Lokalisation und Ausmaß ist das Sehvermögen eingeschränkt bis aufgehoben. Die Glaskörperblutung bzw. die zugrunde liegende Erkrankung wird, sofern der Augenhintergrund trotz der Blutung einsehbar ist, durch Untersuchung des Augenhintergrunds gestellt, sonst mittels Ultraschall.

Therapie und Pflege

Lagerung • Zunächst muss der Patient eine Ruheposition mit spezieller Lagerung des Kopfes einnehmen. Bei Netzhautablösung soll die Lagerung verhindern, dass sich das abgelöste Netzhautareal bis zur Operation vergrößert; sie richtet sich nach der Position des abgelösten Areals (zum Netzhautloch hin) und wird vom Arzt angeordnet. Liegt keine Netzhautablösung vor, kann abgewartet werden, ob die Blutung resorbiert wird und die Symptome dadurch verschwinden. Hierzu muss der Kopf hochlagert werden, damit sich das Blut unten im Glaskörper ablagern kann: Das Kopfende des Bettes wird um 30-45° erhöht (auch zum Schlafen) und der Patient darf lediglich aufstehen, um sich zu waschen, zur Toilette zu gehen bzw. zu essen. Er darf nicht lesen, weil die dabei auftretenden schnellen Augenbewegungen Zug auf die Netzhaut ausüben. Es dauert ca. 4 Wochen, bis das Blut nach unten sinkt, erfordert also viel Geduld. Eine körperliche Schonung sollte ca. 1 Woche lang eingehalten werden.

Pars-plana-Vitrektomie (PPV) • Wird die Blutung nicht ausreichend resorbiert, sollte der Glaskörper entfernt werden. Die PPV wird meist in Lokalanästhesie unter dem Operationsmikroskop durchgeführt. Besteht bei dem Patienten die Gefahr einer Netzhautablösung oder war eine Netzhautablösung der Grund für die Glaskörpereinblutung, kann Gas oder Silikonöl in den Glaskörperraum gefüllt werden, um Druck auf die Netzhaut auszuüben. Gas wird nach einiger Zeit durch Kammerwasser ersetzt, Silikonöl muss nach ca. 3 Monaten in einer erneuten Operation abgelassen werden.

Nach Füllung des Glaskörperraums mit Gas muss der Patient bis zur Entlassung auf dem Bauch oder auf der Seite liegen, damit das Gas auf die Netzhaut drückt. Die Art der Lagerung richtet sich nach der Position der Blutung und wird vom Arzt angeordnet. Zu den allgemeinen Pflegemaßnahmen siehe Perioperative Pflege bei Augenoperationen (S. 1293).

> **WISSEN TO GO**
>
> **Glaskörpereinblutung**
>
> Eine Blutung in den Glaskörper kommt vor bei Augenverletzung, hinterer Glaskörperabhebung, Netzhautablösung, diabetischer Retinopathie oder Zentralvenenverschluss. Sie verursacht „Rußregen" und je nach Ausmaß und Lokalisation zusätzlich Sehverschlechterung. Die Diagnose wird durch Untersuchung des Augenhintergrunds und ggf. mittels Ultraschall gestellt. Liegt keine Netzhautablösung vor, wird der Kopf hochgelagert, bis sich das Blut unten im Glaskörper abgelagert hat. Wird die Blutung unzureichend resorbiert, wird der Glaskörper entfernt. Wurde der Glaskörperraum mit Gas gefüllt, muss der Patient postoperativ auf dem Bauch oder auf der Seite liegen. Bei Netzhautablösung siehe Therapie der Netzhautablösung (S. 1288).

62.1.11 Erkrankungen der Netzhaut
Netzhautablösung

Definition **Netzhautablösung**
Bei der Netzhautablösung (Ablatio oder Amotio retinae) löst sich die innere photorezeptortragende Schicht der Netzhaut von der äußeren Schicht des Pigmentepithels.

Die häufigste Ursache der Netzhautablösung ist die **hintere Glaskörperabhebung**. Hebt sich der hintere Glaskörper als Alterserscheinung, bei starker Kurzsichtigkeit oder als Folge einer Augenverletzung von der Netzhaut ab, kann die Netzhaut an den Stellen, an der der Glaskörper an der Netzhaut befestigt ist, einreißen (rissbedingte = rhegmatogene Netzhautablösung). Dann dringt Glaskörperflüssigkeit zwischen die innere und die äußere Netzhautschicht und trennt sie voneinander. Seltener ziehen Narben, die sich im Glaskörper oder in der Netzhaut gebildet haben, an der inneren Netzhautschicht (ziehende = traktive Netzhautablösung). Dies geschieht z.B. bei proliferativer diabetischer Retinopathie (S. 1290).

Zug an der Netzhaut bemerkt der Patient als kleine schwarze Flecken oder Lichtblitze. Löst sich die Netzhaut ab, bemerkt er je nach Position des abgelösten Areals eine aufsteigende Wand oder einen fallenden Vorhang (▶ Abb. 62.14). Ist die Stelle des schärfsten Sehens (Makula) betroffen, kann er nicht scharf sehen. Die Diagnose wird durch Untersuchung des Augenhintergrunds oder durch eine Ultraschalluntersuchung gestellt.

Therapie und Pflege

Netzhautriss ohne Netzhautablösung • Die Netzhaut wird rund um den Riss mittels Laser behandelt. Dies ruft zunächst eine entzündliche Reaktion und dann eine Narbe hervor, die die behandelte Netzhaut mit dem Pigmentepithel „verschweißt".

Netzhautriss mit Netzhautablösung • Sie werden operativ behandelt. Geht sie von einem einzelnen Riss aus, wird der Augapfel im Bereich des Defekts durch eine Silikonschaumplombe von außen eingedellt. Liegen mehrere Risse vor,

Abb. 62.14 Fehlsichtigkeit bei Netzhautablösung.

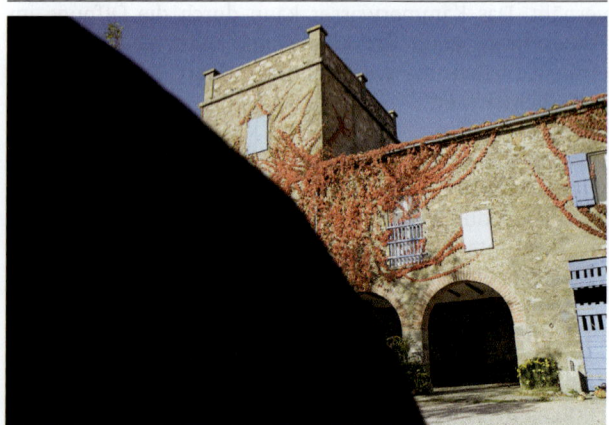

Haben sich die Netzhautschichten an einer Stelle voneinander gelöst, wird dieser Bereich schnell größer. Der abgelöste Anteil der inneren Netzhautschicht wird nicht mehr mit Sauerstoff und Nährstoffen versorgt. Deshalb ist in diesem Netzhautbereich keine Lichtwahrnehmung möglich. Unbehandelt droht die Erblindung.

wird ein Band um den Augapfel gelegt, das ihn im Bereich der Risse zirkulär einschnürt (Cerclage). Die Plombe bzw. das Band bringt die beiden Netzhautschichten wieder miteinander in Kontakt. Unter Umständen – z.B. bei traktiver Netzhautablösung – muss der Glaskörper entfernt werden, siehe Pars-plana-Vitrektomie (S. 1288).

ACHTUNG
Die Netzhautablösung ist ein Notfall, da der abgelöste Bereich rasch wachsen und unbehandelt absterben kann. Dies kann bei Einbeziehung der Makula zur Erblindung führen.

Um das Fortschreiten der Ablösung zu verhindern, muss der Patient seinen Kopf bis zur Operation wie vom Arzt angeordnet lagern (zum Netzhautloch hin). Bei einem nasalen Defekt am rechten Auge muss der Patient z.B. auf der linken Seite flach liegen. Eine weitere prophylaktische Maßnahme ist das Tropfen einer Lochbrille auf ärztliche Anordnung. Dies ist eine leichte Brille aus Plastik mit nur einem kleinen Loch pro Augenseite zum Ruhigstellen der Augen. Das Gesichtsfeld wird extrem eingeschränkt, d.h., die Netzhaut wird bei Augenbewegungen innerhalb des Gesichtsfelds nicht angestrengt, da der Kopf mehr bewegt wird. Der Patient ist dadurch leicht eingeschränkt, Pflegende bieten hier Unterstützung an.

Der Patient hat eingeschränkte Bettruhe, darf also nur zum Toilettengang, zum Waschen und zum Essen aufstehen. Außerdem darf er nicht lesen, weil die dabei auftretenden schnellen Augenbewegungen Zug auf die Netzhaut ausüben.

Zu den allgemeinen Pflegemaßnahmen siehe Perioperative Pflege bei Augenoperationen (S. 1293). Wurde der Glaskörper entfernt und als Ersatz Gas eingefüllt, muss der Patient auch in den ersten Tagen nach der Operation die vom Arzt angeordnete Lagerung einhalten (inkl. eingeschränkter Bettruhe), siehe Therapie der Glaskörpereinblutung (S. 1288). Es ist möglich, dass eine Lochklappe oder ein Binokulus angelegt werden muss, dies geschieht auf ärztliche Anordnung. In diesen Fällen benötigt der Patient Unterstützung bei den Alltagstätigkeiten, siehe Sehbehinderung (S. 1277).

WISSEN TO GO

Netzhautablösung

Loslösung der inneren photorezeptortragenden Schicht von der äußeren Pigmentepithelschicht der Netzhaut nach Netzhautriss (meist infolge hinterer Glaskörperabhebung) oder durch Zug an der inneren Netzhautschicht (häufig bei proliferativer diabetischer Retinopathie). **Notfall**, da das abgelöste Areal rasch größer wird und absterben kann → bei Einbeziehung der Makula folgt Erblindung.
- **Symptome:** Lichtblitzen/im Gesichtsfeld türmt sich eine Mauer oder fällt ein Vorhang
- **Diagnostik:** Untersuchung des Augenhintergrunds, ggf. Ultraschall
- **Therapie:** Eindellung des Augapfels mittels Plombe oder Band, Entfernung des Glaskörpers; bis zur Operation bestimmte Kopflagerung und eingeschränkte Bettruhe
- **Pflegemaßnahmen:** siehe Perioperative Pflege bei Augenoperationen (S. 1293).

Altersbezogene Makuladegeneration

Definition Makuladegeneration
Als altersbezogene (altersbedingte) Makuladegeneration (AMD) bezeichnet man einen im höheren Lebensalter auftretenden Schwund des Pigmentepithels der Netzhautmitte. Er führt zu einer Funktionsstörung der Photorezeptoren im Bereich der Makula (der Stelle des schärfsten Sehens).

Die AMD ist die Hauptursache schwerer Sehbehinderung bei Menschen über 40 Jahre in der westlichen Welt. Eine Funktionsstörung im Pigmentepithel der Netzhautmitte führt zur Ablagerung von Stoffwechselprodukten und lässt es allmählich ausdünnen. Dies beeinträchtigt die Funktion der darüberliegenden Photorezeptoren zunehmend.

Risikofaktoren für die AMD sind erbliche Veranlagung, Lebensalter > 65 Jahre, Bluthochdruck, Rauchen, Hypercholesterinämie und Exposition der Augen gegenüber Sonnen- bzw. UV-Licht. Es gibt 2 Formen der AMD:
- **Trockene AMD:** Bei der Mehrzahl der Patienten bleibt es beim stetigen Schwund des Pigmentepithels in der Netzhautmitte. Die kontinuierliche Leistungseinschränkung der dortigen Photorezeptoren führt dazu, dass die Sehschärfe, die Kontrast- und die Farbwahrnehmung im Zentrum des Gesichtsfelds langsam – über Jahre – abnehmen. Der Patient sieht an der Stelle, die er fixiert, einen grauen Fleck, der zuerst beim Lesen auffällt und allmählich größer wird. Schließlich kann der Patient nur noch in den äußeren Anteilen des Gesichtsfelds deutlich sehen.
- **Feuchte AMD:** Bei 10–15% der Patienten mit trockener AMD treten im Bereich der Netzhautmitte Durchblutungsstörungen auf. Als Reaktion auf den Sauerstoffmangel sprießen aus der Aderhaut Gefäße ein, die undicht sind und aus denen immer wieder Flüssigkeit unter das Pigmentepithel sickert. Dadurch entsteht ein Makulaödem, das den Patienten verzerrt sehen lässt: Gerade Linien erscheinen verbogen (▶ Abb. 62.15). Außerdem führt dies zu einer raschen Leistungseinschränkung der Photorezeptoren, also zu einer schnellen, deutlichen Abnahme der Sehschärfe bzw. der Kontrast- und Farbwahrnehmung im Zentrum des Gesichtsfelds; in schweren Fällen ist das zentrale Gesichtsfeld nur noch ein dunkler Fleck.

Die Diagnose wird durch Untersuchung des Augenhintergrunds gestellt. Eine feuchte AMD lässt sich frühzeitig

Abb. 62.15 Fehlsichtigkeit bei feuchter AMD.

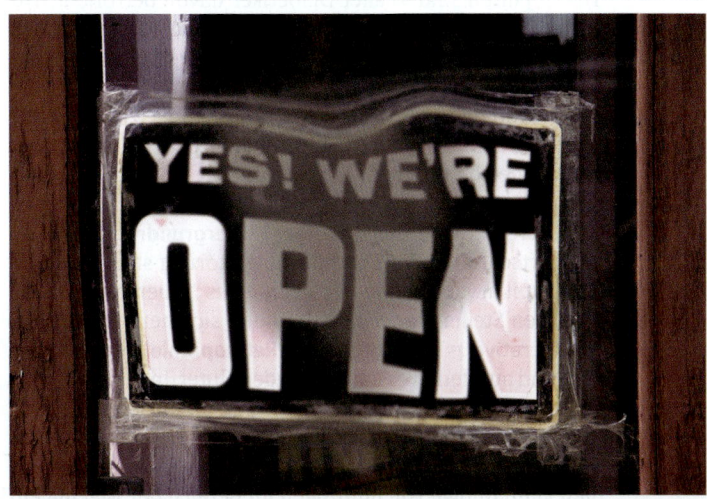

Durch das Makulaödem erscheinen gerade Linien verbogen.

mittels Amsler-Test nachweisen (der Betroffene nimmt ein Gitternetz verzerrt oder unvollständig wahr), die neu gebildeten Gefäße lassen sich mittels Fluoreszenzangiografie darstellen.

Therapie und Pflege • Bei trockener AMD verordnet man vergrößernde Sehhilfen und versucht, ihr Fortschreiten durch hohe Dosen von Beta-Carotin, Vitamin C und E aufzuhalten. Bei feuchter AMD verhindert man die Neubildung von Gefäßen, indem man den verantwortlichen Wachstumsfaktor durch wiederholte Injektion spezifischer Antikörper in den Glaskörper blockiert. Neu gebildete Gefäße können, wenn sie günstig gelegen sind, mittels Laser verödet werden. Pflegemaßnahmen siehe Perioperative Pflege bei Augenoperationen (S. 1293).

> **WISSEN TO GO**
>
> **Altersbezogene Makuladegeneration (AMD)**
>
> Die zunehmende Ausdünnung des Pigmentepithels der Netzhautmitte beeinträchtigt die Funktion der Makula. Sie ist die häufigste Erblindungsursache ab ca. 65 Jahren.
> - **Trockene AMD:** Der Patient sieht einen grauen Fleck, der allmählich größer wird, bis lediglich das äußere Gesichtsfeld erhalten ist. Die Therapie besteht in vergrößernden Sehhilfen und hohen Dosen von Beta-Carotin, Vitamin C und E.
> - **Feuchte AMD:** Es wachsen zusätzlich neue, brüchige Gefäße in die Netzhautmitte ein. Rezidivierende Ödeme bewirken eine deutliche Sehminderung im zentralen Gesichtsfeld, ein Makulaödem führt zu einem verzerrten Sehen. Die Injektion von Antikörpern in den Glaskörperraum verhindert die Neubildung von Gefäßen.

Diabetische Retinopathie

Definition **Diabetische Retinopathie**
Die diabetische Retinopathie ist eine Folgeerkrankung des Diabetes mellitus, bei der die Netzhautgefäße durch den chronisch erhöhten Blutzucker geschädigt sind (Mikroangiopathie).

Eine länger andauernde Erhöhung des Blutzuckers (ein lange nicht erkannter oder schlecht eingestellter Diabetes mellitus) schädigt das Endothel der Netzhautarteriolen und -kapillaren und führt zu Durchblutungsstörungen. Nach 10–15 Jahren sind ⅔ aller Diabetiker davon betroffen. Tritt der Diabetes mellitus bereits in der Jugend auf, entwickeln sich die Endothelschäden rascher als bei Erkrankung im höheren Alter.

Die Durchblutungsstörungen führen teils zu einer erhöhten Durchlässigkeit für Blutbestandteile, teils zum Verschluss der betroffenen Gefäße. Als Folge finden sich Lipidablagerungen und punkt- oder fleckförmige Blutungen (**nicht proliferative**, **einfache** oder **Hintergrundretinopathie**). Mit Fortschreiten der Durchblutungsstörung steigt die Zahl der Kapillarverschlüsse. Aufgrund des Sauerstoffmangels an vielen Stellen der Netzhaut bilden sich neue Blutgefäße (**proliferative = fortschreitende Retinopathie**), die brüchig sind und aus denen es immer wieder blutet. In der Folge entstehen Narben in der Netzhaut, die zu Glaskörpereinblutung (S. 1287), Netzhautablösung (S. 1288) und im fortgeschrittenen Stadium zur Erblindung führen können. In beiden Stadien kann infolge von Blutungen im Bereich der Makula ein **Makulaödem** auftreten (**diabetische Makulopathie**).

Symptome treten bei Glaskörpereinblutung (S. 1287), Netzhautablösung (S. 1288) und Makulaödemen auf. Letzteres fällt beim Lesen auf. Ist es gering ausgeprägt, sieht der Betroffene verschwommen und verzerrt (▶ **Abb. 62.15**); in schweren Fällen sieht er kaum noch etwas oder nichts mehr.

Die Diagnose wird durch Untersuchung des Augenhintergrunds und Darstellung der Netzhautgefäße mithilfe eines Farbstoffs (Fluoreszenzangiografie) gestellt.

Therapie und Pflege

Allgemeine Maßnahmen • Die exakte Einstellung des Blutzuckers durch Diät und Medikamente verlangsamt das Fortschreiten der Retinopathie. Der Betroffene kann dazu beitragen, indem er die Diätempfehlungen einhält, auf Nikotin- und übermäßigen Alkoholgenuss verzichtet, regelmäßig den Blutzucker kontrolliert und den Augenhintergrund regelmäßig kontrollieren lässt (jährlich, nach Diagnose einer Retinopathie häufiger). Je früher die Netzhautveränderungen erkannt werden und je eher die Behandlung einsetzt, umso besser sind die Erfolgsaussichten. Wurde eine proliferative Retinopathie diagnostiziert, sollte der Patient starke körperliche Anstrengung vermeiden und z. B. keinen Kampfsport ausüben, um Blutungen aus neu gebildeten Gefäßen zu verhindern.

Panretinale Laserkoagulation • Bei proliferativer Retinopathie werden mittels Laser unter Aussparung der Netzhautmitte bis zu 2000 Herde gesetzt (flächenhafte, panretinale Laserkoagulation), an denen erst eine Entzündung, dann eine Narbe entsteht. Das periphere Gesichtsfeld bleibt trotz der zahlreichen Narben erhalten. In der Netzhautperipherie gibt es nun weniger vitales Gewebe, das versorgt werden muss. Dadurch verbessert sich die Durchblutung der Netzhautmitte und der Reiz für die Gefäßneubildung entfällt. Dies senkt das Risiko des Patienten, eine deutliche Einbuße seiner Sehkraft zu erleiden. Bei wiederholter Blutung in den Glaskörper oder bei Netzhautablösung muss der Glaskörper entfernt werden, siehe Pars-plana-Vitrektomie (S. 1288).

Fokale Laserkoagulation • Bei einem Makulaödem kann eine fokale Laserkoagulation erfolgen, sofern sich die Gefäßlecks mittels Fluoreszenzangiografie genau lokalisieren lassen. In diese „Lecks" werden Laserherde gesetzt; die Fovea centralis (die Stelle des schärfsten Sehens) wird verschont. Die fokale Laserkoagulation reduziert das Risiko, eine weitere Sehkraftverschlechterung zu erleiden, um nahezu 50 %. Ist eine Lasertherapie nicht möglich, können Medikamente in den Glaskörperraum injiziert werden, die die Gefäßlecks abdichten und dadurch die Netzhautschwellung vermindern, z. B. Kortison oder ein Antikörper gegen den Gefäßwachstumsfaktor VEGF. Die Behandlung ist zwar hocheffektiv, aber in ihrer Wirkungsdauer begrenzt. Bleibt eine Lasertherapie oder eine Medikamentengabe unwirksam, kann die Entfernung des Glaskörpers angezeigt sein, siehe Pars-plana-Vitrektomie (S. 1288). Zu den perioperativen Pflegemaßnahmen siehe Perioperative Pflege bei Augenoperationen (S. 1293).

WISSEN TO GO

Diabetische Retinopathie

Die langjährige Erhöhung des Blutzuckers ruft Endothelschäden an den Netzhautgefäßen hervor, die diese leck werden lassen oder zu ihrem Verschluss führen. Die Folge sind Lipidablagerungen und Punkt- oder Fleckblutungen (**nicht proliferative Retinopathie**).

Mit zunehmender Durchblutungsstörung bilden sich neue Blutgefäße (**proliferative Retinopathie**), aus denen es immer wieder blutet. Dadurch entstehen Narben in der Netzhaut, die zu Glaskörpereinblutung, Netzhautablösung und Erblindung führen können. In beiden Stadien kann ein **Makulaödem** auftreten (**diabetische Makulopathie**), das zu Verzerrtsehen und Sehminderung führt.

Eine exakte Blutzuckereinstellung verhindert das Fortschreiten der Netzhautveränderungen. Bei proliferativer Retinopathie wird die Durchblutung der Netzhautmitte verbessert, indem die restliche Netzhaut mit Laserherden „übersät" wird, die vernarben (panretinale Laserkoagulation). Bei Makulopathie werden die Gefäßlecks unter Aussparung der Fovea centralis gelasert (fokale Laserkoagulation) oder es werden gefäßabdichtende Medikamente in den Glaskörperraum gespritzt.

62.1.12 Fehlsichtigkeit und Schielen

Fehlsichtigkeit

Grundlagen

Definition Kurzsichtigkeit (Myopie)
Bei der Kurzsichtigkeit führt ein Missverhältnis zwischen der Länge des Augapfels und der Brechkraft des Auges dazu, dass Objekte in der Ferne nicht auf, sondern vor der Netzhaut scharf abgebildet werden (▶ Abb. 62.16).

Meist ist der Augapfel zu lang, die Brechkraft normal. Als Folge des Missverhältnisses kann der Betroffene in der Nähe scharf sehen, Objekte in der Ferne erscheinen jedoch unscharf.

Definition Weitsichtigkeit (Hyperopie)
Bei der Weitsichtigkeit führt ein Missverhältnis zwischen der Länge des Augapfels und der Brechkraft des Auges dazu, dass Objekte in der Ferne nicht auf, sondern hinter der Netzhaut scharf abgebildet werden (▶ Abb. 62.16).

Meist ist der Augapfel zu kurz, die Brechkraft normal. Als Folge des Missverhältnisses kann der Betroffene in der Ferne scharf sehen, Objekte in der Nähe erscheinen jedoch unscharf.

Definition Presbyopie
Als Presbyopie (Altersweitsichtigkeit) bezeichnet man den allmählichen, altersbedingten Verlust der Fähigkeit des Auges zur Naheinstellung.

Mit zunehmendem Alter nimmt die Elastizität der Linse ab, bis sie – ca. ab dem 65. Lebensjahr – starr ist. Mit sinkender Elastizität nehmen der Krümmungsgrad und die Brechkraft der Linse bei Fixation von Objekten in der Nähe ab. Dies macht sich ca. ab dem 45. Lebensjahr durch Schwierigkeiten z. B. beim Lesen von Kleingedrucktem bemerkbar.

Abb. 62.16 Fehlsichtigkeiten.

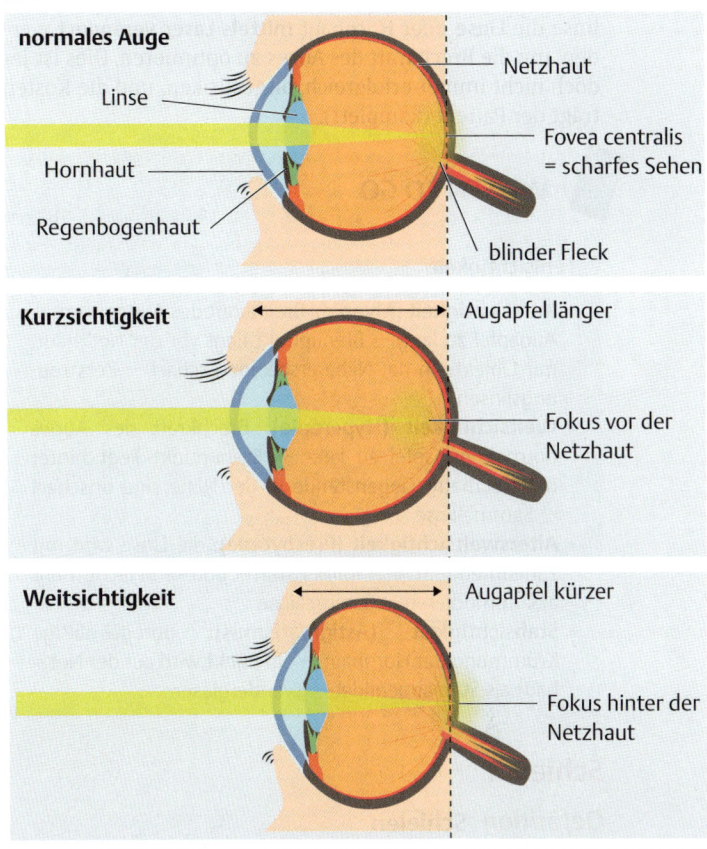

Definition Astigmatismus
Beim Astigmatismus (Stabsichtigkeit) wird ein punktförmiger Gegenstand auf der Netzhaut nicht als Punkt, sondern als Strich oder Stab abgebildet (ohne Punkt = astigma).

Ursache ist eine unregelmäßige Krümmung der Hornhautoberfläche; deshalb wird der Astigmatismus auch als Hornhautverkrümmung bezeichnet. Der Betroffene sieht Objekte verzerrt.

Therapie und Pflege

Fehlsichtigkeit lässt sich korrigieren, indem man eine **Linse** – in Form einer Brille oder als Kontaktlinse – **vor dem Auge** platziert:
- **Kurzsichtigkeit:** Die Brechkraft des Auges wird durch eine Zerstreuungslinse (Konkavlinse) vermindert und dadurch der Brennpunkt beim Blick in die Ferne nach hinten auf die Netzhaut verschoben.
- **Weitsichtigkeit:** Die Brechkraft des Auges wird durch eine Sammellinse (Konvexlinse) erhöht und dadurch der Brennpunkt beim Blick in die Ferne nach vorn auf die Netzhaut verschoben.
- **Altersweitsichtigkeit:** Der bisher Normalsichtige oder Weitsichtige benötigt eine Lesebrille. Da die Kurzsichtigkeit und die Altersweitsichtigkeit sich nicht ausgleichen, kann ein geringgradig Kurzsichtiger die Brille nun zum Lesen abnehmen. Ein höhergradig Kurzsichtiger benötigt entweder 2 Brillen oder eine Gleitsichtbrille, in der beide Gläser vereint sind. Alternativ gibt es auch Mehrstärkenkontaktlinsen.
- **Stabsichtigkeit:** Sie wird mit asphärischen Gläsern (Zylindergläsern) korrigiert, also Linsen, die keine kugelförmige Oberfläche aufweisen, um die Abweichungen der Hornhautoberfläche von der Kugelform auszugleichen.

Unterschreitet die **Kurz-, Weit- oder Stabsichtigkeit** ein gewisses Ausmaß, kann als Alternative zu Brille und Kontaktlinse die **Linse oder Hornhaut mittels Laser verändert** werden, um die Brechkraft des Auges zu optimieren. Dies ist jedoch nicht immer erfolgreich, birgt Risiken, und die Kosten trägt der Patient (komplett).

WISSEN TO GO

Fehlsichtigkeit

- **Kurzsichtigkeit (Myopie):** Brechkraft des Auges normal, Augapfel zu lang → Brennpunkt liegt vor der Netzhaut, nur Objekte in der Nähe erscheinen scharf → Zerstreuungslinsen
- **Weitsichtigkeit (Hyperopie):** Brechkraft des Auges normal, Augapfel zu kurz → Brennpunkt liegt hinter der Netzhaut, Gegenstände in der Nähe sind unscharf → Sammellinse
- **Altersweitsichtigkeit (Presbyopie):** die Linse wird mit zunehmendem Alter immer starrer und kann nicht mehr akkommodieren → Sammellinse
- **Stabsichtigkeit (Astigmatismus):** unregelmäßige Krümmung der Hornhaut → ein Punkt wird auf der Netzhaut als Stab abgebildet → Zylindergläser

Schielen

Definition Schielen
Beim Schielen (Strabismus) weichen die Sehachsen von der Sollrichtung ab, sind also beim Blick in die Ferne nicht parallel zueinander und richten sich beim Blick in die Nähe nicht auf denselben Punkt.

Dadurch wird ein Gegenstand nicht wie im Normalfall auf beiden Netzhäuten annähernd gleich abgebildet, sondern es existieren 2 deutlich voneinander abweichende Abbildungen. Dies kann zu Doppelbildern führen. Man unterscheidet folgende Formen des Schielens:

Begleitschielen (Heterotropie, Strabismus concomitans) • Die Stellung des schielenden Auges weicht deutlich von der des gesunden Auges ab, meist als Folge einer ausgeprägten Weitsichtigkeit. Die Beweglichkeit des schielenden Auges ist uneingeschränkt, sodass es dem gesunden Auge bei allen Bewegungen folgt (daher „Begleitschielen"). Am häufigsten tritt Begleitschielen innerhalb der ersten 6 Lebensmonate als Einwärtsschielen auf. Doppelbilder fehlen i. d. R., weil das beidäugige Sehen beim Kleinkind noch nicht voll entwickelt ist und das Gehirn deshalb den Seheindruck des schielenden Auges unterdrückt. Wird die Schielstellung nicht korrigiert, entwickelt sich am schielenden Auge eine ausgeprägte Sehschwäche. Begleitschielen lässt sich feststellen, wenn der Patient in die Ferne blickt und man jeweils ein Auge abdeckt. Wird das gesunde Auge abgedeckt, nimmt das schielende Auge die Schielstellung ein (weicht z. B. nach innen ab).

Lähmungsschielen (Strabismus paralyticus) • Bei dieser Form fallen einer oder mehrere der äußeren Augenmuskeln aus, z. B. bedingt durch Schädelbasisfraktur, Meningitis, Multiple Sklerose. Das betroffene Auge kann dem gesunden Auge nur eingeschränkt folgen. Da Augenmuskellähmungen i. d. R. in einem Alter auftreten, in dem das beidäugige Sehen voll entwickelt ist, treten aufgrund der unterschiedlichen Seheindrücke Doppelbilder auf. Der Betroffene versucht, sie auszugleichen, indem er den Kopf schief hält. Lähmungsschielen fällt bei der Prüfung der Augenbeweglichkeit auf.

Therapie und Pflege • Bei Begleitschielen wird, wenn die Korrektur der Weitsichtigkeit es nicht beseitigt, das gesunde Auge stunden- oder tageweise abgeklebt, damit das schielende Auge eine normale Sehleistung entwickelt. Anschließend wird die Augenfehlstellung operativ korrigiert. Bei Lähmungsschielen wird die Grunderkrankung behandelt. Verschwindet das Schielen dadurch nicht innerhalb eines Jahres, wird die Augenfehlstellung ebenfalls operativ korrigiert. Pflegemaßnahmen siehe Perioperative Pflege bei Augenoperationen (S. 1293).

62.1.13 Verätzung

Grundlagen

Definition Verätzung
Das Auge wird durch ätzende Substanzen wie Säuren, Laugen, Lösungsmittel oder Kleber verletzt.

Der Grad der Schädigung hängt von der Art, Konzentration, Menge und Einwirkungsdauer der ätzenden Substanzen ab. Prinzipiell lässt sich sagen, dass Laugenverätzungen schwerwiegender als Säureverätzungen sind, weil sie tiefer ins Auge eindringen können. Die ätzenden Substanzen schädigen das Hornhautepithel – in leichten Fällen nur kleine Bereiche, in schweren Fällen das gesamte Epithel. Dies kann zu Hornhauttrübung führen. Zudem beeinträchtigen sie die Durchblutung der Bindehaut. Dadurch kann die Bindehaut des Lids mit der des Augapfels verkleben (Symblepharon). Vor allem bei Laugenverätzungen werden auch Linse und Iris geschädigt und der Augeninnendruck steigt. Dies kann zur Erblindung führen.

Die Verätzung ruft starke, brennende Schmerzen, Lidkrampf und starkes Augentränen hervor. Je nachdem, wie stark die Substanz die Hornhautoberfläche schädigt, ist die Sehschärfe herabgesetzt.

Therapie und Pflege

ACHTUNG
Die Verätzung ist ein Notfall. Am Unfallort Anwesende müssen das Auge unverzüglich öffnen und wiederholt spülen, um die ätzende Substanz zu verdünnen.

Als Spüllösung eignet sich Leitungs- oder Mineralwasser. Im äußersten Notfall können auch Kaffee oder Tee verwendet werden, sie sollten aber unbedingt kühl sein, um weitere Verletzungen zu vermeiden. Pro Spülung sollten 250–500 ml eingesetzt werden. Grobe Fremdkörper sollten vorsichtig entfernt werden. Nach gründlicher Spülung muss der Patient **sofort** in eine **Augenklinik** oder zumindest zu einem **Augenfacharzt** gebracht werden. Auf dem Weg dorthin sollte weiterhin gespült werden.

In der Augenklinik (bzw. beim Augenfacharzt) werden mit der vom Arzt angeordneten Frequenz Augenspülungen (S. 1280) durchgeführt – bei schwerer Verätzung alle 15–30 Minuten.

Zur Nachsorge werden häufig Glukokortikoid-Augentropfen angeordnet, um entzündliche Reaktionen zu bremsen. Einfache Augenverletzungen können aber auch mit einem geschlossenen Augenverband, z. B. Eycopad (S. 1281), abgedeckt werden.

62.1.14 Perioperative Pflege bei Augenoperationen

Die meisten der in diesem Kapitel genannten Operationen werden unter Lokalanästhesie durchgeführt. Eine Vollnarkose wird i.d.R. bei der Pars-plana-Vitrektomie (PPV) und der Cerclage bei Netzhautablösung und der operativen Behebung einer Augenfehlstellung (Schielen) eingesetzt. Auch eine Hornhauttransplantation wird je nach Art des Eingriffs z.T. in Vollnarkose durchgeführt.

Wenn der Patient nicht ruhig liegen kann oder wenn er eine Vollnarkose wünscht, wird in Vollnarkose operiert. Bei Vorliegen von schweren Begleiterkrankungen können OPs, die normalerweise in Vollnarkose gemacht werden, auch in Lokalanästhesie operiert werden. Ebenso können OPs in Lokalanästhesie durchgeführt werden, wenn bei Vorerkrankungen aufwendige Untersuchungen nötig sind, die aber in der Kürze der Zeit – Not-OP bei Netzhautablösung – nicht durchführbar sind. Die Entscheidung über die Änderung der Narkoseart treffen der Operateur und der zuständige Anästhesist.

Präoperative Besonderheiten

Vor der Operation werden Arzneimittel, die die Blutgerinnung negativ beeinflussen, z.B. Antikoagulanzien (S. 731) wie Acetylsalicylsäure (ASS) oder Cumarine (z.B. Marcumar) auf Arztanordnung abgesetzt; ASS 5–7 Tage vorher und Marcumar 7–10 Tage vor der Operation. Der Arzt wählt eine geeignete Substitution.

Geplante OPs sollten bei Erkältung verschoben werden. Bei Notfällen wird evtl. Kodein in Absprache mit der Anästhesie gegeben, um Husten bei Erkältung zu unterdrücken.

Information des Patienten • Die Patienten werden darüber informiert,
- welche Augentropfen sie vor und nach der Operation in welcher Häufigkeit erhalten und mit welchen Nebenwirkungen sie ggf. rechnen müssen,
- dass sie am OP-Tag keine Cremes auftragen dürfen, da das Pflaster sonst nicht richtig hält.
- dass sie Make-up und Parfüm am OP-Tag und bis 1 Woche nach OP – sollte eine erneute OP anstehen noch länger – nicht im Gesicht auftragen dürfen, da sie mögliche Infektionsquellen sind.
- dass sie postoperativ mit einer vorübergehenden Sehminderung rechnen müssen.

Vor Entfernung des Glaskörpers informieren Pflegende die Patienten zudem, dass sie postoperativ ggf. – wenn als Glaskörperersatz Gas in den Glaskörperraum gefüllt wird – bis zur vollständigen Resorption eine spezielle Lagerung (S. 1288) einnehmen müssen, und zeigen diese.

Das Pflegepersonal verabreicht Augentropfen auf Arztanordnung und unterstützt sehbehinderte Patienten (S. 1276). Da eine Operation am Auge Angst auslösen kann („Werde ich hinterher evtl. schlechter statt besser sehen können?") ist es wichtig, Gesprächsbereitschaft zu zeigen und, wenn nötig, ein Gespräch mit dem Arzt zu arrangieren.

Maßnahmen am OP-Tag • Neben den allgemeinen, im Kap. „Perioperative Pflege" (S. 743) beschriebenen Maßnahmen werden morgens weiter Augentropfen verabreicht, meist gegen Schmerzen, gegen Entzündungen und oft zur Erweiterung der Pupille (Patient informieren, dass dies die Sicht beeinträchtigt!). Eine weite Pupille ist z.B. bei Eingriffen an der Linse oder der Netzhaut nötig. In diesem Fall ist es wichtig, vor der Fahrt in den Operationssaal die Pupillen zu kontrollieren und evtl. erneut pupillenerweiternde Tropfen zu verabreichen. Vor einer Glaukomoperation wird ggf. eine Infusion zur Senkung des Augeninnendrucks verabreicht. Dies geschieht auf telefonische Anordnung des Operateurs meist vor der Fahrt in den Operationssaal.

Postoperative Besonderheiten

Ein Patient, der an einem Auge oder beiden Augen operiert wurde, ist im Sehen sehr eingeschränkt. Er sollte alle Unterstützung bekommen, die er braucht.

Wichtig ist, dass er sich am OP-Tag schont. Sollte keine Lagerung angeordnet sein, darf der Patient auf dem Flur spazieren, wenn er sich wach und fit genug dazu fühlt. Längere Wege sollte er jedoch nicht zurücklegen und nicht nach draußen gehen, da mit Schwindel und Kreislaufproblemen zu rechnen ist. Es besteht erhöhte Sturzgefahr.

Medizinische Thromboseprophylaxestrümpfe (MTS) sollten bis zum nächsten Tag – bei Lagerungspatienten bis zur Entlassung – angelegt bleiben. Auch ein Venenzugang wird erst am Tag nach der OP in Rücksprache mit dem Augenarzt gezogen. Danach kann der Patient wieder duschen oder baden, sofern das operierte Auge vor Wasser geschützt ist, z.B. mittels Uhrglasverband (S. 1282).

ACHTUNG
Bei Übelkeit, Erbrechen oder Husten ist der Arzt zu informieren, da diese Symptome den Augeninnendruck steigern können. Aus demselben Grund ist eine Obstipationsprophylaxe (S. 426) wichtig, um ein Pressen beim Stuhlgang zu vermeiden.

Augenverbände und Augenpflege • Augenverbände werden am ersten postoperativen Tag beim morgendlichen Rundgang vom Pflegepersonal vorsichtig entfernt (Ausnahmen: Lid-OPs, Bindehaut-OPs, Enukleationen, Dekompressions-OPs). Danach wird eine Augenpflege durchgeführt. Nach der Kontrolluntersuchung werden Augentropfen und/oder Augensalben nach ärztlicher Anordnung verabreicht. Nur in seltenen Fällen wird nach ärztlicher Anordnung ein Verband angelegt. Sollte ein Patient vor der Visite am 1. postoperativen Tag über Schmerzen, Druckgefühl oder starkes Kratzen klagen, sollte der Arzt informiert werden.

Manchmal wird auch das nicht operierte Auge im Operationssaal mit einem Verband versehen, um das erkrankte Auge absolut ruhig zu stellen, siehe Binokulus (S. 1282). Dieser Verband darf nach Rücksprache mit dem Arzt zum Essen kurz entfernt werden.

Augentropfen • Nach Kataraktoperation, Glaskörperentfernung und Operationen an der Netzhaut werden i.d.R. am ersten postoperativen Tag nach der Kontrolle durch den Arzt die Pupillen mit Augentropfen weit gestellt (Mydriasis), um Verklebungen zwischen Iris und Linse zu vermeiden. Weitere Augentropfen werden nach hausinternen Standards und nach ärztlicher Anordnung gegeben. Die Dauer der Augentropfengabe richtet sich nach dem Befund und hausinternen Richtlinien. Nach Entlassung muss der Patient i.d.R. zu Hause unter regelmäßigen Kontrollen durch den Augenarzt weiter Augentropfen verwenden.

Informieren, Schulen, Beraten

Vor der Entlassung muss das Pflegepersonal den Patienten dazu anleiten, Augentropfen oder -salbe anzuwenden. Falls der Patient hierzu nicht in der Lage ist, sollten die Angehörigen angeleitet oder der Sozialdienst eingeschaltet werden, damit ein Pflegedienst diese Aufgabe übernimmt.

Außerdem muss der Patient darüber informiert werden, wie er sich verhalten sollte, damit das operierte Auge optimal heilt:
- In der ersten Woche nach der Operation sollte er auf Lesen und Arbeiten am Bildschirm verzichten, um das operierte Auge zu schonen. Fernsehen ist ohne Einschränkung gestattet.
- Ca. 1 Monat sollte er auf Augen-Make-up verzichten.
- Er sollte Druck auf das operierte Auge vermeiden, also nicht auf dieser Seite schlafen und nicht am Auge reiben.
- Außerdem sollte er es vermeiden, den Augeninnendruck zu erhöhen. Er sollte sich nicht kopfüber bücken oder beim Stuhlgang oder beim Husten oder Niesen pressen, keine schweren Gegenstände (> 5 kg) heben, in den ersten 2 Wochen nach der Operation auf Geschlechtsverkehr und für eine gewisse Zeit auf Sport verzichten – je nachdem, wie stark er sich dabei anstrengt: Rad fahren, Joggen oder Wandern sind nach 1 Woche erlaubt, Ballsportarten nach 1 Monat. Saunagänge sollten im ersten Monat nach der OP vermieden werden.
- Er sollte den Augenarzt aufsuchen, wenn Sehverschlechterung oder Schmerzen auftreten oder das Auge gerötet ist. Er sollte erst wieder Auto fahren, wenn der behandelnde Augenarzt es erlaubt.

Pflege nach Entfernung des Augapfels

Musste der Augapfel wegen eines Tumors, einer Verletzung oder Entzündung des Augeninneren entfernt werden (Enukleation), wird dem Patienten im Operationssaal eine Lochprothese eingesetzt, durch die postoperativ antibiotische Augentropfen (z. B. Ofloxacin) in die Augenhöhle appliziert werden, und ein Druckverband angelegt. Dieser wird auf Arztanordnung am 1. oder 2. postoperativen Tag entfernt, damit der Operateur die Augenhöhle inspizieren kann.

Nach einigen Tagen wird die Lochprothese durch eine vorläufige, später durch eine individuell angefertigte Augenprothese ersetzt. Es handelt sich um eine flache, halbkugelförmige Schale aus Kunststoff oder Glas, deren Vorderseite ein in Form und Farbe annäherndes Abbild (vorläufige Prothese) bzw. genaues Abbild (endgültige Prothese) des gesunden Auges zeigt.

Jede Augenprothese muss 1-mal am Tag gereinigt werden. Das Pflegepersonal entnimmt die Prothese, reinigt sie und setzt sie wieder ein und leitet den Patienten hierzu an.

Vorbereitung • Folgende Materialien werden bereitgestellt:
- Einmalhandschuhe und Handdesinfektionsmittel
- saubere, weiche Unterlage (z. B. frisches Handtuch)
- sterile physiologische 0,9%ige NaCl-Lösung
- sterile Tupfer oder Kompressen
- Tischspiegel
- ggf. Glasstäbchen

Der Patient wird über Zweck und Ablauf der Maßnahme informiert. Besucher werden gebeten, das Zimmer zu verlassen. Der Patient wird gebeten, sich im Bett aufzusetzen, eine Unterlage wird vor ihm ausgebreitet, falls die Prothese beim Herausnehmen herunterfallen sollte, und ein Spiegel auf den Nachttisch gestellt. Dann werden die Hände desinfiziert und Handschuhe angezogen.

Herausnehmen und Reinigen der Prothese • Um die Prothese zu lockern, drückt man mit dem Zeigefinger oder einem Glasstäbchen das Unterlid unter den Prothesenrand. Dann zieht man die gelockerte Prothese nach unten und entnimmt sie mit Daumen und Zeigefinger oder lässt sie in die bereitgehaltene Hohlhand fallen. Die Prothese wird mit NaCl-Lösung abgespült, Rückstände werden mit einem Tupfer oder einer Kompresse entfernt (Herstellerangaben beachten!).

Einsetzen der Prothese • Die Prothese wird mit Kochsalzlösung befeuchtet. Mit der freien Hand zieht man das Oberlid des Patienten hoch. Mit der anderen Hand fasst man die Prothese so zwischen Daumen und Zeigefinger, dass die schmale Seite zur Nase zeigt, und schiebt sie vorsichtig unter das Oberlid. Dann zieht man das Unterlid herunter und lässt die Prothese in den unteren Bindehautsack gleiten.

> ### WISSEN TO GO
>
> **Perioperative Besonderheiten bei Augenoperationen**
>
> **Präoperative Besonderheiten:**
> - Patienten informieren über zu applizierende Augentropfen, Weglassen von Make-up/Hautpflegeprodukten, vorübergehende postoperative Sehminderung und ggf. postoperative Lagerung
> - auf Arztanordnung Augentropfen oder Infusion verabreichen
>
> **Postoperative Besonderheiten:**
> - am OP-Tag Schonung
> - Augenverband am Morgen des 1. postoperativen Tages im Beisein des Operateurs entfernen; äußert der Patient vorher Beschwerden, Arzt informieren
> - Augentropfen verabreichen
> - bei Übelkeit, Erbrechen oder Husten Arzt informieren, Obstipationsprophylaxe durchführen
> - operiertes Auge mit Uhrglasverband vor Wasser schützen
> - **Sonderfall Entfernung des Augapfels (Enukleation):** Wechsel des Druckverbands am 1. oder 2. postoperativen Tag, Augentropfen durch die Lochprothese applizieren, Prothese täglich reinigen und Augenhöhle inspizieren
>
> **Informieren, Schulen, Beraten:**
> - sicherstellen, dass Behandlung nach Entlassung weitergeführt wird
> - Patienten informieren:
>   – in der 1. Woche nicht lesen/am Computer arbeiten
>   – Druck auf das Auge und Verhaltensweisen vermeiden, die den Augeninnendruck erhöhen
>   – bei Sehverschlechterung, Schmerzen oder Augenrötung Augenarzt aufsuchen
>   – erst Auto fahren, wenn Augenarzt es erlaubt

62.2 Pflege bei Erkrankungen des Ohres

62.2.1 Bedeutung für den Patienten

Viele Erkrankungen des Ohrs führen zu einer Hörminderung, die glücklicherweise oft nur vorübergehend ist. Aber die Zahl derer, die permanent von Schwerhörigkeit betroffen sind, nimmt zu – sei es aufgrund von Lärmschädigung oder altersbedingter Veränderung des Ohrs.

Um ein Gefühl dafür zu bekommen, was Schwerhörigkeit (egal, ob vorübergehend oder permanent) oder gar Gehörlosigkeit für den Patienten bedeutet, muss man sich nur vorstellen, sich in einem Land zurechtfinden zu müssen, dessen Sprache man kaum oder nicht versteht. Es ist unglaublich mühsam, aus dem Gehörten „etwas Sinnvolles zu machen", und man möchte dem Gesprächspartner auch nicht immer wieder sagen müssen, dass man ihn nicht versteht und er das Gesagte bitte wiederholen soll. Sonst selbstverständliche Aktivitäten wie Telefonieren, die Teilnahme an Besprechungen oder die Unterhaltung mit mehreren Freunden gleichzeitig sind erschwert oder unmöglich.

Schwerhörigkeit isoliert den Betroffenen – auch, wenn er Hörhilfen einsetzt – und schränkt seine Hobbys und unter Umständen seine Arbeitsfähigkeit ein. Außerdem ist er verletzungsgefährdet: Die Erkrankung des Ohrs kann den Gleichgewichtssinn beeinträchtigen (Sturzgefahr!), oder der Patient hört eine Fahrradklingel, Hupen oder Reifenquietschen nicht und kann folglich nicht angemessen darauf reagieren.

62.2.2 Auffrischer Anatomie und Physiologie

Das Ohr (▶ **Abb. 62.17**) enthält das Hör- (Hörschnecke, Cochlea) und das Gleichgewichtsorgan (Vestibularorgan). Es gliedert sich in Außenohr, Mittelohr und Innenohr.

Außenohr (Auris externa) • Hierzu zählen die Ohrmuschel und der äußere Gehörgang.
- Ohrmuschel (Auricula): knorpeliges Grundgerüst außer im Bereich des Ohrläppchens, fängt Schallwellen auf und leitet sie zum äußeren Gehörgang
- äußerer Gehörgang (Meatus acusticus externus): leitet den Schall zum Trommelfell weiter, seine Talgdrüsen bilden das Ohrenschmalz (Zerumen)

Abb. 62.17 Aufbau des Ohrs.

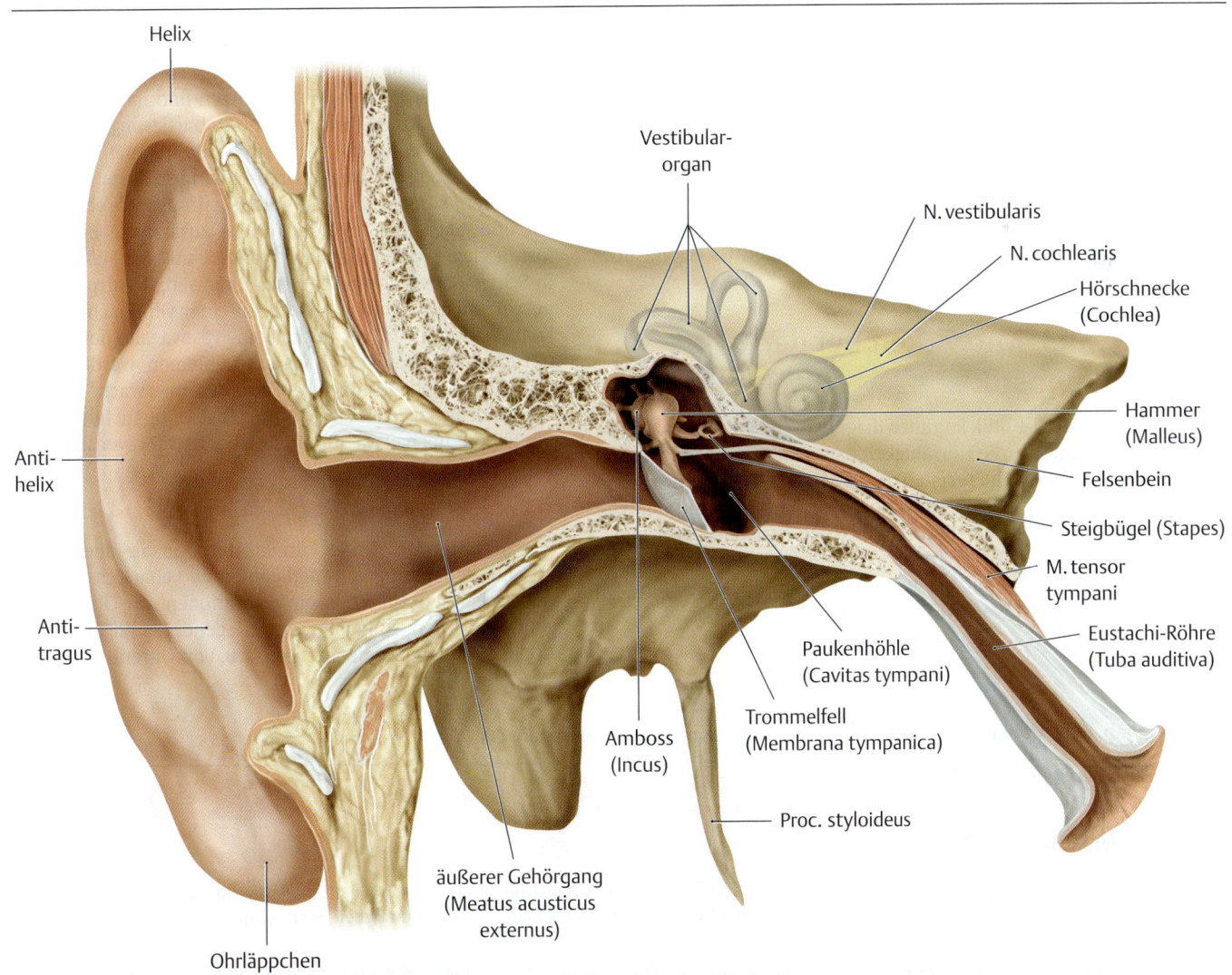

Frontalschnitt durch das rechte Ohr. Das Außenohr mit Ohrmuschel und äußerem Gehörgang endet am Trommelfell. Zum Mittelohr zählen Paukenhöhle und Gehörknöchelchen, die Tuba auditiva verbindet es mit der Rachenhöhle. Das Innenohr besteht aus dem Hör- und dem Vestibularorgan. *Aus: Schünke M, Schulte E, Schumacher U. Prometheus LernAtlas der Anatomie. Thieme 2012.*

Trommelfell (Membrana tympanica) • Es trennt das Außen- vom Mittelohr und überträgt Schallwellen auf das 1. Gehörknöchelchen.

Mittelohr (Auris media) • Es dient der Schallleitung und besteht aus:
- **Paukenhöhle** (Cavitas tympani): liegt im Felsenbein zwischen dem Trommelfell und dem Innenohr, mit dem sie über das ovale Fenster (Fenestra vestibuli) und das runde Fenster (Fenestra cochleae) in Verbindung steht. Beide Fenster sind mit einer Membran verschlossen.
- **3 Gehörknöchelchen**: liegen in der Paukenhöhle, leiten die Schwingungen des Trommelfells an das ovale Fenster und damit an die Hörschnecke weiter
- **Ohrtrompete** (Tuba auditiva, Eustachi-Röhre): führt von der Pauken- in die Rachenhöhle

Innenohr (Labyrinth) • Hier liegen:
- **Hörschnecke** (Cochlea): besteht aus einem knöchernen Kanal im Felsenbein, der durch 2 Membranen (Reissner- und Basilarmembran) in 3 Gänge unterteilt wird:
  - Scala vestibuli und Scala tympani, gefüllt mit Perilymphe
  - Ductus cochlearis, gefüllt mit Endolymphe, in ihm liegen im sog. Corti-Organ die Hörzellen
- **Vestibularorgan** (Gleichgewichtsorgan): gefüllt mit Perilymphe und Endolymphe, sie besteht aus:
  - **Bogengängen**: stehen jeweils senkrecht aufeinander, Sinneszellen darin nehmen Dreh- und Winkelbeschleunigungen in 3 Dimensionen des Raumes wahr
  - **Utriculus und Sacculus**: Sinneszellen liegen in den Makulaorganen und nehmen lineare Beschleunigung wahr

Gefäße • Das äußere Ohr und das Mittelohr werden versorgt durch die Äste der A. carotis externa und der V. jugularis externa und interna. Die arteriellen Gefäße für das Innenohr stammen aus der A. basilaris, der Blutabfluss erfolgt über die Hirnsinus.

62.2.3 Mitwirken bei der Diagnostik

In der HNO-Klinik kommen diagnostische Verfahren zur Anwendung, die die Hörfähigkeit bzw. den Gleichgewichtssinn untersuchen. Die meisten dieser Methoden werden von den Ärzten selbst (z. B. Inspektion, Ohrmikroskopie) oder von Audiologen/Medizinisch-Technischen Assistenten für Funktionsdiagnostik (MTFA) durchgeführt. Pflegende müssen daher nicht detailliert wissen, wie diese Untersuchungen durchgeführt werden.

Information des Patienten • Den Patienten sind viele dieser Untersuchungen und die Instrumente, mit denen sie durchgeführt werden, aber unbekannt. Sie können auf den ersten Blick beängstigend sein. Pflegende sollten daher im Sinne einer guten Vor- und Nachbereitung des Patienten die Prinzipien und groben Abläufe der einzelnen Untersuchungsmethoden verstanden haben und wissen, was passiert und welche Auswirkungen die Untersuchung auf den Patienten haben kann. Bei vielen Untersuchungen des Ohres ist die aktive Mithilfe der Patienten gefragt. Eine Vorstellung davon zu haben, was auf sie zukommt, hilft Patienten dabei, Ängste ab- und Vertrauen aufzubauen. Das wiederum hilft, sich besser auf die Untersuchung und auf das, was sie dabei aktiv tun sollen, zu konzentrieren. Die Patienten sollten darüber informiert werden, dass Schwindel, Übelkeit oder Konzentrationsstörungen auftreten können. Während der Untersuchung sollten sie die Möglichkeit haben, die Untersuchung sofort abzubrechen, wenn diese Symptome auftreten.

▶ Tab. 62.2 zeigt eine Kurzübersicht über die wichtigsten Untersuchungen des Ohres.

Nachbereitung der Vestibularisprüfungen • Eine wichtige pflegerische Aufgabe liegt in der Nachbereitung der Vestibularisprüfungen. Diese Untersuchungen sind für den Patienten sehr anstrengend, da sie mit Schwindel und Übelkeit enden können. Nach der Untersuchung ist es daher sehr wichtig, dass der Patient beobachtet wird und alle Maßnahmen der Sturzprophylaxe vorgenommen werden (S. 435). Äußert der Patient starke Übelkeit oder Schwindel, sollte eine Pflegekraft bei ihm bleiben, ruhig mit ihm sprechen, ihn beim Hinsetzen oder Hinlegen unterstützen und ihn dazu anleiten, ruhig zu atmen. Erst mit der Stabilisierung des Allgemeinzustands endet die pflegerische Maßnahme.

Bei Patienten, die wegen Drehschwindels die HNO-Klinik aufsuchen, können die Vestibularisprüfungen Drehschwindel und Übelkeit verstärken. Diese zusätzliche Belastung löst in vielen Fällen Kreislaufprobleme aus. Sie äußern sich in Schweißausbrüchen, Zittern, Herzrasen, Blutdruckabfall, beschleunigter Atmung, die bis zu einer Ohnmacht führen können. Ursache ist vermutlich eine vasovagale (neural vermittelte) Reaktion. Bei Kreislaufproblemen werden Blutdruck, Puls und Atmung des Patienten überwacht und die Beine hochgelagert. Nach Abschluss der Untersuchung sollte der Patient noch etwa 30 Minuten beobachtet werden.

62.2.4 Spezielle Pflegemaßnahmen

Erkrankungen des Ohres können durch lokale oder systemische Anwendung von Medikamenten behandelt werden. Ferner können zur Therapie Operationen am Ohr durchgeführt werden. Aufgaben von Pflegenden sind die lokale Applikation von Medikamenten, z. B. von Ohrentropfen, die

Tab. 62.2 Übersicht über die gängigsten Untersuchungsverfahren am Ohr.

Untersuchungsmethode	Prinzip/Bemerkung
klinische Untersuchung	
äußere Betrachtung des Ohres	Suche nach krankhaften Veränderungen, z. B. Rötungen, Flüssigkeitsaustritt, Geschwülste u. a.; der Patient sollte mit den Instrumenten, die ihn umgeben, vertraut gemacht werden.
Otoskopie, Ohrmikroskopie	Beobachtung und Beurteilung des Gehörgangs, des Trommelfells und soweit möglich des Mittelohrs (mittleren Ohres inkl. Trommelfell) mithilfe des Otoskops, in der HNO-Heilkunde meist nur mit dem Ohrmikroskop.

Tab. 62.2 Fortsetzung.

Untersuchungsmethode	Prinzip/Bemerkung
Subjektive Hörprüfung	
Es wird geprüft, ob angebotene Töne und Wörter vom Patienten erkannt werden. Das subjektive Empfinden und die Mithilfe des Patienten spielen eine wichtige Rolle.	
Hörweitenprüfung	Das Verstehen von Flüster- und Umgangssprache aus unterschiedlicher Entfernung wird geprüft.
Stimmgabelversuch nach Rinne	Die Stimmgabel wird auf das Mastoid (Hinterohrraum) aufgesetzt und vor das Ohr gehalten: Ist der Ton vor dem Ohr lauter?
Stimmgabelversuch nach Weber	Die Stimmgabel wird mittig auf den Kopf aufgesetzt: Wo ist der Ton zu hören?
Stimmgabelversuch nach Gellé	Die Stimmgabel wird auf das Mastoid aufgesetzt, danach wird der äußere Gehörgang verschlossen: Wann ist der Ton lauter?
Tonaudiometrie	Töne unterschiedlicher Frequenz werden (jedem Ohr für sich) erst über Kopfhörer (Luftleitung), dann über Vibrationsleitungshörer (Knochenleitung) dargeboten und ihre Lautstärke gesteigert, bis der Patient sie hört und ein Zeichen gibt.
Sprachaudiometrie	Testwörter, -sätze und Zahlenreihen werden (jedem Ohr für sich) über Kopfhörer dargeboten und ihre Lautstärke gesteigert, bis der Patient sie hört und wiederholt.
Objektive Hörprüfung	
Die messbaren Ergebnisse der Untersuchung sind ausschlaggebend. Eine aktive Mitarbeit des Patienten ist nicht erforderlich.	
Tympanometrie	Messung der Beweglichkeit des Trommelfells. Der äußere Gehörgang wird durch einen Stöpsel luftdicht verschlossen, in den eine Pumpe, ein Lautsprecher und ein Mikrofon integriert sind. Mithilfe der Pumpe wird der Druck im äußeren Gehörgang verändert und gemessen, wie sich dies auf die Beweglichkeit des Trommelfells auswirkt: Je starrer das Trommelfell, desto stärker reflektiert es den vom Lautsprecher ausgesandten Schall, desto mehr Schall wird also vom Mikrofon erfasst.
Stapediusreflexmessung	Beim Gesunden führt auf das Trommelfell auftreffender Schall ab einer bestimmten Lautstärke zur Kontraktion des M. stapedius, die das Trommelfell starrer werden lässt. Bei bestimmten Formen der Schwerhörigkeit ist der Reflex erst bei größerer Lautstärke oder gar nicht auslösbar. Untersuchungsbedingungen siehe Tympanometrie. Das Trommelfell wird mit einem Ton beschallt, dessen Lautstärke beim Gesunden den Reflex auslöst, und die Lautstärke ggf. gesteigert, bis sich eine Änderung in der Beweglichkeit des Trommelfells messen lässt.
Messung otoakustischer Emissionen	Funktionstest des Innenohrs: Eine Sonde im Gehörgang des Patienten sendet Schallreize (Töne) aus. Diese veranlassen die Haarzellen des Corti-Organs, „Antworttöne" auszusenden, die von der Sonde erfasst werden.
Hirnstammaudiometrie	Funktionstest des Hörnervs und der zentralen Anteile der Hörbahn: Elektroden über 3 „Stationen" der Hörbahn erfassen die durch akustische Reize (aus dem Kopfhörer) ausgelöste Hörnerven- und Hirnaktivität.
Prüfung des Gleichgewichtssinns (Vestibularisprüfung)	
Nystagmusprüfung	Damit der Arzt unwillkürliche Augenbewegungen (Nystagmus) beobachten kann, setzt der Patient die Frenzel-Brille auf. Ihre Gläser sind beleuchtet und vergrößern stark, sodass der Patient außerstande ist, einen festen Punkt zu fixieren (Fixation unterdrückt manche Nystagmusformen). → Tritt Nystagmus auf, nachdem der Patient mit geschlossenen Augen ca. 20-mal den Kopf geschüttelt und dann die Augen geöffnet hat?
Lage-/Lagerungsprüfungen	Der Patient trägt die Frenzel-Brille und dreht sich aus der Rückenlage in die Rechts- bzw. Linksseitenlage bzw. lässt in Rückenlage den Kopf über den Rand der Untersuchungsliege hängen und dreht ihn maximal zur Seite. Für die Lagerungsprüfung nimmt er aus dem Sitzen schnell die Rechts- bzw. Linksseitenlage ein. → Tritt bei diesen Lagewechseln Nystagmus auf?
kalorische Prüfung	Der Gehörgang des Patienten wird mit Luft oder Wasser gespült, jeweils kälter oder wärmer als die normale Körpertemperatur. Dies löst beim Gesunden Nystagmus aus, der auf beiden Seiten gleich stark ausgeprägt ist.

Anwendung (Applikation) von Ohrumschlägen, die Vorbereitung und Assistenz bei Ohrspülungen sowie der Verbandwechsel und die Wundpflege nach Ohroperationen.

Applikation von Ohrentropfen

Vorbereitung • Nach der Händedesinfektion werden folgende Materialien auf einem desinfizierten Tablett bereitgelegt:
- Ohrentropfen
- Einmalhandschuhe
- Abwurfbehälter

! Merken Applikation von Ohrentropfen
Pflegende müssen beachten:
- *6-R-Regel: richtiger Patient, richtiger Applikationsort, richtiges Medikament zum richtigen Zeitpunkt in der richtigen Dosierung, richtig dokumentiert*
- *Verfallsdatum: Ohrentropfen sind nach Anbruch nur begrenzt haltbar. Das Haltbarkeitsdatum findet sich auf der Verpackung oder in der Packungsbeilage. Auf jeder neu eröffneten Tropfenflasche (außer den Patientendaten) wird das Datum der ersten Anwendung gut leserlich mit einem wasserfesten Stift oder auf ein aufgeklebtes Pflaster notiert. Wird der Patient mit angebrochenen Tropfen entlassen, weisen Pflegende ihn auf das Verfallsdatum hin.*
- *Die Ohrentropfen müssen auf Körpertemperatur gebracht werden, bevor sie appliziert werden – v.a., wenn diese im Kühlschrank gelagert wurden. Man kann z.B. den Ohrentropfenbehälter 10 Minuten in den Händen aufwärmen.*

Durchführung • Der Patient wird über die Maßnahme informiert und gebeten, sich auf die Seite zu legen, die keine Applikation benötigt (evtl. mit Unterstützung) oder den Kopf auf die Seite zu drehen. Anschließend wird das Bett auf Arbeitshöhe gebracht, die Hände werden desinfiziert und Einmalhandschuhe angezogen. Die Ohrmuschel wird vorsichtig nach hinten oben gezogen, um den Gehörgang zu strecken, und die Ohrentropfen werden appliziert (▶ Abb. 62.18). Der Patient wird gebeten, noch 15 Minuten auf der Seite liegen zu bleiben oder den Kopf noch seitlich gedreht zu halten. Die Einmalhandschuhe werden verworfen und Hände und Tablett desinfiziert. Die Ohrentropfen werden nach Angaben des Herstellers gelagert, z.B. im Kühlschrank. Nach der Applikation wird der Patient nach seinem Befinden gefragt, das Bett wieder heruntergelassen und die Rufanlage bereitgestellt.

Abb. 62.18 Applikation von Ohrentropfen.

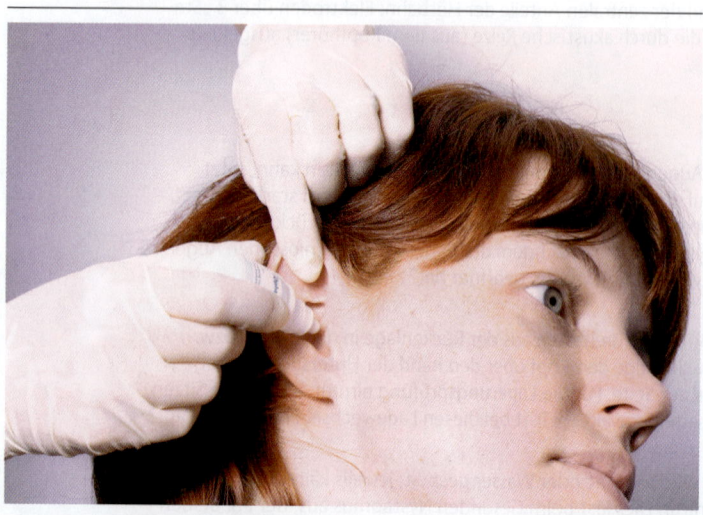

Bei der Applikation wird die Ohrmuschel vorsichtig nach hinten gezogen.

Applikation von Ohrumschlägen

Ohrumschläge werden vorwiegend bei entzündlichen Erkrankungen angewendet, z.B. einem Erysipel (S. 938). Die Keimbelastung an der erkrankten Stelle soll dadurch reduziert werden.

Vorbereitung • Nach der Desinfektion der Hände werden folgende Materialien auf einem desinfizierten Tablett vorbereitet:
- Einmalhandschuhe, Abwurfbehälter
- Flasche mit Antiseptikum (z.B. Octenisept)
- 2-mal 10 × 10 cm unsterile Kompressen in einer Nierenschale
- Einmalohrklappe

Durchführung • Der Patient wird über die Maßnahme informiert und gebeten, sich in die gewünschte Position zu bringen, entweder sitzend auf einem Stuhl oder liegend auf dem Rücken im Bett (evtl. mit Unterstützung). Die Hände werden desinfiziert und die Kompressen mit Antiseptikum befeuchtet. Es werden Einmalhandschuhe angezogen und die Kompressen so auf das Ohr gelegt, dass auch die Rückseite des Ohres bedeckt ist. Dann werden die Kompressen mit der Einmalohrklappe fixiert und der Patient wird nach Befinden und Wünschen gefragt. Der Patient wird angeleitet, die Einmalohrklappe und die Kompressen nach 10 Minuten im Abwurf zu verwerfen. Bei immobilen Patienten werden die Einmalohrklappe und die Kompressen nach 10 Minuten entfernt und die Hände desinfiziert.

Ohrspülung

Eine Ohrspülung wird durch den Arzt durchgeführt, wenn der äußere Gehörgang durch Ohrenschmalz verstopft ist (Ohrenschmalzpfropf). Auch allgemein erfolgt sie in den meisten Fällen durch einen Arzt.

! Merken Kontraindikationen
Bei Verdacht auf Trommelfellperforation ist eine Ohrspülung kontraindiziert. Bei Kindern wird davon abgeraten, da das Verletzungsrisiko bei einer Ohrspülung zu hoch ist. Sie können den Kopf noch nicht so gut still halten und es ist schwierig, ihnen die Maßnahme zu erklären. Stattdessen kann versucht werden, den Ohrschmalzpfropf mit einem Ohrhäkchen zu entfernen. Auch hier ist ein Verletzungsrisiko vorhanden, die Kinder arbeiten aber erfahrungsgemäß besser mit und das Häkchen wirkt weniger bedrohlich als eine große Blasenspritze.

Vorbereitung • Folgende Materialien werden vorbereitet:
- großvolumige Spritze mit stumpfem Aufsatz (z.B. Blasenspritze)
- körperwarmes Leitungswasser
- Nierenschale
- Abdecktuch für die Schulter des Patienten
- Zellstoff, Einmalhandschuhe
- evtl. Wasserstoffperoxidlösung oder Otowaxol (glyzerinhaltige Lösung) zur Auflösung sehr trockenen Ohrenschmalzes

Durchführung • Der Patient wird über den Ablauf der Ohrspülung sowie die zum Einsatz kommenden Instrumente aufgeklärt. Außerdem wird er darüber informiert, dass die Ohrspülung zur Reizung des Gleichgewichtsorgans führen kann und deshalb Schwindel, Übelkeit und Kreislaufbeschwerden auftreten können. Die Kreislaufbeschwerden können sich in Schweißausbrüchen, Zittern, Herzrasen, Blutdruckabfall, beschleunigter Atmung bis hin zur Ohnmacht äußern. Der Grund dafür kann letztlich nicht nachgewiesen werden. Man vermutet, dass die Kreislaufprobleme durch die Ohrspülung selbst und der damit verbundenen Belastung sowie einer vasovagalen Reaktion entstehen.

Der Patient setzt sich bequem hin, seine Schulter wird zum Schutz vor Nässe abgedeckt. Wenn möglich, hält der Patient die Nierenschale unter das zu spülende Ohr, andernfalls übernimmt eine Pflegekraft diese Aufgabe. Dazu zieht sie sich Einmalhandschuhe an, stellt sich hinter den Patienten und hält die Nierenschale unter das Ohr. Der Arzt inspiziert den Gehörgang und spült den Gehörgang mit der Spritze. Die Spülung wird so lange wiederholt, bis das Zerumen sich gelöst hat. Während der Maßnahme erkundigt sich die Pflegekraft immer wieder nach dem Befinden des Patienten. Ist das Zerumen stark verhärtet, wird eine Wasserstoffperoxidlösung oder Otowaxol (glyzerinhaltige Lösung) in das Ohr geträufelt, um das Zerumen aufzuweichen. Das Ergebnis der Ohrspülung wird durch den Arzt kontrolliert.

! Merken Kreislaufprobleme
Treten Kreislaufprobleme auf, werden Blutdruck, Puls und Atmung des Patienten kontrolliert und ggf. kreislaufstabilisierende Maßnahmen ergriffen, z.B. Beine hochlagern.

Nachbereitung • Der Patienten wird ggf. dabei unterstützt, sich abzutrocknen. Aufgrund der auftretenden Symptomatik während der Behandlung spielt die Sturzprophylaxe eine wichtige Rolle. Nach der Maßnahme muss die Pflegekraft sich vergewissern, dass der Zustand des Patienten stabil ist. Gibt der Patient Schwindel oder Übelkeit an, sollte er noch 30 Minuten sitzen- oder liegenbleiben.

WISSEN TO GO

Ohrspülung
- Material: Spritze, körperwarmes Leitungswasser, Nierenschale, Abdecktuch, Zellstoff, Einmalhandschuhe, evtl. Wasserstoffperoxidlösung/Otowaxol
- Patient setzt sich, seine Schulter wird abgedeckt
- Nierenschale unter das Ohr halten
- Arzt spült Gehörgang, bis das Zerumen sich gelöst hat, evtl. Aufweichen mit Wasserstoffperoxidlösung oder Otowaxol
- bei Kreislaufproblemen, Blutdruck, Puls und Atmung kontrollieren, ggf. kreislaufstabilisierende Maßnahmen
- nach der Maßnahme vergewissern, dass Zustand des Patienten stabil: bei Schwindel oder Übelkeit noch 30 Minuten sitzen- oder liegenbleiben

Ohrverbandwechsel

Es gibt 2 Arten, einen Ohrverband anzulegen. Die erste Verbandvariante wird meist schon im OP sofort nach der Operation angelegt. Das Ziel dieses Verbands ist es, das Ohr nach der Operation bis zum 1. oder 2. postoperativen Tag optimal zu schützen und zu komprimieren. Dieser Ohrverband ist ein Wickelverband mit Kompressen und Mullbinden um den Kopf, der das operierte Ohr mit einschließt. Dieser Verband ist nahezu steril, da beim Anlegen im OP sterile Bedingungen herrschen.

Die zweite Variante ist die Ohrklappe. Sie wird meist erst ab dem 2. oder 3. postoperativen Tag angewendet, um dem Ohr nach der Operation noch Schutz zu bieten. Die Ohrklappe ist der häufigste Ohrverband auf der Station.

Vorbereitung • Nach der Händedesinfektion werden folgende Materialien auf einer desinfizierten Arbeitsfläche vorbereitet:
- Verbandschere
- Ohrklappe
- sterile Kompressen
- Antiseptikum (z.B. Octenisept)
- Einmalhandschuhe
- Abwurfbehälter

Durchführung • Der Patient wird über die Maßnahme informiert und gebeten, sich in eine sitzende Position zu begeben, wenn nötig mit Unterstützung. Es werden Einmalhandschuhe angezogen und der Wickelverband, der im OP angelegt wurde, mit der Verbandschere durchgeschnitten, entfernt und im Abwurfbehälter verworfen. Eine Packung mit 10 × 10 cm sterilen Kompressen wird mit Antiseptikum befeuchtet und die Ohrwunde mit diesen Kompressen vorsichtig gesäubert. Dabei ist darauf zu achten, dass immer von der Wunde weg gewischt wird, wie beim aseptischen Verbandwechsel (S. 581). Nachdem die Ohrwunde gesäubert wurde, werden Kompressen hinter und auf das Ohr gelegt und mit einer Ohrklappe fixiert. Die Ohrklappe wird durch Schnürbindung über den Kopf und um den Hals festgebunden. Die Einmalhandschuhe werden im Abwurfbehälter entsorgt und Hände und Arbeitsfläche desinfiziert.

Wundpflege • Die Ohrwunde sollte 1-mal täglich mit Antiseptikum gesäubert werden, z.B. beim täglichen Verbandwechsel. Behandelt wird die Wunde nach aseptischen Maßstäben (S. 579).

WISSEN TO GO

Ohrverbandwechsel
- Material: Verbandschere, Ohrklappe, sterile Kompressen, Antiseptikum, Einmalhandschuhe, Abwurfbehälter
- Patient begibt sich in eine sitzende Position
- Einmalhandschuhe anziehen, Wickelverband durchschneiden und entfernen
- Kompressen mit Antiseptikum befeuchten und Ohrwunde von innen nach außen säubern
- Kompressen hinter und auf das Ohr legen und mit Ohrklappe fixieren
- Ohrwunde 1-mal täglich mit Antiseptikum säubern

62.2.5 Gehörlosigkeit

Grundlagen

Definition Gehörlosigkeit
Als Gehörlosigkeit fasst man den vollständigen Verlust des Gehörs und die extreme Schwerhörigkeit zusammen.

Angeborene Gehörlosigkeit ist u.a. genetisch bedingt oder zurückzuführen auf eine Infektion des Ungeborenen (z.B. Röteln, Toxoplasmose), Sauerstoffmangel oder Hirnblutung unter der Geburt. Ursachen für erworbene Gehörlosigkeit sind z.B. Hörsturz, Ohrinfektionen (z.B. chronische Mittelohrentzündung), Lärmschaden, Otosklerose (S. 1306), Medikamente (Schleifendiuretika, Aminoglykosidantibiotika, bestimmte Zytostatika) und Verletzungen des Innenohrs (Schädelbasistrauma).

Bei komplettem Hörverlust hört der Betroffene keinen Laut. Bei hochgradiger Schwerhörigkeit hört er zwar Töne oder Geräusche, ist aber unfähig, Sprache zu verstehen. Die Diagnostik umfasst die klinische Untersuchung des Ohrs, Hörprüfungen, die Vestibularisprüfung und ggf. MRT oder CT.

Therapie und Pflege

Bei akut gehörlosen Patienten wird eine Infusionstherapie mit Kortison eingeleitet, bei dauerhaft gehörlosen Patienten werden Operationen (z. B. Cochlea-Implantation) durchgeführt. Ein Cochlea-Implantat ist für Patienten mit einem hochgradigen Hörverlust bis hin zur völligen Taubheit geeignet. Es übernimmt die Aufgabe des Innenohrs. Dabei wird eine Elektrode operativ in die Hörschnecke eingeführt und stimuliert dort den Hörnerv. Voraussetzung für das Gelingen einer Cochlea-Implantation ist ein intakter Hörnerv.

Umgang mit Gehörlosen • Gehörlose Patienten bedürfen wegen ihres Hörverlusts und ihrer stark eingeschränkten Kommunikationsfähigkeit der besonderen Aufmerksamkeit sowie des Einfühlungsvermögens und der Geduld des behandelnden Personals. Dies gilt besonders für akut ertaubte Patienten, da sie noch keine alternativen Kommunikationsstrategien entwickeln konnten. Wichtig ist, eine gute Kommunikationsbasis aufzubauen. Am Anfang ist dies oft eine Herausforderung, denn gehörlose Patienten und Pflegende müssen sich erst aufeinander einspielen. Folgende Regeln helfen dabei, effektiv mit Gehörlosen zu kommunizieren:

- wenn möglich, von vornherein mehr Zeit für die Pflegemaßnahme einplanen
- den Patienten auf sich aufmerksam machen, indem man winkt, ihn an der Schulter oder am Arm berührt oder das Licht ein- und ausschaltet
- den Patienten beim Sprechen stets ansehen
- darauf achten, dass genügend Licht auf das eigene Gesicht fällt und der Mund nicht verdeckt ist
- langsam und deutlich, aber nicht lauter als sonst sprechen, denn lautes Sprechen verändert die Mimik und erschwert das Lippenablesen
- Mimik und Gestik wie gewohnt einsetzen
- kurze, klar strukturierte Sätze verwenden
- wenn möglich, Hochdeutsch sprechen
- im Zweifelsfall die zu kommunizierende Information aufschreiben

! Merken Ausführliche Information
Da die Patienten kaum oder nicht hören können, ist es umso wichtiger, dass die Pflegenden alle Pflegemaßnahmen ausführlich erläutern und dem Patienten für Gespräche zur Verfügung stehen, um ihn aus der Isolation herauszuholen.

Maßnahmen zur Gesundheitsförderung und Alltagsbewältigung • Zur Bewältigung des Alltags benötigen Gehörlose spezielle Hilfsmittel, z. B. einen Vibrations- oder Lichtsignalwecker, Lichtsignalanlage. Diese Hilfsmittel bekommen Gehörlose bei ihrem Hörgeräteakustiker oder direkt beim Hersteller. Die Kosten für die Hilfsmittel tragen teilweise die gesetzlichen Krankenkassen. Jede gesetzliche Krankenkasse verfügt über ein Hilfsmittelverzeichnis.

Gegebenenfalls sollten Gehörlose alternative Kommunikationsmöglichkeiten erlernen, z. B. Lippenablesen, Gebärdensprache. Pflegende können sie unterstützen, indem sie ihnen die Kontaktdaten von Gehörlosenorganisationen (z. B. www.gehoerlosen-bund.de) und Selbsthilfegruppen (z. B. www.hoerbehindertenselbsthilfe.de) geben.

62.2.6 Schwerhörigkeit

Grundlagen

Definition **Schwerhörigkeit**
Als Schwerhörigkeit bezeichnet man eine Minderung des Hörvermögens. Das Spektrum reicht von einer geringfügigen Beeinträchtigung bis zu weitgehendem Hörverlust, bei dem der Betroffene zwar noch Töne oder Geräusche wahrnehmen kann, aber Sprache nicht mehr versteht.

Häufige Ursachen für plötzlich oder rasch eintretende Schwerhörigkeit sind ein Ohrenschmalzpfropf (S. 1303), Fremdkörper im Gehörgang (bei Kindern) und Paukenerguss (S. 1303). Seltener sind Trommelfellverletzung (S. 1306) mit Perforation, akuter Lärmschaden (S. 1307), Hörsturz (S. 1306), Schädigung des Innenohrs durch Medikamente (Schleifendiuretika, Aminoglykosidantibiotika, bestimmte Zytostatika) oder Verletzungen des Innenohrs (z. B. Schädelbasisbruch). Häufige Ursachen für eine sich allmählich entwickelnde, fortschreitende Schwerhörigkeit sind chronische Lärmschwerhörigkeit und Altersschwerhörigkeit, seltenere sind Otosklerose (S. 1306), Morbus Menière (S. 1307) und Akustikusneurinom.

Zur chronischen Lärmschwerhörigkeit kommt es, wenn Schallpegel über 85 Dezibel über Monate oder Jahre auf die Haarzellen im Innenohr einwirken (▶ Abb. 62.19). Dann werden diese irreversibel geschädigt. Altersschwerhörigkeit entsteht durch altersbedingte Verschleißerscheinungen der Haarzellen und wird durch Bluthochdruck und anhaltende Lärmbelästigung begünstigt. Chronische Lärm- und Altersschwerhörigkeit betreffen meist beide Ohren.

Bei fortschreitender Schwerhörigkeit fällt es dem Betroffenen in lauter Umgebung besonders schwer, einem Gespräch zu folgen. Eventuell leidet er zusätzlich an einem Ohrgeräusch. Die Diagnostik umfasst die klinische Untersuchung des Ohres, Hörprüfungen und ggf. die Vestibularisprüfung.

Abb. 62.19 Quellen hoher Schallpegel.

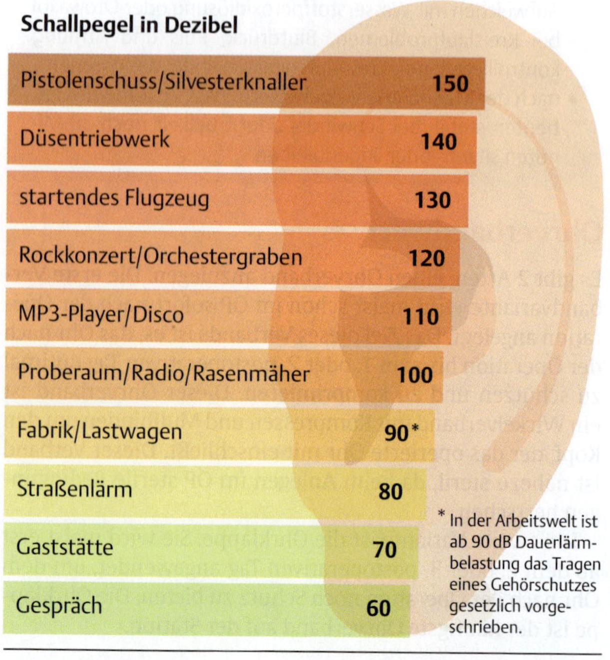

Schallpegel in Dezibel	
Pistolenschuss/Silvesterknaller	150
Düsentriebwerk	140
startendes Flugzeug	130
Rockkonzert/Orchestergraben	120
MP3-Player/Disco	110
Proberaum/Radio/Rasenmäher	100
Fabrik/Lastwagen	90*
Straßenlärm	80
Gaststätte	70
Gespräch	60

* In der Arbeitswelt ist ab 90 dB Dauerlärmbelastung das Tragen eines Gehörschutzes gesetzlich vorgeschrieben.

Therapie und Pflege

Liegt eine Erkrankung zugrunde, wird diese behandelt. Um das Hörvermögen zu steigern, kann ein Hörgerät verwendet oder ein Hörimplantat (z. B. Cochlea-Implantat, Mittelohrimplantate) operativ eingesetzt werden.

Kommunikation mit Schwerhörigen • Wichtig ist, auf eine ruhige Umgebung zu achten, da das Sprachverständnis insbesondere in lauter Umgebung deutlich eingeschränkt ist. Für eine effektive Kommunikation ist es hilfreich, die bei Gehörlosigkeit genannten Regeln zu beachten (S. 1300). Patienten, die seit Jahren an einer fortschreitenden Schwerhörigkeit leiden, haben sich angepasst bzw. aufgehört, nachzufragen,

Abb. 62.20 Übersicht zum Umgang mit Hörgeräten.

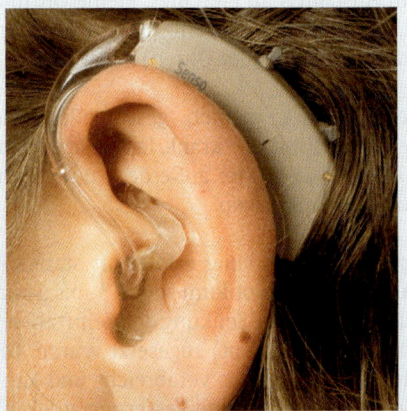
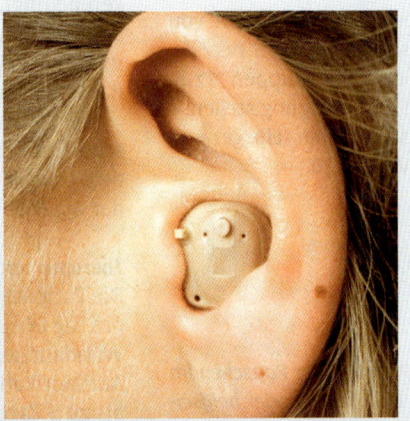
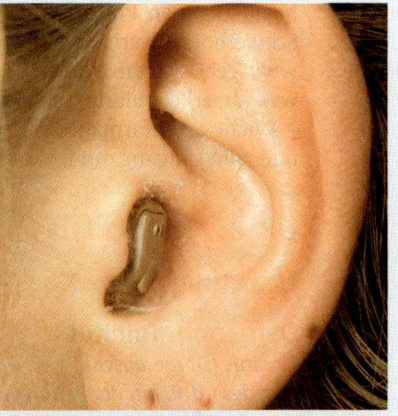

Hinter-dem-Ohr-System
- einfach in der Anbringung und Bedienung

Im-Ohr-System
- optimale Lage direkt am Ort der Schallaufnahme
- Sprachverständnis & Richtungshören erleichtert

Gehörgangs-Hörsystem
- besonders unauffällig
- optimale Lage zur Schallaufnahme
- problematische Reinigung von Zerumen (Ohrenschmalz)

Luftleitungssysteme
→ Gerät erzeugt Luftschall, Luftschall gelangt über Mittelohr zum Hörnerv

Taktive Systeme
→ elektronisch-mechanischer Reiz auf den Knochen hinter dem Ohr, Körperschall gelangt über das Innenohr zum Hörnerv
- Knochenleitungsbrille
- BAHA-System

Elektroneurale Systeme
→ elektronisch modifizierte physiologische Spannungsimpulse direkt auf den Hörnerv
- Cochlea-Implantat

Wenn das Hörgerät schweigt ...
→ Gerät nicht eingeschaltet?
→ Batterie verbraucht?
→ Ohrstück verstopft?
→ Mikrofon nicht eingeschaltet?
→ Hörgerät beschädigt?

Wenn das Hörgerät zu leise ist ...
→ Batterie verbraucht?
→ Ohrpassstück verstopft?
→ Hörvermögen geändert?
→ Gehörgang durch Zerumen verstopft?

Wenn das Hörgerät pfeift ...
→ Ohrpassstück nicht richtig eingesetzt?
→ Ohrpassstück zu klein (z. B. durch Veränderung des Ohres)?
→ Schlauch zerrissen/hart?
→ Haken/Winkelstück zerrissen?
→ Gehörgang durch Zerumen verstopft?

Wenn das Tragen des Geräts unangenehm ist...
→ Ohrpassstück passt nicht richtig

Wenn das Hörgerät aussetzt ...
→ Schwitzfeuchtigkeit durch Kondenswasser/Schweiß?
→ technischer Defekt?

Do's and Don'ts

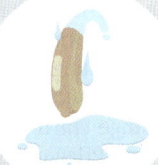
kein Kontakt mit Wasser

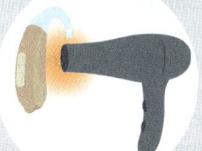
keine große Wärmeeinstrahlung

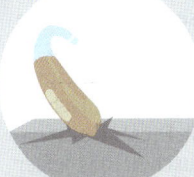
keine harten Stöße

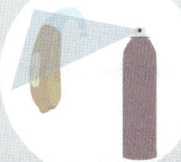
kein Kontakt mit Chemikalien (Haarspray, Parfum)

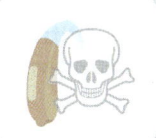
vor einer Chemotherapie entfernen

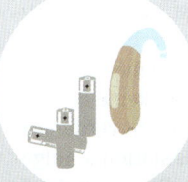
Batterien rechtzeitig wechseln

Fotos: Köther I. Altenpflege. Thieme 2011

sodass man ihnen die Schwerhörigkeit kaum anmerkt. Hier ist es für Pflegende v. a. wichtig, herauszufinden, wie viel die Patienten tatsächlich verstehen.

Informieren, Schulen, Beraten • Wichtig ist die Kontaktaufnahme mit einem Hörgeräteakustiker. Dieser wird ein Hörgerät anpassen oder die den Hörimplantaten zugehörenden Audioprozessoren einstellen und ggf. weitere Hilfsmittel empfehlen. Der Patient bekommt von seinem niedergelassenen HNO-Arzt eine Hörgeräteverordnung, mit der er zu einem Hörgeräteakustiker seiner Wahl gehen kann. Darüber hinaus können Pflegende den Patienten Kontaktdaten von Schwerhörigenverbänden (z. B. www.schwerhoerigen-netz.de, www.gehoerlosen-bund.de) und Selbsthilfegruppen (z. B. www.hoerbehindertenselbsthilfe.de) zur Verfügung stellen.

Wichtige Informationen zu verschiedenen Hörgeraten und zum Umgang mit ihnen gibt ▶ Abb. 62.20.

62.2.7 Tinnitus

Grundlagen

Definition **Tinnitus**
Tinnitus (Ohrgeräusch) ist ein Pfeifen, Piepsen oder Rauschen im Ohr, das i. d. R. nur der Betroffene hört. Es kann ein- oder beidseitig auftreten.

Tinnitus ist ein Symptom, das bei vielen Erkrankungen des Ohres, aber auch bei Veränderungen an Halswirbelsäule, Kiefer oder Zähnen auftritt. Häufig kommt er bei akutem Lärmschaden, Altersschwerhörigkeit, Mittelohrentzündung und Hörsturz vor, seltener bei Otosklerose (S. 1306), Morbus Menière (S. 1307), Akustikusneurinom oder als Nebenwirkung von Schleifendiuretika, Aminoglykosidantibiotika oder bestimmten Zytostatika.

Oft stört das Ohrgeräusch den Betroffenen in stiller Umgebung (z. B. beim Einschlafen), im Alltag jedoch nicht wesentlich. Es kann aber auch so laut sein, dass es ihn im Alltag stark behindert und Angstzustände und/oder Depressionen auslöst. Die Diagnostik umfasst die klinische Untersuchung des Ohres, Hörprüfungen, die Bestimmung von Frequenz und Lautstärke des Tinnitus, die Vestibularisprüfung und ggf. MRT oder CT.

Therapie und Pflege

Liegt eine Erkrankung zugrunde, wird diese behandelt. Eine eigentliche medikamentöse Therapie des Tinnitus gibt es nicht. Gelegentlich werden im akuten Stadium Kortisonpräparate oder Ginkgopräparate verabreicht. Bei chronischem Tinnitus kann ein Noiser eingesetzt werden. Dieses Gerät erzeugt ein als angenehm empfundenes Rauschen, das leiser ist als das Ohrgeräusch. Durch das Dauerrauschen stuft das Gehirn nach einiger Zeit das Rauschen und das Ohrgeräusch als unwichtig ein und der Patient kann das Ohrgeräusch ignorieren. Die Krankheitsbewältigung lässt sich durch Psychotherapie fördern.

Patienten, die an Tinnitus leiden, haben oft einen sehr hohen Leidensdruck. Häufig wissen sie, dass es keine ursächliche Therapie gibt, und sind deshalb verzweifelt. Werden Patienten mit kürzlich aufgetretenem Tinnitus stationär aufgenommen, ist für Pflegende v. a. wichtig, die Patienten durch Gesprächsangebote zu unterstützen. Außerdem können sie unterstützt werden, indem der Kontakt zu einer Selbsthilfegruppe vermittelt wird, z. B. www.tinnitus-liga.de.

62.2.8 Erkrankungen des äußeren Ohres

Ohrmuschelperichondritis

Definition **Ohrmuschelperichondritis**
Die Perichondritis ist eine akute Entzündung der Knorpelhaut der Ohrmuschel.

In der Regel ist sie durch Pseudomonaden oder Staphylokokken bedingt, die im Anschluss an Piercings, kleine Ohrmuschelverletzungen oder chirurgische Eingriffe an der Ohrmuschel (z. B. Korrektur abstehender Ohren) in die Knorpelhaut eindringen.

Die Ohrmuschel ist stark gerötet, geschwollen und schmerzt sehr; der Patient fühlt sich krank. In der Regel handelt es sich um eine Blickdiagnose; außerdem untersucht der Arzt das Ohr mit dem Mikroskop.

Therapie und Pflege • Die Behandlung erfolgt oft stationär. Die Patienten erhalten ein Antibiotikum sowie 3- bis 5-mal pro Tag Ohrumschläge, denen zur Senkung der Keimzahl ein Wundantiseptikum (z. B. Octenisept) zugesetzt wurde. Die Antibiotikatherapie wird intravenös verabreicht und kann bis zu 5 Tage andauern. Tritt dann eine Besserung auf, kann das Antibiotikum auf Tabletten umgestellt werden.

Eine wichtige Rolle spielt die Wundbeobachtung. Die Entzündungszeichen sollten nach einigen Tagen zurückgehen. Eine zunehmende Schwellung deutet auf eine beginnende Einschmelzung des Knorpels hin. Sie muss rechtzeitig erkannt werden, um eine Deformierung der Ohrmuschel zu verhindern. Des Weiteren ist die Hautpflege der Ohrmuschel (z. B. mit Bepanthenol) wichtig. Die regelmäßige Anwendung des Wundantiseptikums trocknet die Haut des Ohres stark aus, sie kann rissig werden.

Ohrmuschelbasaliom

Definition **Ohrmuschelbasaliom**
Das Basaliom (Basalzellkarzinom) ist ein von den unteren (basalen) Zellschichten der Epidermis ausgehender, semimaligner, d. h. in andere Gewebe eindringender, aber nicht metastasierender Tumor.

Bei der Entstehung des Basalioms spielt die **Exposition gegenüber Sonnenlicht** eine wichtige Rolle, es tritt deshalb oft an der Ohrmuschel auf. Es erscheint als kugelförmiges, langsam wachsendes Knötchen mit zentraler Eindellung. Die Diagnose wird durch Biopsie und histologische Untersuchung gestellt.

Therapie der Wahl ist die vollständige chirurgische Entfernung mit Sicherheitsabstand. Zu den Pflegemaßnahmen siehe Perioperative Besonderheiten bei Ohroperationen (S. 1308).

Otitis externa

Definition **Otitis externa**
Als Otitis externa bezeichnet man eine Entzündung der Haut des Gehörgangs.

Die Erreger, meist Bakterien (Pseudomonas aeruginosa), dringen durch kleinste Verletzungen in die Haut ein. Risikofaktoren sind die Reinigung des Gehörgangs mit Wattestäbchen, länger im Ohr festsitzende Fremdkörper, starke Ohrenschmalzproduktion, häufige Schwimmbadbesuche bzw. Tauchgänge (da sie die Haut „aufweichen") und Diabetes mellitus.

Es bestehen starke, stechende oder bohrende Ohrenschmerzen, der Gehörgang ist gerötet und geschwollen, der Betroffene evtl. schwerhörig. Druck auf den Knorpelvorsprung an der Ohrmuschel und das Ziehen am Ohrläppchen verursachen Schmerzen. Die Diagnose lässt sich anhand der Anamnese und der klinischen Untersuchung bzw. Ohrmikroskopie stellen. Ein Abstrich dient dem Erregernachweis.

Therapie und Pflege • Die Therapie besteht in Reinigung und Desinfektion des Gehörgangs sowie antibiotikahaltigen Ohrentropfen oder dem Einführen von antibiotikahaltigen Salbenstreifen in den Gehörgang bzw. bei Diabetikern in zusätzlicher systemischer Antibiotikagabe.

Der Gehörgang wird täglich bei der Behandlung durch den Arzt gereinigt und desinfiziert. Die Pflegekräfte informieren den Patienten über die Maßnahme und bereiten das Material vor: Wattetriller, Antiseptikum, Einmalhandschuhe, Abwurfbehälter. Der Patient sollte in eine sitzende Position gebracht werden. Bei liegenden Patienten sollte der Kopf zur Seite gedreht werden.

Ohrenschmalzpfropf

Definition Ohrenschmalzpfropf
Der Ohrenschmalzpfropf (Cerumen obturans) ist eine Verstopfung des äußeren Gehörgangs durch Ohrenschmalz (Zerumen = das mit abgestoßenen Epithelzellen vermischte Sekret der Talgdrüsen des äußeren Gehörgangs).

In der Regel wird das Ohrenschmalz nach außen transportiert. Ist dieser Prozess gestört, produzieren die Talgdrüsen besonders viel Ohrenschmalz oder ist der äußere Gehörgang sehr eng, kann das Ohrenschmalz (insbesondere, wenn es durch Kontakt mit Wasser aufquillt) den Gehörgang verlegen. Dies geschieht auch, wenn zur „Ohrreinigung" Wattestäbchen verwendet werden. Diese stören die Selbstreinigung des Gehörgangs und schieben das Ohrenschmalz in die Tiefe des Gehörgangs.

Der Ohrenschmalzpfropf verursacht eine plötzliche, einseitige Schwerhörigkeit und evtl. Druckgefühl, Schmerzen oder Juckreiz im Gehörgang. Die Anamnese und die Ohrmikroskopie führen zur Diagnose.

Therapie und Pflege • Das Ohrenschmalz wird durch den Arzt mithilfe eines Ohrhäkchens, einer Ohrkürette oder eines Ohrsaugers entfernt. Alternativ kann eine Ohrspülung (S. 1298) durchgeführt werden, sofern kein Verdacht auf eine Trommelfellperforation oder Felsenbeinfraktur besteht.

Informieren, Schulen, Beraten • Insbesondere Patienten, die häufiger an einem Ohrenschmalzpfropf leiden, sollten keine Wattestäbchen zur Ohrreinigung verwenden. Stattdessen sollten sie ein- oder mehrmals im Jahr den Gehörgang durch einen HNO-Arzt reinigen lassen.

Gehörgangsfremdkörper

Definition Gehörgangsfremdkörper
Dies können sein: Insekten, die sich im Gehörgang verfangen haben, oder im Gehörgang feststeckende kleine Gegenstände oder Lebensmittel, die sich Kinder beim Spielen in den Gehörgang eingeführt haben oder die Erwachsene zur Ohrreinigung bzw. zum Gehörschutz verwendet haben.

Der Fremdkörper ruft Schwerhörigkeit hervor, wenn er den Gehörgang verletzt, außerdem eine Blutung und Schmerzen sowie ggf. eine Infektion (Schwellung, Rötung, Schmerzen, ggf. Ausfluss).

Die Diagnose wird durch Ohrmikroskopie gestellt, außerdem prüft der Arzt, ob Schäden am äußeren Gehörgang und am Trommelfell entstanden sind. Eltern sollten ihr Kind bei der Diagnostik und Behandlung am besten auf den Schoß nehmen und ihm gut zureden.

Therapie und Pflege • Bei der Entfernung des Fremdkörpers ist eine pflegerische Assistenz erforderlich. Der erwachsene Patient wird bzw. die Eltern des Kindes werden über den Ablauf der Behandlung aufgeklärt. Es ist insbesondere wichtig, Eltern die Angst vor dem Eingriff zu nehmen, damit sie das Kind beruhigen können und nicht durch Nervosität die Angst des Kindes verstärken. Älteren Kindern (die bei der Extraktion Ruhe bewahren) und Erwachsenen wird der Fremdkörper mit einem Extraktionshäkchen oder Ähnlichem entfernt. Hierbei sollten die Pflegenden den Kopf des Patienten mit den Händen leicht fixieren, um die Kopfbewegung einzuschränken und so das Verletzungsrisiko zu verringern. Bei sehr unruhigen Kindern, die sich stark gegen die Behandlung wehren, ist eine kurze Vollnarkose sinnvoll, um das Verletzungsrisiko zu minimieren.

Informieren, Schulen, Beraten • Eltern sollten Kleinstteile von Spielsachen stets aussortieren. Für Erwachsene und Eltern gilt: Den Fremdkörper niemals selbst aus dem Gehörgang entfernen, denn die Gefahr, dabei das Trommelfell zu verletzen, ist sehr hoch.

62.2.9 Erkrankungen des Mittelohrs

Paukenerguss und Mukotympanon

Grundlagen

Definition Paukenerguss bzw. Mukotympanon
Von einem Paukenerguss spricht man, wenn die Paukenhöhle mit Flüssigkeit gefüllt ist, von einem Mukotympanon, wenn sie mit Schleim gefüllt ist.

Ursache ist in beiden Fällen eine **Funktionsstörung der Ohrtrompete** (Tuba auditiva, Eustachi-Röhre). Diese befördert normalerweise beim Schlucken oder Gähnen Luft ins Mittelohr und sorgt so für Druckausgleich. Schwillt sie im Rahmen einer Erkältung zu oder funktioniert die Ohrtrompete nicht ausreichend (bei Kindern unter 6 Jahren häufig ohne erkennbare Ursache), entsteht im Mittelohr ein Unterdruck, aufgrund dessen die Schleimhaut der Paukenhöhle ständig Sekret produziert. Da dieses nicht abfließen kann, entsteht ein Paukenerguss (▶ Abb. 62.21a). Ist die Ohrtrompete längerfristig durch eine zu große Rachenmandel verschlossen, produziert die Schleimhaut der Paukenhöhle Schleim und es entsteht ein Mukotympanon.

Symptome sind Schwerhörigkeit und Druckgefühl im Ohr. Ist die Schwerhörigkeit beidseitig, kann dies die Sprachentwicklung des Kindes beeinträchtigen. Die Diagnostik umfasst die Inspektion des Ohres und die Ohrmikroskopie, subjektive Hörprüfungen und die Tympanometrie.

Therapie und Pflege

Bei beiden Erkrankungen werden abschwellende Nasensprays verordnet.

Abb. 62.21 Paukenerguss durch akute Belüftungsstörung der Ohrtrompete.

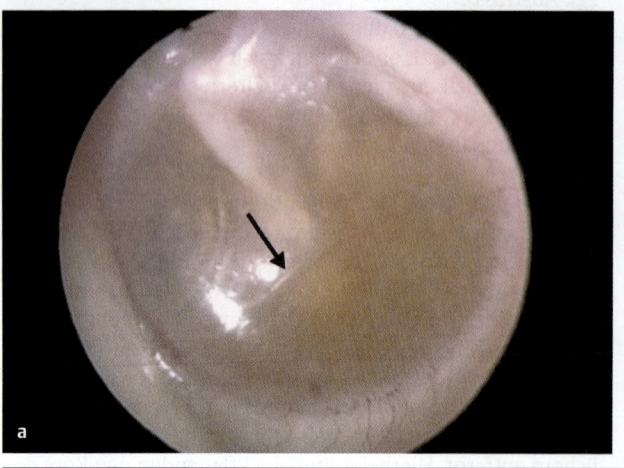 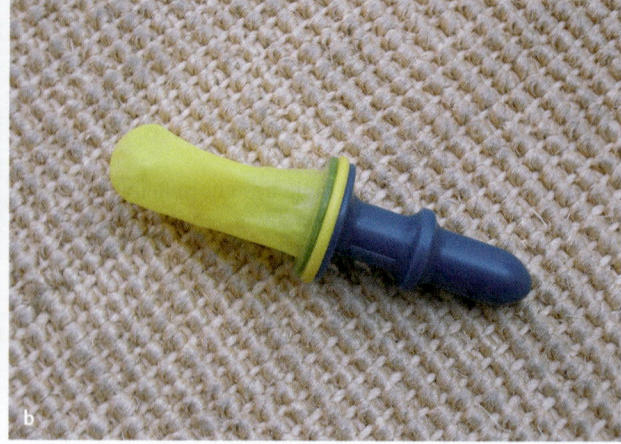

a Deutlich erkennbarer Sekretspiegel (Pfeil) hinter intaktem und transparentem Trommelfell.
b Nasenballon, der über die Nase aufgeblasen wird, um die Belüftung des Mittelohrs zu verbessern.
Aus: Gortner L, Meyer S, Sitzmann FC. Duale Reihe Pädiatrie. Thieme 2012

Parazentese und Paukenröhrchen • Gegebenenfalls wird das Trommelfell eingeschnitten (Parazentese) und ein Paukenröhrchen eingelegt, durch das die Flüssigkeit abfließen kann. Das Paukenröhrchen wird spätestens nach 1 Jahr von alleine abgestoßen und das Trommelfell heilt wieder zu. Nach einer Parazentese muss der Patient den äußeren Gehörgang vor dem Duschen, Baden, der Haarwäsche und beim Schwimmen mit einem wasserabweisenden Silikonohrstöpsel verschließen. Es darf kein Seifenwasser in den Gehörgang gelangen, weil im Wasser enthaltene Keime durch den Einschnitt im Trommelfell ins Mittelohr eindringen könnten.

Adenotomie • Bei Mukotympanon aufgrund zu großer Rachenmandeln werden diese entfernt (Adenotomie, umgangssprachlich auch Polypenentfernung genannt). Eine Adenotomie wird meist als ambulante Operation durchgeführt. Der Patient wird nach der Vollnarkose etwa 4 Stunden überwacht und darf dann in Begleitung nach Hause. Meist wird diese Operation bei Kindern durchgeführt. Die Eltern sollten darüber informiert werden, dass sie auf Blutungen als wichtigste Komplikation achten sollten. Diese können sich verschieden äußern. Zum einen kann das Kind ganz offensichtlich Blut spucken. Zum anderen gibt es Kinder, die nach dieser Operation sehr häufig schlucken oder viel altes Blut erbrechen. In diesen Fällen sollten die Eltern in den Mund schauen, ob sie Blut erkennen können. Sollte das Kind bluten, müssen die Eltern sofort eine HNO-Klinik aufsuchen.

Nasenballon • Kinder mit einer Funktionsstörung der Ohrtrompete (ohne erkennbare Ursache) sollten mit einem Nasenballon Übungen durchführen, um die Belüftung des Mittelohrs zu verbessern. Der Nasenballon ist ein Trichter, den man an das Nasenloch ansetzt. Am Ende sitzt ein „Luftballon", den das Kind über die Nase aufblasen soll (▶ Abb. 62.21b). Durch den dabei entstehenden Druck wird das Mittelohr belüftet.

Otitis media und Cholesteatom

Grundlagen

Definition Otitis media/Cholesteatom
Die Otitis media (Mittelohrentzündung) ist eine akute oder chronische Entzündung der Schleimhaut des Mittelohrs. Als Cholesteatom bezeichnet man eine chronisch-eitrige Entzündung der Schleimhaut des Mittelohrs, die auf die Knochen im Mittelohr bzw. auf das Felsenbein übergreift und diese Knochen zerstört.

Eine **akute Otitis media** ist meist Folge einer viralen oder bakteriellen Infektion des Nasen-Rachen-Raums, z. B. einer Erkältung oder einer Mandelentzündung. Die Erreger gelangen über die Ohrtrompete ins Mittelohr. Da die Ohrtrompete bei Kindern kürzer ist als bei Erwachsenen, tritt eine Mittelohrentzündung bei Kindern häufiger auf.

Zu einer dauerhaften oder rezidivierenden Mittelohrentzündung (**chronische Otitis media**) kommt es, wenn die Ohrtrompete durch eine zu große Rachenmandel verlegt oder ihre Funktion ohne erkennbare Ursache gestört ist, siehe Mukotympanon (S. 1303). Auch Passivrauchen begünstigt rezidivierende Mittelohrentzündungen.

Ein **Cholesteatom** entsteht, wenn ein Trommelfelldefekt (z. B. bei chronischer Otitis media) längere Zeit besteht. Dann wächst Plattenepithel aus dem Gehörgang ins Mittelohr ein und löst eine chronische Entzündung aus, die durch bakterielle Superinfektion (häufig Pseudomonas aeruginosa) eitrig wird und zu einer chronischen Knocheneiterung führt.

Definition Superinfektion
In der Medizin bezeichnet der Begriff „Superinfektion" eine Sekundärinfektion mit einem anderen Erreger. Am häufigsten folgt dabei auf eine virale Infektion eine bakterielle Infektion.

Akute Otitis media • Sie äußert sich durch stechende, im Verlauf von Stunden zunehmende Ohrenschmerzen und Druckgefühl im Ohr (▶ Abb. 62.22). Wegen des begleitenden Paukenergusses (S. 1303) besteht eine Hörminderung. Der Betroffene fühlt sich krank, Kinder haben häufig Fieber. Druck auf den Knorpelvorsprung an der Ohrmuschel und Ziehen am Ohrläppchen rufen Schmerzen hervor. Platzt aufgrund des Paukenergusses das Trommelfell, läuft Flüssigkeit aus dem Ohr und die Schmerzen bzw. der Druck lassen schlagartig nach.

Komplikationen: Mastoiditis und Labyrinthitis • Komplikationen der akuten Mittelohrentzündung sind die Mastoiditis und die Labyrinthitis. Bei der Mastoiditis ist die Schleimhaut in den belüfteten Zellen des Warzenfortsatzes entzündet. Sie äußert sich durch anhaltende oder zunehmende Ohren-

Abb. 62.22 Otitis media.

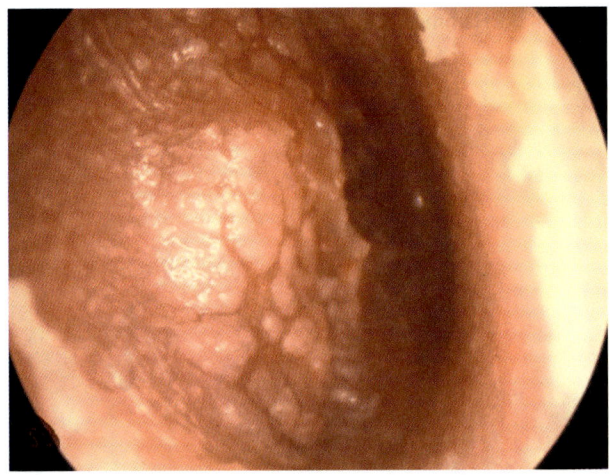

Otoskopischer Befund mit gerötetem Trommelfell. *Aus: Gortner L, Meyer S, Sitzmann FC. Duale Reihe Pädiatrie. Thieme 2012*

schmerzen, Fieber, eine teigige Schwellung hinter dem Ohr, die die Ohrmuschel abstehen lässt, und einen Druckschmerz am Warzenfortsatz. Von den Zellen des Warzenfortsatzes aus kann sich die Entzündung ins Innere des Schädels ausbreiten und zu einem Hirnabszess führen. Die Labyrinthitis ist eine Entzündung des Innenohrs. Sie macht sich durch Hörminderung, Tinnitus und Schwindel bemerkbar. Dieser ist so stark, dass die Patienten sich hinlegen und jede Bewegung vermeiden. Oft bestehen Übelkeit und Erbrechen. Wird die Labyrinthitis nicht umgehend behandelt, können eine Hörminderung, Schwindel oder Gleichgewichtsstörungen zurückbleiben.

Chronische Otitis media • Bei einer chronischen Otitis media ist der Betroffene schwerhörig, hat aber i. d. R. keine Schmerzen. Das Trommelfell hat infolge der rezidivierenden oder chronischen Entzündung ein Loch, sodass Flüssigkeit aus der Paukenhöhle ab- und aus dem Ohr läuft.

Cholesteatom • Es äußert sich durch übel riechenden Ohrausfluss, zunehmende Schwerhörigkeit und Druckgefühl im Ohr.

Diagnostik • Sie umfasst die klinische Untersuchung des Ohres, Hörprüfungen und die Vestibularisprüfung. Bei Verdacht auf Cholesteatom oder Mastoiditis wird ein CT des Felsenbeins angefertigt.

Therapie und Pflege

Akute Otitis media • Eine akute oder chronische Otitis media wird meist ambulant therapiert. Bei akuter Otitis media werden nicht steroidale Antirheumatika (NSAR) und abschwellende Nasentropfen verschrieben. Ein Antibiotikum ist – außer im Alter von < 6 Monaten – nur nötig, wenn die Schmerzen nicht nachlassen. Dann kann auch ein Einschnitt im Trommelfell (Parazentese) erforderlich sein. In jedem Fall sollte sich der Betroffene körperlich schonen und bei verstärkten Beschwerden oder Auftreten von starken Kopfschmerzen, Schwindel oder Gleichgewichtsstörungen den HNO-Arzt erneut aufsuchen, da diese Symptome auf eine Ausbreitung der Entzündung (Mastoiditis, Labyrinthitis) hinweisen.

Mastoiditis und Labyrinthitis • Bei einer Mastoiditis werden die entzündeten Zellen des Warzenfortsatzes i. d. R. operativ ausgeräumt (Mastoidektomie), außerdem erhält der Patient ein Antibiotikum. Die Labyrinthitis wird oft stationär therapiert, da wegen des Schwindels Sturzgefahr besteht. Die bakterielle Labyrinthitis benötigt zudem eine hochdosierte Behandlung mit einem Antibiotikum (meist i. v.), um langfristige schwere Hörstörungen zu verhindern. Der Paukenerguss wird durch Parazentese und Einlage eines Paukenröhrchens beseitigt. Zusätzlich kann mit einer hochdosierten Kortisongabe die Erholung des Innenohrs gefördert werden.

Physiotherapeuten führen mit dem Patienten ein Gleichgewichtstraining durch. Pflegende können den Trainingseffekt durch zusätzliche und vermehrte Mobilisation steigern. Je mehr sich der Patient bewegt, desto schneller geht der Schwindel zurück, weil das Gehirn den Ausfall des Gleichgewichtsorgans kompensiert. Der Patient sollte die Bewegungsübungen zu Hause weiter durchführen.

Chronische Otitis media • Sie wird mit einem Antibiotikum (je nach Schweregrad als Ohrentropfen oder oral) behandelt. Ist die Entzündung abgeklungen, wird ein möglicherweise bleibender Trommelfelldefekt operativ verschlossen.

Cholesteatom • Die entzündlichen Veränderungen werden operativ beseitigt. Wenn erforderlich, wird die Gehörknöchelchenkette rekonstruiert und das Trommelfell verschlossen. Zu den Pflegemaßnahmen siehe Perioperative Besonderheiten bei Ohroperationen (S. 1308).

> **! Merken Beobachtung**
> *Direkt nach der Operation sollten Pflegende auf Zeichen einer Fazialislähmung (Gesichtslähmung) achten und ggf. den Arzt informieren (S. 1227). Bei ausgeprägter Fazialislähmung mit inkomplettem Lidschluss muss die Hornhaut vor Austrocknung geschützt werden, siehe Therapie des Ektropiums (S. 1283).*

Patienten mit Cholesteatom sollten wissen, wie wichtig weitere HNO-ärztliche Kontrollen für die Früherkennung eines Rezidivs sind.

>
> ### WISSEN TO GO
>
> #### Otitis media und Cholesteatom
>
> - **akute Otitis media:** häufig im Kindesalter; Symptome sind stechende Schmerzen und Druckgefühl, Krankheitsgefühl und Fieber. Die Therapie besteht in der Gabe von Antiphlogistika und abschwellenden Nasentropfen, ggf. Antibiotikum.
> - **chronische Otitis media:** entsteht bei Verlegung oder länger andauernder Funktionsstörung der Ohrtrompete. Sie ist oft schmerzlos. Infolge der häufigen Entzündungen hat das Trommelfell ein Loch, sodass Flüssigkeit aus dem Ohr läuft. Die Entzündung wird antibiotisch behandelt, anschließend der Trommelfelldefekt operativ verschlossen.
> - **Cholesteatom:** entsteht, wenn durch einen länger bestehenden Trommelfelldefekt Gehörgangepithel in das Mittelohr vordringt. Es löst dort eine chronisch-eitrige Entzündung aus, die auf die Knochen im Mittelohr bzw. auf das Felsenbein übergreift und sie zerstört. Symptome sind übel riechender Ohrausfluss, Schwerhörigkeit und Druckgefühl. Die entzündlichen Veränderungen werden operativ beseitigt und das Trommelfell verschlossen.
>
> Nach Mastoidektomie und Cholesteatom-Operation Patienten auf Fazialislähmung beobachten!

Trommelfellverletzung

Definition **Trommelfellverletzung**
Hierunter versteht man ein Loch oder einen Riss im Trommelfell, das bzw. der durch äußere Gewalteinwirkung entstanden ist.

Ein Loch im Trommelfell (Trommelfellperforation) entsteht durch direkten Kontakt mit einem Fremdkörper im Gehörgang (S. 1303) oder durch Hitze (Verbrennung), Laugen oder Säuren (Verätzung). Ein Riss im Trommelfell (Trommelfellruptur) entsteht infolge eines Druckunterschieds zwischen äußerem Ohr und Mittelohr, z. B. aufgrund einer Explosion oder eines lauten Knalls, beim Landeanflug eines Flugzeugs oder beim (Ab-)Tauchen oder nach einem Schlag auf das Ohr. Eine Trommelfellruptur wird durch eine Funktionsstörung oder Verlegung der Ohrtrompete begünstigt.

Typisch ist ein kurzer, stechender Schmerz im Ohr, gefolgt von einer Hörminderung. Eventuell blutet es aus dem Ohr. Eine Fazialislähmung deutet auf eine Beteiligung des Mittelohrs, Schwindel, Gleichgewichtsstörungen und/oder Übelkeit deuten auf eine Beteiligung des Innenohrs hin. Die Diagnostik umfasst die klinische Untersuchung des Ohres und Hörprüfungen.

Therapie und Pflege • Sofern das Mittel- oder Innenohr nicht betroffen ist, wird die Verletzung meist ambulant behandelt. Ein kleiner Defekt heilt i. d. R. von allein, bei einem größeren werden die Ränder stabilisiert („geschient", z. B. mit einer Silikonfolie), damit sie besser zusammenwachsen. Vor dem Duschen, Baden, der Haarwäsche und Schwimmen muss der Patient den äußeren Gehörgang mit einem wasserabweisenden Silikonohrstöpsel verschließen und beim Schwimmen zusätzlich eine enge Badekappe tragen. Es darf kein Wasser in den Gehörgang gelangen, weil im Wasser enthaltene Keime durch den Trommelfelldefekt ins Mittelohr eindringen könnten. Heilt die Verletzung nicht, wird der Trommelfelldefekt operativ verschlossen.

Bei Beteiligung des Mittel- oder Innenohrs wird der Patient stationär aufgenommen und die Schäden werden im Rahmen einer Operation beurteilt und behoben.

! *Merken* **Trommelfellverletzung**
Bei Patienten mit Trommelfellverletzung sollten Pflegende immer mit Schwindel, Gleichgewichtsstörungen und/oder Übelkeit bzw. Erbrechen rechnen und die Patienten daraufhin beobachten.

Otosklerose

Definition **Otosklerose**
Unter Otosklerose versteht man Verknöcherungsprozesse in dem Bereich des Felsenbeins, der das Innenohr umgibt. Sie bewirken, dass der Steigbügel (eines der Gehörknöchelchen im Mittelohr) unbeweglich wird, und führen dadurch zu Schwerhörigkeit.

Otosklerose tritt bevorzugt bei Frauen zwischen 20 und 40 Jahren auf. Wahrscheinlich liegt eine Störung des Knochenstoffwechsels zugrunde. Die Verknöcherungsherde entstehen bevorzugt am ovalen Fenster, in das die Fußplatte des Steigbügels normalerweise beweglich eingefügt ist. Sie erfassen die Fußplatte und ggf. weitere Anteile des Steigbügels und schränken seine Beweglichkeit zunehmend ein. Da der Steigbügel folglich den Schall immer schlechter auf die Flüssigkeit der Schnecke (Cochlea) übertragen kann, resultiert eine zunehmende Schwerhörigkeit, evtl. begleitet von Tinnitus.

Die Diagnostik umfasst die klinische Untersuchung des Ohrs und Hörprüfungen.

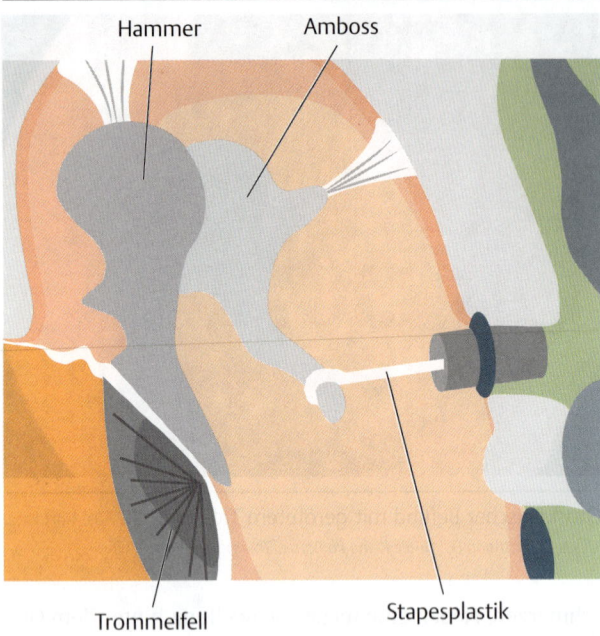

Abb. 62.23 Stapesplastik.

Anstelle des Steigbügels wird eine kleine Prothese in das ovale Fenster zur Schallübertragung eingesetzt.

Therapie und Pflege • Es gibt 2 Therapieoptionen: Anpassen eines Hörgeräts oder Ersatz des Steigbügels durch eine Prothese (Stapesplastik, ▶ Abb. 62.23). Die Stapesplastik führt i. d. R. zu einer deutlichen Zunahme des Hörvermögens. Zu den Pflegemaßnahmen siehe Perioperative Besonderheiten bei Ohroperationen (S. 1308). Direkt nach der Operation sollten Pflegende auf Zeichen einer Fazialislähmung achten und bei Auftreten den Arzt informieren.

62.2.10 Erkrankungen des Innenohrs

Hörsturz

Definition **Hörsturz**
Ein Hörsturz ist eine plötzliche, meist einseitige Hörminderung ohne erkennbare Ursache.

Vermutlich wird der Hörsturz durch Durchblutungsstörungen im Innenohr ausgelöst. Häufig ist die Hörminderung von Tinnitus begleitet, gelegentlich auch von Schwindel. Die Diagnostik umfasst die klinische Untersuchung des Ohrs, Hörprüfungen und bei Schwindel die Vestibularisprüfung.

Therapie und Pflege • Der Hörsturz wird je nach Ausmaß der Hörminderung und dem Allgemeinzustand des Patienten ambulant oder stationär durch die mehrtägige Gabe von Glukokortikoiden (Kortison) behandelt, entweder als Kurzinfusion oder in Tablettenform. In manchen Fällen wird zusätzlich ein Ginkgopräparat gegeben, vor allem bei einem begleitenden Tinnitus. Durchblutungsfördernde Substanzen (z. B. Pentoxifyllin) werden heute nicht mehr verabreicht.

Wichtig bei der stationären Therapie mit Glukokortikoiden ist die Überwachung der Risikopatienten. Dies sind Patienten, die Vorerkrankungen wie Diabetes mellitus, Adipositas und Hypertonie haben. Glukokortikoide nehmen großen Einfluss auf diese Vorerkrankungen. Deshalb ist es wichtig, Maßnahmen zur Überwachung dieser Parameter einzuleiten. Dazu werden 3-mal täglich der Blutzucker und 2-mal täglich Puls und Blutdruck kontrolliert.

Der Patient hat meist große Angst davor, dass die plötzliche Hörminderung durch eine schwerwiegende Erkrankung verursacht wird und dauerhaft bestehen wird. Hilfreich ist es, dem Patienten immer wieder Gespräche anzubieten. Dies nimmt nicht immer die Angst, aber es beruhigt. Die Umgebung des Patienten sollte ruhig gestaltet sein.

Der Patient sollte Lärmbelastung (z. B. laute Musik via Kopfhörer oder MP3-Player) vermeiden, um einer weiteren Schädigung des Innenohrs vorzubeugen.

Akuter Lärmschaden

Definition Akuter Lärmschaden
Unter einem akuten Lärmschaden versteht man eine Schädigung der Haarzellen durch kurze, intensive Einwirkung von Schallpegeln ab 85 Dezibel.

Schallpegel zwischen 85 und 140 Dezibel (treten z. B. bei einem Live-Konzert auf) beeinträchtigen die Durchblutung des Innenohrs. Nach Ende der Beschallung normalisiert sich die Durchblutung und mit ihr die Funktionsstörung der Haarzellen und die Schwerhörigkeit verschwindet. Schallpegel über 140 Dezibel (z. B. Explosion, Detonation eines Silvesterkrachers, Ohrfeige) schädigen die Haarzellen irreversibel und führen zu dauerhafter Schwerhörigkeit. Die Diagnostik umfasst die Inspektion des Ohrs, die Ohrmikroskopie und Hörprüfungen.

Therapie und Pflege • Die Patienten erhalten die gleichen Medikamente (Kortison) wie bei der Therapie des Hörsturzes. Insbesondere Patienten, die schon einen akuten Lärmschaden erlitten haben, sollten weitere Lärmbelastung vermeiden: Am Arbeitsplatz sollten sie, falls nötig, einen persönlichen Gehörschutz tragen, ggf. sollten sie über einen Arbeitsplatzwechsel nachdenken. Privat sollten sie Musik via Kopfhörer oder MP3-Player nur in mittlerer Lautstärke hören. Auf Wunsch sollten Kontaktdaten von Schwerhörigen-Verbänden (z. B. www.schwerhoerigen-netz.de, www.gehoerlosen-bund.de) und Selbsthilfegruppen (z. B. www.hoerbehindertenselbsthilfe.de) mitgeteilt werden.

Gutartiger Lagerungsschwindel

Definition Gutartiger Lagerungsschwindel
Hierunter versteht man Drehschwindel, der durch Veränderung der Position des Kopfes entsteht, d. h. bei Lageveränderung auftritt, und nicht durch einen Tumor bedingt ist.

Man nimmt an, dass die winzigen Kalkkristalle, die sich normalerweise im Vorhof der 3 Bogengänge befinden, in einen Bogengang (meist den hinteren) gelangt sind. Dort reizen sie bei bestimmten Lageänderungen (z. B. aus der Rücken- in die Seitenlage) die Sinneszellen und lösen dadurch Schwindel aus. Einige Sekunden nach der Lageänderung empfindet der Betroffene heftigen Drehschwindel, häufig begleitet von Übelkeit, der nach ca. 15 Sekunden abklingt.

Die Diagnostik umfasst die klinische Untersuchung des Ohres, Hörprüfungen und Untersuchungen des Gleichgewichtssinns. Die Diagnose wird durch Lagerungsprüfung gestellt.

Therapie und Pflege • Die Therapie erfolgt meist ambulant. Sie besteht in Bewegungsübungen, die die Kalkkristalle in den Vorhof zurückbefördern (Befreiungsmanöver). Meist legt sich der Lagerungsschwindel innerhalb weniger Tage, wenn der Patient diese Übungen durchführt (oft legt er sich auch ohne Therapie).

Morbus Menière

Grundlagen

Definition Morbus Menière
Hierbei handelt es sich um eine meist einseitige Erkrankung des Innenohrs, die mit Anfällen von Drehschwindel mit Hörminderung und Tinnitus einhergeht.

Aus ungeklärter Ursache wird **zu viel Innenohrflüssigkeit** produziert. Dadurch entsteht in den Gängen der Gehörschnecke ein Überdruck und es entstehen ohne Vorwarnung Risse in den Membranen dieser Gänge, die zu Druckänderungen führen. Da die Bogengänge direkt neben der Gehörschnecke liegen und verbunden sind, wirken sich diese Druckänderungen auf das Gleichgewichtsorgan aus.

Plötzlich und ohne erkennbaren Anlass tritt Drehschwindel auf, begleitet von Übelkeit und Erbrechen. Gleichzeitig bemerkt der Patient eine Hörminderung, ein Druckgefühl im Ohr sowie Tinnitus. Drehschwindel, Übelkeit und Erbrechen lassen meist nach ca. 15 Minuten nach, können aber auch Stunden andauern. Die Anfälle von Drehschwindel treten meist im Abstand von Wochen oder Monaten auf. Im Frühstadium der Erkrankung verschwinden die Hörminderung und der Tinnitus nach Abklingen des Schwindels, später bleiben sie bestehen. Im Verlauf der Erkrankung nimmt die Häufigkeit der Schwindelanfälle ab, die Schwerhörigkeit bis zur Gehörlosigkeit zu.

Die Diagnostik umfasst die klinische Untersuchung des Ohres, Hörprüfungen und die Vestibularisprüfung.

Therapie und Pflege

Während eines Anfalls wird die Therapie je nach Ausmaß der Beschwerden ambulant oder stationär durchgeführt. Der Patient erhält Medikamente gegen den Schwindel und die Übelkeit (z. B. Vomex), außerdem Kortison und andere spezielle Medikamente.

Als Dauertherapie werden Betahistine (z. B. Aequamen) eingesetzt, um die Anzahl der Schwindelattacken zu verringern. Im fortgeschrittenen Erkrankungsstadium können Teile des Gleichgewichtsorgans und/oder das Hörorgans mithilfe operativer Verfahren ausgeschaltet werden, um den Schwindel bzw. das Ohrgeräusch zu lindern.

Pflegebasismaßnahmen • Während des Anfalls liegt der Patient wegen des heftigen Drehschwindels meist im Bett und sollte bei der Körperpflege und der Ausscheidung unterstützt werden. Zu Bewegungsübungen sollte er behutsam angehalten, bei den Übungen unterstützt und beobachtet werden. Die Bewegungsübungen reichen vom Sitzen an der Bettkante über die Mobilisation an den Tisch bis zu einigen Schritten im Zimmer. Äußert der Patient Unwohlsein, wird er blass oder kaltschweißig, sollte er wieder ins Bett gebracht werden. Bei Erbrechen ist auf eine ausreichende Flüssigkeitszufuhr zu achten.

Psychische Unterstützung • Wichtig ist auch die psychische Unterstützung des Patienten. Die wiederkehrenden Schwindelattacken, die Hörminderung und das Ohrgeräusch sind für die Betroffenen sehr belastend. Das Wissen um die im Erkrankungsverlauf bis zur Ertaubung zunehmende Schwerhörigkeit lässt sie oft alle Hoffnung verlieren. Gespräche lindern den Leidensdruck und signalisieren den Patienten, dass sie nicht alleingelassen werden. Die Pflegenden sollten den Kontakt zu Selbsthilfegruppen vermitteln (z. B. www.tinnitus-liga.de, www.kimm-ev.de).

> **WISSEN TO GO**
>
> **Morbus Menière**
>
> Dies ist eine meist einseitige Erkrankung des Innenohrs, die mit Anfällen von Drehschwindel, mit Hörminderung und Tinnitus einhergeht. Im Frühstadium der Erkrankung verschwinden die Hörminderung und der Tinnitus, wenn der Schwindel abklingt (i. d. R. nach ca. 15 Minuten), später bleiben sie bestehen. Im Verlauf der Erkrankung nimmt die Häufigkeit der Schwindelanfälle ab, die Schwerhörigkeit bis zur Gehörlosigkeit zu.
> Im Anfall erhält der Patient Medikamente gegen den Schwindel, die Übelkeit sowie zur Durchblutungsförderung. Wichtig ist, ihn
> - trotz der Schwindelattacken zu mobilisieren, ihn dabei zu beobachten und zu unterstützen,
> - bei Körperpflege und Ausscheidung zu unterstützen,
> - psychisch zu unterstützen und den Kontakt mit einer Selbsthilfegruppe zu vermitteln.

62.2.11 Akustikusneurinom

Definition Akustikusneurinom
Das Akustikusneurinom ist ein gutartiger Tumor des 8. Hirnnervs (= Nervus vestibulocochlearis).

Zunächst wächst der Tumor im inneren Gehörgang und drückt dabei auf die Nervenfasern, die den 8. Hirnnerv bilden. Dies führt auf der betroffenen Seite zu Tinnitus und einer langsam fortschreitenden Schwerhörigkeit. Später breitet er sich zwischen Kleinhirn und Hirnstamm aus (im Kleinhirnbrückenwinkel) und drückt dort auf den Nervus facialis (→ Fazialislähmung). Schwindel, Übelkeit oder Erbrechen sind selten, weil der Tumor i. d. R. langsam wächst und das Gehirn die allmähliche Funktionsstörung des Gleichgewichtsorgans kompensieren kann.

Die Diagnostik umfasst die klinische Untersuchung des Ohres, Hörprüfungen, die Untersuchung des Gleichgewichtssinns und, wenn sich der Verdacht auf ein Akustikusneurinom erhärtet, eine MRT.

Therapie und Pflege • Kleinere Tumoren, die wenig Beschwerden machen, werden nicht speziell behandelt, sondern nur regelmäßig mit MRT kontrolliert. Andere können bestrahlt oder durch eine Operation entfernt werden.

62.2.12 Perioperative Besonderheiten bei Ohroperationen

Präoperative Besonderheiten

Präoperativ wird der Patient über die allgemeinen Maßnahmen informiert, z. B. über den Ablauf der Operation, ab wann er nüchtern sein muss, welche Kleidung er am OP-Tag tragen kann. Rasiert werden die Patienten – wenn überhaupt – erst im OP.

Zusätzlich sollte der Patient schon Informationen über die Tage nach der OP erhalten. Er sollte das Ohr nicht berühren, um keine Infektion zu provozieren, und hektische Kopfbewegungen vermeiden. Er sollte die Nase nicht putzen, um keine Luft ins Mittelohr zu pusten, und bei der Haarwäsche darauf achten, dass die Wunden nicht feucht werden, um einer Infektion vorzubeugen. Wichtig ist außerdem, den Patienten darüber aufzuklären, dass nach der Operation knackende Geräusche auftreten können, die den Patienten nicht beunruhigen sollten. Die knackenden Geräusche werden von einem Schaumstoffträger (Gehörgangstamponade/Spongostan) verursacht, der vom Operateur am Ende der Operation in den Gehörgang eingelegt wird. Dieser soll das operierte Ohr vor Infektionen oder einem Wassereintritt schützen. Der Schaumstoffträger löst sich nach einiger Zeit auf und wird zu einer geleeartigen Masse, wodurch die Knackgeräusche verursacht werden. Nach 2 Wochen wird der Rest der Schaumstoffträger bei Nachuntersuchungen abgesaugt.

Außerdem kommt es immer wieder zu Schwindel. Hier sollten sich die Patienten gleich melden, um den Schwindel durch den Arzt abklären zu lassen.

Postoperative Besonderheiten

Wundbeobachtung • Postoperativ spielt die Wundbeobachtung eine wichtige Rolle. Der erste Verbandwechsel findet am 1. postoperativen Tag statt. Ab dann wird der Verband 1-mal täglich gewechselt. Bei allen Verbandwechseln sollte auf Entzündungszeichen wie Rötung, Schwellung, Überwärmung und Schmerzen geachtet und bei Auftreten dieser Zeichen der Arzt informiert werden. Die Pflegenden sollten den Patienten bitten, sich bei zunehmenden Schmerzen oder einem Gefühl der Überwärmung zu melden.

Sturzprophylaxe • Nach Ohroperationen tritt gelegentlich Schwindel auf, der mehrere Tage anhalten kann. Dies bedeutet für Pflegende insbesondere bei der Mobilisation, aber auch bei anderen täglichen Verrichtungen (z. B. Körperpflege, Ausscheidung), auf die Sturzprophylaxe zu achten. Klagen Patienten in der Anfangszeit nach der Operation über Schwindel, sollte bei allen Handlungen, die eine komplexere Mobilisation erfordern, Hilfestellung geleistet werden.

Übelkeit und Erbrechen • Außerdem können nach einer Ohroperation Übelkeit und Erbrechen auftreten. Hier ist es wichtig, dem Patienten Hilfsmittel wie Nierenschale und Zellstoff bereitzustellen. Tritt nach der Ohroperation sehr starke und dauerhafte Übelkeit auf, sollte der Arzt informiert werden. Er kann dann ein Antiemetikum (z. B. Vomex) anordnen, das intravenös appliziert wird. Bei starkem Erbrechen ist auf eine ausreichende Flüssigkeitszufuhr zu achten. Außerdem sollte das Essen spontan nach dem Befinden und den Bedürfnissen des Patienten angeboten werden.

Körperpflege • Nach 1 Tag können Patienten wieder duschen und baden. Beim Haarewaschen sollten sie darauf achten, dass die Wunde möglichst trocken bleibt.

Informieren, Schulen, Beraten

Beim Entlassungsgespräch wird der Patient über Folgendes informiert:
- Das operierte Ohr sollte für mehrere Wochen vor Wasser geschützt werden, z. B. mithilfe eines Silikonohrstöpsels.
- 2 Wochen sollte kein intensiver Sport betrieben werden.
- Zum Verbandwechsel sowie bei Rötung, Schwellung oder Schmerzen sollte ein HNO-Arzt aufgesucht werden.

Pflege bei Erkrankungen des Ohres

WISSEN TO GO

Perioperative Besonderheiten bei Ohroperationen

Präoperative Maßnahmen: Patient über Ablauf der Operation, Nüchternheit und Kleidung informieren. Informationen über die Tage nach der OP geben:
- Ohr nicht berühren und hektische Kopfbewegungen vermeiden
- Nase nicht putzen
- bei der Haarwäsche darauf achten, dass Wunden nicht feucht werden
- Aufklärung darüber, dass nach der Operation knackende Geräusche und Schwindel auftreten können. Bei Schwindel sollte er sich melden.

Postoperative Maßnahmen:
- Wundbeobachtung
- erster Verbandwechsel am 1. postoperativen Tag, dann 1-mal täglich
- auf Entzündungszeichen achten und ggf. Arzt informieren
- auf Sturzprophylaxe achten, bei komplexeren Mobilisationen Hilfestellung leisten
- bei Übelkeit und Erbrechen Nierenschale und Zellstoff bereitstellen
- bei starker und dauerhafter Übelkeit Arzt informieren
- bei starkem Erbrechen auf ausreichende Flüssigkeitszufuhr achten
- Essen nach Befinden und Bedürfnissen des Patienten anbieten

Informieren, Schulen, Beraten: Beim Entlassungsgespräch den Patienten informieren:
- operiertes Ohr für mehrere Wochen vor Wasser schützen
- 2 Wochen keinen intensiven Sport
- zum Verbandwechsel sowie bei Rötung, Schwellung oder Schmerzen HNO-Arzt aufsuchen

---

Mein Patient Frau Kilian: doch nicht zu viel gestrickt …

„Frau Kilian, wie schön. Ich hab Sie ja schon eine Weile nicht mehr gesehen, hoffentlich ist nichts passiert. Wie geht es Ihnen?"

„Ach Frau Pitzke, jetzt geht es mir zum Glück wieder gut. Vor 2 Wochen hatte ich sehr starke Kopfschmerzen, am stärksten hinter dem linken Auge. Mittwochabend fing es an, ich konnte nicht mehr richtig sehen, aber ich habe gedacht, das kommt bestimmt vom Stricken. Da verschwimmen die Maschen schon mal. Ich mache doch so ein Jäckchen für meine Enkelin, die Maike. Jedenfalls wurde es am Donnerstagmorgen noch schlimmer, mir war zusätzlich übel und als ich mich dann auch noch übergeben musste, bin ich zu meinem Hausarzt, dem Dr. Klingbein. Wenn man wie ich 65 ist, darf man mit sowas nicht spaßen, Frau Pitzke. Und Dr. Klingbein ist ja ein ganz netter. Den kenne ich noch, da war er nur so groß wie Ihre Dogge."

„Jaja, mein Hugo. Der kommt ja langsam auch in die Jahre. Aber wie ging es denn weiter, Frau Kilian?"

„Dr. Klingbein hat mein Auge untersucht, er meinte es sei knallrot, und als er ganz vorsichtig auf das geschlossene Auge gedrückt hat, war es auch noch steinhart. Er sagte, das seien ganz typische Zeichen für einen akuten Glaukomanfall. Seine Sprechstundenhilfe hat mir einen Krankenwagen gerufen, damit ich gleich ins Krankenhaus komme. Dort sollten sie mich stationär aufnehmen und sofort den erhöhten Druck in meinem Auge senken. Sonst wäre ich womöglich erblindet."

„Ojemine. Aber es ging ja doch gut aus, wenn ich Sie hier so sehe, nicht wahr?"

„Ja, zum Glück. Im Krankenhaus bekam ich Infusionen und Augentropfen, und nach ein paar Stunden ging es mir schon besser. Sie haben mich dann noch eine Weile dort behalten, und haben so eine moderne Laser-OP an mir gemacht, damit das Kammerwasser in meinem Auge wieder normal ablaufen kann. Das hat wohl den Glaukomanfall ausgelöst."

„Ach, da bin ich aber erleichtert, dass es so glimpflich abgelaufen ist. So, und Hugo wird schon ganz rastlos, ich muss wohl weiter. Schön, dass es Ihnen wieder gut geht, Frau Kilian, und wir laufen uns bestimmt bald mal wieder über den Weg. Einen schönen Tag Ihnen noch."

„Danke, gleichfalls, Frau Pitzke. Tschüss, Hugo."

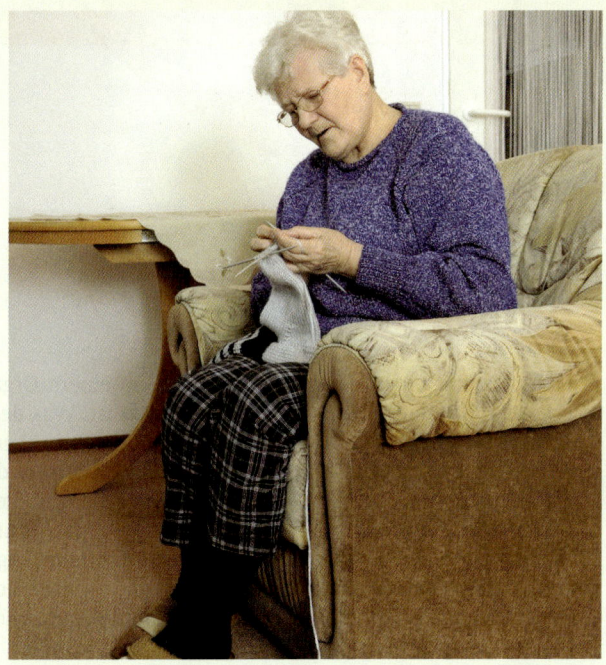
©Eric Isselée

Was ist zu tun?
- Frau Kilian hatte einen Glaukomanfall. Welche andere Bezeichnung für diese Erkrankung kennen Sie?
- Frau Kilian gibt an, schlecht gesehen zu haben. Wodurch wurde das verursacht? Warum besteht bei einem Glaukom die Gefahr, zu erblinden?
- Frau Kilian erzählt von einer Laseroperation. Was wurde bei ihr genau gemacht? Wenn Frau Kilian Sie fragt, warum sie in der Nacht nach der Operation eine Lochklappe tragen muss, was antworten Sie ihr?
- Wenn der Arzt die Injektion eines Zytostatikums anordnet, was sind Ihre Aufgaben? Beschreiben Sie diese ausführlich.

63 Pflege bei Erkrankungen der Haut

zur Seite stehen, indem sie ihn z. B. darüber **beraten**, welche Hautpflegeprodukte günstig bzw. zu vermeiden sind.

63.1 Bedeutung für den Patienten

Patienten mit einer Hauterkrankung sind an einem Organ erkrankt, das den Blicken anderer ausgesetzt ist. Was denken die anderen, wenn sie die Hautveränderungen sehen? Ziehen sie den Schluss, man sei ungepflegt? Finden sie die Hautveränderungen abstoßend? Empfinden sie sogar Ekel? Befürchten sie irrtümlich, sich anzustecken? Je nach Art und Ausprägung der Hauterkrankung hat der Betroffene Angst vor Zurückweisung und Stigmatisierung und isoliert sich. Im schlimmsten Fall können Depression und/oder Alkoholabusus die Folge sein.

Häufig sind Menschen mit Hauterkrankungen **chronisch krank**: Viele Hauterscheinungen lassen sich zwar therapeutisch beeinflussen, aber nicht für immer beseitigen. Die Betroffenen durchleben also ein „Wechselbad" aus Phasen hoher Krankheitsaktivität – und damit starker Einschränkung und psychischer Belastung – und Phasen, in denen sie beschwerdearm sind. Oft haben sie mit **Juckreiz** und **sichtbaren Hautveränderungen** zu kämpfen, die die **Lebensqualität deutlich mindern** können.

Pflegende können den Patienten im Umgang mit der Erkrankung unterstützen, indem sie versuchen, **Empathie zu entwickeln** und sich in seine Situation hinzuversetzen. Pflegende können Patienten z. B. die Adresse einer Selbsthilfegruppe geben oder ihn über **besondere Verhaltensweisen aufklären**, die die Erkrankung beeinflussen. Sie können ihn bei der Therapie der Hautveränderungen und der Hautpflege

63.2 Auffrischer Anatomie und Physiologie

Die Haut ist das größte Organ des Körpers. Bei einer Dicke von 1–2 mm hat sie ausgebreitet eine Fläche von ca. 1,5–2 m². Sie schützt den Körper vor äußeren Einflüssen. Außerdem dient sie der Wahrnehmung von Berührungen, Druck und Temperatur. Die Haut besteht aus mehreren Schichten (▶ Abb. 63.1):
- **Oberhaut (Epidermis):** besteht aus Plattenepithel.
- **Lederhaut (Dermis, Corium):** besteht aus Bindegewebe.
- **Unterhaut (Subkutis):** besteht aus Fettgewebe.

Die Haut nimmt über Rezeptoren verschiedene Reize auf, die über Nervenbahnen an das Gehirn weitergeleitet werden. Über den **Tastsinn** wird die Form und Struktur berührter Gegenstände wahrgenommen. Der **Temperatursinn** erfasst über Kalt- und Warmsensoren die Temperatur von Gegenständen.

Die Haut schützt den Körper vor **Austrocknung**, da sie verhindert, dass das Körperwasser verdunstet. Die Oberhaut dient als **mechanischer Schutz** der darunterliegenden Strukturen (Gefäße, Nerven, Organe) und spielt eine Rolle in der **Immunabwehr**. Die **Melanozyten** der Oberhaut produzieren das braune Hautpigment (Melanin), es schützt die Haut vor Sonneneinstrahlung.

- **Bedeutung für den Patienten** ▶ S. 1310
- **Auffrischer Anatomie und Physiologie** ▶ S. 1310
- **Mitwirken bei der Diagnostik** ▶ S. 1312
- **Erkrankungen der Haut**
  - Psoriasis ▶ S. 1313
  - Neurodermitis atopica ▶ S. 1316
  - Allergisch bedingte Hauterkrankungen ▶ S. 1318
  - Urtikaria ▶ S. 1318
  - Arzneimittelexanthem ▶ S. 1319
  - Bakterielle Hauterkrankungen ▶ S. 1319
  - Mykotische Hauterkrankungen ▶ S. 1321
  - Virale Hauterkrankungen ▶ S. 1322
  - Parasitosen ▶ S. 1322
  - Hauttumoren ▶ S. 1323
- **Erkrankungen der Haare**
  - Hirsutismus ▶ S. 1324
  - Haarausfall ▶ S. 1324
- **Übersicht über die wichtigsten Medikamente**
  - Lokaltherapeutika ▶ S. 1324
  - Systemische Therapeutika ▶ S. 1329
- **Informieren, Schulen, Beraten – Juckreiz** ▶ S. 1331

Abb. 63.1 Aufbau der Haut.

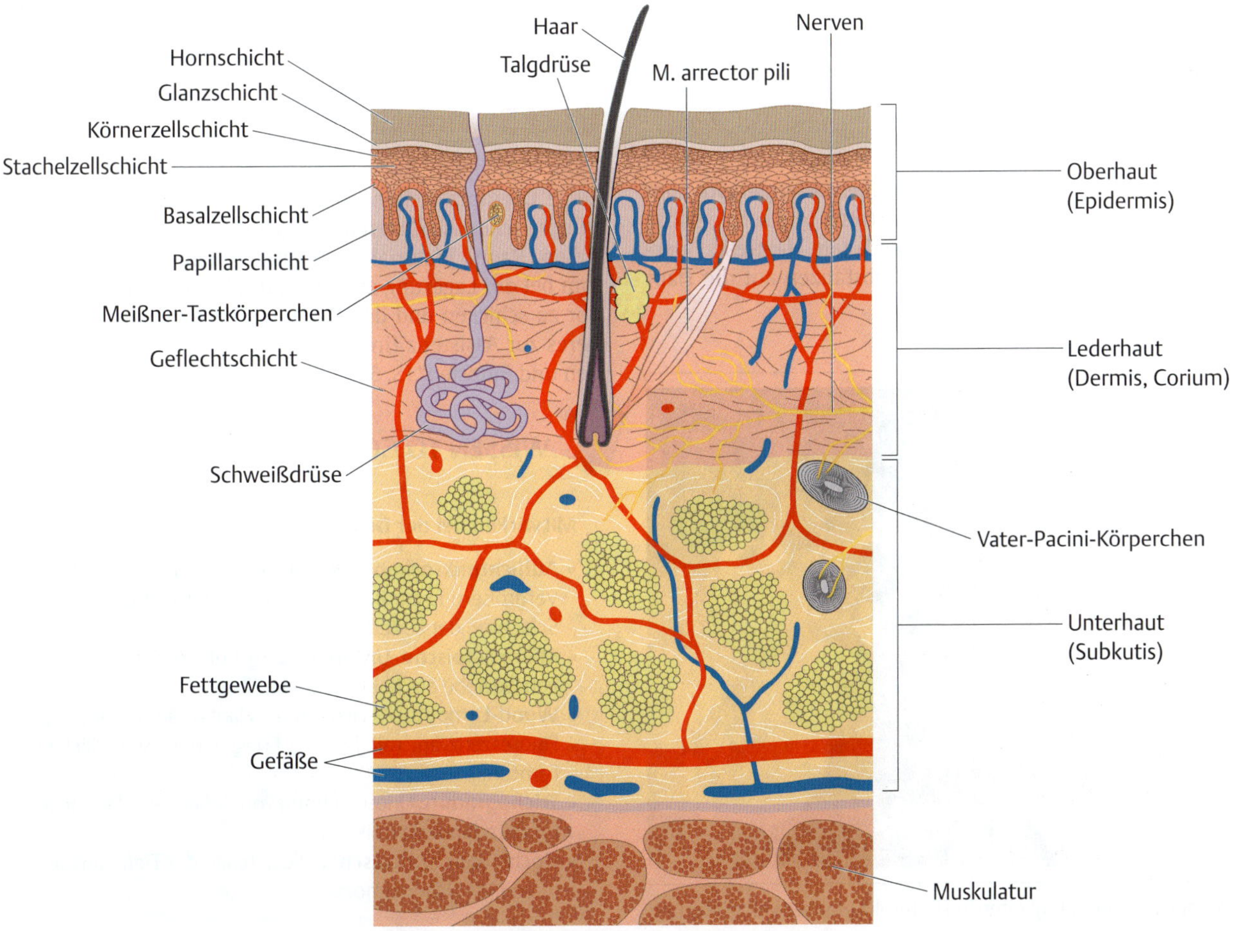

Labels: Hornschicht, Glanzschicht, Körnerzellschicht, Stachelzellschicht, Basalzellschicht, Papillarschicht, Meißner-Tastkörperchen, Geflechtschicht, Schweißdrüse, Fettgewebe, Gefäße, Haar, Talgdrüse, M. arrector pili, Nerven, Oberhaut (Epidermis), Lederhaut (Dermis, Corium), Vater-Pacini-Körperchen, Unterhaut (Subkutis), Muskulatur

Mit Oberhaut, Lederhaut und Unterhaut besteht die Haut aus 3 Schichten. *Aus: Schwegler JS, Lucius R. Der Mensch – Anatomie und Physiologie. Thieme 2011*

63.3 Mitwirken bei der Diagnostik

Die Diagnostik ist Aufgabe des Arztes. Die **Anamnese** und die **klinische Untersuchung** führt er i.d.R. alleine durch. Bei Bedarf folgen weitere Untersuchungen zur Sicherung der Diagnose.

63.3.1 Weiterführende Untersuchungen

Insbesondere bei Pigmentveränderungen setzt der Hautarzt ein **Auflichtmikroskop (Dermatoskop)** ein (▶ Abb. 63.2). Es bietet je nach Ausführung eine 10- bis 400-fache Vergrößerung und erlaubt es, die Oberhaut und die oberen Schichten der Lederhaut zu beurteilen.

Vermutet der Arzt einen Pilz oder Bakterien als Ursache der Erkrankung, untersucht er Gewebe unter dem **Mikroskop** bzw. legt eine **Kultur** an. Bei Haut- oder Nagelveränderungen gewinnt er das Gewebe mit einem sterilen Skalpell aus dem Randbereich der Läsion (hier sind die Überlebenschancen des Erregers größer als im Zentrum). Befallene Haare reißt er mit der Wurzel aus.

Einen Hinweis auf den potenziellen Erreger einer Hautveränderung gibt die Untersuchung unter der **Wood-Lampe**. Das UV-Licht der Lampe regt die Hautveränderung zu Fluoreszenz an, mit je nach Erreger unterschiedlichem Farbton (Pseudomonas z.B. blau, Trichophyton gelbgrün).

Bei **Haarveränderungen** erstellt der Arzt ein **Trichogramm**: Nachdem der Patient die Haare 5 Tage lang nicht gewaschen hat, reißt der Arzt befallene Haare mit der Wurzel aus und untersucht Aussehen und Wachstumsphase unter dem Binokularmikroskop.

Bei Hauttumoren stellt der Arzt die Tiefenausdehnung mittels **Hochfrequenzultraschall** fest.

63.3.2 Hauttests

Bei Verdacht auf eine Allergie kommen **Allergietests** zum Einsatz. In erster Linie sind dies Hauttests und serologische Untersuchungen. Bei den verschiedenen Hauttests werden mögliche allergieauslösende Substanzen auf die Haut aufgebracht. Besteht eine Sensibilisierung, erfolgt an der jeweiligen Stelle eine lokale allergische Reaktion (Hautrötung, Quaddelbildung).

Testort ist die Haut an der Innenseite des Unterarms. Beim am häufigsten durchgeführten **Pricktest** wird jeweils ein Tropfen einer Lösung der häufigsten Allergene aufgebracht und mit einer Lanzette durch den Tropfen hindurch in die Haut gestochen (to prick = stechen), wodurch das Allergen in die Dermis gelangt. Die genaue Durchführung des Pricktests finden Sie im Kap. „Pflege bei Erkrankungen des Blut- und Immunsystems" (S. 1122). Beim **Reibtest** reibt man das potenzielle Allergen unter leichtem Druck in die Haut ein und beim **Intrakutantest** injiziert man mit speziellen kurzen Nadeln sterile Allergenlösungen in die Dermis. Bei allen Tests werden eine Positiv- und eine Negativkontrolle mitgeführt. Nach 15–20 Minuten wird die Hautreaktion abgelesen und dokumentiert.

Beim **Epikutantest** werden potenzielle Allergene als Lösung oder Salbe mithilfe spezieller Pflaster auf die Haut des oberen Rückens aufgebracht. Eine Reaktion zeigt sich frühestens nach 24 Stunden durch Rötung, Schwellung und ggf. Bläschenbildung. 48 Stunden nach Applikation wird das Pflaster entfernt. Die Hautreaktion wird zum einen 30 Minuten später abgelesen und dokumentiert, zum anderen 72 Stunden nach Applikation des Pflasters.

ACHTUNG
Bei den Hauttests besteht die Gefahr eines anaphylaktischen Schocks. Deshalb müssen bei der Durchführung zum einen die Medikamente bzw. Utensilien zur Behandlung des anaphylaktischen Schocks bereitstehen. Zum anderen müssen die Patienten während des Tests und mindestens 30 Minuten danach beobachtet werden. Da die Symptome des anaphylaktischen Schocks anfangs sehr unspezifisch sein können, ist es wichtig, jegliche Symptome, die über eine Reaktion am Testort hinausgehen, zu registrieren und dem Arzt zu melden.

63.3.3 Biopsie

Lässt sich durch die genannten Untersuchungsmethoden keine Diagnose stellen, ist eine Biopsie notwendig. Zu den pflegerischen Aufgaben dabei gehört, den Eingriff vorzubereiten (Raum, Material), den Patienten ggf. zu rasieren und ihm bei der Lagerung zu helfen, das Biopsiematerial ins Labor zu schicken und den Patienten nachzubeobachten. Näheres zur Assistenz finden Sie im Kap. „Pflege bei Punktionen und Biopsien" (S. 519).

WISSEN TO GO

Mitwirken bei der Diagnostik

- **Auflichtmikroskop (Dermatoskop):** 10- bis 400-fache Vergrößerung zur Beurteilung von Oberhaut und oberen Schichten der Lederhaut.
- **Mikroskopische Untersuchung/Kultur:** Untersuchung von Gewebe auf Bakterien und Pilze.
- **Wood-Lampe:** UV-Licht regt Hautveränderungen zu Fluoreszenz an, mit je nach Erreger unterschiedlichem Farbton.
- **Trichogramm:** Untersuchung von befallenen Haaren unter dem Binokularmikroskop.
- **Hochfrequenzultraschall:** Feststellen der Tiefenausdehnung eines Hauttumors.

Abb. 63.2 Dermatoskopie.

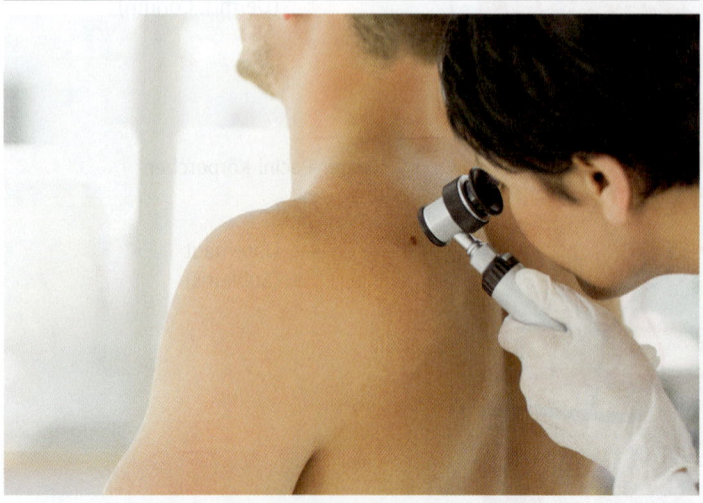

Der Arzt kann Hautunregelmäßigkeiten in 10- bis 400-facher Vergrößerung untersuchen. © WavebreakmediaMicro/fotolia.com

- **Hauttests**: Aufbringen von allergieauslösenden Substanzen auf die Haut, z. B. Pricktest, Reibtest, Intrakutantest und Epikutantest. Bei Sensibilisierung erfolgt eine lokale allergische Reaktion. Es besteht die Gefahr eines anaphylaktischen Schocks: Notfallmedikamente müssen bereitstehen, Patient muss sorgfältig beobachtet werden.
- **Biopsie**: Entnahme von Gewebe und Untersuchung im Labor.

63.4 Erkrankungen der Haut

63.4.1 Psoriasis

Grundlagen

Definition **Psoriasis**
Die Psoriasis (Schuppenflechte) ist eine chronisch-entzündliche und nicht infektiöse Autoimmunerkrankung. Sie verläuft schubweise und betrifft hauptsächlich Haut und Nägel (seltener die Gelenke). Durch die chronische Entzündung ist die Neubildung von Hornzellen stark beschleunigt.

2–3 % der Bevölkerung leiden an Psoriasis. Die Veranlagung für die Psoriasis wird durch mehrere Gene **vererbt**. Als Auslöser für einen Schub sind verschiedene **Triggerfaktoren** bekannt: Infektionen (v. a. der oberen Luftwege), Medikamente (z. B. Betablocker), mechanische Reizungen der Haut, Klimaveränderungen und psychische Faktoren (Stress). Es werden verschiedene Arten unterschieden:
- **Psoriasis vulgaris**: typischer Befall der Haut mit scharf begrenzten, geröteten Plaques und silbrig weißer Schuppung, v. a. an den Streckseiten der Extremitäten (Ellenbogen, Knie), behaartem Kopf und Haut des Kreuzbeins (▶ Abb. 63.3). Die Psoriasis kann im akuten Schub jucken. 50 % der Patienten weisen neben den Hautveränderungen auch Nagelveränderungen auf. Typische Nagelveränderungen sind sog. Tüpfelnägel, Ölflecknägel und Krümelnägel. Sind nur die Hautfalten (Achsel- und Leistenregion, Region unter den Brüsten, Bauchnabel, Gesäßfalte) betroffen, spricht man von **Psoriasis inversa** (inversa = umgedreht).
- **Psoriasis arthropathica**: bei ca. 5 % aller Psoriasispatienten sind neben der Haut auch die Gelenke befallen. Vor allem die Finger- und Zehengelenke sind schmerzhaft verdickt und gerötet.
- **Psoriasis pustulosa**: im akuten Schub bilden sich gruppiert stehende weiße Pusteln, die bei Berührung schmerzen. Die Psoriasis pustulosa generalisata ist die schwerste, lebensbedrohliche Form mit Pusteln am ganzen Körper.

Die Diagnose einer Psoriasis wird anhand der positiven Familienanamnese und des typischen Hautbefunds gestellt. Durch die histologische Untersuchung betroffener Hautareale wird die Diagnose endgültig gesichert.

WISSEN TO GO

Psoriasis – Grundlagen

Sie ist eine chronisch-entzündliche, nicht infektiöse Autoimmunerkrankung, die schubweise verläuft. Auslöser für einen Schub sind verschiedene Triggerfaktoren, z. B. Infektionen, Medikamente, Stress.
- **Psoriasis vulgaris**: scharf begrenzte, gerötete Plaques und silbrig weiße Schuppung, bei 50 % der Patienten auch Nagelveränderungen (Tüpfelnägel, Ölflecknägel und Krümelnägel)
- **Psoriasis arthropathica**: neben der Haut Befall der Gelenke
- **Psoriasis pustulosa**: gruppiert stehende weiße Pusteln, die bei Berührung schmerzen

Mitwirken bei der Therapie

Bei Befall der **Haut** richtet sich die Therapie nach der Lokalisation der Psoriasisherde. Im **typischen Fall**, wenn also die Streckseiten der Extremitäten, das Kreuzbein und der Kopf betroffen sind, lassen sich 3 Therapieformen unterscheiden, die alle die gesteigerte Verhornung und die Entzündung bremsen:
1. **Lokaltherapie**: kommt bei geringer Ausdehnung der Herde zum Einsatz
2. **UV-Lichttherapie = Phototherapie**: wird bei stärkerer Ausdehnung oder ungenügendem Erfolg in Kombination mit der Lokaltherapie durchgeführt.
3. **systemische Therapie**: ist bei großflächiger Ausdehnung oder ungenügendem Erfolg der kombinierten UV-Licht- und Lokaltherapie angezeigt, wird in Kombination mit der Lokaltherapie durchgeführt.

Bei **Psoriasis inversa** werden die Herde ausschließlich **lokal** behandelt. **Jeder Patient** mit Psoriasis der Haut muss zudem die sog. **Basistherapie** durchführen, d. h. die Haut mit auf seinen Hauttyp abgestimmten wirkstofffreien Präparaten pflegen.

Bei Befall der **Nägel** wird in leichteren Fällen lokal behandelt, in schweren systemisch. Bei Befall der **Haut und** der **Gelenke** (Psoriasis arthropathica) wird systemisch und lokal behandelt. Auch hier ist die Pflege der Haut (Basistherapie) unerlässlich.

Abb. 63.3 Psoriasis.

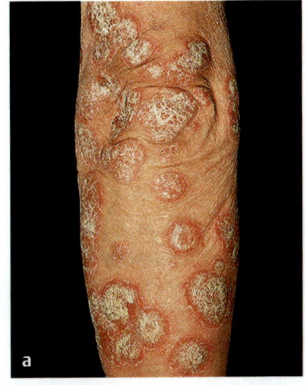
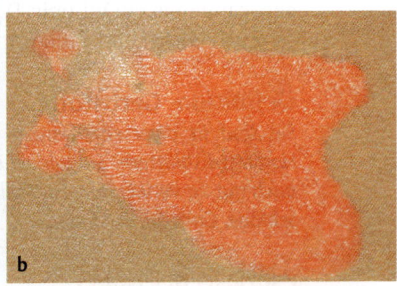

a Typische scharf begrenzte rote Plaques mit silbriger Schuppung am Ellenbogen.
b Psoriasisherd nach therapeutischer Entfernung der Schuppen.

Aus: Sterry W, Burgdorf W, Worm M. Checkliste Dermatologie. Thieme 2014

Lokaltherapie

Psoriasis vulgaris

Zu Beginn der Lokaltherapie müssen die Schuppen beseitigt werden, um die erkrankten Hautstellen für Wirkstoffe zugänglich zu machen. Anschließend gilt es, die übermäßige Verhornung und die Entzündung einzudämmen.

Beseitigung der Schuppen • Von der Kopfhaut lassen sich Schuppen in leichten Fällen mit Anti-Schuppen-Shampoo aus der Drogerie entfernen. Stark haftende Schuppen werden mit Salicylsäure vorbehandelt, z. B. als Ölkappe (über Nacht), oder mit Salicylsäureshampoo entfernt. Auf anderen Hautarealen genügen oft wirkstofffreie Cremes, um die Schuppen von den Psoriasisherden zu entfernen. Andernfalls kommt Salicylsäure oder Harnstoff zum Einsatz.

Eindämmung der überschießenden Verhornung und der Entzündung • Die Wirkung antiproliferativer (wachstumshemmender) bzw. antientzündlicher Substanzen zeigt sich frühestens nach 1–2 Wochen. Glukokortikoide wirken entzündungshemmend. Topische, d. h. lokal anwendbare, Glukokortikoide lassen sich nach ihrer Wirkungsstärke in 4 Klassen einteilen (S. 1325). Mit der Wirkungsstärke und der Anwendungsdauer des Glukokortikoidpräparats steigt das Risiko lokaler Nebenwirkungen. Um das Risiko von Nebenwirkungen gering zu halten, kann man das Glukokortikoidpräparat im Wechsel mit einem Hautpflegepräparat auftragen (Intervalltherapie). Vitamin-D_3-Analoga hemmen sowohl die überschießende Vermehrung der Hornzellen als auch die Entzündung. Das Präparat Dithranol wirkt antiproliferativ. Es wird wegen seiner unangenehmen Begleiterscheinungen bevorzugt im (teil-)stationären Bereich verwendet. Ausführliche Informationen zur Anwendung von Dithranol finden Sie unter Lokaltherapie mit Dithranol (S. 1328).

Ausführliche Informationen zu den Medikamenten finden Sie in der Übersicht zu den wichtigsten Medikamenten (S. 1324).

Psoriasis inversa

In Körperfalten liegt Haut auf Haut, wodurch Feuchtigkeit entsteht, die wiederum das Auftreten von Psoriasisherden begünstigt. Deshalb ist es wichtig, das feuchte Milieu zu beseitigen. Dies gelingt durch Einlegen von Mullkompressen oder Leinenläppchen in die Hautfalten oder Anwendung von Zinkpaste; manche Betroffene nutzen Zinkpaste auch zur Prophylaxe neuer Herde. Entzündungshemmend wirken Bäder mit Gerbstoffen – z. B. Sitzbäder bei Psoriasis in der Gesäßfalte – oder das Einlegen von mit Gerbstofflösung getränkten Mullkompressen/Leinenläppchen. Reichen diese Maßnahmen nicht aus, um die Herde zum Abheilen zu bringen, kann man ein Vitamin-D_3-Analogon oder kurzzeitig ein schwach wirksames Glukokortikoid einsetzen.

Definition Gerbstoffe
Sie sind in diversen Pflanzen enthalten, z. B. in Eichenrinde, Hamamelisblättern. Sie wirken entzündungshemmend und sind auch gut zu verwenden auf Schleimhäuten und im Gesicht (Umschläge, Gurgeln, Spülen usw.).

Psoriasis der Nägel

Psoriasisherde unter dem Nagel beträufelt man mit einer Lösung eines Vitamin-D_3-Analogons oder eines Glukokortikoids. Ist die Nagelwurzel oder der Nagelwall betroffen, massiert man dort eine Salbe eines dieser Präparate (in schwereren Fällen ein Kombinationspräparat) ein. Die Salbenwirkung lässt sich steigern, indem man sie über Nacht unter einem Okklusivverband aufträgt (S. 1329). Die Behandlung dauert in jedem Fall 4–6 Monate, weil Nägel langsam wachsen.

Ist die Nagelplatte komplett zerstört (Krümelnagel), müssen die Nagelreste entfernt werden. Hierzu trägt man 10–14 Tage lang 40%ige Harnstoffpaste unter einem Okklusivverband auf. Anschließend behandelt man die Nagelplatte mit einer Lösung eines Vitamin-D_3-Analogons oder eines Glukokortikoids.

Phototherapie

Phototherapie hemmt die überstürzte Neubildung der Hornzellen und die Entzündung. In leichten bis mittelschweren Fällen wird sie als UVB-Schmalspektrumtherapie durchgeführt, in schweren Fällen als PUVA (Psoralen + UVA-Strahlung). Eine Wirkung zeigt sich nach 1–2 Wochen; bis zur Abheilung der Herde dauert es ca. 4–6 Wochen. Wegen der möglichen Förderung von Hautkrebs sollte die Phototherapie erst ab einem Lebensalter von über 40 Jahren durchgeführt werden.

UVB-Schmalspektrumtherapie • Die Wellenlänge der UVB-Strahlung liegt in einem schmalen Bereich um 311 nm. Die Behandlung wird 3- bis 5-mal pro Woche durchgeführt. Man beginnt mit einer Dosis, die keinen Sonnenbrand hervorruft (je nach Hauttyp unterschiedlich), und steigert die Dosis von Mal zu Mal.

PUVA-Therapie • Sie wird 2- bis 4-mal pro Woche durchgeführt. Die Substanz Psoralen macht die Haut lichtempfindlich, steigert also die Wirkung der UVA-Strahlung. Psoralen wird vor der Bestrahlung oral, als Creme oder als Badezusatz appliziert.

Nebenwirkungen • Sie entsprechen bei beiden Therapieformen einem Sonnenbrand: Rötung, Brennen, Juckreiz; Psoralen kann Übelkeit auslösen.

Aufgaben der Pflegenden • Sie informieren den Patienten über folgende Verhaltensregeln, die für den Behandlungserfolg und ein geringes Risiko von Nebenwirkungen essenziell sind:
- Vor einer Bestrahlung keine Lokaltherapeutika oder Hautpflegemittel auftragen, da diese die Strahlenwirkung schwächen. Vor einer PUVA-Therapie keine parfümierten Hautpflegemittel oder Kosmetika auftragen.
- Nach jeder Bestrahlung sollte der Patient Sonnenlicht meiden. Da Psoralen die Lichtempfindlichkeit der Haut und der Augen steigert, ist es nach einer UVA-Bestrahlung notwendig, die Sonne bis zu 12 Stunden zu meiden und für mindestens 12 Stunden eine PUVA-Sonnenbrille zu tragen.

Darüber hinaus achten Pflegende auf die korrekte Durchführung der Phototherapie:
- Der Patient muss eine UV-Schutzbrille tragen, um Augenschäden vorzubeugen.
- Nicht behandelte Hautbezirke werden abgedeckt.
- Der Abstand zwischen Patient und Gerät muss korrekt sein.

Nach der Phototherapie führen Pflegende, falls angeordnet, die Lokaltherapie oder Basistherapie durch bzw. leiten den Patienten dazu an.

Systemische Therapie

Bei ausgeprägter Psoriasis der Haut bzw. der Nägel und bei Psoriasis arthropatica ist eine systemische Behandlung angezeigt. Die Wirkung tritt nach ca. 4 Wochen ein. Mittel der ersten Wahl sind **Fumarsäureester**. Eine Alternative ist **Methotrexat** oder **Ciclosporin**. **Retinoide** führen seltener zu Erscheinungsfreiheit als die anderen genannten Wirkstoffe; zudem sind sie bei Kinderwunsch kontraindiziert. Deshalb werden sie seltener eingesetzt. Bei mangelndem Erfolg dieser Therapieoptionen (oder Vorliegen von Kontraindikationen) setzt man – insbesondere bei Psoriasis arthropathica – **Antikörper/Biologika** ein. Ausführliche Informationen zu den Medikamenten und den erwünschten und unerwünschten Wirkungen lesen Sie unter „Systemische Therapeutika" (S. 1329).

Basistherapie

Hautpflege ist bei Psoriasis unerlässlich. Duftstoffe können eine Entzündung verstärken, deshalb verwenden viele Psoriasispatienten parfümfreie Pflegemittel. Meistens ist die Haut eines Psoriatikers sehr trocken. Dann sollte er fettreiche Präparate oder lipophile Lotionen mit Feuchtigkeit speichernden Zusätzen verwenden (S. 1324). Wichtig ist, die Hautpflegemittel mehrmals am Tag – optimal: mindestens 5-mal – aufzutragen. Bei Nagelpsoriasis sollte der Patient die Nägel vor dem Schneiden einfetten, damit sie weniger brüchig sind.

Ebenso wichtig wie die Hautpflege ist die **Hautreinigung**. Jeder Kontakt der Haut mit (warmem) Wasser trocknet zusätzlich aus. Es ist daher sinnvoll, z. B. vor der Lokalbehandlung ein Ölvollbad und 4 Stunden nach der (z. B. Dithranol-) Behandlung eine Reinigungsdusche zu nehmen. Nach dem Duschen/Baden sollte der Patient sich mit dem Handtuch abtupfen, nicht abreiben, denn Reibung ruft Psoriasisherde hervor. Anschließend sollte er die Haut pflegen. Bei Psoriasis in der Gesäßfalte ist es wichtig, die Haut des Afters nach dem Stuhlgang gründlich, aber sanft zu reinigen; ist die Haut gereizt, helfen Sitzbäder mit Gerbstoffen.

Abb. 63.4 UV-Lichtkamm.

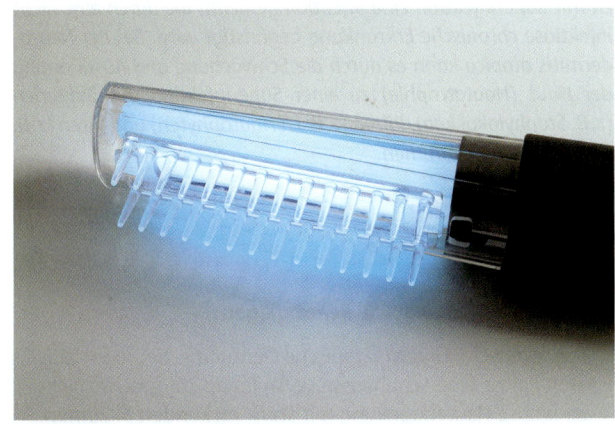

Das ultraviolette UV-Licht wird bei der Anwendung direkt auf die Kopfhaut geleitet und lindert so punktgenau den Juckreiz.
Quelle: DAVITA ® Medizinische Produkte GmbH & Co. KG

Therapiemaßnahmen bei Juckreiz

Juckreiz ist bei Psoriasis der Kopfhaut fast immer vorhanden, tritt aber auch an anderen Hautstellen auf. Im besten Fall vertreiben ihn Hautpflegemittel mit juckreizlindernden Zusätzen. Glukokortikoide hemmen Juckreiz sehr wirksam. Auf der Kopfhaut werden sie als Lösung eingesetzt; das Risiko der Hautatrophie ist hier gering. Auch Phototherapie hemmt Juckreiz. Bei Psoriasis der Kopfhaut kann ein UV-Lichtkamm eingesetzt werden (▶ Abb. 63.4). Weitere allgemeine Maßnahmen finden Sie im Abschnitt Informieren, Schulen, Beraten bei Juckreiz (S. 1331).

> ### WISSEN TO GO
>
> **Psoriasis – Therapie**
>
> - **Lokaltherapie:**
>   - Beseitigung der Schuppen: von der Kopfhaut mit Anti-Schuppen-Shampoo, evtl. Vorbehandlung mit Salicylsäure. Auf anderen Hautarealen mit wirkstofffreien Cremes, Salicylsäure oder Harnstoff.
>   - Eindämmung der überschießenden Verhornung bzw. der Entzündung mit antiproliferativen bzw. antientzündlichen Substanzen, z. B. Glukokortikoiden, Vitamin-D_3-Analoga, Dithranol.
>   - Psoriasis inversa: Einlegen von Mullkompressen/Leinenläppchen in die Hautfalten oder Anwendung von Zinkpaste; Entzündungshemmung durch Bäder mit Gerbstoffen.
> - **Phototherapie:**
>   - Wirkung/Nebenwirkung: wirkt antiproliferativ und entzündungshemmend. In leichten bis mittelschweren Fällen als UVB-Schmalspektrumtherapie, in schweren Fällen als PUVA (Psoralen + UVA-Strahlung). Nebenwirkungen: Rötung, Brennen, Juckreiz, Übelkeit.
>   - keine Lokaltherapeutika/Hautpflegemittel vor der Therapie, nach Bestrahlung 12 h Sonnenlicht meiden, PUVA-Sonnenbrille tragen.
> - **Systemische Therapie:** bei ausgeprägter Psoriasis mit Fumarsäureestern, Methotrexat, Ciclosporin, Retinoiden oder Antikörpern/Biologika.
> - **Basistherapie:** parfümfreie, fettreiche Präparate oder lipophile Lotionen mit Feuchtigkeit speichernden Zusätzen mehrmals am Tag; vor der Lokalbehandlung evtl. Ölvollbäder; Haut nicht trocken reiben, sondern abtupfen.
> - **Therapiemaßnahmen bei Juckreiz:** Hautpflegemittel mit juckreizlindernden Zusätzen, z. B. Glukokortikoiden; Phototherapie; UV-Lichtkamm für die Kopfhaut.

Beobachtungskriterien

Vor der Phototherapie, vor dem Auftragen des Lokaltherapeutikums bzw. im Verlauf der systemischen Therapie sollten Pflegende darauf achten, ob und wie sich die Haut in Bezug auf Hautfarbe, Hautturgor (Hautspannung) und Hautoberfläche verändert. Treten lokale **Nebenwirkungen** auf, sollten sie einen Arzt informieren, damit er ggf. die Dosis oder das Dosisintervall verändert. Wenn der Patient über Nebenwirkungen der systemischen Therapeutika berichtet, sollten sie ebenfalls einen Arzt benachrichtigen.

Informieren, Schulen, Beraten

Pflegende informieren den Patienten z. B. über:
- vermeidbare Provokationsfaktoren der Psoriasis
- Faktoren, die den Behandlungserfolg mindern
- Maßnahmen gegen Juckreiz (wenn er darunter leidet)
- Informationsquellen im Internet und Selbsthilfegruppen

Körperpflege und Kleidung • Hautreizung durch Reibung, Hitze oder Sonnenbrand ruft Psoriasisherde hervor. Der Patient sollte Schuppen deshalb nicht mechanisch (mit Bürste oder Bimsstein) beseitigen, sondern nur die oben genannten Externa anwenden. Wer Psoriasisherde auf der Kopfhaut hat, darf den Kamm nicht aufdrücken und den Fön nicht heiß einstellen. Wer unter Juckreiz leidet, sollte die Nägel kurz halten, um die Haut nicht zu verletzen, wenn er sich kratzt. Auch bei Nagelpsoriasis gilt es, Reibung zu vermeiden: Betroffene sollten die Nägel kurz schneiden.

Die Kleidung sollte aus Naturfasern oder atmungsaktiven Geweben bestehen, um einen Hitze- und Feuchtigkeitsstau auf der Haut zu vermeiden. Sie sollte nicht zu eng sitzen oder gar scheuern, um mechanische Reizung zu vermeiden.

Das Gefühl, **entstellt** *zu sein, kann zum* **Stressor** *werden.*

Psychische Belastung/Stress • Sie verstärken Psoriasis. Ein neuer Schub der Psoriasis kann durch Stress ausgelöst werden. Außerdem kann aber auch das Gefühl des „Entstelltseins" bzw. die Beeinträchtigung der physischen Attraktivität selbst zum Stressor werden. Vermeidung von Sozialkontakten, erhöhte Ängstlichkeit bis hin zu depressiven Tendenzen können die Folge sein. Der Einfluss psychosozialer Belastung auf den Zustand der Haut lässt sich auch über den Juck-Kratz-Zirkel (S. 1331) erklären, der auch für die Auslösung und Aufrechterhaltung der Hauterscheinungen eine zentrale Rolle spielt.

Ein weiterer Auslösefaktor für einen erneuten Schub der Psoriasis können Infekte sein. Den Behandlungserfolg mindern Alkohol, Rauchen und starkes Übergewicht.

Internetseiten/Selbsthilfegruppen • Umfangreiche Informationen bieten z. B. die Internetseiten www.psoriasis-netz.de und www.psoaktuell.com. Informationen über Selbsthilfegruppen finden sich unter www.psoriasis-bund.de, www.psoaktuell.com und www.psoriasis-selbsthilfe.org.

WISSEN TO GO

Psoriasis – Beobachtungskriterien, Informieren, Schulen, Beraten

- **Beobachtungskriterien:**
  - Veränderungen der Haut: lokale Nebenwirkungen?
  - Nebenwirkungen der systemischen Therapie
- **Informieren, Schulen, Beraten:**
  - vermeidbare Provokationsfaktoren
  - Maßnahmen gegen Juckreiz
  - Informationsquellen im Internet und Selbsthilfegruppen

63.4.2 Neurodermitis atopica

Grundlagen

Definition **Neurodermitis atopica**
Unter „Atopie" versteht man die Neigung, überempfindlich auf eigentlich unschädliche Stoffe aus der Umwelt zu reagieren. Zu den typischen atopischen Erkrankungen gehören: allergische Rhinitis (Heuschnupfen), allergisches Asthma bronchiale und atopisches Ekzem (Neurodermitis atopica).

Das atopische Ekzem (atopische Dermatitis, Neurodermitis atopica) ist eine schubweise verlaufende chronische Hauterkrankung mit stark juckenden Ekzemen. Unter einem Ekzem (Dermatitis) versteht man eine nicht infektiöse (also nicht durch bestimmte Erreger verursachte) Entzündungsreaktion der Haut.

Der genaue Pathomechanismus ist noch nicht vollständig geklärt. Es wird von einer **genetischen Veranlagung** ausgegangen. Die **Barrierefunktion** der Haut ist **gestört**; sie reagiert sehr empfindlich gegen bestimmte **Provokationsfaktoren** (Trigger), z. B. Hautreizungen, Allergene, Infektionen, Stress, hormonelle Faktoren. Die Krankheit zeigt sich oft bereits im Säuglingsalter. Sie betrifft etwa 10% der Kinder und 3% der Erwachsenen.

Im akuten Schub zeigen sich meist **ekzematische Veränderungen** (starke, flächenhafte Rötungen), die – je nach Verlaufsform – auch Bläschen, Pusteln und Knötchen einschließlich blutigen Schorfs durch das Kratzen enthalten können (▶ Abb. 63.5). Eine zentrale Stellung nimmt der für die Betroffenen sehr stark quälende **Juckreiz** ein, der zum Aufkratzen der Haut und somit oft zu Superinfektionen führt. Dies kann bis zu einem Ekzema herpeticatum (Herpesinfektion der aufgekratzten Hautstellen) und somit zu einem lebensbedrohlichen Zustand führen. Die Erkrankung ist nicht ansteckend. Die Hauterscheinungen heilen ohne Narbenbildung ab, sodass nach akuter Exazerbation (Verschlechterung, Schub) die Haut erscheinungsfrei ist. Langfristig entstehen jedoch **Lichenifikationen** (Hautvergröberungen), die wiederum entstellend wirken. Die Haut ist insgesamt trocken, die Haare oft glanzlos (**Sebostase** = verminderte Talgproduktion).

Definition **Superinfektion**
„Superinfektion" bezeichnet eine Sekundärinfektion. Meistens folgt dabei ein bakterieller Infekt auf einen viralen Infekt. In diesem Fall ist mit Superinfektion eine Infektion gemeint, die durch eine nicht infektiöse chronische Erkrankung begünstigt wird. Bei der Neurodermitis atopica kann es durch die Schwächung und Ausdünnung der Haut (Hautatrophie) zu einer Superinfektion mit Bakterien (z. B. Staphylokokken), Pilzen (z. B. Dermatophyten) und Viren (z. B. Herpes simplex) kommen.

WISSEN TO GO

Neurodermitis atopica – Grundlagen

Das **atopische Ekzem** (atopische Dermatitis, Neurodermitis atopica) ist eine schubweise verlaufende chronische, nicht infektiöse Hauterkrankung mit **stark juckenden Ekzemen**. **Provokationsfaktoren** (Trigger) lösen einen Schub aus.
Nach Aufkratzen der Haut können Superinfektionen mit Bakterien (z. B. Staphylokokken), Pilzen (z. B. Dermatophyten) und Viren (z. B. Herpes simplex) auftreten. Langfristig entstehen **Lichenifikationen** (Hautvergröberungen). Die Haut ist insgesamt trocken, die Haare oft glanzlos (**Sebostase**).

Erkrankungen der Haut

Mitwirken bei der Therapie

Die Haut von Neurodermitispatienten ist meist sehr trocken. Trockene Haut hat eine geringere Barrierefunktion als Haut mit normalem Feuchtigkeitsgehalt. Deshalb ist es essenziell, den Feuchtigkeitsgehalt der Haut zu normalisieren. Hierzu eignen sich zum einen **regelmäßige rückfettende Ölbäder**. Zum anderen muss der Patient mehrmals pro Tag die Haut mit rückfettenden Grundstoffen (S. 1324) pflegen (**Basistherapie**). Deren Effekt lässt sich steigern, indem man ihnen eine feuchtigkeitsspeichernde Substanz wie Harnstoff oder Glyzerin zusetzt. Kinder im Alter bis zu 5 Jahren tolerieren Harnstoff allerdings häufig nicht, weil er anfänglich auf der Haut brennt.

Im akuten Schub gilt es, die **Entzündung** zu **hemmen**. In leichten bis mittelschweren Fällen werden **Glukokortikoide lokal** appliziert. Topische Kalzineurininhibitoren (S. 1325) setzt man ein, wenn Glukokortikoide keinen ausreichenden Erfolg zeigen oder eine Unverträglichkeit besteht, sowie an Hautstellen, an denen das Risiko der Glukokortikoid-induzierten Hautatrophie besonders hoch ist (S. 1325). Bei schwerem Ekzem kann ein Glukokortikoid – kurzzeitig – oder Ciclosporin oral verabreicht werden.

Bei **chronischem, bakteriell superinfiziertem Ekzem** ist **zusätzlich** eine **antiseptische Therapie** angezeigt: in leichteren Fällen in Form von Umschlägen mit Antiseptikalösung, in schweren Fällen als Antibiotikum (oral).

Gegen den oft besonders nachts quälenden **Juckreiz** hilft die Einnahme eines **Antihistaminikums** kurz vor dem Schlafengehen. Ebenso kann eine Phototherapie (S. 1314) den Juckreiz lindern.

Pflegebasismaßnahmen

Im akuten Schub schmerzt die Haut bei Berührung. Deshalb müssen **Pflegetätigkeiten sehr vorsichtig** ausgeführt werden.

Der Patient sollte die **Nägel kurz** halten, um beim Kratzen eine Verletzung der Haut zu vermeiden und so das Risiko einer Superinfektion zu minimieren. Um nächtliches Kratzen zu vermeiden, können insbesondere Kinder nachts einen Overall mit integrierten Fäustlingen (z.B. Curaderm-Neurodermitis-Overall) tragen (▶ Abb. 63.6). Da Wärme den Juckreiz verstärkt, sollte der Patient im **ungeheizten Zimmer** unter einer **dünnen Bettdecke** schlafen.

Die Kleidung sollte aus Naturfasern oder atmungsaktiven Geweben bestehen, um einen Hitze- und Feuchtigkeitsstau auf der Haut zu vermeiden. Sie sollte nicht zu eng sitzen oder gar scheuern, um mechanische Reizung zu vermeiden.

Patienten mit einer Nahrungsmittelallergie müssen die **entsprechenden Nahrungsmittel meiden**. In der Praxis fixieren sich viele Familien auf die scheinbar vorhandene, aber nie bewiesene Nahrungsmittelallergie ihres Kindes. In der Pflegepraxis ist es wichtig, dieses Anliegen der Eltern ernst zu nehmen und zu respektieren, damit ein Vertrauensverhältnis für die professionelle Zusammenarbeit entstehen kann.

Beobachtungskriterien

Pflegende sollten beobachten, wie sich **Haut** und **Haare** im Verlauf der Therapie verändern. Treten Nebenwirkungen auf? Gibt es lokale Zeichen einer Superinfektion (Rötung, Erwärmung der Haut)? Zur Früherkennung einer Superinfektion sollte täglich die **Körpertemperatur** des Patienten kontrolliert werden. Auch die **Stimmung** des Patienten und der Angehörigen sollte beobachtet werden, um ggf. auf psychologische Unterstützung hinwirken zu können.

Informieren, Schulen, Beraten

Der Patient sollte die Faktoren identifizieren und vermeiden, die bei ihm Neurodermitisschübe provozieren, z.B. künstliche Nahrungszusätze, Duftstoffe, Umweltbelastungen, chlorhaltiges Wasser. Hilfreich kann es sein, täglich den Hautzustand sowie Nahrung und Aktivitäten zu notieren, um die Provokationsfaktoren zu ermitteln. Pflegende sollten die Patienten über Maßnahmen gegen Juckreiz (S. 1331) informieren.

Unterstützung bei der Alltagsbewältigung bieten Informationen im Internet sowie Selbsthilfegruppen, z.B. der Bundesverband Neurodermitis e.V. (www.neurodermitis.net), der Deutsche Neurodermitis Bund e.V. (www.neurodermitis-bund.de), der Deutsche Allergie- und Asthmabund e.V. (www.daab.de) und die Arbeitsgemeinschaft Allergiekrankes Kind e.V. (www.aak.de).

Abb. 63.5 Neurodermitis.

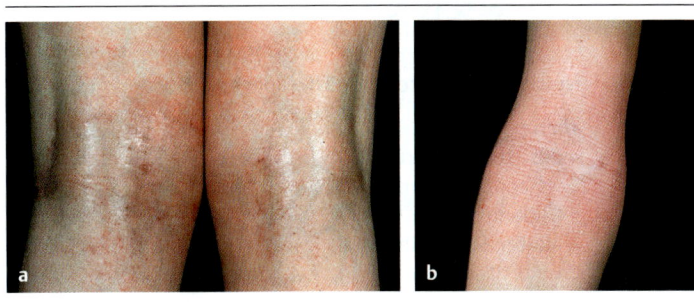

a Typisches Ekzem in den Kniekehlen.
b Vergrößerung der Hautfalten (Lichenifikation) in der Ellenbeuge.
Aus: Moll I. Duale Reihe Dermatologie. Thieme 2010

Abb. 63.6 Overall.

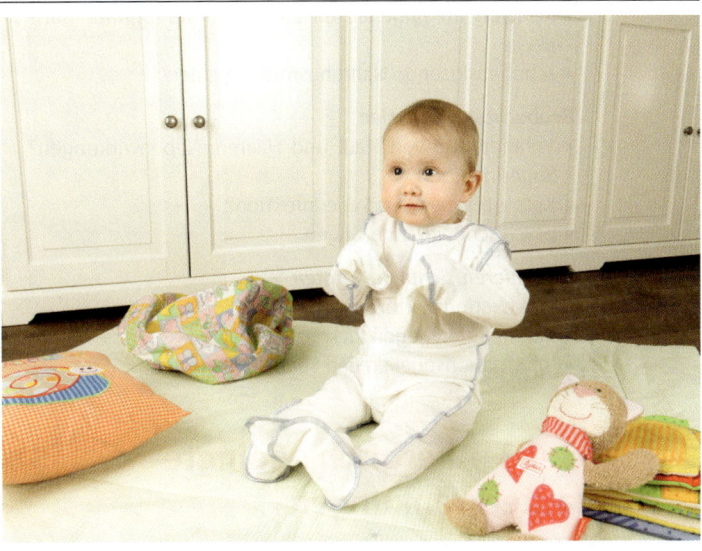

Der Einteiler mit Fäustlingen verhindert das unbewusste Kratzen – vor allem im Schlaf. *Quelle: MEDI-TECH GmbH, Münster*

>
> **WISSEN TO GO**
>
> **Neurodermitis atopica – Therapie und Pflege**
>
> *Therapie*
> - **Basistherapie**: rückfettende Ölbäder, Pflege mit rückfettenden Grundstoffen, evtl. Zusätze wie Harnstoff, Glyzerin
> - **akuter Schub**: Entzündungshemmung mit lokalen Glukokortikoiden, topischen Kalzineurininhibitoren. Bei schwerem Ekzem systemische Therapie mit Glukokortikoiden oder Ciclosporin. Bei superinfiziertem Ekzem zusätzlich antiseptische Therapie. Gegen den Juckreiz Antihistaminikum oder Phototherapie.
>
> *Pflegebasismaßnahmen*
> - Nägel kurz halten
> - Schlafen im ungeheizten Zimmer unter dünner Bettdecke
> - schubauslösende Nahrungsmittel meiden
>
> *Beobachtungskriterien*
> - Veränderung von Haut und Haaren: Nebenwirkungen? Superinfektion?
> - Körpertemperatur: Superinfektion?
> - psychische Veränderungen
>
> *Informieren, Schulen, Beraten*
> - Provokationsfaktoren
> - Maßnahmen gegen Juckreiz
> - Informationsquellen und Selbsthilfegruppen

63.4.3 Allergisch bedingte Hauterkrankungen

Definition Allergie
Als Allergie bezeichnet man eine Überreaktion (Hypersensitivitätsreaktion) des Immunsystems auf körperfremde Stoffe. Die Allergie auslösenden Stoffe bezeichnet man als Allergene. Je nach Art der Immunreaktion unterscheidet man:
- *Allergie vom Soforttyp: IgE-gebundene Antigene lösen innerhalb von Sekunden oder Minuten die Freisetzung von Histamin und anderen Mediatoren aus Mastzellen aus. Histamin bewirkt an den verschiedenen Organsystemen die typischen Allergiereaktionen: Rötung, Ödeme, Juckreiz, Atemnot, Übelkeit, Erbrechen, Durchfall; bei systemischer Reaktion anaphylaktischer Schock. Beispiele für Allergien vom Soforttyp sind neben der allergischen Insektenstichreaktion und der Urtikaria das allergische Asthma und der Heuschnupfen.*
- *Allergie vom Spättyp: Bereits einmal mit dem Antigen in Kontakt gekommene T-Zellen setzen bei erneutem Kontakt nach Stunden oder Tagen Zytokine frei, die weitere Immunreaktionen auslösen, z. B. lokale Entzündungen und Durchlässigkeit von Gefäßwänden. Typisches Beispiel ist das allergische Kontaktekzem oder die Transplantatabstoßung.*

Allergische Insektenstichreaktion

Definition Allergische Insektenstichreaktion
Sie ist eine Allergie vom Soforttyp. Die Schwellung der Stichumgebung ist größer als eine Handfläche und bei ausgeprägter Reaktion begleitet von Allgemeinsymptomen wie generalisiertem Juckreiz, Urtikaria, Übelkeit, Schwindel, Atemnot, Engegefühl im Brustkorb. Bei noch stärkerer Ausprägung der Allergie schwellen die Lippen und Augenlider an, im schlimmsten Fall kommt es zum anaphylaktischen Schock (S. 1145).

Die Schwellung und der Juckreiz in der Umgebung des Stiches werden mit **Glukokortikoidsalbe** behandelt. Lindert diese den Juckreiz nicht, kann der Patient ein **Antihistaminikum** einnehmen. Wurde eine Allergie diagnostiziert, muss der Betroffene stets ein Notfallset mit sich führen. Es enthält ein Antihistaminikum, ein Glukokortikoid (meist beide in flüssiger Form) und Adrenalin als Fertigspritze oder Spray.

Allergische Reaktionen lassen sich durch spezifische Hyposensibilisierung mildern bis beseitigen. Dabei werden dem Betroffenen geringe Konzentrationen des Allergens über längere Zeit regelmäßig subkutan injiziert.

Allergisches Kontaktekzem

Definition Allergisches Kontaktekzem
Ekzemerkrankung der Haut, die durch eine allergische Reaktion vom Spättyp ausgelöst wird.

Nach wiederholtem Hautkontakt mit dem Allergen (z. B. Nickel, Chrom, Putzmittel, Cremes) entsteht nach 2–3 Tagen eine lokale **Hautrötung**, evtl. mit **Schwellung** und **Bläschenbildung**, die mehr oder weniger stark juckt.

Der Patient muss das Allergen meiden, soweit es ihm bekannt ist. Oft wird das Allergen allerdings nie identifiziert, was die Behandlung erschwert. In dem Fall kann die Krankheit chronisch werden. Die Haut verdickt mit der Zeit (Lichenifikation) und zeigt evtl. kleine Hauteinrisse und Schuppen.

In leichteren Fällen wird das Ekzem lokal mit einem Glukokortikoidpräparat behandelt. Besteht weiterhin Juckreiz, kann er durch lokale Maßnahmen und Einnahme eines Antihistaminikums bekämpft werden. In schweren Fällen verordnet der Arzt dem Patienten ein orales Glukokortikoid. Bei chronischem allergischem Kontaktekzem ist regelmäßige Hautpflege sehr wichtig. Informationen für Patienten bietet z. B. der Deutsche Allergie- und Asthmabund e. V. (www.daab.de).

63.4.4 Urtikaria

Grundlagen

Definition Urtikaria
Bei einer Urtikaria (Nesselsucht) treten gleichzeitig zahlreiche Quaddeln an einer bestimmten Körperregion oder über den ganzen Körper verteilt auf (▶ Abb. 63.7). Neben der Oberhaut kann auch das Unterhautgewebe von einer Wassereinlagerung betroffen sein. Dies bezeichnet man als angioneurotisches Ödem.

Die Quaddeln bei Urtikaria werden durch Histamin-induzierte Ödeme in der Dermis hervorgerufen. Die Schwellung beim erworbenen angioneurotischen Ödem entsteht durch Histamin-induzierte Ödeme in der Subkutis. Der Entstehungsmechanismus ist bei beiden identisch: Häufig ist eine **allergische Reaktion vom Soforttyp** Anlass der Histaminfreisetzung. Bei manchen Betroffenen setzen nicht steroidale Antiphlogistika (z. B. Acetylsalicylsäure) oder andere Medikamente (Röntgenkontrastmittel, Narkosemedikamente) Histamin aus Mastzellen frei (**nicht allergische Intoleranzreaktion**). Bei anderen wird die Histaminfreisetzung ausgelöst durch Kälte, Wärme, UV-Licht oder einen Infekt der oberen Atemwege (**infektassoziierte Urtikaria**). Die Symptome und die Therapie sind unabhängig vom Entstehungsmechanismus.

Abb. 63.7 Urtikaria.

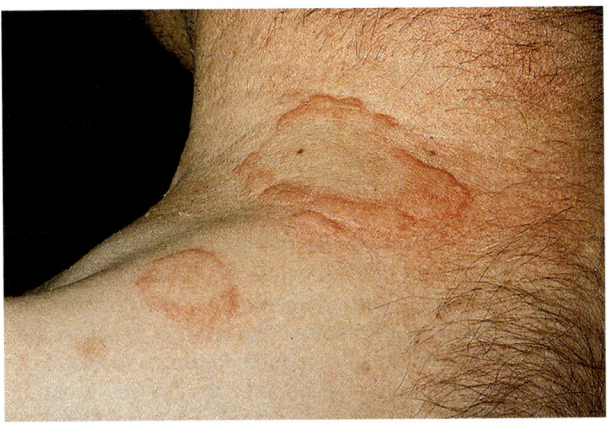

Randbetonte Quaddeln bei Urtikaria an der linken Schulter und am Nacken, zentral sind sie durch den Ödemdruck abgeblasst.
Aus: Moll I. Duale Reihe Dermatologie. Thieme 2010

Therapie und Pflege

Durch die Histaminfreisetzung kann die Gefäßpermeabilität so stark steigen, dass es zu einem hypovolämischen Schock kommt (S. 281). Bei Angioödemen des Kopfes besteht zudem die Gefahr, dass ein Ödem im Bereich der Glottis mit einem Erstickungsanfall auftritt; sie werden deshalb stationär behandelt. Wichtig ist also, den Patienten sorgfältig auf **Anzeichen eines Schocks** bzw. der **Atemnot** hin zu **beobachten**. Pflegende sollten regelmäßig die **Vitalparameter prüfen** und die Notfallausrüstung bereitlegen.

Der Patient muss **Auslöser meiden**. Juckreiz wird in leichteren Fällen von Urtikaria durch lokale Maßnahmen (S. 1331) und ggf. die Einnahme eines **Antihistaminikums** bekämpft. Bei schwerer Urtikaria und beim erworbenen angioneurotischen Ödem ist eine **systemische Glukokortikoidtherapie** angezeigt.

Informationen zur Unterstützung im Alltag finden Patienten mit Urtikaria z. B. auf den Internetseiten des urticaria network e.V. (www.urtikaria.net), Patienten mit angioneurotischen Ödem unter www.angiooedem.net.

WISSEN TO GO

Allergisch bedingte Hauterkrankungen

Als Allergie bezeichnet man eine Überreaktion (Hypersensitivitätsreaktion) des Immunsystems auf körperfremde Stoffe. Man unterscheidet:
- **Allergie vom Soforttyp**: IgE-gebundene Antigene lösen innerhalb von Sekunden oder Minuten die Freisetzung von Histamin und anderen Mediatoren aus Mastzellen aus. Histamin bewirkt an den verschiedenen Organsystemen die typischen Allergiereaktionen: Rötung, Ödeme, Juckreiz, Atemnot, Übelkeit, Erbrechen, Durchfall; bei systemischer Reaktion anaphylaktischer Schock. Hierzu gehören die allergische Insektenstichreaktion und Urtikaria.
- **Allergie vom Spättyp**: T-Zellen setzen nach Stunden oder Tagen Zytokine frei, die weitere Immunreaktionen auslösen, z. B. lokale Entzündungen und Durchlässigkeit von Gefäßwänden. Typisches Beispiel ist das allergische Kontaktekzem.

Die Therapie erfolgt mit Glukokortikoiden und Antihistaminikum gegen Juckreiz.

63.4.5 Arzneimittelexanthem

Definition Arzneimittelexanthem
Ein Arzneimittelexanthem ist eine unerwünschte Arzneimittelwirkung (UAW), die als allergische Hautreaktion nach Medikamenteneinnahme oder als Pseudoallergie (nicht allergische Intoleranzreaktion) auftritt.

Prinzipiell können alle Medikamente ein Arzneimittelexanthem auslösen, gehäuft entsteht es aber bei Antibiotika (besonders bei Ampicillin), Schmerzmitteln und Schilddrüsenmedikamenten. Die Ausschläge treten meist ab der **2. Behandlungswoche** auf. Sie entstehen häufig am Stamm und gehen dann auf die Extremitäten über. Die Ausschläge können sehr unterschiedlich aussehen und sind meist von Juckreiz begleitet (▶ Abb. 63.8).

Die erste therapeutische Maßnahme ist, das auslösende **Medikament abzusetzen**. Meistens ist Juckreiz das vorherrschende Problem. In der Regel ist er so stark, dass lokale Maßnahmen und die Einnahme eines **Antihistaminikums** nicht ausreichen und der Arzt deshalb **Glukokortikoidtabletten** verschreibt. Der Patient muss das auslösende Medikament in Zukunft meiden. Auch wenn i. d. R. unklar bleibt, ob das Exanthem auf einer pseudoallergischen oder einer allergischen Reaktion beruhte, trägt man das Medikament in einen Allergiepass ein, den der Patient stets bei sich tragen sollte.

Abb. 63.8 Arzneimittelexanthem.

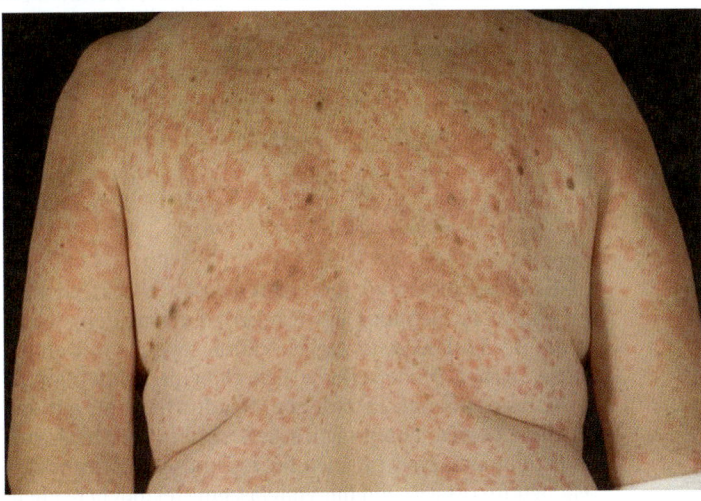

Arzneimittelexantheme können sehr unterschiedlich aussehen, hier zeigen sich viele kleine Papeln. Aus: Moll I. Duale Reihe Dermatologie. Thieme 2010

63.4.6 Bakterielle Hauterkrankungen

Impetigo contagiosa

Grundlagen

Definition Impetigo contagiosa
Die Impetigo contagiosa ist eine sehr ansteckende Infektion der oberen Hautschichten durch Staphylokokken (Staphylococcus aureus) oder Streptokokken.

Die Erkrankung ist bei Kindern sehr häufig. Die Infektion wird durch **Schmierinfektion** übertragen. Auf der betroffenen Haut (meist Gesicht oder Hände) bilden sich zunächst

Pflege bei Erkrankungen der Haut

Abb. 63.9 Impetigo contagiosa.

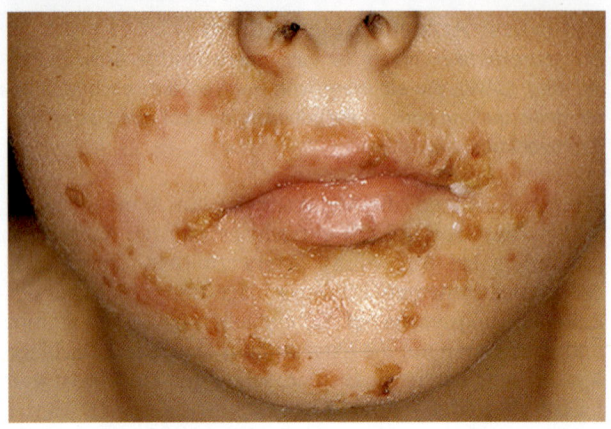

Goldgelbe Krusten der Impetigo contagiosa. *Aus: Sterry W, Burgdorf W, Worm M. Checkliste Dermatologie. Thieme 2014*

Blasen und Pusteln, die nach dem Aufplatzen die typischen **großflächigen, goldgelben Krusten** bilden (▶ Abb. 63.9).

Therapie und Pflege

Bei geringer Ausdehnung der Herde werden diese mit antiseptischen Umschlägen oder durch Applikation antibiotischer Salbe (z. B. **Fusidinsäuresalbe**) behandelt. Krusten lassen sich mittels antiseptischer Umschläge oder Salben ablösen. Bei ausgedehntem Befall oder unzureichendem Erfolg der Lokaltherapie 2 Tage nach deren Beginn ist die systemische Antibiotikagabe angezeigt.

ACHTUNG
Es handelt sich um eine sehr ansteckende Erkrankung. Beim Kontakt mit dem Patienten oder infektiösem Material müssen Einmalhandschuhe und Schutzkittel getragen und auf strikte Händehygiene geachtet werden.

Da die Herde jucken können, sollten sie abgedeckt werden, um eine Verschleppung der Erreger zu vermeiden. Solange die Herde nässen, ist tägliche Körperwäsche mit einem antiseptischen Syndet erforderlich. Um eine Reinfektion zu verhindern, müssen Bettwäsche, Handtücher und ggf. die Kleidung des Patienten täglich gewechselt (Wäscheabwurf im Patientenzimmer in einen für infektiöse Wäsche vorgesehenen Textilsack) und mit Vollwaschmittel möglichst heiß gewaschen werden.

Follikulitis, Furunkel und Karbunkel

Grundlagen

Definition Follikulitis, Furunkel, Karbunkel
Eine Follikulitis ist eine oberflächliche Infektion des Haarbalgs mit Staphylococcus aureus. Bei einem Furunkel sind die tieferen Schichten des Haarbalgs infiziert. Verschmelzen mehrere Furunkel miteinander, spricht man von einem Karbunkel.

Die Infektion wird durch eine feuchte Umgebung und Wärme, z. B. durch Schwitzen, begünstigt. Furunkel treten gehäuft bei **schlechter Körperhygiene** und bei Menschen mit einem **geschwächten Immunsystem** auf, z. B. Diabetes mellitus. Die Follikulitis zeigt sich durch **Rötung** und **Pusteln** an den Haarbälgen, am häufigsten am Bart, am Gesäß und im Schambereich. Beim Furunkel sammelt sich in der Tiefe Eiter und bildet Abszesse (▶ Abb. 63.10).

Therapie und Pflege

Bei **Follikultis** wird in leichteren Fällen lokal antiseptisch, z. B. mit **Iodlösung**, behandelt, in schweren Fällen systemisch mit einem **Antibiotikum**.

Ein beginnender **Furunkel** oder **Karbunkel** wird durch **Ichthyolsalbe** zur vollen Ausprägung gebracht. Ist der Abszess voll ausgeprägt und liegt nicht im Gesichtsbereich, eröffnet der Arzt ihn durch Stichinzision, räumt ihn aus und legt ggf. eine Drainage ein. Anschließend wird der Abszess lokal antiseptisch behandelt.

Ist das Gesicht betroffen, besteht die Gefahr, dass die Erreger über die Vena angularis in den Sinus cavernosus gelangen und es zu einer Sinusthrombose, Meningitis oder Enzephalitis kommt. Deshalb ist die Eröffnung kontraindiziert und stattdessen systemische Antibiotikatherapie angezeigt. Um das Risiko der Erregerausbreitung zu minimieren, darf der Patient nicht sprechen und nicht kauen; er bekommt flüssige Kost. Wegen des Kauverbots ist eine Parotitisprophylaxe angezeigt (S. 429).

Panaritium (Umlauf, Paronychie)

Definition Panaritium
Ein Panaritium ist eine schmerzhafte eitrige Entzündung des Nagelwalls durch Staphylococcus aureus.

Eine Entzündung wird durch **Ruhigstellung des Fingers** bzw. Zehs in einer Schiene und antiseptische Bäder (oder Auftragen antiseptischer Salbe auf das entzündete Areal) behandelt. Gegebenenfalls verabreicht der Arzt zusätzlich ein

Abb. 63.10 Follikulitis und Furunkel.

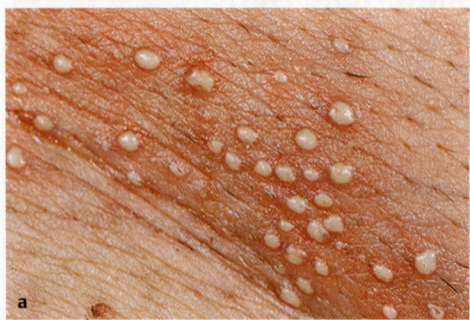 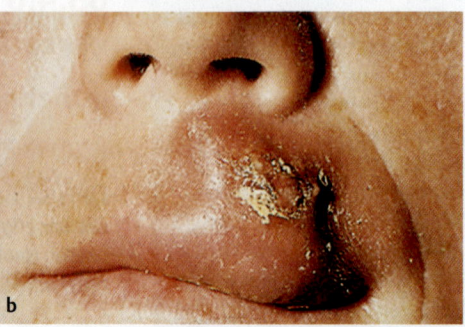

a Follikulitis.
b Furunkel der Oberlippe.
Aus: Moll I. Duale Reihe Dermatologie. Thieme 2010

Erkrankungen der Haut

Antibiotikum. Hat sich ein Abszess gebildet, eröffnet ihn der Arzt unter Lokalanästhesie.

63.4.7 Mykotische Hauterkrankungen

Grundlagen

Definition **Pilzerkrankungen**
Mykotische Erkrankungen sind Pilzinfektionen der Haut. Infektionen von Haut, Haaren und Nägeln mit Dermatophyten (Fadenpilzen) bezeichnet man als Dermatophytosen (Tinea).
Eine Infektion mit Pilzen der Gattung Candida (meist Candida albicans) wird als Candidose bezeichnet. Sind nur die Schleimhäute betroffen, spricht man von Soor.

Infektionen durch Dermatophyten • Sie äußern sich als Tinea pedis (Fußpilz) oder als Tinea unguium (Nagelpilz). Auch eine Infektion der Kopfhaut (Tinea capitis) oder anderer Körperteile, wie der Arme oder des Oberkörper (Tinea corporis), kommt vor. Beim Fußpilz (Tinea pedis) sind die betroffenen Hautareale gerötet und jucken stark. Zwischen den Zehen bilden sich Risse (Rhagaden), die als Eintrittspforte für weitere Erreger dienen können (▶ Abb. 63.11). Beim Nagelpilz verfärben sich die Nägel und werden brüchig. Bei einer Infektion der Kopfhaut bestehen meist kreisrunde, schuppende Herde mit abgebrochenen Haaren. Die Tinea corporis äußert sich in schuppigen Rötungen mit deutlichem Juckreiz.

Infektionen durch Hefepilz • Eine Besiedlung von Haut und Schleimhaut mit Candida kommt auch bei vielen Gesunden vor. Bei geschwächtem Immunsystem können diese Pilze jedoch zu Krankheitserregern werden, z.B. bei Diabetes mellitus, Tumorerkrankungen, AIDS; eine Infektion äußert sich folgendermaßen:
- **orale Candidose:** weißliche Beläge an der Mundschleimhaut (Mundsoor) (▶ Abb. 63.12a)
- **intertriginöse Candidose:** weißliche Epidermis mit flächigen roten Erosionen oder Rhagaden in feuchten Hautfalten, z.B. in den Achseln, der Analfalte, unter den Brüsten, bei Säuglingen Windelsoor (▶ Abb. 63.12b)
- **genitale Candidose:** bei Frauen Juckreiz und käsiger Ausfluss; bei Männern Entzündung der Eichel
- **Candida-Paronychie:** Entzündung des Nagelwalls

Abb. 63.11 Tinea pedis.

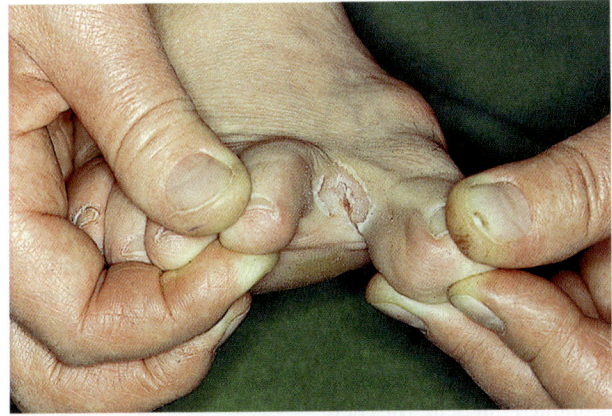

Typische Rhagaden bei Fußpilz. *Aus: Moll I. Duale Reihe Dermatologie. Thieme 2010*

Abb. 63.12 Candidose.

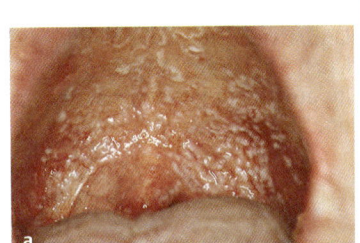
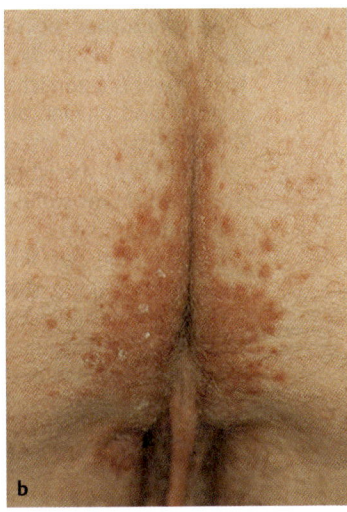

a Mundsoor. Typische abwischbare weißliche Beläge der Mundschleimhaut.
b Intertriginöse Candidainfektion in der Analfalte.
Aus: Sterry W, Burgdorf W, Worm M. Checkliste Dermatologie. Thieme 2014

Bei erheblicher Abwehrschwäche kann sich eine Candidose an weiteren Organen wie der Lunge (**Candida-Pneumonie**) oder der Niere (**Candida-Pyelonephritis**) manifestieren. Im schlimmsten Fall resultiert eine **Candida-Sepsis**, die lebensbedrohlich ist.

Therapie und Pflege

Bei geringer Ausdehnung werden Hautläsionen mit **antimykotischer Creme** und Nagelveränderungen mit **antimykotischem Nagellack** behandelt. Ist der befallene Nagel stark verdickt, muss man das überschüssige Material abtragen, damit der antimykotische Nagellack seine Wirkung entfalten kann. Hierzu wird der Nagel einige Tage lang mit 40%iger Harnstoffpaste unter einem Okklusivverband behandelt und die umgebende Haut zum Schutz mit Zinkpaste abgedeckt. Bei starkem Nagelbefall oder ausgedehnten Hautläsionen ist eine systemische Therapie erforderlich. Bei Nagelbefall muss sie über mindestens 3 Monate fortgeführt werden; so lange dauert es, bis der pilzbefallene Nagel komplett ersetzt ist.

Pilze lieben feucht-warmes Milieu. Deshalb ist es essenziell, **Feuchtigkeit in Körperfalten und Zehenzwischenräumen zu beseitigen**: nach dem Waschen durch sorgfältiges Abtrocknen oder Föhnen (Föhn nicht zu heiß einstellen), ansonsten durch Einlegen von Leinenläppchen oder Mullkompressen. Nässende Hautpartien müssen z.B. mithilfe gerbstoffhaltiger Externa „trockengelegt" werden. Luftdurchlässige Kleidung und Lederschuhe tragen wesentlich dazu bei, ein feucht-warmes Milieu zu vermeiden. Es sollte Kleidung aus Naturfasern getragen werden – keine Funktionskleidung!

Die **Hautreinigung** sollte mit einem antiseptischen Syndet erfolgen. Waschen Pflegende den Patienten, sollten sie Einmalhandschuhe tragen. Infizierte Hautareale sollten als letzte mit einem separaten Waschlappen – am besten aus Einwegmaterial, sonst aus heiß waschbarem Stoff – gewaschen und auch mit einem separaten (Einmal-)Handtuch abgetrocknet werden. Anschließend werden Waschlappen und Handtuch entsorgt bzw. bei ≥ 60°C gewaschen. Pflegeutensilien werden nach Benutzung mit einem gegen Pilze wirkenden Desinfektionsmittel behandelt. Textilien, die mit infizierten Hautarealen Kontakt hatten, werden täglich gewechselt und bei ≥ 60 °C gewaschen.

Bei **Mundsoor** werden zunächst die weißlichen Beläge entfernt, bevor das Antimykotikum aufgetragen wird. Hierzu werden zunächst die Zähne mit Einmalzahnbürsten geputzt und danach die Mundschleimhaut gesäubert. Der Zungenbelag wird mit einem Zungenreiniger (mit auswechselbarem Pad) vorsichtig entfernt. Nach dem Auftragen des Antimykotikums sollte der Patient eine halbe Stunde nichts essen oder trinken.

Maßnahmen zur **Infektionsprophylaxe** sind regelmäßige Hautpflege, um die Hautbarriere zu stärken, und die Schaffung eines pilzfeindlichen Klimas am Körper (s. oben). Patienten mit Fußpilz sollte außerdem geraten werden, in Schwimmbädern Badeschuhe zu tragen.

WISSEN TO GO

Mykotische Hauterkrankungen

Infektionen durch Dermatophyten: Tinea pedis (Fußpilz), Tinea unguium (Nagelpilz), Tinea capitis (Infektion der Kopfhaut), Tinea corporis (Infektion am Körper). **Infektionen durch Hefen:** orale Candidose (Mundsoor), intertriginöse Candidose, genitale Candidose, Candida-Paronychie

Therapie
- lokale Therapie mit antimykotischer Creme, antimykotischem Nagellack
- systemische Therapie bei starkem Nagelbefall (mind. 3 Monate) oder ausgedehnten Hautläsionen

Pflege
- Feuchtigkeit in Körperfalten und Zehenzwischenräumen beseitigen
- nässende Hautpartien mithilfe gerbstoffhaltiger Externa „trockenlegen"
- luftdurchlässige Kleidung aus Naturfasern und Lederschuhe tragen
- Hautreinigung mit antiseptischem Syndet, infizierte Hautareale als letzte mit Einmalwaschlappen waschen, mit separatem Handtuch abtrocknen
- Pflegeutensilien mit Desinfektionsmittel gegen Pilze behandeln
- Textilien täglich wechseln, bei ≥ 60 C waschen
- Mundsoor: weißliche Beläge entfernen, Antimykotikum auftragen, danach 30 min nicht essen und trinken

63.4.8 Virale Hauterkrankungen

Einige virale Erkrankungen gehen mit einem charakteristischen Hautausschlag (Exanthem) einher. Die typischen viral bedingten **Kinderkrankheiten** (Masern, Mumps, Röteln, Windpocken usw.) und der **Herpes zoster** werden ausführlich im Kap. „Pflege bei organübergreifenden Infektionen" behandelt (S. 1406).

63.4.9 Parasitosen

Definition Parasitosen
Parasitosen sind infektiöse Erkrankungen, die durch Parasiten ausgelöst werden. Dazu zählen z. B. Milben, Flöhe, Läuse und Zecken.

Skabies (Krätze)

Definition Skabies
Skabies wird durch Milben verursacht. Diese graben zur Eiablage Gänge durch die Hornschicht der Haut. Der Körper reagiert insbesondere auf den Kot der Milben allergisch, sodass sich einige Zeit nach der Infektion entlang der Gänge gerötete, juckende Hauterscheinungen bilden. Bei engem Körperkontakt können die Milben von Mensch zu Mensch übertragen werden.

Skabies wird i. d. R. ambulant behandelt. Nur Säuglinge und Patienten mit massivem Milbenbefall werden stationär aufgenommen; Letztere werden für 14 Tage isoliert.

Mittel der Wahl zur Abtötung der Milben ist **Permethrin**-(salbe). Vor dem Auftragen empfiehlt es sich, den Patienten zu baden und gut abzutrocknen. Bei massivem Befall wird die Salbe auf den gesamten Körper aufgetragen, sonst wird der Kopf ausgespart. Anschließend wechselt der Patient die Kleidung; auch die Bettwäsche muss gewechselt werden. Permethrin wird nach 8–12 Stunden durch Abduschen entfernt. Wäscht sich der Patient vor Ende der Einwirkzeit die Hände, sollte die Salbe erneut aufgetragen werden. Da Permethrin die Haut stark austrocknet, ist nach der Behandlung rückfettende Hautpflege wichtig. Das Ekzem wird mit **Glukokortikoidsalbe** behandelt. Lindert dies den Juckreiz nicht ausreichend, kommen weitere Maßnahmen hinzu (S. 1331). Finden sich nach 14 Tagen noch Zeichen von Milbenbefall, muss die Behandlung wiederholt werden.

Pediculosis

Definition Pediculosis
Unter Pediculosis versteht man die Besiedlung des Menschen durch Läuse. Je nach Ablageort der Eier unterscheidet man Kopfläuse, Filzläuse und Kleiderläuse.

Die Übertragung erfolgt durch den **direkten Kontakt mit den Läusen** oder über **Kleidung/Bettwäsche/gemeinsam genutzte Utensilien**. Filzläuse werden hauptsächlich beim **Geschlechtsverkehr** übertragen.

Auch Lausbefall wird i. d. R. ambulant behandelt. Im Krankenhaus werden Betroffene isoliert (S. 312). Mittel der ersten Wahl ist auch bei Läusen **Permethrin**. Bei Kopflausbefall werden die Haare im Anschluss an die Behandlung mit Permethrin und erneut 4 Tage später erst einer Schaumspülung unterzogen und dann mit einem Nissenkamm nass ausgekämmt (▶ Abb. 63.13). Nach 8–10 Tagen wird die Behandlung wiederholt. Wie bei Milbenbefall wird das Ekzem mit Glukokortikoidsalbe behandelt und die Haut rückgefettet.

ACHTUNG
Bei Milben- oder Lausbefall müssen Personen, die Hautkontakt mit dem Patienten hatten, ebenfalls behandelt werden, auch dann, wenn sie keine Symptome aufweisen.

Hygienemaßnahmen bei Skabies und Pediculosis

Um die Übertragung von Milben oder Läusen zu verhindern, sind folgende Hygienemaßnahmen essenziell: Bei engem Kontakt mit dem Patienten sollten nicht nur Handschuhe, sondern auch ein Schutzkittel getragen werden. Nach jedem Kontakt sollte man sich die Hände und die Fingernägel gründlich mit Seife waschen.

Erkrankungen der Haut

Abb. 63.13 Nissenkamm.

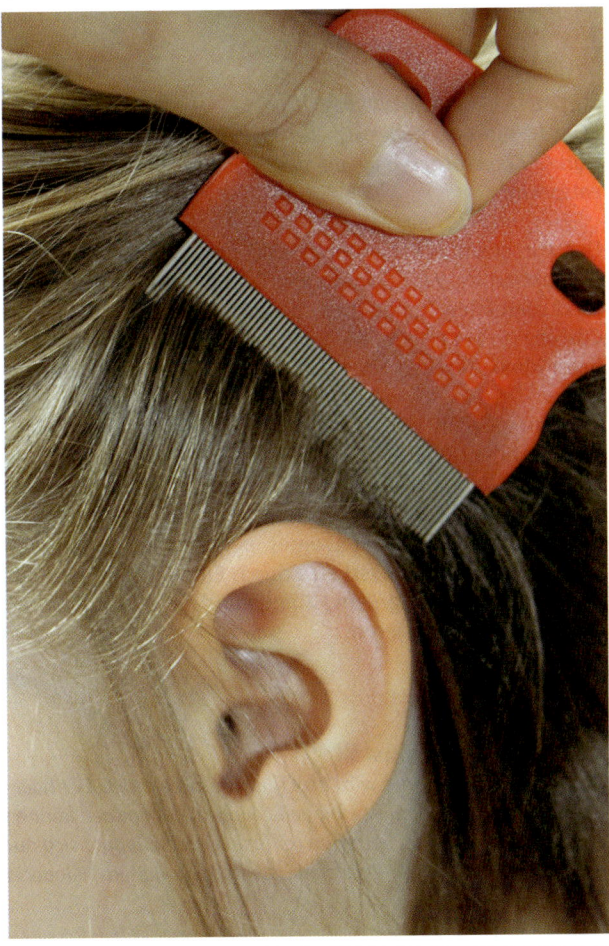

Die Haare werden nach der Behandlung mit Permethrin mit einem Nissenkamm nass ausgekämmt. © K. Zemecke/fotolia.com

> **! Merken** Wirkungslos
> *Händedesinfektionsmittel sind gegen Milben und Läuse wirkungslos.*

Der **Schutzkittel** wird in einem dicht schließenden Plastiksack entsorgt, der direkt neben der Tür des Patientenzimmers steht.

Nach jeder Lokalbehandlung wird die **Wäsche** des Patienten bei ≥ 60 °C gewaschen und im Trockner getrocknet oder gebügelt.

Nicht waschbare Gegenstände, mit denen der Patient direkt Kontakt hatte (z. B. Stofftiere, Schuhe), werden in einem verschlossenen Plastiksack 7 Tage (Milben) bzw. mindestens 2 Wochen (Läuse) lang gelagert. Kleine Gegenstände können durch Lagerung in der Tiefkühltruhe von den Parasiten befreit werden; Milben sind dort nach 24 Stunden, Läuse nach 48 Stunden abgestorben. Abwischbare Flächen in der unmittelbaren Umgebung des Patienten werden feucht gereinigt und desinfiziert, Polstermöbel und Teppiche gründlich staubgesaugt.

63.4.10 Hauttumoren

Definition **Tumor**
Tumor (lat. Geschwulst, Schwellung) bezeichnet eine Neubildung von Körpergewebe (Neoplasie).
- *Benigne (gutartige) Hauttumoren der Haut verdrängen das umgebende Gewebe, durchdringen es aber nicht und bilden keine Tochtergeschwülste.*
- *Maligne (bösartige) Hauttumoren dringen in das umgebende Gewebe ein (Infiltration), zerstören es (Destruktion) und bilden Tochtergeschwülste (Metastasierung).*
- *Semimaligne Tumoren wachsen in das umliegende Gewebe ein und zerstören es, bilden aber keine Metastasen.*

Benigne Hauttumoren

Pigmentnävus (Nävuszellnävus, „Leberfleck") • Durch eine Vermehrung von Melanozyten kommt es zu hell- bis dunkelbraunen Flecken der Haut, die sich bei Sonneneinstrahlung deutlich vermehren können („Sommersprossen") (▶ Abb. 63.14a). Anhand der ABCDE-Regel kann abgeschätzt werden, inwieweit die Gefahr der Entartung in ein malignes Melanom besteht. Bei als harmlos eingestuften Nävi ist keine Therapie erforderlich. Verdächtige (atypische) Nävi sollten kontrolliert werden. Diagnostisch kann eine Exzisionsbiopsie erfolgen. Im Zweifelsfall sollten sie durch eine komplette Exzision entfernt werden.

Kongenitaler Nävus • Im Gegensatz zu den Pigmentnävi – die meist erst in der Pubertät entstehen – sind kongenitale Nävi angeboren. Kleinere kongenitale Nävi können beobachtet werden. Eine Sonderform ist der Riesennävus, dessen Durchmesser > 10 cm beträgt. Dieser sollte früh vollständig chirurgisch entfernt werden, da er bereits in den ersten 5 Lebensjahren entarten kann.

Naevus flammeus • Feuermale sind angeborene, hellrote Flecken und entstehen durch eine Erweiterung von Kapillaren (▶ Abb. 63.14b). Der mediale Naevus flammeus („Storchenbiss") ist häufig im Nacken oder an der Stirn zu finden. Die Veränderung ist harmlos und verschwindet meist bis zum 2. Lebensjahr. Eine Entfernung mittels Lasertherapie ist möglich. Der laterale Naevus flammeus ist seltener und tritt einseitig im Gesicht oder an den Extremitäten auf. Er bildet sich nicht zurück, sondern kann im Erwachsenenalter kugelige Auswüchse annehmen.

Hämangiom (Blutschwamm) • Ein Hämangion ist eine umschriebene, gutartige Neubildung von Gefäßen mit schwammartiger Konsistenz (▶ Abb. 63.14c). Hämangiome können direkt an der Oberfläche als sattrote Vorwölbung oder als bläulich durchschimmernde Veränderung erkennbar sein.

Abb. 63.14 Benigne Hauttumoren.

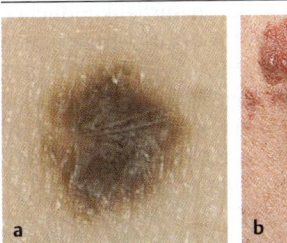
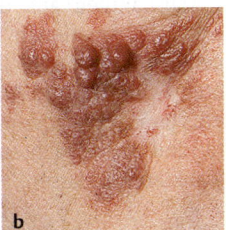
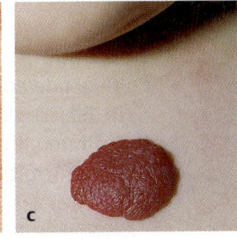

a Pigmentnävus. *Aus: Moll I. Duale Reihe Dermatologie. Thieme 2010*
b Naevus flammeus. *Aus: Moll I. Duale Reihe Dermatologie. Thieme 2010*
c Hämangiom. *Aus: Gertner et al. Duale Reihe Dermatologie. Thieme 2012*

Abb. 63.15 Maligne Hauttumore.

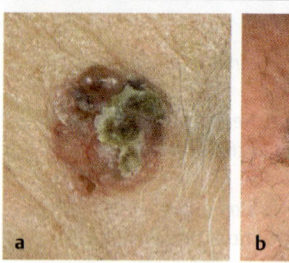
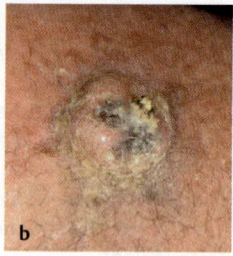
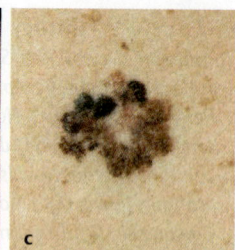

a Basaliom.
b Spinaliom.
c Malignes Melanom.

Aus: Moll I. Duale Reihe Dermatologie. Thieme 2012

Hämangiome haben die Tendenz, sich bis zum 9. Lebensjahr zurückzubilden. Deshalb wird ein Hämangiom nur behandelt, wenn es zu Funktionseinschränkung führt, z. B. Saugstörung bei einem Angiom der Lippe. Therapieoptionen sind Lasern, Kryochirurgie (Entfernung des Gewebes durch Vereisung) oder die Einnahme eines Glukokortikoids über einige Wochen.

Maligne Hauttumoren

Basaliom (Basalzellkarzinom) • Er ist der häufigste bösartige Hauttumor. Er ist semimalign und geht von den basalen Zellschichten der Oberhaut aus (▶ Abb. 63.15a). Er wird zusammen mit einem umgebenden Saum gesunden Gewebes chirurgisch entfernt. Ist dies nicht möglich, kann der Tumor bestrahlt werden, um sein invasives Wachstum zu stoppen.

Spinaliom • Das Spinaliom (Plattenepithelkarzinom der Haut, Stachelzellkarzinom, spinozelluläres Karzinom) ist der zweithäufigste bösartige Tumor von Haut und Schleimhäuten (▶ Abb. 63.15b). Er wird ebenfalls im Gesunden exzidiert, allerdings mit einem größeren Saum gesunden Gewebes. Ist dies nicht möglich oder bestehen Lymphknotenmetastasen, wird der Sitz des Tumors bzw. das Lymphabflussgebiet bestrahlt, ggf. zusätzlich eine Chemotherapie durchgeführt.

Malignes Melanom • Es wird auch als „schwarzer Hautkrebs" bezeichnet und ist sehr bösartig (▶ Abb. 63.15c). Es geht von den Melanozyten der Haut aus und wird mit einem breiten Saum gesunden Gewebes exzidiert. Befallene Lymphknoten werden ebenfalls entfernt. Bei Metastasen kommen als Therapieoptionen je nach Lokalisation eine Exzision oder eine Chemo- und/oder Strahlentherapie in Betracht; all diese Maßnahmen haben im fortgeschrittenen Tumorstadium jedoch „nur" palliativen Charakter.

Hautkrebspatienten werden idealerweise in multiprofessionell arbeitenden Tumorzentren behandelt und betreut. Dort können sie die passende Behandlung bekommen, außerdem werden eine psychosoziale Betreuung, Sportprogramme und Maßnahmen aus der naturheilkundlichen Pflege angeboten. Informationen für Hautkrebspatienten und ihre Angehörige bietet z. B. INKA (www.inkanet.de). Pflegende sollten Patienten und Angehörige über Kriterien für Bösartigkeit von Hautveränderungen aufklären und ihnen raten, ihre Haut zu beobachten und verdächtige Läsionen frühzeitig abklären zu lassen.

63.5 Erkrankungen der Haare

63.5.1 Hirsutismus

Definition **Hirsutismus**
Beim Hirsutismus findet sich bei Frauen und Kindern eine verstärkte Körperbehaarung, die dem männlichen Behaarungstyp entspricht.

Der Hirsutismus kann durch eine **übermäßige Androgenproduktion** ausgelöst werden, z. B. durch einen androgenproduzierenden Tumor, eine endokrine Störung, z. B. Morbus Cushing (S. 1111), oder Medikamente (z. B. Glukokortikoide). Beim idiopathischen Hirsutismus gibt es keine fassbare Ursache.

Wenn möglich, wird die Ursache des erhöhten Androgenspiegels beseitigt. In 90 % der Fälle ist dies jedoch nicht möglich. Dann kann es im günstigsten Fall genügen, die störenden Haare zu bleichen. Sonst werden sie entfernt – temporär durch Rasur, Wachs oder Cremes, permanent mittels Laser. Der Androgenspiegel lässt sich durch Einnahme eines Kontrazeptivums – bei starkem Hirsutismus mit antiandrogener Wirkung – normalisieren.

63.5.2 Haarausfall

Definition **Haarausfall**
Das Ausfallen der Haare wird als Effluvium bezeichnet. Der haarlose Zustand nach dem Ausfall heißt Alopezie. Alopezien können alle Haare des Körpers betreffen (diffuse Alopezien) oder sich nur an eng umschriebenen Bereichen des Körpers äußern (Alopecia areata).

Es gibt viele verschiedene Ursachen für Haarausfall. Die **androgenetische Alopezie** kommt am häufigsten vor. Dabei besteht eine erblich bedingte Überempfindlichkeit der Kopfhaarfollikel gegen männliche Sexualhormone. Sie tritt vor allem bei Männern auf. Bei der **erworbenen Alopezie** führt eine Schädigung der Haarmatrix durch Noxen zu einem Ausfall der Haare, z. B. durch Chemotherapeutika oder Heparin. Auch Schwangerschaften, Schilddrüsenfunktionsstörungen oder Eisenmangel können zu einem vorübergehenden Haarausfall führen.

Bei **androgenetischer Alopezie** versucht man, mit lokalen Gegenspielern zu den männlichen Sexualhormonen (**Antiandrogenen**, z. B. Propecia) die Überempfindlichkeit der Haarfollikel zu bremsen und so den Haarausfall zu verlangsamen.

Bei der **Alopecia areata** kommt es aufgrund einer unangemessenen Reaktion des Immunsystems auf die Haarfollikel zu herdförmigem, kreisrunden Haarausfällen. Betroffen sind meist Kinder und junge Menschen. Um die entzündliche Immunreaktion zu drosseln, wird lokal mit einem Glukokortikoid oder Phototherapie (S. 1314) behandelt, in schweren Fällen systemisch mit einem Glukokortikoid.

63.6 Übersicht über die wichtigsten Medikamente

63.6.1 Lokaltherapeutika

Hauterkrankungen werden häufig äußerlich (lokal = topisch) behandelt, da das Arzneimittel auf diese Weise in höherer Konzentration als bei systemischer Gabe an den Wirkort gelangt und seine unerwünschten Wirkungen geringer sind.

Eine wesentliche Aufgabe der Pflegenden ist, die Lokalbehandlung durchzuführen (bzw. den Patienten dazu anzuleiten) und ihm anschließend einen Verband anzulegen.

Zusammensetzung von Lokaltherapeutika

Dermatologische Lokaltherapeutika (Externa) bestehen i. d. R. aus 3 Komponenten:
- **Grundstoff**: Trägersubstanz des Lokaltherapeutikums. Man unterscheidet fette, flüssige und feste Grundstoffe; häufig werden sie in Kombination eingesetzt (▶ Abb. 63.16 und ▶ Tab. 63.1).
- **Wirkstoff**: Er ist für die Wirkung verantwortlich (▶ Tab. 63.2).
- **Hilfsstoff**: Lösungsmittel, die die Vermischung fettlöslicher und wasserlöslicher Grund- und/oder Wirkstoffe verbessern, Wirkstoffe stabilisieren oder dem Präparat einen angenehmen Duft verleihen.

Die Wahl des Grundstoffs hängt von 4 Faktoren ab:
1. **Hautzustand**: Bei nässenden Läsionen setzt man einen Grundstoff bzw. eine Grundstoffkombination mit hohem Flüssigkeitsanteil und austrocknender Wirkung ein. Bei trockenen Läsionen und intakter Hornschicht wählt man einen Grundstoff bzw. eine Kombination mit umso höherem Fettanteil, je trockener die Haut ist.
2. **Hauttyp**: Für trockene Haut eignen sich Grundstoffe bzw. Grundstoffkombinationen mit hohem Fettgehalt, für fettige Haut dagegen solche mit hohem Flüssigkeitsanteil.
3. **Applikationsort**: Auf stark fettenden Hautarealen wie der Kopfhaut setzt man flüssige Grundlagen (Öl, Lotion, Tinktur) ein, auf intertriginösen Arealen (feuchtes Milieu) Pasten (austrocknend).
4. **Jahreszeit/Außentemperatur**: Im heißen Sommer ist eine Creme mit hohem Flüssigkeitsanteil als Grundstoff deutlich angenehmer und erfolgbringender als ein im Winter als Grundstoff angewendetes Fett (z. B. Vaseline).

Die wichtigsten Lokaltherapeutika

Die wichtigsten Lokaltherapeutika, deren Wirkstoffe, Therapieziele und Beobachtungskriterien sind in ▶ Tab. 63.2 zusammengefasst.

Bei **großflächiger Anwendung von Lokaltherapeutika** können aufgrund der Resorption über die Haut **systemische Nebenwirkungen** auftreten, insbesondere bei Kindern (große Oberfläche → ausgeprägte Resorption) und bei Erwachsenen mit eingeschränkter Nierenfunktion.

ACHTUNG
Salicylsäure darf nicht bei Säuglingen und Kleinkindern eingesetzt werden, um Vergiftungserscheinungen (Übelkeit, Erbrechen, Ohrensausen, Schwindel), Nierenschäden und Magen-Darm-Ulzera vorzubeugen.

Bei älteren Kindern und Erwachsenen wählt man bei ausgedehnten Herden auf dünner Haut, z. B. am Rumpf und an den Extremitäten, eine niedrige Salicylsäurekonzentration (2–3,5%), um die Resorption gering zu halten.

Vitamin-D₃-Analoga können bei großflächiger Anwendung insbesondere bei Kindern zu Hyperkalzämie führen (S. 1063). Sollen **Vitamin-D₃-Analoga** auf mehr als 20–35% der Körperoberfläche aufgetragen werden, empfiehlt es sich, zur Minimierung der Resorption die Körperregionen im Wechsel zu behandeln (z. B. alle 2 Tage eine andere Region). Hier kann z. B. die **Quadrantentherapie** angewendet

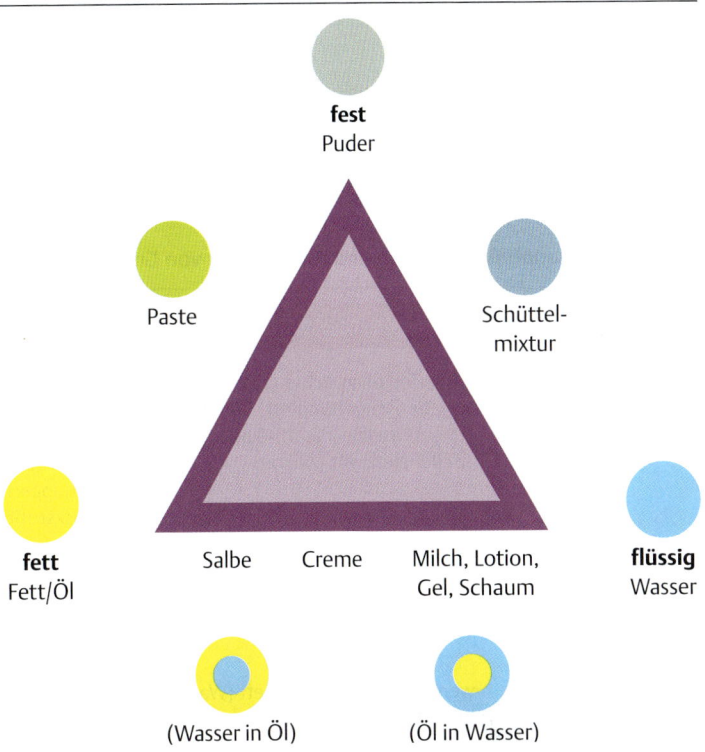

Abb. 63.16 Phasendreieck.

Grundstoffe dermatologischer Lokaltherapeutika und ihre Kombinationen.
Nach: Sterry W. Kurzlehrbuch Dermatologie, Thieme 2011

werden, bei der der Körper des Patienten in 4 Quadranten eingeteilt wird und täglich nur 1–2 Quadranten mit dem Wirkstoff behandelt werden. Die jeweils nicht behandelten Quadranten erhalten nur die Basistherapie.

Das Risiko einer **Glukokortikoid-induzierten Hautatrophie** ist besonders hoch im Gesicht, am Hals, in Körperfalten, am männlichen Genitale und auf der Kopfhaut von Kleinkindern.

WISSEN TO GO

Lokaltherapeutika

Dermatologische Lokaltherapeutika (Externa) bestehen aus 3 Komponenten:
- **Grundstoff**: Trägersubstanz: fette, flüssige, feste Grundstoffe (▶ Abb. 63.16 und ▶ Tab. 63.1)
- **Wirkstoff**: für die Wirkung verantwortlich (▶ Tab. 63.2)
- **Hilfsstoff**: Lösungsmittel

Die Wahl des Grundstoffs hängt von 4 Faktoren ab:
1. **Hautzustand:**
   - nässende Läsionen: hoher Flüssigkeitsanteil und austrocknende Wirkung
   - trockene Läsionen: hoher Fettanteil
2. **Hauttyp:**
   - trockene Haut: hoher Fettgehalt
   - fettige Haut: hoher Flüssigkeitsanteil
3. **Applikationsort:**
   - stark fettende Hautareale: flüssige Grundlagen (Öl, Lotion, Tinktur)
   - intertriginöse Areale: Pasten
4. **Jahreszeit/Außentemperatur:**
   - Sommer: hoher Flüssigkeitsanteil
   - Winter: hoher Fettanteil

63 Pflege bei Erkrankungen der Haut

> Die wichtigsten Lokaltherapeutika sind in ▶ Tab. 63.2 zusammengefasst.
> **Zu beachten:**
> - **Salicylsäure** nicht bei Säuglingen und Kleinkindern einsetzen, bei älteren Kindern und Erwachsenen bei ausgedehnten Herden auf dünner Haut niedrige Salicylsäurekonzentration wählen

> - Sollen **Vitamin-D$_3$-Analoga** auf mehr als 20–35 % der Körperoberfläche aufgetragen werden, Körperregionen im Wechsel behandeln
> - Risiko einer **Glukokortikoid-induzierten Hautatrophie** besonders hoch im Gesicht, am Hals, in Körperfalten, am männlichen Genitale und auf der Kopfhaut bei Kleinkindern

Tab. 63.1 Bestandteile, Wirkung und Anwendung von Grundstoffen in der Lokaltherapie.

Grundstoff	Bestandteile bzw. Beschaffenheit	Wirkung	Anwendung
Fett	Glyzeride pflanzlicher (z. B. Kakaobutter), tierischer (Wollfett), mineralischer (Vaseline, Paraffin) oder synthetischer Herkunft (Silikon)	fettend; behindert die Abgabe von Wärme und Feuchtigkeit über die Haut (okklusive Wirkung), weicht dadurch die Haut und aufliegende Schuppen und Krusten auf; lässt Wirkstoffe tief in die Haut eindringen	z. B. zur Pflege trockener Haut und zur Behandlung von Ekzemen (z. B. Psoriasis)
Öl	bei Raumtemperatur flüssige Glyzeride unterschiedlicher Herkunft (s. Fett), meist pflanzlich (z. B. Olivenöl)	fettend, okklusiv (abdichtend)	„Ölkappe", z. B. Olivenöl mit Salicylsäure zur Behandlung von Psoriasis der Kopfhaut
Salbe	wenig bis kein Wasser, Fett (Wasser-in-Öl-Emulsion)	fettend, bei sehr geringem Wasseranteil okklusiv, bei höherem Wasseranteil kühlend	z. B. zur Pflege trockener Haut und zur Behandlung von Ekzemen (z. B. Psoriasis, Neurodermitis)
Creme	wenig Fett, viel Wasser (Öl-in-Wasser-Emulsion)	wenig fettend, bei hohem Wasseranteil kühlend	z. B. mit Antibiotika oder Steroiden zur Entzündungshemmung
Gel	Öl-in-Wasser-Emulsion mit geringerem Fett- und höherem Wassergehalt als Creme (durchsichtig)	kühlend	z. B. zur Linderung von Schmerz oder Juckreiz bei Sonnenbrand
Lotion	Öl-in-Wasser-Emulsion mit geringerem Fett- und höherem Wassergehalt als Gel	austrocknend, kühlend	bei blasenbildenden Erkrankungen (z. B. Herpes zoster, allergisches Kontaktekzem, allergische Insektenstichreaktion)
Milch	Öl-in-Wasser-Emulsion mit geringerem Fett- und höherem Wassergehalt als Lotion	kühlend, wenig fettend	z. B. mit Steroiden bei Sonnenbrand
Schaum	Luft in Flüssigkeit	kaum fettend	auf behaarten Arealen, z. B. mit Steroiden bei Psoriasis der Kopfhaut
Tinktur	Flüssigkeit: Wasser und/oder Alkohol	bringt Wirkstoffe auf stark fettenden Hautarealen wie der Kopfhaut an ihren Wirkort; austrocknend	z. B. mit Salicylsäure bei Psoriasis der Kopfhaut; zur Austrocknung nässender Läsionen
Puder	feste, pulverisierte Mineralien, z. B. Magnesiumsilikat (Talkum), Zinkoxid	saugt Sekret auf, kühlend, austrocknend	auf intertriginösen Arealen (z. B. Leistenregion, Gesäßfalte), z. B. mit einem Antimykotikum bei Pilzbefall
Schüttelmixtur	Feststoff (s. Puder) in Flüssigkeit	kühlend, austrocknend	bei nicht nässenden, mit Rötung und Juckreiz einhergehenden Läsionen (z. B. Sonnenbrand, Urtikaria, Insektenstich)
Paste	Salbe mit Puder (meist Zinkoxid)	Schutz vor Irritation, austrocknend	bei Dithranoltherapie zum Schutz gesunder Haut, auf intertriginösen Arealen zur Beseitigung des feuchten Milieus

Nach: Sterry W. Kurzlehrbuch Dermatologie, Thieme 2011

Tab. 63.2 Die wichtigsten Wirkstoffe in dermatologischen Lokaltherapeutika.

Wirkstoffgruppe	häufig verwendete Wirkstoffe und Handelsnamen	Therapieziel/Anwendung	Nebenwirkungen/Beobachtungskriterien
Psoralene	Methoxsalen: z. B. Meladinine, 0,3%-Lösung als Badezusatz	• photosensibilisierende Eigenschaft • eingesetzt im Rahmen der UVA-Therapie (PUVA)	• Juckreiz • Übelkeit • sonnenbrandähnliche Hautrötung • führt zu einer erheblich verstärkten Reaktion der Haut auf Sonnenlicht → Patienten sollten sich vor Sonne schützen
Glukokortikoide	• Hydrokortisonacetat (schwach wirksam = Wirkstärkeklasse I): z. B. Ebenol • Dexamethason (mittelstark wirksam = Klasse II): z. B. Dexamethason • Betamethason (stark wirksam = Klasse III): z. B. Betadermic • Clobetasolpropionat (sehr stark wirksam = Klasse IV): z. B. Clobegalen	• Entzündungshemmung, Immunsuppression • bei Erkrankungen mit entzündlicher Komponente und allergisch bedingten Erkrankungen	bei Anwendung > 2 Wochen: • Abnahme der Hautdicke (reversibel), Hautatrophie (irreversibel) • Erweiterung der Hautgefäße (Teleangiektasien, teilweise reversibel) • erhöhte Fragilität der Hautgefäße (punktförmige Blutungen [Purpura], reversibel) • erhöhte Anfälligkeit für Pilzinfektionen, v. a. in intertriginösen Arealen • verstärkte Behaarung (reversibel) • Akne Striae distensae („Schwangerschaftsstreifen", irreversibel) → Haut während der Lokaltherapie sorgfältig beobachten, bei Auftreten von Nebenwirkungen Arzt informieren
Vitamin-D_3-Analoga	• Calcipotriol: z. B. Psorcutan • Tacalcitol: z. B. Curatoderm	• Entzündungshemmung, Hemmung der Proliferation von Keratinozyten • bei Psoriasis	Hautreizung und -rötung, bei großflächiger Anwendung Hyperkalzämie (s. unten) → auf Hautreizung achten
Kalzineurininhibitoren	• Tacrolimus: z. B. Protopic • Pimecrolimus: z. B. Elidel	• Immunsuppression • bei Neurodermitis	• anfängliche Hautreizung (Brennen), erhöhte Anfälligkeit für Superinfektion • erhöhtes lokales Tumorrisiko → Patienten zu Schutz vor bzw. Meiden von Sonnenlicht raten
Retinoide	• Isotretinoin: z. B. Isotrex • Adapalen: z. B. Differin	• Förderung der Zelldifferenzierung, Hemmung der Proliferation von Keratinozyten, Hemmung der Talgproduktion • bei Akne	• Hautrötung, Hauttrockenheit (verminderte Talgproduktion), • erhöhte UV-Sensibilität → Patienten zu Schutz vor bzw. Meiden von Sonnenlicht raten
Antipsoriatika	Dithranol: z. B. Micanol	• Entzündungshemmung, Hemmung der Proliferation von Keratinozyten • bei Psoriasis	• Hautreizung • Verfärbung der Haut (passager), der Textilien und Sanitäreinrichtungen (permanent)
Keratolytika	Salicylsäure: z. B. Aknefug-Liquid, Psorimed	• weicht die Hornschicht auf → Ablösung von Schuppen • bei Psoriasis und Akne	Hautrötung bei Anwendung in höherer Konzentration Aufquellen der Epidermis → „weiße" Haut → nicht in Kontakt mit gesunder Haut bringen
	Harnstoff: z. B. Balisa, Elacutan	• weicht die Hornschicht auf → Ablösung von Schuppen, bindet Flüssigkeit in der Haut • bei Psoriasis, bei Neurodermitis zur Pflege trockener Haut bzw. von Ekzemen	Hautreizung und -rötung
Antiinfektiva			
Desinfizienzien	• Jod: z. B. Betaisodona • Chlorhexidin: z. B. Merfen	• Hautdesinfektion • bei bakterieller Superinfektion	Jod nicht bei Patienten mit Hyperthyreose verwenden, bei Schwangeren und Stillenden nur bei Mangel an Alternativen

63 Pflege bei Erkrankungen der Haut

Tab. 63.2 Fortsetzung.

Wirkstoffgruppe	häufig verwendete Wirkstoffe und Handelsnamen	Therapieziel/Anwendung	Nebenwirkungen/Beobachtungskriterien
Antibiotika	• Erythromycin: z. B. Aknefug-EL, Aknemycin • Clindamycin: z. B. Basocin • Fusidinsäure: z. B. Fucicort	• Abtötung oder Wachstumshemmung von Bakterien • bei bakterieller (Super-)Infektion	auf Zeichen einer Allergie achten
Virostatika	• Aciclovir: z. B. Aciclobeta	• Hemmung der Proliferation von Herpes-simplex-Viren	
Antimykotika	• Bifonazol: z. B. Canesten • Ciclopiroxolamin: z. B. Batrafen • Amphotericin B: z. B. Ampho-Moronal	• Abtötung oder Wachstumshemmung von Pilzen	Lokaltherapie auch dann 2 Wochen weiterführen, wenn die Mazeration verschwunden ist, sonst Rezidivgefahr
Antiparasitika	• Permethrin: z. B. Infecto-Pedicul • Benzoylbenzoat: z. B. Antiscabiosum	• Abtötung von Milben und Läusen	Brennen, Juckreiz → Anwendungsvorschriften beachten, um Wirksamkeit zu gewährleisten und Nebenwirkungen zu vermeiden!

Lokaltherapie durchführen

Für die Visite ist es sinnvoll, den Patienten entsprechend vorzubereiten, d. h., entweder ein pflegendes Ölbad, eine Reinigungsdusche oder eine Reinigung mit Wasser oder Öl der betroffenen Stellen vorzunehmen. So sind die Beurteilung und der Verlauf des Hautzustands bei der Visite durch das multiprofessionelle Team gesichert.

Die Lokaltherapie findet im Anschluss an die Visite und ggf. nochmals nach dem Abendessen in einem mit allen notwendigen Utensilien bzw. Materialien ausgestatteten Behandlungszimmer statt; nur Patienten, die bettlägerig, frisch operiert, abwehrgeschwächt oder infektiös sind, werden in ihrem Zimmer behandelt.

Pflegende sollten vor Beginn der Behandlung darauf achten, dass eine angenehme Raumtemperatur herrscht. Patienten sollten vor der ersten Lokalbehandlung über evtl. unangenehme Begleiterscheinungen informiert werden, z. B. Verfärbung von Textilien durch Dithranol. Bettwäsche und Kleidung sollten geschützt werden, damit sie nicht in Kontakt mit dem Externum bzw. den Externa kommen. Bei der Behandlung sollten Einmalhandschuhe getragen werden.

Gegebenenfalls werden im ersten Schritt der Verband und Externareste je nach Anordnung des Arztes bzw. hausinternen Standards mit Öl oder warmem Wasser entfernt. Dabei wird der Hautzustand beobachtet, auf Nebenwirkungen geachtet und Juckreiz erfragt. Leidet der Patient unter Juckreiz, empfiehlt es sich, die Behandlung zügig durchzuführen, da der Juckreiz nach Verbandabnahme stärker wird.

Das Lokaltherapeutikum wird mit einem frischem Spatel oder Tupfer aus dem Gefäß entnommen – nie mit den behandschuhten Fingern. Salben werden auf einen frischen Spatel, Tupfer oder Handschuh gedrückt, Lösungen oder Tinkturen auf einen Watteträger gegeben – nie direkt auf die Haut des Patienten (Kontaminationsgefahr). Das Gefäß wird nach Gebrauch sorgfältig verschlossen.

> **! Merken Körperfalten**
> *Achten Sie darauf, Glukokortikoide oder Vitamin-D$_3$-Analoga in Körperfalten dünn aufzutragen, denn die Haut ist dünn und das Risiko lokaler Nebenwirkungen daher größer als auf dickerer Haut.*

Lokaltherapie mit Dithranol

Die Dithranoltherapie ist schon sehr alt (ca. 100 Jahre). Sie ist die nebenwirkungsärmste und erfolgversprechendste Lokaltherapie bei Psoriasis und wird daher nach wie vor in Kliniken im (teil-)stationären Behandlungsprozess eingesetzt.

Dithranol färbt die Haut, Textilien und Sanitäreinrichtungen bräunlich, die letzteren beiden meist permanent. Der Patient sollte in alten Kleidern zur Therapie erscheinen. Dithranol ist ein sehr flüchtiger Wirkstoff und sollte daher möglichst „frisch" aus der Apotheke verwendet und kühl gelagert werden.

Die Substanz reizt die Haut. Deshalb muss gesunde Haut in der Umgebung von Psoriasisherden mit Zinkpaste abgedeckt werden. Diese Methode ist sehr zeitaufwendig und im heutigen Pflegealltag oft nicht mehr durchzuführen. Es wird daher mehr und mehr dazu übergegangen, die gesamte Hautoberfläche des Patienten von Behandlungsbeginn an mit niedrigen Dithranolkonzentrationen „durchzuschmieren". So gewöhnt sich die gesunde Haut an den Wirkstoff, ohne Schaden zu nehmen.

> **ACHTUNG**
> *Dithranol darf nicht in Kontakt mit der Bindehaut oder anderen Schleimhäuten kommen. Falls das doch einmal passiert ist, muss der Patient umgehend einem Augenarzt vorgestellt werden.*

Wegen der hautreizenden Wirkung beginnt man mit einer geringen Dithranolkonzentration und steigert sie im Verlauf. Auf Station kommt ggf. noch die klassische Therapie zum Einsatz, bei der man eine niedrige Dithranolkonzentration eine halbe (3–4 Stunden) oder ganze Schicht einwirken lässt; hierbei erhält der Patient einen Schlauchverband (S. 1329). In der Tagesklinik bzw. Hautarztpraxis wird Dithranol von Beginn an in höherer Konzentration für 10 bis maximal 60 Minuten angewendet (Kurzzeittherapie = Minutentherapie); das Risiko der Reizung gesunder Haut ist geringer als bei der klassischen Therapie.

Nach Ablauf der Einwirkzeit entfernt man das Dithranol mit lauwarmem Wasser ohne Seife. Bei beiden Therapieformen wird Dithranol 1-mal pro Tag aufgetragen. Es dauert 2–3 Wochen, bis die Wirkung eintritt, und 4–6 Wochen, bis die Herde abheilen. Deshalb – und wegen seiner Färbwirkung – wird Dithranol seltener eingesetzt als die anderen bei Psoriasis wirksamen Lokaltherapeutika.

Tuchtherapie und Verbände

Tuchtherapie • Muss ein großes Hautareal eingesalbt werden, empfiehlt sich die Tuchtherapie. Besonders Patienten, die im akuten Schub einer Neurodermitis stark an Juckreiz leiden, profitieren von ihr. Dazu legt man den Patienten auf 2 Bettlaken, salbt ihn großzügig ein, schlägt ihn in die Laken ein und deckt ihn – je nach Jahreszeit – ggf. gut zu. Wärme steigert die Resorption des Wirkstoffs um den Faktor 2, sie erhöht aber auch den Juckreiz. Der Patient sollte deshalb nicht zu warm eingepackt werden. Die Einwirkzeit sollte mindestens 1 Stunde betragen. Ergänzend kann der Patient während der Liegezeit Entspannungsmusik hören oder eine Entspannungsübung machen. Ein „Bitte-nicht-stören-Schild" an der Tür des Patientenzimmers vollendet diese potente Art der Akutbehandlung.

Schlauchverband • Befindet sich das einzusalbende Hautareal am Oberkörper oder am Bein, ist der Schlauchverband eine Alternative. Man schätzt am Patienten ein, wie viel Verbandmaterial man brauchen wird, schneidet es zurecht und zieht es dem Patienten über die ausgestreckten Arme und den Kopf bzw. das Bein. Am Oberkörper schlägt man den Verband auf Achselhöhe um, am Bein am Fuß. Anschließend vergewissert man sich, dass der Verband faltenfrei sitzt.

Okklusivverband • Bei diesem Verband wird das – meist mit einem Glukokortikoid – eingesalbte Hautareal mit Haushaltsfolie bedeckt und diese mit Pflaster oder Binden allseits abgedichtet. Am Kopf und an den Extremitäten wird der Okklusivverband durch einen Schlauchverband geschützt, an den Händen durch Baumwollhandschuhe. Ein Okklusivverband verstärkt die Resorption von Glukokortikoidsalbe und damit die Wirkung.

WISSEN TO GO

Lokaltherapie durchführen

- vor der Visite Hautareale reinigen, um die Beurteilung des Hautzustands zu erleichtern
- Lokaltherapie im Anschluss an die Visite, ggf. nochmals nach dem Abendessen
- Information des Patienten über evtl. unangenehme Begleiterscheinungen
- Schutz der Bettwäsche und der Kleidung, Einmalhandschuhe anziehen
- ggf. Verband entfernen und entsorgen, Externareste entfernen
- Hautzustand beobachten, auf Nebenwirkungen achten, nach Juckreiz fragen
- Lokaltherapeutikum mit frischem Spatel/Tupfer entnehmen, Salben auf frischen Spatel/Tupfer/Handschuh drücken, Lösungen/Tinkturen auf Watteträger auftragen
- **Lokaltherapie mit Dithranol:** färbt bräunlich und reizt die Haut. Gesunde Haut wird entweder mit Zinkpaste abgedeckt oder die gesamte Hautoberfläche von Behandlungsbeginn an mit niedrigen Dithranolkonzentrationen behandelt. Dithranol darf nicht in Kontakt mit der Bindehaut oder anderen Schleimhäuten kommen.
- **Tuchtherapie:** bei großen Hautarealen, die eingesalbt werden müssen, z.B. im akuten Schub einer Neurodermitis. Patient wird auf 2 Bettlaken gelegt, eingesalbt, die Laken eingeschlagen und der Patient zugedeckt (Einwirkzeit mind. 1 Stunde).
- **Schlauchverband:** einzusalbendes Hautareal am Oberkörper oder Bein
- **Okklusivverband:** eingesalbtes Hautareal mit Haushaltsfolie bedecken und mit Pflaster/Binden abdichten

63.6.2 Systemische Therapeutika

Die wichtigsten systemischen Therapeutika haben wir Ihnen in ▶ Tab. 63.3 zusammengefasst.

Tab. 63.3 Die wichtigsten Medikamente zur systemischen Anwendung bei Hauterkrankungen.

Substanzklasse	häufig verwendete Wirkstoffe und Handelsnamen	Therapieziel/Anwendung	Nebenwirkungen/Beobachtungskriterien
Psoralene	Methoxsalen: z. B. Meladinine	• photosensibilisierende Eigenschaft • eingesetzt im Rahmen der UVA-Therapie (PUVA)	• Juckreiz • Übelkeit • sonnenbrandähnliche Hautrötung • führt zu einer erheblich verstärkten Reaktion der Haut auf Sonnenlicht → Patienten sollten sich vor Sonne schützen
Antiinfektiva			
Antibiotika	• Penicillin: z. B. Penicillin V • Ampicillin: z. B. Ampicillin-ratiopharm • Flucloxacillin: z. B. Flanamox • Cefotaxim: z. B. Cefotaxim-Actavis • Doxycyclin: z. B. Doxyderma • Erythromycin: z. B. Erythrocin • Norfloxacin: z. B. Norfluxx	• Abtötung oder Wachstumshemmung von Bakterien • bei großflächiger oder tiefer bakterieller (Super-)Infektion	• Magen-Darm-Beschwerden (Übelkeit, Erbrechen, Durchfall) • Pilzinfektionen der Haut oder – bei Frauen – des Genitales • Arzneimittelexanthem → Patienten nach Nebenwirkungen fragen, ihre Haut beobachten • bei schwerem, blutigem Durchfall (Zeichen der pseudomembranösen Kolitis) Arzt informieren

Tab. 63.3 Fortsetzung.

Substanzklasse	häufig verwendete Wirkstoffe und Handelsnamen	Therapieziel/Anwendung	Nebenwirkungen/Beobachtungskriterien
Virostatika	• Aciclovir: z. B. Aciclobeta • Brivudin: z. B. Zostex • Famciclovir: z. B. Famvir	Hemmung der Proliferation von Herpes-simplex-Viren	Magen-Darm-Beschwerden (Übelkeit, Erbrechen, Durchfall)
Antimykotika	• Amphotericin B: z. B. Ampho-Moronal • Caspofungin: z. B. Cancidas • Ketoconazol: z. B. Nizoral	• Abtötung oder Wachstumshemmung von Pilzen • bei großflächiger oder tiefer Pilzinfektion der Haut (z. B. Tinea)	• Magen-Darm-Beschwerden (Übelkeit, Erbrechen, Durchfall) • Leberfunktionsstörungen
Immunsuppressiva			
Glukokortikoide	• Prednisolon: z. B. Solu-Decortin • Methylprednisolon: z. B. Urbason, Metysolon • Fluocortolon: z. B. Ultralan	• Entzündungshemmung, Immunsuppression • bei nicht infektiösen entzündlichen Erkrankungen und schweren allergisch bedingten Erkrankungen	• bei langfristiger Anwendung Nebenwirkungen auf die Haut, siehe ▶ Tab. 63.2 • erhöhte Infektanfälligkeit • verzögerte Wundheilung • Gewichtszunahme → Gewichtskontrolle, Hypertonie • Diabetes mellitus → regelmäßige Blutzuckerkontrollen • Nebennierenrindeninsuffizienz → Intervalltherapie und Ausschleichen der Therapie • Magen-Darm-Ulzera → nach Teerstuhl fragen • Osteoporose • Glaukom, Katarakt • Psychose → Patienten beobachten
Zytostatika (Chemotherapeutika)	Methotrexat (MTX): z. B. Lantarel	• Immunsuppression • bei schweren Ekzemen (z. B. Psoriasis), die auf andere systemische Therapien nicht ansprechen	• Übelkeit, Erbrechen • Haarausfall • Schädigung der Mundschleimhaut • Knochenmarksuppression • Leberschädigung • Infektanfälligkeit • Pneumonitis
Kalzineurinhemmer	Ciclosporin A: z. B. Cicloral	• Immunsuppression • bei schweren Ekzemen (z. B. Psoriasis, Neurodermitis), die auf andere systemische Therapien nicht ansprechen	• Nierenschädigung • Übelkeit, Erbrechen • verstärkter Haarwuchs • Zahnfleischwucherungen • Zittern
Antikörper/Biologika/TNF-Blocker Antikörper werden infundiert bzw. subkutan verabreicht	• Etanercept: z. B. Enbrel • Infliximab: z. B. Remicade • Adalimumab: z. B. Humira • Ustekinumab: z. B. Stelara	• Hemmung der Migration, Aktivierung und Proliferation von T-Zellen, Zerstörung von Zytokinen oder spezifischen T-Zellen • bei schwerer Psoriasis, insbesondere der Gelenke, die nicht auf andere Formen der systemischen Therapie anspricht	• erhöhte Anfälligkeit für Infektionen → Patienten sorgfältig beobachten, regelmäßig Körpertemperatur messen • erhöhtes Risiko maligner Tumoren, z. B. der Haut → Patienten zum Schutz vor bzw. Meiden von Sonnenlicht raten
Antihistaminika (Histamin-H$_1$-Rezeptoren-Blocker)	1. Generation: • Clemastin: z. B. Tavegil • Ketotifen: z. B. Ketof 2. Generation: • Cetirizin: z. B. Ceterifug • Loratadin: z. B. Lora-Lich	• Abschwächung der Histaminwirkungen auf die Haut (Rötung, Ödem, Juckreiz, Schmerz) • bei allergisch bedingten Erkrankungen und Juckreiz: Gabe eines Präparats der 1. Generation zur Nacht, eines Präparats der 2. Generation tagsüber	• 1. Generation: Mundtrockenheit, Schwindel, Müdigkeit (Fahrtüchtigkeit evtl. beeinträchtigt, Patienten aufklären/erinnern!) • 2. Generation weniger sedierend

Tab. 63.3 Fortsetzung.

Substanzklasse	häufig verwendete Wirkstoffe und Handelsnamen	Therapieziel/Anwendung	Nebenwirkungen/Beobachtungskriterien
Retinoide	• Isotretinoin: z. B. Aknefug • Alitretinoin: z. B. Toctino • Acitretin: z. B. Acicutan	• Förderung der Zelldifferenzierung, Hemmung der Proliferation von Keratinozyten, Hemmung der Talgproduktion • bei Psoriasis und schwerer Akne	• teratogen (Fehlbildungen hervorrufend) → Patientinnen im gebärfähigen Alter müssen während und nach der Therapie (Zeitraum abhängig vom Präparat) sorgfältig verhüten • trockene Haut bzw. Lippen • Haarausfall (reversibel) • erhöhte UV-Sensibilität → Patienten zu Schutz vor bzw. Meiden von Sonnenlicht raten
Fumarsäureester	Dimethylfumarat: z. B. Fumaderm	• Modulation des Immunsystems, Hemmung der Proliferation von Keratinozyten • schwere Psoriasis der Haut oder der Nägel, Psoriasis arthropathica	• Magen-Darm-Beschwerden (Übelkeit, Durchfall, Krämpfe) • leichte Formen der Lymphozytopenie (Mangel an Lymphozyten) und Leukozytopenie (Mangel an Leukozyten)

63.7 Informieren, Schulen, Beraten – Juckreiz

Viele Hauterkrankungen gehen mit **Juckreiz** einher. Die natürliche Reaktion des Körpers auf den Reiz „Jucken" ist der Kratzimpuls. Den Kreislauf von Jucken und Kratzen bezeichnet man auch als Juck-Kratz-Zirkel (▶ Abb. 63.17). Es gibt verschiedene Maßnahmen, den Juck-Kratz-Zirkel zu durchbrechen. Pflegende sollten Betroffene über **Gegenmaßnahmen** informieren.

Um die erkrankte Haut nicht zusätzlich zu verletzen und dadurch wiederum Juckreiz auszulösen, ist es wichtig, die **Nägel kurz** zu **halten**. Optimal ist, nicht zu kratzen, sondern sich **Kratzalternativen** anzugewöhnen: die Nägel fest auf die juckende Stelle zu drücken, die Stelle zu beklopfen oder einen Massageball sanft darüber „gleiten" zu lassen. **Reibung** ruft Juckreiz hervor. Deshalb sollte sich der Patient nach dem Duschen/Baden mit dem Handtuch abtupfen, nicht abreiben, und **enge Kleidung vermeiden**. Kleidung sollte möglichst aus Naturfasern sein, die nicht mit Weichspülern behandelt und bei hohem Wasserstand gewaschen wurden. Vermieden werden sollte auch Schwitzen, oder die Arbeit in Staub und Schmutz.

Eine effektive Maßnahme ist die **Kühlung** der juckenden Hautstelle durch (im Kühlschrank oder Gefrierfach) gekühlte Gelkompressen. Wichtig ist, diese nicht direkt, sondern in ein Handtuch gewickelt auf die Haut zu legen. Auch feuchte Umschläge mit schwarzem Tee kühlen. Essenziell ist die regelmäßige **Hautpflege** mit Präparaten, die ein Austrocknen der Haut verhindern – trockene Haut juckt – und die juckreizlindernde Substanzen enthalten (z. B. Harnstoff, Glyzerin, Arnica, Polidocanol oder Bisabolol). **Entspannung** mindert Juckreiz. Deshalb können Entspannungstechniken wie autogenes Training, progressive Muskelentspannung nach Jacobson oder Yoga hilfreich sein.

Medikamente, die Juckreiz effektiv lindern, sind Glukokortikoide und Antihistaminika. Welches Medikament der Arzt verschreibt, richtet sich nach dem Entstehungsmechanismus der Hauterkrankung. Reduziert keines dieser Medikamente bzw. keine der oben genannten Maßnahmen den Juckreiz auf ein erträgliches Maß, kann der Arzt einen Therapieversuch mit Capsaicin, Kalzineurininhibitoren, Gabapentin, trizyklischen Antidepressiva oder Ciclosporin unternehmen.

Auch **Phototherapie** lindert Juckreiz.

Abb. 63.17 Juck-Kratz-Zirkel.

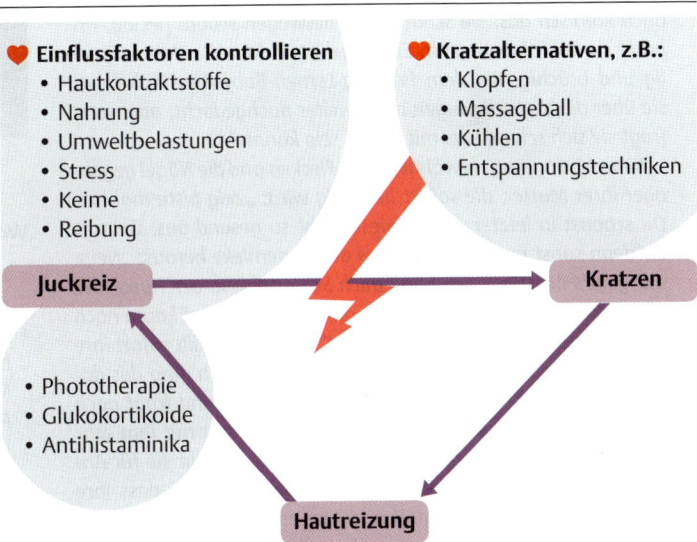

Viele verschiedene Einflussfaktoren können Juckreiz auslösen. Kratzen lindert zwar unmittelbar den Juckreiz, führt aber zu einer entzündeten, schmerzenden Haut, die wiederum anfällig ist für Juckreiz.

WISSEN TO GO

Informieren, Schulen, Beraten – Juckreiz

- Nägel kurz halten
- Kratzalternativen: Nägel fest auf juckende Stelle drücken, Stelle beklopfen, Massageball sanft darüber „gleiten" lassen
- Reibung meiden: mit dem Handtuch abtupfen, keine enge Kleidung, Naturfasern tragen, keinen Weichspüler verwenden
- Schwitzen, Arbeit in Staub und Schmutz vermeiden
- juckende Hautstelle mit Kühlelementen kühlen, Umschläge mit schwarzem Tee
- Hautpflege mit rückfettenden Präparaten, die juckreizlindernde Substanzen enthalten, z. B. Harnstoff, Glyzerin, Arnica, Polidocanol, Bisabolol
- Entspannung mindert Juckreiz, z. B. autogenes Training, progressive Muskelentspannung nach Jacobson, Yoga

Pflege bei Erkrankungen der Haut

Mein Patient — Annemieke: Das bleibt jetzt wohl für immer.

Annemieke steht kurz vor den ersten Prüfungen ihrer Ausbildung als pharmazeutisch-technische Assistentin. Lieber würde sie den frisch gefallenen Schnee genießen als zu lernen, aber allzu weit ist sie bisher mit ihrem Pensum noch nicht gekommen. Das liegt auch daran, dass sie im Moment viel auf ihre kleine Schwester aufpassen muss, die für die Lernpflichten ihrer großen Schwester kein Verständnis hat. Aber ihr bleibt nichts anderes übrig, Annemiekes Mutter arbeitet im Schichtdienst im Krankenhaus und hat gerade Nachtdienst. Und ein anderer Aufpasser ist nicht in Sicht.

Zu allem Überfluss fühlt Annemieke sich seit einigen Wochen nicht gerade topfit. Sie hat das Gefühl, als würde sie eine Erkältung ausbrüten, husten tut sie bereits. Seit einigen Tagen hat sie auch wieder diese merkwürdigen Hautveränderungen an den Ellenbogen und Knien. Schon letzten Winter zeigten sich die roten Flecken, die sich schuppen und ziemlich stark jucken. In den letzten Tagen sind sie größer geworden und am Kopf und am Steißbein sind weitere dazugekommen.

Sie versucht, sich wieder aufs Lernen zu konzentrieren, aber als sie die Seite umblättert, fällt ihr Blick auf ihre Nägel. Die sehen auch komisch aus, sie schämt sich deswegen schon: fleckig, als hätte sie ihr Fahrrad geölt. Ein Nagel ist wirkt außerdem krümelig und brüchig. Bei dem Prüfung-Lernen-Babysitter-Trubel hat sie über die Veränderungen nicht weiter nachgedacht, aber jetzt fragt sie sich schon, was mit ihr los sein könnte.

Beim Mittagessen erwähnt sie die Flecken und die Nägel gegenüber ihrer Mutter, die sofort hellhörig wird: „Zeig bitte mal her. Du schaust in letzter Zeit sowieso nicht so gesund aus. Geht es dir denn sonst gut?" Da platzt es aus Annemieke heraus: „Nein, mir geht's nicht gut. Ich habe auch Schmerzen in der Hand, der eine Mittelfinger ist geschwollen, glaub ich. Ich kann kaum noch mitschreiben. Was ist denn das bloß?" Der Mutter fällt sofort ihre Schwester ein, die Schuppenflechte hat. So ähnlich ging das damals auch bei ihr los. Sie ruft ihre Schwester an und fragt nach deren Hautarzt, weil sie weiß, dass ihre Schwester mit ihm sehr zufrieden ist. Obwohl er ziemlich weit weg ist, macht sie für Annemieke dort einen Termin aus. Annemieke ist froh, dass ihre Mutter das in die Hand nimmt und jetzt endlich etwas geschieht.

Die Hautärztin Dr. Suleiman untersucht Annemieke genau, besonders die schuppenden Stellen. Dort nimmt sie auch eine Gewebeprobe. Doch schon ohne deren Auswertung abzuwarten, ist sie mit ihrer Diagnose sicher: Schuppenflechte. Durch eine Lichttherapie mit UVB-Strahlen und Medikamente könnten die Symptome zwar gelindert werden, eine Heilung sei allerdings nicht möglich. Auch wenn sie das nicht gerne hört, ist Annemieke zunächst froh, dass sich jemand um ihr Problem kümmert.

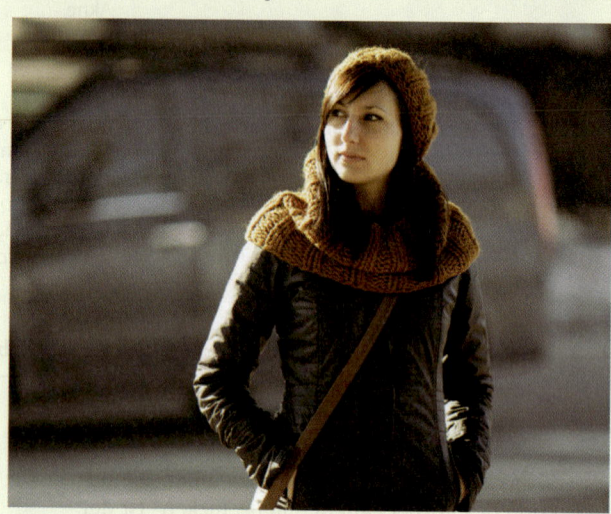
© _iceman/fotolia.com

Was ist zu tun?

- Welche Therapieformen zur Behandlung von Psoriasis sind Ihnen bekannt?
- Welche Möglichkeiten gibt es, feuchte Stellen in Hautfalten zu beseitigen? Wieso ist das bei Patienten mit Psoriasis wichtig? Nennen Sie weitere, nicht medikamentöse Möglichkeiten, um Psoriasis einzudämmen.
- Was raten Sie Annemieke bezüglich der Hautreinigung und Hautpflege?
- Welche Möglichkeiten gibt es, den Juckreiz bei Psoriasis zu lindern?

64 Pflege bei Erkrankungen der Geschlechtsorgane

64.1 Pflege bei Erkrankungen der weiblichen Geschlechtsorgane

64.1.1 Bedeutung für die Patientin

Patientinnen mit Erkrankungen der Geschlechtsorgane sind in vielerlei Hinsicht erheblich in ihrer Sexualität und ihrer Intimsphäre eingeschränkt. Dieser Aussage stimmen Pflegende bestimmt ohne zu zögern zu. Dennoch macht es Sinn, einmal näher darüber nachzudenken. Welche Rolle Sexualität und Intimsphäre in unserem Alltag spielen, lässt sich zwar kaum in ein paar Sätzen abhandeln. Aber wer sich bewusst ist, wie stark sie fast jeden Bereich des Lebens beeinflussen, kann zumindest erahnen, was es bedeutet, darin eingeschränkt zu sein.

Sexualität fasst alles zusammen, das mit Geschlechtlichkeit zusammenhängt. Dazu gehört viel mehr als nur die biologische Seite, die bereits durch die Gene und die gebildeten Hormone eine enorme Auswirkung auf unser Empfinden und zudem auf unser körperliches Erscheinungsbild hat. Sexualität spielt eine große Rolle für unser Identitäts- und Selbstwertgefühl. Erkrankungen der weiblichen Geschlechtsorgane wirken sich auf die Selbstwahrnehmung einer Frau und auf ihr alltägliches Verhalten gegenüber ihren Mitmenschen aus.

Intimsphäre bezeichnet den „innersten Bereich" eines Menschen, den er vor der Außenwelt schützen möchte. Die Intimsphäre hat sowohl eine körperliche als auch eine psychische Seite. So kann es genauso ein Eindringen in die Intimsphäre darstellen, wenn ein fremder Mensch einem anderen beim Weinen zuschaut, wie wenn er jemandem körperlich näher kommt, als diesem angenehm ist. Kranke Menschen sind in vielen Fällen darauf angewiesen, medizinisches Personal in ihre Intimsphäre eindringen zu lassen. Wo die persönliche Intimsphäre einer Patientin anfängt, ist individuell sehr unterschiedlich ausgeprägt. Von Pflegekräften ist hier ein hohes Maß an Sensibilität gefordert.

Sexualität und Intimsphäre sind zudem in unserer Gesellschaft noch immer tabuisierte Themen. Wenn die Geschlechtsorgane erkrankt sind, stellt daher schon das Sprechen über die Krankheit ein Problem dar. Dies ist besonders bei älteren oder auch Frauen aus anderen Kulturkreisen der Fall. Sie meiden daher unter Umständen sogar den Besuch bei einem Frauenarzt.

Gynäkologische Patientinnen müssen sich zudem für viele Untersuchungen in die sogenannte Steinschnittlage begeben, also mit nacktem, möglichst weit vorgeschobenem Unterkörper auf dem gynäkologischen Stuhl liegen und beide Beine seitlich nach oben in spezielle Schienen legen. Der Untersucher kommt dabei nicht nur den Geschlechtsorganen der Frau nahe, er tastet sie üblicherweise auch noch mit den Händen ab. Diese Situation stellt wahrscheinlich für jede Frau einen schweren Eingriff in ihre Intimsphäre dar. Viele fühlen sich ausgeliefert und würdelos. Das Beinespreizen gilt zudem noch immer als unschicklich. Dies mit entblößtem Unterkörper zu tun, kostet eine enorme Überwindung.

In manchen Fällen scheuen Patientinnen mit gynäkologischen Erkrankungen den Kontakt mit der Außenwelt. Dies kann z.B. der Fall sein, wenn eine Frau inkontinent ist und Angst hat, dass andere möglicherweise etwas riechen können. Oder wenn eine Frau mit einer Brustprothese befürchtet, ihre Prothese könne verrutschen.

Pflege bei Erkrankungen der weiblichen Geschlechtsorgane
- Bedeutung für die Patientin ▶ S. 1334
- Auffrischer Anatomie und Physiologie ▶ S. 1335
- Mitwirken bei der Diagnostik ▶ S. 1336
- Besondere Beobachtungskriterien in der Gynäkologie ▶ S. 1339
- Spezielle Pflegemaßnahmen in der Gynäkologie ▶ S. 1341
- Mammakarzinom ▶ S. 1342
- Erkrankungen der Vulva und der Vagina ▶ S. 1345
- Erkrankungen des Uterus ▶ S. 1347
- Erkrankungen der Adnexe ▶ S. 1352
- Perioperative Besonderheiten bei Genitalkarzinom ▶ S. 1354
- Perioperative Besonderheiten bei Hysterektomie ▶ S. 1355

Pflege bei Erkrankungen der männlichen Geschlechtsorgane
- Bedeutung für den Patienten ▶ S. 1356
- Auffrischer Anatomie und Physiologie ▶ S. 1356
- Mitwirken bei der Diagnostik ▶ S. 1356
- Erkrankungen der Prostata ▶ S. 1359
- Erkrankungen der Hoden und der Nebenhoden ▶ S. 1366
- Perioperative Besonderheiten bei Hodenoperation ▶ S. 1370
- Erkrankungen des Penis ▶ S. 1370

Sexuell übertragbare Infektionskrankheiten ▶ S. 1372

Beispiel Scham

Eine ältere Frau liegt wegen eines Herzinfarkts in einer kardiologischen Klinik. Eine Pflegende möchte ihr beim Waschen behilflich sein. Doch schnell merkt sie, dass die Frau sich ihr Oberteil nicht ausziehen lassen möchte. Behutsam fragt sie, ob vielleicht Schmerzen der Grund dafür seien, was die Patientin verneint. In der Zwischenzeit ist der Pflegenden bereits ein eitriger Geruch aufgefallen. „Haben Sie vielleicht eine Wunde am Oberkörper? Wenn Sie möchten, kann ich mir das gerne mal anschauen", schlägt sie daher vor. Nach kurzem Zögern ist die Patientin damit einverstanden. Nun lässt sie sich bereitwillig ihre Kleider und mehrere Schichten eines unfachmännisch angelegten Verbands auf ihrer linken Brust entfernen. Darunter kommt ein großes, tiefes und eitriges Geschwür zum Vorschein, das die Patientin bestimmt schon monatelang mit sich herumgetragen hat. „Ich glaube, wir sollten das einmal einer Ärztin zeigen", sagt die Pflegende. Damit ist die Patientin einverstanden. Sie scheint sogar erleichtert, dass jemand auf ihr Problem aufmerksam geworden ist.

64.1.2 Auffrischer Anatomie und Physiologie

Zu den weiblichen Geschlechtsorganen (▶ Abb. 64.1) gehören die Vulva, die Scheide, die Gebärmutter, die Eierstöcke und die Eileiter, außerdem die Brüste.

- **Vulva:** besteht aus Schamhügel (Mons pubis) mit der Schambehaarung, Schamlippen, Klitoris und Scheidenvorhof. Zwei große und 2 kleine **Schamlippen** (Labia pudendi) umgeben den Scheideneingang. Die kleinen treffen vorn an der **Klitoris** (Kitzler) zusammen, die einen Schwellkörper und zahlreiche sensible Nervenendigungen enthält. In den **Scheidenvorhof** (Vestibulum vaginae) münden die Scheide und die Harnröhre.
- **Scheide** (**Vagina**): nimmt beim Geschlechtsverkehr den Penis auf und bildet den Geburtsweg. Die Vaginalschleimhaut ist von Bakterien besiedelt, die Laktat bilden und damit in der Scheide für einen niedrigen pH-Wert (4–4,5) sorgen. Die Vaginalwand besteht aus **glatten Muskelfasern** und ist stark dehnbar.
- **Gebärmutter** (**Uterus**): Fruchthalter, Muskulatur bildet durch Kontraktionen die Wehen. Der Uterus liegt im Becken zwischen Harnblase und Rektum. Die **Zervix** (Gebärmutterhals) bildet den unteren Anteil des Uterus. Sie endet mit der **Portio** und dem äußeren Muttermund in der Scheide und umschließt den **Zervikalkanal**. Dieser geht am inneren Muttermund in die Uterushöhle über, die im **Uteruskörper** (Corpus uteri) liegt. Dessen oberes abgerundetes Ende wird als **Fundus uteri** bezeichnet. Die Gebärmutter ist über das Uterusgekröse (**Parametrium**) an der Beckenwand befestigt. Die Uteruswand ist aus Endometrium, Myometrium und Perimetrium aufgebaut. Das **Endometrium** enthält zahlreiche Schleimdrüsen, teilweise werden diese bei der Menstruation abgestoßen. Das Bauchfell überzieht als **Perimetrium** den Uterus nur teilweise.
- **Eierstöcke** (**Ovarien**): Ort der **Follikel** mit den Eizellen. Pro Menstruationszyklus reift ein Follikel zum sprungreifen Follikel heran. Beim Eisprung verlässt die Eizelle den Follikel und gelangt in den Eileiter. Die Follikel bilden außerdem die **weiblichen Geschlechtshormone** (Östrogene und Gestagene). Die Ovarien liegen beidseits des Uterus im kleinen Becken.
- **Eileiter** (**Salpinx** oder **Tuba uterina**): transportiert Eizelle nach dem Eisprung vom Ovar zum Uterus, dort findet ggf. auch die **Befruchtung** statt. Der Eileiter verläuft vom Eierstock zum Uterus, wo er kurz unterhalb des Fundus in die Uterushöhle mündet.

64 Pflege bei Erkrankungen der Geschlechtsorgane

Abb. 64.1 Die weiblichen Geschlechtsorgane.

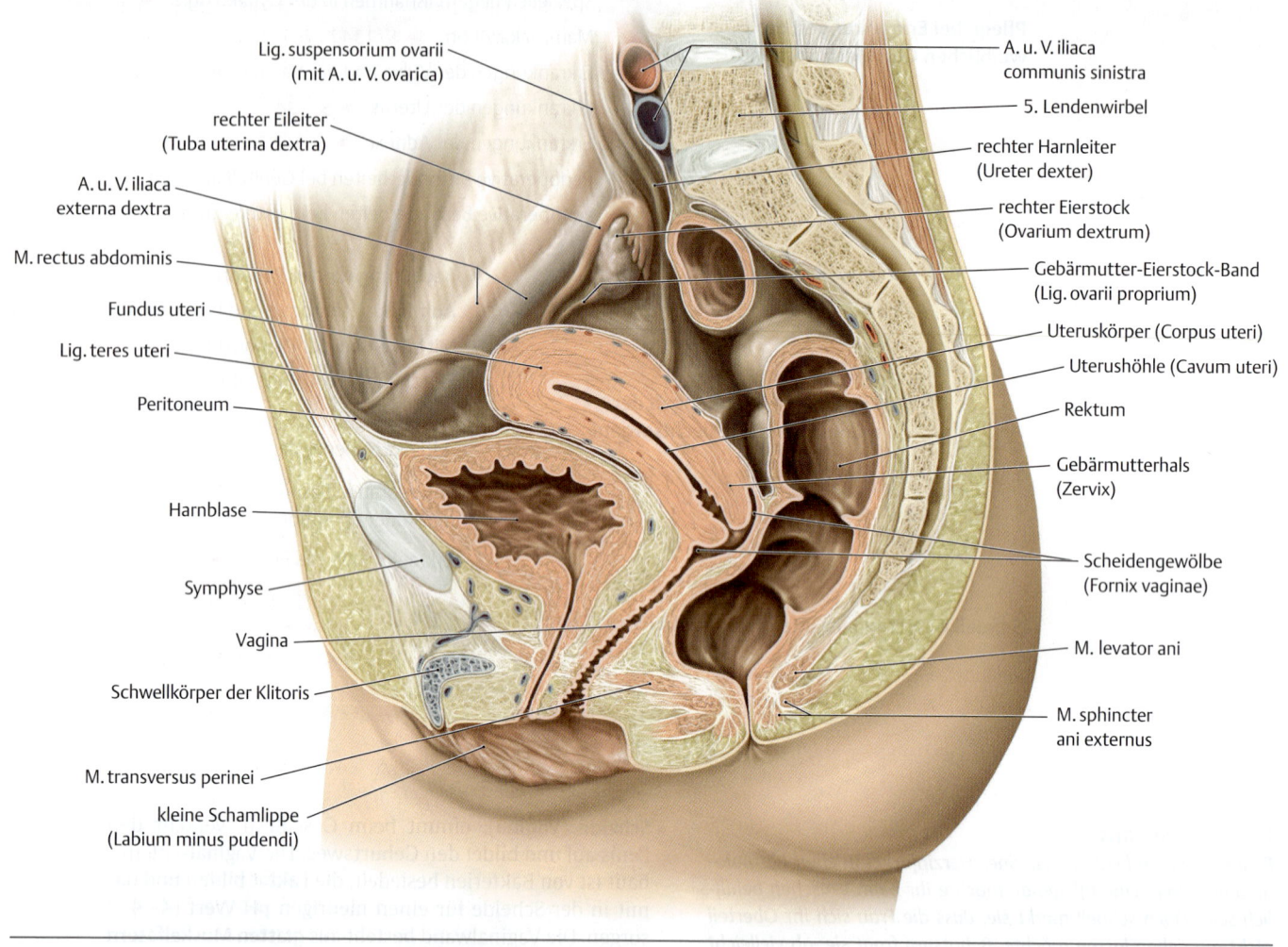

Aus: Schünke M, Schulte E, Schumacher U. Prometheus LernAtlas der Anatomie. Thieme 2012

- **Brust** (**Mamma**): dient der Milchbildung und der Milchabgabe. Sie besteht aus der eigentlichen Brustdrüse, der Brustwarze mit Warzenvorhof, Binde- und Fettgewebe und der äußeren Haut. Sie liegt dem Brustmuskel außen auf.

64.1.3 Mitwirken bei der Diagnostik

Am Anfang der Diagnostik steht die Anamnese, bei der der Arzt – i.d.R. ohne Beisein der Pflegefachkraft – Informationen über die aktuellen Beschwerden der Patientin, ihre Vor- und Begleiterkrankungen, den Menstrualzyklus, die Verhütungsmethode sowie Schwangerschaften und Geburten sammelt.

Bei der anschließenden Untersuchung auf dem gynäkologischen Stuhl reichen Pflegende dem Arzt Instrumente an. Zunächst inspiziert er die Vulva. Dann dehnt er mithilfe eines Spekulums (Spreizinstrument) die Scheide und inspiziert die Schleimhaut und das Sekret von Scheide und Portio. Im Rahmen dieser Spekulumuntersuchung

- untersucht der Arzt das Scheidensekret ggf. unter dem Mikroskop auf Erreger oder entzündungsbedingte Zellveränderungen,
- nimmt er ggf. Abstriche, um sie auf Erreger oder auf Krebszellen bzw. deren Vorstufen zu untersuchen,
- betrachtet er ggf. die Scheidenwände und die Portio mit einem Mikroskop, dem Kolposkop, das bis zu 40-fach vergrößert. Bei der Kolposkopie kann er Gewebeproben entnehmen (Knipsbiopsie).

Nach der Spekulumuntersuchung führt der Arzt eine bimanuelle Tastuntersuchung durch. Dabei liegt seine eine Hand auf der Bauchdecke der Frau und mit der anderen Hand tastet er die Scheide ab. Dabei kann der Arzt die Beschaffenheit, Lage, Größe und Beweglichkeit der Scheide, Gebärmutter und Eierstöcke beurteilen. Abschließend kann der Arzt auch noch den Raum zwischen Enddarm und Gebärmutter (Resistenz, Druckschmerzhaftigkeit) rektal oder rektovaginal abtasten.

Nachdem die Patientin den gynäkologischen Stuhl verlassen und sich wieder bekleidet hat, erfolgt die Palpation der Brust. Gegebenenfalls schließen sich an die körperliche Untersuchung bildgebende Untersuchungen an, z.B. abdominelle oder transvaginale Sonografie oder eine Mammografie (Röntgenuntersuchung der Brust). Bei Auffälligkeiten folgt eine Biopsie (S. 519).

Ist der Befund der Knipsbiopsie auffällig, muss ein größerer Gewebeabschnitt untersucht werden. Gewebeproben werden entweder über eine Abrasio (S. 1338) (Entnahme von oberflächlicher Schleimhautschicht der Gebärmutter), oder eine Konisation (S. 1338) (Entnahme eines kegelförmigen

Pflege bei Erkrankungen der weiblichen Geschlechtsorgane

Ausschnitts aus dem Gebärmutterhals) entnommen. Gegebenenfalls ist eine Endoskopie der Bauch- bzw. Beckeneingeweide (Laparoskopie) nötig. Bei der Sonografie, der Abrasio, der Konisation und der Laparoskopie haben Pflegende Aufgaben in der Vor- und/oder Nachbereitung. Pflegende unterstützen den Arzt dabei, dass

- offene Gespräche über die Krankheit und die geplanten Untersuchungen stattfinden können, auch wenn die Patientin Hemmungen hat, über bestimmte Dinge zu sprechen,
- die Patientin möglichst angstfrei und entspannt ist. Schon ein Lächeln kann dabei helfen. Pflegende sprechen die Patientin vor der Untersuchung an, ob sie noch Fragen hat.

Spekulum-, Abstrich- und kolposkopische Untersuchung

Es gibt zweiteilige und einteilige Spekula (▶ Abb. 64.2a und ▶ Abb. 64.2b). Letztere verwendet der Untersucher, wenn er einen Abstrich entnehmen will, um eine Hand dafür frei zu haben.

Im Rahmen einer Kolposkopie kann der Untersucher durch eine Knipsbiopsie Gewebe für eine histologische Untersuchung entnehmen. Weil die Portio sehr gut durchblutet ist, können im Anschluss Blutungen auftreten, die bei normaler Gerinnung innerhalb kurzer Zeit aufhören.

! Merken Gerinnungswerte
Pflegende sollten darauf achten, die Gerinnungswerte jeder Patientin zur gynäkologischen Untersuchung mitzubringen, damit der Arzt Gerinnungsanomalien ausschließen kann.

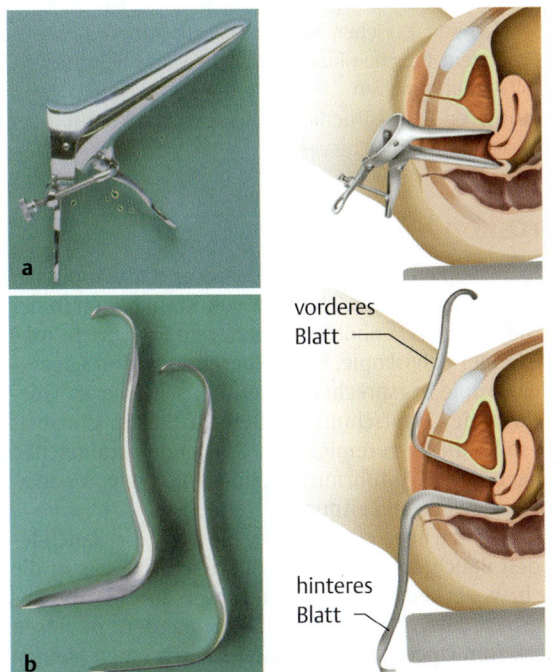

Abb. 64.2 Spekula zur gynäkologischen Untersuchung.

a Einteiliges Entenschnabelspekulum (auch Selbsthaltespekulum genannt). *Aus: Schewior-Popp S, Sitzmann F, Ullrich L. Thiemes Pflege. Thieme 2012*
b Zweiblättriges Spekulum. *Aus: Schewior-Popp S, Sitzmann F, Ullrich L. Thiemes Pflege. Thieme 2012*

Bei einer Untersuchung auf dem gynäkologischen Stuhl bereiten Pflegende den Raum, die Instrumente und die Patientin vor. Sie assistieren bei der Untersuchung und räumen Raum und Instrumente auf und säubern diese. Der Raum sollte nicht zu kühl, die Spekula hingegen sollten in einem Wärmeschrank oder mithilfe von warmem Wasser vorgewärmt werden. Die Patientin wird gefragt, ob sie vorher auf die Toilette gehen möchte. Sie sollte die Möglichkeit haben, noch verbliebene Fragen zu stellen. Pflegende versuchen, eine Atmosphäre zu schaffen, in der die Patientin möglichst angstfrei und entspannt ist, z. B. indem sie eine lockere Konversation mit der Patientin führen, während sie auf dem gynäkologischen Stuhl Platz nimmt. Pflegende erklären der Patientin, dass sie die Beine erst in die Schienen legen muss, wenn der Arzt da ist. Für ein junges Mädchen, das zum ersten Mal untersucht wird, sollten sich Pflegende besonders viel Zeit nehmen.

> *Die Intimsphäre muss geschützt werden.*

Während der Untersuchung assistieren Pflegende dem Arzt. Dazu können sie sich neben die Patientin stellen. Anschließend werden die benutzten Spekula den Hygienerichtlinien entsprechend aufbereitet. In der Regel werden sie zunächst in eine dafür vorgesehene Desinfektionslösung gelegt und später in eine Zentralsterilisationsabteilung gegeben. Etwaiges Untersuchungsmaterial wird weitergeleitet, der gynäkologische Stuhl und die Instrumente werden für die nächste Patientin vorbereitet.

Pflegerische Besonderheiten nach einer Knipsbiopsie • Pflegende achten in der Nachsorge auf vaginale Blutungen. Bei einer ambulant durchgeführten Knipsbiopsie sollte die Patientin wissen, dass bei anhaltenden Blutungen bzw. Blutungen, die stärker sind als eine Schmierblutung, eine Nachuntersuchung notwendig ist. Auch stärkere Schmerzen nach einer Knipsbiopsie sind nicht normal und bedürfen einer Abklärung. Außerdem sollte die Patientin im Anschluss 2–3 Tage lang nicht baden und keinen Geschlechtsverkehr haben.

WISSEN TO GO

Spekulum-, Abstrich- und kolposkopische Untersuchung

Bei der Spekulumuntersuchung beurteilt der Arzt das Sekret und die Schleimhaut von Scheide und Portio. Gegebenenfalls nimmt er Abstriche, betrachtet die Schleimhaut bei Vergrößerung mittels Kolposkop und führt dabei eine Knipsbiopsie durch. **Pflegerische Aufgaben:**

- **Vorbereitung:** Gerinnungswerte bestimmen lassen und zur Untersuchung mitbringen
- **bei der Untersuchung:** Instrumente anreichen
- **Nachbereitung:** Spekula desinfizieren, Untersuchungsmaterial weiterleiten, Raum und Instrumente für die nächste Patientin vorbereiten. **Nach einer Knipsbiopsie** auf vaginale Blutungen achten bzw. ambulante Patientinnen aufklären: Eine Nachuntersuchung ist notwendig bei jeder Blutung, die stärker als eine Schmierblutung ist, sowie bei stärkeren Schmerzen; Verzicht auf Bad und Geschlechtsverkehr für 2–3 Tage.

Sonografie

Die inneren Geschlechtsorgane der Frau können vaginal oder transabdominal geschallt werden. Die vaginale Sonografie liefert exaktere und schärfere Bilder. Vor einer vaginalen Ultraschalluntersuchung sollte die Patientin die Harnblase entleeren. Für die transabdominale Sonografie dagegen sollte die Harnblase möglichst gefüllt sein. Üblicherweise bekommt die Patientin etwa eine halbe Stunde vor der Untersuchung 500 ml Flüssigkeit zu trinken.

Abrasio uteri

Bei einer Abrasio uteri (auch **Ausschabung** oder **Kürettage**) trägt der Untersucher von der Vagina aus unter Spekulum-Sicht die gesamte obere Schicht der Gebärmutterschleimhaut mit einer Kürette ab. Die Abrasio wird sowohl zu diagnostischen Zwecken – meist zum Ausschluss eines Karzinoms – als auch therapeutisch eingesetzt. Im ersteren Fall wird eine **fraktionierte Abrasio** durchgeführt, d. h., die Schleimhaut des Gebärmutterhalses wird getrennt von der des Gebärmutterkörpers entnommen, um sie bei der anschließenden histologischen Untersuchung auseinanderhalten zu können. Eine therapeutische Abrasio wird z. B. durchgeführt, um Schleimhautpolypen oder Plazentareste zu entfernen.

Die Patientin bekommt üblicherweise eine Vollnarkose. Der Eingriff kann ambulant durchgeführt werden. In diesem Fall sollte die Patientin wegen der Gefahr einer starken Nachblutung postoperativ einige Stunden überwacht werden.

Postoperative pflegerische Besonderheiten • Pflegende achten postoperativ auf Zeichen einer Entzündung (starke Schmerzen, Fieber, Druckschmerzhaftigkeit der Gebärmutter) und das Ausmaß der vaginalen Blutung. Schmerzen wie während der Menstruation und eine geringe vaginale Wundblutung, die nach ein paar Tagen sogar etwas zunehmen kann, sind normal.

! Merken Abrasio
Übersteigt der Blutverlust 5 Vorlagen bzw. Tampons, ist die Blutung also stärker als eine Menstruationsblutung, muss der Arzt informiert werden. Er muss **sofort** informiert werden, wenn die Patientin starke Schmerzen hat, ihr Bauchumfang zunimmt, ihr Blutdruck sinkt und ihre Herzfrequenz steigt. Es könnte eine Perforation der Gebärmutterwand mit Blutung in die Bauchhöhle zugrunde liegen.

Informieren, Schulen, Beraten • Nach einer Kürettage sollte die Patientin
- etwa 3 Wochen lang nicht baden, keinen Geschlechtsverkehr haben und keine Tampons benutzen, um das Risiko einer Infektion möglichst gering zu halten.
- sich für etwa 1 Woche körperlich schonen.
- 3 Monate nicht schwanger werden.

> **WISSEN TO GO**
>
> **Abrasio uteri (Ausschabung, Kürettage)**
>
> Abtragung der oberflächlichen Schleimhautschicht der Gebärmutter, i. d. R. unter Vollnarkose. **Pflegerische Aufgaben:**
> - **postoperativ** bei stärkeren vaginalen Blutungen (> 5 Vorlagen/Tampons), Fieber, starken Bauchschmerzen, zunehmendem Bauchumfang, Pulsanstieg und Blutdruckabfall Arzt informieren
> - **informieren** bzgl. körperlicher Schonung, Infektionsprophylaxe, Geschlechtsverkehr und Verhütung

Konisation

Bei der Konisation schneidet der Arzt von der Vagina aus einen kegelförmigen Gewebeabschnitt aus dem Gebärmutterhals heraus (z. B. mit einem Skalpell, einer Drahtschlinge oder einem Laser). Der Eingriff hat einen diagnostischen Zweck, wenn ein zytologischer Abstrich aus dem Gebärmutterhals einen auffälligen Befund gezeigt hat, und zugleich einen therapeutischen, wenn sich damit eine Krebsvorstufe (Dysplasie, Carcinoma in situ) im Gesunden entfernen lässt. Im Anschluss führt der Operateur eine Abrasio des restlichen Zervikalkanals durch, um auch eventuelle höhersitzende Veränderungen festzustellen.

Die Patientin bekommt üblicherweise eine Vollnarkose. Der Eingriff wird mitunter ambulant durchgeführt.

Postoperative pflegerische Besonderheiten • Siehe Abrasio uteri (S. 1338). Etwa 1 Woche nach einer Konisation kann sich der Wundschorf lösen und stärkere Nachblutungen auslösen.

Informieren, Schulen, Beraten • Nach einer Konisation kann bei einer Schwangerschaft eine Gebärmutterhalsschwäche auftreten. Bei Kinderwunsch bespricht der Arzt daher mit der Patientin, wann eine Schwangerschaft frühestens wieder möglich ist und was die Patientin dann zu beachten hat. Zu den Inhalten der pflegerischen Beratung siehe Abrasio uteri (S. 1338).

> **WISSEN TO GO**
>
> **Konisation**
>
> Entnahme eines kegelförmigen Gewebeabschnitts aus dem Gebärmutterhals zur histologischen Untersuchung. Die Patientin erhält i. d. R. eine Vollnarkose. **Pflegerische Aufgaben:**
> - **postoperativ** bei stärkeren vaginalen Blutungen (> 5 Vorlagen/Tampons), Fieber, starken Bauchschmerzen, zunehmendem Bauchumfang, Pulsanstieg und Blutdruckabfall Arzt informieren
> - **informieren** über körperliche Schonung, Infektionsprophylaxe und Geschlechtsverkehr

Laparoskopie

Eine Laparoskopie ist ein minimalinvasiver endoskopischer Eingriff zur Diagnose und Therapie von Krankheiten in der Bauch- oder der Beckenhöhle; in letzterem Fall spricht man auch von einer Pelviskopie. Die Vorbereitungen zur Laparo- bzw. Pelviskopie entsprechen denen einer kleineren Operation. Weil der Hautschnitt im Bereich des Bauchnabels erfolgt, sollte dieser gereinigt sein. Pflegende verabreichen evtl. angeordnete Abführmittel und sedierende Medikamente zum jeweiligen Zeitpunkt.

Der Arzt leitet über eine Kanüle, die über die Bauchdecke in den Bauchraum gelegt wird, Kohlensäuregas in die Bauch- bzw. Beckenhöhle und bläht diese, um die eng aneinanderliegenden Bauchorgane voneinander zu lösen und Platz zum Operieren zu schaffen. Durch einen kleinen Bauchschnitt wird das Laparoskop eingeführt. Der Bauchraum und die Organe können damit betrachtet werden. Bei Bedarf werden Gewebeproben entnommen oder es wird chirurgisch interveniert, z. B. werden Verklebungen gelöst, Zysten abgetragen (▶ Abb. 64.3). Der Eingriff wird in Vollnarkose durchgeführt.

Abb. 64.3 Laparoskopie.

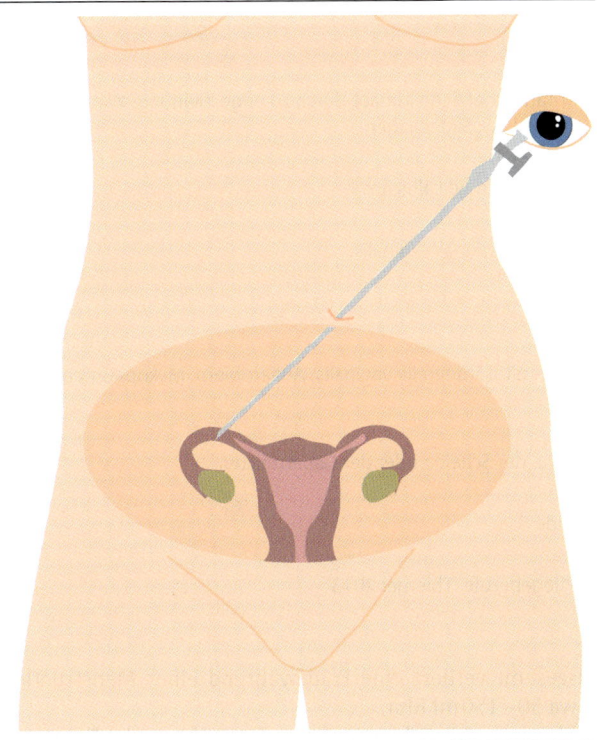

Nach der Untersuchung führen Pflegende eine Vitalzeichenkontrolle durch. Dabei achten sie insbesondere nach einer therapeutischen Laparoskopie, bei der z. B. im Rahmen der Untersuchung ein gutartiger Tumor entfernt wurde, auf vaginale Blutungen und den Bauchumfang. Leichte Schmerzen und Blähgefühl können durch das Kohlensäuregas bedingt sein. Bleiben diese bestehen oder treten starke Schmerzen auf, informieren Pflegende einen Arzt. Verläuft alles unkompliziert, kann die Patientin i. d. R. am gleichen Tag wieder aufstehen und essen und trinken.

Beachten • Der Befund einer Laparoskopie hat unter Umständen erhebliche Konsequenzen für das Leben der Patientin. Die Laparoskopie kann z. B. zur Diagnose einer Sterilität oder einer malignen Erkrankung führen. In diesem Fall sollten Pflegende besonders feinfühlig mit der Patientin umgehen und versuchen, sie auch psychisch zu unterstützen, indem sie sich z. B. Zeit für Gespräche nehmen.

> **WISSEN TO GO**
>
> **Laparoskopie/Pelviskopie**
>
> Minimalinvasiver Eingriff mithilfe eines Endoskops, um die inneren Geschlechtsorgane zu begutachten und ggf. therapeutische Maßnahmen zu ergreifen. Die Patientin erhält i. d. R. eine Vollnarkose. **Pflegerische Aufgaben:**
> - **Vorbereitung:** Bauchnabel reinigen, Abführmittel und sedierende Medikamente nach Arztanordnung verabreichen
> - **Nachbereitung:** Vitalzeichenkontrolle. Bei stärkeren vaginalen Blutungen (> Schmierblutung) oder Bauchschmerzen Arzt informieren.

Besondere Untersuchungssituation: Vorgehen nach Vergewaltigung

Nach einer Vergewaltigung ist es im Hinblick auf die psychische Verfassung des Opfers wichtig, die Zeit bis zur Untersuchung kurz zu halten. Die Frau sollte von einer Ärztin untersucht werden. Wesentlich ist, alle Verletzungen zu erfassen. Deshalb ist außer der gynäkologischen Untersuchung eine Ganzkörperuntersuchung notwendig; Lage und Größe der Befunde (z. B. Hämatome) müssen exakt dokumentiert werden – am besten mittels Digitalkamera und mithilfe eines Lineals. Auch sollten alle Spuren des Täters (z. B. Haare) erfasst werden. Aus diesem Grund werden die Schamhaare der Frau ausgekämmt und ihre Kleidung asserviert – sofern sie sie nicht bereits gewechselt hat. Zum Nachweis von Sperma bzw. zur Identifizierung des Täters werden Abstriche aus der Scheide genommen. Ein weiteres Ziel der gynäkologischen Untersuchung ist, bei der Vergewaltigung möglicherweise übertragene Erreger nachzuweisen. Zusätzlich wird Blut auf Lues, Gonorrhö und HIV untersucht und ein Schwangerschaftstest durchgeführt. Die Betroffene kann zur Vermeidung einer Schwangerschaft die „Pille danach" erhalten.

Pflegende sollten besonders einfühlsam mit der Patientin umgehen. Sie können z. B. fragen, ob sie eine vertraute Person herbeibitten sollen. Der Untersuchungsgang – es ist möglicherweise ihr erster Besuch beim Frauenarzt – und der Sinn der diagnostischen Maßnahmen sollten erklärt werden. Pflegende begleiten die Patientin, wenn ihre Verletzungen versorgt werden, und hören der Patientin geduldig zu, wenn sie dies möchte. Auf Wunsch geben Pflegende die Nummer des Frauennotrufs und von Selbsthilfegruppen weiter.

> **WISSEN TO GO**
>
> **Vorgehen nach einer Vergewaltigung**
>
> Die Patientin wird nicht nur gynäkologisch, sondern am ganzen Körper untersucht. Wesentlich ist zudem der Nachweis bzw. Ausschluss einer Infektion und einer Schwangerschaft. Ein einfühlsamer Umgang mit der Patientin ist besonders wichtig:
> - Aufklärung der Patientin über den Untersuchungsablauf und den Sinn der diagnostischen Maßnahmen
> - Unterstützung bei der Dokumentation der Befunde im Rahmen der Ganzkörperuntersuchung
> - Begleitung der Patientin und, wenn sie dies wünscht, Beratung bzgl. Frauennotrufnummer und Selbsthilfegruppen.

64.1.4 Besondere Beobachtungskriterien in der Gynäkologie

Fluor genitalis

Definition **Fluor**
Der Begriff „Fluor" leitet sich von dem lateinischen „fluere" („fließen, ausströmen") ab. In der Gynäkologie versteht man unter Fluor genitalis (oder vaginalis) den vaginalen Ausfluss.

Physiologisch tritt er in der Mitte des Zyklus, bei sexueller Erregung, physischer Anstrengung und während der Schwangerschaft auf und besteht vorwiegend aus einem Transsudat der Vaginalschleimhaut, dem Drüsensekret der Bartholin-Drüsen und Bakterien der Scheidenflora. Letztere

64 Pflege bei Erkrankungen der Geschlechtsorgane

Tab. 64.1 Veränderungen in Menge, Farbe, Geruch und/oder Konsistenz des Fluor genitalis und ihre Ursachen.

Fluorbefund	mögliche Ursache
farb- und geruchlos	psychische Belastung, Irritation der Schleimhaut durch zu enge Kleidung, Wärmestau (luftundurchlässige Kleidung bzw. Slipeinlagen)
gelblich weiß, cremig bis krümelig	Pilzinfektion der Scheide (v. a. Candida albicans)
grünlich gelb, schaumig	Infektion der Scheide mit Trichomonas vaginalis
gelb, rahmig = eitrig	Gonorrhö
grau, wässrig, blasig, fischartiger Geruch	Mischinfektion der Scheide mit Gardnerella vaginalis, Anaerobiern, Mykoplasmen und anderen Bakterien
braun, blutig, wässrig, u. U. fauliger Geruch	bösartiger Tumor der Vulva, der Scheide oder der Gebärmutter
bräunlich, übel riechend	Fremdkörper in der Scheide

modifiziert nach Skibbe X., Löseke, A.: Gynäkologie und Geburtshilfe für Pflegeberufe. Thieme; 2013

spielen eine wichtige Rolle bei der Abwehr von Krankheitserregern, indem sie einen biologischen Säureschutzfilm bilden. Normaler Fluor ist farb- und geruchlos.

Verändern sich Menge, Geruch und/oder Aussehen des Fluors, kann das z.B. Zeichen einer Infektion oder einer hormonellen Störung sein (▶ Tab. 64.1). Pflegende fragen gynäkologische Patientinnen daher nach Menge, Geruch und Aussehen ihres vaginalen Ausflusses.

Menstruation

Zu Beginn des 25–35 Tage dauernden Menstruationszyklus löst sich die oberste Schicht der Gebärmutterschleimhaut (Functionalis) ab. Dadurch kommt es zu einer 3–7 Tage andauernden vaginalen Blutung, der Menstruation.

Abb. 64.4 Menstruationsstörungen.

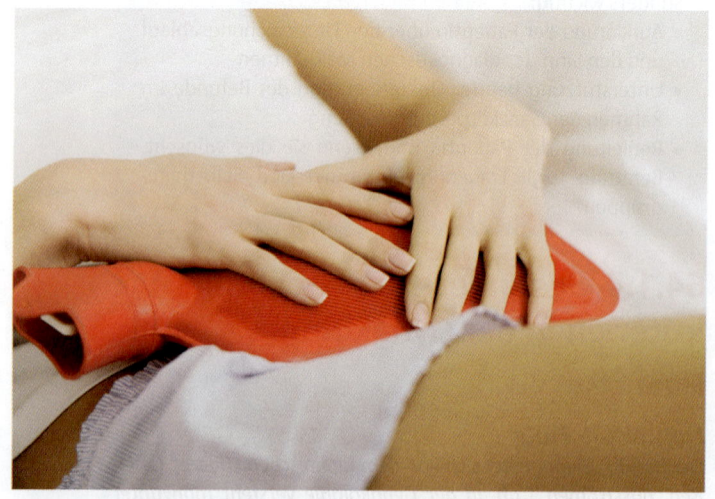

Viele Frauen behelfen sich im privaten Raum mit speziell auf Menstruationsbeschwerden abzielenden Schmerztabletten und entkrampfender lokaler Wärmeanwendung. Pflegende können feucht-warme Bauchwickel anwenden, um Beschwerden zu lindern. Ein Tuch wird mit heißem Wasser übergossen, ausgewrungen und vor dem Auflegen wird die Temperatur am eigenen Unterarm überprüft. Überdeckt wird das feuchte Tuch mit einem trockenen Tuch. © Piotr Marcinski/Fotolia.com

Insgesamt verliert eine Frau während einer Menstruation etwa 50–150 ml Blut.

Ein **normaler Zyklus** heißt in der Fachsprache **Eumenorrhö**. Manche Frauen fühlen sich während der Menstruation unwohl, in ihrer Alltäglichkeit eingeschränkt und unsauber. Großen Einfluss auf dieses Empfinden haben die Erziehung und das gesellschaftliche Umfeld. Es sind aber auch physische **Beschwerden möglich** (▶ Abb. 64.4). Neben Ziehen im Lendenwirbelbereich, Kopfschmerzen, Stimmungsveränderungen und leichter Übelkeit sind dies:

- **Unterbauchschmerzen:** Während der Menstruation zieht sich die Uterusmuskulatur zusammen, was zu teilweise starken krampfhaften Unterbauchschmerzen führen kann. Diese können aber auch Zeichen einer extrauterinen Schwangerschaft oder einer gynäkologischen oder anderen Erkrankung sein (Endometriose, Appendizitis).
- **Prämenstruelles Syndrom:** Mitunter haben Frauen schon vor der Menstruation Beschwerden wie Unterbauchschmerzen, Unwohlsein, Kopfschmerzen.

Veränderungen, die über das Normale hinausgehen, sollten bei Anhalten dem Arzt vorgestellt werden, da jede Menstruationsstörung ein Anzeichen für eine Schwangerschaft, aber auch für ein krankhaftes Geschehen sein kann (▶ Tab. 64.2).

Pflegende sollten gynäkologische Patientinnen nach Dauer, Regelmäßigkeit und Stärke ihrer Monatsblutung und nach Zwischenblutungen fragen. Die Stärke einer Menstruationsblutung kann anhand der benötigten Vorlagen eingeschätzt werden. 150 ml entsprechen etwa 5 Vorlagen bzw. 5 Tampons am Tag.

WISSEN TO GO

Beobachtungskriterien in der Gynäkologie

Vaginaler Ausfluss: Veränderungen weisen auf Infektionen oder andere Veränderungen des äußeren oder inneren Genitales hin.

Menstruationsstörungen (= Zyklusstörungen) (abnorme Dauer, Stärke und/oder Unregelmäßigkeit der Monatsblutung, Zwischenblutungen oder verstärkte Regelschmerzen): weisen auf Hormonstörungen oder Veränderungen des äußeren oder inneren Genitales hin.

Tab. 64.2 Zyklusstörungen.

Bezeichnung	Definition	mögliche Ursache
Amenorrhö	Ausbleiben der Regelblutung von Anfang an (primäre Amenorrhö) oder nach der ersten Regelblutung (sekundäre Amenorrhö)	primäre angeborene Amenorrhö: Chromosomenanomalie, Fehlbildung der inneren Geschlechtsorgane, Funktionsstörung der Eierstöcke, des Zwischenhirns oder der Hirnanhangsdrüse sekundäre erworbene Amenorrhö: Schwangerschaft (häufigste Ursache!), Magersucht, Leistungssport
Polymenorrhö	verkürzter Zyklus (< 25 d)	Funktionsschwäche der Eierstöcke nach der ersten Regelblutung oder vor den Wechseljahren, starke körperliche oder psychische Belastung
Oligomenorrhö	verlängerter Zyklus (> 35 d)	Funktionsschwäche der Eierstöcke nach der ersten Regelblutung oder vor den Wechseljahren, Schilddrüsenfunktionsstörung, Magersucht, Leistungssport
Hypermenorrhö	verstärkte Blutung	Veränderungen der Gebärmutter (Polyp, Endometritis, Endometriumkarzinom, Endometriose, Myom), Spirale, Gerinnungsstörung
Hypomenorrhö	schwache Blutung	Funktionsschwäche der Eierstöcke kurz vor den Wechseljahren, Übergewicht, gestagenhaltige Spirale, Zustand nach Ausschabung
Menorrhagie	verlängerte Blutung	Veränderungen der Gebärmutter (Myom, Polyp, Endometriose, Endometriumkarzinom), Gerinnungsstörung, Bluthochdruck
Brachymenorrhö	verkürzte Blutung	psychische Belastung, Ovulationshemmer
Metrorrhagie	verlängerte und verstärkte Blutung, kein Zyklus erkennbar	Veränderungen der Gebärmutter (Polyp, Endometritis, Endometriumkarzinom, Myom)
Spotting	zusätzliche, unabhängig von Geschlechtsverkehr auftretende Blutung	Funktionsschwäche der Eierstöcke kurz vor den Wechseljahren, Entzündungen (Scheide, Gebärmutter), Endometriose, Polyp, Karzinom (Zervix, Endometrium)
Kontaktblutung	unmittelbar nach Geschlechtsverkehr auftretende Blutung	Verletzungen der Scheide, Veränderungen der Gebärmutter (Polyp, Zervixkarzinom)
Dysmenorrhö	verstärkte Unterbauchschmerzen zu Beginn oder vor der Regelblutung, evtl. mit Kopf- und Rückenschmerzen, Übelkeit, Erbrechen seit der ersten Regelblutung (primäre Dysmenorrhö) oder später einsetzend (sekundäre Dysmenorrhö)	primäre Dysmenorrhö: verstärkte Prostaglandinsekretion, Fehlbildung oder Lageanomalie der Gebärmutter sekundäre Dysmenorrhö: Endometriose, Polyp, Myom

64.1.5 Spezielle Pflegemaßnahmen in der Gynäkologie

Genitalspülung

Wenn z. B. nach einer Operation das Waschen mit einem Waschlappen zu schmerzhaft wäre, können Pflegende den Intimbereich einer Frau durch eine Genitalspülung reinigen (▶ Abb. 64.5). Dazu wird im Zimmer ein Sichtschutz aufgestellt. Die Patientin liegt in einer bequemen Rückenlage. Pflegende füllen einen Messbecher mit lauwarmem Wasser oder auch eventuell frisch zubereitetem, nicht zu heißem Kamillentee, da dieser entzündungshemmend wirkt. Pflegende sollten nach Allergien fragen.

Pflegende ziehen Einmalhandschuhe an, legen eine Einmalunterlage unter das Gesäß der Patientin und helfen ihr ggf., den Slip herunterzuziehen. Die Vorlagen werden entfernt und mit den Einmalhandschuhen in einem Müllbeutel entsorgt. Der Patientin wird ein Steckbecken untergeschoben. Die Hände werden erneut desinfiziert und es werden Einmalhandschuhe angezogen. Die Patientin soll leicht die Beine spreizen. Die Wassertemperatur wird zunächst an der Innenseite des Oberschenkels getestet. Empfindet die Patientin sie als angenehm, können Dammbereich und Oberschenkel gespült werden. Dann werden die Schamlippen der Patientin gespreizt und es wird erneut gespült. Nach Ende der Spülung wird das Steckbecken entfernt.

❗ Merken Abtrocknen

Zum Abtrocknen kann der Intimbereich abgetupft werden – erst die Umgebung des Scheideneingangs, dann die restliche Vulva, zuletzt Damm und Anus –, um eine Reizung und eine Kontamination mit Keimen aus dem Anus zu vermeiden.

Die Einmalunterlage wird entfernt und mit den Handschuhen entsorgt. Gegebenenfalls helfen Pflegende der Patientin beim Einlegen der Vorlagen (wenn die Patientin stark blutet, ziehen Pflegende dazu erneut Handschuhe an) und beim Anziehen des Slips. Pflegende helfen der Patientin ggf., sich

64 Pflege bei Erkrankungen der Geschlechtsorgane

Abb. 64.5 Benötigte Materialien für eine Genitalspülung.

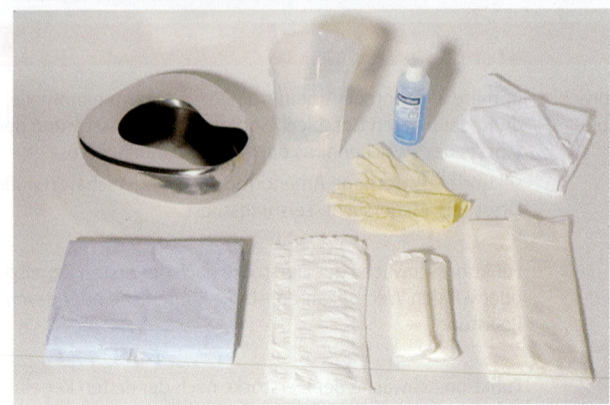

Steckbecken, Behälter mit Spüllösung, Händedesinfektionsmittel, Einmalhandtücher, Bettschutz, frischer Einmalslip, frische Vorlage, Abwurfbeutel. *Aus: Kirschnick O: Pflegetechniken von A–Z. Thieme 2010*

bequem hinzulegen, und entsorgen bzw. desinfizieren das restliche benutzte Material.

Sitzbäder

Ein Sitzbad kann durch seinen reinigenden Effekt die Wundheilung fördern. Bei Bedarf können Badezusätze eingefügt werden. Vorher sollte aber unbedingt abgeklärt werden, ob Allergien vorhanden sind. Mitunter verordnet ein Arzt auch einen therapeutischen Zusatz wie Kamillenextrakt oder Ichtho-Bad (Ichtho-Bad ist ein Badezusatz, der Juckreiz und Rötung lindert).

Die Wassertemperatur sollte 38–40 °C betragen, die Dauer des Sitzbads 10–20 Minuten. Die Patientin sollte kreislaufstabil sein und die Klingel erreichen können. Nach dem Bad helfen Pflegende der Patientin aus der Wanne heraus und desinfizieren die Wanne.

Vaginale Kompressen

Bei Juckreiz oder Brennen im Vaginalbereich können Kompressen mit einer kühlenden Salbe (z.B. Bepanthen-Salbe) Linderung verschaffen.

Bei Infektionen verordnet der Arzt mitunter eine antimikrobielle Salbe (z.B. Canesten-Creme), die auf eine Kompresse aufgetragen wird.

> **WISSEN TO GO**
>
> **Spezielle Pflegemaßnahmen in der Gynäkologie**
> - **Genitalspülung:** wenn Waschen nicht möglich ist (z.B. postoperativ)
> - **Sitzbad:** fördert die Wundheilung
> - **vaginale Kompressen:** bei Juckreiz oder Brennen im Bereich der Scheide

64.1.6 Mammakarzinom

Grundlagen

Definition Mammakarzinom
Das Mammakarzinom ist ein bösartiger Tumor der Brustdrüse.

Es ist die häufigste Krebserkrankung der Frau: Jede 9. Frau ist betroffen. Das mittlere Erkrankungsalter beträgt 63 Jahre, es können aber auch unter 30-Jährige erkranken. Meist geht das Karzinom vom Epithel der Milchgänge aus (duktales Karzinom), nur selten von dem der Drüsenläppchen (lobuläres Karzinom).

Risikofaktoren für ein Mammakarzinom sind (▶ Abb. 64.6):
- **genetische Vorbelastung:** Bestimmte Mutationen im BRCA-1- und BRCA-2-Gen erhöhen die Wahrscheinlichkeit, an einem Mammakarzinom (im Falle des BRCA-1-Gens auch an einem Ovarialkarzinom) zu erkranken.
- höheres Lebensalter
- frühe erste Regelblutung (vor dem 12. Lebensjahr) und späte letzte Regelblutung (nach dem 50. Lebensjahr)
- Rauchen, starkes Übergewicht
- Kinderlosigkeit oder späte erste Schwangerschaft (> 35. Lebensjahr), Nichtstillen
- ein Mammakarzinom der kontralateralen Brust

Symptome des Mammakarzinoms sind:
- Verhärtung (Knoten) in der Brust, die neu aufgetreten ist. Sie ist meist nicht schmerzhaft, derb und wenig verschieblich. Ca. 50% der Karzinome treten im äußeren oberen

Abb. 64.6 Mammakarzinom.

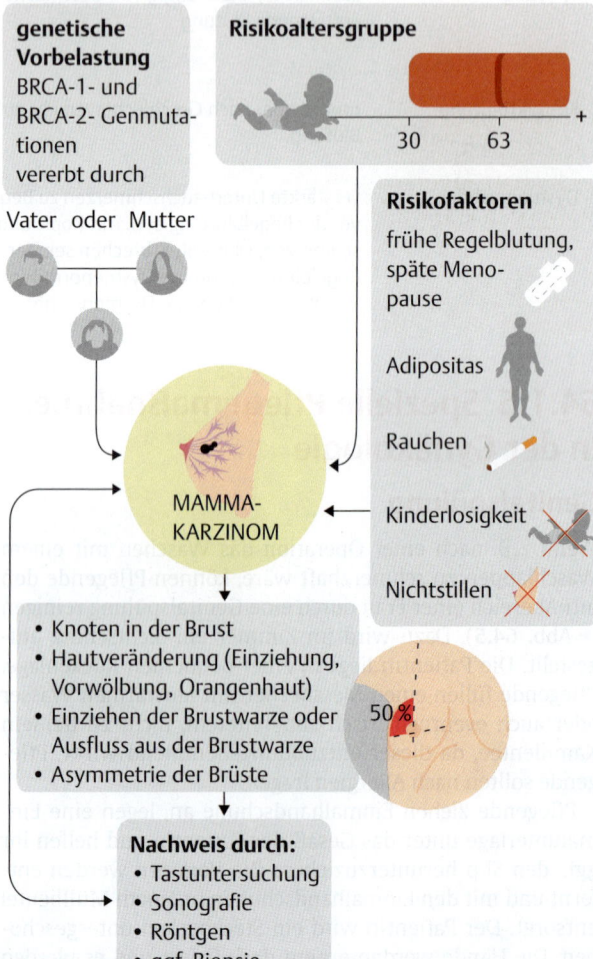

Quadranten auf; haben diese bereits auf dem Lymphweg Metastasen gebildet, sind Achsellymphknoten tastbar.
- Hautveränderungen: Einziehungen, Vorwölbungen oder Orangenhaut im Bereich des Tumors. Eine Sonderform des duktalen Karzinoms, der Morbus Paget, wächst in der Haut nahe der Brustwarze und kann ekzemartige Hautveränderungen hervorrufen. Breitet sich ein Mammakarzinom über die Lymphgefäße aus, kann eine Hautrötung wie durch eine Entzündung entstehen (inflammatorisches Karzinom).
- Einziehung der Brustwarze (▶ Abb. 64.7) oder Ausfluss aus der Brustwarze
- neu aufgetretene Asymmetrie der Brüste

Die **Diagnostik** umfasst die Tastuntersuchung, Mammografie und Sonografie der Brüste. Die Diagnose wird durch eine Biopsie gesichert. Es wird untersucht, ob die Tumorzellmembranen Östrogen-, Progesteron- oder HER2/neu-(Wachstumsfaktor-)Rezeptoren aufweisen. Da das Mammakarzinom häufig in Leber, Lunge und Knochen metastasiert, werden ein Sonogramm des Abdomens, ein Röntgenthorax und ein Skelettszintigramm angefertigt.

Abb. 64.7 Einziehung der Brustwarze beim Mammakarzinom.

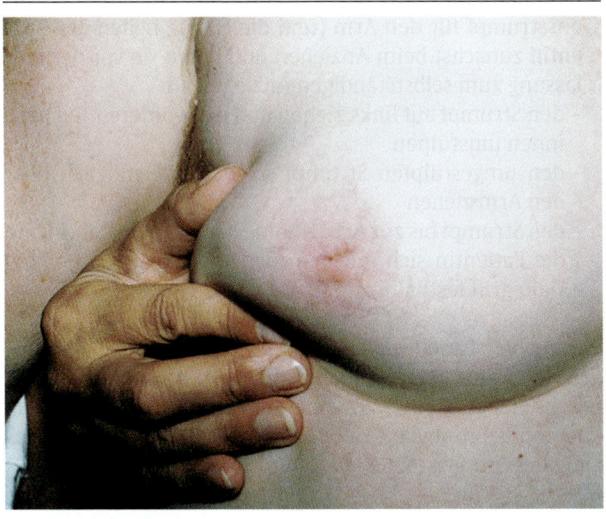

Aus: Schewior-Popp S, Sitzmann F, Ullrich L. Thiemes Pflege. Thieme 2012

WISSEN TO GO

Mammakarzinom – Grundlagen

Häufigster bösartiger Tumor der Frau.
- **Symptome:** Knoten in der Brust (meist im oberen äußeren Quadranten), tastbare Lymphknoten in der Axilla (bei Lymphknotenmetastasen), Hautveränderung (Vorwölbung, Einziehung oder Rötung), Einziehung der oder Ausfluss aus der Brustwarze, neu aufgetretene Asymmetrie der Brüste. **Diagnostik:** Tastuntersuchung, Sono- und Mammografie, Biopsie, Bestimmung des Hormon- und Wachstumsfaktorrezeptorstatus des Tumors

Mitwirken bei der Therapie

Das primäre Ziel der Therapie ist, den Tumor vollständig zu entfernen. Da die Brust als äußeres Erscheinungsmerkmal eine große Rolle für das Selbstvertrauen einer Frau spielt, wird der Tumor, wenn irgend möglich, brusterhaltend entfernt. Ist präoperativ noch keine Biopsie erfolgt, wird das Gewebe intraoperativ histologisch untersucht und dann über den weiteren Verlauf der Operation entschieden. Brusterhaltende Operationen werden nach ihrem Ausmaß eingeteilt in **Tumorektomie, Segment- und Quadrantenresektion**. Früher wurden bei diesen Operationen immer Achsellymphknoten entfernt, egal, ob sie Metastasen enthielten oder nicht. Es bestand also stets die Gefahr, dass im Arm der betroffenen Seite ein Lymphödem auftritt. Heute markiert man immer häufiger im Vorfeld der Operation den sog. Wächterlymphknoten im Rahmen einer Szintigrafie und untersucht ihn intraoperativ auf Metastasen. Ist er frei von Metastasen, werden die Achsellymphknoten belassen, sonst werden sie entfernt. Im Anschluss an die brusterhaltende Operation kann eine Strahlentherapie erfolgen, um evtl. verbliebene Krebszellen zu beseitigen.

Lässt sich der Tumor nicht mit ausreichendem Abstand im gesunden Gewebe entfernen oder ist ein Erhalt der Brust aus einem anderen Grund nicht möglich, wird eine **Mastektomie** durchgeführt: Der gesamte Brustdrüsenkörper wird mit der darüberliegenden Haut, der Mamille (Brustwarze), der darunterliegenden Muskelfaszie und den Achsellymphknoten entfernt. Ist der Tumor schon in den Brustmuskel hineingewachsen, muss auch er in Teilen entfernt werden (radikale Mastektomie). Dadurch kann es zu Bewegungseinschränkungen der Schulter und des Arms kommen. Patientinnen mit einem hohen Rezidivrisiko wird eine Bestrahlung im Anschluss an die Mastektomie empfohlen.

Ein plastisch-chirurgischer **Wiederaufbau der Brust** kann direkt nach einer Mastektomie oder später in einer zweiten Operation erfolgen. Man unterscheidet zwischen einer autologen Rekonstruktion, bei der die Brust aus körpereigenem Gewebe aufgebaut wird (z. B. durch einen Haut-Muskel-Lappen aus dem geraden Bauchmuskel), und einer Prothesenimplantation. Manche Patientinnen entscheiden sich aber auch gegen eine Rekonstruktion und tragen stattdessen eine **Büstenhalterprothese** (**Epithese**).

Da zum Zeitpunkt der Diagnose bereits in vielen Fällen Krebszellen in das Lymphsystem oder das Blut gestreut haben, erfolgt im Anschluss an Operation und Bestrahlung oft eine **Chemotherapie**. Weist der Tumor Östrogen- oder Progesteronrezeptoren auf, ist die Gabe von „**Antihormonen**" (z. B. Antiöstrogene bzw. Antigestagene) eine weitere Behandlungsoption. Weist der Tumor sehr viele Wachstumsfaktorrezeptoren auf, kann der Antikörper Trastuzumab zum Einsatz kommen (**Immuntherapie**). Er blockiert den Rezeptor – und damit Wachstumssignale in den Tumorzellen – und unterdrückt das Wachstum von Blutgefäßen.

Präoperative Pflege bei Mastektomie

Neben der allgemeinen präoperativen Pflege (S. 743) gibt es folgende Besonderheiten:
- frühzeitig den Armumfang auf der zu operierenden Seite messen, um später ein Lymphödem zeitig erkennen zu können
- ggf. Physiotherapie vom ersten postoperativen Tag an organisieren (zur Prophylaxe von Lymphödem, Fehlhaltung und Kontrakturen)
- in Absprache mit der Patientin eine Erstversorgungsprothese als Übergangslösung bestellen
- vor der Operation mit der Patientin über den Moment des Aufwachens aus der Narkose sprechen, wenn im Vorfeld nicht feststeht, ob brusterhaltend operiert werden kann. Vielleicht möchte sie, dass dann ihr Partner oder ein anderer Angehöriger bei ihr sein kann.

Postoperative Pflege bei Mastektomie

Zu den allgemeinen postoperativen Maßnahmen (S. 751) kommen folgende spezielle hinzu:
- Wenn die Patientin postoperativ zum ersten Mal das Fehlen ihrer Brust registriert, herausfinden, was ihr am meisten hilft. Manchen hilft es, darüber zu sprechen, dass der Tumor entfernt wurde und dass Ärzte später die Brust rekonstruieren werden. Andere wollen einfach nur weinen und vielleicht, dass Pflegende ihre Hand halten. Wieder andere möchten in diesem Moment am liebsten alleine sein.
- Besonders beim ersten Verbandwechsel einfühlsam vorgehen. Vorher mit der Patientin besprechen, ob sie schon bereit ist, das Wundgebiet zu sehen.

> ### WISSEN TO GO
>
> **Mammakarzinom – Therapie**
>
> **Therapie:** Wenn möglich brusterhaltende Entfernung des Tumors und Bestrahlung der Brust; Entfernung von Achsellymphknoten nur bei Nachweis von Lymphknotenmetastasten. Sonst Entfernung der gesamten Brust (Mastektomie) und von Achsellymphknoten, ggf. Bestrahlung. Nach Mastektomie plastisch-chirurgischer Wiederaufbau der Brust oder Anpassung einer Büstenhalterprothese. Systemisch Chemo-, Antihormon- oder Immuntherapie, je nach Rezeptorstatus des Tumors. **Pflegerische Maßnahmen bei Mastektomie:**
> - **präoperativ:** Armumfang auf der zu operierenden Seite messen, Physiotherapie ab 1. postoperativem Tag organisieren, ggf. Erstversorgungsprothese bestellen.
> - **postoperativ:** einfühlsamer Umgang mit der Patientin insbesondere beim 1. Verbandwechsel.

Pflegebasismaßnahmen

Psychische Unterstützung und Mobilisation

Hat die Patientin durch die Operation eine Brust verloren, ist das eine erhebliche Belastung. Pflegende versuchen, ihr in ihrer Trauer um das verlorene Organ zur Seite zu stehen. Wenn möglich, bieten Pflegende auch eine psychoonkologische Unterstützung an.

Eine Frühmobilisation ist prinzipiell schon am 1. postoperativen Tag möglich.

Körperpflege

An die Narbe darf in den ersten Tagen weder Wasser noch Seife gelangen, daher muss die Narbe mit einem wasserdichten Pflaster verdeckt werden. Damit kann die Patientin duschen, wobei sie den Arm der betroffenen Seite nur wenig bewegen kann und darf! Aus diesem Grund benötigt die Patientin Unterstützung bei der Haarwäsche.

Besonderheiten bei den Prophylaxen

Kontrakturen • Nach Mastektomie sollte Physiotherapie möglichst frühzeitig nach der Operation beginnen, um einer Versteifung des Schultergelenks entgegenzuwirken.

Fehlhaltung • Besonders bei Frauen mit großen Brüsten kann der Verlust einer Brust zu unbewussten Haltungsänderungen und dadurch zu schmerzhaften Muskelverspannungen führen. Auch deshalb ist eine intensive Physiotherapie enorm wichtig. Besonders Übungen vor dem Spiegel können einer Fehlhaltung vorbeugen und außerdem zu einer Akzeptanz der veränderten körperlichen Erscheinung beitragen.

Lymphödem • Wurden der Patientin Achsellymphknoten entfernt, kann die Lymphflüssigkeit nicht mehr oder nicht vollständig abtransportiert werden und lagert sich im Gewebe ein. Ein Lymphödem ist die Folge. Dies kann durch verschiedene Maßnahmen reduziert oder vermieden werden. Pflegende
- lagern den Arm der operierten Seite leicht erhöht und messen regelmäßig seinen Umfang (▶ Abb. 64.8). Sie informieren einen Arzt, wenn der Armumfang zunimmt oder die Patientin über ein Spannungs- oder ein Schweregefühl des Arms klagt.
- organisieren eine physiotherapeutische Lymphödemprophylaxe (manuelle Lymphdrainage) vom 1. postoperativen Tag an.
- sollten das Schultergelenk der betroffenen Seite nur bis zur Schmerzgrenze bewegen, um die Bildung von lymphogenen Kollateralen nicht zu beeinträchtigen.
- messen den Blutdruck und verabreichen subkutane Injektionen nur am Arm der nicht operierten Seite.
- bestellen evtl. auf ärztliche Anordnung einen Kompressionsstrumpf für den Arm (und die Hand), helfen der Patientin zunächst beim Anziehen und leiten sie vor der Entlassung zum selbstständigen Anziehen an:
  – den Strumpf auf links ziehen und den vorderen Teil nach innen umstülpen
  – den umgestülpten Strumpf so weit wie möglich über den Arm ziehen
  – den Strumpf bis zur Achselhöhle hochziehen. Dabei kann die Patientin sich mit dem betroffenen Arm an einem Haltegriff festhalten.

Pneumonie • Patientinnen nach einer Mastektomie sind wegen der damit verbundenen Schmerzen und Schonatmung besonders gefährdet, an einer Pneumonie zu erkranken. Pneumonieprophylaxe siehe Pflegetechniken zur Unterstützung der Atmung (S. 542).

Abb. 64.8 Hochlagerung Arm.

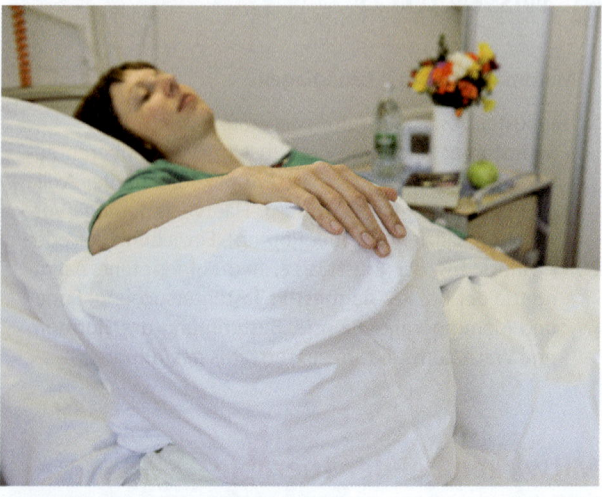

Der Arm der betroffenen Seite sollte auf einem Kissen leicht erhöht gelagert werden, um Ödeme zu vermeiden oder zu reduzieren.

Pflege bei Erkrankungen der weiblichen Geschlechtsorgane

WISSEN TO GO

Mammakarzinom – Pflegebasismaßnahmen

- psychische Unterstützung nach Mastektomie
- Frühmobilisation

Besonderheiten bei den Prophylaxen:
- nach Entfernung von Achsellymphknoten Lymphödemprophylaxe durch leicht erhöhte Lagerung des Arms der operierten Seite, Physiotherapie und ggf. Anpassung eines Armkompressionsstrumpfs
- nach Mastektomie Physiotherapie außerdem zur Prophylaxe von Kontrakturen, Fehlhaltung und Pneumonie

Informieren, Schulen, Beraten

Pflegende leiten die Patientin zur korrekten Selbstuntersuchung der Brüste bzw. der verbliebenen Brust an. Wurden ihr Achsellymphknoten entfernt, informieren Pflegende über folgende Maßnahmen zur Prophylaxe eines Lymphödems:

- mit dem betroffenen Arm nicht schwer heben und monotone Bewegungen – wie Wäsche aufhängen, Fenster putzen, Tippen – nur kurze Zeit ausführen.
- Verletzungen des betroffenen Arms vermeiden, z. B. durch konsequente Hautpflege mit milden, die Haut nicht reizenden Substanzen, vorsichtige Nagelpflege, Schutz vor Insektenstichen, Tragen von Handschuhen bei der Gartenarbeit, beim Abspülen und Putzen, Nähen nur mit Fingerhut und bei Verletzungen sofort die Haut desinfizieren. Blutabnahmen, Injektionen und Blutdruckmessungen dürfen nur am kontralateralen Arm durchgeführt werden.
- den betroffenen Arm auf Hautveränderungen untersuchen und bei Rötung, Schwellung oder Missempfindungen den Arzt aufsuchen.
- enge, einschnürende Kleidung, BHs, Armbänder (auf der betroffenen Seite) meiden sowie Wärmeeinwirkung (Sonne, Sauna, langes Vollbad, Dampf beim Bügeln) auf den betroffenen Arm vermeiden.

Gesundheitsförderung und Alltagsbewältigung

An Brustkrebs Erkrankte können sich in ein Disease-Management-Programm (kurz DMP) einschreiben, welches Krankenkassen zusammen mit niedergelassenen Ärzten mit dem Ziel durchführen, die Versorgung der Patientinnen zu optimieren.

Eine engmaschige Nachsorge ist wichtig, um einerseits ein Rezidiv frühzeitig zu erkennen und andererseits Folgen der Krankheit und der Behandlung zu therapieren.

Eine Anschlussheilbehandlung hilft der Patientin, bestmöglich mit der Krankheit und ihren Folgen zu leben. Betroffene können außerdem eine weitere Kur in Anspruch nehmen.

Es gibt eine Reihe verschiedener Anlaufstellen und Informationsmaterialien. Hilfreich ist, wenn Betroffene schon in der Klinik eine Mappe mit Adressen und Literatur erhalten. Eine hilfreiche Broschüre findet sich im Internet z. B. unter www.leitlinienprogramm-onkologie.de.

WISSEN TO GO

Mammakarzinom – Informieren, Schulen, Beraten

- korrekte Selbstuntersuchung der Brüste bzw. der verbliebenen Brust
- Lymphödemprophylaxe
- ggf. Einschreibung in ein Disease-Management-Programm
- Anschlussheilbehandlung zur körperlichen und psychischen Erholung
- medizinische Nachsorge

64.1.7 Erkrankungen der Vulva und der Vagina

Vulvitis/Kolpitis

Grundlagen

Definition Vulvitis
Eine Vulvitis ist eine Entzündung des äußeren weiblichen Genitalbereichs (Vulva).

Definition Kolpitis
Bei einer Kolpitis ist die Scheide (Vagina) entzündet. Eine Kolpitis geht oft mit einer Vulvitis einher.

Entzündungen der Vulva und der Vagina können durch eine Infektion (mit Bakterien, Viren, Pilzen oder Parasiten, ▶ Tab. 64.1) oder eine mechanische oder chemische Reizung entstehen (▶ Abb. 64.9). Mitunter ist ein Fremdkörper (z. B. ein vergessener Tampon) der Auslöser.

Es kommt zu Juckreiz, Rötung, Schwellung, Überwärmung und Schmerzen im Bereich der Vulva oder der Vagina, oft auch zu Brennen beim Wasserlassen. Außerdem kann sich der Ausfluss in Farbe, Geruch und Menge verändern.

Abb. 64.9 Entzündungen der Vagina und Vulva.

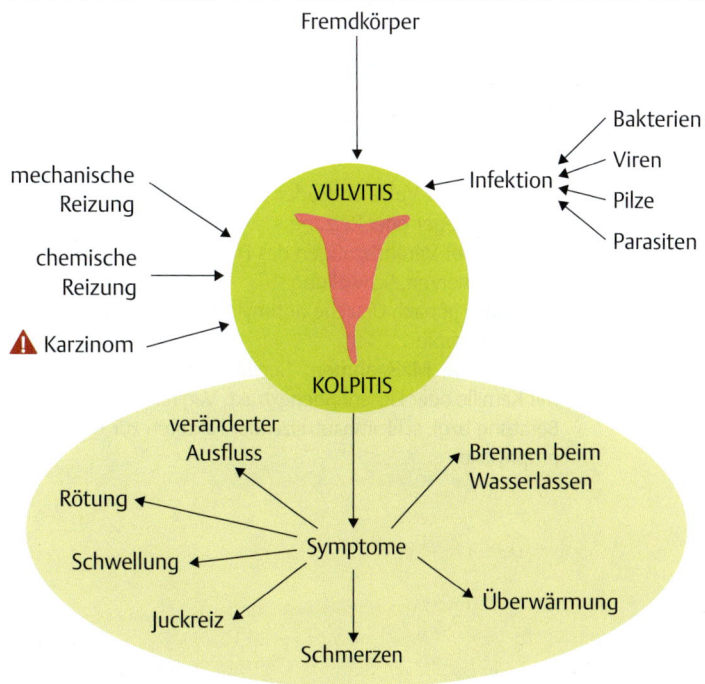

> **! Merken** **Mögliches Karzinom**
> Hinter einer Kolpitis bzw. Vulvitis kann sich auch ein Karzinom verstecken. Betroffene ab dem 50. Lebensjahr sollten deshalb immer einen Frauenarzt aufsuchen, um die Ursache der Beschwerden zu klären.

Therapie und Pflege

Je nach Ursache kommen (z. B. antimykotische oder antibiotische) Vaginalcremes oder Vaginalzäpfchen zum Einsatz. Mobile Patientinnen können sie sich selbst in den hinteren Vaginalabschnitt einführen, am besten vor dem Schlafengehen (im Liegen bleibt der Wirkstoff lokal am längsten erhalten) und nach dem Toilettengang. Bei vielen Vaginaltherapeutika liegt ein spezieller Applikator in der Packung bei.

Spezielle pflegerische Maßnahmen • Die sind z. B.:
- Genitalspülungen
- Sitzbäder mit Kamille oder Eichenrindenextrakt
- Kompressen mit kühlender, entzündungshemmender, antimykotischer bzw. antibiotischer Salbe

Rezidivprophylaxe

Mitunter tritt eine Vulvitis wiederholt auf. Um einen Rückfall zu vermeiden, sollte die Patientin Faktoren meiden, die eine Vulvitis begünstigen. Dazu zählen:
- mangelhafte oder auch übertriebene Hygiene
- Waschmittelreste in der Wäsche
- antimikrobielle Seifen oder Intimsprays
- Schleimhautverletzungen z. B. durch bestimmte Sexualpraktiken
- hart eingestellter Wasserstrahl beim Duschen oder bei der Bidetbenutzung
- Slipeinlagen mit Plastikfolien, enge, luftundurchlässige Unterwäsche

Bei infektiösen Ursachen muss evtl. auch der Partner behandelt werden. Gegebenenfalls sollte das saure Milieu in der Scheide durch die lokale Gabe von Milchsäure bzw. Milchsäurebakterien wiederhergestellt werden. Da auch ein Östrogenmangel Infektionen begünstigt, kommt bei älteren Patientinnen eine Östrogengabe in Betracht.

> **WISSEN TO GO**
>
> **Vulvitis/Kolpitis**
> Entzündung der Vulva und/oder der Scheide, hervorgerufen durch Erreger oder Reizung.
> - **Symptome:** Veränderungen des Fluor genitalis, Juckreiz oder Schmerzen, Schwellung
> - **Therapie:** je nach Ursache antimykotische oder antibiotische Therapie
> - **pflegerische Maßnahmen:** Genitalspülungen, Sitzbäder mit Kamille oder Eichenrindenextrakt, Vaginalkompressen. Beratung bzgl. schleimhautreizender Faktoren zur Rezidivprophylaxe

Bartholinitis

Grundlagen

Definition **Bartholinitis**
Die Bartholinitis ist eine Entzündung des Ausführungsgangs einer Bartholin-Drüse.

Die Entzündung tritt meist einseitig auf. Verschließt sich der Ausführungsgang durch die entzündliche Schleimhautschwellung, entsteht eine Zyste, die die Größe eines Tennisballs erreichen kann. Eine Bartholinitis geht oft mit starken Schmerzen einher.

Therapie und Pflege

Im Frühstadium kommen entzündungshemmende und schmerzlindernde Maßnahmen zum Einsatz (z. B. Sitzbäder, Antiphlogistika, kühlende Kompressen). Hat sich eine Zyste gebildet, ist die operative Eröffnung (**Marsupialisation**) die Therapie der Wahl. Dabei vernäht der Operateur die eröffnete Zystenwand mit der Epidermis, um ein Verkleben zu vermeiden. So kann das gestaute Sekret abfließen. Postoperativ helfen Spülungen und Sitzbäder, die Wunde sauber und offen zu halten.

Pflegende wechseln die Vorlagen regelmäßig und entsorgen sie sofort, um Keimverschleppung zu verhindern. Nach Ziehen der Fäden schrumpft die Öffnung wieder zu einem Ausführungsgang. Außerdem bieten Pflegende den Patientinnen weiche Sitzkissen an (keine Sitzringe, weil sie die Durchblutung beeinträchtigen und eine Ödembildung im Genitalbereich fördern können).

Karzinome der Vulva oder Vagina

Grundlagen

Definition **Vulva-/Vaginalkarzinom**
Das Vulva- bzw. Vaginalkarzinom ist eine maligne (bösartige) Neoplasie (Zellneubildung) der Vulva bzw. der Vagina.

Das **Vulvakarzinom** (Vulva-Ca.) ist eine eher seltene Krebserkrankung der Frau. Es weist 2 Häufigkeitsgipfel auf: einen um das 50. und einen um das 75. Lebensjahr. Es macht sich durch quälenden Juckreiz oder Schmerzen bemerkbar; 20 % der Betroffenen sind jedoch beschwerdefrei.

Das **Vaginalkarzinom** (Vaginal-Ca.) ist noch seltener und tritt um das 75. Lebensjahr auf. Es äußert sich durch fleischwasserfarbenen Fluor genitalis (S. 1339) und vaginale Blutungen; 20 % der Betroffenen sind jedoch beschwerdefrei.

Therapie und Pflege

Die Therapie der Wahl ist bei beiden Karzinomen die operative Entfernung des Tumors. Je nach Lage und Größe des Tumors müssen ggf. das ganze Organ und eventuell auch benachbarte Organe (teilweise oder im Ganzen) mit entfernt werden. Beim **Vulvakarzinom** ist mitunter eine radikale **Vulvektomie**, also die vollständige Entfernung der äußeren Geschlechtsorgane, erforderlich. Da das Karzinom relativ rasch über das Lymphsystem metastasiert, werden oft die **Lymphknoten** in den Leisten **mit entfernt**. Außerdem kann der Tumor auf direktem Weg in die Scheide, die Harnröhre oder den Mastdarm hineinwachsen, sodass ggf. Teile der Scheide, des Darmes oder die Harnblase mit entfernt werden müssen. Die Scheide kann im weiteren Verlauf durch körpereigenes Gewebe, z. B. Darm, wiederhergestellt werden.

Mitunter ist die Anlage eines Enterostomas (künstlicher Darmausgang) oder ein Ersatz der Harnblase notwendig.

Ist der Tumor (Vulva- oder Vaginalkarzinom) für eine Operation zu weit fortgeschritten, kann eine Bestrahlung infrage kommen, bei Metastasen kann auch eine Chemotherapie helfen.

Zu den pflegerischen Maßnahmen siehe Perioperative Besonderheiten bei Genitalkarzinomen (S. 1354).

Informieren, Schulen, Beraten

Insbesondere nach einer radikalen Vulvektomie hilft eine **frühzeitige psychoonkologische Betreuung** der Patientin, mit ihrem veränderten Erscheinungsbild und seinen Folgen leben zu lernen. Durch moderne Operationstechniken ist es prinzipiell möglich, nach einer Vulvektomie weiterhin Geschlechtsverkehr und sogar einen Orgasmus zu haben. Zwar wird die Klitoris bei der Operation entfernt, aber andere stimulationsfähige Körperbereiche bleiben evtl. erhalten (z. B. die sog. Gräfenberg-Zone, auch G-Punkt genannt). Eine adäquate Aufklärung durch den behandelnden Arzt, Psychoonkologen oder Sexualtherapeuten kann helfen, eine befriedigende Sexualität aufrechtzuerhalten.

Patientinnen nach einer Vulvektomie sollten wissen, welche **Symptome** auf ein **Rezidiv** hinweisen können, und in der Selbstbeobachtung geschult sein. Treten folgende Symptome anhaltend auf, sollte ein Arzt aufgesucht werden:
- Juckreiz
- Schmerzen (lokal, beim Wasserlassen)
- Schleimhautveränderungen an den Labien (andere Schleimhäute sind für die Patientin selbst nicht einsehbar), z. B. weiße, dunkle oder rote Stellen bzw. erhabene Stellen

Für die Inspektion empfiehlt es sich, einen Spiegel zu benutzen.

Nützliche Informationen z. B. über die Nachsorge des Vulvakarzinoms und Kontaktadressen zu Selbsthilfegruppen finden sich im Internet unter: www.vulvakarzinom-shg.de.

WISSEN TO GO

Vulva- und Vaginalkarzinom

Seltene Krebserkrankungen, die um das 50. Lebensjahr (Vulvakarzinom) bzw. das 75. Lebensjahr auftreten (Vulva- und Vaginalkarzinom).
- **Symptome:** Vulvakarzinom: Juckreiz oder Schmerzen; Vaginalkarzinom: fleischwasserfarbener Fluor genitalis, vaginale Blutungen
- **Therapie:** chirurgische Tumorektomie bzw. Organresektion, ansonsten Bestrahlung und/oder Chemotherapie
- **Pflege:** siehe Perioperative Besonderheiten bei Genitalkarzinomen (S. 1354)
- **Informieren, Schulen Beraten:** Vulvakarzinom mit Vulvektomie: frühzeitig psychoonkologische Betreuung organisieren, Rezidivsymptome erläutern; generell: über Selbsthilfegruppen informieren

Abb. 64.10 Antibabypille.

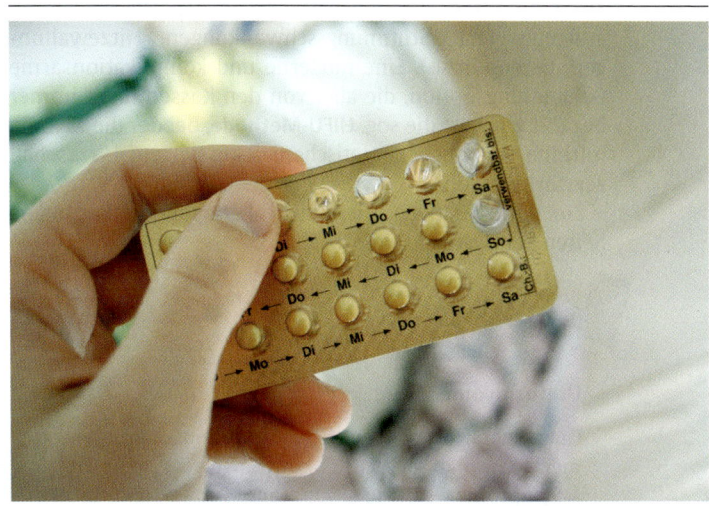

Antibabypillen mit hohem Östrogengehalt können das Wachstum von Uterusmyomen fördern. Es gibt jedoch sog. Minipillen, die nur Gestagen enthalten, welches dem Wachstum entgegenwirkt. Minipillen werden manchmal zur Myomruhigstellung eingesetzt. © thingamajiggs/fotolia.com

64.1.8 Erkrankungen des Uterus

Uterusmyom

Grundlagen

Definition **Uterusmyom**
Das Uterusmyom ist ein benigner (gutartiger) Tumor des Muskelgewebes der Gebärmutter. Finden sich mehrere Myome in der Gebärmutter, spricht man von einem Uterus myomatosus.

Die Ursachen für die Entstehung von Myomen sind noch nicht ganz geklärt, es wird jedoch von einer genetischen Disposition ausgegangen. Das Wachstum von Uterusmyomen ist hormonabhängig, es wird unter anderem durch Östrogen stimuliert (▶ Abb. 64.10). Es gibt Schätzungen, nach denen die Hälfte aller Frauen über 40 Jahren davon betroffen ist.

Mitunter führen Uterusmyome nicht zu Beschwerden und werden zufällig bei der transabdominalen Sonografie entdeckt. In diesem Fall ist zunächst keine Therapie notwendig. Je nach Lage, Anzahl und Größe können Myome aber zu Menstruationsstörungen (z. B. Hypermenorrhö mit daraus resultierender Anämie, Dysmenorrhö) führen. Durch Druck auf Blase, Darm und Geschlechtsorgane kann es zu Unterleib- oder Rückenschmerzen, Obstipation, Miktionsstörungen (häufiger Harndrang oder Harnstau), Schmerzen beim Geschlechtsverkehr sowie Infertilität kommen. Ein gestieltes Myom kann ein akutes Abdomen hervorrufen, da nicht ablaufendes Sekret zu einer Entzündungsreaktion führen kann.

Therapie und Pflege

Eine Myomtherapie sollte erst bei auftretenden Symptomen oder präventiv vor einer Schwangerschaft erfolgen. Symptomatische Myome entfernen Gynäkologen üblicherweise **operativ** (wenn möglich **laparoskopisch**). Bei mehreren Myomen oder wenn kein Kinderwunsch mehr besteht, kommt auch die Entfernung der Gebärmutter (**Hysterektomie**) in Betracht. Eine **hormonelle** Therapie mit sog. GnRH-Analoga (senken u. a. den Östrogenspiegel) kann zu einer

Pflege bei Erkrankungen der Geschlechtsorgane

Verkleinerung der gutartigen Tumoren führen, aber auch zu Symptomen, die üblicherweise in den Wechseljahren auftreten (z. B. Stimmungsschwankungen, Hitzewallungen, Osteoporose). Eine moderne und komplikationsarme Behandlungsoption, die aber von den Kassen nicht immer bezahlt wird, ist die sog. **HIFU-Methode**, bei der die Myome mithilfe von hochenergetischem fokussiertem Ultraschall zerstört werden.

Zur perioperativen Pflege siehe Perioperative Besonderheiten bei Hysterektomie (S. 1355).

> ## WISSEN TO GO
>
> **Uterusmyom**
>
> Gutartiger Tumor der Gebärmuttermuskulatur; kann mehrfach vorkommen (Uterus myomatosus).
> - **Symptome:** abhängig von Lage, Anzahl und Größe: Menstruationsstörungen, Fehlgeburten, Harnstau, Obstipation, Unterleibsschmerzen, bei Drehung eines gestielten Myoms akutes Abdomen
> - **Therapie:** Bei Beschwerden Entfernung der Myome (wenn möglich, laparoskopisch, sonst Hysterektomie), alternativ Größenreduktion durch Hormontherapie (GnRH-Antagonisten) oder Zerstörung durch hochenergetischen Ultraschall
> - **Perioperative Pflege:** siehe Perioperative Besonderheiten bei Hysterektomie (S. 1355)

Endometritis und Endomyometritis

Grundlagen

Definition **Endometritis/Endomyometritis**
Eine Endometritis ist eine Entzündung der Gebärmutterschleimhaut. Ist die Muskulatur mitbetroffen, spricht man von einer Endomyometritis.

Die Endometritis entsteht meist im Rahmen einer **aufsteigenden Infektion**. Besonders gefährdet sind Frauen **direkt nach einer Geburt oder einem Abort**, weil der Gebärmuttermund danach noch einige Zeit offen und noch kein schützender Schleimpfropf vorhanden ist. So können Keime – häufig Mykoplasmen, Chlamydien, Gonokokken oder Anaerobier – ungehindert aus der Scheide in die Gebärmutter aufsteigen und zu einer Infektion des Wundgebiets führen, das durch das Ablösen der Plazenta entstanden ist, siehe Endometritis puerperalis (S. 625). Auch während der Menstruation und nach diagnostischen oder operativen Eingriffen an der Gebärmutter ist das Risiko, eine Endo(-myo-)metritis zu bekommen, erhöht.

Symptome der Endometritis sind Zyklusstörungen (z. B. Schmierblutungen). Ist die Uterusmuskulatur beteiligt, kommen Schmerzen im Unterbauch und Fieber hinzu; der Unterbauch ist druckschmerzhaft. Um gezielt therapieren zu können, sollte eine Erregeridentifizierung durchgeführt werden. Dazu müssen ein mikrobieller Abstrich (im Rahmen der Spekulumuntersuchung) und eine anschließende Kulturanlage erfolgen.

Bei Zyklusstörungen muss ein Karzinom der Zervix bzw. des Endometriums ausgeschlossen werden. Dazu wird ein Abstrich aus dem Gebärmutterhals auf Krebsvorstufen bzw. -zellen untersucht und nach Abklingen der Entzündung eine fraktionierte Abrasio (S. 1338) durchgeführt.

Therapie und Pflege

Bei starken Unterbauchschmerzen verabreichen Pflegende auf Anordnung Spasmolytika (z. B. Buscopan Supp). Bei fortgeschrittener Infektion (Fieber!) kommen Antibiotika zum Einsatz. Die Patientin sollte Bettruhe einhalten, um ihren Bauch so gut wie möglich zu entspannen.

Endometriose

Grundlagen

Definition **Endometriose**
Endometriose ist eine gutartige, chronisch verlaufende Krankheit. Hierbei kommt Gebärmutterschleimhaut (Endometrium) außerhalb der Gebärmutterhöhle (ihrer normalen Lokalisation) vor.

Endometrium kann sich prinzipiell in oder auf allen Strukturen im Bauchraum, v. a. aber in der Muskelschicht der Gebärmutter, in den Eileitern oder Eierstöcken, in der Bauchfelltasche zwischen Uterus und Darm, im Darm oder in der Harnblase befinden (▶ Abb. 64.11).

! Merken Zyklusabhängigkeit
Die Beschwerden der Endometriose sind oft zyklusabhängig, da versprengtes und ortsständiges Endometrium auf hormonelle Schwankungen reagieren.

Das versprengte Endometrium wird wie ortsständiges Endometrium in Form einer Blutung abgestoßen, die aber häufig nicht abfließen kann. Dadurch können Zysten bzw. – durch bindegewebigen Umbau – Vernarbungen oder Verwachsungen entstehen und u. a. folgende Beschwerden auftreten:
- Menstruationsstörungen, u. a. Dysmenorrhö, Hypermenorrhö (bei Lokalisation im Myometrium)
- Schmerzen im Kreuzbeinbereich und Schmerzen beim Geschlechtsverkehr (bei Lokalisation zwischen Uterus und Darm)
- Beschwerden beim Wasserlassen und Blut im Urin (bei Lokalisation in der Harnblase)
- Blutungen aus dem Darm (bei Lokalisation im Darm)
- Sterilität (bei Lokalisation in den Eileitern oder Eierstöcken)

Je nach Lokalisation des versprengten Endometriums gibt die gynäkologische Untersuchung, die Unterbauchsonografie oder eine endoskopische Untersuchung (z. B. Darmspiegelung) diagnostische Hinweise. Zur Sicherung der Diagnose ist meist eine Laparoskopie notwendig.

Therapie und Pflege

Verursacht eine Endometriose keine Beschwerden, ist keine Behandlung notwendig. Die Therapieform hängt auch vom Alter und evtl. vom Kinderwunsch der Patientin ab. Ziel der Hormontherapie ist es, das Wachstum und die Neubildung von Endometrium(-herden) zu verhindern und vorhandene Herde zu verkleinern. Bei der operativen Behandlung wird versucht, die Endometriumherde komplett zu entfernen. Eine Gestagen-betonte **Antibabypille oder Hormonspirale** kann die Beschwerden lindern. In **schweren Fällen** und bei **Kinderwunsch** werden die **Endometriumherde, Zysten oder Verwachsungen laparoskopisch entfernt**. Bei Kinderwunsch sollte die Patientin nach der Operation wegen der Gefahr eines Rezidivs versuchen, möglichst bald schwanger zu werden.

Zur postoperativen Pflege siehe Laparoskopie (S. 1338).

Abb. 64.11 Endometriose.

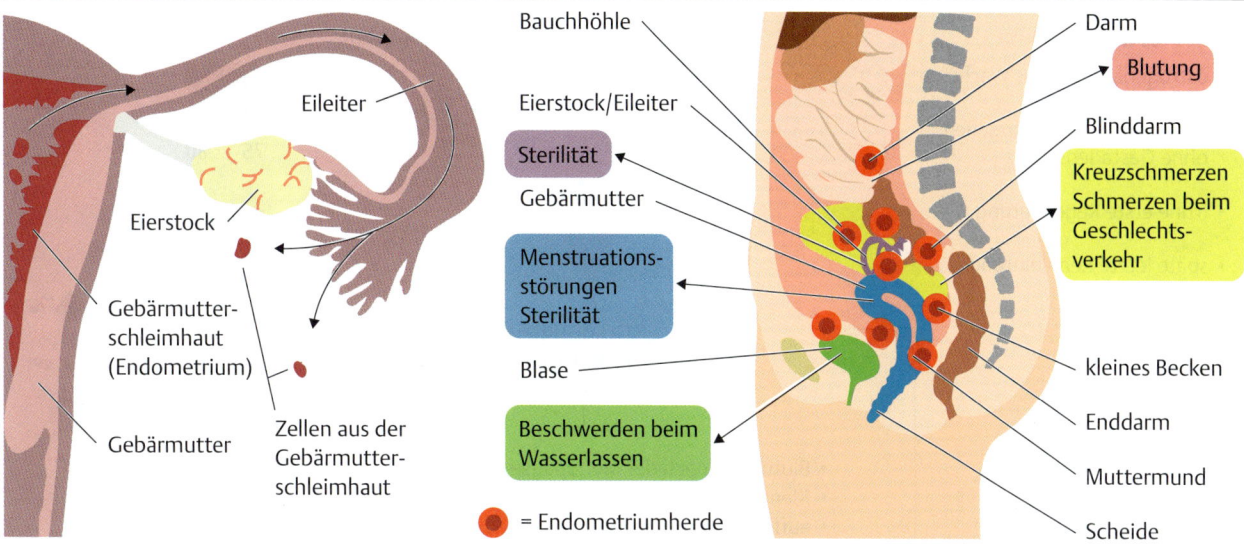

Wie die versprengten Schleimhautinseln (Endometriumherde) entstehen, ist unklar. Möglicherweise gelangen Endometriumzellen über die Eileiter, das Blut oder die Lymphe in die Bauchhöhle und in andere Organe und siedeln sich dort an. Eine andere Theorie besagt, dass ortsständige Zellen sich in Endometriumzellen umwandeln.

Unterstützen, Informieren, Beraten, Schulen

Endometriose betrifft häufig junge Frauen. Durch die Krankheit sind Betroffene in vielen Fällen in ihrer Sexualität erheblich beeinträchtigt. Außerdem erfordert die Diagnose mitunter invasive Untersuchungen. Bis dahin haben viele Patientinnen bereits lange Zeit unter starken Schmerzen gelitten. Auch kommen die Beschwerden nach einer erfolgreichen Therapie nach einiger Zeit mitunter wieder. Hinzu kommt in manchen Fällen ein unerfüllter Kinderwunsch. Nicht immer kann die Behandlung hier weiterhelfen. Endometriose ist folglich oft mit einer enormen psychischen Belastung verbunden. Pflegende sollten sich deshalb Zeit für Gespräche nehmen und versuchen, möglichst einfühlsam mit den Patientinnen umzugehen.

Wertvolle Tipps und Ansprechpartner finden Betroffene bei der Endometriose-Vereinigung Deutschland e.V. (www.endometriose-vereinigung.de) oder bei der Europäischen Endometriose-Liga (www.endometriose-liga.eu).

> **WISSEN TO GO**
>
> **Endometriose**
>
> Gebärmutterschleimhaut (Endometrium) befindet sich außerhalb ihrer normalen Lokalisation, z.B. im Myometrium, in Eileitern, Eierstöcken, Harnblase, Darm.
> - **Symptome:** je nach Lokalisation: Menstruationsstörungen, Schmerzen bei Geschlechtsverkehr, mit der Menstruation auftretende Rückenschmerzen oder Blutungen aus Blase oder Darm, Sterilität
> - **Therapie:** in leichteren Fällen Antibabypille, sonst laparoskopische Entfernung
> - **Unterstützen, Informieren, Beraten, Schulen:** einfühlsamer Umgang mit den psychisch oft stark belasteten Patientinnen, Aufklärung über Selbsthilfegruppen

Endometriumkarzinom (Korpuskarzinom)

Grundlagen

Definition **Endometriumkarzinom**
Das Endometriumkarzinom ist ein maligner (bösartiger) Tumor, der von der Schleimhaut des Gebärmutterkörpers ausgeht.

Das Endometriumkarzinom tritt meist im höheren Alter (ca. 75–80 Jahre) auf.

Das Wachstum ist i.d.R. östrogenabhängig. Deshalb ist bei Frauen mit früher erster und später letzter Regelblutung sowie nach längerer Behandlung mit Östrogenen (ohne Gestagenschutz) das Erkrankungsrisiko erhöht. Weitere Risikofaktoren sind Übergewicht, Bluthochdruck, Diabetes mellitus und Geburtslosigkeit.

Das Karzinom macht sich relativ früh bemerkbar durch Blutungen nach der Menopause bzw. bei Frauen im gebärfähigen Alter durch Menstruationsstörungen (Zwischenblutungen, Hypermenorrhö) und auffälligen Fluor genitalis (▶ Abb. 64.12). Diagnostische Hinweise gibt die vaginale Sonografie. Gesichert wird die Diagnose durch fraktionierte Abrasio (S. 1338).

Therapie und Pflege

Therapie der Wahl ist die **operative Entfernung** des Tumors. Um den Tumor vollständig zu entfernen, muss der komplette Korpus und i.d.R. auch beide Eileiter, beide Eierstöcke sowie eine kleine Scheidenmanschette entfernt werden. Im fortgeschrittenen Tumorstadium entfernt der Operateur zusätzlich parametranes Gewebe (Beckenbindegewebe), das obere Scheidendrittel und die Lymphknoten im Becken (Radikaloperation nach Wertheim-Meigs). Bei prämenopausalen Frauen mit Kinderwunsch lässt sich die Operation in einem sehr frühen Erkrankungsstadium u.U. noch über eine Schwangerschaft hinaus verzögern.

Bei inoperablen Patientinnen ist neben Bestrahlung eine hochdosierte Gestagentherapie möglich, die das Tumorwachstum aber i.d.R. nicht dauerhaft zurückdrängen kann.

Zu den **pflegerischen Maßnahmen** siehe Perioperative Besonderheiten bei Genitalkarzinomen (S. 1354).

Abb. 64.12 Endometriumkarzinom.

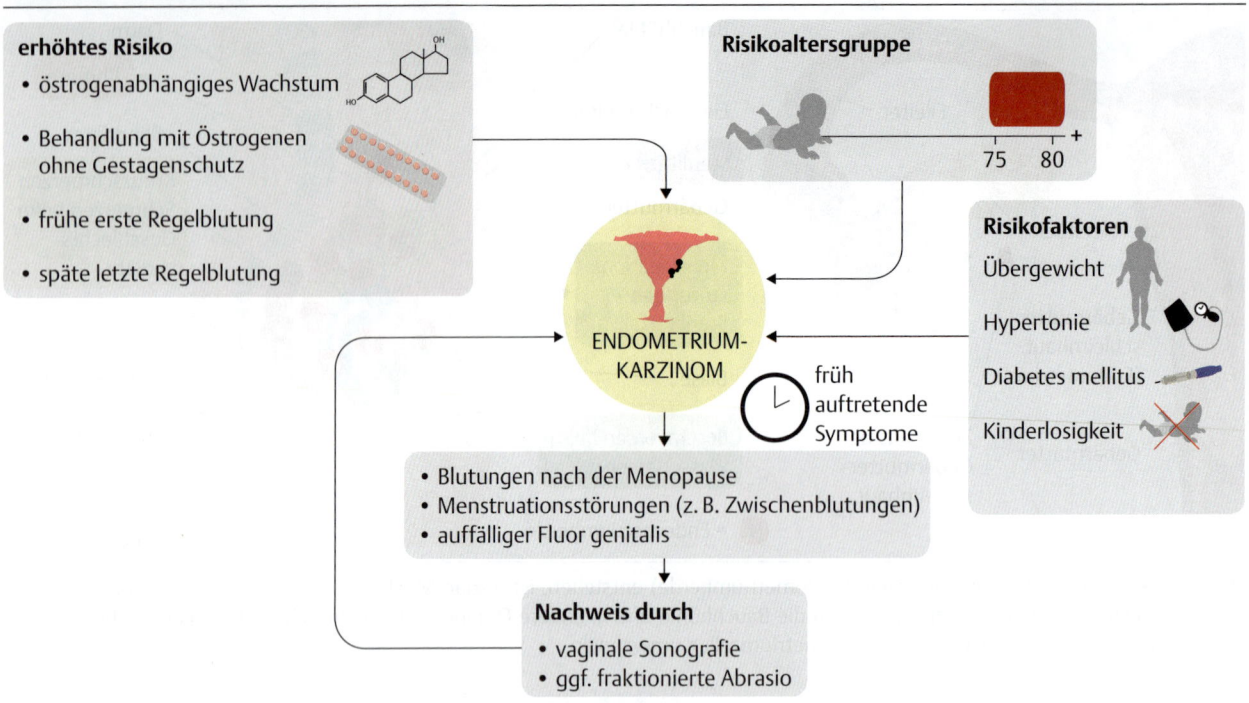

Das Endometriumkarzinom ist der häufigste bösartige Tumor der weiblichen Geschlechtsorgane (Deutsche Krebsgesellschaft 2014).

WISSEN TO GO

Endometriumkarzinom (Korpuskarzinom)

Bösartiger Tumor der Schleimhaut des Gebärmutterkörpers.
- **Symptome:** Menstruationsstörungen, auffälliger Ausfluss
- **Diagnostik:** vaginale Sonografie, fraktionierte Abrasio
- **Therapie:** operative Entfernung von Gebärmutter, Eileitern, Eierstöcken und eines Teils der Scheide. Bei Inoperabilität Bestrahlung oder hochdosierte Gestagentherapie.
- **pflegerische Maßnahmen:** siehe Perioperative Besonderheiten bei Genitalkarzinomen (S. 1354)

Zervixkarzinom

Grundlagen

Definition Zervixkarzinom
Das Zervixkarzinom ist eine invasiv wachsende, d.h. die Basalmembran des Epithels überschreitende, maligne (bösartige) Geschwulst des Gebärmutterhalses.

Der Tumor kommt am häufigsten im Alter von 35–45 Jahren und von 65–75 Jahren vor. Er geht meist vom Plattenepithel aus und entwickelt sich über **Vorstufen** (Dysplasien bzw. ein Carcinoma in situ), die bei **regelmäßiger Vorsorgeuntersuchung** (1-mal/Jahr) erkannt werden können (▶ Abb. 64.13). Da die Zellveränderungen typischerweise von der gut einsehbaren Zervixkanalschleimhaut ausgehen, können sie relativ einfach bei der gynäkologischen Untersuchung entdeckt werden. Aus diesem Grunde kommt dem routinemäßigen gynäkologischen Screening eine besondere Bedeutung bei der Prävention von Zervixkarzinomen zu.

An der Entstehung des Karzinoms sind **Humane Papillomaviren (HPV) der High-Risk-Gruppe** (z.B. HPV 16 und 18) beteiligt, die beim Geschlechtsverkehr übertragen werden. Seit einigen Jahren ist eine **Impfung** gegen diese beiden (und andere) HPV-Typen verfügbar. Die Ständige Impfkommission des Robert Koch-Instituts empfiehlt jungen Frauen, sich vor dem ersten Geschlechtsverkehr gegen HPV impfen zu lassen.

Das Zervixkarzinom macht sich meist erst in einem relativ späten Stadium bemerkbar, z.B. durch **Kontaktblutungen** (beim Geschlechtsverkehr, bei gynäkologischen Untersuchungen), **Blutungen nach den Wechseljahren** und **auffälligen Fluor genitalis** (ggf. blutig) bzw. – in weit fortgeschrittenem Stadium – durch **Harnstauung** oder **Lymphödeme** der Beine sowie allgemeine Tumorsymptomatiken wie Gewichtsverlust und Schmerzen.

Zur Diagnose führen der zytologische Abstrich, eine Kolposkopie (S. 1337) mit Knipsbiopsie und, wenn letztere nicht eindeutig ist, die Konisation (S. 1338).

Therapie und Pflege

Die **Therapie** richtet sich nach dem Stadium der Erkrankung und den Wünschen der Patientin. Primäres Ziel ist die operative Entfernung des Tumors und die vollständige Heilung, sekundäres Ziel die Verlängerung des Lebens bei erhaltener bzw. verbesserter Lebensqualität. Der Tumor kann vaginal, abdominal oder laparoskopisch entfernt werden. Beim Carcinoma in situ, der Vorstufe des Karzinoms (Basalmembran noch nicht durchbrochen), reicht unter Umständen eine **Konisation** (S. 1338) aus. Scheint dieser Eingriff therapeutisch nicht ausreichend oder besteht noch Kinderwunsch, kann **bei kleineren Tumoren** eine vaginale oder laparoskopische **Trachelektomie** durchgeführt werden, bei der unter Erhalt der Fertilität nur ein Teil des Gebärmutterhalses und ca. ⅔ der Gebärmutter entfernt werden. Ist der Tumor schon weiter fortgeschritten oder die Familienplanung abgeschlossen, wird der Uterus im Ganzen entfernt (**Hysterektomie**).

Abb. 64.13 Zervixkarzinom.

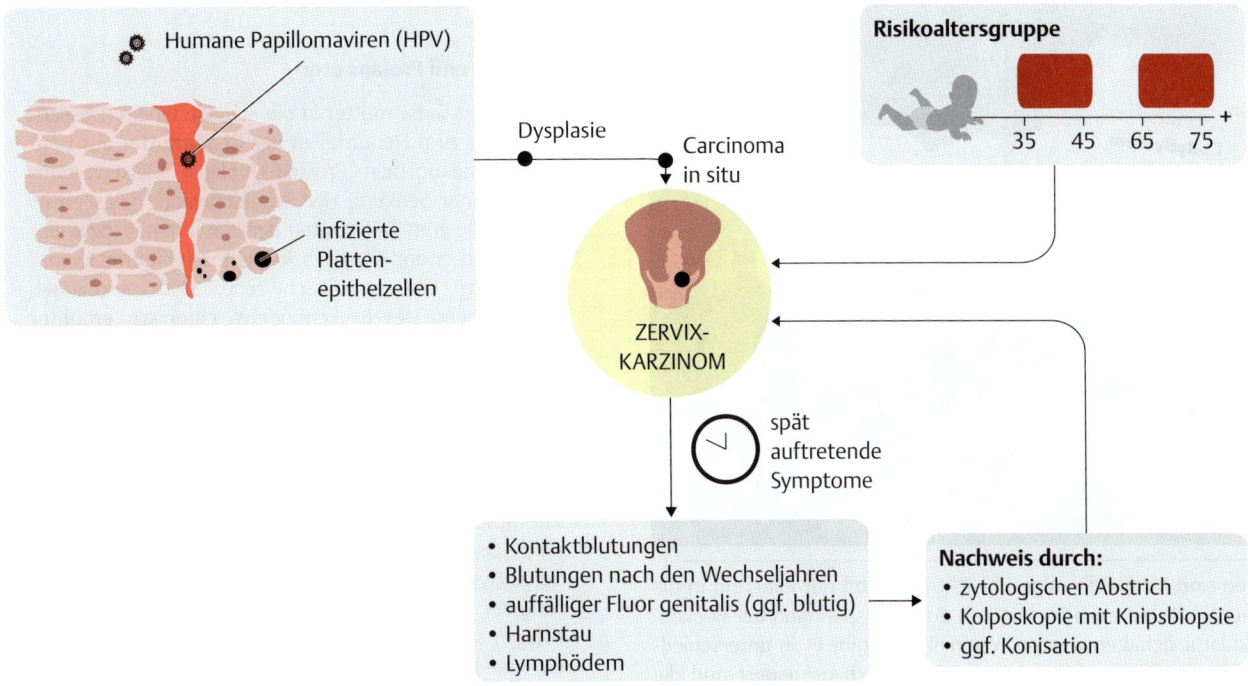

Findet sich bei der Vorsorgeuntersuchung eine Dysplasie, können Pflegende die Patientin auf spezielle Dysplasiezentren hinweisen. Eine Liste dieser Zentren findet sich im Internet unter www.dysplasiezentren.de.

Gegebenenfalls entfernt der Operateur zusätzlich parametranes Gewebe (Beckenbindegewebe), das obere Scheidendrittel und die Lymphknoten im Becken (**Radikaloperation nach Wertheim-Meigs**). Je nach Ausbreitung des Tumors muss er unter Umständen auch die Ovarien, Anteile der Blase, des Bauchfells und des Darmes entfernen und einen künstlichen Blasen- bzw. Darmausgang anlegen.

! Merken Kinderwunsch
Bei einer Entfernung des Uterus, der Eileiter, des Eierstocks sowie weiterer Anhangsgebilde ist eine Schwangerschaft für die Patientin nicht mehr möglich. Daher sollten im Vorfeld der Therapie alle therapeutischen Möglichkeiten gemeinsam mit der Patientin besprochen und miteinander verglichen werden.

Bei fortgeschrittenem Tumorstadium kombinieren Ärzte die operative Behandlung mitunter mit einer **Bestrahlung**. Bei inoperablen Tumoren ist die Bestrahlung, evtl. mit Chemotherapie, Therapie der Wahl. Der Tumor kann durch die Haut (**perkutan** = Teletherapie) oder alternativ von innen über die Vagina (transvaginal = Brachytherapie) bestrahlt werden. Bei der transvaginalen Bestrahlung wird radioaktives Material ferngesteuert in einen speziellen Applikator in der Gebärmutter bzw. im Scheidenstumpf eingebracht und nach einer gewissen Zeit automatisch in einen Bleibehälter zurückgefahren (**Afterloading-Verfahren**). Während der Bestrahlung kann das Personal mit der Patientin über eine Sprechanlage kommunizieren, um einen direkten Patientenkontakt zu vermeiden. Die Vitalparameter werden per Monitor überwacht.

Zu den **pflegerischen Maßnahmen** siehe Perioperative Besonderheiten bei Genitalkarzinomen (S. 1354).

WISSEN TO GO

Zervixkarzinom
Invasiv wachsendes Karzinom des Gebärmutterhalses, u. a. durch Humane Papillomaviren (HPV) der High-Risk-Gruppe bedingt.
- **Symptome:** in spätem Stadium Kontaktblutungen, Blutungen nach der Menopause, auffälliger Fluor genitalis
- **Diagnostik:** zytologischer Zervixabstrich, Kolposkopie mit Knipsbiopsie, bei zweifelhaftem Biopsiebefund Konisation
- **Therapie:** Operation, ggf. mit Bestrahlung. Bei Inoperabilität Bestrahlung.
- **Pflegerische Maßnahmen:** siehe Perioperative Besonderheiten bei Genitalkarzinomen (S. 1354).

Descensus und Prolaps uteri
Grundlagen

Definition Descensus und Prolaps uteri
Als Descensus uteri bezeichnet man eine Senkung der Gebärmutter in die Scheide hinein. Hat sich die Gebärmutter so weit gesenkt, dass ein Teil von ihr im Scheidenvorhof sichtbar ist und beim Pressen aus diesem heraustritt, spricht man von einem Prolaps uteri (Vorfall der Gebärmutter). Meist senken sich auch die Scheidenwände (Descensus vaginae). Ziehen sie Teile der Harnblasenhinter- bzw. der Rektumvorderwand mit sich nach unten, spricht man von einer Zystozele bzw. Rektozele.

Der Descensus uteri ist bei älteren Frauen häufig. Ursachen sind Bindegewebsschwäche, Östrogenmangel, Überdehnung des Beckenbodens (durch zahlreiche oder schwere Geburten, unzureichende Rückbildungsgymnastik nach Geburten), chronisch erhöhter Druck im Bauchraum (z. B. als Folge

64 Pflege bei Erkrankungen der Geschlechtsorgane

Abb. 64.14 Vaginalkonen.

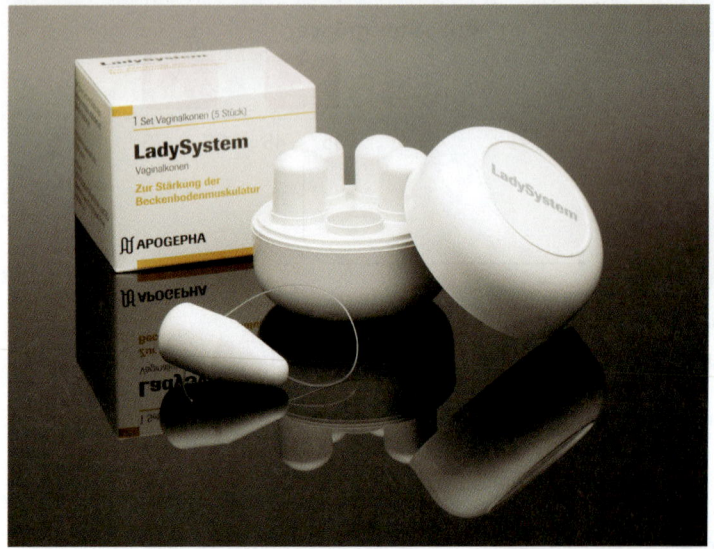

Vaginalkonen sind tamponförmige Gewichte, die von der Patientin in die Scheide eingeführt und etwa 15 Minuten durch Anspannung der Beckenbodenmuskulatur gehalten werden. Vaginalkonen gibt es in unterschiedlichen Gewichten, das Gewicht wird nach und nach gesteigert und die Beckenbodenmuskulatur dadurch gestärkt. *Quelle: APOGEPHA Arzneimittel GmbH, Dresden*

von Übergewicht, schwerer körperlicher Arbeit oder chronischem Husten) und Operationen im Bereich des kleinen Beckens (z. B. Hysterektomie).

Symptome sind ein **Gefühl des Zugs** bzw. **Drucks nach unten** im Unterbauch oder **Rückenschmerzen**. Bei der Zystozele kommen Harnwegsinfekte, Harndrang oder Harninkontinenz vor (zunächst nur bei erhöhtem intraabdominalem Druck, z. B. Husten, Pressen), bei der Rektozele leiden die Patientinnen zusätzlich an Obstipation. Ein Prolaps uteri äußert sich u. a. durch auffälligen Fluor genitalis (Schleimhautreizung).

Die Diagnose wird bei der gynäkologischen Untersuchung gestellt, z. B. kann man beobachten, dass beim Pressen der Gebärmutterhals tiefer tritt.

Therapie und Pflege

In leichteren Fällen sind **Übungen zur Stärkung der Beckenbodenmuskulatur** ausreichend, z. B. Beckenbodengymnastik oder Vaginalkonen (Scheidenkegel, ▶ Abb. 64.14). Bei Östrogenmangel werden **Östrogen-Vaginalzäpfchen** eingesetzt.

Ein **Scheidenpessar** kann die Gebärmutter in Position halten, allerdings auch Druckgeschwüre und Entzündungen hervorrufen; es muss deshalb regelmäßig ausgetauscht werden.

In schweren Fällen ist eine **Hysterektomie** notwendig, bei Zysto- oder Rektozele mit Raffung der Scheidenwände (Kolporrhaphie).

Zur perioperativen **Pflege** siehe Perioperative Besonderheiten bei Hysterektomie (S. 1355).

> **WISSEN TO GO**
>
> **Descensus und Prolaps uteri**
>
> Senkung der Gebärmutter in die Scheide hinein (Descensus) bis hin zum Herausfallen der Gebärmutter aus dem Scheideneingang beim Pressen (Prolaps). Meist verbunden mit einer Senkung der Scheidenwände (Descensus vaginae), die zum Tiefertreten der Blasenhinter- bzw. der Rektumvorderwand (Zysto- bzw. Rektozele) führen kann.
> - **Ursachen:** Bindegewebsschwäche, Östrogenmangel, Überdehnung des Beckenbodens, chronisch erhöhter Druck im Bauchraum, Operationen im Bereich des kleinen Beckens
> - **Symptome:** Gefühl des Zugs bzw. Drucks nach unten, Rückenschmerzen, bei Zysto- bzw. Rektozele Harnwegsinfekte, Harndrang oder -inkontinenz bzw. Obstipation
> - **Therapie:** in leichteren Fällen Beckenbodengymnastik, lokale Östrogentherapie, Einlage eines Scheidenpessars. Sonst Hysterektomie, bei Zysto- oder Rektozele mit Raffung der Scheidenwände (Kolporrhaphie).
> - **Pflege:** siehe Perioperative Besonderheiten bei Hysterektomie (S. 1355).

64.1.9 Erkrankungen der Adnexe

Adnexitis

Grundlagen

Definition **Adnexitis**
Die Adnexitis ist eine Entzündung des Eileiters, des Eierstocks und des umgebenden Gewebes. Im englischsprachigen Raum werden die Adnexitis und ihre Komplikationen unter dem Begriff „pelvic inflammatory disease" (entzündliche Erkrankung des Beckens) zusammengefasst.

Meist wird die Entzündung durch aus der Scheide aufsteigende (aszendierende) Bakterien verursacht – häufig Mykoplasmen, Chlamydien, Gonokokken oder Anaerobier. Menstruation, Wochenbett, ein Intrauterinpessar und diagnostische oder therapeutische Eingriffe an der Gebärmutter begünstigen das Aufsteigen der Erreger.

Von der Gebärmutter greift die Infektion **meist** auf **beide Eileiter** über (▶ Abb. 64.15). Als Folge der Entzündung kann das Lumen des Eileiters verkleben. Deshalb besteht die **Gefahr der Unfruchtbarkeit**. Die Entzündung kann zur eitrigen Einschmelzung von Eileiter und Eierstock (**Tuboovarialabszess**) oder zu Verwachsungen zwischen Eileiter und Eierstock führen. In letzterem Fall steigt das Risiko einer späteren Eileiterschwangerschaft. Greift die Entzündung auf das Bauchfell über (das Eileiter und Eierstöcke bedeckt), kommt es zur **Pelveoperitonitis**.

Symptome der akuten Adnexitis sind plötzlich einsetzende, starke Unterbauchschmerzen (oft mit aufgewölbter, gespannter und druckempfindlicher Bauchdecke), auffälliger Fluor genitalis (z. B. eitrig und übel riechend) sowie ein ausgeprägtes Krankheitsgefühl. Oft hat die Patientin Fieber, ggf. Schmerzen beim Geschlechtsverkehr. Bei chronischer Adnexitis bestehen häufig wechselnd starke Unterbauch- oder Rückenschmerzen und Schmerzen beim Geschlechtsverkehr.

Die Diagnose wird durch Tasten (Portioschiebeschmerz), Blut- und Urinuntersuchungen (Entzündungsparameter erhöht), einen mikrobiellen Vaginalabstrich (Identifizierung

Pflege bei Erkrankungen der weiblichen Geschlechtsorgane

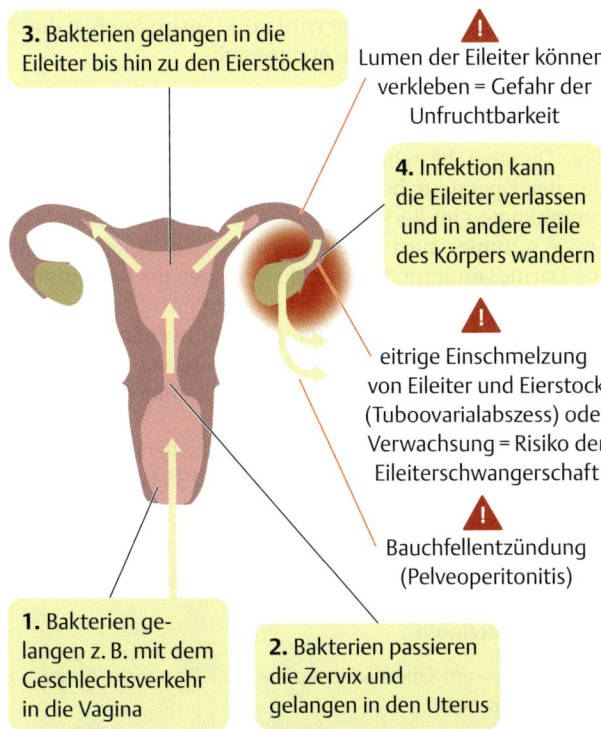

Abb. 64.15 Adnexitis.

Am häufigsten betroffen von einer Adnexitis sind junge, sexuell aktive Frauen. Eine akute kann in eine chronische Adnexitis übergehen, die besonders häufig zu Verwachsungen zwischen Eileiter, Eierstock und dem umgebenden Gewebe führt. Deshalb ist bei chronischer Adnexitis das Risiko einer Eileiterschwangerschaft besonders hoch. Begleitend können auch Blähungen, Obstipation und Menstruationsstörungen auftreten.

der Erreger) und transabdominale oder vaginale Sonografie (Vergrößerung der Adnexe, Flüssigkeitsansammlung) gestellt.

Therapie und Pflege

In der Regel erhält die Patientin mindestens 10 Tage lang **intravenös Antibiotika** – zuerst gegen die häufigsten Erreger, später gezielt gegen die nachgewiesenen Erreger gerichtet. Wurden Chlamydien oder Gonokokken nachgewiesen, muss auch der Partner der Patientin antibiotisch behandelt werden. Abszesse und Verwachsungen erfordern eine Operation. Ein Intrauterinpessar muss entfernt werden.

Um die entzündeten Eileiter ruhigzustellen, sollte die Patientin bis zum Abklingen der Symptome **strikte Bettruhe** einhalten, um Komplikationen (z. B. Unfruchtbarkeit) zu vermeiden.

Zur **Schmerzlinderung** ist bei akuter Adnexitis lokale Kühlung (z. B. durch einen mit einem Handtuch umwickelten Eisbeutel) geeignet, bei chronischer Adnexitis hingegen evtl. Wärmeanwendung (z. B. Fangopackungen). Pflegende verabreichen auf Anordnung antiphlogistische und schmerzlindernde Medikamente.

Pflegende achten insbesondere **auf Urin- und Stuhlausscheidung**. Treten dabei Schmerzen oder andere Auffälligkeiten, z. B. Obstipation, auf, informieren sie einen Arzt. Dies können Anzeichen einer Ausbreitung der Infektion auf Peritoneum, Blase oder Darm sein.

Ist die Familienplanung noch nicht abgeschlossen, stehen Pflegende der Patientin in ihrer Angst vor Unfruchtbarkeit zur Seite. Auf Wunsch wird ein Arztgespräch organisiert.

Pflegende klären die Patientin über das (besonders bei chronischer Adnexitis) erhöhte Risiko einer Eileiterschwangerschaft auf. Die Patientin sollte die Symptome kennen und wissen, wann sie bei Verdacht einen Arzt aufsuchen muss.

> ### WISSEN TO GO
>
> **Adnexitis**
>
> Entzündung meist beider Eileiter, der Eierstöcke und des umliegenden Gewebes. Begünstigende Faktoren: Menstruation, Wochenbett, Intrauterinpessar und Eingriffe an der Gebärmutter. Die akute Entzündung kann in eine chronische übergehen.
> - **Symptome:** akute Adnexitis: plötzlich einsetzende, starke Unterbauchschmerzen, auffälliger Fluor genitalis, ausgeprägtes Krankheitsgefühl, oft Fieber. Chronische Adnexitis: wechselnd starke Unterbauch- oder Kreuzschmerzen, Schmerzen beim Geschlechtsverkehr
> - **Komplikationen:** Abszessbildung, Entstehung von Verwachsungen, Peritonitis
> - **Therapie:** intravenöse Antibiotikatherapie, Bettruhe
> - **Pflegerische Maßnahmen:** Unterstützung beim Einhalten der Bettruhe, Schmerzlinderung. Auf Urin- und Stuhlausscheidung achten, bei Auffälligkeiten Arzt informieren. Information bzgl. der Symptome der Eileiterschwangerschaft.

Zysten und gutartige Adnextumoren

Zysten

Definition Zyste
Eine Zyste ist ein flüssigkeitsgefüllter, dünnwandiger, mit Epithel ausgekleideter Hohlraum im Gewebe.

Zysten im **Eierstock** sind häufig. Meist entstehen sie als Folge der Veränderungen im Rahmen des Menstruationszyklus (sog. **funktionelle Zysten**). Sie können Menstruationsstörungen, Unterbauchschmerzen und – selten – durch Stieldrehung oder Ruptur ein akutes Abdomen hervorrufen. In der Regel werden sie zufällig bei der vaginalen Sonografie entdeckt und verschwinden innerhalb weniger Monate von selbst. Bleiben sie bestehen oder gibt das Sonogramm Anlass zu Zweifeln an ihrer Gutartigkeit, werden sie entfernt. Aufgabe der Pflegenden ist die perioperative Pflege. Bei akutem Abdomen ist eine Laparoskopie bzw. Laparotomie notwendig.

Zysten im **Eileiter** sind ebenfalls häufig. Große Zysten können durch Stieldrehung oder Ruptur ein akutes Abdomen hervorrufen.

Gutartige Adnextumoren

Definition Gutartiger Adnextumor
Gutartige Adnextumoren sind Neoplasien (Zellneubildungen) im Ovarium (Eierstock) oder in der Tuba uterina (Eileiter). Sie entstehen durch autonome Zellproliferation, die Zellen wandern jedoch nicht in andere Körperregionen ein (metastasieren nicht).

Tumoren im Eileiter (ob gut- oder bösartig) sind sehr selten. Gutartige **Ovarialtumoren** dagegen sind relativ häufig. Sie führen i. d. R. zunächst nicht zu Beschwerden und werden oft zufällig im Rahmen einer Vorsorgeuntersuchung entdeckt. Unentdeckt können sie zu einer – mitunter

1353

64 Pflege bei Erkrankungen der Geschlechtsorgane

enormen – Zunahme des Bauchumfangs und durch den Druck auf Blase und Darm zu Problemen beim Wasserlassen und Stuhlgang führen. Da man gutartige und bösartige Ovarialtumoren weder klinisch noch sonografisch voneinander unterscheiden kann, muss eine Laparotomie durchgeführt und das Tumorgewebe intraoperativ histologisch untersucht werden. Ist der Tumor gutartig, wird er entweder ausgeschält (Entfernung eines abgegrenzten Tumors, ohne dass umliegendes Gewebe entfernt wird) oder der betroffene Eierstock entfernt. Pflegende übernehmen die perioperative Pflege.

Ovarialkarzinom

Grundlagen

Definition **Ovarialkarzinom**
Das Ovarialkarzinom ist ein vom Oberflächenepithel des Eierstocks ausgehender maligner (bösartiger) Tumor.

Das Ovarialkarzinom ist eine der häufigsten Krebsformen der Frau (▶ Abb. 64.16). Der Altersgipfel liegt bei 60–70 Jahren. Symptome treten i. d. R. erst spät auf: Der Bauchumfang nimmt zu durch das Tumorwachstum oder die Ansammlung von Flüssigkeit im Bauchraum (Aszites). Durch Druck auf Blase und Darm treten Probleme beim Wasserlassen und beim Stuhlgang auf.

ACHTUNG
Bei Stieldrehung oder Ruptur des Eierstocks kommt es zum akuten Abdomen. Dies ist ein lebensbedrohlicher Notfall und der Arzt muss sofort verständigt werden.

Abb. 64.16 Ovarialkarzinom.

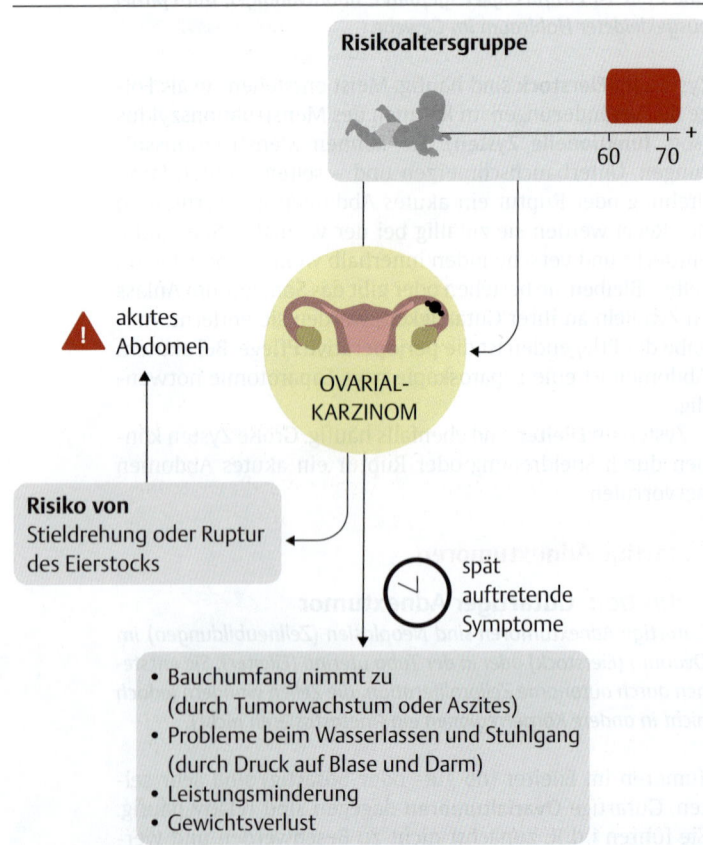

Bisher gibt es keine zuverlässige Methode der Früherkennung. Deshalb bleibt der Tumor in vielen Fällen bis zu einem späten Stadium unentdeckt.

Im Spätstadium kommen Leistungsminderung und Gewichtsverlust hinzu; letzterer kann jedoch durch den Aszites maskiert sein. Die Diagnose wird i. d. R. laparoskopisch durch eine Schnellschnittuntersuchung gestellt.

Therapie und Pflege

Die Therapie besteht in einer radikalen Operation, bei der der Operateur beide Eierstöcke, die Gebärmutter, die Lymphknoten im Becken und um die Aorta, das große Netz sowie mitunter auch Anteile der Blase, des Bauchfells und des Darmes entfernt. Im Anschluss bleiben die Patientinnen üblicherweise ein paar Tage auf einer Intensivstation. Meist erfolgt später eine Chemotherapie. Eine weitere Therapieoption sind Antikörper, die die Neubildung von Blutgefäßen und somit das Wachstum des Tumors hemmen, z. B. Bevacizumab.

Zu den pflegerischen Maßnahmen siehe Perioperative Besonderheiten bei Genitalkarzinomen (S. 1354).

> **WISSEN TO GO**
>
> **Ovarialkarzinom**
>
> Maligner, vom Oberflächenepithel des Eierstocks ausgehender Tumor.
> - **Symptome:** Zunahme des Bauchumfangs, Probleme beim Wasserlassen und beim Stuhlgang, bei Stieldrehung oder Ruptur akutes Abdomen
> - **Therapie:** Radikaloperation
> - **Pflegerische Maßnahmen:** siehe Perioperative Besonderheiten bei Genitalkarzinomen (S. 1354)

64.1.10 Perioperative Besonderheiten bei Genitalkarzinomen

Ein **besonderes Augenmerk** sollte auf **die Psyche** von Patientinnen mit einem Karzinom der Geschlechtsorgane gelegt werden. Die Zeit zwischen Diagnosestellung und Operation ist oft sehr kurz und die Operation häufig radikal. Zu der Angst vor dem weiteren Verlauf der Erkrankung kommt die Angst vor den direkten Folgen der Operation. Durch die Entfernung von Geschlechtsorganen kann die Frau erheblich in ihrem Selbstwertgefühl und ihrer Sexualität beeinträchtigt sein. Vielleicht war ihre Familienplanung noch nicht abgeschlossen. Pflegende stehen ihr bei möglichen Fragen zur Seite, auch was die Angst vor dem Aussehen betrifft. Sie signalisieren, dass sie mit der psychischen Belastung nicht alleingelassen wird. Wenn möglich, sollte eine frühzeitige psychoonkologische oder auch seelsorgerische Betreuung angeboten werden.

Viele **Eingriffe** sind auch **körperlich sehr belastend** für die Patientin, auch wenn heute oft laparoskopische Techniken eingesetzt werden. In **weit fortgeschrittenem Tumorstadium** ist zudem die **postoperative Komplikationsrate hoch**: Bei der Operation können benachbarte Organe (Blase, Harnröhre, Darm) verletzt werden. Dann kommt es postoperativ ggf. zu Schmerzen beim Wasserlassen, Harn- oder Stuhlinkontinenz. Nach Entfernung der Beckenlymphknoten können Lymphödeme in den Beinen auftreten, nach Entfernung eines Teils der Scheide sowie nach Vulvektomie Verwachsungen des Scheidenstumpfs mit daraus resultierenden sexuellen Problemen. Die OP-Wunde kann aufbrechen oder sich infizieren.

Wird der Tumor bzw. das Operationsgebiet bestrahlt, kann dies zu Fistelbildung führen.

Präoperative Maßnahmen

Alle aufkommenden Fragen besprechen Pflegende ausführlich mit der Patientin, bei Bedarf wird ein Gespräch mit einem Arzt, evtl. auch unter Einbeziehung des Partners vermittelt. Ist die Anlage eines Entero- bzw. Urostomas geplant, organisieren Pflegende eine Schulung in Stomapflege.

Postoperative Maßnahmen

Ausscheidungen der Patientin werden besonders sorgsam beobachtet. Bei Auffälligkeiten (übel riechender Fluor, blutiger Urin, zunehmende vaginale Nachblutung) einen Arzt informieren. Wurden bei der Operation die Beckenlymphknoten entfernt, lagern Pflegende wegen der Gefahr eines Lymphödems die Beine der Patientin leicht erhöht und organisieren so schnell wie möglich Physiotherapie zur Lymphödemprophylaxe. Wenn die unteren Extremitäten anschwellen, wird der Arzt informiert, damit er eine Lymphdrainage verordnen kann. Auf Anordnung verabreichen Pflegende subkutane Injektionen in die Arme.

Informieren, Schulen, Beraten

Wurden der Patientin Beckenlymphknoten entfernt, informieren Pflegende über folgende Maßnahmen zur Prophylaxe eines Lymphödems: Die Patientin soll
- ein Herunterhängen bzw. lange Immobilität der Beine, z.B. bei langen Reisen, vermeiden, indem sie die Muskelpumpe betätigt oder eine Kompressionsstrumpfhose trägt,
- Sport nur in Maßen betreiben und langes Stehen vermeiden
- Verletzungen der Beine vorbeugen, z.B. nicht barfuß laufen, nur gut sitzende Schuhe tragen, konsequente Hautpflege mit milden, die Haut nicht reizenden Substanzen, vorsichtige Nagelpflege, Schutz vor Insektenstichen. Bei Verletzungen sofort die Haut desinfizieren.
- die Beine auf Hautveränderungen untersuchen und bei Rötung, Schwellung oder Missempfindungen den Arzt aufsuchen.
- enge, einschnürende Kleidung, Gürtel oder Schuhe (vor allem hochhackige) sowie Wärmeeinwirkung (Sonne, Sauna, langes Vollbad) auf die Beine vermeiden.

Gesundheitsförderung und Alltagsbewältigung

Je nachdem, ob und wann eine anschließende Chemo- bzw. Strahlentherapie geplant ist, sollte die Patientin nach ihrem stationären Aufenthalt eine Anschlussheilbehandlung (S. 118) oder eine spätere Rehabilitation in Anspruch nehmen. Beides kann ihr dabei helfen, mit den körperlichen wie auch mit den seelischen Folgen der Erkrankung und ihrer Therapie leben zu lernen.

Pflegende klären die Patientin über den Ablauf der Nachsorge auf und erläutern ihr, wie wichtig eine engmaschige Nachsorge ist – einerseits, um ein Rezidiv frühzeitig zu erkennen, andererseits, um Folgen der Erkrankung und der Therapie zu behandeln.

Pflegende weisen die Patientin auf Informationen zu ihrer Krebserkrankung im Internet bzw. auf Selbsthilfegruppen hin. Nützliche Informationen zum Thema Krebs der Gebärmutter bzw. des Eierstocks finden Betroffene z.B. in einer Broschüre der Deutschen Krebshilfe. Diese findet sich im Internet unter: www.krebshilfe.de. Kontaktadressen zu Selbsthilfegruppen und andere Informationen zum Ovarialkarzinom finden sich im Internet z.B. unter www.krebsgesellschaft.de.

> **WISSEN TO GO**
>
> **Perioperative Besonderheiten bei Genitalkarzinomen**
>
> Die Operation ist oft radikal. Die psychische Unterstützung der Patientin ist daher besonders wichtig.
> - **Postoperative Besonderheiten:**
>   – Beobachtung des Urins, des Fluors bzw. des Ausmaßes der vaginalen Nachblutung; bei Auffälligkeiten Arzt informieren
>   – nach Entfernung von Beckenlymphknoten Lymphödemprophylaxe durch leicht erhöhte Lagerung der Beine und Physiotherapie; subkutane Injektionen nur in die Arme
> - Informieren, Schulen, Beraten: Lymphödemprophylaxe
> - Gesundheitsförderung und Alltagsbewältigung:
>   – Anschlussheilbehandlung oder Rehabilitation
>   – medizinische Nachsorge

64.1.11 Perioperative Besonderheiten bei Hysterektomie

Eine operative Entfernung der Gebärmutter kann vaginal, laparoskopisch oder abdominal über einen Bauchschnitt (Laparotomie) erfolgen. Auch eine Kombination aus vaginaler Hysterektomie und Laparoskopie ist möglich. Die rein laparoskopische Operation ist am schonendsten, gefolgt von der vaginal-laparoskopischen und der vaginalen.

Man unterscheidet außerdem zwischen einer Totalexstirpation des Uterus, also der vollständigen Entfernung, und einer suprazervikalen Hysterektomie, bei der der Gebärmutterhals erhalten bleibt. Letztere ist schonender für den Beckenboden. Außerdem verkürzt eine Totalexstirpation die Scheide und kann zu einer Schmerzempfindlichkeit beim Geschlechtsverkehr führen. Bleibt der Gebärmutterhals erhalten, sollten die Patientinnen wissen, dass die Vorsorgeuntersuchungen auf Gebärmutterhalskrebs weiterhin indiziert sind.

Präoperative Maßnahmen

Um Spätkomplikationen wie eine Harninkontinenz oder einen Narbenbruch zu vermeiden, sollte schon präoperativ ein Physiotherapeut die Patientin beraten und mit ihr üben, wie sie sich postoperativ möglichst „beckenbodenfreundlich" und narbenschonend verhalten kann. So sollte sie nach einer abdominalen Hysterektomie bei Anspannung des Bauchmuskels (etwa beim Husten) mit der flachen Hand einen leichten Gegendruck auf die Bauchdecke ausüben. Außerdem sollte sie in den ersten Tagen über die Seitenlage aufstehen, indem sie sich mit der Hand an der Bettkante hochdrückt.

Es gelten die allgemeinen präoperativen Maßnahmen (S. 743) und die jeweiligen hausinternen Standards.

Postoperative Maßnahmen

Nach einer **vaginalen Hysterektomie** (rein vaginal oder laparoskopisch assistiert) müssen Pflegende zur Infektionsprophylaxe 1- bis 2-mal täglich und nach jedem Stuhlgang eine Genitalspülung (S. 1341) durchführen. Dabei achten sie auf vaginale Nachblutungen und informieren bei zunehmender Nachblutung den Arzt.

Nach **jeder Form der Hysterektomie** stehen Pflegende der Patientin zur Seite.

Informieren, Schulen Beraten

Nach einer **vaginalen Hysterektomie** klären Pflegende die Patientin darüber auf, dass
- Wundsekret noch bis zu 2 Wochen nach der Operation vaginal abfließt,
- am 7.–10. postoperativen Tag kleinere Nachblutungen auftreten können, die durch Ablösung des Wundschorfs bedingt sind.

Nach **jeder Form der Hysterektomie** sollte die Patientin noch 3 Monate lang **nicht schwer**, d.h. nicht mehr als ca. 5 kg, **heben**. Der erste Geschlechtsverkehr sollte erst stattfinden, wenn die Wunden vollständig verheilt sind (nach etwa 6 Wochen). Zur Infektionsprophylaxe sollte die Patientin **6 Wochen** lang **auf Vollbäder sowie Schwimmbad- und Saunabesuche verzichten**. Pflegende klären die Patientin darüber auf, dass sie bei Schmerzen im Unterleib oder beim Wasserlassen oder riechendem Fluor genitalis ihren Frauenarzt aufsuchen muss. Sobald die Operationswunden vollständig verheilt sind, sollte die Patientin sich von ihrem Arzt Physiotherapie zur Stärkung der Beckenbodenmuskulatur verschreiben lassen und diese Übungen mehrere Monate lang konsequent durchführen, um eine Senkung der Scheidenwände (Descensus vaginae (S. 1351)) und deren Folgen zu vermeiden.

> **WISSEN TO GO**
>
> **Perioperative Besonderheiten bei Hysterektomie**
>
> - **Präoperative Besonderheiten:** beckenbodenschonende Verhaltensweisen einüben
> - **Postoperative Besonderheiten:** nach vaginaler Hysterektomie 1- bis 2-mal täglich und nach jedem Stuhlgang Genitalspülung (S. 1341) durchführen, auf vaginale Nachblutungen achten und ggf. Arzt informieren
> - **Informieren, Schulen, Beraten:**
>   – nach vaginaler Hysterektomie: Wundsekretion und Nachblutungen
>   – nach jeder Form der Hysterektomie: Prophylaxe des Narbenbruchs bzw. des Aufbrechens von Wunden, Infektionsprophylaxe; nach abgeschlossener Wundheilung Beckenbodentraining

64.2 Pflege bei Erkrankungen der männlichen Geschlechtsorgane

64.2.1 Bedeutung für den Patienten

Patienten mit Erkrankungen der Geschlechtsorgane sind voller Schamgefühl, insbesondere wenn die Erkrankung ihre Sexualfunktion beeinträchtigt. Sie fühlen sich dann häufig nicht mehr als „ganzer Kerl".

Sie sprechen nicht über ihre Beschwerden oder Sorgen, da Erkrankungen der Geschlechtsorgane noch immer stark tabuisiert sind. Sie sind mit ihren Beschwerden und Sorgen oft lange Zeit allein und die Beschwerden oft sehr stark, bevor sie sich endlich entschließen, einen Arzt aufzusuchen.

Pflegende zeigen den Patienten Gesprächsbereitschaft, sind sich des starken Schamgefühls der Patienten bewusst und schützen ihre Intimsphäre so gut wie möglich. Zum Beispiel achten sie bei diagnostischen oder pflegerischen Maßnahmen darauf, dass währenddessen niemand das Zimmer betritt, und decken den Intimbereich des Patienten nur so kurz wie möglich auf.

64.2.2 Auffrischer Anatomie und Physiologie

Zu den männlichen Geschlechtsorganen (▶ Abb. 64.17) gehören der Penis, die Harnsamenröhre, die Hoden, die Nebenhoden, der Hodensack, die Samenleiter, die akzessorischen Geschlechtsdrüsen und die Prostata.

- **Penis:** Abgabe von Urin und Sperma. Von außen sichtbar sind der **Penisschaft** (Corpus penis) und die **Eichel** (Glans penis). Bei erschlafftem Penis ist die Eichel von der **Vorhaut** (Präputium) bedeckt. Bei Erregung füllen sich 2 Schwellkörper stärker mit Blut und schwellen an. Dadurch versteift sich der Penis, es kommt zur **Erektion**. Die Erektion wird in erster Linie durch den Parasympathikus vermittelt.
- **Hoden** (**Testes**): bilden Samenzellen (**Spermien**) und Hormone, u.a. Testosteron.
- **Hodensack** (**Skrotum**): besteht aus 2 getrennten Kammern, in denen jeweils ein Hoden liegt.
- **Nebenhoden** (**Epididymes**): Reifung der unreifen Samenzellen zu befruchtungsfähigen Spermien, Speicherung der Spermien. Die Nebenhoden liegen den Hoden direkt auf.
- **Samenleiter** (**Ductus deferens**): zieht vom Nebenhoden durch den Leistenkanal und die Prostata zur Harnröhre, leitet die Spermien aus dem Nebenhoden in die Harnröhre.
- **Akzessorische Geschlechtsdrüsen:** Sekrete der Drüsen bilden zusammen mit den Spermien das **Sperma** (Ejakulat, Samenflüssigkeit).
- **Prostata** (Vorsteherdrüse): deren Sekret trägt hauptsächlich zur Beweglichkeit der Spermien bei, macht knapp 30% des Spermas aus. Die Prostata umgibt die Harnröhre, unten grenzt sie an den Beckenboden, hinten an das Rektum. Ihre Ausführungsgänge münden direkt in die Harnröhre.

64.2.3 Mitwirken bei der Diagnostik

Tastuntersuchung der Prostata

Bei der Prostatauntersuchung palpiert (betastet) der Arzt die Prostata vom Rektum aus. Am besten kniet der Patient dazu auf der Untersuchungsliege und stützt sich auf den Ellenbogen ab. Ist dies nicht möglich, kann er mit hochgezogenen Knien auf seiner linken Seite liegen. Die Untersuchung lässt sich aber auch am stehenden, den Oberkörper vorbeugenden Patienten durchführen. Der Arzt zieht einen unsterilen Einmalhandschuh an, fettet seinen Zeigefinger gut ein und führt ihn vorsichtig in den Anus des Patienten ein. Durch die Vorderwand des Rektums ertastet er die Größe und die Konsistenz der Prostata und erfragt, ob sie druckschmerzhaft ist.

Urinuntersuchungen

Gegebenenfalls ordnet der Arzt eine Untersuchung des Urins an, z.B. Urinstatus, Schnelltest oder Urinkultur (S. 1034). **Meist** wird hierfür **Mittelstrahlurin** verwendet. Bei **Verdacht auf Entzündung der Harnröhre** (Urethritis) jedoch wird

Pflege bei Erkrankungen der männlichen Geschlechtsorgane

Abb. 64.17 Die männlichen Geschlechtsorgane.

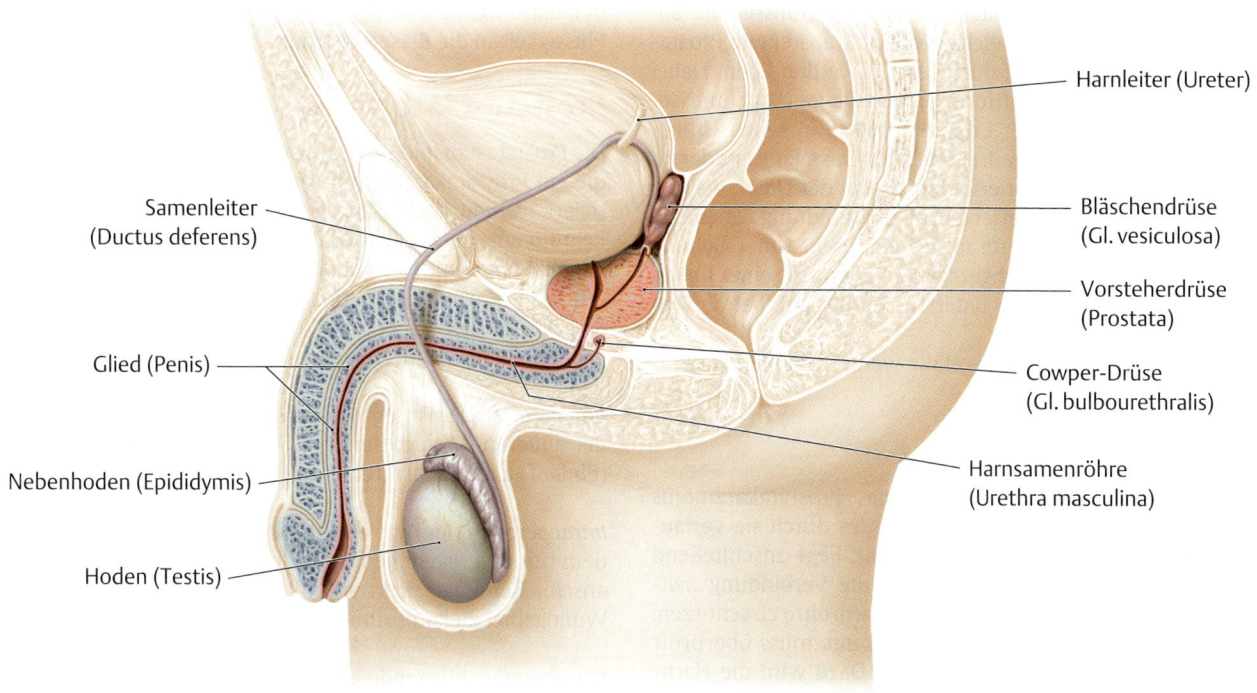

Aus: Schünke M, Schulte E, Schumacher U. Prometheus LernAtlas der Anatomie. Thieme 2012

die **erste Harnportion** (die bei der Gewinnung von Mittelstrahlurin verworfen wird) aufgefangen und untersucht.

Bei **Verdacht auf Entzündung der Prostata** werden 3 oder 4 Urinportionen aufgefangen und untersucht: zunächst die ersten 10–30 ml (die aus der Harnröhre stammen), gefolgt von Mittelstrahlurin. Dann massiert der Arzt die Prostata bei der Tastuntersuchung (S. 1356). Anschließend wird erneut eine Harnportion gewonnen, die neben Urin Prostatasekret enthält (**Dreigläserprobe**). Hat der Arzt das Sekret aufgefangen, das sich bei der Massage der Prostata aus der Harnröhre entleert, spricht man von einer **Viergläserprobe**. Die Drei- bzw. Viergläserprobe wird nicht im akuten Entzündungsstadium durchgeführt, da die Prostatamassage dann zur Keimverschleppung führen könnte.

Pflegende sind dafür zuständig, dass der Patient den Urin korrekt gewinnt und die Probe korrekt beschriftet ins Labor gelangt. Gegebenenfalls führen sie den Urinschnelltest durch bzw. legen die Urinkultur an.

Blutuntersuchungen

Nierenfunktionsparameter • Hat eine stark vergrößerte Prostata die Harnröhre so stark eingeengt, dass sich der Restharn bis zu den Nieren aufstaut (benigne Prostatahyperplasie (S. 1359) im Endstadium), lässt der Arzt die Nierenfunktionsparameter im Blut bestimmen – Kreatinin, Harnstoff, Harnsäure, Natrium, Kalium, Kalzium, Phosphat.

Entzündungsparameter • Bei Verdacht auf Entzündungen (z. B. der Prostata) ordnet er ggf. die Bestimmung von CRP und der Leukozytenzahl im Blut an.

PSA-Wert • Das prostataspezifische Antigen (PSA) wird von normalen, in weitaus größerer Menge aber von entarteten Drüsenzellen der Prostata produziert und ist im Blut nachzuweisen. Deshalb dient der PSA-Wert im Blut als Tumormarker. Er spielt also eine Rolle in der Diagnostik, v. a. aber in der Verlaufskontrolle und Nachsorge des Prostatakarzinoms. Ein erhöhter PSA-Wert findet sich jedoch auch nach Manipulationen an der Prostata, bei einer benignen Prostatahyperplasie (S. 1359) (BPH) und bei einer Entzündung der Prostata. Der PSA-Wert wird deshalb auch zur Verlaufskontrolle der BPH und in der Diagnostik der Prostatitis eingesetzt.

> **! Merken PSA-Bestimmung**
> *Der PSA-Wert sollte bestimmt werden, bevor der Arzt den Patienten körperlich untersucht, denn nach der Tastuntersuchung der Prostata steigt der PSA-Wert an.*

Tumormarker • Bei Verdacht auf bösartigen Hodentumor ordnet der Arzt die Bestimmung von Tumormarkern im Blut an, z. B. α-Fetoprotein (AFP), humanem Choriongonadotropin (β-HCG), der plazentaren alkalischen Phosphatase (PLAP) und der Laktatdehydrogenase (LDH). Hat sich der Verdacht bestätigt, werden die o. g. tumorspezifischen Marker zur Verlaufskontrolle genutzt.

Bildgebende Untersuchungen

Sonografie

Hat der Patient Probleme beim Wasserlassen (häufigste Ursache beim Mann über 40: eine vergrößerte Prostata), kann der Arzt die **Harnblase** mittels **transabdominaler Sonografie** beurteilen. Dazu muss die Harnblase gefüllt sein. So lässt sich feststellen, ob die Blasenentleerungsstörung bereits zu einer Verdickung der Blasenwand geführt hat.

Um einen Harnrückstau und Folgeveränderungen an den Nieren auszuschließen bzw. nachzuweisen, untersucht der Arzt die **Harnleiter** und **Nieren**. Danach entleert der Patient seine Blase und der Arzt prüft anschließend, ob Restharn in der Blase vorhanden ist, und bestimmt die Menge des Restharns.

64 Pflege bei Erkrankungen der Geschlechtsorgane

Die Größe und die Struktur der **Prostata** lassen sich bei der transabdominalen Sonografie durch die gefüllte Harnblase hindurch beurteilen, genauer ist aber die **transrektale Sonografie**, bei der auch gleichzeitig eine transrektale Prostatastanzbiopsie (S. 1358) durchgeführt werden kann. Dabei wird ins Rektum ein stiftförmiger Schallkopf (Durchmesser 1–2 cm) eingeführt, der i. d. R. ein 360°-Bild seiner Umgebung liefert, d. h. nicht gedreht werden muss. Eine Enddarmreinigung ist i. d. R. nicht erforderlich. Vor der Untersuchung fragen Pflegende den Patienten, ob er Stuhldrang verspürt – falls ja, sollte er die Toilette aufsuchen. Für die Untersuchung wird der Patient mit hochgezogenen Knien auf seiner linken Seite gelagert. Pflegende unterstützen ihn ggf. bei der Lagerung.

Die Hoden- und die Penisgefäße werden dopplersonografisch untersucht.

Zystografie

Wurde dem Patienten wegen eines Prostatakarzinoms (S. 1364) die Prostata einschließlich des durch sie verlaufenden Harnröhrenabschnitts entfernt, liegt anschließend ein Blasendauerkatheter (BDK), um die Verbindung zwischen Harnblase und verbleibender Harnröhre zu schützen. Bevor der Katheter entfernt werden kann, muss überprüft werden, ob die Verbindung dicht ist. Dazu wird die Harnblase über den BDK mit wasserlöslichem Kontrastmittel gefüllt und anschließend eine Serie von Röntgenaufnahmen angefertigt.

Vor der Untersuchung fragen Pflegende den Patienten nach Allergien und lassen sich ggf. seinen Allergiepass zeigen.

Urethrozystoskopie

Bei Problemen beim Wasserlassen kann der Arzt ggf. zum Ausschluss einer Harnröhrenverengung oder eines Harnblasentumors eine endoskopische Untersuchung der Harnröhre und Harnblase anordnen. Die Untersuchung wird in Lokalanästhesie oder Kurznarkose durchgeführt. Der Patient muss daher nüchtern sein. Je nach Vorerkrankung ordnet der Arzt vor der Untersuchung ggf. die Gabe eines Antibiotikums zur Infektionsprophylaxe an. Pflegende sollten darauf achten, dem Patienten die vollständigen Aufklärungsunterlagen mitzugeben.

Urodynamische Untersuchungen

Uroflowmetrie

Eine weitere Untersuchungsmethode bei erschwertem Wasserlassen ist die Uroflowmetrie (Harnstrahlmessung) während der Blasenentleerung, um die Blasenentleerungsstörung zu objektivieren. Dazu muss die Harnblase gut gefüllt sein und der Patient starken Harndrang verspüren. Dann entleert er die Blase in eine spezielle Toilette, die ein trichterförmiges, mit einem Sensor ausgestattetes Messgerät enthält. Dieses ermittelt die pro Sekunde durchfließende Harnmenge. Bei der Messung sollte der Patient nach Möglichkeit unbeobachtet sein, um seine Intimsphäre zu wahren und durch das Schamgefühl den Harnfluss nicht zu erschweren und dadurch die Messung zu verfälschen.

Zystomanometrie

Gegebenenfalls ordnet der Arzt zur weiteren Abklärung der Blasenentleerungsstörung eine Zystomanometrie an, die Messung des Drucks in der gefüllten Harnblase. Dazu wird ein mit Drucksensoren versehener Katheter in die Blase eingeführt, der den Druck in der Blase und den Druck auf den Blasenschließmuskel misst, während über den Katheter Flüssigkeit in die Blase einströmt.

Prostatastanzbiopsie

Die Prostatastanzbiopsie ist die einzige Untersuchung, durch die ein Prostatakarzinom mit absoluter Sicherheit diagnostiziert werden kann. Sie wird meist ambulant, i. d. R. vom Rektum aus, unter Ultraschallkontrolle durchgeführt (Alternative: vom Damm aus, ohne Sichtkontrolle) (▶ Abb. 64.18). Zur Prophylaxe von Infektionen erhält der Patient vor dem Eingriff Antibiotika, z. B. für die Dauer von 3 Tagen. Der Eingriff erfolgt i. d. R. unter Spinalanästhesie.

Präoperativ • Der Patient wird am Tag des Eingriffs wie zu jeder anderen OP vorbereitet (S. 743) und erhält ein Klysma (Einlauf) zur Enddarmreinigung.

Intraoperativ • Der Arzt entnimmt 6–12 Gewebeproben aus dem tumorverdächtigen Areal der Prostata und tamponiert anschließend das Rektum mit Mullkompressen, um das Wundgebiet zu komprimieren.

Postoperativ • Pflegende kontrollieren stündlich die Vitalparameter. Ca. 3–4 Stunden nach dem Eingriff wird der Patient mobilisiert, spätestens 6 Stunden nach dem Eingriff wird die rektale Tamponade gezogen. Der Patient kann nach Hause gehen, wenn Pflegende sich vergewissert haben, dass
- er kein Fieber hat,
- er Wasser lassen kann (nach der Biopsie besteht die Gefahr des Harnverhalts) und
- der Urin nicht blutig ist.

Pflegende informieren den Patienten, dass er bei Schmerzen, Fieber oder Blut im Urin einen Arzt aufsuchen muss. Nach der Biopsie sollte der Patient 4 Wochen lang nicht

Abb. 64.18 Transrektale Sonografie und Prostatastanzbiopsie.

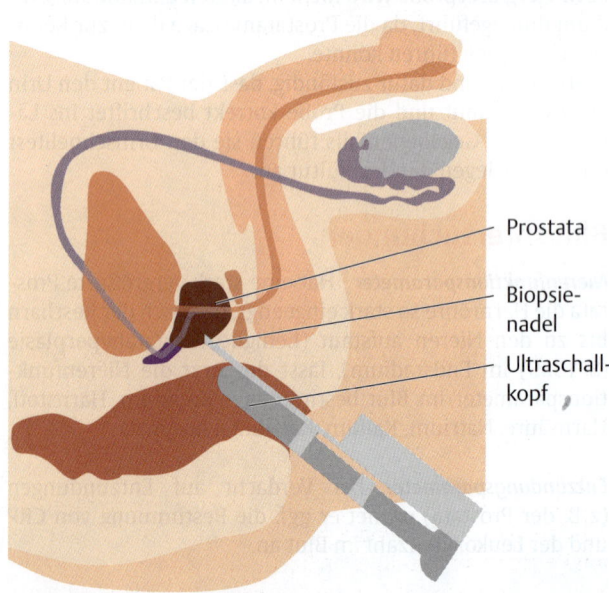

Die Größe und die Struktur der Hoden und die Struktur des Penis lassen sich mithilfe eines hochauflösenden Schallkopfs beurteilen. Mithilfe der Biopsienadel entnimmt der Arzt Gewebeproben aus der Prostata.

Fahrrad fahren, nicht schwer heben und keine heißen Bäder nehmen.

Der Befund der Stanzbiopsie wird an den behandelnden Urologen geschickt (dies dauert i.d.R. 3–4 Tage), der falls nötig, das weitere Prozedere mit dem Patienten bespricht.

WISSEN TO GO

Prostatastanzbiopsie

Bei Verdacht auf Prostatakarzinom.
- **Vorbereitung:** Klysma zur Enddarmreinigung, Antithrombosestrümpfe
- **Nachbereitung:**
  - stündliche Kontrolle der Vitalparameter
  - Mobilisation des Patienten ca. 3–4 Stunden postoperativ
  - Ziehen der rektalen Tamponade spätestens 6 Stunden postoperativ
  - Urinausscheidung und -farbe beobachten
  - Temperaturkontrolle
  - Entlassung, wenn Urinausscheidung und -farbe sowie Körpertemperatur normal; Patienten instruieren, bei Schmerzen, Fieber oder Blut im Urin einen Arzt aufzusuchen

64.2.4 Erkrankungen der Prostata

Prostatitis

Grundlagen

Definition Prostatitis
Die Prostatitis ist eine Entzündung der Prostata.

Eine akute Entzündung entsteht meist im Rahmen einer fortgeleiteten bakteriellen Infektion der Harnröhre, Harnblase oder des Nebenhodens (z.B. durch E. coli, Pseudomonas aeruginosa). Begünstigende Faktoren sind eine Verengung der Harnröhre, Diabetes mellitus und eine Schwächung des Immunsystems. Kommt es im Rahmen der akuten Prostatitis zur eitrigen Einschmelzung (Abszess) in der Prostata, können die Bakterien ins Blut gelangen und zu einer Sepsis führen. Heilt die akute Entzündung nicht aus, kann sie chronisch werden.

Bei akuter Prostatitis muss der Betroffene häufig und unter Schmerzen meistens nur wenig Wasser lassen. Häufig findet sich Blut im Urin (Hämaturie). Darüber hinaus können Schmerzen in der Dammregion, Stuhldrang und Schmerzen bei Stuhlgang und/oder beim Geschlechtsverkehr auftreten. Der Betroffene hat meist hohes Fieber, ggf. mit Schüttelfrost, und ein ausgeprägtes Krankheitsgefühl.

Bei der rektalen Tastuntersuchung ist die Prostata druckschmerzhaft. Um eine Entzündung der Harnröhre nachzuweisen, wird auch die erste Urinportion aufgefangen und auf Entzündungsparameter und mikrobiologisch untersucht. Zudem können eine Drei- (S. 1356) oder Viergläserprobe (S. 1356) und eine transrektale Sonografie durchgeführt werden. Eine abdominale Sonografie wird durchgeführt, um Restharn auszuschließen bzw. nachzuweisen. Bei Fieber > 38,5 °C wird eine Blutkultur angelegt, um früh eine hämatogene Streuung und eine beginnende Sepsis zu erkennen.

Therapie und Pflege

Die sofortige antibiotische Therapie ist entscheidend, um eine eitrige Einschmelzung der Prostata und damit ggf. eine Sepsis zu verhindern. Das Antibiotikum – mit breitem Wirkspektrum, bis der Erreger nachgewiesen ist, dann erregerspezifisch – wird zunächst i.v., später oral verabreicht. Die Antibiotikatherapie dauert mehrere Wochen, bei einer chronischen Entzündung sogar Monate.

Hat sich ein Prostataabszess gebildet, wird eine Drainage eingelegt (S. 504).

Der Patient erhält entzündungshemmende, schmerzstillende Medikamente (z.B. Voltaren Resinat 75). Eine weitere Komplikation ist das Anschwellen der Prostata durch die Entzündung, deshalb kann zur Gewährleistung des Harnabflusses ein Blasendauerkatheter (BDK) oder suprapubischer Katheter (SPK) gelegt werden, um die Beschwerden beim Wasserlassen zu lindern und eine Keimverschleppung in die Blase zu vermeiden, siehe Kap. 22 (S. 442). Der Patient sollte viel trinken und sich schonen. Bei Prostatitis hat der Patient eingeschränkte Bettruhe, er darf z.B. ans Waschbecken oder bei Stuhlgang zur Toilette. Temperaturkontrollen sollten mindestens 3-mal täglich erfolgen, bei Bedarf öfter.

Pflegende leeren den Katheterbeutel regelmäßig und beobachten die Farbe des Urins. Sie führen die Katheterpflege (S. 447) durch und leiten den Patienten dazu an. Hat der Patient Schmerzen beim Stuhlgang, ergreifen Pflegende ggf. Maßnahmen zur Obstipationsprophylaxe (S. 426).

WISSEN TO GO

Prostatitis

Meist Folge einer bakteriellen Infektion der Harnröhre, der Harnblase oder des Nebenhodens.
- **Symptome:** häufiges, schmerzhaftes Wasserlassen, oft unvollständige Blasenentleerung und Blut im Urin (Hämaturie), ggf. Schmerzen in der Dammgegend, Fieber
- **Diagnostik:** Tastuntersuchung der Prostata (druckschmerzhaft), Urinstatus und Urinkultur, transrektale Sonografie, bei Fieber > 38,5 °C Blutkultur
- **Therapie:** Antibiotikum i.v., Entzündungshemmung/ Schmerzstillung, BDK/SPK, Bettruhe
- **Pflegerische Maßnahmen:** Urinfarbe beobachten, Katheterpflege, Unterstützung beim Einhalten der Bettruhe, ggf. Obstipationsprophylaxe

Benigne Prostatahyperplasie

Grundlagen

Definition Benigne Prostatahyperplasie
Die benigne Prostatahyperplasie (BPH, Synonym: benignes Prostatasyndrom, Prostataadenom) ist eine durch Vermehrung von Drüsenzellen bedingte Vergrößerung der Prostata.

Als Ursache vermutet man ein Ungleichgewicht zwischen Östrogenen und Testosteron. Die Proliferation (Vermehrung) der Drüsenzellen betrifft v.a. den Anteil der Prostata, der die Harnröhre umgibt (▶ Abb. 64.19).

Hat sich das Prostatagewebe dort so vermehrt, dass es **die Harnröhre einengt**, steigt der Auslasswiderstand der Harnblase. Es treten Probleme beim Wasserlassen auf: Der Beginn des Wasserlassens ist verzögert, der Harnstrahl abgeschwächt und es kann „nachträufeln". Der Betroffene muss häufig Wasser lassen (Pollakisurie), auch nachts (Nykturie).

64 Pflege bei Erkrankungen der Geschlechtsorgane

Abb. 64.19 Benigne Prostatahyperplasie.

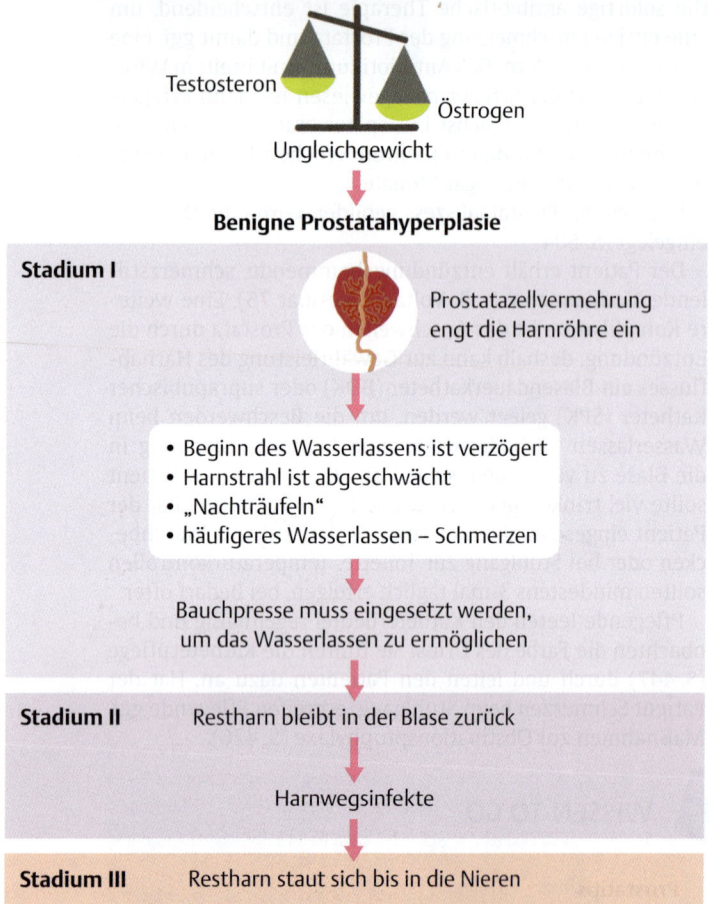

Die Benigne Prostatahyperplasie (BPH) ist sehr häufig. Ca. 50 % der über 50-Jährigen und ca. 80 % der über 80-Jährigen sind betroffen.

Neben starkem Harndrang können Schmerzen beim Wasserlassen auftreten.

Mit zunehmender Verengung der Harnröhre muss der Betroffene die Bauchpresse einsetzen, um die Blase vollständig zu entleeren. Reicht dies nicht mehr aus, bleibt **Restharn** zurück (**Stadium II der BPH**), was zu Harnwegsinfektionen und Blasensteinen führen kann. Im Extremfall **staut sich der Restharn bis in die Nieren** zurück (**Stadium III**). In jedem Stadium der BPH kann ein Harnverhalt auftreten.

Die Beschwerden des Patienten werden mittels eines standardisierten Fragebogens erfasst. Der PSA-Wert wird bestimmt, bei Harnrückstau außerdem die Nierenfunktionsparameter. Die Tastuntersuchung ergibt eine vergrößerte Prostata; das exakte Volumen der Prostata wird mittels transrektaler Sonografie bestimmt. Die transabdominale Sonografie dient dem Nachweis und der Quantifizierung von Restharn, zeigt einen Harnrückstau und eine veränderte Nierenstruktur. Eine Urinuntersuchung dient dem Ausschluss eines Harnwegsinfekts. Eine Blasenentleerungsstörung wird durch Uroflowmetrie (S. 1358) quantifiziert.

WISSEN TO GO

Benigne Prostatahyperplasie – Grundlagen

Gutartige, sehr häufige Vergrößerung des Anteils der Prostatadrüse, die die Harnröhre umgibt. Die zunehmende Verengung der Harnröhre erschwert das Wasserlassen (verzögerter Beginn, abgeschwächter Harnstrahl, Nachträufeln). Der Patient muss häufig Wasser lassen, auch nachts. Reicht der Einsatz der Bauchpresse nicht mehr aus, um die Blase zu entleeren, bleibt Restharn zurück (Stadium II). Im Extremfall staut sich der Restharn bis in die Nieren zurück (Stadium III).

Mitwirken bei der Therapie

Im Anfangsstadium der BPH lassen sich der Harndrang und die Frequenz des Wasserlassens mindern durch eine Änderung der Lebensweise (Weglassen kalter oder stark alkoholischer Getränke, Kälte meiden), ggf. auch durch pflanzliche Medikamente (z. B. Kürbissamen, Brennnesselwurzel). In Stadium I und II lindern α_1-Rezeptoren-Blocker (z. B. Tamsulosin) und 5α-Reduktasehemmer (z. B. Finasterid) die Beschwerden. Erstere führen zur Erschlaffung der Blasenhalsmuskulatur und senken so den Auslasswiderstand, letztere bewirken eine Verkleinerung der Prostata.

Operative Therapie • Ab Stadium II sollte, ab Stadium III muss eine operative Therapie durchgeführt werden. Dabei wird nur der vergrößerte, die Harnröhre umgebende Drüsenanteil der Prostata entfernt; das äußere Drüsengewebe und die Kapsel werden belassen. Standardmäßig wird die Operation endoskopisch von der Harnröhre aus durchgeführt: **transurethrale Elektroresektion der Prostata (TUR-P)**. Alternativen zur TUR-P sind Verfahren, bei denen das überschüssige Prostatagewebe transurethral abgetragen oder zerstört wird, z. B. durch einen Laserstrahl (**photoselektive Vaporisation der Prostata = PVP**) oder Mikrowellen. Nachteil dieser Verfahren ist, dass kein Gewebe übrig bleibt, das histologisch untersucht werden könnte. Lediglich bei sehr großer Prostata ist eine offene Operation, eine sog. **Adenomenukleation** (suprapubischer Zugang), notwendig.

In **Stadium III** muss der Harnabfluss **bis zum OP-Termin** bzw. **bei inoperablen Patienten** (z. B. schlechter Allgemeinzustand, nicht narkosefähig) **dauerhaft** durch einen **Blasenkatheter** gewährleistet werden.

Harnableitung in Stadium III

Dies geschieht durch Legen eines **Blasendauerkatheters (BDK)** oder eines **suprapubischen Blasenkatheters** (SPK). In beiden Fällen wird der Patient mit einem Beinbeutel oder einem Kippventil versorgt. Ein Kippventil ist ein konisch zulaufendes Aufsatzstück mit Ventil, das auf den BDK aufgesetzt wird (▶ Abb. 64.20).

Das Ventil kann durch Heranziehen einer Plastikklappe geöffnet und der Urin in die Toilette abgelassen werden. Lässt man die Plastikklappe los, verschließt sich das Ventil automatisch wieder und ist dicht. Mit diesem Kippventil kann der Patient ein fast normales Leben führen – ohne störenden Urinauffangbeutel. Das Kippventil kann unauffällig in der Unterhose getragen werden. Tagsüber sollte der Patient ungefähr alle 2 Stunden die Blase entleeren. Ist der Patient nicht in der Lage, ein Kippventil zu bedienen, können Pflegende die Angehörigen fragen, ob sie dazu bereit sind.

Pflege bei Erkrankungen der männlichen Geschlechtsorgane

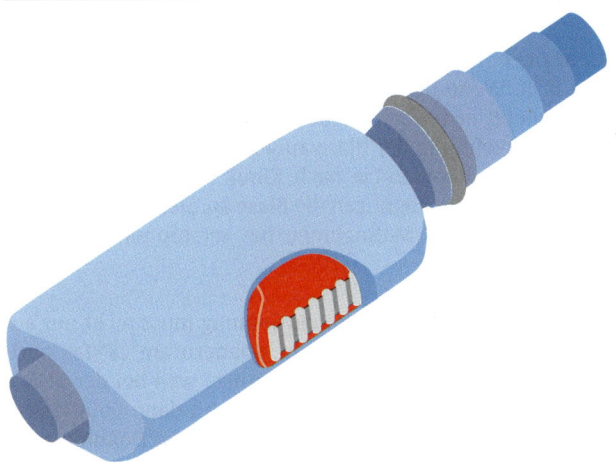

Abb. 64.20 Kippventil.

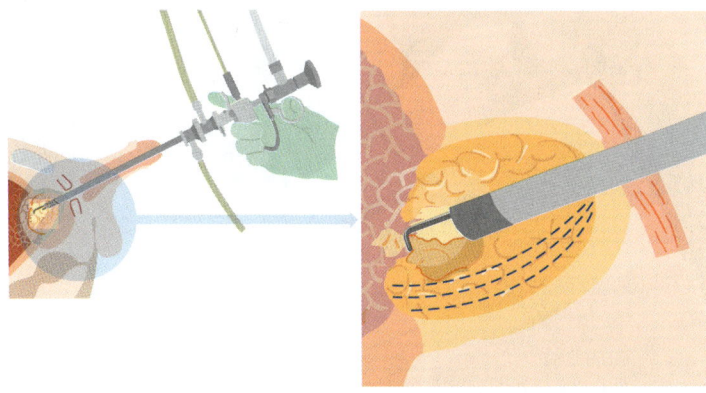

Abb. 64.21 Transurethrale Elektroresektion der Prostata.

Mit einer Elektroschlinge kann Drüsengewebe der Prostata abgetragen und können blutende Gefäße verödet werden.

Das Kippventil oder Einhandventil kann als Alternative zum geschlossenen Urinbeutel verwendet werden und wird auf den BDK aufgesetzt. Es darf nur angewendet werden, wenn keine höhere Infektionsgefahr besteht.

Andernfalls muss bei der Entlassungsplanung ggf. ein Pflegedienst miteinbezogen werden.

Die **Anleitung zum Umgang mit Beinbeutel bzw. Kippventil und zur Katheterpflege** erfolgt auf Station durch das Pflegepersonal. Ein entscheidender Aspekt bei der Katheterpflege ist die **korrekte Intimhygiene**. Pflegende leiten den Patienten z.B. dazu an, dass er beim Waschen immer von der Harnröhre weg wischt.

Bei Patienten mit SPK wechseln Pflegende i.d.R. den Verband alle 2 Tage. Wird der Patient nach Hause entlassen, kann der Verband entfallen (die Keimbelastung ist im häuslichen Umfeld wesentlich geringer als im Krankenhaus).

BDK sollten alle 6–8 Wochen, SPK alle 3–4 Monate durch den Urologen gewechselt werden. Den Wechsel führt der Urologe durch.

Perioperative Pflege bei TUR-P

Unter Spinalanästhesie oder Vollnarkose führt der Operateur ein Endoskop mit einer Elektroschlinge (sog. Resektoskop) in die Harnröhre ein und trägt mit der Elektroschlinge das überschüssige Drüsengewebe der Prostata schichtweise ab und verödet blutende Gefäße (▶ Abb. 64.21). Abgetragenes Gewebe und Blut werden durch kontinuierliche Spülung aus dem Operationsgebiet entfernt.

Dazu erhält der Patient intraoperativ einen suprapubischen Katheter (S. 450). Über diesen wird während der OP das Spülwasser abgesaugt, sodass eine Einschwemmung in geöffnete Gefäße vermieden wird. Nach der OP wird ein transurethraler Katheter (S. 442) gelegt und in der entstandenen Prostataloge geblockt (Kompression). Die Spülung erfolgt nach der OP dann über SPK (Zufluss) und transurethralen Katheter (Abfluss). Alternativ wird er mit einem dreilumigen Blasenspülkatheter versorgt, dessen dritter Kanal zur Füllung eines Blockungsballons dient, der das Wundgebiet komprimiert. Die Spülflüssigkeit muss elektrolytfrei sein, da zur Resektion bzw. Gefäßverödung elektrischer Strom eingesetzt wird. Das abgetragene Gewebe wird mit der Spülflüssigkeit aufgefangen und anschließend (vom Pathologen) histologisch untersucht.

Komplikationen der TUR-P können – abgesehen von Infektionen – sein:

- **Nachblutung** aus verletzten Venen
- **Verlegung der Harnwege** durch Blutkoagel (Blutgerinnsel außerhalb der Gefäße), Folge ist eine Harnblasentamponade: Die Blase füllt sich mit Koageln, sodass der Blasenausgang versperrt ist und es zum Harnverhalt kommt.
- **TUR-Syndrom:** Dabei gelangt Spülflüssigkeit über eröffnete Venen im Wundgebiet der Prostata oder, wenn der Operateur die Prostatakapsel verletzt, über das Peritoneum (Bauchfell) in das Gefäßsystem; Folgen sind eine Hyponatriämie und Überwässerung mit Herz-Kreislauf-Belastung, im Extremfall bis zur akuten Rechtsherzinsuffizienz; Anzeichen sind Übelkeit, Erbrechen, Verwirrtheit und Unruhe; durch moderne Operationsmethoden seltenes Syndrom.
- **retrograde Ejakulation** („trockener Orgasmus"): Statt in die Harnröhre ergießt sich die Samenflüssigkeit in die Blase, weil die glatten Muskelfasern der Prostata, die bei der Ejakulation zusammen mit dem inneren Schließmuskel der Blase den Übergang zwischen Harnröhre und Harnblase verschließen, mit dem überschüssigen Drüsengewebe entfernt wurden. Dies ist eine sehr häufige Operationsfolge (60–90 %).
- eine meist vorübergehende **Belastungsinkontinenz** durch Verletzung des Harnröhrenmuskels (wirkt als Schließmuskel)
- eine **narbige Verengung der Harnröhre**

Präoperative Maßnahmen bei TUR-P

Neben den speziellen Maßnahmen bei der TUR-P beachten Pflegende die allgemeinen Aspekte der präoperativen Versorgung. Zur Enddarmreinigung erhält der Patient am Vorabend der Operation ein Klysma. Zur Thromboseprophylaxe müssen die Patienten in vielen Kliniken ab dem Morgen der Operation oder kurz vor der Operation medizinische Thromboseprophylaxestrümpfe (MTS) tragen. Eine medikamentöse Thromboseprophylaxe (z.B. mittels Heparin) erfolgt nach Arztanordnung, ebenso ggf. auch eine präoperative Antibiotikagabe.

Wichtig ist, den Patienten vorab zu informieren, dass er postoperativ – zumindest für die Dauer des OP-Tages – strikte Bettruhe einhalten muss, um die Gefahr von Nachblutungen zu minimieren.

Postoperative Pflege bei TUR-P

Die postoperative Überwachung ist bei der TUR-P extrem **wichtig**, um Komplikationen möglichst schnell zu erkennen.

Abb. 64.22 Spülkatheter.

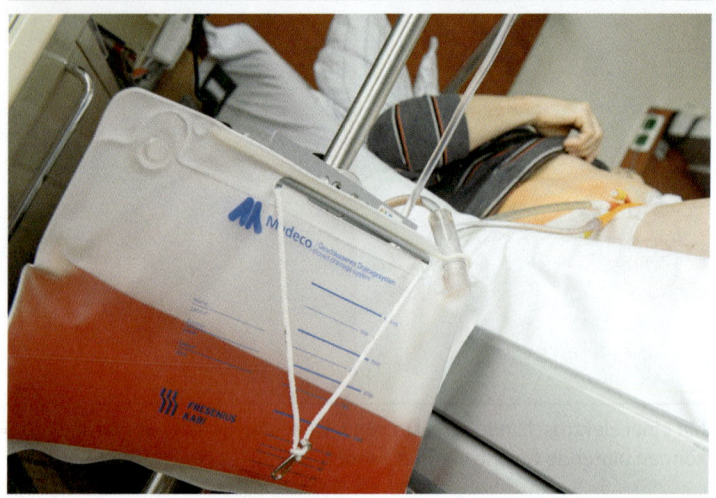

Das Wundgebiet wird nach der TUR-P gespült. Der Zulauf der Spülflüssigkeit erfolgt über einen SPK und der Ablauf über einen BDK.

Kreislaufsituation • Um einen beginnenden Schock durch eine Nachblutung oder eine Kreislaufbelastung zu erkennen, kontrollieren Pflegende Puls und Blutdruck in den ersten 4 Stunden nach der OP engmaschig, z.B. alle 30 Minuten, dann für die Dauer des OP-Tages stündlich. Am Abend des OP-Tages wird der Hämoglobinwert kontrolliert. Empfohlen wird, am 1. postoperativen Tag Puls und Blutdruck 3-mal am Tag, ab dem 2. postoperativen Tag 1-mal täglich zu kontrollieren.

Risiko für Nachblutungen minimieren • Folgende Maßnahmen reduzieren das Risiko:
- In den meisten Kliniken wird intraoperativ ein dreilumiger Blasenspülkatheter gelegt, dessen dritter Kanal der Füllung eines Blockungsballons dient. Letzterer wird nach der Resektion entfaltet und komprimiert das Wundgebiet.
- Der Patient hat mindestens für die Dauer des OP-Tages strikte Bettruhe. Er soll sich im Bett möglichst wenig bewegen und (auch in den Tagen nach der OP) die Bauchdecke nicht anspannen. Deshalb ist es wichtig, die postoperativen Schmerzen zu lindern und Pressen beim Stuhlgang zu verhindern.

Um die Bildung von Blutkoageln zu verhindern, wird das Operationsgebiet postoperativ kontinuierlich gespült.

Spülung des Wundgebiets • Dies geschieht mittels 0,9%iger NaCl-Lösung über den intraoperativ gelegten Blasenspülkatheter (S. 443) oder SPK (Zulauf) bzw. BDK (Ablauf) (▶ **Abb. 64.22**). Das Wundgebiet wird so lange kontinuierlich gespült, bis die Spülflüssigkeit hell (durchsichtig) ist. Direkt nach der OP läuft sie „im Schuss" (so schnell wie möglich = voll aufgedreht), später kann sie, wenn sie heller wird, auf Arztanordnung langsamer einlaufen. Pflegende achten darauf, dass die Spülung nie zum Stillstand kommt. Daher muss immer ausreichend Spülflüssigkeit griffbereit stehen (um lange Spülpausen durch Flaschen-/Beutelwechsel zu vermeiden). Zu- und Ableitungen müssen regelmäßig darauf kontrolliert werden, dass sie frei hängen, nicht abgeknickt sind und sich keine Blutkoageln im Ablaufsystem festgesetzt haben und diesen behindern. Pflegende dokumentieren Ein- und Ausfuhr und beobachten die Farbe der Spülflüssigkeit ständig. Ist die Spülflüssigkeit blutig tangiert, informieren sie den Arzt und drehen die Spülung auf „Schuss" auf.

Klagt der Patient über stärker werdende Schmerzen, überprüfen Pflegende den Ablauf des BDK und stellen sicher, dass die Schmerzmitteldosis hoch genug ist. Klagt der Patient über Harndrang, überprüfen sie ebenfalls den Ablauf des BDK. Wenn die Spülung nicht mehr läuft und der Blasenkatheter nicht mehr fördert, der Patient Schmerzen und ein Druckgefühl in der Blase äußert, informieren Pflegende den Arzt und spülen (je nach Klinik eigenverantwortlich) unter sterilen Bedingungen die Blase an. Siehe Kap. 22 unter „Blasenspülung – Maßnahmen bei verstopftem Katheter" (S. 449).

Bilanzierung • Die postoperative Spülung muss nicht nur auf Blutungszeichen hin überwacht, sondern am OP-Tag auch bilanziert werden. Dies ist erforderlich, weil bei der TUR-P die Harnblase verletzt werden kann und dann Spülflüssigkeit in den Bauchraum fließt. Deshalb ist die Dokumentation auf einem Bilanzbogen obligat.

ACHTUNG
Falls eine Differenz zwischen Ein- und Ausfuhr besteht, informieren Pflegende den Arzt und kontrollieren den Bauchumfang.

Ist die Spülflüssigkeit hell, kann sie am 1. postoperativen Tag auf Arztanordnung gestoppt werden.

Körpertemperatur • Pflegende sollten die Körpertemperatur am Abend des OP-Tages kontrollieren, um eine Wundinfektion frühzeitig zu erkennen. Am 1. postoperativen Tag sollten Pflegende die Temperatur 3-mal am Tag, danach 1-mal täglich kontrollieren.

Körper- und Katheterpflege sowie Mobilisation • Pflegende unterstützen den Patienten bei der Körperpflege und übernehmen die Katheterpflege bzw. leiten den Patienten dazu an (S. 447). Da die Harnröhre durch den Katheter vermehrt Sekret (z.B. Schleim, Blut) absondert, ist es empfehlenswert, den Patienten mit einer Netzhose und einer Einlage zu versorgen. Die Mobilisation erfolgt am 1. postoperativen Tag, sofern die Spülflüssigkeit hell ist.

Katheter • Der BDK ist nach TUR-P oft mit einer vergleichsweise großen Menge Flüssigkeit geblockt (bis zu 100 ml sind möglich), um die postoperative Blutstillung zu unterstützen. Am 1. postoperativen Tag sollte der BDK langsam nach Arztanordnung entblockt werden. Am 2. postoperativen Tag kann er, sofern die Spülflüssigkeit hell ist, auf Arztanordnung entfernt werden. Zuvor wird die Spülung versuchsweise abgestellt, um die Urinfarbe zu überprüfen.

Ist der BDK entfernt, wird der SPK abgeklemmt und der Patient kann normal Wasser lassen. Pflegende führen ein Miktionsprotokoll und kontrollieren den Restharn. Dazu lässt der Patient zunächst Wasser. Die Klemme am SPK wird entfernt und die restliche Menge Urin entleert sich. Sind die Restharnwerte unauffällig (< 100 ml), wird der SPK nach Arztanordnung entfernt (S. 453).

Nach Entfernen von BDK und SPK kann der Patient vorübergehend unkontrolliert Urin verlieren, Pflegende informieren den Patienten, dass dies in den ersten Tagen völlig normal ist. Pflegende sollten ihn mit Inkontinenzeinlagen versorgen und auf die Hautpflege achten. Vor der Entlassung führt der Arzt eine Restharnkontrolle per Ultraschall durch.

Ernährung und Ausscheidung • Am OP-Tag muss der Patient nüchtern bleiben, da wegen Nachblutung oder Harnblasentamponade ggf. eine Endoskopie nötig ist, der Patient also erneut anästhesiert werden könnte. Ab dem 1. postoperativen Tag darf der Patient wieder normal essen. Nach Beendigung der Spülung des Wundgebiets sollte er mehr als 1,5 l am Tag trinken, um Koagel aus der Blase zu spülen. Pflegende achten darauf, dass der Patient weichen Stuhlgang hat. Sollte er bis zum 2. postoperativen Tag nicht abgeführt haben, kann auf Arztanordnung ein Milchzuckerpräparat verabreicht werden (1-mal am Tag, am besten nach dem Frühstück).

Verbandwechsel • Der Verband des SPK wird jeden 2. Tag (bei Bedarf natürlich früher) gewechselt.

Perioperative Pflege bei PVP

Definition **Photoselektive Vaporisation**
Bei der photoselektiven Vaporisation der Prostata (PVP) wird das überschüssige Drüsengewebe mittels eines hochenergetischen Lasers verdampft.

Eröffnete Gefäße verschließen sich dabei sofort, sodass die Nachblutungsgefahr deutlich geringer ist als bei TUR-P. Intraoperativ werden die Patienten meist nur mit einem transurethralen Spülkatheter versorgt, nicht ggf. noch mit SPK wie bei TUR-P.

Die präoperative Vorbereitung und die postoperative Überwachung entsprechen der bei TUR-P. Da kein TUR-Syndrom auftreten kann, dürfen die Patienten am Abend des OP-Tages trinken und Suppe essen.

Der transurethrale Spülkatheter wird ab dem 1. postoperativen Tag nach Arztanordnung gezogen, sofern die Spülflüssigkeit hell ist. Das Führen eines Miktionsprotokolls fällt dadurch weg. Der Arzt kontrolliert den Restharn per Ultraschall. Vor der Entlassung führt der Arzt erneut eine Restharnkontrolle und eine Uroflowmetrie durch (S. 1358).

Perioperative Pflege bei Adenomenukleation

Definition **Adenomenukleation**
Bei der Adenomenukleatio wird ein Adenom (gutartiger Tumor) der inneren Drüsenanteile der Prostata über einen Unterbauchschnitt entfernt.

Die präoperative Vorbereitung entspricht der bei TUR-P – mit 2 Ausnahmen: Am Vorabend der OP erhält der Patient meist 2 Klysmen zur Darmentleerung, und vor der OP rasiert das Pflegepersonal den Unterbauch. Pflegende achten auf die Standards ihrer Klinik.

Intraoperativ erhält der Patient einen BDK, einen SPK und eine Wunddrainage mit Auffangbeutel (zum Ablauf des Wundsekrets).

Da auch bei Adenomenukleation die Gefahr der Nachblutung groß ist, muss der Patient bis zum Morgen des 1. postoperativen Tages strikte Bettruhe einhalten und am OP-Tag nüchtern bleiben. Die postoperative Überwachung und die weitere postoperative Pflege entsprechen der bei TUR-P – mit 1 Ausnahme: Der Kostaufbau erfolgt langsamer als bei TUR-P (Aufbaukost), da der Bauchraum während der OP eröffnet wurde. Damit sollen Stuhlprobleme oder ein Ileus vermieden werden.

Pflegende leeren den Wunddrainagebeutel regelmäßig und protokollieren die Drainagemenge. Fördert die Drainage nichts mehr, wird sie nach Arztanordnung gezogen. Alle 2 Tage werden die Verbände gewechselt, bei Bedarf natürlich häufiger. Pflegende achten darauf, dass der Patient weichen Stuhlgang hat. Sollte er bis zum 2. postoperativen Tag nicht abgeführt haben, verabreichen Pflegende ihm auf Arztanordnung ein Laxans.

> **WISSEN TO GO**
>
> **Benigne Prostatahyperplasie – Therapie und Pflege**
> - **Therapie:** In Stadium I und II medikamentöse Therapie (Phytotherapeutika, α_1-Rezeptoren-Blocker, 5α-Reduktasehemmer), ab Stadium II operative Entfernung des überschüssigen Drüsengewebes, meist endoskopisch (**transurethrale Resektion der Prostata, TUR-P**).
> - **Komplikationen der operativen Therapie:** Infektion, Nachblutung, Koagelbildung, TUR-Syndrom (Hyponatriämie, Überwässerung)
> - **Risikoreduktion einer Nachblutung und Koagelbildung:**
>   – am OP-Tag strikte Bettruhe, beim Stuhlgang nicht pressen
>   – postoperative Spülung des Wundgebiets
>
> **Postoperative pflegerische Maßnahmen:**
> - engmaschige Kontrolle von Puls und Blutdruck
> - Spülung am Laufen halten und am OP-Tag bilanzieren
> - Farbe und Geschwindigkeit des Ausstroms der Spülflüssigkeit kontrollieren, bei Blutbeimengung und verringertem Ausstrom Arzt informieren
> - bei verstärkten Schmerzen, Harndrang oder verringertem Ausstrom der Spülflüssigkeit Blase anspülen
> - Obstipationsprophylaxe
> - Mobilisation, wenn Spülflüssigkeit hell ist
> - Körper- und Katheterpflege
> - Kostaufbau, Verbandwechsel

Informieren, Schulen, Beraten

Sobald das Wundgebiet nicht mehr mit NaCl gespült wird, raten Pflegende dem Patienten, täglich mehr als 1,5 l zu trinken, damit Koagel aus der Blase gespült werden.

Pflegende klären den Patienten darüber auf, dass bis zu 6 Wochen nach Prostataresektion – bis die Wunde komplett verheilt ist – der Urin noch Blut enthalten kann. So tritt 7 – 14 Tage nach der Operation Blut im Urin auf, weil sich der Schorf im Wundgebiet löst. Da die Blase noch gereizt ist, kann es sein, dass der Patient häufig Wasser lassen muss oder plötzlich Harndrang einsetzt. Der Patient sollte in dieser Zeit u. a.
- auf ballaststoffreiche Ernährung (viel Obst, Vollkornbrot, Leinsamen) achten und bei Bedarf weiterhin ein Milchzuckerpräparat einnehmen, um Pressen beim Stuhlgang zu vermeiden,
- keine schweren Gegenstände (> 5 kg) heben und sich körperlich nicht stark anstrengen (nur kurze Spaziergänge, kein schnelles Treppensteigen, kein Sport),
- Druck auf die bzw. Erschütterungen der Prostata vermeiden, z. B. nicht Fahrrad fahren oder reiten,
- kein Vollbad nehmen und auf Saunabesuche verzichten,
- keinen Geschlechtsverkehr haben.

Er sollte den Hausarzt aufsuchen, wenn Schmerzen, Harnverhalt oder blutiger Urin auftritt. Nach 1 – 2 Wochen sollte eine Urinkontrolle stattfinden, um eine Harnwegsinfektion auszuschließen. Zudem sollte der Patient regelmäßig zur Prostatakrebsvorsorge (▶ Abb. 64.23).

Abb. 64.23 Maßnahmen nach Prostataresektion.

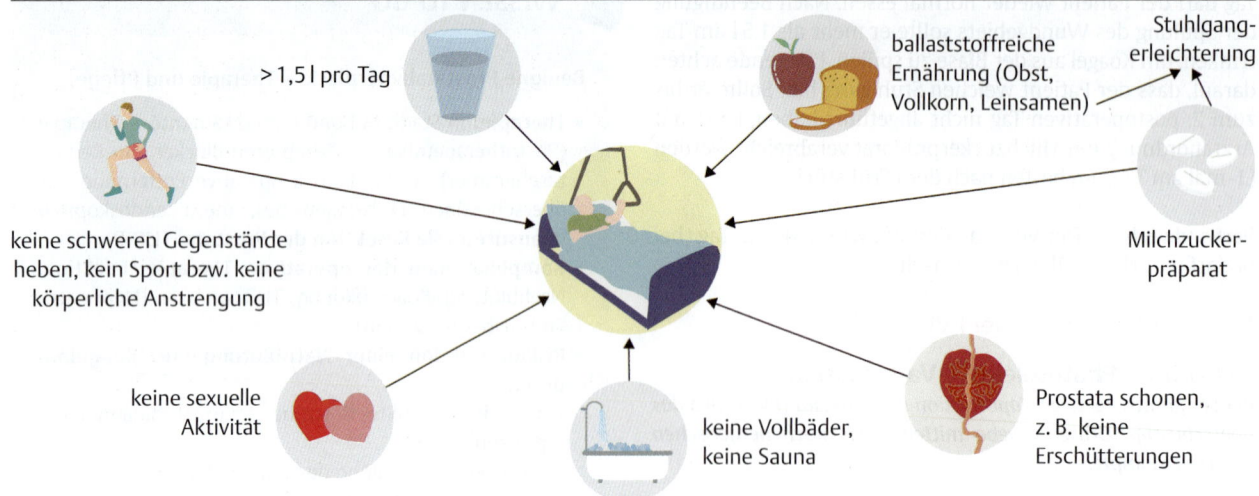

Pflegende informieren den Patienten darüber, dass er weiterhin die Prostatakrebsvorsorge in Anspruch nehmen sollte (der äußere Drüsenanteil der Prostata, in dem sich am häufigsten Krebs entwickelt, wurde bei der Operation nicht entfernt).

Prostatakarzinom

Grundlagen

***Definition* Prostatakarzinom**
Das Prostatakarzinom ist ein maligner (bösartiger), vom Drüsengewebe der Prostata ausgehender Tumor (Adenokarzinom).

Das Prostatakarzinom ist die häufigste maligne Tumorerkrankung des Mannes. Die Ursachen seiner Entstehung sind unbekannt. In der Regel fördert Testosteron das Tumorwachstum. Das mittlere Erkrankungsalter liegt bei 70 Jahren. Die meisten Prostatakarzinome entstehen in den äußeren Drüsenanteilen, wachsen langsam und machen sich erst bemerkbar, wenn sie die Harnröhre einengen (Blasenentleerungsstörung) oder bereits ins Skelettsystem metastasiert haben (z. B. durch Kreuzschmerzen). Gegebenenfalls findet sich Blut im Urin.

Der PSA-Wert (S. 1357) ist erhöht. Es wird eine rektale Tastuntersuchung der Prostata und eine transrektale Sonografie durchgeführt. Die Diagnose wird durch eine Stanzbiopsie (S. 1358) gestellt. Der Biopsiebefund enthält u. a. Aussagen zum Differenzierungsgrad und damit zur Aggressivität (Wachstumsgeschwindigkeit, Metastasierungsrisiko) des Tumors. Je nach Aggressivität und lokaler Ausdehnung des Tumors sowie Alter des Patienten werden ggf. weiterführende Untersuchungen zur Tumorausbreitung durchgeführt (MRT oder CT des Abdomens, Skelettszintigrafie).

> **WISSEN TO GO**
>
> **Prostatakarzinom – Grundlagen**
>
> Die meisten Karzinome machen sich erst bemerkbar, wenn sie die Harnröhre einengen (Blasenentleerungsstörung) oder bereits ins Skelettsystem metastasiert haben (z. B. Kreuzschmerzen). Evtl. findet sich Blut im Urin. **Diagnostik:** PSA-Bestimmung, rektale Tastuntersuchung und transrektale Sonografie der Prostata, Stanzbiopsie.

Mitwirken bei der Therapie

Da bei vielen älteren Patienten der Tumor nur wenig bis mittelgradig aggressiv (wächst langsam, nicht destruktiv infiltrierend) und auf die Prostata begrenzt ist, kann auf eine Therapie verzichtet werden. Allerdings muss der Urologe alle 3 Monate den PSA-Wert kontrollieren und eine rektale Tastuntersuchung durchführen.

Bei aggressiven, schnell wachsenden Tumoren wird die Prostata entfernt oder der Tumor durch **Bestrahlung** zerstört: von außen (perkutan) oder durch Einbringen von Strahlenquellen in die Prostata. Ist eine Operation oder Bestrahlung nicht möglich, kann das Tumorwachstum gebremst werden: Entweder durch eine Hormontherapie, die die Wirkung oder Sekretion von Testosteron hemmt (Antiandrogene oder GnRH-Antagonisten), oder durch eine Chemotherapie, z. B. mit Zytostatika.

Die **häufigste Behandlungsart** des Prostatakarzinoms ist die **radikale Prostatektomie**. Bei diesem Eingriff entfernt der Operateur die Prostata – einschließlich ihrer Kapsel und des innerhalb der Prostata verlaufenden Harnröhrenabschnitts – und die Samenblasen. Anschließend stellt er eine neue Verbindung (= Anastomose) zwischen Harnblase und verbleibender Harnröhre her, die durch Einlage eines Blasendauerkatheters (BDK) geschient wird. Bei kleiner Prostata kann die Operation laparoskopisch erfolgen. Sonst wird sie offen durchgeführt, entweder vom Damm aus (**radikale perineale Prostatektomie**, RPP) oder von oberhalb des Schambeins aus (**radikale retropubische Prostatektomie**, RRP).

Komplikationen der radikalen Prostatektomie können sein:
- Nachblutungen
- Thrombose, Embolie
- Infektionen, z. B. Harnwegsinfektion, Pneumonie
- ggf. Erektionsstörungen: Die für die Erektion zuständigen Nerven verlaufen in unmittelbarer Umgebung der Prostata und werden bei ihrer Entfernung oft verletzt, insbesondere bei großem Tumor,
- ggf. Harninkontinenz: meist auf die ersten Wochen bis Monate nach der OP beschränkt

Präoperative Pflege bei offener radikaler Prostatektomie

Bei beiden Zugangswegen – perineal (RPP) wie retropubisch (RRP) – werden nach Arztanordnung Labor- und apparative Untersuchungen durchgeführt: Blutuntersuchung inkl. Blutgruppenbestimmung, Urinstatus, EKG, evtl. Röntgenthorax. Am Vortag der OP muss der Patient i. d. R. ab 12 Uhr mittags nüchtern bleiben, darf aber Tee und Wasser trinken und muss abführen (z. B. mit Prepacol). Pflegende beachten die Standards ihrer Klinik.

Pflegende informieren den Patienten, dass er nach der Operation einen BDK haben wird und unter Umständen nach dessen Entfernen – meist nur vorübergehend – unkontrolliert Urin verlieren wird. Pflegende organisieren Beckenbodengymnastik (die Stärkung der Beckenbodenmuskulatur fördert die Kontinenz). Sie sollte bereits präoperativ beginnen, damit der Patient die Übungen nach der OP schon ausführen kann.

Nach einer perinealen Prostatektomie darf der Patient bis zum 2. postoperativen Tag nicht sitzen, da sonst Druck auf das Wundgebiet ausgeübt wird. Pflegende leiten den Patienten daher dazu an, sich über die Seitenlage aufzurichten.

Vor der Operation rasieren Pflegende bei perinealem Zugang den Damm, bei retropubischem Zugang den Unterbauch des Patienten. Zudem rasieren sie – unabhängig vom Zugangsweg – die Stelle am Oberschenkel, an der der BDK (intraoperativ) fixiert werden wird, um Zug an der Anastomose zu vermeiden. Der Patient erhält medizinische Thromboseprophylaxestrümpfe, ein OP-Hemd und die Prämedikation nach Arztanordnung.

Postoperative Pflege bei offener radikaler Prostatektomie

Vitalzeichen, Laborkontrollen und Medikamente • Pflegende sollten Puls und Blutdruck in den ersten 4 Stunden nach der OP alle 30 Minuten, dann für die Dauer des OP-Tages stündlich kontrollieren. Am Abend des OP-Tages sollte zusätzlich die Körpertemperatur des Patienten gemessen werden, um eine Wundinfektion frühzeitig zu erkennen. Am 1. und 2. postoperativen Tag kontrollieren Pflegende Puls, Blutdruck und Körpertemperatur engmaschig, z. B. 3-mal am Tag, danach 1-mal täglich.

Pflegende führen Laborkontrollen nach Arztanordnung durch, u. a. Hb-Kontrolle, Nierenwerte, Elektrolyte, Entzündungsparameter.

Medikamente (Schmerzmittel, Antibiotika) und Infusionen (zur Deckung des Flüssigkeitsbedarfs) werden nach Arztanordnung verabreicht.

Körperpflege • Pflegende unterstützen den Patienten bei der Körperpflege. Bis zur Entfernung des BDK sollten keine Bäder oder Sitzbäder durchgeführt werden, Duschen ist nach erfolgreicher Frühmobilisation kein Problem. Da die Harnröhre durch den BDK vermehrt Sekret (z. B. Schleim, Blut) absondert, versorgen Pflegende den Patienten mit einer Netzhose und einer Einlage. Nach einer RPP reinigen Pflegende die Wunde nach jedem Stuhlgang mit einem Einmalwaschlappen und Wasser und leiten den Patienten dazu an. Das Wundgebiet sollte abgetupft, nicht -gerieben werden, um eine Reizung zu vermeiden.

Katheterpflege • Pflegende übernehmen die Katheterpflege bzw. leiten den Patienten zur Pflege des BDK an. Pflegende achten auf die Urinausscheidung des Patienten und auf die Urinfarbe (Gefahr der Nachblutung!). Lässt die Urinausscheidung nach oder ist der Urin blutig, wird der Arzt informiert. Der Urinbeutel des BDK wird regelmäßig geleert. Etwa am 8. postoperativen Tag wird mittels Zystografie (S. 1358) kontrolliert, ob die Anastomose dicht ist. Falls ja, zieht der Arzt den BDK. Anschließend verliert der Patient ggf. unkontrolliert Urin. Pflegende versorgen ihn dann mit Inkontinenzeinlagen und achten auf die Hautpflege.

Mobilisation • Die Erstmobilisation erfolgt im Beisein von 2 Pflegenden, sobald die Nachwirkungen der Narkose abgeklungen sind (ca. 6 Stunden nach der OP). Insbesondere nach einer RPP ist es wichtig, dass eine Pflegekraft zugegen ist (auch noch am 1. postoperativen Tag), da sich der Patient wegen des „Dammschnitts" aus der Seitenlage aufrichten muss. Nach einer RPP darf der Patient ab dem 2. postoperativen Tag sitzen. Pflegende versorgen ihn evtl. mit einem Sitzring, um die Schmerzen zu lindern.

Drainage und Verbandwechsel • Bei perinealem Zugang läuft die Wunddrainage direkt in den Verband. Dabei handelt es sich um eine weiche, flexible Wundlasche ohne Auffangbeutel, die an der Haut angenäht ist und das Wundsekret direkt in den Verband abgibt. Pflegende kontrollieren den Verband deshalb regelmäßig und wechseln ihn bei Bedarf. Sobald der Patient Stuhlgang hat, wird wegen der Gefahr der Wundinfektion die Wunddrainage auf Arztanordnung gezogen.

Bei retropubischem Zugang hat der Patient eine Wunddrainage mit Beutel. Dieser sollte regelmäßig geleert werden. Die Wunddrainage wird – meist am 2. postoperativen Tag – auf Arztanordnung entfernt.

Pflegende wechseln die Wundverbände alle 2 Tage (bei Bedarf früher), ebenso das Pflaster, mit dem der BDK am Oberschenkel fixiert ist.

Ernährung • Bei perinealem Zugang darf der Patient schon am Abend des OP-Tages Tee oder Wasser trinken und Suppe essen. Am 1. postoperativen Tag erhält er zunächst Aufbaukost (z. B. morgens Tee und Weißbrot, mittags Kartoffelpüree) und ab dem Abend des 1. postoperativen Tages leichte Kost.

Bei retropubischem Zugang erfolgt der Kostaufbau langsamer, weil bei dieser Operation ein Bauchschnitt erfolgte. Am Abend des OP-Tages darf der Patient nur trinken, ab dem 1. postoperativen Tag dann auch leicht Verdauliches essen, z. B. am 1. postoperativen Tag morgens Zwieback, mittags und abends Suppe, am 2. postoperativen Tag morgens Weißbrot mit Marmelade, mittags und abends Kartoffelpüree mit heller Soße, ab dem 3. postoperativen Tag leichte Kost.

Ausscheidung • Um Pressen beim Stuhlgang und dadurch das Risiko einer Nachblutung zu vermeiden, erhält der Patient auf Arztanordnung ein Milchzuckerpräparat. Führt er am 2. postoperativen Tag nicht ab, so erhält er zur Nacht ein Laxans (z. B. Laxoberaltropfen).

Entfernen der Fäden • Etwa am 10. postoperativen Tag werden die Fäden entfernt, sofern nicht bei der RPP selbstauflösende Fäden verwendet wurden.

Informieren, Schulen, Beraten

Die Patienten haben Anspruch auf eine Anschlussheilbehandlung. Pflegende informieren den Patienten über die Möglichkeit der psychoonkologischen Beratung. Informationen zum Prostatakarzinom findet er im Internet z. B. unter www.krebsgesellschaft.de, www.urologenportal.de, www.dvpz.de oder www.prostata.de, Informationen über

Selbsthilfegruppen z.B. unter www.prostatakrebs-bps.de oder www.prostata.de/selbsthilfe_adressen.html.
Pflegende klären ihn darüber auf, dass
- er sich noch mindestens 3 Wochen schonen sollte (Spaziergänge ja, Sport nein),
- er Vollbäder und Saunabesuche noch ca. 4 Wochen unterlassen sollte,
- er ca. 3 Monate lang nicht Fahrrad fahren sollte, um die Anastomose nicht zu belasten,
- er Übungen zum Kontinenztraining durchführen soll etc.,
- die Erektionsfähigkeit vorübergehend (Tage bis Monate) beeinträchtigt sein kann, die Orgasmusfähigkeit aber erhalten bleibt und er Erektionshilfsmittel (Penispumpe o.Ä.) und erektionsfördernde Medikamente nutzen kann (Urologen bieten z.B. Spezialsprechstunden zu diesem Thema),
- er regelmäßige Nachsorgeuntersuchungen wahrnehmen sollte.

WISSEN TO GO

Prostatakarzinom – Therapie und Pflege

Bei älteren Patienten kann auf eine Therapie verzichtet werden, sofern der Tumor die Lebenserwartung nicht verkürzt und engmaschige Kontrollen erfolgen. Andernfalls wird die Prostata inkl. Samenblasen entfernt (radikale Prostatektomie) oder der Tumor bestrahlt. Palliativ erfolgt eine Hormon- oder Chemotherapie.

Die radikale Prostatektomie wird meist als offene Operation durchgeführt, entweder vom Damm aus (radikale perineale Prostatektomie, RPP) oder von oberhalb des Schambeins (radikale retropubische Prostatektomie, RRP). Die Anastomose zwischen Harnblase und verbleibender Harnröhre wird durch Einlage eines BDKs geschient.

Präoperative Pflegemaßnahmen:
- Kostabbau überwachen, Patienten abführen
- Beckenbodengymnastik organisieren zur Kontinenzförderung nach Entfernen des BDKs
- bei geplantem perinealem Zugang mit dem Patienten üben, sich über die Seitenlage aufzurichten (er darf bis zum 2. postoperativen Tag nicht sitzen)
- Rasur des Dammes bzw. Unterbauchs

Postoperative Pflegemaßnahmen:
- engmaschige Kontrolle von Puls und Blutdruck
- Urinausscheidung und -farbe kontrollieren, bei verminderter Diurese oder Blutbeimengung Arzt informieren
- nach RPP Wundverband engmaschig kontrollieren und ggf. wechseln (Drainage läuft in den Verband), nach RRP Drainagebeutel kontrollieren
- Unterstützen bei der Frühmobilisation
- Obstipationsprophylaxe
- Körperpflege, Katheterpflege, Kostaufbau

Informieren, Schulen, Beraten:
- psychoonkologische Beratung, Anschlussheilbehandlung, Nachsorgeuntersuchung
- Informationsquellen im Internet und Selbsthilfegruppen
- Verhalten bis zum Abschluss der Wundheilung, z.B. Schonung, kein Fahrradfahren
- Umgang mit Erektionsstörungen und Inkontinenz

64.2.5 Erkrankung der Hoden und der Nebenhoden

Hodenhochstand

Grundlagen

Definition Hodenhochstand
Ein Hodenhochstand (Maldescensus testis) liegt vor, wenn sich ein oder beide Hoden nach der Geburt vorübergehend oder dauerhaft nicht im Hodensack ertasten lassen, weil der physiologische Abstieg (Descensus testis) vom Ort der Hodenanlage im Bauchraum in den Hodensack unvollständig geblieben ist oder der bzw. die Hoden von der physiologischen Abstiegsroute abgewichen sind (Hodenektopie).

Normalerweise ist der Abstieg der Hoden vom Ort ihrer Anlage auf Höhe der Nieren über den Leistenkanal in den Hodensack am Ende des 8. Schwangerschaftsmonats abgeschlossen. Ein Hodenhochstand kommt bei bis zu 30% der frühgeborenen Jungen vor, da die Hodenwanderung erst spät zum Abschluss kommt, und bei ca. 3% der reif geborenen Jungen. Bei Letzteren vermutet man einen Geschlechtshormonmangel als Ursache. Man unterscheidet folgende Formen des Hodenhochstands (▶ Abb. 64.24):
- **Bauchhoden** (Hoden im Bauchraum)
- **Leistenhoden:** häufigste Form; der Hoden befindet sich im Leistenkanal und lässt sich auch durch Zug nicht verlagern.
- **Gleithoden:** Der Hoden befindet sich im Leistenkanal, kann jedoch durch Zug in den Hodensack verlagert werden. Wird er losgelassen, gleitet er in den Leistenkanal zurück.
- Beim **Pendelhoden** ist der Hodenhebermuskelreflex besonders lebhaft. Bei Kälte oder Stress zieht der Muskel den Hoden in Richtung des Leistenkanals. Da der Pendelhoden meistens im Hodensack liegt, ist er eine Variante ohne Krankheitswert.
- **ektoper Hoden** (sehr selten): Der Hoden hat auf seiner Wanderung die physiologische Abstiegsroute verlassen und liegt in der Leiste oberhalb der Faszie, im Bereich des Dammes, am Oberschenkel oder am Penis.

Abb. 64.24 Formen des Hodenhochstands.

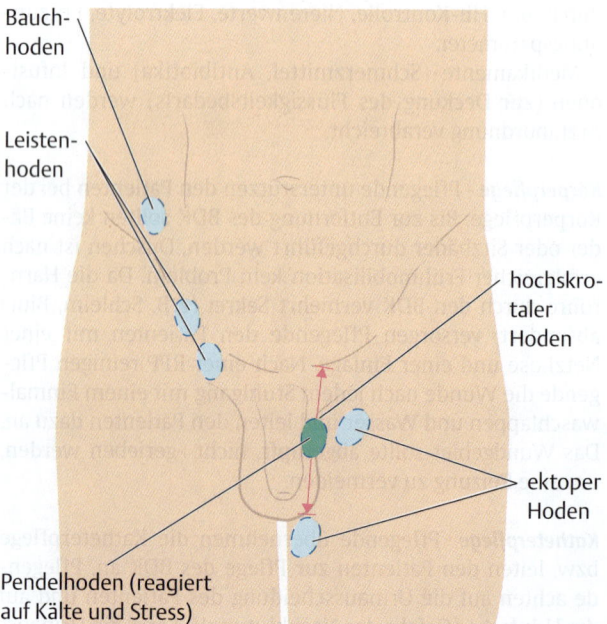

Bauchhoden
Leistenhoden
hochskrotaler Hoden
ektoper Hoden
Pendelhoden (reagiert auf Kälte und Stress)

Die Diagnose wird bei der Vorsorgeuntersuchung des Säuglings durch Inspektion, Palpation und Sonografie gestellt; ggf. ist eine Kernspintomografie oder sogar eine Laparoskopie notwendig.

Therapie und Pflege

Ein Bauch-, Leisten- oder Gleithoden wandert in den ersten Lebensmonaten häufig doch noch in den Hodensack. Ist der Hoden auch nach dem 6. Lebensmonat nicht im Hodensack zu tasten, sollte man mit der Therapie beginnen und sie bis zum Ende des 1. Lebensjahrs abschließen. Bleibt ein Bauch-, Leisten- oder Gleithoden nämlich längere Zeit unbehandelt, kann dies die Bildung und Entwicklung der Spermien beeinträchtigen (u.a., weil die Temperatur im Bauchraum bzw. Leistenkanal höher ist als im Hodensack), und dadurch zu Unfruchtbarkeit führen, v.a. wenn beide Hoden betroffen sind.

Bei Bauch-, Leisten- oder Gleithoden wird zunächst – meist ambulant – über mehrere Wochen eine Hormontherapie mit β-HCG (als subkutane Injektion) und/oder Gonadotropin-Releasing-Hormon (als Nasenspray) durchgeführt. Sie stimuliert die Testosteronproduktion. Führt dies nicht zum Abstieg des Hodens in den Hodensack, werden der Samenstrang und der Hoden operativ freigelegt und mobilisiert (**Funikulolyse** = Mobilisierung des Samenstrangs) und der Hoden wird spannungsfrei im Hodensack fixiert (**Orchidopexie** = Fixierung des Hodens).

Bei ektopem Hoden ist stets eine operative Therapie (Funikulolyse und Orchidopexie) erforderlich, wie bei den o.g. anderen Formen am besten vor dem 1. Geburtstag.

Trotz operativer Lagekorrektur ist das Risiko, an einem Hodentumor zu erkranken, bei Hodenhochstand (auch beim ektopen Hoden) etwa um den Faktor 10 erhöht. Da es kein gesetzliches Vorsorgeprogramm gibt, ist es wichtig, dass die Betroffenen den Hoden einmal im Monat selbst untersuchen.

Zur postoperativen Pflege siehe Perioperative Besonderheiten bei Hodenoperation (S. 1370).

WISSEN TO GO

Hodenhochstand (Maldescensus testis)

Aufgrund eines fehlerhaften Abstiegs in der späten Embryonalphase liegen ein oder beide Hoden dauerhaft oder vorübergehend nicht im Hodensack, sondern im Leistenkanal (Leistenhoden), im Bauchraum (Bauchhoden) oder im Bereich der Leiste (ektoper Hoden).

Liegt der Hoden im Bauchraum oder Leistenkanal, erfolgt nach dem 6. Lebensmonat eine Hormonbehandlung. Führt sie nicht zum Abstieg des Hodens in den Hodensack oder handelt es sich um einen ektopen Hoden, wird der Hoden mobilisiert und operativ fixiert (Funikulolyse und Orchidopexie). Zur postoperativen Pflege siehe Perioperative Besonderheiten bei Hodenoperation (S. 1370).

Entzündung der Nebenhoden und der Hoden

Grundlagen

Definition **Epididymitis und Orchitis**
Die Epididymitis ist eine Entzündung des Nebenhodens, die Orchitis eine Entzündung des Hodens.

Eine Entzündung des Nebenhodens ist deutlich häufiger als eine Entzündung des Hodens. Die Epididymitis ist i.d.R. aus einem entzündeten Nachbarorgan (Harnröhre, Prostata) fortgeleitet und bakteriell bedingt. Sie betrifft häufig ältere Männer, bei denen eine vergrößerte Prostata zu Restharn in der Blase und dadurch zu rezidivierenden Harnwegsinfekten geführt hat (Erreger z.B. E. coli). Bei jüngeren Männern sind die Erreger oft sexuell übertragbar (z.B. Gonokokken). Die Entzündung kann zum Verschluss des Nebenhodengangs führen und dadurch die Fruchtbarkeit vermindern. Darüber hinaus kann sich ein Abszess bilden.

In den Hoden gelangen die Erreger – Viren (z.B. das Mumpsvirus) oder Bakterien (z.B. Gonokokken) – meist mit dem Blut.

Die Beschwerden sind bei beiden Entzündungen identisch: Innerhalb kurzer Zeit **schwillt der Nebenhoden bzw. Hoden** und mit ihm der Hodensack **an**, die **Haut des Hodensacks rötet sich** und es bestehen **starke Schmerzen** im Bereich des Hodensacks (sog. akutes Skrotum). Bei einer Epididymitis strahlen die Schmerzen häufig in die Leiste aus. Der Betroffene hat **Fieber** und fühlt sich abgeschlagen.

Bei der körperlichen Untersuchung ist der Nebenhoden bzw. Hoden druckschmerzhaft. Bei Epididymitis lassen die Schmerzen – anders als bei einer Hodentorsion (S. 1368) – nach, wenn der Hoden hochgelagert wird (positives Prehn-Zeichen). Mittels Sonografie lässt sich die Hodentorsion eindeutig ausschließen; die Sonografie zeigt eine verstärkte Durchblutung des Nebenhodens bzw. Hodens. Zum Nachweis bakterieller Erreger werden die erste Harnportion und der Mittelstrahlurin untersucht (Schnelltest, Urinkultur); Viren lassen sich im Blut nachweisen.

Therapie und Pflege

Bei einer bakteriellen Epididymitis bzw. Orchitis wird eine kalkulierte antibiotische Therapie begonnen, d.h., das Antibiotikum richtet sich zunächst gegen den wahrscheinlichsten Erreger und wird nach Erhalt des Antibiogramms angepasst. Bei einer Mumpsorchitis ist die Therapie symptomatisch. Um das Abklingen der Entzündung zu beschleunigen, darf der Patient nur zur Körperpflege und zum Toilettengang aufstehen; dann sollte er eine enge Unterhose tragen, da dies die Schmerzen verringert. Weitere Maßnahmen zur Schmerzlinderung sind die Gabe eines Antiphlogistikums (z.B. Diclofenac), die Hochlagerung des Hodensacks mit einem Hodenbänkchen und die Kühlung des Hodensacks mit Kühlkompressen. Als Hodenbänkchen kann man ein kleines Kissen verwenden oder z.B. Windeln zu einer Rolle drehen.

Hat der Patient infolge einer Epididymitis starke Schmerzen in der Leiste, besteht die Möglichkeit, den Samenstrang mit einem Lokalanästhetikum zu infiltrieren. Bei hohem Fieber verbessern Waschungen mit erfrischenden Zusätzen, z.B. Zitronenöl, und häufiger Wäschewechsel das Befinden. Mehr finden Sie im Kap. „Pflege bei Fieber" (S. 758).

Bei Epididymitis müssen begünstigende Faktoren (Prostatavergrößerung) beseitigt werden; bei einem Abszess des Nebenhodens muss der Nebenhoden entfernt werden.

64 Pflege bei Erkrankungen der Geschlechtsorgane

WISSEN TO GO

Entzündung der Nebenhoden (Epididymitis) und der Hoden (Orchitis)

Die häufigere Epididymitis ist meist bakteriell bedingt. Bei Älteren besteht oft eine fortgeschrittene Blasenentleerungsstörung (Restharnbildung → Harnwegsinfekte), bei Jüngeren wird der Erreger oft sexuell übertragen (z. B. Gonokokken). Es besteht die Gefahr der Unfruchtbarkeit und Abszessbildung. Die Orchitis ist bakteriell oder viral bedingt.

Die Beschwerden sind identisch: schmerzhafte Schwellung und Rötung des Hodensacks, Fieber, Abgeschlagenheit.

Bakteriell bedingte Entzündungen werden antibiotisch behandelt. Der Patient hat Bettruhe. Antiphlogistika, Hochlagern und Kühlen des Hodensacks wirken schmerzlindernd. Bei der Epididymitis müssen begünstigende Faktoren beseitigt werden.

Hodentorsion

Grundlagen

Definition Hodentorsion
Die Hodentorsion ist eine Drehung des Hodens und des Samenstrangs um die Längsachse.

Da durch die Drehung des Samenstrangs die Blutversorgung des Hodens unterbrochen wird, ist die Hodentorsion ein **Notfall** (▶ Abb. 64.25). Sie wird durch eine erhöhte Beweglichkeit des Hodens begünstigt und kommt v. a. bei Säuglingen und jungen Männern (15- bis 25-Jährigen) vor. Sie äußert sich durch plötzlich einsetzende, stärkste Schmerzen im Hoden und in der Leiste, oft begleitet von Übelkeit und Erbrechen bzw. beim Säugling durch Unruhe, Nahrungsverweigerung, ausdauerndes Schreien und Erbrechen. Im Gegensatz zur Epididymitis oder Orchitis besteht kein Fieber.

Der betroffene Hoden ist geschwollen, druckschmerzhaft und steht höher als der gesunde Hoden. Der Hodensack ist auf der betroffenen Seite bläulich verfärbt. Das Anheben des Hodens verstärkt den Schmerz (negatives Prehn-Zeichen). Die Dopplersonografie der Hodengefäße zeigt bei einer Hodentorsion einen verminderten Blutfluss.

Abb. 64.25 Hodentorsion.

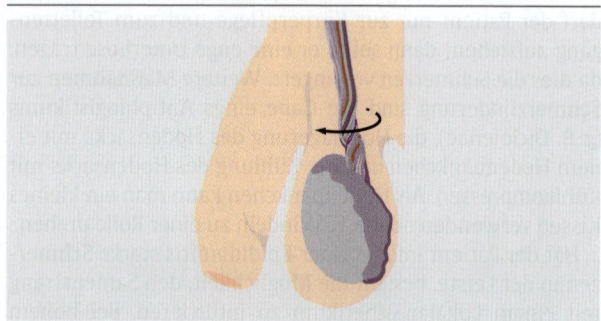

Therapie und Pflege

Um eine Nekrose zu verhindern, muss die Drehung des Hodens bzw. der Hodengefäße innerhalb von 4 – 6 Stunden nach Beginn der Symptome rückgängig gemacht werden.

Dies geschieht operativ: Der Hoden wird freigelegt, in seine ursprüngliche Position gebracht und im Hodensack fixiert (Orchidopexie). Da i. d. R. beide Hoden abnorm beweglich sind, wird auch der andere Hoden im Hodensack fixiert.

Bis zur Operation wird der Hoden gekühlt. Zur postoperativen Pflege siehe Perioperative Besonderheiten bei Hodenoperation (S. 1370).

Hydrozele

Grundlagen

Definition Hydrozele
Die Hydrozele (Wasserbruch) ist eine Flüssigkeitsansammlung zwischen den beiden Schichten des Bauchfells, das der Hoden auf seinem Abstieg aus der Bauchhöhle mitgenommen hat. Die Flüssigkeit befindet sich zwischen der auf dem Hoden liegenden inneren und der den Hodensack auskleidenden äußeren Bauchfellschicht.

Normalerweise verschließt sich die Verbindung zwischen Bauchhöhle und Hodensack nach dem Abstieg der Hoden. Bleibt sie offen (kindlicher Leistenbruch = offener Processus vaginalis), besteht die Flüssigkeitsansammlung von Geburt an (▶ Abb. 64.26). Später tritt sie z. B. als Folge einer Entzündung auf.

Sie äußert sich als schmerzlose, prallelastische Schwellung des Hodensacks und kann mittels Sonografie nachgewiesen werden.

Therapie und Pflege

Bei angeborener Hydrozele wartet man ab, ob sie sich im 1. Lebensjahr zurückbildet. Sonst wird der Hodensack eröffnet und die ihn auskleidende äußere Bauchfellschicht gefenstert oder entfernt.

Zur Pflege siehe Perioperative Besonderheiten bei Hodenoperation (S. 1370). Zusätzlich zu den dort beschriebenen postoperativen Maßnahmen wird der Hoden mit einer Binde eng umwickelt (zirkulärer Kompressionsverband), um Einblutungen und Schwellungen zu verhindern. Der Verband wird auf Arztanordnung entfernt.

Varikozele

Grundlagen

Definition Varikozele
Die Varikozele ist eine Erweiterung des Venengeflechts im Hodensack, das das Blut des Hodens (und Nebenhodens) aufnimmt (Plexus pampiniformis).

Das Venengeflecht sackt aus (▶ Abb. 64.26), weil der Blutabfluss gestört ist – meist ohne erkennbare Ursache (**primäre Varikozele**), sehr selten aufgrund eines Tumors im Bauchraum (**sekundäre Varikozele**). Primäre Varikozelen treten meist zwischen dem 15. und 25. Lebensjahr und am linken Hoden auf, da hier das Blut mit einem Umweg über die Nierenvene abfließt, und nicht direkt in die Hohlvene, wie auf der rechten Seite.

Die Varikozele äußert sich durch eine Schwellung des Hodensacks und ggf. ziehende Schmerzen im Hoden oder in der Leiste. Durch den Blutstau steigt die Temperatur im Hodensack. Deshalb kann eine länger bestehende Varikozele die Fruchtbarkeit einschränken (Spermien sind temperaturempfindlich).

Die Diagnose wird durch die körperliche Untersuchung und ggf. die Dopplersonografie gestellt. Ein Tumor im Bauchraum wird mittels Sonografie und ggf. CT ausgeschlossen. Unter Umständen wird ein Spermiogramm angefertigt, um festzustellen, ob die Fruchtbarkeit bereits eingeschränkt ist.

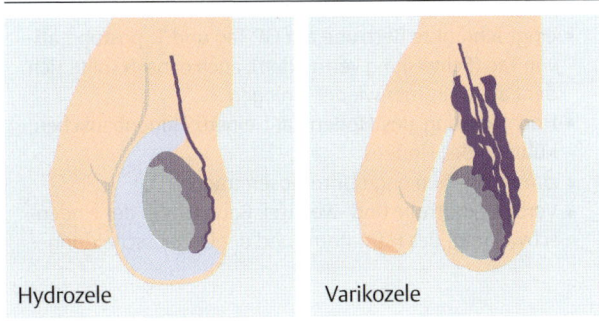

Abb. 64.26 Hydrozele und Varikozele.

Therapie und Pflege

Bei starken Beschwerden oder Kinderwunsch und pathologischem Spermiogramm werden die erweiterten Venen verödet (Sklerosierung). Alternativ wird die Hodenvene bei einer offenen oder laparoskopischen Operation unterbunden.

Zu den Pflegemaßnahmen siehe Perioperative Besonderheiten bei Hodenoperation (S. 1370).

Hodentumoren

Grundlagen

Definition Hodentumoren
Hodentumoren sind benigne (gutartige) oder maligne (bösartige) Zellneubildungen der Hoden.

Die meisten Hodentumoren sind maligne. Am häufigsten sind 20- bis 40-Jährige betroffen. Risikofaktoren sind Hodenhochstand (S. 1366) und ein maligner Tumor des anderen Hodens. 90 % der malignen Hodentumoren gehen von den Keimzellen (den Vorstufen der Spermien) aus.

Der Hodentumor äußert sich durch eine **zunehmende schmerzlose Schwellung** des Hodens, evtl. begleitet von einem Schwere- oder Druckgefühl im Hodensack. Hormonproduzierende Tumoren können außerdem eine **Schwellung der Brustdrüsen** (Gynäkomastie) hervorrufen. Hat der Tumor bereits **Fernmetastasen** in der Lunge oder im Skelettsystem gebildet, können **Atemnot** oder **Rückenschmerzen** auftreten.

Bei der körperlichen Untersuchung wird der Tumor ertastet. In einer offenen Operation wird eine Gewebeprobe entnommen und intraoperativ histologisch (feingeweblich) untersucht. Ist der Tumor maligne, wird auch der andere Hoden biopsiert, um eine Krebsvorstufe auszuschließen. Die Ausbreitung des Tumors wird mittels Sonografie bzw. CT untersucht, bei Verdacht auf Knochenmetastasen wird zudem eine Skelettszintigrafie durchgeführt.

Die Tumormarker (S. 1357) geben präoperativ Hinweise auf die Art des Tumors; nach Sicherung der Diagnose werden die tumorspezifischen Marker zur Verlaufskontrolle bestimmt.

Therapie und Pflege

Bestätigt die intraoperative histologische Untersuchung den Verdacht auf einen malignen Tumor, wird der betroffene Hoden entfernt (**Semikastration**). Die weitere Therapie richtet sich nach dem histologischem Befund und der Ausbreitung des Tumors: Bei einem Seminom im Frühstadium ist die Tumorresektion ausreichend und der behandelnde Arzt kann in der Nachsorge ohne weitere Therapie in kurzen Abständen Blut- und Ultraschallkontrollen durchführen (Watch-and-wait-Strategie).

Definition Seminom
Ein Seminom ist ein maligner Keimzelltumor des Hodengewebes.

Ein Seminom in fortgeschrittenem Stadium wird mittels Bestrahlung oder Chemotherapie behandelt. Bei einem Nichtseminom wird eine Chemotherapie durchgeführt. Eine Krebsvorstufe im anderen Hoden wird bestrahlt.

Definition Nichtseminom
Nichtseminom ist ein Sammelbegriff für alle bösartigen Tumoren des Hodengewebes, die nicht Seminome sind, z. B.: Dottersacktumor, Chorionkarzinom, embryonales Karzinom, undifferenziertes Teratom.

Zur Pflege siehe Perioperative Besonderheiten bei Hodenoperation (S. 1370). Zusätzlich zu den dort beschriebenen postoperativen Maßnahmen wird der Hoden mit einer Binde eng umwickelt (zirkulärer Kompressionsverband), um Einblutungen und Schwellungen zu vermeiden.

Der Verband wird auf Arztanordnung entfernt. Außerdem liegt eine Redondrainage (S. 754), deren Sog Pflegende kontrollieren. Sie wird am 2. postoperativen Tag auf Arztanordnung entfernt.

Informieren, Schulen, Beraten

Pflegende informieren den Patienten vor der Operation darüber, dass er sein Sperma einfrieren lassen kann (Kryokonservierung). Obwohl die Entfernung eines Hodens die Fruchtbarkeit i. d. R. nicht beeinträchtigt, sollte die Kryokonservierung präoperativ erfolgen, um kein Risiko einzugehen. Pflegende weisen den Patienten außerdem darauf hin, dass der fehlende Hoden durch ein Implantat ersetzt werden kann und die Entfernung des Hodens keine physiologischen Auswirkungen auf die Sexualität hat.

Pflegende informieren den Patienten über die Möglichkeit der psychoonkologischen Beratung und über Quellen zu Hodenkrebs im Internet, z. B. unter www.hodenkrebs.de, www.hodenkrebs.tzb.de oder www.krebsgesellschaft.de.

Der Patient hat Anspruch auf eine Anschlussheilbehandlung (S. 118).

WISSEN TO GO

Hodentumor

Hodentumoren sind meist maligne. Sie äußern sich durch eine **schmerzlose Schwellung** des Hodens und tasten sich als **derber Knoten**. Deutet auch die Sonografie auf einen Tumor hin, werden in einer **offenen Operation Gewebeproben** entnommen und intraoperativ untersucht.

Bestätigt sich der Krebsverdacht, wird der **befallene Hoden entfernt**. Die weitere Therapie besteht je nach Zelltyp und Ausbreitung des Tumors in **Bestrahlung** oder **Chemotherapie**. Zur postoperativen Pflege siehe Perioperative Besonderheiten bei Hodenoperation (S. 1370).

64 Pflege bei Erkrankungen der Geschlechtsorgane

Verletzungen von Hoden, Nebenhoden und Skrotum

Verletzungen des Hodensacks und seines Inhalts sind meist Folge einer stumpfen Gewalteinwirkung (Stoß, Schlag, Tritt) im Rahmen eines Verkehrs- oder Sportunfalls (z. B. Fußball, Kampfsport) oder einer Schlägerei. In der Regel findet sich ein Hämatom des Hodensacks. Die Sonografie zeigt die Lokalisation des Hämatoms, ggf. Einrisse der Hodenhüllen, und gibt Auskunft über die Durchblutung des Hodens.

Bei einem kleinen Hämatom ist die Therapie konservativ: Der Patient hat eingeschränkte bis strikte Bettruhe und erhält Schmerzmittel nach Arztanordnung. Der Hoden wird auf einem Hodenbänkchen hochgelagert und gekühlt. Bei einem ausgeprägten Hämatom, einer Hodenruptur oder einer Durchblutungsstörung mit Gefahr der Hodennekrose wird der Hoden freigelegt.

WISSEN TO GO

Perioperative Besonderheiten bei Hodenoperation

Postoperative Besonderheiten:
- Mobilisation, sobald die Nachwirkungen der Narkose abgeklungen sind
- eingeschränkte Bettruhe am OP-Tag und 1. postoperativen Tag (Schwellung vermeiden), auch danach sollte sich der Patient immer wieder hinlegen
- Hochlagerung des Hodens auf einem Hodenbänkchen, Kühlung des Hodens
- zum Aufstehen enge Unterhosen tragen
- Verbandkontrolle und -wechsel, Beobachten der Hodenschwellung, des Hämatoms und der Urinausscheidung

64.2.6 Perioperative Besonderheiten bei Hodenoperation

Bei der präoperativen Vorbereitung beachten Pflegende die allgemeinen präoperativen Maßnahmen (S. 743). Der Patient darf am Vorabend Vollkost essen. Es ist keine Rasur erforderlich.

Postoperativ wird der Patient mobilisiert, sobald die Nachwirkungen der Narkose abgeklungen sind (ca. 6 Stunden nach der OP). Um eine zusätzliche Schwellung des operierten Hodens zu vermeiden, sollte er jedoch am OP-Tag und am 1. postoperativen Tag nur zur Körperpflege und zum Toilettengang aufstehen und dann enge Unterhosen tragen. Auch in den folgenden Tagen sollte er sich immer wieder hinlegen. Im Liegen lassen sich die Schwellung und die Schmerzen durch Hochlagerung des Hodens auf einem Hodenbänkchen sowie Kühlung durch Kühlkompressen lindern.

Pflegende kontrollieren den Verband und beobachten die Schwellung, das Hämatom sowie die Urinausscheidung (die Narkose beeinträchtigt die Blasenfunktion).

Der Patient darf am Abend des OP-Tages Tee oder Wasser trinken und leichte Kost zu sich nehmen und ab dem folgenden Tag Vollkost essen.

Die Entlassung erfolgt meist am 2. oder 3. postoperativen Tag, nachdem der Arzt den operierten Hoden mittels Ultraschall untersucht und das Pflegepersonal den Verband gewechselt hat. Die weitere Wundversorgung übernimmt der Hausarzt.

64.2.7 Erkrankungen des Penis

Phimose und Paraphimose

Grundlagen

Definition Phimose
Von einer Phimose (Vorhautverengung) spricht man, wenn sich die Vorhaut nach dem 3. Lebensjahr nicht oder nur unter Schmerzen hinter die Eichel zurückstreifen lässt.

Definition Paraphimose
Als Paraphimose (spanischer Kragen) bezeichnet man die schmerzhafte Schwellung der zurückgestreiften Vorhaut und der Eichel, die entsteht, wenn eine zu enge oder mit der Eichel verklebte Vorhaut hinter die Eichel zurückgezogen wird, dort festklemmt und einen Schnürring bildet.

Bis zum 3. Lebensjahr ist die Vorhaut physiologisch mit der Eichel verklebt (Vorhautverklebung). Wird die Vorhaut hinter die Eichel zurückgezogen, bevor sich die Verklebung gelöst hat, droht zum einen eine Paraphimose, zum anderen eine Verletzung der Vorhaut, die zu einer Phimose führen kann (▶ Abb. 64.27). Auch rezidivierende Entzündungen der Eichel (Balanitis (S. 1371)) oder der Harnwege können eine Phimose hervorrufen. Meist ist sie jedoch angeboren.

Eine hochgradig **verengte Vorhaut** kann zu Balanitis oder zur Abschwächung des Harnstrahls führen, sich bei Wasserlassen ballonartig aufblähen oder bei der Erektion Schmerzen hervorrufen. Bei **Paraphimose** sind Vorhaut und Eichel schmerzhaft, geschwollen und blaurot verfärbt.

Abb. 64.27 Therapie der Paraphimose.

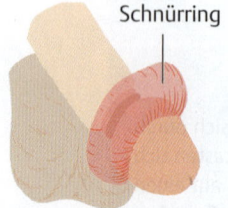
Entwicklung des Ödems

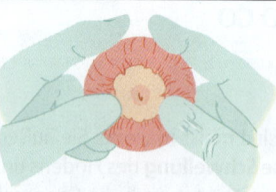
Reposition
Ausdrücken des Ödems und Zurückstreifen der Vorhaut

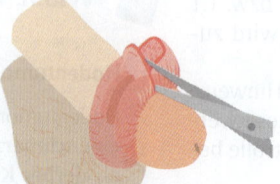
Durchtrennung des Schnürrings bei längerem Bestehen

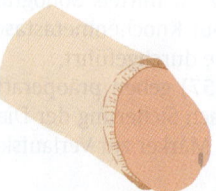
radikale Zirkumzision (Resektion der Vorhaut)

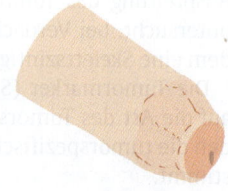
plastische Zirkumzision mit weitgehendem Erhalt der Vorhaut

Pflege bei Erkrankungen der männlichen Geschlechtsorgane

ACHTUNG
Die Paraphimose ist ein Notfall, weil die „festsitzende" Vorhaut immer stärker anschwillt und so zu einer zunehmenden Durchblutungsstörung der Eichel führt. Im Extremfall (Durchblutungsstopp) stirbt die Eichel ab.

Therapie und Pflege

Verursacht die verengte Vorhaut Beschwerden, wird sie – bei Kindern unter Vollnarkose, bei Erwachsenen in Lokalanästhesie – teilweise oder komplett entfernt (Zirkumzision = Beschneidung, wird oft ambulant durchgeführt).

Bei der Zirkumzision ist es wichtig, darauf zu achten, dass der Patient Wasser lässt, dass es keine Nachblutung gibt und er keine Schmerzen hat. Pflegerisch kann ein Panthenolsalbenverband angelegt werden. Dazu gibt man etwas Pathenolsalbe auf Mullkompressen und wickelt diese um die Eichel. Pflegende leiten den Patienten zu dieser Maßnahme an.

Erkrankungen der **Geschlechtsorgane** *sind immer noch* **stark tabuisiert**.

Der Patient sollte den Arzt aufsuchen, wenn er Schmerzen hat, eine Blutung oder Harnverhalt auftritt. Bei einer Paraphimose bringt der Arzt zunächst ein lokalanästhetisches Gel auf die Eichel auf und versucht dann, die Vorhaut über die Eichel zurückzuschieben. Gelingt dies nicht, schneidet er in einem operativen Eingriff den Schnürring ein und führt anschließend ggf. eine Beschneidung durch (▶ Abb. 64.27).

> **WISSEN TO GO**
>
> **Phimose und Paraphimose**
>
> Bei einer Vorhautverengung (**Phimose**) lässt sich die Vorhaut nach dem 3. Lebensjahr nicht oder nur unter Schmerzen hinter die Eichel zurückstreifen. Treten Beschwerden auf, wird die verengte Vorhaut entfernt (Zirkumzision = Beschneidung).
>
> Wird eine verengte oder verklebte Vorhaut hinter die Eichel zurückgezogen und klemmt dort fest, schwillt sie an und schnürt die Eichel ein, die aufgrund der gestörten Blutzufuhr ebenfalls anschwillt (**Paraphimose**). Die Verengung muss innerhalb von Stunden behoben werden, um die Blutzufuhr wiederherzustellen.

Balanitis

Grundlagen

Definition **Balanitis**
Die Balanitis ist eine Entzündung der Eichel. Ist auch die Vorhaut entzündet, spricht man von einer Balanoposthitis.

Die **akute Balanitis** (▶ Abb. 64.28) ist meist Folge einer **Infektion**. Begünstigend wirken eine Phimose (S. 1370), Diabetes mellitus sowie mangelnde Intimhygiene, da dann vermehrt Smegma gebildet wird. Dieses Gemisch aus dem Talg der Vorhautdrüsen und Zellresten des Epithels ist ein guter Nährboden für Krankheitserreger (z. B. Staphylokokken, aber auch Candida). Eine **chronische Balanitis** ist durch eine **Reizung der Schleimhaut** bedingt, z. B. durch **übertriebene Intimhygiene,** oder durch eine **Allergie** gegen Inhaltsstoffe von Kondomen.

Die Eichel ist gerötet und geschwollen und juckt oder schmerzt. Der Erreger wird aus einem Abstrich nachgewiesen.

Therapie und Pflege

Die Therapie richtet sich nach der Ursache. Bei akuter Balanitis verabreichen Pflegende je nach Erreger auf Arztanordnung ein Antibiotikum oder Antimykotikum (oral oder als Salbe) sowie bei Bedarf ein Analgetikum. Sitzbäder mit Kamillosan lindern die Beschwerden. Wurde die Entzündung durch mangelnde Intimhygiene begünstigt, leiten Pflegende den Patienten dazu an, beim Waschen des Penis die Vorhaut zurückzuziehen.

Bei rezidivierender akuter Balanitis muss ein Diabetes mellitus ausgeschlossen werden. Liegt eine Phimose zugrunde, sollte eine Beschneidung erfolgen. Bei chronischer Balanitis wird die Ursache der Schleimhautreizung behoben und zur Entzündungshemmung eine kortisonhaltige Salbe appliziert.

Erektionsstörung

Grundlagen

Definition **Erektionsstörung**
Als Erektionsstörung (erektile Dysfunktion, Impotentia coeundi) bezeichnet man die länger anhaltende Unfähigkeit, eine Erektion zu erzielen bzw. aufrechtzuerhalten, die für den Geschlechtsverkehr ausreicht.

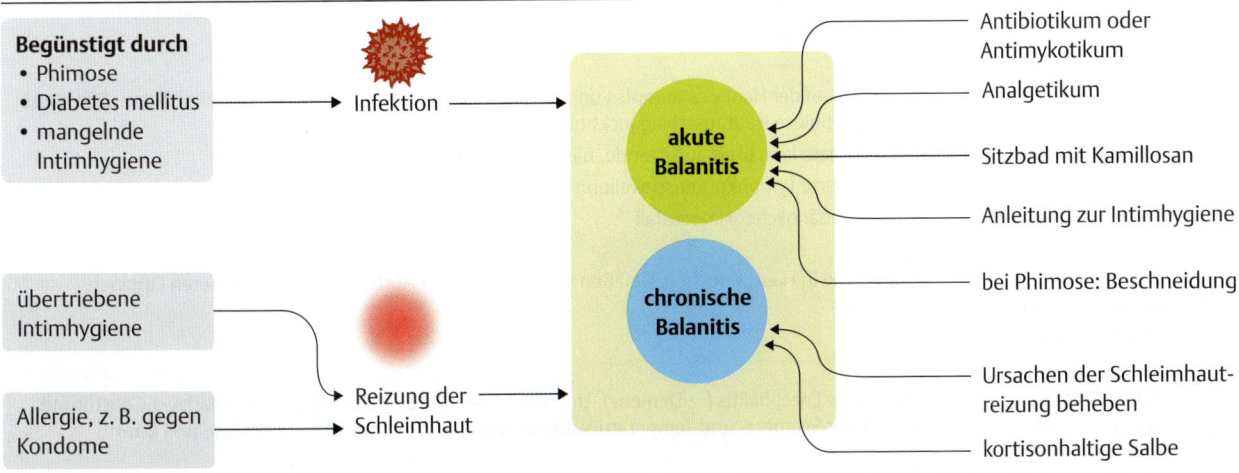

Abb. 64.28 Balanitis.

In mindestens 50% der Fälle hat die Erektionsstörung organische Ursachen. Am häufigsten sind Gefäßveränderungen (z. B. infolge von Bluthochdruck, Arteriosklerose, Nikotinkonsum), Läsionen peripherer Nerven (Polyneuropathie bei Diabetes mellitus, Zustand nach radikaler Prostatektomie oder anderen Operationen im kleinen Becken) oder im ZNS (Multiple Sklerose) sowie Medikamente (z. B. Betablocker). Psychische Ursachen oder verstärkende Faktoren sind Stress, Konflikte, Ängste oder Depression. Gleichzeitig können sich Erektionsstörungen immer auf die Psyche und auf das soziale Umfeld (Sexualpartner) auswirken. Diese Wechselwirkung kann das Krankheitsbild begünstigen. Oft schämen sich die Patienten wegen ihres „männlichen Defizits", haben Schwierigkeiten, darüber zu reden und kommen ggf. relativ spät zum Arzt.

Die Diagnostik umfasst eine sorgfältige Anamnese, die körperliche Untersuchung, Blutuntersuchungen, die Dopplersonografie der Penisgefäße und ggf. weitere Untersuchungen wie den Schwellkörperinjektionstest (SKIT).

Therapie und Pflege

Die Grunderkrankung muss behandelt, die Medikation ggf. verändert werden oder/und eine Psychotherapie erfolgen. Eine durch Gefäß- oder Nervenveränderungen bedingte Erektionsstörung muss meist medikamentös beseitigt werden, z. B. indem der Patient einen PDE-5-Hemmer wie Sildenafil (Viagra) einnimmt, Prostaglandin-Pellets in die Harnröhre einbringt oder sich gefäßerweiternde Substanzen (z. B. Prostaglandine) in den Schwellkörper injiziert (Schwellkörperautoinjektionstherapie = SKAT). Weitere Therapieoptionen sind Vakuumpumpen oder operativ eingebrachte Schwellkörperimplantate.

64.3 Sexuell übertragene Infektionskrankheiten

Definition **Sexuell übertragene Infektionskrankheiten**
Sexuell übertragene Infektionskrankheiten sind Entzündungen durch Erreger, die ausschließlich oder hauptsächlich durch Geschlechtsverkehr übertragen werden.

Hierzu zählen neben Infektionskrankheiten der Geschlechtsorgane auch Hepatitis B (S. 1010) und die HIV-Infektion (S. 1140). Die Infektionen der Geschlechtsorgane (am häufigsten sind die Harnröhre und der Penis betroffen) werden i. d. R. ambulant behandelt.

! Merken Hygiene und Beratung
Zum eigenen Schutz tragen Pflegende immer Handschuhe, insbesondere wenn der Patient offene Schleimhaut- oder Hautläsionen hat (z. B. bei Syphilis oder Herpes genitalis). Pflegende informieren den Patienten, dass er bis zum Ausheilen der Erkrankung auf Geschlechtsverkehr verzichten und dass auch sein Partner sich behandeln lassen sollte, um eine Reinfektion zu vermeiden.

Gonorrhö • Diese durch Gonokokken hervorgerufene Infektion betrifft v. a. die Harnröhre, seltener das Rektum oder den Rachen, und äußert sich dementsprechend v. a. durch – meist eitrigen – Ausfluss und Schmerzen beim Wasserlassen. Die Bakterien können in den Nebenhoden oder die Prostata aufsteigen und eine Epididymitis (S. 1367) oder Prostatitis (S. 1359) hervorrufen. Selten breiten sie sich außerhalb des Urogenitaltrakts aus und lösen z. B. eine Gelenkentzündung aus. Der Erreger wird mikroskopisch und kulturell aus einem Harnröhrenabstrich und der ersten Urinportion nachgewiesen. Die Therapie ist antibiotisch und richtet sich nach dem Antibiogramm.

Syphilis (Lues) • Die Syphilis wird durch das Bakterium Treponema pallidum hervorgerufen und durchläuft, wenn sie nicht behandelt wird, mehrere Stadien (▶ Tab. 64.3). In Stadium I und II (Frühsyphilis) sind die Haut- und Schleimhautveränderungen und das Blut der Patienten infektiös. Die Frühsyphilis kann übergangslos oder nach einer Latenz von Monaten bis Jahren in die Spätsyphilis (Stadium III und IV) übergehen, die dank der Verfügbarkeit von Antibiotika selten ist. Die Diagnose wird durch Blutuntersuchung gestellt. Die Therapie besteht in der Gabe von Antibiotika.

Ulcus molle • Dies ist ein sehr schmerzhaftes, kleines Hautgeschwür mit weichem Rand, als Begleiterscheinung sind die zugehörigen Lymphknoten geschwollen. Der Erreger ist

Tab. 64.3 Stadien der Syphilis.

Stadium	Symptome/Befunde
I = Primärstadium	meist schmerzloses Geschwür an der Stelle des Sexualkontakts (Penis, Rektum, Mundhöhle), das von einem harten Randwall umgeben und hochinfektiös ist. Es verschwindet unbehandelt nach einigen Wochen.
	Die zugehörigen Lymphknoten – beim Penis die Leistenlymphknoten – sind geschwollen, meist schmerzlos und gut verschieblich.
II = Sekundärstadium (Beginn ca. 2 Monate nach Auftreten des Geschwürs)	Ausschlag an der Haut des Rumpfes und/oder der Extremitäten und an den Schleimhäuten. Der meist makulopapulöse Hautausschlag juckt nicht und ist infektiös.
	Condylomata lata: breit aufsitzende, nässende Papeln im Genitoanalbereich
	generalisierte Lymphknotenschwellung
	mottenfraßähnlicher Haarausfall
III = Tertiärstadium (Monate bis Jahre nach Auftreten des Geschwürs)	Granulome in Haut, Knochen, Gefäßen (z. B. der Aorta → Aortenaneurysma), inneren Organen und ZNS
IV = Quartärstadium (Neurolues)	chronische Enzephalitis (→ Demenz), Untergang der Hinterstränge des Rückenmarks → Gehstörung, Verlust der Schmerz- und Temperaturwahrnehmung und der Kontrolle über Blase und Darm

Haemophilus ducreyi, ein in Asien und Afrika beheimatetes Bakterium; die Infektion ist demnach ein „Reisemitbringsel". Die Diagnose wird mittels Abstrich gestellt. Die Therapie ist antibiotisch.

Chlamydieninfektion • Chlamydien (meist C. trachomatis) rufen am häufigsten eine Entzündung der Harnröhre hervor (Brennen beim und häufiges Wasserlassen), seltener eine Epididymitis (S. 1367). Die Infektion wird durch den Nachweis bakterieller DNA diagnostiziert und mit einem Antibiotikum behandelt.

Herpes genitalis • Das Herpes-simplex-Virus Typ 2 ruft die herpestypischen schmerzhaften Hautbläschen sowie Jucken und Kribbeln im Intimbereich hervor. Sie werden mit Aciclovir in Salben- oder Tablettenform behandelt.

Condylomata acuminata (Feigwarzen) • Diese spitzen, hahnenkammartigen Warzen im Genitoanalbereich sind durch humane Papillomaviren bedingt. Sie können sich durch Brennen oder Juckreiz äußern, bleiben jedoch meist unbemerkt. Sie werden anhand ihres Aussehens diagnostiziert und verödet oder operativ entfernt.

Trichomoniasis • Der Einzeller Trichomonas vaginalis ruft beim Mann eine Entzündung der Harnröhre hervor, die sich, wenn sie Beschwerden macht, durch Juckreiz, Ausfluss (oft übel riechend, „Fischgeruch") und Brennen beim Wasserlassen äußert. Die Diagnose wird durch mikroskopische Untersuchung der ersten Urinportion gestellt. Die Therapie besteht in der Gabe des Antibiotikums Metronidazol.

Mein Patient — Herr Straub: endlich wieder ohne Probleme auf die Toilette.

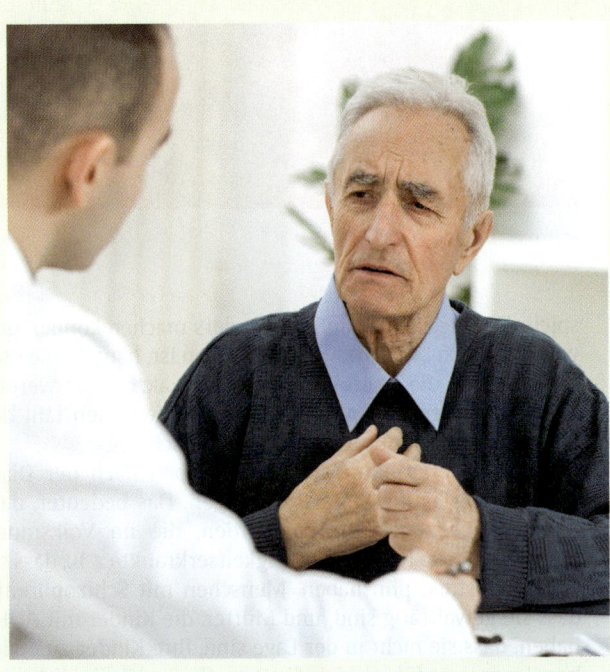
© Igor Mojzes/fotolia.com

Ein bisschen genierte sich Herr Straub ja schon, als er der Gesundheits- und Krankenpflegerin Peggy beim Aufnahmegespräch von seinen Problemen beim Wasserlassen erzählen sollte. Mit Mitte 70 ist das vor einer 25-Jährigen nicht leicht. Aber Peggy wirkte so professionell, da war die Scheu schnell vergessen. Seit Längerem plagen ihn wiederkehrende Harnwegsinfekte, mit verzögertem Wasserlassen, schwachem Harnstrahl, Brennen und Nachträufeln. Ambulant ist er deshalb bereits bei einem Urologen in Behandlung und bekommt Tabletten.

Nachdem es nicht besser, sondern eher noch schlimmer wurde, empfahl ihm sein Urologe eine transurethrale Elektroresektion der Prostata und hat ihn stationär hierher in die Urologie überweisen lassen.

Im Beisein von Peggy klärt ihn die Ärztin Dr. Faust in der Sprechstunde über den Eingriff und die Risiken auf. Herr Straub ist beunruhigt über dieses TUR-Syndrom. Nach der Sprechstunde erklärt ihm Peggy nochmal genauer, was es damit auf sich hat. Die Spülflüssigkeit, die bei der Operation verwendet wird, kann eventuell in sein Blut gelangen und Beschwerden verursachen. Peggy beruhigt Herrn Straub aber: Diese Komplikation tritt nur selten auf und Herr Straub wird nach dem Eingriff gut überwacht.

Außerdem wird ihm Blut abgenommen und es wird ein Ultraschall gemacht. Dabei findet sich wie schon so oft Restharn in der Harnblase. Das hatte ihm auch sein Urologe mehrfach auf einem Ultraschallbild gezeigt.

„Wir sehen uns in 2 Tagen für die OP." verabschiedet sich Peggy an diesem Tag von ihm. Herr Straub ist noch ein bisschen hin- und hergerissen. Einerseits ist er froh, wenn er wieder normal auf die Toilette gehen kann. Andererseits hat er auch ein wenig Angst vor der OP und den möglichen Komplikationen.

Was ist zu tun?

- *Welche pflegerischen Maßnahmen müssen Pflegefachkräfte vor einer transurethralen Elektroresektion (TUR-P) anwenden?*
- *Wie häufig sollten Puls und Blutdruck am OP-Tag und den ersten Tagen nach der Operation kontrolliert werden? Warum ist diese Kontrolle so wichtig? Welche Komplikationen können nach einer TUR-P auftreten?*
- *Warum wird das Operationsgebiet postoperativ gespült? Welche Flüssigkeit wird für eine Spülung verwendet? Was müssen Sie als Pflegefachkraft bei der Spülung des Wundgebiets beachten? Wie muss die Spülflüssigkeit aussehen, damit sie auf Arztanweisung gestoppt werden kann?*
- *Wann darf der Patient nach der Operation i. d. R. wieder normal essen?*
- *Ab welchem Tag können Sie den Patienten mobilisieren und was ist die Bedingung für die Mobilisation?*

65 Pflege bei Erkrankungen der Psyche

65.1 Bedeutung für den Patienten

Wenn ein Mensch an der Psyche erkrankt, verändert sich das gesamte Leben. Häufig merken Betroffene bereits einige Zeit vor der Diagnosestellung, dass mit ihnen etwas nicht stimmt. Aber auch das soziale Umfeld nimmt **Veränderungen der Persönlichkeit** wahr. Die Beziehung zwischen dem erkranktem Menschen und der Familie, Freunden oder Nachbarn wird durch Hilflosigkeit, Ratlosigkeit und Unverständnis belastet. Der betroffene Mensch fühlt sich anders behandelt, als er es bisher gewohnt war, er **fühlt sich „nicht mehr normal"**. Darüber hinaus nimmt die psychische Erkrankung häufig auch Einfluss auf die Arbeitsfähigkeit. Es kann zu einer Konfrontation mit Vorgesetzten kommen. Es drohen Versetzungen oder Entlassungen, die den Betroffenen belasten.

Das gesamte Leben gerät aus den Fugen.

Wird der erkrankte Mensch dann stationär aufgenommen, entstehen weitere Herausforderungen. Er muss sich mit seiner psychischen Erkrankung, den Symptomen, den Medikamenten und den Nebenwirkungen auseinandersetzen und nicht zuletzt seine **neue Rolle als „psychisch Kranker"** akzeptieren. Für die Person selber und für die Angehörigen spielt die Frage, was man hätte anders machen können und wer eigentlich „schuld" an der Situation ist, häufig eine große Rolle, bis die neue Lebenssituation akzeptiert werden kann. Besonders chronisch erkrankten Menschen fällt der Blick in eine Zukunft mit der Krankheit schwer.

Psychisch erkrankte Menschen erleben nach der Diagnosestellung häufig Stigmatisierungen. Das bedeutet, dass ihnen Dinge zugeschrieben werden, die im Volksmund geläufig sind. So hören Abhängigkeitserkrankte z. B., dass sie keine Selbstdisziplin haben, Menschen mit Schizophrenie, dass sie gewalttätig sind, und Mütter, die Kinder mit ADHS haben, dass sie nicht in der Lage sind, ihre Kinder zu erziehen. Insgesamt fühlen sich die Betroffenen häufig diskriminiert, da sie immer wieder erleben, dass andere Menschen sie als „nicht normal" beurteilen. Diese Erlebnisse wirken sich auf das Selbstbewusstsein und das Selbstwertgefühl der Patienten aus. Nicht nur, dass sie aufgrund ihrer Erkrankung häufig an Möglichkeiten der Selbstbestimmung verlieren, z. B. da ihnen aufgrund eines Arbeitsplatzverlusts das nötige Geld fehlt, auch das Selbstwertgefühl wird dadurch beeinträchtigt und eine für sie **akzeptable Zukunftsperspektive fehlt häufig**.

Deshalb ist es wichtig, dass psychisch kranke Menschen **wertschätzend** behandelt werden und ihnen **vorurteilsfrei** begegnet wird. Jeder der Betroffenen hat bereits vor dem stationären Aufenthalt einen mehr oder weniger langen Leidensweg hinter sich, weshalb es wichtig ist, einfühlsam mit diesen Menschen umzugehen. In der Psychiatrie haben die betroffenen Menschen die Gelegenheit, ihre echten Gefühle und Gedanken zu äußern, die sie in der Gesellschaft vermutlich immer wieder versucht haben zu verstecken. Es ist notwendig, dass sensibel mit ihnen umgegangen wird, da die Offenheit der Betroffenen im Umgang mit den eigenen Sorgen und Nöten nicht selbstverständlich ist.

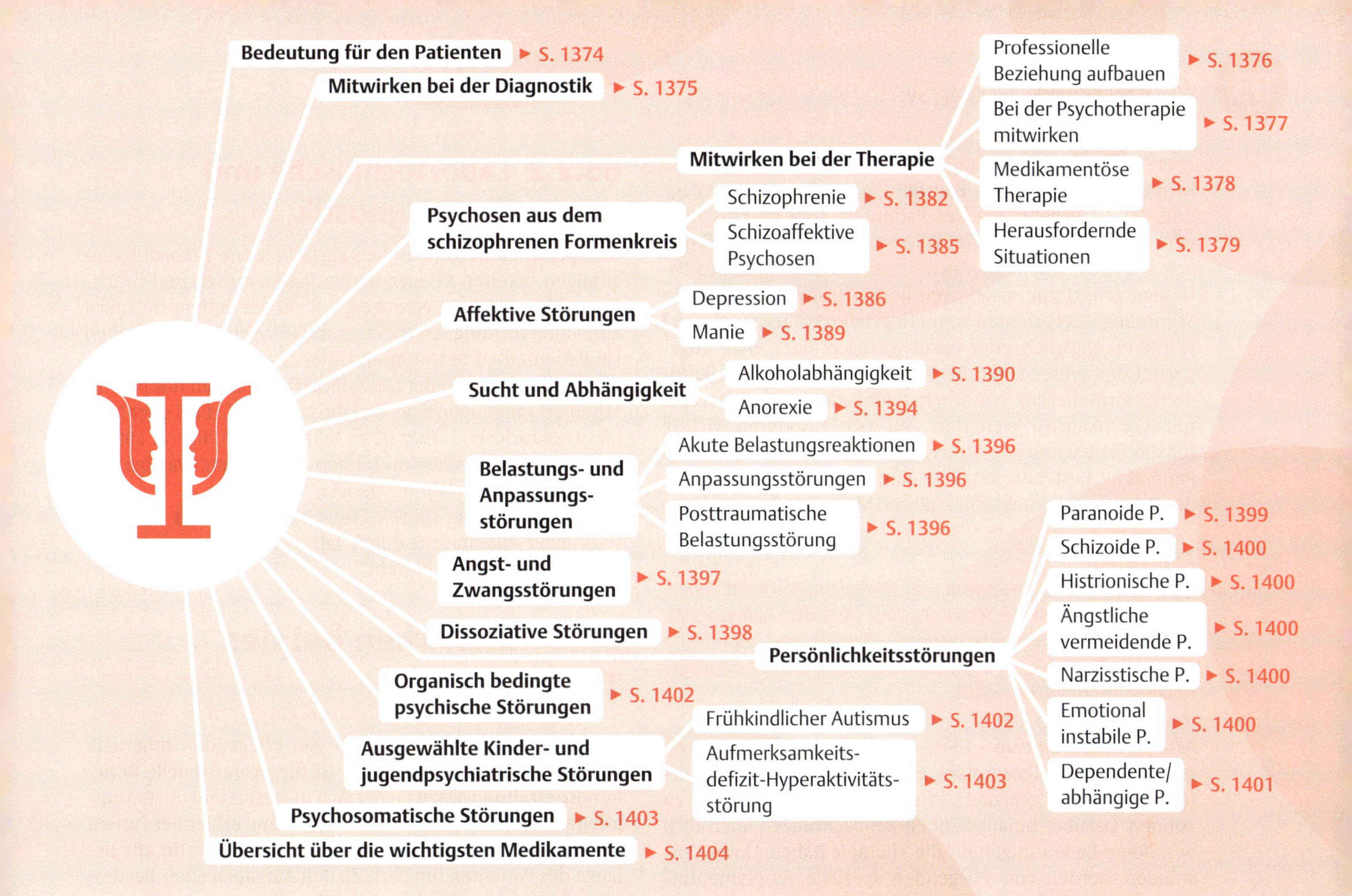

- Bedeutung für den Patienten ▶ S. 1374
- Mitwirken bei der Diagnostik ▶ S. 1375
- Mitwirken bei der Therapie
  - Professionelle Beziehung aufbauen ▶ S. 1376
  - Bei der Psychotherapie mitwirken ▶ S. 1377
  - Medikamentöse Therapie ▶ S. 1378
  - Herausfordernde Situationen ▶ S. 1379
- Psychosen aus dem schizophrenen Formenkreis
  - Schizophrenie ▶ S. 1382
  - Schizoaffektive Psychosen ▶ S. 1385
- Affektive Störungen
  - Depression ▶ S. 1386
  - Manie ▶ S. 1389
- Sucht und Abhängigkeit
  - Alkoholabhängigkeit ▶ S. 1390
  - Anorexie ▶ S. 1394
- Belastungs- und Anpassungsstörungen
  - Akute Belastungsreaktionen ▶ S. 1396
  - Anpassungsstörungen ▶ S. 1396
  - Posttraumatische Belastungsstörung ▶ S. 1396
- Angst- und Zwangsstörungen ▶ S. 1397
- Dissoziative Störungen ▶ S. 1398
- Persönlichkeitsstörungen
  - Paranoide P. ▶ S. 1399
  - Schizoide P. ▶ S. 1400
  - Histrionische P. ▶ S. 1400
  - Ängstliche vermeidende P. ▶ S. 1400
  - Narzisstische P. ▶ S. 1400
  - Emotional instabile P. ▶ S. 1400
  - Dependente/ abhängige P. ▶ S. 1401
- Organisch bedingte psychische Störungen ▶ S. 1402
- Ausgewählte Kinder- und jugendpsychiatrische Störungen
  - Frühkindlicher Autismus ▶ S. 1402
  - Aufmerksamkeitsdefizit-Hyperaktivitätsstörung ▶ S. 1403
- Psychosomatische Störungen ▶ S. 1403
- Übersicht über die wichtigsten Medikamente ▶ S. 1404

65.2 Mitwirken bei der Diagnostik

Die Diagnostik psychiatrischer Erkrankungen ist die Aufgabe des behandelnden Arztes oder Psychotherapeuten. Da jedoch gerade in der Psychiatrie ein ganzheitliches Bild des Patienten auch außerhalb des ärztlichen Gesprächs wesentlich für den Genesungsprozess ist, ist die **interdisziplinäre Sichtweise sehr wichtig**. In Fallbesprechungen und Behandlungsplanungen sollten immer alle beteiligten Personen zusammenkommen und ihre Beobachtungen zusammenzutragen. Zu den Beteiligten gehören z. B. Arzt, Psychotherapeut/Psychologe, Pflegende, Sozialarbeiter, Ergo-, Beschäftigungs-, Physio- und Bewegungstherapeuten (▶ Abb. 65.1). Dies ist wichtig, da sich Patienten oft unterschiedlich in Bezug auf ihre psychische Krankheit verhalten, je nachdem, ob sie sich in einem Gespräch mit dem Arzt befinden oder in der Bewegungstherapie ganz aus sich herauskommen können.

65.2.1 Pflegerische Beobachtung

!Merken **Bedeutung**
Die pflegerische Beobachtung hat in der Psychiatrie einen ganz besonderen Stellenwert, da Beobachtungen, die Pflegende machen, sehr bedeutsam für den therapeutischen Prozess sein können. Einen sehr hohen Stellenwert hat in diesem Zusammenhang auch die schriftliche Pflegedokumentation und die Verlaufsberichterstellung.

Abb. 65.1 Fallbesprechungen.

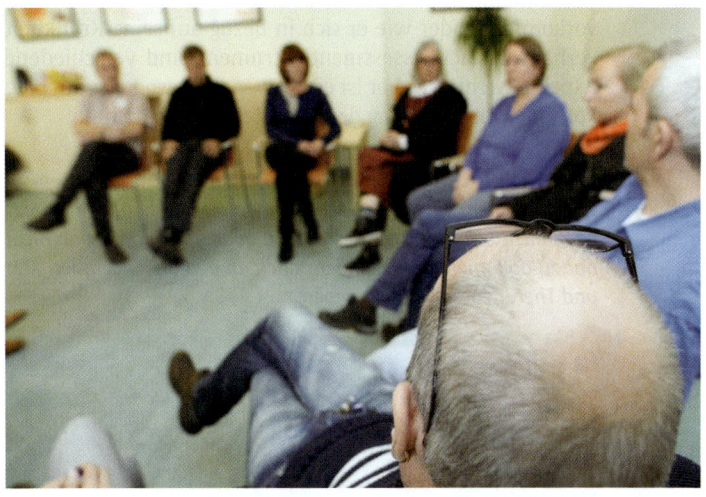

Pflegende engagieren sich in Fallbesprechungen und Behandlungsplanungen mit dem interdisziplinären Team.

Genau wie in anderen Bereichen werden auch in der psychiatrischen Pflege objektive von subjektiven Beobachtungskriterien unterschieden.

Objektive Beobachtung • Hierzu gehören wie in allen anderen Bereichen der Pflege z. B. das Messen der Vitalzeichen, des Blutzuckers oder der Körpergröße oder des Gewichts.

Subjektive Beobachtung • Die Beobachtung subjektiver Merkmale hat bei Menschen mit psychischen Erkrankungen einen sehr hohen Stellenwert, wird von Pflegenden

65 Pflege bei Erkrankungen der Psyche

aber häufig als schwieriger empfunden. Zu den subjektiven Kriterien gehört z. B. die Beurteilung der Bewusstseinslage und der Wahrnehmung des Patienten: Gibt es Einschlaf- oder Durchschlafprobleme? Wie ist die Orientierungsfähigkeit bei dem Patienten? Auch die emotionale Lage des Patienten gehört zur subjektiven Beobachtung: Wie wird die Stimmung des Patienten vom Pflegenden wahrgenommen? Wirkt er ängstlich oder zurückgezogen oder eher angespannt und wütend? Ist der Patient in der Lage, sein Befinden zu formulieren? Wie arbeitet der Patient in der Therapie mit (Compliance)? Weiterhin sind soziale Faktoren wichtig für die Beobachtung: Hat der Patient Kontakte zu anderen Patienten? Bestehen familiäre Kontakte? Wie verhält sich der Patient im Kontakt mit anderen Menschen?

ACHTUNG
Auch wenn die Wahrnehmung aller Veränderungen beim Patienten wichtig ist, sollte der Stimmungslage besondere Aufmerksamkeit zukommen. Eine sehr niedergeschlagene und deprimierte Stimmung kann z. B. auf Suizidalität hindeuten und ein sofortiges Handeln erforderlich machen.

Assessmentinstrumente • Diese Beobachtungen dienen einerseits dazu, Pflegeprobleme und Ressourcen zu ermitteln, um daraus geeignete Pflegemaßnahmen ableiten zu können. Darüber hinaus können Beobachtungen aber auch besondere Bedeutungen für die Therapie haben. Unter Umständen werden von Pflegenden spezielle Assessmentinstrumente angewandt, die den ärztlichen Dienst bei seiner Diagnosestellung unterstützen. Pflegende tragen mit ihren Beobachtungen dazu bei, ein umfassendes Bild des Patienten zu erlangen. Dabei geht es z. B. darum, wahrzunehmen, wie aktiv sich ein Patient im Stationsalltag verhält, ob Kontaktaufnahmen und Kommunikation mit anderen Patienten vorkommen, oder wie er sich in Bezug auf seine Krankheit verhält. Je nach Assessmentinstrument sind verschiedene Aspekte wichtig. Daher ist es notwendig, besonders auf eine korrekte Durchführung der Anforderungen zu achten.

> **! Merken Beobachtungen weitergeben**
> *Wenn Ihnen im Alltag etwas auffällt, was dem behandelnden Arzt noch nicht bekannt ist, ist es Ihre Aufgabe, die Information nicht nur zu dokumentieren, sondern auch an den behandelnden Arzt und Therapeuten weiterzugeben.*

> **WISSEN TO GO**
>
> **Pflegerische Beobachtung bei Erkrankungen der Psyche**
> - **Objektive Beobachtung:** z. B. Messen der Vitalzeichen, des Blutzuckers, der Körpergröße, des Gewichts
> - **Subjektive Beobachtung:** z. B. Beurteilung von Bewusstseinslage, Orientierungsfähigkeit, emotionaler Lage, Compliance, Sozialverhalten. Der Stimmungslage kommt besondere Aufmerksamkeit zu.
> - **Assessmentinstrumente:** Von Pflegenden können spezielle Assessmentinstrumente angewandt werden, die den Arzt bei der Diagnosestellung unterstützen. Dabei geht es z. B. um aktive Teilnahme am Stationsalltag, Kontaktaufnahmen, Kommunikation, Verhalten.

65.2.2 Labortechnische und apparative Diagnostik

Bei speziellen diagnostischen Verfahren wie Laboruntersuchungen bereiten Pflegende den Patienten vor und beachten wichtige Voraussetzungen, z. B. ob der Patient nüchtern zur Untersuchung erscheinen muss. Weiterhin begleiten sie Patienten zu bestimmten Untersuchungen, sofern diese nicht alleine dazu in der Lage sind. Für Patienten mit psychischen Erkrankungen sind Verfahren wie EEG, EKG oder MRT oft angstauslösend. Hier ist es hilfreich, beruhigend auf die Patienten einzuwirken und ihnen zu erklären, was bei den verschiedenen Verfahren passiert.

Im Stationsalltag führen Pflegende **Screenings** (Drogentests) oder Alkoholtests durch, falls der Verdacht eines Substanzmittelkonsums besteht.

65.3 Mitwirken bei der Therapie

Eine der wichtigsten Aufgaben von Pflegenden innerhalb einer psychiatrischen Therapie ist die **professionelle Beziehungsgestaltung**. Dazu eignet sich insbesondere die **Bezugspflege**. Möglichst direkt bei der Aufnahme erhält der Patient eine Bezugspflegekraft, die als Ansprechpartner für alle Belange des Patienten fungiert. Zu den Aufgaben einer Bezugspflegekraft in der Psychiatrie gehören:

- **Organisation von Abläufen:**
  - Schnittstellenfunktion zwischen ärztlichem Dienst, Fachtherapien und Psychotherapie, Angehörigen und Patienten
  - Absprachen mit Fachtherapien
  - Begleitung
  - Erläuterung der Stationsregeln und Überprüfung der Einhaltung
- **Bezugspflegeaufgaben:**
  - Pflegeanamnese, Pflegeplanung, Evaluation
  - regelmäßige Bezugspflegegespräche
  - Reflexion von Verhalten
  - Förderung der Therapiemotivation
  - Durchführung von begleitenden therapiebezogenen Interventionen
  - Beratung von Angehörigen
- **Vermittlung von krankheitsspezifischem Wissen** und Umgang mit der Krankheit, **Herstellen** von **Compliance** (Motivation zur Mitwirkung im therapeutischen Prozess) und **Adhärenz** (Akzeptanz der Notwendigkeit der Behandlung, z. B. die Akzeptanz der regelmäßigen Medikamenteneinnahme)

65.3.1 Professionelle Beziehung aufbauen

Die professionelle pflegerische Beziehung ist keine natürliche Beziehung und unterscheidet sich deshalb von alltäglichen Beziehungen. Sie entsteht aufgrund organisatorischer Vorgaben und hat sowohl einen **definierten Beginn** und ein **definiertes Ende** als auch ein **definiertes Ziel**: die Unterstützung des Patienten bei der Verbesserung seines gesundheitlichen Zustands.

Nähe und Distanz • Ein angemessenes Nähe- und Distanzverhältnis ist notwendig, um dem Patienten einerseits empathisch begegnen und ihn andererseits professionell unterstützen zu können und im Behandlungsprozess eine professionelle Pflegerolle einzunehmen (▶ Abb. 65.2).

Offene und wertschätzende Grundhaltung • Eine tragfähige professionelle Beziehung kann nur entstehen, wenn Pflegende dem Patienten eine offene und wertschätzende Grundhaltung entgegenbringen. Da Betroffene i.d.R. Probleme haben, sich selbst und ihre psychische Krankheit zu akzeptieren, benötigen sie Bezugspersonen, die sie so akzeptieren, wie sie sind, und empathisch und nicht stigmatisierend mit ihnen umgehen. Wie wichtig eine wertschätzende, empathische und von Akzeptanz geprägte Beziehung für den Entwicklungsprozess eines Betroffenen ist, beschreibt der Psychologe Carl Rogers in seinen Grundaussagen des personenzentrierten Ansatzes. Weitere hilfreiche Informationen hierzu finden Sie im Kap. „Grundlagen und Anwendung professioneller Kommunikation" (S. 121).

! **Merken** Authentisch sein
Bleiben Sie in ihrem Handeln klar und authentisch. Besonders in schwierigen und herausfordernden Situationen ist es wichtig, so zu handeln, wie es dem eigenen Naturell entspricht. Patienten sind i.d.R. sehr sensibel und spüren, wenn Sie ihnen etwas vorspielen. In diesem Fall werden sie sich nicht ernst genommen fühlen und es können weitere Probleme daraus resultieren.

Vorbild und Lernmodell • Pflegende fungieren in vielen Fällen mit ihrem Handeln als Vorbild für die Patienten. Sie stellen ein Modell dar, an dem sich die Patienten orientieren und lernen können. Gerade Menschen mit großen psychischen Schwierigkeiten haben oft Probleme, eigene Handlungsalternativen zu entwickeln. Nehmen wir einen Konflikt als Beispiel. Konflikte sind sowohl für Patienten als auch für Pflegende eine Herausforderung. Menschen mit psychischen Erkrankungen haben unter Umständen häufig erlebt, dass Beziehungen oder Kontakte abgebrochen wurden, weil sich ein Konflikt nicht lösen ließ. In der professionellen Beziehung ist es möglich, Konfliktlösungen zu erproben, ohne dass daran eine Beziehung scheitert. Dem Patienten können Gespräche angeboten werden, um über die Konfliktsituation zu reflektieren. Dabei sollte genau überlegt werden, wie der Patient am besten erreicht werden kann. Ist er sehr wütend und aufgebracht, benötigt er unter Umständen zunächst einmal etwas Zeit, um seinem Ärger Luft zu machen, bevor er bereit ist, über die Meinungsverschiedenheit zu reden. Sehr wichtig ist es, den Patienten immer ernst zu nehmen und ihm auf Augenhöhe zu begegnen. Anderenfalls kann keine gemeinsame Ebene geschaffen werden, auf der Konflikte geklärt und Verhaltensalternativen erarbeitet werden können.

Reflexion • Innerhalb einer professionellen Beziehung kommen Pflegende immer wieder in Situationen, die sie stark herausfordern. Um diese Situationen bewältigen zu können, ist es hilfreich, über das eigene Handeln und Erleben zu reflektieren. Gespräche mit Kollegen, kollegiale Beratungen, Teamgespräche und Supervisionen können helfen, sich selber zu hinterfragen, Situationen anders zu betrachten und neue Ansätze oder Lösungen zu finden.

Abb. 65.2 Nähe und Distanz.

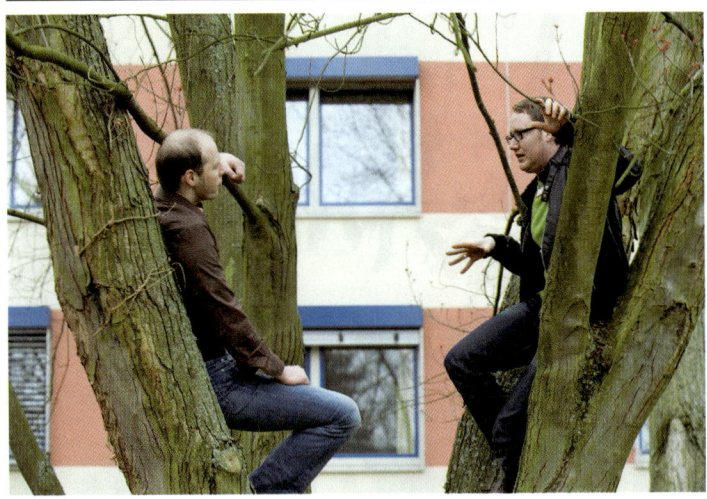

Das Gleichgewicht zwischen Nähe und Distanz muss im Laufe der professionellen Beziehung immer wieder neu eingestellt werden.

WISSEN TO GO

Mitwirken bei der Therapie – professionelle Beziehung aufbauen

Die professionelle pflegerische Beziehung hat einen **definierten Beginn**, ein **definiertes Ende** und ein **definiertes Ziel**.

- **Angemessenes Nähe-Distanz-Verhältnis:** sorgt für empathisches Begegnen und professionelle Unterstützung
- **Offene und wertschätzende Grundhaltung:** Voraussetzung für eine tragfähige professionelle Beziehung
- **Authentisch sein:** Pflegende sollten in ihrem Handeln klar und authentisch sein.
- **Vorbild und Lernmodell:** Pflegende dienen als Modell, an dem die Patienten sich orientieren und lernen können.
- **Reflexion:** Um stark herausfordernde Situationen bewältigen zu können, sollte das eigene Handeln und Erleben reflektiert werden.

65.3.2 Bei der Psychotherapie mitwirken

Eine Psychotherapie unterstützt den Patienten mit **gezielten psychologischen Verfahren** in seiner Krankheitsbewältigung. Dazu gehört i.d.R., sich mit der Ursache, dem Verlauf und den Symptomen auseinanderzusetzen. Dabei werden die Angehörigen und Bezugspersonen aus dem sozialen und familiären System, falls möglich, einbezogen.

Die Psychotherapie kann verschiedene Ansätze haben. Einige wichtige Methoden, die in der Psychiatrie angewendet werden, sind die **Verhaltenstherapie**, die **systemische Familientherapie** oder **psychoanalytische** und **tiefenpsychologische Verfahren**.

Das Setting der Psychotherapie ist abhängig von der individuellen Problemstellung und Zielsetzung des Betroffenen. Es findet entweder im **Einzel- oder Gruppensetting** statt. Es ist möglich, die Psychotherapie unter bestimmten

Abb. 65.3 Gruppensitzungen.

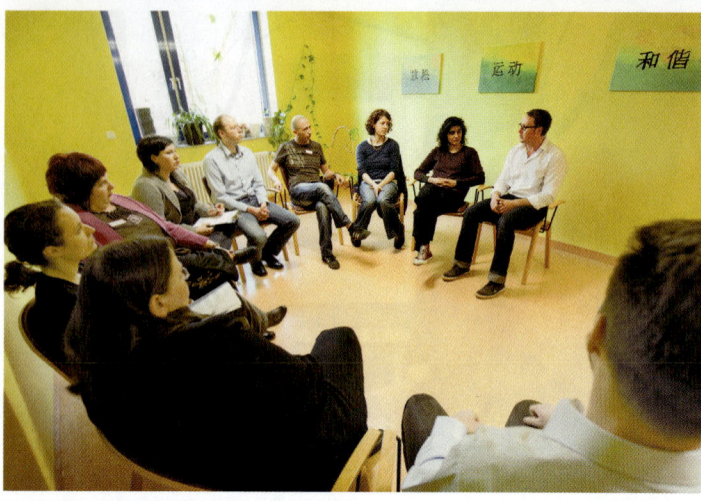

In einer therapeutischen Gruppe geht es darum, über Probleme mit anderen Betroffenen zu sprechen und von den Erfahrungen anderer zu profitieren.

Umständen an andere Orte zu verlagern, z. B. bei Menschen mit Flugangst an den Flughafen.

In Einzelsitzungen sind der Patient und der Therapeut allein. In einer Einzelsitzung werden individuelle Erlebnisse und Probleme besprochen und therapeutisch bearbeitet.

Pflegende werden unter Umständen in die Psychotherapie eingebunden. Es gibt auch Bereiche, in denen geschulte Pflegende eigenständig psychotherapeutische Bereiche übernehmen. Die **Psychoedukation**, in der es unter anderem darum geht, die Krankheit zu akzeptieren und die krankheitsspezifischen Ursachen und Symptome zu verstehen, **wird von Pflegenden begleitet** oder **teilweise übernommen** und findet in Form von Gruppensitzungen statt (▶ Abb. 65.3). Paar- und Familientherapien werden ebenfalls den therapeutischen Gruppen zugeordnet. Dort werden spezielle Probleme, die das jeweilige System betreffen, besprochen und behandelt.

Gerade in der **Kinder- und Jugendpsychiatrie** haben Pflegende eine besondere Aufgabe innerhalb der Psychotherapie. Da Kinder und Jugendliche i. d. R. enger begleitet werden als Erwachsene, **nehmen Pflegende** oftmals **an Familiengesprächen** oder **Therapiesitzungen teil**, um den Prozess aktiv mitzugestalten.

WISSEN TO GO

Mitwirken bei der Therapie – bei der Psychotherapie mitwirken

Pflegende werden evtl. in die Psychotherapie eingebunden. Geschulte Pflegende können eigenständig psychotherapeutische Bereiche übernehmen. Die **Psychoedukation** wird von Pflegenden begleitet oder teilweise übernommen. Dabei lernen die Patienten, die Krankheit zu akzeptieren und ihre Ursachen und Symptome zu verstehen.

65.3.3 Medikamentöse Therapie

Die medikamentöse Behandlung nimmt in der Psychiatrie einen **wichtigen Stellenwert** ein, da sie **maßgeblich am Behandlungserfolg beteiligt** ist (▶ Abb. 65.4). Psychopharmaka sollen zunächst die akuten Symptome der psychischen Krankheit reduzieren, Therapiebereitschaft erzeugen und langfristig zu einem Heilungsprozess beitragen. Deshalb ist es sehr wichtig, dass Pflegende die Gabe von Medikamenten gewissenhaft anleiten, begleiten und überprüfen.

Medikamentengabe • Sie erfolgt i. d. R. kontrolliert und unter Aufsicht, da Betroffene in der Psychiatrie oftmals gerade zu Behandlungsbeginn wenig Krankheitseinsicht zeigen und dementsprechend nicht erkennen, dass die Medikation sinnvoll und notwendig ist. Pflegerische Beobachtungen unterstützen den ärztlichen Behandlungsprozess. Verweigert ein Patient z. B. kontinuierlich die Tabletteneinnahme, kann der Arzt mit dieser Information die Gründe eruieren und ggf. auf die Verordnung von Tropfen mit dem gleichen Wirkstoff ausweichen.

Beobachtung • Viele Psychopharmaka haben Nebenwirkungen, z. B. Zittern, Schwitzen, Obstipation oder Appetitsteigerung. Pflegende sollten sich über den Wirkstoff und mögliche Nebenwirkungen der jeweiligen Medikamente informieren. Der Patient sollte nach Nebenwirkungen befragt und auf Nebenwirkungen beobachtet werden. Aufgetretene Nebenwirkungen sollten gründlich dokumentiert werden. Besonders bei älteren Patienten sollte auf eine mögliche Sturzgefahr in Verbindung mit der Einnahme von Psychopharmaka geachtet werden. Eine regelmäßige Vitalzeichenkontrolle ist i. d. R. ebenfalls erforderlich.

Informieren und Beraten • Es ist wichtig, dass der Patient weiß, warum die Medikamentengabe notwendig ist und welche Funktion sie hat. Um eine langfristige Akzeptanz seitens der Patienten herzustellen ist es weiterhin wichtig, bestehende Ängste und Sorgen über Nebenwirkungen und Medikamentenabhängigkeiten so weit wie möglich abzubauen. Der Patient sollte über Besonderheiten der Einnahme informiert sein.

Laborkontrollen • Um den Medikamentenspiegel zu bestimmen, werden regelmäßige Laborkontrollen durchgeführt. Pflegende bereiten die dazu vorgesehenen Utensilien vor

Abb. 65.4 Medikamente.

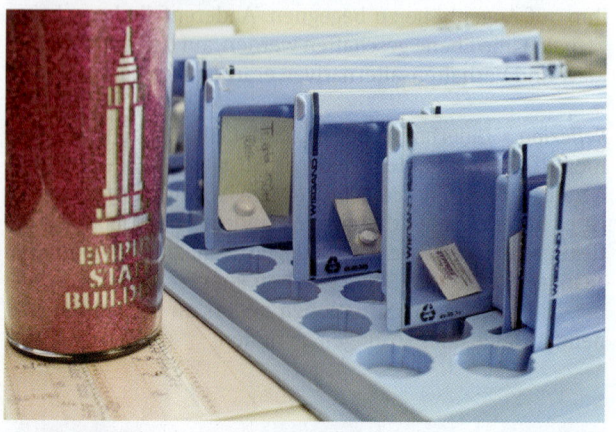

Die regelmäßige Einnahme von Psychopharmaka ist notwendig, um die akuten Symptome zu reduzieren.

und stellen sie dem behandelnden Arzt bereit bzw. führen die Blutabnahme auf Anordnung und entsprechend ihrer Qualifikation selbstständig durch.

> **WISSEN TO GO**
>
> **Mitwirken bei medikamentöser Therapie**
> - **Medikamentengabe:** Sie erfolgt i. d. R. kontrolliert und unter Aufsicht.
> - **Beobachtung:** Wirkstoff und mögliche Nebenwirkungen sollten bekannt sein. Der Patient wird befragt und entsprechend beobachtet.
> - **Informieren und Beraten:** Notwendigkeit der Medikamentengabe und Besonderheiten der Einnahme; Ängste über Nebenwirkungen und Abhängigkeiten so weit wie möglich abbauen.
> - **Laborkontrollen:** Zur Bestimmung des Medikamentenspiegels.

65.3.4 Herausfordernde Situationen

Aggressionen

Beispiel Aggression
Herr Yücksel wird von der Polizei auf die Station zur Krisenintervention gebracht. Er ist aufgefallen, weil er seine Nachbarn verbal bedroht und Gegenstände auf sie geworfen hat. Anschließend hat er einen Polizisten tätlich angegriffen. Ein Kollege kommt ins Stationszimmer und sagt: „Der ist aber aggressiv."

Was bedeutet die Bezeichnung „Aggressivität"? In der Wissenschaft ist dies nicht eindeutig definiert. Im Alltag hängt es vom subjektiven Betrachter ab, was er als Aggression empfindet. In der Pflege werden unter der Bezeichnung „aggressives Verhalten" alle Formen der Aggression verstanden, die dazu führen, dass der Patient sich selbst oder andere Personen verletzt: **verbale Aggression** wie fluchen, schimpfen, drohen, **nonverbale Aggression** wie mit dem Fuß aufstampfen, spucken, verächtlich wegschauen oder **körperliche Aggression** wie körperliche Gewalt oder Zerstörung von Gegenständen (▶ Abb. 65.5).

Aggression, die sich gegen die eigene Person richtet, wird mit „**Autoaggression**" bezeichnet und äußert sich in Form von selbstverletzendem Verhalten oder Suizidalität.

Aus den Ausführungen wird ersichtlich, dass es wichtig ist, aggressives Verhalten genauer zu beschreiben. Gerade in der Dokumentation sollte nicht stehen: „Herr Yücksel verhält sich aggressiv", sondern eine Beschreibung dessen, was Herr Yücksel macht, z. B.: „Herr Yücksel wirkt körperlich angespannt und geht im Zimmer umher. Beim Öffnen der Zimmertür ruft Herr Yücksel ‚RAUS' und versucht, die Pflegekraft durch Schließen der Tür aus seinem Zimmer zu befördern."

Verhalten gegenüber aggressiven Patienten

Wie kommt es zu aggressivem Verhalten? Was könnte Herrn Yücksel zu seinem Verhalten bewegt haben? Aggressionen haben immer etwas mit der Umwelt zu tun. Herr Yücksel wurde von der Polizei auf die Station gebracht. Er ist demnach nicht freiwillig da, sondern wird gegen seinen Willen an einem Ort festgehalten, an dem er nicht sein möchte. Dies hat natürlich einen Grund, dennoch ist Herr Yücksel in dieser Situation hilflos und entscheidungsunfähig. Er muss bleiben

Abb. 65.5 Aggression.

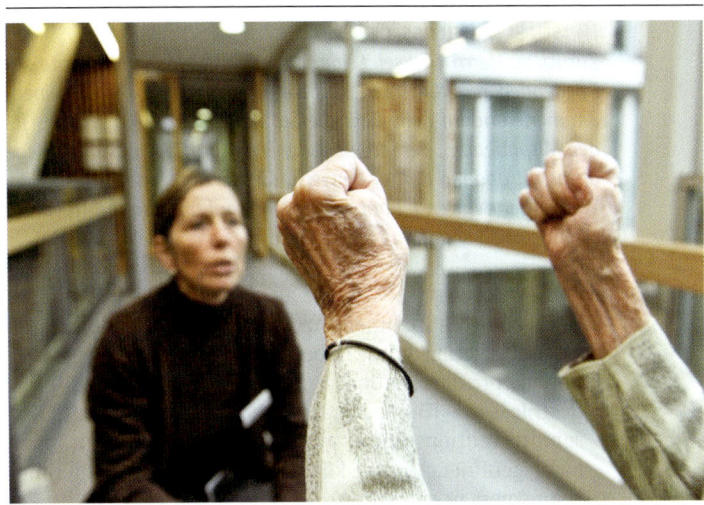

Aggression kann sich sowohl körperlich als auch verbal zeigen.

und hat keine Lösungsmöglichkeit für sein Problem. Versteht Herr Yücksel überhaupt, warum er auf der Station ist? Versteht er die deutsche Sprache? Er äußert sich momentan nur mit einem „RAUS", was darauf hindeuten könnte, dass er sich möglicherweise nicht auf Deutsch verständigen kann.

Wichtig ist es, sich nicht von Herrn Yücksels Stimmung anstecken zu lassen und ruhig und sachlich zu bleiben, wenn man ihn anspricht. Wenn Herr Yücksel noch nicht in der Verfassung ist, mit einem Mitarbeiter der Station in Kontakt zu treten, aber keine Anzeichen vorliegen, dass er sich selbst oder anderen einen Schaden zufügt, sollte er zunächst in Ruhe gelassen und erst nach einiger Zeit angesprochen werden. Möglicherweise hat er sich dann schon wieder beruhigt. Eventuell kann ein türkisch sprechender Kollege hinzugezogen werden. So besteht für Herrn Yücksel die Möglichkeit, muttersprachlich zu kommunizieren. Vielleicht kann er so besser erreicht werden.

Aggressionen frühzeitig erkennen

Wenn Aggressionen entstehen, zeichnet sich dieser Prozess i. d. R. frühzeitig ab. Pflegende sollten die Patienten daher sehr genau beobachten und bei Bedarf darauf ansprechen. Eine verkniffene Mimik, Streitsituationen mit Mitpatienten, körperliche Anspannung, gereizte Antworten oder getriebenes Umherlaufen können Frühwarnzeichen von Aggressionen sein. Aggressionen äußern sich zwar bei jedem Menschen individuell, wenn man die Patienten aber besser kennenlernt, wird man bereits sehr früh erkennen können, wenn sich eine negative Stimmung entwickelt.

Pflegende können den Patienten dann verschiedene Möglichkeiten anbieten, sich abzulenken oder abzureagieren, damit sich die Situation nicht zuspitzt. Dabei sind der Kreativität keine Grenzen gesetzt. Spaziergänge, Hilfestellungen in der Küche, ein Aromabad, ein kurzes Gespräch – alles kann helfen, von der Situation abzulenken.

! Merken Direkte Ansprache
Wenn Sie mit aggressiven Bezugspatienten arbeiten, können Sie mit ihnen direkt besprechen, wie sich aggressives Verhalten bei ihnen anbahnt und ob es schon Ideen gibt, diese Entwicklung zu verhindern.

Freiheitsbeschränkende Maßnahmen

Beispiel **Aggression 2**
Zurück zu Herrn Yücksel. Leider hat er nicht auf die Angebote der Pflegenden reagiert. Nun bleibt er auch nicht mehr in seinem Zimmer, sondern geht über die Station und schubst wortlos jeden Mitpatienten, der ihm über den Weg läuft. Als ihn ein Kollege anspricht und ihn darauf hinweist, dies zu unterlassen, wird Herr Yücksel sehr wütend, baut sich vor ihm auf und droht ihm verbal Schläge an.

Es kann notwendig werden, an dieser Stelle freiheitsbeschränkende Maßnahmen anzuwenden, damit anderen kein Schaden zugefügt wird. Dabei können verschiedene Maßnahmen ergriffen werden:

- **geschlossene Türen**: sog. „geschlossene Stationen", Kriseninterventionsräume auf der Station, die von innen nicht geöffnet werden können, komplizierte Schließmechanismen an den Türen
- **Fixiersysteme**: Fixiergurte oder -betten, Bettgitter, Stecktische
- **sedierende Medikamente** zum Ruhigstellen

 Merken **Rechtliche Grundlage**
Freiheitsbeschränkende Maßnahmen dürfen nicht ohne Weiteres getroffen werden. In einer Notsituation können sie angewendet werden, um für die eigene Sicherheit und die anderer Menschen zu sorgen (§32,34,35 StGB). Ein Patient darf nicht über längere Zeit in einer Fixierungssituation belassen werden. Die freiheitsbeschränkende Maßnahme muss schriftlich durch den ärztlichen Dienst angeordnet werden, darf aber auch dann nicht über unbestimmte Zeit durchgeführt werden. Eine richterliche Genehmigung ist nach einer bestimmten Zeit erforderlich. Dieser Zeitraum ist in den verschiedenen Bundesländern unterschiedlich. Ein detailliertes Fixierungsprotokoll ist notwendig, um einerseits den Hergang und andererseits die weiteren regelmäßigen (Sicht-) Kontakte zu dem Patienten zu dokumentieren.

In der Regel gibt es auf der Station **Standards**, in denen das **genaue Vorgehen** bei freiheitsbeschränkenden Maßnahmen festgehalten ist. Das psychiatrische Pflegepersonal wird speziell für diesen Notfall ausgebildet. **Fixierschulungen** stellen sicher, dass jeder Pflegende das Vorgehen sicher beherrscht und kein Schaden entsteht. Es gibt in vielen Einrichtungen **Deeskalationstrainings** für Pflegende, damit diese sicherer und deeskalierend in Konfliktsituationen agieren können. Dabei muss immer auf die Sicherheit des Patienten geachtet werden. Werden freiheitsbeschränkende Maßnahmen angewendet, muss sichergestellt sein, dass der Patient keine Gegenstände bei sich hat, die für ihn oder andere gefährlich werden könnten, z. B. scharfe Gegenstände, Feuerzeuge. Dazu müssen die Taschen und die Kleidung des Patienten sorgfältig kontrolliert werden.

Wichtig ist außerdem, darüber nachzudenken, was eine Fixierung für einen Patienten bedeutet. Er wird gegen seinen Willen z. B. an ein Bett gefesselt. In dieser demütigenden und unbequemen Position muss er dann eine ganze Zeit verharren – oft ohne die Situation zu verstehen. Vielleicht haben Sie die Möglichkeit zu erfahren, was eine Fixierung bedeutet. Lassen Sie sich von einem Kollegen für 10 Minuten auf einem Bett fixieren. Sie werden feststellen, dass eine Fixierung nur im absoluten Notfall angewendet werden sollte (▶ Abb. 65.6). Sie muss im Verhältnis zu dem stehen, was passieren könnte. Wenn ein Patient wütend vor einen Mülleimer tritt oder die Türe knallt, ist dies noch lange kein Grund für eine freiheitsentziehende Maßnahme. Erlebnisse mit aggressiven Verhaltensweisen von Patienten sollten immer mit Kollegen oder in der Supervision reflektiert werden.

WISSEN TO GO

Aggressives Verhalten
- alle Formen der Aggression, die Menschen verletzen: verbal, nonverbal und körperlich
- „Autoaggression" richtet sich gegen die eigene Person

Verhalten gegenüber aggressiven Patienten
- nicht von der aggressiven Stimmung anstecken lassen
- versuchen, ruhig und sachlich zu bleiben

Aggressionen frühzeitig erkennen
- genau beobachten: verkniffene Mimik, Streitsituationen mit Mitpatienten, körperliche Anspannung, gereizte Antworten oder getriebenes Umherlaufen können Frühwarnzeichen sein
- bei Frühwarnzeichen Möglichkeiten anbieten, sich abzulenken oder abzureagieren

Freiheitseinschränkende Maßnahmen
In einer Notsituation können sie angewendet werden, um für die eigene Sicherheit und die anderer zu sorgen (§32,34,35 StGB). Die Maßnahme muss schriftlich durch den ärztlichen Dienst angeordnet werden. Eine richterliche Genehmigung ist nach einer bestimmten Zeit erforderlich. Ein detailliertes Fixierungsprotokoll ist notwendig. Zu den Maßnahmen gehören:
- geschlossene Türen: „geschlossene Stationen", Kriseninterventionsräume
- Fixiersysteme: Fixiergurte oder -betten, Bettgitter, Stecktische
- sedierende Medikamente

Abb. 65.6 Fixierung.

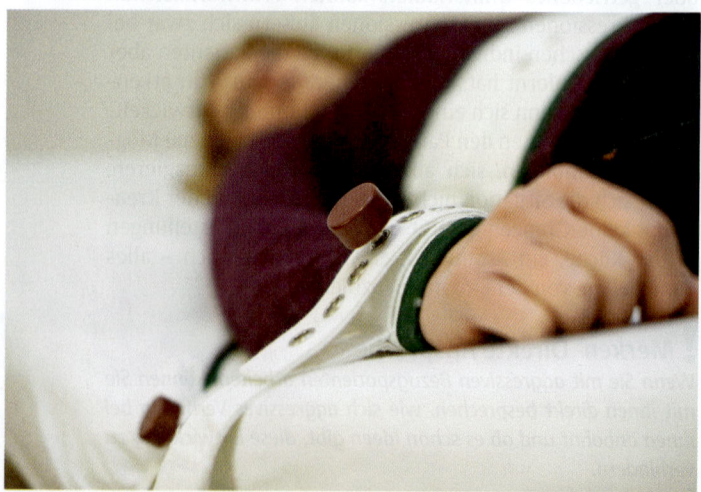

Wie würden Sie sich fühlen, wenn Sie bewegungsunfähig an ein Bett gefesselt würden?

Suizidgefahr

Akutpsychiatrie

Beispiel **Suizidgefahr Schizophrenie**
Der 30-jährige Herr Harms wird nach einem Suizidversuch auf der akutpsychiatrischen Station aufgenommen. Er wurde von einer Nachbarin im Heizungskeller beobachtet, wie er versuchte, sich zu erhängen. Die Nachbarin informierte umgehend die Polizei.

In einem Erstgespräch mit dem diensthabenden Arzt erläutert Herr Harms, wie es zu seinem Suizidversuch gekommen ist. Stimmen haben ihm gesagt, dass es Zeit sei, „allem ein Ende zu setzen". Die Stimmen seien aus dem TV und Radio gekommen. Er wisse aber auch, dass die Nachbarn so dächten. Er könne hier zwar frei reden, jedoch könne er nicht wieder nach Hause, weil alles dann von vorne begänne. Deshalb müsse er weiterhin dringend versuchen, „allem ein Ende zu machen".

Bei Herrn Harms besteht eine **psychotische Form der Suizidalität**. Aufgrund einer Schizophrenie (S. 1382) kann er die Realität nicht erkennen. Stimmen aus dem Fernseher drängen ihn dazu, sich das Leben zu nehmen. Er hat das Gefühl, die Gedanken seiner Nachbarn lesen zu können. Der Suizidversuch von Herrn Harms war also **keine bewusste und realistische Entscheidung**. Neben der **pharmakologischen Behandlung** muss Herr Harms auf der Station **eng begleitet werden**. In diesem akuten und unberechenbaren Zustand ist es noch nicht möglich, ihn alleine zu lassen.

ACHTUNG
Wichtig ist, zu überprüfen, ob er noch Gegenstände bei sich trägt, die ihm zu einem Suizid verhelfen könnten, z. B. scharfe Gegenstände oder Medikamente. Auch Schnürsenkel können in diesem Fall gefährlich werden.

Herr Harms sollte sich zunächst in einer **möglichst reizfreien Umgebung aufhalten**, in der kein TV oder Radio läuft. Es sollte beruhigend mit ihm geredet und jede Maßnahme genau erklärt werden. In vielen akutpsychiatrischen Einrichtungen stehen sog. Überwachungszimmer zur Verfügung, die eine kontinuierliche Überwachung durch ein an das Stationszimmer angrenzendes Fenster sicherstellen können. So ein Überwachungszimmer kann hilfreich sein, wenn der Patient eine 1:1-Begleitung durch Pflegende ablehnt.

Ambulante Pflege

Beispiel **Suizidgefahr Depression**
Im häuslichen Dienst versorgt Sandra Jung die 76-jährige Frau Rausch, die an einer Depression leidet. Sie hat keine Familie mehr, die sich um sie sorgt, und wohnt in einem Hochhaus, wo kaum Kontakte zu Nachbarn bestehen. Einige Zeit bevor Frau Jung kam, war Frau Rausch hingefallen und hatte sich eine leichte Verletzung am Knie zugezogen. Jetzt äußert sie weinend: „Es wär' wohl besser, wenn ich nicht mehr wäre. Ich falle nur allen zur Last, das macht doch keinen Sinn... Ich möchte nicht mehr sein."

Frau Jung hat sofort die Befürchtung, dass Frau Rausch Suizidabsichten hat. Frau Rausch hat eine Depression und gehört damit zur Risikogruppe. Hierzu gehören weiterhin Menschen, die vereinsamt sind, alt sind, Medikamente, Alkohol oder andere Substanzmittel in großer Menge regelmäßig einnehmen und Menschen, die bereits einen Suizidversuch unternommen haben. Durch eine **Krisensituation** können bei diesen Menschen suizidale Gedanken entstehen. Im Fall von Frau Rausch wurden die Gedanken durch die Hilflosigkeit nach ihrem Sturz in der Wohnung ausgelöst. Aber auch Konflikte, Kontaktabbrüche oder Verluste können in eine solche Krisensituation führen, z. B. der Tod eines nahestehenden Menschen, berufliche Belastungssituationen wie eine Kündigung oder eine Abmahnung.

ACHTUNG
Nehmen Sie jeden Suizidgedanken ernst. Ein vollendeter Suizid kann nie mehr rückgängig gemacht werden. In der Bevölkerung besteht zum Teil die Annahme, dass laut geäußerte Suizidgedanken nur ein Hilfeschrei seien, auf den aber kein Suizidversuch folgte. Diese Annahme ist falsch. Wenn ein Suizid angekündigt wird, heißt dies nicht, dass der Versuch nicht unternommen wird.

Das Thema Suizid direkt ansprechen • Wenn jemand Suizidgedanken äußert, müssen diese in jedem Fall ernst genommen werden. Pflegende sollten den Patienten direkt darauf ansprechen, ohne ihn anzuklagen. Sie sollten nachfragen, woher der Gedanke kommt, um ihn nachvollziehen zu können. Viele Patienten sind durch ein Gespräch deutlich entlastet. Auch wenn viele Menschen zunächst möglicherweise Hemmungen haben, dieses sensible Thema anzusprechen, ist es unbedingt notwendig.

Nachfragen • Frau Rausch könnte z. B. gefragt werden, ob es Alternativen zum Suizid gibt. Möglicherweise entwickelt sie selber gute Ideen. Es sollte auch nach positiven Dingen gefragt werden, die sie am Leben halten könnten. Gibt es möglicherweise doch noch unterstützende Ressourcen wie Familienangehörige, Nachbarn oder Kontakte aus der Kirche? Viele ältere Menschen erhalten eine Unterstützung durch ihren Glauben an Gott (▶ Abb. 65.7). Auch diesbezüglich sollte konkret nachgefragt werden. Welche Probleme führen Frau Rausch dazu, diese Gedanken zu entwickeln? Falls sie bereits Medikamente für die Depression bekommt, sollte erfragt werden, ob sie sie regelmäßig eingenommen hat. Es sollte auch direkt nachgefragt werden, ob bereits konkrete Pläne oder Ideen bestehen, wie sie sich das Leben nehmen möchte. Hat sie einen realistischen und konkreten Plan, ist höchste Vorsicht geboten. In diesem Fall hat sich Frau Rausch bereits intensiv mit dem Thema der Selbsttötung beschäftigt und es handelt sich nicht lediglich um eine Idee.

Die Lage richtig einschätzen • Bei einer sehr schnellen und völligen Entspannung der Situation sollten Pflegende wach-

Abb. 65.7 Glaube.

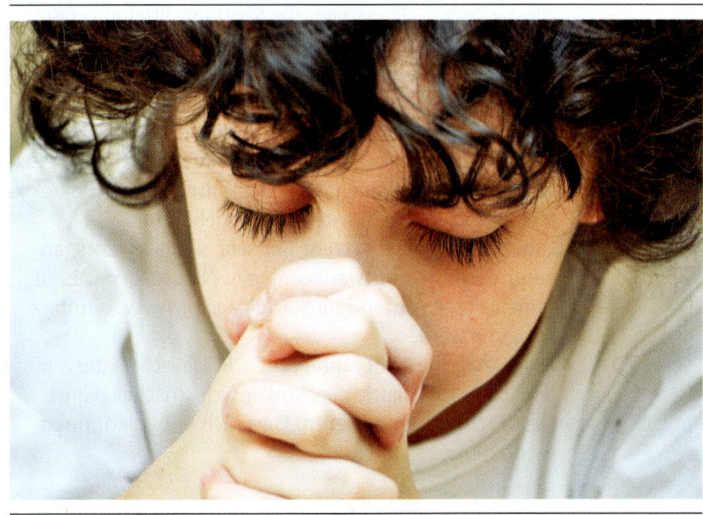

Der Glaube an Gott kann manchen Menschen helfen, Krisen zu überstehen. © robyelo357/fotolia.com

sam sein. Es ist immer möglich, dass der Patient dies nur vortäuscht, um aus dem Kontakt zu gelangen. Es ist wichtig, dass Pflegende das Gefühl haben, das ein „wirklicher und echter" Kontakt besteht. Die Abschätzung der Suizidalität ist eine sehr anspruchsvolle Aufgabe.

ACHTUNG
Wenn der Patient nicht in der Lage ist, einen klaren Abstand zur Suizididee zu beziehen, sind Sie in der Pflicht, etwas zu unternehmen. Er hat sich an Sie gewandt und seine Suizidgedanken geäußert. Wenn Sie diesbezüglich nicht reagieren, handelt es sich um eine Straftat.

Psychiatrische Hilfe anbieten • Pflegende können dem Patienten eine klinische Intervention auf der Akutstation der Psychiatrie anbieten. Alternativ bietet der sozialpsychiatrische Dienst in jeder Stadt i.d.R. einen psychiatrischen Notfalldienst an, der in Krisensituationen berät und unterstützt.

Gespräch dokumentieren • Unter Umständen möchte der Patient nicht, dass die Informationen weitergegeben werden. Darauf dürfen Pflegende sich nicht einlassen. Sie sollten dem Patienten verdeutlichen, dass Transparenz innerhalb des pflegerischen Teams absoluten Vorrang hat. Das Gespräch muss unbedingt dokumentiert werden.

Hilfe suchen • Niemand sollte sich scheuen, Hilfe in Anspruch zu nehmen. Der Umgang mit suizidalen Patienten ist eine große Herausforderung, die oftmals auch professionelle Pflegekräfte mit langjähriger Berufserfahrung hilflos macht.

WISSEN TO GO

Suizidgefahr

Akutpsychiatrie
- bei psychotischer Form ist ein Suizidversuch keine bewusste Entscheidung
- neben medikamentöser Behandlung Patienten eng begleiten, nicht alleine lassen
- überprüfen, ob er Gegenstände für einen Suizid bei sich trägt
- in eine möglichst reizfreie Umgebung bringen

Ambulante Pflege
- **Risikogruppe:** Menschen mit Depression, vereinsamte, alte Menschen, Menschen, die Substanzmittel in großer Menge einnehmen oder bereits einen Suizidversuch unternommen haben
- **Ansprechen und nachfragen:** Suizidgedanken immer ernst nehmen; Patienten direkt darauf ansprechen. Sieht er Alternativen zum Suizid? Gibt es unterstützende Ressourcen? Hat der Patient einen realistischen und konkreten Suizidplan, ist höchste Vorsicht geboten.
- **Lage richtig einschätzen:** Bei sehr schneller Entspannung der Situation wachsam sein. Nimmt der Patient keinen klaren Abstand zur Suizididee, muss etwas unternommen werden.
- **Psychiatrische Hilfe anbieten:** z.B. klinische Intervention in der Psychiatrie oder sozialpsychiatrischer Dienst
- **Gespräch dokumentieren:** Gespräch unbedingt dokumentieren

65.4 Psychosen aus dem schizophrenen Formenkreis

65.4.1 Schizophrenie

Grundlagen

Definition **Schizophrenie**
Schizophrenie ist eine tiefgreifende psychische Störung, die Denken, Wahrnehmung und Gefühle betrifft. Im Vordergrund stehen Wahn, Wahrnehmungsstörungen, Denkstörungen und Störungen des Ich-Erlebens. Oft geht der Bezug zur Wirklichkeit verloren und die Bewältigung des Alltags ist nicht mehr möglich.

In den meisten Fällen beginnt die Erkrankung zwischen dem 18. und 35. Lebensjahr, oft mit Symptomen, die nicht unbedingt auf eine Schizophrenie schließen lassen, wie Angst, Schlafstörungen oder depressive Stimmung (= Vorstadium). Die Symptome der ausgeprägten Schizophrenie werden untergliedert in:

- **Plus-** oder **Positivsymptome**: Symptome, die im Vergleich zu einem Nichterkrankten hinzukommen. Dies sind vor allem:
  - Wahneinfälle oder Wahnvorstellungen, z.B. Verfolgungs-, Vergiftungs- oder Größenwahn
  - Wahrnehmungsstörungen in Form von Halluzinationen, z.B. Stimmenhören
  - Störungen des Ich-Erlebens: das eigene Ich fühlt sich fremd an, andere Menschen lesen, steuern oder entziehen die Gedanken
  - Denkstörungen, z.B. Zerfahrenheit im Denken, Gedankensprünge
- **Minus-** oder **Negativsymptome**: Symptome, die im Vergleich zum Nichterkrankten vermindert sind, z.B. Antriebslosigkeit, Gefühlsarmut, Niedergeschlagenheit
- **psychomotorische Störungen**: z.B. verlangsamte Bewegung, eingeschränkte Mimik und Gestik

Mitwirken bei der Therapie

Beispiel **Schizophrenie**
Herr Bayerlein wird mit akuten schizophrenen Symptomen auf der Akutstation einer psychiatrischen Klinik aufgenommen. Er äußert, dass seine Nachbarn ihn bespitzeln, durch die Steckdosen abhören und die Briefe in seinem Briefkasten mit einem Nervengift versehen, um ihn in den Wahnsinn zu treiben und langsam und qualvoll zu töten. Er merke dies jeden Tag, habe die Steckdosen schon mit Klebeband verschlossen und öffne die Post nur noch mit Gummihandschuhen. Irgendwann habe es ihm gereicht, dann habe er bei den Nachbarn geklingelt, um sie zur Rede zu stellen. Dabei habe er sicherheitshalber einen Baseballschläger mitgenommen, um sich zu verteidigen – falls sie ihn angreifen würden. Plötzlich habe die Polizei im Flur gestanden und ihn gebeten, mitzukommen. So sei er plötzlich in der Psychiatrie gelandet. Von dem behandelnden Arzt wird ihm das Medikament Haldol verordnet. Als ihm die erste Dosierung verabreicht werden soll, reagiert Herr Bayerlein wütend und fährt die Pflegekraft an: „Glauben Sie, ich wüsste nicht, dass Sie mit diesen Spitzeln unter einer Decke stecken? Sie wurden doch von Ihnen beauftragt, mich auch hier in den Wahnsinn zu treiben. Ich nehme Ihr Zeug nicht. Das wird mich doch umbringen." Herr Bayerlein verlässt die Situation abrupt, begibt sich in sein Zimmer und schlägt die Tür hinter sich zu.

Herr Bayerlein ist nicht auf eigenen Wunsch, sondern mithilfe der Polizei auf die Station gebracht worden. Sofern kein akuter Anlass besteht, eine Selbst- oder Fremdgefährdung anzunehmen und er sich in einem Überwachungszimmer befindet, sollten ihm einige Minuten Zeit gelassen werden, um sich in der neuen Situation zurechtzufinden. Erst nach einiger Zeit, wenn Herr Bayerlein sich beruhigt hat, sollte erneut Kontakt zu ihm aufgenommen werden.

Um eine wertschätzende Haltung und Respekt gegenüber seiner Privatsphäre zu signalisieren, sollte er zunächst gefragt werden, ob er etwas Zeit hat. Er sollte nicht direkt aufgefordert werden, die Medikamente einzunehmen, sondern gebeten werden zu überlegen, was ihm helfen könnte, die Medikamente einzunehmen. Möglicherweise möchte Herr Bayerlein keine Tropfen oder Saft einnehmen, sondern lieber eine Tablette, die er selbst aus der Verpackung nehmen kann. In dem Fall kann der behandelnde Arzt nach Alternativen gefragt werden.

Medikamentöse Therapie

Die medikamentöse Behandlung mit Neuroleptika (S. 1404) hat bei Patienten mit schizophrenen Erkrankungen Priorität, um die akuten Symptome zu reduzieren und einen Realitätsbezug und Entspannung zu ermöglichen. In akuten Phasen haben Patienten evtl. die Vorstellung, dass die Medikamente sie vergiften oder ihnen auf andere Weise nicht guttun. Erst nach einer regelmäßigen Einnahme verringern sich i. d. R. die Symptome und die Patienten bemerken eine positive Wirkung der Medikamente. Bis dahin kann es unter Umständen schwierig werden, sicherzustellen, dass der Patient das Medikament auch wirklich einnimmt. Betroffene können sehr kreativ sein, sie sammeln die Medikamente z. B. im Mund und spucken sie im Anschluss wieder aus.

ACHTUNG
Auch wenn sich die Medikamentengabe möglicherweise schwierig gestaltet, dürfen die Medikamente auf keinen Fall ohne das Wissen der Betroffenen, z. B. in einem Getränk, verabreicht werden. Dieses Vorgehen würde einer Körperverletzung entsprechen.

Eine wichtige Aufgabe von Pflegenden ist es daher, die Patienten an die Medikamente heranzuführen, sie zu einer regelmäßigen Einnahme zu motivieren und auf eventuelle Fragen oder Ängste einzugehen.

Kommunikation

Auch in der nicht medikamentösen Therapie haben Pflegende wichtige Aufgaben. Sie bieten dem Erkrankten eine Möglichkeit, modellhaft an ihnen zu lernen. Dazu ist es zunächst wichtig, einige Aspekte der Kommunikation zu beachten.

Bei einem Gespräch mit Herrn Bayerlein muss dieser **als Mensch ernst genommen werden**. Möglicherweise wird er dabei von seinen Erlebnissen berichten. **Seine Angst sollte akzeptiert** und **sein Wahn nicht infrage gestellt werden**. Pflegende sollten versuchen, sich im Gespräch auf eine Sachebene zu begeben und z. B. über Hobbys, sportliche Vorlieben, aktuelle sportliche Ereignisse und Autos zu reden. So kann immer wieder ein **Realitätsbezug einfließen**, ohne Herrn Bayerlein damit zu überfordern. Da er möglicherweise Probleme mit der Konzentration hat und vom „Hölzchen aufs Stöckchen" kommt (Denkzerfahrenheit), sollte er zunächst den letzten Gedanken zu Ende bringen können. Erst dann kann man ihn auf seine Gedankensprünge aufmerksam machen, indem man die Anfangsfrage erneut stellt.

Kurze Fragen und Fragen, die sich mit „Ja" oder „Nein" beantworten lassen, können helfen, eine präzise Antwort zu bekommen. Sollte man keine präzise Antwort bekommen, oder die Antwort nicht verstehen, sollte dies **nicht gewertet werden**. Es ist wichtig, **authentisch zu bleiben**, zu sagen, dass man die Antwort nicht verstanden habe und die Frage einfach erneut stellen. Sollte Herr Bayerlein sich darüber ärgern, ist es wichtig, nicht **emotional mitzuschwingen**, sondern **sachlich zu bleiben**. Wenn Herr Bayerlein direkt über seinen Wahn sprechen möchte, sollte er ausreden können, aber nicht zum Weiterreden ermutigt werden. Der Realitätsbezug sollte wieder hergestellt werden, indem über sachliche Themen geredet wird. Themen wie Religion oder Philosophie sollte vermieden werden, da diese Themen für Personen mit schizophrenen Erkrankungen häufig zu abstrakt oder wahnhaft besetzt sind.

Informationen und Struktur

Es ist wichtig, die **Compliance** herzustellen. Das bedeutet, dass Herr Bayerlein den therapeutischen Prozess versteht und sich kooperativ zeigt. Dazu gehört, dass er Informationen über das Krankheitsbild, die Symptome und die Medikamente erhält. Ein strukturierter Therapieplan kann Betroffenen helfen, Orientierung im Prozess zu erlangen und das Gefühl zu bekommen, etwas „getan" zu haben. Da Patienten mit schizophrenen Erkrankungen häufig selber nur zu wenigen strukturierten Handlungen in der Lage sind, begleiten Pflegende sie auf dem Weg zu Fachtherapien wie Ergo- oder Beschäftigungstherapie. Auf den kurzen Wegen bieten sich kurze Gespräche an, um eine professionelle Beziehung herzustellen.

Psychoedukative Gruppen

Psychoedukative Gruppen werden von Pflegenden angeboten und teilweise durch Ärzte begleitet. In diesen Gruppen sollen Patienten Wissen über die Erkrankung erlangen, Verhaltensalternativen aufbauen und sich über Erfahrungen austauschen. Besondere Gruppen schulen Patienten in sozialen oder emotionalen Kompetenzen, hier sind spezielle Fortbildungen der Pflegenden erforderlich. Weiterhin trainieren Pflegende die Patienten in ihren alltagspraktischen Fähigkeiten, dazu gehören z. B. Kochtrainings, Haushaltstrainings oder gemeinsame Einkäufe.

Reflexion von Erfahrungen

Erfahrungen im Umgang mit dem Patienten werden im interdisziplinären Team reflektiert oder in Supervisionen thematisiert. Wenn eine Bezugspflegeperson immer wieder Bestandteil des Wahns eines Patienten wird, ist es notwendig, die Bezüge und Zuständigkeiten zu ändern, um die Situation zu entspannen und eine professionelle Beziehungsgestaltung zu ermöglichen.

Professionelle Beziehung

Die Beziehung zwischen Bezugspflegekraft und Patient sollte über ein ausgewogenes Maß an Nähe und Distanz verfügen. Je besser Pflegende den Patienten kennen, desto besser werden sie ihn einschätzen können. Das ermöglicht einen reflektierten Umgang mit Aggression, Wut, Stimmungsschwankungen und Ängsten. Der Patient beobachtet seine Bezugspflegekraft genau (▶ Abb. 65.8). Deshalb ist es wichtig, authentisch und sachlich zu bleiben und Kontakte eher kurz, dafür häufiger zu dosieren. Der Patient sollte genügend Rückzugsmöglichkeiten haben und nicht bedrängt werden.

Abb. 65.8 Professionelle Beziehung.

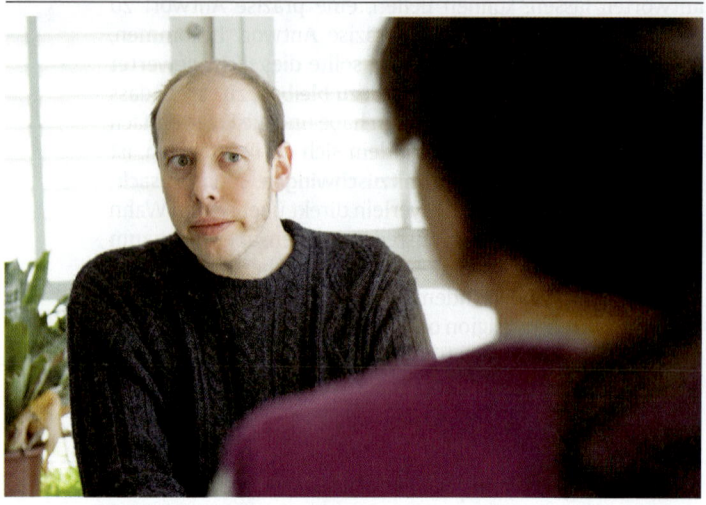

Patienten mit Schizophrenie sind sehr misstrauisch. Umso wichtiger ist es, dass Pflegende in der Kommunikation authentisch sind. (Situation nachgestellt)

 WISSEN TO GO

Schizophrenie – Therapie

Sie ist eine tiefgreifende psychische Störung mit Wahnideen, Wahrnehmungsstörungen, Denkstörungen und Störungen des Ich-Erlebens.
- **Medikamentöse Therapie:**
  - Patienten an die Medikamente heranführen, zu einer regelmäßigen Einnahme motivieren, auf Fragen/Ängste eingehen
  - Medikamente auf keinen Fall ohne Wissen der Betroffenen verabreichen (Körperverletzung)
- **Kommunikation:**
  - Patienten ernst nehmen: Angst akzeptieren, Wahn nicht infrage stellen
  - im Gespräch Realitätsbezug herstellen
  - authentisch und sachlich zu bleiben
- **Informationen und Struktur:**
  - Compliance herstellen: Patient informieren über Krankheitsbild, Symptome und Medikamente
  - strukturierter Therapieplan hilft, Orientierung im Prozess zu erlangen
- **Psychoedukative Gruppen:** Wissen über die Erkrankung erlangen, Verhaltensalternativen aufbauen, sich über Erfahrungen austauschen, soziale oder emotionale Kompetenzen weiterentwickeln, alltagspraktische Fähigkeiten
- **Reflexion von Erfahrungen:** Erfahrungen im interdisziplinären Team reflektieren

Beobachtungskriterien und Pflegebasismaßnahmen

Patienten mit Schizophrenie haben ein **erhöhtes Suizidrisiko**. Etwa 10–15 % der Betroffenen sterben durch eine Selbsttötung. Ist die akute Psychose abgeklungen und ist der Patient gut auf die Medikamente eingestellt, kann es vorkommen, dass die Betroffenen Bilanz über ihre Situation ziehen. Wenn sie erkennen, wie das zukünftige Leben ablaufen könnte, sind manche Patienten überfordert oder deprimiert. In dieser Phase können Suizidgedanken auftreten. Daher sollten Pflegende einen guten Kontakt zu den Patienten halten und in Gesprächen die Stimmungslage und das Wohlbefinden eruieren, auch wenn die Patienten weniger Symptome der Schizophrenie zeigen.

Neben den suizidalen Gedanken und der Aggression gegen die eigene Person besteht bei Patienten mit Schizophrenie unter Umständen auch **fremdaggressives Verhalten**. Besonders in akut psychotischen Phasen sind Betroffene häufig nicht einfach einzuschätzen, z. B. weil kein informatives Gespräch möglich ist. Deshalb ist es wichtig, die Stimmungslage des Patienten empathisch zu beobachten.

! Merken Nicht nachtragend sein
Seien Sie nicht nachtragend, wenn Sie ein Patient z. B. im Wahn wüst beschimpft. Möglicherweise sind Sie in dem Moment Bestandteil des Wahns und werden von dem Betroffenen als Angreifer erlebt. Ziehen Sie sich zurück und lassen Sie einen Kollegen mit dem Patienten in Kontakt treten.

Unruhe kann derartige konfliktreiche und angespannte Situationen häufig noch verschärfen. Andere Patienten, die dabei sind, sollten gebeten werden, sich aus der Situation zurückzuziehen.

Ernährung und Flüssigkeitszufuhr • In akuten schizophrenen Phasen haben Patienten unter Umständen Defizite in ihrer Nahrungs- und Flüssigkeitszufuhr. Kreative Interventionen können dem entgegenwirken. Wenn Herr Bayerlein befürchtet, dass ihn jemand vergiften will, sollte er selber die Wasserflasche öffnen oder ihm sollte die Möglichkeit gegeben werden, abgepackte Nahrungsmittel zu erhalten. Ebenso kann er gefragt werden, was ihm helfen würde. Gegebenenfalls hilft es ihm, wenn jemand das Essen vorkostet.

Körperpflege • Sie ist bei Patienten mit Schizophrenie möglicherweise beeinträchtigt. Hilfreich ist es, mit dem Patienten feste Duschtage zu vereinbaren, die in den Therapieplan integriert werden. Falls der Patient nicht duschen möchte, sollte ihm alternativ ein Bad oder Waschen am Waschbecken angeboten werden.

Schlafen • Oft kommen Patienten mit schizophrenen Erkrankungen schlecht zur Ruhe und schlafen nicht gut ein. Hier ist wieder pflegerische Kreativität gefragt. Wirkt der Patient ängstlich, sollte nachgeforscht werden, wovor er Angst hat. Hat der Patient z. B. Angst vor der Dunkelheit, sollte er ein Nachtlicht bekommen oder die Tür nur angelehnt werden. Besteht die Angst vor dem Alleinsein, kann es vielleicht helfen, wenn er die Klingelanlage testet und ihm versichert wird, dass so schnell wie möglich jemand kommt. Kommt der Patient nicht zur Ruhe und wirkt abends noch unruhig und angespannt, können Abendrituale installiert werden, die der Patient als angenehm und beruhigend empfindet, z. B. Teetrinken oder Entspannungsübungen.

 WISSEN TO GO

Schizophrenie – Beobachtungskriterien und Pflegebasismaßnahmen

- **Stimmungslage:** erhöhtes Suizidrisiko, aggressives Verhalten → guten Kontakt halten und Stimmungslage eruieren

- **Ernährung und Flüssigkeitszufuhr:** in akuter Phase auf Defizite achten
- **Körperpflege:** möglicherweise beeinträchtigt; evtl. mit dem Patienten z. B. feste Duschtage vereinbaren
- **Schlafen:** oft bestehen Schlafprobleme, entsprechend der Ursache pflegerische Angebote machen

Informieren, Schulen, Beraten

Die wichtigsten speziellen Beratungsaspekte für Patienten mit Schizophrenie sind:
- Der Patient sollte in Zusammenarbeit mit dem Arzt über die Krankheit mit den entsprechenden Symptomen aufgeklärt werden.
- Die Notwendigkeit der regelmäßigen Medikamenteneinnahme sollte thematisiert werden – auch in Zuständen, in denen die Symptome besser sind. Bei Bedarf werden das Medikament, die Einnahmeform und die Nebenwirkungen erklärt.
- Über frühe Anzeichen eines akuten Zustands sollte gesprochen werden, z. B. sozialer Rückzug, Verweigerung der Medikamenteneinnahme, ansteigendes Misstrauen.
- Weil eigene Lösungsstrategien unter Umständen aufgrund der Krankheit eingeschränkt sein können, sollte dem Patienten Unterstützung bei Problemen angeboten werden.
- Dem Patienten sollte vermittelt werden, dass eine geordnete Tagesstruktur wichtig ist und ein sozialer Rückzug vermieden werden sollte.

Gesundheitsförderung und Alltagsbewältigung

Menschen mit schizophrenen Erkrankungen benötigen **von außen viel Struktur**. Deshalb sollte die Situation nach der Entlassung unbedingt vorher geregelt werden. Die Fähigkeiten und Ressourcen des Patienten müssen genau überprüft werden. Es sollte ebenfalls überprüft werden, ob der Betroffene für sich selber sorgen kann oder ob eine rechtliche Betreuung notwendig ist. Dabei arbeiten Pflegende eng mit dem Kliniksozialdienst zusammen, der weitere Maßnahmen einleitet und Kontakte herstellt. Neben stationären Angeboten können **ambulante Hilfen** den Betroffenen unterstützen, sein Leben mit der Krankheit zu bewältigen. Wird der Patient wieder in sein ursprüngliches Lebensumfeld entlassen, benötigt er **sozialpsychiatrische Kontaktstellen** oder **Beratungsstellen** für mögliche problematische Situationen.

Der Betroffene benötigt einen **strukturierten Tagesplan** mit Beschäftigungsmöglichkeiten. **Rehabilitationsmaßnahmen** und **Wiedereingliederung** in eine Beschäftigung sind wichtige Aspekte, die berücksichtigt werden müssen. Eine Übergangszeit in einer psychiatrischen Tagesklinik kann für den Betroffenen hilfreich sein, grundsätzliche alltagspraktische Fähigkeiten wiederzuerlangen.

Wenn der Patient wieder in sein häusliches Umfeld entlassen wird, sollte beachtet werden, dass die **Angehörigen ebenfalls Unterstützung benötigen**. Häufig sind weitere Familienangehörige ebenfalls von schizophrenen Erkrankungen betroffen. Angehörige sollten genau über die Krankheit und darüber informiert werden, dass es absolut notwendig ist, die Medikamente sehr genau einzunehmen. **Angehörigengruppen** können hilfreich sein, den Austausch über etwaige Probleme ermöglichen. Angehörige haben oft Gewalterfahrungen mit dem Betroffenen gemacht. Daher sollte ihnen die Möglichkeit einer **ambulanten Psychotherapie** zur Bewältigung der Erlebnisse aufgezeigt werden.

> **WISSEN TO GO**
>
> **Schizophrenie – Informieren, Schulen, Beraten**
> - Aufklärung über die Krankheit und ihre Symptome
> - Notwendigkeit der regelmäßigen Medikamenteneinnahme
> - frühe Anzeichen eines akuten Zustands erkennen
>
> Die Situation nach der Entlassung unbedingt vorher regeln: Ist eine rechtliche Betreuung notwendig? Der Patient benötigt sozialpsychiatrische Kontaktstellen oder Beratungsstellen für problematische Situationen.
>
> Der Betroffene benötigt einen strukturierten Tagesplan. Rehabilitationsmaßnahmen und Wiedereingliederung in eine Beschäftigung sind wichtige Aspekte. Eine Übergangszeit in einer psychiatrischen Tagesklinik kann hilfreich sein. Die Angehörigen benötigen ebenfalls Unterstützung.

65.4.2 Schizoaffektive Psychosen

Definition
Die schizoaffektive Psychose ist eine Erkrankung, bei der die Betroffenen sowohl schizophrene als auch affektive Symptome haben. Affektive Störungen sind durch krankhafte Veränderungen der Stimmung gekennzeichnet. Diese kann bei der Depression niedergeschlagen oder bei der Manie gehoben sein. Man unterscheidet eine schizodepressive, eine schizomanische und eine gemischte Störung.

Prinzipiell können sämtliche Symptome der Schizophrenie sowie der Manie und Depression auftreten. In der Akutphase wird mit **Antipsychotika** behandelt. Bei der schizodepressiven Störung wird zusätzlich ein **Antidepressivum**, bei der schizomanischen Störung ein **Stimmungsstabilisierer** verabreicht. Hinzu kommen psycho- und soziotherapeutische Maßnahmen.

65.5 Affektive Störungen

Definition Affektive Störungen
Affektive Störungen sind Erkrankungen, bei denen die Stimmung (= Affektivität) und der Antrieb krankhaft verändert sind.

Nach der vorhandenen Symptomatik bzw. Stimmungslage unterscheidet man:
- **Depression** (depressive Episode): niedergeschlagene und hoffnungslose Stimmung mit Antriebsminderung
- **Manie** (manische Episode): gehobene oder reizbare Stimmung mit Antriebssteigerung

Tritt entweder nur eine depressive oder nur eine manische Symptomatik auf, spricht man von einer **unipolaren** Störung. Leidet der Patient sowohl an depressiven als auch manischen Symptomen im Wechsel, so liegt eine **bipolare** Störung oder **manisch-depressive Erkrankung** vor.

65.5.1 Depression

Grundlagen

Definition **Depression**
Bei der Depression leidet der Patient an gedrückter Stimmung, Interessenverlust sowie vermindertem Antrieb und verminderter Aktivität. Er verspürt eine innere Leere und beschreibt ein „Gefühl der Gefühllosigkeit", empfindet also weder Freude noch Leid (▶ Abb. 65.9). Hinzu kommen körperliche Symptome, z. B. mangelnder Appetit, Übelkeit, Gewichtsverlust, Erschöpfung.

Depressive Erkrankungen gehören heute zu den **häufigsten psychischen Erkrankungen**. Etwa 18 von 100 Menschen erkranken im Laufe ihres Lebens daran. Dabei sind Frauen häufiger betroffen als Männer. Eine Depression kann in jedem Lebensalter auftreten, auch bereits bei Kindern und Jugendlichen. Die Ersterkrankung wird aber häufig zwischen dem 30. und 40. Lebensjahr beobachtet. Folgende Symptome treten häufig auf.

- **Gedanken:** Grübeln, Selbstvorwürfe, kein Selbstvertrauen, Konzentrationsschwierigkeiten, Entscheidungsschwierigkeiten, negative und pessimistische Betrachtung der Zukunft, Suizidgedanken, Todeswunsch
- **Körper:** innere Nervosität, Appetitverlust oder gesteigerter Appetit, Kopfschmerzen, Nackenschmerzen, Engegefühl in der Brust, Verdauungsbeschwerden, Beeinträchtigung der Atemwege
- **Emotionen:** Angst, Leere, Sinnlosigkeit, Ausweglosigkeit, Niedergeschlagenheit, Hoffnungslosigkeit, Verzweiflung, Einsamkeit, Gefühle der Wertlosigkeit und Angst, Gereiztheit, Empfindlichkeit
- **Verhalten:** Antriebslosigkeit (besonders am Morgen) oder unproduktive Getriebenheit und Hektik, Lustlosigkeit, sozialer Rückzug, Patient beginnt schnell zu weinen, keine Energie, Jammern und Klagen

Mitwirken bei der Therapie

Medikamentöse Therapie

Im Rahmen der Therapie wirken Pflegende vielfältig mit. Die medikamentöse Therapie erfolgt mit Antidepressiva (S. 1404). Sie sollten zur langfristigen Verbesserung der Symptomatik **regelmäßig verabreicht** und eingenommen werden. In einer Phase tiefer Depression erscheint den Betroffenen jedoch häufig jede Intervention sinnlos und kostet sie viel Kraft. Daher ist es notwendig, dass Pflegende die Patienten beratend und anleitend begleiten.

Der Wirkstoff des Medikaments und mögliche Nebenwirkungen sollten bekannt sein. Der Patient sollte wissen, dass es unter Umständen einige Zeit dauern kann, bis das Medikament eine spürbare Wirkung zeigt. Bei einigen Präparaten kann die Wirksamkeit frühestens nach 2 Wochen festgestellt werden. Die Patienten sollten zur weiteren Einnahme motiviert werden. Pflegende sollten genau erklären, wie die Medikamente einzunehmen sind und die Einnahme begleiten.

ACHTUNG
Da Menschen mit Depressionen häufig Suizidgedanken haben, ist es notwendig, darauf zu achten, dass die Medikamente nicht für einen möglichen Suizidversuch gesammelt werden.

Nicht medikamentöse Therapie

Die nicht medikamentöse Therapie nimmt einen hohen Stellenwert ein. Patienten mit depressiven Erkrankungen müssen i.d.R. aufgrund der potenziellen Suizidgefahr eng begleitet werden. Die Arbeit mit den Betroffenen ist häufig sehr anstrengend, da wenig Motivation gezeigt wird und eine negative Grundstimmung den Beziehungsprozess begleitet.

Die **Suizidalität** muss durch Pflegende unbedingt **abgeklärt werden**. Da ein großer Teil der Menschen mit depressiven Syndromen eine innere Leere und Sinnlosigkeit empfindet, ist der Gedanke des Suizidversuchs häufig nicht fern. Der Betroffene sollte direkt, aber einfühlsam darauf angesprochen werden. So wie sich die Stimmung der Patienten verändert, ändert sich auch das Suizidrisiko. Deshalb ist es notwendig, über den gesamten Behandlungsprozess die potenzielle Suizidalität zu beachten.

Menschen mit depressiven Erkrankungen haben verschiedene Symptome. Es ist wichtig, mit dem Bezugspatienten zu reden und dabei zu klären, welche depressiven Symptome bei ihm auftreten. Diese Symptome sollten dokumentiert werden. Der Patient sollte darüber informiert werden, dass die Symptome zurückgehen, wenn sich der Krankheitszustand durch die Behandlung bessert.

Schlafentzugstherapie • Sie wird gerade zu Beginn zusätzlich zur medikamentösen Therapie durchgeführt, wenn die Medikamente noch keine Wirkung zeigen. Die Therapie ist **nicht geeignet bei** Menschen mit **Kreislaufproblemen oder Herzerkrankungen**. Bei der Schlafentzugstherapie übernehmen Pflegende eine maßgeblich begleitende und unterstützende Funktion. Die Schlafentzugstherapie wirkt **schnell positiv auf die Stimmungslage** des Patienten und wird vorwiegend stationär durchgeführt. Es wird unterschieden zwischen:

- **totaler Schlafentzug:** Der Patient bleibt die komplette Nacht über wach.
- **partieller Schlafentzug:** Der Patient wird zu einem bestimmten Zeitpunkt geweckt, um die zweite Phase der Nacht wach zu bleiben.
- **Schlafphasenverlagerung:** Diese wird häufig im Anschluss an den Schlafentzug durchgeführt, damit der positive Effekt, also die aufgehellte Stimmung, länger anhängt. In der Schlafphasenverlagerung wird die Schlafzeit verändert. So schläft der Patient z.B. in der ersten Nacht von 16 Uhr bis um Mitternacht, sofern die übliche Schlafzeit 8 Stunden beträgt. In den nachfolgenden Nächten wird die Einschlafzeit jeweils um eine Stunde

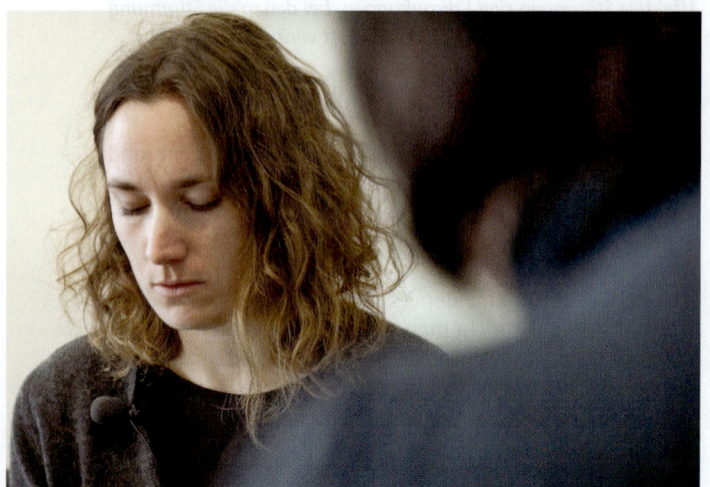

Abb. 65.9 Depression.
Das Krankheitsbild zeichnet sich u. a. durch eine negative Grundstimmung aus. (Situation nachgestellt)

verschoben, bis wieder eine reguläre Einschlafzeit am Abend erreicht worden ist.

Beim Schlafentzug oder bei der Schlafphasenverlagerung setzen Pflegende die therapeutische Anordnung um, indem sie den **Patienten wecken** und ihn in der Nacht und am Folgetag **begleiten und beschäftigen**, damit er nicht einschläft. Weiterhin kontrollieren sie die **Vitalwerte**, da es oftmals zu Kreislaufproblemen und Schwindelgefühlen kommt. Bereits kurze Schlafphasen können das Ergebnis beeinträchtigen. Dem Patienten (optimaler sind Patientengruppen) sollten verschiedene **Beschäftigungsalternativen** (Gesellschaftsspiele, Handarbeit, Kreativangebote) oder **Bewegungsmöglichkeiten angeboten** (kurze Nachtspaziergänge, Bewegungstherapie am Tag) und für **viel frische Luft** gesorgt werden. Die Einbindung in einen strukturierten Behandlungsplan mit abwechslungsreichem Tagesprogramm hilft dem Patienten, nicht einzuschlafen.

Pflegende sollten den Patienten über den Sinn der Schlafentzugstherapie umfassend informieren und ihn motivieren, sie durchzuhalten. Gerade bei Patienten, bei denen die Medikation noch keine Wirkung gezeigt hat, ist die Schlafentzugstherapie eine gute Möglichkeit, schnell und effektiv die Stimmung aufzuhellen und den Antrieb (vor allem bei Antriebslosigkeit in den Morgenstunden) zu steigern und auf diese Weise die Zeit bis zur Wirksamkeit der Medikation zu überbrücken.

ACHTUNG
Bei latenter Suizidalität ist es wichtig, den Patienten auch bei scheinbar verbesserter Stimmung eng zu begleiten und zu überwachen. Durch die Steigerung des Antriebs kann die Schwelle zur Umsetzung eines Suizidversuchs herabgesetzt sein.

Elektrokrampftherapie • Sie wird bei therapieresistenten Depressionen eingesetzt. Unter Vollnarkose, Muskelrelaxation und Sauerstoffbehandlung wird mithilfe von ca. 30 Sekunden andauernden Stromstößen ein epileptischer Anfall ausgelöst. Es sind mehrere Behandlungen (6–12) in einem Abstand von 2–3 Tagen notwendig. Als Hauptnebenwirkung ergeben sich in vielen Fällen Störungen des Kurzzeitgedächtnisses, die jedoch reversibel sind.

Kommunikation

Pflegende benötigen viel Geduld und Reflexionsvermögen, um zu verstehen, dass die Krankheit dem Betroffenen keine Verhaltensalternativen ermöglicht. Der Patient weist Pflegende nicht wütend oder gereizt zurück, weil er sie nicht mag, sondern weil er nicht anders kann. Es ist deshalb wichtig, **sich nicht zurückzuziehen**, sondern immer wieder auf den Patienten zuzugehen und ihm **Gesprächs-** oder **Beschäftigungsangebote** zu machen. Nimmt der Betroffene diese an, sollte direkt ein **positives Feedback** gegeben werden. Menschen mit depressiven Erkrankungen können diesen Fortschritt meist selber nicht sehen und benötigen Rückmeldungen von außen. Falls der Betroffene die Rückmeldung ins Negative zieht, sollte man sich nicht davon beeindrucken lassen und weiterhin positive Rückmeldung geben. Kurze Gespräche sollten ausgedehnten Kontakten vorgezogen werden.

> **! Merken** **Kontakte kurz + häufig**
> *Da Menschen mit depressiven Störungen häufig nicht in der Lage sind, sich für längere Zeit zu konzentrieren, ist es hilfreich, die Kontakte zwar kürzer, dafür in häufigeren Abständen zu gestalten.*

Kontraproduktiv ist es, die Situation zu beschönigen („So schlimm ist es ja gar nicht"), den Patienten extrem aufmuntern zu wollen, oder in die ferne Zukunft zu blicken („Sie werden sehen, nächstes Jahr um diese Zeit sieht alles schon ganz anders aus"). Betroffene werden sich auf diese Weise nicht verstanden fühlen und eher mit Gereiztheit, Enttäuschung oder Rückzug reagieren. Oft sind sie nicht in der Lage, eine positive Zukunft für sich zu sehen. Im Gespräch sollte man lieber auf der **sachlichen Ebene** bleiben und sich authentisch verhalten. Spricht man mit dem Patienten über die depressive Störung, sollte es das Ziel sein, dem Patienten zu vermitteln, dass es sich bei der depressiven Störung um eine Krankheit und nicht um eine generelle Störung des sozialen und emotionalen Verhaltens handelt.

> ### WISSEN TO GO
>
> #### Depressionen – Therapie
>
> Der Patient leidet an gedrückter Stimmung, Interessenverlust sowie Verminderung von Antrieb und Aktivität. Er verspürt eine innere Leere.
>
> - **Medikamentöse Therapie:** Wirkstoff und mögliche Nebenwirkungen sollten bekannt sein. Patienten aufklären, dass es einige Zeit dauert, bis das Medikament wirkt; zur regelmäßigen Einnahme motivieren; darauf achten, dass Medikamente nicht gesammelt werden.
> - **Schlafentzugstherapie:** Sie wirkt schnell positiv auf die Stimmung. Pflegende begleiten und beschäftigen den Patienten und kontrollieren die Vitalwerte.
> - **Nicht medikamentöse Therapie:** Sie hat einen hohen Stellenwert. Die Arbeit mit den Betroffenen ist häufig sehr anstrengend, da eine negative Grundstimmung den Beziehungsprozess begleitet. Die potenzielle Suizidalität muss beachtet werden.
> - **Kommunikation:** Nimmt der Betroffene Gesprächs- oder Beschäftigungsangebote an, sollte direkt ein positives Feedback gegeben werden. Kurze Gespräche sind besser als ausgedehnte Kontakte. Kontraproduktiv ist es, die Situation zu beschönigen.

Pflegebasismaßnahmen und Beobachtungskriterien

Vitalparameter • Menschen mit Depressionen klagen häufig über somatische Beschwerden wie Herzrasen oder Schwindel. Es ist daher notwendig, eine regelmäßige Vitalzeichenkontrolle durchzuführen.

Flüssigkeitsaufnahme • Die Flüssigkeits- und Nahrungszufuhr der Patienten sollte beobachtet werden. Häufig nehmen Menschen mit depressiven Störungen aus Motivationslosigkeit kaum Flüssigkeit zu sich. Es sollte darauf geachtet werden, ob der Patient ausreichend trinkt. Ggf. sollte der Patient darauf hingewiesen, bzw. motiviert werden, in regelmäßigen Abständen etwas zu trinken.

Ernährung • Die Nahrungszufuhr kann gehemmt oder übersteigert sein. Das Essverhalten sollte gemeinsam mit dem Patienten besprochen und bei Appetitlosigkeit auf eine Mangelernährung geachtet werden. Vielleicht hat der Patient besondere Vorlieben, die die Motivation zur Nahrungsaufnahme fördern können. Bei Übersteigerung des Appetits und der Aufnahme großer Mengen an Nahrung sollte der

Patient direkt darauf angesprochen werden. Dabei sollte bedacht werden, dass viele Antidepressiva appetitanregend wirken können.

Ausscheiden • Viele Patienten mit depressiven Störungen klagen über Obstipation. Gegebenenfalls sollten geeignete Maßnahmen eingeleitet werden.

Körperpflege • Die Körperpflege ist für Menschen mit depressiven Erkrankungen häufig sehr anstrengend. Sie sollten dazu motiviert werden, eine regelmäßige Körperpflege durchzuführen. Schlechter Körpergeruch sollte dezent angesprochen werden, evtl. ist er dem Patienten gar nicht bewusst. Der Patient sollte wissen, dass starkes Schwitzen ein Symptom der Krankheit ist und es deswegen notwendig ist, regelmäßige Körperpflege durchzuführen.

Schlaf • Die meisten Patienten mit depressiven Störungen klagen über Schlafprobleme. Häufig besteht die Schwierigkeit darin, einzuschlafen. Betroffene beginnen oft nach dem Zubettgehen zu grübeln. Gemeinsam mit dem Patienten können Rituale entwickelt werden, die vor dem Zubettgehen durchgeführt werden. Diese sind je nach Patient sehr individuell zu gestalten. Pflegende können dabei verschiedene Ideen geben und den Patienten entscheiden lassen, welche Rituale für ihn passen könnten. Hilfreich ist es, verschiedene Vorschläge zu machen, da Menschen mit depressiven Störungen häufig nicht in der Lage sind, selber kreative Ideen zu entwickeln.

Beliebte Rituale sind Entspannungsübungen (▶ **Abb. 65.10**), Entspannungsmusik, Hörbücher (keine Dramen, Krimis oder Psychothriller), entspannende Fußbäder mit beruhigenden Aromen (Lavendel, Melisse, Baldrian, Kamille), oder Tagebuch schreiben (Sorgen „von der Seele schreiben"). Es sollte eine angenehme und dunkle Schlafumgebung mit wenig Störquellen gestaltet werden (Geräusche, Lichter von Monitoren). Bereits einige Zeit vor dem Zubettgehen sollten helle Lichtquellen (Leuchtstoffröhren) gedimmt und dämmrige Beleuchtung (Nachttischlampen) genutzt werden. Den Schlaf stören oder verhindern können Alkohol (auch kleinere Mengen), Koffein, Teein, Nikotin sowie üppige und fetthaltige Mahlzeiten vor dem Zubettgehen. Ebenso sollte der Patient vermeiden, tagsüber zu schlafen.

Abb. 65.10 Entspannungsübungen.

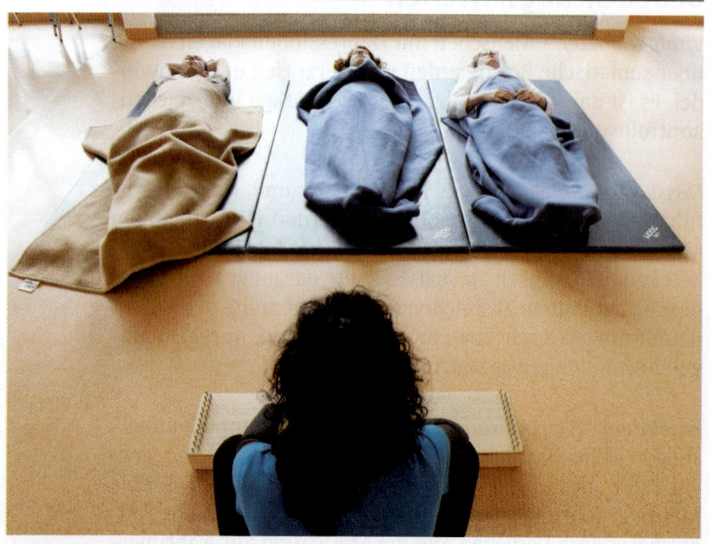

Entspannungsübungen können am besten in der Gruppe durchgeführt werden.

Weitere Maßnahmen • Da bei Frauen mit depressiven Störungen häufig Probleme mit der Menstruation bzw. dem Ausbleiben der Menstruation bestehen, sollten Pflegende dies mit den Patientinnen besprechen. Bei problematischen Zyklen oder Ausbleiben der Menstruation sollte eine gynäkologische Untersuchung erfolgen.

! Merken Sturzprophylaxe
Beachten Sie bei älteren Personen mit depressiven Störungen die Sturzgefahr und führen Sie dementsprechend Prophylaxen durch.

WISSEN TO GO

Depressionen – Beobachtungskriterien und Pflegebasismaßnahmen

- **Vitalparameter:** Betroffene klagen häufig über Herzrasen oder Schwindel
- **Flüssigkeits- und Nahrungszufuhr:** ggf. zum Trinken animieren; bei Appetitlosigkeit nach Motivationsmöglichkeiten schauen; bei übersteigertem Appetit Patienten direkt darauf ansprechen (viele Antidepressiva wirken appetitanregend)
- **Ausscheiden:** bei Obstipation geeignete Maßnahmen einleiten
- **Körperpflege:** für Menschen mit depressiven Erkrankungen häufig sehr anstrengend; zu einer regelmäßigen Körperpflege motivieren
- **Schlaf fördern:** viele Patienten haben Schlafprobleme; gemeinsam Einschlafrituale entwickeln; für angenehme Schlafumgebung mit wenig Störquellen sorgen; vermeiden, tagsüber zu schlafen

Informieren, Schulen, Beraten

Die wichtigsten Beratungsaspekte für Menschen mit Depressionen sind:

- Der Betroffene sollte dabei unterstützt werden, die Depression als Erkrankung zu akzeptieren und nicht als „Verhaltensstörung", an der er allein die „Schuld" hat.
- Dem Patient sollte die Erkrankung mit ihren Symptomen erklärt werden.
- Der Patient sollte wissen, wie wichtig die regelmäßige Einnahme der Medikamente ist und dass es unter Umständen einige Zeit dauert, bis die Medikamente eine spürbare Wirkung zeigen. Er sollte motiviert werden, die Therapie durchzuhalten. Auch nach einer Verbesserung ist es notwendig, die medikamentöse Therapie gemäß Arztanordnung zunächst weiterzuführen, da es sonst schnell zu Rückfällen kommen kann.
- Der Patient sollte über die Nebenwirkungen und Wechselwirkungen der Medikamente informiert werden. Falls sich der Patient durch die Nebenwirkungen massiv beeinträchtigt fühlt, sollte der Kontakt zum behandelnden Arzt hergestellt werden.
- Der Betroffene sollte darüber informiert werden, dass sich soziale Kontakte i. d. R. positiv auswirken, und dabei unterstützt werden, vorhandene Kontakte aufrechtzuerhalten. Vielleicht ist dem Betroffenen seine Erkrankung unangenehm und peinlich und er möchte keinen Besuch haben, da er keine Gesprächsthemen hat. In diesem Fall kann ihm angeboten werden, die Angehörigen oder Bekannten zusammen zu empfangen und das Gespräch anzuregen.

Gesundheitsförderung und Alltagsbewältigung

Die Entlassung von Menschen mit depressiven Erkrankungen in ihr vorheriges Lebensumfeld muss intensiv thematisiert, geplant und gestaltet werden. Der Patient sollte auf seine Entlassung gut vorbereitet werden. Dazu gehört es, die Krankheit mit ihren Symptomen verstanden und möglichst akzeptiert zu haben. Die regelmäßige Einnahme der Medikamente sollte ebenso akzeptiert werden. Der Patient sollte nach der Entlassung regelmäßige Kontakte zum behandelnden Haus- oder Facharzt pflegen.

Tagesstruktur planen • Eine Tagesstruktur erweist sich als sinnvoll. Bereits vor der Entlassung sollte gemeinsam mit dem Patienten ein grober Wochenplan erstellt werden. An welchen Tagen soll die Wohnung geputzt werden? Gibt es Aktivitäten, die der Patient in seinen Wochenplan integrieren möchte? Wann finden Bewegungs- und Ruhephasen statt? Welche sozialen Kontakte finden regelmäßig statt?

Ambulante psychiatrische Pflege • Je nach Alter und Zustand der Person ist zu prüfen, ob eine ambulante psychiatrische Pflege oder eine ambulante Psychotherapie hilfreich ist. Möglicherweise kann eine Tagesklinik den Übergang in die eigene Häuslichkeit erleichtern, da dort der Tagesablauf gemeinsam mit therapeutischem und pflegerischem Fachpersonal strukturiert werden kann.

Selbsthilfegruppen • Sie können durch Kontakte zu anderen Betroffenen helfen, die Krankheit als solche zu akzeptieren und sich auszutauschen. Viele Betroffene empfinden es als deutliche Entlastung, haben aber große Hemmschwellen, den Kontakt aufzunehmen. Vielleicht ist es möglich, dies bereits in der Klinik zu arrangieren und erste persönliche Kontakte herzustellen. Oft sind Personen aus Selbsthilfegruppen bereit, Besuche in Kliniken durchzuführen, da sie aus eigener Erfahrung wissen, wie hoch die Hemmschwellen seitens der Betroffenen sein können.

Angehörige einbinden • Angehörige haben oft Angst vor der Rückkehr der Person mit der depressiven Störung, da sie durch den stationären Aufenthalt oftmals eine Entlastung erlebt haben. Es ist notwendig, dass sie das Krankheitsbild mit den zugehörigen Symptomen verstehen, um adäquat mit sich und der depressiven Person umgehen zu können. Pflegende sollten die Angehörigen darüber informieren, wie wichtig die medikamentöse Behandlung im Verlauf ist. Die Erfahrung zeigt, dass der Patient die Medikamente umso weniger für sinnvoll erachten wird, je besser es ihm geht. Ein eigenes und spontanes Absetzen ohne Abklärung mit dem behandelnden Arzt kann zu unerwünschten Wirkungen führen. Bei Patienten, die nicht in der Lage sind, die Medikamente eigenständig einzunehmen, sollte eine Eingabe gesichert werden.

WISSEN TO GO

Depressionen – Informieren, Schulen, Beraten
- Depression als Erkrankung akzeptieren und nicht als „Verhaltensstörung"
- Erkrankung mit ihren Symptomen erklären
- Nebenwirkungen und Wechselwirkungen der Medikamente
- **Tagesstruktur planen:** Bereits vor der Entlassung sollte gemeinsam mit dem Patienten ein grober Wochenplan erstellt werden, z. B. Putztag, Aktivitäten, soziale Kontakte.
- **Ambulante psychiatrische Pflege:** Es ist zu prüfen, ob eine ambulante psychiatrische Pflege, eine ambulante Psychotherapie oder eine Tagesklinik hilfreich ist.
- **Selbsthilfegruppen:** Viele Betroffene empfinden den Austausch in einer Selbsthilfegruppe als deutliche Entlastung, haben aber große Hemmungen, den Kontakt aufzunehmen. Hierbei sollte Unterstützung angeboten werden.
- **Angehörige einbinden:** Angehörige sollten das Krankheitsbild mit den zugehörigen Symptomen verstehen, um adäquat mit sich und der depressiven Person umgehen zu können.

65.5.2 Manie

Definition **Manie**
Die Stimmung des Patienten ist unangemessen gehoben. Charakteristisch sind sorglose Heiterkeit, gesteigerter Antrieb, Überaktivität und Selbstüberschätzung. Diese gehobene Stimmung kann in Gereiztheit und Aggressivität umschlagen.

Patienten suchen i. d. R. viele Kontakte und streben nach Aufmerksamkeit mit teilweise distanzgeminderten Verhaltensweisen. Charakteristisch ist die **fehlende Krankheitseinsicht**. Aufgrund dessen ist es notwendig, auf ein **angemessenes Nähe- und Distanzverhältnis** zu achten. Da Patienten in dieser Phase mitunter in einen regelrechten Kaufrausch verfallen, sollte dies bei möglichen gemeinsamen Einkäufen als Symptom der Krankheit dringend berücksichtigt werden.

! *Merken* **Geschenke**
Wenn Sie von Patienten in diesem Zustand Dinge geschenkt bekommen, nehmen Sie diese nicht an und signalisieren Sie dem Betroffenen, dass Sie dies in Ihrer Rolle als Pflegeperson nicht dürfen.

Die Behandlung der Manie muss wegen der mangelnden Krankheitseinsicht **meist stationär** (auch mit richterlichem Beschluss) durchgeführt werden. Für die Behandlung der akuten manischen Phase spielen Medikamente eine zentrale Rolle. Eingesetzt werden zum einen **Stimmungsstabilisierer** bzw. **Antidepressiva** (z. B. Lithium) und zum anderen **Neuroleptika** (z. B. Olanzapin), siehe ▶ Tab. 65.1.

Eine **Psychotherapie** wird häufig erst nach der akuten Phase begonnen, da die Patienten aufgrund der noch bestehenden Symptomatik meist nicht zu konzentrierten Gesprächen und therapeutischem Arbeiten fähig sind.

65.6 Sucht und Abhängigkeit

Definition **Abhängigkeit**
Abhängigkeit ist das unwiderstehliche Verlangen nach dem Konsum einer Substanz oder danach, sich in einer bestimmten Weise zu verhalten, um einen kurzfristigen befriedigenden Erlebniszustand zu erreichen.

Es gibt verschiedene Formen von Abhängigkeiten. Man unterscheidet zwischen **substanzgebundenen Abhängigkeiten**, bei der psychotrope Substanzen eingenommen werden, und **nicht substanzgebundenen Abhängigkeiten** wie Spielsucht, Arbeitssucht und Internetsucht.

65 Pflege bei Erkrankungen der Psyche

Definition **Psychotrope Substanzen**
Psychotrope Substanzen sind Stoffe, die das Bewusstsein oder die Psyche beeinflussen. Dazu zählen Alkohol, bestimmte Medikamente und Drogen.

Bei allen psychotropen Substanzen unterscheidet man zwischen Substanzmissbrauch und Substanzabhängigkeit:
- „Missbrauch" beschreibt den übermäßigen Gebrauch einer Substanz, der zu **körperlichen** und **psychischen Schäden** führt (z.B. Alkohol → Leberentzündung).
- „Abhängigkeit" beschreibt das starke Verlangen und den zwanghaften Wunsch, diese Substanzen zu sich zu nehmen, und die fehlende Selbstkontrolle (= **psychische Abhängigkeit** oder sog. „**Craving**"). Die Dosis muss kontinuierlich gesteigert werden, da sich der Körper an die Substanzmenge anpasst, sog. **Toleranzentwicklung**. Wenn dies nicht möglich ist, kommt es zu **Entzugssymptomen** (= **körperliche Abhängigkeit**).

65.6.1 Alkoholabhängigkeit

Die Alkoholabhängigkeit als eine sehr häufige Form wird im Folgenden hauptsächlich behandelt. In Deutschland sind etwa 1,3 Mio. Menschen alkoholabhängig. Männer sind dabei häufiger betroffen als Frauen. In psychiatrischen Kliniken sind **Alkoholkranke die größte Patientengruppe**.

Mitwirken bei der Therapie

Die Behandlung abhängigkeitserkrankter Menschen gliedert sich in die Entgiftung, die Entwöhnung und die Rehabilitation. Je nach Behandlungsphase überwiegen verschiedene therapeutische Ziele.

Entgiftung

In dieser Phase geht es darum, den körperlichen Entzug zu bewältigen. In der Regel wird die Entgiftung mit Medikamenten begleitet, die den Patienten vor gefährlichen Entzugssymptomen schützen, z.B. dem Alkoholdelir (Delirium tremens).

Motivation und Unterstützung • Pflegende begleiten die Patienten in dieser Phase eng und beobachten die Patienten genau. In dieser Phase lassen sich bereits mögliche Komorbiditäten (zusätzliche Erkrankungen) wie eine depressive Störung erkennen, die den weiteren Behandlungsverlauf beeinflussen können. Es geht besonders darum, die Motivation des Patienten zu unterstützen. Häufig haben Menschen mit Abhängigkeitserkrankungen weniger Leidensdruck und somit weniger Behandlungsmotivation, wenn sich der körperliche Zustand bessert. Gerade deswegen sollten Pflegende den Patienten immer wieder darin unterstützen, die Entgiftung zu Ende zu führen und über mögliche weitere Behandlungen nachzudenken, z.B. eine Entwöhnungstherapie. Abhängige Menschen können in ihrer Argumentation, dass sie „das Zeug nie mehr anfassen", sehr überzeugend wirken. Jedoch ist es sehr unwahrscheinlich, dass Menschen, die über viele Jahre regelmäßig Substanzmittel konsumiert haben, in einer nur kurzen Entgiftungszeit von etwa 2 Wochen komplett von ihrer Sucht Abstand nehmen können.

Angehörige stärken • Der Kontakt der Pflegenden zu Angehörigen ist in dieser Zeit sehr wichtig. Menschen, die Patienten in der Entgiftung besuchen, haben i.d.R. bereits viel mitgemacht. Es ist wichtig, auch sie zu motivieren, ihre Angehörigen zu bestärken. Die Co-Abhängigkeit ist in diesem Fall ein besonderes Thema. Abhängigkeitserkrankte Menschen haben ihr Umfeld häufig schon sehr stark in ihrem Sinne beeinflusst. So ist es möglich, dass z.B. eine Frau ihren Mann deckt, weil dieser nicht in der Lage ist, zur Arbeit zu gehen. So ruft sie bei seinem Chef an und meldet ihn krank. Angehörige schämen sich oft für das Verhalten des Abhängigen und sind bemüht, dass niemand die Wahrheit herausbekommt. Pflegende sollten die Angehörigen bestärken, den abhängigen Patienten in seiner Motivation zu unterstützen und ehrlich zu sich, zum Patienten und auch zur Umwelt zu sein. Pflegende sollten auch einmal die Angehörigen fragen, wie es ihnen geht, denn vermutlich hat sich längere Zeit alles nur um den Abhängigen gedreht.

Beobachten • Die Patienten sollten genau beobachtet werden. Nicht selten werden in der Not auch seltsame Wege gewählt, um die Sucht zu befriedigen. So ist es bereits vorgekommen, dass Patienten Händedesinfektionsmittel tranken, da sie wussten, dass darin Alkohol enthalten ist. Auch nach Besuchen von Angehörigen oder Freunden sollten Patienten genau beobachtet werden. Durch Manipulationen und co-abhängige Angehörige ist es durchaus möglich, dass bei einem Besuch heimlich Substanzmittel auf die Station gebracht werden.

! Merken Offene Ansprache
Wenn Sie den Eindruck haben, dass der abhängige Patient versucht, Angehörige zu manipulieren und unter Druck zu setzen, um Alkohol oder Drogen auf die Station zu schmuggeln, sprechen Sie die Angehörigen ruhig offen darauf an. Sie sind unter Umständen sehr froh, wenn der Druck nicht mehr auf ihnen lastet.

Hilfe bei Craving

Gerade in der Entgiftungsphase kommt es oft zu dem sog. Craving bzw. Suchtdruck: Der Patient hat ein großes Verlangen nach seinem Substanzmittel.

Beispiel **Craving**
Frau Wolf ist 39 Jahre alt und seit 10 Jahren Alkoholikerin. Sie hat angefangen zu trinken, als ihr Freund sie mit ihrer Nachbarin betrogen hat. Nun führt sie bereits ihre dritte Entgiftung durch, bislang hat sie jedoch aufgrund ihres starken Suchtdrucks keine Behandlung durchgehalten. Sie spricht eine Pflegende an und äußert, dass sie großen Suchtdruck hat und nicht weiß, was sie dagegen tun kann.

Wichtig ist, in direktem Kontakt mit Frau Wolf zu bleiben und sie in dieser Situation nicht zurückweisen. Frau Wolf möchte sich ihrem Problem stellen und sucht Hilfe. Es gibt verschiedene Möglichkeiten, sich von dem Verlangen abzulenken.

Ablenkung • Wenn Frau Wolf in ihrer Situation angespannt wirkt, ist es möglich, durch Bewegung den Druck zu reduzieren. Ihr kann ein Spaziergang angeboten, mit ihr ein paar Treppen rauf- und runtergestiegen oder gefragt werden, ob sie Interesse hat, einen Mitarbeiter bei einigen organisatorischen Dingen zu begleiten (Post wegbringen, etwas aus dem Labor besorgen usw.). Was könnte Frau Wolf Spaß machen (▶ Abb. 65.11)? Vielleicht beschäftigt sie sich gerne mit Kreuzworträtseln, Handarbeiten, Illustrierten oder Puzzles? Vielleicht möchte sie einen Film ansehen oder Stationsdienste erledigen? Wenn Frau Wolf eine Beschäftigung findet, die sie interessiert, kann diese sie vom Suchtdruck ablenken.

Sucht und Abhängigkeit

Linderung durch Reize • Oft helfen auch Reize, den Suchtdruck zu lindern. Bei Nahrungsmitteln können Süßigkeiten, scharfe Nahrungsmittel (Peperoni, Chili auf dem Essen), saures Essen (saure Gurken, Linsensuppe mit Essig) helfen. Es ist möglich, einen Eiswürfel auf die Haut zu legen oder die Reizwirkung eines Igelballs auf der Haut zu nutzen. Ebenfalls können warme/kalte Duschen Linderung verschaffen. Ein Bad mit ätherischen Ölen kann ebenfalls einen wichtigen Reiz anbieten. Hierzu können spezielle Badeöle wie Melisse oder Lavendel benutzt werden.

Eigenes Verhalten reflektieren

Das Verhalten der Pflegenden sollte bei Menschen mit Abhängigkeitserkrankungen stets konsequent sein. Wenn sie etwas sagen, ist es wichtig, dies auch einzuhalten. Es sollte deshalb immer vorher genau überlegt werden, was man den Patienten verspricht. Ebenso sollte vorher überlegt werden, welche Konsequenzen gegenüber den Patienten bei unangebrachtem Verhalten ausgesprochen werden. Ignoriert der Patient z. B. die Aufforderung, zur Medikamentenausgabe zu erscheinen, wäre es nicht angebracht zu sagen, dass er anderenfalls keine Medikamente mehr erhält, denn dies liegt nicht in der Entscheidung von Pflegenden. So wirken sie unglaubwürdig und nicht verlässlich auf den Patienten.

Es ist wichtig, das eigene Verhalten und die Einstellung zu Patienten immer wieder im Teamgespräch zu reflektieren. Es ist für Pflegende notwendig, über ihre Haltung und Einstellung nachzudenken. Bei Patienten mit Abhängigkeitserkrankungen ist ein geregeltes Nähe- und Distanzverhältnis wichtig für den Therapieerfolg.

> **! Merken Verantwortung**
> *Übernehmen Sie keine Verantwortung für die Patienten. Sie sind erwachsene Menschen, die lernen müssen, selber Verantwortung zu tragen. Machen Sie sich nicht verantwortlich, wenn Patienten die Therapie nicht fortführen. Erwachsene Menschen müssen eigene Entscheidungen treffen.*

Entwöhnungstherapie

Nach der erfolgreich abgeschlossenen Entgiftung entscheiden sich viele Patienten, eine Entwöhnungstherapie zu durchlaufen. Hier geht es darum, nicht nur den Körper vom Substanzmittel zu befreien, sondern auch im Kopf neue Strukturen zu schaffen. Der Patient soll lernen, langfristig ohne den Alkohol zu leben. Im Vergleich zu vielen anderen Krankheiten muss der Patient mit einer Suchterkrankung motiviert werden, für sein Verhalten, für seine Entscheidungen und für sein ganzes Leben aktiv und langfristig Verantwortung zu übernehmen. Viele Abhängige haben sich in eine passiv-abhängige Rolle begeben, um keine negativen Konsequenzen zu erleben und Probleme zu vermeiden. Es ist leichter, wenn der Chef nicht nett ist, die Kollegen mobben, die Bank einen Fehler gemacht hat usw., denn der Patient kann „doch selber nichts dafür". Pflegende sollten mit dem Patienten über seine Abstinenzabsichten sprechen, da bei alkoholabhängigen Menschen die Rückfallgefahr im Alltag hoch ist.

Eine geregelte Tagesstruktur ist sehr wichtig für Menschen mit Abhängigkeitserkrankungen. In der Klinik wird diese sehr strukturiert vorgegeben. Pflegende sollten den Patienten motivieren, diese Struktur einzuhalten. Wenn er sich bereits in der Klinik an eine geregelte Struktur gewöhnt, fällt es ihm im Alltag leichter, diese beizubehalten.

Abb. 65.11 Ablenkung bei Craving.

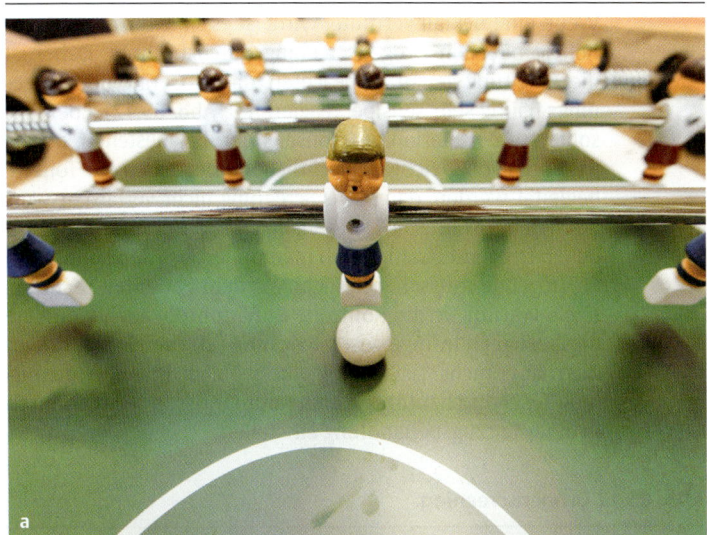

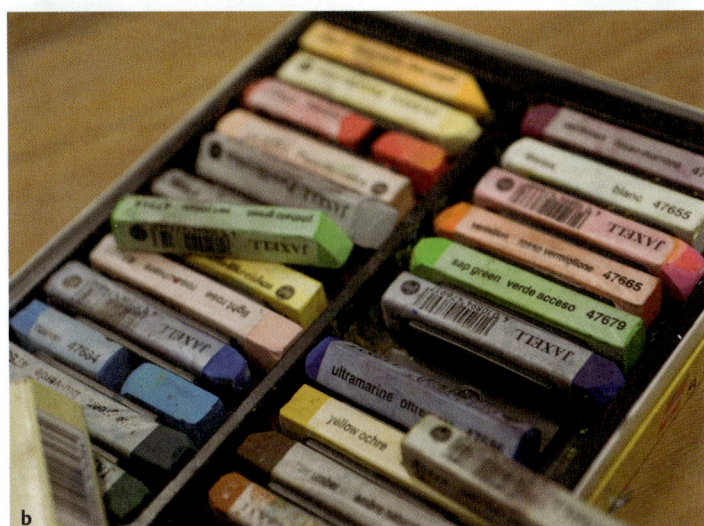

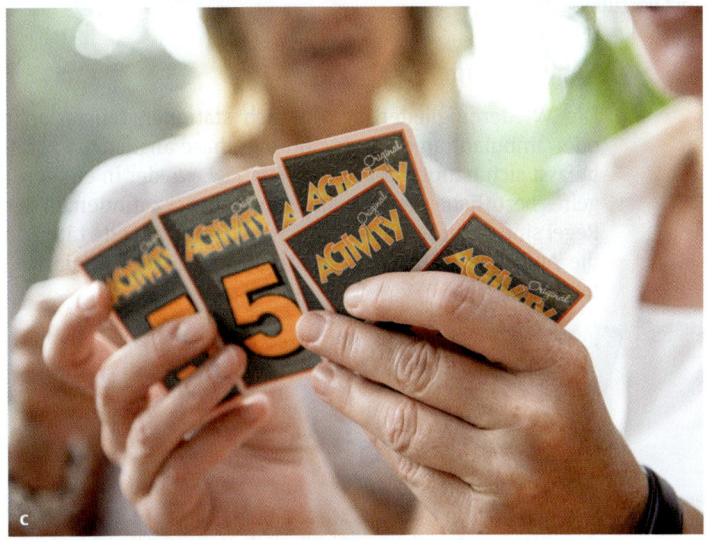

Es gibt unzählige Arten von Beschäftigungen, die vom Suchtdruck ablenken können.
a Tischfußball.
b Malen.
c Kartenspiele.

Alkoholtest, Drogenscreening

Wenn ein Rückfall vermutet wird, ist es sinnvoll, einen Alkoholtest oder ein Drogenscreening durchzuführen. Dabei ist die Anleitung genau zu beachten, da die Geräte und Screenings häufig sehr sensibel reagieren (▶ Abb. 65.12). Ebenfalls sollte auf der Station ein Konsens darüber bestehen, ob die Patienten von gleichgeschlechtlichen Pflegenden zur Toilette begleitet werden, damit das Screening nicht verfälscht werden kann. Im Internet sind vielfältige Mittel erhältlich, mit denen Drogentests angeblich manipuliert werden können.

Pflegende müssen sich nicht vor dem Patienten rechtfertigen, warum sie die Kontrolle durchführen, auch wenn sie diesbezüglich infrage gestellt werden („Trauen Sie mir denn überhaupt nicht?"). Es ist allgemein üblich, in einer Behandlung Tests durchzuführen und darauf müssen sich Patienten in einer Entzugsbehandlung einstellen.

Abb. 65.12 Drogenscreening.

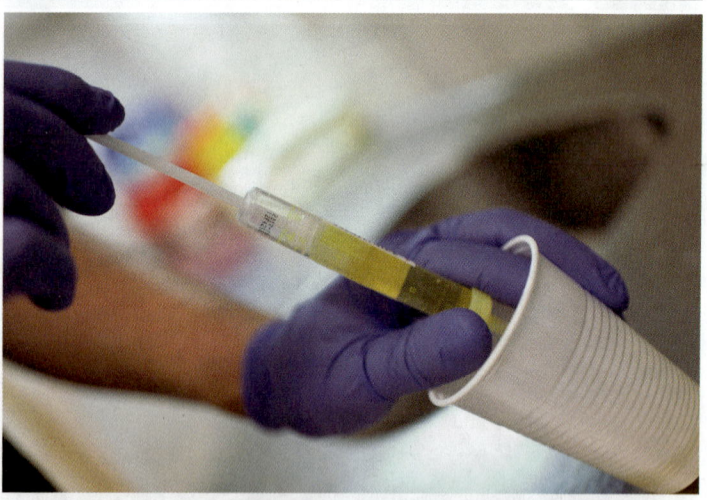

Zu den pflegerischen Aufgaben gehört es, Urinproben für einen Drogentest vorzubereiten.

Rehabilitation

Die Wiedereingliederung, die sich stationär, teilstationär oder ambulant an die Entwöhnungsphase angliedern kann, befasst sich hauptsächlich mit dem Ziel, wieder in ein geregeltes berufliches und soziales Leben zurückzufinden. In der Regel sind in dieser Phase jedoch wenige Pflegende tätig, da die Aufgaben primär in das Tätigkeitsfeld von Sozialarbeitern fallen.

>
> **WISSEN TO GO**
>
> **Sucht und Abhängigkeit – Therapie**
>
> Man unterscheidet zwischen **substanzgebundenen Abhängigkeiten** (Alkohol, Medikamente, Drogen) und **nicht substanzgebundenen Abhängigkeiten** (Spielsucht, Arbeitssucht, Internetsucht). Die Alkoholabhängigkeit ist durch das starke Verlangen nach Alkohol, die fehlende Selbstkontrolle und die sich stetig steigernde Trinkmenge definiert. Die Behandlung gliedert sich in 3 Phasen.

> - **Entgiftung**: der körperliche Entzug wird bewältigt, Medikamente schützen vor Entzugssymptomen. In dieser Phase ist wichtig:
>   – bessert sich der körperliche Zustand, besteht weniger Behandlungsmotivation → Motivation des Patienten weiter unterstützen
>   – Angehörige bestärken, den Patienten zu unterstützen
>   – Patienten genau beobachten
>   – bei Craving Ablenkung durch Bewegung/Beschäftigung oder Linderung durch Reize anbieten
> - **Entwöhnung**: Der Patient lernt, langfristig ohne Alkohol zu leben und Verantwortung für sein Leben zu übernehmen. Eine geregelte Tagesstruktur ist sehr wichtig.
> - **Rehabilitation**: wieder in ein geregeltes berufliches und soziales Leben zurückfinden

Pflegebasismaßnahmen und Beobachtungskriterien

In der Entgiftung müssen die **Vitalfunktionen** des Patienten genauestens **überwacht** werden. Der Körper des Patienten befindet sich in einem Ausnahmezustand – dem körperlichen Entzug. Häufig besteht zudem eine Mangel- und Fehlernährung. Der Entzug wird zwar i. d. R. mit Medikamenten unterstützt, dennoch kann es zu verschiedenen Komplikationen und Entzugssymptomen kommen. Pflegende sollten **in Kontakt** mit dem Patienten **bleiben** und regelmäßig nach seinem Befinden fragen. Auch Suizidgedanken sind möglich, deshalb ist es wichtig, auch in diesem Bereich sehr sensibel wahrzunehmen. Jede Auffälligkeit sollte dokumentiert werden. Folgende Symptome können auftreten:

- **psychische Entzugssymptome:**
  – Angstzustände
  – Aggressivität
  – depressive Verstimmung
  – Nervosität
  – Konzentrationsschwäche
  – Halluzinationen
  – Orientierungsstörungen
  – Suizidgedanken
- **somatische Entzugssymptome:**
  – Frieren, Schwitzen
  – Zittern, Tremor
  – epileptische Anfälle
  – Herz-Kreislauf-Probleme (insbesondere bei älteren Patienten Sturzrisiko beachten)
  – Schlafstörungen
  – Diarrhö, Übelkeit, Erbrechen
  – Kopfschmerzen

ACHTUNG
Insbesondere schwere Entzugssymptome können auf ein Alkoholdelir (Delirium tremens) hinweisen. In diesem Fall klagen Patienten häufig über Halluzinationen: optisch, z. B. kleine Tiere; akustisch, z. B. Stimmen. Die Patienten wirken desorientiert oder bewusstseinsgetrübt. Weitere Zeichen sind unter anderem motorische und psychische Unruhe (Agitiertheit), Tremor, Schwitzen, starkes Zittern und Blutdruckkrisen. Wenn Sie diese Symptome wahrnehmen, informieren Sie umgehend einen Arzt. In diesem Zustand des Prädelirs kann der lebensbedrohliche Zustand eines Alkoholdelirs noch abgewendet werden.

Körperpflege • Patienten, die mit einer Abhängigkeitserkrankung in eine stationäre Behandlung kommen, haben i.d.R. Schwierigkeiten, ihren Alltag zu gestalten und für sich Sorge zu tragen. Dazu gehört häufig auch die regelmäßige Körperpflege. Deshalb ist es wichtig, nach der Aufnahme mit dem Patienten über die vorhandenen Pflegeprodukte zu sprechen. Besitzt der Patient alles Notwendige, z.B. eine Zahnbürste, Zahnpasta, Duschgel? Der Patient sollte nach seiner Selbsteinschätzung gefragt werden. Wird Unterstützung benötigt, oder ist der Patient zur eigenverantwortlichen Körperpflege in der Lage? Für viele Patienten ist die Körperpflege ein schambehaftetes Thema, bei dem sie nicht gerne Hilflosigkeit zugeben. Deshalb ist es wichtig zu beobachten, ob die Patienten gepflegt wirken. Pflegende sollten den Patienten ruhig darauf ansprechen, wenn sie das Gefühl haben, dass sich der Patient z.B. nie die Zähne putzt. Mitunter müssen sich Abhängigkeitserkrankte in stationären Behandlungen erst wieder an Strukturen und Regelmäßigkeiten gewöhnen.

WISSEN TO GO

Sucht und Abhängigkeit – Beobachtungskriterien und Pflegebasismaßnahmen

In der Entgiftung müssen die Vitalfunktionen überwacht und der Patient genau beobachtet werden, um Komplikationen und Entzugssymptome zu erkennen. Auch Suizidgedanken sind möglich.

Es können **psychische Entzugssymptome** (z.B. Angstzustände, Aggressivität, Halluzinationen, Orientierungsstörungen, Suizidgedanken) und **somatische Entzugssymptome** (z.B. Frieren, Schwitzen, Tremor, epileptische Anfälle, Herz-Kreislauf-Probleme) auftreten. Schwere Entzugssymptome können auf ein Alkoholdelir hinweisen.

Patienten mit einer Abhängigkeitserkrankung haben i.d.R. Schwierigkeiten, ihren Alltag zu gestalten und für sich zu sorgen, z.B. durch regelmäßige Körperpflege. Pflegende eruieren, ob Unterstützung benötigt wird.

Informieren, Schulen, Beraten

Die wichtigsten Beratungsaspekte bei Menschen mit Suchterkrankungen in der Phase der Entgiftung sind:
- Aufklärung des Patienten in Zusammenarbeit mit dem behandelnden Arzt über Symptome des körperlichen Entzugs und ggf. die Notwendigkeit der regelmäßigen Einnahme von unterstützenden Medikamenten.
- Im Fall eines akuten Suchtdrucks sollte der Patient zu Strategien beraten werden, die ihm bei der Bewältigung des Verlangens helfen können, z.B.:
  - Gespräche mit dem Personal oder Vertrauenspersonen
  - Ablenkung durch eine vom Patienten als angenehm empfundene und auf der Station durchführbare Tätigkeit, z.B. die Übernahme des Küchendiensts oder Hobbys wie Lesen, Kreuzworträtseln oder Gesellschaftsspiele
  - Abbau körperlicher Unruhe durch Bewegung, z.B. durch die Teilnahme an Sportangeboten, Treppensteigen oder einen begleiteten Spaziergang an der frischen Luft
  - ablenkende Reize setzen, z.B. durch ein Aromabad, scharfes Essen oder Abkühlen durch kaltes Wasser im Gesicht
  - Entspannung durch beruhigende Teemischungen oder Aromatherapie
  - Motivation zur Beeinflussung negativer Gedanken durch positive Gedanken: „Ich kann stolz auf mich sein, ich habe bereits 3 Tage ohne den Konsum von Drogen durchgehalten. Ich schaffe das!"
  - Vermeidung von Gesprächen, in denen es um die positiven Erlebnisse des Drogenkonsums geht

Nach der Entgiftung sind im Rahmen der Rehabilitation und Entwöhnung abhängiger Menschen noch weitere Beratungsaspekte wichtig:
- Der Patient sollte über die **Risikofaktoren eines Rückfalls** aufgeklärt werden, z.B.
  - die Nähe zu konsumierenden Personen
  - der Besitz und die Verfügbarkeit von Substanzmitteln
- Der Patient sollte über die Notwendigkeit und die Möglichkeiten der Umsetzung einer **sinnvollen Tagesstruktur** mit regelmäßiger Beschäftigung und Kontakten zu Mitmenschen beraten werden.
- Dem Patienten sollten **regelmäßige Gespräche** angeboten werden, in denen er Dinge, die ihn beschäftigen, thematisieren kann. Insbesondere Emotionen und Probleme können so besprochen werden.
- Er sollte vermittelt werden, dass **Vertrauenspersonen** im sozialen Umfeld notwendig sind.
- Entsprechende **Hilfsangebote** (auch stationär) sollten dem Patienten aufgezeigt werden, z.B. Selbsthilfegruppen.

Gesundheitsförderung und Alltagsbewältigung

Beschäftigung • Es ist wichtig, dass Menschen mit Abhängigkeitserkrankungen neben einer beruflichen Tätigkeit Beschäftigungen finden, die ihnen Freude bereiten und die von Suchtgedanken ablenken. Durch Gespräche können Pflegende herausfinden, an welchen Aktivitäten ihre Patienten Interesse haben. Sie sollten ihre Patienten bei der Kontaktaufnahme unterstützen, z.B. zu Fitnessstudios, Volkshochschulen, Tanzkursen, Sportvereinen (eine Übersicht über örtliche Sportvereine ist beim Landessportbund zu finden). Dabei sind der Kreativität der Pflegenden keine Grenzen gesetzt. Sie sollten aber beachten, dass sie nicht nur die Angebote in Erwägung ziehen, die **sie** für die geeignetsten halten. Der Patient ist der Experte seines Lebens und sie sollten ihn in **seiner** Wahl unterstützen.

Selbsthilfegruppen • Für viele Patienten sind Selbsthilfegruppen eine sehr wirksame Unterstützung. In nahezu jeder Stadt gibt es Ansprechpartner von den „Anonymen Alkoholikern", dem „Blauen Kreuz" oder anderen, die unter Umständen auch in die Klinik kommen, um mit dem Betroffenen ein erstes Gespräch zu führen. Spezielle Selbsthilfegruppen für Menschen mit Drogenabhängigkeit oder Spielsucht sind bei den örtlichen Drogenberatungsstellen bekannt. In örtlichen Tageszeitungen werden verschiedene Angebote und Treffpunkte veröffentlicht. Pflegende können ihre Patienten bei der Kontaktaufnahme zu solchen Gruppen unterstützen. In der Regel bieten Selbsthilfegruppen auch Unterstützungsangebote für Angehörige an. Diese können durch den Kontakt zu anderen Betroffenen entlastet werden, aber auch durch wichtige (Verhaltens-)Informationen die alkoholabhängigen Angehörigen unterstützen.

Ernährung • Pflegende sollten mit dem Patienten über Ernährungsgewohnheiten sprechen. In vielen Lebensmitteln finden sich versteckte Alkohole oder Alkoholaromen (z.B. Rumaroma), die nicht kennzeichnungspflichtig sind. Die Verköstigung solcher Lebensmittel kann bei einem abhängigen Menschen zu einem Rückfall führen. Über derartige Lebensmittel geben Selbsthilfegruppen Auskünfte oder es kann im Internet recherchiert werden. Getränke dürfen sich z. B. „alkoholfrei" nennen, wenn weniger als 0,5% Alkohol darin enthalten ist. Abstinent lebende alkoholabhängige Menschen sollten diese Getränke jedoch meiden. Die geschmackliche Nähe von alkoholhaltigem Bier zu „alkoholfreiem" Bier kann z. B. zu einem Rückfall führen. Auch in Medikamenten wie Hustentropfen ist häufig Alkohol enthalten. Hier sollten sich die Patienten in Apotheken oder bei ihrem Arzt über die Zusammensetzung informieren.

Notfallplan • Wichtig ist, dass sich alkoholabhängige Menschen bereits vor einem möglichen Rückfall Gedanken darüber machen, was in diesem Fall passiert. Ein Notfallplan, auf den in einer Krisensituation zurückgegriffen werden kann, sollte schon vorher überdacht und bestenfalls schriftlich festgehalten sein. Wenn in dem Notfallplan der Kontakt zu anderen Personen vorgesehen ist, sollten auch diese darüber informiert werden, damit sie in einer Krisensituation adäquat reagieren können.

WISSEN TO GO

Sucht und Abhängigkeit – Informieren, Schulen, Beraten

Beratungsaspekte in der Phase der Entgiftung:
- Aufklärung über Symptome des Entzugs und unterstützende Medikamente
- Bewältigung des Suchtdrucks

Beratungsaspekte im Rahmen von Entwöhnung und Rehabilitation:
- Aufklärung über die Risikofaktoren eines Rückfalls
- Notwendigkeit einer Tagesstruktur und von Sozialkontakten
- Notwendigkeit von Gesprächen insbesondere über Emotionen und Probleme
- **Beschäftigung:** Neben einer beruflichen Tätigkeit sollen Beschäftigungen Freude bereiten und von Suchtgedanken ablenken.
- **Selbsthilfegruppen:** Für viele Patienten (und Angehörige) sind sie sehr hilfreich.
- **Notfallplan**: bereits vor einem möglichen Rückfall (schriftlich) Gedanken darüber machen, was in diesem Fall passiert

65.6.2 Anorexie

Grundlagen

Definition **Anorexie**
Die Anorexie (Magersucht) ist ein absichtlich herbeigeführter Gewichtsverlust. Die Betroffenen haben massive Angst vor einer Gewichtszunahme. Trotz der Abmagerung erleben sie sich als zu dick, leiden also unter verzerrtem Selbsterleben und einer Körperschemastörung. Es fehlt die Krankheitseinsicht. Das extreme Untergewicht führt auch zu körperlichen Symptomen.

Für die Entstehung einer Magersucht sind viele verschiedene Faktoren entscheidend. **Psychologisch betrachtet, liegt der Anorexie ein seelischer Konflikt zugrunde.** Kinder erkranken sehr häufig in der Pubertät an Magersucht – die Essstörung kann dann ein Ausdruck dafür sein, dass sich die Betroffenen durch die alterstypischen Anforderungen überfordert

fühlen. Die Betroffenen haben das Gefühl, unzulänglich und ineffektiv zu sein, was durch die Essstörung kompensiert werden soll.

Aber auch die Gesellschaft trägt zur Entwicklung bei: Schlankheit ist in den Medien und der Werbung das Symbol für Karriere, Erfolg, Lebensfreude und Aktivität. So ist der erste Schritt zur Magersucht oft eine Diät. Über den Körper und den Hunger „zu siegen" kann sehr befriedigend sein – zumal das Selbstwertgefühl auch durch positive Rückmeldungen verstärkt wird („Du siehst aber gut aus! Hast Du abgenommen?"). Daneben können einer Magersucht auch psychisch stark belastende Ereignisse als Ursachen zugrunde liegen: So kann z. B. ein sexueller Missbrauch Essstörungen auslösen.

Therapie und Pflege

Beispiel **Anorexie**
Die 16-jährige Christina wird auf der Station aufgenommen. Sie wirkt deutlich untergewichtig. Im Aufnahmegespräch äußert sie, dass sie keine Notwendigkeit für die Aufnahme sehe, aber aufgrund des Drucks ihrer Eltern diesen Aufenthalt durchführe. Sie fühlt sich trotz einer deutlichen Gewichtsabnahme von 14 kg im letzten halben Jahr zu dick, deshalb hat sie ihre Ernährung auf 2 Äpfel, 2 Tomaten und 1 Gurke pro Tag reduziert (▶ Abb. 65.13).

Pflegende sollten offen und wertschätzend auf die Patientin zugehen. Um eine positive professionelle Beziehung zu ermöglichen, sollten sie sie nicht belehren und nicht versuchen, ihr Verhalten infrage zu stellen. Die Patientin wird sich ertappt, angegriffen oder unverstanden fühlen und sie als Gegner wahrnehmen. Pflegende sollten Interesse an der Person zeigen. Hier liegt oftmals ein Problem von Menschen mit Essstörungen. Sie fühlen sich in der Gesellschaft nicht gesehen und wahrgenommen, was mit einem geringen Selbstwertgefühl und Selbstbewusstsein einhergeht. Dies kann bis hin zu suizidalen Gedanken gehen, was stets berücksichtigt werden sollte.

Da die Anorexie mit Mangelerscheinungen einhergeht, ist eine genaue Patientenbeobachtung sehr wichtig: Gibt es Anzeichen für Elektrolytstörungen (S. 1060)? Gibt es Anzeichen für Vitamin- und Mineralstoffmangel, z. B. Anämie, Müdigkeit und Atemnot bei Eisenmangel, Muskelkrämpfe bei Kalzium- und Phosphatmangel?

Verbindliche Vereinbarungen • Anorektische („magersüchtige") Jugendliche beschäftigen sich i. d. R. sehr stark mit der re-

Abb. 65.13 Essen.

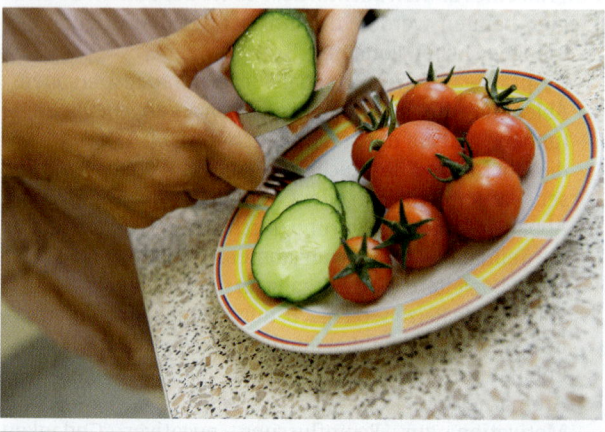

Menschen mit Anorexie reduzieren ihre tägliche Nahrungsaufnahme auf ein Minimum.

duzierten Nahrungsaufnahme und versuchen, diese durch starken Willen und konsequentes Handeln immer weiter zu reduzieren. Anorektische Jugendliche sind geübt im „Schwindeln". Sie haben über längere Zeit ihr privates Umfeld getäuscht und können sehr „kreativ" werden, um sich nicht an Absprachen halten zu müssen. Oder sie verstecken Nahrungsmittel, die sie eigentlich essen sollten, beschweren die Kleidungsstücke beim Wiegen. Verbindliche Vereinbarungen mit den Patienten haben in der Arbeit mit den sehr strukturierten Patienten einen hohen Stellenwert. In einem gemeinsamen Gespräch mit allen Beteiligten, auch den Angehörigen, werden ein Therapieplan und die individuelle Zielsetzung erarbeitet. Dieser kann als „Therapievertrag" formuliert werden. Durch die Unterschrift des Patienten wird die Verbindlichkeit und das Einverständnis hervorgehoben.

Nahrungsaufnahme • In der pädagogisch-pflegerischen Arbeit mit Christina begleiten die Bezugspflegenden die Nahrungsaufnahme sehr eng. Dazu gehören insbesondere die Häufigkeit der Nahrungsaufnahme und die Auswahl der Nahrungsmittel. Da essgestörte Patienten i.d.R. eine negative Haltung gegenüber der Nahrungsaufnahme haben, ist die Esskultur wichtig. Die Mahlzeiten sollten gemeinsam zubereitet und appetitlich auf dem Teller angerichtet werden. Die Nahrungsaufnahme sollte begleitet und darauf geachtet werden, ob sich Christina an die Vereinbarungen hält und die vorgesehene Nahrung tatsächlich zu sich nimmt. Diskussionen über die Nahrung sollten vermieden und auf die Vereinbarung verwiesen werden.

Wiegezeiten • Christina sollte sich nicht jeden Tag wiegen, sondern nur an einem festen Tag in der Woche zu einer bestimmten Uhrzeit, z.B. Montags morgens vor dem Frühstück. Pflegende sollten sich diesbezüglich nicht auf Diskussionen einlassen und sich auf die Vereinbarung berufen.

Positives Feedback • Die Bezugspflegenden sollten versuchen, zu Christina eine tragfähige professionelle Beziehung aufzubauen. In regelmäßigen Bezugsgesprächen können sie positives Feedback zu Therapiefortschritten geben. Dieses Feedback ist sehr wichtig für Patienten mit Essstörungen, da sie i.d.R. sowohl unter einem verzerrten Selbstbild als auch unter einem negativen Selbstbewusstsein leiden. Die Patientin sollte motiviert werden, die Therapie ernst zu nehmen und durchzuhalten. Da Menschen mit Anorexie häufig sehr zielstrebig und leistungsbewusst sind, können kleinere Aufgaben innerhalb des Stationsalltags zu Erfolgserlebnissen führen und das Selbstbewusstsein langfristig steigern.

Einbezug der Angehörigen • Auch der Umgang mit den Angehörigen ist ein wichtiges Thema im therapeutisch-pflegerischen Prozess. In der Regel werden die jungen Patienten nach ihrer Entlassung wieder in das Elternhaus zurückkehren. Deshalb ist es wichtig, ein gegenseitiges Verständnis zu fördern. Positive Anerkennung seitens der Angehörigen ist für die Entwicklung der Patienten sehr wichtig. Pflegende sollten die Kontakte begleiten, wenn Eltern ihre Kinder für Besuche oder Beurlaubungen abholen und für kurze Gespräche bereitstehen. So lernen sie auch die Eltern besser kennen und können die Kommunikation zwischen Eltern und Kind besser einschätzen. Pflegende sollten den Angehörigen vermitteln, dass es wichtig ist, auch zu Hause verbindlich an den Plänen weiterzuarbeiten. Da häufig die Krankheit eine zentrale Rolle gespielt hat, sollten Pflegende mit Angehörigen über Beschäftigungsalternativen sprechen, die die Beziehung zu Christina fördern. Dazu können z.B. gemeinsame Ausflüge oder Gesellschaftsspiele gehören.

WISSEN TO GO

Anorexie

Die Magersucht ist ein absichtlich herbeigeführter Gewichtsverlust. Trotz der Abmagerung erleben sich die Betroffenen als zu dick (verzerrtes Selbsterleben). Psychologisch betrachtet, liegt ein seelischer Konflikt zugrunde. Der erste Schritt zur Magersucht ist oft eine Diät.

Therapie und Pflege
Pflegende sollten offen und wertschätzend auf die Patienten zugehen, sollten sie nicht belehren und nicht versuchen, ihr Verhalten infrage zu stellen. Sie sollten Interesse an der Person zeigen, die häufig ein geringes Selbstwertgefühl und Selbstbewusstsein hat. Suizidale Absichten sind möglich.

- **Verbindliche Vereinbarungen:** Ein „Therapievertrag" hat einen hohen Stellenwert.
- **Nahrungsaufnahme:** wird sehr eng begleitet
- **Wiegezeiten:** an einem festen Tag zu einer festen Uhrzeit
- **Positives Feedback:** in regelmäßigen Bezugsgesprächen positives Feedback zu Therapiefortschritten geben
- **Angehörige:** Positive Anerkennung seitens der Angehörigen ist für die Entwicklung der Patienten sehr wichtig. Pflegende sollten den Angehörigen vermitteln, dass es wichtig ist, auch zu Hause verbindlich an den Plänen weiterzuarbeiten.

65.7 Belastungs- und Anpassungsstörungen

Belastungs- und Anpassungsstörungen treten nach krisenhaften Erlebnissen auf, wenn diese nicht verarbeitet werden können. Man unterscheidet vor allem akute Belastungsreaktionen, Anpassungsstörungen und posttraumatische Belastungsstörungen. Es handelt sich bei allen Formen um eine Reaktion auf ein Ereignis, das als sehr heftig erlebt wird oder über einen längeren Zeitraum stattfindet: z.B. traumatische Erlebnisse wie Vergewaltigungen, schwere Unfälle oder Katastrophenerlebnisse; kritische Lebensereignisse wie, vom Partner verlassen zu werden, oder der Verlust nahestehender Menschen, aber auch Übergänge im Lebenslauf wie ein Umzug alleine in eine fremde Stadt oder eine Kündigung der Arbeitsstelle. Angehörige bestimmter Berufsgruppen haben ein erhöhtes Risiko zu erkranken, z.B. Rettungssanitäter, Feuerwehrmänner, Soldaten, Pflegende.

Definition **Belastungs- und Anpassungsstörungen**
Belastungs- und Anpassungsstörungen sind starke emotionale Reaktionen auf ein belastendes Ereignis. Die sog. akute Belastungsreaktion wird landläufig als „Nervenzusammenbruch" bezeichnet. Am häufigsten ist die sog. posttraumatische Belastungsstörung (PTBS), z.B. nach einer Vergewaltigung, einer Naturkatastrophe oder einem schweren Unfall.

65.7.1 Akute Belastungsreaktionen

Sie treten innerhalb von 5–60 Minuten nach einem Ereignis auf. Oft beschreiben Betroffene im Nachhinein ein „betäubtes" Gefühl und berichten, von ihrem Handeln selber nichts mitbekommen zu haben. Die Aufmerksamkeit und die Entscheidungsfähigkeit sind in diesem Zustand meist gemindert, körperliche Symptome wie Zittern oder Schwitzen treten auf. Mitunter werden in diesem Zustand Suizidversuche durchgeführt. Meist ist jedoch eine psychiatrische Intervention nicht zwingend notwendig, da die Symptome nach wenigen Tagen wieder abklingen. Pflegende sollten ruhig mit dem Patienten sprechen, Sicherheit vermitteln und eine emotionale Entlastung in Form von Gesprächen anbieten.

65.7.2 Anpassungsstörungen

Sie treten nach wenigen Tagen bis maximal einem Monat nach dem belastenden Ereignis auf und dauern bis zu 6 Monate. Anpassungsstörungen beziehen sich auf veränderte Lebensbedingungen wie Verlust des Partners, Trennung oder unfreiwilliger Umzug in eine fremde Umgebung. Häufig sind Antidepressiva oder schlaffördernde Medikamente erforderlich. Eine intensive Auseinandersetzung mit dem Patienten ist notwendig, um die Ursache nachvollziehen zu können. Der Patient benötigt in dieser Situation Verhaltensalternativen, die Pflegende zusammen mit ihm erarbeiten können. Wie kann die Trauer bewältigt werden? Was kann ihm helfen? Vielleicht können Selbsthilfegruppen oder eine ambulante Psychotherapie dabei unterstützen, wieder im Alltag zurechtzukommen.

65.7.3 Posttraumatische Belastungsstörung

Die posttraumatische Belastungsstörung (PTBS) entwickelt sich schleichend nach dem Ereignis und kann um bis zu 6 Monate verzögert auftreten. Patienten haben Symptome wie Schreckhaftigkeit, Teilnahmslosigkeit, Rückzug und Schlafstörungen. Oftmals treten sog. „Flash Backs", also wiederholte starke Erinnerungen an das traumatische Erlebnis auf. Nach einem solchen „Flash Back" sollten Pflegende mit dem Patienten darüber sprechen, was ihn ausgelöst haben könnte. Derartige Auslöser (Trigger) sollten bestenfalls zunächst vermieden werden.

Stabilisierungsphase • Zunächst ist eine Stabilisierungsphase notwendig, in der die Symptome bearbeitet werden. Der Patient sollte nicht bedrängt werden, über seine Erlebnisse oder Erfahrungen zu reden. Er muss sich in seiner aktuellen Situation zurechtfinden und benötigt dazu Ruhe. Pflegende sollten regelmäßig Gespräche anbieten, in denen sie nur für den Patienten Zeit haben. Diese Wertschätzung ist nach einem traumatischen Erlebnis sehr wichtig. Der Patient bestimmt, worüber er reden möchte. Pflegende sollten dem Patienten dabei nicht zu nahe kommen. Körperkontakt und sehr enges Sitzen sollten tabu sein. Die Patienten sollten motiviert werden, aktiv an der Therapie teilzunehmen.

Bearbeitungsphase • Nach der Stabilisierungsphase findet die Bearbeitungsphase des Traumas statt, in der Pflegende den Patienten weiterhin sehr sensibel begleiten. Es ist wichtig, dass sie in engem Gesprächskontakt zu dem Therapeuten bleiben, damit sie wissen, was gerade Bestandteil der Therapie ist, und eine Ahnung über den emotionalen Zustand des Patienten bekommen.

Integrationsphase • In dieser geht es darum, alltagspraktische Fähigkeiten wieder zu erwerben, soziale Bezüge (wieder-)herzustellen und den Alltag bestreiten zu können (▶ Abb. 65.14). In dieser Phase kennen Pflegende den Patienten schon relativ gut. Sie sollten ihn in seinen Ressourcen bestärken und dabei unterstützen, in die Zukunft blicken zu können und sich mit ihr auseinanderzusetzen.

Abb. 65.14 Integrationsphase.

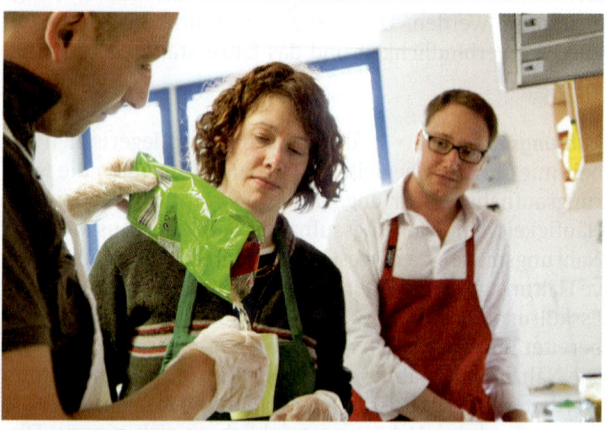

In der Integrationsphase geht es darum, alltagspraktische Fähigkeiten (wieder) zu erwerben.

> **WISSEN TO GO**
>
> **Belastungs- und Anpassungsstörungen**
>
> Sie treten nach krisenhaften Erlebnissen auf, wenn diese nicht verarbeitet werden können.
> - **Akute Belastungsreaktionen**: innerhalb von 5–60 Minuten nach einem Ereignis; Aufmerksamkeit und Entscheidungsfähigkeit sind meist gemindert, körperliche Symptome sind Zittern oder Schwitzen. Mitunter kommt es zu Suizidversuchen. Meist klingen die Symptome nach wenigen Tagen ab.
> - **Anpassungsstörungen**: nach wenigen Tagen bis maximal einem Monat nach dem Ereignis; dauern bis zu 6 Monate
> - **Posttraumatische Belastungsstörung** (PTBS): entwickelt sich schleichend nach dem Ereignis und kann um bis zu 6 Monate verzögert auftreten. Symptome sind Schreckhaftigkeit, Teilnahmslosigkeit, Rückzug und Schlafstörungen, oftmals treten sog. „Flash Backs" auf.
>
> *Therapie und Pflege*
> - **Stabilisierungsphase:** Die Symptome werden bearbeitet. Der Patient bestimmt, worüber er reden möchte. Körperkontakt und enges Sitzen sollten tabu sein.
> - **Bearbeitungsphase:** Der Patient wird weiterhin sensibel begleitet und beim Therapeuten werden die Therapiephase und der emotionale Zustand des Patienten erfragt.
> - **Integrationsphase:** Hier geht es v. a. um alltagspraktische Fähigkeiten und soziale Bezüge. Der Patient wird in seinen Ressourcen bestärkt und dabei unterstützt, in die Zukunft zu blicken.

65.8 Angst- und Zwangsstörungen

65.8.1 Grundlagen

Angst schützt den Menschen vor Gefahren. Setzt sich z. B. eine Wespe auf die Hand, zucken die meisten Menschen unwillkürlich zusammen. Das hängt damit zusammen, dass sie sich vor einer Gefahr schützen wollen. Nimmt diese Angst jedoch eine sehr ausgeprägte Form an, die erhebliche Einschränkungen für das alltägliche und soziale Leben mit sich bringt, wird von einer Angststörung gesprochen.

Definition Angststörungen
Man unterscheidet situationsbezogene von situationsunabhängigen Angststörungen. Bei der situationsbezogenen Angst (= Phobie) versucht der Betroffene, die angstauslösende Situation zu vermeiden. Ist dies nicht möglich, leidet er an großer Furcht.

Die situationsunabhängige Angst tritt auf, ohne dass es einen Auslöser oder eine bestimmte Situation gibt, die die Angst auslöst. Wenn die Angst lange anhält, bezeichnet man sie als generalisierte Angststörung. Tritt die Angst plötzlich und unverhofft auf, handelt es sich um eine Panikstörung.

Angststörungen können unterschiedliche Ausmaße annehmen. Patienten mit Phobien haben häufig noch die Möglichkeit, angstauslösende Situationen zu umgehen, z. B. können sie mit dem Zug in den Urlaub fahren, wenn sie Angst vor dem Fliegen haben. Menschen mit generalisierten Angststörungen haben diese Möglichkeit oft nicht und vermeiden deshalb z. B. soziale Kontakte oder sind nicht mehr in der Lage, das Haus zu verlassen.

Definition Zwangsstörung
Die Zwangsstörung ist eine Krankheit, bei der Patienten durch immer wiederkehrende Zwangsgedanken und Zwangshandlungen gequält werden, z. B. Kontrollzwang, Waschzwang, Zählzwang oder Ordnungszwang (▶ Abb. 65.15). Diese Zwangshandlungen folgen meist immer demselben Muster. Der Versuch, Widerstand dagegen zu leisten, führt zu starker Angst und innerer Unruhe. Zwangshandlungen werden von den Betroffenen durchgeführt, um ein befürchtetes Unheil abzuwenden. Meist ist den Patienten die Sinnlosigkeit der Zwänge bewusst.

Die Hände zu waschen oder zu kontrollieren, ob die Herdplatte ausgeschaltet wurde, bevor man das Haus verlässt, ist wichtig. Menschen mit Zwangsstörungen führen diese Vorgänge jedoch extrem häufig aus und können an nichts anderes mehr denken. Die Ausmaße, die diese Zwangsstörungen annehmen können, bis der Patient mit seiner Situation nicht mehr zurechtkommt, sind i. d. R. enorm. Häufig sind Menschen mit Angst- und Zwangsstörungen unsichere Persönlichkeiten, die sich für ihre Krankheit schämen, da die Symptome das Leben massiv beeinträchtigen. So dauert es möglicherweise Stunden, bis ein Betroffener mit einer Zwangserkrankung das Haus verlassen kann. Im schlimmsten Fall ist er dazu gar nicht mehr in der Lage, weil er nicht aufhören kann, daran zu denken, ob die Herdplatte auch wirklich ausgeschaltet ist.

Pflegende sollten deshalb sehr **behutsam** auf die Patienten zugehen. Diese werden unter Umständen das erste Mal erleben, dass sie wegen ihrer Störung nicht belächelt oder ausgegrenzt werden. Ein **Vertrauensverhältnis** ist eine wichtige Basis, um den Patienten bei der Therapie zu unterstützen.

Häufig müssen Angst- und Zwangspatienten zunächst lernen, dass es sich um eine „richtige" Krankheit handelt, die ernst genommen wird und die die gleiche Berechtigung auf eine Behandlung hat wie jede andere Krankheit auch.

Abb. 65.15 Zwangsstörungen.

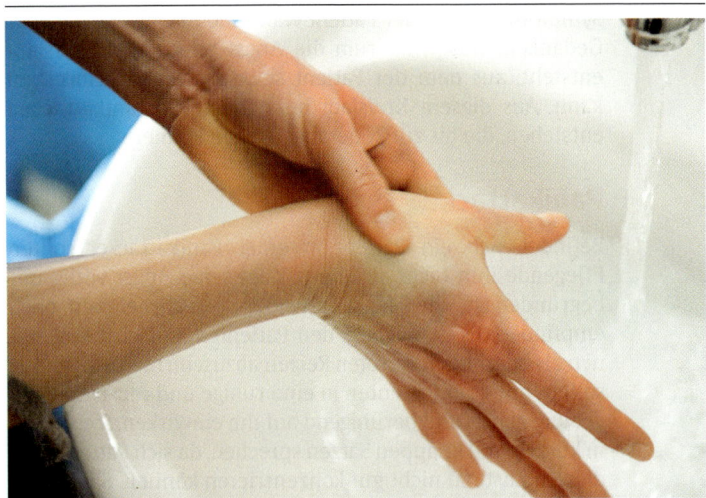
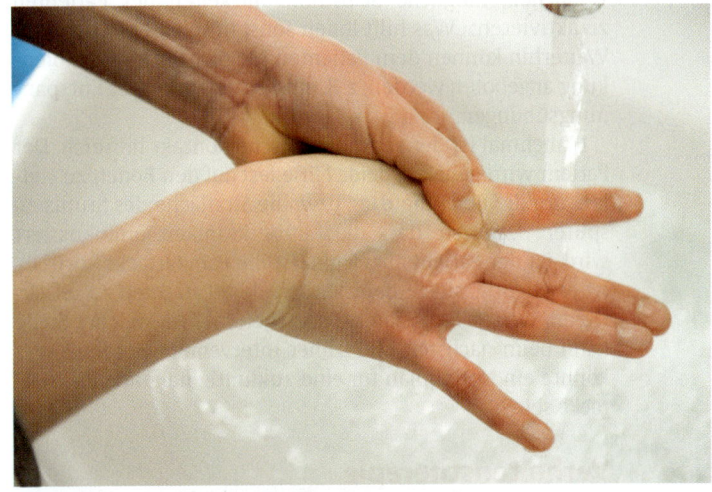
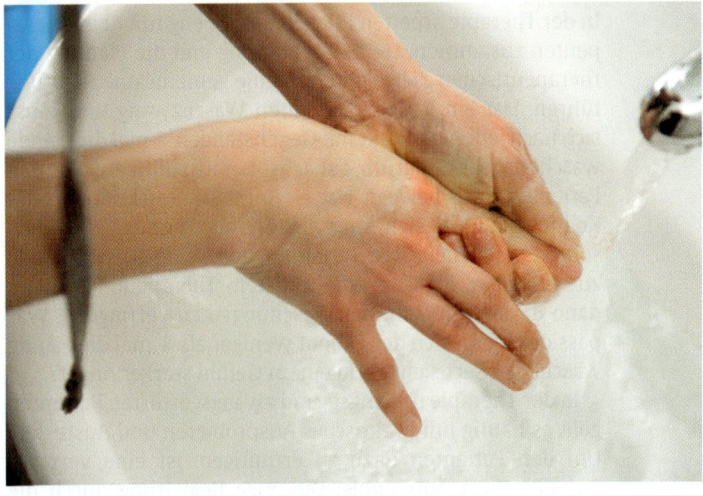

Menschen mit Zwangsstörungen führen bestimmte Handlungen immer und immer wieder in demselben Muster aus.

65 Pflege bei Erkrankungen der Psyche

65.8.2 Therapie und Pflege

Neben einer evtl. **kurzfristigen pharmakologischen Behandlung** werden **verhaltenstherapeutische Interventionen** durchgeführt. Der betroffene Patient muss lernen, sich mit seinen angst- oder zwangsbesetzten Situationen auseinanderzusetzen. Doch bereits davor hat der Patient i.d.R. Angst. Diese Angst äußert sich nicht nur psychisch, sondern auch physisch mit veränderten Körperfunktionen wie Schwitzen oder erhöhtem Puls und veränderten Körperwahrnehmungen wie Erstickungs- oder Engegefühlen in der Brust. Diese Symptome nimmt der Patient wahr und macht sich darüber Gedanken, was wiederum die Angst schürt. Ein Kreislauf entsteht, aus dem der Patient selber schlecht ausbrechen kann. Aus diesem Kreislauf heraus können Panikattacken entstehen, die bis zur Todesangst gehen können.

Panikattacke

Befindet sich ein Patient in einer Panikattacke, sollten Pflegende ihm nicht erläutern, dass seine Angst völlig unbegründet ist. Dies wird er weder so wahrnehmen noch empfinden. Es ist wichtig, den Patienten zunächst von seinen als bedrohlich erlebten Reizen abzuschirmen. Pflegende sollten mit dem Patienten in eine ruhige und reizarme Umgebung gehen und beruhigend auf ihn einwirken. Sie sollten in kurzen und knappen Sätzen sprechen, da sich Patienten in diesem Zustand nicht gut konzentrieren können. Sie sollten versuchen, mögliche Selbsthilfefähigkeiten des Patienten zu aktivieren: „Was hilft Ihnen sonst in so einer Situation?" Weiterhin können dem Patienten Möglichkeiten zur Ablenkung angeboten werden, z.B. ein Spaziergang oder Entspannungsübungen.

Manchmal ist der sensomotorische Kontakt hilfreich. Der Patient wird gebeten, beide Füße fest auf den Boden zu stellen, um die Bodenhaftung bzw. die Sitzfläche des Stuhls zu spüren. Dadurch, dass die Aufmerksamkeit umfokussiert wird, ist der Patient abgelenkt. Ist die Panikattacke vorüber, ist es wichtig, sie gemeinsam mit dem Patienten zu reflektieren. Welche Situation hat dazu geführt? An welcher Stelle kann beim nächsten Mal früher interveniert werden? Was könnte ein Notfallplan für eine zukünftig nahende Panikattacke sein?

Verhaltenstherapie

In der Therapie arbeiten Pflegende sehr eng mit dem Therapeuten zusammen. Die Pflegeplanung und die Planung der therapeutischen Ziele sollten in eine gemeinsame Richtung führen. Hat ein Patient z.B. einen Waschzwang und muss sich nach jedem Kontakt mit Gegenständen 4-mal die Hände waschen, geht es darum, zunächst herauszufinden, was den Patienten dazu bewegt. Hat er Angst vor Infektionen oder Keimen? Fühlt er sich sonst nicht reinlich genug? Pflegende sollten versuchen, den Patienten und seine Beweggründe zu verstehen. In Absprache mit dem Therapeuten geht es dann darum, die Zahl der Waschungen zu verringern. Was passiert, wenn sich der Patient weniger als 4-mal die Hände wäscht? Äußert sich das in einem Gefühl starker Angst?

In der Therapie mit angst- und zwangsgestörten Patienten geht es häufig um praktisches Ausprobieren und Austesten. Um den Patienten dazu zu ermutigen, ist eine vertrauensvolle Basis notwendig. Die enge Begleitung durch die Bezugspflegekraft ist für den Patienten wichtig, um eine sichere Basis zu haben, wenn er sich auf ein für ihn „gewagtes" Terrain begibt.

> **! Merken Ausprobieren**
>
> *Drängen Sie den Patienten nicht dazu, etwas auszuprobieren, wovor er Angst hat, z.B., sich nicht die Hände zu waschen oder mit dem Aufzug zu fahren. Wägen Sie mit dem Patienten aber ab, welche Vor- und Nachteile das Ausprobieren haben könnte. Arbeiten Sie in kleinen Schritten und achten Sie auf kleine Erfolge. Wenn sich ein Patient, der Angst vor dem Fahrstuhlfahren hat, zum ersten Mal in den Aufzug stellt, ist dies auch bei geöffneter Aufzugstür für ihn bereits ein großer Erfolg.*

Auch die Arbeit mit Angehörigen ist sehr wichtig. Diese müssen mit dem angst- oder zwangsgestörten Patienten leben. Deshalb ist es notwendig, ihnen näherzubringen, dass es sich nicht um eine „Macke" des Patienten handelt, sondern um eine „echte" Krankheit. Angehörige können eine wichtige Stütze sein. Oftmals dauert es sehr lange, bis sich angst- oder zwangsgestörte Patienten von ihren Verhaltensmustern komplett lösen können. Wenn der Patient einverstanden ist, sollten die Angehörigen so weit wie möglich in den therapeutisch-pflegerischen Prozess einbezogen werden, sodass sie mit dem Patienten nach der Entlassung weiterhin gemeinsam arbeiten können.

> **WISSEN TO GO**
>
> **Angst- und Zwangsstörungen**
>
> Man unterscheidet **situationsbezogene** (= Phobie) von **situationsunabhängigen** (ohne Auslöser) **Angststörungen**. Lang anhaltende Angst bezeichnet man als generalisierte Angststörung. Tritt die Angst plötzlich auf, handelt es sich um eine Panikstörung. Die **Zwangsstörung** ist eine Krankheit, bei der Patienten durch immer wiederkehrende Zwangsgedanken und Zwangshandlungen gequält werden.
>
> *Therapie und Pflege*
> Neben einer evtl. kurzfristigen pharmakologischen Behandlung werden verhaltenstherapeutische Interventionen durchgeführt.
> - **Panikattacke**: Patienten werden nicht belehrt, sondern von den als bedrohlich erlebten Reizen abgeschirmt, beruhigt und abgelenkt. Nach der Panikattacke wird über die Situation reflektiert.
> - **Verhaltenstherapie**: In der Therapie geht es häufig um praktisches Ausprobieren und Austesten. Hierzu ist eine vertrauensvolle Basis notwendig. Der Patient darf nicht bedrängt werden. Es wird in kleinen Schritten gearbeitet. Angehörige werden in die Therapie integriert.

65.9 Dissoziative Störungen

65.9.1 Grundlagen

Definition Dissoziative Störungen
Dissoziative Störungen werden auch als Konversionsstörungen oder somatoforme Störungen bezeichnet und beschreiben eine Vielzahl körperlicher und psychischer Beeinträchtigungen, für die es keine organische Ursache gibt. Vielmehr handelt es sich um eine sog. Abwehrreaktion, bei der seelische Probleme in körperliche Symptome „umgewandelt" werden (lat. conversio = Umwandlung).

Die meisten Konversionsstörungen werden **psychodynamisch** erklärt. Man geht davon aus, dass es im Unbewussten des Patienten **ungelöste Konflikte** gibt, die sich in Form körperlicher Symptome, z. B. als Magenschmerzen, äußern. Auch **traumatische Erlebnisse** wie eine Vergewaltigung oder das Überleben schwerer Katastrophen können eine Konversionsstörung auslösen, damit die furchtbare Erfahrung psychisch überstanden wird. Durch die Entstehung körperlicher Symptome kommt es zu einer psychischen Entlastung. Die Symptome sind vielfältig. Sie äußern sich z. B. als **Bewegungsstörungen** wie Lähmungen, Unsicherheiten beim Gehen, Krampfanfälle. Auch die **Wahrnehmung** kann betroffen sein. Manche Patienten glauben, nicht mehr richtig sehen, riechen oder hören zu können. Andere klagen über **Bauch- und Kopfschmerzen** oder Erbrechen.

65.9.2 Therapie und Pflege

Die dissoziative Störung ist für Patienten häufig schwer zu begreifen. Pflegende sollten daher empathisch und sensibel mit den Betroffenen umgehen. Symptome sollten nicht heruntergespielt werden, nur weil es keine organischen Ursachen dafür gibt. Vielmehr ist es wichtig, den Patienten ernst zu nehmen. Die Krankheit basiert auf psychischen Konflikten, die in der Therapie aufgearbeitet werden sollen. Pflegende unterstützen diesen therapeutischen Prozess, indem sie z. B. den Patienten motivieren, therapeutische Übungen durchzuführen oder in den Fallbesprechungen ihre Beobachtungen einbringen.

Bei Patienten mit **Gangunsicherheiten** sollte eine **Sturzprophylaxe** erfolgen. Reize, die sich negativ auf den Patienten auswirken, sollten zunächst vermieden werden. Wird dem Patienten z. B. nach dem Baden immer übel, sollte er vielleicht beim nächsten Mal duschen. Hilft dieser Vorschlag nicht, ist es evtl. möglich, dass das Duschgel ihn unbewusst an vergangene Erlebnisse erinnert. Betroffene müssen i. d. R. erst selbst herausfinden, was ihnen gut- und was ihnen nicht guttut. Pflegende können sie darin unterstützen, Prozesse zu rekonstruieren und den „Übeltäter", z. B. das Duschgel, als **Auslöser negativer Erinnerungen** zu **identifizieren**.

> **! Merken** Tabuthema
> *Sie sollten allerdings nicht mit dem Patienten das Trauma thematisieren. Weisen Sie darauf hin, dass es sich hier um ein Thema handelt, welches mit dem Therapeuten aufgearbeitet wird. Binden Sie den Patienten stattdessen in alltagspraktische Gespräche ein oder reden Sie über Themen, die den Patienten interessieren, z. B. die letzten Fußballergebnisse.*

Da häufig nicht bekannt ist, was bei dem Patienten ein Trauma ausgelöst hat, sollte der **Körperkontakt** auf das Notwendigste **beschränkt werden**, z. B. beim Messen der Vitalzeichen. Gespräche sollten in einem „sicheren" Abstand geführt werden. Die Intimzone des Menschen befindet sich im westlichen Kulturkreis z. B. in einem Radius von etwa 60 cm. Diese Distanz sollte nicht unterschritten werden, z. B. bei der Auswahl eines Sitzplatzes im Raum. Im Radius von bis zu **120 cm** befindet sich der **persönliche Raum**. Hier wird das Gegenüber als persönlicher Gesprächspartner wahrgenommen, ohne sich bedrängt zu fühlen. Ein größerer Radius bis zu 4 Metern bezeichnet die soziale Zone, alles darüber hinaus ist die öffentliche Zone. Betroffene schätzen i. d. R. eher eine gewisse Distanz, weshalb sich der Kontakt auf den persönlichen Raum beschränken sollte.

>
> **WISSEN TO GO**
>
> **Dissoziative Störungen (Konversionsstörungen)**
>
> Sie beschreiben eine Vielzahl körperlicher und psychischer Beeinträchtigungen, für die es **keine organische Ursache** gibt. Es handelt sich um eine **Abwehrreaktion**, bei der seelische Probleme in körperliche Symptome „umgewandelt" werden, z. B. Bewegungsstörungen, Krampfanfälle, Wahrnehmungsstörungen, Bauch- und Kopfschmerzen oder Erbrechen.
>
> *Therapie und Pflege*
> Die psychischen Konflikte sollten in der Therapie aufgearbeitet werden. Reize, die sich negativ auf den Patienten auswirken, sollten vermieden werden. Pflegende sollten nicht mit dem Patienten das Trauma thematisieren. Körperkontakt sollte auf das Notwendigste beschränkt und Gespräche in einem „sicheren" Abstand geführt werden.

65.10 Persönlichkeitsstörungen

Definition **Persönlichkeitsstörungen**
Hierunter werden anhaltende (chronische) Wahrnehmungs-, Denk- und Verhaltensmuster zusammengefasst, die deutlich von der Norm abweichen. Meist äußern sie sich bereits in jungen Jahren.

Die meisten Patienten mit Persönlichkeitsstörungen leiden zunächst nicht unter ihnen. Häufig ist es die Interaktion mit der Umwelt, die ihnen Probleme bereitet. Im Umgang mit diesen Patienten ist es für Pflegende sehr wichtig, dass sie **auf ihre eigene Persönlichkeit achten** und diese durch ein ausgewogenes Maß an Nähe und Distanz sowie durch **reflektierende Gespräche** mit Kollegen oder durch Supervision schützen.

Es gibt viele unterschiedliche Formen der Persönlichkeitsstörungen. Bei jeder ist ein anderer Umgang mit den Patienten erforderlich.

65.10.1 Paranoide Persönlichkeitsstörung

Diese Patienten sind äußerst **misstrauisch** und **kritisch** (▶ Abb. 65.16). Da sie stets etwas Negatives von ihren Mitmenschen erwarten, nehmen sie Pflegende genau unter die Lupe und interpretieren ihr Verhalten. Es ist deshalb sehr wichtig, **glaubwürdig** zu **agieren**. Pflegende sollten genau überlegen, was sie dem Patienten sagen, denn genau das sollten sie auch einhalten. Wenn sie die Patienten enttäuschen, werden sie es sehr schwer haben, ein kleines Maß an Vertrauen zu gewinnen, und erhalten einen sarkastischen Gegner, der ihnen das Leben schwer macht. Pflegende sollten deshalb authentisch bleiben und in kleinen Schritten auf die Person zugehen – und sie sollten immer bedenken, dass die Person nicht absichtlich paranoid ist.

Abb. 65.16 Paranoide Persönlichkeitsstörung.

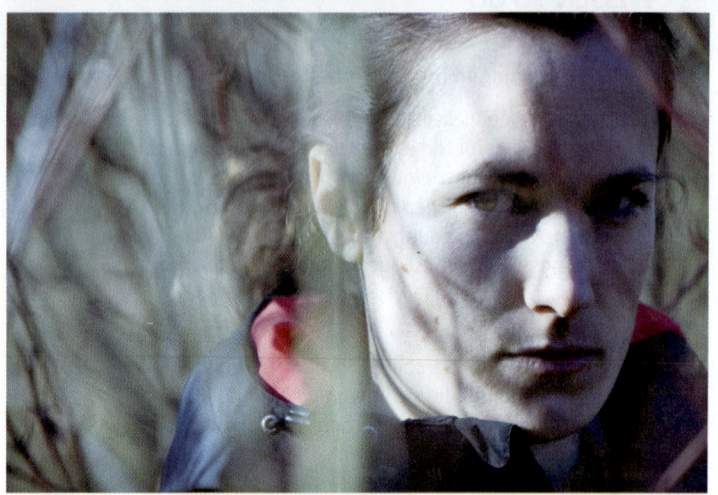

Menschen mit einer paranoiden Persönlichkeitsstörung sind sehr misstrauisch. (Situation nachgestellt)

65.10.2 Schizoide Persönlichkeitsstörung

Menschen mit schizoider Persönlichkeitsstörung sind gerne allein und haben **wenig Interesse am Kontakt** mit anderen Menschen. Sie wahren eine große Distanz zu ihren Mitmenschen, die für dieses Verhalten häufig kein Verständnis aufbringen können und mit Wut oder Enttäuschung reagieren. Häufig sind diese Personen sehr intelligent, zeigen aber eingeschränkte Kompetenzen im Bezug auf ihr Sozialverhalten.

Vielleicht kann auf intellektueller Ebene ein Gesprächsinteresse geweckt werden, durch das man einen Zugang zu dem Patienten erhält. Pflegende sollten nicht enttäuscht sein, wenn dieser Vorgang sehr lange dauert und sie wenige Rückmeldungen wie Sympathiebekundungen, Freude oder andere emotionale Reaktionen erhalten. Sie sollten dem Menschen trotzdem ihre **Wertschätzung entgegenbringen** und ihm **regelmäßigen Kontakt anbieten**.

65.10.3 Histrionische Persönlichkeitsstörung

Die Patienten verhalten sich anderen Personen gegenüber zunächst **zugewandt** und **offen** und sind bemüht, Aufmerksamkeit und Beachtung zu erlangen, wobei sie mitunter unecht wirken können. Aufmerksamkeit und Beachtung erwarten sie in einem erhöhten Maße. Wenn dieses Maß nicht erfüllt wird, neigen sie zu **dramatisierenden Verhaltensweisen**.

Pflegende sollten versuchen, ein realistisches Maß an Zuwendung für diese Patienten zu ermöglichen. Sie sollten **feste Termine** vereinbaren, an denen sie nur für diese eine Person **Zeit haben**. In den Gesprächen sollten sie thematisieren, dass es ihnen ein Anliegen ist, ihre Zeit so aufzuteilen, dass alle Bezugspatienten einen gerechten Anteil daran erhalten. Lob und Anerkennung sollten realistisch dosiert, aber nicht vergessen werden.

65.10.4 Ängstlich vermeidende Persönlichkeitsstörung

Diese Personen versuchen, vieles zu **vermeiden**, um sich **vor Enttäuschungen zu schützen** – vor allem Beziehungen. Pflegende sollten Geduld haben und eine Beziehung kleinschrittig aufbauen. Sie sollten **verbindliche Gesprächstermine** vereinbaren und bereits **kleine Erfolge** der sozialen Kontaktaufnahme **loben**. Die professionelle Beziehung sollte als „Lernebene" thematisiert werden, die zum Aufbau weiterer Beziehungen dienen kann.

Eine Entlassung aus dem stationären Setting kann von den Betroffenen als Beziehungsabbruch erlebt werden. Deswegen ist es wichtig, dem Patienten zu erklären, dass es sich um eine professionelle Beziehung handelt, die irgendwann endet. Der Abschied sollte gemeinsam besprochen werden. Häufig ist es hilfreich, eine kleine gemeinsame Aktivität zu planen. Pflegende können sich z. B. mit dem Patienten verabreden, um gemeinsam eine Tasse Tee zu trinken und über den Behandlungsprozess zu reflektieren. Dabei können sie den **Fokus auf positive Veränderungen** legen und den Patienten für **Erfolge loben**. Dies hat bei Menschen mit einem geringen Selbstbewusstsein positive Effekte.

65.10.5 Narzisstische Persönlichkeitsstörung

Menschen mit narzisstischen Störungsbildern haben ihren Mitmenschen gegenüber eine sehr **hohe Erwartungshaltung**. Sie **wollen bewundert werden** (▶ Abb. 65.17). Sie fühlen sich großartig und wollen auch so wahrgenommen werden. Wenn dies nicht passiert, neigen diese Patienten häufig zu aggressivem Verhalten. Dieses sollte nicht toleriert werden.

Pflegende sollten im Umgang mit diesen Patienten **Geduld haben** und versuchen, den Patienten wie jeden anderen zu behandeln, aber nicht abzuwerten – es steckt mitunter ein minderes Selbstwertgefühl und Angst vor Kritik hinter der Störung. Pflegende sollten dem Patienten klarmachen, dass ihm **keine Sonderbehandlungen** zustehen.

65.10.6 Emotional instabile Persönlichkeitsstörung

Menschen mit emotional instabilen Persönlichkeiten haben **extreme Stimmungsschwankungen**. Bereits kleinste Ereignisse können die Stimmungslage verändern. Menschen mit emotional instabilen Persönlichkeitsstörungen berichten häufig von der **Angst vor** dem Alleingelassen- oder **Verlassenwerden**.

Impulsiver Typus • Die emotional instabile Persönlichkeitsstörung dieses Typus äußert sich in extremen bis exzessiven Verhaltensweisen (Suizidversuche, Trinken bis zur Alkoholvergiftung, Rasen mit dem Auto). Patienten mit dieser Störung sind kaum in der Lage, Kritik zu ertragen, und reagieren darauf schnell gereizt und aggressiv. Pflegende sollten sich nicht davon beeindrucken lassen. Sie sollten mit dem Patienten besprechen, dass sie seine negativen, aber auch seine positiven Seiten sehen. Sie sollten immer wieder einen Bezug zur Realität herstellen: Warum ist es z. B. verboten, so schnell zu fahren?

Abb. 65.17 Narzisstische Persönlichkeitsstörung.

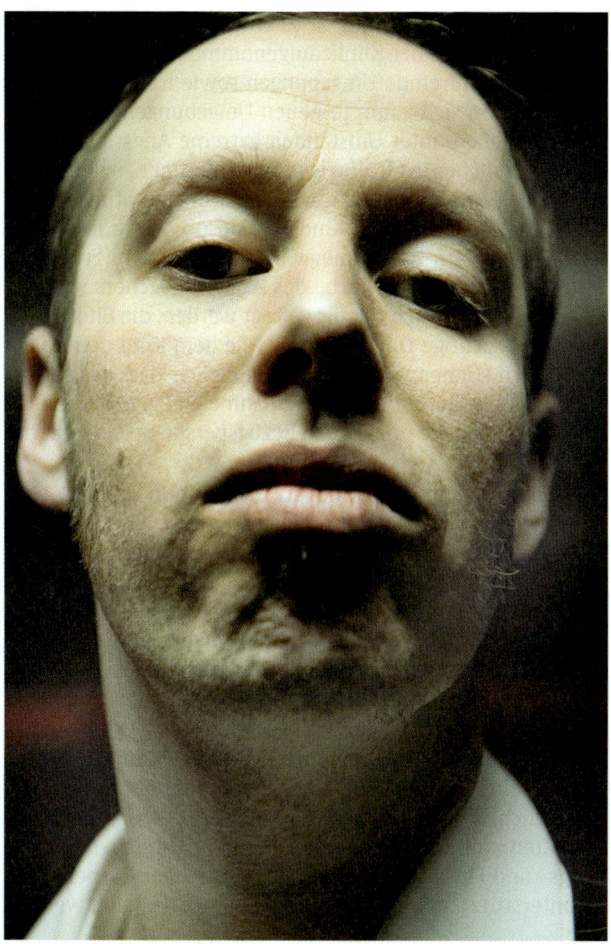

Menschen mit dieser Störung fühlen sich großartig und wollen bewundert werden. (Situation nachgestellt)

Borderline-Typus • Betroffene berichten häufig von einem Zustand innerer Leere. Die Angst vor dem Verlassenwerden dominiert andere Gefühle. Um dem entgegenzuwirken, begeben sie sich in sehr intensive, aber wenig stabile Beziehungen, in denen sie Druck auf andere ausüben. Werden die oft sehr hohen Erwartungen enttäuscht, kommt es häufig zu emotionalen Krisen mit Selbstverletzungen. Pflegende sollten deshalb sehr transparent und klar mit diesen Bezugspatienten umgehen. Abwesenheitszeiten sollten besprochen und ein Kollege benannt werden, der in dieser Zeit als Ansprechpartner fungiert.

Personen mit Borderline-Störungen können ganze Teams durcheinanderbringen. Pflegende sollten deshalb sehr klar kommunizieren und sorgfältig dokumentieren. Wichtig ist, dass besonders auf ein angemessenes Nähe-Distanz-Verhältnis geachtet wird und sich Pflegende nicht in zu intensive Beziehungen verstricken lassen. Reflektierende Gespräche und Supervisionen sind eine notwendige Basis für den Umgang mit diesen Patienten. Weiterhin sollten Pflegende darauf achten, dass sie den Patienten körperlich nicht zu nahe kommen, denn häufig haben die Patienten bereits Missbrauchserfahrungen gemacht.

65.10.7 Dependente/abhängige Persönlichkeitsstörung

Patienten mit dependenten Abhängigkeitsstörungen haben **Angst, Verantwortung zu tragen**. Deshalb können sie nur schwer eigene Entscheidungen treffen und machen sich so von anderen Personen abhängig. Wenn diese Personen in die stationäre Behandlung kommen, haben sie i. d. R. bereits einen Leidensweg mit Gewalterfahrungen, Substanzmittelkonsum oder finanzieller Ausbeutung hinter sich.

Pflegende sollten darauf achten, dass sich die Personen während des Aufenthalts nicht von ihnen abhängig machen. Sie sollten immer wieder **kleine Entscheidungen fördern**, zu denen die Patienten stehen müssen, z. B. „Möchten Sie lieber spazieren gehen oder ein Gesellschaftsspiel spielen?" Weiterhin sollten sie **positive Rückmeldungen** geben. Besonders wichtig ist es, dass sich die Person ein soziales Netz aufbaut, in dem sie nach der Entlassung Halt findet. Unterstützung können neben Angehörigen und Freunden Selbsthilfegruppen, Beratungsstellen oder ambulante Therapien geben.

WISSEN TO GO

Persönlichkeitsstörungen

Hierunter werden chronische Wahrnehmungs-, Denk- und Verhaltensmuster zusammengefasst.

- **Paranoide Persönlichkeitsstörung:** Patienten sind misstrauisch und kritisch → glaubwürdig agieren, authentisch bleiben, in kleinen Schritten auf die Person zugehen.
- **Schizoide Persönlichkeitsstörung:** Betroffene wahren eine große Distanz zu ihren Mitmenschen, besitzen ein eingeschränktes Sozialverhalten → Wertschätzung entgegenbringen und regelmäßige Kontakte anbieten.
- **Histrionische Persönlichkeitsstörung:** Patienten erwarten in einem erhöhten Maße Aufmerksamkeit und Beachtung. Wird dies nicht erfüllt, neigen sie zu dramatisierenden Verhaltensweisen → realistisches Maß an Zuwendung ermöglichen, z. B. feste Gesprächstermine.
- **Ängstlich vermeidende Persönlichkeitsstörung:** Betroffene vermeiden vieles, um sich vor Enttäuschungen zu schützen → Geduld haben, Beziehung kleinschrittig aufbauen.
- **Narzisstische Persönlichkeitsstörung:** Betroffene haben ihren Mitmenschen gegenüber eine sehr hohe Erwartungshaltung und wollen bewundert werden. Wenn dies nicht passiert, neigen sie zu aggressivem Verhalten, was nicht toleriert werden sollte.
- **Emotional instabile Persönlichkeitsstörung:**
  - **Impulsiver Typus:** extreme bis exzessive Verhaltensweisen; Patienten ertragen kaum Kritik und reagieren schnell gereizt und aggressiv → nicht beeindrucken lassen und immer wieder Bezug zur Realität herstellen.
  - **Borderline-Typus:** Angst vor dem Verlassenwerden dominiert andere Gefühle; Betroffene begeben sich in sehr intensive Beziehungen, in denen sie Druck ausüben. Bei enttäuschten Erwartungen kommt es häufig zu emotionalen Krisen mit Selbstverletzungen → transparent und klar mit den Patienten umgehen und sorgfältig dokumentieren.
- **Dependente/abhängige Persönlichkeitsstörung:** Betroffene haben Angst, Verantwortung zu tragen, und können nur schwer Entscheidungen treffen, was sie von anderen Personen abhängig macht → darauf achten, dass sie sich nicht abhängig machen; immer wieder kleine Entscheidungen fördern.

65 Pflege bei Erkrankungen der Psyche

65.11 Organisch bedingte psychische Störungen

Sie werden in akute und chronische Störungen unterteilt. Einige Formen der akuten Störungen verlaufen reversibel (eine Wiederherstellung des ursprünglichen Zustands ist möglich, z. B. Delir), chronische Störungen verlaufen irreversibel und fortschreitend, z. B. Demenz.

Informationen zu den irreversiblen Störungen wie der Demenz finden Sie im Kap. „Pflege bei Erkrankungen des Nervensystems" (S. 1247).

Bei **akuten Störungen** mit organisch bedingter Ursache ist es notwendig, den Patienten **kontinuierlich** zu **begleiten** und zu **überwachen**, insbesondere die **Vitalwerte** sollten **regelmäßig kontrolliert** werden. Pflegende sollten eine reizarme und **ruhige Atmosphäre** schaffen und deutlich und in kurzen Sätzen mit dem Patienten sprechen. Ein häufiger Wechsel von Ansprechpartnern sollte in dieser Zeit unbedingt vermieden werden.

Nach wenigen Stunden bis hin zu einigen Wochen bilden sich die Symptome eines Delirs zurück. Dennoch bleiben häufig zunächst kognitive Störungen. Deshalb sind die dann wichtigsten Ziele Rehabilitation und Wiederherstellung der Fähigkeiten. Dabei werden die Ressourcen des Patienten berücksichtigt und gefördert. Wenn der Patient z. B. in der Lage ist, mit Unterstützung seiner Körperpflege nachzugehen, sollte er nur so weit unterstützt werden, wie es unbedingt notwendig ist (**aktivierende Pflege**). Es ist wichtig, die Gehirnfunktion im Rahmen alltagspraktischer Tätigkeiten zu trainieren, um einen langfristigen Erfolg zu haben. Pflegende sollten z. B. versuchen, die Patienten zu ermutigen, nicht ausschließlich fernzusehen, sondern auch mal ein Kreuzworträtsel zu lösen oder ein Buch zu lesen, sofern sie dazu in der Lage sind. Vielleicht kann man dem Patienten auch einmal etwas vorlesen und anschließend mit ihm sprechen.

65.12 Ausgewählte kinder- und jugendpsychiatrische Störungen

65.12.1 Frühkindlicher Autismus

Grundlagen

Definition Autismus
Der frühkindliche Autismus ist eine Beeinträchtigung der Entwicklung des Kindes vor dem 3. Lebensjahr. Betroffen sind verbale und nonverbale Kommunikation, Kontaktaufnahme und zwischenmenschliche Beziehungen. Das Verhalten des Kindes beschränkt sich auf wenige Muster, die sich immer wiederholen.

Die **Entwicklung** der Kinder ist **tiefgreifend gestört**, die zwischenmenschliche **Kommunikation stark eingeschränkt**. Etwa die Hälfte der betroffenen Kinder lernt nicht sprechen. Gefühlsreaktionen wie Mitleid fehlen. An anderen Menschen besteht im Allgemeinen wenig Interesse. Stattdessen interessieren sich die Kinder für Gegenstände. Sie schauen ihrem Gegenüber nie in die Augen, sondern scheinen durch einen hindurchzusehen.

Umgang

Für ein Kind mit Autismus ist es eine sehr belastende Situation, wenn es in einer Klinik aufgenommen wird. Autistische Kinder mögen fremde Umgebungen sowie fremde Personen nicht, können sich kaum in neuen Umgebungen zurechtfinden und haben unter Umständen extreme Angst. Pflegende sollten versuchen, so früh wie möglich Kontakt zu den Eltern des Kindes zu bekommen, um in Erfahrung zu bringen, welcher **Tagesablauf** für das Kind zu Hause wichtig ist. Findet das Zähneputzen z. B. immer vor oder nach dem Frühstück statt? Ist dem Kind die Farbe des Zahnputzbechers wichtig? Dabei darf ruhig nach Details gefragt werden, die Eltern können viele wichtige Dinge erklären, die dem Kind den Ablauf erleichtern können. Vielleicht ist es möglich, dass das autistische Kind die Station vor der Aufnahme einige Male besucht und dabei auch die pflegenden Bezugspersonen kennenlernt.

Aufnahme • Wenn das Kind auf die Station kommt, sollte versucht werden, eine möglichst ruhige Umgebung zu schaffen. Vielleicht können die anderen Kinder in der Zeit etwas anderes unternehmen, sodass das Kind nicht unnötig überfordert wird. Das Kind sollte nach der Aufnahme sehr genau beobachtet werden. Es kommt nicht selten zu selbstverletzenden Verhaltensweisen, weil sich autistische Kinder in fremden Umgebungen schlecht zurechtfinden.

Unterstützung • Das Kind sollte von Pflegenden durch den Tag begleitet werden. Je nach Schweregrad der Störung ist es möglich, dass das autistische Kind nicht weiß, wie es sich verhalten soll. Das Kind sollte in einer ausreichende Nahrungs- und Flüssigkeitsaufnahme und bei der Körperhygiene unterstützt und regelmäßig zur Toilette begleitet werden.

Kontakt zu Gleichaltrigen • Das Kind sollte im Kontakt mit Gleichaltrigen von Pflegenden begleitet werden. Autistische Kinder werden schnell zu Mobbingopfern, da andere Kinder nicht mit dem Verhalten umgehen können. Pflegende sollten den anderen Kindern erklären, was der Autismus für das Kind bedeutet. Autistische Kinder meiden Körperkontakt. Das sollten Pflegende unbedingt beachten und auch den anderen Kindern vermitteln.

> **WISSEN TO GO**
>
> **Frühkindlicher Autismus**
>
> Die Entwicklung des Kindes ist beeinträchtigt. Betroffen sind verbale und nonverbale Kommunikation, Kontaktaufnahme und zwischenmenschliche Beziehungen. Autistische Kinder mögen fremde Umgebungen und Personen nicht, können sich kaum in neuen Umgebungen zurechtfinden und haben u. U. extreme Angst. Es ist wichtig, den Tagesablauf und die Gewohnheiten des Kindes zu kennen.
> - **Aufnahme:** möglichst ruhige Umgebung schaffen; Kind nach der Aufnahme genau beobachten
> - **Unterstützung:** Kind durch den Tag begleiten; bei der Nahrungs- und Flüssigkeitsaufnahme und der Körperhygiene unterstützen

65.12.2 Aufmerksamkeitsdefizit-Hyperaktivitätsstörung

Grundlagen

Definition **ADHS**
Ein Kind mit ADHS ist stets unruhig, abgelenkt und unaufmerksam. Es unterliegt einem dauernden Bewegungsdrang und einer starken Impulsivität. Auch das Sozialverhalten ist beeinträchtigt. Die Symptome sind situationsunabhängig und bestehen über Jahre.

Umgang

Kinder mit ADHS sind als „Zappelphilipp" bekannt. Sie bekommen im Alltag oft wenig positive Rückmeldung, sondern werden meist als anstrengend empfunden. Pflegende sollten versuchen, bei dem Kind das Positive zu suchen. Sie sollten genau darauf achten, was ihnen an dem Kind **positiv auffällt**, und das Kind dafür **loben**. Wenn es das Kind z. B. nicht schafft, die kompletten Hausaufgaben auf einmal zu erledigen, dafür aber einige Aufgaben schafft und zwischenzeitlich eine Pause braucht, sollte nicht geschimpft werden, dass die Hausaufgaben nicht fertig sind, sondern das Kind für jede einzelne erledigte Aufgabe gelobt werden.

Im Umgang mit dem Kind sollten Pflegende **sachlich** und **konsequent bleiben**. Sie sollten dem Kind deutlich machen, was von ihm erwartet wird, und nicht, was **nicht** von ihm erwartet wird, z. B.: „Bitte häng Deine Jacke an den Haken" und nicht „Wirf die Jacke nicht immer auf den Boden". Verhandlungen mit den Kindern sind sinnlos, Pflegende sollten konsequent bleiben und mögliche **Beschimpfungen** seitens des Kindes **nicht persönlich nehmen**. Das Kind ist in dem Moment wütend und kann sich im nächsten Moment schon wieder ganz anders fühlen. Es sollte deswegen unbedingt vermieden werden, negative Situationen und Vorhaltungen aufzuschaukeln („Das machst Du heute schon zum dritten Mal").

Je klarer Pflegende in ihren Strukturen und Anforderungen sind, desto besser kann sich das Kind mit den Regeln zurechtfinden. Deshalb ist es für das Kind einfacher, wenige, aber sinnvolle Regeln zu haben. Sollte das Kind die Regeln nicht einhalten, sollte es nicht ziellos bestraft werden, sondern Konsequenzen sollten ausgewählt werden, die sich logisch auf das Fehlverhalten beziehen. Wenn das Kind z. B. ein Spielzeug zerstört, kann es danach erst einmal nur mit Spielzeugen spielen, die nicht so leicht kaputtgehen. Wird das Kind daraufhin wütend, sollte man **nicht mit dem Tempo und der Stimmung des Kindes mitgehen**, sondern ruhig und sachlich bleiben und die Konsequenz erklären.

! Merken Hilfreiche Strategien
Achten Sie auch darauf, welche Strategien dem Kind helfen können. Wenn Sie z. B. von dem Kind erwarten, dass es konzentriert seine Hausaufgaben erledigt, sorgen Sie dafür, dass das Kind dabei nicht gestört wird, und vermeiden Sie visuelle Reize, z. B. den Gameboy neben dem Schreibtisch oder andere Kinder, die im selben Raum spielen.

Durch die Übernahme von Verantwortung wird das **Selbstwertgefühl** des Kindes **gestärkt**. Wenn es z. B. beim Kochen oder Tischdecken helfen darf, bekommt es das Gefühl, wichtig zu sein. In der Regel übernehmen Kinder mit ADHS im Stationsablauf gerne eine regelmäßige Aufgabe, für die sie beachtet und gelobt werden.

Pflegende sollten **nicht nachtragend sein**, wenn etwas nicht so funktioniert hat, wie sie gedacht haben. Spätestens wenn das Kind zu Bett geht, sollte die Situation geklärt und die Stimmung neutral sein. Da Kinder mit ADHS häufig sehr sensibel sind, sollten sie nicht mit schlechten Gefühlen zu Bett geschickt werden.

WISSEN TO GO

Aufmerksamkeitsdefizit-Hyperaktivitätsstörung (ADHS)

Ein Kind mit ADHS ist stets unruhig, abgelenkt und unaufmerksam. Es unterliegt einem dauernden Bewegungsdrang und einer starken Impulsivität. Auch das Sozialverhalten ist beeinträchtigt.

Die Betroffenen bekommen im Alltag oft wenig positive Rückmeldung. Pflegende sollten genau darauf achten, was ihnen an dem Kind positiv auffällt, und es dafür loben. Im Umgang sollte man sachlich und konsequent bleiben und mögliche Beschimpfungen nicht persönlich nehmen. Negative Situationen und Vorhaltungen sollten nicht aufgeschaukelt werden. Je klarer Pflegende in ihren Strukturen und Anforderungen sind, desto besser kann sich das Kind mit den Regeln zurechtfinden. Die Übernahme von Verantwortung stärkt das Selbstwertgefühl des Kindes.

65.13 Psychosomatische Störungen

Es gibt verschiedene somatische Auffälligkeiten, für die keine körperliche Ursache gefunden werden kann. Psychosomatische Störungen haben immer auch etwas mit der Psyche des Menschen zu tun. Wenn ein Patient häufig über Bauch- oder Kopfschmerzen klagt, ist zu hinterfragen, ob es einen Grund für diese Beschwerden gibt. Redewendungen wie „sich einen Kopf um etwas machen" oder „auf den Magen schlagen" deuten bereits darauf hin, dass es psychische Prozesse gibt, die sich körperlich äußern. Pflegende sollten in ihren Bezugsgesprächen über mögliche Ursachen sprechen, genau beobachten und den Patienten nach weiteren Symptomen fragen, z. B.:
- Anspannung
- Überforderung, Belastung
- Angst/Sorge
- Rückzug
- anstehende wichtige Termine (Gerichtstermin, Scheidungstermin, therapeutisches Gespräch mit Familienangehörigen?)

Entspannungsverfahren können in Anspannungssituationen helfen. Mit dem Angebot beispielsweise von Gesprächen, Spaziergängen oder Bädern kann dem Patienten verdeutlicht werden, dass sein Problem ernst genommen wird. Pflegende sollten Gesprächsangebote machen und auch die Möglichkeit aufzeigen, diese Probleme im therapeutischen Gespräch zu besprechen. Vielen Patienten wird nicht klar sein, dass die somatischen Beschwerden mit ihrem psychischen Zustand zusammenhängen.

65 Pflege bei Erkrankungen der Psyche

65.14 Übersicht über die wichtigsten Medikamente

Die ▶ Tab. 65.1 gibt einen Überblick über die wichtigsten eingesetzten Medikamente bei psychischen Erkrankungen.

Tab. 65.1 Die wichtigsten Medikamente bei psychischen Erkrankungen.

Wirkstoffgruppe	häufig verwendete Wirkstoffe und Handelsnamen	Therapieziel/Anwendung	Nebenwirkungen/Beobachtungskriterien/zu beachten
Benzodiazepine	• Bromazepam: z. B. Lexotanil • Diazepam: z. B. Valium, Stesolid • Flunitrazepam: z. B. Rohypnol • Flurazepam: z. B. Dalmadorm • Midazolam: z. B. Dormicum	• Benzodiazepine blockieren die Weitergabe bestimmter Nervenreize. • sie wirken dadurch beruhigend, krampflösend und schlaffördernd • Einsatz bei Angstzuständen, Schlafstörungen, Depressionen	• Müdigkeit • vermindertes Reaktionsvermögen • Schwindel → Sturzprophylaxe! • Schlafstörungen → ggf. einer Umkehr des Tag-Nacht-Rhythmus entgegenwirken, abends Einschlafrituale einführen • Obstipation • Wechselwirkungen mit anderen Medikamenten, auch mit Alkohol • hohes Abhängigkeitspotenzial • ggf. Entzugserscheinungen bei langem Konsum und abruptem Absetzen, z. B. Stimmungsschwankungen, Unruhe bis hin zu epileptischen Anfällen oder Delir
Neuroleptika (Antipsychotika)	**Typische** (konventionelle) **Neuroleptika**: • Haloperidol: z. B. Haldol • Benperidol: z. B. Glianimon • Levomepromazin: z. B. Neurocil • Thioridazin: z. B. Melleril **Atypische Neuroleptika** (der 2. Generation): • Clozapin: z. B. Leponex • Olanzapin: z. B. Zyprexa • Quetiapin: z. B. Seroquel	• Die Wirkung von Neuroleptika beruht auf der Hemmung bestimmter Rezeptoren im Gehirn. • wirken vor allem antipsychotisch, vermindern z. B. das Auftreten von Halluzinationen oder Wahnvorstellungen und Angstzuständen • Einsatz bei schweren akuten Psychosen wie Schizophrenie, aber auch bei Alkoholdelir oder Angstzuständen	• Bewegungsstörungen, sog. extrapyramidale Störungen (EPS), z. B. parkinsonähnliche Symptome, unwillkürliche Muskelzuckungen, Dyskinesien (Störungen des Bewegungsablaufs) → Sturzprophylaxe → Achtung bei heißen Getränken • Blutbildveränderungen → Blut- und Leberwerte kontrollieren
Antidepressiva	**Johanniskraut** (Hypericum): z. B. Cesradyston, Esbericum, Felis, Hyperforat	• erhöhen die Konzentration von Serotonin und Noradrenalin im Gehirn • verbessern die Stimmung und erhöhen den Antrieb bei Depressionen	**Johanniskraut**: • allergische Reaktionen • Müdigkeit Aufhebung der Wirkung der Antibabypille
	MAO-Hemmer: • Moclobemid: z. B. Aurorix • Tranylcypromin: z. B. Parnate		**MAO-Hemmer**: • Mundtrockenheit • Schwindel • Schläfrigkeit • Übelkeit, Obstipation • Schlafstörungen
	Trizyklische Antidepressiva: • Amitriptylin: z. B. Saroten • Nortriptylin: z. B. Nortrilen • Imipramin: z. B. Tofranil • Opipramol: z. B. Insidon		**Trizyklische Antidepressiva**: • Mundtrockenheit • Müdigkeit, Schwindel, Sprachstörungen • Aggression • orthostatische Dysregulation, RR ↓, HF ↑ • Obstipation
	Selektive Serotoninaufnahmehemmer (SSRI): • Fluoxetin: z. B. Fluoxgamma, Fluox Puren • Paroxetin: z. B. Paroxat, Paroxedura • Citalopram: z. B. Cipramil, CitaLich		**Tetrazyklische Antidepressiva**: • Benommenheit • Zittern • unwillkürliche Bewegungen • orthostatische Hypotonie

Tab. 65.1 Fortsetzung.

Wirkstoffgruppe	häufig verwendete Wirkstoffe und Handelsnamen	Therapieziel/Anwendung	Nebenwirkungen/Beobachtungskriterien/ zu beachten
	Selektive Serotoninaufnahmehemmer (SSRI): • Fluoxetin: z. B. Fluoxgamma, Fluox Puren • Paroxetin: z. B. Paroxat, Paroxedura • Citalopram: z. B. Cipramil, CitaLich		**Selektive Serotoninwiederaufnahmehemmer**: • Mundtrockenheit • gastrointestinale Beschwerden, z. B. Diarrhö, Obstipation, Übelkeit • Nervosität, Unruhe, Zittern • Miktionsstörungen • Schluckbeschwerden Die stimmungsaufhellende Wirkung setzt erst nach einigen Wochen ein, die antriebssteigernde allerdings sofort. Da der Leidensdruck nach wie vor besteht, aber der Antrieb höher ist, kann es zu **Suizidgedanken und -versuchen** kommen.
	Lithium: z. B. Qilonum, Lithium-Aspartat	• wirken stimmungsstabilisierend, Wirkmechanismus ist unklar • Prophylaxe und Therapie der manischen Phasen bei manisch-depressiven Erkrankungen (affektive Störungen, schizoaffektive Störung)	• leichter Tremor • Polyurie/Polydipsie und Durst • euthyreote Struma • gastrointestinale Beschwerden • Muskelschwäche • Gewichtszunahme

Mein Patient Frau Fichter: Ich fühle mich so leer.

„Ist in den letzten Jahren irgendetwas Einschneidendes im Leben ihrer Mutter passiert?" Corinna Fichter ist so erleichtert. Endlich ist ihre Mutter mit ihr in die Psychiatrie gekommen. Sie hat sich solche Sorgen gemacht. Schon seit Monaten ist ihre Mutter müde und schlapp, spricht langsam und monoton und ist irgendwie gar nicht mehr richtig da. Früher haben sie immer am Wochenende zusammen neue Rezepte ausprobiert. Erst auf den Markt, Zutaten aussuchen und dann stundenlang gekocht. Das findet überhaupt nicht mehr statt.

„Vor einem Jahr hat mein Vater meine Mutter verlassen. Er hat gesagt, er würde sie nicht mehr lieben. Jetzt wohnt er mit einer jüngeren Kollegin zusammen, sie ist erst 34 und meine Mama ist 47. Mein Vater ist schon 55. Meine Mama hat das ziemlich mitgenommen, sie hat ja auch für ihn und für mich auf eine eigene Karriere verzichtet. Nach der Trennung hat sie nur noch geweint. Die Trauer fand ich ja normal, aber jetzt? So kenne ich Mama gar nicht. Sie schläft auch kaum noch, ist nachts total lange wach und schon Stunden vor mir auf, und ich stehe nicht spät auf, meist so um 7."

„Ich habe gar kein Gefühl mehr in mir drin, ich fühle mich einfach nur leer." sagt Corinnas Mutter dem Arzt. „Ich kann mich zu nichts mehr aufraffen. Ich bin ja immer mit meinen Freundinnen dienstags und donnerstags zum Zumba. Aber das geht jetzt schon länger nicht mehr. Ich vermisse es, und ich vermisse meine Freundinnen, aber ich kann einfach nicht."

„Es kann sein, dass sie an einer Depression oder depressiven Störung leiden", sagt der Arzt. „Eventuell ausgelöst durch die Trennung. Ich will aber noch ein paar Tests machen, damit wir sichergehen, dass nichts Organisches dahintersteckt und wir Sie richtig behandeln. Wir werden Ihnen erstmal Blut abnehmen und schauen, ob Sie eine Unterfunktion der Schilddrüse haben. Ich würde Sie gerne für die Untersuchungen stationär aufnehmen. Aber machen Sie sich keine Sorgen. Falls sich herausstellt, dass Sie tatsächlich eine Depression haben, kann man das heute gut behandeln. Dann bekommen Sie Medikamente, die das Ungleichgewicht an Botenstoffen in Ihrem Gehirn wieder ausgleichen. Außerdem gibt es in unserem Haus tolle Psychotherapieangebote, auch mit Bewegungsübungen und in der Gruppe." Zu Corinna gewandt sagt er: „Sie werden sehen, mit der richtigen Behandlung ist Ihre Mutter bald wieder so wie früher und sie spazieren voller Begeisterung über den Markt."

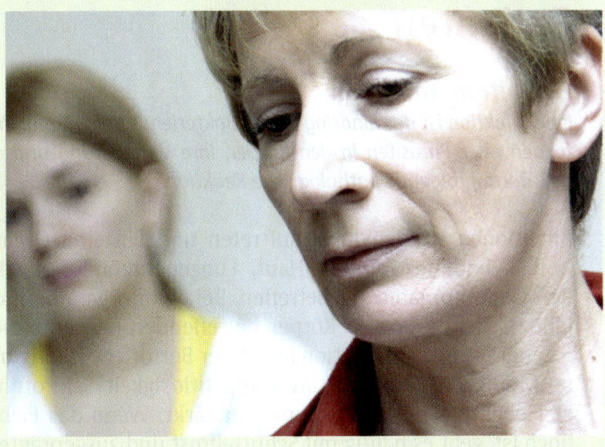
© dalaprod/fotolia.com

Was ist zu tun?
- Worauf sollten Sie Frau Fichter hinweisen, wenn Sie sie zur Einnahme von Antidepressiva beraten?
- Manchmal wird bei Depressionen eine Schlafentzugstherapie durchgeführt. Was sind Ihre Aufgaben bei dieser Therapie?
- Wie sollte eine gute Kommunikation mit Menschen mit Depressionen aussehen? Worauf sollten Sie achten?
- Sie führen ein Beratungsgespräch mit Frau Fichter: Welche Themen sprechen Sie an?

66 Pflege bei organübergreifenden Infektionen

66.1 Bedeutung für den Patienten

Definition *Infektion*
Eine Infektion ist das Eindringen von Bakterien, Viren, Pilzen, Protozoen oder Parasiten in den Körper, ihre Vermehrung und die ggf. darauf folgende pathologische Reaktion.

Infektionen können lokal auftreten und einzelne Organe (z. B. Wundinfektion der Haut, Lungenentzündung) oder den Gesamtorganismus betreffen. Bei einer organübergreifenden, den gesamten Körper betreffenden (systemischen = generalisierten) Infektion leidet der Betroffene häufig unter Müdigkeit, Lethargie sowie Appetitlosigkeit. Sehr oft hat er Fieber, das diese Symptome verstärkt. Wenn das Fieber hoch ist, geht es häufig mit Schüttelfrost und ausgeprägtem Krankheitsgefühl einher. Löst die Infektion eine systemische Abwehrreaktion (Sepsis) aus, kann dies zur Schädigung multipler Organe bis hin zum Tod führen.

Handelt es sich um einen ansteckenden Erreger, muss der Betroffene, wenn er ins Krankenhaus eingeliefert wird, isoliert werden. Falls auf der Station kein anderer an derselben Infektion erkrankt ist, wird er in einem Einzelzimmer untergebracht. Bis die Behandlung anschlägt, darf er das Zimmer nur verlassen, wenn Untersuchungen dies erfordern. Auch der Kontakt zum Pflegepersonal und zu den Ärzten beschränkt sich auf das Nötigste. Bei jedem Kontakt mit dem Patienten müssen Klinikpersonal und Angehörige Schutzkleidung anlegen. All dies schafft eine Distanz, die für den Patienten sehr belastend ist und ihm Angst machen kann. Deshalb ist es von großer Bedeutung, dem Patienten und seinen Angehörigen den Sinn der Isolierungsmaßnahmen zu erläutern, den Angehörigen klar zu machen, wie wichtig Besuche für den Patienten sind, dem Patienten auf Wunsch Zugang zu Lesestoff, Audio-CDs und/oder Internet zu verschaffen und sich bei Pflegemaßnahmen Zeit für ihn zu nehmen.

66.2 Mitwirken bei der Diagnostik

Wenn Anamnese und körperliche Untersuchung auf eine organübergreifende Infektion hindeuten, werden die Entzündungsparameter im Blut bestimmt, um zu bestätigen, dass eine generalisierte Entzündung vorliegt, und um Hinweise auf den Erreger zu erhalten. Außerdem werden Proben vom Patienten genommen, um den Erreger zu identifizieren. Meist stellt das Pflegepersonal das Material für diese Untersuchungen bereit und beschriftet es, gewinnt ggf. die Proben und sorgt für den Transport des Untersuchungsmaterials ins Labor. Pflegende achten darauf, dass die Proben nicht verunreinigt werden und unter korrekten Temperaturen gelagert bzw. transportiert werden.

66.2.1 Bestimmung der unspezifischen Entzündungsparameter

Unspezifische Entzündungsparameter im Blut zeigen eine Entzündung an, geben aber keinen Hinweis auf den spezifischen Erreger der Entzündung. Sie können zusätzlich zur Verlaufskontrolle genutzt werden.

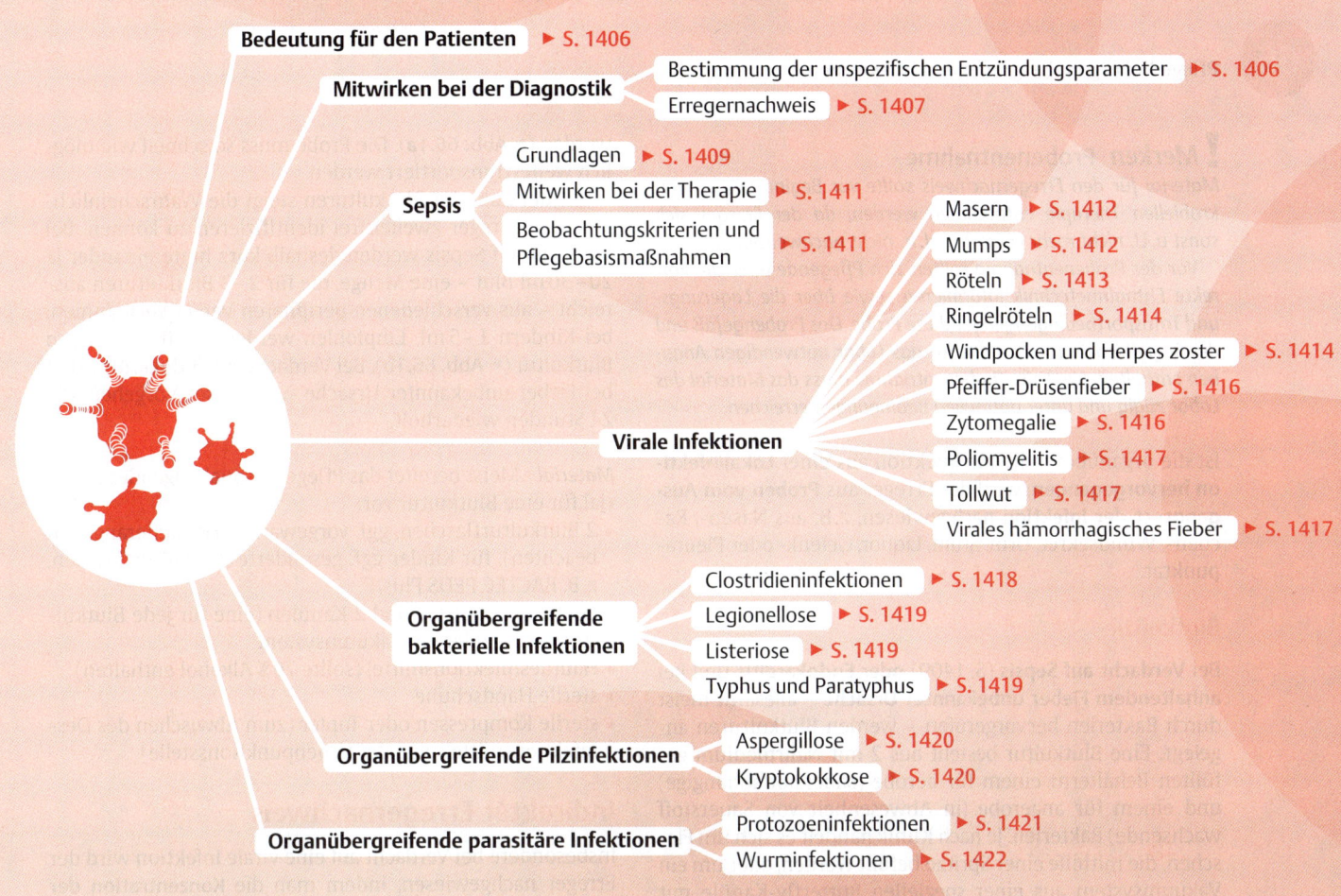

Blutkörperchensenkungsgeschwindigkeit (BSG) • Sie steigt ca. 1 Tag nach Beginn eines generalisierten entzündlichen Prozesses – egal ob infektiös oder nicht (z. B. Tumor) – an und normalisiert sich erst ca. 4 Wochen nach Abklingen der Entzündung.

Akute-Phase-Protein CRP • (CRP = C-reaktives Protein) Es ist besser zur Erstdiagnose einer Infektion geeignet als die BSG. Zum einen reagiert es schneller: Seine Konzentration im Blut steigt innerhalb von 6–8 Stunden nach Beginn der Entzündung an und normalisiert sich wenige Tage nach ihrem Abklingen. Zum anderen ist der Anstieg bei bakterieller Infektion ausgeprägter als bei viraler Infektion und lässt daher differenzialdiagnostische Rückschlüsse zu.

Differenzialblutbild • Es gibt differenzialdiagnostische Hinweise. Hierbei werden die verschiedenen weißen Blutkörperchen untersucht: Bei bakterieller Infektion ist die Zahl der Leukozyten i. d. R. erhöht, weil die „jugendlichen" Neutrophilen stark vermehrt sind (Linksverschiebung). Bei einer viralen Infektion ist i. d. R. die Zahl der Lymphozyten erhöht, bei einer Wurminfektion die Zahl der Eosinophilen.

Prokalzitonin (PCT) • Es ist die Vorstufe eines körpereigenen Schilddrüsenhormons. Diese Vorstufe ist normalerweise kaum oder gar nicht im Blut nachweisbar. Kommt es jedoch im Körper zu einer Entzündung, steigt die PCT-Menge im Blut plötzlich an – insbesondere, wenn Bakterien der Auslöser sind.

66.2.2 Erregernachweis

Erreger lassen sich direkt oder indirekt nachweisen. Der **direkte Nachweis** erfolgt mikroskopisch, anhand der biochemischen Merkmale des Erregers oder durch Identifizierung von Erregerbestandteilen, z. B. des Erbguts. Der **indirekte Nachweis** erfolgt über erregerspezifische Antikörper im Blut des Patienten.

Direkter Erregernachweis

Für den **mikroskopischen** und/oder **biochemischen Nachweis** muss der Erreger häufig in **Kultur** vermehrt werden, um für die Identifizierung ausreichende Erregerzahlen zu erreichen. Erreger, die sich in Kultur nur schwer oder nicht vermehren oder deren Vermehrung aufwendig ist (z. B. Viren), lassen sich nachweisen, indem

- der Probe spezifische, gegen Erregerbestandteile gerichtete Antikörper beigemischt werden und die **Antigen-Antikörper-Reaktion** nachgewiesen wird (z. B. mittels Agglutination oder Zugabe eines Farbstoffs).
- das in der Probe vorhandene Erregererbgut mittels **Polymerasekettenreaktion** (PCR) vermehrt und anschließend analysiert wird.

Der direkte Erregernachweis kann nur gelingen, wenn die Probe korrekt entnommen, gelagert und zum Labor transportiert wird.

66 Pflege bei organübergreifenden Infektionen

! Merken Probenentnahme
Material für den Erregernachweis sollte vor Beginn der antimikrobiellen Therapie entnommen werden, da der Erreger sich sonst u. U. nicht mehr vermehrt, d. h. nicht nachweisbar ist.

Vor der Probenentnahme sollten sich Pflegende über die korrekte Entnahmetechnik informieren sowie über die Lagerungs- und Transportbedingungen für diese Probe. Das Probengefäß und der Begleitschein müssen alle für das Labor notwendigen Angaben enthalten. Nach der Probenentnahme muss das Material das Labor zügig und unter optimalen Bedingungen erreichen.

Ist die organübergreifende Infektion **aus** einer **Lokalinfektion hervorgegangen**, wird der Erreger aus **Proben vom Ausgangsort der Infektion** nachgewiesen, z. B. aus Nasen-, Rachen-, Wundsekret, Urin, Stuhl, Liquor, Gelenk- oder Pleurapunktat.

Blutkultur

Bei **Verdacht auf Sepsis** (S. 1409) **oder Endokarditis** und bei **anhaltendem Fieber unbekannter Ursache** – allesamt meist durch Bakterien hervorgerufen – werden Blutkulturen angelegt. Eine Blutkultur besteht aus 2 mit Nährmedium gefüllten Behältern: einem für aerobe (sauerstoffabhängige) und einem für anaerobe (in Abwesenheit von Sauerstoff wachsende) Bakterien. Je nach Klinik handelt es sich um Flaschen, die mithilfe einer Spritze befüllt werden, oder um ein Vakuumsystem aus einer speziellen Butterfly-Kanüle mit angeschlossenem Röhrchen.

Das Blut für die Kultur entnimmt der Arzt oder die Pflegekraft möglichst bald nach (erneutem) Auftreten des Fiebers und möglichst vor Beginn der Antibiose (bei laufender Antibiose am Ende eines Dosierungsintervalls) unter sterilen Bedingungen einer peripheren Vene. Die Haut an der Entnahmestelle wird desinfiziert. Die Membran der Blutkulturflaschen muss nach Entfernen der Schutzkappe desinfiziert werden (▶ Abb. 66.1a). Die Probe muss so schnell wie möglich weitertransportiert werden.

Mit der Zahl der Blutkulturen steigt die Wahrscheinlichkeit, den Erreger zweifelsfrei identifizieren zu können. Bei Verdacht auf Sepsis werden deshalb kurz hintereinander je 20–30 ml Blut – eine Menge, die für 2–3 Blutkulturen ausreicht – aus verschiedenen peripheren Venen entnommen, bei Kindern 1–5 ml. Empfohlen werden 8–10 ml Blut pro Blutkultur (▶ Abb. 66.1b). Bei Verdacht auf Endokarditis und bei Fieber unbekannter Ursache wird dieses Vorgehen alle 24 Stunden wiederholt.

Material • Meist bereitet das Pflegepersonal folgendes Material für eine Blutkultur vor:
- 2 Blutkulturflaschen, ggf. vorgewärmt (Herstellerangaben beachten), für Kinder ggf. gesonderte Blutkulturflaschen, z. B. BACTEC PEDS Plus/F
- eine 20-ml-Spritze und 2 Kanülen (eine für jede Blutkulturflasche) oder ein Vakuumsystem
- Hautdesinfektionsmittel (sollte 70 % Alkohol enthalten)
- sterile Handschuhe
- sterile Kompressen oder Tupfer (zum Abwischen des Desinfektionsmittels von der Venenpunktionsstelle)

Indirekter Erregernachweis

Insbesondere bei Verdacht auf eine virale Infektion wird der Erreger nachgewiesen, indem man die **Konzentration der erregerspezifischen Antikörper im Serum** bestimmt. Ist sie erhöht, gilt die Infektion bei passender Symptomatik als gesichert.

Abb. 66.1 Blutkultur.

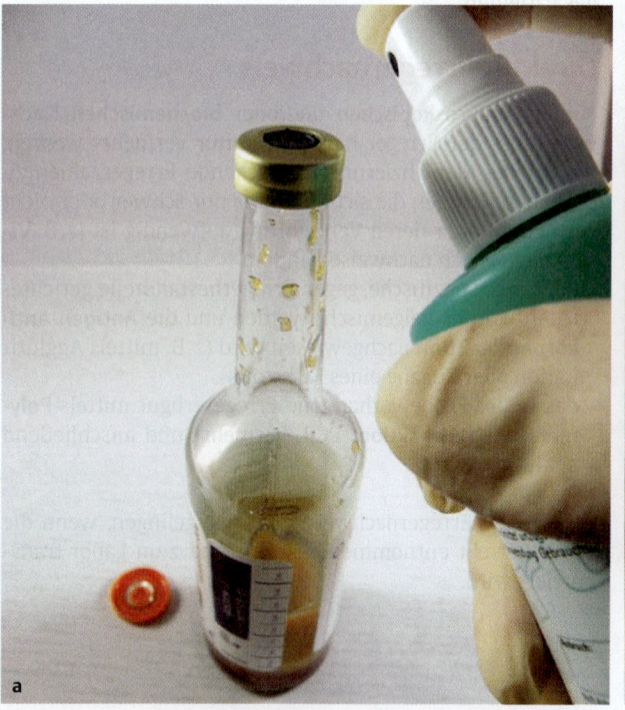
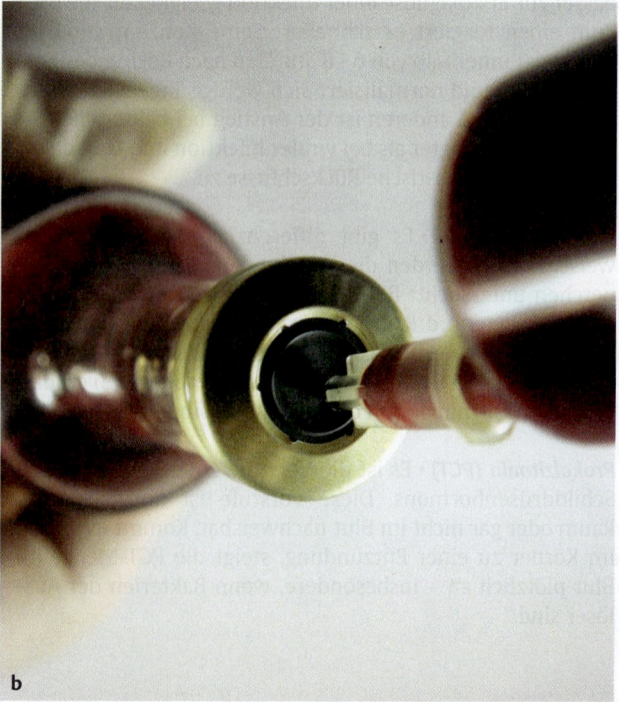

a Die Membran der Blutkulturflasche wird desinfiziert.
b Die Flasche wird mit einer Spritze mit dem abgenommenen Blut befüllt.

WISSEN TO GO

Organübergreifende Infektionen – Diagnostik

Zum einen werden **CRP**, **BSG**, ggf. **PCT** und das **Differenzialblutbild** bestimmt, um eine Entzündung zu bestätigen und anhand des Differenzialblutbilds Hinweise auf den Erreger zu erhalten.

Zum anderen wird der **Erreger identifiziert**. Bei Viren geschieht dies i. d. R. anhand spezifischer Antikörper im **Blut**, bei anderen Erregern werden **Proben vom Ausgangsort der Infektion** genommen.

Bei **Verdacht auf Sepsis**, **Endokarditis** und **bei Fieber unklarer Ursache** werden **Blutkulturen** angelegt. Die Probe- bzw. Blutentnahme sollte vor Beginn der antimikrobiellen Therapie erfolgen.

66.3 Sepsis

Definition **Sepsis**
Eine Sepsis (umgangssprachlich: Blutvergiftung) ist eine Infektion, die mit einer systemischen entzündlichen Abwehrreaktion bzw. dem dadurch hervorgerufenen Symptomkomplex, dem Systemic Inflammatory Response Syndrome (SIRS), einhergeht. Von einem SIRS spricht man, wenn mindestens 2 der folgenden Befunde vorliegen (≥ 16 Jahre):
- *Körpertemperatur ≥ 38 °C (Fieber) oder ≤ 36 °C (Hypothermie)*
- *Herzfrequenz ≥ 90/min (Tachykardie)*
- *Atemfrequenz > 20/min (Tachypnoe) oder vertiefte und/oder beschleunigte Atmung (Hyperventilation) mit einem pCO$_2$-Wert < 32 mmHg*
- *Leukozytose (erhöhte Leukozytenzahl) ≥ 12 000/μl oder Leukopenie (verminderte Leukozytenzahl) ≤ 4000/μl oder ≥ 10 % unreife Neutrophile im Differenzialblutbild*

Noch existieren keine Kriterien für die Definition des SIRS bei Patienten unter 16 Jahren (Stand 2012, Deutsches Institut für Medizinische Dokumentation und Information).

66.3.1 Grundlagen

ACHTUNG
Die Sepsis ist ein Notfall, schwere Verlaufsformen gehen mit einer Letalität von bis zu 60 % einher. Wenn der Patient die Sepsis überlebt, hat er häufig unter Spätfolgen wie Gedächtnisstörungen, eingeschränktem Lernvermögen, Depression, Angst- und Schlafstörungen, Leistungsminderung und Schmerzen zu leiden. Es ist deshalb enorm wichtig, die Sepsis frühzeitig zu erkennen und zu behandeln.

Sepsiserreger • Die häufigsten Sepsiserreger sind Bakterien, besonders häufig gramnegative Bakterien (z. B. E. coli), Staphylococcus aureus und Streptokokken. Am häufigsten gehen bakterielle Infektionen der Atemwege (v. a. Pneumonie), des Verdauungstrakts (z. B. Cholezystitis, Appendizitis) und des Urogenitaltrakts (z. B. Pyelonephritis) mit einer Sepsis einher, aber grundsätzlich kann jede bakterielle Infektion in eine Sepsis münden. Seltener rufen Pilze (v. a. Candida), Parasiten oder Viren eine Sepsis hervor.

Risikofaktoren • Dies sind:
- Alter < 1 Jahr (insbesondere Früh- und Neugeborene) bzw. > 80 Jahre
- Abwehrschwäche (Einnahme von Immunsuppressiva, AIDS)
- Vorerkrankung, z. B. Diabetes mellitus, Krebs, Leberzirrhose oder andere schwere chronische Organerkrankungen
- Eingriff in den Körper, der Erregern als Eintrittspforte dient, z. B. eine große Operation oder Fremdkörper im Körper, die von dem Erreger besiedelt werden, z. B. Beatmungstubus, Gefäß- oder Blasenkatheter, Sonde

Da die Zahl multimorbider alter Patienten steigt, nimmt auch die Häufigkeit der Sepsis zu.

Verlauf • Auslöser der Sepsis ist der Übertritt der Erreger oder von Erregerprodukten (z. B. bakteriellem Toxin) vom Infektionsherd (z. B. Alveole, Schleimhaut des Darmes oder Harntrakts) in die Blutbahn (▶ Abb. 66.2). Solange die Infektion lokal begrenzt ist, besteht ein Gleichgewicht zwischen entzündlicher Reaktion und entzündungseindämmenden Kontrollmechanismen. Dringen die Erreger in das Gefäßsystem ein, versagen die Kontrollmechanismen.

Die überschießende Produktion zytotoxischer Substanzen schädigt u. a. das Kapillarendothel, sodass Flüssigkeit ins Interstitium austritt und sich Ödeme bilden. Dies beeinträchtigt die Sauerstoffversorgung der Gewebe. Die Endothelschädigung aktiviert die Blutgerinnung und hemmt gleichzeitig die Fibrinolyse, sodass sich Thromben in den Kapillaren bilden. Die Durchblutungsstörung verstärkt den Sauerstoffmangel der Gewebe.

Im Verlauf der systemischen Abwehrreaktion setzt das Endothel das gefäßerweiternde Stickstoffmonoxid (NO) frei, wodurch der Gefäßwiderstand und damit der Blutdruck sinkt. Endergebnis dieser Reaktionen ist eine Minderversorgung der Organe mit Sauerstoff. Wird sie nicht rechtzeitig behoben, führt sie zu Organschädigungen (= schwere

Abb. 66.2 Verlauf der Sepsis.

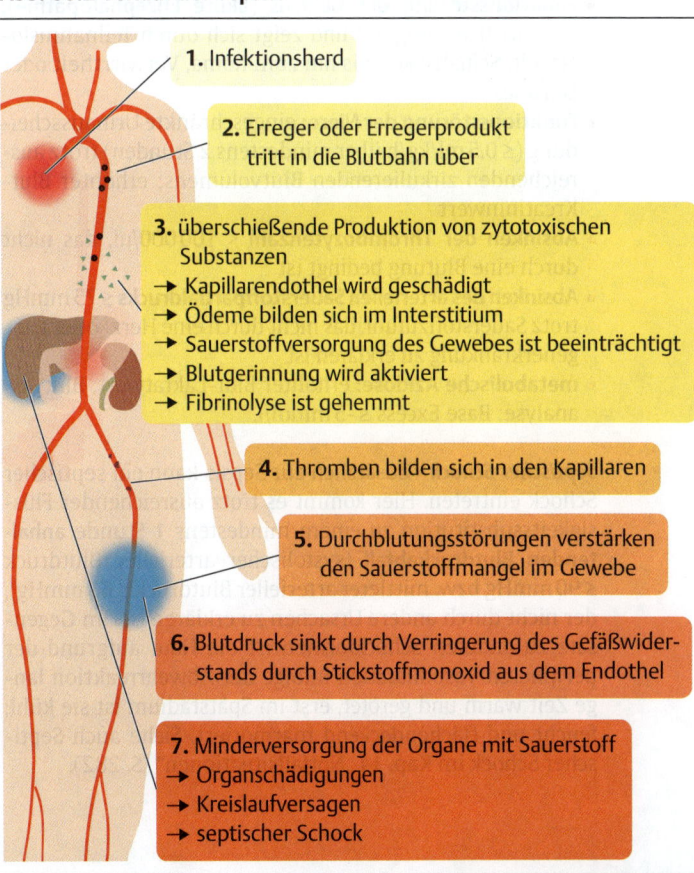

Sepsis) und rasch zum Kreislaufversagen, d.h. zum septischen Schock.

Symptome • Dies sind:
- Fieber, das typischerweise plötzlich auftritt und häufig mit Schüttelfrost einhergeht, oder (seltener) Hypothermie
- Tachykardie
- beschleunigte oder vertiefte Atmung
- niedriger Blutdruck (anfangs kann der Blutdruck allerdings noch im Normbereich liegen)
- gerötete, warme, trockene Haut (gesteigerte Durchblutung aufgrund der systemischen Abwehrreaktion). Dabei ist die Haut an den Knien und Ellenbogen häufig marmoriert und Fingerspitzen und Zehen sind livide (fahl, bläulich violett) verfärbt (aufgrund von Verteilungsstörungen des Blutflusses)
- ausgeprägtes Krankheitsgefühl: Der Patient fühlt sich schwer krank.
- ggf. außerdem Zeichen der zugrunde liegenden Infektion, z.B. Husten, Atemnot und Auswurf bei Pneumonie, Schmerzen/Brennen beim Wasserlassen und häufiger Harndrang bei Harnwegsinfektion

ACHTUNG
Eindeutige klinische Anzeichen der Sepsis gibt es nicht. Bei Neugeborenen, alten oder immungeschwächten Patienten kann die Körpertemperatur normal oder vermindert sein. Da die Hautdurchblutung gesteigert ist, kann der Patient auf den ersten Blick weniger krank erscheinen, als er ist. Pflegende sollten an eine Sepsis denken, wenn bei einem Patienten mit vermuteter oder nachgewiesener Infektion die Herzfrequenz hoch, die Atmung beschleunigt, der Blutdruck niedrig ist und sie das Gefühl haben, dass mit dem Patienten etwas nicht stimmt.

Schwere Sepsis • Es treten zusätzlich Zeichen der Fehlfunktion mindestens eines Organs auf, z.B.:
- **Funktionsstörung des Gehirns (akute Enzephalopathie):** Sie tritt frühzeitig auf und zeigt sich durch Teilnahmslosigkeit, Schläfrigkeit bis hin zum Koma, Verwirrtheit oder Unruhe.
- **Funktionsstörung der Niere:** eingeschränkte Urinausscheidung (≤ 0,5 ml/kg/h über mindestens 2 Stunden) trotz ausreichenden zirkulierenden Blutvolumens; erhöhter Blut-Kreatininwert
- **Absinken der Thrombozytenzahl** < 100 000/µl, das nicht durch eine Blutung bedingt ist
- **Absinken des arteriellen Sauerstoffpartialdrucks** ≤ 75 mmHg trotz Sauerstoffzufuhr, das nicht durch eine Herz- oder Lungenerkrankung zu erklären ist
- **metabolische Azidose:** erhöhter Blut-Laktatwert, Blutgasanalyse: Base Excess ≤ -5 mmol/l.

Septischer Schock • Zusätzlich zur Sepsis kann ein septischer Schock eintreten. Hier kommt es trotz ausreichender Flüssigkeitssubstitution zu einem mindestens 1 Stunde **anhaltenden Blutdruckabfall** (systolischer arterieller Blutdruck ≤ 90 mmHg bzw. mittlerer arterieller Blutdruck ≤ 65 mmHg), der nicht durch andere Ursachen zu erklären ist. Im Gegensatz zu anderen Schockformen ist die Haut aufgrund der peripheren Vasodilatation infolge der Abwehrreaktion lange Zeit warm und gerötet, erst im Spätstadium ist sie kühl, feucht und flächendeckend marmoriert. Siehe auch Septischer Schock im Kap. 14 „Notfallsituationen" (S. 282).

Komplikationen • Dies sind:
- **septische Metastasen**, d.h. Absiedlung der Erreger in verschiedenen Organen, z.B. dem Gehirn
- **disseminierte intravasale Gerinnung (DIC, Verbrauchskoagulopathie):** Wird das Endothel nicht nur in einzelnen Organen bzw. Organbereichen, sondern im ganzen Körper geschädigt, aktiviert dies flächendeckend die Blutgerinnung und hemmt zugleich die Fibrinolyse. Dann kommt es durch den Verbrauch an Gerinnungsfaktoren zu zunächst punktförmigen, später großflächigen Haut- und Schleimhautblutungen.
- **Multiorganversagen**, d.h. Versagen von mindestens 2 lebenswichtigen Organsystemen (z.B. Lunge, Niere, Leber)

Diagnostik • Am Anfang der Diagnostik stehen die Anamnese und die körperliche Untersuchung, bei denen der Arzt nach Hinweisen auf die zugrunde liegende Infektion sucht (z.B. Kopfschmerz und Nackensteifigkeit bei Meningitis, Husten, Atemnot und rasselndes Atemgeräusch bei Pneumonie, abdomineller Druckschmerz oder Abwehrspannung bei intraabdomineller Infektion) und den Schweregrad der Sepsis einschätzt. Sobald er anhand der Symptomatik die Verdachtsdiagnose „Sepsis" gestellt hat, werden – möglichst vor Beginn der antimikrobiellen Therapie – Maßnahmen zur Identifizierung des Erregers eingeleitet:
- mindestens 2 **Blutkulturen** (S. 1408)
- **Mittelstrahlurin** für Urinkultur
- **weitere Probenentnahme je nach vermuteter Infektion**, z.B.
  - tiefes Absaugen zur Gewinnung von Sputum bei Verdacht auf Pneumonie,
  - Wundabstrich oder Entnahme von Drainageflüssigkeit bei Verdacht auf Wundinfektion,
  - Liquorpunktion bei Verdacht auf Meningitis.

Sobald der Erreger identifiziert ist, wird ein Antibiogramm erstellt (**Resistenzbestimmung**).

Ist der Infektionsherd unbekannt, wird er mithilfe von bildgebenden Verfahren wie Röntgenthorax oder Abdomensonografie gesucht.

Um die Entzündung nachzuweisen sowie das Fortschreiten der Infektion und mögliche Organschäden zu erkennen, werden folgende **Blutuntersuchungen** durchgeführt:
- **Bestimmung des Prokalzitoninwerts:** Bei einer systemischen Entzündung wird Prokalzitonin (PCT) ins Blut freigesetzt. Es reagiert schneller auf Zu- bzw. Abnahme der entzündlichen Reaktion als CRP und ist deshalb sowohl für die Frühdiagnostik als auch die Verlaufskontrolle der Sepsis besser geeignet. Bei einem PCT-Wert > 2 µg/l ist eine Sepsis sehr wahrscheinlich, bei < 0,5 µg/l unwahrscheinlich. Allerdings ist der PCT-Wert auch bei nicht infektiösen Ursachen einer systemischen Entzündung (z.B. Operation, Polytrauma) erhöht.
- **Blutbild, Differenzialblutbild:** Leuko- und Thrombozytenzahl, Linksverschiebung?
- **Gerinnungswerte:** Anzeichen einer DIC?
- **Nierenfunktionsparameter:** Kreatinin erhöht?
- **Laktat:** erhöht (= Zeichen der metabolischen Azidose)?
- **arterielle Blutgasanalyse:** Sauerstoffpartialdruck vermindert, Zeichen der metabolischen Azidose?

66.3.2 Mitwirken bei der Therapie

Da es sich um einen Notfall handelt, greifen Diagnostik und Therapie ineinander. Der Patient wird **intensivmedizinisch überwacht und betreut**. Die Therapie ruht auf 2 Säulen:
1. Erreger durch antimikrobielle Therapie und Ausschaltung des Infektionsherds beseitigen
2. Funktion der verschiedenen Organe unterstützen bzw., wenn sie geschädigt sind, wiederherstellen oder ersetzen

Beseitigung des Erregers • Die intravenöse antimikrobielle Therapie sollte unverzüglich nach Abnahme der Blutkulturen bzw. Entnahme der mikrobiologischen Proben beginnen, spätestens 1 Stunde, nachdem die Diagnose „Sepsis" gestellt wurde. Sie erfolgt kalkuliert: Solange der Erreger unbekannt ist, wählt der Arzt i. d. R. mehrere Wirkstoffe so aus, dass das Spektrum der wahrscheinlichsten Erreger abgedeckt ist. Sobald das Ergebnis der Resistenzbestimmung bekannt ist, wählt er einen erregerspezifischen Wirkstoff.

Die antimikrobielle Therapie kann nur erfolgreich sein, wenn der Infektionsherd frühzeitig beseitigt wird: Gefäßzugänge, Blasenkatheter oder Osteosynthesematerialien werden entfernt, ein Abszess wird eröffnet und drainiert, bei einer infizierten Wunde wird die chirurgische Wundreinigung durchgeführt, eine Nahtinsuffizienz wird operativ behandelt.

Unterstützende Therapie • Sie beinhaltet folgende Maßnahmen:
- Zur Unterstützung des **Gasaustauschs** erhält der Patient Sauerstoff bzw. wird bei Atemnot umgehend intubiert und beatmet.
- **Stabilisierung des Kreislaufs:** Um den Flüssigkeitsverlust ins Interstitium auszugleichen, werden kristalloide Lösungen infundiert (▶ Abb. 66.3), bei schwerer Anämie außerdem Erythrozytenkonzentrate transfundiert. Führt dies nicht zum Erfolg (zum Erreichen bestimmter Zielwerte intensivmedizinischer Parameter wie zentraler Venendruck, mittlerer arterieller Blutdruck, Urinausscheidung, zentralvenöse Sauerstoffsättigung, Blut-Laktatwert), wird Noradrenalin bzw., bei vermindertem Herzzeitvolumen, Dobutamin verabreicht.
- Bei **Nierenversagen** wird **frühzeitig dialysiert**.
- **Weitere Maßnahmen:** Blutzucker und Elektrolyte werden überwacht und Entgleisungen korrigiert. Zur Thromboseprophylaxe wird unfraktioniertes oder niedermolekulares Heparin verabreicht, allerdings in niedriger Dosis aufgrund der Gefahr einer Verbrauchskoagulopathie. Bei schwerer Sepsis oder septischem Schock wird außerdem ein Rezeptoren-Blocker oder Protonenpumpenhemmer zur Prophylaxe eines Stressulkus verabreicht. Patienten, die keine Vollkost zu sich nehmen können, werden künstlich – wenn möglich, enteral – ernährt.

66.3.3 Beobachtungskriterien und Pflegebasismaßnahmen

Pflegende sorgen dafür, dass der Patient absolute Bettruhe einhält, übernehmen die **Körper- und Katheterpflege** und **beobachten den Patienten engmaschig**. Beobachtungskriterien sind:
- Vitalzeichen
- Körpertemperatur
- Bewusstseinszustand (Schläfrigkeit?) und kognitiver Zustand (z. B. Verwirrtheit?)

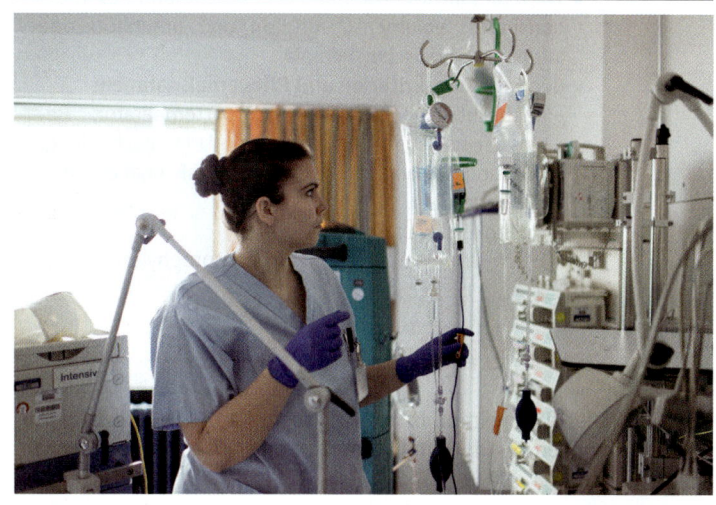

Abb. 66.3 Verabreichen von Infusionen.

- Hautzustand (Farbe, Temperatur, Ödem, Druckstellen, Blutungen?)
- Urinausscheidung
- Funktionszustand der Katheter, Drainagen und Gefäßzugänge und Anzeichen der Entzündung an der Haut in der Umgebung von Punktionsstellen

Bei Ödemen einer Extremität lagern die Pflegenden diese hoch. Sie führen die erforderlichen **Prophylaxen** durch; da die Gerinnung gestört ist und Blutungen auftreten können, ist es wichtig, Verletzungen, z. B. bei der Mundpflege, der Rasur oder bei verwirrten Patienten, zu vermeiden und anstelle von Pflastern z. B. Binden zu verwenden, um Gefäßzugänge zu fixieren. Außerdem erstellen die Pflegenden eine **Flüssigkeitsbilanz** und **verabreichen** die **Medikamente** auf Arztanordnung. Dabei ist es wichtig, das **Applikationsschema einzuhalten** – insbesondere bei den antimikrobiellen Medikamenten –, damit die Konzentration des Medikaments nicht so weit sinkt, dass es seine Wirkung verliert.

 WISSEN TO GO

Sepsis

Dies ist eine **Infektion**, die **mit einer systemischen Abwehrreaktion (SIRS)** einhergeht, d. h. mit mindestens 2 der folgenden Befunde: Fieber oder Hypothermie, Tachykardie, beschleunigter oder vertiefter Atmung, Leukozytose oder Leukopenie oder Linksverschiebung.

Auslöser der systemischen Abwehrreaktion ist das Eindringen von Erregern in die Blutbahn. Innerhalb kurzer Zeit kann es zu Organschäden, Verbrauchskoagulopathie und zum Kreislaufversagen (septischer Schock) kommen.
- **Symptome:** sind neben den oben genannten gerötete, warme, trockene Haut, die an Knien und Ellenbogen häufig marmoriert und an Fingerspitzen und Zehen livide verfärbt ist sowie ausgeprägtes Krankheitsgefühl. Bei schwerer Sepsis finden sich zusätzlich Zeichen der Organfehlfunktion, z. B. Apathie, Benommenheit oder Verwirrtheit, verminderte Urinproduktion, beim septischen Schock zusätzlich anhaltend niedriger Blutdruck (systolisch ≤ 90 mmHg).
- **Diagnostik:** Maßnahmen zum Erregernachweis: Blutkulturen und weitere Probenentnahme je nach vermuteter Infektion

- **Therapie:** intravenöse Antibiose, Beseitigung des Infektionsherds, Volumensubstitution und unterstützende intensivmedizinische Therapie
- **Beobachtungskriterien und Pflegemaßnahmen:**
  - beobachten: Vitalzeichen, Körpertemperatur, Bewusstseins- und Hautzustand, Urinausscheidung, Funktionszustand von Kathetern, Gefäßzugängen und Drainagen
  - Flüssigkeitsbilanz
  - Prophylaxen einschließlich Blutungsprophylaxe

66.4 Virale Infektionen

Die HIV-Infektion bzw. AIDS ist im Kap. „Pflege bei Erkrankungen des Blut- und Immunsystems" (S. 1140) abgehandelt.

66.4.1 Masern

Grundlagen

Definition Masern
Masern sind eine sehr ansteckende, mit Fieber und einem charakteristischen Hautausschlag einhergehende Infektionskrankheit, die durch das Masernvirus verursacht wird. Am häufigsten sind Kinder betroffen; bei Jugendlichen und Erwachsenen treten häufiger Komplikationen auf. Es besteht Meldepflicht.

Masernviren werden **über Tröpfchen**, z. B. beim Sprechen, Husten oder Niesen, oder durch direkten Kontakt mit infektiösen Sekreten aus dem Nasen-Rachen-Raum von Mensch zu Mensch **übertragen**. Bei Kontakt mit den Viren erkrankt praktisch jeder, der die Erkrankung noch nicht hatte oder nicht dagegen geimpft ist. Wegen der gefährlichen Komplikationen wird empfohlen, Kinder schon mit 11–14 Monaten gegen Masern zu impfen und die Impfung im 2. Lebensjahr aufzufrischen. Auch das Klinikpersonal sollte geimpft sein.

1–2 Wochen nach der Tröpfcheninfektion treten **Husten**, **Halsschmerzen**, **Fieber** und **Lichtscheu** infolge einer Bindehautentzündung auf und auf der Wangenschleimhaut finden sich weiße **Koplik-Flecken**. Dann fällt das Fieber. Etwa 4 Tage nach Beginn der Beschwerden steigt es erneut auf bis zu 41 °C an und das charakteristische **Masernexanthem** tritt auf: ein Hautausschlag aus großen, leicht erhabenen, bräunlich rosafarbenen Flecken, die z. T. zusammenfließen (▶ Abb. 66.4). Meist beginnt der Ausschlag hinter den Ohren, breitet sich von dort über das Gesicht und dann den gesamten Körper aus und bildet sich nach einigen Tagen wieder zurück. Danach ist der Patient nicht mehr ansteckend. Eine überstandene Masernerkrankung führt zu lebenslanger Immunität.

Komplikationen sind die bakterielle Superinfektion – häufig in Form einer Otitis media, Pneumonie oder Diarrhö – und die seltene, aber u. U. tödlich verlaufende Masernenzephalitis.

Die **Diagnose** wird meistens anhand der typischen Symptome gestellt. Bestätigt werden kann sie durch Nachweis virusspezifischer IgM-Antikörper.

Meldepflicht • Nach §6 des Gesetzes zur Verhütung und Bekämpfung von Infektionskrankheiten beim Menschen (IfSG) sind der Krankheitsverdacht, die Erkrankung sowie der Tod durch Masern namentlich an das zuständige Gesundheitsamt zu melden.

Therapie und Pflege

Die Therapie ist **symptomatisch**, z. B. Fiebersenkung, bei bakterieller Superinfektion (S. 1316) Antibiose. Der Patient wird **isoliert**; die zugehörigen Maßnahmen sind im Kap. „Hygiene" beschrieben (S. 312).

Der Patient sollte **Bettruhe** halten. Die Pflegenden **kontrollieren die Vitalzeichen und die Körpertemperatur engmaschig** und achten auf **Anzeichen von Komplikationen**, z. B. Ohrenschmerzen, Atemnot, Schläfrigkeit. Bei Bindehautentzündung lindert das Zuziehen der Vorhänge bzw. gedämpfte Beleuchtung die Beschwerden; bei Fieber werden entsprechende Pflegemaßnahmen durchgeführt (S. 758).

>
> **WISSEN TO GO**
>
> **Masern**
>
> Die Masern sind **sehr ansteckend**. Masernviren werden über **Tröpfchen** oder Kontakt mit **Sekreten** übertragen. Zunächst treten **Husten**, **Fieber** und eine **Konjunktivitis** auf und auf der **Wangenschleimhaut** finden sich weiße **Koplik-Flecken**. Ca. 4 Tage später steigt das Fieber an und ein großfleckiger **Hautausschlag** breitet sich auf den ganzen Körper aus. Häufige **Komplikationen** sind eine **bakterielle Pneumonie, Diarrhö bzw. Otitis media**. Die Therapie ist symptomatisch, z. B. Fiebersenkung.
>
> **Pflegemaßnahmen:** Isolierung, Bettruhe. Engmaschige Kontrolle von Vitalzeichen und Körpertemperatur, auf Zeichen von Komplikationen achten. Bei Konjunktivitis Zimmer verdunkeln, bei Fieber Pflegemaßnahmen bei Fieber (S. 758).

66.4.2 Mumps

Grundlagen

Definition Mumps
Mumps (Parotitis epidemica, Ziegenpeter) ist eine durch das Mumpsvirus hervorgerufene ansteckende, systemische Infektionskrankheit, die vorrangig die Speicheldrüsen – insbesondere die Ohrspeicheldrüse – betrifft. Sie tritt typischerweise im Kindesalter auf; bei älteren Erkrankten steigt die Häufigkeit der Komplikationen, z. B. Orchitis, Pankreatitis. Es besteht Meldepflicht.

Abb. 66.4 Masern.

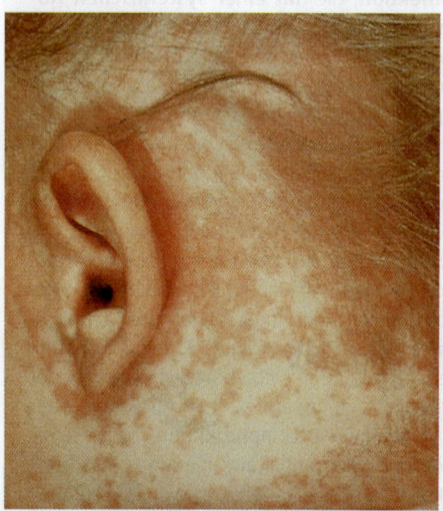

Rote, juckende Quaddeln sind typisch für eine Masernerkrankung. Aus: Gerlach U, Wagner H, Wirth W. Innere Medizin für Pflegeberufe. Thieme; 2015

Virale Infektionen

Abb. 66.5 Mumps.

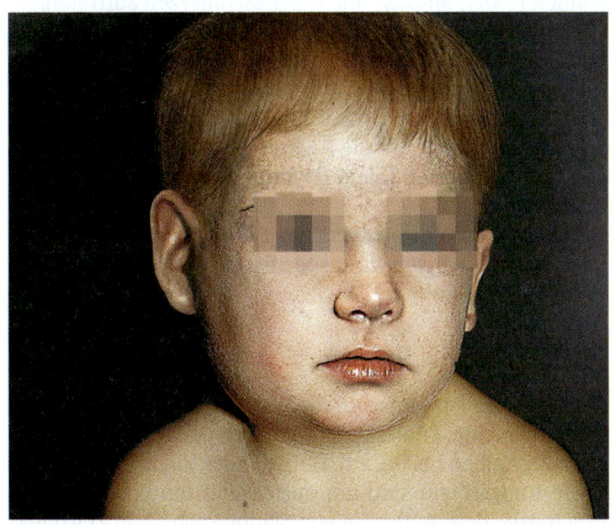

Mumps beginnt meist einseitig mit einer unscharf abgegrenzten, schmerzhaften Schwellung vor und unter dem Ohr. Aus: Gortner L, Meyer S, Sitzmann FC. Duale Reihe Pädiatrie. Thieme 2012

Die Viren werden v. a. durch **Tröpfcheninfektion**, z. B. durch Niesen, Küssen, Husten, von Mensch zu Mensch übertragen. 2–3 Wochen nach der Infektion fühlt sich der Betroffene krank und bekommt mäßiges Fieber. Typischerweise tritt kurz darauf eine **schmerzhafte entzündliche Schwellung der Ohrspeicheldrüse auf** – meist erst ein-, dann beidseitig (▶ Abb. 66.5). Durch die Schwellung stehen die Ohren ab, Kauen, Schlucken und Sprechen sind schmerzhaft. Oft sind zusätzlich die kleineren Speicheldrüsen (Glandulae sublinguales und submandibulares) befallen.

Komplikationen treten v. a. bei jugendlichen und erwachsenen Patienten auf. Relativ häufig ist eine Hirnhautentzündung (**Meningitis**) – meist asymptomatisch oder mit geringen Beschwerden. Selten greift die Entzündung auf das Gehirn über (**Meningoenzephalitis**); dann kann es u. a. zu einer dauerhaften Innenohrschwerhörigkeit kommen. Eine gefürchtete Komplikation bei männlichen Jugendlichen und Erwachsenen ist die Entzündung des Hodens (**Orchitis**). Der betroffene Hoden kann anschließend seine Funktion verlieren. Bei Frauen ist eine Entzündung der Ovarien und der Brustdrüsen (**Oophoritis** und **Mastitis**) möglich. Eine weitere Komplikation (bei beiden Geschlechtern) ist die Entzündung der Bauchspeicheldrüse (**Pankreatitis**).

Die **Diagnose** wird **meistens anhand der typischen Symptome** gestellt. Bestätigt werden kann sie durch Nachweis virusspezifischer IgM-Antikörper.

Therapie und Pflege

Die Therapie ist **symptomatisch**, z. B. Schmerzmittelgabe. Der Patient wird **isoliert**; die Maßnahmen der Isolierung sind im Kap. „Hygiene" beschrieben (S. 312). Der Patient sollte **Bettruhe** halten. Die Pflegenden achten auf **Anzeichen von Komplikationen**. Wegen der Schmerzen beim Kauen sollte der Patient **Breikost** erhalten, auf säurehaltige Obstsäfte sollte verzichtet werden; **feuchte Umschläge** können schmerzlindernd wirken.

WISSEN TO GO

Mumps

Mumpsviren werden durch Tröpfchen übertragen. Sie rufen eine meist zunächst ein-, später beidseitige Entzündung und **Schwellung der Ohrspeicheldrüse** hervor, die zu **Schmerzen beim Sprechen, Schlucken und Kauen** führt. **Komplikationen** sind Meningitis bzw. Meningoenzephalitis sowie ab dem Jugendalter Orchitis bzw. Oophoritis oder Mastitis sowie Pankreatitis. Die Therapie ist symptomatisch, z. B. Schmerzmittel.

Pflegemaßnahmen: Isolierung, Bettruhe. Auf Zeichen von Komplikationen achten, Breikost, ggf. feuchte Umschläge.

66.4.3 Röteln

Definition **Röteln**

Röteln sind eine durch das Rötelnvirus (= Rubella-Virus) hervorgerufene, mit Lymphknotenschwellung und einem charakteristischen Hautausschlag einhergehende Infektionskrankheit, die typischerweise im Kindesalter auftritt. Es besteht Meldepflicht.

Die Viren werden **über Tröpfchen**, also z. B. beim Niesen oder Husten, von Mensch zu Mensch **übertragen**.

In bis zu 50 % der Fälle verläuft die Infektion asymptomatisch. In den übrigen Fällen **schwellen** ca. 2–3 Wochen nach der Infektion **die Lymphknoten im Hals- und Nackenbereich** an; es können leichte grippale Symptome bestehen. Ein **kleinfleckiger, nicht zusammenfließender Hautausschlag** tritt hinter den Ohren auf, breitet sich vom Gesicht auf den ganzen Körper aus und bildet sich nach wenigen Tagen zurück (▶ Abb. 66.6).

ACHTUNG
Der Patient ist bis 1 Woche nach Auftreten des Hautausschlags ansteckend.

Komplikationen sind selten und – mit Ausnahme der Enzephalitis – harmlos, z. B. vorübergehende Gelenkschmerzen.

Eine **Erstinfektion in der Frühschwangerschaft** kann zu einer **schweren Schädigung** bis hin zum Tod **des Ungeborenen** führen (**Rötelnembryopathie**). Häufig findet sich eine Kombination von Innenohrschwerhörigkeit, Linsentrübung

Abb. 66.6 Hautausschlag bei Röteln.

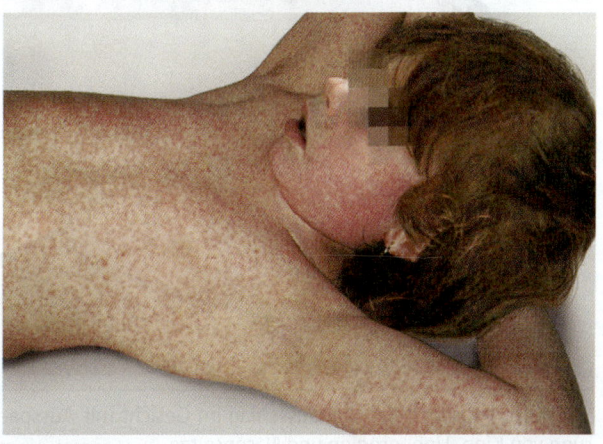

Aus: Gortner L, Meyer S, Sitzmann FC. Duale Reihe Pädiatrie. Thieme 2012

und Herzfehler (Gregg-Syndrom). Um einer Rötelnembryopathie vorzubeugen, sollten Frauen im gebärfähigen Alter unbedingt gegen Röteln geimpft sein; empfohlen wird die Impfung im Kleinkindalter.

Die **Diagnose** „Röteln" wird durch Nachweis virusspezifischer Antikörper im Blut gestellt. Die **Therapie** einer nach der Geburt aufgetretenen Infektion ist – wenn überhaupt erforderlich – symptomatisch. Im Krankenhaus wird der Patient **isoliert**; die Maßnahmen der Isolierung sind im Kap. „Hygiene" beschrieben (S. 312).

66.4.4 Ringelröteln

Grundlagen

Definition **Ringelröteln**
Ringelröteln (Erythema infectiosum) sind eine vorwiegend bei Kindern auftretende, mit einem charakteristischen Hautausschlag und i. d. R. geringen Beschwerden einhergehende Infektionskrankheit, die durch das humane Parvovirus B19 hervorgerufen wird.

Die Viren werden hauptsächlich durch **Tröpfchen- oder Schmierinfektion** übertragen. Im Knochenmark befallen sie Vorläuferzellen der Erythrozyten, vermehren sich in ihnen und zerstören sie. Dadurch entwickelt sich eine Anämie, die bei ansonsten Gesunden aber keine Beschwerden verursacht.

Oft haben die Betroffenen nur wenig oder gar keine Symptome, sodass die Infektion unbemerkt bleibt. Bei **ca. 20 % der Infizierten**, v. a. Kindern, tritt der charakteristische **Hautausschlag im Gesicht** auf: eine schmetterlingsförmige Rötung beider Gesichtshälften mit Ausnahme des Bereichs um den Mund herum und der Nasenspitze (▶ Abb. 66.7). Anschließend **breitet sich** der Ausschlag **in einem girlandenförmig geschwungenen Muster auf Arme und Beine aus**. Begleitend können Fieber, Muskel- und Gelenkschmerzen auftreten.

Komplikationen: Bei Patienten mit hämolytischer Anämie und bei Immunsupprimierten kann sich eine ausgeprägte Anämie entwickeln, bei Immunsupprimierten außerdem eine Hepatitis oder Myokarditis. Bei Erstinfektion in der Schwangerschaft kann die Anämie des Ungeborenen zu einem generalisierten Ödem (Hydrops) bis hin zum Tod führen.

Die **Diagnose** wird anhand des typischen klinischen Bilds oder durch Nachweis virenspezifischer Antikörper im Blut gestellt.

Therapie und Pflege

Die **Therapie** ist **symptomatisch**. Juckt der Hautausschlag, können feuchte, kühlende Umschläge oder auf ärztliche Anordnung Salben helfen, z. B. Fenistil oder Vioform Lotio.

Die Ringelröteln sind am ansteckendsten vor dem Ausbruch bzw. dem Auftreten von Symptomen. Zum Zeitpunkt des Ausschlags besteht nur noch für immunsupprimierte Menschen, Patienten mit einer chronischen Anämie oder Schwangere eine Ansteckungsgefahr. Die Patienten sollten mit diesen Menschen nicht in Kontakt kommen. Patienten mit Ringelröteln müssen aber nicht grundsätzlich isoliert werden. Die Maßnahmen der **Standardhygiene** müssen eingehalten werden.

66.4.5 Windpocken und Herpes zoster

Definition **Windpocken und Herpes zoster**
Windpocken (Varizellen) sind eine sehr ansteckende Infektionskrankheit, die mit einem aus Bläschen bestehenden, juckenden Hautausschlag einhergeht und bei Erstinfektion mit dem Varizella-Zoster-Virus (Humanes Herpesvirus Typ 3) auftritt – vorwiegend im Kindesalter.

Das Virus überdauert in Spinal- oder Hirnnervenzellen. Bei geschwächtem Immunsystem kann es einen aus Bläschen bestehenden, stark schmerzenden Hautausschlag im Versorgungsgebiet des betroffenen Nervs hervorrufen, den Herpes zoster (Gürtelrose). Er tritt v. a. bei Älteren und Immunsupprimierten auf. Die Erkrankung an Varizellen ist meldepflichtig.

Windpocken

Grundlagen

Das Varizella-Zoster-Virus wird über **Tröpfchen** (Atmen, Husten) oder durch direkten **Kontakt mit dem Inhalt der Hautbläschen** übertragen. Im Fall der Tröpfcheninfektion ist eine Übertragung über mehrere Meter möglich. Seit August 2004 ist die Varizellen-Schutzimpfung von der Ständigen Impfkommission (STIKO) für alle Kinder und Jugendlichen empfohlen.

Ca. 2 Wochen nach der Infektion entwickelt sich der **Hautausschlag**. Er betrifft v. a. Rumpf und Kopf einschließlich der Kopfhaut und durchläuft mehrere **Stadien**: Aus Hautrötungen entstehen kleine Bläschen, die zunächst klare, später trübe Flüssigkeit enthalten. Die Bläschen platzen, trocknen ein und verkrusten. Die Krusten fallen nach 1–2 Wochen ab, i. d. R. ohne eine Narbe zu hinterlassen. Während die ersten Bläschen bereits abheilen, entstehen neue, sodass Hautveränderungen in verschiedenen Stadien nebeneinander sichtbar sind (sog. „**Sternenhimmel**"). Es besteht – oft

Abb. 66.7 Ringelröteln.

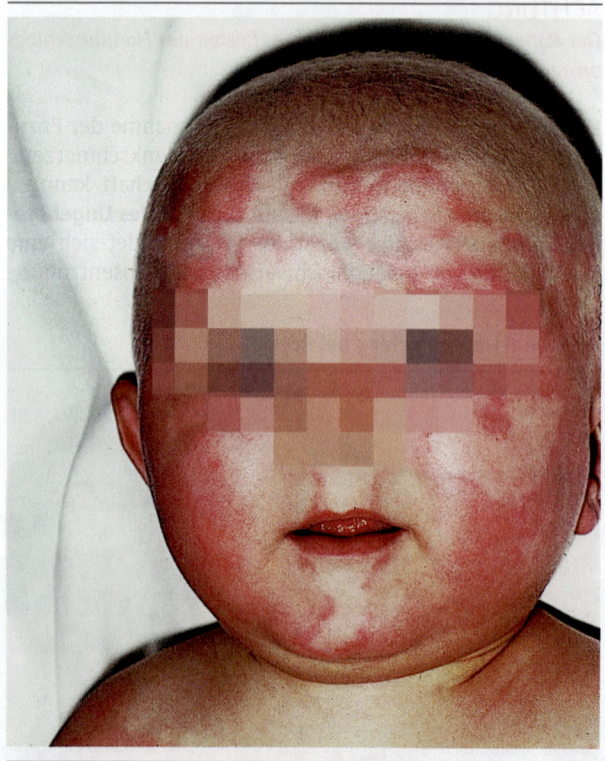

Schmetterlingsförmiger Hautausschlag im Gesicht mit Aussparung von Kinn, Lippenregion und Nasenspitze. *Aus: Gortner L, Meyer S, Sitzmann FC. Duale Reihe Pädiatrie. Thieme 2012*

starker – **Juckreiz**, evtl. außerdem leichtes Fieber. Der Ausschlag kann sich auch auf die Mundschleimhaut erstrecken.

Die häufigste **Komplikation** bei ansonsten gesunden Kindern ist die **bakterielle Superinfektion** von Kratzspuren; sie kann Narben hinterlassen.

Bei **Kindern mit geschwächtem Immunsystem** sowie bei immunkompetenten **Jugendlichen** oder **Erwachsenen** tritt häufiger eine **Pneumonie**, **Otitis** oder eine **Meningoenzephalitis** auf. Die Infektion in der Frühschwangerschaft kann zu Fehlbildungen oder zum Tod des Ungeborenen führen, die Infektion in der Spätschwangerschaft zu einer schweren Infektion des Neugeborenen mit hoher Letalität.

Die **Diagnose** wird meist anhand des typischen Hautausschlags gestellt. Zur Diagnosesicherung können virusspezifische Antikörper im Patientenblut oder die Viren aus Bläscheninhalt nachgewiesen werden.

Therapie und Pflege

Bei unkompliziertem Verlauf der Windpocken ist die Therapie symptomatisch: Mehrmals am Tag wird eine Zink-Schüttelmixtur (z. B. Tannosynt Lotio) auf Bläschen und Krusten aufgetragen (Handschuhe tragen, der Bläscheninhalt ist infektiös!). Dies lindert den Juckreiz und fördert das Austrocknen der Bläschen. Falls trotzdem noch Juckreiz besteht, erhält der Patient ein Antihistaminikum (z. B. Fenistil-Tropfen). Insbesondere kleinen Kindern sollte man die Nägel kurz schneiden und nachts Baumwollhandschuhe anziehen, um heftiges Kratzen möglichst zu vermeiden. Zum Kämmen sollte eine weiche Bürste verwendet werden, um die Bläschen auf der Kopfhaut nicht aufzureißen. Bei zahlreichen Bläschen im Mund sollte der Patient maximal lauwarme, breiartige Kost erhalten; gegen Juckreiz hilft Mundspülung mit Kamille. Duschen oder baden sollte der Patient erst wieder, wenn die Mehrzahl der Bläschen verkrustet ist.

Bei kompliziertem Verlauf wird ein **Virostatikum** (z. B. Aciclovir) **systemisch** verabreicht. Bei stationärer Aufnahme wird der Patient **isoliert**; die Maßnahmen der Isolierung sind im Kap. „Hygiene" beschrieben (S. 312).

Herpes zoster

Grundlagen

Nach der Windpockenerkrankung **überdauern** die Viren **in Spinalganglienzellen** (den Zellkörpern der sensiblen Anteile eines Spinalnervs) **oder**, seltener, den **Ganglienzellen eines sensiblen Asts des N. trigeminus**. Bei älteren Menschen und bei Patienten mit geschwächtem Immunsystem (z. B. infolge eines bösartigen Tumors oder von AIDS) wandern sie die Nervenfasern entlang und rufen im Versorgungsgebiet des Nervs zuerst **brennende Schmerzen**, dann zusätzlich **Hautausschlag** hervor: Aus roten Flecken entwickeln sich kleine, gruppiert stehende Bläschen, die zunächst klare, später trübe Flüssigkeit enthalten (▶ Abb. 66.8). Dann platzen die Bläschen, trocknen ein und verkrusten. Meist fallen die Krusten innerhalb von 2–3 Wochen ab, oft bleiben Narben zurück, insbesondere bei bakterieller Superinfektion.

Am **häufigsten** treten die Schmerzen bzw. der Hautausschlag **am Rumpf** – meist am Thorax – auf, seltener im Gesicht, dann i. d. R. in der Umgebung des Auges (Zoster ophthalmicus) oder des Ohrs (Zoster oticus).

Die häufigste **Komplikation** ist die **Post-Zoster-** oder **postherpetische Neuralgie**, das Fortbestehen der brennenden Schmerzen mehr als 6 Wochen nach Abheilung des Ausschlags. Sie tritt bei bis zu 50 % der über 70-Jährigen auf. Bei Zoster ophthalmicus können Hornhautschäden, bei Zoster

Abb. 66.8 Herpes zoster.

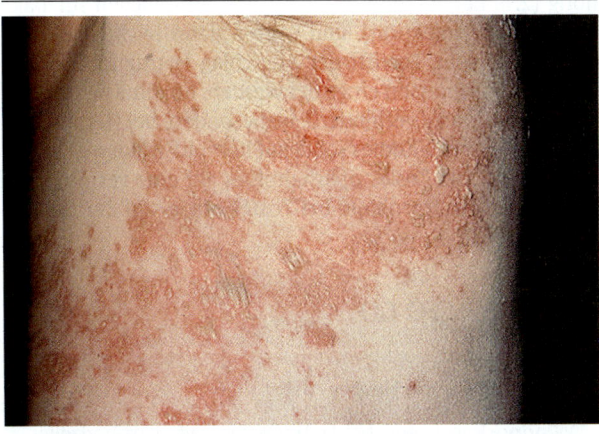

Herpes zoster mit der typischen Anordnung einer Gürtelrose. Die Gürtelrose entsteht nach einer Windpockenerstinfektion, wenn im Körper verbliebene Viren reaktiviert werden. Auslöser können Infekte, Stress oder Depression sein. *Aus: Moll I: Duale Reihe Dermatologie. Thieme 2005*

oticus Schwerhörigkeit, Gleichgewichtsstörungen und eine Fazialislähmung auftreten. Bei ausgeprägter Abwehrschwäche können mehrere sensible Haut- oder Hirnnerven sowie innere Organe betroffen sein (Zoster generalisatus mit z. B. Pneumonie, Hepatitis).

Die **Diagnose** wird i. d. R. anhand des typischen Hautausschlags und seiner Anordnung (segmental, durch die Mittellinie begrenzt) gestellt. Bei atypischer Symptomatik wird Virusnukleinsäure im Blut (mittels PCR) nachgewiesen.

Therapie und Pflege

Die systemische Gabe eines **Virostatikums** (z. B. Aciclovir) beschleunigt die Abheilung der Bläschen und wirkt sich günstig auf die Schmerzen aus. Bei Alter ≥ 50 Jahre, Abwehrschwäche, ausgeprägter Neurodermitis oder Herpes zoster im Kopfbereich erhält der Patient immer ein Virostatikum.

Die Hautläsionen werden mehrmals am Tag **lokal behandelt**: im Bläschenstadium mit austrocknenden und antiseptischen Externa (z. B. Lotio alba, Vioform-Zink-Schüttelmixtur), im Krustenstadium mit krustenlösenden Externa (z. B. Dexpanthenol). Die Lokaltherapie wirkt schmerzlindernd und sollte deshalb zum letzten Mal vor der Nachtruhe durchgeführt werden, damit der Patient möglichst gut schlafen kann. Bei bakterieller Superinfektion wird ein topisches Antibiotikum eingesetzt.

Bei **Schmerzen** wird frühzeitig ein **Analgetikum** verabreicht.

Der Patient wird **isoliert**; die Maßnahmen der Isolierung sind im Kap. „Hygiene" beschrieben (S. 312). Er muss in der akuten Phase **Bettruhe** einhalten. Deshalb sind Thrombose-, Pneumonie-, Dekubitus- und Obstipationsprophylaxe erforderlich.

Die erkrankten Hautareale dürfen nicht gewaschen werden (die Bläschen sollen austrocknen, die Krusten nicht aufweichen).

> **! Merken Eigenschutz**
> *Bei der Lokaltherapie und beim Waschen des Patienten müssen Handschuhe getragen werden, denn der Bläscheninhalt ist infektiös. Zum Waschen werden desinfizierende Zusätze verwendet. Pflegende achten besonders auf korrekte hygienische Händedesinfektion.*

Verbände sollten nur angelegt werden, wenn unbedingt nötig (z. B. bei starkem Nässen, i. d. R. ein Zeichen für bakterielle Superinfektion), und sollten dann leicht und luftdurchlässig sein. Betrifft der Ausschlag Hautfalten, sollten dort Mullkompressen eingelegt werden, um eine bakterielle Superinfektion zu verhindern. Insbesondere bei Herpes zoster im Bereich des Kopfes sollte auf Komplikationen geachtet werden, z. B. bei Zoster ophthalmicus auf eine verminderte Sensibilität der Hornhaut, bei Zoster oticus auf Zeichen einer Fazialislähmung.

> ### WISSEN TO GO
>
> **Windpocken und Herpes zoster**
>
> **Windpocken** treten bei Erstinfektion mit dem Varizella-Zoster-Virus auf und betreffen v. a. Kinder. Es treten Bläschen auf, die platzen, verkrusten und jucken. Zusätzlich kann eine Pneumonie, Otitis oder Meningoenzephalitis auftreten. Bei unkompliziertem Verlauf wird eine Zink-Schüttelmixtur auf Bläschen und Krusten aufgetragen und weitere juckreizlindernde Maßnahmen ergriffen, z. B. Antihistaminikumgabe. Bei kompliziertem Verlauf wird ein Virostatikum (z. B. Aciclovir) systemisch verabreicht.
>
> Das Virus überdauert in Spinal- oder Hirnnervenzellen. Bei älteren Menschen und bei Patienten mit geschwächtem Immunsystem kann es reaktiviert werden und **Herpes zoster** hervorrufen: Im Versorgungsgebiet des betroffenen Nervs treten erst brennende Schmerzen, dann zusätzlich gruppiert stehende Bläschen auf, die platzen und verkrusten; meist am Rumpf, seltener am Kopf. Die häufigste Komplikation ist die Post-Zoster-Neuralgie (= postherpetische Neuralgie). Bei Alter ≥50 Jahre, Abwehrschwäche, ausgeprägter Neurodermitis oder Zoster im Kopfbereich Behandlung immer systemisch mit Virostatikum (z. B. Aciclovir); zusätzlich Lokaltherapie. Bei Schmerzen wird frühzeitig ein Analgetikum verabreicht.
>
> *Pflegemaßnahmen*
> Der Patient wird **isoliert**. Der Bläscheninhalt ist infektiös → zum Waschen desinfizierende Zusätze verwenden und Handschuhe anziehen! Bei **Herpes zoster**: Bettruhe. Erkrankte Hautareale nicht waschen, sondern lokaltherapeutisch behandeln, in Hautfalten Mullkompressen einlegen; auf Komplikationen achten.

66.4.6 Pfeiffer-Drüsenfieber

Grundlagen

Definition **Pfeiffer-Drüsenfieber**
Das Pfeiffer-Drüsenfieber (infektiöse Mononukleose) ist eine mit Fieber, Lymphknotenschwellungen und einer Rachen- und Mandelentzündung einhergehende Infektionskrankheit, die durch das Epstein-Barr-Virus (Humanes Herpesvirus Typ 4) hervorgerufen wird.

Die Viren werden über den **Speichel übertragen**, z. B. beim Küssen. Deshalb wird die Erkrankung auch als **Kissing Disease** bezeichnet. Die Viren befallen Schleimhautzellen in Mund und Rachen. Von dort gelangen sie in B-Lymphozyten. Die meisten infizierten B-Lymphozyten werden im Rahmen der Immunreaktion vernichtet, in einigen verbleiben die Viren jedoch lebenslang. Bei einer Schwächung des Immunsystems können sie reaktiviert werden und bestimmte Krebserkrankungen hervorrufen, z. B. Lymphdrüsenkrebs.

Bei den meisten Infektionen treten keine Beschwerden auf, viele Patienten leiden auch nur unter leichten, grippeähnlichen Symptomen. Das volle Krankheitsbild findet sich meist nur bei Jugendlichen und jungen Erwachsenen. Ca. 2–8 Wochen nach der Infektion treten **Fieber**, eine **generalisierte Lymphknotenschwellung** (v. a. im Hals- und Nackenbereich und in der Leiste), eine **Pharyngitis** und eine **Tonsillitis** auf; auf den Mandeln finden sich weißliche Beläge. Die Patienten haben starke **Schluckbeschwerden** und oft unangenehmen Mundgeruch (Foetor ex ore). Bei vielen Patienten sind außerdem Leber und Milz geschwollen (**Hepatosplenomegalie**). Nach Abklingen der Beschwerden fühlen sich die Betroffenen oft noch monatelang schwach und ermüden schnell.

Als **Komplikationen** können Milzruptur und Organentzündungen entstehen, z. B. Hepatitis, Myokarditis, Meningoenzephalitis – bei ansonsten Gesunden selten, bei Patienten mit Immundefekt oder Immunsupprimierten häufiger (mit ggf. tödlichem Verlauf).

Die **Diagnose** wird bei typischer Symptomatik anhand des Blutbilds und des Blutausstrichs gestellt, die eine Leukozytose bzw. atypische, monozytenähnliche Lymphozyten zeigen. Gesichert wird die Diagnose durch Nachweis virusspezifischer Antikörper im Patientenblut.

Therapie und Pflege

Die **Therapie** ist **symptomatisch**, z. B. Fiebersenkung, Schmerzstillung. Bei bakterieller Superinfektion der Mandeln kann ein Antibiotikum erforderlich sein. Ampicillin und Amoxicillin rufen bei Patienten mit Pfeiffer-Drüsenfieber sehr oft einen Hautausschlag hervor (pseudoallergisches Exanthem) und sollten daher nicht eingesetzt werden.

Der Patient wird **isoliert**; die Maßnahmen der Isolierung sind im Kap. „Hygiene" beschrieben (S. 312). Der Patient sollte sich **schonen**, um eine Milzruptur zu vermeiden. Bei **Schluckbeschwerden** erhält der Patient **weiche Kost**; kalte, feuchte **Halswickel** und **Mundspülungen mit Kamille** können beschwerdelindernd wirken.

> ### WISSEN TO GO
>
> **Pfeiffer-Drüsenfieber**
>
> Das Epstein-Barr-Virus wird mit dem Speichel übertragen („kissing disease") und ruft v. a. bei Jugendlichen und jungen Erwachsenen **Fieber**, **Lymphknotenschwellungen**, eine **Pharyngitis** und eine **Tonsillitis** mit starken **Schluckbeschwerden** hervor. Komplikationen – Milzruptur und Organentzündungen – sind bei ansonsten Gesunden selten, bei Abwehrgeschwächten häufiger. Die Therapie ist symptomatisch.
>
> **Pflegemaßnahmen:** Isolierung, körperliche Schonung, bei Schluckbeschwerden weiche Kost, kalte, feuchte Halswickel und Mundspülung mit Kamille

66.4.7 Zytomegalie

Definition Zytomegalie
Zytomegalie ist eine durch das Zytomegalievirus (CMV = humanes Herpesvirus 5) hervorgerufene Infektion, die bei Immunsupprimierten schwere Krankheitserscheinungen hervorrufen und bei Erstinfektion während der Schwangerschaft zum Tod oder zu schweren Schäden des Ungeborenen führen kann.

Die Viren können in Tränenflüssigkeit, Speichel, Urin, Genitalsekret (v.a. Sperma), sowie in Muttermilch und Blut enthalten sein. Auch über transplantierte Organe und über die Plazenta wird das Virus übertragen. Für beruflich gefährdete Schwangere mit engem Kontakt zu Kleinkindern, die mögliche Virusausscheider sind (z.B. bei medizinischem Personal und bei Erzieherinnen), ist es sehr wichtig, dass eine konsequente, sorgfältige Händehygiene durchgeführt wird (S. 304), um die Wahrscheinlichkeit einer Virusübertragung so gering wie möglich zu halten.

Bei ansonsten Gesunden bleibt die Infektion meist unbemerkt, ansonsten ähnelt die Symptomatik der des Pfeiffer-Drüsenfiebers (S. 1416). Bei Immunsupprimierten (z.B. AIDS-Patienten) können u.a. Fieber, Pneumonie, Hepatitis, Geschwüre im Ösophagus, Magen oder Kolon, eine Entzündung der Ader- und Netzhaut des Auges (Chorioretinitis) oder eine Enzephalitis auftreten. Die pränatale Infektion kann zu Fehl- oder Totgeburt, beim Lebendgeborenen u.a. zu Schäden an Augen (Chorioretinitis → Sehminderung), Innenohr (→ Hörminderung) und zu Intelligenzminderung führen.

Die **Diagnose** der postnatalen Infektion wird durch Nachweis von Virus-DNA oder -Antigen aus Urin, Blut, Trachealoder anderem Sekret und durch Nachweis virusspezifischer Antikörper im Patientenblut gestellt.

Immunsupprimierte erhalten das Virostatikum Ganciclovir und ggf. Anti-CMV-Immunglobulin.

66.4.8 Poliomyelitis

Definition Poliomyelitis
Poliomyelitis ist eine durch das Poliovirus verursachte Entzündung der grauen Substanz des Rückenmarks, die zu schlaffen Lähmungen führen kann und in Deutschland und Europa dank konsequenter Impfung ausgerottet ist; selten werden Infektionen importiert. Es besteht Meldepflicht.

Das Virus wird fäkal-oral übertragen. Meist bleibt die Infektion unbemerkt. Sonst treten Fieber, Hals- und Kopfschmerzen auf, bei ca. 1% der Betroffenen anschließend eine Meningitis oder eine Poliomyelitis. Letztere äußert sich durch schlaffe Lähmung i.d.R. von Bein-, seltener Arm-, Thoraxoder Bauchmuskeln, die sich meist vollständig zurückbildet (selten bleibende Lähmung oder Tod durch Atemlähmung).

Die **Diagnose** wird durch Nachweis der Viren in Liquor, Rachen oder Stuhl und durch Nachweis virusspezifischer Antikörper im Blut gestellt. Die **Therapie** ist symptomatisch.

Hygienemaßnahmen • Isolierung, bei Pflegemaßnahmen Handschuhe tragen, sorgfältige Händehygiene (Kontaktpersonen hierüber informieren!)

66.4.9 Tollwut

Definition Tollwut
Tollwut ist eine durch das Rabiesvirus (= Lyssavirus) hervorgerufene, in Deutschland sehr seltene, meist importierte Entzündung des Gehirns (Enzephalitis) oder Rückenmarks (Myelitis), die i.d.R. tödlich verläuft. Es besteht Meldepflicht.

Die Viren werden über den Speichel – meist durch den Biss – eines infizierten Tiers (z.B. Hund, Fuchs, Fledermaus) übertragen. Nach einer Inkubationszeit von wenigen Tagen bis zu mehreren Monaten treten Krankheitsgefühl, Fieber und Kopfschmerzen auf, oft juckt oder schmerzt die (verheilte) Bissstelle. Anschließend treten Symptome der Enzephalitis, seltener schlaffe Lähmungen, als Zeichen der Myelitis auf. Die Enzephalitis äußert sich durch Ängstlichkeit oder depressive Verstimmung, extreme Empfindlichkeit gegen Lärm, Licht oder andere Reize sowie durch Krämpfe der Schlundmuskulatur beim Schlucken (→ Schaum vor dem Mund). Bereits der Anblick von Wasser kann zu Muskelkrämpfen (u.U. der gesamten Skelettmuskulatur) führen. Bei beiden Verlaufsformen tritt der Tod i.d.R. durch Atemlähmung und im Koma ein.

Die **Diagnose** wird anhand der Anamnese (Biss) und der Symptomatik gestellt; u.U. lässt sich Virus-RNA mittels PCR (S. 1407) in Speichel, Liquor, Nackenhautbiopsat oder Hornhautepithel (Abstrich) nachweisen. Wenn möglich, wird das verdächtige Tier untersucht.

Therapie • Nach dem Biss durch ein verdächtiges Tier muss die Wunde unbedingt sorgfältig gereinigt und desinfiziert werden. Außerdem wird der Patient umgehend aktiv und passiv geimpft. Dies kann das Ausbrechen der Krankheit verhindern. Ist sie bereits ausgebrochen, ist lediglich eine Linderung der Symptomatik möglich: ruhige Umgebung, gedämpftes Licht, Sedierung, Beatmung.

66.4.10 Virales hämorrhagisches Fieber

Definition Virales hämorrhagisches Fieber
Als virales hämorrhagisches Fieber bezeichnet man eine bei einer Reise in die Tropen oder Subtropen erfolgte Infektion mit bestimmten Viren, z.B. Ebola-, Lassa-, Marburg-, Hanta- oder Gelbfieberviren, die zu hohem Fieber und Einblutungen in die Haut und innere Organe führen kann. Es besteht Meldepflicht.

Die Viren befallen Tiere (z.B. Nagetiere, Affen) und werden durch Mücken, Zecken oder durch Ausscheidungen kranker Tiere auf den Menschen übertragen. Bei einigen Viren ist auch eine Übertragung von Mensch zu Mensch möglich, z.B. bei Ebola-, Lassa- und Marburg-Viren.

Die **Symptome** variieren je nach Virus und Patient. In der Regel tritt plötzlich hohes Fieber auf, häufig auch Muskel- und Kopfschmerzen und ein Hautausschlag. Eine Schädigung der Kapillarwände kann Blutungen auslösen – in die Haut (Petechien), den Verdauungstrakt (→ Bluterbrechen, blutiger Durchfall) oder den Urogenitaltrakt, aus der Nase – und/oder die Blutgerinnung aktivieren (lokalisiert oder generalisiert = Verbrauchskoagulopathie). Blutverlust führt zu Blutdruckabfall bis hin zum Schock, eine Aktivierung der Blutgerinnung zu Durchblutungsstörungen der Organe bis hin zu ihrem Versagen.

Hinweise auf die **Diagnose** gibt das Reiseziel in Verbindung mit der Symptomatik; gesichert wird sie durch Nachweis der viralen Erbsubstanz oder virusspezifischer Antikörper im Blut.

Die **Therapie** ist symptomatisch: Fiebersenkung, Schmerzstillung (nicht mittels Acetylsalicylsäure, da sie die Blutungsneigung verstärkt), bei schweren Verlaufsformen frühzeitige intensivmedizinische Betreuung (z.B. Volumensubstitution, Behandlung der Blutungen, ggf. Beatmung, Dialyse). Bei Lassa-Fieber kann zudem das Virostatikum Ribavirin eingesetzt werden.

Hygienemaßnahmen • Bei Verdacht auf eine Infektion mit einem Virus, das von Mensch zu Mensch übertragen werden kann, wird der Patient strikt isoliert (bevor er, wenn möglich, in das regionale Behandlungszentrum für hochkontagiöse Erkrankungen transportiert wird). Ärzte und

Pflegende dürfen sich ihm nur in spezieller Schutzkleidung nähern, Untersuchungsmaterial wird speziell verpackt und nach Absprache in einem Speziallabor unter besonderen Sicherheitsvorkehrungen analysiert. Ausscheidungen werden speziell entsorgt. Bei nicht auf den Menschen übertragbaren Erregern (z. B. Gelbfiebervirus) ist keine Isolierung, sondern lediglich die Beachtung der basishygienischen Maßnahmen nötig.

66.5 Organübergreifende bakterielle Infektionen

66.5.1 Clostridieninfektionen

Clostridien (die Erreger des Botulismus, Gasbrands und Tetanus) kommen im Erdboden und im Darmtrakt von Mensch und Tier vor. Bei ungünstigen Umweltbedingungen bilden sie **Sporen**: widerstandsfähige Dauerformen mit extrem geringer Stoffwechselaktivität. Bei guten Umweltbedingungen keimen die Sporen aus, d. h., wandeln sich in Bakterien um. Diese vermehren sich anschließend und bilden **Toxine**, die für die Krankheitserscheinungen verantwortlich sind. Clostridien sind strikte Anaerobier, d. h., eine starke Vermehrung und ausgeprägte Toxinbildung finden nur in Abwesenheit von Sauerstoff oder bei sehr geringer Sauerstoffkonzentration statt.

Botulismus

Definition **Botulismus**
Botulismus ist eine lebensgefährliche, mit einer Lähmung der Skelettmuskulatur einhergehende Erkrankung, die durch Botulinumtoxin, ein Nervengift des Bakteriums Clostridium botulinum, verursacht wird. Es besteht Meldepflicht.

Botulinumtoxin verhindert die Freisetzung von Acetylcholin aus präsynaptischen Nervenendigungen. Dadurch kommt es u. a. zur Lähmung der Skelett- und der parasympathisch innervierten Muskeln des Körpers sowie zum Versiegen der Speichelproduktion.

*Viele Menschen nehmen **Botulinumtoxin** freiwillig zu sich – als **Botox**.*

Am häufigsten ist die Erkrankung auf die **Aufnahme des Toxins mit konservierten Nahrungsmitteln** zurückzuführen, die bei der Herstellung mit Sporen kontaminiert wurden, z. B. durch Verunreinigung mit Erde. Konservenkost, Eingewecktes und Räucherwaren bieten aufgrund des Luftabschlusses optimale Bedingungen für die Vermehrung der Bakterien.
Symptome treten meist innerhalb von 1 – 2 Tagen nach dem Verzehr des kontaminierten Lebensmittels auf: zunächst **Mundtrockenheit**, die starken Durst verursacht, manchmal auch Übelkeit, Erbrechen und Durchfall, dann **Lähmungen**. In der Regel sind zuerst die Augenmuskeln betroffen (Doppelbilder, Lichtscheu), dann auch die Zungen- und Schlundmuskeln (Schluck- und Sprechstörungen), später die Muskeln der Extremitäten und die Muskulatur des Darmes (Obstipation) und der Harnblase (Harnverhalt). Schließlich wird auch das Zwerchfell gelähmt, sodass der Patient ohne Behandlung bei vollem Bewusstsein erstickt.

Die (Verdachts-)**Diagnose** wird in erster Linie anhand der **Anamnese** und der **Symptomatik** gestellt. Das Toxin kann im Serum, Erbrochenen, Mageninhalt, Stuhl und in Nahrungsmitteln nachgewiesen werden. Da der Nachweis sehr zeitaufwendig ist und misslingen kann, sollte mit der Therapie bereits bei Verdacht begonnen werden.

Therapie • Bei Verdacht auf Botulismus ist die unverzügliche Injektion von Antitoxin für die Prognose entscheidend; Antitoxin bindet, d. h. neutralisiert, freies Toxin. Der Patient wird intensivmedizinisch betreut und ggf. beatmet. Hat der Patient das kontaminierte Lebensmittel erst vor Kurzem aufgenommen, wird der Magen gespült, damit das Toxin, das sich noch im Magen befindet, nicht aufgenommen wird.

Gasbrand

Definition **Gasbrand**
Gasbrand (Gasödem) ist eine in Deutschland seltene, mit Nekrosen einhergehende, lebensbedrohliche Weichteilinfektion, die v. a. durch das Bakterium Clostridium perfringens verursacht wird. Es besteht Meldepflicht.

Gasbrand entsteht v. a. in **tiefen oder gekammerten, stark mit Erde oder Tierfäkalien verschmutzten** (z. B. bei der Garten- oder Stallarbeit entstandenen) **Wunden**. In tiefen Wunden ist die Sauerstoffkonzentration niedrig, umso mehr, wenn eine **Mischinfektion mit Sauerstoff verbrauchenden Bakterien** und/oder eine Durchblutungsstörung infolge einer **Gefäßverletzung** bestehen. Die Sporen keimen aus, die Bakterien vermehren sich stark und produzieren Enzyme und Toxine, die in das umliegende, gesunde Gewebe diffundieren und zu seinem Untergang führen. Von dem nekrotischen Gewebe ernähren sich die Bakterien und bilden dabei CO_2-Gas.

Die Wunde beginnt plötzlich stark zu schmerzen, schwillt an und verfärbt sich rotbraun. Durch die Gasbildung in Haut und Muskulatur kann bei Palpation des Wundbereichs ein Knistern auftreten, auf Druck entleert sich ein übel riechendes Sekret mit Gasbläschen. Innerhalb kurzer Zeit kann sich eine Sepsis (S. 1409) entwickeln.

Die (Verdachts-)Diagnose wird anhand der Symptome und der schnellen Ausbreitung der Nekrosen gestellt.

Bei Verdacht auf Gasbrand muss die Wunde unverzüglich breit eröffnet (→ Sauerstoffzufuhr!) und abgestorbenes Gewebe entfernt werden, chirurgische Wundreinigung (S. 568). Unterstützende Maßnahmen sind Sauerstofftherapie, Antibiose (z. B. Penicillin G hochdosiert i. v.) und bei Sepsis intensivmedizinische Betreuung. Unter Umständen muss die betroffene Extremität amputiert werden, um die Ausbreitung des Gasbrands zu stoppen und das Leben des Patienten zu retten.

! *Merken* **Prävention**
Um eine Gasbrandinfektion zu vermeiden, sollten kontaminierte Wunden bzw. Wunden, die älter sind als 6 Stunden, nicht primär verschlossen (genäht, geklammert usw.) werden.

Tetanus

Definition **Tetanus**
Tetanus (Wundstarrkrampf) ist eine in Deutschland dank der hohen Impfrate seltene, mit Skelettmuskelkrämpfen einhergehende Infektion durch Clostridium tetani. Ursache der Muskelkrämpfe ist das von den Bakterien gebildete Nervengift Tetanospasmin.

Ausgangspunkt der Infektion ist eine **Verletzung**, durch die **Verunreinigungen** (z. B. Erde) oder Fremdkörper (z. B. Holzsplitter, Dorn) unter die Haut gelangen; die Wunde muss nicht offen sein. Bei niedriger Sauerstoffkonzentration, z. B. in tiefen Wunden, bei Mischinfektion mit Sauerstoff verbrauchenden Bakterien und/oder Durchblutungsstörung bestehen ideale Bedingungen zum Auskeimen der Sporen, zur Vermehrung der Bakterien und somit zur Toxinproduktion. Tetanospasmin gelangt ins Rückenmark und hemmt dort die Transmitterfreisetzung aus Nerven, die die Erregbarkeit der Skelettmuskulatur dämpfen. Infolgedessen treten **auf optische oder akustische Reize hin Kontraktionen der Skelettmuskulatur (Krämpfe)** auf.

Am häufigsten treten diese Krämpfe – meist 3 Tage bis 3 Wochen nach Verletzung – **am ganzen Körper** auf; charakteristisch sind **insbesondere** Spasmen der **Gesichtsmuskeln** (fixiertes Grinsen = Teufelsgrinsen = Risus sardonicus), der **Kaumuskeln** (Kiefersperre = Trismus) und der **Rückenmuskeln** (Überstreckung des Rückens = Opisthotonus). Spasmen der Kehlkopfmuskeln, des Zwerchfells und der Atemhilfsmuskeln können zum Ersticken (bei vollem Bewusstsein) oder zu Sekretstau in den Atemwegen und Pneumonie führen.

Die (Verdachts-)**Diagnose** wird anhand der **Symptome** gestellt.

Bei Verdacht auf Tetanus muss **unverzüglich Antitoxin injiziert** werden (es neutralisiert freies Toxin) und **chirurgische Wundreinigung** erfolgen. Unterstützende Maßnahmen sind intensivmedizinische Betreuung (Sedierung, Muskelrelaxation, Beatmung) und Antibiose (z. B. Penicillin G hochdosiert i. v.).

> **! Merken Hautverletzung**
> *Jeder Patient mit Hautverletzung muss gefragt werden, wann er zuletzt gegen Tetanus geimpft wurde. Pflegende erinnern den Patienten daran, den Termin der Auffrischungsimpfung einzuhalten (und klären ihn darüber auf, welche Folgen Nachlässigkeit haben kann).*

66.5.2 Legionellose

Definition Legionellose
Die Legionellose ist eine Infektion mit Legionellen (v. a. Legionella pneumophila), die bei älteren Menschen, chronisch Kranken, Menschen mit Diabetes, Menschen mit geschwächtem Immunsystem und intubierten Patienten zu einer Pneumonie und häufig auch zu Diarrhö führen kann. Es besteht Meldepflicht.

Legionellen, aerobe Bakterien, vermehren sich in Wasser bei Temperaturen zwischen 20–60 °C, z. B. in Wasserleitungen, Klima- oder Warmwasseranlagen oder Whirlpools. Werden diese Leitungen bzw. Anlagen unzureichend gewartet oder wird das Wasser einer länger nicht benutzten Dusche (z. B. im Hotel) nicht ausreichend erhitzt, infiziert man sich durch **Einatmen von erregerhaltigen Tröpfchen**.

Bei Gesunden verläuft die Infektion asymptomatisch. Bei **Risikopersonen** treten i. d. R. **Erkältungsbeschwerden** auf (Pontiac-Fieber). Seltener entwickelt sich eine **atypische Pneumonie** (S. 960) (Legionärskrankheit) mit hohem Fieber, Kopf- und Muskelschmerzen und trockenem Husten, häufig begleitet von Diarrhö. Die Patienten können benommen oder verwirrt sein.

Die **Diagnostik** umfasst Röntgenaufnahmen des Thorax zum Nachweis einer atypischen Pneumonie sowie die Identifizierung des Erregers (Nachweis von Legionellen-Antigen im Urin, mikroskopische Identifikation oder Anzüchtung aus Bronchialsekret).

Die **Therapie** besteht in Antibiose (meist ein Makrolid, z. B. Clarithromycin) und symptomatischen Maßnahmen (z. B. Fiebersenkung). Zu den **Pflegemaßnahmen** siehe Pflege bei Fieber (S. 758) bzw. Pflege bei Erkrankungen des Atemsystems (S. 960).

> **! Merken Prävention**
> *Im Krankenhausalltag sollte stehendes Wasser vermieden werden. Pflegende sollten den Patienten kein Leitungswasser direkt aus dem Hahn zum Trinken bzw. zur Tabletteneinnahme reichen. Bei immunsupprimierten Patienten sollte die Mundpflege (z. B. Mundspülungen) mit abgekochtem Wasser durchgeführt werden.*

66.5.3 Listeriose

Definition Listeriose
Die Listeriose ist eine Infektion durch Listeria monocytogenes, die bei älteren und immunsupprimierten Menschen zu Meningoenzephalitis und Sepsis, bei Schwangeren zur Schädigung des Ungeborenen führen kann. Meldepflicht für den Nachweis im Blut, Liquor und bei Abstrichen von Neugeborenen.

Listerien werden v. a. durch Verzehr von Rohmilch- oder Rohfleischprodukten oder Räucherfisch übertragen und in die Darmschleimhaut aufgenommen. Dort können sie sich vermehren.

Bei **Gesunden** werden sie in diesem Stadium vom Immunsystem beseitigt; wenn überhaupt, treten **leichte gastrointestinale Beschwerden** auf. Ist das **Immunsystem** jedoch **geschwächt**, können sich die Bakterien im ganzen Körper ausbreiten und eine **Meningoenzephalitis oder Sepsis** hervorrufen. Die Infektion in der Schwangerschaft kann zur Totgeburt oder zu Meningoenzephalitis und Sepsis des Neugeborenen führen.

Die (Verdachts-)**Diagnose** wird anhand der Anamnese und Symptome gestellt und durch kulturellen Erregernachweis aus Blut, Liquor, Eiter, Vaginalsekret, Lochien, Stuhl oder Mekonium gesichert.

Die **Therapie** ist antibiotisch (z. B. Amoxicillin plus Aminoglykosid).

> **! Merken Prophylaxe**
> *Schwangere, Ältere und immunsupprimierte Menschen sollten auf Rohmilch- und Rohfleisch(-produkte) sowie Räucherfisch verzichten.*

66.5.4 Typhus und Paratyphus

Definition Typhus bzw. Paratyphus
Typhus (Typhus abdominalis) ist eine durch das Bakterium Salmonella typhi hervorgerufene systemische Infektion, die mit hohem Fieber und meist erst mit Obstipation, dann mit Diarrhö einhergeht. Der durch Salmonella paratyphi verursachte Paratyphus ruft ähnliche, aber schwächere Symptome hervor. Beide Erkrankungen werden i. d. R. aus Ländern mit schlechten hygienischen Bedingungen importiert und sind meldepflichtig.

Salmonella typhi und paratyphi werden von Infizierten mit dem Stuhl ausgeschieden (ohne Antibiose auch nach der Genesung, sog. Dauerausscheider) und in Ländern mit schlechter Trinkwasser- und Lebensmittelhygiene **durch kontaminiertes Trinkwasser bzw. Nahrungsmittel übertragen**. Von der Darmschleimhaut aus gelangen sie in die regionären Lymphknoten, vermehren sich dort, brechen in die Blutbahn ein und besiedeln zahlreiche Organe.

Ohne Antibiotikatherapie verläuft Typhus (bzw. Paratyphus in abgeschwächter Form) in typischen **Stadien**: Ca. 2 Wochen nach der Infektion treten **Kopf- und Gliederschmerzen** und **Fieber** auf, das langsam auf bis zu 41 °C ansteigt (ohne Schüttelfrost) und ab dem Ende der 1. Erkrankungswoche konstant hoch (um 40 °C) bleibt; trotz des hohen Fiebers ist die Herzfrequenz niedrig. Begleitsymptome sind starke Kopfschmerzen, zunehmende Benommenheit (griech. „typhos" = Nebel), häufig auch eine Splenomegalie (Milzvergrößerung) sowie stecknadelkopfgroße rötliche Flecken (Roseolen; Keimabsiedlungen) in der Umgebung des Nabels. Zu Erkrankungsbeginn haben die Patienten meist Obstipation. Ab der 2. Erkrankungswoche treten dann **erbsbreiartige Durchfälle** auf. Ab der 3.–4. Woche klingen die Beschwerden langsam ab.

Komplikationen sind Darmblutungen, Darmperforation sowie Keimabsiedlungen, z. B. in Knochen (Osteomyelitis), Gelenken (Arthritis), Hirnhäuten (Meningitis) oder auf den Herzklappen (Endokarditis).

Die (Verdachts-)**Diagnose** wird anhand des Reiseziels, der Symptome und des Blutbilds gestellt und durch Erregernachweis gesichert. In den ersten beiden Krankheitswochen sind die Erreger im Blut, ab der 2. oder 3. Woche im Stuhl nachweisbar.

Die **Therapie** erfolgt antibiotisch (z. B. Ciprofloxacin). Der Patient wird isoliert; die Pflegenden achten auf korrekte Händehygiene und tragen Schutzkleidung (▶ Abb. 66.9), solange der Patient Durchfall hat. Ausführliche Informationen zu den Isolierungsmaßnahmen siehe Kap. „Hygiene" (S. 312).

Abb. 66.9 Schutzkleidung.

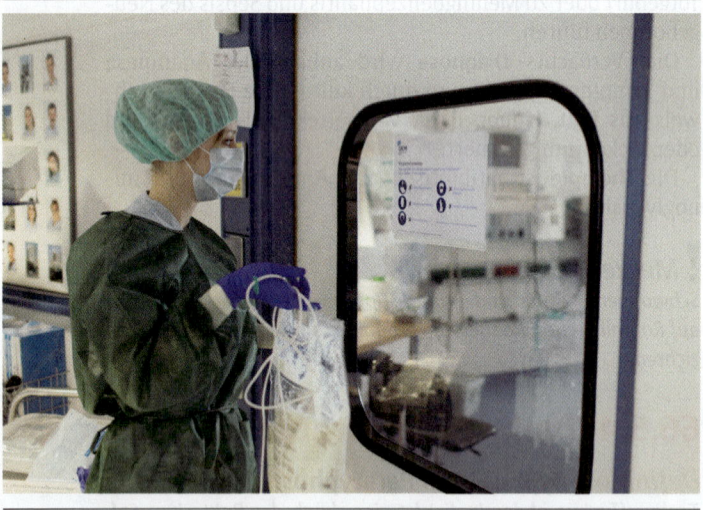

66.6 Organübergreifende Pilzinfektionen

66.6.1 Aspergillose

Definition **Aspergillose**
Unter dem Begriff „Aspergillose" fasst man Krankheitsbilder zusammen, die durch Schimmelpilze der Gattung Aspergillus (v. a. Aspergillus fumigatus) hervorgerufen werden und hauptsächlich die Lunge betreffen.

Aspergillen kommen überall in der Umwelt vor, werden eingeatmet und rufen verschiedene Krankheitsbilder hervor:

- Bei **intaktem Immunsystem** können sie eine **allergische Reaktion** auslösen: bei Gesunden Asthma bronchiale oder Alveolitis, bei Patienten mit Asthma bronchiale oder zystischer Fibrose die allergische bronchopulmonale Aspergillose (ABPA). Bei der ABPA entstehen Ausweitungen der Bronchien, in denen Entzündungen auftreten können (→ Fieber, Husten, Auswurf in Form von Schleimpfropfen).
- Bei Patienten mit **intaktem Immunsystem** und einem **Hohlraum** (oder mehreren) **im Lungengewebe** (z. B. infolge von Tuberkulose, Sarkoidose oder Pneumocystis-jiroveci-Pneumonie) können sie den Hohlraum **besiedeln** und einen Pilzknoten (**Aspergillom**) bilden, der sich durch Bluthusten bemerkbar machen kann.
- Bei **Immunsupprimierten** dringen die Pilze in das Lungengewebe ein (**Infektion**), vermehren sich und rufen eine **Pneumonie** hervor (→ Fieber, Atemnot, Husten, Auswurf). Bei stark geschwächtem Immunsystem dringen sie in Blutgefäße ein und rufen eine **Sepsis** (S. 1409) hervor.

Die **Diagnostik** umfasst
- bei allergischer Reaktion Hauttest, Antikörpernachweis im Blut und Röntgenthorax,
- bei Aspergillom Röntgenaufnahmen und CT des Thorax,
- bei Aspergilluspneumonie den Nachweis der Pilze im Lungenbiopsat.

Therapie: Die ABPA mit Anzeichen einer akuten Entzündung wird wie Asthma bronchiale behandelt, außerdem werden oral Glukokortikoide verabreicht. Ein Aspergillom wird chirurgisch entfernt. Die Aspergilluspneumonie bzw. -sepsis wird mit einem **Antimykotikum** behandelt (z. B. Voriconazol, Itraconazol).

Zu den **Pflegemaßnahmen bei Aspergilluspneumonie** siehe Pflege bei Fieber (S. 758) bzw. Pflege bei Erkrankungen des Atemsystems (S. 960).

66.6.2 Kryptokokkose

Definition **Kryptokokkose**
Die Kryptokokkose ist eine durch den Hefepilz Cryptococcus neoformans hervorgerufene Infektion, die bei Immunsupprimierten (v. a. AIDS-Patienten) meist zu einer Meningitis oder Meningoenzephalitis, seltener zu einer Sepsis führt.

Der Pilz kommt in **Vogelkot** (z. B. von Tauben, Papageien) vor und wird durch **Einatmen von kontaminiertem Staub** übertragen. Bei Immunsupprimierten, insbesondere AIDS-Patienten (→ von Vogelhaltung abraten), dringen die Pilze vom Infektionsherd in der Lunge aus in die Blutbahn ein, siedeln sich in anderen Organen ab – am häufigsten in den Hirnhäuten und im Gehirn – und lösen dort eine Entzündung aus.

Der Infektionsherd in der Lunge kann sich durch Husten und Luftnot bemerkbar machen, bleibt aber oft symptomlos. Bei Meningitis treten u. a. Kopfschmerzen und Nackensteifigkeit, bei Meningoenzephalitis zusätzlich Bewusstseinsstörungen sowie neurologische und psychiatrische Symptome auf.

Der Erreger wird durch Antigennachweis aus Liquor oder Blut oder mittels Kultur im Liquor identifiziert. **Therapeutisch** werden die Antimykotika Amphotericin B, 5-Flucytosin und Fluconazol in Kombination eingesetzt; bei AIDS-Patienten muss ggf. eine lebenslange Rezidivprophylaxe mit Fluconazol erfolgen.

Zur **Pflege** bei Meningitis bzw. Meningoenzephalitis siehe Pflege bei Erkrankungen des Nervensystems (S. 1237). Die Pflege bei Sepsis ist im Abschnitt Sepsis beschrieben (S. 1411).

66.7 Organübergreifende parasitäre Infektionen

66.7.1 Protozoeninfektionen

Toxoplasmose

Definition Toxoplasmose
Toxoplasmose ist eine durch den Einzeller Toxoplasma gondii hervorgerufene Infektion, die bei Immunsupprimierten meist zu einer Enzephalitis führt und bei Schwangeren, die erstmals Kontakt mit dem Erreger haben, zur Schädigung des Ungeborenen führen kann.

Toxoplasmen vermehren sich in Katzen, mit deren Kot sie ausgeschieden werden, und in zahlreichen Schlachttieren (z.B. Schweine, Schafe, Geflügel), in deren Fleisch sie Zysten bilden. Sie werden übertragen durch Kontakt mit dem **Kot infizierter Katzen** (z.B. bei der Gartenarbeit) sowie durch **Verzehr von Rohfleisch**(-produkten), nicht durchgebratenem Fleisch oder ungewaschenem, **kontaminiertem Obst und Gemüse** (▶ Abb. 66.10). Von der Darmschleimhaut gelangen sie ins Blut und siedeln sich in verschiedenen Organen, v.a. im Gehirn, aber auch im Auge, Myokard und in der Lunge, an. Ein intaktes Immunsystem grenzt die Infektion schnell ein, allerdings verbleiben einige Erreger im Körper. Bei Schwächung des Immunsystems (z.B. bei AIDS) kann es deshalb zur Reaktivierung der Infektion kommen.

Bei **Immunkompetenten** verläuft die Infektion i.d.R. **unbemerkt**, selten treten Lymphknotenschwellungen (v.a. am Hals und im Nacken), Kopf- oder Muskelschmerzen auf. Bei **Immunsupprimierten** tritt **meist** eine **Enzephalitis** (→ Kopfschmerzen, Krampfanfälle, Lähmungen; erhöhte Körpertemperatur), seltener eine **Chorioretinitis** (→ Sehminderung), **Myokarditis** oder **Pneumonie** auf. Die Erstinfektion in der Schwangerschaft kann zu Fehl- oder Totgeburt, Sepsis des Neugeborenen oder, häufiger zu Spätschäden des bei Geburt unauffälligen Kindes führen (häufig: Sehschäden infolge Chorioretinitis, Taubheit, geistige Behinderung).

Die **Diagnose** wird durch Nachweis von Antikörpern im Blut gestellt. Asymptomatische Immunkompetente werden nicht behandelt; alle anderen erhalten das Antibiotikum Pyrimethamin plus Sulfadiazin plus Folsäure (Ausnahme: Schwangere bis zur 15. SSW erhalten Spiramycin plus Folsäure).

! Merken Prophylaxe
Schwangere sollten folgende Regeln beachten: Kein rohes oder nicht durchgebratenes Fleisch und keine Rohfleischprodukte verzehren (z.B. Mett, geräucherter Schinken, Salami), Obst und Gemüse vor dem Verzehr gründlich waschen, nach der Gartenarbeit gründlich die Hände waschen oder Gartenhandschuhe tragen und den Kontakt mit unbekannten Katzen und Katzenkot vermeiden (bei der Reinigung des Katzenklos Handschuhe tragen!).

Malaria

Grundlagen

Definition Malaria
Malaria ist eine in den (Sub-)Tropen erworbene, durch Plasmodien verursachte Infektion, die mit – u.U. rezidivierendem – Fieber einhergeht und durch Anämie und Organdurchblutungsstörungen lebensbedrohlich werden kann. Überträger der Plasmodien auf den Menschen ist die Anophelesmücke. Es besteht Meldepflicht.

Es gibt 5 Plasmodienarten, die Malariaverlaufsformen mit unterschiedlichem Schweregrad hervorrufen: Am häufigsten nach Deutschland eingeschleppt (meist aus Afrika oder Indien) wird **Plasmodium (P.) falciparum**, der Erreger der u.U. lebensbedrohlichen **Malaria tropica**. In Südostasien findet sich eher P. knowlesi. P. vivax und P. ovale rufen die gelegentlich schwer verlaufende, selten lebensbedrohliche **Malaria tertiana**, P. malariae die i.d.R. harmlose **Malaria quartana** hervor. Alle Plasmodien werden durch den Stich der weiblichen Anophelesmücke übertragen. Sie infizieren zuerst Leberzellen, dann Erythrozyten und vermehren sich jeweils in ihnen. Am Ende des Vermehrungszyklus in den Erythrozyten gehen diese zugrunde, die Erreger werden ins Blut freigesetzt und befallen weitere Erythrozyten. Der **Zerfall der Erythrozyten** ruft eine **Anämie** hervor, die bei P.-falciparum- (bzw. P.-knowlesi-)Infektion schnell lebensbedrohliche Ausmaße annehmen kann. Die **Freisetzung der Malariaerreger ins Blut** löst **Fieber** aus. Bei P.-falciparum-Infektion (**Malaria tropica**) haften die befallenen Erythrozyten am Kapillarendothel und lösen dadurch **Durchblutungsstörungen** insbesondere in Gehirn, Nieren und Lungen und ggf. eine Verbrauchskoagulopathie aus.

Am Ende einer erregerspezifischen Inkubationszeit (P. falciparum: 6 Tage bis 6 Wochen) treten **Krankheitsgefühl**, **Kopf- und Gliederschmerzen, Fieber, Schüttelfrost** und ggf. Durchfall oder Erbrechen auf. Bei **Malaria tropica** bleibt das **Fieber mehr oder weniger konstant hoch**; innerhalb von Stunden können **Komplikationen** auftreten (komplizierte Malaria): schwere Anämie (Hb < 6 g/dl, → Tachykardie, Atemnot), akute Enzephalopathie (→ Bewusstseinsstörungen bis zum Koma oder Verwirrtheit), akutes Nierenversagen (→ Oligurie oder Anurie), akutes Lungenversagen (→ Atemnot, Zyanose), Schock, Verbrauchskoagulopathie sowie Hämoglobinurie (schwarzer, brauner oder roter Urin infolge Zerfall der Erythrozyten). Bei **Malaria tertiana und quartana** läuft der Vermehrungszyklus im typischen Fall nach wenigen Tagen in allen befallenen Erythrozyten synchron ab, sodass die Erreger gleichzeitig freigesetzt werden. Deshalb treten bei diesen Malariaformen **typischerweise Fieber** (bis 40 °C, 6–8 Stunden anhaltend) **und Schüttelfrost**

Abb. 66.10 Katzen als Überträger.

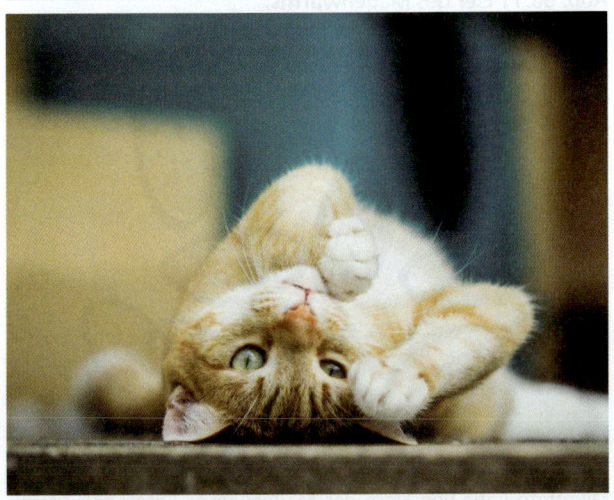

Im Kot von Katzen können sich Toxoplasmen finden, die besonders für Schwangere bzw. deren ungeborenes Kind und Immunsupprimierte gefährlich werden können. © hemlep/fotolia.com

in regelmäßigen Abständen auf: bei Malaria tertiana jeden 3., bei Malaria quartana jeden 4. Tag (dabei zählt der Tag, an dem Fieber auftritt, als 1. Tag).

Die Verdachtsdiagnose ergibt sich aus der Anamnese: (fieberhafte) Erkrankung nach Rückkehr aus den (Sub-)Tropen. Die Diagnose wird durch (u. U. mehrfache) mikroskopische Untersuchung des Blutes (normaler, dünner Blutausstrich und sog. „Dicker Tropfen") gesichert.

Therapie und Pflege

Malaria muss so früh wie möglich **medikamentös behandelt** werden. Die Auswahl des Medikaments richtet sich nach der Plasmodienart, der Resistenzsituation im Infektionsgebiet und der Schwere der Erkrankung. Bei unkomplizierter Malaria (Malaria tertiana oder quartana) ohne Resistenzentwicklung wird z. B. Chloroquin eingesetzt. Bei Malaria tertiana ist eine Nachbehandlung mit Primaquin erforderlich, um ruhende Erreger in Leberzellen abzutöten. Bei **komplizierter Malaria** ist **intensivmedizinische Betreuung** erforderlich.

Die Pflegenden **beobachten den Patienten engmaschig**. Beobachtungskriterien sind:
- Vitalzeichen
- Körpertemperatur
- Bewusstseinszustand (Schläfrigkeit?) und kognitiver Zustand (Verwirrtheit?)
- Hautzustand (Farbe, Temperatur, Blutungen?)
- Urinausscheidung

Pflegende helfen dem Patienten bei der Körperpflege und führen die erforderlichen **Prophylaxen** durch. Da die Gerinnung gestört sein kann und Blutungen auftreten können, ist es wichtig, Verletzungen, z. B. bei der Mundpflege, der Rasur oder bei verwirrten Patienten, zu vermeiden und anstelle von Pflaster z. B. Binden zu verwenden, um Gefäßzugänge zu fixieren. Zu den Pflegemaßnahmen bei Fieber siehe Kap. 42 „Pflege bei Fieber" (S. 758).

WISSEN TO GO

Malaria

Malaria ist eine in den (Sub-)Tropen verbreitete Infektionskrankheit, die hierzulande als Reisekrankheit Bedeutung hat. Die Erreger, verschiedene Arten von Plasmodien, werden durch den Stich der weiblichen Anophelesmücke übertragen und vermehren sich in Erythrozyten. Befallene Erythrozyten werden zerstört. Als Folge treten **Krankheitsgefühl, Kopf- und Gliederschmerzen** sowie **hohes Fieber** auf. Bei **Malaria tropica**, der in Deutschland häufigsten Verlaufsform, ist das Fieber mehr oder weniger konstant hoch, bei Malaria tertiana und quartana treten Schübe hohen Fiebers typischerweise in regelmäßigen Abständen auf. Bei Malaria tropica können **schwere Durchblutungsstörungen verschiedener Organe** (= komplizierte Malaria tropica) innerhalb weniger Stunden zum Tod führen. Entscheidend ist die frühzeitige medikamentöse und, bei komplizierter Malaria tropica, die intensivmedizinische Therapie. **Pflegemaßnahmen:**
- Patienten engmaschig beobachten: Vitalzeichen, Körpertemperatur, Bewusstseins- und Hautzustand, Urinausscheidung
- Prophylaxen einschließlich einer Blutungsprophylaxe durchführen

66.7.2 Wurminfektionen

Am häufigsten treten in Deutschland Infektionen durch Madenwürmer (Oxyuren), Bandwürmer (Schweine-, Rinder-, Hunde- oder Fuchsbandwurm) oder den Spulwurm (Ascaris lumbricoides) auf.

Oxyuriasis

Definition **Oxyuriasis**
Die Oxyuriasis (Synonym: Enterobiasis) ist eine durch Madenwürmer (Oxyuren) hervorgerufene Infektion, die v. a. bei Kindern (häufig) vorkommt und mit starkem nächtlichem Juckreiz in der Perianalregion einhergeht.

Die weiblichen Oxyuren wandern nachts vom Dickdarm zum After und setzen in der Perianalregion klebrige Eier ab, die starken Juckreiz verursachen (▶ Abb. 66.11). Das Kind kratzt sich, wodurch die Eier unter die Fingernägel und an die Finger gelangen und, wenn das Kind die Finger in den Mund nimmt, zur erneuten Infektion führen. Außerdem werden die Eier direkt oder über kontaminierte Gegenstände auf die Finger anderer Kinder übertragen, die die Finger in den Mund stecken und dadurch die Eier aufnehmen (die sich im Darm zu Würmern entwickeln).

Der **starke nächtliche Juckreiz** kann zu **Müdigkeit** und **Konzentrationsstörungen** führen.

Die **Diagnose** wird bei Kindern i. d. R. mittels **Klebestreifenmethode** gestellt: Morgens wird ein durchsichtiger Klebestreifen auf die Perianalhaut aufgedrückt, abgezogen und auf einem Objektträger unter dem Mikroskop auf Eier untersucht.

Die **Therapie** besteht in der Gabe eines Anthelminthikums – eines Medikaments, das die Würmer abtötet, z. B. Mebendazol oder Albendazol – und Maßnahmen, die die Verbreitung der Eier verhindern: Eng anliegende Nachtwäsche verhindert Hautkontakt, regelmäßiges Händewaschen, kurz geschnittene Fingernägel sowie täglicher Wäschewechsel (inkl. der Bettwäsche) verringern das Risiko der Übertragung. Die Wäsche sollte gekocht oder möglichst heiß gewaschen und dann gebügelt werden. **Pflegende** tragen bei möglichem Kontakt mit erregerhaltigem Material Handschuhe und Schutzkittel.

Abb. 66.11 Eier des Madenwurms.

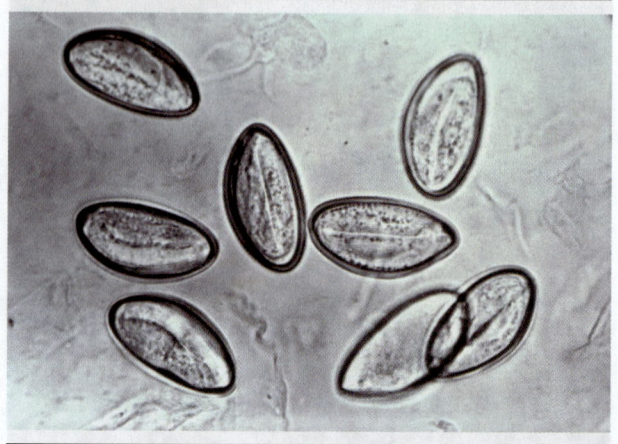

Mikrofotografie von Eiern des Madenwurms Enterobius vermicularis. © *Centers for Disease Control and Prevention*

Organübergreifende parasitäre Infektionen

Bandwurmbefall

Taeniasis und Zystizerkose

Definition Taeniasis
Die Taeniasis ist eine auf den Darm begrenzte, durch die Larven des Rinderbandwurms (Taenia saginata) oder Schweinebandwurms (Taenia solium) hervorgerufene Infektion.

Definition Zystizerkose
Die Zystizerkose ist eine durch die Eier des Schweinebandwurms bedingte Infektion, die mit Zystenbildung v. a. in Skelettmuskeln, Gehirn oder Auge einhergeht.

Der Rinderbandwurm kommt in Deutschland recht häufig vor (▶ Abb. 66.12a), der Schweinebandwurm (▶ Abb. 66.12b) findet sich v. a. in Ländern mit schlechten hygienischen Bedingungen.

Taeniasis • Die Taeniasis entsteht, indem der Mensch durch Verzehr rohen finnenhaltigen Rind- bzw. Schweinefleischs Bandwurmlarven aufnimmt. Die Larven entwickeln sich im Darm zu Würmern. Meist treten keine, ansonsten milde gastrointestinale Symptome wie Appetitlosigkeit, Übelkeit, Erbrechen oder leichter Gewichtsverlust auf.

Zystizerkose • Die Eier des Schweinebandwurms werden mit kontaminiertem Trinkwasser bzw. mit Gemüse, das gedüngt und unzureichend gewaschen wurde, mit Nutztierfäkalien aufgenommen. Die Eier entwickeln sich im Darm zu Larven, die durch die Darmwand ins Blut gelangen und in verschiedenen Organen bzw. Geweben – am häufigsten in Skelettmuskeln, Gehirn oder Auge – Zysten (Finnen) bilden. Je nach Lokalisation der Finnen treten Muskelschmerzen, Kopfschmerzen, Schwindel, epileptische Anfälle, Lähmungen oder Sehstörungen auf.

Diagnostik • Bei Verdacht auf Taeniasis (Anamnese!) Nachweis von Bandwurmgliedern im Stuhl, bei Verdacht auf Zystizerkose (Anamnese, Symptomatik plus Darstellung der Finnen im CT oder MRT) Antikörpernachweis im Blut.

Therapie • Bei Taeniasis oder Zystizerkose mit Muskel- oder Hirnbefall wird ein Anthelminthikum (z. B. Praziquantel) gegeben, bei Zystizerkose mit Augenbefall ist die Therapie operativ.

! Merken Hygiene
Da der Stuhl des Patienten ansteckende Bandwurmeier enthält, muss der Patient nach dem Stuhlgang stets gründlich die Hände waschen. Pflegende tragen bei möglichem Kontakt mit erregerhaltigem Material Handschuhe.

Echinokokkose

Definition Echinokokkose
Die Echinokokkose ist eine mit Zystenbildung einhergehende Infektion durch den Hundebandwurm (Echinococcus granulosus) oder den Fuchsbandwurm (Echinococcus multilocularis). Es besteht Meldepflicht.

Infizierte Hunde bzw. Füchse scheiden mit dem Kot Wurmeier aus. Der Mensch nimmt die Eier oral auf: über die Hände, die beim Spielen mit einem befallenen Hund mit dessen Kot kontaminiert wurden, bzw. durch Verzehr von mit Fuchskot kontaminierten Waldbeeren. Im Darm entwickeln sich die Eier zu Larven, die durch die Darmwand ins Blut und in verschiedene Organen gelangen.

Hundebandwurm • Die Larven des Hundebandwurms bilden meist in der Leber, seltener in der Lunge, einen langsam und verdrängend wachsenden, flüssigkeitsgefüllten Hohlraum (zystische Echinokokkose). Symptome einer Leberzyste sind Schmerzen oder Druckgefühl im rechten Oberbauch, gelegentlich Ikterus. Eine Lungenzyste kann sich durch (ggf. blutigen) Husten bemerkbar machen. Platzt eine Zyste, kann dies eine allergische Reaktion auslösen, z. B. in Form eines anaphylaktischen Schocks.

Fuchsbandwurm • Die Larven des Fuchsbandwurms bilden in der Leber multiple kleine Zysten, die infiltrativ wachsen und das Lebergewebe nach und nach zerstören (alveoläre Echinokokkose). Symptome sind Schmerzen im rechten Oberbauch, Ikterus und Zeichen des Pfortaderhochdrucks (z. B. Aszites).

Abb. 66.12 Bandwürmer.

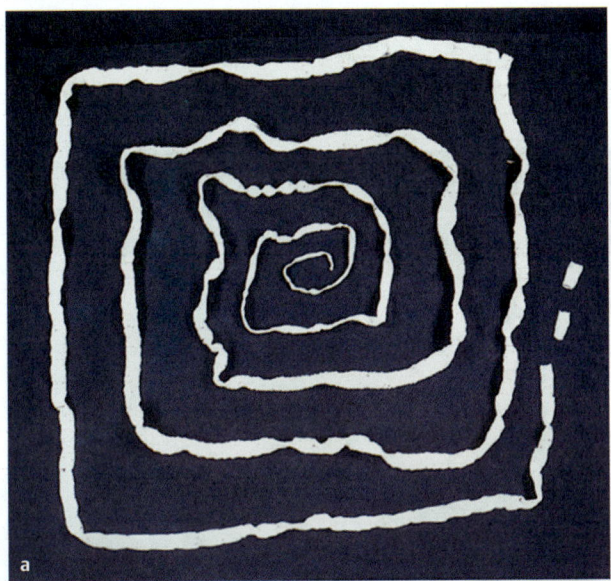

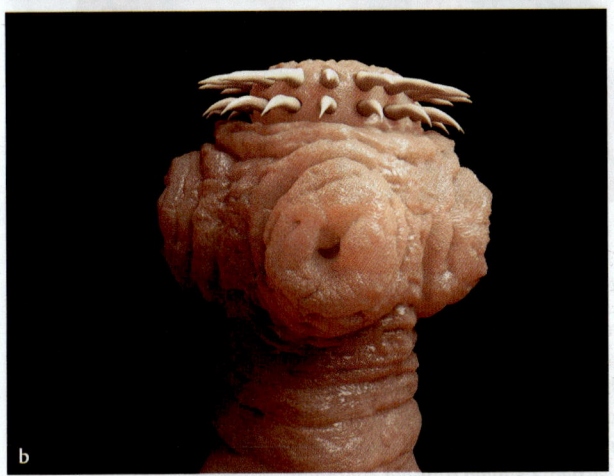

a Glieder des Rinderbandwurms (Taenia saginata). Dieser kann bis zu 5 m lang werden. *Aus: Gortner L, Meyer S, Sitzmann FC. Duale Reihe Pädiatrie. Thieme 2012*

b Kopf des Schweinebandwurms (Taenia solium) mit 4 Saugnäpfen und 2 Hakenkränzen. © *Juan Gärtner/fotolia.com*

Diagnostik • Die Zysten stellen sich im Abdomenultraschall oder -CT (Leber) bzw. im Thorax-CT (Lunge) dar. Die Diagnose wird durch Antikörpernachweis gesichert.

Therapie • Wenn möglich, wird das befallene Gewebe operativ entfernt. Ist eine Operation nicht möglich, z.B. weil der befallene Bereich zu groß oder nicht genau abgrenzbar ist, wird der Patient lebenslang anthelminthisch behandelt, z.B. mit Mebendazol.

Askariasis

Definition Askariasis
Die Askariasis (Askaridose) ist eine systemische Infektion durch den Spulwurm (Ascaris lumbricoides), die v.a. die Lunge und den Darm betrifft und in Deutschland v.a. bei Migranten und Reiserückkehrern aus warmen Ländern mit niedrigem Hygienestandard auftritt.

Die Askariasis kommt v.a. in ländlichen Gebieten vor, in denen Gemüse angebaut und mit menschlichen Fäkalien gedüngt wird. Erkrankte scheiden mit dem Stuhlgang Wurmeier aus, in denen sich innerhalb von ca. 2 Wochen in der Erde je eine infektiöse Larve entwickelt. Die Eier werden durch **Verzehr von ungenügend gewaschenem Gemüse** aufgenommen, die Larven schlüpfen im Darm, durchdringen die Darmwand, gelangen mit dem Blut in die Lunge und dringen in die Alveolen ein. Sie wandern die Atemwege hinauf bis zum Kehlkopf, werden verschluckt und entwickeln sich im Darm zu Würmern.

Geringer Spulwurm(-larven-)befall ist beschwerdefrei. Bei **massivem Befall** können während der Wanderung der Larven durch die Atemwege **Husten mit blutigem Auswurf**, **Atemnot** und **Fieber** auftreten. Im Darm kann eine große Anzahl von Larven bzw. Würmern **Übelkeit**, **Erbrechen**, **Durchfall** und **kolikartige Schmerzen** auslösen. Wandern zahlreiche Larven in den Gallengang, kann ein **Ikterus** auftreten.

Die **Diagnose** wird durch mikroskopischen Nachweis der Eier im Stuhl gestellt. Die **Therapie** besteht in der Gabe eines Anthelminthikums (z.B. Mebendazol).

Mein Patient Sabine: plötzliche Verschlechterung

Hallo liebes Forum,
ich bin total verzweifelt und wollte euch mal um Rat fragen: es geht um meine Schwester Sabine. Sie ist 48 und hat seit einem halben Jahr ziemlich Stress bei der Arbeit (Umstrukturierung etc.). Letzte Woche hatte sie wieder blutigen Durchfall und heftige Bauchschmerzen mit Krämpfen. Sie hat schon seit ein paar Jahren Probleme mit dem Darm und immer mal wieder Durchfälle.

Diesmal war es so schlimm, dass mein Mann und ich sie ins Krankenhaus gefahren haben. Die haben sie dort gleich aufgenommen und ihr zur Ernährung einen Plastikschlauch in eine Vene am Hals gelegt (zentraler Venenkatheter heißt das Ding).

Nach ein paar Tagen auf der Station ging es ihr dann besser, die Bauchschmerzen waren weniger stark und der Durchfall ging auch zurück.

Aber heute Morgen ging es ihr total schlecht. Ich war gerade da, nachdem ich meine Kinder im Kindergarten abgeliefert habe. Sie hat sich richtig schlecht gefühlt, ganz schnell geatmet und wir haben nach der Schwester gerufen. Die hat alle wichtigen Werte (Temperatur, Blutdruck und so) gemessen. Und das sieht jetzt gar nicht gut aus:

Sabine hat 39°C Fieber, eine Herzfrequenz von 96 Schlägen pro Minute (das ist hoch, oder?) und einen Blutdruck von 100/60 mmHg.

Die Schwester hat dann sofort den Arzt gerufen, und der hat ihr u.a. Blut abgenommen und sie haben nach dem Sauerstoff in ihrem Blut geschaut (Blutgasanalyse hat sie nachher zu mir gesagt). Die Haut um den Venenkatheter sei wohl gerötet, der ist jetzt draußen und die Spritze daran haben sie ins Labor geschickt. Und Sabine liegt auf der Intensiv.

Hat irgendjemand von euch Erfahrung damit, oder Ähnliches erlebt? Was kann das sein? Habe extra die Werte mitgepostet. Kann mir jemand mehr dazu sagen?

Vielen vielen lieben Dank, bin für alles dankbar! Eure Uli.

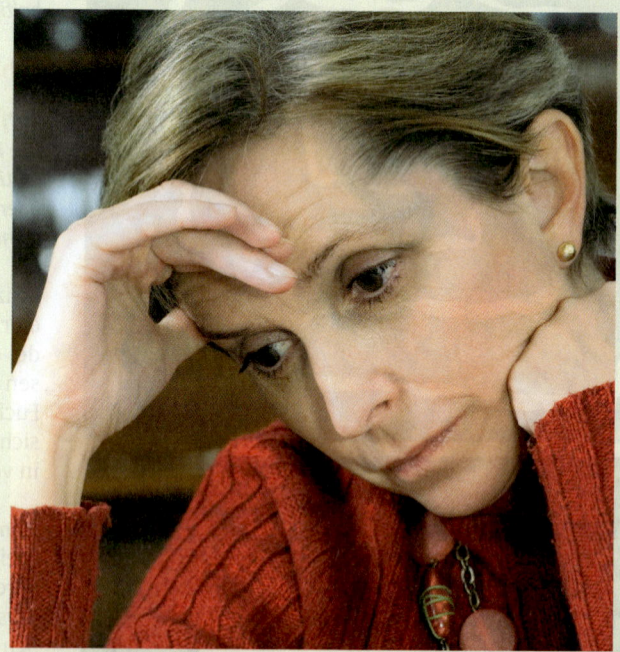
© absolutimages/fotolia.com

Was ist zu tun?
- Bei welchen Symptomen sollten Sie bei einem Patienten an eine Sepsis denken?
- Welche Kriterien sollten Pflegefachkräfte bei Sabine besonders beobachten und engmaschig überwachen?
- Warum ist es wichtig, Verletzungen zu vermeiden?
- Auf welchen 2 Säulen ruht die Therapie?
- Was sind die Symptome eines septischen Schocks? Ist die Haut warm oder kühl? Begründen Sie. Wie fühlt sich die Haut bei anderen Schockformen an?

Quellenverzeichnis

Nachfolgend sind die in den Kapiteln genannten Quellen aufgeführt, zusätzliche weiterführende Literatur zu den einzelnen Kapiteln finden Sie unter: www.thieme.de/icare

Abt-Zegelin A, Reuther S. Warum werden Heimbewohner immobil? Pro Alter 2009;1: 23–28

Aktion saubere Hände (ASH). Im Internet: http://www.aktion-sauberehaende.de/ash/; Stand: 07.11.2014

Aktionskomitee KIND IM KRANKENHAUS AKIK-Bundesverband e. V. Im Internet: www.akik.de; Stand: 07.11.2014

American Academy of Pediatrics, Section on Breastfeeding: Breastfeeding and the use of human milk. Pediatrics 2012; 129 (3): 827–841

Ammann A. Rückengerechtes Arbeiten in der Pflege. Leitfaden für gesundheitsfördernde Transfertechniken. 3. Aufl. Hannover: Schlütersche Verlagsgesellschaft; 2010

Antonovsky A, Franke A. Salutogenese: Zur Entmystifizierung der Gesundheit. Tübingen: DGVT Deutsche Gesellschaft für Verhaltenstherapie; 1997

Arbeitsgemeinschaft der Wissenschaftlichen Medizinischen Fachgesellschaften e.V (AWMF). Supportive Maßnahmen in der Radioonkologie (2010). Im Internet: http://www.awmf.org/leitlinien/detail/ll/052-014.html; Stand: 03.12.2015

Arbeitsgemeinschaft der Wissenschaftlichen Medizinischen Fachgesellschaften e.V. (AWMF). Leitlinie Allergieprävention (01.03.2009). Im Internet: http://www.awmf.org/leitlinien/detail/ll/061-016.html; Stand: 08.09.2014

Asklepios Kliniken GmbH. Pressemitteilung Asklepios meldet Umsatzanstieg mit endgültigen Zahlen 2011 (02.05.2012). Im Internet: www.asklepios.com/Pressemitteilung_02052012.Asklepios; Stand: 07.11.2014

Baggs J.G. et al. Nurse-physician collaboration and satisfaction with the decision-making process in three intensive care units. Am J Crit Care 1997; 6 (5): 393–399

Bamberger GG. „Entscheidend ist eine Haltung der Eingelassenheit." Interview geführt von Brigitte Teigeler mit Günter G. Bamberger. Die Schwester Der Pfleger 2013; 7 (13): 640–645

Bandura A. Self-efficacy: Toward a unifying theory of behavioral change. Psychological Review 1977; 84 (2): 191–215. DOI: 10.1037/0033-295X.84.2.191

Bandura, A. Self-efficacy: The exercise of control. New York: Freeman; 1997

Bartholomeyczik S. et al. Lexikon der Pflegeforschung: Begriffe aus Forschung und Theorie. München: Elsevier; Urban & Fischer; Facultas; 2008

Bartholomeyczik S. Gegenstand, Entwicklung und Fragestellungen pflegewissenschaftlicher Forschung. In: Schaeffer D, Hrsg. Handbuch Pflegewissenschaft. Weinheim: Juventa; 2000: 67–106

Bartholomeyczik S. Soziale Ungleichheit. In: Pfaff H, Neugebauer E, Glaeske G, Schrappe M. Lehrbuch Versorgungsforschung. Systematik – Methodik – Anwendung. Stuttgart: Schattauer; 2011: 223–226

Bauer J. Darf's noch ein bisschen mehr Gesundheit sein. Bedeutung von Supplementen und Functional Food in der Ernährung älterer Menschen. Aktuelle Ernährungsmedizin 2007; 32 (2): 144–147

Baumann T. Atlas der Entwicklungsdiagnostik. Vorsorgeuntersuchungen von U1 bis U10/J1. 2. Aufl. Stuttgart: Thieme; 2007

Beauchamp TL, Childress JF. Principles of Biomedical Ethics. 6. Aufl. New York/Oxford: Oxford University Press; 2009

Behrens J, Langer G. Evidence-based Nursing and Caring. Methoden und Ethik der Pflegepraxis und Versorgungsforschung. Bern: Huber; 2010

Behrens J, Langer G. Evidence-based Nursing. Vertrauensbildende Entzauberung der Wissenschaft. Bern: Huber; 2004

Berger PA, Neu C. Soziale Ungleichheit und soziale Schichtung. In: Joas H, Hrsg. Lehrbuch der Soziologie. 3. Aufl. Frankfurt am Main/New York: Campus; 2007: 241–266

Berk LE. Entwicklungspsychologie. 5. Aufl. Hallbergmos: Pearson; 2011

Berufsgenossenschaft für Gesundheitsdienst und Wohlfahrtspflege (BGW), Hrsg. Leitfaden Prävention von Rückenbeschwerden in der stationären Krankenpflege-Strategien für die betriebliche Praxis. Berufsgenossenschaft für Gesundheitsdienst und Wohlfahrtspflege; 2010

Berufsgenossenschaft für Gesundheitsdienst und Wohlfahrtspflege (BGW), Hrsg. BGW-Stresskonzept. Das arbeitspsychologische Stressmodell. Hamburg: Berufsgenossenschaft für Gesundheitsdienst und Wohlfahrtspflege; 2006

Biesalski HK, Bischoff SC, Puchstein C. Ernährungsmedizin. 4. Aufl. Stuttgart: Thieme; 2010

Bobbert M. Patientenautonomie und Pflege. Begründung und Anwendung eines moralischen Rechts. Frankfurt/Main: Campus Verlag; 2002

Bögge B. Geragogik. Wie weit kann Bildung im Alter gehen? Pädagogik mit Menschen im Vierten Lebensalter. Hamburg: Diplomica; 2009

Borg-von Zepelin M, Kunz L, Rüchel R et al. Epidemiology and antifungal susceptibilities of Candida spp. to six antifungal agents: results from a surveillance study on fungaemia in Germany from July 2004 to August 2005. J Antimicrob Chemother 2007; 60 (2): 424–428

Boyce JM, Potter-Bynoe G, Chenevert C et al. Environmental contamination due to methicillin-resistant Staphylococcus aureus: possible infection control implications. Infect Control Hosp Epidemiol 1997;18 (9): 622–627

Brandlistuen RE, Ystrom E, Nulman I et al. Prenatal paracetamol exposure and child neurodevelopment: a sibling-controlled cohort study. Int J Epidemiol 2013; 42 (6): 1702–1713. DOI: 10.1093/ije/dyt183

Brähler E. Körpererleben. Ein subjektiver Ausdruck von Körper und Seele. Heidelberg: Springer; 1986

Bühring P. Patienten mit Chronischen Schmerzen: Vier Jahre warten. Deutsches Ärzteblatt 2012; 11: 297. Im Internet: www.aerzteblatt.de/archiv/127536/Patienten-mit-Chronischen-Schmerzen-Vier-Jahre-warten; Stand: 07.11.2014

Bundesagentur für Arbeit. Der Arbeitsmarkt in Deutschland 2011 – Gesundheits- und Pflegeberufe. (Dezember 2011). Im Internet: http://statistik.arbeitsagentur.de/Statischer-Content/Arbeitsmarktberichte/Branchen-Berufe/generische-Publikationen/Gesundheits-und-Pflegeberufe-Deutschland-2011.pdf; Stand: 07.11.2014

Bundesärztekammer (BÄK). Richtlinien zur Feststellung des Hirntodes, 3. Fortschreibung 1997 mit Ergänzungen gemäß Transplantatioinsgesetz (TPG) (1998). Im Internet: www.bundesaerztekammer.de/page.asp?his=his=0.6.38.3310.8181.11915.3252; Stand: 07.11.2014

Bundesärztekammer, Hrsg. Querschnitts-Leitlinien (BÄK) zur Therapie mit Blutkomponenten und Plasmaderivaten, 4. Aufl. (2008). Im Internet: http://www.bundesaerztekammer.de/downloads/Querschnittsleitlinie_Gesamtdokument-deutsch_07032011.pdf; Stand: 08.09.2014

Bundesinstitut für Risikobewertung (BFR). Fragen und Antworten zu Methicillin-resistenten Staphylococcus aureus (MRSA) (15.08.2014). Im Internet: www.bfr.bund.de/de/fragen_und_antworten_zu_methicillin_resistenten_staphylococcus_aureus__mrsa_-11172.html; Stand: 07.11.2014

Bundeskonferenz zur Qualitätssicherung im Gesundheits- und Pflegewesen e. V. (BUKO), Hrsg. Qualitätsniveau II. Orale Nahrungs- und Flüssigkeitsversorgung von Menschen in Einrichtungen der Pflege und Betreuung. Qualitätsniveaus in der stationären Altenpflege. Heidelberg: Economica Verlag; 2008

Bundesministerium für Arbeit und Soziales. Rentenversicherungsbericht 2011. Im Internet: www.bmas.de/SharedDocs/Downloads/DE/rentenversicherungsbericht-2011.pdf?__blob=publicationFile; Stand: 07.11.2014

Bundesministerium für Bildung und Forschung (BMBF). Kompetenznetz Ambulant erworbene Pneumonie (CAP-Net) (2013). Im Internet: www.gesundheitsforschung-bmbf.de/de/364.php; Stand: 07.11.2014

Bundesregierung. Bemessungsgrenzen der Sozialversicherungen (2014). Im Internet: www.bundesregierung.de/ContentArchiv/DE/Archiv17/Artikel/2013/10/2013-10-16-rechengroessen-sozialversicherung.html; Stand: 07.11.2014

Bürgerliches Gesetzbuch: BGB. 74. Aufl. Beck im dtv. München: Deutscher Taschenbuch Verlag; 2014

Centers for disease control and prevention (1999): Ten great public health achievements – United States 1990–1999. JAMA 1999; 281 (16): 1481

Corley MC. Nurse moral distress: A proposed theory and research agenda. Nursing Ethics 2002; 9(6): 636–650

Deutsche Fatigue Gesellschaft. 18 Fragen und Antworten zu tumorbedingter Fatigue. Im Internet: www.deutsche-fatigue-gesellschaft.de/oeffentlich/daten/fatigue_18-fragen.pdf; Stand: 04.09.2014

Deutsche Gesellschaft für Allgemeinmedizin und Familienmedizin (DEGAM). DEGAM-Leitlinie Nr. 8: Schlaganfall. Düsseldorf: omikron publishing; 2012. Im Internet: www.degam.de/leitlinien-51.html; Stand: 07.11.2014

Deutsche Gesellschaft für Supervision e.V. Hrsg. Supervision – ein Beitrag zur Qualifizierung beruflicher Arbeit. Köln; 2012

Deutsche Gesellschaft für Wundheilung und Wundbehandlung e.V. Lokaltherapie chronischer Wunden bei Patienten mit den Risiken periphere arterielle Verschlusskrankheit, Diabetes mellitus, chronische venöse Insuffizienz; AWMF-Leitlinien-Register Nr. 091/001, Bearbeitungsstand 6/2012. Im Internet: www.awmf.org/uploads/tx_szleitlinien/091-001l_S3_Lokaltherapie_chronischer_Wunden_2012-06.pdf; Stand: 07.11.2014

Deutsche Gesellschaft zum Studium des Schmerzes e.V. (DGSS). Ethik-Charta der DGSS (2007). Im Internet: www.kompetenznetz-parkinson.de/montag_1100_3_Ethik-Charta.lang_01.pdf; Stand: 07.11.2014

Deutsche Krebsgesellschaft (DKG). Gebärmutterkörperkrebs, Gebärmutterkrebs, Korpuskarzinom, Endometriumkarzinom – Definition. Im Internet: www.krebsgesellschaft.de/pat_ka_gebaermutterkoerperkrebs_definition,107688.html; Stand: 07.11.2014

Deutsche Stiftung Organtransplantation (DSO), Hrsg. Lehrer-Unterrichtsmaterialien: Die Welt mit anderem Herzen sehen. Organspende und Transplantation. Frankfurt am Main; 2010

Deutsches Institut für Medizinische Dokumentation und Information DIMDI. Was versteht man unter SIRS (Systemisches inflammatorisches Response-Syndrom)? Im Internet: www.dimdi.de/static/de/klassi/faq/icd-10/icd-10-gm/maticd-sirs-def-2007-1007.pdf; Stand: 07.11.2014

Deutsches Netzwerk für Qualitätsentwicklung in der Pflege (DNQP), Hrsg. Expertenstandard Entlassungsmanagement in der Pflege. Osnabrück; 2009

Deutsches Netzwerk für Qualitätsentwicklung in der Pflege (DNQP), Hrsg. Expertenstandard Schmerzmanagement in der Pflege bei akuten Schmerzen. Osnabrück; 2011

Deutsches Netzwerk für Qualitätsentwicklung in der Pflege (DNQP), Hrsg. Expertenstandard Schmerzmanagement in der Pflege bei chronischen Schmerzen. Osnabrück; 2014

Deutsches Netzwerk für Qualitätsentwicklung in der Pflege (DNQP), Hrsg. Expertenstandard zur Förderung der Harnkontinenz in der Pflege. Osnabrück; 2007

Deutsches Netzwerk für Qualitätsentwicklung in der Pflege (DNQP), Hrsg. Expertenstandard Ernährungsmanagement zur Sicherstellung und Förderung der oralen Ernährung in der Pflege. Osnabrück; 2009

Deutsches Netzwerk für Qualitätsentwicklung in der Pflege (DNQP), Hrsg. Expertenstandard Dekubitusprophylaxe in der Pflege. Osnabrück; 2010

Deutsches Netzwerk für Qualitätsentwicklung in der Pflege (DNQP), Hrsg. Expertenstandard Sturzprophylaxe in der Pflege. Osnabrück; 2013

Deutsches Netzwerk für Qualitätsentwicklung in der Pflege (DNQP), Hrsg. Expertenstandard Pflege von Menschen mit chronischen Wunden. Osnabrück; 2009

Deutsches Zentrum für Altersfragen (DZA), Runder Tisch Pflege, Arbeitsgruppe IV. Charta der Rechte hilfe- und pflegebedürftiger Menschen (2005). Im Internet: www.dza.de/fileadmin/dza/pdf/ergebnisse_runder_tisch_arbeitsgruppe_IV.pdf; Stand: 07.11.2014

Deutsche Gesellschaft für Ernährung (DGEM), Hrsg. Leitlinie Enterale Ernährung: Grundlagen. Aktuel Ernaehr Med 2003; 28: Supplement 1

Deutsche Gesellschaft für Ernährung (DGEM), Hrsg. Leitlinie Parenterale Ernährung. Aktuel Ernaehr Med 2007; 32: Supplement 1

Diener HC, Weimar C, Hrsg. Diagnostik und Therapie des postpunktionellen und spontanen Liquorunterdruck-Syndroms. Leitlinien für Diagnostik und Therapie in der Neurologie. Herausgegeben von der Kommission „Leitlinien" der Deutschen Gesellschaft für Neurologie, Stuttgart: Thieme; 2012

Deutsches Institut für Medizinische Dokumentation und Information (DIMDI). OPS Version 2013 Kapitel 9 Ergänzende Maßnahmen (12.10.2012). Im Internet: www.dimdi.de/static/de/klassi/ops/kodesuche/onlinefassungen/opshtml2013/block-9-20...9-20.htm; Stand: 07.11.2014

Donovan ST et al. Methicillin-resistant Staphylococcus aureus as a cause of neonatal suppurative parotitis: A report of two cases and review of the literature. Ear Nose Throat J 2013; 92 (6): 269–271

Duden, Hrsg. Das Herkunftswörterbuch Etymologie der deutschen Sprache. Berlin: Duden; 2013

Quellenverzeichnis

Durchdenwald G. Hypothermie bei Patienten während und nach der Operation: Gegen die unterschätzte Gefahr. Pflegezeitschrift 2003; 5: 1–5. Im Internet: http://tisrv09.kohlhammer.de/pflegezeitschrift.de/download/Portale/Zeitschriften/Pflegezeitschrift/Archiv/Zusatzinfo2003/Info_Heft05.pdf; Stand: 07.11.2014

Empfehlung der Kommission für Krankenhaushygiene und Infektionsprävention beim Robert Koch-Institut (RKI). Prävention Gefäßkatheter-assoziierter Infektionen (2002); DOI: 10.1007/s00103-002-0499-8

Empfehlung der Kommission für Krankenhaushygiene und Infektionsprävention beim Robert Koch-Institut (RKI). Infektionsprävention in Heimen. Bundesgesundheitsbl – Gesundheitsforsch – Gesundheitsschutz 2005; 48: 1061–1080

Encke A, Kopp I, Sauerland S. S3-Leitlinie Prophylaxe der venösen Thromboembolie (VTE) (2009). Herausgegeben von AWMF (Arbeitsgemeinschaft der Wissenschaftlichen Medizinischen Fachgesellschaften e.V.). Im Internet: www.awmf.org/uploads/tx_szleitlinien/003-001l_S3_Thromboembolie-Prophylaxe_2010_01.pdf; Stand: 07.11.2014

ENP – European Nursing Care Pathways. Recom. Im Internet: http://www.recom.eu/klassifikationen/uebersicht.html; Stand: 07.11.2014

EBN - Evidence-based Nursing. Südtirol-Alto Adige. Leitlinie Thromboseprophylaye im Krankenhaus. Verminderung des Risikos einer tiefen Beinvenenthrombose und einer Lungenembolie. 2011. Im Internet: www.provinz.bz.it/gesundheitswesen/ebn/download/LL_DVT_-_Handbuch_final_14_02_11.pdf; Stand: 21.11.2016

Ernährungskommission der Deutschen Gesellschaft für Kinder- und Jugendmedizin Berlin. Vitamin-K-Prophylaxe bei Neugeborenen. Empfehlungen der Ernährungskommission der Deutschen Gesellschaft für Kinder- und Jugendmedizin (DGKJ). Monatsschrift Kinderheilkunde 2013; 161: 351–353

Evidence based Nursing (EBN) Südtirol, Hrsg. Leitlinie Thromboseprophylaxe im Krankenhaus. Verminderung des Risikos einer tiefen Beinvenenthrombose und einer Lungenembolie. Im Internet: www.ebn.bz.it/download/LL_DVT_-_Handbuch_final_14_02_11.pdf; Stand: 26.09.2013

Ewers A, Osterbrink J, Evers GCM. Akute postoperative Verwirrtheit. Pflegerische Interventionen zur Prävention und Behandlung. Die Schwester Der Pfleger 2002; 41 (10): 822–828

FDA briefing document vom 13.08.2008 (ODAC). Im Internet: www.fda.gov/ohrms/dockets/ac/08/briefing/2008-4345b2-01-FDA.pdf; Stand: 07.11.2014

Fiechter V, Meier M. Pflegeplanung: Eine Anleitung für die Praxis. 2. Aufl. Basel: Rocom, Editiones Roche; 1981

Flink H et al. Prevalence of hyposalivation in relation to general health, body mass index and remaining teeth in different age groups of adults. Community Dent Oral Epidemiol 2008; 36: 523–531

Flegal KM et al. Excess deaths associated with underweight, overweight, and obesity. JAMA 2005; 293 (15): 1861–1867

Flieger R, Schelberger M, Meiners T. Aktueller Stand der Dekubitusbehandlung. Entstehung, Prophylaxe und Therapie. Klinikarzt 2004; 33 (8–9): 255–260

Fölsch D. Ethik in der Pflegepraxis. Anwendung moralischer Prinzipien im Pflegealltag. 2. Aufl. Wien: Facultas; 2012

Freitag S et al. Messtechnische Analyse von ungünstigen Körperhaltungen bei Pflegekräften – eine geriatrische Station im Vergleich mit anderen Krankenhaustationen. Ergo Med 2007; 5: 130–140

Freitag S, Ellegast R, Dulon M et al. Quantitative measurement of stressful trunk postures in nursing professions. Ann Occup Hyg 2007; 6; 51(4): 385–395

Fünfter Bericht der Bundesregierung über die Entwicklung der Pflegeversicherung und den Stand der pflegerischen Versorgung in der Bundesrepublik Deutschland (2011). Im Internet: www.bmg.bund.de/fileadmin/dateien/Publikationen/Pflege/Berichte/Bericht_der_Bundesregierung_ueber_die_Entwicklung_der_Pflegeversicherung_und_den_Stand_der_pflegerischen_Versorgung_in_der_Bundesrepublik_Deutschland.pdf; Stand: 07.11.2014

Gesetz über die Berufe in der Krankenpflege. Im Internet: www.gesetze-im-internet.de/krpflg_2004/BJNR144210003.html; Stand: 07.11.2014

Gesundheit und Gesellschaft. Das AOK-Forum für Politik, Praxis und Wissenschaft. Pflege für die Pflege. SPEZIAL 11/11, 14. Jahrgang

Gieler U. Die Haut als „Spiegel der Seele". München: Droemer Knaur; 2007

Gnass I, Bartoszek G, Thiesemann R et al. Joint contractures in older age: A systematic literature review. Zeitschrift für Gerontologie und Geriatrie 2010; 43 (3): 147–157

Guenaga KF. et al. Mechanical bowel preparation for elective colorectal surgery. Cochrane Database Syst Rev. 2005 Jan 25; (1):CD001544. Im Internet: http://onlinelibrary.wiley.com/doi/10.1002/14651858.CD001544.pub2/abstract; Stand: 11.11.2015

Hach-Wunderle V et al. Therapie bei tiefer Bein- und Beckenvenenthrombose. Deutsches Ärzteblatt 2008; 105 (1–2): 25–33

Haker H. Verletzlichkeit als Kategorie der Ethik. In: Bobbert M, Hrsg. Parteilichkeit und Ethik. Berlin (Lit) 2014

Harris DJ, Eilers J, Harriman A et al. Putting Evidence Into Practice: Evidence-Based Interventions for the Management of Oral Mucositis. Clin J Oncol Nurs 2008; 12 (1): 141–152

Heinrich S, Rapp K, Rissmann U et al. Effektivität und Kosteneffektivität einer multifaktoriellen Sturzpräventionsmaßnahme in Pflegeheimen im Versorgungsalltag. KNP/BMBF-Förderschwerpunkt Präventionsforschung – Wirksamkeit Erwachsene. Das Gesundheitswesen 2013. DOI: 10.1055/s-0032-1330029. Im Internet: http://dx.doi.org/10.1055/s-0032-1330029; Stand: 07.11.2014

Heseker H, Stehle P. Ernährung älterer Menschen in stationären Einrichtungen (ErnSTES-Studie). Deutsche Gesellschaft für Ernährung, Hrsg. Ernährungsbericht 2008. Frankfurt; 2008: 157–204

Heyn G. Lücken in der Versorgung. Pharmazeutische Zeitung online 2009; 2. Im Internet: www.pharmazeutische-zeitung.de/index.php?id=17593; Stand: 07.11.2014

Hilgers A, Hofmann I. Gesund oder krank – Das Immmunsystem entscheidet. Heidelberg: Springer; 1995

Hille H. Verletzlichkeit als Kategorie der Ethik. In: Bobbert M, Hrsg. Zwischen Parteilichkeit und Gerechtigkeit. Schnittstellen von Klinikseelsorge und Medizinethik. Reihe: Medical Ethics in Health Care Chaplaincy. Medizinethik in der Klinikseelsorge. Münster: LIT-Verlag; 2014 [im Erscheinen]

Hornberg C et al. Gesundheitliche Folgen von Gewalt unter besonderer Berücksichtigung von häuslicher Gewalt gegen Frauen. Aus der Reihe „Gesundheitsberichterstattung des Bundes". Berlin: Robert Koch-Institut; 2008

Horneber M, Fischer I, Dimeo F et al. Cancer-related fatigue: epidemiology, pathogenesis, diagnosis, and treatment. Dtsch Arztebl Int 2012; 109 (9): 161–172. DOI: 10.3238/arztebl.2012.0161

Huber E, Spirig R. Das Leben mit Schmerzen meistern – ältere Frauen als Expertinnen im Umgang mit chronischen Schmerzen des Bewegungsapparats (2004). Im Internet: http://medcontent.

metapress.com/content/e730m4751x-23l95t/; Stand: 07.11.2014

Hurrelmann K, Klotz T, Haisch J, Hrsg. Lehrbuch Prävention und Gesundheitsförderung. 3. Aufl. Bern: Verlag Hans Huber; 2010

ICNP. Internationale Klassifikation für die Pflegepraxis (ICNP). Deutschsprachige Nutzergruppe. Im Internet: www.icnp.info/index.php?option=com_content&view=frontpage; Stand: 07.11.2014

International Association for the study of pain (IASP). Im Internet: www.iasp-pain.org/; Stand: 07.11.2014

Jäger M et al. Biomechanical Analysis of Patient-Transfer activities for the prevention of Spine Related Hazard of Healthcare workers. Symposium „Risks for healthcare workers: prevention challenges" der Internationalen Vereinigung für Soziale Sicherheit IVSS, Poster. Athen: 2007

Jansen S. Kliniken müssen sich besser auf demenzkranke Patienten einstellen. Die Schwester Der Pfleger 2006; 45 (8): 598–599

Juchli J. Pflege – Praxis und Theorie der Gesundheits- und Krankenpflege. 7. Aufl. Stuttgart: Thieme; 1994

Kafka-Ritsch R. Perioperative Ernährung in der Viszeralchirurgie. In: Ledochowski. Klinische Ernährungsmedizin. Heidelberg: Springer Verlag; 2010. Im Internet: http://link.springer.com/article/10.1007%2Fs00740-010-0234-2#page-1; Stand: 11.11.2015

Kercher A. Nonverbale Kommunikation. München: GRIN Verlag; 2013

Klarin B, Molin G, Jeppsson B, Larsson A. Use of the probiotic Lactobacillus plantarum 299 to reduce pathogenic bacteria in the oropharynx of intubated patients: a randomised controlled open pilot study. Critical Care 2008; 6. Im Internet: http://ccforum.com/content/12/6/R136/abstract; Stand: 07.11.2014

Kluthe R et al. Das Rationalisierungsschema 2004 des Bundesverbandes Deutscher Ernährungsmediziner (BDEM) e.V., der Deutschen Adipositasgesellschaft e.V., der Deutschen Akademie für Ernährungsmedizin (DAEM) e.V., der Deutschen Gesellschaft für Ernährung (DGE) e.V., der Deutschen Gesellschaft für Ernährungsmedizin (DGEM) e.V., des Verbandes der Diätassistenten – Deutscher Bundesverband (VDD) e.V. und des Verbandes der Diplom-Oecotrophologen (VDOE) e.V. Aktuel Ernaehrmed 2004; 29: 245–253

Kommission für Krankenhaushygiene und Infektionsprävention (KRINKO) beim Robert Koch-Institut (RKI) und Bundesinstitut für Arzneimittel und Medizinprodukte (BfArM). Anforderungen an die Hygiene bei der Aufbereitung von Medizinprodukten (2012), Berlin. DOI: 10.1007/s00103-012-1548-6

Köther I, Hrsg. Altenpflege. 3. Aufl. Stuttgart: Thieme; 2011

Kröger K. et al. Medizinische Thromboseprophylaxestrümpfe – Gibt es eine Evidenz? Deutsche Medizinische Wochenschrift (DMW) 2011; 136 (6): 276–279

Krohwinkel M. Rehabilitierende Prozesspflege am Beispiel von Apoplexiekranken. Fördernde Prozesspflege als System. 3. Aufl. Bern: Huber; 2008

Kultusministerkonferenz (KMK). Referat Berufliche Bildung, Weiterbildung und Sport. Handreichung für die Erarbeitung von Rahmenlehrplänen der Kultusministerkonferenz für den berufsbezogenen Unterricht in der Berufsschule und ihre Abstimmung mit Ausbildungsordnungen des Bundes für anerkannte Ausbildungsberufe (2011). Im Internet: www.kmk.org/fileadmin/veroeffentlichungen_beschluesse/2011/2011_09_23_GEP-Handreichung.pdf; Stand: 07.11.2014

Lahmann N, Kottner J, Heinze C et al. Bundesweite Erhebung zu Pflegeproblemen 2009. Berlin: Charité-Universitätsmedizin Berlin; 2009

Landesverband Rheinland-Pfalz der Lebenshilfe für Menschen mit geistiger Behinderung e. V. Die gesundheitliche Versorgung von Menschen mit geistigen und mehrfachen Behinderungen. Mainz: Landesverband Rheinland-Pfalz der Lebenshilfe für Menschen mit geistiger Behinderung e. V.; 2004

Landschaftsverband Westfalen-Lippe LWL-Abt. für Krankenhäuser und Gesundheitswesen LWL-PsychiatrieVerbund Westfalen. Pflege von Menschen mit Behinderungen im Alter (2007). Im Internet: www.lwl.org/psychiatrieverbund-download/pdf/Pflege%20Broschuere.pdf; Stand 07.11.2014

Lanius F. Menschenwürde und pflegerische Verantwortung: Zum ethischen Eigengewicht pflegebedürftiger Menschen im Spannungsfeld von moralischem Standpunkt und moralischem Status. Göttingen: Universitätsverlag Osnabrück; 2010

Lauber A, Schmalsteig P. Wahrnehmen und Beobachten. Verstehen & pflegen, Band 2. 3. Aufl. Stuttgart: Thieme; 2012

Leitlinien des European Resuscitation Council (ERC) 2010 in Deutsch. Im Internet: www.grc-org.de/leitlinien2010. Stand: 07.11.2014

Leppin A. Konzepte und Strategien der Prävention. In: Hurrelmann K, Klotz T, Haisch J. Hrsg. Lehrbuch Prävention und Gesundheitsförderung. 3. Aufl. Bern: Huber; 2010: 35–44

Liew Z, Ritz B, Rebordosa C et al. Acetaminophen Use During Pregnancy, Behavioral Problems, and Hyperkinetic Disorders. JAMA Pediatr 2014; DOI: 10.1001/jamapediatrics.2013.4914

Lippert-Grüner M. Aussichten und Probleme der Rehabilitation geriatrischer Patienten mit Hemiparese. Physikalische Medizin, Rehabilitationsmedizin, Kurortmedizin 1997; 7: 77–79.

Lorenz J, Bodmann KF, Bauer TT et al. Nosokomiale Pneumonie. Prävention, Diagnostik, Therapie. Ein Konsensuspapier der Deutschen Gesellschaft für Pneumologie (DGP) und der Paul-Ehrlich-Gesellschaft für Chemotherapie (PEG) unter Mitarbeit von Experten der Deutschen Gesellschaft für Anästhesiologie und Intensivmedizin (DGAI). Pneumologie 2003; 57: 532–54

Mahler C, Schmidt A, Verveur D. Der Einsatz der Hydrokolloidplatte bei Wundsein im Genitalbereich bei Frühgeborenen. Studienbericht. Universitätsklinikum Heidelberg Kinderklinik, Abteilung Neonatologie; 2003

Mayer H. Pflegeforschung kennenlernen. Elemente und Basiswissen für die Grundausbildung. 5. Aufl. Wien: Facultas; 2011

McCaffery M, Pasero C. Pain: clinical Manual. St. Louis: Mosby; 1999

Meierhofer M, Keller W. Frustration im frühen Kindesalter. Bern: Huber; 1996

Meyer G, Köpke S. Freiheitseinschränkende Maßnahmen in Pflegeheimen sind vermeidbar. Die BKK 2012; 9: 397–399

Meyer J, Fleischmann N. Der Einfluss von IT auf die Qualität der Pflegedokumentation. Pflegewissenschaft 2012; 5: 299–302

Meyer M. Stress fressen Seele auf. In: AOK-Bundesverband, Hrsg. Gesundheit und Gesellschaft SPEZIAL. Pflege für die Pflege 2011; 11: 10

Meyer W. Aromapflege bei Schmerzen. Krankenhaus der Barmherzigen Brüder. Patienten-Informationszentrum. Trier: 2010

Mielck A. Soziale Ungleichheit und Gesundheit. Bern: Huber; 2000

Quellenverzeichnis

Müller G, Berger K. Der Zusammenhang von Deprivation im Wohnumfeld und der Typ-2-Diabetes-Prävalenz: Ergebnisse der Dortmunder Gesundheitsstudie (DoGS). Gesundheitswesen 2013; 75 (12): 797–802

Müller N. „Diabetiker können gleich nach dem Spritzen essen". Interview geführt von Stephan Lücke mit Dr. Nicole Müller. Die Schwester Der Pfleger 2013; 52 (4): 351

NANDA International. Pflegediagnosen. Definition und Klassifikation 2012–2014. Kassel: RECOM; 2013

NICE-SUGAR Study Investigators, Finfer S, Chittock DR et al. Intensive versus conventional glucose control in critically ill patients. N Engl J Med 2009; 26; 360 (13): 1283–1297; DOI: 10.1056/NEJMoa0810625

Novartis International AG. Geschäftsbericht 2011(2012). Im Internet: www.novartis.com/downloads/investors/reports/novartis-annual-report-2011-de.pdf; Stand: 15.09.2014

Nowack N. Wie häufig ist ein Dekubitus bei chronisch psychisch Kranken. Studie. Die Schwester Der Pfleger 2011; 50 (1): 20–24

NPUAP & EPUAP (National Pressure Ulcer Advisory Panel and European Pressure Ulcer Advisory Panel), Hrsg. Prevention and treatment of pressure ulcers: clinical practice guideline. Washington DC; 2009

Oerter R, Montada L, Hrsg. Entwicklungspsychologie. Weinheim: Beltz; 2008

Olbrich C. Pflegekompetenz. 2. Aufl. Bern: Huber; 2010

Olsen RJ, Lynch P, Coyle MB et al. Examination gloves as barriers to hand contamination in clinical practice. JAMA 1993; 270 (3): 350–353

Orpana HM et al. BMI and Mortality: Results from a National Longitudinal Study of Canadian Adults. Obesity 2009; 18: 214–218. DOI:10.1038/oby.2009.191.

Park EJ. An integrated ethical decision-making model for nurses. Nurs Ethics 2012; 19 (1): 139–159. DOI: 10.1177/0969733011413491

Pirlich M, Schütz T, Norman K et al. The German hospital malnutrition study. Clinical Nutrition 2006; 25 (4): 563–572

Polit DF, Beck CT, Hungler BP. Lehrbuch Pflegeforschung: Methodik, Beurteilung und Anwendung. Bern: Huber; 2004

Prochaska JO, Velicer WF. The transtheoretical model of health behavior change. Am J Health Promot 1997; 12: 38–48

Quack et al. Das Projekt ANAA+KO. Individuelle Aktivierung und Beratung bei Demenz. Im Internet: www.anaa-und-ko.de/; Stand: 07.11.2014

Rabe M. Ethik in der Pflegeausbildung. Beiträge zur Theorie und Didaktik. Bern: Huber; 2009

Ravens-Sieberer U, Wille N, Bettge S, Erhart M. Psychische Gesundheit von Kindern und Jugendlichen in Deutschland. Ergebnisse aus der BELLA-Studie im Kinder- und Jugendgesundheitssurvey (KiGGS). Bundesgesundheitsbl – Gesundheitsforsch – Gesundheitsschutz 2007; 50: 871–878; DOI: 10.1007/s00103-007-0250-6

RKI (Robert Koch-Institut). Infektionskrankheiten von A–Z. Im Internet: www.rki.de/DE/Content/InfAZ/InfAZ_marginal_node.html?cms_lv2=3544250&cms_box=1; Stand: 07.11.2014

RKI (Robert Koch-Institut), Hrsg. Dekubitus. Gesundheitsberichterstattung des Bundes, Heft 12. Berlin: Robert Koch-Institut; 2007

RKI (Robert Koch-Institut), Hrsg. Altersdemenz. Gesundheitsberichterstattung des Bundes, Heft 28. Berlin: Robert Koch-Institut; 2005

RKI (Robert Koch-Institut). Virushepatitis B, C und D. Situationsbericht Deutschland 2011. Epidemiologisches Bulletin 2012; 38: 371–385

Rohde KS. Pflegetheorien – ein praxisorientierter Blick auf den Pflegeberuf? Entstehung und Ziel pflegetheoretischer Ansätze. CNE.fortbildung 2012; 5: 2–6

Roper N et al. Das Roper-Logan-Tierney-Modell. 2. Aufl. Bern: Huber; 2009

Rosenbaum A, Piper S, Riemann JF et al. Mangelernährung bei internistischen Patienten – eine Screeninguntersuchung von 1308 Patienten mit Verlaufsbeobachtung. Aktuelle Ernährungsmedizin 2007; 32: 181–184

Rothaug O, Kaltwasser, A. Atemtherapeutische Maßnahmen beim spontanatmenden Intensivpatienten. Intensiv 2007; 15 (1): 4–13

Rothgang H, Iwansky S, Müller R et al. Barmer GEK Pflegereport 2011. Schriftenreihe zur Gesundheitsanalyse, Band 11. St. Augustin: Asgard-Verlag; 2011. Im Internet: www.presse.barmer-gek.de/barmer/web/Portale/Presseportal/Subportal/Presseinformationen/Archiv/2011/111129-Pflegereport-2011/PDF-Pflegereport-2011,property=Data.pdf; Stand: 07.11.2014

Rottmann M, Maier W, Klot S et al. Zusammenhang zwischen dem sozialen Status eines Stadtgebietes und den gesundheitlichen Risiken seiner Bewohner: Ergebnisse einer Mehrebenenanalyse zu Übergewicht, Hypertonie und Gesundheitszustand am Beispiel Augsburg. Gesundheitswesen 2013; 75: 134–139

Ruthemann U. Aggression und Gewalt im Altenheim. Verständnishilfen und Lösungswege für die Praxis. Basel: Recom; 1993

Sackley C, Brittle N, Patel S et al. The prevalence of joint contractures, pressure sores, painful shoulder, other pain, falls, and depression in the year after a severely disabling stroke. Stroke 2008; 39 (12): 3329–3334

Sauter D et al. Lehrbuch Psychiatrische Pflege. Bern: Huber; 2004

Schempf M, Warda C, Mentzel M et al. Therapie und Prophylaxe von Dekubitalulzera – Teil 1. Orthopädie und Unfallchirurgie up2date 2012; 7: 3–24

Schleger H, Merzt M, Meyer-Zehnder B et al. Klinische Ethik – METAP. Leitlinie für Entscheidungen am Krankenbett. Heidelberg: Springer; 2011

Schneekloth U, Wahl HW, Hrsg. Möglichkeiten und Grenzen selbständiger Lebensführung in stationären Einrichtungen (MuG IV). Demenz, Angehörige und Freiwillige, Versorgungssituation sowie Beispielen für „Good Practice". Integrierter Abschlussbericht. München; 2007

Schröder G. Dekubitusprophylaxe – eine Frage der Zeit und des Drucks. Vermeidbarkeit eines Dekubitus. In: Schiemann D, Hrsg. Dekubitusprophylaxe in der Pflege. Expertenstandard. CNE.fortbildung 2007; Lerneinheit 9, Heft 3: 7–10

Schröder G. Geschichtliche Aspekte des Dekubitus. In: Bienstein C, Schröder G, Braun K, Neander D, Hrsg. Dekubitus – Die Herausforderung für Pflegende. Stuttgart: Thieme; 1997

Schröder H, Herdegen R. Mitarbeiter im Mittelpunkt. In: AOK-Bundesverband, Hrsg. Gesundheit und Gesellschaft SPEZIAL. Pflege für die Pflege 2011; 11: 4–6

Schubert K, Klein M. Das Politiklexikon. 5. Aufl. Bonn: Dietz; 2011

Schulz von Thun F. Anleitung zum Unglücklichsein. München: Piper; 2009

Schulze Höing A. Pflege von Menschen mit geistigen Behinderungen. Pflegebedarfsanalyse, Planung, Dokumentation gemäß H.M.B.-W-Hilfeplanung. Stuttgart: Kohlhammer; 2012

Schwartz FW, von Troschke J, Walter U. Public Health in Deutschland. In: Deutsche Gesellschaft für Public Health, Hrsg. Public-Health-Forschung in Deutschland: Stand und Perspektive der Public-Health-Forschung, Epidemiologie und Gesundheitsberichterstattung, Prävention und Gesundheitsförderung, Versorgungsforschung und Qualitätsmanagement, Gesundheitssystemforschung und Gesundheitsökonomie. Bern: Huber; 1999: 23–32

Schwarzer R. Psychologie des Gesundheitsverhaltens (Band 1). In: Krohne HW, Schmidt L, Netter P, Schwarzer R, Hrsg. Reihe Gesundheitspsychologie. Göttingen: Hogrefe; 1996

Schwarzer R. Selbstwirksamkeitserwartung. In: Schwarzer R, Jerusalem M, Weber H, Hrsg. Gesundheitspsychologie von A bis Z. Ein Handwörterbuch. Göttingen: Hogrefe; 2002: 521-524

SGB V – Sozialgesetzbuch V. Im Internet: www.gesetze-im-internet.de/sgb_5/; Stand: 07.11.2014

SGB XI – Sozialgesetzbuch XI, in: www.gesetze-im-internet.de/sgb_11/; Stand: 07.11.2014

Shoemaker LK, Estfan B, Induru R et al. Symptom management: an important part of cancer care. Cleve Clin J Med 2011; 78 (1): 25–34

SHOT Office. SHOT-2010-Report. Im Internet: www.shotuk.org/shot-reports/report-and-summary-2010-2; Stand: 07.11.2014

Siegmund-Schultze, N. Therapie von Leukämien bei Kindern: Optimierte Stammzelltransplantate. Dtsch Arztebl 2012; 109 (16): A-808/B-700/C-696

Siegrist J. Fehlende Anerkennung macht krank. In. AOK-Bundesverband, Hrsg. Gesundheit und Gesellschaft SPEZIAL. Pflege für die Pflege 2011; 11: 7

Singer T, Bolz M, Hrsg. Mitgefühl. In Alltag und Forschung 2013. Im Internet: http://www.compassion-training.org; Stand: 04.09.2014

Springer Gabler Verlag Hrsg. Gabler Wirtschaftslexikon. Stichwort: Wissen, Im Internet: www.wirtschaftslexikon.gabler.de/Archiv/75634/wissen-v4.html; Stand: 07.11.2014

Stangl W. Aggression. Lexikon für Psychologie und Pädagogik. Im Internet: www.lexikon.stangl.eu/1007/aggression/; Stand: 07.11.2014

Statistisches Bundesamt. Krankenpflege – Berufsbelastung und Arbeitsbedingungen (2009). Im Internet: www.destatis.de/DE/Publikationen/STATmagazin/Gesundheit/2009_08/Gesundheit2009_08.html; Stand: 07.11.2014

Statistisches Bundesamt, Hrsg. Todesursachen. Sterbefälle insgesamt 2011 nach den 10 häufigsten Todesursachen der ICD-10 (2013). Im Internet: www.destatis.de/DE/ZahlenFakten/GesellschaftStaat/Gesundheit/Todesursachen/Tabellen/SterbefaelleInsgesamt.html; Stand: 07.11.2014

Statistisches Bundesamt, Pressemitteilung. Fast ein Drittel aller Krankenhausentbindungen per Kaiserschnitt. Im Internet: www.destatis.de/DE/PresseService/Presse/Pressemitteilungen/2012/03/PD12_098_231.html; Stand 07.11.2014

Statistisches Bundesamt, Pressestelle. 7,3 Millionen schwerbehinderte Menschen leben in Deutschland (2012). Im Internet: https://www.destatis.de/DE/PresseService/Presse/Pressemitteilungen/2012/09/PD12_324_227.html; Stand: 07.11.2014

Statistisches Bundesamt, Pressemitteilung. Basisdaten Lebenserwartung (2011). Im Internet: www.destatis.de/DE/PresseService/Presse/Pressemitteilungen/2011/09/PD11_343_12621.html; Stand: 07.11.2014

Statistisches Bundesamt. Bevölkerung Deutschlands bis 2060. Begleitmaterial zur Pressekonferenz am 18. November 2009 in Berlin. 12. koordinierte Bevölkerungsvorausberechnung. Wiesbaden: Statistisches Bundesamt. Im Internet: www.destatis.de/DE/Publikationen/Thematisch/Bevoelkerung/VorausberechnungBevoelkerung/BevoelkerungDeutschland2060Presse5124204099004.pdf?__blob=publicationFile; Stand: 07.11.2014

Statistisches Bundesamt. Pflegebedürftige heute und in Zukunft (2008). Im Internet: www.destatis.de/DE/Publikationen/STATmagazin/Soziales/2008_11/2008_11Pflegebeduerftige.html; Stand: 07.11.2014

Statistisches Bundesamt. Sozialleistungen. Angaben zur Krankenversicherung (Ergebnisse des Mikrozensus) 2011. Fachserie 13 Reihe 1.1 (2012). Im Internet: www.destatis.de/DE/Publikationen/Thematisch/Bevoelkerung/Haushalte-Mikrozensus/KrankenversicherungMikrozensus2130110119004.pdf?__blob=publicationFile; Stand: 07.11.2014

Statistisches Bundesamt. Statistisches Jahrbuch 2013, Kapitel 8 Soziales (Oktober 2013). Im Internet: www.destatis.de/DE/Publikationen/StatistischesJahrbuch/Soziales.pdf?__blob=publicationFile; Stand: 07.11.2014

Statistisches Bundesamt. Pressemitteilung. Stationäre Krankenhauskosten 2011 auf 3 960 Euro je Behandlungsfall gestiegen (2012). Im Internet: www.destatis.de/DE/PresseService/Presse/Pressemitteilungen/2012/11/PD12_391_231.html; Stand: 07.11.2014

Statistisches Bundesamt. Pflegestatistik 2011 Pflege im Rahmen der Pflegeversicherung Ländervergleich – Pflegeheime (2013). Im Internet: www.destatis.de/DE/Publikationen/Thematisch/Gesundheit/Pflege/LaenderPflegeheime5224102119004.pdf?__blob=publicationFile; Stand: 07.11.2014

Statistisches Bundesamt. Pressemitteilung. Gesundheitsausgaben im Jahr 2011 bei rund 294 Milliarden Euro (2013). Im Internet: www.destatis.de/DE/PresseService/Presse/Pressemitteilungen/2013/04/PD13_128_23611.html; Stand: 07.11.2014

Stein R, Beetz R, Thüroff JW. Kinderurologie in Klinik und Praxis. 3. Aufl. Stuttgart: Thieme; 2011

Steinbach E. Operativ behandelte Erkrankungen der Glandula parotis im Kindes- und Adoleszentenalter. Laryngo-Rhino-Otol 1987; 66: 37–40

Steinbach H. Gesundheitsförderung. Ein Lehrbuch für Pflege- und Gesundheitsberufe. 3. Aufl. Wien: Facultas; 2011

Steinkamp D. Ethik in der Altenpflege. Ethische Grundsätze als Wegweiser und Hilfe für die Pflegepraxis. Wien: Facultas Verlags- und Buchhandel AG; 2012

Steinkamp N, Gordijn B. Ethik in Klinik und Pflegeeinrichtung. Ein Arbeitsbuch. 3. Aufl. Neuwied: Luchterhand; 2010

Teasell R, McRae M, Foley N et al. The incidence and consequences of falls in stroke patients during inpatient rehabilitation: factors associated with high risk. Arch Phys med Rehabil 2002; 83 (3): 329–333

Techniker Krankenkasse. Bleib locker Deutschland! TK-Studie zur Stresslage der Nation (2013). Im Internet: www.tk.de/centaurus/servlet/contentblob/590188/Datei/115474/TK_Studienband_zur_Stressumfrage.pdf; Stand: 07.11.2014

The CLOTS Trials Collaboration. Lancet 2009; 373 (9679): 1958–1965; DOI: 10.1016/S0140-6736(09)60941-7

Uedelhofen KW, Weimann A. Mangelernährung, ein Kostenfaktor im Gesundheitssystem? Die CEPTON-Studie. In: Weimann A, Schütz T, Lochs H, Hrsg. Krankheitsbedingte Mangelernährung. Eine Herausforderung für unser Gesundheitswesen. Lengerich: Pabst Science Publ.; 2010: 127–134

Quellenverzeichnis

Valentini L et al. Leitlinie der Deutschen Gesellschaft für Ernährungsmedizin (DGEM). DGEM-Terminologie in der Klinischen Ernährung. Aktuel Ernaehrungsmed 2013; 38: 97–111

Vassella, F. Fieberkrämpfe. In: Lentze MJ, Schaub J, Schulte FJ, Spranger J, Hrsg. Pädiatrie Grundlagen und Praxis. 2. Aufl. Hamburg: Springer; 2003: 1474–1476

Vergnaud M. Teamentwicklung. München: Elsevier; 2004

Weimann A, Schütz T, Lochs H, Hrsg. Krankheitsbedingte Mangelernährung. Eine Herausforderung für unser Gesundheitswesen. Lengerich: Pabst Science Publ.; 2010

Weltgesundheitsorganisation, Regionalbüro Europa. Definition des Begriffs „geistige Behinderung. Im Internet: www.euro.who.int/de/health-topics/noncommunicable-diseases/mental-health/news/news/2010/15/childrens-right-to-family-life/definition-intellectual-disability; Stand: 07.11.2014

Wieteck P, Peters L. Handbuch 2014 für PKMS : Kodierrichtlinien und praktische Anwendung des OPS 9-20 hochaufwendige Pflege von Patienten. 5. Aufl. Kassel: RECOM; 2014

Wieteck P. ENP – European Nursing Care Pathways. Standardisierte Pflegefachsprache zur Abbildung von pflegerischen Behandlungspfaden. Leistungstransparenz und Qualitätssicherung im Gesundheitswesen. Kassel: RECOM; 2004

World Health Organisation (WHO). Ottawa Charter for Health Promotion (1986). Im Internet: www.euro.who.int/de/publications/policy-documents/ottawa-charter-for-health-promotion,-1986; Stand: 07.11.2014

World Health Organisation (WHO). Preamble to the Constitution of the World Health Organization as adopted by the International Health Conference, New York, 19–22 June, 1946; signed on 22 July 1946 by the representatives of 61 States (Official Records of the World Health Organization, no. 2, p. 100) and entered into force on 7 April 1948

World Health Organization. International Classification of Functioning, Disability and Health. Geneva: World Health Organization; 2001 (Deutsche Übersetzung: Weltgesundheitsorganisation; 2005)

Wurm S, Schöllgen I, Tesch-Römer C. Gesundheit. In: Motel-Klingebiel A, Wurm S, Tesch-Römer C, Hrsg. Altern im Wandel. Befunde des Deutschen Alterssurveys (DEAS) (S.). Stuttgart: Kohlhammer; 2010: 90–117

Zander et al. Studie spürt Gründen für Burnout nach. Psychische Erkrankungen kommen in der Pflegebranche überproportional häufig vor. Pflegezeitschrift 2011; 64 (2): 98–101

Zayback A, Günes UY, Tamsel S et al. Does obesity prevent the needle from reaching muscle in intramuscular injections? J Adv Nurs 2007; 58 (6): 552–556

Zegelin A. „Festgenagelt sein". Der Prozess des Bettlägerigwerdens durch allmähliche Ortsfixierung. Bern: Huber; 2005

Zenz M. Stiefkind Schmerz. Deutscher Schmerzkongress, 11.–14. Oktober 2006, Berlin. Im Internet: www.dgss.org/fileadmin/pdf/PK-Zenz.doc; Stand: 07.11.2014

Sachverzeichnis

A

ABO-Blutgruppensystem 497
Abbocath 472
Abciximab 731
Abdomensonografie 986
ABEDL-Strukturierungsmodell 75
Abführmaßnahmen, präoperative 745
Abführ-Suppositorien 394
Abhängigkeit 1389 f
Abhusten 549
Ablatio retinae 1288
Ablaufbeutel (Harnkatheter) 446
Ablaufsonde 505
Abnabeln 619
Abort 611
ABPA = Allergische Bronchopulmonale Aspergillose 1420
Abrasio uteri 1338
Absaugen, endotracheales 554
Abschiedsritual, tröstendes 817
Abstillen (Abort) 612
Abstoßungsreaktion 808
Abstral 698
Abstrichuntersuchung 1337
– Nase 317
Acarbose 1077
ACC 979
ACE-Hemmer 907, 921
Acemuc 979
Acetylcholinesterasehemmer 1269
Acetylcystein 979, 1037
Acetylsalicylsäure = ASS 698, 731, 763, 907, 1268
– Kinder 636
Achillessehnenruptur 1172
Aciclobeta 1328, 1330
Aciclovir 1415
– lokales 1328
– systemisches 1330
Acicutan 1331
Acitretin 1331
Acne neonatorum 627
Acquired Immunodeficiency Syndrome = AIDS 1140
Actilyse 734
Actos 1077
Actraphane 1078
Actrapid 1078

Acute Respiratory Distress Syndrome = ARDS 976
ACVB = aorto-coronar-venöser Bypass 896
Adalat 907, 921, 1268
Adalimumab 1202, 1330
Adam-Stokes-Anfall 902
Adapalen 1327
Adaptation 91
Addison, Morbus 1112
Adenohypophyse 1069
Adenom, autonomes (Schilddrüse) 1104
Adenotomie 1304
Aderhaut 1273
ADH = Antidiuretisches Hormon 916, 1115
Adhärenz 110
ADHS = Aufmerksamkeitsdefizit-Hyperaktivitätsstörung 1403
Adipositas 719, 1096
Adipositaschirurgie 1097
Adnexitis 1352
Adnextumor 1353
Adoleszenz 88
– Entwicklungsstörung 95
Adoleszenz-Kyphose 1189
Adrenalin 797, 1070
Advanced Life Support = ALS 290
Adventitia 915
AED = Automatischer Externer Defibrillator 287
Aerogene Infektion 300
aeromax 978
Aerosol 300
Aerudur 978
Agglutination 498
Aggression 161
– Psychiatrie 1379
Agnosie 1229
Agranulozytose 1132
AHB = Anschlussheilbehandlung 207
AIDS = Acquired Immunodeficiency Syndrome 1140
AIO-(All-in-one-)-System 727
Akinese 1244
Akineton 1245
Akkommodation 91
Aknefug 1331
Aknefug-Liquid 1327
Aknemycin 1328
Akromegalie 1101
aktives Stehen 916
Aktivität 402
Aktivkohleauflage 575

Aktivkohlekompresse 576
Akustikusneurinom 1308
Akutbehandlung, neurologische 118
Akute Lymphatische Leukämie = ALL 1127
Akute Myeloische Leukämie = AML 1127
Akute-Phase-Protein 1407
akutes Koronarsyndrom 896
– Thrombozytenaggregationshemmer 732
Akutpsychiatrie 1381
Akuttherapie 1220
Akzeptanz 127
A-Lagerung 546, 875
Albuminwert 1074
Aldosteron 1069
Alendronat 1182
Alg = Arbeitslosengeld 183
Alginat 574
Algurie 1056
Alitretinoin 1331
Alkalose
– metabolische 1065
– respiratorische 1065
Alkohol 711
– Schwangerschaft 604
Alkoholabhängigkeit 1030
Alkoholdelir 1390
Alkoholtest 1392
ALL = akute lymphatische Leukämie 1127
Allen-Test 917
Allergenkarenz 1146
Allergie 1145, 1318
– Dialyse 1048
– medikamentenbedingte 682
– tumortherapiebedingte 787
Allergietest 1122
allergische bronchopulmonale Aspergillose = ABPA 1420
Allergologie 192
All-in-one-(AIO-)System 727
Allopurinol 1095
Alltagskompetenz, eingeschränkte 666
Alopezie 1324
Alpha-1-Antitrypsinmangel 1094
Alpha-1-Proteasen-Inhibitormangel 1094
ALS = Advanced Life Support 290

ALS = Amyotrophe Lateralsklerose 1246
Altenpflege 24
– Pflegeplanung 226
Altenpflege-Ausbildungs- und Prüfungsverordnung = AltPflAPrV 23
Altenpflegegesetz = AltPflG 23
Altenpflegeheim 193
Alter
– biologisches 641
– kalendarisches 641
Altersbezogene Makuladegeneration = AMD 1289
Altersheilkunde 642
Alterstheorie 97
Altersweitsichtigkeit 1291
Alterswissenschaft 642
Alterungsprozess 640
– pathologischer 644
– physiologischer 643
AltPflAPrV = Altenpflege-Ausbildungs- und Prüfungsverordnung 23
AltPflG = Altenpflegegesetz 23
Alveole 329, 943, 960
Alvesco 979
Alzheimer-Typ-Demenz = DAT 1247
Amantadin 1245
Amaryl 1076
Ambroxol 979
AMD = Altersbezogene Makuladegeneration 1289
Amenorrhö 1341
AMG = Arzneimittelgesetz 671
Amilorid 1066
5-Aminosalicylsäure = 5-ASA 997
Aminosäurelösung 487
Amiodares 907
Amiodaron 907
Amitriptylin 366, 1404
AML = Akute Myeloische Leukämie 1127
Ammoniakgeruch 331, 384
Amnesie 1236
– anterograde 1236
– retrograde 1236
Amnioskopie 614
Amotio retinae 1288
Ampho-Moronal 1328, 1330
Amphotericin B
– lokales 1328
– systemisches 1330
Ampicillin 1329

Sachverzeichnis

Ampulle 457
Amputation 1177
- therapeutische 1177
- traumatische 1177
Amsler-Test 1290
Amyotrophe Lateralsklerose = ALS 1246
ANA = Antinukleäre Antikörper 1201
Analgesie
- patientenkontrollierte = PCA 753
Analgetika, adjuvante 698
Analogskala, visuelle = VAS 694
Anämie 783, 1123, 1144
- perniziöse 1144
Anaphylaxie 1145
Anatomie (Kinästhetik) 859
Andialysephase 1047
Androgene 1069
Andumbran 366
Aneurysma 1218, 1222
- Coiling/Clipping 1222
- dissecans 930
- falsum 930
- spurium 930
Anfall, epileptischer 1241
Angemessenheit 60
Angina
- abdominalis 928
- pectoris = AP 285, 893
  - instabile 896
  - stabile 893
- tonsillaris 966
Angina-pectoris-Anfall 896
Angiografie 891, 918
Angioleiomyom, renales 1052
Angioplastie
- perkutane transluminale 1040
  - koronare = PTCA 891
Angst (Palliativpatienten) 823
Angststörung 1397
Ankleiden 347, 1224
Anlagestörung 1265
Anordnungsverantwortung, ärztliche 253
- Injektion 456
Anorexie 1394
Anosognosie 1229
Anpassungsstörung 1395
Ansatz, personenzentrierter 126
Anschlussheilbehandlung = AHB 118, 207
Ansteckung
- diaplazentare 300
- perinatale 300
- postnatale 300
5-HT3-Antagonist 780

Antazida 607
Anthelminthikum 1422
Anthropologie 82
Antiarrhythmika 907
Antibiotika
- lokale 1328
- Schwangerschaft 604
- systemische 1329
Antibiotikaresistenz 316
Anti-CCP 1201
Anticholinergika 978, 1245
Anti-Dekubitus-System 409
Antidiabetika 1076
Antidiarrhoika 1009
Anti-D-Immunglobulinprophylaxe 611
Antidiuretisches Hormon = ADH 916, 1115
Antiemetika 780, 1269
- Schwangerschaft 606
Antiepileptika 1242
- Schwangerschaft 604
Antigen 497
- prostataspezifisches = PSA 1357
- Typ D 498
Antihistaminika 1147, 1330
Antihypertensiva 921
- Schwangerschaft 604
Antiinfektiva 1327
Antikoagulanzien 907, 1268
- Thrombozytenaggregationshemmer 731
Antikonvulsiva 1242
Antikörper 497, 1201, 1269
- Antinukleäre = ANA 1201
- gegen citrullinierte Peptide = APCA 1201
- monoklonaler 1269
Antikörperdiagnostik 1121
Antikörpertherapie 1133, 1202, 1330
Antimykotika 1328
Antinukleäre Antikörper = ANA 1201
Antiparasitika 1328
Antiproteasen 955
Antipsoriatika 1327
Antipsychotika 1404
Antipyretika 763
Antirefluxbarriere, gestörte 989
Antiretrovirale Therapie = ART 1141
Antirheumatika 1201, 1202
- nicht steroidale 1180, 1202, 1269
Antiscabiosum 1328
Anti-Scl-70-Antikörper 1201
Antisepsis 308
Antiseptika 569

Antithrombin-Mangel 1137
Anti-Trendelenburg-Lagerung 351
α1-Antitrypsin 955
Antitrypsinmangel 1094
Antituberkulotika 964
Antitussiva 979
Antonovsky-Salutogenese 104
Antra 1028
Anurie 384, 1042
Anus praeter = AP 533
Anxiolytika 746
Aortenklappe 885
Aortenklappenstenose 906
- angeborene 906
Aorto-koronar-venöser Bypass = ACVB 896
AP = Anus praeter 533
APCA = Antikörper gegen citrullinierte Peptide 1201
APC-Resistenz 1137
APD = Automatic Peritoneal Dialysis 1051
Apfeltyp (Körperfett) 379
Apgar-Score 618
Aphasie 1230
Aphonie 967
Apidra 1078
Apnoe 287, 330
Aponal 366
Apoplex 1217
Apotheke, zentrale 676
Appellohr 125
Appendix-Karzinoid 1114
Appendizitis 1000
Applanationstonometrie 1273
Applikationsform
- bukkale 680
- kutane 681
  - TTS 681
- orale 680
- rektale 681
- sublinguale 680
Applikator 593
Apraxie 1230
Aprepitant 780
Aqua 459
Aquaphor 1066
Äquivalenz 176
Arava 1202
Arbeitgeberweisungsrecht 252
Arbeitskleidung 154
Arbeitslosengeld = Alg 183
Arbeitslosenversicherung 183
Arbeitsorganisation 197
Arbeitsrecht 251
Arbeitsumsatz, energetischer 715

Arbeitsvertrag (Gehalt) 251
ARDS = Acute Respiratory Distress Syndrome 976
Arelix 1066
Ärger 160
Armelektrode 886
Aromatherapie 703
Arrhythmie 324
Artane 1245
ART = Antiretrovirale Therapie 1141
Arterenol 797
Arteria
- dorsalis pedis 892
- tibialis posterior 892
arterielle Hypertonie 919
arterielle Hypotonie 924
Arterien 914
Arterienverschluss, akuter 928
Arteriografie 918
Arteriosklerose (Nierenarterie) 1040
Arthritis
- eitrige 1185
- rheumatoide = RA 1203, 1144
Arthrodese 1180
Arthrose 1180
Arthroskopie 1154
Arzneiformen 674
Arzneimittel 260, 671
- Therapieformen 674
- Verabreichung
  - Kinder 685
  - Senioren 686
Arzneimittelexanthem 1319
Arzneimittelgesetz = AMG 260, 671
Arzneimittelwirkung, unerwünschte = UAW 682, 1319
5-ASA = 5-Aminosalicylsäure 997
Ascorbinsäure 713
ASE = atemstimulierende Einreibung 547
Asepsis 308
Askariasis 1424
Asmanex 979
Aspergillose 1420
- allergische bronchopulmonale = ABPA 1420
Aspiration 374, 726
- Erste Hilfe 374
- Sondennahrung 726
Aspirin 698, 731, 907, 1268
ASS = Acetylsalicylsäure 731, 763, 907, 1268
Assessment 223, 1376
Assessmentinstrument 269, 693
Assimilation 91

Assistent, operationstechnischer = OTA 743
Asthma, bronchiale 275, 949
Asthmaanfall 952
Asthmatagebuch 954
Astigmatismus 1291
Aszites 1015
Aszitespunktion 1017
AT1-Blocker 921
Atacand 921
Ataraktika 746
Atemunterstützung 542
- Dehnlagerung 545
- Lagerung 544
- Oberkörperhochlagerung 544
Atemfrequenz 943
- erhöhte 329
- verminderte 329
Atemgeräusch 331
- rasselndes = RG 814
Atemgeruch
- Ammoniakgeruch 331
- Azetongeruch 331
- urinartiger 331
Atemnot 274
Atemnotsyndrom, akutes 976
Atemphysiotherapie 958
Atemrhythmus, veränderter 330
Atemschutzmaske 308
Atemskala 418
Atemstillstand 286
Atemstimulierende Einreibung = ASE 547, 867
Atemtherapie 547, 548
- atemstimulierende Einreibung = ASE 547
- Atemtrainer
  - exspiratorischer 548
  - inspiratorischer 548
- Kontaktatmung 547
Atemtiefe, veränderte 330
Atemtrainer
- exspiratorischer 548
- inspiratorischer 548
Atemübung, entspannende 169
Atemur 979
Atemvertiefung (Maßnahmen) 543
Atemvolumina 943
Atemwege 942
- freihalten 276, 284
- Verlegung 276
Atemzentrum 943
Atmung 287, 329, 330, 542
- Azidose 330
- flache 330
- Maßnahmen, unterstüzende 542

- Pneumonieprophylaxe 542
- präfinale 330
- überprüfen 287
- vertiefte 330
Atmungssystem 942
Atopiker 1147
Atopisches Ekzem 1316
Atorvastatin 907
Atrovent 978
Audits 241
Aufbaukost 370
Aufflamm-Phänomen 788
Aufklärungsgespräch
- präoperatives 743
Auflichtmikroskop 1312
Aufmerksamkeitsdefizit-Hyperaktivitätsstörung = ADHS 1403
Aufmerksamkeitsstörung 1229
Aufsichtspflicht 631
Aufwachraum 751
Augapfel 1274
AUG = Ausscheidungsurogramm 1037
Augenerkrankung 1272
Augenhaut 1273
Augenhintergrunduntersuchung 1274
Augenhöhle 1272
Augeninnendruckmessung 1273
Augenkammer 1273
Augenlid 1272
Augenmuskel 1272
Augenpflege 345, 1279
Augensalbe 1277
Augenschutz 307
- Anwendung
Augenspülung 1280
Augentropfen 1277
Augenverband 1281
Aura 1261
Auricula 1295
Auris
- externa 1295
- media 1296
Aurorix 1404
Ausatmen, forciertes 550
Ausbildung (Pflegeplanung) 224
Ausbildungs- und Prüfungsverordnung für die Berufe in der Krankenpflege = KrPflAPrV 23
Ausbildungsvergütung 23
Ausbildungsvertrag 23
Ausfuhr 380
Auskleiden 347, 1224
Ausräumen, manuelles 395
Ausrenkung 1156
Ausschabung 1338

Ausscheidung
- Flüssigkeit 380
- Stuhl 382
- Urin 382
Ausscheidungsurogramm = AUG 1037
Außenknöchel, frakturierter 1171
Außenohr 1295
Austauschpräparate 678
Austreibungsphase 614
Austreibungswehen 613
Auswurf 945
Auswurfphase, kardiale 325
Autismus 657
- frühkindlicher 1402
Autoaggression 1379
Autoantikörper 1201
Autodigestion, pankreatische 1019
Autoimmunerkrankung 1144
Autoimmunhämolyse 1144
Autoimmunthyreoiditis 1144
Automatic Peritoneal Dialysis = APD 1051
automatischer externer Defibrillator = AED 287
Autonomie 818
Autonomieprinzip 839
Autoritätsmoral 94
aVF-Extremitätenableitung 888
A-V-Impulssystem 422
aVL-Extremitätenableitung 888
aVR-Extremitätenableitung 888
Azafalk 1202
Azathioprin 809, 1202
Azetongeruch 331, 384
Azidose 330
- metabolische 1064
- respiratorische 1064
Azidose-Atmung 330
Azilect 1245
Azulfidin 1029

B

Babyblues 622
Bakteriämie (Katheterinfektion) 480
Bakterien 298
- MRSA 316
Balanitis 1371
Balanoposthitis 1371
Balisa 1327
Ballaststoffe 707, 708
Ballondilatation 891
Bandscheibe 151
Bandscheibenvorfall 1257
Bandverletzung 1171

Bandwurmbefall 1423
Barthel-Index 224
Bartholinitis 1346
Basale Stimulation 864
- Palliativpatienten 824
Basalganglienerkrankungen 1243
Basalinsulin 1077, 1078
Basaliom 1324
Basalunterstütze Orale Therapie = BOT 1079
Basedow, Morbus 1104
Basic Life Support = BLS 290
Basisfallwert 205
Basishygiene 304
Basispflege (Sterbebegleitung) 819
Basistherapeutika, rheumatologische 1201
Basocin 1328
Batrafen 1328
Bauchfellentzündung 1017
Bauchhoden 1366
Bauchlagerung 350
- halbe 351
Bauchspeicheldrüsentumor 1022
Bauchwasser 1017
Baymycard 907, 921
BDK = Blasendauerkatheter 1358
Beatmung
- invasive 799
- nicht invasive = NIV 799
BE = Berechnungseinheit 1081
Becherzellen 1273
Bechterew, Morbus 1207
Beckenendlage 617
Beckenrandfraktur 1167
Beckenringfraktur 1167
Beckenvenen-Thrombose 931
Beclametasondipropionat 979
Beclometason-CT 979
Bedarfsmedikation 684
Bedside-Test 502
Bedürfnispyramide nach Maslow 99
Bedürfnistheorie 68
Begleitperson 634
Begleitschielen 1292
Behandlungspflege 666
Behandlungsschaden 248
Behaviorismus 90
Behinderung, geistige 654
Beihilfe zum Suizid 257
Beikost 717
Beinachsenfehlstellung 1197
Beinaheschaden 248

1435

Sachverzeichnis

Beinaufstellen 875
Beinhochlagerung 351
Beintieflagerung 351
Beinvenenthrombose 931
Beipackzettel 680
Beitragsbemessungsgrenze 180
Bekleidung 347
Belastung (körperliche) 149
Belastungs-EKG 889
– Abbildung 889
Belastungsstörung 1395
– posttraumatische = PTBS 1396
Beloc zok 907, 921
Belüftungsventil 516
Benalapril 921
Benigne Prostatahyperplasie = BPH 1359
Benner-Pflegekompetenz 39
Benperidol 1404
Benserazid 1245
Ben-u-ron 698
Benzodiazepin 780, 1243, 1404
Benzoylbenzoat 1328
Beobachtung 264, 268
– Dokumentation 270
– systematische 268
Beobachtungsbogen 270
Beobachtungskriterien 268
Beratungsgespräch 853
Beratungsresistenz 670
Berechnungseinheit = BE 1081
Berechnungsformel (Infusionsgeschwindigkeit) 491
Bereichskleidung 306
Bereichspflege 198
Berlinsulin 1078
Berufskleidung 306
Berufskodex 42
Berufsverband 43
Berufsverständnis 46
Beschneidung 1371
Beschwerdemanagement 245
BESD = Beurteilung von Schmerzen bei Demenz 696
Besenreiservarizen 935
Bestellsystem (Medikamente) 676
Bestrahlung, perkutane 792
Besucherregelung (Kinder) 634
Beta-2-Sympathomimetika 950
– kurzwirksame 978
– langswirksame 978
Betablocker 907, 921, 1016
– Bradykardie 323
Betadermic 1327

Betaferon 1269
Betahistine 1307
Beta-Interferon 1269
Betaisodona 570, 1327
Betamethason 1327
Betäubungsmittel = BtM 672
– Dokumentation 676
– Lagerung 676
Betäubungsmittelbuch 677
Betäubungsmittelgesetz 672
Betäubungsmittelverschreibungsverordnung = BtMVV 672
Betreuungsgericht 255
Betreuungsrecht = BtG 258
Betreuungsvertragsgesetz 261
Betten, bariatrische 363
Bettenmachen 363
Bettenschürze 307
Bettenwaage 378
Bettgalgen 362
Bettgitter 362, 847
Bettkante (Sitzen) 356
Bettknick, physiologischer 362
Bettlägerigkeit 410
– Nahrungsaufnahme 372
– Urinausscheidung 389
Bettruhe 356
Bettstrickleiter 363
Bettzubehör 362
Beugesehnenverletzung 1166
Beurteilung von Schmerzen bei Demenz = BESD 696
Bewältigungsstrategie
– bewusste 115
– unbewusste 114
Bewegung
– altersabhängige 643
– Demenzpatienten 651
– geführte 874
– Kinästhetik 860
Bewegungsablauf, physiologischer 874
Bewegungssystem 1149
Bewegungsübung, passive 421
Bewegungsplan 405
Bewusstlosigkeit 283
– Patientenwille 836
Beziehungsgestaltung 126
Beziehungsohr 125
Bezugspflege 199, 1376
BfArM = Bundesinstitut für Arzneimittel und Medizinprodukte 187
BGA = Blutgasanalyse 470, 798, 945
Bienenwachsauflage 738

Bifonazol 1328
Biguanid 1076
Bikalm 366
Bikuspidalklappe 885
Bilobektomie (Lunge) 980
Bindegewebserkrankung 1208
Bindehaut 1273
Bindehautentzündung 1284
Bindenverband 587
Binokulus 1282
Biografiearbeit 1251
Biokompatibilität (Katheter) 443
Biologika 1202, 1330
Biomorphose 643
Biopsie 1312
– Knochenmark 1121
– Lymphknoten 1121
– Niere 1037
Biot-Atmung 330
Biotin 713
Biperiden 1245
Biphosphonate 1182
Birnentyp (Körperfett) 379
Bisacodyl 1030
Bisolvon 979
Bisoprolol 907, 921
Blasenausgang, künstlicher 537
Blasendauerkatheter = BDK 1358
Blasen-Drain-Jet 449
Blasendruckmessung 1358
Blasenfunktion 391
Blasenfunktionsstörung, neurogene 391
Blasenkatheter
– suprapubischer 450
– transurethraler 442
Blasenpapillom 1057
Blasenspiegelung 1037
Blasensprung 613
Blasenspülung 448
Blasentraining 453
– Dauerkatheter, suprapubischer 453
Blasentumor 1057
Blasenverweilkatheter 443
Blässe 336
Blaufärbung, kutane 336
Blickkontakt 123
Blinddarmentzündung 1000
Blisterverpackung 679
Blockungsballon (Harnkatheter) 446
BLS = Basic Life Support 290
Blumberg-Zeichen 1000
Blut, arterialisiertes 332
Blutbild 1120

Blutdruck 324, 915
– Altersabhängikeit 327
– Beurteilung 327
– diastolischer arterieller 325
– erniedrigter 327
– Klassifikation 920
– Pulmonalarterie 974
– systolisch arterieller 325
Blutdruckamplitude 325
Blutdruckmessung
– auskultatorische 325
– blutige 327
– direkte 327
– indirekte 325
– invasive 327
– oszilloskopische 325
– palpatorische nach Riva-Rocci 325
– unblutige 325
Blutdruck = RR 797
Blutentnahme 466
– Kanüle 467
– kapillare 470
– Portsystem 471
Bluterbrechen 278, 994
Bluterkrankung 1118
Blutfluss, kardialer 886
Blutgasanalyse = BGA 330, 470, 798, 945
Blutgerinnsel (Thrombolyse) 730
Blutgerinnung
– gestörte 1135
– Messung 470
Blutgruppen-Antigen 497
Blutgruppenserologie 497
Blutgruppensystem
– AB0 497
– Rhesus 498
Bluthochdruck 328, 919
– Krise 921
Blutkörperchensenkungsgeschwindigkeit 1407
Blutkrebs 1127
Blutkreislauf 914
Blutkultur 1408
Blutplasma (Osmolarität) 485
Blutprodukt (Anforderungsschein) 500
Blutschwamm 1323
Bluttransfusion 497
– Durchführung 499
Blutung 1218
– arterielle 940
– äußere 279
– Dialyse 1048
– extrazerebrale 1218
– innere 279
– intrazerebrale 1218
– vaginale
– Schwangerschaft 605
– venöse 940

Blutungsneigung, gesteigerte 1135
Blutungsschock 279
Blutvergiftung 282, 1409
Blutzuckerbestimmung 1073
Blutzucker = BZ
– erhöhter 1071, 1082, 1087
– erniedrigter 1088
– Messung 1082
BMAS = Bundesministerium für Arbeit und Soziales 178, 187
BMBF = Bundesministerium für Bildung und Forschung 187
BMELV = Bundesministerium für Ernährung, Landwirtschaft und Verbraucherschutz 187
BMG = Bundesministerium für Gesundheit 178, 187
BMI = Body-Mass-Index 378, 719, 1096
BMU = Bundesministerium für Umwelt, Naturschutz und Reaktorsicherheit 187
Bobath-Konzept 872, 1223
– Lagerung 875
Body-Mass-Index = BMI 378, 719, 1096
Body Surface Area = BSA 378
Bolusinsulin 1077, 1081
Borderline 1401
Borreliose 1238
BOT = Basalunterstütze Orale Therapie 1079
Botulismus 1418
BPH = Benigne Prostatahyperplasie 1359
Brachymenorrhö 1341
Brachytherapie 792
Bradyarrhythmie 902
Bradykardie 323, 902, 903
Bradykinese 1244
Bradypnoe 329
Brandblase 296
Brandverletzung 803
Braunüle 472
Brechauslöser 396
Brechkraft, okuläre 1275
Breuss-Fastenkur 779
Bricanyl 978
Bridging 876
Brilique 731
Brillenhämatom 1173
Brivudin 1330
Broca-Aphasie 1230
Bromazepam 1404
Bromhexin 979

Bromocriptin 1245
Bronchialkarzinom 968
Bronchialsekret 945
Bronchioli 942
Bronchiolitis 966
Bronchitis 966
– chronische 955
Bronchodilatator 550, 978
Bronchokonstriktion 949
Bronchopront 979
Bronchoskopie 947
Bronchospasmus 949
Broncho Spray 978
Broteinheit = BE 1081
BRUSHED-Assessment 431
Brustdrüsenentzündung 625
Brusterkrankung 1334
Brustverband 594
Brustwandableitung 888
Brustwickel, klassischer 739
Brustwirbelsäule = BWS 1174
Bruxismus 658
BSA = Body Surface Area 378
BSG = Blutkörperchensenkungsgeschwindigkeit 1407
B-Symptomatik 1133
BtG = Betreuungsrecht 258
BtM = Betäubungsmittel 672
BtMVV = Betäubungsmittelverschreibungsverordnung 672
Budecort 979
Budenofalk 1029
Budenosid 979
Budesonid 1029
Bülau-Drainage 515
Bundesausschuss, gemeinsamer = G-BA 186
Bundesinstitut für Arzneimittel und Medizinprodukte = BfArM 187
Bundesministerium
– für Arbeit und Soziales = BMAS 178, 187
– für Bildung und Forschung 187
– für Ernährung, Landwirtschaft und Verbraucherschutz = BMELV 187
– für Gesundheit = BMG 178, 187
– für Umwelt, Naturschutz und Reaktorsicherheit = BMU 187
Bundesrepublik Deutschland 250
Bundesurlaubsgesetz 251

Bundeszentrale für gesundheitliche Aufklärung = BZgA 187
Buprenorphin 698
Bürgerliches Gesetzbuch 255
Burnout-Syndrom 165
Bursitis subacromialis 1192
Buscopan 1028
Butterfly-Kanüle 473
Butylscopolamin 1028
BWS = Brustwirbelsäule 1174
Bydureon 1076
Byetta 1076
Bypass-OP 929
BZ = Blutzucker 1071
BZgA = Bundeszentrale für gesundheitliche Aufklärung 187

C

Cabaseril 1245
Cabergolin 1245
Cafeteria-Line 371
Calcipotriol 1327
Calor 300
Campylobacter 1009
Cancidas 1330
Candesartan 921
Candida albicans 430
Candida-Mykosen 429
Candidose 1321
Canesten 1328
CAP = Community Acquired Pneumonia 960
CAPD = Continuous Ambulant Peritoneal Dialysis 1051
Caput medusae 1013
Carbachol 1029
Carbamazepin 1243
Carbidopa 1245
Carbimazol 1104
Cardiopulmonary Resuscitation = CPR 286
Cäsarenhals 968
Case Management 201
Caspofungin 1330
Cataracta senilis 1285
Cauda-Syndrom 1257
Cavitas tympani 1296
CCL = Clinical Complexity Level 205
CCP-Antikörper 1201
CDAD = Clostridium-difficile-assoziierte Diarrhö 314, 1010
CDI = Clostridium-difficile-Infektion 1010
Cefotaxim 1329
Cerumen obturans 1303
Ceterifug 1330

Cetirizin 1147, 1330
CF = Cystische Fibrose 959
CH. = Charrière 443, 506
Chalazion 1283
Char = Charrière 443
Charrière = Char = CH. 443, 506
Chassaignac-Luxation 1165
Checkliste, präoperative 747
Chemorezeptoren-Trigger-Zone = CTZ 780
Chemotherapeutika 789, 1202, 1269
– Paravasation 790
Chemotherapie
– Erbrechen, antizipatorisches 780
– Hautreaktionen 787
– lokale 1057
Cheyne-Stokes-Atmung 330, 814
Child-Klassifikation 1014
Chirurgie, bariatrische 1097
Chlorhexidin 432, 1327
Chlorid 714
Chlorthalidon 1066
Cholangiografie, perkutane transhepatische = PTC 985
Cholangiopankreatikografie, endoskopische retrograde = ERCP 985
Choledocholithiasis 1019, 1023
Cholelithiasis 1023
Cholesteatom 1304
Cholesterin 710
Cholesterinsenker 907
Cholezystitis 1023
Chondrosarkom 1187
Chordektomie 972
Chorea Huntington 1246
Choroidea 1273
Christentum 829
Chronic obstructive pulmonary disease = COPD 954
chronische Krankheit 766
Chronische Polyarthritis = CP 1203
Chronisch Myeloische Leukämie = CML 1128
chronisch-obstruktive Lungenerkrankung 954
Chronisch Venöse Insuffizienz = CVI 934
Chronotyp 154
Chylomikronen 1095
Chylothorax 977
Ciclesonid 979
Ciclopiroxolamin 1328
Cicloral 1330

Ciclosporin 809
Ciclosporin A 1202, 1330
Cimino-Shunt 1045
Cipramil 1404, 1405
CIRS = Critical Incident Reporting System 247
CitaLich 1404, 1405
Citalopram 1404, 1405
Claciferole 713
Clarium 1245
Claudicatio
– intermittens 925
– spinalis 1260
Clemastin 1147, 1330
Clexane 732, 932
Clindamycin 1328
Clinical Complexity Level = CCL 205
Clinical Pathways 202
Clipper 748
Clipping 1222
Clitoris 1335
Clobegalen 1327
Clobetasolpropionat 1327
Clonazepam 1243
Clopidogrel 731, 907, 1268
Clostridien-Infektion 1418
Clostridium-difficile-assoziierte Diarrhö = CDAD 314, 1010
Clowndoktor 634
Clozapin 1404
CML = Chronisch Myeloische Leukämie 1128
CMR = Kanzerogen-Mutagen-Reproduktionstoxisch 789
CMV = Zytomegalievirus 1416
Cobalamin 713
Cochlea 1296
Codein 979
Codipront 979
Coffin-Lowry-Syndrom 658
Coiling 1222
Colitis ulcerosa 996
Colles-Fraktur 1165
Commotio cerebri 1236
Community Acquired Pneumonia = CAP 960
Compliance 110, 1383
– Lunge 943
Compressio cerebri 1236
Computertomografie = CT 1153
– Verdauungstrakt 986
Comtess 1245
COMT-Hemmer 1245
Concor 907, 921
Conjuncain 1280
Constipation-Related Disability Scale 387
Contergan 682

Continuous Ambulant Peritoneal Dialysis = CAPD 1051
Contusio cerebri 1236
Coombs-Gell-Klassifikation 1145
Coombs-Test, indirekter 500
Copaxone 1269
COPD = Chronic Obstructive Pulmonary Disease 954
Coping 114
Corangin Nitrospray 907
Corona phlebectatica 934
Cor pulmonale 974
Coxitis fugax 1197
Coy-Krebsdiät 779
CP = Chronische Polyarthritis 1203
CPR = Cardiopulmonary Resuscitation 286
C-reaktives Protein = CRP 1407
Creme 338, 1326
Crista iliaca 462
Critical Incident Reporting System = CIRS 247
Crohn, Morbus 996
CRPS = Complex Regional Pain Syndrome 1163
CT = Computertomografie 986, 1153
CTG = Kardiotokografie 614
CT = konventionelle Therapie (Insulin) 1080
CTZ = Chemorezeptoren-Trigger-Zone 780
Cuff-and-Collar-Gips 1158
Cumarin 733, 932
Curatoderm 1327
Cushing, Morbus 1111
CVI = Chronisch Venöse Insuffizienz 934
Cyanocobalamin 461
Cyclophosphamid 1202
Cystische Fibrose = CF 959

D

Dalmador 1404
Damminfektion 624
Dammriss 617
Dammschnitt 615
Dampfsterilisation 309
Darmeinlauf 528
Darmentleerung-Hilfsmittel 394
Darmerkrankung, chronisch-entzündliche 996
Darmlavage, orthograde 745
Darmreinigung 987
Darmresektion 1008
Darmrohr 530

Darmspülung, retrograde 532
Darmverschluss 998
DAT = Alzheimer-Typ-Demenz 1247
Datenschutz 229
Dauerinfusion 486
Dauerkatheter = DK
– Harnableitung 443, 451, 452, 453
– suprapubischer 451, 452, 453
– Urinprobengewinnung 1034
Dauerpflege 119
Dauerstress 148
DCM = Dementia Care Mapping 224
DDG = Deutsche Diabetes Gesellschaft 1091
DDR = Deutsche Demokratische Republik 48
Débridement 568
Decortin 979, 1029
Deduktion 53, 58
Defäkation 385, 426
Defibrillator 287
– automatischer externer = AED 287
– intrakardialer = ICD 903
DEG = Dialyseendgewicht 1047
Degeneration, motorische 1246
Dehnlagerung
– Drehdehnlage 545
– Halbmondlage 545
– VATI-Lagerung 545
Dehydratation 1060
– hypertone 644
Dekubitus 564
– Entstehung 403
– Kategorien 400
– Prophylaxe 400, 819
– Risiko 401
Delegation 252
Delirium 1248
– Fieber 765
Delix 921
Deltarad 359
Dementia Care Mapping = DCM 224
Demenz 646
– Alzheimer-Typ = DAT 1247
– Realität, emotionale 651
– vaskuläre 1248
Demenzpatient
– Krankenhausaufenthalt 646
– Schmerzeinschätzung 696
Deming-Zyklus 238

Demografischer Wandel 16
Dependenzpflege 70
Deprenyl 1245
Depression 1386
– postpartale 625
– Sterbephase 812
Deprivation, sensorische 866
Deprivationsprophylaxe 432
Deprivationsrisiko 434
Dermatitis, atopische 1316
Dermatologie 192
Dermatophytose 1321
Dermatoskop 1312
Desault-Verband 594
Descensus 1351
– testis, unvollständiger 1366
– uteri 1351
– vaginae 1351
Desensibilisierung 1146
Desinfektion 308
Desinfizienzien 1327
Desmopressin 1115
Deutsche Demokratische Republik = DDR 48
Deutsche Diabetes Gesellschaft = DDG 1091
Deutsche Gesellschaft für Ernährungsmedizin = DGEM 716
Deutsche Hämophiliegesellschaft = DHG 1137
Deutsche Krankenhausgesellschaft = DKG 36
Deutscher Pflegerat = DPR 44
Deutsches Institut für Medizinische Dokumentation und Information = DIMDI 187
Deutsches Netzwerk für Qualitätsentwicklung in der Pflege = DNQP 223
Deutsche Stiftung Organtransplantation = DSO 807, 911
Deviationsstoma 533
Dexamethason 780, 1327
Dexamethason-Hemmtest 1111
Dexpanthenol 1415
DGEM = Deutsche Gesellschaft für Ernährungsmedizin 716
DHG = Deutsche Hämophiliegesellschaft 1137
Diabetes
– insipidus 1115
– mellitus 1071, 1144
 –Ernährung 1089
 –Medikation, präoperative 747

– Pflegebasismaß-
  nahmen 1091
Diabetesprävention 1093
Diabetestherapie 1075
Diabetische Retinopa-
  thie 1290
Diabetisches Fußulkus 564
Diagnosen,
  pflegerische 219
Diagnosis Related Groups
  = DRG 190, 204
Dialyse 1045
Dialyseendgewicht
  = DEG 1047
Dialysekatheter 1049
Diarrhö
– erbsbreiartige 1420
– paradoxe 387
– tumortherapie-
  bedingte 789
Diastole 325, 885
Diät 728
– oral bilanzierte
  = OBD 723
Diathermieschlinge 1004
Diathese, hämorrhagi-
  sche 1135
Diazepam 366, 1243, 1404
Diazepam-Rektiole
– Fieberkrampf 765
DIC = Disseminierte
  Intravasale Koagulo-
  pathie 1135, 1410
Dickdarmdarstellung 985
Dickdarmileus 998
Dickdarmpolyp 1003
Diclofenac 698, 1269
Dienstleistungsgewerk-
  schaft, vereinte
  = ver.di 43
Differenzialblutbild 1121,
  1407
Differin 1327
Diffusion 943, 1046
– alveoläre 329
Diffusionskapazitäts-
  messung 946
Digacin 907
Di-George-Syndrom 1108
Digimerck 907
Digitalispräparat 907
– Bradykardie 323
– Überdosierung 901
Digitoxin 907
Digoxin 907
Dihydrocodein 979
DIMDI = Deutsches Institut
  für Medizinische Doku-
  mentation und Informa-
  tion 187
Dimethylfumarat 1331
Dimetinden 1147
Diphenhydramin 366

Diphtherie 967
Dipidolor 698
Direktionsrecht 252
Disease-Management-Pro-
  gramm = DMP 954, 1093,
  1345
Diskushernie 1257
Dispenser 678
Dissektion
  (Aneurysma) 930
Disseminierte Intravasale
  Koagulopathie
  = DIC 1135, 1410
Dissoziative Störung 1398
Distorsion 1156
Dithranol 1314, 1327
Dithranoltherapie 1328
Diuretika 907, 921, 1065
– kaliumsparende 1066
– osmotisch wirksame
  – Indikation 486
Divertikulitis 1002
Divertikulose 1002
DKG = Deutsche Kranken-
  hausgesellschaft 36
DMP = Disease-Manage-
  ment-Programm 954,
  1093, 1345
DMS-(Durchblutung-Moto-
  rik-Sensibilität-)Kontrol-
  le 1152
DNA-Synthese-Hem-
  mer 809
DNQP = Deutsches Netz-
  werk für Qualitäts-
  entwicklung in der
  Pflege 223
Dobutamin 797
Dobutrex 797
Doctor-Hopping 692
Dokumentation 227, 228,
  581
– elektronische 228
– pflegerische 227
– schriftliche 227
– Wundheilung 581
Dolantin 698
Dolestan 366
Dolor 300
Dolormin 698
Dompleridon 1029, 1269
Donepezil 1269
Dopaminan-(Rezeptor)-An-
  tagonist 780, 1245
Dopergin 1245
Doppelstrang-DNA-Anti-
  körper 1201
Doppler-Duplexsono-
  grafie 918
Doppleruntersuchung 918
Dormicum 1404
Dorn (Infusionsleitung) 489
Doryl 1029

Dosierung 672
Dosis 672
Down-Syndrom 656
– Herzfehler 906
Doxepin 366
Doxycyclin 1329
Doxyderma 1329
Doxylamin 366
DPP-4-Inhibitor 1077
DPR = Deutscher
  Pflegerat 44
Drainage 504, 511, 754
– autogene 958
Drainagelagerung 549
Dranginkontinenz
– motorische 391
– sensorische 391
Drehbettsystem 363
Drehdehnlage 545
Drehschwindel 1307
Dreiflaschensystem 516
Drei-Gefäß-Erkran-
  kung 893
Dreigläserprobe 1357
Drei-Lumen-Katheter
  (Harnableitung) 443
Dreiwegehahn 488
Drei-Zeugen-Testa-
  ment 258
DRG = Diagnosis Related
  Groups 190, 204
Drogen (Schwanger-
  schaft) 604
Drogenscreening 1392
Druck 325
– intraabdomineller
  = IAP 798
– intrakranieller = ICP 798
– mittlerer arterieller
  = MAD 325
Druckalarm (Infusions-
  pumpe) 494
Druckgeschwür 400
Druckinfusion 485
Druckmanschette
  (Infusion) 485
Druckverband (Auge) 1281
DSO = Deutsche Stiftung
  Organtransplanta-
  tion 807, 911
Dual X-ray Absorptiometry
  = DXA 1153
Dubois-Formel 378
Ductus deferens 1356
Dulcolax 1030
Dünndarmileus 998
Duodenoskopie 987
Duplexsonografie 918
Dupuytren, Morbus 1192
Durchblutung-Motorik-
  Sensibilität-(DMS-)Kont-
  rolle 1152
Durchfall 387, 1420

Durchflussregler
  (Infusion) 487
Durchführungsverantwor-
  tung, pflegerische 253,
  457
Durogesic 698
Durstfieber 758
Durstversuch 1115
Duschbad 342
– präoperatives 749
DVT-Risk-Assessment-
  Scale 420
DXA = Dual X-ray
  Absorptiometry 1153
D-Xylose-Test 988
Dynamische Hüft-
  schraube 1162
Dysarthrie 1231
Dysbiose 727
Dysfunktion, erektile 1371
Dyskinesie (oromandibu-
  läre) 1245
Dyskrinie 949
Dyslipoproteinämie 1095
Dysmenorrhö 1341
Dysphagie 990
– neurogene oropharyn-
  geale = NOD 1228
Dyspnoe 329, 955
– Notfall 274
– Palliativpatienten 820
Dysregulation, orthosta-
  tische 284
Dysurie 1056
Dytide H 1066

E

EACH-Charta 630
Easy-Flow-Drain 754
Ebenol 1327
EBN = Evidence-based
  Nursing 64
EBoMo 424
Ebrantil 921
ECCE = Extrakapsuläre
  Kataraktextraktion 1285
Echinokokkose 1423
Echokardiografie
– transösophageale
  = TEE 890
– transthorakale = TTE 890
E. coli siehe Escherichia coli
EDEKA-Regel 370
EDH = Epidurales Häma-
  tom 1219
Effluvium 1324
Efient 731
EFQM = European Founda-
  tion for Quality Manage-
  ment 240
EHEC = Escherichia coli, en-
  terohämorrhagische 314,
  1009

Sachverzeichnis

Eichel, entzündete 1371
Eierstöcke 1335
Eigentransfusion 497
Eileiter 1335
Einfachzucker 708
Einflaschensystem 515
Einfühlungsvermögen 128
Einfuhr 380
Ein-Gefäß-Erkrankung 893
Eingelassenheit 130
Eingliederungshilfe 208
Einhänderbrett 1225
Einheit, internationale
 = IE 1077
Einlegemethode 308
Einmalhandschuh 306
Einmalkatheter 443
– Urinproben-
 gewinnung 1034
Einmalrasur 748
Einmalschürze 307
Einmalslip 393
Einschleusen 750
Einsichtsfähigkeit 255
Einstichstopfen 459
Einthoven-Ableitung 886
Eintrittspforte 300
Einwärtsschielen 1292
Einwegsystem (Pleura-
 drainage) 516
Einwilligung 254
– Kinder 630
– präoperative 743
– mutmaßliche 744
Eisanwendung 702
Eisen 714
– Schwangerschaft 603
Eisenhower-Methode 167
Eisenmangelanämie 1124
Eiskrawatte 979
Eiweißfehler 570
Eiweißzufuhr 1041
Ejakulation, retro-
 grade 1361
Ekchymose 730
Ekel 157
EK = Erythrozytenkon-
 zentrat 497, 498, 1123
EKG-Ableitung
– bipolare 886
– unipolare 886
EKG = Elektrokardio-
 gramm 886
Eklampsie 608
Ektropium 1283
Ekzem, atopisches 1316
Ekzema herpeticatum 1316
Elacutan 1327
Elektrode (EKG)
– Farbcodierung 886
– Position 886
– 12-Kanal-EKG 887
Elektrohaarschneider 748

Elektrokardiogramm
 = EKG 886
Elektrolytlösung 487
elektronisches Patienten-
 Daten-Management-
 System = PDMS 677
Elektrounfall 297
Elidel 1327
Ellenbogenluxation 1164
Elternhaus 634
EMA = European Medicines
 Agency 682
Embolektomie 929
Embolie 928
– Lunge 974
EMED-Format 64
Emesis 277, 395
– Tumortherapie 779
Emetikum 396
Emission, otoakus-
 tische 1297
EMLA-Creme 569
Emotion 101
Empathie 127
– emotionale 129
– kognitive 128
Emphysem, kutanes 978
Emphysemblase 955
Empirismus 58
Empowerment 107
Enalapril 907, 921
En-bloc-Drehung 1175,
 1188
Enbrel 1202, 1330
Endokarditis
– akute, bakterielle 905
– nicht infektiöse 905
Endokrinologie 192
Endometriose 1348
Endometritis 1348
– puerperalis 625
Endometrium 1335
Endometrium-
 karzinom 1349
Endomyometritis 1348
Endoprothese 1162
Endoskopie (Lunge) 947
Endoskopische Retrograde
 Cholangiopankreatiko-
 grafie = ERCP 985
Endosonografie (GIT) 986
Endoxan 1202
Energiebedarf 715
Energielösung 487
Energietagebuch 783
Engraftment 1130
Entacapon 1245
Entbindung 614
– operative 615
Enterobiasis 1422
Enterokokken 319
Enteropathie, gluten-
 sensitive 1007

Entgiftung 1390
Enthesitiden 1207
Entropium 1283
Entscheidungsfindungs-
 modell 841
Entspannungsmethoden
Entspannungstechnik 169,
 746
Entwicklung, kindliche 636
Entwicklungspsycholo-
 gie 86
Entwicklungsstörung 95,
 1265
Entwöhnungsthera-
 pie 1391
Entzug 1390
Entzündungsparame-
 ter 1407
Entzündungsphase 565
Entzündungszeichen 300,
 564
Enukleation 1107
– okuläre 1294
Enzephalitis 1238
Enzephalopathie
– hepatische 1015
– HIV-assoziierte
 = HIVE 1141
Enzephalopathie,
 Eosinophilie 1146
Epicondylitis humeri
– radialis 1192
– ulnaris 1192
Epidemie 312
Epididymis 1356
Epididymitis 1367
Epidurales Hämatom
 = EDH 1219
Epiglottitis, akute 967
Epikutantest, aller-
 gischer 1312
Epilepsie 1241
– Behinderte 658
Epinephrin 797
Episiotomie 615
Epithelisierungsphase 566
Epithelkörperchen, hyper-
 plastisches 1110
Epithese 1343
Epstein-Barr-Virus 1416
Eradikation 318
Erblindung 1276
Erbrechen 277, 395, 396,
 1092
– Palliativpatienten 821
– reflektorisches 396
– schwallartiges 277
– Schwangerschaft 606
– Tumortherapie 779
– zentrales 395
ERC = European Resuscita-
 tion Council 286

ERCP = endoskopische
 retrograde Cholangio-
 pankreatikografie 985
Ereignis, unerwünsch-
 tes 248
Erektionsstörung 1371
Erfrierung, lokale 297
Ergebnisqualität 233
Ergebnistheorie 68
Ergotherapie 374
Erikson-Entwicklungsmo-
 dell 89
Erinnerungspflege 1251
Ermüdungsfraktur 1157
Ernährung
– Diabetes mellitus 1089
– enterale 723
– Kind 636
– krankheitsverursa-
 chende 1068
– parenterale 723, 727
– postoperative 636
– Schwangerschaft 603
– Wochenbett 622
Ernährungsmanage-
 ment 706
Ernährungspyramide 718
Ernährungssonde 506
Ernährungstherapie, künst-
 liche 722
Eröffnungsphase 614
Eröffnungswehen 613
Erregernachweis
– direkter 1407
– indirekter 1408
Erreger, opportunisti-
 sche 961
Erregungsbildung,
 gestörte 902
Erregungsleitung,
 gestörte 902
Erscheinungsbild,
 äußeres 124
Erschlaffungsphase,
 kardiale 325
Erschöpfung 782
Erstgespräch 213
– häusliche Pflege 667
Erstversorgung, traumato-
 logische 294
Erwachsenenalter 88
– Entwicklungsstörung 96
Erysipel 938
Erythema
 infectiosum 1414
Erythrocin 1329
Erythromycin 1329
– lokales 1328
Erythropoetin 784, 1044,
 1124
Erythrozytenkonzentrat
 = EK 498, 1123
– bestrahltes 498

– gewaschenes 498
– Indikation 497
ESBL = Extended Spectrum Beta-Lactamase 319
Escharotomie 803
Escherichia coli 314
– enterohämorrhagische = EHEC 314, 1009
– enteropathogene = EPEC 1009
Esidrix 1066
Esmarch-Handgriff 276
Esomeprazol 1028
Essen 369, 1224
ESWL = Extrakorporale Stoßwellenlithotripsie 1053
Etanercept 1202, 1330
Ethik 834
Ethnografie 62
Euglucon 1076
Eukalyptusblasenauflage 739
Eulenburg'scher Gehwagen 359
Euler-Liljestrand-Mechanismus 544
Eumenorrhö 1340
Eupnoe 329
European Foundation for Quality Management = EFQM 240
European Medicines Agency = EMA 682
Eustachi-Röhre 1296, 1303
Euthyreose 1102
Everolimus 809
Evidence-based Nursing = EBN 64
Ewigkeitsklausel 251
Ewing-Sarkom 1187
Ex 521
Exartikulation 1177
Exazerbation (COPD) 955
Exenatide 1076
Exkremente 385
Exophthalmus 1104
Expektoranzien 978
Expektoration 945
Exsikkose 644
Exspiration 542, 943
Exsudat 977
– schmierig-eitriges 565
Exsudationsphase 565
Extensionsbehandlung 1159
Extensionshülse 1165
Extensionsverband 586
Externa, dermatologische 1325
– krustenlösende 1415
Extrakapsuläre Kataraktextraktion = ECCE 1285

Extrakorporale Stoßwellenlithotripsie = ESWL 1053
Extrasystolen 902
Extraversion 98
Extremitätenableitung 886
Eycopad 1281

F
Fachgebiete, medizinische 192
Fachkompetenz 37
Fachkräftemangel 16
Fachweiterbildung, pflegerische 36
Facio-orale Trakt-Therapie = FOTT 1229
Fahrradergometer (EKG) 889
Faktor-V-Leiden-Mutation 1137
Falithrom 733, 932
Fallbesprechungen 1375
Fallmanagement 201
Fallpauschale 205
Faltenbalgflasche 449
Famciclovir 1330
Familiäre Adenomatöse Polyposis = FAP 1004
Familienbesuch 831
Familienbild, verändertes 16
Familiengesundheitspflege 33
Famvir 1330
FAP = Familiäre Adenomatöse Polyposis 1004
Fassthorax 956
Fastentest 1114
Fast-Track-Konzept 1008
Fasziotomie 1163
Fatigue 782
– Maßnahmen 783
Faustschlussprobe 917
Fäzes 385
Fazialisparese 1227, 1264
Feedback-Regeln 125
Fehlerberichtssystem 247
Fehlermanagement 232, 247
Fehlgeburt 611
Fehlpunktion, arterielle 469
Fehlsichtigkeit 1291
Feinnadelaspirationsbiopsie (Schilddrüse) 1071
Femurnekrose 1197
Fenistil 1147
Fentanyl 698
Fentanyl-TTS 700
Fernziel, pflegerisches 217
Fersenbein 1172
Fetalblutanalyse 614
Fette 708, 710

Fett-Grundstoff 1326
Fettstoffwechselstörung 1095
Feuchttücher 340
Feuermal 1323
Fexofenadin 1147
FFP2-Maske 965
FFP-Atemschutzmasken 308
FFP = Fresh Frozen Plasma 497, 1135
Fibrate 1096
Fibrinbelag 572
Fibrinolyse, lokale 734
Fibrose 1209
– cystische = CF 959
Fibulafraktur 1170
Fieber 333, 758
– Messung 334
– virales hämorrhagisches 1417
Fieberdelir 765
Fieberkrampf 762
– Diazepam-Rektiole 765
Fieberphase 759
Fieberthermometer
– analoges 334
– elektronisch, digitales 334
– Infrarot 334
Finalphase 811
FINDRISK-Test 1093
Fingerfraktur 1166
Fingernagelpflege 347
Fingertest 406
Fingerverband 596
First-in-First-out-Prinzip 310, 676
Fissur, knöcherne 1156
Fixateur externe 1160
Fixierung 259, 846, 1380
Flachlagerung 350
Flanamox 1329
Flaschennahrung 621
Fleck
– blinder 1273
– gelber 1273
Flexüle 472
Flucloxacillin 1329
Flügelhemd 347
Fluimucil 979
Flunitrazepam 1404
Fluocortolon 1330
Fluor genitalis 1339
Fluorid 714
5-Fluorouracil 1287
Fluoxetin 1404, 1405
Fluoxgamma 1404, 1405
Flurazepam 1404
Flüssigkeitsausfuhr 495
Flüssigkeitsbedarf 717
Flüssigkeitsbilanz 369, 380, 494

Flüssigkeitseinfuhr 494
Flüssigkeitskarenz, präoperative 747
Fluticason 979
Foetor
– hepaticus 384, 1015
– uraemicus 331, 1043
Folat 713
Folie, semipermeable 579
Follikulitis 1320
Folsäure 603, 713
Folsäure-Mangel 1124
Fontaine-Klassifikation 925
Foradil 978
Foramen ovale 906
Forensik 259
Formoterol 978
Forschung 56
– Design 61
– Gütekriterien 60
– Prozessphasen 60
– qualitative 59
– quantitative 58
Fortbildung, pflegerische 36
Forzeps 615
FOTT = Facio-orale Trakt-Therapie 1229
Fovea centralis 1273
Fragmin 732
Fraktur 1156
– pathologische 1181
Frauenmilch, reife 620
Fraxiparin 732
Freezing 1244
Freiheitsbeschränkung 258, 1380
– pflegerische 846
Freiheitsentziehung 258
Freilagerung 407
Freizügigkeit, europäische 176
Fremdkatheterismus, intermittierender 1256
Fremdtransfusion 497
Frequenz, kardiale 903
Fresh Frozen Plasma = FFP 497, 499, 1135
Freud-Entwicklungsmodell 89
Frischplasma, gefrorenes = GFP 497, 499
Fritsch-Lagerung 618
Frowein-Skala 420
Fruchtwasser, grünes 614
Frühdienst 200
Frühdumping 995
Frühgeburt 609
Frühmobilisation 753, 899
Frührehabilitation 118
Frühsommer-Meningoenzephalitis = FSME 1238
Frühwochenbett 619

Sachverzeichnis

FSME = Frühsommer-Meningoenzephalitis 1238
Fuchsbandwurm 1423
Fucicort 1328
Füll- und Quellstoffe 1030
Fumaderm 1331
Fumarsäureester 1331
Functio laesa 300
Funduskopie 1275
Fundusstand, postpartaler 621
Fünf-R-Regel 679
Fünf-W-Auskunft 294
Funikulolyse 1367
Funktionspflege 197
Furosemid 907, 921, 922, 1066
Fürsorgeprinzip 174, 840
Furunkel 1320
Fusidinsäure 1328
Fußbad 342
Fußnagelpflege 347
Fußpilz 1321
Fußsyndrom, diabetisches 1073
Fußulkus, diabetisches 564
Fußverband 589

G

Gabapentin 1243
GAD-Ak = Glutamatdecarboxylase-Antikörper 1074
Gallengangsdarstellung 985
Gallenstein 1023
Galvus 1077
Gammakamera 946
Gänsehaut 333
Ganzheitlichkeit 85
Ganzkörperplethysmografie 946
Ganzkörperwaschung 343
– präoperative 749
Gasaustausch 942
Gasbrand 1418
Gasödem 1418
Gassterilisation 310
Gastrektomie 995
Gastrinom 1114
Gastritis 992
Gastroenteritis, infektiöse 1009
Gastroenterologie 192
Gastroesophageal Reflux Disease = GERD 989
Gastroskopie 987
Gastrostomie, perkutane endoskopische = PEG 510
Gauge-Maßeinheit 457
Gaumenmandelentzündung 966
G-BA = Gemeinsamer Bundesausschuss 186

GCS = Glasgow Coma Scale 1236
Gebärbett 614
Gebärmutter 1335
Geburt 613
– regelhafte 614
Geburtsgewicht 627
Geburtshocker 614
Geburtsphasen 614
Geburtsschmerz 615
Geburtsverletzung, mütterliche 617
Geburtszange 615
Gefäßdoppler 918
Gefäßerkrankung 893, 914
– arterielle (pAVK) 924
– venöse (CVI) 934
Gefäßkatheter, zentralvenöser 475
Gefäßverschluss, chronischer 924
Gefäßzugang, venöser 472
Gefrorenes Frischplasma = GFP 497
Gehalt 251
Gehbock 359
Geheimhaltungspflicht 256
Geh-Hilfsmittel 358
Gehörgang 1295
Gehörgangsfremdkörper 1303
Gehörknöchelchen 1296
Gehörlosigkeit 1299
Gehrahmen 359
Gehtest 946
– (pAVK) 917
Gehtraining (pAVK) 926
Gehwagen 359, 1175
Geisha-Schuh 1172
Gel 1326
Gelbfärbung, kutane 336
Gelenkempyem 1185
Gelenkpunktion 1155
Gelenkspiegelung 1154
Gellé-Stimmgabelversuch 1297
Gemeinsamer Bundesausschuss = G-BA 186
Generikum 672
Genitalhygiene 606
Genitalkarzinom 1354
Genitalspülung 1341
Gentherapie 1139
Genu
– valgum 1197
– varum 1197
Geragogik 642
GERD = Gastroesophageal Reflux Disease 989
Gerechtigkeitsprinzip 840
Geriatrie 642
Geriatrisches Basis Assessment = GBA 424

Gerinnung, disseminierte intravasale = DIC 1410
Gerinnungsstörung 1135
Gerontologie 642
Gerstenkorn 1282
Geruch (Atemluft) 331
Geruchsbelastung 670
Geruchssinn 869
Gesamtumsatz, energetischer 715
Geschlechtsidentität 95
Geschlechtsorgane
– männliches 1356
– weibliche 1334
  – Infektionskrankheiten 1345
Geschwür 564
Gesellschaft 112
Gesetzliche Krankenversicherung = GKV 179
Gesichtsfeld 1273
Gesichtsfeldprüfung 1275
Gesichtsschädelfraktur 1174
Gesichtsschmerz 1261
Gesichtsskala nach Wong-Baker 695
Gesprächsführung 127
Gestationshypertonie 608
Gestik 123, 827
Gesundheit 103
Gesundheitsdienst, öffentlicher 188
Gesundheitsförderung 105, 114
Gesundheitsleistungen, individuelle = IGel 180
Gesundheitssystem, deutsches 174, 184
Gesundheits- und Kinderkrankenpflege 24
Gesundheits- und Krankenpflege 24
Gesundheitsverhalten 108
Gesundheitswesen, deutsches 108
Gesundheitswissenschaft 114
Gewalt 161
– häusliche 670
Gewaltverbrechen 291
Gewerkschaft 43
Gewichtsmessung 375
Gewissenhaftigkeit 98
Gewöhnungseffekt 266
GFP = Gefrorenes Frischplasma 497
Gicht 1094
Gichttophi 1094
Giftnotruf 295
Gigantismus 1101
Gilchrist-Verband 595
Gipsbehandlung 1158

Gipsverband 586, 591
– Spalten 592
GK = Granulozytenkonzentrat 497, 499
GKV = Gesetzliche Krankenversicherung 179
GKV-Spitzenverband 188
Glandula parotidea 429
Glasampulle 459
Glasgow Coma Scale = GSC 1236
Glaskörper 1273
Glaskörperabhebung 1287
Glaskörpereinblutung 1287
Glatiramaeracetat 1269
Glaubersalz 1030
Glaubwürdigkeit 60
Glaukom 1286
Glaukomanfall 1286
Gleichgewichtsorgan 1296
Gleichgewichtssinn 868, 1297
Gleithoden 1366
Glianimon 1404
Glibenclamid 1076
Glimipirid 1076
Glinid 1076
Gliptin 1077
Gliquidon 1076
Glitazon 1077
Globalherzinsuffizienz 900
Glomeruli 1032
Glomerulonephritis 1038
– rapid progressive 1038
Glottiskarzinom 971
Glucobay 1077
Glucophage 1076
Glukagon 708, 1088
Glukokortikoid 780, 809, 1029, 1069, 1201, 1269
– Atemwegserkrankungen 978
– Inhalationstherapie 551
– lokales 1327
– systemisches 1330
Glukoselösung 486
Glukosestoffwechsel, gestörter 1071
Glukose-Toleranztest, oraler = oGTT 1073
α-Glukosidasehemmer 1077
Glurenorm 1076
Glutamatdecarboxylase-Antikörper = GAD-Ak 1074
Glutenunverträglichkeit 1007
Glycerol 1030
Glyceroltrinitrat 907
Glykämischer Index = GLYX 1089
GLYX = Glykämischer Index 1089

Goldberger-Ableitung 886
Golfer-Ellenbogen 1192
Gonadotropinmangel 1100
Gonarthrose 1180, 1198
Grade-Mix 197
Graft-versus-Host-Disease
 = GvHD 1129
Grand-Mal-Anfall 1241
Granisetron 780
Granulationsphase 566
Granulozytenkonzentrat
 = GK 499
– Indikation 497
Grauer Star 1285
Gray = Gy 792
Gregg-Syndrom 1414
Grippe 965
Groshong-Katheter 475
– Abbildung 484
Größenbestimmung 375
Grounded Theory 62
Grundgefühle 101
Grundgesetz 250
Grundhaltung
– wertschätzende 1377
Grundpflege 664
Grundposition
 (Kinästhetik) 861
Grundrechte 251
Grundsatzmoral 94
Grundumsatz = GU 715
Grüner Star 1286
Grünholzfraktur 1157
Gruppenmoral 94
Gruppentherapie 1378
Guedel-Tubus 276
GU = Grundumsatz 715
Guillain-Barré-
 Syndrom 1263
Gummibandligatur 1006
Gurte, fixierende 847
Gürtelrose 1414
Guthrietest 628
Gy = Gray 792
Gynäkomastie 1369

H

H₁-Antihistaminika 1147
H2-Atemtest 988
Haarausfall 1324
– tumortherapie-
 bedingter 787
Haarentfernung,
 präoperative 747
Haarerkrankung 1324
Haarpflege 346
Habituation 433, 869
Haftung 252, 631
Hagelkorn 1283
Hahnenbank 489
Halbmondlage 545
Haldol 1404
Hallux valgus 1199

Halo-Effekt 266
Haloperidol 780, 1404
Haloperidol-Depot 461
Hals-Nasen-Ohren
 = HNO 192, 1296
Halswirbelsäule = HWS
– Distorsion 1174
Haltung, körperliche 102
Haltungsschaden 376
Hämangiom 1323
Hämatemesis 278, 991
Hämatologie 192
Hämatom
– epidurales = EDH 1219
– subdurales = SDH 1219
Hämatothorax 977
Hämaturie 1039
– schmerzlose 1057
Hämocult-Test 1004
Hämodialyse 1045
Hämofiltration 1047
Hämolyse 498
Hämophiliegesellschaft,
 Deutsche = DHG 1137
Hämoptysen 957
hämorrhagisches Fieber,
 virales 1417
Hämorrhoiden 1005
Hämostase, gestörte 1135
Händedesinfektionsmittel
 304, 305
Händehygiene 304
Handelsname 672
Händewaschen 305
Hand-Fuß-Syndrom
– tumortherapie-
 bedingtes 787
Hand-Knie-Strand 861
Handling 874
Handlungskompetenz,
 berufliche 37
Handschuh 306
Handverband 588, 595
Handwurzelfraktur 1166
HAP = Hospital Acquired
 Pneumonia 960
Harnableitung
– inkontinente 538, 1058
– kontinente 538, 1058
– künstliche 442
Harnblasenfunktion 390
Harnblasendauerkatheter
– Urinproben-
 gewinnung 1034
Harnblasenkarzinom 1057
Harnblasenkatheter 442
Harnblasenspülung 448
Harnblasentumor 1057
Harninkontinenz 390, 644
Harnkatheter 443
Harnretention,
 postoperative 751
Harnröhrenspiegelung 1037

Harnröhrenstriktur 442
Harnsäurestein 1055
Harnsäure, vermehrte 1094
Harnstoff 1327
Harnstrahlmessung 1358
Harnsystem
– Anatomie 1032
– Physiologie 1032
Harnverhalt 384
– postoperativer 751
Harnwegserkran-
 kungen 1032
Harnwegsinfektion
 = HWI 385, 624
– akuter 1056
– Eukalyptusblasen-
 auflage 739
– Prophylaxe 385
Harnwegsstein 1053
Harris-Benedict-
 Formel 716
Härtefallregelung,
 pflegerische 666
Hartz-IV 183
Hashimoto-Thyreoidi-
 tis 1103, 1144
Hausbesuch, präventiver 33
Haut
– gerötete 333
– pergamentartige 957
Hautaufbau 1311
Hautemphysem 978
– Pleuradrainage 515
Hauterkrankung
– allergische 1318
– bakterielle 1319
– mykotische 1321
– virale 1322
Hautflora 298
Hautkrebs, schwarzer 1324
Hautpflege 336
Hautrötung 336
Hauttest, allergischer 1312
Hauttumor 1323
Hautturgor 337
Hautveränderung
– altersbedingte 643
– Schwangerschaft 605
Havighurst-Entwicklungs-
 modell 92
HbA1c-Messung 1074
HCT = Hydrochloro-
 thiazid 907, 921
HDL = High-Density-
 Lipoprotein 710, 1095
Health-Belief-Modell 108
Hefepilz 1321
Heimgesetz 235, 261
Heimlich-Manöver 277
Helicobacter pylori-
 Nachweis 993
HELLP-Syndrom 608

Hemiendoprothese
 = HEP 1168
Hemineglect 1226
Hemiparese 1217
Hemithyreoidektomie 1107
Heparin 907, 1268
– hochmolekulares 732
– niedermolekulares
 = NMH 732
– unfraktioniertes
 = UFH 732
Heparin-Natrium 932
Hepatitis 314, 1010
Hepatitis-A-Impfung 1013
Hepatitis-B-Impfung 1013
Hepatosplenomegalie 1416
HEP = Hemiendo-
 prothese 1168
Hernie 1005
Herpes 1414
– zoster 1414
Herunterrutschen
 (Bett) 355
Herzrhythmus
– arrhythmischer 903
– rhythmischer 903
Herz 325
– Blutfluss 886
– Erregung 885
– Volumen 885
Herzbettlagerung 276, 282,
 351, 356, 898
Herzdruck 798
Herzdruckmassage 290
Herzerkrankung 884
– Beobachtungs-
 kriterien 909
– Beratungsaspekte 910
– entzündliche 905
– Pflege 908
Herzfehler,
 angeborener 906
– Operation 911
Herzfrequenz = HF 325,
 797, 903
– verminderte 323
Herzglykosid (Über-
 dosierung) 901
Herzinfarkt 285
– Erstmaßnahmen 897
– Frühmobilisation 899
– Medikamente 898
– Thrombolyse-
 therapie 897
Herzinsuffizienz 899
– Medikamente 901
– Stadieneinteilung 900
Herzkatheter
– diagnostischer 891
– therapeutischer 911
Herzkatheterlabor 892
Herzkatheterunter-
 suchung 891
– Komplikationen 893

Herzklappenfehler 906
- Operation 911
Herzkrankheit
- hypertensive 919
- koronare = KHK 893
Herz-Kreislauf-Still-
 stand 286
Herz-Lungen-Maschine
 = HLM 911
Herzmedikamente 906
Herzoperation (Pflege) 911
Herzrhythmusstörung 285,
 902
- Medikamente 903
- Übersicht 904
Herzschrittmacher 903
- passagerer 905
- permanenter 905
Herzsportgruppe 116, 910
Herztransplantation 911
Herzzeitvolumen
 = HZV 325, 797
Herzzyklus (EKG) 888
HES = Hydroxyethyl-
 stärke 487
Heterotropie 1292
Heublumensack 739
HF = Herzfrequenz 797
Hiatushernie 1005
Hickmann-Broviac-
 Katheter 475
- Abbildung 483
HIFU-Methode 1348
High-Density-Lipoprotein
 = HDL 710, 1095
High-Dose-Therapie
 (Heparin) 732
Hilfeleistung, unter-
 lassene 259, 294
Hilfsmittel 1206
- Auscheidung 388
- Deltarad 359
- ergotherapeutische 374
- Gehbock 359
- Gehen 358
- Gehwagen 359
- Nahrungsaufnahme 1225
- Rollator 359
- technische 153
Hilfsstoff 672
Hinlauftendenz 1249
Hirnblutung 1217
- intrazerebrale = ICB 1218
Hirndruck 1235
- erhöhter 1220
Hirninfarkt 1217
Hirnstammreflexe 845
Hirnstammaudio-
 metrie 1297
Hirntod 815, 845
Hirntumor 1253
Hirschsprung, Morbus 1007
Hirsutismus 1111, 1324

Histamin-H$_1$-Rezeptoren-
 Blocker 1330
HIVE = HIV-assoziierte
 Enzephalopathie 1141
HIV = Human Immunodefi-
 ciency Virus 314, 1140
HLA-Antigen 1201
HLM = Herz-Lungen-
 Maschine 911
HNO = Hals-Nasen-
 Ohren 1296
HNO = Hals-Nasen-Ohren
 Heilkunde 192
Hochaltrigkeit 641
Hochnegativitäts-
 Entlastungsventil 516
Hoden 1356
- ektoper 1366
- entzündeter 1367
Hodenektopie 1366
Hodenhochstand 1366
Hodensack 1356
- Verletzung 1370
Hodentorsion 1368
Hodentumor 1369
- Tumormarker 1357
Hodgkin-Lymphom 1133
Hofeffekt 266
Hoggar N 366
Hohllagerung 407
Hordeolum 1282
Hormon
- antidiuretisches
 = ADH 1115
- Thyreoidea-stimulieren-
 des = TSH 1100
Hormonstörung 1068
- Diabetes insipidus 1115
- Hypophyse 1100
- Nebennierenrinde 1111
- Nebenschilddrüse 1108
- Schilddrüse 1102
- Tumoren, neuroendo-
 krine 1114
Hornhaut 1273
Hornhautentzündung 1284
Hornhauterosion 1285
Hörschnecke 1296
Hörsinn 869
Hörstörung
 (Behinderte) 657
Hörsturz 1306
Hörweitenprüfung 1297
Hospital Acquired
 Pneumonia = HAP 960
Hospitalismus 432
Hospitalkeim 961
Hospiz 35
Huffing 550
Hüfte, schmerzhafte 1233
Hüftgelenkarthrose 1193
Hüftkopfnekrose
- Erwachsene 1197

- juvenile 1197
Hüftschraube,
 dynamische 1162
Hüft-TEP 1194
Hüftumfang 380
Humalog 1078
Human Immunodeficiency
 Virus = HIV 314, 1140
Humankompetenz 38
Humerusfraktur,
 proximale 1164
Humerusschaft-
 fraktur 1164
Humaninsulin 1078
Humira 1202, 1330
Hundebandwurm 1423
Hungerversuch 1114
HUS = Hämolytisch-urämi-
 sches Syndrom 1009
Husten 304
Hustenetikette 304
HWS = Halswirbel-
 säule 1174
Hydroaktivverband,
 transparenter 578
Hydrocephalus
 occlusus 1234
Hydrochlorothiazid
 = HCT 907, 921, 1066
Hydrofaser-Wund-
 auflage 577
Hydrogel 574
Hydrogelkompresse 579
Hydrokolloidverband 577
Hydrokortisonacetat 1327
Hydropolymerverband 577
Hydro-Thermotherapie 736
Hydrothorax 977
Hydroxyethylstärke = HES
- Eigenschaften 487
Hydrozele 1368
Hydrozephalus
 occlusus 1234
Hygiene-, Desinfek-
 tions- und Reinigungs-
 pläne 298, 304
Hygiene, präoperative 749
Hygroton 1066
Hyperemesis
 gravidarum 606
Hyperglykämie 1072
- akute 1087
Hyperhydratation 1060
Hyperkaliämie 1062
Hyperkalzämie 1063, 1108
hyperkalzämische
 Krise 1063
Hyperkapnie 274, 955
Hyperkeratose, tumor-
 therapiebedingte 788
Hyperkortikolismus 1111
Hyperlipoproteinämie 1095
Hypermagnesiämie 1064

Hypermenorrhö 1341
Hypernephrom 1052
Hyperparathyreoidis-
 mus 1108
- primärer = pHPT 1109
- sekundärer 1109
Hyperpigmentation, tumor-
 therapiebedingte 788
Hypersensitivitäts-
 reaktion 1145, 1318
Hypertension
- intraabdominelle 798
- portale 1015
Hyperthyreose 1104
Hypertonie 328
- milde 328
- mittlere 328
- primäre 328
- pulmonale 974
- renovaskuläre 1040
- Schwangerschaft 608
- schwere 328
Hypertonie, arterielle 919
- maligne 920
Hyperurikämie 1094
Hyperventilation 330
Hyperventilations-
 tetanie 1065
Hypervitaminose 1100
Hypoglykämie 1072, 1088
- nächtliche 1088
Hypokaliämie 1062
Hypokalzämie 1063
Hypolipoproteinämie 1095
Hypomagnesiämie 1064
Hypomenorrhö 1341
Hypoparathyreoidis-
 mus 1108
Hypophysen-
 erkrankung 1100
Hypophysenoperation 1102
Hypophysenvorderlappen
- Überfunktion 1101
- Unterfunktion 1100
Hypoproteinämie 1040
Hyposensibilisierung 1146
Hypothalamus 1069
Hypothalamus-Hypo-
 physen-Achse 1068
Hypothermie 335
- intraoperative 911
- mäßige 335
- milde 335
- schwere 335
- therapeutische 797
- tiefe 335
Hypothese 58
Hypothyreose 1102
- angeborene 628
Hypotonie 327
- arterielle 924
- essenzielle 328

- primäre 328
- Schwangerschaft 605
- sekundäre 328
Hypovolämie (Dialyse) 1048
Hypoxämie 955
Hypoxie 274
Hysterektomie 1347, 1355
HZV = Herzzeitvolumen 325, 797

I

IA-Ak = Insulinautoantikörper 1074
i.a.-(intraarterielle)Injektion 454
IAP = Intraabdomineller Druck 798
Ibuprofen 698, 763
ICA = Insellzellantikörper 1074
ICB = Intrazerebrale Hirnblutung 1218
ICD = International Classification of Diseases 204
ICD = Intrakardialer Defibrillator 903
ICF = Internationale Klassifikation der Funktionsfähigkeit, Behinderung und Gesundheit 655
ICF-Modell 115
i.c.-(intrakutane)Injektion 454
ICN-Ethikkodex 837
ICN = International Council of Nurses 17
ICNP = International Classification of Nursing Practice 221
ICP = Intrakranieller Druck 798
ICR = Interkostalraum 887
ICT = Intensivierte Konventionelle Therapie 1080
ICU = Intensive Care Unit 794
Identitätsfindung 96
IE = Internationale Einheit 1077
IgA-Glomerulonephritis 1038
IgE = Immunglobulin E 1122
IGel = Individuelle Gesundheitsleistungen 180
Ig = Immunglobulin 1038
Ikterus 336
I-Lagerung 546
Ileostoma 533
Ileum-Conduit 538, 1058
Ileus 998
IMC = Intermediate Care Station 795

i.m.-(intramuskuläre)Injektion 454
- Durchführung 461, 462
Imipramin 1404
Immundefekt 1139
Immundefizienz-Virus, humanes = HIV 1140
Immunglobulin = Ig 1038
- Typ E = IgE 1122
Immunhyperthyreose 1144
Immunomodulator 1269
Immunosporin 1202
Immunsuppressiva 809, 1201, 1330
Immunsystemerkrankung 1118
Immuntherapie 1343
Impetigo contagiosa 1319
Impotentia coeundi 1371
Impressionsfraktur 1173
Imurel 1202
Individualität 83
Individuelle Gesundheitsleistungen = IGel 180
Individuum 98
Induktion 53, 59
InEK = Institut für Entgeltsystem im Krankenhaus 204
Infant Handling 863
Infantile Zerebralparese 1266
InfectoPedicul 1328
Infektiologie 192
Infektion 301, 1412, 1418
- aerogene 300
- endogene 300
- enterale 300
- exogene 300
- nosokomial 1010
- opportunistische 1141
- organübergreifende 1406, 1420
  – mykotische 1420
- parenterale 300
- Übertragungswege 300
- vaginale 605
Infektionserreger 312
Infektionskrankheit 314
Infektionslehre 298
Infektionsquelle 300
Infektionsschutzgesetz 261
Infektionsstation 316
Infiltration, periradikuläre 1258
Inflammationsphase 565
Infliximab 1202, 1330
Influenza 965
- Typ A 314
- Typ B 314
Informationssammlung 212
Informieren 850

Infrarot-Ohrthermometer 334
Infusion 472
- Infusionsgeschwindigkeit 491
- intraarterielle 484
- intraossäre 484
- intravenöse 484
- pumpengesteuerte 488
- rektale 484
- schwerkraftgesteuerte 488
- subkutane 484
- Vorbereitung 489
- Zuspritzen von Medikamenten 490
Infusionsbesteck 487
Infusionsfilter 488
Infusionslösung 485, 727
- hypertone 486
- hypotone 486
- isotone 485
- kolloidale 487
- kristalloide 487
- parenterale 727
Infusionspumpe 492
- Druckalarm 494
- Luftalarm 494
- Spritzenwechsel 493
Infusomat 492
Inhalation 550
Inhalationstherapie
- Glukokortikoide 551
- Schleimlöser 550, 958
- β$_2$-Sympathomimetika 550
Initialberührung 867
Injektion 456
- intrakardiale 454
- intrakutane 945
- intramuskuläre 461, 462
- intravenöse 465
- Komplikationen 461
- Oberschenkel 464
- subkutane 460
- ventrogluteale
  – Crista-Methode 463
  – nach Sachtleben 463
  – nach v. Hochstetter 462
Injektionslösung 457
- aufziehen 459
Inkontinenz
- Hilfsmittel 392
- Schamgefühl 159
- Stuhl 387
- Urin 391
- vesikale 644
Inkontinenzvorlage 393
Inkretinmimetika 1076
Inkubationszeit 300
Innenohr 1296
Insektenstichreaktion, allergische 1318

Insellzellantikörper = ICA 1074
Inspiration 542, 943
Institut 187, 204
- für Entgeltsystem im Krankenhaus = InEK 204
- für Qualität und Wirtschaftlichkeit im Gesundheitswesen = IQWIG 187
Insuffizienz
- chronisch venöse = CVI 934
- respiratorische 966
- venöse 935
Insulin
- Funktion 708
- kurzwirksames 1077
- langwirksames 1078
Insulinautoantikörper = IA-Ak 1074
Insulininjektion 1083
Insulinmangel
- absoluter 1072
- relativer 1072
Insulinom 1114
Insulin-PEN 1083
Insulinpumpentherapie 1081
Insulinsensitizer 1077
Insulinspritze 1083
Insulintherapie 1075
- supplementäre = SIT 1079
Insuman 1078
Integrative Validation = IVA 1250
Integrierte Versorgung von Patienten mit malignen Lymphomen = IVML 1133
Intellectual Disability Nurse 659
Intelligenzminderung 654
Intensive Care Unit = ICU 794
Intensivierte Konventionelle Therapie = ICT 1080
Intensivpatient 801
Intensivpflege, häusliche 668
Intensivstation 794
Interaktion (Kinästhetik) 859
Interaktionstheorie 68
Interferon beta 1269
Interkostalraum = ICR 887
Intermediate Care Station = IMC 795
Intermittierende Pneumatische Kompression = IPK 422
International Classification of Diseases = ICD 204

International Classification of Nursing Practice = ICNP 221
International Council of Nurses = ICN 17
Internationale Einheit = IE 1077
Internationale Klassifikation der Funktionsfähigkeit, Behinderung und Gesundheit = ICF 655
Internationale Organisation für Standardisierung = ISO 240
interstitielle Nephritis 1040
Interstitium 1040
Interventionsgrenze, analgetische 700
Intima 915
Intimpflege 340
Intimsphäre 158, 1334
Intoleranzreaktion, nicht allergische 1318
Intoxikation 294
Intraabdomieller Druck = IAP 798
intraarterielle Injektion 454, 484
intraartikuläre Injektion 454
intrakardiale Injektion 454
Intrakardialer Defibrillator = ICD 903
Intrakranieller Druck = ICP 798
intrakutane Injektion 454
Intrakutantest, allergischer 1312
intramuskuläre Injektion 454
– Durchführung 461, 462
intraossäre Injektion 454, 484
intrathekale Injektion 454
intravenöse Injektion 454, 465, 484
Intrazerebrale Hirnblutung = ICB 1218
Intrinsic Factor 1124
Intubation 799
i.o.-(intraossäre) Injektion 454
IPK = Intermittierende Pneumatische Kompression 422
Ipratropiumbromid 978
IQWIG = Institut für Qualität und Wirtschaftlichkeit im Gesundheitswesen 187
Iris 1273
Irritans 790

Ischämie, zerebrale 1217
ISDN = Isosorbitdinitrat 907
Isidon 1404
Islam 830
ISO = Internationale Organisation für Standardisierung 240
Isoionie 484
Isoket 907
Isolationsmaßnahmen 312
Isoniazid 964
Isosorbitdinitrat = ISDN 907
Isotonie 484
Isotretinoin 1331
– lokales 1327
Isovolämie 484
Italian Constipation Assessment Scale 387
Itrop 978
IVA = Integrative Validation 1250
i.v.-(intravenöse)Injektion 454, 465
IVML = Integrierte Versorgung von Patienten mit malignen Lymphomen 1133
i.v.-Pyelogramm 1037

J

Jacobson-Muskelentspannung, progressive 170
Jahressonderzahlung 251
Jamshidi-Hohlnadel 526
Januvia 1077
Jean-Piaget-Entwicklungsmodell 91
Jehova-Zeugen 829
Jetlag, sozialer 155
Jod 714, 1327
– radioaktives 1105
– Schwangerschaft 603
Jod-Lösung 570
Jodmangel 1106
Johanniskraut 1404
Juck-Kratz-Zirkel 1331
Juckreiz
– Maßnahmen 1331
– Palliativpatienten 823
– Psoriasis 1315
Judentum 832
Jugendlicher
– Entwicklungsstörung 95
– Schmerzbeobachtung 637
Jugendpsychiatrie 1378

K

Kachexie 970
Kahnbeinfraktur 1166

Kahnbeingips 1166
Kaiserschnitt 616
Kalium 714
– Störung 1062
Kaliumsenker 1044
Kalkaneusfraktur 1172
Kalorische Prüfung 1297
Kalottenfraktur 1173
Kälteanwendung, trockene 764
Kälteschaden 296
Kältetherapie 702, 1204
Kalzineurinhemmer 809, 1202
Kalzineurininhibitor, lokaler 1327
Kalzium 714
– Störung 1063
Kalziumantagonist 907, 921, 1268
Kalziumoxalatstein 1055
Kalziumphosphatstein 1055
Kammer, kardiale
– linke 886
– rechte 886
Kammerwasser 1273
12-Kanal-EKG (Elektrodenposition) 887
Kandidose 1321
Kanüle
– Blutentnahme 467
– Farbcodesystem 457
Kanülenarten 472
Kanülierung (Portkatheter) 483
kanzerogen-mutagen-reproduktionstoxisch = CMR 789
Kapillar-Drainage 754
kapillare Blutentnahme 470
Kapillaren 915
Kapitalverbrechen 249
Kapselendoskopie 987
Karbunkel 1320
Kardiochirurgie 912
Kardiologie 192
Kardiotokografie = CTG 614
Karpaltunnelsyndrom 1264
Kartoffelhalswickel 739
Karzinoidsyndrom 1114
Karzinom
– duktales 1342
– endometriales 1349
– genitales 1346
– kolorektales 1004
– lobuläres 1342
– subglottisches 971
– supraglottisches 971
KAST = Katheteraustrittsstelle 1051
Katarakt 1285

Kataraktextraktion, Extrakapsuläre = ECCE 1285
Katecholamine 797, 1070, 1112
Katheter
– Groshong-Katheter 475
– Hickmann-Broviac-Katheter 475
– implantierbarer 475
– Midline-Katheter 473
– Neoblase 1058
– nicht implantierbarer 475
– Portkatheter 482
– PVK 472
– suprapubischer 450, 451, 452, 453
  – Anlage 451
  – Blasentraining 453
  – Verbandwechsel 452
– teilweise implantierbarer 475
– zentralvenöser = ZVK 471
  – Blutentnahme 471
  – implantierter 482
  – Verbandwechsel 479
Katheteraustrittsstelle = KAST
– Peritonealdialyse 1051
Kathetergröße 443
Katheterinfektion mit Bakteriämie 480
Katheterpflege 447
Katheterset (Blasenkatheter) 444
Kehlkopfdiphterie 968
Kehlkopfkarzinom 971
Kehlkopfteilresektion 972
Keilresektion (Lunge) 980
Keilwirbel 1189
Keimzahl (Urin) 1035
KE = Kohlenhydrateinheit 1081
Kehlkopfentzündung 967
Keppra 1243
Keratitis 1284
Keratokonjunktivitis 1284
– sicca 1211
Keratolytika, lokale 1327
Ketoazidose 1087
– diabetische 1064
Ketoconazol 1330
Ketof 1330
Ketonkörper 331, 1087
Ketotifen 1330
KHG = Krankenhausfinanzierungsgesetz 186
KHK = Koronare Herzkrankheit 893
Kiefersperre 1419
Kinästhetik 857
– Anwendung 862

– Grundpositionen 861
– Knochen 859
– Konzept 859
– Massen 859
– Muskeln 859
– Zwischenraum 859
Kind
– Acetylsalicylsäure 636
– Ernährung 636
– Infusion, intraossäre 484
– Körperpflege 637
– Krankenhaus 630
– Medikamentengabe 636, 685
– Schmerzbeobachtung 637
Kinderhospiz 35
Kinderkrankenpflege 633
– Kommunikation 638
Kinderpsychiatrie 1378
Kindheit 88, 93
Kindliche Unbehagens- und Schmerzskala = KUSS 695
Kindstod, plötzlicher 628
King-Kong-Übung, entspannende 170
Kipptisch-Untersuchung 916
Kippventil 1360
Kirim 1245
Kissing Disease 1416
Kitzler 1335
Klassifikation
– Blutdruck 920
– NYHA 900
– Pauwels 1167
Klean-Prep 987
Kleinzelliges Bronchialkarzinom = SCLC 969
Klinikwäsche 311
Klistier 395
KM = Kontrastmittel 1153
Kneipp, Sebastian 736
Kniescheibe, frakturierte 1169
Knie-TEP 1198
Knieverband 588
Knipsbiopsie 1337
Knöchel-Arm-Index 918
Knochenbruch 1156
Knochendichtemessung 1153
Knochenmark
– Aspiration 526
– Biopsie 526, 1121
– Punktion 526, 1121
– Transplantation 1129
Knochenmarkdepression 783
– Therapie 784
Knochenmetastase 1186
Knochenszintigrafie 1153

Knochentumor
– primärer 1187
– sekundärer 1186
Knochenveränderung, altersbedingte 643
Knorpel-Shaving 1198
Koagulopathie 1135
Koanalgetika 698
Kochsalzlösung
– isotonische 487
– physiologische 569
Koffein (Schwangerschaft) 604
KOF = Körperoberfläche 378
Kognition 91
Kohärenzgefühl 104
Kohlauflage 740
Kohlberg, Theorie der Moralentwicklung 94
Kohlenhydrate 1089
– Ernährung 708
Kohlenhydrateinheit = KE 1081
Kohlenhydratlösung 487
Kohortenisolierung 312
Kolektomie 1008
Kollagenose 1144, 1208
Kolon-Conduit 538
Kolonisation 300
Kolonkarzinom 1004
Kolonkontrastaufnahme 985
Kolonmassage 822
Koloskopie 987
Kolostoma 533
Kolostrum 620
Kolpitis 1345
Kolporrhaphie 1352
Kolposkopie 1337
Koma
– hyperosmolares 1087
– hypophysäres 1100
– ketoazidotisches 1087
Kommission für Krankenhaushygiene und Infektionsprävention = KRINKO 310
Kommunikation
– Demenzpatienten 652
– Kinderkrankenpflege 638
– kultursensible 828
– professionelle 121
Kommunikationsvoraussetzung 854
Kompartmentsyndrom 1163
Kompetenz
– kommunikative 38
– personale 38
– pflegerische 37
Kompresse, vaginale 1342

Kompression 422
– intermittierende pneumatische = IPK 422
Kompressionsstrümpfe 422, 933
Kompressionsverband 422, 933
Konakion 733
Konditionieren, operantes 90
Kondomurinale 393
Kongruenz 127
Konisation 1338
Konjunktivitis 1284
Konsiliardienst, palliativmedizinischer 35
Konstruktivismus 91
Kontagiosität 316
Kontaktatmung 547
Kontaktblutung, genitale 1341
Kontaktekzem, allergisches 1318
Kontaktinfektion 300
Kontaktlinsen 1280
Kontamination 564
Kontinenztraining 391
Kontraktion (Schwangerschaft) 607
Kontrakturenprophylaxe 423
Kontrastfehler 267
Kontrastmittel = KM 1153
– Nebenwirkungen 984
Kontrollüberzeugung
– externale 109
– internale 109
Konus-Syndrom 1257
Konventionelle Therapie = CT (Insulin) 1080
Konversionsstörung 1398
Konzept
– abstraktes 66
– empirisches 66
Kooperation für Transparenz und Qualität im Gesundheitswesen = KTQ 240
Kopfschmerz 1261
– postpunktioneller = PPKS 522
Kopfverband 593
Koplik-Flecken 1412
Koprostase 999
Kornährenverband 587, 589
Kornea 1273
Koronarangiografie 891
Koronare Herzkrankheit = KHK 893
Koronargefäße 885
– Bypass 911
Koronarsportgruppe 116

Koronarsyndrom, akutes 896
– Thrombozytenaggregationshemmer 732
Körper
– Grundposition (Kinästhetik) 861
Körperbehaarung, verstärkte 1324
Körperfettverteilung 379
Körpergewicht 369, 375
Körpergröße 375
Körperhaltung 102, 124
Körperkerntemperatur 332
– Beurteilung 335
– Hypothermie 335
– Messstelle 333
Körperkontakt 124
Körperkreislauf 914
Körperlänge 375
Körper-Massen-Index 378
Körperoberfläche = KOF 378
Körperpflege 336
– Kinder 637
– Neugeborenes 627
Körperprothese 749
Körperreinigung, präoperative 749
Körpertemperatur 320, 332
– Beobachtungskriterien 333
– Beurteilung 333
– erhöhte 759
– Messung 333
– postoperative 752
Körperverletzung 254, 631
Körperwahrnehmung 874
Körperwaschung
– Bett 1223
– Waschbecken 1224
Korpuskarzinom 1349
Korrekturfaktor 1082
Kortisol 950, 1069
Kortisolspiegel 1113
Kortison 950, 1201
Kortisonhaut 957
Kostaufbau 725
– postoperativer 753
Kostform 728
Kot 385
Koxarthrose 1180, 1193
Krabbelalter 88
Kragen, spanischer 1370
Krampfader 935
– Schwangerschaft 606
Krampfanfall, zerebraler 284
Kraniektomie 1221
Krankengeld 195
Krankenhaus
– Finanzierung 202
– Kinderpflege 630
– Pflegeplanung 225

Sachverzeichnis

Krankenhausaufenthalt
- Demenzpatienten 646
- Senioren 644

Krankenhausbett 362

Krankenhausfinanzierungsgesetz = KHG 186

Krankenhausgesellschaft, deutsche = DKG 36

Krankenhausstruktur 188

Krankenpflege, häusliche 664

Krankenpflegegesetz = KrPflG 23

Krankenversicherung
- gesetzliche = GKV 179
- private = PKV 179

Krankheit, chronische 766

Krankheitsbewältigung 768

Krankheitserreger
- fakultativ pathogene 298
- Meldepflicht 314, 315
- obligat pathogene 298
- Übertragung 300

Krankheitsgewinn, sekundärer 768

Krankheitsprävention 105

Krankheitsverlauf
- progredienter 766
- schubförmiger 766

Krätze 1322

Krebs 776

Krebsdiät
- Breuss 779
- Coy 778

Kreislaufsystem
- Blutdruck 324
- Erkrankungen 914

Kreuzbandruptur 1169

Kreuzprobe 500

KRINKO = Kommission für Krankenhaushygiene und Infektionsprävention 310

Krise
- Fieber 762
- hyperkalzämische 1063, 1110
- hypertensive 921
- myasthene 1267
- thyreotoxische 1105

Kristalloide (Eigenschaften) 487

Krohwinkel-Prozesspflege 74

Kropf 1106

KrPflAPrV = Ausbildungs- und Prüfungsverordnung für die Berufe in der Krankenpflege 23

KrPflG = Krankenpflegegesetz 23

Krümelnagel 1314

Krupp, echter 967

Kryokonservierung (Sperma) 1369

Kryptokokkose 1420

KTQ = Kooperation für Transparenz und Qualität im Gesundheitswesen 240

Kübler-Ross-Sterbephasen 811

Kühlelement, lokales 764

Kühlmatte 764

Kultur 84

Kulturkreis 825

Kümmelölauflage 740

Kümpels Skala 420

Kündigung 251

Kurklinik 195

Kurzinfusion 486

Kurzsichtigkeit 1291

Kurzzeitpflege 1253

Kurzzugbinde 587

KUSS = Kindliche Unbehagens- und Schmerzskala 695

Kußmaul-Atmung 277, 330, 1087

kutane Applikation
- TTS 681

Kyphose 1181
- juvenile 1189

L

Labia pudendi 1335

Laborparameter, infarkttypische 896

Labyrinthitis 1305

Lachen 94

Lactulose 1030

Lageanomalien 617

Lagerung
- 30°-Seitenlagerung 350
- 90°-Seitenlagerung 350
- 135°-Lagerung 351
- Anti-Trendelenburg-Lagerung 351
- atemunterstützende
  – Dehnlagerung 545
  – Oberkörperhochlagerung 544
- bauchdeckenentspannende 352, 997
- Bauchlagerung 350
  – halbe 351
- Beinhochlagerung 351
- Beintieflagerung 351
- Dekubitus 406
- Flachlagerung 350
- Herzbettlagerung 351
- mehr betroffene Seite 876
- Nestlagerung 352

- Oberkörperhochlagerung 350
- postoperative 751
- Prinzipien 348
- Schocklagerung 351
- Seitenlage, stabile 351
- Trendelenburg-Lagerung 351
- Übersicht 348
- weniger betroffene Seite 877

Lagerungsprüfung 1297

Lagerungsschwindel 1307

Lagophthalmus 1283

Lähmungsschielen 1292

Lakenwechsel 364

Laktatazidose 1064, 1076

Lamictal 1243

Lamotrigin 1243

Langlebigkeit 641

Längsschnittstudie 62

Langzeitblutzucker 1074

Langzeit-EKG 889
- Abbildung 890

Langzeit-pH-Metrie 988

Langzugbinde 587

Lantarel 1202, 1330

Lantus-Insulin 1078

Lanz-Punkt 1000

Laparoskopie 1338

Lärmschaden, akuter 1307

Lärmschwerhörigkeit 1300

Laryngektomie
- partielle 972
- totale 972

Laryngitis 967
- subglottica 968

Laryngoskopie 972

Larynxkarzinom 971

Laserkoagulation, panretinale 1290

Lasix 907, 921, 1066

LAS = Lymphadenopathie-Syndrom 1141

Lassa-Fieber 1417

Lateralsklerose, amyotrophe = ALS 1246

Latexkatheter 443

Lavage-Präparate 987

Lavanid 569

Lavasorb 569

Lavendelherzauflage 740

Laxanzien 1030

Laxoberal 1030

LDL = Low-Density-Lipoprotein 710, 1095

L-Dopa 1245

Lebendspende 806

Lebensabschnitt 88, 641

Lebensende 844

Lebensqualität 818

Leberbiopsie 1012

Leberfleck 1323

Leberinsuffizienz 1013

Leberkoma 1014

Leberstauungszeichen 1013

Leberverletzung 1027

Leberzellkarzinom 1019

Leberzirrhose 1013

Lederhaut 1273

Leflunomid 1202

Legionellose 1419

Leichenschau 815

Leistenhoden 1366

Lendenwirbelsäule = LWS 1174

Leponex 1404

Lernbehinderung 654

Lernen, problemorientiertes = POL 20

Lernkompetenz 38

Lernmethoden, Pflegeausbildung 20

Lernmodell 1377

letztwillige Verfügung 258

Leukämie 1127

Leukopoese 1132

Leukozytopenie 783
- Pflege 785

Levemir-Insulin 1078

Levetiracetam 1243

Levomepromazin 1404

Lexotanil 366, 1404

Liderkrankung 1282

Lidkantenpflege 1279

Lidocain 907

Linksherzinsuffizienz 900

Linksherzkatheter 891

Linse 1273

Linsentrübung 1285

Linton-Nachlas-Sonde 506, 1016

Lipid-Apherese 1096

Lipidlösung 487

Lipidstoffwechsel, gestörter 1095

Lipom, renales 1052

Lipoprotein 1095

Lippenbremse 547, 954

Liprolog 1078

Liprologmix 1078

Liquemin 732, 932

Liraglutid 1076

Listeriose 1419

Lisurid 1245

Lithium 1405

Lobektomie (Lunge) 980

Lochialstauung 623

Lochien 621

Lochklappe 1281

Locus of Control 109

Lodotra 1205

Lokalanästhetika 699

Lokaltherapeutika, dermatologische 1324

Longstreth-Kriterien 387

Loperamid 1009
Lora-Lich 1330
Lorano 1147
Loratadin 1147, 1330
Lorazepam 780, 1243
Lorzaar 921
Losartan 921
Loslassschmerz, kontralateraler 1000
Lösung
- hypertone 486
- hypotone 486
- isotone 485
- kardioplege 911
- kolloidale 487
- kristalloide 487
Lotion 338, 1326
Low-Density-Lipoprotein = LDL 710, 1095
Low-Dose-Heparintherapie 732
Lubrirhin 979
Luer-Lock-Ansatz 457, 488
Luer-Slip-Ansatz 457
Luftalarm (Infusionspumpe) 494
Luftröhrenentzündung 968
Luftröhrenspiegelung 947
Lufu = Lungenfunktionsprüfung 946
Luminal 1243
Lunge 942
Lungenarterienembolie 974
Lungenbiopsie, transthorakale 949
Lungenbläschen 943
Lungendruck 798
Lungenembolie 974
- Notfall 275
Lungenemphysem 955
Lungenentzündung 416, 960
Lungenerkrankung
- chronisch-obstruktive 954
- infektiöse 960
- interstitielle 960
Lungenfibrose 960
Lungenfunktionsprüfung = Lufu 946
Lungeninterstitium 960
Lungenkreislauf 914
Lungenkreislauferkrankung 974
Lungenödem 276, 975
- kardiales 901
Lungenoperation 980
Lungenperfusionsszintigrafie 946
Lungenresektion 980
Lungenszintigrafie 946
Lungentuberkulose 963

Lungenventilationsszintigrafie 946
Lungenversagen, akutes 976
Lupus erythematodes, systemischer = SLE 1208
Luxation 1156
Luxationsfraktur 1157
LWS = Lendenwirbelsäule 1174
LWS-Syndrom 1191
Lymphadenitis 937
Lymphadenopathie, bihiläre 960
Lymphadenopathie-Syndrom = LAS 1141
Lymphangiografie 918
Lymphangitis 937
Lymphdrainage 939
Lymphgefäßsystem 916
Lymphknoten 916
- Biopsie 1121
- Dissektion 972
Lymphödem 939
- axilläres 1344
- primäres 939
- sekundäres 939
Lymphografie 918
Lymphom, malignes 1133
Lyrica 1243
Lysis (Fieber) 762
Lyssa 1417

M

MabThera 1202
Macrogol 1030
Mädchenfänger 1165
Madentherapie 569
Madenwurm 1422
MAD = Mittlerer Arterieller Druck 325
Madopar 1245
Magen-Darm-Infektionen 1009
Magen-Darm-Passage 986
Magenerkrankung 991
Magenkarzinom 995
Magenresektion 995
Magensonde 505
Magenverkleinerung 1097
Magersucht 1394
Magill-Zange 276
Magnesium 714
- Störung 1064
Magnetresonanztomografie = MRT 1153
- Verdauungstrakt 986
Mahlzeiten 369
Major Diagnostic Category = MDC 205
Major-Test 500
Make-up 749

Makroangiopathie, diabetische 1073
Makrobewegung 402
Makronährstoffe 707
Makula 1273
Makuladegeneration, altersbezogene = AMD 1289
Malabsorption 1008
Malaria 1421
Malassimilationssyndrom 1008
Maldescensus testis 1366
Maldigestion 1008
Malignes Lymphom 1133
Malignes Melanom 1324
Malleolarfraktur 1171
Malnutrition 412
Malnutrition Universal Screening Tool = MUST 414
Mamma 1336
Mammakarzinom 1342
Manchester Triage System = MTS 292
Mandelentzündung 966
Mangelernährung 412, 644, 721
Mannitol 487
Manometer 325
MAO-Hemmer 1245, 1404
Marcumar 733, 932, 1268
Marknagel 1162
Marsupialisation 1346
Masern 314, 1412
Maslow-Bedürfnispyramide 99
Maßband 376
Madentherapie
Maßeinheit (Gauge) 457
Maßnahme 258
- atemvertiefende 543
- freiheitsbeschränkende 258
- freiheitseinschränkende 1380
- freiheitsentziehende 258
- pflegerische 217
Mastektomie 1343
Mastitis puerperalis 625
Mastoiditis 1304
McBurney-Punkt 1000
MCP 606
MDC = Major Diagnostic Category 205
MDK = Medizinischer Dienst der Krankenkassen 206, 235
MDS = Myelodysplastisches Syndrom 1134
Mechanorezeption 264
Media 915
Medianuskompressionssyndrom 1264
Mediastinum 942

Medikamente 671
- Applikationsform
  - bukkale 680
  - kutane 681
  - orale 680
  - rektale 681
  - sublinguale 680
- Bestellung 676
- First-in-First-out-Prinzip 676
- Lagerung 676
- Richten 678
- Verabreichung 680
  - Kinder 636, 685
  - Senioren 686
- Zuspritzen (Infusion) 490
Medikamentenmanagement 671
- Kinder 685
- Pflegeeinrichtung 683
  - häusliche 684
- Senioren 686
Medikamentöse Thromboseprophylaxestrümpfe = MTS 1138
Medizingeräteverordnung 260
Medizinische Dienst der Krankenkassen = MDK 206, 235
- Pflegeplanung 226
Medizinische Thromboseprophylaxestrümpfe = MTS 421
Medizinprodukt, 260
Medizinprodukte-Betreiberverordnung = MPBetreibV 310
Medizinproduktegesetz = MPG 260, 310
Megakolon 1007
Mehrfragmentfraktur 1157
Meibom-Drüse 1272
Meinungsfreiheit 251
Mekonium 614
Meladinine 1327, 1329
Melanom, malignes 1324
Melanozyt (Pigmentnävus) 1323
Meldepflicht 314, 315
Melleril 1404
Memantin 1269
Membrana tympanica 1296
Menachinone 713
Mendel-Mantoux-Test 945
Mengenelemente 712
Menière, Morbus 1307
Meningitis 1237
Meningokokken 315
Meningomyelozele 1265
Meningozele 1265
Meniskusschaden 1199
Menorrhagie 1341

Menschenlehre 82
Menschen mit Behinderung 195
Menschenwürde 251
Menstruation 1340
Merfen 1327
Mesalazin 1029
Mesenterialinfarkt 929
Mesna 791
Messlatte 376
Messmulde 376
Messung
- Fieber 334
- Wundgröße 583
Metabolisches Syndrom 1072
Metalyse 734
Metamizol 698, 763, 1028
Metformin 1075, 1076
Methicillin-resistenter Staphylococcus aureus = MRSA 318
- Sanierungsmaßnahmen 318
Methodenkompetenz 38
Methotrexat = MTX 1202, 1330
Methoxsalen
- lokales 1327
- systemisches 1329
Methylprednisolon 1269, 1330
Metysolon 1330
Metixen 1245
Metoclopramid 606, 780, 999, 1029, 1269
Metoprolol 907, 921
Metronidazol 1010
Metrorrhagie 1341
Meyer-Zeichen 931
Mianserin 366
Micanol 1327
Midazolam 947, 1404
Midline-Katheter 473
MID = Multi-Infarkt-Demenz 1248
Migräne 1261
Mikroangiopathie, diabetische 1073
Mikrobewegung 402
Mikroblutanalyse 614
Mikroklist 530
Mikrolagerung 408
Mikronährstoffe 712
Mikropositionierung 408
Mikroschulung 852
Mikrostomie 1209
Miktion
- Ablauf 390
- Störungen 384
Miktionsprotokoll 391
Miktionszystourografie 1037

Milch 1326
Milcheinschuss 620
Milch-Honig-Einlauf 821
Milde-Effekt 267
Milzverletzung 1027
Mimik 102, 122, 827
Mineralokortikoid 1069
Mineralstoffe 712
Miniklist 530
Mini Nutritional Assessment = MNA 224, 414
Minor-Test 500
Minor Tranquilizer 746
Mischinsulin 1078
Miserere 999
MiS Micro-Stimulations-System 409
Mitarbeiterqualifizierung 245
Mitgefühl 128
Mitoxantron 1269
Mitralklappeninsuffizienz 906
Mitteldruck 797
- arterieller = MAD 325
Mittelfußfraktur 1172
Mittelgesichtsfraktur 1174
Mittelhandfraktur 1166
Mittelohr 1296
Mittelohrentzündung 1304
Mittelstrahlurin 1034, 1356
Mittelzugbinde 587
Mittlerer Arterieller Druck = MAD 325
MNA = Mini Nutritional Assessment 224, 414
Mobilisation 1138
- an die Bettkante setzen 356
- Aufstehen 357
- Bobath-Konzept 879
- Förderung 353
- im Bett 354
- postoperative 753
- Prinzipien 353
- Transfer 359
- Unterstützung 353
- Ziele 353
- zum Kopfende bewegen 354
Mobilität 402
Moclobemid 1404
Modell, transtheoretisches 111
Moll-Drüse 1272
Mometason 979
Monaldi-Drainage 515
Monitor-EKG 886
Monitoring 796
Monoarthrose 1180
Mono-Embolex 732, 932
Monokelhämatom 1173

Mononukleose, infektiöse 1416
Monosaccharide 707
Mons pubis 1335
Moral 85, 836
- nach Kohlberg 94
Morbus 1144, 1183, 1189, 1192, 1197, 1207, 1307
- Addison 1112
- Basedow 1104, 1144
- Bechterew 1207
- Crohn 996
- Cushing 1111
- Dupuytren 1192
- Hirschsprung 1007
- Menière 1307
- Paget 1183
- Perthes 1197
- Scheuermann 1189
Morphin 698
Motilium 1029, 1269
Motivation 100
MOTPA 424
MPBetreibV = Medizinprodukte-Betreiberverordnung 310
MPG = Medizinproduktegesetz 310
MRE = Multiresistente Erreger 316
MRSA = Methicillinresistenter Staphylococcus aureus 316
MRT = Magnetresonanztomografie 986, 1153
MS = Multiple Sklerose 1144, 1239
MSTEMI = Non ST-segment-Elevation Myocardial Infarction 896
mTOR-Hemmer 809
MTS = Manchester Triage System 292
MTS = Medizinische Thromboseprophylaxestrümpfe 421, 1138
MTX = Methotrexat 1202
Mucosolvan 979
Müdigkeit (Palliativpatienten) 823
Mukositis, orale 786
Mukotympanon 1303
Mukoviszidose 957
Multi-Infarkt-Demenz = MID 1248
Multimorbidität 771
Multiorganversagen 1410
Multiple Sklerose = MS 1144, 1239
Multiples Myelom 1134
Multiresistente Erreger = MRE 316

Multiresistenter Staphylococcus aureus = MRSA 317
Mumps 429
Mund 276
- Ausräumen 276
Mund-Nasen-Schutz 307
Mundpflege 344
- Parotitis- und Soorprophylaxe 431
Mundschleimhaut 344
Mundsoor 1321
Mundtrockenheit (Palliativpatienten) 822
Mund-zu-Mund-Beatmung 287
Musculus
- quadriceps femoris 464
- sternocleidomastoideus 1187
- vastus lateralis 464
Muskelatrophie, spinale = SMA 1247
Muskelentspannung, progressive = PM 170
Muskelerkrankung 152
Muskellogen-Syndrom 1163
Muskelpumpe 915
Muskeltonus, Normalisierung 873
Muskelzittern 765
MUST = Malnutrition Universal Screening Tool 414
Mutterhaus 48
Muttermilch 620
Myasthenia gravis 1144, 1267
Mycophenolsäure 809
Mydriasis 1293
Myelodysplastisches Syndrom = MDS 1134
Myelom, multiples 1134
Myelozele 1265
Mykolytika 978
Mykose, kutane 1321
Myobakterien 315
Myokardinfarkt 897
Myokardischämie 893
Myokarditis 906

N

Nabelschnurvorfall 617
Nachblutung (Dialyse) 1048
Nachblutungskontrolle (Nierenbiopsie) 1038
Nachgeburtsphase 614, 618
Nachgeburtswehen 614
Nachstar 1286
Nachtdienst 201
Nacom 1245

Nagelbettprobe 797, 917
Nagelpflege 347
Nagelpilz 1321
Nagelpsoriasis 1314
Nagelveränderung, tumortherapiebedingte 788
Nährstoffe 706
Nährstofflösung 487
Nahrungsaufnahme 369
- Hilfebedarf 372
Nahrungsergänzung 717
Nahrungskarenz, präoperative 747
Nahrungssupplementation, orale = ONS 722
Nahtdehiszenz 567
Nahziel, pflegerisches 217
Nasenabstrich 317
Nasennebenhöhlenentzündung 966
Nasenoperation 979
Nasenpflege 345
Nasenpolyp 979
Nasensalbe 979
Nasentamponade 979
Nassrasur 346, 748
Nasstherapie 574
Natalizumab 1269
Nateglinid 1076
Natrium 714
Natriumbikarbonat 1044
Natriumpicosulfat 1030
Naturalismus 58
Nausea 395
- Tumortherapie 779
Nävus
- flammeus 1323
- kongenitaler 1323
Nävuszellnävus 1323
Nebenhoden 1356
- entzündeter 1367
- Verletzung 1370
Nebennieren 1069
Nebennierenmark = NNM 1069
Nebennierenrinde = NNR 1069
- Erkrankung 1111
- Insuffizienz = NNRI 1112
Nebenschilddrüsen 1069
- Erkrankung 1108
- Operation 1110
Nebenwirkung, unerwünschte 673, 682
Neck Dissection 972
Needlesharing 300
Negativitätsventil 517
Neglect 1226
Nekrose 572
Neoblase 1058
Neoplasie, dermale 1323
Neostigmin 999, 1029
Neotrexat 1202

Nephritis, (tubulo-)interstitielle 1040
Nephritisches Syndrom 1039
Nephrolithiasis 1053
Nephrolithotomie = PCNL 1054
Nephrologie 192
Nephropathie, diabetische 1043, 1073
Nephrostomakatheter 1054
Nephrostomie 538
Nephrotisches Syndrom 1040
NERD = Non-Erosive Gastroesophageal Reflux Disease 989
Nervenblockade, periphere 753
Nervenerkrankung, periphere 1263
Nervenstimulation, transkutane elektrische = TENS 702
Nervensystem 1214
Nervenwurzelkompressionssyndrom 1257
Nervus
- femoralis 1194
- ischiadicus 1194
Nesselsucht 1318
Nesteln 868
Nestlagerung 352
NET = Neuroendokrine Tumoren 1114
Netzhaut 1273
Netzhautablösung 1288
Netzschlauchverband 597
Neugeborenenakne 627
Neugeborenenikterus 337
Neugeborenenscreening 628
Neugeborenes 618, 627
Neulasta 784
Neupogen 784, 1132
Neupro 1245
Neuralgie, postherpetische 1415
Neuralrohrdefekt 656, 1265
Neurocil 1404
Neurodermitis atopica 1316
Neuroendokrine Tumoren = NET 1114
Neurogene Oropharyngeale Dysphagie = NOD 1228
Neurohypophyse 1069
Neurokinin-Rezeptor-Antagonist 780
Neuroleptika 1404
Neurologie 192
Neurontin 1243

Neuropathie, diabetische 1073
Neuropathischer Schmerz 690
Neurotizismus 98
Neutrales Protamin Hagedorn-(NPH-)Insulin 1078
Neutropenie 1132
New York Heart Association = NYHA 900
Nexium 1028
NHL = Non-Hodgkin-Lymphom 1133
Niacin 713
Nichtkleinzelliges Bronchialkarzinom = NSCLC 969
Nichtopioidanalgetika 698
Nichtschadenprinzip 840
Nicht steroidale Antirheumatika = NSAR 1180, 1202, 1269
Niederschrift 258
Niedrigdruckglaukom 1286
Niere 1032
Nierenarterienstenose 1040
Nierenbiopsie 1037
Nierenerkrankung 1032
- Medikamente 1066
Nierenersatztherapie 1045
Nierenfunktionsparameter 1357
Nierenfunktionsszintigrafie 1037
Niereninsuffizienz
- akute 1041
- chronische 1043
- terminale 1043
Nierenkanälchen 1032
Nierenkörperchen 1038
Nierenstein 1053
Nierentumor 1052
Nierenversagen, akutes 1041
Nierenzellkarzinom 1052
Nifedipin 907, 921, 922, 1268
Nikotinabusus 955
Nikotinsäure 1096
Nisoldipin 907, 921
Nitrate 907
Nitroglyzerin 907
NIV-Therapie = nicht invasive Beatmungstherapie 799, 956
Nizoral 1330
NMDA-Antagonist 1245, 1269
NMH = Niedermolekulares Heparin 732
NNM = Nebennierenmark 1069

NNRI = Nebennierenrindeninsuffizienz 1112
NNR = Nebennierenrinde 1069
Nocebo 672
Noctamid 366
NOD = Neurogene Oropharyngeale Dysphagie 1228
Noiser 1302
Non-Erosive Gastroesophageal Reflux Disease = NERD 989
Non-Hodgkin-Lymphom = NHL 1133
Non-Irritans 790
nonsteroidal antiinflammatory drugs (NSAIDs) 1202
Non ST-Segment-Elevation Myocardial Infarction = NSTEMI 896
Non-Touch-Technik (Verband) 570, 580
Noradrenalin 797, 1070
Norfloxacin 1329
Norfluxx 1329
Normaldruckglaukom 1286
Normaldruckhydrozephalus 1234
Normalgewicht 719
- BMI 379
Normalinsulin 1077, 1078
Normen, ethische 837
Norovirus 312, 315, 1009
Nortrilen 1404
Nortriptylin 1404
nosokomiale Infektion 301
NO = Stickstoffmonoxid 1409
Notaufnahme
- traumatologische 292
- zentrale = ZNA 290
Notfall
- hypertensiver 921
- Infusion, intraossäre 484
- Schock 1411
- Transfusionszwischenfall 502
Notfalleingriff 744
Notfallkoffer 274
Notfallsituationen 272
Nothilfe 254
Notsectio 616
Novalgin 698, 1024, 1028
Novesine 1280
Novomix 1078
NovoNorm 1076
NovoRapid 1078
Nozizeption 264, 689
Nozizeptiver Schmerz 690
NPH-(Neutrales Protamin Hagedorn-)Insulin 1078

Sachverzeichnis

NRS = Nummerische Rangskala 694
NRS = Nutritional-Risk-Screening-2002 414
NSAID = Non Steroidal Anti Inflammatory Drugs 1202
NSAR = nicht steroidale Antirheumatika 1180, 1202, 1269
NSCLC = Nichtkleinzelliges Bronchialkarzinom 969
Nüchternblutzucker 1073
Nüchternheit, präoperative 747
Nullpunkt, thorakaler 480
Numerische Rangskala = NRS 694
Nutritional Risk Screening 2002 = NRS 2002 414
NYHA = New York Heart Association 900
Nystagmusprüfung 1297

O

OBD = Oral Bilanzierte Diät 723
O-Bein 1197
Oberarmkopffraktur 1164
Oberbauchschmerz, gürtelförmiger 1019
Oberes Sprunggelenk = OSG 1171
Oberkieferprothese 345
Oberkörperhochlagerung 350, 962
Oberschenkelinjektion 464
Oberschenkelschaftfraktur 1168
Objektivität 60
Obstipation 387
– Behinderte 657
– Palliativpatienten 821
– tumortherapiebedingte 789
Obstipationsprophylaxe 426
Octenidin 570
Octenisept 570
Ödem
– angioneurotisches 1318
– kardiales 900
– Schwangerschaft 605
Ösophagomanometrie 987
Offenwinkelglaukom 1286
ÖGD = Ösophago-Gastro-Duodenoskopie 987
oGTT = oraler Glukose-Toleranztest 1073
4-Ohren-Modell 124
Ohrenpflege 345
Ohrenschmalzpfropf 1303
Ohrentropfen 1298

Ohrerkrankung 1295
Ohrgeräusch 1302
Ohrmikroskopie 1296
Ohrmuschel 1295
– Basaliom 1302
– Perichondritis 1302
Ohroperation 1308
Ohrspülung 1298
Ohrumschlag 1298
Ohrverbandwechsel 1299
Okklusivverband 1329
Okulomotoriusparese 1283
Olanzapin 1404
Olbrich-Pflegekompetenz 38
Öl-Grundstoff 1326
Oligoarthrose 1180
Oligomenorrhö 1341
Oligurie 384, 1042
Öl-in-Wasser-Emulsion 338
Omeprazol 1028
Ondansetron 780
Onglyza 1077
Onkologie
– Pflege 778
– Schmerztherapie 792
ONS = Orale Nahrungssupplementation 722
Onycholyse 788
OP-Checkliste 747
Operation
– elektive 743
– Herztransplantation 911
– Mund-Nasen-Schutz 307
Operationen-Prozeduren-Schlüssel = OPS 205
Operationstechnischer Assistent = OTA 743
Ophthalmologie 192
Ophthalmoskopie 1275
Opioide 698
Opipramol 1404
Opisthotonus 1419
OPS = Operationen-Prozeduren-Schlüssel 205
Oral Bilanzierte Diät = OBD 723
orale Applikation 680
Orale Nahrungssupplementation = ONS 722
oraler Glukose-Toleranztest = oGTT 1073
Orchidopexie 1367
Orchitis 1367
Orem-Selbstpflege-Defizit-Theorie 70
Orfiril 1243
Organspende 261, 845
Organveränderung, altersbedingte 643
Organvergabe 806
Orgasmus, trockener 1361

Orientierungsstörung 1248
Orlistat 1097
ORSA = Oxacillin-resistente Staphylococcus-aureus 316
Orthopädie 192, 1180
Orthopnoe 329
OSG = Oberes Sprunggelenk 1171
Osmodiuretika 487
Osmolalität 485
Osmolarität 485
Osmose 485
Ösophago-Gastro-Duodenoskopie = ÖGD 987
Ösophagoskopie 987
Ösophagusdivertikel 990
Ösophaguserkrankung 989
Ösophagusersatz-Stimme 972
Ösophaguskarzinom 991
Ösophagusvarizen 1015
Ösophagusvarizenblutung 1014
Osteitis 1184
Osteoblast 1184
Osteodensitometrie 1153
Osteodystrophia deformans 1183
Osteoklast 1184
Osteomyelitis 1162, 1184
Osteophyten 1180
Osteoporose 1181
– Behinderte 658
Osteosarkom 1187
Osteosynthese 1161
Ostitis 1162
OTA = Operationstechnischer Assistent 743
Otitis
– externa 1302
– media 1304
Otosklerose 1306
Otoskopie 1296
Ovarialkarzinom 1354
Ovarialtumor 1353
Ovarien 1335
Over-Head-Extension 1168
Oxacillin-resistente Staphylococcus-aureus = ORSA 316
Oxis 978
Oxyuriasis 1422

P

Paget, Morbus 1183
PAK = Pulmonaliskatheter 798
Palliative Care 810
– multidisziplinäre 818
Palliativstation 35

Palliativversorgung, spezialisierte ambulante = SAPV 35
Palmaraponeurose 1192
Palmarerythem 1013
PAL = Physical Activity Level 715
Panaritium 1320
Panarthritis 1185
Panikattacke 1398
Pankreasgangsdarstellung 985
Pankreaskarzinom 1022
Pankreatitis 1019
Pantoprazol 1028
Pantothensäure 713
Pantozol 1028
Paracetamol 698, 763, 1269
Paracodein 979
Parametrium 1335
Paraphimose 1370
Paraphrasieren 127
Parasiten 299
Parasitose 1322
Parasympatholytikum 1274
Parathormon 1069
Parathyreoidektomie, subtotale 1110
Paratyphus 1419
Paravasat 790
Paravasation 790
Parazentese 1304
Parierfraktur 1165
Parkinson-Syndrom 1243
Parkotil 1245
Parnate 1404
Paronychie 1320
Parotitisprophylaxe 429
Paroxat 1404, 1405
Paroxedur 1404, 1405
Paroxetin 1404, 1405
Pars-plana-Vitrektomie = PPV 1288
Parvovirus B19, humanes 1414
Paspertin 606, 1029, 1269
Paste 339, 1326
Patellafraktur 1169
Pathogenese 104
Pathogenität 298
Patientenbett 362
Patient Clinical Complexity Level = PCCL 205
Patient Controlled Analgesia = PCA 701
Patientenaufrichter 362
Patientenbeobachtung 214
– Assessmentinstrumente 269
– Beobachtungsbögen 270
– Dokumentation 270
– Kriterien 268
– Messinstrumente 269

– Skalen 269
– systematische 268
Patienten-Daten-Management-System, elektronisches = PDMS 677
Patientenedukation 855
Patientenfallbesprechung 245
Patientengeheimnis 255
Patientenhemd 347
Patientenkontrollierte Analgesie = PCA 753
Patientenlifter 361
Patientenorientierung 211
Patientenschulung 852
Patientenüberwachung 40
Patientenverfügung = PV 257, 844
Patientenzufriedenheit 236
Paukenerguss 1303
Paukenhöhle 1296
Paukenröhrchen 1304
Paul-Ehrlich-Institut = PEI 187
Pauwels-Klassifikation 1167
pAVK = periphere Arterielle Verschlusskrankheit 924
Payr-Zeichen 931
PCA = patientenkontrollierte Analgesie 701, 753
PCCL = Patient Clinical Complexity Level 205
PCNL = Nephrolithotomie 1054
PCT = Prokalzitonin 1410
PDA = Periduralanästhesie 615
PDCA-Zyklus 238
PDMS = Patienten-Daten-Management-System, elektronisches 677
pDMS-(periphere Durchblutung-Motorik-Sensibilität-)Kontrolle 1152
Peak-Flow-Messung 951
Péan-Klemme 344
Pediculosis 1322
PEG = Perkutane Endoskopische Gastrostomie 510
PEI = Paul-Ehrlich-Institut 187
Pelveoperitonitis 1352
Pelvic Inflammatory Disease 1352
Pelviskopie 1338
PEMU 414
Pendelhoden 1366
Penicillin 1329
Penicillinamin 1210
PEN (Insulin) 1083
Penis 1356
– Erkrankung 1370

Penrose-Drainage 754
Pentasa 997
Pentoxyverin 979
Penumbra 1219
PEP-Atemtherapiegerät 548
Perforansvarizen 935
Performanztest 424
Perfusion 544, 943
– pulmonale 329
Perfusor 492
Perfusorspritze (Wechsel) 493
Pergolid 1245
Periduralanästhesie = PDA 615
Perikarderguss 906
Perikarditis 906
Perimetrie 1275
periphere Arterielle Verschlusskrankheit = pAVK 924
Peripherer Venenkatheter = PVK 472
Peritonealdialyse 1050
Peritonitis 1017, 1026
Perkutane Endoskopische Gastrostomie = PEG 510
perkutane transhepatische Cholangiografie = PTC 985
Perkutane transluminale koronare Angioplastie = PTCA 891
Permethrin 1328
Perniziöse Anämie 1144
Persönliche Schutzausrüstung = PSA 306
Persönlichkeitspsychologie 86, 98
Persönlichkeitsstörungen 1399
Perspiratio insensibilis 380
Perthes, Morbus 1197
Perthes-Test 917
Perzentilkurve 377
– BMI 720
Petechien 1018, 1111, 1135
Pethidin 698
– Schüttelfrost 765
Petit-Mal-Anfall 1241
Pfeiffer-Drüsenfieber 1416
Pflanzeninhaltsstoffe, sekundäre 715
Pflaster, wirkstoffhaltiges 681
Pflasterentferner 536
Pflege
– aktivierende 645
– Bobath 1223
– Definition 17
– direkte 664
– häusliche 226, 662

– Dokumentation 227, 667
– Medikamente 684
– Pflegeplanung 226
– Historie 48
– indirekte 664
– kultursensible 825
– kurative 33
– nichtberufliche 41
– palliative 34, 819
– perioperative 743
– postoperative 751
– präoperative 743
– präventive 32
– professionelle 42
– Recht 249
– rehabilitative 34
Pflegeanamnese 213
– Demenz 648
Pflegeausbildung 23
– generalistische 25
– integrative 26
Pflegebericht 228
Pflege-Charta 837
Pflegediagnosen 219
– ENP 221
– ICNP 221
– NANDA 220
Pflegedienst, ambulanter 196
Pflegeethik 834
Pflegeforschung 56
Pflegekammer 45
Pflegekompetenz
– nach Benner 39
– nach Olbrich 38
Pflegeleitbild 244
Pflege-Neuausrichtungs-Gesetz = PNG 182
Pflegeplanung 210
Pflegeprobleme 215
Pflegeprozess 210
– Krohwinkel-Modell 76
– Fiechter-Meier-Modell 212
Pflegequalität 233
Pflegerat, deutscher = DPR 44
Pflegestandards 222
Pflegestufen 665
Pflegesystem-Überblick 73
Pflegetheorien 66
Pflegeübergabe 229
Pflegeüberleitung 33
Pflegeversicherung 181
Pflegeverständnis 46
Pflegevisite 230, 245
– häusliche Pflege 667
Pflegewissen 54
Pflegewissenschaft 52
Pflegewohngeld 207
Pflegeziel 216
Pflichtversicherung 178

Phakoemulsifikation 1286
Phänomenologie 62
Phantomschmerz 1177
Phäochromozytom 1112
Pharmakodynamik 673
Pharmakokinetik 673
Pharyngitis 967
Pharynx 967
Phasendreieck, lokaltherapeutisches 1325
Phasenmodell 118
Phenhydan 1243
Phenobarbital 1243
Phenoxybenzamin 1112
Phenprocoumon 733, 907, 1268
Phenylephrin 1274
Phenylketonurie 628
Phenytoin 1243
Philadelphia-Chromosom 1128
Philadelphia-Krawatte 1176
Philosophie 84
Phimose 1370
Phlebografie 918
Phleboödem 934
Phlebothrombose 931
– Wochenbett 625
Phobie 1397
Phoniater 972
Phosphatbinder 1044
Phospholipide 710
Phosphor 714
Photorezeptoren 1273
Photoselektive Vaporisation der Prostata = PVP 1363
Photosensibilisierung, tumortherapiebedingte 788
Phototherapie 1314
pHPT = primärer Hyperparathyreoidismus 1109
pH-Wert 338
Phyllochinone 713
Physical Activity Level = PAL 715
Phytoöstrogene 715
PiCCO 798
Piercing 749
Pigmentnävus 1323
PIKE-Schema 65
Pilocarpin 1212, 1287
Pilze 298
Pilzinfektion 1321
– organübergreifende 1420
– vaginale 606
Pimecrolimus 1327
Pin-Track-Infektion 1160
Pioglitazon 1077
Piribedil 1245
Piritramid 698
PK-Merz 1245

Sachverzeichnis

PKV = Private Krankenversicherung 179
Placebo 672
Placenta praevia 610
Planimetrie 583
Plantarerythem 1013
Planung, pflegerische 217, 218
Plaques, arteriosklerotische
- Risikofaktoren 893
Plasma, Fresh Frozen = FFP 497, 499
Plasmaexpander 487
- Indikation 486
Plasmasterilisation 310
Plasminogenaktivator = t-PA 734
Plasmozytom 1134
Plastizitätstheorie 87
Plattenosteosynthese 1162
Platzwunde 563
Plavix 731, 907
Plazentalösung, frühzeitige 618
Plazentaperiode 614
Plegie 1217
Pleura
- parietalis 976
- visceralis 976
Pleuradrainage 514
Pleuraerguss 976
Pleurapunktion 948
Pleuraspalt 942
Plexus pampiniformis 1368
plötzlicher Kindstod 628
Plussymptom 1261
PM = Progressive Muskelentspannung 170
PMS = Prämenstruelles Syndrom 1340
Pneumektomie 980
Pneumologie 192
Pneumonie 960
- atypische 961
- Notfall 275
- Prophylaxe , 416
- Risiko 417
- typische 961
Pneumothorax 977
PNG = Pflege-Neuausrichtungs-Gesetz 182
Podagra 1094
Polihexanid 570
Poliomyelitis 1417
Pollakisurie 1056
POL = Problemorientiertes Lernen 20
Polyarthritis, chronische = cP 1203
Polyarthrose 1180
Polycythaemia vera = PV 1126

Polydipsie 1072, 1108
- ADH-Mangel 1115
Polyglobulie 1126
Polymenorrhö 1341
Polymorbidität 771
Polyneuropathie 690
Polyneuroradikulitis 1263
Polypathie 771
Polypektomie, endoskopische 1004
Polypharmazie 774
Polyposis, Familiäre Adenomatöse = FAP 1004
Polysaccharide 707
Polytrauma 292
Polyurethan-Katheter 443
Polyurethanschaumverband 577
Polyurethansonde 506
Polyurie 384, 1042, 1072, 1108
- ADH-Mangel 1115
Polyvinylchlorid = PVC 443
- Sonde 506
PONV = Postoperative Nausea and Vomiting 396
Portfolio 23
Portkatheter 482
- Blutentnahme 471
- Punktion 483
Positionierung 348
Positionswechsel
- Dekubitus 406
- im Bett 354
Positivismus 58
Positivitätsentlastungsventil 516
Postaggressionssyndrom 752
Postoperative Nausea and Vomiting = PONV 396
Postthrombotisches Syndrom 934
Posttraumatische Belastungsstörung = PTBS 1396
Post-Zoster-Neuralgie 1415
Pouch 1058
PPV = Pars-plana-Vitrektomie 1288
Präbiotika 427, 709
Präeklampsie
- Schwangerschaft 608
Präkanzerose 1057
Prämedikation 749
Prämedikationsvisite 747
Prämenstruelles Syndrom = PMS 1340
Pramipexol 1245
Präparat 672
Prasugrel 731

Pratt-Symptomkomplex 928
Prävention, Krankheit 105
Praxisanleiter 22
Prednisolon 979, 1029, 1330
Prednison 979, 1029
Pregabalin 1243
Prehn-Zeichen 1367
Presbyopie 1291
Pressorezeptorenreflex 915
Presswehen 613
Pricktest 1122, 1312
Prießnitz, Vincenz 736
Primäraffekt (Tbc) 964
primärer Hyperparathyreoidismus = pHPT 1109
Primärharn 1032
Primärinfektion (Tbc) 963
Primärprävention 106
Primary Nursing 199
Prinzipienethik 839
Prinzipienmoral 94
Prionen 299
Private Krankenversicherung = PKV 179
Privatversicherung 178
Proanthocyanidine 715
Probezeit (Auszubildende) 251
Probiotika 427, 709
Probleme, pflegerische 215
Problemorientiertes Lernen = POL 20
Profession 41
Progesteron (Schwangerschaft) 605
Progressive Muskelentspannung = PM 170
Progressive Systemische Sklerose 1209
Prokalzitonin = PCT 1410
Prokinetika 999, 1029
Proktoskopie 987, 1006
Prolaktinom 1101
Prolaps 1257
- uteri 1351
Proliferationsphase 566
Prontosan 569
Prophylaxe 400
- Komplikationen, postoperative 744
Propofol 947
Propranolol 1016
Prosektur 816
Prostata (Palpation) 1356
Prostata-Elektroresektion, Transurethrale = TUR-P 1360
Prostatahyperplasie, benigne = BPH 1359
Prostatakarzinom 1364

Prostataspezifisches Antigen = PSA 1357
Prostatastanzbiopsie 1358
Prostatektomie, radikale
- perineale = RPP 1364
- retropubische = RRP 1364
Prostatitis 1359
Prostigmin 1029
Protaminsulfat 733
Protaphane 1078
Proteasen-Inhibitormangel 1094
Protein 1407
- C-reaktives = CRP 1407
- Ernährung 708, 709
Protein-C-Mangel 1137
Protein-S-Mangel 1137
Proteinurie 1039, 1040
Prothesenversorgung 1179
Prothrombinkomplex 733
Protonenpumpenhemmer 1028
Protopic 1327
Protozoen-Infektion 1421
Protusion 1257
Provokationstest 1123
Prozesspflege nach Krohwinkel 74
Prozessqualität 233
Prucaloprid 1029
Prüfung, kalorische 1297
Prüfungsangst 102
PSA = prostataspezifisches Antigen 1357
Pseudoarthrose 1162
Pseudokrupp 968
Psoralen 1314
- lokales 1327
- systemisches 1329
Psorcutan 1327
Psoriasis
- arthropathica 1313
- inversa 1314
- pustulosa 1313
- vulgaris 1314
Psorimed 1327
Psychiatrie 192, 1374
- Wochenbett 625
Psychisch-Kranken-Gesetz = PsychKG 258
PsychKG = Psychisch-Kranken-Gesetz 258
Psychoedukation 106, 1383
Psychopharmaka 1378
- Übersicht 1404
Psychose, akute exogene 1248
Psychosexualität 88
Psychosomatik 192, 1403
Psychotherapie 1377
PTBS = Posttraumatische Belastungsstörung 1396

PTCA = Perkutane transluminale koronare Angioplastie 891
PTC = Perkutane Transhepatische Cholangiografie 985
Ptosis 1283
Public Health 114
Puder 1326
Puerperalfieber 624
Puerperium 619
Pulmonalarteriendruck 974
Pulmonaliskatheter = PAK 798
Pulmonalklappe 885
Puls 320
- Beurteilung 322
- Säugling 634
- fadenförmiger 324
- wechselnder 324
Pulsarrhythmie 324
Pulsdefizit 322
Pulsdruck 325
Pulsfrequenz 320
Pulsionsdivertikel 990
Pulsoxymetrie 961
Pulsqualität 320
Pulsrhythmus 320
Pulsus 324
- alternans 324
- bigeminus 324
- filiformis 324
- parvus et mollis 324
Pulswelle 320
Punktion
- Portkatheter 483
- Übersicht 522
Pupille 1273
Pupillenreaktion 285
Purine 1094
Purpura 1135
- Thrombotisch-thrombozytopenische = TTP 1137
Pusher-Syndrom 1227
PUVA-Therapie 1314
PVC = Polyvinylchlorid 443
- Sonde 506
PVK = Peripherer Venenkatheter 472
PV = Patientenverfügung 257
PVP-Jod-Lösung 570
PV = Polycythaemia vera 1126
PVP = Photoselektive Vaporisation der Prostata 1363
Pyarthros 1185
Pyelografie, intravenöse 1037
Pyelonephritis
- akute 1056
- chronische 1052
Pylorushypertrophie 991

Pyridoxin 713
Pyrimidin-Synthese-Hemmer 1202
Pyrogenfreiheit 310

Q

Qi Gong 170
Qilonum 1405
QM-(Qualitätsmanagement-)Handbuch 243
Qualitätsmanagement = QM 232
- Handbuch 243
Qualitätszirkel 245
Quarkauflage 740
Quasimodo-Übung, entspannende 169
Querlage 618
Querschnittstudie 62
Querschnittsyndrom 1255
Quetiapin 1404
Quetschwunde 563

R

RAAS = Renin-Angiotensin-Aldosteron-System 915
Rabies 1417
Rachendiphtherie 967
Rachenentzündung 967
Rachitisprophylaxe 628
Radialispuls 322
Radiofrequenzablation 1052
Radioimmuntherapie 1133
Radiojodtherapie 1105
Radiusfraktur, distale 1165
RAI = Resident Assessment Instrument 223
Ralenova 1269
Raloxifen 1182
Ramipril 907, 921
Randomisierung 61
Rangskala
- numerische = NRS 694
- verbale = VRS 694
Ranitidin 607
Rapid Progressive Glomerulonephritis 1038
Rapsilysin 734
RA = Rheumatoide Arthritis 1144, 1203
Rasagilin 1245
Rasur 346
- präoperative 747
Ratschow-Lagerungsprobe 917
Rauchen 955
Raynaud-Syndrom = RS 931, 1208
- primäres 931
- sekundäres 931

Reaktionszeit, altersabhängige 644
Realitätsorientierungstraining = ROT 1250
Reanimation, kardiopulmonale 286
Recall-Phänomen 788
Recapping 311
Recht
- Kinder 630
- Pflege 249
Rechtfertigungsgründe 254
Rechtsherzinsuffizienz 900
Rechtsherzkatheter 891
Redondrainage 754
Reflexion 1377
Reflux
- gastroösophagealer 989
- Behinderte 657
- vesikoureteraler = VUR 1052
Refluxuropathie 1052
Refraktometrie 1275
5-R-Regel 679
6-R-Regel 457, 679, 1298
Regenbogenhaut 1273
Regenerationsphase 566
Regionalanästhesie 701
Regression 115
Rehabilitation 115
- Tumorpatient 793
Rehabilitationsklinik 195
Reibtest, allergischer 1312
Reinfarktprophylaxe 732
Reinigung 308
Reinigungsphase 565
Reinigungspläne 304
Reizarmut 432
Reizdarmsyndrom 1001
Reiz-Reaktions-Therapie 737
Reizstromtherapie 702
Rekapillarisierungszeit 797, 917
Rekonstruktion, autologe 1343
rektale Infusion 484
Rektiole 681
Rektoskopie 987
Rektumexstirpation 1004
Rektumresektion 1004
Reliabilität 60
Religion 85, 829
Remicade 1202, 1330
REM-Schlafphase 365
Renin 1040
Renin-Angiotensin-Aldosteron-System = RAAS 915, 1069
Rentenversicherung 182
Repaglinid 1076
Republik, Deutsche Demokratische = DDR 48

Requip 1245
Resektoskop 1361
Resident Assessment Instrument = RAI 223, 424
Resilienz, emotionale 129
Resistente Enterobakterien = ESBL 319
Resolor 1029
Resorptionsfieber 752
Respiratory-Syncytial-(RS-)Virus 966
Ressourcen 145, 216
- stärkende 130
Retardierung, mentale 654
Retina 1273
Retinoid
- lokales 1327
- systemisches 1331
Retinopathie, diabetische 1073, 1290
Retterspitzauflage 740
Reye-Syndrom 636
Rezessusstenose 1260
Rezidivprophylaxe 1233
RF = Rheuma-Faktor 1201
Rhagade, mykotische 1321
Rhesus-Blutgruppensystem 498
Rheuma-Faktor = RF 1201
Rheumatoide Arthritis = RA 1144, 1203
Rheumatologie 192, 1200
Rhythmus, kardialer 903
Riboflavin 713
Riesennävus 1323
Rifampicin 964
Rigor 1244
Ringelröteln 1414
Ringerlösung 487, 569
Ringgeste 828
Rinne-Stimmgabelversuch 1297
Risedronat 1182
Risikofaktor
- dispositioneller 419
- expositioneller 419
Risikomanagement 246
Risus sardonicus 1419
Rituale (Demenzpatienten) 649
Rituximab 1202
Riva-Rocci = RR 325
Rivaroxaban 732, 932
RKI = Robert Koch-Institut 187, 301
Robert Koch-Institut = RKI 187, 301
- Infektionsschutzgesetz 261
Robinson-Drainage 754
Rogers, Carl Ransom 126
Rohypnol 1404

Rollator 359
Rollhügel, großer 462
Röntgenbreischluck 986
Röntgenleeraufnahme,
 Niere 1036
Ropirinol 1245
Rosmarinölauflage 741
Rotavirus 1009
Rote Liste 674, 680
Röteln 1413
Rotigotin 1245
ROT = Realitätsorientie-
 rungstraining 1250
Routine-EKG 888
RPP = Radikale Perineale
 Prostatektomie 1364
RRP = radikale retro-
 pubische Prostatek-
 tomie 1364
RR = Riva-Rocci 325, 797
RS = Raynaud-Syndrom 931
RS-(Respiratory-Syncytial-)
 Virus 966
Rubella 1413
Rubor 300
Rückenbelastung 151
Rückenlagerung 875
– flache 1188
Rückkopplung,
 negative 1069
Rucksackverband 586
Rückschlagventil 488
Rufdienst (häusliche
 Pflege) 667
Ruhe-EKG 887
– Normalbefund 888
Ruhetremor 1244
Ruptur (Aneurysma) 930

S

SAB = Subarachnoidal-
 blutung 1219
Saccharide 707
Sachohr 125
Salbe 339, 1326
Salbupur 978
Salbutamol 978
Salicylate 1029
Salicylsäure, lokale 1327
Salmeterol 978
Salmonellen 315, 1009
– typhi, paratyphi 1419
Salofalk 997, 1029
Salutogenese 104
Samenleiter 1356
Sandimmun 1202
Sandwich-Bett 363
SaO_2 = Sauerstoff-
 sättigung 796
SAPV = Spezialisierte
 Ambulante Palliativ-
 versorgung 35
Sarkoidose 960

Saroten 366, 1404
Sartane 921
Sauerstoffbrille 505
Sauerstoffgabe 275
– Herzinsuffizienz,
 akute 901
Sauerstoffgerät,
 transportables 944
Sauerstoffkatheter 505
Sauerstoffsättigung
 = sO_2 332, 796, 945
– Pneumonie 961
Sauerstofftherapie 944
– Langzeittherapie 956
Saugglocke 615
Säuglingsalter 88
– Medikamentengabe 636
– Nahrung 717
– Schmerzbeobach-
 tung 637
– Säure-Basen-Haushalt,
 gestörter 1064
Säureschutzmantel,
 natürlicher 338
Saxagliptin 1077
Schädelbasisfraktur 1173
Schädel-Hirn-Trauma 1236
Scham 158
Schamhügel 1335
Schaufensterkrankheit 925
Schaum 1326
Scheide 1335
Scheidenkegel 1352
Scheidenpessar 1352
Schellong-Test 916
Schenkelhalsfraktur
 = SHF 1167
Scherkräfte 400
Scheuermann,
 Morbus 1189
Schichtarbeit 155
Schichtdienstplan 24, 200
Schiefhals, musku-
 lärer 1187
Schielen 1291, 1292
Schienbeinkopfbruch 1170
Schienenverband 586
Schilddrüse
– Erkrankung 1102
– Feinnadelaspirations-
 biopsie 1071
– Operation 1107
– Resektion 1105
Schildkrötenverband
 = Testudo 588
Schilling-Test 988
Schizophrenie 1382
Schlafanamnese 367
Schlafapnoe 330
Schlafbedarf 365
Schlafentzugstherapie 1386
Schlafmittel 366
Schlafphasen 365

Schlafstörungen 365, 366
Schlaf-wach-
 Rhythmus 365, 154
Schlaf-wach-Zentrum 365
Schlaganfall 1217
Schlaganfallprophylaxe 732
Schlagvolumen 325
Schlauchmullverband 593
Schlauchverband 1329
Schleifendiuretika 1066
Schleimbeutelentzündung,
 subakromiale 1192
Schleimhautödem 949
Schleimlöser,
 inhalative 550
Schleudertrauma 1174
Schleuse 750
Schluckkostformen
 = SKF 1228
Schluckstörung 371
Schlussdesinfektion 309
Schlüsselpunkt, Bobath-
 Konzept 874
Schmerz
– akuter 691
– chronischer 691
– Grundlagenwissen 687
– neuropathischer 690
– nozizeptiver 690
– Palliativpatienten 820
– Schwangerschaft 607
Schmerzassessment 693
Schmerzbeobachtung 637
Schmerzgedächtnis 691
Schmerzkatheter,
 präoperativer 750
Schmerzmanagement 687,
 692
Schmerzmedikation,
 perioperative 753
Schmerzpumpe, patienten-
 kontrollierte 701
Schmerzsyndrom,
 Komplexes Regionales
 = CRPS 1163
Schmerztherapie
– medikamentöse 698
– nicht medikamen-
 töse 702
– Onkologie 792
Schmetterlings-
 erythem 1208
Schmierinfektion 300
Schmuck 749
Schnabelbecher 375
Schnappatmung 330, 814
Schnarchen 331
Schnittverletzung 311
Schock 279
– allergischer 283
– anaphylaktischer 283,
 1145
– hypovolämischer 281

– kardiogener 282
 – Akuttherapie 901
– septischer 282, 1410
Schocklagerung 281, 351
Schonatmung, schmerz-
 bedingte 330
Schraubenosteo-
 synthese 1161
Schrittmacherausweis 905
Schulter 1231
– schmerzhafte 1231
Schulter-Arm-
 Syndrom 1231
Schulterluxation 1163
Schultersubluxation 1231
Schulz von Thun,
 Friedemann 124
Schuppenflechte 1313
Schürfwunde 563
Schüttelfrost 333, 759
– Pethidin 765
Schüttelmixtur 1326
Schutzausrüstung,
 persönliche 306
Schutzisolation 312
Schutzkleidung 306, 307
Schwangerschaft 602
Schwangerschafts-
 beschwerden 605
Schwangerschafts-
 hypertonie 608
Schwangerschafts-
 übelkeit 606
Schwangerschafts-
 wehen 607
Schweigepflicht 255, 667
– Entbindung 256
Schwellkörperauto-
 injektionstherapie
 = SKAT 1372
Schwerhörigkeit 1300
Schwesternschaft 48
Schwitzen 333
s.c.-Injektion 454
– Durchführung 460
SCLC = Kleinzelliges
 Bronchialkarzinom 969
SDH = Subdurales
 Hämatom 1219
Sebostase 1316
Sechs-R-Regel 457, 679
Sectio caesarea 616
Sedotussin 979
Seeds, radioaktive 792
Segmentresektion
 (Lunge) 980
[75]SeHCAT-Test 988
Sehhilfe 749
Sehnenverletzung 1166
Sehnerv 1273
Sehschärfenprüfung 1275
Sehsinn 869

Sehstörung 1276
– Behinderte 657
Seife 338
Seitenastvarizen 935
30°-Seitenlagerung 350
90°-Seitenlagerung 350
Seitenlage, stabile 285, 351
Sekretion
– basale 1075
– prandiale 1075
Sekretmobilisierung
– Drainagelagerung 549
– Huffing 550
– Inhalation 550
Sekretolytika 978
sekundärer Krankheitsgewinn 768
Sekundärprävention 106
Selbstfindung 96
Selbstfürsorge 145
Selbstkompetenz 38
Selbstmordversuch 1381
Selbstoffenbarungsohr 125
Selbstpflege 70, 339, 645
Selbstpflege-Defizit-Theorie 70
Selbsttötung, Beihilfe 844
Selbstwirksamkeitserwartung 110
Selegilin 1245
Selektion 266
Selektive Serotoninaufnahmehemmer = SSRI 1404, 1405
Selen 714
Selye, Hans 145
Semikastration 1369
Semipermeabilität (Wundauflage) 579
Senfmehlauflage 742
Sengstaken-Blakemore-Sonde 506, 1016
Senioren
– Krankenhausaufenthalt 644
– Medikamentenverabreichung 686
Senkwehen 613
Sensorik, altersabhängige 644
Sepsis 282, 1409
Sequester 1257
Serasept 570
Serevent 978
Seroquel 1404
Serotoninaufnahmehemmer, Selektive = SSRI 1404, 1405
Serotonin-Rezeptor-Agonist 1269
Serotonin-Rezeptor-Antagonist 780
Setrone 780

Sexualität 1334
SGA = Subject Global Assessment 414
SGB = Sozialgesetzbuch 181, 186
SGBV = Sozialgesetzbuch 234
Shaldon-Katheter 1045
SHF = Schenkelhalsfraktur 1167
Shunt 1045
– ventrikuloatrialer 1234
– ventrikuloperitonealer 1234
Shuntanlage, Transjuguläre Intrahepatische Portosystemische = TIPS 1015
Shuntinfektion 1048
Sicca-Syndrom 1211
SIDS = Sudden Infant Death Syndrome 628
Sifrol 1245
Sigmoidostoma 535
Silber-Aktivkohleauflage 575
Silikon-Katheter 443, 506
Simvastatin 907
Sinneserfahrung, somatische 867
Sinnesorgane 264
Sinnesorganerkrankung 1272
Sinneswahrnehmung 94
Sinquan 366
Sinusitis 966
Sinusvenenthrombose = SVT 1218
Sirolimus 809
SIRS = Systemic Inflammatory Response Syndrome 1409
Sirtal 1243
Sitagliptin 1077
SIT = Supplementäre Insulintherapie 1079
Sitzbad 1342
Sitzen, (Bettkante) 356
Sitzhaltung, physiologische 355
Sitzwaage 378
Sjögren-Syndrom 1211
Skabies 1322
Skala 269
SKAT = Schwellkörperautoinjektionstherapie 1372
Skelettdeformation 658
Skeletterkrankung 152
SKF = Schluckkostformen 1228
Skills-Lab 20
Skill- und Grade-Mix 197
Sklera 1273
Sklerenikterus 1018

Sklerodermie, systemische 1209
Sklerose
– multiple = MS 1239
– progressive systemische 1209
Skoliose 1189
Skrotum 1356
– Verletzung 1370
SLE = Systemischer Lupus erythematodes 1208
SL-Regel (Varikosis) 936
Sm-Antikörper 1201
SMART-Formulierungshilfe 217
SMA = Spinale Muskelatrophie 1247
Smegma 1371
SMI-Atemtrainer 548
Smiley-Skala 695
Smith-Fraktur 1165
Snoezelen 1251
sO_2 = Sauerstoffsättigung 945
Sodbrennen (Schwangerschaft) 606
Solidarität 176
Solu-Decortin 1330
Somatoforme Störung 1398
Sommersprossen 1323
Somogyi-Phänomen 1088
Sonata 366
Sonde 504
Sondennahrung 725
Sonografie
– Harnblase 1357
– transrektale 1358
– vaginale 1338
Soor 1321
Soorprophylaxe 429
Sorbitol 1030
Sortis 907
Sostril 607
Sozialgesetzbuch = SGB 181, 186, 234
Sozialhilfe 207
Sozialisation 93
Sozialkompetenz 38
Sozialstation 196
Sozialsystem, deutsches 174
Sozialversicherung 176
Soziologie 84
Spaltlampenuntersuchung 1275
Spanischer Kragen 1370
Spannungskopfschmerz 1261
Spannungspneumothorax 977
Spasmolytika 1028
Spätabort 612
Spätdienst 200

Spätdumping 995
Spätwochenbett 619
Speichenarterie 322
Speichengrübchen 1166
Spekulumuntersuchung 1337
Spende, postmortale 806
Spezialbett 363
Spezialisierte Ambulante Palliativversorgung = SAPV 35
Spezialmatratze 363
Spezialnahrung 724
Spickdraht 1162
Spiegelung (Luftröhre) 947
Spina
– bifida 656, 1265
– iliaca anterior superior 462
Spinale Muskelatrophie = SMA 1247
Spinaliom 1324
Spinalkanalstenose 1260
Spiriva 978
Spiroergometrie 946
Spirometer incentive 548
Spirometrie 946
Splint 539, 1058
Spondylitis 1184
Spondylodese 1189
Spondylodiszitis 1184
Spondylolisthesis 1188, 1191
Spondylolyse 1191
Spontanabort 611
Sporen 1418
Sport (Schwangerschaft) 604
Spotting 1341
Sprachaudiometrie 1297
Sprachentwicklung 94
Sprachstörung 1230
Sprechhilfe, elektronische 972
Spritze 457
Spritzenabszess 461
Spritzenkalender 460
Spritzenpumpe 492
Spritzenschein 457
Spritzenwechsel (Infusionspumpe) 493
Spritz-Ess-Abstand 1077
Sprue 1007
Sprühdesinfektion 308
Sprüh-Wisch-Sprüh-Methode (Portkatheter) 483
Sprungbein 1172
Sprunggelenk, oberes = OSG 1171
Spülkatheter (Harnableitung) 443

Spüllösung (Wundtherapie) 569
Spülsonde 505
Spulwurmbefall 1424
Spurenelemente 712
Sputum 945
– rostbraunes 961
SSRI = Selektive Serotoninaufnahmehemmer 1404, 1405
Stabilitätstheorie 87
Stabsichtigkeit 1291
Staging 1052, 1133
Stammvarizen 935
Stammzelltransplantation 1129
Standardhygiene 304
Standardnahrung 724
Standards, pflegerische 222
Stangyl 366
Stapediusreflexmessung 1297
Stapesplastik 1306
Staphylococcus aureus 317
Star
– grauer 1285
– grüner 1286
Starlix 1076
State 98
Statine 907, 1041, 1096
Status
– asthmaticus 949
– epilepticus 1242
Stavemann-Grundgefühle 101
Steatorrhö 1022
Stechampulle 459
Steckbecken 389
Steh-Test 916
Stehwaage 378
Steigrohr-Manometer 517
Steinausschwemmung 1054
Stein, infektbedingter 1055
Stelara 1330
STEMI = ST-Segment-Elevation Myocardial Infarction 896
Stent-Implantation
– Thrombozytenaggregationshemmer 732
Sterbehilfe 256, 844
Sterbeprozess 810
Stereotype 267
Sterilisation 308, 309, 310
Steristrip 564
Sternberg-Reed-Zelle 1133
Sternenhimmel (Varizellen) 1414
Stesolid 1404
Stethoskop 325
Stichprobe 62
Stichverletzung 311

Stickstoffmonoxid = NO 1409
Stifneck 1176
Stillamenorrhö 622
Stillen 619, 717
Stilnox 366
Stimmgabelversuch 1297
Stimmprothese 972
Stimulation, basale 864
– Palliativpatienten 824
Stimulationstest 1111
Stirnthermometer 334
Stoffwechsel, kataboler 753
Stoffwechselstörung 1068
Stoma 533
– nasses 537
Stomapaste 537
Stomapflege 528
Stomatitislösung 787
Storchenbiss 1323
Stoßwellenlithotripsie, extrakorporale = ESWL 1053
Strabismus 1292
Strahlenenteritis 789
Strahlenkörper 1273
Strahlenschutz (Szintigrafie) 947
Strahlentherapie 791
– Hautreaktionen 788
Strecksehnenverletzung 1166
Stresshormon 797
Stressinkontinenz 391
Stressmanagement 145
Stressoren 145
Striae 1112
Stridor
– exspiratorischer 331
– inspiratorischer 331, 968
Stroboskopie 971
Stromunfall 297
Strontiumranelat 1182
Strukturqualität 233
Struma 1102, 1106
Strumaresektion 1107
ST-Segment-Elevation Myocardial Infarction = STEMI 896
Stückfraktur 1157
Studium 26
Stuhlausscheidung 385
Stuhlinkontinenz 387, 392
Stuhlprobengewinnung 388
Stumpf, amputierter 1178
Stumpfbandagierung 589
Stumpfschmerz 1177
24-Stunden-Sammelurin 1034
Sturz 278
Sturzereignisprotokoll 436
Sturzprophylaxe 435, 847, 1183

Sturzrisiko 435
Stützstrümpfe 422
Stützverband 586
Subarachnoidalblutung = SAB 1219
Subdurales Hämatom = SDH 1219
Subileus 998
Subinvolutio uteri 623
Subject Global Assessment = SGA 414
subkutane Injektion 454, 460, 484
– Durchführung 460
Subkutis 454
Subluxation 1156
Subsidiaritätsprinzip 196
Suchdiät 1146
Sucht 1389, 1390
Suchtdruck 1390
Sucraphil 607
Sudat 521
Sudden Infant Death Syndrome = SIDS 628
Sudeck-Syndrom 1163
Sufentanil 698
Suizid 257
– Beihilfe 257
Suizidgefahr 1381
Sulfasalazin 1029
Sulfonylharnstoff 1076
Sultanol 978
Sumatriptan 1269
Superabsorber-Vlieskompresse 576
Superinfektion 965, 1304, 1316
Supervision 164
Supinationstrauma 1171
Supplementäre Insulintherapie = SIT 1079
Suppositorien 681
Suprarenin 797
Sustained Maximal Inspiration 548
SVT = Sinusvenenthrombose 1218
Symbiose 298
Symblepharon 1292
β_2-Sympathomimetika 950
– Inhalationstherapie 550
– kurzwirksame 978
– langwirksame 978
Symphysensprengung 1167
Symptomkontrolle 820
Synbiotika 709
Syndets 338
Syndrom 1134, 1257, 1340
– metabolisches 1072, 1096
– myelodysplastisches = MDS 1134
– nephritisches 1039

– nephrotisches 1040
– postthrombotisches 934
– Prämenstruelles = PMS 1340
– Raynaud = RS 931
– X 1097
Synkope 283
– kardiale 902
Synovia 1180
System, Transdermales Therapeutisches = TTS 681, 700
Systemic inflammatory Response Syndrome = SIRS 1409
Systemischer Lupus erythematodes = SLE 1208
Systemische Sklerodermie 1209
Systole 325, 885

T

Tabaksbeutelmund 1209
Tabatière 1166
Tablettsystem 371
Tacalcitol 1327
Tachyarrhythmie 902
Tachykardie 323, 902, 903
– Kaffee 324
– Medikamente 324
Tachypnoe 329
Tacrolimus 809, 1327
Taeniasis 1423
Tai-Chi 170
Taille-Hüft-Verhältnis = THV 379
Talus 1172
Tannenbaumphänomen 1181
Tannosynt Lotio 1415
Tapeverband 586
Tarierung (Waage) 378
Tasmar 1245
Tastsinn 868
– oraler 869
Tavegil 1147, 1330
Tavor 1243
Tbc = Tuberkulose 963
Technische Regeln zum Umgang mit biologischen Arbeitsstoffen = TRBA 306
TEE = Transösophageale Echokardiografie 890
Tegretal 1243
Teildienst 201
Teilwaschung, präoperative 749
Teilziel, pflegerisches 217
Teletherapie 792
Telfast 1147
Temgesic 698
Temperatur 332

- Beobachtungskriterien 333
- Beurteilung 333, 335
- Haut 337
- Hypothermie 335
- Messdauer 334
- Messstelle 333
- postoperative 752
Tendinosis calcarea 1192
Tendosynovitis 1203
Tenesmus
- ani 388
- vesicae 388
Tennis-Ellenbogen 1192
TENS = Transkutane Elektrische Nervenstimulation 702
TEP = Totalendoprothese 1162
Terbutalin 978
Terminalphase 811
Tertiärprävention 106
Testament 258
- neues 829
Testes 1356
Testudo = Schildkrötenverband 588
Tetanus 1418
Tetrajodthyronin 1069
Tetraparese 1217, 1255
Thalidomid 682
Therapie
- antiretrovirale = ART 1141
- basal unterstützte orale = BOT 1079
- intensivierte konventionelle = ICT 1080
- konventionelle = CT 1080
- psychosoziale 1250
Thermistoren 334
Thermometer
- analoges 334
- elektronisch, digitales 334
- Infrarot 334
Thermorezeption 264
Thermotherapie 736
Thiamazol 1104
Thiamin 713
Thiaziddiuretika 1066
Thioridazin 1404
Thorakoskopie 948
Thoraxdrainage 514
- elektrische 517
Thoraxschmerz 893
- Ersteinschätzung (MTS) 293
Thrombolysetherapie 730
- Herzinfarkt 897
- systemische 734
Thrombophilie 1137
Thrombophlebitis 936
- Wochenbett 625

Thrombose 419
- klinisch stumme 931
- Wochenbett 622
Thromboseprophylaxe 419, 749
Thromboseprophylaxestrümpfe, medizinische = MTS 421, 1138
Thromboserisiko 1137
- expositionelles 419
- Krebskranke 970
Thrombotisch-thrombozytopenische Purpura = TTP 1137
Thrombozytenaggregationshemmer 731, 907, 1268
Thrombozytenkonzentrat = TK 499
- Indikation 497
Thrombozytopathie 1135
Thrombozytopenie 783, 1135
- Pflege 785
THV = Taille-Hüft-Verhältnis 379
Thyreoiditis, Hashimoto 1103
Thyreoidea-stimulierendes Hormon = TSH 1100
Thyreoidektomie 1107
Thyreostatika 1104
Thyreozyten 1069
Thyroxin 1069
Tibiakopffraktur 1170
Ticragelor 731
Tiefe Venenthrombose = TVT 931
Time-out (VW) 580
Tinea 1321
Tinktur 1326
Tinnitus 1302
Tiotropiumbromid 978
TIPS = Transjuguläre Intrahepatische Portosystemische Shuntanlage 1015
Tischgemeinschaft 371
TK = Thrombozytenkonzentrat 497, 499
T-Lagerung 546
TNF-Blocker 1202, 1330
Tocopherole 713
Toctino 1331
Tod 810
- biologischer 286, 815
- klinischer 286, 814
Todeszeichen 815
Tofranil 1404
Toilettenstuhl 388
Tokolytika 609
Tolcapon 1245
Tollwut 1417
Tonaudiometrie 1297

Tonometrie 1275
Tonsillektomie 967
Topamax 1243
Topiramat 1243
Torasemid 1066
Torem 1066
Torticollis muscularis 1187
Totalendoprothese = TEP 1162
Total Pain 820
Total Quality Management = TQM 237
Totenschein 815
Totgeburt 611
Tötung
- auf Verlangen 844
- fahrlässige 255
Toxoplasmose 1421
TQM = Total Quality Management 237
Trachealsekret 945
Tracheitis sicca 968
Tracheostoma 557
Traits 98
Traktionsdivertikel 990
Tramadol 698
Tramal 698
Tränenapparat 1272
Tränendrüse 1272
Tränenpünktchen 1272
Tränensekretion 1275
Tränenweg 1272
Transdermales Fentanyl 698
Transdermales therapeutisches System = TTS 681, 700
Transfer
- hoher 880
- Patientenlifter 361
- Rollbrett 360
- tiefer 880
- vom Bett in den Stuhl 359
- zum Kopfende bewegen 354
Transfusion 472
- Erythrozytenkonzentrat 1123
Transfusionsgesetz 497
Transfusionszwischenfall 279, 502
Transjuguläre Intrahepatische Portosystemische Shuntanlage = TIPS 1015
Transkutane Elektrische Nervenstimulation = TENS 702
Transösophageale Echokardiografie = TEE 890
Transparentfolie, semipermeable 579

Transplantat-gegen-Empfänger-Reaktion 1129, 1130
Transplantation 806
- allogene 1129
- autologe 1129
Transplantationsgesetz 261
Transsudat 521, 977
Transthorakale Echokardiografie = TTE 890
Transureteroureterokutaneostomie = TUUC 538
Transurethrale Prostata-Elektroresektion = TUR-P 1360
Transurethrale Resektion = TUR 1057
Transversostoma 535
Tranylcypromin 1404
Trauerbegleitung 816
Traumatologie 192, 1155
Traumeel 787
TRBA = Technische Regeln zum Umgang mit biologischen Arbeitsstoffen 306
Tremarit 1245
Trendelenburg-Lagerung 351
Trendelenburg-Test 917
Triamteren 1066
Trichiasis 1283
Trichogramm 1312
Triflow-Gerät 548
Trigeminusneuralgie 1263
Triglyzeride 710
Trihexyphenidyl 1245
Trijodthyronin 1069
Trikuspidalklappe 885
Trimipramin 366
Trinken 369, 1224
- Hilfsmittel 375
Triple-H-Therapie 1222
Triple-Therapie 993
Triptane 1269
Trismus 1419
Trisomie 21
- Herzfehler 906
Trochanter major 462
Trockengewicht 1047
Trockensubstanz 459
Trommelfellperforation 1306
Trommelfellverletzung 1306
Tröpfcheninfektion 300
Tropfenzähler (Infusion) 487
Tropfgeschwindigkeit (Infusion) 492
Truncus pulmonalis 943
TSH = Thyreoidea-stimulierendes Hormon 1100

Sachverzeichnis

TTE = Transthorakale Echokardiografie 890
TTP = Thrombotisch-thrombozytopenische Purpura 1137
TTS = Transdermales therapeutisches System 681, 700
Tuba
- auditiva 1296, 1303
- uterina 1335
Tuberkulinhauttest 945
Tuberkulose = Tbc 315, 963
Tuboovarialabszess 1352
tubulointerstitielle Nephritis 1040
Tubulus 1032
Tuchtherapie 1329
Tumor
- dermaler 1323
- neuroendokriner = NET 1114
- Schwellung 300
Tumormarker (Hodentumor) 1357
Tumornephrektomie 1052
Tumortherapie 778
- Erbrechen 779
- Übelkeit 779
Tumorvernichtungsdosis 792
TUR-Blase 1057
TUR-P = Transurethrale Prostata-Elektroresektion 1360
TUR-Syndrom 1361
TUUC = Transureteroureterokutaneostomie 538
TVT = Tiefe Venenthrombose 931
Tympanometrie 1297
Typ-1-Diabetes 1072
Typ-2-Diabetes 1072
Typ-A-Gastritis 1144
Typhus 1419
Tysabri 1269

U

UAW = Ultraschall-assistierte Wundreinigung 569
UAW = Unerwünschte Arzneimittelwirkungen 673, 682, 1319
Übelkeit 395
- antizipatorische 396
- Palliativpatienten 821
- Schwangerschaft 606
- Therapie, medikamentöse 780
- Tumortherapie 779
Übergabe, pflegerische 229
Übergangsmilch 620
Übergewicht 719, 1096
Überhitzung 758
Überlastungsanzeige 163
Überlaufblase 385
Überlaufkontinenz 391
Überleitsystem 487
Überleitungskanüle 459
Übernahmeverantwortung, pflegerische 253
Übersetzungshilfe 828
Übertragbarkeit 60
Übertragung 300
Übertragungsstörung, neuromuskuläre 1267
Übertragungsweg
- diaplazentarer 300
- erregertypischer 314, 315
- perinataler 300
- postnataler 300
- vektorieller 300
Überwachungspatient 794
- postoperativer 751
Überzuckerung, plötzliche 1072
UBG = Unterbringungsrecht 258
Übungsprothese 1179
UFH = Heparin, unfraktioniertes 732
Uhrglasverband 1282
Ulcogant 607
Ulcus cruris
- arteriosum 926
- venosum 564, 935
Ulkuskrankheit, gastroduodenale 992
Ulkuswunde 564
Ultrafiltration 1046
Ultralan 1330
Ultraschall-assistierte Wundreinigung = UAW 569
Ultraschalluntersuchung
- Gefäße 918
Umkehrisolation 312
Umlauf, infektiöser 1320
Unerwünschte Arzneimittelwirkungen = UAW 673
Unfallversicherung 183
Unglücksfall 259
Universalempfänger (Blut) 498
Universalspender (Blut) 498
Unterarmschaftfraktur 1165
Unterbauchschmerz 1340
- rechtsseitiger 1000
Unterbringung 258
Unterbringungsrecht = UBG 258
Untergewicht 719

Unterkieferprothese 345
Unterkühlung 296, 335
unterlassene Hilfeleistung 259
Unterschenkelschaftfraktur 1170
Unterstützungsfläche 873
Unterzuckerung 1088
- plötzliche 1072
Unzufriedenheit 100
Urämie 1043
Urapidil 921, 922
Urbason 1330
Ureterkatheter 1058
Ureterokutaneostomie 538
Ureteroskopie 1054
Urethrozystoskopie 1037, 1358
Uricult-Test 1035
Urikostatikum 1095
Urin
- roter 1039
- trüber-schaumiger 1039
Urinableiter, externer 394
Urinausscheidung 382, 798
Urinflasche 389
Urinkultur-Untersuchung 1035
Urinprobengewinnung 1034
Urinschnelltests 1035
Urinstix 1035
Urinuntersuchung 1034, 1356
Urlaubsgeld 251
Urlaubsregelung 251
Urodynamik 1037
Uroflowmetrie 1037, 1358
Urografie, intravenöse 1037
Urolithiasis 1053
Urologie 192
Urostoma 537, 1058
Urtikaria 1318
Ustekinumab 1330
Uterus 1335
Uteruserkrankung 1348
Uterusmyom 1347
Uterusrückbildung 621
Uterusruptur 617
UVB-Schmalspektrumtherapie 1314
UV-Lichttherapie 1314

V

V_1-V_6-Brustwandableitung 888
VAC-Therapie 1185
Vagina 1335
Vaginainfektion 605
Vaginalkarzinom 1346
Vaginalkonen 1352
Vaginalspekula 1337
Vagusreiz 322

Vakuumextraktion = VE 615
Vakuumtherapie 1185
Valgus-Gonarthrose 1198
Validation 1250
Validität 60
Valium 1243, 1404
Valproat 1243
Vancomycin 1010
Vancomycin-resistente Enterokokken = VRE 319
Vaporisation, photoselektive der Prostata = PVP 1363
Varikosis 935
Varikozele 1368
Varizella-Zoster-Virus 315
Varizellen 1414
Varizen
- ösophageale 1015
- retikuläre 935
- Schwangerschaft 606
Varizenstripping 936
Varus-Gonarthrose 1198
Vaskulitis 1144, 1208
Vasospasmen 1222
VAS = Visuelle Analogskala 694
VATI-Lagerung 546
Vektor 300
Venen 915
Venendruck, zentraler = ZVD 480
Venenkatheter
- Butterfly-Kanüle 473
- peripherer = PVK 472
- Verbandwechsel 474
Venenklappen 915
Venenklappeninsuffizienz 934
Venenthrombose, tiefe = TVT 931
Venenverweilkanüle 472
- Verbandwechsel 474
Ventilation 544
- pulmonale 329
Ventilationsstörung
- obstruktive 960
- restriktive 960
Ventilmechanismus (Pneumothorax) 977
Ventrikeldrainage, externe 1221
Ventrikelseptumdefekt 906
ventrogluteale Injektion 462, 463
- Crista-Methode 463
- nach Sachtleben 463
- nach v. Hochstetter 462
Verätzung 295
- okuläre 1292
Verbale Rangskala = VRS 694

Verbandtechniken 585
Verbandwechsel 452, 579ff
- Dauerkatheter, suprapubischer 452
- Drainagen 755
- Non-Touch-Technik 580
- Time-out 580
- Venenverweilkanüle, periphere 475
- ZVK 479
Verblisterung 683
Verbrauchskoagulopathie 1135
Verbrennung 296
Verbrennungskrankheit 803
Verbrühung 296
Verdauungssystem 982
ver.di = vereinte Dienstleistungsgewerkschaft 43
Verdrängung 114
Verdunstungskälte 763
vereinte Dienstleistungsgewerkschaft = ver.di 43
Verfallsdatum (Medikamente) 677
Verfassung (Bundesrepublik Deutschland) 250
Verfügung, letztwillige 258
Vergewaltigung 1339
Vergiftung 294
Verhaltensprävention 106
Verhaltenspsychologie 90
Verhaltenstherapie 1398
Verhältnisprävention 106
Verhinderungspflege 1253
Verkalkung (Nierenarterie) 1040
Verletzung 292
- äußere 295
- innere 295
Verordnung (Medikamente) 677
Verrenkung 1156
Verschlusskrankheit, periphere arterielle = pAVK 924
Versicherungspflicht 176
Versicherungspflichtgrenze 180
Versicherungsprinzip 174
Versorgung, hauswirtschaftliche 664
Versorgungsabteilung 310
Versorgungsprinzip 174
Versorgungsstufen 188
Versorgungsvertrag 189
Verstauchung 1156
Versterben 810
Verstopfung 387, 426
Verträglichkeit, menschliche 98
Vertretungsmacht 255, 631

Verwahrlosung 669
Verwirrtheitszustand 644
- akuter 1248
Very-Low-Density-Lipoprotein = VLDL 1095
Verzögerungsinsulin 1077, 1078
Vesicans 790
Vesikoureteraler Reflux = VUR 1052
Vestibularisprüfung 1297
Vestibularorgan 1296
VE = Vakuumextraktion 615
Vibrationsempfinden 868
Victoza 1076
Vier-Augen-Prinzip 679
Vier-Ohren-Modell 124
Viergläserprobe 1357
Viggo 472
Vigilanz 114
Vildagliptin 1077
Virales hämorrhagisches Fieber 1417
Virchow-Trias 419, 931, 1137
Viren 298
Virushepatitis 1012
Virustatika, auch Virostatika 1415
- lokale 1328
- systemische 1330
Visite, pflegerische 230
Visuelle Analogskala = VAS 694
Visusprüfung 1275
Vitalparameter 320
Vitalzeichen 634
Vitamin-B_{12}-Mangel 1124
Vitamin D_3 1044
Vitamin-D_3-Analoga 1327
Vitamine
- fettlösliche 712
- wasserlösliche 712
Vitamin K 618
Vitaminmangelsyndrom 1099
V-Lagerung 546
VLDL = Very-Low-Density-Lipoprotein 1095
Vlieskompresse 576
Vollbad 342
- präoperatives 749
Voltaren 698
Volumenexpander 281
Volumenmangelschock 281
Voluven 281
Vomitus 277, 395
Von-Hochstetter-Injektion, ventrogluteale 462
Von-Willebrand-Jürgens-Syndrom 1135
Vorabinformation 266

Vorbild 1377
Vorhautverengung 1370
Vorhofseptumdefekt 906
Vormilch 620
Voruntersuchung, präoperative 743
Vorwehen 613
VRE = Vancomycin-resistente Enterokokken 319
VRS = Verbale Rangskala 694
VuG-Prinzip 684
Vulva 1335
Vulvainfektion 624
Vulvakarzinom 1346
Vulvektomie 1346
Vulvitis 1345
VUR = Vesikoureteraler Reflux 1052
VW = Verbandwechsel 579

W

Wadenwickel 763
Wahrnehmung
- auditive 264
- Beeinträchtigungen 266
- Einflussfaktoren 266
- Ergänzung und Strukturierung 266
- gestörte 1226
- Gewöhnungseffekt 266
- gustatorische 264
- Fehler 266
- Interpretation 266
- olfaktorische 264
- Prozess 264
- Selektion 266
- taktile 264
- Täuschung 266
- Verschmelzung 266
- vestibuläre 264
- visuelle 264
- Wahrnehmungsschwelle 266
Waist-to-Hip-Ratio = WHR 379, 1074
Warfarin 733
Wärmetherapie 702, 1204
Waschung
- Bett 340, 1223
- kühlende 763
- Waschbecken 341, 1224
Waschwasserwechsel 340
Wasser 711
- Ernährung 708
Wasserbruch 1368
Wassergeburt 614
Wasserhaushalt
- altersabhängiger 643
- Störung 1060
Wasser-in-Öl-Emulsion 339
Wassersäule (ZVD) 480

Wasserschloss 516
Wassertablette 907
Wassertemperatur 338
Wasting-Syndrom 1141
5-W-Auskunft 294
WBVG = Wohn- und Betreuungsvertragsgesetz 261
Weaning 800
Weber-Stimmgabelversuch 1297
Wechseldrucksysteme 409
Wechselwirkung 673, 774
Wehen 613
Wehenschreiber 614
Wehensturm 617
Weichlagerungssystem 409
Weichteilrheumatismus 1200
Weigerungsrecht 253, 457
Weihnachtsgeld 251
Weisungsrecht 252
Weiterbildung, pflegerische 36
Weltgesundheitsorganisation = WHO 328
- Bluthochdruck 328
Wendl-Tubus 276
Wernicke-Aphasie 1230
Werte, ethische 836
WHO = World Health Organization 17, 328
WHR = Waist-to-Hip-Ratio 379, 1074
Wille
- freier 255
- letzter 258
Willebrand-Jürgens-Syndrom, von 1135
Wilms-Tumor 1052
Windelsoor 1321
Windkesselfunktion 325
Windpocken 315, 1414
Winkelblockglaukom 1286
Wirbelgleiten 1191
Wirbelsäule
- Erkrankungen 1188
 – degenerative 1190
- Frakturen 1174
 – instabile 1176
 – stabile 1175
Wirkstoff 672
Wischdesinfektion 308
Wissenschaft 55
Wissensquellen 52
Wittener Werkzeuge 854
Witwenbuckel 1181
Wochenbett 619
Wochenbettdepression 625
Wochenbettfieber 624
Wochenfluss 621
Wohlbefinden 103
Wohn- und Betreuungsvertragsgesetz = WBVG 261

Sachverzeichnis

Wohn- und Teilhabegesetz
= WTG 235
Wong-Baker-Gesichts-
skala 695
Wood-Lampe 1312
Work-Life-Balance 167
World Health Organization
= WHO 17
WTG = Wohn- und
Teilhabegesetz 235
Wundanalyse 582
Wundanamnese 581
Wundantiseptika 570
Wundart 562
Wundauflage
– hydroaktive 574
– hydrophobe 576
– silberhaltige 575
– Übersichtstabelle 572
Wundbad 571
Wundbeurteilung 562
Wunddehiszenz 567
Wunddiagnose,
medizinische 582
Wunddokumentation 581
– Dokumentations-
bogen 582
Wunddrainage 754
Wunde
– aktinische 564
– akute 563
– aseptische 564
– chemische 564
– chronische 563
– epithelisierende 573
– exsudierte 573
– exulzerierende 823
– geschlossene 564
– granulierende 573
– iatrogene 564
– infizierte 564, 572
– kolonisierte 564
– komplizierte 564
– kontaminierte 564
– mechanische 564
– oberflächliche,
epitheliale 564
– offene 564
– perforierte 564
– strahlenbedingte 564
– thermische 564
– unterminierte 573
Wundgeruch 572
Wundgröße
– Messsonde, skalierte 583
– Planimetrie 583
Wundheilung
– primäre 565
– sekundäre 565
– Störfaktoren 567
Wundklassifikation 582
Wundmanagement 562
Wundmilieu, feucht-
warmes 566
Wundreinigung 568
– Ultraschall-assistierte
= UAW 569
Wundrose 938
Wundschmerz, post-
operativer 753
Wundspülung 569
Wundstadium 572
Wundstarrkrampf 1418
Wundtoilette 568
Wundversorgung, phasen-
gerechte 571
Würde 818
Würde, menschliche 834
Würgen 395
Wurminfektion 1422
Wut 160

X

Xanthelasmen 1096
Xanthome 1096
Xarelto 732, 932
X-Bein 1197
Xerostomie 430, 786, 1211
Xilopar 1245
Ximovan 366
Xipamid 1066
Xylocain 907

Y

Yoga 170

Z

Zahnerkrankung 658
Zahnpflege 345
Zahnprothese 749
Zahnprothesenpflege 345
Zaleplon 366
Zantic 607
Zehenfraktur 1172
Zehn-Minuten-
Aktivierung 1250
Zeichensprache 828
Zeichnen 613
Zeis-Drüse 1272
zentrale Notaufnahme
= ZNA 290
Zentraler Venendruck
= ZVD
– Messung
– elektronische 481
– Wassersäule 480
Zentrale Sterilgut-
Versorgungsabteilung
= ZSVA 309, 310
Zentralisation 279
zentralvenöse Katheter
= ZVK 475
– Blutentnahme 471
– implantierter 482
– Verbandwechsel 479
Zerebralparese 656
– infantile 1266
Zerrung 1156
Zervix 1335
Zervixkarzinom 1350
Zeugen Jehovas 829
3-Zeugen-Testament 258
ZE = Zusatzentgelte 205
Ziegenpeter 1412
Ziel, pflegerisches 216
Zigarettenrauchen 955
Ziliakörper 1273
Zink 714
Zink-Schüttelmixtur 1415

Zirkumzision 1371
Zittern 333
ZNA = Zentrale Notauf-
nahme 290
Zocor 907
Zökostoma 534
Zöliakie 1007
Zollinger-Ellison-
Syndrom 1114
Zolpidem 366
Zopiclon 366
Zoster, ophthalmicus 1415
Zostex 1330
ZSVA = Zentrale
Sterilgut-Versorgungs-
abteilung 309, 310
Zuckerkrankheit 1072
Zugang, zentralvenöser 475
Zuggurtosteosynthese 1162
Zuhören, aktives 127
Zusatzentgelte = ZE 205
ZVD-Messung
– elektronische 481
– Wassersäule 480
ZVD = zentraler
Venendruck 480
Zwangsstörung 1397
Zweiflaschensystem 516
Zwei-Gefäß-
Erkrankung 893
Zwillingspuls 324
Zyklusstörung 1341
Zyprexa 1404
Zyrtex 1147
Zyste, funktionelle 1353
Zystektomie 1058
Zystizerkose 1423
Zystografie 1358
Zystomanometrie 1358
Zystoskopie 1054
Zystostomie 538
Zytomegalie 1416
Zytomegalievirus
= CMV 1416
Zytostatika 789, 1202, 1269
– Paravasation 790